神经病学

NEUROLOGY

第 3 版

上 册

主　编　王维治

副主编　崔丽英　王拥军　于　欣
　　　　张力伟　陈生弟　刘卫彬
　　　　王丽华　施福东　朱雨岚
　　　　王任直　王佳伟　王化冰

人民卫生出版社
·北京·

图书在版编目（CIP）数据

神经病学：全2册/王维治主编. —3版. —北京：
人民卫生出版社，2021.9
　ISBN 978-7-117-31406-0

　Ⅰ.①神… Ⅱ.①王… Ⅲ.①神经病学-医学院校-
教材 Ⅳ.①R741

中国版本图书馆 CIP 数据核字（2021）第 054623 号

人卫智网	www.ipmph.com	医学教育、学术、考试、健康，购书智慧智能综合服务平台
人卫官网	www.pmph.com	人卫官方资讯发布平台

神经病学

Shenjingbingxue

第 3 版

（上、下册）

主　　编：王维治
出版发行：人民卫生出版社（中继线 010-59780011）
地　　址：北京市朝阳区潘家园南里 19 号
邮　　编：100021
E - mail：pmph @ pmph.com
购书热线：010-59787592　010-59787584　010-65264830
印　　刷：北京盛通印刷股份有限公司
经　　销：新华书店
开　　本：889×1194　1/16　总印张：162
总 字 数：5599 千字
版　　次：2006 年 1 月第 1 版　　2021 年 9 月第 3 版
印　　次：2021 年 11 月第 1 次印刷
标准书号：ISBN 978-7-117-31406-0
定价（上、下册）：828.00 元

打击盗版举报电话：010-59787491　E-mail：WQ @ pmph.com
质量问题联系电话：010-59787234　E-mail：zhiliang @ pmph.com

主编

王维治　哈尔滨医科大学附属第二医院

副主编

崔丽英　中国医学科学院北京协和医院

王拥军　首都医科大学附属北京天坛医院

于　欣　北京大学第六医院

张力伟　首都医科大学附属北京天坛医院

陈生弟　上海交通大学医学院附属瑞金医院

刘卫彬　中山大学附属第一医院

王丽华　哈尔滨医科大学附属第二医院

施福东　天津医科大学总医院

朱雨岚　哈尔滨医科大学附属第二医院

王任直　中国医学科学院北京协和医院

王佳伟　首都医科大学附属北京同仁医院

王化冰　首都医科大学附属北京天坛医院

编委（以姓氏汉语拼音为序）

安中平　天津市环湖医院

柏　华　贵州医科大学第三附属医院

陈　彪　首都医科大学宣武医院

陈　珏　上海市精神卫生中心

陈　晟　上海交通大学医学院附属瑞金医院

陈海波　北京医院,国家老年医学中心

陈立杰　郑州大学第一附属医院

陈生弟　上海交通大学医学院附属瑞金医院

陈万金　福建医科大学附属第一医院

陈晓春　福建医科大学附属协和医院

陈阳美　重庆医科大学附属第二医院

陈振光　中山大学附属第一医院

迟兆富　山东大学齐鲁医院

褚晓凡　香港大学深圳医院

崔　俐　吉林大学第一医院

崔丽英　中国医学科学院北京协和医院

崔世磊　首都医科大学附属北京同仁医院

邓　红　四川大学华西医院

董　强　复旦大学附属华山医院

董　钊　中国人民解放军总医院第一医学中心

董会卿　首都医科大学宣武医院

杜怡峰　山东省立医院

段瑞生　山东第一医科大学第一附属医院

樊东升　北京大学第三医院

丰宏林　哈尔滨医科大学附属第一医院

封亚平　中国人民解放军联勤保障部队第九二零医院

冯　华　中国人民解放军陆军军医大学第一附属医院（西南医院）

冯　娟　中国医科大学附属盛京医院

冯加纯　吉林大学第一医院

付　锦　哈尔滨医科大学附属第二医院

耿 媛	河北医科大学第一医院	刘 军	上海交通大学医学院附属瑞金医院
顾卫红	中日友好医院	刘春风	苏州大学附属第二医院
关 里	北京大学第三医院	刘广志	首都医科大学附属北京安贞医院
关德宏	哈尔滨医科大学附属第二医院	刘国荣	包头市中心医院
关鸿志	中国医学科学院北京协和医院	刘丽萍	首都医科大学附属北京天坛医院
管阳太	上海交通大学医学院附属仁济医院	刘明生	中国医学科学院北京协和医院
管宇宙	中国医学科学院北京协和医院	刘若卓	中国人民解放军总医院第一医学中心
郭 力	河北医科大学第二医院	刘卫彬	中山大学附属第一医院
何志义	中国医科大学附属第一医院	刘晓燕	北京大学第一医院
洪 震	复旦大学附属华山医院	刘秀琴	中国医学科学院北京协和医院
侯立军	中国人民解放军第二军医大学附属长征医院	刘银红	北京医院,国家老年医学中心
侯世芳	北京医院,国家老年医学中心	卢 洁	首都医科大学宣武医院
胡 建	哈尔滨医科大学附属第一医院	卢德宏	首都医科大学宣武医院
黄 颜	中国医学科学院北京协和医院	卢晓宇	哈尔滨医科大学附属第二医院
黄德晖	中国人民解放军总医院第一医学中心	罗本燕	浙江大学医学院附属第一医院
贾建军	中国人民解放军总医院第二医学中心	罗世祺	首都医科大学附属北京天坛医院
贾文清	首都医科大学附属北京天坛医院	马 欣	首都医科大学宣武医院
贾志荣	北京大学第一医院	马秋兰	美国加利福尼亚大学洛杉矶分校戴维·格芬医学院
江 泓	中南大学湘雅医院		
江基尧	上海交通大学医学院附属仁济医院	毛 青	上海交通大学医学院附属仁济医院
蒋传路	哈尔滨医科大学附属第二医院	彭 斌	中国医学科学院北京协和医院
矫毓娟	中日友好医院	蒲传强	中国人民解放军总医院第一医学中心
金 涛	吉林大学第一医院	戚晓昆	中国人民解放军总医院第一医学中心
金庆文	南京医科大学附属逸夫医院	邱浩彰	江苏昆山宗仁卿纪念医院
景 筠	首都医科大学附属北京同仁医院	商慧芳	四川大学华西医院
柯先金	江苏大学附属医院(江滨医院)	施福东	天津医科大学总医院
郎森阳	中国人民解放军总医院第一医学中心	司天梅	北京大学第六医院
李 新	天津医科大学第二医院	宿英英	首都医科大学宣武医院
李 毅	武汉市精神卫生中心	宿长军	中国人民解放军空军军医大学第二附属医院(唐都医院)
李春德	首都医科大学附属北京天坛医院		
李海峰	首都医科大学宣武医院	孙 威	哈尔滨医科大学附属第二医院
李坤成	首都医科大学宣武医院	孙新宇	北京大学第六医院
李树强	北京大学第三医院	万新华	中国医学科学院北京协和医院
李晓光	中国医学科学院北京协和医院	汪 凯	安徽医科大学第一附属医院
李月春	包头市中心医院	汪 昕	复旦大学附属中山医院
李柱一	中国人民解放军空军军医大学第二附属医院(唐都医院)	王 刚	上海交通大学医学院附属瑞金医院
		王 刚	首都医科大学附属北京安定医院
连亚军	郑州大学第一附属医院	王 含	中国医学科学院北京协和医院
廖卫平	广州医科大学附属第二医院	王 磊	中国人民解放军火箭军特色医学中心

王　琳	中国医学科学院北京协和医院	杨春晓	哈尔滨医科大学附属第二医院
王　柠	福建医科大学附属第一医院	杨晓锋	浙江大学医学院附属第一医院
王　训	安徽医科大学第二附属医院	杨新玲	新疆医科大学附属第二医院
王朝霞	北京大学第一医院	叶钦勇	福建医科大学附属协和医院
王贺波	河北省人民医院	于　欣	北京大学第六医院
王化冰	首都医科大学附属北京天坛医院	于春江	首都医科大学三博脑科医院
王佳伟	首都医科大学附属北京同仁医院	于生元	中国人民解放军总医院第一医学中心
王丽华	哈尔滨医科大学附属第二医院	郁金泰	复旦大学附属华山医院
王满侠	兰州大学第二医院	遇　涛	首都医科大学宣武医院
王铭维	河北医科大学第一医院	袁　云	北京大学第一医院
王维治	哈尔滨医科大学附属第二医院	岳树源	天津医科大学总医院
王任直	中国医学科学院北京协和医院	曾进胜	中山大学附属第一医院
王文强	厦门市仙岳医院	詹淑琴	首都医科大学宣武医院
王小姗	南京医科大学附属脑科医院	张　成	中山大学附属第一医院
王学峰	重庆医科大学附属第一医院	张　华	北京医院,国家老年医学中心
王延江	中国人民解放军陆军军医大学大坪医院(陆军特色医学中心)	张　宁	南京医科大学附属脑科医院
		张　通	中国康复研究中心北京博爱医院
王伊龙	首都医科大学附属北京天坛医院	张　旭	温州医科大学附属第一医院
王拥军	首都医科大学附属北京天坛医院	张　燕	中南大学湘雅二医院
王玉平	首都医科大学宣武医院	张　莹	深圳大学附属华南医院
王志成	哈尔滨医科大学附属第二医院	张国君	首都医科大学宣武医院
魏　镜	中国医学科学院北京协和医院	张鸿祺	首都医科大学宣武医院
吴　波	四川大学华西医院	张建国	首都医科大学附属北京天坛医院
吴惠涓	中国人民解放军第二军医大学附属长征医院	张建民	浙江大学医学院附属第二医院
吴世政	青海省人民医院	张建宁	天津医科大学总医院
吴云成	上海交通大学附属第一人民医院	张杰文	河南省人民医院
吴志英	浙江大学医学院附属第二医院	张力伟	首都医科大学附属北京天坛医院
肖　波	中南大学湘雅医院	张丽梅	哈尔滨医科大学附属第二医院
谢　鹏	重庆医科大学附属第一医院	张如旭	中南大学湘雅三医院
谢安木	青岛大学附属医院	张星虎	首都医科大学附属北京天坛医院
熊　晖	北京大学第一医院	张雁林	北京大学第三医院
徐　俊	首都医科大学附属北京天坛医院	张月华	北京大学第一医院
徐　雁	中国医学科学院北京协和医院	张在强	首都医科大学附属北京天坛医院
徐　勇	山西医科大学第一医院	赵　钢	中国人民解放军空军军医大学第一附属医院(西京医院)
徐　运	南京大学医学院附属鼓楼医院		
薛　蓉	天津医科大学总医院	赵继宗	首都医科大学附属北京天坛医院
闫景龙	哈尔滨医科大学附属第二医院	赵节绪	吉林大学第一医院
闫晓波	哈尔滨医科大学附属第二医院	赵世光	哈尔滨医科大学附属第一医院
杨　丽	天津医科大学总医院	赵性泉	首都医科大学附属北京天坛医院

赵玉武　上海交通大学附属第六人民医院
赵赞梅　北京大学第三医院
赵忠新　中国人民解放军第二军医大学附属长征医院
赵重波　复旦大学附属华山医院
周东　四川大学华西医院
周红雨　四川大学华西医院
周冀英　重庆医科大学第一附属医院
周景丽　杭州康柏医院
朱刚　中国医科大学附属第一医院
朱明伟　中国人民解放军总医院第二医学中心
朱延梅　哈尔滨医科大学附属第二医院
朱雨岚　哈尔滨医科大学附属第二医院

凌晨　首都医科大学宣武医院
刘小海　中国医学科学院北京协和医院
刘晓蓉　广州医科大学附属第二医院
刘兴炬　首都医科大学附属北京天坛医院
马芹颖　河北医科大学第一医院
潘晓东　福建医科大学附属协和医院
朴月善　首都医科大学宣武医院
曲悠扬　哈尔滨医科大学附属第二医院
任铭　首都医科大学三博脑科医院
沈赟　苏州大学附属第二医院
孙辰婧　中国人民解放军总医院第六医学中心
所芮　哈尔滨医科大学附属第二医院
谭玉燕　上海交通大学医学院附属瑞金医院
田书娟　河北医科大学第一医院
王光熙　哈尔滨医科大学附属第二医院
杨光　哈尔滨医科大学附属第一医院
俞萌　北京大学第一医院
俞春江　哈尔滨医科大学附属第二医院
张晏　江苏昆山宗仁卿纪念医院
张海琴　首都医科大学宣武医院
张伟赫　中日友好医院
张雪梅　哈尔滨医科大学附属第二医院
郑姣琳　哈尔滨医科大学附属第二医院

编　者（以姓氏汉语拼音为序）
白静波　哈尔滨医科大学附属第一医院
常婷　中国人民解放军空军军医大学第二附属医院（唐都医院）
陈莉　哈尔滨医科大学附属第二医院
陈莉　首都医科大学宣武医院
陈玲　昆明医科大学第一附属医院
陈心　天津医科大学总医院
陈红媛　哈尔滨医科大学附属第二医院
陈立嘉　中国康复研究中心北京博爱医院
陈丽娜　福建医科大学附属协和医院
段婉莹　首都医科大学附属北京天坛医院
郭起峰　中国人民解放军总医院第六医学中心
韩冰　河北医科大学第一医院
何婧　北京医院,国家老年医学中心
黄朝阳　首都医科大学宣武医院
焦虹　哈尔滨医科大学附属第二医院
梁松岚　哈尔滨医科大学附属第二医院

学术秘书
卢晓宇　哈尔滨医科大学附属第二医院
孙威　哈尔滨医科大学附属第二医院

绘　图
所芮　哈尔滨医科大学附属第二医院

时值 2020 年农历岁末，入夜，我伏在书案前，不禁思绪万千。回想 2019 年春季第 3 版启动，仅历经一年时间，本书作者们辛勤耕耘，反复琢磨，数易其稿，打造精品，基本上达到了我们的初心，把一部反映当今国内外发展最新水平的《神经病学》奉献给读者。

《神经病学》第 3 版的总体框架仍然设为四篇，但适当调整了章节编排，使之更臻合理。第一篇"接诊神经系统疾病患者"，内容减为更有针对性的两章。第二篇"神经系统疾病的症状体征"，相当于神经病学总论部分，共 13 章。第三篇"神经系统疾病"，由 27 章增至 31 章，相当于各论部分，是全书的主体。其中，神经变性疾病根据病因、病理和临床特征分别归入"运动神经元病""帕金森病和运动障碍疾病""痴呆和认知障碍"等三章，鉴于病理学在这些神经变性疾病的研究和诊断中举足轻重，增补了"神经变性疾病病理学"一节。此外，增补了"眩晕性疾病和综合征"一章；在"卒中和脑血管疾病""帕金森病和运动障碍疾病"及其他章中也增补了若干疾病。第四篇"精神障碍"增为 14 章，都是神经内科医生应了解的相关知识，也是精神科医生在神经内科会诊时经常遇到的问题，临床上是很实用的。

在这一版中，对"世界神经病学发展史"又做了适当的增补，尤其现代神经病学部分。此外，还增添了"中国神经病学发展史"部分，重点是发掘我国神经病学第一代奠基人和第二代先驱者，对第三代和第四代学者只提供了简要的资料。

本版字数达到了 500 万字，配以丰富的图表，插图（包括组图）约 1 100 幅，增加了约 350 幅；表格约 500 个，比第 2 版增加了一倍。面对如此浩繁的文稿篇幅，上千幅配图和表格，主编凭一己之力实难为之，借助与互联网通信之便利，与编委们及时沟通切磋，使成稿速度和效率大为提高，第 3 版修订任务居然在一年时间里完成，编委们事必躬亲，保证了这一版的高质量。主编对全书内容进行审核、修改和增删，使之体例相同，风格一致，简明流畅。读者在阅读时还会注意到，有些疾病在不同的章节中重复出现，是因相关病因不可避免地出现交叉，编写时已注意厘清主次轻重，在主要章节中全面描述，在相关章节中有所提及，对强化一个疾病的认识亦颇有裨益。

第 3 版的修订，主编一直秉持以权威性和广泛代表性为原则。首先，在全国范围内遴选编委，每个章节基本上是由这一领域的著名专家撰写，以求反映当今国内的最高水平，并兼具国际视野。这一版编委增至 194 人，来自全国 26 个省（自治区、直辖市）的 80 家大学或医院，其中约 90% 是著名教授、资深专家，他们是构筑本书的脊梁，也包括学有建树的年轻专家编委，他们是我国神经病学的希望。此外，还有 37 名年轻的编者参与工作。

神经系统疾病种类繁多，例如，卒中是导致人类病死率和致残率最高的疾病；头痛、眩晕、失眠、脑膜炎、脑炎、癫痫、帕金森病等都是常见病和多发病。本书描述的疾病或综合征约 1 800 种，足见神经系统疾病是一个非常广泛的领域，一个医生穷其一生精力，可能难以达到完全精通之境地。因此，神经病学的发展，亚专科的划分越来越细，显然是一个必然趋势。

本书一贯坚守精品意识，期望从文字内容、配图和结构设计等全方位都按照国际规范打造一流水平的《神经病学》专著。编者都有这样的共识，参与这部经典的神经病学的著述是作为医生的理想，也是一份历史担当，有助于提升临床医生诊治水平，推动我国临床神经病学发展，也提高自己作为医学作家的水准。然而，这并非轻松为之，我们一直不敢懈怠。主编的团队在编撰《神经病学》等著作之余，从2005年开始，历时14年，主译了14部著作，总计超过1 000万字。提高理论素养，开拓国际视野，做好功课，正是为打造精品著作准备条件。创作精品之路，如同科学探索之路一样曲折漫长，但我们的作者团队始终怀有这样的理想。

最后，我由衷地感谢赵继宗院士甘愿做一名普通编委，提携后进，率先垂范，为本书贡献他宝贵的诊治经验。衷心感谢本书前两版的主审郭玉璞教授，给予我们一贯的支持，使我们一路前行；无限感激神经病学界前辈的鼓励，给予我们坚持的勇气。第2版编写完成之后，王忠诚院士离开了我们，还有刘协和、刘焯霖、林世和、慕容慎行、侯熙德教授，我们深切地缅怀他们的人品、学问和对本书所做出的贡献。

本书的第1版和第2版分别在2006年和2013年出版，第3版问世又经过了8年。应该说，这一周期有些过长，按照国际惯例，5年周期应比较适宜，我们力争从第4版开始做起。最后，我们期望接受读者的检验，真诚期待前辈、专家、同人和广大读者为本书提出批评意见。

王维治

2021年1月31日

由王维治教授主编，郭玉璞教授主审的《神经病学》第 2 版将由人民卫生出版社出版，与读者见面。我与维治教授虽无深交，却也熟悉，至少我对于他的勤奋还是有一点耳闻目睹的，记得在七八年前，我们在香港开会时曾同住一室，那时他正在赶写这部巨制。这几年我看到他写了许多书，包括本科生国家级规划教材《神经病学》《神经内科主治医师 1000 问》等，还有许多译著，以及这本大部头的《神经病学》，足见他始终没有停歇。最近他给我看了这部书的第 2 版前言，并请我为本书写一个序言，也就欣然领命了。

神经病学的疾病谱是极为宽泛的，它涉及的全部疾病有数千种之多，常见的疾病也至少在百种以上，任何一个神经科医生穷其一生都难以全部经历和识别，有些疾病即使遇到了，如果没有特殊的诊断方法也无法确诊。因此，神经病学始终是一个具有挑战性的临床领域。近现代神经病学的发展经历了将近 200 年的历程，当今临床神经病学及与之相关的神经科学的各学科都取得了飞速的进展，近 20 余年我国在这一领域也有了巨大的进步。把国内外神经病学的最新概念及进展传递给业内的同人，使我们的临床诊治规范逐渐与国际标准接轨，并不断加入我国神经病学专家自己的研究成果，正是这本专著的历史担当。本书从第一版开始就秉承最新、最全的理念，集全国神经病学及其他专业 100 余位著名专家的智慧之大成。这次再版知名撰稿专家的阵容更加强大，形成一个跨地域、跨学科甚至跨学术观点的医学专家队伍，这在国内的科学著述中实属难能可贵，弘扬这种通力合作精神是发展科学的必要前提。他们学风严谨，品格求实，使修订内容更加充实，插图也很丰富，字里行间透着他们辛勤的耕耘、智慧的思索和丰富的经验。

本书包含了神经病学较全面的内容，基本反映了这一领域中最新的进展，并汇集了作者们宝贵的临床经验，表达深入浅出、描述严谨流畅、图文并茂都是本书的特色。这本《神经病学》是神经内科医生一本很好的高级参考书，神经外科、精神科及其他相关学科的医生也可以从中汲取有用的营养。我们的神经科医生都应当用一些时间认真研读这种类似"百科全书"式的著作，不断扩展我们的视野与知识面，这对于我们在专业与学术上的进步一定是有益的。我愿意把这本书推荐给神经科及其他相关学科的同人们，也祝愿它在广大读者的关怀下茁壮地成长，为我国神经病学的发展继续做出应有的贡献。

中国工程院院士　李春岩教授

2013 年 6 月

本书自 2006 年初出版迄今已经七年多了，我们本想让本书的第 2 版早些与读者见面，但由于汇集全国著名专家与作者之力，对全书逐章逐节进行认真修订，充实了许多内容，增加了许多图表，作者们费尽心力，以求实现在第 1 版时确定的反映当今国内外神经病学发展水平的初衷，终于还是延误了时日。第 2 版的修订仍坚持两个宗旨：一是突出临床，对神经系统常见疾病作较全面的阐释，并尽可能地包含少见的疾病；二是充分反映每一重要疾病的最新研究与临床进展，包括诊断、治疗与新药等。为此，许多章节的修订参考了 *Adams & Victor's Principles of Neurology* 第 9 版（2009）及其他相关的权威性专著。第 2 版的总体框架没有重大改变，仍然分为四篇，部分章节的设立有所增加或调整，使布局更合理。第一篇增至 4 章，第二篇增至 14 章，第三篇增至 27 章，第四篇增至 10 章；但并非都是内容增加，有的属于重新布局。全书的表格增至 250 余幅，插图增至 750 余帧。纵观修订之后，内容更加丰富，资料较为翔实，重点更加突出，语言仍求精练，配图使内容生动，希望让读者更耐看和更爱看。

鉴于神经系统疾病种类繁多，全书中涉及的疾病或综合征约 1 700 余种，这些均被列为不同层级的标题，例如：节、一、（一）、Ⅰ 等层级。应当注意的是，这些层级的标题，特别是（一）、Ⅰ 层级通常都是代表一种疾病或综合征，而不是一般的叙述分级，为了便于区别，将（一）、Ⅰ 两个层级均顶行排列。此外，由于如此多的疾病及综合征名称不可能在目录中一一列出，故在书后增加了疾病及综合征索引，以便查找疾病。全篇文字从第 1 版的 370 万字增至约 450 万字，如此数量的文稿（实际上作者的初稿至少在 600 万字以上）汇集到主编这里，不可避免地会有内容的交叉或重复，资料取舍原则不一，写作风格不同，或须补充修改，有的内容与作者往返几次。因此，尽管主编昼夜兼程，但还是与全国各地的专家、作者们共同熬过了 2 年的历程，当第 2 版面世之时，已是第八个年头了，想起来经常让我感到遗憾与内疚。

本书第 1 版问世以来，得到国内神经病学界同行及专家的充分肯定。反面的佐证是，竟有盗版者盗用作者名义和人民卫生出版社的金字招牌，在 2010 年出版了本书的盗版书，内容无一字更改，书名改为《神经系统疾病治疗学》，上下册精装，售价不菲，足见如此的大部头著作已经进入畅销书的行列，这正面反响和反面事件都使本书作者深受鼓舞；作者面对盗版的现状无能为力，唯如此解嘲尔。如果本书第 1 版基本上是成功的话，这首先应归功于来自全国数十所大学或医院的百余位著名教授与专家的参与，他们辛勤笔耕，将他们最擅长的研究与临床领域数十年的积累、经验与智慧，以及对国际前沿进展的理解毫无保留地奉献给读者。其次，本书认真借鉴国外经典神经病学著作的疾病分类，汲取其编写的合理内核，介绍了数目可观的少见病，全面系统地展示了神经系统疾病的全貌。这无疑对我们神经科医师在疾病概念、分类、诊断及治疗等诸方面与国际规则接轨是有益的，也为我国神经病学走向世界、参与国际交流铺设了道路。

这次修订，我们继续秉承以上的原则，广纳贤士，乐见更多的著名专家和学有建树的中青年医师，包括许多归国学者的参与。此版的资深撰稿专家增加到 170 余人，他们来自全国 20 多个省市 58 所大学或医院，并有我国台湾省的学者和在美国工作的同人。近年来我们翻译出版了 8 种译著，总计约 450 万字，许多较新的内容都反映在本书的修订中。本书的作者们细致严谨，一丝不苟，为本书不断地添砖加瓦。这不禁使我生出感慨，如此多的优秀专家济济一堂，不仅仅是为撰写和修订一部神经病学著作，也是在为神经科及相关领域的医师构筑一座精神家园。当他们为病人解脱病痛遇到难题时，可以到这里交流切磋；当他们攀登事业山峰遭遇迷茫时，也可以在这里找回路径与信心。这一版重新整理编写的"世界神经病学发展史"，正是当您疲惫时为您送上的一杯香醇咖啡，为您展示的一幅历史画卷，领略众多优秀"过客"的风采。这正是本书所有作者由衷的愿望，我们希望成为同行与读者们的挚友，成为我们共同道路上相携相助的同路人。

最后，我衷心地感谢本书主审郭玉璞教授给予我一贯的支持，感谢刘协和、侯熙德、李舜伟、刘承基、许贤豪、刘秀琴、马廉亭、刘焯霖、梁秀龄、慕容慎行、黄远桂、林世和、胡维铭、王志成等教授的鼎力支持。在此，我们深切怀念我国杰出的神经外科学家王忠诚院士，他为本书撰写的脑干肿瘤是他事业的巅峰。我们还要感谢人民卫生出版社的领导与同人对本书给予的一贯支持和指导。

在"世界神经病学发展史"文前的一幅油画，是我 1986 年在莫斯科研修时得到的苏联功勋艺术家的作品，它一直挂在我的案头。20 多年来我始终把它当做一幅风景画欣赏，映满晚霞的天空，曲折和无尽头的林间小径，美丽的大自然，如此而已；如今我却平添了一层意境，这莫非就是神经病学的探索之路，曲折而漫长。本书的作者始终秉承"航船尚未驶达希望的彼岸，我们还要继续远航"之信念，"路漫漫其修远兮，吾将上下而求索"。我们希望与全国的同人、先进和前辈们一道，为我国神经病学发展做一点事情。读者永远是我们真正的老师，我们愿意与他们共勉，我满怀真诚地期待，期待前辈、专家、同人和广大读者为本书提出批评指正。

王维治

2013 年 6 月

1997 年岁尾我在国外做访问学者,Adams RD 等主编的 *Principles of Neurology* 第 6 版刚刚问世,细读它的部分章节并通览了全书,不禁使我爱不释手。这本书收集疾病资料完全,内容新颖翔实,用全新概念阐释某些疾病的发病机制,对许多疾病提出了新的有价值的症状、体征,令人感叹。于是心底隐约地萌生了编写一本大型《神经病学》的念头,期望能够反映当今国内外神经病学的发展水平和全新理念,并开始着手广泛地收集资料,编写目录及试编部分章节等前期准备工作。然而,我深知这一工程的艰巨与自身力气的单薄,常使我陷入沉思与迷茫。1999 年初夏的偶然机会,我的想法意外地得到了人民卫生出版社领导的支持和鼓励,在我提交了选题的全部预备程序后不久,就接到出版社批准选题的通知,当时喜悦之情难以言表,我像是分到了一片土地的农民,满怀耕耘与播种的期待,也充满收获的憧憬。要完成这样一部鸿篇巨制,最重要的是必须组建一支一流的医学作家队伍。于是,我借在国内外开会的时机或利用当今便利的通讯手段,与国内神经病学界的前辈、学长、专家和同道广泛接触与切磋,坦诚地向他们表述我的愿望,求得他们对我,更是对发展我国临床神经病学事业的支持。参与本书编著的著名学者和专家出于对从事几十年事业的执着热爱与追求,不嫌弃本书主编学识浅陋而欣然接受委托,使我深受感动。本书 105 位编委或为国内知名的资深教授,或为卓有建树的中青年专家,还有 68 位年轻作者参与工作,他们来自全国 17 个省市 43 所大学或医院,具有广泛的代表性,这些作者撰写的章节大都是本人最具特色的学术研究领域或代表国内一流的研究水平。

本书作者都是集医疗、教学、科研与社会活动于一身的教授和专家,为实现本书的初衷,写成反映当代水平的《神经病学》,他们花费了许多宝贵时间,精心设计,辛勤笔耕,在成书过程中许多专家多次用电话、电子邮件和书信与我讨论,不止一次地修改和完善书稿,他们一丝不苟的治学态度和严谨的学风令我永远铭记。然而,由于篇幅庞大,初稿字数约 500 万字,不可避免地在内容上有较多重复与交叉,在体例上也不一致和存在某些不完善之处,所以,我与许多作者一道又用了 2 年多时间进行修改加工,数易其稿,写成现今约 370 万字,后期工作量之大、细致和烦琐为当初始料不及。

本书分为四篇,包括神经系统疾病的检查方法(第一篇),神经系统疾病的主要表现(第二篇),神经系统疾病(第三篇),精神障碍疾病(第四篇)。书中许多疾病分别按照不同的系统疾病或症状学导向描述,因此可能在不同的章节中重复出现,考虑到系统的完整性均予列出,或详述或简述,并标识出详述的章节。书中关键词用黑体字标出,正文中标识出参考文献,书后附录全书关键词中、英文索引,以便查阅。全书包括 250 余幅表格和 150 余帧插图,以利于读者理解。对书中推荐的药物剂量,临床医师在用药前须认真核对药品说明书,确认是否准确,因本书可能有尚未更改的推荐剂量或用药禁忌证等,新药或不常用的药物尤应如此。

本书在编目方面借鉴了 Adams 的《神经病学原则》第 7 版的长处,内容上也汲取了该书的许多有用资料,例如许多疾病分类表,以及某些章节的少见疾病等(由于中文资料很少)。我们尽量使本书内容突出临床，力求在神经系统常见疾病的临床表现、辅助检查、诊断及治疗等方面写出较丰富和新颖的内容，尽可能包含更多的少见病，介绍某些神经系统疾病的分子学基础、诊断与治疗进展、新药与新技术等。神经病学、神经外科学与精神病学原本是同一世家的"三剑客"，有许多难以割舍的内在"血缘"，救助病人于危难时经常"一路同行"。因此，本书虽以神经病学为主，也兼收了神经外科学及精神病学的重要内容，作为神经内科医师的参考，同时也期望本书对神经外科和精神科医师有所裨益。

在本书即将付梓之际，内心激动之情难于平复，我深深地感激本书所有的作者，感谢他们优异的创造性劳动，感谢他们用自己的学识、智慧和经验为我们神经病学界及其他相关学科的同行们提供一本反映当今发展水平的《神经病学》。我真诚地感谢刘恩重教授介绍给我的各位神经外科学界的同行，他们是以王忠诚院士为首的德高望重的专家，他们充分理解我的愿望而欣然命笔，在颅内肿瘤、颅脑损伤和脑血管畸形等重要章节都写出了高水平的文字。我衷心地感谢本书主审郭玉璞教授认真地审阅全部书稿，并提出重要的修改意见，感谢蒋景文教授认真审阅神经系统感染性疾病一章全文，感谢刘秀琴教授认真审阅癫痫及痫性发作性疾病一章全文，感谢胡维铭教授认真审阅脑血管疾病一章全文，感谢哈尔滨医科大学李璞教授认真审阅神经系统遗传代谢性疾病一章全文，感谢王世俊教授认真审阅理化因子及中毒所致神经系统损害一章全文，感谢刘协和教授认真审阅第四篇精神障碍疾病全部四章全文，他们对全部内容逐字逐句校阅，提出了非常重要的修改意见，也充分展示了他们的渊博学识和严谨作风，使我受益匪浅。在此，我们要深切地缅怀离我们而去的陈清棠教授和朱克教授，他们为我国神经病学的发展做出过巨大成绩。最后，我还要衷心地感谢人民卫生出版社领导及同人对本书给予的精心指导和巨大支持。

当即将把本书呈现给读者的时候，我要真诚地与读者说，尽管我与作者们在历时5年的远航中竭尽心力，付出了巨大的辛劳，但似乎只是看到了希望的曙光，还没有驶达希望的彼岸，也许我们稍事休息，还要继续远航。读者永远是我们真正的老师，我满怀恳切地期待神经病学、神经外科学和精神病学界及其他相关学科的前辈、专家、同人和广大读者对本书提出严格批评与指正。

王维治

2005 年 11 月 25 日于哈尔滨

上 册

世界神经病学发展史

The Development History of Neurology in the World

（王维治）

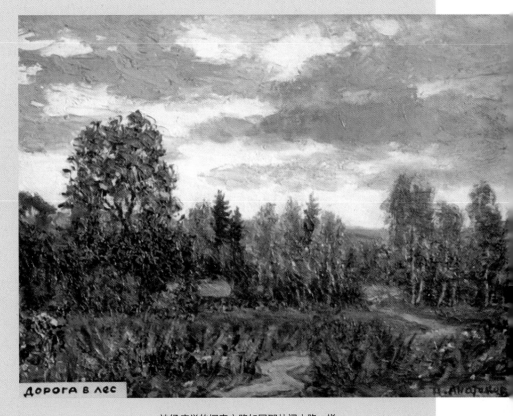

神经病学的探索之路如同那林间小路一样，
是曲折漫长和无穷尽的

神经病学（Neurology）的发展走过了漫长而曲折的历程。在19世纪之前是神经病学发展的准备期，在这一时期，神经病学的相关基础学科如解剖学、生理学和病理学经历了漫长的孕育和逐渐成熟期。直至19世纪中叶，神经病学才步入了真正意义的诞生与发展期，进入20世纪之后临床神经病学得到了飞速的发展，20世纪末分子生物学的发展更为现代神经病学展示了美好的前景。现代神经病学奠基人夏科（Charcot）曾说过："疾病是非常古老的，它本身从来不曾改变，唯一改变的是我们，以及我们对于将未知转化为已知所做出的努力。"神经病学的发展史正是对这一名言最好的诠释。

许多神经疾病的发现和最终被阐明通常都是几代人付出了艰辛的努力，例如，人类对重症肌无力的认识，最早在1672年，英国医生托马斯·威利斯（Thomas Willis）曾描述了一例肢体和吞咽肌极度无力的患者，不了解是何种疾病；在沉静了约200年之后，法国医生Herard描述了该病肌无力的波动性；直到厄尔布（Erb，1878）和戈德弗拉姆（Goldflam，1893）才阐明了本病的特点，指出这些患者可能发生延髓麻痹。1895年，乔利（Jolly）首次将该病命名为重症肌无力（MG），并证明通过重复刺激运动神经可使"疲劳的"肌肉不断应答电流刺激而出现肌无力，他曾建议用毒扁豆碱治疗MG，但是未被重视；直至雷曼（Reman，1932）及沃克（Walker，1934）重新证实了毒扁豆碱的药效。康佩尔（Compbell）与布拉姆韦尔（Bramwell，1900）、奥本海姆（Oppenheim，1901）提出MG是由于神经肌肉传导障碍引起的，明确了临床病理关联。1901年拉克（Laquer）与魏哲特（Weigert）首次注意到MG与胸腺瘤的关系。1905年巴扎德（Buzzard）发表了关于MG临床病理的详细分析，指出MG患者的胸腺异常，以及肌肉淋巴细胞浸润，称之为淋巴溢，并假设存在一种自身毒物导致了肌无力和胸腺病变，他还指出MG与甲状腺功能亢进（Graves病）有密切关系，现已了解它们存在共同的自身免疫基础。卡斯尔曼（Castleman）与诺里斯（Norris）在1949年首次详尽地描述了MG患者的胸腺病理改变。1960年辛普森（Simpson）和纳斯塔克（Nastuk）等各自独立地从理论上阐明了MG的自身免疫性病理机制。自1973年以来，MG的自身免疫机制通过帕特里克（Patrick）、林斯特龙（Lindstrom）、法姆布拉夫（Fambrough）、列侬（Lennon）及恩格尔（Engel）等研究者杰出的工作得以确立。MG治疗学发展史最早可追溯到20世纪40年代采用的胸腺摘除术，在50年代中期新斯的明已成为MG的标准疗法，60年代开始普遍使用糖皮质激素和免疫抑制剂，70年代使用血浆交换疗法，90年代应用大剂量免疫球蛋白静脉滴注治疗肌无力危象，一系列治疗的进步实际上已使MG成为一种可治疗的疾病，致残率与死亡率均显著降低。人类对MG的认识历经300多年的探索历程，无数医生和研究者的贡献，推进了MG诊断和治疗学发展。

此外，在人类疾病的认识史中，无数患者的坚忍与配合，他们在诊断与治疗过程中忍受的痛苦，对自身疾病过程的细心观察、描述与记录，以及承诺试验治疗和死后尸体解剖等，都为临床医学的发展作出了不可替代的贡献。例如，迄今我们所看到的第一份非常完整的关于多发性硬化（multiple sclerosis，MS）的临床描述，是见于奥古斯都·埃斯特（Augustus D'Este）公爵（1794—1848）的日记。他是英国维多利亚女王的表弟和英国国王乔治三世的孙子。他首次发病时28岁，1822年岁末他乘车去外地探访一位挚友，不幸的是他的朋友在他到达之前不久已去世，这使他万分悲痛，在葬礼过后他阅读刚送来的许多信函，突然感觉视物不清，随后他去了爱尔兰休养眼睛，视力很快就得到恢复。这一症状颇类似球后视神经炎，可能与旅途劳顿和精神过度悲伤有关，后来发生的自发缓解，也符合MS典型的临床特点。1826年1月他再次出现视力下降，之后又自行缓解。到1827年11月，病情再度加重，再次出现了视物双影，后来复视又逐渐消失。随后他感觉在凸凹不平的石子路上行走不便，下楼梯也不太自如，感觉肢体有些僵硬，颇似痉挛性截瘫的表现，以后又相继出现了感觉异常和尿潴留等。到1843年，他发病已经21年，此时他必须靠手杖来保持身体平衡，直至1848年12月去世，他在这最后的几年里都是在轮椅上度过的。这位公爵的日记翔实生动地描述了他长达26年的病程经过和出现的症状，还记录了他遍访西欧各国求治的过程，以及当时著名的医生们对这一疾病的认识以及治疗方法。

关于先天性肌强直的记述同样也有这样的实例。丹麦医生汤姆森（Thomsen，1876）详细描述了他本人及其家族中4代人20个成员罹患此疾病，表现为随意运动时出现肌强直性痛性痉挛，可伴有遗传性精神障碍。到1948年时，这一家族的成员共有315人，每代都有发病者，共达57人。后来有人追溯到这一家族的8代，共有68例发病者，男女均可以罹患，显示为高外显率的常染色体显性遗传，少数也可为常染色体隐性遗传。尽管本病最早是由查尔斯·贝尔（Charles Bell，1832）及Leyden（1874）报道的，但1883年韦斯特法尔（Westphal）将此病命名为Thomsen病，可能是由于Thomsen本人作为医生与患者的双重身份，以及他记述这一疾病的贡献。

一、纪元前至中世纪医学和
神经病学雏形期

远古的人类对自然界的认识是笼统的或几乎是空白

的,那时的人们大都相信疾病是上天的惩罚或神灵超人魔力的驱使,认为疾病是妖魔侵附在人体所致。为了能克服与治疗疾病,古代的巫医经常运用一些符咒和法术来抚慰"愤怒的"神明,有时也会使用一些草药。在印度尼西亚,"俑人"曾是用来驱逐疾病的,而马来西亚婆罗洲普南族(Punan)的俑人是代表引起疾病的恶魔。另一个有趣的例子是,在北美西部印第安人部族那伐鹤人(Navaho)用以治疗患者的祭典上,巫医先在地上画好自己所设计的图样,将患者放在图样的中央,然后占卜神明,若神明不喜欢这个图样,参加祭典的人就都跑开,让患者死去;如神明喜欢此图样,巫医就开始"治疗"患者。在古代巴比伦的史书中记载,祭司们收集用泥土制成的各种器官,分别放在夹着不同预言的方块上用来占卜。

早在3 700年前(公元前1700年),伟大的古埃及医生和建造金字塔的建筑师英霍提普(Imhotep),第一次用象形文字记载了48例不同类型的外伤及战伤病例,文献中能找到脑外伤的手术记录,并描述了为患者检查、诊断和处理的方法。首次采用了脑、脑膜、颅缝等专用名词来描述人体,并提到颅脑损伤可以引起对侧肢体瘫痪,颈椎脱位可导致四肢瘫痪和尿失禁。他在描述一例颅骨外伤的男子时提到,在颅骨破碎处肿胀并向外突出,外伤侧的眼睛斜视,曳步而行,说明古埃及人已经注意到脑创伤可以导致身体功能障碍,这是人类医学史上第一份有文字记载的医学文献,也是人类认识神经系统疾病的发端。

最早有关头痛的记载也大约是在3 500年前埃及卢克索的古代医学摘要纸草书中发现的(现珍藏于伦敦大英博物馆),其中曾提到偏头痛。在古埃及历史文献中还可以看到很多关于神经疾病及神经外科疾病的记述,例如在一份报告中曾描述一位大臣在战争中受伤引起慢性硬膜下血肿,经手术后治愈。在地球的另一端,南美洲秘鲁的考古学家经常从坟场出土的头盖骨上发现钻了一个十分清楚的圆孔,这些头骨已被世界各地的博物馆与考古学研究所收藏。据考证,秘鲁的这些古老的居民有一种迷信,认为人类头痛的原因是由于恶灵藏身在人的头盖骨中,于是运用简单的环钻术在头盖骨上钻洞好让恶灵跑出来,可使患者的头痛减轻。在欧洲、非洲、南美洲、北美洲和南太平洋的许多岛屿中都发现过史前期钻孔的颅骨,这证明颅骨钻孔很早就被广泛地传播,但是,在亚洲的中国、印度和东南亚诸国尚未有这类的发现。在公元前1500年左右的古印度吠陀时期,雅利安人开始大规模分批进入印度次大陆,这是古印度文明的一个重要阶段,这一时期的文献中记录了癫痫的症状和可能的治疗。

古希腊著名医生希波克拉底(Hippocrates,公元前460—公元前379)(图1)被西方尊为医学之父。他致力于研究机体的运行机制,器官的内部联系,治疗伤口的方法,疾病理论,以及通过饮食、睡眠和运动来预防疾病的方法。他丰富的神经病学知识受到人们的赞誉,在他之前,心一直被视为灵魂、意识和思想的中心,他认为大脑不仅与感觉有关,也是智力的来源,听觉、视觉等感官都与脑相连,脑也与意识和思想相关。他确信癫痫自有其原因,发现局部脑损害可以引起对侧的肢体抽搐,并论及肺结核可以合并脊柱畸形或脊髓压迫症状,患者可出现昏迷、失语、瞳孔不等、视力障碍、面瘫和坐骨神经痛等。他还记述了最早的钻颅术,描述了头痛等症状。因此,Hippocrates的专著在2 000余年中曾被外科医生奉为经典,他的医学观点对以后西方医学的发展产生了巨大的影响。他被公认是古代医生的典范,他将医学发展成为专门的学科,使之与巫术及哲学分离,并创立了以之为名的医学学派。

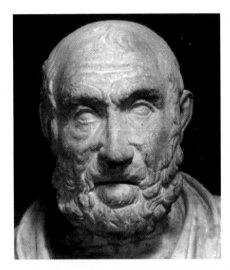

图1　西方医学之父、古希腊著名医学家希波克拉底（Hippocrates，公元前460—公元前379）雕像

然而,先行者永远是孤独的。古希腊著名的哲学家、科学家亚里士多德(Aristotle,公元前384—前322)堪称希腊哲学之集大成者,他是柏拉图的学生,是一位百科全书式科学家,其著述涉及伦理学、心理学、经济学、神学、政治学、修辞学、自然科学、教育学和诗歌等。然而,亚里士多德却不赞同希波克拉底的观点,他认为意识来源于心而非大脑,脑只是一个散热器而已,冷却被心脏加热的血液,颇有心灵涌动了热血,而头脑保持冷静的喻义。亚里士多德描述了脑膜,还对大脑与小脑进行剖析和区别。

至公元1世纪,罗马帝国时代伟大的医生劳迪亚斯·盖伦(Claudius Galen,130—200)应用实验动物模型,发现了动脉运输血液,肾脏形成尿液,对大脑结构研究,发现了7对脑神经,以及颈、胸、腰部位的神经和骶丛神经。最有名的是他当众在猪身上演示了喉返神经的位置。他还认为意识产生于脑,纠正了亚里士多德的错误,由于盖伦的许多知识来自于对活体动物的解剖，因此他的理论体系比较直观。盖伦是罗马帝国时代最著名最有影响的医学大师，是著名的医生、动物解剖学家和哲学家，他重拾起希波克拉底的理论，他从脑损伤研究出发确认了脑功能理论，他被认为是仅次于希波克拉底的第二个医学权威，被人们称为人类早期神经病学发展的第二个伟大阶段。

盖伦曾做过许多细致的动物解剖，盖伦"羊"是著名的例子，解剖"羊"的大脑让盖伦意识到大脑与小脑的构造不同。他认为大脑是感觉接受区，小脑是控制运动的中枢。盖伦还发现脑内部的孔洞，称之为脑室（ventricles），里面充满了液体，他认为可能与心室的功能类似，感觉和运动的发生都是这些液体通过一条条的神经流入或流出脑部而得以实现的。后来克罗伊茨（Creutz）称盖伦为实验神经生理学的奠基者。

在黑暗的中世纪时期（公元5—15世纪），宗教神学占据了统治地位。由于宗教的束缚，解剖被视为禁忌，医学发展长期停滞不前。虽然在欧洲已经有了医院、医学院及综合大学的医科专业，但讲授的内容却有很多错误，或只是讲授空头理论而没有临床实践，对神经系统的认识更是肤浅之极，而且还包含许多迷信的色彩。在蔑视人体的中世纪，医学再度回到了魔法与巫术之中，解剖学变成了僵化抽象的教条，许多不懂解剖学的所谓艺术家只是不停地临摹前人的作品，但偶尔有人描述了胎儿在母体内的不同位置，也有人描述鼻息肉、疝气、痔疮及白内障手术等。最早的尸体解剖图画出现在13世纪，描绘一位医生拿着他解剖的肝脏向一群人解释。14世纪出现了许多描绘人体下蹲的一连串动作时肌肉、血管、神经和骨骼相关位置的图片，有人还绘制了妊娠妇女及男女生殖器官的图片，由于这些图片大部分抄自3世纪的作品，所以差不多都是相同的格调，缺乏真正的解剖学形态，例如，鞋状的脾脏、五叶形的肝脏、核桃状的心脏和肺脏、六个腔室的子宫等。14世纪中叶，从1347—1353年是欧洲极为悲惨的时期，"黑死病"席卷了整个欧洲，夺走了2500万人的性命。

中世纪阿拉伯医学先哲阿维森纳（Avicenna，980—1037）被誉为中东医圣，是中世纪医学和阿拉伯医药学最高成就的代表。他是医生、哲学家、诗人、物理学家、心理学家和药理学家。阿维森纳与希波克拉底和盖仑并称为西方传统医学的三巨匠。他的著作《哲学、科学大全》是当时最高水平的百科全书，阿维森纳所著的《医典》更是集其医药学成就之大成，被认为是医学史上最著名的医药学百科全书。他继承了古希腊的医学遗产，在相当大的程度上，尝试着将希波克拉底和盖仑的医学论著以及亚里士多德的生理学著作综合整理，同时也吸收了中国、印度、波斯等国的医药学成就，汇集了欧亚两洲许多民族的医学成果，体现了当时世界医学和药物学的先进水平。他的名著《医典》被当作医学《圣经》指导医学界长达数世纪之久，在欧洲直到17世纪仍被作为标准的医学教科书，中文版《阿维森纳医典》于2010年出版。阿维森纳享有的荣誉仅古希腊医学家希波克拉底和古罗马的盖伦可堪匹敌。

二、文艺复兴时期的医学和神经病学

欧洲在穿越了长达千年的中世纪黑暗的时间隧道之后，随着西欧封建制度的衰落与资本主义的萌芽，终于迎来了14世纪中叶至16世纪末叶的文艺复兴的曙光。文艺复兴（renaissance）是欧洲历史上划时代的思想解放的新文化运动，人们摆脱了中世纪愚昧的经院哲学的桎梏，开始对自然界进行系统的实验观察与思索，天文学、物理学、生物学及医学等一整套近代科学开始诞生和发育。这是人类历史上一个百花齐放、群星灿烂的辉煌时代，恩格斯称之为"人类从未经历过的最伟大的、进步的变革，是一个需要巨人而且产生了巨人"的时代。

文艺复兴最先从意大利的佛罗伦萨兴起，到16世纪达到了顶峰，带来一个科学与艺术革命和繁荣的时期，揭开了近代欧洲史的序幕，被认为是中古时代与近代的分界。文艺复兴时期意大利著名的雕塑家和画家韦罗基奥（Verrochio，1435—1488）用蜡或大理石雕出运动中人体肌肉的姿态，他的代表作有雕塑《大卫像》、嵌板画《基督受洗》，他在佛罗伦萨的工作室培养了许多著名的艺术家，包括文艺复兴时期伟大的艺术巨人达·芬奇。韦罗基奥首先将尸体解剖应用于医学院的教学，为黑暗时代的医学显露出了一缕曙光。这一时期造就了一大批伟大的艺术家、思想家、哲学家和科学家，诸如被称为艺坛三杰的达·芬奇（da Vinci，1452—1519）、米开朗基罗（Michelangelo，1475—1564）和拉斐尔（Raphael，1483—1520）。

他们留下了《蒙娜丽莎》《最后的晚餐》《大卫》《圣母悲戚》《西斯廷圣母》《雅典学院》等一批世界级艺术珍品。这些艺术大师对人体解剖学产生了浓厚的兴趣，达·芬奇曾绘制了750多幅精美准确的解剖图谱。米开朗基罗从掘墓者索来尸体进行解剖，并根据模特画出了强健的富有活力的体态，他研究人体由外表而深及内部，我们从他的"大卫及圣母与婴儿"等作品中可以看出他研究人体的深刻。拉斐尔在画"昏睡的处女"柔弱的四肢时衬托着熟睡的身体，明显地表现出解剖的精细构造。这一时期的杰出代表人物还有但丁、莎士比亚、伽利略、哥白尼、薄伽丘、布鲁诺等响亮的名字，不胜枚举。

这一时期英国伟大的唯物主义哲学家、散文家弗朗西斯·培根（Francis Bacon, 1561—1626）曾提出"知识就是力量"的名言,他是实验科学和近代归纳法的创始人,他主张用实验和数学的方法来研究自然,认为必须把经验与理论紧密地结合才能揭示真理,提出把经验与理论的关系理解为观察—归纳—发现真理的过程。

从古罗马时代到文艺复兴经历了 1 500 年的漫长岁月。文艺复兴使科学得到蓬勃的发展,生理学和医学有了长足进步。由于木刻印刷的普及,德国在 1499 年发行了木刻版的硬脑膜、软脑膜和脑室的图画。

比利时医生和解剖学家安德烈·维萨里（Andreas Vesalius, 1514—1564）出生在布鲁塞尔的一个医学世家,他自幼就受到极大的熏陶。他 14 岁进入鲁汶大学修读美术,1533 年进入巴黎大学就读医学,在那里,他学习盖伦的医学理论,开始对解剖学产生兴趣,经常到巴黎圣婴公墓研究骨骼。1543 年,他发表了《人体的结构》一书,对脑解剖结构作了详细的描述,但对盖伦的脑室液体通过神经传输理论未提出质疑,这主要是受到笛卡尔"脑的液体机械论"的影响。他在仔细观察的基础上系统地描绘和描述了人体的骨骼、肌肉、血管和神经,以及胸腹腔的内脏器官、垂体和眼球等,他根据实际解剖标本绘制的脑解剖图详细精致,他的美术才能得到了充分的展示,是人类历史上第一部完整的人体解剖学教科书,标志着人体解剖学的建立。这部著作堪称文艺复兴精神的化身,对建立现代观察与实验的研究方法产生了巨大而深远的影响。同年,维萨里主持了一场公开的解剖,最后他收集了所有的骨骼,组合成骨骼系统标本捐献给瑞士巴塞尔大学,这是世界上最古老的解剖学标本,现收藏在巴塞尔大学的解剖学博物馆。

西班牙医生塞尔维特（Servetus, 1511—1553）曾在巴黎研究医学和学习解剖学,是解剖学家维萨里的门生,他发现了肺循环,证明血液从右心室流向肺部,通过曲折路线最后到达左心室。

英国著名的生理学家和医生威廉·哈维（William Harvey, 1578—1657）发现了血液循环的规律,奠定了近代生理学研究的基础。他早年在剑桥大学凯厄斯（Caius）学院学习,后来在意大利帕多瓦大学获得博士学位,师从著名的解剖学家法布里克斯,从事静脉血管解剖和静脉瓣研究。这一时期的学习实践为哈维后来确立血液循环理论奠定了牢固的基础。他经过 12 年的不懈努力,采用 80 多种动物进行大量的生理学实验,在 1628 年将研究成果写成《心血液运动论》一书,系统地阐释了血液运动的规律和心脏的工作原理,他指出,心脏是血液运动的中心和动力来源。他发现的血液循环和心脏功能,是对近代生理学划时代的贡献,标志着新的生命科学的

开始,是发端于 16 世纪的科学革命的一个重要组成部分。这一重大发现使他成为近代生理学的鼻祖,恩格斯对哈维的发现给予了高度评价,"哈维由于发现了血液循环而将生理学确立为科学"。哈维也是近代胚胎学的奠基人之一,他在胚胎学上的一句名言是"一切生命皆来自卵"。随后,约翰尼斯·德吕安德尔（Johannes Dryander）发表了第一部头部解剖学专著,这与神经科学也有密切关联。

英国医生托马斯·威利斯（Thomas Willis, 1621—1675）（图 2）在 1664 年出版了他著名的《脑解剖学》（De Cerebri Anatome）,描述了脑部解剖和脑血液循环结构和特点,从而奠定了神经解剖学的基础。Willis 是一位卓越的解剖学家,他对大脑作了大量的描述与图解,命名了大脑的许多结构,他把大脑从颅骨中取出,更仔细地观察大脑的构造,最早发现并准确地描述了大脑动脉环,阐述了它的生理功能,后人为纪念他的杰出贡献,将大脑动脉环命名为 Willis 环（circle of Willis）。他是把脑神经与脊神经加以区分的第一人,又将脊神经分为周围神经和自主神经,并对脊髓进行了描述。在神经病理学方面,1667 年他又出版了《脑病理学》（Pathologiae Cerebri）,以及关于脑功能的 De Anime Brutorum,均以拉丁文写成,这些著作奠定了神经病学的基本理论,对神经病学发展产生了重要的影响。他曾观察了一例长期偏瘫患者最后出现对侧的内囊萎缩,首次描述了皮质脊髓束变性。Willis 同时也是一位著名的医生,他的临床观察和研究涉及感染、糖尿病、代谢及胃肠疾病等方面。Willis 的另一贡献是在 1664 年首次使用神经病学（neurology）一词,该词来自希腊语 Neurologie,确立神经病学作为独立的学科。从这一意义上讲,Willis 无愧为近代神经病学杰出的缔造者。

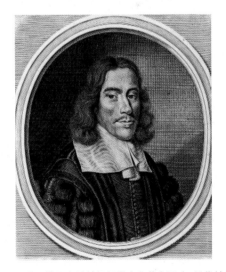

图 2 17 世纪英国卓越的解剖学家和著名医生,近代神经病学杰出的缔造者托马斯·威利斯（Thomas Willis, 1621—1675）画像

虽然文艺复兴时期解剖学的发展使大脑的解剖更加清楚,但是对脑功能的了解还相对落后,对于人类的心智所在是心还是脑的观念仍未确定。例如,17世纪法国著名的哲学家、科学家和数学家勒内·笛卡尔(Rene Descartes,1596—1650)认为,人类的行为和动物的行为皆是由脑所控制,高贵的心灵则是由"心"来控制。笛卡尔的学说认为,人类除了脑之外还有心灵或心智(mind),心灵是通过松果体与脑沟通,松果体即为灵魂的部位所在,从而接受感觉和发出运动命令。这就是笛卡尔的心脑两分理论"我思故我在"的基础。他还认为人的许多感官都是成对的,人对世界的体验是一致的,因此这些单独的感觉在到达灵魂之前必定要先聚集在一起达到统一,这个部位就是松果体。可见,在文艺复兴时期,科学、艺术和医学都得到快速发展,神经病学及其相关学科,如神经解剖学、神经病理学和生理学也建立了初步基础,但还有许多迷茫阻挡人们的视线。

三、18 世纪近代医学和神经病学发展期

在文艺复兴时期奠基的人体解剖学,又经历了17世纪生理学及18世纪病理解剖学、电生理学和神经组织学的出现与发展。因此,在文艺复兴后400年间的近代医学被称为实验医学时代,堪称是医学发展史上崭新的一页。

18世纪欧洲的医学家已经解剖了无数的尸体,对人体的正常构造已经有了较清晰的认识。意大利病理解剖学家乔凡尼·巴蒂斯塔·莫尔加尼(Giovanni Battista Morgagni,1682—1771)在帕多瓦大学任解剖学教授时只有30岁,他就任这个职位近60年,直至90岁逝世。1761年,在他80岁时出版了《论疾病的位置与病因》一书,该书收载了他经过数十年对640例尸体解剖的观察,并将病例的临床表现、死因及尸解发现进行比较、整理,以充分的事实证明疾病的症状与器官病变有密切关系,认为疾病的位置是在某个或某些器官上。因此,通过观察器官解剖学的变化可判定疾病的性质和症状产生的原因,这种思想对以后整个医学领域的影响是巨大的。从此确立了"病灶"(lesion)的概念,奠定了病理解剖学的基础,促进了近代临床诊断学的发展,被誉为"近代病理学之父"。

在17世纪以前,欧洲还没有正规的临床医学教育,学生到医学校学习,只要读书和考试及格就可以领到毕业证书。17世纪中叶,荷兰的莱顿大学开始实行临床教学,取消宗教派别的限制,吸收了不少外国学生。到18世纪临床医学教学开始兴盛起来,莱顿大学在医院中设立了教学病床。布尔哈维(Boerhaave,1668—1738)是当时世界有名的临床医学教育家,自1701年开始毕生在莱顿大学工作,讲授植物学、理论医学和化学等,他充分利用病床教学,在进行病理解剖之前,尽量给学生提供临床症状与病理变化关系的资料,成为以后的临床病理讨论会的先驱者。

18世纪的美国政治家本杰明·富兰克林(Benjamin Franklin,1706—1790)进行多项关于电的实验,使许多学者对电原理有了更深的了解,开拓了电生理检查之路。赫尔蒙特(Helmont)于1850年测定了神经传导速度。意大利医学家路易吉·伽伐尼(Luigi Galvani,1737—1798)于1786年发现蛙腿在起电机放电时可引起收缩,被视为电生理学发展的起点。1791年他又设计了青蛙的神经肌肉装置,把神经、肌肉与两种不同的金属连接起来,当这两种金属互相接触时可引起肌肉收缩,他认为蛙腿收缩是由于神经肌肉组织呈现瞬间电流的缘故,但许多学者对伽伐尼的发现持有不同看法。直至19世纪中叶,现代神经电生理的奠基人德国生理学家杜布瓦·雷蒙(du Bois-Reymond,1818—1896)再次证明,神经在受刺激时沿神经冲动方向产生电位变化,证实了神经动作电位、静息电位,以及运动神经离心传导和感觉神经向心传导的生物电变化。他曾连续两度任职柏林大学校长。伽伐尼和杜布瓦·雷蒙发现脑本身产生电,电刺激神经可以使肌肉收缩,神经就把电信号传入或传出脑部,但不清楚传入信号与传出信号的神经是否为同一条神经。

在18世纪后半叶,奥地利医生奥恩布鲁格(Auenbrugger,1722—1809)发明了叩诊法。他爱好音乐,对不同的音色、音调有特殊的鉴赏力。他的父亲是酒店老板,受到其父常用手指敲击大酒桶根据声音估计桶里的酒量的启发。后来Auenbrugger把叩击法用在人体胸腔寻找病灶,他指出正常胸部叩诊音与胸腔疾病如肺气肿、胸腔积液、心包积液等叩诊音的区别,可为临床诊断提供依据。然而,他提出的物理诊断法在当时并未引起人们的重视,直至50年后才得到了推广。

英国乡村医师爱德华·詹纳(Edward Jenner,1749—1823),他发明的牛痘接种法是18世纪预防医学划时代的事件,奠定了近代免疫学和预防医学的基础。他在行医时发现有些挤奶女工为患牛痘的牛挤奶后会受到传染,长出小脓包,但恢复后她们一生都不得天花,这给了詹纳巨大的启示。1796年,詹纳将从一名女工手上的牛痘脓包中抽取出脓浆,注射到一个8岁男孩体内,不久男孩便患了牛痘,等孩子牛痘痊愈后,詹纳又把天花病毒接种在孩子身上,但男孩没有发病,证明他已经获得了免疫。牛痘接种法简单、安全、有效,迅速传遍了欧洲各国和美洲。1805年牛痘接种法传入中国。1980年,WHO建议各国停止接种牛痘,宣告人类已经完全远离了天花

的威胁。

纵观在 18 世纪里的 100 年里,病理学、电生理学、临床检查技术、免疫接种和预防医学都取得了巨大的进步,医学教育也开始出现并有所发展。然而,由于神经系统结构和功能极其复杂,临床医生对神经系统疾病的认识和治疗都远落后于人体系统的疾病。他们对神经系统疾病仍被许多迷惑所困扰,继续在蒙昧无知的漫漫长夜中踟蹰前行。

四、19 世纪现代神经病学诞生期

19 世纪成为现代医学史上一个重要的发展时期,现代神经病学的发展与基础神经科学的建立与发展是相伴随的。随着显微镜技术的不断进步,建立了细胞学和细菌学,生理学、病理学、微生物学及免疫学也成为独立的学科,神经病理学从器官病理学走向细胞病理学。许多现代医学理论体系基本上是在 19 世纪确立了初步的基础,随着自然科学的发展和实验技术的进步,发明研制了很多新型仪器和工具,提高了临床诊断和治疗水平,将临床医学包括神经病学推向了一个崭新的发展阶段。

英国生物学家、进化论的奠基人查尔斯·罗伯特·达尔文(Charles Robert Darwin,1809—1882)于 1859 年出版了《物种起源》一书,提出了生物进化论学说,从而摧毁了各种唯心的神造论和物种不变论。除了生物学,他的理论对人类学、心理学、哲学的发展都有不容忽视的影响。达尔文的观点中非常重要的是关于行为也是可以遗传的,与不同脑区的不同功能联系在一起。恩格斯将进化论列为 19 世纪自然科学的三大发现之一(其他两个是细胞学说、能量守恒转化定律)。

捷克生理学家杨·伊万杰利斯塔·浦肯野(Jan Evangelista Purkinje,1787—1869),他在视觉、神经元和心肌传导系统研究中卓有建树。1825 年他出版了一部关于感觉研究的著作,书中提出了著名的浦肯野现象,他描述黎明时怎样从黑暗中显现出颜色:起初只有黑色和灰色,还有最暗的红色;接着出现蓝色;最后可以看见红色。德国生理学家 J. V. 克里斯 1894 年正式提出视觉双重学说(duplicity theory of vision),主要依据就是浦肯野现象。20 世纪初期确立了视锥和视杆细胞系统,德国解剖学家 M. 舒尔茨研究发现,夜间活动的动物视网膜中视杆细胞占有绝对多的数量,日间活动的动物具有更多的视锥细胞。浦肯野在描述动物胚胎时首创了原生质(protoplasm)一词。1837 年他发现小脑皮质浦肯野细胞,其轴突穿过颗粒层和白质到达深部小脑核团,在运动协调中起重要作用,在许多疾病中浦肯野细胞损伤导致共济失

调。1839 年他发现心室浦肯野纤维,浦肯野纤维组成房室束及其分支,将冲动传至心室各处,这些发现使浦肯野在生理学界享有盛名。

德国生理学家约翰内斯·彼得·缪勒(Johannes Peter Müller,1801—1858),在生理学、解剖学、病理学等方面都有重大的贡献,被誉为“近代实验生理学之父”。许多知名学者,诸如生理学家杜布瓦·雷蒙,德国生理学家和心理学家赫尔曼·冯·赫尔姆霍茨(Hermann von Helmholtz,1821—1894),以及细胞病理学家魏尔肖等都是他的学生,细胞的发现者施万曾担任他的助教。

德国动物学家和生理学家西奥尔多·施万(Theodor Schwann,1810—1882),开创了现代组织学的先河,是细胞学说的创立人之一。施万认为,有机体是由细胞构成的,细胞是有机体生命活动和构造的基本单位,大量的动植物研究证据使细胞学说迅速被全世界接受,并被誉为 19 世纪最伟大的三大发现之一。他发现了周围神经系统的神经胶质细胞,后来被命名为施万细胞(Schwann cell),施万细胞沿神经元的突起分布,包绕轴突形成髓鞘,起绝缘、保护和营养作用。同时,他还创造了新陈代谢(metabolism)的术语。

鲁道夫·魏尔肖(Rudolf Virchow,1821—1902)是细胞病理学的奠基人,他受到施万细胞学说的影响,用显微镜观察病变部位细胞和组织结构,1858 年他的代表作《细胞病理学》出版,其中关于细胞学说的著名论述,成为当时宣扬生物医学新思维的划时代著作,他著名的细胞病理学论述强调“细胞皆源于细胞”,所有的疾病都是细胞的疾病,开创了细胞病理学的时代。他还是一位伟大的人道主义者,被公认为是那个时代最杰出的医生,他积极从事政治活动,关心社会大众健康和公共卫生事业,晚年备受各界的尊重,1901 年在他八十岁寿辰时柏林市曾举行火把游行祝贺。

临床神经病学最初是从内科学中分离发展起来的,19 世纪曾经涌现出许多杰出的神经病学及相关学科的先驱。查理斯·贝尔(Charles Bell,1774—1842)是英国外科医生,因在神经系统疾病领域的开创性贡献而闻名,Bell 神经、Bell 麻痹和贝尔-马让迪法则(Bell-Magendie rule)等都是以他的名字命名的。法国生理学家弗朗索瓦·马让迪(Francois Magendie,1783—1855)通过切断动物脊髓的后根或前根,发现了前根是把运动指令从脊髓传到肌肉的神经,而后根则是把皮肤感觉传入脊髓的神经。

英国著名医生詹姆斯·帕金森(James Parkinson,1755—1824)于 1817 年出版了《关于震颤麻痹分析》(*Essay on the Shaking Palsy*),这是第一部神经病学专著,最早较系统地描述了帕金森病的临床表现,他主要描述了静止性震颤和逐渐进展的特点,伴慌张步态。虽然只有 6

个病例，但他的观察和描写非常详细。然而，这本著作当时并未引起人们的关注，直到半个世纪后，巴黎的一名神经内科医生让·马丁·夏科（Jean Martin Charcot）看到这本书，虽然他认为詹姆斯·帕金森的描述不够全面，如没有提到肌强直、面具脸，但确认詹姆斯·帕金森是研究震颤麻痹的先驱，因此，夏科将此病命名为帕金森病。帕金森病是老年人中第四位最常见的神经变性疾病，WHO 将詹姆斯·帕金森的生日 4 月 11 日定为世界帕金森病日，推动帕金森病的研究与治疗。

德国莫里茨·海因里希·冯·龙伯格（Moritz Heinrich von Romberg，1795—1873）以其在 1840 年出版的《人类神经疾病教科书》（Lehrbuch der Nerven-krankheiten des Mendchen）被誉为临床神经病学奠基人，因此有"现代神经病学始于龙伯格"之说，这是当时有关神经系统疾病病理的一本出色著作。Romberg（1854）又出版了神经系统疾病教科书，被誉为神经病学教育的发端。

对脊髓神经不同功能的研究启发了医学家对脑的研究，既然脊髓神经的前根与后根的功能不同，那么脑的不同区域的功能可能也有所不同。1823 年法国生理学家玛里·让·皮埃尔·弗卢朗（Marie Jean Pierre Flourens）发现大脑和小脑的不同功能，小脑与运动平衡相关。

法国外科医生、神经病理学家和人类学家皮埃尔·保尔·布罗卡（Pierre Paul Broca，1824—1880）（图 3）最早发现了大脑左半球的语言中枢。他通过细致的临床观察，首先描述了 2 例患者能够理解别人的语言却不能讲话，1861 年他通过尸体解剖证明病变位于左额叶后下部，经过更多的病例资料的积累，Broca 提出人脑的语言中枢是在主侧半球的额下回后部，并宣称"我们用左侧半球说话"（We speak with the left hemisphere），后来该区域被命名为 Broca 区，这种运动性失语症也被称为 Broca 失语。

这是第一次证明人类的某一特定能力是与大脑的某一特定的区域有关。Broca 的发现促进了对脑功能的研究，在其后的大约 20 年大脑的大部分功能区域均被绘制出来。

1870 年德国生理学家古斯塔夫·弗里希（Gustav Frisch）和精神病学家埃杜阿德·希齐格（Eduard Hitzig）采用动物实验进一步证实了不同脑区具有不同的功能，他们发现用电流刺激狗的大脑皮质的特定部位，可以规律性地引起对侧肢体产生一定的运动，创立了脑功能定位学说。巴索罗（Batholow）根据这一学说建立了临床神经系统检查法，为神经系统疾病的定位诊断提供了理论依据和实际方法，从而极大地推动了临床神经鉴别诊断学的发展。

现代临床神经病学的发展与让·马丁·夏科（Jean Martin Charcot，1825—1893）（图 4）的名字是分不开的。夏科是法国著名的神经病学家，现代神经病学奠基人，被誉为"神经病学之父"。他在 1853 年获得巴黎大学医学博士学位，早年潜心于风湿症、痛风和老年病的研究，1862 年他在巴黎萨尔贝提耶尔医院（Salpêtrière Hospital）被任命为主治医生，开始了临床神经病学研究。1872 年他任巴黎大学医学院神经病理学教授，发表了许多关于脑、脊髓等病理报告。1882 年他担任该院院长，建立了神经科并担任神经科主任，一直到他去世。他建立了神经科病房、门诊、病理学和常规实验室，并配备了照相器材及教学设备。Charcot 对教学具有的极大热情，丰富的临床经验和献身科学研究的精神，当时达到了他事业的巅峰，获得了很高的国际声誉，世界各地的医生都来听他的临床讲座，Salpêtrière 医院也以研究和治疗神经疾病的特色而著称。

Charcot 是一名杰出的临床神经病学家，他对许多神

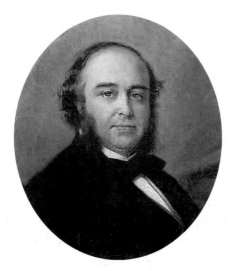

图 3　法国外科医生和神经病理学家皮埃尔·保尔·布罗卡（Pierre Paul Broca，1824—1880）画像

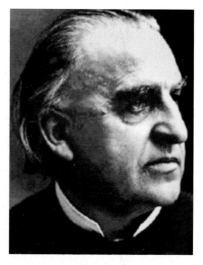

图 4　法国医生、著名的神经病学家让·马丁·夏科（Jean Martin Charcot，1825—1893）

经系统疾病都进行了广泛深入的研究,他对神经病学的贡献包括对多发性硬化(MS)、肌萎缩侧索硬化(ALS)、糖尿病性关节病(Charcot 关节)、脑功能定位、痉挛性瘫痪、失语症和癔症等的研究。他在 1869 年首先报道了 ALS,并于 1874 年首次进行系统的阐述和命名,为了纪念他的贡献,肌萎缩侧索硬化也被称为 Charcot 病。奥地利著名的精神病医生和精神分析学派创始人弗洛伊德(Freud)是他的学生之一,Charcot 对弗洛伊德的心理性欲理论产生过很大的影响,潜意识理论的核心概念有很大一部分来自 Charcot 的第二心灵观念。弗洛伊德认为,被压抑的欲望绝大部分是属于性的,性的扰乱是精神病的根本原因。

有人说,Charcot 是 Salpêtrière 医院的凯撒大帝,他使 Salpêtrière 医院由一所监狱和无家可归的女性收容院变成了世界上最大的临床治疗中心之一。一走进 Salpêtrière 医院的拱门就可以看到占主导位置的圆顶式建筑,他的学生们捐赠铸造的 Charcot 铜像就立于医院的庭院内,正如同 Charcot 曾处在这座智慧殿堂的中心。当他来到这个世界时,神经病学还处于"婴儿期",而当他离开人世时神经病学已经进入了"成年"。在 100 多年后的今天,我们犹能感受到现代神经病学之父 Charcot 的风采,感受到他献身人类医学与健康的非凡智慧与贡献,让人们的景仰之情油然而生。

另一位法国神经病学家约瑟夫·巴彬斯基(Joseph Babinski,1857—1932)(图 5)也对现代神经病学的发展产生过巨大的影响。1857 年 Babinski 生于巴黎,父母是波兰人,他从 22 岁开始从事病理解剖学和神经组织学工作。1885 年他来到 Salpêtrière 医院神经科,主张用神经检查法来鉴别器质性与功能性瘫痪。直至 Charcot 去世,Babinski 才从伟人的身后走出来,展现他的魅力和才华。1896 年,39 岁的 Babinski 向巴黎生物学会会员首次正式描述了"足趾现象",1898 年他在医学讨论会(Semaine Medicale)周刊上发表了"关于足趾现象及其症状学"一文,描述了引出足趾反射的技巧,列举了可出现"足趾现象"的 7 种不同的中枢神经系统疾病。他特别指出,"足趾现象可以由锥体系的病变引起,而不论损伤的时期、程度及范围如何。"从那时起,这一发现传遍了西方各国,后来被人们称为 Babinski 征。Babinski 征作为最经典的和最重要的病理反射,既是如此的简单,又具有极深刻的神经病理学含义,几乎任何一个神经体征的份量都不能与之相提并论。足趾征已与 Babinski 的名字一起被写进全世界的医学教科书,每天都被神经内、外科医生在临床运用,并会一直到永远。他还发现了许多临床综合征,例如巴彬斯基-弗罗利克(Babinski-Flolich)综合征、巴宾斯基-纳若特综合征(Babinski-Nageotte)综合征等。巴彬斯基

深入地研究了偏侧面肌痉挛以及小脑症状学,轮替动作检查法也要归功于他。

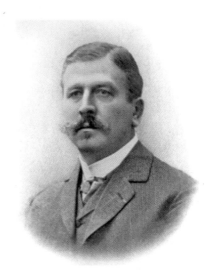

图 5　法国著名的神经病学家约瑟夫·巴彬斯基(Joseph Babinski,1857—1932)

卡尔·韦尼克(Carl Wernicke,1848—1905)是德国外科医生、解剖学家、神经病理学家和精神病学家,1870 年他在布雷斯劳大学获得医学学位。1874 年,在他 26 岁时提出了一种新型的失语症,患者能够讲话,但不能理解别人的语言,包括他自己讲的话,他指出病变部位是在左侧颞叶的后部,该病后来也被称为 Wernicke 失语(感受性失语)。

法国神经病学家皮埃尔·玛里(Pierre Marie,1852—1940)对许多神经系统疾病研究卓有建树,他最早发现和描述了高血压患者尸解脑标本的腔隙性梗死(lacunar infarct)。1882 年他出版了一系列有关脊髓病变的专著,他首先描述了失语症与神经系统疾病的关系。他是描述腓骨肌萎缩症,即夏科-玛里-图斯病(Charcot-Marie-Tooth disease,CMT)的医生之一。皮埃尔·玛里还是第一个描述肢端肥大症的医生,他发现这种异常是垂体功能异常的结果,这使他成为神经内分泌学的奠基人。Lhermitte 征是皮埃尔·玛里和查理罗姆(Chalelom)在 1917 年首次描述的,1920 年由法国神经学家莱尔米特(Lhermitte,1877—1959)首次报道,1928 年在美国杂志发表,之后 Lhermitte 征被全世界神经科医生所熟知,皮埃尔·玛里二人则成为幕后英雄。有趣的是,与皮埃尔·玛里失之交臂的还有著名的 Babinski 征,1892 年皮埃尔·玛里在一部著作中描述 Friedreich 共济失调时,一幅插图清晰地显示了 Babinski 征表现。皮埃尔·玛里也是观察强直性脊柱炎的先驱者,是小脑扁桃体疝的发现者,在小脑功能和失语症研究中都作出了重要贡献。

亨利·黑德(Henry Head,1861—1940)是与皮埃尔·

玛里同时代的英国著名神经病学家,他细心而敏锐,充满灵性与睿智,对轴索的解剖及生理功能,躯体感觉系统与感觉神经都做了开拓性研究,对失语症和周围神经疾病等均有深入广泛研究,出版了两部失语症研究专集,对失语症的发生及语言中枢的解剖和功能进行了系统研究与论证,为现代失语症的理论奠定了基础。他还描述了 Head-Holmes 综合征和 Head-Riddoch 综合征。

随着现代解剖学的发展,人们对大脑的微观结构产生了极大兴趣。1856 年法国神经病学家朱尔斯·加布里埃尔·巴杨热(Jules Gabriel Baillarger)首先从解剖上描述大脑皮质分为 6 层及其联系纤维。1869 年德国解剖学家司华德·迈纳特(Thwador Meynert)扩展了皮质构筑学。俄国解剖学家和组织胚胎学家贝茨(Bets, 1834—1874)在他 40 岁时发现了大脑皮质第 5 层大锥体细胞,后人为纪念他的贡献命名为 Bets 细胞。俄国神经精神病学家柯萨可夫(Korsakov, 1857—1900)因首次描述酒精性多发性神经病和 Korsakov 精神病而闻名于世。

自 18 世纪末至 20 世纪中叶,实验免疫学走过了艰难的发展历程,19 世纪巴斯德发明了狂犬疫苗,20 世纪初伤寒疫苗、卡介苗等相继问世,为人类的疾病预防带来了福音。法国著名的微生物学家、化学家路易士·巴斯德(Louis Pasteur, 1822——1895)毕业于巴黎大学,是一位科学巨人,近代微生物学奠基人。巴斯德曾任里尔大学、巴黎师范大学教授和巴斯德研究所所长,他一生中曾对同分异构现象、发酵、细菌培养和疫苗等研究作出了重大成就,从而奠定了工业微生物学和医学微生物学的基础,并开创了微生物生理学,他发明的巴氏消毒法至今仍被世界各国应用,被后人誉为微生物学之父。

路易士·巴斯德为研制狂犬病疫苗,采集狂犬唾液注射到健康犬脑中,健康犬马上发病死亡,他推测狂犬病毒集中在神经系统,他从病死的兔子取出一段脊髓,悬挂在无菌烧瓶中"干燥"发现将未经干燥的脊髓研磨后混于蒸馏水中注入健康犬必死无疑,而将干燥的脊髓液体注入犬体内却神奇般活了下来。他推断干燥后脊髓中病毒已死或已非常微弱,他把干燥的脊髓组织磨碎加水制成疫苗注射到犬脑中,再让打过疫苗的犬接触致命的病毒,经反复实验发现不再发病,这预示着狂犬病疫苗研制成功了。1888 年法国政府为表彰他的杰出贡献,成立了巴斯德研究所,他担任所长。目前巴斯德研究所仍是世界上最重要的生物医学机构之一。他研制的狂犬病疫苗、霍乱疫苗和炭疽疫苗等奠定了现代免疫学的基石。

罗伯特·科赫(Robert Koch, 1843—1910)是德国医生和著名的细菌学家,现代细菌学的奠基人和科学巨匠。科赫对医学事业作出了开拓性贡献,他首次证明了特定细菌会引起特定的疾病,发明了用固体培养基的细菌纯培养法,提出了著名的科赫法则。科赫 23 岁时毕业于德国哥廷根大学,毕业后当了一名乡村医生,后来在沃尔斯顿任外科医生,他节衣缩食建了一个极其简陋的实验室,用一台只有一般倍数的显微镜,单枪匹马地开始了病原微生物的研究。1876 年他分离出炭疽杆菌,这是人类第一次证明一种特定的细菌是引起某种特定传染病的病因。1880 年他分离出伤寒杆菌,1881 年他发现了霍乱弧菌,1882 年 3 月 24 日在柏林生理协会的会议上,他宣读了自己发现和分离出结核分枝杆菌的论文,这一天成为人类医学史上一个重要里程碑,那时他只有 39 岁。后来他又发明了结核菌素,为严重危害人类健康的结核病防治作出了宝贵贡献。1905 年科赫发表了控制结核病的论文,他因此荣获了 1905 年诺贝尔生理学或医学奖。1982 年 WHO 宣布将每年的 3 月 24 日定为世界防治结核病日。1910 年 5 月 27 日,在德国巴登的一个疗养院里,这位 65 岁的老人由于过度劳累心脏病发作,坐在一张椅子上静静地与世长辞了。

意大利组织学家、病理学家和神经病学家卡米洛·高尔基(Camillo Golgi, 1844—1926)是帕维亚(Pavia)大学的一名住院医师,他在施万的细胞研究基础上致力于寻找新的神经组织染色技术,在业余时间他将硝酸银与重铬酸钾混合,制备出重铬酸银,这种银染法对神经穿透力强,神经纤维和细胞在重铬酸银作用下显示得非常清晰,后来被命名为 Golgi 染色,这是对神经病理学研究的划时代贡献。1875 年他发表了关于嗅球的文章,1885 年又出版了关于中枢神经系统精细解剖的专著,他的实验室吸引并培养了一大批来自世界各地的优秀神经科学家。

圣地亚哥·拉蒙·卡扎尔(Santiago Ramóny Cajal, 1852—1934)是西班牙病理学家、组织学家,神经学家。在高尔基染色法沉寂了 5 年后,Cajal 认真研究并加以改进,在后来的医学研究中,他因留下了一幅幅美妙逼真的神经系统构造插图而扬名于世。1887 年他被任命为马德里大学组织病理学教授。1891 年,瓦尔德尔(Waldycr)将神经细胞命名为神经元(neuron),提出了神经元学说,认为神经元是神经系统的结构、功能和发生的基本单位,奠定了神经系统构成的基本理论。然而,当时对神经系统结构的研究,约瑟夫·冯·格洛克(Joseph von Gerlach)的神经网状学说占上风,此学说得到了高尔基的支持。卡扎尔认为,神经元是一个独立的实体,树突和轴突自神经细胞胞体伸出,神经冲动是从树突到胞体再到轴突单向传导。他观察了视网膜神经细胞之间的联系,既然视锥和视杆细胞传递的信息相互隔离,显然不支持神经细胞融合成网络的见解。高尔基和卡扎尔两位神经组织学家都对神经科学发展作出了巨大贡献,为神经系统微观结构研究展示了一片新的天地,二人因此分享了 1906 年诺贝尔生理学或医学奖。

诺贝尔生理学或医学奖是根据瑞典化学家阿尔弗雷德·诺贝尔的遗嘱设立的,旨在表彰在生理学或医学领域做出卓越发现者,奖章上刻有拉丁文,意为新的发现使生命更美好。奖章正面是阿尔弗雷德·诺贝尔的半身侧面像,背面图案是古希腊神话中的健康女神许癸厄亚(Hygieia)正在从岩石中收集泉水,为生病的少女解渴。该奖项于 1901 年首次颁发,每年由瑞典卡罗琳斯卡医学院负责评选。一个多世纪以来,诺贝尔生理学或医学奖基本上概括了医学领域的重要发现和发明。

奥地利的牧师、遗传学家格雷戈尔·约翰·孟德尔(Gregor Johann Mendel,1822—1884)(图 6)是生命遗传现象研究的先驱,遗传学说的奠基人。年轻时因家贫辍学,做过修道士、神父和中学教师。1851—1853 年在维也纳大学学习物理学、化学、数学、动物学和植物学。1856—1863 年他进行了 8 年的豌豆杂交试验,在 1866 年发表了《植物杂交试验》的论文,提出遗传因子及显性性状、隐性性状等重要概念,认为遗传因子控制机体性状的发育,提出了著名的孟德尔定律,包括分离律和自由组合律,奠定了遗传学的理论基础,孟德尔也被公认为遗传学奠基人。1900 年荷兰的德弗里斯(deVries)、德国的柯仁思(Correns)和奥地利的齐耳马克(Tschermak)在各自的杂交试验中证实了孟德尔定律,这标志着现代遗传学的诞生。

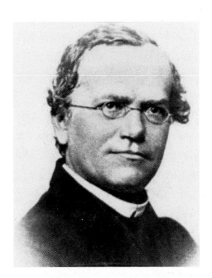

图 6 奥地利著名的遗传学家、遗传学的奠基人格雷戈尔·约翰·孟德尔(Gregor Johann Mendel,1822—1884)

托马斯·亨特·摩尔根(Thomas Hunt Morgan,1866—1945)是美国生物学家,被誉为"遗传学之父"。他通过染色体结构和行为研究遗传现象,建立了经典细胞遗传学,1910 年发表《果蝇性连锁遗传》一文,揭示了遗传的新规律(连锁与交换律),并采用基因这一术语代替了孟德尔的遗传因子。他一生致力于胚胎学和遗传学研究,由于创立了遗传基因在染色体上作直线排列的基因理论和染色体理论,获得 1933 年诺贝尔生理学或医学奖。最终,孟德尔、摩尔根相继提出了遗传学三大基本定律:基因分离定律、基因自由组合定律、基因的连锁和交换定律,确定了人类遗传学的基础。

美国遗传学家、约翰·霍普金斯大学医学院教授维克多·麦库西克(Victor A McKusiek)主编的《人类孟德尔遗传》(Mendelian Inheritance in Man,MIM)自 1966 年初版以来,内容不断更新,再版达十余版之多,是医学遗传学最权威的百科全书,被誉为医学遗传学的圣经。他最早主张将基因图谱作为先天性疾病的研究工具。MIM 将目前所知的常染色体显性、隐性疾病,性染色体显性、隐性疾病,以及线粒体疾病分类描述,并与相关的人类基因组中的基因数据库连接。《人类孟德尔遗传》是这个数据库的纸质版,它的网上版本,称为在线人类孟德尔遗传(Online Mendelian Inheritance in Man),简称 OMIM。

1862 年,美国内科医生和作家韦尔·米歇尔(Weir Mitchell,1829—1914)对南北战争中伤员的灼痛症状作了生动的描述,这时期军队医院已经建立了神经疾病专科,在战争将要结束时他成为神经专科医生。红斑肢痛症(erythromelalgia)即是以他的名字命名的,也称为米歇尔病(Mitchell's disease)。随着神经解剖学在美国的发展,1872 年第一个神经病学家协会在美国成立。美国神经病学家本哈德·达特(Bernhard Dattner,1887)发明了腰椎穿刺针及腰椎穿刺术,奎克(Quincke)在 1891 年也介绍过腰穿术。直至 1912 年法国神经病学家威廉姆·梅斯特札特(William Mestrezat)才精确地分析了脑脊液的化学成分,并首次将脑脊液的细胞及化学成分的变化与疾病过程相联系,从而推动了神经系统感染性疾病诊断与治疗的进展。

德国实验物理学家威廉·伦琴(Wilhelm Röntgen,1845—1923)于 1895 年发现高压电流通过阴极管时发出某种射线可使荧光板发光,伦琴将其命名为 X 射线。这一发现轰动了世界,为医疗影像技术和放射医学的建立与发展奠定了基础,1901 年威廉·伦琴被授予诺贝尔物理学奖。这一发现还直接影响了 20 世纪许多重大科学发现,如安东尼·亨利·贝克勒尔因发现天然放射性,与居里夫妇共同获得 1903 年诺贝尔物理学奖。为了纪念威廉·伦琴的功绩,X 射线被命名为伦琴射线。伦琴一生谦虚谨慎,他谢绝了贵族称号,不申请专利,使 X 线应用得到迅速发展和普及。

西格蒙德·弗洛伊德(Sigmund Freud,1856—1939)是奥地利精神病医师、心理学家、精神分析学派创始人。

1873 年在维也纳大学医学院学习,1881 年获医学博士学位。1882—1885 年在维也纳综合医院担任医师,从事脑解剖和病理学研究,然后开设私人诊所治疗精神病。1895 年正式提出精神分析的概念,1899 年出版《梦的解析》,被认为是精神分析心理学的正式形成。1919 年成立国际精神分析学会,标志着精神分析学派最终形成。1930 年被授予歌德奖,1936 年成为英国皇家学会会员。1938 年奥地利被德国侵占,他赴英国避难,次年于伦敦逝世。他开创了潜意识研究的新领域,促进了动力心理学、人格心理学和变态心理学的发展,奠定了现代医学模式的新基础,为 20 世纪西方人文学科提供了重要理论支柱。

纵观 19 世纪现代神经病学兴起与发展,可以发现,伴随出现一大批临床神经病学家及相关的神经科学领域的大师,他们大多出自法国、德国和英国,在临床神经病学方面尤以法国居多,实际上,在相当长的时间里,巴黎已成为当时世界神经病学的中心。

五、20 世纪前叶与中叶现代
神经病学发展期

20 世纪是现代医学及生命科学大发展的时期,在医学的各领域都取得了巨大进步。神经病学继承了 18—19 世纪神经解剖学、神经生理学及神经病理学研究的丰硕成果,19 世纪临床神经病学的建立,在此基础上,临床与基础医学研究的舞台上人才辈出,星光璀璨,取得了令世人瞩目的成绩。

哈维·威廉姆斯·库欣(Harvey Williams Cushing, 1869—1939)是美国的神经外科医生,是 20 世纪初诞生的现代神经外科的先驱者和奠基人。他学识渊博,临床作风严谨,手技精巧,著作丰富,一生做了 2 000 多例脑肿瘤手术,在当时手术死亡率最低,疗效最好,为他赢得了极好的声誉。库欣出生在俄亥俄州克利夫兰市一个内科医生家庭,1895 年获得哈佛大学医学学位,1900 年旅欧学习深造,是美国第一位神经外科医师,回国后就职于约翰·霍普金斯大学外科学系,1912—1932 年任哈佛医学院外科教授和波士顿彼得·本特·布里格姆医院外科主任,为美国及世界各国培养了许多杰出的神经外科医生,为现代神经外科的发展作出了不可磨灭的贡献。1933 年任耶鲁大学神经系主任教授,他在神经外科领域发现了库欣综合征及垂体激素分泌异常疾病,在脑肿瘤方面贡献巨大,他与其助手贝利(Bailey)、艾森哈特(Eisenhardt)合作,最早提出颅内肿瘤的诊断、分级和分类方法,对脑胶质瘤、垂体瘤、脑膜瘤及听神经瘤的研究都颇有建树。他发明了许多现代神经外科技术,使脑部手术风险明显降低。坐落在耶鲁大学医学院的库欣中心,目前仍保留着超过 2 200 例大脑或肿瘤标本,以及 15 000 幅相关的照片。

库欣的学生、美国神经外科医生沃尔特·爱德华·丹尼(Walter Edward Dandy, 1886—1946)也一位神经外科巨匠。他与库欣、英国外科医生维克多·霍斯利(Victor Horsley, 1857—1916)都被认为是世界神经外科的创始人之一。霍斯利在 1886 年报道了 3 例成功的开颅手术治疗癫痫病例。丹尼有许多神经外科发现和创新,1913 年他确立了脑积水的现代概念、成因以及分型,描述了大脑中脑脊液(CSF)循环,并提倡用脉络丛切除术、第三脑室造瘘术和导水管成形术等外科手术治疗脑积水。1918 年他创立的空气脑室造影术,是当时检查颅内占位性病变的重要方法。他还发明了脑内镜检查以及建立了第一个重症监护病房(ICU)。丹尼被认为是约翰·霍普金斯大学医院的首席外科医生,他的手术创新接踵而至,1921 年丹尼报告了一例由第四脑室阻塞 CSF 流出道引起的脑积水,这是脑积水相关的先天畸形(Dandy-Walker 畸形)。1921 年他报告了松果体区肿瘤切除术,1922 年完成小脑脑桥角肿瘤(听神经瘤)全切除术,手术先行囊内切除,再仔细剥除包膜,不损伤重要的神经结构,这成为听神经瘤的标准术式。他对许多神经系统疾病和脑肿瘤的治疗也有独特的见解,1925 年切除脑干三叉神经治疗三叉神经痛;1928 年通过切除前庭神经治疗梅尼埃病;1929 年切除脊柱椎间盘突出;1930 年治疗痉挛性斜颈;1933 年大脑半球切除术治疗恶性肿瘤以及切除脑室内深部肿瘤;1935 年治疗颈动脉海绵窦瘘(CCF);1938 年首次开展了脑动脉瘤夹闭术,这标志着脑血管神经外科的诞生,他还做了动静脉畸形(AVM)、动静脉瘘(AVF)、颈动脉海绵窦瘘(CCF)和海绵状血管畸形手术;1941 年切除了眼眶肿瘤等。

1927 年,葡萄牙医生安东尼奥·伊葛茨·莫尼兹(Antonio Egaz Moniz)发明了脑血管造影术,为脑血管疾病诊断和治疗展示了新的广阔空间。

俄国伟大的生理学家伊万·巴甫洛夫(Ivan Pavlov, 1849—1936)一生中在血液循环、消化生理及高级神经活动等三个方面对生理学作出了杰出的贡献,他创立了著名的条件反射学说,提出两个信号系统学说,是高级神经活动生理学的创始人。他早年进行血液循环生理研究时就注意到神经系统对心脏活动的影响,发现了支配心脏活动的减慢神经、加速神经、减弱神经及加强神经等,首次说明了神经调节心脏活动的机制。自 1888 年巴甫洛夫开始对消化生理的研究,他长期观察健康动物的正常生理过程,发现胃壁上的迷走神经与胃液分泌有关,并根据一系列研究结果提出了条件反射学说。他因此荣获 1904 年诺贝尔生理学或医学奖,他是第一个获此殊荣的俄国科学家,是世界上第一个获得诺贝尔奖的生理学家。从1903年起,巴甫洛夫连续30多年致力于高级神经活动的研究,发现了大脑皮质功能的活动规律,创立了高级神经活动学说,为创立科学的唯物主义心理学奠定了基础。晚年的巴甫洛夫转向精神病学的研究,他认为人除了第一信号系统(即对外部世界直接影响的反应)外,还有第二信号系统即语言,可引起人的高级神经活动发生变化。巴甫洛夫的第二信号系统学说解释了人类特有的思维活动的生理基础。

英国著名的神经生理学家、神经生理学创始人查尔斯·谢灵顿(Charles Sherrington,1857—1952)终生致力于神经生理学研究,他兴趣广泛,是一位才华卓越的诗人、哲学家、历史学家和社会活动家。谢灵顿对中枢神经系统生理学研究做出了杰出的贡献,他在1897年提出使用突触(synapse)这一术语来描述神经元之间的接触部位,认为它是神经元与神经元之间进行信息沟通之所在。他在脊髓反射研究中卓有建树,他准确地将脊髓前角运动神经元称为运动传出的最后公路(final common pathway)。1906年他的《神经系统的整合作用》一书出版,被认为是神经生理学发展史上划时代的事件,奠定了现代神经生理学的基础。1925年他提出用运动单位(motor unit)这一术语来命名运动功能的基本单位,即一个运动神经元及其支配的一群肌纤维。1893年他发现肌肉、肌腱和关节等具有感觉功能,提出本体感觉(proprioception)的概念,认为本体感觉由传入神经纤维传至中枢可决定肌肉的紧张度。1894年他发现支配肌肉的神经含有感觉神经纤维和引起肌肉收缩的运动神经纤维。1898年他描述在猫的中脑的上、下丘之间横断脑干,猫出现去大脑僵直(decerebrate rigidity)现象。1924年他发现了牵张反射,后来发现牵拉一群肌肉兴奋收缩时,可引起拮抗肌群舒张,认为牵张刺激能引起脊髓内一群运动神经元兴奋,而另一群运动神经元产生抑制,从而形成交互神经支配,也称为谢灵顿定律。他最早体会到牵张反射在姿势调节中的重要性,奠定了研究运动和姿势调节的反射基础。谢灵顿以其在神经生理学的杰出成就,与埃德加·道格拉斯·阿德里安共享了1932年诺贝尔生理学或医学奖。

英国的细胞神经生理学家埃德加·道格拉斯·阿德里安(Edgar Douglas Adrian,1889—1977)于1915年毕业于剑桥大学,获得医学博士学位。1889年他提出神经冲动概念,并发现神经冲动是以"全或无"的方式传导,首创了感觉和运动单神经纤维插入和记录技术。他还发现了单一感觉性轴突的感觉与神经冲动频率的简单相关性,指出脑可通过受体突触的轴突接受所有的信息,这意味着精神联系是感觉神经物理事件的极为精确的复制。

1924年德国精神病学家汉斯·伯杰(Hans Berger)用两根白金针刺入患者头皮下直抵颅骨作为电极,用真空管放大器将此电场所传出的电流加以放大,用普通心电图电流计记录其电位差,发现了脑电图的α波及β波。Berger认为,这两种波型是脑的正常活动,命名为脑电图。直至1929年他公开发表了关于脑电图的论文,并相继观察报道了正常人及癫痫、脑肿瘤和精神病患者的脑电图。Berger被公认为脑电图的创始人。现在脑电图检查技术已发展走向成熟。

英国细菌学家、生物化学家、微生物学家亚历山大·弗莱明(Alexander Fleming,1881—1955)于1923年发现溶菌酶,1928年首先发现青霉素具有很强的杀菌作用。后来英国病理学家弗洛里、德国生物化学家钱恩进一步研究,成功研制了可用于医治人类疾病、具有强大杀菌作用的药物。1941年青霉素被成功地应用于临床,对脑膜炎、猩红热和梅毒等疾病有神奇的疗效。青霉素的发现与应用结束了传染病无法治疗的时代,也改变了神经系统感染性疾病的治疗的转归。弗莱明、弗洛里和钱恩三人共同摘取了1945年诺贝尔生理学或医学奖桂冠。从此,也开始了寻找抗生素新药和合成新药的时代。

澳大利亚神经电生理学家约翰·卡鲁·埃克尔斯(John Carew Eccles,1903—1997)自1927年开始在谢灵顿的指导下从事神经反射以及中枢神经系统及周围神经系统突触传递机制的研究,他确立了中枢与外周神经系统突触的化学传递理论,揭示了神经突触及神经-肌肉接头神经冲动传导奥秘,使人们对神经系统的认识更加完整系统,他因而获得了1963年诺贝尔生理学或医学奖。

美国实验医学家、病毒学家乔纳森·爱德华·索尔克(Jonas Edward Salk,1914—1995)在1952年发明了在组织中培养脊髓灰质炎病毒技术,1955年成功研制脊髓灰质炎疫苗,为麻疹病毒、风疹病毒及腮腺炎病毒等嗜神经病毒减毒疫苗制备奠定了基础,改变了人类面临这些常见传染性疾病时的命运,他因此获得了1956年诺贝尔生理学或医学奖。

六、20世纪后叶和21世纪现代神经病学辉煌期

人类历史进入了20世纪后叶,由于整个医学科学理论体系日臻完善、分子生物学技术的发展和超微结构研究的进步,以及新的实验技术和方法的出现,使现代医学的发展进入了全新的时代,神经科学和神经病学也达到它的发展历史上的辉煌时期。

在19世纪经典的细胞遗传学研究成果的基础上,人类在20世纪经历了对自身生命认识的伟大历程,20世纪

40年代至60年代，许多科学家的实验研究确定了基因的化学成分或遗传物质是DNA。1953年美国分子生物学家、20世纪分子生物学带头人之一詹姆斯·杜威·沃森（James Dewey Watson）与弗朗西斯·哈利·康普顿·克里克（Francis Harry Compton Crick）阐明了DNA的双螺旋结构，提出了中心法则，这为研究基因的复制、表达、突变和遗传信息传递奠定了基础，开创了分子遗传学的新纪元，被誉为DNA之父。他与莫里斯·威尔金斯、克里克共同获得1962年诺贝尔生理学或医学奖。DNA双螺旋结构的发现是20世纪最伟大的科学发现之一，与相对论、量子力学一起被誉为20世纪最重要三大科学发现，标志着生物学研究进入了分子水平。当时年仅25岁的沃森一鸣惊人，成为公众心中令人瞩目的科学英雄，为人类作出了巨大贡献。1968—2007年，沃森任冷泉港实验室主任，并使之成为世界上最好的实验室之一。实际上，英国科学家威尔金斯（Wilkins）和犹太裔女科学家富兰克林（Franklin）在此之前采用X线衍射法拍摄的DNA双螺旋照片，为沃森和克里克的DNA模板学说提供了重要的依据。威尔金斯和富兰克林的工作距离发现真理仅有一步之遥。1969年人类第一个基因被成功分离，20世纪60年代至70年代Monod和Jacob提出了操纵子学说，即基因调控概念，这与沃森和克里克的模板学说构成了诠释生命现象实质的姊妹篇。

美国生物化学家及药理学家朱利叶斯·阿克塞尔罗德（Lulius Axelrod，1912—2004）于1955年获得乔治·华盛顿大学药理学博士学位，1949年在马里兰州贝塞斯达国立心血管研究所研究化学药理学，他研究神经细胞递质，并发现神经递质的贮存、释放和失活机制。

瑞典生理学家和药理学家乌尔夫·斯万特·冯·奥伊勒（Ulf Svante von Euler，1905—1983）在药理学领域作出了非凡贡献。奥伊勒发现了生物活性因子-P物质，后来陆续发现了前列腺素、精囊素、哌啶和去甲肾上腺素。他分离出了灭活去甲肾上腺素的酶，该酶能对抗某些亲精神药物的作用，也能用于研究高血压和精神分裂症，这一成果催生了一系列新的抗抑郁药物。

英国籍德国犹太裔神经生物化学家伯纳德·卡茨爵士（Sir Bernard Katz，1911—2003）于1947年实验证实和提出，膜电流产生是神经活动中钠离子迅速流入神经细胞膜内和钾离子流出膜外假说，这是神经生理学研究史上第一次把生物物理与生物化学有机结合的成功范例。1950年起，伯纳德·卡茨爵士与他人共同从事神经肌肉接头信息传递机制研究，经十多年探索和实验揭示了神经介质从神经末梢释放机制。1970年诺贝尔生理学或医学奖由伯纳德·卡茨爵士、美国朱利叶斯·阿克塞尔罗德、瑞典乌尔夫·冯·奥伊勒共同分享，以表彰他们发现神经末梢中体液性递质及其贮存、释放和抑制机制。

索罗曼·哈尔伯特·斯奈德（Soloman Halbert Snyder，1938—）是约翰斯·霍普金斯大学医学院的精神病学、神经科学和药理学教授。他最出名的工作是发现一氧化氮作为一种神经递质作用，并与艾伦·霍恩在1971年提出以多巴胺假说解释精神分裂症的病因。他识别了许多神经递质和精神药物受体，并于1973年在神经组织中发现了吗啡受体。

20世纪世界神经病学的领军人物雷蒙德·亚当斯（Raymond Adams，1911—2008）早年在波士顿市医院工作，接触到了大量多样的神经病理学材料和马洛里研究组织病理学的新技术，这为亚当斯提供了机会，使他能鉴别梗死、炎症、脱髓鞘、变性、肿瘤、创伤等病变的不同，这些都是非常基础且接近临床的知识，对于纠正以前的混乱思维、优化床边诊断具有重要意义。1951—1978年亚当斯担任麻省总医院神经病学主任，他大部分职业生涯是在神经病理学基础上，致力于清晰和有辨识力的临床分析。他的研究涉及神经病学的各个领域，与拜伦·瓦克斯曼（Byron Waksman）合作开发实验性自身免疫性脑脊髓炎（EAE）和实验性变态反应性神经炎（EAN）动物模型，用于多发性硬化（MS）和Guillain-Barré综合征研究，并提出了MS轴突损伤的现代观点。他与许多神经病学教授有广泛的合作研究，催生了许多经典专著，他独创性的临床研究和卓越的临床教学体现了医学传统美德。他与莫里斯·维克多（Maurice Victor）合著了《哈里森内科学原理》（Harrison's Principles of Internal Medicine）中的关于神经学章节，并长期合作主编了《神经病学原理》（Principles of Neurology）。

查尔斯·米勒·费舍尔（Charles Miller Fisher，1913—2012）是20世纪最著名的卒中学者。他对卒中研究有三大贡献。首先，他最早详细地描述了腔隙性卒中（lacunar stroke），腔隙性病变是深穿支动脉硬化所致，他将大量的尸检病理资料与患者的临床症状体征对照，提出了临床常见的5种腔隙性卒中综合征，以及少见的腔隙综合征。其次，他提出暂短性缺血发作（transient ischemic attack，TIA）的概念，对缺血性卒中的病因、诊断、治疗和预防的重大贡献。第三，他指出颈动脉粥样硬化与卒中的关系。他指出右侧颈内动脉闭塞可以引起右眼失明和左侧瘫痪。

克拉克·米利根（Clark H. Millikan，1915—2011）是美国神经内科医生和美国国立卫生研究院（NIH）神经病和卒中研究所的顾问，他促成了美国卒中学会的建立，1970年创办了第一本《卒中》（Stroke）杂志，并担任第一任主编（1970—1977），发起了每年2月举办的国际卒中会议（International Stroke Conference）。米利根以其独具的领导才能,把卒中诊治问题推入美国及世界各地的临床和科研中心,培养了许多卒中专家,使卒中研究事业得到蓬勃发展。

20 世纪 70 年代初出现的电子计算机断层扫描(CT)是影像学诊断技术的一次飞跃,是临床医学史上划时代的里程碑。1963 年美国理论物理学家科马克(Cormack)经多年的研究,解决了计算机断层扫描的理论问题,首先建议用 X 线扫描进行图像重建。科马克的论文发表后,在好几年里无人理会,直到 1970 年代初,计算机的迅速发展使大规模数值运算成为可能。1971 年 9 月英国计算机工程师弗雷·纽博尔德·豪斯菲尔德爵士(Sir Godfrey Newbold Hounsfield)设计安装了第一台 CT 原型机,1972 年 4 月首次为一名英国妇女诊断出脑肿瘤。CT 的临床应用使得临床医生,特别是神经内、外科医生对神经系统疾病诊断,可以化神奇为直观,简捷而准确,极大地提高了临床诊断水平,加速了临床神经病学发展。科马克和戈弗雷·豪斯菲尔德也因此获得了 1979 年诺贝尔生理学或医学奖。

1946 年美国科学家费利克斯·布洛赫和爱德华·珀塞尔首先发现了磁共振现象,他们因此获得了 1952 年诺贝尔物理学奖。然而,磁共振现象从原理到实际应用却经历了漫长的历程,直至 20 世纪 70 年代初磁共振成像(MRI)技术的研究才取得了突破,第一台医用磁共振成像仪在 1980 年代初问世。美国伊利诺伊大学化学家保罗·劳特布尔(Paul Lauterbur)致力于磁共振光谱学及其应用研究,他发现不同角度的磁共振波可以区分含有不同水分的区域。英国诺丁汉大学物理学家彼得·曼斯菲尔德爵士(Sir Peter Mansfield)运用数学与技术知识将核磁信号快速转换成可视图像,解决了核磁共振技术在医学领域应用的关键步骤。MRI 的优势是无创性检查,可以获得身体内部结构的高清晰度立体图像,用于诊断以前无法诊断的疾病,特别是脑和脊髓病变,在神经内外科领域应用价值不言而喻,目前已成为临床最重要的诊断工具之一。MRI 还可为手术进行准确定位,以及跟踪癌变状况等。保罗·劳特布尔和彼得·曼斯菲尔德爵士因此共同获得 2003 年诺贝尔生理学或医学奖,表彰他们在磁共振成像技术领域的突破性成就。

美国的丹尼尔·卡尔顿·盖杜谢克(Daniel Carleton Gajdusek,1923—2008)因 Kuru 病研究的贡献,与巴鲁克·塞缪尔·布隆伯格(曾发现乙型肝炎抗原)共同获得了 1976 年诺贝尔生理学或医学奖。他从 80 世纪 50 年代开始研究库鲁病(Kuru),此外,他在人类学方面也颇有建树。1950 年代初,为了探究库鲁病(Kuru)的病因,他与库鲁族人每天生活在一起,通过一系列的观察和实验,他最终得出结论,库鲁病的病原是一种侵害大脑和神经系统的慢病毒,可长期潜伏在脑组织中,后来证明该病原体是一种朊病毒。

美国神经生理学家大卫·休伯尔(David Hubel)、托斯坦·维厄瑟尔(Torsten Wiesel)以及罗杰·斯佩里(Roger Sperry)分享了 1981 年诺贝尔生理学或医学奖,Hubel 和 Wiesel 是因视觉功能研究的贡献,Sperry 是因研究大脑高级功能与分割脑而获奖。1983 年 Kay Davies 确定了 Duchenne 型进行性肌营养不良症的基因变异。1991 年德国生物生理学家 Erwin Neher 和电生理学家 Bert Sakmann 发现细胞膜单离子通道电信号传导等。

1997 年诺贝尔生理学或医学奖颁发给了美国加州大学医学院斯坦利·普鲁西纳(Stanley Prusiner),表彰他经过近 20 年的系统研究发现的一种新的致病因子朊蛋白(prion protein),并证实朊蛋白是一系列可传播性海绵状脑病的病原体的卓越贡献。朊蛋白是细胞内本身存在的无害的蛋白成分,具有使自身结构变成高度稳定的内在能力,最终可导致一种有害颗粒的形成。它是人与动物以痴呆为特征的几种致死性脑病的病因,朊蛋白病可以遗传、传染或自发出现。朊蛋白基因可产生不同的变异,这可能是几种朊蛋白病具有不同临床特征的原因,如丘脑特异性朊蛋白感染可引起致死性睡病,大脑皮质感染可导致记忆和智能丧失等。Prusiner 的发现为人类认识与最终征服这种可怕的疾病带来了希望。

2000 年诺贝尔生理学或医学奖的得主是三位科学家,瑞典药理学家阿尔维德·卡尔森(Arvid Carlsson)、美国保罗·格林加德(Paul Greenyard)和美国埃里克·坎德尔(Eric Candel),表彰他们在人类神经系统信号传递领域作出的突出贡献。神经系统信号传导是 20 世纪末神经科学领域最重要的发现,早在 60 年代 Carlsson 就证明多巴胺是一种神经递质,在大脑中有特殊分布与功能,他用药物利血平使神经末梢的多巴胺耗竭,动物遂即失去了运动能力,利血平耗竭产生的症状与帕金森病相似。他又用多巴胺前质左旋多巴恢复血中多巴胺浓度,实验结果恰如其所料,实验动物重新恢复了运动能力。这一研究结果使帕金森病这一顽疾在病因学治疗上取得重大突破,采用左旋多巴这种简单易得的分子治疗帕金森病使全球数以千万计的帕金森病患者重新获得了正常的生活。Greenyard 教授发现了神经递质信号的传递过程。Candel 利用只有 2 万个神经细胞的滴鼻虫简单的动物模型,证明了突触在形式与功能变化上决定了记忆的产生和类型。他们的研究成果改变了人类对脑功能的认识和理解,掀开了帕金森病治疗史的新篇章。

2003 年诺贝尔化学奖获奖者是美国科学家、约翰·霍普金斯大学医学院生物化学和医学教授彼得·阿格雷(Peter Agre)和美国洛克菲勒大学分子神经生物学和生物物理学教授罗德里克·麦金农（Roderick MacKinnon），表彰他们发现了细胞膜水通道，以及对离子通道结构和机制研究作出的开创性贡献。他们研究的细胞膜通道就是人们以前猜测"城门"（gate）。生物体的主要组成部分是水溶液，占人体重量的70%，由水分子和各种离子组成，它们在细胞膜通道中进出可以实现细胞的很多功能。20世纪50年代中期，科学家发现细胞膜中存在着某种通道只允许水分子出入，称之为水通道，它对生命至关重要，但水通道到底是什么一直是一个谜。20世纪80年代中期，彼得·阿格雷研究了不同的细胞膜蛋白，经反复研究发现一种被称为水通道蛋白的细胞膜蛋白，就是人们寻找已久的水通道。2000年阿格雷公布了世界第一张水通道蛋白的高清晰度立体照片，揭示了这种蛋白的特殊结构只允许水分子通过。水通道的发现开辟了一个新的研究领域，水通道蛋白广泛存在于动物、植物和微生物中，其种类很多，仅人体内就有11种，具有十分重要的功能，如在肾脏中起着关键的过滤作用，使人每天产生170L原尿经肾小球中水通道蛋白过滤，大部分被循环利用，只有约1~2L尿液排出体外。

早在1890年，威廉·奥斯特瓦尔德就推测离子进出细胞会传递信息，因此被授予1909年诺贝尔化学奖。20世纪20年代，科学家证实存在一些供离子出入的细胞膜通道。20世纪50年代初，阿兰·霍奇金和安德鲁·哈克斯利发现，离子从一个神经细胞中出来进入另一个神经细胞可以传递信息。为此，他们获得了1963年诺贝尔生理学或医学奖，但那时并不知道离子通道的结构和工作原理。1988年麦金农利用X射线晶体成像技术获得了世界第一张离子通道的高清晰度照片，并第一次从原子层次揭示了离子通道的工作原理。这张照片上的离子通道取自青链霉菌，也是一种蛋白。麦金农的方法是革命性的，它可以让科学家观测离子在进入离子通道前的状态，在通道中的状态，以及穿过通道后的状态。

一些神经系统疾病和心血管疾病是由细胞膜通道功能紊乱造成的，对细胞膜通道，包括水通道和离子通道的研究有助于寻找具体病因，并研制相应的药物。此外，利用不同的细胞膜通道，可以调节细胞功能，从而达到治疗疾病的目的。中药的一个重要功能是调节人体体液的成分和不同成分的浓度，这些成分可以通过不同细胞膜通道调节细胞的功能，对细胞膜通道研究可以为揭示中医药的科学原理提供重要的途径。

生老病死或许是对生命现象最简洁的概括，其中蕴藏了无数的奥秘。2009年三位美国科学家，旧金山大学的伊丽莎白·布莱克本（Elizabeth Blackburn）、约翰·霍普金斯医学院的卡萝尔·格雷德（Carol Greider）以及哈佛医学院的杰克·绍斯塔克（Jack Szostak）获得诺贝尔生理学或医学奖，表彰他们发现端粒与端粒酶保护染色体的机制。携带基因信息的DNA线状长分子挤压形成染色体，端粒（telomere）就像一顶高帽子置于染色体头上。伊丽莎白·布莱克本和杰克·绍斯塔克发现，端粒是染色体末端由DNA重复序列组成的一种特殊结构，能维持染色体结构稳定和保护染色体免于退化。端粒被称作"生命时钟"，会随染色体复制与细胞分裂而缩短。简而言之，端粒与细胞寿命、衰老与死亡等有关，端粒变短，细胞就发生老化。卡罗尔·格雷德和伊丽莎白·布莱克本发现了端粒酶（telomerase），它是形成端粒DNA的成分，并维持端粒的长度与结构完整。如果保持端粒酶活性和端粒长度，就可能延缓细胞老化过程，这是人类衰老、癌症等研究拼图中重要的一环。这一发现使人们对细胞与生命的理解增加了新的维度，可能有助于揭开衰老和癌症等严重疾病机制奥秘，以及开发潜在的新疗法。

早在20多年前，人类发现了FOXP2基因，这是与人类语言活动相关的一个潜在基因，目前它仍然是语言神经生物学研究的热点。美国加利福尼亚大学洛杉矶分校的研究人员发现FOXP2基因存在于人类第7条染色体上，人类与黑猩猩的基因基本相同，但氨基酸却有微小差别。这种微小差别足以使人类与黑猩猩形成不同结构的脑组织，同时还可以决定下腭、咽喉等发音器官的生理构造，使人类大脑具有与生俱来的言语能力，而黑猩猩却不具备这种能力。对FOXP2基因的研究使人类第一次从生物分子角度研究与语言相关的基因级联和神经回路，理解人类的语言行为的分子机制，但其对语言的确切作用还有待进一步研究。

2011年诺贝尔生理学或医学奖授予了美国科学家布鲁斯·博伊特勒（Bruce A. Beutler）、卢森堡科学家朱尔斯·霍夫曼（Jules A. Hoffmann）以及加拿大科学家拉尔夫·斯坦曼（Ralph M. Steinman）三位科学家，以表彰他们发现了免疫系统激活的关键原理，从而彻底革新了人们对免疫系统的认识。免疫应答作为能帮助人类与其他动物抵御细菌及其他微生物的生理过程，长久以来，科学家们一直在寻找它的"守护者"，Beutler和Hoffmann发现了能识别微生物并激活先天性免疫的受体蛋白质，从而揭示了身体免疫应答过程的第一步。Steinman发现了免疫系统中的树突状细胞，以及其可激活并控制获得性免疫功能，从而完成身体免疫应答过程的下一步，即将微生物清除出体内。他们的工作为传染病及炎症的防治，研发传染病治疗疫苗开辟了新的道路，对开发攻克癌症新疗法都有重要意义。

伴随免疫学基础理论的飞跃发展，在神经免疫性疾病的临床诊断和治疗方面也取得了可喜的进步。例如多发性硬化(MS)是导致年轻人致残的最主要的 CNS 免疫性疾病,20 世纪 80 年代以来 MRI 的广泛应用极大地提高了 MS 的临床诊断水平。20 世纪 90 年代以来,随着 β 干扰素(IFN-β)的问世和临床应用,疾病缓和疗法(DMT)的概念被提出,疾病缓和药物(DMDs)的剂型从注射剂型发展到口服剂型是革命性的变化,药物的疗效和安全性均有提高,除此之外,单克隆抗体如那他珠单抗、阿仑单抗也在应用。

自 20 世纪 80 年代开始,神经影像学的进步为视神经脊髓炎(optical neuromyelitis,NMO)的诊断打开了一扇窗子。大量的临床观察发现 MRI 可清晰地显示 NMO 的脊髓病变是 3 个以上的节段,而 MS 通常为 1 个节段,不超过 2 个节段。在具备了神经影像学诊断依据的基础上,再对比 NMO 与 MS 的临床表现,可见 NMO 多出现严重的截瘫或四肢瘫、感觉平面及尿便障碍,高颈髓病变可引起呼吸困难,可频繁出现 Lhermitte 征以及严重的痛性痉挛发作,临床预后相对较差。这些关于 NMO 所有的临床观察和相关研究都在潜移默化之中为 NMO 概念的变革准备了条件,并预示着 NMO 病因学和发病机制重大突破的序幕即将到来。

近 20 年来视神经脊髓炎(NMO)的临床研究获得巨大进步,1999 年美国梅奥医学中心(Mayo Clinic)迪恩·温格查克(Dean M Wingerchuk)指出,NMO 是长节段的脊髓病变,超过 3 个或以上的椎体节段,与 MS 在影像学、脑脊液改变等方面不同。2004 年梅奥医学中心神经免疫医学中心主任凡达·列侬(Vanda A Lennon)教授等采用间接免疫荧光法在 NMO 患者血清中发现了高度特异性抗体 NMO-IgG,并证实靶抗原是水通道蛋白-4(aquaporin-4,AQP-4),其在经典的 MS 患者血中不存在,这彻底改变了人们的认识,NMO 是与 MS 不同的独立疾病。后来发现,AQP4-IgG 阳性不仅见于有视神经炎和长节段脊髓炎的经典 NMO 患者,也出现于暂时不能满足 NMO 确诊标准的一些病例,但长期随访发现这些病例迟早会出现典型的脊髓炎或视神经炎,满足 NMO 的确诊标准,治疗与 NMO 无差异。基于此,2007 年 Wingerchuk 提出了视神经脊髓炎谱系疾病(neuromyelitis optica spectrum disorders,NMOSD)的概念。Lennon 杰出的工作证实,AQP-4 水通道蛋白主要存在于构成血-脑屏障(BBB)的星形胶质细胞终足,与视神经、脊髓、延髓最后区、脑干、间脑和大脑等密切相关,这些发现促使了 NMOSD 的 6 组临床核心症状的定位,且临床表现及神经影像学所见是一致的,从而确立了以 AQP-4 抗体为核心的 NMOSD 诊断标准。

1990 年美国首先启动了人类基因组计划(HGP),沃森等作为现代生命科学和基因组科学的权威推动了这一“生命登月”工程的实施,这是国际科技合作成功的典范,英国、日本、法国、德国和中国科学家先后加盟。我国是唯一参与的发展中国家,但我国科学家仅用半年时间就完成了承担的1%的人类基因组测序工作,在这一伟大的科学丰碑上刻下了中国人的名字。各国科学家历尽艰辛,用了 10 年时间破译生命的天书,人类第一次拥有自己的基因图谱,这是生物学历史上唯一可与达尔文进化论相比的最重大发现,标志着分子遗传学的诞生,揭示基因的奥秘必将为数百种神经遗传病,以及老年性痴呆、传播性海绵状脑病、疯牛病、家族性淀粉样变性、家族性高胆固醇血症的基因诊断及基因治疗提供新的方法,其伟大意义难以估量,是人类科学史上里程碑式的创举。

纵观医学科学发展的悠远的历史长河,20 世纪所取得的成就是空前的,比人类有史以来取得的成就的总和还要多,将生物学和医学科学研究推进到分子和基因水平。1989 年美国国会批准美国科学家提出“脑的十年”(the Decade of Brain,1991—2000)的研究计划,足以证明神经科学研究在当今时代的重要性。尽管神经科学及神经病学已经取得了前所未有的长足进步,无数科学先驱为人类作出了划时代的卓越贡献,赢得了人们永远的怀念和崇敬。然而,在神经科学的领域,困扰人类几千年的诸多问题,如学习、记忆、行为和情感的物质基础,脑活动的机制,许多神经疾病的发病机制及有效疗法,艾滋病和疯牛病等防治难题仍有待我们去攻克。

神经病学作为临床医学的一门重要分支学科,一直以来以其学科基础领域复杂、思维系统严密等特点,被公认为是一门综合性很强的学科。神经病学的研究涵盖了神经系统疾病的病因和机制、病理、流行病学、诊断、治疗及预防等;涉及神经解剖学、神经病理学、神经组织胚胎学、神经生理学、神经生物化学、神经免疫学、神经遗传学、神经药理学、神经生物学、神经流行病学、神经眼科学、神经耳科学及神经影像学等众多学科。神经病学与这些学科相互联系、影响与渗透,可以预期,这些基础学科或临床学科的进展和突破都会为神经病学的发展带来契机。信息技术和生命科学的发展必将推动完全揭示生命和大脑的奥秘,以及逐渐征服许多难治性神经系统疾病。

七、发人深思的神经科学故事

回顾神经病学数百年的发展史,我们有幸认识了许多优秀的科学家,他们的音容笑貌,对科学的无限热爱,锲而不舍的探索,及其科学的思维方法会给我们留下深刻的印象,给予我们激励、启发和鼓舞。在本文行将结尾时,我们讲述两位美国科学家的故事,以期激发献身科学精神,学会科学的思维方法和严谨的科学作风。他们是2004年诺贝尔生理学或医学奖的得主,理查德·阿克塞尔(Richard Axel,1946—)和琳达·巴克(Linda B. Buck,1947—),他们在气味受体和嗅觉系统组织方式研究中作出了杰出贡献。

在人类的诸多感觉中,嗅觉产生的机制一直是最难解开的谜团之一。琳达·巴克和她的导师理查德·阿克塞尔通过自己开拓性的工作找到了解开这一谜底的钥匙,清楚地阐明了人类嗅觉系统的工作方式。人体嗅觉体系包含500万个嗅觉神经,它们直接把收到的嗅觉信息发送给大脑的嗅觉区。嗅觉神经将神经纤毛深入鼻腔黏膜中,科学家们相信,这些纤毛上一定有专门探测气味分子的蛋白质。一直以来,科学家们都在寻找这些特殊的受体蛋白质,以期解答嗅觉的两大疑问,即嗅觉系统怎样把上千种气味分子区分开来;大脑怎样处理不同的嗅觉信息来区分不同的气味。阿克塞尔与巴克的研究并没有直接针对受体蛋白,而是转向嗅觉细胞中决定蛋白质的基因,这正是科学的智慧。巴克曾提出三个假设极大地缩小了研究的范围,首先依据实验室的研究成果,假设受体在形态和功能上的一些特性,这就能缩小研究范围;其次,假设气味受体是一个相互关联的蛋白质家族中的成员,这样就可以从大型蛋白质族群入手研究。另外,她主张锁定只对嗅觉细胞中出现的基因进行研究。巴克的大胆假设为他们的研究至少节省了好几年的时间,这使得研究小组能集中对一些可能专门为受体蛋白质编码的基因进行研究,从而取得了重大进展。

1988年琳达·巴克在阿克塞尔的实验室做博士后时,应用简并多重聚合酶链反应(degenerate PCR)方法分离出了嗅觉基因。1991年阿克塞尔和巴克发表论文宣布,发现人体约有1 000个基因用来编码气味受体细胞膜上的不同气味的受体,这占人体基因总数的约3%。研究显示人的嗅觉系统具有高度"专业化"特征,每个气味受体细胞只含有一个类型的气味受体,仅表达一种气味受体基因,亦即气味受体细胞的种类与气味受体完全相同。气味受体细胞会将神经信号传递到大脑嗅球中被称为"嗅小球"的微小结构。人的大脑中约有2 000个嗅小球,数量是气味受体细胞种类的2倍。嗅小球也非常专业化,携带相同受体的受体细胞会将神经信号传递到相应的嗅小球中,即来自具有相同受体细胞的信息会集中于相同的嗅小球中。嗅小球随后又会激活被称为僧帽细胞的神经细胞,每个嗅小球只激活一个僧帽细胞,使嗅觉系统的信息传输仍然保持专业性;僧帽细胞也将信息传到大脑部分。他们发现,绝大多数气味都是由多种气体分子组成的,其中每种气体分子会激活相应的多个气味受体,通过嗅小球和大脑区域的信号传递

而组合成一定的气味模式。这就是气味受体只有约1 000种,但人们能够辨别和记忆约1万种不同气味的基础。他们发现的嗅觉系统组织原理,对研究人体感觉系统也具有参考价值。例如,舌的味蕾中也存在与气味受体类似的受体。2004年诺贝尔生理学或医学奖授予这两位科学家,表彰他们清楚地阐释了人类嗅觉系统是如何运作的,使得我们能够理解"人类为什么能够自觉感受到春天紫丁香的香气,并在任何时候都能提取出这种嗅觉的记忆。"

早在20世纪80年代,在哥伦比亚大学诺贝尔奖获得者埃里克·坎德尔(Eric Kandel)的影响下,理查德开始对神经生物学产生了兴趣。从基因和分子水平上来解析大脑功能可以提供一个科学地解释人类行为的突破口,这类实验的关键在于确定大脑中哪些分子在起作用。从80年代中期开始,他开始分离编码神经递质受体的基因,以期深入探讨信息在大脑中流通过程,最终他的实验室分离出5-羟色胺(5-HT)受体和N-甲基-D-天冬氨酸(NMDA)受体,这两个基因分别对控制人的情绪和对人的学习、记忆起关键作用。为了分离出受体基因,他发明了表达克隆的方法,这一方法已被广泛应用于基因的确定。

理查德·阿克塞尔27岁成为教授,37岁被选为美国科学院院士,被认为是一个天才,几乎每个认识理查德的人都能感觉到他超人的智慧。他充满热情,酷爱歌剧,热衷文学,他喜欢和收藏了许多当代画家的作品,但最能吸引他的还是科学。他的科学研究向来是由兴趣引导的,从不受研究领域的制约。从分子生物学到癌症,从免疫学到艾滋病,直到最近的神经生物学和神经发育生物学等。他很容易对已知的事物失去兴趣,他感兴趣的都是那些从来没有人接触过或是别人认为太难而不能解决的问题。他经常说的一句话是:"那些真正吸引人的课题都是不可能攻克的,那些能够攻克的都不吸引人。"理查德始终保持着好奇心,不轻信权威和已有的成果。他在实验室创造了一种能够培养宽阔的眼界、丰富的创造力和独到见解的气氛,这种气氛促使每个人都积极主动地去思考新奇的问题,寻找新颖的解决方法。他的严谨与苛刻也是出了名的,他一直坚持核查所有的原始数据,有时他会检查学生的实验记录或在显微镜下直接看学生的实验结果。在他的实验室中充斥着两种气氛,一种是不断追求新的发现和提出新的问题,另一种也是极其重要的,就是敢于对任何想法都毫不留情地批判。理查德一般每年只发表1~2篇论文,由于课题难度大,对实验数据要求高,在他实验室工作的学生或博士后在一个研究项目中平均要花费七八年的时间。他所发表的文章经得起时间的考验,很多成为经典之作。他说:"我不仅要得到正确

的答案,我要用实验无可置疑地证明这些答案的正确性。"正是这种严谨的治学态度,理查德的同事形容他的科学研究"坚如磐石"。

生命科学作为21世纪的引领学科,神经科学正是占据生命科学的制高点,在这一领域云集了当今世界一流的科学家,还将有更多的优秀的青年科学家和医生为之付出不懈的努力。尽管神经病学的探索之路曲折漫长,永无穷尽,我们坚信,凭借无与伦比的科学智慧、锲而不舍的追求和优秀的科学方法,必将继续开创神经病学和神经科学的新世纪。

参考文献

中国神经病学发展史

The Development History of Neurology in China

（王维治）

迄今,我国神经病学的发展已经走过了一个世纪的漫长历程,它的发端还须从西方医学传入中国说起。

一、西方医学传入中国

西方医学传入中国始于 19 世纪中叶,牛痘接种法以及西医外科和眼科治疗技术率先传入,让国人开始认识西医。鸦片战争后教会医院由沿海地区进入内陆地区,在几十年间教堂和教会医院在中国各地比比皆是。广州是近代中国最早与西方世界接触之地,也是西医最早输入的城市,1835 年广州就有了传教士建立的眼科医院,1842 年美国人伯驾在广州开设医院,1846 年他相继引入乙醚、氯仿麻醉实施外科手术。英国传教士洛克哈特在上海开创了教会医院,在 1845 年一年里治疗的患者达到一万余人次,之后美国基督教会和法国天主教会也在上海开设了诊所。然而,西方医学在中国的自主发展是从 20 世纪初叶开始的,伍连德先生和颜福庆先生为推动者。

伍连德(1879—1960)(图 1),字星联,祖籍广东,马来西亚华侨,1879 年出生在马来西亚槟城(槟榔屿)。1896 年考取英国女皇奖学金,留学英国剑桥大学伊曼纽尔学院(Emmanuel College,Cambridge),1899 年获得剑桥大学文学学士学位,并考取圣玛丽医院奖学金,入该院听课和实习三年,成为该院的第一个中国实习生,1903 年获得剑桥大学医学博士学位。伍连德是中国杰出的近现代医学家,公共卫生学家,预防医学家,中国检疫、防疫事业的先驱,他是中华医学会创始人之一,曾任中华医学会第二、三任会长,《中华医学杂志》总编辑。

1907 年伍连德接受清政府直隶总督袁世凯的邀请,回国担任天津陆军军医学堂副监督,伍连德的舅舅林国裕在

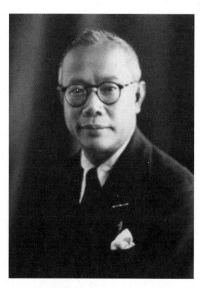

图 1 中国杰出的近现代医学家、公共卫生学家、预防医学家和医学教育家伍连德博士(1879—1960)

甲午海战中殉国,舅舅林国祥先后任广乙舰和济远舰管带,伍连德夫人的三叔也是在致远舰上殉国的。在天津袁世凯接见他时,以其为北洋后人与之叙旧。

1910 年末,东北地区鼠疫大流行,伍连德临危受命,任全权总医官。1910 年 10 月 25 日,一名从沙俄归国的劳工入住了满洲里的一家客栈,该客人先发热,然后咳嗽,最后吐血,三五日就暴死,死后浑身皮肤出现黑紫色。随后的一个月里,这家客栈频繁出现客人暴死现象,正值春节,店主郭老十决定关店,回家过年,没想到回家不久,郭老十也突然暴毙,家人为他停尸 5 天,举办丧礼,最后,郭家 53 口人,死了 32 口,同村其他人也不断去世。

瘟疫经由中东铁路很快传到哈尔滨,在劳工聚集的哈尔滨道外傅家甸地区大规模暴发,有很多举家暴毙,尸体随处可见,前来处理的警察也纷纷倒下。到 12 月初,哈尔滨每天死亡人数达到一百多人,仅 20 多天,瘟疫就传遍了东三省,疫情"如水泄地,似火燎原"。伍连德面临的首要任务是查明瘟疫的病原,他在一处简陋的民居对一名死于瘟疫的女子进行了尸体解剖,在显微镜下确认是鼠疫杆菌,这也是中国有记载的第一例病理解剖。按传统理论,鼠疫是通过动物媒介传播,理应灭杀鼠类和跳蚤,但疫区此时严冬滴水成冰,鼠活动困难,鼠疫还在快速扩散。伍连德带着疑问,冒着生命危险反复深入疫区中心傅家甸,他发现很多家庭都是室内一人染病,很快感染全家,而在室内捕获的家鼠身上并无鼠疫杆菌。伍连德大胆地推测,这是一种新型鼠疫,存在人传人的情况,极可能通过空气传播。当时的西方医学专家,对此嗤之以鼻,清朝政府特聘的鼠疫专家,法国人梅尼教授反对尤为激烈,梅尼认为伍连德"离经叛道,不敬师长",向东三省总督锡良提出撤换伍连德,由他统管防疫事务。高傲的梅尼坚持认为这是腺鼠疫,因为几百年来都是如此,为了证明自己正确,梅尼突然来到中东铁路医院要求诊察收治的鼠疫患者,梅尼只穿了白服,戴帽子和一双橡皮手套就进入传染病房,未戴口罩直接对四名患者进行诊察。他绝不相信鼠疫会通过呼吸传染,按腺鼠疫传播方式,梅尼是绝对安全的。然而,两天后梅尼突然出现低热、头痛、寒战,次日清晨出现咳嗽和痰涌,梅尼作为鼠疫专家,知道大事不好,马上要求到中东铁路医院入院治疗,随之他出现了高热,痰中测出鼠疫杆菌,虽然注射了抗鼠疫免疫血清,但是病情仍在加重,大量咳血,失去意识,在他诊查鼠疫患者的 6 天后去世。梅尼的死,震惊了哈尔滨,震惊了东北,甚至震惊了整个世界医学界。梅尼的死是一个悲剧,但意外地为年轻的伍连德扫清了一切障碍。伍连德的一切请求都被迅速批准,被授予了极高的权利,甚至获得了外国的支持。整个东北地区的防疫隔离工作正式开始,采取加强铁路检疫、控制交通、隔离疫区、火化

鼠疫患者尸体、建立临时医院收容患者等多种防治措施，仅4个月就扑灭了疫情。这是中国公共卫生事业的起点，奠定了中国近代防疫体系的雏形。

1911年4月，在奉天(今沈阳)召开了万国鼠疫研究会议，参会的医学专家来自日本、英国、美国、俄国、德国、法国、意大利、荷兰、奥地利、墨西哥和中国11个国家。伍连德当选为主席，在会上，他系统地介绍了中国这次防治肺鼠疫的经验。梁启超先生在回顾时曾说，"科学输入垂五十年，国中能以学者资格与世界相见者，伍星联博士一人而已！"

1912年，南京临时政府在哈尔滨设立东三省防疫事务总管理处，伍连德任处长兼总医官。他奔走关外、游说当局，筹集资金，充实设备，敦聘专家，锐意经营，使东三省防疫事务总管理处成为当时颇具规模与实力的研究机构。该处主要技术人员多为早年留学归国的学人，并聘有德国、奥地利、俄国医学专家参与工作。伍连德在哈尔滨、满洲里、齐齐哈尔、拉哈苏苏(现同江市)设立了四所直辖医院，平时应诊，疫时防治。1918年北洋政府在北京设中央防疫处，伍连德任处长。一向被忽略的防疫工作，此时被作为国家的一项事业重视起来。1919年，哈尔滨流行霍乱，死亡4 808人，伍连德利用直辖医院收治了近2 000名霍乱患者。1920年底鼠疫卷土重来，这次伍连德有十年准备，成功将鼠疫之灾控制在东三省的北部，死亡5 000余人。由于彻底消灭了鼠疫隐患，从此东北再未暴发过鼠疫。1926年全国霍乱大流行，伍连德领导东北防疫人员再次投入各地的防治工作。

伍连德是著名的医学教育家和社会活动家，是北京协和医学院和北京协和医院的主要筹办者。1913年年底，身为大总统府侍从医官的伍连德向袁世凯递呈了《拟改组全国医学教育意见书》，提出加速兴办现代医学科学院，发展中国的医学教育。这一年美国洛克菲勒基金会决定在远东实施一项计划，最终倾向在中国兴建一所医学院，伍连德建议邀请基金会派遣代表团来华考察，他参与全程陪同，促成了这所远东地区最早的现代化医学学府和医院的建立。1921年9月19日北京协和医学院举行开幕典礼，他任中方代表。他还创建了北京中央医院(北京大学人民医院前身)、东北陆军总医院(中国人民解放军第二〇二医院前身)、哈尔滨医学专门学校(哈尔滨医科大学前身)等。

伍连德创造了我国现代医学史上的多个第一：第一位剑桥大学华人医学博士，在世界上首次提出肺鼠疫的概念，在中国建立了第一个鼠疫研究所，1911年他主持召开的万国鼠疫研究会议是中国政府承担的第一次国际学术会；他竭力推动中国收回了海港检疫主权，创建了中国第一个海港检疫所；撰写了第一部英文版中国医学史；他

是中华医学会创建者之一，1935年他成为第一位华人诺贝尔生理学或医学奖候选人。

1937年七七事变，日军侵占我大片国土，伍连德被迫离开上海，举家重返马来西亚。伍连德博士充分体现了那一代中国优秀知识分子的爱国情怀和奉献精神。1960年1月21日，伍连德在马来西亚的槟榔屿逝世，享年82岁。

颜福庆(1882—1970)(图2)，字克卿，上海江湾人，祖籍厦门。中国近代著名医学教育家，公共卫生学家。他出生在上海一个清贫的基督教牧师家庭，幼年丧父，母亲多病，少年时代就立志学医，他从7岁起就寄养于伯父颜永京(原上海圣约翰大学校长)家。1904年毕业于上海圣约翰大学医学院；1906—1909年，赴美国耶鲁大学医学院深造，获医学博士学位；1909年，赴英国利物浦热带病学院研读，获热带病学学位证书。1910年，他接受美国雅礼会的聘请，在长沙雅礼医院任外科医师。他与兄长颜惠庆(外交家)、颜德庆(铁道专家)被并称为"颜氏三杰"。

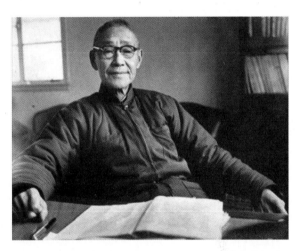

图2　我国近代著名医学教育家、公共卫生学家颜福庆(1882—1970)

1914年，颜福庆创办了湖南湘雅医学专门学校(中南大学湘雅医学院前身)，并任第一任校长，1927年10月组建第四中山大学医学院(复旦大学上海医学院前身)，并任第一任院长；他创办了上海中山医院、澄衷肺病疗养院(上海第一肺科医院前身)，并与中国红十字会订约合作，接办该会总医院(复旦大学附属华山医院前身)等医学教育和医疗机构，为我国医学教育事业发展作出了卓越的贡献。1926年，颜福庆曾任北京协和医学院副院长。他非常重视预防医学，从1927年国立第四中山大学医学院创建伊始，颜福庆便亲自组建公共卫生科，创建吴淞卫生公所，作为公共卫生实验区，积极开展城市和农村卫生工作。

1937 年 8 月 13 日，日本帝国主义大举进犯上海，中国守军浴血抗战，颜福庆奋起组织医疗救护队，并任上海市救护委员会主任委员。他是中华医学会创始人之一，1915 年中华医学会成立，他当选为第一届会长。他一生热爱祖国，始终不渝献身医学教育，艰苦创业，治学谨严，言传身教，门墙桃李，德高望重，世人敬仰。

二、中国神经病学发端和奠基人

自 20 世纪初开始，西方医学在中国的土地上发育成长，在半个世纪的历程中，我国西医学界群星璀璨，各学科大家辈出。中国神经精神病学的兴起开始于 20 世纪初，西方教会及传教医生在中国相继建立了精神病院，但这些医院规模小、设施简陋、技术力量薄弱，仅管理收容少量的精神患者。

我国现代精神病学和神经病学的发端是在 20 世纪 20 年代，1915 年美国洛克菲勒基金会收购了 1906 年英国伦敦会与英美其他五个教会合作开办的协和医学堂，成立了北京协和医学院，1917 年开办医预科，1919 年开办了八年制医学本科，1921 年新院建成，当时北京协和医学院被认为是全世界最好的医学院之一，云集了来自欧洲、英国和美国的科学家。

1919 年北京协和医院校董事会聘请安德鲁·伍兹（Andrew H Woods）从广州到新成立的协和医学院筹建神经精神科，伍兹任神经精神病学助教授，1921 年协和医院正式开诊，1922 年开设了神经精神病学课程。1928 年正式建立神经精神科，伍兹任教授、科主任，伍兹教学认真，重视对年轻医生的培养，当时魏毓麟、程玉麐都是神经精神科医生，受到伍兹有计划的培训。1932 年美国医生理查德·雷曼（Richard S Lyman）由上海到私立北平协和医院（原北京协和医学院）神经精神科担任教授和科主任，雷曼于 1937 年离开中国。

我国神经病学科从建立伊始，迄今已走过了整整百年的历程，出现了许多令人敬仰的学术大家，为我国神经病学的创立与发展建树了卓越的功勋，他们的治学精神、深厚学养、精湛医术、高贵品格、崇高医德和爱国情怀值得我们去追思、怀念和学习。我们怀抱一颗崇敬之心，缅怀我国神经病学第一代大师们，他们奠基了我国神经病学的基石，使之从无到有，才有了这百年的坚实发展。我们追思第二代、第三代和第四代神经病学家，他们构筑成我国神经病学发展长河的中流砥柱，推进学科从弱到强，日臻走向成熟。关于我国神经科这四代学者的划分，基本上是业界前辈们的共识，但各代之间的分界实乃一大难题也。然而，大体上参照年龄，医学院毕业时间，更重要地根据供职于神经精神科专业的时间，四代学者的划分应是基本的共识。因此，第一代学者是供职于 20 世纪 20 年代，第二、三和四代学者则分别是在 30、40 和 50 年代。第一代大师是我国神经病学奠基人（表 1）；第二代前辈是我国神经病学先驱者，然而，任何两代之间的界定均无绝对标准，而只有相对标准。

表 1　我国第一代神经病学大师

姓名	出生年份	毕业学校和年份	最初供职医院和年份
魏毓麟	1899	1922 年，天津北洋水师学堂；1930 年，美国宾夕法尼亚大学学习	1931 年，私立北平协和医学院神经精神科教授
程玉麐	1905	1927 年，北京协和医学院	1927 年，北京协和医学院神经精神科
粟宗华	1904	1932 年，国立上海医学院	1932—1935 年，私立北平协和医学院脑系科进修，兼聘为住院医师
许英魁	1905	1934 年，私立北平协和医学院，获美国纽约州立大学医学博士学位	1934 年，私立北平协和医学院神经精神科住院医师

魏毓麟（图 3）教授 1922 年毕业于天津北洋水师学堂，1930 年赴美国宾夕法尼亚大学学习，1931 年回国，任私立北平协和医学院神经精神科教授。1914 年北洋政府京师警察厅在安定门外高公庵创办了全市第一个"疯人收容所"，即北京安定医院的前身。1928 年当时的北平市卫生局与协和医学院达成了一个共管协议，将"疯人收容所"作为协和医学院精神科的教学医院，并命名为北平市精神病院，从那时起，这座古老的胡同和院落里来了一些中国和外国教授，还有一批批来见习的医生和学生，不停流动的人群为这里注入了生机和活力，这一举措推动了当时精神卫生事业的发展。1933 年北平市政府签令将原疯人收容所改组为精神病疗养院，任命魏毓麟担任精神病疗养院院长。他上任伊始，不甘于现状，四处奔波，寻求支持，虽无法全面改变环境，但他竭力对精神病患者

施行及时治疗，使精神病疗养院成为我国第一所初具规模的精神病院，开启了精神疾病真正的治疗时代，也培养了精神病学的专科医生、护士、临床心理学工作者和社会服务人员。1940年精神病疗养院迁往安定门外地坛的北郊医院的院址，魏毓麟带领院内全体同仁日夜辛劳，增加了床位，改变了住院环境和精神病患者原本较低的治疗和生活条件。1942年魏毓麟结束在精神病疗养院长达11年的任职，这期间精神病院财务拮据，困难重重。魏毓麟的精神病学专业水平无可挑剔，人格亦令人尊敬，从1942年开始，他兼任北京法国医院脑系科特约医师，法国医院和北京中央医院特约专科医师，1946年后任北京医院脑系科主任、教授，北京陆军医院特约医师，北京中央医院脑系科主任，1948年任北京大学医学院教授。

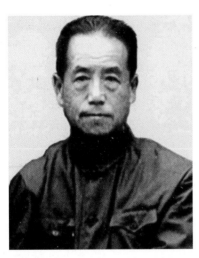

图3 中国神经精神病学的奠基人之一、私立北平协和医学院魏毓麟教授（1899—1967）

1956年北京市卫生局再次任命魏毓麟教授为北京市精神病院院长，他任职直到1967年，这是他的第2个11年的历程。在这期间，北京市精神病院发生了翻天覆地的变化，医疗环境大为改观，扩充了更多的床位，开设合并症病房，建立结核病区，开展中西医结合治疗，成立了急病、慢病及顽病研究治疗组，致力于临床事业的发展，并开设了医疗系、护理系、管理系、护士班等临床教学基地，在全市四个城区和两个郊区开展精神疾病普查工作等。

迄今，安定医院的老专家们回忆起魏毓麟的音容笑貌与教诲，敬仰与怀念之情不禁溢于言表，其人品、威望与人格魅力可见一斑。他们说，老院长魏毓麟教授是第一个进入协和医院神经精神科当医生的中国人。当时，领导美英精神病学新潮流的阿道夫·迈耶（Adolf Meyer）认为人是一个精神生物整体，精神疾病的发生就是这个精神生物整体对困难和复杂处境适应失败的结果，他主张帮助患者去面对现实，适应客观环境。这个学说盛极一时，在精神病学界影响极大，这也是魏毓麟多年用心努力去实践的。魏毓麟像一匹黑马套上了"北平市精神病疗养院"和"北京市精神病院"院长这一重任的缰绳，一拉竟是两个11年，他默默地艰难地蹒跚前行，直到1967年卸任，于同年因病与世长辞。

程玉麐教授（1905—1993）（图4）是我国著名的神经病学家、精神病学家和医学心理学家，是我国现代神经精神病学奠基人之一。他1905年生于江苏苏州，自幼聪敏，1922年15岁时考入北京协和医学院，1927年以优异成绩毕业，留校在神经精神科任住院医师，是协和医学院毕业留校被聘任神经精神科医师的第一人，他工作认真，刻苦钻研，除了完成科内工作，还协助同事魏毓麟医师去北京精神病疗养院（1906年教会创建）工作。1931年私立北平协和医学院推荐程玉麐到德国神经精神病研究院进修神经病理学，师从Spielmeger教授。1932—1933年程玉麐在美国哈佛大学附属医院师从阿道夫·迈耶（Adolf Meyer）进修精神病学和研究医学心理学，并在Maephe Compell任神经科住院医师。1934年他从美国返回协和医院，任神经精神科副教授，并应魏毓麟院长邀请到北京精神病疗养院指导工作。

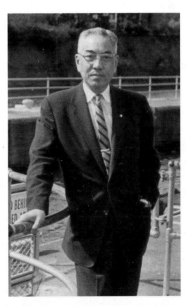

图4 我国现代神经精神病学奠基人之一、著名神经精神病学家程玉麐教授（1905—1993）

1936年，程玉麐应南京中央大学医学院的邀请，担任脑科医院神经精神科教授和科主任，同年4月在南京主持成立中国心理卫生协会。1937年抗战全面爆发后，华西大学、南京中央大学医学院、齐鲁大学医学院以及私立北平协和医学院合办四大学联合医学院，程玉麐随南京中央大学医学院西迁，担任神经精神科教授和科主任，讲授神经精神病学,包括神经解剖、神经病理、临床神经病学和精神病学,他学识渊博,授课深入浅出,生动幽默,课堂内座无虚席,许多非医学专业学生都来旁听,是当时华西的胜景之一。在这一时期,他的学生中有不少后来成为我国著名的神经精神病学家,如伍正谊、王慰曾、刘昌永、陶国泰、陈学诗、谭诚、唐培根、洪士元等。1939年,他编著的《神经病学》由商务印书馆出版,这是我国第一本由国人撰写的中文版《神经病学》教科书,这在当时是神经科医生最渴求的知识源泉。

抗战期间,在成都许多精神患者流落街头,生活凄苦,完全得不到治疗,1942年程玉麐多次向成都市政府卫生处建议建立一所精神病院,卫生处同意他的要求,但又无奈地告诉他,筹建资金必须由他自行解决。战时的程玉麐衣衫不堪,却气宇轩昂,多方奔走,四处呼号,多次带领学生在坝上宣传和爱心募捐。1943年在成都四圣寺院内,一所简而不陋的成都市精神病疗养院终于诞生了,这是第一所中国人创办的精神病院,他的学生刘昌永担任院长。疗养院虽然只有50张病床,却代表当时中国精神疾病治疗的最高水平。作为联合大学医学院的教学医院,程玉麐每周都带学生去查房示教,在临床上开始使用西方国家刚开始应用不久的胰岛素昏迷疗法、戊四氮抽搐疗法和发热疗法等,并取得了较好的疗效。1943年他与金陵女子文理学院社会学系汤铭新教授合办了"儿童行为指导所",对孤僻、多动和习惯性说谎的儿童进行心理和行为治疗,加强精神疾病的早期防治。在1943—1946年诊疗的患儿中痊愈或显著进步的患儿达到88%,进步者达到10%。

1945年抗战胜利后,程玉麐南下广州,担任岭南大学医学院教授和博济医院神经精神科主任,在广州期间他非常关心广州精神病院的建设和发展。1946年程玉麐在南京中央大学医学院创建了神经精神科,担任教授和科主任。他向中华民国政府卫生署建议,成立了卫生部南京神经精神病防治院,设专门的"14病区"收治精神患者,床位50张。他是首任院长,每周召开病例讨论会,报告分析病例,临床心理科医生报告心理测查和诊断,讨论治疗方案,最后由程玉麐总结,患者接受规范的药物治疗、心理治疗以及社会治疗。当时政府拨款3亿元法币,按120张床位设计,在南京广州路(现南京脑科医院院址)建设精神病院新楼。上海国防医学院的伍正谊教授联系联合国救济总署拨给200张病床和成套设备,1947年1月新院开张,程玉麐任首任院长,当时职工75人,其中医生技术人员35人。他特别注重医疗质量,对年轻医生基本功和病历质量要求十分严格,病历必须用英文书写,重视病案讨论,诊断和治疗也与国际上基本相同。他特别强调神经、精神两科协作互补的优势,要求每位精神

科医师都应基本掌握神经科的临床知识。这期间,他先后将王慰曾、伍正谊、陶国泰三位医生推荐到美国留学,分别学习神经科、医学心理学和儿童精神病学,他们学成回国后都成为我国神经精神专业中杰出的学科带头人。1948年在南京他还筹办了中国心理卫生协会代表大会。

1949年程玉麐随中央医院迁至我国台湾省。1950年他离开台湾省受聘去美国从医,取得了精神科、神经科、儿童精神病等医生证书,曾任华盛顿州立精神病院和堪萨斯州立精神病院医务主任,成为国际知名的精神病学、神经病学、小儿神经精神病学专家,也是遗传因子缺陷和智力障碍理论和临床专家。1966年俄亥俄州政府为他创办了百老汇弱智儿童中心病院,在他的努力下,仅用6年时间该院便享誉全美。每周五他都召集医院的中国医生作学术讨论和读书心得,六年如一日。1976年,程玉麐年过70岁退休,他还外出讲学,用中、英文撰写《临床神经病学》《动力精神病学》《儿童精神病学》等著作。1972年程玉麐离开美国回到我国台湾省,任荣民总医院神经精神病教授。他十分关心祖国建设和精神卫生事业发展,1987年程玉麐以82岁高龄来北京、西安、成都和南京讲学,受到同道的热烈欢迎,他看到祖国精神卫生事业蓬勃发展,感慨万千。1993年6月,他病逝于美国,享年88岁。程玉麐教授开创了我国神经病学、精神病学和医学心理学之先河,创建的南京脑科医院是我国第一家公立神经精神病院,他桃李满天下,许多著名神经病学家和精神病学家皆为其门生,日后成为了学科的脊梁,照亮了中国神经精神病学的半壁天空。他一生坎坷,前半生随祖国命运四海漂泊,为中国神经精神病学前程披荆斩棘,身体力行,后半生浪迹天涯,不忘故土,道德文章,皆为后学之楷模。

粟宗华教授(1904—1970)(图5)湖南邵阳人,是著名的精神病学家,我国神经精神病学创始人之一。1924年他进入湖南湘雅医学专门学校学习,后转第四中山大学医学院(上海医学院前身),1932年毕业,到私立北平协和医学院脑系科进修,兼任助教。1931年美国理查德·雷曼(Richard S Lyman)医师应邀到上海第一医学院讲授神经精神病学,次年去北京协和医院。1932年奥地利医师韩菲(Halpern)接任教席,并在中国红十字会总医院(现复旦大学附属华山医院)组建神经精神科,粟宗华、夏镇夷、张沅昌等医生相继参与教学和临床工作,获益颇大。粟宗华1935年获得洛克菲勒基金会奖学金,赴美国约翰·霍普金斯大学医学院研修精神病学,兼任该院精神科住院医师和助教。1937年又获这一奖学金,转入哈佛大学专修精神病学,攻读研究生,兼任波士顿市立医院神经科住院医师,师从著名精神病学家阿道夫·迈耶,他深得迈耶教授及同道器重,在美国发表多篇有影响的论文,其中"人类脊髓的血液供应问题"一文提出脊髓血液

供应主要来自颈、胸、腰段的三大血管,纠正了脊髓血液供应是节段性供血的传统解剖学错误观点,为脊髓疾病手术提供了重要理论依据。

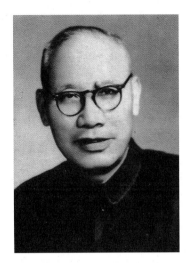

图5　我国著名的精神病学家、神经精神病学创始人之一粟宗华教授(1904—1970)

1937年抗日战争爆发,他毅然放弃继续留美进修的机会,于1938年回国。他担任上海医学院神经精神科讲师,兼中国红十字会总医院神经精神科主任。同年他首先引进电休克用于治疗严重抑郁症、拒食、木僵等精神病患者。太平洋战争爆发后,上海医学院西迁,粟教授留沪开业行医。1944年他主持开办虹桥(精神科)疗养院。1954年率虹桥疗养院员工参加上海市精神病医院工作,任医务主任。1958年上海市精神病防治院建立,任院长。早在20世纪40年代,他在国内首先开始使用静脉注射副醛代替水合氯醛灌肠、巴比妥类药物鼻饲及静脉注射等疗法治疗癫痫大发作患者,均获得良效。在国内最早在临床应用氯丙嗪抗精神病药物治疗,先后发表论文40余篇。1951年编写出版国内第一部精神病学专著《精神病学概论》。粟院长正直无私的为人和卓著的业绩迄今仍为上海市精神病防治院的医护人员所称颂。

粟宗华教授是开展社区精神病三级防治网的倡导者。1956年由市卫生、民政、公安局组成的上海市社区精神病防治领导小组成立,并将上海第一医学院、第二医学院精神病科的技术骨干调入上海市精神病防治院,使医、教、研汇成一体,成为全市精神病防治的技术指导中心。1958年粟教授受命组织开展全市一千万人口的精神病普查,继而在郊县农村开办精神病疗养村,其后在各区、县相继建立了精神病防治站(院),街道、居委会普遍建立了精神患者监护组,从而形成系统的精神病三级防治网,被国内外精神病学专家称为"上海模式"。这一经验后来向全国推广,并得到国际上有关专家和世界卫生组织的高度评价。他

曾任中华医学会上海分会神经精神科学会主任委员,国家卫生部医学顾问,上海市人大代表、政协委员等。

许英魁教授(1905—1966)(图6)是著名的神经精神病学家和神经病理学家,我国神经精神病学的创始人之一。他一生致力于医疗、医学教育和科学研究,一向以严格、严肃、严厉著称。许英魁教授是辽宁省辽阳市人,自幼学习成绩优秀,在天津南开中学读书,深受南开中学校长张伯苓爱国思想的影响。1926年考入燕京大学医预科,后进入私立北平协和医学院,1934年毕业,获美国纽约州立大学博士学位,留校任神经精神科住院医师、助教,当时科主任是美国的理查德·雷曼(Richard S Lyman),雷曼在北京协和医院期间培养了粟宗华、许英魁、凌敏猷、黄友歧、张沅昌等医生。

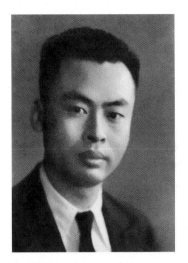

图6　我国著名的神经精神病学家和神经病理学家许英魁(1905—1966)

许英魁在雷曼教授的指导下,研究放射线对人血-脑屏障的影响和对人脑的远期损害,一氧化碳中毒的皮质下白质脱髓鞘改变等。1937年许英魁对2例一氧化碳中毒后并发症死亡患者进行尸检,发现脑各部分的病变包括脑水肿、缺血、梗死和软化等,但尤以皮质下白质弥漫性脱髓鞘斑和神经胶质细胞增生最为突出,并没有传统观点认为的苍白球软化。他指出,这种脱髓鞘病变可能是一氧化碳直接侵害或缺氧所致,这一发现奠定了一氧化碳中毒后并发症的病理基础,为临床治疗提供了科学依据。1938年他在英国著名的神经科杂志 Brain 上发表了《一氧化碳中毒时大脑皮层下脱髓鞘的病理表现》,是其神经病理学研究的经典力作,在国际上引起很大关注,后被多国教科书引用,后来人们开始对这类重症一氧化碳中毒患者使用激素、高压氧舱治疗。

1938年许英魁被派到德国慕尼黑精神病研究所进修神经病理,慕尼黑是当时欧洲神经病理研究中心之一,他

潜心钻研各种神经病理的包埋、切片和染色技术,包括嗜银染色和神经元纤维染片法等,因其基础扎实,勤奋好学,9个月就学完了一年的课程,1939年转至美国芝加哥大学布林学院神经外科继续学习脑肿瘤神经病理。1939年10月许英魁从大洋彼岸归来,轮船抵达上海港,因没有向日本国旗脱帽鞠躬而被日本兵打了一个耳光,他深感耻辱,这也成了他日后精神抑郁的开始。1939—1942年他任北平协和医院神经科讲师和副教授,这期间的临床和科研工作奠定了他的神经病学和神经病理学的基础。1941年12月太平洋战争爆发,私立北平协和医学院被迫停办,他全家生活顿时陷入极度窘迫境地,当时物价飞涨,民生凋敝,他宁肯吃混有树皮、谷皮的"混合面",也不为日本人服务,显示了爱国者的气质。半年后,国立北京大学聘任他为医学院神经科主任、教授,兼任北平市立精神病疗养院主治医师兼医务主任,直到1948年。1942年10月,他创建了北京大学医学院脑系科,开设了神经和精神病房,床位各10张,当时只有刚从北京大学医学院毕业的王芷沅大夫,第二年来了陈文俊、张鼎诚,后来又来了苏瑛、赵葆洵等。他看门诊的疑难病例,还讲课、查房,安排临床病理讨论会。他讲课层次分明、深入浅出、引人入胜,听他的课不仅能学到许多知识,而且是一种熏陶和精神享受。他分析病例总是结合神经解剖、神经病理、患者的心理状态和所处的环境,非常全面,充满人文关怀,当时吸引了许多其他科实习的学生,偷偷来神经科"蹭听"。

从20世纪30年代到20世纪50年代,他陆续发表的许多论文都是国内首次报道的病例。1937年报道一例28岁家庭主妇,表现四肢无力,咀嚼和吞咽困难,症状晨轻暮重,活动加重,诊断为重症肌无力,用麻黄碱(麻黄素)、毒扁豆碱治疗后症状改善。1941年报道一例29岁男性,甲状腺功能亢进合并周期性瘫痪,注射高渗葡萄糖可诱发瘫痪发作,在注射高渗葡萄糖的前、中、后测血钾,结果显示低钾与瘫痪发作有关,补钾可缩短瘫痪时间。1941年报道用苯妥英钠治疗6例癫痫大发作患者,剂量为0.2~0.4g/d,5例有效,效果超过苯巴比妥和溴剂。1955年报道11例Guillian-Barré综合征,表现为四肢对称性运动障碍,感觉障碍较轻,反射减退或消失,无锥体束征是本病特征,脑脊液蛋白-细胞分离可帮助确诊,在病程中须注意呼吸肌麻痹发生。

许英魁认为一名好的临床神经科医生必须把神经病理学知识充分应用到临床工作中去,他始终如一地结合神经病理进行临床分析,他的诊断定位确切,定性考虑细致。20世纪50年代我国脑血管造影术开展不多,对颅内血肿的部位、深浅、大小主要依靠临床判断,他为神经外科所作的血肿定位,误差不超过1cm,深受神经内、外科医生的尊敬和信赖。

许英魁在芝加哥大学布林学院对4例颅内原发性肉瘤典型病例进行临床病理观察,并提出了四种病理形式:脑膜肉瘤病、小泡状肉瘤、纤维肉瘤和周皮性肉瘤,并发现颅内原发性肉瘤来源于结缔组织,特别是软脑膜,肿瘤主要沿血管周围和软脑膜腔扩展蔓延。这类肉瘤不形成网硬蛋白,用染色法显示网硬蛋白是区别肉瘤与健康脑组织的方法,这显示了他在神经病理方面扎实的基础和独到的观察力,该研究成果1940年发表于美国 *Achieves of Neurology and Psychiatry*。

1941年有位10岁美籍德国女孩因高热、头痛、呕吐住院,脑脊液白细胞数820/mm³,97%为多形核中性粒细胞。住院翌日,上肢发生弛缓性瘫痪,患儿被诊断为急性脊髓灰质炎,第4天死亡。他把患儿的脑和脊髓浸出物接种到小白鼠、大鼠、家鼠、兔、豚鼠脑内均告失败,后来接种到恒河猴脑内,接种后第5天,猴发高热,左上肢弛缓性瘫痪,第7天全身瘫痪死亡。患儿和猴的病理检查证实,感染不仅限于脊髓前角细胞,也累及神经节、延髓、脑桥、中脑、小脑和大脑,灰质损害重于白质。为了与乙型脑炎、风疹脑炎和马脑炎鉴别,他提出下述5点:①炎性渗出物以多形核中性粒细胞为主,腰髓脊膜炎症反应最严重;②中央前回的大锥体细胞受累重;③脑干的脑神经核受累很重,但黑质受累相对较轻;④间脑炎症很轻;⑤锥体束和黑质无病变。此例经过动物接种病理检查证实的急性脊髓灰质炎,人和猴的病理检查基本一致,提高了临床医生的诊断水平。

1942年他观察了13例中国士兵,因长期患痢疾和结核病,继发复合性维生素缺乏症。通过病理检查,发现B族维生素缺乏的主要病变是神经变性,感觉运动神经和自主神经同样受累。维生素B₁缺乏病变主要影响周围神经,烟酸缺乏病变主要位于大脑锥体细胞,因此病变特点是,维生素B₁缺乏症病变呈向心性,由周围向中枢发展;烟酸缺乏症时病变呈离心性,由中枢向周围蔓延。在周围神经中,神经干和神经根的损害以感觉神经为主,远端重于近端。在脊髓中以后柱,尤其薄束损害为主。他指出在慢性病的情况下,应补充大量维生素。

他对多发性硬化患者进行的病理观察,提出在中国患者中多发性硬化的病理特点是,坏死软化灶比硬化斑更突出,这比日本学者的报道早了十多年,后来这种病理现象被证实为亚洲型多发性硬化的病理特征,说明他的分析判断精确,见解独到。他的著述还包括表现貌似脑血管病的颅内肿瘤、脑囊尾蚴病、球后视神经炎,以及垂体瘤的视野变化等。

1948年北京协和医院复院,许英魁返回协和医院,成为担任神经科主任的第一位中国人,在4年内由襄教授、副教授升任教授。这时的协和医院各学科大师辈出,如内科张孝骞、刘士豪、朱宪彝、邓家栋,妇产科林巧稚,儿科诸福棠,外科黄家驷、吴英恺、曾宪九、吴阶平,眼科罗宗贤,神经科许英魁,耳鼻喉科张庆松,病理科胡正祥,皮肤科李洪迥,核医学王世真等,他们医术精湛,严谨求实,道德、学问、文章皆为后世医生之楷模,展示了一派欣欣向荣的局面。新中国成立后,许英魁教授在政治上要求进步,1956年加入中国共产党,致力于学科建设,聘请一批有造诣的学者来协和任职,到1966年已有18名医师。1951年8月,中华医学会神经精神科学会成立,许英魁出任第一届主任委员。1955年《中华神经精神科杂志》创刊,他担任第一、二届总编辑。1956年任国家卫生部医学科学委员会神经精神科主任委员,1961年任国家卫生部临床医学学术委员会委员。

魏毓麟、程玉麐、粟宗华和许英魁教授是我国神经病学和精神病学的奠基者,四位大师堪称中国神经病学的普罗米修斯,他们点燃的智慧圣火,一个世纪以来照亮了我国神经病学的发展之路。

三、我国神经病学启蒙发展期

我国神经病学第二代学人是神经病学的先驱者,他们处在20世纪30年代中晚期,是我国神经病学的启蒙发展阶段,当时只有协和医学院、湘雅医学院、中央大学医学院以及中国红十字会总医院(现复旦大学附属华山医院)设有神经精神科,多数是在精神科内有很少的兼职神经科医生,在二三十年代将近20年的时间里,神经病学的学人可谓寥若星辰(表2)。

表2　我国第二代神经病学先驱者

姓名	出生年份	毕业学校和年份	最初供职医院和年份
黄友岐	1907	1935,私立湘雅医学院	1935—1939,北平协和医学院脑系科进修,兼任住院医师
黄克维	1907	1933,私立北平协和医学院	1935—1939,英国伦敦大学医学院病理研究院学习
冯应琨	1908	1936,私立北平协和医学院,获美国纽约州立大学医学博士学位	1936,私立北平协和医学院神经精神科
王慰曾	1909	1936,齐鲁大学医科,获医学博士学位	1937,成都国立中央大学医学院神经科
张沅昌	1913	1939,国立上海医学院	1939,中国红十字会总医院(现复旦大学附属华山医院)神经精神科
凌敏猷	1902	1932,上海国立中央大学医学院	私立北平协和医院脑科系进修3年,1936年私立湘雅医学院任教
何钦圣	1910	1936,河南大学医学院,获医学博士学位	1949年后在湖北医学院工作,创建神经精神科

黄友岐教授(1907—1993)(图7),福建省福州市人。1935年毕业于私立湘雅医学院(原湘雅医学专门学校),一级教授,博士生导师,著名的神经精神病学家、临床医学教育家。他5岁时随家人迁居长沙,成长于长沙市青石井11号的翰林第大家族,他是北宋著名文学家、书法家黄庭坚的后裔。他1929年就读于湘雅医学专门学校,1935年毕业留校,与凌敏猷医生一起创建湘雅医学院神经精神科。1935—1939年在私立北平协和医院脑系科进修,1939年应张孝骞院长之聘,回湘雅医学院内科、神经精神科工作,任讲师。1943年升任副教授。1946—1947年,他赴美国田纳西州州立大学医学院神经精神科进修。1948年任教授。1950年后担任湘雅医学院附属医院神经精神科主任,此后担任神经病学教研室主任。他非常关注临床观察和临床研究,并多有著述,1981年应卫生部之聘,担任全国高等医药院校规划教材《神经病

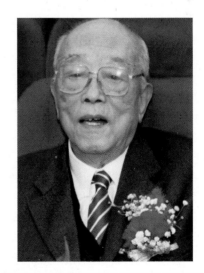

图7　著名的神经精神病学家、临床医学教育家黄友岐教授(1907—1993)

学》第 1 版主编,1984 年又主编了第 2 版。他为人正直,医德高尚,经常用"湘雅精神"对年轻医生言传身教。

著名的神经病理学家黄克维教授(1907—1996)(图8),江西清江(今樟树)人。1933 年毕业于私立北平协和医学院,获医学博士学位。1935 年入英国伦敦大学医学院病理研究院学习。1939 年回国后先后任成都中央大学医学院教授,四川省立医院院长兼华西协合大学医学院教授,重庆大学医学院教授兼中央医院内科主任。1949 年赴美国哈佛大学医学院进修,1950 年回国后历任四川医学院教授兼副教务长,解放军总医院教授、内科主任和副院长等。他是中国民主同盟盟员,1982 年加入中国共产党。

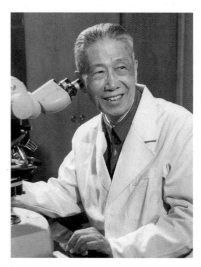

图 8　著名的神经病理学家、临床神经病学家黄克维教授
（1907—1996）

黄克维教授是我国神经病理学的创始人之一,1983 年在国内外首先提出成人脊髓性肌萎缩为一独立的疾病。1984 年在国内首先报道婴儿中枢神经海绵样变性,并提出病因可能与病毒感染有关,证明该病不只是发生于犹太人种。1985 年他对被国际同行公认的进行性皮质下动脉硬化性白质脑病的病因提出质疑,提出病因不是动脉硬化所致,可能是静脉回流障碍的结果,这引起国际神经病理学界的广泛重视。他著有《神经病理学》一书,开创了北京市临床神经病理讨论会,讨论会每月一次,持续 40 年之久。

冯应琨教授(1908—1992)(图9),广东省广州市人,著名的神经精神学家、脑电图学专家,我国临床癫痫及脑电图学奠基人。1936 年毕业于私立北平协和医学院,获得美国纽约州立大学医学博士学位,留校在协和医院神经精神科工作。1948 年赴美国进修,学习临床医学,兼脑电图学和电休克治疗。1949 年回到协和医院神经科,他一生不曾懈怠,编写了《临床脑电图学》《脑电图图谱》,

常年举办脑电图学习班,推广脑电图技术,他发明了蝶骨电极技术,外国医生都争相学习。

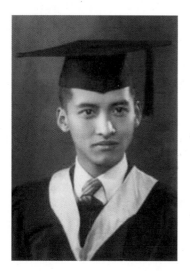

图 9　1936 年冯应琨获得美国纽约州立大学医学博士学位

1978 年冯应琨任神经科主任,颇具眼光,制订人才培养和学科建设计划,恢复实验室,建立了神经病理学、神经电生理学、神经免疫学、神经心理学、神经流行病学等实验室。他爱才惜才,不遗余力地培养人才,先后送 18 位学子出国学习。冯应琨教授为人正直,大公无私,对患者关心体贴,心中只有工作、科研和患者,他的人品和风范堪称神经病学界的楷模。

王慰曾教授(1909—1966)(图10),江苏泰州人。我国著名的神经病学家、神经病理学家。1936 年毕业于山东齐鲁大学医科,获医学博士学位。他毕业后任上海仁济医院医师,抗日战争爆发后,1937 年在成都国立中央大学医学院任神经科助教、讲师。1943 年任中央医院主治

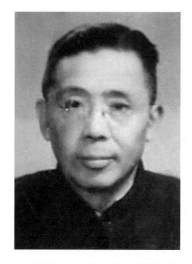

图 10　我国著名的神经病学家、神经病理学家王慰曾教授
（1909—1966）

医师，兼任北碚江苏医学院教师。1945 年任上海市平民医院院长和上海国防医学院教授。1948 年他在南京精神病防治院工作期间获 WHO 奖学金，去美国旧金山加州大学医学院兰利·波特（Langley Porter）精神病研究所进修神经病学和神经病理学一年。

王慰曾 1949 年回国后任南京神经精神病防治院院长兼南京医学院神经病学教授和教研组主任，20 世纪 50 年代期间他把仅有 50 张床位的医院发展成为包含神经、精神两科共 400 张床位的专科医院和教学、科研基地，创建了国内第一个神经病理研究室，并在国内率先开展气脑造影、脑电图检查。他对精神病患者实行病房开放管理，开展工娱治疗，让患者在院内散步、阅读书报、观看电影、参加文娱、体育和郊游活动，促进患者精神康复。他定期查房和出门诊，重视临床研究，1949 年在国内首先报道 Guillian-Barré 综合征，1950 年首先发现 2 例婴儿型家族性黑矇性痴呆，并经尸检证实本病仅见于犹太人的神经系统遗传病，通过调查，中国历史上确有一批犹太人迁移到中国，该婴儿可能是犹太人的后代。1955 年至 1965 年期间王慰曾教授还在《中华神经精神科杂志》上首次报告了麻痹性痴呆、阿尔茨海默病、视神经脊髓炎、尼曼-匹克病、进行性多灶性白质脑病以及亚急性海绵状脑病等一系列疾病。他还在 20 世纪 50—60 年代为全国各省市自治区培训了专科医师 670 余名，其中大部分已成为我国神经精神科的技术骨干。王慰曾教授为人真诚，平易近人，廉洁奉公。1965 年当选为第四届全国政协委员。1966 年 6 月离世。令人难忘的是，他去世前几小时还亲自主持了一个疑难病例多科会诊。人们深切缅怀这位如师如友的著名专家。

凌敏猷教授（1902—1991）（图 11），湖南省平江县人，著名神经精神病学专家。1923 年考入湘雅医学专门学校预科，后升入本科，积极投入反帝反封建学生运动，后投笔从戎，参加北伐军，任唐生智部宣传科长；参加南昌起义，在叶挺部任上尉军医。1929 年他考入上海国立中央大学医学院，1932 年毕业后被湘雅医院聘为助教，到私立北平协和医学院脑科系专修神经精神病学 3 年，1936 年回私立湘雅医学院任教，1944 年晋升为精神病学教授。他在美国 4 所著名大学学习精神病学，1945 年回国，任国立湘雅医学院教授、总务主任，1948 年任国立湘雅医学院院长、一级教授，他对精神病研究造诣颇深，多有著述。

张沅昌教授（1913—1980）（图 12），上海人，我国杰出的神经病学家，神经病学的开拓者。他于 1939 年毕业于国立上海医学院本科，留校任中国红十字会总医院（现复旦大学附属华山医院）医师，1941 年他曾发表了我国肌萎缩侧索硬化的首例报告。1947 年赴伦敦大学皇后广场神经病院和亨利·莫兹利（Henry Maudsley）精神病院，师从著名的神经病理学教授 Greenfield 和 Blackwood，进修神经病学和神经病理学。1950 年他毅然归国，历任国立上海医学院神经精神病学教授、神经病学教研室主任、神经病学研究所所长、华山医院神经内科主任。担任过联合国 WHO 专家咨询团成员，《中华神经精神科杂志》副总编辑。

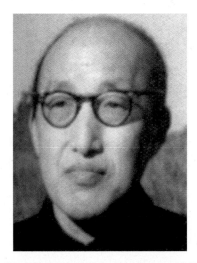

图 12　我国著名的神经病学家、神经病理学家张沅昌教授（1913—1980）

1950 年，当时我国神经精神科尚在创建初期，中华人民共和国成立前上海红十字会医院虽开设神经精神科，但只有精神科病房，神经科患者只能分散收治于内科各病室。1950 年张沅昌教授就任国立上海医学院附属红十字会总医院（复旦大学附属华山医院前身）神经精神科主任，兼顾红十字会总院、中山医院两个创业伊始的神经科，每周隔日穿梭于两院之间，积极开拓临床、教学和科研，在中山医院主持建立神经科，是我国南方成立的首个

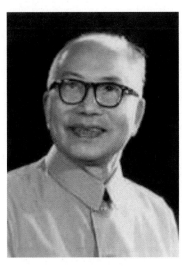

图 11　著名神经精神病学家凌敏猷教授（1902—1991）

神经病学专科。他勇于开拓,善于协作,积极倡导神经外科的脑瘤诊治,在沈克非、史玉泉教授支持协作下,1951年中山医院成功开展了脑血管造影和开颅手术等,为上海医学院创建神经外科迈开了第一步。1952年上海第一医学院进行院系调整,国立上海医学院附属红十字会总医院(华山医院前身)改为内科学院,中山医院改为外科学院。两院的神经科合并到国立上海医学院附属红十字会总医院,由于神经外科已取得良好开端,在内科学院破格设置了神经外科,史玉泉教授任主任。张沅昌教授还组织推动了一些相关的神经学科,如神经病理、神经放射、临床电生理等逐步发展。1958年上海第一医学院再次调整院系,恢复中山医院、上海第一医学院附属第一医院(复旦大学附属华山医院前身)为综合性医院。神经病学教研室设在上海第一医学院附属第一医院,由张沅昌任主任,史玉泉任副主任,统一领导神经内、外科,协同开展医疗、教学和科研,为以后在复旦大学附属华山医院成立神经病学研究所和WHO神经科学研究和培训协作中心奠定了基础。

复旦大学附属华山医院神经科从建科伊始就以严谨的学风和精博的医术享誉国内,在张沅昌教授指导下,培养了匡培根、王新德、傅雅各、汪无级、陈汉白、刘道宽、秦芝九、赵馥、秦震、沈鼎烈、徐越、董为伟、瞿治平、姚景莉、朱文炳、吕传真等一大批国内著名神经病学专家。张教授医术精湛,医德高尚。他一生勤奋,数十年如一日,他的学生和受教者遍布全国各地,许多已成为神经科学科带头人或学术骨干,对我国神经病学发展和人才培养影响深远。

张沅昌教授治学严谨,勤于著述,撰写了许多有价值的著作和论文,其学术成就一向为神经科学界推崇。他对神经病理、脑寄生虫病学、肝豆状核变性、脑炎、脑肿瘤、脑血管疾病、脱髓鞘疾病等都有精湛的研究和较深的造诣,对脑血吸虫病的病理和发病机制尤有独到的见解,为我国血吸虫病防治作出了杰出的理论贡献。他的著述和译著颇丰,主编了高等医药院校教材书《神经病学》,专著《实用神经病学》《脑血管疾病》和《中国医学百科全书·神经病学》分卷等,以及翻译出版了英国 *Brain* 著《神经系统疾病》、美国考维尔著《中枢神经系统病理学》等。

何钦圣教授(1910—2004)(图13),我国著名的神经病学家,湖北汉阳人。1936年毕业于河南大学医学院,曾任湖北省立医院医师。新中国成立后,历任湖北医学院教授、湖北医学院附属第一医院院长。他始终工作在临床、教学和科研的第一线,1951年他首次在湖北证实了血吸虫病(大肚子病),1952年首次证实湖北地区有血丝虫病(粗腿子病)流行,他后来长期从事脑血管疾病防治,以及癫痫和眩晕的研究。著作有《植物神经系统检查法》《间脑综合征》。

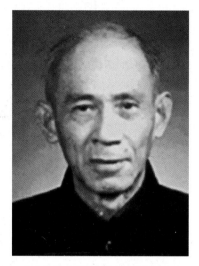

图13　著名神经病学家何钦圣教授(1910—2004)

四、我国第三、第四代神经病学家

新中国成立前,在我国27所医学院校中,仅有12所有专科医生讲授神经病学,全国神经科医生30余人,专科床位仅有约200张。根据神经病学发展轨迹进行分代只是相对的,处于分代之交的学人可以认为是跨两代的。第三代学人(表3)是在新中国成立前后毕业的,第四代学人(表4)均是新中国毕业的,这两代神经病学家超过了100人之多,受篇幅限制,本文仅以表格方式展示其学历和简要经历。

表3　我国第三代著名神经病学家

姓名	出生年份	毕业学校和年份	最初供职医院和年份
黄兆开	1912	1945,华西协和大学	1945,创建国立中山大学医学院神经精神科
曹天祥	1913	1946,成都华西齐鲁联合大学医院,获医学博士学位	1947,北平大学医学院附属医院神经内科
刘多三	1917	1937,伪满新京医科大学	1953,在中国人民解放军第一军医大学(吉林大学白求恩医学部前身)建立神经内科

姓名	出生年份	毕业学校和年份	最初供职医院和年份
陈学诗	1917	1942,国立贵阳医学院	1942,成都华西齐鲁大学联合医院神经精神科
王芷沅	1917	1942,北平大学医学院	1942,北京大学医学院脑系科
赵葆洵	1917	1945,北平大学医学院	1949,北京协和医院神经科
朱汉英	1917	1945,国立上海医学院	1945,中国红十字会第一医院神经精神科
周孝达	1919	1942,上海圣约翰大学医学院	1952,圣约翰大学医院神经精神科,创立仁济医院神经内科
陈文俊	1920	1943,北平大学医学院	研究生师从许英魁,1945年留校神经精神科,饶明例、陈清棠、吴逊、袁锦楣、康德瑄等著名教授皆其门生
徐德隆	1921	1948,上海圣约翰大学医学院,获博士学位	1959,仁济医院神经科副主任,1962,创建瑞金医院神经科,担任主任,帕金森病为学科重点
张文萃	1917	1948,盛京医科大学	1948,盛京医院神经科
姬子卿	1921	1948,国立贵阳医学院	1948,南京中央医院内科
邓荣昆	1921	1950,兰州大学医学院	1950,南京神经精神病防治院神经内科
傅雅各	1923	1950,国立上海医学院	1950,上海红十字会医院;1958,与沈鼎烈、徐越、董为伟教授创建重庆医学院第一医院神经内科
陈世畯	1923	1948,辽北医学院	1949,天津医科大学总医院内科;1952,脑系科
陈汉白	1923	1950,国立上海医学院	1950,上海红十字会第一医院(复旦大学附属华山医院前身)神经精神科
杨露春	1923	1954,浙江医学院	1954,天津医科大学总医院脑系科
胡昌恒	1924	1952,华西大学医学系	1952,四川医学院附属医院神经内科,师从黄克维教授
陈诒	1924	1949,国立中央大学医学院	1949,南京神经精神病防治院,神经病学、神经病理学专家
周延闿	1925	1948,长春大学医学院	1949,哈尔滨医科大学临床医院神经精神科;1960,创建附属第二院神经科
郑丕舜	1924	1951,北京大学医学院	1951,北京医学院附属医院神经内科;1980,湛江医学院附属医院神经科主任;1984,中日友好医院神经内科主任
匡培根	1924	1949,国立上海医学院	先后任职上海医学院、北京协和医院,20世纪50年代组建中国人民解放军总医院神经内科
王新德	1924	1950,国立上海医学院 1956,苏联医学科学院神经病学研究所获副博士学位	1961,北京医院脑系科主任
罗毅	1925	1947,中国医科大学	1949,长春第一军医大学神经内科;1958,中国人民解放军总医院神经内科
宰春和	1925	1950,上海同济大学医学院	留校同济医院内科
谭铭勋	1925	1948,国立中正医学院	1948,南京中央医院和南京神经精神病防治院;1950,北京协和医院
粟秀初	1925	1951,国立上海医学院	1951,北京协和医院;1952,北京军委和平医院;1957,中国人民解放军第四军医大学西京医院神经内科
卢亮	1925	1950,贵阳医学院	1956,贵阳医学院附属医院神经精神科主任
刘道宽	1925	1952,福建省立医学院	1952,上海第一医学院附属内科学院(复旦大学附属华山医院前身)神经内科
朱镛连	1925	1950,国立湘雅医学院	1950,留校;1952,北京苏联红十字医院(首都医科大学附属北京友谊医院前身)神经内科
丁铭臣	1925	1952,上海同济大学医学院	1953,同济医院神经科;1959,北京宣武医院神经内科

姓名	出生年份	毕业学校和年份	最初供职医院和年份
李恭	1926	1952,长春第三军医大学	1953,中国人民解放军第一军医大学(吉林大学白求恩医学部前身)神经内科;1957,吉林医学院附属医院神经内科主任
韩仲岩	1926	1952,山东医学院	1952,山东医学院和青岛医学院
汪无极	1926	1950,国立上海医学院	1950,上海红十字会第一医院(复旦大学附属华山医院前身)神经精神科;1955—1985,创建新疆医学院神经内科
包礼平	1926	1952,长春第三军医大学	1953,中国人民解放军第一军医大学(吉林大学白求恩医学部前身)神经内科;1984,大连医学院神经精神病教研室主任
王荪	1927	1952,云南大学医学院	1952,云南大学医学院附属医院内科;1955,神经内科
侯熙德	1927	1953,江苏医学院	1953,南京医科大学第一附属医院神经科,主任医师,终身教授,全国高等医学院校教材《神经病学》第3版主编
秦芝九	1927	1951,国立上海医学院	1951,上海红十字会第一医院(现华山医院前身)神经精神科,神经科主任医师,教授
高素荣	1927	1954,北京医学院医疗系	1954,北京医学院第一医院神经内科,主任医师,教授,曾任神经病学教研室主任
王可嘉	1927	1954,湖南医学院医疗系	1954,湖南医学院附属第一医院神经科,湘雅医院神经科主任医师,教授
刘锡民	1927	1952,上海同济大学医学院医疗系	1952,同济大学医学院附属同济医院神经精神科;1956,武汉同济医院神经内科,主任医师,教授,博士生导师

表4　我国第四代著名神经病学家

姓名	出生年份	毕业学校和年份	供职医院和年份
孟家眉	1928	1952,上海医学院本科	1952,北京苏联红十字医院(首都医科大学附属友谊医院前身)神经内科;1958,宣武医院神经内科,主任医师,教授
李大年	1928	1952,四川医学院	1953,山东医学院附属医院神经内科,主任医师,教授
郭玉璞	1928	1952,长春第三军医大学	1953,中国协和医院神经科,主任医师,教授,博士生导师,曾任科主任
薛启莫	1928	1952,浙江医学院	1953,北京医学院第一医院神经科;1960,北京苏联红十字医院(首都医科大学附属北京友谊医院前身)神经科,主任医师,教授
胡振序	1928	1953,湖北医学院(六年制)本科	1953,湖北医学院附属医院内科;1957,建立神经精神科,主任医师,教授
游国雄	1928	1954,北京协和医学院(八年制),1987年补授医学博士学位	1954,中国人民解放军第四军医大学第一附属医院神经精神科;1976,中国人民解放军第四军医大学第二附属医院神经内科,主任医师,教授,曾任科主任
赵福康	1928	1956,哈尔滨医科大学医疗系	1957,内蒙古医学院附属医院内科;1958年筹建神经内科,主任医师,教授,曾任科主任
张葆樽	1928	1948,晋冀鲁豫北方大学医学院	1948,白求恩国际和平医院内科;1957,北京军区总医院,神经科主任医师,教授
陈谅	1928	1950,中国医科大学	1950,中国医科大学第一医院神经科,主任医师,教授
张贞浏	1928	1953,福建医学院	1954,南京神经精神病防治院神经精神科,神经内科主任医师,教授,曾任科主任
曹启龙	1928	1954,北京协和医学院,医学博士	1954,北京协和医院神经精神科;1958,中国人民解放军总医院神经内科,主任医师,教授,博士生导师,曾任科主任

姓名	出生年份	毕业学校和年份	供职医院和年份
沈鼎烈	1928	1952,上海医学院	1952,上海第一医学院附属内科学院(现华山医院前身)神经精神科;1958,重庆医学院第一医院神经科,主任医师,教授,曾任科主任
余宗颐	1929	1952,北京医学院医疗系(七年制)	1952,北京医学院第一医院神经科,主任医师,教授
葛茂振	1929	1953,山东医学院医疗系	1953,哈尔滨医科大学附属第一医院内科;1955,神经内科,主任医师,教授,曾任科主任
徐越	1929	1953,上海医学院	1959,重庆医学院第一附属医院神经科创建人之一,主任医师,教授
阮旭中	1929	1955,上海同济医学院(七年制)	1955,武汉同济医院神经内科,主任医师,教授,博士生导师,曾任科主任
刘焯霖	1929	1954,中山医学院	1954,中山医学院附属第一医院神经科,主任医师,教授,博士生导师,曾任科主任
汤晓芙	1930	1956,北京协和医学院	1956,协和医院神经科,主任医师,教授,博士生导师
汤洪川	1930	1956,长春第三军大学医疗系	1956,中国人民解放军第一军医大学附属医院(白求恩第一医院前身)神经内科;1965,中国人民解放军总医院神经内科,主任医师,教授,曾任老年神经科主任
杨明山	1930	1955,湖南医学院	1956,北京协和医院神经科;1963,武汉同济医院神经内科,主任医师,教授
涂来慧	1930	1955,南昌医学院	1955,上海第二军医大学附属第一、第二医院外科、神经科,上海长海医院神经内科主任医师,教授,曾任科主任
周树舜	1930	1954,四川医学院	1954,四川医学院附属医院神经内科,主任医师,教授,曾任华西医院神经科主任
赵馥	1930	1954,上海第一医学院	1954,上海第一医学院附属内科学院(现华山医院前身)神经精神科;1955,北京友谊医院神经内科;1956,广州医学院附属第一医院神经科,主任医师,教授,曾任科主任
杨任民	1930	1954,安徽医学院	1954,安徽医学院附属医院;1987,安徽中医学院神经病学研究所所长,主任医师,教授,博士生导师
周秀珍	1930	1955,福建省立医学院	1955,福建省福州神经精神病防治院,后任福建省立医院神经内科主任,主任医师,教授
蒋景文	1931	1953,上海第一医学院本科	1953,北京医院神经内科,主任医师,教授,曾任科主任
秦震	1931	1954,上海第一医学院本科	1954,留校上海第一医学院附属内科学院(现华山医院前身)神经科,主任医师,终身教授,博士生导师
蔡琰	1931	1953,上海第二医学院	1954,上海第二医学院附属仁济医院神经内科,主任医师,教授,博士生导师,曾任科主任
杨靖华	1931	1956,中国医科大学	1956,沈阳军区锦州二〇五医院神经内科,1978年昆明军区总医院神经科主任
江德华	1931	1954,上海第一医学院	1954,天津医学院附属医院,主任医师,教授,博士生导师,曾任天津医科大学总医院神经内科主任,院长
王耀山	1931	1955,中国医科大学	1956,中国人民解放军沈阳军区总医院内科,1960年神经内科,主任医师,教授,曾任科主任
陈清棠	1931	1956,北京医学院医疗系	1956,北京医学院第一医院神经内科,主任医师,教授,博士生导师,曾任科主任、中华医学会神经病学分会主任委员
赵翕平	1931	1956,北京医学院医疗系	1956,中国医学科学院实验医学研究所;1963,南京脑科医院神经科,主任医师,教授,曾任科主任
丁德云	1931	1954,上海第二医学院医学系	1954,浙江医学院附属第一、附属第二医院神经科,主任医师,教授,曾任浙江医科大学副校长

姓名	出生年份	毕业学校和年份	供职医院和年份
瞿治平	1931	1955,北京医学院医疗系	1961,上海第一医学院附属第一医院(复旦大学附属华山医院前身)神经科,主任医师,教授,曾任神经病学研究所所长
梁秀龄	1931	1955,广州中山医学院	1954,中山医学院附属第一医院神经科,主任医师,教授,博士生导师,曾任科主任
肖镇祥	1931	1955,广州中山医学院本科	1955,北京苏联红十字医院(首都医科大学附属北京友谊医院前身)神经科;1964,宣武医院神经内科,主任医师,教授,曾任科主任
陈曼娥	1931	1954,第四军医大学医疗系	1954,第三军医大学大坪医院内科,主任医师,教授,曾任神经科主任
孟昭义	1931	1949,辽南医务学校;1956,长春军医大学研修生班	1954,中国人民解放军沈阳军区总医院;1963,中国人民解放军第二〇二医院,主任医师,教授,曾任科主任
余绍祖	1931	1956,湖北医学院	1957,南京神经精神病防治院苏联专家进修班;1958,湖北医学院人民医院内科,主任医师,教授,曾任神经科主任
熊希民	1931	1954,中山医学院	1954,广西医学院附属医院神经精神科,1987年广州医学院第二附属医院神经内科主任医师,教授,曾任科主任
朱克	1932	1957,中国协和医学院8年制医学专业	1957,北京协和医院脑系科;1958,中国人民解放军总医院神经内科,主任医师,教授,博士生导师,曾任科主任
陈俊宁	1932	1956,上海第二医学院医学系	1954,上海第二医学院附属仁济医院神经科;1985,上海第二医学院附属瑞金医院,主任医师,教授,曾任康复医学科主任
林世和	1932	1952,第三军医大学医疗系	1952,长春医学院内科学院(现吉林大学第一医院)神经内科,主任医师,教授,博士生导师
谢光洁	1932	1956,湖南医学院医疗系	1956,南京医学院神经内科副博士研究生;1960,湖南衡阳医学院神经内科;1962湖南医学院湘雅医院神经内科,主任医师,教授,博士生导师,曾任神经内科教研室主任
钱可久	1932	1957,上海第二医学院医疗系	1957,上海第二医学院附属仁济医院神经内科,主任医师,教授
陈士谟	1932	1956,哈尔滨医科大学医疗系	1956,哈尔滨医科大学附属第一医院神经内科,主任医师,教授,曾任哈尔滨医科大学脑血管病研究所所长
王纪佐	1932	1957,天津医学院医疗系	1957,天津医学院总医院神经内科,1982年建立天津医科大学第二附属医院神经科,主任医师,教授,博士生导师,曾任科主任
饶明俐	1932	1955,北京医学院医疗系	1955,北京医学院第一医院神经科;1962,长春白求恩医科大学第一医院神经科,主任医师,教授,博士生导师,1983-1994年任白求恩医科大学副校长
吴逊	1932	1956,北京医学院医疗系	1956,北京医学院第一医院神经内科,主任医师,教授,博士生导师,曾任癫痫中心主任
袁锦楣	1932	1956,北京医学院医疗系	1956,北京医学院第一医院神经内科,主任医师,教授
童萼塘	1933	1957,同济医学院(武汉医学院前身)医疗系	1957,同济大学医学院第一附属医院(现)内科,主任医师,教授,曾任神经内科主任
魏岗之	1933	1956,天津医学院医疗系	1956,北京宣武医院神经科,主任医师,教授,曾任科主任
谭毓绘	1933	1961,新疆医学院医疗系	1961,新疆维吾尔自治区人民医院神经内科,主任医师,教授,曾任神经内科主任
康德瑄	1933	1957,北京医学院医疗系	1957,北京医学院第一医院神经科;1970,甘肃省人民医院创建神经科;1977,北京医学院第三医院神经科,主任医师,教授
陆雪芬	1933	1954,广州中山医学院本科	1954,湖南医学院附属第一医院神经科,曾任科主任;1989年广州医学院神经科学研究所所长,主任医师,教授
田时雨	1933	1961,哈尔滨医科大学医疗系	1961,中国人民解放军第一军医大学南方医院,主任医师,教授,曾任科主任

姓名	出生年份	毕业学校和年份	供职医院和年份
李美琳	1933	1958,北京医学院医疗系	1958,北京医学院第三医院神经科,主任医师,教授,博士生导师,曾任科主任
芮德源	1933	1959,哈尔滨医科大学医疗系	1959,哈尔滨医科大学附属第二医院神经科,主任医师,教授
徐文桢	1934	1956,四川医学院医疗系	1956,华西医院神经内科,主任医师
胡维铭	1934	1956,哈尔滨医科大学医疗系	1956,哈尔滨医科大学附属第一医院神经科;1984,哈尔滨医科大学附属第二医院神经科,主任医师,教授,曾任科主任
慕容慎行	1934	1956,福建省立医学院医疗系	1956,福建省立医学院附属第一医院神经内科,主任医师,教授,曾任科主任
董为伟	1935	1957,上海第一医学院医学系	1957,上海第一医学院附属第一医院(现华山医院前身)神经科;1958,重庆医学院第一医院神经科,主任医师,教授,博士生导师,曾任科主任
董佑忠	1935	1961,贵阳医学院本科	1961,贵阳医学院附属医院神经科,主任医师,教授,博士生导师,曾任科主任
丛志强	1936	1961,青岛医学院医疗系	1961,青岛医学院附属医院神经内科,主任医师,教授,曾任科主任
翁建英	1936	1960,山东医学院医疗系	1960,新疆医学院第一附属医院神经内科,主任医师,教授,曾任科主任
袁光固	1936	1959,四川医学院医疗系	1959,四川医学院附属第一医院精神科,华西医院神经内主任医师,教授,曾任科主任
姚景莉	1936	1959,上海第一医学院医疗系	1959,上海第一医学院附属第一医院(现华山医院前身)神经内科,主任医师,教授,曾任科主任
李舜伟	1936	1958,上海第一医学院医疗系	1958,北京协和医院神经科,主任医师,教授,博士生导师、曾任科主任
许贤豪	1937	1961,上海第一医学院医疗系	1961,北京协和医院神经科,主任医师,教授,博士生导师;1995,北京医院,曾任科主任
黄如训	1937	1961,中山医学院医疗系	1961,中山医学院第一附属医院神经科,主任医师,教授,博士生导师,曾任科主任
徐庆中	1937	1959,北京医学院医疗系	1959,北京宣武医院病理科,主任医师,教授,曾任宣武医院副院长
李建章	1937	1962,河南医学院医疗系	1962,河南医学院第一附属医院放射科;1972,河南医学院第一附属医院神经内科,主任医师,教授
王国相	1937	1961,山东医学院医疗系	1961,北京协和医院神经科;1983,北京中日友好医院神经内科,主任医师,教授,曾任科主任
李作汉	1937	1962,中国协和医科大学	1962,宣武医院;1970,南京神经精神病防治院,主任医师,教授,曾任科主任,院长
张淑琴	1937	1963,吉林医科大学医疗系	1963,吉林医科大学第一临床学院影像医学科;1967年神经内科,主任医师,教授,博士生导师,曾任科主任
方树友	1937	1962,河南医学院医疗系	1962,河南医学院第一附属医院神经内科,主任医师,教授,曾任科主任
吕传真	1938	1961,上海第一医学院	1961,上海第一医学院附属第一医院(现华山医院前身)神经科,主任医师,终身教授,博士生导师,曾任科主任
黄远桂	1938	1961,中共人民解放军第四军医大学医疗系	1961,中国人民解放军第四军医大学第一附属医院神经内科,西京医院神经内科主任医师,教授,博士生导师,曾任科主任
孔繁元	1938	1960,武汉医学院本科	1960,宁夏医学院附属医院神经内科,主任医师,教授,曾任宁夏医学院院长
李春岩	1938	1962,河北医学院医疗系	1962,河北医学院第二医院神经内科,主任医师,教授,博士生导师,曾任院长,中国工程院院士

几度春秋,多少往事云烟,百年沧桑,造就大师如云。中国神经病学发展迄今已历经7~8代学人,砥砺前行,人才辈出。就笔者之年龄,居第五代序列,撰此文前,亦全然不知魏毓麟、程玉麐大师。吾曾求教于学界前辈,能翔述者寥无几人,年轻医生恐更莫名,深感此事刻不容缓,颇有抢救之意矣。记述我国神经学史,小而言之,乃传承先贤;大而论之,引领医学前行。然此百年历史,大师云集,地域远隔,细节难寻,吾深知斯任之难焉。尤庆幸者,2008年饶明俐、崔丽英和吴江教授曾编撰《中国神经病学专家荟萃》,收录130名著名教授生平业绩,三位才是此浩繁工程之先行者,对此历史性功绩,应向她们致以深深敬意。

余尝求先贤之心,医者仁爱;术业之道,博学、求实与精深。吾辈追寻先驱们足迹,感受人格风采,学养精神,践行其未竟之业,为大众谋健康。面对神经病学宗师们,他们是神圣般的存在,吾诚惶诚恐,竭力搜寻资料,不敢怠慢。关于学人分代,实为相对而论,姑且提出一家之言,浅陋之见,也权作学术探讨话题,尚乞业界前辈和同人们批判。第三、第四代专家人数众多,资料尚有待核实补充,或有遗漏者,凡此种种,必有后来者继续完善。我国的医学史料极其贫瘠,令人堪忧,有志趣于此者,或读学科发展史与先贤对话,或研究发掘其发展脉络,必可陶冶灵智,获益无穷。

参考文献

第一篇

接诊神经系统疾病患者

Approach to the Patient with Neurological Diseases

第一章 神经病学的临床诊断
Clinical Diagnosis of Neurology

（王维治　孙威）

第一节　病史采集

细致、全面和系统地采集病史是医生接诊患者时要做的第一件事情，是诊断和治疗疾病必要的前提条件。神经科医生在临床日常工作中，特别是接诊新患者时，首先要详细了解患者的病史，注意病程中出现的各种症状的顺序，以及不同症状间的相互关系。

为了确保病史采集（taking the history）的客观性、真实性和准确性，临床医生应遵循实事求是的原则，不可主观臆断，妄自揣度；要耐心和蔼地接待患者，提问时要注重启发，避免暗示，让患者能够充分表述自己患病的真实情况；提醒患者不要用他可能已经听到的诊断来描述他的症状，否则患者会倾向于强调那些支持诊断的表面上看似合理的病史，而且现今互联网等技术的发展使得各种来源的大量医疗信息涌向患者，这种现象更加剧了这一问题。临床医生对患者描述的症状应善于明智地追问，分析其表述的真正含义，例如，头晕可能被患者用来描述真性眩晕、短暂的忽悠感或不稳定感；麻木可能指感觉完全丧失、麻痹或有刺痛感等。

值得推荐的是，在床边即时的记录能使医生把握疾病的要点，保证最大程度的可靠性与准确性，但不论获得的病史多么可靠，都必须通过有一定知识和了解患者发病情况的人来确认患者的叙述。如果患者由于意识障碍、精神症状及智能缺陷等不能自行叙述病史，则需通过亲属了解情况，提供尽可能客观详尽的病史。此外，不应忽视阴性症状，它可能对确定诊断或排除某些疾病亦有重要意义。

神经科医生采集病史时切勿片面地局限于神经系统症状，忽略其他系统的表现。问诊时要善于对各种症状的内在联系进行分析综合，分清主次，去伪存真，进行归纳整理。总之，病史的采集应提供患者病情的全面资料，包括起病时的状况、首发症状、进展经过，以及患者目前的主要临床症状等。

【主诉】

主诉（chief complaint）是患者前来就诊的主要原因，也是患者对疾病的主要表述，主要包括主要症状、持续时间及病程经过等的概括描述。

【现病史】

现病史（present history）是病史中最重要的部分，可能为疾病的临床分析和诊断提供重要的信息。包括：①起病情况：如发病时间、起病急缓、发病前致病因素和诱因等，例如，起病急缓是定性诊断（qualitative diagnosis）或病理诊断（pathological diagnosis）的重要线索，急骤起病经常因急性血管事件、炎症、中毒及创伤等所致，缓慢起病可因肿瘤、慢性炎症、变性疾病、遗传代谢性疾病和发育异常性疾病等所致。②疾病进展与演变过程：如症状自出现到加重、恶化、复发、缓解或消失的经过，症状加重与缓解的原因，各种症状出现的时间顺序、方式、性质及伴发的症状，既往诊治经过及疗效等。疾病进展与演变情况可能有助于定性诊断，同时又能指导正确治疗及判断预后。③疾病首发症状经常可以指示病变的主要部位，各种症状与体征体现的功能缺损又可能提示病变相应的解剖学结构，为定位诊断（topographic）或解剖学诊断（anatomic diagnosis）提供重要的线索。可见，现病史是纵观疾病全貌，进行正确诊断、治疗及判定预后最重要的基础。

神经系统疾病常见的症状主要包括以下几种，应根据患者的具体情况有侧重点地加以询问：

1. 头痛（headache）　通常指额部、颞部、顶部和枕部疼痛或全头痛，应注意询问头痛的特点：①部位：是全头痛，还是局部头痛及具体部位。②性质：为胀痛、搏动性疼痛、钻痛、割裂痛、隐痛或紧箍痛等。③规律：为持续性或发作性，持续的时间及发作的频率，是否有头痛发作的相关病因及诱因，头痛发作或缓解与体位、头位、情绪、睡眠、疲劳和气候的关系，以及脑脊液压力是否暂时增高，如咳嗽、喷嚏、屏气、用力及排便等是否有影响。④先兆及伴发症状：头痛有无先兆，是否伴有头晕、恶心、呕吐、面色苍白或潮红、视物不清、闪光、畏光、复视、耳鸣、失语、偏瘫、嗜睡、晕厥及昏迷等症状（王笑中，1979）。

2. 疼痛（pain）　与头痛类似，需询问疼痛的部位、性质、规律及伴发症状等，尤应注意其为局部性疼痛、放射性疼痛（如根性疼痛）或扩散性疼痛（如牵涉痛），即疼痛与神经系统解剖定位关系，可能为病因诊断提供证据。

3. 抽搐（convulsion）　抽搐或癫痫发作通常需要回顾性地确立诊断，通常根据患者的发作史，特别是可靠目击者提供的发作过程和表现的详细描述，如发作间期脑电图出现痫性放电，则通常可确诊，必要时可通过视频脑电监测的发作表现和实时同步描记的脑电图证实。需要询问：①患者发作前是否有躯体麻木、感觉异常、视物模糊、闪光幻觉、耳鸣和幻嗅等先兆症状，发作后对发作过程能否回忆等。②目击者需确认患者有无失神、凝视、无意识言语或动作等，发作过程为全身性或局灶性，是强直性、阵挛性或不规则性，是否伴意识丧失、口吐白沫、舌咬伤及尿便失禁等。③发作后症状，如发作后患者进入昏睡或持续一段时间的意识模糊、失定向等（发作后状态），在清醒后是否伴有头痛、周身酸痛、疲乏、精神异常及肢体瘫痪等，如发作后出现一过性瘫痪（Todd 瘫痪）可能提示局灶性脑损害。④患者最早发病的年龄，是否有高热惊厥、脑创伤、脑炎、脑膜炎和寄生虫病等病史，以及发作的频率,是否有诱因如睡眠剥夺、情绪、疲劳、月经及闪光刺激等,既往药物治疗史及疗效等。

4. 瘫痪(paralysis)　需要了解瘫痪发生的急缓;瘫痪的类型如偏瘫、单瘫、截瘫、四肢瘫或某些肌群的瘫痪等;瘫痪性质为痉挛性或弛缓性,是否进展以及进展的过程和速度;伴发症状如发热、疼痛、感觉障碍、肌萎缩、失语、抽搐或不自主运动等。

5. 感觉异常(paraesthesia)　应注意询问感觉异常的性质,如麻木、痒感、冷感或热感、沉重感、针刺感、蚁走感、肿胀感、电击感及束带感等,感觉异常的范围经常具有定位意义。

6. 视力障碍(vision disorder)　包括视物模糊、视力下降、一过性黑矇和失明等。视物不清可能由于视野缺损、复视或眼球震颤所致,需注意鉴别。复视应询问出现的方向、实像与虚像的位置关系和距离,是否有过单眼复视等。

7. 其他症状　①言语障碍:包括构音障碍,以及失语症,如口语、听理解、复述、命名、阅读和书写能力的降低或丧失。②睡眠障碍:包括失眠、睡眠行为异常、梦呓、梦游及睡眠增多等。③脑神经障碍:如眼裂闭合不严、口角歪斜、耳鸣、耳聋、眩晕、眼球震颤、饮水呛咳、吞咽困难和构音障碍等。④精神障碍:如抑郁、焦虑、紧张、惊恐和偏执等。

【既往史】

既往史包括患者过去的健康状况和曾经患过的疾病,特别是高血压病、糖尿病、高脂血症等,以及创伤史、手术史、预防接种史及过敏史等,也包括睡眠、情绪及情感体验等。特别是与目前所患疾病有关的病史,对探究当前疾病的病因及鉴别诊断有意义。在神经系统疾病方面还应着重了解以下问题:

1. 头部或脊柱创伤或手术史,创伤时情况,是否伴有昏迷、抽搐或瘫痪,是否合并骨折,有无后遗症等。

2. 神经系统感染性疾病史,如各种原因脑炎、脑膜炎、脑脓肿及寄生虫病,以及流行性疾病、传染病等。

3. 心血管疾病史,如各种类型心脏病、心律不齐、心肌梗死、高血压病、动脉粥样硬化、大动脉炎及周围血管栓塞等病史。

4. 食物或药物过敏史及中毒史,金属或化学毒物如汞、锰、砷、苯、有机磷等接触及中毒史,放射性物质、工业粉尘接触史及中毒史。

【个人史】

个人史应重点询问患者的发育史、社会经历和职业、习惯与嗜好、婚姻史及冶游史等,对女性患者需要询问月经史和生育史。在神经系统疾病诊断中,生长及发育史对某些先天性发育异常疾病和遗传代谢疾病患者或患儿

尤为重要,须了解患者母亲妊娠时的健康状况、妊娠年龄以及严重感染、营养缺乏、阴道出血、抽搐和子痫等病史;患者出生情况如是否足月、顺产或难产、是否施行麻醉或产钳,出生时是否出现苍白、青紫、窒息、惊厥或病理性黄疸,以及新生儿评分,患者发育情况等。

此外,应了解患者的生活习惯与嗜好,如饮食习惯、睡眠习惯和质量,右或左利手,烟酒嗜好的时间长短和摄入量,是否有异嗜癖和使用毒麻药等。

【家族史】

神经系统遗传性疾病临床并非少见且种类较多,如进行性肌营养不良症、遗传性共济失调、橄榄体脑桥小脑萎缩等。注意询问患者家族成员中是否有罹患同样疾病者,以及家族中患病者分布情况。同时应注意患者家族中有无与患者疾病有关的癫痫、肿瘤、周期性瘫痪和偏头痛等病史者。

第二节　神经系统疾病临床诊断方法

神经病学临床诊断应达到四个主要的预期目的:①确定疾病的部位和病因,在此基础上临床医生为患者制定适宜的有效的治疗方案;②判定和预测疾病的预后或转归;③如果罹患遗传性疾病,应向患者的双亲提供遗传咨询,并防止病婴出生;④医学致力于疾病治疗和预防,在疾病诊断及防治的临床实践中研究疾病现象,不断地更新我们的临床知识,并在临床实践中应用和检验。神经科医生不应满足于目前已能够治疗某些疾病,应始终认真地诊治每一例患者,不断地探索疾病的治疗和预防方法,特别是难治性疾病的治疗方法,不断提高诊治水平。

一、临床诊断的方法与步骤

临床诊断的方法是临床医生在诊治疾病时通常采取的思维模式,也是医生在临床诊断过程中必须遵循的必要的条理化步骤:

1. 通过采集病史及神经系统检查分别获得患者的症状和体征等临床资料。

2. 临床医生运用解剖学及生理学知识解释当前疾病相关的症状和体征,识别患者的神经功能障碍及其受累的解剖学结构。

3. 在明确了患者的临床症状、体征及其相互联系后,为临床医生进行神经系统疾病的定位诊断提供了条件,这一步骤被称为解剖学诊断(anatomic diagnosis)或定

位诊断(topographic diagnosis)。有时根据临床确定的一系列特征性症状和体征可能组成某种特定的临床综合征。这一步骤称为综合征诊断(syndromic diagnosis),经常与定位诊断同时进行,可能有助于疾病的定位和定性诊断。例如,一位年轻的女性患者临床上出现眼球震颤和核间性眼肌麻痹,可以确定病变是在脑桥,并要首先高度怀疑多发性硬化。

4. 根据病变定位诊断的结果及其他临床资料,尤其疾病发作及进展方式,以及患者相关的既往史及家族史、实验室及其他辅助检查所见等,如能够从所获得的临床资料中寻觅出病因及发病机制时,即可推断出病因诊断(etiologic diagnosis)。

5. 临床医生需对患者的致残程度进行评估,并确定其为一过性或永久性,这对于疾病的治疗及判定患者功能恢复的潜在可能性(预后)都很重要。这一步骤可称为功能诊断(functional diagnosis)(Ropper AH et al,2019)。

二、神经病学相关知识的重要性

神经解剖学、神经生理学、神经病理学、遗传学及免疫学等基础知识是神经病学临床诊断与治疗的基础。神经科临床医生不仅要具有临床技能,掌握获取可靠的临床资料的方法,还要具有丰厚的基础理论知识,善于运用正确的临床思维,才能得心应手地解释和分析获得的临床资料及辅助检查结果,得出正确的结论。有鉴于此,在本书的第二篇神经系统疾病的主要表现中,将就有关的运动系统、躯体感觉及特殊感觉、眼球运动障碍、意识障碍、言语障碍及智力异常等进行详细的讨论,这一部分将更多地联系到神经解剖学、神经生理学和神经病理学知识。

最基本的神经解剖学知识包括大脑皮质区及其联系如皮质脊髓束,运动单元(前角细胞、周围神经及肌肉),基底核和小脑运动联系,感觉通路及视觉、听觉通路等,以及脑神经、下丘脑及垂体、脑干及脑干网状结构、边缘系统、自主神经系统和脑脊液通路等解剖结构。神经生理学基本知识包括神经冲动、神经肌肉传递及肌肉收缩过程、脊髓反射活动和中枢神经的传递,以及神经元的兴奋、抑制及释放过程,皮质激活和痫性发作的形成等。

从诊断和治疗的观点来看,神经科医生可以极大地受益于病理解剖学知识,使之能够准确地进行病变的定位诊断,并熟悉神经系统的病理改变,包括常见的梗死、出血、脱髓鞘、损伤、压迫、炎症、肿瘤、变性及发育异常等。熟悉和了解这些病变的大体和显微镜下所见,以及不同病变常见的临床症状和体征,与这些病变相关的各种临床疾病,这些疾病可能伴发的神经影像学异常及实验室检查异常,这无疑地可以提高临床医生解释患者临床表现的能力、确定诊断与实施治疗的能力,以及判断疾病预后的能力。

三、神经系统疾病临床诊断原则

在神经系统疾病进行临床诊断时,通常采取解剖学(定位)诊断优先的原则。因为如果不明确神经系统病变发生的部位而去寻找病因,就像内科医生还不知晓患者罹患肺病、胃肠病或肾脏病就要试图确定疾病的病因一样,是不可行的。此外,由于神经系统不同部位的病变经常与特定的神经疾病有密切的相关性,定位诊断一旦确定之后,也为其病因(定性)诊断提供了最重要的思路和可能。

在临床工作中应始终坚持病史和神经系统检查是最基本最重要的临床诊断依据的原则,因为许多神经系统疾病的诊断都是以症状和体征为基础的。在多数情况下,医生如能够解决定位诊断问题,但病因诊断却常常扑朔迷离,令人难以琢磨。病史和神经系统检查获取的信息经常是病因诊断的线索和思路,也是明智地选择最适当最有价值的辅助检查方法的根据。

在通常情况下,只要能够正确应用临床诊断方法及程序均能追本溯源,获得正确的诊断。事实上,有些病例并不需要坚持通常的每一步骤,可不囿于规矩。例如,帕金森病极具特征性的临床表现就可能使医生一目了然,医生只要再检查患者具有齿轮样肌张力增高,脑CT或MRI检查显示无特异性病变即可诊断。有些体征本身极富特异性,如副肿瘤性小脑变性出现的斜视眼阵挛,肝豆状核变性的角膜K-F环(Kayser-Fleoscher ring),神经梅毒或糖尿病性眼肌运动性神经病的阿-罗瞳孔(Argyll-Robertson pupil)等,这些体征可能对疾病的定位与定性诊断具有指示性意义。如果患者的症状、体征提示为周围神经损害,则须进一步追溯其可能的病因。

此外,也有一些疾病的综合征诊断及定位诊断本身就已经提示了病因(定性)诊断,例如,以眩晕发作起病的患者,表现为一侧面部痛觉缺失伴对侧半身痛温觉缺失,以及同侧Horner征、小脑性共济失调和饮水呛咳、吞咽不能等,所有的这些症状体征形成了完整的Wallenberg综合征,提示病变受累的部位是在延髓背外侧,再结合患者起病为急性经过,即可确定其病因可能是小脑后下动脉或椎动脉血栓形成。

在神经系统疾病临床诊断的过程中须运用科学的灵活的临床思维方法,注意到不同的疾病可能累及神经系统的同一部位,如痉挛性截瘫可见于脊髓压迫症、多发性硬化(MS)、脊髓肿瘤或遗传性痉挛性截瘫等。相反地,同一疾病也可能表现为不同的症状、体征,如 MS 可以表现为大脑、小脑、脑干、脊髓及视神经受累的不同组合的症状体征,临床表现可能极为复杂多样,因此 MS 的诊断应把握其特征性临床表现,诸如病程的缓解与复发,以及较特异性症状和体征的组合,如突发的视力障碍或脊髓损害,眼球震颤与核间性眼肌麻痹并存的体征,提示病灶位于脑干,应高度怀疑 MS 的可能。有经验的临床医生高度重视综合征的临床价值,综合征经常是临床医生便于疾病诊断而概括的一组症状和体征的组合。例如,福斯特-肯尼迪综合征(Foster-Kennedy syndrome)在眼底检查时可见病变侧原发性视神经萎缩,对侧视乳头水肿,通常因前颅窝肿瘤或额叶占位性病变所致;再如一个半综合征(one and a half syndrome)是一侧脑桥病变使该侧脑桥旁正中网状结构(PPRF)受损,导致向病灶侧凝视麻痹,同侧眼球不能外展和对侧眼球不能内收,因病灶同时累及对侧交叉过来支配同侧动眼神经核的内侧纵束(MLF),使同侧眼球也不能内收,仅对侧眼球可以外展,常见于脑干的肿瘤、腔隙性梗死、出血或多发性硬化等。识别这些综合征常可确定病变的定位,同时显著缩小了可能的病因范围,对临床诊断颇有意义。

在临床诊断过程中,不管要解决的临床问题多么复杂,通常都应遵循临床诊断的基本步骤,包括准确判定患者的症状和体征,正确地解释神经系统的功能紊乱,识别特征性临床综合征,进而作出定位诊断与定性诊断。许多临床经验表明,当诊断不确定或有争议时,后来经常发现在首诊时患者的症状未被正确解释。例如,患者主诉头晕被误认为是眩晕而不是头重脚轻,持续性部分性癫痫发作被误认为是锥体外系症状如舞蹈样手足徐动,使临床思路从一开始就出现了偏差。可见,临床检查获得准确无误的、真实可靠的症状体征是保证临床诊断正确性的必要前提和基础。对诊断较困难的病例有时进行反复的神经系统检查是完全必要的,而且在重复检查中很可能获得意外的重要发现。因此,细致周密的、不厌其烦的工作作风是做一名优秀临床医生的基本素质。

四、临床诊断应注意的问题

在疾病的临床诊断过程中,即使严格地遵循临床诊断程序,并进行必要的实验室等辅助检查,仍有许多患者的疾病无法得到确诊。在此情况下要特别注意以下的问题:

1. 要将临床分析集中于主要症状、体征的仔细推敲上。例如,临床常见的良性发作性位置性眩晕(BPPV)患者以剧烈的眩晕为主诉,临床常归咎于后循环缺血(PCI)或颈椎病,实际上只要医生追问发作时间短暂,一般为数秒钟或十余秒钟,通常不超过 30 秒,常因变换头

位或体位诱发,呈反复发作,具有自限性,Dix-Hallpike 试验可为阳性,通常易于作出诊断。这里的问题是出在对主要体征没有全面的认识,同时也提出对 BPPV 认识不足是导致误诊的另一主要原因,医生要不断地学习和更新知识,这正是其职业责任感的表现。

2. 如前所述,如果主要体征被错误解释时,临床思维从一开始便可能走入了歧途,诸如把震颤误认为是共济失调,或将患者主诉的疲劳误认为是肌无力等。要避免过早地下诊断,更要避免思路过分地被某一病史特点或某一神经系统体征所局限,先入为主地作出诊断,而不再考虑其他的可能。应该始终把最初的诊断视为一个待检验的假说,随时准备对其加以修正,当获得新的临床资料时应予以重新审视。例如一例年轻的女性突发视力丧失和双下肢痉挛性轻截瘫,颈髓 MRI 检查显示约 3 个脊椎节段的 T_2WI 高信号病灶,临床很可能诊断为视神经脊髓炎(NMO),但后来又注意到患者有口干、眼干症状,检测血清抗 SSA 或 SSB 自身抗体阳性,唇腺活检及唾液腺放射线核素检查阳性,诊断即应修改为 Sjögren 综合征。

3. 如果疾病处于转变期,则需要疾病的全部特征表现出来以后才能明确诊断。例如一例老年患者以反复的短暂性脑缺血发作(transient ischemic attack,TIA)起病,即使患者及时入院治疗,但仍可能进展为不同程度的脑梗死,对这类患者应予动态观察和复查脑部 MRI,及时作出正确的全面的诊断。

4. 医生的临床思维模式通常应首先关注和考虑常见疾病,在完全排除常见疾病之后再去考虑少见的疾病。此外,还要注意常见疾病的少见症状,在大多数情况下,医生更可能遇到常见疾病的少见症状,而不是少见疾病的典型症状。临床诊断应始终基于疾病的主要症状和体征,而不是根据临床现象的统计学分析,因为统计学资料并不可能衡量和评估个别的临床资料或个体的患者。

5. 对难以确诊的病例,可根据具体情况的需要尽可能进行病理组织学检查,以期为临床诊断提供确切的证据。临床上经常会遇到难以诊断的神经系统疾病,即使这常常是挑战我们的知识与经验,但也有经过多名专家会诊也难于诊断的病例,此时进行某些特殊检查,包括病理检查可能是必要的。

临床医学作为一门经验科学,在临床医生记忆里常会留下许多典型病例的印象,如果在医生头脑中能够把许多疾病的诊断标准与许多活生生的病例联系在一起,当遇到相似的患者时便会迅速产生联想,审视当前患者的临床表现与资料是否符合该病的诊断标准,再与相关疾病进行鉴别,这是医生长期的临床经验培育出的强烈直觉。再譬如,某种疾病可能出现哪些临床表现,不能出

现哪些临床表现,反之,某些临床表现可见于哪些疾病,又不可能出现于哪些疾病,这些经验常可使医生不会立即接受表面上看似合理的解释,而是对问题进行深思熟虑的分析、审视与思考,说明丰富的临床经验确实可以使医生技高一筹,这正是医生水平的较高境界。然而,医生的能力又不完全是一种直觉,也并不完全取决于临床经验,而是植根于长期临床工作中对患者细心的观察,留意疾病过程中的许多细节,并认真思考或与同行及专家讨论和切磋,或把许多不能解决的疑点记录下来,并将其编成目录留待日后思考与解决,这正是做一名合格的临床医生的基本素质,是需要终生进行修炼的。

总之,在解决临床疑难问题时,临床医生要详细地占有临床资料,凭借正确、严谨的临床检查方法,并进行必要的辅助检查,运用缜密扎实的基础知识进行科学分析,善于运用临床经验,才能作出正确的诊断。

第三节 一般体格检查

患者的一般体格检查包括一般状况(general conditions)、意识、精神状态,以及头部、颈部、躯干和四肢检查。

一、一般状况

患者的一般状况主要包括患者的年龄、性别,查体是否合作,发育状况,体型,营养情况(有无营养不良及营养过度),面容表情(如有无痛苦表情、面具脸、贫血面容、急性病容、慢性病容、肝病面容、肾病面容、满月面容等),体位(自主体位、被动体位、强迫体位),皮肤及淋巴结等,以及生命体征(体温、呼吸、血压、脉搏)等。

二、意识状态检查

意识(consciousness)在医学中是指大脑的觉醒(arousal)程度,或为中枢神经系统(CNS)对内、外环境刺激作出应答反应的能力,或为机体对自身及周围环境的感知和理解能力。正常人意识清醒,它是建立在大脑半球认知功能与网状结构觉醒机制之间完善的相互作用的基础上。意识内容包括定向力、感知力、注意力、记忆力、思维、情感和行为等,是人类的高级神经活动,可以通过语言、躯体运动和行为等表达出来。

【意识障碍及解剖学基础】

意识障碍(disorders of consciousness)包括意识水平(觉醒或清醒)受损,如昏迷和急性意识模糊状态,以及意识水平正常而意识内容(认知功能)改变,如痴呆和遗忘

等。本节主要讨论意识水平下降。

影响意识最重要的结构是脑桥中部以上的脑干上行性网状激活系统(ascending reticular activating system),它发放兴奋向上传导至丘脑非特异性核团,再由此弥散地投射至整个大脑皮质,对皮质诱发电位产生易化作用,使皮质不断地维持醒觉状态,该结构损害不可避免地导致意识障碍;其次是大脑皮质中枢整合机构,若弥漫性大脑皮质或脑干网状结构发生损害或功能抑制时就会引起意识水平下降或意识障碍(图 1-1-1)。

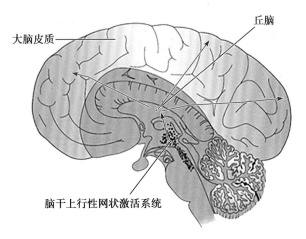

图 1-1-1 脑干上行性网状激活系统及其向丘脑和大脑半球的上行性投射

【临床分类】

意识水平异常以觉醒障碍为特点,可能是上行性网状激活系统或双侧大脑半球急性病变所致。

1. 根据意识障碍程度,临床上表现嗜睡、昏睡和昏迷。

(1)嗜睡(somnolence):是意识障碍早期表现,唤醒后定向力基本完整,能配合检查,常见于颅内压增高的患者。

(2)昏睡(stupor):处于较深睡眠,较重的疼痛或言语刺激方可唤醒,仅能模糊地作答,旋即熟睡。

(3)昏迷(coma):是意识水平的严重下降,是病理性睡眠样状态,患者对刺激无意识反应,不能被唤醒。患者的起病状态、症状体征可能提示昏迷的病因。例如,突然起病的昏迷常提示为血管源性,特别是脑干卒中或蛛网膜下腔出血;在数分钟至数小时内,由半球体征如偏瘫、偏身感觉障碍或失语等迅速进展为昏迷可能是颅内出血的特征;较缓慢的(数日至 1 周或更长时间)出现的昏迷可能见于脑脓肿、脑炎、脑肿瘤或慢性硬膜下血肿等;先有意识模糊状态或激越性谵妄、无局灶性体征的昏迷可能由于代谢紊乱或中毒所致。临床上可以分为浅昏迷、中昏迷和深昏迷(表 1-1-1)(王化冰,2016)。

表 1-1-1　意识障碍的分级及鉴别要点

分级	对疼痛反应	唤醒反应	无意识自发动作	腱反射	光反射	生命体征
嗜睡（somnolence）	（+,明显）	（+,呼唤）	+	+	+	稳定
昏睡（stupor）	（+,迟钝）	（+,大声呼唤）	+	+	+	稳定
昏迷（coma）						
浅昏迷	+	－	可有	+	+	无变化
中昏迷	重刺激可有	－	很少	－	迟钝	轻度变化
深昏迷	－	－	－	－	－	显著变化

2. 伴意识内容改变的不严重的意识下降可导致急性意识模糊状态或谵妄。

（1）急性意识模糊状态（acute confusion state）：为轻度意识障碍。表现嗜睡、淡漠和意识范围缩小，常有定向力障碍、注意力不集中。错觉可为突出的表现，但不像谵妄那样丰富生动，幻觉少见。可伴心动过速、高血压、多汗、苍白或潮红等自主神经症状，以及震颤、扑翼样震颤或肌阵挛等运动异常。常见于缺血性卒中、肝肾功能障碍所致的代谢性脑病、系统性感染或发热伴精神创伤、高龄患者手术和癫症发作等。

（2）谵妄状态（delirium state）：较意识模糊病情严重，定向力和自知力障碍，不能与外界正常交流。患者多伴易激惹、焦虑和恐怖等，可表现间歇性嗜睡，有时可彻夜不眠，注意力涣散，常有丰富的错觉与幻觉，形象生动逼真的错视可引起患者的恐惧、外逃或伤人行为。患者可有发热和周身发抖，酒精和药物依赖者的戒断性谵妄常伴抽搐发作。急性谵妄状态常见于高热、急性弥漫性脑损害或药物中毒，也见于脑炎或脑膜炎，偶见于右侧半球顶-枕区大面积脑梗死。慢性谵妄状态多见于慢性酒精中毒或巴比妥类药物依赖者突然戒断。由于患者常表现严重的激动不安、失定向力、幻觉与妄想等，可被误诊为精神分裂症，须注意鉴别。

3. 特殊类型意识障碍　即醒状昏迷或睁眼昏迷（coma vigil），主要包括去皮质综合征和无动性缄默症（胡维铭，2011）：

（1）去皮质综合征（decorticate or apallic syndrome）：亦称为去皮质状态，患者能够无意识的睁眼闭眼，光反射、角膜反射存在，但对外界刺激无反应，无自发性言语及有目的动作，呈上肢屈曲、下肢伸直姿势（去皮质强直状态），可见病理征。由于患者的中脑及脑桥上行网状激活系统未受损，故可保持睡眠-觉醒周期，可以无意识地咀嚼和吞咽。常见于缺氧性脑病，以及脑血管病及脑创伤导致的大脑皮质广泛损害等。

（2）无动性缄默症（akinetic mutism）：亦称运动不能性缄默症，患者处于缄默不语、四肢不动的特殊意识状态，貌似清醒，能注视周围的人，睡眠-醒觉周期可能保留或呈睡眠过度状态；对外界刺激无意识反应，四肢不能活动，可无目的睁眼或有眼球运动，伴自主神经功能紊乱症状，如体温高、心跳或呼吸节律不规则、多汗、皮脂腺分泌旺盛、尿便潴留或失禁等，肌肉松弛，无锥体束征，可呈不典型的去脑强直状态，为脑干上部或丘脑的网状激活系统及前额叶-边缘系统损害所致。

【鉴别诊断】

临床上须注意与昏迷鉴别的两种情况是：

1. 闭锁综合征（locked-in syndrome）　又称去传出状态（deefferented state），系由于双侧皮质脊髓束及皮质延髓束受损导致几乎全部的运动功能丧失，脑桥及以下的脑神经均瘫痪，表现四肢瘫，不能讲话和吞咽；可自主地睁眼或眼球垂直活动示意，看似昏迷，实为清醒，脑电图正常。多见于脑血管疾病引起的脑桥基底部病变。当检查疑诊昏迷的患者时，可让患者"睁开你的眼睛""向上看""向下看"和"看你的鼻尖"等，即可与此综合征作出鉴别。

2. 意志缺乏症（abulia）　患者处于清醒状态，能意识到自己的处境，但却不讲话，无自主活动。虽然感觉和运动通路仍然完整，患者仍保存对自身及环境的记忆，但对刺激没有反应、无欲望，呈严重的淡漠状态，多见于双侧额叶病变的患者。

三、精神状态检查

检查精神障碍患者时医生不得不降低对患者合作程度的依赖性，主要检查患者的一般行为、情感、情绪、思维、知觉、定向力、记忆力、计算力及判断力等。需要审视患者的主诉，例如，抑郁患者可主诉记忆力下降或无力，但事实上可能既无健忘症也无肌力下降，诈病者可能伪装瘫痪等。

四、头部和颈部检查

1. 头颅部检查 ①视诊:观察头颅大小,有无巨颅畸形、小头畸形、尖头畸形、舟状头畸形等,有无肿块、凹陷、瘢痕和手术切口等;②触诊:头部有无压痛、触痛、隆起、凹陷,婴儿需检查囟门是否饱满,颅缝有无分离等;③叩诊:如头部叩击痛、脑积水患儿的空瓮音(Macewen征)等;④听诊:颅内血管瘤、血管畸形、大动脉部分阻塞等可闻及血管杂音,透光试验对儿童脑积水常有诊断价值。

2. 面部及五官检查 首先观察有无面部畸形、面肌抽动、萎缩、色素脱失或沉着,脑-面血管瘤病患者面部的血管色素斑痣,结节硬化症者面部的皮脂腺瘤等。其次,观察有无上睑下垂、眼球内陷或外凸、角膜溃疡、角膜缘黄绿色或棕黄色环(肝豆状核变性)等,鼻部有无畸形、鼻旁窦区压痛,口部有无唇裂、疱疹等。

3. 颈部检查 观察双侧颈部是否对称,有无疼痛、颈项强直、活动受限、姿态异常(痉挛性斜颈或强迫头位)、角弓反张(opisthotonos)等。强迫头位、颈部活动受限见于后颅窝肿瘤、颈椎病变;颈项粗短、后发际低、颈部活动受限见于颅底凹陷症和颈椎融合症患者。注意检查双侧颈动脉搏动是否对称及有无异常等,颈动脉狭窄在颈部可闻及血管杂音。

五、躯干和四肢检查

胸部、腹部及背部检查与内科查体相同,神经内科检查须注意脊柱、骨骼及四肢有无畸形、强直、叩痛和压痛等,有无肌萎缩、疼痛及握痛等。例如,进行性肌营养不良可见肌萎缩、腰椎前凸及翼状肩胛等,脊髓空洞症和脊髓型共济失调可见脊柱侧凸等。

六、无神经系统症状患者的检查

对无明显神经系统症状的内科及外科患者检查应遵循从简的原则,但任何检查都应认真完成,并在病历上准确记录。①脑神经检查:包括瞳孔大小及对光反射,眼球运动,视、听敏度(通过提问),面部、腭部及舌运动等;②上肢检查:观察裸露伸出的手臂,查看有无肌无力(旋前位坠落)、肌萎缩、震颤或异常活动,检查手握力及腕背屈力,肱二头肌、肱三头肌及桡反射,指鼻试验评估上肢共济运动等;③下肢检查:包括膝部、足及足尖屈伸运动及灵活性,膝腱反射、跖反射和病理反射等,跟膝胫试验评估下肢共济运动;④躯干检查:包括躯干部痛觉、温度觉和触觉,手指和足尖振动觉及位置觉等。以上检查是神经系统检查的最基本部分,仅需时3~4分钟,但常规检查这些项目可能为发现某些神经系统疾病提供线索,例如,跟腱反射消失和振动觉减退可能提示糖尿病性周围神经病或酒精营养不良性神经病,患者此时可能并无明显的症状。另外,准确记录重要的阴性资料对某些疾病也很有益处。

普通内科或外科患者的简要神经系统检查项目见表1-1-2(Ropper et al,2019)。

表1-1-2 普通内科或外科患者的简要神经系统检查项目

1. 采集病史时定向力、疾病的认知、语言评估
2. 瞳孔大小、光反射、视力和听力
3. 眼球、面部、舌的运动
4. 伸出手臂检查萎缩、旋前或下坠、震颤、握力、腕背屈
5. 肱二头肌、旋后肌、肱三头肌反射
6. 主动屈伸髋部、膝部和足部检查下肢
7. 髌骨、跟腱和足底反射
8. 手指和足趾的振动觉
9. 指鼻试验和跟膝胫试验检查共济运动
10. 步态

第四节 神经系统检查法

神经系统检查(neurologic examination)包括脑神经、运动系统、反射、感觉系统和自主神经系统等,分述如下。

一、脑神经检查

脑神经(cranial nerve)检查是神经系统检查的重要组成部分,对于神经系统疾病的定位或解剖学诊断具有重要的意义。

(一)嗅神经(olfactory nerve)

1. 检查方法 先询问患者有无嗅幻觉等主观嗅觉障碍。然后让患者闭目,闭塞其一侧鼻孔,用松节油、杏仁等挥发性物质或香皂、牙膏和香烟等置于患者受检鼻孔,令其说出是何气味或做出比较。醋酸、乙醇和甲醛溶液等刺激性物质可刺激三叉神经末梢,不宜用于嗅觉检查。如鼻腔有炎症或阻塞不能作此检查。

2. 临床意义 嗅觉障碍常表现嗅觉减退或缺失,偶可嗅觉过敏或嗅觉倒错。①一侧或两侧嗅觉丧失多由于鼻腔局部(嗅神经和鼻本身)病变所致;②颞叶嗅中枢病变不引起嗅觉丧失,可引起幻嗅发作;前颅凹骨折、嗅沟脑膜瘤等压迫嗅球、嗅束可引起单侧嗅觉减退或缺失;③嗅觉过敏多见于癔症。

(二)视神经(optic nerve)

主要检查视力、色觉、视野、光反射和眼底等。

1. 视力(visual acuity) 代表视力中心视敏度,分为远视力和近视力,分别用国际远视力表或近视力表检查,远视力检查距离为5m,近视力为30cm。①远视力(distant vision):常用分数表示,分子为实际看到某视标的距离,分母为正常眼应能看到某视标的距离,如5/10指患者在5m处仅能看清正常人在10m处能看清的视标;②近视力(near vision):通常用小数表示为0.1~1.5。如在5m处不能辨认视力表上最大视标(0.1行),可嘱患者逐渐走近视力表,直至可识别视标,如在3m处看清50m

(0.1行)视标,视力应为3/50(0.06)。如在视力表前1m处仍不能识别最大视标,可从1m开始逐渐移近,辨认指数或眼前手动,记录距离表示视力;如不能辨认眼前手动,可在暗室中用电筒分别检查两眼的光感,光感消失为完全失明(史玉泉,1994)。

2. 色觉(color sense) 应用色盲检查图或令患者辨认不同颜色的物件,对颜色辨认障碍见于先天性色盲、视觉通路病变和失认症等。

3. 视野(visual field) 是眼球向前方正视时所能看到的空间范围,可反映周边视力。临床常用手动法(对向法)粗略测试,患者与检查者相距约1m对面而坐,测试左眼时,受试者遮挡其右眼,左眼注视检查者右眼,检查者遮挡其左眼,示指或试标在两人中间等距离处分别从上内、下内、上外和下外等方位自周围向中央移动,直至患者看到后告知,可与检查者的正常视野比较(图1-1-2)。检查时双眼分别测试,正常人视野鼻侧约65°,颞侧约

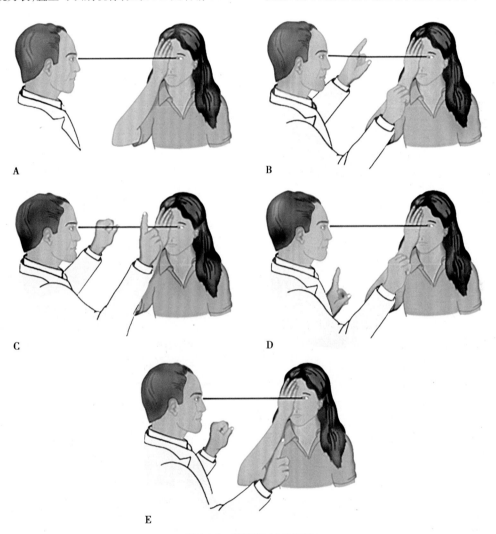

图 1-1-2 视野的对向法测试

A.患者的左眼与检查者的右眼相对;B.鼻侧上象限检测;C.颞侧上象限检测;D.鼻侧下象限检测;E.颞侧下象限检测。随后的步骤是重复检测患者的另一只眼

91°,上方约56°,下方约74°,外下方视野最大。必要时可用较为精确的视野计检查。

4. 眼底(eyeground) 检查时患者背光而坐,眼球正视前方,检查右眼时,医生站在患者右侧,右手持检眼镜用右眼观察眼底;左眼恰相反。一般不要散瞳。正常眼底可见视盘呈圆形或椭圆形,边缘清楚,色淡红,生理凹陷清晰,动脉色红,静脉色暗,动静脉比例为2:3(图1-1-3)。检查应记录视盘形状大小(有否先天性发育异常)、色泽(有否视神经萎缩)、边缘(有否视盘水肿),以及视网膜血管(有否动脉硬化、狭窄、充血、出血),视网膜(有否出血、渗出、色素沉着和剥离)等。

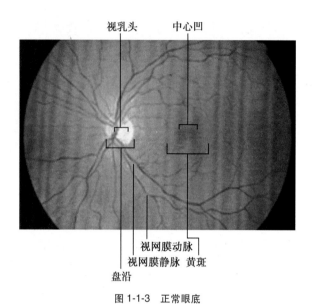

图 1-1-3 正常眼底

(三)动眼神经、滑车神经及展神经

动眼神经(oculomotor nerve)、滑车神经(trochlear nerve)及展神经(abducent nerve)(Ⅲ、Ⅳ、Ⅵ)共同支配眼球运动,称眼外肌运动神经,可同时检查。

1. 眼睑(eyelid) 正常成人上睑缘应覆盖角膜上部1~2mm,注意观察睑裂是否对称及上睑下垂等。眼睑异常临床意义:①睑裂变小:常提示一侧上睑下垂或对侧面瘫;②上睑下垂:可分为真性和假性,真性上睑下垂缘于动眼神经麻痹、重症肌无力和肌营养不良症等,假性上睑下垂可因颈交感神经麻痹所致,用力时可完全上抬;③双侧睑裂增大:可见于甲状腺功能亢进或双侧突眼。

2. 眼球(eyeball) 注意检查眼球位置及眼球运动,观察有无眼球震颤。

(1)眼球位置:观察是否有眼球前突或内陷、斜视、同向偏斜等。

1)突眼或眼球内陷:①单侧突眼:常提示眶内或颅内病变,亦见于甲状腺功能亢进;②双侧突眼:可缘于恶性突眼、良性颅内压增高、多发性眶内肿瘤等;③眼球内

陷:多因眼球病变产生眼萎缩引起,偶见于Horner征的眼眶肌麻痹。

2)斜视或同向偏斜:正常休息时,双眼前后轴(视轴)保持平衡向前。临床上可见多种眼球位置偏斜,例如:①双眼向一侧痉挛性共同偏视:见于癫痫、前庭病变及额叶皮质侧视中枢或脑桥侧视中枢病变所致的核上性眼肌麻痹等;②跷跷板性斜视(Hertwig-Magendie征):为双眼球呈反向运动,病侧眼球偏向内下,病灶对侧眼球偏向外上,见于小脑及桥臂的病变、四叠体的病变和双侧内侧纵束病变;③双眼不自主发作性向上偏斜,称动眼危象,为上丘刺激性病变所致,见于帕金森综合征;④1个或数个眼外肌瘫痪可致瘫痪性斜视;⑤先天异常等眼科疾病亦可导致斜视。

(2)眼球运动:眼球运动是6条眼外肌的作用完成的,它们作用于眼球使之移向6个主要的凝视位置(图1-1-4)。患者坐位保持头部不动,与检查者相距约0.5m,令患者两眼注视检查者手指,并随之向各个方向运动,并检查辐辏动作。眼球内转时瞳孔内缘应到达上、下泪点连线,眼球外转时角膜外缘应达到外眦部,眼球向上或向下转时瞳孔下缘或上缘应超过内眦与外眦连线。观察有否眼球运动受限及方向、程度,有无复视等。

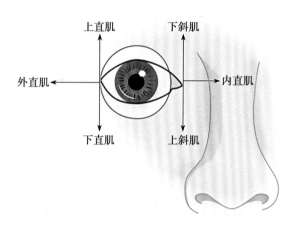

图 1-1-4 测试眼球运动的6个主要的凝视位置

1)眼球活动障碍和复视(diplopia):提示存在眼肌麻痹,包括周围性、核性、核间性和核上性,常伴复视,轻微眼肌麻痹有时可仅有复视,不能发现眼球活动受限。复视是双眼注视目的物时产生的映像不能同时投射到双侧黄斑区,不对称的视网膜刺激在枕叶皮质上引起两个影像冲动,导致患者在向麻痹肌收缩方向注视时出现复视,处于外围的影像是假像。

2)复视检查方法:手动检查是最简便方法,虽较粗略,但常可发现问题。嘱患者注视(头面部不动,仅转动眼球)检查者置于各个方向的单个手指,询问何处可见双影。也可在患者一眼前放置一枚红色镜片,然后注视

75cm 或 1m 远处的燃烛（或一个 10cm 长的日光灯），患者如看见一支红烛（红灯）和一支白烛（白灯）则证明存在复视，若见粉红色单影则证明患者无复视。

3）眼球震颤（nystagmus）：在检查眼球运动时注意是否存在眼球震颤，记录眼震的方向、幅度、节律、频率及持续时间等。

3. 瞳孔及瞳孔反射

（1）瞳孔（pupil）：应注意观察瞳孔的大小、形状、位置及是否对称。正常人瞳孔直径约 3～4mm，呈圆形，边缘整齐，位置居中。瞳孔直径小于 2mm 者称为瞳孔缩小，大于 5mm 者称为瞳孔扩大。双侧瞳孔轻度不对称可见于 15%～20% 的正常人。常见的瞳孔异常有：①单侧瞳孔缩小：可见于动眼神经刺激性病变或颈交感神经通路破坏性病变；②双侧瞳孔缩小：可见于婴儿、老年、睡眠、吗啡或镇静药中毒、脑桥病变、先天性瞳孔扩大肌缺失等；③单侧瞳孔扩大：可由动眼神经麻痹或颈交感神经通路刺激性病变引起；④双侧瞳孔扩大：可见于近视眼、疼痛、恐惧、中脑病变、脑缺氧的深度昏迷、阿托品中毒及先天性异常等；虹膜震颤可使瞳孔大小明显波动。

（2）瞳孔光反射（light reflex of pupils）：是光线刺激引起瞳孔收缩的反射，感光瞳孔缩小称为直接光反射，对侧未感光瞳孔也收缩称为间接光反射。检查时嘱患者注视远处，用电筒光从侧方分别照射瞳孔，观察是否呈活跃和对称收缩。如受检侧视神经损害，直接和间接光反射均迟钝或消失，如受检侧动眼神经损害，直接光反射消失而间接光反射仍存在。

（3）调节反射（accommodation reflex）：两眼注视远处物体时再突然注视近物，出现两眼会聚、瞳孔缩小。

（4）除对光反射和调节反射，瞳孔反射亦包括眼睑反射、眼瞳反射、睫脊反射、三叉神经瞳孔反射、耳蜗瞳孔反射、前庭瞳孔反射、迷走瞳孔反射和精神反射等，但并不作为常规检查。

（5）特殊瞳孔：包括：①阿-罗（Argyll-Robertson）瞳孔：表现光反射消失，调节反射存在，典型病例还包括双侧瞳孔不对称、瞳孔缩小、睫脊反射消失及阿托品散瞳迟钝等，常见于神经梅毒、糖尿病、脑炎、脑创伤和多发性硬化等，目前认为是光反射通路在中脑顶盖前区受损所致，双侧睫状神经节病变亦是可能的病因；②埃迪瞳孔（强直性瞳孔，Adie 综合征）：表现瞳孔散大，常为一侧，光反射消失，但在暗室中用强光持续地刺激时可有缓慢的收缩，停止刺激后缓慢扩大，调节反射亦缓慢出现，缓慢恢复，称埃迪瞳孔。瞳孔大小常自发地波动，常伴全身腱反射消失，多见于成年女性。

（四）三叉神经

三叉神经（trigeminal nerve）（Ⅴ）是混合神经，主要由感觉神经纤维组成，支配面部的感觉，运动纤维支配咀嚼肌和鼓膜张肌，检查包括感觉、运动和反射三部分。

1. 面部感觉 用圆头针、棉签及盛冷热水试管分别测试面部三叉神经分布区皮肤的痛、温和触觉，两侧及内外对比。注意区分周围性与核性感觉障碍，前者（眼支、上颌支、下颌支）病变区各种感觉缺失（图 1-1-5），后者呈葱皮样分离性感觉障碍。

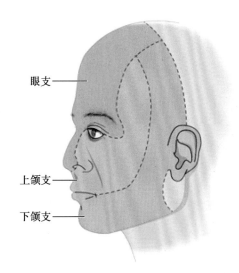

眼支
上颌支
下颌支

图 1-1-5 三叉神经（Ⅴ）感觉分支分布

2. 咀嚼肌运动 首先观察有否颞肌、咬肌萎缩，再用双手压紧双侧颞肌、咬肌，让患者做咀嚼动作，感知肌张力和肌力，两侧是否对称等。再嘱患者张口，以上下门齿中缝为标准，判定下颌有无偏斜，如下颌偏斜提示该侧翼肌瘫痪，是健侧翼肌收缩使下颌推向病侧。

3. 反射

（1）角膜反射（corneal reflex）：检查用细棉絮轻触角膜外缘，正常表现双眼瞬目动作；受试侧瞬目称为直接角膜反射，对侧瞬目为间接角膜反射；角膜反射通路为：角膜→三叉神经眼支→三叉神经感觉主核→双侧面神经核→面神经→眼轮匝肌；如受试侧三叉神经麻痹，双侧角膜反射消失，健侧受试双侧角膜反射存在；细棉絮轻触结合膜也可引起同样反应，称为结膜反射；在三叉神经核上型麻痹中，刺激角膜可以引起下颌向对侧偏斜，称为角膜下颌反射（corneomandibular reflex）或瞬目下颌现象。

（2）下颌反射：患者略张口，轻叩击置于其下颌中央的检查者拇指，引起下颌上提，正常人不易引出，脑干上运动神经元病变时反射增强。

（五）面神经

面神经（facial nerve）（Ⅶ）是混合神经，支配面部表情肌运动为主，尚有部分味觉纤维支配舌前 2/3 的味觉。

1. 面肌运动 先观察额纹、眼裂、鼻唇沟和口角是否对称，然后让患者做蹙额、皱眉、瞬目、示齿、鼓腮和吹哨等动作，观察有无瘫痪及是否对称。疑有轻度面肌瘫痪时，可嘱患者用力闭眼和鼓腮并加以阻力。眼轮匝肌用力收缩时，检查者可见睫毛不能被眼睑完全包裹而有部分睫毛露出，或可触及眼睑肌收缩时的震颤，称睫毛征（eyelash sign）。周围性面瘫导致眼裂上、下的面部表情肌均瘫痪，中枢性面瘫只造成眼裂以下的面肌瘫痪。

2. 味觉 测试味觉时嘱患者伸舌或用海绵纱布把舌头拉出来，检查者以棉签蘸少许食糖、食盐、醋或奎宁溶液，轻涂于舌前一侧，不能讲话、缩舌和吞咽，用手指出事先写在纸上的甜、咸、酸、苦四个字之一。先试可疑侧，再试另侧，每试一种溶液需用温水漱口。面神经损害可使舌前 2/3 味觉丧失。

（六）前庭蜗神经

前庭蜗神经（vestibulocochlear nerve）（Ⅷ）分为蜗神经和前庭神经两部分。

1. 蜗神经（cochlear nerve） 传导听觉，损害时出现耳鸣、耳聋。常用耳语、表声或音叉进行检查，声音由远及近，测量患者单耳（另一侧塞住）能够听到声音的距离，再与另侧耳比较，并与检查者比较。用电测听计检测可

获得准确资料。

耳聋（deafness）可分为外耳和中耳病变所致的传音性耳聋（conductive deafness），以及内耳及蜗神经病变所致的感音性耳聋（perceptive deafness），由耳蜗病变引起的称为耳蜗性耳聋，蜗神经及其中枢传导通路病变引起的称神经性耳聋。传音性耳聋听力损害主要为低频音的气导，感音性耳聋为高频音气导与骨导均下降，可通过音叉检查鉴别（详见第三篇，第二章神经系统疾病的特殊诊断方法，第九节视野检测、听力测定及前庭功能检查）：

（1）Rinne 试验：比较骨导（bone conduction，BC）与气导（air conduction，AC），将频率 128Hz 振动的音叉置于受试者耳后乳突部，至骨导不能听到声音后将音叉置于该侧耳旁，直至气导听不到声音；再检查另一侧。

（2）Weber 试验：将振动的音叉置于患者额部正中，比较双侧骨导。

（3）Schwabach 试验：患者与正常人骨导比较，用振动的音叉置患者乳突部，反复与检查者正常骨导对比，传音性耳聋骨导延长，感音性耳聋骨导缩短。音叉试验比较见表 1-1-3。

表 1-1-3 感音性耳聋与传音性耳聋的音叉试验比较

音叉试验	正常耳	感音性耳聋	传音性耳聋
Rinne 试验	AC>BC（约 2 倍）	AC>BC（二者时间均缩短或消失），为 Rinne 试验（+）	BC>AC，为 Rinne 试验（−）
Weber 试验	声音居中	声音偏于健侧，为 Weber 试验（−）	声音偏于病侧，为 Weber 试验（+）
Schwabach 试验	患者与正常人 BC 比较	BC 缩短	BC 延长

注：AC：气导；BC：骨导；+：阳性；−：阴性。

2. 前庭神经（vestibular nerve） 联系广泛，功能牵涉躯体平衡、眼球动作、肌张力、体位、脊髓反射及自主神经系统等，受损出现眩晕、呕吐、眼球震颤和平衡障碍等。检查包括：

（1）自发性症状检查：观察患者有无眩晕和呕吐、眼球震颤、错定物位、平衡障碍、步态不稳等自发性症状体征。

（2）诱发实验：观察刺激前庭感受器诱发眼震情况，临床常用冷热水（Bárány）试验和转椅试验，通过变温和加速刺激引起两侧前庭神经核接受冲动不平衡诱发眼震。

1）冷热水（Bárány）试验：患者仰卧，头部抬起 30°，灌注热水时眼震快相向同侧，冷水快相向对侧，正常时眼震持续 1.5~2 秒，前庭受损时该反应减弱或消失。

2）转椅试验：让患者闭目坐在旋转椅上，头部前屈 80°，向一侧快速旋转后突然停止，让患者睁眼注视远处，正常出现快相与旋转方向相反的眼震，持续约 30 秒，如 <15 秒提示前庭功能障碍。

（七）舌咽神经、迷走神经

舌咽神经、迷走神经（glossopharyngeal nerve，vagus nerve）（Ⅸ、Ⅹ）在解剖与功能上关系密切，常同时受累，临床上常同时检查。

1. 运动 检查发音有否声音嘶哑、带鼻音或完全失音；嘱患者张口，观察腭垂（悬雍垂）是否居中，双侧腭弓是否对称；嘱患者发"啊"音，观察双侧软腭抬举是否对称，腭垂是否偏斜；一侧麻痹时，病侧腭弓低垂，软腭上提差，悬雍垂偏向健侧；双侧麻痹时，腭垂虽居中，但双侧软腭抬举受限，甚至完全不能。

2. 感觉 用棉签或压舌板轻触两侧软腭及咽后壁，观察有无感觉。

3. 味觉 舌咽神经支配舌后 1/3 味觉，检查法同面神经。

4. 反射

（1）咽反射（gag reflex）：嘱患者张口，用压舌板分别轻触两侧咽后壁，正常出现咽肌收缩和舌后缩（作呕反应），舌咽、迷走神经损害时，患侧咽反射减弱或消失。

（2）软腭反射（palatal reflex）：嘱患者张口，用压舌板轻触软腭或腭垂，正常时引起软腭的提高和腭垂的后缩；咽反射和软腭反射的中枢位于延髓，传入神经为舌咽神经，传出神经为迷走神经，Ⅸ、Ⅹ神经损害可导致这两个反射迟钝或消失。

（3）眼心反射（oculocardiac reflex）：检查者用中指与示指对双侧眼球逐渐施加压力 20~30 秒，正常人脉搏可减少 10~12 次/min；此反射由三叉神经眼支传入，迷走神经心神经支传出，迷走神经功能亢进者反射加强（脉搏减少 12 次/min 以上），迷走神经麻痹者反射减退或消失。

（4）颈动脉窦反射（carotid sinus reflex）：检查者用示指与中指压迫一侧颈总动脉分叉处引起心率减慢，反射由舌咽神经传入，由迷走神经传出；颈动脉窦过敏患者按压时可引起心动过缓、血压下降和晕厥，须谨慎行之。

（八）副神经

副神经（accessory nerve）（Ⅺ）支配胸锁乳突肌和斜方肌。

1. 检查胸锁乳突肌时可让患者对抗阻力向两侧转颈，并加以阻力，比较两侧肌力及肌肉收缩时的轮廓和坚实程度。斜方肌功能可使枕部向同侧倾斜，抬高和旋转肩胛并协助臂部上抬，双侧收缩时导致头部后仰；检查时可在耸肩或头部向一侧后仰时加以阻力，并请患者将臂部高举。

2. 临床意义 副神经损害时向对侧转颈及病侧耸肩无力或不能，同侧胸锁乳突肌及斜方肌萎缩、垂肩和斜颈。

（九）舌下神经

1. 舌下神经（hypoglossal nerve）（Ⅻ）检查法 首先观察舌在口腔内位置及形态，然后嘱患者伸舌，观察有否伸舌偏斜、舌肌萎缩和肌束颤动。

2. 临床意义 核下性病变伸舌偏向病侧，伴该侧舌肌萎缩，双侧舌下神经麻痹舌不能伸出口外；核上性损害伸舌偏向病灶对侧；核性损害可见肌束颤动。

二、运动系统检查

运动系统（motor system）检查包括肌营养、肌张力、肌力、不自主运动、共济运动、姿势及步态等。

1. 肌肉形态和营养 观察和比较双侧对称部位肌肉外形及体积，有无肌萎缩、假性肥大及其分布范围。下运动神经元损害和肌肉疾病可见肌萎缩（amyotrophy），进行性肌营养不良可见肌肉假性肥大（pseudohypertrophy），表现外观肥大、触之坚硬，但肌力减弱，常见于进行性肌营养不良症（假肥大型）的腓肠肌和三角肌。

2. 肌张力（muscular tension） 是肌肉松弛状态的紧张度和被动运动时遇到的阻力。

（1）检查法：检查时嘱患者肌肉放松，触摸感受肌肉硬度或紧张程度（静止肌张力），肌张力减低肌肉柔软弛缓，肌张力增高肌肉坚硬；或用叩诊锤轻敲受检肌肉听其声音，如声调低沉则肌张力低，声调高而脆则肌张力高；然后被动屈伸肢体感知阻力，肌张力降低时阻力减低或消失、关节活动范围较大，肌张力增高时阻力增加、关节活动范围缩小。也可用头部下坠试验、肢体下坠试验、膝部下坠试验、上肢伸举试验和下肢摆动试验等辅助方法，可发现轻微肌张力改变。

（2）临床意义：①肌张力减低：见于下运动神经元病变（如多发性神经病、脊髓前角灰质炎），小脑病变和肌源性病变等；②肌张力增高：见于锥体系和锥体外系病变，前者表现痉挛性肌张力增高，上肢屈肌和下肢伸肌张力增高明显，被动运动开始时阻力大，终了时变小，称为折刀样（clasp-knife）肌张力增高；后者表现强直性肌张力增高，伸肌与屈肌张力均增高，向各方向被动运动时阻力均匀，称为铅管样（lead pipe）肌张力增高（不伴震颤），如伴震颤为齿轮样（cogwheel）肌张力增高。

3. 肌力（muscle force） 是肢体随意运动时肌肉收缩力。

（1）检查法：一般以关节为中心检查肌群的伸、屈、外展、内收、旋前和旋后等功能，肌群肌力的测定可分别以下关节选择下列运动。

1）肩关节：外展、内收。

2）肘关节：屈、伸。

3）腕关节：屈、伸。

4）指关节：屈、伸。

5）髋关节：屈、伸、外展、内收。

6）膝关节：屈、伸。

7）踝关节：背屈、跖屈。

8）趾关节：背屈、跖屈。

9）颈关节：前屈、后伸。

10）躯干：仰卧位抬头和肩，检查者给予阻力，观察腹肌收缩力；俯卧位抬头和肩，检查脊旁肌收缩力。

这些检查适用于上运动神经元病变及周围神经损害引起的瘫痪，但对单神经病变诸如尺神经、正中神经、桡神经、腓总神经损伤，以及局限性脊髓前角病变如脊髓前角灰质炎，需要对相应的单块肌肉分别进行检查。

（2）六级（0~5级）肌力记录法：检查时让患者依次做有关肌肉收缩运动，检查者施予阻力，或嘱患者用力维持某一姿势时，检查者用力改变其姿势，判断肌力（表1-1-4）。

（3）各主要肌肉肌力检查法：见表1-1-5。

表1-1-4 肌力的六级记录法

0级	完全瘫痪
1级	肌肉可收缩，但不能产生动作
2级	肢体能在床面上移动，但不能抵抗自身重力，即不能抬起
3级	肢体能抵抗重力离开床面，但不能抵抗阻力
4级	肢体能做抗阻力动作，但不完全
5级	正常肌力

表1-1-5 主要肌肉的肌力检查方法

肌肉	节段	神经	功能	检查方法
冈上肌	$C_5 \sim C_6$	肩胛上	上臂外展	上臂取垂直位外展，并施以阻力
冈下肌	$C_5 \sim C_6$	肩胛上	上臂外旋	上臂垂直、肘部前屈90°位，检查者将前臂向内侧推
肩胛下肌	$C_5 \sim C_6$	上肩胛下，下肩胛下	上臂内旋	同上，检查者将前臂向外侧推
菱形肌	C_5	肩胛背	肩胛内缘内收和上抬	双手叉腰位（拇指在后），检查者将肘部前推
前锯肌	$C_5 \sim C_7$	胸长	肩胛下角外展和向前	双臂前伸，瘫痪时肩胛下角离开胸壁形成翼状肩胛
背阔肌	$C_6 \sim C_8$	胸背	上臂内收-伸直和内旋	上臂自水平外展位向下，检查者加阻力
胸大肌	$C_5 \sim T_1$	胸前	上臂内收-屈曲和内旋	双臂向前平伸，检查者将臂部向外侧推
三角肌	$C_5 \sim C_6$	腋	上臂外展	上臂水平外展位，检查者将肘部向下压
肱二头肌	$C_5 \sim C_6$	肌皮	前臂屈曲和外旋	肘部屈曲、前臂外旋位，检查者将其伸直
肱桡肌	$C_5 \sim C_6$	桡	前臂屈曲	同上，但前臂在半内旋半外旋位
肱三头肌	$C_7 \sim C_8$	桡	前臂伸直	肘部伸直，检查者将其屈曲
旋后肌	C_6	桡（骨间）	前臂外旋	前臂伸直、外旋，检查者将其内旋
旋前圆肌	$C_6 \sim C_7$	正中	前臂内旋	肘部半屈、前臂内旋，检查者加阻力
桡侧腕长伸肌	$C_6 \sim C_7$	桡	腕部伸直外展	前臂内旋，手指松弛，维持腕部伸直（背屈）位，检查者自手背桡侧下压
尺侧腕伸肌	$C_7 \sim C_8$	桡（骨间）	腕部伸直内收	同上，检查者自手背尺侧下压
指总伸肌	$C_6 \sim C_8$	桡（骨间）	示指到小指的掌指关节伸直	前臂内旋，腕部正中位，维持指部伸直，检查者在近端指节处下压
拇长伸肌	$C_7 \sim C_8$	桡（骨间）	拇指远端指节伸直	手掌平放，检查者以一手固定其拇指近端指节，患者伸直远端指节，检查者加阻力
拇短伸肌	$C_7 \sim C_8$	桡（骨间）	拇指近端指节伸直	手掌平放，拇指远端指节屈曲，检查者固定其第一掌骨，患者伸直拇指近端指节，检查者加阻力
拇长展肌	$C_7 \sim C_8$	桡（骨间）	拇指外展	手掌平放，拇指外展，检查者在第一掌骨上加阻力
桡侧腕屈肌	$C_6 \sim C_7$	正中	腕骨屈曲和外展	指部松弛，腕部屈曲，检查者在手掌桡侧下压
尺侧腕屈肌	$C_7 \sim T_1$	尺	腕骨屈曲和内收	同上，检查者在手掌尺侧下压
指浅屈肌	$C_7 \sim T_1$	正中	示指到小指的近端指骨间关节屈曲	远端指骨松弛，近端指节固定，患者屈曲中段指节，检查者加阻力

肌肉	节段	神经	功能	检查方法
指深屈肌	$C_7 \sim T_1$	正中	远端指间关节屈曲	近端和中段指节固定在伸直位,屈曲远端指节,检查者加阻力
拇长屈肌	$C_7 \sim T_1$	正中	拇指远端指节屈曲	拇指内收,近端指节固定,患者屈曲远端指节,检查者加阻力
拇短屈肌	$C_8 \sim T_1$	正中,尺	拇指近端指节屈曲	拇指内收,远端指节松弛,第一掌骨固定,屈曲近端指节,检查者加阻力
拇短展肌	$C_8 \sim T_1$	正中	拇指在和掌部垂直的方向上展开	同上,检查者在第一掌骨上加阻力
对掌拇肌	$C_8 \sim T_1$	正中	第一掌骨向掌前转动	各指间关节伸直,患者将拇指和环指的远端指节的掌侧互相贴紧,检查者将其分开
蚓状肌	$C_7 \sim T_1$	正中(示、中指)、尺(无名、小指)	指节间关节伸直	掌指关节伸直、固定,患者将近端指间关节伸直,检查者加阻力
拇短内收肌	$C_8 \sim T_1$	尺	拇指向与掌面平行或垂直方向靠拢	拇指伸直,用拇指和手掌的桡侧夹住纸条,检查者试拉出之
手背侧骨间肌	$C_8 \sim T_1$	尺	手指分开(拇指小指除外)	各手指分开伸直,检查者试将中三指聚拢
手掌侧骨间肌	$C_8 \sim T_1$	尺	手指收拢(拇指除外)	将伸直的手指夹住纸条,检查者试拉出之
小指展肌	$C_8 \sim T_1$	尺	小指外展	小指伸直并外展,检查者加阻力
腹前肌群	$T_6 \sim T_{12}$	肋间	参与脊柱的屈曲	检查者压住两侧大腿,患者自卧位无撑坐起,可观察和触摸腹肌并注意脐孔位置(上部腹肌瘫痪时下移,下部腹肌瘫痪时上移,一侧瘫痪时向健侧移动)
髂腰肌	$L_1 \sim L_3$	腰丛,股	髋部屈曲	仰卧,屈膝,维持髋部屈曲,检查者将大腿向足部方向推
股四头肌	$L_2 \sim L_4$	股	膝部伸直	仰卧,维持膝部伸直,检查者屈曲之
股内收肌群	$L_2 \sim L_5$	闭孔,坐骨	股部内收	仰卧,下肢伸直,维持两膝并拢,检查者分开之
臀中肌和臀小肌	$L_4 \sim S_1$	臀上	股部外展和内旋	仰卧,下肢伸直,分开两膝,检查者加阻力
胫前肌	$L_4 \sim L_5$	腓深	足部背屈	足部背屈,检查者在足背压下
踇长伸肌	$L_4 \sim S_1$	腓深	踇趾伸直和足部背屈	足部固定于中间位置,伸直踇趾,检查者加阻力
趾长伸肌	$L_4 \sim S_1$	腓深	足趾伸直和足部背屈	同上,伸直足趾,检查者加阻力
腓肠肌,比目鱼肌	$L_5 \sim S_2$	胫	足部跖屈	膝部伸直,跖屈足部,检查者加阻力
踇长屈肌	$L_5 \sim S_2$	胫	踇指跖屈	足部固定于中间位置,跖屈踇趾,检查者在踇趾远端指节加阻力
趾长屈肌	$L_5 \sim S_2$	胫	足趾跖屈	同上,跖屈足趾,检查者加阻力
胫后肌	$L_5 \sim S_1$	胫	足部内翻	足部跖屈位,内旋足部,检查者在足内缘加阻力
腓骨肌群	$L_4 \sim S_1$	腓浅,腓深	足部外翻	同上,外旋足部,检查者在足外缘加阻力
股二头肌,半筋肌,半膜肌	$L_4 \sim S_2$	胫	膝部屈曲	俯卧,维持膝部屈曲,检查者将小腿向足部方向推
臀大肌	$L_5 \sim S_2$	臀下	髋部伸直	仰卧,膝部屈曲90°,将膝部抬起,检查者加阻力

（4）临床常用的轻瘫检查法：当轻瘫不能确定时可用以下方法检查：

1）上肢平伸试验：双上肢平举，手心向下，数分钟后可见轻瘫侧上肢逐渐下垂和旋前（掌心向外），亦称手旋前试验。

2）巴利（Barré）分指试验：相对分开双手五指并伸直，两手相合，数秒钟后轻瘫侧手指逐渐扰屈曲。

3）小指征：双上肢平举，手心向下，轻瘫侧小指常轻度外展。

4）数指试验：嘱患者手指全部屈曲，然后依次伸直，做计数动作；或反之，手指全部伸直，然后一一屈曲，轻瘫侧动作笨拙或不能。

5）手指肌力试验：令患者大拇指分别与其他各指连成环状，检查者以一个手指快速将其分开，以试手指肌力。

6）杰克逊（Jackson）征：仰卧位双腿伸直，轻瘫侧下肢常呈外旋位。

7）下肢轻瘫试验：也称敏卡锡尼（Mingazini）试验，仰卧位，双膝、髋关节均屈曲成直角，轻瘫侧小腿逐渐下落。

8）Barré下肢第一试验：即膝下垂试验，令患者俯卧，膝关节成直角，数秒钟后轻瘫侧下肢逐渐下落。

9）Barré下肢第二试验：令患者俯卧，尽量屈曲膝部，并使足跟接近臀部，轻瘫侧踝部及足趾运动不全，使之踝、趾关节不能用力跖屈。

4. 不自主运动（unvoluntary movement）　检查时须注意观察患者有无不能随意控制的舞蹈样动作、手足徐动、肌束颤动、颤搐、肌阵挛以及静止性、动作性和姿势性震颤，及其部位、范围、程度和规律，与情绪、动作、寒冷、饮酒等关系等，并询问家族史。

5. 共济运动（ataxia）　首先观察患者日常活动的随意动作有无协调作用障碍，如吃饭、穿衣、系纽扣、取物、书写、讲话、站立及步态等，有无动作性震颤和语言顿挫等，然后检查以下共济运动试验：

（1）指鼻试验（finger-to-nose test）：嘱患者用示指尖触及前方距其0.5米检查者的示指，再触自己的鼻尖，用不同方向、速度、睁眼与闭眼反复进行，两侧比较（图1-1-6）。小脑半球病变可见指鼻不准，接近目标时动作迟缓或出现意向性震颤，常超过目标（过指），称为辨距不良。感觉性共济失调睁眼指鼻时无困难，闭眼时出现明显异常。

（2）误指试验：患者坐在检查者对面，上肢前伸，用示指从高处指向检查者伸出的示指，睁眼、闭眼对比，两侧对比。正常人闭眼后误差不超过2°~5°，一侧小脑病变时同侧上肢常向病侧偏斜；前庭病变时两侧上肢均向

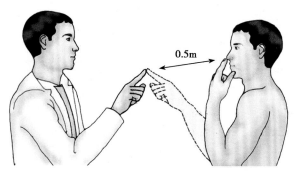

图 1-1-6　指鼻试验

病侧偏斜。

（3）跟-膝-胫试验（heel-knee-shin test）：取仰卧位，上举一侧下肢，用足跟触及对侧膝盖，再沿胫骨前缘下移（图1-1-7）。小脑损害抬腿触膝时出现辨距不良和意向性震颤，下移时摇晃不稳；感觉性共济失调闭眼时足跟难寻到膝盖。

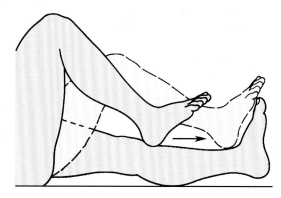

图 1-1-7　跟-膝-胫试验

（4）快复轮替试验：嘱患者用前臂快速旋前和旋后，或一手用手掌、手背连续交替拍打对侧手掌，或用足趾反复快速叩击地面等。小脑性共济失调患者动作笨拙，节律慢而不协调，称快复轮替运动不能。

（5）反跳试验：嘱患者用力屈肘，检查者握其腕部使其伸直，然后突然松手。正常人由于对抗肌的拮抗作用，可立即制止前臂屈曲。小脑病变患者由于缺少这种拮抗作用，屈曲的前臂可反击到自己的身体。

（6）起坐试验：取仰卧位，双手交叉置于胸前，不用支撑试行坐起，正常人躯干屈曲并双腿下压，小脑病变患者双下肢向上抬离床面，起坐困难，称联合屈曲征。

（7）闭目难立征（Romberg征）：患者双足并拢站立，双手向前平伸、闭目，共济失调患者出现摇摆不稳或倾跌。①后索病变：出现感觉性共济失调，睁眼站立稳，闭眼时不稳，称为Romberg征（+）；②小脑病变：睁眼闭眼均不稳，闭眼更明显，蚓部病变向前后倾倒，小脑半球病变向病侧倾倒；③前庭迷路病变：患者闭眼后并不立即出现

身体摇晃或倾倒,经过一段时间后才出现,且摇晃程度逐渐加强,表现身体向两侧倾倒;④周围性病变:两足并拢站立时出现身体摇晃不稳或向侧方倾倒,闭眼时可较明显。

6. 姿势与步态异常　首先观察患者卧位、坐位、站立和行走时有无姿势(posture)和步态(gait)异常,常见的步态异常包括:

(1) 痉挛性偏瘫步态(spastic hemiplegic gait):病侧上肢内收、旋前,指、腕、肘关节屈曲,下肢伸直、外旋,行走时病侧上肢的协同摆动动作消失,病侧骨盆抬高,向外做划圈样步态前进,又称划圈样步态,多见于脑血管病后遗症。

(2) 痉挛性截瘫步态(spastic paraparetic gait):双下肢强直内收(内收肌张力增高),使行走时每一步都交叉到对侧,如剪刀样,称"剪刀步态"。见于双侧锥体束损害和先天性痉挛性双侧瘫痪等。

(3) 慌张步态(festinating gait):帕金森病或帕金森综合征患者行走时步伐细小,双足擦地而行,躯干强硬前倾,碎步前冲,起步及止步困难,双上肢协同摆动动作消失。

(4) 小脑性步态(cerebellar gait):小脑性共济失调患者行走时双腿分开较宽(阔基底),左右摇晃,向侧方倾斜,直线行走困难,状如醉汉,临床易与"醉酒步态"混淆。

(5) 醉酒步态(drunken gait):步态蹒跚、摇晃、前后倾斜,似乎随时都会失去平衡跌倒,见于酒精中毒或巴比妥类药物中毒。

(6) 感觉性共济失调步态(gait of sensory ataxia):感觉性共济失调患者不能掌握平衡,高抬足,足跟着地,闭目尤甚,也称为踪步态,见于脊髓痨患者。

(7) 跨阈步态(steppage gait):腓总神经麻痹导致足下垂,行走时患肢高抬,如跨越门槛样。

(8) 肌病步态(myopathic gait):进行性肌营养不良患者因盆带肌无力使脊柱前凸,行走时臀部左右摇摆,亦称摇摆步态(swaying gait)或鸭步(waddling gait)。

(9) 癔症步态(hysterical gait):表现奇形怪状步态,下肢肌力佳,但不能支撑体重,步态蹒跚,向各个方向摇摆,欲跌倒状,但罕有跌倒自伤者。见于癔症等心因性疾病。

其他尚有正常颅压脑积水性步态、额叶病变步态、"老年"步态、谨慎步态、精神发育迟滞性步态等。

三、反射检查

反射(reflex)检查包括深反射、浅反射、阵挛和病理反射等。

(一)深反射

深反射是肌腱和关节的反射,临床常用的深反射包括:

1. 肱二头肌反射(biceps reflex)　反射中心 $C_5 \sim C_6$,经肌皮神经传导。肘部屈曲成直角,检查者左拇指(坐位)或左中指(卧位)置于患者肘部肱二头肌腱上,用右手持叩诊锤叩击左指甲,反射为肱二头肌收缩,引起屈肘(图1-1-8)。

2. 肱三头肌反射(triceps reflex)　反射中心 $C_6 \sim C_7$,经桡神经传导。患者上臂外展,肘部半屈,检查者托持其上臂,用叩诊锤直接叩击鹰嘴上方肱三头肌腱,反射为肱三头肌收缩,引起前臂伸展(图1-1-9)。

3. 桡反射(radial jerk)　反射中心 $C_5 \sim C_6$,经桡神经传导。患者前臂半屈半旋前位,检查时叩击桡骨下端,反射为肱桡肌收缩,引起肘部屈曲、前臂旋前(图1-1-10)。

4. 膝反射(knee jerk)　反射中心 $L_2 \sim L_4$,经股神经

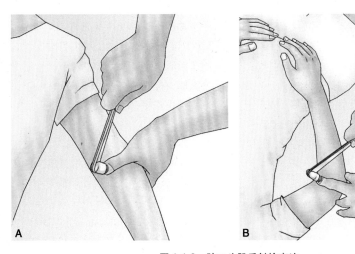

图 1-1-8　肱二头肌反射检查法
A. 坐位;B. 卧位

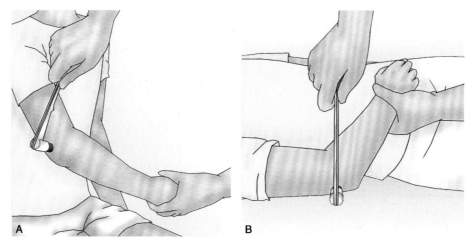

图 1-1-9　肱三头肌反射检查法

A. 坐位；B. 卧位

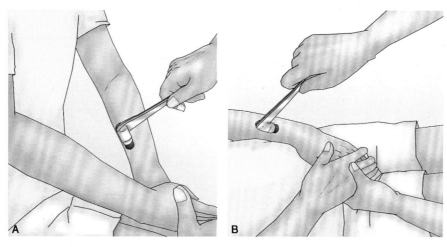

图 1-1-10　桡反射检查法

A. 坐位；B. 卧位

传导。患者取坐位，小腿完全松弛下垂，与大腿成直角；卧位时检查者用左手托起双膝关节，使小腿屈成 120°，右手用叩诊锤叩击髌骨下股四头肌腱，反射为小腿伸展（图 1-1-11）。

5. 跟腱反射（achilles tendon reflex）　反射中心 S_1~S_2，经胫神经传导。患者取仰卧位，屈膝约 90°，检查者用左手使足背屈成直角，叩击跟腱，反射为足跖屈；或俯卧位，屈膝 90°，检查者用左手按足跖，再叩击跟腱；或患者跪于床边，足悬于床外，叩击跟腱，反射作用为腓肠肌和比目鱼肌收缩而致足跖屈（图 1-1-12）。

6. 阵挛（clonus）　是腱反射高度亢进表现，临床常见：①髌阵挛（knee clonus）：患者仰卧，下肢伸直，检查者用拇示两指捏住髌骨上缘，突然和持续向下方推动，髌骨发生连续节律性上下颤动（图 1-1-13）；②踝阵挛（ankle clonus）：较常见，检查者用左手托患者腘窝，右手握足前部突然推向背屈，并用手维持压于足底，跟腱发生节律性收缩，导致足部交替性屈伸动作（图 1-1-14）。

7. 霍夫曼征（Hoffmann sign）　反射中心 C_7~T_1，经正中神经传导。以往该征与 Rossolimo 征被列入病理反射，实际上是牵张反射，可视为腱反射亢进表现，也见于腱反射活跃的正常人。患者手指微屈，检查者左手握患者腕部，右手示指和中指夹住患者中指，以拇指快速地向下拨动中指甲，阳性反应为拇指屈曲内收和其他各指屈曲（图 1-1-15）。

8. 罗索利莫征（Rossolimo sign）　反射中心 C_7~T_1，经正中神经传导。患者手指微屈，检查者左手握患者腕部，用右手指快速向上弹拨中间三个手指尖，阳性反应同 Hoffmann 征。

9. 罗索利莫（Rossolimo）足部征　反射中心为 L_5~S_1，经胫神经传导。原理同手指征，用手指快速向上弹拨足趾跖面或用叩诊锤叩击足趾跖面，足趾向跖面屈曲为阳性。

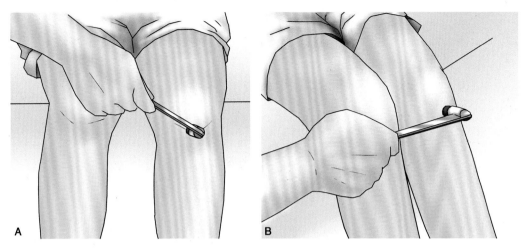

图 1-1-11　膝反射检查法
A. 坐位；B. 卧位

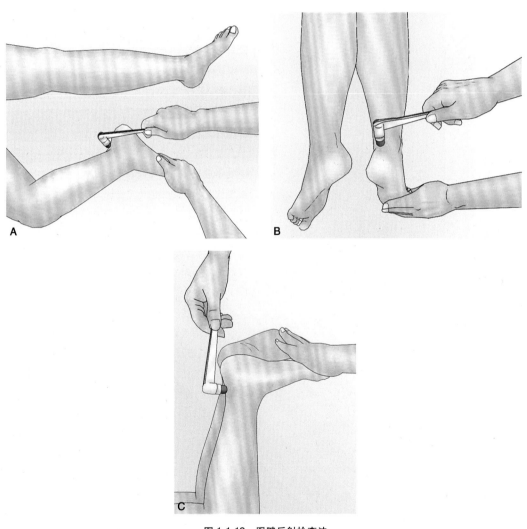

图 1-1-12　跟腱反射检查法
A. 仰卧位；B. 俯卧位；C. 跪位

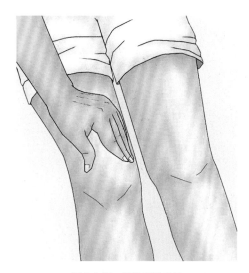

图 1-1-13　髌阵挛检查法

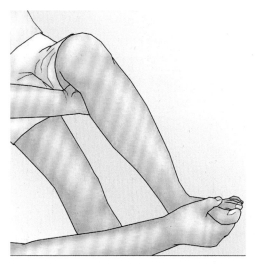

图 1-1-14　踝阵挛检查法

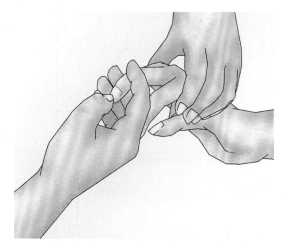

图 1-1-15　Hoffmann 征检查法

10. 头面部深反射如眼轮匝肌反射、眉间反射、口轮匝肌反射和下颌反射等见本节中额叶释放征。

11. 临床较少用的深反射

（1）肩胛反射：反射中心为 $C_4 \sim C_5$，经肩胛背神经传导。检查时叩击肩胛下角内缘，反射呈现肩胛内移，肱部内收。

（2）胸大肌反射：反射中心为 $C_5 \sim T_1$，经胸前神经传导。检查时叩击放在胸大肌腱上的手指，反射为胸大肌收缩。

（3）屈指反射：反射中心为 $C_6 \sim T_1$，经正中、尺神经传导。检查时叩击放在患者手指掌面上的手指，反射为手指屈曲，拇指远端指节屈曲。

（4）肋骨膜反射：反射中心为 $T_5 \sim T_9$，经肋间神经传导。检查时叩击肋下缘或剑突，反射为上腹肌收缩。

（5）深腹壁反射：反射中心为 $T_7 \sim T_{12}$，经肋间神经传导。检查时叩击放在腹壁上的手指，反射为腹肌收缩。

（6）耻骨反射：反射中心为 $T_6 \sim T_{12}$、$L_2 \sim L_4$，经肋间神经、髂腹下神经和闭孔神经等传导。检查时叩击耻骨联合，反射为下腹肌，股内收肌收缩。

（7）股二头肌反射：反射中心为 $L_5 \sim S_2$，经胫神经传导。检查时叩击膝后股二头肌腱，反射为股二头肌收缩。

（8）半腱和半膜肌反射：反射中心为 $L_5 \sim S_2$，经胫神经传导。检查时叩击肌腱，反射为半腱肌和半膜肌收缩。

临床检查深反射时须注意，应避免使患者紧张，肢体应处于放松状态，检查者叩击的力量应均等和适当。最重要的是，对双侧腱反射要加以对比，如两侧腱反射呈对称性活跃、亢进，或者减弱、消失，则需对患者的病情加以分析，在某些情况下可能并无临床意义。若双侧腱反射明显不对称，通常多具有明显的临床诊断价值。深反射强弱的描述可分为消失（－）、减弱（＋）、正常（＋＋）、亢进（＋＋＋）和阵挛（＋＋＋＋）等。

（二）浅反射

浅反射是刺激皮肤、黏膜、角膜等引起肌肉快速收缩反应。角膜反射、咽反射和软腭反射见脑神经检查。

1. 腹壁反射（abdominal reflexes）　反射中心 $T_7 \sim T_{12}$，经肋间神经传导。患者仰卧，双下肢略屈曲使腹肌松弛，用钝针或竹签沿肋弓下缘（$T_7 \sim T_8$）、脐孔水平（$T_9 \sim T_{10}$）和腹股沟上（$T_{11} \sim T_{12}$）平行方向，由外向内轻划两侧腹壁皮肤，反应为该侧腹肌收缩，脐孔向刺激部分偏移，分别为上、中、下腹壁反射（图 1-1-16）。肥胖者和经产妇可引不出。

2. 提睾反射（cremasteric reflex）　反射中心 $L_1 \sim L_2$，经生殖股神经传导。用钝针自上向下轻划大腿上部内侧皮肤，反应为该侧提睾肌收缩使睾丸上提。年老体衰患者提睾反射可引不出。

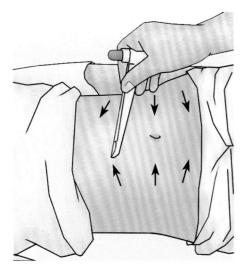

图 1-1-16　腹壁反射检查法

3. 跖反射（plantar reflex）　反射中心 $S_1 \sim S_2$，经胫神经传导。用竹签轻划足底外侧，自足跟向前至小趾根部足掌时转向内侧，反射为足趾跖屈（图 1-1-17）。

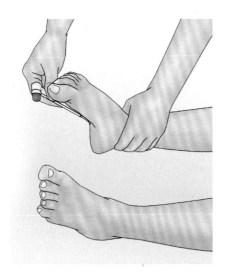

图 1-1-17　跖反射检查法

4. 肛门反射（anal reflex）　反射中心 $S_4 \sim S_5$，经肛尾神经传导。用竹签轻划肛门周围皮肤，反射为肛门外括约肌收缩。

（三）病理反射

这里介绍躯干和四肢病理反射（pathologic reflex），头面部病理反射如口轮匝肌反射、吸吮反射、下颌反射等见本节中额叶释放征。

1. 巴宾斯基征（Babinski sign）　是最经典的病理反射，虽然简单，但可确切提示锥体束受损，几乎没有哪个神经体征的分量可与之相比。检查方法同跖反射，拇趾背屈伴其他足趾扇形展开为阳性反应，也称跖反射伸性（图 1-1-18）。Babinski 等位征包括：①Chaddock 征：由外

踝下方向前划至足背外侧；②Oppenheim 征：用拇指和示指沿胫骨前缘自上向下用力下滑；③Schaeffer 征：用手挤压跟腱；④Gordon 征：用手挤压腓肠肌；⑤Gonda 征：用力下压 4、5 趾，数分钟后突然放松；⑥Pussep 征：轻划足背外侧缘，阳性反应均为拇趾背屈。

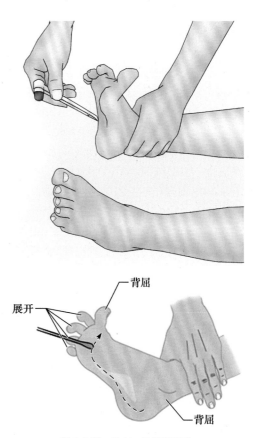

图 1-1-18　Babinski 征检查法

2. 强握反射　用手指触摸患者手掌时强直性握住检查者手指。此在新生儿为正常反射，可见于成人对侧额叶运动前区病变。

3. 钟摆样膝反射　令患者取坐位，小腿与足部自然下垂，做膝腱反射，患者小腿呈现钟摆样动作，来回数下方停止。缘于肌张力降低，常见于小脑病变。

4. 脊髓自主反射　脊髓横贯性病变时，针刺病变平面以下皮肤引起单侧或双侧髋、膝、踝部屈曲（三短反射）和 Babinski 征。若双侧屈曲并伴腹肌收缩、膀胱及直肠排空，以及病变以下竖毛、出汗、皮肤发红等，称为总体反射。

四、感觉系统检查

感觉系统（sensory system）检查主观性强，患者理解问题能力、教育程度、合作程度、年龄等都对结果判定有较大的影响，易产生误差，是神经系统查体中最困难的部

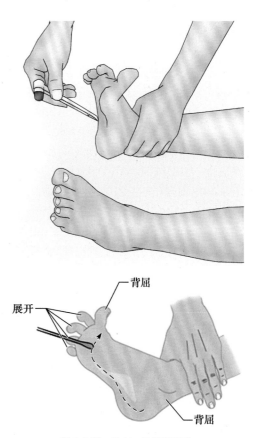

分。检查时患者闭目,检查者应耐心细致,使患者充分配合。检查时注意左右、近远端对比的原则,自感觉缺失部位查向正常部位,自肢体远端查向近端,必要时可重复检查,避免暗示性提问,以获取准确的资料。无感觉症状的患者可仅查手足振动觉及位置觉,面部、躯干及肢端痛觉,观察两侧是否对称;有感觉症状或局限性肌萎缩、肢体无力、共济失调、关节营养性改变或无痛性溃疡的患者应全面系统检查。

感觉检查包括浅感觉、深感觉和复合感觉等。

1. 浅感觉检查包括 ①皮肤痛觉检查:用大头针轻刺皮肤,询问是否疼痛;检查应从痛觉减退区向正常部位移动,不要反复刺激一个部位,用力要均匀,针刺频率应每秒 1 次,以免因累积效应产生过度疼痛,如有痛觉减退或丧失应确定范围及障碍类型;②触觉检查:用棉签或软纸片轻触皮肤,询问有无感觉;③温度觉检查:用装冷水(0~10℃)和热水(40~50℃)的两个玻璃试管交替接触患者皮肤数秒钟,辨别冷、热感,如痛、触觉无改变,一般可不必再查温度觉,如有感觉障碍应记录部位和范围,应注意接触皮肤时间不能过短,不能压得过轻;④深部组织痛觉检查:用手捏挤肌腱或肌肉确定有无深部组织疼痛,或压迫各主要神经干走行区,询问有无压痛,皮肤痛觉减退时深组织痛觉可存在,相反亦然,深部痛觉障碍常见于脊髓痨。

2. 深感觉检查包括 ①运动觉(movement sense)检查:患者闭目,检查者用手指轻轻夹住患者手指或足趾两侧,上下移动5°左右,让患者辨别"向上""向下"移动,如感觉不明显可加大活动幅度或测试较大关节;②位置觉(position sense)检查:患者闭目,检查者将其肢体摆成某一姿势,请患者描述该姿势或用对侧肢体模仿;检查下肢常用龙贝格征(Romberg sign),闭眼时难以直立,睁眼时改善,患者最好光脚站在地上,精神紧张的患者可让其用示指交替指鼻或双手握紧以转移注意力;③振动觉(vibration sense)检查:将振动的 C128Hz 音叉柄置于骨隆起处,如手指、桡尺骨茎突、鹰嘴、锁骨、足趾、内外踝、胫骨、膝、髂前上棘和肋骨等处,询问有无振动感和持续时间,并两侧对比;④压觉(pressure sense)检查:用手指或钝物如笔杆轻触和用力压患者的皮肤,让患者鉴别压迫之轻重。

3. 复合(皮质)觉检查 大脑感觉皮质或丘脑皮质投射纤维受损出现的特殊辨别觉障碍,对痛、温、触和振动觉等影响很小。复合(皮质)觉检查包括:①皮肤定位觉(cutaneous localization)和书写觉(graphesthesia)检查:嘱患者闭目,检查者用手指或棉签轻触患者皮肤后,让其指出受触的部位,正常误差手部<3.5mm,躯干部<1cm;检查皮肤书写觉让患者说出数字、字母或指出笔画方向,

不同部位敏感度不同,一般指腹可辨别1cm大小的数字,手掌则超过 4cm,Wall 等(1977)认为定位觉是判断后索功能最简单和有用的方法;②两点辨别觉(two-point discriminative sense)检查:令患者闭目,用分开一定距离的钝双脚规接触皮肤,如患者感觉为两点时再缩小间距,直至感觉为一点为止,两点须同时刺激,用力相等;正常值指尖为 2~4mm,手背 2~3cm,躯干 6~7cm;③图形觉(graphesthesia sense)检查:令患者闭目,用钝针在皮肤上画出简单图形,如三角形、圆形或 1、2、3 等数字,让患者辨出,应双侧对照;④实体觉(stereognosis)检查:患者闭目,令其用单手触摸常用物品如钥匙、纽扣、钢笔、硬币等,说出物品形状和名称,两手比较;⑤重量觉(weight sense)检查:取重量相差 50%以上的两种物品,先后放在患者一侧手中,指出孰轻孰重。

经典躯体感觉理论认为,感觉皮质对躯体支配为对侧性,事实并非绝对如此,Oppenheim(1906)报道一例双侧实体觉及触觉丧失病例,大脑半球仅有一处病损,以后许多学者证实这一观点,发现左侧半球病变可引起双侧复合觉障碍,右侧半球病变只产生左侧复合觉障碍。Caselli(1991)发现,右侧半球大面积梗死患者除严重半身忽略,可有双侧触觉丧失。对实体觉缺失(astereognosis)与触觉失认(tactile agnosia)的关系,有人认为意义相同,有人认为是优势半球顶叶中央后回后部损害结果,是与失语、失认相同的功能障碍。Carmon 等认为,右侧半球可能是触觉辨别觉的优势半球。评价感觉功能时应考虑年龄因素,因感觉功能随年龄增长逐渐衰退,振动觉敏感度下降受年龄影响最大。

五、失语症、失用症及失认症检查

语言(language)是人类在劳动及生活中形成并发展起来的,并通过各种方式或符号(如口语、文字、手势或手语等)进行交流。在进行语言检查前,首先应注意受检患者的意识及精神状态、智力、注意力、定向力、视力及听力、发音器官等均正常,无肢体瘫痪,能够合作,是进行失语症、失用症和失认症检查的必要前提。

(一)失语症检查

语言的基本形式包括听、说、读、写,失语症检查包括口语表达、听理解、复述、命名、阅读和书写等。

1. 口语表达(speech expression) 通过患者自发谈话或与之交谈,注意谈话语量、语调和发音,说话是否费力,有无语法词或结构,有无实质词或错语、找词困难、刻板语言,能否达义等,由这些特点区分流利型或非流利型口语。

2. 听理解(comprehension) 要求患者执行口头指

令,如简单的"张嘴",以及含语法的复合句,如"摸鼻子之前先摸耳朵";听辨认要求患者从几种物品、图画或身体部分中指出检查者说的是哪个词,了解对语音、字词和句子的辨别理解力。如肢体瘫痪不能执行指令时可用是/否题检查,对检查者说的话表示"是"或"不是";是否句应包括最熟悉句,如"你的名字是……吗?"以及含语法词的句,如"马比狗大,对吗?"

3. 复述(repetition) 要求患者"跟我学""我说什么,你也说什么"。包括常用词(如铅笔、苹果、大衣),不常用词(风光、峰回路转),抽象词(如劳动、时间),短语(蘸蓝墨水的钢笔),短句(我喜欢你)和长复合句(美丽的春天终于来到了西藏高原)等,注意能否一字不错或不漏地准确复述,有无复述困难、错语复述、原词句缩短或延长、完全不能复述等。

4. 命名(naming) 让患者说出检查者所指的常用物品、图画、颜色或身体部分的名称,不能说出时可说明物品用途,提示名称开头字音如铅……(笔)或做出发音的口形。

5. 阅读(reading) 通过朗读书报文字,以及字辨认、听词辨认、词图匹配、朗读并执行写在纸上的指令等,判定患者对文字的朗读及理解能力。

6. 书写(writing) 要求患者书写姓名、地址、系列数字和简要叙事(如一日中事件),以及听写、抄写等判定书写能力。

国外对失语症研究较早,对语言障碍机制研究已获得了较多成果,用于失语症检查的方法有多种,常用的有波士顿诊断性失语检查(Boston diagnostic aphasia examination,BDAE)及西方失语成套测验(Westen aphasia battery,WAB)等。近年来,随着神经心理学和语言学逐渐被重视及研究的深入,国内一些学者依据我国语言文化的特点,参照 BDAE 及 WAB 等失语检查法加以改良,制定了汉语失语症检查法,目前常用的方法包括我国汉语失语症检查法(草案,1988)、高素荣等编制的汉语失语检查法(aphasia battery of Chinese,ABC),检查包括以上六方面。

(二)失用症检查

失用症通常很少被患者自己察觉,患者很少或完全没有这方面主诉,也常被医生忽视。检查可用口头和书面命令,如有失语或失认,可出示动作令患者模仿,按以下步骤检查:①运动性失用:观察患者的自发动作有无错误,如穿衣、洗脸、梳发、剃须和使用餐具等,患者如有肢体运动性失用,虽无瘫痪,但各肌群不能按适当的顺序协调运动,动作笨拙,不能做精细动作,不能完成快速有目的的运动如书写、系纽扣和弹琴等;②观念性失用:嘱患者做某些动作,如先做伸舌、闭眼、举手和解纽扣等简单

动作,再做复杂动作如穿衣、打结、梳头、用锤子钉钉子、划火柴和燃点香烟等,患者能做简单动作,但做复杂动作时往往出现时间、顺序障碍,以致不能完成,但模仿动作多无障碍;③观念运动性失用:检查方法同上,患者不能按命令做简单动作,如伸舌、刷牙、招手和敬礼等,更不能完成复杂的随意运动,但有时可自发地做出这些动作,模仿动作亦有障碍;④结构性失用:令患者用积木搭房子或用火柴拼成简单的图案和图形,检查者可先示范,再让患者模仿,看有无结构性失用。

(三)失认症检查

失认症检查包括:①视觉失认:给患者看一些常用物品,令其辨认并用语言、书写和手势来表达辨认能力,辨认颜色或令其将同色归类,空间定位给患者看一些建筑物或风景画片令其描述,或让其画人形、钟面或小房子等;②听觉失认:辨认常见的声音如铃声、抖动纸张声和敲击茶杯声等,有些音乐知识的人可让其辨认一段乐曲或歌曲;③触觉失认:令患者闭目触摸物体加以辨认。

六、脑膜刺激征检查

脑膜刺激征是脑膜受病变刺激产生的症状体征,如头痛、呕吐、颈项强直、Kernig 征和 Brudzinski 征等,见于脑膜病变(如脑膜炎、脑膜脑炎)和其他颅内病变(如蛛网膜下腔出血、脑水肿及颅内压增高)等,深昏迷时脑膜刺激征可消失。

脑膜刺激征检查方法如下:

1. 屈颈试验 脑膜刺激征可表现为不同程度的颈项强直,被动屈颈受限。需排除颈椎和颈部疾病方可确认系由神经系统疾病而来。

2. 克尼格征(Kernig sign) 患者仰卧,下肢于髋、膝关节处屈曲成直角,检查者于膝关节处试行伸直其小腿,如出现疼痛使伸直受限,大腿与小腿间夹角<135°,称为 Kernig 征阳性。颈项强直-Kernig 征分离见于后颅窝占位性病变和小脑扁桃体疝。

3. 布鲁津斯基征(Brudzinski sign) 患者仰卧,屈颈时出现双侧髋、膝部屈曲(颈部征);压迫双侧面颊部时出现双上肢外展、肘部屈曲;叩击耻骨联合时出现双侧下肢屈曲和内收(耻骨联合征);一侧下肢膝关节屈曲,检查者使该侧下肢向腹部屈曲,对侧下肢亦发生屈曲(下肢征),皆为 Brudzinski 征阳性。

七、额叶释放征检查

额叶释放征实际上是一组原始反射,无定位意义,通常可提示患者有明显的脑病变,如弥漫性(代谢性、中毒

性、缺氧性)脑病、正常压力性脑积水、创伤后和大脑变性疾病等。

额叶释放征包括以下反射:①眼轮匝肌反射:检查者用一手指向后下方牵拉患者眼外眦处皮肤,然后用叩诊锤轻叩检查者手指,正常时受试侧眼轮匝肌收缩闭眼,对侧眼轮匝肌亦轻度收缩;②眉间反射:用叩诊锤轻叩受试者两眉间,正常可见双侧眼轮匝肌收缩产生瞬目反应,有人将以上两个反射归为深反射;③口轮匝肌反射:用叩诊锤轻叩一侧上唇或鼻部三角区处皮肤,可见同侧口轮匝肌收缩;用叩诊锤轻叩上唇正中处可见整个口轮匝肌收缩而致噘嘴;④吸吮(sucking)反射:轻触患者口唇引起口轮匝肌收缩,出现吸吮样动作,可见于正常婴儿,脑弥漫性病变也可出现;⑤退缩(retraction)反射:患者头部微前倾,检查者用叩诊锤轻叩上唇中部,正常时无反应,双侧皮质延髓束或弥漫性大脑损害时,头部出现短促的退缩动作;⑥掌颏反射:刺激手掌大鱼际肌处皮肤引起同侧颏肌收缩,见于锥体束病变和弥漫性大脑病变,也可偶见于正常人;⑦角膜上颌反射:用棉签刺激一侧角膜引起同侧眼睑闭合和上唇上提动作;⑧角膜下颌反射:用棉签刺激一侧角膜引起双眼轮匝肌收缩闭眼(角膜反射)及翼外肌收缩使下颌偏向对侧;⑨下颌反射:患者口微张,检查者左手拇指置于下颌中央,右手持叩诊锤轻叩左拇指,可引起下颌上提,正常时无反应或轻微反应,双侧皮质延髓束损害时反射亢进,表现下颌急速上抬;⑩强握反射:检查者用手指触摸患者手掌可引起患者握持动作,可发生于新生儿和额叶病变患者。

亦有人将③~⑩项归为头面部病理反射。

八、自主神经系统检查

自主神经系统(autonomic nervous system, ANS)检查包括以下项目:

1. 一般观察 ①皮肤黏膜:色泽(苍白、潮红、发绀、红斑、色素沉着、色素脱失等),质地(光滑、变硬、增厚、变薄、脱屑、干燥、潮湿等),温度(发热、发凉),以及水肿、溃疡和压疮等;②毛发和指甲:多毛、少毛、局部脱毛、指和趾甲变形松脆等;③出汗:全身或局部出汗过多、过少和无汗等。

2. 括约肌功能检查

(1)膀胱功能测试:膀胱和尿道平滑肌受交感神经(腹下神经)和副交感神经支配,尿道外括约肌受躯体运动神经(阴部神经)支配。须注意有无排尿、排便障碍及性质和特点,如尿急、尿频、排尿困难、尿潴留及尿失禁等,检查下腹部膀胱区膨胀程度,测定膀胱内压力、内感性和容积可了解膀胱的功能。尿动力学测试或经尿道膀胱置管,用生理盐水或CO_2气体使膀胱充盈,记录充盈量、患者感觉和反应,画出膀胱内压变化图。正常情况下膀胱充盈感一般为150~250ml,最大充盈量男性为350~750ml,女性为250~550ml。尿动力学测试或膀胱测压试验对确定膀胱自主神经功能障碍的性质、类型和病损部位有帮助。

(2)胃肠功能测试:须注意有无胃下垂、腹胀及便秘等。检查将薄膜橡皮球连于三腔管上,经口送入胃或肠道,通过压力转换器,用多导记录仪描记胃或肠腔内压力,观察胃肠收缩频率和强度。还可通过三腔管注药物进行各种试验。正常情况下胃收缩波为3次/min,十二指肠收缩波为12次/min。迷走神经兴奋时胃肠收缩频率增加,收缩强度增强,波幅增高;交感神经兴奋时症状恰相反。

3. 自主神经反射检查

(1)卧立位试验:可观察体位与呼吸改变时血压和心率反应。由卧位转换成直立位时,由于重力作用使血流动力学发生改变,心脏以下的静脉扩张充血,血容量增加约500ml,回心血量减少,自主神经系统发生代偿性反应,维持重要脏器的血液供应。检查时令患者取平卧位,计数1分钟的脉搏数,并测定血压,连续2次;然后转换为直立位(持续5分钟),再计数1分钟的脉搏数和测定血压,连续2次。最好采用多导记录仪,同时记录血压、脉搏的变化。正常人心率每分钟增加8~20次,血压下降少于10mmHg。

临床意义:如由卧位转换为直立位血压下降>15mmHg,心率增加>25次/min,提示有效血容量不足;血压下降>15mmg,心率增加<10次/min,提示压力感受器或交感神经功能减低;血压下降>15mmg,心率反而下降提示副交感神经功能亢进。

(2)瓦尔萨尔瓦动作(Valsalva maneuver):用力呼气引起胸腔内压力改变,压力感受器将冲动经舌咽和迷走神经传入孤束核,更换神经元后再传入脑干及高级中枢,反射性引起心率和血压改变。检查时被检查者用力向水银测压计呼气,产生40mmHg压力维持20分钟。动态监测整个过程的血压及心率改变。正常反应可分为四期:Ⅰ期血压短暂升高;Ⅱ期血压下降,反射性心动过速;Ⅲ期血压继续下降;Ⅳ期(5分钟后):血压升高超过基础水平,心率减慢。

临床意义:正常人Ⅱ期心率至少增加20~25次/min,若低于20次/min或无改变提示交感神经功能减退;正常人Ⅳ期平均动脉压增加10mmHg,如小于此值提示交感神经功能减退;心率不减慢提示副交感神经功能减退。

(3)发汗试验(碘淀粉法):出汗较高级中枢位于下丘脑,低级中枢位于胸1至腰3脊髓中央灰质,发出的节前纤维在交感神经节更换神经元,节后纤维(胆碱能纤维)支配汗腺。检查可通过人工发汗法观察出汗障碍分布范围,先将碘 1.5g、蓖麻油 10.0ml 与 96% 乙醇配制成的碘液涂满全身或病变有关的节段皮肤,待干后再涂淀粉,同时皮下注射毛果芸香碱 10mg 使全身出汗,汗液与淀粉、碘发生反应,致使出汗处皮肤变蓝黑,可指示交感神经功能障碍范围;头、颈及上胸部交感神经支配来自 $C_8 \sim T_1$ 脊髓侧角,节后纤维由颈上(至头)和颈中神经节(至颈、上胸)发出;上肢交感神经来自 $T_2 \sim T_8$,节后纤维由颈下神经节发出;躯干交感神经来自 $T_5 \sim T_{12}$,下肢来自 $T_{10} \sim L_3$;但此节段性分布可以有较大的个体差异。常用发汗方法还有加热法,将人置于室温较高环境中使其出汗;或口服阿司匹林 1g,同时饮热水引起全身出汗。

临床意义:正常状态下汗腺兴奋即出现出汗反应。①脊髓横断性损害:病变以上区域出汗,病变以下区域无汗;②$T_1 \sim L_3$ 脊髓中央灰质或前根病变节段支配区,服用阿司匹林或加热法均不出汗,但毛果芸香碱可使之出汗;③交感神经节或周围神经损害时,上述发汗方法均不能使支配区出汗。出汗过多或不耐热提示交感神经功能亢进,出汗减少提示交感中枢或传出神经通路损害。

(4)眼心反射及颈动脉窦反射:见脑神经检查。

(5)竖毛试验:皮肤局部受寒冷或搔划刺激,引起竖毛肌(由交感神经支配)收缩,局部出现竖毛反应,并逐渐向周围扩散,但扩散至脊髓横贯性损害平面处即停止。刺激后 7~10 秒时反射最明显,以后逐渐消失。

(6)皮肤划纹试验:当皮肤受到刺激时交感神经兴奋,引起血管收缩,皮肤颜色变白。副交感神经兴奋时血管扩张,皮肤颜色变红。检查可用钝头骨针在胸腹壁两侧皮肤上划一条线,经 8~20 秒潜伏期出现一条白线,约半分钟后变为红条纹为正常反应,变化的程度和持续时间有个体差异。如划线后的白线条持久出现,为交感神经兴奋性增高;如红线条明显变宽,甚至隆起,为副交感神经兴奋性增高或交感神经麻痹。皮肤检查可进行皮肤温度测定和皮肤电阻测定等。

(7)泪腺功能测试:泪腺分泌功能受副交感与交感神经调节,后者的作用较前者弱。Schirmer 试验是测试泪腺分泌功能的常用方法。检查可将 2mm×25mm 的薄条滤纸的一端置于结膜囊的下缘吸收泪液,另一端置于下睑缘上,观察 5 分钟,然后测量滤纸被浸湿的长度。正常情况下,滤纸浸湿长度约 15mm。如 5 分钟滤纸被浸湿长度≤10mm,提示泪腺功能低下。

(8)阴茎勃起功能测试:检查采用夜间阴茎膨胀试验(NPT),用硬度监测仪(Rigiscan)监测勃起次数、持续时间、膨胀程度及阴茎硬度。正常人每夜有 3~5 次生理性勃起,每次至少持续 25~35 分钟,常出现于快速眼动期(REM)。或直接用海绵体内肌电图针或阴茎表面电极记录海绵体平滑肌的肌电活动。心理性勃起障碍者 NPT 试验阳性,器质性勃起障碍此试验阴性。海绵体肌电活动减弱或消失表明自主神经功能障碍。

(9)加压输入及其他直接心血管试验:正常人加压输入(pressor infusion),即输入去甲肾上腺素(noradrenalin,NE)后可引起一定程度的血压升高,自主神经功能障碍患者输入 NE 后可引起明显的血压升高,甚至出现皮肤红斑,儿童的 NE 反应通常更强烈,特发性体位性低血压患者输入血管紧张素-Ⅱ后可引起血压升高。

通过肌内注射阿托品、麻黄素及新斯的明等药引起心率改变,可以评价支配心脏的自主神经功能。如正常情况下肌注阿托品 0.8mg 可引起副交感神经传导阻滞,导致心率增快,如不出现这种反应提示心脏交感神经功能障碍。

4. 自主神经功能药理实验 由于大多数自主神经系统药物的化学结构与神经递质有某些相似之处,可与受体结合,结合后能兴奋受体者称为受体激动剂,阻断受体与神经递质结合者称为受体阻滞剂。临床上常用的拟交感神经递质药物包括肾上腺素(兴奋 α-受体和 β-受体)、去甲肾上腺素(兴奋 α-受体作用强于兴奋 β-受体作用)、异丙肾上腺素(兴奋 β-受体),临床常用的 α-受体激活剂包括甲氧明、去氧肾上腺素(新福林)、去甲肾上腺素等。α-受体阻滞药包括酚妥拉明、酚苄明(苯苄胺)和妥拉唑林等;β-受体阻滞药包括普萘洛尔(心得安),常见的乙酰胆碱受体激活药有卡巴胆碱(氨甲酰胆碱)、毛果云香碱(匹罗卡品)、新斯的明、毒扁豆碱、加兰他敏及有机磷毒剂等;阻滞药有阿托品、东莨菪碱、山莨菪碱、六烃季胺、美卡拉明(美加明)、箭毒、毒碱和琥珀酰胆碱等。自主神经系统功能药理实验是通过观察作用于自主神经药物的反应,判断自主神经功能为亢进、降低或不稳定。临床常用的试验是:

(1)肾上腺素试验:早晨空腹状态下安静卧床休息 30 分钟。在 10 分钟内测 3 次血压、脉搏和呼吸,取其平均值。然后给予 0.1% 盐酸肾上腺素(0.013ml/kg),每 5~10 分钟观察 1 次,60 分钟后,每 30 分钟观察 1 次,直至恢复正常。

临床意义:脉搏增快>20 次/min,血压升高>20mmHg,尿糖(+++~++++),出现四肢颤抖、皮肤苍白、出汗、兴奋、心悸和头痛等,以上症状全部出现者为强阳性(交感功能异常亢进),出现 3 项以上者为中等阳性(交感功能亢进),出现 2 项为弱阳性(边缘状态或正常)。如出现血压下降、脉搏缓慢等,提示副交感功能亢进;重复检查结果差异很大或完全不同提示自主神经功能不稳定。

（2）毛果芸香碱试验:1%盐酸毛果芸香碱(0.013ml/kg)皮下注射。注射后30、60、90、120分钟分别记录唾液分泌量、出汗、脉搏、流泪和流涕等。

临床意义:唾液分泌量1小时内>75ml,出汗有汗珠,脉搏增加>20次/min,面部潮红,流泪和流涕等,以上症状全部出现者为强阳性,出现2项者为阳性,出现1项为弱阳性,强阳性和阳性提示副交感功能亢进。

（3）阿托品试验:1%硫酸阿托品(0.013ml/kg)皮下注射,注射后1~2小时内,观察瞳孔、脉搏、呼吸变化、口

干、头痛和心悸等症状。

临床意义:脉搏增加<20次/min,口腔干燥,头痛、心悸及瞳孔扩大,以上症状全部出现者为强阳性,出现2项者为阳性,出现1项为弱阳性,强阳性和阳性提示副交感神经张力低下。

对以上3种药物试验均敏感者提示自主神经功能不稳定;对阿托品试验敏感,对其他两药试验不敏感提示自主神经功能低下;对阿托品试验不敏感,对其他两药试验敏感,提示自主神经功能亢进。

自主神经系统功能检查见表1-1-6。

表1-1-6 自主神经系统功能检查

系统	试验	方法	正常反应
血压控制	直立性体位改变	从平卧改为直立位	收缩压下降少于10mmHg,脉搏加快6~16次/min
	Valsalva方法	用力呼气10~15秒	血压下降伴有继发性增加(Valsalva后)和脉搏下降
	硝酸甘油	0.4mg含于舌下	血压下降少于14/2mmHg
	冷升压	手放在冰水中1分钟	血压增加至少10/9mmHg,但少于23/17mmHg
	去氧肾上腺素	2.5mg肌内注射	血压增加不超过30/10mmHg
	酪胺	5~10mg静注	血压可增加20mmHg
心率控制	呼吸所致R-R间期改变	在规律呼吸时用心电图监测:常用普萘洛尔等交感神经阻滞剂	吸气时心率加快(R-R间期延长)
	阿托品	0.4mg静脉注射	心率加快
瞳孔	醋甲胆碱	2.5:100醋甲胆碱液滴眼	无收缩
	毛果芸香碱	0.1:100液滴眼	无收缩
	可卡因	4:100液滴眼	瞳孔扩大
	肾上腺素	1:1 000溶液滴眼	不扩大
	羟苯丙胺	1:100溶液滴眼	瞳孔扩大
出汗	大皮肤区	全身或局部加热,并用淀粉和碘涂布	出汗时呈深蓝色
	小皮肤区	乙酰胆碱0.1ml(1:10 000)皮内注射	局部出汗
	小皮肤区	毛果芸香碱0.1ml(1:1 000)皮内注射	局部出汗(汗腺完整)
轴反射	组胺焰	组胺0.1ml(1:1 000)皮内注射	皮肤呈轮状红焰反应
流泪	Schirmer试验	泪吸收在放在结膜囊的薄条滤纸上	5分钟内超过15mm
涎液	咀嚼	咀嚼石蜡或胶姆糖5分钟	至少每分钟流涎2ml
胃肠运动	食管	食管测压	对吞咽、胆碱能性药物有正常波和反射
	肠	肠胃道特殊研究	有正常传播时间和蠕动波
膀胱	膀胱测压	多种泌尿学检查	有正常容量和反射反应
骨盆性功能	勃起	测定睡眠中阴茎压力	在快速眼动期(rapid eye movement, REM)睡眠时阴茎胀大增加
	肛门反射	刺激肛周区	肛门括约肌收缩
	球海绵体反射	挤压阴茎头	球海绵体肌收缩

第五节　昏迷患者的检查

昏迷患者病情危重,首先应对症急救,同时进行详细的全身和神经系统检查,以及必要的辅助检查,尽快明确病因和确诊,开始有效治疗。

1. 病史采集很重要,需要重点了解:①昏迷发病过程和缓急、伴发症状和体征;②昏迷为首发症状或在病程中出现,如后者需了解昏迷前有何疾病;③有无创伤及药物、毒物或农药中毒;④有否患有可引起昏迷的内科疾病;⑤对短暂昏迷需询问癫痫史,并注意与晕厥鉴别。

2. 一般检查

(1) 体温:增高提示感染性或炎症性疾病;体温过高可能为中暑或中枢性高热(脑干或下丘脑病变);体温过低提示休克、甲状腺功能减退、低血糖、冻伤或镇静安眠药(如巴比妥类)过量等。

(2) 脉搏:缓慢有力提示颅内压增高;过缓(40 次/min以下)可能为房室传导阻滞或心肌梗死;过速提示休克、心力衰竭、高热或甲亢危象;不齐提示心脏病;微弱无力可能为休克或内出血等。

(3) 呼吸:深快规律性呼吸常见于糖尿病酸中毒;浅速规律性呼吸见于休克、心肺疾病或药物中毒。不同水平脑损害出现特殊呼吸节律失常:①潮式呼吸(Cheyne-Stokes breathing):提示大脑半球广泛损害,表现或大或小的过度呼吸,间以短暂的呼吸暂停;②中枢神经源性过度呼吸(central neurogenic hyperrespiration):提示中脑被盖部病变;③长吸式呼吸(apneustic breathing):吸 2~3 次呼 1 次或吸足气后呼吸暂停,提示脑桥上部病变;④丛集式呼吸(cluster breathing):频率、幅度不一的周期性呼吸,提示脑桥下部病变;⑤失调式呼吸(ataxic breathing):呼吸频率和时间均不规律,提示延髓特别是其下部损害。

(4) 血压:过高提示脑出血、高血压脑病或颅内压增高等;过低可能为脱水、休克、心肌梗死、镇静安眠药中毒等。

(5) 气味:酒味提示急性酒精中毒;肝臭味提示肝昏迷;苹果味提示糖尿病酸中毒;大蒜味提示敌敌畏中毒;氨味可能为尿毒症。

(6) 皮肤黏膜:黄染可能是肝昏迷或药物中毒;发绀多为心肺疾病等引起缺氧;多汗提示有机磷中毒、甲亢危象或低血糖;苍白见于休克、贫血或低血糖;潮红为高热、阿托品类或 CO 中毒等;大片皮下瘀斑可能为胸腔挤压综合征。

(7) 头颅创伤体征:可见①眶周瘀斑:或称浣熊眼(raccoon eyes);②Battle 征:耳后乳突骨表面肿胀变色;③鼓膜血肿:鼓膜后积血;④脑脊液鼻漏或耳漏:脑脊液自鼻或耳漏出,可提示颅底骨折。触诊可以证实凹陷性颅骨骨折或软组织肿胀。

(8) 躯干及四肢:桶状胸、叩诊反响、口唇和指甲发绀、肺部听诊啰音等提示严重肺气肿和肺部感染,可能合并肺性脑病,心律失常见于心房纤颤、心房扑动、阿-斯综合征等。肝脾肿大合并腹水者常见于肝性脑病,腹部膨隆且有压痛可能为内出血或麻痹性肠梗阻。四肢肌束震颤见于有机磷中毒,双手扑翼样震颤多见于代谢性或中毒性疾病,杵状指提示慢性心肺疾病,指甲内横行白线提示重度贫血或重金属中毒,双下肢可凹性水肿可能为心、肝、肾病。

3. 神经系统检查

(1) 瞳孔:正常瞳孔直径为 3~4mm,双侧等大,对光反射灵敏对称,但儿童正常瞳孔略大,老年人略小。异常瞳孔包括:

1) 丘脑性瞳孔(thalamic pupils):常见于占位性病变使丘脑受压,早期光反射较弱,可能因下行交感神经通路受阻。

2) 固定的散大瞳孔(fixed dilated pupils):常见于动眼神经自中脑至眶部走行径路的任何部位病变或抗胆碱药、拟交感神经药物中毒,瞳孔直径>7mm 且固定(对光反射消失);昏迷患者固定散大的瞳孔最常见原因为幕上占位性病变引起颞叶内侧小脑幕切迹疝。

3) 固定的中等大小瞳孔(fixed midsized pupils):为中脑水平脑干损伤所致,瞳孔固定,直径约 5mm。

4) 瞳孔缩小:瞳孔缩小、对光反射存在常提示下丘脑或脑桥病变;脑桥被盖损害瞳孔缩小,只对强光有反应;Horner 征或颈内动脉血栓形成可见病侧瞳孔缩小;巴比妥类中毒虽呈深昏迷仍可见较弱对光反应。

5) 针尖样瞳孔(pinpoint pupils):直径为 1~1.5mm,光反射消失,用放大镜仔细观察可能发现轻微反应。通常提示脑桥水平局灶性损伤如脑桥出血或阿片类中毒,也可见于有机磷中毒、应用缩瞳药和神经梅毒等。

6) 不对称瞳孔(asymmetric pupils):可见双侧瞳孔不等大,直径相差约 1mm,见于 20% 的正常人群,双侧对光反应程度相似,无眼外肌运动异常,但一侧瞳孔光反射迟钝可提示中脑或动眼神经病变。

(2) 眼底:视乳头水肿可见于颅内占位性病变或颅内压增高体征,眼底片状出血见于蛛网膜下腔出血和大量脑出血等。

(3) 眼球位置:可推测脑神经受损,如一侧眼球内收或外展障碍,指示该侧动眼神经或展神经瘫痪;双侧眼球分离说明双侧动眼神经受损,眼球内聚提示双侧展神经受损等。

(4)疼痛反应:用力按压眶上缘、胸骨或指甲床检查昏迷患者对疼痛的运动反应,可能有助于定位脑功能障碍水平或判定昏迷的程度。

1)单侧或不对称性姿势反应:提示对侧大脑半球或脑干病变,健侧上肢可见防御反应,病侧则无,观察面部疼痛表情判断有无面瘫。

2)对疼痛刺激的去皮质强直反应:如屈肘、肩部内收、腿及踝部伸直等,常与丘脑本身病变或大脑半球巨大病变压迫丘脑有关。

3)对疼痛刺激的去大脑强直反应:如伸肘、肩及前臂内旋、下肢伸直等,常见于中脑功能受损,通常提示较去皮质强直更严重的脑功能障碍,但两者均不能准确定位病变部位。

4)双侧对称性姿势可见于双侧结构性病变或代谢性疾病,单侧的或非对称性姿势提示对侧大脑半球或脑桥和延髓病变,脑桥和延髓病变通常对疼痛刺激无反应,偶可见膝部屈曲(脊髓反射)。

(5)瘫痪体征:通过观察自发活动减少可判定昏迷患者的瘫痪肢体,偏瘫侧下肢常呈外旋位,足底疼痛刺激下肢回缩反应差或消失,可出现病理征。昏迷患者检查偏瘫可压眶上缘,健侧面部可有痛苦表情、上肢可有防御反应,偏瘫侧则无。坠落试验将患者双上肢同时托举后突然放开任其坠落,瘫痪侧上肢坠落较快,状如扬鞭称为"扬鞭征"。偏瘫和四肢瘫有助于鉴别半球和脑干病变,一侧大脑半球急性严重病变如脑卒中,常伴双眼向病灶侧偏斜、偏瘫侧腱反射和腹壁反射消失、一侧或双侧病理征等。如患者四肢可随意运动、被动违拗或对疼痛刺激有回避反应,说明皮质脊髓束基本完整。一侧肢体抽动常表示对侧相应皮质运动区受刺激,舞蹈徐动样运动说明基底核损害。

(6)脑膜刺激征:如颈项强直或 Brudzinski 征提示脑膜炎或蛛网膜下腔出血,但深昏迷时可消失。脑膜刺激征伴发热常提示 CNS 感染,不伴发热合并短暂昏迷可能提示蛛网膜下腔出血。

(7)脑干功能

1)头眼反射(oculocephalic reflex):又称玩偶头试验(Doll head test),轻扶患者头部向左右、上下转动时眼球向头部运动相反方向移动,然后逐渐回到中线位;在婴儿为正常反射,随着大脑发育而抑制;该反射涉及前庭核、脑桥侧视中枢、内侧纵束、眼球运动神经核,无脑干病变的昏迷患者,检查头眼反射时通常可见双眼水平同向运动充分,大脑半球弥漫性病变导致昏迷时出现此反射,脑

干病变时反射消失,如一侧脑干病变,头向该侧转动时无反射,向对侧仍存在。

2)眼前庭反射(oculovestibular reflex):或称冷热水试验(cold-water calorics test),用注射器向一侧外耳道注入 1ml 冰水,无脑干病变如半球弥漫性病变而脑干功能正常时的昏迷患者,冰水刺激试验双眼向冰水刺激侧强直性同向运动。昏迷患者,如存在完全的反射性眼球运动提示脑桥至中脑水平的脑干完整。如动眼神经及核病变,见于中心疝综合征(rostral-caudal herniation syndrome),眼前庭检查可显示眼球内收不能,伴对侧眼外展正常;完全无反应如脑桥水平脑干结构病变或易累及脑干的代谢障碍,常见镇静药中毒;一侧冰水刺激试验时单眼或双眼向下偏斜高度提示镇静药中毒。

3)其他主要的脑干反射包括:①眼脊反射:针刺锁骨上的颈部皮肤,正常可引起同侧瞳孔散大,反射消失提示损害平面累及间脑。②额眼轮匝肌反射:用手指向外上方牵拉患者眉梢外侧皮肤并固定之,然后用叩诊锤轻叩手指可引起同侧眼轮匝肌收缩闭眼,此反射消失为间脑-中脑平面受累特征。③瞳孔对光反射:光刺激引起瞳孔缩小,此反射消失是损害扩展至中脑水平的表现。④角膜、结膜反射:用棉花丝轻触角膜或球结膜引起闭眼,此反射消失提示脑桥平面受累。⑤咀嚼肌反射:叩击颏部引起咀嚼肌收缩,反射消失提示脑桥受累。⑥眼心反射:压迫眼球引起心率减慢,反射消失提示延髓平面受损。⑦掌颏反射:轻划手掌大鱼际区引起同侧颏肌收缩,出现此反射提示皮质-皮质下平面受累。⑧角膜下颌反射:轻触角膜引起闭眼,且引起翼外肌收缩下颌向对侧移动,此反射出现为间脑-中脑及中脑平面受累表现。

上述反射均消失是损害达到延髓的征象。尽管受到明显限制,仔细检查昏睡或昏迷患者能得出关于神经系统功能的信息。脑部局灶性、脑干疾病或脑膜刺激征等对引起昏睡和昏迷疾病的鉴别诊断非常有用。

病变受累水平(如下行性小脑幕疝)可根据呼吸模式、瞳孔变化、反射性眼球运动和对疼痛运动反应定位(图 1-1-19,表 1-1-7)。

弥漫性脑病包括代谢性疾病如低血糖和药物中毒,以及脑膜炎、蛛网膜下腔出血及癫痫发作等脑弥漫性损害(多采取内科治疗)。结构性脑病如脑出血、大面积脑梗死、幕上占位病变扩展可使脑组织移位至相邻颅腔,导致不同的脑疝综合征,幕上占位病变伴小脑幕下疝,一旦达到脑桥水平,致命预后是不可避免的,常需紧急施行神经外科治疗干预。

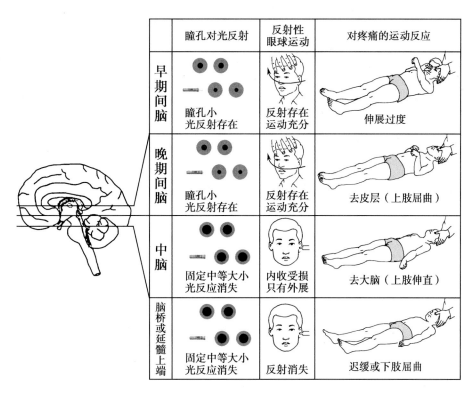

	瞳孔对光反射	反射性眼球运动	对疼痛的运动反应
早期间脑	瞳孔小 光反射存在	反射存在 运动充分	伸展过度
晚期间脑	瞳孔小 光反射存在	反射存在 运动充分	去皮层（上肢屈曲）
中脑	固定中等大小 光反应消失	内收受损 只有外展	去大脑（上肢伸直）
脑桥或延髓上端	固定中等大小 光反应消失	反射消失	迟缓或下肢屈曲

图 1-1-19　下行性小脑幕疝昏迷的神经体征

①间脑早期(early diencephalic phase)：瞳孔小(约2mm)及光反射、反射性眼球运动存在,对疼痛的运动反应是目的性或半目的性(定位),常不对称；②间脑晚期(late diencephalic phase)：表现相似,疼痛刺激可导致去皮质(屈曲)姿势,可不对称；③中脑期(midbrain phase)：瞳孔固定,中等大小(约5mm),疼痛诱发去大脑(伸直)姿势；④脑桥或上部延髓期(pons or upper medulla phase)：固定中等大小瞳孔,反射性眼球外展及内收消失,对疼痛刺激无运动反应或仅有下肢屈曲。须注意脑桥局限病变如破坏下行性交感(扩瞳)径路导致针尖样瞳孔,但脑桥水平下行疝伴中等大小瞳孔,是疝导致动眼神经副交感(缩瞳)纤维受损

表 1-1-7　脑干损害的定位

损害水平	呼吸模式	瞳孔及光反射	反射性眼球运动	对疼痛运动反应
间脑	潮式呼吸	小,光反射(+)	浮动,运动充分	伸展过度
中脑	潮式呼吸或深呼吸	居中,固定不规则	只有外展运动	去皮质(上肢屈曲下肢伸直)
中脑下部和脑桥上部	长吸气呼吸	针尖样,光反射(±)	只有外展运动	去大脑(四肢伸直)
脑桥下部和延髓上部	共济失调或叹息样通气	针尖样,光反射(±)	无运动	弛缓或下肢屈曲

昏迷患者检查应重点而简捷,如瞳孔对光反射、玩偶头试验(转头时眼球向相反方向移动)、眼前庭反射(冷水刺激鼓膜诱发眼球运动)、疼痛刺激引起运动反应性质(特别是双侧对称性)及脑膜刺激征等。昏迷患者的评价最重要的是,鉴别结构性脑病变如幕上占位性病变或弥漫性脑病所致。存在其他脑干功能受损而瞳孔反应正常,是诊断代谢性脑病的金指标。

4. Glasgow 评分　临床为对昏迷程度加以准确评定,英国 Glasgow 大学的 Teasdale 和 Jennett(1974)首创昏迷程度评定表,主要有睁眼动作、语言反应和运动反应三大项,经各国应用后加以修订,增加为 7 项共 35 级,即 Glasgow-Pittsburgh 昏迷量表(1978),临床医生检查患者时,应将昏迷程度用分数记录下来(表 1-1-8)。

表 1-1-8 Glasgow-Pittsburgh 昏迷评分表

项目	评分	项目	评分
Ⅰ．睁眼动作		3. 两侧反应不同	3分
1. 自动睁眼	4分	4. 大小不等	2分
2. 言语呼唤后睁眼反应	3分	5. 无反应	1分
3. 疼痛刺激后睁眼反应	2分	Ⅴ．脑干反射	
4. 对疼痛刺激无睁眼反应	1分	1. 全部存在	5分
Ⅱ．言语反应		2. 睫毛反射消失	4分
1. 有定向力	5分	3. 角膜反射消失	3分
2. 对话混乱	4分	4. 头脑及眼前庭反射消失	2分
3. 不适当的用语	3分	5. 上述反射均消失	1分
4. 不能理解语言	2分	Ⅵ．抽搐	
5. 无言语反应	1分	1. 无抽搐	5分
Ⅲ．运动反应		2. 局限性抽搐	4分
1. 能按吩咐做肢体活动	6分	3. 阵发性大发作	3分
2. 肢体对疼痛有局限反应	5分	4. 连续大发作	2分
3. 肢体有屈曲逃避反应	4分	5. 松弛状态	1分
4. 肢体异常屈曲	3分	Ⅶ．自发性呼吸	
5. 肢体直伸	2分	1. 正常	5分
6. 肢体无反应	1分	2. 周期性	4分
Ⅳ．瞳孔光反应		3. 中枢过度换气	3分
1. 正常	5分	4. 不规则/低呼吸	2分
2. 迟钝	4分	5. 无	1分

注：Ⅰ～Ⅶ七大项的总分为35分，最差为7分，最好为35分。

参考文献

第二章　神经系统疾病的特殊诊断方法
Specific Diagnostic Techniques for Neurologic Diseases

（崔丽英）

第一节 腰椎穿刺和脑脊液检查

（王化冰）

一、概述

脑脊液（cerebrospinal fluid, CSF）是在中枢神经系统（CNS）中流动的不断更新的动力学介质，构成维持神经组织功能的理想的内环境。脑脊液系统是由脑实质间隙（脑室）和脑脊液腔（蛛网膜下腔）两个相互沟通的腔隙构成的。

正常脑脊液无色透明。成人 CSF 总量为 80~200ml，平均为 140ml。婴儿 CSF 总量 40~60ml，幼儿 60~80ml。脑脊液含水约 99%，有形成分仅占 1%，比重为 1.006~1.008。由侧脑室脉络丛产生的脑脊液大部分是血浆的超滤液，但也有脉络丛主动分泌的成分，因此，脑脊液成分与血浆相比并不完全相同，如蛋白质、脂质及钙等的含量较血浆为低，但氯化物、叶酸及镁的含量则较高（Fishman, 1992）。正常人脑脊液和血清成分的平均值见表 1-2-1。

（一）脑脊液循环途径

脑脊液是由血液循环，经过脑脉络丛和脑内毛细血管内皮细胞滤过而生成，95% 的脑脊液是在侧脑室形成的，正常成年人每天脑脊液形成量大约为 500ml。

脑脊液循环途径是：侧脑室经室间孔→第三脑室→中脑水管、第四脑室→经第四脑室外侧孔及正中孔→脊髓蛛网膜下腔和脑池。

脑脊液的吸收主要通过突入上矢状窦的蛛网膜颗粒和脊髓静脉的蛛网膜绒毛，其次是通过室管膜、软脑膜，以及沿脑神经和脊神经鞘进入淋巴管与血管周围间隙被吸收。

（二）血-脑脊液屏障

血-脑脊液屏障（blood-CSF barrier, BCB）是血-脑屏障（blood-brain barrier, BBB）的一个组成部分，而 BBB 只是相对的屏障。在生理状态下，所有的血浆蛋白都可以进入 CSF，只是分子量越大的蛋白进入脑脊液的时间越长，血浆/CSF 梯度越高。以脉络丛血管为例（图 1-2-1），最内层为红细胞、毛细血管脉络膜；中层为基底膜，负责物质转运；外层为纤毛、丛样内皮细胞膜。

血-脑脊液屏障具有如下的特点：①形态学：血-脑脊液屏障由脉络膜上皮细胞构成紧密连接，约半数左右的脑内血管为管状结构，缺乏结缔组织间隙；②生理学：血-

脑脊液屏障的存在可以使脑组织与脑脊液的渗透压保持平衡，从而维持颅内压及脑脊液体积的稳定；③生化学：水溶性物质，如血浆蛋白不受血-脑脊液屏障的影响，但脂溶性物质如某些麻醉剂、精神类药物及镇痛药物可受血-脑脊液屏障的影响，是中枢神经系统重要的保护机制之一。

表 1-2-1 正常人脑脊液和血清成分的平均值

检查指标	脑脊液	血清
渗透压/（mOsmol·L^{-1}）	295	295
钠/（mmol·L^{-1}）	138	138
钾/（mmol·L^{-1}）	2.8	4.1
钙/（mmol·L^{-1}）	2.1	4.8
镁/（mmol·L^{-1}）	2.3	1.9
氯化物/（mmol·L^{-1}）	119	101
重碳酸盐/（mmol·L^{-1}）	23.0	23.0
CO_2 张力/mmHg	48	38（动脉）
pH	7.33	7.41
NPN/（mg·dl^{-1}）	19.0	27.0
氨/（g·dl^{-1}）	30.0	70.0
尿酸/（mg·dl^{-1}）	0.24	5.5
尿素/（mmol·L^{-1}）	4.7	5.4
肌酐/（mg·dl^{-1}）	1.1	1.8
磷/（mg·dl^{-1}）	1.6	4.0
总胆固醇/（mg·dl^{-1}）	0.4	180.0
胆固醇酯/（mg·dl^{-1}）	0.3	126.0
葡萄糖/（mg·dl^{-1}）	60	90.0
乳酸/（mg·dl^{-1}）	1.6	1.0
总蛋白	15~50mg/dl	6.5~8.4g/dl
前白蛋白	1%~7%	微量
白蛋白	49%~73%	56%
α_1 球蛋白	3%~7%	4%
α_2 球蛋白	6%~13%	10%
β 球蛋白（β_1+tau）	9%~19%	12%
γ 球蛋白	3%~12%	14%

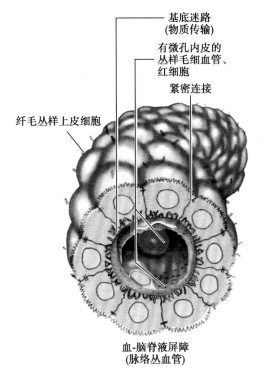

基底迷路
(物质传输)

有微孔内皮的
丛样毛细血管、
红细胞

紧密连接

纤毛丛样上皮细胞

血-脑脊液屏障
(脉络丛血管)

图 1-2-1 血-脑脊液屏障由脉络膜上皮细胞构成紧密连接

脑脊液与脑、脊髓及脑膜只有部分地分隔。因此,与外周血相比,脑脊液能够更真实地反映中枢神经系统病变时的变化。CSF 检查的意义主要在于证实感染性及炎性脱髓鞘性疾病,某些代谢性疾病的代谢异常在 CSF 也有体现,如肝性脑病可见 CSF 中血氨增高等。

二、脑脊液采集

临床上优先采用腰椎穿刺采取脑脊液,必要时(如存在明显的脊髓梗阻或需要进行病变上方的脊髓造影)可采用小脑延髓池穿刺和颈椎侧方穿刺,在极特殊情况下偶用脑室穿刺和前囟穿刺。

(一)腰椎穿刺术

腰椎穿刺术(lumbar puncture),简称腰穿,是神经系统疾病重要的辅助检查方法之一,所以必须熟悉其流程,以及可靠性和危险性。它是临床神经科医生必须掌握的基本操作。

1. 适应证

(1)诊断性穿刺

1)脑脊液动力学检查如压颈及压腹试验,确定椎管梗阻和颅内压异常。

2)脑脊液常规、生化、细胞学、病原学、免疫学等检查。①鉴别中枢神经系统感染如化脓性、结核性和病毒性脑膜炎,并随访评价疗效;②在不能进行脑 CT 检查时,腰穿可以鉴别脑梗死与脑出血,确诊 CT 表现阴性的蛛网膜下腔出血(SAH);③为某些疾病提供诊断依据,如 Guillian-Barré 综合征的脑脊液蛋白-细胞分离,多发性硬化检出寡克隆带及 IgG 指数增高,脑膜癌病脑脊液细胞学检查发现癌细胞等;④为某些诊断不明的神经系统疾病如痴呆、器质性精神症状、克雅病(CJD)等提供诊断依据。

3)腰穿时注入碘水造影剂进行椎管造影,可明确梗阻部位及病变性质,或鞘内注射放射性核素进行脑室、脊髓腔扫描。

(2)治疗性穿刺

1)鞘内注射药物治疗,如在隐球菌脑膜炎、脑膜癌病等。

2)结核性脑膜炎定期腰穿放出脑脊液可减少炎性刺激、蛛网膜粘连和减少交通性脑积水的发生。

2. 禁忌证

(1)严重颅内压增高、明显视乳头水肿、临床诊断后颅窝占位性病变等均有引起脑疝的潜在风险,是腰穿的绝对禁忌证。

(2)穿刺部位有局部皮肤感染或腰椎感染(如腰椎结核)者。

(3)处于抢救(如败血症或休克)中垂危状态的患者,严重躁动不安、不能配合的患者。血小板减少及出血性素质者穿刺易引起蛛网膜下腔、硬膜下及硬膜外出血,血小板<50×10^9/L 时仅限于急诊无法回避的情况下行腰穿,酒精中毒和尿毒症等导致血小板功能减退也需留意。治疗方法是逆转凝血障碍,在某些情况下,还需要手术清除血块。正在应用肝素或华法林(INR>1.4)的患者不宜腰穿。

(4)脊髓压迫症疑有严重脊髓损害,脊髓功能处于即将丧失的临界状态,腰穿可使脊髓受压加重。

3. 腰穿准备

(1)穿刺前应向患者及家属说明腰穿目的和可能发生的不良反应,减少不必要的顾虑和取得患者充分配合,签署知情同意书。

(2)腰穿由术者和一名助手合作完成,助手协助患者摆好体位和采集脑脊液标本。

(3)准备无菌腰穿包物品:①孔巾和乳胶手套;②7、9、12 号腰穿针;③三通及测压管;④棉签、纱布;⑤5ml 注射器。此外需准备皮肤消毒液碘酊,1%利多卡因和收集脑脊液的试管等。

(4)正确的体位是腰穿成功的关键,应在平坦的床或检查台上进行。患者取左侧屈曲卧位,用合适的枕头使头颈与躯部处于同一水平,躯干与床面垂直,尽量屈颈抱膝,使腰椎后凸,椎间隙充分增宽。

4. 操作步骤

(1)腰穿点通常选取 $L_3\sim L_4$(双髂骨嵴最高点连线之中点)椎间隙(不伤及脊髓),必要时亦可选取 $L_4\sim L_5$

椎间隙。常规用碘酊消毒进针点及其周围 10~15cm 直径内皮肤，由穿刺点向周围涂抹 3 次。

（2）术者戴无菌手套，术野铺无菌孔巾；用 5ml 注射器抽取 1% 利多卡因或 1%~2% 普鲁卡因 2ml（后者需作过敏试验）在腰穿部位注射 0.5cm 皮丘，并皮下浸润麻醉。

（3）左手指按紧 L₃~L₄ 棘突间隙的凹陷，右手持穿刺针垂直刺入，针头斜面向上，针体垂直于脊背平面或略向头端倾斜。当穿过黄韧带、硬脊膜时可有落空感，缓慢拔出针芯时见有脑脊液流出。若无脑脊液流出，可缓慢将针退出少许，略加调节深度，直至穿出脑脊液。如穿刺针碰到骨头而无法继续进针，可将腰穿针退至皮下更换一个角度后再次进针。成人穿刺深度为 4~6cm，儿童 2~4cm，进针深度主要依据穿刺中突破感来确定，可参考患者体重和体型。如一个间隙穿刺失败时可改在另一间隙或取坐位穿刺（Flaherty，2000），操作失败可因显著肥胖、脊柱严重退行性变等多种原因造成。

（4）脑脊液流出后可重新插入针芯，令患者伸直颈部和双腿，深呼吸并全身放松。将三通及测压管与穿刺针连接，脑脊液进入测压管可见液面随呼吸轻微波动，测量初压（正常为 80~180mmH₂O），如压力不高，可缓慢放出脑脊液送检，并测定终压；压力过高时应停止放液，以防脑疝，可将压力管内脑脊液送检。

（5）拔出穿刺针，局部用无菌纱布覆盖，胶布固定。嘱患者去枕平卧 4~6 小时。

5. 注意事项

（1）疑有颅内压增高的患者，腰穿前应静脉滴注 20% 甘露醇 250ml，选用较细的 7 号穿刺针穿刺，测脑压时应使脑脊液在测压管中缓慢上升，可用针芯适当控制缓慢放出脑脊液。

（2）若脑压超过 400mmH₂O，不应再继续测压，并禁作压颈试验。

（3）常规选用 9 号穿刺针，如为儿童患者、疑有颅内压增高、既往有腰穿后头痛史者应选择 7 号针。应尽量避免放脑脊液过多，穿刺针太粗，连续多次穿刺，以及穿刺后立即活动等。

6. 并发症

（1）腰椎穿刺后头痛：较常见，约占 25%。由于放出较多脑脊液或脑脊液经穿刺孔外漏造成颅内压降低，三叉神经感觉支支配的脑膜及血管组织受牵拉、移位引起低颅压性头痛。表现为额、枕部头痛，伴颈背部痛、咳嗽、喷嚏、坐位或站立时加重，平卧时减轻，严重者恶心、呕吐、头晕、颈强直，有时伴耳鸣及听力减退，可能是迷路内压力同时降低所致。发生于穿刺后 24 小时内，症状持续 2~8 日，通常可自然缓解。可令患者卧床休息，多饮水或静脉输入 0.9% 生理盐水，必要时可用非甾体抗炎药治

疗。如这些治疗无效，可应用血液补片（blood patch）法，即在靠近穿刺部位的硬脊膜外注入自身血液，使局部形成纤维蛋白样填塞，封闭硬脊膜上穿刺孔。

（2）脑疝是少见的但最危险的并发症，颅内压增高或后颅窝占位性病变可使枕骨大孔处形成一个压力锥区，腰穿后脊髓腔内压力降低，导致小脑蚓部组织嵌入枕骨大孔内形成小脑扁桃体疝。延髓受压后可导致患者昏迷、突然呼吸停止和死亡。有脑疝征象时应立即停止腰穿，并快速静脉滴注或推注 20% 甘露醇 250~500ml，以防脑疝发生；如处理后脑疝征象仍不缓解，应迅速进行颅瓣减压术或脑室引流术，以解除脑疝。

（3）误穿刺入动脉、静脉或小血管导致副损伤时，应注意鉴别副损伤所致的血性脑脊液。①常用三管试验，用 3 支试管连续接取脑脊液，如三管为均匀一致血性可能为 SAH，如前后各管颜色依次变淡则可能为副损伤；②将脑脊液滴在干净纱布上，如 SAH 的血性脑脊液可均匀一致地弥散开，如纱布上出现血凝块可能为副损伤；③血性脑脊液离心后，如为无色上清液多为新鲜出血或副损伤，如为黄色上清液提示陈旧性出血；④脑脊液离心后镜下检查，如红细胞膜发生皱缩为 SAH，如红细胞膜无特殊改变则为副损伤。

（4）少见并发症如无菌性脑膜炎、硬膜下血肿、腰背痛及根性痛，以及椎间盘感染、硬脊膜外脓肿及细菌性脑膜炎等，偶可发生造影剂注入硬脊膜外腔、鞘内进入异物及药物引起急性化学性脑膜炎等。

7. 操作记录 在腰穿后应作腰穿记录。包括：①日期及时间；②操作者；③患者体位、麻醉方法和穿刺部位；④脑脊液外观、是否发生副损伤；⑤初始压力、压颈及压腹试验是否通畅、终末压力；⑥留取脑脊液数量及检查项目，如细胞计数、蛋白质定量、葡萄糖和氯化物测定、细菌染色及培养、IgG 指数及寡克隆带等。

（二）小脑延髓池穿刺术

1. 适应证

（1）腰椎穿刺不能采取脑脊液的病例，如肥大性或强直性脊柱炎、脊椎椎板术后、粘连性脊髓蛛网膜炎及腰骶椎管内肿瘤等，以及原因不明的"干性穿刺"，但临床必须获取脑脊液除外脑膜炎时。

（2）在不能进行 MRI 检查时，为明确脊髓腔阻塞上界水平，可经小脑延髓池穿刺术注入造影剂作椎管下行造影。

（3）腰穿部位有感染皮肤或发生压疮。

（4）某些脑积水行脑脊液分流术后患者可经由小脑延髓池穿刺注射核素，检测脑脊液分流效果。

（5）难治性脑膜炎症患者可经小脑延髓池穿刺注射药物治疗。

2. 禁忌证

（1）颈项后部穿刺部位有局灶性感染。

（2）颅内占位性病变合并颅内压增高、颅后窝占位性病变或有慢性脑疝者。

（3）枕骨大孔处肿瘤、畸形如先天性小脑延髓下疝（Arnold-Chiari 畸形）、颅底陷入症患者等。

（4）高度怀疑有小脑延髓池粘连患者。

（5）极度不能合作的患者。

3. 操作方法　患者侧卧位，肩部与检查台垂直，头略向前屈，并用小枕垫于头下，使头与颈在同一水平位。枕下三角区剃光毛发，用碘酊消毒，选择针口斜坡较短的20号腰椎穿刺针，并在针尖后3cm处及其后每隔1cm处分别作记号，用骨髓穿刺针的固定套环固定在6cm处，防止穿刺针滑入脑部。局麻后，以眼外眦至外耳道下缘连线的延长线与枕骨粗隆至第2颈椎棘突连线的相交点，沿寰椎上缘对准眉间中心刺入皮肤2.5~3cm后，每刺入2mm应取出针芯观察一次，看有无脑脊液流出。达到小脑延髓池的深度平均为4.3cm，最深不超过6cm。如针头碰到骨头时可退出2cm，再纠正穿刺位置，略向下后再慢慢进入。穿刺成功后按腰椎穿刺术测压、收集脑脊液检查，或注射药物或造影剂。

4. 并发症

（1）可发生继发性感染，与腰穿相同。

（2）穿刺针损伤椎动脉或其分支小脑后下动脉等导致蛛网膜下腔出血。

（3）穿刺针损伤延髓可导致患者肢体瘫痪甚至死亡。

（三）颈椎侧方穿刺术

颈椎侧方穿刺术是一种简单、安全、易掌握的检查技术，无椎骨重叠，椎间隙较宽，可代替小脑延髓池穿刺进行下行性脊髓造影，适应证及禁忌证与小脑延髓池穿刺术相同。

操作方法：患者取侧卧位，双耳郭用胶布贴在颞部皮肤上以利操作，乳突周围毛发可剪去少许；头部保持正位，颈伸直，双外耳孔的假想连线须与床面或检查台垂直。常规消毒局麻下用腰穿针在乳突尖下1cm再向后1cm处（相当于第1~2颈椎间）进针，进针时应与床面和颈部垂直缓慢推进，深度达4.5cm时便有阻力顿失的感觉，其余与腰椎穿刺相同，针拔出后不需特别加压，术后至少平卧4~6小时。

三、脑脊液检查

（一）外观

1. 透明度改变　正常脑脊液清亮无色，轻度色泽改变可通过白色（日光而非荧光）背景下从试管上方向下比较脑脊液试管与盛水试管的差别。当白细胞增多达到$200×10^6/L$时，脑脊液呈云雾状或混浊。结核性脑膜炎时可呈毛玻璃样，静置6~8小时后有薄膜形成，放置一夜后可分解沉淀。化脓性脑膜炎可呈绿色，严重者如流行性脑膜炎，常为米汤样，甚至脓样混浊。黏滞度增高见于椎间盘破裂，髓核内容物流入脑脊液，或大量的囊球菌及酵母菌的多糖类荚膜存于脑脊液中。结肠黏液性腺癌广泛浸润脑膜时分泌出的黏液素可使脑脊液呈甘油样黏滞状态。

2. 血性脑脊液的鉴别　脑脊液红细胞增多至$6×10^9/L$时可呈粉红色或黄色，穿刺损伤可混淆诊断，可用以下方法区别穿刺伤与原发性蛛网膜下腔出血：

（1）三管试验：用三个试管依次盛接脑脊液，若红细胞依次减少，颜色逐渐变淡，第三管趋于清亮，则为损伤性出血，如三管的红色均匀为出血性卒中。

（2）离心试验：离心后上清液若无色透明多为损伤性出血，若上清液为橘红或黄色为出血性卒中，如损伤性出血有大量血液混入脑脊液中，离心后上清液可呈微黄（红细胞数$>100×10^9/L$），与脑脊液污染血清胆红素和脂色素有关。

（3）隐血联苯胺试验：穿刺损伤出血因尚未发生溶血反应，红细胞未溶解，上清液中无氧合血红蛋白，试验结果为阴性；蛛网膜下腔出血或脑出血2小时后，因CSF蛋白量低发生溶血反应，可出现氧合血红蛋白，为阳性。

（4）脑脊液细胞学检查：穿刺损伤性出血脑脊液一般不出现吞噬细胞，出血性卒中脑脊液在24~28小时内可出现较多的红细胞吞噬细胞，3~6日内（甚至5个月内）可发现噬铁细胞（siderophage）。由于脑脊液含盐基浓度为163mg/L，略高于血浆浓度155mg/L，当血液与脑脊液混合后红细胞可立即皱缩，镜检下可见约有50%的皱缩红细胞，皱缩红细胞不是出血性卒中的指征。

3. 脑脊液黄变原因　包括：

（1）陈旧性蛛网膜下腔出血：SAH后氧合血红蛋白、胆红素及高铁血红蛋白等色素导致脑脊液变色，这些色素分别呈红色（稀释后呈黄色或橘黄色）、金丝雀黄及褐色，混合一起呈组合色。出血后数小时氧合血红蛋白首先出现，36小时达高峰，如不再继续出血，7~8日内逐渐减少。胆红素于出血2~3日后开始出现并逐渐增多，可持续2~3周。高铁血红蛋白出现于出血小腔化或包囊化时，与脑脊液流动无关。分光光度测定法可区别血色素各种分解产物，Barrows等（1995）分别用三种方法检测色素：联苯胺反应（测氧合血红蛋白）、改良范登伯格（Vanden Bergh）反应（测胆红素）以及氰化钾反应（测高铁血红蛋白），有助判定出血的大概时间及是否为损伤性穿刺。

（2）CSF蛋白含量增高：可出现轻微混浊甚至黄变，与胆红素和白蛋白结合的多寡有关，只有在蛋白量>150mg/dl时才出现肉眼可见黄变。

（3）血清胆红素>5mg/dl时CSF可出现严重黄疸。

（4）腰穿误伤时大量血液混入脑脊液中。

（二）压力及动力学

1. 脑脊液压力　正规腰穿后立即接测压管，令患者全身松弛，伸直头部和两腿，测压管内脑脊液升至一定水平后保持稳定，液面随呼吸和脉搏作数毫米范围内轻微波动，此为初压，放出适量脑脊液后测量为终压。脑脊液压力也称为颅内压，与被检者的年龄、测压部位及检查时的体位有关。颅内压正常值成人侧卧位为80~180mmH$_2$O，坐位为250~400mmH$_2$O；新生儿和幼儿侧卧位分别为14~80mmH$_2$O和50~100mmH$_2$O。成人侧卧位脑脊液压力超过200mmH$_2$O，儿童超过100mmH$_2$O者可考虑为颅内压增高；成人脑脊液压力低于70mmH$_2$O，儿童低于50mmH$_2$O者则为颅内压减低。

（1）颅内压增高：成人侧卧位脑脊液压力>200mmH$_2$O。见于颅内占位性病变、脑水肿、颅内感染、脑梗死或出血性卒中急性期、脑创伤、大脑静脉闭塞、癫痫持续状态、心力衰竭、肺功能不全，以及良性颅内压增高如脑假瘤、尿毒症及中毒性疾病等。

（2）颅内压降低：成人侧卧位脑脊液压力<70mmH$_2$O。见于短期内重复腰穿、脱水状态、休克、脊髓蛛网膜下腔阻塞、脑脊液漏、外伤性及自发性低颅压等。

2. 压颈试验　又称奎克（Queckenstedt）试验，是脑脊液动力学检查的主要方法。压颈试验原理是通过压迫颈静脉使颅内静脉压升高、脑脊液回流受阻，导致颅内压上升。

患者取侧卧位，用血压计袖带缠绕颈部，并接上血压计，测量初压。在压颈试验前应先作压腹试验，由助手用手掌深压腹部10秒，脑脊液压力迅速上升，解除压迫后迅速下降，说明穿刺针在椎管内。如压腹后压力不上升或上升很慢，说明穿刺针孔不完全在蛛网膜下腔或椎管阻塞平面很低。

可以采取：①指压法：用双手指压迫颈静脉10秒后迅速放松，观察压力变化。如压力迅速升至350~500mmH$_2$O，放松10~15秒复原说明蛛网膜下腔通畅；如压颈时压力完全不升提示穿刺部位以上椎管完全梗阻，压颈后缓慢上升或下降提示不完全梗阻。②血压计袖带法：将血压计袖带压力升至20mmHg并维持之，从加压起每5秒记录脑脊液压力一次，共30秒或直至脑脊液压力不再上升，然后放掉袖带压力，每5秒记录压力一次，直至脑脊液压力不再下降为止，得出一组压力数。按

同法将袖带压力升至40mmHg及60mmHg，分别记录两组压力数，将以上三组压力数分别画于图纸上，便得一完整的压力曲线。

如果压一侧的颈静脉时压力不升，压对侧时上升正常（Tobey-Ayer试验），提示梗阻侧的横窦闭塞或血栓形成。颅内压增高或怀疑后颅窝肿瘤者禁行压颈试验，以免发生脑疝。

（三）蛋白质

正常脑脊液中蛋白含量约为血液浓度（5 500~8 000mg/dl）的0.5%，随部位而异，如腰池<45mg/dl、基底池10mg/dl、脑室5mg/dl，反映脑室-腰池间毛细血管内皮细胞的紧密连接对蛋白渗透性（血-脑屏障和血-脑脊液屏障）存在一定的梯度，腰池区循环较慢。儿童期在以上各水平的蛋白量均较低，腰部蛛网膜下腔仅含<20mg/dl。CSF蛋白量增高通常提示存在室管膜或脑膜病变，或者脑、脊髓及神经根病变。CSF蛋白量轻度增高至75mg/dl左右经常找不到病因。为鉴别CSF蛋白增高是否为腰穿副损伤所致，可按每1 000×10^6/L红细胞增加蛋白含量0.01g/L推算，含血的脑脊液蛋白含量减去红细胞折算的蛋白含量即为CSF蛋白的实际含量。

1. 脑脊液蛋白来源于血浆，CSF增高多见于各种脑部炎症、肿瘤、脑血管疾病等。细菌性脑膜炎由于脉络丛和脑膜的渗透性增高，CSF蛋白量可达5.0~10g/L或更高；病毒性脑炎引起CSF淋巴细胞反应，蛋白量常为50~100mg/dl或偶可正常。脑室肿瘤由于血-脑脊液屏障减弱，CSF蛋白量可高达10g/L以上。在Guillain-Barré综合征（GBS）及慢性炎症性脱髓鞘性多发性神经病（CIDP）患者，CSF蛋白量可高达5.0g/L。CSF蛋白量高达10g/L以上，CSF呈深黄色，易凝固（纤维蛋白原增高）称为Froin综合征，通常提示为椎管梗阻。部分性CSF梗阻可见于椎间盘破裂或肿瘤，CSF蛋白量增高达1.0~2.0g/L。

2. CSF蛋白成分　包括：白蛋白约占67%，球蛋白约33%，包括IgG、IgA、IgM等大分子物质。白蛋白增高见于GBS、脑炎和脑膜炎；球蛋白增高见于多发性硬化、梅毒和亚急性硬化性全脑炎；中枢神经系统肿瘤两者均可增高。

（1）免疫球蛋白（immunoglobulin，Ig）：电泳和免疫化学技术可展示CSF含多种血清蛋白，定量与血清不同，通常CSF蛋白分子量<150 000Da。电泳证实蛋白组分为前白蛋白、白蛋白及α$_1$、α$_2$、β$_1$、β$_2$、γ球蛋白，各组分定量见表1-2-1。在多发性硬化、神经梅毒、亚急性硬化性全脑炎（SSPE）及其他慢性病毒性脑膜脑病时CSF-IgG可超过总蛋白量的12%，血清IgG不增高，提示IgG来源于神经系统的自身合成。

（2）CSF-IgG 指数（IgG-index）：CSF-IgG 和 CSF 白蛋白（Alb）分别表示为其与血清水平的相对值，旨在排除血清 IgG 对脑脊液 IgG 水平的影响，从而确定中枢神经系统内源性合成所致的脑脊液 IgG 增高。

IgG 指数 =（CSF-IgG/S-IgG）/（CSF-Alb/S-Alb）（S = 血清；Alb = 白蛋白）。通常 IgG 指数正常值 ≤ 0.58，>0.7 为异常，脑脊液蛋白增高或正常，IgG 指数 >0.7 提示异常 CSF 蛋白源于中枢神经系统合成，约 70% 的多发性硬化患者可增高，如 CSF 蛋白异常增高，IgG 指数在 0.7 以下，提示异常蛋白来源于血液（王维治等，1983）。

鞘内 24 小时 IgG 合成率（mg/d）= 5 [（CSF-IgG-S-IgG/369）-（CSF-Alb-S-Alb/230）×S-IgG/S-Alb×0.43]，其临床意义与 IgG 指数相同。

（3）寡克隆带（oligoclonal band，OB）：是琼脂凝胶电泳检测 CSF-γ 球蛋白区特异性条带，通常为 2 条或数条，是 CNS 内 2 个或 2 个以上浆细胞克隆激活分泌的 IgG 分子进入 CSF，这些区带仅存在于 CSF 而血清缺如，称为寡克隆带。如应用琼脂糖凝胶等电聚焦技术，并采用免疫印迹（immunoblot）、双抗体过氧化物酶标记及亲和素-生物素放大系统技术，阳性率可达 95%（Tomas，1984）。CSF 寡克隆带最常见于多发性硬化，其次是神经系统感染性疾病，如结核性脑膜炎、Lyme 病、神经梅毒、亚急性硬化性全脑炎（SSPE）、风疹性脑炎、人类免疫缺陷病毒（HIV）感染和多种结缔组织病患者的 CSF 中也可检出，OB 也偶见于脑肿瘤、多发性神经病、Guillian-Barré 综合征及肾上腺脑白质营养不良症等，但阳性率很低。

判定 BBB 功能最简单的方法就是通过检测脑脊液与血清白蛋白比值（CSF-Alb/S-Alb）进行评价，由于 IgG 分子量是 154 000Da，Alb 分子量是 67 000Da，若 BBB 破坏时 IgG 水平增高，Alb 水平也必然增高，即判定 CSF-IgG 水平时要用 CSF-Alb 作为参照物，CSF-IgG 和 CSF-Alb 均增高提示为 BBB 破坏，若 IgG 增高而 Alb 正常提示 BBB 相对正常，为鞘内合成的 IgG。因此，在腰穿采集脑脊液的同时必须同时采血，以评价 BBB 功能和 IgG 鞘内合成。

（4）髓鞘碱性蛋白（myelin basic protein，MBP）：CNS 病变累及白质髓鞘时髓鞘碱性蛋白（MBP）可释放到 CSF 和血清，用放射免疫测定（RIA）和酶联免疫吸附测定（ELISA）可测出微量 MBP，MBP>8mg/ml 提示活动性脱髓鞘病变，如多发性硬化。

（5）β₂ 微球蛋白（β₂-microglobulin）：分子量 118 000Da，由正常或恶性变间质细胞、上皮细胞及造血细胞合成和分泌。在 CNS 较严重病变，如单纯疱疹病毒性脑炎、脑膜癌病，以及癫痫、脑梗死等含量可增高。

（四）细胞数和细胞学检查

1. 细胞数　CSF 细胞数正常为（0~5）×10⁶/L，主要是单个核细胞，约 70% 为淋巴细胞，（10~15）×10⁶/L 为轻度增高，（16~100）×10⁶/L 为中度增高，>100×10⁶/L 为显著增高。正常和病理状态下脑脊液细胞成分分析对中枢神经感染、免疫障碍、血管性和肿瘤等的诊断与鉴别诊断、治疗、判断药物疗效等均有帮助。

2. 脑脊液细胞收集　由于脑脊液细胞数少，离体后迅速变形，易被破坏而不易分类，因此应用细胞收集器收集脑脊液细胞。主要包括三种：

（1）沉淀室法：将新鲜脑脊液 1~2ml 倒入沉淀管内，让细胞自然沉降于玻片上 30~60min，水分缓慢被沉淀管周围滤纸吸尽，干燥后染色。

（2）微孔薄膜筛滤法：用染色的薄膜（膜孔 1.2μm）放于针筒顶端，让针筒内含等量甲醛的脑脊液筛滤，细胞贴附于微孔薄膜上。

（3）玻片离心法：将沉淀室法与离心法结合，使用微型沉淀仪进行离心，使细胞被离心到玻片上，水分由周围滤纸吸走，收集细胞数较多，这一方法在国内由侯熙德教授首创（图 1-2-2）。

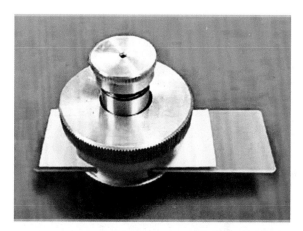

图 1-2-2　玻片离心法的细胞沉淀室

3. 脑脊液细胞染色　①脑脊液细胞最适宜迈格林华-姬姆萨（May-Grunwald-Giemsa，MGG）染色法，操作简单迅速，效果好，MG 是伊红亚甲蓝染色（主要染细胞质），G 是吉姆萨染色（主要染核），这两种全色染色法对衰老细胞较易辨认，有助于发现新型隐球菌，无须墨汁涂片；脑脊液隐球菌表面抗原检测较墨汁染色更实用，尽管有时可出现假阳性，如 RF 因子增高及抗梅毒螺旋体抗体阳性时。②吖啶橙荧光染色，因吖啶橙对细胞质 RNA 比核 DNA 有更大亲和力，细胞质呈红色，核呈黄色或黄绿色，可识别含 RNA 较多的恶性瘤细胞。③过碘酸希夫（periodic acid Schiff，PAS）染色可与细胞中糖类起反应，细胞质 PAS 反应为均质性，大小不等的红颗粒极清楚，特别用于腺癌细胞与淋巴母细胞的鉴别。④硝基四氮唑（NBT）染色可使嗜中性粒细胞质呈清晰深紫色粗颗粒，如这种粒细胞占全部粒细胞的12%~17%提示为细菌性感染,病毒性脑炎和结核性脑膜炎呈阴性反应。⑤固紫染色法(Gram,革兰氏染色法)使革兰氏阳性菌(链球菌、细球菌等)染呈深蓝色,萘瑟菌属如脑膜炎双球菌,假单胞菌属如铜绿假单胞菌、肠道杆菌等为革兰氏阴性菌。⑥抗酸杆菌染色(Ziehl-Nielsen染色)以及改良抗酸杆菌染色可发现结核分枝杆菌,后者的阳性率更高。⑦特殊的细胞分离和免疫染色技术允许识别标记白血病细胞、淋巴瘤细胞、神经胶质纤维酸性蛋白(GFAP)以及其他特殊的细胞成分和抗原。

4. 脑脊液细胞分类　侯熙德等(1984)参照Wiec-zorek(1974)等学者有关正常与病理性脑脊液细胞分类,提出脑脊液细胞分类新概念(表1-2-2)。这一分类既考虑细胞形态学特征,又结合细胞功能及免疫功能,肿瘤细胞单列为一类。

Sayk和Olischer根据正常及病理细胞比例将CSF的细胞类型,特别是炎性细胞归纳为几种细胞形态学综合征(表1-2-3)。尽管这些综合征类型对许多感染性疾病具有特征性,但仍需由细菌学、病毒学检查确诊。

表1-2-2　正常和病理情况下脑脊液细胞类型

1. 免疫活性细胞
   小淋巴细胞
   转化型淋巴细胞
   淋巴样细胞
   浆细胞

2. 单核吞噬细胞
   单核样细胞
   激活型单核样细胞
   巨噬细胞

3. 多形核粒细胞
   中性粒细胞
   嗜酸性粒细胞
   嗜碱性粒细胞

4. 脑脊液腔壁细胞
   脉络丛细胞
   室管膜细胞
   蛛网膜细胞
   裸核

5. 肿瘤细胞

6. 污染细胞
   软骨细胞
   骨髓细胞

表1-2-3　脑脊液细胞形态学综合征

	细胞计数	主要细胞	其他细胞	病理学	疾病
淋巴细胞综合征					
淋巴细胞反应	正常和轻度升高	小淋巴细胞	淋巴样细胞、单核细胞	非特异性、慢性炎性脑膜刺激	癫痫、外伤、脊髓病、MS、SSPE、GBS
淋巴样细胞反应	中度以上升高<700×10⁶/L	淋巴样细胞浆细胞	少数单核细胞、吞噬细胞、粒细胞	急性、亚急性炎症脑膜反应(抗原抗体反应)	脑膜炎(VM)、TM和化脑恢复期、MS、GBS
单核吞噬细胞综合征					
单核样细胞反应	正常或轻度升高	单核样细胞、激活性单核样细胞	小淋巴细胞	非特异性慢性炎症反应(变性)	腰椎穿刺、造影手术、梗死、肿瘤、脑炎
出现MΦ的单核细胞反应	轻度或中度升高	红细胞、含铁血黄素吞噬细胞、脂肪吞噬细胞	单核样细胞、小淋巴细胞、粒细胞	同上,出血	SAH、脑出血,余同上
粒细胞综合征					
中性粒细胞反应	明显增加	中性粒细胞	少数单核细胞、吞噬细胞、淋巴样细胞	脑膜急性粒细胞浸润	急性化脑、病毒性脑炎早期、脊髓造影
嗜酸性粒细胞反应	中度增加	嗜酸性粒细胞、中性粒细胞、小淋巴细胞	单核样细胞、淋巴样细胞	嗜酸性粒细胞性脑膜炎	寄生虫脑膜炎、VM、神经梅毒、SAH、嗜酸性肉芽肿
混合性细胞反应综合征	中度以上升高<700×10⁶/L	中性粒细胞、小淋巴细胞、淋巴样细胞、单核样细胞	浆细胞、嗜酸性粒细胞	亚急性脑膜炎	脑膜炎(TM、化脑后期、真菌)、脑脓肿

注:MΦ:巨噬细胞;MS:多发性硬化;SSPE:亚急性硬化性全脑炎;TM:结核性脑膜炎;GBS:Guillain-Barré综合征;SAH:蛛网膜下腔出血;VM:病毒性脑膜炎。

5. 脑脊液细胞学诊断

（1）中枢神经系统感染性疾病：脑脊液细胞学分三期：①急性炎症渗出期：为中性粒细胞反应；②亚急性增生期：呈淋巴样细胞反应；③修复期：呈单核样细胞反应。化脓性脑膜炎急性期出现较早，持续时间长，结核性脑膜炎和脑脓肿各期可同时出现，持续时间较长，呈混合性细胞反应，中性粒细胞为主的混合性粒细胞反应对结核性脑膜炎早期诊断有帮助。CSF 出现较多的嗜酸性粒细胞是中枢神经系统寄生虫病感染的特点，如脑囊尾蚴病（脑囊虫病）、脑型血吸虫病、肺吸虫病和脑弓体虫病等，但并非所有的寄生虫感染病例 CSF 均出现嗜酸性粒细胞反应，而许多非寄生虫性感染性疾病，如结核性脑膜炎、脑脊髓梅毒、肉芽肿性脑膜炎和真菌性脑膜炎等也可出现。

（2）脑血管疾病：脑脊液细胞学检查对蛛网膜下腔出血急性期（发病数小时内）有意义，可见大量红细胞及中性粒细胞反应，2~3 日达高峰，吸收期可见含铁血黄素吞噬细胞。

（3）中枢神经系统肿瘤：CSF 瘤细胞检出率，在原发性脑肿瘤由高到低依次为髓母细胞瘤、多形性成胶质细胞瘤、室管膜瘤和松果体瘤；转移性脑肿瘤的原发灶依次为肺、胃、乳腺、结肠、胰腺和肾脏等，常可在原发灶未发现前即检出，有重要的诊断价值。

（4）中枢神经系统白血病及淋巴瘤：CSF 细胞学检查对 CNS 白血病、淋巴瘤早期诊断、监测病程及疗效等很有意义。

临床应注意激活型淋巴细胞的诊断价值，它包括转化型淋巴细胞、淋巴样细胞、浆细胞，其出现提示抗原-抗体反应，见于各种类型脑膜炎，特别是慢性炎症和病毒感染。转化型淋巴细胞和淋巴样细胞主要见于结核性、化脓性及病毒性脑膜炎等。浆细胞主要见于病毒性脑膜炎、神经梅毒、脑脓肿、多发性硬化及其他神经免疫病，约 67% 的多发性硬化患者 CSF 有浆细胞，已证实浆细胞可分泌 IgG 和形成寡克隆带。

（五）生化检查

1. 糖含量正常 CSF 为 2.5~4.5mmol/L，约相当于血糖的 50%~60%，通常随血糖量改变。CSF 糖含量减低、细胞数增多常提示化脓性、结核性或真菌性脑膜炎，偶见于脑膜瘤细胞广泛浸润、结节病和蛛网膜下腔出血急性期。化脓性脑膜炎患者 CSF 常有乳酸增高，可能是 CSF 中葡萄糖被多形核白细胞、脑膜细胞及邻近脑组织进行无氧糖酵解所致。

2. 氯化物 是 CSF 主要阴离子，正常值为 119mmol/L，较血清氯化物高 15~20mmol/L。CSF 氯化物降低见于细菌性、结核性和真菌性感染；CSF 蛋白增高合并氯化物降低多见于结核性脑膜炎伴颅底粘连，在严重呕吐、长期低盐饮食、各种肾病、代谢性疾病如糖尿病、Addison 病等均可引起低氯血症。

3. 脑脊液氨含量为动脉血的 1/3~1/2，增高见于肝性脑病和 Reye 综合征。脑脊液尿酸量约为血清的 5%，增高见于痛风、尿毒症及脑膜炎，肝豆状核变性可降低。CSF 尿素浓度稍低于血清，尿毒症时 CSF 尿素浓度与血液平行增高。体内的 24 种氨基酸在 CSF 均可测出，谷氨酰胺增高见于肝性脑病、Reye 综合征，苯丙氨酸、组氨酸、缬氨酸、亮氨酸、异亮氨酸、酪氨酸及高胱氨酸等增高可见于相应的氨基酸尿症等。儿茶酚胺的分解代谢产物可在 CSF 中检测到。多巴胺的主要代谢产物高钒酸（HVA）以及血清素的主要分解代谢产物 5-羟基吲哚乙酸（5-HIAA）通常存在于脑脊液中；两者在脑室中的浓度高出椎管内脑脊液 5~6 倍。两者代谢产物在特发性和药物引起的 PD 中均降低。测试抗 Hu、抗 NMDA 和其他抗体已成为诊断副肿瘤性脑病和非副肿瘤性脑病的实用方法。

4. 脑脊液平均渗透压与血浆相同（295mOsm/L），pH（7.31）稍低于动脉血（7.41），CSF 的 PCO₂ 为 45~49mmHg，高于动脉血（40mmHg）。

5. 酶学检查 ①乳酸脱氢酶（lactic dehydrogenase，LDH）及同工酶：增高见于细菌性脑膜炎和癌性脑膜炎。②转氨酶（transaminase）：增高多因脑缺氧、血脑屏障渗透性增高，谷丙转氨酶（GPT）增高见于脑膜炎、脑创伤、痴呆、变性病、CNS 肿瘤和癫痫等；谷草转氨酶（GOT）增高见于 CNS 转移癌、癌性神经肌肉病、脑变性疾病、脑血管疾病、中毒性脑病、癫痫及 CNS 炎症等。③溶酶体酶增高见于细菌性脑炎和 CNS 肿瘤等。

（六）病毒学检查

在脑脊液中使用聚合酶链反应（PCR）通过扩增病毒 DNA 片段进行更快速的检测，现已广泛用于临床诊断，特别是疱疹病毒、巨细胞病毒和 JC 病毒。这些测试在感染的第 1 周最有效，此时病毒正在复制，其基因组物质最为盛行。此后，血清学技术对病毒感染更加敏感。PCR 扩增 DNA 在快速检测脑脊液结核分枝杆菌方面特别有用，传统的培养最多需要几周时间。检测 14-3-3 蛋白可反映脑脊液中朊病毒因子是否存在，可能有助于诊断 CJD，但结果一直不稳定。

（七）CSF 检查诊断 CNS 疾病

医生应始终在临床发现的背景下判断脑脊液数据的相关性和意义。CSF 检查对多种神经系疾病可提供重要信息，特别是中枢神经系统感染性疾病、蛛网膜下腔出血，以及引起颅内压改变的疾病，有些疾病需要多次检查明确诊断或指导治疗，特别是 CSF 细胞学检查，阳性结果经常在重复检查中发现。表 1-2-4 显示脑脊液检查对 CNS 疾病的鉴别要点。

表1-2-4　脑脊液检查对中枢神经系统疾病的鉴别诊断要点

诊断	压力/mmH₂O	外观	白细胞/(×10⁶·L⁻¹)	蛋白/(mg·dl⁻¹)	葡萄糖/(mg·dl⁻¹)	其他特点
正常值	70~220	透明无色	0~5，PMN 为 0，MNC 为 5	20~45	血清值60%	
急性细菌性感染	增高	混浊	100~20 000，主要为 PMN	100~500	10~40	固紫染色可发现菌体
急性病毒性感染	正常或稍增高	透明	5~500，主要为淋巴细胞	正常或稍增高，<100	正常，腮腺炎病毒、HSV、CMV 偶尔减少25%	PCR，特异性 Ig
结核性感染	增高	淡黄，静置后见纤维蛋白凝块	25~100，早期主要为淋巴细胞	100~200	<40	PCR，特殊培养
真菌性感染（常见隐球菌）	增高	乳色	30~800，主要为淋巴细胞	50~700，平均为100	<40	隐球菌多糖抗原、细胞学 MGG 染色可见菌体
神经梅毒	增高	乳色	100~300，主要为淋巴细胞	100	正常，偶尔降低	VDRL、RPR
脑囊尾蚴病	增高	乳色	100~200，主要为 MNC 和淋巴细胞，嗜酸性粒细胞占 2%~7%	50~200	20%病例降低	ELISA 测囊尾蚴抗体
硬脊膜外脓肿	增高	透明	0~800，可为正常	>40	正常	脊髓造影可见梗阻
癌性脑膜炎	正常或增高	透明或乳色	0~数百（MNC 和癌细胞）	>40	降低	细胞学检查可见癌细胞，蛋白标记物（β₂ 微球蛋白）
神经结节病	正常或低	透明	0~100，主要为淋巴细胞	轻度增高	20%病例降低	IgG 指数常增高，有或无寡克隆带
蛛网膜下腔出血	增高	血色，黄变	早期 RBC 增多，后期 WBC 增多	50~800	正常或降低	含铁血黄素吞噬细胞
外伤性穿刺	正常	血色但无黄变	RBC:WBC 与外周血相同	稍增高	正常	不含噬铁细胞
多发性硬化	正常	透明	正常或有少量 WBC	正常或稍增高	正常或稍低	IgG 指数常增高，有寡克隆带

注：RBC：红细胞；WBC：白细胞；PMN：多形核粒细胞；MNC：单核细胞；HSV：单纯疱疹病毒；CMV：巨细胞病毒；PCR：聚合酶链反应；VDRL：性病研究实验室玻片凝集试验；RPR：血浆快速反应素试验。

第二节　神经影像学检查

（李坤成　凌晨　卢洁）

神经影像（neuroimaging）检查是中枢神经系统疾病诊断和鉴别诊断的重要手段，甚至会起到至关重要的作用，神经影像学检查主要包括头颅和脊柱 X 线片、计算机体层摄影（CT）、磁共振成像（MRI）、X 线头颈部血管造影，以及经颅多普勒超声等。

一、头颅和脊柱 X 线片

头颅和脊柱 X 线片是利用 X 线检查颅内和脊柱病变的方法，可为某些颅脑、脊柱和脊髓疾病的诊断提供信息，为进一步检查提供线索，但因敏感性较差，阴性结果不能排除病变，随着 CT 技术的进步和临床广泛应用，X 线片在 CNS 疾病中的应用价值已大为减少，有被 CT 完全取代之趋势。

（一）头颅 X 线片

常规头颅 X 线片包括头颅后前位（正位）和侧位片。

正位 X 线片要求头颅位置端正，岩锥与内听道恰好与眼眶重叠，矢状缝和鸡冠结构位于图像正中，可观察颅骨形态、颅腔大小以及内听道的形态。侧位 X 线片要求两侧中颅窝、前床突及内外耳孔彼此相互重叠，特别适用于观察蝶鞍形态、前中后颅窝的关系、颅缝、血管压迹、脑回压迹，以及钙化松果体的位置等。

1. 颅骨结构复杂，在常规 X 线片上常相互重叠，因此需要进行特殊位置摄影。例如：

（1）颏顶位（颅底位）：用于观察颅底结构，特别适合显示中颅窝。

（2）30° 额枕位（汤氏位）：观察后颅窝，尤其内听道、岩锥、枕大孔和枕骨。

（3）45° 后前位（斯氏位）：观察岩锥、内耳道、乳突和内耳结构。

（4）53° 后前斜位（视神经孔位）：观察视神经孔、前床突、眶顶及后组筛窦。

（5）眼眶位（柯氏位）：观察眼眶诸骨，包括蝶骨大小翼、眶上裂及额骨眶顶部等。必要时还可摄头颅切线位片，以便鉴别颅骨的凹陷性或凸起性病变。目前绝大多数医院都常规取消上述特殊位置头颅 X 线检查，而代之以 CT 检查，利用骨窗和软组织窗 CT 可分别显示骨和软组织形态和结构，操作简便而准确。

2. 头颅 X 线片的临床应用

（1）观察头颅大小和形态异常：判断头颅增大、头颅狭小和颅底骨质形态改变等。例如，颅底凹陷症（basilar invagination）是颅颈交界处最常见畸形，主要表现颅底以枕大孔为中心向上凹陷，导致后颅凹容积减少。诊断方法是测量腭枕线和基底线，腭枕线是在头颅侧位 X 线片上硬腭后端至枕骨大孔后唇的连线，正常齿突在此线下方或附近，若齿突超过此线 3mm 以上可诊断为颅底凹陷；基底线是硬腭后端至枕骨鳞部外板最低点连线，齿突超过此线 6mm 为异常。扁平颅底（platybasia）是指颅底角增大，颅底变扁平。颅底角是指在头颅侧位片上，鼻额缝、蝶鞍中心及枕大孔前缘三点连线所形成的角，正常情况为 135°±10°，若该角超过 145°，可诊断为扁平颅底。

（2）颅骨骨质与颅缝改变：常见颅骨骨质改变为颅骨变薄、破坏与增生，颅缝异常表现为颅缝分裂与囟门增宽，是婴幼儿颅内压增高的表现。其次，还可见蝶鞍改变，见于慢性颅内压增高以及鞍内、鞍旁与鞍上肿瘤等。此外，X 线片还可显示颅内压迹改变，包括血管压迹、蛛网膜粒压迹和脑回压迹异常。最后，X 线片可显示颅内的病理钙化，见于肿瘤、炎症、寄生虫与血管性疾病等。

（二）脊柱 X 线片

脊柱 X 线片是检查脊柱病变的基本方法，也可通过脊柱骨质结构改变间接反映多种脊髓病变。常规检查包括脊柱正位和侧位像，可显示椎体及附件形态和结构，左右斜位片可观察椎弓与两侧椎间孔。为了便于椎体计数，拍摄上位胸椎时应包括下位颈椎，而下位胸椎应包括上位腰椎。

由于 CT 和 MRI 的广泛应用，目前脊柱 X 线片检查在中枢神经系统疾病的应用价值不高，通常仅用于初诊时筛查。

脊柱 X 线片主要用于以下疾病的诊断：

1. 椎管内肿瘤　可见局部椎管与椎间孔扩大、骨质受压变形或骨质破坏、出现椎旁软组织影和椎旁病理性钙化等。

2. 脊椎外伤性骨折或脱位　常见于颈椎和胸腰椎交界处，累及椎体多为压缩性骨折。

3. 脊柱结核　表现为受累椎体楔形变，伴骨质破坏呈边缘模糊的透亮区，椎间盘破坏导致椎间隙变窄，若椎体塌陷则引起脊柱成角畸形，椎旁可见脓肿影。

4. 脊柱先天畸形　常见畸形有脊柱裂、椎体分节不全等。

5. 脊柱肿瘤　以转移瘤、脊索瘤与血管瘤多见，表现骨质破坏和增生，良性肿瘤边界清晰，常伴边缘硬化；恶性肿瘤边界不清，形态不规则，易侵犯椎弓根，一般不累及椎间盘。

6. 脊柱退行性骨关节病与间盘病变　多见于腰椎及下位胸椎，表现为椎体、附件、关节增生肥大，关节面及椎体边缘增生硬化、骨刺形成，严重者在两个相邻椎体之间形成骨桥。累及椎间盘可引起椎间隙狭窄，髓核可穿过终板突入椎体，形成"许氏结节"，表现为椎体上、下缘局限性弧形凹陷。椎间盘脱出者可见椎间隙不均匀变窄，多呈后宽前窄，下位腰椎的生理曲度消失、变直或/和脊柱侧弯等，在椎间盘处还可见钙化斑。

二、脊髓造影

脊髓造影（myelography）是经腰椎穿刺或小脑延髓池穿刺将水溶性含碘对比剂注入蛛网膜下腔，再通过调整被检查者体位（使之处于头低位或身体倒置）使椎管显影的 X 线诊断方法。主要适应证是确定脊髓压迫症的部位和病变，在临床曾普遍应用。由于是创伤性检查，穿刺术可造成局部损伤，椎管完全阻塞时，高浓度对比剂聚积可导致剧烈疼痛和局限性肌阵挛，对比剂滞留可引发蛛网膜炎和蛛网膜下腔粘连，近年来随着 MRI 技术进步和广泛应用已被取代。

（一）正常脊髓造影表现

正位像显示，中心部脊髓密度较低，两侧的蛛网膜下腔密度较高。脊髓圆锥以下的对比剂密度均匀。在柱形对比剂的两侧可见随神经根向外分出的小三角形突起，为神经鞘袖；颈段的突起较小，呈直角伸出；胸腰段较长，斜行向下走行；骶部呈树根状伸展。在侧位像上，椎间盘局部显影的对比剂前缘向内稍凹。

（二）脊髓造影异常表现

1. 髓内肿瘤（intramedullary tumor）　多为室管膜瘤，可见脊髓呈对称或不对称梭形膨胀，通常无移位。蛛网膜下腔可受压移位或变窄，对比剂从病变两侧分流显示出梭形病灶。若肿瘤较大完全阻塞椎管，双侧蛛网膜下腔完全闭塞，对比剂柱呈大杯口形，两侧变尖，外缘常紧贴椎弓根的内缘。

2. 硬膜下髓外肿瘤（subdural extramedullary tumor）　如神经鞘瘤、神经纤维瘤和脊膜瘤，病灶表现蛛网膜下腔内充盈缺损，若蛛网膜下腔完全阻塞表现偏心性杯口征，可见脊髓受压移位，梗阻端肿瘤侧蛛网膜下腔被肿瘤撑宽使对比剂积聚，肿瘤对侧蛛网膜下腔受移位的脊髓挤压而变窄，也可见肿瘤侧神经鞘袖抬高、歪斜等变形、移位等征象。

3. 硬膜外肿瘤（extradural tumor）　以转移瘤多见，其次是原发骨肿瘤，多数患者伴骨质破坏。由于肿瘤与蛛网膜下腔之间隔有硬脊膜，可见硬脊膜受压导致蛛网膜下腔与脊髓移位。对比剂柱在肿瘤侧与对侧均变尖，并向对侧移位。当蛛网膜下腔完全梗阻时，梗阻端呈梳齿状或水平状。

4. 脊髓蛛网膜炎粘连（spinal arachnoiditis adhesions）　脊髓蛛网膜炎粘连处对比剂流动缓慢或受阻，呈不规则斑点状、索条状分布，变换体位显示形态固定，分布范围较广。

5. 椎间盘突出（slipped disk）　侧位像观察，椎间盘突出部位对比剂柱的腹侧面可见硬膜外充盈缺损，正位像药柱一侧或双侧呈齿状缺损，神经根鞘可变形移位。椎间盘重度突出者蛛网膜下腔可完全阻塞，但轻度突出可无异常表现。

6. 脊髓血管畸形（spinal vascular malformation）　脊髓造影显示粗大迂曲的条状透光影，透视观察可见病变部位有异常搏动，对比剂流动缓慢。

三、计算机体层摄影

（一）计算机体层摄影概论

20世纪70年代初期，Godfrey N Hounsfield 研制了第一台用于临床诊断的计算机体层摄影（computed tomography，CT）机。CT机主要是由机架、检查床和操作台组成。机架包括 X 线管球、探测器和准直器等。CT成像的基本原理是通过探测器接收穿过人体的 X 线，由于人体的不同部位的结构与密度不同，导致穿透人体 X 线的衰减差异，再把具体层面分为若干个体素，由计算机运算得出每个体素 X 线的衰减值，即可重建出体层图像，每个体素所对应的是 CT 图像的像素。CT 最初以轴位扫描方式完成检查，在每层扫描结束后移动检查床，再进行下一次扫描。20世纪80年代中期问世的滑环技术为 CT 扫描带来革命性进展，它显著降低扫描时间并产生螺旋扫描技术。20世纪90年代后期由于减小了探测器体积及增加探测器的排数而实现多排螺旋扫描。近年来，多排螺旋 CT（multi-slice spiral CT，MSCT）技术取得巨大进步，2005年64排 MSCT 用于临床，实现了 CT 容积数据采集，这已使 CT 从原理上改变了体层摄影的概念。目前 MSCT 完成头颅扫描不足1秒，仅2~3秒即可获得整个人体的容积数据，所获图像的纵向分辨力可至0.2~0.3mm，一次扫描覆盖范围最大达到16cm。CT 的容积数据便于实现任意方位图像重建，加之计算机的强大后处理功能，极大扩展了 CT 的临床应用范围。MSCT 促进了 CT 血管成像（computed tomography angiography，CTA）的发展。CTA 图像无观察死角，经静脉注射对比剂创伤小，检查快速，除能清楚显示血管管腔情况（包括狭窄和闭塞）外，还能显示血管壁以及管壁病变（主要是动脉硬化斑块），分析病变组成成分，结合 CT 图像还能综合判断血管周围结构。此外，伴随多种降低 X 线辐射剂量技术的应用，MSCT 还能快速完成脑灌注成像，注射1次对比剂、1次扫描即可获得常规 CT、CTA 和 CT 灌注（CT perfusion，CTP）图像。因此，CT 已经成为临床最重要的影像学检查方法，尤其对卒中的急诊检查发挥最重要作用。

（二）CT 的检查方法

CT 检查方法包括普通扫描（平扫）、增强扫描和特殊扫描。

1. CT 平扫（plain scan）　是指不应用对比剂的扫描。颅脑 CT 检查采用眶耳线（orbitomeatal line，OML）或称眦耳线，即外眦与外耳道的连线为扫描基线，扫描野应覆盖颅脑。MSCT 可直接获取容积数据，再进行多种后处理重建出不同方位层厚达到亚毫米的体层图像。

2. CT 增强扫描　是经静脉注入对比剂再行 CT 扫描的检查方式。增强扫描之前应先行平扫检查。增强扫描的指征是：①平扫发现异常改变，为进一步提高诊断准确性；②病灶靠近颅底或后颅窝，显示效果不佳；③为确定易出现脑转移瘤（如肺癌）的确切分期；④拟诊颅内局灶性感染；⑤拟诊脑膜疾病，如结核性脑膜炎或脑膜转移瘤，特别是出现多脑神经麻痹时。

CT 增强扫描通常经静脉注射剂量为1.0~1.5ml/kg，总量相当于15~30g 碘的含碘对比剂。少数人对含碘对比剂发生类过敏样不良反应，患者可出现恶心、呕吐、荨麻疹、喉头水肿、血压下降、休克甚至死亡等,因此在CT增强检查时,注射对比剂后需要密切观察患者反应,CT室应该常规配备相应的抢救药品及吸氧设备,以便发生不良反应时及时有效救治患者。

3. 动态CT扫描　头颅的动态CT扫描在经静脉注射对比剂后,连续扫描病灶区,观察局部对比剂灌注与排空过程,由于病灶及周围组织的密度随时间推移而发生动态改变,可得到时间-密度曲线。不同疾病的时间-密度曲线类型不同,因此,该曲线的类型有助于诊断与鉴别诊断。该方法主要用于垂体微腺瘤的诊断、颅脑良恶性肿瘤的鉴别等。

4. CT灌注检查　CTP检查能反映脑组织血管化程度及血流灌注情况,提供常规CT所不能获得的血流动力学信息。使用经静脉团注对比剂连续扫描的方法,可得到对比剂首次通过脑组织的系列动态图像,再使用专门软件包分析数据,可同时获得多个脑灌注参数图,包括脑血流量(cerebral blood flow, CBF)、脑血容量(cerebral

blood volume, CBV)、对比剂达峰时间(time to peak, TTP)、平均通过时间(mean transit time, MTT)等。目前,CTP已经从单层灌注发展到全脑灌注,CTP检查有助于超早期发现脑缺血灶(Ezzeddine et al,2002),判断脑梗死的缺血性半暗带(Cheung et al,2003),明确病变范围及选择治疗方案(Warach et al,2001)。对有症状的头颈部动脉重度狭窄或闭塞患者,CTP可进行脑灌注受损程度与范围的术前评价及术后疗效评估(Jackson et al,2002),并用于颅脑肿瘤诊断及鉴别诊断、治疗疗效评估和预后判断等,还可用于指导精确立体定向穿刺活检(Shin et al,2002)。

(三) 颅脑的正常CT表现

正常人脑灰质密度略高于白质,高质量的脑CT图像能清晰分辨大脑和小脑半球的灰质与白质,通常可以分辨位于中脑下部的小脑上脚(结合臂)交叉。脑室、脑裂、脑池和脑沟因含有脑脊液而呈低密度,骨骼为高密度,为显示颅骨及其病变的细微结构需要采用骨窗。正常脑组织的CT表现见图1-2-3。在所有医学影像学技术中,

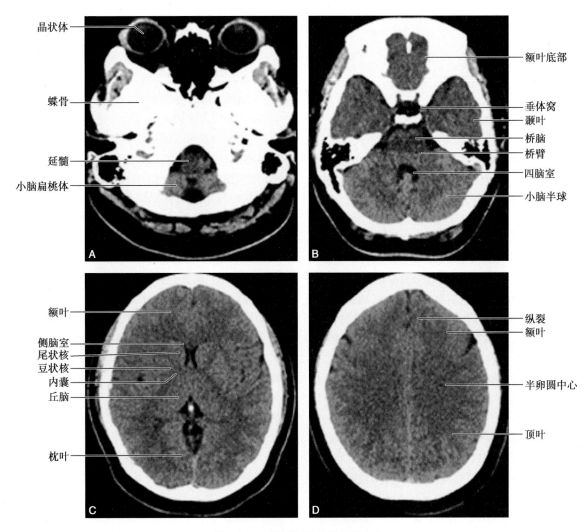

图 1-2-3　正常颅脑不同层面 CT 表现
A. 侧脑室体部层面;B. 基底核层面;C. 中脑层面;D. 脑桥及小脑层面

CT 的密度分辨力最高,并可用 CT 值定量显示密度的高低。CT 值代表 X 线穿过人体组织被吸收后的衰减值,每种物质的 CT 值等于该物质的衰减系数与水的衰减系数之差再与水的衰减系数相除之后乘以 1 000,其单位为亨斯菲尔德单位(hounsfield unit,HU),骨皮质的 CT 值为 1 000HU,水的 CT 值为(0±10)HU,空气的 CT 值为 −1 000HU。正常脑组织的 CT 值见表 1-2-5。

表 1-2-5　正常脑组织的 CT 值和 MRI 信号表现

组织	CT 值/HU	T_1WI	T_2WI
脑灰质	30~40	白灰	灰
脑白质	24~35	灰	白灰
脑脊液	3~8	黑	白
脂肪	−20~−100	白	黑
钙化	80~300	黑	黑
颅骨	>250	黑	黑

四、磁共振成像

(一)磁共振成像概论

20 世纪 80 年代初磁共振成像(MRI)问世,这是继 CT 之后医学影像学技术的又一次飞跃。MRI 具有无射线辐射伤害,软组织对比度最高,能进行任意方位直接体层成像,无骨性伪影干扰,成像参数多、信息量大及空间分辨力较高等显著优势。主要缺点是扫描时间较长。目前 MRI 广泛用于临床各领域,在中枢神经系统的应用尤为成熟,包括脑梗死、脑出血(尤其鉴别亚急性与慢性期出血)、各种脑血管畸形、脑动脉瘤及脑静脉窦血栓形成等脑血管疾病,以及原发性脑肿瘤和转移瘤、脑囊肿、脑炎、脑白质病变、变性疾病、脑积水、各种颅脑先天发育畸形、脊髓病变等。MRI 因无骨伪影干扰,更适于诊断垂体、脑神经、脑干及小脑病变。

1. 检查方法　由于人体 2/3 的重量为水分,氢核含量十分丰富,目前临床应用的 MRI 机主要是氢原子核(即质子)成像。质子除具有质量、一个单位的正电荷外,还具有自旋与磁矩的特性。若将人体置入外强磁场之中,人体自旋系统发生进动,即质子除绕自身轴旋转外,还围绕外强磁场轴旋转。在外强磁场固定的情况下,质子系统的进动频率确定。MRI 成像时施加一个与质子进动频率相同的射频脉冲,自旋系统吸收射频的能量而使宏观磁矩发生偏转,当射频脉冲停止后,受激发的质子自旋系统将吸收的能量仍以射频脉冲(即 MR 信号)的方式

释放,从而使自旋系统回复到平衡状态,该过程称为磁共振的弛豫。弛豫过程可用纵向弛豫时间(T_1)和横向弛豫时间(T_2)来描述。T_1 是指质子自旋系统激发后宏观磁矩恢复到稳态 63% 的时间,又称自旋-晶格弛豫时间;T_2 是指自旋系统被激发后横向磁矩由最大衰减了 63% 的时间,又称自旋-自旋弛豫时间。各种正常组织、病变组织的 T_1、T_2 值不同,导致信号强度的差异。临床上通过调整扫描参数可分别获取 T_1 加权像(T_1 weighted imaging,T_1WI)和 T_2 加权像(T_2 weighted imaging,T_2WI),以突出不同的对比度。

实施颅脑 MRI 检查时,患者通常取仰卧位,使用专用头线圈,以横断位为基本扫描方位,以平行于颅前窝的连线为扫描基线,再根据诊断需要加扫矢状和冠状位,通常层厚为 5mm,必要时进行薄层扫描,如鞍区检查常规行 2~3mm 层厚的冠状位扫描。常规扫描序列包括 T_1WI、T_2WI 及液体衰减反转恢复(fluid attenuated inversion recovery,FLAIR),还可根据病变不同进行质子密度加权像、脂肪抑制成像等。T_1WI 具有较高的信噪比,显示解剖结构清楚;T_2WI 有利于发现病变与显示病变范围。正常颅脑 MRI 的 T_1WI 和 T_2WI 表现见图 1-2-4,脑组织的 T_1WI 和 T_2WI 信号强度见表 1-2-5。

2. 增强扫描　是临床 MRI 检查常用的检查方法,能显著提高诊断的敏感性、准确性与特异性。通常是在平扫后进行增强扫描,即经静脉注入含钆对比剂后进行扫描,调整扫描参数使扫描层面与平扫一致,以便观察相同部位增强前后的信号改变和发现病灶。增强扫描通常仅应用 T_1WI 脉冲序列,获取横轴位、冠状位或/和矢状位图像。增强扫描可能发现平扫未显示的病变,特别是微小的肿瘤病灶,并对肿瘤进行定位与定性诊断。

增强扫描最常用的顺磁性对比剂是二乙三胺五醋酸钆(Gd-DTPA),属于小分子化合物,为离子型细胞外液对比剂,增强效果维持约 45 分钟,它不能通过完整的血-脑屏障,也不进入毛细血管屏障的其他组织,只限于在血浆中运输,不具有组织特异性,可用于全身增强扫描。Gd-DTPA 的临床常规剂量为 0.1mmol/kg,美国食品药品管理局(FDA)规定的最大允许剂量为 0.3mmol/kg。用前无须进行过敏试验或试剂,不良反应的发生率很低,表现为头晕、一过性头痛、恶心、呕吐、皮疹等,严重不良反应发生率极低,如呼吸困难、血压降低、支气管哮喘、肺水肿,可导致死亡,一旦发生需紧急救治。

增强扫描对中枢神经系统疾病的诊断有重要价值,主要用于脑肿瘤、脑炎、脑血管畸形、脑血管疾病,以及脊髓感染性病变和肿瘤等。对比剂的剂量通常为 0.1mmol/kg,但对转移瘤、多发性硬化等疾病可应用 0.2~0.3mmol/kg,有助于发现微小的病灶。目前通常使用专

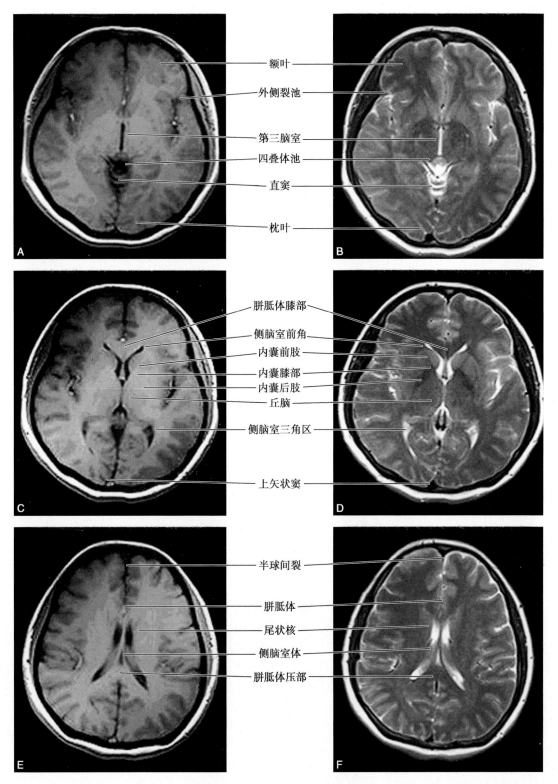

图 1-2-4　正常颅脑不同层面 MRI 表现

A. 第三脑室层面的 T_1WI；B. 第三脑室层面的 T_2WI；C. 基底节层面的 T_1WI；D. 基底核层面的 T_2WI；E. 侧脑室体部层面的 T_1WI；F. 侧脑室体部层面的 T_2WI

用双筒高压注射器推注对比剂,由于MRI对比剂用量小,因此在注射对比剂后,需要用另外一个针筒再注射生理盐水,冲洗注射通道内的对比剂,待注射完毕后即刻启动扫描。然而,垂体微腺瘤的检查有所不同,为了提高病灶检出率,需要进行动态增强扫描,即在静脉快速团注对比剂的同时,对鞍区进行一系列快速连续扫描,以提高肿瘤与正常垂体组织的信号对比度,因为正常垂体组织的血供十分丰富,早期即出现强化,而肿瘤组织没有门脉系统,表现为相对低信号,可使微腺瘤病灶显示得更加清楚。

3. 液体衰减反转恢复(fluid attenuated inversion recovery,FLAIR) 又称为水抑制脉冲序列,能有效抑制常规T_2WI图像上高信号脑脊液为低信号,有利于清楚显示邻近脑脊液的脑组织结构与病灶。FLAIR成像利用不同组织T_1值不同,在产生MRI信号的90°脉冲之前施加一个180°的反转脉冲,经过合适反转时间后,脑脊液在90°脉冲作用时纵向磁化矢量为零,使脑脊液的T_1值为零而不产生信号,而颅内其他组织的T_1值显著短于脑脊液,在90°脉冲时纵向磁化矢量几乎完全恢复,仍然能够产生信号。这种重T_2加权反转恢复技术抑制了自由水(脑脊液)的高信号,使之呈现低信号,而结合水却不被抑制仍呈高信号,因此在黑色脑脊液和较低信号脑白质的对比下,脑室周围白质、脑表面的皮质、蛛网膜下腔的微小病变显示得更加清楚,使病灶检出率大为提高。

FLAIR诊断早期脑梗死的效果显著优于T_2WI,特别是脑表面皮质、侧脑室旁的梗死灶在常规T_2WI图像上很易被脑脊液高信号所掩盖,而FLAIR图像可使之清楚显示(图1-2-5)。此外,FLAIR图像可反映脑梗死的病程,急性期脑水肿表现高信号,慢性期病灶信号不均匀,高信号区反映胶质细胞增生,脑软化则表现囊状低信号。

FLAIR对诊断多发性硬化、蛛网膜下腔出血、脑膜炎、脑积水、胆脂瘤等也有重要价值。FLAIR显示脑室旁与皮质下病灶优于T_2WI,如多发性硬化病灶在T_2WI上与脑脊液信号强度相同,而在FLAIR图像上信号强度最高,然后依次为脑灰质、脑白质和脑脊液。脑积水脑室周围的间质性水肿在T_2WI上与脑脊液相同均呈高信号,而FLAIR有效抑制脑脊液信号,而脑室周围间质性水肿因含结合水而不被抑制,表现为弧形带状高信号,显示水肿的范围更加清晰。

（二）磁共振扩散成像

扩散(diffusion)是指分子的不规则随机运动,单位为mm^2/s。通常用扩散来描述分子由高浓度向低浓度区移动的微观运动。1950年Hahn首次注意到水扩散对MR信号的影响,其后Stejskal和Tanner将其发展为可测量的MRI技术。近年来,MR扩散加权成像(diffusion weighted imaging,DWI)在临床已得到广泛应用,其成像原理是在常规自旋回波序列180°脉冲前后施加梯度场,在有扩散存在的情况下,质子沿磁场梯度随机移动,以不同频率自旋,在回波时因质子的相位分散不能完全重聚而导致信号下降。在DWI扫描过程中,受试者的轻微移动可产生严重伪影干扰,是DWI扫描应注意的问题。目前进行DWI扫描首选EPI脉冲序列,可使扫描时间短至30毫秒,运动伪影显著减少。临床通常应用表观扩散系数(apparent diffusion coefficient,ADC)来定量测量DWI的高低。

DWI主要用于急性和超急性期脑梗死诊断,由于脑缺血早期即引起细胞毒性水肿,细胞内水含量增加,引起细胞肿胀,细胞外间隙变小,梗死区水分子扩散运动减慢,使ADC值降低、病灶在DWI图像上表现为高信号(图1-2-6)。当脑缺血30分钟,DWI即可显示异常高信号,且病灶信号强度随所用b值增加而升高,在ADC图

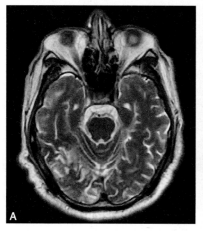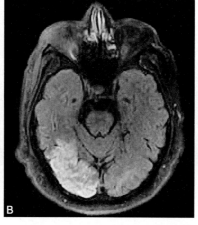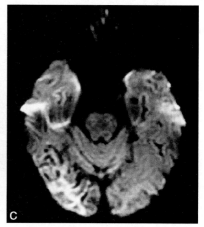

图1-2-5 急性脑梗死患者的脑MRI表现

A. T_2WI;B. FLAIR;C. DWI。可见FLAIR(B)诊断急性脑梗死的效果优于T_2WI(A),特别是脑表面皮质梗死灶

上则呈低信号。应用 ADC 值可监测病灶演变进程,急性期 ADC 值显著降低,亚急性晚期和慢性期出现假正常化,甚至 ADC 升高。DWI 显示脑梗死范围和程度准确,可预测病情严重程度与动态评价疗效。常规 T_2WI 显示脑梗死灶均为高信号,无法区分新鲜或陈旧的病灶,在 DWI 图像上急性期病灶为高信号,慢性期为低信号,易于区分。此外,DWI 还有助于鉴别蛛网膜囊肿与表皮样囊肿,肿瘤囊变坏死区与实质部分,判断肿瘤分级和预后,区分多发性硬化急性硬化斑与慢性病灶,显示常规 MRI 表现正常的脑实质隐匿性损伤,区分脑脓肿与肿瘤坏死等。

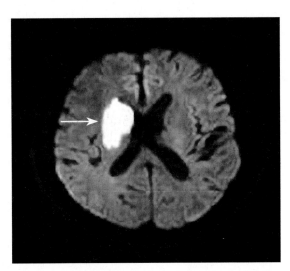

图 1-2-6　超急性期脑梗死的 DWI 图像,箭头所指高信号病灶为梗死灶

(三)磁共振灌注成像

灌注(perfusion)表示血流通过毛细血管网,将携带的氧及其他物质输送给实质脏器的功能。脑灌注是指血液输送氧气及营养物质至脑组织并加以利用的过程,一般将之等同于血流过程。MR 脑灌注成像有以下三种方法:

(1)扩散性示踪剂技术:将外源性标记物注入体内,分析方法与常规应用的扩散标记法类似,但信噪比较低。

(2)血管内注入对比剂的灌注加权成像(perfusion-weighted imaging,PWI):临床应用时,经静脉注射 Gd-DTPA,然后行连续扫描,故该方法又称动态磁敏感对比增强磁共振成像(dynamic susceptibility contrast-enhanced MR imaging,DSC-MRI),优点是信噪比高,缺点是难以获得血流参数绝对值。

(3)动脉自旋标记(arterial spin labeling,ASL):该技术标记流动血液的质子,使之成为内源性示踪剂,其优点是无需对比剂,可进行定量测量,缺点是信噪比较低,在场强不足 3.0T 设备上的准确性不足。

PWI 是临床最常用的 MRI 灌注检查方法,经静脉团注 Gd-DTPA,当对比剂快速通过毛细血管床时,其磁敏感性效应使自旋去相位,导致在 T_2WI 或 $T_2*WI(T_2*weigh-ted imaging, T_2*WI)$ 像上,脑组织信号强度下降,进而可计算出局部脑组织的血流灌注量。临床常用 EPI 脉冲序列得到 T_2*WI,通过绘制组织信号强度-时间曲线得到对比剂浓度-时间曲线。PWI 的图像分析和数据处理如下:首先将注射对比剂前 10 次的 PWI 像进行平均处理,再与注射对比剂的 50 次 PWI 像相减,得到脑血流灌注图像。通常取 PWI 图像显示异常低信号区的中心、边缘、相邻正常组织和健侧相应区,绘制出信号强度-时间曲线,然后计算出脑血容量(cerebral blood volume,CBV)、脑血流平均经过时间(mean transmit time,MTT)、脑血流量(cerebral blood flow,CBF)和达峰时间(time to peak,TTP)等参数,并绘制出参数图。

PWI 对早期脑缺血具有高度敏感性,它的异常改变早于 DWI,能提供脑组织的血流动力学信息。若同时行 PWI 和 DWI 检查,有助于推测是否存在缺血性半暗带,在脑梗死超急性期,若 PWI 显示血流灌注异常区域大于 DWI 的异常信号区(提示脑梗死区),则提示存在缺血性半暗带,该征象有助于选择溶栓治疗的适应证,尽可能缩小梗死区(Heiss et al,2004),有助于实施脑梗死的个性化治疗,用于评价溶栓疗法的疗效(图 1-2-7)。PWI 用于慢性大脑中动脉/颈内动脉狭窄或闭塞患者,有助于发现常规 MRI 不能显示的脑缺血病灶,筛选脑卒中高危人群,预防脑卒中和进行预防性治疗。通过测量 CBV,PWI 可评价脑组织的血管生成情况,有助于区分脑肿瘤的恶性程度与术前的分级评价。

(四)磁共振波谱成像

磁共振波谱(magnetic resonance spectroscopy,MRS)利用磁共振现象和化学位移作用进行特定原子核及其化合物的定量分析,是目前唯一的无损伤探测活体组织化学特性的方法,MRS 能在活体检测组织成分和代谢。MRS 配备必要的软硬件可检测多种原子核波谱,临床应用最多的是质子波谱即 ^1H-MRS,检测的主要代谢产物有 N-乙酰天门冬氨酸(N-acetylaspartate,NAA)、胆碱(choline,Cho)、肌酸/磷酸肌酸(creatine/phosphocreatine,Cr)、乳酸(lactate,Lac)、肌醇(myoinositol,MI)等。NAA 被认为是神经元的标志物,Cho 主要参与细胞膜磷脂和乙酰胆碱合成,Cr 是能量代谢物质,含量相对稳定,通常被作为参考值对其他代谢物含量进行标准化处理;Lac 是无氧糖酵解产物,在正常脑组织难以检出,MI 有调节渗透压、营养细胞、抗氧化与生成表面活性物质等作用。

MRS 主要用于检测脑缺血、肿瘤、癫痫、老年痴呆的脑代谢情况(Soares et al,2009)。在脑梗死急性和亚急性

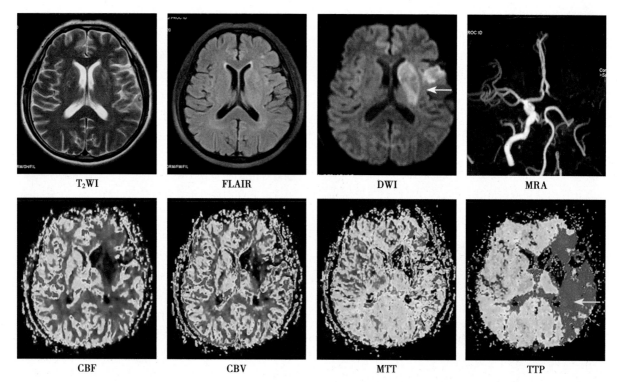

| T₂WI | FLAIR | DWI | MRA |

| CBF | CBV | MTT | TTP |

图 1-2-7　急性脑梗死患者常规 MRI 和 PWI 表现

此患者 PWI 显示血流灌注异常区域(黄色箭头)明显大于 DWI 的异常信号区(白色箭头),亦即 PWI 与 DWI 不匹配,提示存在缺血性半暗带,该征象有助于选择溶栓治疗的适应证

期,梗死区的 NAA 显著减低甚至消失,减低程度以中心区为著。脑梗死后 3 小时即能检测到 Lac 升高,至 24 小时达到最高峰,7~10 日后逐渐下降(图 1-2-8)。此外,Lac 增高持续时间长者,神经功能缺损情况严重,预后差。颞叶癫痫的 MRS 检查显示,病灶侧颞叶 NAA 峰减低,Cr 和 Cho 峰升高,MRS 的定位诊断与 EEG 和 PET 结果有高度一致性。胶质瘤是最常见的颅内肿瘤,MRS 表现 NAA 峰降低,Cho 峰升高,NAA/Cr 和 NAA/Cho 比值降低,Cho/Cr 比值升高,且 Cho/Cr 比值与肿瘤良恶性分级呈正

相关。阿尔茨海默病患者 NAA 水平在海马、颞叶、额叶、枕叶与脑白质均显著降低,NAA 峰降低和 MI 峰升高可能与患者认知功能减退程度相关。

（五）功能磁共振成像

脑功能磁共振成像(functional MRI,fMRI)通常特指应用血氧水平依赖(blood oxygen level dependent,BOLD)技术进行的脑功能成像。BOLD 技术并非直接测量神经元活动,而是利用局部血氧含量变化标记脑功能中枢的激活状态。当脑功能中枢兴奋时,神经元需要更多能量,使局

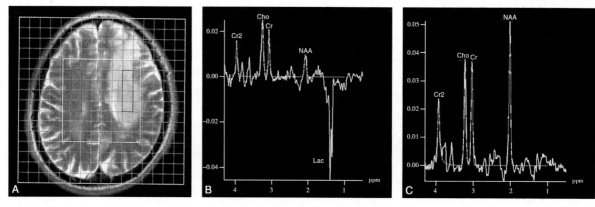

图 1-2-8　急性脑梗死的 MRS 表现

A. MRS 定位图(蓝色框分别代表病灶及病灶对侧的感兴趣区);B. 病灶区域 MRS 谱线;C. 病灶对侧(健侧)MRS 谱线。病灶区域 MRS 显示 NAA 峰较对侧明显降低,并出现倒置的 Lac 峰

部血液循环量增加,引起血管内血液的氧合血红蛋白增加,脱氧血红蛋白含量减少。由于后者具有顺磁性效应,引起局部 MRI 信号强度降低,前者增加即导致被激活脑功能区在 T_2WI 或 $T_2 * WI$ 图像上信号强度增加,从而与周围脑组织产生对比度。该技术由 Ogawa 等于 1990 年首先报道,称之为血氧水平依赖功能磁共振成像(BOLD-fMRI)。

BOLD-fMRI 打开了人类观察脑功能,特别是认知功能的黑箱,成为研究脑功能的主要手段和热门课题,主要用于运动、听觉、视觉、语言、记忆、儿童脑发育和成人退行性变,以及认知功能评价等方面研究。临床主要应用 BOLD-fMRI 进行重要脑功能区术前定位,以利于有效切除病灶而避免损伤重要功能中枢。此外,BOLD-fMRI 在难治性癫痫的定位、定侧诊断,判断痴呆患者的认知功能障碍程度,观察卒中后脑功能康复情况,以及在针灸穴位治疗机制(图 1-2-9)

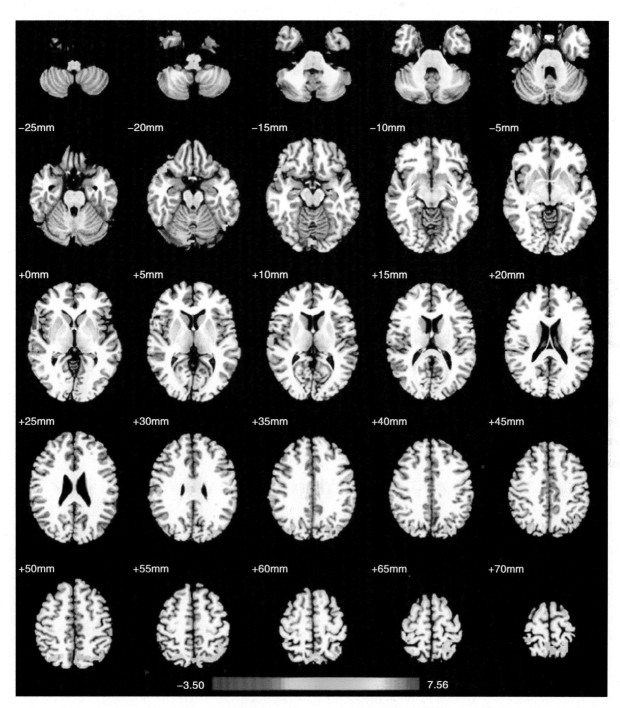

图 1-2-9　针灸刺激对正常人脑功能影响的 BOLD-fMRI 表现

图中黄色及红色表示针刺正常人的四关穴后激活脑区主要集中在右侧的颞顶叶、中央前后回、小脑以及左侧的顶枕叶区域,都是正向激活改变,图像的左侧代表大脑的右侧

与药物依赖方面的研究也得到广泛的应用,它的研究范围几乎涵盖了神经科学的所有领域。伴随高场强磁共振设备的普及应用,BOLD-fMRI 的应用范围不断扩大,发挥越来越重要的作用。

(六)扩散张量成像

扩散张量成像(diffusion tensor imaging,DTI)利用组织中水分子扩散的各向异性(anisotropy)探测组织微观结构的一种磁共振成像方法。由于脑白质扩散具有各向异性,为了描述其空间扩散的三维轨迹(扩散椭球体)就需要引入张量这个物理概念,来描述水分子在各个方向的扩散情况,以及这些方向之间的相互关系。理论上为了测量扩散的各向异性,需要至少在 6 个非线性方向上连续应用扩散敏感梯度磁场来采集数据,定量分析各向异性的参数很多,最常用的有平均扩散率(mean diffusivity,MD)、分数各向异性(fractional anisotropy,FA)、相对各向异性(relative anisotropy,RA)等。扩散张量纤维束成像(diffusion tensor tractography,DTT)又称纤维跟踪技术或白质纤维束成像,利用 DTI 扫描所得数据,通过计算机后处理可无创伤、活体三维显示神经纤维束的结构、位置和走行情况。应该指出,虽然 DTI 所显示纤维束形象生动,但是并非解剖学的实际纤维,准确地说是神经纤维束的可视化效果。

DTI 检查有助于脑肿瘤、脑梗死、多发性硬化、脑白质发育异常等疾病的诊断与鉴别诊断,有巨大的临床应用前景。目前,已知脑肿瘤的 FA 值下降提示其结构紊乱,进行脑白质纤维束的追踪能清楚显示肿瘤对白质纤维束的破坏和/或压迫移位,使外科医生在术前即了解神经纤维束的受损情况,对肿瘤的切除范围进行评估,使手术定位更加准确,减小手术副损伤的风险。DTI 还能为脑梗死患者提供有价值信息,通过定量分析 FA 值变化,有助于监测病情与判断预后。脑梗死急性期病灶 FA 值升高,亚急性期 FA 值降低,急性期相对 FA 值(患侧 FA 值/健侧 FA 值,rFA)与患者 3 个月后临床预后呈正相关。DTI 还可以早期发现脑梗死后远端皮质脊髓束的 Wallerian 变性,判断其变性程度,预测运动功能的转归。DTT 可显示脑梗死灶与皮质脊髓束(corticospinal tract,CST)之间的空间关系,如脑梗死灶大部分或完全通过皮质脊髓束,纤维束部分或完全中断,经治疗后患者的运动功能改善不明显,若病灶邻近皮质脊髓束,纤维束仅有迂曲、受压与变形,无中断破坏者,治疗后运动功能恢复会较好;病灶与 CST 无明显关系者,运动功能几乎不受影响(Cho et al,2007;Konishi et al,2005)。此外,DTI 在多发性硬化患者隐匿性脑损伤,以及脑发育及白质纤维髓鞘化过程的研究中均有广阔的应用前景(图 1-2-10)。

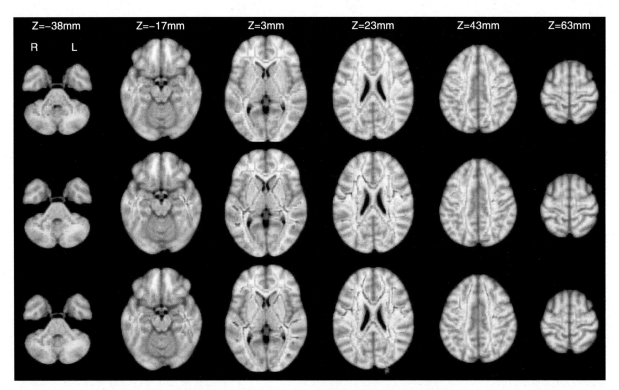

图 1-2-10　多发性硬化患者脑白质隐匿性脑损伤的 DTI 表现

这是多发性硬化患者基于纤维束示踪的空间统计(tract-based spatial statistics,TBSS)图,图中第一行为白质纤维束的平均 FA 骨架图,第二和第三行红色区域代表隐匿性损伤的白质纤维束

五、血管成像和造影检查

（一）磁共振血管成像

磁共振血管成像（magnetic resonance angiography，MRA）系应用磁共振成像技术显示血管及血流的方法。主要分为时间飞越（time of flight，TOF）、相位对比法（phase contrast，PC）、对比增强 MRA（contrast enhancement MRA，CE-MRA）和新鲜血流成像等四种技术。

1. 时间飞跃法磁共振血管成像（TOF-MRA） 基于血流的流入增强效应进行血管成像，首先成像区域施加饱和脉冲，使扫描范围内所有质子处于饱和状态，不再产生磁共振信号，由于血液不断流动，使成像区域的饱和血液流出，未饱和的血液流入，新流入的血液即产生较高信号，而周围静止组织的信号很低，因此形成血流（血管）图像。正常脑 MRA 表现见图 1-2-11。TOF-MRA 又分为二维（2D）和三维（3D）采集两种方法，TOF 血管影像可由多幅 2D 层面、3D 容积或互相重叠的 3D 容积所获得。2D-TOF 进行连续薄层采集，再对原始图像进行后处理重建，此方法成像时间短，成像范围大，血流信号强，但其血管边缘欠光滑，图像空间分辨力较低，对速度较慢的血流敏感，适用于显示颈动脉分叉部，评价基底动脉闭塞性疾病及颅内静脉血栓形成等。3D-TOF 属于容积数据采集技术，然后再进行任意方向体层图像的重建，其空间分辨力高，图像质量好，血管边缘平滑，但成像范围相对较小，对快速和中等流速的血流敏感，适用于评价颈动脉闭塞，观察动静脉畸形及颅内动脉瘤等。

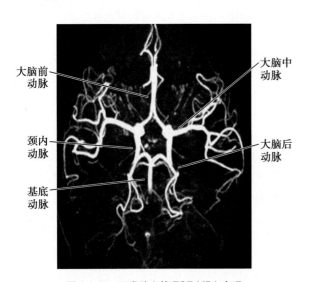

图 1-2-11 正常脑血管 TOF-MRA 表现

大脑前动脉　大脑中动脉　颈内动脉　大脑后动脉　基底动脉

在分析 TOF-MRA 图像时，须注意以下问题：①血液湍流可能引起局部血流信号丢失，出现血管狭窄的假象，常见于血管转弯处（如颈内动脉虹吸部）、血管分叉（如颈内外动脉分叉）处；②血管狭窄处易形成湍流，造成信号丢失而夸大狭窄程度；③动脉瘤腔内一般都存在湍流，造成信号丢失，信号丢失严重者在 MRA 图像上可能导致整个瘤腔不显示而造成漏诊（Miyazaki et al，2008；Ferré et al，2009）。

2. 相位对比法磁共振血管成像（PC-MRA） 基于血液流动引起质子相位的变化，而静止组织则无此种相位改变，PC 技术在成像区域顺序施加大小相等、方向相反的梯度，再将二者叠加，血管周围静止组织的信号被完全消除，而血流信号则呈高信号。PC-MRA 的数据采集也分 2D 和 3D 两种方法。前者扫描时间较短，适用于显示低流速血管，结合视频显示技术可观察脑脊液流动情况；后者空间分辨力和信噪比较高，适用于显示动静脉畸形、颅内动脉瘤、静脉闭塞与畸形，以及较大动脉分支闭塞等（Hartung et al，2011）。

3. 对比增强法磁共振血管成像（CE-MRA） 利用经静脉注射含钆对比剂，使血液的纵向弛豫时间显著缩短，结果应用超快速重 T_1WI 获取原始图像并进行血管重建。与上述两种利用血液流动成像的 MRA 技术比较，CE-MRA 有以下优点：①显示血管腔更可靠；②显示血管狭窄程度更准确；③一次注射对比剂可完成多部位的动脉或/和静脉的显示；④不容易遗漏动脉瘤。缺点是增加对比剂的费用，增加了产生对比剂不良反应的风险。目前临床主要用于检查颈和脑动脉狭窄或闭塞、动脉瘤、血管畸形等病变。

4. 新鲜血流成像（flesh blood imaging，FBI） 是利用血流在心动周期中所处时相不同而成像。该序列应用心电图门控基于快速自旋回波技术，当将延迟时间选择在收缩期时，即抑制动脉血信号而仅显示静脉，而在舒张期触发则可获得动静脉图像。若应用反转恢复脉冲和减影方法，可抑制血管周围组织的信号，并分别显示动、静脉，尤其适用于显示血流缓慢的下肢动脉和静脉。FBI 技术无需使用对比剂，成像时间短，可清楚准确地显示动静脉血管，有逐渐取代上述 MRA 的趋势。

（二）CT 血管成像

CT 血管成像（computed tomographic angiography，CTA）是血管造影技术与 CT 快速扫描相结合的一种技术，MSCT 的临床广泛应用使之日臻完善，在血管疾病或病变的诊断方面已经基本取代 X 线数字减影血管造影检查技术。

CTA 成像包括数据采集和图像后处理两个部分。数据采集过程如下：首先确定检查范围，根据临床需要确定扫描参数，然后使用高压注射器团注含碘对比剂。通常由智能团注跟踪技术触发扫描，先设定目标血管对比剂浓度阈值，一旦达到此阈值，机器即启动扫描。此方法确保血管内对比剂达到高峰时快速获取系列薄层图像。完成数据采集后利用工作站进行图像重建,主要重建方法包括表面阴影遮盖显示(shaded surface display,SSD)、最大密度投影(maximum intensity projection,MIP)(图 1-2-12)、多平面重建(multiple planar projection,MPR)、曲面重建(curved planar reconstruction,CPR)、容积再现技术(volume rendering technique,VRT)(图 1-2-13),以及 CT 仿真内镜(CT virtual endoscopy,CTVE)等。

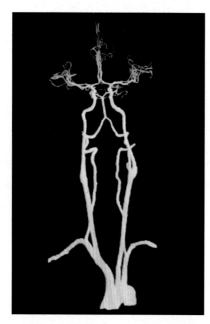

图 1-2-12　正常颈血管 CTA 最大密度投影(MIP)表现

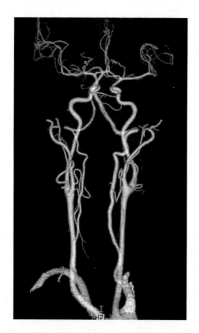

图 1-2-13　正常头颈部 CTA 容积再现技术(VRT)表现

CTA 作为微创性血管成像技术,在中枢神经系统主要用于头颈血管病变和血供丰富的颅脑肿瘤检查,目前

16 层以上 MSCT 都可以完成从主动脉弓至颅底的头颈部血管成像,诊断血管狭窄和闭塞病变与数字减影血管造影(DSA)结果高度一致,在显示颅内动脉瘤形状、瘤颈宽窄、突出方向与颅底骨质结构毗邻和载瘤动脉关系,以及发现血管先天性变异方面具有独到之处。此外,还可以了解动脉瘤内有无血栓形成、血管是否有夹层等。CTA 检查还可判断颅内肿瘤的血供情况,显示供血动脉来源及肿瘤内部血管分布,肿瘤邻近血管被推移或包绕侵犯的程度等,从而为临床选择治疗方法提供重要信息(Schellinger et al,2007;Jayaraman et al,2004;Gandhi,2004)。

(三)X 线数字减影血管造影

血管造影术(angiography)由 Egas Moniz 于 1927 年发明,是将含碘对比剂注入血管使之显影的一种检查方法。根据血管走行与分布状况,有无增粗、变细、移位及循环时间变化等,确定颅内病变性质,区分血管本身病变抑或其他病变导致继发性血管改变。脑血管造影有传统血管造影和数字减影血管造影(DSA)两种方法。由于 DSA 需要穿刺血管,属于创伤性检查技术,诊断性检查已经逐步被 CTA 和 MRA 所代替,但实施介入性治疗,它有不可替代的作用。

1. 数字减影血管造影(digital subtraction angiography,DSA)

(1)适应证:①颅内动脉瘤和脑血管畸形等颅内血管性病变;②查找颅内和蛛网膜下腔出血的病因。

(2)禁忌证:包括严重出血倾向和对比剂、麻醉药过敏者。在造影术前应常规做对比剂及麻醉剂过敏试验,检查出血及凝血时间排除出血倾向,向患者做好解释工作,交代术后注意事项,对儿童或不能合作的患者应行全身麻醉。

(3)DSA 检查可分为全脑血管造影、颈内动脉造影、椎动脉造影、脑静脉造影等。检查过程中若出现并发症,应及时进行处理。

DSA 检查的主要并发症包括:①穿刺部位血肿、感染、血管损伤及动脉血栓形成等。穿刺产生血肿者应先行压迫止血,然后才能继续穿刺,血肿巨大者应立即停止穿刺,并进行严密观察。②神经系统并发症,可能与对比剂毒性刺激、少量异物经穿刺点进入血管及患者特异性体质有关。此外,患者还可因脑血管痉挛、血脑屏障功能障碍、脑水肿或脑血栓形成而引起癫痫、失语及瘫痪等,经对症处理多数患者可在数小时内恢复。

2. 正常脑血管 DSA 表现

(1)颈内动脉(图 1-2-14):分为 $C_1 \sim C_5$ 等 5 段,包括 C_5:颈动脉管段;C_4:海绵窦段;C_3:虹吸曲;C_2:水平段;C_1:上升段。颈动脉管(C_5 段)的分支有颈鼓动脉、翼突管动脉;颈内动脉海绵窦(C_4)段分支为脑膜垂体干、海绵窦下动脉和 McConnell 包膜动脉;C_3 段分支为眼动脉,再分为眶上动脉、鼻脊动脉与视网膜中央动脉;C_1 段分支为后交通动脉、脉络膜前动脉、大脑前动脉和大脑中动脉。

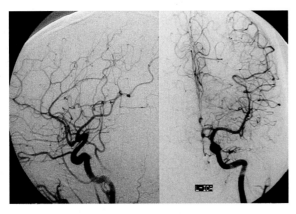

图 1-2-14　正常颈内动脉 DSA 表现

（2）椎基底动脉系统（图 1-2-15）：椎动脉颅外段分支为脊髓段和肌支;椎动脉颅内段分支为脑膜支、脊髓后动脉、脊髓前动脉、小脑后下动脉、延髓动脉;基底动脉分支为小脑下前动脉、脑桥动脉穿支和小脑上动脉;大脑后动脉分支为后交通动脉、颞底前中后动脉、距状裂动脉、顶枕动脉和丘脑旁正中动脉。

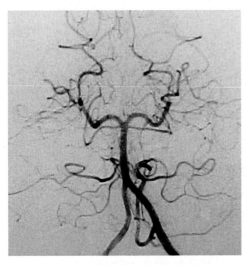

图 1-2-15　正常椎基底动脉 DSA 表现

（3）颈外动脉系统：包括甲状腺动脉、咽升动脉、舌动脉、面动脉、枕动脉、耳后动脉、颞浅动脉和颌内动脉。

（4）脑静脉系统：大脑浅静脉包括大脑上静脉、大脑中静脉、大脑下静脉;大脑深静脉包括大脑大静脉、大脑内静脉、基底静脉、脑底静脉环;硬膜窦包括上矢状窦、直窦、下矢状窦、横窦、乙状窦、窦汇、海绵窦、岩上窦与岩

下窦。

3. 脑部 DSA 常见的疾病表现

（1）脑动静脉畸形（arteriovenous malformation of the brain, AVM）：典型表现为一支或几支迂曲扩张的供血动脉导入排列不规整的血管之内,再由几支扩张迂曲的引流静脉导出至静脉窦。AVM 病灶的动静脉之间无毛细血管床,对比剂通过极快,使病灶在动脉期全部显影。由于对比剂经畸形血管分流,进入其他动脉分支的流量减少,其管腔细小。多数 AVM 病灶不引起正常脑血管的移位。

（2）动脉瘤（aneurysm）：DSA 检查可确定动脉瘤的位置、大小、形态及数目,以及动脉瘤与载瘤动脉的关系、脑血液循环状况等。动脉瘤分为囊状、梭形和梭囊状三种。囊状动脉瘤表现起自动脉管壁或动脉血管分支处的囊状突出,其边缘光滑,若动脉瘤内有血栓形成,瘤腔可不显影或仅部分显影。梭形动脉瘤表现为动脉管腔梭形扩张。梭囊状动脉瘤兼二者之特点。动脉瘤内血流缓慢,循环时间延长,称为"滞流现象"。

（3）静脉畸形（venous malformation）：主要包括静脉性血管瘤和大脑大静脉畸形。静脉性血管瘤表现静脉期多条扩张的髓质静脉汇入一支粗大的中央静脉,向皮质表面或室管膜下方向引流。大脑大静脉畸形典型表现为该静脉的瘤样扩张。

（4）烟雾病（Moyamoya disease）：表现颈内动脉虹吸部及大脑前、中动脉近段显著狭窄或闭塞,同时局部有广泛侧支循环形成的轮廓不清的异常血管网。

（5）颅内出血（intracranial hemorrhage）：颅内出血患者进行脑 DSA 检查,目的在于寻找出血原因。动脉瘤破裂出血见瘤体轮廓毛糙,呈分叶状或不规则半球形,载瘤动脉常伴不同程度的痉挛。若形成脑实质内血肿,则出现与瘤体大小不相称的占位效应。有时载瘤血管强烈痉挛,或者瘤颈过窄、瘤腔内血栓形成等,动脉瘤可不显影。出血 2 周后复查 DSA,常可发现首次造影未能显示的动脉瘤。

（6）颅内占位病变的 DSA 检查:意在显示肿瘤血管的数目、部位,而肿瘤染色有助于作出肿瘤的定位与定性诊断。

颅内肿瘤 DSA 检查的共同表现是:①血管移位及形态改变:是肿瘤定位诊断的依据,根据肿瘤引起脑血管相应移位可推测病变部位。幕上占位病变通常引起颈内动脉系统血管移位,以大脑前动脉移位最常见;幕下占位病变引起椎基底动脉系统血管移位;脑深部肿瘤常引起脑内静脉移位。移位可表现为血管拉直、分开、过于弯曲与聚拢等。②血液循环改变与病理血管出现:根据肿瘤血管形态、分布范围等征象,有助于对脑膜瘤进行定位、定性诊断,也是确定肿瘤供血动脉的最佳方法,表现为供血

动脉提前充盈,增粗迂曲,在肿瘤与颅骨内板附着处进入肿瘤,而在肿瘤内部血管呈放射状分布。此外,肿瘤还可压迫邻近动脉呈弧形移位。

(四)脑内高分辨力磁共振血管成像

高分辨磁共振成像(high resolution resonance imaging,HRMRI)是指应用1.5T或3.0T的MRI设备,以较高空间分辨力(0.2~0.9mm)显示颅内动脉及其管壁的技术。与常规MRA血流呈高信号、难以分辨血管壁不同,HRMRI采用预饱和脉冲使血管内流动的血液信号受到抑制,血流呈低信号,得以清晰显示脑内血管壁结构及其病变,尤其在动脉粥样硬化、动脉夹层、烟雾病、动脉瘤及脑血管炎等病变或疾病的诊断、鉴别诊断方面发挥了重要作用。

HRMRI管壁成像检查通常包括T$_1$WI、T$_2$WI和质子密度加权像(proton density weighted imaging,PDWI)等脉冲序列,T$_1$WI和T$_2$WI在观察和判断动脉硬化斑块及斑块内不同成分方面更具有优势,而PDWI图像显示动脉管壁厚度、斑块大小更为清晰。

目前,已知HRMRI判断颅内血管狭窄程度与DSA的一致性很高,可精确评估颅内血管狭窄程度。HRMRI不仅能清楚显示大脑中动脉(MCA)的粥样硬化病斑块,还能发现在MRA上无法观察到的微小血管病变,可分辨动脉粥样硬化斑块脂核、内出血、纤维化和钙化成分,判断斑块的稳定性,尽早进行临床干预,以降低卒中的发生。该检查的重复性良好,有利于建立普遍适用的诊断标准。另外,HRMRI技术对动脉瘤破裂风险评估和瘤体形态学评价具有重要作用。

动脉夹层是导致青年卒中的一个重要原因。动脉夹层若形成壁间血肿可导致动脉狭窄或闭塞,如果动脉管壁扩张形成假性动脉瘤破裂,可发生蛛网膜下腔出血、脑梗死和脑干压迫等致命性症状而危及生命。既往DSA被认为是诊断动脉夹层的金标准,但DSA不能显示夹层血管壁结构,对壁内血肿、内膜片等夹层特征性结构显示欠佳,导致动脉夹层的漏诊较多。CTA诊断夹层的特异性征象是管腔偏心性狭窄或管壁新月形增厚,但对于一些走行纤细或位置较深的颅内动脉,CTA有时也无法将动脉狭窄与动脉夹层相鉴别。HRMRI黑血序列图像显示动脉夹层直接征象诸如双腔征、内膜片和壁内血肿等,见图1-2-16,效果优于其他影像学血管成像技术。由于HRMRI的应用,脑内小动脉夹层的检出率已得到显著提高,对患者选择治疗方法和改善预后有重要价值。

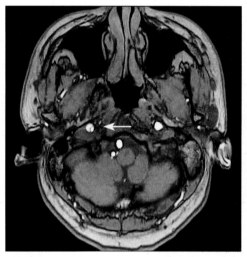
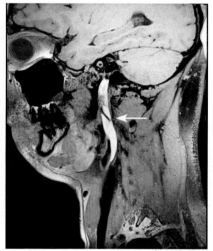

图 1-2-16 HRMRI 黑血序列图像
白色箭头所示动脉夹层的直接征象,诸如双腔征、内膜片

HRMRI弥补了传统影像检查显示脑内动脉及其病变之不足,可显示血管壁、血管重构的特征,评价斑块稳定性,判断动脉瘤破裂风险和进行随访,有助于烟雾病、血管炎与动脉狭窄的鉴别,对脑血管疾病发病机制研究、选择治疗方法和判断患者预后均有重要的临床意义。

HRMRI的局限性是不能得到患者的病理组织学材料并与HRMRI进行对比,或证实HRMRI的所见;评价动脉粥样硬化斑块尚无统一的量化标准,由于颅内血管纤细,狭窄局部血流更缓慢,可能导致血管内高信号伪影影响斑块评估的准确性;HRMRI扫描时间较长,部分患者体动伪影较重。由于HRMRI目前还不是临床常规检查手段,尚无大样本和长期随访的研究报道。

六、经颅多普勒超声

1982年挪威学者Aaslid将低发射频率(2.0MHz)与

脉冲多普勒相结合,使超声波穿透颅骨薄弱部位,利用超声波的多普勒效应来检测颅内动脉血流动力学变化,该技术被称为经颅多普勒(transcranial Doppler,TCD)超声。TCD可检测颅内大动脉的血流速度,成为评价颅内血管血流动力学的重要手段。1990年经颅彩色多普勒成像(transcranial color Doppler imaging,TCCD)超声技术问世,它可以显示动脉图像,使颅内血管超声的诊断能力得到进一步提高。

(一)经颅多普勒超声检查方法

1. TCD和TCCD超声设备 TCD仪器采用1.6~

2.0MHz频率探头的脉冲多普勒系统,可以无创性地检测颅底动脉血流速度,获得脑血流动力学的客观指标,有助于了解血管病变的程度、部位、范围与侧支循环的建立等情况等。TCCD采用1.8~3.6MHz的相控阵探头,该技术将颅脑的二维图像与彩色多普勒血流频谱有机地结合起来,探测颅内血流更为敏感。TCCD检查可显示颅内解剖结构,清晰显示血管形态及走行,根据病变所在部位,校正超声的采样角度,从而得到更准确的血流速度,避免常规TCD检测的盲法缺点(图1-2-17)。

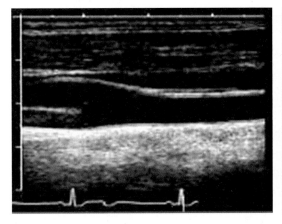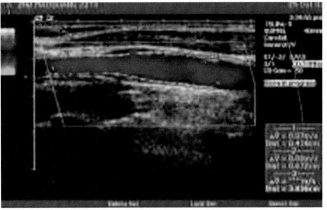

图1-2-17 颈部血管形态(左)、走行及血流速度(右)的TCCD表现

2. 声窗

(1)颞窗:患者取仰卧或侧卧位,将探头置于颧弓之上、耳屏与眶外缘之间,经颞窗可探测到大脑中动脉(middle cerebral artery,MCA)、颈内动脉终末段(terminal internal carotid artery,TICA)、大脑前动脉(anterior cerebral artery,ACA)的交通前段,以及大脑后动脉(posterior cerebral artery,PCA)。经颞窗的上述动脉检出率与被检查者年龄、性别等因素有关,约30%人群由于骨板较厚颞窗透声不良,尤以老年女性、肥胖者较难检测。

(2)枕窗:又称为枕大孔窗。可探查椎动脉(vertebral artery,VA)颅内段、小脑后下动脉(posterior interior cerebellar artery,PICA)、基底动脉(basilar artery,BA)。被检查者取坐位或腹卧位,头前倾,颈微屈,将探头置于枕骨下或枕骨旁,声束指向前上,正常椎动脉、基底动脉的血流方向背离探头。

(3)眼窗:被检查者取仰卧位,两眼闭合,将探头轻置于眼睑之上。可探测同侧眼动脉(ophthalmic artery,OA)和颈内动脉虹吸段(carotid siphon,CS)。

3. 血管识别 颅内动脉TCD主要识别参数包括:①探查深度;②血流方向;③血流速度(包括收缩期流速、舒张期流速及平均流速);④探查声窗(包括颞窗、枕窗与眼窗);⑤声束方向,明确血流向前、向后、足侧或头侧流

动;⑥血流信号的连续性,即血管的可追踪性。

TCD通常从颞窗开始探查,根据患者头围大小,通常在深度50~60mm处检测到同侧的MCA,血流方向朝向探头,由浅至深逐步追踪探查可观察血流连续性,至65~70mm深度时,声束指向颞、顶叶水平,探及背离探头的血流频谱,提示同侧ACA的交通前段,在此深度朝向探头方向的血流频谱为同侧颈内动脉的终末段;若声束向枕后倾斜可探查到PCA,通常PCA交通前段的血流朝向探头,而交通后段血流背离探头。完成双侧颞窗检查后,再通过枕窗探查双侧椎动脉与基底动脉。若颞窗穿透不佳,可经眼窗探查眼动脉与颈内动脉虹吸段,或声束交叉至对侧进行血管检测。TCCD可清晰显示颅内动脉走行,将取样容积放置在相应位后获取血流信息。

(二)经颅多普勒超声的临床应用

1. 颅内动脉狭窄和闭塞

(1)颅内动脉狭窄的TCD征象:①血流速度增加;②血流紊乱:正常层流消失,代之以涡流、湍流、乐性杂音频谱;③血流声频粗糙,见图1-2-18。根据2018年《中国脑卒中防治指导规范》中推荐的国人颅内血管狭窄诊断标准(该指导规范引用了首都医科大学宣武医院标准),进行血管狭窄的诊断。2010年首都医科大学宣武医院公布的大脑中动脉狭窄诊断标准见表1-2-6。

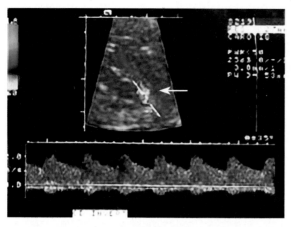

图 1-2-18 TCCD 所示的颅内动脉狭窄

白色箭头所示为狭窄处,血流速度异常增快,频谱紊乱(湍流、频谱充填等)

表 1-2-6 大脑中动脉狭窄诊断标准
(首都医科大学宣武医院,2010)

狭窄程度	PSV/ (cm·s⁻¹)	MV/ (cm·s⁻¹)	PSV1/ PSV2
轻度(<50%)	≥140,<180	≥90,<120	—
中度(50%~69%)	≥180,<220	≥120,<140	≥2.0,<3.0
重度(70%~99%)	≥220	≥140	≥3.0

注:PSV1/PSV2 为狭窄段峰值流速与狭窄远段峰值流速比值。

(2)颅内动脉闭塞的 TCD 征象:①在相应探查深度动脉血流信号消失;②与闭塞动脉相连血管内可见血流信号;③显示交通支血流改变,提示侧支循环建立。

2. 颅外段动脉闭塞性病变的 Willis 环侧支循环评价 以颈动脉重度狭窄或闭塞为例,TCD 可以检测到以下 3 条 Willis 环的侧支循环通路:①前交通动脉(ACoA)侧支循环:患侧 ACA 呈低流速低搏动性血流,伴血流方向逆转,提示健侧代偿,见图 1-2-19;②后交通动脉(PCoA)侧支循环:患侧 PCA 有流速代偿;③眼动脉(OA)侧支循环:患侧 OA 流速代偿增快,呈低搏动性,血流方向逆转。

3. 血流动力学监测适应证 包括:①急性脑卒中颅内血管再通监测;②蛛网膜下腔出血后颅内血管痉挛监测;③颈动脉内膜剥脱术的术中、术后颅内血流动力学监测;④颈动脉支架术的术中、术后颅内血流动力学监测;⑤脑循环微栓子监测;⑥诊断卵圆孔未闭(发泡试验)。

4. 筛查卵圆孔未闭 卵圆孔是左右心房的先天通道,通常在出生后闭合。卵圆孔未闭则造成体循环与肺循环相交通,可使静脉系统的栓子直接进入脑血管导致脑卒中(Handke et al,2007)。此外,手术闭合卵圆孔可减

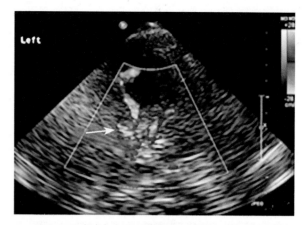

图 1-2-19 TCCD 所示的前交通动脉(ACoA)开放(白色箭头所示)

少先兆偏头痛的发作频率(Giardini et al,2006)。因此,筛查卵圆孔未闭具有一定临床意义。

5. 在颈动脉内膜切除和支架植入术中的应用 虽然已有多种监测技术用于颈动脉内膜切除术中监测,但 TCD 能敏感记录脑血流变化,实时发现微栓子,具有独特的优势,是目前颈动脉内膜切除术中应用最广泛的检测技术。Moritz 等(2007)对经 TCD、颈动脉残端压力(CSP)、近红外光谱(NIRS)、体感诱发电位(SEPs)等监测技术预测脑卒中的敏感性进行比较,结果显示 TCD 的敏感性最高。随着药物治疗颈动脉粥样硬化疾病的进展,如何降低颈动脉内膜切除术围术期脑卒中发生率是临床医生关注的重点,其关键在于及时发现低灌注状态、术后脑血流过度灌注或栓子,并及时处理,因此 TCD 检查具有重要应用价值。

6. 超声助溶 当急性缺血性卒中患者到达急诊室完成临床检查后,可在床边应用 TCD 迅速检查有无颅底大动脉闭塞,了解残余血流情况;在实施溶栓过程中,TCD 可全程监测脑血流,协助诊断动脉是否再通,以及再通时间和程度。有研究显示 TCD 具有促进溶栓或协同药物的治疗作用(Eggers et al,2005)。

总之,TCD 和 TCCD 具有操作简便易行、无创伤,无射线辐射危害,实时显示结果和便于重复检查等优点,伴随其技术的不断进步,已成为临床上脑血管疾病检查的重要手段。

七、颈动脉超声检查

颈动脉超声广泛应用于心脑血管疾病及其高危人群的筛查,颈部血管彩色多普勒血流成像(color Doppler flow imaging,CDFI)应用高频线阵探头结合低频凸阵探头,对颈动脉管壁、动脉粥样硬化斑块特性、颈动脉血流

动力学特征和狭窄程度等进行综合分析。

（一）颈动脉超声检查方法

1. 检查步骤　被检查者取仰卧位，通常从血管的前外和后外角度，以及横断位进行观察，先应用二维图像探测颈总、颈内与颈外动脉的管径、管壁，然后应用彩色血流成像和多普勒频谱观察血流状况及收缩期、舒张期血流速度。记录引起血管狭窄斑块的回声特征。分别从血管长轴纵切面（管径法）和短轴横切面（面积法）测定动脉狭窄的范围和血管狭窄率，评价动脉狭窄的程度。

2. 血管鉴别　颈内动脉与颈外动脉鉴别要点见表1-2-7。

表1-2-7　颈内动脉与颈外动脉鉴别要点

鉴别要点	颈内动脉	颈外动脉
大小	较大	较小
分支	无	有
走向	后外	前内
多普勒特征	低阻抗性血流	高阻抗性血流
颞浅动脉震颤	无锯齿样波形	有锯齿样波形

（二）颈动脉超声的临床应用

1. 显示颈动脉斑块　根据超声波回声特征，可将颈动脉斑块分为强回声、等回声、低回声与混合回声四类。结合斑块的表面形态及结构特征，可将之分为稳定型与不稳定型斑块。溃疡型属于典型的不稳定型斑块，其表面不光滑，类似"火山口"样，伴血流的充盈缺损（图1-2-20）。当斑块表面有溃疡形成呈不规则或非均质斑块时，易引发脑卒中或短暂性缺血发作（TIA），非均质斑块通常与斑块内出血密切相关。目前主流观点认为，低回声斑块和非均质斑块与溃疡型斑块一样，是引发缺血性脑血管

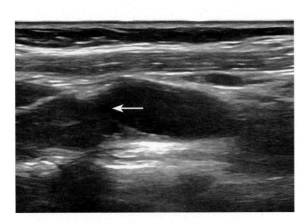

图1-2-20　TCCD显示的溃疡型斑块（白色箭头所示）

病的危险因素，而强回声和均质斑块的风险较低。

2. 颈动脉狭窄的超声诊断　颈总动脉直径约5~11mm，颈内动脉直径约5~7mm，颈外动脉管径略小于颈内动脉。当管腔内较大的粥样硬化斑块导致管腔狭窄程度大于50%时才出现血流动力学异常，表现颈动脉层流消失、血流紊乱，可应用脉冲多普勒超声探测这种异常血流，颈动脉血流速度增加是评价狭窄的重要参数。

根据颈内动脉（ICA）收缩期峰值流速（PSV）与舒张末期血流速度（EDV），及其与颈总动脉（CCA）速度的比值可判断动脉的狭窄程度。ICA狭窄达70%~99%的患者应行颈内动脉内膜剥脱术（CEA）治疗。北美地区有症状颈动脉内膜剥脱试验（NASCET）与无症状颈动脉粥样硬化研究（ACAS），颈动脉狭窄的诊断标准如下：

（1）正常颈内动脉：ICA收缩期峰值流速<125cm/s；无斑块与内膜增厚等改变；ICA/CCA收缩期峰值流速比值<2.0；ICA舒张末期流速<40cm/s。

（2）颈内动脉狭窄程度<50%：ICA收缩期峰值流速<125cm/s；有斑块形成或内膜增厚；ICA/CCA收缩期峰值流速比值<2.0；ICA舒张末期流速<40cm/s。

（3）颈内动脉狭窄程度为50%~69%：ICA收缩期峰值流速在125~230cm/s；发现典型斑块。ICA/CCA收缩期峰值流速比值在2.0~4.0，ICA舒张末期流速在40~100cm/s。

（4）颈内动脉狭窄程度为70%~99%：ICA收缩期峰值流速≥230cm/s，有典型斑块伴管腔显著狭窄。ICA/CCA收缩期峰值流速比值>4.0，ICA舒张末期流速>100cm/s。

（5）颈内动脉接近闭塞：仅有一股纤细彩色血流通过接近闭塞的颈内动脉管腔。

（6）颈内动脉完全闭塞：二维超声探查不到颈内动脉的管腔，彩色或频谱多普勒均不能探及血流信号。

同样根据2018年《中国脑卒中防治指导规范》中推荐的国人颅内血管狭窄诊断标准，进行颈内动脉（表1-2-8）、椎动脉（表1-2-9）及锁骨下动脉血管狭窄（表1-2-10）的诊断。

3. 颈动脉手术的疗效评价　当发生颈动脉重度狭窄或伴随症状性的颈动脉中度狭窄时，颈动脉内膜剥脱和颈动脉支架植入术是临床有效的治疗手段。然而术后均可能出现急性血栓形成、动脉内膜增生、血管再狭窄等，颈动脉超声可用于术后疗效评估与随访（图1-2-21）。

总之，颈动脉超声检查是一种操作快捷快速、无创伤、可重复操作与费用低廉的血管诊断技术。在发生脑卒中前，应用颈动脉超声可直接显示颈动脉斑块及特征，可早期预测高危斑块。联合应用颈动脉和TCD超声检查，可综合评价颅内外动脉病变，为实施颈动脉内膜剥脱术提供依据，也有助于选择预防脑卒中的干预措施。

表1-2-8　颈内动脉狭窄诊断标准（首都医科大学宣武医院，2006）

狭窄程度	PSV/(cm·s⁻¹)	EDV/(cm·s⁻¹)	PSVICA/PSVdist
<50%	<155	<60	<1.6
50%~69%	≥155,<220	≥60,<100	≥1.6,<3.5
70%~99%	≥220	≥100	≥3.5
闭塞	无血流信号	无血流信号	无血流信号

注：PSVICA：颈内动脉狭窄段收缩期血流峰值流速；PSVdist：颈内动脉狭窄远段收缩期血流峰值流速。

表1-2-9　椎动脉狭窄诊断标准（首都医科大学宣武医院，2009）

狭窄程度	PSV/(cm·s⁻¹)	EDV/(cm·s⁻¹)	PSVOR/PSVIV
<50%	>85,<140	>27,<35	>1.3,<2.1
50%~69%	≥140,<220	≥35,<50	≥2.1,<4.0
70%~99%	≥220	≥50	≥4.0
闭塞	无血流信号	无血流信号	无血流信号

注：PSVOR：椎动脉起始段收缩期血流峰值流速；PSVIV：椎动脉椎间隙段收缩期血流峰值流速。

表1-2-10　锁骨下动脉重度狭窄诊断标准（首都医科大学宣武医院，2011）

狭窄程度	PSV/(cm·s⁻¹)	EDV/(cm·s⁻¹)	PSVOR/PSVdist
70%~99%	≥220	≥50	≥4.0

注：PSVOR：锁骨下动脉狭窄段收缩期血流峰值流速；PSVdist：锁骨下动脉狭窄远段收缩期血流峰值流速。

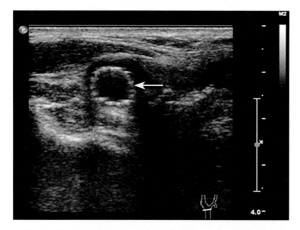

图1-2-21　颈动脉超声在颈动脉支架植入术后疗效评估与随访中的应用

颈动脉超声可以客观评价支架内有无血栓，以及血管有无再狭窄等。白色箭头显示管腔内支架影，支架内无血栓及狭窄改变

第三节　神经核医学功能代谢成像

（张海琴　李坤成）

一、核医学显像概述

核医学（nuclear medicine）是原子核科学技术与医学相结合的产物，是研究核素和核射线在医学上应用及其理论的学科。

核医学可分为实验核医学和临床核医学两部分。

1. 实验核医学　重点进行生物医学基础研究，探索生命现象的本质及其物质基础，包括正常生理、生化过程及病理过程。

2. 临床核医学　主要利用开放型放射性核素对疾病进行诊断、治疗和临床研究。临床核医学主要包括：

（1）诊断核医学：采用体内检查法，诸如放射性核素显像、非显像体内检查；以及体外检查法，如放射免疫分析等。

（2）治疗核医学：包括内照射疗法、间质疗法、腔内照射等。

（一）核素显像必备条件

放射性核素显像（radionuclide imaging）是一种功能代谢显像，它通过探测接收并记录引入体内靶组织或器官的放射性示踪剂发射的γ射线，并以影像方式显示出来，可提供有关脏器和病变的血流、功能、代谢，甚至分子水平信息，也能提供关于脏器或病变部位、形态等解剖学信息。

核素显像的两个必备条件包括显像剂和显像设备。

1. 显像剂（imaging agent）是用于核素显像的示踪剂，它可以是纯放射性核素，也可以是放射性核素标记的化合物。放射性核素通过自发性核衰变发出射线（粒子流）后转变成另一种核素。放射性核素的物理学性质可以用能量、放射性活度和物理半衰期等来描述。放射性核素的能量常用单位为千电子伏特（keV）；放射性活度的国际制单位为贝克（Bq），1Bq表示放射性核素在1秒内发生一次衰变；放射性核素的物理半衰期（$T_{1/2}$）表示放射性核素减少一半所需的时间。

2. 示踪技术是核医学成像的基本原理，核素显像通过探测器接收放射性核素衰变产生的射线（γ光子），以图像方式显示示踪剂在不同的器官、同一器官的不同组织或不同细胞之间的浓度差别。由于不同器官或同一器官不同组织细胞的血流分布、功能状态、代谢水平不同，对同一种显像剂摄取、保留、转运和清除的过程不同，因而构成显像剂的浓度差，最终形成核医学图像的对比度差别。

基于探测接收γ光子的方式不同，核医学显像分为单光子和正电子成像两种类型。在进行单光子成像时，探测器（探头）接收的是放射性核素一次衰变产生的一个单方向γ光子，常用的代表性核素是锝99（$^{99}Tc^m$）。$^{99}Tc^m$的核性能非常优良，发射纯γ光子，能量为140keV，$T_{1/2}$为6.02h。单光子成像设备是单光子发射计算机体层显像仪。正电子成像探测器（探测环）则同时接收正电子核素一次衰变产生的一对能量相同（511keV）、方向相反的γ光子，常用代表性核素为氟-18（^{18}F），能量为511keV，$T_{1/2}$为110分钟。正电子成像设备是正电子发射计算机体层显像仪。

（二）临床核医学技术

1. 单光子发射计算机体层显像（single photon emission computed tomography，SPECT）仪　1979年Kuhl等研制出第一台头部SPECT。SPECT与CT都是应用计算机体层技术构成图像，二者的本质区别在于设备探测到射线的种类和来源不同。SPECT探测接收的是由检查前已

引入患者体内的显像剂发射出来的γ射线，所以其属于发射型CT（emission computed tomography，ECT）。CT探测的是X射线，X射线由X线管球发出穿透人体而到达探测器，属于穿透型CT（transmission computed tomography，TCT）。

最初SPECT仅用于单光子成像。到20世纪90年代，伴随超高能准直器和符合线路（coincidence circuit）的研制成功，推出了符合线路（双探头）SPECT设备。符合线路的SPECT既能探测单光子核素，又能探测正电子核素^{18}F，在很大的程度上扩展了原有普通单光子ECT的临床应用范围。但由于其探测机制仍然是通过探头接收一个方向的γ光子，即仅探测到正电子湮灭辐射所产生的一对方向相反γ光子中的一个，所以仍属于单光子成像。

2. 正电子发射计算机体层显像（positron emission tomography，PET）　问世于1975年，也属于发射型CT。PET配备的探测环能同时接收正电子核素的正电子在体内湮灭时所产生的方向相反、能量相同的一对γ光子，探测效率高。除半衰期相对较长的^{18}F之外，PET还适用于^{11}C（$T_{1/2}=20min$）、^{13}N（$T_{1/2}=10min$）和^{15}O（$T_{1/2}=2min$）等超短半衰期的正电子核素显像，能够进行快速动态采集。由于碳（C）、氮（N）和氧（O）是构成有机体的重要成分，因此PET显像能显示活体组织的代谢和功能活动，提供功能代谢影像和各种生理参数的定量值（Vallabhajosula et al，2011）。相比之下，对正电子核素探测效率较低的符合线路SPECT仅能用于半衰期相对较长的正电子^{18}F显像。

3. "一体化"SPECT/CT、PET/CT和PET/MR　在21世纪初，核医学迈进"一体化"设备的时代。这是一类由核医学的SPECT、PET与CT或MR整合而成的大型医学影像设备，具有核医学和CT或MR两套探测器，共用一个机架、一个检查床以及图像采集和处理工作站。"一体化"设备集两种不同类型影像技术于一体，实现真正意义的同机多模态成像，是影像学技术进步的重要里程碑。

SPECT/CT和PET/CT一次检查可分别获得SPECT或PET图像、CT图像和SPECT-CT或PET-CT融合图像，X线CT图像既能对SPECT或PET图像进行衰减校正，又实现CT解剖形态影像和SPECT或PET功能影像的同机精确配准融合、优势互补，提高了SPECT在骨骼、甲状旁腺疾病以及PET在肿瘤疾病的临床应用价值。

PET/MR一次检查可分别获得PET图像、MR图像和PET-MR融合图像，用MR图像为PET进行衰减校正。MR比CT具有更好的软组织对比度及空间分辨率，还能提供一些功能信息，如扩散成像（DWI）、灌注成像（PWI）、磁共振波谱（MRS）、扩散张量成像（DTI）、血氧水平依赖功能磁共振成像（BOLD-fMRI）等，因此，"一站

式"PET/MR 检查可以提供解剖形态结构和功能代谢等更丰富的同期多模态影像信息，在中枢神经系统疾病科研领域中发挥重要作用。

二、神经核医学功能代谢成像临床应用

神经核医学（nuclear neurology）是利用放射性药物、核医学设备及各种核医学技术对人体神经系统疾病进行诊断、治疗和研究的科学。现代神经核医学主要进行脑血流、脑代谢和脑受体的功能分析与评价（Herholz et al，2004）。

神经核医学的临床应用包括：

1. 脑血流灌注显像（cerebral blood perfusion imaging）能显示全脑血流灌注及其功能状态，通过半定量和定量分析可以评价局部脑血流（regional cerebral blood flow，rCBF）。半定量分析方法主要应用放射性计数比值来表达 rCBF，而定量分析则可以获得 rCBF 的绝对值，单位为 ml/（100g·min）。临床主要用于缺血性脑血管病早期诊断、预后判断和疗效评价（Starke et al，2009），拟行手术治疗的难治性癫痫致痫灶的定位诊断（Jafari-Khouzani et al，2011），老年性痴呆如阿尔茨海默病（AD）的诊断和鉴别诊断（Farid et al，2010），以及评价精神病患者的脑功能与判断预后等（Pagani et al，2007）。

SPECT 和 PET 均可以进行脑血流灌注显像。PET 脑血流灌注显像的优势在于可获得脑血流量的定量值，供选用显像剂的种类也较多，主要有 $^{15}O_2$、$^{15}O-H_2O$、$^{13}N-NH_3$、$^{11}C-CO$ 等。由于生产正电子核素的加速器价格昂贵，而正电子核素的半衰期又很短，使 PET 脑血流显像的临床应用受到较大限制。下面主要介绍国内三甲医院广泛应用的 SPECT 脑血流灌注显像。

（1）显像原理：应用分子量小、不带电荷的脂溶性显像剂，如 $^{99}Tc^m$-双半胱乙酯（$^{99}Tc^m$-ECD）、$^{99}Tc^m$-六甲基丙二胺肟（$^{99}Tc^m$-HMPAO）、^{123}I-安非他命（^{123}I-IMP）以及氙（^{133}Xe），经静脉注射后，显像剂能穿透完整血脑屏障（blood brain barrier，BBB）进入脑细胞内，经酶水解或构型转化而转变为水溶性和/或带电荷的化合物，因此不能反向扩散出 BBB 而滞留于脑细胞内。由于脑血流灌注与脑功能状态密切相关，因此显像剂进入脑细胞的数量主要与 rCBF 正相关，同时也与局部脑功能状态正相关。与脑血管成像（CTA、MRA 和 DSA）显示脑血管和血管内血流情况不同，SPECT 脑血流灌注显像反映的是特定功能状态下脑组织的血流灌注情况。将二者联合应用，既能明确脑血管状况又能显示脑组织的血流灌注，有助于对脑血管疾病进行全面的评价。

（2）检查方法：在显像剂注射前 10 分钟至注射后 5 分钟期间，患者处于安静状态，并进行视听封闭。以常用 $^{99}Tc^m$ 标记显像剂为例，剂量为 740~1 110MBq，经静脉注射。注射 10~15 分钟后即可进行显像扫描。患者取仰卧位，以外眦与外耳孔中心连线（即 OM 线）与地面垂直定位。选用低能高分辨平行孔准直器（或散型准直器）作 360°旋转步进采集，旋转半径小于 15cm，尽量采用较高矩阵（128×128），连续采集 64 帧，每帧（70~100）×10³ 计数。原始图像经计算机处理后可行任意方向的体层重组图像，常规重组出体轴横断、冠状和矢状位体层图像。再利用感兴趣区（region of interest，ROI）分析技术行 rCBF 的半定量分析，通常在不同水平的横断位图像上划出额叶、顶叶、枕叶、颞叶、基底核、丘脑、小脑等 ROI，然后以右/左，或者患侧/健侧，或者患侧/小脑求出比值。正常人脑两侧结构的放射性分布基本对称，脑灰质（大脑皮质和深部核团）的放射性浓度显著高于白质和脑室（图1-2-22）。

（3）介入试验的脑功能研究：在视听封闭和安静环境中完成的脑血流显像称静态显像。此外，可在肢体（上肢或下肢）活动、视觉（光）刺激、听觉（音乐和语言）刺激、药物刺激等条件下进行脑血流显像，称为介入试验显像，有时将肢体活动方式称为运动负荷显像。介入试验是研究不同刺激作用下全脑 CBF 和 rCBF 变化的有效手段，无论对探索人脑生理调节、病理反应，还是判断药物、手术等治疗效果等均有重要意义。将介入脑血流显像与静态脑血流显像进行对比分析，也是脑功能研究的重要手段之一。

下面以乙酰唑胺负荷试验为例阐述其显像原理、检查方法和应用价值。由于脑部供血系统具备一定的储备能力，仅脑储备血流下降时，静息脑血流灌注显像往往不能发现异常。乙酰唑胺（acetazolamide）是碳酸酐酶抑制剂，使碳酸脱水过程受到抑制，导致脑内 pH 急剧下降。正常情况下，pH 下降会反射性引起正常脑血管扩张，rCBF 增加 20%~30%；而病变部位血管反应减弱，潜在的缺血区和缺血区 rCBF 增加不明显，在影像上出现相对放射性减低或缺损区。本检查主要用于评价脑循环的储备功能，对缺血性脑血管病的早期诊断（Mickaila J et al，2013）及卒中风险预测很有价值（Kenta A et al，2009）。检查通常需行两次显像，首先行乙酰唑胺负荷试验，方法是静脉推注乙酰唑胺 1g，10 分钟后显像，显像结果异常再行静息脑灌注显像，将负荷脑血流灌注显像结果与静态脑血流显像结果进行对比分析；若乙酰唑胺负荷试验脑灌注显像结果正常，可除外脑缺血，无需再行静息脑灌注显像。

2. 脑代谢显像（brain metabolism imaging） 脑是一个代谢十分旺盛的器官，进行葡萄糖代谢、氧代谢及氨基

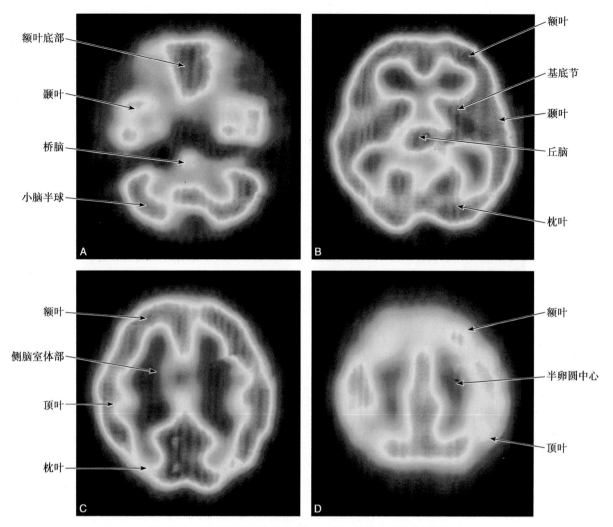

额叶底部
颞叶
桥脑
小脑半球

额叶
基底节
颞叶
丘脑
枕叶

额叶
侧脑室体部
顶叶
枕叶

额叶
半卵圆中心
顶叶

图 1-2-22　SPECT 脑血流灌注显像,不同水平横断位图像的正常表现
A. 后颅凹脑桥层面;B. 基底核层面;C. 侧脑室体部层面;D. 半卵圆中心层面

酸代谢等多种生物化学过程。应用 $^{15}O_2$ 进行 PET 脑氧代谢显像可以获得脑氧代谢率(erebral metabolic rate of oxygen,CMRO$_2$),应用 ^{11}C 标记氨基酸进行 PET 脑氨基酸代谢显像可以获得脑内氨基酸摄取和蛋白质合成动力学功能参数,而应用 ^{18}F-FDG(氟代脱氧葡萄糖)进行 PET 脑葡萄糖代谢显像可以获得全脑或局部脑葡萄糖代谢率(cerebral metabolic rate of glucose,CMRGlu)测量值。PET 脑代谢显像为活体分子水平研究生物代谢提供一种无创伤性检查方法。由于脑组织能量代谢几乎全部依赖葡萄糖,因此在脑代谢显像研究中,以葡萄糖代谢显像应用最为广泛,主要用于评价脑神经元的相对活性(Tanaka et al,2008),判断脑肿瘤的恶性程度、评价脑瘤患者的预后、鉴别脑瘤放疗后复发与放射性坏死(Kim et al,2010),癫痫(Wong et al,2010)和 AD(Lucignani et al,2010)等疾病的早期诊断,以及对于帕金森病基于其异常脑葡萄糖代谢模式的诊断、鉴别诊断、疾病进展及治疗效

果的评估(Sanne et al,2016)。

(1)显像原理:显像剂 ^{18}F-FDG 为葡萄糖类似物,具有与葡萄糖相同的细胞转运和乙糖激酶磷酸化过程。经静脉注射后,^{18}F-FDG 通过 BBB 进入脑细胞,被己糖激酶磷酸化后变成 6-磷酸氟化脱氧葡萄糖(FDG-6-PO$_4$),此化合物与 6-磷酸葡萄糖不同,既无法继续参与葡萄糖的进一步代谢,又不能透过 BBB 而滞留在脑细胞内,由此获得反映人脑葡萄糖代谢的放射性示踪分布图像。正常人脑局部葡萄糖代谢程度与局部脑血流灌注相匹配,在核医学图像上的表现与正常脑血流灌注图像相匹配。

(2)检查方法:脑代谢显像的检查前准备与血流灌注显像相同。PET 脑葡萄糖代谢显像需要静脉注射 185～370MBq 的 ^{18}F-FDG,注射 40 分钟后行脑代谢显像,扫描时间 8～10 分钟,经图像重组可获得不同方向的脑体层图像。相比之下,符合线路 SPECT 脑 ^{18}F-FDG 显像的示踪剂用量较少,为 111～185MBq,但扫描时间较长,约需 35～40 分钟。

3. 中枢神经递质、受体和转运蛋白显像 神经递质是神经系统进行信息传递的物质基础,突触前膜上的转运蛋白和突触后膜上的受体都能与神经递质特异性结合,据此,应用放射性核素标记特定配体,通过 PET 或 SPECT 显像能在活体定位显示人脑受体或转运蛋白的结合位点,获取受体或转运蛋白的功能代谢图像。借助生理数学模型,还能获得脑内受体或转运蛋白与配体特异性结合浓度及其相关代谢指标的定量或半定量值,以确定受体分布、密度和亲和力等。临床主要用于与受体及转运蛋白有关疾病的诊断,指导合理用药、评价疗效和判断预后等,同时也是神经生物学研究的一种重要方法。

近年来,随着 PET 新型显像剂的发展以及 PET/MR 在脑科学研究中的应用,AD、PD 等神经系统变性疾病有了不少新的研究进展。针对 AD 的两大组织病理特征,以 Aβ 为主要蛋白组分的淀粉样斑块和脑细胞内高度磷酸化的微管相关蛋白(tau)构成神经纤维缠结,都有相应的 PET 显像剂问世。Aβ 淀粉样斑块显像剂中,^{11}C 标记的匹兹堡化合物 B(PIB)已进入临床应用,可用于 AD 的早期诊断和辅助鉴别诊断(Klunk et al,2011);^{18}F 标记的弗匹胺(florpiramine,^{18}F-AV45)(Gabriel et al,2017)、氟美他酚(flutemetamol)等也已进入 Ⅱ~Ⅲ 期临床试验,^{18}F 标记显像剂的推出将更适合临床推广应用。此外,tau 蛋白显像研究也逐步展现出对 AD 早期诊断的价值(Ossenkoppele et al,2016)。PD 主要病因是黑质纹状体通路神经元变性脱失引起纹状体多巴胺含量减少。针对多巴胺能神经元完整性成像研究,涉及多巴胺神经递质、受体、转运蛋白和囊泡单胺转运蛋白等全方位,相应的示踪剂探针日益丰富,既有 PET 探针,也有 SPECT 探针(Nasrin et al,2019)。如 ^{18}F-多巴 PET 显像,可以早期诊断帕金森病(PD)和亨廷顿病(HD),动态观察疾病的演变过程,以及判断预后。应用 PET 和 ^{18}F 或 ^{11}C 标记的甲基螺环哌啶酮(^{18}F-NMSP 或 ^{11}C-NMSP)可进行多巴胺 D_2 受体显像,对原发性帕金森病与帕金森综合征进行鉴别诊断,对 HD 患者进行病情评估,并在抗精神病药物作用机制研究、指导临床合理用药和协助疗效评估等方面具有临床应用价值。应用 ^{99}Tc^m-TRODAT-1 和 ^{123}I-β-CIT 的 SPECT 可实施多巴胺转运蛋白显像,用于 PD 早期诊断和鉴别诊断(Varrone et al,2010)。囊泡单胺转运蛋白 2 型(vesicular monoamine transporter type 2)PET 显像剂 ^{18}F-VMAT2(AV133)能提供 PD 患者黑质完整性信息,可以区分 PD 与正常对照组,是一种适合临床的有前景的显像剂(Hsiao et al,2014)。

第四节 脑电图

(黄颜 刘秀琴)

脑电图(electroencephalography,EEG)测定脑的自发电活动,是检查大脑功能状态的电生理技术,诱发电位(evoked potentials,EPs)也可检测大脑功能状态,反映中枢神经系统对刺激的反应性。神经影像学技术,诸如脑 CT 和 MRI 检查通常显示脑结构改变信息。功能与结构的研究常是互补的,当神经功能障碍不伴有可检测到的脑结构改变时,电生理研究具有重要意义。尽管神经影像学技术的发展在很多方面替代了电生理检查,但 EEG 仍是癫痫诊断的重要组成部分。对评价全身代谢中毒性脑病、缺氧性脑病、颅脑损伤的损伤程度和预后判断,睡眠及睡眠障碍疾病研究,以及某些特殊疾病如亚急性硬化性全脑炎(SSPE)、克雅病(CJD)等,EEG 仍不失其重要的诊断价值,它也是脑死亡评估的重要组成部分。

一、描记方法

1. 脑电图仪和检查前准备 为了同时记录大脑多个部位的脑电活动,选用 16 导以上的脑电图仪为宜。脑电图仪房间应通风、凉爽干燥,远离放射设备、变电所、电梯、手术室和理疗室等,必要时安装屏蔽以防干扰。检查前须嘱患者进食,检查时让患者的精神、身体充分放松,精神紧张和低血糖均可能使 EEG 发生改变。患者取坐位或卧位,姿势自然舒适,在闭目安静状态下进行描记。对已接受抗癫痫药治疗的患者,通常 EEG 检查前仍继续服药,在特殊情况下为增加病性放电记录的机会,可遵照医嘱停服抗癫痫药。

(1)电极种类

1)头皮电极:①圆盘状电极或杯状电极:通常用导电膏做接触剂,用胶纸或黏着剂如皂土或火棉胶固定在头皮上;不合作的患者长时程监测和以记录患者发作期 EEG 为目的时,最好用火棉胶固定。②空心圆柱银质支架式电极:安放时用特制的橡皮(或松紧带)帽固定,因有紧绷的不适感和不能平卧作睡眠 EEG,已逐渐被盘状电极取代。

2)耳垂电极:一般为弹簧夹式或盘状电极,用胶纸固定。

3)特殊电极:如蝶骨电极、鼻咽电极、耳鼓电极、皮质电极和深层电极,前三者记录颞叶近中线部位脑电活动。皮质电极是有支架的电极,消毒后固定在开颅后颅骨上,然后将包有纱布的圆盘状或球状电极用生理盐水湿润后,放置在手术暴露的大脑皮质上,直接记录大脑皮质电活动(脑皮质电图),用于测定大脑皮质癫痫病灶范围,为切除癫痫病灶提供依据。深层电极是同心型针电极,用于开颅手术时测定脑深部电活动。

(2)电极安放:按国际脑电图协会建议的 10/20 系统电极安放法(图 1-2-23)。首先以软尺测量出从鼻根至枕骨粗隆的距离(称矢状线),以及两侧耳屏前颧弓根凹陷处的距离(称冠状线),然后从前至后,从左至右各以10%和20%的距离安放电极,分别称为 Fp$_1$、F$_3$、C$_3$、P$_3$、O$_1$、F$_7$、T$_3$、T$_5$、Fp$_2$、F$_4$、C$_4$、P$_4$、O$_2$、F$_8$、T$_4$、T$_6$、Fz、Cz、Pz,以及 A$_1$、A$_2$(为两侧耳极点)。按此方法,共安放21个电极,单数代表左侧,双数代表右侧,Fz、Cz、Pz 为中线部位的电极。

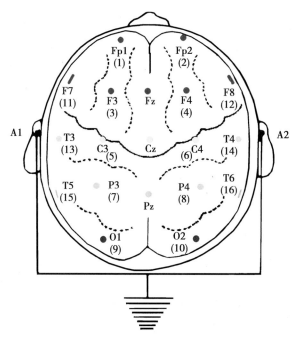

图 1-2-23　国际 10/20 系统电极安放

2. 导联方式

(1)参考导联:是头皮上作用电极与参考电极电位相比较的记录。参考电极的部位多采用双侧耳垂或乳突。参考导联记录,电极间距较大,因此所描记的电活动波幅较高,异常电活动的表现更明显,易于描出脑深部的电活动,但由于电极间距大易产生干扰。

(2)双极导联:是头皮上任意两个作用电极相比较所获得的电位。由于两电极间距短,故所描记的电活动波幅较低,异常波不如单极导联法明显,但干扰少,定位更准确。当单极导联中发现异常时,选择其中异常最显著的一个电极与其邻近的两个电极组成三角,若出现位相倒置,则两个位相倒置导联中共有的电极为病灶部位,此种方法称为三角定位法。在双极导联法中,采用多种方式的导联连接如横联(相邻两个电极从左至右连续的连接)、纵联(相邻两个电极从前至后连续的连接)及环联等,可获得更多的脑电活动信息和准确的定位。

3. 脑电图描记前先定标,之后记录同一部位的脑波进行生物校对。在同一份 EEG 描记中,应包括单极和双极导联描记。根据临床需要选择诱发试验。在常规描记中,一般采用 3cm/s 的走纸速度。技术人员应详细记录描记过程中的任一事件,如患者咳嗽及癫痫发作等。

4. 活化试验是给受检者某种刺激,使脑部潜在的异常电活动暴露出来或使已有的异常电活动增强的方法。儿童及青少年对所有活化试验均比成人敏感,常用的试验包括:

(1)睁闭眼试验(图 1-2-24):在 EEG 描记过程中,

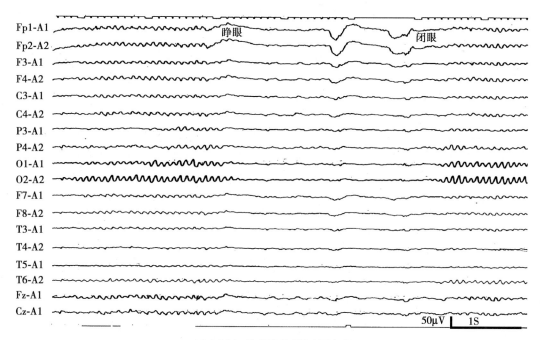

图 1-2-24　睁闭眼试验脑电图表现

成人清醒闭目状态脑电图可见枕部 9~10Hz α 节律,睁眼可见 α 节律消失

令受检者睁眼 3~5 秒,再令其闭目。间隔 5~10 秒后可再重复。在生理情况下,睁眼时枕区神经元各自发挥其特殊视觉功能,产生异步化,出现低波幅的快节律。闭目时枕区神经元同步,α 节律重现。睁闭眼试验反映了大脑生理功能状态,协助鉴别癔症性盲,但由于患者组和正常对照组重叠较多,因此要结合临床进行综合判断。睁闭眼试验有时可诱发出痫性活动。

(2)闪光刺激:将闪光灯置于患者眼前 20~30cm 处,间断给予 1~30 次/s 不同频率的闪光刺激,以递增或递减的方式更换刺激频率,或随意快速更换,每次刺激 10~20 秒,间歇 10~15 秒。在正常生理情况下,闪光刺激时枕部导联可能随闪光频率变化产生相应的变化,谓之光驱动反应,也称节律同化,脑电活动频率与闪光刺激频率相同者称为基本节律同化,如为闪光刺激频率的倍数或分数,称之为倍数节律同化或分数节律同化。节律同化轻度不对称常见于正常人,两侧波幅差即使大于 50%,如 EEG 无其他异常,未必有脑结构异常。节律同化不对称常伴脑电活动局灶减慢及其他异常。

在受试者闭目接受闪光刺激期间,EEG 有时出现类似多棘慢波样放电,双侧额区为著,此间受试者头、面、眼睑及四肢出现对称性颤动,但不伴有意识障碍。当闪光

刺激停止,上述 EEG 改变及患者症状随之消失,此种反应是对高强度光刺激的正常反应(图 1-2-25),称为光肌阵挛反应(photomyoclonic response,PMR),EEG 类似多棘波样放电源于肌电伪迹。此种情况应与光阵发性反应(photo paroxysmal response,PPR)(图 1-2-26)和光搐搦反应(photoconvulsive response,PCR)区别。光阵发反应也称光敏性反应,为间断闪光刺激诱发出局部或广泛性癫痫放电。EEG 有光阵发反应的人群中 70% 有癫痫发作。闪光刺激与癫痫放电之间有一定潜伏期,闪光刺激停止后,癫痫放电可维持一段时间,可与正常节律同化相鉴别。光搐搦反应也称光惊厥反应,为闪光刺激诱发出癫痫放电并伴有临床发作。与光肌阵挛反应不同的是闪光刺激诱发的抽搐频率与刺激频率不同步,放电和发作都可持续到刺激停止后。

(3)过度换气:令患者以 20~25 次/min 的速度深呼吸,持续 3 分钟,同时记录观察 EEG 活动变化,是最常用的癫痫诱发方法,对儿童失神发作更有效。需注意鉴别过度换气生理反应与痫样放电,在生理情况下过度呼吸导致体内二氧化碳排出量增加,产生碱中毒,引起脑血管收缩,神经细胞相对缺氧,EEG 弥漫性出现从 θ 到 δ 频带高波幅双侧对称慢活动(图 1-2-27),这种反应在机体未

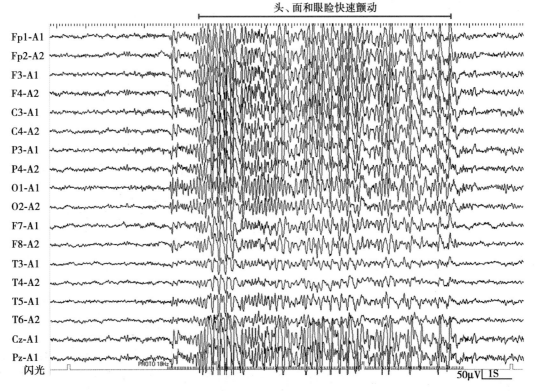

图 1-2-25　光肌阵挛反应

女性,28,患头痛,神经系统检查未见异常。清醒状态 EEG 示在 18Hz 闪光刺激时双额、中央、顶区出现与刺激频率相同的棘波样波形,是头、面和眼睑快速颤动所致

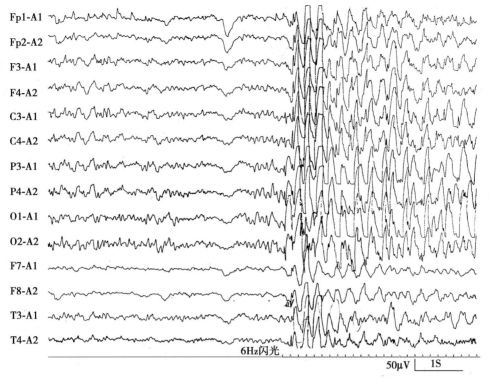

图 1-2-26 光阵发反应

女性,13 岁,有高热惊厥史,神经系统检查未见异常,清醒状态 EEG 于 6Hz 闪光刺激时,各导普遍爆发长程双侧对称同步的 3~3.5Hz 高波幅棘慢复合波

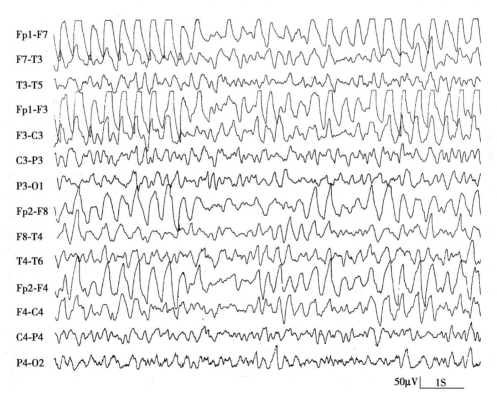

图 1-2-27 过度换气正常反应的 EEG 活动变化

女性,11 岁,患儿良性部分性癫痫 2 年,清醒状态 EEG 示过度换气 93 秒后,前部导联出现高波幅双侧对称 3Hz 慢波活动和节律

臻完善的儿童尤为常见。如果此种反应在过度换气开始1分钟后出现,过度换气停止后半分钟内消失不应视为异常或误诊为全面性发作。

过度换气的异常反应包括:①爆发性异常放电,包括棘波、尖波、棘慢复合波等(图1-2-28);②过度换气慢波的提前反应(在过度换气开始半分钟内出现)或延缓反应(过度换气停止半分钟后仍不消失);③出现局灶性或双侧不对称慢波。

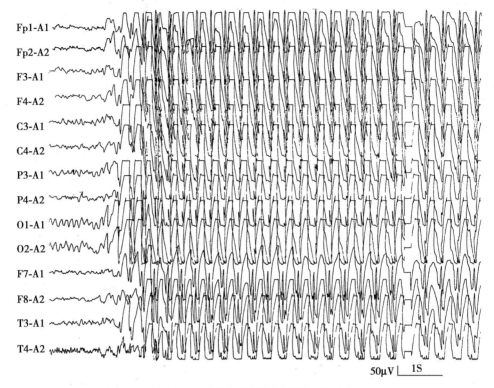

图1-2-28 过度换气异常反应的EEG活动变化

男性,6岁,频繁失神发作8月余,清醒状态EEG示枕部导联中等波幅8~9Hz节律,过度换气中出现失神伴普遍爆发高波幅双侧对称同步3Hz棘慢复合波

(4)睡眠诱发:睡眠是癫痫活动有效的诱发方法,思睡和轻睡通常是最有效活化异常脑电活动阶段(图1-2-29),因此在常规脑电图室描记10~30分钟足以达此目的。睡眠诱发包括三种方法:①不改变患者的睡眠习惯,采用夜间记录的方法。②药物诱导睡眠:选择作用较快,持续时间较短,对EEG影响较小的药物,如水合氯醛,司可巴妥,获得的睡眠近于自然睡眠。缺点是药物可能引起快波影响脑电图分析,同时药物本身有抗惊厥作用,可能抑制癫痫放电。③剥夺睡眠:剥夺受检者睡眠24~26小时后进行脑电图检查,常规脑电图检查阴性的患者,癫痫放电阳性率多为30%~50%。缺点是有些患者不能耐受或难以配合。

二、正常脑电图

1. 正常脑电图表现 正常成人清醒EEG记录以重复节律性出现9~11Hz的α波为主要成分,波幅一般在20~100μV之间,顶枕区波幅最高。α节律波幅通常以递增和递减形式形成纺锤样,在安静闭目描记时α节律出现,睁眼、其他感觉刺激及精神活动时消失。两侧半球α节律有轻度不对称,通常右侧波幅高于左侧,但两侧波幅差不应超过1/3。儿童在发育成熟阶段逐渐出现α节律,随年龄增长α节律的频率逐渐增加。在3岁时,后部的基本节律已达8Hz(α范围内),在7岁时平均达9Hz的频率,10~12岁达正常成人平均α节律的频率。老年人随年龄增长α节律有逐渐减慢的趋势。

小于7Hz的波统称为慢波,4~7Hz的脑波谓之θ波,是正常儿童的主要脑电活动,随年龄增长,θ活动逐渐减少。正常成人EEG一般混有少量低波幅θ波,波幅在10~30μV之间,主要见于颞区。小于4Hz的脑波谓之δ波,是正常婴儿的主要脑电活动,而在正常清醒成人δ活动应该是不存在的。正常人在入睡过程中,α波逐渐解体,慢波增多,出现顶部尖波、睡眠纺锤及κ复合波,至深睡阶段,出现高波幅δ活动。约5%~10%的正常人EEG表现低波幅活动,包括不规则2~3c/s波幅在25μV以下的混合频率电活动,安静或过度换气期间可能有少量α

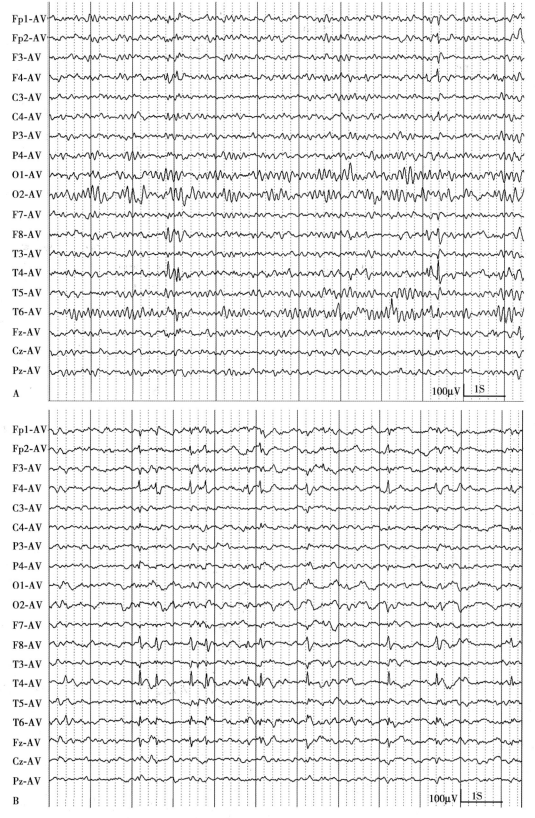

图 1-2-29 伴中央颞区棘波的儿童良性癫痫 EGG 活动变化

男性,8 岁,发作性左侧口角,左侧上肢抽搐半年,共 3 次发作均在刚入睡时发生。A. 清醒状态 EEG 可见右侧中颞散在的棘波;B. 入睡后 EEG 可见右中颞棘波、棘慢波增多出现

活动存在。

β活动是指频率为 13~40Hz 的快波活动。β活动是正常成年人 EEG 的主要成分,分布广泛,波幅多在 20μV 以下。β活动随年龄增加而逐渐增多,老年后又有所减少。镇静催眠剂可诱发大量 β 活动,频率在 18~25Hz,前头部明显,常呈纺锤形节律。

2. 脑电图的良性变异

(1)思睡期颞区节律性 θ 活动爆发:是一种出现在颞区的 4~7Hz 的节律性电活动,波顶带有切迹或平顶。出现于一侧中颞区,或双侧交替或同步发生,常播散至后颞、前颞及枕区。由于其波形与在复杂部分性发作的发作期所见到的爆发放电相似,故又称之为精神运动变异型。现在认为,此种类型是 EEG 的非特异性类型,不具有癫痫发作和其他神经异常的临床意义。

(2)小尖棘波为单或双时相以负极性为主的波,第一负相的峰之后的下降支较陡,波幅通常<50μV,时限一般不超过 65ms,主要出现在额颞区,几乎只发生在成人的思睡和轻睡期。它在癫痫人群的发生率不比非癫痫人群高,故也被认为是非特异性变异。

(3)6Hz 和 14Hz 正性棘波是出现在一侧或双侧后颞区及邻近区域的一种弓形 6Hz 和 14Hz 的节律性放电,其尖峰为正极性。出现在思睡和轻睡期。此种类型也被认为是良性变异。

此外,EEG 的非特异性变异还包括正常节律的变异(如慢或快 α 变异型),节律性活动类型(如成人亚临床节律性放电、中线 θ 节律等),散在性 5~6Hz 慢波,电压的轻度不对称等均被解释为正常变异或界限性异常。在这些情况,应详细阐述患者的临床状态,在其他方面完全正常的人,界限性异常不具有临床意义,而有特殊临床症状体征的人,同样的 EEG 所见可能具有临床意义。

三、异常脑电图

大多数异常脑电活动以持续或间歇形式出现,由于它们不是某种病理过程或病因所特有,故称为非特异性异常;然而,某些 EEG 类型有特殊的波形,呈暴发的形式出现,如棘波、尖波、棘慢波综合放电、周期复合放电等,常伴有特殊的病理生理过程,如癫痫、亚急性硬化性全脑炎、Creutzfeldt-Jacob 病。异常脑电图一般可分为背景活动异常和阵发性异常。背景活动异常常属于非特异性异常。

1. 背景活动异常

(1)正常节律的改变:基本脑波节律慢化常伴有调节、调幅不良,是一种非特异性的轻度异常的表现。局部脑损伤(特别是后头部损伤)及广泛性脑损伤可改变正常的 α 节律。双侧 α 节律改变常伴有其他广泛性背景异常。

(2)慢波性异常

1)广泛性间歇性慢波活动:①慢波呈间歇性节律性出现,常常是在 δ 频率范围,称为间歇性节律性 δ 活动(intermittent rhythmic delta activity, IRDA),平均频率在 2.5Hz 左右,为正弦样或锯齿样波,以短程的形式出现(图 1-2-30);②睁眼及清醒状态减弱,闭目、过度换气及思睡(睡眠第 1 阶段)时增强,在非 REM 睡眠的第 2~3 阶段睡眠时消失,但在 REM 睡眠阶段再度变得明显;③分布通常是广泛性的,但波幅的峰值受年龄的影响,在成人,额区最著,特别是额极区。在儿童波幅的高峰值在枕区或后头区。成人与儿童此种分布上的差异与病理过程无关,而只是反映了年龄方面的变化。其他类型广泛性间歇性慢活动,如节律性 θ 活动或非节律性 δ 活动与 IRDA 意义基本相同。IRDA 可能发生于全身中毒或代谢性障碍,也可发生在其他弥散性或局灶性脑病,包括炎症、变性、外伤、血管病及肿瘤等。

2)持续弥漫性慢波活动:表现为广泛而持续的低至高波幅 θ 或 δ 频段慢波活动。慢波可为单一节律或波形不规则的多形性慢波。常见于弥散性脑损害,如脑炎急性期、严重缺氧、外伤等各种原因。δ 频带为主的持续性慢波提示弥散性损害更严重,常伴有意识障碍。

3)局灶性慢波或一侧性持续性慢波:为局部或一侧半球出现的 θ 或 δ 频段的慢波,可呈散发或节律性发放。反映了局灶性脑损害(皮质和皮质下损害),如肿瘤、卒中、脓肿、脑实质内血肿或脑挫裂伤等。局灶性慢波的波幅、频率、形态不能区分损害的大小和占位效应。病变比较表浅时,可能与慢波部位一致,深部病变则慢波部位可能与病变部位偏离,甚至引起广泛慢波。局灶性多形性 δ 活动也可见于无局部结构性脑损伤时,这种情况下,δ 活动经常是间歇性出现。

(3)快波性异常:药物性快波不属于异常现象,常见于安定类、巴比妥类等镇静催眠剂。非药物性快波异常可见于甲亢、发热患者和昏迷患者等。β 昏迷通常是镇静药物过量引起的。

(4)局部电压衰减:正常应该出现的一些脑波活动明显减弱或没有出现。电压衰减产生的基础常为较大范围的结构性脑损伤,如各种疾病引起的脑软化、脑萎缩、占位性病变等。

(5)爆发-抑制:是一种严重的异常脑电图现象,表现为中至高波幅的爆发活动和低波幅(或抑制状态)状态交替出现。爆发活动波幅大于 20μV,持续时间大于 0.5 秒,脑电低波幅定义为波幅小于 10μV。爆发-抑制是大

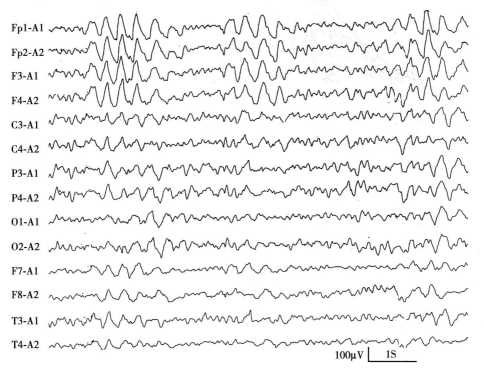

图 1-2-30　间歇性节律性 δ 活动

女性,53 岁,慢性肝性脑病,清醒状态 EEG 示在弥散减慢脑电活动基础上,双额部导联间歇性短程爆发高波幅双侧对称同步的 3Hzδ 活动

脑皮质和皮质下广泛损伤的表现,可见于严重的缺血缺氧性脑病,通常提示预后不良。

(6) 低电压和电静息:低电压是指 EEG 电压持续 <20μV,对外界刺激无反应。最严重的 EEG 异常是大脑电活动停止,亦即电静息(electrocerebral silence),在头皮描记的皮质表面电活动在 2μV 以下或呈等电位。为与低电压 EEG 区别,描记时需将放大器敏感性增加至 2μV/mm,此时可见到各种类型伪差(如心电伪差),如果无伪差出现,应警惕,可能为导联未与脑电图仪有效地联结。中枢神经系统抑制剂如巴比妥中毒可引起可逆性 EEG 电静息状态。在无中枢神经系统抑制剂中毒和极度低温的情况下,电静息状态几乎总是由严重脑缺血缺 O_2 或严重颅脑外伤引起。如果一个患者临床表现为深昏迷、脑干反射消失,无自主呼吸,自主呼吸激发试验阳性,EEG 呈电静息状态,则被认为脑死亡。此种患者无神经功能恢复的可能。

2. 阵发性异常

(1) 癫痫样活动:系指在 EEG 描记中,以爆发形式出现,与诊断明确的癫痫患者波形相似的电活动,如棘波、尖波、棘慢复合波等。①棘波:为一过性与背景活动有明显区别的尖峰样波,时限 20~70ms,是多时相的,其主要成分一般为负性,波幅各异。②尖波:与棘波相似,其时限>70ms。③多棘波:2 个以上棘波连续出现,多为

两侧或普遍同步,有时也以局灶方式出现。④棘节律:频率 10~20Hz,中至高波幅,常超过 100μV,通常为普遍性,额区最著,持续 2~10s,>5s 通常伴强直发作,主要见于 Lennox-Gastaut 综合征、全面强直-阵挛发作强直期及某些额叶癫痫等。⑤棘慢复合波:为一个棘波后紧跟着一个慢波。可以局灶出现或广泛性暴发出现。3Hz 棘慢复合波由一个棘波与一个慢波组成,频率 3Hz,棘波时限为 50~80ms,呈高波幅普遍性双侧对称同步暴发,过度换气是最好的活化方法,是失神发作的特征性 EEG 表现。慢棘慢复合波(图 1-2-31)与 3Hz 棘慢复合波不同,频率在 2.5Hz 以下,组成这种复合波的棘波常是一个尖波,分布多为两侧性或普遍对称同步,也可为局灶或一侧性,背景活动通常减慢,是 Lennox-Gastaut 综合征发作间期 EEG 表现。⑥多棘慢复合波:是在连续一个以上棘波之后跟随一个慢波,常见于肌阵挛发作。⑦高度节律失调(图 1-2-32):特征为高波幅脑电活动,包括各种慢波、棘波、尖波、多棘波和棘慢复合波等,波形、波幅和频率极不规则,棘波通常在后部导联明显,长程高电压活动可能突然被短程的低平 EEG 打断,高度节律失调是婴儿痉挛症特有的 EEG 表现。

(2) 周期性放电:周期性放电是指棘波、尖波、尖慢波、三相波等以一定间隔,周期性反复出现(Hirsch et al,2013)。根据放电部位的不同,周期性癫痫样放电可

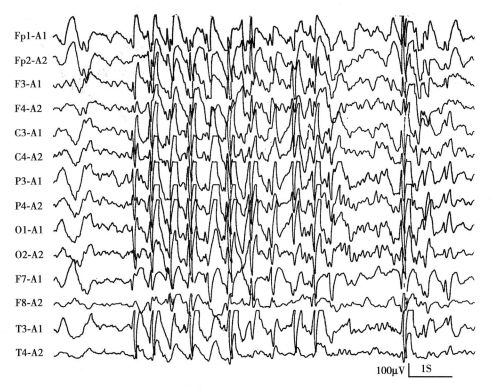

图 1-2-31　Lennox-Gastaut 综合征 EGG 的慢棘慢复合波表现

男性,6 岁,癫痫病史 2 年,智力发育差,临床表现多样,包括不典型失神、强直发作和全面性强直阵挛发作。发作间期清醒状态 EEG 示背景活动减慢,全导爆发出现 2.5Hz 棘慢波

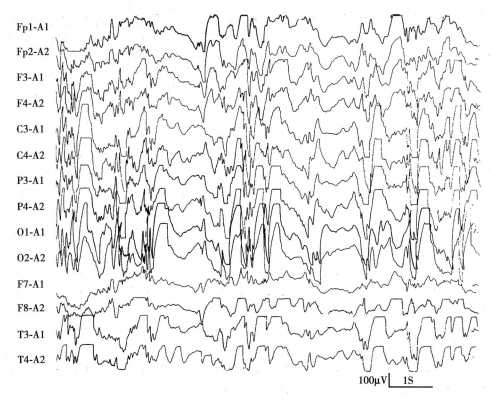

图 1-2-32　婴儿痉挛症 EGG 的高度节律失调表现

男性,11 个月,5 个月开始发作性点头及抽搐发作,智力发育迟缓。发作间期睡眠 EEG 示全导高波幅棘波、多棘波、尖波、棘慢波、多棘慢波综合及大慢波的混合爆发,二次爆发之间波幅抑制

分为周期性一侧性癫痫样放电（periodic lateralized epileptiform discharges，PLEDs）（图1-2-33），两侧独立的周期性癫痫样放电（bilateral independent periodic epileptiform discharges，BIPLEDs），广泛性周期性癫痫样放电（generalized periodic epileptiform discharges，GPEDs）。PLEDs最常见的原因是卒中、感染、肿瘤和颅内出血，可见于疾病的急性期或慢性期。PLEDs常见于皮质灰质

和皮质下白质的功能障碍，但周期性放电也可能发生在中毒或代谢性脑病的情况下（García-Morales et al，2002）。有关周期性放电是否为癫痫发作图型，仍有争论。EEG周期性放电虽不是常见现象，但有其特殊性，认识各种周期性放电特点可辅助临床诊断，并有助于判断疾病预后，GPEDs常提示急性期严重脑损害（Johnson et al，2017）。

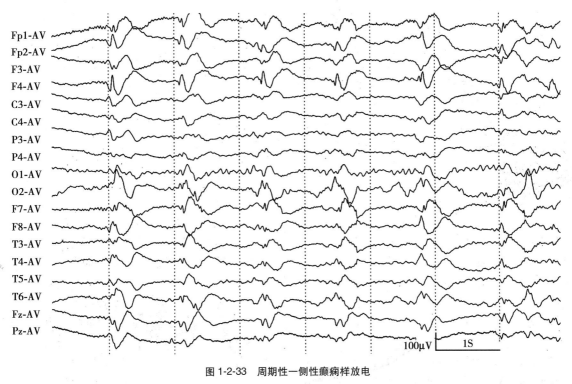

图1-2-33　周期性一侧性癫痫样放电

女性，30岁，发作性头痛、抽搐、意识障碍5天，诊断神经梅毒。发作间期清醒状态EEG示右侧导联尖波和尖慢波，间隔1.2~1.4秒周期性出现

四、脑电图的临床应用

1. 癫痫　EEG是确诊癫痫及癫痫综合征准确分类最有价值的检查方法，发作间期癫痫样放电（epileptic discharges，Eds）支持癫痫诊断，但缺乏Eds不能排除癫痫诊断。癫痫患者在第1次常规EEG中52.7%记录到Eds，第3次EEG中记录到癫痫放电增加到72%，第4次达87.6%（Baldin et al 2014）。癫痫患者用常规EEG不能显示发作间期Eds的情况下，睡眠、睡眠剥夺、过度换气和闪光刺激等在某些患者可能诱发出Eds。颞叶近中线部位及眶额部病灶的Eds在到达头皮时常不能以足够的波幅突出于背景活动之上，常需安放蝶骨电极、鼻咽电极等特殊电极。癫痫是发作性神经功能障碍，医生不能随时得到诊断所需的信息，延长EEG监测时间是必要的。

（1）视频脑电图监测：通过EEG和摄像镜头，可同

步记录患者的发作行为和发作时EEG。对癫痫发作类型诊断及某些不能解释的惊厥发作（如心源性晕厥、精神源性发作等）有重要诊断价值，例如在惊厥发作期完全正常的脑电图提示精神源性而非癫痫性发作。

（2）EEG动态记录系统：采用EEG记录仪长时间监测患者，通常可监测24小时，监测期中患者可自由活动。由于记录时间延长，可能得到常规EEG未能得到的EEG异常及其与生理节奏周期的关系，但对运动及其他伪差干扰较敏感，需有经验的医生来解释。

癫痫样活动已如前述，常见癫痫综合征的EEG癫痫样放电见表1-2-11。

2. 中枢神经系统感染和炎症性疾病　EEG在中枢神经系统感染和炎症性疾病中的表现多种多样，可以正常，也可以表现为局灶慢波，或脑电活动弥散性减慢，其间可见癫痫样放电。某些情况下特异性EEG表现有助于临床诊断。

表 1-2-11　常见癫痫综合征 EEG 的癫痫样放电

癫痫综合征	EEG
West 综合征	高度节律失调:在不规则的背景活动上爆发杂乱的高波幅慢波,多灶的癫痫样放电及波幅的突然衰减
Lennox-Gastaut 综合征	慢棘慢复合波(<2.5Hz),背景活动明显减慢
儿童失神癫痫	普遍爆发的高波幅双侧对称同步的 3Hz 棘慢波综合,易被过度换气所诱发,背景活动正常
伴中央颞区棘波的儿童良性癫痫	中央-颞区局灶癫痫样放电,背景活动正常,睡眠中痫样放电明显增多
青少年肌阵挛癫痫	普遍性多棘慢波综合,可被闪光刺激诱发,背景活动正常
部位相关的癫痫	局灶的癫痫样放电,偶为局灶的慢活动,背景活动偶有轻度减慢

（1）单纯疱疹病毒性脑炎:单纯疱疹病毒性脑炎（herpessimplex virus encephalitis,HSE）是全世界散发性致死性脑炎最常见的病因,尽管确诊依赖于病原学检测,EEG 仍是诊断 HSE 的重要工具。HSE 早期 EEG 可见颞区为主的 PLEDs 和/或慢波,其 PLEDs 特征为中高波幅尖波以 1.5～3 秒的间隔周期性出现,可出现于一侧前颞,也可出现双侧独立的周期性放电,甚至出现广泛性周期性放电 GPEDs（图 1-2-34）。当患者出现意识障碍时,EEG 常见脑电活动弥散性减慢,出现大量 δ 活动。临床症状的改善通常先于 EEG 好转。在严重病例 EEG 可出现暴发抑制图型,提示预后较差（Al-Shekhlee et al,2006;Baten A et al,2019）。

（2）亚急性硬化性全脑炎（subacute sclerosing panenc ephalitis,SSPE）:在疾病的早期,EEG 可能是正常的,也可显示非特异性的脑电活动普遍性减慢、局灶性或一侧性慢活动。典型的周期性复合波通常出现在肌阵挛期,具有诊断意义。其特征是爆发出现的高波幅（100～1 000μV,平均 500μV）棘慢波群,棘慢复合波群或一个大慢波后跟着几个波幅相对较低的慢波群,持续 0.5～3 秒,间隔 4～30 秒重复出现（Brenner et al,1990）。在同一患者 EEG 描记中,周期复合放电表现形式相当恒定,呈刻板式,与患者的肌阵挛样抽动同步发生。这种形式周期复合放电是 SSPE 特有的 EEG 表现（图 1-2-35）。SSPE 的周期性复合波在睡眠中仍可见,但不伴有肌阵挛。如果在常规的脑电图记录中静脉注射地西泮,这些周期性复合波不会消除。在疾病晚期,脑电波幅逐渐衰减,周期性复合波消失（Gascon,1996）。

（3）Creutzfeldt-Jacob 病（CJD）:疾病早期,EEG 表现非特异性改变,进行性慢波活动增多。随着疾病的进展,间断出现双相或三相尖波,逐渐形成周期性波,表现为普遍性双侧同步连续出现的周期性刻板式尖波或尖的三相波,时限 100～600ms,间隔 0.5～2.0s,周期性波可伴有或不伴有肌阵挛,两者不呈恒定关系（图 1-2-36）。典型的周期性波对 CJD 诊断特异性为 74%～91%,敏感性 64%～67%（Steinhoff et al,2004）。

3. 脑肿瘤　EEG 改变取决于肿瘤的类型和部位,除弥散改变外,典型异常为局灶性,多见局灶性慢波（多为多形性 δ 活动）,有时为癫痫样放电或局灶性波幅减低。发展迅速的病变,如转移瘤（图 1-2-37）和胶质瘤（图 1-2-38）,特别是幕上病变 EEG 异常率通常最高。95% 的大脑半球肿瘤可见脑电图异常,而 25% 左右的深部肿瘤 EEG 是正常的。75%～90% 幕上肿瘤 EEG 可准确定侧,当大脑转移瘤在 CT 扫描尚未显示时,EEG 可能显示局灶性异常。生长缓慢的肿瘤如星形细胞瘤、大脑半球以外的占位性病变如脑膜瘤、垂体瘤虽临床或影像学表现可能很明显,而 EEG 改变可能不明显或根本无改变（刘晓燕,2017）。

4. 脑血管疾病（CVD）　除临床上需要鉴别短暂性脑缺血发作与癫痫发作外,EEG 目前很少用于脑血管疾病的诊断上。EEG 改变取决于病变部位及大小,如果偏瘫由颈内动脉或大的脑动脉病变所致,急性期 EEG 在相应区域可显示正常脑电节律减少或慢活动增加;如果偏瘫由小血管病变所致,如脑深部及脑干腔隙性梗死,EEG 通常正常。与其他原因引起的昏迷一样,伴意识障碍的较大范围血管病变 EEG 显示非特异性广泛弥散性慢活动,数日后脑水肿消退,局灶性电活动显现出来,可见正常背景节律抑制或慢波活动（图 1-2-39）。3～6 个月后尽管临床异常仍然存在,约半数患者 EEG 恢复正常,如异常脑电活动持续存在,通常预后较差（刘晓燕,2017）。短暂性缺血发作（TIA）的间期 EEG 多为正常。肢体抖动短暂脑缺血发作,容易被误诊为癫痫,但发作期和发作间期 EEG 无癫痫样异常放电,部分患者发作后可见一过性局灶慢波。

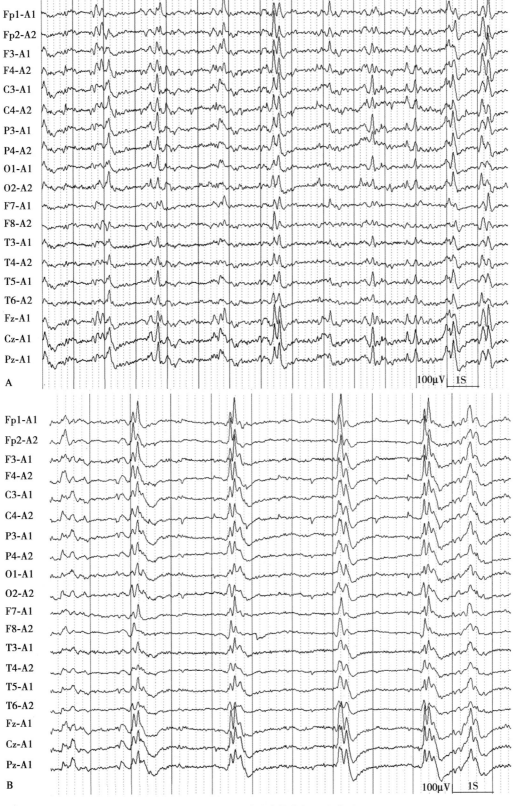

图 1-2-34 单纯疱疹病毒性脑炎 EGG 表现

男性,43 岁,发热、头痛 13 天,频繁抽搐伴意识不清 7 天,诊断 HSE。EEG 记录后 4 天患者死亡。图为同一份 EEG 记录。
A. 全导可见 GPEDs,单个或多个尖波间隔 1.2~1.8 秒周期性出现;B. 有时可见上述尖波间隔 2.2~2.6 秒周期性出现,间隔期可见波幅抑制

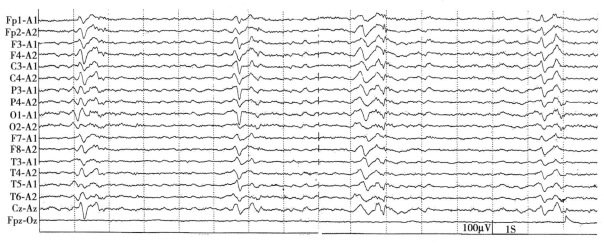

图 1-2-35　亚急性硬化性全脑炎(SSPE)EGG 表现

女性,20 岁,发作性抽搐伴意识不清 7 个月,木僵状态 1 个月,诊断 SSPE。EEG 示复合慢波周期性出现,间隔 4~5 秒

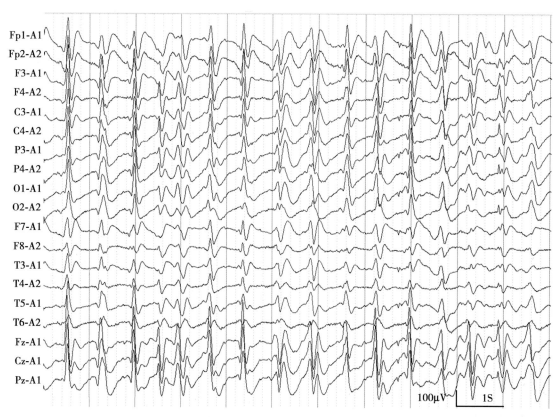

图 1-2-36　Creutzfeldt-Jacob 病 EEG 表现

男性,59 岁,进行性痴呆、手抖、幻视、共济失调 1 个月。EEG 示各导联尖波间隔 0.6~0.7 秒周期性出现

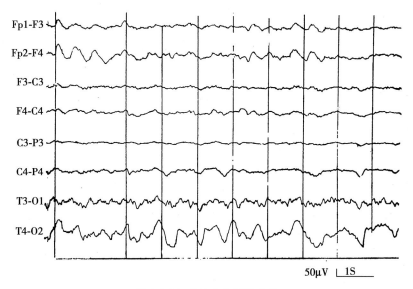

图 1-2-37　脑转移癌 EEG 表现

女性,35 岁,绒毛膜上皮癌脑转移,后枕部头痛,视物不清,幻视。清醒状态 EEG 示弥散性不规则中至高波幅 1.5~3Hz 慢波,以右颞枕部为著

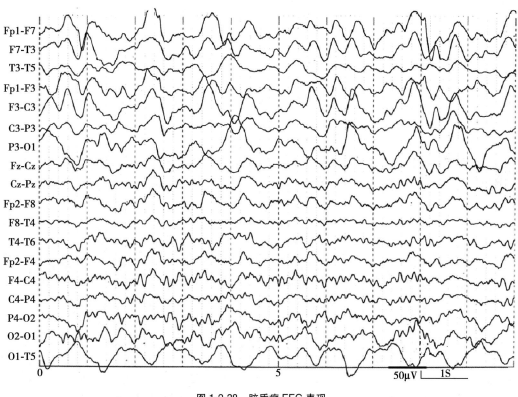

图 1-2-38　胶质瘤 EEG 表现

女性,6 岁,右侧肢体无力 1 个月,进行性加重伴发作性抽搐,意识不清 2 周。头 MRI 左侧半球占位性病变,诊断脑胶质瘤。清醒状态 EEG 示左侧导联弥散性高波幅 1~3Hz 多形性慢波

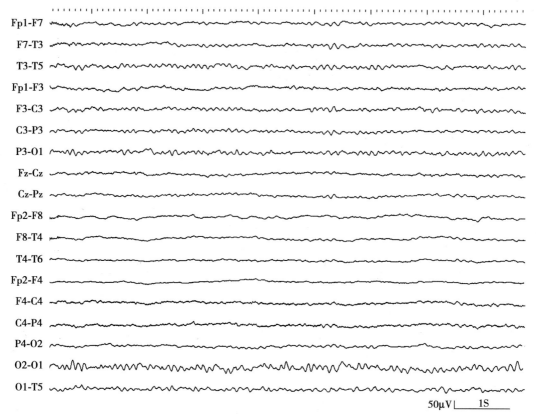

图 1-2-39　脑梗死 EGG 表现

男性,46 岁,右侧大面积脑梗死,左侧偏瘫 2 个月。清醒状态 EEG 示右侧脑电活动明显减少,波幅降低

5. 颅脑外伤(图 1-2-40)脑震荡患者伤后昏迷状态下 EEG 出现慢波,之后慢波减少,伤后 24 小时大多数恢复正常。脑挫裂伤时局灶性改变常被普遍性改变掩盖,数日或数周后弥散性改变转变为局灶性改变,特别是病变位于一侧或脑上部表面时。如果不同时伴有癫痫和血肿,这些改变经数周或数月可消失。棘波和尖波常在慢波消退时出现,并可能先于外伤后癫痫。头外伤后动态EEG 监测对癫痫预测有一定价值,凡异常 EEG 持续半年以上,异常 EEG 加重或播散,异常 EEG 消退又复出现,慢波病灶转变为刺激病灶(棘或尖波)等需考虑发生外伤后癫痫的可能性(Schomer et al,2010)。

6. 各种缺氧、代谢紊乱、中毒性脑病、营养缺乏等均可引起弥散性脑病。脑电图弥散性异常,虽然这种异常缺乏特异性,但异常程度可反映脑损害的严重程度。常见脑电图异常波形包括弥散性间断性或持续性慢波、周期性波、三相波、暴发抑制及昏迷患者的各种脑电图波形(Ebersole et al,2003)。

(1) 肝性脑病:三相波由高电压(>70μV)正相一过性尖样波组成,其前及后由较低波幅的负相波组成。其分布呈弥散性,通常以前部为主的分布,周期性重复频率近于 1~2Hz。三相波常常由代谢性脑病引起,虽然常见于肝性脑病(图 1-2-41),也可见于如尿毒症等其他中毒

性或代谢异常。三相波常见于轻微意识改变的患者,在昏迷患者中并不常见。

(2) 葡萄糖代谢异常相关脑病:在低血糖症患者中,意识水平和血糖水平并不一定平行。低血糖症 EEG 常出现弥散性慢波异常(图 1-2-42),异常程度常常可以反映大脑功能损害的严重程度。糖尿病昏迷的患者高血糖常合并酸中毒及电解质紊乱,其 EEG 常表现为弥散性持续性慢活动。在非酮症高血糖症,EEG 可见 PLEDs,常伴有部分性癫痫发作。

(3) 缺血缺氧性脑病:由于心搏停止导致严重的急性脑缺氧损伤,与 EEG 减慢程度间有密切的一致性。普遍性 θ 活动是最轻的类型,中等程度缺氧 EEG 显示正常背景活动消失及广泛的 δ 波;重度缺氧时 EEG 出现爆发抑制,在高波幅尖波或棘波或不规则的非特异性电活动后出现数秒低平(几乎是等电位)活动(图 1-2-43);普遍性缺氧 EEG 也可表现为 α 昏迷,α 昏迷及爆发抑制通常都是脑全面性缺氧后严重普遍减慢、电压衰减甚或脑电静息的过渡类型。出现 α 昏迷、θ 昏迷、广泛性周期性复合波、爆发抑制或低电压和电静息这些 EEG 重度异常模式时,提示预后不良(刘晓燕,2017)。

7. 弥漫性脑变性疾病　阿尔茨海默病及其他引起大脑皮质功能损害的其他变性疾病,早期认知功能损害

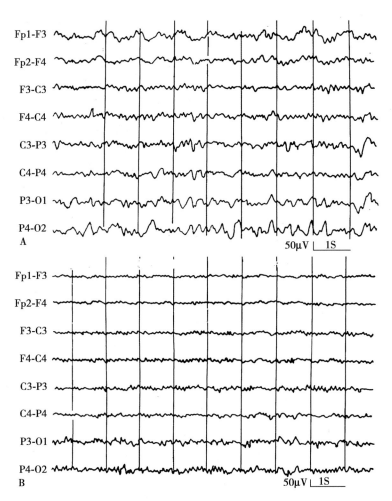

图 1-2-40 颅脑外伤 EGG 表现

女性,7 岁,1 周前从 1 米高处跌下,头痛呕吐,神志清醒,神经系统检查未见异常。左颞皮下小血肿,左额骨线性骨折。A. 清醒状态 EEG 示少量 8~9c/s 的 α 活动调节不佳,左额部导联示不规则高波幅慢活动,右顶枕部可见高波幅尖波;B. 2 周后清醒状态 EEG 示左额部慢波消失,但双顶枕部仍可见不规则慢波及少量散在尖波

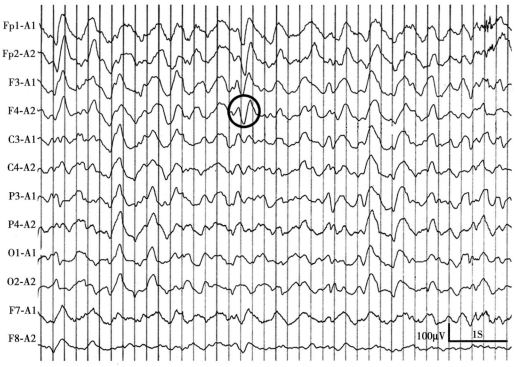

图 1-2-41 肝性脑病 EEG 表现

女性,56 岁,发作性"糊涂"2 天,血氨浓度 119μmol/L,既往诊断肝硬化。清醒状态 EEG 示脑电活动弥散性减慢,各导联可见大量 2~2.5Hz 慢波及慢活动,其间可见少量三相波(圆圈内所示)

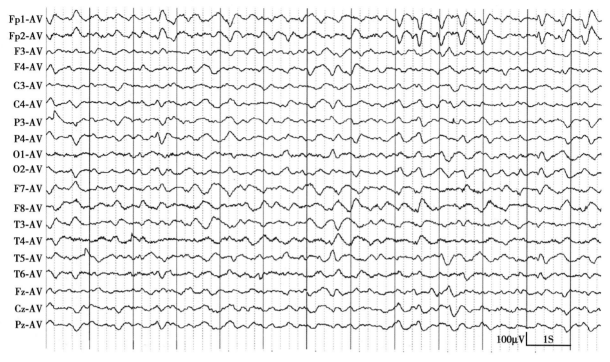

图 1-2-42　低血糖症 EEG 表现

男性,30 岁,腹泻 2 年,意识障碍 2 天,近 4 天反复低血糖,最低至 1.6mmol/L。代谢性酸中毒,pH 7.33。EEG 示本节律消失,脑电活动弥散性减慢,各导联可见大量中等波幅 2~3Hz 慢活动

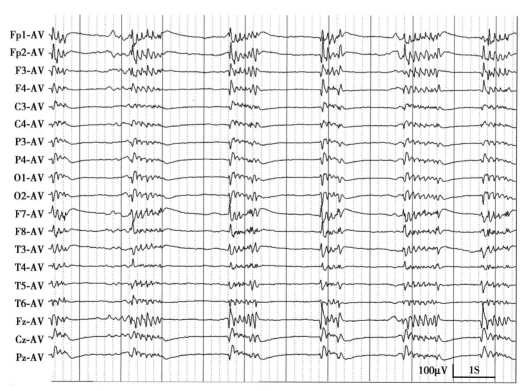

图 1-2-43　缺血缺氧性脑病 EEG 表现

女性,52 岁,心搏骤停,心肺复苏术后,昏迷。EEG 可见爆发抑制图型,尖波爆发出现,间期可见波幅抑制

较轻,EEG 可能正常,出现中度至严重症状时 EEG 可见弥散性慢活动,局灶性慢波少见,如出现应考虑其他多灶性病因如多发性脑梗死性痴呆及其他进展较快的疾病如 SSPE、CJD,后者可见特征性 EEG 表现。

8. EEG 改变不明显的脑疾病 例如,多发性硬化(MS),约50%的进展型 MS 显示非特异性异常(局灶性或弥散性减慢活动)。震颤性谵妄、Wernicke-Korsakoff 脑病、短暂性全面性遗忘、戒断性癫痫发作等尽管临床表现明显,却很少或完全不出现 EEG 改变,精神病(双相障碍或精神分裂症),致幻药物如麦角酰二乙胺(lysergic acid diethylamide)中毒,以及大多数精神发育迟滞患者 EEG 正常或表现非特异性异常。

9. EEG 在其他方面的应用 EEG 愈来愈广泛地用于心血管外科术中监测,在心脏及颈内动脉内膜剥脱术期间,某些 EEG 改变,特别是波幅明显减低提示需采取措施维持充足的脑血流供应,预防手术期间缺血性脑损害。EEG 也用于监测麻醉期间大脑功能状态,神经外科可通过颅内电极记录确定癫痫病灶,准确切除异常组织。常规 EEG 可协助诊断癔病性盲,轻睡期噪声引起的反应可帮助证实听觉存在。此外,多导睡眠图是研究和诊断某些睡眠障碍疾病不可缺少的方法。

第五节 脑磁图

（王小姗）

脑磁图(magnetoencephalography,MEG)是一种无创性探测大脑电磁生理信号的脑功能检测技术,它能探测到来源于大脑的极微弱的磁场,与功能磁共振和脑电图相比具有极高的时间分辨率(1ms 以下)和空间分辨率(2~3mm)。利用脑磁图所获得的脑电生理资料,与磁共振获得的脑解剖结构数据叠加形成的磁源性影像(magnetic source imaging,MSI)能同时显示大脑的解剖和功能变化,被广泛应用于神经科学的基础研究和神经内、外科疾病的诊断和治疗上。

一、脑磁图的发展概况

早在 19 世纪初,丹麦物理学家 Hans Oersted 发现随着时间变化的电流周围能产生磁场,磁场方向遵循右手法则,即当右手拇指指向电流方向时,其余四指所指的方向即是磁场方向,此法则也适用于生物电电流。人类首次记录生物磁场是 1963 年美国的 Baule 和 Mcfee 应用 200 万匝的一组线圈测量心脏产生的磁信号;1968 年麻省理工学院的 Cohen 首次在磁屏蔽室内进行了脑磁图记录。由于点接触式超导量子干涉仪(superconducting quantum interference device,SQUID)的发明(图 1-2-44),脑磁图探测磁场的灵敏度显著提高。脑磁图的检测探头也由早期的单信道(即 1 个传感器)发展到 4 信道、7 信道、24 信道、37 信道和 64 信道等,直到目前的美国 4D-Neuroimaging 公司 148 信道、248 信道,以及加拿大 CTF 公司欧美佳(OMEGA)151 信道、275 信道的全头型脑磁图。然而,该系统需要液氦对工作环境制冷、运行成本高、装置复杂、造价昂贵以及探头距头皮位置较远,限制

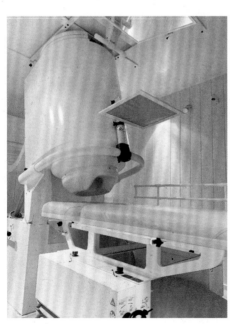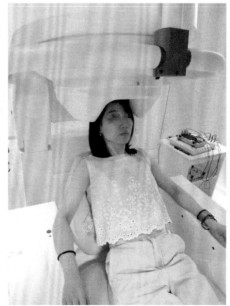

图 1-2-44 传统超导量子干涉仪脑磁图

了该设备的使用范围,所以开发适用于室温环境的磁力计尤为重要。随着激光和探测技术的迅速发展,原子磁力计的灵敏度达到了飞特斯拉水平,开始进入生物磁场测量和研究的领域。2010年普林斯顿大学 Romalis 研究小组实现的无自旋交换弛豫(spin-exchangerelaxation-free,SERF)原子磁力计的测量灵敏度 0.16fT/Hz,可以与 SQUID 磁力计相媲美,甚至超越了它。2012年研究者制作出由芯片大小的原子磁力计构成脑磁图。2017年有研究者将原子磁力计与 3D 打印技术结合为患者提供个性化 3D 打印的类似自行车头盔大小的脑磁图仪,大大提高了脑磁图检测的便利性,进一步促进脑磁图技术的临床应用(Boto E et al,2018)。

二、脑磁图的解剖生理学基础

人脑是机体最复杂和最重要的器官,主要由表面的灰质及深部的白质组成。大脑灰质至少有 10 亿个神经元,构成大脑庞大的信号处理网络,是一切神经功能的基础。神经元在静止状态下细胞膜外侧为正电荷,细胞膜内为负电荷。当接受兴奋性刺激时会产生局部去极化,正电荷内流并沿一定方向扩散,在细胞内产生一个正电荷细胞内电流,形成一个偶极子;与此同时,在细胞外产生一个负电荷扩散的过程即容积电流,两者方向相反。因此形成了跨膜电流、细胞内电流和细胞外容积电流等。每种电流成分均有相关的磁场,脑磁图测量的磁场反映了所有电流成分的磁场叠加。跨膜电流不产生可探测的磁信号,原因是细胞膜内外的电流大小相等、方向相反,所产生的磁场相互抵消。细胞内空间有限,细胞内电流密度较强、较恒定,类似电流在导线中传递并在周围产生相应的磁场,是脑磁图的信号来源。细胞外容积电流在球形导体内产生的磁场在球形导体外为零,且其在较大的空间内扩散,密度明显低于细胞内电流,是脑电图的信号来源。

大脑皮质中一定数量的锥体细胞在结构及功能上密切联系形成细胞柱,其电活动同步。脑回中的锥体细胞树突与头皮垂直,脑沟中的锥体细胞树突与头皮平行。然而,由于皮质沟回方向的差异,与头颅表面完全垂直的树突很少。不少树突产生的偶极子与头皮表面呈一定的夹角,都可以分解成垂直成分和切线成分。脑磁图选择性的测量正切成分。某一与头颅表面成切线方向的偶极子所产生的磁场从偶极子的一侧喷出,从另一侧吸入。喷出和吸入的磁场最强点分别称为正向极点和负向极点,两个极点向周围方向随距离的增加磁场逐渐减弱,两点间由于磁场方向的改变(从正极点的向上到逐渐平行、至负极点的向下)所能测到的磁场强度逐渐减弱,中点为零,两侧方向相反。可以根据磁场分布变化判断偶极子

的位置与方向。两点间的距离愈远,偶极子的位置愈深。在确定深度的情况下,根据磁场强度可测定偶极子的电流强度。神经元磁信号对人体的组织、体液、体腔的穿透率是均等的,几乎均为1,从而使定位头颅表面测到的磁场来源成为可能。颅骨的电传导性较差,颅骨内和头皮上仅有微弱的不规则电流,因此通过脑电图定位较困难。

三、脑磁图信号检测和处理

神经电活动产生的磁场强度一般为 50~1 000fT(femtoteslas),是地球地理磁场的十亿分之一,是心脏磁场强度的百分之一。能探测这种微弱磁场的唯一检测仪器是 SQUID,它有足够高的敏感度,能将微弱的磁信号转化为电信号,也是脑磁图检测的基本原理。SQUID 是通过与磁通转换器耦合来测量外部磁场信号。转换器包括两个线圈,采集线圈是采集外界磁通的变化量,信号线圈与 SQUID 耦合。采集线圈可分为磁力计和梯度计两种。磁力计线圈为矩形线圈,优点是最大限度的保留信号强度,不引起信号失真,缺点是对环境噪声无消减作用。梯度计线圈是感应线圈与一个代偿线圈大小相等、缠绕方向相反串联在一起。由于磁场的强度与距离的平方成反比,远隔部位的磁场变化在两线圈中产生的电流大小几乎相等,但方向相反而相互抵消;近处磁场与两组线圈的距离差别较大,磁场变化在近距离线圈中产生明显优势的电流,可由 SQUID 经过一系列转换变成可测量的电压变化而记录下来。值得指出的是,由于电阻的存在,在普通线圈绕成的导线圈中磁场产生的电流很快消失,其持续时间相当于磁场变化的时间;而在超导线圈中,磁场变化产生的电流持续存在。脑磁图检测的探头主要由感应线圈和 SQUID 组成,该探头装有低温(-270℃)液氦的隔热杜瓦瓶,从而使 SQUID 呈超导状态。由于神经电磁场的信号极微弱,是否排除干扰是能否准确记录的重要因素。因此,需要在屏蔽室内检测,梯度计线圈降低噪声也可使脑磁图更加准确的定位(图 1-2-45)。

脑磁图信号的源分析(source estimation)是磁源性影像功能成像技术的一个重要组成部分。所谓源分析是指根据脑磁图低温超导探测器测得的颅外磁场信号的时间与空间分布,通过选用适当的物理模型和数学方法进行计算分析,进而确定颅内神经信号源的位置、强度及方向的过程。目前,源分析方法主要有两种模型:①单一等效电流偶极子(single equivalent current dipole,SECD)模型:是源分析中最基础和应用最广泛的,它利用偶极子的等磁场图,确定正向极点和负向极点,中间为最小值区;可以根据该两点的距离和强度来计算磁源的方向、位置、深度及强度;该模型主要用于相对集中的磁源,如单病灶癫

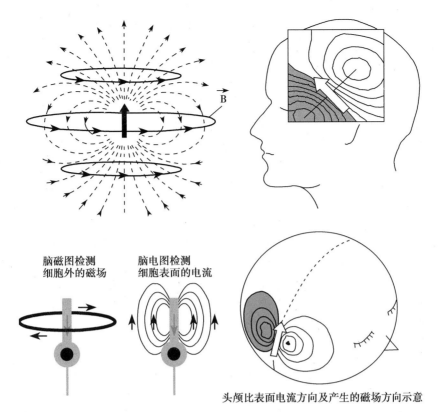

头颅比表面电流方向及产生的磁场方向示意

图 1-2-45 大脑磁场检测原理

由于电磁原理,神经电活动会同时产生相应的垂直于电流方向的磁场,磁场相对于电流,不会因为皮肤及颅骨等组织出现信号衰减

痫放电;但不适用于多源偶极子,也不能确定放电灶的范围。②多电流偶极子模型:是用多个电偶来描述源的更复杂的空间分布和时间演化,可以在磁共振上做出拟三维的图像,能得到较好的不同空间及时间信号源,从而进行定位。目前应用的合成孔径磁力计(synthetic aperture magnetometry,SAM)就是引入空间过滤的概念,利用空间方位的差别,将探测集中在某一方向上,从而有效地消减干扰信号;并通过反协方差矩阵计算每个点的结果,计算电流密度后做出拟三维图像,能够较好地对不同空间及时间的源信号进行定位分析。

四、脑磁图的临床应用

随着脑磁图技术的发展以及相关数据、图像处理软件的开发,脑磁图精确的磁源定位特点使其在临床上的应用越来越广,如对癫痫、肿瘤的术前评估以及神经科学中脑高级功能的研究,并逐渐应用于胎儿神经系统监测、精神疾病、脑血管疾病及痴呆等的研究。

1. 癫痫灶定位与评估脑磁图是临床癫痫病学中一项有重要价值的无创性检查手段。与脑电图相比,脑磁图检测的是脑沟内锥体细胞的细胞内电流产生的磁场,受介质影响小、信号没有扭曲、空间分辨率高,通过与磁

共振影像融合,可对信号精确定位。同时,脑磁图具有时间分辨率高、可很好地区分原发病灶与经胼胝体传递到对侧产生的镜像灶、不需参考电极等优势。脑磁图的SQUID 不必与头皮直接接触,位置固定、排列紧密,可提高空间分辨率。脑磁图对癫痫的检测直径最小为 3mm,时间分辨率可达 1ms,致痫灶和镜像灶时差仅为数毫秒(图 1-2-46)。研究表明脑磁图对额、顶、颞叶癫痫诊断价值最大,对颞叶深部病灶稍差。在检测发作间期痫性异常放电方面,脑磁图与脑电图的作用是相辅相成的;但脑磁图在检测新皮质癫痫方面要比脑电图敏感。在颞叶癫痫中,脑磁图能明确定位颞叶致痫灶,并能区分颞叶感觉运动性、外侧性以及弥漫性癫痫发作。在非颞叶癫痫中,脑磁图能够给未发现病灶的病例提供独有的信息,也能帮助确定癫痫活动与致痫灶及语言皮质的关系。近年来认为,皮质发育异常是难治性癫痫的常见原因。一些磁共振扫描正常而组织病理学证实有局部皮质发育异常的患者,脑磁图能够更好地确定是否存在微小的皮质发育异常,在脑磁图指导下手术切除较磁共振所显示的病灶范围更广的部分,能够取得理想的手术效果。脑磁图还能够为皮质性失语、Landau-Kleffner 综合征以及癫痫外科手术后复发等的临床诊断提供帮助。通过脑磁图能对磁共振成像结果进行再评价,有助于发现以前未识别的病灶。脑磁图在癫

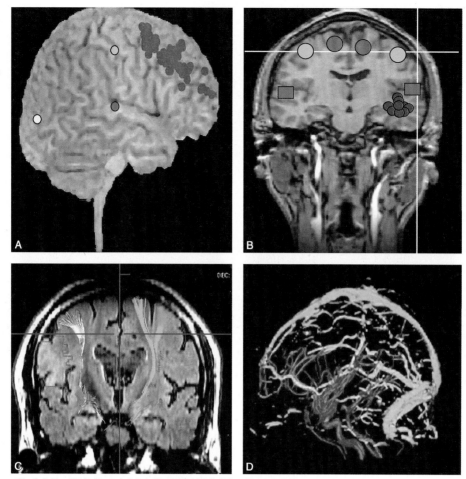

●,致痫灶;○,躯体运动中枢;●,听觉性语言中枢;○,视觉中枢

图 1-2-46 脑磁图在癫痫灶定位中的应用

A. MEG 显示的右额致痫灶及功能;B. MEG 显示的左颞致痫灶伴海马硬化及功能区;C. 右额病变神经导航
MRI 融合图像,DTI 显示右侧锥体束稀疏、变形移位;D. MRA、MRV 图像神经导航三维重建

痛的术前评估方面也优于脑电图,并且能够提供更多的定位信息(郭韬等,2018)。对脑磁图确定的致痫灶进行完全切除,能够预测术后痫性发作的控制程度。

由于脑磁图对癫痫灶的定位显著地优于脑电图,在某些情况下甚至可能代替有创性颅内电极。然而,脑磁图也有局限性,在深度上对 3~4cm 深的部位(脑沟中)信号感应较好,对脑回表面病灶不敏感,对更深的病灶(颞叶内侧)敏感性较差。脑磁图的这些自身存在的缺欠限制其临床应用,主要是很难获得痫性发作时的观测记录,以及对环境要求苛刻、费用昂贵等。脑磁图不能作为发作性疾病经常需要的长时间监测工具,在一定程度上使其优势难以发挥。

2. 脑功能区确定及外科术前评估脑的重要功能区主要有体感皮质、运动皮质、听觉皮质、视觉皮质及语言皮质等。脑磁图在癫痫灶定位、脑肿瘤手术前后对周围重要功能区的定位、脑创伤后的脑功能检查等方面已显

示出明显优势。在其应用之前,病变与脑功能区之间关系密切或病变侵犯功能区时,常使脑组织发生位移或变形,凭借结构影像技术判断功能区较困难。对于准备进行癫痫灶切除及颅内病变切除的患者来说,术前对上述脑的重要功能区进行精确的定位具有重要意义。外科手术原则是准确完全的切除病灶,同时也要考虑到预后。所以在准确完全切除病灶的同时,保护邻近的功能区至关重要,由此产生的问题是病灶的范围及与相邻近功能区的界线如何准确界定。

应用脑磁图的诱发脑磁场测定技术在磁共振图像上获得重要功能区定位及其功能状况的显示,从而对重要的解剖结构进行定位,可为手术设计和采取妥善措施提供重要的信息。现已用于临床的诱发脑磁场测定技术主要有体感、听觉、视觉、语言等诱发磁场。目前主要应用体感皮质定位来确定中央沟及运动皮质,因为要获得运动皮质的精确定位需要患者的密切配合。通过气动、触

动及电流脉冲刺激指、趾皮神经,脑磁图记录刺激后的大脑皮质电磁反应,即躯体感觉诱发磁场。与体感诱发电位不同的是,目前脑磁图只能记录皮质电反应引起的磁场变化,而体感诱发电位可以分段记录痛觉传导路中的电位反应,如颈髓电位、周围神经动作电位。体感诱发磁场是一种最常见的电磁诱发反应,对脑体感皮质的定位非常精确,对指导临床医师制定手术方案、术中指导手术有重要意义。Milliken 等(1999)利用脑磁图观察足、手指和口部运动时脑功能区的定位情况,结果表明感觉运动皮质、辅助运动皮质、小脑和丘脑在执行运动活动的不同时间都是激活的,并且也用脑磁图证实初级感觉运动皮质由大脑纵裂到皮质外侧的排布依次是足、手指和口部代表区。此外,脑磁图对运动功能机制研究具有独特的优势。听觉诱发磁场主要检测外侧裂区和听觉中枢;通过视觉诱发磁场可以了解枕叶病变对视觉中枢的影响。听觉、视觉诱发脑磁场也用于基础和临床研究中,如幻觉、脑血管疾病、耳聋、耳鸣、精神分裂症(幻听)、视通路病变等。Wada 测试被认为是确定优势半球语言中枢的金标准,而要明确定位半球内的语言中枢,就必须对皮质进行直接刺激获取信息。脑磁图可以通过不同的语言试验对优势半球语言中枢定位,包括单字识别、默读以及动词造句和图片命名等,对语言皮质的定位分布与 Wada 测试及皮质刺激试验结果高度相符。

脑磁图与功能磁共振、正电子发射断层成像、皮质脑电图在脑功能区定位上相比有很多优点。首先,脑磁图直接测量脑的电生理变化,而不是测量脑代谢和血流动力学变化。其次,脑磁图是实时记录脑的电生理学变化,且为毫秒级记录;而功能磁共振及正电子发射断层成像在时间分辨率上较差,需要数十毫秒或数十秒。研究发现功能磁共振在发现患有中央沟附近血管畸形的检出率很低,推测是因为异常的血管干扰了神经元活动与血流变化之间的关系。脑磁图除了因金属造成的明显伪影外,对所有的患者适用。皮质脑电图为皮质功能区定位的金标准,但最大的缺点是创伤性检查,需要扩大颅骨的切除范围并延长手术时间,不易被患者接受,而脑磁图是非创伤性检查。

3. 大脑高级功能研究 脑磁图在大脑高级功能研究方面有独特的优势。如在文字识别方面,有日本学者利用脑磁图研究发现,汉字单词(表意文字)与假名(表音文字)刺激时脑磁图的应答变化有显著差异。对图像文字记忆过程的研究,发现前期两者诱发的电磁活动成分的偶极子位置不同,而后期偶极子的位置是相同的,表明在录入的早期文字和图形经由不同的系统处理,晚期可能由一个共同的系统处理。另有通过听觉或视觉刺激来记录相关区域,从而得知其相对应的功能区域。随着脑磁图技术的不断发展,将会使我们对人脑的高级功能认识更进一步提高。

4. 脑梗死的应用 脑梗死的脑磁图研究显示,超低频慢波提示为可逆性脑功能受损,类似于影像学的缺血半暗带,及时治疗可以恢复,预后良好;如 M20、M35 诱发反应波明显降低或消失,提示为不可逆性脑功能受损,预后不良,类似于影像学的梗死灶。脑磁图检测有助于评估脑组织受损区,对早期诊断及预后颇有意义(图 1-2-47)。通

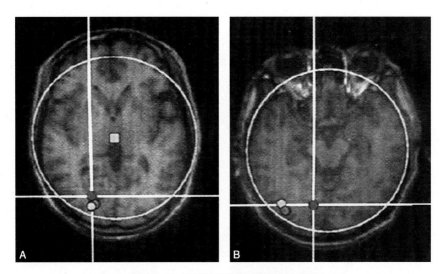

图 1-2-47 脑磁图在脑梗死检查中的应用

A. 为健康受试者枕叶皮质 M100 反应的 ECD 通过影像融合技术标示于 MRI 横断面上的磁源性影像(MSI),其中红色蓝色及绿色点分别为垂直半视野、上四分视野及下四分视野刺激诱发的 M100 反应,可见分布集中有序;B. 为急性枕叶梗死病变者枕叶皮质的 M100 反应的 MSI,可见三个视野刺激诱发的 M100 反应磁场分布位置紊乱,无明显联系

过脑梗死患者体感、听觉等脑诱发磁场、波幅及潜伏期变化还可评估功能受损程度和功能重组的情况,为疾病的治疗和预后评估提供客观的依据。脑磁图可检测出急性脑梗死患者由于语言形成中枢相关皮质区域神经元及皮质下纤维损伤导致的优势半球 Wernicke 区和 Broca 区反应潜伏期和等价电流偶极子(equivalent current dipole, ECD)强度的改变,客观地评价该中枢功能的损伤程度。脑磁图还可以灵敏地检测出急性脑梗死患者视觉皮质中枢功能的损伤,客观评价患者视觉皮质中枢的功能状态(吕佩源等,2008)。

5. 抑郁症的应用 目前认为,抑郁症是一种涉及多个脑区、多系统的精神障碍。Shelinl 等(2008)在总结以往的结构影像学研究的基础上,提出抑郁症存在"边缘叶-皮质-纹状体-苍白球-丘脑"神经病理环路的假说。综合大量的功能影像学研究亦证实抑郁症在该环路上的异常。有学者利用脑磁图对急性发作的抑郁症患者进行认知与听觉加工功能的研究,结果提示在急性发作时听觉加工功能受损,这可能反映抑郁症患者的额、颞神经回路功能异常,该环路异常可能促进了抑郁症患者的认知损伤。另有应用脑磁图对接受抗抑郁药治疗的患者听觉加工功能进行研究,结果发现伴听觉加工功能损伤的抑郁症患者,随着抑郁症状的好转,听觉加工功能的损伤也有所改善。有研究显示抑郁症患者右枕叶的偶极子密度增加与抑郁症的患病风险相关,并与汉密尔顿抑郁量表评分呈明显正相关,提示右枕叶的偶极子密度可以作为抑郁症治疗疗效的一个观察指标。利用脑磁图研究抑郁症

患者在重复恐惧、中性面孔刺激后早期神经磁场的激活特征发现,抑郁症患者情绪感受脑区左侧前额皮质低频脑磁图功率增强。

6. 偏头痛的应用 脑磁图具有实时动态监测神经元活动变化的优点。Wang 等(2010)利用脑磁图对 10 例急性偏头痛儿童和 10 例匹配的健康对照者的研究结果显示,偏头痛患儿左侧手指运动时运动诱发磁场的潜伏期明显延长,且偏头痛儿童右侧手指运动时脑皮质运动区兴奋性显著增强(图 1-2-48)。大量相关研究(Guo et al,2012;Xiang et al,2013;Ge et al,2015)发现,在急性发作期,不管是儿童、青少年还是成年女性患者,其在自主运动诱发的脑磁图记录中均存在运动皮质或辅助运动区异常的脑活动,包括皮质兴奋性增加、运动诱发潜伏期延长、波幅降低等,且部分患者具有频率依赖性(图 1-2-49)。在听觉诱发或电刺激体感诱发中(Korostenskaja et al,2011;Hsiao et al,2018),偏头痛患者体感皮质反应降低,听觉信息处理受损,其症状均与头痛发作频率、严重程度及疼痛慢性化相关。在发作间期的脑磁图记录中,患者痛觉刺激相关的皮质兴奋性增高,疼痛阈值降低,痛觉传导或处理存在异常(体感诱发潜伏期延长,波幅异常等)。另外,在静息态的研究中,无论是发作期还是发作间期,患者均有异常兴奋的脑电活动及神经网络联系的改变(Liu et al,2015;Wu et al,2016;吴迪等,2016)。以上均表明,大脑皮质功能异常与偏头痛的发生、发展密切相关,这将为偏头痛发病机制的研究提供新的理论依据和治疗靶点。

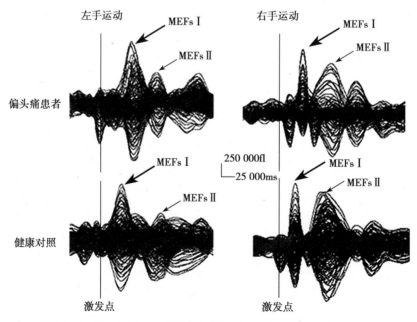

图 1-2-48 偏头痛患者与正常健康受试者相比,运动后诱发磁场潜伏期延长

MEFs:Movement-evoked fields,运动诱发磁场

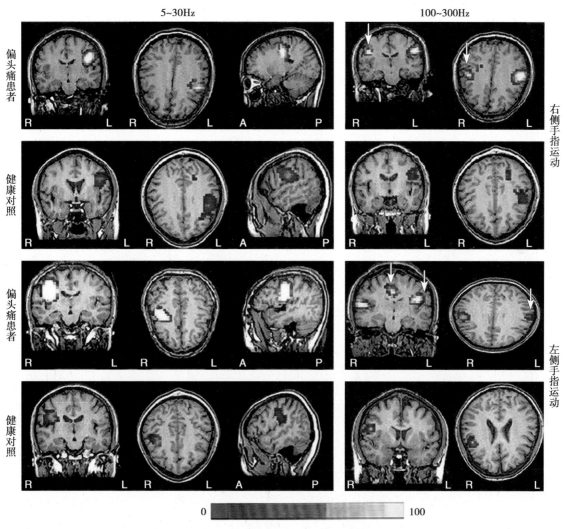

图 1-2-49　偏头痛患者与正常对照的脑磁图比较

在不同的频率范围内偏头痛患者的神经磁信号的活性较正常对照相比明显增强,且偏头痛患者在手指运动同侧初级运动皮层和辅助运动区异常激活

7. 失神癫痫的应用　失神癫痫是主要以愣神为主的发作,发作过程中无明显肢体抽搐,因此特别适合发作期及发作间期脑磁图的研究。目前研究发现点如下:①左侧额叶及后皮质(楔前叶/后扣带回和内侧枕叶)在失神放电起始中起着重要作用。内侧前额叶和后皮质(楔前叶/后扣带回和内侧枕叶)的放电可以通过皮质-皮质通路或者皮质-丘脑-皮质通路相互扩散。失神患儿的默认网络功能在失神发作时严重受损(Miao et al,2014)。②失神癫痫患儿的默认网络连接受损,200Hz 以上频段的磁源空间定位在发作间期及发作期的一致性较高,且磁源能量与癫痫临床意义的关系更为密切(Tang et al,2016)。③失神癫痫患儿的神经网络模式在发作间期表现出频率依赖性改变,额叶皮质和楔前叶/后扣带回在网络中的异常表现提示其可能在失神癫痫的病理生理机制中起重要作用。另外,失神癫痫发作间期的神经网络偏离了最优化的拓扑结构,而趋于随机化,同时处于一种过度连接的兴奋状态,这与既往功能磁共振的相关研究结果吻合,表明失神癫痫发作间期神经网络存在明显受损迹象(Wu et al,2016)(图 1-2-50、图 1-2-51)。

8. 在其他神经及精神疾病的应用　脑磁图分析阿尔茨海默病患者早期的脑皮质活动研究发现,相对于健康对照组的额中央区,阿尔茨海默病患者低频波值明显且广泛增高,枕颞区高频率值明显下降;阿尔茨海默病患者在执行睁眼闭眼动作及心理任务时磁反应减少。脑磁图可对阿尔茨海默病进行早期诊断,使疾病在早期阶段得到及时治疗。

脑磁图可作为精神分裂症一个有用的诊断及治疗监测工具。Fehr 等(2001)应用脑磁图对 28 例精神分裂症患者及 20 例匹配的健康对照者进行研究,结果显示精神分裂症患者的脑慢波活动增强,在额颞叶及大脑后部区域尤为明显,这些异常的局灶性簇状慢波可能与信息加工处理损害及情绪障碍等临床表现有关。

脑磁图对多发性硬化患者脑异常的电磁活动进行定位,发现局灶性异常活动位于病灶附近,而在对照组无明显异常。认为皮质下病变在病灶附近产生异常的皮质神经元活动。

脑磁图因其无创性及可重复性,可用于胎儿发育的监测,通过检测妊娠 3 个月以上胎儿的脑活动及心搏可以判断胎儿的神经系统发育情况。脑磁图能用于小儿精神疾病的诊断及鉴别诊断,如视听功能障碍、学习、朗读、

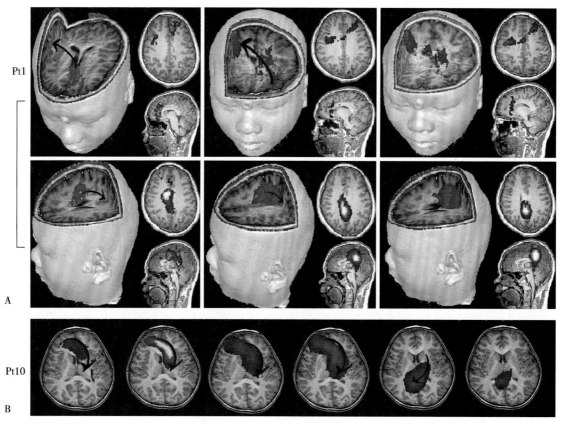

图 1-2-50　失神癫痫患儿的动态磁源成像表现

动态磁源成像显示 2 个患儿失神放电的扩散方式。额叶放电经过大脑半球内侧面(皮质-皮质通路)(A)和丘脑(皮质-丘脑-皮质通路)扩散到楔前叶/后扣带回(B)在磁源成像(MSI)中,红色和黄色区代表放电的磁源。黑色箭头代表扩散方向

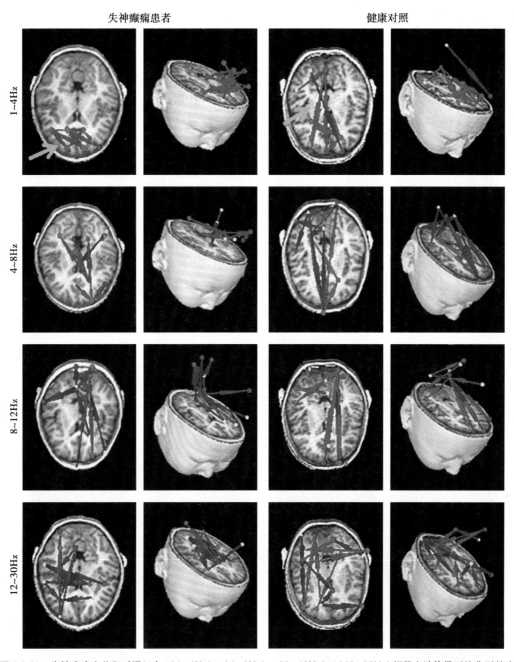

失神癫痫患者　　　　　　　　　　健康对照

图 1-2-51　失神癫痫患儿和对照组在 δ(1~4Hz)、θ(4~8Hz)、α(8~12Hz)、β(12~30Hz)频段上计算得到的典型效应
　　　　　连接分布图
红色代表正向(兴奋性)连接,蓝色代表负向(抑制性)连接。绿色箭头所示为两组对比有显著性差异

注意力、智力障碍及孤独症等,有利于早期预防、早期治疗。

此外,脑磁图还用于轻重型颅脑外伤脑功能状况的临床评估、帕金森病、偏头痛先兆的机制、特殊人群的体检、司法鉴定及戒毒、中国传统医药理论和临床应用、新药开发及特异功能的基础研究等。相信随着神经、精神科学的进一步发展,医学界对脑磁图的诊断优势将不断发掘和认识。

第六节　诱发电位

（崔丽英）

脑诱发电位(brain evoked potentials,SEP)是指中枢神经系统在感受内在或外部刺激的过程中产生的生物电活动。20世纪50年代初随着平均技术和电子计算机的应用,使脑诱发电位的头皮外记录成为可能。20世纪70

年代后期各种感觉诱发电位,如躯体感觉诱发电位、脑干听觉诱发电位和视觉诱发电位,以及事件相关脑诱发电位(P300)开始应用于临床。1985 年英国 Barker 等通过经颅刺激大脑运动区成功地在相应的肌肉上记录到肌肉动作电位,该项技术称为磁刺激运动诱发电位,并很快应用于临床。近年来影像技术如脑 CT、磁共振成像(MRI)、经颅 Doppler 超声诊断(TCD)、数字减影血管造影(DSA)、局部脑血流量测定(rCBF)、单光子发射计算机体层显像(SPECT),以及正电子发射断层成像(PET)等技术的应用,推动了神经诊断学技术的发展。在此情况下,诱发电位的临床应用有所减少,但在某些临床背景下,它对神经系统生理功能状态的评价仍具有独到之处。

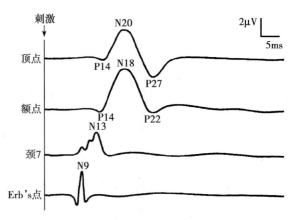

图 1-2-52　刺激正中神经后对侧顶点、额点、颈 7 以及周围神经 Erb's 点记录的波形

一、躯体感觉诱发电位

躯体感觉诱发电位也称为体感诱发电位(somatosensory evoked potential,SEP),临床上最常用的是短潜伏期 SEP,特点是波形稳定、无适应性和不受睡眠和麻醉药物的影响。

1. 检查方法　将表面电极置于周围神经干,在感觉传入通路的不同水平及头皮相应的投射部位记录其诱发电位反应。常用的刺激部位是上肢的正中神经和下肢的胫后神经及腓总神经等。上肢的记录部位是 Erb 氏点、C_7 或 C_2 棘突及头部相应的感觉区;下肢的记录部位是臀点、T_{12}、颈部棘突及头部相应的感觉区。刺激量以拇指或小趾肌初见收缩为宜,通常为感觉阈值的 3~4 倍,刺激频率 1~5Hz,叠加次数 50~1 000 次,直至波形稳定光滑为止。每侧测定 2 次,观察重复性及可信性。波形命名为极性+潜伏期(波峰向下为 P,向上为 N)。

2. 波形和正常值　正中神经刺激对侧顶点记录的(头参考)的主要电位是 P14、N20、P25 和 N35;对侧额点记录的(头参考)主要电位是 P14、N18、P22 和 N30;C_7 的主要电位是 N11 和 N13;Erb's 点的周围电位是 N9(图 1-2-52)。胫后神经刺激顶点(Cz')记录的主要电位是 N31、P40、N48 和 P55。周围电位是臀点(N16)和 T_{12}(N24)。正常值范围通常在均值+2.5~3SD 以内。异常的判断标准为波形消失或低平,各波潜伏期和间期延长,以及两侧潜伏期差明显增大等。

3. SEP 各波的起源　N9 是臂丛电位,N11 可能来源于颈髓后索,N13 可能为颈髓后角突触后电位,N14/P14 可能来自高颈髓或延髓,P15 可能来自丘脑-内侧丘系,N18 来自丘脑,N20 来自顶叶后中央回(S)等,P40 可能来自同侧头皮中央后回(S1),N48 可能来自顶叶 S1 后方,P55 可能来自顶叶偏后凸面。

4. SEP 的临床应用　SEP 可检测周围神经、神经根、脊髓、脑干、丘脑及大脑的功能状态,可用于颈椎病、腰骶椎病、臂丛、腰骶丛、亚急性联合变性等,对感觉通路周围部分的近端和中枢段进行评估。以前曾作为多发性硬化的诊断标准,但目前已较少使用。目前主要用于严重颅脑外伤、昏迷或脑死亡判断,以及脊髓手术监测等,在神经内科疾病诊断中的应用越来越少。

二、视觉诱发电位

视觉诱发电位(visual evoked potential,VEP)也称为皮质视觉诱发电位,指头皮记录的枕叶皮质对视觉刺激产生的电活动。VEP 可根据刺激的性质分为模式光 VEP、弥散光 VEP 及其他类型 VEP。临床上最常用的是棋盘格翻转 VEP(PRVEP)和闪光刺激 VEP(FVEP)。前者波形简单易于分析,阳性率高和重复性好;后者波形和潜伏期变化大,阳性率较低,但适用于婴幼儿、昏迷患者及其他不能合作的患者。

1. 检查方法　通常在光线较暗的条件下检测,检测前应粗测视力并矫正。刺激形式为黑白棋盘格翻转刺激,记录电极置于 O1、Oz 和 O2,参考电极通常置于 Cz。刺激频率为 1 次/s,分析时间为 500ms,叠加次数为 100~200 次。检测时受试者距离刺激器 75~100cm,注视屏幕中心点,两眼分别测试,每侧宜重复测定 2 次。

2. 波形和正常值　PRVEP 是由 NPN 组成的三相复合波,分别按各自的平均潜伏期命名为 N75,P100,N145(图 1-2-53)。在正常情况下,部分 N75 难以辨认,N145 潜伏期和波幅变异大,P100 潜伏期最稳定且波幅最高,是 PRVEP 唯一可靠的成分。PRVEP 的个体差异性较大,各波的波幅、潜伏期受背景光、刺激光亮度、棋盘格大小而异,因此,标准化实验室条件和刺激参数是非常重要的。P100 潜伏期的正常值范围通常为均值+3SD 以内。异常的判断标准为 P100 潜伏期延长>均值+3SD,两眼潜

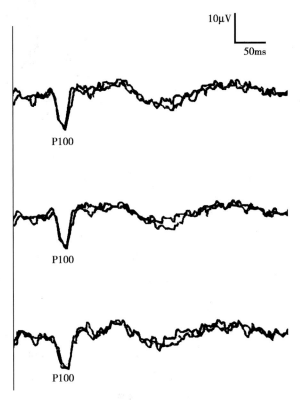

图 1-2-53　PRVEP 波形图

伏期差>10ms 以上,波幅<3μv 或波形消失等。

3. VEP 的临床应用　单侧 VEP 异常通常提示视交叉前病变,双侧异常病变可位于视通路,诸如视网膜、视神经、视交叉、视束、视放射及视皮质的任何一个部位,但确切的定位比较困难,半视野刺激 VEP 有助于进一步的定位诊断。VEP 最有价值之处是发现视神经潜在病灶,对多发性硬化的诊断颇有裨益。MS 病例统计表明,PRVEP 总异常率可达 63%,其中临床确诊 MS 的异常率为 84%~96%;我们测定的 41 例 MS 患者中 PRVEP 异常率为 70.7%。尽管目前影像学已迅速进步,但 VEP 在MS 和视神经脊髓炎谱系疾病(NMOSD)的诊断中仍有一定的价值。

三、脑干听觉诱发电位

　　脑干听觉诱发电位(brainstem auditory evoked potential,BAEP)也称为听性脑干反应(auditory brainstem response,ABR)。BAEP 多见于神经科学领域的文献,而ABR 多见于耳鼻喉科学的文献,两种名称的涵义是一致的。

　　1. 检查方法　通常采用短声(click)刺激,但亦有使用短音(tone pip)或短纯音(tone burst)刺激的。刺激的强度 50~80dB 不等,但以 75dB 较常用。刺激频率 10~15Hz,持续时间 10~20ms,叠加 1 000~2 000 次。记录电

极通常置于 Cz,参考电极置于耳垂或乳突,接地电极置于FPz。双耳分别测试,检测时对侧给予低于短声刺激 30~40dB 白噪声刺激。每侧重复测试 2 次,检验重复性和可靠性,两次所测峰间潜伏期差应小于 0.1~0.2ms。BAEP不易受麻醉剂、镇静剂、意识状态及睡眠等影响,儿童或不能合作者可以应用镇静剂。

　　2. 波形和正常值　正常 BAEP 通常由 7 个波组成,依次以罗马数字命名为 I、II、III、IV、V、VI和VII(图 1-2-54)。前五个波潜伏期稳定,波形清晰,在脑干听觉系统中有特定的神经发生源,因此有肯定的临床意义,特别是 I、III和 V 波出现率为 100%,价值更大;VI和VII的起源尚不清楚,并非所有的正常人均能检测到,因此此用途不大。各波潜伏期正常范围在均值+3SD 以内,波幅 I/V 值不能>200%,V/I 值不能<0.5。BAEP 异常判断标准主要依据波形、波绝对潜伏期(PL)、峰间潜伏期(IPL)、双耳各波潜伏期差(IDL),以及波幅等。BAEP 异常的主要表现是:①波形消失;②PL 及 IPL 超过正常均值+3SD;③两耳潜伏期差(PL 和 IPL)超过 0.4ms;④波幅 V/I 值<0.5或 I/V 值不能>200%。

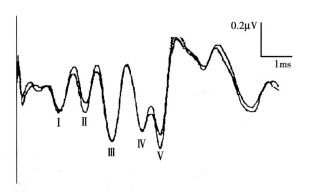

图 1-2-54　正常 BAEP 的波形图

　　3. BAEP 各波的起源　I 波为听神经外周段动作电位;II 波一部分起源于听神经颅内段,另一部分起源于耳蜗核;III波起源于脑桥内侧上橄榄核;IV波可能起源于外侧丘系及其核团(脑桥中、上部分);V 波的发生源部分与IV波的起源重叠,主要位于外侧丘系上方或下丘的中央核团区(脑桥上段或中脑下段);VI和VII波可能起源于内侧膝状体和听放射。

　　4. BAEP 的临床应用　①BAEP 可以客观评价听觉检查不合作者、婴幼儿和歇斯底里患者的听觉功能障碍;②BAEP 有助于 MS 的诊断,特别是亚临床病灶检出率可达 40%以上,笔者检测的 45 例 MS 患者中 17 例(37.8%)BAEP 异常,仅 1 例临床上有听力下降,其余均为亚临床表现;③脑干血管病变时 BAEP 可动态观察脑干受损的情况,有助于判断疗效和预后;④小脑脑桥角肿瘤,特别是听神经瘤 BAEP 异常率可高达 75%~92%,是除了脑

CT 和 MRI 神经影像技术外,诊断该病最重要的辅助手段,脑干内肿瘤 BAEP 异常率可达 90%,通常表现 Ⅲ、Ⅳ 及 Ⅴ 波消失,伴 Ⅴ 波的波幅显著下降;⑤外伤性脑损伤时 BAEP 动态观察有助于预后的推断。

近年来随着影像学技术的进步,BAEP 已经较少用于 MS、脑血管进步、桥小脑角肿瘤的诊断评估。尽管如此,BAEP 对判断意识障碍患者的转归,对脑死亡的诊断仍有重要意义,BAEP 还可用于监测耳毒性药物对听力影响,以及耳科或颅底听神经通路手术术中监测等。

四、运动诱发电位

运动诱发电位(motor evoked potential,MEP)是磁刺激 MEP,为经颅刺激大脑皮质运动细胞、脊髓及周围神经运动通路时在相应肌肉上记录的复合肌肉动作电位。MEP 技术是 1985 年 Barker 等人建立,克服了以往电刺激所致的剧痛等缺点,近年来被广泛应用于临床,为运动通路的中枢传导时间的测定提供了客观依据。磁刺激的穿透力强,经组织无衰减,皮肤表面不形成电荷蓄积,因此无痛。该方法操作简便,无需局部皮肤处理。但癫痫及脑出血患者应慎用。

1. 检查方法 ①上肢磁刺激部位通常是大脑皮质相应运动区、C_7 棘突、Erb 点和肘部,记录部位为外展小指肌、拇短展肌和第一骨间肌等,近端肌肉可有肱二头肌和三角肌。②下肢刺激部位为大脑皮质运动区、L_1 和腘窝,记录部位为踇短屈肌和胫前肌等,刺激线圈直径为 9cm,线圈中心最大磁场强度为 1.5Tesla。③皮质刺激强度为最大输出的 80%~90%,神经根刺激强度为 70%~80%。皮质刺激时,对少数不易引出诱发电位者,特别是下肢记录,令受检者轻收缩靶肌肉,这一过程称为易化,除使电位较易诱发,也与肌肉安静状态下测定结果比较,具有潜伏期短和波幅高等特点。

2. 正常值及异常判断标准 各段潜伏期和中枢运动传导时间(CMCT,皮质刺激潜伏期到 C_7 棘突刺激的潜伏期)的正常值范围是均值+2.58SD,波幅变异较大,临床意义远不如潜伏期,其正常值的确定通常采用皮质刺激的波幅与周围刺激波幅的比值。CMCT 通常不受身高及年龄的影响。MEP 异常主要表现是:①波形消失,或上肢记录时肌肉安静状态下不能记录到动作电位;②各波潜伏期明显延长,伴或不伴波形离散;③CMCT 延长;④双侧潜伏期差延长;⑤双侧波幅比值有明显的差异。

3. MEP 临床应用 ①临床确诊的 MS 患者 CMCT 异常率可达 80%~90%,我们检测的 45 例临床确诊及实验室支持的确诊 MS 患者中,MEP 异常率为 86.7%,与锥体束征有明显相关性。②MEP 检测有助于推断脑梗死患者

的预后和评价疗效。③MEP 对脊髓型颈椎病可客观评价运动功能和锥体束损害,异常率为 60%~85%,我们检测的结果显示异常率为 72.7%。MEP 还可动态观察手术后疗效,与 SEP 同时检测可全面了解脊髓功能。④GBS 患者 MEP 主要表现 C_7 以下刺激各段潜伏期明显延长,通常伴波形离散,以 C_7 和 Erb 点刺激为著,而 CMCT 正常,笔者检测的 27 例 GBS 患者中 MEP 异常率为 74.1%,上下肢没有明显差别,肌无力程度与 MEP 异常有显著相关性,还发现慢性 GBS 潜伏期延长较急性 GBS 更明显,以上异常通常随着治疗后临床症状和体征的好转而逐渐恢复。

尽管众多研究显示 MEP 在某些临床背景下有一定的异常改变,但目前已较少应用于临床的辅助诊断。即使针对以下运动神经元受累为主的运动神经元病患者,MEP 协助发现亚临床锥体束损害阳性率也较低,目前很少作为常规的辅助诊断。在脊髓或脑部手术时,由于麻醉药物对于肌肉兴奋性的影响,其术中监护中对运动通路功能评估也有一定的局限性。目前更多采用磁刺激的研究,集中于重复经颅磁刺激在康复治疗中的价值,也有研究将功能磁共振或其他影像学技术与 MEP 的功能性评估相结合,应用于脑功能研究。

五、事件相关电位

事件相关电位(event-related brain potential,ERP)也称为内源性事件相关电位或事件相关脑电位等,是人对外界或环境刺激的心理反应,潜伏期在 100ms 以上,因此属于长潜伏期电位,起源及确切的解剖定位目前尚不完全清楚。

ERP 主要研究认知过程中大脑神经电生理改变或探讨大脑思维的轨迹。ERP 包括 P1、N1 和 P2(外源性成分)及 N2 和 P3(内源性成分)。ERP 应用中最广泛的是 P3(P300)电位。P300 是 Sutton 等学者在 1965 年首先发现。ERP 可通过听觉、视觉、体感刺激,从头皮上记录到一组神经元发出的电活动,但与 SEP、BAEP 及 VEP 有着本质的不同。ERP 要求受试者对刺激进行主动反应,明显受到心理状态的影响,主要反映大脑皮质高级认知功能的状况,用于各种大脑疾病引起的认知功能障碍的评价。

1. 检查方法 要求受试者体位舒适,尽量放松,保持注意力集中。检测环境要求屏蔽隔音,周围安静。电极的放置同常规脑电图,必须有 Fz、Cz、Pz 导联。P300 检测的刺激形式可有声音、视觉信号和躯体感觉等,最常用的是听觉刺激。声音刺激分为靶刺激和非靶刺激,两种刺激随机出现。靶刺激为高调纯音(2 000Hz)和低概率

（20%），非靶刺激低调纯音（1 000Hz）和高概率（80%）。这种序列称为"oddball"序列。检测中通过两耳机同步输出靶刺激和非靶刺激，让受试者忽略非靶刺激，辨别靶刺激并用心计数。

2. ERP 各波命名和正常值　ERP 成分可分为外源性及内源性，前者潜伏期及幅度与刺激的物理特性有关。ERP 以波的正负极性命名，正波为 P 波，负波为 N 波，极性+潜伏期则命名为 P100、N100、P200、N200、P300 及 N400 等。目前各波起源不清，有人认为 ERP 可反映皮质、皮质下组织及海马的功能状态，临床应用最多的是 P300 电位，潜伏期在 300ms 左右，异常判断标准是潜伏期>均值+3SD，波形异常或消失。

3. ERP 临床应用　P300 电位潜伏期和波幅可反映儿童智力发育，以及老年人智力衰退的过程，因此，主要用于智能水平和痴呆的研究。智力低下儿童 P300 潜伏期与正常儿童比较具有潜伏期延长、波形不典型和波幅下降等特点。血管性痴呆和 Alzheimer 痴呆均可表现为 P300 电位异常。对精神性疾病和假性痴呆也有一定的诊断和鉴别诊断意义，有的学者将 P300 电位用于测谎等研究，总体看来，目前国内外神经科临床工作中较少使用时间相关电位技术来辅助诊断或作为随访指标。

第七节　肌电图

（崔丽英）

肌电图（electromyogram，EMG）是检测和研究肌肉在安静、随意收缩和周围神经受刺激时的各种电生理特性的技术。广义的肌电图包括同心圆针电极 EMG、神经传导速度、F 波、重复神经刺激、各种反射、单纤维肌电图（SFEMG）、巨肌电图，以及扫描肌电图等。脊髓前角细胞及其以下包括神经肌肉接头病变均可导致 EMG 的改变。

一、肌电图的临床意义和检查原则

1. EMG 的临床意义　①对肌肉病变的神经源性损害、肌源性损害和神经肌肉接头病变进行诊断和鉴别诊断，特别对临床诊断困难者更有意义；②发现亚临床病灶或临床易被忽略的病灶，如早期的运动神经元病、深部肌肉萎缩及肥胖儿童的肌肉萎缩；③病变节段定位诊断，通过不同神经支配的肌肉 EMG 测定，结合神经传导速度测定，可帮助鉴别神经根与神经丛病变。

2. EMG 检查及注意事项　①检查者应熟悉解剖知识，并在检查前做详细的神经系统检查。②适应证：脊髓前角细胞及以下病变。③禁忌证：血液系统疾病如有出血倾向者、血友病及血小板<20×10^9/L 者；乙型肝炎、艾滋病或 HIV 阳性患者可使用一次性针电极检查。④电极的消毒：针电极消毒方法通常用煮沸，时间约 20 分钟，可避免大多数细菌感染；CJD 和痴呆患者使用的电极应高压消毒，120℃持续 1 小时，与艾滋病患者的针电极消毒相同；肌电图检查后 24 小时内 CK 可升高，48 小时后可恢复正常。

二、正常肌电图

1. 肌肉静息状态时检查步骤及其所见

（1）插入电位，指针电极插入时引起的电活动，正常人变异较大。

（2）自发电位，指肌肉安静状态下的电活动。正常状态下自发电位主要指终板噪声和终板电位，后者波幅较高。终板电位除在形态上与纤颤电位不同外，通常伴有疼痛，动针后疼痛消失。

2. 肌肉轻收缩状态下的运动单位动作电位　主要测定运动单位电位的时限、波幅、波形，以及多相波的百分比等。通常每块肌肉测定 20 个电位。

3. 肌肉大力收缩状态时的募集电位　正常人在肌肉大力收缩时，几乎所有的运动单位参与收缩，可产生节律的、反复的动作电位；肌电图上呈密集相互重叠难以分辨基线的运动单位电位，为干扰相（图 1-2-55）。

三、异常肌电图

1. 异常插入电位

（1）插入电位减少或消失：重症的肌肉萎缩、肌肉纤维化、脂肪组织浸润和肌纤维兴奋性降低等。

（2）插入电位增多或延长：见于神经源性和肌源性损害。针电极插入或移动位置时可诱发。

2. 异常自发电位

（1）纤颤电位：是由于失神经支配肌纤维运动终板对血中乙酰胆碱的敏感性升高引起的去极化，或失神经支配的肌纤维静息电位降低所致的自动去极化产生的动作电位。其波形多为双相，起始为正相，随后是负相，时限范围是 1～5ms，波幅一般为 20～200μV。纤颤电位通常在神经损伤 2～3 周出现，随着神经再生纤颤电位逐渐减少或消失。下运动神经元损伤或肌源性损伤均可产生纤颤电位，必须结合 EMG 的其他指标方可诊断。

（2）正锐波：其产生机制及临床意义同纤颤电位。波形特点为双相，起始为一正相，之后为一时限较宽、波幅较低的负向波，形状似 V 字形，时限为 10～100ms（图 1-2-56）。

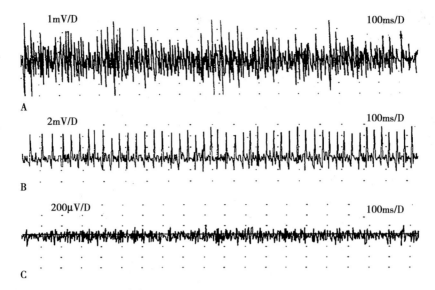

图 1-2-55　正常人、ALS 以及 PM 患者肌肉大力收缩状态时的募集电位

A. 正常人肌肉大力收缩时 EMG 募集电位为干扰相；B. 肌萎缩侧索硬化（ALS）患者大力收缩募集
电位为单纯相；C. 多发性肌炎（PM）患者大力收缩募集电位为病理干扰相

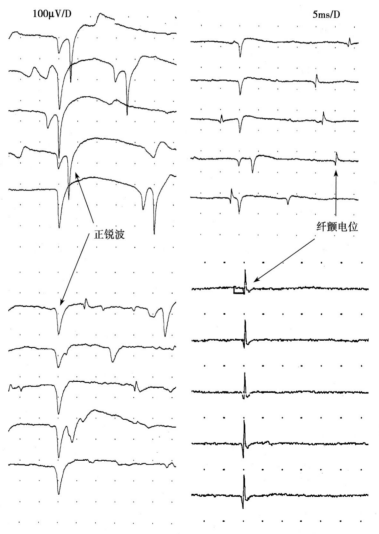

图 1-2-56　纤颤电位和正锐波

（3）束颤电位：是一个运动单位电位或部分运动单位支配的肌纤维自发放电，波幅、时限及形态同运动单位动作电位。以往认为束颤电位起源于前角细胞病变，目前认为神经根及周围神经病变也可出现束颤电位，必须结合 EMG 的其他异常改变才有意义。

3. 肌强直放电　指肌肉在自主收缩后或受机械刺激后肌肉的不自主强直放电，波幅 $10\mu V \sim 1mV$，频率 $250 \sim 100Hz$。发放的过程中波幅逐渐降低，频率逐渐减慢，声音似轰炸机俯冲的声音或摩托车减速时发出的声音(图 1-2-57)肌强直电位发生原理尚不明确，认为可能与安静时肌膜的氯离子电导性减少有关。肌强直放电见于先天性肌强直、萎缩性肌强直及副肌强直，也可见于高钾型周期性瘫痪等。肌强直放电应与肌强直样放电鉴别，后者的波幅为 $50\mu V \sim 1mV$，频率为 $5 \sim 100Hz$，扩音器可听到类似机关枪发放的声音，没有波幅和频率的变化，见于肌源性损害和慢性神经源性损害。

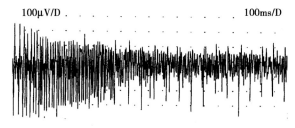

100μV/D　　　　　　　　　　100ms/D

图 1-2-57　异常运动单位动作电位(MUAPs)，肌强直放电

4. 异常运动单位动作电位(MUAPs)

（1）时限异常：表现为 MUAPs 增宽或缩短，时限大于正常值的 20%，即为 MUAPs 时限增宽，是神经源性损害的表现，主要见于脊髓前角细胞病变、神经根病变、周围神经病等。时限增宽是再生的神经纤维支配了更多的肌纤维，使运动单位变大所致。MUAPs 时限小于正常值的 20% 提示 MUAPs 时限缩短，主要见于肌源性损害，如进行性肌营养不良、先天性肌病和肌炎等，是肌纤维丧失使运动单位变小所致。

（2）波幅异常：MUAPs 波幅的临床意义远不如时限，波幅增高提示神经源性损害，波幅降低提示肌源性损害，但必须结合时限作出诊断。

（3）波形异常：主要表现为多相电位(位相≥5 相)所占的百分比增高。多相波百分比在不同的肌肉均有其正常范围，超过正常值为多相电位增多，可见于神经源性损害和肌源性损害。产生原因可能与神经或肌纤维受损后，同一运动单位的肌纤维放电不同步所致，波形的异常必须结合时限及波幅改变才有肯定的意义。

5. 大力收缩募集电位异常　主要表现相型和波幅的变化，运动单位电位数量减少可表现混合相或单纯相伴波幅增高，是神经源性损害的特点。肌源性损害表现为病理干扰相(见图 1-3-55B、C)。

（1）单纯相：肌肉大力收缩时，参加放电的运动单位数量明显减少，肌电图上表现为单个独立的电位。

（2）混合相：肌肉大力收缩时，运动单位数量部分减少，肌电图上表现为单个独立的电位与密集难分的电位同时存在。

（3）病理干扰相：肌纤维变性坏死等使运动单位变小，在做大力收缩时参与的运动单位电位的数量明显增加，表现为低波幅干扰相，又被称为"病理干扰相"。

四、肌电图的临床应用

运动神经元病变、肌肉疾病及神经肌肉接头疾病的诊断及鉴别诊断，与神经传导速度相结合具有定位诊断意义。

（一）脊髓前角细胞病变

脊髓前角细胞病变主要包括运动神经元病(如肌萎缩侧索硬化)、脊髓灰质炎和脊髓空洞症等。肌萎缩侧索硬化(amyotrophic lateral sclerosis, ALS)是累及上下运动神经元的慢性进行性疾病，以 ALS 为例讨论神经电生理的变化。

1. EMG 改变

（1）广泛的急性和慢性失神经改变：①急性失神经改变：是病变 2 ~ 3 周以后出现的自发电位，包括纤颤电位、正锐波及束颤电位等；②慢性失神经改变：表现运动单位电位时限显著延长、波幅增高及多相波百分比增加等，肌肉大力收缩时可见运动单位电位数量减少，表现为混合相或单纯相。

（2）异常 EMG 的分布特点：①三个以上的肢体肌肉出现神经源性损害，临床无症状的部位更有意义；②胸锁乳突肌神经源性损害阳性率占 80% 以上；③胸段脊旁肌神经源性损害，该部位是脊髓神经根病变较少累及的部位；④舌肌神经源性损害，但不具有特征性意义。

2. 神经传导速度改变

（1）SCV 无明显的改变，是本病排除诊断的最重要指标之一。

（2）MCV 在病变早期通常正常，晚期特别是肌肉明显萎缩的部位 MCV 可有轻微减慢，复合肌肉动作电位波幅明显降低。

（3）F 波通常正常，部分患者波幅升高，是轴突末端芽生所致。肌肉严重萎缩，特别是伴有 MCV 异常时，F 波潜伏期可轻微延长。

（二）颈神经根病变

颈神经根病变主要是指颈椎病所导致的神经根病变。

1. EMG 改变

（1）急性及慢性失神经表现与脊髓前角细胞病变相同。病程较长者，病情稳定后自发电位可减少或消失，仅有宽大的运动单位电位。

（2）异常 EMG 分布：根据受累的神经根呈节段性分布，受累的肌肉来自多条神经支配，脊旁肌自发电位有助于神经根病变的诊断。

2. 神经传导速度改变

（1）SCV 无明显的改变。因为病损在后根神经节的脊髓侧不影响第一级感觉神经元和纤维，所以感觉传导速度正常。

（2）MCV 变异较大，通常与病变程度有关。严重者可见复合肌肉动作电位波幅降低。

（3）F 波可表现潜伏期延长或传导速度减慢，部分患者还可有 F 波出现率降低，如远端 MCV 正常，对诊断更有意义。

（三）神经丛损伤

神经丛病变（neuroplexus lesions）通常是由炎症、外伤和肿瘤放疗等所致，根据损伤部位分为全臂丛、上臂丛、下臂丛及腰骶丛损伤等。

1. EMG 改变　受累肌肉根据病程可表现急性或慢性神经源性损害，受累肌肉呈丛性分布，结合神经传导速度测定有诊断意义。

（1）全臂丛损伤：表现上肢各神经支配的肌肉神经源性损害。

（2）上臂丛损伤：表现肌皮神经、腋神经、肩胛上神经及支配肌肉神经源性损害。

（3）下臂丛损伤：主要表现尺神经、正中神经及其支配肌肉呈神经源性损害。

（4）腰丛损伤：表现股神经、股外侧皮神经及支配肌肉急性和慢性神经源性损害。

（5）骶丛损伤：表现坐骨神经、臀上神经、臀下神经及支配肌肉急性和慢性神经源性损害。

2. 神经传导速度改变　SCV 测定可见受损神经丛所组成的周围神经感觉神经动作电位波幅降低，如正中神经、腋神经感觉神经动作电位波幅降低通常提示上臂丛损害，尺神经感觉神经动作电位波幅降低提示下臂丛损害，部分患者还可出现 F 波潜伏期延长或消失。

（四）周围神经系统疾病

周围神经系统疾病包括感染性、中毒性、代谢性、遗传性，以及嵌压性等多种原因引起的周围神经损伤，大多数周围神经病同时影响运动纤维、感觉纤维和自主神经纤维。EMG 和神经传导速度测定对本病诊断和鉴别诊断有重要的价值，并可鉴别脱髓鞘与轴索损害两种病理类型。

Ⅰ. Guillain-Barré 综合征

Guillain-Barré 综合征又称急性炎症性脱髓鞘性多发性神经病（acute inflammatory demyelinating polyradiculoneuropathy，AIDP），为免疫介导的以周围神经脱髓鞘损害为主的周围神经病。

1. EMG 改变　病变早期如以髓鞘脱失为主 EMG 可以正常，轴索受累或严重脱髓鞘继发轴索损害者可出现神经源性损害。2 周后可出现自发电位，病程较长者可有运动单位电位时限增宽、波幅增高及多相波百分比增高等。大力收缩可见运动单位减少。

2. 神经传导速度改变　可见远端潜伏期延长，感觉和运动传导速度减慢，运动神经传导阻滞或异常波形离散。病程较轻微者，发病 1~2 周内部分患者 SCV 及 MCV 可无明显改变，2 周后可出现神经传导速度减慢、波形离散及波幅下降等。一般认为早期波幅降低并非原发性轴索损害所致，可能与继发轴索损害或阻滞有关，神经传导速度减慢在病后 2~3 个月最明显。F 波可表现潜伏期延长或传导速度减慢，病变早期可仅表现出现率降低。

Ⅱ. 糖尿病性神经病

本病为糖尿病伴周围神经损害，病变可发生于任何神经，临床可见多种类型，如感觉性周围神经病、感觉运动性周围神经病、单神经病、多发性单神经病及自主神经病等。病理上分为髓鞘受累为主的粗大有髓纤维受损和轴索损害为主的小纤维受损。

1. EMG 改变　可有多种不同的表现，以感觉及自主神经损害为主时 EMG 可以正常，运动纤维受累特别是轴索变性时可出现自发电位、运动单位电位时限增宽、波幅升高、多相波百分比升高，以及大力收缩时运动单位动作电位减少等神经源性损害的表现。

2. 神经传导速度改变　SCV 可表现传导速度通常正常，或轻微减慢，波幅明显降低，下肢较上肢阳性率高，MCV 通常正常，也可减慢但较轻。合并腕管综合征时可有远端潜伏期延长，和正中神经感觉传导速度下降。通常病程越长神经传导测定异常率越高。

Ⅲ. 腓骨肌萎缩症

腓骨肌萎缩症（Charcot-Marie-Tooth disease，CMT）是常见的遗传性周围神经病，多为常染色体显性遗传，部分为常染色体隐性遗传或性染色体连锁隐性遗传。本病可根据神经电生理改变分为遗传性运动感觉神经病Ⅰ型（HMSNⅠ）及Ⅱ型（HMSNⅡ）。

1. EMG 改变　HMSNⅠ型为肥大型，病理上表现髓鞘脱失及反复再生。如未继发轴索损害 EMG 可表现正常，但一般下肢可见神经源性损害改变。Ⅱ型为轴索型，有明显轴索损害，EMG 表现为神经源性损害。由于本病呈隐袭起病的慢性过程，自发电位较少见。

2. 神经传导速度改变 HMSN I 型主要表现传导速度减慢,一般正中神经传导速度<38m/s 或低于正常值的 50%以上,可伴有波幅降低。HMSN II 型主要表现波幅降低,传导速度一般不低于正常值的 40%,MCV 一般在 45m/s 左右。在病情较重的患者,肌肉明显萎缩后,运动传导 CMAP 波幅过低,则影响对于传导速度的判断的准确性。

IV. 腕管综合征

腕管综合征(CTS)是常见的正中神经嵌压性周围神经病。

1. EMG 改变 拇短展肌为神经源性损害,伴或不伴有自发电位,病程较长受累较重者可见运动单位电位时限增宽、波幅增高及多相波百分比增加,小指展肌正常。

2. 神经传导速度改变 轻者只表现正中神经 SCV 减慢及波幅降低,重者伴运动末端潜伏期延长和波幅降低,CTS 严重程度通常与 SCV 和 MCV 异常程度有关。

(五)肌源性疾病

肌源性疾病是各种原因引起的肌肉病,包括进行性肌营养不良、炎症性肌病、内分泌性肌病、代谢性肌病和肌强直等。除肌强直在电生理上有特征性改变,其他疾病具有电生理的共同特点,鉴别诊断主要依据家族遗传史、典型临床表现、各种血生化检查及肌肉病理等。

1. EMG 改变 强直性肌营养不良可见肌强直放电,其他肌肉疾病可见纤颤电位和正锐波,炎症性肌病的异常自发电位通常是疾病活动的标志。轻收缩时运动单位电位时限缩短、波幅降低及多相电位增多,产生原因是肌纤维丢失导致运动单位范围缩小。大力收缩时呈低波幅干扰相,称病理干扰相,是肌源性损害 EMG 的特征性改变。肌源性损害的分布特点是近端肌肉受累为主。部分慢性代谢性肌病、先天性肌病、肌营养不良,尽管临床有肢体近端无力,但肌电图可能无法检测到异常,并不能排除肌病的诊断。

2. 神经传导速度改变 SCV 无明显改变,肌纤维严重损害,特别是有肌肉萎缩时可见运动末端潜伏期延长及波幅降低,严重者肌肉复合电位难以测出。

(六)神经肌肉接头疾病

神经肌肉接头疾病主要包括重症肌无力、肌无力综合征及肉毒中毒等。

I. 重症肌无力

重症肌无力(myasthenia gravis,MG)是突触后膜乙酰胆碱受体抗体(AChR-Ab)介导的自身免疫性疾病。

1. EMG 和神经传导速度通常正常,少数患者或病程较长者可合并肌源性损害,表现为运动单位大小不等、时限缩短、波幅降低及多相波百分比增高等,应注意除外是否伴有其他原因的肌肉病变。

2. RNS 改变 低频 RNS 可见波幅明显递减,高频 RNS 也可见波幅递减,但不如低频 RNS 递减明显,因此前者临床意义更大(图 1-2-58)。

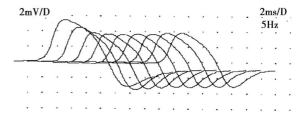

图 1-2-58 MG 患者 RNS 显示低频波幅明显递减

II. 肌无力综合征

肌无力综合征(Lambert-Eaton syndrome,LES)是运动神经末梢乙酰胆碱受体(AChR)功能障碍所致的肌无力,突触前膜冰冻断裂技术发现突触前膜钙通道减少。该综合征常伴恶性肿瘤,小细胞肺癌最多见。

1. 针极肌电图通常正常,运动神经传导测定传导速度正常,但 CMAP 波幅可有明显下降,但无异常自发电位,有助于与轴索损害鉴别。

2. RNS 改变可见低频 RNS 波幅明显递减,高频 RNS 波幅明显递增,递增程度在 100%以上为异常,是诊断肌无力综合征的特征性指标(图 1-2-59)。

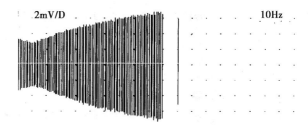

图 1-2-59 Lambert-Eaton 综合征患者 RNS 显示高频波幅明显递增

第八节 神经传导速度

(崔丽英)

一、神经传导速度

神经传导速度(nerve conduction velocity,NCV)是用于评定周围运动神经及感觉神经传导功能的一项诊断技术,通常包括运动神经传导速度(MCV)、感觉神经传导速度(SCV)及 F 波的测定。

1. 运动神经传导速度

(1)电极的放置:①刺激电极:通常使用圆形盘状电

极,分为阴极和阳极,阴极置于神经远端,阳极置于神经近端,两者相隔2~3cm;②记录电极:动作电极置于肌腹,参考电极置于肌腱;③地线:固定于刺激电极与记录电极之间。

(2)测定方法及计算:①患者取卧位(测定上肢可取坐位),然后放置电极,固定刺激电极的位置后给予电刺激;②刺激量由小到大逐渐增加至超强刺激,引起肌肉动作电位的最大强度后再增加20%~30%,至出现稳定的肌肉动作电位;③潜伏期测量从刺激伪迹至动作电位起始之间的时间差为神经传导潜伏期;④神经传导速度计算:在神经通路近端及远端分别给予超强刺激,测定其不同的潜伏期,用两点间的距离除以两点间潜伏期差,即为神经传导速度;计算公式为:神经传导速度(m/s)=两点间距离(cm)×10/两点间潜伏期差(ms)。

2. 感觉神经传导速度

(1)电极的放置:①刺激电极:通常为环形皮肤电极,套在手指或脚趾末端,阴极在阳极的近端;②记录电极:动作电极置于神经干的远端(靠近刺激端),参考电极置于神经干的近端(远离刺激部位);③地线固定于刺激电极与记录电极之间。

(2)测定方法及计算:①SCV测定分为:顺行测定法,刺激电极置于感觉神经远端,与正常神经的传递方式一致,记录电极位于神经干的近端;以及逆行测定法,与MCV测定方法相同,刺激神经干,在肢体远端记录,目前多采用顺行测定法。②潜伏期及波幅测定:潜伏期测定从刺激开始至正相波峰顶点时间,记录感觉神经动作电位(SNAPs),波幅采用峰-峰值,刺激电极与记录电极间距离除以潜伏期为SCV。

3. F波测定 F波是超强电刺激神经干在M波后的一个晚成分,由运动神经回返放电引起,因首先在足部(foot)小肌肉上记录而得名。

(1)F波特点:在超强刺激时,获得的F波波幅在相同电量刺激下并不恒定,重复刺激时F波的波形及潜伏期变异较大。

(2)测定方法:电极的放置同MCV测定,不同的是阴极放在近端。潜伏期的测定通常是连续测定10~20个F波,然后计算其平均值。F波的出现率为80%~100%。

(3)正常值:不同神经的正常值不同,F波的潜伏期正中神经及尺神经通常约为26ms,胫后神经及腓总神经约48ms。

(4)F波异常:可表现出现率低、潜伏期延长或传导速度减慢及F波消失等,通常提示周围神经近端病变。

4. 神经传导速度异常及影响测定的因素

(1)神经传导速度异常:①NCV减慢:包括SCV及MCV减慢,常常可提示周围神经损害,单纯传导速度减

慢是髓鞘损害的标志;②波幅降低:单纯波幅降低提示轴索损害,严重的髓鞘脱失也可继发轴索损害,引起波幅降低。传导阻滞也可导致CMAP波幅下降。

(2)影响NCV测定的因素:①温度:MCV和SCV均受体温的影响,体温在29~38℃之间,体温上升1℃,传导速度加快2~3m/s,检测时室内温度应在21~25℃,皮肤温度应在35℃以上;②年龄:3~5岁后神经传导速度与成年人接近,>65岁者传导速度减慢,应建立不同年龄组的正常值;③不同神经及不同节段神经的NCV也不完全一致。

二、重复神经刺激

重复神经刺激(repetitive nerve stimulation,RNS)是指超强重复刺激神经干在相应的肌肉记录的复合肌肉动作电位(CMAPs),是研究神经肌肉接头功能的重要检查手段。

RNS的临床意义是正常情况下神经干连续受刺激后,肌电图显示CMAPs波幅有轻微波动,波幅降低或升高均提示神经肌肉接头病变。RNS可根据刺激的频率分为低频RNS(<5Hz)和高频RNS(10~30Hz)。

1. 低频RNS ①测定方法:刺激电极置于神经干,记录电极置于该神经所支配的肌肉;频率为5Hz或5Hz以下,持续时间为3秒,计算Ⅳ波或Ⅴ波比Ⅰ波的波幅下降的百分比。②神经肌肉的选择:通常是近端面神经支配的眼轮匝肌、腋神经支配的三角肌、尺神经支配的小指展肌及副神经支配的斜方肌等。近端肌肉阳性率高,但不易固定;远端肌肉灵敏度不高,但结果稳定,伪差小。③正常值:正常人波幅降低不超过8%,波幅降低10%~15%以上为波幅递减。

2. 高频RNS ①测定方法:电极的放置同低频RNS。刺激频率为10Hz或10Hz以上,持续时间为3~20秒,计算最高波幅与第一波波幅下降的百分比。②神经肌肉的选择:因高频刺激患者疼痛较明显,同时肌肉的固定,通常选用尺神经做高频RNS。③正常值:正常人波幅降低不超过30%,降低30%以上为波幅递减。波幅递增大于57%为可疑;大于100%为异常波幅递增。

第九节　视野、听力和前庭功能检查

(景筠)

一、视野检测法

视野(visual field)是眼球凝视正前方时所能看到的

空间范围,是与"中心视力"(约5°范围)相对而言的"周边视力",距注视点30°范围内称为中心视野,其中5°~25°习惯上称为旁中心区,30°以外的范围称为周边视野。正常人视野范围通常大于颞侧90°、鼻侧60°、上方60°、下方70°,两眼视野在鼻侧互相叠加,双眼水平视野范围达210°,垂直视野范围约为130°,双眼颞侧周边各有30°试验不重叠。视野与视敏度(visual acuity)同样重要,根据世界卫生组织(WHO)规定,视野小于10°,即使中心视力正常也属于盲。两眼通常分别进行单眼视野检查,以便于对比,不论采取何种检测方法,都要注意检测眼的固视(fixation)问题。

1. 视野检查法

(1) 对比视野检查法(confrontation method):检查者与受试者相对而视,眼位等高,相距50cm~1m。检查左眼时,受试者用右手或遮眼板遮住右眼,用左眼注视检查者的右眼,检查者反之。检查者右手持棉签或用右手示指,置于两者中间等距离处,由视野的外周逐渐向中心移动,至受试者能见到棉签或手指的移动为止;用同法再测试右眼。检查者可依据检查者本人的视野与受试者的视野比较,粗略判断受试者的视野是否正常。对比视野检查必须包括四个象限视野的检测,即沿水平中线的上、下视野,沿垂直中线的鼻侧、颞侧视野,以及中央和周边视野。也可以用手指计数来评估视野中的象限缺损。对粗测疑有视野改变的受试者,须进行视野计检查。

(2) Amsler方格表(Amsler grid):用于注视10°范围以内中央视野的检查。共有400个小方格,每个小方格长宽均为5mm,相当于1°视角。将Amsler方格表放置在受试者眼前30cm处,嘱受试者注视Amsler方格表中央小点,报告中央注视点是否扭曲或缺失,方格表是否有缺失部分,方格表线条是否变形或呈波浪状。中心注视点缺失可能为中心暗点,线条变形可能为黄斑病变。

(3) 弧形视野计:是一个半径33cm的半圆弧形板,可以转动,用以动态检查周边视野。受试者用单眼注视中心视标,遮盖另一眼,检查者把视标沿弧形计内侧面由周边逐步向中心移动,记录受试者看见视标的角度,再将视标继续向中心移动,直到中心注视点为止,依次检查12条径线。将12条径线上开始看见视标的角度连线,画出该眼的视野范围;将12条径线上视标消失以及再出现的点连接,画出视野中的暗点。常用3mm白色视标,正常范围为颞侧90°,鼻侧60°,上方55°和下方70°。用蓝、红、绿色视标检测,视野依次递减10°左右。

(4) 平面视野屏:1m的平面视野屏置于墙上,屏幕上印有几个同心圆和几条放射线,视屏与受检眼相距1m,常用白色视标(2mm)动态检测30°以内的中心视野。在中心视野里有生理盲点,位于固视点颞侧15.5°水平径

线下方1.5°,其垂直径7.5°±2°,横径5.5°±2°,是视乳头在视野屏上的投影。视野范围内生理暗点以外,完全看不见视标的暗点为绝对暗点,能看见视标但感到较暗或辨色困难的暗点为相对暗点,两者均为病理性暗点。

(5) Goldmann手动视野计:为均匀照明的白色半球形视野计,以其上投射的小的亮点为刺激光标,其光标大小、亮度、检查距离、背景照明均能精确控制。Goldmann手动视野计可用于静态视野检查,但更多用于动态视野检查,可评估整个视野。

(6) 静态视野检查(static test):为了确定视野范围内不同位点的光敏度,在视野某一位点呈现一系列不同强度的光标,具有50%可见性的光标刺激强度即为该点的阈值。静态视野检查易于发现视野里的局部缺损,某点的光阈值增高,即光敏度下降,提示该点有视野缺损。计算机自动视野计采用现代计算机技术,将受试者所有位点的检测值与同年龄相应位点的正常值进行对比,以光敏度阈值图、灰度图、概率图等形式呈现视野检测结果。当前,临床上广泛应用Humphrey视野分析仪和Octopus视野计进行静态视野检查。

2. 视野检查的信息分析 视野分析可分为五个步骤(Miller et al,2009):①两眼视野是否正常;②如果一眼或两眼视野不正常,检查受试者眼睑的位置、视力、屈光是否矫正、瞳孔是否足够大、是否合作等非病理性因素;③确定视野异常是单眼还是双眼;④分别判断每个眼视野缺损的大概位置,推断视路损害的部位;⑤观察视野损害的特殊形状、图形和特征。

二、听力测定法

1. 主观测听法 又称为行为测听,指受试者对刺激声音信号作出的主观判断。

(1) 音叉试验(tuning fork test):是临床最常用的主观听力检查法之一,可以初步判定是否有听力障碍,鉴别传导性聋、感音神经性聋,验证电测听的正确性,但不能判断听力障碍的程度(表1-2-12)。C_{128}、C_{256}及C_{512}是临床常用的音叉。

1) 林纳试验(Rinne test):比较同侧气导、骨导听力。骨传导听力简称骨导(boneconduction, BC);空气传导听力简称气导(airconduction, AC)。试验时先测一侧骨导听力,将振动的音叉柄末端置于耳后乳突上;待听不到音叉声时,立即将振动的音叉臂末端置于外耳道口,测同侧气导听力(图1-2-60),反之亦然。如气导听力持续时间>骨导听力持续时间,即气导>骨导(AC>BC),为Rinne试验阳性(+),见于正常人、感音神经性聋;若骨导>气导(BC>AC),为Rinne试验阴性(-),见于传导性聋;

表 1-2-12　听力丧失测试分析

音叉试验方法	正常	传导性聋	感音神经性聋
Rinne 试验	气导>骨导	骨导>气导	气导>骨导
Weber 试验	居中	声音偏向患侧耳	声音偏向健侧耳
Schwabach 试验	与正常人相等	骨导听力延长	骨导听力缩短

如气导＝骨导(AC＝BC),以"(±)"表示,见于中度传导性聋或混合性聋。正常时气导能听到的时间要比骨导约长一倍。

2) 韦伯试验(Weber test):同时比较双耳的骨导听力。将振动着的音叉柄末端置于被检查者的颅骨中线上,听力正常者两侧骨导声相等,感觉声响是在正中(图1-2-60);如一侧的骨导声较响且偏向健侧,提示患耳为感音神经性聋(图1-2-61A);偏向患侧,提示患耳为传导性聋(图1-2-61B)。一般两耳听力相差 5dB 即可出现双侧声响不同。

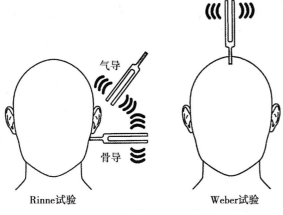

图 1-2-60　Rinne 试验和 Weber 试验示意图

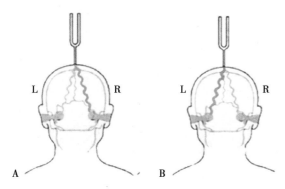

图 1-2-61　Weber 试验检测异常示意图

A. 左侧为感音神经性聋,声音偏向健(右)侧;B. 左侧传音性耳聋,声音偏向患(左)侧

3) 施瓦巴赫试验(Schwabach test):比较受检者与正常人的骨导听力。受试者骨导声消失后,迅速检测检查者(正常人)的骨导听力,反之亦然。受试者骨导时间较正常人骨导时间长以"(＋)"表示,见于传导性聋;受试者骨导时间较正常人骨导时间短以"(－)"表示,见于感音神经性聋;两者相等为正常,以"(±)"表示(表 1-2-12)。

(2) 纯音听阈测试:纯音(pure tone)是指频率成分单一的声音,听阈(hearing threshold)是指在规定测试条件下,对多次给予的声信号察觉次数在一半以上的最小声音。纯音听阈测试(pure tone audiometry)包括纯音气导听阈测试和骨导听阈测试,以耳机及骨导振子给声,声音通过颅骨振动引起内耳膜迷路、骨迷路振动,产生骨导听觉,临床上常以骨导听阈代表内耳的功能;声音经由外耳、中耳到达内耳,产生气导听觉,临床上常以气导听阈代表中耳传音功能。听阈提高为听力下降。

纯音听阈图(audiogram),又称听力曲线,以频率(Hz)为横坐标,以声音损失分贝数(dBHL)为纵坐标,用符号将各频率气导和骨导的听阈连线。对测试频率最大声强无反应,则对该声强以"↓"表示。气导最大输出声强为 90～110dB,骨导最大输出声强为 60dB。正常人气导、骨导听域曲线在 25dB 以内,气导、骨导之间相差<10dB。

1) 传导性聋(conductive hearing loss):气导、骨导之差>10dB,且骨导听阈在正常范围。听力曲线常显示为低频气导听阈提高,呈上升型曲线;但严重传导性聋气导曲线平坦(图1-2-62)。

2) 感音神经性聋(sensorineural hearing loss):气导骨导一致,均在正常范围之外,气导骨导之差≤10dB。由于气导、骨导最终传入路径都进入内耳,气导、骨导听力曲线呈一致性下降,通常高频听域提高显著,听力曲线呈渐降型或陡降型。严重感音神经性聋低频听阈也提高,听力曲线呈平坦型(图1-2-63)。

3) 混合性聋(mixed hearing loss):气导、骨导之差>10dB,且骨导听阈在正常范围之外。听力曲线低频

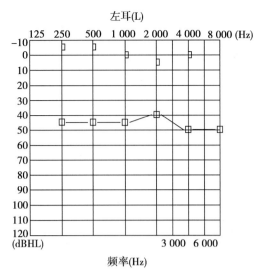

图 1-2-62　传导性聋(左耳)的听力曲线

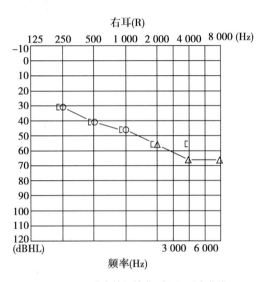

图 1-2-63　感音神经性聋(右耳)听力曲线

表现传导性聋特点,高频气导、骨导呈一致性下降(图 1-2-64)。

世界卫生组织将听力损失分为以下五级:①轻度聋 (mild):26～40dBHL;②中度聋(moderate):41～55dBHL; ③中重度聋(moderate severe):56～70dBHL;④重度聋(severe):71～90dBHL;⑤极重度聋(profound):>90dBHL。

2. 客观测听法　不受主观意识影响。临床常用电反应测听、声导抗测试等。

电反应测听法(electric response audiometry,ERA)是检测声波经耳蜗毛细胞换能、听神经至听觉皮质传导通路中产生的各种生物电位,即听觉诱发电位(auditory evoked potentials,AEP)的客观测听法。脑干听觉诱发电位(brainstem auditory evoked potential,BAEP)主要反映听神经和脑干听觉通路的诱发电位活动,主要成分是Ⅰ～

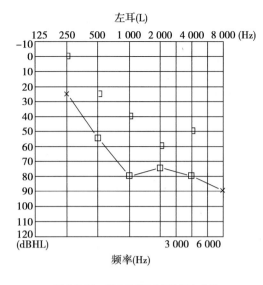

图 1-2-64　混合性聋(左耳)听力曲线

Ⅴ波,而以Ⅰ、Ⅲ、Ⅴ波最可靠,通过峰潜伏期、峰间潜伏期的测定,有助于听神经至脑干听觉通路病变的定位分析。

三、前庭功能检查

1. 平衡功能检查

(1) 闭目直立试验(Romberg test):也称闭目难立征试验,受试者闭目直立、双足并拢、两臂向前平伸,观察受试者睁眼及闭目时的稳定程度,检查时间≥60秒。平衡功能正常者无自发性倾倒,为闭目难立征阴性。异常者依病变部位和程度而向不同方向倾倒,为闭目难立征阳性,迷路病变者向前庭功能减弱的眼震慢相一侧倾倒,小脑病变者向病变侧或向后倾倒,脊髓痨患者为无固定方向的晃动,尤以腿部晃动为主。

(2) Mann 试验:为 Romberg 试验的加强试验,受试者闭目直立,前后踵趾相连。此外,尚有过指试验、行走试验及闭眼垂直写字试验等。

2. 眼震检查　眼震(nystagmus)是一种不自主、节律性眼球往返震荡运动。眼震按病变部位可分为前庭性、中枢性、眼性眼震;按眼震方向可分为水平性、垂直性、旋转性、分离性眼震;按刺激性质可分为自发性和诱发性眼震,前庭系统受到病理性刺激引起的眼震为自发性眼震,前庭感受器受冷热、旋转等生理性刺激所诱发的眼震为诱发性眼震。

前庭性眼震由交替出现的慢相(slow phase)运动与快相(quick phase)运动组成。慢相表现为眼球向前庭兴奋性较低一侧的缓慢运动,通常是前庭病变侧;但是急性前庭激惹引起病变一侧前庭兴奋性一过性增高,慢相朝向健侧,随着前庭功能逐渐减弱,而慢相改变为朝向患侧。快相表现为眼球的快速回位运动,是朝向前庭兴奋性较高一侧的中脑快相中枢的矫正性运动,易于观察,临床上通常把快相指向方向作为眼震方向。眼震检查常用的方法包括裸眼检查法和诱发实验,诱发实验有冷热试验和旋转试验。

(1)自发性眼震(spontaneous nystagmus):采取自然光线下的裸眼检查法检测。检查者与受试者相向而坐,以示指为指示手指,在受试者前方30~60cm引导其双眼先向前方直视,随后向左、右、上、下方及左上、右上斜角方向注视。观察受试者有无眼震以及眼震的方向与强度等。眼球运动不得偏离中线45°以外,否则可能诱发眼肌极位性眼震或末位性眼震。眼震强度可分为3度:① Ⅰ度:向眼震快相方向注视时出现眼震;② Ⅱ度:向眼震快相方向及前方注视时均可出现眼震;③ Ⅲ度:向快相、慢相方向及前方注视时皆出现眼震。表1-2-13显示常见的自发性眼震的鉴别。

表1-2-13 自发性眼震的鉴别

特征	前庭(迷路)性眼震	中枢性眼震	眼性眼震
眼震性质	水平型或水平旋转型为主	垂直型、旋转型或斜型	不规则摆动性
眼震方向	有节律性快、慢相	可变	无快、慢相之分
眼震强度	随病情进展变化	多变	不稳定
伴行症状	眩晕,可伴耳鸣、耳聋	伴或不伴眩晕,可有其他 CNS 受累表现	无

(2)诱发实验

1)冷热试验(bithermal caloric test):对内耳前庭进行刺激,可检测单侧前庭半规管的功能,是前庭诱发试验中最常用的方法。

Hallpike冷热试验法:受试者仰卧位,头前倾30°(使水平半规管处于垂直位),向每侧外耳道先灌注44℃水(或50℃空气),再灌注30℃水(或20℃空气),注水量为250~500ml(空气流量为10L/min),每次灌水持续40秒(灌注空气持续60秒),令受试者睁眼直视前方,记录从灌注开始至眼震完全消失的时间。按照先温水(空气)后冷水(空气)、先右耳后左耳顺序检查,每次检查间隔5分钟,总共4次。正常人冷水刺激诱发快相向对侧的眼震;热水刺激诱发快相朝向同侧的眼震。正常人眼震持续时间:30℃水眼震反应时间为2分钟,44℃水为1分40秒;冷空气约1分55秒,热空气2分8秒。受试者个体差异很大,敏感受试者可出现恶心或迷走神经症状,前庭受损后反应减弱或消失,可通过对比两耳反应性差异发现前庭功能轻度损害。

2)旋转试验:受试者坐在旋转椅上头前倾30°,闭紧双眼以避免视动性眼震的影响;检查者手推旋转椅向一方向快速旋转(20秒内转10圈),然后突然停止,并让受试者睁眼注视远处。正常时可见快相与旋转方向相反的水平性眼震,持续约30秒,少于15秒时提示前庭功能障碍。5分钟后可做相反方向旋转。此法可用于鼓膜破裂而不能施行冷热水试验者,缺点是不能单独检查一侧。

(3)眼震电图(electronystagmography,ENG)检查:是以眼震作为观察指标的前庭功能较精细和客观的一种检测手段,根据记录可对眼震的振幅、频率、慢相角速度等参数进行定量分析,可判断前庭功能病变侧别,是前庭系统疾病重要的辅助诊断方法。

第十节 神经系统疾病的病理组织学检查

(卢德宏 朴月善)

20世纪70年代,英美科学家相继发明了 CT 和 MRI 影像学技术,这两项技术的问世使神经系统疾病的诊断发生了革命性变化,神经系统疾病定位诊断更加精确,神经影像学在过去40多年的临床实践中积累的经验对疾病定性诊断也大有裨益。尽管如此,许多神经系统疾病的最终定性仍然需要依赖于病理形态学检查,它对病因诊断仍是不可替代的方法。

在活体进行的神经系统疾病的病理组织学检查包括脑组织、肌肉组织、周围神经,以及皮肤活检等,对某些神经系统疾病的诊断或鉴别诊断有重要价值,甚至可达到确诊疾病的目的。临床神经科医生应熟悉这些检查的适应证、临床意义和基本操作方法,与神经影像学、神经外科和神经病理医师合作完成。

一、脑组织活检

脑组织活检(brain tissue biopsy)通常是对影像学发

现的颅内多发性、弥漫性和脑干等深部组织不宜手术切除的病变进行的活组织取材和病理检查,已明确占位性病变的神经外科手术切除标本的病理检查不在此讨论之列。神经影像学技术的发展及广泛应用为发现脑内病变提供了更多的线索,但仍有部分病灶难以确定性质,为了进一步明确病变性质,制定合理的治疗方案和进行预后评估,脑组织活检可能是必要的。目前,脑组织活检多采用立体定向穿刺和手术活检两种方式。

立体定向活检的优势是定位准确、创伤较小,特别适用深部脑区的局限性病灶。不足之处是取材量小,组织块小,有时不能反映整体病变的性质。因此,术前结合临床症状体征和神经影像特点拟定预案,明确取材部位和病理组织学标本的数量尤为重要,可最大限度地减少漏

诊。如能在多位点不同深度取材可一定程度弥补取材量少的不足。

开颅手术活检通常用于检查脑表浅部位病灶,优点是组织标本量充足,可满足病理组织学各种制片染色需求,为诊断提供较准确的信息。

【适应证】

脑组织活检的主要目的是,明确临床拟诊的脑内病灶性质,排除相关的疾病,通常用于神经影像已明确显示病灶部位、数量和大小,但不能定性者。临床需要进行脑活检通常有以下三种情况:

1. 临床及影像学已有诊断方向,活检主要是为了进一步证实临床诊断,如图 1-2-65 的病例所示,患者 MRI 诊断为脑脓肿,进一步脑组织活检结果符合念珠菌感染

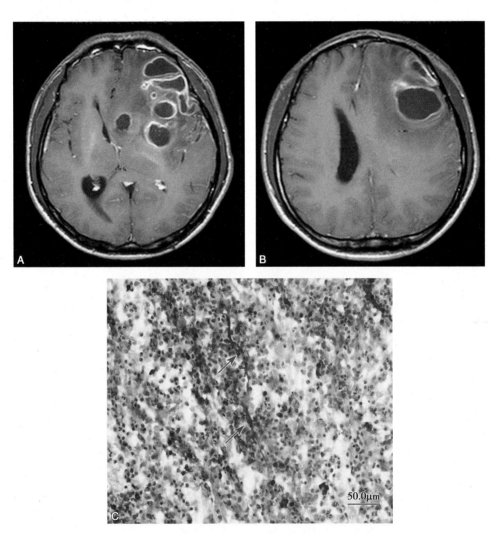

图 1-2-65 脑脓肿患者的 MRI 以及脑活检病理组织学表现

男性,29 岁,间断头痛伴发热 20 余天。MRI 诊断"脑脓肿"(A、B),积极抗感染(万古霉素+头孢他啶+甲硝唑)和大剂量脱水治疗,症状仍逐渐加重,病情进展快,出现意识蒙眬;遂行脑组织活检。活检在炎性坏死渗出物质中可见 PAS 染色阳性的真菌孢子和假菌丝(C 箭头所示,PAS 染色,标尺=50μm),符合念珠菌感染所致的脑脓肿。明确病因为真菌后患者得到了精准治疗,患者经抗真菌治疗后意识清醒,右侧肌力恢复至 3 级,左侧肌力正常,但仍有失语

所致的脑脓肿。

2. 临床和影像学有一定的诊断方向，但不明确，活检是为了明确诊断和鉴别诊断，如图 1-2-66 的病例所示，本例临床和影像结果考虑炎症性病变，但炎症性质不明。

脑活检发现脑组织肉芽肿性炎症伴"隧道样"坏死，并见到寄生虫虫体。病理明确诊断曼氏裂头蚴感染。MRI 所见的"绳结样"强化是幼虫在脑组织中穿行导致的隧道样坏死。

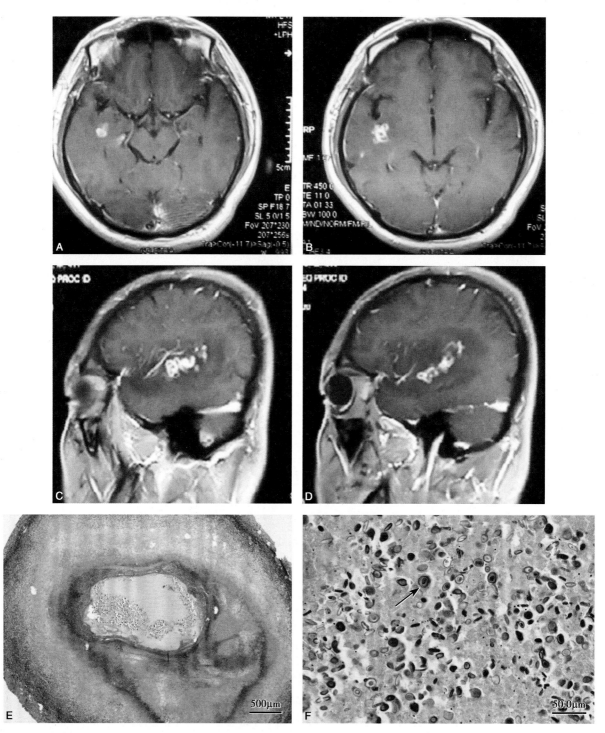

图 1-2-66　曼氏裂头蚴感染患者的 MRI 和脑活检病理组织学表现

男性，41 岁，发作性左侧肢体麻木 9 个月，加重 1 个月。5 年前有生食蝌蚪史。脑 MRI 轴位和矢状位（A～D）显示，右侧颞叶病灶呈"绳结样"强化，不除外炎症。脑活检在病变脑组织内可见"隧道样"坏死（E，HE 染色，标尺＝500μm），坏死周围炎性肉芽肿形成，隧道样坏死组织内可见寄生虫虫体（F 箭头所示，HE 染色，标尺＝50μm），结合临床诊断为曼氏裂头蚴感染

3. 已有的临床和影像学经验不能解释患者的情况,活检是为临床诊断提供方向或能够确诊,如图 1-2-67、图 1-2-68 的病例所示。此例患者脑组织活检是为了明确脑内病变和脊神经病变性质,通常用于神经影像已明确显示病灶部位、数量及大小,但不能定性者。首先,确定病变是肿瘤、脱髓鞘或炎性肉芽肿等;如果是肿瘤,其分类、恶性程度均对临床医生制定治疗方案有决定性意义。其次,神经影像已提示大脑弥漫性病变,但难以定性者亦是脑活检的重要适应证,如脑膜癌病、进行性多灶性白质脑病(PML)以及某些遗传代谢性疾病,包括各类溶酶体沉积病(lysosomal sedimentation disease),脑活检都可能提供重要的病理学依据。

【禁忌证】

虽然脑活检是诊断神经系统疾病重要的辅助手段之一,但因是有创检查,对风险应有充分的预测,如颅内出血、继发感染等,并要有应对措施。如有以下的情况,不应进行脑组织活检:

1. 在活检的入路局部有头皮感染或外伤。

2. 严重的脑水肿或颅内压增高患者。

3. 罹患凝血机制障碍的患者。

4. 可疑病灶为脑血管畸形或血管源性者。

5. 病变靠近中线,如脑室部位,因止血困难,虽非绝对禁忌,宜慎重考虑。

【临床意义】

脑活检虽有脑标本取材的局限性,但对于某些神经系统疾病的诊断和确诊仍有重要的价值。例如:

1. 颅内肿瘤 绝大多数颅内肿瘤通过脑组织活检可明确其性质为良性或恶性,属于哪一类型肿瘤,以确定治疗方案。常见的胶质瘤多呈浸润性生长,不同区域病变程度不同,所取标本有时不能全面反映肿瘤生物学特点,应结合临床及 MRI 表现全面分析。

2. 神经系统感染性疾病 可见神经细胞坏死、炎细胞浸润和胶质细胞增生等组织学改变。脑活检对检出病原体有一定的价值,如结核、真菌、囊虫、包虫,甚至某些少见的病原体,如阿米巴、弓形虫等。对某些病毒感染性疾病亦有诊断意义,如单纯疱疹病毒脑炎可在残留的神经细胞核内发现包涵体,狂犬病毒脑炎可在神经细胞细胞质内发现 Negri 小体等。值得指出的是,以往对朊蛋白病克雅病(CJD)诊断常依据脑活检的病理组织学改变,虽有明确诊断的价值,但目前临床已不提倡应用。

3. 遗传代谢性疾病 临床上对一些遗传代谢性疾

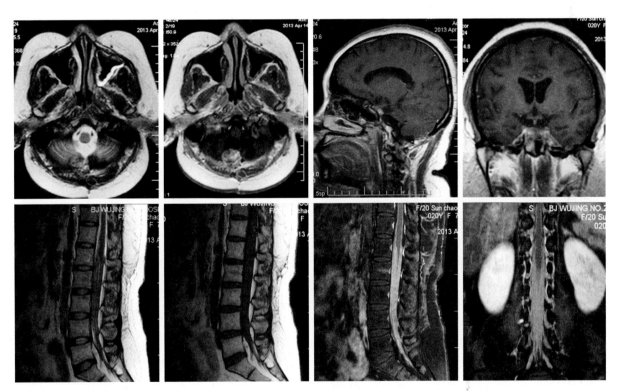

图 1-2-67 患者脑和脊髓 MRI 表现

女性,20 岁,头痛、恶心、呕吐 4 个月,伴双下肢无力 3 个月。2012 年 10 月无明显诱因出现头痛,为持续性钝痛,伴恶心、呕吐,夜间明显,体温最高 37.3℃,在当地医院按"脑血管痉挛"治疗(具体不详),症状无明显改善。1 个月后出现左下肢无力,后来右下肢逐渐无力,以左下肢明显,之后病情加重,双下肢完全性瘫痪。显示,后颅窝和脊髓病变,脊髓冠状位显示多个节段的脊神经根对称性增粗肥大

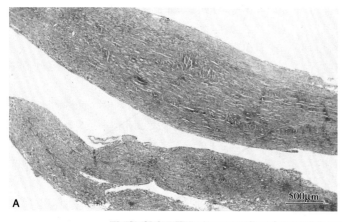
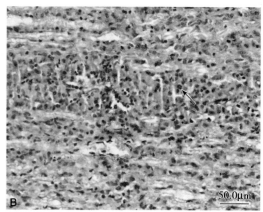
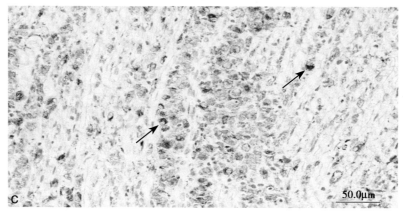

图 1-2-68　患者的脊神经根活检病理表现

上述患者的脊神经根活检病理结果显示,神经根弥漫性增粗、肥大(A,HE 染色,标尺 = 500μm),神经根内正常神经组织结构破坏,弥漫性肿瘤细胞增生,核分裂易见(B,箭头所示,HE 染色,标尺 = 50μm),脊神经根内弥漫性增生的肿瘤细胞表达 CD68(C,箭头所示,免疫组化双标法 CD68,标尺 = 50μm),表明肿瘤起源于组织细胞。病理诊断:神经内弥漫性组织细胞肿瘤增生性病变,考虑为播散性黄色瘤病可能性大

病确诊困难,如脑白质营养不良、神经节苷脂沉积病、肌阵挛性癫痫等。如脑活检发现一些特征性改变,对确诊大有裨益。例如,先天性家族性黑矇痴呆可见大脑皮质神经细胞细胞质内大量脂质沉积,异染性白质脑病在脑白质内可见异染物质和包涵体。

4. 脑活检对一些自身免疫性疾病,如脑内原发性血管炎、结节病、血管内淋巴瘤等也有确诊的价值。

【妥善处理脑组织标本】

在获取脑组织标本后,应根据术前临床和神经影像预测的病变性质选择合理的病理技术,如常规病理诊断应将标本置于甲醛固定液,如拟行电镜检查应留取标本进行戊二醛液固定。如在术中需要指导进一步手术方式,需要进行术中冷冻切片病理诊断。须注意,所有的标本都应避免水浸,否则会严重影响病理制片及染色质量,导致病理诊断困难。

随着免疫组织化学和分子病理技术的不断完善和发展,许多病例的活检标本需要进行相应抗体的免疫组织化学标记,以及不同的分子病理检测技术,使患者得到更加精准的病理诊断。

二、肌肉活检

肌肉活检(muscle biopsy)是神经科临床常用的检查手段之一,对某些肌肉疾病有确诊意义,并可能为进一步的遗传代谢分子生物学检查提供重要线索。

【适应证】

对各种类型肌肉疾病,与肌肉损伤相关的全身系统性疾病以及难以认定神经源性或肌肉源性损害的患者均可进行肌肉活检检查。

1. 患者临床表现肌无力、肌萎缩或肌肉肥大,伴或不伴肌肉疼痛、运动不耐受或运动后肌肉疼痛,血清肌酶升高,肌电图提示肌源性损害者。

2. 患者有全身系统性疾病,如内分泌疾病、自身免疫性疾病、肿瘤以及遗传代谢性疾病,诸如结缔组织病、线粒体疾病、肌阵挛癫痫等。

3. 局部肌肉和皮下组织疼痛、无力、萎缩或僵硬,可疑肌肉筋膜炎、肿瘤或骨化肌炎者。

【临床意义】

应用组织化学染色和酶染色可区分神经源性与肌源性肌损害。

1. 神经源性肌损害 多由下运动神经元或周围神经损伤所致,可见于运动神经元病或脊髓前角灰质炎等。

神经源性肌损害多表现为肌纤维失去多边形结构而形成小角形纤维,萎缩的肌纤维呈簇状分布,与正常肌纤维群相嵌存在。应用 ATP 酶染色可见原有"棋盘格"样分布的Ⅰ、Ⅱ型肌纤维结构消失,代之形成同一类型肌纤维聚集,成片分布,称之为"群组化",此现象提示失神经以及神经再支配的病理过程。须注意,晚期神经元损害的病理改变与肌源性损害难以鉴别,均表现大量肌纤维萎缩、变性、脱失,代之以大量纤维结缔组织增生,此时肌肉活检的病理诊断价值有限。

2. 肌源性损害 多因肌肉本身病变或外源损害因素作用于肌肉所致,包括肌营养不良、代谢性肌病、炎性肌病、先天性肌病,以及肌原纤维肌病等。各类肌源性损害具有共同的病理改变,如肌纤维大小不一,存在变性、坏死或再生,常伴有吞噬现象,间质结缔组织增生,脂肪组织浸润以及血管改变等;但不同类型的肌病具有各自的病理组织学特征。

(1)进行性肌营养不良(图1-2-69):肌肉纤维变性、坏死与再生并存,可见肌纤维呈明显的大小不一,有些纤维极度萎缩,有些肥大加之变性呈大圆形嗜伊红均质玻璃样变。部分肌纤维坏死伴吞噬现象,可见肌纤维再生和肌纤维分裂,并可见肌膜核内移。应用免疫组织化学染色可识别抗肌萎缩蛋白(dystrophin),其缺失与否可用于诊断假肥大型肌营养不良或检出 dystrophin 基因缺失携带者。

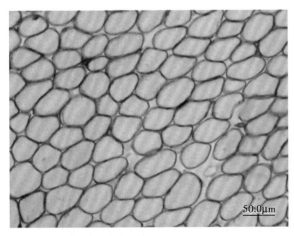

图 1-2-69 进行性肌营养不良肌肉活检病理表现

抗肌萎缩蛋白(dystrophin)染色显示大部分肌纤维膜呈均匀染色,有些纤维极度萎缩,呈淡染缺失,标尺=50μm

(2)炎性肌肉病:肌活检有助于检出炎性肌肉病,可见肌纤维萎缩,大小不等,散在或灶状肌纤维坏死,有时可见束周肌纤维萎缩;炎性细胞浸润多见,视病程长短可见淋巴细胞、单核细胞和巨噬细胞,寄生虫感染可见嗜酸性粒细胞。炎细胞广泛分布于肌内衣、束膜及血管周围形成"套袖征",晚期多有结缔组织增生。

(3)遗传代谢性肌病:肌肉活检如发现某些特征性肌肉改变,可为某些遗传代谢性肌病提供重要的诊断线索或依据。如 Gomori 三色染色可发现肌纤维内堆积红色粗糙颗粒的"蓬毛样红纤维"(RRF),提示线粒体肌病(图1-2-70);如肌纤维内糖原颗粒增多或脂滴堆积应考虑糖原贮积病或脂质沉积病。

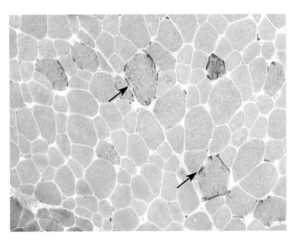

图 1-2-70 线粒体肌病的肌肉活检病理表现

Gomori 三色染色可发现肌纤维内堆积红色粗糙颗粒的"蓬毛样红纤维"(RRF)(箭头),提示线粒体肌病

(4)先天性肌病:某些先天性肌病如中央核肌病、杆状体肌病(图1-2-71)等,肌活检病理形态学改变是其重要的诊断依据。

(5)肌活检对嗜酸性筋膜炎、骨化性肌炎等亦有诊断意义。

【注意事项】

1. 虽然肌肉活检安全性高,手术难度小,但亦有禁忌证,如有出血倾向,或手术部位皮肤感染者,长期服用激素类药物患者,患某些疾病伤口不易愈合者。

2. 选择正确的肌肉活检部位是获取可靠病理组织学信息的关键环节。首先,取材时应避开肌内注射和肌电图针刺部位。一般应选择中等损伤肌群,过轻者病理改变可能不明显,过重呈晚期改变,肌肉组织几乎完全坏死消失,仅存纤维结缔组织,无诊断价值。目前临床上通常采用肌肉 MRI 定位方法,避免取到终末期病变组织。

3. 应规范肌肉标本采集技术,避免标本挤压、损伤,

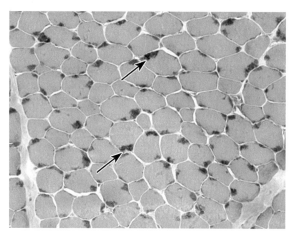

图1-2-71　杆状体肌病肌肉活检病理表现

杆状体骨骼肌活检于肌细胞胞浆中可见高密度的杆状体,且多位于肌膜下(箭头)

否则不能保证标本制片质量,影响病理组织学诊断的准确性。

三、周围神经活检

周围神经活检(peripheral nerve biopsy)对不同类型的周围神经病有诊断意义,或为某些全身性疾病根据周围神经病变提供诊断线索。周围神经活检通常是以腓肠神经为取材部位。

【适应证】

1. 确定不同类型单发性或多发性神经病的病因,如炎症、中毒、淀粉样变性等。

2. 为某些合并周围神经病变的全身性疾病提供诊断线索,如异染性白质脑病的周围神经活检组织内也可发现异染物质沉积及特征性包涵体。

3. 神经间质病变,如血管炎、结缔组织炎、淀粉样物质沉积等亦可为原发病提供佐证。

【禁忌证】

1. 腓肠肌神经活检是有创检查,有出血倾向者不应采用。

2. 拟活检处有皮肤感染者。

3. 双下肢严重的闭塞性血管病或皮肤营养不良,可能使伤口难愈合的患者。

【临床意义】

周围神经病理组织学检查,一般应制备石蜡切片,用于光镜检查,以及超薄切片,用于电镜观察。

1. 髓鞘病变通过观察有髓纤维的分布、密度以及薄髓鞘纤维的多少可判定是否有脱髓鞘性周围神经损伤,轴索相对保留完好。由于髓鞘破坏,可见巨噬细胞吞噬髓鞘碎片,以及施万细胞增生,由于反复的破坏与再生,可形成同心圆的"洋葱头样"结构。

2. 轴索变性早期可表现轴索肿胀,线粒体破坏和微丝、微管数量增多,如病变继续进展可累及髓鞘。

3. 神经间质改变包括血管病变和间质内纤维结缔组织损伤,有否炎症细胞或肿瘤细胞浸润,如淋巴瘤。

4. 病理结果分析由于腓肠神经是感觉神经,故对纯运动神经损伤神经病的诊断价值有限,但对某些类型的周围神经病仍有辅助或明确诊断意义。例如,慢性吉兰-巴雷综合征多为髓鞘损伤,代谢及中毒性(药物、重金属等)周围神经病通常是轴索损伤,遗传性运动感觉神经病可见典型的"洋葱球样"改变,间质血管病变伴继发髓鞘及轴索损伤则支持炎症或血管源性周围神经病。如能发现一些特征性病理改变对诊断会大有裨益,如刚果红染色阳性物质沉积支持淀粉样变性周围神经病(图1-2-72),"腊肠体样"结构有助诊断蜡样体周围神经病,异染性白

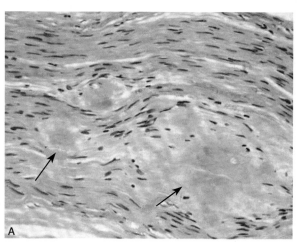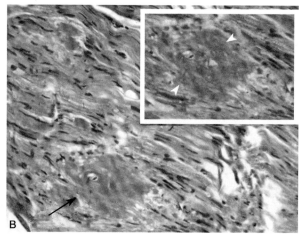

图1-2-72　淀粉样变性周围神经病

A.HE染色周围神经纤维间可见均质红染物质沉积(箭头);B.刚果红染色团块样沉积物呈砖红色,偏振光下呈现苹果绿色(箭头)

质脑病可在周围神经内发现异染颗粒和硫脂包涵体,如线粒体改变、糖原颗粒以及脂滴增多等提示先天代谢性疾病。

四、皮肤活检

皮肤活检(skin biopsy)是对皮肤标本进行病理组织学观察的检查技术,是小纤维神经病(small fiber neuropathies,SFN)以及皮肤和皮下组织同时受累的神经系统疾病便捷的、创伤小的诊断手段。

【适应证】

1. 患者肢体感觉异常如麻木、疼痛、过敏,并常伴自主神经受损表现,如多汗、少汗、皮温改变等疑似小纤维神经病症状。

2. 罹患神经系统疾病合并或累及皮肤和皮下组织,如 Lafora 型进行性肌痉挛性癫痫、神经元核内包涵体病等。

3. 患者患有全身系统性疾病,如血管炎等。

【禁忌证】

1. 有出血倾向的患者。

2. 拟活检处有皮肤感染者。

【注意事项】

1. 辅助小纤维神经病诊断常采用钻取活检,即应用皮肤钻孔器在无菌条件下采取直径约 3mm 的拟取材部位皮肤标本,组织标本经常规处理,免疫组化技术标记 PGP9.5 后即可用于观察皮肤神经纤维的密度及形态学改变,如通过定量分析可量化纤维密度,形态学观察到轴索肿胀、断裂、分支增多以及排列紊乱等。

2. 诊断神经元核内包涵体病时,须注意要直接切开皮肤(切到真皮下),获得足够的汗腺和脂肪组织,不要用皮肤科的皮钻取材。

3. 皮肤活检取材方便,创伤小,具有多点取材和重复取材的优点。相比电生理检查,以及肌肉/周围神经活检在临床诊断中已有成熟的经验,皮肤活检是近年来发展的新兴技术,特别是我国,仍需积累更多的临床资料,以及制定统一的病理形态改变和量化标准。

【临床意义】

1. 小纤维神经病(small fiber neuropathy)是指直径<7μm 的神经受损,这些神经多与传导温度、痛觉及自主神经功能相关,包括调节皮肤血管和汗腺分泌。通过皮肤活检观察神经纤维数量及形态学改变可为临床提供客观的诊断依据。在皮肤神经活检的各种指标中,以下肢远端表皮内神经纤维(intraepidermal nerve fibre,IENF)密度测定最重要和实用,明视野免疫组织化学染色和间接免疫荧光法是两种最常用的计算 IENF 密度的方法,通过定量及半定量的方法检测真皮及汗腺的神经支配,对表皮内神经纤维及真皮内神经纤维的形态特征进行定性分析,可用于确定临床表现和常规电生理检查无阳性发现的 SFN。

2. Lafora 型进行性肌痉挛性癫痫(progressive muscular spasmodic epilepsy of Lafora)患者的大脑皮质、丘脑、黑质、苍白球及齿状核等部位细胞胞质内出现特征性高碘酸希夫染色(PAS)阳性的嗜碱性包涵体,称为 Lafora 小体(又名肌痉挛小体),主要存在于神经元中,也可见于皮肤、肝脏和肌肉等组织,通常诊断的活检标本为腋窝或腋窝以外部位皮肤汗腺的外分泌管(需完整的汗腺导管),在汗腺中发现 Lafora 小体即可确诊。病理改变示汗腺的导管细胞内见到球形或椭圆形嗜碱性包涵体,这种包涵体或为均质状,或中心浓染、周边呈放射状(图 1-2-73A),

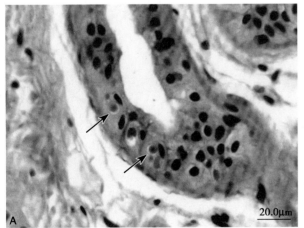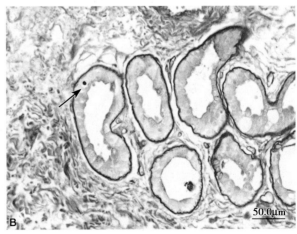

图 1-2-73　Lafora 型进行性肌痉挛性癫痫的汗腺细胞质内的 Lafora 小体

A. HE 染色示汗腺导管细胞内 Lafora 小体,圆形包涵体呈淡紫色均质状,周边有空晕(箭头);B. 免疫组化染色示汗腺导管细胞内 Lafora 小体,PAS 染色呈强阳性(箭头)

包涵体在 PAS 染色呈强阳性(图 1-2-73B)。

3. 神经元核内包涵体病(neuronal intranuclear inclusion disease,NIID)是慢性进展性神经退行性病变,以中枢和外周神经系统,以及内脏器官内嗜酸性透明包涵体为特征。NIID 的包涵体广泛存在于中枢神经系统和周围神经系统,在非神经组织存在于除骨骼肌、肝细胞外很多器官的体细胞,如皮下脂肪细胞、肾小管、平滑肌细胞等,目前通过皮肤活检确认特征性核内包涵体即可确诊。

病理改变可见表皮、脂肪以及汗腺细胞核内包涵体,直径为 1.5~3μm 的圆形物质,免疫组化泛素(Ubiquitin)阳性、p62 阳性,电镜下由无膜结构的纤维物质构成(图1-2-74)。

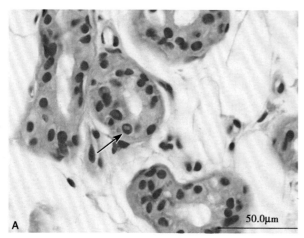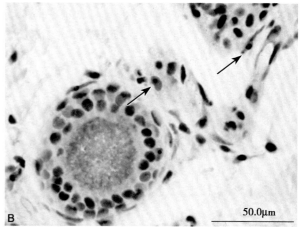

图 1-2-74　神经元核内包涵体病的汗腺细胞核内包涵体
A. HE 染色示汗腺细胞核内包涵体(箭头);B. 免疫组化染色示汗腺细胞核内泛素阳性(箭头)

活检建议取材位置:外踝上 10cm 处取材阳性率更高,直接切开到真皮下,获取足够的汗腺组织,不可用皮肤科的皮钻取材。

4. 血管炎(vasculitis)　是指血管壁及其周围的炎症,由于血管功能障碍导致的出血性和/或缺血性病变,是一组以血管炎症与破坏为主要病理改变的临床疾病。皮肤血管炎的皮损好发于下肢,特别是悬垂部位或紧身服部位,在上肢、躯干和头颈部少见,如出现则提示病情严重或伴有系统性血管炎。血管炎的基本组织病理学特征包括血管内皮肿胀、红细胞外溢、血管壁及周围有纤维素样物质沉积和炎性细胞浸润,严重者有血栓形成,甚至整个血管破坏。

参考文献

第二篇

神经系统疾病的症状体征

Symptoms and Signs of Neurologic Diseases

第一章　运动功能障碍
Disorders of Motility Functions

（王维治　陈生弟）

第一节　运动麻痹和瘫痪

（王维治　郑姣琳）

一、下运动神经元

下运动神经元（lower motor neuron）位于脑干脑神经运动核和脊髓前角细胞内，轴突分别组成脑神经与脊神经，支配头面部、颈部、四肢及躯干的骨骼肌，是运动冲动到达骨骼肌的唯一途径，也是接受锥体束、锥体外系及小脑系统等各种神经冲动的最后共同通路。

【解剖和生理】

1. 运动神经核　由脑神经运动核及脊髓前角内的运动神经元构成，并与骨骼肌呈躯体定位分布。例如，脊髓前角外侧细胞群支配肢体远端肌肉，内侧细胞群支配近脊柱肌肉，因此，由内向外依次支配躯干肌、肩带肌或髂肌、上臂肌或大腿肌、前臂肌或小腿肌、手肌或足肌等；前角细胞前群支配伸肌或展肌，后群支配屈肌或收肌。

脊髓前角运动神经元分为 α 运动神经元和 γ 运动神经元。α 运动神经元发出轴突经前根、脊神经前支、后支分布于梭外肌纤维。按形态和功能分为：①大 α 运动神经元：轴突传导神经冲动速度快，分布于肢体和快速运动部位的白肌纤维（收缩速度快），一个大 α 运动神经元支配若干条白肌纤维，组成一个运动型运动单位，称为快速运动单位，与随意运动有关，并参与腱反射活动。②小 α 运动神经元：传导神经冲动速度慢，支配与维持姿势有关的红肌纤维（收缩速度慢），一个小 α 运动神经元与若干条红肌纤维组成一个张力型运动单位，称为缓慢运动单位，其维持肌张力，并对紧张性牵张反射起作用。③γ 运动神经元：轴突分布于梭内肌纤维，兴奋时使梭内肌纤维收缩并使肌梭上环状螺旋纤维放电频率增加，传入脊髓后激发 α 运动神经元使肌肉收缩，同时激发其他节段中间神经元，使支配拮抗肌的 α 运动神经元受到抑制，从而形成随意肌调节完善的反馈控制系统。

2. 运动单位（motor unit）　是指每个运动神经元及其支配的一组肌纤维。每个运动单位包含肌纤维数称为神经支配比（innervation ratio），数目可为数根至 2 000 根不等。每块肌肉的运动单位数与神经支配比差异很大，通常肌肉体积大、以维持姿势为主的运动单位神经支配比较大，肌肉体积小、具有精细运动功能的肌肉运动单位神经支配比较小。换言之，参与粗大运动的肌肉运动单

位包含肌纤维数目较多，参与精细运动的肌肉运动单位肌纤维数目较少。可见，运动单位可以很大，也可以很小，支配一块肌肉的运动神经元集合成为运动神经元群。

运动神经元在精细调节下才能使所支配肌肉的活动适合强弱不同的各种收缩需要。大量实验资料表明，肌肉收缩力增加依赖于运动神经元群的两种活动方式：募集更多的运动神经元和增加募集的运动神经元放电频率。运动神经元活动是按"有序募集"和"大小原则"进行的（韩济生，1999）。有序募集（ordered recruitment）是指运动神经元胞体直径与轴突直径成正比，直径大者运动单位支配范围较大。当来自脑的下行运动冲动或感觉传入冲动到达运动神经时，小运动神经元首先被激活，引起较少的肌纤维收缩，当肌力逐渐增强时按运动神经元逐渐增大的顺序，相应的运动单位依次兴奋，肌力逐渐增强。大小原则（size principle）是神经元及其支配肌的兴奋顺序与运动神经大小成反比，与运动神经元受抑制顺序成正比，兴奋时小运动神经元首先兴奋，引起较少的肌纤维收缩，抑制时大运动神经元首先受抑制，然后小运动神经元受抑制。运动神经元兴奋性存在差异的主要原因是小运动神经元表面积小，膜电阻较大。在输入产生相同膜电流条件下，膜电阻较大的小运动神经元电压相对较高，首先达到动作电位阈值而兴奋；大运动神经元膜电阻相对较小，只有传入冲动（电流）较强时才可达到兴奋阈值。因此，当一个运动神经元群开始活动，产生从弱到强的肌肉收缩时，小运动神经元总是首先被募集，大运动神经元随后被募集（韩济生，1999）。小运动神经元活动引起肌收缩张力较小，速度较慢，但不易疲劳；大运动神经元活动引起肌收缩张力较大，速度较快，易于疲劳。当运动神经元的兴奋性传入逐渐增强时，运动神经元群中运动神经元按照兴奋阈值的大小被募集，产生从弱到强、从慢到快的肌肉活动，这种募集方式还保证肌肉从弱到强地收缩时产生的肌张力平滑地增加。因此，运动强度、范围、节律和类型的变化均取决于运动单位的数目和大小。运动神经元病变可表现为易受刺激（轴索不稳定并产生异位冲动），支配的肌纤维偶然发生释放，出现肌束震颤或肌纤维颤动，如支配的肌纤维发生严重萎缩称为失神经萎缩。

前角细胞轴突从腹侧离开脊髓形成根纤维，在节段平面集合成前根，每一前根恰在脊神经节的远端与后根接近，两者合成脊神经，每个脊髓节段有一对脊神经，其中包含传入性躯体感觉及传出性躯体运动纤维，以及灰质侧角发出的自主神经传出和传入纤维（Duus，2006）。邻近的神经根混合在一起构成神经丛，神经大致按脊髓节段支配肌肉，每块大的肌肉通常接受 2 根或以上的根

神经支配,而单一的周围神经可能支配一块或一组肌群。因此,前角细胞、前根病变导致的麻痹与周围神经病变的麻痹类型不同。

【下运动神经元瘫痪】

1. 下运动神经元瘫痪特点

(1) 瘫痪:主要表现为单个肌肉或肌群瘫痪,符合脊髓节段性、神经丛性、神经干性或周围神经性支配的规律。

(2) 肌萎缩:通常在失神经支配后 1~2 周较早出现,失神经支配后 3~4 个月时肌萎缩显著,肌肉容积可缩减至原有的 20%~30%,其后肌萎缩进展减慢,最后几乎可全部由结缔组织替代,终致肌肉挛缩和关节固定。

(3) 肌张力减低或消失:下运动神经元损伤阻断牵张反射弧,使瘫痪肌群张力降低、腱反射减弱或消失,故称为弛缓性瘫痪(又称软瘫)。

(4) 肌纤维颤动或肌束震颤:随意肌失神经支配后 1~3 周时肌电图可显示纤颤电位,整个肌束受累后肉眼可见快速肌束震颤,触诊可感知。肌纤维颤动或肌束震颤仅见于下运动神经元瘫痪肌肉,是下运动神经元瘫痪的特征性表现,叩击病肌可使肌束震颤加重。其见于下运动神经元变性疾病如运动神经元病、脊髓及延髓空洞症,也见于前根病变和周围神经疾病,以及甲状腺毒性肌病、重症贫血、抗胆碱酯酶药物过量和电解质紊乱等,甲状旁腺功能亢进也可见舌肌的肌束颤动。良性束颤可因疲劳、吸烟及饮用咖啡等加重,无其他的神经系统体征,并非下运动神经元病变征象,须注意鉴别。

(5) 感觉障碍及自主神经功能障碍体征:由于神经丛、神经干及周围神经内除运动神经纤维外,也含感觉神经及自主神经纤维,其受累常合并相应区域的感觉障碍,以及皮肤营养不良、血管舒缩功能不全、毛发稀疏、汗液分泌紊乱、指(趾)甲粗糙或松脆等。下运动神经元瘫痪如不合并感觉改变,病变可能位于脊髓前部灰质、前根或周围运动支。脊髓前角与前根病变在临床上有时不易区分。

(6) 生理反射障碍与周围神经损伤的水平一致,不出现病理反射。

(7) 肌电图显示神经传导速度减慢及失神经电位等。

2. 不同部位下运动神经元损伤特点

(1) 周围神经:病变导致瘫痪及感觉障碍的分布与周围神经支配一致,如尺神经麻痹出现拇指内收肌、骨间肌萎缩,小鱼际肌隆突消失,第 3、4 蚓状肌萎缩呈爪形手,表现为第 4 指、小指基节伸直或过伸,中指节或末节屈曲,伴手的尺侧感觉障碍等。多发性神经病(polyneuropathy)表现为对称性四肢远端肌肉弛缓性瘫痪,伴肌萎缩、手套-袜套样感觉障碍及皮肤营养障碍等。

(2) 神经丛:病变引起一个肢体多数周围神经瘫痪、感觉障碍及自主神经功能障碍,如臂丛的上丛损伤导致三角肌、肱二头肌、肱肌和肱桡肌瘫痪,手部小肌肉不受累,三角肌区、手及前臂桡侧感觉障碍等。

(3) 前根:损害亦呈节段型分布,见于髓外肿瘤压迫、脊髓蛛网膜炎或椎骨病变,后根常可同时受累,此时伴根痛及节段性感觉障碍,是与脊髓前角病变鉴别的唯一证据。

(4) 前角细胞:若为局限性病变可引起节段性分布的弛缓性瘫痪,无感觉障碍。例如,C_5 前角细胞损害引起三角肌瘫痪和萎缩,C_8~T_1 损害累及手部小肌肉,L_3 损害累及股四头肌,L_5 损害导致踝关节与足趾背屈不能。前角细胞病变可为急性起病如脊髓灰质炎,慢性起病如肌萎缩侧索硬化。前角细胞部分损伤时受病变刺激可出现肉眼可分辨的肌束震颤或肉眼不能识别而肌电图可显示的肌纤维颤动。

二、上运动神经元

上运动神经元(upper motor neuron)的狭义概念是指前中央回大锥体(Betz)细胞及其轴突形成的皮质脊髓束与皮质延髓束(锥体束)。广义概念是所有影响下运动神经元活动的皮质运动区神经元及轴突,即锥体系及非锥体系下行传导束,包括皮质脊髓束、皮质延髓束、皮质红核脊髓束、皮质网状脊髓束、皮质前庭脊髓束和皮质顶盖脊髓束等,它们共同支配躯体运动,控制肌张力和脊髓反射,维持姿势与步态平衡,支配内脏活动及调整传入感觉冲动等。

【解剖和生理】

1. 皮质运动区、运动前区、辅助运动区及其功能(图 2-1-1)

(1) 皮质运动区:即 Brodmann 4 区(如图 2-1-2 所示,Brodmann 各分区功能见表 2-1-1),也称为初级运动区,占据前中央回的大部分,包括半球内侧面和旁中央小叶前部,其与对侧躯体运动的排列关系犹如倒置的小人,但头部为正置(图 2-1-3)。电刺激大脑皮质运动区可产生孤立的运动电兴奋区域,刺激不同区域可引起身体不同部位肌肉收缩。面部支配区位于大脑半球背外侧面前中央回最下部,足支配区域位于大脑半球内侧面旁中央小叶前部,越是支配精细运动的部位(如手)在大脑皮质所占的区域越大。

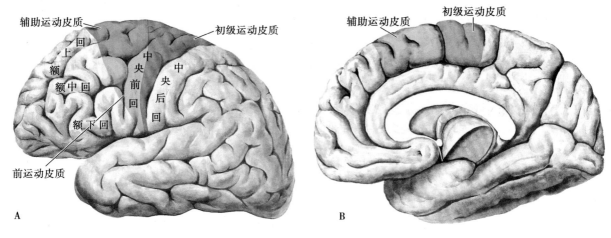

图 2-1-1 运动皮质分区
A. 大脑半球外侧面；B. 大脑半球内侧面

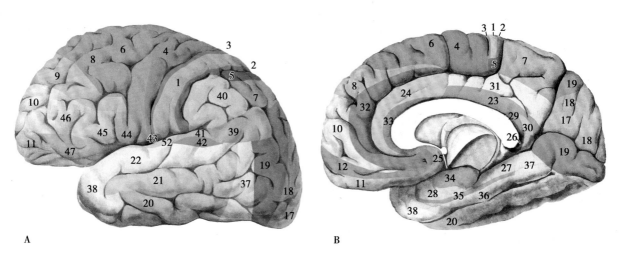

图 2-1-2 Brodmann 的人类大脑皮质分区图
A. 大脑半球外侧面；B. 大脑半球内侧面

表 2-1-1 大脑皮质 Brodmann 分区的部位及功能定位

Brodmann 分区	大脑皮质部位	功能定位
1	顶叶后中央回中间部	第一躯体感觉区
2	顶叶后中央回尾侧部	第一躯体感觉区
3	顶叶后中央回吻侧部	第一躯体感觉区
4	额叶后部、前中央回	第一躯体运动区
5	顶叶顶上小叶前部	体感联合皮质，与空间定位有关
6	额叶额上回和额中回后部	运动前区，书写中枢，与运动的计划、执行有关
7	顶叶顶上小叶后部	体感联合皮质，与空间定位有关
8	额叶额上回和额中回后部	头眼运动区，与上丘共同调节眼球运动

Brodmann 分区	大脑皮质部位	功能定位
9、10	额叶前部内外侧面	联合皮质区,参与前额叶皮质的整合功能,与思维等高级活动有关
11、12	额叶底部眶回	联合皮质区,参与前额叶皮质的整合功能,与思维、情绪等高级活动有关
13、14、15、16	岛叶	岛叶联合皮质
17	枕叶距状裂上下唇	视觉初级感受区
18、19	17 区周围的枕、顶、颞叶皮质	视觉联合皮质
20	颞下回	参与视觉形成的分析
21	颞中回	参与视觉信号的分析
22	颞上回	为 Wernicke 区一部分,参与听觉信号的分析
23、24	扣带回皮质,前部为 24 区,后部为 23 区	为边缘系统的一部分,参与边缘皮质的整合功能
25	额叶下部眶额皮质	参与前额叶皮质的整合功能
26	扣带回后部和颞叶内侧之间的移行部	参与边缘系统的整合功能
27	颞叶内侧的海马结构 CA1~CA4	与短时记忆有关
28	颞叶前、内侧部的联合和感觉皮质	参与嗅觉有关的功能,嗅觉中枢
29、30	扣带回后部和颞叶内侧之间的移行部,即后扣带皮质	参与边缘系统功能
31	顶叶内侧面,23 区背侧的上后扣带皮质	参与边缘系统和顶叶整合功能
32	额叶内侧面,24 区背侧的内侧前额叶	参与行为、情绪、认知等功能
33	额叶内侧面,扣带回前部 24 区腹侧	参与倾诉情绪、认知等活动
34	位于海马回钩	嗅觉中枢
35	颞叶内侧面靠近嗅沟的部位,又名嗅周皮质,是海马结构的一部分	参与海马联合功能
36	颞叶内侧面,邻近颞下回视觉处理皮质	参与视觉和海马功能的整合
37	颞叶后部,梭状回一部	参与视觉的认知
38	颞叶前极	参与行为、情绪、决定等过程
39	颞、枕、顶叶交界处的角回	参与语言及空间定位,理解看到的文字符号意义
40	顶叶下部的缘上回	参与空间定位及语言功能,运用中枢
41	颞叶颞上回后部的颞横回,又名 Heschl 回	听觉初级中枢
42	颞叶后部围绕 41 区的部分	参与听觉过程
43	额、顶叶中央前后回下部的中央下区	第二躯体感觉区
44	额叶额下回后部三角区	Broca 语言运动区
45	额叶额下回后部岛盖区	Broca 语言运动区
46	额叶额中、下回前部的上外额叶皮质	参与前额叶的执行功能
47	额叶额下回前下部皮质	参与前额叶的执行功能

注:13、14、15、16 分区仅存在于猴的大脑。

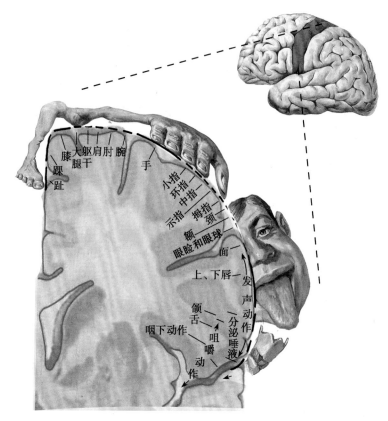

图 2-1-3　大脑皮质躯体运动区

（2）运动前区：即 Brodmann 6 区（见图 2-1-2），与 4 区相比，6 区需较强的刺激才能引起肌收缩。刺激尾侧面（6a 区）与刺激 4 区诱发的反应相似，可能 6a 区冲动传递至 4 区并经皮质脊髓束转换产生，因此切除 4 区后这些反应都消失。刺激 6 区通常引起协同肌群收缩，拮抗肌放松。切除 4 区或与 6 区的联系，再刺激 6 区可引起肢体总体运动、非意向性刻板运动或躯体及头眼扭转运动，提示 6 区是额叶的反转区。切除一侧 6 区和 4 区或仅切除 6 区可产生对侧躯体痉挛性瘫痪，若切除 4 区后部只引起对侧弛缓性瘫，说明痉挛性偏瘫主要与 6 区有关。运动前区包括不同的解剖亚区，有传入和传出联系，这些运动受视觉（7 区）和触觉（5 区）感觉区支配，也受适当的姿态机制支持。

（3）辅助运动区：位于大脑半球内侧面 6 区最前部（见图 2-1-2），刺激此区可产生相对粗大的同侧或对侧运动、双侧肢体强直收缩及头眼同向运动，伴对侧上肢强直收缩等，并可引起瞳孔扩大、心跳加快，有时出现自主神经功能障碍及发声或语言中断，说明此区兼有躯体运动与内脏运动两种功能，损伤此区可出现抓握反射或强握。

运动皮质控制运动的机制仍有争论。传统观点认为，运动皮质控制和协调整体运动，并非控制个别肌群。Jackson 用刺激皮质证明支配肢体的运动区损伤后患者

仍可恢复肢体活动，推测在大脑皮质肌群代表区有广泛的重叠。有的研究者观察到刺激皮质并非出现孤立肌群收缩，而是肌群联合运动，主动肌与拮抗肌协调收缩。皮质刺激效应是易变的，如刺激固定的皮质点，有时出现屈曲运动，有时出现伸展运动。另外，实验发现拇指、示指运动和上臂肌肉收缩时，在初级运动皮质 4 区的前部和后部各有两个激活点。面部、手、手臂和腿运动时，在初级运动皮质激活区中心位置虽然与传统的躯体定位排列相符，但身体相邻部分运动激活区却有高度重叠，如拇指、示指、中指、环指和腕部代表区有 40% ~ 70% 互相重叠，且一个手指运动时出现几个激活区。躯体部位代表区也是可变的，其位置和大小常随运动的学习而改变。可见，运动皮质代表区广泛分布的皮质神经元协同活动是躯体运动的基础。

Evarts 等利用单细胞记录技术阐释大脑皮质运动神经元在感觉诱发或启动运动中的作用，发现在运动开始前 60 毫秒锥体细胞被激活，一些锥体细胞接受从顶叶（3、1、2 区）传来的躯体感觉冲动，再根据感觉冲动决定是否启动运动，即感觉冲动控制运动。辅助运动区及运动前区许多神经元在预期的运动前放电，起到点火的作用，4 区的锥体细胞被来自顶叶、前额叶、运动前区和听觉、视觉区大量的皮质冲动触发，为起始运动做好准备。

总之,辅助运动区、运动前区及其他运动皮质区与运动准备有关,利用测量皮质运动区血流量可测量神经活动。

临床观察提示,与躯体感觉、视觉和听觉分别储存在初级中枢联合区相似,以前学会的运动记忆印迹储存于小脑与基底节协同的运动前区。例如在 4 区手代表区前方的运动前区皮质损伤可丧失与手运动有关的印迹储存,导致手精细和复杂运动障碍,这种肢体运动性失用可导致书写不能,但无瘫痪,患者需要重新练习这些动作才能达到以前的运用自如程度。许多似乎随意的动作,实际上是不随意的,是皮质内程序化反射被激活的表现,这种程序通常是经过反复多次特殊刺激的结果,如驾车时突然发现路上障碍物时会立即自动刹车,此反射起源于视网膜,通过 17 区、18 区和 19 区产生障碍物意识,冲动通过联合通路到达双侧运动皮质和脊髓,脊髓根据储存的程序支配参与刹车动作的肌肉收缩(Duus,2006)。

2. 皮质脊髓束和皮质延髓束的功能　大脑皮质通过皮质脊髓束(corticospinal tract)和皮质延髓束(corticobulbar tract)控制运动,皮质延髓束(或皮质脑干束)终止于脑干运动神经核,控制眼肌、面肌和咽喉肌活动,皮质脊髓束支配脊髓前角细胞,控制躯体肌肉活动。

皮质脊髓束因其经过延髓锥体也称为锥体束(pyramidal tract),锥体束、皮质脊髓束和上运动神经元等术语具有相同的含义,但严格地说,锥体束仅指在延髓锥体内纵行的纤维。皮质脊髓束与皮质延髓束起自大脑皮质前中央 4、6 区,后中央回 3、1、2 区。Russel(1961)报告,猴的此束起于 4 区者占 31%,6 区占 29%,3、1、2、5、7区占 40%。锥体束纤维自皮质发出后在半球白质中聚集于放射冠下行,经内囊膝部和后肢、中脑脚底中 3/5、脑桥基底部下行至延髓锥体,在延髓下端交叉,继续下行至脊髓;皮质脊髓束在大脑和脑干下行时发出旁支纤维至纹状体、丘脑、红核、小脑和网状结构。皮质延髓束在脑中与皮质脊髓束并行,直接或中继后止于同侧或对侧脑神经运动核,支配动眼、滑车和展神经核,以及三叉神经运动核、面神经核、疑核、副神经核和舌下神经核等。皮质延髓束有些纤维不经中继直接止于三叉神经运动核、面神经核、舌下神经核和脊上核。图 2-1-4 显示皮质脊髓束和皮质延髓束的传导径路。

延髓锥体水平的锥体束纤维约有 100 万根,前中央回 4 区大运动神经元 Betz 细胞仅约 34 000 个。因此,锥体束包含许多其他皮质神经元发出的纤维,尤其 6、3、1、2、5 和 7 区纤维。皮质脊髓束在锥体下端交叉,交叉与不交叉纤维所占比例在某种程度因人而异,75%～80% 的纤维交叉至对侧下行成为皮质脊髓侧束,不交叉纤维中约15% 组成皮质脊髓前束,10% 纤维组成前外侧皮质脊髓束。在某些特例个体中纤维可全部交叉,也有罕见的情况全部不交叉。Terakawa 等(2000)报道一例急性脑半球卒中导致同侧偏瘫。Yakovlev 在对 130 例精神发育迟滞的新生儿脑解剖时发现 3 例锥体束是完全不交叉的,认为这些是畸形发育脑。所以,这一所见也不足为奇。

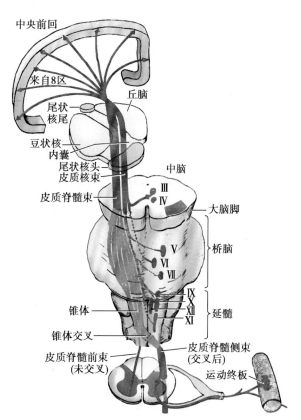

图 2-1-4　皮质脊髓束和皮质延髓束的传导径路

皮质脊髓束功能是控制躯干及四肢骨骼肌随意运动,特别是支配手指、足趾的技巧运动。直接的皮质-运动神经元系统在进化上是最新的,与技巧性活动能力的发展有关。人类手的技巧性活动能力已发展到极高的水平,单突触联系明显增多。运动愈精细的肌肉,支配的 α运动神经元与皮质脊髓束神经元间的单突触联系愈多,愈能够使 α 运动神经元发放冲动和发动肌肉快速选择性收缩,如演奏小提琴时手指在一分钟内屈伸运动达几十次。支配手指、腕关节肌肉的 α 运动神经元与皮质脊髓束纤维间单突触联系最多,支配三头肌的近半数的 α 运动神经元不具有单突触联系。此外,皮质脊髓束大多数纤维与脊髓中间神经元联系,调节协同肌与拮抗肌活动,在不断变化运动过程中完成最适宜的动作。

3. 皮质脊髓束及其他下行运动系统　下行性皮质及皮质下运动通路功能主要取决于终止类型及终止的中间神经元运动能量。根据不同终止分布可分为三种运动纤维。

(1)腹内侧通路:由顶盖神经核(顶盖脊髓束)、前庭神经核(前庭脊髓束)、脑桥及延髓网状细胞(网状脊髓束)发出,主要终止于脊髓灰质腹内侧区中间神经元,与轴向运动有关,保持姿势、躯体及四肢的协调运动。

(2)外侧通路:主要来自红核大细胞部分,终止于脊髓中间带背外侧部,该通路增加肢体尤其手部的自主运动能力。

(3)皮质脊髓束的主要部分分散地终止于脊髓后角和中间区固有核,增强对手的运动控制,这部分纤维来自感觉皮质,起控制传入神经元的作用;另一部分皮质脊髓束与分布于手指、面部、舌的大运动神经元有直接突触联系,该系统提供局部精细运动能力,如手指的独立运动。

4.其他下行皮质脊髓运动系统　包括皮质中脑束、皮质脑桥束和皮质延髓束纤维,分别投射至网状脊髓束、前庭脊髓束、红核脊髓束和顶盖脊髓中枢,这些区域控制头(迷路反射)、与头有关的颈部和躯体(紧张性颈反射)以及与肢体运动相关的身体姿势稳定性。这些系统损伤不引起肌肉瘫痪,而出现异常姿态释放(如偏瘫性肌张力障碍)、牵张性颈反射和迷路反射增强及去脑强直等,均为锥体外系表现。

【上运动神经元瘫痪】

在皮质脊髓束径路任一部位的损害,如大脑皮质、皮质下白质、内囊、脑干和脊髓均可导致上运动神经元瘫痪。在脑白质(放射冠)和内囊,皮质脊髓束纤维中加入皮质纹状体束、皮质丘脑束、皮质红核束、皮质脑桥束、皮质橄榄束和皮质网状束等纤维。值得注意的是,与基底节和小脑上行纤维有密切联系的丘脑皮质束也经过内囊和脑白质,这些区域的病变可同时影响皮质脊髓束和锥体外系,因此把内囊性偏瘫(capsular hemiplegia)归为皮质脊髓束病变并不完全正确。用上运动神经元瘫痪一词来描述影响和调节下运动神经元的某些下行纤维系统损害更为合适。

在灵长类运动区(4区)局限性病变仅产生肌张力减退和远端肢体肌无力,运动前区(6区)损害可导致肌无力、痉挛状态和牵张反射增强,辅助运动区对运动皮质起抑制作用,损害可导致不自主强握。在人类这些损害的影响还远不清楚,切除4区及6区皮质及皮质下白质可导致永久性完全瘫痪和肌强直。

上运动神经元损伤时可保持某些残余运动,由于对脊髓运动神经元随意控制减少,拮抗肌群的协同收缩程度增强,导致快速变换动作速率减慢;另一现象是瘫痪肌群作为某些自动症的一部分被激活,如打呵欠或伸展运动时引起瘫痪上肢活动。当患者试图移动偏瘫肢体时可出现各种连带运动,如屈曲上肢可导致不自主旋前运动,屈曲下肢可出现足背屈和翻转。另外,正常肢体有意识运动可引起轻瘫肢体模仿(镜像)动作,反之亦然。镜像运动也可以是帕金森病和上颈髓病变时的一种表现。某些患者在偏瘫恢复过程中可出现各种异常运动,如患肢震颤、共济失调、手足徐动和舞蹈症等,提示基底节、丘脑结构及投射纤维损伤。

1.上运动神经元瘫痪特点　锥体束受损产生的典型症状是随意运动减弱或消失,称为上运动神经元瘫痪或中枢性瘫痪、痉挛性瘫痪或硬瘫等,临床表现因损伤部位而异,具有以下的共同特点。

(1)皮质运动区及发出的纤维较集中地支配肌群,局灶性病损常导致广泛性瘫痪,表现为单瘫、偏瘫和截瘫等,可合并皮质型或传导束型感觉障碍。由于上运动神经元不直接支配肌肉,不出现肌束震颤,不影响下运动神经元对肌肉的营养作用,不出现肌萎缩,长期瘫痪后可导致失用性萎缩。

(2)上运动神经元损伤导致对下运动神经元抑制作用的释放,瘫肢出现肌张力增高、腱反射亢进和病理征,但在急性病损早期却表现为肌张力降低、腱反射减弱或消失,无病理征,如同弛缓性瘫痪,称为大脑休克或脊髓休克。其发生机制不清,推测是正常状态下连续不断进入并强化脊髓神经元的刺激,在上运动神经元急性损伤时使相关下运动神经元突然失去调节影响而受到阻抑,牵张反射随之消失,牵张反射是维持肌张力和腱反射的必需条件(Peter 1995)。休克期的长短取决于损伤程度、感染及其他并发症、全身情况等因素,从数日至数周不等。当低级中枢逐渐形成自动反射活动,不再受上运动中枢影响,遂导致牵张反射活跃,表现出瘫肢的肌张力增高、腱反射亢进、踝阵挛和病理征等。上运动神经元损伤肌张力增高呈"折刀样",上肢以屈肌为主,下肢以伸肌为主,表现为肩部处于内收和内旋位,肘屈曲成直角并略旋前,腕与手指屈曲;下肢髋、膝关节伸直、内收,踝关节跖屈,足掌内转,行走时瘫痪侧下肢不能循直线前行,先向外再向前呈痉挛性偏瘫步态(俗称画圈样步态)。

(3)浅反射减弱或消失:浅反射包括腹壁反射、提睾反射和跖反射,可能由于反射弧通过大脑皮质,其下行纤维与锥体束同行之故。正常老年人、经产妇、肥胖者或做过腹部手术者腹壁反射可引不出,须与病变区别。

(4)病理反射:人类发育成熟的锥体系可抑制原始屈曲回缩反射,锥体系病变可使该反射失去抑制,上肢出现霍夫曼(Hoffmann)征;划足底外缘出现伸性跖反射,即巴宾斯基(Babinski)征,表现为踇趾背伸,其他足趾扇形外展,是最经典的病理反射和上运动神经元损伤指征。在锥体系发育不完全的婴儿,以及深睡、昏迷、全身麻醉患者和癫痫发作后短时间内也可见 Babinski 征。在踇屈肌、趾屈肌瘫痪时可见假性病理征,须注意辨认。

2.不同部位上运动神经元损伤特点(图 2-1-5)

(1)皮质(cortex):皮质运动区局灶性病损可引起对侧单肢瘫,最常见为对侧上肢瘫合并下半面部瘫。刺激性病变时对侧躯体相关部位出现局灶性发作,可按运动代表区排列顺序扩散,即杰克逊(Jackson)癫痫;口部、踇指的皮质代表区较大,兴奋阈较低,经常成为始发部位。

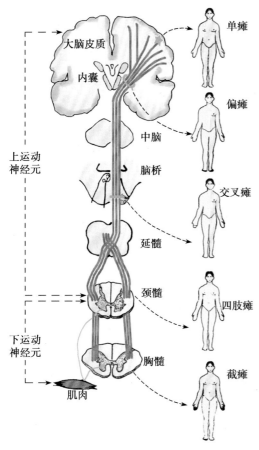

图 2-1-5　锥体束径路不同水平病变的瘫痪特征

均等性偏瘫,如以上肢为主的偏瘫并伴下半部面瘫。

（3）内囊（internal capsule）：是运动纤维最集中的部位,较小的病灶足以损及整个皮质脑干束及皮质脊髓束,导致对侧偏瘫及下半部面瘫、舌瘫。在内囊后肢锥体束纤维之后为传导对侧半身感觉的丘脑辐射及传导两眼对侧视野的视辐射,病灶较大时可伴对侧偏身感觉减退及对侧同向性偏盲,称"三偏"征,但临床上偏瘫与偏身感觉障碍要比"三偏"多见。

（4）脑干（brain stem）：一侧脑干病变产生交叉性瘫,表现为病灶水平同侧脑神经下运动神经元瘫痪及对侧肢体的上运动神经元瘫痪,也包括病变水平以下的对侧脑神经上运动神经元瘫痪,如中脑韦伯（Weber）综合征出现同侧动眼神经瘫痪,对侧肢体瘫及对侧面神经、舌下神经上运动神经元瘫痪;脑桥米亚尔-居布勒（Millard-Gubler）综合征出现同侧展神经、面神经下运动神经元瘫痪,对侧肢体瘫及对侧舌下神经上运动神经元瘫痪。然而,在脑桥中上部（面神经核以上）的病灶,可出现貌似脑半球病变的体征,即病灶对侧肢体上运动神经元瘫痪,以及对侧的中枢性面舌瘫。

（5）脊髓（spinal cord）：由于脊髓横断面小,病变常损伤双侧锥体束,导致两侧肢体瘫。颈膨大以上的横贯性病变产生四肢上运动神经元瘫痪;颈膨大病损累及两侧前角与皮质脊髓束导致双上肢下运动神经元瘫痪与双下肢上运动神经元瘫痪;胸髓病变累及两侧皮质脊髓束导致上运动神经元瘫痪。脊髓半侧损害综合征出现病变同侧损伤水平以下的上运动神经元瘫痪及深感觉障碍,以及对侧病变水平以下痛温觉障碍,病损的同一节段征象常不明显（图 2-1-6）。

3. 上运动神经元瘫痪与下运动神经元瘫痪鉴别（表 2-1-2）

（2）皮质下白质（放射冠区）：在皮质与内囊间投射纤维形成放射冠或称为半卵圆区。此区运动神经纤维愈邻近皮质愈分散,因此靠近皮质的局灶性病损通常引起对侧的单瘫,类似皮质病变,较深在病变导致对侧肢体不

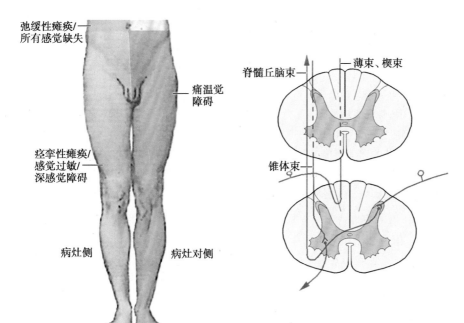

图 2-1-6　脊髓半侧损害综合征

表 2-1-2　上运动神经元瘫痪与下运动神经元瘫痪的比较

临床特征	上运动神经元瘫痪	下运动神经元瘫痪
瘫痪分布	范围较广,偏瘫、单瘫和截瘫	范围局限,以肌群为主
肌张力	增高,呈痉挛性瘫痪	减低,呈弛缓性瘫痪
反射	腱反射亢进,浅反射消失	腱反射减弱或消失,浅反射消失
病理反射	阳性	阴性
肌萎缩	无,可有轻度的失用性萎缩	显著,且早期出现
皮肤营养障碍	多数无障碍	常有
肌束震颤	无	可有
肌电图	神经传导速度正常,无失神经电位	神经传导速度异常,有失神经电位
肌肉活检	正常,后期呈失用性肌萎缩	失神经性改变

【顶叶皮质病变所致的运动障碍】

锥体束的主要部分来源于顶叶皮质神经元,控制运动的视觉、触觉信息也主要来自顶叶。Pause 等曾描述顶叶皮质病变所致的运动障碍,表现为患者闭眼时不能保持稳定伸臂姿态,不能做平稳的收缩动作、探索运动和一些精巧的技能性运动,敲击的速度减慢,可出现失用症。5 区接受躯体感觉皮质和前庭系统的投射,获得肢体及头部的空间信息,还接受前运动皮质及边缘系统的投射,得到关于运动计划及动机状态的信息。5 区投射到 7 区和前运动皮质,7 区主要与物体空间位置的视觉信息加工有关,在 7 区视觉信息可与 5 区投射的躯体感觉信息整合,7 区投射至前运动皮质和外侧小脑。因此,后顶叶(5、7 区)病变要比前区(1、3、5 区)病变的运动障碍严重,如两个部位均受累运动障碍更严重。

三、瘫痪的临床类型及诊断

瘫痪(paralysis)是随意运动功能减低或丧失,是上或下运动神经元、周围神经和肌肉病变导致骨骼肌运动障碍,是神经系统最常见的症状之一。临床应首先明确是否为瘫痪,排除关节炎、滑膜炎等疼痛引起的运动受限,帕金森病引起的肌强直或运动迟缓;然后确定瘫痪的类型,根据瘫痪部位分为单瘫、偏瘫、交叉瘫、截瘫、四肢瘫和三肢瘫等。

1. 单瘫(monoplegia)　是指单一的肢体瘫痪。然而,在检查主诉一个肢体无力的患者时经常发现可能是偏瘫或截瘫的早期表现,此时其他肢体也有轻度瘫痪。单瘫可为上或下运动神经元病变引起,伴肌萎缩证据有助于进一步定位病变。

(1) 单瘫不伴肌萎缩:多因大脑皮质病变所致,皮质下病变不可能引起单瘫。急性皮质局灶性病变引起的单瘫可为弛缓性,病理反射不明显,常伴皮质型感觉障碍、症状性癫痫发作和失语等脑皮质损害症状,不仔细检查易误诊为臂丛神经或腰骶神经丛病变。脑梗死是最常见的原因,如大脑前动脉闭塞引起下肢单瘫;脑肿瘤或脑脓肿也可引起;多发性硬化和脊髓肿瘤早期常见下肢单瘫。皮质病变所致的单瘫常伴上运动神经元性病变所见,如肌张力增高、腱反射亢进、Babinski 征等,神经传导速度正常。

(2) 单瘫伴肌萎缩:较不伴肌萎缩的单瘫常见。下运动神经元病变导致的单瘫伴明显的肌萎缩、腱反射减弱或消失、肌纤维颤动或肌束震颤,肌电图显示失神经电位、运动单位电位数量减少。

1) 下肢单瘫伴肌萎缩:较多见,见于胸椎或腰椎病变,如外伤、椎管肿瘤、脊髓炎、多发性硬化和迟发性放射病等,很少引起严重的肌萎缩。一侧腹膜后肿瘤或血肿压迫腰骶神经丛也可引起,腰椎间盘脱出和单神经病通常不引起单肢全瘫或大部分肌群瘫痪,中央型腰椎间盘脱出或马尾压迫性疾病也很少引起一侧的下肢瘫。

2) 上肢单瘫伴肌萎缩:完全性萎缩的上肢单瘫较少见,见于婴儿出生时臂丛神经损伤、儿童脊髓灰质炎;成人须考虑脊髓空洞症、肌萎缩侧索硬化、臂丛神经病和脊髓灰质炎等。

3) 单肢失用性萎缩(disuse atrophy):程度较轻,腱反射仍保留,神经传导速度正常;肌肉失神经支配可见肌束震颤和反射减低。根据起病形式及病程、肌无力类型、神经症状体征,以及辅助检查如脊椎 X 线平片、脊髓 MRI、肌电图和脑脊液检查等,可确定为脊髓前角细胞、脊神经根或周围神经病变。急性下运动神经元性病变在数周内可以不出现明显的肌萎缩,须注意鉴别。

2. 偏瘫（hemiplegia）　是指一侧肢体瘫痪,常伴同侧面、舌瘫,临床最为常见,是锥体束损害表现,病损多位于内囊和皮质下白质。常见于脑卒中、脑外伤如脑挫裂伤、硬膜下血肿,以及脑肿瘤、脑脓肿、脑炎和脱髓鞘疾病等。

（1）内囊的锥体束纤维最集中,内囊病变导致对侧肢体完全性偏瘫,常伴对侧中枢性面瘫及舌瘫（皮质延髓束受损）;若累及内囊后肢锥体束后的丘脑皮质束和视辐射,可引起对侧的偏身感觉障碍和同向性偏盲,出现"三偏征"。

（2）皮质下白质损害出现不完全性偏瘫或以单瘫为主的偏瘫。前中央回下部病损以对侧上肢瘫和下半部面瘫为主,前中央回上部病损以下肢瘫和躯干瘫为主。

（3）颈髓侧索病变可能引起四肢瘫,偶见脊髓半离断综合征,表现为不累及面部的偏瘫,伴同侧肢体振动觉、位置觉缺失,以及对侧痛觉、温觉缺失等。

引起偏瘫的病变定位及偏瘫的临床表现列于表 2-1-3。

表 2-1-3　引起偏瘫的病变定位及偏瘫的临床表现

病变定位	偏瘫的临床表现
内囊	对侧上、下肢瘫,对侧中枢性面舌瘫（下面部及舌肌瘫痪）
放射冠（皮质下白质）	不完全性偏瘫或以单瘫为主的偏瘫
上位脑干 +同侧动眼神经瘫 +同侧展神经及面神经瘫	对侧下肢、上肢及面部无力或瘫痪 中脑:Weber 综合征 下部脑桥:Millard-Gubler 综合征
延髓	对侧下肢和上肢轻瘫,伴同侧咽喉肌无力
下位延髓	对侧或同侧上肢与下肢无力,面、舌不受累
颈髓侧索	同侧肢体偏瘫,或可能引起四肢瘫

3. 交叉瘫（cross paralysis）　是脑干病变的特征性表现,一侧脑干病变使同侧脑神经运动核与未交叉的皮质脊髓束和皮质延髓束受损,引起病灶侧脑神经下运动神经元瘫痪,对侧肢体偏瘫及病变水平以下脑神经上运动神经元瘫痪。

（1）Weber 综合征:中脑大脑脚病变导致病灶侧动眼神经麻痹,以及对侧偏瘫和中枢性面、舌瘫。

（2）Millard-Gubler 综合征:是脑桥基底部外侧病变引起的病灶侧展神经、面神经及对侧偏瘫和舌瘫。

（3）福维尔（Foville）综合征:是脑桥基底部内侧病变导致病灶侧展神经麻痹及对侧偏瘫,常伴两眼向病灶侧水平凝视麻痹,双眼看向瘫痪侧。常见于基底动脉旁

正中支或短旋动脉闭塞,也可见于脑干炎症或肿瘤。

（4）Jackson 综合征:病变侵及延髓前部橄榄体内侧,出现病灶侧舌下神经麻痹及对侧偏瘫,多为脊髓前动脉闭塞所致。

4. 截瘫（paraplegia）　通常是指双下肢瘫痪,截瘫的病损通常位于脊髓,也包括下运动神经元损伤,以及双侧额叶内侧或矢状窦旁病变。颈髓病变引起四肢瘫,也称为颈性截瘫。

（1）胸髓病变引起痉挛性截瘫,表现为肌张力增高、腱反射亢进和病理反射等,有时叩诊膝腱不仅同侧小腿急速伸展,也可引起对侧小腿反射性伸展;刺激股外侧或下腹部皮肤可引起下肢屈曲运动。痉挛性截瘫患者如伸肌张力增高,双下肢呈伸直位为伸性截瘫,若双下肢屈肌张力增高呈屈曲位,为屈性截瘫,多由伸性截瘫转变而来,因病变同时损伤网状脊髓束及前庭脊髓束,预后较差,常伴病损平面以下感觉减退或消失、尿便潴留或失禁。急性脊髓性截瘫最常见的病因是脊柱骨折脱位导致脊髓外伤;不常见的病因包括急性脊髓炎、脱髓鞘疾病、硬脊膜外脓肿、脊柱结核、转移瘤、主动脉节段分支闭塞,以及脊髓血管病如脊髓梗死、动静脉畸形引起的脊髓出血,出血性疾病或华法林治疗引起的硬膜外和硬膜下出血也可出现急性或亚急性截瘫。麻痹型脊髓灰质炎（paralytic poliomyelitis）是一种伴轻度脊膜炎的纯运动性疾病,现已罕见,须与急性、亚急性脊髓病鉴别。

成人的慢性或亚急性截瘫最常见的病因是多发性硬化、脊髓肿瘤、维生素 B_{12} 缺乏亚急性联合变性、颈椎间盘脱出、颈椎病（常伴先天性椎管狭窄）、梅毒性脊膜脊髓炎（syphilitic meningomyelitis）,以及运动系统疾病、脊髓空洞症、原因不明的后侧索变性病等;慢性截瘫还见于感染后脊髓炎、脱髓鞘性或坏死性脊髓病、硬膜外脓肿和结核性、真菌性及其他肉芽肿病,以及脊髓肿瘤压迫等,一般在数日或数月的时间出现。在儿童,大部分婴儿双侧瘫（双腿无力及双上肢轻微受累）的病因是先天性脑发育障碍如脑室周围白质软化所致,出生时已有症状,生后数月症状明显,随着发育成熟可有改善;出生时脊髓损伤也是可能的病因。弗里德赖希共济失调（Friedreich ataxia）、家族性截瘫、进行性脊肌萎缩症和多发性神经病慢性型均发病较晚（儿童期或青春期）,缓慢进展;儿童很少发生急性脱髓鞘性脊髓炎。少数病例是因全身性疾病如佝偻病所致。

（2）急性脊髓横贯性损伤休克期出现弛缓性截瘫,须注意与腰骶髓前角、神经根或周围神经病的下运动神经元损伤鉴别。急性脊髓损伤随着时间推移将出现肌张力增高和腱反射亢进,而下运动神经元损伤 2~3 个月时可出现肌萎缩,周围神经病的肌无力通常远端重于近端,

伴肢体远端感觉障碍,括约肌功能通常保留。马尾病变时也可出现弛缓性截瘫。

(3)双侧额叶内侧病变或矢状窦旁病变,如大脑镰脑膜瘤可同时损害支配下肢的双侧锥体束,出现脑性截瘫,见于颅脑外伤、矢状窦静脉血栓形成及脑肿瘤等,脑假瘤(良性颅内压增高症)也可导致类似的脑性截瘫,须注意鉴别。

5. 四肢瘫(quadriplegia)

(1)颈髓病变:较常见,枕大孔区和高位颈髓肿瘤及各种压迫性病变等可引起截瘫的脊髓病变均可导致四肢瘫。累及脊髓前半部的颈段病变,如脊髓前动脉综合征、脊髓炎及颈椎骨折脱位可表现为上肢弛缓性瘫痪及下肢痉挛性瘫痪,通常伴颈肩痛和手麻,也可伴后索症状如感觉性共济失调。颈髓损害常见于颅颈交界区先天性畸形、脊髓空洞症、椎管狭窄、脊髓肿瘤和脊髓血管畸形等。

(2)双侧大脑及脑干病变:也可引起痉挛性四肢瘫,常见于复发性脑卒中,先后出现双侧肢体偏瘫、假性延髓麻痹等;基底动脉闭塞、脑桥出血可导致急性四肢瘫,椎动脉及脊髓前动脉分支闭塞所致的延髓锥体双侧梗死是四肢瘫的罕见原因,常伴严重的意识障碍、生命体征改变和眼位、瞳孔、脑神经异常。CT或MRI检查有助于确诊。

(3)多发性周围神经病:如吉兰-巴雷(Guillain-Barré)综合征可出现对称性弛缓性四肢瘫,可能伴双侧面神经瘫、末梢型感觉障碍,常见脑脊液蛋白-细胞分离,

电生理异常如早期F波或H反射延迟、神经传导速度减慢、远端潜伏期延长等。

(4)神经-肌肉接头疾病:如重症肌无力,肌肉疾病如周期性瘫痪等可出现肌源性四肢瘫,临床上并不少见。

(5)其他少见病因:①风湿性关节炎,家族性骨退化症即莫吉奥综合征(Morquio syndrome)发生齿状突脱位可使颈髓C_1和C_2受压,并有硬脊膜明显肥厚,出现进行性单瘫、三肢瘫或双侧肢瘫,高位为四肢瘫综合征。②发育异常及出生时缺氧,婴儿及儿童早期某些类型白质脑病如异染性脑病、脂类贮积病可导致四肢瘫伴严重精神运动发育迟滞。③先天性肌萎缩和婴儿脊肌萎缩症[韦德尼希-霍夫曼综合征(Werdnig-Hoffmann syndrome)],生后或不久即出现四肢瘫。

6. 三肢瘫(triplegia) 临床罕见,实际上最常见为不完全性四肢瘫,伴第四肢的肌力减弱或腱反射亢进,多为上颈髓或颈延髓交界处受压。例如,枕大孔脑膜瘤以一个肢体痉挛性肌无力起病,其他肢体呈顺时针模式相继受累,病程早期常有双侧Babinski征,可无感觉障碍。三肢瘫也见于多发性硬化、髓内炎性和肿瘤,如胸髓病灶导致截瘫,另一个孤立单侧颈髓或更高位病变导致偏瘫,两者结合表现为三肢瘫。

在表2-1-4中总结了临床常见的运动障碍或瘫痪单侧综合征、伴脑神经受累的双侧或交叉性综合征、不伴脑神经受累的双侧或交叉性综合征及其病变定位。

表2-1-4 运动障碍或瘫痪综合征及其病变定位

运动障碍或瘫痪综合征	病变定位
单侧综合征(unilateral syndromes)	
轻偏瘫,包括面部、上肢和下肢,伴偏身感觉缺失和失语或偏盲	对侧(优势)大脑半球的运动区、运动前区、感觉皮质及相应语言区的大片区域
纯运动性轻偏瘫	对侧内囊、放射冠的皮质下病变或脑桥
共济失调性轻偏瘫	对侧内囊后肢或对侧脑桥基底部
构音障碍-手笨拙综合征	脑桥基底部上1/3与下2/3间病变
单肢孤立的肌群无力	单神经病,少见的可能为多数性单神经病或神经根病变
单瘫	臂丛或腰丛病变,小的皮质病变罕见
脑和脊髓受累导致的双侧或交叉性综合征(bilateral or crossed syndromes with cerebral and spinal involvement)	
轻偏瘫伴对侧下运动神经元性面瘫,向偏瘫侧共同凝视	对侧脑桥病变
轻偏瘫伴同侧痛温觉缺失、霍纳(Horner)征和对侧腭、舌肌无力	对侧延髓病变
十字形偏瘫(cruciate hemiplegia)伴上肢无力,同侧腭、舌肌无力	延髓旁中线病变(因上肢纤维在下肢纤维交叉之上交叉)
四肢瘫伴面部运动丧失,但眼球垂直运动保留(闭锁综合征)	双侧脑桥基底部病变
四肢瘫而面部运动保留,但舌或腭运动或口语障碍	双侧延髓基底部病变
双上肢轻瘫伴下肢功能相对保存,即桶人综合征(man-in-the-barrel syndrome,MIB)	大脑边缘带病变
四肢瘫伴通气支持,膈肌式呼吸	双侧C_1~C_4病变

运动障碍或瘫痪综合征	病变定位
双上肢的下运动神经元性瘫痪,双下肢的上运动神经元性瘫痪	双侧 $C_5 \sim T_1$ 病变
三肢瘫(triplegia)	上颈髓或颈延髓交界区病变导致不典型四肢瘫,或胸髓与单侧颈髓病变导致截瘫与偏瘫结合表现为三肢瘫
轻偏瘫伴对侧痛温觉缺失,而振动觉和关节位置觉保留	布朗-塞卡综合征(Brown-Séquard syndrome,又称脊髓半切综合征)
双下肢和/或上肢无力,伴痛温觉缺失而振动与关节位置觉保留	脊髓前部综合征(anterior cord syndrome)
痉挛性截瘫	经常是下位颈髓与胸髓水平间的脊髓病变,偶见于矢状窦旁病变
双侧下腰和骶段不对称运动和感觉缺失,鞍区痛温觉缺失伴尿便及性功能障碍	马尾病变
下肢轻瘫,鞍区分布的痛温觉明显缺失,伴括约肌和性功能障碍	脊髓圆锥病变
非脑和脊髓病变导致的双侧综合征(bilateral syndromes with no cerebral and spinal involvement)	
近端肌无力不伴感觉改变	肌病,以及神经肌肉接头疾病如重症肌无力

7. 孤立性肌群的截瘫(paraplegia of isolated muscle groups) 多由一个或多个周围神经、数个相邻脊神经根病变所致。单个周围神经病除引起特定的肌肉或肌群无力和瘫痪,还伴相应神经分布区感觉缺失,周围神经完全或广泛损害可出现肌萎缩、腱反射消失、血管运动功能及泌汗功能障碍,皮肤、指甲和皮下组织营养障碍等。肌电图和神经传导速度检查有助于诊断。

如患者表现为动作不灵活,但无上、下运动神经元受损的证据,应注意位置觉缺失或小脑协调障碍,以及基底节病变引起的强直,伴姿势和运动异常。如所有情况均被排除,需考虑某种失用症的可能。

8. 癔症性截瘫(hysterical paraplegia) 可表现为单瘫、偏瘫、截瘫、四肢瘫,瘫痪程度可不一致,可为弛缓性或痉挛性,常变幻不定,无严重肌萎缩,腱反射正常或亢进,瘫痪部位的感觉障碍不确定,电生理检查正常。检查时令患者活动受累肢体,可见运动缓慢、犹豫,呈顿挫型,力弱表现不协调,通常是主动肌和被动肌同时间断收缩,看上去明显无力,收缩力随着鼓励而改善。完成某些运动时无力,执行另一些涉及相同肌肉的运动可能自然完成。胡佛征和Babinski躯干-腿试验有助于与器质性瘫痪鉴别。

1) 胡佛征(Hoover sign):患者平卧,检查者将双手掌置于患者足跟下,让患者用力下压足跟。如为器质性瘫痪,检查者感到压力完全或几乎完全来自非瘫痪腿。然后检查者将手从非瘫痪腿下抽出,放在非瘫痪侧足尖上,令患者抬这侧腿,如为器质性瘫痪,在瘫痪侧足跟下的手感受不到压力;如为癔症性瘫痪,瘫痪侧足跟压向手掌。

2) Babinski躯干-腿试验:患者平卧,将双臂交叉放在胸前,令其坐起时,器质性偏瘫患者轻瘫下肢不自主屈曲,癔症性偏瘫患者仅正常下肢屈曲;器质性截瘫患者在双下肢屈曲同时,躯干屈曲,癔症性截瘫患者,截瘫腿不屈曲。

癔症性瘫痪特点是:①发病多与精神因素有关。②症状与解剖学规律不符,也不符合上运动神经元瘫痪或下运动神经元瘫痪特点,一些患者卧床时下肢活动自如,但不能站立和行走。③年轻女性多见,有癔症性格特点,症状可因暗示而改变。诊断癔症性瘫痪应严格排除器质性瘫痪,某些患者在器质性疾病基础上可能有功能性表现,不要只诊断癔症,忽略器质性疾病(王笑中等,1979)。

9. 不伴神经或肌肉可见病变的瘫痪和肌痉挛 是一组无明显运动神经元及神经纤维改变的肌无力疾病,包括重症肌无力、先天性肌强直(congenital myotonia)、家族性周期性瘫痪、手足搐搦、肌强直性肌病、肉毒杆菌中毒、黑寡妇蜘蛛叮咬、甲状腺及其他内分泌性肌病,以及钾、钠、钙、镁代谢性疾病等。这些疾病通常都有可靠的明显的临床特征,主要是生化代谢异常,有的需要特殊的生化、组织化学及电镜检查确诊。

四、失用症及其他非麻痹性运动障碍

人类在成长过程中,通过模仿行为学会各种日常活动和生产劳作所必需的动作,由于长期运用而成为习惯,达到显著自动化的程度。在这些复杂的动作中,运动器官的运动觉(本体感觉)刺激发挥负反馈性影响,对习惯性动作进行自动调节。

失用症(apraxia)又称运用障碍(dyspraxia),是指习得性或熟练性动作障碍。Liepmann(1900)把患者在企图做有目的或细巧的动作时不能准确执行他所了解的随意性动作,称为失用症。失用症患者并无任何运动麻痹、共济失调和感觉障碍,也无对动作的领会困难等。这意味着患者不能在全身动作配合下,正确地使用部分肢体功能去完成那些本已形成的习惯动作,如不能按要求做伸舌、吞咽、洗脸、刷牙、划火柴、穿衣和开锁等简单动作,但患者在不经意的情况下却能自发地做这些动作。

正常的有目的性的动作是一个感觉-观念(意念)-运动过程。要完成一个复杂的随意运动,不仅需要上、下运动神经元与小脑、锥体外系的整合,还需要有运动的意念,需要有完好的体像感觉存在,以及储存完好的有关运动形式的记忆印迹(engram),这些都属于高级神经活动范畴,也就是联络区皮质的功能。

习惯上认为,左侧缘上回是运用功能皮质区,左侧缘上回发出纤维至同侧前中央回,再通过胼胝体到达右侧前中央回。因此,左侧顶叶病变可产生双侧失用症,左侧缘上回与左侧前中央回之间病变产生右侧失用症,损害胼胝体前部或右侧大脑半球皮质下白质可产生左侧肢体失用(图2-1-7)。然而,实际情况并不完全如此,左侧或右侧额叶皮质、顶叶皮质、内囊、基底节或丘脑等急性脑卒中患者,用健侧半球支配手持剪剪纸、执笔画图、写字或拼搭图形困难率均在50%以上。因而,与手运用功能有关的脑结构可能涉及左侧和右侧相当广泛的皮质区和皮质下结构组成的神经网络,而不仅限于左侧缘上回。

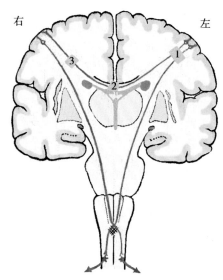

右　　　　　　　　　　　　左

图2-1-7　引起左手失用症可能存在的三处病变(左半球为优势半球)

1处病变出现双手失用,2、3处病变出现左手失用

在测试失用症时,检查者可以观察患者用口面肌(orofacial muscles)追随指令执行熟练动作的能力,例如"噘起你的嘴唇""舔你的下嘴唇""给我做一下如何用锯或用锤子的动作"等,或者测试患者使用一个实物如锯子或锤子的能力。

【临床类型和表现】

传统上把失用症分成三种主要的类型,即观念运动性失用症、观念性失用症和肢体运动性失用症,这里也介绍其他较常见的失用症。

1. 观念运动性失用症(ideomotor apraxia)　是指不能通过打手势使用想像的物体,是最常见的和典型的失用症。患者日常生活多不受影响,在自然状态下可自动地、反射地做有关运动,患者知道如何做,而且也可以说出如何做,但要做时又不能完成,不能按照指令完成复杂的随意动作或模仿动作。例如,不能按指令做伸舌、刷牙动作,但进食时却可以无意地将留在唇边的米粒自动伸舌舔摄;令患者用手指鼻,他却可能指耳。经常发生运动反复症,即不自主地毫无目的地反复做同一运动,如患者按医生的指令举起右手,但以后患者对任何新指令皆以举右手作为反应。该失用症常见于两侧肢体。通常与左侧半球病变相关,经常伴失语症,多在左侧缘上回,运动区及运动前区病变也可以引起,可能是动作观念形成区(缘上回)与执行动作的运动中枢间通路中断所致。观念运动性失用还经常与神经变性疾病如阿尔茨海默病有关。

2. 观念性失用症(ideational apraxia)　也称为概念性失用症(conceptual apraxia)。这一类型的失用涉及执行真实物体的实际操作能力丧失,特别是系列动作,诸如填满并点燃烟斗,或用电咖啡壶煮咖啡。患者模仿动作一般无障碍,能做简单动作,对复杂精巧动作失去应有的正确观念,或只能做复杂系列行为中单一的或分解动作,不能把各个分解动作按次序有机组合成一套完整动作,使整个动作分裂和破坏,弄错了动作前后顺序,把应最后做的动作首先执行。例如,让患者用火柴点烟,他可能用无磷头的一端去擦,或把香烟当作火柴去擦,或把火柴梗当作香烟放进嘴里;患者可能用牙刷梳头、饭勺刷衣服、筷子写字等。这种患者常给人一种漫不经心或注意力不集中的印象,患者的日常活动显得不正常,甚至可引起意外。这种失用症罕见,病灶通常位于左半球,如左顶叶后部、缘上回及胼胝体病变,本质为综合感觉缺失;经常伴失语症。继发于局灶性病变或弥漫性病变,如动脉硬化性脑病、脑外伤和神经变性疾病如阿尔茨海默病。

3. 肢体运动性失用症(limb-kinetic apraxia)　是最简单的失用症,指一个肢体灵巧或敏捷性丧失,通常包括手指的精细运动。患者简单动作无困难,对运动记忆发生障碍,表现为动作笨拙,执行精巧、熟练动作的能力丧失,患者被动执行口令、模仿及主动自发动作均受影响,如不能书写、扣衣和弹琴等,更不能做擦燃火柴等精细动作。严重者对医生的要求做出一些毫无意义的动作反应,如让患者拿起杯子,他却举起手。见于缘上回后部病变,导致运动觉分析及综合能力障碍,或为双侧或对侧运动区(4区及6区)及其发出投射纤维病变或胼胝体前部病变所致。常见于脑卒中患者肌力已恢复,但手指精细动作灵敏性依然受损时。

4. 结构性失用症(constructional apraxia)　是一种主要涉及空间关系的结构性运用障碍,这种失用症不是纯粹的执行或失用障碍,患者对各构成部分有认识,理解各部分的相互位置关系,但空间分析与综合能力障碍。例如,要患者画房子、钟面,写字,搭积木或火柴杆时,可见各构成部分形状大体正确,但线条可能过长、过短、过粗、过细、过斜,或断续、重复及不成比例等;各构成部分的相对位置过于拥挤、重叠、上下左右颠倒,无空间关系,缺乏立体透视感等。严重者甚至不能画出最简单的方形和圆形,画人像时可能把眼睛画在头部以外。病变为非优势半球枕叶与角回间联系纤维中断,与视觉失认症有关。

5. 面-口失用症(facial-oral apraxis) 是一种最常见的失用症,患者不能按指令或模仿检查者完成眨眼、舔唇、伸舌、吹灭火柴等面部动作,但不经意时能自发地做这些动作,患者使用实物的运用功能较好。为左侧运动皮质面部区局限病变,可伴言语失用或布罗卡(Broca)失语;左缘上回底面或左联合皮质区病变可伴肢体失用症。

6. 穿衣失用症(dressing apraxia) 患者不能正确地穿脱衣裤,多因右侧顶叶病变所致,与视空间定向障碍有关,可合并结构性失用、偏侧忽视或失语症等。

7. 语言失用症(apraxia of speech) 患者主要表现为构音错误,想纠正发音错误而无效。复述比交谈时构音错误更多,为了避免错误,患者放慢讲话速度,每个字都同样重读,但招呼、道别、咒骂和计数等发音较正常。常伴 Broca 失语或传导性失语,病变通常限于 Broca 区,病变比 Broca 失语局限。语言失用与构音障碍均为发音缺陷,鉴别点是语言失用无发音肌的运动、肌张力及协调障碍。

第二节 基底节病变所致的运动和姿势异常

(陈生弟 谭玉燕)

一、概述

运动调节中枢分为锥体系及锥体外系两个系统。锥体系(pyramidal system)是大脑皮质运动区发出的直接或间接到达下运动神经元的神经通路,包括皮质脊髓束及皮质延髓束,主司随意运动,病损后主要表现为瘫痪和肌痉挛。锥体外系(extrapyramidal system)传统意义上是指锥体系以外的所有与运动调节有关的结构及下行通路,其涵盖的范围过于宽泛,不仅包括基底节,还包括小脑及脑干中诸多结构及其下行通路,这种定义实际上无临床意义。因此,锥体外系通常是指基底节系统,基底节主要调节肌张力、随意运动协调和姿势,基底节病变可导致随意运动协调性障碍,以及肌张力、姿势、步态异常及各种不自主运动,统称为锥体外系症状。本节主要讨论与基底节病变有关的运动障碍。锥体系与锥体外系病变的临床表现比较列于表 2-1-5。

表 2-1-5 锥体系与锥体外系病变的临床表现比较

症状与体征	锥体系	锥体外系
肌张力改变特点	痉挛状态是锥体系的主要体征,呈折刀征	强直是锥体外系的主要体征,呈可塑性,被动运动阻力相同如铅管样,若伴震颤如齿轮样
肌张力增高的分布	上肢以屈肌为主,下肢以伸肌为主	全身性,以肢体与躯干的屈肌为主
不自主运动	可有肌阵挛	可有震颤、舞蹈症、手足徐动、抽动和肌张力障碍
腱反射	亢进	正常或稍亢进
病理征	阳性	阴性
随意运动的瘫痪	有	无或轻微

【基底节解剖】

在解剖学上,基底节(basal ganglia)包括尾状核(caudate nucleus)及豆状核(lentiform nucleus),豆状核又可分为外侧的壳核(putamen)与内侧的苍白球(globus pallidus)(图 2-1-8)。尾状核与壳核之间仅被内囊纤维分隔,两者在组织结构及功能上颇为相似,在发生学上均出现较晚,因此又称为纹状体(striatum)或新纹状体(neostriatum)。苍白球的组织结构及功能与尾状核、壳核有明显不同,在发生学上出现较早,称为旧纹状体。

苍白球可分为外侧部(外侧苍白球)与内侧部(内侧苍白球)。壳核和苍白球位于内囊外侧,内囊将其与内侧的尾状核、丘脑、底丘脑核(Luys 体)及黑质等分隔开来。

由于底丘脑核及黑质与尾状核、壳核及苍白球有密切的纤维联系,且在功能上相互关联,一般也将其归为基底节的范畴。至于屏状核和杏仁复合体,虽然有人将其视为基底节的一部分,但在纤维联系及功能上与前述核团迥异,通常认为不属于基底节范畴。近年来有的学者

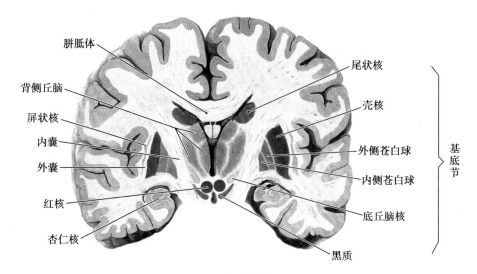

图 2-1-8 基底节的解剖组成

根据细胞构筑及纤维联系的相似性,把位于纹状体腹侧的伏核(nucleus accumbens)和嗅结节(olfactory tubercle),以及位于苍白球腹侧的无名质(substantia innominata)也归于基底节范畴,分别称作腹侧纹状体(ventral striatum)和腹侧苍白球(ventral pallidum)。相应地,传统上的尾状核、壳核与苍白球分别称为背侧纹状体(dorsal striatum)和背侧苍白球(dorsal pallidum)。由于腹侧部结构与运动功能调节关系不大,在此不做讨论,以下提及的均为传统的背侧部纹状体和苍白球。

1. 纹状体神经元可分为传出神经元和中间神经元传出神经元占绝大部分,为有树突棘的中棘神经元(medium spiny neurons,MSN)。中间神经元有多种类型,主要包括胆碱能中间神经元、GABA/Parvalbumin 中间神经元和 Somatostasin/NOS 中间神经元。近 30 年来对基底节解剖研究的一项重要进展是认识到纹状体组织结构和功能的不均一性。通过不同生物标志免疫组化染色可显示基质(matrix)和纹状小体(striasome)两种细胞构筑类型,呈马赛克样"镶嵌"结构。基质部神经元分布稀疏,纹状小体部神经元密集,这两种不同细胞构筑的功能意义尚不清楚。纹状体传出神经元生物特性也有差异,根据神经递质和受体、纤维联系不同,可分为直接通路神经元和间接通路神经元两种类型,在功能上可能有不同的分工。这种神经元类型差异还表现在病理损伤的敏感性方面,在某些神经变性疾病,特定类型的神经元优先受损,如亨廷顿(Huntington)病常表现为参与间接通路的纹状体神经元首先受累。

2. 基底节纤维联系 此处仅讨论基底节的主要纤维联系,帮助理解基底节的运动调节功能及其病变导致的运动功能异常,尤其是不自主运动的发生机制。基底节纤维联系可分为三部分:传入纤维、内部联系纤维和传

出纤维。基底节核团间及基底节与其他相关结构的主要纤维联系见图 2-1-9。

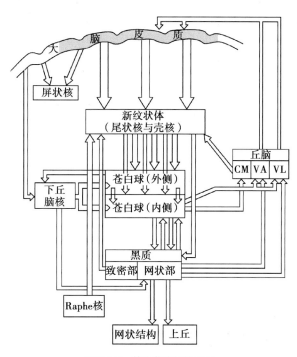

图 2-1-9 基底节的解剖联系

(1)传入纤维:基底节传入纤维主要到达纹状体,主要传入通路包括:①大脑皮质-纹状体;②丘脑中央中核-纹状体;③脑干核团(中缝核、蓝斑)-纹状体。大脑皮质的传入纤维源自几乎所有的皮质区域,是基底节传入纤维最重要的来源,不同脑区的投射纤维在纹状体呈定位分布,功能上可能也有所不同。其中与运动调节有关的皮质传入纤维来自运动前区(premotor area)、辅助运动区(supplementary motor area)及运动感觉皮质(motor-sensory cortices），主要投射至壳核。

（2）内部联系纤维：较重要通路包括：①纹状体→内侧苍白球/黑质网状部；②纹状体→外侧苍白球；③外侧苍白球→底丘脑核；④底丘脑核→内侧苍白球/黑质网状部；⑤外侧苍白球→内侧苍白球；⑥黑质致密部→纹状体。由纹状体至内侧苍白球/黑质网状部的纤维通路有两条：直接通路是纹状体→内侧苍白球/黑质网状部；间接通路是纹状体→外侧苍白球→底丘脑核→内侧苍白球/黑质网状部。

（3）传出纤维：内侧苍白球与黑质网状部在细胞构筑及功能上极为相似，可如同尾状核与壳核一样视为同一功能单位，基底节传出纤维主要由此发出。主要通路包括：①内侧苍白球/黑质网状部→丘脑；②内侧苍白球/黑质网状部→上丘；③内侧苍白球/黑质网状部→脚桥核（pedunculopontine nucleus）。其中内侧苍白球/黑质网状部→丘脑投射纤维最重要，基底节绝大部分传出纤维均加入此通路。基底节输出纤维分两束进入丘脑，一束为豆状袢（ansa lenticularis），此束向前绕过内囊再向后内方，另一束为豆状束（lenticular fasciculus），此束分若干小束向内穿过内囊，再向后内方在红核前区（Forel区）与豆状袢会合。随后这些纤维与来自小脑的上行纤维合并成丘脑束进入丘脑，主要投射至腹外侧核，也有少数纤维投射至腹前核和板内核。丘脑腹外侧核及腹前核发出的纤维再投射至同侧大脑皮质运动前区。基底节通过上述纤维联系与大脑皮质、丘脑构成皮质-基底节-丘脑-皮质环路，该环路是基底节实现运动调节功能的主要解剖基础。目前未发现基底节至脊髓的直接下行通路，只有少量纤维到达低位脑干，然后经脑干网状结构多突触传递至脊髓。

对基底节结构和功能的认识，随着相关的解剖、生理、药理研究的深入而不断发展。过去认为基底节各部至丘脑各级纤维联系像漏斗样不断汇聚集中，承担单一的运动调节功能，目前认为基底节并非单一的运动调节单位，实际上基底节可能包含6个在结构与功能上相对独立的功能单位，即皮质-基底节-丘脑-皮质平行环路（Alexander et al,1990）。除传统的运动调节环路，至少还存在1个眼运动环路（oculomotor circuit）、2个前额叶环路（prefrontal circuits）和1个边缘环路（limbic circuit）。各环路在各节点的投射区及最终的皮质投射目标各不相同，经典的运动环路主要投射到运动前区，眼运动环路主要投射到额叶眼运动区，两个前额叶环路分别投射到前额叶背外侧部和眶额皮质外侧部，边缘环路皮质投射区是前扣带回和眶额皮质内侧部。这些非运动环路与眼运动、认知活动、情感活动等功能有关。

【生理】

基底节的运动调节机制迄今仍未阐明，研究者根据实验研究和临床观察资料曾提出多种假说。例如，认为基底节如同一个过滤器，大脑皮质在发动一次运动时，有关信息被下传到基底节，有些活动被增强，一些不必要的活动被抑制，经"过滤"的信息再经丘脑返回大脑皮质，使随意运动能够精确协调地完成。另一种理论认为，基底节功能如同"刹车"或"开关"，"刹车"是基底节的紧张性抑制活动对其投射靶区的不必要运动起抑制作用，"开关"是指基底节在适当的时间从众多运动程序中选择恰当的程序并使之激活。还有学说认为，基底节对大脑皮质的运动计划与执行起调节作用。

根据基底节的解剖、生理、药理及临床研究结果，有学者提出基底节运动解剖功能模型（DeLong et al,1990；Alexander et al,1990；Ablin et al,1989）：纹状体是基底节传入信息的接受单位，内侧苍白球/黑质网状部是基底节的主要输出单位，纹状体GABA能神经元接受大脑皮质谷氨酸能纤维兴奋性输入，通过直接通路与间接通路影响基底节的输出，再经丘脑腹外侧核/腹前核返回感觉运动皮质，调节运动程序的制定与执行。纹状体至内侧苍白球/黑质网状部的直接和间接通路是：

直接通路：皮质$\xrightarrow{(+)}$纹状体$\xrightarrow{(-)}$内侧苍白球/黑质网状部（Gpi/SNr）$\xrightarrow{(-)}$丘脑$\xrightarrow{(+)}$皮质

间接通路：皮质$\xrightarrow{(+)}$纹状体$\xrightarrow{(-)}$外侧苍白球（GPe）$\xrightarrow{(-)}$底丘脑核（STN）$\xrightarrow{(+)}$内侧苍白球/黑质网状部（Gpi/SNr）$\xrightarrow{(-)}$丘脑$\xrightarrow{(+)}$皮质

皮质-纹状体谷氨酸能纤维通过刺激直接通路可减少基底节输出，刺激间接通路可增加基底节输出。由于基底节输出对丘脑腹外侧核和腹前核有抑制作用，如直接通路活动增强，基底节输出减少，使丘脑腹外侧核和腹前核去抑制，丘脑对皮质的驱动作用增强，易化皮质的运动功能。反之，如间接通路活动增强，基底节输出增加，可抑制皮质运动功能。黑质-纹状体多巴胺通路刺激直接通路活动、抑制间接通路活动，最终减少基底节抑制性输出，易化皮质运动功能。这一模型粗略地整合了主要的基底节递质和神经通路，为讨论基底节运动调节机制提供了一个基本框架，能解释某些运动障碍性疾病发生的神经生理机制，推断不同递质改变对运动功能的影响（图2-1-10）。

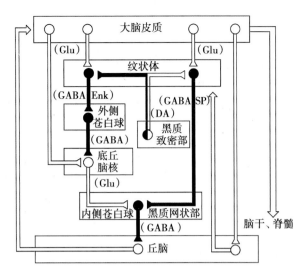

图 2-1-10 皮质-基底节-丘脑-皮质环路功能解剖模型

各通路的主要递质分布及其作用如图所示。黑色实体线条表示抑制性作用,空心线条表示兴奋性作用。Glu:谷氨酸;GABA:γ-氨基丁酸;DA:多巴胺;Enk:脑啡肽;SP:P物质

根据皮质-基底节-丘脑-皮质环路功能解剖模型,目前认为基底节对皮质输入的运动信息进行的加工处理过程依赖于直接通路及间接通路的精细平衡,直接通路通过抑制基底节抑制性输出易化有用的运动程序,间接通路通过增加基底节输出抑制不必要的干扰信息。若这一平衡受到破坏将导致基底节输出异常及运动功能紊乱,直接通路活动减弱、间接通路活动过强将导致基底节输出增加,抑制皮质的运动功能,反之使基底节输出、皮质运动功能被过度易化。依据这一模型,帕金森病(PD)是由于黑质-纹状体多巴胺通路变性,直接通路活动减弱、间接通路活动过强,导致基底节输出过多,丘脑-皮质反馈活动受到过度抑制,其对皮质运动功能的易化作用受到削弱,因此导致动作减少、运动徐缓等症状。损毁内侧苍白球或底丘脑核可减少基底节输出,因而对帕金森病某些症状具有治疗作用(图 2-1-11)。类似地,亨廷顿病(HD)由于纹状体间接通路神经元变性,基底节输出减少,丘脑-皮质反馈对皮质运动功能的易化作用过强,因而产生多动症状。

必须指出,尽管该模型在解释某些基底节疾病多动和少动症状的发生机制及外科治疗机制方面很有价值,但仍是粗线条的,很多细节未得到反映,有些动物实验结果与这一模型甚至有矛盾之处。例如,根据该模型损毁内侧苍白球将导致基底节输出减少,引起多动症状,实际上实验性损毁内侧苍白球反而可减轻灵长类动物模型的偏侧投掷症及帕金森病药物诱发舞蹈样不自主运动。此外,该模型不能解释震颤是如何发生的。可以预期随着研究的不断深入,该模型会增加更多的细节并逐渐完善。

【生化和药理】

在过去的几十年中,一系列神经生化和神经药理学研究极大地深化了人们对基底节功能的认识,同时推进了帕金森病(Parkinson disease,PD)及相关疾病的合理治疗。从功能角度看,基底节最重要的神经递质是谷氨酸(Glu)、γ-氨基丁酸(GABA)、多巴胺(DA)和乙酰胆碱(ACh)。Glu 是一种兴奋性递质,是皮质至基底节投射纤维及底丘脑核传出纤维的递质;GABA 作为一种抑制性神经递质,存在于纹状体、苍白球和黑质网状部的传出神经元。在纹状体传出神经元中,有多种神经肽作为 GABA 的共同递质,直接通路纹状体神经元肽类递质主要有 P 物质(SP)、强啡肽(dynorphin,Dyn);间接通路纹状体神经元肽类递质主要是脑啡肽(enkephalin,Enk)和神经降压肽(neurotensin,NT)。源自黑质致密部的黑质纹状体投射纤维递质是 DA,ACh 存在于纹状体大中间神经元,DA 对这类神经元具有抑制作用。除上述神经递质外,5-羟色胺(5-HT)、去甲肾上腺素(NE)、生长抑素(SS)、胆囊收缩素(CCK)、神经肽 Y(NPY)、腺苷、内生大麻素类似物(endocannabinoids)等也是基底节的递质或调质。

与基底节疾病关系最密切的神经递质是 DA,它在黑质致密部多巴胺能神经元内合成,然后运输到黑质纹状体纤维末梢,黑质和纹状体是基底节中 DA 含量最丰富的部位。DA 在脑内的合成及代谢过程见图 2-1-12。DA 的作用极其复杂,这在很大程度上是由于 DA 受体类型复杂,目前确定 DA 受体至少有 5 个亚型,每一亚型的分布及药理效应都不相同,根据其信号转导机制可分为 D1 样受体(D1、D5)和 D2 样受体(D2、D3、D4)两类。DA 对参与直接通路和间接通路的纹状体传出神经元作用不同,这种差异可能是由于这两类神经元 DA 受体亚型分布不同,参与直接通路的纹状体传出神经元主要含 D1 受体,参与间接通路的纹状体传出神经元主要含 D2 受体。多巴胺受体均属 G 蛋白偶联受体家族,D1 受体与 Gi 蛋白偶联,通过激活腺苷酸环化酶(ACA),使 cAMP 增高,对突触后纹状体神经元具有兴奋作用;D2 受体与 Gs 蛋白偶联,通过抑制腺苷酸环化酶,使 cAMP 下降,对突触后纹状体神经元有抑制作用。然而,DA 对直接通路与间接通路的调节作用并非仅是 D1 受体介导的兴奋或 D2 受体介导的抑制那么简单。部分纹状体神经元同时表达 D1、D2 受体亚型,这两种受体之间必然有相互作用。D2 受体还存在于多巴胺能神经末梢的突触前膜,作为自身受体抑制 DA 释放,因此 D2 受体可间接影响 D1 受体的作用。纹状体 DA 受体的 D3、D4、D5 亚型,虽然表达水平不高,但对纹状体活动也有一定影响。由于不同亚型多巴胺受体的亲和力及信号转导机制存在差异,因此多巴胺对纹状体神经元的作用极其复杂。多巴胺受体亚型的分子生物学、药理学特性及其分布见表 2-1-6。

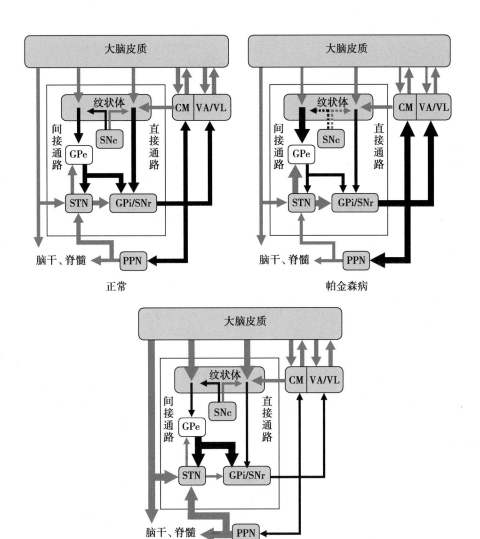

图 2-1-11　正常人与帕金森病、亨廷顿病的皮质-基底节-丘脑-皮质环路活动的比较
GPe:外侧苍白球;SNc:黑质致密部;STN:底丘脑核;GPi/SNr:内侧苍白球/黑质网状部;CM:丘脑中央中核;VA/VL:丘脑腹前核/腹外侧核;PPN:脚桥核。黑色线条代表抑制性通路,灰色线条代表兴奋性通路,线条粗细示意作用的强弱变化

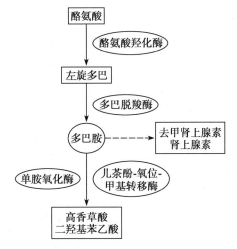

图 2-1-12　DA 在脑内的合成及代谢过程

表 2-1-6 多巴胺受体亚型的分子生物学、药理学特性及其分布

	D1 样受体		D2 样受体		
	D1	D5	D2（D2S/D2L）	D3	D4
基因定位	5q35.1	4p15.1~15.33	11q22~23	3p13.3	11p
氨基酸残基数	446	477	414/443	400	387
G 蛋白	Gs	Gs	Gi/o	Gi/o	Gi/o
效应途径	ACA（+） cAMP↑	ACA（+） cAMP↑	ACA（-） cAMP↓	ACA（+）	ACA（+）
DA 亲和力	++	未知	+++	++++	未知
中枢分布	基底节（纹状体、底丘脑核、内侧苍白球/黑质网状部）、伏隔核、嗅结节、杏仁核	基底节（纹状体）海马、下丘脑	基底节（纹状体、外侧苍白球、底丘脑核、黑质致密部）、垂体、伏隔核、嗅结节	基底节（纹状体、底丘脑核、黑质致密部）、嗅结节、下丘脑、伏隔核、Calleja 岛	基底节（纹状体、外侧苍白球）、额叶皮质、杏仁核、海马、脑干

DA 调节作用不仅涉及不同 DA 受体亚型之间的相互作用，还涉及 DA 与其他递质系统的相互作用。Hornykiewicz 等很早（1960）就提出纹状体多巴胺递质系统与胆碱递质系统平衡对实现基底节运动调节功能非常重要，多巴胺缺乏将导致胆碱系统功能相对亢进，临床上中枢抗胆碱药物对 PD 症状有效支持这一观点。纹状体乙酰胆碱能中间神经元与纹状体传出神经元有突触联系，药理学研究显示 ACh 对纹状体神经元有复杂的作用，另一方面纹状体乙酰胆碱能中间神经元接受 DA 调节，刺激 D1 受体能促进 ACh 释放，刺激 D2 受体能减少 ACh 释放。DA 与谷氨酸、GABA、腺苷、阿片肽、大麻素等递质或调质之间也存在相互影响。

纹状体传出神经元（中等多棘神经元）是各递质、受体调节作用的主要靶点。如上所述，纹状体含有多种神经递质和调质，每种递质又有多种受体亚型，如此之多的递质及受体间存在极其复杂的相互作用（Hallet, 2008；Grace, 2008；Olanow, 2009）。可以预见，分子神经药理研究将极大地丰富我们对基底节疾病发病机制的认识，促进相关治疗药物的开发。实际上，以神经药理研究为基础的帕金森病及其运动并发症的新药已经成功应用于临床，如腺苷 A_{2A} 受体拮抗剂（伊曲茶碱）在 2018 年国际帕金森病和运动障碍学会制定的指南中被推荐用于帕金森病治疗（Fox SH et al, 2018）。还有一些新药，诸如谷氨酸 NMDA 受体亚型选择性拮抗剂、5-HT1A 受体激动剂等已进入临床试验（Herring WJ et al, 2017）。

目前使用的基底节疾病治疗药物基本原理都是纠正基底节神经递质紊乱和神经环路活动异常。基底节环路功能解剖模型对解释基底节疾病的相关药物作用机制非常有价值，如 PD 的主要生化异常是黑质和纹状体 DA 显著降低，导致直接通路兴奋性降低、间接通路活动亢进，药物的药理作用主要是补充脑内多巴胺含量或纠正环路活动异常（表 2-1-7）。舞蹈症、偏侧投掷症是多巴胺递质系统功能相对亢进，基底节输出过少所致，多巴胺受体拮抗剂可抑制多巴胺功能并改善症状。利血平、吩噻嗪类及丁酰苯类药在人类可引起类帕金森综合征表现，利血平作用机制是耗竭脑内 DA，吩噻嗪类及丁酰苯类机制可能是阻断 DA 受体。

表 2-1-7 目前使用的帕金森病治疗药物的药理作用机制

药物种类	代表性药物	作用机制
多巴胺前体	左旋多巴	增加 DA 合成，刺激纹状体直接通路 D1 样和间接通路 D2 样受体
非选择性多巴胺受体激动剂	阿扑吗啡	直接刺激纹状体直接通路 D1 样和间接通路 D2 样受体
D2/D3 选择性多巴胺受体激动剂	罗匹尼罗	直接刺激纹状体间接通路 D2 样受体
多巴脱羧酶抑制剂	苄丝肼	抑制左旋多巴在外周分解，增强左旋多巴疗效
MAO-B 抑制剂	司来吉兰	单独使用，提高内源性 DA 水平，刺激直接通路纹状体 D1 样和间接通路 D2 样受体；与左旋多巴合用，抑制左旋多巴分解代谢，增强左旋多巴疗效
外周 COMT 抑制剂	恩他卡朋	减少左旋多巴在外周分解，增强左旋多巴疗效
M 型胆碱受体拮抗剂	苯海索	阻断 M1 受体，减弱间接通路过度兴奋
NMDA 受体拮抗剂	金刚烷胺	抑制间接通路纹状体神经元的兴奋性

【病理】

Wilson(1912)首先描述了肝豆状核变性,后来被命名为 Wilson 病,其主要的神经系统病变是纹状体变性,Wilson 认为这一病理改变与震颤、强直等有关。Meynert(1871),Jelgersma(1908)和 Alzheimer(1911)等进行了 Huntington 病的临床病理研究,认识到是纹状体细胞丢失所致。后来的研究发现,Huntington 病早期主要是参与间接通路的纹状体神经元变性,后期直接通路纹状体神经元也发生变性。Oskar 和 Vogt(1920)详细描述了几例婴儿期发病的舞蹈-手足徐动症患儿的神经病理表现,将局限于尾状核和豆状核的病变称为"纤维化状态"或"髓鞘形成障碍状态"。德国学者 Lewy(1912)首先报告了帕金森病患者的无名质(substantia innominata)和迷走神经背核有细胞内嗜酸性包涵体,并对其形态作了较详细描述。Tretiakoff(1919)首先证实 PD 患者黑质含黑色素细胞数目减少,并有类似 Lewy 报道的包涵体,他将这种包涵体命名为路易(Lewy)体。Martin 及 Mitchell 的研究发现,偏侧投掷症是底丘脑核及联系纤维病变所致。部分锥体外系疾病(现称为运动障碍疾病)的临床病理关系见表 2-1-8,但很多细节仍不清楚。

表 2-1-8 运动障碍疾病的临床症状及主要病变部位

临床症状	主要病变部位
一侧肌强直伴静止性震颤	对侧黑质+其他部位病变
偏侧投掷症和偏侧舞蹈症	对侧底丘脑核或其与苍白球的联系纤维
Huntington 慢性舞蹈病	尾状核和壳核
手足徐动症和肌张力障碍	对侧纹状体,但变形性肌张力障碍病变部位不清
小脑共济失调、意向性震颤和肌张力降低	同侧小脑半球,同侧小脑中、下脚,结合臂(如在交叉下方为同侧,在交叉上方为对侧)
去大脑强直,上肢与下肢呈伸展状,角弓反张	通常在双侧上位脑干被盖部,在红核水平,红核与前庭核之间
节律性腭肌和面肌阵挛	同侧中央被盖束,伴下橄榄核、疑核失神经支配
弥散性肌阵挛	通常为弥漫的神经元变性,以大脑或小脑皮质和齿状核为主

二、基底节疾病的症状学

广义而言,运动障碍疾病(movement disorders)根据症状可以分为运动减少(hypokinesia)和运动增多(hyperkinesia)或不自主运动(unvoluntary movement)两大类。运动减少症状可视为运动系统未受损,结构活动释放或去抑制的结果;例如,基底节疾病的运动迟缓、运动减少及正常姿势反射丧失是运动减少症状。运动增多或不自主运动主要包括震颤、舞蹈、肌张力障碍、抽动等。

1. 运动减少或运动迟缓 运动减少(hypokinesia)也称为运动不能(akinesia),表现为自发运动减少或自然动作时较少使用受累的肢体,可伴动作发动与执行缓慢。与锥体束损害引起的瘫痪不同,患者无肌力减退;也与失用症不同,后者通常由于运动记忆受损导致某些动作不能顺利完成,但另一些动作正常。运动减少或运动不能在 PD 中表现最明显,严重时身体所有部位的动作都极度减少,常见的习惯性动作,如眨眼、摸脸、交叉双臂或跷腿等明显地减少或消失,侧视时眼动而头不动,从坐位起立时缺乏通常的脚后移、手扶椅子扶手等细小的调整动作。瞬目减少,表情呆板如面具脸,语音单调低沉,吞咽动作减少而导致流涎等。

运动迟缓(bradykinesia)常与运动减少并存,两者的病理生理机制可能相同。患者动作缓慢,动作反应时间延长,完成动作时间比正常人长。Hallett 认为,运动减少是反应时间延长所致,运动迟缓是执行时间延长所致,运动迟缓严重时会导致运动减少。患者无思维迟缓,心理运动计划形成无困难。虽然严重肌强直也会影响运动速度和灵活性,但两者发生机制不同,立体定向手术使强直症状改善后运动迟缓并无改变,提示运动迟缓并非肌强直的继发表现。对 PD 患者动作分析发现,正常运动的三个肌收缩时相(主动肌-拮抗肌-主动肌)仍然完整,但肌力即激活的运动单位数不足,以致需重复多个三相式肌收缩才能完成一个动作。

从病理生理角度而言,运动迟缓可以认为是皮质-纹状体-丘脑-皮质环路活动异常所致,临床上可见于黑质-纹状体多巴胺能通路变性如 PD,DA 受体阻断如使用神经安定剂,以及纹状体神经元广泛变性如多系统萎缩、强直型 Huntington 病、Wilson 病和哈勒沃登-施帕茨(Hallervorden-Spatz)病等。基底节疾病还可伴其他随意运动异常,在执行需要肌肉持续收缩的随意运动时如书写动作,若持续肌收缩不能及时抑制,以致不能迅速转换到下一动作,称作紧张性神经支配(tonic innervation)或阻断(blocking),观察患者执行快复轮替动作时,如快速握拳伸指或手指连续敲击桌面可发现这一现象,如执行快复轮替动作时,常观察到动作在某一环节被"卡住"。

2. 肌强直(rigidity) 是异常的高肌张力状态,肌肉呈持续性或间歇性收缩,触摸时有紧绷感或坚实感。虽尽量使肢体保持松弛状态,肌电图仍可记录到短暂静息期,不自主肌收缩阈值显然很低。通常屈肌与伸肌同时受累,屈肌更明显;躯干和四肢大肌群强直要比小肌群严重,可能与肌肉体积大有关,但面、舌、甚至咽喉部小肌群也经常受累。肌强直由与皮质脊髓束损伤引起的痉挛状态(spasticity)不同。痉挛状态的阻力主要在运动开始阶段,随后阻力降低,被称作折刀样(clasp-like)肌张力增高;肌强直的阻力在被动运动过程中均匀一致,如同弯曲铅管,称为铅管样(lead pipe-like)肌张力增高。痉挛状态常伴腱反射亢进,肌强直腱反射不亢进。Negro(1901)首先注意到齿轮现象(cogwheel phenomenon),当被动牵拉张力增高的肌群时可感觉节律性停顿,如同转动齿轮的阻力,一般认为是运动时肌强直与潜在的震颤叠加所致,但临床上可见其他形式的严重震颤在肢体被动运动时也有轻微的齿轮感,提示齿轮现象形成机制可能更复杂。

肌强直除了见于 PD,还是很多基底节疾病,诸如 Wilson 病、多系统萎缩、变形性肌张力障碍、神经安定剂中毒、进行性核上性麻痹和原发性基底节钙化等的突出特征。肌强直需要与不自主抵抗鉴别,不自主抵抗是一种类似肌张力增高的特殊症状,患者表现为下意识地对抗肢体的被动运动,不能按要求放松肌肉。施加的外力越大,患者的抵抗也越大。发生机制并非基底节病变,见于额叶损害、痴呆或意识模糊患者,可能与额叶功能障碍、注意功能受损有关。肌强直还要与蜡样屈曲(waxy flexibility)鉴别,后者见于心因性紧张症患者。

3. 姿势平衡障碍 PD 患者姿势平衡障碍明显,患者颈部、躯干和肢体不自主弯曲呈"屈曲体姿",易跌倒,从坐卧位起立困难;从背后轻推患者常用一系列小碎步动作纠正姿势不稳。这种平衡功能障碍与姿势翻正反射(righting reflexes)受损有关,并非肌无力所致。明显的姿势反射异常常见于进行性核上性麻痹病程早期和 PD 的晚期。舞蹈症、投掷症、变形性肌张力障碍患者,当不自主运动强度过大时也会表现为姿势平衡障碍,但表现及发生机制与帕金森病不同。

4. 不自主运动(unvoluntary movement) 不自主运动包括舞蹈症、手足徐动症、投掷症和肌张力障碍等。它们通常被单独描述,实际上常可同时存在,且有很多相同的特征,有理由认为它们可能拥有共同的病理生理基础。应注意,舞蹈症、手足徐动症和肌张力障碍并非像某些疾病(如 Huntington 病、变形性肌张力障碍)的名称暗示的那样,独立存在于某种疾病。几种不自主运动如舞蹈症与手足徐动症、肌张力障碍等可能同时存在或相继呈现,临床上一般要确定以哪种症状为主或以客观的描述代替具体症状名称。

(1) 舞蹈症(chorea):是一种不规则的、非节律性、快速有力的、不持续性的不自主运动,动作可简单或复杂,既可见于肢体,也可见于躯干及头面部。特征性表现之一是动作不持续,常见手中的东西坠落。局限于身体一侧的舞蹈症称为偏侧舞蹈症(hemichorea)。根据动作的不可预知性及其不定的方向、时限与分布,可与其他的不自主运动鉴别。患者表现为手舞足蹈如同跳舞,有时扮鬼脸、发怪声,虽然动作本身无目的性,但患者常用一些主动性动作将其掩盖以免使人注意。动作通常是孤立的,如很多动作连续出现可类似手足徐动症。当无不自主运动时患者做的一些随意运动的动作特别快,不能持续,肢体张力极低,当坐位使脚离开地面叩击膝腱反射时,小腿如同钟摆样来回摆动。舞蹈症伴肌张力降低和钟摆样反射提示小脑病变;舞蹈症与肌阵挛的主要区别在于后者动作更迅速,可累及单块肌肉或一个、多个肌群。偏侧舞蹈症主要涉及肢体远端肌群,动作幅度较小,而偏侧投掷症主要累及近端肌群,动作幅度大,可鉴别之。

许多疾病可出现舞蹈症(表 2-1-9),典型如见于 Sydenham 舞蹈病和妊娠性舞蹈症,两者都与链球菌感染有一定关系。舞蹈症也是 Huntington 病(遗传性舞蹈病)的主要症状,但常表现为舞蹈手足徐动症。还有一种不伴痴呆的良性遗传性舞蹈病,老年期发病的老年性舞蹈症都不少见。舞蹈症还可见于药物中毒,如吩噻嗪类、氟哌啶醇,抗癫痫药尤其苯妥英钠,较少见的情况是甲状腺功能亢进、真性红细胞增多症、红斑狼疮,以及副肿瘤综合征等。一过性舞蹈动作可见于急性代谢紊乱,如高渗性非酮症高血糖症或低钠血症。

舞蹈症的病理解剖基础尚未完全明确,纹状体病变可能是主要因素。Huntington 舞蹈症纹状体病变明显,研究发现,Huntington 病早期病变主要限于参与间接通路的纹状体传出神经元,直接通路病变在疾病晚期才出现。根据基底节功能假说模型,间接通路活动减弱使基底节输出减少,丘脑皮质反馈活动失去基底节输出的抑制,对运动皮质易化作用增强,导致不自主运动。偏侧投掷症通常为底丘脑核病变所致。然而,血管性、炎症性纹状体病变很少引起舞蹈症,可能的原因是这些病变无选择性,直接通路与间接通路同时受损,对基底节最终输出影响不明显。风湿性舞蹈症的病变部位不明确,尽管少数病例影像上可见纹状体异常信号。急性代谢紊乱伴舞蹈症患者,影像学检查常见基底节区腔隙性梗死灶或代谢异常,但与舞蹈症的联系还不清楚。

(2) 手足徐动症(athetosis):也称指划症,该词源于希腊语,意为"不确定的"或"易变的"。该症状特点是手指、足趾、舌或身体其他部位相对缓慢的、弯曲不定的、无目的不自主运动,常为一个动作接着一个动作,导致受累部位不能维持在一个姿势或位置。不自主运动通常在

表 2-1-9 以舞蹈症为特征的疾病

遗传性疾病

　　Huntington 病

　　良性遗传性舞蹈病

　　神经棘红细胞增多症

　　齿状核红核苍白球路易体萎缩

　　Wilson 病

风湿性舞蹈病

　　Sydenham 舞蹈病(小舞蹈病)

　　妊娠性舞蹈症

药物诱发的舞蹈症

　　神经安定剂(吩噻嗪类、氟哌啶醇)

　　口服避孕药

　　苯妥英钠(偶见于其他抗癫痫药)

　　左旋多巴和多巴胺受体激动剂过量

　　可卡因

伴有舞蹈症的系统性疾病

　　红斑狼疮

　　抗磷脂抗体综合征

　　甲状腺毒症

　　真性红细胞增多症

　　高渗性非酮症高血糖症

　　艾滋病伴弓形体感染

　　副肿瘤综合征

偏侧舞蹈症

　　卒中

　　肿瘤

　　血管畸形

四肢远端、面部、舌及咽喉较明显,也可累及其他部位。常见的运动模式是上肢交替性伸直-旋前与屈曲-旋后,手指表现为交替屈伸,屈曲内收的拇指被其余手指抓在掌中如同握拳。其他特征的运动模式包括足内外翻交替、伸缩嘴唇、颈部及躯干扭转、反复皱眉和眨眼等。动作较舞蹈症略慢,但可同时存在,难以区分,称为舞蹈手足徐动症(choreoathetosis)。

　　手部执行简单随意动作时主动肌收缩常引起拮抗肌同时收缩,一个部位的肌肉收缩活动常扩散到其他无关的肌群,这一现象被称作"溢出"(overflow)。有时手足徐动症只在随意运动时出现,称为意向性或运动性手足徐动症(intention or action athetosis)。手足徐动症的不自主肌收缩如果持续时间较长,可导致类似肌张力障碍的姿势异常。手足徐动症可累及所有的四肢或为一侧性,特别是在过去的一段时间罹患偏瘫的儿童,即偏瘫后手足徐动症(posthemiplegic athetosis)。许多手足徐动症患者由于伴发的皮质脊髓束病变,表现为不同程度的强直和运动功能缺失,这可能解释手足徐动症与舞蹈症比较为何动作较慢。如上所述,在全身性手足徐动症患者中,四肢可能是间断性张力减低。

　　四肢的手足徐动症与舞蹈症的结合是 Huntington 病的主要表现,或称为儿童期起病的双侧手足徐动症(double athetosis)。出现在出生后第一年的手足徐动症,通常是一种先天性病因或产后缺氧、胆红素脑病所致。某些病例的尸检已发现可能是缺氧导致的特殊病变,纹状体大理石状态(status marmoratus)。在某些可能是以胆红素脑病为病因的患者中,纹状体的某些区域有神经细胞和有髓鞘纤维丢失,呈髓鞘形成障碍状态(status dysmyelinatus)。在成人,手足徐动症可能作为肝性脑病的一种发作性或持续性疾病出现,作为吩噻嗪类及氟哌啶醇的慢性中毒表现,以及作为某些神经变性疾病的表现,最明显是 Huntington 病,但也见于威尔逊(Wilson)病、Hallervorden-Spatz 病、利氏(Leigh)病及其他线粒体疾病的变异型,在尼曼-皮克(Niemann-Pick)病(C 型)、库夫斯(Kufs)病、神经棘红细胞增多症及共济失调-毛细血管扩张症等则较少见。手足徐动症也可见于治疗帕金森病的左旋多巴过量反应,可能由于其使底丘脑核及内侧苍白球的活性降低。局部型手足徐动症可偶见于豆状核或丘脑的血管病变后。艾滋病及服用抗癫痫药患者可能罕有发生手足徐动症,通常伴发舞蹈症。

　　(3)投掷症(ballismus):也称为舞动动作,是肢体近端剧烈、粗大的无规律投掷样不自主运动。该症与舞蹈症、手足徐动症有密切关联,这些运动异常经常同时并存,投掷症缓解后趋于转化为受累肢体远端部位不太剧烈的舞蹈手足徐动症。投掷样动作通常为一侧性,称为偏侧投掷症(hemiballismus),是对侧底丘脑核及周边结构的急性病变所致,诸如梗死或出血、罕见的脱髓鞘病变或其他病变。少见的短暂型病例与硬膜下血肿、丘脑或顶叶病变有关。投掷样动作可为持续性或间歇性,每分钟发生数次,将这种戏剧性表现当成癔症性的并非罕见。

　　双侧投掷症(bilateral ballismus)很少见,且通常不对称,病因多为代谢紊乱,特别是非酮症性高渗昏迷。当合并舞蹈手足徐动症时,副肿瘤性病变是罕见的原因。在以前没有有效的治疗时,当投掷动作持续数周,连续的用力活动可导致身体衰竭甚至死亡。治疗一般选用氟哌啶醇或吩噻嗪类,多数病例可控制剧烈的运动,极少数顽固的病例行丘脑腹外侧核和丘脑底部立体定向损毁术已被证明是有效的(Krauss and Mundinger,1996)。

(4)肌张力障碍(dystonia):是一种不自主、持续性或间歇性肌肉收缩引起的扭曲、重复运动或姿势异常的综合征。肌张力障碍与手足徐动症关系密切,两者差别只在于异常姿势固定时间的长短与累及的部位不同。肌张力障碍可累及整个肢体、躯干甚至全身,常导致怪异的姿势;而手足徐动症多累及肢体远端,动作幅度较小,较少引起持续性姿势异常。

1)肌张力障碍的严重程度变化很大,同一患者在病程中可表现出明显的波动。发病之初,肌张力障碍常由运动诱发,休息时好转。早期轻症患者易误诊为心因性疾病,随病情进展表现出肌张力障碍的临床特征,如手过伸或过屈、足内翻、头侧屈或后伸、躯干屈曲扭转、眼睛紧闭及固定的怪异表情伴持续的姿势异常。重症病例表现为极怪异的运动模式和身体扭曲姿势。肌张力障碍累及的范围差异很大,可局限于单个肢体、面部、颈部、躯干,也可同时累及多个部位甚至全身,根据累及的部位不同,可将肌张力障碍分为局灶型、节段型、多灶型、偏身型和全身型等类型。肌张力障碍根据是否继发因素分为原发性肌张力障碍(primary dystonia)和继发性肌张力障碍(secondary dystonia)。原发性肌张力障碍根据是否伴随其他症状分为三类:第一类为单纯型肌张力障碍,肌张力障碍是唯一的运动症状,可伴有肌张力障碍性震颤;第二类为复合型肌张力障碍,肌张力障碍合并其他运动障碍,如肌阵挛或帕金森综合征;第三类为复杂型肌张力障碍,肌张力障碍合并其他神经系统或全身系统疾病表现。

2)全身型肌张力障碍(generalized dystonia):又称为扭转痉挛(torsion spasm),单纯型的全身型肌张力障碍是一类少见的遗传性疾病,最常见的为DYT1基因突变引起的变形性肌张力障碍(dystonia musculorum deformans),Oppenheim和Vogt在1911年正式在描述这一疾病时引入dystonia这一术语,因而DYT1基因突变导致的全身型肌张力障碍也称为奥本海姆肌张力障碍(Oppenheim dystonia)。全身型肌张力障碍还见于多种其他疾病,诸如由于胎儿或新生儿脑缺氧损伤、胆红素脑病、Hallervorden-Spatz病、亨廷顿病、威尔逊病、帕金森病、溶酶体贮积病、纹状体苍白球齿状核钙化(某些是由于甲状腺功能减低所致)、甲状腺疾病,以及应用神经安定药等(表2-1-10)。

表2-1-10　以肌张力障碍为特征的疾病

遗传性和变性性肌张力障碍

单纯型肌张力障碍,例如Oppenheim肌张力障碍

复合型肌张力障碍综合征,例如DRD,RDP等

复杂型肌张力障碍综合征,例如Huntington病、Wilson病、进行性核上性麻痹(PSP)、脑铁沉积病、尼曼-匹克病、纹状体坏死伴视神经病等

药物引起的肌张力障碍

急性和慢性吩噻嗪类、氟哌啶醇及其他神经安定药中毒

帕金森病的左旋多巴过量

症状性(继发性)肌张力障碍

脑缺氧引起的双侧手足徐动症(脑瘫)

胆红素脑病

获得性肝脑变性

艾滋病

溶酶体贮积病

多发性硬化伴脊髓病变

副肿瘤性纹状体苍白球齿状核钙化

豆状核中毒性坏死(如甲醇)

特发性局灶型肌张力障碍

痉挛性斜颈

眼睑痉挛

偏侧面肌痉挛

口下颌肌张力障碍

痉挛性发声障碍

书写痉挛及其他职业性痉挛

广泛的扭转痉挛也可以是某些罕见的遗传变性疾病的突出表现,如家族性纹状体坏死伴视神经病,是一组特殊的原发性肌张力障碍,患者对很小剂量的左旋多巴有显著效果,称为多巴反应性肌张力障碍(dopa-responsive dystonia,DRD)或Segawa病,该病为家族性,通常是常染色体显性遗传,由三磷酸鸟苷环化水解酶(GCH)基因突变导致,也可呈常染色体隐性遗传,多为酪氨酸羟化酶(TH)基因突变。主要临床特征包括:多为儿童或青少年起病,少数是成年起病,女性多于男性,首发症状多为足部异常姿势或步态障碍,常有晨轻暮重症状波动特点,有时可伴有帕金森样症状,注意与青少年起病的帕金森病相鉴别(Tadic et al,2012)。另一个在青春期或成年早期起病的罕见的遗传性肌张力障碍进展迅速,经常在数小时或数日内出现严重的肌张力障碍性痉挛、构音障碍、吞咽困难,该病被称为快速起病的肌张力障碍-帕金森综合征(rapid-onset dystonia-Parkinsonism,RDP),对左旋多巴

反应性不良。急性全身性肌张力障碍反应最常见的原因是应用神经安定药，如吩噻嗪类、丁酰苯类或甲氧氯普胺等，甚至副作用较轻的新型制剂奥氮平（olanzapine）也可引起。左旋多巴、钙通道拮抗剂和许多抗癫痫药和抗焦虑药也可能引起肌张力障碍。

3）局限性肌张力障碍（focal dystonia）：是临床最常见的肌张力障碍类型，例如，累及眼眶肌和口面肌群的眼睑痉挛-口下颌肌张力障碍（Meige 综合征），影响颈部肌群的痉挛性斜颈，影响手部肌群的书写痉挛（writer cramp）等。偏侧肌张力障碍（unilateral dystonia）是一种少见的症状性肌张力障碍，Chuang 等分析了 190 例偏侧肌张力障碍，发现卒中，尤其对侧壳核卒中病变是最主要的原因，其次是外伤和围产期脑损伤，大部分病例在影像检查中未发现病因。

4）发作性肌张力障碍（paroxysmal dyskinesia）：是一类临床表现颇有特点的肌张力障碍，最主要的特征是运动障碍呈发作性，发作间歇期正常。发作时可表现为肌张力障碍，也可表现为舞蹈、手足徐动症等其他不自主运动（Erro et al，2014）。这类肌张力障碍被认为是一种离子通道病，根据诱发因素不同，分为三类：①发作性运动诱发的肌张力障碍（paroxysmal kinesigenic dyskinesia，PKD），为突然的动作诱发，是一组少见的散发性或家族性疾病，致病基因是 EKD2；表现为突然的动作，包括惊吓、突然运动或过度换气诱发的肢体和躯干肌张力障碍性、舞蹈样、手足徐动症发作性发作，发作时间通常为数秒至 5 分钟自行好转，每日可多达数十次或偶尔发生几次；常见于儿童及青年人；本病对抗癫痫药，尤其苯妥英和卡马西平疗效良好。②发作性非运动诱发的肌张力障碍（paroxysmal nonkinesigenic dyskinesia，PNKD），是由咖啡、茶、酒精、疲劳等因素诱发，但不被运动诱发；呈常染色体显性遗传，可能与 MR-1 基因突变有关；发作时间通常 2 分钟至 4 小时；曾报道对苯二氮䓬类如氯硝西泮（clonazepam）疗效极佳，甚至隔日给药时（Kurlan et al，1991）。③发作性过度劳累诱发的肌张力障碍（paroxysmal exertional dyskinesia，PED），是由跑步、游泳等持续性运动诱发，可能与 SLC2A1 基因突变有关；发作时表现类似 PNKD，运动诱发试验常可引起发作，发作时间通常约 5~30 分钟；除了对苯二氮䓬类有效，对乙酰唑胺有独特的特征性改善效应。

（5）发作性舞蹈手足徐动和肌张力障碍（paroxymal choreoathetosis and dystonia）：也称为发作性运动诱发性运动障碍（paroxysmal kinesigenic dyskinesia）、家族性发作性舞蹈手足徐动症（familial paroxysmal choreoathetosis）、周期性肌张力障碍（periodic dystonia）等，是一组少见的散发性或家族性疾病，表现为肢体和躯干舞蹈手足徐动症或肌张力障碍性痉挛的发作性发作，常见于儿童及青年人。

家族性发作性舞蹈手足徐动症有三种主要类型：

1）发作性运动诱发性舞蹈手足徐动症（paroxysmal kinesigenic choreoathetosis，PKC）：主要呈常染色显性遗传，少数为隐性遗传，具有男性易受累的趋势，在青春期或更早发病。被运动诱发是本病的特征，包括惊吓、突然运动或过度换气诱发许多短暂的（不足数分钟）舞蹈手足徐动症发作，每日可多达数十次或偶尔几次。本病对抗癫痫药，尤其苯妥英和卡马西平疗效良好。

2）发作性非运动诱发性舞蹈手足徐动症（paroxysmal nonkinesigenic choreoathetosis，PNKC）：呈常染色体显性遗传，发作表现为持续性（5 分钟至 4 小时）肌张力障碍性痉挛。曾报道可被饮酒、喝咖啡或被疲劳诱发，但不被运动本身所诱发；发作可能主要在一侧或为双侧。少数家系表现为复视和强直状态，而另一些家系显示婴儿痉挛的家族趋势。每种类型有不同的基因位点。发作可能数日出现一次或者间隔数年。曾报道对苯二氮䓬类如氯硝西泮（clonazepam）疗效极佳，甚至在隔日给药时（Kurlan et al，1991）。

3）发作性用力诱发的舞蹈手足徐动症（paroxysmal exertion-induced choreoathetosis，PEC）：发作性症状在长时间持续用力后出现，发作时表现类似 PNKD，运动诱发试验常可引起发作。曾被认为是 PNKD 的变异型，具有单独的基因位点。除了对苯二氮䓬类有效，对乙酰唑胺也有独特的特征性改善的效应。

由于本病的发作性以及运动性舞蹈手足徐动症对抗癫痫药有效，这些家族性疾病曾被认为是代表起源于基底节的癫痫发作，但导致痫性发作的神经元同步放电的传统观点是否可以应用于基底节仍有疑问。患者在发作时无意识丧失，发作时脑电图正常，都不支持痫性放电。

散发性或继发于局部脑病变的舞蹈手足徐动症要比家族性病例更常见。Demirkirian 和 Jankovic 根据每次发作的持续时间或诱因将发作性运动障碍分类为运动性、非运动性、用力诱发的和入睡前的（hypnagogic）运动障碍。如同家族性病例，获得性运动诱发的病例应用抗癫痫药也可改善，其他类型用氯硝西泮有效。散发性病例的病因多样，如脑卒中、脑炎、围产期脑缺氧、多发性硬化、甲状旁腺功能减退、甲状腺功能亢进、头外伤、基底节钙化等，也有很多病因不明。动眼危象及其他非痫性不自主运动也可呈间歇性发作，类似发作性运动障碍，以往见于昏睡性脑炎，目前可见于抗精神病药物急、慢性中毒。

（6）震颤、肌阵挛和抽动：这几种不自主运动也很常见，将在本章第四、五、七节讨论。

震颤（tremor）是身体某一部位的节律性不自主颤动。根据病因及表现可分为：生理性、功能性、静止性、动作性

（包括姿势性、意向性）以及混合性震颤。

肌阵挛（myoclonus）是指肌肉快速闪电样不自主收缩，表现形式多样。严格地说，不属于基底节疾病表现，常见于小脑、脑干和脊髓病变。

抽动（tics）是指刻板的不自主运动或发声，典型表现见于抽动秽语综合征。

三、基底节疾病的诊断

根据患者的临床症状及体征，典型的基底节疾病常可一望而知，如一例动作缓慢、面部表情呆板、行走困难和手部静止性震颤的患者，使人容易想到 PD；类似地，扭转痉挛及其他肌张力障碍患者表现的广泛性或局限性姿势异常，舞蹈手足徐动症患者手及头部不停的扭动、姿势变幻莫测、面部表情的奇特变化等也使人过目难忘；偏侧投掷症的粗大快速投掷样动作也很有特点。受累部位肌力基本保留或只有轻度损害也是基底节疾病的共同特点。有些患者可有多种不自主运动症状并存，一时难以确定症状类型，可能需要通过录像进行分析。

【基底节疾病诊断问题】

1. 早期或轻症基底节疾病患者临床诊断困难。例如，PD 尚未出现震颤或行动迟缓时易被忽视，患者可能只是诉说执行某一动作不灵活或心情烦躁，也可能有些疲劳感或僵硬感，由于无肌力改变和反射异常，易误认为心因性疾病或关节炎。PD 患者起病时症状常从一侧开始，须注意易误诊为轻度脑卒中。若发现患者表情相对单调，轻微跛行，行走时摆臂动作减少或其他自然动作缺乏，瞬目减少或轻敲眉弓时出现眨眼不止，即迈尔森征（Myerson sign）等，均有助于 PD 的诊断。

2. 如果年轻患者出现帕金森综合征或其他姿势、运动异常的症状，应检查肝功能、血清铜蓝蛋白、血清铜氧化酶、尿铜排量及角膜色素沉着［K-F（Kayser-Fleischer）环］，排除肝豆状核变性的可能。

3. Huntington 病患者在出现典型症状之前可能只有动作缓慢、轻微构音障碍、眼球扫视运动及跟踪动作启动稍慢等，家族史及伴精神、智能损害有助于诊断，有时需随访观察才能确诊。

4. 肌张力障碍患者在早期可能被误认为习惯性痉挛或癔症，只有当姿势异常持续存在，缺乏癔症的心因性特征，本病特征性表现逐渐显露后才可能确诊。一种特殊的戏剧性肢体或全身痉挛可见于多发性硬化患者，可被过度换气诱发，但严格地说，可能不属于肌张力障碍，最常出现于颈髓的脱髓鞘病变患者。

5. 临床上常用的一个术语异动症（dyskinesia），其定义不太明确，多用于描述基底节病变引起的肌张力障碍、舞蹈症、手足徐动症等多种混杂的不自主运动。常见于长期使用左旋多巴引起的运动并发症和抗精神病药物引起的运动并发症（如迟发性运动障碍）。

6. 基底节疾病患者临床诊断困难时可以试用诊断性治疗，如果可疑为帕金森病、多巴反应性肌张力障碍可试用左旋多巴制剂，如治疗有效可支持诊断。

第三节 小脑病变导致的运动异常

（王维治 陈红媛）

小脑（cerebellum）位于后颅凹，是随着动物的运动功能复杂化而进化的脑，小脑不直接支配肌肉运动，是作为皮质下运动调节中枢配合完成运动功能。小脑调节肌张力，通过其前庭联系维持身体姿势与平衡，控制自主运动的速度、方向、范围与力度，协调随意运动。切除小脑不妨碍运动的启动和执行，但表现为运动缓慢、笨拙与不协调。此外，小脑可能在调节情绪状态和认知的某些方面发挥作用。

【解剖和生理】

1. 解剖 小脑位于脑桥与延髓的背侧，成人小脑重约150g，约占脑重量的10%。占后颅凹的大部分，通过小脑幕与枕叶分开。在轴位和冠状位，可见中线的蚓部（vermis）以及两侧的小脑半球（cerebellar hemispheres）。小脑表面存在许多横向窄沟，将小脑表面分成许多叶（folia）；少数沟较深，称为裂，将小脑分成若干小叶（lobule）。小脑的血液供应来自小脑后下动脉、小脑前下动脉和小脑上动脉，这三个血管的分支与对侧相应血管分支吻合成一个丰富的侧支循环网。

（1）小脑叶：原裂和后外侧裂是两条最深的裂，将小脑横向地分成前叶、后叶及绒球小结叶等三个主要部分。

1）绒球小结叶（flocculonodular lobe）：通过后外侧裂或小结后裂与后叶分开，包括半球的绒球和蚓部的小结，是小脑最古老部分，称为古小脑（archeocerebellum），接受来自前庭核的纤维，协调眼和肢体与重力相关的运动及头部空间运动，负责躯体平衡。

2）前叶（anterior lobe）：与后叶被原裂分开，种系发生上属旧小脑（paleocerebellum），主要接受脊髓小脑前束、脊髓小脑后束纤维，与肌张力调节有关。

3）后叶（posterior lobe）：是小脑最大的部分，位于原裂以后，除蚓锥体和蚓垂属旧小脑，其余均为新发生的结构，与大脑半球同时发育，称为新小脑（neocerebellum），经脑桥核接受大脑半球的传入，主要参与随意运动调节。小脑腹面观和背面观见图 2-1-13。

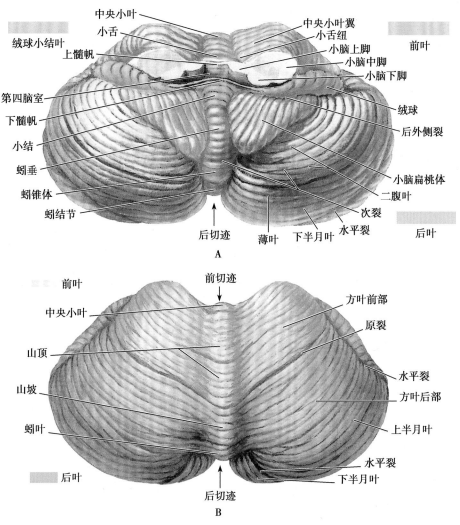

中央小叶
小舌
绒球小结叶
上髓帆
第四脑室
下髓帆
小结
蚓垂
蚓锥体
蚓结节
后切迹
薄叶
下半月叶
水平裂
中央小叶翼
小舌纽
小脑上脚
小脑中脚
小脑下脚
绒球
后外侧裂
小脑扁桃体
二腹叶
次裂
前叶
后叶
A

前叶
前切迹
中央小叶
山顶
山坡
蚓叶
后叶
后切迹
方叶前部
原裂
水平裂
方叶后部
上半月叶
水平裂
下半月叶
B

图 2-1-13 小脑的腹面观(A)和背面观(B)

（2）小脑脚：小脑通过三个大的小脑脚与脑干相连，小脑下脚（绳状体）、小脑中脚（桥臂）及小脑上脚（结合臂）分别连接延髓、脑桥和中脑。绳状体和结合臂包含传入与传出的传导束，桥臂仅为传入性。

1）小脑下脚（inferior cerebellar peduncle）或绳状体（restiform body）：连接小脑与延髓，并传递传入与传出纤维。重要的传入纤维包括：①脊髓小脑后束（dorsal spinocerebellar tract）：起自 Clarke 背核（$T_1 \sim L_2$），传递主要来自躯干与同侧下肢的本体感觉和外感受性信息；②楔束小脑束（cuneocerebellar tract）：起自外弓形核，传递来自上肢与颈部的本体感觉信息；③橄榄小脑束（olivecerebellar tract）：传递来自对侧下橄榄核的躯体感觉信息；④前庭小脑束（vestibulocerebellar tract）：传递来自身体双侧的前庭感受器的信息；⑤网状小脑束（reticulocerebellar tract）：起自延髓的外侧网状核与旁正中核；⑥弓形小脑束（arcuatocerebellar tract）：起自延髓的弓形核；⑦三叉小脑束（trigeminocerebellar tract）：起自三叉神经的脊束核

与感觉主核。绳状体主要的传出纤维是小脑前庭通路和小脑网状通路。

2）小脑中脚（middle cerebellar peduncle）或桥臂（brachium pontis）：是三个小脑脚中最大的，它连接小脑与脑桥，主要传递皮质脑桥小脑束的传入纤维，它起自对侧的脑桥灰质，并传递来自大脑皮质至小脑的中间与外侧区的冲动。

3）小脑上脚（superior cerebellar peduncle）或结合臂（brachium conjunctivum）：连接小脑与中脑。它主要包含小脑的传出纤维：①脊髓小脑前束（ventral spinocerebellar tract）：传递自中胸髓以下水平的本体感觉和外感受性信息；②顶盖小脑束（tectocerebellar tract）：起自上丘和下丘，传递听觉与视觉信息；③三叉神经小脑束（trigeminocerebellar tract）：传递来自中脑的本体感觉与来自三叉神经感觉主核的触觉；④蓝斑小脑束（cerulocerebellar tract）：负载来自蓝斑核的纤维。

小脑上脚的传出（efferent）纤维包含：①齿状红核束

(dentatorubral tract):传递至对侧红核的传出。终止于此核的许多纤维是较大的齿状丘脑束的分支。②齿状丘脑束(dentatothalamic tract):传递至对侧丘脑腹外侧核的传出。③罗素钩状束(uncinate bundle of Russell):传递至前庭核与网状结构的传出。

（3）深部小脑核(deep cerebellar nuclei)：小脑白质的中心由四对深部小脑核组成，由内向外依次为顶核(fastigial nucleus)、球状核(globose nucleus)、栓状核(emboliform nucleus)和齿状核(dentate nucleus)。小脑传入纤维主要来自前庭、脊髓和大脑皮质等，分别与深部小脑核和小脑皮质神经元形成突触联系。小脑皮质传出纤维，即浦肯野细胞(Purkinje cell)轴突多数投射至深部小脑核，再发出离核纤维构成小脑的传出部分，投射至大脑皮质运动区及脑干运动核团，也有少部分传出纤维直接投射至前庭核。所有的小脑传入和传出纤维均经过三对小脑脚进出小脑。

从图 2-1-14 可见，小脑的前庭、脊髓、大脑皮质等传入纤维投射区之间都有重叠。前庭纤维除主要投射至绒球小结叶，还投射至蚓垂后部及小脑扁桃体；脊髓小脑不仅投射至蚓部，还向外侧扩展至蚓旁皮质及旁正中小叶；发自桥核的纤维也投射至脊髓小脑区，以及前庭小脑绒球部。Chamber 等根据小脑传出和传入双重投射系统，提出小脑纵区结构(longitudinal-zonal organization)的概念，将小脑自内向外纵向地划分成三个纵区：内侧区(蚓

部)、中间区(蚓旁部)和外侧区(见图 2-1-13A)，每一区间均有重叠。内侧区皮质浦肯野细胞主要投射到顶核，部分投射到前庭外侧核，经顶核与内侧下行系统连接，控制体轴肌肉活动。中间区浦肯野细胞主要投射到球状核和栓状核，经栓状核、球状核连接外侧下行系统，主要调节肢体肌肉活动。外侧区浦肯野细胞主要投射到齿状核，通过齿状核与大脑皮质运动区、运动前区联系，参与随意运动的计划与编程。小脑体之外的绒球小结叶浦肯野细胞投射到前庭核而非深部小脑核，故可将前庭核视为小脑的迁移核团。

深部小脑核发出的纤维主要通过两个传导路依次投射至大脑皮质及某些脑干神经核。①来自齿状核、栓状核和球状核的纤维组成小脑上脚，经结合臂在下丘水平完全交叉，上升至丘脑腹外侧核，少部分上达板内核，部分上升纤维交叉后与红核发生突触联系，大部穿过红核未发生突触联系，接受上行传出纤维的丘脑腹侧核发出纤维投射至同侧辅助运动区，小脑上脚的小部分纤维交叉后在脑干顶盖腹内侧下行，终止于脑桥网状顶盖核、网状旁正中核及延髓下橄榄核，这些核又依次通过小脑下脚投射至小脑，主要至前叶，由此完成小脑-网状结构-小脑的反馈系统。②顶核发出纤维至双侧前庭核，少部分纤维至脑桥和延髓网状结构其他核团，有些纤维直接与脊髓 α 和 γ 运动神经元联系；下橄榄核通过小脑下脚投射至对侧小脑皮质及中央核的相应部分。因此小脑皮质通过与运动皮质、脑干神经核及下行运动通路的联系影响运动功能。

吉兰-莫拉雷(Guillain-Mollaret)三角(图 2-1-15)是小脑上脚的一小束纤维，交叉后在红核内形成突触，然后通过中央被盖束下降至脑干腹内侧被盖，止于延髓下橄榄核(以及脑桥的网状核，但后者不属于该反馈回路)；橄榄核反过来通过小脑下脚投射回小脑，主要是前叶，从而完成小脑-网状结构-小脑反馈系统。三角区中央被盖部

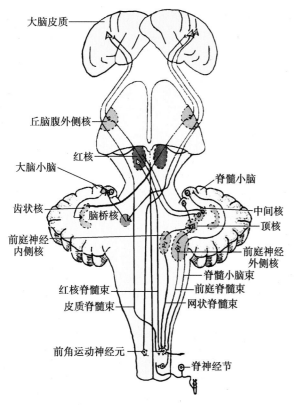

图 2-1-14　小脑的传入和传出通路
左侧，经过齿状核；右侧，经过蚓部

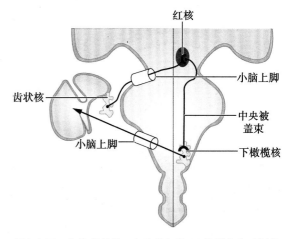

图 2-1-15　吉兰-莫拉雷三角连接红核、下橄榄核和对侧的齿状核

神经损害引起眼腭震颤(oculo palatal tremor)临床综合征。顶核向两侧前庭神经核发送纤维,也向脑桥网状结构和延髓的其他神经核发送一小部分纤维。下橄榄核通过绳状体投射到对侧小脑皮质和相应的小脑深部核团。因此,小脑通过与运动皮质和脑干核及其下行运动通路的联系影响运动活动。

2. 生理 从功能与进化观点看,可将小脑分成前庭小脑、脊髓小脑和皮质小脑三个主要的功能部分,由于小脑这三部分分别接受前庭系统、脊髓和大脑皮质的传入,传出也相应地主要作用于前庭核、脊髓和大脑皮质。

(1)前庭小脑:主要由绒球小结叶构成,接受前庭神经核传导的特定本体感觉刺激。前庭小脑通过前庭神经核,经前庭脊髓束影响脊髓中支配体轴肌肉的运动神经元兴奋性活动,控制体轴肌收缩,对维持躯体平衡发挥作用。前庭小脑也接受经桥核转接的外侧膝状体、上丘及纹状皮质等视觉传入,另一功能是通过对眼外肌神经核的传出,控制眼球运动和协调头部运动时眼球为保持视像进行的凝视运动。前庭小脑病变可导致明显的平衡障碍,患者出现倾倒、共济失调步态和代偿性宽基底步态等,可出现自发性眼球震颤。患者失去利用前庭信息协调躯体运动和眼运动能力,当躺下或有人扶持时四肢仍能很好地执行随意运动和完成姿势反射运动。

(2)脊髓小脑:纵贯小脑体前叶和后叶的正中部分,包括内侧区和中间区两个纵区。传入主要来自于脊髓,传出部分内侧区经顶核、中间区经栓状及球状核到达脑干和运动皮质,分别控制脑干和皮质起源的内侧和外侧下行系统,利用外周感觉反馈信息,控制肌张力和调节

进行中的运动,配合大脑皮质对随意运动进行实时管理。脊髓小脑病变时出现肌张力减退、运动笨拙或不准确、共济失调、辨距不良和震颤等。

(3)皮质小脑:为小脑的外侧区,传入来自大脑皮质广泛区域如感觉区、运动区、运动前区和感觉联络区等,传入的皮质小脑纤维均经桥核转接,再投射至对侧的小脑半球。皮质小脑的传出纤维从齿状核发出,经丘脑腹外侧核回到大脑皮质运动区及运动前区。皮质小脑被认为其与大脑皮质感觉联络区、运动前区和基底节共同参与随意运动计划与运动编程。皮质小脑受损除引起肢体远端肌张力下降和共济失调,还使运动起始延缓。

小脑皮质均为三层结构,由表及里分别为分子层、浦肯野细胞层和颗粒层。含五种神经元:浦肯野细胞、颗粒细胞、篮状细胞、星形细胞和高尔基细胞,除颗粒细胞外均为抑制性神经元;含苔藓纤维、攀缘纤维和单胺能纤维等三种传入纤维。小脑皮质的组织结构及神经元间相互关系如图2-1-16所示。①苔藓纤维(mossy fiber):起自脊髓小脑束、脑桥、前庭及网状核,经小脑三个脚进入小脑,投射至颗粒细胞层,神经递质为天门冬氨酸。②攀缘纤维(climbing fiber):由下橄榄核发出,投射至对侧小脑半球浦肯野细胞;其神经递质不清,由蓝斑发出的传入纤维递质是去甲肾上腺素。③单胺能纤维(monoaminergic fiber):包括多巴胺能及5-羟色胺能两类,多巴胺能纤维由中脑腹侧被盖上行投射至栓状核、球状核和齿状核,到所有的小脑皮质颗粒细胞和浦肯野细胞;5-羟色胺能神经元位于脑干中缝核,弥漫地投射至颗粒细胞层和分子层。颗粒细胞轴突构成平行纤维,释放谷氨酸。

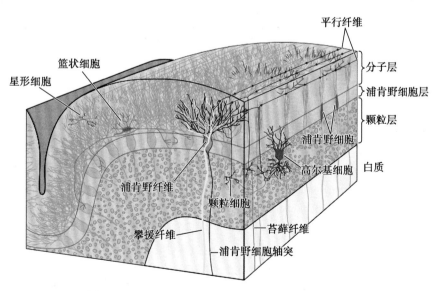

图2-1-16 小脑皮质的组织结构及神经元间的相互关系

小脑皮质横、纵切面解剖结构。图中所示为攀缘纤维和浦肯野细胞,苔藓纤维、颗粒细胞和高尔基细胞,以及平行纤维的纵向走行以及相互联系

小脑皮质区通常对深部小脑核有抑制作用。小脑绒球小结叶的影响是最复杂的，它不仅对顶核有抑制作用，而且还以抑制的方式直接投射到前庭外侧核。在五种小脑皮质神经元中，浦肯野细胞是小脑皮质的主要神经元，轴突构成小脑皮质唯一的传出径路，投射到深部小脑核和前庭核；其余四种神经元都是小脑皮质神经元环路中的局部中间神经元。苔藓纤维和攀缘纤维均为利用兴奋性氨基酸递质的兴奋性传入纤维，分别对颗粒细胞和浦肯野细胞发挥兴奋作用。浦肯野细胞是抑制性神经元，通过轴突末梢释放 γ-氨基丁酸（GABA）递质，对所支配的深部小脑核神经元及前庭核神经元起抑制作用。在四种局部中间神经元中，仅颗粒细胞轴突末梢释放谷氨酸递质，是兴奋性神经元；篮状细胞、星形细胞和高尔基细胞轴突末梢均释放 GABA，为抑制性神经元。深部神经核的递质不明。

【临床表现】

小脑损害的临床特征是共济失调、平衡及步态障碍、肌张力减低，以及构音障碍、眼球震颤等。

1. 共济失调（ataxia） 是主动肌与拮抗肌序列收缩的同步性受损，使自主运动的速度、范围、力度及流畅性发生障碍，导致运动不协调或平衡受损，是小脑病变体征的金标准。表现为意向运动障碍。小脑半球病变出现病变同侧肢体共济失调，通常上肢较下肢重，远端较近端重，精细动作比粗大动作明显；小脑半球前部病变上肢共济失调明显，半球后部病变下肢明显。继发于小脑损伤的共济失调不受视觉的代偿（与感觉性共济失调睁眼时减轻不同）。共济失调包括其他随意运动控制异常，如协同动作不能（asynergia）导致动作不连贯和笨拙，辨距不良（dysmetria）使动作范围、力量及轨迹异常，冲撞不稳和动幅过度，患者日常生活中取杯饮水、穿衣扣纽扣和绘画写字等动作不准。由于主动肌与拮抗肌协调障碍，轮替运动障碍（dysdiadochokinesia）使执行快速交替动作受损，如手旋前旋后运动、各手指与拇指连续对指、握拳伸掌连续动作缓慢和不灵活，书写障碍，字迹笔画不均匀或愈写愈大（大写症）。辨距不良在临床上常用指鼻试验（finger-nose test）或跟膝胫试验（heel-knee-shin test）检查。

2. 平衡和步态障碍（disorders of equilibrium and gait） 小脑疾病患者典型表现为宽基底站姿与步态，伴躯干摇摆不稳。步幅不规则伴醉酒样蹒跚趋势，纵列行走（tandem walking）不能，两足叉开，左右摇晃，躯干不稳可表现为向任何方向倾倒。躯干共济失调与步态蹒跚提示小脑中线病变，小脑蚓部为躯干代表区，头、颈在上蚓部，受损易向前倾倒；躯干、下肢在下蚓部，受损易向后倾倒；小脑半球损害行走向患侧倾斜。闭目难立试验睁眼和闭眼均

不稳。仰卧位起坐时因各肌肉动作间协调不能，躯干和下肢同时屈曲而不能坐起。

3. 肌张力减低（hypotonia） 见于小脑急性半球病变，慢性病变时少见。肌张力减低出现在小脑病变的同侧，上肢近端肌群明显，如病变侧肩下垂，手摆动范围变大。常规检查肌张力可拍击伸展的手臂腕部，病侧上肢摆动幅度大，对被动牵拉肌肉的阻力降低；令患者将肘部放在桌上使上肢屈曲，手可自然下垂；下肢肌张力减低可出现钟摆样摆动。因拮抗肌作用不足，当检查者伸直患者前臂时令其用力屈肘，如突然松手会使手击打到面部（需加以保护），称为反击征或霍尔梅斯反跳现象（Holmes rebound phenomenon）。肌张力减低仅出现于新小脑病变，很可能继发于齿状核损伤，引起 γ 运动神经元的肌梭运动纤维（fusimotor）活动降低，导致在肌梭内传入的牵张反应降低。若小脑病变偶伴肢体肌张力增高，可能系继发性脑干（皮质脊髓束）受压所致。

4. 其他症状

（1）小脑性构音障碍：由于发音器官唇、舌、喉肌共济失调使说话缓慢、含糊不清、断续或顿挫呈爆发式，一般以发音与韵律异常为特征，表现吟诗样或爆发性语言。有的患者经常因过度做鬼脸而使语言生成变得吃力。

（2）震颤：小脑病变，特别是齿状核病变可引起活动时的动作性（kinetic）震颤，动作愈接近目标时震颤愈明显，称为意向性震颤（intensive tremor）。除了意向性震颤，头及整个身体都可出现静止性（姿势性）震颤。齿状核病变因其阻断红核-橄榄体-小脑环路可导致震颤（Larochelle，1970）。患者活动肢体时都可出现粗大的不规律震颤，Holmes 称为红核性震颤，机制不清。

（3）眼球运动功能障碍：各眼外肌之间共济运动失调，可出现粗大的水平性眼震，向病侧注视时明显，与前庭联系受累时尤著。凝视可诱发两眼迅速扫视运动辨距不良，出现视动性眼球震颤（optokinetic nystagmus），见于小脑中线的病变（Ellenberger 1972）。偶可见下跳性眼球震颤（downbeat nystagmus）、反弹性眼震和持续水平性眼震。头颈偏向病侧，有时双眼略向健侧偏斜，偶见眼球分离性斜视。周期性交替性眼震（periodic alternating nystagmus）见于腭垂及小结病变或与前庭神经核联系受累。后颅凹肿瘤患者可出现位置性眼震，类似良性阵发性位置性眩晕。小脑中线或外侧病变可见视辨距不良（ocular dysmetria）（Ranalli et al，1986），是随意性扫视超过或未达到目标。小脑病变还可见其他眼部体征，包括追踪扫视障碍、眼扑动（ocular flutter）、斜视眼阵挛（opsoclonus）、眼球浮动（ocular bobbing）、共同凝视麻痹、静止时方波急动（square wave jerks at rest）、眼球反向偏斜（skew deviation)、眼倾斜反应(ocular tilt reaction)(Tilikete,2008;Baier,2009)。由于导致这些异常的许多疾病也影响其他脑干结构,故小脑的作用尚未完全确定。

(4)小脑疾病也可伴小脑性发作,通常见于中线较大的小脑占位病变的去脑强直发作,如强直性痉挛(Jackson小脑发作),系小脑病变影响脑干所致,也称为脑干发作,表现为全身强直,四肢伸肌张力增高,呈去脑强直状态。

(5)非运动性表现:有证据表明,小脑具有调节复杂的非运动行为的功能。如合并下橄榄核损害可见动作过多、肌阵挛发作和自主神经症状,如尿失禁、阳痿等。病理证实小脑存在感觉代表区,如前庭区、视区、听区等。视听区位于小脑蚓部和中间带等旧小脑部,该区损害出现眼球运动障碍、头位改变和听力减退等。小脑对认知与语言功能也有作用(Middleton,1994;Walter,2007),曾报道一种小脑认知性情感综合征(cerebellar cognitive affective syndrome),特点是执行功能受损、人格改变伴反应迟钝或失控的与不适当的行为、视空间解体、视空间记忆受损、轻度命名不能、语法缺失及言语声律障碍(Schmahmann,1998)。

【共济失调的分类和鉴别】

小脑对执行共济运动及精巧动作起重要作用,深感觉、前庭及锥体外系也参与其中。大脑皮质每发出一次随意运动指令,总是伴随小脑如影随形的制动作用,使运动完成得准确流畅。临床上共济失调分为小脑性、大脑性、感觉性及前庭性。

1.小脑性共济失调 小脑调节躯体平衡、肌张力及随意运动。小脑损害时出现共济失调、意向性震颤、肌张力减退、平衡障碍、构音障碍和眼球震颤等。小脑蚓部及半球病变出现不同类型的运动障碍。小脑性共济失调根据发病及进展形式和病程的不同,病因也不同(表2-1-11)。

2.大脑性共济失调 大脑额、颞、枕叶与小脑半球间有额桥束和颞枕桥束联系,大脑病损可出现大脑性共济失调,症状通常不如小脑性共济失调明显,较少伴有眼震。

(1)额叶性共济失调:见于额叶或额桥小脑束病变,表现如小脑性共济失调,如平衡及步态障碍、协同动作不能、辨距不良等,但为对侧肢体,常伴锥体束征如腱反射亢进和病理征,以及精神症状、强握反射等额叶症状。

(2)顶叶性共济失调:表现为对侧肢体不同程度的共济失调,闭目时明显,两侧旁中央小叶后部受损出现双下肢感觉性共济失调及尿便障碍。

表2-1-11 小脑性共济失调不同的发病及进展形式的病因

发病及进展形式	病因
急性-短暂性	酒精中毒,锂、巴比妥、苯妥英及其他抗癫痫药中毒(通常伴构音障碍、眼震,有时伴意识模糊),甲巯咪唑、乙酰唑胺反应性发作性共济失调,儿童高血氨症
急性-可逆性	感染后伴脑脊液轻度炎性改变,病毒性小脑炎
急性-持久性	高热昏迷起病,汞化合物或甲苯如胶水、喷漆中毒
亚急性(数周)	脑肿瘤,如神经管母细胞瘤、星形细胞瘤、血管网状细胞瘤(常有头痛和视乳头水肿),酒精性营养障碍疾病,副肿瘤常伴视性眼阵挛及特异性小脑抗体(特别是乳腺癌和卵巢癌)
慢性(数月至数年)	克-雅病(CJD),脑脓肿,弗里德赖希(Friedreich)共济失调及其他脊髓小脑变性病,其他遗传性小脑变性病(橄榄脑桥小脑萎缩、Holmes型小脑皮质变性),遗传性代谢性疾病伴肌阵挛,儿童型共济失调,包括共济失调性毛细血管扩张症、小脑发育不全、拉姆齐·亨特(Ramsay Hunt)肌阵挛性小脑协同障碍

(3)颞叶性共济失调:表现为一过性平衡障碍,较轻和早期不易发现,只有结合颞叶其他定位体征才可能诊断。

3.感觉性共济失调 深感觉障碍导致患者不能辨别肢体位置及运动,破坏运动反馈机制。深感觉传导经脊神经后根、脊髓后索、丘脑至顶叶皮质,行程长,任何部位损害均可出现共济失调,脊髓后索病变时共济失调最明显。

(1)后索病变:胸髓常见,下肢深感觉障碍,患者站立不稳,迈步不知远近,落脚不知深浅,举足过高,踏地沉重,常目视地面行走,闭目或在黑暗中难行,闭目难立[龙贝格(Romberg)]征阳性,可与小脑性共济失调鉴别。

(2)周围神经或后根病变:表现为共济失调、深感觉减退,常伴浅感觉障碍、根性痛、腱反射减弱,可伴运动及营养障碍。

(3)脑干病变:内侧丘系受累可导致对侧肢体深感觉障碍、共济失调,如患侧脑神经损害有助于定位。

(4)丘脑及顶叶病变:可见对侧肢体共济失调及深感觉障碍,腱反射通常不受影响,如有丘脑及顶叶损害症状有助于定位。

4. 前庭性共济失调　前庭与小脑关系极为密切,对维持躯体平衡及调节姿势反射起重要作用。前庭病变可导致空间定向障碍及平衡障碍,向病侧倾斜,不能沿直线行走。特点是在动作前即不能维持身体稳定,眩晕、眼震明显,四肢共济运动多为正常。其闭目难立征特点是,闭眼后不立即出现摇晃,经过一定时间才开始摇晃,逐步加重,身体向两侧倾倒,倾倒方向与眼震慢相一致。前庭功能检查冷热水试验、旋转试验等反应消失。双上肢出现自发性指误,小脑病变仅见于病侧。前庭性共济失调可由视觉纠正,闭眼加重,睁眼减轻。病变愈靠近内耳迷路,共济失调愈明显,脑干前庭神经核及颞叶病变症状较轻。

【共济失调的病因】

1. 急性共济失调　通常是在数分钟至数小时起病。病因包括:

(1) 小脑血管性病变:诸如小脑梗死或出血,是急性共济失调最常见的原因,患者出现偏身共济失调(hemiataxia)及其他脑干体征更应考虑此可能性,此为神经科急症,应立即行 CT 或 MRI 神经影像学检查。

(2) 酒精或药物中毒:也是急性共济失调最常见的病因,中毒导致的共济失调通常为双侧性,常累及躯干及步态共济失调,常伴有精神改变。

(3) 基底型偏头痛变异型:可出现共济失调和脑干体征,头痛可表现不明显。

(4) 在外伤后或脑震荡后也可发生急性共济失调。

急性小脑性共济失调的病因见表 2-1-12。

2. 亚急性共济失调　通常在数小时至数日发病,包括部分急性病因,常见的病因包括:

(1) 感染性病因:在儿童最常见,例如病毒性小脑炎(viral cerebellitis)或脑干脑炎(rhombencephalitis),常见于 2~10 岁的儿童,通常表现在数小时或数日内进展的发热、肢体及步态共济失调和构音障碍,在数周内恢复。感染后脑脊髓炎也可发生共济失调,特别是与水痘感染有关。

(2) 年轻人的亚急性共济失调,通常伴其他脑干体征,可能有复发病史,应考虑多发性硬化可能性。

(3) 副肿瘤综合征:症状和体征包括共济失调、眩晕、斜视眼阵挛(opsoclonus)和肌阵挛等,儿童经常与神经母细胞瘤(neuroblastoma)有关,成人多与肺癌有关。

(4) 其他病因包括:枕大孔区受压;脑积水、迷路炎(labyrinthitis)和前庭神经炎(vestibular neuritis),常表现为眩晕、恶心和呕吐等,通常是较共济失调更突出的症状;Guillian-Barré 综合征的米-费(Miller-Fisher)变异型,

表现为眼肌麻痹、共济失调、腱反射消失;后颅凹病变,可能伴颅内压增高的症状和体征;以及脑震荡后等。

表 2-1-12　急性小脑性共济失调的病因

特发性急性小脑性共济失调
代谢性
低血糖
低钠血症
血氨过多
生物素酶缺乏
Wernicke 脑病
感染性
细菌性脑膜炎
病毒性脑膜炎
无菌性脑膜炎伴 Kikuchi-Fujimoto 病(组织细胞性坏死性淋巴结炎)
中毒性
外伤(被殴打的儿童)
脑积水
小脑病变
肿瘤(原发性或转移性)
梗死
出血
小脑神经母细胞瘤
多发性神经根神经病
Guillian-Barré 综合征(GBS)
GBS 的 Fisher 变异型
蜱咬性瘫痪
迷路炎
中毒
锂中毒
脑干肿瘤
多发性硬化

3. 发作性或复发性共济失调的常见病因见表 2-1-13。

表 2-1-13　发作性或复发性共济失调的常见病因

通道病

　发作性共济失调 1 型

　发作性共济失调 2 型

　阵发性疾病,如舞蹈手足徐动症伴发作性共济失调

　周期性疾病,如前庭小脑性共济失调

家族性偏瘫型偏头痛

基底动脉型偏头痛

儿童期良性阵发性眩晕

癫痫(发作后状态)

中毒性

代谢性

　低血糖

　血氨过多

　有机酸障碍

　哈特纳普(Hartnup)病

　高丙酮酸酸中毒

　丙酮酸脱羧酶缺乏

　遗传性共济失调性多发性神经病综合征[雷夫叙姆(Refsum)病]

　卟啉病

　Leigh 综合征

　槭糖浆尿病

　先天性乳酸酸中毒

显性发作性共济失调

表 2-1-14　慢性共济失调的常见病因

固有的缺陷

　脑瘫

　畸形[即丹迪-沃克(Dandy-Walker)综合征,Chiari 畸形,菱脑融合、小脑发育不全、小脑蚓部发育不全、家族性小脑蚓部发育不全、脑桥小脑发育不全、朱伯特(Joubert)综合征、小脑皮质畸形、巨小脑等]

　γ-谷氨酸-半胱氨酸合成酶缺乏

　磷酸丙糖异构酶缺乏

　白细胞异常色素减退综合征(Chediak-Higashi 综合征)

常染色体显性遗传

SCA1

SCA2

SCA3(MJD)

SCA4

SCA5

SCA6

SCA7(共济失调/视网膜变性)

SCA8

SCA9(基因位点空白)

SCA10

SCA11

SCA12

SCA13

SCA14

SCA15

SCA16

SCA17

SCA18

SCA19/22

SCA20

SCA21

SCA23

SCA25

SCA26

SCA27

SCA28

SCA29

SCA30

SCA31

SCA34

SCA35

SCA36

SCA37

SCA38

SCA40

DRPLA

ADCADN

低髓鞘素性白质脑病

GRID2 相关性脊髓小脑共济失调

4. 慢性共济失调的常见病因见表 2-1-14。

【小脑综合征】

高分辨率 MRI 的敏锐性为人类小脑病变的研究提供了可能(Timmann,2008)。一般说来,小脑中线病变首先影响躯干与身体平衡,小脑半球病变主要导致同侧肢体随意运动障碍。小脑综合征包括四个综合征:嘴端蚓部综合征、尾端蚓部综合征、小脑半球综合征及全小脑综合征。

1. 嘴端蚓部综合征(rostral vermis syndrome)　病变位于小脑前叶。临床特征包括:①宽基底站姿和蹒跚步态;②步态共济失调,患者卧位时做跟膝胫试验可见轻度共济失调;③上肢协调正常或仅轻微受损;④肌张力减低、眼球震颤与构音障碍不常出现。临床上,这一综合征患者出现双下肢步态不协调,而上肢协调性正常,语言或眼球运动几乎不受累。

续表

常染色体隐性遗传

Friedreich 共济失调

早发性小脑共济失调伴肌牵张反射保留

共济失调伴维生素 E 缺乏

共济失调伴动眼失用 1 型

共济失调伴动眼失用 2 型

伴性腺功能减退

伴肌阵挛(Ramsay Hunt 综合征)

婴儿期起病的脊髓小脑性共济失调

伴色素沉着性视网膜病

伴视神经萎缩±精神发育迟滞(包括 Behr 综合征)

伴白内障与精神发育迟滞[马里内斯科-舍格伦(Marinesco-Sjögren)综合征]

伴肌张力减低与精神发育迟滞(开曼共济失调)

伴儿童期耳聋

伴锥体外系的表现

常染色体隐性晚发性小脑共济失调

Charleroix-Saguenay 常染色体隐性痉挛性共济失调

共济失调性毛细血管扩张症

Wilson 病

Refsum 病

Bessen-Kornzweig 病(无 β 脂蛋白血症)

脊髓小脑性共济失调伴轴索神经病

先天性代谢异常

脑腱黄瘤病

线粒体隐性共济失调综合征

其他遗传性疾病

鞘脂沉积症

蜡样脂质褐质贮积病

X-连锁脊髓小脑性共济失调

获得性疾病

甲状腺功能减低

药物或毒物

多发性硬化

新生物

错构瘤畸形,如发育不良性神经节细胞瘤或 Lhemitte-Duclos 病

Erdheim-Chester 病

副肿瘤性小脑变性[a](抗-Yo,抗-Hu,抗-Ri,抗-Tr,抗-CV2,ZIC 抗体,抗体阴性)

谷蛋白敏感性共济失调

自身免疫性小脑性共济失调

克-雅(Creutzfeldt-Jakob)病

格斯特曼-施特劳斯勒-沙因克(Gerstmann-Sträussler-Scheinker)综合征

注:SCA:脊髓小脑性共济失调;MJD:Machado-Joseph 病;DRPLA:齿状核红核苍白球路易体萎缩;[a] 与不同的肿瘤有关包括小细胞肺癌、乳腺与卵巢的腺癌,以及霍奇金淋巴瘤。

2. 尾端蚓部综合征(caudal vermis syndrome) 病变位于绒球小结叶及后叶。临床特征包括:①轴性平衡不稳和步态蹒跚;②无肢体共济失调或很轻;③有时可见自发性眼震。该综合征见于绒球小结叶病变,尤其儿童髓母细胞瘤(medulloblastoma),其约占儿科脑肿瘤的 20%。随着肿瘤生长,新小脑受累可叠加半球性小脑综合征(hemispheric cerebellar syndrome)。蚓部或小脑半球肿瘤都可出现颅内压增高症状与体征。

3. 小脑半球综合征(cerebellar hemispheric syndrome) 病变位于后叶,也可能为前叶。最常见的病因是梗死、肿瘤和脓肿等。临床上典型表现是同侧肢体运动不协调,特别是精细运动,如涉及口语和手指动作的肌肉,均为前中央回皮质支配的肌肉。

4. 全小脑综合征(pancerebellar syndrome) 病变包括小脑的全部脑叶。临床特征是:该综合征作为所有其他小脑综合征的组合,以小脑功能障碍的双侧体征为特点,影响躯干、肢体及颅部肌群。见于感染性疾病、低血糖症、高热、副肿瘤性小脑变性伴小细胞肺癌(抗 Hu 抗体、ZIC 抗体)、乳腺和卵巢癌(抗 Yo 抗体)或霍奇金淋巴瘤(抗 Tr 抗体)以及其他中毒-代谢性疾病(Dalmau 2008)。

第四节 震颤

（陈生弟 谭玉燕）

福尔摩斯(Holmes)早在 1904 年就提出震颤的概念。震颤(tremor)是不同程度的不自主性、节律性振荡运动,是由相反的神经支配肌交替的或不规律的同步收缩所产生,典型者累及肢体、头及面部、声带或躯干。震颤的节律性特性可将其与其他的不自主运动区分开。然而,并非所有的节律性运动均为震颤,某些类型肌阵挛,例如腭肌、眼肌阵挛及其他节段性肌阵挛都常见节律性快速抽动。肌张力障碍也可表现为节律性震颤,称为肌张力障碍性震颤;而肌张力障碍患者也可出现特发性震颤。

【分类】

1. 震颤根据发生的情境,可被分为静止性、姿势性和意向性震颤等。

（1）静止性震颤(resting tremors):表现为休息时最明显,随着活动可减轻,通常的频率是 3~6Hz。

（2）姿势性震颤(postural tremors):是当肢体克服重力维持在一个固定位置,例如平伸双上肢时表现最明显,频率为 5~18Hz。

（3）意向性震颤(intention tremor):是当肢体向一个目标运动,例如指鼻试验时最明显,频率为 3~10Hz。

2. 震颤根据属于正常范围或病变所致可区分为正常的或生理性,以及异常的或病理性,诸如帕金森病静止

性震颤以及特发性震颤等。

当不同类型震颤共存时,很难通过临床区分这种复杂性震颤。在这种情况下,借助计算机频谱对波形分析,确定震颤的频率、振幅及变异等很有帮助,加速计与波形分析结合可区分不同类型震颤,但需要特殊的实验室设备。肌电图不能区别震颤类型。

【病因】

总体来说,生理性震颤通常是由于特定情境与状态或由某些药物引起,例如焦虑、紧张、疲劳,应用咖啡因、磷酸二酯酶抑制剂、β肾上腺素激动剂或皮质类固醇等。病理性震颤常见于帕金森病、大脑或小脑病变如卒中或多发性硬化,以及小脑遗传性疾病如脊髓小脑性共济失调,临床常见的特发性震颤是一种遗传性疾病。总之,导致震颤的神经病变可包括损伤、缺血、脱髓鞘、代谢障碍或神经变性病等。药物也可引起或加重不同类型的震颤,某些小剂量镇静剂包括酒精能缓解某些震颤,如特发性和生理性震颤,较大剂量可引起或加重震颤。表2-1-15列出震颤常见的病因、临床表现提示的疾病及诊断途径。

表 2-1-15 震颤常见的病因、临床表现提示的疾病及诊断途径

病因	临床表现提示的疾病	诊断途径
姿势性震颤		
酒精或药物戒断	饮酒或服用苯二氮䓬类后24~72小时出现震颤或激越,可有高血压、心动过速、发热等	临床评估
药物所致	用药史	对停药的临床反应
内分泌性、代谢性和中毒性,例如 ● 缺氧性脑病 ● 重金属中毒 ● 肝性脑病 ● 甲状旁腺功能亢进 ● 甲状腺功能亢进 ● 低血糖 ● 嗜铬细胞瘤 ● 肾性脑病	● 震颤加意识水平改变(提示脑病)和明显的潜在性疾病(如肾或肝衰竭) ● 眼球突出,反射亢进,心动过速,不耐热(提示甲状腺功能亢进) ● 难治性高血压(提示嗜铬细胞瘤)	● 甲状腺刺激激素(TSH)水平 ● 收集24小时尿核查3-甲氧基肾上腺素 ● 血尿素氮 ● 葡萄糖水平 ● Ca^{2+}和甲状旁腺激素(PTH)水平 ● 重金属检测
特发性震颤	● 进展性持续粗大或细微的缓慢(4~8Hz)震颤,通常为对称性,累及双上肢,可影响头和声音,可有家族史	临床评估
生理性震颤	● 健康人细微的快速(8~13Hz)震颤,可被某些药物或疾病增强 ● 小量酒精及其他镇静剂可抑制震颤	临床评估
静止性震颤		
药物导致帕金森综合征	用药史	停药临床有效
帕金森病	● 低频(4~5Hz)交替性震颤,搓丸样,有时累及颏或一个小腿 ● 常伴其他症状,如运动缓慢、齿轮样强直、曳行步态、写字过小症 ● 多无PD震颤家族史,饮酒不减轻	● 特定的临床标准 ● 多巴胺试验治疗反应良好
进行性核上性麻痹	● 中年患者,粗大性震颤 ● 伴核上性(原发垂直性)凝视麻痹 ● 锥体外系症状及认知功能障碍	特定的临床标准
意向性震颤		
小脑病变,例如 ● 脓肿 ● Friedreich 共济失调 ● 出血 ● 多发性硬化 ● 脊髓小脑变性 ● 卒中 ● 肿瘤	● 低频率震颤(<4Hz),通常单侧 ● 伴共济失调、辨距不良、轮替运动和构音障碍 ● Friedreich 共济失调患者有家族史	脑 MRI 检查

病因	临床表现提示的疾病	诊断途径
药物导致	用药史	停药临床有效
复杂震颤		
Holmes 震颤(中脑、红核或丘脑震颤)	• 肢体近端不规则、低频率震颤(<4.5Hz)， • 邻近红核的中脑病变，如卒中或多发性硬化合并静止性、姿势性和意向性震颤 • 有时有共济失调或无力体征	脑 MRI 检查
周围神经病性震颤,例如 • 慢性复发多发性神经病 • Guillian-Barré 综合征 • 糖尿病 • IgM 神经病	• 可变的震颤类型与频率 • 通常为患肢的姿势性和意向性震颤 • 周围性神经病的其他体征	肌电图
精神性震颤	• 突然起病,可自发性缓解 • 患者注意时加重,注意力分散减轻	临床评估
肝豆状核变性(Wilson 病)	• 儿童或年轻成年人可变性震颤,通常为上肢近端 • 常伴肝衰竭、强直、步态笨拙、构音障碍、不适当露齿笑、流涎和精神体征	• 收集 24 小时尿测定铜水平、血清铜蓝蛋白 • 裂隙灯检查 K-F 环

【震颤检查和临床分级量表】

1. 震颤检查

(1) 静止性震颤:检查前要求患者休息(靠背坐下),全身放松,检查头和躯干震颤时可以让患者躺在床上。

(2) 姿势性震颤:检查时根据检查部位不同,可让患者保持某一种姿势,检查上肢震颤时上臂伸展,腕部轻度伸展,手指展开;检查下肢震颤时髋关节和膝关节屈曲;检查足部震颤时足背屈;检查舌震颤时舌头伸出,检查头或躯干震颤时可坐下或站立。

(3) 动作性或意向性震颤:上肢检查指鼻或其他动作,检查下肢让患者足趾触某一目标。震颤的临床分级是,0 级:无;Ⅰ级:轻,较少感觉到或间断性;Ⅱ级:中度,振幅<2cm,可为间断性;Ⅲ级:明显,振幅 2~4cm;Ⅳ级:严重,振幅>4cm。

2. 震颤临床分级量表 主要包括写字、画线、倒水、语言、进非流食、进流食、卫生、穿衣、书写、工作、社会活动等 11 项(表 2-1-16)。如让患者书写标准句子"这是我写得最好的字",并签上姓名和日期。让患者画线条图,并在两条线段中间再画一条线,且不与原来的线相交;先试验症状较轻侧,再试验症状较重侧,注意不要让患者的手或前臂靠在桌面上。倒水是用高 8cm 的塑料杯,水面距杯顶 1cm,然后让患者将杯中水倒入另一同样的杯子,分别试验两只手。评估前须注意患者在 8 小时内未饮过酒或咖啡,排除酒精和咖啡的影响。

表 2-1-16 震颤的临床分级量表

评估内容	0 级	Ⅰ级	Ⅱ级	Ⅲ级	Ⅳ级
写字	正常	轻度异常,字体稍不洁和震颤	中度异常,有明显震颤,但可读	明显异常,难读	严重异常,单手不能持铅笔尖在纸上书写
画线	正常	轻度震颤,偶有画线与原线条相交	中度震颤,经常有交叉	费很大力才能完成画线,错误较多	无法完成画线
倒水	正常	操作小心,但未溅出	溅出少量水(<10%)	溅出较多的水(10%~20%)	溅出很多水
语言	正常	紧张时声音轻度震颤	声音常有轻度震颤	声音中度震颤	声音严重震颤,有些词语难以理解
进非流食	正常	轻度异常,能将所有固体食物放进口腔,很少掉落	中度异常,常掉落夹起的豆类或小食品,头前倾帮助进食	明显异常,不能切割或用双手操作食品	严重异常,进食需他人帮助

评估内容	0级	Ⅰ级	Ⅱ级	Ⅲ级	Ⅳ级
进流食	正常	轻度异常,能用汤匙饮流质,但汤匙不能盛满,易溅出	中度异常,不能用汤匙而用杯子	明显异常,能用杯子饮流质,但要用双手	严重异常,必须使用卫生护巾
卫生	正常	轻度异常,可以做各种事情,但较常人小心	中度异常,做事有错误,不能用普通剃须刀,只能用电动的	明显异常,不能做多数精细动作,如无法自己剃须	严重异常,不能做任何精细的动作
穿衣	正常	轻度异常,可以做各种事情,但是较常人小心	中度异常,可做各种事情,但稍有困难	明显异常,不能做精细动作,系鞋带或扣纽扣需人帮助	严重异常,穿衣动作需人帮助
书写	正常	轻度异常,可连续书写,字迹可读	中度异常,不能连续书写,字迹仍可读	明显异常,字迹难读	严重异常,连自己的名字都无法写出
工作	未影响工作	可以工作,但是较常人小心	可以做各种事情,但有一定困难和错误	不能做正常工作,被迫调换工作,做家务受限	不能做任何户外活动,家务工作严重受限
社会活动	无变化	仍能参加各种社会活动,活动表现稍有变化	社会活动中有中度异常,常避免接触陌生人	明显变化,回避朋友	社会活动严重异常,回避任何人

【临床表现】

临床上最常遇到的震颤包括静止性震颤、姿势性和动作性震颤、意向性(共济失调性)震颤、复杂性震颤、癔症性震颤和腭震颤(腭肌阵挛)等(表2-1-17)。

表2-1-17 震颤的主要类型、部位及影响因素

震颤类型	频率(Hz)	主要部位	加重震颤的药物与因素	减轻震颤的药物与因素
加强的生理性	8~13	手	肾上腺素、β肾上腺素能物质	酒精,β肾上腺素受体拮抗药
帕金森病(静止性)	4~6	手和前臂、手指、足、唇、舌	精神紧张	左旋多巴,抗胆碱能药
小脑性(意向性、共济失调性、"红核性")	2~4	肢体、躯干、头部	精神紧张	(−)
姿势性或动作性震颤	5~8	手	焦虑、惊吓、运动、疲劳、β肾上腺素能物质、酒精戒断、黄嘌呤、锂盐等	β受体阻滞剂(某些病例)
特发性(家族性、老年性)	4~8	手、头部、声带	同上	酒精、普萘洛尔、扑米酮
交替性敲打	3.5~6	手、头部	同上	氯硝西泮、酒精、β肾上腺素受体拮抗药
原发性直立性震颤	14~16	双下肢	安静站立时	休息、睡眠、行走,氯硝西泮、丙戊酸
周围神经病性震颤	4~7	手	(−)	(−)
腭肌阵挛	1.5~3	腭肌、面肌、咽肌、肢体近端肌	(−)	氯硝西泮、丙戊酸

1. 静止性震颤(rest tremors) 见于基底节病变,主要是帕金森病(PD)、帕金森综合征及相关疾病,经常累及一侧或两侧上肢和肢体远端,也可影响头部、下颌等。由主动肌与拮抗肌交替收缩引起,呈粗大的节律性震颤,频率4~6Hz。帕金森病的震颤极少受随意运动的干扰,反而可被随意运动暂时抑制,例如,许多帕金森病患

者能端起装满水的杯子送到嘴边饮用而不洒水,而进展性特发性震颤患者却从来都不会如此。PD 典型的手部震颤表现为拇指交替地内收外展伴其余四指屈曲伸展,状如搓丸样(pill-rolling-like)。睡眠时震颤消失。静止性震颤需要一定程度的肌肉张力保持手臂维持在一定的角度与位置,如果颤抖的手完全放松,手臂完全支撑在手腕和肘部,震颤通常会消失,但患者很少能做到如此,通常保持轻微的躯干和四肢近端肌强直状态。当检查者被动活动患者肢体时可感受到齿轮样张力增高,称为 Negro 征(Negro sign),是在张力增高背景上合并震颤所致。如下肢受累时震颤表现在足部,有时是膝部的屈曲-伸展运动。在下颌和口唇可分别看到上下运动和鼓唇运动。如果轻轻地闭上眼睑,易于出现节律性扑动即睑阵挛;而当伸舌时可以有其他部位相同的节律伸出和缩回。

2. 姿势性和动作性震颤(postural and action tremors) 姿势性和动作性震颤是指当肢体和躯干主动地维持在一定的位置时出现的震颤,诸如保持双臂伸出,并可能持续整个的运动。动作性震颤可被任何运动形式诱发,可发生在运动的开始(起始性震颤)、运动期间(转折性震颤)以及终末时(终末性震颤)。当肢体放松时震颤消失,但活动时又变得明显。运动性震颤见于小脑、脑干疾病,以及特发性震颤。动作性震颤包括以下不同的类型:

(1)加强的生理性震颤(enhanced physiologic tremor):这种类型的动作性震颤似乎只不过是正常的或生理性震颤的一种扩大,它具有如同生理性震颤的快频率(10Hz)而幅度较大。这类震颤可通过保持双臂伸出并手指分开而被引出,它以增强的恐惧与焦虑为特征,见于某些代谢性障碍如甲亢、皮质醇增多症和低血糖等,嗜铬细胞瘤,体力活动增强,酒精及其他镇静药戒断,以及某些药物如锂剂、烟酸、黄嘌呤类(咖啡、茶、氨茶碱、可乐)和皮质类固醇的毒性反应。这一类型的短暂性动作性震颤通过静脉注射肾上腺素、β 肾上腺素能药物如异丙肾上腺素可予复制。研究表明,发生在各种代谢性和中毒性疾病的增强的生理性震颤是由于循环性儿茶酚胺水平升高,刺激某些肌肉的 β 肾上腺素受体所致。

(2)特发性震颤(essential tremor, ET):也称为良性原发性震颤或家族性震颤。这一最常见的类型是较低频率的震颤(4~8Hz)。一般认为是完全外显性的常染色体显性遗传性疾病,约30%的患者有家族史。特发性震颤大多在 20 岁后发病,儿童也可发病,男女均可罹患,第二发病高峰在 35 岁左右。姿势性和动作性震颤是唯一的临床表现,震颤首发于上肢且双侧对称,也可累及头部,下肢极少受累;情绪激动或疲劳可诱发或加重震颤,随着年龄增加,震颤频率减少而震颤幅度增加。大多数特发

性震颤患者摄入酒精可使震颤减轻。药物治疗服用 β 肾上腺素受体拮抗药普萘洛尔、阿罗洛尔(arotinolol)等疗效最佳,也可用氯硝西泮、扑米酮、苯巴比妥等。立体定向丘脑腹中间核损毁术也有效。

(3)酒精戒断性震颤(alcohol withdrawal tremor):被认为是戒酒后,酒精刺激的突然解除导致脑内 γ-氨基丁酸(GABA)抑制效应降低及交感神经系统被激活。交感神经兴奋使血中儿茶酚胺增高,骨骼肌收缩速率增加,因而干扰了神经-肌肉传导或肌梭活性,致使这些患者震颤强度增加。全身性震颤是本病最明显的特征,是一种快速的(6~8Hz)、轻重不一的震颤,在安静环境下减轻,在运动和情绪紧张时加重。常开始于连续数日嗜酒后突然禁酒的次日早晨,病情在完全停止饮酒后 24~36 小时达到高峰,症状持续时间差别很大,通常持续 2 周,恢复饮酒后症状很快缓解。

3. 意向性震颤(intention tremor) 意向性震颤是典型的终末性震颤,最常提示小脑病因。肢体远端的小振幅震颤在接近目标时出现,大振幅震颤常贯穿于整个运动过程中,可影响肢体近端。多发性硬化患者出现的意向性震颤常与广泛的小脑、脑干病变有关,可表现为剧烈的震颤甚至自伤。脑外伤患者出现明显的意向性震颤通常提示脑干损伤,严重的特发性震颤和中晚期帕金森病也可能存在意向性震颤的成分。特发性震颤除了常见于上肢,也可见于头部、唇、舌、下颌和下肢等。

(1)小脑性震颤(cerebellar tremor):小脑或小脑与脑干、丘脑联系纤维受损引起的姿势性或运动性震颤,典型出现在随意运动终末时(意向性震颤),震颤频率 4~5Hz,伴辨距不良,即共济失调表现;小脑性震颤常涉及头和躯干。须注意小脑性震颤与辨距不良不同,它是新小脑核团及传出纤维病变所致,辨距不良为小脑皮质病变;肌张力下降使运动中肢体不稳,也可能是小脑性震颤的原因。

小脑性震颤常伴有小脑、脑干其他功能障碍,如姿势及步态异常、构音障碍、肢体共济失调等,有助于诊断。有趣的是,小脑性震颤和共济失调患者在去除视觉反馈(闭眼)后运动功能可改善,而帕金森病患者闭眼时震颤反而加重。目前小脑性震颤尚无满意的药物治疗,主要治疗原发病如脑外伤、急性镇静药中毒、急性酒精中毒、抗癫痫药毒性反应、甲状腺功能低下等。有报道丘脑腹外侧核切除术可能有效减轻对侧肢体小脑性震颤,但临床资料较少。

(2)原发性直立性震颤(primary orthostatic tremor):临床较少见,患者站立时双下肢震颤而行走时正常是主要的临床特征。震颤频率 14~16Hz,多见于脊髓病,站立时双下肢抖动肉眼很难发现,触摸下肢震颤明显,上肢极

少累及，患者几乎不能独自站立，站立时双足间距较宽，双下肢肌张力增高，坐位时无震颤，起动困难，行走时步态正常，很少跌倒。氯硝西泮、加巴喷丁、扑米酮、丙戊酸钠治疗有效。

（3）颏震颤（geniospasm）：为常染色体显性遗传性疾病，变异发生于 9 号染色体 9q13～q21。以下颏、下唇不自主震颤为主要临床特征，震颤频率约为 8Hz，儿童期发病，随年龄增长逐渐恶化，并可累及舌肌和口腔底部肌肉。精神压力、内向性格加重上述症状。定期颏肌注射肉毒杆菌毒素可在一定时期内控制震颤。

（4）肌张力障碍性震颤（dystonic tremor）：多与肌张力障碍伴发，肌张力障碍发作时震颤不明显。痉挛性斜颈时可伴局部肌张力障碍性震颤，这种震颤节律变化多样，有时为持续性，有时为间歇性发作。

4. 精神性震颤（psychogenic tremor） 其特点是形式不固定，多局限于单个肢体，检查过程中震颤部位、频率、幅度可有明显变化，控制肢体远端，震颤部位可转移至肢体近端或身体其他部位，主动运动时对侧肢体震颤可减轻或停止。临床上精神性震颤与器质性震颤有时较难区别，虽然精神性震颤常伴精神方面表现，但器质性震颤患者在情绪波动或医生检查时震颤也会加重。

5. 药物性震颤 许多药物、重金属、咖啡等可引起震颤，吩噻嗪类、利血平、三环类抗抑郁药、吲哚衍生物、抗癫痫药等中枢性神经药物可引起震颤的副作用，中枢性胆碱能、儿茶酚胺能、5-羟色胺能系统均与震颤有关，影响这些系统的药物均可能导致震颤。药物性震颤表现多样，如 1-甲基-4-苯基-1，2，3，6-四氢吡啶（MPTP）可诱发典型的 PD 样震颤；更多的药物引起姿势性震颤，伴舞蹈症的不自主运动或肌阵挛；丙戊酸类可引起类似特发性震颤的表现。此外，治疗特发性震颤长期使用 β 肾上腺素受体阻滞剂突然停药可引起连续数日的停药性震颤。

6. 复合型震颤（tremors of complex type） 部分患者可同时表现为静止性震颤和意向性震颤，同一疾病表现为多种震颤形式称为复合型震颤。并非所有的震颤都与经典的震颤概念完全一致，一种震颤的表现形式可能多样，例如部分帕金森病患者主动运动时上肢震颤不减轻而是加重，一些帕金森病患者肢体静止时有轻度震颤或缺如，而肢体运动时震颤明显。

7. 腭震颤（palatal tremor） 也称为腭阵挛（palatal myoclonus）。根据病因不同，分为有继发原因的症状性腭阵挛（symptomatic palatal myoclonus）和无明确病因的特发性腭阵挛（essential palatal myoclonus）。症状性腭阵挛往往与吉兰-莫拉雷三角（红核-齿状核-下橄榄核）病变有关，有时伴有下橄榄核肥大。症状性腭阵挛主要为面神

经核和迷走神经核支配的腭帆提肌的节律性收缩，睡眠中持续存在，临床上可以见到软腭的边缘部位节律性收缩。特发性腭阵挛主要为三叉神经核支配的腭帆张肌节律性收缩，腭帆张肌的节律性收缩打开咽鼓管，患者会听到咽鼓管开放的"咔哒"声。特发性腭阵挛在睡眠中停止，临床上可以见到整个软腭的节律性收缩。腭震颤频率 1.5～3.0Hz。症状性腭阵挛可因多种疾病引起，主要是后颅凹脑血管病、炎症、肿瘤、外伤、脱髓鞘疾病、变性病等，影响橄榄小脑联系。早期表现为一侧软腭震颤，逐渐加重，对侧也可出现，腭阵挛睡眠时不消失。最初有轻度构音障碍，语音时高时低，严重者影响到咽喉肌、颌面肌、肋间肌和膈肌等，甚至出现眼球节律性震颤。症状性腭阵挛可能有其他神经定位体征。本病主要是对症治疗，丙戊酸钠、氯硝西泮、加巴喷丁、丁苯那嗪、氟哌啶醇等可减轻震颤程度。肉毒毒素软腭注射对消除软腭咔哒声有明确疗效。

8. 福尔摩斯（Holmes）震颤 也称为红核性震颤、中脑性震颤。病理研究发现病变不局限于中脑。Holmes（1904）最早描述了一例患者。本病通常因横过红核的齿状丘脑纤维传导通路病变所致，病变主要在中脑被盖部、小脑和丘脑等。PET 研究提示，存在小脑-丘脑通路和黑质-纹状体通路的联合损伤。特点是静止性与意向性震颤并存，部分患者还有姿势性震颤，震颤节奏非常规律，频率低，通常 4～5Hz；从发病到出现震颤通常间隔 2 周～2 年。多发性硬化、Wilson 病较多见，偶见于脑血管病、脑外伤等。

9. 扑翼样震颤（asterixis） 扑翼样震颤多见于各种肝脏疾病导致肝功能失代偿期，氨类有毒物质不能被正常代谢，导致中枢神经系统损害症状（肝性脑病）。也见于高碳酸血症、尿毒症、苯妥英过量等。上肢远端可见姿势性震颤，双上肢平举或手指分开时明显，拇指呈快速旋转样震动；肩关节和上肢上下摆动，如鸟展翅样。颜面、舌及身体其他部位也可见震颤，震颤幅度和节律可有变化，静止和睡眠中消失，激动时加重。根据患者的肝病史、肝衰竭（血氨增高）、典型扑翼样震颤表现等可确诊。抗癫痫药可加重扑翼样震颤。

第五节 阵挛、肌阵挛和多发性肌阵挛

（陈生弟 谭玉燕）

阵挛、肌阵挛和多发性肌阵挛是神经系统疾病较常见症状，通常被不加区分地泛指神经系统疾病伴发的节律性或非节律性短暂的、急速的连续性肌收缩。这些概

念各具特定的临床含义和独特的病理生理特点,应正确理解和运用。

一、阵挛与肌阵挛

1. 阵挛(clonus) 是指一组肌肉节律性单相性(单方向)一连串收缩与松弛,它与震颤的区别在于后者总是双相性(双方向)。在癫痫发作中,阵挛通常是指全身肌肉节律性重复的、急速的、剧烈的不随意抽动,开始时常伴意识丧失、肌张力松弛和跌倒,持续数秒或数分钟,多见于婴幼儿癫痫阵挛性发作。

2. 肌阵挛(myoclonus) 是特指一组肌肉或整个肢体突发的急速的不随意抽动,节律和幅度均不规整,每隔数秒重复抽动4~5次,分布不对称、不同步(少数例外)。肌阵挛根据起源不同分为皮质源性肌阵挛(cortical myoclonus),脑干源性肌阵挛(brainstem myoclonus),脊髓源性肌阵挛(spinal myoclonus)和少见的外周源性肌阵挛(peripheral myoclonus)。皮质源性肌阵挛主要起源于感觉运动区,表现为身体某一部位或肌肉非对称性反复肌收缩,如皮质源性部分性癫痫仅出现手部的肌阵挛。脑干源性肌阵挛可有三种表现,惊跳反射(startle reflex)、广泛的脑干网状源性肌阵挛(brainstem reticular myoclonus)和腭肌阵挛(palatal myoclonus)。脊髓源性肌阵挛可有两种表现,一种是局限性身体部位受累的肌阵挛,如节段性肌阵挛(segmental myoclonus);另一种是本体感觉受累导致的广泛性的轴性肌阵挛。外周源性肌阵挛主要是由于脊神经根、神经丛或周围神经受累导致,少见。

与阵挛不同,肌阵挛发作时间短,间隔时间长,一般无意识障碍。如上所述,肌阵挛可分为全身性、多发性、部分性和节段性等,以及节律性、非节律性、意向性或动作性、位置性肌阵挛等。肌阵挛可为一次或连续多次抽动,不同程度地累及躯干、四肢、面部、下颌、舌咽和喉等,节律10~50次/min。

二、多发性肌阵挛

多发性肌阵挛(myoclonus multiplex)或多肌阵挛(polymyoclonus)也称弥漫性肌阵挛(diffuse myoclonus),是广泛的闪电样非节律性肌肉收缩。所有的肌肉均可受累,面下部和肢体近端常见,可持续多年,睡眠时消失。Friedreich等(1881)描述了一例肌肉广泛抽动(jerking)的散发的成年病例,首先使用了多发性肌阵挛一词。

【病理生理】

肌阵挛是运动神经元或中间神经元病变引起神经元兴奋性增强,以及某些抑制性机制消除导致异常放电。这种异常可发生在大脑皮质、丘脑、黑质、基底节、齿状核、小脑和脑干病变,传导至下位神经元引起肌阵挛。皮质诱发电位研究表明,皮质过度兴奋间接导致肌阵挛发作。

研究表明,5-羟色胺(5-HT)、谷氨酸、γ-氨基丁酸等在肌阵挛和癫痫中起重要作用。Deahl等(1991)报道,一例外伤性癫痫发作多年的患者服用5-HT再摄取抑制剂氟伏沙明(fluvoxamine)后症状消失。也有人认为,中枢神经递质受体异常可能导致肌阵挛,提出应用受体调节剂治疗。Ugawa等(1995)研究认为,大脑皮质感觉区和运动区异常电活动均可导致皮质性肌阵挛,以皮质感觉区为主。多发性肌阵挛与感觉系统关系密切,闪光、声响、突发的触觉刺激均可通过感觉运动反射通路诱发肌阵挛发作。各种皮质下肌阵挛的发生机制目前尚不清楚。Di-Lazzaro等(1996)研究认为,脊髓后角中间神经元的异常兴奋性增高可能与节段性肌阵挛的发生有关。

脑电图有助于癫痫性肌阵挛发作与非痫性肌阵挛的鉴别,后者脑电图正常;但须注意,有时可在同一患者同时发生。皮质性肌阵挛时皮质运动及体感诱发电位可能有异常电活动,有时可先于肌阵挛症状,有助于早期发现。肌电图检查可发现受累肌肉短时程暴发性肌阵挛电活动,反射性肌阵挛患者进行疼痛、光、声音刺激试验可发现皮质区出现异常脑电发放。

【临床类型和表现】

1. 特发性肌阵挛(essential myoclonus) 在任何年龄都可发病,儿童及青少年期多见。病因及发病机制不明,可能与皮质下结构受损有关。可为家族性,属常染色体显性遗传,也有散发病例。

患者表现为单侧或双侧躯干或肢体近端肌突发的快速无节律收缩,可累及面肌、颈肌、下颌肌、舌肌和眼肌等。颈肌阵挛引起头部突然后仰或屈曲,躯干肌阵挛导致躯干屈曲或过伸发作,手臂肌阵挛使手臂屈曲性抽动,膈肌阵挛出现呃逆等。肌阵挛与舞蹈症易混淆,肌阵挛的肌肉收缩时间短暂(20~50毫秒),较舞蹈症快。

许多患者对不断抽动的侵扰并不介意,过着相对正常的生活,因此很少以此为主诉。患者无癫痫发作、痴呆及其他神经系统体征,偶有轻度小脑性共济失调。情绪紧张、肢体运动时可诱发,饮酒后肌阵挛明显减少,安静时减轻,睡眠时消失。脑电图正常,预后良好,但可持续多年。

2. 肌阵挛性癫痫(myoclonic epilepsy) 是一组重要的多病因综合征,肌阵挛对各种刺激敏感性显著增加是突出的特点,可伴神经系统其他症状体征,如癫痫发作、视网膜变性、痴呆、肌强直和假性延髓麻痹等,晚期可出现屈曲性四肢瘫。本病见于家族性进行性肌阵挛、肌阵挛性痴呆等,以及不伴脑病的肌阵挛性癫痫如婴儿痉挛征、良性婴儿肌阵挛、青少年肌阵挛性癫痫、原发性全身性癫痫、Lennox-Gastaut 综合征、光敏性肌阵挛性癫痫及舞蹈眼综合征等。

3. 意向性肌阵挛(intention myoclonus) 也称为动作性肌阵挛(action myoclonus)是指发作部位在维持一定的姿势或进行意向性活动时出现的肌阵挛。Lance 等(1963)对一组恢复期缺氧性脑病患者首先描述。患者处于放松状态时肢体和其他骨骼肌平静,进行缓慢平缓运动时偶可出现,当做快速挥举样动作,特别是指向一个目标如触摸检查者手指时可引发一系列不规则肌阵挛性抽动。这种意向性肌阵挛与意向性震颤在语言和节律方面均不同,仅累及运动中的肢体,因此是一种局限性刺激诱发性肌阵挛。语言受累表现为被肌阵挛抽动分解,一个音节和词几乎是被强迫地重复。通常见于有长时间缺氧史患者,如呼吸道梗阻、心搏骤停、呼吸衰竭或严重低血压后肌阵挛发作,常伴明显小脑性共济失调和呐吃。意向性肌阵挛多见于肢体发作,头颈、躯干可能轻度受累。

三、神经系统疾病伴发的多发性肌阵挛

(一)Lafora 体多发性肌阵挛

Lafora 体多发性肌阵挛(Lafora-body polymyoclonus)是常染色体显性遗传病,常表现为进行性发展的癫痫发作、肌阵挛和青年期智能减退。

【临床表现】

1. 多于儿童或青少年期(11~18 岁)发病,常以全面性癫痫发作或局灶性发作起病,也可以肌阵挛形式或癫痫发作与肌阵挛并存方式起病。早期症状局限于躯体或肢体某些部位,数月后随病情进展可在身体各处发生肌阵挛,声光刺激和活动可诱发。肌阵挛常伴全身强直发作和进行性智力衰退,也可伴视幻觉、情绪易激惹,少数出现耳聋。神经系统检查可见肌张力增高或降低,轻度小脑性共济失调,严重时出现腱反射亢进和 Babinski 征。病程通常 10~20 年或以上。晚期患者生活常不能自理,多因感染而死亡。

2. 脑脊液检查通常无异常。脑电图(EEG)显示弥漫性慢波和局灶性或多灶性棘波发放。腋窝皮肤活检可见汗腺管细胞内有特殊 Lafora 小体,有重要诊断意义。神经细胞中有黏多糖包涵体存在。

目前尚无特效疗法,可用抗癫痫药控制癫痫发作和肌阵挛,也可用 γ-氨酪酸、维生素 B$_6$ 及其他神经营养药等。

(二)婴儿肌阵挛性脑病

婴儿肌阵挛性脑病(myoclonic encephalopathy of in-fants)在男女均可受累,约 1 岁时发病,数日或数周内出现全身性肌阵挛,睡眠后消失。可见眼球迅速的不规则的凝视,每秒 8~10 次,类似跳舞状,称为舞蹈眼(dancing eyes)或称为金斯布林纳综合征(Kinsbourine syndrome),是在婴儿发生的自发性眼球异常运动。舌肌阵挛可导致言语断续不清。脑脊液常规及生化检查无异常。

急性期可用大剂量 ACTH 或地塞米松治疗,地塞米松剂量 5mg/d;肌阵挛症状控制后改为泼尼松 5mg 口服,隔日一次,长期维持,个别患儿用药达 5~10 年。部分患儿可缓解。抗癫痫药无效。

(三)青少年脑视网膜变性

青少年脑视网膜变性(juvenile cerebroretinal degeneration)是常染色体隐性遗传。虽然患者神经元内有蜡样质脂褐质沉积(ceroid-lipofuscinos),但目前认为不能将本病归入脂质贮积病。

【临床表现】

1. 按年龄分为四种类型。

(1)婴儿型:又称 Balkan 病、Santavuori-Haltia 型,曾报道过芬兰儿童病例,1~2 岁发病,约 4 岁死亡。

(2)晚发婴儿型:又称 Jansky-Bielchowsky 型,2~4 岁起病,6~10 岁死亡。

(3)少年型:又称 Spielmeyer-Vogt 型,3~8 岁起病,可存活至 25 岁左右。

这三型均有癫痫发作、肌阵挛和视力障碍,视力损害早期出现,眼底可见黄斑区灰黄色小片状视网膜变性,可融合成大片状,2~3 年后出现全面性癫痫发作、肌阵挛和智力发育迟滞,肢体活动慢而强硬,伴颤抖,类似 Wilson 病,可有小脑性共济失调,最后可出现构音障碍、吞咽困难、双侧肢体瘫痪和锥体束征、严重痴呆和卧床不起等。

(4)成年型:又称 Kufs 型,成年发病,有癫痫发作、性格改变和肌阵挛,呈缓慢进展,无视力障碍和眼底改变,可见小脑性共济失调、手足徐动、锥体束征和智能减退等,本型家族中可见视网膜改变,但无神经系统症状。

2. 脑电图可有高幅三相波。脑脊液无异常。CT 检查无脑室扩张。脑、肝、皮肤汗腺细胞,甚至血淋巴细胞内均可见沉积物,用 Schiff 过碘酸染色法(PAS)呈阳性反应,紫外线灯光照射下沉积物发黄绿色荧光,电镜下呈"指纹样"螺旋线。

须注意与泰-萨克斯(Tay-Sachs)病等脂质贮积病鉴别,诊断主要根据临床表现、皮肤组织活检在汗腺细胞内发现沉积物等。

(四)GM2 神经节苷脂沉积症

GM2 神经节苷脂沉积症(GM2 gangliosidosis)是罕见

的常染色体隐性遗传病。主要由于己糖腺苷酶 A（hexosaminidase A）缺陷导致 GM2 沉积而发病。

儿童和青少年起病，有家族史。常先出现共济失调、构音障碍，呈进行性进展，出现吞咽困难、四肢强直、癫痫发作或肌阵挛，最后发展为痴呆。眼底检查在少数患者可见非典型樱桃红斑。

（五）戈谢病伴多发性肌阵挛

戈谢病伴多发性肌阵挛（Gaucher disease with polymyoclonia）可见于少年型（Ⅲ型）和成年型（Ⅰ型）患者，偶见癫痫发作、全身性肌阵挛、双眼核上性凝视麻痹、小脑性共济失调等，智力不受影响（见第三篇第十六章神经系统遗传性代谢性疾病）。患者可有肝脾大，骨髓象检查可找到典型 Gaucher 细胞。血白细胞 β-葡萄糖苷酶活性显著低于正常[正常为每小时（10.13±2.76）nmol/mg 酶蛋白]。

（六）良性家族性多发性肌阵挛

良性家族性多发性肌阵挛（benign familial polymyoclonia）的病因不明，呈常染色体显性遗传。本病在儿童和青壮年期起病，病情呈缓慢进行性加重。一般先从肩或上肢肌群出现肌阵挛，逐步波及躯干肌和下肢肌，最后累及面、眼、舌和软腭肌等，引起全身多发性肌阵挛。智力一般正常，可合并癫痫发作、舞蹈手足徐动症和小脑性共济失调，也可伴发耳聋。外周血和脑脊液检查通常无异常。

（七）樱桃红斑-肌阵挛综合征

樱桃红斑-肌阵挛综合征（cherry-red spot-myoclonus syndrome）是常染色体隐性遗传病，是神经氨酸苷酶（neuraminidase）缺乏导致唾液酸糖肽（sialoglycopeptide）沉积于大脑和小脑神经元、视网膜细胞、肝脏 Kupffer 细胞和肠道肌层神经丛细胞而致病。

【临床表现】

1. 本病在青少年和成年期发病，早期可有肌阵挛和/或手足发作性烧灼样疼痛，遇热后加重；可有小脑性共济失调及构音障碍。眼底樱桃红斑与 Tay-Sachs 病的眼底相似，部分患者有角膜混浊、皮肤血管角质瘤、脊柱发育不良等，病情呈进行性发展。

2. 部分患者尿中可有唾液酸寡糖类。皮肤成纤维细胞培养可见唾液酸酶（sialidase）缺乏。部分患者 β-半乳糖苷酶（β-galactosidase）缺乏。

（八）线粒体脑肌病

线粒体脑肌病（mitochondrial encephalomyopathy，ME）是线粒体病的一种，病变侵犯骨骼肌和中枢神经系统；病变侵犯骨骼肌为主者称为线粒体肌病（mitochondrial myopathy）。线粒体脑肌病通常包括以下类型：①慢性进行性眼外肌麻痹（CPEO）；②慢性进行性眼外肌麻痹重叠综合征（CPEO-plus）和卡恩斯-塞尔（Kearns-Sayre）综合征（KSS）；③线粒体脑肌病、乳酸酸中毒和卒中样发作（mitochondrial encephalomyopathy，lactic acidosis and stroke-like episodes，MELAS）；④肌阵挛性癫痫伴蓬毛样红纤维（myoclonic epilepsy and ragged red fibers，MERRF）。

MERRF 为儿童期发病，有明确的家族史。主要表现为肌阵挛性癫痫、肌病和小脑性共济失调，尚可有智力低下、神经性耳聋、视网膜色素变性、周围神经病变、视神经损害及生长发育畸形等。肌活检可见蓬毛样红纤维，肌纤维组织化学染色可见多种呼吸链酶缺陷。

目前尚无特效疗法。Wallace 等（1991）用辅酶 Q10 治疗 MERRF 基因突变的一例母亲及其女儿有一定的疗效。

（九）缺氧后肌阵挛

缺氧后肌阵挛（posthypoxic myoclonus，PHM）可发生于各种原因所致的脑缺氧，如哮喘、窒息、麻醉意外及其他原因引起的呼吸循环衰竭等。

急性期患者处于昏迷状态，可出现癫痫和/或肌阵挛。清醒后因小脑损害出现共济失调、构音不清，可伴动作性或意向性肌阵挛，严重者伴认知功能障碍。

（十）Unverricht-Lundborg 病

翁弗里希特-伦德伯格病（Unverricht-Lundborg disease）又称为波罗的海肌阵挛（Baltic myoclonus），多见于波罗的海地区，芬兰报道较多，世界各地有少量的散发性病例报道。本病为常染色体隐性遗传，致病基因定位于 21q22。分子遗传学研究显示，半胱氨酸蛋白酶抑制剂 B（cystatin B）基因上游非编码区有十二聚物（dodecamer）异常重复扩展，导致 cystatin B 基因产物减少。病理检查脑内无沉积物质，可见神经元丢失及胶质细胞增生，主要影响小脑、丘脑内侧及脊髓。

1. 发病年龄一般在 6~15 岁，多以全身性肌阵挛（generalized myoclonus）为首发症状。典型表现为清晨反复发作的肌阵挛，可进展为全面性强直-阵挛发作。肌阵挛呈对称性，累及躯干和肢体近端，也可累及面部，发作难以控制，苯妥英钠可加重发作。肌阵挛可因感觉性刺激、运动或紧张诱发，随年龄增长趋于加重。

2. 早期无明显智力下降，随病程进展可有缓慢的智力衰退及共济失调。运动障碍进行性加重，很多患儿在 10 岁后逐渐丧失行走能力。病程呈亚急性，多于 20 岁左右死亡。有些患儿病情较轻，病程进展缓慢，癫痫发作控制良好，可存活至老年。

3. 本病无特异的实验室检查指标。EEG 显示背景活动减慢，3~5Hz 发作性棘慢波、多棘慢波活动，过度换气及闪光刺激时增加。诊断主要根据起病年龄、临床表现及排除其他的疾病。

四、脊髓性肌阵挛

脊髓性肌阵挛(spinal myoclonus)或称为节段性肌阵挛(segmental myoclonus),肌阵挛呈节段性分布,是由脊髓的节段性病变引起,诸如带状疱疹脊髓炎、其他非特异性脊髓炎、多发性硬化、脊髓外伤、脊髓肿瘤、脊髓动静脉畸形、亚急性肌阵挛性脊髓神经元炎等,偶可继发于腰麻后。

临床表现为持续的节律性肌阵挛,频率 0.5~3Hz,累及一侧或双侧下肢,或波及邻近的躯干部位,常自发出现,睡眠中也不消失,但一般不影响睡眠。另一种脊髓性肌阵挛表现为非节律性肌阵挛,引起颈部、躯干、膝、肘的对称性屈曲阵挛,可自发出现或因刺激诱发。抗癫痫药、左乙拉西坦、苯二氮䓬类药可减轻肌阵挛症状。

五、肌阵挛性痴呆

肌阵挛性痴呆(myoclonic dementias)是一组进行性智力减退伴肌阵挛的疾病,见于许多中枢神经系统变性病和痴呆。例如,亚急性硬化性全脑炎(SSPE)、克-雅病(Creuzfeldt-Jacob disease)、家族性进行性灰质营养不良(familial progressive poliodystrophy)、中枢神经系统 Whipple 病、皮质基底节变性、齿状核红核苍白球路易体萎缩、艾滋病痴呆,也偶见于阿尔茨海默(Alzheimer)病、路易体痴呆和肝豆状核变性晚期等。

第六节 局限性肌张力障碍

(谢安木)

局限性肌张力障碍(focal dystonia)与全身性肌张力障碍不同,表现为一块肌肉或邻近的一组肌肉间断的、短暂的或持续的痉挛或收缩,导致躯体某一部分处于用力状态和不自然的位置。局限于颈部肌肉的肌张力障碍,表现为一侧痉挛较明显,伴头部扭转和部分伸展,为特发性颈部肌张力障碍(idiopathic cervical dystonia)或称为痉挛性斜颈。临床其他较常见的局限性肌张力障碍包括睑痉挛,舌、面及口下颌痉挛,书写痉挛,喉肌痉挛,以及其他职业性肌张力障碍等。特发性局限性肌张力障碍的发病机制目前尚不清楚。

一、痉挛性斜颈

痉挛性斜颈(spasmodic torticollis)是局限性肌张力障碍最常见的类型,由于颈肌阵发性不自主收缩引起头向一侧扭转或阵挛性倾斜。本病可独立存在,也可作为原发性变形性肌张力障碍或症状性肌张力障碍的组成部分。

【病因和发病机制】

病因和发病机制尚不明确。部分患者可能与基因缺陷相关,例如 *DYT1* 基因座的 TOR1A 位点或 *DYT6* 基因座的 THAP1 位点。最近,外显子组发现了 *CIZ1*、*GNAL* 和 *ANO3* 等三个新候选基因;少数患者还发现 *DYT1* 基因异常,此外均为特发性的(Jinnah et al,2013)。

Averbuch-Heller 等(1997)研究发现,破坏猿猴脑干结合臂的交叉部、内侧纵束和内侧网状结构可出现斜颈。有研究者认为本病是一种局限型变形性肌张力障碍,也有人认为是脑炎症状的伸展,但仅有 5% 的患者有脑炎病史。少数病例为家族性或与精神因素有关。Magyar 等(1997)通过静息状态下脑葡萄糖代谢研究,认为豆状核在本病病理生理中起重要作用。

【临床表现】

1. 任何年龄均可发病,中年人最多见,男女比例相似。临床表现多样,起病较缓慢,但癔症性斜颈可急性起病。肌肉呈强直性痉挛,两侧颈肌均可受累,通常以一侧为重,患侧肌肉可出现肥大和疼痛,当患者试图维持头正位时多出现头部震颤。痉挛程度因人而异,可因情绪激动而加重,当头部得到支持时减轻,睡眠中完全消失,反射及感觉均正常。

2. 颈部深、浅肌群均可受累,以胸锁乳突肌、斜方肌及颈夹肌收缩最易出现症状。如一侧胸锁乳突肌痉挛引起头向对侧旋转和颈部向对侧屈曲,一侧胸锁乳突肌合并对侧斜方肌和颈夹肌同时痉挛,头向对侧旋转并固定于此位置;双侧胸锁乳突肌同时痉挛时头部向前屈曲导致颈前倾,两侧斜方肌与颈夹肌同时痉挛,头部向后过伸导致颈后倾。

【诊断和鉴别诊断】

1. 诊断 本病根据患者的临床症状、体征较易诊断。

2. 鉴别诊断 临床上须与以下情况鉴别。

(1)癔症性斜颈:精神刺激后突然起病,不自主运动呈多变性,暗示后可缓解,但部分痉挛性斜颈患者的症状轻重也可与精神因素有关,因此诊断癔症性斜颈须慎重。

(2)先天性斜颈:多因胸锁乳突肌血肿后纤维化、颈椎先天性缺如或融合所致,幼年起病可资鉴别。

(3)症状性斜颈:如颈肌肌炎、颈淋巴结炎、眼肌平衡障碍如上斜肌麻痹等所致。

【治疗】

1. 使用 A 型肉毒毒素在痉挛的肌内注射是最有效的疗法。

2. 药物治疗与扭转痉挛相同,可用抗胆碱能药、地西泮、氟哌啶醇、卡马西平、硫必利,以及中枢兴奋药二甲氨乙醇即地阿诺(deanol)等,对轻症患者可能有效。还可应用巴氯芬(baclofen)5~10mg/次,3 次/d。

3. 感觉性生物反馈疗法对部分轻症患者有效,如碰触或压迫患者下颏、颊部或鼻部时斜颈可能缓解。

4. 手术疗法可采用立体定向丘脑电凝术,可使偏侧肌张力障碍获得缓解。脊髓内相关神经切断术可使斜颈有不同程度改善

二、睑阵挛和睑痉挛

1. 睑阵挛(blepharoclonus) 是眼睑肌局限性肌阵挛,较少见,可为生理性或病理性,常见病因如炎症、外伤、脱髓鞘病变、先天性畸形和心因性等。

2. 睑痉挛(blepharospasm) 是局限于眼睑的肌肉痉挛,是面肌痉挛早期的常见类型。

【临床表现】

1. 女性发病率高于男性,发病的高峰年龄在 40~60 多岁,并比颈部和上肢肌张力障碍更易扩散到邻近的身体部位(通常在病史前 5 年内)。

2. 睑痉挛常与睑阵挛同时存在,眼部疼痛时出现睑痉挛为反射性或防御性,单眼疼痛时通常出现单侧睑痉挛。无眼部疼痛出现双侧睑痉挛病因不明,部分病例属心因性。

3. 眼睑痉挛的运动特征是眼轮匝肌刻板的双侧的和同步的痉挛。痉挛可能是短暂的或持续的,可导致眼睑变窄或闭合。非运动表现为感觉症状、精神症状、睡眠障碍以及认知障碍等。感觉症状包括干眼症、畏光、灼热感和沙粒感;精神方面包括抑郁、焦虑和强迫症;认知受损表现在工作记忆、信息处理速度和移位能力等。

【治疗】

治疗可选用氯硝西泮、苯妥英、卡马西平或吩噻嗪类药物,A 型肉毒毒素局部注射可能有效。

三、舌、面及口下颌痉挛

舌、面及口下颌痉挛(lingual,facial and oromandibular spasms)又称 Meige 综合征(Meige syndrome)。患者除了睑痉挛-口下颌肌张力障碍,还有口-舌-面颊部异常运动,表为现口、舌及面部持续一定时间的变幻不停的扭转痉挛样或舞蹈症样不自主运动。本病的病理基础不明,根据病因分为自发性、症状性和药物性三类。

【临床表现】

1. 年龄是独立危险因素,发病平均年龄在 60 岁左右,女性更易罹患,男女发病之比为 1:2。

2. 本病表现多样,可见各种不自主运动的组合,诸如舌多动,表现为舌不断的伸出、内缩、卷动、舔唇和扭曲等,或牙关紧闭,或口唇扭动,或呈咀嚼状,下颌不时颤动,面肌凌乱地收缩,导致怪异面相等。

3. 自发性口面部异常运动常见于老年人,称为老年期口咀嚼综合征(oro-masticatory syndrome)。病因和病理基础不明,女性较多,随年龄增长患病率增加,主要表现为舌、下面部及咀嚼肌不自主运动,紧张时加剧,睡眠时消失,可伴肢体齿轮样强直、静坐不能等基底节病变征象。巴氯芬(baclofen)治疗对轻症患者可能有效。

【治疗】

1. 药物治疗 可使用抗胆碱能药物,苯二氮䓬类,左旋多巴,抗精神病药如匹莫齐特、氟哌啶醇,多巴胺受体阻滞剂如丁苯那嗪,GABAB 受体激动剂如巴氯芬,以及非典型抗精神病药如氯氮平等被证明是有效的。

2. 在对口服药物治疗反应很差或无法耐受药物副作用时,可考虑应用 A 型肉毒毒素作为替代疗法,所有的眼睑痉挛患者均有改善,37.5%的口腔-颈肌张力障碍得到改善。

3. 内侧苍白球(GPI)深部脑刺激(DBS),已成为对肉毒毒素注射反应较差的患者的一种替代治疗方案。

四、书写痉挛及其他职业性 肌张力障碍

书写痉挛(writer cramp)及其他职业性肌张力障碍(craft dystonia)通常发生在需要做持久和精细的手部技艺操作者,在执行任务时会出现手或包括前臂在内的肌痉挛,可带有肌张力障碍的成分。

【病因】

病因尚不清楚。研究表明与遗传、环境因素相关(Schmidt et al,2013)。一项全基因组分析发现,在音乐家手部肌张力障碍和作家抽筋病例中,与芳基硫酸盐酶 G(Argg)基因可能有关联(Lohmann et al,2014)。除了重复、过度运用手外,可能的危险因素包括性格特征,例如完美主义和焦虑因素,以及解剖因素如手部大小和关节活动度等。

【临床表现】

1. 书写痉挛通常只发生在书写时,书写痉挛患者表现为书写时握笔过紧,书法不正,患者为了努力端正字迹,愈加用力地握笔,随之出现手与上臂肌痉挛,有时累及整个上肢,可伴有震颤,终致笔画扭曲、字体歪斜、大小不一等。

2. 小提琴手和钢琴手的手肌痉挛也只是在拉琴和弹钢琴时出现。经验丰富的长号演奏家和其他管乐器肌张力障碍(embouchure dystonia)者可发生"嘴唇缺失"。

修表工在修表操作时发生睑痉挛和面肌痉挛,与其戴眼放大镜有关,在其他活动时正常,检查无神经系统阳性体征。

本病临床上须注意与肝豆状核变性或 PD 的早期症状鉴别。

【治疗】

目前治疗方法包括口服药物、化疗、手术和物理治疗。抗胆碱能药物,如苯海索,以及其他药物,如扑米酮、巴氯芬和苯妥英钠的反应不一致,且经常有无法忍受的副作用。注射 A 型肉毒毒素是主要的治疗方法。

五、药物引起的迟发性多动症

药物引起的迟发性多动症又称为迟发性运动障碍,常见于长期(1 年以上)应用抗精神病药物治疗的精神病患者,在减量或停服后最易发生,发病风险似可随年龄增加。各种抗精神病药均可引起,氟奋乃静、三氟拉嗪和氟哌啶醇等含氟的抗精神病药较常见,大剂量长期服用可阻滞突触后多巴胺受体,使突触前多巴胺合成及释放反馈性增加,突触后多巴胺 D2 受体对多巴胺反应敏感性增强,产生多巴胺受体超敏,生理剂量的多巴胺即可引起运动障碍。

【临床表现】

1. 多发生在老年患者,尤其是女性,伴脑器质性病变者居多。多发生在服用抗精神病药 1~2 年以上,最短 3~6 个月可出现。情绪紧张、激动时症状加重,睡眠时症状消失。部分患者同时合并迟发性静坐不能、迟发性肌张力障碍、药源性 Parkinson 综合征,症状易被掩盖,减药或停药时显露出来。

2. 主要表现为节律性刻板的重复性不自主运动,早期出现舌震颤或流涎,口部运动具有特征性,年轻患者肢体受累常见,儿童口面部症状突出,表现为口-舌-颊三联症或颊舌咀嚼综合征,口唇与舌不能控制的重复运动,连续刻板咀嚼、吸吮、转舌、舐舌、噘嘴和鼓腮,歪颌和转颈,有时舌不自主地突然伸出口外,称为捕蝇舌征(fly-catcher tongue),严重时出现构音不清、吞咽障碍。躯干肌受累可见身体摇晃,肢体远端受累表现为弹钢琴指(趾)征,肢体近端很少受累,少数表现为舞蹈样动作、无目的拍动、两腿不停跳跃样手足徐动、躯干扭转运动及古怪姿势等。偶可表现为胃肠道型,突然停药后出现胃部不适、恶心及呕吐。

【治疗】

多巴胺和去甲肾上腺素可加快药物消耗,利血平和丁苯喹嗪,如谨慎使用,也是有效的。其次,如果能耐不良反应,肌张力障碍对抗胆碱能药物,如三己苯基每次

2.5mg,每日 1~2 次,每周小幅度增加直至 12.5mg 反应良好。

六、喉肌张力障碍

喉肌张力障碍(laryngeal dystonia,LD)包含几种重叠的临床表型,以喉部肌肉异常活动为特征。最常见的亚型是内收肌或外展肌痉挛性肌张力障碍,而不太常见的亚型包括喉呼吸肌张力障碍,也称为张力性呼吸喘鸣,以及歌手出现的肌张力障碍。

【病因和发病机制】

LD 的病因和发病机制尚不清楚,一些观察怀疑有基因的作用,但未发现孤立的 LD 基因;流行病学证据表明,许多患者在上呼吸道感染、喉外伤、使用抗精神病药或高应力期后发展为 LD。弥散张量成像(DTI)显示,基底节、小脑和丘脑内或附近有脑白质缺陷(Simonyan et al,2008)。

【临床表现】

1. 患者表现为喉部肌肉痉挛而致间歇性声音中断,LD 是一种在执行特定任务时出现的肌张力障碍,痉挛通常发生在说话时,但随着唱歌、大喊、哭泣或窃窃私语而减轻。

2. 内收肌 LD 影响约 90%的患者,是由声带内收肌过度活动引起的,间歇性过度收缩导致间歇的声音紧张和窒息。痉挛往往伴随元音出现,特别是在元音之间的声门停止时。

3. 外展肌 LD 不太常见,是由外展肌活动过度、声带过度张开和长时间呼吸暂停引起的。痉挛最突出的是元音前的无声辅音(p、t、k、h、s、f)。内收肌和外展肌的 LD 很少同时出现。

【治疗】

A 型肉毒毒素通常用于治疗内收肌 LD,尽管会经常出现短暂的副作用,如声音虚弱、呼吸困难和液体呛咳等。

第七节 抽动症和习惯性痉挛

(谢安木)

抽动症(tics)是小块肌肉或功能相关联的一组随意肌短促而快速地收缩,多呈突发的瞬间无先兆的不随意运动,无节律性,可表现为阵挛性,但不发生强直。抽动症累及的范围和频度可因人而异,表现急速挤眉、瞬目、歪嘴、耸肩、转颈等,也可有躯干急速抖动和扭转。喉部抽动可发出一些不随意的怪声。抽动可局限于某一区域,也可累及全身。一次抽动可急速完成,也可重复出

现,情绪波动、劳累、精神受刺激时加剧,注意力集中和有意识控制时抽动可减少或短时消失,但有意识控制维持时间不长,过后抽动常更加明显。睡眠时抽动消失。

一、抽动秽语综合征

抽动秽语综合征(Gilles de la Tourette syndrome)也称为妥瑞综合征(Tourette syndrome),是以多发性运动性抽动伴发声抽动为特征的全身性运动障碍疾病,它不同程度地干扰与损害儿童的认知功能和发育,影响其社会适应能力,虽然本病的名称是"抽动秽语综合征",但秽语并非本病所必备的症状。

【病因和发病机制】

本病的病因及发病机制不明,可能是常染色体显性遗传伴外显率表现度变异的疾病,Cornings 等认为本病是多基因遗传疾病。患者有 50% 的机会将遗传因子传递给后代,但在子代中不一定出现典型症状,可只显露轻微抽动和强迫行为,也可能只将基因遗传而不显示临床症状。本病可能也与环境因素、精神因素有关。研究表明,脑内多巴胺、去甲肾上腺素、5-羟色胺、乙酰胆碱和阿片样活性肽等中枢神经递质失衡可能与本病的发病有关。

根据《中国精神疾病分类方案与诊断标准》(CCMD-3,2001),抽动是一种不随意的突发、快速、重复、非节律性、刻板的单一或多部位的肌肉运动或发声。运动和发声抽动均可分为简单和复杂两类,但是界限不清。例如,眨眼、斜颈、耸肩、扮鬼脸等属于简单的运动抽动;蹦、跳、打自己等属于复杂的运动抽动。清喉声、吼叫、吸鼻动作等属于简单的发声抽动;重复言语、模仿言语、秽语等属于复杂的发声抽动。各种形式的抽动均可在短时间受意志控制,在应激下加重,在睡眠时减轻或消失。抽动多发生于儿童期,少数可持续至成年。根据发病年龄、临床表现、病程长短和是否伴有发声抽动而分为:①抽动症;②慢性运动或发声抽动障碍;③Tourette 综合征。

【临床表现】

1. 本病多在 2~15 岁起病,90%在 10 岁之前,男女之比(3~4):1。通常以多种形式抽动起病为主要特征,开始多为单眼瞬目,突然轻微甩头,逐渐出现刻板多变的暴发性不自主的面、颈、肩和肩胛等处的抽动,伴喉部发音抽动,躯干抽动轻微。抽动可时轻时重,精神紧张、劳累时可加重,注意力分散时减轻,入睡后消失,但重症者睡眠中也有轻微抽动。

2. 发声抽动常在病后 2~4 年内出现,约 30%~40%的患儿不自主地发出各种怪声,类若犬吠声、喉鸣声、咳嗽声、嗤鼻或口哨声等,半数有秽亵言语。有些患儿表现为重复的运动行为,如跳跃、蹲下或转圈等;其他常见的

有触摸他人、重复自己的话以及他人的言语或动作等重复行为。爆炸性的、不自觉的咒骂和强迫性猥亵言语(开场白)可能是最具有戏剧性的表现。

3. 85%的患儿有轻至重度行为异常,表现为注意力不集中、焦躁不安,半数患者出现强迫思维和强迫行为,表现为难以自制地触摸他人或物体,甚至触摸危险物品如火、电或与性有关的部位等。注意缺陷多动障碍(attention deficit hyperactivity disorder, ADHD)、强迫性冲动或两者兼而有之,可能在病程中某段时间会很明显,这些都在很大程度上影响学习。患儿对脾气、冲动、自残行为和某些反社会特征控制能力差者还是少数,也并非所有受影响的儿童中都有。有 40%~60%的患儿通过心理测试发现了认知障碍证据,但智力并无恶化,这种疾病的病程是无法预测的。在约半数的青少年中,抽动会在成年早期自然消退,而那些持续的抽动会随着时间推移变得更温和;有些患者经过长时间的缓解后抽动复发,但其他患者的运动障碍会持续终生。

【辅助检查】

目前本病尚无特异性检查方法,脑电图、诱发电位、神经影像学检查如脑 CT、MRI、单光子发射计算机化断层显像(SPECT)、正电子发射断层成像(PET)等只能作为诊断的辅助依据,用于排除其他脑器质性病变。

1. 脑电图 可表现为高波幅慢波、棘波、棘慢复合波等,动态脑电图异常率可达 50%,但对诊断无特异性。

2. PET 和 SPECT 可显示为颞、额、基底节区糖代谢及脑灌注量降低。

【诊断和鉴别诊断】

1. 诊断 本病诊断可参照美国《精神疾病诊断与统计手册》第 5 版(DSM-5)的诊断标准:①在疾病期间有时存在多发性运动和一或多种发声抽动,并不一定同时出现;②抽搐的频率有多有少,但自第一次抽搐发作以来已持续一年以上;③18 岁之前发病;④疾病不是由于药物或其他疾病(如亨廷顿病或病毒性脑炎)的直接生理性反应所导致。

2. 鉴别诊断 本病应与小舞蹈病和习惯性多动鉴别。

(1)小舞蹈病:多见于儿童或青少年,亚急性或急性起病的舞蹈症,伴肌张力低下、肌无力或精神症状,有风湿热或链球菌感染史。

(2)习惯性多动:见于 5~10 岁的男孩,习惯性多动表现单一而局限,经随访一段时间即可诊断。

【治疗】

药物治疗联合心理疏导是治疗本病的有效措施。顽固性和多发性抽动的药物治疗分两类,去甲肾上腺素受体激动剂和抗精神病药物。

1. 去甲肾上腺素受体激动剂 可乐定和鸟嘌呤在一些研究中很有用，虽不如抗精神病药物有效，但副作用较轻，建议作为第一种治疗方法。胍法辛与可乐定相比，优点是日剂量小，镇静作用小，最初剂量 0.5~1mg，睡前服用，并逐渐增量，必要时总剂量为 4mg。可乐定开始时睡前剂量 0.05mg，每隔数日增加 0.05mg，直至每日 3 次总剂量约 0.1mg。

2. 神经抑制剂 氟哌啶醇和匹莫齐特已被证明是有效的治疗药物，以及较少使用的舒必利和硫必利，但仅在受严重影响的患者中使用，且通常在试用肾上腺素能药物后使用。小剂量氟哌啶醇最初每次口服 0.25mg，每日 2~3 次，逐渐增至 2~10mg/d。非典型抗精神病药如利培酮也有疗效。匹莫齐特具有比氟哌啶醇更特异的抗多巴胺能作用，可能比氟哌啶醇更有效，开始应少量服用，0.5mg/d，然后逐渐增至 8~9mg/d。

3. 如果能够耐受大剂量丁苯那嗪，则其可能是有效的，丁苯那嗪是一种能消耗单胺并阻断多巴胺受体的药物。根据抽动秽语综合征研究小组进行的一项试验，抽动秽语综合征的多动成分可以用哌甲酯或可乐定安全治疗，而不用担心加重抽动。国外报道对个别药物不能有效控制的严重患儿可试用脑深部电刺激（DBS）治疗。

二、习惯性痉挛

习惯性痉挛（habit spasms）又称为短暂性抽动障碍，是抽动障碍中最常见的一种类型，多见于 4~7 岁的儿童，男孩较多见。由于抽动症状较轻，部位较局限，对日常生活影响较小，通常易被忽视。

【病因】

儿童习惯性痉挛的可能病因包括：

1. 精神心理因素 大多由精神、心理、社会因素引起，如受惊吓、家长的责备、学习上要求过高、生活中不能满足自己的欲望、感情上受到忽视或偏爱、家庭中争执等家庭生活事件、环境中某种紧张气氛，以及情绪紧张等，抽动成为心理应激的一种表现，患儿起初多有心理上的焦虑或紧张，继而出现习惯性痉挛；也有少数是模仿他人的动作而得的。发病可能与小儿的精神类型有关，属神经质、胆怯及情绪不稳定者易有罹患的倾向，内向、怕羞、胆小、遇事敏感、不合群的孩子，当遇到不顺心的事情后就易产生这类的抽动反应。

2. 躯体因素 也有的患儿起因于一些躯体疾病，起始往往由于局部激惹而产生抽动，如眼结膜炎或倒睫刺激引起眼部不适而频频眨眼，咽炎引起咽部不适而清嗓咳痰，也可以因衣着不适、皮肤发痒等促发，成为一种保护或习惯性的动作，儿童由于大脑兴奋性较高，上述因素久而久之在大脑皮质形成惰性兴奋灶，易形成抽动反应和固定下来，当局部疾病消除后，抽动症状仍继续存在，导致习惯性痉挛。

3. 遗传因素 短暂性抽动障碍可有家族聚集性，病儿家族成员中患抽动障碍者较多见，认为可能与遗传因素有关。

4. 器质性因素 围生期损害如产伤、窒息等因素可能与本病有关。

5. 药源性因素 某些药物如中枢神经兴奋剂、抗精神病药物等，长期服用可能产生抽动的副作用。

【临床表现】

1. 5 到 10 岁的儿童特别有可能发生这种习惯性痉挛。这些动作包括眨眼、抬起一只肩膀、吸气、清喉咙、将头或眼睛转向一边、做鬼脸等。如果这些症状被忽视，这种痉挛很少能持续超过几周或几个月，且往往会自行消失。

2. 在成年人中，通过镇静剂缓解神经紧张可能是有帮助的，但抽搐的倾向仍然存在。

【治疗】

1. 对于局限性和良性抽搐，一般无须治疗，父母的安慰会很有帮助。

2. 在青春期以后的男性中，孤立的或罕见的非侵入性运动抽动通常是一种遗传特征，应用氯硝西泮辅助治疗，但可能需要一些更有效的药物。

三、静坐不能

静坐不能（akathisia）是由 Haskovec（1904）提出的，临床特征是类歇斯底里地不能静坐或情绪不安，伴有不停地走动。在使用神经安定药的患者中，抖动（jittery）和运动不安是最常见的副作用，静坐不能被认为是神经安定药诱发的锥体外系运动障碍。美国食品药品监督管理局（FDA）（1973）将静坐不能定义为"一种主观的持续运动的愿望，伴不能静坐或静站，以及有加快或减慢运动的冲动"。

【病因】

静坐不能的病因不清，目前有很多假说，如多巴胺能系统、去甲肾上腺素能系统、内啡肽系统、铁离子异常等，但都不能完满地解释全部的临床的和病理学特征。静坐不能可分为特发性和药物性两类。特发性静坐不能较少见，发生无性别、年龄差别；药物性静坐不能为应用神经安定药、多巴胺能耗竭药、钙通道阻滞剂等治疗所致。

【临床表现】

1. 主观症状 静坐不能是一种内源性紧张与不安

感,以及主观的不断运动的需求,一些患者甚至感到被一种外力所驱使。内源性焦虑和不适是常见的合并症状,患者不能长时间阅读或做一件事情,轻度患者可述有模糊的恐惧感、易怒、缺乏耐心和广泛性焦虑,腿部牵拉感和不能保持腿部安静。静坐不能患者总是用"心里不安"来描述,但还有许多难以描述的内心体验,如"心里尖叫"或"即将爆炸感",以及攻击性躁狂样行为、模糊的躯体不适、恐惧感、颤抖、性折磨和自杀等。患者经常夸大某些症状,这在具有敌意、偏执倾向的年轻患者中尤为明显,甚至常试图通过暴力行为来控制身体。轻度静坐不能者要与精神疾病者鉴别,后者通过精神心理分析可发现精神疾病的线索。

2. 运动症状 轻度静坐不能患者可通过忍受不适的主观感受而无运动症状。多数患者有一系列运动表现,如目的性的腿或足部运动、站立时反复交换站立腿或原地踏步等。严重的症状如不能坐或站,甚至不能静卧一段时间,可不断地上下楼梯或快跑(行走癖)。早期学者称这些极端情况为"阵发性行为反应"。这些运动呈粗大而不间断的抖动,或频率小于 4Hz 有节律的大幅度跳动,与锥体外系疾病的肌阵挛类似。

四、不宁腿综合征

Thomas Willis(1685)首次描述了一种疾病,患者在夜间双腿不适,需要捶打甚至下床走动才能缓解。Ekbom 等(1945)将其命名为不宁腿综合征(restless legs syndrome,RLS)。

RLS 病因不明,可能与遗传因素、多巴胺代谢障碍和周围神经病变有关。

本病在中年以上男性多见,入睡后出现双小腿肌肉深部或骨骼的难以言喻的不适感,使患者从睡眠中醒来,击打患肢或下床走动,80%以上的患者出现睡眠周期性腿动(每小时 5 次以上),可伴有日间困倦或嗜睡等。

五、病理性惊恐综合征

病理性惊恐综合征(pathological startle syndrome)是一种心因性运动障碍,是由于惊吓等强烈或持久的精神刺激导致的一组综合征。一项眨眼反射研究提示,惊恐综合征与下位脑干有潜在的病理生理学联系。

患者主要表现为刺激诱发的面肌,特别是睑肌、四肢肌、躯干肌或全身性抽动或肌阵挛。与皮质和脑干源性肌阵挛不同,这种自发性抽动潜伏期较长,对反复刺激有明显的习惯化反应。

第八节 姿势和步态异常

(王维治 梁松岚)

神经系统疾病或其他系统疾病常见姿势和步态异常(posture and gait abnormalities),明显者一望而知,但在疾病早期症状轻微时,单凭望诊有时难以发现或确定。在此情况下,必须进行详细地检查和分析。

【正常步态】

正常的姿态和步态是,躯干直立,稍抬头,手臂松弛自然垂放在两侧,随行走有节奏地前后摆动,每个手臂随着对侧下肢向前迈进而有节律地向前摆动。两腿轻盈地交替前行,在两只脚彼此交错时双侧内踝几乎相碰,步距均等,足迹呈一直线。当一条腿向前迈进时,髋和膝的屈曲与足背屈相协调。同时,向前迈进的下肢的对侧胸部轻度前倾,足踵即脚后跟先着地。

正常人行路时多先右踵着地,然后左踵着地。行走周期是第一次右踵着地与第二次右踵着地之间的时段。以右足踵着地开始到右足趾离地的时段为姿态期,占整个周期的 60%~65%;在右足趾离开地面时开始为摆动期。应注意的是,行走周期的 25%~30% 是双足着地或双下肢支持。老年人步距变小,节奏变慢,双下肢支持的时间延长。

对步行动作进行精确分析需要一个卷尺和计时表,也可用表面电极、长导线作步行肌电图连续记录,或用踏步运动肌电图检查(EMG)代替步行。EMG 可显示活动的变化,摆动期以屈肌收缩为主,姿态期以伸肌作用为主。如果肉眼观察上述各项有困难,必要时连续摄影分析,例如,轻微偏瘫连续摄影可发现躯干前倾,两肩高度不一,轻瘫侧上肢协调运动不良,患侧下肢外展和足下垂。姿态期患肢有反膝倾向,健足摆动期缩短。观察步行时患者应脱掉外衣,仔细观察各关节运动情况,从前方、后方和侧方等不同方向和角度观察。如详细分析姿势和步态,需要看站立、行走姿势、双足位置。对步行重点观察以下几点:①躯体活动如躯干位置、上肢协调运动;②步伐;③平衡状态;④行进方式等。

躯体是靠翻正反射(righting reflexes)和抗重力反射(antigravity reflexes)保持直立姿势的,这两种反射可使人从躺位或坐位变成双足站立,并能保持躯干、髋及膝稳定伸直,将头颈调整到适当位置。这些反射必须在脊髓、脑干、基底节、前庭、本体感觉、触觉及视觉冲动完整时才能进行。如切断红核与前庭神经核间神经纤维可导致这些反射亢进,出现去脑强直等。

行走是出生后就逐渐形成的基本运动模式,通过脊髓-中脑-间脑水平进行综合调整。行走时足与地面接触和重心移动产生适当刺激。在高等动物中,脊髓不再单独对行走发挥作用,而是依赖高级中枢完成。行走的高级中枢位于下丘脑后部、中脑顶盖尾部和脑桥网状结构,它们通过位于脊髓腹侧的网状脊髓束、前庭脊髓束和顶盖脊髓束控制行走,在人类脑干的行动区可能受大脑皮质中枢的控制。行走时平衡也会涉及动作的恰当角度和方向,特别在窄基线行走时,由于体重先落在一只脚上,然后再移到另一只脚,重心必须由身体的一侧移向另一侧,要依靠高度敏感的姿势反射(postural reflexes)和翻正反射,依靠周围的(牵张反射)与中枢(前庭小脑)的共同控制,保持身体平衡。行进时在支撑腿调换之前,身体向前并向一侧稍倾斜。向前和向侧方的活动交替进行,但跑步时两脚有一瞬间都离地,使双腿向前进发出冲击的动作和力量。须注意,每个人的步行动作都受到身长、体重、性格、生活习惯、步行速度、心理状态、疲劳及兴奋等因素的影响,差异颇大,无统一的标准。对步态做分析时必须将这些因素考虑在内。

【姿势和步态检查】

正常的姿态和步态需要视觉、本体感觉、前庭及运动功能复杂的神经整合来完成。对这些感觉器官不健全的患者应引起注意,如盲人或正常人蒙上眼睛或在黑暗中行走时,常小心地向前移步,上肢轻度向前伸展,以免碰撞。在平整的地面上行走,步距也缩短。身体较少晃动,呈不自然的强直步伐。前庭功能、本体感觉及基底节损害时都可出现异常步态。

步态是由抗重力支持、迈步、维持平衡和推进力组成的。步态评估特别应包括自然步态、足尖接足跟走直线、足跟步态和足尖步态,以及观察从坐位站立、转弯、对抗向前和向后的外推力。姿势和步态检查常用以下几种方法:

1. 可观察患者走进诊室的步态,这个方法很实用,因为这时患者比接受专门检查时更自然。

2. 观察站立的姿势,要求患者立正站好,抬头,眼睛先睁开然后再闭上。在睁眼和闭眼时,分别将头向两侧晃动,看能否站稳,这种检查可以消除视觉与前庭的因素,也可排除本体感受器在保持平衡方面的影响。Romberg(闭目难立)征表现为睁眼时站立很好,闭上眼睛时身体摇晃,提示姿势感受缺失,而非小脑功能损害。由紧张导致的摇晃可通过让患者两手交替用示指触摸鼻尖而消失。

3. 观察行走,让患者睁眼和闭眼向前及向后行走。

4. 观察绕椅行走,能检查出一侧小脑病变。患者走近椅子时受累侧倒向椅子,当转换方向时,身体向外倾斜,走出一个非常宽的圈形。

5. 直线运动,让患者足尖接足跟沿一条直线行进,

是一种较精确的步态检查。

6. 变换姿势检查,让患者从椅子迅速站起,快速行走后停止,突然转身然后坐下。

7. 检查姿势调整反应,当患者抬头站立时,观察被突然地向后推、向前推或向一侧推时的姿势反应,姿态不稳的患者表现为纠正动作缓慢或不充分。

8. 让患者单脚跳,然后慢走。

如果患者能很好地完成这些测试,可以推断运动障碍不是源于本体感觉系统、迷路-前庭系统、基底节,以及小脑等。这时必须详细地进行肌肉骨骼和神经系统检查,查找引起步态异常的其他原因。

【步态异常类型及表现】

1. 小脑性步态(cerebellar gait)　如为两侧小脑半球病变,站立时两腿分开呈宽基底,站立不稳,上半身摇晃可波及头部,活动时摇晃更明显。当患者从椅子站起或突然转弯时摇晃明显,突然停止行走和坐下时不稳感更明显,必须抓住椅子作为支撑。不能走直线,步伐不规律,步间距大小不一,常向侧方明显倾斜,由于走路时头及躯干摇晃明显,为了保持平衡,上肢外展以免倾倒。患者缩小步伐及拖着脚可维持走路,严重者不扶持不能站立,轻者两脚可并拢站立,但抬头困难,再轻者可沿直线走一两步,接着就失去平衡。

值得注意的是,某些单纯性小脑性步态患者可无平衡障碍的主诉。在一侧小脑病变者,站立时头和躯干向病灶侧倾斜,脊柱侧弯,病灶侧肩头高耸,髋关节呈"稍息"状特殊姿势,患者身体重心放在健侧。从健侧向患侧推患者易向侧方倾斜。检查者用手把持患者骨盆部,嘱患者躯干向两侧弯曲,当向健侧弯曲时病灶侧足离开地面,健侧下肢伸直;向患侧弯曲时健侧足离开地面,但健侧下肢呈屈曲状,且躯干明显向病灶侧倾斜。步行时向病灶侧倾斜更明显。

小脑性步态常见于多发性硬化、小脑肿瘤(特别是不对称累及蚓部的病变如神经管母细胞瘤)、小脑卒中、亚急性小脑变性,以及遗传性疾病,如遗传性小脑性共济失调、橄榄脑小脑萎缩、晚发性小脑皮质萎缩症等。

2. 醉酒或蹒跚步态(drunken or reeling gait)　是酒精中毒或巴比妥中毒的特征性表现。蹒跚步态伴向侧方斜视、摇晃和向前后倾倒,给人就要失去平衡和跌倒的印象,但能够即刻纠正,醉酒步态不管身体与直线如何偏离,醉酒者都可在短距离内,在窄基底面上行走,并保持平衡,如同打醉拳一样,可以"挽狂澜于既倒",而不像小脑性步态,以宽基底为特征,失去平衡时就会立即倾倒。醉酒时由于严重损害了对躯干和腿的控制,步伐不规律,表现为明显的可变性和多变性。患者对自己的行为表现麻木不仁、满不在乎也是醉酒的佐证。临床上经常用"醉

酒样"和"蹒跚"来形容小脑疾病的步态,其实是错误的。醉酒步态与小脑性步态只是表面相似,严重醉酒者行走时向多个方向摇晃,似乎极少或根本不能通过视觉纠正步态不稳,小脑性或感觉性共济失调可通过视觉纠正。醉酒时可有身体摇晃,但并无肢体共济失调。

3. 感觉性共济失调步态(gait of sensory ataxia) 由于患者不知道自己的腿和脚所在的位置,因此步态的特征是下肢动作较大,抬足较高,抬足后突然抛出,足跟强打地面,掷地有声,称为踮步;步伐长短、高低不规则,身体呈轻度弯曲状,落脚笨拙且不能快速纠正,落脚偏离正常点很远,表现出不同程度站立和行走困难,常用视觉校正落足点。闭目难立(Romberg)征阳性。患者向前和向外急促地掷腿,使步伐长短和高低不等。若剥夺患者的视觉通路,共济失调明显加重,黑夜完全不能行走和站立。某些晚期患者虽然肌力正常,却不能行动,常靠拐杖支撑体重。Ramsay Hunt 曾说过,凭"顿足和拐杖"即可确认这种步态异常。

病变主要累及脊髓后索,由于阻断周围神经、后根、脊髓后索或内侧丘系的传入纤维,关节肌肉运动觉传入受损,偶尔由于双侧顶叶病变所致。临床见于脊髓痨,因此称为"痨步",还可见于 Friedreich 共济失调、脊髓小脑性共济失调、亚急性联合性后索变性、梅毒性脑脊髓膜炎、慢性感觉性多发性神经病、副肿瘤性感觉神经元病、多发性硬化,以及脊髓压迫症如椎关节强直和脊膜瘤。

4. 跨阈步态(steppage gait) 是胫骨前肌和腓骨肌麻痹所致。患者足不能背屈并外翻,行走时步伐规则和平稳,迈步时可见足下垂,脚趾直指地面,伴髋部过度屈曲,下肢过度抬高,尽量使足离开地面,呈典型的跨阈步态、"雄鸡步态"或"马步",脚落地时常伴拍击声。患者无平衡障碍,常因地毯边缘或遇到绊脚的物体而摔倒。腓总神经麻痹为典型的跨阈步态。垂足可为单侧或双侧,可因慢性轴索性神经病或脊髓运动神经元损害所致,如慢性获得性轴索神经病、腓骨肌萎缩症(Charcot-Marie-Tooth 病)、进行性脊肌萎缩症、脊髓灰质炎,以及胫骨前肌和腓骨肌麻痹。在严重的多发神经病时跨阈步态可与感觉性共济失调并存。

一种外源性损伤导致的特殊步态与跨阈步态相似,见于足底触物时有异常疼痛的患者,常见于酒精中毒性多发神经病、灼性神经痛和红斑性肢痛等。由于足部接触刺激时产生剧烈疼痛,患者极小心地行走,就像赤足走在滚烫的沙地上一样,足部旋转以减少最疼部位接触地面,需注意鉴别。

5. 偏瘫步态(hemiplegic gait) 常是脑卒中或脑瘫的表现,步态特点是痉挛性步态、缓慢、僵硬和擦地面。脑性偏瘫患者步行时足向外甩,划半圆或如割草样,也称

为"画圈步态"或"割草步态"。患侧上肢屈曲,伴随的摆动消失,患者患肢的大腿与小腿均保持僵硬,足内翻并下垂,步行时髋、膝和踝关节均不能屈曲。患侧下肢与健侧相比,足下垂而显得延长,足尖与足前外侧擦地行走,常在外侧足掌和足趾处磨破鞋子。在脑性瘫痪的患儿,足下垂严重和足趾明显跖屈可导致几乎不可步行,这在脑卒中偏瘫者中罕见。由于偏瘫侧肢体肌肉与肌腱均短缩,步行时身体摇曳不稳。

癔症性偏瘫也可出现步态异常,可与器质性偏瘫步态相似,足擦地而行。然而,仔细观察可发现两者有根本区别,器质性偏瘫姿势恒定,当转换步行方向时是以瘫痪足为轴,癔症性偏瘫步态变化不定,常以健足为轴。

6. 痉挛性截瘫步态(spastic paraplegic gait) 患者站立时下肢呈伸直位,两大腿互相贴近,两膝关节也常紧贴,两小腿稍稍分开,且伴某种程度内旋,双足下垂呈内翻挛缩。患者用足尖站立,步行时用足前半和趾底部着地,如同用足尖行走。同时躯干前倾,多数患者步行时两臂抬举,靠足尖与足外侧缘支撑体重,患者鞋底前端与外缘磨损显著。患者起步时伸出的下肢各关节屈曲,躯干向伸足的反方向倾斜并稍扭转。如此交替进行,走路时几乎双腿交叉,呈剪刀样步态。步伐较小但有规律,患者须费很大力气才能向前移动,就像在齐腰深的水中行走一样。截瘫和双侧偏瘫步态的主要特征是像沿着"S"字母行走,缓慢僵硬,拖步而行。

痉挛性截瘫步态是脑性截瘫的主要特征,由两侧大脑病变所致;也可见于多发性硬化、脊髓空洞症、各种类型脊髓炎、恶性贫血和非贫血所致的脊髓联合变性、慢性脊髓压迫症及家族性痉挛性截瘫等,常伴脊髓后索损害。

7. 慌张步态(festinating gait) 特点是步伐短小、拖曳,起步迟疑,弯腰姿势,冻结状和整体旋转(en bloc turning)。患者站立时上身前屈,腿僵硬且在髋、膝关节屈曲。行走时躯干前倾,上肢轻度屈曲放在身前,上臂不摆动或摆动减少。步行开始时呈踌躇状态,起步困难,不能立刻迈步。迈步后躯干摇晃不稳,最初步行极缓慢,小步态,拖着脚走路,脚几乎要碰到地面;症状明显者前足足跟与后足足尖相衔接,呈小碎步前进,转换方向和停步困难。慌张是指患者在移步前行时速度越来越快,易转为小跑,为了尽量跟上其重心而加速的倾向。向前、向后都可出现慌张步态,平衡不稳,患者无扶助可摔倒。患者的姿势支持反射不良,直立时由后面轻推患者可有前冲现象,如从前方向后方推则向后方退数步,而正常人仅需后退一小步来调整躯干姿势。慌张步态主要见于帕金森病,以及脑炎和一氧化碳中毒后的帕金森综合征。

8. 舞蹈手徐动症和肌张力障碍步态(choreoathetotic and dystonic gaits) 是伴有附加的肌肉不自主运动的一

种步态,如伴面、颈、臂和手连续的不规则运动,严重时累及躯干及近端关节,并有肌张力减退,多见于新纹状体病变。不自主运动可表现为扭转痉挛、手足徐动,包括头痉挛(head-jerking)、面部扮鬼脸、伸舌,当上肢与手交替屈曲、伸展、旋前和旋后时可见躯干和肢体扭曲和蠕动,下肢突然外甩,行路不稳呈跳跃式或舞蹈样步态;合并手足徐动时可伴手的指划样运动,头部向一侧倾斜,交替噘嘴与缩回,间歇性伸舌,安静时也可出现。严重时可影响步态,步态异常可以是这些疾病的最主要表现,步态检查常可检查出原本不明显的肢体运动及姿势异常。这一步态常见于局灶性轴性肌张力障碍、先天性手足徐动症、亨廷顿舞蹈症和奥本海姆肌张力障碍(Oppenheim dystonia)等。

肌张力障碍患者如扭转痉挛,表现为躯干或四肢不自主的扭转运动和姿势异常,最特征性的是以躯干为轴的扭转样动作。而自身免疫性的僵人综合征患者表现为躯干、四肢持续性或波动性强直,异常的体轴姿势(常为过度的腰椎前凹),主动肌和对抗肌同时受累。随意活动受限,严重时关节固定为"僵人样"姿势,可与扭转痉挛区别。

9. 摇摆步态(swaying gait) 是由于臀肌无力所致的一种步态,是进行性肌营养不良的典型步态,也可见于脊肌萎缩症慢性型(Wohlfart-Kugelberg-Welander综合征)、炎症性肌病、遗传性髋脱臼等。可因臀肌无力使患者在步行时不能稳定承重的髋部,承重的髋部过度向外扩展,同时伴髋部下垂和躯干向对侧倾斜;也可见小腿三头肌明显萎缩,足下垂,走路时足前半着地。由于下肢及骨盆肌肌萎缩,站立时腹部前挺,步行时骨盆左右摇摆,也称为鸭步(waddling gait)、臀步(gluteal gait)或特伦德伦堡步态(Trendelenburg gait)。

10. 倾倒步态(toppling gait) 是以频繁的蹒跚和跌倒为特点的步态,行走时表现为摇摇欲坠样,见于脑干损害,尤其老年人脑卒中后,是延髓背外侧综合征的特征,患者常向病变侧倾倒;中脑卒中常伴向后跌倒。进行性核上性麻痹患者颈部肌张力障碍,伴垂直凝视麻痹和假性延髓麻痹,早期常主要表现为欲倾倒状,步态犹豫、踌躇,常发生不可预料的摔倒。前庭神经元炎患者内耳开窗术后声音可诱发眩晕(Tullio现象),向病灶对侧倾倒。前庭迷路病变时站立姿势与小脑病变类似,基底变宽,有倾倒感,不能站立,头与躯干均向一侧倾倒,失去平衡,呈前庭迷路性Romberg征,此时头的方向与身体偏斜方向有密切关系,例如头向左倾90°时,身体向前及向右侧倾倒,倾倒方向与眼球震颤的慢相方向一致。前庭迷路病变单足站立要比小脑病变困难,一侧性病变作推移试验(如从健侧向患侧推或相反)易出现躯干横向摇晃。此时

注意观察下肢外展肌群张力,常见病灶侧减低,用此法可帮助判断病灶部位。前庭迷路病变患者闭眼前进时向患侧偏斜,后退时向反方向偏斜,如此前进和后退反复进行,足迹呈"星迹步态";小脑病变患者前进与后退均向相同方向偏斜。

11. 正常压力脑积水步态 正常压力脑积水(normal pressure hydrocephalus,NPH)的特征性临床症状是哈基姆(Hakim)三联征,即行走不稳、痴呆和尿失禁。最初的和最明显的症状通常是进行性行走困难,NPH步态障碍很少有特征性,不属于共济失调性或痉挛性步态。主要特征是宽基底、小步态拖曳以及节奏消失,但这些表现在所有类型步态异常患者自然代偿时都可以见到,可通过简单的起身-步行耗时试验进行检测。NPH患者通常主诉眩晕或失平衡感觉,大多数人很难清晰地表达确切的不适感。许多患者仰卧时能迈步,但真正行走时却举步艰难。由于患者全身中轴肌失控,表现为起立笨拙,髋和膝轻度屈曲、僵硬,下肢挪动缓慢。用高速摄像机和计算机分析发现,NPH步态的高度下降,晃动增加,骨盆旋转及躯干反向转动减少,NPH患者下肢肌张力增加,伴屈肌与伸肌同时收缩趋势。行走明显减慢,身体强直,整个身子向前移动,上肢摆动消失,有向后摔倒倾向。与帕金森病步态有相似之处,但帕金森病上肢不动和屈曲姿势更为明显。

12. 额叶病变步态(gait of frontal lobe disorder) 额叶病变可出现严重的站立和行走障碍,尤其额叶内侧面受损及与基底节联系受损时,也称额叶共济失调步态或失用性步态,但额叶局灶性病变不影响步态。患者表现为轻度屈曲姿势,两脚分开较远,小步迟缓犹豫地缓慢拖步而行。停止后需费很大力气才能向前走,但在稍有支撑情况下或在检查者鼓励下能有节奏地行走。转弯时表现为以一只脚为轴心,另一只脚犹豫地小步行走。晚期患者走路时需有人扶持或有物件把持,起步变得愈来愈困难,患者仅能原地移动,脚不能向前迈或后移。更晚期的患者脚好像粘在地上,不能做任何形式的运动,被形象地称为磁性足(magnetic fet)、"离合器滑脱"综合征(slipping clutch syndrome)和"步态点火障碍"(gait ignition failure)。有人观察到未经治疗的NPH患者可有另一种额叶步态异常,表现为步态及姿势进行性恶化,从不能走路到不能站立、坐和从床上起身等。

大多数额叶病变患者发生严重步态障碍时,在坐位或卧位用下肢可进行复杂运动,如画想像的图形或做踏脚踏车动作,但最终两腿活动变得缓慢、笨拙,当被动活动时四肢均有不同的阻力。特征性表现是在床上翻身困难,最终不能翻身。晚期运动障碍通常伴痴呆,但两者不一定平行发展,一些Alzheimer病患者可在发生严重痴呆

数年后才出现明显步态异常,NPH 则相反,痴呆与步态异常基本呈同步进展,可有或无抓握、摸索反射,腱反射亢进及 Babinski 征。有的患者最终发展为屈曲性脑性截瘫(cerebral paraplegia in flexion),患者蜷曲在床上不能动、变哑,四肢收缩处于屈曲状态。许多脑小血管病(CSVD)如脑白质病变、微出血患者表现为明显的认知功能障碍和步态异常。脑小血管病病理变化可损伤脊髓运动系统以及皮质、基底节纤维联系的完整性,因此 CSVD 患者往往表现出一定程度的步态和平衡功能障碍,主要表现为速度减慢、拖地、步基宽和双侧步长不等,成为跌倒的高风险人群。其他导致额叶步态的疾病包括广泛分布的肿瘤如脑脊膜瘤、浸润性胶质瘤、皮质下动脉硬化性脑病(Binswanger 病)、皮克(Pick)病、外伤、脑卒中或前交通动脉破裂等。

13. 老年步态(gait of the aged) 是伴随年龄老化出现的步态变化,不伴明显的脑部疾病。正常姿势和步态是一种与生俱来的本能,自幼儿到青少年期逐渐形成快速行走、稳重、良好平衡及完美的适应能力等,随着年龄的增长常见不同程度的行走速度减慢,平衡不稳,正常行走的优美协调姿势减少,变得步伐小而僵硬,轻度宽基底和欲倾倒状。害怕跌倒(fear of falling)也是老龄人群步态障碍的因素,这些老年人通常会有较强的压抑感和孤独感,害怕再次跌倒的心理表现更强,进一步表现为少动。老年步态者因意识到平衡受损,行走时小心翼翼以免摔倒,特征性步态是小步、擦地而行,如履薄冰或在黑暗中行走,努力保持平衡。行走中一次很小的失足,如脚抬得不够高或重心向一侧倾斜未得到纠正都可导致老年人跌倒。检查时可见前庭躯干翻正反射不足。

14. 精神发育迟滞步态(gait of the mentally retarded) 特征是头过度前伸,颈部伸直,上肢处于古怪的位置,宽基底,躯干倾斜,笨拙地拖曳而行。这种步态与本体感觉、小脑、锥体系及锥体外系病变无关,唯一可能的合理解释是,病理步态可能是两足运动及姿势和翻正运动有关的脊髓上部发育迟滞所致,认知力发育迟滞者的运动发育也延迟。精细运动的获得与年龄有关,如跑、跳、跳舞、踢球、用一只脚保持平衡等均有平均获得年龄,且个体差异很大。患者表现出古怪的举止,如节律性摇晃动作、鼓掌、挥臂、震颤及其他刻板运动等。

15. 癔症性步态(hysterical gait) 可表现为多种异常的步态类型,包括癔症性单瘫、偏瘫、截瘫以及站立-行走不能(astasia-abasia)等。患者的步态极为奇特,表现多

变且无法解释。例如,患者在坐位或卧床时完全不能动,但却可以站立或行走;起立-行走不能的患者不能站立或行走,但仰卧时腿部可保持正常运动。当让他们站立时,若在瘫倒前却可能向前走几步,这几乎都是癔症性的。在没有支持时可能向各个方向倾斜并摔倒,但在发生危急情况时步态异常可能消失。Hoover 试验可判定是功能性或器质性疾病,检查者两手分别置于患者踵下,嘱抬起一侧下肢,如瘫痪侧检查者的手也感到压力,说明为功能性。须注意,不应将仅有步态异常而无其他神经系统异常者均认为是癔症。例如,局限于小脑前上蚓部病变可能只表现为站立或行走时共济失调,正常颅压性脑积水和某些额叶疾病患者可能表现为步态异常,但神经系统检查无明显异常。精神相关性步态异常中抑郁症患者主要表现为动作缓慢,是精神运动停滞、行动目标缺乏的表现。一些焦虑症和恐惧症的患者行走时带有夸张的小心谨慎的肢体动作,如同在冰上行走。

【步态障碍的康复治疗】

如步态异常较稳定,既不进展也不好转,可采取药物治疗及康复治疗,但年老患者的步态异常,如同时伴痴呆则很难恢复,因患者模仿移动和姿势变化的能力丧失。

1. 当肢体强直重于肌无力时,应用解除痉挛药如巴氯芬、替扎尼定可能有效,可减轻下肢痉挛。针对下肢肌无力,加强肌肉锻炼及减少体重很有益处。

2. 如有迷路功能低下,如因药物引起或特发性前庭病变导致的步态异常可在正规的医疗中心,由康复医师进行试验性训练,以弥补其缺陷。平衡训练及有效地运用姿势调整和视觉调整可使许多患者得到改善,并能较好地适应日常生活活动。

3. 由本体感觉障碍引起的共济失调性步态,在某种程度上,可能通过视觉注意及下肢正确放置得到纠正。

4. 特发性脑积水患者进行脑室分流术,可能使患者的运动功能得到恢复。

5. 所有的步态异常的患者都可以使用辅助行走器,包括手杖、叉形拐杖,以至到最后使用四脚行走器,有助于保持一定的运动功能,但最好由有经验的康复医生进行指导。

参考文献

第二章

躯体痛和感觉障碍
Somatic Pain and Sensory Disturbance

（张星虎）

第一节 疼痛

疼痛(pain)是人们最常见的一种感觉性体验,也是患者判断自身患病的重要症状。疼痛是许多疾病的特征性症状或早期表现。与其他的感觉相比,痛觉有其特殊的属性,它通常伴随其他一种或多种感觉,如刺痛、灼痛、胀痛、撕裂痛和绞痛等,是一种复合感觉。其次,痛觉往往伴有强烈的情绪反应,如恐怖、紧张等。此外,痛觉还具有经验属性,同样的伤害性刺激对不同的人可能产生程度甚至性质上迥然不同的痛觉,是由于每个人不同的生活经验所致。任何一种感觉模式(触觉、压觉、冷觉、热觉)达到一定的强度均可产生痛觉。

疼痛具有双重性,一方面疼痛由特殊刺激引起,冲动沿特定通路传导,经大脑皮质整合后产生疼痛;另一方面疼痛性质与情感密切相关,对应用某些药物或手术治疗有实际意义,如扣带回切开术可降低患者的疼痛反应,消除支配区所有的感觉,表现为去神经感觉迟钝(denervation dysesthesia)或痛觉缺失(analgia)。疼痛是一种复杂的病理生理现象,例如,即使切断所有感觉的神经传导通路,疼痛仍然存在;在截肢后的缺失肢体部分,机体仍然能感觉到疼痛。虽然对疼痛通路的解剖学结构、生理机制已有所了解,但即使在专业化医疗中心处理恶性肿瘤等引起的难治性疼痛仍是非常棘手的问题。对疾病的恐惧、焦虑或抑郁情绪可能加重患者疼痛,因此医生必须分清躯体内脏疾病或精神疾病导致的疼痛。对疼痛的判断及处理在临床工作中尤为重要,可能涉及内科、神经内科、精神科多学科领域。

一、痛觉的解剖学基础

痛觉是躯体受到伤害性刺激产生的感觉,是机体受到威胁的警戒系统,引起防御性反应,是生命不可缺少的保护功能。伤害感受(nociception)与疼痛是两个密切相关而又不同的概念。伤害感受是中枢神经系统对伤害性感受器激活并引起传入信息的反应与加工,获得组织损伤的信息,可以发生在中枢神经系统的各个水平,是从低等动物到人类所共有的。痛觉是发生在躯体某一部位的疼痛样不适感,发生在脑的高级部位,特别是通过大脑皮质的分析与整合产生的,是人类所特有的。

疼痛的基本分类包括:①刺痛:又称为快痛或第1痛,特点是感觉鲜明,定位明确,感觉迅速产生又迅速消失,引起的情绪变化较弱;②灼痛:又称慢痛或第2痛,特点是痛觉缓慢加剧,呈烧灼感,定位较差,持续时间较长,感觉难以忍受,常伴强烈的情绪反应;③内脏痛和躯体深部痛:多为酸痛、胀痛、绞痛等,有时难以描述,感觉定位很差,可引起强烈的情绪变化和内脏反应如恶心等。

【痛觉结构和痛觉纤维分布】

1. 外周痛觉结构

(1)痛觉感受器:疼痛的外周传入通路具有高度的特异性,初级感觉神经元存在两种类型的传入纤维:一种是细的(直径2~5μm)有髓鞘的A-δ纤维,传导速度较快,分布于皮肤及其他器官;另一种是很细的(直径0.3~1.1μm)无髓鞘的C纤维,传导速度很慢。根据疼痛反应的特点,可将无髓鞘很细的传入神经纤维分为三种类型:机械感受器(mechanicoreceptor)、温度感受器(thermoreceptor)及多模式伤害感受器(multimode nociceptor)。每种感受器都可将刺激能量转换为神经膜动作电位,前两种感受器分别感受机械和温度刺激,机械刺激由A-δ纤维和C纤维传导,温度刺激由C纤维传导;无髓鞘的多模式伤害感受器传导机械刺激、温度刺激及与炎症有关的化学刺激,大多数由C纤维传导。某些A-δ纤维传导轻触觉、温度觉及压觉,也传导痛刺激,放电与刺激强度成正比。

(2)感觉性周围神经纤维及痛觉纤维:表2-2-1列出人类的感觉性周围神经纤维类型的分类与功能以及每种类型内源性功能障碍的相关症状。

表2-2-1 感觉性周围神经纤维类型的分类、功能及功能障碍的症状

纤维类型	别名	纤维直径/μm	传导速度/(m·s⁻¹)	功能与功能障碍的症状
A-α 和 A-β 型(大的、厚的有髓纤维)	Ⅱ	5~20	30~70	触觉、压觉
A-γ 型	Ⅰa	3~6	15~30	肌梭传入纤维
A-δ 型(小的、薄的有髓纤维)	Ⅲ	2~5	12~30	痛觉、温度觉、躯体触觉;伤害性机械刺激反应(如锐痛、撕裂痛、刺痛)
B 型	–	1~3	3~15	内脏和自主神经效应
C 型(小的、无髓纤维,多模式)	Ⅳ	0.3~1.1	0.5~2	慢痛、温度觉;伤害性刺激反应(如钝痛、灼痛、定位不确切的疼痛)

C 纤维包含的感受器类型：①机械-痛觉感受器：与 A-δ 纤维相似，对不同刺激有反应；②热觉-机械-痛觉感受器：对伤害性机械刺激、热痛刺激有反应，对冷痛刺激有弱反应，对常温变化无反应；③冷觉-机械-痛觉感受器：对伤害性机械刺激、冷痛刺激有反应，对热痛刺激及常温变化无反应。

一般认为伤害刺激感受器是一种游离神经末梢，是未形成特殊结构的感受器，在皮肤、肌肉和血管壁上大量分布，相当一部分是感受痛觉的。传导痛觉冲动的神经纤维，一般认为是较细的神经纤维，包括 A-δ 纤维和 C 纤维，A-δ 纤维传导快痛，C 纤维传导慢痛；但这两种纤维中有相当数量的纤维是传导非痛觉刺激的（如触觉、温度觉等）。如果通过皮肤电刺激皮下神经干，当刺激强度低时仅兴奋较粗的神经纤维不引起痛觉，当刺激强度达到兴奋 A-δ 纤维时就产生明显的刺痛，达到兴奋 C 纤维的强度时引起难以忍受的疼痛。

（3）传入神经元：A-δ 和 C 型纤维的细胞元位于后根神经节内，突触向中枢延伸，经后根到达脊髓后角。疼痛传入纤维主要位于后根外侧部，脊髓中许多细的 C 纤维发出主要的疼痛通路 Lissauer 束，切断实验动物的 Lissauer 束则同侧的痛觉缺失。颅面部疼痛传入纤维到达三叉神经脊束核。

2. 痛觉纤维体表分布 每个感觉单位（感觉神经元及中枢支、外周支以及皮肤和内脏神经末梢）从外周至中枢感觉皮质的整个感觉通路都有特殊的解剖结构。节段性感觉支配使皮肤痛觉定位呈节段性分布，如面部和颅前部由三叉神经支配，头后部为 C_2，颈部为 C_3，肩部为 C_4，三角肌区为 C_5，前臂桡侧和拇指为 C_6，示指和中指为 C_7，小指及手和前臂尺侧为 C_8 及 T_1，乳头平面为 T_4，脐平面为 T_{10}，腹股沟平面为 L_1，膝部中间为 L_3，踇趾为 L_5，小趾为 S_1，股后部为 S_2，肛周鞍区为 $S_3 \sim S_5$ 等。来自深部结构的痛觉纤维分布虽与皮肤不完全一致，但也呈节段性。$T_1 \sim T_4$ 神经根是心脏和肺的感觉传导通路，$T_6 \sim T_8$ 支配上腹部器官，下胸及上腰段神经支配下腹部脏器。

【痛觉传导路和中枢痛觉结构】

1. 后角 痛觉传入纤维经过 Lissauer 束终止于脊髓灰质后角边缘区，大部分纤维终止于同一节段脊髓，少部分向上或下延伸 1~2 个节段，部分经前连合投射至对侧的后角。Rexed（1954）研究猫的脊髓细胞结构，发现后角神经元分 10 层，小的 A-δ 有髓纤维主要终止于 Rexed Ⅰ层（Waldeyer 边缘细胞层），同时也进入Ⅱ层最外侧，一些 A-δ 痛觉纤维穿过背侧灰质终止于Ⅴ层外侧部，无髓鞘 C 纤维终止于Ⅱ层（胶质区），刺激皮肤引起疼痛反应的其他细胞位于前角Ⅶ层和Ⅷ层，后者神经元接受自脑干神经核下传的冲动及节段性感觉冲动。在这些终止细胞

处，第Ⅱ级神经元与同一或相邻脊髓节段前角及侧角细胞联系，参与形成躯体反射和自主反射。第Ⅱ级神经元的轴突形成传导束，将痛觉投射至对侧（少数在同侧）上行传导。

在后角及脑干的疼痛传入及传导中，兴奋性氨基酸（谷氨酸、天门冬氨酸）及核苷酸如 ATP 是初级 A-δ 痛觉传入纤维终末端假定的神经递质。同时，A-δ 痛觉传入纤维受刺激时释放多种神经调节物质，在伤害性信息传递中发挥作用。C 神经纤维慢传导涉及其他物质，其中以被称为 P 物质的 11-氨基酸肽最为重要。实验证实，P 物质可激活感受伤害性刺激的后根神经节及后角神经元，如破坏纤维中 P 物质可导致痛觉缺失，先天性神经病变和对疼痛不敏感的患者后角中 P 物质明显减少。疼痛冲动在脊髓后角、延髓及脑桥中央部传递中，阿片类是重要的调节物质，可减少 P 物质，减弱由节段性疼痛引发的屈肌脊髓反射。已发现在初级传入纤维突触前膜及Ⅱ级小神经元突触后膜上存在三类阿片受体。Ⅱ级神经元被激活时释放内源性脑啡肽、内啡肽、强啡肽，与相应阿片受体特异性结合，可抑制痛觉在后角的水平传递。

2. 痛觉传导通路

（1）脊髓丘脑束：参与痛觉传入的第Ⅱ级神经元轴突始于脊髓灰质Ⅰ、Ⅱ、Ⅴ、Ⅶ和Ⅷ层，主要纤维束在脊髓前连合交叉，在前外侧索中上行至脑干和丘脑。来自各皮肤节段的轴突在高于神经根 1~3 个节段水平交叉至对侧，脊髓后角与前连合组成一个贯穿脊髓全长的连续的痛觉传导通路，来自上方节段的交叉纤维不断补充到脊髓丘脑侧束的内侧，来自骶段的最长纤维位于该束的外侧，这种分布特点对脊髓病变具有定位意义，从痛觉缺失平面可判定脊髓丘脑束的受损深度，解释髓内病变引起的鞍区回避（saddle sparing）（脊髓中央病变引起的痛温觉障碍不影响鞍区）。

（2）其他的脊髓脑疼痛传导通路：除了脊髓丘脑侧束，脊髓前外侧柱的慢传导束如脊髓网状丘脑束位于内侧，纤维直接投射至延髓至中脑的网状结构，再投射到丘脑内侧核群和板内核群。此外还有第三条脊髓下丘脑束位于脊髓侧索后中部，传导深部结构（肠、骨膜）及其产生的弥漫性疼痛。来自食管、胃、小肠、近端结肠的内脏疼痛通路大部分通过迷走神经传入，在投射到丘脑之前先终止于孤束核。Melzack 和 Casey 等（1965）提出，旁正中传导系统经脑干和丘脑弥漫性投射至边缘叶和额叶，与疼痛的情感反应有关。若脊髓丘脑侧束被阻断，这些脊髓网状丘脑通路仍能激发疼痛的心理体验。脊髓丘脑束投射至腹后外侧核，再分散投射至感觉皮质的不同区域，这些区域可辨别痛觉的部位、性质及伤害性刺激强度。

3. 丘脑 丘脑是最重要的痛觉整合中枢，脊髓丘脑

束到达丘脑前逐渐分为两束,外侧部终止于丘脑腹外侧核团,内侧部主要终止于板内核群和中线核群。脊髓网状丘脑束投射至丘脑板内核群(主要是束旁核和中央外侧核),与内侧直接投射的脊髓丘脑束相重叠;来自对疼痛传递有调节作用的脊髓后柱核团主要投射到丘脑腹外核团。四组核团中,每组都接受来自脊髓的感受伤害性刺激的投射,在痛觉中发挥不同的作用,均有各自的皮质投射区。传导伤害性冲动的纤维在丘脑不形成单独的传导通路;神经生理学证据表明,当一种冲动由外周神经上行至脊髓、延髓、中脑、丘脑及边缘叶时,神经元对伤害性刺激的反应判断力逐渐减弱。因此,在脑干、丘脑传入通路,手术阻断的平面越高,阻断疼痛的效果越差。

4. 丘脑皮质投射 丘脑腹侧基底部核团与丘脑后核一样发出轴突到两个主要皮质区:后中央回(小部分终止于前中央回)及外侧裂上部区。这些皮质区主要感受触觉和本体觉,并与感觉分辨功能(包括疼痛)有关,但在正常人中刺激这些皮质区不会引起疼痛。板内核群也投射至下丘脑、杏仁核群和边缘叶,可能调节疼痛与情感及自主神经反应。腹后外侧核投射至初级感觉皮质,调节感觉的分辨。在脑内,与痛觉有关的神经通路也是弥散的,这是痛觉感受的特点。

5. 下行疼痛调节系统 是下行传导系统和中继站,在伤害性刺激感觉通路中起调节作用,由额叶和下丘脑发出纤维投射至中脑导水管周围细胞,然后经延髓腹侧中间部,以及脊髓背外侧束下行至脊髓后角;起自蓝斑、中缝背核和网状巨细胞核的几个下行传导通路含去甲肾上腺素和5-羟色胺,对感受伤害性刺激反应也是重要的调节因素。

二、疼痛的生理学和心理学

不同组织对引起痛觉感受器兴奋的刺激类型反应不同。强刺激如刺伤、切割伤、挤压伤、灼伤和冻伤等可引起皮肤显著的痛觉反应,但这些刺激对胃肠道反应不明显。胃肠道黏膜充血或炎症、平滑肌扩张或痉挛、肠系膜附着处牵拉可产生剧烈的疼痛。骨骼肌局部缺血、结缔组织鞘损伤、坏死、出血及注射刺激性溶液可引起明显疼痛,骨骼肌长时间收缩可引起酸痛。心肌局部缺血可导致心绞痛。关节对刺伤、切割和烧灼不敏感,但滑膜炎症、牵拉和撕裂关节周围韧带或接触高张盐溶液可引起疼痛,损伤滑膜可产生疼痛。针刺动脉或动脉炎可引起疼痛。偏头痛与动脉过度扩张和搏动有关,动脉及脑膜组织受牵拉可引起头痛。神经病变引起的疼痛可能来自神经鞘本身,如椎间盘突出时神经根受压引起的疼痛。

组织损伤后释放蛋白水解酶作用于局部组织,能够释放兴奋外周感受器的致痛物质包括组胺、前列腺素、5-羟色胺、类多肽物质及钾离子等,将这些物质注入动脉或注入皮内可产生疼痛。致痛物质激肽由感觉神经末梢释放或由血液输送,可使血管通透性增加。此外,直接刺激伤害性感受器可释放痛觉增强物质,如外周神经受刺激时,C纤维神经末梢释放P物质,使皮肤血管扩张形成红斑,肥大细胞释放的组织胺可导致水肿,还可以作为白细胞趋化因子,有学者称这些反应为神经源性炎症。

【痛觉和疼痛机制】

1. 正常的痛觉感受 是一种保护性的生理机制,但疼痛的发生机制尚不完全清楚。通常认为,人体皮肤、肌肉、关节及内脏的伤害性感受器受到各种物理性或化学性的伤害性刺激后,经过传导通路和脊髓传至大脑皮质,引起疼痛感觉,中枢神经系统对疼痛的产生及进展具有调控作用。

(1)疼痛在末梢的传导:是通过细的有髓鞘 A-δ 纤维和无髓鞘 C 纤维来完成的,其中有髓鞘的 A-δ 纤维传导速度快,传导针刺样痛觉和温度觉;无髓鞘 C 纤维传导速度慢,传导钝痛和灼热痛。疼痛通过 A-δ 纤维和 C 纤维传导至脊髓后角的传递细胞,兴奋后的传递细胞再通过脊髓丘脑束将疼痛传导到大脑皮质。粗神经纤维不直接传导痛觉,但由其传入的冲动可通过"闸门"机制抑制痛觉向中枢的传导。此外,由脑干网状结构发出与疼痛有关的下行抑制通路,主要通过中缝核产生 5-羟色胺,以及网状结构产生的脑啡肽和内啡肽,使脊髓后角的传入信号减弱。

(2)疼痛在中枢的传导:主要包括两条途径,脊髓丘脑束—丘脑—大脑皮质,感知疼痛及发生部位;脊髓网状系统—脑干网状结构—丘脑下部—大脑边缘系统,引起机体对疼痛刺激的情绪反应和自主神经反应。

(3)疼痛的感知和识别:疼痛冲动传入中枢后,经过整合及分析才能感知与识别疼痛。后中央回是感知疼痛的部位;网状结构、大脑边缘系统、额叶、顶叶、颞叶等广泛的大脑皮质对疼痛进行综合与分析,对疼痛产生情绪反应,发出反射性或意识性运动。除了上述的疼痛机制,近年来研究表明,当发生异常疼痛时,机体就启动了较复杂的外周敏化和中枢敏化机制。

外周敏化是在组织损伤和炎症反应时,受损部位的细胞如肥大细胞、巨噬细胞和淋巴细胞等释放多种炎症介质。同时,伤害性刺激本身也可导致神经源性炎症反应,进一步促进炎症介质释放。这些因素使平时低强度的阈下刺激也可导致疼痛,此即外周敏化过程。发生外周敏化后可出现:①静息疼痛或自发性疼痛:在无外部伤害性刺激情况下产生,是外周伤害性感受器自主激活所致;②原发性痛觉过敏:感受器对伤害性刺激反应过强时,轻微疼痛刺激可导致剧烈的疼痛反应;③异常疼痛:非伤害性刺激如轻压时即可引起疼痛。

中枢敏化是指组织损伤后,不仅损伤区对正常的无害性刺激反应增强,邻近的未损伤区对机械刺激反应也增强,为继发性痛觉过敏,是中枢神经系统对疼痛发生的可塑性变化;脊髓后角神经元兴奋性增强,呈现"止扬"(wind-up)效应,也即中枢敏化过程。在疼痛传递过程中,许多神经递质作用于脊髓的多种受体,中枢敏化的发生与外周感受区扩大现象密切相关。

2. 痛阈(pain threshold) 是能够感受疼痛的最低刺激强度。所有的人痛阈几乎都相同,但炎症可使痛阈降低,而普鲁卡因局部麻醉、某些神经系统病变及中枢性镇痛药可使痛阈提高。安慰剂可使约1/3的患者疼痛减轻,在远离疼痛部位针刺可有效缓解某些患者的疼痛,分散注意力及暗示也可减弱疼痛反应。短暂的强烈情感变化如恐惧和愤怒等可抑制疼痛,可能由于下行肾上腺素能系统被激活,疼痛体验可因躁狂状态减轻,疼痛强烈程度及情感反应可因个性或性格而不同。抑郁症患者的痛阈多与正常人相同,但疼痛反应可能过度异常,疼痛体验可因抑郁状态强化。额叶切除患者痛阈无改变,但对疼痛刺激反应短暂。疼痛冲动只有到达丘脑或大脑皮质才出现明显的疼痛意识或知觉,但此过程中丘脑和皮质感觉区的确切作用还不清楚。以往认为丘脑具有识别伤害性刺激作用,顶叶皮质判定和区分感觉强度和部位。这种传统的感觉与知觉分离观点早已被摒弃,取而代之的是感觉、知觉及对疼痛刺激有意识或无意识反应构成不可分割的整体过程。功能MRI成像为疼痛刺激对脑区激活的研究提供了新的手段,研究显示,除了预期的丘脑及枕叶皮质区外,下丘脑、岛叶及扣带皮质也明显参与其中,并与刺激强度成比例,未来将寻找影像疼痛信号(pain signature),能够客观测定人体的痛觉反应,并能区分物理性疼痛与社会及情感性疼痛。

3. 痛觉机制的学说

(1) 特异性学说(specificity theory):是与von Frey(1896)的名字相联系的,是最古老且迄今仍然最具生命力的痛觉学说。该学说认为,与触觉、温觉及冷觉等感觉一样,皮肤、黏膜有特异性痛觉感受器,各种感觉冲动通过各自的径路传递到大脑。研究证明伤害性刺激主要引起A-δ类及C类纤维兴奋,在受到疼痛刺激后先产生快痛或刺痛,后产生慢痛或灼痛;快痛主要由A-δ类纤维传导,慢痛主要由C类纤维传导,内脏痛或深部组织痛主要由A-δ类及C类纤维传导;在中枢通路水平,特定的感觉传入信息进入脊髓后沿特定的中枢通路传递,如痛觉、温觉沿脊髓丘脑束,而深感觉沿薄束及楔束上传至丘脑和皮质。然而,切断痛觉通路后痛觉还会恢复的事实使人

们对这一学说提出了质疑。

(2) 构型学说(pattern theory):Goldscheider早在1884年就提出强度学说(intensity theory),后来称为痛觉构型学说,该学说认为任何足够强度的感觉刺激都可能产生疼痛。按此理论,不存在特异性痛觉感受器,疼痛是由于皮肤受到热或压力等刺激后诱发的神经冲动组合作用的结果。由于感觉刺激兴奋不同数量的神经末梢,各个神经末梢会发放不同频率的冲动,以及神经冲动不同的空间与时间构型,产生了不同的感觉。目前疼痛解剖学及生理学研究已在很大程度上将特异性痛觉感受学说与痛觉构型学说相统一(Cervero,2009)。

(3) 门控学说(gate-control theory):是加拿大学者Melzack和英国学者Wall在1965年提出的。外周传入神经冲动进入三个系统:门制系统、中枢触发系统、效应系统。将脊髓后角中传递痛觉信号的第1个神经元称为T细胞。该学说的核心是门控系统,T细胞活动是由罗兰胶质区(SG)细胞控制,SG细胞构成所谓的闸门。SG细胞可使粗、细纤维的一级传入神经末梢去极化,粗纤维的冲动兴奋SG细胞,细纤维的冲动抑制SG细胞。粗纤维的冲动通过兴奋SG细胞而使传入末梢去极化,产生T细胞突触前抑制,而细纤维冲动通过抑制SG细胞超极化,产生T细胞突触前易化。粗纤维的冲动使闸门关闭,细纤维冲动的数量和比例决定T细胞活动水平。根据门控学说,粗纤维丧失可使T细胞处于较高的活动水平,因此轻触就可引起疼痛。总之,中枢通过痛觉门控系统接受伤害性信息,该系统受三方面的影响,即伤害性信号、其他传入信号及下行系统控制。此外,也存在SG细胞对T细胞的突触后抑制。

在持久性疼痛时,心理因素起重要作用。有趣的是,尽管疼痛受心理因素的强烈影响,但很难准确回忆或从记忆中再体验先前经历的急性疼痛。患者对疼痛的耐受力和言语表述体验的能力受种族、文化和宗教信仰的影响,某些个体由于训练、习惯和性格迟钝对疼痛具有较强的忍耐力,疼痛可以是抑郁症患者最突出的主诉。此外,少数个体生来就对疼痛刺激不敏感或无疼痛感,可能是由于后根神经节缺少疼痛神经元,一级传入神经元中缺少疼痛感受器,先天性神经递质缺乏或中枢感觉整合发生变异等所致。

【内在疼痛控制机制】

1. 神经元镇痛系统 由Reynolds(1969)首先发现,神经元镇痛系统可因服用阿片制剂或存在于大脑内具有阿片类药理作用的物质而激活。刺激大鼠导水管周围灰质腹外侧部可产生深度镇痛作用而不改变行为及运动,刺激间脑内侧及尾端不同部位和延髓头端核团如中缝核及旁巨细胞核等可显示同样的镇痛作用,动物在电刺激

下手术可不施行麻醉。研究发现,刺激镇痛(stimulation-produced analgesia,SPA)作用是由于抑制了后角Ⅰ、Ⅱ、Ⅴ层神经元(即伤害性刺激激活的神经元)。在人体利用植入电极刺激中脑导水管周围灰质可镇痛,但作用不持久,电刺激延髓头端腹侧(中缝核及邻近的网状结构)和脑桥被盖尾端外侧部也可抑制伤害性反应,其冲动通过脊髓背外侧索(dorsolateral funiculus)传至后角灰质,调控后角上行传导径路传递躯体伤害性冲动。

阿片制剂作用于后角Ⅰ和Ⅴ层神经元突触前或突触后,抑制A-δ纤维和C纤维传入疼痛冲动,这种作用可被纳洛酮逆转。阿片制剂作用部位与电刺激产生镇痛部位一致,也与内啡肽受体神经元部位一致,故通过刺激可寻找中枢神经系统阿片结合区。目前发现阿片受体主要分布于脊髓的初级(A-δ和C)传入纤维终末、后角神经元、延髓网状核群、丘脑中部、导水管周围灰质和杏仁核群。阿片制剂镇痛作用包括突触前及突触后作用,镇痛效能与对受体亲和力成正比。

2. 内啡肽(endorphin)止痛 在CNS发现特异性阿片受体后不久,就发现了几种与这些受体结合并具有强效止痛效应的天然肽。这些内源性吗啡样化合物一般被称为内啡肽,是"内吗啡"之意。其中研究最广泛的是β-内啡肽、垂体激素的肽序列β促脂解素(β-lipotropin),以及脑啡肽(enkephalin)和强啡肽(dynorphin)。它们及其受体集在中脑。在脊髓水平,只发现脑啡肽受体。

3. 中枢性止痛机制 是由多种递质参与,受上行与下行传导系统调控的(Ossipov et al,2010)。特殊区域缺陷可解释持久或极度疼痛,也可解释鸦片成瘾及戒断引起的不适等。事实上,一些肽类物质不仅能缓解疼痛,还能控制戒断症状。边缘叶神经递质形成障碍可能是不愉快或抑郁情绪的基础。这些观察表明,安慰剂(包括针刺疗法)缓解疼痛作用是因激活内源性系统,释放内啡肽的结果。同样的机制可能在多种应激情况下发生作用,例如,在战斗中受枪伤的士兵只需很少或几乎不需要麻醉药就能手术。

下行疼痛控制系统包括阿片多肽,也可能包括去甲肾上腺素能和5-羟色胺能递质。从脑桥背外侧追踪到脊髓下行去甲肾上腺素能神经通路激活可阻滞脊髓伤害性神经元。延髓腹侧含大量5-羟色胺能神经元,下行纤维可抑制与疼痛传递有关的后角细胞,为慢性疼痛患者合理使用5-羟色胺拮抗剂提供理论依据。

三、疼痛的临床评价

并非所有的疼痛都是严重的疾病,不同年龄健康人也会出现疼痛。例如,儿童的生长痛,一只眼睛、颈部或枕部短暂的较剧烈疼痛,肩部、臀部或肢体肌肉较持久的疼痛,胃肠道疼痛引起的心前区不适,肋间肌或膈肌痉挛引起的呼吸时一侧胸部刺痛等。这些疼痛为时短暂,可隐匿出现和消失,医生问诊时启发患者或患者有反复体验而担心时才会引起注意,通常多为正常的疼痛,但须注意与疾病引起的疼痛区别。

疼痛的病因可根据疼痛部位、性质、起病方式、诱发及缓解因素、持续时间及严重程度来确定。疼痛的严重程度一般难以评定,极度疼痛可由患者表现显示,疼痛程度可通过对患者睡眠、工作及其他活动的影响程度或患者需要卧床休息来判断。临床上,评价疼痛,尤其在评估止痛药疗效时,常用视觉模拟评分(visual analogue scale,VAS)评价疼痛程度,疼痛强度0级(无痛)到10级(最痛)的尺度划分等级,或用类似视力表尺度将患者疼痛严重程度在一条0~10的数字线上标出。

严重的疼痛对患者是一种折磨,严重影响患者生活质量,如何有效控制疼痛也是临床工作面临的一大难题。持续性疼痛可提高应激性,易于出现疲劳,影响睡眠,降低食欲,即使身体强壮者也难以忍受,受慢性疼痛困扰的人常不可避免地出现抑郁症。

(一)疼痛分类

1. 病因分类 Woolf等(2004)根据疼痛的病因及传递通路不同,把疼痛分为:

(1)伤害刺激性疼痛:是指在正常情况下,皮肤对伤害刺激如尖锐物品刺伤、烧伤等的感受。

(2)炎症性疼痛:是指感染、组织损伤、炎症物质刺激导致的疼痛。

(3)神经病理性疼痛:是指Ⅰ级、Ⅱ级及Ⅲ级感觉神经元病变导致的疼痛。

(4)功能性疼痛:是指器官组织、外周神经传导均正常,但由于大脑皮质功能异常导致的疼痛。

2. 部位分类 临床常见的疼痛可分为皮肤痛、深部痛和痛觉异常等。

(1)皮肤痛(skin pain):包括针刺皮肤引起的刺痛和受刺激后1~2秒出现灼痛等两种类型,构成Lewis双重反应,两种类型皮肤痛均可精确定位。刺痛为快痛,经A-δ纤维传导;灼痛为慢痛,较弥散,持续时间长,由细的无髓鞘C纤维传导。

(2)深部痛(deep pain):来自内脏和骨骼肌,性质为钝痛,剧烈时可为锐痛和钻痛,偶呈灼痛,如食管受刺激出现烧灼感,以及常见的心绞痛。深部痛也可涉及体表,但无皮肤痛双重反应。深部痛为弥散性,定位差,疼痛界限不清,可能由于内脏神经末梢相对较少。疼痛可投射到致病器官的同一脊髓节段支配的皮肤远隔部位,称为牵涉痛(referred pain)。深部结构与皮肤的疼痛传入纤维均传导至后角Ⅴ层神经元，皮肤传入纤维明显多于内脏传入纤维，与丘脑发生直接联系，因此产生牵涉痛。例如，来自心脏的疼痛传入纤维分布于$T_1 \sim T_4$节段，可能投射至上臂内侧及手和前臂尺侧（$T_1 \sim T_2$），也可投射到心前区（$T_3 \sim T_4$）。深部痛定位的另一特点是异常折射痛，可能为脊髓邻近节段神经元生理变异所致。例如，颈椎关节炎或胆囊疾病由于不断激活特定的脊髓节段神经元，可诱发心前区疼痛。任何疼痛一旦成为慢性，就可能在身体一侧沿垂直方向广泛扩散。此外，来自远隔部位的疼痛刺激对腿部伤害性屈肌反射产生抑制性作用。节段性疼痛的另一个特点是引起肌收缩力减弱，称为反射麻痹。

（3）痛觉异常：常见的痛觉异常包括：①痛觉过敏（hyperalgesia）：是对疼痛刺激敏感度增强或痛阈降低，常见原因为皮肤炎症，常表现为灼痛；②痛觉减退（hypoalgesia）：是对疼痛刺激敏感度降低或痛阈升高；③痛觉过度（hyperpathia）：是受累部位疼痛知觉缺陷（刺激阈提高），一旦察觉则对刺激反应强烈，是神经病理性疼痛的常见特征，并对所有的刺激都有过度反应，即使不引起疼痛的轻微触摸也可诱发弥散性疼痛，称为异常性疼痛（allodynia）。

（二）慢性疼痛

慢性疼痛（chronic pain）通常由内、外科疾病引起，也可与周围神经病或中枢神经系统疾病有关，例如神经源性或神经病理性疼痛，或与精神疾病有关或者原因不明。

1. 各种内外科疾病引起的疼痛　多为周围性，由病变刺激或破坏性病变引起，又称为伤害性疼痛，最常见为癌性疼痛，如骨转移、腹膜种植、侵犯腹膜后组织、肺门、臂丛或腰骶神经丛等，常为剧痛，可长时间不能确定疼痛来源。若最初检查正常，数周至数月后应复查。临床需采取缓解疼痛措施。

2. 神经源性疼痛（neurogenic pain）　也称为神经病性疼痛（neuropathic pain），是直接刺激神经组织所引起，周围性如三叉神经、带状疱疹、糖尿病和外伤（包括灼性神经痛），中枢性如脊髓蛛网膜炎、脊髓损伤及德热里纳-鲁西（Dejerine-Roussy）综合征（丘脑疼痛）等。大脑皮质和白质病变不产生疼痛，可引起痛觉减退。神经源性疼痛特征为持续性，对麻醉药反应差，呈灼痛、钝痛或针刺样痛，常伴感觉或痛觉过敏、感觉过度和异常性疼痛等，许多病例可伴易变的短暂性感觉缺失及自主神经功能紊乱。周围神经疾病引起的疼痛常见于神经丛或神经根支配区，放射至邻近的区域，程度远超过脊髓、脑干、丘脑及大脑疾病所致，可表现为感觉、运动、反射及自主神经改变，有时感觉缺失不明显，又称为神经痛。周围神

疾病的神经源性疼痛机制可能不止一种，Asbury等（1984）认为，神经病变如再生的轴突幼芽形成神经瘤可增强机械刺激的敏感性，血管病变刺激周围神经可引起神经干疼痛。中枢性病变时阻断后角感觉神经元或感觉神经节细胞传入神经可使受阻滞的神经细胞持续兴奋，如脊髓横断患者病变水平以下区域有难以忍受的疼痛，可因运动、疲劳或情绪等因素加重或诱发，受损节段以上正常区域可出现类似截肢后的幻肢痛（phantom limb pain）。少数延髓或脑桥外侧病变引起难治性疼痛的病例可以用下行抑制系统功能丧失解释，也可解释Dejerine-Roussy综合征。

3. 与精神疾病有关的疼痛　抑郁症患者常以疼痛为主诉，各种类型慢性疼痛患者往往出现抑郁情绪，临床有时很难判断抑郁是原发性或继发性，用抗抑郁药或电休克疗法进行经验性治疗有助于区分。顽固性疼痛可为癔症或代偿性神经症的前驱症状，女性癔症患者的布里凯病（Briquet disease）或包块病可因腹痛而要求手术治疗，相继切除阑尾、卵巢、输卵管、子宫及胆囊等，疼痛仍未缓解。代偿性神经症患者常主诉持续的头痛、颈痛和下背痛等，这些症状常被夸大，常由于放射线检查可疑椎间盘突出而给予椎板切除及脊柱融合术。因此，临床应高度注意虚弱、疲劳、精神抑郁、焦虑、失眠、神经过敏、多疑和心悸等主诉，特别是伴夸大症状的患者，抑郁症患者有时否认情绪低落，时常强作微笑。

4. 原因不明的慢性疼痛　是所有的疼痛中最难诊断的，可表现为胸痛、腹痛、面痛或内脏疼痛，经反复临床及影像学检查排除所有的内脏及神经系统疾病，其症状及行为与任何精神障碍不同。患者由于持续疼痛而不能工作，花很多精力和金钱求医，医生试图采用探查术、椎板切除术或神经根切断术缓解疼痛，往往导致疼痛转移到邻近的节段或身体另一侧。对这类患者应综合考虑所有的因素，隔一段时间重复进行临床和实验室检查。肺门或纵隔、咽后壁、腹膜后、脊柱旁、子宫、前列腺等部位的肿瘤诊断较难，少见部位如直肠或阴道一侧的神经纤维瘤也可引起疼痛，常需要较长的时间方可诊断。还须注意药物成瘾、编造谎话骗取药物等目的。不能确诊时可边观察边用非麻醉性药物治疗疼痛，不可滥用阿片类药物或外科治疗。

（三）不常见的痛觉障碍

一侧大脑半球顶枕区病变对疼痛感知及反应性有特殊的影响。有学者提出痛觉偏侧失认，由于右顶叶病变引起左臂及左腿麻痹，对伤害性刺激高度敏感。挤压患肢时患者经延迟反应后变得焦虑不安、呻吟，看上去很痛苦，患者用手挪开检查者的手或躲避疼痛刺激，而挤压健肢时患者会立即用健侧手阻拦刺激，患者感觉刺激麻痹

侧很难受,但不能准确定位。

有学者曾描述疼痛不能示意(asymbolia for pain)现象,是少见的痛觉障碍,这类患者虽可区分不同类型疼痛刺激,但对疼痛不能做出情绪、运动或言语反应。患者似乎完全不知道施加于身体任一部位疼痛或伤害性刺激的性质及在哪一侧肢体,患者对所有危险信号反应也如此。在报道的少数病例中,对疼痛不能示意可以是 Gerstmann 综合征的部分表现,包括感觉性失语、体像障碍、空间定向力障碍、左右不分及计算不能等症状的不同组合,可能是经皮质整合作用破坏所致。有人认为是痛觉缺失性失认或空间关系失认的特殊类型,机体失去调节情绪、运动和言语反应及感受伤害的能力,常见于优势半球缘上回及顶叶的病变。

四、疼痛的处理

一旦明确疼痛性质及原发病须采取止痛治疗,重点是治疗引起疼痛的原发病,同时采用适当的药物、手术或放疗等消除或控制疼痛。止痛的一般治疗原则是首先采用非麻醉镇痛药、抗抑郁药或抗癫痫药物,若效果不好才升级到麻醉药、局部神经阻滞或外科手术,但对于内脏痛或癌性疼痛,开始就需要使用大剂量麻醉药。随着止痛新方法如阻断神经、改变神经传导、传统药物的新用法等的引入,缓解疼痛的领域在不断发生变化。例如,鞘内植入止痛泵、脊髓电刺激对特定类型的疼痛有效,三叉神经痛可以用基底动脉分支的微血管减压术或三叉神经节控制性损毁治疗,痛性肌张力障碍可以通过肌内注射肉毒素缓解。

1. 药物治疗 常用药物包括非阿片类镇痛药、抗癫痫药、抗抑郁药、阿片类镇痛药(表 2-2-2)。阿片类是目前针对疾病引起的严重慢性疼痛最有效的止痛剂。如癌症转移患者不适于手术治疗,患者饱受疼痛折磨,存活时间不超过数周或数月,身体疼痛部位广泛或多部位慢性疼痛,推荐用可待因、羟考酮或丙氧吩,可与阿司匹林、对乙酰氨基酚或非甾体抗炎药合用,这两类药物止痛作用可相互叠加,但麻醉剂与地西泮或吩噻嗪不宜合用。对于患者来说,口服用药较胃肠外途径更舒适,除恶心、呕吐,其他的副作用较小,产生耐药相对较慢。如果应用口服药不能控制疼痛,可用可待因或更强作用的阿片类药物肌内注射,可首选美沙酮、二氢吗啡或左啡诺,作用时间较长,可间隔 4~6 小时给药;哌替啶副作用常见且严重,不宜用于控制慢性疼痛。将芬太尼贴在皮肤上可减轻疼痛,作用持续 24~72 小时,治疗肿瘤侵犯臂丛或腰骶丛神经引起的疼痛有效,也可选用长效吗啡制剂。如需长期注射阿片制剂,应确定缓解疼痛的最佳剂量,并且规律用药,而不是"按需"给药。多年来广泛采用的最小剂量、最大用药间隔、仅在严重疼痛发作时重复用药的方法会导致患者不必要的不适感,最终还需要更大剂量用药。吗啡及其他麻醉剂按药效动力学间隔给药是值得推广的方法,须权衡麻醉药疗效与产生依赖性和耐药性的利弊,谨防滥用。成瘾的最大危害是强迫性寻求药物行为和对药物的自我支配,通常见于有成瘾史或酒精中毒史,或以精神抑郁为主诉和有成瘾倾向性格缺陷的患者。在严重的急性疼痛或手术后疼痛患者,只要意识清楚和存在理智,可向其说明用药的弊端和成瘾风险,取得患者的充分配合,允许患者自己决定静脉给药剂量和次数,即患者自控性镇痛(patient-controlled analgesia,PCA),采取这一方法发生成瘾的危险性最小。

表 2-2-2　治疗慢性疼痛的常用药物

非阿片类镇痛药

药物名称	口服剂量/mg	间隔时间/h	注释
乙酰水杨酸	650	4	肠溶片或胶囊有效
对乙酰氨基酚	650	4	副作用不常见
布洛芬	400	4~6	
萘普生	250~500	12	延迟作用可能由于半衰期长
酮咯酸氨	10~20	4~6	手术后应用
三水杨酸	1 000~1 500	12	少数有胃肠反应和/或血小板减少
吲哚美辛	25~50	8	胃肠道副作用常见
曲马多	50	6	与麻醉药副作用相似的非麻醉药,但很少引起呼吸抑制

麻醉止痛药

药物名称	口服剂量/mg	间隔时间/h	注释
可待因	30~60	4	常有恶心
二氢可待因酮	5~10	4~6	通常与对乙酰氨基酚或阿司匹林合用才有效
吗啡	10~60	4	
吗啡长效制剂	90	12	口服缓释剂
盐酸二氢吗啡酮	1~4	4	较吗啡硫酸盐作用时间短
左吗南	2~4	6~8	较吗啡硫酸盐作用时间长,口服吸收好
美沙酮	10~20	6~8	半衰期长使镇静作用延迟
盐酸哌替啶	75~300	4	口服吸收差,去甲哌替啶是毒性代谢产物

抗癫痫药

药物名称	口服剂量/mg	间隔时间/h
苯妥英	100	6~8
卡马西平	200~300	6
氯硝西泮	1	6
美西律	150~200	4~6

三环类抗抑郁药

药物名称	摄取阻滞		镇静效力	抗胆碱能作用	直立性低血压	心律失常	剂量(mg·d^{-1})	药物浓度范围/(ng·ml^{-1})
	5-羟色胺	去甲肾上腺素						
多塞平	++	+	强	中	中	少	200	75~100
阿米替林	++++	++	强	最强	中	有	150	75~300
丙米嗪	++++	++	中	中	强	有	200	75~400
去甲阿米替林	+++	++	中	中	弱	有	100	40~150
去甲丙米嗪	+++	++++	弱	弱	弱	有	150	75~300

抗抑郁药对疼痛,包括无明显抑郁的疼痛可能有一定的效果,特别是对神经病理性疼痛疗效较好,例如痛性多发性神经病及某些类型的放射性疼痛等。三环类抗抑郁药特别是甲基化类型的药物(丙米嗪、阿米替林及多塞平)能阻断 5-羟色胺再摄取,增强 5-羟色胺的作用,从而促进内源性鸦片类止痛系统作用。选择性 5-羟色胺再摄取抑制剂(SSRI)对慢性神经病性疼痛似乎无效。

某些抗癫痫药(AEDs)对许多中枢性及周围性神经病性疼痛综合征有治疗效果,但对周围神经部分性损伤所致的灼性神经痛效果差。苯妥英、卡马西平、加巴喷丁、左乙拉西坦及其他 AED 在抑制疼痛方面的作用方式尚不清楚,但临床上经常使用这些药物止痛。其作用可能归结于阻断轴索钠通道,降低神经纤维的诱发及自发电活动。

神经根或周围神经病变所致疼痛的治疗对神经科医生是一个挑战。一般首先选用抗癫痫药物,其次最简单的治疗是局部用药,若疼痛比较局限、具有烧灼样特点,可以局部使用辣椒素霜。也有报道采用几种易溶的局麻药霜混合止痛有效,也有将利多卡因胶浆与酮咯酸、加巴喷丁或其他药物直接应用于疼痛区域止痛。有报道将克

他命混合在大豆卵磷脂中形成胶浆(5mg/ml)对治疗疱疹后神经痛有效。

硬膜外、神经根、脊椎关节面的局部药物注射可用于治疗脊髓疼痛。在腰椎或胸椎神经根痛的病例采用皮质激素或止痛剂与激素混合物硬膜外注射有效,但这些治疗确切的使用标准尚未建立。用利多卡因或长效局麻药神经根注射有助于确定神经根痛的确切定位,该方法主要用于带状疱疹的胸神经根炎、开胸手术后胸痛、糖尿病性神经根病、枕神经痛。在脊柱小关节周围注射止痛药以及支配关节小神经的射频消融仍有争议。静脉输入利多卡因对许多类型的疼痛包括各种神经病、局限性头痛、三叉神经痛及其他面部疼痛有短暂疗效。

于躯体患部的交感神经节直接注射止痛剂来降低躯体的交感神经活动(上臂疼注射到星状神经节、腿疼注射到腰神经节)在治疗神经病性疼痛(灼性神经痛、反射性交感神经营养不良)方面取得了不同程度的成功。局部静脉注射交感神经阻滞剂(溴苄胺、胍乙啶、利血平)进入一侧肢体局部,采用充气止血带使肢体内药物不进入体循环,这种方式称为"Bier 阻滞"。这些方法以及几种途径应用可乐定、静脉输注肾上腺能阻滞剂酚妥拉明的止痛方法诞生了"交感神经维持疼痛"的概念,即疼痛是由

交感神经与痛觉神经纤维相互作用介导的,或由部分损伤神经肾上腺能神经轴突发芽导致的。

上述各种治疗疼痛的方法应按顺序依次实施,通常需要各种药物如抗癫痫药、麻醉药、可乐定等联合使用,神经科医生的持续关注和支持是成功治疗的核心。

2. 外科治疗 当各种镇痛药(包括阿片制剂)或局部麻醉均无效时才考虑外科治疗,但手术治疗原因不明的疼痛应十分谨慎,如有时把肢体烧灼样痛误认为是灼性神经痛,实际上可能是不明原因的痛觉障碍,或与精神疾病有关的疼痛。

(1)放疗、射频、麻醉止痛剂的局部植入:广泛的骨转移引起的疼痛可试用放疗,上颌或面部的三叉神经痛可用酒精封闭或射频破坏三叉神经或半月神经节,躯干及肢体局限性疼痛可在硬膜外或受累区附近背侧神经根处经皮植入泵及导管,局部释放麻醉性镇痛剂如芬太尼等。在靠近脊髓后柱植入电刺激器只能部分缓解疼痛,现已少用。

(2)神经切断术:局部的顽固性疼痛可用神经切断术或背侧脊神经根切断术治疗,该方法风险很大,后果难以预测,故应慎重应用。

(3)脊髓丘脑束切断术:目前已很少使用,它切断一侧脊髓胸段水平前部,可有效缓解对侧下肢及下部躯干疼痛,痛觉缺失常持续 1 年或更长时间,但可能复发。臂、肩和颈部疼痛很难解除,可行高颈段经皮双侧脊髓前侧柱切断术,但可能导致括约肌失控,运动功能常可保留,因皮质脊髓束在脊髓侧索的后部。

(4)立体定向脑毁损术:损伤腹后外侧核可使身体对侧痛觉减轻,损伤板内核群或旁中央中核,不改变痛觉即可缓解疼痛。这一水平可能存在两个不同的痛觉系统,内侧为旧脊髓丘脑和脊髓网状丘脑系统,外侧为新脊髓丘脑系统,正常情况下两个系统的易化与抑制作用平衡。此手术疗效不确切,现已很少采用。

(5)其他手术疗法:对于慢性疼痛综合征伴有抑郁情绪的患者,可采用双侧立体定向扣带回切开术或近尾状核切开术,有一定疗效。眶-额白质切开术因为引起性格改变而弃用。其他手术还有扣带回背部刺激及不同脑结构的电磁刺激。

(6)其他非药物疗法:包括生物反馈、默想、意念、针灸、脊柱推拿、经皮电刺激等,这些疗法是疼痛综合治疗的一部分,疼痛科常会使用,可以减轻患者疼痛,转移注意力和改善患者对疼痛的主观体验。

第二节 躯体感觉障碍

躯体感觉包括浅感觉、深感觉及复合感觉。浅感觉是皮肤或黏膜感觉,如痛觉、温度觉和触觉等;深感觉是感受来自肌肉、肌腱、骨膜和关节的本体感觉,如运动觉、位置觉和振动觉等;复合感觉又称皮质感觉,包括皮肤定位觉、两点辨别觉、实体觉、图形觉和重量觉等。特殊感觉如嗅觉、视觉、味觉和听觉等将在第二篇第三章特殊感觉障碍中讨论。

一、感觉的解剖学和生理学基础

躯体感觉的主要解剖学基础包括感受器、感觉传导通路及皮质感觉中枢。

【感受器】

外周的感觉单位包括感觉感受器、轴索、后根神经节的胞体、后根,以及轴索终止的后角或背柱核。感受器包括两种类型,分布于皮肤感受浅感觉的外周感受器,以及分布在躯体深部的本体感受器。经典的 von Fery 学说认为,某种类型感受器只对特定的刺激发生反应,但不完全如此,如传递触觉的感受器即包括迈斯纳(Meissner)触觉小体、梅克尔(Merkel)触盘、鲁菲尼(Ruffini)末梢、帕齐尼(Pacinian)环层小体及毛囊感受器等多种。皮肤感觉传入纤维在组织学上被分为 C 型(小的无髓鞘纤维)、A-δ 型(小的细的有髓鞘纤维),以及 A-α/β 型(有髓纤维)。表 2-2-3 显示皮肤的各种感受器及其分布部位(王维治,2018)。图 2-2-1 显示皮肤机械感受器的位置及形态。

表 2-2-3 皮肤的各种感受器及其分布部位

感受器	分布部位
在无毛发的皮肤中包含:	
迈斯纳触觉小体(Meissner's tactile corpuscle):触觉、振动觉感受器	在真皮乳头内
梅克尔触盘(Merkel tactile disc):触压觉、振动觉感受器	在真皮乳头之间
游离神经末梢(free nerve endings):痛觉感受器	在真皮乳头之间
在有毛发的皮肤中包含:	
毛发感受器、Merkel 触盘及游离神经末梢	在真皮乳头之间
在无毛发的皮肤和有毛发的皮肤中包含:	
帕齐尼环层小体(Pacinian corpuscle):振动觉及痒觉感受器	皮下
鲁菲尼器官(Ruffini's endings):热觉感受器	皮下
克劳泽球状小体(Krause corpuscle):冷觉感受器	皮下

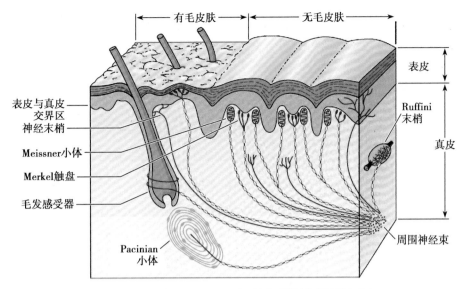

图 2-2-1 人手的有毛和无毛皮肤机械感受器的位置及形态示意

特异性痛觉感受学说能较好地解释疼痛的外周机制，C 纤维和 A-δ 纤维及其游离神经末梢作为疼痛特有的主要传入纤维，对伤害性刺激发生反应，也可传导非伤害性信息，提示并非绝对的特异性，但该理论不能解释其他许多类型感受器的特殊功能。Lele 和 Weddell（1956）发现，眼角膜层虽然仅有游离神经末梢，但给予相应刺激可产生温、冷、触、痛四种基本躯体感觉。Kibler 和 Nathan（1960）也发现皮肤感受器并非只产生一种感觉。角膜和耳没有冷觉感受器 Krause 球状小体和热觉感受器 Ruffini 末梢却能产生四种基本感觉，说明 Krause 球状小体和 Ruffini 末梢不是唯一识别冷、热觉的感受器。Kibler 和 Nathan（1960）研究发现，冷刺激作用于热点产生冷觉，伤害性刺激作用于热点或冷点只产生痛觉，机械性刺激作用于热点或冷点产生触觉或触压觉，说明皮肤感受器从形态学角度相互区别，每种感受器仅具有相对特异性。根据对机械性、热性或伤害性刺激的选择敏感性，命名为机械感受器、热觉感受器或伤害性刺激感受器等。

近年来生理学研究发现，感觉的性质还依赖于受刺激的神经纤维类型。外周神经的单个纤维微刺激依据所刺激纤维的类型可以产生不同感觉。感觉强度取决于刺激频率及所激活感觉单位的数目，换句话说感觉的幅度或强度是由传入冲动的频率所决定的，随刺激强度增加，被激活的感觉单位也增多。

皮神经中无髓鞘痛觉纤维及自主神经纤维的数目是有髓鞘纤维的 3~4 倍，有髓鞘纤维包括两类：直径较小的传导痛温觉 A-δ 纤维，以及直径较大、传导速度较快、传递触、压觉的 A-δ 纤维。无髓鞘自主神经纤维是传出性（节后）纤维，支配立毛肌、汗腺和血管平滑肌运动。本体觉神经传导纤维主要包含运动纤维，来自肌梭及高尔基（Golgi）腱器，以及传导痛觉的纤维。传统观点认为，人类对

刺激定位主要依靠同时激活重叠分布的感觉单位。周围感觉单位指后根神经节细胞、轴突、树突及轴突末梢分布区所有感觉末端。人的指腹含有多达 240 个/cm² 的低阈值机械感受器，使两点辨别觉可达 1mm。近年来精确超微生理学技术证明，一个感受单位激活就可以定位刺激部位，并可根据柱状模数结构在顶叶皮质得到相应的身体图像。

尽管一种感受器可对几种不同类型的刺激发生反应，但在一定范围内仍对某种刺激最敏感，称为最适刺激（optimal stimulation）。刺激到达皮质必须具有足够的转换能量，即去极化（depolarization）。刺激阈值不同，神经冲动也分级，不同于全或无的神经动作电位。这可能决定了神经冲动频率及其持续或减弱的程度，即适应刺激或疲劳。刺激转变成感觉体验的机制仍不清楚，目前认为各种特异性感受器具有易化特定刺激类型转换过程的结构，痛觉感受器较触觉感受器位置更深。一般来说，囊泡结构感受器是位置较深的低阈值型感受器，对持续刺激适应性不同，如 Meissner 触觉小体和 Pacinian 环层小体适应快，Merkel 触盘适应慢，并与粗感觉纤维相连。

Head 等（1905）最早提出原始感觉和精细感觉的概念，他们发现前臂桡神经皮肤分支被切断后，分布区中心部分浅感觉完全消失，周围一狭窄区域能感受痛觉和明显温度觉，但不能感受触觉以及差别不显著的温度觉和两点辨别觉，这种痛觉定位不准确，潜伏期较长，伴弥漫性不适感。为了解释这一现象，Head 等提出以下假设：①存在原始感觉及精细感觉两种皮肤感受器及神经传导纤维系统。②原始感觉系统以"全或无"的方式传导痛觉和温度觉，定位较模糊；精细感觉系统传导触觉、两点辨别觉和变化微小的温度觉。周围神经受损后，精细感觉通路失去对原始感觉通路的抑制作用，于是产生定位不准确并伴极度不适感的疼痛及感觉过敏现象。

【感觉传导径路及解剖学基础】

1. 躯体痛温觉、触觉传导径路　由三级上行性感觉神经元连接而成。皮肤、黏膜痛温觉、触觉感受器→脊神经→脊神经节→沿后根进入脊髓并上升2~3个节段→后角细胞→在白质前连合交叉至对侧,传导痛温觉纤维组成脊髓丘脑侧束,触觉纤维组成脊髓丘脑前束→丘脑腹后外侧核→丘脑皮质束→内囊后肢后1/3→大脑皮质后中央回上2/3区及顶叶(图2-2-2)。

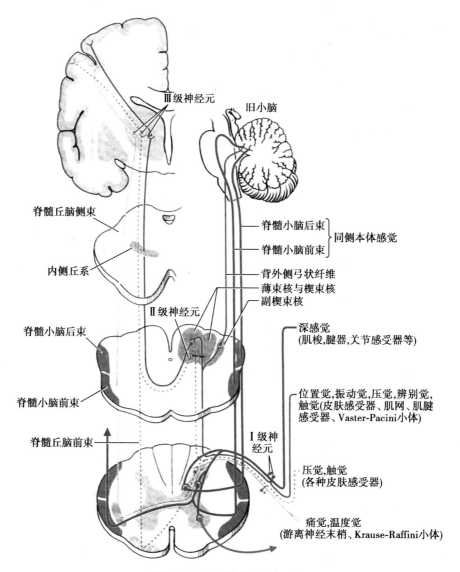

图2-2-2　躯体感觉传导径路示意

在图2-2-2显示的躯体感觉传导径路中,传递痛觉、温度觉及粗略触觉的小的外侧组纤维进入脊髓,并平分为并行的轴索,在与后角形成突触之前上升和下降一或两个节段。Ⅱ级感觉神经元在脊髓前连合交叉,然后在对侧的前侧索中的脊髓丘脑束上行。在脊髓丘脑束中,传递痛、温觉纤维占据前侧索的背外侧部,传导触觉纤维在腹内侧部。脊髓丘脑束中纤维是按躯体定位排列的,在颈髓水平,来自骶部节段的纤维位于最浅表部位,随之连续排列起源于较头端水平的纤维。因此,脊髓实质内病变可引起脊髓损伤平面以下痛觉、温度觉及粗略触觉丧失,但骶部的感觉保留,即所谓的骶部回避(鞍区回避)。脊髓丘脑束在延髓、脑桥与中脑的行程中都维持这种躯体定位排列,最后终止于丘脑腹后外侧核、后复合体及髓板内核。

2. 躯体深感觉及精细触觉传导径路　肌肉、肌腱和关节的深感觉、精细触觉感受器→脊神经→脊神经节→沿后根进入脊髓后在同侧脊髓后索上行→延髓薄束核与楔束核→换神经元后交叉到对侧形成内侧丘系→丘脑腹后外侧核→丘脑皮质束→内囊后肢后1/3→大脑皮质后中央回上2/3区及顶叶。

支配环层小体、肌梭及触觉感受器的传入纤维与后角神经元形成突触联系,后角神经元经后侧索向头端投射,终止于C_1和C_2脊髓节段的颈外侧核。颈外侧核的纤维投射越过中线,上行至延髓并加入内侧丘系。某些支配触觉感受器的传入纤维在后角分叉,一支进入后柱,另一支与后角神经元形成突触联系,轴索穿越中线并经脊髓丘脑侧束或后侧索投射。后柱中的纤维被分层,最内侧是来自骶区的纤维,向外依次为来自腰、胸和颈区的纤维。来自骶和腰段的后柱纤维终止于延髓薄束核,来自胸与颈段的纤维终止于延髓楔束核。来自薄束核与楔束核的投射纤维穿过中线,进入内侧丘系,向上到达丘脑腹后外侧核;自腹后外侧核发出丘脑皮质纤维投射至后中央回的初级感觉皮质。

传递本体感觉、振动觉、深部压觉及精细触觉的、大的内侧组感觉纤维进入接近后角内侧的白质,并在其相应的神经根与神经节细胞同侧的脊髓后柱中上行,这些纤维发出少量的侧支终止于延髓下部的薄束核及楔束核。在后柱中的上行纤维是以躯体定位排列的,在上颈区内侧薄束最内侧部纤维来自骶髓后根,随之接续腰髓后根,上肢纤维位于外侧的楔束,上颈神经根纤维比下颈神经根纤维更靠外侧。胸髓神经根的下6个节段占据薄束外侧,上6个节段占据楔束内侧。薄束与楔束核细胞的轴索形成内侧丘系,在延髓中线交叉。内侧丘系中仍保留后柱中的节段性躯体定位排列。内侧丘系纤维在延髓交叉后占据锥体束背侧三角区,来自薄束核纤维位于腹外侧,楔束核纤维位于背内侧。在脑桥中仍维持这种同样排列,此传导束随之发生一定的旋转,原本腹外侧纤维占据外侧,背内侧楔束核纤维位于内侧,并以此顺序进入丘脑腹后外侧核。

关节位置觉及振动觉传导径路可能更复杂,本体感觉是在无视觉的情况下由肢体与躯体位置觉及振动觉组成的。振动觉是由不同的本体感受器,包括 Merkel 触盘和 Meissner 触觉小体传导,振动觉传递纤维进入脊髓后分叉,一个分支终止于后角深层神经元,另一分支进入后柱。起自后角的Ⅱ级神经元经同侧后索上行,终止于颈外侧核(LCN)神经元,它依次投射纤维越过脊髓中线,上行加入延髓的内侧丘系;其他的后根侧支进入后柱并在同侧上行,

终止于后柱核。感觉冲动传至丘脑后,又投射到大脑后中央回皮质躯体感觉区。躯体感觉在皮质内的定位如同倒立的人形,例如,矢状窦旁病变引起局限于下肢的感觉改变。

3. 头面部痛温觉、触觉传导径路 也是由三级感觉神经元连接而成。皮肤黏膜痛温觉、触觉感觉器→三叉神经眼支、上颌支及下颌支→三叉神经半月神经节→进入脑桥后痛温觉纤维在腹侧下行→形成三叉神经脊束→痛温觉纤维终止于三叉神经脊束核,触觉纤维终止于三叉神经感觉主核→交叉至对侧,形成三叉丘系在脑干中上行→丘脑腹后内侧核→丘脑皮质束→内囊后肢→大脑皮质后中央回下 1/3 区。

三叉神经的感觉支配包括周围性与核性两种。周围性支配是指眼支、上颌支和下颌支等三叉神经周围支;核性支配是指脊束核接受痛温觉传入纤维(口周纤维止于核上部,耳周纤维止于核下部)。在脊束核的部分性损害时可产生面部葱皮样分布的分离性感觉障碍。

4. 分离性感觉障碍的解剖学基础 痛温觉及深感觉传导径路都是由 3 级上行性感觉神经元组成,后根神经节为Ⅰ级神经元。痛温觉的Ⅱ级神经元是脊髓后角细胞,换神经元后交叉至对侧的侧索,而深感觉及精细触觉纤维进入脊髓后在后索走行,Ⅱ级神经元在延髓的薄束核与楔束核。Ⅲ级神经元均为丘脑腹后外侧核。深、浅感觉传导路的不同路径是导致分离性感觉障碍,即痛温觉受损而触觉保留的解剖学基础(图 2-2-3)。

5. 脊髓内感觉传导束的排列顺序 后索内侧为薄束,传递来自躯体下部(腰骶)的纤维,外侧为楔束,传递来自躯体上部(颈胸)的纤维。脊髓丘脑侧束与之相反,外侧传导来自下部脊髓节段的感觉纤维,内侧传导来自上部脊髓节段的感觉纤维,皮质脊髓侧束排列顺序与脊髓丘脑束相同,感觉及运动传导束的排列顺序对髓内与髓外病变具有定位意义(图 2-2-4)。

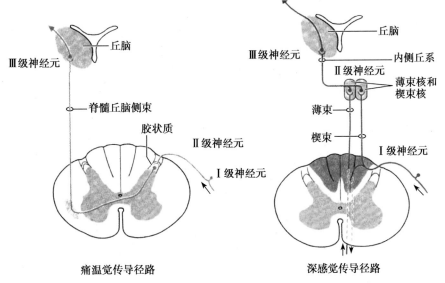

图 2-2-3 痛温觉和深感觉传导径路示意

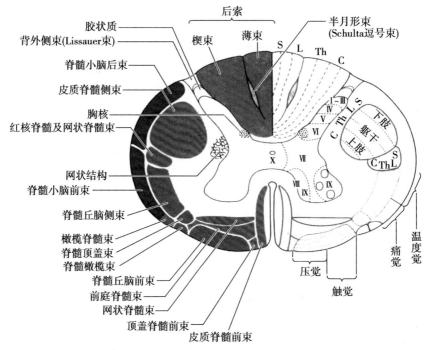

图 2-2-4 颈髓白质中感觉、运动纤维排列顺序示意

6. 感觉的节段性支配 脊神经后根传入纤维均来自躯体节段分布区或体节的皮肤、肌肉、结缔组织、韧带、肌腱、关节、骨及内脏的感觉纤维，皮节是一个脊髓后根（脊髓节段）支配的皮肤区域，与神经根节段数相同，有 31 个皮节。图 2-2-5 显示颈神经、胸神经、腰神经及骶神经的节段性分布，可见胸部皮节的节段性最为明显，体表标志如乳头水平为 T₄，剑突水平为 T₆，肋缘水平为 T₈，平脐为 T₁₀，腹股沟为 T₁₂ 和 L₁。每一皮节都由 3 个相邻的神经根重叠支配（图 2-2-6），因而，脊髓损伤的上界应比感觉障碍平面高 1 个节段。

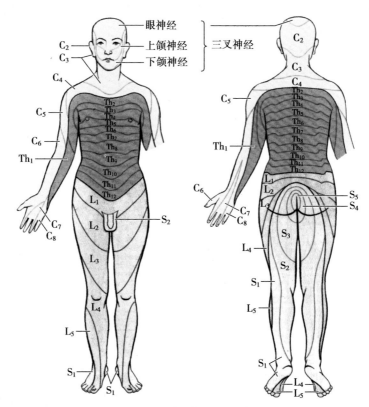

图 2-2-5 体表节段性感觉分布图

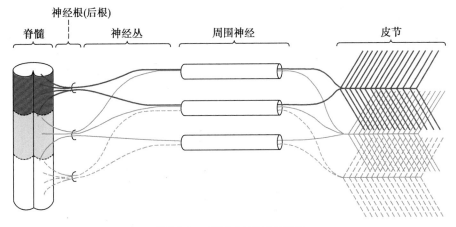

图 2-2-6　感觉皮节三根支配示意

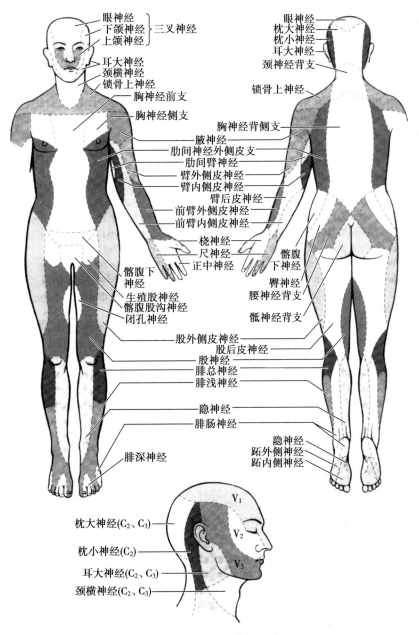

图 2-2-7　周围神经体表感觉分布图

7. 周围神经体表分布 由于神经根纤维在形成神经丛时经重新组合分配,分别进入不同的周围神经,即组成一条周围神经的纤维来自不同的神经根。因此,周围神经体表分布与神经根节段性分布不同(图 2-2-7),周围神经与脊神经根损害引起的感觉障碍也完全不同。

二、感觉的临床分类

临床上确定感觉障碍的性质及分类对临床诊断是非常有意义的。

【感觉障碍的分类】

感觉障碍通常可被分为两类:刺激性(或阳性症状)和抑制性(或阴性症状)。

1. 刺激性感觉障碍 感觉传导径路刺激性病变可引起量变性表现,如感觉过敏,也可引起质变性表现,如感觉倒错、感觉过度、感觉异常,以及疼痛等。

(1) 感觉过敏(hyperesthesia):是夸大性的感觉,由于感觉敏感度增高或神经兴奋阈值下降,轻微的刺激即可引起强烈感觉,如强烈的疼痛感。

(2) 感觉倒错(dysesthesia):是感受到的刺激性质与真实的相反,如非疼痛性刺激触摸诱发的疼痛感,冷觉刺激产生的发热感等。

(3) 感觉过度(hyperpathia):是一种对痛性刺激的夸大的感觉。感觉刺激阈增高,不立即产生疼痛,潜伏期可长达 30 秒,达到阈值时产生一种定位不明确的强烈不适感,持续一段时间才消失(后作用),有时单点刺激往往感受为多点刺激,可见于丘脑和周围神经损害。

(4) 感觉异常(paresthesia):在没有外界刺激的情况下出现异常的自发性感觉,如烧灼感、麻木感、肿胀感、沉重感、痒感、蚁走感、针刺感、电击感、束带感和冷热感等,也都具有定位价值。

(5) 感觉错位(alloesthesia):也称为异处感觉,如刺激一侧肢体时,产生对侧肢体相应部位的刺激感受,本侧刺激部位却无感觉。常见于右侧壳核及颈髓前外侧索损害,可能是该侧的脊髓丘脑束未交叉到对侧所致。

(6) 疼痛:依据病变部位及疼痛特点可分为:①局部性疼痛(local pain):如神经炎导致的局部神经痛;②放射性疼痛(radiating pain):如神经干、神经根及中枢神经系统刺激性病变时,疼痛由局部扩展到受累的感觉神经支配区,如肿瘤或椎间盘突出压迫脊神经根的根性痛,脊髓空洞症导致的痛性麻木等;③扩散性疼痛(spreading pain):疼痛由一个神经分支扩散到另一个分支,如手指远端挫伤可扩散至整个上肢疼痛;④牵涉性疼痛(referred pain):由于内脏与皮肤的传入性感觉纤维都汇聚到脊髓后角神经元,内脏病变的疼痛可扩散到相应的体表节段,如心绞痛引起左侧胸及上肢内侧痛,胆囊病变引起右肩痛等;⑤异常性疼痛(allodynia):是由于非伤害性刺激如触摸引起的疼痛反应,是感觉倒错的一种表现。

2. 抑制性感觉障碍 感觉传导径路破坏性病变引起感觉减退或缺失。

(1) 感觉缺失(anesthesia):是患者在意识清楚情况下对刺激不能感知,是感觉的完全丧失。根据感受器种类不同分为痛觉缺失、触觉缺失、温度觉缺失和深感觉缺失等。同一部位的各种感觉均缺失称为完全性感觉缺失,同一个部位的痛温觉缺失而触觉保存称为分离性感觉障碍。

(2) 感觉减退(hypesthesia):是指感觉程度的减低,感受的刺激性质不变,是由于神经兴奋阈值增高,对较强的刺激才能感知。在感觉缺失或感觉减退时偶可伴发疼痛,称为痛性感觉缺失(anesthesia dolorosa),并非指感觉减退。

(3) 感觉迟钝(dysesthesia):感觉阈值升高,对于刺激的感受性明显降低。

(4) 本体感觉受损(impairment of proprioception):肌肉、肌腱、韧带及关节的位置觉和振动觉障碍,并可引起共济失调与假性手足徐动症。

【感觉障碍分型和临床特征】

感觉障碍的临床表现多样,可因病变的部位而异(图 2-2-8)。

1. 末梢型 表现为肢体远端对称性完全性感觉缺失,呈手套样、袜套样分布,经常伴相应分布区的运动及自主神经功能障碍,例如多发性神经病。

2. 周围神经型 可表现为某一周围神经支配区感觉障碍,如尺神经损伤累及前臂尺侧及 4、5 指;如出现一个肢体多数周围神经的各种感觉障碍,为神经干或神经丛损伤;如三叉神经第三(下颌)支受损,可出现下颌(下颌角除外)、舌前 2/3、口腔底部、下牙及牙龈、外耳道及鼓膜等皮肤黏膜感觉障碍,伴咀嚼肌瘫痪,张口下颌偏向患侧等(因运动支与下颌支伴行)。

3. 节段型 ①后根型:单侧节段性完全性感觉障碍,如髓外肿瘤压迫脊神经根,常伴后根放射性疼痛(根性痛);②后角型:单侧节段性分离性感觉障碍,见于一侧后角病变如脊髓空洞症;③前连合型:双侧对称性节段性分离性感觉障碍,见于脊髓中央部病变如髓内肿瘤早期、脊髓空洞症等。

4. 传导束型 ①布朗-塞卡综合征(Brown-Sequard syndrome):又称脊髓半切综合征,病变平面以下的对侧痛、温觉缺失,同侧深感觉缺失,如髓外肿瘤的早期、脊髓外伤;②脊髓横贯性损害:病变平面以下完全性传导束性感觉障碍,如急性脊髓炎、脊髓压迫症后期。

5. 交叉型 同侧面部、对侧躯体痛温觉减退或缺失,常见病变为瓦伦贝格综合征(Wallenberg syndrome,又称延髓背外侧综合征),病变累及病变同侧的三叉神经脊束、脊束核及已交叉的脊髓丘脑侧束。

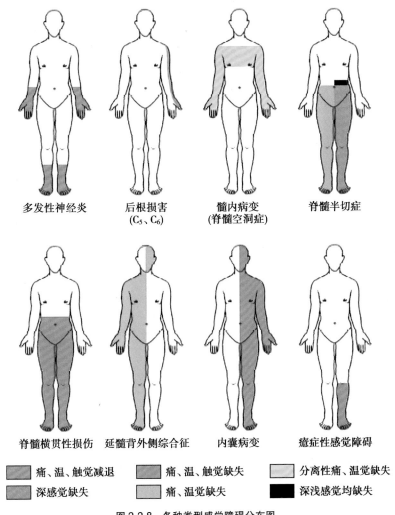

多发性神经炎　后根损害　髓内病变　脊髓半切症
　　　　　　　（C₅、C₆）　（脊髓空洞症）

脊髓横贯性损伤　延髓背外侧综合征　内囊病变　癔症性感觉障碍

痛、温、触觉减退　　痛、温、触觉缺失　　分离性痛、温觉缺失
深感觉缺失　　　　痛、温觉缺失　　　　深浅感觉均缺失

图 2-2-8　各种类型感觉障碍分布图

6. 偏身型　表现对侧偏身（包括面部）性感觉减退或感觉缺失，见于脑桥、中脑、丘脑及内囊等处病变，一侧脑桥或中脑病变可出现受损平面同侧脑神经下运动神经元瘫痪；丘脑病变深感觉障碍较重，远端较重，常伴自发性疼痛和感觉过度，止痛药无效，抗癫痫药可能缓解；内囊受损可引起"三偏"症状。

7. 单肢型　对侧上肢或下肢感觉缺失，可伴复合感觉障碍，为大脑皮质感觉区病变。皮质感觉区刺激性病灶可引起对侧的局灶性感觉性癫痫发作。

躯体感觉传导径路病变的定位和临床表现参见表2-2-4。

表 2-2-4　躯体感觉传导径路病变定位和临床表现

病变定位	临床表现
周围神经（单神经病）	（1）感觉症状主要分布在该神经的感觉支配区，但可能放射至超出损伤神经的分布 （2）感觉缺失一般局限于该神经支配区 （3）精细触觉缺失区通常大于痛觉缺失区
多发性神经病	（1）通常为远端对称性感觉缺失（如双足） （2）近端感觉缺失罕见，如在卟啉病或丹吉尔病（Tangier disease）的近端感觉性神经病（Tangier 病为高密度脂蛋白缺乏症） （3）温度相关性感觉缺失罕见，如麻风病 （4）感觉缺失的范围取决于轴索的长度 （5）感觉缺失依据病因可优先影响特定的形式，如在原发性淀粉样变性时的小纤维感觉缺失

病变定位	临床表现
后根神经节	(1) 与后根病变相似 (2) 后根神经节病变时弥漫性受累,如由于癌症或干燥综合征的远隔效应,出现弥漫性全感觉缺失伴感觉性共济失调
后根	(1) 刺激性症状如根痛或感觉异常,以及沿皮节(节段性)分布的感觉缺失 (2) 由于神经支配的重叠,阻断一个胸段或上腰段后根可能引起感觉症状不伴确切的感觉缺失 (3) 触觉缺失范围可扩展到比痛温觉缺失更大的区域
脊髓	(1) 后角或中央灰质病变产生如同后根病变相同的同侧节段性感觉障碍,节段性感觉缺失标志脊髓受累的水平 (2) 前侧索病变引起对侧躯体在病变部位下部水平的痛温觉缺失;感觉缺失的上界约相应于保留的脊髓最低节段的皮节最下界 (3) 如果病变局限于传导束较表浅的部位,出现较局限的感觉缺失,在向下的几个节段发现上位节段的感觉缺失 (4) 如果病变较深,而浅表的纤维保留,感觉缺失可保留远端的节段(如骶区回避) (5) 后索病变引起病变同侧受累节段以下的振动觉与位置觉缺失,以及感觉性共济失调 (6) 可出现布朗-塞卡尔(Brown-Séquard)(脊髓半切)综合征 (7) 脊髓中央病变(如脊髓空洞症)出现感觉缺失分离
延髓	(1) 感觉异常伴发其他延髓体征和症状(如舌咽神经麻痹),经常为交叉性,一侧面部的脑神经麻痹与对侧躯体的感觉或运动缺失 (2) 延髓外侧病变时,对侧躯体痛温觉缺失,内侧丘系的功能可保留;常伴三叉神经脊束和脊束核受累,同侧面部与对侧躯体的痛温觉减退(交叉性偏身感觉缺失) (3) 延髓内侧病变时,躯体对侧的振动觉与位置觉受损,脊髓丘脑束可保留,经常伴同侧的舌咽神经轻度麻痹,有类似脊髓病的感觉改变
脑桥	类似延髓病变描述的感觉改变,但伴脑桥脑神经受累体征和症状(如水平性凝视麻痹)
中脑	类似在延髓病变时描述的感觉改变,但伴中脑脑神经受累的体征与症状(如垂直性凝视麻痹)
丘脑	后外侧(VPL)核病变导致对侧面部与躯体所有形式的感觉缺失
大脑	后中央回局限性病变引起对侧半身局限性感觉缺失,如矢状窦旁后中央回病变引起对侧下肢感觉改变

三、感觉障碍的临床综合征

感觉系统临床综合征包括周围神经、脊髓、脑干、丘脑、顶叶等部位病变导致的感觉障碍,以及癔症性感觉障碍等。

(一)周围神经病变的感觉障碍

1. 单神经损伤的感觉障碍 因受损部位不同而异,可累及皮肤感觉及深感觉。由于相邻的皮神经重叠分布,某支皮神经离断后感觉缺失区总是小于解剖分布区。由于相邻的触觉纤维重叠范围较小,触觉纤维损伤后再生能力较差,触觉缺失经常要比痛觉缺失范围大。不同类型的损害对感觉神经纤维作用不同,压迫常损害直径粗大的触、压觉纤维,对直径较细小的痛温觉及自主神经纤维影响较小,缺血性损害刚好相反,痛温觉及自主神经纤维受损较重。束臂试验可证明,将血压计袖带束缚于上臂,压力加至刚好超过收缩压,持续30分钟保持前臂不动,先出现触觉及振动觉消失,而后出现冷觉、痛觉和热觉消失。撤除袖带后可观察到缺血损害变化,冰冷、发白的手开始变红、变热,伴麻木、针刺、痉挛感,在1.5~2分钟达到高峰,之后症状缓慢消退,神经功能恢复顺序恰与其丧失顺序相反。严重损害的神经纤维可在数日内由邻近的末端再生,再生的细小神经纤维通常对压迫及叩击等机械刺激异常敏感,若叩击再生神经时出现麻木感为蒂内尔征(Tinel sign);莱尔米特征(Lhermitte sign)是在颈部屈曲(压迫)时脊柱出现麻木感;费伦征(Phalen sign)表现为屈腕(正中神经受压)时出现感觉异常。

2. 多发性神经病的感觉障碍 常伴不同程度运动麻痹及反射丧失,感觉损害多为双侧对称性,但糖尿病性、血管性及炎症性周围神经病可不对称。由于周围神经路径较长,直径粗大的神经易受损,表现为足和腿部症状较明显,上肢手部明显,面部、胸部和腹部多不受累,某些严重病例偶可累及口周。脱髓鞘性多发性神经病的早期症状常为肢体远端感觉减退,例如,运动神经纤维轴突变性或脱髓鞘病变可导致音叉振动觉、关节位置觉、图形辨别觉完全消失,触觉可部分保存,痛温觉几乎不受影响。如仅为痛温觉、自主神经功能受损,可表现为假性脊髓空洞症。周围神经病变,尤其远端的脱髓鞘病变常见神经传导速度减慢。

3. 神经根或神经节病变的感觉障碍 由于邻近的神经根重叠分布,单神经根受损只引起相应皮节区感觉减退,可无临床症状;2个以上的相邻神经根受损时产生典型的皮肤感觉障碍,出现相应的浅反射、深反射消失,自发性疼痛常为由近及远沿神经走行分布放射性痛,广泛后根神经节细胞损害(如副肿瘤性、白喉毒素性及其他毒物)产生类似的感觉损害。神经根病变感觉神经动作电位可保留,神经近端、神经丛或神经根病变H波和F波减弱或消失。

(二)脊髓感觉性综合征

Afifi等(1998)根据病因和脊髓感觉通路损伤分为:

1. 脊髓痨综合征（tabetic syndrome）　腰段（有时可见颈段）脊神经后根粗大的本体感觉纤维或其他纤维受损，可导致脊髓痨综合征，典型疾病是神经梅毒（neurosyphilis），其他如糖尿病影响腰段脊神经后根或后根节细胞出现该综合征。患者常见肢体麻木、闪电样或刀割样疼痛，检查可见步态异常，下肢腱反射消失，肌张力低，肌力正常，或仅表现为下肢末端振动觉及关节位置觉消失，重症患者伴痛、触觉障碍。经常累及下肢，偶累及上肢和躯干，常伴尿潴留。

2. 脊髓横贯性损害综合征（spinal transvers lesion syndrome）　出现损害平面以下的振动觉、关节位置觉消失，在损害平面下 1~2 个节段出现痛、温觉及触觉消失，平面以上出现狭窄的痛觉过敏区。在亚急性及慢性病程中，感觉障碍平面可随病变进展上升，如果病变自髓外向髓内发展，先影响来自下肢分布靠外的痛温觉传导纤维，髓内病变导致的感觉障碍的进展顺序恰好相反。

3. 布朗-塞卡综合征（Brown-Séquard syndrome）　又称脊髓半切综合征，病灶侧可见在损害平面以下的深感觉障碍和瘫痪，在病变对侧损害平面 1~2 个节段以下出现痛温觉缺失，触觉不受影响。

4. 髓内病变综合征（syringomyelic syndrome）　脊髓前连合病变常导致双侧的节段性分离性感觉缺失（dissociated sensory loss），表现为痛温觉缺失，触觉保留，在颈髓常见脊髓空洞症（syringomyelia）、髓内肿瘤及髓内出血等。由于脊髓灰质亦常部分受累，可出现不同程度的节段性肌萎缩及反射消失。若病变波及白质，可伴皮质脊髓束、脊髓丘脑束和后索损害的体征。假性脊髓空洞症常见于多发性神经病（如糖尿病、淀粉样变性等），使痛温觉纤维不成比例地受损所致，在少数患者可见节段性影响颅面部及上肢，躯干和下肢不受累。

5. 脊髓后索综合征（posterior column syndrome）　表现为在受损平面以下音叉振动觉及关节位置觉消失，振动觉与位置觉损害程度可不平行，痛温觉极少或完全不受影响。后索完全受损时除本体觉障碍，辨别觉也受影响，触觉、触压觉可出现异常表现，阈值易变，去除刺激后感觉持续存在，有时出现触觉及位置觉的幻觉。后索病变引起的辨别觉缺失可与顶叶病变相似，两者区别在于后索病变常伴振动觉缺失，患者多有束带感、麻木感及针刺感，针刺可引起弥漫性灼烧样不适感。

6. 脊髓前动脉综合征（anterior spinal artery syndrome）　是脊髓前动脉分布区梗死或其他主要影响脊髓腹侧部的病变如脊髓炎所致，引起损害平面以下的痛温觉障碍，以及双侧肢体瘫，本体感觉相对正常。

（三）脑干病变导致的感觉障碍

1. 延髓病变的感觉障碍表现为交叉性，临床上具有特征性，病灶同侧面部及对侧躯体痛温觉障碍，为三叉神经脊束或脊束核与交叉后的脊髓丘脑侧束受损所致，常见于瓦伦贝格综合征（Wallenberg syndrome，又称为延髓背外侧综合征）。

2. 延髓上端、脑桥及中脑病变引起对侧面部及躯体痛温觉障碍，触觉不受累。由于三叉丘系和脊髓丘脑侧束在此均已交叉，脑干上部脊髓丘脑束与内侧丘系靠近，此处病灶可产生对侧躯体的深浅感觉障碍，伴脑神经麻痹、小脑性共济失调及肢体瘫痪。

（四）丘脑病变导致的感觉障碍

丘脑病变导致的感觉障碍又称为德热里纳-鲁西综合征（Dejerine-Roussy syndrome），丘脑腹后外侧核及腹后内侧核病变导致对侧躯体的深浅感觉障碍，本体觉损害常见。病因多为血管源性，其次是肿瘤。若损伤不完全或感觉功能部分恢复可产生自发痛或弥漫性持续不适感，在冷热刺激或情感刺激时，甚至音乐都可能使疼痛加重，又称为丘脑痛（thalamic pain）。丘脑病变时还可出现感觉过度，顶叶白质、内侧丘系及后索病变时偶可产生。

（五）顶叶病变导致的感觉障碍

顶叶前部病变综合征也称为维杰-德热里纳综合征（Verger-Dejerine syndrome），常见对侧躯体的本体觉及辨别觉障碍，痛温觉及触觉相对正常（除非病变位置较深）。顶叶病变的另一特征是感觉忽略（sensory inattention），当同时针刺或触摸躯体两侧对称部位时往往只有健侧躯体感知到，但仅刺激患侧时却可感知和定位。同一刺激作用于患侧手、足或面部时，只有面部感知到。感觉忽略患者常忽视病变对侧身体，病变一般位于非优势半球。优势侧顶叶病变也可引起感觉忽略，但不常见。该症状偶见于后索、内侧丘系病变。Dejerine-Mouzon 综合征是另一顶叶综合征，特征性表现为原发性偏身严重感觉（痛温、触觉及振动觉）障碍，与丘脑病变不易区分，也称为假丘脑综合征（pseudothalamic syndrome）。顶叶皮质-皮质下病变患者也可有 Dejerine-Roussy 综合征样感觉过敏，若病变位于非优势侧顶叶可出现对侧肢体失认、病觉缺失（anosognosia）等，优势侧顶叶病损产生失语、格斯特曼综合征（Gerstmann syndrome）及双侧触觉失认。顶叶皮质局限性病损，如子弹伤等可在对侧肢体产生类似根性或周围神经病变的浅感觉障碍。值得注意的是，顶叶损害感觉障碍多变而不恒定，此时应结合临床与癔症鉴别。

（六）癔症性感觉障碍

癔症患者常诉说瘫痪肢体麻木感，查体可能发现完全性偏身感觉缺失，经常有半侧面部痛觉及听觉、视觉、嗅觉和味觉减退，也可有单肢感觉缺失或部分肢体某种特定感觉缺失，不符合神经根或皮神经分布规律，诊断根据癔症的其他相关症状，症状体征与常见的感觉综合征不同。

第三节　颈痛、腰痛和肢体痛

神经内科医师临床上经常会遇到颈痛、腰痛及肢体痛的患者,对中老年患者要确定是否有脊柱病变及脊神经根受累。腰痛是常见的临床主诉,约80%的成人在一生中有过腰痛,成年人椎间盘变性疾病发病率较高。本章主要介绍颈痛、腰痛和肢体痛的神经疾病及相关的检查方法。

一、颈肩痛和上肢疼痛

（一）概述

颈肩痛及上肢疼痛主要由脊柱、臂丛和肩部病变等三类疾病引起。尽管这三种疾病的疼痛分布区可有重叠,但患者一般能够指出疼痛起源的部位。

颈椎病变的疼痛分布在颈部和后枕部,有时可投射至肩及上臂,颈部的某些特定的运动或变换体位可能诱发或加剧疼痛,并伴颈部运动受限及颈椎表面压痛。

臂丛病变的疼痛分布于锁骨上区、肩部及周围区或腋部。上肢特定的检查或姿势可能诱发,有时伴颈椎上方触痛,颈椎表面可触及异常结构,如锁骨下动脉瘤、肿瘤或颈肋等。血液循环异常合并臂丛中间支受累症状是胸廓上口综合征的特征性表现。

肩部病变的疼痛局限于肩部,活动时加剧,可伴触痛及活动受限,特别是在内收、外旋及外展时,提示肌腱炎、肩峰下滑囊炎或包绕肩关节的肌肉肌腱构成的回旋套撕裂,常统称为滑囊炎(bursitis)。与颈椎和臂丛病变类似,肩部疼痛也可放射至上肢,手部很少受累,但不出现神经根、神经丛及神经病变的感觉、运动及反射改变。这类病变常见于中年以上的患者,可自发出现或发生在上肢异常过劳后;肱骨大结节触痛是较特征性表现,肩部X线平片正常或可见冈上肌腱或肩峰下囊钙质沉积。MRI检查可能证实肌肉肌腱撕裂、关节囊或肩部活动范围增大,绝大多数患者制动后或使用止痛药可有所缓解。无效时可向滑囊内或肩部被动运动时疼痛最明显部位注射少量皮质类固醇,可能暂时有效,使患侧局部恢复活动。

颈椎骨关节炎(osteoarthritis)和骨赘生成(osteophytic spur formation)可导致疼痛,并向后枕部、肩部及一侧或双侧上肢放射。如神经根受压可出现上肢和手的感觉异常、感觉缺失、无力、肌萎缩及腱反射改变等。颈椎关节强直或颈椎病(cervical spondylosis)时椎管内骨赘形成可压迫脊髓,导致下肢无力、共济失调,以及振动觉和位置觉缺失。X线平片可见骨质改变。MRI可显示脊髓受压或椎管狭窄(前后径<10mm)。颈椎病伴神经根受压需要与脊髓空洞症、肌萎缩侧索硬化、脊髓肿瘤等相鉴别。颈椎骨关节炎合并颈部强力伸屈时容易引起韧带和肌肉损伤,如车祸前后向撞击时导致的加速伤及甩鞭样损伤(whiplash injury)。损伤可为轻微的肌肉或韧带扭伤,或肌肉、韧带严重撕裂伤,导致肌肉、肌腱从椎体附着处撕脱,甚至脊椎和椎间盘损伤,严重时可导致神经根或脊髓

受压,偶可产生脊髓软骨性栓塞。MRI检查可发现上述病变。

脊柱类风湿关节炎(spinal rheumatoid arthritis)多局限于颈部关节突关节和寰枢椎关节,表现为颈部或后枕部疼痛、肌紧张和活动受限等。与强直性脊柱炎(ankylosing spondylitis)不同,类风湿关节炎很少局限于脊柱,多同时累及其他关节,相对较易诊断,但在广泛性病变的患者,颈椎明显受累有时可被忽视。疾病进展期可有单个或多个椎体向前移位,寰枢关节滑膜炎(synovitis of atlantoaxial joint)可伤及寰椎横韧带,使寰椎轴前移导致寰枢椎半脱位(atlantoaxial subluxation)。颈部疼痛投射至一侧舌部产生麻木或烧灼感,为颈-舌综合征(neck-tongue syndrome)。严重时可突然或逐渐发生危及生命的脊髓压迫。通过拍摄颈部屈伸的侧位X线平片有助于发现寰枢椎错位或下位颈椎半脱位。

（二）颈椎间盘突出

颈椎间盘突出(cervical disc protrusion)是导致颈、肩及上肢疼痛的常见原因,可源于轻微或严重的外伤,如颈部突然过伸、跌落伤、跳水事故或用力指压按摩等。颈椎间盘突出常累及C_7(约70%)和C_6(约20%)神经根,C_5和C_8神经根受累占10%。

（三）胸廓上口综合征

胸廓上口综合征(thoracic inlet syndrome)是颈部侧方某些异常结构在特定的情况下压迫臂丛、锁骨下动脉及锁骨下静脉,导致肌无力、失用性萎缩、疼痛及手臂缺血等症状。不完全颈肋最为常见,可有明显的带状筋膜连接颈肋顶端与第一肋骨,连接的纤维束带自C_7延长的横突至第一肋骨。完全性颈肋及前、中斜角肌附着部位异常较少见。因此,自椎间孔、上纵隔至腋窝各处均存在神经血管受压的潜在位点,根据异常部位及导致症状不同可有不同的名称。

人群中颈肋(常为双侧)的发生率为1%,其中仅10%有神经或血管受压症状(几乎都在一侧)。患者多为青中年女性(男女之比为1:5);肩下垂、巨乳及健康状况差等均可能为发病原因,先天性或外伤性锁骨异常及特殊职业也起一定的作用。控制颈部屈曲和旋转的前、中斜角肌都附着于第一肋骨,锁骨下动、静脉及臂丛穿过其间。由于有些病例做斜角肌切除术不能改善症状,确切发病机制不清。

以下的神经血管综合征常单独发生,可伴不完全颈肋,与胸廓上口异常有关。

1. 锁骨下静脉压迫征　表现为上肢颜色加深,静脉扩张和水肿,上肢伸展活动可促使静脉血栓形成,Paget和Schroetter称为"用力-血栓形成综合征"(effort-thrombotic syndrome)。

2. 锁骨下动脉压迫征　可导致肢体缺血、手指坏疽和逆行性栓塞,一侧雷诺现象、指甲变脆及指尖溃疡等,

均有诊断意义,锁骨上区闻及杂音不能单独作为诊断依据;患者坐位,手臂悬垂,深吸气并屏息,头部后仰再倾向患侧(Adson法)或上肢外展外旋抱肩(Wright法),检查动脉搏动是否减弱或消失是传统的检查方法,若症状侧阳性另一侧阴性常提示锁骨下动脉受压,桡动脉搏动体积描记和血管超声可提高定位诊断的准确性。

3. 原发性神经综合征　表现为臂丛下干和尺神经支配肌,如小鱼际肌、骨间肌、拇外展肌和第四、五指深屈肌等发生失用性肌萎缩和无力,前臂屈曲无力多见于进展性病例,腱反射常保留,伴上肢尺侧间歇性疼痛,半数患者主诉沿前臂和手尺侧缘的麻木及刺痛感。

这三种综合征最常见的主诉是肩部及上肢疼痛,可检查颈椎平片是否存在颈肋或 C_7 横突延长,尺神经传导速度降低,F波潜伏期延长等,怀疑动脉闭塞症、动脉瘤或颈肋的患者可行肱动脉造影术。胸廓上口综合征常与女性神经症患者的颈部、上肢疼痛混淆,不易鉴别,医生通常仅在手术无效或复发时才考虑此综合征,常见的错误是将胸廓上口综合征与腕管综合征、肘部尺神经病变、关节炎或颈椎间盘疾病引起的颈神经根病变相混淆。

(四)其他原发于颈、肩部和臂丛的疼痛

其他原发于颈、肩部和臂丛的疼痛的病因较多,包括:

1. 颈肩部及上肢疼痛的常见病变包括臂丛神经炎、转移癌浸润及放射性损伤等,可引起疼痛。与脊柱的其他部位相比,颈椎的转移癌较少见。肿瘤自椎体向后部扩展或椎体压缩性骨折可能导致急性四肢瘫。

2. 肺上沟瘤(pancoast tumor)通常为鳞状细胞癌,可转移至下位颈神经及上位胸神经($T_1 \sim T_2$),表现为霍纳(Horner)征、内侧手臂麻木及所有手肌和肱三头肌无力,伴肩胛骨深部和上肢疼痛,神经系统症状体征在X线平片发现清晰的瘤块前多已出现。

3. 肩部损伤、肩峰下或三角肌下滑囊炎、肩关节周围炎和关节囊炎(凝肩)、腱鞘炎及关节炎等也可引发痛,自颈部沿上肢向手扩散,除了手背部刺痛可无其他神经受累表现。

4. 心肌梗死后臂部活动受限可伴肩部、上肢疼痛和手部继发性关节病变(肩-手综合征),在一段时间后还可发生骨质疏松和皮肤、皮下组织萎缩,称为祖德克(Sudeck)萎缩或Sudeck-Leriche综合征。

5. 肱骨内上髁及外上髁炎(网球肘)根据受累部位触痛及腕部特定活动时疼痛加剧较易诊断,内上髁炎可出现尺神经嵌压症状。

6. 腕管综合征疼痛常扩散至前臂或远端,易与颈肩部疼痛混淆。

7. 尺神经、桡神经或正中神经病变也可能与臂丛或

神经根损伤混淆,肌电图和神经传导速度检查有助于确诊。

二、腰痛

脊柱下部和骨盆由于大量肌肉附着,触诊和查体较困难,影像检查可能有所帮助,最终确诊仍主要依赖于患者主诉及特殊检查的体征。

(一)概述

1. 腰部解剖和生理　脊柱的结构复杂,可粗略分为前、后两部。前部由一系列圆柱状椎体构成,以椎间盘相互结合,由前、后纵韧带固定;后部结构颇为精巧,由椎体延伸出椎弓根和椎板及从椎弓上发出的突起(包括上、下关节突,横突和棘突等)组成;并与椎体及相应的韧带形成椎管腔。坚实稳固的横突、棘突分别位于两侧和后部,上附肌肉,维持和保护脊柱的正常形态,这些骨性突起间借助于牢固的韧带固定,黄韧带最为重要。脊椎后部的突起相互间形成关节,上位脊椎的下关节面与下位脊椎的上关节面连接,关节面表面覆有滑液,椎间盘和胶原韧带具有良好的弹性,使脊椎可在一定范围内进行屈伸、旋转及侧向运动等。椎孔由椎体后方和椎弓共同形成。椎体的后面为椎孔的前壁,椎弓为椎孔的后壁和侧壁。全部椎孔借韧带等组织相连组成椎管,椎管内有脊髓、脊神经和马尾通过。腰段脊神经根自脊髓发出后沿椎管下行,逐渐移向一侧经椎间孔走出。脊神经根进入椎间孔前沿着椎弓根内侧面走行在一个浅沟(侧隐窝),在 L_4 和 L_5 最明显,这是脊神经根最常被椎间盘碎片或骨质增生嵌压的部位。图2-2-9显示 $L_5 \sim S_1$ 椎间盘突出。

椎体与椎间盘结构的完整性及稳固性是通过韧带的被动作用,以及肌肉的主动作用完成的,韧带和肌肉是维持脊柱稳定的支撑结构。尽管韧带的结构十分牢固,但韧带或椎体-椎间盘复合体维持脊柱形态完整性的能力仍无法抗衡作用于脊柱的强大外力。因此,腰部的稳定在很大程度上依赖于骶棘肌、腹肌、臀大肌和腘绳肌群有意识的反射性收缩。脊椎及椎旁结构由脊神经脊髓膜支配,这些脊髓膜支源自背根神经节远端的脊神经后支,通过椎间孔重新进入椎管,发出痛觉纤维至脊柱内韧带、骨膜、椎间盘纤维环外层和关节囊。A-δ和C痛觉纤维可延伸至纤维环内层及髓核。尽管髓核本身无痛感,但病变累及邻近结构仍可能产生疼痛。起自腰骶关节及邻近结构的感觉纤维沿 L_5 和 S_1 神经根进入髓核,运动纤维从相应的前根穿出,形成反射通路的传出部分,交感神经仅支配血管。腰部、腰骶部和颈部是人体脊柱活动度最大和最易受损的部位。脊柱的屈曲、旋转及其他自主性动作本质上属于反射活动,用以维持正常的姿势。

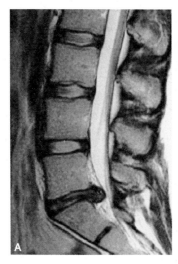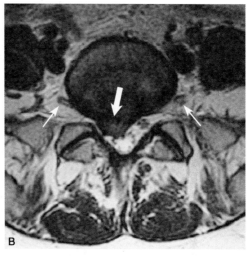

图 2-2-9　MRI T$_2$ 加权像显示腰椎间盘突出

A. 矢状位显示 L$_5$~S$_1$ 椎间盘突出；B. 轴位像显示椎间盘向右后方突出（大箭头所示），压迫右侧 S$_1$
神经根，上面的 L$_5$ 神经根未受累（小箭头所示）

2. 脊柱结构随年龄的变化　由于年龄或轻微外伤继发的椎间盘和韧带退变在 30 岁时即可能出现，胶原纤维、弹力纤维沉积及黏多糖改变导致髓核水含量降低，伴软骨终板血管数量减少，脱水的椎间盘萎缩变脆，椎间盘纤维环也可发生相同的变化，磨损程度随年龄增长而加剧，使髓核凸出，外伤时可完全脱出。MRI 检查可观察到随时间推移髓核的高信号逐渐衰减。女性腰椎间盘变性和脱出发生率随年龄增长呈上升趋势，至 50 岁时接近 70%。椎间盘皱缩改变了关节面或椎体间的正常排列，引起关节面肥大，有时可导致关节病变及骨刺生成，后者可引起椎管硬化，常累及侧凹和椎间孔。骨质疏松是导致椎骨压缩和塌陷的主要原因，并引发椎管狭窄，在老年女性尤为多见。

（二）腰痛常见的临床特征

脊柱疾病症状包括疼痛、僵硬、活动受限和畸形等，疼痛最为常见，通常可表现局限性、牵涉性、放射性，以及继发于肌痉挛的疼痛，应注意疼痛的性质、部位及影响因素等。

1. 局限性疼痛　任何侵及骨膜、骨关节囊、腰肌筋膜、肌肉、椎间盘纤维环及韧带的病变均可导致局限性疼痛，但单纯的椎体和髓核损伤时疼痛不明显或不出现。局限性疼痛较稳定，但可间断性加剧。虽不能明确地定位，但通常出现于相应脊柱损伤节段或附近。椎旁肌反射性收缩可保护性夹固脊柱损伤节段，某些特定的动作和姿势可能缓解肌痉挛，而改变受损组织位置可能加重疼痛。受累部位浅表结构可有触痛或压痛，持续反射性痉挛的肌肉也有触痛及深压痛。

2. 牵涉性疼痛　可分为两类，一类是由脊柱投射至内脏、腰部相应区域和上骶部皮肤；另一类是由骨盆、内脏向脊柱投射。上位腰痛常涉及季肋部、臀部侧方、腹股沟和大腿前部，是臀上神经受刺激引起，该神经源自 L$_1$~L$_3$ 脊神经后根，分布于臀上部。下位腰痛常引发下臀部和大腿后部牵涉痛，是刺激低位脊神经所致，可伴大腿后部神经痛，疼痛弥散，位置深在，有时向表浅投射，牵涉的位点不明确，不能精确定位损伤部位。脏器疾病也可能导致腹部、季肋部或腰部疼痛。

3. 放射性或根性痛　多局限于神经根分布区并向远处放射，疼痛剧烈，易于复发。由于椎间孔内脊神经根受压、牵拉或刺激引起疼痛发作，一般呈剧烈的锐痛，与牵涉性钝痛叠加，自脊柱中心位置附近向下肢放射，咳嗽、喷嚏和牵拉等动作均可能使疼痛加剧。牵拉神经根如 L$_4$、L$_5$ 或 S$_1$，如神经根痛患者做直腿抬高试验，L$_3$ 神经根痛患者做大腿外展运动都可引起放射痛，压迫颈静脉、增加脊柱间压力及改变神经根位置也可引起同样的反应。

由 L$_4$、L$_5$ 和 S$_1$ 神经根组成的坐骨神经损伤，疼痛可沿大腿后部及小腿后外侧向下放射至足部，出现坐骨神经痛。小腿和足部的疼痛区域取决于受损的神经根，L$_5$ 神经根受累疼痛放射至足中部及趾，S$_1$ 神经根病变放射至小腿及足侧面，L$_3$ 和 L$_4$ 受累引起腹股沟及大腿前部疼痛，放射性疼痛常伴浅感觉缺失、感觉异常、皮肤疼痛及神经分布区触痛，累及前根可导致反射消失、肌无力、肌萎缩、肌束颤动及肌营养不良等。此外，腰椎管狭窄可导致马尾严重受压，感觉及运动功能均受损，有时站立及行走时可引发牵涉性疼痛，累及小腿及大腿后部，与运动引发血供不足症状颇为相似，称为脊柱性跛行（spinal claudication)。有的患者腰部牵涉性疼痛不伴向膝以下的放射痛,除了模糊的麻木感,不能证实感觉异常,无其他神经体征,牵涉性疼痛区皮下组织可有触痛,称为假性根性痛。

4. 肌痉挛引发的疼痛 发作通常与局部性疼痛有关,一般认为肌痉挛是防御性反射,避免活动伤害病变部位。肌痉挛与许多腰部疾病有关,可使患者的正常姿势发生扭曲。慢性肌收缩可引发钝痛,甚至绞痛。触诊可感觉到骶棘肌和臀肌收缩,明确疼痛的部位。然而,除非由于急性外伤引起的严重肌痉挛,这一原因导致的腰痛相对少见。

5. 其他原因不明的疼痛 慢性腰部疾病患者经常主诉腿部牵拉痛、抽筋感、撕扯痛、跳痛和刺痛等,并有烧灼感、冰冷感、感觉异常和麻木等,也常提示可能为神经或神经根病变。

由于体格检查和辅助检查通常对腰部疼痛难以定性,准确收集病史显得尤为重要。除了确定疼痛的性质及部位,应明确加重或缓解的诱因,与运动、休息、前屈姿势、咳嗽、喷嚏和扭转的关系等,最重要的是了解起病过程及始发的疼痛因素。由于许多致病因素源自工作或交通事故,应留意因索赔有意夸大严重程度和持续时间的可能。

(三)腰部检查

1. 外部形态 正常脊柱在矢状位可见胸段后凸,腰段前凸,在冠状位脊柱正直或伴轻度弯曲。应注意观察脊柱过度弯曲现象,如腰部的前凸变平,出现驼背(后凸呈锐角通常表明有骨折),骨盆倾斜或偏斜(Trendelenburg 征),椎旁肌和臀肌不对称。臀部下垂表明损伤可能累及 S_1 神经根。坐骨神经痛患者可观察到受累的腿部处于屈曲位,是为了减缓受刺激的神经张力。腰椎间盘游离碎片向后侧方压迫,患者不能平卧或伸展脊柱。

2. 姿势及运动检查 在患者不注意的情况下观察步态,可发现轻微跛行、骨盆倾斜、步幅小或关节僵硬(表现不愿用患肢承重),观察患者立位、坐位或仰卧位时活动受限的情况,立位前屈可导致腰部前凸变平或倒转,使胸段后凸加剧。腰骶区损伤累及后纵韧带、关节面和骶棘肌伴腰椎间盘突出时,保护性反射可防止脊柱弯曲牵拉上述结构,骶棘肌始终处于紧张状态可限制腰椎活动,患者采取髋部及胸腰关节处弯曲完成前屈动作,同时为了避免牵拉腘绳肌群,将骨盆作为杠杆支点做前屈。椎间盘变性患者从屈曲位到直立非常困难,屈膝在一定程度上会有帮助。椎间盘突出位于神经根外侧时,患者身体弯向健侧以减轻神经根受压,站立时髋部及膝部略屈曲。椎间盘突出位于神经根内侧时,肢体弯向患侧以减轻压迫。

坐位时较易屈曲脊柱,甚至可抱膝至胸部,因膝部弯曲可缓解紧张的腘绳肌群,松弛受牵拉的坐骨神经;卧位检查与站立位和坐位检查意义大致相同。腰骶椎间盘突出和坐骨神经痛患者被动屈曲腰部几乎不会产生痛感,只要腘绳肌群放松,活动就不会牵拉坐骨神经和使活动受限,因此屈膝 90° 自卧位坐起时活动不受限,也不产生痛感,但伸膝时恰好相反(Kraus-Weber 试验)。脊椎疾病如关节炎可随意被动屈曲髋部,但屈曲腰部时活动受限且产生痛感。

直腿抬高试验(Lasegue test)对坐骨神经痛具有诊断价值,正常人抬高至 70° 时通常无感觉或略感腘窝不适,当患者坐骨神经根受压或粘连使滑动度减少或消失,抬高至 60° 以内出现坐骨神经痛即为阳性,阳性率可达90%。在直腿抬高试验阳性时缓慢降低患肢高度,待放射痛消失,再被动背屈患肢踝关节以牵拉坐骨神经,如出现放射痛为加强试验阳性。被动直腿抬高试验可引起腰骶关节或神经根受损患者出现局限性疼痛,对健侧仅有轻微影响,如健侧直腿抬高试验也可引起患侧疼痛对诊断椎间盘突出较 Lasegue 征更有价值。

腰骶部扭伤或椎间盘疾病患者通常可伸展或过度伸展脊柱,并不引起或加重疼痛,除非在急性期或发生椎间盘碎片侧移位。如果处于急性炎症期,有椎体或附件骨折时过度伸展可明显受限。上腰部神经根病变过度伸展时受限并引发疼痛,下腰部椎间盘病变伴韧带增厚,过度伸展也会产生疼痛感;椎管狭窄(脊椎脱位、椎关节僵硬等)患者,身体在直立或伸展时均可引起神经系统症状。骶髂关节疾病时如外展大腿,在骶髂区和耻骨联合处均可引发疼痛并向臀部和大腿后部放射,大腿过度外展及小腿屈曲可检查骶髂关节疾病;在髋关节病和大转子粗隆滑囊炎,腿部旋转和外展可引起疼痛发作。帕特里克试验(Patrick test)又称为"4"字试验,患者仰卧,一侧下肢伸直,另侧下肢以"4"字形放在伸直下肢膝关节处,一手按住膝关节,另一手按压对侧髂嵴,当施压屈腿和旋转髋部时出现疼痛为阳性。可能提示由骶髂关节病变、腰椎间盘突出、股骨头坏死、强直性脊柱炎及膝关节疾病等引起,骨髓炎、股骨结核等也可出现阳性。可以通过 X线或 CT 检查确诊。

3. 脊柱轻触诊和叩诊检查 检查时最好先触诊不太可能诱发疼痛的区域,棘突轻触痛或叩诊引起震动痛提示可能存在炎症如椎间盘间隙感染,以及病理性骨折、肿瘤脊柱转移、椎间盘损伤等。脊肋角触痛经常提示泌尿生殖系病变、L_1 或 L_2 腰椎横突损伤。椎旁肌触痛可因肌肉附着处劳损或深部腰椎横突损伤所致。沿胸椎同一矢状线的局部疼痛常表明脊柱与肋骨间的肋横突关节炎。触诊脊柱横突时应注意冠状面(可能有骨折或关节炎)或矢状面的任何细微移位。脊柱棘突逐级向前移位和过度后凸都可能是脊柱脱位的重要线索。椎间韧带表面触痛提示椎间盘损伤。$L_5 \sim S_1$ 关节面区域触痛表明腰骶椎间盘疾病。$L_5 \sim S_1$ 区及骶髂关节触痛通常是强直性脊柱炎的征象。

4. 腹部、直肠和骨盆检查 腰痛患者在无法依据脊柱检查确诊时需要检查腹部、直肠和骨盆,因这些部位的肿瘤、炎性和变性疾病也可引起低位脊柱受累的症状。

5. 辅助检查 脊柱疾病或腰痛患者应根据临床症状、体征选择实验室检测,主要包括血常规、红细胞沉降率(即血沉,特别适用于筛选感染和骨髓瘤患者)、血浆蛋白、血钙、血磷、尿酸、碱性磷酸酶、酸性磷酸酶、前列腺特异性抗原(怀疑前列腺癌转移)、血浆蛋白电泳(骨髓瘤蛋白)、PPD、布鲁氏菌试验、类风湿因子检查、HLA 分型(强直性脊柱炎)等。

(1)腰椎 X 线平片:包括后前位、侧位和斜位片,主要用于常规诊断腰痛和坐骨神经痛,可方便快捷地发现椎间盘间隙狭窄、骨性关节面或椎体增生、椎体移位(如脊柱脱位)、肿瘤骨转移。

(2)腰椎 CT,MRI 检查:通常针对临床疑诊椎间盘突出或椎管肿瘤浸润的患者,可清晰显示包绕脊神经根的硬膜袖套,有时可发现椎间盘侧位突出导致轻微神经根损伤和脊髓表面的异常,如动静脉畸形等。增强 MRI 扫描有助于炎症与肿瘤的鉴别。

(3)核素骨扫描:有助于判定肿瘤和炎症。

(4)神经传导速度和肌电图检查:对于可疑腰椎间盘突出患者,判定是否已导致神经损伤有参考意义。

(四)引起腰痛的常见疾病

临床上引起腰痛的疾病较多,常见的包括腰椎先天性畸形、腰部外伤和腰椎间盘突出等。

1. 腰椎先天性畸形(lumbar congenital deformity)较常见,虽很少引起疼痛和功能障碍,但可通过影响脊椎受力、连接方式或使椎管变小,导致椎间盘受压及椎关节强直。

(1)腰骶椎的脊柱裂(spina bifida):较常见,可以是一或数个节段,可见骶部皮下肿块、皮肤多毛或色素过度沉着等,通常在 X 线检查时发现。脊柱裂可伴脊椎关节畸形,损伤时常引发疼痛。其他可能累及下位腰椎的先天性畸形包括关节不对称、横突异常、第五腰椎骶化(L_5 与骶骨融合),以及第一骶椎腰椎化(S_1 近似于第六腰椎)等。

(2)脊椎滑脱(spondylolysis):可因腰椎关节间(椎板与椎弓根连接部分)部分骨质缺损所致。在北美的人群中发病率约 5%,可能有遗传因素参与,该部位易发生骨折,可单侧出现,导致同侧背部剧烈疼痛、过度外展和

屈曲时加重。运动员常见,多见于双侧。

(3)脊椎前移(spondylolisthesis):是椎体、椎弓根及上关节面向前移动,后部结构不移动。青少年多见,发病高峰 5~7 岁,起初可无症状,逐渐出现腰部疼痛向大腿放射及活动受限等。检查发现邻近滑脱部位触痛(多见于 L_5,L_4 偶见),棘突自下向上前移,呈明显"阶梯"状,伴肌痉挛;L_5、S_1 严重前移的病例可见躯干缩短和下腹部凸出,以及神经根受累症状如感觉异常、感觉缺失、肌无力和腱反射减低等。全脊椎前移好发于中老年妇女,可因上、下关节面退行性病变所致,常引发剧烈腰痛,站立或行走时加剧,卧床休息可缓解,常见脊神经根压迫症状。

2. 腰部外伤性疾病(traumatic disease of low back)是腰部疼痛最常见的病因。检查急性严重损伤患者应尽力避免使病情加重,在作出大致诊断及采取措施使患者得到适当护理前,活动幅度必须限制在最小的范围。患者主诉背部疼痛,无法活动下肢,可能发生脊柱骨折和脊髓或马尾损伤受压,不要随意活动患者颈部,也不可使之坐起。

(1)急性扭伤和劳损(acute sprains and strains):以往所谓的骶髂部扭伤或劳损大部分为椎间盘疾病,轻微的自限性损伤可诊断为急性腰部或肌筋膜劳损,与搬运重物时姿势不当、跌倒或突发事件如车祸等有关。急性腰部劳损可导致患者极度不适和异常体位,与骶棘肌痉挛有关,疼痛局限于腰部中线或脊柱一侧。腰骶劳损可根据如下特征作出初步判断:活动诱发疼痛、明确的疼痛部位、局部触痛、改变体位疼痛变化(如坐位变为立位使疼痛加重,卧床休息缓解)、使用非甾体抗炎药或局部应用麻醉药可缓解疼痛等。骶髂关节区触痛并向臀部和大腿后部放射,大腿外展时上述症状加重,可临床确诊为骶髂劳损,但需与腰椎间盘突出鉴别。保守治疗包括脊柱关节制动等措施,约 80% 的急性腰部劳损患者可在数日或 1~2 周内缓解。

(2)退行性腰部综合征(degenerative low back syndrome):腰部劳损症状常反复出现,呈慢性过程,复发性病程是脊柱变性疾病的典型特征。一般在弯腰或提举重物时加剧,提示体位、肌肉及关节炎症等因素参与,男性较多。过度活动和外伤等可引起腰深部剧烈疼痛,特定的运动时加剧并出现保护性强直,疼痛放射至臀部及大腿后部,运动、感觉及反射无异常表现。X 线平片检查可见骨关节、椎间盘及椎骨小关节病变,有时可见骨质疏松。短期卧床休息、止痛、解痉及理疗可在一个月内使症状缓解,疼痛持续一个月以上时应进行 MRI 检查。

(3)腰椎骨折(fracture of lumbar vertebra):通常由交通事故或其他暴力损伤所致,是屈曲性损伤,如从高处跌下或跳下,足部先着地,常有跟骨骨折。如损伤严重可

发生骨折移位、一个或多个椎体粉碎性骨折，或椎弓根、椎弓或棘突非对称性骨折，椎体压缩性骨折多见，病初疼痛剧烈。老年人轻微外伤引起骨折提示病理性骨质疏松。腰椎骨折其他病因包括骨软化症、甲状旁腺功能亢进、长期应用皮质类固醇、强直性关节炎、骨髓瘤和骨转移癌等。临床诊断依据下腰部肌痉挛、腰椎活动受限和X线平片异常，伴或不伴神经体征。脊椎横突骨折多伴椎旁肌撕裂及局部血肿、深压痛和肌痉挛，使所有牵拉腰肌的活动受限，MRI检查可确诊。有时椎旁肌撕裂可伴大量出血进入腹膜后间隙，导致休克和腿部近端无力。

3. 腰椎间盘突出（herniation of lumbar intervertebral disks） 这是严重的慢性或复发性腰腿痛的主要病因，在30~50岁多发，此时髓核仍呈凝胶状。$L_5 \sim S_1$ 椎间盘最常受累，其次是 $L_4 \sim L_5$、$L_3 \sim L_4$、$L_2 \sim L_3$、再次为 $L_1 \sim L_2$ 椎间盘，胸椎少见，可有 $C_5 \sim C_6$、$C_6 \sim C_7$ 颈椎间盘突出。腰椎间盘突出表现为骶髂区疼痛放射至臀部、大腿、小腿和足部，通常称为坐骨神经痛，脊柱处于强直或异常姿态，伴感觉异常、无力及反射异常。压迫沿坐骨神经走行的瓦雷（Vlleix）点，即坐骨切迹、转子后沟、大腿后面和腓骨头可诱发疼痛，产生沿腿部向下的放射性疼痛和针刺感。直腿抬高试验（Lasegue法）或屈曲髂部并外展膝部（Patrick试验）均可牵拉神经根，是所有的疼痛诱发征中最确定的，在 Lasegue 法众多的操作中，最有效的是足背屈（Bragard征）或趾背屈（Sicard征）增强疼痛；Lasegue法检查健侧腿也会诱发疼痛，但程度较轻且始终局限于自发性疼痛（Fajerstagn法）。患者站立位或躯体前倾可受累侧膝部弯曲（Neri征）；被动屈曲头颈部、咳嗽或压迫双侧颈静脉可增加椎管内压力，诱发坐骨神经痛（Naffziger征）。临床须注意与腰骶神经丛炎（lumbosacral plexus neuritis）鉴别。糖尿病引起的急性或亚急性坐骨神经病或股神经病，其症状亦可类似腰椎间盘突出。

4. 治疗失败的腰部综合征 椎间盘突出手术摘除后仍有25%的患者留有背痛和腿痛等后遗症状，是很棘手的问题。此类患者的处理，需先行脊髓MRI检查排除侧方椎间盘硬膜内突出，或常见椎间盘组织在原发部位或其他节段突出，部分病例可发现椎间孔狭窄、单侧关节面肥大、先天性或获得性椎管狭窄等。可针对上述病因，首先采用非创伤性治疗措施，如类固醇硬膜外注射、口服药物治疗（三环类抗抑郁药和非甾体抗炎药），各种皮肤和脊柱电刺激也有较好的疗效。手术探查通常仅发现蛛网膜轻度增厚、神经根周围粘连（蛛网膜炎）或局部硬膜外瘢痕组织，可采取手术松解神经根压迫或脊椎节段融合治疗，少数患者有效。未确诊前应鼓励患者加强腹肌和腰肌训练逐步恢复活动，超重患者应减轻体重。

5. 其他导致腰痛的疾病 腰痛在临床较常见，在椎间盘突出概念提出后，所有的坐骨神经痛和腰痛都被归入此类，手术范围日益广泛，单纯椎间盘突出、椎间盘硬化等难治性脊柱病变都采用手术治疗，结果却不令人满意。人们发现这类慢性疼痛与许多尚不确切的病变有关，如侧隐窝狭窄的脊椎骨刺、关节突肥大、梨状肌神经压迫、蛛网膜炎均可引起腰脊神经根受压，侧隐窝狭窄可能是很重要的原因。椎管成像可发现神经鞘囊样扩张（Tarlov囊），骶神经根穿过硬膜部位可有一或多个骶神经根受累，与根性症状密切相关，有报道开放囊腔、松解神经可缓解症状。

（1）侧隐窝狭窄（lateral recess stenosis）和脊椎骨刺（vertebral osteophyte）：侧隐窝位于侧椎管，前面为椎体后缘，后面为上关节突前面与椎板和椎弓根连接处，外侧面为椎弓根的内面。内侧入口相当于上关节突的前缘。侧隐窝是椎体孔两侧向外陷入部分，向外下方形成脊神经根通道，与椎间孔相连续。侧隐窝是椎管最狭窄部分，其矢径越小，横径越大，表示侧隐窝越窄越深。侧隐窝狭窄嵌压神经根是腰腿痛的原因之一，L_5 椎间孔最易引起侧隐窝狭窄，因其侧隐窝明显，矢径可<2mm，上关节突增生变形较多。患者表现在站立或行走时出现一侧或双侧下肢剧烈疼痛，蹲位或卧位时可缓解，伴运动、反射及感觉异常。X线检查发现单个椎间隙狭窄，常见 L_5 神经根上关节面在椎弓根上缘缩窄压迫 L_5 神经根，偶可累及 S_1 神经根，CT脊髓成像可观察到这一改变，CT平扫和MRI无法显示。多见于椎间盘侧方突出时，通常被诊断为单侧腰椎关节硬化或椎关节脱位，相邻关节囊也可受损，产生直接或牵涉性疼痛，关节内注射利多卡因可缓解症状。

（2）腰椎管狭窄综合征（lumbar spinal stenosis syndrome）：当腰椎管小于正常，并有骨关节或脊柱强直改变可压迫马尾神经根，患者持续站立和行走时加剧，下肢进行性麻木和无力，下坡异常困难，不得不坐下。病情严重时卧位屈膝屈髋可使症状缓解，麻木常始于一侧下肢并可累及对侧。腰痛经常变化，排尿和性功能障碍少见。某些腰椎管狭窄患者神经症状始终与体位无关，但周期性症状符合马尾间歇性跛行；肥大的关节突、加厚的韧带和轻微突出的椎间盘移入椎管可使椎管前后径缩短，有时可出现 L_3 与 L_4 或 L_4 与 L_5 全脱位，椎管各壁均明显狭窄，椎管成像显示椎弓根间距变短，椎管减压术可使大部分患者症状缓解。脊柱强直性尾神经根病变可引起相似症状。

（3）脊椎小关节综合征（facet syndrome）：是由于关节面排列紊乱引起的腰痛，或为椎间关节面注射镇痛药引发的疼痛。手术时可见上位或下位关节面增生使脊神经根被挤压于椎间孔底部，椎间孔切开术或关节面切除术可使疼痛缓解，也可用射频电极由皮肤导至腰椎骨突关节连接面,去除其中分布的神经。关节内持续注射利多卡因也可缓解疼痛。

(4)腰椎粘连性蛛网膜炎(lumbar adhesive arach-noiditis):通常是指马尾周围蛛网膜不透明的增厚或包绕神经根的蛛网膜鞘增厚。常见症状为难治性腰腿痛,致病因素为单纯椎间盘突出、感染、蛛网膜下腔出血、手术操作、反复脊髓造影等。腰脊髓造影清晰可见造影剂不能进入神经根周围,也不能在蛛网膜下腔自由流动。该病与多水平的椎间盘疾病不易鉴别,目前尚无满意疗法,鞘内应用类固醇并无作用。

(5)骨关节炎(osteoarthritis)或骨关节病(osteoarthropathy):是中老年常见的关节疾病,可累及全部或部分脊柱,颈部和腰部多发。疼痛多位于脊柱受损的部位,活动时加剧,可引起肌紧张及活动受限,一般无神经系统症状,无疲乏不适、发热等全身症状,休息可使疼痛缓解,躯体处于轻度屈曲位,坐位较舒适,起立时可加重,病情严重程度与放射线检查表现常不一致。

(6)强直性脊柱炎(ankylosing spondylitis):也称为类风湿性脊柱炎,好发于青年男性,人群发病率为1‰~3‰,95%的强直性脊柱炎患者组织相容性抗原为HLA-B27基因型。患者常主诉腰部疼痛,可扩散至大腿及腹股沟,起病时症状不明显,可多年被忽视。疼痛为周期性,活动受限持续性逐渐加重,成为主要临床表现。病程初期出现晨僵(morning stiffness)或休息期后僵硬度加剧,X线平片检查发现病变前很长时间即已存在。本病偶可合并马尾综合征,是炎症反应使尾椎管内结缔组织增生所致。病变可使胸腔扩张受限、胸骨触痛、髋部活动减少、脊柱特征性固定及屈曲畸形,疾病早期可出现。X线平片最初特征以破坏性病变为主,随之出现骶髂关节融合,最后可见椎体间骨性桥连,形成特征性"竹竿样脊柱"(bamboo spine)。此时疼痛减退,背部和颈部几乎无法活动;轻微的屈伸性外伤可能导致脊柱骨折移位。强直性脊柱炎可伴赖特综合征(Reiter syndrome),后者表现为无菌性尿道炎、眼结膜炎和多发性关节炎等;也可伴银屑病或肠的炎性疾病。

(7)脊柱肿瘤:转移癌多来自乳腺、支气管、前列腺、甲状腺、肾脏、胃和子宫等,多发性骨髓瘤和淋巴瘤是常见的脊柱恶性肿瘤,最初病变很小时可无症状,首发症状常为肿瘤转移引起背部持续性钝痛,休息不缓解,夜间加剧。X线平片检查常见一或多个椎体破坏性病变,椎间盘很少受累,核素骨扫描有助于区别肿瘤或炎症引起的成骨细胞活动。

(8)脊柱感染:多由葡萄球菌,其次是大肠杆菌、结核杆菌引起,患者常主诉背部疼痛,亚急性或慢性病程,活动加剧,休息不缓解,活动受限,脊柱受累节段有触痛,脊柱震动如走路可引发疼痛,患者多无发热及中性粒细胞增高,血沉可增加。CT和MRI常见受累脊椎及椎间盘破坏(可与肿瘤区别),可见椎旁肿物。脊柱硬膜外脓肿一旦诊断须立即手术治疗,多由葡萄球菌感染灶如疖、骨髓炎等血行播散所致,主要症状是局部自发性疼痛,叩诊和压迫脊椎疼痛加剧,可有根性放射痛,发热患者突然出现进行性偏瘫提示硬膜外脓肿压迫脊髓。

(9)代谢性骨疾病:例如绝经后或老年性骨质疏松、骨软化症等。大量骨质流失可无任何症状,但多数患者主诉腰部或胸部疼痛,少数出现腰肌痉挛伴短暂阵发性疼痛,外伤可导致脊椎压缩骨折或楔形塌陷。

(10)脊柱内出血和疼痛:突然出现沿背部或颈部中线的剧烈疼痛,如刀刺样,迅速出现进行性截瘫、尿潴留、下肢麻木,提示可能为蛛网膜下腔、硬膜下和硬膜外出血。脊髓动静脉畸形(AVM)是最常见的病因,约10%的AVM患者可发生髓内出血。自发性出血较罕见,但却是脊髓受压的重要病因,需行急诊神经外科介入治疗。

(11)内脏疾病牵涉痛:盆腔、腹腔或胸腔脏器疾病常可牵涉脊柱,有时脊柱疼痛可为早期唯一的症状。盆腔脏器疾病可牵涉骶椎,下腹部脏器疾病可牵涉至腰椎,上腹部脏器疾病可牵涉至下位胸椎。消化道溃疡及胃、十二指肠肿瘤可引起上腹部疼痛,累及胃后壁或腹膜后扩散可出现胸段脊柱疼痛。胰腺疾病可致背部疼痛,如胰头病变疼痛位于脊柱右侧,胰体、胰尾病变疼痛位于脊柱左侧。腹膜后淋巴瘤、肉瘤和癌肿等可引起胸椎或腰椎疼痛,并放射至下腹部、腹股沟和大腿前部。髂腰肌区肿瘤常引起一侧腰痛,放射至腹股沟、阴唇或睾丸,常伴上位腰脊神经根受累表现。腹主动脉瘤也可引发腰痛,局限于相应脊柱区域。接受抗凝治疗患者突然出现腰部疼痛,应高度怀疑腹膜后出血,疼痛也可牵涉至腹股沟。妇科疾病常见背痛,腹部触诊及阴道和直肠检查可发现疼痛来源。子宫骶骨韧带受损常可导致慢性背部疼痛,子宫内膜异位症或宫颈癌可侵及该结构,引起骶骨中央或一侧的局限性疼痛,子宫内膜异位症患者疼痛始于月经前期。子宫位置异常如倒转、下垂和脱位可能导致骶区疼痛,特别是在长时间站立时。子宫纤维瘤牵拉子宫骶骨韧带时,姿势改变可引发疼痛。怀孕后期常见腰痛放射至一侧或双侧大腿。前列腺癌下位脊柱转移是腰骶部疼痛的常见病因。转移癌可浸润脊神经或侵入硬膜外间隙压迫脊髓。

(12)尾骨疼痛:常见于产伤、跌倒时臀部着地、血管球瘤或其他罕见的肿瘤及肛门疾病等,也有许多病因不明。许多病例局部注射普鲁卡因和甲泼尼龙,或局麻下尾骨推拿有较好的疗效。

(13)病因不明的腰痛及心理疾病:有些患者进行全

面彻底检查却始终不能发现腰痛的病因。许多瘦弱者或部分肥胖中年人感觉慢性腰背部不适和疼痛，妨碍劳动和活动，除了肌肉松弛和消瘦，其他检查均正常。疼痛弥散分布于腰部，卧床休息可缓解，特定姿势持续一定时间后可诱发，为体位性背痛。消瘦、紧张和易激怒的妇女常主诉颈部及两侧肩胛间区疼痛，与斜方肌紧张有关。腰痛可为焦虑性神经症、抑郁症和癔症等的躯体症状，以及不属于任何心理疾病的神经质患者的临床表现，在涉及受伤赔偿问题时更易发生，对病痛描述较模糊，热衷述说自身残疾程度和在医疗机构中受到不公平待遇等，一段时间后可变得多疑、不合作、对医生或所有质疑疾病真实性的人存有敌意，每次检查对疼痛表述差异颇大，疼痛区与放射部位不符合解剖学特点，休息和制动无明显效果。少数患者（多为诈病）表现为极奇特的步态和姿势，如躯干呈直角屈曲行走，无法直立（脊柱前倾症）；有些患者尽管无肌痉挛现象，甚至不能轻度弯腰，轻微触压也使之恐惧。抑郁症和焦虑症患者的处理颇为棘手，轻微背痛如骨关节炎和体位性疼痛被夸大成难以忍受，患者的残疾程度远大于病变程度，表现为痛苦、易激怒和绝望，甚至希望接受不必要的手术治疗，应用抗抑郁药治疗有效。

三、四肢疼痛性疾病

（一）关节炎

疼痛是关节炎的主要症状，活动时加剧，休息可缓解，久坐后或晨起均可发作，很少持续数分钟以上，常见于指、腕掌关节、膝关节、肘关节、髋关节和脊柱。关节炎类型较多，诸如风湿性、感染性、创伤后，以及与结缔组织病、银屑病有关的关节炎。在风湿病早期、感染性关节炎及痛风时，滑膜囊和关节周围组织最先受累，软骨和骨主要在骨关节炎或风湿性关节炎晚期受累。

（二）风湿性多肌痛

风湿性多肌痛（polymyalgia rheumatica）多见于中老年，表现为严重疼痛、酸痛和肢体近端肌肉僵硬，血沉显著增高，伴有体重下降、发热和水肿等全身症状，关节肿胀较少见。本病常伴短暂性巨细胞动脉炎，可累及单侧或双侧视神经导致失明。本病为自限性疾病，持续6个月至2年，皮质类固醇治疗疗效甚好，病程长者可能需小剂量持续服药数月至1年。

（三）动脉硬化性血管闭塞

常见大动脉、中等动脉粥样硬化，活动时常引发间歇性跛行，休息时可有缺血性静息痛发作，有时伴足部或足趾溃疡和坏疽，是血管多部位闭塞所致。疼痛在夜间休息时加剧，下肢悬垂可缓解，糖尿病患者易罹患。疼痛常累及小腿及大腿肌肉，活动可导致发作，休息时缓解。动脉粥样硬化导致血管狭窄闭塞可累及主动脉和肠系膜动脉。Leriche综合征是由腹主动脉下段和双侧髂动脉严重狭窄或闭塞所致，可引起髋臀部跛行、阳痿及双侧股动脉搏动消失。肢体动脉粥样硬化时体检可发现一处或多处外周血管搏动消失，皮肤和指甲营养改变，血管狭窄处及远端出现杂音，踝反射消失。应行动脉造影明确是否有动脉瘤、有无血管狭窄、血管狭窄部位及程度，为介入手术提供参考。某些中老年男性间歇性跛行患者也可能未发现血管或椎管异常。

（四）痛性血管性疾病

1. 雷诺现象（Raynaud phenomenon）　特征是在暴露于寒冷环境或情绪激动时出现手指疼痛、苍白，许多病例无法明确病因。继发性病例见于胸廓上口综合征或多次手部外伤导致血管分支部分阻塞。

2. 反射性交感神经营养障碍（reflex sympathetic dystrophy）　是交感神经系统在肩、臀部或下肢神经不完全损伤时出现的异常反应。表现为疼痛伴苍白、发绀、肿胀或冰冷，被动活动时疼痛，以及骨质疏松等，可能诊断为Sudeck萎缩、创伤后骨质疏松、肩-手综合征等。大多数患者可出现皮肤灼性神经痛（causalgic neuralgia），提示外周神经部分受损，许多病例药物治疗和交感神经切除术可缓解症状。

3. 红斑性肢痛症（erythromelalgia）　是罕见的微血管病变，可产生烧灼痛和皮肤变红，多见于足趾和小腿，亦见于手部，与环境温度变化有关，病因不清。每例患者体温均存在一个阈值，超过该值即出现症状，足部温度上升，呈鲜红色，患者不愿穿袜和鞋子，喜欢在冰冷地面上行走，冰水敷脚，休息和抬高患肢症状明显缓解，外周脉搏正常，运动、感觉和反射无改变。与骨髓增生性疾病、红细胞增多症及血小板增多症有关。阿司匹林对发作性继发性病例及部分原发性病例可能有一定的疗效，可用马来酸二甲麦角新碱治疗。

4. 肌筋膜疼痛综合征（myofascial pain syndrome）或纤维肌痛（fibromyalgia）　患者有明显的骨骼肌疼痛，常见于颈肌、肩胛肌、臂肌和大腿肌群，但不能归入上述任何一类脊柱、关节或神经疾病。肌组织可触及结节或条索，肌活检未发现炎症征象及其他病变。许多患者是紧张和久坐的女性，常合并慢性疲劳综合征。注射普鲁卡因，局部用蒸汽冷冻，局部肌肉按摩等可使部分患者症状缓解。

四、腰痛和肢体痛的处理

（一）药物、手术及综合治疗

依据不同病因或疾病不同时期，采用不同的治疗方法。原则是首先去除致痛的病因，然后依据疼痛的程度选择不同的止痛方法，包括止痛药、局部注射、微创手术等。

1. 四肢肌肉、韧带扭伤 疼痛常为自限性，治疗原则是卧床休息数日，宜采取侧卧屈膝屈髋位；骶棘肌和骶髂韧带扭伤宜取过度伸展位，可在腰椎垫上小枕保持体位，也可采用俯卧位。急性期冰敷损伤区域30~60分钟，3~4日后改为热敷、电疗及推拿等，但疗效有限。发病最初数日可应用大剂量非甾体抗炎药。

2. 急慢性腰椎间盘和颈椎间盘突出 以完全卧床休息为主，可连续数日服用非甾体抗炎药或麻醉性镇痛药，部分严重坐骨神经痛患者口服激素也可能有效。现已不主张局部注射激素治疗慢性腰痛。急诊手术的唯一适应证是巨大椎间盘突出，压迫马尾神经导致双下肢运动、感觉及括约肌障碍或一侧运动功能严重丧失，但也有马尾神经症状明显的患者卧床休息数周后好转，牵引对腰椎间盘突出几乎无作用。颈椎间盘突出患者休息1~2周可逐渐恢复活动，有时可用颈护圈加以保护。若采取保守治疗措施后疼痛仍不缓解或反复发作，则应考虑手术治疗，术前须通过 CT 脊髓成像或 MRI 检查确定病变部位，排除硬膜外或硬膜内肿瘤。常采用半椎板切除术并切除受累的椎间盘，$L_4 \sim L_5$ 或 $L_5 \sim S_1$ 椎间盘突出导致的坐骨神经痛患者，85%~90%可手术缓解，仅约5%的病例可能复发；脊柱融合术仅适用于与解剖异常有关的重度脊柱不稳(如脊椎脱位)的患者。慢性腰痛且已做过椎板切除术或脊椎融合术仍不好转的患者处理最为棘手，重新做 CT 脊髓造影如发现椎间盘脱出或侧孔狭窄，可能有手术未取净的椎间盘组织，再次手术疗效可能较明显，肌电图及神经传导速度检查对明确有无根性神经病变有帮助，若发现根性神经病变而无椎间盘病变则不宜手术。

慢性疼痛可以分为两类：持续性根性痛和脊柱病变牵涉性疼痛。慢性疼痛鉴别较难，利多卡因阻滞神经根疗效不持久，关节面切除术、椎间孔切开术及单个或多个神经根周围蛛网膜黏附溶解法等疗效均不确定。目前最佳的方案是，如患者肥胖应减轻体重，循序渐进地练习加强腰背部和腹部肌力，使用非甾体抗炎药，心理治疗合用抗抑郁药和非成瘾性止痛药。

3. 颈椎脱位 患者在出现疼痛后卧床休息和牵引可能有帮助，如出现脊髓和神经根受累症状，可戴颈圈限制颈部活动，阻止病情加剧或使症状缓解。椎板减压切除术或单纯脊椎骨刺前路切除并融合术仅适用于神经系统症状进展或顽固性疼痛的病例。

4. 胸廓上口综合征 宜采取保守治疗，若患者主要表现为疼痛和感觉异常，用局部热疗、止痛和肌肉松弛法，坚持肩部肌力训练，部分患者2~3周内症状可缓解。

肩部肌肉训练方法是：①患者两手各握 1~2 磅(1 磅 = 453.6g)重物，间断地向上前、上后和正上方耸肩和放松肩部，每日 2 次，每次各做 10 个动作。②两手持重物垂于身体两侧，伸展上肢并高举过头至双手相触，每日 10 次。③患者面对墙角而立，双手各触及墙面，肘部弯曲，身体前倾时吸气，肘部伸直推墙时呼气，并充分活动颈部。如持续剧烈疼痛与本综合征血管和神经症状明显有关，可手术治疗(通过锁骨上区切开纤维带，切除未发育完全的肋骨，静脉或小动脉受压经腋窝切除部分第一肋骨)。锁骨下动脉血栓和栓塞、锁骨下静脉血栓可分别做动脉成形术和静脉血栓切除术，臂丛交感神经切除术适用于持续性雷诺现象患者。

5. 创伤后疼痛综合征 骨折、四肢挫伤、酗酒昏睡后上肢受压、外科手术时感觉神经严重损伤、神经缝合后不完全再生等均可出现持续的疼痛或痛觉缺失及感觉减退。神经瘤完全切除并将正常神经端-端吻合是这类患者最好的治疗方法。截肢后神经末端形成的残肢神经瘤可用远端神经瘤切除术、近端神经切除术或局部交感神经节切除术等治疗。脊髓前外侧索切断术可彻底止痛，是消除残肢神经瘤疼痛的最可靠方法，对幻肢痛亦有效，但在感觉恢复后(下肢需 6 个月，上肢时间较短)镇痛效果变差。

6. 神经源性非创伤性四肢痛 许多累及外周神经的疾病可导致四肢疼痛，神经可能单独受累如感觉异常性骨痛，也可能多数神经以对称或非对称的形式受累。酒精中毒性疾病、营养不良性疾病(如脚气病)、多发性动脉炎、糖尿病并发周围神经病导致的疼痛剧烈。约半数的 Guillian-Barré 综合征患者四肢可出现短暂性疼痛。这些疼痛以积极治疗原发病为主，对症给予镇痛治疗。

（二）保护性运动训练

保护性动作训练对腰背部疼痛患者很重要，成年人规律地缓慢牵拉肌肉、游泳、快步行走和跑步等均可使躯干肌处于良好状态，显著减少腰背部疾病发生。睡眠时腰部过伸、久坐于过于柔软的椅子或设计不合理的汽车座位易加重腰肌僵硬和疼痛，适当活动可能改善。据估计，从侧卧位变为站立位椎间盘内压力增加200%，坐于椅子上压力增加400%，长时间乘汽车或飞机不改变体位可极度牵拉椎间盘和脊柱韧带结构，正确的坐姿和变换体位可降低椎间盘压力和受损程度。

参考文献

第三章 　特殊感觉障碍
Disorders of Special Senses

（景筠　付锦）

第一节 嗅觉障碍

（付锦）

嗅觉与味觉对化学刺激的生理学反应相似，终末器官均为化学感受器。在对食物和饮料香味的感知中两者同时发挥作用，并相互依赖，当其中一种感觉障碍时经常被误认为是另一种功能障碍。因此嗅觉与味觉经常一并讨论。与视觉及听觉相比，嗅觉和味觉在个人生活中扮演次要的角色。然而，化学刺激在人类之间的交流中可能发挥非常重要的作用，如某些体味可吸引异性，而狐臭可使人感到反感。某些脊椎动物的嗅觉敏感性明显胜于视觉，即使嗅觉功能相对较弱的人类也能分辨出 1 万多种不同的气味。由于食入和吸入的途径都需要经过口、鼻等器官，味觉、嗅觉有助于察觉有害气味或避免被污染的食物毒害，两者都有重要意义。嗅觉和味觉功能丧失可导致严重的后果，并提示颅内病变或存在系统功能障碍。

【解剖和生理】

1. 解剖

（1）嗅觉感受器（olfactory osmoceptor）：嗅觉神经纤维起源于鼻腔上部和后部黏膜的嗅觉细胞（鼻腔顶部上鼻甲和鼻中隔上 1/3）。嗅黏膜由假复层柱状上皮和附于骨膜的固有层组成，每侧的覆盖面积约为 $2.5cm^2$，包含三类的细胞：①嗅觉细胞或感受器细胞：在每侧鼻腔的数量为 600 万～1 000 万；②支柱细胞或支持细胞，维持细胞外环境的电解质水平；③基底细胞：为干细胞，是嗅觉细胞和支持细胞再生的来源（Kimmelman CP 1993）。

嗅觉细胞属于原始的双极神经元，每个细胞有一个通向表面的末端膨大的周围突（嗅杆），在此发出 10～30 个无运动性纤毛状突起，成为嗅觉的感受体。嗅觉细胞的中枢突或嗅丝是非常细的无髓鞘神经纤维，直径约为 0.2mm，每侧约 20 条嗅丝形成纤维束并被 Schwann 细胞包绕，成为嗅神经，通过筛板进入嗅球，并终止于嗅球腹侧面（图 2-3-1）。嗅神经是传导速度最慢的神经。在嗅上皮的表面覆盖一层由固有膜中的嗅腺（Bowman 腺）分泌的黏液，内含 IgA、IgM、乳铁传递蛋白、溶解酶和气味相关蛋白等。这些分子可能起到防止病原体通过嗅觉通路进入颅内的作用（Getchell TV et al,1991）。

（2）嗅球（olfactory bulb）：位于额叶眶面的下方，呈扁平的卵圆状，属于端脑皮质的一部分。嗅球内突触结构复杂，主要是僧帽细胞（mitral cell）和颗粒细胞（granule cell）树突的集合部位，树突呈毛刷样，末端形成嗅小球；另一类较小的簇状毛细胞（tufted cell）发出轴突到嗅小球。嗅觉细胞是嗅系统的第一级神经元，约 15 000 个

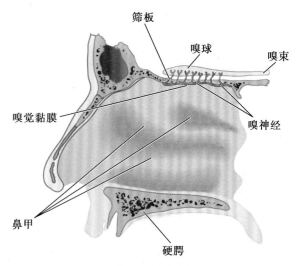

图 2-3-1 嗅黏膜、嗅神经、嗅球和嗅束的侧面观

嗅觉细胞轴突集中于一个嗅球上，这种高度集中性可满足信息的高度集成。一般认为，僧帽细胞和簇状细胞起兴奋作用，颗粒细胞与嗅觉神经元远心端纤维、蓝斑、梨状皮质均可抑制僧帽细胞活动，兴奋性与抑制性神经元相互制约构成嗅觉的生理学基础。

（3）嗅束（olfactory tract）：僧帽细胞和簇状细胞是嗅觉系统第二级神经元，它们的轴突离开嗅球组成嗅束，经嗅沟到达大脑。嗅球尾端分散的神经细胞群组成前嗅核。僧帽细胞和簇状细胞树突与嗅束纤维形成突触，具有加强嗅觉冲动的功能。

在前穿质的前方，嗅束分成内侧嗅纹与外侧嗅纹，在分歧处形成嗅三角。内侧嗅纹包含来自前嗅核的纤维，其轴突与胼胝体嘴端下方区域，即胼胝体下回及前连合前方的隔区相连接，通过前连合到达对侧。前连合是旧皮质间的联合纤维，连接两侧嗅区，尚有与边缘系统相连的纤维，它还构成两侧颞中回和部分颞下回间的联系。外侧嗅纹起源于嗅球，经岛阈（岛叶皮质与眶回皮质相连处）到达前梨状区，终止于杏仁复合体（杏仁核）。前梨状皮质代表原始嗅皮质，在人类它位于海马旁回和海马沟前部的特定区域，即 Brodmann 34 区。因此，与其他的感觉冲动传导不同，嗅觉是唯一不通过丘脑中继而直达皮质的感觉神经冲动。

前梨状皮质纤维投射到附近的内侧嗅皮质（Brodmann 28 区）、丘脑背内侧核，杏仁核与下丘脑、中隔核联系，隔区通过连合纤维与扣带回等区相连，在嗅觉中作用尚未完全了解，可能与进食和性反射功能相关。嗅觉刺激引起的情感变化可能与连接丘脑、下丘脑和边缘系统的神经联系有关。嗅觉系统中枢联络复杂，部分通路尚不明了。

每个嗅小球只接受一种神经元所传递的冲动，每个嗅觉神经元只表达一种受体，而不同的气味分子激活不

同的嗅觉感受器,因此每个嗅小球接受其相应的特定气味刺激,这种投射关系在嗅皮质中可能依然存在。嗅觉受体基因是现在已知的最大的基因家族,人类基因组总数的2%,即大于500个基因参与嗅觉感受体细胞膜上不同的气味受体,正是跨膜蛋白的多样性使得对数千种不同气味分子的分辨成为可能。

2. 生理 在平静呼吸时只有很少量的气体进入鼻孔到达鼻黏膜,用力吸气时可将空气吸入嗅隐窝而感觉到气味。然而,被吸入的物质必须是可溶于水的挥发性微小颗粒,弥散到空气中才能被闻到气味,不同分子能否引起同样的气味更多地是与其形状有关,而不是它们的化学特性。用力吸气时,香味直接刺激嗅觉上皮,产生缓慢的负电位,可被置于黏膜上的电极检测到,即为嗅电图(EOG)。溶解在感受器表面黏液中的挥发分子引起电导改变,将气味刺激转化为电信号,部分过程由GTP依赖的腺嘌呤环化酶(G蛋白)介导,利用细胞内第二信使起作用,跨膜受体蛋白序列性构象改变及细胞内生化系列反应产生轴突电位。嗅觉强度取决于传入神经冲动的频率,由于每个感受器细胞负责大量不同的气味并表现出对刺激不同的反应,因此嗅觉电位可表现为明显的激活-抑制或开-关应答,嗅觉感受器或嗅丝坏可使电位消失。神经离断8~16天后电位和感受器细胞消失,但支柱细胞无改变。虽然感受器细胞不断死亡,但可被基底细胞分化而来的新细胞替代,故嗅觉、味觉化学感受器是人类唯一可再生的神经元。

三叉神经系统通过鼻黏膜上未分化的感受器参与化学反应。这些感受器分辨能力弱,但对刺激有很高的敏感性。三叉神经传入时释放神经肽,导致黏膜分泌增多、局部水肿和喷嚏。此外,嗅觉通路上颞叶皮质的刺激也可诱发嗅觉体验。附属嗅觉系统(犁鼻器)在人类已明显退化,但在低等脊椎动物还发挥很大作用,接受信息素的刺激,引起动物特定的神经内分泌反应和行为反应,影响动物的生殖、摄食以及防御等行为。犁鼻器的信号传导与其他嗅觉感受器不同,其纤维经过副嗅球投射至下丘脑和杏仁核。嗅觉系统对感觉的适应性非常快,要想保持一种感觉需要持续不断的刺激,由于嗅觉刺激和情感刺激在边缘系统有共同的起源,因此它们密切相关,一种香味可以使人回忆起被长期遗忘的复杂情感体验。

【临床表现】

嗅神经及中枢神经系统各种病变均可能导致嗅觉障碍,主要分以下四种:①嗅觉量的异常:如嗅觉减退、丧失,以及罕见的嗅觉过敏;②嗅觉质的异常:如嗅觉异常、嗅觉倒错;③嗅幻觉和嗅妄想:是由颞叶功能障碍或精神疾病所致;④嗅觉失认:是嗅觉鉴别的高级功能丧失。

1. 嗅觉缺失(anosmia) 较常见,患者常主诉嗅觉丧失。单侧嗅觉缺失经常不引起患者注意,但有重要的定位意义,提示颅前窝局限性病变。双侧嗅觉缺失是常见的主诉,患者经常认为同时存在味觉缺失(失味症),是因为味觉很大程度上依赖食物或饮料中挥发性物质,这些物质通过鼻咽部可到达嗅觉感受器,且滋味的形成是嗅觉、味觉与触觉结合的结果。嗅觉缺失患者一般仍能辨别出基本的味觉,如甜、酸、苦和咸等(Doty RL et al,1984)。

嗅觉缺失根据受累部位不同可分为三类:①鼻性嗅觉缺失:多是鼻腔的病变导致气味无法接触嗅觉感受器;②嗅神经上皮性嗅觉缺失:嗅黏膜感受器或嗅神经轴突纤维的破坏;③中枢性嗅觉缺失:嗅觉通路受损。其中鼻和鼻窦疾病、上呼吸道病毒感染及颅脑损伤占相当大的比例。

(1)鼻性嗅觉障碍:鼻腔或呼吸道其他部位的结构异常,使得空气不能经呼吸到达嗅区从而造成嗅觉障碍。常见原因是大量吸烟、慢性鼻炎、过敏性鼻炎、鼻窦炎等引起鼻腔黏膜充血、肿胀或产生大量分泌物使鼻腔阻塞,鼻黏膜活检可见感觉上皮细胞存在,但纤毛短而畸形,埋藏在其他黏膜细胞之下。其他原因有鼻腔结构畸形使气流阻塞或气流方向改变,鼻息肉、鼻腔异物及其他鼻腔占位性病变导致气道受阻或压迫嗅区黏膜,激素和代谢紊乱也可能引起鼻黏膜肿胀。

(2)嗅神经上皮性嗅觉缺失:是嗅黏膜感受器或嗅神经轴突纤维的病变导致的嗅觉障碍。有以下相关原因:

1)萎缩性鼻炎:可导致鼻黏膜干燥并向上累及嗅黏膜,可能累及基底细胞导致永久性损伤。

2)外伤:可直接损伤嗅区黏膜或导致通过筛骨筛板的嗅神经断裂,损伤导致的水肿或血肿也可压迫嗅球和嗅神经。闭合性头颅损伤引起的嗅觉缺失较罕见,通常在数周内恢复,超过6~12个月则很难继续恢复;颅脑手术、蛛网膜下腔出血和慢性脑膜炎等也可引起嗅觉缺失。

3)鼻腔及周围的占位病变:例如,韦氏肉芽肿病(Wegener granuloma)和颅咽管瘤可直接压迫嗅神经或嗅觉通路引起嗅阈增高;嗅沟脑膜瘤可累及嗅球、嗅束,向后累及视神经可导致同侧视神经萎缩,如伴对侧视乳头水肿则称为福-肯(Foster-Kennedy)综合征;大脑前动脉或前交通动脉巨大动脉瘤可产生相似的症状;前脑膜膨出患儿头部处于特定位置时可出现脑脊液鼻漏,并常伴嗅觉缺失;某些颅内压增高患者可有嗅觉缺失而无嗅球损害的表现。

4)流感、单纯疱疹病毒和肝炎病毒感染:可能损伤感受器细胞,导致嗅觉缺失,若基底细胞也受损则可能导致永久性损伤。

5）局部放疗以及起源于嗅觉上皮的罕见肿瘤：例如，鼻腔神经胶质瘤、成感觉神经细胞瘤等也可侵及基底细胞导致永久性嗅觉缺失。

6）许多毒性物质或药物：可损害嗅觉上皮，最常见为有机溶剂（如苯）、金属、可卡因、皮质类固醇、氨甲碟呤、氨基苷类抗生素、四环素、鸦片制剂和左旋多巴等。

7）感受器神经元先天性发育不全及缺少纤毛的疾病：例如，卡尔曼综合征（Kallman syndrome）表现为先天性嗅觉缺失和性腺功能减退；特纳综合征（Turner syndrome）及白化病患者存在嗅觉色素缺乏或某些先天性结构缺陷。

（3）中枢性嗅觉缺失：若创伤同时损伤额盖及边缘旁区两个邻近的嗅觉与味觉感受区，可伴发失味症（ageusis）。某些痴呆性疾病，如 Alzheimer 病、Parkinson 病痴呆可有气味识别能力减低。研究表明 Alzheimer 病患者嗅球和嗅中枢通路存在许多神经纤维缠结和老年斑，机制不清。嗅觉缺失也见于颞叶癫痫和前颞叶切除术的患者，多为气味性质辨别障碍。嗅觉先兆可因前穿质或嗅纹中部和后部损害引起；科萨科夫（Korsakoff）综合征患者嗅觉缺失可能与包括丘脑内侧核的高级嗅觉系统神经元变性有关。

（4）其他原因：女性的嗅觉敏感度在月经周期内可有不同的变化，怀孕期间可能出现功能紊乱。营养性和代谢性疾病，诸如维生素 B₁ 和维生素 A 缺乏、肾上腺功能减退、肝炎及慢性肾衰竭等，由于感觉神经功能障碍可引起短暂性嗅觉缺失；双侧嗅觉缺失是诈病的常见表现，真正嗅觉缺失患者多主诉味觉缺失引起的功能紊乱，嗅觉诱发电位有助于两者的鉴别。一般认为，老年人嗅觉减退可能与中枢神经系统（CNS）组织萎缩有关，病理研究显示老年人嗅觉器官存在退行性变，如感受器细胞数目减少、呼吸上皮代替嗅觉上皮、嗅球神经元逐步减少等。

2. 嗅觉过敏（hyperosmia） 是否真正存在嗅觉过敏还有待证实。神经症患者可能抱怨对某些气味过分敏感，但无证据证明气味获取阈值确实降低。偏头痛发作时患者可有声、光及气味的异常感觉。

3. 嗅觉异常（dysosmia） 也称嗅觉倒错（parosmia），是给予嗅觉刺激物后嗅到恶臭难闻的气味。可见于：①鼻咽部病变，如鼻窦积脓、臭鼻症等引起的嗅觉异常；②有时异常组织本身就可成为不愉快气味的来源；③嗅球部分损害时可产生嗅错觉，导致嗅觉倒错；④见于中老年抑郁症患者；⑤见于精神分裂症或颅脑创伤后遗症。

4. 嗅幻觉（olfactory hallucination） 嗅觉中枢包括颞叶内侧海马回、钩回、杏仁核等，刺激性病变可能引起嗅幻觉。患者通常发作性地嗅到实际上并不存在的特殊气味，如臭皮蛋、布帛烧焦气味等。研究表明，杏仁核群立体定向破坏既可消除嗅幻觉又可消除精神障碍，因此杏仁核很可能是嗅幻觉的起源地。

嗅幻觉可分为内源性嗅幻觉（气味来自患者本身）和外源性嗅幻觉（气味来自外界），强度及持续时间不同，可能伴味幻觉。精神分裂症患者多描述嗅觉刺激来自于外部，是别人使他们不愉快的手段。抑郁症患者多描述刺激是内源性和无法抵抗的，患者会采取反复洗刷或使用除臭剂等不同的手段去除恶臭。

嗅幻觉见于以下情况：①嗅幻觉常作为癫痫的先兆症状出现，而后出现吮嘴、咀嚼、舔舌等动作，有时伴肢体抽动，随即出现意识不清、梦境状态或自动症等，称为钩回发作；②偶尔嗅幻觉可能是酒精戒断综合征的部分表现，有些性变态者有特定的嗅幻觉；③正常人有时亦可出现嗅幻觉，通常认为是源于自己吸入的外部空气，令人不愉快的气味更为明显。

5. 嗅觉妄想（olfactory delusion） 如患者确信嗅幻觉存在，并加个人情感即为嗅觉妄想。嗅幻觉与嗅觉妄想并存通常预示精神疾病，也可见于老年性痴呆，有时出现这种现象还应考虑晚年性（late-life）抑郁的可能。

6. 嗅觉失认（olfactory agnosia） 表现为嗅觉感知能力完整，如辨别气味、适应气味及辨别气味的不同强度，但辨别气味后认识事物本质的能力减弱或缺失，表现为不能辨别与命名已感知嗅觉的物品。确定嗅觉失认需要特殊的检查测试，如样品（标本）的匹配，辨别和命名不同气味，判定两种气味是否相同等。酒精性 Korsakoff 综合征患者出现的特征性嗅觉失认并非因嗅觉敏感性损伤或学习、记忆障碍所致，而是由丘脑中间背侧核损害引起（Mair R，1980）。动物实验证明，丘脑中间背侧核及与额眶皮质联系受损可导致嗅觉辨别力减低，扩大的双侧中颞叶切除术，由于去除了相当一部分到额叶皮质及丘脑的嗅觉传入，患者可出现相似的嗅觉损害，提示两种高级嗅觉路径（中颞叶和中间背侧核）对辨别不同的气味是重要的。

【检查】

1. 非刺激性嗅觉检测 例如，香草、花生酱、咖啡和烟草等可能快速完全地诊断嗅觉缺陷，受试者用两侧鼻孔分别闻测试物，并辨别所测的气味。如可辨别出气味证明嗅觉神经相对完好。须注意氨水、甲醛溶液、醋酸等强刺激性物质主要不是通过嗅觉传导，而是刺激三叉神经末梢起作用，不宜作测试物。

2. 精确的嗅觉测试方法 如宾夕法尼亚大学嗅觉识别测试，此测试让患者鉴别 40 种微粒体气体，并与同年龄同性别的正常人比较，通过这一测试可能鉴别诈病。空气稀释嗅觉检验是一种更简易的方法，可测定嗅觉阈值与判断正常嗅觉。某些电生理实验可检测嗅觉缺陷，但可靠性不确定。这些技术目前只作为研究工具而未用于临床。

【治疗】

嗅觉障碍主要应针对不同的病因进行治疗。嗅觉倒错治疗困难，抗精神病药物、锌剂或维生素等疗效不确切。可通过重复使用鼻黏膜麻醉药减少或消除嗅觉倒错，部分病例的症状可自然缓解。

第二节　味觉障碍

（付锦）

味觉在对食物和饮料香味的感知中与嗅觉一起发挥作用，并相互依赖。味觉对避免食用被污染的食物或毒物有重要意义。

【解剖和生理】

1. 味觉感受器　味蕾主要分散地覆盖在舌的表面，另有一少部分覆盖在软腭、咽、喉及食管，主要位于轮状乳头和叶状乳头上皮侧面，少部分扩展到菌状乳头表面。味蕾呈圆形或卵圆形结构，每个味蕾由 200 多个垂直的感受细胞组成，呈木桶的桶板样排列（Amoore JE,1991）。味蕾的浅表部分有小孔，称为味孔或味凹，开口于黏膜表面。感受细胞末端通过该孔形成许多微绒毛（味丝），细小的无髓鞘的纤维穿透味蕾基底部，直接与无轴突的味觉感受细胞发生突触联系。味觉感受器被溶解的化学刺激物激活后，冲动沿着感觉神经传送到脑干。

一直以来咸、甜、苦、酸被认为是最基本的四种味觉，但"鲜味"也被认为是第五种基本味觉，鲜味是指对谷氨酸、天冬氨酸及某些核苷酸的感觉。复杂的滋味由这几种基本味觉与嗅觉结合产生（Buck LB et al,2000）。以前我们所了解的"味觉分布图"并不正确，其实任何一个味蕾都有对许多美味物质作出反应的能力，但通常优先感受某一类型的刺激，每种感受器对不同的刺激只是相对敏感。近年来发现味觉感受器中可能也存在与嗅觉类似的 G 蛋白转导系统参与味觉信号的形成。味蕾感受器细胞生理周期短暂，约为 10 天，它不断地被邻近的有丝分裂的基底上皮细胞替代。味蕾数量随年龄增长而减少，嗅觉和味觉敏感度也随之减低，老年人对盐、甜食物和氨基酸的味觉阈值是年轻时的 2～2.5 倍。嗅觉和味觉敏感度降低可能导致厌食、饮食习惯不良及体重降低等。Richter 研究了正常营养状态下的味觉的生理作用，认为造成钠、钙、特定维生素以及蛋白等营养素缺乏后，动物会本能地根据其味觉选择合适的食物改善营养缺乏。

2. 味觉传导通路　味觉传入纤维经Ⅶ、Ⅸ、Ⅹ三对脑神经传至孤束核，舌前 2/3 味觉纤维首先与舌神经（三叉神经下颌支的主要分支）伴行较短距离，然后味觉纤维与之分开加入鼓索中，经过中间神经和面神经的膝状神经节到达延髓孤束核嘴端；舌后 1/3、软腭及软腭弓的味觉纤维通过舌咽神经和结状神经节到达孤束核；舌背后端发出的纤维以及少量咽、喉味蕾发出的味觉纤维加入迷走神经；从腭部味蕾发出的纤维经过翼腭神经节和岩浅大神经，在膝状神经节水平加入面神经进入孤束核；一些从舌发出的味觉纤维也可能经三叉神经下颌支到达脑干。

味觉核位于孤束核的背外侧，接收来自面神经及舌咽神经的特殊传入的味觉纤维，可能来自舌两边的神经纤维都终止于此核。孤束核是味觉纤维的中继站，味觉冲动经此传至对侧丘脑腹后内侧核的最内侧，但确切的通路尚不清楚，可能是通过孤束丘系。来自丘脑的味觉冲动最后可能投射到中央沟后感觉皮质的舌-面区及岛叶。孤束核神经元投射到邻近的迷走神经运动核、疑核、上泌涎核、下泌涎核、三叉神经核和面神经核，这些神经核与内脏-内脏以及内脏-躯体反射功能有关（图 2-3-2）。

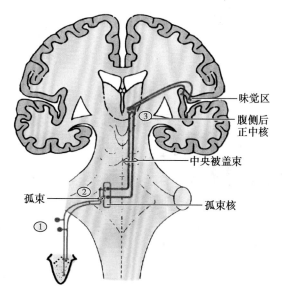

图 2-3-2　味觉传导通路
图中的圈中数字代表味觉传导通路的三级神经元

【临床表现和病因】

1. 除了与年龄增长相关的味觉减退外，味觉减退最常见的原因是大量吸烟，特别是吸烟斗。唾液溶解食物中的化学物质，并将其转运至味觉感受器是保持正常嗅觉的必要条件，所以任何原因引起舌部极度干燥均可导致暂时的味觉减退或缺失，常见原因包括：①干燥综合征由于唾液分泌不足造成口腔干燥;②唾液腺囊性变造成唾液黏性过高;③头颈部放射治疗;④完全性自主神经功能异常;⑤家族性自主神经功能异常,即赖利-戴(Riley-Day)综合征时轮状乳头和菌状乳头数量减少,导致甜或咸味觉减退。

单侧味觉缺失易被忽略,如 Bell 麻痹时舌前 2/3 味觉缺失,患者通常无味觉障碍的主诉。永久性味觉、嗅觉减退(部分伴感觉倒错)可继发于类似流感样疾病,可能与味蕾和鼻黏膜的病理变化有关,部分患者可表现为与硬皮病、急性肝炎、病毒性脑炎、黏液水肿、肾上腺功能减退、B 族维生素及维生素 A 缺乏有关的症状。多种药物诸如降脂药、抗组胺药、抗生素、抗肿瘤药、支气管扩张药、抗抑郁和抗癫痫药等均可引起持续的味觉障碍,曲坦类抗偏头痛药以及抗过敏、平喘药也可导致明显的味觉改变,但机制不详。

2. 味觉缺失(ageusia)和味觉失真常见于恶性肿瘤,口咽部肿瘤可侵袭鼓索及舌神经破坏味觉,也可因肿瘤引起营养不良或放疗导致失味症。部分癌症患者苦味阈值增大,某些接受放疗的乳腺癌、舌下或口咽肿瘤患者对酸味敏感。口咽部放疗引起的味觉缺失通常在数周或数月后恢复。Henkin 曾报道特发性味觉减退综合征,表现为味觉敏感度降低伴味觉障碍及嗅觉障碍。患者感到持续的令人恶心的劣味和恶臭,可导致体重下降、焦虑和抑郁,这类患者腮腺唾液锌浓度降低,口服少量硫酸锌可能使症状缓解(Henkin et al,1971)。

3. 烧灼性口腔综合征多发于绝经后女性,特征性表现是口内持续的剧烈疼痛,而疼痛与牙嵴、牙龈无关。有些患者可能罹患糖尿病或维生素 B_{12} 缺乏,极少数患者有抑郁症,多数患者无系统性或局灶性病变,氯硝西泮可能有效,辣椒辣素疗效不明确。

4. 味幻觉(gustatory hallucination)比嗅幻觉少见得多,在右侧半球脑损伤时较常见,外科手术时电刺激岛盖额、顶部或海马和杏仁核可产生一种令人厌恶的味道,称为钩回发作(uncinate seizure);单侧丘脑和顶叶损害可引起对侧味觉减退。味觉先兆有时提示额顶皮质或钩回区域起源的癫痫发作,约一半患者在先兆后出现癫痫发作。

【检查】

单侧味觉损伤时可用纱布拉出舌头,用涂药器在舌头的不同部位放晶体的盐、糖、柠檬或者奎宁,然后清洗舌头,让患者描述自己的感觉,用这个方法可以检查 Bell 麻痹时双侧舌前部味觉的区别。现可用低电压直流电刺激代替酸感觉刺激物。如果双侧味觉丧失可用蔗糖、氯化钠、柠檬酸及奎宁漱口液,漱洗并清洗口腔后让患者描述感觉。电味觉测定仪可用来检测味觉的强度以及嗅

觉、味觉的检出和分辨阈值,但目前并不适合作为常规的临床检查。

第三节 视觉障碍

(景筠)

一、概述

视敏度或视力(visual acuity)是人类从外界获得信息最重要的来源,不仅可以感知物体的形状、颜色,还参与对运动的控制、协调。包括眼前节的角膜、房水、晶状体、玻璃体等结构在内,整个视觉系统由上皮、血管、胶原、神经和色素等多种组织构成,大脑与视功能有关的组织占有很大的比重。进入眼内的光线被泪膜、角膜和晶状体折射后在视网膜上形成倒像,之后光感受器将光能转换成电信号,随后被视网膜、视神经和脑内高级视觉中心的神经元加工,形成视觉。角膜、前房液、晶状体、玻璃体和视网膜本身都必须是透明的,如果这些介质的透明度改变,可影响视力,临床上把视力障碍的诸多病因归纳为非神经性及神经性两类。

【常见症状和病因】

1. 视觉功能受损 是眼疾病最常见的主要症状,包括视力(敏度)下降和视野改变。黑矇(amaurosis)是由非屈光性或眼疾病所致的视力缺失;弱视(amblyopia)是各种视觉或非视觉原因引起的视力减退;夜盲症(nyctalopia)是黄昏或夜晚时视力下降,与维生素 A 缺乏、色素性视网膜眼病及色盲有关。眼部的其他症状和体征包括光幻觉、视错觉、幻视、眼部红肿、畏光、疼痛、复视、斜视、瞳孔大小改变,以及上睑下垂等。

2. 视觉障碍 可表现为单侧或双侧、突发或渐进、发作性或持续性等。不同年龄段导致视力下降的常见原因亦不同,例如:

(1)婴幼儿期视功能障碍,主要病因是先天缺陷、严重近视、视神经发育不全、视神经小凹和先天性视盘缺损等。

(2)在儿童晚期和青少年期,近视是最常见的原因,也可因色素性视网膜病或视网膜、视神经及蝶鞍上部肿瘤所致。

(3)中年期(50 岁左右),远视是最主要的原因,年龄更大时可见单侧或双侧白内障、青光眼、视网膜出血、视网膜脱离、黄斑退化,以及肿瘤等。

3. 发作性视功能障碍 常见于成年人,最常见的原因是偏头痛,常表现为偏盲。老年人短暂的单眼失明或

一过性黑矇（amaurosis fugax）通常与同侧颈动脉狭窄有关，偶见于视网膜动脉栓塞。儿童期或青年人黑矇较罕见，若出现黑矇要考虑系统性红斑狼疮、抗磷脂抗体综合征等血管炎性病变。

【检查】

1. 患者主诉视物不清时可能包含较多的原因，例如近视、远视、流泪过度、复视，甚至眩晕或头晕，须详细询问受累的眼别、起病与进展形式，有无闪光感、视物变形、阳性暗点和阴性暗点。视物变形、视物变小和阳性暗点通常见于黄斑病变，闪光感见于视网膜疾病、视功能障碍或偏头痛及其他的大脑功能异常等。

2. 视功能检查主要包括视觉心理物理学检查（包括视力、对比灵敏度、色觉、视野、眼底等），以及视觉电生理检查，前者在第一篇第一章第四节神经系统检查法中详细描述。须注意的是，屈光不正的患者应配戴眼镜矫正后测矫正视力；可以用明亮的白色或彩色物体轮流刺激两眼，让患者比较两眼视觉的强度，可发现轻微的视力损害，如异常侧物体亮度稍暗，颜色稍浅。检测儿童视力时，可让其在不同距离模仿检查者手指活动或在不同的距离拾起不同形状的物品，以此来评估视力。进行眼底检查时除视盘外，还应仔细检查黄斑、血管的改变，黄斑区位于视盘颞侧3~4mm处，正常黄斑中心凹处无血管，可有视网膜色素上皮轻微变异或玻璃疣（脉络膜基底层透明小疣）。正常视盘颜色各异，儿童及白种人颜色较淡，正常情况下神经节细胞轴突穿过筛板后被覆髓鞘，但有时在视网膜内接近视盘处也可有髓鞘，表现为纤细羽毛状边缘的白色斑点，不应与渗出物混淆，有经验的检查者用亮的绿光可看到视网膜无髓鞘神经纤维层，有助于发现视神经脱髓鞘病变。

3. 瞳孔检查是视觉传入系统评估的基础，应注意每只眼瞳孔的大小、对光反射以及调节反射。单侧视神经病或双眼不对称性视觉损害可出现相对性瞳孔传入障碍（relative afferent pupillary defect，RAPD）。同时应进行其他脑神经，尤其第Ⅰ、Ⅲ、Ⅳ、Ⅴ、Ⅵ、Ⅶ、Ⅷ对脑神经检查。此外还应由眼科医生进行眼前节屈光系统的检查。

4. 视野检查可利用平面视野屏、Goldmann手动视野计、Humphrey视野分析仪等，对视野进行细致评估，这些内容在第一篇第二章第九节视野检测中详细描述。

5. 荧光素眼底荧光造影对诊断视网膜病变非常重要，视网膜电图（electroretinogram，ERG）、局部ERG、多焦ERG、视觉诱发电位（visual evoked potential，VEP）、多焦VEP等视觉电生理检查，对视觉传入系统功能评估会有帮助。

二、非神经性疾病导致的视觉减退

导致视觉减退的非神经性疾病包括角膜病变、前房病变、晶状体病变、玻璃体病变、视网膜病和葡萄膜炎等。

（一）角膜病变

角膜是一种重要的屈光间质，是外界光线进入眼内在视网膜上成像的必经之路。角膜疾病主要有炎症、外伤、变性、营养不良、先天性异常和肿瘤，角膜病是主要的致盲性眼病之一。

1. 角膜炎（keratitis） 由外源性或内源性致病因素引起的角膜组织的炎症，统称为角膜炎，在角膜病中占重要地位。角膜炎常见的病因包括：

（1）感染源性：主要病原微生物如细菌、真菌、单纯疱疹病毒、棘阿米巴、衣原体、结核分枝杆菌、梅毒螺旋体等。

（2）内源性：全身疾病、自身免疫性疾病引起角膜病变。

（3）局部病变：邻近于虹膜睫状体、结膜、巩膜的炎症蔓延影响角膜。

角膜炎虽然病因不一，但病理变化具有共性，分为浸润期、溃疡期、溃疡消退期、愈合期。反复发生的角膜感染以及某些皮肤-黏膜-眼综合征，如史-约（Stevens-Johnson）综合征（重型大疱性多形红斑）、赖特（Reiter）综合征（尿道炎-结膜炎-关节炎综合征）等均可导致角膜溃疡、纤维化，遗留厚薄不等的角膜瘢痕。浅层薄如云雾的瘢痕性混浊是角膜云翳（corneal nebula），混浊较厚但可透见虹膜的是角膜斑翳（corneal macula），瓷白色不能透见虹膜者是角膜白斑（corneal leucoma），溃疡破坏角膜基质层可形成后弹力层向前膨出（descemetocele），溃疡穿破后弹力层形成角膜穿孔（corneal perforation），位于角膜中央的角膜穿孔由于房水不断流出而不能完全愈合可形成角膜瘘（corneal fistula）。在高眼压作用下，混杂有虹膜组织的角膜瘢痕向前膨出，形成角膜葡萄肿（corneal staphyloma）。慢性葡萄膜炎、角膜基质炎、角膜水肿、格子状角膜变性以及长期青光眼也可累及角膜。角膜炎的治疗应积极控制感染、减轻炎性反应、促进溃疡愈合、减少瘢痕形成等。

2. 带状角膜病变（band-shaped keratopathy） 是累及前弹力层表浅角膜的钙化变性，见于结节病、甲状旁腺功能亢进、维生素D中毒或乳碱综合征（milk-alkali syndrome）继发高钙血症等，引起磷酸钙和碳酸钙在与睑裂间隙相应的角膜上皮细胞沉积。一些黏多糖沉积病患者角膜上有多糖沉积。

3. 肝豆状核变性 患者角膜可有铜沉积（K-F环），某些溶酶体贮积病患者角膜亦可发生弥漫性模糊，高胆固醇血症患者可见角膜老年环，有时眼睑和眶周皮肤有黄色脂质堆积（黄斑瘤），可作为动脉粥样硬化的标志。

4. 多发性骨髓瘤和冷球蛋白血症 患者可有晶状

体沉积。

5. 角膜圆锥(keratoconus) 是一种常染色体显性或隐性遗传的先天发育异常,表现为局限性角膜圆锥样突起,局部角膜基质变薄。一般在青春期前后出现双眼视力进行性下降。

(二)前房病变

1. 青光眼(glaucoma) 是由于眼房水流出受阻,导致眼压或眼内压(intraocular pressure)病理性升高,威胁和损害视神经及其视通路,最终造成视觉功能损害的一组眼病。青光眼突出表现是视盘凹陷性萎缩、视野特征性缺损、缩小,如不及时给予有效治疗,最终视野全部丧失,可导致失明。根据引流房水的前房角解剖结构是否被周边虹膜堵塞,可将原发性青光眼分成闭角型和开角型,我国闭角型与开角型青光眼的比例约为 3:1。

(1)原发性闭角型青光眼(primary angle-closure glaucoma):是由于前房角被周边虹膜组织机械性阻塞,引起房水流出受阻,造成眼压升高的一类青光眼。《我国原发性青光眼诊断和治疗专家共识(2014 年)》对原发性闭角型青光眼的定义是,原发性房角关闭所导致的急性或慢性眼压升高,伴或不伴青光眼性视盘改变和视野损害。原发性闭角型青光眼主要分布在亚洲地区,尤其是我国,约占 40 岁以上人群的 2.5%,女性多见。其发生须具备两个条件:①先天性眼球解剖结构异常;②存在促发因素,包括生理性或病理性、眼或全身性,如情绪激动、近距离用眼过度、全身疾病等。典型急性闭角型青光眼急性大发作,多为一眼发病,由于房角大部分或全部关闭,眼压急剧上升,出现剧烈眼痛、视力急剧下降,甚至仅剩光感,可伴头痛、恶心、呕吐;查体可见球结膜水肿、睫状充血、瞳孔扩大、光反应消失、眼球坚硬如石;眼压多高于 50mmHg,甚至高于 80mmHg。急性发作如能及时控制眼压,一般视力、视野可能恢复正常,如未能及时控制,可能在短期内导致失明。

(2)原发性开角型青光眼(primary open angle glaucoma,POAG):又称慢性开角型青光眼,因病程进展缓慢,多数无明显症状,易延误诊断,危险性更大。主要临床特征是:①前房角外观正常、开放,是由于小梁途径的房水排出系统病变、房水流出阻力增加,导致眼压升高;②眼压峰值一般超过 21mmHg(中国人眼压的 95% 正常上界值低于 21mmHg),早期波动幅度大,但不同于生理性眼压波动的规律性,随着病情进展也很少超过 60mmHg;③表现为获得性青光眼特征性视网膜和/或视野损害。典型征象是视盘凹陷呈进行性扩大、加深,导致杯盘(cup/disc,C/D)比增加(正常人 C/D 多不超过 0.4),视盘色泽苍白,苍白可向视盘边缘扩展,但是绝不超过视盘边缘。中心视野损害最早表现为注视点周围 10° 以内的旁中央暗点,以鼻上方最多见;其次是鼻侧阶梯,显示为鼻侧视野水平分界线附近等视线的上下错位;随着病情

进展,多个旁中央暗点融合成弓形暗点,可延伸止于鼻侧水平线成为大的鼻侧阶梯;上下方弓形暗点衔接成环形暗点。周边视野损害通常从鼻侧上方周边视野缩小开始,向鼻侧下方、颞侧发展,呈向心性缩小,仅余管状视野(中央 5°~10° 视野保留)或颞侧视岛(颞侧一小片岛状视野保留)。

另有正常眼压性青光眼(normal tension glaucoma,NTG),是一种特殊类型的原发性开角型青光眼,与高眼压性开角型青光眼类型相同,但表现型不同,具有与其他类型青光眼类似的视盘凹陷性萎缩和视野异常,但眼压在正常值范围内。最新研究显示,中国正常眼压性青光眼占原发性开角型青光眼的 70%,以 21mmHg 作为区分正常眼压性青光眼与高眼压性开角型青光眼的界限(王宁利等 2019)。研究发现,60%~70% 正常眼压性青光眼患者的颅内压较健康人和高眼压性开角型青光眼患者低,低颅压造成跨筛板压力梯度增加,从而使视神经轴浆流异常,造成青光眼性损伤;低颅内压提出与低体重指数(bodymass index,BMI)、低雌激素分泌量、低血压等相关(王宁利等 2010,2019)。

2. 继发性青光眼(secondary glaucoma) 是某些眼部或全身疾病、使用某些药物,阻碍房水流出或增加房水生成所致眼压升高的青光眼综合征,例如,①葡萄膜炎的炎性碎片阻塞;②前房出血时红细胞阻塞;③虹膜表面新生血管和结缔组织,常为眼缺血,如继发于糖尿病、视网膜静脉闭塞或颈动脉闭塞的罕见并发症。

(三)晶状体病变

1. 白内障(cataract) 是遗传、代谢、中毒、外伤、辐射、营养等先天性或后天性因素引起的晶状体光学质量下降的退行性病变,显示晶状体透明度下降或颜色改变,是最常见的晶状体疾病。世界卫生组织规定,晶状体混浊且矫正视力低于 0.5 者为临床意义的白内障。白内障是全球第一位的致盲性眼病,占全球致盲病因的 46%。

白内障根据病因分为先天性、老年性、并发性、代谢性、药物及中毒性、外伤性、后发性白内障。根据晶状体混浊部位分为皮质性、核性、囊下性白内障。根据混浊形态分为点状、冠状、板层状白内障。根据混浊程度分为初发期、膨胀期或未成熟期、成熟期、过熟期白内障。

白内障临床症状可有视力下降、单眼复视或多视、眩光、色觉改变、视野异常等。老年性白内障(senile cataract)现称为年龄相关性白内障(age-related cataract),病因不明。其他常见病因包括:①糖尿病性白内障(diabetic cataract),血糖持续升高,葡萄糖进入晶状体增多,转化成山梨醇贮积,导致高渗透压,晶状体纤维水肿、肿胀、混浊。半乳糖性白内障(galactose cataract)是一种常染色体隐性遗传性疾病,少见,由于与半乳糖代谢有关的酶缺陷,半乳糖在晶状体内贮积,晶状体纤维水肿、肿胀、混浊所致。②甲状旁腺功能减退患者眼房水中钙离子浓度下

降,通过某些途径导致晶状体表面新生纤维混浊。③长期服用大剂量氯丙嗪(氯丙嗪性白内障)或皮质类固醇(皮质类固醇性白内障),以及放疗(电离辐射性白内障)可引起晶状体浑浊。④Down综合征、眼脑肾综合征、脊髓小脑性共济失调伴精神发育迟滞,以及某些皮肤病综合征(过敏性皮炎、先天性鱼鳞病、色素失调症)均可伴晶状体混浊。⑤肌强直性营养不良、肝豆状核变性也与某些特殊类型白内障有关。

2. 晶状体位置异常　系由先天性、外伤性或其他病变导致悬挂晶状体的悬韧带发育异常或断裂所致。如,晶状体半脱位(subluxation of lens)可由梅毒、马方综合征(Marfan syndrome),以及高胱氨酸尿症(homocystinuria)等引起。

(四)玻璃体病变

1. 玻璃体后脱离 (posterior vitreous detachment, PVD)　玻璃体是透明的凝胶体,随着年龄增长玻璃体内水的成分增多、凝胶成分减少,老年人玻璃体进一步液化(liquification)导致玻璃体脱离,玻璃体与晶状体囊分开称为玻璃体前脱离,玻璃体与视网膜内界膜分开称玻璃体后脱离。PVD症状:①眼前点状、环形或飞蚊样漂浮物,源于漂浮于视野内的浓缩凝胶。②"闪电"感,源于玻璃体脱离对视网膜的牵引。③"红色烟雾"感,源于牵引导致视网膜血管破裂,玻璃体积血。④视物遮挡感,源于牵引过强导致视网膜裂孔形成、视网膜脱离所致。

PVD合并症包括:①黄斑前膜(macular epiretinal membrane,ERMS):PVD发生过程中,刺激、损伤黄斑区视网膜内界膜,可产生黄斑前膜。黄斑前膜很薄,为玻璃纸样黄斑病(cellophane maculopathy),临床症状有视物变形、视力下降。②玻璃体黄斑牵引。③黄斑裂孔。④视网膜裂孔(retinal break):是马蹄形视网膜裂孔,多见于老年人和高度近视者,与PVD发生有关。⑤玻璃体积血。

2. 玻璃体积血 (vitreous hemorrhage)　玻璃体本身没有血管,玻璃体积血是因眼血管性疾病、损伤、玻璃体后脱离,以及全身性疾病,造成睫状体或视网膜血管破裂出血。出血量少时患者感觉眼前红色烟雾飘动,出血量大时眼前发黑。眼底检查可见部分或全部玻璃体呈烟雾状改变,若出血在视网膜与玻璃体之间且与玻璃体分开,常表现为界限清楚的团块。最常见的原因是糖尿病视网膜病变,是由于增生性视网膜病的新生血管破裂,其他原因包括眼眶或颅脑创伤、颅内动脉瘤破裂或动静脉畸形伴颅内压增高、视网膜静脉闭塞、镰状细胞病、年龄相关的黄斑变性、视网膜裂孔和视网膜脱离、玻璃体后脱离等,出血可突破视网膜内界膜的限制。

3. 玻璃体可被源于大脑内的淋巴瘤浸润,玻璃体平切术活检可以确诊。

(五)葡萄膜炎

葡萄膜是由虹膜、睫状体、脉络膜三部分组成,位于巩膜与视网膜之间。由于虹膜、睫状体均由睫状长动脉及其分支供应,虹膜、睫状体的炎症常同时发生;睫状后短动脉除了供应脉络膜,与虹膜、睫状体也有交通支连通,炎症常由一处蔓延产生全葡萄膜炎。脉络膜与视网膜相邻,脉络膜炎可发展成脉络膜视网膜炎;脉络膜血管丰富,来自血液中的病原体(如细菌、寄生虫)、肿瘤细胞易在此滞留致病;色素组织具有抗原性,易发生自身免疫性疾病。

葡萄膜炎(uveitis)是发生在虹膜、睫状体和脉络膜的炎性疾病,感染(如细菌、真菌、病毒、寄生虫等)、自身免疫反应、创伤及物理化学损伤(产生炎症介质)等均可引起葡萄膜炎。葡萄膜炎有多种分类法,根据解剖部位可分为前、中、后和全葡萄膜炎,根据病理分为肉芽肿性与非肉芽肿性葡萄膜炎,根据病因分为感染性与非感染性葡萄膜炎等。

前葡萄膜炎(anterior uveitis)包括虹膜炎、虹膜睫状体炎、前部睫状体炎,占我国葡萄膜炎50%,常合并风湿免疫性疾病,如强直性脊柱炎、结节病及原田小柳综合征。症状常见眼痛、畏光、流泪、视力下降。检查可见睫状充血,角膜后沉着物(keratic precipitates,KP)(系房水中炎性细胞或色素沉积于角膜后表面);房水闪辉(房水内蛋白含量增加,在裂隙灯下可见前房内白色光束),虹膜病变(如与角膜粘连为虹膜前粘连、与晶状体粘连为虹膜后粘连),甚至瞳孔、晶状体、玻璃体和眼底改变等。

后葡萄膜炎(posterior uveitis)包括脉络膜炎、视网膜炎、脉络膜视网膜炎、视网膜脉络膜炎,提出与结节病、白塞病、多发性硬化和淋巴瘤等有关。Bienfang等(1990)调查发现,美国10%的法定盲患者是由于葡萄膜炎所致,感染性后葡萄膜炎常见的病因是弓形虫和巨细胞包涵体,多见于获得性免疫缺陷综合征(AIDS)及其他免疫缺陷患者。各种类型非感染性自体免疫病在成人中很常见。

(六)视网膜病

视网膜病(retinopathy)特别是年龄相关的黄斑变性和糖尿病视网膜病,是导致视力下降的常见原因(见下文)。

三、神经疾病伴视力减退

神经疾病伴视力减退常见于视网膜异常、视盘水肿、视神经异常,以及视觉中枢传导路病变等。

(一)视网膜异常

1. 解剖和生理

(1) 视网膜(retina):为100~350μm厚的透明组织,人类的视网膜包含有超过1亿个神经元,有光感受器细胞、水平细胞、双极细胞、无长突细胞、丛状层间细胞、节细胞六种神经元,星形细胞、Müller细胞两种胶质细胞,面积大概是 2 500mm²，与视盘一起构成中枢神经系统的外延部分，可用检眼镜直接观察。

视网膜外层为视网膜色素上皮(retinal pigment epithelial，RPE)，与脉络膜紧密结合。视锥和视杆这两种光感受器细胞的外节依附于单层 RPE 细胞上，后者形成视网膜外表面。那些视色素再生缓慢的患者，如黄斑营养不良、年龄相关性黄斑变性、中心性浆液性视网膜脉络膜病变患者，其视网膜在光亮下暴露后中心视力恢复延迟。视网膜内层是由双极细胞和神经节细胞等组成的神经细胞层。

视杆细胞(rod photoreceptors)内包含视紫红质，其内的一种结合蛋白质是类胡萝卜素，与维生素 A 同族，视杆细胞主要在昏暗光线下接受视觉刺激物(暗视)。维生素 A 缺乏所致的视网膜病变主要累及视杆细胞，所以首发症状常是夜盲，维生素 A 缺乏见于营养不良、吸收不良或严格节食者。视锥细胞(cone photoreceptors)主要起分辨颜色和明亮光线下接受刺激(明视)的作用。先天性色盲几乎都是由红或绿视色素基因缺陷所致，这两种基因均

定位于 X 染色体。人类视锥细胞与视杆细胞比例约 1∶20，大约 50% 的视锥细胞分布于中心 30° 视野以内，即相当于黄斑区范围，尤其在中央凹，此处视觉敏感性最高；视杆细胞在中心凹缺失，在以视盘为中心的椭圆形区域内最密集。

视网膜光感受器的视杆和视锥细胞的特殊色素可吸收光能，将光刺激转变为电信号，经突触传递到视网膜双极细胞(bipolar cell)、水平细胞(horizontal cell)，再与神经节细胞(ganglion cell，GC)形成突触，神经节细胞轴突走行于视网膜内表面，并与星形细胞、Müller 细胞组分以及极少量的视网膜传出纤维组成视网膜神经纤维层(图2-3-3)。人类视网膜大约有 120 万个神经节细胞，约 65% 神经节细胞司中心 30° 视野，分布于黄斑附近。神经节细胞包括两个主要类型：80% 神经节细胞为小细胞(parvocleular cell)，即 P 细胞，与外侧膝状体的小细胞层形成突触连接；5%~10% 神经节细胞为大细胞(magnocelluar cell)，即 M 细胞，与外侧膝状体的大细胞层形成突触连接。P 和 M 细胞占人类神经节细胞的 85%~90%。

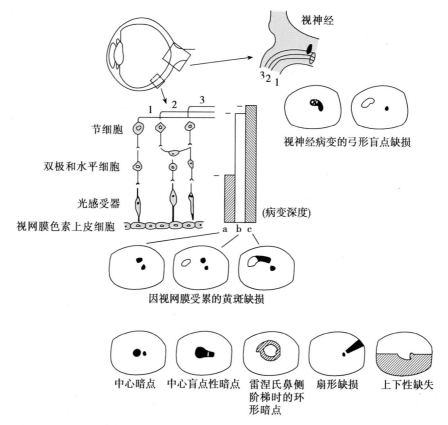

图 2-3-3　视网膜层的示意

神经纤维层和视神经的纤维排列，以及由视网膜或视神经病变引起的视野缺损。垂直的条图 (a，b，c)表示部分的(a)至完全的(c)视网膜病变；相应的视野缺损标示在下面。累及神经纤维层的视网膜病变有一基底位于周边部的黄斑形，以及在水平线上的颞侧视网膜病变。图中 1、2、3 表示视网膜细胞、双极细胞和节细胞的不同的连接方式

黄斑位于视盘颞侧3~4mm，源自黄斑中心凹神经节细胞的神经纤维组成乳头黄斑束（papillomacular bundle），其中源自中心凹鼻侧神经节细胞的纤维直接向视盘投射，而源自中心凹颞侧神经节细胞的纤维则呈弓形环绕鼻侧纤维汇入视神经。中心凹颞侧中周部和周边神经节细胞的轴突呈弓形围绕较早形成的乳头黄斑束汇入视神经，进入视盘鼻侧的神经纤维呈放射状分布。颞侧中缝是颞侧视网膜上下方轴突的解剖和功能分界线。视网膜（也即视野）的鼻颞侧分界是一条通过中心凹的垂直线。位于中心凹鼻侧的神经节细胞纤维在视交叉交叉至对侧视束，而位于中心凹颞侧的神经节细胞不交叉，通过视交叉进入同侧视束。

（2）视通路及视网膜血液供应（图2-3-4）：外侧膝状体是由前、后脉络膜动脉和丘脑膝状体动脉供血，很少因梗死或动脉本身原因受累。颈内动脉的眼动脉营养视网膜和视盘。

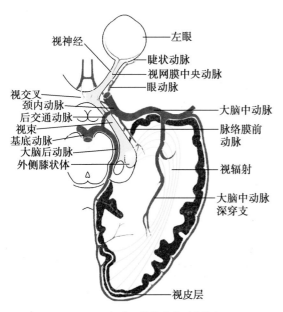

图 2-3-4 视觉系统的动脉血液供应

眼动脉分出睫状后短动脉，形成丰富的外周血管网（Zinn-Haller动脉环），位于筛板的深部，供养视盘、邻近的视神经、脉络膜和睫状体。此外，Zinn-Haller动脉环还接受脉络膜的滋养血管、软脑膜动脉丛的供血。

视网膜由视网膜中央动脉系统和脉络膜循环供血。眼动脉分出的视网膜中央动脉及其分支供应内层视网膜（包括神经节细胞和双极细胞），它在视盘处分为四个分支，每个分支营养1/4的视网膜，检眼镜下可见这些血管及其分支无内弹性层，肌层变薄，被归类为小动脉，但中心凹处并无血管，称中心凹无血管区（foveal avascular zone，FAZ）。脉络膜循环供应光感受器细胞。深部光感受器成分和视凹由其下面的脉络膜血管床透过视网膜色

素细胞和覆盖其上的半渗透性Bruch膜提供营养。视网膜的血管属于屏障血管，类似中枢神经系统其他部位的血脑屏障，直径大于2nm的颗粒不能通过。

2. 视网膜病变

（1）视网膜水肿，可分为：

1）视网膜细胞性水肿：视网膜动脉闭塞导致缺血，引起双极细胞、神经节细胞及神经纤维层水肿、混浊。

2）视网膜细胞外水肿：视网膜血管屏障破坏，毛细血管内皮细胞受损，血液渗漏到视网膜组织，引起视网膜水肿，视网膜透明度下降，呈云雾状。黄斑区由于Henle纤维放射状排列，液体聚集形成特殊的花瓣状外观，称为囊样黄斑水肿（cystoid macular edema，CME）。细胞外水肿多属可逆性水肿。

（2）视网膜血管病变：多见视网膜动脉变细，视网膜静脉增粗。

1）视网膜动脉：视网膜小动脉壁透明，可通过检眼镜看到血流，正常小动脉内中央发亮条纹为检眼镜的光打到血流与血管壁凹陷交界面的反射光。高血压伴小动脉硬化可见小动脉变直、管腔部分狭窄和动静脉压迹，纤维结缔组织代替血管中层，基底膜增厚。一般认为在动、静脉交叉部位有共同的外膜包绕，其中增厚的小动脉压迫静脉，导致视网膜静脉分支闭塞。如小动脉病变使管腔闭塞，血管狭窄，呈银丝样改变，在严重高血压患者常见这种视网膜改变，亦可见视网膜中央动脉或分支闭塞。筛板或视盘附近视网膜动脉管腔内黄白色粥样斑提示来自颈动脉的胆固醇栓子。

2）视网膜静脉：任何原因引起的静脉回流受阻均可导致视网膜静脉迂曲、扩张，部分多发性硬化、白血病、恶性高血压、结节病、白塞病或其他类型脉管炎患者可出现小静脉鞘，可能是血管内皮细胞灶性渗漏所致。

3）视网膜侧支循环：视网膜血管闭塞区附近小血管可代偿性扩张，动脉分支阻塞时可见动脉-动脉的侧支血管，静脉分支阻塞可见静脉-静脉的侧支血管。

4）新生血管：是血液循环障碍后的代偿性改变，眼底可见大小、形态及走行无规律的条形或带状血管。视盘的新生血管，界定为视盘表面及周围一个视盘直径范围内的新生异常血管。视网膜新生血管，是指上述区域以外视网膜内突破内界膜向玻璃体腔内生长的新生血管，是玻璃体积血的常见原因，形态上有时难与侧支循环鉴别。脉络膜新生血管，定义为脉络膜内突破Bruch膜向视网膜内生长的新生血管。

5）视网膜动脉瘤：多见于毛细血管阻塞区周围，多发于糖尿病视网膜病变，常为多个，多位于旁中央区，表现为小而分散的红点，可单独存在或与视网膜其他血管病变并存。绿光检眼镜检查有助于发现微动脉瘤，显微

镜下血管瘤是毛细血管、小动脉和小静脉壁的囊性突出（20～90μm）。动脉瘤起源血管多不正常，可为阻塞血管分支或其本身被脂肪或纤维素阻塞。有时在视网膜周边可发现血管网状细胞瘤，多在青少年期出现特征性小脑症状之前，眼底检查可见与大的视网膜动脉相通，并可见较大的引流静脉。视网膜检查有时可发现血管畸形与视神经、脑基底部更大的畸形共存。

（3）视网膜出血（retinal hemorrhage）：检眼镜下表现是由出血部位的组织结构特征所决定的。

1）浅层出血：为视网膜浅层毛细血管丛出血，血液沿神经纤维层走行，多呈线状、条状及火焰状，色较鲜红，出血覆盖在视网膜血管上方，见于高血压性视网膜病变、视网膜中央静脉闭塞等。

2）深层出血：为视网膜内颗粒层附近的深层毛细血管丛出血，在视网膜血管后，位于视网膜外丛状层与内核层之间，由于神经组织结构紧密，出血较局限，在垂直走行的神经纤维间堆积成圆柱状。检眼镜下可见暗红色小圆点状出血，多见于静脉性疾病，如糖尿病性视网膜病变。

3）视网膜前出血：为视网膜浅层小动脉破裂大量出血，多见于黄斑部，可发生于神经纤维层与内界膜之间、内界膜与玻璃体后界膜之间。血液聚集于视网膜内界膜与玻璃体后界膜间，由于重力关系表现为半月形边界清楚的积血，上方有一水平液面，见于囊性动脉瘤、动静脉畸形所致的蛛网膜下腔出血或硬脑膜下出血。

4）视网膜下出血：出血多来自视网膜下新生血管或脉络膜。

5）玻璃体积血：玻璃体本身无血管，出血均来自视网膜、脉络膜，量少时仅表现为玻璃体混浊，量多时可只见眼底红光反射。小浅层出血或深视网膜出血可表现为中央或偏心的苍白斑点，由白细胞、纤维素、组织细胞或不定型物质在血管与出血部位间堆积产生，是细菌性心内膜炎特征性表现，也见于白血病和颈动脉疾病引起的栓塞性视网膜病。

（4）视网膜渗出：由于血-视网膜屏障破坏，血脂质或脂蛋白从血管内溢出，在视网膜内沉积，称为渗出。

1）棉絮状渗出斑（cotton-wool patches）：或称为软性渗出物，是形态不一、边界不清的灰白色棉絮状斑块，覆盖在视网膜血管表面，实际上是毛细血管前小动脉闭塞引起神经纤维层梗死，导致成簇状卵圆形结构，此结构是断裂轴突的末端肿胀，如不累及黄斑则不影响视力，血管重新开放时棉绒斑可消退，一般数周后消失。

2）硬性渗出物：为白色或黄色颗粒状，常位于后极部，位于外丛状层视网膜血管后面，像点状出血，常见于糖尿病和进展型高血压患者，是视网膜毛细血管病变、慢

性水肿渗出、液体逐渐吸收后在视网膜外丛状层遗留的脂质沉着。眼底检查可见视网膜内边界清晰的黄白色小点与斑块融合成片状，亦可呈环状或弧形排列。黄斑区硬性渗出物呈线性放射状排列，称为黄斑星芒放射（macular star）。硬性渗出物常与其他眼底异常并存。若视网膜毛细血管渗漏停止，脂质沉着可缓慢吸收。恶性高血压还可有许多血管外病变，如软性渗出物或棉絮斑、边缘清楚闪亮的"硬性"渗出物、视网膜出血和视盘水肿等。很多这类视网膜病变患者可出现类似的脑病变，如坏死性动脉炎和微梗死，这些病变是构成高血压脑病的基础。

（5）玻璃疣（drusen）　视网膜玻璃疣表现为黄白色小点，与硬性渗出物很难区分，来源不确定，可能是脂褐素、视网膜色素上皮细胞碎片及死亡轴突残渣的良性堆积。一般为良性过程，通常提示年龄相关的黄斑变性，且在黄斑聚集最终会导致视力下降。视盘玻璃疣、盘周玻璃疣与周边视网膜玻璃疣不同，可能是矿化的坏死轴索的残基，常伴视盘异常增高，易误诊为视盘水肿，通常为良性，但也可累及视神经前部供血导致缺血性视神经病，部分病例可通过 CT 扫描确诊。

3. 辅助检查

（1）某些视网膜疾病出现视网膜色素上皮或其他层的微小变化，可导致视力下降，但用检眼镜不易与球后视神经病变鉴别。可用黄斑光负荷恢复试验鉴别，基于视色素暴露于强光后会漂白，导致短暂性视敏度下降，视网膜敏感度的恢复依赖于视色素的再生，与神经机制无关。首先检查最佳矫正视力，然后令患者注视眼前 2～3cm 处聚光灯 10 秒，测量视力恢复至最佳矫正视力一行以内的时间，称为光负荷恢复时间（photo stress recovery time，PSRT），99% 正常眼 PSRT 时间≤50 秒，黄斑病变时间延长，视神经病变时间无变化。

（2）视网膜病变导致视网膜外层电活动减弱或消失，可利用视网膜电流图（electroretinogram，ERG）检出异常。荧光视网膜成像术对视网膜疾病诊断都有一定的帮助，光学相干断层成像（optical coherence tomography，OCT）可构建视网膜各层的高分辨率二维图像，从而清楚显示视网膜水肿、裂孔、黄斑穿孔以及视神经病变后继发性神经纤维层变薄等。

4. 病因

（1）视网膜缺血性病变：视网膜短暂性脑缺血发作（TIA）可导致单眼完全性或部分性视野黑矇，通常提示颈动脉粥样硬化或狭窄，发作时视网膜检查可发现短暂的视网膜动脉血流停滞，但数秒或数分钟后缓解。在脑梗死前黑矇可发作 1～100 次，部分患者黑矇可缓解而未发生脑梗死。Marshall 和 Meadows 曾对这些患者进行了 4 年的随访研究，发现 16% 进展为永久性单眼盲和/或完

全的大脑半球梗死。

1）颈内动脉：通常颈内动脉与颈外动脉在眼部有丰富的吻合支，颈内动脉闭塞通常不会引起视力障碍，在罕见的情况下，缺乏侧支循环的颈内动脉闭塞可引起慢性缺血性眼病，主要影响眼球的前节和/或后节，眼球前节缺血导致巩膜血管充血、角膜混浊、前房潮红、眼内压降低，以及眼内压增高等。眼球后节缺血导致视网膜、视神经的血液循环改变以及静脉淤滞的症状。

眼缺血综合征（ocular ischemic syndrome）是由颈动脉或眼动脉慢性严重阻塞所致，多见于动脉粥样硬化的老年人，90%以上的管腔闭塞可引起发病，约 1/5 的病例双眼受累，表现为视力逐渐丧失，眶区疼痛。检查视网膜动脉变窄，静脉扩张，视网膜出血或微动脉瘤等。荧光血管造影显示脉络膜充盈延迟，动静脉期延长，血管着色，2/3 出现虹膜新生血管，多数逐渐失明。

2）视网膜血管：视网膜中央动脉或其分支动脉血栓形成或栓塞是视网膜缺血的主要原因，主要动脉闭塞可引起突然失明，视网膜变得不透明并呈灰黄色外观，小动脉狭窄，血流呈节段性，黄斑中心凹可见樱桃红色改变。栓子阻塞分支动脉时可见阻塞物，常见闪亮的黄白色动脉粥样硬化颗粒即 Hollenhorst 斑。有的阻塞物是白色钙化斑点，来源于钙化主动脉和二尖瓣的钙化斑、大动脉粥样硬化斑块以及不同来源（心脏及其血管为主）的红/白色纤维素血小板栓子。这些栓子可很快消失，临床上可无症状或伴一过性失明，除非用荧光素视网膜照相术，否则难以发现。一过性缺血性视力丧失可影响单眼部分或全部视野，通常主诉黑矇或一过性单眼失明（transient monocular blindness，TMB），是动脉粥样硬化性颈动脉狭窄或溃疡的常见症状，发作时检查视网膜可见动脉血流淤滞，视野缺损可在数秒或数分钟内与视力同时恢复正常。

A. 视网膜动脉闭塞（retinal artery occlusion，RAO）依据受累血管的不同，分为视网膜中央动脉闭塞、视网膜分支动脉闭塞、视网膜睫状动脉闭塞、视网膜毛细血管前小动脉闭塞等。

视网膜中央动脉闭塞（central retinal artery occlusion，CRAO）：筛板是视网膜中央动脉闭塞好发部位，临床特征为突发单眼无痛性完全失明，有的患者发作前有阵发性黑矇，患眼瞳孔直接光反射消失，间接光反射存在。视网膜混浊水肿，尤其在后极部，但中心凹可透见深面脉络膜橘红色反光，在周围灰白色水肿衬托下形成樱桃红斑（cherry-red spot）。视网膜动脉变细，数周后视网膜水肿消退，视盘苍白，视网膜萎缩，血管变细呈白线状，视网膜动脉闭塞少有出血改变。

视网膜分支动脉闭塞（branch retinal artery occlusion，BRAO）：急性发作时眼底改变不明显，但数小时后受累动脉的供应区梗死，视网膜呈灰白色水肿混浊，有时可见栓子阻塞的部位，视力可不同程度下降，数日后随着血管再通而水肿消退，遗留永久的局部视野缺损，后极部以外阻塞症状不明显。视网膜睫状动脉闭塞（retinociliary artery occlusion）单独发生者少。毛细血管前小动脉闭塞表现为小片状灰白斑，即棉絮斑，见于全身性疾病，如糖尿病、高血压动脉硬化等，可以不影响视力，数周或数月后可消退。

眼底荧光血管造影（fundus fluorescein angiography，FFA）显示，在视网膜动脉闭塞急性期，阻塞的视网膜动脉和静脉充盈时间均延长，动静脉血流变细，视网膜循环时间延长，恢复期血流灌注可以恢复，即使视网膜功能严重损害。一些医疗中心把 CRAO 和 BRAO 作为临床急症处理，主要通过迅速降低眼压（乙酰唑胺、二氧化碳、前房穿刺术）、扩张血管或血管再通治疗，希望通过各种方法使栓子或血栓向远端移动，但疗效不确定。Eagle 曾研究观察动脉内重组组织型纤溶酶原激活剂（rt-PA）溶栓疗效，发现与对照组相比临床转归相似，但溶栓治疗的患者药物不良反应更突出，因此在第一阶段分析后就终止了临床试验。巨细胞动脉炎也可导致 CRAO，因此 50 岁以上的患者应注意排除之。

B. 视网膜静脉闭塞（retinal vein occlusion，RVO）依据阻塞部位分为视网膜中央静脉闭塞、半侧中央静脉闭塞、分支静脉闭塞。各种原因所致的血管内皮损害、血流动力学改变，眼压、眼局部受压等因素均可以导致视网膜静脉闭塞。视网膜中央静脉闭塞（central retinal vein occlusion，CRVO），表现为静脉充血、扭曲，有弥漫的点-斑状、条线状视网膜出血；常见于糖尿病、高血压病和白血病，也可见于镰状细胞病、多发性骨髓瘤和巨球蛋白血症，后者与高黏滞状态有关；无系统性疾病的患者还应考虑眶部肿物（如视神经胶质瘤）的可能性。视网膜中央静脉闭塞时视力丧失程度不同，并可能部分恢复，激光光凝术可促进黄斑水肿患者的视力恢复。

C. 一过性视网膜缺血可能是偏头痛发作的表现，偶见于红细胞增多症、高巨球蛋白血症、心磷脂抗体综合征、镰状细胞贫血和高黏滞血症。大量失血或术中低血压（尤其心脏手术使用分流泵时）也会产生视力丧失和视网膜、视神经缺血性梗死。年轻患者出现短暂性单眼失明较少见，通常早期很难明确病因，但多数与抗磷脂抗体或偏头痛有关。钙离子拮抗剂可缓解少数患者一过性单眼失明发作，提示其机制可能为视网膜中央动脉痉挛，但较罕见。老年人突发性单眼失明常见于前部缺血性视神经病，如视盘或视神经球后部（视神经前部）梗死所致。

总之，突发的无痛性单眼视力丧失应首先考虑视网膜中央动脉或静脉闭塞，导致视网膜缺血以及睫状动病变所致缺血性视神经病。视网膜脱离、黄斑或玻璃体积血是较少见的原因。

（2）其他视网膜疾病

1）视网膜脱离（retinal detachment，RD）：指视网膜神经上皮与色素上皮分离。根据发病原因分为孔源性（原发性）、非孔源性（继发性）视网膜脱离，后者又分为牵拉性、渗出性视网膜脱离。孔源性视网膜脱离（rhegmatogenous retinal detachment，RRD），由于视网膜萎缩或玻璃体牵引，形成视网膜神经上皮全层裂孔，变性液化的玻璃体进入视网膜下形成视网膜脱离，多见于高度近视、格子样视网膜变性、眼外伤史患者等。牵拉性视网膜脱离见于早产儿或增殖性视网膜病（proliferative retinopathy），后者通常继发于糖尿病或其他血管病，收缩的纤维组织使整个视网膜抬高而从脉络膜上撕脱。

视网膜脱离初发时可表现为"飞蚊症"或眼前飘浮物，在某一方位有"闪光"感，眼前出现与视网膜脱离区相对应的阴影遮挡（视野缺损）；累及黄斑时视力明显减退。检查可见脱离的视网膜变为蓝白色，不透明，视网膜隆起呈波浪状起伏，其上间有红色视网膜血管；玻璃体有后脱离和液化，含烟尘样棕色颗粒。散瞳后检查可见红色的视网膜裂孔，与周围脱离的灰色视网膜对比明显，眼压偏低。

2）中心性浆液性脉络膜视网膜病（central serous chorioretinopathy，CSC）：特点是后极部类圆形区视网膜神经上皮下透明液体积聚。常见于青中年（20～45岁）男性，可能与内源性或外源性糖皮质激素有关，脉络膜毛细血管内液体通过视网膜色素上皮病变处渗漏，引起局限性视网膜神经上皮脱离，整个黄斑周边区被水肿液抬高，表现为视物变形、变小、变远、变暗，视力受损不严重，视盘正常。眼底可见黄斑有圆形反光轮，中心凹暗红，中心凹反光消失，视网膜下灰白色纤维蛋白沉着。荧光血管造影静脉期黄斑部可见一个或数个荧光素渗漏点，逐渐呈喷射状或墨迹样，扩大为强荧光斑。本病为自限性疾病，数月可好转，可用激光照射封闭渗漏部位。忌用糖皮质激素。

3）脉络膜视网膜炎（chorioretinitis）：通常与感染有关，诊断较困难，常误诊为球后视神经炎，"黄斑星"是常见的病变，但不能仅依此作为诊断依据。多数获得性免疫缺陷综合征（AIDS）患者有视网膜病变，常见神经纤维层梗死（棉絮斑）、出血和血管周围鞘。AIDS合并弓形体病、巨细胞病毒、组织胞浆菌病、卡氏肺囊虫、带状疱疹、梅毒及结核病可使视网膜和脉络膜受到感染。眼底改变较特异，视网膜和脉络膜色素上皮呈凿缘状病变，暴露苍白的巩膜和各种形式的黑色素沉积。脉络膜也可发生病毒及非感染性炎性反应，常伴复发性虹膜睫状体炎和泪腺炎症。

4）视网膜变性：是慢性视力丧失的重要原因，有几种类型，可伴其他的神经病变。

A. 视网膜色素变性（retinitis pigmentosa，RP）：是一组遗传性视网膜变性疾病，以进行性感光细胞及色素上皮功能丧失、细胞凋亡为病变基础，以夜盲、进行性视野缺失、特征性眼底改变、视网膜电流图异常为临床特征，可以仅表现为眼的局部异常，也可以为系统性疾病。中青年最常见的外感光层及色素上皮的遗传性疾病，可以是性连锁隐性、常染色体隐性或显性遗传，1/3为散发病例。性连锁隐性遗传不足10%，但发病早，病损较重；常染色体显性遗传占20%，发病较晚，病损较轻，可有较大的个体差异。RP是视锥、视杆营养不良（rod-cone dystrophies），视网膜变薄，周边部有骨细胞状稀薄黑色素沉积，随后视盘变得苍白。

绝大多数双眼起病。黄昏时视力下降（夜盲症）是最早期的症状，多出现于青春期，以后缓慢发生视野缩小，但中心视力可长期保持相对完好，晚期残留中央管状视野（gun-barrel vision），表现为视物变形，强光刺激后暗适应延迟。早期仅见赤道部视网膜色素稍紊乱，以后赤道部视网膜血管旁出现骨细胞样色素沉着，并向后极部及锯齿缘方向发展，视盘呈蜡黄色萎缩，视网膜小动脉变细，视网膜呈青灰色，变薄，光感受器功能不良（用视网膜电图检测）；视野检查有中部暗点、环形暗点。视网膜电图（ERG）、眼电图（EOG）及暗适应检查有助于早期诊断。该症状可与劳-穆-比（Laurence-Moon-Biedl）综合征（生长缓慢、身材矮小、视网膜色素变性、多指或趾畸形、性功能低下和肥胖）有关，视网膜变性可伴发于线粒体疾病（如Kearns-Sayre综合征）或某些神经系统变性病和代谢性疾病（如Refsum病），应注意鉴别。

有一种视网膜色素变性呈常染色体显性遗传，与位于3号染色体编码视紫红质基因异常导致的视蛋白（opsin）缺陷有关，视紫红质正是维生素A与视杆细胞视蛋白的结合物，视蛋白缺陷导致视杆细胞视紫红质减少，光反应减弱，最终使视杆细胞变性。

B. Stargardt病：是一种早发性常染色体隐性遗传性视网膜变性，表现为大片状中央视网膜病损，如斑点状散在于整个眼底，称为眼底黄色斑点症（fundus flavimaculatus）。发病年龄多为10岁上下，表现为缓慢进行性中心视力减退，最后保存较低的周边视力，多为0.1，并有色觉障碍。病初眼底改变不明显，随后黄斑区出现黄色斑点、地图样萎缩及金箔样反光。与视网膜色素变性一样，Stargardt病可伴进行性痉挛性截瘫或共济失调。非色素性视网膜变性是许多罕见的综合征和疾病的常见特征，如蜡样脂褐质沉积症、Bassen-Kornzweig病、Refsum病及

Batten-Mayou 病等。

C. 药物相关性视网膜损害:吩噻嗪衍生物可与视网膜色素层的黑色素结合,导致视网膜外层变性,用荧光血管成像技术可见特征性的"牛眼视网膜病"。应用这些药物时须注意用最小的有效剂量,并经常检查患者视野及色觉;约半数接受氨己烯酸治疗的患者可出现视网膜变性,可能与视网膜中 GABA 水平升高有关;高剂量的他莫昔芬可引起视网膜中毒受损,特征性表现是折光混浊的沉积物,严重者有黄斑水肿。

D. 其他原因导致的视网膜变性:①癌症相关性视网膜变性:文献报道见于燕麦细胞性肺癌相关性副肿瘤综合征患者,典型表现为阳性视觉症状及双眼急性视力丧失,患者血清中存在抗视觉恢复蛋白抗体;黑色素瘤相关性视网膜病可仅累及视杆细胞。②新生儿及幼儿的某些溶酶体病可导致非降解蛋白、多糖和脂质降解产物沉积于大脑神经元、视网膜或黄斑区,患者可有角膜混浊、视网膜灰白或樱桃红斑及晚期视神经萎缩等。

5)年龄相关性黄斑变性(age-related macular degeneration, ARMD):又称为老年性黄斑变性(senile macular degeneration, SMD)。本病可能是老年人视力丧失最重要的原因,多在 50 岁以上,双眼先后或同时起病,视力损害进行性加重,英美学者统计,75 岁以上老年人的患病率达 40% 以上。老年性黄斑变性累及视网膜色素上皮、感光细胞层、脉络膜多层组织,病因不明。查体可见中心暗点和黄斑周围视网膜改变。患者表现为中心视力逐渐缩小,影响阅读,周边视力保存。最常见的有两型:①"干性"型老年性黄斑变性:又称萎缩型老年性黄斑变性、非渗出性老年性黄斑变性,是真正的色素变性伴视网膜玻璃疣,病因不明,可能与遗传有关,叶黄素、玉米黄素、ω-3-长链不饱和多脂肪酸可稍延缓进展。②"湿性"型老年性黄斑变性:又称为渗出型老年性黄斑变性,继发于脉络膜新生血管形成的黄斑损害可导致本病。随着新型治疗方法的不断出现,对于渗出型老年性黄斑变性的治疗理念在不断更新,2000 年以前,激光光凝(热激光)是一种重要的治疗手段,目前已经很少用;2000 年以后,研究显示光动力学疗法可以明显降低中等程度以上的视力损害;目前,抗血管内皮生长因子(vascular endothelial growth factor, VEGF)药物玻璃体腔内注射治疗新生血管型老年性黄斑变性逐渐成为主流的治疗手段,如雷珠单抗(ranibizumab)等。

6)糖尿病性视网膜病变(diabetic retinopathy, DR):是与持续高血糖相关的一种慢性进行性潜在危害视力的视网膜微血管病变。糖尿病病程 10~14 年,DR 发生率 26%,病程≥15 年,DR 发生率 63%。DR 病理改变主要为视网膜毛细血管内皮损害,早期改变为微动脉瘤和视网膜内微出血,几乎见于所有病程超过 20 年的 1 型糖尿病患者,视网膜缺血时出现棉絮斑和小出血;晚期主要出现新生血管与增殖,50% 的 1 型糖尿病患者和 10% 的病程 15~20 年的 2 型糖尿病患者出现增殖性糖尿病视网膜病,表现为新生血管形成以及蛋白、血液渗漏,新生血管可进入玻璃体并出血,继而牵拉视网膜导致视网膜脱离。部分患者视力下降是由黄斑水肿引起的,水肿重吸收后留下脂质沉积形成"硬性渗出"。临床上按病变严重程度分为非增生期糖尿病性视网膜病变(non-proliferative diabetic retinopathy, NPDR)、增生期糖尿病性视网膜病变(proliferative diabetic retinopathy, PDR),便于了解预后、决定治疗方案。控制血糖可降低视网膜病的发生率及严重程度,但不能完全阻止疾病进展;激光光凝术用于增生期的治疗,全视网膜光凝术可破坏缺血区视网膜,减少需氧量,防止新生血管形成,使已经形成的新生血管退化,阻止病情进展;糖尿病视网膜新生血管形成可导致血管内皮生长因子水平(VEGF)增高,短期玻璃体内注射抗 VEGF 药物,如贝伐珠单抗(bevacizumab)、雷珠单抗(ranibizumab)等,可减轻新生血管的渗出。

(二)视神经异常

1. 解剖和生理　视神经(optic nerve)是中枢神经系统的延续,它由约 120 万条轴突组成(听神经仅有 5 万条),这些轴突的胞体是视网膜神经节细胞(retinal ganglion cell, RGC)。视神经长约 50mm,一般将其分为四段:球内段、眶内段、视神经管内段和颅内段。RGC 的轴突汇聚成束,组成神经纤维层,神经纤维层呈轮辐样汇聚于视乳头,并开始被少突胶质细胞(不是施万细胞)包绕髓鞘化形成髓鞘。视神经进入视乳头后扭转 90°,通过巩膜筛板孔时被胶质柱包绕分隔成束。眶内段视神经被硬脑膜、蛛网膜和软脑膜包绕,在眶内迂曲延伸,在眼球转动时视神经可以自由运动。视神经管开口于眶尖顶部,由两个蝶骨小翼的根部联合组成,其内侧壁将视神经与蝶窦以及后部的筛窦分开,管段视神经与视神经管紧密固着在一起。双侧视神经出管后向后、向上和向内走行,在视交叉处连接,颅内段视神经与颈内动脉及其分支大脑前动脉、大脑后动脉、后交通动脉相邻,大脑额叶直回位于视神经的上方,有时颈内动脉出海绵窦后与两侧的视神经外侧紧邻。

视网膜周边神经节细胞的轴突占据了视盘周边的空间,靠近视盘的神经节细胞轴突占据视盘较中心的空间,乳头黄斑束在视盘中汇聚成扇形结构,占据视乳头颞侧的 1/3,紧邻中央血管,其纤维束在眶内段是神经的后部逐渐向中心移行。视神经纤维的排列在整个视路中保持与视网膜内纤维的三维分布相对应的分布,来自视网膜上方的纤维保持在上方,来自视网膜下方的纤维保持在下方,交叉的视神经纤维位于未交叉的视神经纤维的鼻侧,只是在视束和外侧膝状体有一个 90° 的旋转然后在视放射中展开。鼻侧和颞侧纤维也分别分布于各自一侧。

视神经球内段（视乳头）主要靠 Zinn-Haller 环毛细血管丛供血，Zinn-Haller 环大部分血供来自脉络膜滋养血管，其次来自眼动脉分支睫状后短动脉，另有源自软脑膜动脉丛的少量供血；眶内段视神经供血主要来自周围的软脑膜血管丛，主要由睫状后短动脉分支构成，眼动脉的分支视网膜中央动脉在球后穿入视神经鞘，但几乎不向视神经供血；管内段和颅内段视神经主要由颈内动脉软脑膜支、大脑前动脉和前交通动脉供血。

2. 常见疾病及病因　导致视神经病变的主要病因见表 2-3-1。

（1）视乳头水肿（papilledema）：在各种视盘异常中最具有神经病学意义，其出现提示颅内压升高，常被误用于任何形式的视盘肿胀，但是视乳头水肿通常仅指颅内压增高引起的视盘肿胀。虽然视乳头梗死（前部缺血性视神经病）和视神经眶内炎性改变（视乳头炎）也可以出现相似的眼底改变，但其临床表现及伴随症状不同（表2-3-2），因此这些病变引起的视盘水肿（optic disc edema）通常由可能的病因命名，或用视盘肿胀、视盘水肿、视乳头水肿等来描述。

表 2-3-1　视神经病变的主要病因及常见疾病

主要病因	常见疾病
脱髓鞘病（视神经炎）	多发性硬化、视神经脊髓炎谱系疾病、感染后或病毒性视神经视网膜炎
缺血性病变	动脉硬化（多为原位闭塞，较少见于颈动脉病）、巨细胞动脉炎、梅毒性动脉炎
旁周部位感染	海绵窦血栓形成、鼻窦感染
中毒性及药物相关性病变	甲醇、乙胺丁醇、氯喹、链霉素、氯磺丙脲、氯霉素及麦角复合物等
营养缺乏性病变	维生素 B_{12}、维生素 B_1 或某些 B 族维生素（烟草-酒精中毒性弱视）、流行性营养缺乏性疾病
遗传性及发育性疾病	青少年显性视神经萎缩，莱伯（Leber）遗传性视神经病变，视盘或视乳头黄斑束发生障碍
压迫性和浸润性病变	蝶骨翼或嗅沟脑膜瘤、视神经或视交叉转移瘤、视神经胶质瘤（Ⅰ型神经纤维瘤病）、长期视盘水肿引起的视神经萎缩、垂体瘤或瘤卒中、甲状腺性眼肌病、类肉瘤病、淋巴瘤、Wegener 肉芽肿病
放射性病变	放射性视神经病

表 2-3-2　视乳头（盘）水肿主要病因的鉴别

疾病	病因	视觉缺失	伴随症状	瞳孔
视乳头水肿	颅内压增高	无或仅有短暂视觉模糊，视野缩小及盲点扩大，多累及双眼	头痛、颅内占位征象	正常，视神经萎缩时异常
前部缺血性视神经病	动脉粥样硬化或颞动脉炎引起的视盘和眶内视神经梗死	急性视觉缺失，可能为水平性视野缺损，多累及单眼	颞动脉炎时伴有头痛	相对性瞳孔传入障碍
视乳头炎	由多发性硬化、视神经脊髓炎谱系疾病、急性播散性脑脊髓炎引起视盘和眶内视神经炎性改变	快速进展，多累及单眼	眼球触痛、运动痛	相对性瞳孔传入障碍
玻璃疣	先天性，家族性	无或缓慢进展盲点扩大或鼻下部弓形视野缺损，偶有短暂视觉模糊	多无	相对性瞳孔传入障碍或正常

1）病因和发病机制：视乳头水肿、颅内压增高常见于空间占位性病变（颅内原发性或转移性肿瘤、损伤、脓肿、炎性肿块、出血或血肿、动静脉畸形）、局灶性或弥漫性脑水肿（外伤、中毒、缺氧）、颅腔体积缩小（颅缝早闭、颅骨增厚）、脑脊液循环受阻（非交通性脑积水、蛛网膜下腔出血）、脑脊液生成增多、脑脊液吸收减少（交通性脑积水、各种特异性感染性脑膜炎、非特异性感染性脑膜炎、脑膜癌病、脑脊液蛋白增高、脑静脉压力增高或回流受阻）、特发性颅内压增高。因此，对视乳头水肿的患者应高度重视，并做进一步检查，以与其他疾病鉴别，并明确视乳头水肿的病因。

正常人侧卧位腰椎穿刺测得的脑脊液压力波动于 $80 \sim 200mmH_2O$（$1mmH_2O = 9.8Pa$），$201 \sim 249mmH_2O$ 没有诊断意义，$\geqslant 250mmH_2O$ 才能诊断颅内压增高。颅内压增高时视神经周围的蛛网膜下腔压力亦增高，而视神经鞘直接与蛛网膜下腔相通，增高的颅内压可直接压迫视神经纤维，导致视乳头后部轴突肿胀，并使其内容物漏到视盘的细胞外间隙，这些变化可能与视盘肿胀、视盘边缘模糊有关，而视盘充血、毛细血管扩张和出血等变化可能继发于视盘肿胀，但也有人认为，轴浆运输障碍不会导致血管明显的充血和出血，故视乳头水肿发病机制尚无定论。视网膜中央静脉闭塞时迅速进展的视网膜水肿、静脉扩张和视网膜周边出血，与视乳头水肿的临床表现明显不同，而且视乳头水肿时充血的毛细血管并非源于视网膜中央静脉，而是源于短的睫状静脉。

脊髓肿瘤和 Guillain-Barré 综合征有时也可伴视乳头水肿，发生机制不明，通常脑脊液蛋白高达 10g/L 以上，但有些病例仅轻度升高，因此用脑脊液（CSF）蛋白增高不能完全解释这一现象。慢性肺病伴高碳酸血症、白血病脑膜浸润或硬脑膜动静脉畸形等可引起颅内压增高和导致视乳头水肿，其他原因有儿童发绀型先天性心脏病、红细胞增多症、低钙血症以及 POEMS 综合征等。

2）视乳头水肿分级（图 2-3-5）：根据视乳头水肿的持续时间、视盘形态可分为早期、高峰期、慢性期和萎缩期。根据视乳头水肿严重程度分级的 Frisen 分级更为实用。

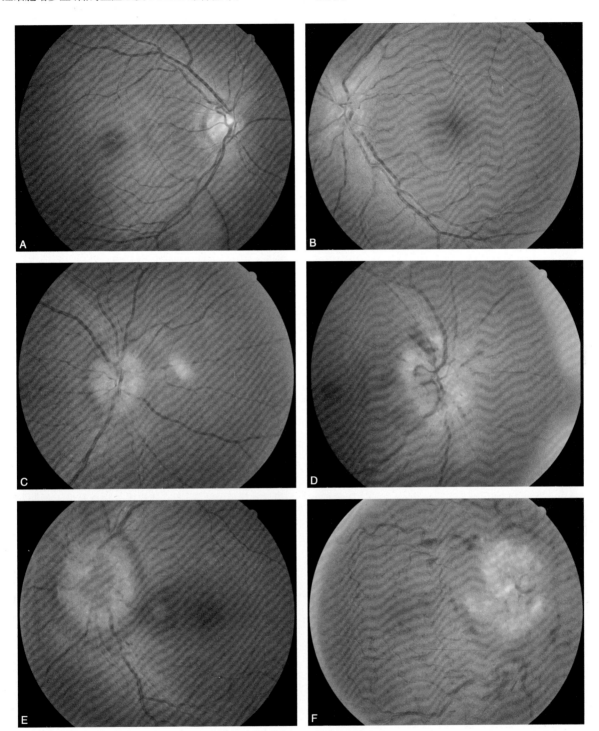

图 2-3-5　视乳头水肿 Frisen 分级

A. 正常视乳头；B. 极早期视乳头水肿：视盘鼻侧缘模糊，颞侧视盘边界正常，视盘上下极视乳头周围神经纤维层模糊；C. 早期视乳头水肿：全部边界显示不清，鼻侧缘隆起，完整的视乳头周晕轮；D. 中度视乳头水肿：全部边界显示不清，视乳头直径增加，多条离开视盘的血管显示不清，视乳头周晕轮外缘不规则伴指状突起；E. 显著视乳头水肿：整个视盘隆起，视盘主要血管层完全模糊；F. 重度视乳头水肿：圆顶状突出，视乳头周晕轮变窄且分界欠清晰，血管显示不清，视杯消失

A. 正常视盘（Frisen 0 级）：视盘鼻侧边缘较颞侧边缘模糊，主要血管罕有显示不清。

B. 极早期视乳头水肿（Frisen 1 级）：视盘充血，鼻侧缘模糊，边界无隆起，视乳头周围视网膜纤维层显示不清，视乳头周围有火焰状出血，正常呈放射状的神经纤维层排列破坏伴浅灰色不透明增粗的神经纤维束，自发静脉搏动消失。自发静脉搏动存在提示颅内压低于 200mmH$_2$O。

C. 早期视乳头水肿（Frisen 2 级）：视盘边界不清、鼻侧隆起以及完整的视乳头周围晕轮。

D. 中期视乳头水肿（Frisen 3 级）：视盘全部边界不清、直径增加，一或多节段离开视盘的主要血管显示不清，视乳头周晕轮外缘不规则伴指状突起。生理盲点扩大。

E. 显著视乳头水肿（Frisen 4 级）：整个视盘隆起、边缘模糊不清，视乳头周晕轮隆凸，视杯往往消失。神经纤维层水肿及梗死导致视盘上主要血管层全部显示不清，静脉充血、迂曲。

F. 重度视乳头水肿（Frisen 5 级）：视乳头前部膨胀呈圆顶状突出，视乳头周晕轮变窄且分界欠清晰，视杯消失。

视盘隆起的高度可用检眼镜测量，先以凹镜或凸镜清晰地观察视网膜上一条血管，再逐渐增加凸镜的屈光度观察乳头顶部的一条血管，直到能清晰地观察到，两个镜片之间的差数就是视乳头隆起的度数。例如，视网膜处血管用 1 度（折光度）凸镜能看清楚，而乳头顶部血管要用 4 度凸镜才能看清，则视乳头隆起为 3 度，每隆起 3 度约为 1mm 高度。视乳头水肿时隆起高度一般为 2 度以上。

视乳头水肿慢性期出血和渗出逐渐消退，视盘变为灰白色，硬性渗出在视盘表面渐趋明显，与视盘玻璃疣相似，多数患者慢性期存在神经纤维层萎缩，部分患者可出现视睫分流静脉，将血液从视网膜静脉引流至脉络膜静脉。随着时间推移，视乳头水肿消退，视盘开始萎缩呈苍白色，视网膜血管逐渐变细并被覆鞘膜。

3）眼底其他改变：神经纤维层火焰状出血最常见，可能是视盘内或周围扩张的毛细血管破裂所致，颅内压迅速升高时除视网膜内出血外，还可出现透明膜下出血。棉絮斑以及盘周血管迂曲也是常见的眼底改变，当视乳头水肿加重时静脉充盈更加明显，可见静脉怒张、迂曲，静脉与动脉管径比例大于正常，可为 4:2 甚至 5:2。严重病例可出现脉络膜折叠引起进展性远视；视乳头周边和黄斑区可出现扇形、星状硬性渗出和出血，导致中心视力下降。

4）临床表现：视乳头水肿通常为双侧性，多同时发生，但有些病例可一侧明显，甚至仅见于一侧。额叶底部肿瘤或蝶骨嵴嗅沟脑膜瘤压迫同侧视神经引起视神经萎缩，因颅内压增高导致对侧视乳头水肿伴嗅觉丧失，称为福斯特-肯尼迪综合征（Foster-Kennedy syndrome）。视神经鞘和筛板有某些先天性异常将传导向视神经头部的压力阻断时也可出现单侧视乳头水肿。

A. 非视觉临床表现：头痛、耳鸣是常见的伴发症状，一般认为头痛是脑膜牵拉、颅底感觉神经破坏所致。当颅内压显著增高时出现恶心、呕吐，但喷射性呕吐罕见。偶可出现自发性脑脊液鼻漏。重症患者可有意识障碍、去脑强直及瞳孔散大，小脑幕切迹疝压迫大脑脚可以导致去脑强直，延髓疝入枕骨大孔可以导致呼吸衰竭。

B. 视觉临床表现：早期往往没有视力下降及色觉障碍，可能仅表现为生理盲点扩大，随着视乳头水肿进展，盲点不断扩大，进展为弓形暗点或鼻侧阶梯，晚期表现为视野向心性缩小，视乳头水肿的视野缺失一般鼻侧重于颞侧，病眼在全盲前可能仅剩颞岛。可有短暂性视物模糊或一过性黑矇，一般持续数秒，有时持续数小时，常在体位改变后发生，可能是视神经在视神经孔处突然受压或视网膜动脉痉挛所致。可以仅累及单眼、双眼交替或同时受累；部分患者有闪光幻觉、光幻视等阳性视觉现象；视网膜或玻璃体积血、渗出可导致中心视力下降；视乳头水肿持久存在引起继发性视神经萎缩时，视力缓慢减退，但有些病例视乳头水肿存在数月甚至数年仍无显著的视力障碍，有些病例则于视力发生障碍后即迅速失明；部分患者可同时发生展神经或滑车神经损伤和出现复视。

5）辅助检查：荧光动脉成像、非红色眼底照相（可突出显示视神经纤维）和立体检眼镜检查有助于早期发现视乳头水肿。

6）鉴别诊断：视神经起始部梗死引起的视盘水肿常超出视神经起始部范围。颅内压增高引起的视乳头水肿常伴视乳头周围出血，且须与视乳头、视神经联合水肿鉴别，后者视力下降明显，通常提示恶性高血压和后葡萄膜炎。假性视乳头水肿（视盘玻璃疣）通常生后即存在，多在常规检查中偶然发现，视乳头边缘模糊不清，但隆起不显著，<2 个屈光度，盲点不扩大，中心视力正常是鉴别要点，复查眼底长期无改变。

（2）视神经病（optic neuropathy）的概念及临床特征：视神经病的诊断通常是基于临床特征而作出的。视神经病的临床特征包括：①视敏度下降；②色觉下降；③视野缺损；④视力下降的一侧或相对较重的一侧出现相对性瞳孔传入障碍（RAPD）；⑤在两侧视力下降对称的病例，瞳孔的光反射-调节反射分离；⑥视盘水肿或视盘萎缩（尽管在球后视神经病中视神经可表现正常）。

急性视神经病的两个最常见原因是视神经炎(ON)和前部缺血性视神经病(AION)。虽然其临床表现有相当的重叠,但在许多病例中年龄仍可作为最初的鉴别特征。在较年轻患者(<40岁)出现急性一侧视盘水肿与视神经病证据,ON可能要比AION更多见。相反地,在老年患者出现急性视盘水肿与视力丧失,则AION较为常见(Rizzo and Lessell,1991)。

(3) 视神经炎(optic neuritis,ON):泛指发生于视神经的炎性病变。

以往根据病变部位分为4型:

1) 视乳头炎(papillitis),指炎症仅累及视盘(通常伴视盘水肿),也称"前部视神经炎"。视盘水肿,边缘隆起、模糊,但隆起较视乳头水肿轻,一般小于2个屈光度。从视盘弥散开的水肿可使周围视网膜出现涟漪样改变,少数情况可出现视盘周围轻微出血,视盘灰红色,生理盲点轻度扩大,出现中心暗点是视乳头炎的特征性改变。

2) 球后视神经炎(retrobulbar optic neuritis),指视盘正常而炎症累及视神经眶内段、管内段和颅内段。视盘、视网膜正常,但如视神经病灶靠近视神经起始部,亦可有视盘水肿,而后视盘升高、模糊,但很少出血。

3) 视神经视网膜炎(neuroretinitis),视神经球内段和视乳头周围视网膜同时被累及。

4) 视神经周围炎(optic perineuritis),主要累及视神经鞘。

目前国际上对于视神经炎诊断通常采用病因分类:

1) 脱髓鞘性视神经炎

A. 特发性脱髓鞘性视神经炎(idiopathic demyelinating optic neuritis,IDON):IDON通常急性起病,但也可表现为隐袭起病、慢性进展或非进展性视觉功能损害,甚至无临床症状表现。急性IDON是视神经炎中最常见的类型,一般认为是由于某种前驱因素如上呼吸道或消化道病毒感染、精神创伤、预防接种等因素引起机体自身免疫功能异常,继而产生自身抗体攻击视神经髓鞘,导致髓鞘脱失致病。髓鞘修复后,视功能可逐渐好转,但由于疾病过程中发生不同程度的继发性视神经轴索损害,多数患者遗留部分视神经萎缩,少部分患者视功能不能完全恢复正常。这一过程与CNS脱髓鞘疾病多发性硬化(MS)的病理生理过程颇为相似。欧美研究报道80%~90%的患者视力恢复至0.5以上。1/3甚至半数以上的IDON患者会进一步进展为MS,特别是伴脑白质脱髓鞘病灶的IDON患者转化为MS的概率更可高达70%以上,故IDON又称为MS-ON。

a. 临床表现:急性IDON可表现为视盘正常的"球后视神经炎"和不同程度视盘水肿的视乳头炎。发病年龄多为15~45岁,女性多见,男女比可达1:5。急性IDON的典型表现通常为单眼急剧的中心视力下降伴眼痛或眼周痛,少数患者也可仅表现为周围视野缺失或主诉色觉异常。国外文献报道90%的急性IDON患者出现中心视力降低,视力损害程度可从轻度视物模糊至完全无光感。在视力损害之前和视力下降过程中约90%的患者诉眼球疼痛,眼球活动时加重,有的患者主诉冲热水澡可使视物模糊加重(Uthoff现象)。双眼可相隔数月或数年交替发作,少数患者尤其青少年和儿童可双眼同时或在一周内先后发作。症状一般在2~7天进展至高峰,之后缓慢好转,多数患者在数周或数月内视力恢复至正常或接近正常。部分患者既往病史中曾有一过性麻木、无力、膀胱和直肠括约肌功能障碍以及平衡障碍等,提示部分患者在IDON发作时即存在多发性硬化的可能。有些患者的色觉障碍比视力下降程度更为严重,视力正常的IDON患者有51%的患者色觉减退。此外,对比度下降也是IDON的表现之一。约2/3的急性IDON患者视乳头正常,随着病程延长出现视乳头颜色变淡。有些首次发病的单眼IDON患者在"健眼"出现视乳头苍白,说明患者以往可能存在亚临床的视神经炎。

相对性瞳孔传入障碍(relative afferent pupillary defect,RAPD)是单眼受累或虽为双眼受累但损害程度不同的IDON患者的重要体征,是鉴别视神经损害与其他眼部病变所致视力下降的重要指征。相对性瞳孔传入障碍的病因包括:视神经疾病(单侧的,或如为双侧性则不对称);许多视网膜疾病(通常用检眼镜可见);对侧的视束的病损;弱视或玻璃体积血;对侧RAPD可由顶盖前病变引起,不伴视野缺失(如损伤上丘臂或顶盖前核本身);瞳孔不等(anisocoria)合并RAPD通常提示两个单独的病变。IDON患者的视力可以恢复至完全正常,多数遗留色觉和对比度异常;但即使视力、色觉、对比度均完全恢复后RAPD仍可持续存在,对于视神经疾病的诊治具有重要意义。

b. 辅助检查:

● 视野检查:是视神经炎诊断过程中基本的辅助检查之一,但与通常认为视神经炎的视野损害多数为中心暗点观点不同,视神经炎治疗试验(optic neuritis treatment trial,ONTT)结果显示,IDON患者的视野改变并无特异性。415例急性IDON患者中48%的患者视野为弥漫性缺损(diffuse defect),在局灶性视野缺损中可见各种类型的视神经纤维束损害相关的视野缺损,包括中心暗点、旁中心暗点、哑铃形暗点、生理盲点扩大、垂直性视野缺损、单眼偏盲以及弧形视野缺损等,水平性上半或下半视野缺损也较常见,该特点使IDON与前部缺血性视神经病(AION)的鉴别更加困难。

- 视觉诱发电位（visual evoked potential，VEP）检查：常见患眼的 P100 波潜伏期延长，说明视神经传导速度减慢，可为视神经脱髓鞘的依据。在病程早期可出现波幅降低，甚至严重时波形分化不良或引不出确定的波形。在病程第 2~4 周时表现为潜伏期延长，随视力好转 P100 潜伏期和波形好转，视力完全恢复后仍可遗留一定程度的潜伏期延长和波幅下降。

- 影像学检查：眼眶 MRI 脂肪抑制序列可显示受累视神经信号增粗和异常强化，眼眶增强 MRI 对鉴别 IDON 与病变如视神经肿瘤、眼眶炎性假瘤、视神经结节病等有重要意义。头部 MRI 可除外鞍区肿瘤等颅内疾病导致的压迫性视神经病，还可显示蝶窦和筛窦，有助于病因的鉴别。MRI 显示脑白质有无脱髓鞘病灶则更为重要，伴脑白质脱髓鞘病变的 IDON 患者更易转化为 MS。ONTT 研究表明，头部 MRI 显示正常、有 1~2 个脱髓鞘病灶和 2 个以上脱髓鞘病灶的三组孤立性 IDON 患者，5 年内转化为 MS 的累积率分别为 16%、37% 和 51%；约 15% 的 MS 患者的首发症状是球后视神经炎，因而建议这些患者应用大剂量甲泼尼龙静脉冲击及其他免疫治疗，减少复发和向 MS 演变。

- 血常规及脑脊液检查：此检查对病史及临床表现不典型的急性 IDON 患者，以及针对感染病因如梅毒、AIDS 都是必要的。脑脊液检查可为视神经脱髓鞘提供依据，如蛋白-细胞分离、IgG 指数增高、寡克隆区带（OB）阳性及髓鞘碱性蛋白增高等均可能提示视神经、CNS 或神经根脱髓鞘，有助于急性 IDON 的临床诊断和治疗。

c. IDON 诊断标准：目前国内外尚缺乏 IDON 的诊断标准，临床仍根据典型的起病年龄、方式、症状体征、病程演变等进行描述性诊断，可参考以下标准：①急性视力下降，伴或不伴眼痛及视盘水肿；②视神经损害相关性视野异常；③相对性瞳孔传入障碍、VEP 异常，两项中至少 1 项异常；④除外其他视神经疾病，如感染性、自身免疫性、缺血性、压迫性或浸润性、中毒性及营养代谢性、外伤性、遗传性视神经病；⑤除外视交叉及视交叉后的视路和视中枢病变；⑥除外其他眼科疾病，如眼前节病变、视网膜病变、黄斑病变、屈光不正、青光眼；⑦除外非器质性视力下降。对临床表现不典型的病例，可结合各项辅助检查除外其他病因后进行诊断。

B. 视神经脊髓炎谱系疾病（neuromyelitis optica spectrum disorders，NMOSD）：经典的视神经脊髓炎（neuromyelitis optica，NMO）又称为 Devic 病，主要是损累及视神经和脊髓的 CNS 炎性脱髓鞘疾病。随着 2014 年视神经脊髓炎抗体（NMO-IgG），即水通道蛋白 4 抗体（AQP4-IgG）的发现，NMOSD 的概念被提出。NMOSD 是不同于 MS 的 CNS 脱髓鞘病，两者在临床、病理特点、影像学及脑脊液等方面均存在不同，NMOSD 在亚洲国家比欧美更高。例如，NMOSD 中视神经炎主要表现为双眼同时或相继（双眼相隔数小时、数天甚至数周发病）出现迅速而严重的视力下降，眼痛相对少见；部分患者出现视盘水肿、视网膜静脉迂曲、扩张及视乳头周围渗出；视功能恢复较差，多数患者会遗留双眼或至少一只眼的严重视力障碍（最终视力低于 0.1）。但 MS 的视神经炎常为单眼受累且程度相对较轻或恢复良好。少数希尔德（Schilder）病（弥漫性硬化）和 Bolo 病（同心圆硬化）患者可合并视交叉前病变。

C. 其他 CNS 脱髓鞘病相关的视神经炎国内外研究报道较少。急性播散性脑脊髓炎最多见于儿童接种疫苗后 1~3 个月内，脱髓鞘病灶可累及视神经而发生视神经炎。这种视神经炎通常双眼同时发生，伴有较明显的视盘水肿，视功能损害程度不一，但在糖皮质激素治疗后视功能恢复较好。同心圆硬化和弥漫性硬化相关的视神经炎罕见报道。

2）感染性和类感染性视神经炎（parainfectious optic neuritis）：与视神经炎相关的病原体种类繁多，包括细菌（如梅毒螺旋体、结核杆菌、伯氏疏螺旋体、汉塞巴尔通体、布鲁氏菌、炭疽杆菌、溶血性链球菌、脑膜炎球菌、伤寒杆菌等）、病毒（如肝炎病毒、人类免疫缺陷病毒 I 型、水痘带状疱疹病毒、腺病毒、柯萨奇病毒、巨细胞病毒、EB 病毒、麻疹病毒、流行性腮腺炎病毒、风疹病毒等），以及真菌、寄生虫。局部感染（如眼内、眶内、鼻窦、乳突、中耳、口腔和颅内感染）以及全身性感染均可累及视神经。病原体可以通过直接蔓延、血行播散等途径直接侵犯视神经（如梅毒性视神经炎、结核性视神经炎），也可通过触发免疫机制导致视神经炎症（感染相关性视神经炎）。而各种病原体感染尤其是病毒感染又可以作为 IDON 的诱发因素，当以视神经受累为首发症状或临床上仅表现为孤立性视神经损害时易与急性 IDON 混淆，应注意鉴别。如感染累及视神经，伴黄斑附近的硬性渗出时称为视神经网膜炎，若炎症仅累及视神经周围结构称为视神经周围炎。

感染性或感染相关性视神经炎可单眼或双眼急性、亚急性起病。临床可表现为视乳头炎、球后视神经炎、视神经网膜炎或者视神经周围炎。因病原体及感染程度不同，预后差异较大。部分感染性视神经炎有自愈性（如视乳头炎、视神经周围炎），或者病情不严重时能早期诊断并给予针对性抗生素治疗，视功能恢复较好；部分病例（如梅毒螺旋体或结核杆菌感染性视神经炎）或重症感染，如治疗不及时，则恢复不佳。感染相关性视神经炎多数视力恢复程度较好。

A. 梅毒性视神经炎：临床并不少见，在人类免疫缺陷病毒（HIV）感染患者更多见。可为单侧或双侧、前部或后部。累及前部时常伴玻璃体炎性细胞反应，此有助于与脱髓鞘性视神经炎鉴别。脑脊液白细胞数轻至中度增高（数十至数百），蛋白含量增高，糖、氯化物含量可减低。血清和脑脊液检查有助于诊断，如性病研究实验室（venereal disease research laboratory，VRDL）反应、密螺旋体荧光抗体试验（FTA-ABS）、快速血浆反应素试验（rapid plasma reagin test，RPR）和梅毒螺旋体凝集试验（TPHA）等。应注意的是，血清学阳性只说明曾接触过梅毒螺旋体，不一定是视神经炎的病因。

B. 莱姆（Lyme）病：是蜱叮咬感染伯氏疏螺旋体（Borrelia burgdorferi）导致的多系统感染性疾病，主要侵犯皮肤、神经系统、心脏及关节，可导致前部或球后视神经炎。血清学检查有助于诊断，抗菌素治疗对早期病例通常有效。

C. 鼻窦炎：由于视神经与筛窦、蝶窦之间仅以菲薄的骨板相隔，两者的血管及淋巴关系也极密切，因此筛窦、蝶窦炎可蔓延至视神经继发视神经炎，但若及时应用抗生素，这类视神经炎发病率较低。急性重症鼻窦炎可因炎症蔓延继发视神经炎，鼻窦感染累及视神经通常伴眼眶炎症；蝶窦炎症通常蔓延至眶尖或视神经管内球后视神经，导致孤立性视力丧失。

D. 视神经网膜炎：是一种特殊类型的感染性视神经病，可见视盘水肿伴黄斑水肿；报告的病原体包括弓形体、梅毒螺旋体、Lyme 病螺旋体及病毒感染等。猫抓性视神经视网膜炎（cat-scratch neuroretinitis）也较多见，汉赛巴通体为纤细、多形态的棒状小杆菌，存在于猫的口咽部，跳蚤是猫群的传播媒介。人通过猫的抓伤、咬伤，或人与猫密切接触被猫体寄生的跳蚤传染而感染，患者有猫密切接触史。在视力下降前 2~3 周有发热、乏力、咳嗽等全身症状，视力下降与恢复过程颇似炎性脱髓鞘性视神经炎，视盘水肿伴黄斑水肿，多见中心暗点和与生理盲点相连的弧形暗点。急性期黄斑水肿可能不明显，应注意与炎性脱髓鞘性视神经炎鉴别。视力通常恢复良好，常用环丙沙星等抗生素治疗。

3）自身免疫性视神经病（autoimmune optic neuropathy，AON）：既可为系统性自身免疫性疾病（如系统性红斑狼疮、韦格纳肉芽肿病、白塞病、干燥综合征等）的神经系统表现，也可以为某种自身免疫性疾病的首发症状。多见于青中年女性，单眼或双眼均可累及。与 IDON 相比，视力损害程度多较严重，且恢复较差；多数有视盘水肿，部分伴有少量小片状盘周出血；可合并多个系统和器官损害以及自身免疫抗体阳性；易复发，部分患者有糖皮质激素依赖现象。应高度关注患者其他全身性症状，并注意询问过去病史。

A. 系统性红斑狼疮（systemic lupus erythematosus，SLE）：主要病变为全身多器官非特异性弥漫性小血管炎，主要累及皮肤、肾、脾、肝、肺等。临床表现为低热、面颊部蝶形皮疹、关节痛、红斑、贫血、心内膜炎等。眼部受累引起视网膜和视神经滋养血管弥漫性炎症，导致视乳头充血水肿、视网膜出血、渗出及水肿，出现急性或亚急性视力下降、视物模糊等，晚期可发生视神经萎缩，遗留中心暗点和永久性视力障碍。

B. 白塞（Bechet）病：是累及多系统的慢性疾病，以口腔溃疡、外阴溃疡、眼炎及皮肤损害为临床特征，病理基础为弥漫性小血管炎。累及神经系统可导致脑膜脑炎、脑干损害、良性颅内高压症等。最常见的眼部病变是葡萄膜血管炎，视网膜血管炎反复发作可引起玻璃体、视网膜出血和渗出，血管栓塞和视神经萎缩，累及视神经滋养血管可使视力下降。可见视乳头充血、边缘模糊不清、视网膜出血水肿。

C. 韦格纳（Wegener）肉芽肿病：是以上、下呼吸道坏死性肉芽肿性炎症、血管炎和肾小球肾炎为特征的系统性血管炎。具有上述三联症为完全型，缺乏肾损害为局限型，细胞及体液免疫异常是重要的发病机制。肉芽肿性鼻窦炎可引起眼睑下垂、眼肌麻痹和视神经受累，局部血管炎可导致结膜炎、巩膜炎、角膜巩膜溃疡、葡萄膜炎以及视网膜和视神经肉芽肿性血管炎，引起视力下降。

D. 结节病（sarcoidosis）：又称良性结节肉芽肿病、类肉瘤病，病变为非干酪样肉芽肿。患者出现低热、不适、乏力、体重减轻、多汗，类似结核病。累及肺部可有肺门和纵隔淋巴结肿大、咳嗽、气短等，常见结节样红斑、结节样肉芽肿和狼疮样冻疮等皮肤黏膜损害。肝、脾、腮腺、肌肉、心脏和 CNS 也常受累。眼部和眶部可出现肉芽肿性葡萄膜炎，以及结膜、眼外肌、泪腺和视神经炎性浸润。累及 CNS 称为神经结节病，经常影响视神经、视交叉和视束，脑膜和脑室系统受累可有颅内压增高和视乳头水肿。

临床上尚有部分视神经炎患者找不到明确的病因。

（4）前部缺血性视神经病（anterior ischemic optic neuropathy，AION）：典型表现为在数小时或数日内单眼无痛性视力下降，是成人视盘水肿的最常见原因，通常 50~70 余岁常见（Boghen and Glaser，1975）。AION 是由于睫状后动脉闭塞，闭塞可能因为动脉粥样硬化（非动脉炎性 AION）或因颞（巨细胞）动脉炎（动脉炎性 AION）。AION 也可发生在胶原血管病、抗磷脂抗体综合征、糖尿病、偏头痛，以及由于急性失血、手术或白内障摘除后。AION 为急性或亚急性起病，通常为无痛性视力丧失和/或视野缺损，以水平性视野缺损最常见，多为下方视野缺损，可为弓形暗点、旁中心暗点，累及中心固视点可引起视力下降，如弓形暗点未累及黄斑视力可正常。视盘肿胀、色泽苍白,通常伴小的视乳头周围火焰状出血。AION 的视力丧失通常为永久性,并伴有视神经萎缩,虽然 32.6% 的患者在 6 个月内视力有所好转,但提高幅度不大。

1) 非动脉炎性 AION:95% 的 AION 为非动脉炎性,是 50 岁以上人群最常见的急性视神经病变,可能是睫状后短动脉的视神经旁分支闭塞所致,大多数患者经常与潜在的血管病危险因素有关。眼底常见杯盘比值(视杯与视盘直径的比值)小或无视杯(图 2-3-6),小的杯盘比通常认为是 AION 的一种独立的高危因素,其他危险因素还包括高血压、糖尿病、高脂血症、缺血性心脏病、吸烟、高血凝状态、睡眠呼吸暂停综合征、夜间低血压、视盘玻璃疣等。

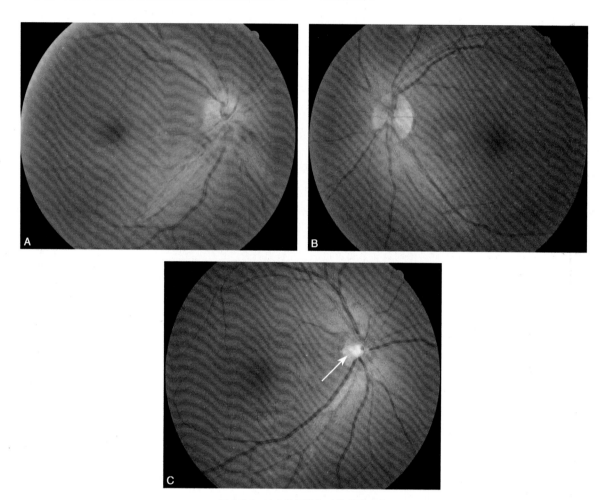

图 2-3-6 缺血性视神经病的眼底改变

A. 患眼视盘水肿,下部明显,伴线状出血;B. 健眼视盘边界清楚,颜色正常,无视杯;C. 为正常视杯(箭头所示)

典型的非动脉炎性 AION 的临床特征包括:年龄通常>40 岁;多在晨起发病,通常为无痛性,少数患者可有眶周不适或阵发性视物模糊;病前一般无先兆和一过性失明,发病初期视力稳定,少数在数周后逐步下降。病初视盘弥漫性水肿,常见某一象限水肿更明显,盘周可见火焰状出血,随之伴发扇形或弥漫性视神经萎缩;可伴有视乳头旁视网膜小动脉狭窄,一般在 1 个月可见视盘萎缩。水平视野缺损最常见,其次为与生理盲点相连的弓形视野缺损和鼻侧视野缺损,少数患者可见周边视野缺损及象限盲。约 1/3 的患者,尤其糖尿病、高血压后期患者,另只眼也可受累。大多数病例无明显改善和恶化,预后视力多在仅可分辨指数。缺乏先兆症状,如短暂性视力丧失;视力丧失通常仍为静止性,但可轻微改善或进展(Lee and Brazis,2003)。

一氧化氮合成酶抑制剂西地那非(sildenafil),可能与缺血性视神经病有关,通常在服药 24 小时内单眼视力下降,Pomeranz 等发现所有患者均伴高血压、糖尿病或高脂血症,视力可恢复或导致永久性失明。大量失血、术中低血压(尤其应用体外循环的心脏手术)的患者可出现视网膜和视神经缺血梗死,时间过长的俯卧位椎板切除术也可出现双侧视力下降,肥胖和小视杯的患者较常见。

2) 动脉炎性 AION:巨细胞动脉炎(giant cell arteritis,GCA)是一种原因不明、主要累及大中动脉的全身性血管炎,可导致动脉炎性 AION 以及视网膜动脉闭塞、脉络膜缺血、后部缺血性视神经病,导致严重的视力下降。

动脉炎性 AION 典型表现是:几乎均发生于 50 岁以上人群,女性多见;约 10% 的患者在数小时或数日内急骤视力丧失,多低于 0.1,多为单眼,也可双眼起病,伴先兆性短暂的视觉症状如一过性黑矇(amaurosis fugax),根据引起较严重的视力丧失,伴血沉或 C-反应蛋白增高,以及根据类固醇治疗预防对侧眼视力丧失的证据(Boghen and Glaser,1975;Hayreh et al,1998;Lee and Brazis,2003)。视盘可见苍白水肿,边缘可有少量出血,合并视网膜缺血时出现棉絮斑,视杯多正常。视盘水肿通常在 4~8 周消退,并可见持续的视神经萎缩和视盘增大。发病时常伴头痛、乏力、纳差、发热等全身症状,下颌和颞动脉、皮肤压痛是较特异的体征,颞动脉结节、颞动脉搏动减弱或消失,颌跛行(jaw claudication),以及风湿性多肌痛(polymyalgia rheumatica)可提示本病。血沉增快、CRP 增高支持本病,颞动脉活检可确诊。应尽早用激素治疗,不应等待颞动脉活检结果而延误治疗。表现为不伴视盘水肿的后部缺血性视神经病(ION)罕见,但病因始终应考虑巨细胞动脉炎。

(5)遗传性视神经病:是视神经功能损害具有家族聚集性,或经基因分析证实的一组视神经疾病。

Leber 遗传性视神经病(Leber hereditary optic neuropathy,LHON)因德国眼科医师 Theoder Leber 于 1871 年首次报道了 4 个家族的 15 例患者而得名。病因是线粒体 DNA(mitochondrial DNA,mt-DNA)点突变导致的母系遗传性疾病。文献报道欧洲人群中,80%~95% 的 LHON 患者由 G11778A、G3460A 和 T14484C 位点突变所致,在中国 LHON 人群中上述 3 个突变位点只占约 50%,其他少见的 mt-DNA 原发性突变位点包括 G3733A、C4171A、T10663C、G14459A、C14482A/G、A14495G、C14568T。除了原发性突变位点外,在 G11778A、G3460A 或 T14484C 原发突变阳性的患者中还有其他病理性突变位点,必须与原发突变同时存在才可以致病,称为继发位点。欧洲文献报道病理性 mt-DNA 突变携带者的外显率男性约 25%~50%,女性约 5%~10%,不完全外显率以及性别差异提示存在其他的 mt-DNA 或核 DNA 遗传因素的影响。

临床表现为急性或亚急性起病,15~35 岁青少年男性多发,临床特征是无痛性双眼中心视力同时或 1 年内相继受损,大多数患者视力可至 0.1 以下,色觉丢失较重,瞳孔对光反射相对保留。眼底检查可见急性期视盘水肿、充血以及特征性的视盘周围微血管迂曲、扩张,但 FFA 检查无荧光素渗漏,这一特点有助于与视神经炎、前部缺血性视神经病相鉴别;随着病变进展,视盘颞侧变得苍白,鼻侧视盘仍然充血;晚期整个视盘苍白。视野检测显示多为中心暗点或连接生理盲点的中心暗点,周边视野相对保留。一些 LHON 患者中常见预激综合征等心脏传导缺陷,也可以伴“LHON+”综合征,即伴有视神经病变之外的神经系统症状,如肌张力障碍、共济失调和青少年脑病。

(6)急性海绵窦和鼻窦病:可引起视神经病,某些眶周和视神经周围疾病可导致失明,常伴视神经、眼球运动神经受压或梗死。脓毒性海绵窦血栓形成可出现单眼或双眼不对称性失明,视力下降常在眼运动神经麻痹和球结膜水肿数日后出现。视觉丧失(有时不伴视盘水肿)的机制不清,可能与球后视神经缺血有关。

(7)中毒性和营养缺乏性视神经病:双眼同时视力损害伴中心暗点或中心盲点提示中毒性或营养缺乏性视神经病。通常为无痛性,早期可有色觉障碍,典型视野表现为双眼大致对称的中心或旁中心暗点,周边视野保留。

1)中毒性视神经病:急性或慢性中毒均可导致视力下降,诊断根据是毒物接触史、随后立即发病、停止接触毒物后好转。中毒性视神经病视力低于 0.05 一般不常见,但甲醇中毒可导致全盲或近乎全盲。甲醇中毒的典型特征为突发的视觉损害、大面积对称性中心暗点、酸中毒及全身疾病表现,治疗主要是纠正酸中毒。长期使用碘氯羟喹(chinoform)、氯霉素、乙胺丁醇、利奈唑胺、异烟肼、链霉素、氯磺丙脲、英利昔单抗和麦角等可能引起亚急性进展性中央视野缺损。

2)营养缺乏性视神经病:可引起视力下降,但全盲和光感不常见。早期视盘正常或轻度充血,可有少量出血,视盘萎缩出现较晚。患者有营养不良史,通常表现为体重下降和消瘦,但恶性贫血或维生素 B$_{12}$ 缺乏引起的视神经病患者外表可看似健康。其他体征如周围神经病、角膜炎、维生素缺乏相关的皮肤和黏膜病变也有助于诊断。除维生素 B$_{12}$ 外,目前尚不确定维生素 B$_6$、烟酸、叶酸及核黄素缺乏能否引起视神经病。

(8)发育异常:视神经裂孔闭合不全可导致先天性管腔发育不全,后者可致乳头黄斑束发育不良,引起视觉损害。一种遗传性视力障碍是视神经发育异常和视盘直径变小(微小视盘或视盘发育不良)所致。

(9)眶部肿瘤或占位病变:通常引起一侧进展性视觉障碍,可伴以下的体征和症状:

1)胶质瘤、脑膜瘤、颅咽管瘤和转移瘤(多源于肺或乳腺)累及视神经和视交叉,可出现视盘肿胀、暗点和视神经萎缩。

2)垂体瘤引起双颞侧偏盲,大垂体腺瘤和垂体卒中可出现单眼或双眼盲。

3)肉瘤、韦格纳肉芽肿、白血病和淋巴瘤可浸润视神经。

4)15% 的多发性神经纤维瘤 I 型患者伴视神经胶质瘤,多见于 4 岁前的儿童,可见眶内肿物和进行性视力缺失,如已失明,建议手术切除患眼,以保护视交叉和下丘脑免受浸润,如视力尚存则建议放疗和化疗。

5)慢性视神经压迫性病变,特别是蝶骨眶部视神经鞘脑膜瘤的特征是眼睫状短路血管（optociliary shunt vessels）、视盘苍白与视力丧失三联征（Hoyt-Spencer 征）。

6）突眼症（exophthalmos）：最经常是由眶部的 Graves 病，即甲状腺相关眼病（thyroid-associated ophthalmopathy，TAO）引起，伴眶内水肿、突眼和眼外肌肿胀，偶可压迫视神经；假性突眼症（pseudoexophthalmos）可因眼球增大，如由于近视、眼积水（buphthalmos）或先天性囊状眼等；眼睑或睑裂不对称，如由于睑退缩、睑下垂、面神经麻痹等；眼外肌麻痹。

7）间歇性眼球突出可能发生在眶内的静脉血管瘤，当患者用力、哭泣、前屈头部、颈部过伸、咳嗽、捏紧鼻孔擤鼻涕，以及当颈静脉受压时出现。在这些发作时，患眼可变得紧张和疼痛，瞳孔可散大，可能发生偶发的心动过缓和晕厥如眼心综合征（oculocardiac syndrome）。眼球搏动可能发生在先天性蝶骨发育不良、眶颅的脑膨出、神经纤维瘤病（neurofibromatosis），以及由于眶部的动静脉畸形、三尖瓣反流、动静脉瘘等。

8）凝视诱发的黑矇（gaze-evoked amaurosis）最常见于海绵状血管瘤（cavernous hemangiomas）和视神经鞘脑膜瘤，在眶部骨瘤、神经胶质瘤、内直肌颗粒细胞成肌细胞瘤（myoblastoma）、静脉曲张、脑假瘤、眶部创伤以及转移性眶部肿瘤也曾有过描述。Goldberg 等将眶部转移瘤分为五型：①浸润型，以运动的显著受限、坚硬的眼眶、上睑下垂和常有眼球内陷为特征；②占位型，以眼球突出、眼球移位及可触及眼眶肿块为特征；③炎症型，以疼痛、球结膜水肿及眶周肿胀为特征；④功能型，以与眶部受累程度不成比例的脑神经症状，如眼球运动为特征；⑤静息型，CT 或 MRI 检出眶部转移病变，但无症状。乳腺癌和恶性黑色素瘤可直接转移到眶部。

（三）视交叉和视交叉后视通路异常

视通路（visual pathway）是指视觉传导通路，是由 3 级神经元组成的。视网膜最外层的视锥、视杆细胞为光感受器细胞，视网膜中层的双极细胞（第一级神经元）周围支与视锥、视杆细胞形成突触，中枢支与节细胞形成突触。节细胞（第二级神经元）轴突在视盘处汇集成视神经，向后穿巩膜，经视神经管入颅腔，形成视交叉，后延为视束。视束行向后外，绕大脑脚，多数纤维止于外侧膝状体。外侧膝状体神经元（第三级神经元）发出的轴突组成视辐射，经内囊后肢，投射到大脑距状沟周围的枕叶皮质（视区）。

1. 解剖和生理

（1）视交叉：位于蝶鞍内的垂体之上，在视交叉与鞍膈之间是视交叉池，视交叉之上是第三脑室，双侧颈内动脉走行于视交叉两旁。视交叉是视神经纤维的 X 型交叉结构，来自两眼视网膜鼻侧半的神经纤维（负责颞侧视野）交叉后加入对侧视束，来自颞侧半的纤维（负责鼻侧视野）不交叉进入同侧视束，即，来自两眼视网膜左侧半的纤维组成左侧视束，来自两眼视网膜右侧半的纤维组

成右侧视束。一些主要来自对侧鼻下方视网膜的纤维（负责颞上方视野）在视交叉腹侧先向前绕行进入对侧视神经的交叉前部分，然后再折返向后通过视交叉进入视束，这一现象叫作 Wilbrand 膝，但有证据表明 Wilbrand 膝并非真正的解剖结构，但用它可以解释一些临床现象，如视神经远端与视交叉连接处病变导致对侧眼颞上方视野缺损。

（2）视束和外侧膝状体：来自视网膜的大部分纤维在视交叉后形成视束，经内囊前肢进入丘脑外侧膝状体换神经元。少数视束纤维经上丘臂终止于上丘和顶盖前区，顶盖前区发出纤维支配中脑双侧动眼神经 Edingger-Westphal 核（EW 核），使瞳孔缩小（图 2-3-7），形成瞳孔对光反射。如果一侧视神经受损，光刺激患侧眼时两侧瞳孔均无反应，但刺激正常眼有反应，是为相对性瞳孔传入障碍（relative afferent pupillary defect，RAPD）。少数视交叉背面离开的纤维直接进入下丘脑，终止于下丘脑的视交叉上核和视上核，这两部分纤维通路可能与神经内分泌性昼夜节律有关。外侧膝状体是丘脑后部核团，其背侧区与黄斑功能有关，腹侧区参与上半视野功能，内侧区参与下半视野功能。外侧膝状体包含六层灰质层，其中 1、4、6 层神经元接受对侧交叉过来的视网膜神经节细胞传入纤维，2、3、5 层神经元接受同侧视网膜神经节细胞传入纤维，经过突触换神经元，膝状体细胞轴突形成视辐射投射至视皮质（Brodmann 17 区或第一视觉区）。

（3）视辐射：由发自外侧膝状体神经元的有髓神经纤维构成，先穿过内囊后肢，在经过颞叶途中，来自每侧视网膜上、下象限的纤维分开走行，来自下象限视网膜纤维呈弓形（Meyer 袢）绕过侧脑室颞角前端再向后转行，传导来自对侧上方视野的视觉信号；来自上象限视网膜的纤维行程笔直地通过顶叶下部白质和颞叶最上部。

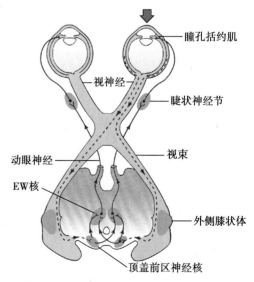

图 2-3-7　瞳孔光反射通路

（4）视皮质：位于大脑半球枕叶内侧面距状裂周围纹状区（Brodmann 17 区），17 区感觉神经元排列成柱状，或为单一，或为复层；或感受形状刺激，或感受运动或颜色刺激。皮质纹状区由水平位距状裂分为上、下两唇，其与视网膜之间有精确的投射关系，视网膜上半部投射在上唇，下半部投射在下唇。距状裂上、下由后向前恰与视网膜上、下由中心向周围相对应，因此距状裂周围后部接受双眼视网膜中心（黄斑部）纤维，来自视网膜周围的纤维依次投射在前部，17 区高达 50% 的视皮质负责中央 10° 的视野。17 区深部神经元投射至同侧或对侧半球枕颞部皮质的第 2、3 视觉区及其他多种感觉的顶枕及颞枕皮质，不同的视觉系统分别感知物体的运动、颜色、立体影像、轮廓及深度。早期单眼失明可导致膝状体和皮质感受区障碍，使健眼感受区变大，使盲眼的眼优势柱缩小或丧失功能。

（5）视通路的血液供应：①视交叉：动脉供应主要来自 Willis 环，尤其颈内动脉主干及其分支垂体上动脉，垂体门脉系统和大脑前动脉分支也参与视交叉供血；②视交叉后部与视束前 1/3：血供主要来自颈内动脉、大脑中动脉和后交通动脉供血；视束后 2/3 由脉络膜前动脉供血；③外侧膝状体：接受大脑后动脉及后交通动脉供血；④视辐射：由脉络膜前、后动脉以及大脑中、后动脉、距状裂动脉分支供血；⑤皮质纹状区：主要由大脑后动脉的分支距状裂动脉供血，大部分同时接受颞后动脉、顶枕动脉的供血，有时大脑中动脉可在枕叶后极与大脑后动脉形成吻合支参与皮质纹状区的供血。

2. 视野缺损 从视网膜、视神经、视束到外侧膝状体以及从外侧膝状神经元视辐射到枕叶的视通路均呈点对点的投射，严格按照视网膜定位顺序排列，使视网膜上视野影像以立体模式传送给视觉中枢。因此，视通路病变只会引起部分视野缺损，视野缺损部位也可提示病变部位。为了描述视野，每侧视网膜及黄斑均被由通过中央凹的垂直线分为鼻侧与颞侧。一条由上、下视网膜弓形血管交汇而成的水平线通过中央凹，大致把视网膜和黄斑分为上、下象限。视野中的物体在视网膜成像是反转和左右颠倒的，原理与照相机相同。

视野检查法详见第一篇第二章第九节视野、听力和前庭功能检查。视觉传导路及不同部位病变导致的视野缺损类型见图 2-3-8。

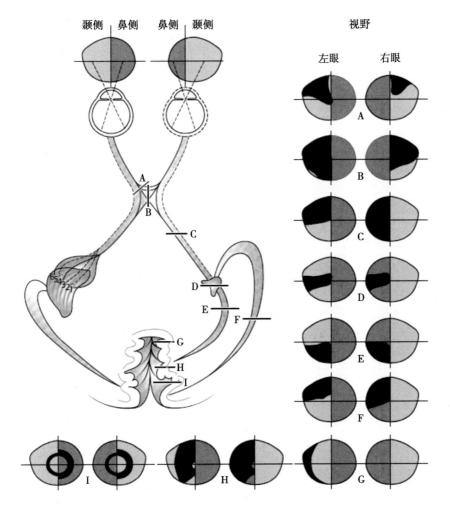

图 2-3-8 视觉传导路及不同部位病变导致的视野缺损

在视交叉与视交叉后病变的视野缺损时，双眼视野通常均出现异常。病变愈位于后部，两眼的视野缺损就愈相似。A. 自下向上压迫视交叉病变：双颞侧上象限视野缺损；B. 视交叉中部病变：双颞侧视野偏盲；C. 视束病变：双眼对侧视野同向性偏盲（非对称性）；D. 外侧膝状体病变：水平性同向性扇形视野缺损；E. 视辐射上部病变：同向性下象限视野缺损，即"地上馅饼"；F. 视辐射下部病变：同向性上象限视野缺损，即"空中馅饼"；G. 纹状体皮质前部病变：对侧眼颞侧视野 60°～90° 的新月形视野缺损（半月综合征）；H. 纹状体皮质中部病变：对侧完全性同向性偏盲伴黄斑回避；I. 纹状体皮质后部病变：双眼环状视野缺损

（1）视交叉病变：视交叉损害导致的视野缺损有多种形式，基本特征是双颞侧视野缺损，但视交叉前角、体部及后角的损害导致的视野缺损又有区别，对定位诊断有鉴别意义。双颞侧偏盲的患者常出现特征性"蝴蝶结样"视盘萎缩。

1）视交叉体部病变：可产生特征性双眼颞侧视野缺损，可以是象限性或偏侧的，可在视野周边或中心。典型视交叉中心处病变使交叉纤维受损，造成双颞侧偏盲，常见于垂体瘤突破蝶鞍，以及颅咽管瘤、脑底动脉环动脉瘤、鞍结节脑膜瘤、少数类肉瘤病、转移癌、异位松果体瘤和无性细胞瘤等。病变自下向上压迫视交叉时，位于视交叉下部和来自视网膜下部纤维先受损，导致双颞上象限视野缺损，可累及色觉；病变自上向下压迫视交叉时，首先导致双侧颞下象限视野缺损。由于视交叉上病变可延伸至第三脑室并阻塞脑脊液循环，可见视乳头水肿。双鼻侧偏盲是罕见的异向性偏盲，可由视神经颅内段、视交叉的颞侧部分同时受损累及视网膜颞侧纤维所致，见于动脉异常、肿瘤及颅底脑膜炎等。部分白化病患者出现视交叉部位经纤维异常交叉，大部分纤维可能异常交叉到对侧，其与色素上皮缺失的关系还不清楚。

2）视交叉后部病变：产生特征性双颞侧偏盲性暗点，病变向后累及视束时可产生同向性视野缺损，同时伴视交叉损害所致的视野缺损。常由颅咽管瘤、蝶鞍上部肿瘤，偶尔由黏液囊肿、血管瘤、巨大动脉瘤和视交叉蛛网膜炎引起。

3）视交叉前角损害：使 Wilbrand 膝受累，可产生"结合部暗点"，表现为同侧全盲或中心盲点及对侧颞上象限盲。

（2）视交叉后视通路病变：导致双侧同向性偏盲，通常不出现视力下降。如双侧视野缺损完全相同，病变常位于距状裂皮质及枕叶皮质下白质；如双侧不完全相同，最可能是视束、顶叶下部或颞叶皮质下白质病变。愈是视通路后部病变，双眼偏盲愈一致，但即使是枕部病变，也罕有完全一致的偏盲。

1）视束病变比视神经和视交叉病变相对少见，一侧视束受损导致双眼对侧视野同向性偏盲，视束完全受损，可能出现一致性偏盲，视束部分性病变时因纤维尚未最终混合，两眼受累情况不完全一致。

2）外侧膝状体至距状裂的投射纤维放散成弧形绕过侧脑室颞角，而后转折向后形成纤维（Meyer）袢，此处纤维病变导致病变对侧同向上象限盲（对侧颞侧与同侧鼻侧上象限）；顶叶病变常引起病变对侧同向下象限盲，左顶叶病变因常伴失语症，使症状难以描述。

3）纹状体皮质前部病变可产生对称眼颞侧新月形视野缺损，纹状体皮质后部病变可出现颞侧新月形视野保留；一侧距状裂皮质完全破坏，同向偏盲完全，但由于黄斑部纤维的一部分到皮质前在胼胝体后部交叉至对侧，并止于对侧视中枢，且视野检查时一般不能获得完全准确的固定视点，故有黄斑回避现象；双侧枕极（黄斑区）及全部距状裂破坏导致皮质盲（cortical blindness）；垂直偏盲通常由于枕叶病变低于或高于距状裂引起，常见于大脑后动脉闭塞。表 2-3-3 列出了视通路病变最可能的临床表现。

表 2-3-3 视通路病变的体征和症状

	视觉感知			客观评定		
	视敏度；对比敏感度	色觉	视野缺损	其他视觉改变	瞳孔光反射	检眼镜表现
视网膜	如黄斑未受累，视力正常；如黄斑受累则降低	光感受器病变，蓝色比红色易受累	符合视网膜损伤；中心的、中心盲点或弓形缺损扇形环伴鼻侧移位；上下性缺损	视物显小症，视物变形症	不受损，除非病变大	相应视野缺损部位及程度的局部视网膜改变
视神经	降低	红色最受影响	一侧病变为单眼；与视网膜病变形状相同	凝视诱发黑矇或光幻视	输入缺损；当病变不对称时出现 Marucs-Gunn 瞳孔征	视盘水肿随后伴视神经萎缩；视网膜神经纤维层萎缩
视交叉	当视交叉内侧受累时双眼下降；视交叉外侧病变同侧眼下降	红色最受影响	前角：同侧——颞侧或近中心位；对侧——上颞部视交叉体：双颞侧，经常仅上部或近中心位	汇聚时中心视力受损；假性复视时半侧视野错位现象	输入缺损；视交叉外侧病变时同侧受损	神经纤维层萎缩伴"蝶形结"（bow tie）构型

	视觉感知			客观评定		
	视敏度;对比敏感度	色觉	视野缺损	其他视觉改变	瞳孔光反射	检眼镜表现
视束	一侧病变时正常	在视野缺损区红色最受影响	对侧同向性偏盲;不一致	—	在对侧眼输入缺损	双侧节段性视束萎缩;双侧神经纤维层萎缩;对侧眼鼻侧视网膜;同侧眼颞侧视网膜
外侧膝状体	一侧病变时正常	在视野缺损区红色最受影响	对侧同向性偏盲;可不一致;象限性扇形缺损	—	正常	双侧节段性视神经萎缩;双侧神经纤维层萎缩;对侧眼鼻侧视网膜;同侧眼颞侧视网膜
视辐射	一侧病变时正常	在视野缺损区红色最受影响	对侧同向性偏盲(整个病变)或象限盲(顶部病变为内侧;颞部病变为上部);纯象限缺损时黄斑回避	—	正常	正常
距状皮质	一侧病变时正常;病变累及双侧枕极时受损	红色最受影响;双侧枕叶下内侧病变时全色盲	对侧同向性偏盲,一致的;黄斑回避;对侧不成对的颞侧新月体受累或保留;双侧病变时呈环形或上下性伴"垂直移位"	运动刺激感知要比静止刺激好;枕顶部病变时一侧视力注意力不集中;假性复视(视像存留)	正常	正常

（四）中枢性视觉障碍

1. 盲视 某些同向偏盲患者的盲区可残留部分光感,能看到盲区内的彩色目标。当使用强迫选择技术时,即使全盲,患者仍能对视觉刺激产生反应,Weiskrantz 称这种残留的视觉功能为"盲视"。Blythe 发现 20%的患者盲区仍有光感,残留的视觉功能可能由视网膜-距状裂和膝距束皮质联系产生。

2. 视觉失认症(visual agnosia) 是少见的视力障碍,患者的视觉未受破坏,能精确描述物体形状、大小和颜色,但不能识别为何物,但通过触摸、闻、品尝可以认识。①失读症(alexia):不能辨识文字,辨识文字不仅需视通路和视觉皮质整合,且需要 Brodmann17 区前的 18、19 区与优势半球角回进行整合;②图画失认症(simultan-agnosia):不能理解整幅图画、仅能理解部分含义;③面容失认症(prosopagnosia):不能分辨面容。视觉失认很少单独出现,常伴失读和/或同向性偏盲,是优势半球枕叶皮质及附近的颞叶、顶叶角回皮质病变所致,或由左距状裂病变伴右枕叶发出的交叉纤维中断引起。

3. 色视觉异常

（1）色觉:正常色觉的产生依赖于视锥细胞的整合,三种视锥细胞色素分别对红、绿和橙黄色波长敏感。黄斑区视锥细胞数量最多,细胞受到刺激后由神经元轴突向高级中枢传递颜色,该信息至少需要两对颜色即红-绿及黄-蓝系统混合编码。视神经及视束的颜色传导纤维直径较小,对有害物质和压力敏感。从外侧膝状体神经元到纹状皮质的颜色纤维与传导形状、亮度纤维伴行,但不混淆,因此会出现协调性颜色偏盲(偏色盲)。黄-蓝色视野小于白色视野,但大于红-绿色视野。

（2）色觉障碍:部分损害和与颜色相关的亮度、色调和饱和度等三个因素有关,或仅一种颜色对(常是红-绿系统)受损也可引起完全色觉障碍。色盲可以是先天遗传性或后天获得性。

1）先天遗传性病变:性遗传性红-绿色盲最常见,多见于男性,病因可能为遗传性视锥细胞发育不良或变性,导致视锥细胞色素异常和色盲,视锥细胞变性常伴视敏度下降和中央盲区,但检眼镜检查正常,荧光血管造影可发现色素上皮坏死。先天性色觉损害通常为红绿两色，而黄橙色觉正常。

2）后天获得性病变：常损及各颜色对。视神经病变易侵及红绿色，而视网膜病变易侵及黄蓝色。有人观察了3组获得性色觉缺陷而形状觉正常的患者，发现存在视觉相关皮质及白质的灶样破坏。色觉缺失可为全部、半个或象限视野，全视野色盲是双侧枕颞部病变侵及梭回和舌回所致，这些中枢与视觉失认，尤其面容失认及某种程度的视野缺损有关。局限于右枕颞区下部病变，如未侵及视辐射和纹状皮质引起纯粹的色盲（左侧偏色盲），而相似位置的左侧病变导致右侧偏色盲和失读症。

4. 其他病变　视觉系统病变还会引起各种视觉刺激症状。

（1）视觉扭曲：例如视物显小症、视物过远症或视物显大症等，发生在一侧多见于局部视网膜病变，如在双侧是颞叶病变指征，后者视觉异常突发，可伴颞叶癫痫发作；顶叶病变时视物歪斜。

（2）光幻视：可见闪光和颜色亮点，见于：①机械地按压正常眼球和球后视神经时；②老年人（尤其在黑暗中）视野周边部出现闪光（Moore亮带），与沉积于视网膜赤道处玻璃体浑浊有关，通常为良性；③偏头痛；④枕叶神经细胞缺血时出现强烈的锯齿形亮带。

（3）不定形或成形幻视：刺激视觉皮质产生简单的不定形癫痫样幻视，形状固定或较复杂的幻视，如人、动物和风景等，常见于慢性酒精中毒、镇静安眠药物中毒恢复期、Alzheimer病、颞枕或顶枕疾病及间脑病变。

（4）视觉异位感："注意性偏盲"患者偶尔可产生视觉异位感，同时给予两个刺激时正常视野出现异位影像，或刺激停止后影像周期性浮现或持续存在数分钟至数小时。

（5）多视：即看单一物体时可见多个影像，主要与右枕叶病变有关，可发生在任一眼，通常有一个主像和几个从属影像。

（6）震动幻视：患者感觉看到的物体运动，主要发生于前庭迷路器官病变患者，与眼球运动障碍有关。上斜肌特发性肌阵挛可引起单眼震动幻视。

（五）癔症盲和伪盲

癔症盲、伪盲（又称诈盲）通常是在争吵、强烈的情感事件或其他刺激事件后突然发生，经常主诉双眼或单眼视力下降。诈病以成年男性较多，可能与男性交通事故、工作意外的比例较高有关，但儿童癔症盲也并不罕见。患者在不受关注时目视前方、头转动自然，当要求患者注意某一物体时则故意眯起眼睛或摆动头部似乎很吃力，通过关注患者的活动有助于发现癔症盲和伪盲的证据，一些查体和试验能提供客观证据。

1. 相对性瞳孔传入障碍（RAPD）　对主诉单眼视力下降的患者进行瞳孔对光反射检查，可发现这些患者对光反射灵敏，RAPD阴性。

2. 本体觉检查　如指鼻试验、对指试验等不需要视觉，可进行心理暗示后检查，若表现为无法完成则提示癔症、诈病。

3. 视动性眼震　主诉无光感或手动的患者，利用旋转的视动鼓或水平移动的条带可诱发出水平急动性眼震，提示视力至少在0.05以上。

4. 偏振光试验　利用偏振光远离，让患者佩戴偏振光镜注视投影幻灯片上的字母，可发现其"患眼"有视力。

5. 视觉诱发电位　能进一步排除器质性疾病，这些患者的视野缺损类型通常与疾病特征性表现不匹配，可重复性差，管状视野缺损是较常见的一种类型。

第四节　耳聋、耳鸣及其他听觉障碍

（景筠）

听力是机体的重要功能，语言是人类进行交流的普遍方式，声音可提醒我们躲避危险，音乐可带给我们愉悦和享受。听力丧失使个体与周围环境隔离，明显影响患者的生活质量，治疗或预防耳聋一直是医学的重要任务。

耳为一特殊感觉器官，分为外耳、中耳、内耳三部分。外耳和中耳有传导声音的功能，内耳包括耳蜗（听力）和前庭（平衡）两部分。耳蜗将中耳的机械振动转化为神经冲动，再由蜗神经传递到中枢听觉通路；前庭系统由三个半规管和两个囊（椭圆囊、球囊）组成。第Ⅷ对脑神经（前庭耳蜗神经）是由两个独立的功能成分组成，与听觉有关的听神经（auditory nerve）或耳蜗神经（cochlear nerve），以及与平衡有关的前庭神经（vestibular nerve）。听神经接受来自听觉器官耳蜗的信息，前庭神经从球囊斑（saccular macules）与椭圆囊斑（utricular macules）（感受线性加速度）以及半规管嵴（感受头部角加速度）获得传入性冲动。

1. 声音由外耳道传入时引起鼓膜振动，由中耳的锤骨接收后传到砧骨和镫骨，然后经前庭窗传导至内耳，使内耳耳蜗的内淋巴液产生液体波，后者振动螺旋器（Corti器）基底膜，刺激听觉末梢感受器内外毛细胞。Corti器是末端听觉感受器官，它包含约15 000个位于基底膜上的毛细胞，并围绕耳蜗2.5圈。每个毛细胞内表面伸出约60根纤细的听纤毛，并埋置在Corti器盖膜的凝胶状结构中（图2-3-9）。声音引起基底膜振动，基底膜向上移位可使固定的听纤毛屈曲，并激活毛细胞，将刺激传给耳蜗神经的感觉纤维,耳蜗神经的感觉纤维在每一个毛细胞的基部形成突触。每一个传入纤维及与其相连的毛细胞在固定频率上有一个最低阈值,根据声音刺激频率,基底膜全长以不同频率振动,使耳蜗神经纤维对声音的各个频率范围都能作出反应,并区分复杂的声音。

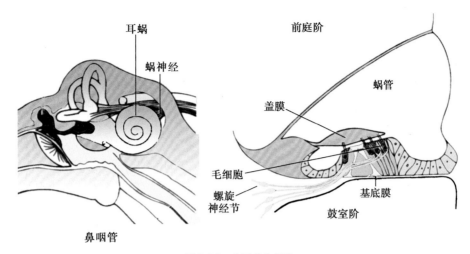

图 2-3-9　内耳结构示意

2. 听觉传导路　是一个四层神经元网络。从螺旋器至颞叶皮质,听觉神经纤维经过上橄榄核、网状结构神经元、外侧丘系核、下丘和内侧膝状体等中继站,内侧膝状体纤维通过听放射到达听皮质。

(1) 第一级神经元:周围突将来自 Corti 器的冲动传导至位于耳蜗管内螺旋神经节的双极细胞,来自螺旋细胞和前庭神经节细胞的中枢纤维合成共干,在内耳道与面神经伴行,经脑桥小脑角入脑干,终于耳蜗神经核。内毛细胞(约 3 500 个)具有特殊的重要性,它们与 30 000 根耳蜗传入神经元中的 90% 形成突触。听神经还包括约 500 个起自上橄榄核的传出纤维(80% 来自于对侧,20% 来自于同侧),与来自毛细胞的传入神经元形成突触。该传出途径的功能可能部分与耳自身的听觉有关,通过某些反馈机制增强声音的清晰度。负责传递高频的神经纤维位于听神经的外周(表面),传递低频声音有关的神经纤维位于听神经的中央。

(2) 第二级神经元:耳蜗神经中枢支入脑干后,耳蜗纤维与前庭纤维分离,耳蜗纤维立刻分叉并终止于腹侧和背侧耳蜗神经核。多数二级神经元(腹侧和背侧耳蜗神经核)的纤维越过中线,交叉至对侧上橄榄核,然后经外侧丘系到达下丘。从耳蜗神经核到上橄榄核的交叉纤维构成斜方体,斜方体位于脑桥基底部,部分从耳蜗神经核发出的听觉纤维终止在斜方体和上橄榄核复合体,负责听注意力、声音定位、声音惊吓反应及眼-姿势对声音定位反射功能。

(3) 第三级神经元:从下丘发出的纤维至内侧膝状体。

(4) 第四级神经元:内侧膝状体(四级神经元)发出

听辐射,在腹侧经过壳核后部,再分散地终止于听皮质的 Heschl 颞横回及其他听皮质区(图 2-3-10)。皮质包括初级皮质区(Brodmann 41 区、颞上回和大脑外侧裂上沿)以及颞叶周围的 2、3 级听皮质,后者对声音的解释具有非常重要的作用。双侧颞叶病灶可导致皮质聋,累及膝状

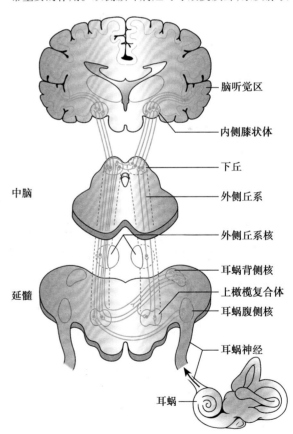

图 2-3-10　听觉传导路示意

体皮质束较罕见，单侧皮质损伤不影响听力。

3. 内耳的血供 内耳主要由迷路动脉（又称内听动脉）供血，迷路动脉主要来自椎动脉-基底动脉的小脑前下动脉，或椎动脉、基底动脉、小脑后下动脉，以来自小脑前下动脉和基底动脉者居多。迷路动脉随第Ⅶ、Ⅷ脑神经进入内听道后分出：①前庭前动脉，供应上、外半规管及两个囊斑上部。②耳蜗总动脉，发出耳蜗主动脉和耳蜗前庭动脉，耳蜗主动脉供应包括蜗轴在内的 3/4 耳蜗；耳蜗前庭动脉再发出前庭后动脉和耳蜗支，前庭后动脉供应后半规管、囊斑，耳蜗支供应耳蜗底部 1/4 耳蜗及邻近的蜗轴。由于内耳的动脉支多为终末支，当某一动脉闭塞时，不能由其他动脉补偿，容易影响内耳的血液循环。

一、耳聋

当听觉系统中的感音、声音传导、耳蜗神经及各级中枢的一或多部分病变时可出现不同程度的听力下降。耳聋（hearing loss）是听觉传导通路发生器质性或功能性病变导致不同程度听力损害的总称，程度较轻的称为重听（hard of hearing），严重影响正常交流的听力减退称为聋（deafness）。因双耳听力障碍不能以语言进行正常社交者称为聋哑人或聋人。我国 2006 年全国第二次残疾人抽样调查结果显示，听力语言残疾人约 2 780 万人，7 岁以下的聋哑儿童约 80 万人，并以每年 3 万的速度增长。根据不完全调查结果，白种人耳聋患病率高于黑种人；男性多于女性；农村儿童患病率高于城市儿童。

【分级和分类】

1. 耳聋分级 我国临床上普遍采用世界卫生组织（WHO）1980 年的分级，以 500Hz、1 000Hz、2 000Hz 的平均听阈为准，将听力损失分为以下五级：①轻度聋（mild）：26~40dB；②中度聋（moderate）：41~55dB；③中重度聋（moderate severe）：56~70dB；④重度聋（severe）：71~90dB；⑤极重度聋（profound）：>90dB。

2. 耳聋分类 耳聋根据病变性质可分为器质性聋和功能性聋。器质性聋根据病变发生部位又分为传导性聋、感音神经性聋（可再分为感音性聋、神经性聋、中枢性聋）和混合性聋（传导性聋合并感音神经性聋）。功能性聋又称为精神性聋，包括癔症性聋、诈聋等。

（1）传导性聋（conductive hearing loss）：是外耳、中耳传音装置病变，声音转换和传导至耳蜗受损，一般是对低调声音的感知部分丧失。常见病因：①外耳疾病，主要包括外耳道炎症、耳垢、肿瘤、创伤及先天性外耳道闭锁等；②中耳疾病，包括急性或慢性中耳炎、外伤致鼓膜穿孔或听骨链断裂、耳硬化（成年早期耳聋的主要原因）和咽鼓管阻塞等。

（2）感音神经性聋（sensorineural hearing loss）：是由内耳的耳蜗螺旋器（感音性聋）、螺旋神经节至脑干耳蜗神经核（神经性聋）以及耳蜗神经核至颞叶听觉皮质（中枢性聋）损害所致，一般对高调声音的感知部分丧失。尽管将耳蜗与第Ⅷ对脑神经、听觉中枢病变引起的都归类于感音神经性聋，但病因与症状有明显差异。耳蜗听力丧失有复聪和复听现象，复聪指一旦超过听力阈值，患耳对响声的感觉增强，对高强度大声的反应可能与健耳相同，当检查者提高声音时，患者常说"你不必这么大声"；复听是对频率辨别缺乏，表现为对字母发音清晰度或不愉快音调和跑调感知的缺乏。常染色体显性遗传完全音调性耳聋即是一种中枢性耳聋。由于每个耳蜗神经核都与双侧颞叶皮质联系，因此单侧大脑病变不影响听力。只有脑干较大病灶同时损伤来自耳蜗神经核的交叉与不交叉的投射纤维时才出现耳聋，此时患者也会存在其他较重的神经系统症状、体征而无法进行听力检查。

（3）混合性聋（mixed hearing loss）：中耳、内耳同时有病变，引起声波传导与感受障碍造成的听力损害，称为混合性聋。混合性聋可以由同一疾病引起，如，急慢性中耳炎并发迷路炎，也可以由不同疾病引起，如分泌性中耳炎伴老年性聋。混合性聋同时兼具传导性聋和感音神经性聋的特点。

【常见疾病和病因】

1. 传导性聋 包括：

（1）耳硬化症（otosclerosis）：45%~58% 耳硬化症有家族史，为常染色体显性遗传病，伴不同的外显率，是各种类型进展性传导性聋最常见病因，是双侧耳聋约半数的病因。患者多于 10~30 岁发病，女性约为男性的 2 倍，症状为双耳同时或先后出现进行性传导性聋或混合性聋。特征性病理改变为耳囊骨和听小骨骨质异常吸收与硬化，初期为骨质局灶吸收与破坏，随后为海绵样骨组织形成，最后为骨质沉着与骨质硬化。可分为镫骨性耳硬化症、耳蜗性或迷路性耳硬化症两类。

1）镫骨性耳硬化症（stapedial otosclerosis）：病灶主要波及前庭窗龛、环韧带、镫骨，导致镫骨活动受限，多为双侧对称性，CT 显示海绵化期前庭窗扩大，硬化期镫骨底板增厚，窗缘隆起，窗呈封闭状。

2）耳蜗性或迷路性耳硬化症（cochlear or labyrinthine otosclerosis）：发生于耳蜗，也多为双侧性，CT 显示海绵化期耳蜗基底螺旋不均匀密度降低，底周螺旋中带密度降低呈"双环征"，硬化期骨迷路局限性或弥漫性增厚。采用耳显微外科手术撼动、切除或替代镫骨、重建骨小链，可改善多数患者的听力及预后。

（2）中耳炎（otitis media）：包括：

1）分泌性中耳炎：又称为渗出性中耳炎、卡他性中耳炎、浆液性中耳炎、黏胶耳（glue ear）等，是一种中耳非化脓性炎性疾病。分泌性中耳炎以传导性聋及鼓室积液为特征，以咽鼓管阻塞（如腺样体肥大、鼻咽部肿瘤等）或功能障碍、中耳局部感染、变态反应为病因，是儿童及成人常见的听力下降原因之一。

2）急性化脓性中耳炎：小儿多见，常以肺炎球菌、溶血性链球菌、葡萄球菌等细菌感染为病因。

3）慢性化脓性中耳炎：由急性化脓性中耳炎迁延、上鼓室胆脂瘤感染、鼻及鼻咽部病变导致，常见致病菌有金黄色葡萄球菌、铜绿假单胞菌等，近年来无芽孢厌氧菌混合感染有增多趋势，中耳真菌感染相对较少，严重的慢性化脓性中耳炎可以导致耳源性颅内感染，临床上有单纯型、骨疡型、胆脂瘤型之分。抗生素应用已显著降低急、慢性化脓性中耳炎及传导性聋的发病率，但反复的浆液性中耳炎仍是传导性聋的重要原因。

（3）创伤：颞骨骨折常发生于颅脑外伤，颞骨岩部、鳞部、乳突部损伤中以颞骨岩部骨折最多见。纵行骨折的骨折线与岩部长轴平行，可导致中耳结构损坏、血液流入中耳及鼓膜破裂，出现耳出血、传导性聋、混合性聋，甚至出现面瘫、脑脊液漏。横性岩锥骨折可同时损坏耳蜗-迷路结构和面神经，出现感音性聋、眩晕、眼震、面瘫。颞骨其他病变如佩吉特（Paget）病、纤维发育不良和骨硬化等也可压迫耳蜗神经而损害听力。

2. 感音神经性聋 包括：

（1）声损伤：凡是人类不需要或不愿意听的声音即为噪声。噪声（noice）已被列为世界七大公害之首，首当其冲的是对人听力的损害，以对内耳损伤为主，损伤程度与噪声的强度、频谱、暴露时间等密切关联。噪声既有自然界的，也有人为的。噪声性聋临床表现为双耳高调持续性耳鸣，进行性听力下降，前庭功能障碍（如眩晕、平衡失调），及其他系统及功能性症状。如爆炸、工业设施高强度持续噪声或摇滚乐等都可能导致高调感音神经性聋，多为双耳对称性损伤。

（2）中毒性聋：许多药物和化学试剂具有耳毒性。临床较常见的耳毒性药物包括：①抗生素类（氨基糖苷类抗生素，包括链霉素、庆大霉素、卡那霉素、新霉素、万古霉素、妥布霉素等）；②抗癌药（如顺铂、卡铂、长春新碱等）；③袢利尿剂（呋塞米、依他尼酸等）；④抗疟疾药（奎宁、氯喹）；⑤水杨酸类（阿司匹林）；⑥重金属类（汞、铅、砷、镉等）等。耳毒性药物（如氨基糖苷类抗生素）进入人体，经血液循环到达内耳迷路，损害螺旋器，耳蜗基回的外毛细胞先受累，然后是耳蜗尖端的内毛细胞受累。中毒性损害严重者，波及螺旋器支持细胞，最后螺旋器萎缩，导致相应的神经纤维、神经节细胞变性。耳蜗听觉性中毒可在用药后1~2周，30%在用药后1个月，最长在用药后一年出现症状，从双耳对称性高频听力受损开始，逐渐加重，半年左右达高峰，逐渐波及中频、低频；个别患者可出现急剧听力下降至重度耳聋或全聋。婴幼儿因为不会表达，耳毒性药物中毒多为重度以上中毒性聋。耳聋程度虽然与用药量不成正比，但药物持续应用可导致严重听力丧失。如药物是用来治疗脑膜炎的，则很难判断耳聋是药源性还是感染本身所致。奎宁和阿司匹林可使感觉神经功能短暂性受累。

（3）感染性聋：许多致病微生物（如，细菌、病毒、真菌、支原体、衣原体）的感染可直接或间接影响内耳，导致一侧或双侧感音神经性聋。①急性传染病（如，流脑、乙脑等）引起的儿童后天性感染性聋，随着传染病被控制，患病率已经明显降低。②病毒感染（如，风疹、腮腺炎、流感、水痘、带状疱疹、肝炎、脊髓灰质炎等）可引起病毒性迷路炎。母亲怀孕时患风疹可损害婴儿的耳蜗。流行性腮腺炎或慢性感染累及中耳、内耳都可导致儿童期感音神经性聋。③细菌感染也较常见。肺炎球菌和嗜血菌急性化脓性脑膜炎，炎症可通过联系脑脊液腔隙与耳蜗周围淋巴液的耳蜗管传播。先天性梅毒给予足量青霉素治疗后，晚期可表现为进行性感音神经性聋，长期激素治疗可缓解症状。

（4）占位性病变：脑桥小脑角肿瘤以听神经瘤最多见，占80%，听神经瘤好发于内听道内，肿瘤生长缓慢，逐渐压迫第Ⅷ脑神经，表现为患耳进行性耳鸣、耳聋、轻微的眩晕，少数有突发性耳聋，检查可发现眼震，患侧前庭功能低下、感音神经性聋；另有胆脂瘤、鼓膜瘤等。细菌性、淋巴瘤性、肉瘤性、结核性及其他类型慢性脑膜炎也可累及耳蜗神经，淋巴瘤性脑膜炎易引起单侧听力丧失，可不伴其他脑神经受累。累及耳蜗神经的最常见肿瘤为神经纤维瘤、脑膜瘤、皮样囊肿和转移癌等，中枢性神经纤维瘤病（Ⅱ型）的听神经瘤多为双侧。

（5）老年性聋：老年人随着年龄增长，听觉器官发生缓慢进行性老化，听力减退，是一种生理性衰老现象。病因包括耳老化，也可能受外在环境或内在疾病影响，如高脂血症、高血压、噪声、感染、中毒、骨代谢异常、吸烟等。可能是进行性螺旋神经节神经元变性所致，但不局限于耳蜗，外耳、中耳、耳蜗神经核及听觉皮质都可有退行性病变。临床表现为中年以上不明原因双耳高频听力下降，也有患者从一侧发展到双侧，进展缓慢，言语听力损失比纯音听力损失严重，致言语会意、交谈困难，多伴有高频耳鸣，不伴眩晕。

（6）免疫相关性聋：原田小柳综合征可累及黑色素细胞，导致内耳受累。类风湿关节炎、系统性红斑狼疮、白塞病、干燥综合征等自身免疫性疾病患者可出双侧不对称性听力障碍、眩晕等，检查可发现感音神经性聋、前庭功能减退等，一般采用类固醇激素和免疫抑制剂（如，环磷酰胺）治疗。麻疹疫苗、肺炎支原体感染和猩红热有时出现急性耳聋或前庭症状，可能与直接感染或自身免疫机制影响内耳有关。

（7）突发性聋（sudden hearing loss）：简称突聋、暴聋，是一组病因不明、症状在 48 小时内达高峰的感音神经性聋。病因包括：①病毒感染：病毒可经血流、脑膜等途径浸入内耳，促进红细胞聚集，引起小血管内膜炎性水肿。②血管性病变：供应内耳的迷路动脉为终末动脉，小动脉痉挛，局部组织发生缺氧、水肿、血栓形成，致内耳感受器功能损害。③肿瘤：约 10% 听神经瘤表现为突发性聋，可能系肿瘤内出血压迫耳蜗神经，或者压迫动脉引起耳蜗急性缺血所致。④中毒性聋：耳毒性药物及有害气体均可能导致突发性聋。突发单侧耳聋常为首发症状，可伴有耳鸣、眩晕、恶心、呕吐。检查听力曲线为感音神经性聋。除第Ⅷ对脑神经外，无其他脑神经受累。治疗原则包括改善循环、神经营养药、抗病毒药、激素、高压氧舱等。两周以内开始早期治疗、不伴眩晕、青年、不伴有全身慢性疾病（如糖尿病）者，突发性聋的预后较好。

（8）梅尼埃病（Ménière disease）：是一种原因不明的、以膜迷路积水为主要病理特征的内耳病。现认为其病因可能与内淋巴的产生和吸收平衡失调有关，发病机制涉及内淋巴管机械阻塞与内淋巴吸收障碍、免疫反应、内耳缺血。40~60 岁高发，典型临床表现为：①发作性眩晕，呈突发性，持续 20 分钟至 12 小时，常伴有恶心、呕吐、走路不稳，无意识丧失；间歇期无眩晕发作。查体可见自发性眼震，呈水平型或水平旋转型。②波动性听力下降，早期为低中频下降型感音神经性聋，间歇期完全或部分恢复，随病情进展听力下降加重至不能恢复正常。③耳鸣及耳闷胀感，早期间歇期减轻，反复发作后持续存在。急性期可给予前庭抑制剂、糖皮质激素、支持治疗，间歇期以预防眩晕发作、保护内耳功能为原则。

（9）遗传性聋（hereditary hearing loss，HHL）：是指由来自父母的遗传物质传递给后代引起的听力损失，父母一方或双方可为与子代表型类似的耳聋患者，也可为听力正常的致病基因携带者。研究发现，50% 儿童、20% 成人感音神经性聋是由遗传因素引起的，有学者预测耳聋相关基因可达 250~300 个。根据病变位置，位于外耳、中耳的引起传导性聋，位于内耳的引起感音神经性聋，累及外耳、中耳、内耳的引起混合性聋。根据发病时间，先天性 HHL 出生时即发生耳聋，有的出现在儿童期或成人早期。根据临床表现，HHL 又可分为非综合征型（70%）和综合征型（30%）两大类。

非综合征型 HHL：临床上仅有听觉系统的症状，是近几年逐渐被认识的一种单基因病，发病率为 1/（800～1 000），遗传方式有常染色体显性遗传（约 20%）、常染色体隐性遗传（约 77%）、X-连锁遗传（约 1%）、Y-连锁遗传（少见）、线粒体突变母系遗传（低于 1%）。

综合征型 HHL：表现为听力综合症候群，伴有其他系统病变，如视觉、骨骼肌肉、神经、肾脏、心脏、皮肤及代谢系统疾病等，遗传方式包括常染色体显性遗传、常染色体隐性遗传、X-连锁遗传、线粒体突变母系遗传（王秋菊等 2015）。已有逾 400 种综合征型 HHL 见诸报道，诸如瓦登伯革（Waardenburg）综合征、腮-耳-肾综合征、斯蒂克勒（Stickler）综合征、彭德莱（Pendred）综合征、Usher 综合征、奥尔波特（Alport）综合征、巴特（Bartter）综合征等，还有一些罕见的综合征。通常根据其他相关的功能缺陷将综合征性遗传性耳聋进行分类，包括：①外耳畸形；②外皮异常，如过度角化、眼眉过度增生或缺乏、白化病、大面积色素沉着过度或过少区；③眼异常，如两眼距过远、严重近视、视神经萎缩、先天性或青年性白内障及色素性视网膜炎；④神经系统异常如小脑性共济失调、肌阵挛及智能缺陷；⑤伴骨异常；⑥伴肾、甲状腺或心脏异常。耳聋也可以是某些严重线粒体病的症状之一，尤其 Kearns-Sayre 综合征，偶见于 MELAS 综合征（非常有趣的是氨基糖苷类抗生素的耳毒性可能与对线粒体功能的损伤有关）；Wolfram 综合征可因核性或线粒体基因异常引起。这些遗传性综合征详见表 2-3-4。

表 2-3-4 典型的遗传性听力下降

疾病	遗传类型	基因缺陷	耳聋类型	伴随异常	所占比例
非综合征性					
DFN A	常染色体显性遗传	GJB2（连接蛋白）、MYO7、USH、SLC26A4 及这些基因的等位基因，GJB2 相关的耳聋在大多数人群中占一半（常染色体显性遗传）	进行性的感音神经性聋	同样的基因位点也可导致综合征性耳聋，如 Usher、Pendred 综合征，80% 遗传性耳聋源于隐性基因突变	约占非综合征性隐性遗传性耳聋的一半（连接蛋白）
DFN B	多为常染色体隐性遗传	—	—	—	—
DFN X	X 连锁	—	—	—	—

疾病	遗传类型	基因缺陷	耳聋类型	伴随异常	所占比例
家族性耳硬化症	常染色体显性遗传,外显率低	COLIA1	传导性聋	—	—
综合征性					
Waardenburg Ⅰ型	常染色体显性遗传	PAX3为主,部分与SOX、WSIV(转录因子)有关	不同程度的感音神经性聋	眼角异位、异色、虹膜炎、白发	最常见的综合征性显性遗传性耳聋,占儿童耳聋患者的3%
Waardenburg Ⅱ型	—	—	—	除了眼角异位外其他与Ⅰ型相同	—
Waardenburg Ⅲ型	—	—	—	上肢缺血	
Waardenburg Ⅳ型	—	EDN(内皮缩血管肽途径受体)	—	色素缺失及Hirschsprung病(先天性巨结肠)	—
腮-耳-肾综合征	常染色体显性遗传	其中一半是EYA1(与内耳和肾脏发育有关的转录因子)	传导性耳聋(75%),可为感音神经性聋和混合型	第二常见的显性遗传性耳聋。鳃裂囊肿、腭裂、外耳和肾脏畸形	2%
Stickler综合征	常染色体显性遗传	STL 1-3	进行性感音神经性聋	腭裂、骨骺发育不全,1型和3型有高度近视和视网膜脱离	—
神经纤维瘤病2型	常染色体显性遗传	NF 2	听神经瘤	MRI可提供明确证据	—
Usher Ⅰ型	常染色体隐性遗传	USH genes(非传统的肌球蛋白和黏附分子)	严重的先天性感音神经性聋、前庭功能障碍、色素性视网膜炎	最常见的阴性遗传类型;10岁后出现色素性视网膜炎,1型有前庭功能障碍	3%~6%
Usher Ⅱ型	—	—	中到重度耳聋,晚发性视网膜炎	—	—
Usher Ⅲ型	—	—	进行性耳聋和不同程度的视网膜炎	—	—
Pendred综合征	常染色体隐性遗传	半数为SLC13A4(也可导致非综合征性耳聋)	先天性感音神经性聋,骨迷路畸形(Mondini畸形)	功能正常的甲状腺肿大	4%
耶韦尔(Jervell)和朗格-尼尔森(Lange-Nielsen)综合征	常染色体隐性遗传	KVQT,KCNE(内耳整流钾通道延迟)	先天性聋	间期延长;晕厥、猝死	<1%
Refsum病	常染色体隐性遗传		进行性感音神经性聋	色素性视网膜炎、多发感觉性周围神经病、植烷酸水平升高	—
Alport病	X-连锁遗传	85%为X-连锁遗传,也有常染色体显性、隐性遗传者(与耳蜗、眼、肾脏的基底膜形成有关)	进行性感音神经性聋	肾小球肾炎、肾衰竭	1%
Mohr-Tranebjerg综合征	X-连锁遗传	TIMMBA(胞质到线粒体的转运蛋白)	儿童进行性耳聋	视觉障碍、肌张力障碍、轻度智力障碍	—
Kearns-Sayre综合征	线粒体遗传	线粒体DNA3243位点突变和缺失	晚发性进行性感音神经性聋	糖尿病及其他与线粒体突变有关的症状(详见线粒体遗传病)	—
Kearns-Sayre综合征	线粒体遗传	线粒体DNA3243位点突变和缺失	晚发性进行性感音神经性聋	糖尿病及其他与线粒体突变有关的症状(详见线粒体遗传病)	—
Bartter Ⅳ	—	BSND;氯离子通道	先天性,重症	盐耗	—

注:—不详。

与听觉系统变性、退化不同的另一类疾病是听觉系统发育不良，目前表现为内耳发育不良的疾病有以下四种类型：①Michel 缺陷：耳囊和第Ⅷ对脑神经完全缺失；②Mondini 缺陷：骨迷路、膜迷路和螺旋神经节发育不全；③Scheibe 缺陷：膜性耳蜗球囊发育不良，伴前庭、耳蜗神经萎缩；④罕见的染色体（三体）异常：特点是器官末端异常和螺旋神经节缺失。

3. 功能性聋（functional hearing loss） 又称为癔症性聋，对双侧耳聋患者可通过对巨大声音的反应性眨眼反应（耳蜗-眼轮匝肌反射）或皮肤出汗改变（精神电流皮肤反射）进行鉴别。可用听力仪测定单侧癔症性耳聋，连接双耳或对附着在耳边的听诊器钟型听头小声说话，先关上一边的管，然后在患者不知情的情况下关上另一个。脑干听觉诱发电位时出现第一组合波可提供确切证据，提示声音可到达听力感受器官。须注意，在意识清醒下的短暂耳聋发作可以是一侧颞叶癫痫的表现。

【辅助检查】

不同类型听力下降的病因、预后不同，治疗方法也有明显区别，传导性聋常可以治疗，因此对其鉴别非常重要，可以通过以下的方法。

1. 音叉试验 应用频率 512Hz 的音叉进行林纳（Rinne）试验（同侧骨导与气导比较），韦伯（Weber）试验（双侧骨导比较），施瓦巴赫（Schwabach）试验（正常人与患者骨导比较试验），可以帮助鉴别传导性聋与感音神经性聋，检查法参见第一篇第二章第九节视野、听力和前庭功能检查。

2. 纯音听阈检查 应用电流振荡不同频率（125~12 000Hz）和强度的纯音，根据患者听到的最低强度做记录，将每一频率的结果（dB）记录在表格上画出听力曲线。传导性聋时听力损失为低频音的气导，感音神经性聋时高频音气导和骨导均下降。听力曲线是评价听力丧失程度的基本试验，对鉴别传导性聋和感音神经性聋亦有帮助。

3. 其他相关检查 包括大声复聪、语言分辨、Békésy 听力仪、脑干听觉诱发电位（BAEP）以及听-镫骨反射等。大声复聪试验可区分复聪性耳聋（Corti 器病变）与非复聪性耳聋（听神经病变）；Békésy 听力仪和 BAEP 对耳聋的定位诊断有帮助；听-镫骨反射可评价听神经、面神经的传导。

二、耳鸣

耳鸣（tinnitus）是起源于耳部的声响，如铃声、嗡嗡声、哼哼声、汽笛声、轰鸣声、嘶嘶声、敲击声、唧唧声或脉搏样声音等，并非来源于外部的声音，是耳蜗及耳蜗神经病变的主要症状，临床常见。耳鸣主要包括音调性和非音调性两种，感觉听力的神经元必须受刺激产生冲动才能被感知。

1. 主观性耳鸣 是一种音调性耳鸣，只能被患者本人听到，最为常见。起源于中耳或内耳，机制可能为受损耳蜗附近的毛细胞活动度过高或去抑制状态所致，也可能与毛细胞和盖膜的不匹配有关。还有人认为血管压迫影响神经纤维导致假突触传递，使传入神经元异常放电。

（1）在理想的听环境，如在隔音、周围声音水平小于18dB 的条件下，80%~90% 的成年人可有这种生理性耳鸣。在日常生活环境中，周围声音背景一般大于 35dB，使生理性耳鸣被掩盖而听不到。中耳或听神经引起的病理性耳鸣也可被周围杂音掩盖，故患者只在相对安静的情况下受到耳鸣的煎熬。

（2）音调性耳鸣常见于鼓膜、中耳听小骨、内耳或听神经病变，多数患者也有不同程度的耳聋，特点是单耳鸣，有音调性质，伴耳蜗或神经功能障碍。伴高频的感音神经性聋时耳鸣为唧唧声、嘶嘶声或风声；中耳病变耳鸣持续时间要比感觉神经病变长，呈强度不定的低音调，如咔哒声、嘭嘭声或水流声。

（3）伴传导性聋的耳鸣呈低频性，一般为 90~1 450Hz，中位数值 490Hz；伴神经性聋的耳鸣呈高频性，一般为 545~7 500Hz，中位数值 3 900Hz。梅尼埃病则不同，其耳鸣与伴传导性聋时相似，常表现为低音调的呼呼声、蜂鸣声或轰鸣声，一般 90~900Hz，中位数值 320Hz。

（4）精神心理因素也可引起耳鸣，目前由于工作压力、情绪障碍、睡眠障碍等引起的耳鸣明显增多。

曾报道听神经血管减压术能减轻个别患者的耳鸣，多数耳鸣无特效疗法，可向患者解释耳鸣的性质，使之逐渐适应这种现象。对症状严重影响日常生活者可应用特殊的听力仪，通过不断向患者传递与耳鸣音调和强度相近的声音来克服耳鸣本身带来的不适感。此外，助听器通过提高听力可抑制或减轻耳鸣。

2. 客观性耳鸣 也称他觉性耳鸣，是一种非音调性、搏动性耳鸣，声音可被患者和检查者听到，相对少见。头部噪声起源为机械性，能通过机体各种软、硬结构或液体、气体介质传递到内耳，为搏动性。其机制并非原发听神经功能障碍，而是起源于咽鼓管、中耳（镫骨肌或鼓筋膜张肌）、腭（腭肌）或咽部（吞咽肌）肌肉收缩或耳周的血管结构。颈静脉大小和位置变异是部分患者搏动性耳鸣的原因。

（1）最常见声音来源于颈部大血管的涡流。患者感觉声音是搏动性、非对称性。搏动性耳鸣也见于甲状腺增大伴静脉血流增多、颅内动脉瘤、动静脉畸形、颈静脉球瘤、主动脉狭窄和颅骨血管性肿瘤，检查者可在血管瘤或较大的动静脉畸形患者乳突处听到杂音。须注意部分正常人将一只耳朵压在枕头上侧卧时也可出现搏动性耳鸣。

（2）假性脑瘤或任何原因所致的颅内压增高时，搏动性耳鸣与颅内静脉窦、颈静脉间存在的压力梯度有关。轻压症状侧静脉球时耳鸣消失是静脉起源的耳鸣的有力证据。

（3）颈动脉疾病导致耳鸣相对少见，血流相关性杂音可来源于纤维肌肉发育不良、动脉粥样硬化性狭窄、动脉层撕裂及一侧颈动脉堵塞时对侧血流增多等。

（4）腭肌阵挛的节律性收缩、鼓膜张肌或镫骨肌收缩（中耳肌阵挛）可引起间断性敲击样耳鸣。这类耳鸣可给予地西泮等治疗，极严重患者可手术切除受累肌，软腭组织肌注肉毒毒素可有效治疗腭肌阵挛引起的耳鸣。

三、其他的听觉障碍

其他的听觉障碍包括：

1. 脑桥幻听症（pons auditory hallucination）　脑桥病灶可伴复杂听幻觉，这些异常听觉远比神经性耳鸣复杂，但比颞叶幻觉少见，常与一侧或双侧耳聋及其他脑桥病变体征有关。上位脑桥盖部病变可在对侧耳出现令人不愉快的听觉过敏，脑干听觉诱发电位显示耳蜗、听神经和耳蜗核正常。在摆动性视幻觉病例中，患者可意识到声音是不真实的。

2. 听幻觉（auditory hallucination）　可出现于长期感音神经性聋的老年人，患者整日听到歌声、交响乐、合唱乐、熟悉或不熟悉的韵律，幻觉可被周围的噪声、睡眠和交谈等中断。SPECT显示右侧听皮质激活。通常抗惊厥和抗精神病药物无效。

3. 复杂的听幻觉（complex auditory hallucinations）表现为变换的音调如乐器演奏音乐，混杂音如交响乐，警笛样或嗡嗡声如蜂群，有时呈真实幻觉性质。可出现于部分颞叶癫痫患者，癫痫也可由音乐或其他听刺激诱发。

4. 错听（paracusia）　患者感觉声音、音调或言语反复重复数秒，是一种大脑源性听现象，与视觉重复现象相似，机制不明。

第五节　头晕、眩晕和平衡障碍

（付锦）

外周前庭感觉系统产生的前庭信息传入大脑，通过多个神经通路传导至多个脑区，与视觉、本体感觉信息一起被各脑区加权分析和整合运用，涉及步态、姿势、运动、平衡、视觉稳定、空间感知、运动导航，以及空间记忆等广泛的生理功能。

第一，前庭外周感受器被深深保护在颅骨内部（看不到）；第二，前庭信息通常是被整合后发挥作用，正常情况下，它不像视觉、嗅觉、味觉可被直接感受到；第三，与其他感觉系统不同，前庭神经元既可直接接收神经传入，也可向运动神经核团发出直接投射，如前庭眼动通路、前庭脊髓通路。

虽然前庭系统不能被直观看到，也似乎不能被感受到，但它通过非常广泛的神经通路，将多个不同系统联系在一起，参与机体平衡的维持。因此，前庭系统病变时引起前庭感知觉障碍和平衡障碍，出现复杂的前庭症状，如眩晕、头晕、呕吐、行走不稳等。

【研究史】

1825年，法国的生理学家Pierre-Marie Flourens切除鸽子的水平半规管后观察到鸽子在原地打转，以及眼球的"激惹样运动"，半规管损伤后的前庭症状才第一次被记录下来，但Flourens教授当时错误地认为，这是半规管损伤导致小脑指令无法中继下传而引发的症状，并未认识到半规管是前庭感受器的一部分，更没有意识到前庭感觉系统的存在。

1870年，德国的生理学家Friedrich Goltz重复了Flourens的研究，首次认识到半规管很可能是维持头部、身体平衡的感觉器官。1873年，维也纳的Josef Breuer医生通过大量的动物实验证实前庭神经终止于半规管壶腹，并由其"特殊的上皮细胞"向内淋巴发出微观的纤毛样结构，并特别指出头部角速度可通过半规管内淋巴的流体动力学特性刺激半规管壶腹。从此前庭感觉以及前庭系统的作用才被逐渐认识和深入研究。因此，前庭感觉系统是在医学史上最晚被发现和认识到的一种感觉。

【解剖和生理】

1. 前庭感受器　外周前庭感受器位于膜迷路内，被骨迷路所保护，膜迷路内充满内淋巴。每侧耳各有三个半规管（上半规管、下半规管和水平半规管）和两个耳石器（椭圆囊和球囊），每侧三个半规管所在平面大致两两垂直，而双侧耳相对应的两个半规管（双侧水平半规管、左前-右后半规管、左后-右前半规管）大致位于同一平面，形成推-拉互补的对应关系。每个半规管的一端稍膨大，形成壶腹，壶腹和耳石器内有高度分化的毛细胞，这些毛细胞是前庭外周感受器，分为动纤毛和静纤毛。

在正常情况下，前庭毛细胞即便在静息状态也存在前庭冲动发放，称为前庭张力（vestibular tension），静纤毛朝向或背离动纤毛的偏移可导致神经冲动发放增加或减少（图2-3-11）。

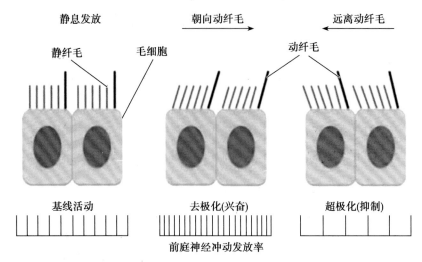

图 2-3-11　前庭毛细胞神经冲动的发放机制示意

静息态下前庭毛细胞处于静息发放的基线状态(前庭张力),当静纤毛朝向动纤毛方向偏斜,则导致毛细胞去极化,从而神经冲动发放增加(兴奋),静纤毛远离动纤毛方向偏斜,则导致毛细胞超极化,神经冲动发放减少(抑制)

壶腹内的毛细胞位于壶腹嵴,球囊斑和椭圆囊斑的毛细胞分别位于球囊内侧壁和椭圆囊底壁。在壶腹嵴上覆盖一层凝胶状膜,称为终顶(或嵴帽)(图 2-3-12),当头部以角加速度运动时,可导致内淋巴流动,从而驱动壶腹嵴内的静纤毛朝向或远离动纤毛偏斜,相应的出现神经冲动增加或减少(遵循 Ewald 定律),从而实现机械能-生物电转换;耳石膜内掺杂碳酸钙结晶样结构,覆盖在毛细胞上方,直线加速度可导致耳石膜与毛细胞之间由于密度不同而出现剪切力,造成毛细胞神经冲动发放增加或减少(Brandt T et al,1991)。毛细胞产生的神经冲动,经前庭神经传入脑干、小脑及大脑的特定区域。

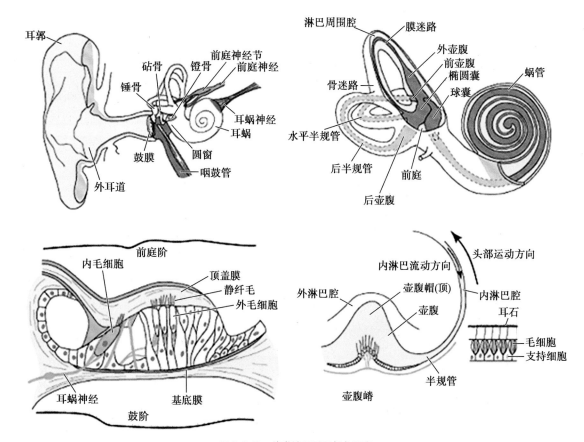

图 2-3-12　前庭神经周围部分示意

2. 前庭神经 其双极神经元位于内听道底部的前庭神经节(Scarpa 神经节)内,双极神经元的周围突穿过内听道底的小孔,分支终止于半规管壶腹嵴、球囊斑和椭圆囊斑的毛细胞,中枢突组成前庭神经,经内耳门,在脑桥延髓交界处进入脑干,主要至前庭神经核。前庭神经又分为前庭上神经和前庭下神经,前庭上神经接受来自上半规管和水平半规管壶腹嵴和椭圆囊斑的感觉输入,前庭下神经接受来自后半规管壶腹嵴和球囊斑的感觉输入。

3. 前庭神经核复合体 是由四个主要核团(前庭神经内侧核、外侧核、上核及下核)和数个较小的细胞群组成。前庭神经核复合体主要部分位于脑桥内,尾部向下延伸至延髓内,它除了接收来自前庭神经的纤维传入,还接收来自大脑前庭皮质区、眼球运动神经核团、小脑以及脊髓等处的神经传入(图 2-3-13)。

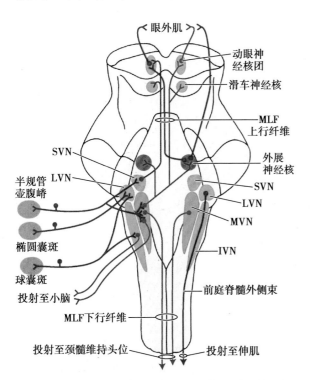

图 2-3-13 前庭神经核复合体传入、传出神经纤维投射示意
SVN:前庭神经上核;LVN:前庭神经外侧核;MVN:前庭神经内侧核;IVN:前庭神经下核;MLF:内侧纵束

(1) 前庭神经上核:半规管大部分传入初级纤维到达上核,来自小脑绒球的纤维终止于上核的中央区,而来自小脑顶核、小结和小舌的纤维终止于上核外侧区。前庭神经上核发出神经纤维形成内侧纵束,并发出神经纤维投射至脑桥网状结构、小脑和三叉神经主核。

(2) 前庭神经外侧核:来自椭圆囊斑的传入纤维主要终止于外侧核,外侧核同时接收来自小脑蚓部和小脑顶核的神经投射。前庭外侧核发出神经纤维大部分投射

至同侧前庭脊髓束,小部分投射至对侧内侧纵束。外侧核是前庭脊髓反射的中继站。

(3) 前庭神经内侧核:前庭内侧核接收来自壶腹嵴、囊斑、小脑顶核和小脑绒球的传入纤维,同时接收来自对侧前庭核的联结纤维、网状结构的投射纤维。前庭内侧核发出神经纤维经内侧纵束上行支投射至眼球运动神经核团、经内侧纵束下行支投射至颈胸髓,部分纤维投射至前庭小脑、网状结构和对侧前庭神经核。前庭内侧核主要参与调节眼球、头部和颈部运动。前庭内侧核发出的部分神经纤维投射至脑干心血管活动中枢,引起前庭自主神经反射。

(4) 前庭神经下核:部分来自小脑绒球小结叶的纤维与前庭传入纤维混合进入前庭神经下核,然后发出神经投射至小脑或网状结构。前庭神经下核汇集来自双侧前庭、小脑及网状结构等的传入信号。

前庭神经上核和内侧核与前庭眼动反射有关,前庭神经内侧核亦与前庭脊髓反射有关,协调头和眼睛的同时移动。前庭神经外侧核与前庭脊髓反射有关,前庭神经下核与其他核团、小脑相连接。这些前庭神经核团通过多个神经通路联系在一起,大多互相抑制,并使得脑干双侧之间信息共享,并实现对半规管推拉式成对信号的初步分析。

4. 前庭神经通路 前庭神经核复合体接收来自前庭神经的前庭信息传入后,对前庭信息进行初级处理,然后通过广泛的神经通路投射至颅内多个脑区,参与多种神经功能的整合,从而维持空间感知、运动、导航、视觉稳定以及躯体的平衡和协调,而前庭神经核也同时接受各个脑区的反馈和调节(图 2-3-14)。主要的前庭神经通路及其涉及的神经功能如下:

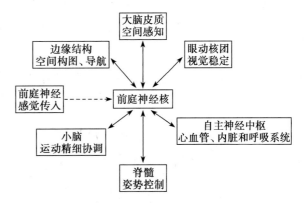

图 2-3-14 前庭信息参与多个脑区神经功能的示意
前庭信息由前庭神经传入前庭神经核复合体(虚线箭头),前庭神经核通过广泛的神经通路将前庭信息投射至脑和脊髓内的诸多神经核团,参与不同的神经功能,同时也接受其反馈和调节(实线双箭头)

（1）前庭眼动通路：由于该通路仅涉及前庭外周感受器、前庭神经核团和眼动神经核团三级神经元，较短的反射通路使得前庭眼动反射的潜伏期仅8～12毫秒，从而可以实现头部高频运动时的视觉清晰。当头部高频运动刺激外周前庭感受器后，前庭信息经前庭神经传导至前庭神经核，前庭神经核发出神经纤维投射至眼球运动神经核团，通过眼球运动神经支配眼外肌，使得眼球在眼眶内产生与头部运动方向相反、幅度相等的转动，从而维持眼球在空间位置内的相对稳定，保证外界影像能稳定地投射到黄斑中心凹，保持视觉清晰稳定。

（2）前庭脊髓通路：前庭脊髓通路与人体平衡调节有关，其调节姿势的通路非常复杂，主要有内侧、外侧两个通路，此外还有前庭脊髓内尾侧通路。前庭脊髓外侧束起源于前庭外侧核，主要来源于耳石器，投射到同侧颈、胸、腰段前角细胞；前庭脊髓内侧束起源于前庭内侧核，主要来源于半规管，经内侧纵束投射到双侧（同侧为主）颈髓，通过前庭眼反射保持头部在空间位置。

（3）前庭皮质通路：前庭信息传入大脑皮质的途径有两个：①经前庭神经核、丘脑特异神经至大脑皮质前庭皮质区；②前庭神经核→网状结构→小脑→丘脑非特异神经核、下丘脑至边缘系统→大脑皮质前庭皮质区（顶岛叶前庭皮质区）。大脑前庭皮质区接收到前庭信息后，与视觉、本体感觉信息整合，形成对自体和外部空间的空间定位、方向、主观垂直觉等前庭感知觉。

（4）前庭自主神经通路：主要由前庭神经内侧核发出纤维至双侧网状结构，继而与迷走神经背核、泌涎核、疑核、孤束核以及蓝斑等神经核团的纤维联系。该神经通路受到刺激可产生恶心、呕吐、出冷汗、面色苍白及恐惧等表现，是一种保护性反应。

（5）前庭小脑通路：前庭神经内侧核、下核等来源于前庭神经核复合体的神经纤维向小脑投射，传导至小脑绒球的纤维来自同侧，到小结、蚓部、顶核的纤维来自双侧前庭神经核；一部分前庭神经纤维越过前庭神经核，经绳状体直接到达小脑绒球、蚓部、小结和顶核。小脑也发出传出纤维，顶核和球状核发出顶核延髓纤维进入前庭神经核复合体，小脑以前庭神经外侧核、红核、网状结构为中继站，控制眼外肌、颈部和躯干、四肢的肌肉运动。小脑是高于前庭神经核的平衡调节中枢。

（6）前庭网状通路：前庭神经核的传出纤维向网状结构投射，一部分来自前庭神经的初级前庭信息也直接投射至网状结构，通过前庭网状通路，前庭神经核与中枢神经系统大部分神经核产生联系。

（7）视觉前庭交互通路：除了前庭眼动通路，视动系统也参与保持头部运动过程中的视觉清晰，视动系统在低频运动时发挥重要作用。视觉信息和前庭觉信息在小脑、前庭神经核、脑桥旁正中网状结构相互作用，主要涉及两条通路：①皮质通路：视网膜中心凹→外侧膝状体→枕叶视皮质→前额视皮质→脑干旁正中网状结构、小脑→前庭神经核→眼动神经核→眼外肌；②皮质下通路：周边视网膜→副视束系统→小脑绒球、速度储存单元→前庭神经核→眼动神经核→眼外肌。

5. 前庭中枢皮质区　前庭感觉系统是唯一缺乏初级感觉皮质的系统，目前倾向于认为高级前庭中枢主要位于顶岛叶前庭皮质区，前庭皮质神经元属于多模态神经元，不仅接收前庭信息传入，也接收其他感觉信息的传入（主要是视觉信息、本体觉信息，其至内脏感觉信息等），并进行整合，最终完成高级前庭感知功能。

前庭-边缘系统之间也存在神经通路，包括海马在内的边缘系统在认知整合过程中，也涉及对前庭信息的参考、权重、分析等整合处理，因此前庭信息是参与机体内在表征、机体及周围空间定位、空间记忆以及注意力等高级认知功能的整合过程的。

【前庭感知觉障碍】

前庭神经核复合体通过广泛的神经通路网络，与中枢神经系统诸多神经核团之间存在相互的神经投射，因此：①当从前庭外周感受器开始的前庭神经通路任何一个部位发生病变，患者都可以出现前庭感知觉障碍（如眩晕、头晕、空间定向、运动感知障碍等）及前庭神经通路涉及的其他神经功能障碍；②当与前庭神经核团复合体存在神经通路投射的其他神经功能障碍（如视觉障碍、眼动障碍或本体感觉障碍等）时，也会导致前庭感知觉障碍。

由于病变的部位不同、病程不同以及视觉、本体觉代偿的程度不同，前庭感知障碍及相关神经功能障碍的程度、类型也可能各异。一般来说，越靠近高级中枢皮质的前庭系统功能障碍，越多表现为高级认知功能参与的前庭知觉障碍；而靠近低级前庭中枢，甚至外周前庭神经病变的前庭系统功能障碍，在急性期以直接的前庭感觉障碍为主，在缓解期则以前庭知觉障碍为主要表现。

1. 前庭外周感受器、前庭神经、前庭神经核复合体以及前庭神经通路受累　无论是基于解剖生理，还是流行病学证据，病变越靠近外周前庭，眩晕和前庭自主症状越明显，越靠近前庭皮质区，越以头晕症状为主，但是也并非绝对。一般来脑干、小脑及其以下部位的前庭系统病变较多表现为眩晕、平衡障碍、主观垂直觉障碍以及恶心、呕吐、恐惧等症状，多伴有眼球震颤；脑干、小脑水平以上的病变较多表现为头晕，也可表现为躯体化症状、空间记忆障碍，多不伴眼震。

2. 与前庭神经通路存在投射关系的其他神经功能

障碍 由于顶岛叶前庭皮质区的前庭神经元接收前庭、视觉和本体感觉等信息,对这些感觉信息加权分析从而整合出当时的"前庭感知觉",因此一些视觉障碍、本体觉障碍的患者也可表现为头晕、视物晃动、不稳等前庭感知觉障碍,比如:眼球震颤(视野缺损导致的跷跷板眼震、先天性眼球震颤)患者可因振动幻视出现头晕,脊髓后索或周围神经病变导致的深感觉障碍患者,可主诉运动时头晕和平衡障碍。

简而言之,一方面,前庭系统病变可以出现前庭感知觉障碍,也可出现非前庭系统症状(心慌、恶心、呕吐甚至头痛等);另一方面,一些非前庭系统病变可影响前庭皮质区多模态神经元对各种感觉信息的加权分析,并通过前庭神经通路投射至前庭系统,表现为前庭感知觉障碍(头晕、不稳、姿势步态异常等)。因此在对临床表现为前庭感知觉障碍的患者进行诊治时,要根据详细的病史和仔细的体格检查,初步判断可能受累的部位,通过个体化的结构、功能检查,确定病因和发病机制。

【临床特征】

由于前庭神经通路在脑和脊髓内广泛分布,因此很多中枢神经系统病变都可累及广义的前庭系统,从而出现前庭系统功能障碍的相应表现。如果患者除了前庭感知觉及相关的功能障碍,还合并其他神经系统受累的局灶体征,定位诊断就相对比较容易,但如果患者仅有前庭感知觉障碍表现或以其为主,定位诊断其实并不容易,而详细的临床病史可能为眩晕的诊断提供重要线索,尤其是核心症状的类型、持续时间、起病方式、发作类型、发病诱因及伴随症状等均有非常重要的提示意义,既往史、家族史和个人史等也非常重要(Halmagyi GM et al,2000)。

1. 前庭症状的类型 虽然累及前庭神经通路任何部位的病变,都可以表现为眩晕、头晕、前庭-视觉症状和不稳等前庭症状,但是正如前文所述,根据解剖、生理和流行病学经验,这些症状在不同部位的病变中出现的概率也是有一定规律可循的。

2. 症状的持续时间 通常是指所关注的核心症状的持续时间,比如患者可表现为突发的、单相病程的、单一的前庭症状,那么临床诊疗围绕此症状进行;但也可能是一个反复发作或持续性前庭症状的患者(如长期头晕或发作性眩晕等),在既往症状基础上出现了新的前庭症状,则要注意不同前庭神经通路或同一神经通路的不同部位受累的可能。对于前庭症状持续时间的一般性规律如下:

(1) 瞬时或少于一秒:多见于前庭外周性损害(如前庭阵发症),尤其常见于前庭中枢未能完全代偿状态,但是要注意很多慢性前庭综合征的患者也会在慢性症状

基础上,出现反复的瞬时发作性症状,也并非总是前庭外周病变所致,很可能仍源于前庭皮质网络功能障碍。

(2) 数秒至数分钟:大多具有反复发作性特点,如良性阵发性位置性眩晕。

(3) 数分钟至数小时:多见于发作性疾病,如梅尼埃病、前庭性偏头痛、惊恐发作等。

(4) 数小时至数日:大多超过24小时,具有持续性特点,见于迷路炎、前庭神经炎、多发性硬化、脑卒中等。

(5) 数周、数月至数年:多为慢性前庭综合征,以前庭中枢受累或前庭外周受累后前庭中枢代偿不能为主,如双侧前庭病、持续性姿势知觉性头晕等。

3. 起病方式和发作类型 发作性和急性前庭综合征多急性起病,慢性前庭综合征多是慢性病程。按照病程的不同形式分为急性、发作性和慢性前庭综合征,但是这三者并不是截然分开的,单一疾病也可在同一患者身上导致三种前庭综合征,比如:

(1) 前庭神经炎的患者可以急性眩晕、平衡障碍起病(急性前庭综合征);若前庭中枢代偿不足,患者可呈现出慢性持续性头晕,甚至持续性姿势知觉性头晕(慢性前庭综合征);由于椭圆囊失神经支配或其他原因导致耳石脱落,此时患者又可表现为良性阵发性位置性眩晕(发作性前庭综合征)。

(2) 反复后循环短暂性脑缺血发作(发作性前庭综合征)的患者,可以进展为后循环脑梗死(急性前庭综合征),部分患者遗留慢性头晕、共济失调、平衡障碍等持续性症状(慢性前庭综合征)。

须注意的是,虽然起因是同一种疾病,但是因为在病程的不同阶段所涉及的主要前庭神经通路不同,因此临床表现有所不同。

4. 诱发因素 详细了解导致患者当下核心前庭症状的特定诱因,其意义在于:大多数情况下,明确的诱因几乎直接指向病因。常见诱因有头位变化、体位变化、转颈、行走或其他运动、视觉刺激、乘车、特定食物、情绪应激、睡眠,等等。

(1) 头位与体位变化、转颈、运动等有可能导致前庭外周感受器受刺激的诱因:各种身体位置的变化、运动都有可能刺激前庭外周感受器,要区分某一诱因是否刺激到了前庭外周感受器,比如转颈,身体不动只转动头部和头位不动只转动颈部及躯体是不同的,前者可刺激前庭外周感受器,后者则排除了前庭外周感受器直接受刺激的干扰。再比如行走过程中的头晕和不稳,既可能是前庭外周感受器在运动过程中受到刺激,也可能是周围神经、脊髓后索受累导致的本体感觉障碍。直立性低血压和直立性眩晕的患者,几乎很少在躺下时和平卧位诱发

症状,这也是与耳石症不同的。

此外,各种类型的头部运动只要造成半规管或耳石器受到兴奋性或抑制性刺激,必然导致传入脑的前庭信息较前发生变化,因此几乎绝大多数头晕、眩晕的患者在头部运动的时候都会出现症状的加重或变化,很多疾病如前庭性偏头痛、中枢性眩晕、晕动病等均可表现为这种现象,而并非耳石症所特有,所以要仔细甄别某一因素是否确是诱因(庄建华等,2019),通过详细的病史采集,透过患者主诉的所谓"诱因",判断真正的诱发因素。

(2)视觉相关诱因:是指当患者置身于复杂视觉环境或多变的视觉环境中产生的不适感,常伴有自主神经症状,通常是视觉-前庭交互神经通路的功能障碍,临床上常见于前庭性偏头痛或持续性姿势知觉性头晕患者,患者往往表现为无法看电影、恐高、广场或密集恐惧症等。

(3)声音或瓦尔萨尔瓦(Valsalva)动作诱发:临床上常见于上半规管裂综合征。

(4)特殊饮食诱发:前庭性偏头痛的患者如果食用刺激性食物时可诱发眩晕发作,例如茶、咖啡、巧克力、酒精类饮品、奶酪等。高盐饮食可诱发梅尼埃病。

(5)高度紧张和过度换气可以导致情绪相关的惊恐发作或其他心境障碍疾病,过度换气试验可在部分前庭阵发症的患者中诱发眩晕发作。

(6)乘坐交通工具,例如船、车、飞机等,可产生持续存在的头晕或头昏沉感,可伴有自主神经症状,常见于晕动病等。

5. 伴随症状 如意识丧失,共济失调,听觉及视觉症状等。

【体格检查】

与其他神经系统疾病一样,仔细的体格检查和详细的病史采集是进行定位、定性诊断的基础,以主观感觉障碍(前庭感知障碍)为主要临床表现的前庭系统疾病更是如此,除了常规的神经科体格检查外,尤其侧重神经耳科学体格检查(表2-3-5),通过观察眼球运动、姿势步态,评估各个前庭神经通路是否受累及受累部位。主要包括眼球震颤(自发性眼震、凝视诱发性眼震、诱发性眼震,尤其注意眼震方向)、位置诱发试验、脉冲甩头试验、前庭眼动反射抑制试验、平稳跟踪以及姿势步态等床旁检查方法。除此之外,床旁音叉听力检查也有助于鉴别诊断。

【辅助检查】

目前临床上用于前庭系统的检查方法主要分为两部分:①以冷热试验、眼震视图(或眼震电图)、前庭诱发肌源性电位(VEMP)和头脉冲试验为主的前庭功能评估;②以CT和MRI扫描为主的结构影像学检查。除此之

外,分子遗传学、感染免疫学相关血液检查有助于一部分患者的病因学诊断,一些颅脑功能影像学检查也用于高级皮质功能的评估,但尚未广泛用于临床。

表 2-3-5 头晕、眩晕和平衡障碍患者的
神经耳科床旁检查核心项目

检查项目	检查内容
眼球运动	自发性眼球震颤
	凝视方向对眼震的影响
	头脉冲试验
位置诱发试验	Dix-Hallpike,滚转试验
步态检查	Romberg 征
	直线行走试验
内耳镜检查	注意有无疱疹
床旁听力检查	不同频率音叉

1. 前庭功能评估 得益于科学技术的进步,尤其是高频红外视频眼动采集系统成熟和推广,目前的前庭功能评估技术已经由以往简单的冷热试验,延伸为以前庭功能为主的平衡功能综合评估,评估内容主要包括:

(1)眼动、视动功能评估(眼震电图/眼震视图、冷热试验)。

(2)半规管参与的前庭眼反射通路评估(眼震电图/眼震视图、冷热试验、正弦谐波加速转椅检查、前庭眼动反射抑制试验、主动摇头试验、头脉冲试验、位置诱发试验)。

(3)耳石器参与的前庭眼反射通路功能评估(前庭肌源性诱发电位和离轴旋转试验、主观垂直觉)。

(4)前庭脊髓反射通路的评估(动态、静态姿势步态描记)。

(5)维持平衡的多系统感觉整合功能的评估(视觉、本体觉及前庭系统功能评估)。

眼震电图/眼震视图检查常规包括自发性眼震、凝视试验、平稳跟踪、扫视和视动性试验。各种检查方法所涉及的感受器及其联系通路请详见表2-3-6。

2. 前庭系统结构影像评估 临床上应用最多的为MRI和CT扫描,MRI的组织分辨率高,对于识别脑实质病变、前庭神经占位或压迫、迷路水肿等疾病敏感性较高,而薄层CT扫描可以发现半规管裂、内听道骨折以及内淋巴瘘等疾病。但是考虑到头晕、眩晕在人群中的高发病率,而其中最为常见的良性阵发性位置性眩晕、前庭性偏头痛等疾病,绝大多数是由前庭系统功能障碍导致,而并无明确结构性病变,因此影像检查更多的是辅助鉴别诊断。

表 2-3-6　前庭外周感受器及其传导路的检查方法与注意事项

前庭感受器	检查方法	感受器特异性	检查频率	侧别特异	动态静态	是否客观	刺激性质	耗时/min
水平半规管	床旁 HIT	√	H	√	动	√	P	2
	vHIT	√	H	√	动	√	P	10
	DVA	√	H	√	动	×	P	10
	冷热试验	√	L	√	静	√	NP	35
	转椅试验	×	L,M	×	动	√	P	20
前半规管	床旁 HIT	√	H	√	动	√	P	2
	vHIT	√	H	√	动	√	P	10
	振动试验	×	不详		动	√	P	10
	DVA	√	H		动	×	P	10
后半规管	床旁 HIT	√	H		动	√	P	2
	vHIT	√	H	√	动	√	P	10
	DVA	√	H	√	动	×	P	10
椭圆囊	oVEMP	√	S	√	静	√	NP	10
	SVV	√	L	√	动/静	×	P	15
	离心旋转	√	L,M	√	动	×	P	20
球囊	cVEMP	√	S	√	静	√	NP	10
	泡沫姿势描记	×	L	×	动	×	P	10

注:HIT,头脉冲试验;vHIT,视频头脉冲试验;DVA,动态视敏度;oVEMP,眼性前庭诱发肌源性电位;SVV,主观垂直视觉;cVEMP,颈性前庭诱发肌源性电位;H,高频段;L,低频段;M,中频段;S,特定频率 250~4 000Hz;P,生理性刺激;NP,非生理性刺激。

3. 对于怀疑遗传性疾病的患者可进行分子遗传学检查(如发作性共济失调),而怀疑感染、免疫相关前庭病变的患者,要进行感染和风湿免疫相关指标检查,必要时进行腰穿脑脊液分析。存在血管病可能的患者,要注意动脉粥样硬化危险因素的筛查。

需要特别指出的是,前庭功能检查方法对患者的注意力、精神状态以及配合程度要求较高,对于检查者的质量控制也有极高要求,因此临床医生要充分结合病史、床旁体格检查,注意识别辅助检查中并不少见的假阳性和假阴性情况。

【诊断和鉴别诊断】

随着前庭、眼动生理以及前庭感知觉相关高级皮质认知功能的研究深入,目前有关前庭感知觉障碍为主要表现的患者诊治,主要按照病史-床旁查体-前庭功能评价的模式进行。而且导致头晕、眩晕和平衡障碍等前庭症状的疾病可能涉及多个学科,因此在临床诊治过程中可能需要神经科、耳科、心内科、心理科、骨科等多学科的会诊、协作。各种类型的前庭综合征、前庭疾病的诊断和鉴别诊断以及具体诊疗常规请详见各论。

参考文献

第四章　昏迷及相关的意识障碍
Coma and Related Disturbance of Consciousness

（彭斌）

第一节 昏迷和意识障碍

（彭斌）

意识障碍（disorders of consciousness）和昏迷（coma）是患者对外界刺激的反应减低甚至无反应的状态，通常伴运动与感觉功能缺失，仅保留自主神经功能。

意识（consciousness）在现代医学中是指大脑的觉醒（arousal）程度，是中枢神经系统（CNS）对自身和外界环境的感知与理解功能，是机体对内、外环境刺激作出应答反应的能力，并通过语言、躯体运动及行为等表达出来。这种应答能力的减低或消失就是不同程度的意识障碍，严重者称为昏迷。维持意识是 CNS 最重要的功能，意识改变在临床是很常见的，约占急诊科就诊者的 5%（Kanich et al,2001）。

意识觉醒（conscious awareness）取决于大部分脑和脑干的整合功能，任何的意识改变都是脑功能障碍高度敏感的指征，即使相对良性的和可逆性疾病，包括药物中毒或癫痫发作后意识模糊状态都可能引起较明显的意识改变。意识改变经常是脑病变进展的最早期体征，医生应早期识别患者的意识改变，治疗相关的疾病，在发生永久性脑损伤前抓住进行干预的时机。

一、病理生理学基础

1. 意识的组成　包括两部分。①意识内容：是大脑皮质的高级神经活动，包括定向力、自知力、感知觉、注意力、记忆力、思维、情感和行为等，使人与外界环境保持完整的联系；②意识"开关"系统：包括激活大脑皮质的各种传入神经冲动，使皮质维持一定水平的兴奋性，机体处于觉醒状态。

意识清晰的正常人应具备两个最基本条件：一是对外界环境的认知功能，即对时间、地点和人物的定向力正常，并能进行分析、综合、判断与推理等思维过程；另一条件是对自身的认知功能亦即自知力，包括自己的姓名、性别、年龄、住址和职业等的确认。

2. 昏迷的解剖学基础　意识的维持是通过脑桥中部以上的脑干上行网状激活系统（ascending reticular activating system）及其投射到双侧丘脑的纤维，以及双侧大脑半球正常功能实现的。因此，累及网状激活系统或双侧大脑半球的病变均可能导致昏迷（图 2-4-1）。近代神经解剖生理学研究发现，网状结构位于脑干的中轴部位，由各种大小不等的散在的神经元组成；其次，广泛的弥漫的中枢整合结构即大脑皮质损害也可引起意识水平下降或昏迷。

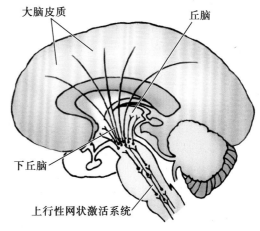

图 2-4-1　脑干网状激活系统及其向丘脑和大脑半球的上行性投射

二、临床分类和评估

（一）意识障碍的临床分类

患者意识清醒时，对自身及一定的周围环境认识能力正常，并且能够持续维持这种状态，患者能正确回答检查者有关的问题，如姓名、年龄、时间、地点等，临床上意识障碍表现形式多样，主要从意识水平和内容两方面来评估意识障碍程度（Rabinstein AA,2018），可以作如下分类：

1. 以觉醒度（degree of arousal）改变为主的意识障碍

（1）嗜睡（somnolent）：病理性思睡，表现为睡眠状态过度延长，可被声音呼唤或推动其肢体，患者可醒来，唤醒后定向力基本完整，意识范围不缩小，思维内容开始减少，注意力不集中，记忆稍差，停止刺激后患者又继续入睡，反射正常。

（2）昏睡（stupor）：觉醒障碍比嗜睡深。较强重复刺激可有短时意识清醒，可简短回答问题，刺激减弱后又很快进入睡眠状态。

（3）昏迷（coma）：意识完全丧失，无自发睁眼动作，任何刺激均不能唤醒。根据昏迷程度可以分为浅、中、深昏迷。

1）浅昏迷：患者无自发睁眼动作及自发言语，无有目的的活动。疼痛刺激（压眶）有回避动作和痛苦表情，脑干反射（瞳孔对光反射、角膜反射和吞咽反射）基本保留，腱反射存在。

2）中度昏迷：介于浅-深昏迷之间。

3）深昏迷：对任何刺激无反应。眼球固定，瞳孔散大，脑干反射消失，腱反射、病理反射消失，生命体征有明显变化。

2. 以意识内容（conscious content）改变为主的意识障碍

（1）意识模糊（cloudiness）：临床经常突然发生，呈一过性、短暂的极轻度意识不清,表现为迷惘和茫然感,定向力、注意力、记忆和思维内容均可恢复正常,可有短暂的情感暴发,如哭泣、恐惧与不安等,常见于轻度脑震荡或心理创伤。

(2)意识混浊(confusion state):意识障碍加重,定向力和自知力差,思维凌乱,出现片断的不系统的幻觉和妄想,以迫害妄想为主,伴紧张、不安、恐惧等情感反应,有时高声尖叫。症状波动性大、时轻时重或昼轻夜重是其特点,常见于中毒性或代谢性脑病及急性精神病。

(3)朦胧状态(twilight state):意识轻度障碍,意识范围缩小,患者可感知较大范围或粗糙轮廓的事物,但对其细节感知模糊不清,如同黄昏时看物体的大致轮廓;定向力常有障碍,思维内容有变化,错觉较突出,幻觉较少见,情感反应与错觉相关,此状态可突然终止,清醒后回忆不完整,常见于癫症发作。

(4)谵妄状态(delirium):对客观环境的认识能力及反应能力均有下降,注意力涣散,定向力障碍更为突出,常伴有错觉和幻觉是突出的特点。思维不连贯,出现被害妄想。常有丰富的错觉和幻觉,表现为紧张、恐惧和兴奋不安,甚至有冲动攻击行为。病情呈波动性,夜间加重。急性谵妄状态常见于高热或中毒,如阿托品类中毒;慢性谵妄状态多见于慢性酒精中毒。

3. 特殊类型的意识障碍

(1)最低意识状态(minimally conscious state):意识严重受损,但并未完全丧失。对自身和环境的认知能力明显减弱,可有自发的睁眼动作,部分有目的动作,睡眠觉醒周期存在,可定位疼痛刺激,可有短暂注视或凝视,偶有发音及情感反应。

(2)去大脑皮质状态(decorticated state):大脑皮质广泛损害导致的皮质功能障碍,皮质下结构和功能相对保存。患者对外界刺激无反应,可睁眼,双眼可活动,但无目的性,不能有意识追随检查者手指运动,无自发言语。腱反射活跃或亢进,可引出病理反射。患者肢体表现为特殊姿势,双前臂屈曲和内收,腕及手指屈曲,双下肢伸直,双足跖屈。

(3)无动性缄默症(akinetic mutism):多描述双侧额叶病变的患者,虽然感觉和运动通路仍完整,但患者对刺激无反应、无欲望,即意志缺失(abulia),对自身和环境仍有记忆。目前,无动性缄默症的概念是脑干上部或丘脑的网状激活系统及前额叶-边缘叶损害。

(4)植物状态(vegetative state):为严重的意识障碍,患者对自身和外界的认知功能完全丧失,不能与外界交流,不能遵嘱活动,原始反射存在。存在觉醒-睡眠周期。植物状态患者预后不良,国际疾病分类第11版(ICD-11)使用持续性植物状态(persistent vegetative state)和永久性植物状态(permanent vegetative state)名称,不过有一部分患者能恢复意识,美国神经病学会(AAN)开始使用慢性植物状态(chronic vegetative state)(Giacino JT et al,2018;Fins JJ,2019)来取代永久性植物状态。

(5)脑死亡(brain death):脑死亡是指包括脑干在内的全脑功能不可逆的丧失,《中国成人脑死亡判定标准与操作规范(第二版)》(国家卫生健康委员会脑损伤质控评价中心,2019)规定,脑死亡需具备判定的先决条件,及昏迷原因明确,排除了各种原因的可逆性昏迷。临床判定标准包括深昏迷、脑干反射消失和无自主呼吸。同时需要满足确认试验标准(脑电图、短潜伏期体感诱发电位和经颅多普勒超声)。

(6)其他:晕厥(syncope)是一种特殊形式的意识障碍,定义为短暂的意识丧失(transient loss of consciousness,TLOC),丧失对外界的感知,在无意识期间记忆丧失,运动控制异常,对外界无反应,持续时间短暂,自发完全缓解(Brignole M et al,2018),在下文中将具体讲述。

(二)意识障碍的临床评估

1. 临床评估 患者临床体征是重要的评估指标,尤其是患者对外界反应的程度,脑干反射、眼球、肢体的位置以及脑膜刺激征等,可为预后评估提供重要参考信息。

为确定意识障碍的严重程度、评估其进展、观察治疗反应及判断预后,英国Teasdale和Jennett(1974)制订了Glasgow昏迷量表,在我国已被普遍应用(表2-4-1)。

表 2-4-1　Glasgow 昏迷量表

反应	功能状态	得分/分
睁眼反应	有目的、自发性地	4
	口头命令	3
	疼痛刺激	2
	无反应	1
口语反应	定向正确、可对答	5
	定向不佳	4
	不恰当的词汇	3
	含混的发音	2
	无反应	1
运动反应	服从医嘱	6
	对疼痛刺激,局部感到痛	5
	逃避疼痛刺激	4
	刺激时呈屈曲反应(去皮质强直)	3
	刺激时呈伸展反应(去大脑强直)	2
	无反应	1

Glasgow 昏迷量表最高分为 15 分,最低分 3 分,分数愈高,意识愈清晰。该量表项目少,简单易行,实用性强;但在 3 岁以下的儿童、老年人、失语症、聋哑人、精神病患者等因难以合作与沟通使应用受到限制。此外,量表对昏迷前意识障碍无法判断,对患者情感反应和行为障碍也无法描述。目前临床广泛应用 1978 年修订的 Glasgow-Pittsburgh 昏迷量表(见第一篇第一章,表 1-1-8)。近年国外学者认为无反应状态全面评分(full outline of unresponsiveness score,FOUR)在评估不同种类重度脑损伤方面与 Glasgow 昏迷量表相似或优于此量表(Wijdicks EF et al,2015)。

2. 辅助检查评估 辅助检查一方面是明确意识障碍的病因,不同病因所致意识障碍的预后不同。同时,辅助检查也可提供脑损伤程度的重要信息。脑电图

(EEG)、诱发电位、经颅多普勒超声、功能磁共振(fMRI)和 FDG-PET 在评估重度意识障碍的演变及预后方面有重要价值。

三、急救处理和病变定位路径

昏迷患者的诊断路径包括,首先采取紧急措施稳定患者的病情,并处理某种推测可能威胁生命的疾病;随后尽量确定病因学诊断。

1. 急救处理 昏迷患者的急救处理程序如表 2-4-2 所示,如可能的话,在采取以上的即刻处理措施后应采集病史,并进行全身体格检查和神经系统检查(Kanich et al,2001)。

表 2-4-2 昏迷患者的急救处理

即刻处理	下一步处理	后续处理
<ul><li>保持气道通畅、呼吸及循环稳定,进行简单病史采集及查体</li><li>建立静脉通路,检查血糖、电解质、肝及肾功能、凝血酶原时间(PT)、部分凝血活酶时间(PTT)及全血细胞计数</li><li>根据不同病因制订治疗方案,纠正低血糖、电解质紊乱、维生素缺乏等</li><li>采血做动脉血气分析,提供昏迷的代谢性病因的线索(表 2-4-3)</li><li>对症处理:处理痫性发作等</li></ul>	<ul><li>如可能采集详细病史</li><li>进行详细的全身检查及神经系统检查</li><li>脑 CT 或 MRI 检查</li><li>针对不同体征,决定下一步检查措施:如有脑膜刺激征,做腰穿排除脑膜炎、蛛网膜下腔出血等</li></ul>	<ul><li>心电图</li><li>纠正高体温或低体温</li><li>纠正严重的酸-碱及电解质异常</li><li>胸部 X 线检查</li><li>血、尿毒理学检查脑电图</li></ul>

2. 昏迷病变定位的路径 评估昏迷患者最重要的步骤,是确定意识障碍是脑结构病变引起,还是代谢异常引起的弥漫性脑病或者脑炎、脑膜炎和癫痫所致。脑结构病变可能需要神经外科紧急干预,后者通常采取内科治疗。

(1)幕上结构的病变(supratentorial structural lesions):在幕上病变引起的昏迷,病程早期病史及症状、体征常提示半球病变,典型表现是轻偏瘫及偏身感觉缺失,优势半球病变(通常是左侧)常有失语症,非优势半球病变出现忽视综合征。如病变扩展(多由于脑水肿)可因对侧半球受压或向下压迫间脑出现嗜睡,进而昏睡进展为昏迷,临床症状常不对称。随颅压的传导,丘脑、中脑、脑桥和延髓相继受累,神经系统检查显示功能缺损逐渐向低位脑干水平发展。这种进行性连续受损强烈支持幕上病变伴发小脑幕下行疝,通常提示需外科治疗。一旦病

变水平达到脑桥,不可避免地出现致命性后果;对成人而言,如病变发展到中脑水平,即使无严重神经系统损害,患者存活率也会显著降低。若幕上病变经小脑幕引起天幕裂孔疝,压力直接作用于脑干上端,可出现动眼神经麻痹及中脑受压体征,如意识丧失前出现同侧瞳孔散大及眼球内收受限。随着天幕裂孔疝进行性加重出现意识障碍,迅速导致中脑完全受累,典型表现为同侧瞳孔扩大、光反射消失,在动眼神经受累早期进行手术治疗可能使症状缓解。

(2)幕下结构的病变(subtentorial structural lesions):突发昏迷伴局灶性脑干受损体征强烈支持幕下病变。神经系统检查瞳孔功能及眼外肌活动是最有帮助的特征,若不对称的异常更有意义。局灶性中脑病变出现瞳孔功能丧失,瞳孔中等大小(直径约 5mm),光反射消失;针尖样瞳孔见于脑桥出血,在脑桥梗死以及小

脑出血或梗死引起脑桥受压时少见。双眼向病灶侧同向凝视受限或凝视偏瘫侧，或分离性眼运动如核间性眼肌麻痹（眼球运动选择性受损）时高度提示幕下病变。运动反应通常对区分幕上与幕下病变无帮助。幕下病变的通气类型异常多变，可为共济失调性或叹息样。由于幕上占位病变引起的脑疝综合征以广泛脑干功能障碍为特征，与原发性幕下病变难以区别，但病史可能提供某些证据。

3. 弥漫性脑病　弥漫性脑病导致的昏迷也称为代谢性昏迷（metabolic coma），包括代谢障碍如低血糖和药物中毒等，以及引起弥漫性脑损伤的其他疾病，如脑膜炎、蛛网膜下腔出血（SAH）和痫性发作。弥漫性脑病的临床表现与占位性病变明显不同，通常无偏瘫、偏身感觉缺失或失语等局灶性神经体征。除了 SAH 的部分病例，通常无突发的意识丧失，病史常表现为一段时间进行性嗜睡或谵妄，之后逐渐进入昏睡或昏迷。神经系统检查显示对称性改变支持昏迷为代谢性，肝性脑病、低血糖及高渗性非酮症性高血糖通常不伴局灶性体征特别是偏瘫，但瘫痪可从一侧到另一侧交替出现；在昏迷前出现扑翼样震颤（asterixis）、肌阵挛和震颤是提示代谢性脑病的重要线索。对称性去皮质或去脑强直发作见于肝性、尿毒症性、缺氧性和低血糖性昏迷，以及镇静药引起的昏迷。患者表现为脑干功能损伤，但瞳孔光反应正常也是代谢性脑病的特征性表现。虽然在小脑幕切迹疝早期亦可见昏迷伴瞳孔光反射正常，但通常伴不对称性神经体征如瘫痪。引起光反射异常的少见的代谢性昏迷包括格鲁米特（glutethimide）过量、大剂量巴比妥类（barbiturate）中毒伴呼吸暂停和低血压、急性低氧血症、体温过低等；抗胆碱能药中毒可见瞳孔散大。阿片类过量可见针尖样瞳孔，但瞳孔对光反射完全消失不常见。代谢性昏迷的呼吸类型可有极大的差异，动脉血气分析和 pH 测定可为建立病因学诊断提供进一步的依据。代谢性昏迷患者动脉血气异常见表 2-4-3。

表 2-4-3　根据酸碱平衡异常对代谢性昏迷的鉴别诊断

呼吸性酸中毒（respiratory acidosis）
　镇静药中毒
　肺性脑病

呼吸性碱中毒（respiratory alkalosis）
　肝性脑病
　水杨酸中毒
　败血症

代谢性酸中毒（metabolic acidosis）
　糖尿病酮症酸中毒
　尿毒症性脑病
　乳酸酸中毒
　　副醛（paraldehyde）中毒
　　甲醇（methanol）中毒
　　乙二醇（ethylene glycol）中毒
　　异烟肼（isoniazid）中毒
　　水杨酸中毒
　　败血症（晚期）

代谢性碱中毒（metabolic alkalosis）
　少见的昏迷

昏迷患者定位诊断的一般评估总结于表 2-4-4。检查瞳孔大小与对光反射、眼球反射性运动及对疼痛刺激的运动反应等，有助于区分脑功能障碍或昏迷是局部结构性病变或弥散性（代谢性）病变所致。幕上结构性病变通常以规律的方式引起脑损伤，逐渐向下累及较低的解剖部位，导致脑功能障碍，代谢性昏迷患者则不存在这种定位表现，检查时可见散在的与神经解剖不一致的发现。镇静剂过量时瞳孔光反射保存，但可见呼吸抑制、眼肌麻痹、面部肌张力弛缓、对疼痛刺激无反应等脑干功能抑制症状。幕上占位性病变可引起下位脑干功能障碍，但在影响下位脑干中枢前通常先损伤调节瞳孔光反射的中脑嘴端结构。

表 2-4-4　昏迷患者病变定位的径路

临床特征	幕上结构的病变	幕下结构的病变	弥漫性脑病
瞳孔大小及光反射	通常正常（3～4mm）及光反射敏感，脑疝后瞳孔变大（>7mm），光反射消失	中脑病变瞳孔中等大（5mm），光反射消失；脑桥病变针尖样瞳孔（1～1.5mm），光反射消失	通常正常（3～4mm）及光反射敏感，阿片类可见针尖样瞳孔（1～1.5mm），有时光反射消失；抗胆碱能药瞳孔变大（>7mm），光反射消失
眼球反射性运动	正常	中脑病变眼球内收障碍，脑桥病变内收或外展障碍	通常正常，可因镇静药或 Wernicke 脑病损伤
对疼痛的运动反应	通常为非对称性，脑疝后可为对称性	非对称性（一侧病变）或对称性（双侧病变）	通常为对称性，低血糖、高渗性非酮症性高血糖、肝性脑病可为非对称性

四、诊断和鉴别诊断

病史是确定意识障碍病因的关键,因患者本人无法提供确切的病史,必须及时向家人或周围的人了解病史及发病经过、起病特点,尽量了解发病基础或原发病。

【诊断要点】

1. 意识障碍的特征 ①发病急缓:急骤发生的意识障碍多为意外原因所致,如中毒、外伤、低血糖等,也可见于慢性疾病急性并发症,如高血压动脉硬化引起的急性脑卒中,冠心病导致阿-斯(Adams-Stokes)综合征等;渐进加重的意识障碍多见于中毒性或代谢性脑病、中枢神经系统感染等,在意识障碍前患者多有原发病症状,如慢性肺、肝、肾和糖尿病等,原发病随着意识障碍加重而加重。②意识障碍过程:如意识障碍波动性大,时轻时重,以中毒性或代谢性脑病居多;头部创伤可有意识障碍,如清醒后再度陷入昏迷应考虑硬膜外血肿的可能。③意识障碍发生前或发生时的伴随症状:如发热、头痛、呕吐、呕血、咯血、黄疸、水肿、血压变化、癫痫发作、尿便异常、心悸和气短等,应注意这些症状与意识障碍的先后顺序。

2. 既往健康状况 包括心、肝、肺、肾等内脏慢性疾病,以及糖尿病、高血压和类似的意识障碍史等。

3. 服药史 平时的镇静安眠药或精神药物用药史与剂量,糖尿病患者注射胰岛素或口服降糖药的剂量和时间等。

4. 环境及现场特点 ①季节:冬季要考虑一氧化碳(CO)中毒,夏季要想到中暑;②晨起发现患者意识障碍,应想到 CO 中毒、服毒或低血糖昏迷的可能;③在公共场所发病的患者多为急骤发病,如癫痫、脑血管病和 Adams-Stokes 综合征等;④注意可能发生脑创伤的病史和环境条件;⑤患者周围的药瓶、未服完的药片、呕吐物,应收集并进行化验。

【诊断和鉴别诊断思维模式】

意识障碍的临床诊断与鉴别诊断思维模式应结合患者的症状、体征及脑 CT 或 MRI 所见,包括以下的三组(表 2-4-5)。昏迷是最严重的意识障碍,对昏迷的诊断与鉴别诊断具有代表性。

表 2-4-5 昏迷患者的临床诊断与鉴别诊断思维模式

1. 脑干反射正常,无锥体束征	
1) 双侧皮质功能障碍,CT 或 MRI 未发现占位性病变,可见于:	2) CT 或 MRI 显示半球结构损害
药物中毒 内源性代谢病 休克、高血压脑病 脑膜炎 非疱疹性脑炎 癫痫 Reye 综合征(血氨、颅压增高) 脂肪代谢异常疾病 蛛网膜下腔出血(但 CT 正常) 急性播散性脑脊髓炎、急性出血性白质脑病和克罗伊茨费尔特-雅各布(Creutzfeldt-Jacob)病	脑积水 双侧硬膜下血肿 双侧脑挫裂伤、脑水肿、闭合性脑外伤,伴蛛网膜下腔出血 蛛网膜下腔出血
2. 脑干反射正常,伴或不伴一侧动眼神经麻痹,有锥体束征,脑 CT 或 MRI 不正常	
1) 单侧占位性病变	2) 不对称体征伴弥漫性半球功能障碍
脑出血 脑梗死伴周围脑水肿 疱疹性脑炎 硬膜外血肿、硬膜下血肿 脑瘤伴脑水肿 脑脓肿伴脑水肿 血管炎伴小梗死 代谢性脑病及其原发病 垂体卒中	代谢性脑病具有不对称体征 等密度硬膜下血肿 血栓栓塞性紫癜 局灶性癫痫发作或发作后状态
3. 多数脑干反射异常	
1) 脑干结构损害	2) 脑干功能障碍,无占位性病变
脑桥或中脑出血 小脑出血、脓肿和肿瘤 小脑梗死伴脑干压迫 半球肿物压迫双侧脑干上部 原发性脑干肿瘤、脓肿、脱髓鞘病变 外伤性脑干挫伤、出血	基底动脉血栓形成导致脑干梗死 严重的药物中毒 脑干脑炎 基底动脉性偏头痛

【病因学诊断】

1. 脑卒中昏迷 患者常有高血压、脑动脉硬化病史,突然出现偏瘫、失语等症状,伴或不伴头痛、呕吐、痫性发作等,可迅即进入昏迷,或意识障碍逐渐加重进入昏迷,可能合并瞳孔散大、脑疝形成及生命体征改变。

2. 中枢神经系统感染性昏迷 严重的中枢神经系统感染可引起意识障碍或昏迷。诸如,①脑膜炎:以脑膜刺激征为主要表现,可有精神或意识障碍。②脑炎:主要表现为意识障碍、精神症状等脑弥漫性损害。③脑脓肿:除头痛、发热,可随颅内压增高,意识障碍愈加重,至脑疝形成时进入昏迷。④感染中毒性脑病:是机体对感染毒素的过敏反应,多发于急性感染,如败血症、肺炎、痢疾、猩红热、白喉、百日咳、伤寒和泌尿系感染的极期,2~10岁的儿童多见,临床表现为高热、烦躁不安、谵妄、惊厥和昏迷等,特点是脑症状与原发病症状同时并存,脑症状多在2~3天内消失;检查可见颈强、克尼格(Kernig)征(+)、脑脊液压力增高及细胞数增多等,EEG 检查多呈广泛的慢波改变。

3. 癫痫性昏迷 癫痫大发作后或大发作持续状态均可导致昏迷,前者昏迷时间短,后者持续时间较长。根据患者痫性发作史、发作时表现、脑电图及 CT、MRI 检查可诊断,症状性癫痫还应有原发病史。

4. 糖尿病昏迷 患者多有烦渴、尿量多、恶心、食欲减退、头痛、腹痛、视力减退和嗜睡等症状,而后进入昏迷。检查可见皮肤黏膜干燥、眼球下陷、酮体气味,尿糖、尿酮明显增高,血糖高及血 CO_2 结合力降低。

5. 低血糖昏迷 糖尿病患者应用胰岛素或其他降糖药过量导致低血糖,突然发病,呼吸无酮体气味,血糖 <3.33mmol/L(60mg/dl),尿糖、尿酮(-)。

6. 尿毒症昏迷 患者有肾脏病史,出现酸中毒及氮质血症症状,表现为恶心、呕吐、食欲减退、疲乏、贫血和不安等,最后进入昏迷,可有痫性发作;血尿素氮、尿酸、肌酐均升高,伴血钾增高,血钙、血钠及血 CO_2 结合力降低。

7. 肝性脑病 又称肝性昏迷或肝脑综合征,严重肝损害患者出现意识障碍及精神、神经症状。暴发性肝衰竭患者可迅速昏迷,血清转氨酶显著增高,或血清胆红素与转氨酶呈分离现象。慢性进行性肝病发生昏迷较慢,常有食欲减退、肝脾肿大、腹胀、腹水、腹壁静脉曲张、蜘蛛痣、黄疸、肝臭等症状,以及肝功能损害、血氨增高等。反复出现昏迷是门脉分流性脑病的特点,常表现为欣快、烦躁、谵妄、淡漠、迟钝、健忘和定向力障碍等,嗜睡逐渐加深进入昏迷。

8. 肺性昏迷 为高碳酸血症,多见于 50 岁以上慢性肺气肿、肺心病患者,常因感染诱发。起病突然,先有头痛、倦怠、健忘等,继而出现呼吸衰竭及意识障碍,轻者意识模糊、嗜睡,重则昏迷。血 CO_2 分压及结合力增高、pH 降低。

9. 垂体性昏迷 并发于腺垂体功能减退,主要由于血糖过低、失盐、水中毒等所致。临床表现为淡漠、嗜睡、记忆力减退、定向力丧失,最后进入昏迷;血糖明显降低,24 小时尿 17-酮类固醇、17-羟类固醇明显降低。

10. 外源性中毒 毒性物质多为中枢神经抑制剂、麻醉剂、一氧化碳、酒精、氰化物、抗胆碱能药物等。患者平素健康,突然发生头痛、头晕、呕吐、腹痛、抽搐直至昏迷等,须注意急性中毒可能性,追问患者的情绪表现、毒物接触史,对可疑毒物及患者排泄物、血液作毒物分析鉴定可明确诊断。

昏迷常见病因或疾病鉴别诊断要点见表 2-4-6。

表 2-4-6　昏迷常见病因的鉴别诊断要点

一般分组	特殊疾病	重要的临床所见	重要实验室检查	临床特征
昏迷伴局灶性体征或偏侧	脑出血	偏瘫、过度通气、周期性呼吸、特异性眼征	CT 检查见高密度出血灶	突然发病,常伴头痛、呕吐、长期高血压病史,晚期瞳孔散大
	基底动脉闭塞(血栓或栓塞性)	伸直位,双侧 Babinski 征,头眼反射早期消失,眼球浮动	早期 CT 正常,MRI 显示小脑、脑干和丘脑梗死,脑脊液正常	亚急性起病(血栓),或突然起病(基底动脉上端栓塞)
	颈内动脉供血区大面积梗死及水肿	偏瘫、偏侧无反应及瞳孔散大	CT 和 MRI 显示半球大面积梗死与水肿	脑卒中后嗜睡,数日发生昏迷
	硬膜下血肿	缓慢或周期性呼吸、血压增高、偏瘫、一侧瞳孔散大	CT 可见血肿,脑脊液黄变、蛋白含量相对低	有外伤史和体征,头痛、意识混乱

一般分组	特殊疾病	重要的临床所见	重要实验室检查	临床特征
	创伤	颅面部受损体征	CT 和 MRI 显示脑挫伤及其他损伤	血压不稳定、伴系统性损伤
	脑脓肿	神经体征取决于脓肿的部位	CT 和 MRI 检查(+)	有系统性感染或神经系统检查操作，发热
	高血压脑病、子痫	BP > 210/110mmHg，头痛、痫性发作，高血压视网膜改变	CT 检查(±)，脑脊液压力增高	急性或亚急性进展
	血栓性血小板减少性紫癜	多数瘀点、痫性发作、变化的局灶性体征	小的多发性皮质梗死灶，血小板减少	与脂肪栓塞相似
昏迷不伴局灶性体征或偏侧，伴脑膜刺激征	脑膜炎、脑炎	颈强直、Kernig 征、发热、头痛	CT 检查(±)，脑脊液单个核细胞增多、蛋白增高、糖降低	亚急性或急性起病
	蛛网膜下腔出血	鼾声呼吸、高血压、颈强直、Kernig 征	CT 和 CTA 可显示出血和动脉瘤，脑脊液血性或黄变、压力增高	突然发病，伴剧烈头痛
昏迷不伴局灶性神经体征或脑膜刺激征，CT 及 CSF 正常	酒精中毒	低体温、低血压、皮肤发红、呼出酒气	血中酒精浓度增高	可伴头外伤、感染和肝衰竭
	镇静药中毒	低体温、低血压	血、尿可检出药物，EEG 常见快活动	服药史、自杀企图
	鸦片中毒	呼吸变慢、发绀、瞳孔缩小		服用纳洛酮引起清醒和戒断体征
	CO 中毒	皮肤樱桃红色	可检出碳氧血红蛋白	
	延髓缺血缺氧	肌强直、去大脑强直发作姿势、发热、痫性发作、肌阵挛	脑脊液正常，EEG 为等电位或高电压慢波	心肺骤停后急骤发病，如缺氧超过 3~5 分钟可出现永久性损害
	低血糖	与缺氧表现相同	血及脑脊液糖含量低	缓慢进展，紧张、饥饿、出汗、面色发红期后，出现面色苍白、呼吸变浅和痫性发作期
	糖尿病昏迷	细胞外液丢失体征、伴库斯莫尔(Kussmaul)大呼吸的过度通气、呼吸有水果味	尿糖、高血糖、酸中毒、血清碳酸氢盐降低、酮血症、酮尿症、高渗状态	多尿、多饮、体重下降史或糖尿病史
	尿毒症	高血压、皮肤凹陷干燥、呼吸带有尿味、颤搐-抽动综合征	尿蛋白和管型、血清 BUN 和肌酐增高、贫血、酸中毒、低钙血症	昏迷前出现进行性淡漠、意识混乱和扑翼样震颤
	肝性脑病	黄疸、腹水及其他门静脉高压体征，扑翼样震颤	血氨浓度增高，脑脊液黄变(胆红素)，伴蛋白正常或轻度增高	在数日内发病或穿刺术后、静脉曲张出血后发病，昏迷前可见意识混乱、嗜睡、扑翼样震颤和特征性 EEG 改变
	高碳酸血症	视乳头水肿、弥漫性肌阵挛、扑翼样震颤	脑脊液压力增高、PCO_2 可能 >75mmHg，EEG 为 θ 和 δ 活动	进行性肺疾病，深昏迷和脑损伤不常见
	严重感染(脓毒性休克)、热休克	极度高热、呼吸加快	因病因不同而异	有特异性感染或暴露于过热环境证据
	痫性发作	发作性行为障碍或肢体抽动	特征性 EEG 变化	既往有发作史

【鉴别诊断】

意识障碍的鉴别诊断包括不同类型之间（昏迷、植物状态或最小意识状态）的鉴别以及与其他貌似意识障碍的状态（闭锁综合征等）的鉴别（表2-4-7）。

表2-4-7 不同类型意识障碍的鉴别

项目	昏迷	植物状态	最小意识状态	闭锁综合征
意识	无	无	部分	清醒
睡眠/觉醒周期	无	有	有	有
运动功能	仅有反射和姿势反射活动（深昏迷除外）	有疼痛刺激回避动作，姿势反射动作，偶有无目的的活动	对疼痛刺激可定位；可有方向性的动作，可有依照物体的大小或形状调整的握持或触摸动作，自主活动（如抓挠动作）	四肢瘫痪，有眼球运动
听觉	无	有惊吓反应，短暂循声	声源定位，间断遵嘱动作	保留
视觉	无	有惊吓反应	短暂性注视，或凝视，或视觉追随	保留
交流	无	无	偶可发音，不持续但有意义的语言或姿势	失音/构音障碍，垂直眼球运动及眨眼动作保留
情感	无	无，反射性哭笑	偶有哭笑	保留

闭锁综合征（locked-in syndrome）：由于皮质脑干束和皮质脊髓束双侧受损，导致几乎全部运动功能丧失，仅能睁闭眼或眼球上下活动，但感觉及认知功能正常，患者意识清楚，患者可用睁闭眼对指令作出正确应答，临床需细致观察加以鉴别。

五、处理和预后

昏迷作为严重的意识障碍，不论病因如何，通常代表许多疾病危重期，可致命并使原发病加重。对昏迷患者的治疗，需要一支由高素质医生指导的、训练有素的护理团队，在未确诊前即及时采取必要的治疗措施，诊断与治疗同步进行。

【处理原则和措施】

1. 昏迷的处理原则 ①尽力维持生命体征；②进行周密的检查，确定意识障碍的病因；③避免脏器尤其脑的进一步损害；④在脑缺血、缺氧或低血糖等已发生急性不可逆损害的病例中，昏迷常为多种病因相互作用的结果，无特效治疗，支持疗法至关重要。

2. 昏迷的处理措施

（1）患者呼吸表浅、不规则和鼾声呼吸提示呼吸道梗阻，可保持侧卧位、使气道通畅和有足够氧气输入；检查口腔、咽喉和气管有无梗阻，用吸引器吸出分泌物，预防肺不张和支气管肺炎；可用鼻管或面罩吸氧，必要时气管插管和机械通气，在抢救过程中应经常做血气分析，氧分压（PO_2）通常至少>80mmHg（10.7kPa），二氧化碳分压（PCO_2）30~35mmHg（4~4.67kPa）。保证足够的氧输入是避免心脏和脑组织缺氧的最重要措施，否则即使原发病抢救成功，也会因心脑损害而功败垂成。

（2）患者如有休克应首先处理，立即输液维持循环血量，如血压下降应及时给予多巴胺和间羟胺等，使平均血压维持在80mmHg或以上，否则不能保证组织供氧。

（3）保持酸碱、渗透压及电解质平衡，因其平衡失调可对脏器，特别是心、脑产生进一步损害，须根据化验结果予以纠正。

（4）治疗及预防感染和控制高热，应及时做血、尿、伤口或咽拭子培养，经验性选择广谱抗生素，再根据培养结果和药物敏感试验予以调整。勤翻身、勤擦澡，预防吸入性肺炎、泌尿系感染或压疮等。高热可采用物理降温，如冰毯、冰帽或人工冬眠，使体温控制在37℃左右。注意定时做球结膜和口腔护理，预防下肢静脉血栓形成。

（5）大面积脑损伤或继发脑水肿患者需用脱水治疗，常用20%甘露醇快速静脉滴注（20分钟内），合并心功能不全或肾病患者可用呋塞米。

（6）控制痫性发作，代谢性脑病或脑损伤均可引起癫痫发作，如连续发作可引起呼吸暂停而加重缺氧与脑损害。首选地西泮10~20mg，或氯硝西泮1~2mg，静脉注射。

（7）意识障碍患者有时发生躁动，有伤人或自伤行为,应适当给予抗精神病药或苯二氮䓬类使患者安静。

(8) 药物中毒引起的昏迷应及时采取生理盐水洗胃,水杨酸、阿片类以及抗胆碱能药如三环类抗抑郁药、吩噻嗪、东莨菪碱均可引起胃失张力,可于数小时后恢复。服用腐蚀性物质不能洗胃,可导致胃穿孔。某些药物中毒可用活性炭。

(9) 昏迷患者需进行营养评估,加强营养支持:除静脉输液和补充葡萄糖外,需插胃管,根据热卡需求,保持碳水化合物、脂肪及蛋白质比例,鼻饲营养制剂,辅以菜汤、鸡汤等,补充 B 族维生素、维生素 C 等,还可用胞磷胆碱、能量合剂等促进脑细胞代谢。

【预后】

代谢性和中毒性昏迷通常预后较好,创伤性昏迷次之,缺血-缺氧性昏迷预后差,大多数昏迷的卒中患者死亡。昏迷患者预后判定不能单依靠神经系统体征,需综合各种体征进行评估。

1. 眼球运动是判断预后的重要指标,眼球运动消失在各类昏迷都是预后不良的凶兆。

2. 瞳孔光反射可判断预后,其价值与眼前庭反射相同。缺氧性脑病和急性脑卒中时如光反射已消失 2~3 小时则预后差,脑创伤后光反射消失应观察 7~10 日,一般以 3 日为限,如 3 日后光反射仍不恢复,预后很差或至少遗留中重度残疾。

3. 曾认为发生自发性或诱发性去大脑强直是昏迷患者的不吉之兆,但近年发现约 1/4 的去大脑强直的昏迷患者可存活,约 1/10 可恢复意识,残疾程度很轻。年轻人尤其儿童脑外伤后即使出现去大脑强直发作,预后也可很好。通常不应将去大脑强直发作看成是严重脑干损伤的指标,评估预后之可靠性远不及眼球运动和对光反射。

4. 非外伤性昏迷的持续时间对判定预后颇为重要。缺氧后脑病在 3 日内清醒者可望痊愈和不遗留严重残疾。心脏停搏复苏后,如 1 小时内肢体对疼痛刺激有防御反应可能完全恢复,约不足 10% 昏迷 6~24 小时的患者可获痊愈。缺氧缺血性昏迷患者如深昏迷持续 72 小时以上则很少生存。昏迷持续时间对判断脑外伤后昏迷预后的价值较小。

5. 脑电图能反映大脑供血及供氧情况,显示皮质功能状态,能连续描记是了解意识障碍患者大脑功能状态的有意义指标,对判定预后的价值仍有争论。心脏停搏复苏后,不论在儿童或成人,描记昏迷后 12 小时内 EEG 对判断预后的正确率达 80%,如应用高分辨技术加长程 EEG 描记可使判断正确率达到 99.8%,但对结构性脑损伤所致的昏迷,单纯短程 EEG 描记价值不大。

第二节 急性意识模糊状态和谵妄状态

(彭斌)

意识水平的异常是以觉醒障碍的程度为特征,昏迷是程度最严重的意识水平降低,昏迷时患者无反应和不能唤醒。急性意识模糊状态和谵妄状态时意识水平下降相对不严重,患者可以有目的地对某些刺激作出反应,但表现为嗜睡、定向力障碍和注意力不集中等。

一、急性意识模糊状态

急性意识模糊状态(acute confusion state)是轻度意识障碍,常见于缺血性卒中,肝肾功能障碍导致的代谢性脑病及脑病发展与转归过程中,系统性感染伴发热或精神创伤,高龄患者手术和癫痫发作等。

1. 意识模糊状态临床表现 包括嗜睡、淡漠和意识范围缩小,常有定向力障碍、注意力不集中;错觉可以是突出的表现,但不像谵妄那样丰富生动,幻觉少见。某些急性意识模糊状态可以激惹为主或与困倦交替,并伴自主神经症状,诸如发热、心动过速、高血压、多汗、苍白或潮红等,以及运动异常,如震颤、扑翼样震颤或肌阵挛。

2. 急性意识模糊状态的常见病因(表 2-4-8)

表 2-4-8 急性意识模糊状态的常见病因

代谢异常
药物
酒精中毒
酒精戒断
镇静药中毒
镇静药戒断
类鸦片类药物
抗胆碱类药物
苯环利定
内分泌异常
甲状腺功能减退
甲状腺功能亢进
低血糖
高血糖
电解质紊乱
低钠血症
低钙血症
高钙血症
营养障碍
Wernicke 脑病
维生素 B$_{12}$ 缺乏

续表

器官系统衰竭
肝性脑病
Reye 综合征
尿毒症
透析失衡
肺性脑病
器官移植

感染与非感染性脑膜炎/脑炎
细菌性脑膜炎
结核性脑膜炎
梅毒性脑膜炎
病毒性脑膜脑炎
单纯疱疹性脑炎
AIDS
真菌性脑膜炎
寄生虫感染
软脑膜转移瘤

血管病变
高血压脑病
蛛网膜下腔出血
椎基底动脉系缺血
右侧(非优势)半球梗死
系统性红斑狼疮
弥散性血管内凝血
血栓性血小板减少性紫癜

脑创伤
脑震荡
颅内出血

癫痫发作
发作后状态
复杂部分性发作

表 2-4-9 急性意识模糊状态患者的临床
表现及其最可能提示的疾病

临床表现	最可能提示的疾病
头痛	头部外伤、脑膜炎、蛛网膜下腔出血
生命体征	
发热	感染性脑膜炎、抗胆碱能药中毒、酒精或镇静药戒断、败血症
低体温	酒精或镇静药中毒、肝性脑病、低血糖、甲状腺功能减退、败血症
高血压	抗胆碱能药中毒、酒精或镇静药戒断、高血压脑病、蛛网膜下腔出血、拟交感神经药中毒
心动过速	抗胆碱能药中毒、酒精或镇静药戒断、甲状腺毒症、败血症
心动过缓	甲状腺功能减退
过度通气	肝性脑病、高血糖、败血症
通气不足	酒精或镇静药中毒、类鸦片类中毒、肺性脑病
一般检查	
假性脑(脊)膜炎	脑膜炎、蛛网膜下腔出血
皮疹	脑膜炎球菌脑膜炎
手足搐搦	低钙血症
脑神经	
视乳头水肿	高血压脑病、颅内占位
瞳孔散大	头部外伤、抗胆碱能药中毒、酒精或镇静药戒断、拟交感神经药中毒
瞳孔缩小	类鸦片类中毒
眼震/眼肌麻痹	酒精、镇静药或苯环己哌啶(phen-cyclidine)中毒、椎基底动脉系缺血、Wernicke 脑病
运动	
震颤	酒精或镇静药戒断、拟交感神经药中毒、甲状腺毒症
扑翼样震颤	代谢性脑病
轻偏瘫	脑梗死、头部外伤、高血糖、低血糖
其他	
癫痫发作	酒精或镇静药戒断、头部外伤、高血糖、低血糖
共济失调	酒精或镇静药中毒、Wernicke 脑病

3. 急性意识模糊状态的临床表现及其最可能提示的疾病(表 2-4-9)。

4. 许多病变可损伤意识内容而不伴意识水平改变,例如,弥漫性脑病变引起广泛的精神衰退或痴呆、局灶性脑损伤导致孤立的语言或记忆障碍,药物,以及酒精中毒等。

(1) 意识模糊状态也是老年性痴呆的一个特点,表现为认知、语言、记忆及其他智能逐渐受损,可影响注意力与思维连贯性,产生意识模糊状态。痴呆患者意识模糊状态长期存在和不断进展使之有别于急性意识模糊状态和谵妄。急性意识模糊状态与痴呆综合征最重要的区别是病程,前者呈急性或亚急性,为波动性;痴呆为慢性与稳定进展;前者意识水平受损,常有自主神经症状,预后通常是可逆的;痴呆的意识水平一般不受损,无自主神经症状,预后不可逆。

(2) 某些特殊类型的意识模糊状态是特定脑结构损伤的结果,尤其常见于额叶、顶叶及颞叶相关区域损害。除了注意力减退及不连贯,患者还表现为特殊的综合征,如对自身或环境的单侧忽视、无法识别人或事物,以及感觉运动功能缺失等。此外,一种特殊类型的意识模糊状态是左颞叶语言中枢受损,导致语言功能障碍,并改变患者的思维模式。

(3) 药物:许多药物可引起急性意识模糊状态,特别是肝或肾衰竭而药物代谢发生改变的患者,老年人或已存在认知障碍的患者,服用比常规量大的剂量或与其他药物合用时。可引起急性意识模糊状态的药物包括:阿昔洛韦、金刚烷胺、氨基己酸、安非他命、抗胆碱能药、抗癫痫药、抗抑郁药、抗组胺药(H_1 和 H_2)、抗精神病药、巴氯芬、巴比妥盐、苯二氮草类、β 受体阻滞剂、青霉素、先锋霉素、氯喹、可乐定、可卡因、利多卡因、皮质类固醇、环孢霉素、洋地黄毒苷、更昔洛韦、迷幻剂、异烟肼、氯胺酮、左旋多巴、哌甲酯、非甾体抗炎药、类鸦片类、奎尼丁、奎宁、水杨酸类、司来吉兰、甲状腺激素等。

(4) 酒精中毒导致意识模糊状态:通常伴眼震、构音障碍、肢体及步态共济失调等。慢性酗酒者由于对酒精的耐受性,可能血酒精含量很高却不表现为中毒症状。

二、谵妄状态

谵妄状态(delirium state)是神经病学中最具戏剧性的综合征之一。谵妄状态通常较意识模糊病情严重,谵妄时激越、震颤、幻觉和间断惊厥等是伴随意识模糊状态的核心症状。谵妄的特点包括知觉异常、幻觉及生动的梦境,一系列奇怪而荒谬的幻觉与妄想,失眠、惊厥、震颤和痉挛倾向,以及强烈的恐惧或其他情绪反应。谵妄的特点不仅是极度注意力不集中,还有高度警觉性即对刺激的反应明显增强以及过度活跃的精神运动和自主神经表现。

急性谵妄状态常见于感染伴高热、脑炎、急性弥漫性脑损害或药物中毒,与中毒或代谢紊乱如肾衰竭或肝衰竭有关;慢性谵妄状态多见于慢性酒精中毒或药物依赖者突然戒断,戒断性谵妄常伴抽搐发作。由于患者常表现严重的激动不安、失定向力、幻觉及妄想等,可被误诊为精神分裂症,须注意鉴别。

谵妄一词原指一种激越的、过度兴奋的状态,患者急遽地变得激越、失定向,不能保持注意力、形成记忆或适当推理,因此经常表现为“意识模糊”;而脑病(encephalopathy)一词常被用于意识水平正常或降低的意识模糊状态。事实上,谵妄、脑病、急性模糊状态等均为同义词。Lipowski 将其一致定义为“一种短暂的认知或注意障碍,伴睡眠-觉醒周期及精神运动行为紊乱”。因此,有时可以将谵妄理解为与急性模糊状态相似又有所差别的临床表现。

1. 谵妄的危险因素　谵妄是一种极常见的临床问题,可增加患者死亡率。年龄是一种危险因素,谵妄在年长的患者,特别是 80 岁以上患者中常见。认知损害或简易精神状态检查(mini mental state examination,MMSE)少于 24 分是谵妄潜在的预测因素。谵妄的危险因素还包括脑病及视力或听力丧失,因骨折入院治疗,感染性疾病,应激反应与环境改变,应用精神安定药、抗胆碱能药或镇静药,导尿或外科手术等。

2. 症状和体征　①谵妄的前驱症状常有焦虑、不安、倦怠或失眠及生动的梦境;②当发生谵妄时患者变得激越,有时彻夜不眠,或间歇性嗜睡,正常的睡眠-觉醒周期中断;③意识模糊经常在每天傍晚加重,称为日落(sundowning)现象;④谵妄的核心症状是注意力涣散或中断,患者因环境刺激易变得心烦意乱,不能专注于交谈或思维过程;⑤定向力与自知力障碍,洞察力与判断力降低,不能与外界正常交流,难以形成新的记忆;⑥常有丰富的错觉与幻觉,如患者把“一条”之”字形线误认为是一条蛇,形象生动逼真的错视可引起患者恐惧、外逃或伤人行为;⑦伴易激惹、焦虑和恐怖等,患者可有发热和周身发抖;⑧常见恐惧或发怒等情感异常,某些患者有偏执狂观念(paranoid ideation);⑨常见自主神经症状,如心动过速、发热、出汗、震颤、高血压、潮红、瞳孔扩大及竖毛等。

3. 鉴别诊断　谵妄首先需要与精神病、痴呆和局灶性神经功能异常综合征区别。一旦确立谵妄的诊断,应尽可能查找和纠正病因或影响因素。

(1) 精神分裂症(schizophrenia)或双向情感障碍(bipolar affective disorder):精神病患者极少有时间或空间失定向,但在谵妄患者常见;精神病患者几乎总是可以提供正确的日期和地点,如正确说出医院的名称,但对他为何住院却给出错误的解释。精神病患者可把个人身份说成是一位名人,这在谵妄患者极少见。精神病和谵妄都可能产生幻觉,精神病主要表现为听幻觉,谵妄更常出现视幻觉。这两种疾病患者都有激越或恐惧,谵妄患者更可能有心动过速、高血压及发热等自主神经功能障碍。一般来说,精神病通常发生在 40 岁之前,在年逾 40 岁,无精神病史,有明显定向障碍、意识水平下降及异常生命体征的患者诊断精神病时必须谨慎。

(2) 痴呆:是在无或很少意识或知觉障碍情况下的智能或认知功能衰退。痴呆和谵妄均影响诸如注意、记忆、推理、语言与执行等多种认知功能。两者的处理明显不同,鉴别至关重要。谵妄典型为急性或亚急性发生,更趋于每时或每日波动。谵妄最显著的单一特点是注意力障碍,也涉及意识水平改变,激惹及过度警觉,嗜睡,知觉障碍如幻觉、错觉,精神运动异常如不宁和激越,以及自主神经功能亢进(心动过速、高血压、发热、出汗、震颤),所有这些在痴呆中都不常见。须注意,痴呆患者因轻微感染、发热或电解质紊乱易发生谵妄。谵妄与痴呆可共存于同一患者，痴呆要等到谵妄消失才能诊断。

（3）酒精戒断综合征：常见三种表现。

1）战栗和幻觉：出现于停饮后 2 日内，表现为战栗、激动、食欲减退、恶心、失眠、心动过速和高血压等，无意识模糊或较轻。视错觉和视幻觉见于约 25% 的患者。呈自限性，治疗可口服地西泮 10mg/次，每 4 小时 1 次。

2）戒断性癫痫发作：约 2/3 的病例出现于戒酒后 7~24 小时，90% 以上的患者有 1~6 次发作。局灶性发作、发作时间延长（>6 小时）、多次发作、癫痫持续状态或发作后状态延长等不常见。通常无须抗癫痫药治疗，大多数病例发作可自行停止。戒断后应预防性给予地西泮。

3）震颤性谵妄：是最严重的酒精戒断综合征，典型出现在戒酒第 3~5 天并持续达 72 小时。典型表现为意识模糊、易激动、发热、多汗、心动过速、高血压和幻觉等，可因合并感染、胰腺炎、心血管功能障碍或外伤而死亡。患者可能发生 Wernicke 脑病，经典综合征由意识模糊状态、眼肌麻痹及共济失调三联征构成。最常见眼震、展神经麻痹、水平性或水平加垂直性凝视麻痹等。

（4）镇静药过量或中毒：经典体征是意识模糊状态或昏迷、呼吸抑制、低血压、低体温、反应性瞳孔、眼震或眼运动消失、共济失调、构音障碍和反射减低等。最常用的镇静-催眠药是苯二氮䓬类和巴比妥盐。镇静药过量引起昏迷时可出现大脑或去皮质强直。处理应清除药物，针对呼吸与循环功能给予支持疗法。

三、常见的意识模糊综合征

如上所述，临床常见的意识模糊综合征包括急性意识模糊状态、谵妄状态，趋向于急性起病，多在数日或数周内缓解，患者可不遗留后遗症；以及弥漫性脑病或痴呆伴意识障碍，多发生在慢性脑病或痴呆患者，是痴呆叠加急性意识障碍。

1. 急性意识模糊状态伴觉醒度降低和精神运动活动下降　在典型病例中，急性意识模糊状态的核心症状表现为觉醒度降低，注意力、定向力下降。患者常表现为无所事事，行为不适当；回答平常问题也缓慢、犹豫或明显错误。代谢性或中毒性脑病常伴扑翼样震颤，疾病晚期可出现昏睡，最终昏迷。如果基础病好转，可恢复意识清醒。

2. 谵妄状态　如前所述，临床表现为注意力涣散、对事物漫不经心的核心症状；激越或嗜睡；定向力、自知力障碍，洞察力、判断力降低，不能与外界交流和难以形成新记忆；每到傍晚意识模糊加重的日落现象；生动逼真的错觉与幻觉，引起恐惧、外逃或伤人行为；易激惹、焦虑、恐怖和发抖；发怒等情感障碍；常见自主神经症状等。酒精中毒患者的酒精戒断症状最具特征性。

3. 弥漫性脑病或痴呆伴意识障碍　临床上，常见罹患内科或外科疾病的老年患者，或既往的脑病患者，常见阿尔茨海默病、帕金森病、多发腔隙性梗死或其他类型痴呆突然发生出现意识模糊状态或精神障碍。通常是由于发热性感染疾病，特别是对抗生素耐药的病例，以及脑创伤、外科手术、全身麻醉、使用镇静药，充血性心力衰竭、慢性肺病和严重贫血等引起。有时难以确定是哪一因素所致，常为多种因素的综合作用。

四、治疗和预后

急性意识模糊状态或谵妄状态的治疗主要包括识别与排除致病因素，如上所述的病因。

1. 药物及其他治疗

（1）如果患者表现为激越以致威胁其健康或危及他人，必须应用镇静药。长期以来已知苯二氮䓬类（benzodiazepines）可使因酒精戒断的震颤性谵妄患者平静下来，可用地西泮 10~20mg 静脉注射，必要时每 5 分钟注射一次，直至患者平静；同时纠正水、电解质紊乱和低血糖等。推荐合用 β 肾上腺素受体阻滞剂阿替洛尔 50~100mg/d。

（2）抗精神病药如氟哌啶醇（haloperidol）具有即刻的镇静效应，特别是非经肠道用药时，但这些药物在年长的患者有引起锥体外系的副作用，且有自主神经功能障碍（如低血压）的风险。在年长人的谵妄中，痴呆患者经常对非典型抗精神病药如奥氮平（olanzepine）、利培酮（risperidone）或喹硫平（quetiapine）等有效，但应考虑近来关于这些药物导致心血管疾病风险的警示。

（3）对照性研究已显示，医院病房或强化监护单元（ICU）的环境对发生谵妄有重要影响。在噪声水平与照明上保持清晰的昼夜差别、充足的睡眠、使用眼镜及助听器以避免知觉剥夺，以及频繁的定向刺激可帮助患者减少谵妄的发生率，且也可缩短住院时间。

（4）由于有发生 Wernicke 脑病风险，应给予维生素 B₁100mg/d，静脉或肌内注射，并保证正常饮食。

2. 病程和预后　与其他住院患者相比，谵妄患者的住院时间较长，死亡率较高。大多数患者从谵妄恢复经常需要数日至数周的时间。许多患者可恢复到他们的正常水平，但患者再次患病时仍有谵妄复发的风险。从谵妄中恢复的患者偶尔遗留轻度的痴呆。

第三节 晕厥

（王维治 杨春晓）

一、概述

晕厥（syncope）一词源于希腊语，意为停顿或暂停；通常是因全脑血流量突然减少导致短暂的发作性意识丧失的临床综合征，患者可因姿势性张力丧失、不能站立而倒地，可迅速自行恢复。晕厥通常具有突然发生、历时短暂和不需要特殊复苏等突出特点。晕厥与通常所说的晕倒（fainting）或虚弱无力（faint）是同义语，这些词一般用来描述突然无力或即将发生的不完全晕厥发作，或晕厥前（presyncope）症状。临床上晕厥和虚弱无力是很常见的症状，30%~50%的成人有过晕厥，或许多人经历过晕厥前或近晕厥（near-syncope）症状。晕厥在老年人中更是常见的症状，且发病率随年龄而增长。

晕厥或虚弱无力主要是主观感觉状态异常，通常描述为轻度头痛、头晕、眩晕、醉酒感和无力发作等，应仔细询问患者这些感受的精确含义，许多患者表述虚弱无力后出现短暂的意识丧失，可能提示为晕厥发作。在某些情况下，虚弱无力与晕厥的差别只是程度不同而已。临床上，最需要与晕厥鉴别的是痫性发作（seizure）。

【病理生理和病因】

1. 病理生理 晕厥可以是许多潜在性疾病的最终共同路径，是由于脑低灌注引起的至少35%的脑血流下降或脑血流中断的短暂发作（如短至8~10秒）。一过性意识丧失是由于两侧大脑半球或脑干中枢正常有序的电活动消失，或在脑灌注不足时脑代谢必需的葡萄糖和氧的急性丧失。每分钟55ml/100g脑组织的脑血流量对供应充足的氧和葡萄糖是必需的，如降至每分钟20ml/100g脑组织就可能发生晕厥，迅速发病与迅速恢复这两个前提使脑低灌注过程必须是迅速可逆的。虽然晕厥时脑血流量降低有很大的个体差异，但收缩压<70mmHg或平均动脉压<40mmHg可能导致晕厥（Manolis et al，1990），这还取决于个体的健康状况、已存在的脑循环受损情况及血压水平等。

2. 病因 许多晕厥是由全脑血流不足引起的，但某些病例血流充足，是因脑底物不足（insufficient cerebral substrate）如氧气、葡萄糖或两者均不足所致。实际上，低血糖是首要的原因。大多数脑血流不足是由心输出量（cardiac output）减少所致。心输出量减少可因流出道受阻的心脏病诸如主动脉狭窄和肥厚型心肌病、收缩期或舒张期功能障碍的心脏病、心律失常（过快或过慢），以及静脉回流减少的疾病导致。当心率太快（如>150次/min）以致不能有充足的心室充盈，或太慢（如<35次/min）以致不能提供足够的输出量时也可引起晕厥。晕厥急剧发生和迅速恢复典型为心源性，心律失常最常见，卧位时发生的晕厥也提示心律失常。流出受阻或心律失常是严重的或潜在致死性的。

然而，大多数的晕厥是由良性病因引起的，诸如不愉快的躯体和情感刺激（疼痛、恐惧）诱发的晕厥，通常出现于直立位，经常先有迷走神经传递的预兆性症状，如恶心、无力、哈欠、忧虑、视物模糊和出汗等，提示为血管迷走性晕厥。静脉回流可因出血、胸腔内压增加、迷走神经张力增加（也可减慢心率）及交感神经张力丧失（如由于药物、颈动脉窦受压、自主神经功能紊乱）而减少。因这些机制导致的晕厥（出血除外）经常被称为血管迷走性或神经心源性，是常见的和良性的。

晕厥最常发生在起立时，特别是长期卧床的中老年人或服用某些药物的患者。直立性低血压也是晕厥常见的良性病因，是由于人在直立时可补偿暂时性静脉回流减少的正常机制（如窦性心动过速、血管收缩或两者兼有）受损所致。晕厥的常见病因还包括因宫外孕破裂、胃肠道出血、腹主动脉瘤破裂引起失血导致的直立性低血压，情境性晕厥（如咳嗽性、排尿性），癫痫症，不明病因，以及药物所致。

脑血管疾病，诸如缺血性卒中、短暂性缺血发作等都极少引起晕厥，因其大多数不涉及引起意识丧失必须受累的脑中心结构。然而，由于短暂性缺血发作或偏头痛引起的基底动脉缺血可引起晕厥。罕见地，严重颈椎关节炎或颈椎关节强直患者当头转向特定的位置时可发生椎基底动脉缺血伴发晕厥。罕见的病因还包括主动脉夹层、舌咽或三叉神经痛、锁骨下动脉盗血综合征、肺动脉高压、左房黏液瘤等。

晕厥的危险病因，如用力时晕厥提示心脏流出受阻。这类患者有时也有胸痛、心悸或两者都有。心脏检查可帮助确认病因。放射至颈动脉的粗糙的晚期峰值的基底部杂音提示主动脉狭窄，收缩期杂音随着 Valsalva 动作增强而随着下蹲消失提示肥厚型心肌病。收缩早期咔嗒音和杂音且站立时更明显指示二尖瓣脱垂，提示病因是心律失常。晕厥的病因等见表 2-4-10。

【分类】

1. 从临床角度，晕厥主要分三类，每一类最终都会导致低血压，引起短暂性脑血流量减少：

（1）血管迷走性晕厥：这一类型与心动过缓相关，是一种特殊的神经源性或神经心源性晕厥。通常意味着刺激来自心脏内的神经受体，通过反射性神经机制使交感神经张力消退。

表 2-4-10 晕厥的病因、临床提示性表现及诊断

病因	临床提示性表现	诊断方法※
心脏的流出或流入受阻		
瓣膜病:主动脉瓣或二尖瓣狭窄、法洛四联症、瓣膜裂开修补或血栓形成 肥厚型心肌病、限制性心肌病、填塞、心肌破裂 心脏肿瘤或血栓	年轻或老年的患者 晕厥经常为用力性,迅速恢复 心脏杂音 晕厥可能为位置性 通常伴杂音(可能是易变的) 外周栓塞现象	超声心动图
肺栓塞、羊水栓塞或罕见的空气栓塞	通常来自大的栓子,伴呼吸困难、心动过速、呼吸急促 通常有肺栓塞危险因素	D-二聚体 CT 血管造影或核素扫描
心律失常		
慢速心律失常(如病窦综合征、高度房室传导阻滞、药物) 快速心律失常,或为室上性或室性(如由于心肌缺血、心力衰竭、心肌病、药物、电解质异常、致心律失常的右心室发育异常、长 QT 间期、Brugada 综合征、预激综合征)	晕厥发生无预兆,醒时立刻恢复 可发生在任何体位 慢速心律失常在中老年较常见 患者正服药,特别是抗心律失常药或其他心脏药物 结构性心脏病	如果心电图不确定,可考虑动态心电图监测或事件记录 如心电图异常或高度可疑,可做电生理检查 如临床考虑异常(如应用利尿药、呕吐、腹泻),可查血清电解质
心室功能障碍		
急性心肌梗死(MI)、心肌炎、收缩或舒张功能障碍、心肌病	晕厥在 MI 中是极罕见的症状,较常见于中老年人,伴心律失常或休克	血清心脏标志物 心电图 超声心动图 有时做心脏 MRI
心脏压塞或收缩	颈静脉压增高,奇脉>10 次	超声心动图 有时做心脏 CT
血管迷走性(神经心源性)		
增加胸腔内压(如张力性气胸、咳嗽、用力排尿或排便、Valsalva 动作) 强烈的情绪(如疼痛、恐惧、看见血) 压迫颈动脉窦 吞咽	先兆症状(如头晕、恶心、出汗),很快但不是立即恢复(5~15 分钟) 促发因素明显	临床评估
过敏反应	用药、昆虫咬伤、变态反应史	变态反应检查
直立性低血压		
药物 自主神经功能障碍 由长时间卧床休息引起的去适应作用	挺直姿势数分钟内出现症状 检查时站立血压下降	临床评估 有时倾斜床试验
贫血	慢性疲劳,有时黑便,大量月经	全血细胞计数
脑血管性		
基底动脉短暂性缺血发作或卒中	有时脑神经功能缺失、共济失调	CT 或 MRI 检查
偏头痛	视觉症状、畏光先兆,一侧性	临床评估
其他		
长时间站立	病史明显,无其他症状	临床评估
妊娠	健康的育龄妇女,无其他症状 通常为早期或未发觉的妊娠	尿妊娠试验
过度换气	晕厥前口周或手指经常发麻 通常有情感状态背景	临床评估
低血糖	治疗后精神状态改变,且很少突然起病,出汗,竖毛 通常有糖尿病或胰岛瘤史	指尖血糖 葡萄糖输注有效

病因	临床提示性表现	诊断方法※
精神疾病	不是真性晕厥,在事件期间可为部分性或不持续性反应 检查正常 经常有精神病史	临床评估
某些药物性原因		
胺碘酮及其他控制心律药物、β受体阻滞剂、钙通道阻滞剂(非二氢吡啶类)、地高辛		因导致慢速心律失常
任何抗心律失常药、奎尼丁		因导致快速心律失常
大多数抗高血压药(β受体阻滞剂罕见)、抗精神病药(主要是吩噻嗪类)、多柔比星、左旋多巴、袢利尿剂、硝酸盐类(伴或不伴勃起功能障碍的磷酸二酯酶抑制剂)、奎尼丁、三环类抗抑郁药、长春新碱		因导致直立性低血压

注:※所有的患者均需要做心电图和脉搏血氧测定。

（2）直立性低血压性晕厥:假定身体直立时,血管交感神经支配和自主激活代偿反应(反射性心动过速和血管收缩)的失败,导致血液淤积在身体下部而引起低血压和晕厥。以上两种类型的晕厥没有潜在心脏病证据。

（3）心源性晕厥:心脏本身的疾病,如 Adams-Stokes 慢速心律失常发作、严重的主动脉或主动脉下狭窄,或缺血性心脏病,导致原发性心输出量减少。

2. 依据晕厥发生的病理生理学机制,主要分类为:

（1）反射性晕厥:由于调节血压及心率的反射弧功能障碍,导致神经源性血管减压反应。包括血管减压性晕厥(普通晕厥)、颈动脉窦性晕厥、排尿性晕厥、吞咽性晕厥、咳嗽性晕厥、舌咽神经痛性晕厥、仰卧位低血压综合征等。

（2）交感神经支配障碍:血管交感神经张力突然抑制或丧失引起血管交感神经张力反射消失(血管减压效应),伴迷走神经兴奋和心动过缓(血管迷走神经效应),引起血管迷走神经性晕厥,属于神经源性或神经心源性晕厥,神经心源性晕厥是通过刺激心脏的神经感受器引起的。包括直立性低血压性晕厥、特发性直立性低血压性晕厥[夏-德(Shy-Drager)综合征],因自主神经疾病或功能不全所致。典型的直立性低血压性晕厥无潜在的心脏疾病。

（3）心源性晕厥:是由各种心脏疾病引起的,如 Adams-Stokes 发作、心律失常或严重的主动脉狭窄使心输出量减少等,导致全身及脑血流量暂时下降。脱水和失血导致血容量大量减少也可引起近晕厥症状。心源性晕厥包括:①心律失常,如心动过缓、心动过速、心脏停搏、Q-T间期延长综合征等;②急性心腔排出受阻,如心瓣膜病、冠心病、心肌梗死、先天性心脏病如法洛四联症、原发性心肌病、左房黏液瘤、左房巨大血栓形成、心脏压塞等;③肺血流受阻,如原发性肺动脉高压症、肺动脉栓塞等。

（4）脑源性晕厥:由于脑血液循环障碍,以及各种脑部疾病或脑干病变引起。包括:①严重脑血管闭塞性疾病引起全脑供血不足;②主动脉弓综合征;③短暂性缺血发作;④高血压脑病;⑤基底动脉性偏头痛;⑥脑干病变,如肿瘤、炎症、血管病、损伤、延髓血管运动中枢病变等。

（5）其他晕厥:①哭泣性晕厥,主要为情感反应,与迷走神经关系不大;②过度换气综合征;③低血糖性晕厥;④严重贫血性晕厥等(表2-4-11)。

表2-4-11　晕厥的病理生理机制分类

Ⅰ.神经源性血管减压反应

A. 由压力感受器传入延髓的外部信号诱发

1. 血管减压性(血管迷走性)

2. 神经心源性

3. 颈动脉窦过敏

4. 迷走舌咽性

5. 重度疼痛,尤其内脏如肠、卵巢、睾丸等引起的疼痛

B. 伴静脉回心血量减少

1. 排尿性

2. 咳嗽性

3. Valsalva 试验、紧张、屏气、举重

4. 进食后

C. 内源性精神刺激诱发

1. 恐惧、焦虑(晕厥前期常见)

2. 见到血

3. 癔症

Ⅱ.交感神经系统神经支配障碍(体位-直立性低血压)

A. 周围神经系统自主神经功能障碍(周围神经病变、自主神经病变)

1. 糖尿病

2. 全自主神经功能异常

3. Guillian-Barré 综合征

4. 淀粉样神经病

5. 交感神经切断术

6. 抗高血压治疗及其他血管交感神经支配阻滞剂和突触前 α 激动剂

续表

> 7. 嗜铬细胞瘤
>
> B. 中枢神经系统自主神经功能障碍
>
> 　1. 原发性自主神经功能障碍(特发性直立性低血压)
>
> 　2. 多系统萎缩(帕金森综合征、共济失调、直立性低血压)
>
> 　3. 路易体痴呆及帕金森病
>
> 　4. 脊髓损伤、梗死和坏死
>
> 　5. 中枢作用降压药及其他药物

Ⅲ. 心输出量减少或血容量不足(低血容量)

> A. 心输出量减少
>
> 　1. 心律失常
>
> 　　(1) 心律过缓
>
> 　　　a. 二度和三度房室传导阻滞,伴 Adams-Strokes 综合征
>
> 　　　b. 心室停搏
>
> 　　　c. 窦性心动过缓、窦房传导阻滞、窦性停搏、病窦综合征
>
> 　　(2) 心律过速
>
> 　　　a. 阵发性室性心动过速
>
> 　　　b. 室上性心动过速(晕厥的少见原因)
>
> 　2. 心肌病:心肌梗死或伴心输出量减少的重度充血性心力衰竭
>
> 　3. 左心室或主动脉流出道梗阻:主动脉狭窄、肥厚性主动脉下狭窄、大动脉炎
>
> 　4. 肺部血流梗阻:肺动脉狭窄、法洛四联症、原发性肺动脉高压、肺栓塞
>
> 　5. 心脏压塞
>
> B. 血管内血容量不足(失血),脱水

Ⅳ. 脑血液循环障碍及各种脑疾病或脑干病变

> A. 严重脑血管闭塞性疾病引起全脑供血不足
>
> B. 主动脉弓综合征
>
> C. 短暂性脑缺血发作
>
> D. 高血压脑病
>
> E. 基底动脉性偏头痛
>
> F. 脑干病变,如肿瘤、炎症、血管病、损伤、延髓血管运动中枢病变等

Ⅴ. 发作性虚弱和晕厥的其他原因

> A. 缺氧
>
> B. 严重贫血
>
> C. 过度换气使血 CO_2 分压降低引起脑血管收缩
>
> 　1. 无 Valsalva(虚弱无力常见,晕厥少见)
>
> 　2. 伴随 Valsalva:有目的的恶作剧(mess trick)或由孩子哭闹诱发
>
> D. 低血糖(虚弱无力常见,晕厥少见)
>
> E. 焦虑(惊恐)发作
>
> F. 环境过热

【临床表现】

晕厥的临床表现及程度不同,主要取决于发病机制及发作时背景,通常起病突然,持续时间短暂。典型的晕厥可分为三期:

1. **晕厥前期** 出现短暂的、明显的自主神经及脑功能低下症状,如头晕眼花、面色苍白、出汗、恶心、神志恍惚、注意力不集中、耳鸣、全身无力、打哈欠、上腹部不适和肢端发冷等,持续数秒至数十秒,多发生在过久站立时。

2. **晕厥期** 患者感觉眼前发黑、站立不稳,短暂意识丧失而倒地,多在数秒至数十秒后迅速苏醒;患者有时不完全忘记周围发生的一切,可能仍可听到声音或看到人们模糊的轮廓。发作时可伴血压下降、脉缓微弱(40~50 次/min)和呼吸表浅、瞳孔散大、肌张力减低等,偶有尿失禁,神经系统检查无阳性体征。收缩压常降至 60mmHg 或以下。

3. **晕厥后期** 患者一旦平卧脑血流恢复,脉搏渐变得有力,面色开始恢复正常,呼吸变得快而深,然后出现眼睑眨动,意识很快转清,但仍有面色苍白、恶心、出汗、头痛、周身无力或不适等,数分钟或数十分钟缓解,不遗留任何后遗症。严重者可有轻度遗忘和精神恍惚,需 1~2 天恢复。若意识丧失持续 15~20 秒可能出现抽搐发作(痉挛性晕厥),常被误诊为癫痫,但其持续时间更短,仅有轻微肢体和躯干肌阵挛、面肌颤动或躯干强直、牙关紧闭,极少发生全面强直阵挛性发作。

二、神经源性晕厥综合征

神经源性晕厥(neurogenic syncope)包括许多类型的晕厥,是延髓孤束核产生的神经信号引起的血管效应。实际上,所有类型的晕厥均可以理解为"血管迷走性晕厥",意味着血管减压与迷走效应不同比例的结合,唯一的区别是引起神经源性晕厥的刺激来源于延髓。许多刺激,主要是来自内脏的刺激,也有一些心理刺激可引发这种反应,如血管交感神经张力下降和丧失,迷走神经活动亢进。延髓孤束核将这些传入刺激与交感神经传出的正常压力感受器信号进行整合,以维持血管的张力。

情境性晕厥(situational syncope)与神经心源性晕厥的自主神经机制相似,通常被某种激发事件诱发,诸如外伤、疼痛、饥饿、恐惧、拥挤、见血,长时间站立或焦虑可引起儿茶酚胺突然释放,刺激心脏机械感受器。情境性晕厥的其他原因包括排尿、排便、咳嗽、喷嚏和吞咽等见于静脉回流减少(如同 Valsalva 手法)和迷走神经张力增强时。

(一)血管减压性晕厥

血管减压性晕厥(vasodepressor syncope)又称为血管

抑制性晕厥、血管迷走性晕厥、血管源性晕厥、单纯性晕厥或普通晕厥等，是各类晕厥中最常见的类型。主要见于年轻人，具有家族倾向（Mathias et al，1998）。肾上腺素能支配的阻力血管扩张使外周血管阻力下降，当心输出量不能代偿时即出现低血压。生理研究发现，分布β肾上腺素能纤维的肌肉内小血管扩张可能比内脏血管扩张更为重要。

血管减压性晕厥通常发生于：①正常人尤其较敏感者受到强烈的精神刺激时，如看到血或目睹不幸的事件；以及正常人处于外周血管易扩张的条件下，如高热、拥挤的房间（"热晕厥"），特别是饥饿、疲劳或饮酒等情况下。②患疼痛性疾病或内脏创伤后（特别是睾丸、下腹部损伤），因恐惧、疼痛引起迷走神经反应易发生短暂晕厥。③某些敏感的人在运动中也可能发生。

【临床特征】

1. 晕厥发作多见于年轻体弱的女性，有家族性倾向，患者常处于直立位或坐位时感觉恶心、欲吐并伴眩晕感，向一侧倾倒、恐惧，有时伴头痛等前驱症状。发作时面色苍白或灰白色，面部及躯体布满冷汗，流涎，有上腹部不适和恶心等自主神经反应，此时患者常试图通过打哈欠、吹气或深呼吸抑制这些症状，可出现视野暗淡或中心视野狭窄，伴耳鸣、思维混乱等。发作时患者意识丧失，伴骨骼肌松弛、瞳孔散大、脉缓细弱、呼吸微弱，一般无尿失禁。若患者在出现前驱症状时迅速躺倒，一般能防止意识丧失发生摔倒而致伤。

2. 晕厥发作后患者经常感到虚弱和步态不稳，如起立过快可能出现另一次晕厥发作或有其他反射性晕厥发作。

3. 发作时如能检查脑电图，在晕厥期各导联可出现对称性2~3Hz慢波，晕厥后脑波逐渐恢复正常。

（二）神经心源性晕厥

神经心源性晕厥（neurocardiogenic syncope）是血管减压性晕厥的组成部分或亚型，是儿童和青年人晕厥不能解释的病因，有学者把它当成血管迷走神经性（vasova-gal）或血管减压性晕厥的同义词。机制尚不完全清楚，可由于静脉淤血导致中心血容量（central blood volume）和冲程容量（stroke volume）减少，引起交感活动代偿性增强。在易感的患者中，这种交感活动增强可激发Betzold-Jarish反射，导致心动过缓和/或低血压。此反射的出现是由于左室后下壁感觉受体受到刺激，并向延髓血管运动中枢发送信号，导致副交感活动增强、交感活动降低及心动过缓。然后刺激升高血压反应，使血压不再下降。低血压可因从肢体血池静脉回流减少而加剧，或用Val-salva时发生。酒精可使血管收缩受损，因此使代偿性调节丧失。因恐惧、惊恐发作及其他刺激引起儿茶酚胺释

放可触发心室收缩，引起Betzold-Jarish反射。

【临床特征】

1. 神经心源性晕厥患者在站立的即刻或其他促发事件时能够维持正常血压和脑灌注，只有在伴心动过缓时才会出现血压突然下降，患者可感觉头重脚轻，出现恶心、呕吐、苍白、出汗和上腹部不适等自主神经的前驱症状。

2. 有原发性神经心源性晕厥倾向的患者可通过令其在倾斜平台上倾斜60°出现迟发性无力证实。当身体处于直立位约10分钟后血压降至100mmHg以下，不久患者出现头晕和出汗，接着出现无力，与原发性交感神经功能失调患者在平台直立后立即发生晕厥不同。半数患此种难以解释的晕厥患者表现为延迟性平台试验反应，但对照组约5%的人出现。

（三）运动诱发性晕厥

运动诱发性晕厥（exercise-induced syncope）是指一些人在进行需氧运动，特别是跑步时诱发的无力。许多心脏病，如心肌缺血、QT间期延长综合征、主动脉流出道梗阻、心肌病、房室结构异常、运动诱发的室性心动过速、少见的室上性心动过速等患者，运动也可促发晕厥。运动员在运动中不可预测地发生肌无力，但大多数人未发现有心脏异常，有时他们在大强度运动及其他试验时并未诱发晕厥，许多患者倾斜床试验时血压下降，提示为神经心源性晕厥。

【临床特征】

1. 在需氧锻炼时特别是跑步中诱发的无力，常伴恶心等晕厥前期症状，见于儿童后期或更晚，有家族性，停止运动或不超过患者自定的运动负荷可避免发作，这些患者对非需氧运动似乎不敏感。

2. 心电图无异常，也无心脏结构问题。延时倾斜床试验和注射异丙基肾上腺素可使患者出现肌无力反应，提示类似神经心源性晕厥的肌肉血管反应过度。在监护下应用β肾上腺素受体阻滞剂可能使患者获益。

（四）颈动脉窦性晕厥

颈动脉窦性晕厥（carotid sinus syncope）也称为颈动脉窦综合征（carotid sinus syndrome），是由于颈动脉窦反射过敏所致。此型晕厥已被定义为按压颈动脉窦引起心脏骤停（心脏顿抑）超过3秒或以上时，或低血压（血管减压30mmHg以上伴有症状，50mmHg以上不伴有症状）时，或心脏顿抑与血管减压反应两者并存时的晕厥或晕厥前状态（Manolis 1993）。

颈动脉窦反射是调节血液循环的生理反射，神经兴奋冲动由舌咽神经第一支Hering神经传入延髓，导致迷走神经兴奋引起心率减慢，或引起交感神经血管抑制纤维兴奋使血管扩张、血压下降。颈动脉窦及邻近病变如

动脉粥样硬化、动脉炎、肿瘤、颈动脉体瘤、淋巴结肿大和瘢痕组织等,可刺激颈动脉窦使反射过敏导致晕厥发作。颈动脉窦敏感性增高患者在转颈、穿紧领衣、在颈动脉窦区剃须、低头时也可诱发晕厥。颈动脉窦的感觉冲动由舌咽神经分支窦神经传导至延髓。按摩一侧或交替按摩两侧颈动脉窦,特别是老年人,可引起反射性心率减慢,如窦性心动过缓、窦性停搏以致房室传导阻滞,为迷走型反应;或引起动脉压下降不伴心率减慢,是血管减压型反应。尽管曾描述颈部活动或衣领过紧可为诱发因素,但晕厥一般在没有预兆的情况下发生,因颈部活动促发者极罕见(Sutton 1993)。许多其他类型纯反射性心率减慢可源于直接刺激迷走神经,如食管憩室、纵隔肿瘤、胆囊结石、颈动脉窦疾病、支气管镜检查和针刺体腔等。反射性心动过缓以窦房性较房室性更常见,也称为迷走神经性晕厥。

【临床特征】

1. 中年以上的男性多见,青年也可罹患。发作几乎均处于直立位。与心源性晕厥相似,发作特别突然,无任何前驱症状,经常跌倒,意识丧失时间很少超过30秒,清醒后迅即恢复知觉,晕厥后期症状不明显,是此型晕厥的特征。

2. 根据临床表现分为三型 ①迷走型:有明显窦性心动过缓或房室传导阻滞,偶有窦性停搏,约占70%;②减压型:伴血压下降,心率改变不明显,如伴血压及心率改变称混合型;③脑型:因广泛性脑供血不足引起晕厥,心率和血压变化不大。迷走型和减压型颈动脉窦性晕厥常见小的抽动。发作频繁时可用普鲁卡因封闭颈动脉窦,如封闭后发作减少可协助确诊。

3. Gastaut 和 Fischer-Williams 应用眼心抑制反射研究此型的晕厥,发现压迫眼球(眼迷走神经反射,急性青光眼时晕厥的原因)导致迷走神经兴奋增加也可引起短暂的心脏骤停和晕厥。在100例晕厥发作史患者中20人出现此反应,心脏停搏历时7～13秒后出现意识丧失、苍白和肌肉松弛。晕厥期结束时脑电图显示主要在双侧额叶出现同步的θ和δ波,某些患者可见与慢波同步的一次或数次肌阵挛性抽动。如心脏停搏超过14秒或15秒EEG将变为平坦,这种电静息持续10～20秒,有时可有全面性强直性痉挛伴尿失禁。随着痉挛的出现,心跳和大的δ波重新出现,再经20～30秒EEG转变为正常。值得注意的是,在心脏停搏、晕厥和强直性痉挛期也可能看不到节律性阵挛发作或癫痫样EEG活动。当意识恢复时,患者对周围环境感知也恢复,不出现癫痫发作后的常见症状如意识模糊、头痛和思睡等。

4. 颅底和颈部肿瘤或淋巴结肿大侵及颈动脉可引起戏剧性晕厥发作,有时先出现一侧头或颈部疼痛,发作

常无预感,有些患者因转头诱发。发病可因血管减压反应,罹患邻近舌咽和迷走神经肿瘤的患者通常有明显的心动过缓,如将肿瘤彻底切除,晕厥即消失,许多患者做肿物侧舌咽及迷走神经上根切断术是必要的。按压颈动脉窦出现肌无力的患者,应注意与颈动脉窦高敏性和基底动脉或对侧颈内动脉狭窄区别。后者应避免压迫颈动脉,如颈内动脉可听到杂音应避免按压颈动脉窦试验。

（五）舌咽神经痛性晕厥

舌咽神经痛性晕厥(syncope in associated with glossopharyngeal neuralgia)可能由于疼痛引起较强的向心性冲动,通过来自孤束核的双侧纤维激活延髓血管运动中枢,迷走神经活动增加使心率减慢。Wallin等证实,除心动过缓,可因周围交感神经受抑制引起低血压。心动过缓的作用远超过血管减压性低血压,有时甚至引起心脏停搏。因此,与颈动脉窦性晕厥及大多数其他类型晕厥不同。

【临床特征】

1. 舌咽神经痛性晕厥多在60岁时发病,典型症状为舌根、咽或喉部、扁桃体、耳部的发作性疼痛。约2%的患者在疼痛发作时可引起晕厥。通常发作顺序是疼痛,然后是心动过缓,最后为晕厥。

2. 本病治疗与三叉神经痛治疗相似,约10%的患者与三叉神经痛有关,通常位于同侧。抗癫痫药如加巴喷丁以及巴氯芬(baclofen)对某些病例有效。如基底动脉小分支侵及舌咽神经,血管减压术治疗可能有效。常规外科治疗,包括舌咽神经和迷走神经上根切断术已证明有效。

（六）吞咽性晕厥

吞咽性晕厥(swallowing syncope, deglutitional syncope)是患者在用力吞咽时或之后突然出现意识丧失,是舌咽、喉、食管和胃机械刺激引起的反射性晕厥。

发生机制与舌咽神经痛性晕厥颇相似,吞咽时舌咽神经运动支下行冲动沿感觉纤维经颈静脉孔返回脑干,进入孤束核并扩散到迷走神经背核引起晕厥。可见于咽喉、舌根、食管和纵隔疾病,以及高度房室传导阻滞、窦性心动过缓和病态窦房结综合征。心肌梗死后心脏传导系统对迷走神经兴奋特别敏感,易于发生。

【临床特征】

吞咽性晕厥发作与体位无关,与吞咽的食物性状有关,如硬物、冷、酸、咸、辣等食物易诱发,饮用含碳酸氢钠饮料持续释放CO_2使食管内压力增高也易诱发。发作前后通常无明显症状与不适。抗胆碱能药丙胺太林(propantheline)每次15mg,每日3次,通常可消除这类发作。

（七）排尿性晕厥

排尿性晕厥(micturition syncope)发生于排尿或排尿

结束时,几乎全为男性,与直立位排尿有关。发病机制可能由于憋尿过多导致血管反射性收缩,排空使腹腔压力急骤下降,腹腔大量血管床开放,静脉回心血量减少导致全脑血流量减少;排尿时屏气动作使胸腔压力增高,静脉压与颅内压随之增高也使脑血流量减少。

【临床特征】

有时见于青少年,但更多见老年人,可反复发生。饮酒、饥饿、疲劳、天气寒冷、上呼吸道感染等是常见的诱因。此外,使用α肾上腺素受体阻滞剂治疗男性膀胱出口梗阻也可以导致这种情况。常发生在午夜起床排尿,清晨或午睡起床排尿时。晕厥前期症状不明显,可有极短的头晕、眼花、下肢发软等。患者常突然晕倒,意识丧失持续数十秒,自行苏醒,晕厥后期症状较轻,个别患者伴抽搐。有时可引起严重的头面部创伤或脑外伤。

(八)咳嗽性晕厥和 Valsalva 晕厥

咳嗽性晕厥(tussive syncope)是在咳嗽后发生的短暂意识丧失和跌倒发作。Charcot(1876)首先描述严重的咳嗽发作导致的晕厥。主要由于咳嗽时胸腔内压力突然增高,导致静脉回流受阻,回心血量减少,咳嗽使颅内压增高和 CO_2 分压下降,引起血管收缩,两者均使脑血流量减少引起晕厥。咳嗽性晕厥时对抗紧闭声门用力深吸气的作用也如 Valsalva 手法。婴儿屏息导致的意识丧失可能也基于这一机制,所谓的婴儿苍白发作可能是血管减压反射。

在举重比赛中发生的举重运动员暂时性意识丧失(weight lifters blackout)主要也因 Valsalva 手法作用,外加蹲位和过度换气引起血管扩张效应。其他的用力活动,如放声大笑、用力排便、潜水或用力吹号等出现的轻度无力和短暂头晕也并非罕见。前列腺或直肠检查时偶可发生晕厥,但只发生在患者站立时(前列腺性晕厥),Valsalva 效应及反射性迷走神经刺激可能是主要原因。餐后低血压偶可导致老年人晕厥,是压力反射功能损害不能代偿内脏血管淤血所致。

【临床特征】

咳嗽性晕厥患者多为体格魁梧的男性,以及罹患慢性支气管炎、哮喘、肺气肿的嗜烟老年患者,偶见于儿童,特别是百日咳、支气管哮喘和喉炎患儿剧烈咳嗽时。患者在持续剧咳后突然出现虚弱,伴瞬间意识丧失,但有时只咳嗽一声或大笑几声即可发生。部分患者在晕厥前有短暂的头晕眼花、面色苍白,发作后无不适。不少患者反复发作。发作偶见于用力解便或过度用力时。

三、心源性晕厥

心源性晕厥(cardiogenic syncope)系因心输出量突然减少、血压急骤下降导致脑血流减少引起的晕厥。常见原因为心律失常,主要是心动过缓型。正常情况下,心率低至 35~40 次/min 或高至 150 次/min 都能耐受,特别是卧位时。心率变化超过此极限可影响心输出量而导致晕厥,站立位、贫血、冠心病、心肌病和心瓣膜病可引起心输出量减少而更易发生。

心肌病所致主动脉或主动脉分支以下狭窄由于心输出量不能满足运动需求,认为是用力性晕厥(exertional syncope)的原因。原发肺动脉高压、右心室流出道受阻(如肺动脉瓣或肺动脉圆锥狭窄)或心内肿瘤也可与用力性晕厥有关。迷走神经兴奋性过高可能是这种晕厥的原因,可能与伴肺栓塞、主动脉流出道受阻的晕厥有关。法洛四联症(tetralogy of Fallot)是心脏先天性畸形,常导致晕厥。其他心源性晕厥的原因可参见表 2-4-10。

【临床特征】

1. 心源性晕厥最常见于完全性房室传导阻滞和脉率≤40 次/min 的患者(如 Adams-Stokes 发作或 Adams-Stokes-Morgagni 综合征)。传导阻滞可持续或间断存在,可能先发生束支传导阻滞或二度心脏传导阻滞。若患者处于直立位,心室停搏 4~8 秒即足以引起晕厥,如在仰卧位需停搏 12~15 秒才能诱发晕厥。心源性晕厥的临床特征是突然发生,无任何先兆。

2. Engel 认为,心搏停止 12 秒后患者变得苍白、短暂无力或意识丧失,与直立体位无关。大脑缺血超过 15~20 秒可出现肌阵挛发作。随着停搏时间延长,肌阵挛消失而出现强直性痉挛和鼾声呼吸,面色由灰白变为发绀,出现尿失禁、瞳孔固定和双侧 Babinski 征。当心脏活动恢复时颜面及颈部开始发红,由可靠的旁观者提供的体征发生顺序有助于晕厥与癫痫鉴别。如心搏停止长达 4~5 分钟则可因低氧血症和脑缺血导致脑损伤,昏迷可持续存在或转变为意识模糊。

3. Adams-Stokes 综合征所致的心力衰竭在一天中可反复发生。心脏传导阻滞开始时通常为间断性,发作间期心电图可能仅提示心肌病的证据,因此需应用动态心电图监测(Holter)或遥测技术进行持续观察,确认心律失常的存在。确定无力和晕厥系因窦房结功能失调所致并非易事,显著的标志是窦性心动过缓、窦房传导阻滞或窦性停搏(病窦综合征)。结性阻滞可导致房性停搏延长(0.3 秒),室上性心动过速或心房颤动也可与窦性心动过缓交替出现(心动过缓-心动过速综合征)。单纯快速心律失常很少引起晕厥,但间断性心室颤动可引起虚弱无力,室上性心动过速伴快速室性反应(通常 180 次/min以上)可引起晕厥,多见于直立位的患者。QT 间期延长综合征是一种少见的家族遗传病,是由至少 6 个不同编码心肌钠离子通道和钾离子通道基因突变所致,易发生室性心律失常和晕厥。Brugada 综合征也是能引起晕厥甚至猝死的遗传综合征,以右束支传导阻滞和右心前导联 ST 段抬高为特征。某些二尖瓣脱垂患者易出现晕厥和晕厥前期症状,相当多的患者还可有恐慌发作。

四、脑源性晕厥

脑源性晕厥(syncope of cerebral origin)是与脑血管病有关的晕厥,晕厥是脑血管疾病不常见的表现,通常与胸部或颈部大血管闭塞有关。

主动脉弓综合征(Takayasu 无脉病)就是最好的例子,因头臂干、颈总动脉和椎动脉狭窄,体力活动可使上位脑干血流量显著减少,迅即引起意识丧失。另外的实例如椎动脉狭窄或闭塞以及锁骨下动脉盗血综合征(subclavian artery steal syndrome),先天性颈椎上部异常[克利佩尔-费尔(Klippel-Feil)综合征]或颈椎病可能导致椎动脉血液循环受压,偶可出现无力,转头引起眩晕、恶心、呕吐、视野暗点及意识丧失。颈内动脉系统供血区缺血发作不会引起晕厥,椎-基底动脉缺血也不会引起纯晕厥发作。

晕厥发作还可能作为蛛网膜下腔出血(SAH)发病的信号,常伴短暂的呼吸停止,是动脉瘤破裂大量出血,当颅内压与血压接近时使脑血液循环暂时受阻所致。除非在晕厥前患者有头痛、呕吐,或患者清醒时发现高血压和颈强直,否则需行脑 CT 检查和腰穿才能确诊。临床上经常遇到患者无明确原因突然向前摔倒,CT 发现双额叶血肿和 SAH,这些病例是原发动脉瘤破裂导致 SAH,还是偶然摔倒或晕厥引起额叶脑挫裂伤,鉴别非常困难。有人曾对几乎每例患者都做脑血管造影,但仅发现 1 例前交通动脉瘤。

五、交感神经系统功能衰竭

(一)直立性(体位性)低血压性晕厥

直立性低血压性晕厥(syncope associated with orthostatic hypotension)发生于从卧位或久蹲突然转换为直立位时,也称为体位性低血压晕厥或直立性晕厥。在活动及改变体位时血压的维持主要依赖主动脉弓和颈动脉窦压力感受器,以及心室壁机械感受器。这些感受器是舌咽与迷走神经的感觉神经末梢,将神经冲动传至延髓孤束核的血管运动中枢,孤束核轴突投射至延髓腹外侧核的网状结构,再传递到脊髓的中央外侧细胞柱,控制骨骼肌、皮肤及内脏等血管网的血管张力。当压力感受器的冲动减少时,通过增加兴奋信号来升高血压、提高心输出量和恢复脑血流灌注。

【病因和常见疾病】

1. 病因 在正常情况下,当处于直立位时机体存在诸多机制防止血液蓄积于身体的较低位置,如通过 α 和 β 肾上腺素能效应使动脉反射性收缩;通过主动脉和颈动脉反射使心脏反射加快;肌肉活动使静脉回流增多。Lipsitz 指出,机体老化与这些代偿机制病损有关,老年人更易发生晕厥。年轻人当血压下降和维持于低血压水平时也可能突然失代偿产生晕厥。病因可分为两类:

(1)压力感受器反射弧受损:①反射弧传出纤维受损,见于糖尿病、脊髓痨、多发性神经病等;②脑干网状结构血管运动中枢受损,如脑干或后颅凹急慢性炎症、肿瘤、血管病和外伤等;③反射弧传入纤维受损,见于肌萎缩侧索硬化症、多发性硬化、血卟啉病、脊髓外伤、交感神经切除术后,应用某些药物(利血平、胍乙啶、肼屈嗪、帕吉林、氯丙嗪、奋乃静、左旋多巴、司可巴比妥)等。

(2)低血容量及心输出量减少:失血、利尿、肾上腺皮质功能不全、重度下肢静脉曲张和应用血管扩张药等引起低血容量,缓激肽过高综合征(hyperbradykininism)因患者体内缺乏分解缓激肽的酶,血中缓激肽水平过高,血管强烈扩张和静脉回流减少,引起相对低血容量而发生晕厥。

2. 直立性晕厥 ①某些正常人在一定条件下可出现压力感受器反射功能失调,导致直立性晕厥;②老年肌肉松弛者长时间患病卧床;③与周围神经包括自主神经有关的疾病导致血管舒缩反射障碍,如糖尿病性神经病、脊髓痨、淀粉样变性、Guillian-Barré 综合征、原发性自主神经病及其他多发性神经病等;④伴有多种中枢神经系统退化,以自主功能衰竭为伴发特征(如多系统萎缩、帕金森病、路易体病);⑤服用左旋多巴类、抗高血压药(特别是神经节阻滞剂如胍乙啶)及某些镇静药和抗抑郁药;⑥T_6 水平以上脊髓横贯性损伤急性期;⑦血容量不足患者使用利尿剂,大量出汗,消化道出血或 Addison 病等;⑧嗜铬细胞瘤患者。嗜铬细胞瘤患者因反复接触暴露的儿茶酚胺导致阻力血管上的 α 受体对其脱敏。

【临床特征】

1. 直立性晕厥患者在变换体位时,多在从卧位或坐位或蹲位突然站起的一瞬间出现头晕、眩晕、眼花和下肢发软,重者发生晕厥。血压呈逐渐下降过程,但不像神经心源性晕厥那样急速下降,可能没有后者常见的自主神经反应,如恶心、呕吐、苍白、出汗和上腹部不适等。老年人、糖尿病和/或接受心血管药物治疗的患者居多。直立性晕厥可发生于血容量不足(如血液和其他体液丢失)或血管扩张的情况下,可因饮酒或影响自主神经调节的内科疾病如 Shy-Drager 综合征或糖尿病而加重。长期卧床可导致心血管适应性降低(deconditioning),直立性晕厥是由于对站立姿势的反应下降。

2. 直立性晕厥患者意识丧失时间短，血压下降，心率无大变化，立即卧床症状即可缓解。晕厥前期与晕厥后期症状均不明显。直立性低血压床边检测是最佳检测方法，患者由卧位快速站起并立即测量血压，并于 1 分钟和 3 分钟后再次重复检测。此种方法较躺—坐—站的检测方法好。如果患者卧位与立位时血压存在显著差异，伴头晕或晕厥症状则可诊断为来源于自主神经功能紊乱的直立性晕厥。

临床上，直立性晕厥须注意与体位性直立性心动过速综合征（postural orthostatic tachycardia syndrome，POTS）鉴别。POTS 患者表现为不能耐受长时间站立，伴心动过速（120 次/min 或以上），直立位可有呼吸困难、疲劳、震颤和头晕，并可由直立倾斜试验引出相似的症状，常与疲劳和不能耐受运动有关，但不伴直立性低血压。POTS 的不能耐受直立体位与慢性疲劳综合征（chronic fatigue syndrome，CFS）的临床特征颇为相似，被认为是脑自动调节功能障碍，也有人认为是自主神经功能障碍的局限型，有时患者还可有焦虑症状。

（二）特发性直立性低血压

特发性直立性低血压（idiopathic orthostatic hypotension）也称为原发性自主神经功能不全（primary antonomic insufficiency）或夏伊-德雷格综合征（Shy-Drager syndrome）。本病有两种形式。一种可因交感神经节神经元选择性变性，肌肉血管平滑肌和肾上腺失神经支配，病理尚未完全清楚，但神经系统其他部位的病变并不明显；第二种类型是因双侧脊髓灰质节前神经元变性，导致节后神经元与脊髓控制分离。后一种病变常与中枢神经系统的其他神经系统退化有关，尤其是基底神经节和小脑。可与黑质和蓝斑变性（Parkinson 病）、黑质纹状体变性以及橄榄脑桥小脑变性（OPCA）等三种系统性变性单独或联合发生。在前两种综合征，直立性低血压合并 Parkinson 病，OPCA 合并小脑性共济失调。Parkinson 病、自主神经功能失调及小脑萎缩等症状常以独特的组合被归入多系统萎缩（详见第三篇第二十章）。Parkinson 病和 Lewy 体痴呆可能与中枢交感神经元缺失有关，伴直立性低血压和自主神经特点。大多数治疗 Parkinson 病的多巴胺能药物可能加重低血压。

【临床特征】

1. Shy-Drager 综合征常在成年隐袭起病，缓慢进展，直立时出现头昏、眩晕、无力、晕厥、视物模糊、发音不清及共济失调等。立位时血压下降 20~40mmHg 或更多，卧位时血压正常。通常无晕厥先兆症状如面色苍白、冷汗、恶心等。严重者直立即出现晕厥，需长期卧床。

2. 低血压和晕厥通常是广泛性自主神经功能失调的一部分，还可见心率固定不变、声带麻痹、下半身无汗、皮肤温度异常、膀胱无张力、尿失禁或尿潴留、便秘或顽固性腹泻、男性患者阳痿等。

3. 皮肤划痕试验减弱或消失，正常人 Valsalva 动作试验出现血压升高，心率变慢，但本病患者无反应。

六、其他的晕厥

其他的晕厥包括癔症性晕厥、儿童与青少年的晕厥、药物引起的晕厥，以及不明原因的晕厥等。

（一）心因性和癔症性晕厥

临床上，多达 20% 的无法解释的晕厥可能为心因性晕厥（psychogenic syncope）。晕厥可能是焦虑、惊恐发作、躯体化及转换障碍的表现之一。然而，这很难诊断，应作为一种排除性诊断加以考虑。

在有癔症人格与行为特点的患者，癔症性虚弱无力很常见，常在某些场合戏剧性地发生，有时可见群体癔症性虚弱和晕厥。发作时无意识丧失，患者面色如常或潮红，无血压、脉搏和瞳孔变化，无焦虑表现，易与血管减压性虚弱无力或晕厥鉴别。有时患者可伴不规则痉挛和抽动，并非强直性或阵挛性发作，无意识丧失，脑电图亦无变化（Linzer et al，1992）。

（二）儿童和青少年的晕厥

儿童和青少年的晕厥临床较常见，通常为良性事件，且儿童期晕倒的趋势可能有家族性。它作为对其他不良情绪或精神刺激的一种反应在急性疾病时常见，或与用药或饮酒有关。直立性晕厥常见，严重的病因诸如肥厚型心肌病、长 Q-T 综合征、心肌炎、左冠状动脉起源异常和预激综合征等罕见。用力性晕厥，提示长 Q-T 综合征、年轻时发生猝死的阳性家族史，或体检时心脏杂音可作为可能严重病因的警示。

屏气发作（breath-holding spells）可引起晕厥，见于婴幼儿期。屏气一词的原意是故意延长吸气，此处属用词不当，因屏气通常出现在呼气时，且不是故意的。可分为青紫型和苍白型。青紫型是患儿在一次哭叫之末屏气，口唇变得青紫伴意识丧失，之后面色、呼吸和意识很快恢复正常。苍白型屏气发作似乎是患儿对轻微刺激的一种反应，屏气可不明显，通常但不总是变得苍白。屏气发作可能与颈动脉窦高敏感性和短暂心脏骤停出现一过性脑缺氧有关。屏气发作通常为良性，大多数患儿到 5 岁时即不再发作。

（三）药物引起的晕厥

许多药物，通常为心血管药可促发晕厥。例如某些常用的药物是硝酸盐、β 受体阻滞剂、血管扩张药、钙通道阻滞剂、血管紧张素转换酶抑制剂，以及吩噻嗪类和酒精等。某些可促发心律失常包括尖端扭转型室速的药物包括奎尼丁、普鲁卡因胺、丙吡胺（disopyramide）、氟卡尼（flecainide）、胺碘酮（amiodarone）和索他洛尔（sotalol）等。

（四）不明原因的晕厥

通过对晕厥患者进行仔细评估，排除以上描述的晕厥类型，最后可能剩余 1/3~1/2 晕厥患者的病因尚未确定；Framingham 心脏研究提出的比例为 40%。单一的倾斜床试验阳性能否说明正处于神经心源性晕厥早期尚未确定。当晕厥反复发作且无规律时，需应用特殊的监测装置查找是否存在心律失常、心室传导障碍或癫痫发作。

七、晕厥的诊断

主诉无力或晕厥发作的患者，医生通常未看到自然发作的情形，如能诱发发作对确诊很有帮助，有时可进行相应的辅助检查。

【体格检查和辅助检测】

1. 体格检查　晕厥患者在仰卧位及站立 2 分钟后测量心率和血压，触诊脉搏是否有不规则。一般体格检查注意患者的精神状态，包括提示发作后状态的任何意识模糊或迟钝，以及损伤体征如擦伤、肿胀、触痛、舌咬伤。心脏听诊时如有杂音，注意在用 Valsalva 手法、站立或蹲位时的杂音变化。触诊腹部的压痛，以及做直肠检查以核查肉眼血便或潜血便。

2. 辅助检测　患者通常需要检测心电图（ECG）、脉搏血氧测定，有时做超声心动图、倾斜床试验；血液检测仅在有临床指征时做。只有症状与体征提示中枢神经系统局灶病变时才进行神经影像学检查。

（1）复制发作的检查和试验：①当患者处于焦虑状态伴虚弱无力时，症状可通过令其过度换气，即深而快地呼吸 2~3 分钟复制出来；该试验可能有治疗价值，因患者获知这些症状仅通过呼吸就能随意产生和减轻时，潜在的焦虑可能有所缓解。②颈动脉窦超敏：小心地按压一侧的颈动脉窦；如有颈动脉杂音，不宜进行颈动脉窦加压。③另一有用的方法是让患者做 Valsalva 试验 10 秒以上，使血液滞留在关闭的静脉瓣之后可能诱发，并测脉搏和血压。④咳嗽性晕厥一般用 Valsalva 试验难以复制，但有时剧咳可以诱发。须注意重要的是，并非能否复制症状而是症状是否与自发性发作完全相同。

（2）所有的患者都要检查心电图。可疑心律失常、心肌炎或缺血的患者应住院评估，其他患者可在门诊评估。心电图可显示心律失常、传导异常、心室肥大、预激、QT 间期延长、起搏器故障、心肌缺血或梗死等。若无临床线索，可检测心脏标记物和获得系列心电图加至少 24

小时心电图监测，排除中老年患者的心肌梗死。任何检测出的心律失常必须伴发意识改变才能暗示病因，但大多数患者在监测时未经历晕厥，若在缺少心律失常的情况下出现症状可排除心源性病因。

（3）脉搏血氧测定：在发作时或刚发作后进行，若出现低氧血症，提示应做 CT 扫描或肺扫描来排除肺栓塞。

（4）血压体位试验：有助于疑似病例的诊断。患者平卧 2 分钟后测量血压，再令其突然站立，每隔 30~60 秒记录患者的血压直至 3 分钟，5 分钟后可复测一次。正常人站立时收缩压一般下降不超过 20mmHg，舒张压不下降，通过躯体调节反射在 30~40 秒内血压回升。若直立位收缩压下降>20mmHg，舒张压下降>10mmHg，且持续较长时间不恢复，同时出现脑缺血症状者可诊断为直立性低血压。须了解，如令人蹲下并过度呼吸，然后站立憋住呼吸（Valsalva 动作），正常人也可出现晕厥。长时间在炎热环境中站立不动，即使身体条件极好的士兵也会感到无力。当一个人屏住呼吸压迫胸腹时也可发生，如儿童在做捉迷藏游戏时发生的嬉戏晕倒（fainting lark）。

（5）实验室检查：应根据临床疑诊进行。育龄期妇女应做妊娠试验；如怀疑贫血应检测血细胞比容；电解质只在临床可疑异常时检测；若可疑急性心肌梗死应检测心脏标记物，如血清肌钙蛋白、磷酸肌酸激酶-同工酶（CPK-MB）。

（6）超声心动图：适用于对运动导致晕厥、心脏杂音或可疑心内肿瘤（如体位性晕厥）患者的检查。

（7）倾斜床试验（tilt table testing）：用于临床提示血管减压性或其他反射诱发的晕厥。当超声心动图或运动负荷试验阴性时，也可用于评估运动诱发的晕厥。正常人的倾斜床反应是，当头后仰 60°~80°，10 分钟出现短暂的收缩压下降（5~15mmHg）、舒张压升高（5~10mmHg），心率加快（10~15 次/min）。倾斜床试验异常可分为：①早期低血压：处于倾斜位时即出现，缓慢进展，提示交感神经张力及压力感受器功能障碍。②迟发低血压：数分钟后出现，进展较自主神经功能紊乱迅速，提示为神经心源性。在有些情况下，在患者仰头时注入儿茶酚胺异丙肾上腺素（1~5mg/min，注射 30 分钟），可能较标准倾斜床试验更有效地引发低血压和晕厥。

（8）运动或药物负荷试验：在怀疑有间断性心肌缺血时进行，也经常用于运动诱发症状的患者。

（9）如果怀疑痫性发作疾病应检查 EEG。

【诊断和鉴别诊断】

1. 诊断　晕厥的诊断通常主要根据详细的病史、目击者的描述或碰巧在发病时的观察与检查。应确定导致晕厥的事件，包括患者的活动如运动、争辩、所处的潜在的情感境遇，姿势如躺卧或站立，若站立，站了多久。

依据晕厥的临床特征,如多见于年轻体弱女性,突然发作,意识丧失倒地,历时短暂,恢复迅速,无神经系统阳性体征,不遗留后遗症。发作前常有明显的精神、躯体及环境诱因,如剧痛、紧张、恐惧、晕针、失血、见血、过度悲伤、疲劳、饥饿、全身不适、闷热、拥挤和空气不流通等,通常引起血管减压性晕厥;急性转颈或低头、衣领过紧等诱发颈动脉窦性晕厥;从卧位或久蹲位突然站立可发生直立性低血压性晕厥;紧接于咳嗽或吞咽后可能为咳嗽性晕厥或吞咽性晕厥;排尿时或排尿毕发生的是排尿性晕厥。

应询问以往的晕厥事件、已知的心血管疾病和痫性发作疾病。应确认用药如抗高血压药、利尿药、血管扩张药及抗心律失常药(见表 2-4-10)。家族史应注意任何家族成员在年轻时出现的心脏病或猝死。还可以参考物理诱发试验、心电图监测、血压体位试验和倾斜床试验等。

2. 鉴别诊断　晕厥须注意与以下的情况鉴别。

(1) 癫痫发作:突然起病的意识丧失伴四肢抽动、舌咬伤或尿失禁,及其后伴意识模糊或嗜睡提示痫性发作。其临床特征是:①癫痫在白天或夜间均可发病,与体位无关;晕厥多发生于站立位,平卧时很少发病,只有 Adams-Stokes 发作例外。②癫痫发作较突然,如有先兆,很少超过几分钟;晕厥发生较慢,前驱症状如面色苍白在早期、意识丧失前即出现。③强直性肌痉挛伴眼球上翻是癫痫发作的一个突出且常为首发的特征,也可见于晕厥,故不能依靠这个症状来区分。④癫痫患者发生尿失禁较多;晕厥偶有发生,但不能作为鉴别点。⑤癫痫患者意识恢复较慢,恢复后常有嗜睡、头痛和意识模糊,可频繁发生,一日内发生数次;晕厥意识恢复较快,感觉身体虚弱,但神志清楚,短时间内很少复发。⑥癫痫患者发作间期重复做脑电图,50%~75% 可见某种程度异常;晕厥间期 EEG 正常。⑦痫性发作的血清肌酸激酶(CK)水平升高,晕厥的 CK 正常。⑧催乳素水平升高虽不足以区分癫痫发作和晕厥,但仍有助于将两者与其他原因所致的意识丧失区分开来,尤其是癔症(它不会出现这种升高)。

须注意,岛叶皮质导致痫性发作时,心血管系统受影响引起心律失常,可诱发晕厥。通常起源于左侧岛叶的痫性发作可延长 QT 间期,增加交感神经张力,从而降低室性心律失常的阈值。反之,起源于右侧岛叶的痫性发作缩短 QT 间期,增加副交感神经张力,增加迷走性晕厥风险。交感神经过度兴奋可导致左心室心肌严重受损而诱发晕厥。

(2) 低血糖(hypoglycemia):可因一种严重疾病,如胰岛素细胞瘤、肾上腺垂体疾病或肝病所致。诊断主要依赖病史,发作时血糖明显下降,伴饥饿、颤抖、出汗、意识模糊,几分钟后出现痫性发作和昏迷,无血压、脉搏变化。患者注射胰岛素或口服甲苯磺丁脲类降糖药可诱发。

(3) 急性失血:消化道出血是虚弱无力的常见原因,站立时突然出现意识丧失。胃或十二指肠溃疡可能直到出现黑便时才确诊。

(4) 焦虑发作和过度换气综合征:表现为虚弱无力而非晕厥,不伴面色苍白或意识丧失(Linzer et al,1990),平卧时症状无缓解。诊断主要是基于相关的临床症状,缺乏实验室检查和倾斜床的异常,且部分发作可以通过让患者过度通气来重现。令患者过度换气可诱发焦虑或惊恐症状伴头晕。

(5) 猝倒发作(drop attacks):机制不明,可能为脑干缺血所致。老年人多见,行走或站立时突然肌张力丧失而跌倒,偶见于弯腰时,常损伤膝部。无任何预兆、意识丧失或发作后症状,一般能立即自行站起走路,患者常觉得很难堪。患者在几周内可有数次发作或此后不再发作,间歇期脑电图及心电图正常。一种可能的机制是这种未被注意的肌阵挛或肌痉挛发作在其静止阶段是腿部肌张力的一种缺失。原发性直立性震颤也有类似的表现。急性脑积水伴 Chiari 畸形的患者也会出现猝倒发作,这些患者虽然神志清醒,但可能在数小时内无法站立。梅尼埃病时罕见,患者表现为突然摔倒在地,常会被误认为是晕厥或猝倒发作,但只是短暂的,直到眩晕变得明显。

此外,屈膝发作(knee-buckling attack)是由膝关节和肌腱功能障碍引起的,矫形外科医生和风湿科医生对此较熟悉。发作时围绕膝盖产生的疼痛刺激导致抗重力肌,主要是股四头肌出现短暂的反射消失,产生类似扑翼样震颤现象所致。

(6) 短暂性缺血发作(TIA):可因脑干网状结构上行激动系统急性缺血引起突发晕倒。多发生于动脉粥样硬化、椎-基底动脉缺血的老年患者,常出现双下肢无力的跌倒发作,伴眩晕、呕吐,无意识丧失。持续数分钟、数十分钟或数小时,比晕厥时间长。常遗留神经功能缺失如眼肌麻痹、锥体束征和小脑体征等。

八、晕厥的治疗

晕厥的治疗包括以下措施:

1. 当发现患者出现晕厥前驱症状虚弱无力或丧失意识时,应立即让患者仰卧位并将双腿抬高,解开紧身衣及其他束缚物,将头和身体转向一侧,以防头下坠入咽喉部阻塞通气,避免吸入呕吐物。使患者保持直立位可延长脑血流灌注不足及妨碍恢复。如果患者直立坐起太快,晕厥可复发。

2. 医生通常在晕厥患者恢复后要查询病因，确定晕厥的原因是否为一种威胁生命的疾病。晕厥是一种常见的疾病，可占急诊科就诊者的3%。晕厥的病因包括良性或致命性，需急诊治疗的无力病因包括内脏大出血、无痛性心肌梗死和心律失常等。老年人突发无明显原因无力时，若检查均正常应想到完全性心脏传导阻滞或其他心律失常，但38%~49%的患者查不到病因。中老年人最常见的晕厥原因是各种因素导致的直立性低血压，诸如非顺应性动脉粥样硬化病变，躯体不活动引起静脉回流的骨骼肌泵减弱，以及进展性结构性心脏病导致窦房结与传导系统变性。此外，联合服用几种心脏和血压药物，站在闷热的教堂里做长时间的或激动的祈祷都可能引起晕厥。总的来说，年龄在30岁以下或70岁以上的血管迷走性、精神性或不明原因的晕厥患者具有相对良性的预后，而60岁以上有心源性晕厥或左室功能不全的患者以后的发病率和致死率风险较高。对许多患者难以预测疾病结局。

3. 晕厥的预防取决于发病机制，青少年常见的血管减压性晕厥易发生在血管舒张的条件下，如热环境、饥饿、疲劳、酒精中毒及情绪激动时，应对患者提出避免发生这些情况的忠告；血管迷走神经性发作通常对抗胆碱能药物溴丙胺太林（propantheline）反应良好，剂量为每次15mg，每日3次。直立性低血压患者应注意不要突然从床上起身，可先活动一下双腿，然后坐在床沿，确保起立和行走时无头晕；穿紧身弹性腹带和弹力袜也是有益的措施。由倾斜床试验证实的神经心源性晕厥、血管减压性晕厥，通常首选β肾上腺素受体阻滞剂，如醋丁洛尔（acebutolol）400mg/d，阿替洛尔（atenolol）50mg/d。或抗胆碱能药丙吡胺（disopyramide）预防发作。其他药物，如麻黄素（ephedrine）、甲氧氯普胺（metoclopramide）、双氢麦角胺（dihydroergotamine）在个别患者中也取得了不同程度的成功，但它们作为标准药物的效用仍有待确定。

4. 颈动脉窦性晕厥主要使患者尽量减少跌倒风险，松解衣领，侧视时转身而不转头，发作时有明显心动过缓或低血压可分别用阿托品或拟交感神经药物。如阿托品无效，可考虑安装双腔起搏器，极少数患者采用放射治疗或外科手术阻断颈动脉窦神经支配有效。迷走神经发作通常对抗胆碱能药如溴丙胺太林（propantheline）反应良好，剂量为每次15mg，每日3次。由舌咽神经痛引起的晕厥服用加巴喷丁（gabapentin）后有可能减少发作而获益。

5. 慢性直立性低血压综合征可用特殊的皮质类固醇制剂醋酸氟氢可的松（fludrocortisone acetate, florinet），0.05~0.4mg/d，分次服用。可提高盐摄入量，增加血容量，有助于改善病情。选择性外周α₁受体激动剂米多君（midodrine）2.5mg/次，每4小时1次起始，缓慢地增至5mg/次，每4~6小时1次，通常有效，但有加重病情的风险，用药时须慎重。有些患者对吲哚美辛（indometacin）反应较好，剂量为每次25~50mg，每日3次。多潘立酮（domperidone）对帕金森综合征患者有帮助，但它可能延长Q-T间期。睡在床头抬高8到12块积木高的床上，以及穿戴舒适的弹性腹带和长筒袜，这些措施往往也是很有帮助的。酪胺（tyramine）和单胺氧化酶抑制剂对某些Shy-Drager综合征病例有一定的缓解作用；β受体阻滞剂普萘洛尔（propranolol）或吲哚洛尔（pindolol）也有效。抗胆碱酯酶药物溴吡斯的明（pyridostigmine）是治疗多种形式直立性低血压的常用药物。

6. 老年人晕厥经常发生骨折或有其他损伤危险，应注意老年晕厥患者的自我保护措施。对经常发生晕厥的患者，应在浴室地板和浴缸里铺上防滑垫，患者房间的地毯应尽可能大些，老年人晕厥常发生在从床至洗手间的通道上，这一路径更为重要。户外散步最好选择在柔软的地面上，应避免长时间站立不动。总之，在地上铺垫子对经常跌倒的老年人是最好的保护途径。

7. 如果晕厥的病因不清，应禁止驾车和使用机器，直至病因确定。因未识别的心脏病因的下一次表现可能是致命的。

第四节 脑死亡及其判定

（宿英英）

脑死亡（brain death）是包括脑干在内的全脑功能不可逆转的丧失。这一定义被世界多数国家和地区所认可，并被作为继呼吸、心搏停止后的第三条临床死亡的诊断标准。

一、脑死亡概念的演进

1959年，法国神经外科医师Wertheimer最早提出脑死亡的概念，认为脑死亡即为人体死亡（Wertheimer P et al,1959）。后来美国Alderete医师的尸体解剖证实（Alderete JF et al,1968），所有的脑死亡患者脑组织广泛坏死。同年哈佛医学委员会提出脑死亡判定标准（Beecher HK et al,1968）：无感受性和反应性；无自主运动和自主呼吸；反射消失；脑电图平坦或等电位；并认为凡是符合这4条标准，24小时内反复多次检查的结果无变化，即可宣告死亡。此后，世界各国医学界普遍接受、采用并完善了这一标准。

2002年和2015年，分别有两次全球范围的脑死亡判定标准调查,结果显示,脑死亡判定标准基本一致,尤其临床判定标准几乎不存在差别,但确认试验技术的实施和选择却有所不同(Eelco FM et al,2002;Sarah Wahlster et al,2015)。

我国医学界对脑死亡判定展开理论研讨始于 20 世纪 70 年代。2003 年,国家卫生部根据中国国情制定了《脑死亡判定标准(成人)(征求意见稿)》和《脑死亡判定技术规范(成人)(征求意见稿)》(卫生部脑死亡判定标准起草小组,2003)。2012 年,国家卫生和计划生育委员会脑损伤质控评价中心(National Health Commission of the People's Republic of China Brain Injury Evaluation Quality Control Centre, NHC/BQCC)成立,在基于征求意见稿的临床实践与总结后,推出中、英文《脑死亡判定标准与技术规范(成人质控版)》《脑死亡判定标准与技术规范(儿童质控版)》(国家卫生和计划生育委员会脑损伤质控评价中心,2013,2014)。从此,我国脑死亡判定进入有序、规范的轨道。2019 年,经全国范围内 5 年的脑死亡判定标准与技术规范的践行,NHC/BQCC 推出第 2 版中、英文的脑死亡判定标准与操作规范(国家卫生健康委员会脑损伤质控评价中心,2019)。随着临床医学的进步,脑死亡判定标准与技术规范在不断被修正和改进,也正是这一从临床实践到理论,又从理论到实践的循环往复,使脑死亡判定更加精准、合理和完善。

二、脑死亡判定标准

中国成人脑死亡判定标准包括先决条件确认、临床判定和确认试验三个部分(国家卫生健康委员会脑损伤质控评价中心,2019)。

1. 先决条件的确认

(1) 昏迷原因明确。

(2) 排除了各种原因的可逆性昏迷。

2. 临床判定

(1) 深昏迷。

(2) 脑干反射消失。

(3) 无自主呼吸,靠呼吸机维持通气。自主呼吸激发试验证实无自主呼吸。

以上三项临床判定必须全部具备。

3. 确认试验

(1) 脑电图(electroencephalogram,EEG)显示全脑电静息(图 2-4-2)。

(2) 正中神经短潜伏期体感诱发电位(short-latency somatosensory evoked potential,SLSEP)显示双侧 N9 和/或 N13 存在,P14、N18 和 N20 消失(图 2-4-3)。

(3) 经颅多普勒超声(transcranial Doppler,TCD)显示颅内前循环和后循环血流呈振荡波、尖小收缩波或血流信号消失(图 2-4-4)。

以上三项确认试验至少具备两项。

三、脑死亡判定步骤与流程

脑死亡的临床判定是脑死亡判定最核心和最基本的部分。自主呼吸激发试验(ancillary tests,AT)是对自主呼吸停止的验证,也是脑死亡临床判定的最后一个步骤。然而,验证流程的合理性是关系到 AT 的成败,因此在临床判定中,AT 是关键性的一步。

脑死亡确认试验是继临床脑死亡判定之后,通过神经电生理检测技术和/或脑血流检测技术,对脑死亡的进一步验证。中国神经电生理检测技术包括 EEG 和短潜伏期体感诱发电位(SLSEP),脑血流检测技术采用 TCD。

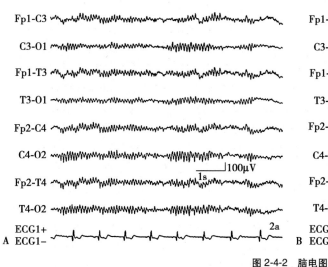

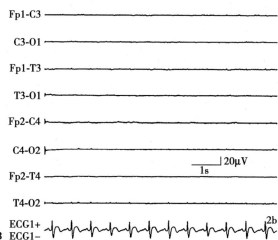

图 2-4-2 脑电图

A. 正常脑电图;B. 全部导联电静息(脑电波活动≤2μV),符合脑电图脑死亡判定标准

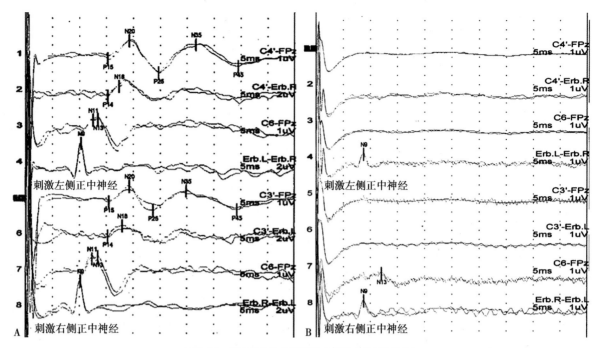

图 2-4-3　正中神经短潜伏期体感诱发电位(SLSEP)

A. 正常 SLSEP;B. 双侧 N9 和一侧 N13 存在,双侧 P14、N18 和 N20 消失,符合 SLSEP 脑死亡判定标准

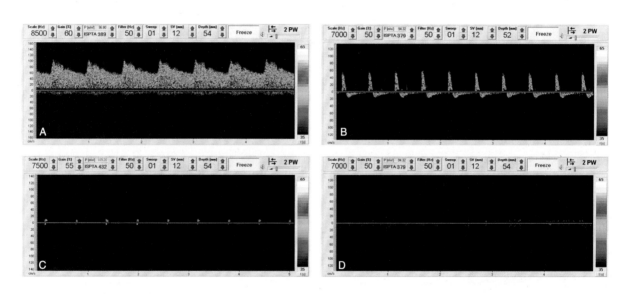

图 2-4-4　经颅多普勒超声

A. 血流信号正常;B. 振荡波,符合 TCD 脑死亡判定标准;C. 收缩早期尖小收缩波,符合 TCD 脑死亡判定标准;D. 血流信号消失,
符合 TCD 脑死亡判定标准

《中国成人脑死亡判定标准与操作规范(第二版)》根据
TCD 生理性检测困难(颅骨声窗穿透不佳),或病理性检
测受限(颅骨密闭受损),提出脑血流检测补充意见,即参
考 CT 血管造影(computed tomography angiography,CTA)
或数字减影血管造影(digital subtraction angiography,
DSA)检查结果(国家卫生健康委员会脑损伤质控评价中
心,2019)。

四、脑死亡复判与间隔时间

　　脑死亡复判是对脑死亡的再度确认。多数国家实施
脑死亡复判,复判的间隔时间从 2~24 小时不等。《中国
成人脑死亡判定标准与操作规范(第二版)》修订为,临
床判定和确认试验完整并全部符合脑死亡判定标准,即
可判定为脑死亡。如果临床判定或确认试验有任何缺项

或质疑,则必须在首次判定 6 小时后再次复判,当复判结果仍然符合脑死亡判定标准方可确认为脑死亡(国家卫生健康委员会脑损伤质控评价中心,2019)。这一修订依据来源于中国脑死亡质控病例分析结果(Yingying Su et al,2018)。

五、脑死亡判定共识与差异

1. 全球约有 224 个国家和地区,开展脑死亡判定的国家和地区仅占 40%,且大多集中在欧美国家。在被调查的这些国家中,脑死亡临床判定标准基本达到共识,如深昏迷、脑干反射消失和无自主呼吸等。虽然各国 AT 的完成率并不一致(Greer DM et al,2016;Wijdicks EF et al,2008),但对自主呼吸停止的验证却被认为不可缺少。近些年,随着体外膜肺氧合(extra-corporeal membrane oxygenation,ECMO)技术的临床应用,脑死亡临床判定标准中的 AT 技术受到挑战。如何在新技术不断涌现的时代,合理、精准地判定脑死亡成为新的共识要点。

确认试验在多数(69.2%,63/91)国家的脑死亡判定标准中是推荐的实施项目,少数国家 24.2%(22/91)是强制性实施项目(Eelco FM et al,2002;Sarah Wahlster et al,2015)。中国脑死亡判定标准与操作规范的确认试验是必须实施的项目,且两项确认试验均符合脑死亡判定标准时,才可确认为脑死亡(国家卫生健康委员会脑损伤质控评价中心,2013,2019)。这一规定考虑到传统观念和经济条件,也考量到专业技术的假阳性或假阴性问题(Yingying Su et al,2014)。

确认试验技术在不同国家选择有所不同,从重症监护病房床旁实施的检测技术,如 EEG、SLSEP、TCD,到远离床旁的神经影像检查技术,如 CTA、DSA,无不提示对确认试验技术的认知水平、掌握程度和经济支撑。中国选择了最易普及和推广的 EEG、SLSEP、TCD 技术。尽管各国确认试验选择有所差别,但目的是一致的,即在临床判定为脑死亡的基础上,进一步证实脑电活动停止和/或脑血流停止。

2. 脑死亡复判次数在不同的国家也有所不同,但至少实施 2 次(Eelco FM et al,2002;Sarah Wahlster et al,2015),尤其是仅行临床脑死亡判定,而不实施确认试验的国家。《中国成人脑死亡判定标准与操作规范(第二版)》规定:在满足脑死亡判定先决条件的前提下,3 项临床判定和 2 项确认试验完整无疑,并均符合脑死亡判定标准,即可判定为脑死亡。如果临床判定缺项或有疑问,再增加一项确认试验项目(共 3 项),并在首次判定 6 小时后再次判定(至少完成一次自主呼吸激发试验并证实没有自主呼吸),复判结果符合脑死亡的判定标准,即可确认为脑死亡(国家卫生健康委员会脑损伤质控评价中心,2019)。由此,无论对一次判定还是至少两次判定均进行了严格的规范。尽管各国脑死亡复判次数存在差异,但所要达到的目标是一致的,即减少或杜绝误判。

六、脑死亡判定进展与未来

以往基础医学对脑死亡的认定和临床医学对脑死亡的判定,均存在一个不断认知和逐渐完善的过程。随着科学技术的进步,这一循序渐进的过程依然存在,2019 年全球《脑死亡判定共识》(Greer DM,2020)的发表成为这一医学领域的又一里程碑。

参考文献

第五章

大脑功能和脑叶病变综合征
Cerebral Function and Lobe Lesion Syndrome

（王化冰　张莹）

第一节 大脑功能

一、概述

依据皮质解剖学特征及功能分布,将大脑人为地分为额叶、颞叶、顶叶和枕叶,大脑白质的联系纤维包括:投射纤维(连接皮质与皮质下中枢)、联络纤维(连接同侧半球的皮质区),以及连合纤维(连接两侧大脑半球)等。

自从1861年法国医生Broca最早发现一例失语症患者是由于左侧半球额下回后部病变所导致,提出人类大脑皮质功能具有局部定位性以来,临床神经病学家及解剖生理学家提供了更多支持大脑皮质功能定位学说的证据。例如,1864年Jackson发现局灶性运动性癫痫发作是前中央回受到病变刺激所引起,1874年Wernicke第一次将感觉性失语定位于颞上回后部。Kleist通过大量的临床和病理学研究提出,大脑皮质作为一个整体是由许多构筑区组成的,不同区域具有不同的功能。例如,前中央回是运动区,后中央回是感觉区,枕叶纹状区控制视觉感受,颞上回是听觉中枢等。此外,这些区域间有广泛的相互联系,但对某些行为及心理活动定位仍存不确定,特别是高级皮质功能如注意力、警觉、分析及综合思维等还未精确定位。

要精确进行大脑功能定位,应熟悉特定皮质区的基本功能,了解皮质区之间存在丰富的连接,当特定的皮质区神经元损伤或其联系纤维受损时可引起特定的神经功能缺失症状。某些病变可能导致阳性症状如强握及病理反射,并非神经元破坏引起,而是相关的未受损脑区功能改变或功能失抑制所致。临床常见病例报告之间的不一致性可能是由于同一区域支配不同的功能,或许多不同区域通过复杂联系支配同一功能所致。大多数作者相信,脑功能结构是以传入与传出神经在数个脑区域间紧密连接构成分离的网状结构为基础的。

Wernicke、Déjerine和Liepmann在著作中都曾明确提出功能定位的观点,后来Geschwind(1965)、Luria(1966,1969)和俄罗斯学派生理学家又做了详细阐述,认为大脑某种功能并非某区域特殊的高度专门化细胞本身的特性,而是感觉刺激在神经系统不同水平的整合,通过依据需要的联系组成工作嵌合体,完成一项特殊任务。在此功能系统中,最初与最终的联系(任务与效应)均保持不变,但中间联系(任务完成方式)可在较大范围内变动。例如,通过言语指令引发某一动作时,优势半球颞叶接收信息传递给前运动区,通过个体的意念引发动作,前运动皮质前部出现动作电位。此外,运动皮质一直处于本体感觉、视觉及前庭系统的动态控制之下,运动中枢及其任一联系的病变都可能引起熟练动作的丧失。

大脑皮质从解剖及功能上可分为纵向三层,中心区古皮质及下丘脑控制自主神经系统的所有内部功能或内环境机制;外层区感觉运动皮质、联络皮质及其纤维,控制外界感知并与之相互作用;两层间的边缘皮质控制机体适应外部环境。这一中枢神经系统功能概念是由Broca首先提出的,经Yakovlev的研究证实。大脑的额叶、颞叶、顶叶和枕叶分区只具有相对有限的功能定位,神经组织学家也无法按照沟裂来划分新皮质的区分。我们这里的额叶、颞叶、顶叶和枕叶主要是一种解剖学标志(图2-5-1和

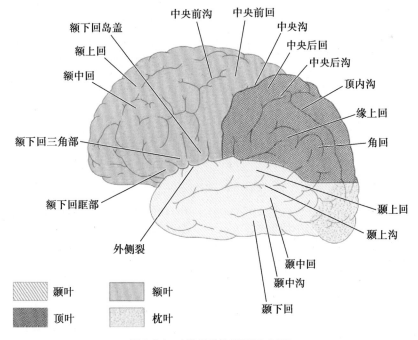

图 2-5-1 大脑半球外侧面观(左侧)

中央前沟　中央前回　中央沟　中央后回　中央后沟　顶内沟　缘上回　角回

额下回岛盖　额上回　额中回　额下回三角部　额下回眶部　外侧裂

颞上回　颞上沟　颞中回　颞中沟　颞下回

颞叶　顶叶　额叶　枕叶

图 2-5-2）。岛叶则是大脑皮质在外侧裂处向内凹陷的部分，被顶叶、额叶、颞叶所覆盖，参与控制自主神经功能（图 2-5-3）。

利用经典的损伤神经病学观点，可能确定大脑皮质多个区域的功能差别，有助于认识局部正常功能及局部病变导致的功能障碍。脑病变仅表现为特定功能的严重受损，但不能显示执行该功能必需的广泛区域。目前功能影像学技术，如正电子断层扫描（PET）和功能磁共振成像（fMRI）正在用于皮质功能的研究，可显示各种行为活动时皮质的活跃区域。

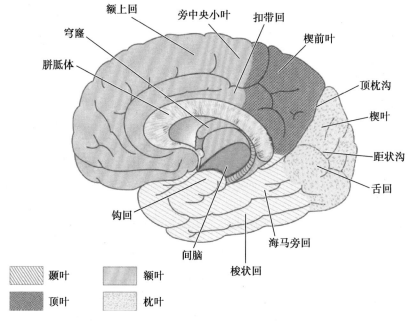

图 2-5-2　大脑半球内侧面观（右侧）

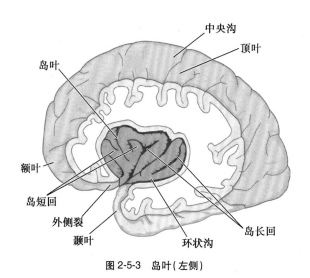

图 2-5-3　岛叶（左侧）

二、皮质功能的大体解剖和生理

按照严格的组织学分类，Brodmann 分区将大脑皮质分为 47 个不同的区域（图 2-5-4 和图 2-5-5）。

皮质的容量很大，展开的面积约为 4 000cm²，约为一整张报纸左右两页的面积，包含 100 亿~300 亿个神经元以及 5 倍数量的胶质细胞，细胞间突触联系数量可达万亿。由于神经细胞形态及功能相似，在人类智力、知识存贮及行为方面的显著不同有赖于神经元间相互联系的无限变异。

人类在种系发生上的大脑新皮质因其在胚胎发育和形态上的一致性，被 Vogt 称为同形皮质，可以与古老的不均一的异型皮质如海马和嗅皮质区别，异型皮质板层结构不清。新皮质在组织学上可清晰区分为 6 层排

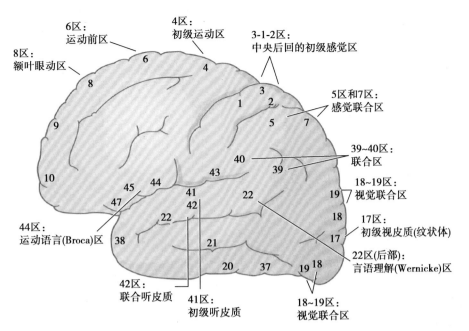

图 2-5-4 Brodmann 分区的大脑半球外侧面

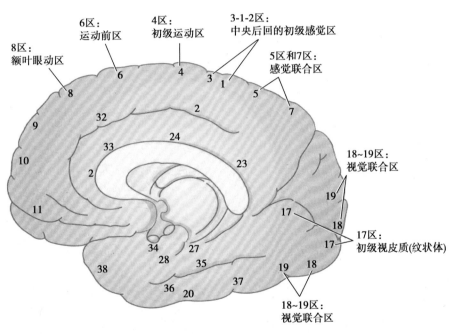

图 2-5-5 Brodmann 分区的大脑半球内侧面

列,从软脑膜至脑深部依次为分子层、外颗粒层、外锥体层、内颗粒层、内锥体层、多形层。较大的锥体细胞和较小的数量众多的颗粒细胞是新皮质的主要细胞构成(图2-5-6)。在主要的运动或感觉功能区以外的较大面积的(表面积的 75%)皮质联合区主要为异型皮质。运动区前中央回皮质(Brodmann 4 和 6 区)主要以高密度大锥体神经元构成为特征。感觉皮质区后中央回(3、1、2区),距状裂周围皮质(17 区),以及 Heschl 颞横回(41

和 42 区)的Ⅰ和Ⅳ层接受传入冲动,主要由小颗粒细胞构成。

分子层(Ⅰ)含有来自皮质或丘脑的非特异性传入纤维。

外颗粒层(Ⅱ)是由小细胞组成的相当致密的层。

外锥体层(Ⅲ)含有锥体细胞,通常呈列状排列。

内颗粒层(Ⅳ)通常是一个薄层,这些细胞类似于外部颗粒层中的细胞,从丘脑接收特定的传入纤维。

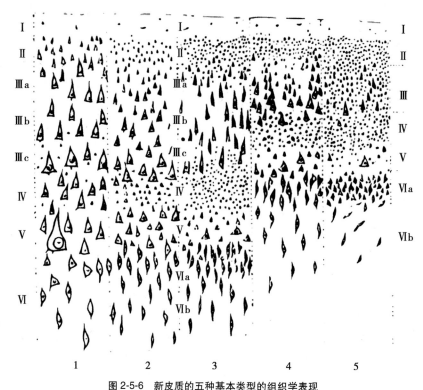

图 2-5-6　新皮质的五种基本类型的组织学表现

1=无颗粒细胞的(锥体细胞的);2=额叶;3=顶叶;4=极的;5=颗粒细胞的(粒状皮质)

内锥体层(Ⅴ)与外锥体层相比较,这层的大多数区域由细胞数量少但尺寸大的锥体细胞构成。这些细胞投射到远端结构(如脑干和脊髓)。

多形(梭形)层(Ⅵ)由不规则梭形细胞组成,其轴突进入邻近的白质。

此外,Lorente 阐明新皮质结构本质是神经元垂直链排列的圆柱模式,每个圆柱包含 100～300 个神经元,皮质间上下行联系紧密,水平联系较少。各种感觉刺激激活传入神经纤维后终止于板层Ⅱ及Ⅳ,神经冲动进而通过联络(中间)神经元传递至邻近的表面及深部板层,然后传至板层Ⅴ传出神经。板层Ⅴ神经元轴突伸至皮质下及脊髓,板层Ⅵ神经元轴突主要投射到丘脑。在短尾猿脑中,每个板层Ⅴ神经元锥体约有 60 000 个轴突,每个传入轴突与约 5 000 个神经元树突形成突触联系,显示丰富、复杂的皮质联系。感觉及运动神经元圆柱模式是皮质最基本的工作单位。

在随意运动及指令动作中可以体现皮质及皮质下结构的整合,如手部一个简单动作需要激活皮质运动前区,然后激活纹状体、小脑,再返回皮质运动区构成一个复杂的丘脑环路,最后经直接及间接皮质脊髓束通路活化脊髓运动神经元。

临床常见一种分离综合征,可因特定的皮质区受累,还涉及许多中间的及半球内部纤维束中断,如胼胝体、前联合、颞顶叶钩状纤维束、枕后部及颞顶部纤维束等。广泛的白质病变可引起皮质区分离,导致叠加于皮质区的功能损害。外侧裂语言区与其他皮质分离见于主要动脉供血区间的分水岭缺血性卒中。

第二节　大脑半球功能不对称性和失连接综合征

一、大脑半球功能不对称性

有关大脑两半球间相互关系存在很多争议。Fechner 在 1860 年提出假设,胼胝体连接两个大脑半球呈镜像关系,在清醒的生命体中共同完成生理功能,将其分开就会产生两种思想。那时人们注意到两个半球的功能存在差异,如 Broca 发现左半球与语言功能有关,随着对大脑功能研究的深入,两侧半球功能差别的概念已超越了语言的范围。每侧脑都能完成和选择性完成一定的认识性作业,左侧半球是右利手及部分左利手的语言优势半球(但有少数右利手的人语言优势半球在右侧),执行语言及与语言相关的神经心理功能,如阅读、书写、计算、命名和抽象思维等,病变时导致失语、失算、命名不能、逻辑推理能力丧失、概念转换困难、左右失认、观念运动性失用、记忆障碍及欣快等。

右侧半球执行与非语言有关的神经心理功能,如面貌认知,韵律与旋律感知,时间及空间定向力,辨色、深度知觉及透视觉,二维及三维空间能力等。右侧半球后部病变导致空间信息障碍,如建筑图形(建筑性失用)、空间定向(地形失认)、面容失认,在视觉形象、注意力、情感、绘画等方面起重要作用。右侧半球病变常引起疾病失认、体像障碍、视觉失认、视空间失认、定向障碍、左侧视空间忽视、结构性失用和穿衣失用等。总之,右半球综合空间,左半球分析时间;右半球注意视觉相似,排斥概念相似,左半球与之相反;右半球知觉形状,左半球知觉细节;右半球把输入感觉译成表象,左半球译成语言描述。

根据联合部切开的患者与正常受试者对比研究认为,两半球的主要差异并非不同类型信息或不同心理功能专门化,而是每侧半球的中枢过程模式不同。半球功能不对称性只是相对的,语言功能也是如此。右半球病变一般不出现失语症,但患者说话常伴语法错误,语音语调也发生变化,可有疏忽性阅读和书写障碍,提示右半球有视-读整合作用。聋哑人的手势语是一种象形性语言,据报道右半球对姿势语言表达有一定作用,推测右半球有语义-动作整合系统。

综上所述,从简单的感觉到复杂的智慧活动,两个半球既有分工,又相互补充、制约与代偿,其协同作用使人类对外界与身体内部信息作出完整的协调反应,执行高度完整准确的行为,保证人的正常精神活动。

二、失连接综合征

依据大量深入的临床观察和解剖学研究,大脑不同部位的联系中断可导致失连接综合征(disconnection syndrome),包括两侧半球的联合纤维损害,如胼胝体病变的连合综合征,一侧半球内联络纤维中断的半球内失连接综合征。

1. 连合综合征(commissural syndrome) 胼胝体是两个半球间最大的连合纤维。一般认为,感觉印迹、实践经验和情感经验都均等地储存在两侧半球,在此过程中胼胝体和前连合起重要作用,除了视区(17区)、初级听觉区(41区)及手足躯体感觉区外,两侧大脑半球通过连合纤维实现点对点的连接。

(1)当胼胝体因肿瘤全部受损或手术切除时,左半球的语言和感受区与右半球分离,这类患者双眼被蒙时不能将一只手中物体与另一只手中物体相匹配,能正确命名放在右手中物体,不能命名左手中物体。如用快速呈现法避免双眼扫视,这类患者不能将右侧视野内物体与左侧视野内物体匹配,不能阅读左侧视野内文字。患者在左侧视野内失读,因那里的语言符号未投射到左侧

半球语言区;如给予言语命令,患者用右手可很好地执行,左手却不能。

(2)部分胼胝体损害临床表现

1)局限于胼胝体压部病变,只出现失连接综合征视觉表现,左侧大脑中动脉闭塞提供了最好的例子,左侧枕叶梗死导致右侧同向性偏盲,因此视觉信息不能到达左侧语言区,所有刺激左侧半球言语区的言语信息均要来自右侧枕叶,故患者不能读出或命名颜色,刺激左侧运动区的视觉信息是在胼胝体前方交叉,故患者抄写无困难,同时,角回、Wernicke区、Broca区等语言区及左侧运动区保持完整并联系完好,自发书写及按指令书写能力保留;患者不能认出之前写的(除非背下来)。这就是之前提到的失读症不伴失写症。

2)胼胝体前1/3局限性病变(如难治性癫痫行外科切除术)不导致左手失用,右手功能亦保留,胼胝体全切除出现这种失用。蒙上眼睛后患者不能命名触及左手的手指,也不能指出身体某一特定部位。然而,胼胝体全部或部分病变患者并不都表现为失连接综合征,有些先天性胼胝体发育不全患者不出现任何半球内失连接综合征,推测这类患者的信息是通过另外的途径传导(可能是前连合或后连合),或者在发育早期就已形成双重语言优势。

2. 半球内失连接综合征(intrahemispheral disconnection syndrome) 大脑皮质各分区间联系是所有的感觉运动功能必需的。广泛的白质损害可能隔断某些确定的皮质带,如脑动脉主要分支间分水岭缺血性梗死时,外侧裂周围语言区与其他皮质区隔离,可出现以下语言障碍:

(1)传导性失语:患者呈流利型口语,对口语和文字理解相对完好,但言语和文字均有错语,且复述困难,可能损伤弓状束或外囊区及其相应的皮质下白质,使颞叶Wernicke区与额叶Broca区分离。

(2)Broca失语中观念性运动性失用:破坏了连接左右运动相关皮质的纤维,病变位于胼胝体前部或Broca区皮质下白质及相邻的额叶皮质,导致左手不能执行言语指令运动,表现为失写。

(3)纯词聋:患者能听到或辨别非言语性声音,却丧失分辨言语声音的能力,不能理解口语语言,讲话出现错语,是左颞叶皮质下Wernicke区病变,或来自对侧经胼胝体交叉的听觉纤维发生中断,该纤维能激活左侧Wernicke听语言区。

(4)失用症:连合纤维中断可导致某些失用症,如优势半球顶叶损害,损伤听觉和视觉连合区可出现观念运动性失用。左顶区与左侧运动前区皮质间连合纤维中断,出现双侧失用,包括面部失用。

(5)释放症状:某一脑功能区间联系纤维受损可使

其他区域功能释放,如前运动区受损,前中央回及顶叶保持完好困难出现抓握、摸索及吸吮等反射,顶叶受损导致对接触刺激出现复杂的躲避反应。

三、特殊神经心理学检查

在局部脑疾病研究中,临床神经病学和神经心理学是两个互补的方法。前者观察和记录症状变化,根据对某一症状的鉴别作出疾病定位及定性诊断。后者通过多种心理学测试记录患者的行为表现,这些测试已在大量的正常人群被标准化,这些测试提供了可进行统计学分级及处理的数据。例如,痴呆指数通过韦氏成人智力量表子测验项目中不同表现推断,该量表在脑疾病和损伤中应用广泛,某些神经心理学测试显示某特定部位的脑疾病较敏感,并允许患者在病程中不同阶段进行功能缺损比较。除了韦氏成人智力量表、韦氏记忆量表和失语症筛选测验,以下的测验也推荐用于量化特定心理学能力与技能,即中枢高级神经活动,但不能单独依靠这些测验定位脑损伤。

1. 测验额叶异常

(1) 米兰分类测验(Milan sorting test)、霍尔斯特德类别测验(Halstead category test)、威斯康星卡片分类测验(Wisconsin card-sorting test)可用于测试概括和模式转变能力。

(2) 鲍德斯迷津测验(Porteus maze test)、瑞坦接龙测验(Reitan trail-making test)、Rey 图形识别(recognition in the figure of Rey)用于测试动作程序计划、调节和检验。

(3) 本顿语言流利测验(Benton's verbal fluency test)用于评价口语能力和口头行为规划能力。

2. 测验颞叶异常

(1) Rey 图形、本顿视觉保留测验(Benton visual retention test)、伊利诺伊州非语言连续记忆测验(Illinois nonverbal sequential memory test)、金努拉无意义图形重现(recurring nonsense figures of Kimura)、面部识别测验(facial recognition test)等用于测试特殊形态的记忆。

(2) 米尔内迷宫学习任务(Milner's maze learning task)和 Lhermitte-Signoret 遗忘综合征测验(Lhermitte-Signoret amnesic syndrome tests)用于检测综合记忆能力。

(3) 海滨节奏测验(seashore rhythm test)、霍尔斯特德-瑞坦神经心理成套测验(Halstead-Reitan battery)中语音感知测验(speech-sound perception test)、环境声音测验(environmental sounds test)、奥斯汀无意义声音测试(Austin meaningless sounds test)用于测试听觉感知。

3. 测验顶叶异常

(1) Rey 图形、韦氏区组设计和对象组合(Wechsler block design and object assembly)、本顿图形复制测验(Benton figure copying test)、霍尔斯特德-瑞坦实际操作测验(Halstead-Reitan tactual performance test)、费尔菲尔德成批替换测验(Fairfield block substitution test)用于测试建筑性行为。

(2) 一些数字的和逻辑-语法的测验用于测试空间合成能力。

(3) 交叉模式联想测验(crossmodal association tests)用于测试高级综合感觉。

(4) 本森-巴顿粘贴测验(Benson-Barton stick test)、卡特尔池反射测验(Cattell's pool reflection test)和财富路线图测验(Money's road map test)用于测试空间感知和记忆。

4. 测验枕叶异常 包括颜色命名、颜色组合和视觉记忆,用于视知觉测试、人物面部识别和地图绘制。

第三节 脑叶病变综合征

一、额叶损害综合征

额叶位于中央沟之前和外侧裂之上。人类额叶较大,占大脑的 30%,较其他任何灵长类都发达(猕猴的额叶为大脑的 9%)。

【解剖和生理】

额叶 Brodmann 4 区、6 区、8 区和 44 区支配运动功能,初级运动皮质(primary motor cortex)如 4 区直接与后中央回前部躯体感觉神经元、顶叶其他区域、丘脑、红核及脑干网状结构相连,因随意运动需要躯体感觉、视觉、听觉等感觉引导及小脑和锥体外系参与。6 区部分辅助运动皮质负责大部分联络功能。

优势半球 Broca 区(44 区)与 4 区邻近皮质共同作为语言运动中枢,支配唇、舌、咽喉运动,左侧病变引起特征性发声障碍和失语。额叶最前部的 9 区、10 区、11 区、12 区、45 区、46 区和 47 区也称为额前区(prefrontal areas),在人类得到极好的进化,电刺激该区不产生直接运动,与计划运动始动及所有精神活动程序控制如情感表达、人格及行为等有关。

额叶非颗粒层皮质(4 区和 6 区),尤其前中央回第 5 层锥体细胞发出大部分脑传出纤维是锥体束或皮质脊髓束,发出另一投射纤维为额桥小脑束,以及到尾状核、壳核、底丘脑核、红核、脑干网状结构、下橄榄核、丘脑腹外侧核、背内侧核及背外侧核的纤维。8 区、6 区连接眼动及其他脑神经运动核,并通过胼胝体与对侧半球同一区相连。44 区还通过大纤维束钩状束将额叶眶回与颞叶连接。

眶中回、扣带回前部和岛回是边缘系统的额叶部分，参与控制呼吸、血压、肠蠕动及其他自主神经功能。电刺激额叶眶回及扣带回对呼吸、循环及其他自主神经功能有显著影响。额叶皮质还接受来自其他边缘系统传入的纤维，可调节感觉体验的情绪反应，并投射到边缘皮质及边缘旁皮质其他部分如海马、海马旁回、颞叶前极、杏仁核及中脑网状结构。

额叶的血液供应：额叶内侧面主要由大脑前动脉供血，外侧面及深部区域由大脑中动脉上部分支供血，额叶皮质下白质由大脑中动脉主干直接分出的许多小穿通支血管，即豆状核纹状体动脉供血。

【临床表现】

目前公认的观点是，额叶能根据过去生活经历感知的对象及形成的概念，迅速、有效地定向和驱动个体按设定的计划行动。额叶参与所有的运动、认知及情感反应的计划、启动、执行及监控，在此调控过程中抑制机制必不可少。额叶病变时可出现与前运动皮质相关的随意运动异常；与优势侧额叶相关的语言障碍如 Broca 失语、传导性失语；可导致动力缺乏、主动性和自发性丧失；连续的计划性缺乏，难以保持相关事件的连续关系，从一项活动向另一项活动转移困难等；尿便失禁；人格改变如自控力丧失、社会行为失控；情感障碍如心境恶劣、快感缺乏、淡漠或欣快；特征性步态异常；释放性反应如吸吮、抓握、摸索反射等。

1. 运动功能障碍

（1）随意运动障碍：是额叶病变最突出的表现。电刺激运动皮质 4 区可使相应肌群收缩，类似局灶性痫性发作，如刺激范围足够局限可产生单个肌肉收缩。4 区破坏性病变导致对侧肢体弛缓性偏瘫，若同时累及相邻的运动前区（6 区），锥体外系纤维被阻断出现痉挛性偏瘫，如双侧额叶运动区受损出现双侧偏瘫，累及脑神经及脊神经支配肌。随意运动障碍主要是累及皮质脊髓束，也可累及运动前区、辅助运动区，以及额桥小脑束、红核脊髓束、桥延网状束等。

（2）反转发作（adversive attack）：前运动皮质（premotor cortex）6 区或 8 区的病变可引起头眼和躯干转向对侧，表明 6 区是额叶反转区。4 区和 6 区与基底节间存在反馈环路，来自运动前区的皮质冲动主要通过 4 区直接到达脊髓，成为锥体束或锥体外系的一部分，运动前区皮质病变可导致对侧肢体强直性痉挛。

（3）吸吮反射（sucking reflexes）、摸索反射（groping reflexes）及抓握反射（grasping reflexes）：额叶内侧面可能有辅助运动区，位于支配腿部皮质区前部及扣带回上

方，此区病变引起抓握反射或强迫抓握。可能因顶叶自动性定向运动释放，在正常情况下这种功能受额叶皮质抑制。

（4）书写不能（agraphia）或精细复杂运动障碍：临床研究发现，以前学会的运动记忆印迹贮存于与小脑和基底节发生协同作用的运动前区，4 区的手代表区前部的运动前区皮质受损，可使与手运动有关的记忆印迹储存丧失，导致手精细和复杂运动障碍，这种肢体运动性失用导致书写不能，不伴轻瘫或随意运动障碍。

（5）侧视麻痹（paralysis of lateral gaze）：继发于半球 8 区破坏性病变，导致短暂性向对侧凝视不能，有时伴向对侧转头不能，两眼向病灶侧共同偏视，因此，8 区常称为额眼区。该区的癫痫发作可导致头、眼向对侧强直性偏斜。

（6）失语症（aphasia）：优势半球额叶病变除了表现为 Broca 失语，也有简短言语、电报式言语、自发言语差、流利性差和言语持续现象，讲话语音低且有构音障碍。Broca 区前上部病变可出现经皮质运动性失语、言语启动或自发性言语障碍，复述相对好。

（7）共济失调（ataxia）：额叶损害所致的共济失调最初被 Brun 称为步态共济失调（ataxia of gait），由于初级运动区、运动前区、额桥小脑束、齿状核、丘脑与运动皮质组成反馈环路，损伤运动前区会导致平衡障碍和易跌倒。前额叶病变可导致对侧肢体共济失调。双侧额叶病变（可能是基底节及其与额叶联系纤维病变）可出现特征性的运动模式，是一种缓慢的、轻度失平衡的、步幅较短的步态，躯干和腿在运动时不协调，表现为"磁性"步态的特征，即当身体向前移动时，一只或两只脚似乎卡在地面上。患者在行走过程中失去了使用下肢的能力，且不能用无力、感觉丧失或共济失调来解释。在床上检查时，患者可以保留这些基本的运动和感觉功能，甚至可以坐着或躺着模拟行走的动作。随病情恶化，患者不能行走，甚至不能站立，最终常进展为屈曲性脑瘫，患者蜷缩于床上，甚至不能翻身。

（8）失禁（incontinence）：右侧或左侧额叶病变，包括上额叶后部和扣带回前部及其间白质均可导致尿便失禁。患者对膀胱胀满无警觉，对排尿和排便无紧迫感，当患者突然发现尿湿或便脏时感到吃惊和窘迫。在觉醒状态患者很少伴尿急和尿频。

（9）其他运动功能障碍：损害 6 区和 8 区的前额皮质（prefrontal cortex），即 9 区、10 区、45 区和 46 区，以及前部扣带回对运动的影响不确切。前额叶是异型皮质，与视觉、听觉和躯体感觉皮质有密切关系。视运动机制很复杂，这些额叶区域及辅助运动区参与序列性运动计划和始动。例如当视觉信号引发猴子运动时，前额叶部

分神经元在运动反应前迅速激活，该区域血流和糖摄取增加。前额叶损害表现为轻度抓握和摸索反应，以及模仿检查者手势（模仿行为），强迫性摆弄放在面前的物体（利用行为），运动及智能活动减低（意志缺失）。

总之，额叶参与从计划到执行阶段的全部运动活动，包括随意运动以及姿势反应和习惯性活动。

2. 认知及智力改变（cognitive and intellectual changes）　前额叶是人脑最新进化的部分，有人称其为"文化器官"，具有极复杂的智能和思维功能。

1868 年 Harlow 报告了一个著名的病例，揭示了额叶病变对智能和行为的影响，一个名叫 Phineas Gage 的患者在爆炸事故中铁棍插进大脑的额叶，他原本是一个虔诚的基督徒，伤后出现了个性改变，声称"Gage 不再是以前的 Gage 了"，变得粗鲁、犹豫和多言。Feuchtwanger 曾临床观察了 200 例额叶损伤患者，发现患者缺乏始动性、犹豫不决、心境改变（如欣快）、注意力不集中、记忆力和注意力减退等。Rylander 描述单侧或双侧额叶切除术患者有类似改变，测验发现这些患者抽象思维能力严重缺乏。Jacobsen 在黑猩猩中观察到，切除额叶前运动区可导致兴趣缺乏、驯服、平静和健忘等。Moniz 在 1936 年开始对躁狂性精神病患者施行前额叶切除术，这一手术和前额叶白质切除术在 20 世纪 40 年代曾盛行一时，为研究大面积额叶病变的影响提供了大量的病例。

对额叶白质切除术患者研究发现了许多有争议的问题，有作者提出，即使双侧额叶白质切除也不会产生任何明显影响，也有学者认为，如有合适方法就能检出该类患者确实存在一系列智能和行为改变。后经 Walsh 全面总结认为，行双侧额叶切除的患者，经智能测试后很少有记忆和认知功能缺损，更无觉醒和定向力缺失。某些因精神障碍而丧失能力的患者，如精神分裂症、焦虑症、抑郁症、强迫性神经症，以及慢性疼痛综合征等，手术后症状可有改善；有些患者会遗留一些性格改变，如对他人漠不关心，对其行为造成的反应毫不在意，注意力分散，社交表现笨拙、不理智、易欣快和情感爆发等。额叶损害的范围和部位可影响临床表现，在术后急性期，特别是额叶白质正中及下部受损患者出现瞌睡、淡漠、不能自制、运动不能和沉默，在一段时间内表现为始动性减低和淡漠，最终患者可能恢复记忆和智力，但个性改变持续存在。

目前公认的是：①双侧额叶切除患者智能测验可出现认知功能受损，觉醒及定向力不受损；②可能出现记忆力减退，Hecean 发现在 131 例额叶肿瘤患者中 20% 有遗忘现象，遗忘与间脑和颞叶遗忘症不同，可能是较广泛的思维障碍，患者可回忆问题细节及错误所在，并试图解决问题；③抽象思维能力下降，在记忆一系列项目的试验中，患者不能进行归类以便于回忆，在解决问题中患者不能回忆所有的选项并选出合适的一项，表现为思维不灵活性或思维僵化。后部基底前脑区和前额叶病变是截然不同的，前者导致 Korsakoff 遗忘综合征，与间脑-海马病变所致的功能障碍不易鉴别，同样有淡漠和意志力缺乏（Phillips 1987）。

Luria 发现当额叶受损时，不仅导致广泛的精神行为迟缓及注意力分散，还会对问题产生超常规的错误分析。计划的选择性缺失将影响整体的行为过程，代之以与某种特殊行为相关的或与患者既往经历相关的持续性动作。

许多人认为额叶，特别是前额叶发挥执行功能，包括整体控制和使其他认知功能程序化。这提供了一种自我监督功能，指导选择解决问题的策略，并抑制不正确反应，这种能力用于处理焦点问题和任务中新问题，并能够将经验泛化。实际上，任何适应环境改变的能力都需要这种执行功能。

3. 行为及人格改变（behavior and personality changes）　额叶病变依据受损部位不同，临床表现为：

（1）前额叶损伤综合征（syndrome of anterior frontal lobe damage）：单侧前额叶病变常使临床诊断困难，病灶小很难发现，较大的病灶如肿瘤常在较长时间内不被发现，任何一侧额叶病变均可表现为轻度情绪亢奋、多言和喜欢开玩笑，缺乏机智，不能适应新环境，情绪不稳定，双侧额叶病变时易发现上述改变。前额叶损伤综合征通常由于额叶凸面三个额回前 2/3 损害，如 Pick 病导致额叶萎缩，创伤、肿瘤压迫导致双侧额叶受损。患者始动性丧失，缺乏自发性运动，表现为精神活动障碍，对自己缺乏认识，忽视自己的存在以及在工作和家庭中的责任，常表现为无目的的持续活动，轻型患者表现为思维、言语及行动懒散，与他人谈话时很少插话和加以评论，对提问仅能唤起短暂的非实质性回答。患者对已开始的工作有持续倾向，对所处的状况极能耐受，Blumer 和 Benson 称这种状态为"假性抑郁"（pseudodepressed），均为前额叶皮质受损所致。Fuster 对前额叶皮质研究强调，前额叶病变患者不能长时间坚持做一系列的事情，不能将新信息与以往的学习经历结合。平和是行为的显著特征，在额叶切除术后，焦虑、疑病症、抱怨慢性疼痛和抑郁等症状均可得到缓解。双侧额叶广泛病变使精神运动明显减少，运动量、单位时间内词语量减少，思维速度减慢。轻症患者表现为反应迟钝或意志缺失（abulia），重症患者表现为无动性缄默（akinetic mutism），患者在无肢体瘫痪，保留警觉性、运动及语言能力的情况下，一动不动，一言不发，躺着或坐着，可持续数日或数周。一般认为可能是双侧额叶腹内侧区或额叶-间脑联系纤维病变所致。Benson 认为淡漠和缺乏主动性综合征是额叶凸面的矢状面和底部内侧面病变所致，社会适应力差是由眶回和额叶背外侧病变所致。

（2）眶叶损伤综合征（syndrome of orbital lobe damage）：患者表现为爱开玩笑、警觉性低和不适当的社会行为，如表现为轻率无理、躁狂多言、恶作剧或好争斗，说下流污秽语言等，与额叶眶部和腹侧面损害有关。

（3）活动过多综合征：von Economo 曾在昏睡性脑炎后存活的患儿中描述这一症状，通常是脑炎和外伤引起额叶与颞叶联合损伤所致，确切的病理机制尚不清楚。Anderson 等观察 13 例患者，他们意识清楚，但表现为做一些无意义的活动，如收集或储存大量无用的物品，像报纸、废旧纸张、邮寄的广告、食物、衣服及器具等。认为这些行为的驱动可能与颞叶中部包括扣带回受损有关。常见的有好斗、失眠或睡眠周期紊乱等。小男孩的活动过多常与躁狂或轻躁狂的症状类似。

（4）其他个性行为改变：常在日常生活中见到，额叶下部病变患者喜欢开玩笑，但与周围环境不相称，所谓童样戏谑或童样痴呆；活动缺乏控制力，意识不到自己行为异常，缺乏同情心，工作效率低，情感反应少，严重时对周围事情不感兴趣或只对即刻的自我满足感兴趣，所谓假性精神错乱状态（pseudopsychopathic state）。

总之，认知及智能障碍主要与前额叶背外侧病变有关，个性、情绪及行为改变主要与内侧眶面病变有关，有时两种表现互相掺杂。额叶眶面嗅沟脑膜瘤患者常出现单侧嗅觉丧失或视神经萎缩。

额叶功能的心理检测包括：威斯康星（Wisconsin）卡片分类检测，斯特鲁普（Stroop）色词试验、图片排序、连线测验（一个由两部分组成的测试，患者在纸上画线，首先将随机排列的数字按顺序连接起来，然后将数字和按顺序对应的字母连接起来），以及 Luria 三步手势检查。在 Luria 测试中，患者被要求模仿，然后复制一系列三个手势，如重复连续做拳—边—掌三个手势，或按顺序前伸手臂—握拳—将大拇指与示指摆成环形，要求患者模仿。一侧或双侧额叶病变患者通常不能按正确顺序完成以上检查，经常顺序混乱、动作缓慢或做出某些要求以外的动作。

在意识障碍和注意力不集中的状态下，可能会出现类似的表现，如果患者注意力不足，无法作出判断。更复杂的精神行为测试，包括连续减法（"工作记忆"）、谚语释义、快速运动反应测试等，更容易检测出额叶病变，但因其他脑区的损伤也影响检测结果，而缺少特异性。

额叶病变的临床特征概括如表 2-5-1 所示。

表 2-5-1　额叶病变的临床特征

Ⅰ. 单侧（左或右侧）额叶病变的临床特征
1. 对侧肢体痉挛性瘫
2. 对侧凝视麻痹
3. 兴奋、话语多、不恰当的玩笑（童样戏谑）、缺乏机智、适应困难、缺乏主观能动性
4. 额叶前部完全受损不出现偏瘫、强握和吸吮反射，本能性抓握反射被释放
5. 累及额叶眶面可导致嗅觉丧失

Ⅱ. 右侧额叶病变的临床特征
1. 左侧偏瘫
2. Ⅰ 中 2、3、4 的表现

Ⅲ. 左侧额叶病变的临床特征
1. 右侧偏瘫
2. Broca 失语合并失写、伴或不伴口唇及舌失用
3. 左手的交感性失用症
4. Ⅰ 中 2、3、4 的表现

Ⅳ. 双侧额叶病变的临床特征
1. 双侧偏瘫
2. 假性延髓麻痹
3. 如果双侧额叶前部受损，出现意志力丧失、无动性缄默、注意力不集中及解决复杂问题能力缺乏、思维定式、淡漠、社交中言行愚昧、行为脱抑制、无欲状态、情绪波动，各种强握、吸吮与摸索的组合，固定的模仿动作、利用行为
4. 步态不稳及尿便失禁

二、颞叶损害综合征

外侧裂是颞叶上界，将颞叶与额叶及顶叶前部分开。

【解剖和生理】

颞叶与枕叶或顶叶后部无明确的解剖界限，只是由假想的连线人为分界，颞叶具有复杂的和特殊的功能。

颞叶包括颞上回、颞中回和颞下回，以及外侧颞枕区、楔回、舌回、海马旁回、海马曲回、Heschl 颞横回。Heschl 颞横回是初级听觉皮质，位于颞上回并隐藏于外侧裂中，接收按特定音调高低顺序排列的来自内侧膝状体的冲动，低频率声音刺激传到皮质前外侧，高频率声音传到后内侧。颞叶平面 22 区是听觉皮质的组成部分，紧邻 Heschl 颞横回后部，位于颞叶上表面。右利手者左侧颞平面容积较大。一侧听皮质损害可出现声音方向感障碍，刺激初级听皮质只能听到简单的高频和低频音，听不懂完整的单词。在内侧膝状体与 Heschl 颞横回间有丰富的联系纤维，后者发出纤维到颞上回的同型联合皮质，又投射到颞叶边缘区、颞叶及额叶异型联合皮质及顶叶下部，还有部分纤维返回内侧膝状体及低级听觉中枢。大脑皮质感受迷路刺激的区域很少像听觉中枢一样被明确

定位于某一区域,可能位于外侧裂下方,紧邻听觉中枢后方。嗅觉及味觉在颞叶内侧投射分界不十分清楚,尽管钩回癫痫灶可导致嗅幻觉,以及偶尔引起味幻觉。

颞中回和颞下回(21区和37区)接受来自纹状皮质(17区)及视觉皮质(18区和19区)的大量投射纤维,颞叶视觉感受区与边缘系统、嗅觉中枢、额叶眶面、顶叶及枕叶皮质存在广泛的联系,构成视觉与听觉中枢之间的相互联系。来自枕叶纹状区及纹状体旁区的大量神经纤维投射到颞叶下部及内侧,通过前联合及胼胝体将颞叶不同部位及两侧颞叶紧密联系起来。颞下回或钩回纤维束与颞叶前部及额叶眶面联系。弓状纤维束将颞叶后上方皮质与运动皮质和Broca区相连接。

优势半球颞叶上部与言语感受有关,颞叶中下回与视觉辨别有关,颞下回接受来自纹状体及纹状体旁区视皮质纤维,反过来又投射到对侧视觉联合皮质、前额区异型皮质、颞叶上部和边缘及旁边缘皮质。推测这些纤维系统具有视觉分辨功能,如空间定位、深度和距离估测、立体视觉及色调感受等。同样地,皮质听觉区与颞上回许多区域联系,后者再与邻近的额叶前部、颞顶交界区及周边区域联系(Mesulam 1998)。

曾认为海马与嗅觉系统有关,但目前认为海马病变不影响嗅觉。海马及其他海马结构诸如齿状回、海马下脚、嗅内侧皮质及海马旁回等的作用与学习和记忆有关。颞叶内侧与全部边缘系统间有丰富的联系纤维,MacLean称为"内脏脑",Williamze称为"情绪脑",包括海马、杏仁核、穹窿、额叶下内侧、部分边缘系统、扣带回、中隔核及底丘脑核等结构,是感觉、情感和行为的复杂整合体,在整个生命活动中持续起重要作用。颞叶将所有的感觉形式都整合到最终能够自我意识的程度,如同著名哲学家笛卡儿所说的"作为具有头脑的人的自我意识"。虽然在顶叶也曾发现类似的超感觉整合机制,但只有颞叶才与人类的本能及情感生活紧密相连。当然,自我意识还需要思维的连贯性,这通常属于额叶的功能。人类的意识在何处得以保持还是一个有待解决的问题,但必要条件是与整合的其他感觉功能邻近,同时具有语言和记忆功能,颞叶是最可能的部位。从神经病学角度看,双侧额叶与颞叶均受损时可出现自我意识降低。

大多数颞叶皮质,包括Heschl颞横回都同样存在锥体层及颗粒层。颗粒层与额叶前部、额叶及顶叶下部相似。海马及齿状回与6层的新皮质不同,是典型的3层原脑皮质。颞叶结构极复杂,与听、嗅等感觉功能有关,解剖上颞叶与顶、枕叶密不可分,与视觉、躯体感觉系统和边缘系统存在密切联系。机体获得所有的感觉信息后,在颞叶通过边缘系统对情绪和动机进行整合,通过颞叶与额叶联系,使形成的动作计划系统联系起来。

颞叶的血液供应:颞叶凸面主要由大脑中动脉下分支供血,颞叶内侧面及颞叶底面,包括海马主要由大脑后动脉颞支供血。

【临床表现】

颞叶病变导致的临床综合征包括特殊感觉如听觉、视觉、嗅觉和味觉障碍,时间知觉障碍,语言障碍,记忆障碍,情感及行为障碍等。

1. 皮质聋(cotical deafness)　双侧Heschl颞横回损害可导致耳聋。Henschen回顾性报道1 337例失语症患者,其中9例局限性血管病变患者因横回损害出现耳聋。其他部位病变对听觉无影响,成为颞横回作为初级听皮质区定位的基础。皮质下病变切断从双侧内侧膝状体到颞横回纤维,也出现类似结果。左侧颞叶上部病变因接近颞横回及颞叶上部联合皮质,常出现失语。与皮质盲患者一样,皮质聋患者意识不到自己耳聋。

尽管没有精确的检查方法进行准确检查,但长期以来,人们认为,单侧Heschl颞横回受损不会影响听觉。若一侧听觉中枢受刺激,将导致对侧耳听觉阈值升高。单侧损害时不出现纯音调或言语清晰度感知受损,一侧颞叶损伤导致对侧耳听力下降不明显或对双耳进行检查无明显差异。当一侧颞叶听觉中枢受损,导致对侧耳较难感知细微音调改变。

2. 听觉失认症(auditory agnosia)　患者大脑初级听皮质(颞横回41区)、内侧膝状体、听觉通路、听神经和耳的结构与功能正常,但却不能根据语音形成语词知觉或不能分辨乐音的音调,也有患者不能区别说话人的嗓音。次级听觉皮质(22区和部分21区)损害对声音和纯音调感受无影响,但对复杂的复合声音感受有严重损害,也称听觉失认症,表现为不能准确区别声音形式,导致知觉辨别性声音失认,不能将声音与意义联系,包括声音认识不能、音符认识不能(失歌症)和词语认识不能等,其解剖定位不同。

(1) 声音失认(agnosia for sound):不能分辨各种声音,如铃铛声、纸沙沙声、流水声、汽笛声等患者听起来都相似,常伴纯词聋或失歌症。Hécaen报道2例只有声音失认的病例,一例患者只能辨认26种近似音中的一半,另一例除表的滴答声外均不能辨认,但这两例患者听力图均正常,对言语词理解无困难,病变均在右侧颞叶,胼胝体无损害。

(2) 失歌症(amusia):发生机制较复杂。对音乐欣赏包括以下几方面:①对熟悉的曲调认识并能说出曲名;②对音调及音色的感受;③创作或读写音乐的能力等。有较多报道称音乐家因优势半球颞叶病变导致词聋,却保留对音乐的认识力并能作曲。另一情况是对音乐失认,但对词语认识保留,还有的患者对音乐和词均失认。

音乐失认是颞中回损害所致,并非如 Henschen 假设的颞极损害。非优势半球颞叶损害对音乐欣赏也有影响,Milner 发现患者切除右侧颞叶后对识别音的长短、音色、强度及旋律的记忆能力减低,但切除左侧颞叶患者这些功能却保留;Shankweiler 发现左颞叶切除患者对音符和曲调命名障碍。Tramo 和 Bharucha 通过切开胼胝体在左右半球分离患者进行不同音色辨别及识别能力的机制研究,发现左右半球均能识别音色,但左侧识别能力更强。发现右侧听觉中枢受损对音调及合声识别能力受损,若给词语加上音调,左侧或右侧听觉中枢受损均导致识别能力下降。Stewart 等对受试者进行系统回顾,将音乐感知障碍分为以下类型:鉴别音调、音质、瞬时结构、情绪内容及对音乐的记忆。左或右侧病变都对旋律配以歌词认识有影响,右侧半球对和音及音调(无词的情况下)均有识别作用,对配词音乐和音乐语义理解需优势半球颞叶的完整性。

3. 词聋(word deafness) 也称听言语失认(auditory verbal agnosia),是 Wernicke 失语的重要成分。该症常伴声音和音乐失认,也可单独出现不伴 Wernicke 失语的其他特点,但后者少见。左侧颞叶病变影响患者对言语声音信号的解码和将其转换成可理解的语言形式的能力。

4. 听错觉(auditory illusions)和听幻觉(auditory hallucination) 颞叶损害可在保留听力的情况下出现听觉障碍,表现为感受的声音较正常过强或过弱(听觉倒错),声音或词听起来奇怪或令人不快或反复重复(感觉持续),听幻觉可见同样表现,这种听觉倒错可能无限期存在。颞叶病变引起的听幻觉包括初级形式,诸如低语、吹风声、流水声、摩托车声、哨声、叮当声及汽笛声等;以及复杂形式,诸如主题音乐、合唱及讲话声。通常声音和音乐产生的听幻觉要比讲话声清晰。患者能识别错觉或幻觉(如不正常声音),相信声音是真实的,伴强烈的情感反应,在出现幻觉前或幻觉时听力可能减低。颞叶癫痫时听幻觉可以单独出现,也可与视幻觉、味幻觉、视觉扭曲、眩晕及失语等同时出现,多为既往的经历即经验幻觉。

听错觉及听幻觉的定位尚不明确。一些实例发现可能与听觉失认有关,即与优势侧或双侧颞叶上部及其稍后部位有关。有报道任何一侧颞叶病变均可导致初级形式听幻觉,但复杂听幻觉和多种形式幻觉,如听幻觉与视幻觉合并通常在左侧病变时更易出现。脑桥局限性病变也可出现初级的或形式不固定的听幻觉,如管弦乐或音乐全部旋律的幻觉,称为脑桥听幻觉(pontine auditory hallucinosis)。将复杂的听觉幻觉与 Heschl 脑回周围的听觉相关区域病变联系起来是很吸引人的,但现有数据并不能证明这种假设。在精神分裂症患者的听觉幻觉活跃时期,激活的区域不仅包括 Heschl 回,还包括海马和其他主要分布在优势半球的广泛结构。

5. 视觉障碍 颞叶中后部白质病变累及膝-距放射(Maeyer 环)下部纤维,导致对侧同向性上象限性盲,通常为不均等性偏盲。由于经过侧脑室颞脚周围的视觉纤维排列形式多种多样,颞叶切除术或卒中后患者,有的视野缺损较小,有的视野缺损完全或扩展到下部视野,优势半球颞叶病变导致象限盲常伴失语。颞叶中下回(21 区和 37 区)接受大量来自纹状皮质(17 区)及旁纹状视觉联合皮质(18 区和 19 区)纤维,并与内侧边缘区、眶额部、顶叶及枕叶皮质有广泛联系。颞叶可将视觉经验与所有形式的感觉信息整合,颞叶病变可能引起视觉损害。双侧颞叶损害可使猴子出现精神盲,可以看到并拾起物体,但直到用嘴品尝后才认识该物体;自然情绪如恐惧反应丧失,称为 Kluver-Bucy 综合征,在人类已部分证实。

颞叶癫痫时出现复杂视幻觉,颞叶损害可使视感受扭曲,如视物变大(视物显大症)或变小(视物显小症)、过近、过远、视物变形或不真实感等。有些患者表现为对当前印象(客体或情境)改变或重新体验过去经历(似曾相识),这种感觉生动逼真,可伴当时的情绪,Penfield(1954)称为"解释性错觉"(interpretive illusion)。有些视幻觉伴听觉成分,如想象中的形象在讲话和活动,可唤起患者强烈的情绪反应,但与顶叶病变导致躯体视空间障碍无关。

6. 前庭功能障碍(vestibular disturbances) 试验表明,颞叶后上部(初级听皮质区后)有一区域对前庭刺激产生反应。该区域一侧损害表现为视觉刺激后眼运动轻度改变,可出现该部位癫痫活动,包括眩晕或不平衡感。纯前庭性癫痫少见。前庭皮质区可引起自见幻觉及魂不附体感受,自见幻觉是从自己体外的角度看见自己,报道多见于濒死患者,治疗难治性耳鸣刺激皮质区也能诱发。前庭皮质区或邻近部位发作也可产生魂不附体感受,这些观察暗示个人的心理透视可能由颞顶交界区产生。

7. 时间知觉障碍(disturbances of time perception) 见于任何一侧的颞叶病变,颞叶癫痫患者可感觉时间停止不动或时间飞快逝去。癫痫恢复时有丧失时间感觉的患者可能反复地看表,严重的脑疾病患者(智力缺陷和痴呆)失去主观上将个人事件用时间估测的能力,Korsakoff 综合征智能障碍患者不能将事件与适当的时间联系,可能是记忆保持功能受损所致。Assal 等报道一例特殊的时间感障碍患者,他总是把日期放在实际时间的 3 天前,在数年前左半球卒中后曾出现失语,但在左颞叶卒中后发生时间感障碍伴皮质聋。最常见的时间感障碍常将当前日期说成是以前的日期,很少说成将来的日期,每次检查时所说的时间都不同。

8. 嗅觉(smell)及味觉(taste) 障碍嗅觉与味觉的

解剖和生理机制较难确定。Brodal 认为海马不属于嗅觉中枢,颞叶内侧部(钩部)癫痫病灶却能诱发嗅幻觉。Jackson 和 Stewart 最早指出钩回发作常伴梦样状态,Penfield 称为智能先兆(intellectual aura)。嗅觉中枢包括眶-额区后部、胼胝体下部、颞叶前部和岛叶皮质等。味幻觉少见,刺激岛叶后部可诱发伴营养功能障碍的味幻觉(Penfield et al,1955),有的颞叶内侧病变患者可同时出现嗅幻觉和味幻觉,有时患者不能肯定存在嗅幻觉或味幻觉,或两者均有。

9. 其他 非听觉综合征优势半球颞叶损害常出现词汇提取障碍(遗忘性命名障碍);刺激意识清楚的癫痫患者颞叶上中回后部可唤起复杂的记忆和视听觉印象,伴强烈的情感反应,Penfield 和 Roberts 把颞叶称为解释皮质(interpretive cortex)。优势及非优势半球部分颞叶切除术患者心理学研究表现不同,前者表现为命名困难和学习听觉材料困难,后者是学习视觉材料困难。20%的左或右侧颞叶切除术患者出现类似前额病变的表现,其余病例无或只有轻微个性或行为障碍。

10. 记忆、情感及行为异常 颞叶尤其海马和边缘系统在个体记忆、学习和情感生活中有重要作用。

颞叶病变的临床特征概括如表 2-5-2 所示。

表 2-5-2 颞叶病变的临床特征

Ⅰ. 优势侧颞叶受损的特征性表现
1. 双眼对侧同向性上象限盲
2. 感觉性失语(词聋)
3. 失歌症
4. 听觉口语辨别能力受损
5. 遗忘性失语
6. 视觉失认症
7. 发作性遗忘(Korsakoff)综合征
Ⅱ. 非优势侧颞叶损伤的特征性表现
1. 双眼对侧同向性上象限盲
2. 空间觉障碍
3. 视觉的非语言材料测试功能受损
4. 声音和音乐失认
Ⅲ. 任何一侧颞叶受刺激出现的表现
1. 幻听、幻视、幻嗅及幻味
2. 梦样状态伴痫性发作(复杂部分性颞叶癫痫)
3. 情绪及行为改变
4. 谵妄(常为非优势侧)
5. 时间知觉障碍
Ⅳ. 双侧颞叶受损的临床表现
1. Korsakoff 遗忘(海马结构)
2. 淡漠、安静
3. 上象限盲、本能亢进、性欲亢进、情感反应迟钝,克吕弗-布西(Klüver-Bucy)综合征很罕见

三、顶叶病变综合征

顶叶位于中央沟之后,外侧裂之上,下部和后部无明确界限,分别淹没在颞叶和枕叶中。

【解剖和生理】

在内侧面,顶枕沟形成后界。顶叶有两个重要的沟:一为后中央沟,是感觉皮质的后界;另一为顶间沟,在后中央沟中部自前向后延伸,将顶叶分为上下两部分。外侧裂后端卷曲向上终止在顶叶下部,被缘上回(40 区)包绕。颞上沟也上转到顶叶下部更后部,被角回(39 区)包绕。缘上回和角回也被称为 Ecker 下部顶叶。后中央回结构是典型的初级感觉皮质(颗粒型同型皮质)。其余顶叶皮质结构类似于额叶和颞叶的联合皮质。

后中央回或初级感觉皮质接受来自丘脑腹后核的传入纤维,将对侧半身的感觉顺序投射到中央沟后部初级感觉皮质。刺激后中央回可产生麻木、蚁走感、针刺感和运动感。该区皮质破坏性病变导致对侧躯体相应部分痛温觉和触觉减退、辨别觉和位置觉丧失。Penfield(1941)指出,这些感觉障碍很少伴疼痛和冷热感。初级感觉皮质投射至顶上小叶(5 区),该区为躯体感觉联合皮质区。躯体感觉联合皮质或次级感觉皮质占据自后中央回开始的顶叶大部,5 区和 7 区为其代表区。该区局限性病变可导致触觉失认,可因以前储存的触觉经验丧失所致。1 区、3 区、5 区(除外手和足部代表区)可通过胼胝体与对侧躯体感觉皮质联系,7 区(位于 5 区后)接受大量来自枕叶的纤维。在人类电刺激上部和下部顶叶皮质,未发现特殊的运动和感觉反应,视觉、听觉和躯体感觉在这里重叠形成超级整合机制,对人类的空间感知能力、语言和计算都很重要。

在人类,顶上和顶下小叶及其与颞叶和枕叶连接部的相对容积要比其他灵长类大,发育及达到功能成熟较晚(7 岁后),不同个体大脑的运动技能、算术能力、拼写能力和定位觉发育也存在差异。这些区域皮质与丘脑枕有双向联系,并与同侧半球额叶、枕叶及颞叶有丰富的纤维联系,并通过胼胝体与对侧半球联系。39 区和40 区,可能包括角回及缘上回的 37 区占据联系触觉或运动觉与视觉及听觉联合区的移行带。优势半球该区被认为是较高级第三顶叶联合区(tertiary parietal association area),触觉、运动觉、前庭觉、视觉和听觉信息在次级联合皮质处理后,在 39 区和 40 区进行最高水平整合,该区是人类复杂感觉及认识功能的解剖基础。顶叶作为整合躯体感觉及视听信息的中枢,构成对自己身体的意识,并与超个人空间意识相关。额叶与枕叶连接为身体运动、操作物体和特定的结构活动提供必要的本体感受和视觉信息。功能损害可导致结构性失用,与顶叶受累相关,非优势侧更明显。此外,执行复杂的随意运动的概念模式依赖于顶叶的完整,特别是优势侧。这一区域损伤引起运动性失用症。对语言和文字的理解是优势侧顶叶缘上回和角回的部分功能。对数字的识别和利用,算术法则和计算过程是主要经过这部分结构与其他功能整合的结果。

顶叶及角回的血液供应主要来自大脑中动脉的分支。

【临床表现】

在大脑,没有其他脑区的病变比顶叶病变的表现更丰富多变。19世纪晚期在Oppenheim和Gowers的著作中,顶叶被认为是"静区",后来才逐渐发现顶叶病变的临床表现可能极其微妙,需要特殊的检测技术来发现,甚至难以解释这些功能异常。复杂行为特征的核心是顶叶损伤引起的失认和失用,在颞叶病变中已经提到失认影响语言,相似的症状也见于枕叶病变。失认是指非初级感觉缺失导致实体认识不能。作为失认概念的延伸结果,可产生更多复杂的整体神经功能和智能损伤表现。这些症状揭示顶叶参与构建一个身体模式和外部空间、计算能力、左右区分、书写等功能。实际上,失用尽管没有运动和感觉异常,但不能执行指令的任务主要是顶叶受损的结果,失用与语言及失认的关系是行为神经病学最复杂的问题之一。

1. 皮质感觉综合征(cortical sensory syndrome) Verger首先描述顶叶病变导致躯体感觉障碍。Head和Holmes(1911)指出丘脑与感觉皮质有紧密联系,法国学者称为Verger-Dejerine综合征。皮质感觉主要是感觉分辨功能,包括触觉定位、位置觉、压力觉、被动活动觉和体表有害刺激觉,以及物体辨别觉、两点分辨觉。顶叶皮质病变若不累及后中央回仅产生短暂的躯体感觉障碍或不产生感觉障碍。Semmes等在检查压力觉、两点分辨觉、触点定位、位置觉及物体辨别觉时发现,半数单侧病变患者出现双侧功能障碍,对侧症状更明显且主要在手部。小的顶叶病变,尤其梗死和出血等小病变可表现为一个肢体不同部位皮肤肌肉运动觉障碍,如手和前臂尺侧和桡侧,这种临床表现类似周围神经和神经根病变。Michel等描述12例局限于顶叶皮质的脑血管病患者,出现类似丘脑痛综合征的烧灼痛和压榨痛,症状可累及整个半身或限于皮质性感觉障碍区,称为假性丘脑痛综合征。

Head和Holmes发现顶叶病变患者同时辨别一个以上的触觉有困难,同时刺激双侧时患侧对刺激忽视,有痛觉持续和感觉过敏倾向,可出现触觉幻觉等。通过在身体两侧同时给予触觉刺激来检测感觉障碍,已经成为常规神经系统检查顶叶损伤的一个组成部分。这种情况属于"皮质感觉"缺陷,即双侧同时刺激时实体觉缺失和图形觉缺失。

由于前部顶叶有大量的皮质脊髓束经过,此类患者常伴轻瘫,可无躯体忽略。如受损肢体无力,可出现肌张力减低和肌萎缩,后者难以用活动减少解释。在某些情况下,人们在视觉引导下触及和抓握物体时会显得笨拙(视觉共济失调),罕见者,可在偏身感觉障碍恢复的某个阶段,出现对侧上肢和下肢的运动不协调及意向性震颤,类似小脑功能缺损(假性小脑综合征)。皮质感觉障碍的情况下,伸出的手指可能会显示小幅的随机"搜索"动作,类似钢琴演奏(假性手足徐动症);闭眼时这些动作会被夸大。固定的肌张力障碍和扑翼样震颤也可见于顶叶损害后伴随的感觉障碍,但更常见于丘脑损伤。

2. 失认症(agnosia) 在没有感觉障碍的情况下,无法识别物体、人或感觉刺激,称为失认症。Pick首先提出感受自身和身体各部位间关系是通过视觉与触觉信息综合得到的,Brain进一步发展了这一观点。人体活动时来自身体的感觉汇集和储存构成对躯体的感觉,因此运动在其形成中起重要作用。然而,对外界的空间感觉也很重要,这有赖于来自视中枢和迷路的刺激。顶叶受损时出现的神经功能障碍是研究这些感觉机制的良好途径。当优势半球第三顶叶联合区受损时,患者在综合各级联合区的信息形成总的完整印象发生障碍,如缘上回病变,尤其左侧病变时患者不能感觉自己的身体,即所谓躯体失认。

病觉缺失(anosognosia)和半球忽略(hemispatial neglect)也称为安东-巴宾斯基综合征(Anton-Babinski syndrome),Anton首先观察到一例左侧严重偏瘫患者对瘫痪淡漠或无意识,后来,Babinski将这种疾病命名为病觉缺失。患者可能认为未发生瘫痪,指令抬起瘫痪上肢时,他可能抬起健侧或不执行;询问患者肢体是否被动过,他回答是;若向患者指出他不能抬起患肢,他可能承认上肢轻微无力;若告知患肢是瘫痪的,患者会否认或借口说肩部受伤;若问他为何未意识到瘫痪,可能回答"我不是医生"。有些患者自称左侧消失感,当让他看瘫痪肢体时,否认是他的,声称是别人的肢体或将患肢猛抛于一侧。最轻的病觉缺失表现是对瘫痪程度的低估,另一个极端的表现则是对瘫痪肢体的恋残癖(apotemnophilia)。躯体失认和左侧偏瘫的病觉缺失可以是分离的,有些患者只表现为一种特征。

一侧躯体失认病变位于角回和优势半球顶叶白质,丘脑腹外侧深部病变和紧邻的顶叶白质损伤产生相似的对侧忽视。单侧失认多见于右侧(非优势侧)顶叶损伤。

左侧顶叶病变引起右侧失认症,可能部分地,但不完全被伴随的失语症所掩盖。病觉缺失经常合并某些其他异常,如表现为愚钝、注意力不集中、情感淡漠、不同程度精神错乱等,可能对事情毫不在乎,有丢东西的感觉,可出现视错觉、触错觉及运动幻觉。

在床边易检查的常见的顶叶综合征包括:①穿衣性失用(dressing apraxia):只意识到健侧肢体,穿衣打扮时忽视患肢,表现为穿衣困难或不给患肢穿衣;或者只刮半侧脸,涂半侧口红,或不能戴眼镜和假牙;②头眼转向患侧,身体也同向扭转;③让患者平分直线、画钟面、命名空间物体时出现单侧空间忽视;④可伴或不伴同向性偏盲及不同程度轻偏瘫。

观察表明,右侧顶叶病变患者除了有明确的对侧忽视,还有不同程度同侧较少的忽视成分,提示右半球确为空间感知优势侧。Holmes指出,顶上小叶损伤时,除表现为失认和失用,还可能影响对侧肢体的随意运动,尤其是上肢。在接近对侧视野以及部分同侧视野内的目标时,运动是错误的和失调的(目标距离的判断错误)。Bisiach和Luzzatti的观察提示,要求右顶叶损伤患者根据记忆描述教堂广场上的建筑物,先描述广场一侧,然后描述对侧。每个患者的描述都忽略了视野左侧的建筑。这与后面描述的地形失认(topographagnosia)相似。

另一个通过人类疾病所揭示的顶叶生理学的微妙方面是顶叶病变时对侧前臂的摸索性和定向行为丧失,甚至出现回避触觉刺激的倾向。Mori和Yamadori称之为拒绝行为。Mori和Yamadori将额叶损伤后释放的抓握和摸索归因于对顶叶固有功能的去抑制,但没有办法证实这一点。令人感兴趣的是,具有明显抓握反射的精神症状患者往往不抓握自己身体的某个部位,但如果合并顶叶损伤,则出现对病变对侧前臂的"自我抓握"。

3. 观念运动性失用症(ideomotor apraxia)及观念性失用症(ideational apraxia) 优势侧顶叶病变患者在感觉和运动功能无损害情况下,如不能按言语指令完成或不能模仿病前掌握的运动技能,即观念运动性失用。患者不能使用普通工具,如梳子和刷子,多影响两侧肢体。如左顶叶与左侧运动前区皮质间联合纤维中断可出现双侧失用,累及面部运动,如不能伸舌,不能吹灭燃烧的火柴,称为面部失用(facial apraxia)。观念性失用常见于弥漫性脑损伤,患者似乎忘记了以前学会的动作顺序而使动作紊乱,如患者拿着烟斗、香烟和火柴,不知道点烟的顺序。

左右顶叶功能最明显的不同是,语言和算术功能集中在左侧半球,言语介导或言语相关的空间功能障碍多由左半球病变所致,语言功能还包括交叉形式匹配任务,如听-视、视-听、视-触、触-视、听-触等是所有认知功能的

关键,在优势半球病变时损害明显。被Luria称为语言的逻辑语法和句法错误也在左顶叶病变时出现,患者能读和理解所讲的词,但不能理解句子的意思(如妈妈的女儿和女儿的妈妈)。优势侧顶叶病变时计算受损,对身体各部分的认知和命名,以及辨别左右和上下等由语言表达的空间概念也受损。

4. Gerstmann综合征(Gerstmann syndrome) 表现为手指失认、左右失定向、失算和失写等,是左侧或优势半球病变所致。特征性表现是不能命名手指的名称,即手指失认(finger agnosia);不能分辨身体左右侧,即左右失定向(left-right confusion);计算不能(失算)和书写不能(失写)等。这些表现中的一种或更多可伴词盲(失读)和同向性偏盲或下象限盲,患者对此常无意识,病变位于左半球角回或其相邻的白质。Benton认为,顶叶病变时上述症状共同出现的机会并不比构建性失用、失读、视觉记忆丧失多见,顶叶病变时出现这些症状组合与Gerstmann综合征的机会相等。有人认为,左右失定向、数字失认、失写、失算具有特殊意义。

计算障碍(dyscalculia)常与失语症并存,表现为不能理解数字性语言。计算不能常伴随Gerstmann综合征,很少单独出现。可能是非优势半球顶叶病变导致视觉空间功能障碍的一部分,表现为计算时按特殊的空间关系排列数字困难,数字读写正常,也能描述运算法则,却不能用纸笔正确完成运算。失算和失写中的运动障碍似乎与失认密切相关,称为感知运用不能(apractognosia)。Hecaen提出计算不能与算术不能的鉴别点:前者仅是计算受损,后者为数字操作障碍,两者对数字的认识和再现是完好的。

5. 顶叶病变所致的视觉障碍 下部顶叶深处及与颞叶联合区(包括膝-距放射)病变可导致不一致的同向性偏盲,但临床多见完全一致的损害。病变不完全可表现为下部视野明显受损(象限盲),可伴失读或Gerstmann综合征的其他成分。如病变主要位于优势半球皮质常见视动性眼球震颤(optokinetic nystagmus),深部病变出现同侧靶移动(target moving ipsilaterally)消失,可能由于顶叶深部视运动纤维损害所致。右侧角回病变有时引起严重的左侧视觉忽略,更常见半侧空间忽视,成为视觉行为的基础。视觉忽视可发生在颞叶后内侧局灶性病变,由大脑后动脉分支供血。

顶叶后部病变出现视觉刺激定位障碍,患者不能比较物体大小,行走时不能躲避障碍物,不能计数物体,眼球平稳追踪运动障碍,以及立体视觉(stereoscopic vision)丧失等。Cogan观察,用力闭眼时双眼可偏离病变侧,即共轭凝视痉挛状态(spasticity of conjugate gaze）。右侧顶叶急性大面积损伤常见一种眼睑运动行为症状，轻度表现为与患者说话时不愿睁眼，误以为患者嗜睡或昏睡，但可低声回答问题。在较严重病例为双眼紧闭，如拨开眼睑会有强烈抵抗，以至不能检查瞳孔和眼底。

视觉定向障碍及空间定位障碍（visual disorientation and disorders of spatial localization）：空间定位有赖于视觉、触觉和运动觉的整合。空间定位障碍患者无法在一个抽象空间中定向，即地形失认（topographagnosia）。患者失去地形学记忆，不能画出他家房子平面图、小镇地图，不能描述从家到单位或熟悉地方的线路。Levine 等指出，此症状几乎均由顶上和顶下小叶相连接的深部白质病变所致。

一种并不罕见的视觉失认症被称为 Balint 综合征，患者定向凝视困难伴有组合失认，因而伸出手来进行视觉引导。我们将在下文讨论。

视觉性共济失调（optic ataxia）表现为在对侧视野抓取靶物时出现位置错误和辨距不良。Holmes 指出，顶上小叶病变可能影响对侧肢体，尤其上肢的随意运动，类似小脑性共济失调。可能皮质 7 区和 5 区接受来自旁纹状区的视觉投射纤维及小脑本体感觉纤维，两者均在顶叶皮质中进行整合。5 区、7 区还投射纤维到额叶 6 区、8 区和 9 区，可使眼扫视和伸手取物协调一致。

6. 听觉忽略　许多急性右顶叶损伤患者首先对左侧声音和噪声无反应，但症状极少持续。右侧顶上小叶病变可发现对声音的空间分配差别，产生听觉忽略。

7. 自我意识及人格解体（consciousness of self and depersonalization）　患者不能辨别自身与外界关系，表现为复视或不真实的运动感传入感觉中枢。抑郁患者可能自述到处走动时有不真实感。精神分裂症患者可能感觉不真实或人格解体，否定性妄想患者否认自己的存在。躁狂发作时所有经历似乎都栩栩如生和人格化。将自己当成另外一个人的变换妄想可见于精神分裂症、躁狂发作及麻痹性痴呆。

总之，病变较广泛的顶叶综合征可引起思考能力和注意力下降，以及轻度记忆力受损。除了躯体感觉冲动投射到后中央回，顶叶进行所有感觉的整合，尤其提供自我意识，感知自我环境、个体与体外空间，以及环境中物体的相互关系。因此，可认为顶叶是一个特殊的高级感觉器官，对多种感觉具有定位与整合作用，特别是作为空间关系基础的视听觉。顶叶损伤可导致特定类型的与感觉形态相关的自我意识和自我认知障碍，这与颞叶病变引起的感知扭曲明显不同。

顶叶病变的临床特征概括如表 2-5-3 所示。

表 2-5-3　顶叶病变的临床特征

Ⅰ. 一侧（左或右侧）顶叶病变的临床表现

1. 皮质感觉综合征和感觉消失（偏身麻木）

2. 轻偏瘫，儿童偏侧肌萎缩，张力减退，运动困难，偏身共济失调（偶可全部出现）

3. 对侧同向性偏盲或下象限盲（一致或不一致）或视觉忽略

4. 向病变侧移动的眼球震颤

5. 对侧外部空间忽略（右侧顶叶受损时明显）

Ⅱ. 优势（左侧）半球受损（右利手和大多数左利手），额外症状包括

1. 言语混乱（特别是失读）

2. Gerstmann 综合征（手指失认，左右失认，计算不能，失写）

3. 触觉失认（双手实体觉缺失）

4. 双侧观念运动性失用或观念性失用症

Ⅲ. 非优势侧（右侧）受损的临床表现

1. 视空间异常

2. 地形记忆缺失

3. 病感失认症，穿衣及结构性失用症，可发生于任何半球，但常见于非优势侧较大的严重损伤

4. 意识模糊

5. 总是闭眼，睁眼抵抗和睑痉挛

Ⅳ. 双侧顶叶受损的临床表现

Balint 综合征：视空间感知障碍（组合失认），视觉性失认（定向凝视困难），视觉性共济失调（难以触及物体）

四、枕叶病变综合征

枕叶皮质是膝距束的终末部位，是视觉感受及辨认的基本区。

【解剖和生理】

枕叶内侧面较大，外侧面及下面所占范围较小。枕叶内侧面凭顶枕沟与顶叶分开，外侧面与顶、颞叶融合在一起。距状裂以前后方向从枕极行至胼胝体压部，初级视觉接受皮质 17 区位于距状裂两侧，17 区是典型的同型皮质，因其冠状切面上有易于分辨的 Gennari 带，被命名为纹状区。邻近的 18 区和 19 区（旁纹状区）的同型皮质与大脑其他区域的联合皮质相似。17 区中最大部分是视辐射纤维的终端，初级视觉皮质接受来自外侧膝状体的冲动，并经视辐射按严格的视网膜定位排列。一侧外侧膝状体接受来自同侧视网膜颞侧半与对侧视网膜鼻侧半的冲动。因此，相应侧的初级视皮质区代表双眼对侧

的视野。来自视网膜黄斑的冲动终止于枕极凸面 17 区后部,其他部位的冲动终止于 17 区皮质前部。17 区刺激性病变只产生闪光感、光线感和色彩感,破坏性病变可产生同向性偏盲。17 区皮质接受膝距束通路激活的细胞冲动,该区内细胞间相互联系,并投射到 18 区和 19 区的细胞。18 区与 19 区细胞不但互相联系,而且与角回、枕颞外侧回、颞外侧回及颞内侧回、额叶运动区、边缘区及旁边缘区联系,并通过胼胝体后 1/3 与对侧半球的相应区域联系。枕叶各区域之间的联系十分复杂,曾认为 17 区被外侧的膝状神经元激活,冲动经 18 区及 19 区传递及加工。枕叶 4 或 5 个视觉感知区被外侧膝状体神经元激活,17 区纤维投射到约 20 个其他视觉区域,纹状区以外的视觉中枢位于舌回和后部区域。因此,形体觉、定位觉、色彩觉和运动觉都具有不同的定位机制。

枕叶的血液供应:枕叶几乎全部由大脑后动脉及其分支供血,但有的个体在胚胎发育时及以后一直持续由颈内动脉分支供血。枕叶较少的一部分区域由大脑中动脉下部分支供血。

【临床表现】

1. 视野缺损(visual field defects) 临床上常见一侧枕叶损伤引起对侧同向性偏盲,广泛损伤可破坏对侧全部视野。肿瘤所致的损伤最终将遍及整个纹状区,视野缺损可能从周边向中心蔓延,且色彩觉缺失(偏侧色盲)可先于黑白视觉缺失。一侧纹状区部分破坏时产生特征性视野缺损,并可准确提示损伤部位。枕极局限性损伤可导致黄斑区分离性中心偏盲,周边视野保留,这表明一侧黄斑区为单侧支配,且发生偏盲时黄斑区也会被累及;双侧枕极损伤如大脑后动脉栓塞导致双侧中心区偏盲。纹状区损伤引起的象限性视野缺损和上下性视野缺损提示损伤位于距状裂上部或下部皮质,距状裂下部皮质是视网膜下部纤维的终端,可导致上象限视野缺损,反之亦然。多数双侧上下性视野缺损可追溯为双侧枕叶不完全损伤,血栓形成或栓塞导致梗死是常见的原因。

一侧枕叶切除并不一定导致对侧同侧性偏盲,在猴子试验中,视觉空间定向和追踪目标能力得以保留(Denny,1976)。在人类也发现能在盲区看到闪烁的光和移动的物体,甚至患者未觉察异常,Weiskrantz 和他的同事们把这些保存下来的功能称为盲行为(blindisms)或盲视。值得注意的是,枕叶损伤引起的偏盲,视动反应通常是保留的。

许多涉及视觉功能的复杂行为缺陷是由枕叶、顶叶或颞叶连接处的损伤引起的。为了方便起见,将与枕叶综合征一起讨论,但其损伤范围超越这三个脑叶的任意

边界。

2. 皮质盲(cotical blindness) 双侧枕叶病变(17区)出现视觉丧失,并失去对强光和威胁的眼睑闭合反射,盲的程度相当于眼球切除术后或视神经切断后的程度。因瞳孔对光反射的视觉纤维终止于中脑而不经膝状体,故瞳孔对光反射保存。van Buren 曾描述过枕叶切除的猴子,长时间后可出现轻度视神经萎缩,但视网膜通常无变化;眼球仍可转动,却无法引出眼震;睡梦中仍保留视觉幻象和视觉意象;用闪光或模式转变等视觉激发反应几乎不能诱发枕叶皮质电位,脑电图可见 α 节律丧失。不完全损伤时患者可残留不同程度的视觉,也可伴不同程度视幻觉。Gloning 等曾仔细研究过皮质盲的恢复方式可能是一个有序的过程。首先,黑暗感觉被光幻觉或基本视感觉代替;其次,视野变亮,但无形状知觉,接着能看到原始运动,但不能看出运动方向和速度,之后轮廓渐次显露,但仍然模糊和不稳定,颜色觉最后恢复,部分患者恢复只能停留在局部恢复阶段。

皮质盲的常见原因是大脑后动脉和基底动脉远端闭塞(栓塞或血栓形成),梗死范围包括颞叶内侧面和丘脑,可出现 Korsakoff 遗忘症及多种高位中脑及间脑神经源性损害。皮质盲的其他病因包括缺氧缺血性脑病、Schilder 病及其他脑白质营养不良、Creutzfeldt-Jakob 病、进行性多灶性白质脑病及双侧神经胶质瘤。一过性皮质盲可能发生于头部外伤、偏头痛或红斑狼疮所致的抗磷脂抗体综合征,还可能是血管内注射染料和注药如 α 干扰素或环孢霉素所致。

3. 视觉病觉缺失 也称为 Anton 综合征,特征是患者拒绝承认失明,或表现为对失明完全漠然置之,行为表现如常人,但走路时会碰翻物体,甚至跌伤。患者还常为自己的窘况找出借口,例如"我把眼镜弄丢了""光线太暗了"等。该综合征的脑损伤已超过纹状区,累及视皮质联系区。有时出现少见的相反情况,患者可看见细小的东西,却称什么都看不见,走路时可避开障碍物,可从桌上捡起面包屑或药片,能接住从远处掷过来的小球。Damasio 认为,可能是视觉定向力障碍,但仍残留足够的视觉信息,损伤可能位于距状皮质之上的视觉联合区。

4. 视错觉(visual illusion) 表现为对物体形状、大小、运动与否的错觉或颜色扭曲,出现视觉影像不能激起视觉记忆及相关效应,导致陌生感或难以解释的熟悉感,类似颞叶癫痫出现的梦样状态。视错觉通常表现为视物过小或过大,物体向患者移动或远离患者,以及物体伸长、肿大、汇聚或影像在垂直及水平方向上倒转等,其他形式如视觉颠倒、轮廓映射、色彩缺失(色盲)、色彩错觉(红视症)、视物增多(一个物体被看成两个以上)、单眼

复视如垂直的、同心的和三向复视,以及静止物体移动感或运动感知力丧失等,还可出现视觉实体感缺失,或当视觉刺激消失后仍长时间有视觉保留和间断性影像重视(视觉重复)。Hecaen 研究 83 例视觉感知异常患者发现,71 例出现影像变形、大小改变、移动错觉或这三种类型混合的四种状况之一。已报道上述类型的错觉多见于右半球枕叶、顶枕区或颞枕区损伤。移动错觉多见于颞叶后部损伤,视物增多常见于枕叶损伤,视觉存留多见于顶叶及枕叶病变。Hoff 和 Potll 认为,前庭功能障碍是顶枕叶损害出现视物变形的原因,顶叶是前庭和本体感觉系统代表区,损害可导致运动觉和空间关系错觉,顶枕叶皮质病变可见环境倾斜错觉或上下颠倒视觉。

5. 视幻觉(visual hallucination)　可分为基本型和复杂型,两型均包括感觉和认知两方面。基本型或未成型的视幻觉包括闪光、色彩、亮点、金星、混合亮光(如同蜡烛)和几何图形如圆形、方形、三角形和六边形,这些视幻觉可为静止的,也可为移动的,如 Z 字形运动、摆动、波动或搏动。Foesfer 等刺激意识清醒人的距状皮质曾获得与上述相同的表现。复杂或成型的幻觉包括物体、人、动物或风景,提示损伤位于视觉联合区或与颞叶联络纤维。患者可能对幻觉有自知力,也可对之确信不疑,患者反应通常与幻觉性质一致,对恐怖性幻觉表现出恐惧,对良性幻觉则处之泰然。

与视幻觉有关的临床表现多种多样,最简单的黑白移动性闪光是偏头痛的表现之一,色斑可能是癫痫的先兆,常伴同向性偏盲,并可作为意识模糊状态或谵妄症状的一部分来出现。在 Lhermitte(1932)提出的大脑脚幻觉中,幻觉为纯视觉性,以自然形状和颜色出现,有时以蜡笔画形式出现,像卡通动画一样移动,通常被视为不真实的异常现象。类似现象也可发生于睡眠-猝倒发作综合征,作为安眠药性幻觉的一部分;大脑脚幻觉主要与高位中脑损害有关,在特殊病例中偶与黑质网状结构损害有关,如果幻觉为多种形式,损害部位可能在大脑颞枕叶。

在盲人可发生的一种特殊综合征眼病性幻觉,视觉影像可为基本型或复杂型,通常为有生动色彩的人物或动物。这种幻觉在全盲患者中可占据整个视野,在同向性偏盲患者中可占据相应盲区,转动眼球或闭合患眼出现不同的反应,有时幻觉可消失,发生于老年人的类似现象(有保留视觉)称为 Bonnet 综合征。传统观点认为,引起视幻觉的病变通常位于枕叶或颞叶后部,基本型幻觉源于枕叶皮质,复杂型幻觉起源于颞叶皮质,视幻觉是否复杂的诊断价值有限。部分病例枕叶病变导致成型视幻觉,颞叶病变出现未成型视幻觉。不论简单的或复杂的视幻觉,都不一定局限于中枢神经系统内病变,也可能发生于神经-视觉装置如视网膜、视神经和视交叉的任何水平。谵妄引起的幻觉通常不可能定位,但有时有明显根据提示起源于颞叶。

6. 视觉失认(visual agnosias)　是通过视感觉不能认知物体,既不是初级视感觉丧失,也非智力障碍。Freud 在 1891 年提出失认症的概念,表现形式不同,可分为不同的类型:

(1) 物体失认症(object agnosia):1890 年 Lissauer 首先发现这种较少见的失认症。患者意识清楚、视力正常、无失语,不能通过视觉认识事物并命名,但可用其他方式认识,如触摸或通过气味和声音认出物体,须注意与命名性失语区分,命名性失语患者可说出物品的作用,失认症却不能。少数患者只丧失辨认一类事物的能力如动物或蔬菜,这提示人类信息是按种类分类储存的,以便于视觉的感知。Lissauer 把视觉认知过程分为两个步骤:视觉感知表象构建,感知表象及储存感知功能与大脑中记忆痕迹联系,任何一个步骤损害都可导致视觉认知缺损。视觉失认常伴失读、同侧偏盲或其他知觉障碍,许多病例伴面部失认,认为视觉失认可能与左枕颞交界区局限性损伤有关,但 MRI 发现损害多为双侧。

(2) 视觉图像组合失认症(visual simultanagnosia):患者不能认识和理解整个视觉图像的意义,但对图像各组成部分的认识和理解无障碍。Wolpert 最早描述一例患者,表现为拼读不能,如不能朗读长句,只能说简短词语,一个字母一个字母地拼读,不能同时感知一个画面中的所有元素,不能正确解释画面。患者图表心理学测试只能认识部分内容,是对视觉印象的综合认识缺损所致。Uria 描述一例视觉综合困难的病例,给患者一副眼镜的图画,他感到很迷茫,不知画中为何物,便开始猜测:"这是一个圆圈……另一个圆圈……一根棍……一根横木……为什么,它肯定是一辆自行车"。患者表现为不能鉴别同时呈现的一个以上的完整结构,有些患者能认识静止的画片,但不能理解活动影片中画面的连续性。有些患者同时伴右侧同向性偏盲,有人将此表现看成是 Balint 综合征的一部分,该综合征还包括视觉扫视错误(眼失用)及视觉定位困难(眼共济失调),提示眼扫视障碍是所有这些缺损的基础。

Kinsbourne 和 Warrington(1962)发现一例有单独的"拼写障碍"和组合失认症的患者,病变位于左侧枕叶下部,与尼尔森曾描述的优势侧枕叶(18 区)外下侧病变的定位是一致的证据。在其他情况下,病变位于双侧枕联合皮质上部。

(3) 巴林特综合征(Balint syndrome):并不罕见,患者的视觉世界不再是连贯而细致的,他们只感觉到场景中的各个独立部分,就像前面描述的视觉图像组合失认一样。此综合征的病变累及枕叶和顶叶。匈牙利神经学家 Balint 首先发现了这种表现。当患者以一种脱节的方式描述一个复杂的场景、指出单个对象、完全忽略其他对象、不能注意到图片各部分的关系和上下文时,就应注意甄别。完全性综合征包括:①视野边缘为主的视觉注意障碍,尽管保留了单个元素的视觉,但却无法感知场景的整体性(如前面所讨论的视觉图像组合失认症);②在视觉引导下不能精确地拿到或者触摸物体,好像手和眼睛不协调一样(Balint 视觉性共济失调);③尽管眼球运动是完全的,但无法自动将目光投射到周围区域并对其进行观察(精神性凝视麻痹)。Balint 综合征的一个基本特征是在空间探索中不能正确地引导眼球运动。患者无法转动眼球注视右侧或左侧视野中的物体,或是无法持续地注视移动的物体。患者观察图片的模式是杂乱无章的,不能覆盖整个区域。正常人以相当一致的方式完成视觉观察,从接近中心的位置开始,顺时针方向移动,然后到角落。正如 Tyler 所指出的,组合失认症的部分机制可能是这种眼球运动异常所致。视觉性共济失调是患者自发的或在指令下触碰物体时被检测到的。为了触及目标,患者用手掌和手指进行触觉搜索,很可能是使用躯体感觉线索来弥补视觉信息的缺失。疾病可能累及一只手或两只手,并给人错误的印象,以为患者是盲人。相反,不需要视觉引导的运动,例如那些直接指向身体或身体本身的运动,都是自然进行的。通过患者执行一系列任务来检测是否存在视觉注意力不集中,比如观察一系列的物体或者用线将一系列的点连接起来;即使视野充满物体,他们通常只能找到一系列对象中的一个。

Balint 综合征是双侧顶-枕叶病变所致,位于顶枕交界供血边缘区(19 区和 7 区),多为肿瘤性或血管性。

(4) 面容失认症(prosopagnosia):指的是一种视觉障碍,即患者不能通过观察人或图片来辨认熟悉的面孔,尽管能指出这张脸的特征;也无法学会识别新面孔。他们无法理解面部表情的含义,无法判断年龄,无法区分面部的性别。在识别人的身份时,依靠其他特征,如眼镜、胡须、步态、姿势或声音等。同样,无法区分动物和鸟类的种类及特定的车型,但患者仍然可以认出动物、鸟或汽车。在这种情况下,可能存在其他失认症(颜色失认症、组合失认症),并且可能存在地形定向障碍、体像障碍以及结构性或穿衣性失用症。视野缺损几乎总是存在的一些神经学家将这种情况解释为累及面部特征的组合失认症。另一种观点是,虽然对面部的感知令人满意,但却无法与人脸的记忆存储相匹配。面容失认症机制不明,可能与顶叶或枕叶病变的知觉困难有关,或与颞叶病变的记忆困难有关。

MRI 检查显示,面容失认与双侧枕颞交界腹侧病变有关,包括枕下回或梭状回,但也有归因于单侧损伤的例外,均为右侧病变。

与面部失认相关的是“环境陌生感综合征”,患者不能认识熟悉的环境,但从记忆中可描述出熟悉的环境,并在地图上找到它的位置,但面对真实环境时感觉陌生并会迷路。本质上,这是一种环境失认症。这种环境失认症与右颞枕交界内侧损伤有关,某些伴面容失认症的患者为双侧损伤。环境失认症可以与之前讨论的视觉定向障碍和空间(地形)定位障碍区分开来。后者无法在一个抽象的空间设置中定位自己(地形失认,或地形记忆障碍)。他们不能画出房子的平面图,也不能画出城镇或地图,也不能描述一条熟悉的路线,比如从家到工作地点,或者在熟悉的环境中找到自己的路。

(5) 文字视觉失认(visual agnosia for words)(无失写性失读症):见本章的“失连接综合征”。

(6) 颜色失认(color agnosia):正常人可辨认和区分不同的颜色,如对色彩的正确感知(此能力丧失为色盲)和对色彩命名等。色盲常见为先天性,可以用 Ishihara 盘检测。保留形状视觉的获得性色盲是由大脑损伤引起,称为中枢性色盲。有一种色调辨认障碍患者不能把各色毛线按色调归类(Holmgren 试验),他们会抱怨这些颜色掉色了或每样东西都是灰色的。色盲通常伴视野缺损和面部失认,视野缺损区多为双侧,且上象限缺损多见。全视野色盲可伴视敏度及形态视觉保留,也可只是偏色盲或象限色盲而无其他异常。这些特征及伴面部失认提示病变位于枕叶及颞叶下中部及纹状皮质或视辐射下部。

另一类型色彩失认患者在色彩感知上无困难,他们能匹配看到的颜色,但不能确切地给颜色命名,是色彩命名不能症。这种症状至少有两种类型:一种与纯词盲有关,即失读不伴失写,可用原始视皮质与语言功能区联系中断解释;另一类型患者不但丧失颜色与其名称间匹配能力,也丧失特定颜色名称的语言能力,例如能以常见物品给颜色命名(如草、香蕉等),后一种症候被认为是某种形式命名性失语,这种失语或多或少地局限于颜色命名(Meadows,1974)。根据 Damosio 的观点,这是由于病变累及左枕颞叶交界处中间区,即胼胝体压部下方。这种患者都伴右侧同向性偏盲,因其损伤累及左侧膝状体、视辐射和距状皮质等。

枕叶病变的临床特征概括如表 2-5-4 所示。

在本章第二节中,已经详述了胼胝体病变引起的临床综合征,表 2-5-5 概括了包含胼胝体在内的大脑半球分区以及每一区病变的临床表现。

表 2-5-4　枕叶病变的临床特征

Ⅰ. 单侧(左或右侧)枕叶受损的特征性表现	2. 广泛受损时会出现幻觉及错觉(与左侧损伤相比右侧损伤时更容易出现)
1. 对侧同向性偏盲或者同向性偏侧色盲	3. 地形记忆及视觉定位功能减退
2. 基本的幻觉(非成型的幻觉),通常为刺激性损害所致	Ⅳ. 双侧枕叶受损的临床表现
Ⅱ. 左侧枕叶受损的临床表现	1. 皮质盲(瞳孔光反射存在)
1. 右侧同向性偏盲	2. Anton 综合征(视觉失认、否认皮质盲)
2. 如果深部的皮质下白质或胼胝体压部受损时,出现不伴失写的失读症	3. 全色盲
3. 视觉目标失认	4. 面容失认(双侧颞枕交界区包括梭状回),画片中面容失认(顶枕交界区)
Ⅲ. 右侧枕叶受损的临床表现	5. Balint 综合征(双侧顶枕区后上部)
1. 左侧同向性偏盲	

表 2-5-5　大脑半球病变的临床表现

Ⅰ. 额叶病变	D. 额极、眶额区(前额叶)
A. 前中央回(运动 4 区)	1. 情感迟钝(情感淡漠、漠不关心)
1. 面部区(单侧:短暂的;双侧:持续的)	2. 社会价值的评价受损
• 构音障碍	3. 目标-定向行为受损
• 吞咽困难	4. 阳痿
2. 手区	5. 好开玩笑[童样戏谑(witzelsucht)或童样痴呆]
• 对侧无力、笨拙、痉挛状态	6. 环境依赖综合征(environmental dependency syndrome)
3. 小腿区(旁中央小叶)	7. 不能规划和执行多步骤过程
• 对侧的无力	8. 意志丧失(思想、行动与情感贫乏),大的中线或双侧额叶背侧的病变
• 步态失用	Ⅱ. 颞叶病变
• 尿失禁(双侧病变为持续性)	A. 下内侧面(杏仁核与海马)
B. 中央面(F₁,扣带回)	遗忘(存储受损)
1. 运动不能,双侧表现为无动性缄默症	• 左侧受累语言信息较重
2. 持续言语	• 右侧受累视空间资料较重
3. 手足抓握	B. 前端(双侧病变)
4. "敬礼样"癫痫("剑术师姿势")	Klüver-Bucy 综合征
5. 异己手征(alien hand sign)	• 视觉失认
6. 经皮质运动性失语(优势半球)	• 口-探寻行为
7. 启动对侧上肢运动困难(可能需要检查者启动)	• 温顺(杏仁核)
8. 双侧观念运动性失用(连续动作失用)	• 性欲亢进
C. 外侧面(运动前区)	• 能动性缺乏
1. 额中回(F₂)	• 思维奔逸(hypermetamorphosis)
• 对侧眼球扫视受损	C. 下外侧面
• 纯失写(优势半球)	1. 优势半球
• 对侧肩(主要是外展与高举手臂)以及臀肌无力加肢体运动性失用	• 经皮质感觉性失语
• 偏侧运动不能(意向性忽视)	• 选词命名不能
2. 额下回(F₃)	• 激越性谵妄
• 运动性失语(优势半球)	2. 非优势半球
• 运动性失语韵(非优势半球)	• 面部情感表达识别受损

D. 上外侧面

　1. 优势半球
　　● 纯词聋
　　● 感觉性失语
　2. 非优势半球
　　● 感觉性失歌症
　　● 感觉性失语韵
　3. 双侧病变
　　● 听觉失认
　　● 纯词聋
　4. 对侧下象限盲

E. 非定位性

　1. 听幻觉
　2. 复杂视幻觉

F. 伴致痫灶病变(主要在内下方)

　1. 发作间的表现(以下 a~f 加上 g 或 h)
　　a. 情感加深
　　b. 查验细节倾向(无限度的视力)
　　c. 关注细枝末节
　　　(1) 超大图形(hypergraphia)
　　　(2) 病理性赘述
　　d. 类偏执狂观念
　　e. 性欲减退
　　f. 异常的虔诚
　　g. 左半球病灶
　　　(1) 观念失常
　　　(2) 偏执狂
　　　(3) 个人命运感
　　h. 右半球病灶
　　　(1) 情感障碍(悲伤、兴高采烈)
　　　(2) 否认
　2. 发作的表现
　　● 嗅与味幻觉(杏仁核)
　　● 视错觉[似曾相识(déjà vu)、似不相识(jamais vu)]
　　● 体验性错觉[似曾经历(déjà vecu)、似未经历(jamais vecu)]
　　● 精神运动性发作(顶叶复杂性发作的颞叶变异型)

Ⅲ. 顶叶病变

A. 后中央回

单纯躯体感觉障碍

　● 对侧感觉丧失(物体识别>位置觉>触觉>痛温觉、振动觉);触觉消失
　● 对侧疼痛、感觉异常

B. 中央面(楔叶)

　1. 经皮质感觉性失语?(优势半球)
　2. 注意力障碍

C. 外侧面(顶上与顶下小叶)

　1. 优势半球
　　● 顶叶失用(较高位病变)
　　● 手指失认
　　● 失计算
　　● 左右失定向
　　● 文字失读(缘上回)
　　● 传导性失语
　2. 非优势半球
　　● 病觉缺失
　　● 自体部位失认(autotopagnosia)
　　● 空间失定向
　　● 偏侧空间忽视(感觉性忽视)
　　● 结构性失用
　　● 穿衣失用
　　● 地形记忆丧失
　　● 异处感觉
　　● 偏身躯体感觉失认(hemisomatognosia)
　　● 疼痛示意不能

Ⅳ. 枕叶病变

A. 中央的

　1. 视野缺损
　2. 视觉失认
　3. 视幻觉
　4. 失读不伴失写
　5. 视觉病觉缺失;Anton 综合征(否认盲)

B. 外侧的

　1. 失读伴失写
　2. 视动性眼震受损
　3. 同侧的扫视受损
　4. 视像存留(palinopsia)
　5. 视觉异处感觉

Ⅴ. 胼胝体病变

A. 运动觉传递缺乏

　1. 不能模仿对侧手位置
　2. 左手失用
　3. 左手失写
　4. 右手结构性失用
　5. 两手间冲突(左侧异己手)

B. 试图解释左手活动的困惑(与虚构症)

C. 双重偏盲

D. 左侧的偏侧阅读倒错(hemiparalexia)

参考文献

第六章　失语症和语言障碍
Aphasia and Language Disorders

（周景丽）

第一节 概述

语言(language)是人类特有的复杂而重要的认知功能,人类借助于语言进行交际与思想交流,是构成人类社会的基础。人类还通过语言进行思维活动与文化传承,研究与揭示自然规律,创造人类的物质与精神文明。人类的大脑每天要加工处理大量的信息,其中最重要与最大量的是语言符号(听觉与视觉的符号)信息。语言与其他心理活动如思维、学习和记忆有密切的联系,研究人的高级心理活动都离不开语言。

人类获得语言既依靠先天的语言机制,也依赖于神经系统的发育成熟与教育,在不同的社会文化背景与环境的交流中,随着神经系统的发育成熟而逐渐获得并熟练地掌握语言的运用能力。经历了漫长进化的 FOXP2 基因是人类能够具备与生俱来的运用语言符号交流能力的先天机制,是人类有别于其他灵长类动物交流形式的决定性因素,而 FOXP2 基因突变会导致严重的语言和言语障碍。FOXP2 基因的研究有助于从分子生物学的层面理解人类的语言行为(Enard W et al,2002;Chandrasekaran B et al,2015)。Somerville 等研究发现,与 Williams 综合征相关的 7 号染色体相同位点的重复与儿童表达性语言的习得延迟有关(Somerville et al,2005),这也为人类的先天语言机制提供了支持。

脑是语言的重要物质基础,大脑损伤必然影响语言功能,失语症是大脑损伤所导致的获得性语言障碍,研究大脑不同部位损伤引起的病态语言行为是研究脑与语言关系的重要途径之一。迄今,关于语言功能的传统解剖与生理知识,几乎都是从观察失语症患者获得的。近代科学技术的发展及应用,如 MRI[包括功能性磁共振成像(fMRI)、灌注加权成像(PWI)和弥散张量成像(DTI)],单光子发射计算机体层摄影(SPECT)和正电子发射体层成像(PET)等都是研究脑与语言关系的有用工具,为研究语言在脑内认知加工过程的神经网络提供了重要资料,并已成为近年来语言研究的热点(Hillis 2007)。

一、语言和言语

语言和言语是密切相关的,但严格地说,两者不是同义词。为使语言障碍的定义更为明确,下面简述语言和言语的涵义。

1. 语言是通过应用符号达到交流的能力,即符号的运用(表达)与接受(理解)的能力。符号包括口头(口语)的、书写的(文字)符号,以及姿势符号(手语或哑语与手势)等。

失语症(aphasia)是大脑的局灶性病变导致的后天性或获得性语言障碍。患者在无意识障碍的情况下,对语言交流符号的运用与认识发生障碍,语言表达及理解能力受损或丧失。患者无感觉缺损(如听觉或视觉下降或丧失),能听到声音或看见文字,但不能理解言语或文字的意义,患者无口咽肌瘫痪,无共济失调或不自主运动,但不能清晰地说话或说出的话不能表达意思,使听者难以理解。

失语症通常包括语言的表达与接受两方面均不同程度受损。当大脑病变仅累及单一表达或接受的传导通路时,所产生的单一方面的障碍,如纯词哑或纯词聋等是否属于失语症仍存有争论。失语症中的儿童获得性失语症,它不同于发育性语言迟滞或发育性语言障碍,后者是因大脑发育障碍导致的智能发育迟滞,也包括语言迟滞。

失语症是大脑病变尤其是脑卒中患者常见的病症之一,了解失语症的诊断与鉴别诊断,也有助于为失语症患者制订全面的康复计划。

2. 言语(speech) 是以语音进行交流的语言的口语部分,包括构音(articulate)、语音(voice)和讲话的流畅性(fluency)等。为使口语发声清晰,还需要脑以外的机制参与,如需要相应的神经肌肉正常的协同活动。构音障碍(dysarthria)是单纯的口语障碍,是因参与支配发声器官的神经与肌肉病变导致的发声异常或构音不清。

二、研究史

法国外科医生、神经病理学家皮埃尔·保尔·布罗卡(Pierre Paul Broca,1824—1880 年)于 1861 年在 Auburtin E 的启发下,通过尸体解剖证明 1 例能理解别人讲话但自己不能讲话的患者脑部病变在左额叶后下部。经过更多的病例资料积累,Broca 提出人脑的语言中枢是在左脑额下回后部,并指出"我们用左脑说话",也证实了 Bouillard-Auburtin 认为左侧额叶病变可导致语言表达障碍。后来将额下回后部命名为 Broca 区,把运动性失语症称为 Broca 失语。这是第一次证明了人类的某一特定的功能是由大脑某一特定区域控制的。

德国神经病及精神病学家卡尔·韦尼克(Carl Wernicke,1848—1905 年)在他 26 岁时继他的老师 Meynert TH 之后提出了一种新型失语症,即感觉性失语,患者表现为能讲话,但不能理解他人的言语和他自己的讲话,病变部位是在左侧颞叶后部。这种失语症很快就被接受并被后人命名为 Wernicke 失语,与之相应的脑区被称为 Wernicke 区。Wernicke 还发展了 Meynert 的神经纤维连接各脑区的纤维学说(fiber theary),准确推测出 Broca 区与 Wernicke 区域有通路连接,并指出如果该通路损害,患者会出现复述不能,但听理解和讲话能力保留,亦即传导性失语。

尽管失语症机制历来有诸多不同的观点和理论,然而,Broca 和 Wernicke 的学说极大地促进了失语症研究和临床应用,也为后续的失语症及高级认知功能的皮质定位研究奠定了重要的基础。

三、语言的功能解剖学

关于语言功能的传统解剖知识,几乎都是通过罹患特殊脑区病变的患者与其表现的语言症状之间的关系推论得来的。然而,某一复杂语言功能(例如命名)常常是依赖于多区域之间的相互联系形成的,因而在此相关区域中的任何一个部位的病变均可能损害这一语言功能。因此,已建立的语言功能的解剖学框架,一部分是以感觉(理解)与运动(表达)的联系为基础的,另一部分是基于分析独特的症状与特殊结构(部位)的一致关系而推测的。

1. 主要语言区　传统的语言区有 4 个(图 2-6-1),大多数人的语言区位于左侧半球。包括 2 个接受区与 2 个执行区,均是在大脑外侧裂周围的所谓中心语言带内。

(1) 与口语感知有关的位于颞上回后部(22 区后部,即 Wernicke 区)与颞横回(41 区和 42 区)。

(2) 第二区与书写语言(文字)感知有关,位于顶叶下部的角回(39 区)。

(3) 第三区位于额下回后部(44 区、45 区),称 Broca 区,与言语表达有关。

(4) 书写功能是由额中回后部的所谓 Exner 区执

行,学者们对所谓书写中枢已提出质疑。大量资料表明,左顶叶下部病变常产生书写障碍,或作为 Gestmann 综合征的一个症状,或角回病变时产生阅读障碍伴书写障碍。

对于皮质语言区有许多不同的见解。有人称其为中枢,但这种有恒定功能的结构并未表现出组织学上的界限。实际上,即使是权威的神经解剖学家也不能将皮质语言区与其周边的皮质区从组织学上(显微镜下)区分开来,有些感知区是多模式的,可以被视觉、听觉与触觉刺激激活,因此推测其功能是综合性的。

2. 语言的解剖模式　语言的解剖模式首先是由韦尼克(Wernicke)在 1874 年和利希泰姆(Lichteim)在 1885 年分别提出的,并被格斯克温德(Gerschwind)在 1970 年有所发展。图 2-6-2 显示韦尼克-格斯克温德语言模式(Wernicke-Geschwind Model of language)的示意图。左颞上回后部的 Wernicke 区是听觉言语印迹的储存器(repository of auditory speech engram),这一区域可以感知口语,欲说的词语在此区被激活。听的形式从 Wernicke 区传递至 Broca 区,Broca 区位于额下回后部,是运动言语印迹的储存器(repository of motor speech engram),此区将传入的听觉形式转变为运动发声编码和调控口语运动。这两个区域之间通过弓状束连结,弓状束是从 Wernicke 区发出,先绕过外侧裂的后缘,经缘上回皮质及其皮质下、岛叶皮质下到达 Broca 区。

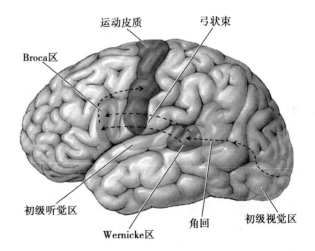

图 2-6-2　韦尼克-格斯克温德(Wernicke-Geschwind)语言模式示意

强调听觉与运动语言中枢分离但有联系,两者分别在言语感知与生成上起作用

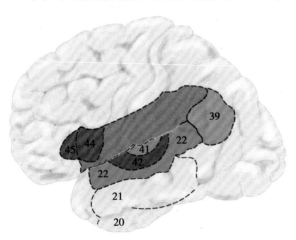

图 2-6-1　主要的语言区示意

44 区、45 区是 Broca 区(语言运动区);22 区后部即 Wernicke 区,41 区和 42 区为语言感觉区;39 对应于角回,与书写语言感知有关

关于语言的功能解剖机制有另一个对立的观点是 Storch、Marie 提出的单一语言解剖机制,受到 Head、Goldstein 等的支持。该观点认为,语言功能粗略地定位在优势半球的盖部或外侧裂周围。

上述的两种观点都承认优势半球的外侧裂周围区域是中心语言带,区别在于语言活动在脑中形式的不同。Wernicke-Geschwind 模式强调听觉与运动中枢分离但有联系,两者分别在言语感知与生成上起作用。认为言语的感知和生成是两个过程,涉及同等的中枢。不同部位(中枢或中枢间联系纤维)的病变可以产生不同的失语综合征。Storch-Goldstein 则强调涉及语言感知与产生的都是由单一的中枢调节,任何一种失语都与这一中心语言带调节的输入与输出功能受损有关。Wernicke-Geschwind 强调失语综合征是由大脑不同部位的病变引起,该模式已得到大量的与语言有关的临床研究资料的支持,是近代失语分类的基础,尽管此模式过于简单,但是对临床很有用。Storch-Goldstein 则认为不同的失语综合征在症状与部位上有很大的重叠。按照 Wernicke-Gerschwind 的语言模式,学者们应用神经影像学技术对不同类型失语症与病变部位的关系作了大量研究,早期研究发现临床失语症状与病变部位 CT 定位有着一定的偏差。Sobel 在 1976 年的研究中则发现了临床失语症与脑 CT 上病灶的相关性,Mohr 与 Pessin 等(1978)通过 CT 影像分析提出,单纯 Broca 区病变仅引起短暂的失语症状。高素荣等采用标准脑 CT 图像,建立二维坐标系统,经计算机运用坐标转换,绘出每种类型的失语症患者在标准 CT 上的图像,发现每一类型失语症患者的病灶部位大多比较集中,但各类型的失语症之间,如两类前部失语症之间或三类后部失语症之间的 CT 图像有很大的重叠(高素荣,1993)。对失语症患者 CT 图像的三维重建也发现,在两类前部失语和三类后部失语患者,各型失语症病灶最集中的部位不同。通过对脑梗死者超早期重复 PWI 核磁影像观察发现 Broca 区对语言形成有着重要作用(Davis et al,2008)。进一步的研究也证实了用于失语症研究的神经影像成像模式与研究测量的时机是失语症的病变-症状相关性或脑-行为的研究的极为重要的因素(Ochfeld E et al,2010;Shahid H et al,2017)。

20 世纪 80 年代开始,随着功能神经影像技术的出现及其在失语症研究上的运用,不断地扩展了我们对语言的功能神经解剖学与语言认知过程的认识。这些非侵入性神经影像技术的应用揭示出参与语言活动的脑语言区的范围超出传统的 Broca 及 Wernicke 等语言区域,任何一个语言功能的完成都是一个复杂的过程,涉及多个区域或双侧半球被激活,尽管左侧半球相应区域活动更强(Fridriksson et al,2005)。Hickok 和 Poeppel 提出的语言功能神经解剖的双流模型(dual stream model)中与 Wernicke 语言区有对应性的腹侧流分布区的语言过程的激活倾向是双侧性的(Hickok G et al,2007)。

四、大脑优势侧及其与语言和利手的关系

早在 19 世纪,Dax 和 Broca 等学者就提出左侧半球与语言有密切的关系,并形成大脑优势侧的概念。以后学者们发现大脑的语言优势与利手有关。

1. 在罹患半球病变的患者,分析病变侧向与有无失语及利手的关系是早期采用的方法。布罗卡(Broca)发现左侧半球病变的患者有失语症,右侧半球病变的患者不出现失语症,他在 1865 年指出,我们用左侧半球说话(we speak with the left hemisphere)。Goodglassd 和 Quadfasel 于 1954 年经过大样本的临床研究发现,在 60% 的左利手获得性失语症患者中,病灶仍然在左侧大脑半球。右利手、右半球病变出现失语的患者很少见,被称为交叉性失语症(crossed aphasia)。神经影像学应用为这项研究提供有效的手段。高素荣等对首发的急性脑血管病经 CT 证明单发病灶的脑梗死患者采用汉语失语检查(ABC)法检查,包括利手的调查,结果发现,在右利手、左半球病变的患者中,91% 的患者产生失语症,在左利手、左或右侧半球病变的患者中,约各有半数出现失语(高素荣 1996)。这一结果表明,说汉语者的语言优势侧大多数是在左半球,与国内外的大多数研究结果一致。

2. 对裂脑患者的实验研究 为了治疗某些难治性癫痫患者,采用胼胝体切开术以阻断癫痫灶放电从一侧半球扩展至另一侧半球,对这类患者的实验研究可获得两个半球功能差异最有力的证据。实验时用半侧视野速视器向患者左、右视野分别呈现词语,小于 100ms,结果表明对右视野(左半球)呈现的刺激材料能作出语言反应,读、写反应都能达到术前的水平,而左视野(右半球)呈现的材料不能读、写,但可作出非语言反应,如指出词所要求的物品。学者们认为右半球不能作出语言反应是由于右脑没有从字形转为语音的机制,但不妨碍右半球从书面字词直接提取含义。

3. 瓦达试验(Wada test) 由 Wada 于 1949 年首次提出并应用,是在一侧的颈内动脉注射异戊巴比妥(amytal),确定不同利手者语言优势侧的方法。当在语言优势侧注射异戊巴比妥,患者通常停止语言约 2 分钟;如在非优势侧注射,只能引起数秒钟的言语障碍。Milner 分析 289 例患者的 Wada 试验的语言优势与利手关系,结果显示,93% 的右利手者以及 54.7% 的左利手和混合利手者的语言优势侧在左半球,6% 的右利手者语言功能在右半球,1% 在双侧半球。在左利手及混合利手者,14.5% 表现为双侧的语言优势,30.8% 表现为右侧优势。如果早年无左半球损伤,左半球语言优势在右利手者达 96%,在非右利手者达 69%(王德春等 1997)。fMRI 已被认为可以

作为替代 Wada 试验的有效的非创伤性检查(Binder, 2011)。

4. 正常人脑语言优势侧的测定

(1) 双耳分听(dichotic listening)法:向人的两耳同时呈现 3 个不同的口说数字并要求被试者回忆出来。发现多数被试者表现出对右耳的输入反应正确率较高。以后用成对的词得到同样结果。如向受试者呈现不同乐曲,则左耳右脑占优势。由此推论左半球加工词语听觉材料占优势地位。

(2) 半视野(half visual-field)呈现刺激:将刺激呈现于一侧视野使其投射到一侧半球以研究半球的功能。此方法除了用于研究裂脑人,也用于研究正常人脑的语言优势。如把汉字分别呈现于正常人的一侧视野,发现右侧视野和左侧半球成绩显著好。

(3) 脑电图与事件相关电位:1970 年即发现在脑电图上,左、右半球在完成相关任务时,以 α 波为指标,显示出左半球 α 波有较大的阻抑。事件相关电位(ERP)研究表明识别音节、词、解数学题等时,得到的左半球波形有较大的波幅变化与较短潜伏期。

(4) PET 与 fMRI 研究:PET 和 fMRI 研究脑功能的空间定位结果发现,执行各种语言任务时会不同程度地激活右半球(Annukka,2006),尤其在处理任务涉及的语言韵律、情绪等因素时,右半球被明显地激活,揭示右半球在语言形成中的协同作用。

5. 大脑半球不对称性的解剖学证据 Geschwind 与 Levitsky(1968)用测量颞叶平面面积的方法,对 100 个脑标本做了颞叶语言带不对称的统计分析,发现颞叶平面面积左侧较大的占 65%,右侧较大的占 11%,24% 双侧无区别。Witelson 与 Kigar(1988)总结了许多研究结果,左侧颞叶平面面积较大者 63%~83%,与左右不对称有关的外侧裂形状也不同。右侧水平面较短,且比左侧向上与向后。比较左右利手与解剖的不对称,右利手者比左利手者的这种不对称更显著(Goodglass,1993)。实际上,大脑解剖的不对称在胎儿期已有表现。

利用 MRI 研究大脑的不对称性与利手的关系,用 MRI 研究 11 例右利手者,发现 Wada 试验确定语言优势在左侧者,左侧颞平面较长,一例非右利手语言优势在右侧者,右侧的颞平面较长。后来,他们对匹配的右利手与左利手两组测颞平面和 45 区,发现右利手者两侧的颞平面和 45 区明显不对称,而左利手者两侧的不对称性不显著(Foundas et al,2002)。

第二节 失语症的症状学

人们常用的交流方式包括口语和文字的表达与理解,即说、听、读、写。说又包括自发谈话、复述和命名。大脑病变产生的症状也从这些方面表现出来,认识失语症不同的症状特点对失语症的诊断有重要意义。

一、自发言语障碍

语言的检查经常是从谈话开始的。谈话中应注意患者说话语量的多少、是否费力、语调与发声是否有障碍,短语的长短,有无语法结构与错语,能否达意等。根据患者谈话的特点,一般将失语症的口语分为流利型与非流利型。Benson(1979)、Goodglass(1993)都曾描述这两型失语症的特点。汉语失语症患者这两型失语的特点也曾有描述(高素荣,1993)。

1. 非流利型失语的口语(nonfluent aphasic output)特点是:①语量少最为突出,每分钟常少于 50 个字,甚至在 10 个字以下,与说话不流畅和费力是一致的,患者说话时口面部肌肉甚至全身用力才能说出。②终于说出时却发声不清,语调不正常,常为单音调。③短语过短与缺少语法词或语法缺乏(agrammatism),但常可说出单个实质词并可以表达意思,呈电报式语言(telegraphic utterance),如问患者"怎么不好",患者说"说……行"。非流利型失语症患者的口语并非都具备以上所有的特点,但必定有语量少、短语短、缺语法、发声与语调障碍。即使在恢复期,仍常有这些特点。非流利型失语的病灶多位于优势半球的中央沟前部。

2. 流利型失语的口语(fluent aphasic output) 特点是:①语量多,一分钟可达 100~200 个字以上;说话不费劲,发声清晰,语调正常,短语长短正常。②有适当的语法词与语法结构,但也可有语法错误,如语法倒错(paragrammatism)。③说话中常因找词困难而停顿,这与非流利型失语患者因说话费力、不流畅的停顿不同,流利型失语患者常用一句话来解释说不出的词,在解释的话语中若又有说不出的词,又需要另外的话来描述;或者用大量虚词如"他们""那个"来代替,因而表现为不停地说出一串无意义的词或大量虚词,称为赘语(circumlocution);话多而不能表达信息则称为空话(empty speech)。④有些患者在一经提问后连续地说,需加以制止才停止说话,此为强迫言语(press of speech)。⑤流利型失语的另一特点是错语,包括音素错语(phonemic paraphasia)、词义错语(semantic paraphasia)和新语(neologism)。音素错语是说出的词中发生音素代替。如将"门"(mén)说成"煤"(méi)。词义错语是用另一个词代替说不出的词,如将"袖子"说成"被子"。新语是说出的词为新造的词,如将"鼻子"说成"组子"。汉语的另一个特点是具有四声调,失语症患者可表现为调位错语,如将"鼠"(shǔ)说成

"树"(shù)。如果患者夸夸其谈,既缺少实质词,又有大量虚词和错语,不能正确地表达信息,令人难以理解,成为一种杂乱性失语(jargon aphasia)。产生流利型失语的病灶多位于语言优势半球的后部。

3. 非典型的流利或非流利型口语 并非所有失语症患者都可典型地分为非流利型与流利型口语,同时存在于中央沟前后的多发性病灶,或大脑半球深部病灶产生的失语症则是非典型的流利或非流利型口语。此外,儿童因大脑病变导致的获得性失语,几乎全为非流利型,罕见错语与杂乱性失语,可能与儿童期掌握的词汇量少有关。大多数左利手失语症患者的口语常表现为流利-非流利的混合型,可能与有些左利手者的语言优势侧在双侧半球有关。有些大脑半球后部病变患者失语,早期表现似非流利型,数日或数周后才表现为典型的流利型失语的口语。

约2/3的失语症的口语可以归入流利型与非流利型二分法,其最大价值是可以提示引起失语的责任病灶部位在优势半球的前部(中央沟前)或后部(中央沟后)。这两种失语症的口语类型的病变部位不同,与大脑不同部位在语言加工上的作用不同有关。额叶尤其前额叶具有整合功能,通过言语的运动控制系统执行。大脑前部病变破坏言语的组合装置,言语的述谓结构(predication structure)受损,连贯性言语的线性方式被破坏,但名称成分保留;言语运动控制系统的协同作用受损导致发声障碍,形成非流利性失语的口语基础。

颞、顶、枕三级皮质接受并分析综合各感觉系统传来的信息,依次把感受的信息变成同时的格式,形成抽象的言语代码系统,即言语的聚合装置。大脑后部语言区病变,聚合组织的语音代码系统受损而组合装置仍保留。患者不能正确地掌握音位对立系统,掌握与运用语义系统困难,出现各种错语及语法倒错。由于言语组合装置仍保留,仍能够形成连贯的言语,形成流利型失语的口语特点。

刻板言语(stereotype speech)是失语症患者口语表达中最严重的形式。患者开始可表现为哑,然后恢复为刻板言语。如失语不严重可继续恢复到非流利型失语,如Broca失语。刻板言语可能是完全性失语症患者唯一的口语表达。刻板言语可表现为单音,如"嗯""济",真正的单词或短语,如"不知道""怎么办呢""妈妈"等。虽然刻板言语是最严重的口语表达障碍,但患者说出时容易、不费力,且患者可用音调变化表示一定的信息,如高音可能表示不同意。

二、听理解障碍

所有的失语症患者均有听理解(auditory comprehen-sion)障碍,若无听理解障碍而诊断失语症应怀疑该诊断。失语症患者难以正确理解他人以正常速度和清晰发声的谈话,即使对熟悉的日常词汇和语句也是如此。对失语症患者听理解障碍的了解远不如对口语表达障碍了解的丰富,对这方面大多来自不同检查方法的检查结果,检查方法不同与难易无疑都会影响结果。如果要求患者从性质相近的画中选出某物(如苹果、香蕉、橘子)或从发声相近词中选出某词(如飘、削、敲),要比从性质完全不同者中选出某物(如苹果、狗、书)或从发声完全不同者中选出某词(如飘、雨、天)要难得多,后者的情况可能障碍不明显或未发现障碍。在检查听理解时,还应注意有无听失认或失用。

失语症患者对口语理解的全或无现象,即对口语全懂或全不懂的情况罕见。有些患者可理解常用词,不理解非常用词;理解有实质意义词如名词,不理解语法词如介词、副词。若患者有肢体瘫痪或失用不能执行指令,不等于对指令不理解。有些患者在检查听理解时表现出疲劳现象,开始检查时患者可理解某些指令,但继续检查且重复同样指令时患者却不理解,因此对患者听理解障碍的判断必须非常谨慎。

临床上,听理解障碍有四种不同的表现,与病灶部位不同有关。

1. 接受问题(receptive problem) 失语症患者有严重的口语理解与复述障碍,但能理解文字,书写也正常或接近正常,此即纯词聋(pure word deafness)。实际上,患者并非是聋,而是不理解听到的词语声音。病灶部位在优势半球的颞横回和/或皮质下联系纤维。

2. 感知问题(perceptive problem) 失语症患者有严重口语和文字理解障碍,因不理解口语而复述困难,可以是纯粹型Wernicke失语。病变累及优势半球的颞上回后部Wernicke区。

3. 词义问题(semantic problem) 也可与前两型混合出现,失语症患者难以理解口语和文字,但能感受和感知口语,因而可以复述,但不理解复述内容的意义。病灶大多位于优势半球的颞顶分水岭区,并累及与颞叶皮质的联系。

4. 句法与排序问题(syntactic and sequencing problem) 失语症患者可以理解简单句,但理解语法词、长句、复合句有困难。因患者不能维持语言材料,对语法词、关系词或语法结构理解也不正常。病灶常在优势半球的Broca区及其周围结构,但后部语言区病变也可干扰掌握连续资料和理解语法结构。

三、复述障碍

复述(repetition)是重要的语言功能,儿童学习语言和外语通常是从复述开始的。复述障碍是失语症的重要症状,失语症患者有无复述障碍是确定失语症类型的重要依据,复述也是语言康复训练中的重要手段。复述看似简单,不过是语音模仿而已,但也需要经过接收听信息、译码、再编码、口语表达的复杂过程才能完成。复述障碍的患者完全不能准确复述检查者说的内容,完全性失语症患者则不能复述或只能发出刻板言语。有错语的患者可表现为错语复述,大多为音素性错语或新语,也可为词义错语。复述困难提示病变在优势半球的外侧裂周围区。

有些患者尽管自发谈话与听理解有困难,但复述相对保留甚至非常好。有些患者表现为强制性的重复检查者说的话,称模仿语言(echolalia)。如检查者问"你好些吗",患者也说"你好些吗",即使患者不懂的外语短语也可以复述。这种强迫复述只是一种自动反应。如对患者说"把手举起来",患者也说"把手举起来",却不做举手的动作。有模仿语言的患者还多有完成现象(completion phenomenon)。当检查者说系列数的开头如1、2、3,患者重复1、2、3后,可接下去说4、5、6、7、8……等。检查者说患者熟悉的诗词、儿歌的开头,如"床前明月光",患者这一句重复后可将全诗朗诵完。这种以复述相对好为特征的失语,提示病变是在优势半球外侧裂周围以外的区域,如分水岭区。

近代失语症学将复述机制看作是听语音转换系统(audiophonotory transpositional system),包括听言语中枢、口语表达中枢以及这两个中枢之间的联系路径。这一系统位于左侧大脑外侧裂周围区。此加工过程的三个点中的任何一个点受损均可能产生复述障碍。有最新研究发现外侧裂周围多个区域病变都可导致复述障碍。患者若有语言和语音感知缺陷,或发声水平有障碍,均不能准确复述;若接收听信息近于正常,但不能将其传达到口语表达中枢,也不能准确复述。反之,分水岭区病变时外侧裂周围区的听语音转换系统未受损,复述功能可部分或大部分保留;但可与意义系统分离,患者虽可复述或表现为强迫复述,却不理解复述的内容。

四、命名不能

命名是对熟知的物品或事物再次感知时能正确说出其名称,并了解其用途或含义的能力。大脑损害后出现找词困难或命名不能(anomia)是常见的症状之一。患者若有找词困难必须考虑其是否存在失语症,但命名障碍也见于多种脑病患者,如痴呆、中毒性或感染性脑病、慢性脑病与颅内压增高等。因此,命名障碍应区别为失语性或非失语性。正常老年人也常见词回忆障碍,如忘记

人的名字或一个字。儿童和中青年偶可出现词回忆困难,精神紧张可引起找词困难,也有癔症性或诈病性命名不能,都需要与大脑病变引起的命名障碍区别。

凡是失语症的患者均可能有命名障碍,各类型的失语症恢复后命名障碍仍可能是遗留的唯一的语言障碍。命名虽然看似简单,只需要说出或回答一个名称,但却是很复杂的加工过程,需要大脑广泛的神经网络参与,在命名加工过程中的任一环节受损均可导致命名障碍。

按命名障碍的临床特征及病灶部位可分为三型:

1. 产词性命名不能(word production anomia) 患者知道需要说出的名称,但因启动发声障碍不能正确说出。启动发声障碍包括两方面:①原发性启动发声障碍:是患者发不出音,或虽努力发出声音却含糊不清。有时发出与正确名称的音节数相同的音,但因含糊不清难以听清。患者接受语音提示可使发声较容易或使发声改善,虽发声仍欠清晰,但有时可听出正确名称。病变大多位于左半球前部的 Broca 区及/或其周边区。②继发性发声障碍:则完全不同,患者发声清晰,但混有错误发声,常为音素错语或新语。患者欲找出正确发声而现出口吃,或有发声动作,但患者知道不对而不发出声音。对患者作语音或选词提示,患者仍不能正确说出名称。如患者说不出"铅笔"(qiān bǐ),提示患者"铅……",患者却回答"先北"(xiān běi,音素错语),是传导性失语患者的表达特点,认为与向 Broca 区的传入纤维受损有关。病变大多位于外侧裂后端缘上回及/或其皮质下区域。

2. 选词性命名不能(word selection anomia) 患者知道正确的名称,但称忘了,常以描述代替。如说出该物品的功能,用"写的"代替说不出的"笔"。患者可从检查者所列的名称中选出正确者并说出。此型命名不能是典型的纯命名不能或遗忘性失语,认为是进入文字库困难,亦称词典性命名不能(word dictionary anomia)。病变部位在语言优势侧颞中回后部或颞枕结合区。

3. 词义性命名不能(semantic anomia) 患者在命名检查时说不出名称,不接受语音提示与选词提示。对患者来说词的符号意义已经丧失,名称不再代表某物,以至检查者说出正确名称时患者也否认。如患者说不出"眼镜",提示也不接受,告诉患者"这叫眼镜",患者却说"你叫它眼镜"。问患者"你认为该叫什么呢",患者答"不知道"。要说明的是,患者并非不认识"眼镜"或不知是做什么用的,只是"眼镜"这一声音符号不再指眼镜这个实物,患者听到"眼镜"两个音如同听外国话一样听不懂。此型命名障碍的病灶大多在语言优势侧的角回。由于左侧角回邻接 Wernicke 区,患者常有不同程度的听理解障碍。因此,患者丧失了词符号意义,可能是词的传入障碍,或者是传出障碍,或者两者兼有即为双向性命名障碍。

五、阅读障碍

阅读障碍也称为失读症(alexia),是大脑病变导致的阅读能力受损。阅读包括朗读和对文字的理解,是两种不同的功能,可以出现分离现象。只有对文字的理解发生障碍才称为失读症,可伴或不伴朗读障碍。汉字是表意文字,具有形、音、义三要素。从认字形开始,再与其音其义联系。语法上,汉语有严格的词序约束而无拼音文字的词形变化。汉字的阅读障碍可表现为形、音、义联系中断的三种形式。①形-音-义失读:患者既不能正确朗读文字,也不能正确理解文字的意义;②形-音阅读障碍:患者不能正确朗读文字,但理解其义,如可以配画或执行文字指令;③形-义失读:患者能正确朗读文字,却不理解其义,如正确朗读"小刀"却配"铅笔"的画或物。

阅读障碍因病变部位不同分为三型。

1. 枕叶失读(occipital lobe alexia) 又称为纯失读(pure alexia),失读不伴失写。患者看字形不认识,但利用视以外的途径可以理解文字。如用手描字形,或摸方块上突出的字形,或检查者用手指将字"写"在患者的身体上时(实体觉)患者认识该字。患者没有失写,却不认识自己写的正确字。枕叶失读的病灶部位在优势半球枕叶视皮质并累及胼胝体压部,大脑接受的文字信息不能传达到优势半球角回的阅读中枢。

2. 顶叶失读(parietal lobe alexia) 又称失读伴失写,为后天文盲。视以外的途径也不理解文字。此型失读的病灶部位在优势半球顶叶的角回或顶颞叶交界区。

3. 额叶失读(frontal lobe alexia) 患者大多懂一些实质词和简单句,但不理解语法词或语法结构句。书写也有障碍。此型失读的病灶部位在优势半球的额下回后部。

六、书写障碍

书写障碍是书写能力受损或丧失,由大脑病变导致者称为失写症(agraphia)。书写要比其他的语言功能复杂得多,不仅涉及语言本身,还涉及视觉、听觉、运动觉与视空间功能,以上的任何一种障碍均可影响书写。因此,临床分析书写障碍时须仔细区别书写过程中哪一环节出现障碍,判断是否为失语性。

书写障碍的特征通常包括两个方面:

1. 非失语性书写障碍 通常与运动障碍有关,如共济失调、肌强直和舞蹈症等。右侧偏瘫的患者用左手写字,笔画可能不工整或字形潦草,但笔画正确。右半球病变引起的视空间性书写障碍也引起非失语性书写障碍,

患者写出字的笔画正确,但笔画的位置不对。有些右侧偏瘫的患者用左手可出现镜像书写,即写出字的笔画正确,但方向相反,可能与视空间功能障碍有关。

2. 失语性失写 包括构字障碍和语义及语法障碍。构字障碍写出的字像汉字,但笔画添加或减少,或写的字笔画完全错了,即所谓新字(neographism)。患者因语义及语法障碍使写出的东西用词不当或有语法错误,念起来像流利性失语,新字太多则无法看懂,如一位患者写"天连其好",却读为"天气挺好"。

第三节 失语症的分类和临床特征

迄今对失语症如何分类未取得完全一致的意见。不同失语症分类方法反映了对不同失语症状发生的机制与观点的不同,以致失语症分类方法多种多样。其中主要有两个对立的派别,一个是以解剖部位为基础,即解剖-临床相关(Geschwind;Luria),另一个是按心理语言学分类(Head)。另一方面,即使分类的基础相同,失语症名称可能不同以致造成紊乱。失语综合征对临床症状观察及研究失语都有价值,出于临床实用的目的,我们采用国内外较通用的传统解剖-临床相关的分类法,即不同型失语症与大脑不同部位损害有关。皮质下病变的语言障碍以及单一传导通道病变产生的语言单一方面障碍也在此讨论。

一、Broca 失语

布罗卡失语(Broca aphasia)也称为运动性失语、表达性失语、传出性运动性失语等。

【临床特征】

Broca 失语的口语表达明显障碍,听理解相对保留。

1. Broca 失语患者口语表达障碍突出,谈话为非流利型或电报式,发声不清,说话费力。熟悉的词用力可说出 1~2 个实质词,不熟悉的词困难增大,发声扭曲,严重者只听见咕噜声,完全听不出意思。刚发病时(如卒中后)甚至发不出音。失语法常见,谈话常限于实质词。

2. 听理解相对保留,对单词和简单陈述句理解可正常,但理解连续的多个信息的句子,或需理解语法词在句中起主要作用的句子时感到困难或理解错误。

3. 复述不正常,但比自发谈话好,复述可改善发声障碍。复述语法词也有困难,句子的复述如同自发谈话一样,略去语法词而只复述关键实质词。

4. 命名也有困难,可接受语音提示,发声也有改善,但找词困难,是 Broca 失语的特点。

5. 大多数患者朗读困难,但发声比自发谈话好。对文字理解相对保留,但对含语法词的句子或需要维持词序才能理解的句子,理解困难。

6. 书写不正常,患者多有右侧偏瘫而用左手写。写字笨拙,笔画潦草,比非失语者左手写得更差,可有构字障碍和镜像书写。写长句更困难,缺少语法词或句子结构错误。

7. 患者大多有右侧中枢性面瘫及偏瘫或轻偏瘫(上肢为主),常伴左侧意向运动性失用,感觉障碍极少见。

【病变部位】

Broca 失语的病灶在语言优势侧半球的额下回后部,包括 Broca 区,向后延至中央回下部,深至侧脑室周围白质甚至累及尾状核头。单纯 Broca 区病变可不产生失语,至少不产生持续性失语或仅产生短暂的言语障碍(图 2-6-3)。

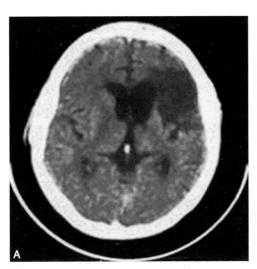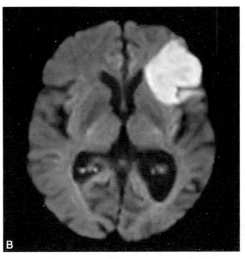

图 2-6-3　Broca 失语患者影像学表现

A. 表现持续性 Broca 失语患者,脑 CT 显示位于左侧 Broca 区及其相邻结构的陈旧性梗死灶;B. Broca 失语患者脑 DWI 显示,急性脑梗死病灶累及优势半球的额下回后部 Broca 语言区

【预后】

Broca 失语的预后通常较好,但与病灶的大小有关。如果不能完全恢复,遗留症状通常限于口语表达(非流利型)。如果 Broca 失语是由完全性失语未完全恢复而遗留的症状,失语将持续存在,但大多能保证日常交谈。

二、Wernicke 失语

韦尼克失语(Wernicke aphasia)曾称为感觉性失语、接受性失语。

【临床特征】

Wernicke 失语表现为流利型口语与严重的听理解障碍。

1. Wernicke 失语患者口语为流利型,发声、语调及韵律正常,有适当的语法结构,但找词困难,常用句子来说明找不到的词,产生赘语,如缺乏实质词不能表达意思而成空话。有大量错语,主要是词义错语和新语,说出的话难以理解或完全不能理解,为典型杂乱性失语。由于患者对自己说的话也不理解,不能意识到自己说话的缺陷,又想尽量表达和不停地述说,呈强迫语言。有些患者因找词困难而过多地停顿,类似口吃,但说话不费力,短语不短,或有适当短语如"我不会说了"。

2. 严重的听理解障碍是最突出的特点,但严重程度可不同,轻者可理解常用词和简单句,重者几乎完全不懂他人谈话,答非所问。对单词词义有明显理解障碍,由于患者尚保留语句的组合结构,常结合语境、交谈者手势与表情接收到的少量听信息进行猜测,但常常猜错。

3. 复述障碍与听理解障碍程度一致。患者可能抓住片断的声音信息加以猜测,以错语和赘语复述,内容相去甚远。患者有命名障碍,找词困难,不接受提示。听理解严重障碍使患者根本不理解复述和命名要求,复述与命名不能,并引出大量赘语。

4. 朗读和文字理解均有不同程度障碍,个别患者阅读障碍轻或近于正常,与病灶部位及大小有关。

5. 书写障碍表现为听写困难突出,书写技能保存,笔画工整,有构字障碍;可自主书写或抄写,但即使写出的字正确,患者也不认识。

6. 神经系统常无局灶性体征,可有右偏身感觉障碍,右上象限同向性盲可能是唯一的神经体征,但常难以查出。初发病时患者因病觉缺失(anosognosia),表现为行为障碍、焦虑不安,甚至偏执状态,易误诊。仔细观察,患者虽不能用言语交流,但定向力完整,记忆正常,生活与(非语言)社交活动正常。当病觉缺失消失,患者常对不能用言语表达或听不懂对方的话表达歉意。

【病变部位】

Wernicke 失语的病灶累及包括 Wernicke 区在内的语言优势半球的颞上回后部,还可累及后部岛叶以及角回或缘上回等(图 2-6-4)。

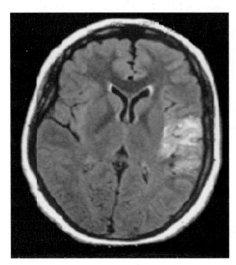

图 2-6-4　Wernicke 失语患者影像学表现

表现为 Wernicke 失语的脑栓塞患者,急性期 MRI(FLAIR)显示病灶累及语言优势半球的颞上回后部 Wernicke 区

【预后】

Wernicke 失语的预后较差,如病灶较小或病因为脑出血,可能恢复到日常交谈;如为急性期进行血肿清除术,预后差。若为大的脑梗死所致常难以恢复,但结合语境以及交谈者的手势与表情,患者也可达到日常生活交流。

三、传导性失语

传导性失语(conduction aphasia)约占所有失语症的10%,并非少见。

【临床特征】

传导性失语表现为流利型口语,听理解相对保留,但复述则不成比例地受损。

1. 口语表现为流利型,但大量的错语,以音素错语为主,患者自知错误,欲纠正而显得口吃;或未发出音已知不对而犹豫、停顿。口吃、停顿使说话不流畅,听起来似非流利型失语;但说话不费力,发声清楚,语调正常,有语法词和完整的短语或短句,如"我怎么不会说了",均提示为流利型失语。与 Wernicke 失语的流利型不同,患者自知口语缺陷,有时能纠正,从上下文可理解谈话大意,杂乱语言和难以理解的语言罕见。

2. 有听理解障碍,但相对较轻。尤其对执行复杂指令,或判断含语法词的句子或需维持词序的句子理解特别困难,对单词理解也并非完全正常,可能与听理解混淆近似音有关,从近似音词中选出听到的词更为困难。

3. 复述不成比例的受损最具有特征性和诊断意义。复述障碍较听理解障碍严重,患者可完全听懂复述的内容,但不能准确复述,患者可以指出要求复述的物品或写出要求复述的词或句;单词复述常有音素错语。句子愈长,复述愈困难;复述比自发谈话困难,自发谈话时脱口而出的词,复述时却说不出。Broca 失语时复述相对要比自发谈话容易。

4. 命名多有中度障碍,主要表现为以错语命名,以音素错语为主,经语音提示仍以音素错语应答。

5. 朗读障碍,常为音素错语或词义错语。与听理解相似,对常用字和简单句要比不常用字和含语法词句理解好。默读理解可能较朗读理解好是传导性失语的特点,少数病例阅读正常或近于正常。

6. 书写有不同程度障碍,常出现构字障碍,写出的材料念起来似流利型失语,可称为流利型失写。

7. 神经系统检查常无异常,可能有视野缺损、偏身感觉障碍及意向运动性失用等。

【病变部位】

传导性失语的病灶部位与复述障碍机制仍有争论。病灶多在左侧缘上回及深部白质弓状纤维,颞上回听皮质区及附近 Wernicke 区也常累及,但何以 Wernicke 区受损而听理解障碍不严重,仍是需探讨的问题。

【预后】

传导性失语的预后视病因与病灶而不同,脑出血要比脑梗死预后好;缘上回病灶要比同时累及颞叶的病变恢复得好,大多数患者可恢复日常交谈,但复述仍有不同程度缺陷。

四、经皮质性失语

根据病变位于优势半球的不同部位,临床上分为经皮质运动性失语(TCMA)、经皮质感觉性失语(TCSA)、经皮质混合性失语(MTA)。共同特点是复述较其他语言功能不成比例地好。

(一)经皮质运动性失语

【临床特征】

经皮质运动性失语(transcortical motor aphasia, TCMA)的临床特征是,自发谈话受损,但复述近于正常。

1. 谈话呈非流利型,但不像 Broca 失语那样费力,发声和语调障碍以及短语短也不像 Broca 失语明显。主要表现为语言扩展困难,患者常以单词或简短适当的短语、短句表达意思,若要求患者详细描述会感到困难和犹豫。

2. 听理解障碍轻,主要对含语法结构的句子和长句子理解困难。

3. 复述较好,甚至正常。

4. 命名与阅读均有不同程度的障碍,对文字理解主要是对语法结构句和长句理解困难。

5. 与其他功能相比,书写障碍较重,可能因病灶常累及额中回后部,该区与执行书写有关。

6. 神经系统检查常有右侧偏瘫。非偏瘫侧可有失用。

【病变部位和预后】

1. 病变部位　TCMA 的病灶主要位于 Broca 区前和/或上部,即额叶大脑前动脉与大脑中动脉之间的分水岭区。

2. 预后　TCMA 的预后较好,可恢复正常或近于正常。但若病灶较大,遗留症状仍以语言表达扩展困难为主。

（二）经皮质感觉性失语

【临床特征】

经皮质感觉性失语(transcortical sensory aphasia,TCSA)的临床特征是,口语呈流利型,听理解障碍严重,复述相对好。

1. 口语为流利型,错语以词义错语为主,也有新语、赘语、空话及杂乱语言;与 Wernicke 失语不同,口语常用词可部分保留,但常为词义错语,表达较 Wernicke 失语略好。

2. 听理解障碍严重,但要比 Wernicke 失语轻。

3. 复述好,甚至近于正常。

4. 命名明显障碍,主要是词义错语与新语,某些患者可接受选词提示,有些不接受提示,甚至对正确名称也否认,属于语义性命名不能。

5. 阅读与书写均明显障碍。

6. 神经系统检查多无异常,可能有右侧偏身感觉障碍与偏盲,起病时常有病觉缺失导致的行为障碍。

【病变部位和预后】

1. 病变部位　TCSA 的病变累及左颞、顶或颞顶分水岭区,左外侧裂后端的角回区。

2. 预后　TCSA 的预后较差,也可能恢复日常交谈。未恢复者遗留命名、阅读与书写障碍以及复杂句的理解障碍。

（三）经皮质混合性失语

【临床特征】

经皮质混合性失语(mixed transcortical aphasia,MTA)又称为言语区孤立(isolation of speech area)。患者除了复述部分保留,所有语言功能均显著受损。

1. 口语倾向非流利型,但严重者口语仅限于强迫模仿与完成现象。

2. 听理解、命名、阅读与书写均有严重障碍,甚至对这些测试只是强迫复述而不能完成。

3. 患者复述也不完全正常,复述也只限于词、短语和短句,无意义词组和句则复述困难。

4. 神经系统检查常有右侧偏瘫、偏身感觉障碍与偏盲。

【病变部位和预后】

1. 病变部位　MTA 的病变多为左侧大脑半球分水岭区的大片病灶,累及额、顶、颞叶。

2. 预后　MTA 的病变如主要累及额顶分水岭区者预后相对较好。

五、完全性失语

完全性失语(global aphasia)是失语症最严重的类型,也称为混合性失语。

【临床特征】

完全性失语患者所有的语言功能均严重受损。

1. 口语常限于刻板单音、单词或短语,以刻板言语表达与回答提问,有些患者可用不同语调表达肯定、否定。完全性失语患者除刻板言语容易说出,带情感的短语、骂人话也脱口而出。

2. 听理解障碍严重,命名、复述、阅读与书写均不能完成。

3. 神经系统检查常可见偏瘫、偏身感觉障碍或偏盲。

【病变部位和预后】

1. 病变部位　多为左大脑中动脉供血区的大面积梗死。

2. 预后　完全性失语患者的预后很差,大多数病例听理解与文字理解可能部分恢复,口语常限于刻板言语。有些病例可恢复到简单的日常生活交流或者类似于 Broca 失语。

六、命名性失语

命名性失语(anomic aphasia)表现为命名不能。

【临床特征】

1. 谈话为流利型,缺乏实质词,表现为赘语与空话,罕见错语和杂乱性言语,加上手势和适当的解释可以不同程度地表达。

2. 听理解、复述、阅读与书写障碍均较轻。

3. 命名障碍是最突出表现,可以接受选词提示。

4. 神经系统检查可无异常。

【病变部位和预后】

1. 病变部位 大多是在左侧颞中回后部或颞叶与枕叶接合部。

2. 预后 命名性失语通常预后好,但若命名性失语是其他失语症恢复不完全遗留的症状则难以恢复。

表 2-6-1 是临床常见的失语症的临床特征、病变部位和血管分布区。

表 2-6-1 临床常见的失语症的临床特征、病变部位和血管分布区

类型	口语流利性	理解力	复述	病变部位(优势半球)	血管分布区
Broca 失语	典型非流利型,电报样	保留	受损	额下回后部 Broca 区(常伴轻偏瘫)	MCA 上支
Wernicke 失语	流利型,常伴错语和新语	严重受损	受损	颞上回后部 Wernicke 区(可伴视野缺损)	MCA 下支
传导性失语	保留	保留	受损	缘上回、初级听皮质、脑岛和深部白质内弓状纤维	MCA 下部分支
经皮质运动性(TCMA)	受损	保留	很好	Broca 区前上部、前额叶皮质和扣带回等	ACA 与 MCA 之间的分水岭区
经皮质感觉性(TCSA)	保留	受损	很好	与后连合皮质隔离的 Wernicke 区	MCA 与 PCA 之间的分水岭区
经皮质混合性(MTA)	受损	受损	很好	与外侧裂周围语言区隔离	ACA、MCA、PCA 分水岭区大病灶
命名性失语	流利性口语,但自发性口语时命名不能	保留	保留	角回、颞中回后部或颞枕交界区病变	MCA 下部分支
完全性失语	受损	受损	受损	大脑半球大范围病变(常伴偏瘫、偏身感觉障碍)	MCA 主干

注:MCA:大脑中动脉;PCA:大脑后动脉;ACA:大脑前动脉。

七、皮质下病变的语言障碍

神经影像学应用发现,单独的皮质下病变也可以产生失语症,曾将皮质下失语症作为独立的失语类型,但皮质下结构病变引起失语症是皮质下结构本身受损所致抑或深部病变引起的远隔效应仍有争论。高素荣等对首发脑血管病且为单发病灶患者 CT 和 SPECT 进行研究,发现左皮质下单发病灶的患者有超半数的 SPECT 示左皮质语言区低灌注,而且不同失语类型与区域脑血流(rCBF)低灌注区部位有关。提示单独左皮质下结构病变产生失语是因皮质语言区血流低灌注,以及皮质下病变导致的神经功能的失传入。Hillis 也通过磁共振灌注成像进一步证实了他们最初的观点,即急性期皮质下病变患者表现出的失语是由于相应皮质区低血流灌注所致(Hillis et al,2002)。

皮质下结构既有皮质下核团,又有大量半球内(皮质之间、皮质与皮质下之间)及半球间(胼胝体)的联系纤维。不同部位病变或不同部位病变组合可引起许多不同的言语和语言障碍临床症状或症状组合,但典型失语症很少。丘脑腹外侧核病变可出现错语和命名障碍;内囊/壳核前上部与后上部白质病变,分别出现类似非流利与流利型失语症状。近年的大多数失语症分类不包括皮质下失语这一类型(Goodglass,1993;高素荣,1996)。

依据临床观察、手术和电刺激结果,认为背侧丘脑腹外侧核、腹前核和丘脑枕与语言有关。腹外侧核和腹前核与 Broca 区有丰富的双向联系,丘脑枕与大脑后部皮质尤其颞顶枕三级联合皮质有密切联系。研究表明,背侧丘脑是大多数感觉整合中心之一,参与大脑皮质对语言的调控作用。纹状体也是一个高级整合结构,参与皮质-纹状体-背侧丘脑-皮质环路,此环路中任一部位受损均可产生语言障碍。

八、单一传导通道病变的语言障碍

(一)纯词哑

纯词哑(pure word dumbness)又称为言语不能(aphemia)。其临床特征是：

1. 常急性起病(如卒中)，病初表现为真正的哑，或仅有少量构音不清的声音和低声似耳语。数小时、数日或数周后可发出声音，以后出现发声扭曲、鼻音或不正常音；逐渐说话慢、费力和低声，偶有暴发性、速度无规律，语调不正常，常为单音调，可出现类似音素性错语发声，因发声不清，常听不懂意思；如能听清则语句的语法结构完整，用词恰当。

2. 发声不清使复述、命名和朗读困难，且与自发言语困难一致，无随意-自动分离现象，说系列词语较随意言语发声无明显改善。随口语进步，发声逐步与靶音接近。

3. 病后立即检查听理解也正常，对文字理解和书写正常。患者可用书写代替口语表达或回答检查者问话。

大多数学者认为，纯词哑病变部位在左大脑半球中央前回下部、额下回后部(盖部)皮质及皮质下。亦有报道累及左额盖小梗死灶主要产生运动言语缺陷。尽管延脑中与口咽肌有关的运动神经核由双侧皮质支配，但对言语发声来说，左半球(优势半球)下部运动皮质特别重要。此区可能接受有关信息终点站及言语运动控制的中枢，使发声同步、连续和清晰。因此，限于下部运动皮质或其皮质下病变可产生纯言语不能，也可伴或轻或重于发声障碍的语调障碍，急性期可产生短暂的失语性障碍。

（二）纯词聋

纯词聋(pure word deafness)是少见的选择性听言语理解障碍。其临床特征是：

1. 对词语声和非词语声辨识分离是纯词聋的突出特点。患者可明确辨识非词语声，如不同动物鸣叫声、汽车喇叭声、电话铃声、敲门声；患者可判断声音方向，可判断听到的是说话声，且可判断是哪位亲属或熟人说话，但不理解说什么。不熟悉的人说话也能说出"不知谁在说话"，同样不理解说什么。

2. 与听理解障碍有关的复述和听写均有严重障碍，甚至完全不能。有时患者可复述1~2个音，尤其患者学会读唇法后，可观察检查者口唇动作猜测，但即使复述1~2个音也可能不对，甚至与要求复述的靶字无关。

3. 纯词聋除复述困难，口语表达正常或仅轻度障碍。因患者也听不懂自己讲话，缺乏对自己言语的反馈信息，以致患者口语表达障碍逐渐增多。纯词聋又一特征是在环境许可书面交流时，不仅要求对话者用书写表达，患者自己也愈来愈多地不用口语而用书写表达，与纯词聋患者不能确认自己的言语是否规范和表达意思是否恰当有关。

4. 用文字向患者提出检查要求，命名、阅读和书写均正常。

5. 纯词聋患者听测试正常或基本正常。

纯词聋病变部位可能在左颞叶皮质下或双颞叶皮质和/或皮质下，因 Wernicke 区与听输入纤维离断或 Wernicke 区被孤立引起(Praamstra P et al,1991)。

（三）纯失读

纯失读(pure alexia)又称枕叶失读、失读不伴失写，是少见的失读类型。其临床特征是：

1. 不能理解文字是最突出的症状，常伴朗读障碍，常用词、名词可保留。非视性途径对患者有帮助，如患者自己描摹字形或检查者用手指将字"写"在患者身上，或患者摸方块上突出的字形时可认出；如检查者说出合体字组成部分，如一个"日"加一个"月"，患者可回答"明"。

2. 患者不伴失写，但书写不完全正常。自发写或听写较好，抄写较困难。患者不认识自己写出的正确字是此型失读的特点。

3. 患者无口语表达和理解障碍，但可有命名障碍。患者有颜色命名障碍，说不出颜色名称，不能按听到的颜色名称指出相应颜色，但可以配色，因此不是颜色视知觉障碍。患者可用颜色回答提问，如问"煤是什么颜色"，患者可回答"黑的"。这是一种特殊的命名障碍，机制可能是视-词联系中断引起，也可能是视觉失认的一种形式。

纯失读的病变部位在左枕叶距状区，累及外侧膝状体至距状区视觉通路和胼胝体压部。患者因左侧视觉通路损害导致右侧偏盲，左侧视野信息到达右半球后不能通过胼胝体压部传到左侧角回阅读中枢，为纯失读常见型。病灶也可在角回下白质，病灶阻断了双侧视觉联合区向左侧角回的投射。

（四）纯失写

纯失写(pure agraphia)是由 Ogle(1867)首先提出，Exner 在 1881 年曾报道了 5 例书写障碍但无失语的病例，病变均累及左第二额回后部。此区可能是书写运动印象中枢，即 Exner 区或书写中枢。是否存在纯失写和书写中枢一直有争议，有些学者认为顶上小叶、角回、内囊、背侧丘脑病变均可产生纯失写，纯失写作为语言功能首发的和唯一的症状极为罕见；有的作者认为纯失写只是轻度失语症恢复后所遗留的症状。

九、语言失连接综合征

语言失连接综合征(disconnection language syndromes)是由于语言皮质功能区与其他皮质区域连接中断所致。这组临床综合征主要包括：观念运动性失用、纯词聋和不伴失写的失读症。这些综合征是典型地由于血管性损伤所致，但临床不常见。

语言失连接系综合征的临床表现及病变定位见表2-6-2。

表2-6-2 语言失连接系综合征的临床表现及病变定位

综合征	临床表现	病变定位
观念运动性失用	可自发地完成动作,但不能按指令完成或模仿动作	左侧缘上回、额叶运动区、运动前区皮质及邻近的胼胝体
纯词聋	不能理解或重复口头词语,但阅读和听非语言声音无影响	深部的优势侧颞叶或双侧初级听皮质
不伴失写的失读症	可书写但不能阅读	胼胝体压部病变,使右侧枕叶皮质与左侧语言中枢失联系

第四节 失语症检查法

正规的失语症检查法对准确查出不同的语言功能障碍,作出正确的分类诊断和制订针对性的康复计划颇有意义。

【汉语失语症常用的临床检查法】

1. 翻译版失语检查法

(1)波士顿诊断性失语检查(Boston diagnostic aphasia examination,BDAE):国际上使用较多,国内有多个地区的汉语翻译版。

(2)西方失语成套测验(Western aphasia battery,WAB):较BDAE精减,也有多个地区的汉语翻译版,使用较广泛。

(3)中国康复研究中心失语症检查(Clinical rehabilitation research center aphasia examination,CRRCAE):参照日本标准失语症检查(SLTA)编译。

2. 国内设计的失语检查法 以国外失语症检查法为基础,结合国情并考虑汉语的文化、语言特点和方言等。

(1)高素荣等参考BDAE和WAB,结合临床经验编制的汉语失语检查法,也称为汉语失语成套测验(aphasia battery of Chinese,ABC),已被国内广泛采用(高素荣,1993)。

(2)王新德等编制的我国汉语失语症检查法。

3. 计算机辅助的失语检测 失语症计算机辅助检测和治疗在欧美国家已经相当普及。结合汉语和计算机应用的特点我国自行设计的失语症计算机检测法是通过优选各种失语症检查方法的敏感指标设定不同难易程度的检测题目对失语症进行筛查甄别,已被越来越多地用于失语症诊断和训练治疗。我国临床使用的计算机辅助

汉语失语症评估软件包括语言障碍诊治仪及失语症计算机评测系统等。

【失语症的临床检查程序】

失语症临床检查程序与失语症的症状学是一致的,包括六个方面:

1. 自发谈话 通过与患者交谈,注意患者谈话的语量、语调和发声,说话是否费力,是否有语法词或结构,有无实质词或错语,能否达意。根据这些特点区分患者口语为流利型或非流利型。严重口语表达障碍限于刻板语言或强迫模仿,可具体描述。

2. 听理解 要求患者执行口头指令。从简单的"张嘴"到含语法的复合多步骤句,如"摸鼻子之前先摸耳朵"。词听辨认要求患者从几种物品、图画或身体部分中指出检查者说的词,患者因肢体瘫痪不能执行指令时,可用是/否题检查。患者对检查者说的一句话表示"是或对"或"不是或不对"。是否句应包括熟悉句如"您的名字是××吗?"以及含语法词的句,如"马比狗大,对吗?"

3. 复述 要求患者"跟我学""我说什么,您也说什么"。从常用词到低频词,从实质词到抽象词,从短语、短句到长复合句,还应包括无意义词组。注意患者能否准确复述,一字不错或不漏。有些患者只能复述大意或个别字,有些患者可能以错语复述。严重复述障碍患者复述出的词或句与靶词句可能完全不同或完全不能复述。

4. 命名 要求患者说出检查者所指的物、图画、身体部分或颜色名称,包括常用名和不常用名。反应命名要求患者用名称回答检查者提问,如"用什么写字""煤是什么颜色"。指物命名如患者说不出可以提示,语音提示是检查者说出名称的第一个字的音或发这个音的口部动作,选词提示是检查者说出包括正确名称的3个词,由患者选择并说出该名。列名是要求患者在一分钟内尽可能地说出一类事物的名称,如动物、植物等,正常者至少可说出8个词。

5. 阅读 包括朗读和对文字理解,可先朗读后解释,或朗读文字指令而后执行。

6. 书写 要求患者写姓名、地址等,还应包括听写、抄写和自发写句。

对检查结果可参照症状学的描述,判断是否正常。

第五节 失语症的诊断、治疗和预后

失语症的诊断和治疗是面对急性脑功能损伤如卒中患者时需要应对的重要临床问题。

【诊断】

面对有言语障碍的患者,首先要确定是语言或言语

障碍,关键是看有无听理解障碍,如患者不仅有口语表达障碍,且有听理解障碍,可确定患者为语言障碍,即失语症。再从口语表达特点分别确定口语流利性,即口语表达障碍为流利型或非流利型,严重口语表达障碍可表现为刻板语言。有无复述障碍对分类诊断很重要,根据复述障碍可将流利型及非流利型失语各分为两类:复述障碍的流利型及非流利型失语,复述相对保留的流利型及非流利型失语。再根据听理解障碍严重程度作出最后分类诊断。分类诊断程序可按图2-6-5中步骤进行。以上分类诊断步骤可供临床参考,准确的失语症分类诊断可参照失语症分类中各型失语特点的描述具体分析。

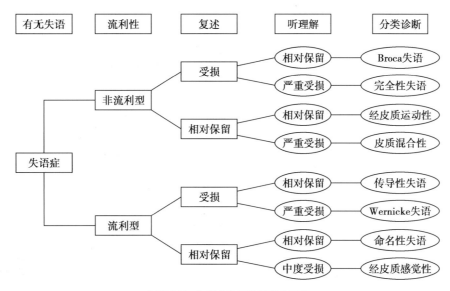

图 2-6-5　失语症分类诊断程序示意

【语言康复和治疗】

语言康复是在治疗病因的同时或其后,针对患者语言障碍特点,口语和文字接受和表达的不同方面,即说、听、读、写的不同缺陷制订有针对性的训练计划。

1. 语言障碍恢复机制　不可否认语言障碍有自然恢复过程,尤其脑卒中后病灶周围水肿消失或低灌注区血流恢复,语言障碍可自然好转,常见于梗死灶或血肿较小时。与语言皮质区神经功能联系中断的远隔功能障碍(diaschisis)的恢复,语言网络神经结构-功能的重建以及双侧语言网络的激活等机制也通过功能神经影像进一步揭示,并发现在语言恢复过程中脑功能激活存在的动态改变过程及右侧半球相关区域的参与/干预对语言恢复的影响(Saur D et al,2006;Forkel SJ et al,2014)。

2. 语言功能评估　为准确查出不同语言功能障碍及程度,使康复计划更有针对性及观察康复效果,必须应用正规失语症检查法进行评估。

3. 语言康复技术　首先选用循证医学确证有效的语言康复方法,根据患者的失语程度和类型及其精神心理状态等特点,在患者病情稳定后尽早开始康复治疗。本着先易后难,先短后长,先少后多的原则确定个体化的康复目标和步骤。必须承认不是所有失语患者均可经语言康复部分或完全恢复语言,对严重的完全性失语患者,首先或主要是教患者学会手势和声调等交流方式。

常用的语言训练方法有:许尔(Schuell)失语症刺激疗法、模块模型法、认知加工法、强制诱导治疗(constrained-induced aphasia therapy,CIAT)以及旋律音调疗法(melodic intonation therapy,MIT)等。针对不同的语言障碍予以不同的训练。

(1)口语表达康复包括言语肌肉运动功能训练和模仿发声训练,从单音训练到近似音的分化训练。如患者能唱歌且发声有改善时,应尽量利用这种条件。尤其对非流利型失语患者,通过有韵律音调的唱歌可促进重新习得发声(Schlaug et al,2010)。结合物品或图画训练命名和词句,可要求患者随检查者复述名称或词句。交谈也是重要的训练方法,训练的内容首先与日常生活有关,其次为社交和职业。

(2)听理解训练困难较大,训练中尽可能辅以手势、表情、实物和图画,可训练患者学会读唇法。

(3)阅读包括朗读和文字理解,朗读可用复述方式,文字理解用字-画匹配或句-画匹配方式,书写可从抄写开始,再看图写、听写及自主写,右侧偏瘫患者应鼓励用左手写。原则上,语言训练应先口语后文字,但说、听、读、写障碍不是孤立的,应了解语言障碍的各方面关系,尽可能利用尚保留的功能,如阅读功能部分保留可鼓励患者读报、读书(朗读)训练口语。

(4)语言康复环境很重要,与日常生活相近的环境对语言康复有利,建议家属尽可能参与语言训练。

4. 非创伤性脑刺激技术,包括经颅磁刺激(TMS)和经颅直流电刺激(tDCS),在康复治疗的同时给予这些疗法,以提高失语症患者语言功能的进一步恢复(Hamilton et al,2011)。

5. 失语症的药物治疗 失语症的病因治疗,特别是卒中后失语的急性期药物治疗,对失语症的预后有重要作用。此外,多年来积累得越来越多的证据表明,某些药物会促进语言障碍的恢复(Berthier et al,2011)。较早期的研究发现促进胆碱和兴奋性氨基酸释放的药物,可改善学习和记忆功能,如吡拉西坦(Orgogozo et al,1998)。临床随机及安慰剂对照研究结果显示,吡拉西坦(piracetam)结合强化语言康复治疗可显著提高卒中急性期患者的自发言语、言语理解和命名水平等,并观察到吡拉西坦治疗组患者在词语重复中额颞叶脑血流明显高于对照组(Kessler et al,2000;Malykh et al,2010)。增加脑内乙酰胆碱含量早已用于临床改善患者的命名和语言理解能力(Tanaka et al,1997);将多奈哌齐(donepezil)用于卒中后失语症患者也可能有助于神经功能和结构重塑而改善失语症。临床研究观察表现,NMDA 受体拮抗剂美金刚(memantine)结合语言康复治疗可更有效地改善失语症(Berthier et al,2009)。

【预后】

1. 失语症预后评估 对脑卒中患者的失语纵向研究表明,失语症的恢复是个动态变化的过程(Saur D et al,2009),主要出现在卒中后 1~3 个月内,失语恢复最明显是在病后 2 周内,病后 3~6 个月还可观察到某些改善,病后 6~12 个月很少改善,1 年后语言功能自然改善已近消失。约 40% 的急性失语症患者可在 12 个月内完全或基本恢复(Ferro et al,1999)。卒中的严重程度亦与语言功能障碍恢复程度密切相关(Ronald M. Lazar et al,2010)。

2. 影响失语症预后的因素

(1) 左利手、有左利手家族史及混合利手的患者,推论双侧半球可能都有言语功能,语言恢复可能好于右利手者,但缺乏足够证据支持。

(2) 一般认为,较高文化程度有利于失语的恢复,但智商与失语恢复无直接关系。动力对失语恢复非常重要,研究表明卒中后抑郁症和焦虑症是失语恢复的负性因素。

(3) 儿童获得性失语预后较成人好,恢复较完全,尚未发现年龄与失语恢复程度间的确定关系。至少有 5 项研究表明,青年和中年人卒中后失语症语言恢复好于老年人,老年人预后较差原因包括与年龄相关的梗死部位的不同、脑可塑性减少及亚临床痴呆使学习能力降低等

(Ferro et al,1999)。

(4) 失语严重程度影响语言功能的恢复,失语愈重,语言功能恢复愈差。失语类型也决定转归及演变模式,命名性和传导性失语通常预后较好,经皮质性和 Broca 失语次之,Wernicke 失语和完全性失语预后最差。

(5) 在典型失语症的 4 个主要成分中,理解通常恢复较快,至少在日常交流、简单作业如听辨别、是/否问题上如此;复述也恢复较快;命名和语言流利性恢复较慢、常不完全;口语改善好于书写。

(6) 脑出血导致失语通常较脑梗死预后好,病灶大小与失语恢复程度呈负相关。

(7) 病灶部位与失语恢复关系较复杂,应根据患者失语特点考虑。神经语言学研究证实,联结或围绕经典语言区的解剖结构对失语恢复起重要作用。Broca 区局灶性梗死通常引起非流利性失语,预后良好;如梗死涉及脑岛、岛盖、Broca 区下白质或纹状体前部,完全恢复可能性将降低。

(8) 完全性失语是几种梗死类型急性期的共同表现,包括:①整个大脑中动脉分布区梗死,预后不佳;②同时累及 Broca 区与 Wernicke 区脑梗死者极少,预后不佳;③额叶皮质-皮质下梗死,额顶叶皮质-皮质下梗死,这两种梗死可发展为 Broca 失语或经皮质运动性失语;④豆状核纹状体梗死所致的失语转归较好。

(9) Wernicke 失语如病灶涉及 Wernicke 周边区,如颞中回、岛叶后部、缘上回和角回等预后不佳。

第六节 构音障碍

为使口语发声清晰,需要相应的神经肌肉的协同运动。清晰的语音是呼吸器官以及舌、唇、咽喉、鼻、腭、声带等肌肉高度协调与配合运动的结果。支配这些肌肉的正常运动需要完好的锥体系、锥体外系和小脑等神经系统结构与功能。任何一个结构和功能受损都可能影响正常的构音与发声受损,引起构音障碍或发声障碍。患者表现为发声障碍,咬字不清,音调、语速及节律等异常。纯的构音障碍不累及皮质语言中枢,患者能够完全理解听到的言语内容,没有阅读和书写困难。

构音障碍(dysarthria)是口语的语音障碍,共同特点是虽有吐字不清,但听理解正常,对文字的理解(阅读)和表达(书写)正常。即使是严重的纯构音障碍,甚至是哑,都不属于失语症,患者借助于文字与手势仍可进行交流。

【分类和临床表现】

1. 弛缓性构音障碍(flaccid dysarthria) 是下运动神经元(lower motor neuron)或神经肌肉病变所致,即支配发

声肌的脑干运动神经核及其发出的神经纤维或其支配的肌肉病变。患者表现为发声肌肉无力或麻痹,使说话鼻音较重,吐字含糊不清,可伴舌肌萎缩和肌纤颤,舌肌和口唇动作缓慢,软腭上抬不全,可导致吞咽困难、呛咳等。常见的疾病如进行性延髓麻痹、吉兰-巴雷综合征,以及重症肌无力等。

2. 痉挛性构音障碍(spastic dysarthria) 患者表现为说话慢、费力、吐字不清和声轻调低并带有鼻音,是由于双侧皮质延髓束病变导致假性延髓麻痹引起的,常伴有强哭强笑、掌颌反射亢进和吞咽困难等。常见于多发性脑梗死,特别是脑干梗死;肌萎缩侧索硬化兼有下运动神经元与痉挛性构音障碍。轻微的 Broca 失语患者可表现为类似延髓麻痹样发声障碍,被称为皮质性构音障碍。

3. 强直性构音障碍(rigid dysarthria) 亦即肌张力障碍性,在帕金森病及其他与肌强直有关的锥体外系疾病,由于发声肌强直,导致讲话急促不清,语音低而单调,严重者发声近于耳语难以听懂。舞蹈症患者的语言颇有特点,表现为声音高而刺耳,不恰当和不自主的重音或停顿,与呼吸难以协调,语音高低、长短与快慢不一,可突然开始或中断,是发声肌的不自主运动所致。Wilson 病、Hallervorden-Spatz 病,以及手足徐动型脑瘫患者的言语兼具强直性与痉挛性构音障碍,表现为讲话音调高、节律失调、语速慢而费力,同时可见面部不自主运动。

4. 小脑共济失调性构音障碍(cerebellar-ataxic dysarthria) 由于小脑变性疾病、多发性硬化等引起小脑性共济失调,由于患者的发声肌与呼吸肌活动协调障碍,导致语速慢、发声含糊不清、韵律失常、语调单一或重音不当,因间隔停顿不当而出现吟诗样或分节性语言,字音突然发出,声调高低不一,也称为爆发性言语(fulminant speech)。

5. 获得性口吃(acquired stuttering) 患病前没有口吃的失语症患者,在恢复过程中或之后可能表现为讲话中有些词的起始音节重复、延长或阻断,影响语言的连续性。获得性口吃与后天语言发育障碍所致的口吃类似,但获得性口吃通常不伴有表情与手势的辅助,这种讲话流畅性障碍多为暂时的,如症状持续存在多由双侧病变所致(Helm,1999)。

6. 失音(aphonia)与发声障碍(dysphonia) 是由于器质性或情感性障碍导致的语音生成不能。器质性因素包括:①呼吸肌麻痹,如吉兰-巴雷综合征、重症肌无力和严重肺部疾病等,无足够强的气流形成声音。②双侧声带麻痹只能发出耳语声并可伴吸气时的喘鸣。一侧声带麻痹则会使声音变得嘶哑、音调低沉且带有鼻音。③情感障碍性失音主要是指功能性或癔症性失音(hysterical aphonia)、精神性失音等,多见于年轻女性,常在精神诱因下发病,表现为发声时两侧声带不能内收,说话无声,但在咳嗽等动作时却能发声。

【康复和治疗】

1. 首先要对构音器官功能进行全面准确的评估,判定构音障碍的类型、严重程度以及患者残留的交流能力,确定康复治疗目标并设计合理的治疗方案,促进患者最大限度恢复交流能力。有效治疗原发性疾病对构音障碍的改善是至关重要的。

2. 康复治疗包括进食训练、呼吸训练、发声训练,以及语调、音量、节律等训练和非言语交流方法训练。

参考文献

第七章　**智力、痴呆和遗忘综合征**
Intelligence,Dementia and Amnestic Syndrome

（罗本燕）

智力是人类的一般性精神能力,属于高级神经活动的范畴,是维持人类正常生活与社会活动的基础。痴呆是指智力和认知功能的退化,不伴或很少有意识和知觉异常。狭义的痴呆是由脑慢性进行性变性疾病引起的,临床表现为记忆减退及其他智力障碍综合征。

第一节 智力神经病学

（俞春江）

智力(intelligence,intellect)是指人类认识、理解客观事物,并运用知识、经验解决问题的能力,包括记忆、观察、想象、思考及判断等,也包括理解、计划与解决问题的能力。对智力曾有不同的定义,例如,智力是抽象思维的能力,智力是学习的能力,智力是从事艰难、复杂、抽象、敏捷和创造性活动以及集中注意力和保持情绪稳定的能力,智力的本质就是适应,使个体与环境取得平衡等。

【智力的要素及影响因素】

智力可以看作是个体的各种认知能力,诸如学习能力、抽象思维能力、解决问题能力和适应环境能力的总和。

1. 智力包括五个要素

(1) 观察力:是观察事物的能力,通过观察事物和对事物性状的认识,认识事物的本质。

(2) 注意力:是指人的心理活动指向和集中于某种事物的能力。如全神贯注地长时间读书,锲而不舍地研究问题,在青灯古佛下专心著述等。爱好往往是注意力能持之以恒的源泉。

(3) 记忆力:是识记、保持、再认识与重现客观事物反映的内容与经验的能力,例如,人到暮年还清晰记得儿时的故居环境和场景。记忆包括三种类型:即时回忆、短期记忆,以及长期或永久记忆。

(4) 思维力:是人们观察事物的基本方法,是人脑对客观事物的分类、归纳、概括与抽象能力。

(5) 想象:是在已有形象的基础上,在头脑中创造出新形象的能力,想象一般是在掌握了一定知识的基础上完成的。

2. 影响智力的因素

(1) 遗传与环境:遗传素质是智力发展的生物学前提,良好的遗传素质是智力发展的基础和自然条件,但遗传只是为智力发展提供了可能性,要使智力发展成为现实,还需要社会、家庭与学校教育多方面的共同作用。遗传决定了智力发展的上限,这一上限只有在一种理想的环境下才能达到。有确切的证据表明,早期教育可以改善最终取得的能力水平,最终的能力不是基因与环境简单相加所得,而是两者的综合产物。人们普遍认为,非学术成就由智力以外的因素主宰,如学习兴趣、持久性和学习动机。这些因素因人而异,且不能通过智力测试评估。

目前,对与智力有关的遗传机制知之甚少,有报道男性智力发育迟滞患者较多,IQ 值在性别中分布不同,以及智力迟滞常见的遗传方式是 X 连锁型等事实,Lehrke 推测编码智力的基因位于 X 染色体上。Turner 等(1996)发现一种 X 连锁家族性疾病,该病唯一的表现是非特异性智力迟滞,研究结果与前者相同。这些研究者认为,由于男性变异基因位于单一的 X 染色体上,所以更易患病;女性有两条 X 染色体形成嵌合体,患病概率较小。Turner 也暗示,高智力家系通过 X 连锁方式将智力遗传给后代的个体,这一观点有待进一步研究考证,同时也有助于理解智力的多基因遗传特点。

(2) 早期经验:人的智力发展速度是不均衡的。研究表明,早期阶段获得的经验越多,智力发展就越迅速,因此把学龄前称为智力发展的关键期。美国的布鲁姆提出了一个重要假设,把 5 岁前视为智力发展最迅速的时期,如果 17 岁的智力水平为 100%,那么从出生到 4 岁就获得 50% 的智力,其余 30% 是 4~7 岁获得的,另外 20% 是 8~17 岁获得的。

(3) 教育:智力不是天生的,教育对智力发展起主导作用。教育不但使儿童获得前人的知识经验,而且促进儿童心理能力发展,如教师在运用分析和概括方法讲授课程内容时,不仅使学生获得有关知识,还掌握了思维方法。

(4) 社会实践:人的智力是在认识和改造客观世界的实践中逐渐发展的。社会实践不仅是学习知识的重要途径,也是智力发展的基础。爱迪生的启蒙教师是自己的母亲,但实验是他创造发明的基础和才智形成的重要条件。

(5) 主观努力:环境和教育起决定作用,但其只能被动地影响能力的发展。如果没有主观努力和个人勤奋,要想获得事业成功和能力发展是不可能的。世界上有许多杰出的思想家、科学家和艺术家,虽然他们从事的事业不尽相同,但他们都对自己的事业一往情深,长期坚持不懈、锲而不舍、呕心沥血,这正是他们的成功之本。

【关于智力的理论】

1. 心智量度理论 心智量度是建立在智力有先天差异的基础上,为了量化这一差异,德国心理学家施特恩(Stern LW)在 1912 年提出智力商数,简称智商(intelligence quotient,IQ)的概念,IQ＝MA(智力年龄)/CA(实足年龄)×100,其作为比较人的智力高低的数量指标,可反映观察力、记忆力、思维力、想象力、创造力以及分析和解决问题的能力。

美国斯坦福大学教授特曼（Terman）在 1916 年修订了比奈-西蒙量表（Binet-Simon scale），称为斯坦福-比奈智力量表（Stanford-Binet Scale）。中国学者陆志韦（1924），以斯坦福-比奈量表（1916）为基础制订了"中国比奈-西蒙智力测验"。1936 年他又与吴天敏进行修订，1982 年吴天敏再次修订，称为"中国比奈测验"，共测验51 个项目，每岁 3 个项目，适用于 2~18 岁者。智商测验是准确的、可靠的和有效的心智量度测验，但不能用来量度创造力、个性或智慧等。

2. 多元智能理论 哈佛大学著名的心理发展学家霍华德·加德纳（Howard Gardner）在 1983 年提出了多元智能（multiple intelligences）理论，Gardner 在研究脑创伤患者时发现他们在学习能力上的差异，从而提出了本理论。在传统上，学校一直重视和强调学生在逻辑如数学和语文（主要是读和写）两方面的发展，但这并非人类智能的全部。不同的人会有不同的智能组合，例如建筑师及雕塑家的空间感（空间智能）较强，运动员和芭蕾舞演员的体力（肢体动觉智能）较强，公关人士的人际智能较强，作家的内省智能较强等。他认为过去对智力的定义过于狭窄，不能正确反映一个人的真实能力。

Gardner 在《智能的结构》（Frames of Mind）一书中提出，人类的智能至少可以分成 7 个范畴（后来增加到 9个）：①逻辑（logical）；②语言（linguistic）；③空间（spatial）；④音乐（musical）；⑤肢体动觉（kinesthetic）；⑥内省（intra-personal）；⑦人际（inter-personal）；⑧自然探索（naturalist）；⑨生存智慧（existential）。Gardner 在多元智能理论方面的研究对美国教育的思考与实践已经产生了深远影响。下面的一些证据支持以上观点：①某些个体的这些能力之一可以特别出色，成就他的艺术兴趣或天赋；②神经系统特定区域病灶可导致某种能力缺失或减低；③某些个体（如天才）可以在很小的时候就表现出某种特殊的能力；④智力发育迟滞时仍可能具备某种正常能力，如白痴专家。

3. 智力三元理论 美国耶鲁大学罗伯特·斯腾伯格（Robert Sternberg）最大的贡献是提出了人类智力的三元理论（1985）。他的研究领域还包括人类智慧、创造性、爱情和人际关系等。斯腾伯格对上述传统智力理论提出挑战，采用认知心理学的思想，认为个体的智力差异是由于其对刺激情境的信息处理方式不同所致。他主张人类智力是相互连接的三边关系组合的智力统合体，各边可视为智力的三种成分，各边的长度因而异，从而形成智力的个体差异，三种智力成分包括：①分析性或成分智力（componential intelligence）：是个体在问题情境中运用知识分析资料，经思考、判断、推理达到解决问题的能力；②创造性或经验智力（experiential intelligence）：是个体运

用既有经验处理新问题时，统合不同观念而形成的顿悟或创造力；③应用性或情境智力（contextual intelligence）：个体在日常生活中，运用学得的知识和经验处理日常事务的能力。他还提出成功智力（successful intelligence）的概念，他认为人生的成功主要不是依赖智商（IQ），而取决于成功智力。

Sternberg 的著作《成功智力》在 1996 出版，已有中文译本。他在该书序言中有趣地谈到，他曾在小学时考砸了智商测验，他下决心要证明，如果他将来成功了，那不是智商的作用。为此，他最终走上探索智力的道路，努力寻找能够真正预测今后成功的智力。所谓成功智力就是为了完成个人或群体的文化目标，去适应环境、改变环境和选择环境的能力。具有成功智力的人，懂得何时该适应环境、何时可改变环境、何时应选择环境，并在三者间进行平衡；同时能认识到自己的优势与劣势，充分利用优势，补偿劣势，正是所谓的成功之道。

4. 真智力理论 美国哈佛大学心理学家珀金斯（Perkins）在 1996 年提出真智力（true intelligence）理论。他核查了大量关于智商测验和促进智商的研究，提出智商包括三种主要成分或维度。一是神经智力（neural intelligence）：指神经系统的有效性和准确度，具有遗传特性，神经智力具有非用即失（use it or lose it）的特点。二是经验智力（experiential intelligence）：是个人积累的不同领域的知识、经验和技能。三是反省智力（reflective intelligence）：是解决问题、学习和完成挑战智力任务的广泛策略，以及自我监视和自我管理。经验智力和反省智力是后天学习的并需要长时间积累。策略性知识是智力形成和发展最活跃的因素。策略性知识的培养是发展人的智力的最重要方面。反省智力可以看成是有效运用神经智力和经验智力的控制系统，反省智力类似元认知（metacognition）和认知监视（cognitive monitoring）的概念。

【智力检测】

智力测试涉及对注意、推理、记忆、语言、感知，以及结构能力的评估。智力测试应该给认知功能提供一个完整的概括，但大多数智力测试不能充分地评估全部的认知能力。

1. 法国心理学家比奈（Binet）和西蒙（Simon）在1905 年制定出第一个测量智力的比奈-西蒙量表，1924年传入我国，吴天敏（1982）的修订版主要适合测量小学生和初中生的智力。1936 年美国韦克斯勒编制了韦氏成人智力量表（WAIS）、儿童智力量表（WISC）、适用于 4~6.5 儿童的韦氏幼儿智力量表（WPPSZ）等。韦氏量表在20 世纪 80 年代中后期引进我国并经修订出版了中文版，应用较广，可测量 6~16 岁儿童和 16 岁以上的成人智力水平、潜能，以及鉴定交通事故导致的智力损伤等。这些

测试是目前智力测试的金标准，包括 WAIS-Ⅲ。每一项韦氏量表适用于不同的年龄范围，由于不同的韦氏量表在构造、解释和心理侧重（标准化、规范化、可靠性）等方面是相似的，因此将讨论 WAIS-Ⅲ。Ⅰ~Ⅶ韦氏量表（Wechsler scales）并非唯一的智力评估方法，然而，智能测试通常遵循两种不同的评估方法，即语言能力测试和非语言抽象测试。

智商测验包括 11 个项目，诸如常识、理解、算术、类同、记忆、字词、图像、积木、排列、拼图，以及符号等。完成测验约需 1 小时，汇总分析和写出测验报告约需 1 小时。很多被认为是天才的人都在某一领域有特殊才能，如绘画、文学、音乐、艺术或数学，这些"领域天才"当初并未预测出很高的 IQ 值。典型的学习评分测试评估标准的学习能力，如阅读、写作、计算能力和拼写，从这些测量中得出的分数提供了关于神经心理和教育能力的重要信息。智力评估对出现高级认知功能障碍（如记忆、语言和推理能力）的患者非常重要。由于这些较高的认知功能与智力高度相关，智力评估使检测者可以根据基本的智力能力来解释记忆、语言和推理表现的评分。为了提供关于一般认知功能的有用信息，还需要将目前的智力水平与发病前的功能水平进行比较。

2. 霍华德·加德纳在关于智力本质与智力结构的阐述中提出，增长儿童智力主要针对八个方面，它为家长展示了认识孩子的全新视角，为家庭教育注入新动力。

（1）逻辑（数理智力）：是数学思维、逻辑推理、科学分析及计算能力，这在科学家、数学家、计算机软件工程师、律师、法官、哲学家和会计师中表现突出。

（2）言语（语言智力）：是读、写和用词语进行交流能力，在作家、诗人、演说家、社会活动家和教师中表现突出。

（3）视觉（空间智力）：是在头脑中形成外部空间世界模式，并运用和操作这种模式的能力，建筑设计师、画家、航海家、雕塑家的空间智力高度发达。

（4）音乐（节奏智力）：在音乐节奏智力结构中最主要因素是音高、旋律、节奏和音色等，在作曲家、指挥家、演奏家和歌唱家中表现突出。

（5）身体（动觉智力）：是对身体运动的控制能力和熟练操作对象的能力，舞蹈家、外科医生、体操运动员都具有非凡的动觉智力。

（6）自知（自省智力）：是深入了解自己的内心世界、情绪情感、行为动机和加以调节的能力，在文学家、哲学家、心理学家、音乐家、神职人员中表现突出。

（7）人际（交流智力）：是善于理解他人，熟探他人心思，与人融洽相处，善于组织与沟通的能力，外交家、咨询人员、营销人员和教师都是谈判、沟通的高手。

（8）自然观察（探索智力）：善于观察、分析事件，洞悉本质，在政治家、外交家、观察家和记者中表现突出。

【智力的脑结构学研究】

神经结构及功能与智力的关系迄今尚未完全阐明。智力是多种基本能力的集合，这些能力通过遗传获得，相互独立，解剖基础未明。有人认为特殊能力不是等价的，有些如语言和数学能力更为重要。研究显示，大脑重量与智商有微弱联系。记忆保留和学习能力共同组成具有神经解剖定位的认知体系。注意力、驱动力和动机是重要的心理特征，目前尚无精确的解剖定位。

20 世纪最伟大的科学家、相对论之父阿尔伯特·爱因斯坦的大脑研究是一个著名例证。1955 年 4 月 18 日爱因斯坦在美国普林斯顿逝世，他的主治医师托马斯·哈维对这位科学泰斗仰慕已久，他一直在考虑爱因斯坦的才智超群的问题。事有凑巧，那天负责验尸的正是哈维医生，他把爱因斯坦的大脑完整地取出，悄悄带回家中做了防腐处理。对爱因斯坦大脑的重量、体积、尺寸、外观等进行测量、记录和研究后，哈维将爱因斯坦大脑切割成 240 小块进行仔细分析，未发现大脑重量等与常人有何明显差异。哈维将爱因斯坦的大脑保存了 40 多年，1997 年 84 岁高龄的哈维决定把所有的大脑切片送还爱因斯坦生前工作的普林斯顿大学。大脑送回后，院方很快收到包括加拿大安大略省麦克马斯特大学女教授桑德拉·威特尔森教授希望进行研究的申请，她对大脑有非常深入的研究，拥有约 150 个正常人大脑标本，可以对爱因斯坦大脑进行对比分析。威特尔森的研究终于有了惊人的发现，爱因斯坦大脑在两方面与常人显著不同。首先，爱因斯坦大脑左右半球的顶下小叶区异常发达，比普通人的平均厚度多出 1cm，使得爱因斯坦大脑宽度超过普通人 15% 左右；研究人员指出，位于大脑后上部的顶下小叶在视觉空间认知、数学思维和运动想象力方面发挥重要作用，该区域异常发达可能有助于解释爱因斯坦何以在空间和数学思维方面具有特殊天分。爱因斯坦本人就曾描述说，他的科学思维过程具有较强的视觉性，语言在其中起的作用似乎不大。爱因斯坦大脑的另一显著特征是缺少常人大脑中的一种皱沟，此皱沟通常位于大脑皮质相邻的脑回之间（回间沟），一般横贯顶下小叶区；研究人员推测说，缺少这一皱沟很可能使顶下小叶区神经元彼此间更易于建立联系，使思维更为活跃。威特尔森说，根据对目前她拥有的大脑标本的分析，爱因斯坦大脑的这些特点是唯一的。根据这一发现，威特尔森推测，如果利用图像分析手段发现某位婴儿具有爱因斯坦大脑的这些特点，那么很可能具有超常的智力，她期望能发现这样的婴儿，并跟踪他将来是否具有这种能力，如果这一假设得到证实，那么爱因斯坦超常智力之谜将会初步解开,这有助于研究人类智能的机制,并将对人工智能技术发展起指导作用。也有科学家呼吁,应谨慎对待这一发现,仅凭爱因斯坦一个大脑就得出这样的结论,理由并不充分,那可能只是一般聪明的犹太人普遍具有的脑部特征。爱因斯坦大脑的发现无疑有重要意义,但仍需作更深入的研究和比较,才能对"天才之脑"下最后的结论。

美国加州理工学院、爱荷华州立大学、南加州大学,以及西班牙马德里自治大学的神经科学家已共同绘制出影响人类一般智力(general intelligence)的大脑结构图(Gläscher et al,2010)。简·格兰舍(Jan Gläscher)及其他心理学家、神经科学家,对 241 例大脑功能障碍患者参与的 IQ 测试结果进行仔细的分析和研究,将每例患者大脑中存在功能障碍的部位进行定位,又根据患者参加 IQ 测试所得的分数划定了大脑中可能影响智力水平的区域。研究人员发现,一般智力水平的高低通常取决于大脑两半球共同组成的网络发挥功能的强弱,并非单一的结构控制。Gläscher 指出,大脑存在一种分散式系统(distributed system),若干大脑部位的连同作用是决定一般智力水平的关键。

【智力的形成和发展】

1. 瑞士儿童心理学家让·皮亚杰(Jean Piaget)的著名学说是把儿童的认知发展分成以下四个阶段:

(1)感觉运动期(sensorimotor):从出生到 2 岁,这一阶段是思维萌芽期和后续发展的基础。婴幼儿靠感觉获取经验,1 岁时开始发挥感觉动作功能。这一阶段的心理发展决定未来心理演进的整个过程。

(2)前运思期(preoperational):2 岁到 6、7 岁,又称前逻辑阶段,此时儿童已经能使用语言及符号描述外部世界,表现在儿童的延缓模仿、想象或游戏中。

(3)具体运思期(concrete operational):6、7 岁到 11、12 岁,在这个阶段儿童已有了一般的逻辑结构,如了解水平线的概念,能用具体物之操作来协助思考。

(4)形式运思期(formal operational):11、12 岁到 14、15 岁,此时儿童智力发展趋于成熟,思维能力已超出事物的具体内容,具有更大的灵活性,开始学会类推、逻辑思维和抽象思维。

皮亚杰的认知发展理论成为这一学科研究的典范,他早年接受生物学训练,在大学读书时已开始对心理学有兴趣,涉猎心理学早期发展的各个学派,如病理心理学、弗洛伊德和荣格的精神分析学说。从 1929 年到 1975 年,皮亚杰在日内瓦大学担任心理学教授,他对心理学最重要的贡献是把弗洛伊德随意的缺乏系统性的临床观察变得更科学化和系统化,使日后临床心理学有长足的发展。

皮亚杰的著名理论阐述了智力形成的方式,认为孩童期智力增长是在不同年龄期完成的:0~2 岁为感觉运动;2~4 岁偏好思维;4~7 岁直觉思维;7~11 岁为具体操作(概念化);11 岁以上的最后阶段为形式操作(逻辑或抽象思维)(Piaget 1950)。这种观点表明逻辑思维在基因编码下按一定的时间顺序发展。虽然我们可以观察到孩童智力发展的这些阶段,但有人批评 Piaget 理论缺少正常人群大样本研究,猜测性大,缺乏量的推敲。此外,他也未将个体特殊能力予考虑在内,此能力与普遍的智力能力发展和达到顶点的时间不同。

2. 成人智力由成年到老年是如何发展变化的,至今说法不一。美国心理学家卡特尔(Cattell,1967)主张智力由两种成分构成,一种是液态智力(fluid intelligence),另一种是晶态智力(crystallized intelligence)。他认为液态智力是人的一种潜在智力,主要与神经生理结构及功能有关,很少受社会教育影响,是个体通过遗传获得的,与解决问题的能力有联系,诸如瞬时记忆、思维敏捷性、反应速度、知觉整合能力等,神经系统损伤时液态智力会发生变化,这种智力几乎可以转换到一切要求智力练习的活动中,所以称为液态智力或流体智力。晶态智力主要是后天习得的,受文化背景影响,与知识经验的积累有关,是液态智力运用在不同文化环境中的产物,诸如知识、词汇、计算等能力,包括大量的知识和技能,与学习能力密切联系。这种智力是来自经验的结晶,故以晶态智力命名。研究表明,液态智力与晶态智力的发展不同,液态智力随生理成长的曲线变化,十四五岁时达到高峰而后逐渐下降。晶态智力不仅能继续保持,且会有所增长,可能要缓慢上升至 25 岁或 30 岁以后,一直到 70 岁后才逐渐衰退。液态智力水平的个体差异要比晶态智力更大。

第二节 痴呆综合征

(罗本燕)

痴呆(dementia)是获得性、严重的认知功能障碍综合征,通常为进行性,以记忆、语言、视空间功能、人格/情感以及认知(抽象、计算和判断)等至少 3 项精神活动持续受损为特征,影响患者的意识内容而非意识水平,导致日常生活及社会职业功能显著降低。在 65 岁以上的人群中,严重痴呆约占 5%,轻度智力障碍为 10%~15%。痴呆与精神发育迟滞的区别在于其为获得性,亦即患者在大脑发育已基本成熟,智能发育正常后,由于大脑各种器质性病变导致智能障碍。痴呆为持续性病程,可与急性意识模糊状态的谵妄相鉴别。

痴呆综合征(dementia syndrome)是一组由于慢性或进行性大脑疾病导致的记忆、思维、定向、理解、计算、学习能力、语言及判断等高级皮质功能障碍,患者无意识障碍,但可伴情感障碍、社交行为能力衰退,生活不能自理等。痴呆性疾病的主要临床表现可以概括为 ABC 三个方面的功能减退:A 是日常生活活动(activities of daily living),B 是行为(behavior),C 是认知(cognition)。

【痴呆性疾病的常见类型】

1. 阿尔茨海默病(Alzheimer disease,AD) 是导致痴呆的主要原因,在痴呆性疾病患者中,至少半数为纯阿尔茨海默病或阿尔茨海默病与血管性痴呆的混合型,约15%是路易(Lewy)体痴呆。表 2-7-1 是临床常见的痴呆性疾病及其相对发生率。

表 2-7-1 痴呆性疾病的临床常见类型及其相对发生率

痴呆性疾病	相对发生率/%
脑萎缩,主要是阿尔茨海默病、路易体痴呆和额颞叶痴呆	50
多发梗死性痴呆	10
酒精性痴呆	7
颅内肿瘤	5
正常颅压性脑积水	5
亨廷顿舞蹈病	2
慢性药物中毒	3
杂病,如肝衰竭、恶性贫血、甲亢或甲减、帕金森病性痴呆、痴呆伴肌萎缩侧索硬化、小脑萎缩、神经梅毒、库欣综合征、Creutzfeldt-Jakob 病、多发性硬化、癫痫	6
脑外伤	2
艾滋病痴呆综合征	2
假性痴呆,如抑郁、轻躁狂、精神病、癔症和诊断不明的疾病等	8

表 2-7-2 显示临床诊断与尸检证实的阿尔茨海默病的准确率高达 80% 以上。在很多病例中,变性疾病引起的痴呆可以通过一或两个特征性临床症状加以鉴别;但在疾病早期要做这些鉴别是困难的,特别是部分被认为罹患阿尔茨海默病的患者却发现同时伴有其他类型的变性病导致的大脑萎缩,诸如路易体病、进行性核上性麻痹、亨廷顿舞蹈症、帕金森病、皮质基底节变性及额颞叶痴呆。而这些变性病患者也可患各种其他疾病,诸如多发梗死性痴呆或脑积水。特别值得关注的是,在神经中心随访的患者中约 10% 的痴呆是由精神性或代谢性等可逆性疾病导致的。

表 2-7-2 261 例临床确诊为阿尔茨海默病患者的神经病理诊断

神经病理诊断	病例数	百分比/%
阿尔茨海默病	218	83.5
阿尔茨海默病合并帕金森病	16	6.1
路易体病	8	3.1
Pick 病	6	2.3
多发性脑梗死	5	1.9
Binswanger 病	1	0.4
皮质基底节变性	1	0.4
混合性痴呆	1	0.4
其他	5	1.9

2. 传统上根据病因或病理对痴呆性疾病或痴呆综合征进行分类,但临床上较实用的是以下的分类(表 2-7-3)。

表 2-7-3 痴呆性疾病的临床分类

I. 神经变性病性痴呆(痴呆通常是神经疾病或内科疾病的唯一表现)

  A. 阿尔茨海默病

  B. 与 tau 蛋白沉积有关、表现同阿尔茨海默病改变或不伴特异性病理改变的额颞痴呆和额叶痴呆

  C. Pick 病

  D. 部分艾滋病痴呆综合征

  E. 进行性失语综合征

  F. 非特异型变性疾病

II. 痴呆伴其他神经疾病或内科疾病

  A. 艾滋病

  B. 内分泌疾病:甲状腺功能减退、库欣综合征、罕见的垂体功能减退

  C. 营养缺乏状态:Wernicke-Korsakoff 综合征、脊髓亚急性联合变性(维生素 B_{12} 缺乏)、糙皮病

  D. 慢性脑膜炎:麻痹性痴呆、脑膜血管梅毒、隐球菌病

  E. 肝豆状核变性:家族性(Wilson 病)和获得性

  F. 慢性药物中毒和一氧化碳中毒

  G. 长期低血糖或低氧血症

  H. 副肿瘤性边缘叶脑炎

  I. 接触重金属:砷、铋、金、锰、水银等

  J. 透析性痴呆:目前已罕见

III. 痴呆伴其他神经体征,不伴其他明显的内科疾病

  A. 始终伴有其他神经体征

续表

1. 亨廷顿舞蹈病（表现为舞蹈手足徐动症）

2. 多发性硬化、Schilder 病、肾上腺脑白质营养不良及相关的脱髓鞘疾病（表现为痉挛性无力、假性延髓麻痹和失明）

3. 脂质贮积病（表现为肌阵挛发作、失明、痉挛、小脑性共济失调）

4. 肌阵挛癫痫（弥漫性肌阵挛、全面性发作、小脑性共济失调）

5. 亚急性海绵状脑病、Creutzfeld-Jakob 病、Gerstmann-Strausler-Scheinker 病（朊蛋白病、肌阵挛痴呆）

6. 大脑或小脑变性（小脑性共济失调）

7. 大脑-基底节变性（失用症-强直）

8. 痴呆伴痉挛性截瘫

9. 进行性核上性麻痹

10. 帕金森病

11. 肌萎缩侧索硬化症（ALS）和 ALS-Parkinson-痴呆综合征

12. 其他罕见的遗传性代谢性疾病

B. 常伴有其他神经体征

1. 多发性血栓或栓塞性脑梗死和宾斯旺格（Binswanger）病

2. 原发性或转移性脑肿瘤，脑脓肿

3. 脑外伤，如挫伤、中脑出血、慢性硬膜下血肿

4. 路易体病

5. 交通性、正压性或阻塞性脑积水（常伴共济失调性步态）

6. 进行性多灶性白质脑病

7. Marchiafava-Bignami 病（常伴失用及其他额叶体征）

8. 脑肉芽肿性及其他血管炎

9. 病毒性脑炎（单纯疱疹性）

【病变定位及病理】

迄今为止，不同的智力功能缺损在脑的定位还未明确。由于痴呆性疾病的病变范围广泛，很难具体定位与定量。虽然记忆障碍是痴呆最常见的临床特征，但大脑多个部位的广泛病变均可引起智力损害。颞叶内下部及丘脑的特定部位是维系记忆保存的基础结构，语言功能障碍与优势侧半球额、颞、顶叶的大脑外侧裂周围区病变有关，阅读和计算力丧失与优势侧半球后部病变相关，绘画或空间构型能力缺失多见于非主侧顶叶病变。

一些疾病如阿尔茨海默病和 Pick 病的主要病变是额、颞叶神经细胞变性、丢失及脑白质继发改变。额颞叶变性和 Pick 病主要为额叶和/或颞叶萎缩，病灶可不对称。亨廷顿舞蹈病可见尾状核、壳核和基底节神经元变性。血管性病变常引起丘脑、基底节、脑干及大脑皮质多发性梗死，累及运动、感觉或视投射等相关区域。严重脑挫裂伤引起的痴呆主要累及额极和颞极脑回、胼胝体和中脑或为大面积脑组织，很少是由于白质的广泛变性。

机械力可能是导致部分病例痴呆的原因，任何原因的慢性脑积水引起脑室增大（压力<180mmH$_2$O）经常伴智力损害，脑白质受压是主要原因；一侧或双侧大脑半球慢性硬膜下血肿可能导致同样表现。

梅毒、隐球菌以及病毒感染如艾滋病、单纯疱疹病毒性脑炎和亚急性硬化性全脑炎引起的弥漫性炎症导致部分神经元变性、丢失，也是痴呆的原因；脑白质病变如进行性多灶性白质脑病及某些血管性白质脑病也可引起痴呆，部分代谢性、中毒性疾病可产生与痴呆性疾病类似的临床表现。

【病因分类及常见的痴呆】

临床常见的痴呆综合征及分类包括：

1. 原发性痴呆综合征　通常是指原发性老年性痴呆，主要包括神经变性病诸如阿尔茨海默病、额颞叶变性和路易体痴呆等。

（1）阿尔茨海默病（Alzheimer disease，AD）：通常在 65 岁后发病。AD 曾被认为是典型的皮质性痴呆，表现为严重的记忆、语言、计算力和抽象思维障碍，明显的失用症、失认症等。最早的症状为近记忆障碍或短期记忆丧失。被询问时患者经常转向家属寻求答案，语言和交流仍基本保留。随疾病进展记忆丧失加重，可在熟悉的街道迷路，对时间和地点定向力丧失，出现失语症、失用症、失认症和视空间受损，命名首先受累，理解复杂事物、读写及叙事能力受损。患者的执行功能、洞察力、判断力和计算力受损；情绪易变，可瞬间从悲伤转为兴高采烈再到发怒；精神行为改变如激越、片断性幻觉、妄想或偏执狂样思维。精神症状、个人卫生及尿便控制都令家人困扰。

AD 的分级常用简易精神状态量表（mini-mental state examination MMSE），轻度 AD 为 20～23 分，中度 10～19 分，重度 AD<10 分。单光子发射计算机化断层显像（SPECT）及正电子发射体层成像（PET）可检测局灶性低代谢或脑血流减少，尤其双侧颞顶叶。

（2）额颞叶变性（degeneration of frontotemporal lobe，FTLD）：目前主要包括三种亚型。行为变异型额颞叶痴呆多在 60 岁发病，女性多见，隐袭起病，逐渐进展。核心症状包括早期人际交往减少，情感迟钝，洞察力丧失；行为症状如个人卫生和衣着不整，精神僵化、顽固，注意力

分散和不持久,性欲亢进,饮食改变,持续的刻板行为;语言症状包括无自发性口语、口语刻板、模仿言语、持续动作、缄默等;体征可见原始反射、运动不能、强直和震颤、尿失禁等,血压不稳定;MRI、PET 检查显示额叶和颞叶萎缩。

另外两种 FTLD 亚型即语义性痴呆和进行性非流利性失语,均属于原发性进行性失语(primary progressive aphasia,PPA)。进行性非流利性失语(progressive non-fluent aphasia,PNFA)是一种额叶综合征,通常在 65 岁前发病,病程较长,可达 10 余年。临床特点是缓慢进行性语言障碍,如说话吃力、语法缺失、阅读和书写障碍,6~7 年发展为严重失语症,可有视觉失认或空间定位能力损害,生活可以自理,最终可出现痴呆。MRI 可见额、颞和顶叶萎缩明显,病理无 Pick 小体。语义性痴呆(semantic dementia,SD)是一种命名能力和词汇理解能力进行性丧失的一种原发失语综合征,SD 患者的语法常保留,言语流畅但内容较为空洞、贫乏,常可伴有性格改变,疾病进展过中可出现行为异常、记忆减退及其他认知功能障碍,75% 的 SD 患者为 TDP-43 病理改变,其余为 tau 蛋白(绝大多数为 Pick 病)或 AD 样病理改变。皮克病(Pick disease)实际上也属于额颞叶痴呆,多在 40~60 岁发病,女性较多。特点是早期缓慢出现行为障碍、性格改变及社会功能衰退,表现为少动懒散、粗心大意、衣着不整,智能障碍主要表现为抽象思维困难,记忆减退,言语功能衰退,以及失用、失读、失写或失认等。晚期情感淡漠或欣快,偶有锥体外系症状。痴呆进展可较迅速,病程较短,在一至数年内多因继发感染或衰竭死亡。神经病理改变为额叶、颞叶萎缩,可见 Pick 小体。

(3)路易体痴呆(Lewy body dementia,LBD):发病年龄一般在 65 岁之后,进行性精神症状如视幻觉、注意力受损及视空间障碍经常是早期的突出表现;认知损害波动伴注意力与警觉状态显著变化,出现持续的、形象生动、细节清晰的视幻觉,如动物或人的形象;以及系统性妄想及其他形式的幻觉;可出现反复跌倒、晕厥、短暂性意识丧失,对抗精神病类药物敏感;患者可有类帕金森病的运动迟缓和肌强直,无静止性震颤,可有肌阵挛,对左旋多巴无反应。疾病早期与阿尔茨海默病鉴别主要依据突出的视幻觉及视空间障碍(McKeith IG et al,2017)。

2. 其他神经变性疾病的痴呆 McHugh 曾提出皮质下痴呆的概念,是指基底节病变,如帕金森病、进行性核上性麻痹和亨廷顿病导致的痴呆。皮质下痴呆表现为明显的运动障碍和不自主运动,以及轻度遗忘、思维缓慢、缺乏主动性和抑郁等特点,词汇、命名和运用能力相对保存。然而,任何痴呆都不能严格地限制在皮质或皮质下,将痴呆单纯地归因于皮质下是错误的,因其必然伴有皮质病变,而 AD 不仅累及大脑皮质,也累及纹状体和丘脑等。

(1)特发性帕金森病(idiopathic Parkinson disease):临床以震颤、肌强直、运动减少、姿势异常为特征,可伴智力障碍、人格改变和精神病样表现等。智力障碍可表现为记忆力、理解力、判断力和计算力降低,始动性差,精神活动迟缓等。

(2)进行性核上性麻痹(progressive supranuclear palsy,PSP):也称为斯蒂尔-理查德森-奥尔谢夫斯基综合征(Steele-Ridardson-Olszewski syndrome)。核上性垂直凝视麻痹是临床诊断的金标准(Collins et al,1995;Lubarsky et al,2008),患者可有轻度痴呆、假性延髓麻痹(吞咽困难及语言困难)、中轴肌张力障碍、运动迟缓、姿势不稳伴向后跌倒、宽基底拖曳步态,以及人格改变等。

(3)皮质基底节变性(cortical-basal ganglionic degeneration,CBGD):或称为皮质-齿状核-黑质变性(cortico-dentato-nigral degeneration)伴神经元色素缺乏(neuronal achromasia)。单侧的帕金森综合征、左旋多巴治疗无效、伴肢体观念运动性失用是本病临床诊断的金标准(Wenning et al,1998)。一般发病年龄为 60~80 岁,平均 63 岁(刘春风等,2019),表现为上肢局限性肌张力障碍如笨拙、僵硬和肌阵挛,称为异己手征(alien hand sign)或运动不能-强直综合征(akinetic-rigid syndrome)。可出现记忆丧失、痴呆和行为改变,垂直和水平性核上性凝视麻痹,皮质性感觉缺失,失用症,失语症,姿势-动作性震颤、步态障碍和姿势不稳;也可出现原发性进行性失语综合征(primary progressive aphasic syndrome)(Riley et al,1990)。事实上,CBGD 与 PSP 和额颞叶痴呆(FTD)具有共同的遗传基础,可将这三种疾病看成 tau 蛋白病(tauopathies)疾病谱的一部分。

(4)亨廷顿病(Huntington disease):是定位于 4 号染色体短臂的常染色体显性疾病,突变基因包含编码一种 huntingtin 蛋白的 CAG 三核苷酸重复扩增,重复的长度愈长(正常为 10~29 拷贝),起病愈早。多在 30~50 岁隐袭起病,出现进行性舞蹈病、肌张力障碍、眼球运动异常、行为改变及进行性痴呆等(Margolis RL et al,2008)。Huntington 病样-2 型是一种与 Huntington 病的临床及病理相似的进行性常染色体显性遗传性疾病,患者在 30 余岁出现神经棘红细胞增多症(NA)、体重减轻及动作失调,以及痴呆、精神症状、舞蹈症、肌张力障碍、强直、运动迟缓和震颤等;智能减退非常隐袭,先出现工作效率降低,不能处理日常事务,出现舞蹈症后智能损害和近记忆障碍明显,无失语和失认症,抑郁很常见,可有人格障碍。

(5)神经棘红细胞增多症(neuroacanthocytosis,

NA）：也称为舞蹈病-棘红细胞增多症（chorea-acanthocytosis），是一种家族性或非家族性多系统疾病。发病年龄8~62岁，平均32岁。最初出现唇、舌咬伤，进食性张力障碍、全身舞蹈症、运动不能-强直、垂直性眼肌麻痹及癫痫发作，常见认知障碍或痴呆，诸如记忆及执行功能缺失，精神病样表现及人格改变。几乎所有患者都发生舞蹈病，棘红细胞增多，但脂蛋白正常。

（6）神经铁蛋白病（neuroferritinopathy）：是铁蛋白轻链基因（ferritin light chain gene，FTL1）突变导致的显性遗传病，表现为进行性可治性运动障碍（Mir et al，2005）。多在20~50岁发病，出现舞蹈症、面部肌张力障碍及运动不能-强直综合征（akinetic-rigid syndrome）。本病可与特发性扭转性肌张力障碍、特发性帕金森病及亨廷顿病重叠。晚期出现皮质下或额叶认知障碍。常见血清铁蛋白降低，免疫组化可显示脑部铁蛋白与铁异常聚集（Kumar N et al，2016）。

（7）齿状核红核苍白球路易体萎缩（dentatorubropallidoluysian atrophy，DRPLA）：是常染色体显性遗传疾病。中位发病年龄为31岁，以舞蹈手足徐动症、共济失调、痴呆、癫痫发作、肌阵挛及肌张力障碍为特征（Warner et al，1995；Carroll LS et al，2018）。在日本较流行，美国北卡罗来纳州的 Haw River 综合征与之相似。病理显示齿状核、红核、苍白球及丘脑底部变性。

（8）威尔逊病（Wilson disease）：即肝豆状核变性（hepatolenticular degeneration），是常染色体隐性遗传病，特征为肝功能障碍、行为异常及异常运动。责任基因位于染色体 13q14.3，编码铜-转运 P 型 ATP 酶（ATP7B），该基因突变使铜不能排泄至胆汁，导致全身性铜中毒，角膜可检出 K-F 环。患者多在5~35岁出现神经系统症状，表现为类帕金森综合征的运动不能-强直综合征，姿势性和意向性震颤，伴共济失调、步态障碍、笨拙、蹒跚及构音障碍，可见扑翼样震颤（asterixis）；以及智能减退、认知损害或痴呆，行为障碍，精神症状如人格改变及幻觉、妄想等。智能障碍出现可早可晚，表现为注意力不集中，计算、记忆、理解和判断力下降。

如上所述不难看出，有些脑变性疾病伴锥体外系症状，有些则不伴锥体外系特征，在这些疾病的诊断与治疗中，将这一特征加以区分是有意义的（表2-7-4）。

3. 血管性痴呆（vascular dementia，VaD）　是指脑血管病变引起的脑损害所致的痴呆。复发性多发性卒中可能影响智力，导致多发梗死性痴呆和 Binswanger 病等一组血管性痴呆综合征。

根据血管性痴呆的病灶特点和发病机制，分类如下（中华医学会神经病学分会痴呆与认知障碍学组写作组，2011）：

表2-7-4　脑部疾病伴与不伴锥体外系症状特征的区分

疾病	特征性症状和体征
脑部疾病不伴锥体外系症状特征	
阿尔茨海默病	明显的记忆缺失，语言障碍，视空间障碍，抑郁，焦虑，妄想
Pick 病	淡漠，抑制解除，疾病感缺失，多言症，模仿言语，重复言语
Creutzfeldt-Jakob 病	肌阵挛，共济失调，周期性脑电图复合波
正常颅压性脑积水	尿失禁，步态异常
脑部疾病伴锥体外系症状特征	
路易体痴呆（包括弥漫性路易体病和 AD 的路易体病变异型）	波动性认知功能障碍，视幻觉，帕金森综合征
皮质基底节变性	帕金森综合征，失用症包括口面失用，皮质性感觉缺失、异手综合征
亨廷顿病	舞蹈病，精神症状
进行性核上性麻痹	核上性眼肌麻痹，假性延髓麻痹，轴性伸肌肌张力障碍

（1）多发梗死性痴呆：反复发生卒中，双侧半球大脑中动脉或后动脉多个分支供血区的皮质-白质或基底节区受累。认知损害为非全面性，常呈斑片样损害。多有脑卒中病史和局灶性神经功能缺损的症状体征。

（2）关键部位梗死性痴呆（strategic infarct dementia，SID）：即与高级皮质功能有关的特殊关键部位缺血性病变引起梗死所致的痴呆。这些损害常为局灶的小病变，可位于皮质或皮质下。皮质部位有海马、角回和扣带回等，皮质下部位可有丘脑、穹窿、基底节等。

（3）低灌注性痴呆：往往表现为分水岭区梗死性痴呆。主要分为：①皮质型，影像学表现为基底朝外，尖朝脑室的楔形低密度灶或表现为 C 形分布的低密度区；②皮质下型，表现为条束状低密度灶。

（4）出血性痴呆：一般有明确的出血病史，认知障碍随出血部位不同而有不同的表现。

（5）皮质下缺血性痴呆：往往由脑小血管病变引起，以腔隙性脑梗死，局灶和弥散性缺血性白质病变和不完全性缺血性损伤为特征，表现为进行性隐匿性痴呆，缺乏明确的卒中病史。

（6）特殊动脉疾病所致的痴呆，如 CADASIL 等。

（7）混合型痴呆：血管性痴呆合并 AD，临床上既存在 AD 样的特征表现，同时在病程中因脑血管病诱导认知损害的出现或导致已存在的认知损害加重；影像学上往往有内侧颞叶、海马的萎缩,同时也有脑血管病的证据。

4. 感染性疾病导致的痴呆

(1) 单纯疱疹病毒性脑炎(herpes simplex encephalitis,HSE):任何年龄均可发病,年轻人常见。多急性起病,常有高热、嗜睡和口唇疱疹史,常见意识障碍,精神症状突出,如反应迟钝、言语减少、情感淡漠、表情呆滞,或表现木僵、缄默及冲动行为。可见脑损害症状如偏盲、偏瘫、失语症、眼肌麻痹、共济失调和脑膜刺激征等,约1/3的患者出现全身性或部分性痫性发作,可有严重的近记忆和定向力障碍。重症者因广泛脑实质坏死和脑水肿导致颅内压增高、脑疝形成而死亡。

(2) 流行性乙型脑炎(epidemic encephalitis B):除了神经系统体征,常伴精神症状,如精神萎靡,性格改变,可有幻觉妄想。智能障碍多见,表现为抽象概括能力、记忆力、计算力损害。

(3) 麻痹性痴呆(dementia paralytica):是神经梅毒中最常见的慢性脑膜脑炎,临床表现除神经系统症状和体征外,早期常有注意力不集中、记忆力减退、思维迟缓、理解及判断力差。近记忆力到远记忆力显著减退,不能计算。晚期痴呆加重,不能理解简单问题,言语零星片断,无法交流,不认家人等。

(4) 艾滋病痴呆综合征(AIDS dementia syndrome):初始症状为无力、倦怠、丧失兴趣和性欲缺失,以后出现近记忆障碍、注意障碍、定向障碍、言语迟缓和淡漠等。晚期出现明显的痴呆、缄默、截瘫和尿便失禁等。

(5) 克-雅病(Creutzfeldt-Jakob disease,CJD):为朊蛋白病,临床表现为上运动神经元瘫、抽搐或肌阵挛发作,智能减退,记忆力、注意力、理解力、判断力、抽象思维、社会适应能力、自我照管能力降低,常有皮质盲、共济失调,随病情进展痴呆日趋加重。

5. 脑肿瘤性疾病导致痴呆　尤其胼胝体、额叶、右颞叶或间脑的脑肿瘤,有时可在头痛、癫痫发作和局灶性体征前出现智力障碍;记忆障碍最常见,早期为近事遗忘,远期记忆也不能复现可出现柯萨科夫综合征;以及计算力、理解力和判断力缺损。可有人格改变,行为异常,情感淡漠,无故哭笑,情绪不稳,可有欣快。

6. 中毒性、代谢性、低氧血症及营养缺乏性脑病所致

(1) 迟发性一氧化碳中毒性脑病(tardive carbon monoxide poisoning encephalopathy):急性CO中毒患者在意识障碍恢复后,经过2~60天假愈期,可出现淡漠、反应迟钝、记忆力下降、定向障碍和虚构等症状,以及失语症、失用症和失认症等,甚至出现痴呆状态、谵妄状态或去大脑皮质状态。

(2) 铅中毒(lead poisoning):患者表现为入睡困难、

易醒、多梦、情绪焦虑易激惹,常有“三低”症状:基础体温低、脉搏及血压偏低。慢性中毒可有记忆力下降,疲乏无力,性格改变,反应迟钝,淡漠或激越不安等。

(3) 汞中毒(mercury poisoning):临床表现为失眠、多梦、记忆力下降;精神紧张,易波动和激惹,工作能力下降,理解力、判断力及思维能力降低。

(4) 慢性有机磷农药中毒(chronic organophosphorus pesticide poisoning):患者表现为头痛、头晕和疲乏无力,记忆力障碍,注意力不集中,失眠多梦,情绪低沉或焦虑,理解力、判断力差。

(5) 甲状旁腺功能减退(hypoparathyroidism):临床表现为疲乏无力,情绪不稳,易激动及心境改变。表现为注意力不持久,记忆力减退,判断力差,如不及时治疗可发展为器质性痴呆,可有手足搐搦症、癫痫发作。

(6) 肾上腺皮质功能亢进(hyperadrenocorticism):亦称库欣症。患者表现为满月脸,水牛背,腹部及大腿皮肤紫纹;精神症状及智能减退,表现为情感淡漠,记忆力、注意力、判断力及抽象思维能力差,随病情加重,痴呆也愈加明显。

(7) 尿毒症脑病(uremic encephalopathy):表现为疲倦无力,迟钝无欲,记忆力减退,注意力不集中,思维贫乏,个性改变,病情加重可出现严重痴呆或昏迷。

(8) 慢性肝功能不全(chronic hepatic insufficiency):临床表现为注意力散漫,记忆力减退,工作效率降低,反应迟钝缓慢,言语减少,逐渐发展为痴呆或昏迷。

(9) 低氧血症(hypoxemia):例如,肺性脑病(pulmonoencephalopathy)可见精神淡漠,肌肉震颤,嗜睡或昏睡,记忆力、注意力、理解力降低,定向障碍等。慢性心力衰竭(chronic heart failure)表现除心脏症状与体征外,可有注意力涣散,情绪不稳,疲乏无力,易激动,失眠,记忆减退,理解力、判断能力差等症状。

(10) 营养缺乏性脑病

1) 硫胺素缺乏病(athiaminosis):临床表现为意识模糊,共济失调和眼肌麻痹;主动性言语和动作减少,精神疲乏。言语无逻辑性,理解力差,反应能力减退,知觉能力下降,记忆力障碍、定向力障碍和注意力不集中等。

2) 烟酸缺乏(anlacinosis):又称糙皮病,患者表现为疲乏无力,失眠,心悸,记忆力下降,情绪不稳,易激惹,个性改变,定向障碍,错构与虚构,后期精神活动逐渐衰退,缓慢进展到痴呆状态。

3) 叶酸缺乏(folic acid deficiency):患者疲倦无力,头昏,头晕,失眠,精神迟钝,情感反应淡漠,易激惹,健忘,始动性障碍,言语减少等。

4) 维生素 B_{12} 缺乏(vitamin B_{12} deficiency):临床常见感觉和运动异常,有些患者表现为兴奋、易激惹和偏执

状态,定向障碍及进行性痴呆。

7. **外伤性痴呆** 如拳击员痴呆(demenia pugilistica)典型表现为头痛、头晕、情绪不稳、注意力不集中、记忆力下降,理解力及判断力差,缺乏主动性等。严重可表现为淡漠、呆滞、思维迟钝及痴呆。

8. **其他**

(1) 正常颅压性脑积水(normal pressure hydrocephalus):常见步态不稳、精神运动迟滞及尿失禁等三主征。患者有近事遗忘、淡漠、思维缓慢、言语动作减少,情绪反应减退,呈渐进性精神衰退或进展较快,病情逐渐加重,记忆、计算及定向力障碍加重可发展为痴呆。

(2) 脱髓鞘疾病:如多发性硬化(MS)可伴痴呆,有的 MS 患者以认知和精神障碍为主要表现发病,表现为记忆力、计算力下降,以及情绪低落、少语和性格改变等。可能因额颞叶、半卵圆中心及基底节病变损伤白质联系纤维所致。

(3) 脑淀粉样血管病(cerebral amyloid angiopathy,CAA):可引起进展性痴呆,好发于老年人,重度 CAA 反复发生多发性脑叶出血,占全部脑叶出血的 1/3~1/2,最终导致痴呆及其他神经综合征。

(4) 类肉瘤病(sarcoidosis):又称为结节病,除神经系统症状体征,常见记忆力减退,判断力缺乏,人格改变,情感淡漠,忽视个人卫生,以及幻觉等症状。

【诊断路径】

1. **认知功能障碍患者初步评估** 第一步是确定疾病为意识内容障碍,而不是觉醒水平障碍如急性意识模糊。意识内容障碍包括全面认知障碍如痴呆,以及较局限的功能缺损如遗忘综合征和失语。这一最初的疾病分类决定以后的诊断路径,这方面最常见的问题是痴呆与急性意识模糊状态(如药物中毒引起)鉴别;另一常见问题是痴呆与抑郁所致的假性痴呆鉴别(详见下文鉴别诊断部分)。

尽管痴呆的发病率随年龄增长而增高,估计在 65 岁以上的人群中占 5%~20%,但并非衰老必定会伴发痴呆,痴呆是影响大脑皮质、皮质下联系通路或两者均受累的疾病。轻微的神经功能改变,诸如记忆及其他认知方面变化在正常衰老过程中也可出现,CT 或 MRI 扫描所见的脑室及脑皮质沟的扩大在正常衰老中也常见,这些改变不应被认为是诊断痴呆的指征(表 2-7-5)。

2. **痴呆诊断主要依据** ①患者全面的可靠的认知障碍病史;②智力检查及神经系统检查;③CT、MRI 等影像学检查和脑脊液、脑电图等实验室检查。由于患者对自身疾病缺乏内省力,病史需由熟悉患者的家人描述,询问患者一般情况、工作能力、人格、语言和性格改变,特殊爱好、错觉、幻觉和习惯改变,以及可以反映患者记忆和

表 2-7-5 正常衰老可能出现的神经功能改变

认知
记忆丧失(老年良性健忘)
神经眼科学
小的反应迟钝的瞳孔
上视障碍
会聚障碍
运动
肌萎缩(手和足内肌)
肌张力增高
屈曲性姿势
步态异常(小碎步或阔基底步态)
感觉
视觉缺损
听觉缺失
味觉缺失
嗅觉缺失
振动觉减弱
反射
原始反射
腹壁反射消失
踝反射消失

判断力等问题。患者可能不出现运动、感觉、反射和姿势异常。

3. **系统的智力检查** 尽量包括以下的内容:

(1) 判断力和定向力

- 判断力和内省力(患者回答主要症状的部分):您生病了么? 您有什么问题? 您的病是从何时开始的?

- 定向力(对自身和当前所处情况的认知):您的姓名、地址、电话号码? 您的职业? 您结婚了么?

- 地点:您目前所在地方的名字(建筑物、城市、国家)? 您是如何来到这里的? 这里是几楼?

- 时间:今天的日期(年、月、日、周几)? 现在是几点? 您吃了什么饭?

(2) 记忆

- 远期记忆:请说出您小孩的姓名和生日。什么时候结的婚? 您母亲的名字? 您第一位老师的名字? 您所从事过的工作?

- 近期记忆:请讲述近期的病状(与以前的主诉对比)。今天早餐是什么? 我的名字(或护士的名字)? 您第一次见到我是什么时候? 昨天您都做过什么检查? 给患者讲个简单的故事(口诉或笔写),3~5 分钟后让其复述。

- 即刻记忆(短期记忆):跟随我重复这些数字(以每秒钟 1 个的速度念出 3、4、5、6、7、8 等一串数)。请倒着

说出我念出的数字。

（3）学习：给患者 4 个简单的信息，例如检查者的姓名、日期、时间、一种水果、外形或性状，并让他重复，直到他不经提示就可以完成。记忆保存期是患者记忆后重新复述的能力。另一种记忆和语言流畅测试是让患者说出 12 种动物、12 种植物和 12 种型号汽车名字。让患者看一张有几个物体的画，然后让其说出看到过物体的名字。

（4）一般信息：要患者说出现任的国家主席，说出著名历史事件的发生时间，大的河流、城市名字，一年中的月数等。

（5）计算力、图形构建及抽象思维能力

- 计算力：测试加、减、乘、除能力，从 100 中不断地减 3 和 7（也是注意力检查法）。
- 图形构建：要求患者画一只表，表针指向 7 时 45 分；一张中国地图；家里居室平面图；临摹立方或其他图形，左-右侧区分。
- 抽象思维：让患者说出一系列物体的相同及不同点，如橘子和苹果；马和狗；桌子和书桌；报纸和收音机；解释格言或寓言的含义。

（6）观察患者的一般行为、情绪、态度、举止和穿着习惯等，连贯思维及注意力，以及出现幻觉的证据。

（7）局部脑功能特殊检查：抓握及吸吮反射，失语症，双手运用和皮质感觉功能检查。

为了取得患者的配合，在问答前医生须做好其心理工作，否则患者的第一反应可能是尴尬或愤怒，因为医生的检查会给他认知不正常的暗示。告诉患者有些健康人也会有健忘或注意力不集中现象，问他们一些特殊问题只是为了解他们神经过敏的程度，让患者相信这些检查不是用来测试智力和精神是否正常的。如果患者特别不安、激动、多疑或易怒，只能从检查结果推测智力功能状况，或从家庭成员处获得更多的信息。这种智力测试可能用约 10 分钟完成。从经验来看，所有这些测试表现良好可排除痴呆的准确性约 95%。如患者很不配合或患者智力较好又处于疾病早期则可能漏诊。心理测试可用韦克斯勒（Wechsler）成人智力评分（WAIS），评估记忆减退程度或区别遗忘状态，临床应用较广泛。痴呆是多个认知功能区域受损，当可疑痴呆时可用简易精神状态检查（MMSE）进行床边筛查。

【鉴别诊断】

痴呆在临床上须注意与抑郁、谵妄及局灶性脑病变的类似症状鉴别。

1. 抑郁症 抑郁症患者临床上经常表现为注意力不集中，记忆力减退，执行功能下降，以及自我退缩，伴社交减少等，可能与痴呆相混淆，称为假性痴呆（pseudodementia），但详细检查发现他们对自己患病细节都记忆完好。经验提示，所有开始于中老年的智力障碍都源于脑实质疾病或抑郁症。应注意老年抑郁症患病率较低，70 岁以上老年抑郁症的时点患病率为 0.2%（Büchtemann D et al，2012）。目前认为，抑郁症有可能是痴呆患者的一个促发因素，而且是一个可治疗因素，因此，抑郁症与痴呆的鉴别是重要的（表 2-7-6）。

表 2-7-6 假性痴呆与痴呆临床特点的鉴别

假性痴呆	痴呆
临床病程与病史	
家人意识到患者的功能障碍	家人经常不知晓功能障碍的程度
起病日期可能有一定的精确性	隐袭的，起病日期仅能定在宽泛的范围
起病后症状迅速进展	经常缓慢进行性发展
既往精神功能障碍史常见	既往精神功能障碍史不常见
主诉与临床表现	
患者通常主诉许多认知功能丧失	患者通常几乎不主诉认知功能丧失
患者强调无力	患者掩饰无力
患者即使完成简单的任务也几乎不用力	有些患者努力去做
患者通常显露强烈的痛苦感	患者经常表现为漠不关心
情感的改变经常是普遍的	感情不稳定和肤浅
行为经常与认知障碍严重性不一致	行为通常与认知障碍严重性一致
夜间功能障碍加重不常见	夜间功能障碍加重常见
典型地回答"不知道"	常回答"几乎未发现"
近期与远期事件的记忆丧失同等严重	近期事件记忆丧失要比远期事件严重

2. 谵妄（delirium） 可见认知功能受损，可类似痴呆，但谵妄通常起病较急骤，临床表现多变，常见错觉（delusions）和幻觉（hallucinations）等阳性精神症状，意识改变和自主神经障碍也较常见。谵妄与痴呆可有重叠，痴呆是谵妄的一种危险因素，痴呆患者可因用药、感染，甚至环境改变发生谵妄，如患者住院或进入监护单元时发生谵妄。谵妄与痴呆的鉴别见表 2-7-7。

表 2-7-7　谵妄与痴呆的鉴别

特征	谵妄	痴呆
起病及病程	急性或亚急性起病,病程波动	慢性或亚急性起病,病程持续
持续时间	较短	长期存在
意识水平	受损,呈波动性	直至晚期才受影响
认知功能	注意力下降,定向力障碍	记忆力障碍,晚期注意力和定向力受损
语言	含糊,构音障碍	构音障碍不常见
视幻觉	常见	不常见,除了特定类型的痴呆
震颤和肌阵挛	常见,包括扑翼样震颤、颤搐	不常见,除了特定类型的痴呆
精神症状	常见,如话多、好斗、骂人	不常见
脑电图	异常,如三相波	轻度改变,如轻度弥漫性慢波

3. 局灶性脑病变　特别是引起颅内压增高或脑积水的病变,如脑肿瘤或硬膜下血肿等可类似痴呆样表现。额叶病变可影响认知功能、行为和情感;左半球病变导致失语可使其他认知功能难以测试;左顶叶角回病变因命名、阅读、书写、结构能力和计算功能缺失,更不要把轻微言语困难误认为痴呆。

认知功能障碍或痴呆本身并不意味某种特定疾病,但将各种症状和神经体征联系起来就可能有特征可循,有助于诊断。代谢性、内分泌或中毒性疾病,如应用促肾上腺皮质激素(ACTH)或激素治疗的患者、甲状腺功能减退、艾迪生病、库欣综合征、高钙血症、肝性脑病、低血糖、尿毒症和慢性药物中毒等都可能合并认知功能障碍或神经精神症状,临床表现复杂多变给诊断带来困难。此外,阿托品活性药物可引起明显的痴呆或加重神经变性病痴呆;职业接触重金属或毒素的患者也可出现痴呆,以及违拗症、幻觉、错觉等狂躁-抑郁性精神病或精神分裂症表现;其中代谢性和中毒性综合征通常表现为明显的谵妄,要重于痴呆,呈较急性病程。大多数痴呆伴较多的精神和自主神经改变。突发的精神症状常为精神混乱状态或谵妄,由于是可逆性,与痴呆鉴别有重要意义(表 2-7-8)。

表 2-7-8　神经科疾病和内科疾病所致痴呆

1. 血管性疾病	亚急性硬化性全脑炎(SSPE)
多发性脑梗死、关键部位梗死、大梗死、出血性疾病	进行性多灶性白质脑病(PML)
Binswanger 病	克-雅病(Creutzfeldt-Jakob disease)
胆固醇栓子	获得性免疫缺陷综合征(即艾滋病)
胶原血管病	脑脓肿
动静脉畸形	自身免疫性脑炎
亚急性间脑性血管性脑病(subacute diencephalic angioencephalopathy)	**3. 肿瘤**
常染色体显性遗传病合并皮质下梗死和白质脑病(cerebral autosomal dominant arteriopathy with subcortical infarcts and leukoencephalopathy)	占位病变、颅内压增高或脑积水
	多发性转移
	脑膜癌
2. 感染性或非感染性炎症	化疗、放射效应
神经梅毒	**4. 正常压力脑积水**
慢性脑膜炎,诸如细菌性、真菌性、布鲁氏菌性、结核性,以及类肉瘤病	**5. 神经变性疾病**
寄生虫病如囊虫病	阿尔茨海默病
	Pick 病和额颞痴呆
病毒性脑炎,如单纯疱疹病毒性脑炎	帕金森病和路易体痴呆

神经元核内包涵体病	**8. 内分泌性疾病**
其他罕见的变性疾病	甲状腺功能低下
6. 代谢性疾病	甲状腺功能亢进
低钠血症	桥本脑病（Hashimoto encephalopathy）
低钙血症	库欣病
肾衰竭	甲状旁腺功能亢进
肝衰竭	长期低血糖
肺衰竭	狼疮脑病
Wernicke 脑病	**9. 中毒性疾病**
透析性痴呆	重金属、化学试剂
其他罕见的代谢性疾病,包括多糖原病和白质营养不良	慢性药物和环境性（包括 CO）
7. 营养性疾病	酒精中毒（alcoholism）
恶性贫血	马-比二氏（Marchiafava-Bignami）综合征
糙皮病	
硫胺素缺乏	

在临床上,识别可治疗的痴呆(treatable dementias)颇为重要,这应为诊断的第一目标,因这些临床表现类似痴呆的疾病用适当的治疗是可能逆转的,至少可以防止进一步进展。临床表现类似痴呆的可治性病因列于表2-7-9。

表2-7-9　临床表现类似痴呆的可治性病因

抑郁症
占位病变
肿瘤
硬膜下血肿
脓肿
谵妄
代谢性脑病
中毒性或药物诱发的脑病
各种可治性痴呆性疾病
维生素 B_{12} 缺乏
内分泌疾病
甲状腺功能减退
甲状腺功能亢进
库欣综合征
甲状旁腺功能亢进
感染
慢性脑膜炎
梅毒
脑囊虫
正常压力脑积水

【治疗】

痴呆是一种严重的临床状态,医生的首要责任是诊断是否为可治性痴呆,并制订适当的治疗措施。

1. 病因治疗　尽管只有少数患者属于可治性病因,但这部分患者经及时治疗可能出现转机。例如,血管性痴呆患者积极控制如高血压、糖尿病、高血脂、心脏病、动脉硬化、肥胖、高同型半胱氨酸血症等血管危险因素,甲状腺功能减退或维生素 B_{12} 缺乏患者对症治疗后可使认知功能改善;颅内感染患者应用适宜的抗生素治疗,正常压力脑积水患者分流术后,硬膜下血肿引流后均可改善,脑肿瘤患者如巨大脑膜瘤可从手术获益。抑郁症患者通过治疗抑郁经常可使认知功能障碍治愈;早期痴呆患者常有足够的洞察力而导致抑郁,应用抗抑郁药治疗可使认知功能有一定程度的改善。

2. 药物治疗　除了可以针对部分非变性病性痴呆的病因学治疗之外,神经变性性痴呆目前尚无病因治疗药物,但可以给予症状性治疗药物。首先,对于明确诊断为阿尔茨海默病患者可以选用胆碱酯酶抑制剂治疗(A级推荐)。应用某一胆碱酯酶抑制剂治疗无效或因不良反应不能耐受时,可根据患者病情及出现不良反应的程度,调换其他胆碱酯酶抑制剂或换作贴剂进行治疗,治疗过程中严密观察患者可能出现的不良反应(B级推荐)。胆碱酯酶抑制剂存在剂量效应关系,中重度阿尔茨海默病患者可选用高剂量的胆碱酯酶抑制剂作为治疗药物,但应遵循低剂量开始逐渐滴定的给药原则,并注意药物可能出现的不良反应(专家共识)。明确诊断的中重度阿尔茨海默病患者可以选用美金刚或美金刚与多奈哌齐、卡巴拉汀联合治疗,对出现明显精神行为症状的重度阿尔茨海默病患者,尤其推荐胆碱酯酶抑制剂与美金刚联合使用(A级推荐)。对于该患者的药物治疗,可以选用胆碱酯酶抑制剂,早期达到有效治疗剂量,必要时调整为高剂量的胆碱酯酶抑制剂并加用美金刚。对于患者出现的精神症状,可改善生活环境,加强和患者的交流,必要时再予以小剂量的非典型抗精神病药物。其次,目前尚无推荐的针对额颞叶变性的治疗药物,小规模临床研究提示美金刚可能对部分患者的行为症状和语言障碍有轻微疗效。再次,路易体痴呆的对症治疗包括了胆碱酯酶抑制剂、左旋多巴和控制夜间快速眼动睡眠行为障碍的药物,但由于路易体痴呆患者对抗精神病类药物比较敏感,此类药物应尽量避免使用。此外,其他神经变性病性痴呆也有推荐级别相对较低的对症治疗药物(中国痴呆与认知障碍指南写作组,2018)。神经营养剂、维生素、血管扩张剂和激素等都不能阻止疾病进展,也不能阻止脑组织萎缩,应用这些药物只是对患者和家属的一种心理支持。当患者躁动、夜不能眠或易激惹等阳性症状明显时,可给予苯二氮䓬类或抗精神病药物减轻症状。当情绪不稳或有偏执倾向时,应准确判断是否适用氟哌啶醇等药物;部分患者谨慎使用短效镇静药如劳拉西泮有效,且不会影响智力状态。

3. 社会支持 一旦确诊患者罹患不可治性痴呆或痴呆性脑病,应将病情和预后告知家属。由于患者过多地了解病情并无益处,只有当他对接受治疗表现为焦虑时,才有必要为其作病情解释。如患者的痴呆较轻且环境允许,应让患者在家里做力所能及的活动,照护患者也比较方便。如果患者仍在从事某项工作,应为其制订退休计划。疾病晚期患者智力低下,体力也明显虚弱,可设立家庭病房及社区服务。

对于患者家属提出的各种问题应给予耐心的回答,例如:

- 是否可以纠正患者错误或与之争执? 答:不可以。
- 可以把患者一个人留在家里吗? 我必须总是陪他吗? 答:看具体情况和痴呆的程度而定。
- 患者可以自主经济花销吗? 一般答:不行。
- 环境变化或旅游对患者有帮助吗? 一般答:没有帮助,因打乱常规生活会影响患者的行为和定向力。
- 患者可以开车吗? 答:不可以。
- 怎样应付患者夜间出现的恐惧现象和幻觉? 答:可以看医生和应用适当的药物。
- 何时需要家庭护士? 情况会恶化到什么程度? 家里人应在何时做什么心理准备? 答:多数情况是不确定的。

特异性痴呆疾病的治疗是非常有限的。大多数痴呆

以不同速度逐渐进展,最终患者完全依赖家庭成员或照护者的时刻陪护,包括简单的日常生活活动如穿衣、进食、服药、洗浴和整洁等。行为异常在晚期痴呆也变得常见,在疾病晚期用鼻饲管支持营养经常变成必需。阿尔茨海默病和额颞痴呆等的药物治疗参见第三篇第二十一章痴呆和认知障碍。

第三节 遗忘综合征

(罗本燕)

遗忘综合征(amnestic syndrome)有两个明显的临床特征:逆行性遗忘(retrograde amnesia)是再现或回忆病前储存信息的能力受损;以及顺行性遗忘(anterograde amnesia),是获得某些形式的新信息,学习或形成新记忆的能力受损。虽然两者的严重程度可以有所不同,但经常相伴出现。这与 Lewis Carroll 的记忆是以过去与将来两种途径工作的论点不谋而合。换言之,记忆与学习是不可分割的。遗忘综合征的第三个特点是伴随逆行性遗忘出现的,即对过去经历的定向受损,其他与记忆关系较小或无关的认知功能,如注意力、空间定向力、视觉及语言抽象能力等也可能轻度受损,患者常缺乏主动性、自发性和内省力。科萨科夫综合征(Korsakoff syndrome)虽然也表现遗忘,但有错构、虚构和定向力障碍等(见第三篇,第二十五章酒精中毒及相关神经精神障碍)。

遗忘综合征或记忆障碍可作为急性意识模糊状态或痴呆的一种表现,也可以是一种孤立的异常,本节讨论后一种情况。

【解剖学基础】

记忆功能最重要的解剖结构是颞叶海马区如齿状回、海马、海马旁回,以及丘脑背内侧核和旁中线核内侧部等,海马结构与丘脑背内侧核的完整性是正常记忆和学习功能的基本条件,这两区的较小病变可导致严重的记忆和学习功能受损,两者的解剖联系还不清楚。此外,广泛的新皮质病变也可导致记忆存储和学习障碍,功能缺失与病灶大小相关。特殊皮质区与特殊记忆和学习相关,如优势侧颞叶病变影响词汇记忆,不能形成明确的语义记忆;优势侧额叶后部负责记忆运动技巧和情感联想;顶下小叶病变影响书面语识别和再学习;优势侧顶叶与回忆几何图形和数字有关;非优势侧顶叶与视空间记忆有关等。遗忘症患者具备短期记忆能力,但不能将短期记忆进行巩固并进一步转变为较永久的记忆。向后追溯不超过1~2年的逆行性遗忘可能与遗忘症患者巩固障碍有关,患者不能将信息进行巩固进而储存为永久型记忆;

而更久远的逆行性遗忘很可能提示现存记忆检索功能障碍。

1. 丘脑性遗忘症(thalamic amnesia) 是以顺行性语言功能缺失及逆行性遗忘为特征。丘脑前部或内侧核区病变可导致近记忆(recent memory)障碍,多为双侧病变,也可为任何一侧丘脑病变。丘脑背内侧核及邻近区域病变临床常见梗死、肿瘤及贯通伤等,双侧丘脑前部梗死可导致永久性遗忘症,推测为海马-丘脑通路及颞叶内侧-丘脑通路联合损伤。科萨科夫遗忘症(Korsakoff amnesia)与丘脑前核神经元丢失有关。虚构症(confabulation)常见于丘脑性遗忘症,也可因眶额及前额叶内侧结构受损所致。

2. 下丘脑性遗忘症(hypothalamic amnesia) 下丘脑背侧病变可能伴遗忘症,下丘脑腹内侧病变导致双侧乳头丘脑束受损是记忆丧失的关键。

3. 皮质遗忘综合征(cortical amnestic syndrome) 特征是:①记忆表现为多模式受损,包括信息及感觉模式。②专注力、视空间功能、语言、复杂认识能力及一般智能相对保留。③即刻记忆多因处理特殊信息的局灶性皮质病变所致,如优势侧外侧裂皮质病灶损伤语言的即刻记忆,双侧舌回病变损伤面孔的即刻记忆(面容失认症),躯体感觉区病变损伤即刻的触觉记忆。④新信息编码及情景记忆受损,出现顺行性遗忘。⑤大的双侧病变出现逆行性遗忘,记忆丧失的长短取决于颞叶内侧损伤程度,常由于手术切除、疱疹脑炎、副肿瘤性脑炎、大脑后动脉分布区缺血及癫痫所致。

人类额叶皮质参与工作记忆,工作记忆(working memory)包括两种成分:短期存储(约数秒钟)及对存储内容的执行控制。不同种类的信息可以激活不同的脑区,如语言信息存储激活 Broca 区及左半球辅助区和运动前区,空间信息激活右半球运动前区皮质,情绪刺激如恐惧激活杏仁核,视觉记忆依赖于鼻周皮质(perirhinal cortex),空间记忆依赖于右侧海马旁回皮质。

【记忆的神经心理学】

记忆是一种极其复杂的功能,包含编码、存储和提取等阶段。记忆障碍患者脑部尸检及影像学研究提示,海马及相关结构如丘脑背内侧核在记忆功能处理中很重要。这些区域的双侧病变可导致短期记忆(short-term memory)障碍,临床上表现为不能形成新的记忆;短期记忆相当于工作记忆,例如听到一个电话号码记住它并到另一房间去拨号。长期记忆(long-term memory)涉及对以往习得的信息的提取,被广泛储存于大脑皮质已形成的良好记忆可能相对保留。

某些遗忘综合征患者可能试图用虚构来填补记忆空缺,可能采取精心想象或时间错位的真实记忆。然而,长期存在的和极为根深蒂固的记忆如自己的姓名,在器质性记忆障碍时几乎总不受影响;与此相反,在分离性(精神性)遗忘症患者,个人记忆可突出地或单独受损。因此,记忆的创造性虚构是一种临床警示,在 Korsakoff 综合征患者中常见。虚构症可分为短暂虚构症和幻想虚构症。酗酒性 Korsakoff 综合征患者在疾病初期常见幻想虚构症,可能与意识模糊状态有关。

目前对记忆的细胞学基础还了解甚少,但反复的神经元放电可以产生持续的突触前和突触后变化,促进海马突触的神经递质释放(长时程增强)。这些变化似乎涉及谷氨酸盐的释放,可刺激钙进入突触后神经元,产生的逆行性信号可作用于突触前神经末梢,以利于下一次放电和增加神经递质释放。

记忆功能受损通常遵循一定的神经心理学规律,记忆障碍首先影响近事记忆或顺行性遗忘,逆行性遗忘的程度及持续时间与潜在的神经系统疾病程度成比例,早期记忆或远期记忆一般保存完整,已融入习惯性反应,但随着年龄的增长,早期记忆也会逐渐的消退。在短暂性遗忘症如脑震荡,记忆是按倒序恢复的,开始恢复最遥远的记忆,最后是最近的记忆。

【临床分类】

遗忘综合征及遗忘状态可以是多种神经系统疾病的共同表现之一,临床上可依据起病形式、临床经过、伴随的神经体征及辅助检查等加以分类和鉴别(表2-7-10)。

表2-7-10 依据起病形式及临床经过的遗忘综合征及遗忘状态的临床分类

Ⅰ. 突然起病的急性遗忘综合征,常逐渐恢复但不完全
1. 动脉粥样硬化性血栓形成或栓塞大脑后动脉或其颞下分支引起双侧或优势侧的海马梗死
2. 双侧或左侧(优势侧)丘脑前内侧核梗死
3. 大脑前动脉-前交通动脉闭塞引起前脑基底部梗死
4. 蛛网膜下腔出血(常为前交通动脉瘤破裂)
5. 脑创伤累及间脑、颞叶中下部或额叶眶回
6. 心脏停搏、一氧化碳中毒及其他低氧状态导致海马受损
7. 癫痫持续状态后
8. 急性意识模糊状态(震颤性谵妄)后

Ⅱ. 突然起病、持续时间短的遗忘症
1. 颞叶癫痫
2. 脑震荡后状态
3. 短暂性全面遗忘症
4. 癔症

Ⅲ. 亚急性起病的遗忘综合征,有不同程度恢复但多遗留持久的后遗症

    1. Wernicke-Korsakoff 综合征

    2. 单纯疱疹病毒性脑炎

    3. 结核性脑膜炎或其他慢性脑膜炎,多以脑底部渗出性肉芽肿为特征

Ⅳ. 缓慢进展的慢性遗忘状态

    1. 肿瘤累及第三脑室底和壁及边缘叶皮质结构

    2. 阿尔茨海默病早期及其他变性病,伴颞叶不成比例的受累

    3. 副肿瘤性边缘叶脑炎

【常见的遗忘综合征及临床表现】

临床上遗忘综合征可分为急性遗忘症及慢性遗忘症两类。

1. 遗忘综合征的常见病因(表 2-7-11)

表 2-7-11　遗忘综合征的病因

急性遗忘症
急性意识模糊状态时伴发
脑外伤
缺氧或缺血
双侧大脑后动脉区梗死
短暂性全面遗忘症
酒精性一过性意识丧失
Wernicke 脑病
分离性(精神性)遗忘症
慢性遗忘症
伴发于痴呆
酒精性 Korsakoff 遗忘综合征
脑炎后遗忘症
脑肿瘤
副肿瘤性边缘叶脑炎

2. 临床常见的急性遗忘症

(1) 外伤后遗忘症:脑外伤导致意识丧失必定伴遗忘症,患者在外伤后出现意识模糊状态,其举止表面上正常,但不能形成新的记忆即顺行性遗忘。患者也可出现逆行性遗忘,记忆障碍覆盖外伤前的不同时期;也可表现为短暂性全面遗忘症。如意识完全恢复,患者形成新记忆的能力也可恢复,但在意识模糊期间发生的事件倾向于永久性丧失。记忆岛(islands of memory)却是例外,是指外伤与意识不清之间的清醒间期,或外伤后波动性意识模糊状态轻度病程期。随着最久远的记忆最先恢复,逆行性遗忘期开始缩短。外伤的严重程度势必与意识模糊期及永久性逆行性遗忘程度有关。

(2) 缺氧或缺血:在脑缺氧或缺血情况下,如心脏骤停或 CO 中毒,由于海马 Sommer 段锥体束神经元易受损性从而导致遗忘症。易发生在昏迷持续至少 12 小时的患者,形成新记忆的能力严重受损,远期记忆相对保存,可有典型的孤立性短期记忆障碍。心脏骤停后遗忘症可以是神经功能障碍的唯一表现,或与脑分水岭综合征并存,如双上肢轻瘫、皮质盲或视觉失认等,常可在数日内恢复,但遗留功能缺损。

(3) 双侧大脑后动脉闭塞:导致颞叶内侧面、丘脑、内囊后肢和枕叶皮质梗死,产生短暂的或持续性遗忘综合征,椎-基底动脉闭塞是常见的原因。遗忘症常伴单侧或双侧偏盲,或伴视觉失认、失读而无失写、命名不能、感觉障碍或中脑异常体征如光反射受损。近记忆易选择性受损,远记忆和编码功能相对保留。

(4) 短暂性全面遗忘症(transient global amnesia, TGA):由 Fisher 和 Adams 最早命名,中老年常见,表现为发作性,每次出现数小时的遗忘或思维混乱。主要是对近期或当时事件遗忘,发作时有自知力,无意识障碍,运动、感觉及反射正常。患者不断询问当时的处境,如我们怎么来这儿的? 我在这干什么? 发作终止后患者智力无异常,但对发作当时与发作前一段短暂时间的记忆丧失,可遗留轻度头痛。TGA 是后循环缺血事件的典型表现,但很少进展为脑卒中,多数患者预后良好,不足 10% 可有复发。MRI 可显示丘脑或颞叶病变,弥散加权(DWI)发现,在 TGA 发作期颞叶可有异常信号。

(5) 酒精性一过性记忆丧失:酗酒者或非酗酒者短期内摄入大量酒精可导致一过性记忆丧失,呈自限性,无须特殊治疗,但并非急性意识模糊或 Wernicke-Korsakoff 综合征引起的短暂性遗忘发作。

(6) Wernicke 脑病:是硫胺素缺乏所致,可产生急性意识模糊状态、共济失调和眼肌麻痹。Wernicke 脑病患者通常表现为意识模糊而非孤立的遗忘症,遗忘症是其主要的认知障碍表现。

(7) 分离性(精神性)遗忘症:应确认先前的精神病史。分离性遗忘症是以孤立的或不成比例的记忆丧失为特点,通常发生在对一次创伤经历的即刻或这一时期的某些事件的遗忘。某些患者甚至不能记住自己的名字,这在器质性遗忘症是极罕见的。此外,近记忆比远记忆受累较轻,而器质性疾病近事遗忘严重。

3. 临床常见的慢性遗忘症

（1）酒精性 Korsakoff 遗忘综合征：发生在慢性酒精中毒及其他营养不良状态，记忆障碍可能与双侧丘脑背内侧核变性有关。约 3/4 的患者从 Wernicke 脑病恢复后出现不同程度的遗忘综合征，常伴多发性神经病及其他后遗症如眼震或步态共济失调等。患者不能形成新记忆，导致显著的短期记忆障碍，长期记忆受累较轻。患者常表现为冷漠和缺乏对疾病的内省力，虚构症常见。

（2）脑炎后遗忘症：急性病毒性脑炎，特别是单纯疱疹病毒性脑炎常可遗留永久的遗忘。与慢性酒精中毒相似，近记忆受损严重，不能形成新的记忆。也可出现虚构症，在急性脑炎期经常有全面性遗忘症。患者还可表现为边缘系统病变症状，如淡漠、情绪无变化、不适当诙谐、饮食过多、阳痿、重复刻板动作、行动缺乏目的性等，以及癫痫发作。

（3）脑肿瘤：是遗忘症的罕见病因，见于第三脑室肿瘤或从外侧压迫三脑室底或壁的肿瘤。深部中线肿瘤患者可表现为明显的昏睡、头痛、内分泌紊乱、视野缺损或视乳头水肿等，MRI 有助于诊断。

（4）副肿瘤性边缘叶脑炎：中枢神经系统灰质区炎症及变性疾病有时是肿瘤的远隔效应，病变主要累及边缘结构时可表现为遗忘综合征。小细胞肺癌常伴副肿瘤性边缘叶脑炎，海马、扣带回、梨状区、额叶下部、岛叶及杏仁核灰质特征性受累。表现为明显的近记忆障碍，不能学习新知识，而远记忆受累较轻；也可出现虚构症。有些患者早期可出现焦虑、抑郁、幻觉等精神症状，以及癫痫发作，MRI 可见颞叶内侧异常信号。边缘系统以外的灰质区受累包括小脑、锥体束、延髓及周围神经损害。由于常可检出抗神经元自身抗体，被认为是一种自身免疫源性疾病，如抗-Hu 抗体常见于小细胞肺癌，抗-Ta 抗体常见于睾丸癌，这两组患者预后较差。

参考文献

第八章　精力、情绪和情感反应

Energy, Emotion and Emotional Response

（汪凯）

第一节　疲劳、虚弱和精疲力竭

人群调查显示,约 25% 的人在不同时期曾经历过持续性疲劳。尽管是一种主观不适感,但客观上在同等条件下会丧失原本正常的工作或活动能力。在初级医疗机构的就诊者和门诊患者中常有这一主诉,这些症状多具有主观性和抽象性,临床表现和发病机制比较复杂,可能由于罹患内科或神经科常见疾病的反应,或者是某些疾病本身的特征,也可能是精神功能障碍微妙的早期表现,尚未进展为临床易诊断的精神疾病,多因社会环境改变所致,以及因个体的心理素质易感性引起的临床症状。

一、疲劳和虚弱

疲劳(fatigue)和虚弱(asthenia)是临床的常见症状,亦称为倦怠(lassitude),通常是指由于身心操劳所致的萎靡或筋疲力尽的感觉,描述躯体和精神苦恼的意识状态,对工作漠不关心,无精打采,表现为对事物没兴趣,不愿意活动,它是长期工作、精神压力过大、过度刺激,或某些疾病及睡眠缺乏的结果,显著影响人们日常生活、学习和工作能力。

疲劳的生理和心理基础、临床意义,以及它的原因、前驱症状、伴随症状和治疗等是各科医生都应熟悉的常识。

【疲劳的临床含义和原因】

1. 疲劳和倦怠含义　疲劳、倦怠的患者经常用一些特征性的词语来描述他们的症状,例如"累得要命""总是感觉累""没有精神""筋疲力尽""不愿意动弹""真是干够了""喘不上气来""没劲头"等。他们懒于从事活动,爱袖手旁观或消磨时光,即使活动也不能持久。这种情况可能由于剧烈的躯体活动导致肌肉疲劳,或因休息不足、长期身心紧张引起心身疲惫,患者易嗜睡,这些可视为正常生理反应,但若没有这类前期事件出现的类似症状,应高度怀疑发生疾病的可能性。

2. 疲劳的原因　从生理和生化改变角度,肌肉活动的能量来源是三磷酸腺苷(ATP),连续或强烈运动时 ATP 耗竭,需依靠肌糖原无氧酵解来补充,糖原耗尽后能量来自脂肪酸。故持续性肌肉活动时乳酸等无氧酵解代谢产物逐渐堆积,使肌肉收缩能力减弱,肌力恢复速度减慢。此时人们感觉到肌肉群酸胀、疼痛明显,易引起疲劳乏力。这在遗传性代谢性肌病患者尤为显著。即使正常人肌肉在极度用力、活动超出能量供应情况下也会导致肌纤维坏死,以及血清磷酸肌酸激酶(creatine kinase, CK)和醛缩酶(aldolase)水平升高。

中毒,以及矿物质及维生素缺乏可引起机体的乏力,无精打采。例如,抗组胺和治疗高血压及心脏病的药物均会引起瞌睡等,可能直接导致疲劳感的产生,降低工作效率。除了生物学的改变外,疲劳与个体的性格、气质也有关,不同的人在面对不同的工作环境时,所表现的动机不同,主观感受也不一样。过于重视细节、要求完美的人往往容易感到心身疲惫、无力,这类人可具有情绪障碍、回避性应对方式,容易陷入个人和社会困境,但主诉疲劳时,体检和实验室检查却未发现客观指标的改变。

【常引起疲劳的疾病】

1. 倦怠和疲劳作为精神疾病症状,由于难以解释的慢性疲劳和倦怠来求医的大部分患者常被发现患有某种类型的精神疾病,这种状况通常被称为神经衰弱(neurasthenia)。与神经系统器质性疾病不同,神经衰弱是一种功能性疾病。目前认为,神经衰弱是由于长期存在的精神因素引起脑功能活动过度紧张,从而产生了精神活动能力的减弱。常见的症状包括神经质、易激惹、焦虑、抑郁、失眠、头痛、头晕、注意力不集中、性欲减退和食欲下降等。在不同职业的人群中,脑力劳动者患病率最高。半数以上患者反映,要求注意力高度集中的脑力工作,更容易引起过度紧张和疲劳。Wessely 和 Powell 研究发现,由于不能解释的慢性疲劳到神经疾病中心求诊的患者中,72% 被证明患有精神障碍,抑郁症最为常见。

另一种症状性疲劳见于生理上的体质虚弱,此类人群生活能力差,抵御疾病的能力低,比他人更易生病,属于亚健康状态。这类症状的某些表现是共同的,如指令最大肌力测验(test of peak muscle power on command)时患者用全力并不存在肌无力,肌肉容积保持正常,腱反射活跃。晨起疲劳加重,患者愿取卧位休息,但不易入睡,轻微活动又使疲劳加重,症状常常与生活事件相关,如悲痛反应、家庭变故、外伤、手术或某种疾病等。疲劳感可妨碍精神和体力活动,患者易有担心、精神不振及许多不适感,难以聚精会神地读书、谈话和解决问题等。患者多有睡眠障碍和早醒倾向,早晨精神和精力最差,一天之内状态逐渐转佳,到傍晚时可能感觉相当正常,但有时要确定疲劳是疾病的原发表现还是继发于兴趣缺乏可能很困难。

2. 内科疾病导致的倦怠和疲劳

(1) 最初应用药物及其他治疗时常引起疲劳,包括降压药尤其其 β 肾上腺素受体阻滞剂,以及抗癫痫药、抗痉挛药、抗焦虑药和化疗药,以及放疗等,许多抗精神病药如三环类抗抑郁药可引起疲劳,但逐渐增加剂量可以避免疲劳的发生。应用 β-干扰素治疗多发性硬化(MS)或用 α-干扰素治疗其他疾病可引起不同程度的疲劳,血浆交换治疗免疫性周围神经病和重症肌无力也可出现短暂性疲劳,不应将这种情况视为原发病的加重。成瘾性物质如冰毒和大麻等长期使用可出现被动、内驱力下降、目标导向活动减少、疲劳和冷淡,有的患者可能遗留认知功能缺陷或精神病性症状。外科医生和护士可由于暴露于麻醉剂和通风不良的手术室而感觉疲劳,厨房灶具失修或管道泄漏一氧化碳或天然气也可引起疲劳和头痛。睡眠呼吸暂停综合征是疲劳及日间嗜睡的常见原因之一。

(2)急性或慢性感染是疲劳的重要原因,流感病毒除致明显的呼吸道症状外,还有头痛、肌肉酸痛和疲劳等症状。细菌、病毒和结核分枝杆菌感染的脑膜炎也可引起患者的乏力不适和困倦,重者可表现为意识错乱、昏睡和情感淡漠。病毒性肝炎常见的症状如疲劳、快感缺失、躯体疼痛和食欲下降等,临床诊断中可能会误诊为抑郁症,与严重肝炎相比较,疲惫感更容易出现在慢性肝炎相关的抑郁症及其他心理障碍中(Gallegos-Orozco et al,2003);运用干扰素治疗肝炎也可能引起情绪改变和疲劳等不良反应。朊病毒疾病是朊病毒导致大脑的海绵状变性,在多数变异的病例中,在神经症状之前数月可出现疲劳、抑郁、易激惹、焦虑和情感淡漠等精神症状(Tyler,2003)。传染性单核细胞增多症(Epstein-Barr 病毒感染)的前驱症状以头痛、疲劳和皮疹为特征,一般疲劳感持续数月,可伴有抑郁、全身不适和低热等非特异性症状,临床表现类似于慢性疲劳综合征。其他的慢性感染如结核、布鲁氏菌病、亚急性细菌性心内膜炎和 Lyme 病等起病时疲劳症状可能不明显,当疲劳作为新症状出现并与其他症状如情绪改变、紧张、焦虑等不成比例时,应高度怀疑可能患以上疾病;系统性红斑狼疮、干燥综合征或风湿性多发性肌痛患者常主诉极度疲劳,疲劳可作为多发性肌痛的首发症状。

(3)各种代谢及内分泌疾病可引起严重疲劳和倦怠感,有时为真性肌无力。疲劳可以是艾迪生病(Addison disease)和西蒙兹病(Simmond disease)的主要临床表现;低钾血症可导致肌无力和疲劳,严重时引起瘫痪;甲状腺功能减退症患者伴或不伴明显黏液性水肿常主诉疲倦无力、肌肉酸痛和关节疼痛;其他伴有疲劳症状的疾病有醛固酮缺乏症、甲状腺功能亢进症、未有效控制的糖尿病、甲状旁腺功能亢进症、性腺功能减退症和肾上腺功能不全等。

(4)心输出量及肺活量降低是轻度活动引发气喘和疲劳的重要原因,大多数心肌梗死患者数周或数月诉及严重疲劳,常伴焦虑和抑郁;慢性阻塞性肺疾病动脉血氧分压常进行性、不可逆性降低,轻度低氧可伴随易激惹、精神迟缓、疲劳、记忆等认知损害,重度可致意识定向的改变、肌肉抽搐和癫痫样发作。严重贫血及尿毒症患者因组织供氧不足,也常见疲劳症状。

(5)恶性肿瘤患者如淋巴瘤、白血病、转移瘤等可出现极度疲乏;化疗之后的一段时间内,患者疲劳感可能加重。部分乳腺癌患者的抗雌激素治疗,也可引起极度疲劳。癌症及其治疗伴发的抑郁和睡眠障碍也是引起疲乏的重要因素。

(6)妊娠晚期可出现明显疲劳感,可能与过度负重、贫血有关,若伴超重及高血压须考虑产前子痫的可能。围绝经期和绝经期,卵泡逐渐萎缩,卵巢分泌的雌二醇和抑制素减少,雌激素水平降低,部分女性出现疲乏、头痛、失眠、关节痛和麻木等症状。

(7)任何类型严重营养缺乏都可引起疲劳,并可为疾病早期主要症状,患者常有体重减轻、饮酒史及饮食不足等病史。

3. 肌病性疲劳(myopathic fatigue) 疲劳和耐力下降(轻度用力即引起疲劳)是肌病的突出表现,且可为首发症状。重症肌无力(MG)受累的骨骼肌常为病态疲劳,肌肉连续收缩后出现严重无力甚至瘫痪,休息后症状可减轻,肌无力于下午或傍晚劳累后加重,晨起或休息后减轻。以肌无力、不能持续用力和极度疲劳为显著表现的肌病包括肌萎缩症、先天性肌病、神经肌肉传递障碍[如兰伯特-伊顿(Lambert-Eaton)综合征]、某些糖原贮积病和线粒体肌病等,一般这类疾病达到疲劳的运动负荷量下降,行走短距离即产生疲劳感,休息后可缓解。在一种特殊类型糖原贮积病 McArdle 磷酸化酶缺乏症,疲劳和肌无力可伴疼痛,有时伴痛性阵挛和挛缩,休息后最初收缩时肌力接近正常,但收缩 20～30 次后出现肌肉深部疼痛、压痛和收缩肌缩短。酸性麦芽糖酶的缺乏可引起呼吸肌无力,导致呼吸困难,继而二氧化碳蓄积,刺激呼吸中枢,呼吸方式发生改变。

4. 神经疾病导致的疲劳

(1)神经-肌肉接头和肌肉疾病,由于突触前后膜及乙酰胆碱酯酶活性改变如有机磷中毒、癌性类重症肌无力综合征和重症肌无力等,导致乙酰胆碱(ACh)合成、释放和结合障碍;肌细胞结构的病变如炎症性疾病、各种肌营养不良症、肌细胞膜电位异常如周期性瘫痪等疾病均能导致机体的疲劳和肌无力。此外,未受累肌肉被迫过度运动所致疲劳,是肌萎缩侧索硬化、脊髓灰质炎综合征的显著特点,也见于吉兰-巴雷综合征、慢性多发性神经病恢复期患者。

(2)许多神经疾病,诸如帕金森病、双侧手足徐动症、亨廷顿病和偏身投掷症等由于肌肉不间断活动可引起疲劳,此类疾病常存在运动功能障碍和认知损害,神经心理学检查对确定是否真实存在认知缺陷有帮助。多发性硬化(MS)最常见的症状之一是疲劳。Fisk(1994)报道约80%的 MS 患者会出现疲劳感,这种致残性的负面感受,影响患者的动机、躯体力量和活动。金刚烷胺100mg,2次/d,可能有助于改善这种症状(Krupp et al,1995)。需要区分疲劳是因抑郁症、药物不良作用引发还是继发于姿势异常的单纯躯体能量耗竭。脑卒中患者因失去上神经元支配和运动结构改变,也会表现为肌无力或疲劳乏力,一般通过实验室检查、影像学及电生理检查可以诊断。

5. 慢性疲劳综合征(chronic fatigue syndrome,CFS)可因慢性伯基特淋巴瘤病毒(EBV)、慢性类单核白细胞增多症、神经虚弱和肌痛性脑脊髓炎等所致,核心症状是静息时疲劳以及轻微体力和脑力劳动后持续性疲乏,并伴其他症状,诸如肌肉疼痛、注意力不集中、食欲减退,以及焦虑烦躁、情绪不稳、失眠等,CFS患者通常对活动十分顾忌,常伴有挫败感、抑郁以及躯体不适。

在一项对美国堪萨斯州威奇托的90 000名居民进行调查的研究中,发现其中6%的居民存在超过一个月的疲劳感,但10万人中只有235人有CFS(Reyes et al,2003)。对于慢性疲劳综合征的病因可能有以下因素:①生物学因素,已经涉及的多种生物学病因包括慢性感染、免疫功能紊乱、肌病、神经内分泌功能紊乱,以及不明原因的神经系统疾病,轻度低血压也是慢性疲劳的原因之一;②心理和行为因素,患者担忧症状产生的原因及结果、回避使自己处境更糟的身心和社会活动,并可伴有抑郁或焦虑;③社会因素,包括工作中负性应激,对某种躯体病因的信念,以及社会对精神疾病的世俗眼光,也可能是相同症状的患者群体和全科医师所提供的信息(Wessely et al,1999)。

根据美国疾病预防与控制中心的标准,判断自己是否患CFS,须符合以下两项标准:①排除其他疾病的情况下疲劳持续6个月或者以上;②至少具备以下症状中的四项:短期记忆力减退或者注意力不集中,咽痛,淋巴结痛,肌肉酸痛,不伴有红肿的关节疼痛,新发头痛,睡眠后精力不能恢复,体力或脑力劳动后连续24小时身体不适。

6. 纤维肌痛综合征(fibromyalgia syndrome,FMS)纤维肌痛的核心特征是慢性广泛性疼痛和肌肉骨骼触痛(肌肉、韧带和肌腱)。典型的疼痛发生在躯体的全部四个象限和中轴骨骼,但也可以是局域性。FMS患者在女性中更常见,女性与男性比例约为8:1。疲劳、睡眠紊乱和主观认知损害(如记忆和注意力减退)是常见的相关症状。尽管FMS患者主诉有疼痛,但是对其躯体和心理操作能力进行客观评估并未发现相关证据。抑郁障碍和焦虑障碍在FMS患者中较常见,有些研究提示焦虑和疼痛相关,而抑郁与疲劳相关(Kurtze et al,2001),这类症状综合征之间的关系密切而复杂,也可被认为是一种躯体疾病的精神科共病或对同一疾病的不同看法。

【治疗】

首先排除任何导致慢性疲劳的器质性疾病或精神病,应注意仔细询问患者的抑郁症状。予以疾病教育,纠正患者对病因和治疗的错误观念。Chamber(2006)和Bagnall(2007)总结治疗慢性疲劳的疗效时,认为运用认知行为疗法可以纠正患者对疾病性质过分的担忧,鼓励患者逐渐增加活动量,以积极的方式解决个人或来自社会的困难;对已明确抑郁障碍诊断的患者,应给予常规剂量的药物,有助于减轻焦虑、改善睡眠以及缓解疼痛,其他的治疗方法包括催眠术、旅游放松,调整不合理的学习、工作方式也是改善紧张状态、缓解精神压力的好方法。有报道应用盐皮质激素、雌二醇贴片及其他医学及非医学方法已成功治疗这类患者。

二、精疲力竭

精疲力竭(burnout)是一种常见的,而且是严重的公共卫生问题,在1974年被首次提及,是美国的临床心理学家Freudenberger提出的概念。一般认为此综合征的关键病因可能是职业性的情绪负担过重;称为职业能量耗竭或职业倦怠(job burnout)。早年多见于看护者(如受雇的社会服务者、护士、医务工作者),其躯体症状为耗竭、疲劳、头痛及睡眠障碍,还可能有非特异性疼痛、注意力降低、无意义的感觉(feeling of meaning lessness)、心身憔悴、冷漠或辞去工作等。在教师中也常见到,表现为对学生的态度及反应不当,丧失理智,要更换或离开教师岗位。近年来,随着研究的深入,这种现象不只限于少数特定的行业,而是普遍存在于职业界。

【病因和发病机制】

其发病机制至今尚不明白。有人提出上述症状可能与下丘脑-垂体-肾上腺(HPA)轴功能失调有关。Pruessner等(1999)以教师为被试者,研究了其清晨觉醒时的心身憔悴状态,觉察到应激和皮质醇反应,结果表明心身憔悴时HPA轴功能失调,进一步研究表明,慢性应激与心身憔悴的条件对HPA轴是分别产生影响的,但两者可以叠加。心理社会因素包括人格因素、超负荷工作、角色冲突与角色模糊、社会支持等。心身憔悴还与某些应激状态有关。虽然它不列为经典的应激障碍,但常有急性或持久的应激前驱症状或伴随症状,也有将其列为职业性应激。有认为过度的环境需求可以视为发生不恰当情绪反应的应激源,从而导致心身憔悴的产生。

【临床表现】

Maslach(2001)将心身憔悴定义为:个体在工作中持久的人际应激源引起的,由耗竭、人格解体、成就感降低三者组成的心理综合征。①耗竭(exhaustion)是指情绪及生理资源的耗尽,是心身憔悴的核心和基本维度;②人格解体(de-personalization)是指个体对职业工作各环节产生消极、不灵活和过度分离的反应,代表人际关系维度;③成就感降低(reduced accomplishment)是个体感到工作效率不高,没有能力完成任务,是自我评价维度。

生理上表现为疲劳、肌肉疼痛、头痛、胃肠道功能紊乱、睡眠障碍等躯体不适。心理社会方面表现为抑郁、焦虑、易激惹、无助、无望、愤怒、挫败感、自尊心降低、社会活动减少、家庭关系及职业性人际关系紧张、工作效率降低、业绩下降、频繁更换工作和物质依赖增加。McManus等(2002)对英国医生的职业应激与心身憔悴的报告中指出,应激引起的心身憔悴可导致精神障碍;而耗竭又可增加这种风险,也可导致人格解体。还有研究表明在高度应激情境下,会出现酗酒、吸烟、自残、自杀等不良行为。

医护人员职业倦怠:医护人员是职业倦怠的易发群体。据文献报道,美国的医生职业倦怠已经相当普遍,发生率接近甚至超过50%,对个人、组织和社会均产生了负面的影响。医护人员经常夜以继日地工作,生活缺乏规律,机体生物钟受到很大干扰,神经内分泌功能紊乱,免疫力低下、失眠、胃肠道疾病日益增多。长期的生理性疲劳可继发心理性疲劳,形成对本职工作消极的、厌倦的情绪。对患者可表现为缺乏责任感和同情心,常常出现差错或医疗事故。

教师职业倦怠:近年来,国际上有关职业倦怠的研究已延伸至教学领域。处于职业倦怠状态的教师常常表现出疲劳感,性急易怒,容忍度低,并且在情绪上缺乏热情与活力,有一种衰竭、无助感,并对生活冷漠、悲观。减少接触或拒绝接纳学生;将学生视为没有感情的事物;用带有蔑视色彩的称谓称呼他们;用标签式语言来描述个体学生。不仅如此,同时也常常持有多疑妄想的态度。教师们开始感觉到他们的工作中不再有什么值得去做,很多教师产生较强的自卑感。

【测量方法】

心身憔悴调查表(maslach burnout inventory,MBI)是目前国际上运用最普遍的测量各职业人群职业倦怠的工具。调查表包括22个项目,组成三个因子,各自计分,用以衡量心身憔悴的程度。

三个因子分别为:①耗竭:指精神及躯体能量的消耗殆尽,是此征的基本维度。②人格解体:属人际关系维度,表现为对工作各方面的消极、刻板或过度分离地反应。③成就感降低:属自我评价维度,自感无能、工作效率低、缺乏成就感。如果①、②因子为高分,③因子为低分表明高度耗竭。

【治疗】

减少职业应激源,组织上关心员工的心身健康,注意劳逸结合。加强健康教育,提供必要的物质条件及组织措施,从认知、技能、社会支持等方面提高员工水平。个体化综合心理治疗。

第二节 焦虑、抑郁反应和躯体化形式障碍

一、焦虑反应

焦虑反应(anxiety reactions)是对危险的正常反应,但焦虑的严重程度与威胁不相称或持续时间过长时则为异常,以紧张不安、易激惹和忧虑等主观感觉为特征,常与躯体和自主神经功能的改变,以及心理成分紧密地结合在一起。

【病因和发病机制】

1. 遗传因素 已有研究表明焦虑障碍的发生有一定的遗传易感性,不过值得注意的是所遗传的并不是焦虑障碍,遗传的是焦虑特质。

2. 生化因素 去甲肾上腺素假说:焦虑状态时,脑脊液中去甲肾上腺素的代谢产物含量有所增加;儿茶酚胺类肾上腺素和去甲肾上腺素的含量增高能诱发焦虑,并能导致有惊恐发作史的患者惊恐发作;故受体拮抗剂如育亨宾能使去甲肾上腺素增加产生焦虑,而受体激动剂可乐定则可治疗焦虑。

5-羟色胺学假说:许多主要影响中枢5-羟色胺的药物对焦虑症状有效,故考虑5-羟色胺可能参与了焦虑的发生,但确切机制目前尚不清楚。此外,有关多巴胺、氨基丁酸、苯二氮䓬受体等与焦虑的关系的研究众多,不过尚难有一致的结论。且有研究发现,广泛性焦虑症患者的血浆肾上腺素、促肾上腺皮质激素及白细胞介素均高于正常对照组,而皮质醇却低于对照组。待焦虑症状缓解后,上述各项理指标均恢复至正常。

3. 心理因素 行为主义理论认为,焦虑是对外界环境刺激产生的恐惧所形成的一种条件反射。心理动力学理论认为,焦虑的根源是童年或少年时期被压抑在潜意识中的、内在的心理冲突在成年后被激活释放的表现。

【临床表现】

焦虑患者常以失眠、疼痛、头昏、头晕、乏力、出汗等全身症状为主,伴有心悸、胸闷、呼吸困难、喉部鼻腔堵塞感、恶心、呕吐、腹痛、腹泻、尿频、尿急等自主神经功能失调症状,此外还伴有情感症状和心理行为等症状。焦虑的情感症状表现为与处境不相符的紧张不安、过分担心、心烦、害怕或恐惧、易怒等;焦虑的心理行为症状常见坐

立不安、搓手顿足、颤抖、身体发紧僵硬、深长呼吸、经常叹气、反复询问、言语急促、过度要求医师给予安慰或保证、警觉性和敏感性增高、注意力难集中等。

急性焦虑:即惊恐发作,这是一种突如其来的惊恐体验,表现为严重的窒息感、濒死感和精神失控感。患者宛如濒临末日,或奔走、惊叫,惊恐万状,四处呼救,惊恐发作时伴有严重的自主神经功能失调,主要有三个方面:①心血管系统症状:胸痛、心动过速、心跳不规则;②呼吸系统症状:胸闷、呼吸困难;③神经系统症状:头痛、头昏、眩晕、晕厥和感觉异常。也可有出汗、腹痛、全身发抖或全身瘫软等症状。惊恐发作通常起病急速,终止也迅速,一般持续数十分钟便自行缓解。发作过后患者仍心有余悸,不过焦虑的情绪体验不再突出,而代之以虚弱无力,需经数天才能逐渐恢复。

慢性焦虑:又称广泛性焦虑,是焦虑症常见的表现形式。患者长期感到紧张和不安,做事时心烦意乱、无耐心;与人交往时紧张急切、极不沉稳;遇到突发事件时惊慌失措、六神无主;即便休息,也可能坐卧不宁,担心出现飞来之祸。患者如此惶惶不可终日,并非由于客观存在的实际威胁,纯粹是一种连他自己也难以理喻的主观过虑。

若持续性焦虑性症状伴失眠、倦怠、情绪低落和兴趣活动减少,尤其发生在中年或中年以上人群中,应考虑抑郁症或诊断为焦虑性抑郁症。此外,躯体疾病伴发的焦虑状态可见于急性心肌梗死、冠心病、阵发性心动过速、高血压、甲状腺功能亢进、嗜铬细胞瘤、绝经综合征等。与此类疾病相鉴别时,须熟悉这些疾病的特有症状和体征,必要时可进行相关病的特殊检查。

【治疗】

1. 焦虑治疗的总体目标　是尽可能缓解或消除焦虑症状,降低对躯体疾病影响,提高治疗依从性,预防症状复发,提高生活质量,维持良好社会功能。治疗原则:症状较轻者可给予健康教育和心理支持;程度较重、伴有严重失眠、精神痛苦显著、严重影响躯体疾病治疗或康复、共病药物滥用、既往有发作史等情况者,应考虑药物治疗或药物联合心理治疗及物理治疗。

2. 心理治疗

(1)健康教育:对焦虑症患者进行健康教育是十分必要的。所谓的健康教育主要就是让患者明白焦虑的本质、产生原因等。让患者对于这个疾病有明确的认识,消除顾虑和不必要的担心。同时通过加强患者自身对疾病的理解,改变患者的一些错误认知,指导患者学习一些简单的应对焦虑的方法以此来改变某些不良的生活方式等。

(2)认知治疗:在思维逻辑上这类患者容易出现两类错误:其一是过分夸大负性事件出现的可能性,尤其是与自己有关的事件;其二是过分夸大或灾难化地凭空想象事件的结果。由此可以看出,焦虑症患者对事物的一些歪曲的认知是导致焦虑症迁延难愈的重要原因。通过对患者的评估,帮助患者改变不良认知或重新构建新的认识。

(3)行为治疗:由于焦虑容易引起肌肉紧张、自主神经功能紊乱(心血管系统与消化系统)等症状,所以对于焦虑症患者来说行为治疗有其独特的效果。运用呼吸训练、放松训练、分散注意技术等行为治疗方法常常有效。系统脱敏治疗和暴露疗法对于因为焦虑或惊恐发作而回避社交的患者有效。近年来,森田疗法和催眠疗法也广泛应用于焦虑症的治疗中。并取得了良好的效果。

3. 药物治疗　抗焦虑药包括:①苯二氮䓬类(BZD):能增强抑制性神经递质 γ-氨基丁酸(GABA)的作用,减少中枢神经系统内神经信息的传递;②选择性 5-羟色胺受体激动剂:通过激活突触前 5-羟色胺受体,抑制神经元放电,减少 5-羟色胺的合成与释放,发挥抗焦虑作用;③肾上腺素能受体阻滞剂:能阻断周围交感神经的肾上腺素能受体,对躯体性焦虑尤其是焦虑症的心血管症状,或有药物滥用倾向者较为适宜;部分抗抑郁药兼具抗焦虑作用,临床也作为抗焦虑药物使用。

二、抑郁反应

抑郁症在临床中相当常见,几乎每一个人都有过抑郁心境或沮丧失望感,调查显示美国约 16.2% 的成人一生中至少出现一次抑郁症发作,2%~4% 的人患抑郁症。抑郁症发生率高,对心身健康存在负面影响。患躯体疾病或接受初级保健的人群中存在对抑郁症诊断不足和治疗不足的情况。因为抑郁症的许多症状与躯体疾病的症状相似,很难确定此种症状是躯体疾病还是共患的抑郁障碍的表现。此外,躯体疾病严重时,将正常的生理和心理反应与精神疾病区分开往往非常困难。

【病因和发病机制】

目前对抑郁症发病机制的研究较多,具体从以下几方面阐述。

首先,情感障碍患者存在生物胺水平或生物胺神经通路功能和结构的异常,而去甲肾上腺素(NE)和 5-HT 被认为与情感障碍的关系最密切。当今用于治疗抑郁症的药物绝大多数都是通过升高单胺类递质的浓度起作用,包括抑制递质再摄取的药物[如选择性 5-HT 再摄取抑制剂(SSRIs)],以及抑制递质降解的药物(如单胺氧化酶抑制剂)。多项研究表明,边缘皮质系统存在与抑郁症相关的特定神经环路。影像学以及尸检研究均显示抑郁症患者大脑前额皮质区和海马区灰质体积减小,杏仁核和膝下扣带回与焦躁情绪密切相关。

其次,抑郁症发病与神经内分泌功能异常有关。心境障碍患者存在 HPA 轴、下丘脑-垂体-甲状腺(HPT)轴的功能异常。有研究发现,部分抑郁发作患者血浆皮质醇分泌过多,且昼夜节律改变,地塞米松不能抑制皮质醇分泌。重度抑郁发作患者脑脊液中促皮质激素释放激素(CRH)含量明显增加。

临床观察显示抑郁症患者有明显家族遗传史,其亲属患病率高于一般人群的 10~30 倍。血缘关系愈近,患病概率愈高。一级亲属的患病率远高于其他亲属。有研究提示单卵双生子的同病率为 56.7%,而双卵双生子为12.9%。分子遗传学研究发现一些与抑郁症关联的基因,如 5-羟色胺多个受体亚型及转运体基因、色氨酸羟化酶 1,2 基因和单胺氧化酶 A 基因。

抑郁症与应激性生活事件关系较为密切。调查显示约 92% 的患者抑郁发作前遇到突发生活事件。女性抑郁发作患者经历的应激事件频度是正常人的 3 倍。常见的负性生活事件,有严重躯体疾病、丧偶、离婚、失业以及经济生活状况差等。

【临床表现】

反应性抑郁与内源性抑郁是心境障碍最常用的分类法。根据抑郁症的发生原因可分为生物源性(内源性)和心理源性(反应性)两类。直接由生物学原因或内在因素所致的抑郁称为内源性抑郁;而直接由于心理刺激所致的抑郁称为反应性抑郁。临床上,内源性抑郁症多伴有躯体综合征,如活动兴趣减少、情感反应缺乏、失眠、早醒、食欲减退和体重减轻等,或伴有精神病性症状,如幻觉和妄想,这些内容通常与情绪体验、心境不和谐,这类抑郁对药物治疗反应良好,是所谓的典型抑郁症;反应性抑郁多归于抑郁发作,具有典型的重度抑郁的症状,即情绪低落、思维迟缓和意志消沉等三低症状。

隐匿性抑郁(insidious depression)是指一类以各种躯体症状为主诉的抑郁反应,在临床上主要表现为各种躯体不适和自主神经症状,如失眠、睡眠节律改变、头痛、疲乏、各种心血管或胃肠道症状等,因此这类患者常在综合医院各科就诊,若不进行细致的精神检查可能难以发现其抑郁的情感体验,容易被误诊为"神经虚弱""自主神经功能紊乱"。

更年期抑郁指首发于女性绝经后的抑郁发作,也包括延续到更年期或在更年期复发的抑郁症,主要是由于性激素水平失调所带来的各种自主神经功能紊乱,抑郁发作表现出较多的焦虑和激越特点,病程较迁延。

临床上须注意抑郁症在躯体疾病患者中发生的比率逐渐增高,同时躯体疾病对生活质量的负面影响,使得这类患者发病率和死亡率均较高,因此需要临床医生对患者疾病的正确诊断和治疗。

【治疗】

抑郁症是一种慢性易复发的疾病,其治疗应当是全程、规范化治疗。根据抑郁症发病机制的假说,目前主要是以药物治疗为主,常用的抗抑郁药物有 SSRIs、5-HT 和NE 再摄取抑制剂、NE 和特异性 5-HT 抗抑郁药及单胺氧化酶抑制剂等,这些药物能有效缓解抑郁心境及伴随的焦虑、紧张和躯体症状。同时,心理治疗也非常重要,可以帮助患者认识并纠正自身信念的错误,矫正适应不良行为,建立人际关系,缓解患者的情感压力以及获得家庭社会的支持等。Pampallona 采用荟萃分析,比较随机对照、药物治疗联合心理治疗和单独药物对照三组的疗效,认为药物治疗联合心理治疗比单独使用药物治疗效果更好,而且心理治疗可增加药物治疗的依从性。对于伴有精神病性症状抑郁、对抗抑郁药治疗无效甚至产生强烈自杀观念、企图或行为的患者,可选择电休克疗法(ECT)。

三、躯体化形式障碍

躯体化形式障碍是一类障碍的总称,主要特征是患者反复陈述躯体症状,不断要求给予医学检查,无视反复检查的阴性结果,不管医生关于其症状并无躯体基础的再三保证。即使患者有时存在某种躯体疾病,但其所患躯体疾病并不能解释其症状的性质和程度或患者的痛苦与先占观念。即使其症状的出现和持续与不愉快的生活事件、困难或冲突密切相关,患者也通常拒绝探讨心理原因,甚至存在明显抑郁和焦虑时同样如此。患者认为其"疾病"在本质上是躯体性的,一再要求医学检查,常有一定程度的寻求注意(戏剧性)的行为。由于医学检查结果常使患者失望,医患双方对症状的理解不一和治疗无效,易引起医患关系问题。一般认为,这种倾向的出现是针对心理社会应激的反应,这些应激反应是由对个人具有个别意义的刺激性生活事件或境遇所造成的。

【病因和发病机制】

抑郁症与焦虑症,尤其是惊恐障碍,是躯体化最常见的两类原因。惊恐障碍患者常有胸闷、胸痛、窒息感、心动过速、头晕、面手发麻等多种身体症状,这些患者通常求助于心脏科、呼吸科、内分泌科、神经科,往往被误诊和误治。这些发现表明了躯体化的问题在实用方面的重要性。除了焦虑、抑郁和躯体化关系密切之外,躯体形式障碍也是比较常见的。精神分裂症或其他严重精神病也可出现躯体妄想或疑病妄想,或申诉一些不能器质性情况解释的躯体症状,如疼痛、内脏撕裂等,同躯体形式障碍有时不易区别。

各类躯体化患者都有一个共同点，即对精神刺激及相应的情绪激活主要采取了躯体性反应方式而不是认知性反应。这是对心理社会应激的"高躯体反应者"。抑郁障碍躯体化的机制可能与其人格及早年习得经验、抑郁心境伴随的自主神经症状被着重报告、与患者用躯体隐喻方式来表达情绪苦恼有关，也可能是并存躯体疾病症状的加重。社会因素如怕被诊断抑郁症后遭歧视，也是一些抑郁障碍的患者主要报告躯体症状的原因。焦虑障碍，尤其是惊恐障碍的躯体化可能是情绪激活的生理伴随后果作为其组成部分而发生。同样也与其人格、早年经验、个体与家庭、医生、社会系统之间复杂相互作用有关。医源性因素如过度医学检查、模棱两可的诊断说明，甚至不适当的科普解释，都可能使躯体化倾向加强。

【临床表现】

在 ICD-10 中躯体形式障碍主要包括了 5 个亚型：躯体化障碍（F45.0）、疑病障碍（F45.2）、躯体形式的自主神经功能紊乱（F45.3）、持续的躯体形式的疼痛障碍（F45.4）和其他躯体形式障碍（F45.8）。这说明，对躯体形式障碍的分型和范围学者们的意见尚不一致，因此，在研究和临床工作中对此应予注意。这里简要概述 4 个主要亚型及其临床特征，以利于临床鉴别。其各亚型的临床特征如下：

1. 躯体化障碍　主要特征为多种多样、反复出现、时常变化的躯体症状，有时有模拟的神经系统症状，患者反复申诉变化不定的躯体症状，可涉及身体的任何系统和任何一部位，往往有所夸大，他们强调众多的躯体症状，常常到综合性医院寻求治疗，很少主动提出心理问题，最常见的症状是：胃肠道感觉（疼痛、呃逆、反酸、呕吐、恶心等），异常的皮肤感觉（痒、烧灼感、刺痛、麻木感、酸痛等），性与月经方面的申诉也很常见，可伴有明显的焦虑与抑郁情绪。由于病程呈慢性波动，有多年就医检查或手术、用药的经历，患者可有药物依赖或滥用，常有社会、人际及家庭方面的长期功能损害。而且各种体格检查和实验室检查不能发现与这些症状相关的躯体疾病的证据。虽然如此，患者仍深感痛苦，不断求医。各种医学检查的正常结果和医生的合理解释均不能打消患者的疑虑，且病程持续 2 年以上。

2. 疑病症　主要特征是担心或相信患严重躯体疾病的持久的优势观念。患者因为这种症状反复就医，各种医学检查阴性和医生对症状的耐心解释均不能打消其疑虑。常伴有焦虑或抑郁。患者害怕药物及其副作用，常频繁更换医生寻求保证。身体变形障碍和疾病恐怖归入疑病症范畴。身体变形障碍患者大多数是处于青春期的青少年或年轻的成年人，他们坚信自己身体的某一部位是畸形或丑陋的，并且很明显地令人尴尬，最常见的部位是鼻子、眼睑、面部的其他部位及女性的胸部，但客观上并没有或只有微不足道的异常。患者常固执地追求整形手术矫治。由于患者对身体变形观念的固执以及自我厌恶，回避见人，有可能和精神分裂症混淆。

3. 躯体形式自主神经紊乱　主要特征为具有明显的自主神经兴奋症状（如心悸、出汗、脸红、震颤），又有非特异的症状附加了主观的主诉，如部位不定的疼痛、烧灼感、沉重感、紧束感、肿胀感，患者坚持把这些症状归于某一特定的器官或系统，但检查并不能证明有关器官或系统发生了身体疾病。最常见最突出的情况是累及心血管系统（"心脏神经症"），呼吸系统（心因性咳嗽与过度换气）和胃肠系统（"胃神经症""神经性腹泻"和"肠易激综合征"）。患者有相信上述器官或系统可能患严重疾病的优势观念而求助于综合医院各科，医生的反复保证和解释无济于事。

4. 持续的躯体形式的疼痛障碍　主要特征是突出申诉持续、严重、令人痛苦的疼痛，不能用生理过程或躯体障碍完全加以解释。情绪冲突或心理社会问题常是其主要致病原因。

【鉴别诊断】

1. 躯体疾病　某种躯体疾病可与躯体化并存，或被躯体化所掩盖。因此，对有躯体化的患者应首先进行周密的身体检查，以防疏漏了严重躯体疾病。

2. 抑郁症和焦虑症躯体化　抑郁症和焦虑症是躯体化最常见的两类原因，且发生率远高于躯体形式障碍，故对躯体化患者要注意抑郁症和焦虑症躯体化的可能性。及时识别抑郁症和焦虑症，不但避免了误诊误治，获得有效的治疗，而且有助于防止抑郁症患者的自杀，有助于避免躯体化成为慢性。

3. 在躯体形式障碍范围内进行鉴别诊断　如果躯体化问题的患者没有妄想幻觉的证据，也不是抑郁症与焦虑症，则应考虑为躯体形式障碍的可能。进一步作亚型诊断分类时主要依据其临床特征。

4. 精神分裂症　患者早期可出现疑病观念，并可能发展成疑病妄想。疑病妄想是一种病态的信念，命名与现实不符，患者却坚信不疑，并常常与被害妄想相纠缠，其内容可变化不定，且无治疗要求。同时，精神分裂症的特征性思维、联想障碍、情感不协调、病后明显人格改变、无自知力等均可作为鉴别依据。

【治疗】

1. 躯体化患者的全面评估　对躯体化患者的全面评估是适宜治疗的基础，评估涉及生物、心理和社会诸方面。全面细致的医学检查是至关重要的，以防疏漏了严重躯体疾病。然后进行深入的精神医学检查。

2. 特别注意医患关系 由于躯体形式障碍的患者反复陈诉躯体症状,坚持将这些症状归咎于并不存在的躯体疾病,因此,他们的态度和目标常与医生的期待不一致。医生模棱两可的说明,无效的治疗与手术,常引起患者的失望与不满。这种情况要求综合医院各科医生对这类患者的医患关系给予特别注意。通常对这类患者应申请精神科会诊。

3. 躯体形式障碍治疗原则 躯体形式障碍的出现与心理社会应激有密切关系,患者对其症状的解释和采取的应对行为方式,都表明他们需要认知行为治疗。由于这类患者常伴抑郁和焦虑,又有躯体化的申诉,使用SSRI 类抗抑郁药或副作用少、抗焦虑作用显著的其他抗抑郁药也是有价值的。认知行为治疗和 SSRI 类抗抑郁药联用被认为比单用药物或单纯认知行为治疗更有效。

第三节 情绪障碍与神经系统疾病

一、情绪概论

1. 情绪的含义 情绪是一种较为常见的心理现象,无时无刻不在影响着人们生活的方方面面。有人说情绪是生活的七彩阳光,正是丰富的情绪感受才让人们享受到生活的多彩五味;有人说情绪是人生的梦魇,因为日常生活中许多人常常为情所惑、为情所困、为情所累、为情所伤。情绪是一种对内部和外部事件进行生理以及行为(可能还有认知)反应的感觉,可以是预先编辑好的(遗传性的)也可以通过后天学习,被定义为在短时间内表现出来的多成分反应倾向,包括认知过程、生理反应和情感的主观体验(即影响)。

情绪是由以下三种成分组成的:①情绪涉及身体的变化,这些变化是情绪的表达形式;②情绪涉及有意识的体验;③情绪包含了认知的成分,涉及对外界事物的评价。

情绪通常被概念化为不同的效价,从积极的(如快乐、兴奋、满足、好奇)到消极的(如悲伤、愤怒、焦虑、厌恶)。情绪最核心最显著的特点在于主观体验,对某一情绪性事件的主观体验影响我们对该事件的看法和记忆。有研究者从这种观点出发,认为情绪的核心成分是主观体验和感受。主观地说,人们体验积极的情绪是一种反映与环境愉快互动程度的感觉。相反,消极情绪反映的是一种普遍的悲伤情绪。人们认为,情感的进化是为了促进生存和繁荣所必需的行为。积极情绪促进接近行为

或持续行为;积极影响的经历促使人们参与到他们所处的环境中,并参与到具有适应性的活动中去。另一方面,消极情绪一般表示迅速的退缩行为和信号,当一个特定的行为或行动过程可能不适应时。其他理解是,情绪是由自然或生理需要是否获得满足引起的较低级的、简单的体验。它有情景性强、表情和行为表现明显、冲动性大、发生时间短暂等特点。

2. 情绪的性质与社会功能 情绪是人类生活中极其重要的心理活动。许多研究者把情绪归结为心理活动的伴随现象、后现象,认为情绪本身似乎没有任何目的或功能。情绪研究的功能主义取向旨在探究出情绪曾经面临的适应性问题在现代社会以何种方式呈现出来,并确定人类面对并解决这些问题时的行为反应类型。这些反应类型可以看作是情绪的不同类型,即情绪可以被描述为不同的行为反应,例如趋近或者回避,等等。此外,情绪的认知评价学说和社会建构主义学说同样认为情绪具有功能性。一般而言,情绪具有以下四大功能:适应功能、动机功能、组织功能和信号功能。情绪的适用性主要是帮助机体作出与环境相适宜的行为反应,从而有利于个体的生存和发展。

(1)适应功能:情绪来自个体对本身目标实现过程的有意识或无意识的评价,当目标受到威胁或阻碍或者需要调整时,情绪产生了。特定情绪在特定类型的、高度重复出现的目标实现受到干扰时出现。此时,情绪会重新组织并指导个体的行为朝着新目标努力,以应对受到的干扰。情绪的功能性在于,为个体提供了对与目标导向相关的行为的评估,并根据评估的结果引导个体的适应性应对行为。另外,面部表情在动物以及人类进化的过程中也有重要的适应性功能。面部表情在动物和人类进化过程中有重要的适应性功能。例如,婴儿在具备言语交际能力之前,主要通过情绪表情来传递信息,成人也正是通过婴儿的情绪反应来获知和满足他们的需要。

(2)动机功能:情绪是动机系统的一个基本成分,能够激发和维持个体的行为,并影响行为的效率。一方面,情绪具有重要的学习动机功能。兴趣和好奇心等强烈的学业情绪能够激励学习者的积极学习行为,获得最佳的学业成就。另一方面,情绪更是一种重要的道德动机。人们在对自己或他人进行道德评价时产生的、影响道德行为产生或改变的复合情绪,被称为道德情绪。

(3)组织功能:是指情绪会对注意、记忆和决策等心理过程产生重要的影响。一般来说,正性情绪起协调组织的作用,负性情绪起破坏、瓦解或阻断的作用。

(4)信号功能:情绪在人际间具有传递信息沟通思想的功能,通过情绪外部表现信息的传递,我们可以知道他人正在进行的行为及其原因,也可以知道我们在相同

情境下如何进行反应。

3. 情绪的主观体验　是个体对不同情绪和情感状态的自我感受。每种情绪都有其主观体验，构成了情绪和情感的心理内容。基于情绪研究的分类取向理论认为，情绪是个体在进化过程中发展出来的对刺激的适应性反应，情绪是由几种相对独立的基本情绪、情绪状态及在此基础上形成的多种复合情绪构成的，研究者们致力于将情绪分为几种彼此独立的、有限的基本情绪。接下来将简要介绍基本情绪、复合情绪以及情绪状态。

基本情绪是人和一些动物所共有的，是先天的、不学而能的，在发生上有共同的原型或模式，在个体发展早期就已出现，每一种基本情绪都有独特的生理机制和外部表现；而非基本情绪或复合情绪则是多种基本情绪混合的产物，或是基本情绪与认知评价等相互作用的结果。Ekman（1987）基于自己的研究，提出六种基本情绪：快乐、悲伤、愤怒、恐惧、厌恶和惊奇。复合情绪也称社会情绪，可分为依恋性社会情绪、自我意识情绪和自我预期的情绪。依恋性社会情绪涉及人与人之间的情感连接；个体在社会环境中，由于关注他人对自身或自身行为的评价所产生的情绪被称为自我意识情绪，分为正性和负性两类；在面临机会选择或竞争情境时，个体对不同行为方式的后果作出预期，并根据自身的期望和价值取向调节对社会信息的认知和加工过程，这一过程引发的情绪被称为自我预期的情绪。情绪状态是情感在实践活动中不同程度的体现。根据情绪发生的强度、速度、紧张度和持续性，又可把日常生活中人们的情绪状态分为：心境、激情、应激。心境称为心情，是一种比较微弱、持久、具有渲染性的情绪状态，构成其他心理活动的"背景"并影响它们功能的执行；而激情是一种迅猛暴发、强烈而短暂的情绪状态，持续时间短，表现剧烈，失去自我控制力，通常是由强烈的欲望和明显的刺激引起。在激情状态中，个体会体验到很难克制的强烈的愤怒感、绝望感、喜悦感以及极度的悲痛感。应激是出乎意料的紧张情况下所引起的情绪状态，人体把各种资源（首先是内分泌资源）都动员起来，应付紧张的局面。在应激状态下，个体会产生一系列情绪体验如焦虑、烦躁、恐惧、情绪波动、好激动、发脾气；也有自卑、自罪、害羞等情绪体验。

二、情绪解剖基础

从 20 世纪初开始，一些研究者发现，在脑内有多个部位参与情绪的产生过程，且对不同的情绪有着不同的影响。到 20 世纪 30 年代，科学家们便已证明，在脑内的确存在着与情绪有关的解剖学结构，并归结于现在所熟知的边缘系统。边缘叶（limbic lobe）是指大脑半球内侧

面，与脑干连接部和胼胝体旁的环周结构；它由隔区（胼胝体下区和终板旁回）、扣带回、海马回、海马和齿状回组成。这部分结构曾被认为只与嗅觉联系，而称为嗅脑；但现已明确，其功能远不止这些，而是调节内脏活动的重要中枢。由于边缘叶在结构和功能上和大脑皮质的岛叶、颞极、眶回等，以及皮质下的杏仁核、隔区、下丘脑、丘脑前核等，是密切相关的，于是有人把边缘叶连同这些结构统称为边缘系统。

1. 边缘系统（limbic system）　其功能比较复杂，它与内脏活动、情绪反应、记忆活动等有关。首先，边缘系统具有内脏调节功能，刺激边缘系统不同部位引起复杂的自主神经性反应，血压可以升高或降低，呼吸可以加快或抑制，胃肠运动可以加强或减弱，瞳孔可以扩大或缩小等。这些实验结果，说明边缘系统的功能和初级中枢不一样；刺激初级中枢的反应可以比较肯定一致，而刺激边缘系统的结果就变化较大。可以设想，初级中枢的功能比较局限，活动反应比较单纯；而边缘系统是许多初级中枢活动的调节者，它能通过促进或抑制各初级中枢的活动，调节更为复杂的生理功能活动，因此活动反应也就复杂而多变。其次，边缘系统与情绪反应关系紧密，杏仁核的进化比较古老的部分，具有抑制下丘脑防御反应区的功能；当下丘脑失去杏仁核的控制时，动物就易于表现出防御反应，出现一系列交感神经系统兴奋亢进的现象，并且张牙舞爪，呈现搏斗的架势。在正常动物中，下丘脑的防御反应区被杏仁核控制着，动物就变得比较驯服。所以边缘系统与情绪反应是有关的。

2. 边缘系统的组成

（1）Papez 环路：起源于海马的神经通路经乳头体、丘脑前核和扣带回的中继，返回海马构成封闭环路，此环路能作为情绪表达的神经基础，边缘环路又名 Papez 环路。Papez 环路将海马→穹窿→乳头体→乳头丘脑束→丘脑→扣带回→大脑皮质额叶→海马，构成一个封闭的环路，被称为情绪的思想通路（图 2-8-1），认为情绪发源于海马，通过乳头体投射到丘脑，在那里产生心跳、呼吸和体温的变化等生理方面的情绪效应，同时换元之后的神经纤维投射到扣带和大脑皮质额叶，产生清晰的情绪体验。最后信号通过皮质到海马的投射返回海马，产生情绪记忆。这个环路中的各个结构和整个环路本身在情绪体验和情绪表达中都起着关键作用。Papez 环路学说不仅提到丘脑与情绪有关，还将大脑新皮质和旧皮质与情绪联系在一起。

（2）下丘脑：位于第三脑室下部，视交叉后部，脑垂体上首，与情绪有密切关系，是情绪及动机性行为产生的重要脑结构。美国心理学家奥尔兹等用"自我刺激"的方法，证明下丘脑和边缘系统中存在一个"快乐中枢"。既

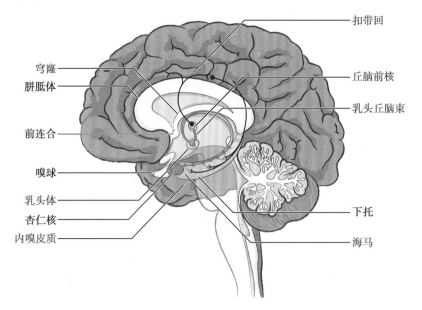

图中标注（自上而下、自左而右）：
穹窿　胼胝体　前连合　嗅球　乳头体　杏仁核　内嗅皮质
扣带回　丘脑前核　乳头丘脑束　下托　海马

图 2-8-1　起源于海马的神经通路

海马→穹窿→乳头体→乳头丘脑束→丘脑前核→扣带回→内嗅皮质→海马。构成一个封闭的
环路,此环路是情绪表达的神经基础

往实验发现,在间脑水平以上切除大脑的猫,常出现一系列交感神经系统兴奋亢进的现象,并且张牙舞爪,好似正常猫在搏斗时一样,故称之为假怒。平时下丘脑的这种活动受到大脑的抑制而不易表现。切除大脑后则抑制解除,下丘脑的防御反应功能被释放出来,在微弱的刺激下就能激发强烈假怒反应。可见,下丘脑与情绪生理反应的关系很密切,人类下丘脑的疾病也往往伴随着不正常的情绪生理反应。

（3）杏仁核:是位于颞叶前部、侧脑室下角尖端上方的灰质核团,又称杏仁核复合体,一般分为两大核群,即皮质内侧核和基底外侧核及前杏仁区和皮质杏仁区。刺激清醒动物的杏仁核,动物出现"停顿反应",显得"高度注意",表现为迷惑、焦虑、恐惧、退缩反应或发怒、攻击反应。刺激杏仁首端引起逃避和恐惧,刺激杏仁尾端引起防御和攻击反应。诱发恐惧-愤怒反应时伴瞳孔扩大、竖毛、嗥叫等情绪表现。切除杏仁核,动物出现"心理性失明":通过视觉看到的东西不知是否可以吃,必须放到嘴里才知道;"过度变态":反复察看、触摸或以口检查各种物体,包括原先所畏惧的活蛇或活鼠;情感性行为发生显著变化或所有的情感反应完全丧失。关于情绪反应的产生机制,有人研究认为存在两条反射通路。刺激1->丘脑->扣带回->大脑各区域相应皮质(长通路);刺激2->丘脑->杏仁核(短通路)。长通路的刺激信息经过皮质的精细加工,利于对情绪的控制和采取适当的应对方式,短通路的刺激信息未经皮质的精细加工,速度更快,保证对恐惧刺激迅速反应,这对包括人在内的所有生物的生存十分重要。由此可见,杏仁核的主要功能为产生和传入大脑新皮质的各种外界信息相适应的情绪。

（4）前额叶皮质:前额叶皮质中与精神活动联系最重要的部分为眶回皮质,也包括直回。自前额区发出的纤维到丘脑各核团、丘脑下部、纹状体、脑干、尾状核、苍白球等结构。传入纤维大多来自丘脑的一些核团,如丘脑背内侧核通过内囊前肢投射到前额区皮质。前额区的生理功能与精神活动有密切关系,早期精神外科所施行的前额叶脑白质切断术就是以此为理论依据的。前额叶皮质主要通过背侧外部、腹内侧部和眶部来发挥不同的作用,存在情绪偏侧化效应,左侧与积极情绪有关,右侧与消极情绪有关。额叶皮质-边缘系统的联结对情绪的调节尤其重要,主要有两条相互独立而平行的通路:"额叶内侧-扣带回-海马"通路和"眶回-额叶-颞叶-杏仁核"通路。

（5）扣带回和扣带束:扣带回通过丘脑前核群接受许多皮质区的纤维传入,传入纤维可投射海马、杏仁核、隔核、丘脑前核及前额叶皮质区等,投射到脑干的纤维可到达上丘脑、中脑中央灰质、蓝斑、中脑被盖等。通过海马和穹窿影响下丘脑,下丘脑则通过乳头丘脑束和前脑前核影响扣带回。Eisenberger 等（2003）指出前扣带回对负性情绪的评价起主要作用。背侧前扣带回主要负责注意力的调节,腹侧前扣带回负责加工情绪的突显性、动机信息以及调节情绪的反应。

（6）海马:海马结构可以接受来自内嗅区、隔核、扣带回、灰被、下丘脑、丘脑前核、中缝核、蓝斑、脑干网状结构等纤维的传入,传出主要是经由穹窿到乳头体,与许多皮质区和皮质下中枢发生联系。近来有研究认为海马在情绪行为的背景调节中起关键作用,损伤后会在不适当的背景中表现出情绪行为,且其体积与特质焦虑等负性情绪呈正相关。杏仁核能够调节海马依赖性记忆的保存,而当情绪刺激发生时海马又能对事件的情绪色彩形成心境表征,进而影响杏仁核的反应。海马对情境记忆是必不可少的,在这里它控制了被人类称作"记忆"的东西,就是说按"意愿"去回忆事件。海马不仅在编码和巩固过程中发挥作用,也参与情绪记忆的提取过程。

(7)网状结构:位于脑干内部、两耳之间,是一种由白质和灰质交织混杂的结构,主要包括延髓的中央部位、脑桥的被盖和中脑部分。美国心理学家 Lindsley(1951)指出:网状结构的功能在于唤醒,它是情绪产生的必要条件,网状结构靠近下丘脑部分,既是情绪表现下行系统中的中转站,又是上行警觉激活系统的中转站。网状结构靠近下丘脑部位接受来自中枢和外围两方面的冲动,向下发放引起各种情绪的外部表现;向上传送可使某种情绪处于激活状态,并经过大脑皮质的活动产生主体的体验。

三、神经系统疾病与情绪障碍

焦虑常与神经科疾病相伴随,是神经系统疾病最常见的症状之一。神经系统疾病患者伴发焦虑不仅加重原发疾病,显著影响预后,增加疾病负担,影响生活质量,而且因患者经常反复就诊于各科,导致大量医疗资源被消耗。这些患者多因躯体不适就诊,主诉多样,其情绪症状容易被躯体症状掩盖,未经专业训练的神经科医生不能迅速识别和正确处理这种以躯体症状为主诉的焦虑患者。近年来神经系统疾病伴发焦虑的发病率有升高的趋势。最常见的两类情绪障碍有:焦虑障碍与抑郁障碍。神经系统疾病中出现的一系列情绪性行为改变被认为是重要的致病因素,这些症状通常被称为"神经精神病学的"或者"行为与心理的"症状,并且总是伴随着认知和功能性损伤,一些情绪型的症状在疾病早期更加显著,但随着病程的发展有所缓和。神经精神病症状的神经病理学原因目前了解甚少,一般来说,某种疾病中的某些情绪性的症状会比另外的疾病表现突出,对伴随情绪障碍的神经疾病中出现的情绪性行为改变的更深层次的认识,会毫无疑问地推动我们提出更好的临床治疗方案。此外,对于神经科伴有情绪障碍疾病的研究,可能会发现神经科疾病与人类情绪有关的脑环路,这将会为神经科患者的研究提供新视野。

(一)情绪障碍与神经变性疾病

虽然阿尔茨海默病(Alzheimer disease,AD)被认为是

一种记忆、执行功能和其他认知能力的障碍,但绝大多数AD 患者在发病过程中会出现情绪行为的变化,通常被称为神经精神状。在一些患者中,这些症状可能出现得很早,有时甚至早于认知障碍。AD 的神经精神病学概况包括上述神经精神病学症状的范围。这些症状可能发生在疾病过程中的任何时刻,但某些特征更有可能出现在疾病过程中的某些时刻。测量这些症状的常用方法有:神经精神病学症状量表(NPI),这是一种结构化的临床访谈,有时也会用量表。使用 NPI 量表的研究发现,多达60% 的 AD 患者在发病时至少表现为一种神经精神症状。两种常见的早期症状是抑郁和情感淡漠,近一半的轻度AD 患者表现出情感淡漠,多达 80% ~ 90% 的中度至重度AD 患者表现出情感淡漠。抑郁症状大约在一半的 AD 患者中普遍存在,并且与患者生活质量下降、功能受损息息相关,也与照料者负担和抑郁情绪增加有关。

路易体痴呆(Lewy body dementia,LBD)和帕金森病痴呆(Parkinson disease dementia,PDD)是神经退行性疾病,其症状包括运动、认知、情绪和自主功能的改变。LBD 的临床特征包括认知、精神、神经、睡眠和自主功能。帕金森病的主要临床特征为运动障碍,包括手臂或腿的僵硬、运动缓慢、蹒跚的步态、弯腰的姿势、"面具式"的表情以及在休息时的震颤。抑郁和焦虑可能出现在痴呆症状发作前数年,多达 40% 的 LBD 患者在疾病过程中经历了严重的抑郁发作。LBD 的一个重要挑战是患者往往对抗精神病药的副作用非常敏感,所以这些患者的精神症状很难治疗。

额颞叶痴呆(frontotemporal dementia,FTD)是一组内容丰富的神经退行性疾病,主要影响额叶和前颞叶,在许多病例中相对较少地影响其他皮质区域,如基底节、基底前脑和脑干核。FTD 有两种主要的临床表现:FTD 行为变异型(bvFTD)和 FTD 语言变异型,后者被称为原发性进行性失语(PPA)。以语言为主的 FTD 被进一步细分为三种主要临床亚型:PPA 的语法错乱变异(PPA-g 患者),PPA 的词义性变异(PPA-s 患者)以及 PPA 的logopenic(PPA-l)型变异。

虽然原发性进行性失语症患者可能有人格、行为和社会症状,但从定义上讲,这些症状不如失语症早期的语言障碍突出。随着 PPA 的发展,它会影响其他的认知功能,许多患者的情绪性行为也会发生变化。PPA 的词义性变异(PPA-s)的患者通常表现出高度的神经精神症状,发病较早并且行为相对刻板。其中许多症状与bvFTD 相似,包括缺乏共情能力、饮食习惯改变、强迫行为以及脱抑制。在其他的一些研究中,抑郁状态在 PPA-s中也很常见;在 PPA-g 中,神经精神症状一开始并不常见,但随着病情的发展,情感淡漠、抑郁以及易激惹的情

况越来越常见。在某些情况下,这些症状在疾病的早期就存在,这可能导致患者被误诊为精神疾病(通常是抑郁症)。在 PPA-l 中,早期神经精神症状相对较少,但随着病情的发展而增加,包括易激惹、焦虑、易怒以及情感淡漠。在我们所见过的许多病例中,神经精神症状的临床现象学表现与 AD 相似。

(二)卒中伴情绪障碍

脑卒中后伴发情绪障碍在临床工作中十分常见,焦虑与抑郁常与神经科疾病伴存,是神经系统疾病最常见的症状之一。神经系统疾病患者伴发焦虑抑郁不仅加重原发疾病,显著影响预后,并且增加疾病负担,影响生活质量,而且因患者经常反复就诊于各科,导致大量医疗资源被消耗。卒中后伴发焦虑与原发性焦虑极为相似,但是总体程度较轻,躯体化症状较为明显,这些患者多因情绪不稳、躯体不适就诊,主诉多样,其情绪症状容易被躯体症状掩盖,主要临床表现以焦虑与烦恼为核心,表现为卒中复发的反复担心,情绪上表现出不幸感、惊恐、睡眠障碍等。部分患者会出现一些行为改变,比如:过分警觉、惶恐、易激惹等。临床治疗上一般都以药物治疗与心理治疗等非药物治疗为主,尽快缓解患者症状,改善情绪、躯体不适,尽快帮助其恢复社会功能。在患者管理上,血压是卒中发作一个非常主要的但是可调控的危险因素,卒中后伴发焦虑容易造成患者血压波动,如若使用抗焦虑药物需特别注意抗焦虑药物对于血压的影响,平时需严密监测血压,酌情调整抗焦虑及降压药。

卒中伴抑郁在临床上更为常见,是一种与卒中相关的以情绪低落、兴趣缺失为主要特征的情感障碍综合征,对于卒中后出现的情绪低落、性格改变、食欲下降、早醒为主的睡眠障碍以及体重的明显增加或减少,临床医生应加以重视,认真询问情绪等情况,及时进行包括药物在内的干预治疗。除了抑郁普遍的症状之外卒中伴抑郁还具有如下临床特点:①患者一般不主动叙述或掩饰自己情绪的不良体验,而多以失眠、疼痛、消化道症状、流泪、遗忘等躯体症状为主诉;②有些表现为依从性差,导致卒中症状加重或经久不愈;③由于卒中后抑郁患者常伴随一定的认知功能损害,可表现为执行功能减退、记忆力下降、注意力不集中等;④卒中伴抑郁患者的抑郁症状多为轻中度抑郁,常伴发焦虑或者躯体化症状。卒中伴抑郁的治疗应综合运用心理治疗、药物治疗和康复训练等多种治疗手段,以期达到最佳的治疗效果。

(三)失眠伴情绪障碍

失眠是临床上最常见的睡眠障碍,伴发焦虑抑郁的是正常非失眠人群的数倍。失眠不仅是抑郁发病及复发的危险因素,也常常是抑郁治疗后的残留症状之一。失眠与抑郁在临床表现上具有很大的重叠性,两者有许多共同的致病或危险因素,比如女性、低经济地位、神经质性格,与其他的睡眠障碍如不安腿综合征、阻塞性睡眠呼吸暂停综合征共病等,失眠和抑郁的关系并非单一的从属关系那么简单。最新的《精神障碍诊断与统计手册(第五版)》和 ICSD-3 均提出失眠既可以是症状又可以是独立的疾病,常常与其他躯体疾病或精神障碍共病存在。目前临床医生对失眠患者伴发抑郁的识别、诊断和治疗率均较低,应引起重视。失眠伴随抑郁症状持续存在,情绪易波动、心烦、失眠,常导致患者工作、学习、社交能力下降,生活质量受损,为此可造成患者极度关注睡眠状况,如能否入眠、担心睡眠质量及药物副作用等,引发焦虑和抑郁,从而造成失眠。一般在门诊中,患者就诊时多以睡眠障碍等躯体症状为主诉,抱怨治疗效果不佳,不主动叙述情绪的不良体验,而且患者多为轻中度抑郁,常伴发焦虑或躯体化症状,可以表现为爱发脾气、情绪不稳,或者食欲不佳、乏力、全身不适感。

失眠患者出现焦虑状态也很普遍,本身的入睡困难、睡眠维持障碍如早醒、睡眠质量下降或晨醒后无恢复感等基本症状,均加重焦虑。且其伴随的日间功能损害,如疲劳不适、动力减退、注意力、注意维持能力或记忆力减退、学习、工作和/或社交能力下降、情绪波动或易激惹,以及紧张、头痛、头晕或与睡眠缺失有关的其他躯体症状都会导致或加重焦虑心境。与其他焦虑障碍患者相比,患者对睡眠本身常有过度关注或过度期望的不良观念,睡眠相关的各种细节往往是他们紧张、担心和焦虑的重点。失眠的病程可能也与出现焦虑有关,有研究显示病程>3 个月的失眠患者伴发焦虑的发生率显著升高。

失眠与焦虑共存的患者,往往难以分清孰因孰果,两者相互独立并互相促进,仅针对单病治疗也很难奏效。因此除非在疾病早期即进行了评估及干预,否则应将失眠和焦虑视为两个独立疾病的共病,分别检查评估,并制订针对性治疗方案,以期获得满意的疗效。

(四)头痛伴情绪障碍

头痛是我国神经内科门诊最常见的症状之一,以头痛症状为代表的疾病主要包括偏头痛、紧张型头痛和其他类型头痛,其中以偏头痛最为典型。长期头痛影响患者生活、工作和学习,导致人际交流和沟通能力下降,最终势必会影响患者的精神心理状态,不但给患者及家人生活带来很大的影响,更给社会带来了负担。在既往研究中发现,头痛患者中焦虑的发病率显著升高。过度担心头痛发作的心理体验和感受是其核心症状。这种与实际情况或环境不符的体验和感受,表现为烦躁不安、害怕恐惧、易怒、易激惹、缺耐心等。即使是低度的压力,也使其难以应对。紧张型头痛伴发焦虑障碍,以广泛性焦虑障碍和恶劣心境最为常见。研究表明,应用抗焦虑药物针对伴有焦虑的紧张型头痛患者患者疗效显著,进行焦虑状况分析并给予相应治疗能明显改善头痛症状、减少发作次数,这进一步提示在临床工作中要重视原发性头痛患者伴发精神障碍的筛查。

综合性医院门诊就医的头痛病例比例很高,长期原发性或继发性头痛都可导致抑郁的发生。偏头痛伴抑郁的发生率可达50%,紧张型头痛伴抑郁的发生率也明显高于一般人群。所以对病史较长的头痛患者,询问情绪状况是很有必要的。对头痛伴发抑郁的患者,除药物治疗外,还要高度重视心理治疗(解释、支持性治疗、认知疗法等)和家庭社会支持等综合干预措施,这样才能收到满意的治疗效果。

(五)中枢神经系统脱髓鞘疾病伴情绪障碍

多发性硬化是以中枢神经系统白质脱髓鞘为特征的自身免疫性疾病,多发生于青年人,常反复发病,是导致青中年人群神经功能残疾常见的疾病。随着病程的复发或进展,多发性硬化患者容易伴抑郁、焦虑等心理精神障碍,统计发现该群体自杀成功率高于一般人群,因此多发性硬化伴发抑郁的早期诊断和及时治疗十分重要。多发性硬化患者病情的不稳定性和致残性、无助感、工作和生活能力下降、社会经济地位改变、维持生计困难和社会及家庭支持系统的不善等均会影响患者的心理状态,建议对多发性硬化伴发抑郁患者采取个体化的抗抑郁药物治疗和心理治疗。多发性硬化患者病后可能会因遗留疼痛、麻木、痉挛、震颤、瘫痪、排便障碍,日常活动受限等而极度苦恼,并因过度担心复发、激素和免疫抑制剂使用产生的副作用而焦虑不安,甚至出现自杀倾向,往往同时伴随严重失眠、疲劳、萎靡、不良的心理状况。多发性硬化伴焦虑障碍的类型常包括广泛性焦虑、惊恐障碍。最近巴西的一项研究发现,在发作期较缓解期明显,提示多发性硬化疾病的活动性与焦虑的严重程度相关。

抑郁是多发性硬化最常见的精神障碍并发症,严重影响患者的日常行为能力。在首次诊断多发性硬化后的1年内是并发抑郁的高危期,年龄小于35岁的多发性硬化患者并发抑郁的机会更高。多发性硬化伴抑郁的基本特征同原发性抑郁症的临床表现相似,主要包括情绪低落、忧虑、易激惹、挫败感、气馁感、淡漠和社会性退缩等,可出现失眠、食欲减退、疲劳感等生理症状,也有部分患者出现嗜睡、贪食、体重增加等所谓反向症状,而罪恶感和自尊感降低则不如原发性抑郁明显。多发性硬化伴随的抑郁多为轻中度抑郁,多发性硬化患者伴抑郁是导致其生活质量下降的第一位原因,可增加自杀风险,同时与认知损害相互作用,使疾病处于恶性循环中。一般多发性硬化伴抑郁可临床使用抗抑郁药物缓解,认知行为疗法、运动锻炼以及电疗都是治疗该类患者的有效方法。

(六)头晕伴情绪障碍

头晕是神经科常见症状,表现为自身的不稳定感。如果患者表现为长期慢性头晕,症状波动大,且合并多器官、多系统症状,往往提示伴发抑郁焦虑等情绪障碍的可能,临床上应注意识别。头晕患者伴抑郁时,常常因害怕头晕发作而产生明显的恐惧感,和与此相关并逐渐加重的心境低落、愉快感减退、兴趣丧失等抑郁的核心症状,可表现为注意力不集中、思维迟缓以及精力缺乏、失眠、反应迟钝、言语和行为活动减少、疲乏感等相关症状,严重者有消极念头、社交回避或隔离以及自杀行为等症状。为明确头晕患者躯体症状和心理方面的相关性,应从多层面入手,不仅包括临床和辅助检查上能证明患者是否具有躯体疾病的客观事实,也应包括患者的个人史、既往史以及对头晕患者产生相关影响的不良行为和活动。当躯体性和精神性因素同时存在时,应对造成头晕的主要病因进行判断,再进行相应治疗。治疗上,可以应用抗组胺类药物或抗胆碱类药物缓解头晕症状,同时加用SSRI类抗抑郁药治疗,联合认知行为治疗,可以收到较好的治疗效果。

在现实生活中,人们已注意到,头晕可以和许多自主神经系统的不适症状与精神因素产生的焦虑同时发生,因此头晕和焦虑的关系越来越受临床关注。头晕伴发焦虑患者一般多伴有躯体不适,如:食欲减退、失眠、早醒、月经不调、手抖,严重时有某种濒死感;选择性注意倾向(对负性情绪信息有更多注意倾向,即凡事不往好处想);交感神经功能亢进、迷走神经功能下降,如:心慌、大汗等;持续过度、难以控制的担忧。而焦虑患者出现过度换气可导致二氧化碳减少,脑血管收缩致脑血流量下降而出现头晕症状,半数以上的头晕患者伴有惊恐发作。关注头晕患者是否伴发焦虑、恐惧等症状,应在头晕症状出现的早期就要考虑到,做到早诊断、早治疗,才能不断提高头晕患者的生活质量,缓解患者的焦虑情绪。

(七)癫痫伴情绪障碍

过去的临床研究中,癫痫伴焦虑问题很少受到关注,近年流行病学研究发现,其患病率不仅与癫痫伴抑郁接近,对患者生活质量、死亡率和癫痫持续状态发生的不良影响也不亚于癫痫伴抑郁的患者,发生抗癫痫药物(antiepileptic drugs,AEDs)不良反应和认知障碍更为常见,对于AEDS及手术治疗的反应均较差,更易发展为难治性癫痫,其住院率更高,经济负担更重,也更易产生病耻感、自杀念头和自杀行为等,严重影响癫痫预后与生活质量。一项大型纵向队列研究发现癫痫与焦虑之间存在双向联系,两者互为危险因素,即癫痫患者易患焦虑,而焦虑患者易患癫痫。也有研究显示焦虑是癫痫患者生活质量重要的预测因素,相对于癫痫并发抑郁的患者,癫痫并发焦虑对于生活质量的负面影响尤为显著。目前癫痫伴焦虑的诊疗现状不容乐观,国内对癫痫伴焦虑的识别、诊断及规范治疗都较缺乏,因此,重视对癫痫伴焦虑的早期诊断与治疗,不仅能够提高患者的生活质量,对于癫痫病本身的控制也很重要。颞叶癫痫患者焦虑的患病率更高,约19%颞叶癫痫患者可伴焦虑且以发作性惊恐焦虑最为常见。癫痫伴发的焦虑可表现为惊恐障碍、广泛性焦虑障碍、社交焦虑障碍等。惊恐障碍是最常见的焦虑类型,患者常表现为惊恐发作,患者突然感到心悸、胸闷、胸痛、呼吸困难、喉头堵塞感,强烈的恐惧感、失控感或濒死感,发作时间短暂,伴显著的自主神经功能紊乱症状和回避行为,常求救或就诊;其次,癫痫伴广泛性焦虑障碍也很常见,患者表现为经常性或持续性(6个月以上)无明确对象或固定内容的紧张不安,过分担心、害怕、烦躁、坐立不安,与现实很不相称,无法忍受,但又不能摆脱,常伴失眠、肌肉紧张、震颤、心悸、尿频、多汗等各种自主神经功能紊乱症状。

癫痫患者伴抑郁的平均发病率为30%,明显高于普通人群,未控制者和药物难治性癫痫者伴抑郁患病率更高,抑郁共患概率可达普通人群的10倍。抑郁常因癫痫病情加重而进一步恶化,而癫痫也常会因患者共患抑郁而发作频繁。大多数神经科医师忽视癫痫伴情绪障碍,不能及时诊断和治疗癫痫伴抑郁,导致大量漏诊。提高临床医生的认识,加强门诊随访时对患者相关情绪情况的问诊很有必要,可改善患者社会功能,并可能减少SSRI类药物治疗,同时加用认知行为治疗,可收到很好的效果。癫痫伴抑郁常以情绪低落和兴趣丧失为核心表现,严重时影响患者社会功能,可产生严重的消极态度、自杀观念甚至实施自杀行为。成人癫痫患者的抑郁症状中,睡眠障碍、食欲下降、精力下降、兴趣减少、社会接触减少、酒精滥用、工作和学习缺乏动力、自杀行为突出,躯体症状相对少见。而青少年癫痫患者抑郁症状中睡眠增多,躯体症状、自杀观念更明显。癫痫伴发的抑郁常为持续性,也可波动或阵发性加重。癫痫伴抑郁常与癫痫类型相关,全面性发作较局灶性发作患者发生抑郁少,而局灶性癫痫中又以颞叶癫痫伴抑郁最为常见。抑郁好发于颞叶癫痫患者可能与颞叶控制情绪精神行为的功能有关。癫痫伴抑郁应采用综合治疗,应充分考虑抗癫痫药物对患者情绪的影响,并联合药物治疗和非药物治疗以达抗抑郁的最佳效果。

(八)中枢神经系统感染性疾病合并情绪障碍

中枢神经系统感染所致情绪障碍是一组由于病原体(包括病毒、细菌、真菌、螺旋体、寄生虫等)侵犯中枢神经系统的实质、被膜及血管等引起的脑功能紊乱,病原微生物侵犯中枢神经系统后如若感染情绪相关脑区,患者出现情绪以及精神障碍的概率将大大增加,这部分患者大多就诊于神经内科,但精神科医师也经常会遇到这类问题。

在病毒感染性疾病中,单纯疱疹病毒性脑炎一般累及大脑实质,双侧大脑半球均可弥漫性受累,常呈不对称分布,主要以颞叶内侧、边缘系统最为明显,临床常见症状包括头痛、呕吐、轻微的意识和人格改变。部分患者可因精神行为异常为首发或唯一症状而就诊于精神科,表现为注意力涣散、反应迟钝、言语减少、情感淡漠、表情呆滞、呆坐或卧床、行动懒散,甚至不能自理生活;或表现木僵、缄默;或有动作增多及冲动行为等。

而在螺旋体感染性疾病中,密螺旋体的代表性疾病是神经梅毒,麻痹性神经梅毒一般会伴随情绪症状,为梅毒螺旋体进入脑实质引起的一种慢性脑膜脑炎,起病极为缓慢,多不易被人注意,只表现为情绪不稳、易激惹、头痛,逐渐出现精神异常。神经莱姆病是疏螺旋体引起的神经系统感染,病原体伯氏疏螺旋体通过蜱咬的虫媒传递,感染人和动物,但被感染的蜱咬后不一定患病。蜱叮咬人体后,伯氏疏螺旋体侵入皮肤并在局部孵育(Ⅰ期),多数在局部皮肤播散,形成慢性游走性红斑;数日至数周内(Ⅱ期),螺旋体经淋巴管进入淋巴结,或经血液播散到各个器官,此时机体产生伯氏疏螺旋体诱导的特异性免疫反应,通过循环免疫复合物而致脑膜和大脑病变。在Ⅱ期,患者出现无菌性脑膜炎或脑膜脑炎,表现为脑膜刺激征如头痛、颈强直,常同时出现或先后出现双侧面神经麻痹以及畏光、易怒、情绪不稳定等。

艾滋病即获得性免疫缺陷综合征(AIDS)是由人类免疫缺陷病毒-1(HIV-1)感染所致,10%~27%的艾滋病患者出现神经系统损害综合征。HIV感染后细胞免疫系统缺陷和中枢神经系统的直接感染是艾滋病神经系统损害的病因,病毒进入血液后与细胞表面CD4受体结合,破坏CD4淋巴细胞,引起机体严重的细胞免疫缺陷,导致机体对许多机会性致病菌(真菌、病毒、寄生虫)和某些肿瘤[如卡波西(Kaposi)肉瘤和淋巴瘤]的易感性增高,使HIV感染者继发脑弓形体病、新型隐球菌性脑膜炎、系统性淋巴瘤等中枢神经系统疾病。HIV病毒也是一种危险的嗜神经病毒,可以透过血脑屏障直接进入中枢神经系统。病毒一般不直接损害神经组织,而是经过包括持续性的胞内感染、免疫介导的间接损伤来达成。HIV急性原发性神经系统感染中急性可逆性脑病可表现为意识模糊、记忆力减退和情感障碍(情绪不稳、易激惹);HIV慢性原发性神经系统感染中,艾滋病痴呆综合征是一种隐匿进展的皮质下痴呆,约见于20%的艾滋病患者,早期出现淡漠、回避社交、性欲降低、思维减慢、注意力不集中,可见抑郁或躁狂运动迟缓、下肢无力、共济失调等。

中枢感染性疾病伴随情绪障碍时,一般需积极处理原发感染性疾病,包括积极的抗病毒、抗菌、抗病原体感染治疗,同时对症处理、支持治疗,防止并发症。中枢感染性疾病一般病情较重,应综合运用心理治疗、药物治疗,帮助患者缓解情绪症状。

第四节　边缘叶与情绪障碍

一、边缘系统概述

边缘系统起自 Broca(1878)提出的边缘叶(limbic lobes)概念,是指高等脊椎动物中枢神经系统中由古皮质、旧皮质演化成的大脑组织以及和这些组织有密切联系的神经结构和核团的总称。边缘叶是半球内侧面围绕胼胝体的皮质,即扣带回、海马结构、隔区、梨状叶。"边缘"一词源于拉丁语"limbus"。1878 年法国解剖学家 Broca 提出了"大边缘叶"的概念,用以指扣带回、海马回及其附近与嗅觉功能有关的大脑皮质。1937 年 Papez 提出,在组织学上从海马到乳头体,经丘脑前核、扣带回再返回海马构成了"边缘环路",这个环路与协调情绪等高级功能有关。Papez 的理论引起了学者们的重视,也推动了以后的研究工作。由于环路内的联系复杂、密切,MacLean 于 1952 年进一步提出"边缘系统"这个概念。

边缘系统所包括的大脑部位相当广泛,如梨状皮质、内嗅区、眶回、扣带回、胼胝体下回、海马回、脑岛、颞极、杏仁核群、隔区、视前区、下丘脑、海马以及乳头体都属于边缘系统。边缘系统的主要部分环绕大脑两半球内侧形成一个闭合的环,故此得名。边缘系统内部互相连接与神经系统其他部分也有广泛的联系。它参与感觉、内脏活动的调节并与情绪、行为、学习和记忆等心理活动密切相关。

关于情绪障碍相关性疾病的医学论著很多,可归纳为以下几类:焦虑状态、抑郁与躁狂交替状态、对不幸生活经历的情感反应、心身疾病和不明原因性疾病,这些疾病被统称为情绪性疾病。此种模糊分类使得临床诊断及治疗变得困难,特别当患者处于某种特定状态下(如过分欣快感及萎靡不振)时使得情绪障碍更难以判断。

情绪被定义为感觉状态(feeling state),例如害怕、恐惧、生气、兴奋、爱以及讨厌,同时伴随着机体功能改变(主要涉及内脏及自主神经系统),最终导致相关反应及特定行为。假如某种情绪反应过激,可伴随智力受损,如合理性思维解体,更倾向无调制、刻板性自发行为。情绪的激发来源于刺激物,包括现实的、非现实的、对认知及

记忆内容的感知等其他因素。情绪状态(emotional state)反映了一种心灵的体验,即一种感觉,是纯主观的,只能通过患者的口述或行为反应而感知。行为反应分为自主行为(受荷尔蒙-内脏神经调节)和躯体行为,后者表现为面部表情、躯体姿态、发声或自发行为。以上种种我们用情感(affect)来表述。换句话说,情绪的成分包括:①感知内在或外在的刺激;②调节感受;③自主神经系统及内脏神经系统改变;④多种类型行为冲动。在神经系统疾病里,很难将这些成分区分开来,或者阐明其在疾病中的主次地位。

情感障碍(affective disorders)是以情感或心境改变为主要特征的一组精神障碍,通常伴相应的认知、行为、心理、生理及人际关系改变或紊乱,也常伴躯体症状,如在某些状态下患者表现为心境显著持久的高涨或低落,异常淡漠或欣快,情感障碍通常呈反复发作倾向,间歇期精神状态大多正常,预后一般较好。

二、神经解剖与生理机制

(一)神经解剖学基础

疾病损伤涉及神经系统特定部位可导致异常情绪行为的发生。这些特定部位构成边缘叶(limbic)。在拉丁语中,limbus 意为"边界""边缘"。神经病学中的边缘系统被用来描述 Broca 区,即扣带回,以及环绕在胼胝体及脑干上部基底部的海马旁回构成的环状灰质。事实上,早在 1664 年,Thomas Willis 就绘制出这部分脑区,并将其定义为 limbus。Broca 更倾向于将 le grand lobe limbique 称之为嗅脑,特指具有嗅觉功能的皮质。近代神经解剖学家扩大了边缘叶的范围,除扣带回及海马旁回外还包括了相关的海马结构、胼胝体旁回及嗅觉皮质。Papez(1937)提出边缘叶参与情绪和情绪体验与情绪表达的特异环路,称 Papez 环路:海马下托-海马-海马伞-穹窿-下丘脑乳头体-乳头丘脑束-丘脑前核-丘脑辐射-扣带回-扣带-海马旁回-海马下托。此环路包含参与情绪的某些重要结构,体现了皮质参与情绪活动,但非情绪活动所特有,它也参与脑的记忆、感觉等活动。尽管 Papez 认为情绪应该到达意识水平,吸纳了 Bard 和 Hess(1928)的实验结果,将下丘脑纳入了环路之中,但到目前为止,人们仅认识到此环路中的个别脑区与情绪活动密切相关,尚无充分证据表明它在情绪中的作用,而未提及的杏仁体却是产生各种动机和情绪行为的重要结构。MacLean(1958)所阐述的内脏脑及边缘系统得到了更加广泛的认可,更加完善地介绍了与情感及表情相关的脑区结构。除外以上所介绍的边缘系统,还包括了多个皮质下核团,例如杏仁复合体、隔区、视前区、下丘脑、丘脑、缰核和中

脑被盖区（包括中缝核和脚间核）。现在，认为边缘系统的边缘叶主要位于左侧半球皮质，学习与记忆、情绪及内脏调节是种系进化过程中保存下来的基本神经功能，不是人类特有的功能，但却是维持生命不可或缺的功能。

边缘系统的细胞结构与周围的皮质不同，后者是典型的6层细胞结构的新皮质。与之相反，边缘系统内部的海马旁回为神经细胞不规则的聚集成3层结构的原皮质，而边缘系统外环的扣带回则是原皮质与新皮质的过渡皮质，因此也称之为中皮质。广泛的皮质神经元将信息输送至齿状回后，再输送至海马旁回CA（阿蒙角）区的锥体细胞。海马的输出信息主要由CA1段及海马下层（subiculum）发出。由皮质下核团组成的杏仁复合物，也具有独特的结构，其包括了许多独立的核团，分别与其他边缘系统结构形成特定的联系。眶额叶与边缘叶之间，边缘系统各结构成分之间以及边缘系统与下丘脑和中脑之间均存在功能联系。这个系统的核心结构为内侧前脑束（medial forebrain bundle），包含上行及下行纤维束，可以连接眶额叶皮质、隔核、杏仁体、海马尾部以及中脑和脑桥头部的相关核团，其中下丘脑为此系统的中心。

边缘系统还存在许多其他的内部连接，最为著名的是Papez环路（Papez circuit）。它由海马发出，通过穹窿，投射至乳头体、隔区以及视前区。乳头丘脑束连接乳突核和丘脑前部核团，反向投射至扣带回，并通过扣带回投射至海马（Papez，1937）。扣带回具有与胼胝体相同的曲率，可以将边缘叶多个部分相连，并且投射至纹状体和许多脑干核团。同时，扣带回接受来自整合视觉、听觉及触觉的多模态高级感觉中枢，顶下小叶及颞叶的投射纤维，通过胼胝体前部的纤维束与对侧的扣带回相连。

（二）病理生理机制

1. 下丘脑-垂体-交感神经系统功能轴　通过切除及刺激脑区的方法，Bard（1928）等认为下丘脑是自主神经系统高级成分。不久后，解剖学家就发现下丘脑的传出纤维可投射至交感及副交感神经结构，其中的一个节段反射为支配肾上腺的交感神经，此反射作为垂体-下丘脑-肾上腺应激理论的基础，并为急性情绪产生提供了生理基础。

Cannon等（1929）将下丘脑定义为呼吸、觉醒和性行为的中央调节装置之后，有研究发现下丘脑存在神经内分泌细胞，可分泌垂体激素，并且存在特殊感觉受体，可以调节饥饿、口渴、体温以及电解质循环。目前多数的学者认为，下丘脑-垂体-交感神经系统功能轴是机体内环境平衡及应激反应的基础，而自主神经反应是内部感觉的主要运动组成。

2. 杏仁核与愤怒情绪　尽管情绪性刺激与非情绪感觉体验有着相同的皮质感觉，但是两者仍存在区别，情绪可以诱发突出的内脏反应及行为反应，显然，情绪必须利用特定的神经结构。Bard等（1928）通过摘除猫两侧大脑半球保留下丘脑及脑干，首次制造了"假性愤怒"。这种状态下，动物对所有的刺激都表现出强烈的愤怒和过度的自主神经反应。后续的研究发现，只有摘除包括双侧的杏仁核在内的脑区才能制造出"假性愤怒"模型（Bard et al，1947），而摘除所有新皮质而保留边缘系统可导致冷漠，例如摘除短尾猴的双侧杏仁核，可很大程度减少这种恐惧和愤怒。当然，下丘脑和杏仁核在产生直接和间接愤怒以及表现愤怒的方面要复杂得多。此外，Papez通过自己的解剖研究推测大脑中的边缘系统产生并参与情绪表达。

3. 扣带回与情绪和认知　动物及人类的扣带回的作用值得探讨。一般认为，外界刺激产生的自主神经反应与情绪相关的自主神经反应相似，若刺激扣带回可引起类似自主神经情感反应效应，如心率增快、血压增高、瞳孔散大、竖毛、呼吸抑制或骤停等，当然某些情绪反应也不相同，通过切除或刺激扣带回可产生害怕、紧张或者高兴等更复杂的情绪表现，将精神病和神经症患者双侧扣带回切除后可以缩减他们的情绪反应。一些研究认为扣带回涵盖了记忆过程（通过连接背侧中部丘脑核团和颞中回发挥作用）、探索性行为以及对视觉刺激的注意。在人类中，这个系统在非优势半球更有效。根据Bear（1983）的理论，以及Baleydier（1967）等的概念，扣带回具有认知和情绪性反应的双重作用。

4. 神经递质与情绪　通过神经递质系统来阐明了边缘系统的另一功能。在下丘脑中，去甲肾上腺素浓度最高，而边缘系统中部含量次之，这些单胺类物质至少70%位于延髓、脑桥的蓝斑核的轴突末端。上行纤维的轴突，特别是起自中脑网状结构终止于杏仁核、中缝核及边缘叶外侧部的纤维富含5-羟色胺，位于中脑被盖部的内侧前脑束和黑质纹状体通路也含有大量的多巴胺类递质，这就解释了为什么通过电刺激黑质治疗帕金森过程中电极放置异常可以导致严重的抑郁症。以上所列的许多结构以及它们之间的联系构成了一个统一的功能网络。通常，边缘系统是一个简化的称谓，当大脑皮质、中央核团和神经递质这一系统功能受到破坏时，情绪反应也随之产生。

三、临床表现

现行的关于边缘叶的认识多数来源于实验室动物研究。仅近几年神经学家通过研究患者的情绪损伤来探讨边缘叶的功能。根据临床观察，情感障碍的神经学临床表现见表2-8-1。由于对发病机制尚未明确，此表中只列取了一部分与特定部位病变相关的情感障碍,随着对情绪障碍了解地加深,对边缘叶功能的了解毫无疑问将成为精神病学及神经病学的研究热点。

表 2-8-1　情感障碍的神经学临床表现

Ⅰ. **情感障碍,源于:**
感知异常(错觉、幻觉)
认知障碍(谵妄)
Ⅱ. **情感表达抑制解除**
情感易变或不稳
病理性发笑和哭
Ⅲ. **暴怒反应和攻击行为**
Ⅳ. **淡漠和平静**
克吕弗-布西(Klüver-Bucy)综合征
其他额叶和丘脑综合征
Ⅴ. **性欲改变**
Ⅵ. **内源性恐惧、焦虑、抑郁和欣快等**

1. 幻觉及疼痛状态下的情绪障碍　谵妄患者情感障碍非常突出,患者常被想象的形象和声音所威胁,似乎处于真实的难以逃避的境地,表现为极度恐惧,惊慌颤抖,挣扎欲逃。患者的情绪反应、内脏及躯体运动反应与幻境极度一致。但是这种状况下的异常主要表现为感知及思维异常,并无任何诊断情绪表达异常的依据。

绝大多数急性剧痛的情绪归类亦难以划分。在剧烈疼痛状态下,如脊髓硬膜外出血、蛛网膜下腔出血、爆炸性偏头痛、多发性骨折以及剧烈的盆腔、肾及腹痛,很难抓住患者的注意力,他们瞬间即回到焦虑、呻吟及愤怒状态。这些情绪反应为边缘结构以外的神经结构主导。

2. 情绪表达的失抑制

(1)情绪波动(emotional lability):临床上常见多种脑部疾病情感表达抑制机制减弱。例如,脑血管病变的患者受到委屈,会难以自制的哭泣;或者在说笑话或听到一个较有意思的笑话时难以自制的大笑,患者很容易从一个状态转换至另一状态。情绪波动作为诊断大脑器质性病变的标准已经一个多世纪,这种情绪异常,表现为情绪表达过度,但是未达到痉挛性哭笑的标准。一些大脑前额叶损伤的患者可导致此病理性情绪状态,伴有情绪波动的脑部疾病还包括老年痴呆症及损伤边缘结构的相关疾病。

(2)痉挛性哭笑(spasmodic laughing and crying):这种异常情绪表达,主要表现为暴发性的、非自主的、不可控制的及刻板重复的哭笑,可多伴发于退行性疾病及脑血管疾病。尽管强迫性哭笑作为多种病因的临床表现,但其具有自己的生理基础。

首先,典型的病理性哭笑可见于多发性腔隙性脑梗死、肌萎缩侧索硬化、多发性硬化及进行性核上性麻痹等。损伤多涉及双侧大脑半球,包括运动传导束,特别是皮质延髓束。另外广泛性脑损伤如低血压缺氧性脑病、Binswanger 缺血性脑病、脑外伤、额叶或脑桥胶质瘤浸润以及脑炎后遗症可引起痉挛性哭笑。众所周知,一侧大脑半球卒中可导致对侧偏瘫,这亦是产生病理性情绪的基础。脑桥低段及延髓内核团损伤导致面部自主运动缺失与打哈欠、咳嗽、清理喉咙以及痉挛性哭笑功能相对保留,两者之间不协调导致病理性情绪产生。

通过患者家属描述或者医生通过诱发手段,患者在最轻微的刺激或者无刺激状况下,表现出长时间的反复痉挛性大笑直至筋疲力尽,或者不合时宜的经常性大笑。这种极端的情形很容易被诱发,与假性延髓麻痹严重程度以及面肌痉挛无关。许多痉挛性哭笑的患者无面部及球部肌肉无力表现,部分患者具有上运动神经元损伤表现。许多疾病,如进行性核上性麻痹以及脑桥中央髓鞘溶解症,最常见的表现为假性延髓麻痹,而强迫性哭笑并不常见。所以,尽管病理性情绪状态和假性延髓麻痹常伴发,但是两者并不能相提并论。

非自主性哭笑是否与刺激物相符合,换而言之,这情绪表达是否能真实表达患者的情感或者内心感受?事实上,导致情绪反应的刺激常是琐碎的,医生对刺激内容知之甚少。仅仅是与患者的谈话或者当着患者面不经意的一句话就足够导致情绪反应,尽管情绪反应与刺激相符,但多数是放大了这种反应,以致反应过激。

其次,面部运动的刻板重复动作与情绪反应并未完全分开。哭与笑并存,或者其中一种情绪伴发另一种情绪,Poeck 等(1985)更强调后者。但是把两者相提并论也不无可,且在青少年情绪反应中尤为明显。令人印象深刻的是这些患有假性延髓麻痹的患者只能通过哭和笑来表达情感,而缺失温和的情绪表达,如皱眉与微笑。另外一部分的假性延髓麻痹患者哭笑强度较低,但是两者很容易转换,这就是我们前文所提到的情绪波动。

Wilson 认为强迫性哭和笑两者的解剖基础和机制具有相同的面部、声音以及呼吸肌肉和内脏反应。主要有两个核上传导通路控制哭和笑所需要的面部肌肉活动的脑桥延髓机制。一为大家所熟悉的大脑延髓束,始发于大脑运动皮质,通过内囊后角控制自主活动;另一个为前通路,下至内囊膝部,包含了易化及抑制神经纤维。单侧前通路受损,对侧面部自主活动保留,但是大笑、微笑和哭泣缺失;而单侧后通路受损,临床表现则相反。根据临床病理学证据,Wilson 认为,尽管损伤平面未知,下行运动通路受损可导致面部表情受抑的假性延髓麻痹。Poeck(1969)经过参考 30 多例病例的解剖,推导出核上传导通路受损使丘脑与延髓联系中断,进而导致强迫性哭笑。这种病理状态亦可见于肌萎缩侧索硬化患者,损伤可能位于皮质脊髓束的皮质或皮质下水平。相关报道亦提及,纹状体囊梗死后有一到两个月的强哭强笑期,以及单侧脑桥梗死或动静脉畸形有强哭强笑的偶发病例等,但这些都未经病理学证实。

Féré 前驱性疯笑综合征(prodromal laughing madness syndrome)是罕见的临床表现,表现为突然的、难以自制的大笑,几个小时后出现偏瘫。Martin(1950)也介绍过因笑致死的病例。但是病例解剖亦不清楚。无诱因的发作性大笑,Daly 和 Mulder 称之为痴笑发作(gelastic seizures)(Daly et al,1957),一般认为,痴笑发作与性早熟同时发生提示下丘脑错构瘤或其他病变。

治疗上,丙米嗪和氟西汀等对抑制病理性哭笑有用,有研究表明右美沙芬合并奎尼丁可以控制肌萎缩侧索硬化患者的强哭强笑状态。但是对于这些药物是否可以控制情绪波动及痉挛性哭笑,目前的研究尚不统一。

3. 攻击性、生气、愤怒及暴力 攻击性是一种社会行为。这种特质在个体中差异明显。婴儿期形成的胆怯特质可以持续至成年,并长期存在,而男性比女性更具攻击性。对过分攻击性行为的容忍度,因文化差异而不同,在大多数的文明社会里,不会纵容发脾气、愤怒反应、爆发性暴力及破坏等行为。教育的主要目标之一是克制和升华此类行为,但是,克制攻击性也存在个体差异。在一些男性及认知损伤的患者,这个过程到 25~30 岁也未完成,称之为反社会性(sociopathy)。攻击性这种特质具有明显的遗传倾向。

无端的暴怒可能代表疾病初发或持续表现,有时医生对此缺乏充分认识。这种状态的患者表现为,轻微刺激即可导致其从正常的状态转化至最愤怒状态,伴随暴力及破坏行为。并且患者的行为表现伴随着明显的愤怒情绪,与现实脱节,听不进别人的意见及恳求。这些攻击性及暴力行为多由于一些琐事或者不足以造成这些行为的刺激所导致。也有些病例表现为行为和情绪的分离,出现吐痰、大叫、攻击或咬人等行为时无明显愤怒情绪,多见于精神发育迟滞的患者。

研究显示,攻击性、生气和愤怒与颞叶活动相关,尤其与杏仁核关系紧密。利用深部电刺激刺激人脑杏仁核中部核团,可以诱发生气表现,而刺激旁侧核团则无相关表现。毁损两侧的杏仁核可以降低攻击性。接受杏仁核投射的丘脑背侧中部核团受损,可致平静温顺。在一个研究帕金森病患者的实验中,Bejjani 等无意中发现刺激下丘脑中后部可以诱发攻击性行为,而刺激黑质导致抑郁症的发生。未实施麻醉的猫杏仁核附近的脑区进行电刺激可以诱发一系列的运动及自主神经反应。反应之一

为动物逃跑并躲藏起来,称之为恐惧逃跑反应。另一个为生气防御反应,特征表现为咆哮、发出嘶嘶声以及竖毛反应。除了杏仁核,其他脑区损伤亦可以导致此种反应。下丘脑腹侧中部核团受损导致攻击性行为,而切除双侧 Bordmann 区可以减少攻击行为。性激素可以影响颞叶环路的神经活性。睾酮增强攻击性而雌二醇起到抑制作用,这也解释了处置愤怒的性别差异。

上述强度的愤怒反应可以发生在以下的疾病状态:

(1)颞叶癫痫所致的愤怒:根据 Gastaut(1955)等的理论,难抑的愤怒导致的攻击行为可能是癫痫发作时或发作间歇期的表现。一些患者描述在癫痫发作前后,以及在暴发性愤怒前,都有一个 2~3 天的兴奋期。尽管攻击行为较少见,但是确实存在。轻度的攻击行为在颞叶癫痫中并不少见,通常是癫痫发作前后的一种自动症,持续时间短并且诱因不明,通常损伤位于语言优势半球。愤怒与极度生气作为发作性情绪比较罕见,远远少于恐惧、悲伤和高兴。

(2)非癫痫活动所致的愤怒:此种类型患者年幼期即表现出冲动、无法忍受沮丧等反社会行为。部分患者攻击性行为出现在其他人生阶段,如青少年期及成年期。酒精与其他药物亦可以导致此种状态发生。尽管有癫痫发作可疑,但是并无可靠的癫痫病史和典型局灶性癫痫的临床表现,如意识丧失。反复发生于成年人的生气、烦躁以及暂时的不合理的行为,发现大多数患者事后都有悔恨感或患者的认知水平都较高。几乎所有的患者都有相同特质的一级亲属。研究提示,放置于杏仁核复合体的深层电极记录到了痫样放电,刺激某些脑区可导致兴奋性攻击以及伴发自动症,一旦切除这些异常的脑区可以抑制异常行为的发生。

(3)急慢性神经疾病中的暴力行为:患者在急性神经疾病或者在局灶性脑损伤的康复阶段常出现强烈的兴奋、愤怒和攻击性行为,多数病例损伤位于颞叶前部,严重脑损伤伴有长期昏迷的患者可能出现人格改变,包括突发性攻击行为、多疑、决策能力下降、对家庭漠不关心以及某种程度的认知损伤。出血性脑白质脑炎、脑叶缺血、脑梗死及脑炎累及额叶眶部及中部和颞叶前部可导致此类异常行为。Fisher 注意到优势半球颞叶损伤的患者可出现强烈的愤怒,此类型亦见于 Willis 环动脉瘤破裂以及垂体瘤压迫,颞叶生长缓慢的肿瘤也有类似作用。Malamud(1969)描述了颞叶胶质瘤相关的暴发性愤怒,部分患者可表现为精神分裂症的临床表现。值得注意的是,Malamud 描述的 9 个颞叶胶质瘤患者中有 8 人罹患癫痫,大多数病例的肿瘤发生于颞叶前中部。Falconer 和 Serafetinides 认为发生于这些部位的错构瘤及硬化亦可导致攻击性行为(Falconer et al,1963)。

（4）急性中毒代谢性脑病中的攻击性行为：患者在中毒或代谢性脑病基础上出现暴怒或攻击行为，头脑不清醒，可见于低血糖病例，但较少见。当患者独处时，此种攻击行为并不明显也不具体。但是一旦周围有人挥动肢体即会受到个体的攻击。物理束缚可能致使更加激烈的暴力行为。这些患者无法进行交流，注意力也无法集中。相似情况也见于苯环己哌啶和可卡因中毒，患者出现幻觉并伴发幻觉导致的愤怒。酒精中毒所致的暴怒及暴力行为性质不同，某些病例表现为一种罕见的对酒精难以取舍的矛盾和特异性体质反应，另一些病例酒精似乎可对原有的反社会人格障碍解除抑制。

4. 平淡与冷漠　动物通常表现出高度活跃的探索行为，多以性满足及食物获取为动机。对人类而言，这种行为多因为求知欲。目前的研究认为这些行为受奖赏环路（expectancy circuit）控制。中脑-边缘叶及中脑-皮质多巴环路通过前额叶中部传导束，与间脑及中脑相联系构成奖赏环路。这些链接受损导致奖赏反应缺失。正电子发射体层成像（PET）研究提示，运动始发困难与前扣带回、尾状核、前额叶皮质及辅助运动区激活异常相关。

大脑损伤，尤其是涉及前额叶前部脑区损伤导致的行为学改变，最常见的表现为所有行为活动减少，单位时间内思维活动、语言及活动量减少。这并非单纯运动现象，与患者觉察力及思维变慢，对信息漠不关心、寡言、兴趣减少等有关，此种心理活动减少可认为是人格改变。目前具体的临床解剖学并不明确，但是双侧隔区损伤可以导致动力、自发性及驱动性明显缺乏。学习及记忆亦可受损，如无动性缄默，患者通常表现是专注的，完全清醒，环顾四周。康复过程中，记忆可以恢复。在这里，需要指出的是，意志力缺乏不同于嗜睡和昏迷。

意志力低下的患者很难诊断，因为这些患者测试过程中反应较慢或者无反应。一旦强烈刺激，患者反应完全正常。这类患者与其称为淡漠、平静，不如称为兴奋性减低。此种状态可能为皮质纹状体受损，并非脑干网状激活系统受损。意志丧失症与广泛额叶病变有关，不同的是丧失程度较轻，本应活泼甚至狂暴的患者也变得平静。意志薄弱多见于双侧前额叶白质切除患者，若病变累及前正中额叶及丘脑，焦虑、压抑及激动可消失，出现人格改变如无动于衷、漠不关心及思想肤浅等。有学者报道前扣带回病变引起极度平静，不像迟发性压抑，情绪呈中性，患者冷漠而非压抑（Banris et al,1953）。上述情感改变与Klüver-Bucy综合征不同，可见于恒河猴双侧全颞叶切除模型。这些动物异常平静，缺乏视觉辨别力（不能区分可食物、非可食物），表现为以口验物的强烈倾向，对视觉刺激无反应（靠触、咬来识别物体），性欲和食欲增加。此行为改变亦可见于人类，但完整综合征很少见，许多病例也常见于脑弥漫性病变如阿尔茨海默病、Pick病、中毒性脑炎、单纯疱疹病毒性脑炎或AIDS脑炎等疾病。

人类情绪减弱的最常见类型见于右侧非优势半球顶叶的急性损伤，这种患者不仅无视其自身偏瘫，对其他疾病及个人与家庭问题也漠不关心，难以理解别人的面部表情，存在广泛性注意障碍、对他人情绪反馈以及理解障碍。与主导语言的左侧半球相比，右侧半球主要主导了情感-情绪体验，对裂脑人和通过脑室内注射巴比妥选择性麻醉大脑半球的研究，支持此种观点。也有研究证实，少数的左侧半球损伤可有相反作用，表现为持续数天至数周的兴奋。

5. 性行为　大脑病变可导致男性及女性的正常性行为的改变，排除反射截面损伤和分离以及机体功能障碍。

（1）性亢奋（hypersexuality）很少见，但是被广泛证实存在。很早就认为眶额叶损伤解除了道德-伦理束缚并导致无限制的性行为。额叶上部损伤则与本能性行为缺失有关，减少的行为包括性行为、意志力在内的所有行为活动。在少数病例中，严重的性亢奋提示脑炎的发生或者颞叶肿瘤。MacLean等（1962）通过电刺激诱发阴茎勃起和性高潮，其认为可能是由于边缘系统失抑制所致。Gorman等（1992）也描述两例放置导管而导致隔区受损诱发性失控的病例。Heath等（1984）研究发现，刺激人类隔区腹侧面或注射乙酰胆碱可以诱发快感及欲望，并且患者性交过程中大脑棘波及慢波活动大大增加。除脑损伤和脑出血，帕金森病患者服用的多巴胺类药物导致性行为失抑制最为常见。如Quinn（1983）等研究所述，左旋多巴治疗导致过度及持续性行为。

（2）性欲缺乏（hyposexuality）或性欲缺失，通常是由抑郁引起，但一些药物，特别是降压药、抗心律失常药物、5-羟色胺类抗抑郁药以及镇痛药物可导致性冷淡，亦可见于许多脑疾病中，已知下丘脑结节漏斗区病变可导致性功能失常。若在早年发生可使发育停滞，下丘脑错构瘤，如von Recklinghausen神经纤维瘤及结节性硬化可导致性早熟，累及副交感神经骶区病变可使正常性功能减弱。性唤起作为发作性症状仅见于颞叶癫痫，颞区中部致痫灶尤易引起，称为性癫痫发作。Blumer和Walker强调颞叶癫痫患者性低下发生率较高，此类患者颞叶切除后可继发性功能亢进（Blunmer et al,1980）。

6. 急性恐惧、紧张、兴高采烈和欣快感　神经科医生经常看到，急性恐惧和紧张可作为癫痫发作的前驱症状。William（1956）研究显示，每2 000例癫痫患者，可有100例发作过程中有情绪体验。100例中，有61例体验为恐惧和愤怒，21例体验为抑郁。研究发现，术中刺激颞叶下部、扣带回可致患者陌生感、压抑感以及恐惧感，通常意识也受到损伤，某些患者可出现幻觉。在人类及动物实验中，电刺激颞叶中部和杏仁核这些区域可以唤起上述各种情绪，不同的是，恐惧神经环路位于愤怒、生气神经环路的侧方。但是毁损杏仁核中部引起恐惧反应消失，电刺激这些连接两侧下丘脑及中脑隔区的核团可以产生恐惧和紧张感觉。

抑郁作为发作性情感反应较少见，但可作为间歇发作现象出现。主侧半球较非主侧半球病变更易产生弥漫性抑郁心境，这种抑郁与疾病残疾的程度不成比例。心肌梗死后、脑卒中后抑郁通常被视为反应性抑郁，是对严重损害的反应。抑郁症与焦虑症合并常与颞叶、下丘脑及第三脑室肿瘤有关，有时见于变性病如多系统萎缩的初期。愉快、满足及"扰动感"不常见，但颞叶癫痫患者可有此感情经历，并可详尽描述。这种反应如同恐惧一样，可经刺激颞叶各部分诱发。在躁狂及亚躁狂状态，情感常带有愉快、振奋和富有活力的色彩，恢复后患者仍能回忆这些经历。

四、鉴别诊断

除了临床表现，没有任何可靠的评判情绪障碍的标准。尽管临床上可通过药物试验性诊断，但是这些信息缺乏理论及实践依据。理论上，需要更进一步地去探索，了解问题发生的病理及病因学，为鉴别诊断提供依据。

1. 痉挛性哭笑与情绪波动　如前文所述，可以肯定的是导致痉挛性哭笑的神经疾病特异性累及了双侧皮质延髓束；假性延髓麻痹中运动及反射改变通常伴有下颌反射亢进，并且常有皮质脊髓束损伤表现；极端的情绪波动亦提示双侧大脑半球损伤，但是临床上单侧大脑半球损伤特征更明显。常见于腔隙性脑梗死、脑血管疾病、低血压性缺氧性脑病、肌萎缩侧索硬化以及多发性硬化；突然发病，提示脑血管疾病，少数病例亦见于进行性核上性麻痹和 Wilson 病。

2. 平静与淡漠　平静与淡漠是大脑疾病最早、最重要的信号。临床上需要与帕金森病所导致的运动减少及运动迟缓相区别，以及与抑郁症所致的思维活动减少相区别。常见于老年痴呆症、正常颅压的脑积水以及胼胝体前部肿瘤，亦可见于一系列额叶与颞叶损伤，例如脱髓鞘病和前交通支动脉瘤破裂等。

3. 暴发性愤怒与暴力行为　暴发性常为反社会行为一个过程，其行为是正常人格分裂过程中一个明显的步骤。如果暴发性愤怒伴发于癫痫发作，那么其可能作为癫痫发作中颞叶功能障碍的一个表现。该行为表现可作为癫痫的前驱症状。轻度的攻击行为作为突发及突发后自动症较常见。愤怒以及攻击性很少涉及眶额叶与颞叶中部急性神经疾病，如神经胶质瘤。此种临床表现常见于痴呆性疾病，以及正常人的意识模糊阶段。伴随暴力行为的愤怒反应需要与躁狂区分。后者的攻击行为表现为无相关性、伴欣快感及无休止的行为活动，伴随着意识不清。常见于儿童脑炎后表现。静坐不能作为极端例子，无休止的运动及踏步多与锥体外系综合征相关。

4. 极端恐惧与激惹　最主要的问题是判断患者是否为意识不清、被骗妄想、躁狂以及惊恐发作。惊恐发作很少见于颞叶癫痫。一个无紧张特质的人出现急性恐慌攻击行为可能预示抑郁症和精神分裂症。

5. 抑郁、焦虑与怪异行为　多由精神疾病如精神分裂症或双相情感障碍导致，但须与肿瘤、免疫、脑炎和颞叶损伤(尤其伴随躯体运动型癫痫、失语症、眩晕以及象限型视野缺损)相鉴别，此种表现也见于下丘脑病变，可伴嗜睡、隐性糖尿病、视野缺损及脑积水等。

五、治疗

治疗上以积极治疗原发疾病为主，因为原发疾病是造成患者情绪问题的主要原因。积极地、适时地处理原发疾病，这是边缘系统情绪障碍治疗的根本措施。同时尽可能避免造成其情绪问题的可能因素。

药物治疗方面，丙米嗪和氟西汀等对抑制病理性哭笑有作用。研究表明，右美沙芬合并奎尼丁可控制肌萎缩侧索硬化患者的强哭强笑状态；但对于这些药物是否可以控制情绪波动及痉挛性哭笑，目前的研究尚不统一。

参考文献

第九章 自主神经系统和自主神经功能障碍

Autonomic Nervous System and
Autonomic Dysfunction

（周红雨　朱延梅）

人体的内环境在很大程度上是受自主神经系统和内分泌腺的调节,自主神经系统对维持生命功能至关重要。内脏稳定的功能是非自主性的,实际上,高级动物极其复杂的自主神经功能都是由皮质-下丘脑调控的,完全不需要像运动那样由意志来支配。然而,进化的力量是如何使自主神经系统与意志相脱离,这是一个有趣的问题。

许多神经系统疾病都会不同程度地影响自主神经功能,产生诸如晕厥、瞳孔异常、出汗、括约肌功能障碍和阳痿,以及体温调节异常等;自主神经系统除了对内脏功能产生影响,在情绪体验中也显示其作用,此外,临床用药也会影响自主神经功能,因此自主神经系统引起医生的普遍关注。

第一节 自主神经系统及其功能

自主神经系统(autonomic nervous system,ANS)又称为植物神经系统(vegetative nervous system)或内脏神经系统(visceral nervous system),是支配和调节内脏功能的自主神经装置,它与内分泌腺相互协调,共同调节和维持机体内环境的稳定。英国生理学家 Langley 在 1898 年首次提出了自主神经(autonomic nerve)的概念。

自主神经系统虽然在不受意识支配的情况下,能"自主"地调节内脏活动、平滑肌舒缩和腺体分泌等功能。然而,实际上自主神经系统的正常功能仍然是在中枢神经系统(CNS)的调控下完成的。自主神经系统由周围和中枢两部分组成,其中枢部分位于大脑半球内,低级中枢在脑干和脊髓内,下丘脑与交感和副交感神经系统有紧密联系,大脑皮质通过下丘脑实现对脑干和脊髓各节段,以及交感神经和副交感神经的调节。周围部分包括交感神经和副交感神经系统,交感神经系统来自脊髓的胸髓、腰髓,副交感神经来自脑干和骶髓。大部分内脏都接受交感和副交感神经纤维的双重支配,但有些结构如汗腺、皮肤和肌肉内血管、竖毛肌、肾上腺髓质和肾脏等仅接受交感神经支配。

自主神经系统的交感和副交感神经通常都由节前和节后神经元组成(图 2-9-1)。这两种主要成分为体内的每一个器官提供双重的自主神经支配,既相互拮抗又相互协调。

除交感神经和副交感神经外,目前认为还存在第三种组成成分,即肠神经系统(ENS),是正常的胃肠活动和肠神经活动调节的一部分。

【解剖学】

1. 交感神经系统(sympathetic system) 交感神经的节前纤维起源于 $T_1 \sim L_{2 \sim 4}$ 脊髓侧角小的多极中间外侧细胞群,伴随相应的胸神经和腰神经前根离开脊髓,穿出相应的椎间孔,离开脊神经进入椎旁交感干的神经节内。

交感神经节是交感神经的膨大部分,由交感神经细胞体集合形成椎旁神经节,节间的支相互连接形成交感干。交感干上端起自颅底,下端到达尾骨,并在尾骨前互相合并。交感干有 22~25 个神经节,椎旁神经节(paravertebral ganglia)位于脊柱的两侧,椎前神经节(prevertebral ganglia)位于脊椎的前方,而位于器官内的(如肾上腺髓质)称为壁内神经节。每侧颈部椎旁有上、中、下三个神经节,胸部 10~12 个神经节,腰部 4~5 个神经节,骶部 2~3 个或 4~5 个神经节,尾部两侧合有 1 个神经节。椎前神经节包括腹腔神经节、主动脉-肾神经节、肠系膜上神经节和肠系膜下神经节等,分别位于同名动脉起始部附近。

交感神经节前纤维是有髓纤维(也有部分无髓纤维),呈白色,直径 1.5~4.0μm,由这些纤维形成的白交通支多数与交感干神经节连接,少数与节间支连接;由节后纤维形成的交通支呈灰色称为灰交通支,含有少量的有髓纤维,直径<3.5μm,每一对脊神经与交感干神经节间均有灰交通支(图 2-9-2)。

(1) 头、颈部交感神经节:大部分节后纤维并不与脊神经伴行,而与血管及其分支一起到达靶器官,特别是头、颈部。上 4~5 个胸髓节段的节前纤维在交感干向上延伸,到达交感干顶部的三个神经节,即颈上节、颈中节、颈胸节(星状神经节),换神经元后发出节后纤维,其中一部分纤维与脊神经节一起到达颈部皮区。颈上神经节的无髓鞘纤维形成颈外动脉丛,与颈外动脉及其分支一起到达头、面部,支配汗腺、毛囊平滑肌和血管。颈内动脉丛的神经纤维支配眼肌(瞳孔开大肌、眶肌、睑板肌)、泪腺和唾液腺。

(2) 心、肺交感神经节:颈神经节和上部 4~5 胸节的节后纤维是心神经,形成心丛支配心脏,肺神经支配支气管和两肺。

(3) 骶部交感神经节:来自 $T_5 \sim T_{12}$ 的节前纤维通过内脏神经节(内脏大神经、内脏小神经)到达不成对的椎前神经节,诸如腹腔神经节(celiac ganglion,CG)、肠系膜上神经节(superior mesenteric ganglion,SMG)、肠系膜下神经节(inferior mesenteric ganglion,IMG)等,换神经元后发出节后纤维支配腹腔和盆腔脏器。

(4) 肾上腺髓质:在交感神经系统中占有特殊地位,节前纤维直接到达其内,与肾上腺内变异的节后神经元转换,这些节后神经元可释放肾上腺素和去甲肾上腺素进入血液。交感神经兴奋使肾上腺髓质释放肾上腺素和去甲肾上腺素,从而加强交感神经系统的功能作用,这一过程对应激状态尤为重要。

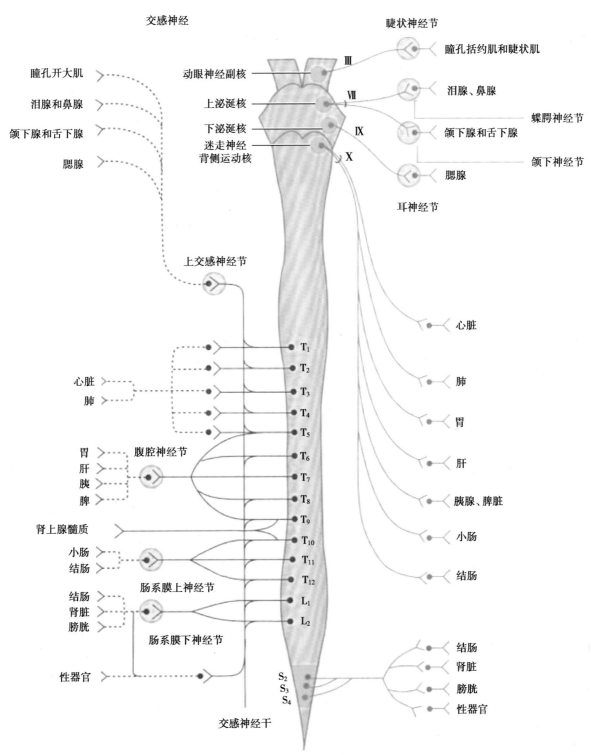

图 2-9-1　自主神经系统示意

显示它的交感神经（胸腰髓，T_1 至 L_2 节段）分支；以及副交感神经（颅骶的）分支，发自动眼神经、面神经、舌咽神经和迷走神经，以及起自脊髓的 S_2 至 S_4 节段

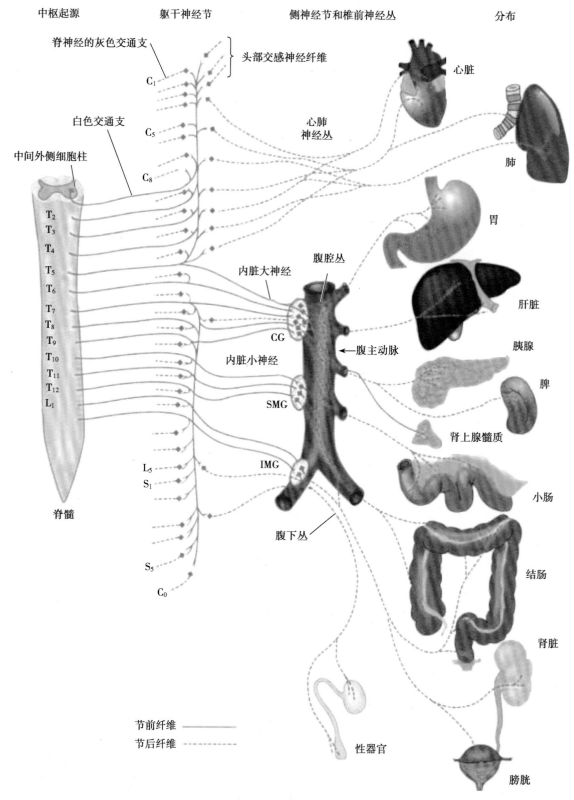

图 2-9-2 自主神经系统的交感 (胸腰髓) 分支 (只显示左侧半)

节前纤维自脊髓的中间外侧核延伸至周围自主神经节,包括 CG (腹腔神经节)、SMG (肠系膜上神经节) 和 IMG (肠系膜下神经节),节后纤维自周围神经节分布到效应器官

2. 副交感神经系统（parasympathetic system）　副交感神经节前纤维起自脑干的副交感神经核和骶髓 $S_2 \sim S_4$ 的中间外侧核。脑干副交感神经核（或内脏运动核）发出的节前纤维随着动眼神经、面神经、舌咽神经和迷走神经走行，至副交感神经节更换神经元。$S_2 \sim S_4$ 节发出的节前纤维随着骶神经形成盆腔内脏神经，加入盆丛并随之分布到支配的器官旁或器官壁内副交感神经节，在更换神经元后，节后纤维支配结肠左曲以下的肠管、盆腔脏器、外生殖器的平滑肌和腺体等（图 2-9-3）。

（1）脑部副交感神经节：较大的包括四对，即睫状神经节、下颌下神经节、蝶腭神经节和耳神经节等。

1）动眼神经的副交感神经节前纤维起自中脑的动眼神经副核（Edinger-Westphal 核），随动眼神经进入眼眶，然后离开动眼神经到达睫状神经节（ciliary ganglia），更换神经元后的节后纤维随睫状短神经进入眼球，支配眼内肌（瞳孔括约肌和睫状肌）。

2）面神经的副交感神经节前纤维起自延髓上涎核，一部分纤维经鼓索神经加入舌神经，至下颌下神经节更换神经元后，节后纤维分布至下颌下腺和舌下腺；另一部分纤维经岩浅大神经出面神经管裂孔，至翼腭神经节更换神经元，节后纤维分布于泪腺、口腔和鼻腔黏膜内腺体。

3）舌咽神经的副交感神经节前纤维起自延髓下涎核，经鼓室神经、鼓室丛、岩浅小神经穿出鼓室至耳神经节，更换神经元后节后纤维随耳颞神经分布于腮腺。

4）迷走神经的副交感神经节前纤维起自迷走神经背核，随着迷走神经干及其胸腹部脏器的分支走行，到达心脏、气管、肺、肝、胰和横结肠以上的消化道，在这些器官或附近的副交感神经节内更换神经元，节后纤维支配上述器官的肌肉和腺体。

（2）骶部副交感神经节：节前纤维起自 $S_2 \sim S_4$ 节段的中间外侧核，随着骶神经出骶前孔，离开骶神经形成盆腔内脏神经并加入盆丛，再到达支配的器官旁或器官壁内副交感神经节，交换神经元后的节后纤维支配降结肠以下的消化道、盆腔内各器官，以及生殖器的平滑肌和腺体等。

3. 肠神经系统（enteric nervous system，ENS）　也称为肠脑（gut brain），主要源自迷走神经的神经嵴细胞（neural crest cells），由外在和内在成分组成。内在成分包括大约 5 亿个神经元，是由胃肠道壁中的 2 个相连的神经丛，即迈斯纳黏膜下神经丛（Meissner submucosal plexus）和奥尔巴克肠肌丛（Auerbach myenteric plexus）组成。在人体 Meissner 黏膜下神经丛由 3 个相连的层次组成，外层也被称为 Schadabasch 或 Henle 丛的外层黏膜下神经丛。肠神经系统的外在神经支配依赖于节前的副交感和交感传出纤维调节蠕动与分泌。副交感神经传出起自脑部迷走神经背侧运动核和骶髓副交感神经核；交感神经传出源于椎前神经节。ENS 的主要靶点是黏膜分泌细胞、胃肠神经内分泌细胞、胃肠微血管系统，以及肠道免疫调节和炎性细胞等，ENS 通过对中间细胞的作用，直接或间接地影响这些效应细胞，中间细胞（intermediate cells）包括神经内分泌细胞、免疫系统细胞和 Cajal 间质细胞。卡扎尔间质细胞（interstitial cells of Cajal）是位于肠道肌层内的一种交织细胞（anastomosing cells）网络，是正常胃肠活动和肠神经活动调节的一部分。肠神经系统疾病可导致胃肠运动、分泌、炎症或免疫功能障碍。

【生理学和药理学特点】

1. 自主神经系统生理学特点（表 2-9-1）　交感神经和副交感神经功能是相互拮抗和协调的，以维持机体正常生理功能平衡，增强机体对内外环境变化的适应能力。

2. 自主神经系统药理学特点　交感神经和副交感神经复杂的功能活动主要是通过神经末梢释放的神经递质，递质与突触后膜或效应器上的相应受体结合，完成信息传递和实现生理效应。

表 2-9-1　自主神经的生理功能

器官	交感神经	副交感神经
循环系统	心跳加速，冠状血管扩张	心跳减慢，减弱冠状血管收缩
腹腔内脏、皮肤和肌肉等血管	收缩	扩张
支气管平滑肌	舒张	收缩
胃肠和胆囊活动	抑制	增加
泌尿器官	逼尿肌舒张，括约肌收缩	逼尿肌收缩，括约肌舒张
生殖器官	女性：怀孕子宫收缩，未怀孕子宫扩张 男性：参与射精、血管收缩	女性：对子宫无影响 男性：参与勃起、血管舒张
眼球	瞳孔扩大，睫状肌松弛	瞳孔缩小，睫状肌收缩
代谢	糖原分解，肾上腺素分泌增加	胰岛素分泌增加

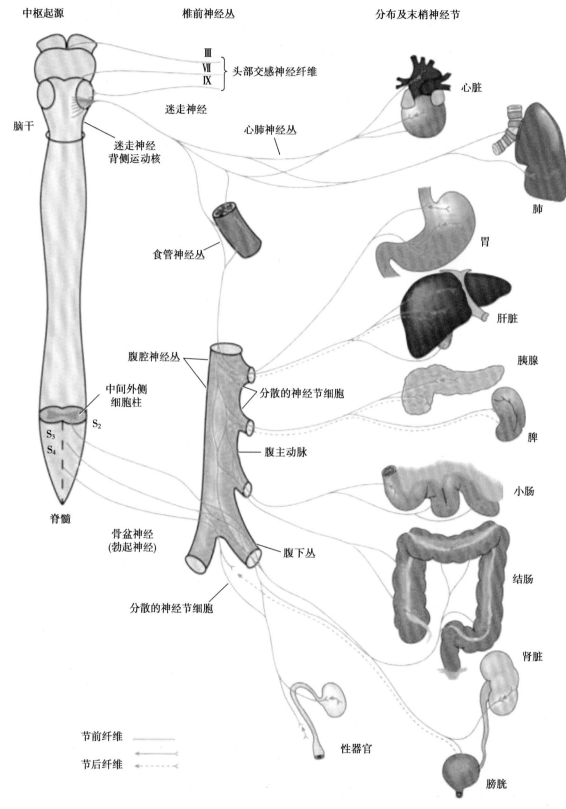

中枢起源　　　　　椎前神经丛　　　　　分布及末梢神经节

Ⅲ
Ⅶ
Ⅸ
头部交感神经纤维

迷走神经

脑干

心肺神经丛

迷走神经
背侧运动核

心脏

肺

食管神经丛

胃

肝脏

腹腔神经丛

胰腺

分散的神经节细胞

脾

中间外侧
细胞柱

腹主动脉

小肠

S₂
S₃
S₄

脊髓

结肠

骨盆神经
(勃起神经)

腹下丛

肾脏

分散的神经节细胞

节前纤维

节后纤维

性器官

膀胱

图 2-9-3　自主神经系统的副交感神经(颅骶)分支(只显示左侧半)
节前纤维自脑干神经核和骶髓,延伸至周围神经节

（1）神经递质（neurotransmitters）：按释放的神经递质不同，自主神经可以分为胆碱能纤维和肾上腺素能纤维两种。胆碱能纤维包括交感神经节前纤维、副交感神经节前和节后纤维，乙酰胆碱（ACh）是其主要的神经递质。肾上腺素能纤维是交感神经节后纤维，肾上腺素（AD）是其主要的神经递质。除了 ACh 和 AD，自主神经系统活动还与许多其他神经递质有关，如去甲肾上腺素、多巴胺、血管紧张素、抗利尿激素、阿片肽、脑啡肽、血管活性肠肽、环磷酸腺苷和环磷酸鸟苷等，这些神经递质在中枢和外周的分布也有差异。

（2）受体（receptor）：①乙酰胆碱受体（AChR），分为毒蕈碱样受体（M 型）和烟碱样受体（N 型）两种。当 ACh 与 M 型受体结合时产生毒蕈碱样作用，使心跳变慢，瞳孔括约肌收缩，瞳孔缩小，支气管和胃肠平滑肌收缩，膀胱逼尿肌收缩，消化腺体分泌增加等；当 ACh 与 N 型受体结合时产生烟碱样作用，出现呼吸节律加快，胃肠活动增加，恶心和呕吐，以及周围血管收缩等。②肾上腺素受体，分为 α 型和 β 型两种，当肾上腺素（AD）与 α 型受体结合时引起血管收缩，子宫肌肉收缩，瞳孔辐射肌收缩，以及瞳孔散大等；当 AD 和 β 型受体结合时恰与其和 α 型受体结合的效应相反，出现心肌收缩增加，支气管和胃肠平滑肌舒张等。

【内脏功能的中枢调节】

机体的内脏活动是以反射形式进行的，除了器官内反射外，内脏感受器发出的神经冲动经传入纤维进入中枢进行整合后，再由交感和副交感神经纤维传出，对内脏活动进行调节。调节内脏功能的低级中枢位于脊髓和脑干，较高级中枢位于间脑，高级中枢位于边缘系统和大脑皮质。正常的内脏活动是在各级中枢的相互配合调节之下进行的。

1. 脊髓　是调节内脏活动的初级中枢，由 T_1 至 $L_{2\sim4}$ 脊髓侧角细胞发出的交感神经纤维，以及 $S_{2\sim4}$ 节段侧角细胞发出的副交感神经纤维支配内脏活动。当切断脊髓与高级神经部位的联系后仍可维持各种反射活动，如在脊髓休克期后，各种内脏反射如血管运动反射、发汗反射、排尿反射、排便反射和勃起反射等相继恢复，但由于失去高级神经的控制，脊髓对这些反射调节较差，不能很好地适应生理需要。例如，由卧位至站立时常出现头晕感，刺激不能引起广泛反应，排尿不能完全排空，对温度刺激无反应等。

2. 脑干　在延髓和脑桥的网状结构中有许多调节内脏活动的中枢，调节呼吸、心率、血管运动和胃肠活动功能等。下行纤维支配脊髓，调节脊髓的自主神经功能。①延髓前外侧网状结构有升血压中枢。②延髓腹内侧网状结构有降血压中枢。③延髓背外侧网状结构有呕吐中枢。④迷走神经背核附近有吞咽中枢。⑤延髓闩部周围网状结构有呼吸中枢，因而延髓被称为生命中枢。⑥脑桥前端有呼吸调整中枢。⑦脑桥中下部有长吸气中枢。⑧中脑有调节直肠平滑肌紧张性反射中枢和瞳孔对光反射中枢。

3. 下丘脑　是自主神经系统重要的皮质下中枢，调节机体的各种代谢活动，并与垂体-内分泌系统有直接或间接的联系，对维持机体内环境稳定性，如体温调节、水及电解质平衡有重要作用。下丘脑的传出纤维到达脑干与脊髓，通过交感及副交感神经纤维对内脏活动进行整合，主要调节以下的自主神经功能。

（1）体温：体温的恒定有赖于体内产热与散热过程的平衡。在下丘脑存在散热和产热中枢，下丘脑前部视前区有密集的热敏感神经元和少数冷敏感神经元，当体温升高时热敏感神经元兴奋引起呼吸加快、皮肤血管扩张、出汗增多和散热加强等；体温降低时冷敏感神经元兴奋引起寒战、血管收缩、出汗减少或无汗、肌肉产热增加等。下丘脑后部对温度变化的敏感性较低，是体温调节的主要整合中枢，对下丘脑前部视前区和外周的传入冲动进行整合，或仅为产热和寒战反应的执行机构，下丘脑对体温调节的临界点为 36.8℃。体温调节障碍表现为，下丘脑前部视前区损害可引起中枢性高热，下丘脑后区损害可导致低温或异型体温（体温变化在 2℃ 上），常见的病因有 Wernicke 脑病、颅咽管瘤和脑积水等。

（2）摄食行为：下丘脑外侧区神经核有摄食中枢（feeding center），腹内侧核有饱食中枢（satiety center）。在正常情况下，这两个中枢的功能相互拮抗与协调，对血糖水平波动敏感，维持正常的摄食功能。在病理状态下，由于摄食或饱食中枢平衡失调，会出现中枢性食欲亢进或拒食。动物实验发现，下丘脑腹外侧区和腹内侧区破坏后，摄食功能紊乱经过一段时间后又可恢复，提示脑的其他部位可能也与摄食行为的调节有关。弓形核和室旁核神经元富含腺苷一磷酸（AMP）活化的蛋白激酶（AMPK），该酶是一种细胞 AMP：ATP 比值的传感器，因此也是细胞代谢的测量仪（Kahn BB et al，2005）。摄食、高血糖症、减食欲激素如胰岛素和瘦素降低下丘脑核的 AMPK 活性，相反的，禁食、低血糖和胃源性促食欲激素、促胃生长激素增加下丘脑的 AMPK 而刺激摄食行为。此外，后脑、大脑皮质和海马也对摄食有重要影响。脑干尾侧整合了迷走神经介导的胃肠道饱胀感信号、葡萄糖及其他循环代谢物改变，以及来自中脑及脑前部的下行神经、神经内分泌、神经肽信号的直接输入。前额叶皮质（PFC）参与了与食物摄入有关的抑制性控制机制。中脑-多巴胺通路通过影响动机过程的奖励机制来影响摄食过程。海马则通过整合外部视觉空间环境、内部环境

（提示能量状态的内部信号）和先前调节摄食行为的经验来影响摄食行为。一些循环内分泌信号（ghrelin、leptin、GLP-1）还可以通过血脑屏障传递，并作用于不同的大脑区域，继而影响摄食行为（Clarissa M et al,2018）。

（3）水平衡：下丘脑有维持机体水平衡的功能，下丘脑外侧区（摄食中枢附近）存在渴中枢，此区受刺激出现饮水增多。下丘脑视上核和室旁核存在血浆渗透压感受区，当血浆渗透压升高时此区神经元兴奋，抗利尿激素分泌增加，使肾脏远曲小管和集合管对水的重吸收增加，尿液浓缩，排出减少，反之亦然。血容量过多或血浆渗透压降低时左心房容量感受器受刺激，冲动经迷走神经传入中枢，抑制下丘脑-神经垂体系统，抑制抗利尿激素释放，同时动脉血压增高刺激颈动脉窦压力感受器，亦可反射性引起下丘脑抗利尿激素分泌减少。此外，血管紧张素Ⅱ也可能参与下丘脑的渴饮调节。

（4）睡眠与觉醒：下丘脑是上行网状激活系统的组成部分，上行网状激活系统的完整性对维持机体觉醒状态有重要作用。下丘脑-垂体分泌的生长素、ACTH和泌乳素等均参与睡眠调节。下丘脑前部与睡眠有关，后部与觉醒有关，下丘脑损伤可出现持久的睡眠或觉醒状态或睡眠-觉醒周期紊乱。

（5）性功能：包括中枢部分和骶部 $S_2 \sim S_4$ 节段两个部分。中枢部分是下丘脑，它作为整个自主神经系统的高级中枢，存在神经支配途径和激素调节途径，经过下丘脑-垂体系统对生殖系统进行调控。边缘系统与下丘脑的径路，特别是起源于视交叉前内侧的下丘脑区在控制阴茎勃起中起重要作用。与勃起有关的下行传导路经过内侧前脑束到中脑被盖区，然后经过脑桥腹外侧和脊髓侧索抵达腰骶髓中枢。此外，室旁核在阴茎勃起中也起重要作用（Argiolas A et al,2005）。下丘脑中部核群与垂体的纤维联系可影响促性激素的分泌，调节性腺功能；下丘脑尾端病变可能导致过度的或不能控制的性行为。

骶部 $S_2 \sim S_4$ 节段通过骨盆丛（勃起神经）将副交感神经冲动传导至位于生殖器官的壁内神经节，再通过海绵神经引起生殖器海绵体血管扩张；交感神经由 $T_1 \sim L_2$ 节前神经元发出的传出纤维（腹下神经、腰交感神经链、阴部神经），通过血管周围神经丛将冲动传导至生殖器官，使输精管和精囊收缩产生射精。胸髓横断损伤可导致阳痿，伴有反射性异常勃起和偶尔射精，可出现睾丸萎缩。$S_2 \sim S_4$ 节段损伤也可引起阳痿，既不能勃起，也不能射精。

4. 大脑皮质 是调节自主神经系统功能的最高级中枢。大脑皮质运动区和运动前区有许多自主神经中枢，能调节内脏器官的功能活动、躯体出汗和血压水平。刺激岛叶皮质可引起血压下降、呼吸抑制和胃肠运动减弱等，岛叶后部有调节心脏功能的交感和副交感神经中

枢，人类的交感神经中枢在右侧，动物在左侧，兴奋时出现心动过速和心律失常。人类的副交感神经中枢在左侧，动物在右侧，兴奋时出现心动过缓及其他心律失常。岛叶皮质自主神经中枢刺激性或破坏性病变均可导致严重的心律失常和心电图改变，甚至猝死，被称为脑心综合征。

5. 边缘系统 包括边缘叶及有关的皮质和皮质下结构。边缘叶包括胼胝体下回、扣带回和海马回，以及深部的海马结构和齿状回。边缘系统对自主神经、内分泌腺和躯体运动有调节作用，刺激扣带回前部可引起呼吸抑制或呼吸频率加快、血压上升或下降、心率变慢、胃肠运动减弱、瞳孔扩大或缩小，刺激杏仁核可使唾液和胃酸分泌、胃肠蠕动增加或排便、心率减慢，以及瞳孔扩大等，刺激隔区出现阴茎勃起、血压下降或升高、呼吸暂停或增加等。

6. 应激系统和应激反应 应激是机体受到伤害刺激时通过中枢神经系统的整合，经协调神经-内分泌调节活动而实现的自我保护性反应，通过增强机体对环境突变的应变能力、机体对伤害性刺激的耐受能力，以应对突然出现的环境变化。

当机体受到来自内、外环境和社会、心理等因素的伤害性刺激时，如创伤、手术、感染、中毒、疼痛、缺氧、寒冷、强烈精神刺激、精神紧张等，腺垂体立即释放大量的促肾上腺皮质激素（adrenocorticotropic hormone，ACTH），并使糖皮质激素（glucocorticoid，GC）快速大量分泌，引起机体发生非特异性适应反应，亦即应激反应（stress reaction）。在应激情况下，由中枢神经系统通过增强下丘脑-垂体-肾上腺（CRH-ACTH-GC）轴的活动，使ACTH和GC分泌量显著增多，ACTH分泌增加几乎全部受控于下丘脑旁核释放的促肾上腺皮质激素释放激素（corticotropin releasing hormone，CRH）。有证据表明，脑内多部位投射纤维会聚到室旁核，如来自杏仁核情绪应激的神经冲动可引起ACTH分泌增加，外周伤害性觉觉通路和网状结构上行冲动也能触发ACTH分泌。一定程度的应激反应有利于机体对抗应激原，在全面动员整体功能的基础上，提高机体对伤害刺激的耐受能力，减轻各种不良反应，但强烈持久的应激刺激将引起机体过强的应激反应，对机体造成伤害，甚至导致应激性疾病，如严重创伤、大面积烧伤、大手术等可引起应激性溃疡。

当机体遇到紧急情况，如遭遇恐惧、愤怒、焦虑、搏斗、运动、低血糖、低血压、寒冷等刺激时，经传入纤维将信息传到延髓网状结构、下丘脑和大脑皮质，进而使交感神经强烈兴奋，肾上腺髓质也被激活，因此称为交感-肾上腺髓质系统（sympathetic adrenomedullary system）。此时交感神经末梢释放去甲肾上腺素，以及肾上腺髓质急

剧分泌大量儿茶酚胺类可达基础水平的1 000倍,使机体处于警觉状态,反应极为机敏,心率加快,心输出量增加,血压升高,脂肪分解,葡萄糖和脂肪氧化增强,以满足机体在紧急情况下骤增的能量需求。在这种紧急情况下发生的交感-肾上腺髓质系统活动增强的适应性反应,称为紧急反应(emergency reaction)。

【自主神经功能障碍】

自主神经功能障碍可以是局部性或全身性,原发的或继发的,通常伴活动性不足(表2-9-2)。然而,严重的发作性交感神经活动过度,包括神经源性肺水肿可由于急性脑损伤或脊髓损伤所导致。

由于各种内脏功能受外部传导路的控制,传导路涉及脑、下丘脑、脑干、脊髓、周围神经节或周围神经的神经元环路,在临床定位内脏功能时,首先,确定是否存在显著的自主神经系统功能障碍(表2-9-3);其次,是否是家族性自主神经功能异常(dysautonomia)影响交感神经、副

交感神经或肠神经系统;最后,是否为中枢的、节前的、神经节的、节后的或局限于神经效应器的病变所致。

表2-9-2 自主神经功能障碍的主要体征

交感神经衰竭	肠神经系统衰竭
直立性低血压	厌食
广泛的无汗	早饱
副交感神经衰竭	餐后腹痛
口干	呕吐
眼干	腹泻
瞳孔光反射受损	便秘
心率不变化	肠道假性梗阻
尿潴留	
性功能障碍	

表2-9-3 自主神经功能障碍的临床表现

眼球	皮肤干燥	结肠动力异常
瞳孔异常	头面部皮脂溢出	便秘
瞳孔对光反应缓慢	不耐热	腹泻
暗适应瞳孔的直径缩小	低体温	肛门直肠功能障碍
眼睑下垂	变温	排便功能障碍
眼干	**排尿**	**性功能**
无泪	夜尿	勃起不能
泪液过多	夜间/日间尿频	射精不能
心血管	尿急	逆行射精
直立性低血压	尿潴留	不能达到性高潮
餐后低血压	尿失禁/急迫性尿失禁	生殖器感受性减退
体位性不耐受	遗尿	阴道润滑性丧失
卧位高血压	**胃肠**	**睡眠和呼吸障碍**
阵发性高血压	口干	睡眠呼吸节律紊乱
自主性反射异常	流涎	失眠/多眠
无症状性心肌缺血	吞咽困难	深眠状态
静止时心动过速/心动过缓	食管动力障碍	昼夜睡眠节律紊乱
手凉/足凉	胃潴留/胃不全麻痹	快速眼动(REM)行为障碍
促泌汗-体温调节	恶心/呕吐	先天性中枢低通气综合征
少汗/无汗	胃气胀	呼吸性喘鸣
多汗	早饱	**代谢功能**
局部泌汗异常	体重减轻	低血糖性无意识
味觉性泌汗	倾倒综合征	

【自主神经功能的评估方法】

临床中常用的自主神经功能评估方法很多,常见的检查包括血压、心率、汗液分泌、泪腺分泌,以及胃肠道、泌尿系统、性功能、呼吸系统等。现将临床评估交感神经功能和副交感神经功能的方法分述如下。

1. 交感神经功能评估

(1)汗腺功能分泌检查

1)碘与淀粉试验:即体表皮肤涂以碘酒蓖麻油混合液,自然晾干,在其上均匀撒以淀粉,淀粉在出汗部位与碘化合后呈蓝色反应。

2）皮肤表面电阻：将一对电极放置在皮肤表面，通过测量该表面的微小电流而获得皮肤电活动信号。

3）皮肤交感电反应（SSR）：由内源或外源性刺激诱发的多突触构成的交感皮肤催汗反射。SSR是反映交感神经活性的可靠指标，其潜伏期反映的是引起发汗的神经冲动在整个反射弧的传导时程，而波幅反映有分泌活性的汗腺的密度。

（2）血压测定：可通过监测24小时的动态血压，或持续握拳时血压的反应来评估交感神经功能。

（3）肾上腺素药学检查：1∶1 000肾上腺素溶液0.01ml/kg皮下注射，注药后的前10分钟内每隔2分钟测一次血压，随后的40~50分钟每隔10分钟测一次血压，绘制时间-血压曲线评估交感神经功能。

2. 副交感神经功能评估

（1）肛门外括约肌肌电图（external anal sphincter electromyography，EAS-EMG）：骶髓前角细胞Onuf核在副交感神经功能，如排尿控制能力和反射中起重要作用，通过EAS-EMG可检测出Onuf核病变。EAS-EMG可作为临床诊断多系统萎缩（MSA）的一种相对较特异的检查手段。主要表现为神经源性损害，即运动单位电位（motor unit potentials，MUPs）的平均时限延长、波幅升高、多相波百分比明显增高并伴有卫星电位。排便动作时肛门括约肌放松，可见正锐波或纤颤电位等自发电位。肛门括约肌大力收缩（缩肛）时可见募集电位减少，呈单纯相。

（2）泪腺分泌功能检查：将试纸放于受检者下结合膜囊的中外1/3交界处，5分钟后测量试纸被浸湿的长度，<10mm提示泪腺分泌减少，常见于眼干燥症和副交感神经功能受损者。

（3）乙酰胆碱（ACh）药学检查：受检者一侧前臂内侧皮内注射1∶5 000 ACh稀释液0.1ml，对侧皮内注射生理盐水0.1ml。每10分钟记录丘疹红晕，直径>5cm为阳性，副交感神经功能亢进者呈阳性或强阳性。

（4）心率测定

1）R-R间期变化测试（R-R interval variation test，RRIV）：RRIV是指在1分钟内，最短和最长的R-R间期的差值与R-R间期平均值之比值，以百分数表示，通过评估休息和深呼吸时心率的变异程度来评估副交感神经功能。

2）瓦尔萨尔瓦手法（Valsalva maneuver）R-R间期比（HR-V）：让受试者向气压计吹气，使之达40mmHg，维持15秒，然后放松正常呼吸，期间连续记录心电图，测量放松后的最大R-R间隔和吹气时最小R-R间隔，取两者的比值为HR-V值。

3）深呼吸诱导的心率变异（HR-DB）：让受试者静坐，以6次/min的频率深呼吸1分钟（吸气5秒，呼气5秒），然后恢复正常呼吸。在此过程中连续记录心电图，测量每个呼吸周期中最快心率和最慢心率，并计算它

的差值，6个差值的平均数值为HR-DB。

3. 同时评估交感和副交感神经功能

（1）卧位-立位试验和立位-卧位试验：卧立位试验是先让受试者仰卧位3分钟，待脉率稳定后测1分钟脉率，然后骤然改为直立位，再次测脉率1分钟，如果直立位脉率-仰卧位脉率>12次/min，提示交感神经功能增高。立卧位试验是先让受试者直立位3分钟，然后测1分钟脉率，骤然改为仰卧体位，再测1分钟脉率，如果直立位脉率-仰卧位脉率>12次/min，提示副交感神经功能增高。

（2）心率变异性（heart rate variability，HRV）：是指瞬时心率或瞬时心动周期的微小变化，可作为反映自主神经功能的定量指标，是目前无创伤评估心脏自主神经的新手段和独立评价指标，反映心脏自主神经功能的异常变化具有敏感、定量和直观的优点，有相当广泛而重要的临床应用价值。

第二节　呼吸的神经调控和功能障碍

呼吸调控在神经系统功能中非同寻常。尽管呼吸功能在生命中是持续的，但并非完全自主，部分受主观意志控制。神经科医生关注呼吸的中枢和周围性调控，以及昏迷、颈椎创伤与许多神经肌肉疾病可能出现的呼吸衰竭，治疗这些疾病导致的呼吸衰竭是神经重症监护病房最重要的一项专业职能。

【中枢性呼吸及其机制】

1. 传入性冲动对呼吸的影响　机体存在多种感觉器，接受信号刺激后能反射性调节呼吸运动，影响呼吸频率及深度变化。根据所在部位不同，化学感受器分为外周和中枢化学感受器。

（1）外周化学感受器：最重要的是颈动脉弓和主动脉体感受器，当动脉血PO_2下降、PCO_2或H^+浓度升高时使化学感受器兴奋，神经冲动通过窦神经、舌咽神经传至孤束核，引起呼吸活动变化，孤束核冲动沿主动脉神经和迷走神经传至延髓并兴奋呼吸中枢。

（2）中枢化学感受器：主要分布在延髓腹侧。中枢化学感受器的生理性刺激是脑脊液和局部细胞外液中的H^+，而不是CO_2，但血液中的CO_2能迅速通过血-脑屏障，使化学感受器周围细胞外液中的H^+浓度升高，从而刺激中枢化学感受器，引起呼吸中枢兴奋，使呼吸运动加深加快。支气管和细支气管平滑肌细胞间的肺牵张感受器在肺扩张或缩小时兴奋，冲动经迷走神经传至孤束核，引起呼吸频率和深度的变化。肺上皮细胞间也有感受器，可接受肺间质液中组胺和烟尘等物质的刺激，调节呼吸活动变化。

2. 在呼吸困难（dyspnea）时，患者感到呼吸费力或喘

不过气来,出现相应的呼吸频率、幅度、吸气与呼气时间比的变化,严重者出现鼻翼煽动、发绀和端坐呼吸等症状。呼吸中枢位于大脑皮质、间脑、脑桥和脊髓等部位,呼吸肌运动受颈髓3~5和上段胸髓前角细胞的支配,脊髓本身不能产生呼吸肌节律性呼吸,脊髓的呼吸神经元是联系高位呼吸中枢与呼吸肌的中继站,以及整合某些呼吸反射的初级中枢。延髓孤束核腹外侧部,以及疑核、后疑核和包氏复合体有控制节律的中枢,脑桥上部有呼吸调整中枢,对长吸中枢产生抑制作用;脑桥中下部的长吸气中枢对吸气活动产生紧张性易化作用,使吸气延长;延髓的喘息中枢产生最基本的呼吸节律。下丘脑和边缘系统也影响呼吸活动(图2-9-4)。多种病变诸如炎症、血管性疾病、肿瘤和创伤等直接或间接影响与呼吸功能有关的中枢结构如脑干和下丘脑,均可影响呼吸功能的调节,出现呼吸困难。

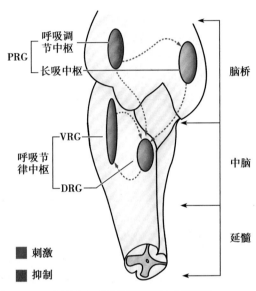

图 2-9-4 脑干呼吸控制中枢的定位

通过动物实验及有限的人类病理学模拟共有三组核团:①背侧呼吸组(the dorsal respiratory group,DRG),包括主要的吸气神经元,位于孤束核腹外侧亚核;②腹侧呼吸组(the ventral respiratory group,VRG),位于疑核附近,其尾部神经元主要在呼气时兴奋,头部神经元与吸气同步——后者向头端与恰位于面神经核后方的Botzinger复合体融合,其包含了主要在呼气时激活的神经元;③脑桥组核团(pontine pair of nuclei,PRG):其中一个在吸气和呼气过渡期激活,另一个在呼气和吸气之间激活。整体系统的固有节律可能取决于所有这些区域的相互作用,但位于延髓头端腹内侧的"前Botzinger"区可能在呼吸节律的产生中发挥特殊作用

3. 异常呼吸模式

(1)潮式呼吸:也称为陈-施呼吸(Cheyne-Stokes res-

piration),特点是呼吸逐渐增强增快,随之又逐渐减弱变慢,与呼吸暂停交替出现,每一周期变化时间为45秒~3分钟。主要发生机制是肺-脑循环时间延长和呼吸中枢反馈增加,低氧、心力衰竭和脑干损伤也可导致潮式呼吸,也偶见于正常人熟睡时、新生儿和老年人等。

(2)Biot呼吸:也是周期性呼吸异常,特点是一次或多次强呼吸后出现较长时间的呼吸暂停,随后又再次出现类似的呼吸,周期为10秒~1分钟,Biot呼吸可出现于脑损伤、脑脊液压力升高、脑膜炎等情况下,多见于延髓损害,是濒临死亡的危重征象。

(3)呃逆(hiccup):当迷走神经受到刺激传入冲动进入延髓,引起呼吸中枢兴奋,传出冲动再经迷走神经至膈肌和肋间肌,这些肌肉的强烈收缩即可出现呃逆。发生中枢性呃逆与延髓呼吸中枢受刺激或损伤有关,常见于延髓背外侧综合征、后颅窝或延髓占位病变、代谢性脑病,以及颅内压增高等。

【神经肌肉疾病的通气障碍】

神经肌肉疾病由于呼吸肌,主要是膈肌和肋间肌受损,以及支配这些肌肉的神经,诸如膈神经和颈段、胸段脊神经受损可导致肺通气不足、缺氧和CO_2潴留,严重者可出现呼吸衰竭,使得$PaO_2 < 60mmHg$和/或$PaCO_2 > 50mmHg$。根据发生的速度,临床可分为急性、亚急性和慢性通气障碍。

1. 急性和亚急性通气障碍 多见于吉兰-巴雷综合征、重症肌无力、低钾性周期性麻痹和肉毒杆菌中毒等。急性通气障碍的临床表现是,患者可在数小时内出现明显的发绀,呈"鱼嘴"样呼吸,出现三凹征、烦躁不安、大汗淋漓、心跳加快和血压增高等。

2. 慢性通气障碍 多见于慢性炎症性脱髓鞘性多发性神经病(CIDP)、Lambert-Eaton综合征、进行性肌营养不良、运动神经元病、多发性肌炎、酸性麦芽糖酶缺乏症、血卟啉病、急性横纹肌溶解症和脊髓灰质炎,以及重金属(铊、砷、锂、钡、铅等)和药物(长春新碱、有机磷农药等)中毒等。慢性通气障碍时,患者表现为呼吸费力,活动后出现呼吸窘迫,夜间症状较重,可出现端坐呼吸等。

对神经肌肉疾病通气障碍的处理,除了治疗原发性疾病外,应给予吸氧、呼吸兴奋剂,处理酸碱平衡失调,必要时应给予人工辅助呼吸或机械通气。

第三节 心脏的神经调控和心律失常

心脏活动以神经调节为主,保持正常心率、心输出量、动脉血压和各组织器官血流量等相对稳定,并在机体内外环境变化时作出相应调整,使心血管活动适应代谢活动改变的需要。

【心脏的神经调节】

心脏受心交感神经和心迷走神经的双重支配,均起源于延髓心血管中枢,心交感神经兴奋增强心脏活动,心迷走神经兴奋抑制心脏活动,两者相互拮抗,共同调节心脏活动。

1. 心脏交感神经节前神经元胞体位于第 1 ~ 5 胸髓的中间外侧柱,其轴突末梢释放的 ACh 可激活节后神经元膜中 N_1 型胆碱能受体;心交感神经节后神经元胞体位于星状神经节和颈交感神经节内,其轴突组成节后纤维支配心脏的各部分,节后纤维释放去甲肾上腺素,作用于心肌细胞膜上 β_1 肾上腺素能受体,引起心肌收缩力增强、心率加快和传导速度增大,这些效应分别称为正性变力作用、正性变时作用和正性变传导作用,可被 β_1 受体阻断剂所阻断,而引起心输出量减少,动脉血压降低(Wehrwein EA et al,2016)。

2. 心脏副交感神经节前神经元胞体位于延髓的迷走神经背核和疑核,节前纤维行走于迷走神经干中,节前神经元末梢释放 ACh,作用于心内神经节的节后神经元胞体膜中 N_1 受体。心迷走神经节后纤维末梢也释放 ACh,作用于心肌细胞膜的 M 型胆碱能受体,引起心房肌收缩力减弱、心率减慢和房室传导速度减慢,具有负性变力、负性变时和负性变传导作用(Wehrwein EA et al,2016)。心脏中存在多种肽能神经纤维,如神经肽 Y、血管活性肠肽、降钙素基因相关肽和阿片肽等,可与单胺类和 ACh 等递质共存于同一神经元内,参与对心肌和冠状血管生理活动的调节。此外,心交感神经和心迷走神经内均含有大量的神经传入纤维,其神经末梢主要感受来自心脏的化学刺激、机械牵张刺激,反射性地调节心血管活动。

【心血管调节中枢和反射】

1. 心血管中枢是中枢神经系统与控制心血管活动有关的神经元集中的部位,广泛分布于从脊髓到大脑皮质的各个水平,延髓是调节心血管活动的基本中枢,下丘脑室旁核也对调节心血管活动起重要作用,其下行纤维直接到达脊髓灰质中间外侧柱控制交感节前神经元活动,还到达延髓头端腹外侧区,调节心血管神经元活动。此外,在延髓以上的其他脑干部分以及大脑和小脑中,均有调节心血管活动和机体其他功能之间的复杂整合。支配心脏和血管的交感节前神经元位于胸腰髓灰质中间外侧柱,支配血管的副交感节前神经元位于骶髓,主要受高位心血管中枢活动控制,是中枢调控心血管活动的最后传出通路(Wehrwein EA et al,2016)。

2. 机体内存在多种感受器,接受信号刺激后能反射

性地调节心血管活动。动脉压力感受器主要指位于颈动脉窦和主动脉弓血管外膜下的感觉神经末梢,它感受血管壁受到的机械刺激,颈动脉窦压力感受器的传入神经纤维组成窦神经,加入舌咽神经后进入延髓,主动脉弓压力感受器的传入神经纤维走行于迷走神经干内并随之进入延髓(Wehrwein EA et al,2016)。当动脉血压突然升高时,压力感受器传入冲动增多,压力感受性反射增强,心交感紧张和交感缩血管紧张减弱,可反射性引起心率减慢,心输出量减少、血管舒张、外周阻力减小,血压下降,称为压力感受性反射。在颈总动脉分叉处和主动脉弓区域的颈动脉体和主动脉体化学感受器可感受动脉血中 PO_2 下降、PCO_2 或 H^+ 浓度升高等刺激,传入冲动经窦神经和迷走神经上行至延髓孤束核,使延髓内呼吸运动神经元和心血管活动神经元活性改变,称为化学感受性反射,只有在缺氧、窒息、失血、血压过低和酸中毒等情况下才起调节作用。缺血或缺氧等引起的化学感受性反射可兴奋交感缩血管中枢,使骨骼肌和大部分内脏血管收缩,总外周阻力增大,血压升高。

【心律失常】

心律失常(arhythmia)是指心脏搏动的频率、节律、起源部位、传导速度或激动次序异常。按其发生原理,分为冲动形成和冲动传导异常。按心率的快慢,分为快速性和缓慢性心律失常。

1. 室性心律失常　是目前心血管疾病死亡和猝死的重要原因之一,大部分室性心律失常的发生与交感神经过度激活和副交感神经活性减弱有关。降低交感神经活性(如左心交感神经切除术、肾交感神经消融术、消融 Marshall 韧带等),或者增加迷走神经活性(如电刺激迷走神经、脊髓神经刺激、心脏自主神经丛刺激和颈动脉窦刺激等)可协调自主神经功能,从而降低室性心律失常的发生(Herring N et al,2019;Lai Y et al,2019;Shen MJ et al,2014)。

2. 心房颤动(简称房颤)　是临床最常见的快速性心律失常,心脏自主神经丛与房颤的触发、驱动和维持有密切联系,通常房颤触发于肺静脉内,但高频的心房刺激可诱发肺静脉的高频电位,这种电活动与自主神经功能活动增加有关(Herring N, et al 2019;Shen MJ et al,2014)。心房的去自主神经治疗是未来房颤治疗的新方向。

第四节　吞咽的神经调控和吞咽障碍

吞咽功能也与呼吸功能颇为类似,但它主要是自主性的,在清醒和睡眠时都周期性地持续着,当个体处于

安静状态时,吞咽发生的自然频率约为每分钟一次,当注意力集中或情绪激动时可被抑制,睡眠中以一定的间隔持续,只是通常未被意识到或不理会而已。它的启动又是有意识的,吞咽困难可由神经系统疾病引起。

【解剖和生理】

吞咽时要使一团食物顺利、安全地通过口咽部,需要一组肌肉高度协调地序贯收缩,这种收缩可能是主动触发的,或是通过反射性动作激发的,而反射性动作是由来自咽喉壁的感觉刺激触发的。吞咽通常是从舌下神经支配舌运动开始,先将食物送至口腔后部,使食团接触到口咽后壁。当食物经过咽部时,舌咽和迷走神经传递的触觉反射性触发咽提肌和腭帆张肌收缩,使鼻咽关闭,以防鼻咽反流;继而通过杓状软骨朝着会厌方向向上、向前运动,关闭气道;伴随着这些动作,会厌将食物引入会厌沟,使之进入由会厌皱褶和咽壁组成的孔道内,所有这些肌肉的收缩主要受迷走神经支配。腭咽肌将咽提起,超过食物团,舌咽神经支配茎突咽肌将咽腔的侧壁向外拉,与此同时,后部向上的运动使环咽括约肌打开,咽部开始出现蠕动波,将食物团经括约肌推入食管。食物到达食管后,咽部肌肉立即松弛。

反射性吞咽仅需要延髓功能完整,可存在于植物状态和闭锁综合征患者。吞咽肌收缩的整合程序是在脑干的吞咽中枢完成的,它位于孤束核(nucleus tractus solitarius,NTS)区,邻近呼吸中枢,这种毗邻关系使得吞咽动作与呼吸节律精确地协调。PET 研究显示,与吞咽相关的皮质区是中央前回下部和额回后下部被激活,大脑这些部位的病变会引起复杂的吞咽困难。

【吞咽困难和误吸】

吞咽无力或功能不协调主要表现为吞咽困难,有时表现为误吸。

1. 吞咽障碍通常可分为几种不同类型:①吞咽始动困难,使固体食物卡在口咽部;②鼻腔液体反流;③吞咽后即刻出现频繁的咳嗽和噎塞,饮入液体后出现声音嘶哑,"湿咳";④以上的混合型。锥体外系疾病,尤其帕金森病可使吞咽频率减少,引起呼吸与吞咽不协调。

2. 从生理学角度看,误吸的原因可分为四种:①单侧或双侧迷走神经病变导致咽肌无力;②肌病如多发性肌炎、肌强直和眼咽肌型肌营养不良,以及神经肌肉病变如肌萎缩性侧索硬化症和重症肌无力等;③延髓病变累及孤束核(NTS)或脑神经运动核,典型病变为延髓背外侧梗死、延髓空洞症,也偶见于多发性硬化、脊髓灰质炎和脑干肿瘤等,累及延髓影响吞咽功能;④皮质脊髓束病变,诸如双侧的多发性梗死导致假性延髓麻痹,可引起吞咽困难,基底节病变,主要是帕金森病可导致吞咽动作减慢或不协调。

第五节　胃肠道的神经调控和功能障碍

胃肠道活动受神经和体液的调节,胃肠道除了接受交感神经和副交感神经支配外,自身有一套肠神经系统(enteric nervous system,ENS),共同参与消化道功能的调节。

【胃肠道的神经支配】

1. 肠神经系统(ENS)　包含在胃肠道壁内,是由大量神经元和神经纤维组成的复杂神经网络,包括黏膜下神经丛和肌间神经丛。ENS 包含许多中枢神经系统存在的神经递质和神经调质,并组成控制平滑肌和黏膜功能的回路。这些 ENS 内回路可在没有中枢神经系统参与的情况下进行独立的消化过程。ENS 包含感觉神经元、运动神经元和大量的中间神经元,使来自胃肠道的信息能够被充分整合。在 ENS 内,内在的初级传入神经元与中间神经元突触连接,调控胃肠道肌肉的运动神经元和支配分泌细胞的分泌运动神经元的活动。

2. 胃肠道的外部神经支配　胃肠道具有密集的外在传入神经支配,将感觉信息传递到大脑和脊髓,并作为副交感神经和交感神经反射的基础。胃肠道的感觉信息分别通过迷走神经和脊髓(内脏和骨盆神经丛)传递到脑干和脊髓。支配消化道的副交感神经主要来自迷走神经和盆神经,副交感神经的大部分节后纤维释放乙酰胆碱(ACh)递质,通过激活 M 受体促进消化道蠕动和消化腺分泌,但对消化道括约肌起抑制作用。少部分节后纤维释放某些肽类物质,在胃的容受性舒张、机械刺激引起的小肠充血等过程中起调节作用。交感神经节后纤维末梢释放的递质为去甲肾上腺素,通常交感神经兴奋可抑制胃肠运动和分泌。

【胃肠道的感觉和运动调控】

1. 胃肠道的感觉调控　食物的体积、渗透压、酸度和营养元素组成其主要的感官形态,大部分感官信息由胃肠道单独作用,以促进胃肠道的分泌、吸收和运动,不到达意识层面。对消化感觉的一些意识,如饱腹感和胀满感,有助于调节正常的饮食行为。肠道传入的感觉信息也包括恶心和呕吐、进食和饱腹感,此外,特别是在病理生理情况下,当肠道高度敏感并导致内脏疼痛时,也会产生相应的感觉。内脏感受器主要通过迷走神经和脊髓由消化道传入中枢神经系统。迷走神经传入神经元主要投射到孤束核,次级投射上升到丘脑,并直接投射到涉及唤醒、稳态和情绪行为的其他脑结构。这些区域包括下丘脑、蓝斑、杏仁核和导水管周围灰质(PAG)。脊髓后角内有初级脊髓内脏传入神经突触,次级神经元经过脊束投射到丘脑的腹后外侧核、背内侧核和腹后内侧核,第三级神经元从丘脑将消化信号投射到初级躯体感觉皮质、扣带回皮质和岛叶等。

2. 胃肠道的运动调控　主要分别由自主神经系统（外在神经控制）、肠神经元和卡扎尔间质细胞，以及平滑肌细胞三个水平进行控制。其中，外在神经控制包括：①副交感神经通路：迷走神经传出神经由迷走神经背核发出，少数情况由疑核和孤束核发出，它们不直接支配肌肉。②交感神经由 T5~10 脊髓水平的中间外侧柱发出，通过腹腔神经节到达胃部（Beverley Greenwood-Van Meerveld，2017）。

【神经性排便障碍】

1. 排便机制　通过肠蠕动将粪便推入直肠时，可扩张刺激直肠壁内感受器，冲动沿盆神经和腹下神经传至腰、骶髓的初级排便中枢，同时上传到大脑皮质引起便意。若条件许可，即可产生排便反射。

2. 排便障碍分为便秘和大便失禁

（1）便秘：支配结肠和直肠肛门的运动神经或马尾受损可能引起便秘。脊髓圆锥或马尾的骶副交感神经损伤导致肠道反射弧传出支被阻断，使张力降低和反射减弱，继而出现便秘。此外，帕金森病、多发性硬化患者均可能出现便秘，帕金森病患者盆底的横纹肌和肛门外括约肌张力障碍是排便障碍的原因。

（2）大便失禁：脊髓圆锥以上的脊髓损伤，导致抑制性输入丧失，整个肠道的转运速度减慢，但后肠道的张力增高，反射亢进（结肠脾曲远端），直肠张力增高导致顺应性减低，易出现反射性大便失禁。多发性硬化、痴呆、糖尿病患者也可能出现大便失禁（Nikki Cotterill et al，2018）。

第六节　自主神经系统对骨骼的影响

骨骼是由骨膜、骨质和骨髓构成的，骨的神经伴随血管由滋养孔进入长骨，在人类，股神经和坐骨神经由运动

纤维、感觉纤维和一些自主神经纤维构成。

组织学研究发现，骨外膜、骨小梁及骨髓中均分布交感神经和感觉神经纤维。免疫定位和电镜观察显示，神经纤维在生长板和长骨的干骺段分布最多、密度最大，并在骨小梁周围的血管附近形成一个紧密的连接网络。交感神经纤维末梢与骨细胞有着直接的突触形成，成骨细胞和破骨细胞还可以分泌多种轴突导向分子，从而诱导或抑制局部神经纤维的生长（Chenu C et al，2005）。有学者通过对囊泡乙酰胆碱转运体（VAChT）和胆碱乙酰转移酶（ChAT）的免疫反应性研究，在骨微环境中检测到副交感神经的存在（Artico M et al，2002；Bajayo A et al，2002）。然而，目前对胆碱能神经在骨内和骨间的确切分布模式和密度尚不清楚。

1. 交感神经对骨代谢的调节是通过影响骨形成和骨吸收来进行的　①交感神经对骨形成有影响，研究表明，瘦素缺陷和瘦素受体缺陷的小鼠交感神经活性降低，提示瘦素缺乏导致的高骨量是通过交感神经介导的，同时缺乏多巴胺羟化酶的小鼠也表现出高骨量，而且这种高骨量是通过骨形成率和成骨细胞数量增加导致的（Takeda S et al，2002），这些研究表明交感活性降低可促进骨形成，从而增加骨量和骨密度。②交感神经对骨吸收的调节，有研究发现，交感神经既可影响骨形成，也可影响骨吸收（Togari A et al，2008），在克隆的人破骨细胞前体细胞中，儿茶酚胺可以在体外诱导破骨细胞成熟。

2. 副交感神经对骨代谢的影响　其可能通过中枢作用，以及依赖于毒蕈碱胆碱受体亚型（M3R）的交感神经信号的抑制来促进骨量增加。

参考文献

第十章

间脑病变和下丘脑神经内分泌紊乱
Diencephalon Lesions and Hypothalamus Neuroendocrine Disorders

（王维治　张雪梅）

第一节　间脑病变

间脑（diencephalon）是大脑皮质与下级部位联系的重要结构，下丘脑是间脑中的古老部分。

【解剖和生理】

间脑位于中脑与大脑半球之间，由丘脑、丘脑上部、下丘脑、丘脑后部、丘脑底部，以及第三脑室周围结构组成（图2-10-1）。

下丘脑（hypothalamus）构成第三脑室的外侧壁，它通过下丘脑沟与丘脑分开。第三脑室的两侧壁在前方合成终板（lamina terminalis），向上与前连合相连，下方为视交叉。在后外侧，下丘脑与苍白球、基底前脑核（basal forebrain nuclei）、内囊、丘脑下区及大脑脚底（crus cerebri）相毗邻。第三脑室底下方的延伸，垂体柄（pituitary stalk）或漏斗（infundibulum）与垂体腺或脑下垂体连接下丘脑。每个穹窿柱由头尾端下行终止于乳头体，将下丘脑分为内侧与外侧区。在解剖学与功能上，丘脑可以分为四个区：前区、后区、内侧区与外侧区，肉眼可见局部被白质板彼此分开（Herrero et al，2002）。下丘脑核的局部解剖见图2-10-2。

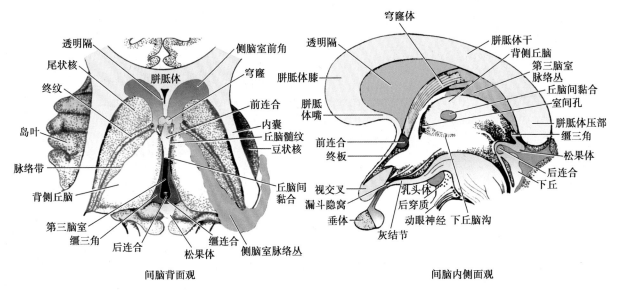

间脑背面观　　　　　　　间脑内侧面观

图 2-10-1　间脑解剖示意

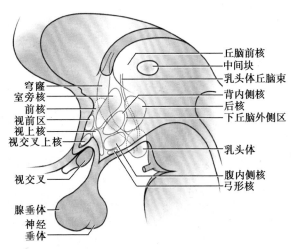

图 2-10-2　下丘脑核

下丘脑有复杂的联系(表 2-10-1),包括:①与中脑及被盖后部联系,对警醒状态起重要作用。②通过颞叶前部与近中部皮质、丘脑前内侧区以及杏仁核与边缘系统联系,在情感与记忆中起重要作用(Simonov,1988)。

③脑干与脊髓的"自主神经"核联系,诸如迷走神经背核与孤束核,直接联系可追溯到与同侧脊髓的中间外侧细胞柱,但下丘脑对脊髓与延髓的自主神经中枢很可能主要通过脑干网状结构产生影响(Brodal,1981)。

表 2-10-1　人类下丘脑的联系[a]

起始	传导束	终点及神经递质[b]
下丘脑传入联系		
颞叶内侧皮质	穹窿	乳头体
中脑被盖核	乳头茎	乳头体
杏仁核	终纹	腹内侧核
		弓形核
导水管周围灰质	背侧纵束	后核
中缝核		视交叉上核
		中间隆起(5-羟色胺)
蓝斑核		室旁核
		背内侧核
		腹内侧核(去甲肾上腺素)
孤束核		室旁核
		背内侧核
		弓形核
视网膜,外侧膝状体核	膝状下丘脑束	视交叉上核
		弓形核
嗅神经	内侧前脑束	外侧区
中隔核	内侧前脑束,穹窿	乳头体
丘脑背内侧核		外侧区
眶额皮质		外侧区
下丘脑传出联系		
室旁核,视上核	视上核垂体	神经垂体(催产素、抗利尿激素)
弓形核	漏斗结节	垂体门脉系统(促垂体激素、多巴胺)
乳头体	乳头丘脑束	丘脑前核
乳头体	乳头被盖束	背侧和腹侧被盖核
外侧区	内侧前脑束	中隔
内侧核	背侧纵束	导水管周围灰质
腹内侧核		中缝核
		蓝斑核
某些核	某些通路(未交叉)	迷走神经背核
		疑核
		孤束核
		脊髓中间外侧细胞柱

注:[a] 主要列出解剖学上较大的联系;[b] 许多通路的神经递质仍未确定。

间脑病变主要指与丘脑下部有关的体重变化、体温调节、摄食、饮水与水平衡、性功能、睡眠-觉醒节律等自主神经功能障碍,以及内分泌功能障碍和反复发作的自主神经系统功能素乱综合征等,脑电图可出现特征性变化。

研究表明,非特异性丘脑-皮质系统接受来自脑干网状激活系统的胆碱能、单胺能神经纤维传入并广泛投射至皮质,丘脑核在觉醒和 REM 期的自发放电与皮质激活有关,在维持觉醒和意识水平方面发挥重要作用,丘脑病变如丘脑卒中后觉醒通路被阻断和神经递质传入受损导致嗜睡(Sacchetti ML et al,2017),并可激活 IL-17 诱发炎性反应,参与丘脑卒中后睡眠障碍(Li Q et al,2017)。与下丘脑相关的睡眠障碍则主要由卒中累及食欲肽(orexin)[又称下视丘分泌素(hypocretin)]能神经元及其纤维通路所致,可表现为嗜睡及发作性睡病,食欲肽能神经元主要位于外侧下丘脑及周围穹窿区域,发出纤维广泛投射到脑干喙部,产生和维持觉醒,部分发病与食欲肽含量减少有关(Chieffi S et al,2017)。

【病因和发病机制】

1. 病因 间脑病变的常见病因包括肿瘤,如丘脑肿瘤、第三脑室肿瘤、颅咽管瘤和垂体瘤等,约占50%;其次是颅内感染,如脑炎、脑膜炎和蛛网膜炎等;再次为中毒、血管性疾病、创伤、放射性损伤和脑积水等;部分病例的病因不明。

2. 发病机制 间脑病变的发病机制尚不完全明确。临床观察发现,间脑病变与其导致的临床症状程度可不完全一致,有些患者有显著的自主神经症状,如水代谢、心血管系统、性功能和睡眠-觉醒周期等,但死后病理解剖并未发现严重的间脑病变和组织学改变,仅见轻度脑萎缩,因此,间脑病变的临床诊断需要慎重。

【临床表现】

1. 睡眠障碍 间脑病变可表现为睡眠过多、睡眠节律倒错或失眠等。如丘脑卒中时睡眠障碍可表现为睡眠效率降低、入睡潜伏期增加、N2和N3期缩短、睡眠纺锤波减少、REM睡眠未受影响、总睡眠时间增加等(Wei W et al,2016)。双侧丘脑及下丘脑同时发生卒中时嗜睡程度深,预后差;当卒中未累及下丘脑时,嗜睡持续时间短,预后优于前者。下丘脑后部病变可出现异态睡眠(parasomnia),如发作性睡病、发作性嗜睡-强食症等,偶出现失眠症。发作性睡病以不可控制的病理性睡眠、猝倒症、睡眠瘫痪及睡眠幻觉四主征为特征,每次发作持续数分钟至数小时。发作性嗜睡-强食症也称为克莱恩-莱文(Klein-Levin)综合征,患者多在10~20岁起病,男性较多,出现不能控制的睡眠,每次持续数小时至数日,醒后暴饮暴食,食量为常人的数倍,并善饥,可伴性欲过度与露阴癖,患者多有肥胖,但无明显内分泌异常(Mayer et al,1998)。通常数月至数年发作一次,发作间期无异常,成年后可能自愈。

2. 体温调节障碍 常见低热、高热或体温过低等。下丘脑前部或灰结节区(散热区)损害时,散热发生障碍,可出现体温过高(39~40℃);下丘脑后部(保热与产热区)损害时,产热机制发生障碍,出现体温过低(<36℃)(Plum et al,1978;Martin et al,1987)。下丘脑视前区两侧急性病变常表现为体温急骤升高,常见于急性颅脑损伤或神经外科手术损伤此区,也称为中枢性高热。主要特点:①突然高热,体温可直线上升达40~41℃,持续高热数小时至数天直至死亡;或体温突然下降至正常。

②躯干温度高,肢体温度显著低于躯干,双侧温度可不对称,体温相差>0.5℃。③虽然高热,但中毒症状不明显,不伴寒战。无颜面及躯体皮肤潮红等反应,而表现为全身皮肤干燥、发汗减少、四肢发凉。④一般不伴有随体温升高而出现的脉搏和呼吸增快。⑤无感染证据,一般不伴有白细胞增高,或白细胞总数虽高,但分类无变化。⑥体温易随外界温度变化而波动。高热时用抗生素及阿司匹林等解热剂治疗无效,应用氯丙嗪及冷敷等物理降温治疗可有效。体温过高或过低是疾病的危重征象,常于数小时至2日内死亡。

3. 内脏自主神经功能障碍

(1)消化道溃疡和出血:见于视前区、视上核、乳头体及下行至延髓的自主神经纤维受损。交感神经血管收缩纤维麻痹或迷走神经活动过度可出现胃十二指肠溃疡和出血,表现为突然呕血、便血、肠管扩张、贫血和血压下降等,常无腹痛。胃镜、肠镜及病理检查可见胃十二指肠、食管下段和结肠等部位弥散性斑片状黏膜出血、糜烂和瘀斑,以及急性溃疡形成,伴大量或少量出血。在动物实验中,节细胞核或其附近病变可诱发胃酸增多,出现胃黏膜表浅性糜烂或溃疡,称为库欣溃疡。在硬膜下血肿、颅脑创伤、脑出血和颅内肿瘤等病变可见类似变化(Hornby,2001)。原因为下丘脑-垂体-肾上腺轴分泌功能亢进,导致促肾上腺皮质激素释放激素(corticotropin-releasing hormone,CRH)、促肾上腺皮质激素(adrenocorticotropic hormone,ACTH)、皮质醇(cortisol,COR)分泌增加,会促进各种消化液和消化酶分泌增多,尤其是胃酸的分泌会明显增加,损伤胃黏膜,长期的刺激可引发消化性溃疡及上消化道出血(Loubinoux I et al,2012)。呕吐可以是儿童癫痫综合征的一个突出特征,称为自主神经性发作(autonomic seizures)、自主性癫痫持续状态(autonomic status epilepticus)或Panaviotopoulos综合征。在典型病例中,患儿意识完全清醒,能说话与理解,主诉"我感觉不舒服",呕吐,看起来面色苍白;随后发生其他自主神经症状及全面性癫痫发作,脑电图经常显示枕叶棘波,Panaviotopoulos(2004)认为,下丘脑参与这一综合征的发生。

(2)中枢性肺水肿:也称为神经源性肺水肿,是在无心、肺原发性疾病情况下,继发于颅脑损伤出现的肺水肿(Brown,1986)。可见于颅脑外伤、蛛网膜下腔出血、脑出血、细菌性脑膜炎及癫痫持续状态等。常因视前区受损、下丘脑尾部病变所致。早期通常无症状,随后常出现呼吸急促(30~40次/min)、呼吸困难,肺部可闻及干、湿性啰音,咳大量泡沫样痰,多伴血压突然升高、心率增快。X线检查可正常或见双侧肺门蝶状增宽阴影。

(3)心血管功能障碍:下丘脑后方及腹内侧核病变可使血压升高、心率增快和瞳孔扩大;下丘脑前方或灰结节病变可使血压下降、心率变慢和瞳孔缩小；视上核、室旁核或视前区受损也可见血压升高。全下丘脑病变不仅出现血压、心率波动，且可引起冠状动脉供血减少、心律失常、心肌缺血或出现心肌梗死样心电图改变，又称为脑心综合征。脑卒中时患者可出现高耸直立的 T 波、QT 间期延长。急性颅脑损伤，尤其蛛网膜下腔出血和颅脑外伤时可伴随心电图改变，如室上性心动过速、室性期前收缩及心室颤动等（Talman，1985）。脑出血时也可出现上述变化（Johnson et al，2010）。急性脑卒中并发脑心综合征的发生率较高，且与卒中类型存在显著关系，临床预后不良。急性脑卒中后自主神经中枢系统功能紊乱、血流动力学改变及各种化学物质介导的神经内分泌改变，均不同程度参与了脑心综合征的发生。

4. 饮水和水平衡障碍　视上核、室旁核或视上核-垂体束受损常导致抗利尿激素（ADH）分泌减少，导致尿崩症。各年龄均可发病，10~20 岁多见，表现为口渴、多饮、多尿和尿比重降低（<1.006）等，每 24 小时排尿量 5~6L 或以上。长期尿崩症患者可由于烦渴、多饮而日夜不宁，出现焦虑、烦躁和失眠等症状。在 ADH 异常分泌综合征时，ADH 的分泌常不受血浆渗透压影响，可出现稀释性低钠血症。下丘脑损害时，位于下丘脑的渗透压感受器或渴感中枢功能出现障碍，导致渗透压感受器阈值上升，造成 ADH 分泌减少，肾素-血管紧张素-醛固酮系统（RAAS）兴奋性增加，醛固酮（ALD）分泌增加，抑制肾排钠，可出现中枢性高钠血症（>170mmol/L）。

5. 内分泌功能障碍

（1）下丘脑损害影响性激素分泌，可出现性腺功能异常综合征，常表现为月经周期紊乱、闭经、性欲减退、阳痿或性功能亢进等。下丘脑后部及腹内侧核或结节部损害可出现弗勒赫利希综合征（Frohlich syndrome）（又称肥胖生殖无能综合征），原发病例多为男孩，起病较早，逐渐进行性肥胖，第二性征发育不良。面、颈和躯干等处脂肪分布显著增多，其次是肢体近端。皮肤细软，手指尖细，常伴骨骼过长现象。

（2）女孩催乳素（prolactin，PRL）分泌过多可出现闭经-溢乳综合征。应激状态下神经递质 5-羟色胺（5-HT）可促进 PRL 分泌，性激素血浓度持续不恢复正常或异常升高，则有并发多器官功能衰竭的可能，提示预后不良。生长激素增多可导致肢端肥大症。皮质类固醇分泌增多出现库欣综合征。下丘脑病变可引起低血糖、高血糖或胰岛素敏感性增加。丘脑出血后糖皮质激素血浓度升高，导致胰岛素抵抗发生，且糖皮质激素可加速糖异生，增加肝糖的生成和输出速度，从而导致高血糖。

6. 阵发性自主神经活动过度（paroxysmal autonomic hyperactivity，PAH）　多见于闭合性颅脑外伤、各种原因

所致的脑积水、脑炎、中毒性脑病和缺氧性脑病等。

（1）自主神经发作：发作前多有情绪改变、食欲增加或降低、头痛和心前区不适等。发作时面色潮红或苍白、流泪、多汗、战栗、血压急骤升高、心动过速、瞳孔扩大或缩小、体温升高或降低、呼吸变慢或尿意等，偶有意识障碍和精神改变。发作后常有无力、嗜睡或呃逆等，每次发作持续数分钟至数小时，是下丘脑下行抑制通路被阻断导致的释放现象。发作时无痫性活动，抗痫药治疗无效，以往称为"间脑癫痫"是不适宜的。下丘脑是自主神经较高级中枢，与大脑皮质、脑干、脊髓有广泛的纤维联系，参与自主神经功能、神经内分泌及情绪反应的调节。目前认为局部病灶压迫或广泛性神经损害病灶累及间脑的自主神经中枢或它们与皮质、皮质下和脑干间的联系纤维，导致自主神经功能紊乱。皮质和皮质下连接下丘脑的抑制通路以及下丘脑与脑干自主神经中枢的联系出现功能障碍，使交感神经兴奋中枢失去抑制（Kaneda Y et al，2015）。

脑损伤后阵发性自主神经不稳定伴肌张力障碍（paroxysmal autonomic instability with dystonis after brain injury，PAID）是指任何原因造成严重脑损伤后出现的一种以发热、血压升高、心动过速、呼吸急促、出汗过多、去皮质或去脑强直、躁动、瞳孔放大等为临床特征的综合征。Heffer-nan 等提出诊断标准如下：严重脑损伤后，体温≥38.5℃，脉搏≥130mmHg，呼吸频率≥20 次/min，躁动、多汗及肌张力障碍（僵硬或去脑强直姿势）（Heffernan DS et al，2010）。可能的诱发因素包括疼痛、体位不适、膀胱刺激、便秘、吸痰、翻身、洗浴、脑积水、颅压升高等。

（2）发作性多汗与低体温：下丘脑及其联系纤维损害可见发作性多汗症与低体温（<30℃）自发周期性出现，发病时可伴其他自主神经症状，如皮肤苍白或潮红、恶心、呕吐、流泪、流涎和心动过速等。这些表现亦可见于胼胝体发育不良、坏死性脑脊髓炎等，部分病例病因不明。

7. Horner 综合征　下丘脑和间脑中间部缺血或结构破坏阻断下丘脑的交感神经投射纤维，可出现同侧眼交感性麻痹，即 Horner 综合征及同侧面部无汗。大脑后动脉供血区梗死累及外侧下丘脑，可引起同侧 Horner 综合征及对侧多汗。

8. 摄食障碍

（1）下丘脑损害可出现过度饥饿、贪食或强食症，常伴发作性嗜睡，如 Klein-Levin 综合征，但发生率要比烦渴少见。双侧额叶病变或双侧额叶切除术也可出现善饥和贪食，常伴视觉分辨力丧失、攻击行为和性功能亢进等，须注意鉴别。

（2）下丘脑肿瘤破坏双侧视交叉上核、下丘脑外侧

或前方、腹后外侧核(摄食中枢)可引起厌食症、体重减轻等,严重的恶病质常提示垂体病变。垂体性恶病质也称为西蒙兹病(Simmond disease),见于颅脑外伤、脑肿瘤和垂体切除术后引起的急性垂体病变,导致腺垂体促甲状腺激素、促肾上腺皮质激素、促性腺激素分泌减少,表现为体重显著减轻、厌食、肌肉软弱、皮肤萎缩、毛发脱落、怕冷、心率缓慢和基础代谢率降低等(Ku et al,2012;Czirják et al,2012)。西蒙兹病也见于放疗损伤(Sathyapalan et al,2012),但摄食障碍亦可见于双侧额叶病变或大脑皮质广泛性损害如老年性痴呆。

9. 其他 垂体腺瘤患者可出现视觉主诉,约15%或更多的患者正规测试时有视力下降或视野缺损。最常见视交叉下面受压,出现双颞侧缺损;肿瘤的不对称生长可引起一只眼先受累出现单侧盲,或视束受累随之发生同向性偏盲。视交叉的部位与蝶鞍的关系也决定视野缺损的类型。视交叉在80%的人位于蝶鞍的上方,9%位于鞍结节上方[前置视交叉(prefixed chiasm)],11%位于鞍背上方[后置视交叉(postfixed chiasm)](Bergland et al,1968)。约6%的患者有中心性或颞侧暗点,若只测试周边视野就可能被忽略。视交叉漏斗部病变可见皮肤色素改变及毛发增多等。

【诊断】

间脑病变的病因较多,临床症状复杂,诊断较困难。间脑病变很少是一个独立的疾病单元,大多数是中枢神经系统疾病或全身疾病的局部损害表现。通常包括症状与定位诊断,以及病因诊断。

1. 症状与定位诊断 主要依赖临床表现、自主神经功能检查、内分泌及生化等实验室检查。脑脊液检查在占位性病变可发现脑压增高,炎症性病变可见炎性细胞反应。脑电图出现14Hz单向正相棘波或弥漫性异常的、阵发性发放的左右交替的高波幅放电等特征性改变有助于确定诊断。

2. 病因诊断 主要根据病史、神经系统检查,以及脑CT/MRI、数字减影血管造影(DSA)和脑脊液检查等。

【治疗】

1. 病因治疗 可根据间脑病变的病因,如炎症、肿瘤、血管性疾病、创伤和脑积水等,进行适宜的治疗。

2. 对症治疗

(1) 嗜睡者可给予苯丙胺、哌甲酯、丙米嗪和氟西汀等治疗。

(2) 尿崩症可用抗利尿激素替代治疗。

(3) 体温过高可用溴隐亭治疗。

(4) 发作性多汗和体温过低可给予抗癫痫药,如苯妥英钠、苯巴比妥、卡马西平,以及赛庚啶、奥昔布宁(oxybutynin)等治疗。

(5) 腺垂体功能减退可用甲状腺激素、肾上腺激素和性腺激素替代疗法,如甲状腺素、泼尼松口服,丙酸睾酮25mg肌内注射,每周1~3次。

(6) 调整血压、心率,调整睡眠节律等。

(7) 颅内压增高者应给予高渗性脱水剂和/或利尿剂。

(8) 胃十二指肠溃疡和出血应行胃肠减压,给予抑酸剂和止血剂等。

(9) 中枢性高热可用中枢退热药如氯丙嗪或物理降温。中枢性发热的治疗较为困难,首先应治疗原发病,如脑出血者应给予降颅压治疗。其次必须积极降温治疗,一般可采用氯丙嗪25~50mg,肌内注射或静脉滴注,每日2次。同时采用物理降温,如冰帽、冰毯或冷敷。对上述措施效果不佳者,可试用静脉滴注冷生理盐水(4~6℃)或冷甘露醇,对中枢性高热可有显著疗效。也可试用溴隐亭等抗帕金森病药物(Shah N et al,2000)。

(10) 治疗急性脑水肿时,必须对脑部疾病和肺水肿同时兼顾,迅速降低颅内压是治疗的关键;要保持呼吸道通畅,予高流量吸氧或机械辅助呼吸,必要时加用气道压力支持及呼气末正压通气,亦可短程应用糖皮质激素、抗生素、强心剂、利尿剂以及血管活性药物等,尽快改善患者的缺氧状态。

(11) 在对急性脑卒中并发脑心综合征患者的临床治疗中,除积极治疗脑血管病原发外,同时,需要重视监测及保护心脏功能,对症进行治疗,避免使用可能影响心脏功能的药物。必要时,可根据实际情况予以 β_2 受体阻滞剂治疗,以降低儿茶酚胺毒性的损伤,此外,还可予以 ACEI 类药物干预,改善副交感神经活动兴奋性。

(12) 脑损伤后阵发性自主神经不稳定伴肌张力障碍(PAID)以药物对症治疗为主,常用的药物包括吗啡、溴隐亭、普萘洛尔、可乐定及苯二氮䓬类等,巴氯芬、丹曲林及右美托咪定在控制 PAID 症状时亦有良好的效果。抗癫痫药对 PAID 无效。静脉内注射吗啡是终止 PAID 发作的有效方法,吗啡作用于阿片受体,具有镇痛、抑制呼吸、降心率、降血压的作用,从而拮抗 PAID 发作时的各种体征。溴隐亭可以降低体温阈值,减少出汗和降低血压,从小剂量开始,一般 2.5mg,每 8 小时一次,逐渐加量至每日 30~40mg。β 受体阻滞剂如普萘洛尔(非选择性 β 受体阻滞剂)或拉贝洛尔(非选择性 β 受体阻滞剂+α_1 受体阻滞剂)抑制交感活性,可以减缓 PAID 的一些临床体征。可乐定是一种 α_2 肾上腺受体激动剂,可以与普萘洛尔合用,具有稳定和镇静作用。苯二氮䓬类,如劳拉西泮具有抗焦虑、镇静、肌松的作用。丹曲林可以产生直接的肌松作用,同时可以抑制躯体交感脊髓反射,降低交感活性,对肌张力增高有效。巴氯芬是 GABA-β 激动剂,通过鞘内注射可以控制 PAID 发作(Buerger KJ et al,2014)。

第二节 神经垂体疾病

下丘脑神经内分泌障碍(neuroendocrine disorders of the hypothalamas)包括神经垂体疾病、腺垂体疾病及其他下丘脑、垂体综合征等。神经垂体疾病(disorders of neurohypophysis)包括尿崩症、抗利尿激素分泌失调综合征、脑耗盐综合征等。

一、尿崩症

尿崩症(diabetes insipidus,DI)是由于神经垂体病变使加压素或抗利尿激素(antidiuretic hormone,ADH)分泌不足或作用障碍,导致多尿、烦渴和多饮综合征。意大利的 Farini 和德国的 von den Velden(1913)各自独立地发现尿崩症与下丘脑破坏性病变有关。

【病因和发病机制】

ADH 主要在下丘脑视上核、室旁核细胞中合成,然后转运至神经垂体中贮存,需要时释放到血液中。当病变累及上述结构时可影响 ADH 分泌与释放,使血液中 ADH 减少,导致肾小管对水的重吸收功能障碍,产生低渗性尿液增多,血容量减少,烦渴及多饮以试图保持渗透压导致尿崩症症状。

1. 尿崩症根据发病机制可分为三型 ①中枢性尿崩症:系由于 ADH 分泌不足导致 ADH 缺乏。②肾性尿崩症:由于肾小管对 ADH 不敏感或缺乏反应,或肾小管不能浓缩尿液(Catherine Kavanagh et al,2019)。③原发性烦渴:由于口渴感觉增强和/或精神障碍导致过量饮水,随后 ADH 分泌减少。本节仅涉及中枢性尿崩症。

2. 中枢性尿崩症 可分为特发性和获得性。

(1) 特发性尿崩症:无明确病因,少数病例为家族遗传性,多为性连锁显性遗传;其中先天性下丘脑性尿崩症仅见于少数家族性病例,早年时明显,持续一生,是下丘脑视上核、室旁核发育不良或神经垂体过小所致,已证实某些患者与加压素-后叶激素运载蛋白-糖肽基因点突变有关,这类患者可合并其他基因异常,如糖尿病、视神经萎缩和耳聋(Wolfram 综合征)和 Friedreich 共济失调等。特发性尿崩症可发生于任何年龄,男性多见,儿童期或成年早期多见;80%的患者无下丘脑或垂体病变的其他征象。部分特发性尿崩症患者血浆中存在抗视上核神经元抗体,有学者认为是自身免疫病,少数病例尸检中发现视上核和室旁核神经元数量减少。

(2) 获得性尿崩症:是各种病因导致下丘脑-垂体损

害,如肿瘤(颅咽管瘤、第三脑室肿瘤、松果体瘤与转移瘤)和浸润性肉芽肿病,垂体瘤通常不出现尿崩症,除非较大的垂体瘤侵及垂体柄和漏斗;颅脑损伤和颅内感染如脑炎、脑膜炎、肉芽肿、蛛网膜炎等也可引起,不常见的原因包括手术创伤、妊娠、分娩、白血病和脑血管疾病。目前采用经蝶骨入路垂体瘤手术已使手术创伤显著减少。部分神经疾病治疗药物,如卡马西平可引起可逆性尿崩症(经常使用该药可能导致抗利尿激素分泌过多),锂剂即使在血清有效浓度上限时也经常导致尿崩症发生。

【临床表现】

1. 患者的多尿症状终生存在。获得性尿崩症可见于任何年龄组,儿童期和成年早期最常见。本病主要症状是多尿、烦渴和多饮等,若患者处于木僵状态或烦渴机制紊乱,会导致严重脱水和高钠血症,甚至引起昏迷、癫痫发作和死亡。

2. 尿如清水、无色,24 小时尿量可达 5~10L,严重病例可达 16~24L,尿比重低(<1.005),尿渗透压低(<200mOsm/L)(Harrois A et al,2019),不能饮水者可因脱水出现血钠明显增高。

【辅助检查】

1. 首先检查 24 小时尿量、尿比重和测定尿渗透压。

2. 禁水试验 禁水后正常人和精神性多饮者尿量减少,尿渗透压和尿比重上升;尿崩症患者排尿仍多,尿渗透压和尿比重仍低,血钠水平和血浆渗透压上升。若禁水后尿渗透压不再上升,血浆渗透压>295mmol/L,尿量改变不显著,且尿渗透压>血渗透压,为完全性尿崩症。若尿渗透压>血渗透压,一般<600mmol/L,为部分性尿崩症。

3. 加压素试验 皮下注射加压素(pitressin)5U,如引起患者尿量减少、尿渗透压增高提示为中枢性尿崩症;如多尿对注射加压素无反应为肾性尿崩症。

4. 放射免疫法测定血浆 ADH 水平 正常人 ADH 为1.4~2.7pg/ml,中枢性尿崩症患者经常<1.0pg/ml,必要时进行禁水试验测定 ADH 水平。

5. 脑 MRI 或 CSF 检查可能有助于明确获得性尿崩症的病因 中枢性尿崩症的典型 MRI 表现是神经垂体亮点消失,第二常见的 MRI 异常是垂体柄增厚或增大(Adams NC et al,2018)。

【诊断和鉴别诊断】

1. 诊断 80%的获得性尿崩症患者缺少下丘脑及垂体疾病的其他症状体征,凡是持续性多尿、烦渴和多饮的患者都应考虑尿崩症的可能性。

2. 鉴别诊断 须注意排除糖尿病、肾脏疾病、高钙血症,原发性醛固酮增多症,以及某些药物如利尿剂、锂盐、抗胆碱药等引起的多尿症,并注意与原发性烦渴和肾性尿崩症鉴别。

【治疗】

1. 一般治疗 对意识不清的急性期患者须给予精心护理,适当补充水分,减轻烦渴,避免水潴留、高钠血症和严重脱水等。

2. 药物治疗

(1) 轻症病例尚有残余的 ADH 释放,可给予非激素类抗利尿药治疗,通常选用:①氯磺丙脲(chlorpropamide):120~250mg/d,刺激 ADH 释放,增强 ADH 对肾小管的作用。②氯贝丁酯:0.5g,2~4 次/d。刺激 ADH 释放,延缓 ADH 降解,抗利尿作用较持久。③卡马西平:400~600mg/d,口服,亦有刺激 ADH 释放作用。④氢氯噻嗪:75~150mg/d,口服,主要作用为排钠,使钠耗竭,主要用于治疗肾性尿崩症,对部分中枢性尿崩症患者亦有效。

(2) 重症病例需使用 ADH 替代治疗,例如:①鞣酸加压素油剂:2.5U/ml,初剂 0.1ml/d,肌内注射,作用时间长达 24~72 小时。②醋酸去氨加压素(desmopressin acetate):100~200μg,2~3 次/d,口服;或 1~4g,1~2 次/d(注射剂)。③尿崩灵(神经垂体素粉剂):经鼻黏膜涂抹或吸入。④1-去氨基-8-右旋精氨酸加压素(DDAVP),控制慢性尿崩症,作用持续 12~24 小时,成人 1~4μg 皮下注射,1~2 次/d,亦可鼻腔喷雾吸入,每次 10μg,1~3 次/d,经鼻给药抗利尿作用持久而不良反应小;或用 100~400μg 口服,1~3 次/d,儿童剂量减半;用药奏效后应减少饮水量,以免发生水中毒。⑤抗利尿激素(synthetic vasopressin,ADH):鼻腔喷雾;亦可根据患者病情的严重程度,确定用药剂量及次数,意识不清患者可给予水溶性抗利尿激素 5~10U,皮下注射,作用可持续 3~6 小时(Garrahy A et al,2019;Harrois A et al,2019)。

3. 病因治疗 可根据病因给予适当的内科或外科手术治疗,如肿瘤切除和控制感染等。

【预后】

尿崩症患者只要早期诊治和及时控制症状,对寿命影响不大。女性病例亦能安全度过怀孕和生育期。服用 DDADH 者未发现对胎儿有明显影响。

二、抗利尿激素分泌失调综合征

抗利尿激素分泌失调综合征(syndrome of inappropriate antidiuretic hormone secretion,SIADH)又称 Schwartz-Bartter 综合征,是由多种病因引起的内源性抗利尿激素(ADH),亦即精氨酸加压素(arginine vasopressin,AVP)分泌过多,使水排泄障碍,导致体内水潴留、血钠水平和血浆渗透压均降低的临床综合征(Martin et al,1987;Plum et al,1978)。

【病因和发病机制】

神经系统疾病引起的 SIADH 常见于颅脑损伤、肿瘤、脑炎、脑膜炎、急性脑卒中和发作性脑节律失常(paroxysmal cerebral dysrhythmia)等(Maghnie et al,2000)。这些疾病使下丘脑的视上核、室旁核及神经垂体对 ADH 分泌和释放增加。

此外,神经系统变性疾病也可伴发此综合征。许多恶性肿瘤如肺癌、胰腺癌、胸腺癌和类癌等亦可产生异源性 ADH,某些药物如卡马西平、巴比妥、阿片类、环磷酰胺(cyclophosphamide)、氯磺丙脲(chlorpropamide)、长春新碱(vincristine)、氯丙嗪(chlorpromazine)及单胺氧化酶抑制剂等亦可引起 ADH 分泌过多,出现该综合征表现。AIDS 和巨细胞动脉炎也可导致 SIADH(Raj R et al,2018)。

【临床表现】

1. 本病主要表现为水潴留,尿钠排泄增多,导致低钠血症和血浆渗透压降低,等容量性低钠血症为其特点。临床症状的轻重与 ADH 分泌和水负荷程度有关。多数患者如限制水分,症状可不明显,但水负荷增加时可出现水中毒及低钠血症表现,如进行性软弱无力,倦怠等。当血钠低于 120mmol/L 时可出现脑水肿和颅内压升高,常见头痛、恶心、呕吐、视物模糊、肌肉抽动和嗜睡等;若血钠低于 110mmol/L 时,病情常急骤恶化,可有延髓麻痹,呈木僵状态,锥体束征阳性,甚至昏迷、抽搐,严重者可致死。水潴留于细胞内,一般不超过 3~4L,故虽有体重增加而无水肿,一般诊断不难。由于临床医师对 SIADH 认识不足,漏诊病例并不少见。

诊断标准:①血浆渗透压降低(<270mmol/L);②血钠<125mmol/L;③尿渗透压增加(>100mmol/L);④尿钠排泄量增加(>30mmol/L);⑤血容量正常;⑥肾上腺和甲状腺功能正常(Cuesta M et al,2016;Raj R et al,2018)。

2. 鉴别诊断

(1) 肾失钠导致低钠血症:特别是肾上腺皮质功能减退症、失盐性肾病、醛固酮减少症,以及使用利尿药等均可导致肾小管重吸收钠减少和尿钠排泄增多,导致低钠血症。患者通常有原发疾病及失水表现,血尿素氮常升高。而 SIADH 患者血容量常正常或增高,血尿素氮常降低。对可疑病例,可作诊断性治疗,将每日水摄入量限制为 0.6~0.8L,如在 2~3 天内体重下降 2~3kg,低钠血症与低渗血症被纠正,尿钠排出明显降低,对 SIADH 有诊断意义。如体重减轻而低钠血症未被纠正,尿钠排出仍多,则符合由于肾失钠导致的低钠血症。

(2) 胃肠消化液丧失:如腹泻、呕吐,及胃肠、胆道、胰腺造瘘或胃肠减压等均可失去大量消化液,导致低钠血症,常有原发疾病的病史,且尿钠常<30mmol/L。

(3) 甲状腺功能减退:有时可出现低钠血症,可能由于精氨酸加压素(AVP)释放过多或由于肾不能排出稀释尿所致。甲状腺功能减退严重伴黏液性水肿者,结合甲状腺功能检查不难诊断。

(4) 顽固性心力衰竭、晚期肝硬化伴腹水或肾病综合征等可出现稀释性低钠血症,但这些患者各有其原发病特征,且常伴明显水肿、腹水,尿钠常降低。

(5) 精神性烦渴由于饮水过多,也可引起低钠血症与血浆渗透压降低,但尿渗透压明显降低,易与SIADH鉴别。

(6) 脑耗盐综合征(cerebral salt wasting syndrome,CSWS):是颅内疾病过程中肾不能保存钠,导致钠自尿大量流失和带走过多水分,导致低钠血症和细胞外液容量下降(Peters et al,1950;Harrigan,1996)。CSWS的主要临床表现为低钠血症、尿钠增高和低血容量;SIADH血容量正常或轻度增加是与CSWS的主要区别。此外,CSWS补充钠和血容量有效,限水治疗无效,反使病情恶化。

【治疗】

1. 病因治疗　及早治疗SIADH的原发病,药物引起者立即停药后可迅速好转。中枢神经系统疾病导致的SIADH常为一过性,如恶性肿瘤所致者经手术切除、放疗或化疗后SIADH减轻或消失,而SIADH的消失可作为肿瘤治疗彻底的佐证。

2. 纠正水负荷过多和低钠血症

(1) 限制水摄入,轻度SIADH严格限制水摄入(<1L/d),即可使症状消除。增加每日摄钠量达到NaCl 12g/d。

(2) 有严重水中毒症状时可用呋塞米或依他尼酸,或20%甘露醇250ml,1次/4~6h,并滴注高渗盐水[0.1ml/(kg·min)],可静脉输注3%NaCl溶液,每小时滴速1~2ml/kg,使血清钠逐步上升,症状改善。应控制血钠升高速度不超过1~2mmol/L/h,一般升至125mmol/L时,病情改善即停止高渗盐水滴注,以防肺水肿和维持电解质平衡。

3. 抗利尿激素分泌抑制及活性拮抗剂　地美环素(demeclmyeline)300~400mg口服,3次/d,可拮抗AVP作用于肾小管上皮细胞受体中腺苷酸环化酶作用,抑制肾小管重吸收水分。可引起等渗性或低渗性利尿,改善低钠血症。苯妥英钠可抑制神经垂体加压素释放,对部分患者有效。氟氢可的松0.1~0.2mg口服,2次/d,可减少尿钠排泄,配合呋塞米与NaCl溶液静脉滴注治疗。需注意低钠血症不宜纠正过快,以免引起脑桥中央髓鞘溶解症。

【预后】

SIADH的预后取决于基础疾病。由药物、肺感染、中枢神经系统可逆性疾病导致者常为一过性,预后良好。由恶性肿瘤如肺癌、胰腺癌所致者预后较差。

三、脑耗盐综合征

脑耗盐综合征(cerebral salt wasting syndrome,CSWS)也称为神经源性耗盐综合征(neurogenic salt wasting syndrome),多见于急性颅内疾病和颅脑手术后患者,常见血钠水平中度降低(Peters et al,1950;Wise,1996;Betjes,2002;Cerdà-Esteve,2008)。这种变化并非由ADH分泌过多所致,而与第三脑室前腹侧部分泌的心房利钠因子(atrial natriuretic factor,ANF)增多有关,ANF的作用与ADH相反,并有抑制下丘脑分泌ADH的作用。

【临床表现】

1. CSWS患者主要表现为低钠血症、尿钠排出增多、多尿(成人24小时排尿>2.5L)、低血容量、脱水及自主神经功能异常,患者通常有自发多饮、多盐饮食表现。其他症状包括肌痉挛疼痛、眩晕、精神紧张、恐慌、心动过速或过缓,低血压或直立性低血压,并可导致晕厥。与自主神经功能异常相关的症状包括头痛、面色苍白或潮红、便秘或腹泻、恶心、呕吐、反酸、视物不清、麻木或刺痛、喘息、胸痛等。

2. CSWS通常于颅脑损伤后1周至10天内发病,在2~4周内自行缓解,部分患者可持续数月、数年甚至终身。

【治疗】

虽然CSWS可与抗利尿激素分泌失调综合征(SIADH)并存,但治疗方法与SIADH并不相同,应依据患者的血容量和尿钠排出情况,适当补充血容量和钠盐,纠正低钠血症。通常使用3% NaCl溶液和0.9% NaCl溶液,并更推荐0.9%NaCl溶液。部分患者仅通过液体治疗很难纠正水盐失衡,需补充盐皮质激素,推荐口服氟氢可的松的剂量为0.1~0.4mg/d,但应警惕继发性低钾血症的发生(Arieff AI et al,2017)。

第三节　腺垂体疾病

一、西蒙兹病

西蒙兹病(Simmond disease)又称腺垂体功能减退症,是由于垂体激素分泌功能部分或全部丧失导致的腺垂体疾病(Ku et al,2012;Czirják et al,2012)。

【病因和发病机制】

本病的病因包括原发性和继发性两类。通常腺垂体破坏 50%时开始出现症状,破坏 95%时症状明显,破坏 95%以上症状严重。

1. 特发性多见于垂体缺血性坏死,如产后大出血、糖尿病、颞动脉炎和子痫等;垂体区肿瘤,如垂体腺瘤、鞍旁肿瘤和转移瘤等,以及垂体卒中、鼻咽部或鞍区放疗、手术创伤、感染和免疫性疾病等。

2. 继发性多见于垂体柄破坏,如外伤、肿瘤、动脉瘤压迫和手术创伤等;以及下丘脑或中枢神经系统疾病,如异位松果体瘤、神经性厌食和创伤等。由于垂体、下丘脑-垂体门静脉系统损伤,导致垂体(主要是前叶)分泌的多种激素水平降低或缺如,出现临床症状和体征。

【临床表现】

1. 催乳素(prolactin,PRL)分泌不足出现产后无乳,乳房不胀,甚至萎缩,或表现为闭经和不育等。

2. 促性腺激素,诸如促黄体生成素(luteinizing hormone,LH)和促卵泡激素(follicle-stimulating hormone,FSH)分泌不足,可导致性欲减退或消失、生殖器萎缩、毛发脱落和阳痿等。青春期前发病者第二性征发育不全或不发育,睾丸松软,含精子少或无精子;女性闭经,不生育。

3. 促甲状腺激素(thyroid stimulating hormone,TSH)分泌不足可表现为表情淡漠、食欲减退、怕冷、乏力、黏液性水肿、智力减退和儿童期发育差,部分病例有幻觉、妄想等精神症状。

4. 促肾上腺皮质激素(adrenocorticotrophic hormone,ACTH)分泌不足,可见软弱无力、食欲不振、体重下降、色素沉着、血压偏低、耐力差、抗病力差,重症患者有低血糖症状或危象发生。

5. 生长激素(growth hormone,GH)分泌不足可见儿童生长缓慢或停滞,成人病例易出现低血糖。

6. 产后大出血的病例常见席汉综合征(Sheehan syndrome),少数病例可发生尿崩症。

7. 腺垂体功能减退性危象可由于感染、过劳、服用镇静剂等使症状加重,出现严重低血糖、昏迷、休克和精神病样发作等危象症状。垂体功能衰竭时甲状腺功能损害往往比肾上腺功能衰竭更为严重(Allan H et al,2017)。

8. 测定血液中垂体激素水平,性腺、甲状腺、肾上腺皮质激素含量,以及血清电解质和血糖水平,做脑 CT/MRI 检查,有助于发现病因及鉴别诊断。

9. 对于反复恶心、呕吐、纳差、表情淡漠以及难以纠正的低血钠患者,尤其是老年患者,排除消化系统疾病后,应考虑此病的可能。

【诊断和治疗】

1. 本病诊断主要根据患者垂体损害病史及临床症状,以及相关实验室检查等,通常易于确诊。在腺垂体功能减退症患者中,各激素水平均部分变化,性腺激素 LH 水平特异性最强。性腺激素 LH 水平、电解质紊乱、甘油三酯水平可作为诊断腺垂体功能减退症的辅助参考依据。

2. 治疗 ①激素替代治疗:依据"缺什么补什么"的原则,可给予肾上腺皮质激素、甲状腺素或性腺激素等;如给予地塞米松,静脉滴注,病情稳定后口服泼尼松维持治疗。②危象处理:对伴有垂体危象的患者,可给予静脉滴注氢化可的松治疗,待垂体危象消失后,再对患者实施激素替代治疗。应及时纠正休克、低血糖和水电解质失衡。注意查找与去除危象的诱因。

二、生长异常

(一)垂体性侏儒

垂体性侏儒(pituitary dwarf)是垂体生长激素缺乏导致儿童生长发育障碍。病因分为原发性与继发性(Hokken-Koelega,2011)。原发性病因不明,1/3 的病例可有家族史;继发性多见于肿瘤如颅咽管瘤、围产期损伤、下丘脑及垂体区放射损伤、脑炎及脑膜炎等。

【临床表现】

1. 原发性或特发性垂体性侏儒症 病因不明。较多见,约占垂体性侏儒症的 70%,男女比例(2~4):1。主要表现未四个特征:

(1)躯体生长迟缓:患儿出生时体重、身长可在正常范围,多在 1 岁后出现生长发育迟缓,以后生长缓慢逐年显著,到 8~16 岁时仍停滞于幼儿期,身高往往在 130cm 以下。躯体上、下部比例与实际年龄相称,四肢及手足相应小,身材呈均匀性矮小。头稍大而圆,毛发少和质软,皮肤细腻,胸部较狭窄,腹部较圆,皮下脂肪丰富,肌肉常不发达。患儿饥饿时易发生低血糖,出现冷汗、震颤、抽搐和嗜睡等症状。经常发生低血糖的小儿可有智力落后。

(2)骨龄较年龄明显延迟,骨化中心生长发育迟缓,骺部常不融合。

(3)性器官不发育,第二性征缺乏,如男性无腋毛、阴毛和胡须,睾丸、阴茎、前列腺不发育;女性无月经,乳房、臀部、卵巢、子宫和外阴不发育。

(4)智力可与年龄相称。患者成年后常因侏儒和不发育而精神抑郁、悲观,产生自卑感。

(5)有研究显示患病儿童经常表现出学习障碍,特别在阅读、拼写和算数方面,可出现学习和注意缺陷,以及视觉运动整合障碍。患者的认知功能、记忆功能及语言理解方面均可受影响(Stefano Stagi et al,2017)。

2. 继发性垂体侏儒症 多因下丘脑和垂体及邻近

的肿瘤、炎症、感染、创伤所致,通常在原发病后逐渐出现症状。发育障碍可开始于任何年龄,一般发病年龄较原发性病例为大。继发于颅内肿瘤者可有头痛、恶心、呕吐、视力障碍、视野缺损、头围增大等颅内压增高及其他神经症状;若同时有神经垂体损害可伴尿崩症(Brazeau,1973)。

3. 辅助检查　由于血清生长激素水平并不能提供体内生长激素的储存情况,进行胰岛素低血糖兴奋试验、精氨酸兴奋试验、可乐定兴奋试验等评价生长激素水平是必要的。测定血清类胰岛素生长因子(IGF-L),胰岛素样生长因子结合蛋白3(IGFBP-3)对确定生长激素缺乏性侏儒有益。脑 CT 和 MRI 检查有助于确定病因。

【诊断和治疗】

1. 诊断　本病根据典型临床表现和实验室证据通常不难诊断。须注意与甲状腺功能减退导致的呆小症和青春期延迟鉴别。

2. 激素替代治疗　①人工合成生长激素(GHRH),0.8μg/kg,2 次/d,皮下注射(RABEN MS,1958);②重组生长激素(r-hGH),0.1U/kg,每日睡前,皮下注射;③重组人类胰岛素生长因子(r-hIGF-1),80~120μg/kg,2 次/d,皮下注射。

(二)巨人症和肢端肥大症

巨人症(gigantism)和肢端肥大症(acromegaly)是由于生长激素(growth hormone,GH)分泌过度所致,如果发生在儿童骨骺闭合之前,长骨快速生长可导致身材高大表现为巨人症,若发生在骨骺闭合后或成人,由于长骨不能延长,但可增宽和增厚则表现为肢端肥大症。

本病由于分泌生长激素的细胞增生或垂体腺瘤分泌和释放生长激素增多所致,垂体以外的恶性肿瘤,诸如胰腺癌、结肠癌和支气管类癌等也能分泌生长激素或促进生长激素释放。生长激素过多导致机体合成代谢加速,以及软组织、骨骼及内脏异常增生肥大。在过去的十年中,对巨人症的认识取得了重大的进展,大约在 50% 的病例中发现了遗传学原因,如 AIP 基因突变或染色体 Xq26.3 重复出现在 X 连锁的巨人症(X-LAG)中,这样的患者中女性较多,在年幼时可出现肢端肥大症的特征(Albert Beckersl et al,2018)。

【临床表现】

1. 巨人症患者身高增长过快,明显超过同龄正常人,肢端肥大症患者手脚异常肥大,前额圆凸、下颌凸出,牙齿错位或反咬合,舌增大、口唇肥厚、声音低沉、进食困难、皮肤皱纹增多、富有油脂、汗腺肥大、出汗增多,可伴皮赘、神经纤维瘤或多毛等(Chentli,2012)。

2. 分泌 GH 的垂体腺瘤可破坏或压迫鞍区结构出现头痛、恶心、呕吐和视乳头水肿等颅内压增高症状。瘤体

直接压迫视觉纤维或影响其血液循环,可导致视物模糊、视野缺损、视神经萎缩或失明等,亦可出现眼运动神经麻痹。肿瘤压迫下丘脑可出现食欲亢进、肥胖、尿崩症、睡眠障碍和体温调节障碍等。睡眠呼吸暂停综合征常见,伴有打鼾病史的患者发生率更高。

3. 患者早期性腺肥大,性功能亢进;后期出现性腺萎缩,性功能减退;女性患者还可表现为月经过少或闭经。以及糖耐量减低,血糖水平增高或出现糖尿病。

4. 脊柱、关节和软骨增生可导致椎管狭窄,引起神经根痛,甚至出现脊髓压迫症。腕横韧带增生压迫正中神经,可出现腕管综合征。

5. 肢端肥大症患者结肠息肉发病率显著增加。常见其他并发症,如高血压、心肌肥厚、冠心病等。

【辅助检查】

1. 血浆 GH 水平增高,可较正常人高数十倍,脉冲分泌数高于正常人 2~3 倍。

2. 血清类胰岛素因子-1(IGF-1)升高,是反映慢性 GH 过度分泌的最佳指标。

3. GH 口服葡萄糖抑制试验有助于确诊自主性 GH 分泌瘤。

4. 脑 CT 或 MRI 检查可发现蝶鞍损害和垂体瘤。

5. 患者行 PRL 检查有助于预测多巴胺激动剂的疗效。

【诊断和鉴别诊断】

1. 诊断　根据巨人症或肢端肥大症的典型临床症状和体征,检测血浆 GH 和 IGF-1 水平增高,脑垂体 MRI 通常不难确诊。

2. 鉴别诊断　本病应注意与皮肤骨膜增厚症相鉴别,后者也有手、脚、面和颈部皮肤增厚,踝关节和腕关节肥大,但血浆生长激素水平正常,无蝶鞍破坏。

【治疗和预后】

1. 药物治疗

(1)多巴胺能激动剂:溴隐亭 1.25mg/d,逐渐增加至 7.5~30.0mg/d,亦可选用培高利特(pergolide)、麦角乙脲(lysuride)及卡麦角林(cabergoline),可单独或联合应用。

(2)天然生长抑素或生长抑制激动剂:如奥曲肽(octreotide)、兰瑞肽(lanreotide)或施他宁(stilamir)等。对于咽喉管壁增厚或者睡眠呼吸暂停的患者,术前应用生长抑素类似物治疗可以降低围手术期的患病率。

2. 对垂体瘤可行手术治疗、放射治疗和 γ-刀治疗等。

3. 预后　巨人症的平均寿命约为 20 年,大多数肢端肥大症患者死于心脑血管疾病。

三、库欣病

库欣病（Cushing disease）又称垂体性库欣综合征，由于垂体分泌过量的促肾上腺皮质激素（ACTH）所致。约占全部库欣综合征的70%，由Cushing在1932年首先描述。长期应用糖皮质激素如地塞米松、泼尼松等可继发肾上腺皮质增生，也称为库欣综合征。

【病因和分类】

1. 垂体ACTH腺瘤占库欣综合征的70%～80%，其中微腺瘤高达80%，绝大多数为良性腺瘤，少数为恶性并有转移；部分病例为垂体ACTH细胞增生。

2. 肾上腺皮质腺瘤占库欣综合征的15%～20%，多见于成人，腺瘤为圆形或椭圆形，直径多为3～4cm，通常起病缓慢。

3. 肾上腺皮质癌约占库欣综合征的5%以下，瘤体较大，多在100g以上。直径5～6cm或更大，病情重，进展快。

4. 异位ACTH综合征是由垂体以外的恶性肿瘤产生活性ACTH，刺激肾上腺皮质增生，分泌过量的皮质醇所致。异位肿瘤按发病率顺序为：小细胞肺癌、支气管类癌、胸腺癌、胰腺癌（胰岛细胞癌、类癌）、嗜铬细胞瘤、神经母细胞瘤、神经节细胞瘤、甲状腺髓样癌，以及少见的卵巢癌、前列腺癌和乳腺癌等。临床上分为：①缓慢进展型，肿瘤恶性度较低，如类癌，病史可数年。②迅速进展型，肿瘤恶性度高，进展快，血、尿皮质醇升高特别显著。

【临床表现】

1. 本病患者表现为向心性肥胖，呈暗红色的满月脸，胸、腹、颈、背部脂肪甚厚，至疾病后期因肌肉消耗，四肢显得相对瘦小。面部毛发过多或脱发，四肢末端皮肤发绀，多血质与皮肤菲薄。腹部及其他部位皮肤呈紫红色或淡红色条纹、皮肤干燥、色素沉着、血管脆性增加。

2. 长期高血压可并发左心室肥大、心力衰竭和脑血管意外。由于凝血功能异常、脂代谢紊乱，易发生动静脉血栓，使心血管并发症增加。长期皮质醇分泌增多使免疫功能减弱，巨噬细胞及中性粒细胞功能减弱，抗体形成受阻抑；肺感染多见，患者感染后症状不明显，易漏诊导致严重后果。

3. 性功能紊乱如阳痿、闭经和月经紊乱等，部分病例出现青春期延迟、生长发育停滞和精神症状等，痤疮常见，溢乳提示高促乳素血症。库欣综合征女性患者继发男性化表现，应高度警惕罹患肾上腺癌的可能性。

4. 大量皮质醇促进肝糖原异生，拮抗胰岛素作用，减少外周组织对葡萄糖利用，肝葡萄糖输出增加，引起糖耐量减低，部分患者出现类固醇性糖尿病，负氮平衡导致肌萎缩和近端肌无力。低血钾可使无力加重，明显的低血钾性碱中毒见于肾上腺皮质癌和异位ACTH综合征。病程长者可出现骨质疏松、脊椎压缩畸形和病理性骨折、胸椎后凸等。

【辅助检查】

1. 生化检查 部分病例有血钠增高，血钾降低，氯降低及碱中毒。大多数病例葡萄糖耐量试验呈糖尿病曲线，部分病例空腹血糖升高。

2. 各型的库欣综合征均表现为皮质醇分泌增多，失去昼夜分泌节律，且不能被小剂量地塞米松抑制。

（1）血浆皮质醇分泌有明显的昼夜变化，清晨达最高峰[（10±2.1）μg/dl]，以后逐渐下降，下午4时平均值[（4.7±1.9）μg/dl]，晚上入睡前至最低水平。若每4小时测定1次并标在坐标上连一曲线应呈V形。本病时血浆皮质醇水平>30μg/dl，并失去V形变化曲线规律。

（2）24小时尿游离17-羟皮质类固醇水平明显超过正常值（正常值男性5～15mg/24h，女性4～10mg/24h），是最快速的检测方法。尿中17-酮类固醇正常或略升高。若显著增高，甚至>50mg/24h，应注意癌肿可能性（正常值男性6～18mg/24h，女性4～13mg/24h）。

（3）小剂量地塞米松抑制试验：每6小时口服地塞米松0.5mg，或每小时服0.75mg，连服2天，翌日尿17-羟皮质醇不能被抑制到对照值的50%以下，或游离皮质醇不能抑制在55nmol/24h以下；也可以做一次口服法，测第一日血浆皮质醇作为对照值，当天午夜口服地塞米松1mg，次日晨血浆皮质醇不受明显抑制，不低于对照值的50%。

（4）午夜唾液皮质醇测定：唾液皮质醇在清晨达到最高峰，在白天逐渐减少，在深夜处于最低点，午夜唾液皮质醇测定有助于识别皮质醇水平异常增高的人，对于皮质醇明显增多的患者，午夜唾液皮质醇有较高的特异性和敏感性，但对于新发及复发/持续的库欣病患者，准确性有所下降（Iacopo Chiodini et al,2019）。

（5）头发皮质醇可以检测出几个月来皮质醇水平升高的情况，并已被证明可以对有和没有库欣综合征的患者进行分层。到目前为止，头发皮质醇是一种评估库欣综合征患者的实验性测试方法（Aaron Hodes et al,2018）。

3. 颅脑MRI或CT检查可以发现垂体微腺瘤。

【诊断和鉴别诊断】

1. 诊断 根据患者典型的症状、体征，从外观即可作出诊断。进而需要确定是库欣病或库欣综合征，确定库欣综合征的病因非常重要，各型库欣综合征的病因诊断依据见表2-10-2。

2. 鉴别诊断

(1)单纯性肥胖症:可有高血压、糖耐量减低、女性月经少或闭经,尿皮质醇含量不高。

(2)酗酒合并肝损害:可出现假性库欣综合征,血、尿皮质醇增高,不被小剂量地塞米松试验抑制,但戒酒1周后即转为正常。

(3)抑郁症患者尿皮质醇、尿17-羟或尿17-酮水平可增高,也不被小剂量地塞米松试验抑制,但无库欣综合征的临床表现。

【治疗】

1. 治疗方法依据病因而不同。尚未突出鞍部和侵犯视交叉的垂体微腺瘤的理想治疗方案是显微外科经蝶窦垂体微腺瘤切除术,治愈率接近80%,并发症包括脑脊液漏、暂时性尿崩症及脑膜炎等。肿瘤切除不完全的患者需再次手术,将腺体全部切除并长期应用激素替代治疗。也可选择聚焦质子束或伽马刀治疗。对于急需抑制皮质醇增多的患者,双侧肾上腺次全切除或全切除术有效。

2. 肾上腺腺癌应尽可能早期手术治疗。异位ACTH综合征应治疗原发性恶性肿瘤,可视病情进行手术、放疗和化疗。

3. 药物可试用溴隐亭、赛庚啶和丙戊酸钠、甲吡酮、酮康唑、米非司酮、螺内酯和氨鲁米特(aminoglutethamide)等,可暂时抑制皮质醇增多症,主要用于术前准备和术后疗效不满意的患者,可暂时缓解病情。

表2-10-2 各型库欣综合征的病因诊断依据

检查指标	垂体性库欣病	肾上腺皮质腺瘤	肾上腺皮质癌	异位ACTH综合征
尿17-羟	中度增高	中度增高	显著增高	极显著增高
尿17-酮	中度增高	可正常或增高	显著增高	显著增高
血、尿皮质醇	轻、中度增高	轻、中度增高	显著增高	极显著增高
大剂量地塞米松抑制试验	多数能被抑制	不能被抑制	不能被抑制	多数不能被抑制
血ATCH测定	清晨稍高,晚上不像正常样下降	降低	降低	显著增高,低恶性度轻度增高
CRH兴奋试验	正常或过度反应	无反应	无反应	多数无反应
ATCH兴奋试验	反应高于正常	有、无反应各半	绝大多数无反应	有反应,ATCH分泌量特大无反应
美替拉酮试验	反应高于正常	多数无反应	无反应	有、无反应各半
低血钾碱中毒	见于严重者	无	经常有	经常有
蝶鞍区MRI	多数为微腺瘤,少数为大腺瘤	无垂体瘤	无垂体瘤	无垂体瘤
肾上腺彩超、MRI	双侧肾上腺增大	显示肿瘤	显示肿瘤	双侧肾上腺增大

注:①CRH(ATCH释放激素)兴奋试验:CRH 100μg静脉注射,数小时测血浆ATCH,正常人明显上升;②ATCH兴奋试验:ATCH 25U,溶入5%葡萄糖500ml,静脉滴注8小时,共2天,正常人滴注日尿17-羟或尿皮质醇较基础值增加2倍以上;③美替拉酮试验:美替拉酮2~3g/d,分次口服,连续2日,第2天或停药当日尿17-羟或尿17-酮水平较对照值增加1倍以上。

第四节 其他下丘脑、垂体综合征

一、真性性早熟

真性性早熟(true precocious puberty,TPP)是中枢神经系统病变或功能异常导致下丘脑促性腺激素释放激素(gonadotropin-releasing hormone,GnRH)或垂体促性腺激素(gonadotropin)过早、过多的分泌,引起性早熟,患儿性腺发育早(男≤9岁,女≤8岁)。

【病因】

本病常见于下丘脑或垂体肿瘤、感染、外伤或发育异常等,部分病例有家族遗传史,呈常染色体隐性遗传(杜敏联,2007),已经发现有GPR-54基因突变等(Milena Gurgel Teles, M. D et al,2008),男性患儿多见于松果体畸胎瘤、纵隔畸胎瘤或睾丸及肾上腺雄激素分泌性肿瘤等;女性患儿多见于下丘脑疾病及雌性激素分泌性卵巢肿瘤等。下丘脑错构瘤,诸如部分性von Rechlinghausen病、多发性骨纤维发育不良伴性早熟综合征(Mccune-Albright syndrome,MAS)(Allan H et al,2017)及部分性多骨性骨纤维异常增殖症在两性患儿中都是主要原因。有些非疾病因素也可引起儿童体内性激素的异常增高而诱发性早熟。

【临床表现】

1. 女性患儿出现异常过早的雌性激素分泌及卵巢分泌周期,伴第二性征过早发育,表现为乳房发育、阴蒂肥大、月经来潮和排卵等。

2. 男性患儿出现异常过早的雄性激素分泌及精子发生,伴第二性征过早发育,表现为肌肉发达、阴茎和睾丸进行性增大、勃起和遗精等。

3. 两性均有阴毛和腋毛生长,身高和体重明显高于同龄的正常儿童,性心理成熟早。可有骨龄提前(杜敏联,2007)。个别的病例可出现"痴笑发作"(gelastic sei-zures)。

4. 下丘脑、卵巢及肾上腺 CT 或 MRI 检查可能发现相应的病灶。

【诊断和鉴别诊断】

1. 诊断 本病根据患儿性早熟的临床症状和体征通常不难诊断。检查可行基础性激素测定、促性腺激素释放激素(GnRH)激发试验、骨龄检测等(性早熟诊疗指南,2011)。

2. 鉴别诊断 本病须注意与单纯的月经早现、假性性早熟,以及垂体以外的肿瘤(如肝癌、绒毛膜癌等)分泌异源性促性腺激素所致的性早熟鉴别。

【治疗】

目前,治疗真性性早熟最理想的药物是黄体酮生成释放激素(LHRH)类似物激动剂(GnRH-A)如布舍瑞林(buserelin),可以抑制垂体促性腺激素释放。抗雄性激素制剂如环丙孕酮(cyproterone)和垂体卵巢抑制剂如氯地孕酮(chlormadinone)等亦可试用。

下丘脑或垂体肿瘤切除术或放射治疗等也是重要的治疗方法。

二、弗勒赫利希综合征

弗勒赫利希综合征(Frohlich syndrome)又称为肥胖生殖无能症(adiposogenital dystrophy)或弗勒赫利希-巴宾斯基综合征(Frohlich-Babinski syndrome)。Frohlich(1901)首先描述肥胖与性腺发育不良的关系。

本病是下丘脑-垂体病变导致的生殖器发育不良与肥胖,常见的病因为垂体腺瘤、神经胶质瘤、颅咽管瘤、釉质细胞瘤、胆脂瘤、脑膜瘤、垂体腺瘤、血管肉瘤和脊索瘤等。

【临床表现】

1. 本病女性型脂肪分布的肥胖与生殖器发育不全

及性功能障碍同时或单独存在,常伴视力减退或丧失、毫无缘由地勃然大怒、攻击或反社会行为等。某些病例也表现为意志缺失、淡漠和语量减少等。

2. 本病患者可能合并神经性或中枢性尿崩症。

3. 尿中促性腺激素水平减低、糖耐量下降,部分病例脑 CT 或 MRI 检查可发现原发性脑肿瘤。

本病须注意与普拉德-威利(Prader-Willi)综合征鉴别,后者临床表现与弗勒赫利希综合征有颇多相似之处,如肥胖症、性腺功能减退、肌张力降低、智力缺陷及身材矮小等,但无下丘脑异常(见第三篇第十七章神经系统发育异常性疾病,第三节染色体畸变)。

本病的治疗主要是针对原发性肿瘤的病因治疗、内分泌激素治疗,以及对症治疗。

三、与单胺类有关的下丘脑医源性综合征

与单胺类有关的下丘脑医源性综合征临床常见神经安定药恶性综合征和5-羟色胺综合征。

(一)神经安定药恶性综合征

神经安定药恶性综合征(neuroleptic malignant syndrome,NMS)是安定药治疗中发生的一种少见的,但具有潜在生命威胁的特异质反应性综合征(Cute et al,1985;Henderson et al,1981)。Delay 和 Deniker(1968)首先描述了 NMS 的高热、锥体外系体征、自主神经功能紊乱和精神改变等特征性表现。应用安定药治疗的患者发生 NMS 概率为 0.02%,NMS 的死亡率为 10.5%。

【病因和发病机制】

本病主要见于多数的传统安定药如丁酰苯、吩噻嗪类和硫杂蒽类,以及新型抗精神病药如利培酮、氯氮平等。NMS 也可见于合用影响多巴胺(DA)能系统的非安定药,如四苯喹嗪、三环类抗抑郁药(TCA)、选择性 5-HT 再摄取抑制剂(SSRI)、卡马西平、锂盐合并苯二氮䓬类或 TCA。

研究证实,在 NMS 急性期多巴胺功能突然减退,肾上腺素及 5-HT 功能增强,推测与儿茶酚胺及 5-HT 系统调节紊乱有关。肌强直及其他锥体外系症状可能因安定药在多部位,尤其黑质、纹状体和下丘脑的 D_2 受体阻断作用(Perry and Wilborn,2012)。Parada(1995)认为,下丘脑中 D_2 受体有体温调节作用,下丘脑病变导致体温调节中枢功能障碍,肌强直更使产热增加,血管收缩使散热减少而产生高热。

【临床表现】

本病可发生于任何年龄,年轻成人多见。男女比例为 2∶1。小于 40 岁的男性患 NMS 风险更高,目前原因不

清(Oruch R et al,2017)。症状一般出现在开始用药或加大剂量后2周内,或出现于用药数月或数年后。

1. 危险因素 包括男性、用药史和神经疾病、锥体外系综合征(EPS)、智力迟钝、意识模糊、脱水、谵妄、躁动以及暂停用药。其他易感因素包括缺铁和药物因素,即给药和药物剂量的快速滴定,以及湿度、环境温度升高等环境因素(San Gabriel et al,2015)。

2. NMS的临床三联征 ①超高热,通常伴其他自主神经功能障碍,诸如心动过速、窦性停搏、血压下降与出汗等;②锥体外系体征,通常肌张力增高(强直)伴肌张力障碍,经常伴肌酸激酶(CK)升高;③精神状态改变,如注意力不集中、激越与意识模糊(Parry et al,1994)。Velamoo(1998)认为,精神症状一般出现最早(70.5%),接着出现肌强直、自主神经功能紊乱和高热。发热和铅管样肌强直是特征性表现,但也可能不出现。根据对一组NMS患者的分析研究,70%的患者在终末期昏迷,并按下列事件顺序出现:首先出现精神状态改变,其次是僵硬,然后是高热,最后是自主神经功能障碍(Oruch R et al,2017)。

3. 横纹肌溶解导致肌球蛋白尿和肾功能不全是常见的急性并发症,可导致死亡,也可发生严重的血小板减少和反复窦性停搏。慢性并发症包括痴呆、遗忘综合征、小脑病变、锥体外系综合征、周围神经病和肌挛缩等。

4. NMS的临床经过各不相同,起病急骤,有潜在的生命威胁,大多数患者呈相对良性自限性过程,症状一般在停药后2周缓解。

【辅助检查】

1. 典型异常是血浆CK增高,是肌损害表现,并非特异性指标。常见白细胞增高,可有代谢性酸中毒。脑脊液多数正常,偶有蛋白轻度增高。

2. SPECT可异常,急性期无放射性多巴胺配基受体结合,数月后恢复正常。急性期基底节区有1-N-异丙基-对位碘化丙胺不对称分布,临床缓解后该变化消失。

3. 脑电图检查多正常,偶有广泛的慢波。

4. 肌肉活检可有非特异性异常。

【诊断和鉴别诊断】

1. 诊断 目前NMS尚无统一的诊断标准,可根据以下三条:①发病前使用过安定药;②出现高热、锥体外系体征、自主神经功能紊乱及精神改变等的2条或2条以上表现;③除外其他药物性或精神神经系统疾病。

2. 在共识的基础上,NMS的诊断标准包括使用多巴胺拮抗剂或在过去72小时内停用多巴胺激动剂;高热或体温至少两次超过38.0℃(口腔测量);僵硬;精神状态改变;肌酸激酶升高(至少为正常上限的4倍);交感神经系统不稳定(收缩压升高25%或者舒张压高于基线,24小时内舒张压波动大于等于20mmHg或收缩压波动大于等于25mmHg),利尿,尿失禁;代谢亢进(心率比基线增加25%,呼吸率比基线增加50%);以及无感染、中毒、代谢或神经学原因(San Gabriel MC et al,2015)。

3. 鉴别诊断 需注意与恶性高热鉴别,恶性高热以发热、肌强直为特点,伴代谢性或呼吸性酸中毒。发生于骨骼肌代谢障碍患者使用麻醉剂或去极化肌松剂时,给药后迅速出现症状。采用支持治疗和给予丹曲林。

4. 恶性紧张症与NMS鉴别较难。它与NMS一样有高热和强直,但它存在前驱症状(约几周),如精神病、躁动和紧张症兴奋。恶性紧张症的运动症状为肌张力障碍、蜡样柔韧性和重复的刻板动作(Oruch R et al,2017)。

5. 氯氮平引起的高热是使用这种抗精神病药物后的一种常见副作用,通常在治疗的前四周内出现,患病率从0.5%到55%不等。平均持续2.5天,如果不终止治疗,那么发热在8~16天之间会减轻(Oruch R et al,2017)。

【治疗】

1. 本病治疗的关键是早期识别,立即停用抗精神病药物,并采取支持治疗。丹曲林、溴隐亭是有效的治疗药物,合用维生素E和维生素B₆疗效较好。

2. 干预措施包括冰毯、液体复苏和降压药,以保持自主神经稳定或用苯二氮䓬类药物来控制躁动。在严重的情况下,肌肉僵硬可能延伸到气道,可能需要插管。这些症状的严重程度可能需要进入ICU进行密切监测(Andia H et al,2019)。对于CK值在首次出现时显著升高或超高热的患者,以及入院后48小时内对停用精神药物(或违规药物)无反应的患者,应评估使用丹曲林、溴隐亭和/或金刚烷胺的生物治疗。前7天对药物治疗无反应的患者,尤其是其他症状缓解后持续性紧张症患者,应将致死性紧张症作为另一种诊断或伴随的后遗症,应认真考虑电休克疗法(electroconvulsive therapy,ECT)(Oruch R et al,2017)。

3. 溴隐亭 一种便宜的口服药,直接对抗抗精神病药物的多巴胺作用。然而,这可能使精神病患者的精神状态恶化。不能口服药物的患者可注射丹曲林,应尽快口服丹特洛林。丹特洛林最严重的副作用是严重的肝毒性。虽然罕见,但可能发生在长期高剂量使用后(Perry PJ et al,2012)。有NMS病史的患者在再次接受抗精神病药物治疗后复发的风险为30%~50%(Perry PJ et al,2012)。

4. ECT 双侧电极放置是一种常用且有效的方法,但也有几个案例表明单侧电极放置有效。患者通常在交替的日子里每周接受三次治疗,但严重的患者可能需要每天接受治疗。治疗的总次数是变化的,通常在5次治疗后评估治疗的持续时间,然后根据患者的反应在10次治疗后再次评估(Federica Luchini et al,2015)。

5. 在需要锂作为辅助药物的情况下,除了抗精神病药物外(当临床需要),临床医生应该寻找另一种组合作为锂的替代治疗,以避免锂的使用。这仅仅是因为锂,即使作为单一疗法,也可能导致复发。必须建议患者饮用足够量的液体(水和不含酒精的饮料),以保持身体水分,控制体温,并确保肾功能正常(Oruch R et al,2017)。

6. 预防复发的方法,包括重新评估抗精神病药物的适应证,等待 2 周后的 NMS 在重新用药之前,使用一个不同的分类和/或不同效力的抗精神病药,并以最低剂量缓慢滴定。治疗躁动的其他方法,可以考虑苯二氮䓬类药物。苯二氮䓬类药物单独用于躁动可能有效,如果与抗精神病药物联合使用,可能可以降低抗精神病药物的剂量。最后,NMS 患者应避免长期使用抗精神病药物(Perry PJ et al,2012)。

(二)5-羟色胺综合征

5-羟色胺综合征或血清素综合征(serotonin syndrome,SS)是应用精神药物治疗的医源性并发症,由于含血清素药物治疗或使血清素水平增加,导致严重的疾病状态(Bodner et al,1995;Khan et al,2000;Pelonero et al,1998)。5-HT 是经单胺氧化酶(MAO-A)代谢,而多巴胺通过 MAO-B 代谢。

【病因和发病机制】

1955 年就有服用单胺氧化酶抑制剂(MAOI)出现肌强直、踝阵挛和巴宾斯基征等表现的报道。直至 Oates 和 Sjoerdsma(1960)首次认识到这组综合征是由于联合使用大剂量 L-色氨酸(L-Trp)和 MAOI 后使脑组织中产生过量的 5-HT 所致。

所有使神经突触间可利用的 5-HT 量增加的药物都可引发血清素综合征,如 5-HT 前体 L-色氨酸,5-HT 激动剂如左旋多巴、丁螺旋酮(buspirone)、锂剂和麦角酸等,促 5-HT 释放药物,非选择性 5-HT 再摄取抑制剂如丙米嗪(imipramine)、氯米帕明(clomipramine)、萘法唑酮(nefazodone)、芬氟拉明(fenfluramine)、右美沙芬(dextromethorphan)、哌替啶(meperidine)和喷他佐辛(pentazocine)等,选择性 5-HT 再摄取抑制剂(SSRI)如帕罗西汀、氟西汀、氟伏沙明和舍曲林(sertraline)等,以及 MAOI、可卡因(cocaine)。初次过量服用 5-HT 类药物引起 SS 的报道很少,Gill 等(1999)最先报道一例 11 岁男孩服用一次过量的氟伏沙明后出现 SS;Daws 等报道 1 例 16 岁女孩服用 1 次剂量舍曲林后出现 SS(Daws LC,Toney GM,2007),也有服用一次剂量氯米帕明、二亚甲基双氧苯丙胺(MDMA)引起 SS 的报道。

本病发病机制不清。普遍认为是脑干中 cAMP 相关性 5-HT1A 受体、脊髓中与磷脂水解酶相关性 5-HT2 受体过度刺激所致。脑组织中 5-HT 浓度升高可抑制 DA 能神经元功能,5-HT/DA 平衡失调导致 DA 功能相对较低,可解释患者服用 5-HT 类药物可发生 NMS。

【临床表现】

1. 本病一般在开始使用 5-HT 类药物或加量后 24 小时内最常见,或可在用药后数分钟至数周内出现,停用致病药物后数小时至数日通常症状缓解,24 小时内缓解占 70%。

2. 患者出现不同程度的运动障碍、精神症状和自主神经功能紊乱等。

(1)运动障碍:如震颤、肌强直、踝阵挛、反射亢进及病理反射阳性、共济失调(下肢多见),少见症状包括眼球震颤、角弓反张、癫痫发作、动眼危象和横纹肌溶解等。

(2)精神症状:如意识模糊、精神错乱、定向力障碍、易激惹、焦虑、轻躁狂、失定向、失眠、嗜睡、幻觉、谵妄、昏迷或无反应状态等。

(3)自主神经功能障碍:如高热、寒战、出汗、血压升高或降低、窦性心动过速、呼吸急促、瞳孔散大无反应、流泪、咬牙、腹泻、腹绞痛、大汗、眩晕、恶心和面色潮红等。

3. 严重的血清素综合征不常见,但可因持续高热出现横纹肌溶解、肌球蛋白尿、肾衰竭、肝衰竭、代谢性酸中毒和低氧血症,重症病例可出现弥散性血管内凝血(DIC)和成人呼吸窘迫综合征等严重并发症。

4. 血电解质、脑脊液检查通常正常。个别病例可见白细胞数增高,CK 轻度升高,血碳酸氢根浓度下降。转氨酶水平升高(Andia H et al,2019)。脑部影像学检查正常。

【诊断和鉴别诊断】

1. 诊断 Sternbach(1991)提出血清素综合征诊断标准:患者在原治疗方案中加入 5-HT 药物或增加原有剂量后,出现至少下列 3 项表现:精神状态改变(如意识模糊、轻躁狂)、激惹、肌阵挛、反射亢进、大汗、寒战、震颤、腹泻、共济失调和发热等。

最新的诊断标准是亨特血清毒性标准(Hunter serotonin toxicity standard,HSTC),它取代了旧的 Sternbach 标准,试图简化诊断。HSTC 比 Sternbach 标准更敏感(84% vs 75%)、更特异(97% vs 96%)。HSTC 包括使用血清素能制剂,加上以下 5 项标准中的 1 项:自发性阵挛、诱发性阵挛伴震颤或利尿、眼球阵挛伴震颤或利尿、震颤和反射亢进、强直和 38℃ 以上的体温加上眼球阵挛或诱发性阵挛。诊断以阵挛和反射亢进最为重要。然而,严重的肌肉僵硬可能掩盖了这些症状。危及生命的病例的显著特征包括体温升高(>38.5℃)、外周高张力和躯干僵直,并有发展为呼吸衰竭的高风险(Volpi-Abadie J et al,2013)。

Gillman 等(2006)的回顾性分析认为,药物不良反应到中毒是一个连续的变化过程,若严格参照该标准可能除外许多轻度的 SS。Radomski(2000)认为,应根据患者临床表现的严重程度将 SS 分为三类:①5-HT 相关症状的轻症(mild state of serotonin-related symptoms);②全面型(full-blown form);③中毒状态(toxic states)。

2. 鉴别诊断

(1)神经安定药恶性综合征(NMS):由于 5-羟色胺综合征和 NMS 都可能出现肌强直、震颤和精神状态改变,5-羟色胺综合征与 NMS 的鉴别要点列于表 2-10-3。如果患者在服用 MAO 抑制剂、SSRI 和神经安定药的情况下,这两个综合征则难以鉴别。恶心、呕吐和腹泻的前驱症状在 NMS 中也很少见(Wang RZ et al,2016)。

(2)致死性紧张症:特征性表现为精神改变、高代谢状态、发热和蜡样屈曲等。见于精神病患者,因精神激惹引起高代谢状态和衰竭所致。常采用支持疗法和药物治疗(如苯二氮䓬类),若无效可用电休克疗法。

表 2-10-3　5-羟色胺综合征与神经安定药恶性综合征的鉴别要点

鉴别指标	5-羟色胺综合征	神经安定药恶性综合征
起病原因	在应用 SSRI 之后	在应用神经安定药之后
肌阵挛	可见	无
高热	无	可有
CK 水平增高	无	可有
治疗	输液与支持治疗	输液、支持疗法,多巴胺受体激动剂
缓解的时间	通常在数小时内	通常持续数日至数周

(3)抗胆碱能药物中毒:典型表现为面色潮红、瞳孔散大、皮肤黏膜干燥、肠鸣音消失和尿潴留等。多发生于抗胆碱能药物过量使乙酰胆碱受体广泛阻滞。治疗立即停用抗胆碱能药物,并应用毒扁豆碱。与血清素综合征相反,抗胆碱能药物中毒患者的反射和肌肉张力正常(Wang RZ et al,2016)。

(4)酪胺干酪反应:表现为高血压伴严重头痛、恶心、呕吐和心悸等。因服用单胺氧化酶 A 抑制剂或拟交感神经药,进食含酪氨酸食物,使大量儿茶酚胺释放导致高血压危象。治疗原则是用酚妥拉明降血压。

此外,还须注意与代谢性疾病、药物滥用或戒断、嗜铬细胞瘤、热痉挛、破伤风和士的宁中毒等鉴别。

【治疗】

1. 本病一旦诊断应立即停用致病药物,采取支持疗法和对症治疗,如控制痫性发作、补液、退热降温,对于体温高于 41.1℃ 的患者,建议立即镇静、麻痹和气管插管(Uddin MF et al,2017)、纠正水电解质紊乱和维持生命体征等。(维持 SpO_2 >94%,静脉输液用于容积消耗,冷却剂,抗高血压药物,苯二氮䓬类药用于镇静或控制躁动等)(Andia H et al,2019)。

2. 无特异性治疗药物,可用氯硝西泮或氯丙嗪等迅速控制肌阵挛、肌强直。试用 β 受体阻断剂如普萘洛尔,以及赛庚啶、苯二氮䓬类、美西麦角(methysergide)等。

如果支持性治疗和苯二氮䓬类不能纠正生命体征和改善躁动,使用赛庚啶治疗是最佳选择。然而,对赛庚啶应特别谨慎,因为静脉注射赛庚啶可能导致镇静和短暂的低血压(Uddin MF et al,2017)。

3. 赛庚啶是一种有效的 5-HT2A 拮抗剂,患者通常在 1 至 2 小时内作出反应。根据毒性的严重程度,症状和体征在 20 分钟到 48 小时内完全消失。建议的初始剂量为 12mg,如果症状持续,每 2 小时服用 2mg。一旦达到稳定,应规定每 6 小时 8mg 的维持剂量。成人每日总剂量不应超过 0.5mg/kg。赛庚啶只能口服,但可以压碎后通过鼻胃管给药。

4. 氯丙嗪是一种 5-HT1A 和 5-HT2A 拮抗剂,可以肌内注射。尽管有病例报告引用了它的有效性,但低血压、紧张反应和抗精神病药物恶性综合征的风险可能使其不那么可取。

5. 苯二氮䓬类药物被认为是缓解症状的主要药物,因为它们具有抗焦虑和肌肉松弛作用。

6. 神经肌肉阻断剂。建议用于严重毒性的神经肌肉阻断剂是一种非去极化剂,如维库溴铵。应避免琥珀酰胆碱,因为它会加剧横纹肌溶解和高钾血症(Wang RZ et al,2016)。

7. 有暴发性症状者应给予强化治疗,逆转自主神经功能障碍症状,诸如血压升高或降低、心动过速,以及呼吸窘迫和 DIC 等。

四、致死性家族性失眠症

致死性家族性失眠症(fatal familial insomnia,FFI)是一种常染色体显性遗传性疾病。

【病因和病理】

1. 病因　是朊蛋白基因(PRNP 基因)C178 和 C129 突变。PRNP 基因产物 PrP^C 结构不稳,易转变为 PrP^{SC},启动连锁反应,导致 PrP 在中枢神经系统,尤其在丘脑大量沉积(Sikorska et al,2012;Imran et al,2011)。

2. 病理　可见丘脑前腹核和背内侧核明显萎缩,大脑皮质胶质细胞增生、海绵样变性和空泡形成,部分病例小脑皮质及下橄榄核萎缩。自主神经和内分泌功能障碍可能与病变导致丘脑背内侧核与下丘脑间联系中断有关。

【临床表现】

1. FFI 患者之间无性别差异。中国患者发病年龄 21~68 岁,平均年龄为 46.5 岁。患者早期出现头痛、失眠、惊恐发作及睡行症样表现,部分病例可有幻觉。常有自主神经功能障碍症状,诸如阳痿、心动过速、血压波动、多汗、流泪和睡眠增加,以及内分泌功能紊乱。表现为对去甲肾上腺素无反应,对阿托品反应增强等。可见共济失调、语言不清和吞咽困难等。

2. 病情常进行性加重,晚期常出现强直和肌阵挛、震颤、呼吸困难、构音困难、淡漠少动、痴呆、木僵和昏迷,甚至死亡。

【辅助检查】

1. 皮质醇水平增高,促皮质激素水平降低,生长素、泌乳素和褪黑素昼夜周期异常等。

2. 脑电图检查　一般显示轻至中度异常,表现为非特异性尖慢波,无癫痫波,无周期性同步放电。

3. 脑 MRI 检查　通常显示非特异性表现,如轻度大脑皮质萎缩和脑室扩大,或可见全脑轻度萎缩,无花边征(Bian Y et al,2018);在丘脑内平均表观扩散系数(ADC)增加(Haïk S et al,2008)。

4. 脑脊液检查　常规、生化检测正常,可有轻度蛋白升高,脑脊液 14-3-3 蛋白通常为阴性。

5. 多导睡眠监测(polysomnography,PSG)　FFI 早期显示睡眠纺锤波和 K 复合体减少或消失,睡眠效率降低,潜伏期延长,总睡眠时间减少,觉醒次数增多和时间延长。PSG 特征性改变是快速眼动(REM)期减少或缺失,非快速眼动(NREM)期阻塞性呼吸暂停、血氧饱和度减低和喉鸣,以及不自主运动;睡眠结构图显示睡眠效率降低,正常睡眠-觉醒周期形成障碍(Wu L et al,2017)。

6. 放射性核素检查　SPECT 显像可见丘脑、双侧颞叶和基底节区灌注减少,变化通常早于脑 MRI。[^{18}F]-氟代脱氧葡萄糖(FDG)PET 显示 FFI 早期选择性丘脑代谢减退,即使无典型症状的 FFI 患者也可出现该标志性改变(Bär KJ et al,2002;Tham WY et al,2018)。

7. 基因检测　PRNP 是 FFI 致病基因,基因序列分析可出现 D178N 突变,129 位氨基酸突变型为 M/M 型;并可查出家系中基因突变携带者,极少数携带者可终生不发病,提示该基因不完全外显。

【诊断和鉴别诊断】

1. 诊断　FFI 核心临床表现可分为三类:A 类,器质性睡眠障碍,包括失眠、喉鸣、睡眠相关呼吸困难、睡眠相关无意识运动;B 类,快速进行性痴呆(RPD),伴或不伴共济失调、锥体或锥体外系症状体征和精神症状;C 类,进行性交感神经症状,包括高血压、出汗、心动过速、呼吸不规则和构音障碍。

基于以上临床分类、家族史和实验室检查,提出以下的三级 FFI 诊断标准:可能的 FFI,很可能的 FFI,以及确定的 FFI。

(1) 核心临床特征及可能的 FFI:除了一两个核心特征(b/c)外,有睡眠相关异常(a)。

a. 器质性睡眠障碍相关症状:失眠、深度睡眠不足、睡眠碎片化、REM 睡眠减少或丧失、喉鸣、睡眠呼吸障碍和不自主运动等。

b. 快速进行性痴呆(rapidly progressive dementia,RPD):存在或不存在共济失调、锥体或锥体外系症状或体征以及精神症状。

c. 进行性交感神经症状:高血压、出汗、心动过速和呼吸不规律。

(2) 提示特征和很可能致命的家族失眠症:如果出现一个或多个提示特征和上述的两个或以上核心特征,就可以对很可能的 FFI 作出诊断。

a. RPD 和失眠家族史阳性。

b. 器质性失眠,睡眠相关呼吸暂停,喉鸣,PSG 显示的不自主运动。

c. SPECT 或 PET 显示丘脑葡萄糖摄取低。

(3) 诊断特征和确定的致命性家族性失眠:如果 PRNP 基因检测阳性,可确诊为 FFI。PRNP 基因测序显示,D178N 突变位点位于 129 号密码子,具有蛋氨酸多态性(Wu LY et al,2018)。

2. 鉴别诊断　其他遗传性朊蛋白病和非朊蛋白病早期均可表现为认知障碍和精神症状,而部分非朊蛋白病早期诊断和治疗可控制病情进展或治愈。

(1) 家族性克-雅病(FCJD):呈常染色体显性遗传方式,由 22 种点突变或插入突变引起。以快速进展的痴呆、肌阵挛为典型临床表现,脑电图是典型周期性三相波,脑 MRI 显示花边征可提示诊断(Terasawa Y et al, 2012)。

（2）GSS 综合征：是一种与 FFI 有相似临床表现的朊蛋白病,通常表现为亚急性进行性共济失调和或帕金森病,伴较晚出现的认知障碍,一般病程较长,平均为 5 年。从基因角度分析,PRNP 出现 D178N 突变为 FFI 致病突变,GSS 综合征尚未发现 D178N 致病突变者(Schmitz M et al,2017)。

（3）副肿瘤和自身免疫性脑炎：患者有急性/亚急性发作,症状在数日到数周内达到高峰,脑脊液和血清可检出自身抗体,自身免疫性脑炎 MRI 可显示皮质肿胀、点状出血和增强后强化(Gaudino S et al,2017)。

【治疗】

目前 FFI 尚无特殊治疗,对症处理包括纠正情绪障碍和自主神经功能障碍等。预后极差。

参考文献

第十一章

脑脊液循环障碍
Disturbances of Cerebrospinal Fluid Circulation

（张丽梅　王维治）

第一节 脑脊液生理概述

脑脊液(cerebrospinal fluid, CSF)存在于脑室、脑池和蛛网膜下腔,作为脑和脊髓的外环境,起到保护和营养脑与脊髓的作用,维持中枢神经细胞渗透压及酸碱动态平衡。脑脊液与中枢神经存在物质交换,反映某些神经系统疾病的变化,因而腰穿和脑脊液检查对神经系统感染性疾病、神经代谢性疾病、中枢神经系统原发或转移性肿瘤、脱髓鞘疾病、某些神经变性病、脑血管病、蛛网膜和室管膜疾病等是不可替代的检查手段,是神经系统疾病的一项重要的辅助检查方法。

美国神经病学家 Bernhard Dattner(1887)发明了腰椎穿刺针,Quincke(1891)开始在临床应用,但直至1912年法国神经病学家 William Mestrezat 才开始将脑脊液细胞和生化改变与疾病联系起来,Merritt 和 Fremont-Smith(1937)发表了关于各种疾病脑脊液变化的专题论文。Dandy(1919)和 Weed(1935)经过大量的研究,提出了脑脊液形成、循环和吸收的基本知识。Seyk(1954)和 Watson(1966)等相继发明了玻片细胞沉淀法、细胞玻片离心沉淀法,20世纪50年代末以后脑脊液细胞学得到了很大的发展。侯熙德教授(1962)将脑脊液细胞学检查法引入我国,粟秀初教授(1981)成功研制了粟氏 FMU-5 微型脑脊液细胞玻片离心沉淀仪,为我国脑脊液细胞形态学检查奠定了基础。近年来脑脊液检查得到长足的发展,免疫学和分子生物学手段使脑脊液检查对疾病的诊断价值进一步提高。

脑脊液由于血脑脊液屏障的存在,血液理化特性变化时,脑脊液变化并不大,保持相对恒定。脑脊液的功能表现在:①起到保护性水垫的作用,当脊柱、颅骨受到冲击时,对脑、脊髓和神经根起着缓冲作用;②调节颅腔容积,如脑组织水肿或容量增加时,脑脊液流出增多,使颅内容积维持稳定;③运输营养物质、药物和代谢产物;④蛋白质或者肽的转运和信号传导作用;⑤免疫系统控制;⑥冷却由神经活动产生的热量(Mitsunori et al,2016)。

【脑脊液动力学】

脑脊液循环曾被 Cushing 称为人体的第三循环,依据核素脑池造影和磁共振成像研究提出的脑脊液循环动力学认为,大部分脑脊液由脑室脉络丛产生,小部分由脑细胞外液、毛细血管和室管膜上皮细胞产生。脑脊液产生后单向以脉冲方式通过室间孔至第三脑室,再经中脑水管、第四脑室正中孔与侧孔进入蛛网膜下腔,随着颅内的脑动脉搏动而波动,均匀混合分散至蛛网膜下

腔各处,最后通过脑和脊髓毛细血管吸收入血(Greitz et al,1997)。

1. 脑脊液的形成

(1)形成部位:脑脊液主要在脉络丛形成,分泌量占脑脊液总量的70%;脉络丛血管壁菲薄,血管内皮之间有窗孔,血浆内物质凭借压力差以被动扩散方式进入脉络膜细胞周围的细胞外间隙;同时,脉络膜上皮细胞富含线粒体和吞饮小泡,以能量依赖的主动转运方式分泌脑脊液。室管膜上皮细胞、脑细胞外液和毛细血管也可产生脑脊液,但产生的脑脊液较少。有些物质可从脑膜进入脑脊液,使脑脊液中的电解质和糖等在脑室与蛛网膜下腔保持动态平衡。

(2)形成机制:脑脊液每天更新3~5次,受昼夜节律调控,成分主要来源于血液,少部分由神经组织产生。脑脊液中 Na^+、Cl^- 和 Mg^{2+} 浓度较血浆中高,K^+、HCO_3^- 和 Ca^{2+} 浓度较血浆中低。钠转运由脉络丛细胞表面的离子泵完成,由三磷酸腺苷(ATP)提供能量,是主动转运过程。渗透压改变是水移动的主要动力,电解质进入脑室要比进入蛛网膜下腔容易,水则相反。钠-钾-氯泵有双向转运功能,起到调节脑脊液离子平衡的作用。

药物的渗透力和代谢与其脂溶性有关,离子化合物如己糖和氨基酸不易溶于脂肪,进入脑脊液缓慢,需膜转运系统促动,这种促动扩散方式是结构特异的,即某种特异性蛋白或脂蛋白载体仅与一种具有特异构型的溶质结合,运载通过胞膜,在脑脊液或细胞内液中释放;血脑脊液屏障存在多种转运蛋白,可影响药物的脑内分布。大分子物质较难进入脑脊液,正常脑脊液蛋白主要分为前白蛋白、α1、α2、β1、β2 与 γ 球蛋白。弥散梯度决定血清蛋白是否能进入脑脊液,也决定 CO_2 交换;水和钠离子易从血弥散入脑脊液和细胞间隙,或者向相反方向弥散,因此静脉注射低渗或高渗液体可迅速产生作用。

2. 脑脊液循环和吸收

(1)脑脊液循环:脑脊液在脑内管道系统流动,相对于血液循环和淋巴循环称为脑脊液循环,其路径是:侧脑室脉络丛形成脑脊液,向下室间孔进入第三脑室、经中脑导水管进入第四脑室,经 Magendie 孔(中间孔)和 Luschka 孔(外侧孔)进入延髓和脊髓周围蛛网膜下腔,以及脑干周围的基底池和环池,再经小脑幕裂孔至大脑半球外侧面或上面,大部分脑脊液在此由蛛网膜颗粒被吸收,最后经淋巴和静脉系统排出(图2-11-1)。

脑脊液流动是脉冲式从压力高的部位向压力低的部位流动。脑室内的脑脊液压力最高,沿蛛网膜下腔的径

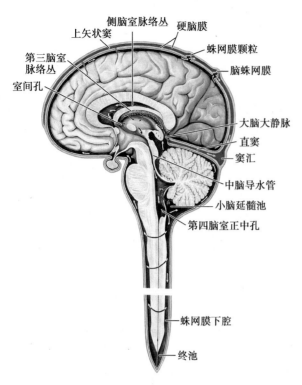

图 2-11-1 脑脊液循环路径

脑脊液在侧脑室脉络丛形成→室间孔→第三脑室→中脑导水管→第四脑室→Magendie 孔和 Luschka 孔→延髓和脊髓周围蛛网膜下腔、脑干周围基底池和环池→小脑幕裂孔→大脑半球外侧面→蛛网膜颗粒吸收

路压力逐渐降低。脉络丛动脉搏动推动脑脊液从脑室系统内流出。侧脑室动脉搏动压为 60mmH$_2$O，脑池为 50mmH$_2$O，腰椎蛛网膜下腔为 30mmH$_2$O。蛛网膜下腔压力较静脉结构压力略高，促使脑脊液在静脉结构吸收。正常情况下脑脊液在脑内管道系统的压力梯度主要由心脏搏动决定，但是脑脊液流出量多少由呼吸频率和幅度决定（Vinje et al, 2019）。脑脊液与脑和脊髓紧密接触，但正常情况下脑室周围组织阻止脑脊液进入脑实质，尽管这种跨膜压力只是稍高于零，但开放的脑室→孔道→蛛网膜下腔径路引导脑脊液沿此方向流动，当该系统梗阻时，反向跨膜压力增高，压迫脑室旁组织和脑脊液经室管膜流入，导致脑室扩张。

（2）脑脊液的吸收：脑脊液从蛛网膜下腔穿过蛛网膜颗粒进入静脉窦，回到静脉系统。显微镜下可见蛛网膜间断穿过硬膜，突入上矢状窦或其他静脉结构内形成纤毛，多个纤毛聚集构成蛛网膜颗粒（图 2-11-2）。蛛网膜纤毛在大脑半球上表面最多，大脑基底面和脊髓神经根周围也有纤毛，大部分脑脊液在大脑半球外侧面或上面通过突入上矢状窦的蛛网膜颗粒被吸收，小部分通过

脊髓静脉丛蛛网膜纤毛或沿脑神经和脊神经鞘进入淋巴管和血管周围间隙而被吸收。动物研究将示踪剂注入侧脑室后，示踪剂可以通过颅骨孔的神经周围路径快速到达淋巴结。脑脊液通过颅外淋巴管流出量占 30%~50%（Qiaoli et al, 2017），纤毛具有阀门样作用，使脑脊液单向流入静脉。人蛛网膜颗粒的体外研究显示：蛛网膜颗粒细胞表达钙黏蛋白，细胞骨架蛋白和连接蛋白等对脑脊液的吸收可能起调控作用（Holman et al, 2005）。

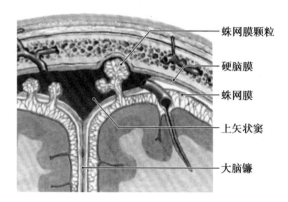

图 2-11-2 上矢状窦的蛛网膜颗粒

电子显微镜研究表明，蛛网膜纤毛有连续的菲薄的被膜，当脑压超过 68mmH$_2$O 时脑脊液通过蛛网膜绒毛的速率呈线性上升。Tripathi 用连续电镜观察发现，蛛网膜纤毛的间皮细胞相连构成巨大的细胞质空泡，具有跨细胞大量转运功能。某些物质如青霉素、有机酸或碱也可被脉络丛细胞吸收，这些细胞具有双向功能，与肾小管细胞类似。病理标本也显示某些物质可通过室管膜细胞进入室管膜下毛细血管和静脉。Pappenheimer（1962）等用脑室脑池灌注技术对脑脊液形成和吸收率进行了精确测量，现已知脑脊液形成平均速度为 21~22ml/h，即每日约 500ml。

【血脑脊液屏障】

血-脑脊液屏障（blood-CSF barrier, BCB）是指脑室脉络丛上皮细胞之间形成紧密连接，血管内皮细胞之间连接较松有窗孔，两者中间为基质，这三层构成了 BCB，使大分子物质很难从血液进入脑脊液，由于脉络丛富含多种载体蛋白，其转运功能使脑脊液各种成分与血液中相应成分呈动态平衡。血液与脑组织间也存在血-脑屏障（blood-brain barrier, BBB），许多药物由血液可到达身体组织中，但不能进入脑组织，说明在血与脑组织间存在一种限制物质自由交换的结构即血脑屏障。室管膜上皮、基底膜和神经胶质细胞构成脑脊液-脑屏障（CSF-brain barrier, CBB），放射性核素标记研究表明，脑室和蛛网膜

下腔中脑脊液与大脑、脊髓和嗅、视神经细胞间液也可保持平衡。

不同的屏障结构不同，它们相似的功能是对小分子均有渗透性，大分子物质可通过主动转运和被动扩散方式渗透，其渗透性受自主神经和水通道蛋白的调控（Tumani et al，2017）。血浆大分子物质如白蛋白（分子量为69 000）可被毛细血管内皮阻挡；也阻止某些与白蛋白结合的分子如苯胺染料台盼蓝（trypan blue）、胆红素和神经科临床应用的大多数药物进入脑组织。小分子物质可被毛细血管浆膜或星形胶质细胞阻挡，神经系统代谢产物可快速弥散入脑脊液，称为脑脊液的渗漏作用（sink action），再进入血流被清除。因此，BBB、BCB 和 CBB 可保持脑组织、脑脊液和血液的动态平衡，防止血中有害物质侵入，具有选择性转运功能，保护中枢神经系统。其功能受复杂的生理生化过程调节，在病理状态时可受到损害。

【脑脊液容积和压力】

脑脊液约占颅内和脊髓腔容积的 10%，脑脊液改变在一定的程度上可以影响颅内压（intracranial pressure，ICP）的变化。

1. 脑脊液容量　成年人颅内平均容量约为 1 700ml，其中脑组织容量约为 1 400ml，脑脊液容量 52~160ml（平均 104ml），血液约为 150ml。Edsbagge（2011）报道脊髓脑脊液总量为 81ml。CT 显示 60 岁时侧脑室前角与尾状核间距离逐渐由 1.0cm 增宽至 1.5cm，第三脑室由 3mm 增宽至 6mm。MRI 显示脑脊液容量随年龄增长而增多，尤其是蛛网膜下腔内脑脊液的容量（Mohamed et al，2016）。

2. 脑脊液压力及影响因素　脑脊液内部存在压力梯度，正常成人横卧位颅内压力和脊髓蛛网膜下腔压力相同，为 100~200mmH$_2$O。直立位脑脊液转移至腰椎网膜下腔，颅内压降低，脊髓蛛网膜下腔压力增高。大约从 60 岁开始，脑脊液压力随年龄增长逐渐下降。女性的脑脊液压力相对较低，但是不同脑脊液空腔内压力梯度不变（David et al，2012；Naokazu et al，2015）。在所有年龄组中，体重指数（body mass index，BMI）与脑脊液压力呈正相关（John et al，2012）。

正常情况下脑血管压力是决定脑脊液压力的主要因素，脑脊液压力等于毛细血管压力或静脉前压力。由于自动调节机制，动脉压力增高不会引起毛细血管压力和脑脊液压力增高，当血液循环改变小动脉张力时脑脊液压力会受到影响。CO$_2$ 潴留导致血 PCO$_2$ 增高、脑血管扩张和小动脉阻力降低时，脑血流量和毛细血管压力增加，可引起脑脊液压力增高；当过度换气使血 PCO$_2$ 降低、脑血管阻力增高时可引起脑脊液压力下降。

与动脉压相比，静脉压通过增加静脉、小静脉和硬膜窦血容量，对脑脊液压力产生更直接的影响。压迫颈静脉可立即引起颅内压升高，并迅速传至脊髓蛛网膜下腔，即腰穿的奎肯施泰特试验（Queckenstedt test）。当脊髓蛛网膜下腔梗阻时，腹壁加压使梗阻以下的低位椎静脉受阻导致脑脊液压力升高。Valsalva 手法、咳嗽、喷嚏和用力均可引起胸腔内压增高，传至颈静脉，影响大脑和脊髓静脉，导致颅内压一过性升高。心力衰竭时中心静脉压和脊髓静脉压升高，颅内压也升高；纵隔肿瘤阻塞上腔静脉回流也可产生颅内压增高。

第二节　颅内压增高综合征

颅内压增高综合征（intracranial hypertension syndrome）是指各种原因使颅内压持续超过 200mmH$_2$O，主要引起头痛、呕吐、视乳头水肿三主征的临床综合征。颅内压增高综合征可能是特发性或继发于各种疾病的共同表现，如颅内新生物或脑实质病变、脑血容量或脑脊液增加使颅内压增高。颅内压（ICP）通常指侧脑室内液体的压力，在椎管蛛网膜下腔通畅时，与侧卧位腰椎蛛网膜下腔内压力大致相等，正常为 70~180mmH$_2$O，女性稍低，儿童为 40~100mmH$_2$O。

【病因和发病机制】

1. 病因　按病因颅内压增高综合征分为特发性高颅压征和继发性高颅压征。特发性高颅压征病因尚未明确，女性肥胖者多见提示内分泌异常可能影响颅内压（De Bonis et al，2019）。第 10 号染色体磷酸酶和紧张素同源性缺失（phosphatase and tensin homology deleted on chromosome TEN，PTEN）和常染色体显性遗传病 saethree-chotzen 综合征（SCS）可发生高颅压表现（Hady-Cohen et al，2019；Kilcoyne et al，2019）。

继发性高颅压征病因包括：①颅内新生物或脑组织容量增加，如肿瘤、出血、脓肿或脑创伤。②脑组织水肿，如脑梗死、缺血缺氧性脑病、中毒性脑病、脑炎、高血压脑病、高血糖、急性肝衰竭、急性低钠血症和 Reye 综合征等出现急性脑水肿。有报道可逆性脑血管收缩综合征也可导致脑水肿使颅内压增高（Mullaguri et al，2019）。③颅内血容量增加，如心力衰竭、上纵隔阻塞，静脉窦和颈静脉血栓形成，导致静脉血回流不畅，颅内压增高；高流量巨大脑动静脉畸形也可引起颅内压增高，近年来颅内静脉窦狭窄引起原发性颅内压增高也被重视起来（Yan et al，2019）。④脑脊液容量增加，如脑室或脑底蛛网膜下腔梗阻可产生张力性脑积水；上矢状窦的吸收位点梗阻可产生脑假瘤表现,脉络丛肿瘤使脑脊液生成增加也可导致颅内压增高,但少见。

2. 发病机制 由于完整的颅骨、椎管和几乎无弹性的硬膜构成坚硬的被膜与腔室,脑组织、血液和脑脊液等任何颅内成分容量增加都可导致 ICP 升高。脑容量轻度增加时脑脊液从颅内转移至椎管,并通过硬膜有限的伸展、脑组织弹性和组织移位使颅腔内减压,不立即引起颅内压增高;如脑容量显著增加,可使脑血容量减少,反馈使脑脊液分泌也减少,称为压力与容量的顺应性机制。

【脑水肿分类】

脑水肿(cerebral edema)可导致颅内压增高。到目前为止,脑水肿的病理机制仍不明确。由于 ICP 增高影响脑血液循环与代谢,又加重脑水肿,两者互相影响,互为因果,使 ICP 愈加高。脑水肿并非独立的疾病,是脑组织对各种有害刺激产生的非特异性反应,也是血脑屏障(BBB)通透性障碍导致的病理状态,是颅内压增高的主要原因。

1. 根据病理形态,脑水肿在临床上可分为五类。

(1) 血管源性脑水肿(vasogenic cerebral edema):临床最常见,是由于 BBB 破坏、通透性增高,血液中水分和血清蛋白从血管内漏出至细胞间隙;或者血液循环的液体静水压大于组织间隙液体压力,使水分外渗,在细胞外间隙蓄积,导致脑容量增加。常见疾病有脑出血和继发的脑缺血、缺氧性脑病、脑外伤和恶性肿瘤等。脑损伤导致线粒体功能障碍,引起兴奋性毒性和氧化应激可直接导致血脑屏障细胞的不可逆破坏。而损伤可引起白细胞迁移,激活胶质细胞,释放血管通透性因子、细胞因子和趋化因子,导致血脑屏障可逆的通透性增高(Michinaga et al,2015)。目前认为,组胺、缓激肽和花生四烯酸均可诱发血管源性脑水肿。此外,P 物质、舒血管肠肽、腺苷、血小板激活因子等可能也是致水肿因子。这些介质和致水肿因子均可激活磷脂酰肌醇系统,从而激活蛋白激酶C,导致血管内皮细胞形态及功能改变。

(2) 细胞毒性脑水肿(cytotoxic cerebral edema):由于脑组织能量代谢障碍、酸中毒和自由基反应,使细胞膜结构受损、转运功能障碍和通透性增加,细胞内液体异常聚集,导致细胞水肿,常见疾病有脑缺血、缺氧、中毒和肝衰竭。正常时细胞内 K^+ 高、Na^+ 低,维持这种状态靠细胞膜主动转运的"钠泵"实现,钠泵转运需要 ATP 提供能量。当系统性疾病或中枢神经系统疾病引起细胞糖代谢紊乱或细胞氧化磷酸化受阻,使脑内 ATP 耗竭时,钠泵功能抑制,K^+ 大量流向细胞外液,Na^+ 大量内流,或酸中毒时细胞内 H^+ 大量排出细胞外,Na^+、Cl^- 结合成 NaCl 进入细胞,使大量细胞外液进入细胞内,引起细胞肿胀。在

细胞毒性水肿形成后,细胞外 Na^+ 和液体减少,Na^+ 从血管内流出引起细胞外液体积聚,称为离子水肿(ionic edema)(Rabinstein et al,2015)。因此,细胞毒性水肿也会引起脑容量和 ICP 的增加。

(3) 间质性脑水肿(interstitial cerebral edema):脑积水时因脑室管膜结构改变和通透性增加,脑脊液通过脑室壁溢出至脑室周围白质,引起脑细胞外间质水肿,可发生于各种交通性与非交通性脑积水,也称脑积水性脑水肿,与脑脊液不能顺利通过蛛网膜颗粒再吸收有关。

(4) 渗透压性脑水肿(osmotic cerebral edema):当细胞外液渗透压降低时,水分因渗透压差进入细胞内,灰白质均有水肿,白质较明显,水肿液主要积聚于神经胶质细胞,这时 BBB 并未被破坏,如急性水中毒、丘脑下部功能障碍导致的抗利尿激素分泌不当综合征、肾脏疾病和过量低渗液体摄入等(Lee et al,2016)。

(5) 混合性脑水肿(mixed cerebral edema):见于脑部疾病晚期,心、肾功能不全,营养不良等疾病引起全身性水肿时,可有上述多种类型脑水肿并存。

2. 根据发病机制可分为两种类型。

(1) 弥漫性颅内压增高:见于缺氧缺血状态、脑炎和脑膜炎、急性肝衰竭、Reye 综合征和蛛网膜下腔出血等,这种 ICP 增高调节功能较好,可耐受的颅压限度较高,压力解除后神经功能恢复较快。

(2) 局限性颅内压增高:如因颅外伤、大量脑出血、大面积脑梗死、脑肿瘤等所致,此种 ICP 增高调节功能较差,耐受性较低,超过一定时间后虽压力解除,神经功能恢复亦较慢;若未能及时诊治 ICP 增高可导致死亡或不可逆脑损害。这组疾病死亡率较高,在一定程度上与未能很好控制或不能控制的 ICP 增高有关。正常成年人头和躯干倾斜 45° 时 ICP 为 27~68mmH₂O,ICP 在204mmH₂O 以下均无害,如血压正常,即使颅内压为540mmH₂O 也可保持适当的脑灌注压,如果颅内压增高而血压过低则可导致弥漫性脑缺血损害。

【临床表现】

1. 颅内压增高的典型征象包括头痛、呕吐和视乳头水肿三联症。

(1) 头痛:最常见,常早期出现,多位于额颞部,也可牵扯至枕部或后颈部,可能是脑膜、血管或神经受牵拉所致。可呈持续胀痛或搏动性疼痛,阵发性加剧,晨醒时和晚间头痛明显,特点是常在下半夜痛醒。程度因人而异,咳嗽、喷嚏、俯身低头和用力排便时可使头痛加重。在脑膜炎、蛛网膜下腔出血引起的急性颅内压增高时头痛常很剧烈。

(2) 呕吐:常出现在剧烈头痛和清晨空腹时,吐前多

无恶心,典型者呈喷射性,有时改变头位可诱发,易发生在后颅窝和第四脑室病变,是延髓中枢、前庭神经和迷走神经受刺激的结果。儿童头痛可不明显,或仅有呕吐。

(3)视乳头水肿:是颅内压增高的重要和可靠的客观体征,它与ICP增高的时间和进展速度有关,急性ICP增高时视乳头水肿可不明显,但急骤发生的广泛脑水肿可在数分钟内出现水肿。慢性ICP增高可见典型的眼底改变,多在发病数周后形成,表现为眼底静脉充盈、视乳头充血、边缘模糊、生理凹陷消失,严重者视乳头周围可见出血点或火焰样出血。早期无视觉障碍,继续发展可出现中心暗点、一过性黑矇;视野检查可见生理盲点扩大;数周或数月后出现视盘苍白、视力减退和视野向心性缩小,此时即使解除ICP增高,视力减退常持续存在,并可继发视神经萎缩和失明。

2. 颅内压增高可导致脑干轴性移位、局部血管或脑神经受牵拉或挤压,出现神经系统受损体征。常见瞳孔扩大,展神经轻度麻痹和复视,眼位异常,眼球稍突出,头晕和库欣反应(推测因延髓受压导致收缩压增高和心率变慢)等,也可见阵发性视物模糊或视野缺损、腱反射不对称和病理反射等,但与颅内压无严格的相关性。ICP增高至380~460mmH$_2$O时病灶侧瞳孔扩大。单侧和双侧展神经麻痹常与双侧半球病变和假瘤综合征的ICP增高有关,是机械性组织移位导致脑受压所致。

3. 认知功能障碍(cognitive deficits) 患者可表现为缺乏主动性,对外界环境刺激的反应时间延长,处理事物能力和适应变化的能力下降,学习能力下降,记忆力和语言功能减退,部分患者表现有抑郁情绪,推测其机制可能是由于神经细胞水肿、细胞功能紊乱有关。

4. 脑疝(cerebral hernia) 当颅内压严重增高时,脑组织从压力高向压力低的部位移位,导致脑组织被嵌压在硬脑膜间隙或颅骨孔道中。脑疝不仅使疝入的脑组织直接受压,产生严重的临床症状、体征;也可压迫疝入部位邻近脑组织的神经和血管,使血液循环及脑脊液循环受阻,导致ICP增高进一步加剧,并形成恶性循环,可导致死亡。

(1)临床常见的脑疝(图2-11-3):①小脑幕切迹疝(小脑幕下降疝),可分为前疝(颞叶钩回疝、脚间池疝)和后疝(海马回疝、环池疝、四叠体池疝);②枕骨大孔疝(小脑扁桃体疝);③小脑幕中心疝(间脑疝);④小脑幕上行疝(小脑蚓部疝);⑤大脑镰下疝(subfalcine herniation)(扣带回疝)。

(2)脑疝按病程发展可以分为三期。①前驱期(初期):为脑疝形成前阶段,ICP增高可使脑组织缺氧程度加重,表现为突发意识障碍或原有的意识障碍加重,伴剧烈头痛,烦躁不安,频繁呕吐,轻度呼吸加速加深,脉搏增快,血压上升和体温升高等。②代偿期(中期):脑疝已形成,脑干受压,但能通过一系列调节机制代偿;全脑症状

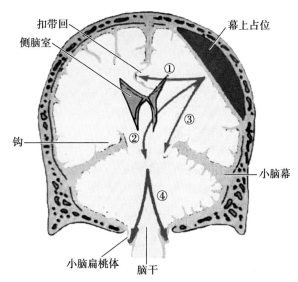

图2-11-3 脑疝综合征

①大脑镰下扣带回疝;②下行性小脑幕(中心)疝;③小脑幕切迹钩回疝;④小脑扁桃体疝入枕骨大孔。当②、③或④引起脑干受压时可导致昏迷,最终死亡

可见意识障碍加深,呼吸加深而缓慢,脉搏变缓,体温和血压继续上升,全身肌张力增高等;疝入脑组织压迫和刺激邻近结构可引起局灶性症状。③衰竭期(晚期):脑干功能严重受损,生理性调节失效,代偿功能耗尽,典型症状为呼吸、循环衰竭,深度昏迷,双瞳孔散大固定,四肢肌张力消失;大多数患者呼吸先停,随之心搏停止死亡。

(3)钩回疝(小脑幕前疝)的临床特征:①常有剧烈头痛、频繁呕吐和烦躁不安等先兆症状。②早期除有意识障碍,病灶侧瞳孔先缩小随后散大,眼外肌运动、瞳孔反射均正常。③随病情进展病灶侧瞳孔极度散大、光反射消失、眼外肌麻痹和反射性眼球运动消失;脑干网状结构上行激活系统受损,导致意识障碍加重,出现深昏迷。④病灶对侧偏瘫加重,出现锥体束征,是钩回疝压迫病灶侧大脑脚所致;海马回疝偶可将脑干推向对侧,使对侧大脑脚受天幕缘或岩骨崤挤压,出现病灶同侧偏瘫及锥体束征,或出现双侧锥体束征。⑤随着中脑损害加重出现去大脑强直发作,是中脑红核水平网状结构下行激活系统兴奋性增高所致。⑥生命体征改变,初期表现为呼吸深而缓慢,血压升高和脉搏加快;中期呼吸深大呈中枢性过度呼吸,血压继续升高,脉搏减慢;晚期呼吸变浅,不规则,血压下降,脉搏快而弱,心律失常,最后呼吸先停、心搏后停。

(4)小脑幕上行疝(小脑蚓部疝)的临床特征:①多为后颅窝病变引起,有病变相应的症状体征;②常与枕骨大孔疝合并发生;③有动眼神经受损症状,滑车神经也常受损;④脑桥与延髓症状出现较下降疝早(图2-11-4)。

(5)枕骨大孔疝的临床特征:①常因后颅窝及小脑病变引起,故颅内压增高症状明显,但也见于大脑对称性

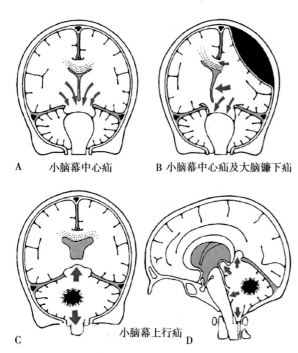

A　小脑幕中心疝　　　B　小脑幕中心疝及大脑镰下疝

C　　　　　　　小脑幕上行疝　　D

图 2-11-4　分别显示小脑幕中心疝(A)、小脑幕中心疝及大脑镰下疝(B)、小脑幕上行疝(C 为冠状位,D 为矢状位)

扩张病变如脑水肿及弥漫性病变。②后颈部疼痛及反射性项肌强直,颈强直-克氏征分离,甚至出现强迫头位。③呼吸障碍早期出现,呼吸深慢,继之呼吸节律不整,可出现呼吸骤停。④意识障碍,急性者可于脑疝后突然发生,慢性者早期可无意识障碍。⑤瞳孔变化晚期出现,双侧对称,多先缩小而后散大。⑥早期出现血压增高,脉率加快。⑦疝后可出现一过性双侧锥体束征阳性。⑧肌张力减低,腱反射减弱及其他小脑症状。

枕骨大孔疝临床上可分为急性与慢性两种。①慢性枕骨大孔疝:多见于后颅窝占位性病变,除有颅内压增高症状,常有后枕部疼痛,反射性颈肌强直,甚至强迫性头位;部分患者有双侧锥体束征;临床上可因患者用力咳嗽、转头或腰穿放脑脊液过快而加重,突然出现生命体征改变甚至死亡。②急性枕骨大孔疝:进展比小脑幕切迹疝更快,突然昏迷,双侧瞳孔先变小,而后散大,很快出现呼吸衰竭,呼吸慢、不规则或出现暂停,血压显著增高,脉率变快,循环功能障碍不如呼吸衰竭明显,两者呈分离现象,预后更差;少数患者在脑疝早期可有颈部抵抗。

钩回疝(小脑幕前疝)和枕骨大孔疝在临床最为常见,两者鉴别见表 2-11-1;其次是小脑幕孔中心疝。

表 2-11-1　钩回疝与慢性枕骨大孔疝的鉴别

指征	钩回疝	慢性枕骨大孔疝
病变部位	大脑半球病变	后颅窝及小脑病变
意识障碍	早期出现	出现较晚
瞳孔改变	早期出现,一侧瞳孔散大	晚期出现,双侧瞳孔散大,呼吸障碍
呼吸障碍	晚期出现呼吸不规整	早期出现,且以呼吸障碍为主征
强迫头位	无	有,并有颈强直-克氏征分离
对侧偏瘫	有	无,有时疝后出现一过性双侧锥体束征

(6) 小脑幕中心疝:Pulm 和 Posner 提出在下降疝时,额叶、顶叶和枕叶占位性病变有时可引起大脑及基底节下移,使间脑及中脑上部在小脑幕切迹处受压,临床症状初期与钩回疝、海马回疝不同,中、晚期与之相同,称为中心疝(图 2-11-4)。

临床特点:①与小脑幕切迹疝不同,脑疝初期不出现瞳孔散大(动眼神经麻痹),而出现间脑症状,如神情淡漠,嗜睡至浅昏迷;②呼吸障碍早期出现,多呈陈-施(Cheyne-Stokes)呼吸;③常可见双侧瞳孔缩小,对光反射存在;④晚期中脑及脑桥上部受损,出现双侧瞳孔散大,肌张力增高,巴宾斯基征,颈强直和去脑强直发作等。

5. 颅内压增高可导致不同程度的生命体征改变,如意识、精神、呼吸、循环和体温等。颅内压增高急性进展者早期轻度发热,出现烦躁、谵语,随病情进展生命体征改变明显,持续高热,呼吸、脉搏减慢,血压升高,急速进展可迅速进入昏迷,呼吸衰竭,低温状态,血压下降、脉搏加快、呼吸不规则至停止;慢性颅内压增高无明显体温改变,不引起呼吸和循环功能明显改变,表现为反应迟钝、呆滞,临床表现常与 ICP 增高不平行,颅压 340～540mmH$_2$O 时仍可保持正常精神状态,但间脑-中脑结构向一侧移位,伴颞叶钩回疝除外。严重颅内压增高可因下丘脑和脑干功能障碍出现上消化道出血、神经源性肺水肿、急性肾衰竭、尿崩症、脑性钠潴留和脑耗盐综合征等合并症。颅压超过 540~680mmH$_2$O 时脑血流中断，发生昏迷，数分钟至数小时内即可出现脑缺血和脑死亡。

【颅内压监测】

1. 脑灌注压（cerebral perfusion pressure，CPP） 可动态了解脑供血量和供氧量。CPP = MSAP（平均动脉压）- ICP（颅内压），脑静脉压是决定 ICP 的主要因素。颅内压增高患者 CPP 应控制在 70~120mmHg，<70mmHg 可导致继发性缺氧缺血性损害，>120mmHg 可导致过度灌流并加重脑水肿。但有证据认为过度强调维持 CPP 可能并不正确，在脑外伤时，采取维持 CPP 的措施时反而可能增加脑充血和血管源性脑水肿（Robertson et al，1999）。Rosner（1995）等实验表明，只有 CPP>113mmHg 时 ICP 才随之增加。ICP 脉压是指正常 ICP 曲线反应随脉率搏动的短暂脑血流量（CBF）变化。正常情况下 ICP 脉压波动幅度<5mmHg，病理条件下波动幅度可>15mmHg，故可作为颅内代偿机制不再发挥作用（处于压力-容积曲线的陡直部分）的指征，患者处于 ICP 可能突然增高的危险中。

2. 侵入性 ICP 监测 适于有颅内压增高危险、昏迷患者（Glasgow 昏迷记分≤8 分）和病情需要 ICP 监护的患者。脑外伤是最常见的 ICP 监测指征，其他包括脑炎、脑积水、Reye 综合征、肝性脑病、脑出血或蛛网膜下腔出血导致的脑水肿。常用的侵入性 ICP 监测器有四种。最常应用脑室内导管（intraventricular catheters），将脑室液与置于床边的压力传感器相连，传感器位于门罗（Monroe）孔水平以精确反映 ICP，简便方法可选用外耳道作为体表标志。将导管由三通阀与压力传感器和外引流系统相连，可在进行 ICP 监测的同时引流脑脊液，目前连接脑室外引流的传感器仍是监测 ICP 的金标准，但易感染和出血，脑室炎发病率为 10%~20%，还需注意脑疝的可能。其他应用微传感器技术的种类较多，如脑实质内光纤传感器（intraparenchymal fiberoptic transducers）、蛛网膜下腔螺栓（subarachnoid bolts）、硬膜外和硬膜下传感器（epidural transducers）等。微传感器出血和感染的并发症少，且放置方法更简便。除此之外，腰椎穿刺测压以及神经内镜也可作为一种监测手段。

3. 非侵入性 ICP 监测 ①判定 ICP 增高通常依据临床症状、脑疝指征和 CT 检查，CT 可发现颅内占位性病变伴中线移位或脑水肿伴基底池模糊不清，以及严重脑积水。②视神经鞘直径：蛛网膜下腔的脑脊液与视神经直接相连，脑脊液压力增加使鞘膜扩张，应用线性传感器或超声测量视神经鞘直径，可实时监测脑脊液压力变化。③经颅 Doppler 超声（TCD）：较常应用，通过测量脑底动脉血流速度粗略估计 ICP 变化，ICP 增加时可见舒张期血流速度变慢、收缩期血流峰变陡、搏动指数增加等，ICP

达到舒张期血压时 TCD 舒张期血流消失。④替代鼓膜（tympanic membrane displacement）：是根据脑脊液通过内耳迷路导水管与外淋巴相交通，脑脊液压力增加可导致前庭窗压力增加，经听小骨传递到鼓膜，安放于外耳道的声阻抗测定仪可发射声音并检测经鼓膜传导的回声，其先决条件是中耳压力正常。⑤视网膜静脉压（retinal venous pressure，RVP）：ICP 增高可导致视乳头水肿和视网膜静脉搏动消失。研究发现 ICP 与 RVP 有明显的线性关系，但该法只能瞬间测定，不能进行连续重复监测。其他如脑电图、近红外光谱瞳孔测量、颅骨弹性、颈静脉球监测、视觉诱发电位、磁共振等方法仍在探索，目前尚缺乏可靠的证据。所有非侵入性 ICP 监测技术，均不能提供精确和连续的测量。

【诊断和鉴别诊断】

1. 诊断 根据患者有头痛、呕吐和视乳头水肿等典型表现，腰穿脑脊液压力>200mmH$_2$O 通常可诊断颅内压增高综合征。如无视乳头水肿也不能排除本病，需进行动态观察。如患者伴意识障碍、精神改变及展神经麻痹和复视等更可支持诊断。MRI 检查可检出后颅窝病变和颅内微小病变，明确 ICP 增高的病因。

2. 鉴别诊断 婴儿和幼儿的颅骨裂缝尚未闭合，颅内压增高表现为头颅增大和脑积水。脑积水须注意与巨颅症、巨脑症（Krabbe 病、Alexander 病、Tay-Sachs 病、海绵状脑病）、硬膜下血肿、水囊瘤、新生儿白质出血、囊肿和肿瘤等鉴别。

【治疗】

颅内压增高综合征是内外科的危重症，应迅速采取治疗措施，降低颅内压，保持脑有效的灌注压，维持生命体征，处理各种并发症。

1. 脱水降低颅内压

（1）甘露醇（mannitol）：是临床最常用的高渗脱水剂，快速输入后增加血脑屏障的渗透梯度，使脑实质中自由水进入血管，每克甘露醇可带出水分 12.5ml，使脑容积减少，可有效地减轻细胞毒性和血管源性水肿，降低 ICP。大量水分进入血液使血黏度降低，短暂增加脑灌流量。甘露醇初始剂量 0.25~1g/kg，10~20 分钟起效，20~60 分钟降颅压作用达高峰，3~4 小时用药 1 次。甘露醇同时扩张肾小动脉，增加肾血流量，增强滤尿作用，但排尿后自由水大量丢失，血清渗透压升高，细胞内水分转移到细胞外，引起较持久的细胞内脱水。副作用是反复用药使甘露醇在脑内积聚引起 ICP 反跳性增高，长时间用药效果不佳，尤其血清渗透压>320mOsm/L 时，也可加重充血性心力衰竭、循环血量不足、低钾血症，长期用药导致高渗状态和急性肾小管坏死，尤其是 65 岁以上老年人。一次剂量过大可致惊厥。但它在体内不参与糖代谢,对血糖无明显影响。

（2）复方甘油（glycerin）：复方甘油属于高渗脱水剂,脱水作用低于甘露醇,成人静脉滴注剂量为 0.8~1.0g/（kg·d）,即每日用 10% 甘油溶液 500ml,缓慢静脉滴注。用药 10~20 分钟颅内压开始下降,维持 4~12 小时。常用 10% 甘油果糖每次 250~500ml,一日 1~2 次,500ml 需滴注 2~3 小时。此类药物降颅压作用平稳而持久,不易引起水和电解质紊乱,肾功能损害低,但输注过快可能引起溶血、血红蛋白尿,甚至急性肾衰竭。甘油在肝脏内可转变为葡萄糖,每克产热 4.32kcal（1kcal = 4.2kJ）。甘油可进入脑内,被代谢成二氧化碳和水,故无反跳;代谢过程不需要胰岛素,也不导致水电解质紊乱,可较长时间使用,适用于慢性颅内高压或手术不能切除的脑肿瘤患者。

（3）高渗盐水：2015 年美国心脏协会/美国卒中协会（AHA/ASA）推荐高渗盐水为降颅内压的首选药物之一,高渗盐水可能比甘露醇更有效地降低 ICP,但高渗盐水的给药浓度、给药时机尚未达成共识。高渗盐水对低血容量和低血压或伴有低钠血症的患者优于甘露醇。不良反应包括血液学和电解质异常,如血小板聚集减少引起的出血和凝血时间延长,低钾血症和高氯血症性酸中毒。还需重视高渗盐水也可能诱发脑桥中央髓鞘溶解症。

（4）利尿剂：通过影响肾小管的再吸收和分泌功能,增加尿液排出,使全身脱水。呋塞米（furosemide）为常用的强利尿剂。成人通常 20~40mg/次,2~3 次/d,肌内或静脉注射。静脉注射后 5 分钟起效,1 小时药效达到高峰,维持 2~4 小时。适用于脑水肿合并左心衰或肾功能不全者。副作用为低钠、低钾血症,低血容量性休克,代谢性碱中毒,恶心、呕吐等胃肠反应,偶有血小板减少性紫癜、粒细胞减少和贫血等。

（5）人血清白蛋白和浓缩血浆：通过提高血胶体渗透压使脑组织间液水分进入血液循环,达到脱水降颅压作用。可较长时间保持良好的血流动力学和氧输送,扩张血容量后,使抗利尿激素分泌减少而利尿。尤其适用于血容量不足、低蛋白血症的颅压高的脑水肿患者。可用 10% 人血清白蛋白 50ml 或浓缩血浆 100~200ml,静脉滴注,1~2 次/d。因可增加心脏负荷,心功能不全者慎用。但是血脑屏障严重破坏病变可使白蛋白自毛细血管漏出而加剧颅内高压。

（6）其他脱水降颅压药物可试用：①醛固酮拮抗剂螺内酯,20~40mg 口服,3~4 次/d。②二甲基亚砜（dimethyl sulfoxide）：为木质素衍生物,易与水结合,在体内吸收组织水分,有利尿、抗水肿作用,疗效好、毒性低;常用量 0.5~1.0g/kg,静脉注射,1 次/8h;第 2 日开始减为

0.25~0.5g/kg。剂量过大可致溶血和血红蛋白尿。

脱水剂的使用原则是：急性颅内高压可用高渗脱水剂或利尿剂,慢性者可用复方甘油。200mmH$_2$O ≤ ICP ≤ 270mmH$_2$O 可给予少量脱水剂;270mmH$_2$O ≤ ICP ≤ 340mmH$_2$O 应半量脱水剂;ICP > 340mmH$_2$O 采用全量脱水剂,必要时可多种交替使用,尤其是有脑疝发生时。脱水还应依据患者全身情况,如肾功能不全者禁用尿素和甘露醇;低钾、低钠和高氯性酸中毒者禁用乙酰唑胺;低蛋白血症宜先用白蛋白和血浆,再用脱水剂。为克服颅内压反跳现象和延长脱水作用,可交替用药或间断反复用药。

2. 减少脑脊液生成

（1）乙酰唑胺（acetazolamide）：抑制肾小管碳酸酐酶,使 H$_2$CO$_3$ 形成减少,肾小管中 H$^+$ 和 Na$^+$ 交换率降低,大量水分随 Na$^+$ 排出起利尿作用;也抑制脑室脉络丛碳酸酐酶,使脑脊液分泌减少。用量 0.25~0.50g,2~3 次/d。长期使用可产生低血钾、酸中毒,需服氯化钾和碳酸氢钠。肾功能不全、肾上腺皮质功能严重减退者忌用。

（2）糖皮质激素：可减轻毛细血管通透性,保护和稳定血脑屏障和细胞膜结构,减少脑脊液形成,增加肾血流量,抑制神经垂体分泌抗利尿激素而利尿,从而降低颅内压,对脑肿瘤或脑脓肿引起的血管源性水肿较敏感。地塞米松 10~20mg/d,静脉滴注,1 次/d。不应作为治疗颅内压增高的常规用药,对脑梗死、脑出血、脑外伤等细胞毒性水肿引起的容积效应无效。

3. 其他降颅压药物 镇静剂对高渗脱水剂和高通气无反应的患者可试用,可降低 ICP,但作用短暂,有时对预后有负面影响;在 ICP 代偿功能下降的患者,用力屏气使胸内压和颈静脉压增加均可增加 ICP,焦虑、恐惧可提高脑代谢率使脑血流量增加和 ICP 增高,应用镇静药是必要的。①大剂量戊巴比妥可降低脑血流量、脑血容量（CBV）、脑代谢和 ICP;戊巴比妥负荷剂量为 3~10mg/kg,然后每小时给药 1 次,维持量 1~4mg/（kg·h）,可治疗顽固性颅内压增高,并用血管加压药使脑灌注压维持在 70mmHg 以上,心血管疾病患者不宜使用。②双异丙酚（propofol）是一种理想的静脉注射镇静药,作用时间短,不影响患者神经系统检查,有抗癫痫和清除自由基作用。

4. 非药物降颅压治疗

（1）体位：颅内压增高患者应卧床休息,轻度抬高头部和上半身,以利于颅内静脉回流,降低脑静脉压和脑血容量,保持安静,是安全可靠的措施。理想的头位应依据患者 ICP 而定,头抬高 15°~30° 可使 ICP 持续降低,脑灌注压持续 > 70mmHg。应避免枕部过高或颈部过紧,以防颅内压突然增高诱发脑疝。

（2）过度换气：迅速将 PCO_2 降至 25~30mmHg，数分钟即可降低 ICP。用机械辅助呼吸或非插管患者用急救面罩增加通气次数（16~20 次/min）达到过度换气，造成呼吸性碱中毒，使血管收缩及脑血容量减少而降低 ICP。ICP 平稳后，应在 6~12 小时内缓慢停止过度换气，突然终止可引起血管扩张和 ICP 反跳。该法不适用于成人呼吸窘迫综合征和限制性肺通气患者。

（3）亚低温：是治疗难治性颅内压增高的重要手段，随着监护技术的发展，低温导致的心脏副作用已减少。全身低温比头局部低温可更有效地降低脑部温度，降低脑代谢，减少脑脊液、脑血容量和降低 ICP。

（4）下半身体负压（lower body negative pressure，LBNP）：是根据宇航员失重状态下，模拟重力的作用，通过将下半身体置于一个负压装置中，使液体从颅内抽离，从而降低脑实质和脑室的压力，在不影响脑灌注压力的情况下降低颅内压。这种非侵入性的减压方法对创伤性脑损伤或其他颅内高压的患者可能具有治疗潜力（Petersen et al，2019）。

5. 外科治疗降颅压　手术切除颅内占位性病变是治疗 ICP 增高的根本方法。如不能切除可考虑脑室钻孔减少颅内容量，脑室导管引流放脑脊液 5~10ml，或行颅骨切除减压术。对于无局部肿物的普遍性压力升高，可行腰池或脑室穿刺脑脊液引流术或分流术，常用于脑假瘤综合征和蛛网膜下腔出血后脑积水。

6. 严密观察生命体征变化，监测呼吸、血压、脉搏、瞳孔和意识。突然烦躁不安提示颅内压增高，突然头痛加剧、频繁呕吐及大汗淋漓等可能为脑疝前征象，一侧瞳孔突然散大或两侧瞳孔对光反射迟钝或消失、意识障碍加重或突然昏迷多为脑疝。有条件可行颅内压监测。

7. 脑保护剂　颅高压和脑水肿时神经细胞能量代谢障碍，自由基和兴奋性氨基酸大量生成可直接损伤脑细胞，钙超载导致神经细胞死亡，可用巴比妥类、超氧化物歧化酶（SOD）、维生素 C、维生素 E 等自由基清除剂，尼莫地平等钙拮抗剂。

8. 处理各种并发症　ICP 显著增高可引起各种并发症，如高热、痫性发作、急性肾衰竭、水电解质紊乱和呼吸、循环、胃肠功能紊乱等，可危及生命，须积极处理。体温持续>39.5℃的患者可用对乙酰氨基酚、吲哚美辛和冰毯降温；可用苯妥英钠等抗癫痫药预防痫性发作；静脉输注生理盐水，使血清渗透压保持在 285mOsm/L 以上，血钠高于 140mOsm/L，轻度高渗状态（>300mOsm/L）对病情有利。禁用低渗液如 5% 右旋糖酐或 0.45% 盐水。可输注等渗液纠正低血容量，保持脑灌注压。给予缓泻剂保持便通，避免用力屏气排便，不能用高压大剂量灌肠，以免诱发 ICP 骤增发生脑疝。

第三节　张力性脑积水

脑积水（hydrocephalus）是脑室系统或导水管、延髓流出孔或颅底部蛛网膜下腔某些部位发生脑脊液引流障碍，脑脊液在脑室内积聚导致颅内压增高、脑室扩大和半球扩张。脑积水也指脑萎缩后脑室被动扩张和脑发育障碍的脑室扩张。

Dandy 和 Blackfan（1914）提出交通性和非交通性（梗阻性）脑积水的概念，交通性是基于观察染料注入侧脑室可弥散到腰椎蛛网膜下腔，染料注入腰蛛网膜下腔也可进入脑室的现象，即脑室与腰椎蛛网膜下腔相通。如腰椎蛛网膜下腔的脑脊液不着色，称为梗阻性或非交通性脑积水。这种区分并未得到所有学者的认同，有人认为所有的张力性脑积水均为梗阻性，且梗阻都不完全。急性完全性导水管梗阻数日，患者就不能存活，因此建议应用能够指示可能梗阻部位的术语，如脑脊膜梗阻、导水管梗阻或第三脑室梗阻性张力性脑积水。婴幼儿因颅骨缝尚未融合，出现头颅扩大称为显性脑积水。

【发病机制和分类】

张力性脑积水（tension hydrocephalus）包括梗阻性脑积水和交通性脑积水。

1. 梗阻性脑积水（obstructive hydrocephalus）　是高压力性脑积水，脑室系统或第四脑室出口阻塞，使脑脊液不能流入蛛网膜下腔或脑池，阻塞部以上脑室扩张。易发生梗阻的部位是：

（1）Monro 孔（室间孔）：大脑半球肿物如中枢神经细胞瘤可导致脑组织水平移位，阻塞室间孔，出现一侧侧脑室扩张，脑室内大肿物如胶质囊肿可阻塞双侧室间孔，引起双侧侧脑室扩张。

（2）Sylvius 导管：即中脑导水管，较狭窄。发育性或获得性病变，如闭锁畸形、分叉畸形、室管膜炎、出血和肿瘤可阻塞导管出现第三脑室及双侧脑室扩张。

（3）第四脑室梗阻可引起导水管扩张。Luschka 和 Magendie 孔（第四脑室中间孔及外侧孔）梗阻如先天性孔开放异常，见于丹迪-沃克（Dandy-Walker）综合征。

（4）脑干围周蛛网膜下腔由于炎症或出血后纤维增生性脑膜炎，梗阻可导致整个脑室系统包括第四脑室扩张。Ayer 规则是一条古老而实用的格言，认为愈接近梗阻部位，脑室扩张愈明显，如颅底脑脊液通路梗阻可引起第四脑室不成比例的扩张，阻塞第四脑室的肿物引起第三脑室扩张比侧脑室明显。

（5）当未发现颅内病变时需注意脊柱内病变的可能性，脊髓表皮样囊肿破裂，导致角蛋白在蛛网膜下腔、脑室和沿脊髓中央管播散，引起梗阻性脑积水（Fernándezde et al,2019）。有报告肩胛舌骨肌压迫颈内静脉，可表现为张力性脑积水，解压术后，颅内压力恢复正常，脑室缩小（De Bonis et al,2019）。硬膜动静脉瘘出现脑静脉高压（CVH）的血管特征，包括皮质静脉反流和严重的假静脉畸形也是发生脑积水的一个因素（Wen et al,2019）。

2. 交通性脑积水（communicating hydrocephalus） 是第四脑室出口后的脑脊液通路受阻或吸收障碍所致的脑积水，脑室与蛛网膜下腔之间仍然通畅，但脑脊液形成增加或吸收减慢引起张力性脑积水。交通性脑积水常累及大脑底面的脑池和蛛网膜下腔，主要表现为脑室系统扩张，脑沟变浅变平或消失。Gilies 和 Davidson 认为，儿童张力性脑积水可由于先天的蛛网膜颗粒缺失或数量少引起。脉络丛乳头状瘤可使脑脊液分泌增多，也可能与第三脑室、第四脑室或任一侧脑室梗阻有关，均可导致脑室系统和颅底部脑池同时扩张；Monro 孔梗阻也可导致不对称性侧脑室扩张；蛛网膜下腔出血、脑膜炎、颅脑损伤和脑膜癌病等可引起蛛网膜粘连，蛛网膜颗粒及表浅血管间隙、神经根周围间隙闭塞，导致脑脊液吸收障碍，也是常见的原因。

【病理】

张力性脑积水可见侧脑室前角扩张最明显，脑白质受压，可见有髓纤维及轴索受损，受损程度可与压迫程度不平行。受损脑组织内星形胶质细胞轻度增生，少突胶质细胞丧失，出现积水性脑萎缩，邻近侧脑室旁的组织间液增加。脑室的特征性表现是室管膜裸露、脉络丛变平及纤维化，活检可见脑组织毛细血管腔变窄。

【临床表现】

脑积水主要表现为颅内压增高征象，出现头痛、呕吐、复视和视乳头水肿，临床表现与脑积水的形成速度有关。

1. 慢性脑积水（chronic hydrocephalus） 包括先天性或婴儿脑积水和隐匿性张力性脑积水。

（1）先天性或婴儿脑积水（congenital or infantile hydrocephalus）：是由于先天性因素导致脑脊液循环通路在第四脑室以上梗阻，脑脊液流入蛛网膜下腔或小脑延髓池受阻所致。特征是脑脊液过多聚集导致脑室扩张和颅内压增高，可伴随继发性脑实质萎缩。常见的病因包括早产儿脑出血、胎儿和新生儿颅内感染、Chiari 畸形、导水管闭锁或狭窄、Dandy-Walker 综合征等。临床表现为：

1）症状在出生后数月早期出现，有时在宫内发生，很少超过 5 岁。表现为患儿头颅迅速扩大，2 岁前出现张力性脑积水可导致头颅增大，进展迅速者可见骨缝分离。由于头颅扩大，颜面相对较小、消瘦，头颅部皮肤紧且薄，可见静脉怒张，X 线平片显示颅骨内骨板不均匀变薄，额部异常凸出。除了 Dandy-Walker 综合征，由于后纵裂扩大，枕部凸出，头颅呈长形。

2）患儿可有烦躁不安，吮吸和进食不佳，常频繁呕吐；反应迟钝，表现为倦怠、萎靡，对周围环境无兴趣。随疾病进展出现视力障碍、上眼睑回缩、眼内斜视、眼球下转及上视麻痹，虹膜上方巩膜外露，称为落日征（sunset sign）。行侧脑室或第三脑室脑脊液分流术可使此症状消失，提示可能由于脑积水对中脑被盖压迫所致。

3）患儿逐渐出现上肢屈曲及下肢伸直体位，四肢无力或痉挛性瘫痪，常见皮质脊髓束受损体征，有时上肢震颤。患儿无视乳头水肿，但晚期可见视盘苍白，视力下降。如脑积水不再发展，患儿虽有发育迟滞，但可讲话。由于头颅过大，患儿头下垂，不能抬头而必须卧床；如头颅中等增大，患儿可坐起，但不能站立或能站而不能行走，如能行走也很笨拙。脑积水急性加重或间断发热时可出现呕吐、惊厥、昏睡或昏迷。

4）在成人患者表现为间断性头痛、头胀、头沉、头晕，耳鸣及耳堵塞感，视力下降、下肢无力等症状。

（2）隐匿性张力性脑积水（occult tension hydrocephalus）：是在颅骨骨缝闭合后出现脑积水症状，但头颅保持正常大小。病因及临床表现多种多样，部分患者为先天脑积水，但症状到青少年期或成年早期才表现出来。有些患者未意识到患病，只在偶尔做脑影像学检查时发现；另一些患者症状较轻或呈间歇性。病情可缓慢或快速进展，快速进展者临床易被误认为急性疾病。临床表现为：

1）双额部或双枕部头痛：是最常见的症状，但也可以无明显的头痛。

2）额叶精神症状：诸如反应迟钝，注意力下降，进行有计划的或某些复杂的思维活动和持续动作时较困难，记忆力轻度损害。对语言及其他刺激的即刻反应正常，一般无失语症、失用症和失认症等。

3）步态障碍：在疾病早期出现，并可在其他症状出现前持续数年且逐渐加重，开始时仅为轻度步态不准确，伴速度减慢，后来出现小步和轻度笨拙，有时看似帕金森病步态，严重不协调可似小脑性共济失调步态，如突然出现步态障碍易被误诊为小脑卒中。一般无强直、震颤及下肢共济失调，常出现跌倒，特别是向后倾倒。患者在晚期不能独立行走，甚至站立也需扶持。

4）可出现吸吮反射和手足抓握反射，有时病理征阳性。在疾病后期患者可出现无意识性括约肌失禁。

2. 急性脑积水（acute hydrocephalus） 尽管临床较常见，但报道很少。常见病因是动脉瘤破裂导致蛛网膜下腔出血，少数为动静脉畸形出血、第四脑室肿瘤、急性渗出性脑膜炎或脑膜新生物浸润。常在颅底部脑池阻塞脑脊液通路，引起急性梗阻性脑积水。

（1）患者诉有严重的头痛、视物模糊，可伴呕吐；数分钟或数小时后出现嗜睡和昏睡,常见双侧巴宾斯基征,进展期可昏迷,下肢肌张力增高并呈伸性体位。

(2)早期瞳孔正常,眼球水平游动,随着脑室持续扩大,瞳孔缩小,出现双侧外展麻痹和上视受限,眼球停止游动固定于正常眼位,是否伴视乳头水肿取决于脑积水进展速度。如未治疗,瞳孔最终呈对称性扩大,头眼反射消失,当 ICP 增高到阻碍脑灌注时肢体出现弛缓性无力。

(3)CT 和 MRI 表现:张力性脑积水 CT 和 MRI 典型显示脑室系统普遍扩张,脑沟正常或消失。交通性脑积水的脑室扩张与脑萎缩和其他原因的脑室扩张比较,有一定的特征性。交通性脑积水早期可仅表现为颞角扩大和钝圆,颞角可呈球状,缝隙变宽,而颞叶萎缩所致的颞角扩大出现相对较晚,同时伴侧裂池扩大和皮质萎缩。

之后又出现额角扩大,在水平和冠状位可见其角顶变钝,两侧额角内壁之间的夹角变尖锐,额角的尾状核头压迹变平,额角严重扩张可呈球状。随病情加重出现第三脑室球形扩张和侧脑室体明显扩张,第四脑室扩张出现较晚,第四脑室扩张更利于作出交通性脑积水诊断。Dandy-Walker 畸形多于生后 6 个月内出现脑积水和颅内压增高,可伴小脑性共济失调和脑神经麻痹。CT 可见第四脑室以上脑室系统对称性扩大、脑水肿和颅后窝占位征象。第四脑室孔闭塞综合征又称为 Dandy-Walker 畸形、Dandy-Walker 综合征(图 2-11-5),为非交通性脑积水。第四脑室中间孔或侧孔为先天性纤维网、纤维带或囊肿闭塞,枕大池被先天性脑脊膜膨出、小脑异位或脑膜感染粘连所阻塞,以及颅后窝中线肿瘤可造成程度不同的脑积水。

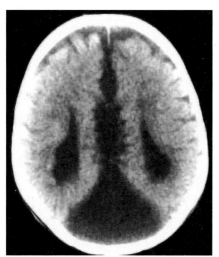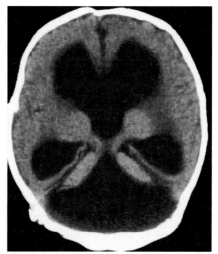

图 2-11-5 Dandy-Walker 畸形 CT

可见第四脑室以上脑室系统对称性扩大、脑水肿和颅后窝占位征象

【治疗】

1. 急性脑积水通常采用脑室导管引流脑脊液有效,如脑脊液各腔室之间通畅也可通过腰穿引流,但腰穿时注意放脑脊液不要太快,使脑与脊髓间形成压力梯度可有脑疝风险。

2. 解除脑积水病因是最有效的治疗,诸如切除脉络丛肿瘤等占位性梗阻,先天性导水管狭窄者行导水管成形术。

3. 脑脊液分流术,可行脑室-脑池沟通术,或用特殊导管将脑脊液向体腔如心房或腹腔引流,先天性脑积水的治疗通常需要手术引流。内镜下第三脑室造口术(ETV)对于 12 个月以下因先天性导水管狭窄而导致脑积水的婴儿(AS),是较好的治疗方案(Gholampour et al,2019)。

4. 药物治疗仅可起到暂时的缓解作用,首选乙酰唑胺抑制脑脊液分泌,也可用利尿剂和高渗脱水剂增加水

分的排出,但不宜长期使用。蛛网膜粘连者可试用地塞米松治疗。

第四节 正常压力脑积水

正常压力脑积水(normal pressure hydrocephalus,NPH)是与张力性梗阻性脑积水相比较而言,是一种交通性脑积水综合征,以步态、认知功能障碍和尿失禁为主要临床特征,表现为脑室扩张,但颅内压正常或在正常范围的高限(150~200mmH$_2$O)。Hakin(1964)报道了成人的颅内压正常的脑积水,Adams 在 1965 年首先提出了 NPH 的概念,2018 年芬兰报告 NPH 人群发病率为 1.58/10 万(Pyykkö et al,2019)。

【病因和发病机制】

NPH 可能由多种因素引起,包括先天性原因、遗传因

素、血管疾病和脑脊液吸收障碍,根据病因分为继发性 NPH(sNPH)和特发性 NPH(iNPH)。

1. 继发性 NPH(sNPH)　有明确发病原因,如脑外伤、蛛网膜下腔出血、脑膜炎如结核、梅毒或真菌感染等慢性脑膜炎,颅内肿瘤、脑膜软骨瘤和颅脑手术后等。脑脊液蛋白含量异常增高,导致蛛网膜广泛粘连和闭塞,蛛网膜颗粒回收脑脊液减少而致脑室扩张,并且脑脊液形成与吸收达到平衡或代偿。

2. 特发性 NPH(iNPH)　目前未发现明确的病因,多发生于成年人。NPH 多为散发,但几项研究表明 NPH 有家族聚集特点,提示 NPH 的发生与遗传因素有关。近期在一个日本家庭多个 NPH 个体确定 CFAP43 基因突变引起纤毛异常并导致 NPH(Morimoto et al,2019)。发育异常引起的中脑导水管狭窄或蛛网膜颗粒吸收障碍也可形成 NPH。脑脊液通过扩大的脑室的室管膜代偿性地转移到脑室周围白质回收,形成脑室扩张、间质性水肿、皮质下白质受压和血液供应障碍等病理生理改变。

【临床表现】

NPH 特征性临床三主征为缓慢进展性步态障碍、智能障碍和括约肌失禁。多数患者的症状呈进行性发展,形成 NPH 的病程为数月或数年。

1. 步态障碍通常是最早期的表现,步态呈多种类型,最常见的形式是步态不稳和平衡障碍,上楼梯和跨栏杆困难。检查无下肢轻瘫及共济失调,但常主诉双腿无力和疲乏。NPH 步态可酷似帕金森病症状,表现为小步态、弯腰和前倾姿势,但无强直、轮替运动缓慢或震颤。有的患者出现不能解释的跌倒发作,经常不能后退。若不经过治疗,步态会变得更小,经常拖曳和跌倒,最后不能站立和坐起,甚至不能在床上翻身。Fisher 将这种晚期的状态称为“脑积水性起立-行走不能”(hydrocephalic astasia-abasia)。也有部分患者表现为一种迟疑的、缓慢的、宽基底步态,称为额叶步态,但并不是 NPH 患者特有的步态。

2. 认知功能进行性损害是 NPH 的常见特征。主要表现为淡漠、思维和行动呆滞,注意力不集中,自主活动缓慢,可有语言、绘画和计算困难。如果语言障碍的患者做了分流术后仍不缓解,提示患者已经有变性性痴呆。30%NPH 患者易发展为阿尔茨海默病(AD),应用疾病状态指数(disease state index,DSI)包括症状、发病年龄、CT/MRI 内侧颞叶萎缩、皮质活检、APOE 基因型可预估 AD 的发生(Luikku et al,2019),氟脱氧葡萄糖正电子发射体层成像(FDG-PET)对诊断 NPH 和检测伴随的变性疾病有帮助。

3. 尿路症状出现较晚,开始呈神经源性膀胱,表现为尿急和尿频,逐渐可伴尿失禁,表现为额叶尿失禁,也可出现尿潴留,患者对尿便控制障碍漠不关心,可能出现足抓握反射和跌倒发作。

4. NPH 的许多其他症状都是慢性的,个别表现为过度焦虑(Kogan et al,2019)。15.7%~17.8%的 iNPH 患者存在 2 型糖尿病(Hudson et al,2019),iNPH 患者术后预后与患者共病数量呈负相关,共病程度越低,预后越好。

【辅助检查】

1. NPH 患者腰穿脑脊液压力正常,侧卧位通常不高于 180mmH$_2$O;脑脊液细胞数、糖和蛋白含量均在正常范围。腰穿放液后,如症状改善可能提示分流有效。

2. 脑 MRI 和 CT 是诊断 NPH 的最好方法,可显示脑室扩张和脑皮质萎缩程度,NPH 患者的尾状核、丘脑、壳核、苍白球、海马和伏隔核(NAcc)体积显著减少。

(1) 脑室扩大:两侧侧脑室前角尖端的最大距离(侧脑室额角宽度)>45mm,两侧尾状核头内缘之间距离>25mm,第三脑室宽度>6mm。Evans 指数(两侧侧脑室前角间距与最大颅内径之比)>0.3(图 2-11-6),胼胝体角<90°(冠状位层面经过后连合、垂直于前后连合连接线)(图 2-11-7),胼胝体角每降低 1°,患者从手术中获益的可能性增加 4%。

(2) 侧脑室旁白质间质性水肿:CT 常可见不规则低密度影,MRI 表现为脑室周围 T$_1$WI 呈低或等信号,T$_2$WI 高信号,可能提示脑积水呈进展趋势;此改变先从前角周围白质开始,逐渐累及侧脑室周围白质,以后扩展到中线附近额顶叶白质。磁共振弥散张量成像(DTI)的 ALPS 指数可将 NPH 与假性 NPH 区分开(Yokota et al,2019)。

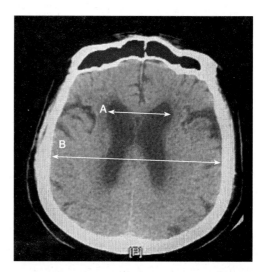

图 2-11-6　Evans 指数:两侧侧脑室前角间距与最大颅内径之比 A/B

本例患者男性,80 岁,双下肢无力,行走困难半年,Evans 指数为 0.36,10m 步行时间 69 秒共 78 步,腰穿放脑脊液 30ml 后 10m 步行时间 24 秒共 40 步

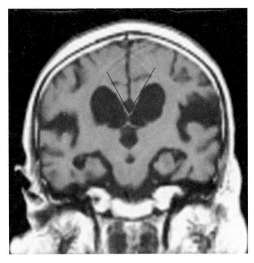

图 2-11-7　胼胝体角为冠状位层面经过后连合、垂直于前后连合连接线。iNPH 患者胼胝体角<90°

（3）脑沟加深与脑室扩大不成比例：脑室扩大更明显。与蛛网膜下腔不成比例扩大的脑积水（disproportionately enlarged subarachnoid-space hydrocephalus，DESH）是 NPH 的一个重要特征（图 2-11-8），常被误认为皮质萎缩，[18F]-氟代脱氧葡萄糖 PET 能帮助鉴别 DESH 和皮质萎缩（McCarty et al，2019）。

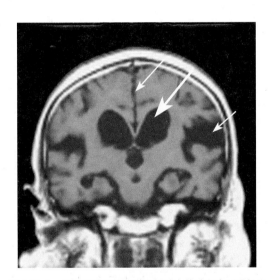

图 2-11-8　与蛛网膜下腔不成比例扩大的脑积水（DESH）

粗箭头示扩张的脑室，细箭头示蛛网膜下腔变窄，以及侧裂池变宽

3. 脑脊液动力学检查　放射性核素脑池成像显示，NPH 患者核素回流入脑室和向大脑周围扩散延迟。最常用 131I 标记人体血清蛋白（RISA），也有用铟-二乙胺五醋酸（DTPA）作标记物，腰穿注入蛛网膜下腔约 500UC，分别在 4 小时、24 小时、48 小时和 72 小时扫描观察。正常型为放射性核素在大脑凸面，不流入脑室内；NPH 为放射

性核素进入脑室内并滞留，72 小时内脑凸面不能显示；多数患者为混合型，即脑室和脑凸面在分期扫描均可显示。由于放射性核素扫描对判断分流效果无肯定的关系，对评价 NPH 无助益，临床并不常用。依据位相对比磁共振（phase contrast magnetic resonance imaging，PC-MRI）检测导水管脑脊液峰值流速是支持 NPH 诊断的一种敏感方法。

4. 脑磁图（MEG）　其对起源于脑沟的活动高度敏感。MEG 可区分 NPH 和脑萎缩，是一种非侵入性、非成像的工具，对于选择 NPH 患者进行分流手术可能有益。

【诊断】

NPH 根据病史、临床表现、腰穿脑脊液压力正常，和 CT 及 MRI 表现，通常可以作出明确的诊断。如患者表现为痴呆而无步态障碍，或有失用症、失语症和其他局灶性脑症状则不能诊断 NPH。步态障碍评估：①10m 行走试验：按照日常行走状态，测定 10m 直线行走所需的时间和步数。放脑脊液试验后若 1 个参数改善 20% 以上，或 2 个参数均改善 10% 以上为阳性。②5m 折返行走试验：测量从椅子上站起，直线行走 5m，再返回坐下所需的时间和步数。脑脊液引流术后，折返行走测试改善 10% 以上为阳性。还可在放脑脊液前行闭目难立征或者加强闭目难立征、走一字步的行走测试评估（中国特发性正常压力脑积水诊治专家共识，2016）。

【治疗】

1. 成人脑积水治疗　在药物制剂中利尿剂、异山梨酯、渗透剂、碳酸酐酶抑制剂、糖皮质激素、非甾体抗炎药等已被用于 NPH 的管理和预防继发性感觉和智力并发症。

（1）腰穿引流脑脊液（20~30ml）常可改善症状，但仅持续数日。腰穿前后测量步伐速度及灵活性变化，可作为判断症状改善的参考。并发症包括脑膜炎、腰硬膜外脓肿、插入部位脑脊液漏、暂时性下肢麻木、说话含糊不清、难治性头痛和低钠血症等。

（2）分流术：目前单向活瓣引流术多首选侧脑室-腹腔分流术，脑室-右心房分流术只在患者因腹部病变不适合腹腔分流时才进行，其他分流术临床应用甚少。将活瓣放置在预期压力处，当压力超过这一数值时，脑脊液直接流入血流或腹膜腔。根据正常颅压脑积水的脑压特点，选择 60~90mmH$_2$O 的中等压力分流管为宜。术前应谨慎评价手术指征，引流后可使患者的认知功能、步态和尿失禁完全或近于完全恢复。20 世纪 40 年代开始应用的 Rey 听觉语言学习测试（Rey auditory verbal learning test-L，RAVLT-L）可能对分流术后患者的认知功能获益有预测作用（McGovern et al，2019）。内镜下第三脑室造口术（ETV）对老年人的 NPH 也是较好的治疗方案。

Fisher 观察引流效果好的患者，步态障碍多为早期和主要症状，能找到病因的患者症状可持久改善，如蛛网膜下腔出血、慢性脑膜炎或第三脑室肿瘤引起的 NPH；症状持续时间长短不能作为判断分流术疗效的标准。临床症状改善一般在数周内出现，步态障碍比智力障碍恢复慢。肿瘤引起脑积水应首选外科切除。

分流术可能出现的并发症包括感染、出血（脑实质出血、硬膜下和硬膜外出血）、精神状态改变、心肺和肌肉骨骼等问题。术后硬膜下血肿或水囊瘤，是由于脑室压力下降过快使硬膜桥静脉伸展或破裂所致；瓣膜或导管感染可导致败血症和脑室内导管尖端阻塞。右侧脑室前角因无脉络丛，在此放置导管可显著减少伴发症。病史 1 年或稍长的脑积水患者在脑脊液分流术后 3~4 天内脑室可缩小，Black 曾对 11 例患者进行分流术，但术后患者脑室未恢复正常，临床症状亦无改善。

2. 婴儿和儿童脑积水治疗

（1）婴儿和儿童脑积水治疗较成人困难，脑室导管易游动或梗阻而需更换。患儿大多行脑室腹腔分流，术后可能出现腹膜假性囊肿或脑室融合出现脑室裂隙综合征（slit ventricle syndrome，SVS），以脑室显著缩小如裂隙而 ICP 显著增高为特征，幼儿较多见。有些患儿出现低颅压综合征，常伴恶心、呕吐，可出现共济失调、易激怒或迟钝。纠正低颅压可更换在较高压力处开放的分流瓣。实际上这种状况可以预防，一旦出现其最有效的方法是应用抗虹吸装置，在患儿站立时保持瓣的流动。

（2）出生不久的脑积水婴儿是否行分流术仍有争议。几个大病例组行分流术治疗，存活且智能正常的患儿较少。Dennis（1981）等检查了 78 例分流术后脑积水患儿，发现 56 例智力系数（IQS）为 70~100，22 例为 100~115，3 例低于 70，另 3 例高于 115。智力改善不均衡，行为评分比语言差。

（3）应用碳酸酐酶抑制剂乙酰唑胺抑制脑脊液形成疗效不明显，也有报告认为有效（Aimard et al，1990），乙酰唑胺 250~500mg/d 口服对 NPH 婴儿可避免分流术。

第五节 特发性颅内压增高症

特发性颅内压增高症（idiopathic intracranial hypertension，IIH）又称为良性颅内高压症（benign intracranial hypertension）或脑假瘤综合征（psedotumor cerebri syndrome），ICP 增高通常在数周或数月的时间内进展，是进展缓慢的、可能自行缓解的颅内压增高综合征。

本病的主要病理改变是颅内静脉系统阻塞、脑水肿和脑脊液分泌过多等。本病最早由 Quincke（1897）描述，称为浆液性脑膜炎（serous meningitis），起因不明，常见于肥胖的青春期女孩和年轻妇女，此年龄组发病率为（19~21）/10 万，而一般人群的发病率仅为（1~2）/10 万。2013~2014 年英国国家医疗服务中心眼科对 IIH 进行了为期一年的调查，发病率为 3.56/10 万，显著高于以往的调查（Goudie et al，2019）。

【病因和发病机制】

本病是一种综合征，可能与多种病因和发病机制有关（表 2-11-2）。目前认为，本病患者可有严重头痛，伴视力丧失，IIH 患者所有心血管结局的绝对风险更高（Adderley et al，2019），因此良性颅内高压症的名称并不恰当。

表 2-11-2　脑假瘤综合征的病因

Ⅰ．特发性颅内压增高症
Ⅱ．大脑静脉压增高（通过大脑血管结构影像诊断） 　A．上矢状窦或外侧静脉窦闭塞 　　1．高凝状态，如癌症、口服避孕药、脱水和抗磷脂抗体等 　　2．创伤 　　3．手术后 　　4．感染，主要为乳突炎导致横窦感染 　B．由于高血流量的动静脉畸形、硬脑膜瘘及其他血管异常所致的血容积增加
Ⅲ．脑膜疾病（经脑脊液检查诊断） 　A．癌性和淋巴瘤性脑膜炎 　B．慢性感染性和肉芽肿性脑膜炎（真菌性、结核性、螺旋体性和类肉瘤性等）
Ⅳ．脑神经胶质瘤病
Ⅴ．中毒性 　A．维生素 A 过多症，特别是用于治疗痤疮的异维生素 A 酸（isotretinoin） 　B．铅 　C．四环素 　D．各种药物如胺碘酮、喹诺酮类抗生素、雌激素、吩噻嗪类的不常见特异质反应
Ⅵ．代谢障碍 　A．应用或戒断肾上腺糖皮质激素类 　B．肾上腺功能亢进或低下 　C．黏液水肿 　D．甲状旁腺功能减低
Ⅶ．与脑脊液蛋白含量显著增高有关 　A．吉兰-巴雷综合征 　B．脊髓少树突神经胶质瘤 　C．系统性红斑狼疮

本病 ICP 增高机制，目前还不清楚。脑脊液压力监测可见压力波动，出现频率不规则的压力增高平顶波，持续 20~30 分钟，然后迅速恢复至接近正常，可能是脑脊液批量排放或脑血管张力不稳定所致。ICP 增高可与下列因素有关：

1. 性别和体重 大多数研究显示患者多为育龄期妇女,肥胖居多(30%~83%),月经常不规则,推测各种内分泌和月经异常,以及口服避孕药可能是致病因素。肥胖流行地区的发病率高于一般地区,与肥胖相关的阻塞性睡眠呼吸暂停(OSA),可导致 ICP 的短暂和慢性升高。男性也稍胖但程度较轻,患儿无性别差异(Digre et al,1988)。

2. 贫血 调查显示贫血是独立的 IIH 相关因素,多数为缺铁性贫血,补充铁剂后,高颅压症状有缓解(Meng et al,2019)。还有报道认为维生素 D 缺乏症和维生素 B_{12} 缺乏与 IIH 相关(Türay et al,2019)。

3. 静脉梗阻或静脉窦狭窄 Fishman(1993)在常规血管造影的静脉相发现,蛛网膜颗粒扩大导致静脉窦部分梗阻,腰椎穿刺或分流脑脊液使窦内压降低后梗阻减轻。Karahalios 等(1996)发现,IIH 患者大脑静脉压持续增高,可能导致脑脊液吸收受阻。近年来 IIH 患者静脉窦狭窄受到重视,常常是横窦狭窄,这种患者药物治疗效果不佳(Nicholson et al,2019),横窦支架术后可缓解。

4. Mann 等应用持续注入式压力检测计对 IIH 患者进行研究,显示脑脊液流出阻力增加,脑脊液形成也减少,可能是蛛网膜颗粒吸收功能受损所致。Seckl 和 Lightman(1988)发现,脑脊液中抗利尿激素增加可引起山羊颅内压增高和脑脊液吸收减少。自发性脑脊液漏的 IIH 患者可能不会出现经典的 IIH 体征和症状,因为脑脊液漏可以缓解过多的压力,但当泄漏被修复后可能出现症状(Tam et al,2019)。

5. IIH 患者的大脑有斑片状星形胶质细胞增生,血管周围水通道蛋白(aquaporin-4,AQP4)表达增加提示血脑屏障(BBB)功能障碍,纤维蛋白原外渗(Hasan-Olive et al,2019)。其他导致脑脊液蛋白增高的疾病也可引起脑假瘤综合征,最常见为吉兰-巴雷综合征、系统性红斑狼疮和脊髓肿瘤,特别是少突胶质细胞瘤。

6. 调查显示使用非甾体抗炎药是独立的 IIH 相关因素;长期用肾上腺糖皮质激素治疗的患儿撤药时可在一段时间内出现颅内压增高表现;许多中毒性或代谢紊乱、儿童铅中毒、过量四环素和维生素 A,特别是治疗严重痤疮的口服维生素 A 衍生物异维生素 A 酸(isotretinoin)在儿童和青少年也可引起颅内压增高;个别的肾上腺功能减退或增高、黏液性水肿、甲状旁腺功能减退病例也可发生颅内压增高;偶有服用雌激素、苯二氮䓬类、抗心律失常药胺碘酮和喹诺酮类抗生素导致 ICP 增高,机制不清。

7. 遗传性因素在 IIH 发病中起什么作用还不清楚,家族性病例常见母亲与女儿受累。有报道母亲与其双胞胎均患有 IIH,提示遗传因素可能起一定的作用(Stevens et al,2018)。

【临床表现】

1. 本病多呈亚急性或慢性病程,病程一般为数月,多在半年内自行缓解,个别病例长达 1~2 年。多数病例预后良好,无后遗症,5%~10% 的病例可能复发。主要见于成人,较少见于青少年,很少见于较年幼的儿童。

2. 临床最常见的症状是头痛(94%),多为额颞部或枕部钝痛或紧箍痛和全头痛。其他常见但未被充分认识的症状有颈部疼痛、背部疼痛;由于脊髓蛛网膜下腔压力增加,脑脊液由于压力梯度进入脊神经引起手臂和腿部的根性疼痛,这种广泛的疼痛与纤维肌痛(FM)和慢性疲劳综合征(CFS)的特征类似(Hulens et al,2018)。

3. 脑神经受累。68% 的患者可出现一过性视物模糊(68%),10%~15% 的患者存在不可逆视力损害。严重 IIH 患者脑脊液由于压力差进入视神经鞘引起视乳头水肿,如颅内压增高和视乳头水肿未经治疗或治疗无反应,也可能在多次视物不清发作后突然视力丧失。病程过长者可继发视神经萎缩出现失明。Corbett 等对 57 例患者随访 5~41 年,其中 14 例出现严重的视力损害;Wall 和 George 应用高精确度视野检测法发现视力丧失频率更高。单侧或双侧展神经麻痹可致水平方向复视。2018 年曾有一例报道患者表现为双眼斜视核间性眼肌瘫痪(wall-eyed bilateral internuclear ophthalmoplegia,WEBINO),是核间性眼肌瘫痪的一种变异综合征,主要表现为外斜视、内收功能障碍、外展眼眼球震颤和垂直凝视引起的眼球震颤(Keereman et al,2018)。脑脊液通过嗅觉通路回流过多,可致嗅觉障碍。个别患儿可有一侧或双侧感音性听力损失。

4. 可出现头晕,严重时呕吐。58% 的患者自觉搏动性颅内噪声,可能为颅内压与颈静脉压力差造成的湍流所致。长期未经有效治疗者可出现认知障碍、灰质减少、四肢无力、行走困难(共济失调)、膀胱、肠道和括约肌症状,均可由脑脊液压力增高的病理生理机制所解释。脑脊液鼻漏与 IIH 相关,可见于蝶窦骨缺损患者。较小的儿童可出现易怒,食欲下降。

5. 神经系统查体通常无阳性体征,病程长者可出现视乳头水肿,外周视野和生理盲点扩大,视力下降者常伴鼻侧或鼻下侧视野缩小;ICP 增高引起一侧或双侧展神经麻痹和复视,极度侧视时出现细小的水平性眼震;部分患儿可出现典型 Bell 麻痹。

【辅助检查】

1. 所有患者腰椎穿刺脑脊液压力均增高,通常为 250~450mmH$_2$O,部分患者脑脊液白细胞轻度增高。

2. 脑神经受累 CT 和 MRI 显示脑室正常或稍小,蝶鞍可能扩大并充满脑脊液(空蝶鞍)。在 MRI 上测量视神经周围液体量、视神经鞘厚度(optic nerve sheath thick-

ness,ONST)、视盘和眼内视神经突出程度、眼眶水平视神经扭曲度均有助于对患者视力状况的评价。应用 MRI 对静脉窦狭窄的评估也越来越受到重视。数字减影血管造影(DSA)和脑电图(EEG)检查正常,可排除颅内肿瘤、炎症、血管性疾病和阻塞性脑积水等。

【诊断和鉴别诊断】

1. 诊断　IIH 是以颅内压(ICP)升高为特征的一种疾病,头痛和视乳头水肿的患者伴或不伴轻度视力改变,应行腰椎穿刺测压。非肥胖患者腰椎穿刺测开放颅内压升高>200mmH$_2$O;肥胖患者颅内压升高>250mmH$_2$O 时,可诊断为 IIH。如患者有颅内压增高的症状和体征,神经系统检查无阳性定位体征,除脑脊液压力增高外,无其他异常,脑室系统无变形、移位或阻塞,无其他可引起颅内压增高的病因,如结核性和肿瘤性脑膜炎等慢性脑膜反应,CT 或 MRI 检查除外肿瘤或其他非肿瘤性疾病,即可诊断为 IIH。

2. 鉴别诊断　诊断 IIH 应首先排除颅内占位病变、非特异性炎症、阻塞性脑积水、颅内积气和颅腔积气等。

(1) 隐性硬膜静脉窦梗阻:硬膜静脉窦及其大的引流静脉梗阻有时可与 IIH 表现相同,但其视乳头水肿发生在突发的持续性头痛期间,特别是头顶部或顶内侧区头痛,有痫性发作者更可能是静脉梗阻。大多数静脉窦血栓患者在 MRI 的 T$_1$WI 或增强 CT 可显示上矢状窦和侧窦的异常影像。

(2) 与脑神经胶质瘤病、隐性动静脉畸形,癌性、感染性或肉芽肿性脑膜炎鉴别,有时需较长时间随访,慎重除外大脑静区占位病变。大的动静脉畸形导致静脉压增高和脑血容量增加,可引起 IIH。很多动静脉畸形患者血管造影可见静脉血流相早期出现或上矢状窦血栓形成。脑膜瘤压迫静脉窦也可出现类似 IIH 表现。

(3) 颅内积气(pneumocephalus)是指气体进入脑室系统,颅腔积气(pneumocranius)是指气体进入蛛网膜下腔,与颅外伤和手术有关。颅腔积气时气体可能起到肿块的作用,压迫邻近的脑组织,需用吸引术解除。

(4) 脑室扩张不伴压力升高或脑萎缩:无室管膜病变证据的轻、中度脑室扩张,可见于神经性厌食、库欣病和长期使用肾上腺糖皮质激素的患者,也见于蛋白质营养不良的儿童、某些精神分裂症和慢性酒精中毒患者,停用类固醇或戒酒后,脑室可变小,脑沟增宽亦不明显。

【治疗】

IIH 的病因多样,对不同的患者应采取个体化治疗措施,治疗目标是降低颅内压。IIH 一经诊断,应尽早检查视野和视敏度,最好与眼科医师合作,早期发现可逆性视力丧失,但视敏度和视觉诱发电位检查对早期发现视野缺损不敏感,如出现异常提示视乳头损害已很严重。应

用动态 Goldmann 技术的定量视野检测法可获得更多信息,眼底照相术是评估视乳头水肿的可靠手段。如原有正常视力下降到 20/100 以下、生理盲点扩大或出现部分视野缺损,提示应立即采取干预性治疗。

1. 内科治疗

(1) 肥胖和月经失调妇女应减肥和调整内分泌。如维生素 A 过量,停药后 ICP 可下降;维生素 D 缺乏和甲状旁腺功能减退使水分在脑组织蓄积可引起 ICP 增高,可补充钙盐和维生素 D 使之下降;缺铁性贫血患者补充铁剂可使 ICP 下降。妊娠早期出现显著 ICP 增高症状和视力减退应尽早做人工流产。

(2) 有些患者脑脊液压力持续增高、慢性视乳头水肿,可用泼尼松 40~60mg/d;或口服高渗利尿剂如甘油 15~60mg,4~6 次/d;碳酸酐酶抑制剂乙酰唑胺 500mg,2~3 次/d;呋塞米 20~80mg,2 次/d,减少脑脊液分泌。有些患者用药后视乳头回缩、颅压降低,但不持久。肾上腺糖皮质激素由于疗效不确切、撤药后视乳头水肿可复发及其潜在的副作用,目前已较少使用。

(3) 可试用反复腰椎穿刺放出脑脊液,至少 1/3 的患者脑脊液压力在 6 个月内恢复正常或接近正常(200mmH$_2$O)。最初每日或隔日腰穿一次,每次放液 15~20ml,然后根据压力水平延长腰穿间隔时间,如每周 1 次。IIH 颅压高并不能减少腰穿后低颅压性头痛的发生率,但出现短暂的低颅压性头痛,一般不需治疗。

2. 外科治疗

(1) 如患者对常规治疗无反应,可行腰椎管-腹腔分流术(lumbar-peritoneal shunt),该方法安全有效,但由于肥胖患者易出现分流管闭合和移位,有时引起后背和坐骨神经痛,现已不常用。当视力受损时还可行颞骨下减压术。脑室-腹腔或脑室-心房分流器置入术可有效降低颅内压,但可出现颅内感染等并发症。近年来横窦支架术也常用于 IIH 的治疗,并收到良好效果,多于一侧放置支架,根据患者情况再决定是否放置另一侧支架。

(2) 根据眼科医生推荐,对进行性或突发视力丧失的患者,可用单侧视神经鞘开窗术。手术包括去除部分眶顶,并在眶内切开视神经周围的硬膜-蛛网膜鞘,可使 80%~90%的患者视力保留或恢复。即使进行一侧手术,常可出现双侧视力恢复,且有 2/3 患者的头痛也有一定程度的缓解,手术风险较小。

第六节　低颅压综合征

低颅压综合征(intracranial hypotension syndrome)包括自发性低颅压,外伤或医疗干预引起的低颅压,如腰椎

穿刺、硬膜外麻醉和脊柱外科干预引起继发性低颅压。正常腰穿脑脊液压力在 60～200mmH$_2$O。当腰穿脑脊液初压<60mmH$_2$O 即为颅内压降低。

颅内压降低最具特征性的症状是位置性头痛，患者在直立位出现头痛，仰卧时减轻；咳嗽、用力、Valsalva 手法或压迫颈静脉时可使头痛加重；可伴恶心、呕吐和头晕。头外伤患者出现水样鼻液漏、有咸味，或耳部胀满感等，提示脑脊液漏导致低颅压综合征。

一、腰穿后头痛或低颅压

腰穿后低颅压（lumbar puncture intracranial hypotension）是腰穿后脑脊液由针孔漏到椎旁肌肉或其他组织引起颅内压降低。

【临床表现】

1. 患者在腰穿后出现头痛，后枕部明显，有时伴后颈和上胸椎疼痛，颈部僵硬，恶心和呕吐等。婴儿和幼儿除颈部僵硬外，还可出现易激惹、不愿活动和拒食等。

2. 大多数症状与直立位头痛有关，卧床后几分钟可缓解，但一旦出现头痛将持续数日、数周或更长，脑脊液压力可为 0～50mmH$_2$O。如出现脑膜刺激征，提示可能伴发脑膜炎，但发热常不明显。Panullo 等（1993）发现，腰穿后低颅压性头痛患者上位脑干可垂直向下移位，但无相关的神经系统阳性体征。

3. 在低颅压时 MRI 可见硬脑膜被造影剂钆明显强化，严重时可有硬膜下浸润和占位效应。

【治疗】

在出现低颅压性头痛后，患者卧床休息一段时间可能减轻。可补低渗液 5%葡萄糖溶液或 0.45%生理盐水，每日至少 2 000～3 000ml。鞘内注射无菌等渗生理盐水可缓解腰穿后头痛。

二、自发性低颅压

自发性低颅压（spontaneous intracranial hypotension，SIH）也称 Schaltenbrand 综合征，临床少见。表现与腰椎穿刺后低颅压颇为相似，常发生在过劳或非损伤性跌倒后，有的患者病因不明。

【病因和病理】

研究显示，本病患者包绕神经根的蛛网膜可有细微的撕裂，推测可使脑脊液持续漏出，漏液处常不能确定。对 11 例自发性低颅压患者，采用放射性核素脑池造影或 CT 脊髓造影检查可能的漏液点，发现 5 例患者漏液点在颈髓和颈胸髓交界区，5 例在胸髓，1 例在腰髓。接受手术修补患者可能发现漏液的膨大部，称为 Tarlov 囊肿。

大脑凸面、颞叶、视交叉或小脑扁桃体可能有硬膜下浸润和占位效应。Mokri 等（1998）进行硬膜及其下部的脑膜活检，发现成纤维性增生和新生血管，并有不定型硬膜下积液。患者床头抬高或患者直立位时，颅内压力梯度使脑组织向下移动，桥静脉受牵拉可导致硬膜下血肿或可逆性脑疝（Williams et al，2019）。

【临床表现】

患者典型表现为直立性头痛，呈隐袭性或亚急性起病，可伴有恶心呕吐，有调查报道 40%的患者有颈部僵硬，头晕目眩（17.5%），四肢麻木无力（10%），颈部不适（5%），视觉症状（视力障碍、畏光、复视）（2.5%）（Li et al，2019），复视可能由展神经麻痹导致。个别患者因间脑区经天幕向下移位出现昏睡，或因脊髓向下的变形和移位引起上位颈髓痛。低颅压可能改变基底节区和丘脑功能，导致低活动-低警觉行为，罕见的还可发生脑静脉血栓。少数患者可出现直立性心动过速综合征（postural tachycardia syndrome，POTS）（Kato et al，2019）。

【辅助检查】

1. 患者虽未做过腰椎穿刺术，也无头部或脊柱创伤史，但可能有隐性脑脊液漏，放射性核素或 MRI 钆增强检查可能发现硬膜漏液点，是确诊的重要指征，可能因硬膜静脉扩张导致或原因不明。

2. 腰穿脑脊液压力 60mmH$_2$O 或更低，甚至测不出，脑脊液检查多为正常，个别病例可见单个核细胞（MNC）增多至 20×10^6/L 或更多。

3. CT 多为正常，偶有硬膜下积液和硬膜下血肿。头颅对比增强 MR 显示弥漫性硬脑膜强化，垂体充血，脑组织向下移位，硬膜下积液或硬膜下血肿，静脉扩张。有调查显示胸椎中段背侧硬膜外间隙增大是 SIH 的重要表现，可作为 MRI 检查自发性低颅压症的靶区（Yagi et al，2018）。

4. 自发性低颅压患者载脂型前列腺素 D 合酶（lipocalin-type prostaglandin D synthase，L-PGDS）、脑源性转铁蛋白明显增加，联合两者检测 SIH 的敏感性为 94.7%，特异性为 72.6%。可作为诊断 SIH 的生物标志物（Murakami et al，2018）。

【治疗】

1. 对症治疗包括卧床休息，每日补液至少 2 000～3 000ml，穿紧身裤和束腹带，给予适量的镇痛剂等，有报道每天喝 8 杯茶这种咖啡因治疗可能有效（Petramfar et al，2016）。

2. 如放射性核素或 MRI 钆增强发现硬膜漏液点，手术修补前可试用硬膜外血贴（blood patching）疗法，平卧数日后脑脊液压力可上升，有效率可达 97%，多不复发，少数患者可有体位性头痛发作。

3. 做脑室-腹腔或脑室-心房单向活瓣脑脊液分流术可能伴发低颅压综合征,多因活瓣放置过低引起,可调整活瓣使颅内压维持较高状态。

第七节 脑膜和室管膜病变

本节主要阐述非感染性因素及原因不明的因素累及软脑膜、蛛网膜和室管膜产生的病变。脑室与蛛网膜下腔相连,有害物质进入其中之一,就可能蔓延到整个的脑脊液通路,但有时脊髓蛛网膜炎只累及低位脊神经根或脊髓,脑部只累及视神经和视交叉(视交叉蛛网膜炎),斑点样蛛网膜炎可局限于颈部硬膜。这些部位在弥散性脑脊髓膜反应的患者中亦很明显,可能由于有害物质分布不均匀所致。有些硬膜病变仅累及附近的软脑膜、蛛网膜。此外,尚有导水管和第四脑室室管膜的原发病变。这些脑膜反应影响脑实质的病因和发病机制尚不清楚,可能与脑积水阻断脑脊液流动有关。一旦毒性物质进入蛛网膜下腔,可通过 Virchow-Robin 腔进入大脑和脊髓的浅表部位,直接导致脑实质损伤。软膜下血管周围反应可因损伤邻近软膜的长的有髓纤维,导致视神经和脊髓受损。

一、局限性蛛网膜炎

局限性蛛网膜炎(local arachnitis)是最常见的脊髓蛛网膜炎,常局限于腰骶神经根。

【病因和发病机制】

局限性蛛网膜炎可继发于椎间盘破裂、脊髓造影和脊椎手术后,部分病例由于亚急性和慢性脑膜炎引起,颅底脑膜纤维增生,可伴视神经受累和脑积水。另一类型的脊髓蛛网膜炎,神经根和脊髓为增厚的软膜蛛网膜包裹,有时伴蛛网膜硬膜粘连,病因难以确定。以往最多见的脊髓蛛网膜炎是因使用化学污染的脊髓麻醉药,目前已很罕见。损伤机制是麻醉剂直接毒性作用还是局部炎症引起神经根继发性缺血有关不清楚。脊髓造影注入碘苯酯或鞘内注射肾上腺糖皮质激素有时也可引起类似的病变。

【临床表现】

1. 本病呈亚急性或慢性病程,常有缓解与加重的波动趋势。脊髓和神经根受损症状、体征波及范围广,但不规则。患者表现为后背和下肢慢性神经痛,伴不对称性截瘫、轻截瘫或单瘫,肌萎缩、肌束震颤,以及下肢反射改变、病理反射和感觉障碍。

2. 注入麻醉剂后患者立即出现后背部疼痛和进行性腰骶部神经根症状,背痛可持续数日或数周,表现为无

反射性麻痹、双腿无痛感和括约肌麻痹,脑脊液蛋白增高,单个核细胞增多不明显。在数月或数年后出现进展性脑脊髓病(myeloencephalopathy),可表现为脊髓蛛网膜炎,伴共济失调性轻截瘫、感觉障碍、脑积水或视交叉蛛网膜炎等。

【辅助检查】

1. 腰椎穿刺测压试验可显示椎管部分或完全性梗阻,脑脊液蛋白-细胞分离。

2. MRI 检查可显示蛛网膜粘连、增厚及椎管内囊肿形成等,脊髓增粗或萎缩变细,蛛网膜下腔变窄等。以上辅助检查对诊断和鉴别诊断颇有帮助。

3. 脊髓造影可发现造影剂分布如腔样的小袋,呈分散的不规则分布的烛泪状,流动缓慢,可见椎管不规则狭窄等。

【治疗】

可采用保守治疗如肾上腺糖皮质激素,手术治疗如应用鞘内镜、注射器蛛网膜分流,局部或多层面蛛网膜松解术等。鞘内镜是一种微创的探查脊髓蛛网膜下腔的超薄柔性内镜,可在内镜下对蛛网膜瘢痕和粘连进行开窗。最先在俄罗斯神经外科手术中应用,对脊柱蛛网膜炎被认为是有效和安全的方法(Kashcheev et al,2013)。

二、视交叉蛛网膜炎

视交叉蛛网膜炎(opticochiasmatic arachnoiditis)在神经梅毒是一种临床常见疾病的时期即为神经科医生所熟知。本病可发生在慢性梅毒性脑膜炎后数年,有时与脊髓结核或脑膜脊髓炎合并出现,也有非梅毒性的病例,病因尚未确定,发病机制不清。病理可见视神经被很厚的软膜-蛛网膜斑块所包绕。

【临床表现】

临床表现为视野缩小,通常为双侧性,但多不对称,罕见的情况可见生理盲点扩大,呈隐袭性进展病程。

三、肥厚性硬脑脊膜炎

硬脑脊膜炎(pachymeningitis)是慢性局限性炎性反应引起硬脑脊膜增厚,目前已相当罕见。由于软脑膜、蛛网膜炎性增厚也可同样受损,所有这三层膜被致密的纤维粘连结合在一起,因此这一名称有些混乱。

硬脑脊膜炎的概念最先由 Charcot 和 Joffroy 提出。本病主要发生在颈部,又称颈肥厚性硬脑脊膜炎(pachymeningitis cervicalis hypertrophica),主要由于梅毒所致,有些病例有树胶肿样硬膜增厚。目前梅毒已不多见,其他相关疾病有:类肉瘤病、结核病、隐球菌感染、莱姆病等传

染病,自身免疫性或炎性疾病,如类风湿关节炎、肉芽肿性多血管炎、结节病、IgG4 相关疾病,恶性肿瘤如淋巴瘤。IgG4 相关疾病可能是非感染性硬脑脊膜炎最常见的原因,但许多病例仍病因不明。

【临床表现】

1. 临床表现取决于炎症病灶的位置和邻近神经结构的压迫。患者由于颈神经根受累和脊髓受压,可出现不同程度的轻截瘫,伴根痛、感觉异常、感觉缺失及上肢肌萎缩等。其他症状如头痛、脑神经麻痹、意识模糊和癫痫等也有报道。

2. 蛛网膜病变可扩展累及硬膜下腔和硬膜,特别在婴儿和儿童,硬膜下水囊瘤通常可继发脑膜炎。在黏多糖贮积病(mucopolysaccharidosis)的病程中,特别是有纤维增生的病例,构成硬膜的纤维结缔组织显著增厚,磁共振 T1 加权对比增强图像可见硬膜明显增厚,颅底软膜-蛛网膜受累导致梗阻性脑积水。

【治疗】

环磷酰胺和肾上腺糖皮质激素是首选的治疗药物,甲氨蝶呤(MTX)也有助于疾病缓解。

四、脑膜含铁血黄素沉积症

脑膜含铁血黄素沉积症(hemosiderosis of the meninges)是因血液反复污染脑膜所致,最常见的原因是渗漏性血管畸形或肿瘤,有些病例找不到原因。本病与血色素沉积症或血色病(hemachromatosis)完全不同。

红细胞被破坏后形成含铁血黄素,逐渐以铁色素和铁蛋白的形式释放入脑脊液。小脑、脊髓、海马和嗅球被染成棕橘色。具有毒性的铁色素和铁蛋白,通过软膜扩散到小脑、听神经和脊髓表面,破坏神经细胞和激活神经胶质反应。

在铁染色切片上,可见含铁和铁蛋白的组织细胞和小胶质细胞,在软膜下几毫米处的神经细胞和胶质细胞可见铁颗粒。

【临床表现】

1. 本病患者临床主要表现为进行性共济失调和神经性耳聋,有时可有痉挛性截瘫,偶见精神障碍。Koeppen 等认为听神经易受损,是由于听神经伸展的脑膜在形成成纤维细胞的神经束膜和神经外膜前是暴露的。

2. 由于铁是强顺磁性物质,MRI 可清楚地显示含铁血黄素和铁染色的脑膜,T_2WI 可见含铁组织呈低信号。

本病应查找脑膜出血部位并进行止血。

五、室管膜和脑膜的其他异常

室管膜虽然可作为任何慢性脑膜反应的一部分受累,但也可以是独立的疾病过程。婴儿弓形虫病和巨细胞脑炎的主要病变是在室管膜,可伴上述类似病变。与脑脊液接触的肿瘤,特别是皮样囊肿和颅咽管瘤,脑脊液和脑膜可对释放的代谢产物发生反应。

参考文献

第十二章

神经系统的正常发育与发育异常

Normal Development and Dysplasia of Nervous System

（王铭维　耿媛）

本章主要涉及神经系统的生长及发育异常,从宏观角度概述生命早期神经系统的正常发育顺序、发育延迟与缺陷、局限性发育异常,以及精神发育迟滞等。

第一节　神经系统的正常发育顺序

人的平均妊娠期是 40 周(280 天),但在早至 28 周晚至 49 周(时间跨度近 5 个月)的时间段内出生的个体都可能存活,而神经系统发育程度相应地有所不同。了解人类正常生长发育时间表(表 2-12-1、图 2-12-1)是认识正常发育或疾病状态的基础。

表 2-12-1　人类生长发育阶段的时间标志

生长阶段	大致年龄
出生前阶段	0~280 天
卵子	0~14 天
胚芽	14 天~9 周
胎儿	9 周~出生
未成熟婴儿	27~37 周
出生	平均 280 天
新生儿	出生后前四周
婴儿	1 岁以内
幼童时期(学龄前)	1~6 岁
儿童期(青春期前)	6~10 岁
青少年期	女孩,8 岁或 10 岁到 18 岁 男孩,10 岁或 12 岁到 20 岁
青春期(平均)	女孩,13 岁　　男孩,15 岁

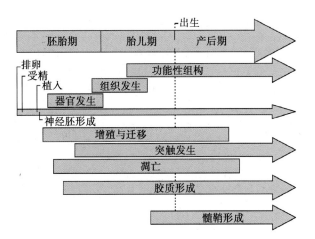

图 2-12-1　发育阶段与中枢神经系统器官发生及组织发生的过程

一、正常发育的神经基础

神经系统发育并不是阶梯性地从一个阶段到下一个阶段,而是从受孕到成熟保持着连续性。虽然速度可能不同,但婴儿的发育顺序都大致相同。神经物质发育到相应的状态才能表达特定的行为功能,在发育的任何特定时期出现的功能,通常代表不同的临床意义。

(一)胚胎与胎儿期

胎儿期是脑发育的第一次高峰,正常胎儿神经系统发育最快是在妊娠中期到出生后 18 个月。原始神经母细胞分化、迁移及神经增殖在胚胎期前 3 周就已发生。对每一阶段(及以后的神经元联系)的调控取决于机体的基因组。源于或靠近神经管的原始神经上皮细胞会特化地向神经细胞方向发育。这些细胞在有限的时间段内(数日至数周)以每分钟 250 000 个的惊人速度(据 Cowan 的数据)增殖。它们转化为双极成神经细胞,随后经过一系列波浪状的迁移过程到达边缘层,以后发育成大脑两半球的皮质部分。胶质细胞在很早期也会出现,沿着成神经细胞的迁移为它们提供骨架。成神经细胞的分化与迁移的每一步都遵循有序的模式,从一个阶段到下一个阶段都非常精确。Conel 和 Rabinowicz 的经典研究显示,神经移行在胚胎第 5 个月末就已大致完成,但会以非常慢的速度持续进行直到妊娠 40 周。因为大多数迁移神经元是有丝分裂后细胞,此时大脑皮质可能获得了其全部的神经细胞成分,数量以几十亿计。近几年来这一概念已有更新,因为在海马结构及室管膜下基质区发现有活化的干细胞存在,在成年脑内能产生神经元,尤其明显增加成年脑内嗅觉神经元,并可能增加其他神经细胞。

在胚胎中期的几个月内,大脑从一个小小的表面几乎没有任何压迹的双半球样器官发育成具有深沟的结构。脑表面每一步形成脑裂及脑沟的步骤都紧随于短暂的精确的模式之后,仅以此为标准能够相对准确地评估胚胎胎龄。主侧裂、中央沟及距状沟在胚胎 5 个月时已达到成年人的格局,次级脑沟在第 6 及第 7 个月达到,而第三级脑沟,位置因个体差异而略有差异,在第 8 及第 9 个月才能达到成人样结构(图 2-12-2、表 2-12-2)。

同时,大脑皮质及中枢神经节团块内神经元组成也发生精细的变化。随着分化的进行,在突触发生及轴突领航下,神经元分化更广泛,脑体积增大及树突和轴突复杂性增加,突触表面也扩大(图 2-12-3)。将大脑皮质内不同部分进行区分的细胞构筑模式在胚胎第 13 周已经明显并连续发生至第 40 周完成(图 2-12-4)。在皮质神经元发育成熟的过程中,脑内的不同脑区,如运动区、运动前区、感觉区及纹状皮质、Broca 区及 Wernicke 区神经元的组成模式是连续变化的。

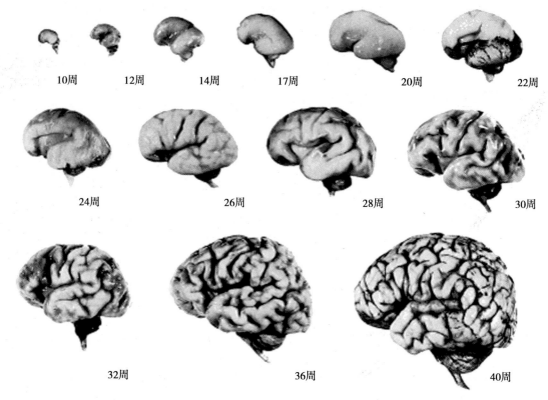

10周   12周   14周   17周   20周   22周

24周   26周   28周   30周

32周   36周   40周

图 2-12-2　胚胎脑侧面观，从妊娠第 10 周到第 40 周

表 2-12-2　出生前脑重与相应孕龄

孕龄/周	Gruenwald, Minh（1960）		Schulz 等（1962）		Guihard-Cost, Larroche（1990）	
	数量	脑重/g	数量	脑重/g	数量	脑重/g
14~15					2	15±1
16~17					3	21±1
18~19					10	37±8
20			5	45		
20~21					15	52±7
22~23					9	75±17
23±2	317	70±18				
24			24	112±36		
24~25					15	101±18
26+0	311	107±27				
26~27					21	130±17
27±5	295	143±34				
28			47	169±46		
28~29					18	169±19
29±0	217	174±38				
30~31					21	203±25
31±3	167	219±52				
32			70	283±52		
32±4	148	247±51				
32~33					13	234±28
34±6	140	281±56				

孕龄/周	Gruenwald, Minh (1960)		Schulz 等 (1962)		Guihard-Cost, Larroche (1990)	
	数量	脑重/g	数量	脑重/g	数量	脑重/g
34~35					14	280±28
36			62	354±70		
36±4	124	308±49				
36~37					6	325±40
38±0	120	339±50				
38~39					10	391±41
39±2	138	362±48				
40			64	409±60		
40±0	144	380±55				
40±4	133	395±53				
40±4	106	411±55				
40±6	57	413±55				
40~41					17	409±37
41±4	31	420±62				
41±2	15	415±38				

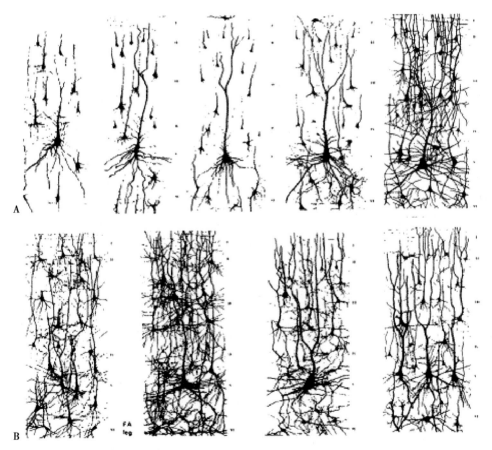

图 2-12-3 Cox-Golgi 染色显示运动皮质（第四区）支路区域

A. 从左到右为妊娠 8 个月的未成熟儿、新生儿期、1 个月、3 个月及 6 个月；B. 从左到右为 15 个月、2 岁、4 岁和 6 岁。为了方便显示，贝茨细胞顶树突均依同一标准被截断

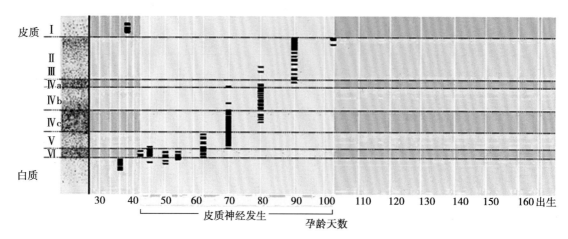

图 2-12-4　胎儿期大脑皮质、白质的神经发生

类神经系统结构的发育顺序是:中枢神经和周围神经在孕 3 周(胚胎只有 15mm 长)时即开始形成。精卵结合后 16 天桑葚体形成胚泡,由内细胞群生成胚胎,直至妊娠 3 周桑葚胚的外胚层出现神经盘(图 2-12-5)。孕 3 周末,神经盘的背侧细胞迅速增厚、增宽,称为神经板(neural plate)。不久神经板两侧隆起形成神经褶(neural fold),两褶中央内凹形成神经沟(neural groove)。神经沟不断加深,两侧神经褶逐渐靠拢并愈合成一条中空的神经管(neural tube)和神经嵴(neural crest)(图 2-12-6),它们将分别发育成为中枢神经与周围神经系统。

脑的构造大体分为三部分:后脑(小脑与延髓)、中脑、前脑(主要是大脑)。这些名称与其在人体脑的位置对应并不精确,只是在胚胎神经发育过程中,相对于身体从前至后排列的位置。妊娠第 5 周时能够分出前脑、中脑、后脑三部分。前脑的发育高峰在 2~3 个月,第 8 周时大脑皮质开始出现。胎儿的大脑是未成熟脑,未成熟脑

的发育有一个发育高峰:从孕 10 周到生后 2 岁半。两个关键期为怀孕后的前 4 个月和胎儿出生后前 2 个月至 2 岁。大脑组织的生长过程从孕 5 个月开始,包括轴突和树突的增粗与延长、突触形成、神经元空隙选择性消除。大脑突触连接及神经回路建立、膜兴奋性形成于妊娠 5 个月至生后 2~3 年(表 2-12-3、图 2-12-7)。

神经管的尾侧段分化、发育为脊髓,基本保持三层结构:边缘层、套层和管腔,分别发育为脊髓白质、脊髓灰质和中央管。在孕 4 周时胚胎已有脊髓。胚胎第 3 个月前,脊髓与脊柱等长,其下端达脊柱的尾骨;胚胎 3 个月后,因脊柱增长快于脊髓,脊柱便渐超越脊髓向尾端延伸,脊髓位置相对上移;出生前脊髓下端与第 3 腰椎平齐,仅以终丝与尾骨相连;节段分布的脊神经均在胚胎早期形成,从相应节段的椎间孔穿出,脊髓位置上移后,脊髓颈段以下的脊神经根便斜向尾侧,至腰、骶、尾段的脊神经根则在椎管内垂直下行,与终丝共同组成马尾。

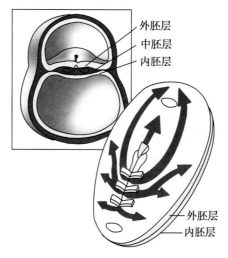

图 2-12-5　神经系统诱导发生模式

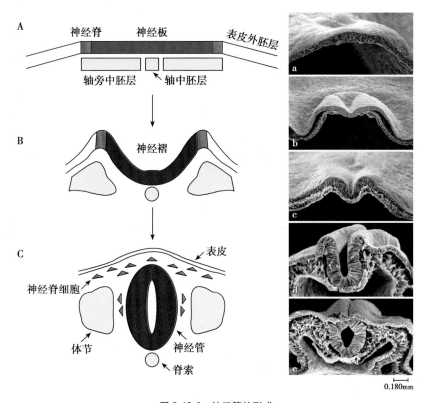

图 2-12-6　神经管的形成

A. 神经板期；B. 神经褶期；C. 神经管期；a. 神经板；b. 神经褶；c. 神经沟；d、e. 神经管

表 2-12-3　正常胚胎及胎儿期神经系统生长发育时间表

年龄	大小（顶-臀长度/mm）	神经系统发育
18 天	1.5	神经沟及神经管
21 天	3.0	视泡
26 天	3.0	前神经孔闭合
27 天	3.3	后神经孔闭合；腹侧角细胞出现
31 天	4.3	前根及后根
35 天	5.0	五脑泡
42 天	13.0	小脑原基
56 天	25.0	大脑皮质及脑脊膜分化
150 天	225.0	出现原始脑沟
180 天	230.0	次级脑沟及脑内首次出现髓鞘形成
8~9 个月	240.0	脑内髓鞘进一步形成及生长

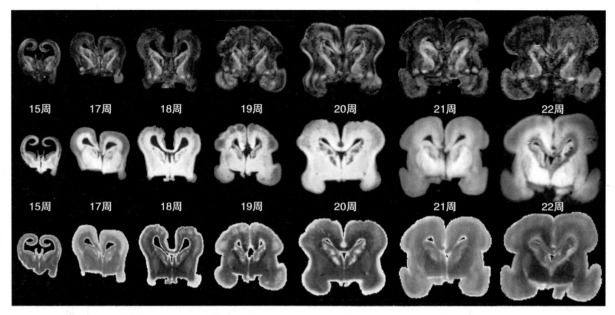

图 2-12-7　MRI 示胚胎脑发育

　　神经细胞增殖与分化高峰在妊娠的 3~4 个月,神经细胞移行与分化高峰在妊娠的 3~5 个月。移行是数百万神经元从脑室及室下带经过一系列步骤移行到中枢神经系统内某区永久存在。在孕 3~5 个月,神经元迅速移行至皮质和小脑。胎儿初期神经系统发育是快速进行的神经纤维形成。在体内、体间及脑干间形成相连接的向心性神经纤维和离心性神经纤维。到妊娠第 8 周末,神经系统的大体结构已基本形成。

　　髓鞘形成是神经系统发育与成熟过程中的另一指标。脊神经与神经根在胚胎发育第 10 周即有了髓鞘覆盖,开始出现反射性活动。脊髓内神经节及节间纤维系统随即很快获得髓鞘,之后是出入脑干的下降及上升纤维(网状脊髓束、前庭脊髓束)。脑髓鞘形成从胎儿 5 个月开始一直持续终生,直到 28~30 周,听觉及迷路系统经髓鞘染色后仍保持独特的拒染状态,脊髓小脑和齿状红核系统直至第 37 周仍无髓鞘染色。髓鞘形成有一定的顺序:从尾侧向头侧,从背侧向腹侧进行;感觉神经束先于运动神经束;皮质先于白质;白质的放射神经束先于连合神经束。磁共振成像是目前唯一能在活体上显示髓鞘形成的方法,能准确显示髓鞘发生有序地进行。

(二)新生儿期与婴儿期

　　1. 出生后大脑迅速生长。出生时(40 周)平均脑重 375~400g,生后 1 年可达约 1 000g。源于基质区的神经胶质细胞(少突胶质细胞和星形胶质细胞)在出生后前 6 个月内持续分化与增殖。在妊娠 40 周时视觉系统开始髓鞘化,生后 2 岁内髓鞘形成很快,每个月都有进展,髓鞘形成过程持续至生后数月才趋于完成,2 岁后发展逐

渐变缓。皮质脊髓束直到出生后约 1 年半才能全部髓鞘化,此时大多数主要的传导束都已完成髓鞘化。在大脑中,额叶后部和顶叶在胚胎第 40 周时首先出现髓鞘化,紧随其后髓鞘化的是枕叶(膝距束)。前额叶及颞叶的髓鞘化发生较晚,在出生后 1 年内完成;至生后第 2 年末大脑的髓鞘化已几近完成(见图 2-12-7)。MRI 可以监测这些髓鞘化过程。6 个月前 T_1WI 高信号显示髓鞘形成的初级阶段,6 个月后 T_2WI 低信号显示髓鞘形成的成熟阶段。

　　2. 大熊辉雄(2001)等概述了关于新生儿期至成年各年龄阶段的正常觉醒脑电图,描述了小儿脑电图正常发育的大致标准。

　　(1)新生儿期脑电图:不易看出睡眠、觉醒变化,判读时应采用带有眼动图、肌电图、呼吸、脉搏等测定的多导记录仪进行记录。觉醒新生儿脑电图(EEG)可见波幅极小,0.5~3.0Hz、25~50μV,呈不规则非对称性慢波,其上重叠 6~30Hz 低波幅波。出生后数日快波减少,这是成熟的一个证据。此期还未见到相当于成人的 α 波稳定频率的波。即使给予强听觉刺激,呈现 K 复合波的也极少,多数脑电活动呈平坦化。

　　(2)未成熟儿脑电图:慢波频率比成熟儿更慢,波形也不规则,胎龄 31 周前脑电活动为非连续性,含慢波等高波幅脑电图间隔以较平坦的波,呈交替出现的波形描迹非连续现象(trace discontinue)。交替性脑电活动正常儿于出生后到一个月在静睡眠(quiet sleep)时出现。波幅在出生时顶部最高,后枕部脑电活动发育在先,到乳儿期 6 个月时枕部的波幅最高。

　　(3)婴儿期脑电图:生后 1~2 个月,以 2~3Hz 的不

规则慢波为主,中央区开始出现 4~6Hz 节律波。3 个月左右 4~5Hz 波在枕部开始出现优势,代表脑电活动发育的一个阶段,但整体来看,脑电仍不规则,呈非对称性。6 个月左右在枕、顶区断续地出现 4~7Hz、50μV 左右的节律波。至 10~12 个月时,类似成人 α 波的 5~6Hz 波在枕区占优势,但可伴随 3Hz 的不规则慢波。

(三)儿童期、青春期和青少年期

1. 整个儿童期大脑仍会持续生长,但速度比以前减慢很多。直至 12~15 岁达到平均成年脑重 1 230~1 275g(女性)或 1 350~1 410g(男性)。此期间髓鞘形成也同时持续缓慢进行。弥散张量成像(diffusion tensor imaging,DTI)要比普通 MRI 反映脑的髓鞘化更敏感,反映髓鞘化的时间也更长。在 MRI 上观察髓鞘化进程只能限于 2 岁左右,而在 DTI 上一直可从新生儿看到成人不同阶段的髓鞘化发展。Yakovlev(1967)和 Lecours 依据 Flechsig 有关髓鞘个体发生的经典发现(Flechsig 髓鞘形成环路的术语仍在使用),追踪进行性髓鞘形成,认为小脑中脚、听辐射及维克达济尔束(乳头丘脑束)直至 3 岁后仍在发育;非特异性丘脑辐射直至 7 岁后仍持续髓鞘化,而网状结构、大脑连合纤维及皮质内联系纤维要到 10 岁或以上。在儿童晚期及青少年期,甚至直至成年中期神经纤维系统的复杂性还在逐步增加。Conel 及 Rabinowicz(1986)描述了从胚胎中期到 20 岁期间每年的皮质结构,认为树突分支及皮质内神经元间连接的复杂性持续增加;神经元的"存储密度"即在一定体积组织内的神经元数量在大约 15 个月龄内增加,而后下降。

2. 脑电图表现 婴儿期以后脑电图频率随年龄增长而增加,于 4 岁时 7~9Hz 的稳定的波在枕部优势出现。δ 波在 3 岁以后急剧减少,θ 波成分也在 4 岁后振幅出现指数逐渐变小。但颞部和中央部到 10 岁左右 θ 波成分还不规则地显著混入,并且幼儿期,睁眼时枕部的基本节律已表现有衰减。至 5 岁左右能见到 α 波与 θ 波混合出现,6 岁后 8~9Hz 的 α 波成为优势,特别在枕部,α 波构成基本节律,慢波成分特别是 θ 波急剧减少,脑电图接近成人变为成熟的波形。7~8 岁枕部的 α 波成为 9Hz 左右,波幅也比成人高,达 100μV。一般小儿期的脑电图特征,除了频率慢以外,就是脑电图的波幅高。9 岁左右枕部 α 波为 8~12Hz,波幅稍降低,枕部的局限性更显著。14 岁之前几乎看不到被称为低电压记录(low voltage record)的脑电图。到 14 岁左右,α 波变为 10~12Hz、30~50μV,脑电图图像整体接近成人,但往往在额、顶、颞等部位有低波幅的 θ 波散发或短程出现。在 18~19 岁时,还有不少 θ 波稍多波幅稍高的未成熟的脑电图,至 20 岁时脑电图大体接近成人的标准。

二、正常神经生理和精神发育

神经心理发育包括感知、运动、语言、情感、思维、判断和意志性格等方面,是以神经系统发育和成熟为物质基础,神经精神活动是神经系统对内外刺激反应的表现。

(一)胎儿的神经发育

人类胚胎具有一系列复杂的反射活动能力,有些早在孕后 5 周就已经出现。皮肤及本体感受性刺激引起缓慢的、泛发的头、躯干和四肢的模式化运动。无条件反射是有机体在种系发展过程中形成并遗传下来的反射,胎儿期只涉及无条件反射。最基本的与生存有关的无条件反射有呼吸反射、瞬目反射、瞳孔反射、觅食反射、吸吮反射、吞咽反射,其他包括握持反射、莫罗反射(Moro response)、行走反射和游泳反射等。相对更离散的运动似乎是从这些全身性运动中分化出来的。3 个月胎儿已出现巴宾斯基反射、瞬目反射、吸吮反射、握持反射、腱反射、跖反射等,是随外周神经、脊神经根、脊髓及脑干的髓鞘化发生的。到妊娠 24 周,神经器官已有足够好的功能,胎儿即使在此时出生也能有存活的机会,但多数此时出生的婴儿并不能存活,通常因肺功能不足。此后,基础神经元件迅速成熟,到第 30 周,生后已较普遍具有存活能力。在妊娠晚期,胚胎运动、姿势及反射的完整时间表是很有价值的,因为主要是这一时期需要全面的临床评价。Saint-Anne Dargassies 通过应用早期由 André-Thomas(1960)和她本人设计的神经病学测试,描述了出生于孕 6、7、8、9 个月的胎儿之间的差异。她的观察报告以姿势为主,包括控制头颈、四肢姿势、调节肌紧张以及握持和吸吮反射。这些发现对确定婴儿确切年龄有一定的意义,但仍需更多的观察和数据验证。其不确定性可能来源于早产儿神经功能的可变性,它可能在一个小时一个小时地发生变化;即使是足月儿,由于孕前母亲服用的药物影响、怀孕日期的不准确性和胎儿大脑的快速发育,致使胎儿神经功能每天都可能在发生着变化。个体生理发育从妊娠阶段就开始了,而心理及行为发育在此时也奠定了基础。

(二)新生儿期、婴儿期及儿童早期的神经发育

非条件反射是外界刺激与有机体之间与生俱来的固有的先天性神经反射,是个体生存的基本反射,不需要经过后天学习和大脑记忆中枢参与。婴儿出生后出现的吸吮、觅食、固定及握持等反应,均属非条件反射,常见的包括觅食反射、吸吮反射、惊跳反射、颈肢反射、放置反应、踏步反射等。当用母亲乳头或手指碰新生儿的口唇时,会相应出现口唇及舌的吸吮蠕动(吸吮反射);当新生儿面颊触到母亲乳房或其他部位时,即可出现寻觅乳头的

动作;用手指抚弄新生儿面颊时,他/她的头相应转向刺激方向(觅食反射);当新生儿仰卧时使头转向一侧,则面向侧的上、下肢伸直,对侧上、下肢屈曲(颈肢反射);当受到大声及突然放松颈部支撑时出现面部及躯体肌肉的快速收缩(惊跳反射,如摩罗反射等);当母亲或家人突然走到孩子身旁或发出响声,会发现孩子出现两臂外展伸直,继而屈曲内收到胸前,呈拥抱状(拥抱反射);当婴儿双脚着地时能引出支撑及跨阈运动(踏步反射),当抚摸其一侧背部时有躯干弯曲的现象;还有出生后即出现的放置反射,无论手或脚,当被动地接触到桌子边缘时,会自动抬起并放置到平坦的表面上。当触及新生儿手掌时,立即被紧紧地抓住不放,如果让新生儿两只小手握紧一根棍棒,他/她甚至可以使整个身体悬挂片刻(握持反射)。这些非条件反射在婴儿成长到一定月份后消失,如持续存在,提示神经系统病变的可能。

1. Apgar 评分 通常被广泛用于评价新生儿的健康状态,但可能欠准确,事实上是对脑干-脊髓基质是否充足的数字化评分,包括呼吸、脉搏、皮肤颜色、声调及反应性等(表 2-12-4)。

表 2-12-4 Apgar 评分系统

心率

0分 无心率

1分 <100 次/min——婴儿反应性不佳

2分 >100 次/min——婴儿强健

呼吸

0分 无呼吸

1分 哭声弱、声似呜咽或呼噜样

2分 哭声强有力

肌紧张

0分 柔软

1分 手臂及大腿有屈曲

2分 主动运动

反射性反应

0分 对气道抽吸无反应

1分 抽痰法抽吸术时有愁苦表情

2分 抽痰法抽吸术时有愁苦表情及咳嗽或喷嚏

皮肤颜色

0分 婴儿全身全部青紫或苍白

1分 躯体颜色可,手或脚青紫

2分 整体呈粉红色颜色良好

正电子发射体层成像(PET)检测大脑局部葡萄糖代谢提供了脑功能成熟性的信息。新生儿与成年个体间有明显的不同。新生儿值通过脑重校正后,仅为成人的1/3;除了原始感觉运动皮质,局限于脑干、小脑及丘脑。婴儿期依照顶叶、颞叶、纹状体、背外侧枕叶及额叶皮质的顺序出现糖代谢模式进行性发展。葡萄糖代谢模式只有达到 1 岁时才与正常青年的水平相当(Chugani,1992)。

婴幼儿的大脑与神经心理功能处于快速发展过程中,在不同年龄阶段心理功能不仅在量上不同,也表现为质上的不同。例如从新生儿期开始有一些原始的进食及姿势反射,几个月内出现微笑、头和手-眼控制;半岁左右的婴儿主要通过利用感知运动技巧和操作物体来探索环境,此时会坐;10 个月时有足够的力量站立;12 个月时达到行走所需的肌肉协调性,对动作和语言的模仿更为感兴趣;2 岁的幼儿花大量时间学习说话,此时会跑;6 岁时能玩篮球游戏,音乐技能达到入门阶段。在知觉方面,新生儿期是逐步发展的:如视觉发育,出生时视觉焦距是20cm;3 个月时由最初短暂地控制眼球、只有迷路刺激才对声音作出与眼睛分离的反应,转变为盯着物体追踪运动。之后婴儿能够分辨颜色、形状与大小。6~9 个月时深度视觉发育,到 6 岁深度视觉充分发育。听觉发育,出生时婴儿听觉已相当良好,能寻找声源,辨音量、音调、音色,语音和非语音,到3~4 个月时,头可转向声源,听悦耳的声音微笑,8 个月时能确定声源,对语气敏感,3 岁时能区分艾(ai)和哦(o)音。

由于婴儿的言语能力有限,不能运用言语应答形式来测评婴儿心理发展。在婴幼儿期心理发育水平更多地是通过动作反映出来的,即可根据婴幼儿动作发展推断心理发育。因此,为了检查小儿神经-精神发育是否正常,WHO 提出可用动作发育和语言发育作为最简单的评定指标。较著名的婴幼儿发育量表大都是以动作测评内容为主。

2. 国内较常用的发育评价量表

(1)格塞尔(Gesell)发育量表:适用于 4 个月至 3 岁的婴儿。量表由 8 个分量表的 63 个项目构成,涵盖动作、顺应、言语及社会应答四个方面。施测时根据儿童的所谓关键年龄期,以成熟年龄比实际年龄再乘以 100 来换算出发育商数。Gesell 幼儿发育量表在世界上享有盛名,是许多同类测验的效标。研究表明,对 Gesell 发育量表的项目标准,中国婴幼儿均能循序达到,适用于我国儿童,但个别项目略有差异。20 世纪 60 年代初,中国开始在临床上试用 Gesell 量表。其内容基于小儿生长发育是连续的,并具有一定顺序和年龄一致的规律。每一年龄阶段的行为都显示出特殊的飞跃进展,Gesell(1954)据此选择 4 周、16 周、28 周、40 周、52 周、18 个月、24 个月和36 个月时的检查来反映小儿生长发育阶段和成熟程度,并称这些年龄为"枢纽龄"(key ages),把这些年龄阶段新出现的行为作为检查项目与诊断标准。测验内容包括适应性行为、大运动、精细运动、语言和个人社会行为等五方面,用于评价和诊断小儿神经系统发育完善及功能成熟程度。

Gesell 发育量表可从定量和定性两个角度进行解读。定量：根据量表得分确定发育程度。定性：边缘状态：76≤DQ≤85；轻度发育迟缓：55≤DQ≤75；中度发育迟缓：40≤DQ≤54；重度发育迟缓：25≤DQ≤39；极重度发育迟缓：DQ<25。

（2）丹佛发育筛查量表：主要用于0~6岁儿童，内容包括105个项目，项目涉及动作、顺应、言语及社会应答四个范畴。本量表的优点在于能筛查出一些可能有问题但在临床上无症状的患儿，也可以对感到有问题的儿童进行检查加以证实或否定；还可对高危婴幼儿（如围产期曾发生过问题的）进行发育监测以便及时发现问题，同时还可能辨别患儿属于哪一个范畴发育迟缓从而进行早期治疗。量表检查通过询问幼儿照护者、检查者观察儿童对项目的操作情况来判断。筛查的结果分为正常、可疑、异常及无法解释四种。须注意，该量表的目的是智能筛查而非诊断，即筛选出智力落后的大致范围，再对筛出的可疑患儿做进一步的检查。一般测查一个儿童约需时20分钟。

（3）贝利婴儿发育量表：适用于2~30个月的婴幼儿。包括三个分量表：一是智能量表，包括知觉、记忆、学习、问题解决、发育、初步的语言交流、初步的抽象活动等；二是运动量表，主要测量坐、站立、爬等粗运动以及双手指操作技能；三是行为记录，包括情绪、社会行为、注意广度以及目标定向等。本量表共有244个行为项目，其中心理量表163项，运动量表81项。根据每个婴儿在心理量表和运动量表粗分换算发展指数，包括心理发展指数和运动发展指数，这两种发展指数都是标准分，平均数为100分，标准差为16分。施测时间约需45分钟。

（4）新生儿行为评定量表：是目前应用于年龄最小婴儿的量表，有27个行为项目：包括习惯化、朝向反应、运动控制成熟度、易变性、自我安静能力、社会行为等六个类型。27个项目均按9级评定，中间状态为正常，两端为偏异。新生儿行为神经状态评定量表（neonatal behavioral neurological assessment，NBNA）是我国常用的新生儿临床检查方法。对于母亲在围生期具高危因素者如产前使用镇静药等、母亲饮酒和低出生体重婴儿等；有产后窒息史、早产儿、产后有高胆红素血症等高危因素新生儿使用本量表对筛查和早期发现脑损伤有重要价值。新生儿行为能力（1~6共6项）：包括对光刺激反应、对"格格"声反应、非生物性听定向反应（对"格格"声反应）、非生物性视定向反应（对红球反应）、生物性视听定向反应（人脸反应）、安慰性反应。被动肌张力（7~10共4项）：围巾征、前臂弹回、下肢弹回、腘窝角。主动肌张力（11~14共4项）：头竖立反应、手握持、牵拉反应、支持反应。

原始反射（15~17共3项）：自动踏步和放置反应、拥抱反射、吸吮反射。一般估价（18~20共3项）：觉醒度、哭声和活动度等。

（5）我国0~3岁小儿精神发育检查表（中国科学院心理研究所和首都儿科研究所）：内容综合了格塞尔发育量表、贝利量表及丹佛量表。

（6）0~6岁小儿神经、心理发育诊断量表：该量表不仅可以用发育商来评价孩子的智能发育速率，也可用智龄来表明其发育水平，为智能超常或发育迟缓提供了可靠的早期诊断依据。量表从大运动动作、精细动作、适应能力、语言、社交行为等五个方面来评价婴幼儿智能。婴幼儿的智能水平可分为五个等级。高智能：130分及以上；中上智能：115~12分；中等智能：85~11分；中下智能：70~8分；低智能：69及以下。

对大多数个体而言，智力、反应性思考能力及数学符号运算能力直至青少年期甚至更晚才能发育成熟。快速生长和成熟轨迹持续到儿童晚期及青少年期时速度较前减慢。成熟期（18~21岁）时达到发育顶峰。情绪控制在学龄期及整个青少年期都不稳定，直到成年阶段才稳定。

三、运动发育

个体运动能力与年龄成正比。婴儿期主要以反射性运动形式为主，是不自主的，是先天的。儿童期及青少年期则以高度熟练的技巧性自主活动为特征。

（一）运动发育模式

运动发育模式包括单纯的模式系统（model system）和感知-运动系统（perception-action system），运动发育实际上是涵盖了相关的感知发育，个体表现的各种运动形式是感知觉发展的综合结果。

1. 运动发育速度与模式 生命早期运动发育的速度很快，运动发育模式是从躯干到四肢，从泛化到集中。从最初全身性不精确的动作，逐步分化为局部性精确的动作，由不协调到协调。同时遵循先正后反的规律，如先学会抓握东西，然后才会放下手中的东西；先能从坐位拉栏杆站起，然后才会从立位坐下；先学会向前走，然后学会向后倒退（表2-12-5、表2-12-6）。

2. 运动发育机制 包括某些遗传因素，其可决定在特定年龄身体的身高、肌肉力量以及运动准确性（Patterson，2008）。额叶的发育也是自后向前，这对运动发育有重要意义，因额叶后部控制运动功能，额叶前中部控制逻辑。这种发育形式被称为"正比发育"，可解释正常儿童在童年早期运动功能发育相对较快，而逻辑能力一直要到青春期后才会发育（Soska et al，2010）。技巧性自主运动发育是运动和学习的结果（Patterson，2008）。

表 2-12-5 婴儿期及幼儿期神经功能与功能障碍

年龄	正常神经功能	功能障碍
新生儿期	眨眼,眼睛的加强偏差,如转头,吸吮,觅食反射,吞咽,打呵欠,抓握,俯卧位姿势的颈部伸展,弯曲反射,惊跳反射,肢体屈曲姿势 肱二头肌反射和其他反射的存在;婴儿型屈肌跖反射;稳定的温度、呼吸和血压;睡眠觉醒时:剧烈的哭	觉醒缺失(木僵或者昏迷) 高尖或者弱哭 不正常(未完成或者缺失) 惊跳反射 角弓反张 松弛或者张力亢进 惊厥 肢体震颤 头或者身体的被动运动时眼睛强直性偏斜
2~3个月	抬头 微笑 发元音 采取强的不对称的颈姿势(颈强直反射) 肢体的大范围运动,腱反射通常存在 凝视和追随悬挂的玩具 强力哺乳 觉醒时期的睡眠分化 未引出的支撑和踩踏 垂直悬挂——屈腿、抬头 引出视动性眼震	所有正常功能缺失 惊厥 颈部和肢体的张力过低或张力亢进 垂直悬挂——腿伸展和内收
4个月	良好的头部支撑,小的头部震颤 发声咕咕和咯咯 检查手 肢体和声调稳定或降低 会转向有声音的地方 从俯卧翻身到仰卧 抓握,吸吮和颈强直反射 对意志力有帮助	抬头不能 运动缺陷 张力亢进 社会反应的缺乏 颈强直反射存在 惊跳反射 对称的反射缺失
5~6个月	牙牙学语 够和抓 在社交游戏中发声 区分家里人和陌生人 惊跳和抓握反射消失 开始寻找丢失的东西 开始坐;头可以不后仰地坐着 阳性的支撑反应 颈强直反射消失 Landau 反射(握住头时把背弓起来) 开始用一只手抓物体,握瓶子	语气改变 强制性姿势 不能坐或者打滚 张力降低或亢进 持续的惊跳和抓握反射 持续的颈强直反射 Landau 反射不能引出
9个月	爬行和拉着站起来;站立 安全地坐着 发出"妈妈""爸爸"或者类似的声音 好交际;玩"吃一块蛋糕",寻求注意 用杯子喝水 Landau 反射存在 降落伞反射存在 用拇指和示指抓东西	不能达到这些运动、言语和社交能力的重要阶段 持续的不自主运动和颈强直反射或者张力降低或者张力亢进
12个月	独自站立 可能走或者引领着走 试着自己吃饭 会说好几个单独的词,回声跖反射 扔物体	没有达到 12 个月的标准 持续的无意识行为

年龄	正常神经功能	功能障碍
15 个月	独自走路(9~16 个月),容易跌倒 稳定地移动胳膊 说好几个词;用蜡笔涂画 通过指点表示请求 对声音、音乐、图画和动物玩具感兴趣	没有达到这个年龄的标准 持续的发声和姿势不正常 感觉辨别力不健全
18 个月	说至少 6 个词语 自己吃饭;很好地使用汤匙 遵守指令 不稳当地跑;在椅子上坐 支配手掷球 玩几种婴儿游戏 模仿使用简单的工具 脱鞋和袜子 指出身体的 2~3 个部位、常见的物体和书里的图片	不能行走 不会说话
24 个月	说有 2、3 个词的句子 乱涂乱写 跑;爬楼梯 俯身和捡拾物品 踢球;翻转把手 玩团体游戏 搭六层高的积木 养成上厕所的习惯	在运动,语言和社会适应技能方面的智力发育迟滞

表 2-12-6　学龄前儿童的发育功能表现与发育异常

年龄	正常功能	发育异常
2 岁	跑 一步一步上下楼梯 攀爬家具 开门 在帮助下脱衣服 用汤匙吃饭 连说 3 个词 看着图画听故事	纸笔测验:涂写,模仿水平笔画 单次折纸 搭 6 层的积木塔
2.5 岁	双脚跳;蹑足而行 知道全名;问问题 会以"我"自称 帮助收拾玩具和衣服 命名书中的动物,知道 1 至 3 种颜色 能完成 3 片板	纸笔测验:模仿水平和垂直的线 搭 8 层的积木塔
3 岁	爬楼梯,交叉脚 经常交谈;朗诵童谣 骑三轮车 用一只脚短时间站立 玩简单的游戏 在帮助下穿衣服 洗手 辨别 5 种颜色	搭 9 层的积木塔 用 3 块积木搭桥 用铅笔模仿圆圈和十字

年龄	正常功能	发育异常
4岁	攀登;单脚站立和滑;过肩扔球;踢球 用剪刀裁剪图片 简单10位数内加法 讲故事;和其他孩子玩 独自去厕所	模仿画十字和圆圈 用5块积木搭门 按照模型搭桥 画人物的轮廓 区分线的长短
5岁	溜冰 命名4种颜色;计数10便士 穿脱衣服 问有意义的问题	模仿画正方形和三角形 会区分2个物体的轻重 对于人物更多细节的描画

3. 个体差异　正常运动发育速度存在个体差异,而运动发育迟缓可见于自闭症或脑瘫(Patterson,2008)。进入儿童后期和青春期,个体的肌肉活动、肌力和协调等有显著变化。儿童后期学习复杂的运动和游戏技巧,以及对体育活动的广泛兴趣开始明显。到青春期,个人的运动能力就会凸显出来。

4. 人群差异　运动发育中存在人群差异,女孩在一些小肌肉使用上具有优势,文化差异也会导致人群间学习运动技能的不同,如西方人学习使用筷子就会有些笨拙(Patterson,2008)。

运动发育包括粗大运动发育与精细运动发育两部分,是一个连续的过程,两者相互交融,共同发展。

(二)粗大运动发育

粗大运动发育是指抬头、坐、翻身、爬、站、走、跳等运动发育,是人类最基本的姿势和移动能力发育。主要包括反射发育及姿势运动发育两方面。

1. 反射发育

(1)原始反射:原始反射中枢位于脊髓、延髓和脑桥,是胎儿最早出现的运动形式,出生后仍持续存在一段时间,是一种本能反应,提示中枢神经系统的发育,而运动发育决定了中枢神经系统发育的成熟度。原始反射缺如、减弱、亢进或残存都是异常的表现。

1)觅食反射:该反射缺失预示较严重的病理现象,出现在智力低下或脑瘫时,并可持续存在。

检查方法:用手指触摸婴儿的口角或上下唇。

反应:婴儿将头转向刺激侧,出现张口寻找乳头动作。

存在年龄:0~4个月。

2)握持反射:在出生后即出现,逐渐被有意识地握物所替代。肌张力低下时不易引出,脑瘫患儿可持续存在,偏瘫患儿双侧不对称,也可一侧持续存在。

检查方法:将手指或其他物品从婴儿手掌的尺侧放入并按压。

反应:小儿手指屈曲握物。

存在年龄:0~4个月。

3)拥抱反射:又称惊跳反射。由于头部和背部位置关系的突然变化,刺激颈深部本体感受器,引起上肢变化的反射,亢进时下肢也出现反应。肌张力低下及严重智力障碍患儿难以引出,早产、低钙、胆红素脑病、脑瘫等患儿此反射可亢进或延长,偏瘫患儿左右不对称。

检查方法:小儿呈仰卧位,有五种引出方法。①声法:用力敲打床边附近发出声音;②落法:抬高小儿头部15cm后下落;③托法:平托起小儿,令头部向后倾斜10°~15°;④弹足法:用手指轻弹小儿足底;⑤拉手法:拉小儿双手慢慢抬起,当肩部略微离开桌面(头并未离开桌面)时,突然将手抽出。

反应:分为两型。①拥抱型:小儿两上肢对称性伸直外展,下肢伸直、躯干伸直,拇指及示指末节屈曲,呈扇形张开,然后上肢屈曲内收呈拥抱状态;②伸展型:又称不完全型,可见小儿双上肢突然伸直外展,迅速落于床上,小儿有不快的感觉,多见3个月以上的婴儿(图2-12-8)。

存在年龄:拥抱型0~3个月;伸展型4~6个月。

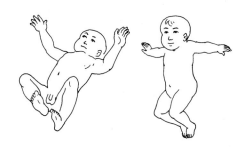

图2-12-8　拥抱反射

4)放置反射:又称跨步反射,偏瘫患儿双侧不对称。

检查方法:扶小儿呈立位,将一侧足背抵于桌面边缘。

反应:可见小儿将足背抵于桌面边缘侧下肢抬到桌面上。

存在年龄:0~2个月。

5)踏步反射:又称步行反射,臀位分娩的新生儿、肌张力低下或屈肌张力较高时该反射减弱;痉挛型脑瘫患儿此反射可亢进并延迟消失。

检查方法:扶持小儿腋下呈直立位,使其一侧足踩在桌面上,并将重心移到此下肢。

反应:可见负重侧下肢屈曲后伸直、抬起,类似迈步动作。

存在年龄:0~3个月。

6)张口反射:延迟消失提示脑损伤,脑瘫或智力低下时延迟消失。

检查方法:小儿仰卧位,检查者用双手中指与无名指固定小儿腕部然后以拇指按压小儿两侧手掌。

反应:小儿立即出现张口反应,亢进时一碰小儿双手即出现(图2-12-9)。

存在年龄:0~2个月。

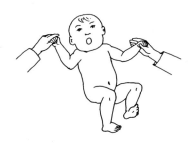

图2-12-9 张口反射

7)上肢移位反射:脑损伤或臂丛神经损伤时难以引出,偏瘫时一侧缺失。

检查方法:小儿俯卧位,颜面着床,两上肢放于脊柱两侧,稍候观察变化。

反应:小儿首先颜面转向一侧,同侧的上肢从后方移向前方,手移到嘴边。

存在年龄:0~6周。

8)侧弯反射:又称躯干内弯反射。肌张力低下难以引出,脑瘫患儿或肌张力增高可持续存在,双侧不对称具有临床意义。

检查方法:婴儿处于俯卧位或俯悬卧位,用手指刺激一侧脊柱旁或腰部。

反应:婴儿出现躯干向刺激侧弯曲(图2-12-10)。

存在年龄:0~6个月。

9)紧张性迷路反射:也称前庭脊髓反射,头部在空间位置及重力方向发生变化时,产生躯干四肢肌张力的变化。该反射持续存在将影响婴儿自主抬头的发育。

检查方法:将婴儿置于仰卧位及俯卧位,观察其运动

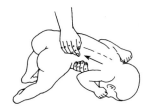

图2-12-10 侧弯反射

和姿势变化。

反应:仰卧位时身体呈过度伸展,头后仰;俯卧位时身体以屈曲姿势为主,头部前屈,臀部凸起(图2-12-11)。

存在年龄:0~4个月。

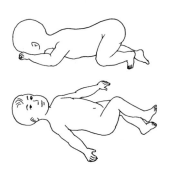

图2-12-11 紧张性迷路反射

10)非对称性紧张性颈反射:当头部位置变化,颈部肌肉及关节的本体感受器受到刺激时,引起四肢肌紧张的变化。去大脑强直及锥体外系损伤时亢进,锥体系损伤也可见部分亢进;6个月后残存,是重症脑瘫的常见表现之一。该反射持续存在将影响小儿头于正中位、对称性运动、手口眼协调等运动发育。

检查方法:小儿仰卧位,检查者将小儿的头转向一侧。

反应:小儿颜面侧上下肢因伸肌张力增高而伸展,后头侧上下肢因屈肌张力增高而屈曲(图2-12-12)。

存在年龄:0~4个月。

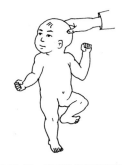

图2-12-12 非对称性紧张性颈反射

11)对称性紧张性颈反射:意义同非对称性紧张性颈反射。

检查方法:小儿呈俯悬卧位,使头前屈或背屈。

反应:头前屈时,上肢屈曲,下肢伸展;头背屈时,上肢伸展,下肢屈曲(图 2-12-13)。

存在年龄:0~4 个月。

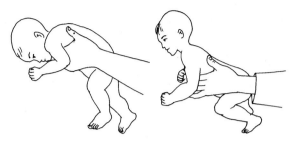

图 2-12-13 对称性紧张性颈反射

12)交叉伸展反射:此反射胎儿期已经很活跃。

检查方法:小儿仰卧位,检查者握住小儿一侧膝部使下肢伸直,按压或敲打此侧足底。

反应:可见另一侧下肢先屈曲,然后内收、伸直,似要蹬掉这个刺激(图 2-12-14)。

持续时间:0~2 个月。

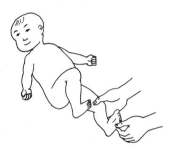

图 2-12-14 交叉伸展反射

13)阳性支持反射:3 个月以后仍呈阳性者,提示神经反射发育迟滞。

检查方法:使患儿保持立位,足底着桌面数次。

反应:下肢伸肌肌张力增高,踝关节跖屈,也可引起膝反张。

持续时间:0~2 个月。

(2)立直反射:又称为矫正反射,是身体在空间发生位置变化时,主动将身体恢复立直状态的反射,立直反射的中枢在中脑和间脑。其主要功能是维持头在空间的正常姿势、头颈和躯干间、躯干与四肢间的协调关系,是平衡反应功能发展的基础。

1)颈立直反射:新生儿期唯一能见到的立直反射,是小儿躯干对头部保持正常关系的反射,以后逐渐被躯干立直反射所取代。此反射出生后出现,持续 6~8 周。

检查方法:小儿仰卧位,检查者将小儿头部向一侧转动。

反应:小儿的肩部、躯干、骨盆都随头转动的方向而转动(图 2-12-15)。

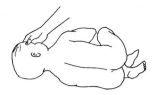

图 2-12-15 颈立直反射

2)躯干立直反射

检查方法:小儿呈仰卧位,检查者握住小儿两下肢向一侧回旋成侧卧位。

反应:此时小儿头部也随着躯干转动,并有头部上抬的动作(图 2-12-16)。

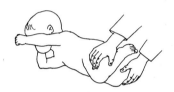

图 2-12-16 躯干立直反射

3)躯干侧卧立直反射

检查方法:如上述方法,使小儿转成侧卧位。

反应:小儿主动回到仰卧位的姿势。

4)迷路性立直反射:当头部位置发生变化时,从中耳发出的信号经过前庭脊髓束,刺激支配颈肌的运动神经元,产生头部位置的调节反应。此反射 3~4 个月时出现,5~6 个月时明显。

检查方法:用布蒙住小儿双眼,检查者双手扶住小儿腰部,使小儿身体向前、后、左、右各方向倾斜。检查时注意不要过分倾斜。

反应:无论身体如何倾斜,小儿头部仍能保持直立位置(图 2-12-17)。

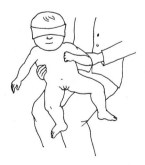

图 2-12-17 迷路立直反射

5)视性立直反射:是头部位置随着视野的变化保持立直的反射,该反射在人类相当发达,是维持姿势的重要反射。此反射出生后4个月左右出现,5~6个月时明显。该反射缺如多为视力障碍,延迟出现提示有脑损伤。

检查方法:双手抱起清醒、睁眼的小儿,放于检查者的膝上,然后将小儿身体向前、后、左、右倾斜。

反应:无论身体如何倾斜,小儿头部仍能保持立直位置。

6)降落伞反射:又称保护性伸展反射。由于其中枢在中脑,因此该反射的意义等同于立直反射。检查时注意观察两侧上肢是否对称,如果一侧上肢没有出现支撑动作,提示臂丛神经损伤或偏瘫;如果此反射延迟出现或缺如,提示脑瘫或脑损伤。

检查方法:检查者双手托住小儿胸腹部,呈俯悬卧位状态,然后将小儿头部向前下方俯冲一下。

反应:此时小儿迅速伸出双手,稍外展,手指张开,似防止下跌的保护性支撑动作。脑瘫患儿此反射也可出现双上肢后伸呈飞机样的特殊姿势,或上肢呈紧张性屈曲状态(图2-12-18)。

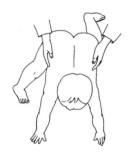

图2-12-18 降落伞反射

(3)平衡反应:是指当身体重心移动或支持面倾斜时,机体为了适应重心的变化,通过调节肌张力以及躯干与四肢的代偿性动作,保持正常姿势。多在立直反射出现不久即开始逐步出现和完善,终生存在。完成平衡反应不仅需要大脑皮质的调节,而且需要感觉系统、运动系统等综合作用才能完成。

1)仰卧位倾斜反应:6个月时出现阳性反应,终生存在。6个月后仍呈阴性者,提示神经发育落后。

检查方法:患儿于倾斜板上取仰卧位,上下肢伸展,倾斜板向一侧倾斜。

反应:头部挺直的同时,倾斜板抬高一侧的上、下肢外展,伸展,倾斜板下降一侧的上、下肢可见保护性支撑样伸展动作。

2)俯卧位倾斜反应:6个月时出现阳性反应,终生存在。6个月后仍呈阴性者,提示神经发育落后。

检查方法:患儿于倾斜板上取俯卧位,上下肢伸展,倾斜板向一侧倾斜。

反应:头部挺直的同时,倾斜板抬高一侧的上、下肢外展,伸展,倾斜板下降一侧的上、下肢可见保护性伸展和支撑动作。

3)膝手位/四爬位反应:8个月出现,终生存在。

检查方法:小儿呈四爬位,检查者推动小儿躯干,破坏其稳定性,或小儿呈四爬位于检测台上,检查者将检测台一侧抬高而倾斜。

反应:头部和胸廓出现调整,受力侧上、下肢或检测台抬高侧上、下肢外展,伸展,另一侧出现保护性伸展和支撑动作。

4)坐位反应:前方6个月左右出现,侧方7个月左右出现,后方10个月左右出现,终生存在。

检查方法:小儿于坐位,检查者用手分别向前方、左右方向、后方推动小儿,使其身体倾斜。

反应:小儿为了维持平衡,出现头部和胸部立直反应的同时,分别出现两上肢迅速向前方伸出;倾斜侧上肢立刻向侧方支撑、另一侧上肢有时伸展;两手迅速伸向后方做支撑动作。通过上述反应,保持身体的平衡(图2-12-19)。

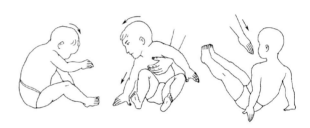

图2-12-19 坐位反应

5)跪位反应:出生后约15个月出现,维持一生。15个月以后仍为阴性者,提示神经反射发育迟滞。

检查方法:小儿取跪立位,检查者牵拉小儿的一侧上肢,使之倾斜。

反应:头部和胸部出现调整,被牵拉的一侧出现保护反应。对侧上、下肢外展,伸展。

6)立位反应:前方12个月左右出现,侧方18个月左右出现,后方24个月左右出现,终生存在。

检查方法:小儿于站立位,检查者用手分别向前方、左右方向、后方推动小儿,使其身体倾斜。

反应:小儿为了维持平衡,出现头部和胸部立直反应以及上肢伸展的同时,分别出现腰部向前方、左右方向、后方弯曲以及脚向前方、左右方向、后方迈出一步(图2-12-20)。

2.姿势运动发育 从临床角度可以划分为六个阶段:姿势维持期(1~3个月)、移动准备期(4~6个月)、屈膝坐位期(7~9个月)、屈膝站立期(10~12个月)、双足步行期(12个月后)及步行后的运动能力发育期。婴

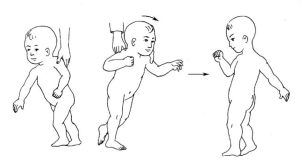

图 2-12-20　立位反应

儿从出生到 1 周岁主要以姿势运动发育为主,如卧位、坐位、屈膝位、站立位;1~6 周岁主要是移动运动能力的发育,如步行、上下楼梯、跨越障碍物、单腿站立、跑、跳等。

（1）仰卧位姿势运动发育特点:①由屈曲向伸展发育;②从反射活动到随意运动发育;③手、口、眼的协调发育（图 2-12-21）。

（2）俯卧位姿势运动发育特点:①由屈曲向伸展发育;②抗重力伸展发育;③由低爬向高爬的发育（图 2-12-22、图 2-12-23）。

（3）坐位姿势运动发育:主要特点是:①发育顺序是全前倾→半前倾→扶腰坐→拱背坐→直腰坐→扭身坐;②与平衡反应密切相关;③是抗重力伸展以及相关肌群发育的过程（图 2-12-24）。

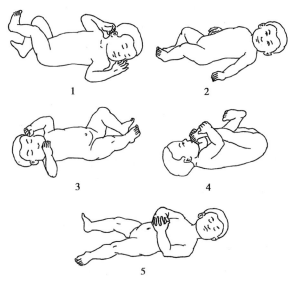

图 2-12-21　仰卧位姿势运动发育

1. 头向一侧;2. 头正中位;3. 四肢对称屈曲;4. 手口眼协调;5. 四肢自由伸展

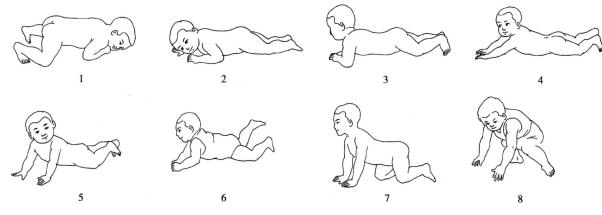

图 2-12-22　俯卧位姿势运动发育

1. 紧张性迷路反射(tonic labyrithine reflex,TLR)姿势,瞬间抬头;2. 臀头同高,TLR 姿势,瞬间抬头;3. 抬头 45°,两肘支撑;4. 抬头 45°~90°,胸离床;5. 抬头 90°两手支撑;6. 腹爬;7. 四肢爬;8. 高爬

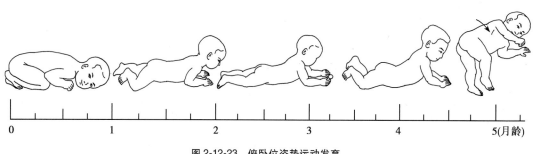

图 2-12-23　俯卧位姿势运动发育

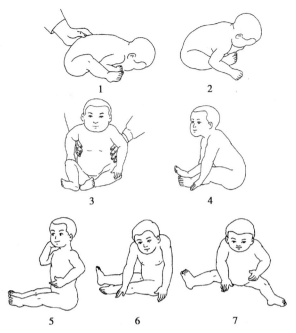

图2-12-24 坐位姿势运动发育

1. 全前倾；2. 半前倾；3. 扶腰坐；4. 拱背坐；5. 直腰坐；6. 扭身坐；7. 坐位自由玩

（4）立位姿势运动发育：分为如下十个阶段：阳性支持反射→不能支持体重→短暂支持体重→足尖支持体重→立位跳跃→扶站→抓站→独站→牵手走→独走（图2-12-25）。

（5）步行姿势运动发育特点：①由两脚分开大足距向两脚并拢小足距发展；②由上肢上举到上肢下降发展；③由无上肢的交替运动到有上肢的交替运动；④由肩与骨盆的无分离运动，到有分离运动；⑤由小步跑、步幅不一致，到迈大步、有节律的步态发展；⑥由缺乏骨盆的回旋到加强骨盆的回旋；⑦足尖与足跟接地时间短，主要为脚掌着地；⑧站立位的膝过伸展（图2-12-26）。

世界卫生组织（WHO）将独坐、扶站、手膝爬行、扶走、独站、独走作为粗大运动的六项标志性里程碑（图2-12-27），并推荐作为比较不同人群运动发育的标志。WHO的调研发现，约90%的儿童可按照一定的顺序进行运动发育，4.3%的儿童没有表现出手膝爬行。这六项标志均有一定的时间跨度，分别是独坐（3.8~9.2个月）、扶站（4.8~11.4个月）、手膝爬行（5.2~13.5个月）扶走（6.0~13.7个月）、独站（6.9~16.9个月）、独走（8.2~17.6个月），其中跨度最小的是独坐（跨度5.4个月），最大的是独走（跨度9.4个月）和独站（跨度10.0个月）。婴幼儿粗大运动发育特点见表2-12-7。中国儿童粗大动作发育标准见图2-12-28。

（三）精细运动发育

精细运动是指手和手指的动作以及手眼协调能力，如抓放、手指对捏、模仿画画、剪贴、折叠、书写等等。精细运动能力着重于上肢的功能，上肢的精细运动是在姿势和移动能力发育的基础上发展起来的，而且离不开手眼的协调功能。视觉功能的发育也受到姿势和移动能力的影响，反过来可以促进上肢精细动作的发育，使其动作更为精细准确。三者之间相互作用、共同发育。因此也有学说将婴幼儿期精细运动发育分为上肢功能发育、视觉功能发育、手眼协调能力发育等三个阶段。

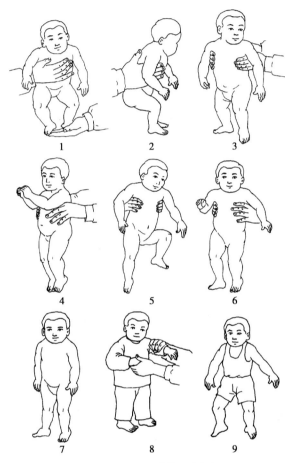

图2-12-25 立位姿势运动发育

1. 阳性支持反射；2. 不支持；3. 短暂支持；4. 尖足支持；5. 立位跳跃；6. 扶站；7. 独站；8. 牵手走；9. 独走

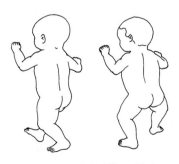

图2-12-26 步行姿势运动发育

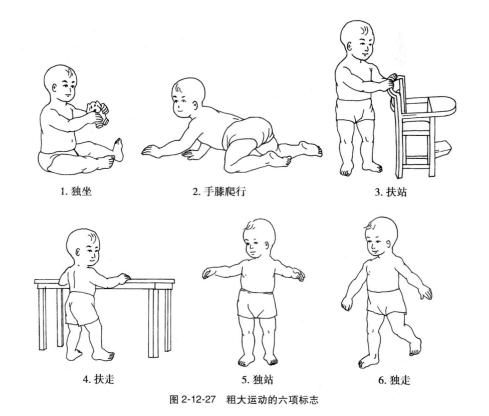

1. 独坐　　　　　　2. 手膝爬行　　　　　　3. 扶站

4. 扶走　　　　　　5. 独站　　　　　　6. 独走

图 2-12-27　粗大运动的六项标志

表 2-12-7　婴幼儿粗大运动发育特点

年龄	头与躯干控制	翻身	坐	爬、站、行走
新生儿	臀高头低,瞬间抬头		全前倾	阳性支持反射
2 个月	短暂抬头,臀、头同高,肘支撑抬头 45°	仰卧位至侧卧位	半前倾	不支持
3 个月				短暂支持
4 个月	抬头 45°~90°,头高于臀部,玩两手	仰卧位至俯卧位	扶腰坐	足尖支持
5 个月	双手或前臂支撑,抬头 90°,手、口、眼协调			跳跃
6 个月	随意运动增多,抬头>90°	俯卧位至仰卧位	独坐手支撑	
7 个月	双手或单手支撑,支撑向后成坐位		直腰坐	肘爬、扶站
8 个月	胸部离床		扭身坐	腹爬
9 个月	手或肘支撑,腹部离床		坐位自由变换体位	后退移动、抓站
10 个月				四爬、独站
11 个月				高爬、牵手走
12 个月				跪立位前移、独走
15 个月				独走稳、蹲着玩
18 个月				拉玩具车走、爬台阶
2 岁				跑步、跳
3 岁				踮着足尖走或以足跟走,双足交替下楼

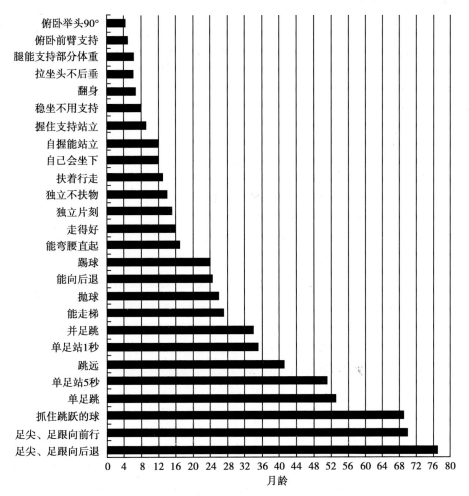

图 2-12-28　中国儿童粗大动作发育标准

1. 1~4个月精细动作发育

1个月：宝宝的双手是捏拳的，如果轻轻地碰他的手掌，他会把拳头握得更紧。

2个月：两手握拳的紧张度逐渐降低，有时会主动把手伸进口中，这是宝宝精细动作开始发展的重要标志之一。

3个月：双手可以在胸前互握玩耍，能被动地抓住拨浪鼓等玩具大约30秒。这个时期，宝宝的抓握还没有目的性，整个手都是弯曲的，什么东西都是一把抓，拇指与其他四个指头的弯曲方向一致。

4个月：宝宝已经能尝试主动去抓桌上放置的玩具。但是，由于这个阶段宝宝的视觉发展还不是很完善，手眼还不协调，对看到或感觉到的东西，常常抓不准。

2. 5~8个月精细动作发育　这一阶段是宝宝建立手眼协调的时期。手眼协调的建立有利于婴儿精细动作的发展，其发展分为三个阶段：①婴儿能看清物体，准确分辨物体的空间位置，这是手眼协调的基础；②学习手的动作，两手反复张开合拢；③通过手、嘴和眼来学习物体的特征。

5个月：宝宝能够每只手各抓住一样东西。

6个月：宝宝能学会如何在双手间交换物体。

6个月后：动作更加灵活，兴趣从自身的动作转移到了动作对象的特征。宝宝不再抱着自己的手或脚咬，而对外界的事物感兴趣；出现扔东西、撕、咬、抓等行为，如撕纸、扔玩具、咬玩具等；还能用拇指和其余四指夹取东西。

3. 9~12个月精细动作发育

9个月：精细动作进一步复杂化，最大的进步是宝宝能用拇指和示指对捏拿起小物品了，如黄豆、花生米等，这种对捏的动作难度很高，标志着大脑的发展水平。

10个月：宝宝拇指、示指的动作已经相当熟练，学会了自己松手放下东西，能主动放弃手中现有的东西，选择其他物品玩。

11~12个月：宝宝能够把小球放入盒子中，并能拿笔涂鸦，几页几页地翻开书本。

中国儿童精细动作发育标准见图2-12-29。

（四）手部精细动作能力

手部精细动作能力是指个体主要凭借手以及手指等部位的小肌肉或小肌肉群的运动，在感知觉、注意力等多

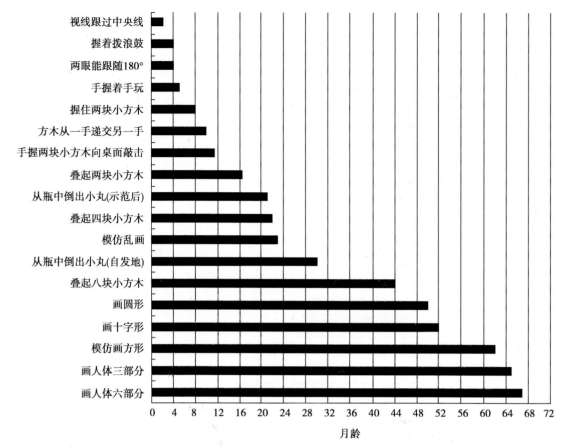

图 2-12-29　中国儿童精细动作发育标准

方面心理活动的配合下完成特定任务的能力,它对个体适应生存及实现自身发展具有重要意义。抓握动作是个体最初的和最基本的精细动作,是各种复杂的工具性动作发展的基础,在此基础上又发展起写字、绘画和生活自理动作技巧。

Hallberson 具体描述了 4~13 个月儿童抓握动作发展的过程,认为抓握动作的发展是逐渐由最初的肩、肘部的活动发展为成熟阶段的指尖活动的过程,可以分为以下九个阶段。

第一阶段:在约 4 个月大时,婴儿够不着红色立方体。

第二阶段:发生在 5 个月初,婴儿能碰触到红色立方体,但却不能"抓握"。

第三阶段:被称为"原始抓握",发生在 5 个月末,婴儿用手臂圈住立方体,然后再在另一只手或者胸部的支撑帮助下使立方体离开支持表面,但这一动作过程中手指的精细动作运动不占据主要地位,并不是真正意义上的"抓握"动作。

第四阶段:约 6 个月大的婴儿已经有真正意义上的抓握动作,能够弯曲手指"包住"立方体,然后用手指的力量稳稳地抓住立方体。

第五阶段:出现在婴儿约 7 个月大时,动作形式与第四阶段的动作非常相似。不同的是,婴儿这时手指的力量已能克服重力作用,使立方体离开地面。婴儿在抓握时其拇指保持与其他四指平行,同时用力"抓握"立方体。

第六阶段:婴儿表现出初步的"对指"能力,即抓握过程中拇指与其他四指相对(拇指的指腹与其他四指的指腹相对)。

第七阶段:出现在婴儿约 8 个月大时。抓握过程中,婴儿的手在立方体一侧放下,拇指接触立方体的一个平面,示指、中指接触与拇指所在立方体的平面平行的另一个平面,然后在 3 个手指的共同"努力"下抓起边长 1 立方英寸(1 英寸=2.54cm)的红色正方体。

第八阶段:发生在婴儿 8~9 个月大时,抓握时拇指与示指相对,可用两个手指抓起立方体。

第九阶段:区别在于前八个阶段"抓"的动作中使用全部手指的情况,13 个月左右的婴儿可以拇指与示指、中指相对,用指尖抓起立方体。

由此可知,儿童从不成熟的抓握模式发展到成熟的"对指抓握"模式,要经过一个复杂的过程。

(五)运动发育评定

1. 常用的评定量表　临床可采用较为公认,信度、效度好的评定量表,如:格塞尔(Gesell)发育量表、贝利婴儿发育量表、粗大运动功能评定量表、皮博迪(Peabody)

运动发育评定量表、丹佛发育筛查试验(Denver develop-
mental screening test,DDST)等。对于精细运动的评定还
可选用上肢技能测试量表等。

2. 评定内容及方法

(1) 新生儿20项行为神经测定。NBNA 分为5个部
分:①行为能力(6项);②被动肌张力(4项);③主动肌张
力(4项);④原始反射(3项);⑤一般评估(3项)。每一项
评分有三个分度,即0分、1分和2分。满分为40分。

(2) 姿势及运动发育评定。Milani 正常儿童发育量
表分为两大部分:自发反应和诱发反应,共有6方面27
项。在自发反应中包括姿势调节、自动运动;在诱发反应
中包含原始反射、立直反射、保护性伸展反射、平衡反应。

评价表示为:运动发育率(MQ)= 运动年龄(MA)/生
活年龄(CA)×100%

(3) 粗大运动功能评定:粗大运动功能测试(GMFM)
将不同体位的反射、姿势和运动模式分为88项评定指标。
共分五个功能区:

A. 卧位、翻身,部分原始反射残存及姿势反射的
建立;

B. 坐位;

C. 爬及跪位运动,平衡反应的建立;

D. 坐位运动;

E. 走、跑及跳运动。

粗大运动功能评定:每项评定指标的评分为0~3分。
0分:没有出现的迹象;1分:完成10%以下;2分:完成
10%~90%;3分:全部完成。最后可得出原始分(5个能
区原始分);各能区百分比(原始分/总分×100%);总百
分比(各能区百分比相加/5);目标区分值(选定能区百
分比相加/所选能区数)。

(4) 功能独立性评定:儿童功能独立评定量表
(WeeFIM)的内容有三个区、六个板块。每个板块又分为
2~6项,总共18项,每个项目分1~7级。三个区别是:
①自理区:自理、括约肌控制;②移动区:移动、行动;③认
知区:交流、社会认知。自理区和移动区是运动部分,共
13项,认知区5项。

功能独立性评定:

7级:完全独立完成任务;

6级:有条件的独立完成任务;

5级:在监督或提示下完成;

4级:最小程度的依赖辅助完成(自己完成75%~
99%);

3级:中等程度的依赖辅助完成(自己完成50%~
74%);

2级:最大程度的依赖辅助完成(自己完成少于
25%~49%);

1级:完全依赖辅助完成(低于25%)。

(5) Peabody 运动发育评定量表:适用于6~72个月
龄儿童,是一种定量和定性功能评定量表,包括2个相对
独立的部分。粗大运动评定量表共有151项,包括反射、
平衡、获得与释放、固定和移动5个技能区;精细运动评
定量表共有98项,包括抓握、手的使用、手眼协调和操作
的灵巧性4个运动技能区。

Peabody 运动发育评定量表:包括六个分项测试:
①反射:8项;②固定:30项;③移动:89项;④物体控制:
24项;⑤抓握:26项;⑥视觉-运动统合:72项。

Peabody 运动发育评定量表3个给分等级为:

2分:全部完成;

1分:明确意愿,没有完成;

0分:没有意向,没有迹象表明此动作能够发展出来。

最后得出:原始分、相当年龄、百分比、标准分(量表
分)、综合得来的发育商。

四、感觉发育

在正常情况下,感觉发育与运动发育是同步的。出
生时感觉器官就已完全成形,婴儿可以粗略地感知视觉、
听觉、触觉及嗅觉刺激。感觉剥夺不仅妨碍孩子对周围
环境的感知,而且妨碍所有运动功能的发育。

感觉发育从怀孕期开始一直持续整个童年。感觉包
括触觉、嗅觉、味觉、听觉、视觉及运动感觉(又称前庭
觉),通过其综合构成身体的位置觉。婴幼儿通过感觉发
现世界,当其感觉到一个新的对象,便在大脑中创建一个
神经通路;越多地刺激其感官,就可能越多地创建新神经
通路,加强原有的神经通路。身体的位置觉或本体感觉
是与空间相关的身体运动和位置,本体感受器位于肌肉和
关节中,并被身体的运动所触发。本体感受器结合视觉、
触觉、前庭系统的输入,一起帮助婴儿学会滚动、爬和走。

(一)触觉发育

婴儿通过直接的皮肤接触感受温度、疼痛、物体的压
力与质地,触觉感受器将信息通过神经传至大脑。躯体
感觉系统在怀孕期便开始发育。感觉神经系统在孕3周
时开始发育,孕9周时感觉神经发育成熟并到达皮肤,孕
22周胎儿对触摸与温度敏感。出生时,婴儿受到不同触
摸刺激时可以观察到婴儿的反射。

(二)嗅觉和味觉发育

嗅觉和味觉都是化学感觉,通过感受空气中和舌头
上物质的化学变化接受信息,是最初级的密切参与早期
发育的重要感觉,如觅食、进食,辨认出家庭成员与陌生
人的不同。因此,这些都是保护性感觉。在孕8周时味
蕾变得明显,第14周味觉形成。婴儿出生时可以做出对
味觉的面部反应,出生后嗅觉明显加强,开始辨认并喜欢
母亲的气味。

（三）运动觉发育

运动觉，或前庭平衡觉，是通过内耳中五种感受器的联合效应测量头部位置完成的，通过这一过程使人保持平衡。妊娠期间前庭系统是不成熟的，第9周时开始发育，在之后的妊娠期和分娩后逐渐成熟。婴儿在头部直立时保持头部稳定及坐、站、走时前庭系统起重要作用。当坐着翻倒或走路跌倒在地时，前庭系统可辨别并发送信息至大脑。

（四）听觉发育

妊娠第5周时耳朵开始形成，第24周所有的听觉结构均开始发育，到妊娠期结束听觉系统已相当成熟，并在出生后第一年持续发育。婴儿顺着声音转动头或眼睛，证实他们已经有听觉。新生儿更倾向于对高频率作出反应，可以通过使用重复的声音刺激和音调较高的音乐玩具来增强婴儿的听力。

（五）视觉发育

视觉系统在妊娠第9~10周开始发育，持续到出生后3年。婴儿出生时能察觉到某些运动，可注视约8英寸远的物体，出生后2个月能追踪平滑模式的运动。视线水平移动约出现于第50天，垂直移动出现于第55天，视线环形移动出现于第75天。在第3个月能够注视远物，深度知觉开始发育，两者一直持续至2~3岁。婴儿光敏感性差，为检测光的存在，新生儿需要较成年人强50倍的光线，到3个月时需要10倍以上。婴儿出生时不能区分颜色，一周后就能分辨红、黄、绿等颜色，到6个月时婴儿开始能区分颜色，可以看到完整的彩虹，包括蓝色、紫色，30个月时能匹配深浅颜色。5个月时视力约为20/400，6个月时提高到约20/25，一般2岁可达到20/20。18个月的孩子可认出熟悉的动物图片，即使图片颠倒也能辨认。

（六）各种感觉的协调

各感觉系统相互配合，使婴儿能够适应环境，控制身体，执行各种功能。设想一个6个月的婴儿玩球时的情景，当他击打球时可感觉到球的软硬、光滑或粗糙。在碰到他的嘴时会用舌头舔球，闻到球的气味。球滚动或弹跳时看到球的颜色，击中或投掷球会发出砰砰的声音。婴儿坐起并保持平衡，他的前庭系统被激活。最后，婴儿移动他的手臂或腿，投掷或踢球，用眼睛看着并保持平衡，运用他的本体感觉。各种感觉相互配合，共同作用，对大脑中新的神经元通路建立和加强已有神经元通路发育均起到重要作用。

（七）感觉发育的评价

新生儿的感觉主要通过运动反应来判断，在视觉上最明显。新生儿眼睛会持续注视一个物体，本质上是反射性向光性反应。婴儿更容易持续凝视一些刺激，随后才有自发注视的发育，如追随一个移动的物体。婴儿的感觉还可以根据其注视不同的视觉影像所用的时间长短来判断，这在2~3个月时就已很明显。事实上，固定的时间长度是婴儿期感知能力发育的一个可量化的指标。婴儿开始注意颜色、大小、形状和数目的年龄可以通过Terman-Merrill和Stutzman智力测试来评价。

婴儿首次对不同形式的刺激做出适当反应的时间也是一个有用的信息。针刺可使婴儿产生痛苦感觉，而皮肤擦伤似乎并不使其痛苦。触觉在摄食行为中起重要作用。新生儿对一些刺激性气味反应很敏感，比如氨和醋酸，但清晰地区分这些嗅觉刺激却要晚得多。婴儿从一出生就可以吮吸甜的糖溶液，但不会吮吸苦味的奎宁，后者会引起回避行为。新生儿的听力在出生的前几天内出现。刺耳的突然的声响可引起婴儿反应性瞬目，有时也可导致惊吓。有些婴儿在出生第2周，人的说话声似乎可产生类似的反应，随后视觉刺激成为大部分反射性活动的整合因素。

五、智力发育

婴幼儿可以执行简单地学习、记忆、解决问题等认知任务，如区分有生命与无生命的事物，辨认出少数物体。随着童年期学习和信息处理速度的增加，记忆保留时间越来越长。到青春期，逻辑、抽象思维能力发育接近成人水平（Patterson，2008）。

（一）智力构成与差异

1. 智力构成　智力是一种综合的心理能力，包括综合复杂信息能力，从实践中学习能力，抽象思维、推理、计划、类推及解决问题能力。卡尔·斯皮尔曼认为智力包括一个总的或核心因素以及一系列特殊因素。瑟斯顿认为智力是一系列因素的嵌合体，诸如心理驱动力和好奇心、口语和算术能力、记忆、抽象思维能力、实践应用能力、地理或空间感知能力，以及运动和音乐能力，大部分是由遗传因素决定的。

2. 智力差异　①个体差异：达到特定的年龄段时认知能力存在一些正常的个体差异，这在一定程度上反映了父亲、母亲及周围其他人对孩子的影响，以及孩子的智力发育。②人群差异：在智力发育中存在一些人群差异，男孩和女孩在技能和喜好上显示出差异；不同种族的认知成绩差异是由文化或其他环境因素决定的。

（二）智力发育的顺序和机制

1. 智力发育的顺序　对事物的理解过程分为三个阶段：动作表象、映像表象和符号表象。动作表象是指光看不能理解、需要伴随操作而逐渐理解的阶段。理解与动作是不可分割的，对物体的操作，加上视觉、听觉的确认，逐渐进入映像表象阶段。通过动手操作增加了对事物的感性认知，形成知觉体验，上升为理性认识。看见某一物体能立刻知道是什么东西,然后再将这一理性认识抽象化,用语言的形式表达出来,就进入了认知的符号表象阶段。这样就可以从事物的本质入手认识事物,形成概念。这一认识过程是通过自身的实践完成的。

2. 智力发育机制　遗传及其他生物学机制均影响智力发育,智力发育迟滞经常由遗传因素导致。许多环境因素,包括食物、营养、家长教育、日常生活经历、体育活动及是否得到爱均可影响儿童早期的大脑发育。智力发育也与经验和学习有关,尤其抽象能力在相当程度上取决于受到的正规教育。智力更多取决于天赋,但可以通过训练、实践与教育来培养。

（三）智力发育的评定

智力发育最初很难辨别。到婴儿可以爬行并探索时,亦即出生第 8~9 个月才可以评估。这时教他们能记住物体的名字并掌握和使用,婴儿可以迅速学会。他们逐渐获得了口语表达能力(懂得词语的意思),记忆,颜色和空间感知力,对数字的概念以及使用工具的能力,都是根据脑区的发育状况在特定的时间依次出现的。

神经病学家们多用表 2-12-6 来衡量幼儿或学龄前儿童是否达到特定年龄阶段的正常标准。其主要条目来自盖泽尔和 Amatrada 以及丹佛发育测试量表。此外,许多智力测试可测试儿童的特定能力和增加对年龄测试的准确性(见表 2-12-6)。从 6~7 岁开始,智力评分开始稳步提高,与年龄成正比,并一直持续到 13 岁;此后这种增长减慢。16~17 岁智力评分达到稳定,应注意这些测试都是用来测试孩子们在学校学习能力的。焦虑、懒惰和缺乏测试技巧(尤其语言技巧)可能影响早期分值,一般而言,拥有低或高智商的个体从 6 岁开始会维持该水平 10 年、15 年甚至 20 年。与生俱来的天赋限制了学习与成就,机会、人格特质及其他因素决定个人全部潜能发挥到何种程度。

智力发育分为以下四个阶段:

1. 感觉运动阶段　从出生持续到 2 岁。在此阶段孩子的行为只是一些感觉或运动功能反应。按顺序分六个亚阶段。开始时只有先天性反射,最后可有精神的外部反应,"图式"存在于两者之间,是智力结构的基本单位,最终发展为储存并运用信息的智力表现。

2. 前操作阶段　2 岁至 6~7 岁。"操作"是指在头脑中运用符号进行思维推理的过程。前操作期指概念形成前具体事物的印象输入阶段。皮亚杰的结构主义理论认为,这一阶段的孩子缺乏具体操作期具有的认知结构。

3. 具体操作阶段　6~7 岁至 12~13 岁。具体操作期是指将个别具体的事物归纳形成诸如"狗""花""饭"等概念的时期。皮亚杰认为相同的普遍原则可以在广泛的行为中被归纳出来,这一阶段孩子最大的成就之一就

是认识到"守恒"。在一个经典实验中,孩子被要求判断两个高矮不同杯子中相同体积的液体是否相同。处于前操作期的孩子通常会认为更高、更薄的杯子中的液体较多,而具体操作期的孩子会判断体积相同。

4. 形式操作期　从 12~13 岁开始。形成诸如"和平""友情"等抽象概念阶段。从对具体可见事件的思考,发展到对未来世界可能发生的假想,这一时期的认知结构特点包含四个规则:认同、否定、相关与相互作用。

评估儿童学习和行为的心理测验见表 2-12-8。

表 2-12-8　评估儿童学习和行为的心理测验

评价	测验
发育	丹佛发育测验,威尼兰社会成熟测验;勒特国际操作量表;奥蒂斯群体智力测验
完成力	多方面成绩测验,盖茨初级阅读测验
注意力	Dehoit 听觉能力测验
计算力	关键数学算术诊断测验
词汇	皮博迪图画词汇测验
发育性格斯特曼综合征(手指失认症,左右手混淆)	手指命令测验,Benton 左右手区分测验
图形复制	视觉-运动整合能力测验
视觉记忆	本顿视觉记忆力测验
错误模式	Boder 阅读-拼写模式测验
冲动性行为	类似图像配对测验

六、语言发育

语言发育与智力发育联系紧密。语言运用的熟练程度是反映智力的最好指标。许多著名研究者对婴儿、儿童在语言和演讲能力方面进行了系统的观察研究,发现语言功能发育具有不同步性,且与一定的环境背景相关。

（一）语言发育与听觉相关

语言运动是在听觉与模仿的强化过程中形成的,并与支配语言肌形成的肌肉运动知觉有密切联系。早期语言形成包括喔啊声,咿呀语等阶段。几周的婴儿可发出许多喔啊声,主要由元音构成,4~6 个月的婴儿发出的咿呀语是元-辅音(labial and nasoguttural)的结合。随着婴儿听到的声音增多,这些咿呀语逐渐出现停顿、转折与音调。最初这些变化的出现纯粹是婴儿自发的(就像一个耳聋婴儿的发音)。婴儿在 2 到 3 个月时如果无听觉,咿呀语不会逐步衍化出现正常婴儿各式各样的随机声音,也不会模仿母亲的声音。咿呀语伴随模仿语言就像鹦鹉学舌一样,重复较短的声音时可发出可辨认的词语。以

后在父母和同伴的影响下逐渐形成语言行为,与儿童生活的社会环境相符合,形成各自的发音特点。1~2岁时可识别出熟悉词汇的正确发音,3~5岁时开始逐渐掌握发音的音韵节律,6~10岁时可熟练地掌握音节,区分相似词汇的重音。在发音过程中女孩能清晰表达的时间要早于男孩。6岁时孩子一般可掌握上千个词汇。

(二)语言发育与脑发育

从出生到1岁,婴儿对语言的理解力要早于发音,约相差5个月的时间。婴儿有听懂母亲声音的天赋,可识别熟悉的声音。1~2岁词汇可以增长到几百个。18~24个月是词汇量迅速增长的时期,称为"词语爆炸期"。词语爆炸可能与准确发音能力有关,幼儿倾向于避免发困难的音节,一旦突破这一能力限制,就可以自如地输出早期感到困难的词;第二种解释强调对句法能力的依赖,一旦掌握固定的句法结构,就会词汇大增;第三种解释是认知发展到能很好地理解词义。总之,词汇增加是个动态过程,是语音、句法和认知的发展结果。这一时期儿童可以快速学到大量新东西,包括新的动词、名词等。3~5岁时,经常会非常频繁地重复使用某一个词,但也会经常用错词语。6~10岁时儿童可以理解一些词的基本含义,并能精确的解释一个词的确切意思。这一阶段孩子可以分清时间和空间的关系,并开始询问因果关系问题。在成长过程中,对语言的理解力总是要超过对语言的表达能力,亦即大多数孩子的理解力强于表达能力。

(三)语言发育与阅读

语言发育的下一阶段是阅读。阅读过程结合了图像符号、听觉、视觉和词语的肌肉运动知觉形象等。词汇书写通常认为与说相关联,而不是看。优势半球颞上回(wernicke area)的完整性及邻近的顶枕区对这些联系的建立非常重要。书写能力的获得是在阅读后,是词汇的视听觉符号与手的原始运动相结合。传统的小学教育开始于5~6岁,这时已开始经验为主的判断而不是任意决定,此年龄段儿童的神经系统已发育到可以开始学习执行阅读、书写及计算。

思想和语言是不可分割的,意志活动被说话指令或个体想要表达的内心措辞活化。人类学家把人类形成语言过程进行了简要总结。指出在原始人类,语言由动作和表达情感的简单发声组成,经过一段时间,动作和声音变成物体的常规信号和语言符号。然后这些声音开始指示物体的抽象特征。在历史上,信号和语言是人类首先使用进行交流的方式,图示法的出现要晚很多。在人类进化的过程中,书写开始以图示方式表达,字母的发明要晚一些,阅读和词语书写是相对较晚的成就。

语言的发展有四个主要的理论:

1. 行为主义理论 Skinner提出语言的学习是通过操作性条件反射模仿和加固的。目前一些经验主义理论通过行为主义理论模型进行解释。

2. 先天理论 曾主导语言学理论长达50年之久,但近来被提出质疑。Chomsky认为语言是一种独特的人文素养,孩子存在一种与生俱来的语言习得装置,一旦词汇据悉,自然可以说出连贯的语句,但此观点不能解释孩子们是如何学习语言。

3. 经验主义理论 这一观点否认Chomsky提出的先天理论,认为儿童已经接受了足够的语言信息,因此不需要一种与生俱来的语言习得装置。这种理论的特点与计算机模式相似:首先学习语言,最终输出语言;以Saffran提出的统计学习理论最具有影响力。

4. 相互作用理论 由先天理论与行为主义理论两部分组成。强调大脑通过联结模式,将信息统计处理。然后个体本能地想去了解别人以及被别人理解,从而使语言得到完善。

七、性发育

在医学与非医学领域中,性与性欲有几种解释,最经典的解释是两性个体通过性器官进行种族繁衍(对异性相互吸引最终交配)。这一解释也指出人对性的关注及其对性的渴望和性活动。心理学家对性提出一种更模糊的定义:性就等于生长、发展、经历、快乐、生存。如果性欲不能自然的表达就会引发焦虑与偏见。

(一)各系统的发育

1. 性腺的分化 早在胎儿期卵黄囊分化出生殖峰结构。第6周时未分化的性腺由生殖细胞、支持细胞和类固醇细胞组成。在男性SRY基因和一些基因诱导支持细胞分化为Sertoli细胞,类固醇细胞分化为Leydig细胞并构成睾丸,在第8周开始产生激素,生殖细胞分化为精原细胞。

2. 荷尔蒙的分泌 在男性胎儿睾丸产生类固醇激素和蛋白质类激素。60天时Leydig细胞开始产生睾酮。Antimullerian激素(AMH)是从第8周Sertoli细胞产生的一种蛋白质激素,抑制子宫的形成。胎儿卵巢产生雌激素,支持卵泡成熟,但在出生前性别分化等其他方面起的作用较小。

3. 生殖器的发育 ①内部生殖器发育:妊娠6~8周时组织学上可区分性腺。该年龄段胎儿有中肾沃尔夫管和苗勒管,发育过程中其中一组获得保留。睾酮促使沃尔夫管发育成附睾、输精管和精囊,若无此激素,沃尔夫管逐渐退化和消失,而苗勒管发育成子宫、输卵管和阴道上部。②外生殖器发育:7周时胎儿出现生殖器结节、尿生殖沟和窦、阴唇阴囊折。若无过量的雄激素影响,女婴会形成阴蒂、尿道、阴道和阴唇。8~12周期间雄激素可促进尿生殖沟和窦在中线融合，男婴形成清晰可见的阴茎和具有褶皱的阴囊。在青春期生殖器进一步发育。

4. 乳腺发育　胎儿或新生儿期雄性激素作用于乳房，使乳房组织在以后的发育过程中可对雌激素产生反应。青春期时雌激素及其他激素可促进女孩乳房发育。

5. 在男性青春期，睾酮直接作用于肌肉、声带和骨骼，促进其发育。力量增强，声音变化，脸部形状和骨骼发生改变。睾酮促进生殖器进一步发育，作用于雄激素敏感的面部和身体部位，促进毛发生长。雌激素除了影响女性乳房发育，也使骨盆增宽，增加臀部、大腿和胸部等部位的脂肪量。雌激素也引起子宫和子宫内膜增生，月经出现。

6. 脑发育　胎儿和婴儿大脑中的性激素差异使大脑结构与功能发生明显变化，并与成年后生殖行为具有相关性。大脑结构的性别差异从 2 岁时即可辨认，包括在成年男性和女性胼胝体及某些下丘脑核团的大小和形状等结构差异。

（二）同性恋

同性恋［homosexuality, gay（male），lesbian（female）］或同性爱是一种性倾向，指相同性别之间的个体产生爱慕、情感及性吸引，同性恋作为一种自我身份认同和社会标签，有时同性恋也指"同性性行为"，而不论其性倾向如何或是否有情感的持久吸引。同性恋连同双性恋和异性恋一起构成了"异性恋-同性恋连续性谱"的三大主要部分。有研究发现，在 16～65 岁近 4% 的美国男性是专一的同性恋，8% 的美国男性曾至少有 3 年的专一同性恋史，而这一比例在女性同性恋的发生率较低，大概是男性的一半。据统计，在二战期间有将近 1%～2% 的服役人员是同性恋，而后有调查显示无论在男性还是女性，这一比例在 1%～5%。但这项调查的局限在于不能统计那些不愿参与调查的人群。

1. 成因　关于同性恋成因有先天理论和后天理论，迄今仍未定论。

（1）脑结构改变：根据 1992 年美国精神病学调查，在 508 名应答者中，28% 的精神病学家认为同性恋是一种不受环境影响形成的精神不正常病症；但 72% 的精神病学家认为，同性恋的产生是因为生理因素所致，如遗传、胎儿出世前荷尔蒙水平或前下丘脑间隙核及大脑前连合构造差异等。关于下丘脑形态学的几项研究是非常有意义的，研究报道视交叉前区在异性恋男性是女性的 3 倍大，但在同性恋男性与女性是相同的。LeVay 发现在下丘脑视交叉上核积聚的神经元在异性恋男性是女性的 2～3 倍大，异性恋男性也是同性恋男性的 2～3 倍大。

（2）遗传因素：遗传学研究显示，近 57% 的同性恋男性同卵双胞胎也是同性恋，女同性恋也有相同的特点。有研究认为，男性同性恋遗传形式来源于母亲，隐藏在 X 染色体基因中。

（3）社会心理因素：早年的，尤其首次性经验有非同一般的重要意义。按照个人性格发展史的时间顺序，童年环境的影响在前，青春期经验在后；但后者在同性恋形成过程中起重要作用。Kinsey 等的研究指出，同性恋倾向不是单纯某一种因素造成的。

2. 对同性恋认识的演变　20 世纪初同性恋在西方社会仍被普遍认为是罪恶。在心理学与精神病学正式成为医学的一个分支后，同性恋曾被认为是精神疾病的一种。随着人们对同性恋的认识，1973 年美国精神病学会把同性恋从精神疾病的诊断列表（DSM-Ⅲ-R）中去除。在中国直至 2001 年同性恋还被中国精神病学学会分类为精神病，但 2001 年新版的《精神病诊断和统计手册》中已将其从列表中取消，并认为同性恋并非反常行为，同性恋者也能完全正常地生活。这项决定标志着中国社会保守意识的转变，开始认可同性恋这一少数群体。

八、人格与社会适应能力发育

人格（personality）是心理学最具包容性的术语，是一个人区别于其他所有人的心理学特征。人格特征的形成主要取决于生物学遗传基础，父母与孩子有一定的相似性证明了这一点。人作为生物学个体没有完全一致的，即使是同卵双生的双胞胎，决定人的行为与思想的人格更是与他人不一致。严格地说，标准的人格是一个抽象概念。

（一）人格模式及影响因素

1. 人格结构模式　可多角度涵盖一个人的人格性质。分别是：①神经质与情绪稳定；②外向与内向；③直面困难与害怕挫折；④温和与易怒；⑤认真与狂妄。这五方面的人格特征都具有可遗传性。

在人格形成的过程中，尤其感觉和情绪的敏感性方面，基础性情起巨大作用。有些儿童自幼就看起来快乐，兴高采烈，直面挫折；有些儿童则表现相反。Birch 等认为，可以从主动性与被动性、规律性与不规律性、动作强度、接近与退缩、适应性与不能适应、对刺激反应阈高低、正性与负性情绪、高选择性与低选择性、注意力分散度高低等方面辨别出生 3 个月婴儿的个体间差异。

2. 人格模式的影响因素

（1）遗传因素对人格的影响：Kagan 认为，害怕这一人格特征从 6 个月时就开始出现，并持续终生。通常认为，焦虑或平静、害怕或勇敢、满足本能的需要、对他人的同情感、对批评的敏感程度、逆境导致的挫败感程度等这些共有的人格是由基因决定的。调查显示，将同卵双胞胎分开生活，这些双胞胎在这些特征及其他人格特征方面都表现出显著的相似性。Scarr 等也证明遗传对人格的发展有很强的影响。

（2）环境因素对人格的影响:潜在的环境影响在塑造人格的过程中发挥重要作用,抚养孩子的方式也非常关键。在北美的主流文化,孩子们通常提出自己的想法,鼓励他们自力更生和独立。他们可以决定自己选择什么食品和娱乐,家长给孩子布置一些小工作并给予一定的津贴,教他们如何为自己负责。相比之下,中国的儿童行为通常是被作为整个家庭成员的思想与行动,他们在家庭需求与个人需求发生冲突时常抑制自己的愿望。尽管在世界各地孩子的教养方式有显著差异,但总有一些相似之处,在社会分工中男孩与女孩的选择是有一定差别的,父母会鼓励他们去做适合自己性别的工作,男孩通常在外界要有一些担当,女孩经常做一些安静的工作或抚养孩子。

（3）社会适应能力:是人为了在社会上更好地生存,在心理、生理及行为上的各种适应性改变,与社会达到和谐状态的一种适应性。社会行为与神经功能及心理行为一样,在很大程度上依赖大脑的成熟与发展,其形成过程受遗传和环境因素的影响。人必须生存于由人组成的社会之中,社会关系是人类许多生物学特征出现的基础条件。在长期的人与人相互影响过程中,首先接触的父母,然后是同胞和其他儿童,最终是与自己独自扩展的圈子如同学、团体等相处,逐渐形成与人合作的能力,自我利益服从群体利益的行为等。

（4）社会认知能力:包括非语言和语言两种类型,这些能力决定儿童在社会环境中的成败。①非言语的社会认知能力:有助于与同伴或他人相互交流,能力不足时儿童的社会生活会感觉痛苦。此能力包括:获悉技能,即儿童在群体中觉察同伴中流行的事物,并能有效地表现适应群体的行为;相互交流,如与他人分享、乐于助人等;协调性行为,如眼神交流、肢体语言对同伴表示的友好;合时宜的交往,即懂得如何发展与他人的关系,包括礼貌与方式等;社会反馈敏感性,儿童从他人的面部表情、肢体语言中获得信息,调整与他人的关系;觉察自己的影响,即正确估计自己在群体中的作用;解决冲突,是处理矛盾、发展良好人际关系的一个重要能力;社会情境下的自我控制,如在交往过程中不过分要求别人,不以自我为中心,不处于被动等;应对并克服挫折;自我表现,展示自己,以适当的行为引起他人的注意,并为他人所接受。②语言的社会认知能力:反映儿童在社会环境中能有效地使用语言与他人交往,当应用语言的能力不佳时可引起尴尬和困窘。此能力包括:情绪的表达与解释;使用流行语言与同伴间交流;交流的话题选择与维持;对幽默的理解与应用;因人而异的语言应用和表达,如对老师、同伴、父母采用不同的语言方式;全面关注交流双方的理解和需求;表达要求的策略;交流的补救技能,如当意识到冒犯他人时会用语言补救;在社会情境中用语言作情感交流。如果在学生时期不能与同学相处,以后在社会中也很难找到自己的位置。在融入社会过程中遇到的最大需求和挫折始于儿童晚期和青少年期。社会适应在整个生命过程中持续存在,随着社会角色的变化,智力、体质的发育到最终的衰退,在此整个过程中新的挑战需要新的适应。

（二）人格发展理论

许多著名的理论家描述人格发展道路上出现的各个阶段。以下理论侧重于人格发展的各方面,包括认知、社会与道德。

1. 皮亚杰的认知发展理论 这一理论尽管受到相当多的批评,但仍然是被引用最频繁的心理学理论之一。其中心思想迄今仍非常重要:孩子们想的与成人不同。了解皮亚杰的理论有助于我们对人格发展有更深入的认识。

2. 弗洛伊德的性心理发展理论 弗洛伊德是人格发展领域中最知名的思想家之一,也是最有争议的人物。他在著名的性心理发展阶段理论中,提出人格发展阶段与特殊的性敏感区有关,如果未能成功度过这一阶段,将导致在成年后的人格问题。

3. 埃里克森的心理社会发展理论 埃里克森的八阶段理论是人类发展最知名的心理学理论之一,该理论建立在弗洛伊德性心理发展阶段论的基础上,他把重点放在社会关系影响个性发展这一方面。该理论超越童年时期,涵盖了整个生命过程。

4. 科尔伯格的道德发展理论 在皮亚杰提出的2个阶段基础上,科尔伯格将理论扩展为6个不同阶段。这一理论虽然不能统一适用不同性别和文化中的人格发展,但这一理论可以帮助我们理解个性是如何发展的。

第二节 神经系统的发育延迟与缺陷

一、运动发育延迟

儿童运动发育延迟通常伴精神障碍,又称为精神运动发育迟缓(delays in psychomotor development),指小儿的运动或智力发育比正常同龄儿落后。脑损伤是重要的病因,因其病因不同预后也不同。有研究表明,步行、站立、坐直等童年期运动发育里程碑的延迟对成年期罹患精神分裂症具有预测效应(Filatova S et al,2017)。

运动发育延迟的病因包括:①围生期脑损伤,出现肌张力过高或过低,可能出现原始反射动作;肌无力,常伴不正常动作模式;可伴感觉功能障碍、动作协调困难等;最常见为脑瘫、智力低下。②先天性缺陷,伴肢体畸形、残缺或瘫痪。③遗传性疾病,出现肌萎缩和较严重的功能障碍,如脊髓肌萎缩症。④周围神经损伤或肌肉病变。

⑤染色体病,如脆性 X 染色体综合征。⑥遗传性代谢障碍病。⑦营养状态,如贫血、铁缺乏。⑧毒物接触史,如产前有机磷暴露。

【临床表现】

1. 儿童运动发育延迟最主要特征是运动能力如行走、爬行、独坐等发育缓慢或落后。中位数年龄有助于初步判断是否发育正常。中位数≥2 个标准差常作为婴儿发育迟缓的警示性指标,尤其在重要的运动功能发育方面:如 3 个月不能俯卧、抬头、竖头,6 个月不能扶坐,8 个月不会独坐,12 个月不会扶栏站立,18 个月不会独走是粗大运动发育迟缓的警示性指标。而 3 个月不会追视,6 个月不会够物,8 个月不会倒手,12 个月不会捏取物品是精细运动发育迟缓的警示性指标(欧萍等,2014;李明等,2016)。

2. 采用标准化运动技能测验发现,出生 6 个月内小儿出现以下表现应引起注意:

(1) 身体发软及自发运动减少:是肌张力低的表现,在 1 个月时可见到。

(2) 身体发硬:是肌张力高的症状,在 1 个月时可见到。

(3) 对声音反应迟钝或无反应:是听力系统损害或智力低下的早期表现。

(4) 头围异常:头围是脑形态发育的客观指标,脑损伤儿常有头围异常。

(5) 体重增加不良、哺乳无力。

(6) 固定姿势:常因脑损伤使肌张力异常所致,如角弓反张、蛙位、倒 U 字形姿势等。

(7) 不笑:2 个月时不能微笑,4 个月时不能大声笑。

(8) 手握拳:如 4 个月手还不能张开,或拇指内收,尤其一侧上肢存在,有重要的诊断意义。

(9) 身体扭转:3~4 个月婴儿如有身体扭转,常提示锥体外系损伤。

(10) 头不稳定:如 4 个月俯卧不能抬头或坐位时头不能竖直。

(11) 斜视:3~4 个月的婴儿有斜视及眼球运动不良。

(12) 不能伸手抓物:4~5 个月时不能伸手抓物。

(13) 注视手:6 个月以后仍然存在。

【检查方法】

以下检查用于评价新生儿和婴幼儿运动系统发育异常:

1. 惊跳反射(莫罗反射,Moro response) 在所有新生儿和 4、5 个月婴儿均可出现,是婴儿反射的一种。通过此反射观察婴儿神经传导通路及两手的功能,是脊髓原始反射。婴儿若有臂丛神经麻痹,单侧出现反射;如反射消失提示存在运动障碍。此反射若持续超过 4~5 个月也见于严重的神经病变:①超过 4 个月时存在此反射可

能有神经病变;②超过 6 个月时存在此反射肯定有神经病变;③上肢不对称反应提示轻偏瘫、臂神经丛损伤、锁骨或肱骨骨折;④下肢反应 3~4 个月龄时消失,提示脊髓下段损伤或先天性髋关节脱臼。

2. 强直性颈反射 可分为对称性和非对称性。此反射并非一定出现,但婴儿到 5~6 个月后,该反射仍持续存在提示婴儿脑部或发育异常。在任何年龄如表现为强直和持续性,是锥体与锥体外系运动功能异常的信号。Barlow(2001)发现 9~10 个月的智障婴儿 25%出现这一反射。

3. 放置反射 若在小于 6 个月的婴儿消失或不对称,提示运动功能异常。

4. Landau 反射 婴儿在趴卧姿时,正常婴儿头会微微往上仰,躯干伸直;若突然将婴儿头往下轻压,婴儿的下肢便会缩起来(图 2-12-30)。可测试婴儿伸展肌群是否发育正常。这一反应一直持续到婴儿 2~2.5 岁,肌张力减低的儿童出现反射延迟。

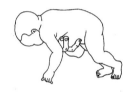

图 2-12-30 Landau 反射的正常表现

5. 降落伞反射 意义是测试婴儿中枢神经系统及婴儿的自我保护机制是否正常。如表现为非对称性,提示单侧运动功能障碍。

6. 巴宾斯基反射 出现此反射表明中枢神经通路(锥体束及大脑皮质)不成熟。婴儿 2 岁后应出现与成人相同的足跖反射,若出现巴宾斯基征是锥体束受损的表现。若无跖反射可能为周围神经病变。

7. 侧弯反射 早产或缺氧婴儿可能出现神经传导和肌张力减低不明显表现。正常随年龄越大,此反射越不明显。横断性脊髓病变或损伤时反射消失。

8. 踏步反射 轻瘫与臀位生产的新生儿反射消失。若婴儿在 8 个月后仍有此反射可能有脑部疾病。

【诊断】

婴儿运动发育延迟的诊断主要根据临床表现及反射情况。

1. 根据临床表现

2. 根据反射

(1) 肌张力增强:在新生儿或婴儿早期,腱和足跖反射检查不适用于运动发育延迟或异常,足跖反射表现不恒定;在任何年龄,轻划足底出现蹑趾持续伸展,其余四趾呈扇形分开为病理反射。婴儿在 18 个月前,由于皮质

脊髓束未髓鞘化，脑瘫的早期诊断可通过下述体征判断：如婴儿保持握拳姿势或抓取和双手交换物品时显得笨拙；腿不灵活，爬行、走路和落脚明显笨拙。早期的手优势很可能有对侧运动障碍。上肢可见特征性抓取动作和对弯曲抵抗的强制姿势；下肢可检查膝部被动弯曲时是否有声音变化。可能出现智力损害，见于40%的偏瘫和70%的双侧瘫。遗传痉挛性截瘫在第2年和第3年可能越来越明显，下肢痉挛性无力的一般原因是早产和宫内出血。

（2）肌张力减低：大多数婴儿脊肌萎缩症（前角细胞早期缺失）出现进行性运动延迟、肌张力减低和腱反射缺失。检查者将松软的婴儿提起，可见肌肉反应很微弱。在仰卧位，肌肉松软可表现为青蛙腿姿势，并伴踝关节和髋关节活动度增强。肌张力减低见于肌肉、神经及中枢神经系统疾病。新生儿及婴儿肌张力减低的病因包括肌萎缩症、先天性肌肉疾病、遗传性重症肌无力、多发性神经病、唐氏综合征、小胖威利综合征以及脊髓损伤。

肌张力减低也可以是锥体外系运动障碍的先兆，如双侧手足徐动症是另一种大脑性麻痹，首发的异常征象可能是头颈部角弓反张姿势，在婴儿5~6个月之前，舞蹈病样运动在上肢不常见或非常轻微，12个月时手足徐动症变得明显。肌张力减低也是小脑运动缺陷的首发症状，当婴儿试图在无支持情况坐下时，可见躯干和头部震颤；以后当婴儿想要站立时整个身体不稳。有的儿童表现为轻微肌张力异常、运动笨拙或不寻常姿势、手震颤和共济失调、精细动作缺陷。Tirosh发现，精细动作缺陷的儿童多由于产期有问题。婴儿期全身性疾病对运动系统也有影响，如先天性心脏病（尤其发绀形成）、肝肾疾病、传染病和外科手术，即使疾病得到很好治疗，但大脑发育仍可延迟。已证明25%的严重先天性心脏病患儿大脑受到影响，风疹、柯萨奇病毒B感染患儿的发病率更高。

【治疗】

通过病史、体格检查及实验室检查结果综合分析，判断引起儿童运动发育延迟的原因，确定治疗原则。病因不同，处理方法也不同。例如，①营养不足应合理营养，全面均衡饮食，培养良好的饮食习惯和促进食欲；②全身性疾病所致者应积极治疗原发病；③家族性矮小和体质发育迟缓可通过各种调养，充分发挥生长潜力，酌情用生长激素；④精神因素引起者应改善生活环境，使儿童得到精神安慰与生活照顾；⑤先天性遗传代谢性疾病可根据情况进行特殊治疗；⑥甲减、垂体性侏儒、先天性卵巢发育不全、小胎龄儿、特发性矮小等应对症治疗。

二、感觉发育延迟

感觉障碍可由严重的脑部疾病导致。视听障碍在感觉障碍中对婴儿影响最大。

视觉功能发育障碍与斜视和眼球运动障碍有关。任何屈光系统或中枢视觉通路缺陷都会导致眼球来回转动和急动。婴儿的视盘比年长儿童更显苍白，要注意排除视神经萎缩。先天性视神经发育不全表现为视盘非常小。通过眼底镜检查可发现视网膜和脉络膜病变。盲童的瞳孔对光反射消失提示视束或枕叶功能障碍，必要时头MRI和视觉诱发电位检查有助于诊断。

听力受损常影响语言发育，但评估婴儿听力有一定困难。一般在出生后数周，警惕性高的父母会注意到婴儿对大的噪声和其他声音出现敏锐反应。如果婴儿对铃声或声音缺乏反应，可能提示听觉障碍。脑干听觉诱发电位检查对确认婴幼儿听力异常很有帮助。

第三节　局限性发育异常

儿童脑发育障碍除了表现在运动、感觉发育方面，还会有各种局限性的发育障碍，例如语言、口语、构音不清（口齿不清）以及听力方面的先天性耳聋、词聋，例如发育性发声迟缓、先天性耳聋伴发声迟缓、发育性辨语聋、诵读困难（特殊阅读障碍）、杂语症、幼稚语言、口吃。智力低下、听力障碍、构音器官疾病、中枢神经系统疾病、语言环境不良等因素是儿童语言发育迟缓的常见原因。发育性口语延迟是一组因中枢神经发育延迟引起的语言障碍，但是部分幼儿的口语延迟并不意味着智力发育迟滞。发育性口语延迟病因不明，可能与脑损伤或感觉及皮质功能失调有关。50%先天性耳聋患儿有遗传因素影响。

一、口语和语言发育障碍

（一）概述

儿童语言的获得与发展是儿童对语言符号的感知、理解、掌握并加以运用的过程。语言发育迟缓是由各种原因引起儿童口头表达或语言理解能力明显落后于同龄儿童的正常发育水平。

口语和语言发育障碍包括：①发育性失语症：表现为单纯语言功能或能力的某一方面或全面发育迟缓，除了语言外，其他方面发育都正常，不存在智力低下、耳聋或严重个性失调。②获得性失语症：是由于中枢神经系统损伤、发育不全或功能失调导致语言理解与表达障碍。

【正常语言发育规律及过程】

1. 正常语言发育规律　语言是表达思想、观念的心理过程，是人类进化过程中随着脑发育和社会生活而发生发展的，与智能有直接联系。语言包括理解能力与表达能力。小儿学说话都是循序渐进,先理解而后表达。先学会发声,然后应用词和句子。在词理解应用上,先是名词而后为动词、形容词和介词等。

在学会说话之前,小儿能用很多方式表达自己的要求和感情。例如,5~6周的小儿能发出除哭以外的声音,开始时大多是一些元音,偶尔有少数辅音。12~16周,高兴时会大叫,当母亲与他说话时,他也会"呀呀"作答,16周时可发出单一音素。28周时能发出元音音节。32周时能发出两个连续的元音音节。8个月时会用发声引起人们的注意。10个月时能理解"不",大人说"再见"时会摇手,1岁小儿平均能说2到3个字。15个月说出一些别人听不懂的"话",到1岁半时能说出几个有意义的词。21~24个月时可说出2~3个字的句子,会用"你""我"等代词。2~3岁时已获得语言功能,咬字可能不清楚,有时会有口吃。90%的3岁儿童可以清晰地发出所有的元音。3~5岁学前期儿童开始能听懂和运用各种基本类型的句子(简单句和复杂句),言语的信息量逐渐加大。这一时期是语言的高度积极发展期。4岁时可以讲故事。6岁以后开始学习读与写,可以认识几千个字。12岁以后口语与书面语更趋发展完善。

2. 语言能力发育过程　通常认为,9个月或晚至24个月是语言发育的关键时期,也有人提出2岁时开始,前者是指语言理解,后者一般指辅音的正确表达。当孩子到3~4岁时说话尚不流利,有类似口吃的现象,但不可误认为口吃。

【病因】

影响儿童语言发育的原因很多,常见的有视觉障碍,听觉障碍,交往障碍如自闭症、自闭倾向,智力发育迟滞,不适当的语言环境,发声器官构造与运动异常,脑发育不全及脑损伤等。

【临床表现】

1. 口语和语言发育障碍,表现为:①过了说话的年龄仍不会说话;②说话晚或很晚;③开始说话后,比正常孩子发展慢或出现停滞;④虽然会说话,但语言技能较低;⑤语言运用、词汇和语法应用均低于同龄儿童;⑥只会用单词交流,不会用句子表达;⑦交流技能低;⑧回答问题反应差;⑨语言理解困难和遵循指令困难。

2. 从儿童期到成年期均可发生口语和语言发育异常。许多患者有家族史,为双利手,不过左利手也很多见。男性多见,据报道在一些种族男女之比高达10:1。发声和语言发育异常远比后天性异常常见。前者包括发育性发声迟缓、先天性耳聋伴发声迟缓、发育性辨语声、诵读困难(特殊阅读障碍)、杂语症、幼稚语言、口吃,以及器质性病变如腭裂语音。

3. 口语和语言方面的怪癖,通常不认为是一种疾病,如口语不流利,不能连续表达完整语句,说话无语调、声调和节奏怪异(言语声律障碍)等。

【汉语儿童语言发育迟缓评价法】

阶段1,对事物状态理解困难阶段:能注意事物、他人的行动或声音,对外界刺激物主动反应(如动作),但对特定事物间相互关系的理解较困难。

阶段2,事物的基本概念阶段:可理解日常生活中出现或存在的事物间的相互关系。

阶段3,事物的符号:此阶段手势符号形式与指示内容关系开始分化。①手势符号即象征符号,开始学习用手势符号理解与表达事物;②言语符号。

阶段4,组句语言规划:本阶段能用2~3个词组连成句子。

【治疗】

主要对语言进行特殊训练,训练的重点是模仿他人讲话,父母最好也参与训练。表达型语言障碍者预后良好,不经治疗也能随年龄增长逐渐获得语言能力,但早期干预仍然必要。感受性语言障碍者,重点是训练患儿对语言的理解、听觉记忆及听觉知觉等方面能力,专门训练后语言能力可有不同程度恢复,但预后仍较差。对伴心理行为障碍者要采用行为疗法矫治,同时伴以支持性心理治疗。无特效治疗药物,对伴注意力障碍者可给予中枢神经兴奋剂改善注意力。

1. 符号形式与指示内容关系的训练

(1)阶段1训练:①注意力训练;②对事物持续记忆训练;③促进视线接触的游戏;④事物的操作。

(2)阶段2训练:①事物基础概念的学习训练;②多种事物的辨别学习训练。

(3)阶段3训练:①手势符号训练,包括状况依存性手势符号训练、表示事物的手势符号训练、利用手势符号的动词和短句训练;②改善理解力训练;③口语表达训练,包括事物名称的口语表达、词句的口语表达、文字符号的辅助作用、代用性交流手段。

(4)阶段4训练:①扩大词汇量训练,包括名词分化学习、动词学习和形容词学习;②语句训练,包括单个词语、两个词语及三个词语组成的句子的学习;③语法训练,主要手段是可逆句的学习。

(5)阶段5训练:此阶段主要学习组词成句的规则,能理解和自己说出被动句。训练程序:明确显示句子内容→排列句子成分的位置→表达。

2. 文字训练

(1)适用情况:①音声语言的理解与表达发育迟缓的儿童;②音声语言的理解好但表达困难的儿童;③既有以上原因,又伴构音障碍、说话欠清晰的儿童;④轻度或临界全面发育迟缓,学龄前到低年级的病例。

（2）文字训练程序：①文字形的辨别训练，包括几何图形辨别、单字字形辨别、单词水平辨别；②文字符号与意义的结合训练，包括文字单词图片、文字单词选择、文字单词图片匹配、图片匹配；③文字符号与音声的结合训练。

3. 交流训练 适用于全部患儿，特别是发育水平低和交流障碍、未学习语言的儿童，以及存在评议理解和表达发育不全的儿童。

（1）语言前阶段儿童训练：语言前阶段的语言发育迟缓儿童进行交流训练的原则是促进视线的接触，主要是爱抚行为。

（2）单词水平阶段儿童训练：此阶段儿童交流的具体方法包括事物的操作、交换游戏。

（3）语句水平阶段儿童训练：主要在训练、游戏及日常生活中，双方（训练者与儿童、母亲与儿童等）交换使用身体动作或音声符号来表达自己的要求。

4. 家庭环境调整 包括：①改善家庭内外的人际关系；②培养儿童健康的性格；③改善对儿童的教育方法；④帮助儿童改善周围的生活环境。

儿童学习语言的过程与儿童的生活环境分不开，如果脱离了后天的语言环境，儿童学习语言就会受到很大的影响，甚至无法掌握语言。儿童学习和掌握语言还与其性格、智力、爱好及兴趣有关。有些环境对某一类儿童可能适合，对另一类儿童可能不太适合。调整语言环境的根本目的是改变不适合儿童学习语言的不良环境，使之适应于儿童，改善儿童的语言学习状况。

（二）发育性口语延迟

发育性口语延迟首先由 Call（1825）描述，临床表现为说话迟缓及言语理解和/或表达困难，智力相对正常。病因不明，可能与脑损伤或中枢神经发育延迟、感觉及皮质功能失调有关。

【分型】

据国际疾病分类（ICD-10），包括下列几种类型：

1. 特定性言语构音障碍 主要表现为发声延迟与异常，发声不清或错误，别人不易听懂，常伴孤僻、退缩、焦虑和冲动，入学后学习困难等。预后较好，大部分患儿7~8岁时不治而愈。治疗主要在于言语训练和心理治疗。

2. 表达性言语障碍 表现为说话延迟，言语发展缓慢，2岁不能讲单词，3岁不会讲短语，但非言语性交流方式正常，理解力正常，常伴情绪及行为问题。大多预后较好。伴阅读、计算困难者常影响学习成绩。治疗主要是进行特殊的语言训练、行为治疗与心理治疗，必要时给予抗焦虑药。

3. 感受性言语障碍 表现为说话延迟，语言能力明显低于同龄儿童，语言表达及理解障碍，发声异常，语法

紊乱，阅读困难。伴明显的社交-情绪-行为紊乱，但听力正常。预后较差，重者持续到成年，伴社会适应能力损害。治疗同上。

4. 获得性失语伴发癫痫 发病年龄3~7岁，多为急性或亚急性起病，1/4的患儿缓慢起病，数日或数周内言语功能丧失。听觉性理解困难常为首发症状，感受性语言障碍尤为严重，常出现情绪与行为问题，伴癫痫发作，早期即有脑电图异常。预后较差，约1/3完全恢复。治疗主要为言语训练、行为治疗、心理治疗及药物治疗如抗癫痫药。

【临床表现】

1. 约2/3的婴儿在9~12个月时开始说话，2岁前开始说词组，若不能应引起父母的注意。未达标者一般分两类，第一类无明显智力缺陷或听力损伤的证据，第二类口语延迟有明显的病理学基础。

2. 第一类颇令人费解，包括说话较晚的非正常儿童。正常孩子1~2岁时可将元音与辅音正确组合，并将它们组成一个句子，但这类患儿甚至到3~4岁时也只能发出很少几个可以理解的单词，男孩约占3/4，多有口语延迟家族史。当孩子最终开始说话，可能会跳过口语早期阶段并很快开始说一句完整的话，并在数周或数月后就可以流利地讲话和表达。在口语延迟阶段，单词理解和智力发育正常，通过手势易于交流。患儿的口语延迟并不意味着智力发育迟滞，据说爱因斯坦直到4岁才会说话。对这样的患儿无法预测口语能否正常或何时会变正常，而且以后可能有阅读障碍和书写障碍，可能由染色体显性遗传特征决定，同样多见于男孩。

3. 第二类口语延迟或口语发育迟缓的儿童（18个月不会说单词，30个月不会说短语）有明显的病理学基础。35%~50%的患儿是由于智力迟钝或脑瘫，部分是听力缺陷，也有运动语言中枢发育不成熟或后天损伤，很少一部分可能是精神错乱或大脑损伤导致的语言混乱如失语症。若是后天损伤如血管性、外伤性导致的失语症可伴右侧偏瘫，且可持续数月。还有一种脑炎所致的获得性失语，由 Landau 和 Kleffner 描述，表现为癫痫和脑电图双颞叶局灶性放电。

（三）先天性耳聋

先天性耳聋（congenital deafness）是出生时即出现的听力缺陷，可分为遗传性和非遗传性两类。遗传性先天性耳聋包括非综合征性耳聋（占遗传性耳聋的80%）和综合征型耳聋（占遗传性耳聋的20%）（congenital deafness, American Hearing Research Foundation）。又可分为传导性、感音神经性及混合性三类。通常平均每千名活产婴儿中就有1.64个发生先天性耳聋，其中约有1例为双侧听力丧失，0.64例为单侧听力丧失。

【病因和发病机制】

先天性耳聋是因母亲在妊娠、分娩过程中的异常或

遗传因素造成的耳聋。患儿在出生时或出生后不久就存在听力障碍。

1. 遗传性因素　占先天性耳聋的 50%以上，通常是双侧的，几乎均为感音神经性耳聋，对高频声音更明显。遗传性耳聋又分为非综合征型与综合征型：

（1）非综合征型：约占遗传性耳聋的 80%。人口分析表明，有超过 100 个基因与非综合征型耳聋有关，其中 GJB2（间隙连接蛋白基因）突变以 30delG/35delG、167delT 及 235delC 检出率较高，并表现出明显的种族特异性，它们分别是高加索人种、犹太人种和蒙古人种中的热点突变。该型耳聋有高度异质性，连接蛋白-26 分子（connexin-26 molecule）突变与 49%的非综合征性耳聋和 37%的散发病例有关。包括：

A. 常染色体显性遗传性耳聋：在亲代间直接传递。通过简单的家系调查通常可确定一种常染色体显性遗传模式，如 col11a2 突变（dfna13），col11a2 是编码 XI 型胶原蛋白链的基因。DFNA9/COCH 可以产生类似梅尼埃病的症状，但它是逐渐进展的，以严重的听力和前庭功能损害为终点。DFNA6/14-WFS1 突变会出现进展性低频感音神经性听力损害。

B. 常染色体隐性遗传性耳聋：需要在父母双方各获得一个隐性基因。DFNB1（connexin 26）是最常见的遗传性听力丧失，是在语言习得前出现的轻至中度听力丧失，无前庭功能或影像学异常，是由 GJB 突变引起。DFNA6/14～WFS1 突变可产生 Wolfram 综合征，表现为尿崩症、糖尿病、视神经萎缩和耳聋等。

C. X-连锁性听力丧失：在母亲性染色体上携带听力缺失的隐性基因，可通过遗传传递给男性和女性后代，但通常只有男孩出现症状。

（2）综合征型遗传性耳聋：约占遗传性耳聋的 20%。

A. Alport 综合征：是由 COL4A3，COL4A4 或 COL4A5 基因突变引起，表现为肾衰竭和感音神经性耳聋。

B. Barakat 综合征（HDR Syndrome）：主要表现为甲状旁腺功能减退、感音神经性耳聋和肾病（Barakat et al，1977），可出现低钙血症、手足搐搦和惊厥。听力丧失常为双侧，轻、中度不等。染色体缺陷在 10p（基因图位点：10p15、10p15.1-p14），是由于 GATA3 基因的单倍不足或突变。

C. 耶韦尔和朗格-尼尔森（Jervell and Lange-Nielsen）综合征：表现为心律失常，QT 间期延长，尖端扭转性心律失常，突发晕厥和感音神经性耳聋。

D. 克利佩尔-费尔（Klippel-Feil）畸形：是一种先天性颈椎异常，表现为颈短、发际低和颈部活动受限。与耳（外耳、中耳和内耳三部分）及前庭导水管先天异常有关，约 60%的患者有听力障碍。

E. Norrie 病：典型特点包括眼症状，如视网膜假瘤、视网膜内层增生及发育不良、白内障和眼球萎缩，进展性感音神经性耳聋，精神异常，约半数患者伴听觉受损或智能发育迟滞。

F. 彭德莱（Pendred）综合征：是最常见的耳聋综合征之一，是以甲状腺肿大、先天性感觉神经性耳聋为特征的常染色体隐性遗传病，是 7q31 基因（硫酸根离子转运蛋白基因）突变所致，约 60%的 SLC26A4 基因突变也可引起 Pendred 综合征，可能内耳前庭导水管内氯离子转运障碍，引起内淋巴囊及内淋巴管内压升高，内耳毛细胞受损和听神经萎缩，导致听力进行性下降。治疗宜早期使用甲状腺激素替代使甲状腺肿缩小，神经性耳聋尚无有效治疗。

G. 斯蒂克勒（Stickler）综合征：与 COL11 的突变有关。特点是听力损害，面部发育不全，以及 1 岁时进展性近视、关节病等。

H. 特雷彻·柯林斯（Treacher Collins）综合征：也称下颌-颜面成骨不全综合征。特点是下眼睑缺损、小颌畸形、小耳畸形、颧弓发育不全、巨口，以及外眦向下移位等。

I. 特纳（Turner）综合征：女婴发病率约为 1/2 000。大多数特纳综合征患者仅有一个 X 染色体，无 Y 染色体。约 2/3 的 Turner 综合征患者有听力损害，感音神经性耳聋和传导性耳聋各占一半。

J. Ushers 综合征：特点是听力障碍和色素性视网膜炎。分三种临床类型：I 型有听力障碍和前庭障碍。II 型有听力障碍，无前庭功能异常。III 型有不同程度的前庭功能损害。确诊主要依赖于视网膜电图及前庭功能测试，人工耳蜗植入可能有效。

2. 非遗传性因素　妊娠早期母亲酗酒或吸毒，罹患风疹、腮腺炎、流感等病毒感染或弓形虫感染，以及梅毒、糖尿病、肾炎、败血症、克汀病等全身疾病，导致胎儿子宫内感染或缺氧；大量应用耳毒性药物，在孕期受过深度麻醉均可引起胎儿耳聋。母子血液 Rh 因子相忌，分娩时产程过长、难产、产伤致胎儿缺氧窒息也可致耳聋。新生儿出生时体重小于 1 500g、高胆红素血症、难产严重窒息及患化脓性脑膜炎等均可能导致耳聋。

【临床表现】

先天性耳聋表现为出生时或出生后不久就已存在听力障碍。当婴儿对巨大噪声或音乐缺乏反应或不把目光转向声音来源时，家长开始注意孩子的听力缺陷。

耳聋患儿 3～5 个月时已从日常发出的哭声过渡到"咕咕声"和"咿呀声"。6 个月后患儿变得更加安静，平时的"咿呀声"也变得更刻板。如耳聋在几岁时逐渐进展，可能丧失已习得的言语能力，但这种言语能力可通过观察别人的口型法重新习得。言语变得刺耳、不愉悦、可调节性差，伴古怪的尖叫和哼哼声或咕噜声。先天性耳聋患儿的社会能力及其他习得能力正常,与智能发育迟滞患儿不同。耳聋患儿总是非常渴望用手势与外界交流,他们通常都很聪明,通过丰富的面部表情、嘴唇运动、点头与摇头吸引别人注意。勒特操作量表测验不通过声音,通过非言语形式证明耳聋儿童的智力正常。脑干听觉诱发电位无反应和迷路检测可能有助于诊断。早期诊断很重要,可选择适宜的助听器和尽早开始语言训练。

正常听力可测到的声音范围是 0~20dB。听力损害分级(图 2-12-31):

- 20~40dB:轻度,不能听到耳语。
- 41~70dB:中度,无法听到对话。
- 71~95dB:重度,不能听到呼喊。
- >95dB:极重度,不能听到正常人听起来可能感到疼痛的声音。

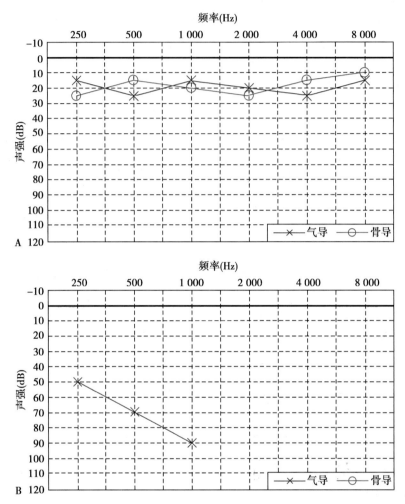

图 2-12-31　正常听力曲线(A)与先天性耳聋听力曲线(B)

【辅助检查】

全面系统地收集病史,详尽的耳鼻部检查,严格的听功能、前庭功能和咽鼓管功能检测,必要的影像学和全身检查等是诊断和鉴别诊断的基础。

1. 新生儿听力筛查项目(newborn hearing screening, NHS)包括两方面:①自动化耳声发射(automated otoacoustic emissions, AOAEs);②自动化听性脑干反应(automated auditory brainstem response, AABR),将耳套放在婴儿耳部,传感器置于婴儿颈部和头部,听觉刺激传出后通过发出的脑电图信号来观察耳蜗细胞和听神经对声音的反应。

2. 影像学改变　约 40% 的感音神经性听力缺陷患

儿可有 MRI 异常(McClay et al, 2008)。

【治疗】

先天性耳聋的治疗取决于耳聋的原因和聋儿家长所采取的策略。主要治疗原则是:①恢复或部分恢复已丧失的听力;②尽量保存并利用残余的听力。先天性听力丧失的患儿应在出生后 6 个月内接受治疗,早期治疗通常能够发展沟通技巧(通过口语或手语)。

1. 药物治疗　迄今尚无简单有效且适于任何情况的药物或疗法。目前多在排除或治疗原发病的同时,尽早选用可扩张内耳血管的药物、降低血液黏稠度和溶解小血栓药物、维生素 B 族等。必要时可应用抗细菌、抗病毒及类固醇激素。药物治疗无效者可配用助听器。

2. 助听器 选择主要与听力受损程度有关。幼童推荐使用耳后助听器,随之成长比较适合耳内植入性助听器。

3. 听觉和言语训练 听觉训练是借助助听器利用残余听力,通过声响刺激,逐步培养聆听习惯,提高听觉察觉、听觉注意、听觉定位与识别、记忆等能力。

4. 手术治疗 适于外耳或中耳畸形或反复耳部感染引起的永久性传导性听力丧失,手术宜在 15 岁以后进行。某些重度感音神经性听力丧失的患儿也可考虑手术治疗。任何人工耳蜗植入都存在罹患细菌性脑膜炎的风险,需预防肺炎球菌感染。

(四)先天性词聋

先天性词聋(congenital word deafness)也称发育性感受性语言障碍、言语听觉失认或中枢性聋,非常罕见且很难与周围性聋鉴别。通常家长注意到词聋患儿对大的噪声和音乐都有反应,尤其对高音调声音,但并非说明听力没有缺陷。词聋患儿不能理解别人说的话,造成理解延迟与失真。

如果优势侧颞叶皮质不能区分词语的复杂听觉模式,也不能将其与人和物体的视觉图像联系起来,尽管是完整的纯音听觉,患儿仍然不能听到词语模式,也不能将其在言语中再现。这些孩子在其他方面可能很聪明,这种词语听觉感觉缺失与由局部脑损伤导致的过度兴奋、注意迟钝、奇怪行为及其他知觉缺陷相关。词聋的患儿总是用自己特有的方式喋喋不休,这种奇怪的言语方式被称作自语,可以逐渐被家长理解。这种儿童学习读唇法非常快,而且很容易表达自己的想法。

(五)先天性口齿不清

先天性口齿不清(congenital inarticulation)是儿童在讲话时不能很好地协调声音、咽喉肌与呼吸肌的活动所致。先天性口齿不清在 200 个孩子中约有 1 个,这种发育缺陷男孩比女孩多,大部分有家族史,但并非一定有遗传性。通常各种延迟性言语不清都与舌系带过短有关,但是现在看来是一种过时的观念。先天性口齿不清可能跟左侧脑室后角轻度增宽及由脑电图记录的脑部局灶性病变相关。

先天性口齿不清的患儿在会说话前发出的声音也是异常的,他们发出的咿呀声较少,2 岁尝试说话时发出的声音不像是语言,与说话晚的孩子发出的声音也不同。他们对语言的理解力处于同年龄的平均水平,可以用点头和摇头对问题作出正确反应,并可以执行复杂的口语命令。他们的运动、感觉、情感表达都与其年龄相符,尽管有少数病例在几个月的时候出现脑神经异常,如上睑下垂、两侧面部不对称、奇怪的新生儿哭声和发声改变

等。这些患儿一般很胆怯,但反应很快,也没有其他行为异常,有些患儿还很聪明。先天性口齿不清伴发轻度精神迟钝比较常见。神经病理研究也未证实有大脑异常。

如果大部分自发言语是可理解的,可尝试由受过训练的治疗师进行语言校正。如果孩子发出的声音不像词语,不能被理解,就要靠学校教育来协助,要等到有一定的词语积累后才进行语言康复。

(六)口吃

口吃(stuttering)是一种由不自主重复和声音、音节、词或短语的延长,以及不自主停顿导致的言语障碍(World Health Organization ICD-10)。还包含讲话前的异常犹豫或暂停。口吃一词的含义包括极轻微的症状,直至影响患者日常交流的极严重症状。学生中口吃发病率为 1%~2%,约 5% 的人在儿童期某一阶段患有口吃,300 个成人中可能会有 1 个人出现口吃,80% 为男性,20% 为女性。

【病因和病理机制】

1. 病因 目前尚无某一单一因素可以解释口吃(Gordon et al,2002),可能与多种因素有关。包括:①遗传因素:如一级亲属中有口吃的患者,孩子发展成口吃的可能性是其他人群的 3 倍。2010 年发现 GNPTAB、GNPTG、NAGPA 三个基因与口吃有关,9% 的有家族史的口吃患者存在这 3 个基因异常。②出生时或围生期损伤等先天性因素。③听觉皮质加工功能缺陷(Gordon et al,2002)。④某些药物能引起或加重口吃,如多巴胺激动剂、利他林(ritalin)等。

2. 病理机制 ①解剖学差异,如口吃者存在左右颞平面不对称;②多巴胺异常,成人口吃者中脑黑质、红核、底丘脑核被过度激活,多巴胺水平增高(Kate et al,2007)。

【分类】

口吃可分为发育性和获得性两类。

1. 发育性口吃 口吃是通常出现在儿童早期的发育性语言障碍,约 20% 持续到成年。口吃的平均发病年龄在 30 个月(Gordon et al,2002)。早期的口吃通常包括单词或音节重复,一般没有紧张、回避或逃避等继发行为。

2. 获得性口吃 在很少的情况下,口吃在成年后因头部创伤、肿瘤、卒中或药物应用所致。右额叶、纹状体、左颞叶和左顶叶损伤都可能与获得性口吃有关。其与发育性口吃不同,往往局限于部分文字或声音的重复,并相对缺乏焦虑。重大生活事件可引起心因性口吃,如丧亲之痛、离婚或身体创伤所致的心理反应,表现为突然起病,与一个重大事件相关,症状恒定,患者对此也不很关注。

【临床表现】

口吃的起病主要在两个阶段,2~4 岁,即口语

（speech）和语言（language）的发育期；6～8岁，背诵和朗读功能发展期。发病也可能更晚。许多患儿出现伴随的阅读与书写困难。如为轻度口吃可能只在情绪紧张时出现，且大多数患儿可以在青春期或成年早期完全消失；若口吃严重可持续存在，但随年龄增长可有所缓解。口吃不单是指说话时的结巴现象，还包含三个层面的含义。

1. 核心行为（core behaviors） 也称为核心症状（core features），是指原本流畅的、富有节奏的语言被过多的、无法自控的语音重复、延长和停顿所中断的现象。重复可以是一个音素、一个字（音节）、一个词或一个短语。比如字的重复"现现现现在几点了？"，或者音素重复，如"吾吾吾吾我要出去一下"。虽然正常人有时也会发生重复，但不可能重复一个音素，只是重复字、词或短语，而且正常人一般只重复1～2次，而口吃者经常会重复6次以上。这是导致口吃患者心理不安的主要原因，他们一般通过停顿和延长声音来掩饰这种重复。

2. 附加行为（accessory behaviors） 也称为第二症状（secondary symptom）。是指口吃患者为了逃避和摆脱口吃的核心行为，所表现的各种不正常动作和行为，如眨眼、跺脚、清喉、面部抽搐、咬手指，或逃避易使自己感到压力、说话结巴的场合等。

3. 情感反应（affective reactions） 包含情感与认知两方面。既包括口吃带来的恐惧、焦虑、压力、羞愧、内疚、挫折等负面情绪，也包括由此导致患者对自我、对人生的看法和认知。

【辅助检查】

口吃主要进行影像学检查，脑成像研究主要集中在成年人。然而，成人口吃者的神经系统异常究竟是儿童期口吃的原因还是结果，目前还存在争论。

1. 正电子发射体层成像（PET）研究发现，在诱发不流利讲话任务时，口吃者语言加工皮质如Broca区的活动减退，但运动皮质活动增强。口吃期间大脑小脑活动都过度激活，但左半球听觉区和额颞区活动相对减弱。正常情况下PET扫描显示两半球都是激活的，但左半球可能更活跃，而口吃者右半球激活程度更高，提示可能干扰左半球的语言产生。口吃者的前扣带回皮质、边缘系统也过度激活。

2. 功能磁共振成像（fMRI）发现，右额叶岛盖异常激活，这一脑区与时间评估任务有关，偶尔与复杂语言有关（Sandak et al，2000）。

3. 脑磁图（MEG）发现，在单个词识别任务中，非口吃者首先激活枕叶皮质，接着是左下额叶如Broca区，最后是运动和运动前区。口吃患者也首先出现枕叶皮质激活，但有趣的是，左下额区激活是在运动区及运动前区激活之后。

【治疗】

虽然有许多口吃的治疗和校正方法，但迄今尚无治愈口吃的有效手段。

1. 社会心理支持疗法 口吃的形成与患儿及周围人的态度有关，因此家人、老师、同学要尊重患儿的人格，不嘲笑戏弄，与患儿讲话时要心平气和、不慌不忙，使患儿受到感化，养成从容不迫的讲话习惯。鼓励患儿积极参与社会活动和人际交往，减轻口吃产生的神经质和心理障碍。

2. 流利性塑造疗法 训练口吃者通过控制自己的呼吸、发声、吐字流利地说话。

3. 口吃矫正治疗 目的不是消除口吃，而是缓解口吃。缓解对口吃的恐惧感，以及消除与这种恐惧相关的逃避行为。

4. 电子助讲设备 通过改变听觉反馈，例如与别人合声，讲话时掩盖口吃患者的声音，延迟口吃患者的声音（延迟听觉反馈），使口吃患者听到的自己的声音有所不同，这一方法治疗口吃已有50多年（Bothe et al，2007）。

5. 抗口吃药物治疗 包括苯二氮䓬类、抗惊厥药、抗抑郁药、抗精神病药、抗高血压药以及多巴胺受体拮抗剂等，可以治疗成人及儿童口吃。专治口吃的新药帕戈隆（pagoclone）是一种特异性γ～氨基丁酸（GABA）受体调节药，有更好的耐受性，只有轻微头痛和疲劳等副作用。

（七）混乱或杂乱的口语

混乱的口语（cluttering）是一种特殊的语言发育和沟通障碍，出现不能控制的语速增快，节奏变化，语法或文法错误，一个词或几个词与句子无关，不恰当的声调使对方难以理解。混乱的口语过去被看作是一种流利性障碍。

杂乱的口语（cluttered speech）是语言混乱、零乱，或因各种原因难以理解的讲话。杂乱的语言经常被描述成匆忙、紧张、口吃。杂乱的口语可能是众多语言疾病的一部分，如言语急促（cluttering）、脆性X综合征（fragile X syndrome）、强制语言（pressured speech）、阅读障碍（dyslexia）和帕金森病等。言语混乱的原因很多，如某些药物、影响注意力的因素和滥用酒精等。

【临床表现】

1. 混乱或杂乱的口语表现为语言流利性障碍，口语异常迅速，不规则，影响正常的表达。表现为以下一个或多个症状（St. Louis et al，2007）：①语速快，要求患者放慢语速却难以做到；②语言过渡不流利，但与口吃患者的典型不流利不同；③频繁的停顿和使用不符合句法和语义限制的吟诗样语言；④不恰当的、过量的协同发声，特别在多音节字发声时句尾声音缺失、省略或歪曲声音或音节；⑤过度使用"嗯""哦"，重复短语或词语；⑥语言的组织与表达困难。

2. 因混乱言语的症状不尽相同,以下症状难以确定是混乱或杂乱的口语症状还是其他疾病的伴发症状:①书写困难;②在阅读和短暂谈话中难以维持注意力;③很难精确地打字;④听力受损。

3. 混乱或杂乱的口语患者讲话时的主观感受,例如,"在我的脑海里同时涌现20种想法,我想把它们都表达出来"。又如,"我需要不断地修改我正在说的话"。

【诊断和治疗】

1. 诊断 混乱或杂乱的口语的诊断主要依靠临床症状,确诊还需要语音语言学家分析。临床上要注意与口吃进行鉴别,口吃通常是口语障碍(speech disorder),而杂乱的口语是言语障碍(language disorder)。换言之,口吃有一个连贯的思维,但不能流利的表达;而杂乱的口语可以将想法转变成语言,但在说话过程中思想缺乏组织性。

2. 治疗 因混乱言语的患者对疾病的自知力差,他们可能会对语音-语言学家无动于衷甚至敌视。①社会支持治疗:鼓励他们讲完话,避免打断;如果对他们表达的意思理解有困难,坦诚地与之交流。②心理干预:压力会起负面作用,讲话时保持放松对交流很有帮助。③其他治疗包括用图画书来提高叙述能力,复述(turn-taking)练习、停顿练习和语言治疗等。

(八)其他的口齿缺陷

学龄前儿童轻度口齿缺陷很常见,发病率在15%以上,具有多样性。

【临床表现】

1. 口齿不清(lisping)。

2. 婴儿样语(lallation),或出语困难(dyslalia),是以辅音取代和省略为特点。病情严重时,患儿的口语可能无法理解。患儿意识不到他们的口语与别人不同,且因他们不能被理解而苦恼,90%病例的语言异常在8岁时可完全恢复,也可自发缓解。

3. 先天型痉挛性延髓病性言语(congenital form of spastic bulbar speech) 患者语速缓慢,唇和舌运动僵硬,下颌和颜面反射亢进,可有轻度吞咽困难和发声障碍,通常不累及肢体,与脑性麻痹不同。腭裂所致的机械性言语障碍易于识别,患者通常伴唇裂,影响清晰发声,常伴令人厌恶的鼻音。

4. 言语发育异常有时伴高级语言加工障碍。例如,对复杂短语和句子有语义理解困难。

(九)发育性阅读障碍

发育性阅读障碍(developmental dyslexia)也称为先天性词盲(congenital word blindness),是一种先天性阅读障碍,患者虽然智力正常并接受正确的教学指导,但阅读能力明显低于正常水平。使用正字法语言的国家如中国和日本发病率较低。总体上男童发病率要比女童高,可以达到(2~5):1。

发育性阅读障碍的病因不明。研究显示该病有很强的家族遗传性,主要为常染色体显性遗传或性连锁隐性遗传,可能与6号和15号染色体上的基因有关。患者家族中左利手发生率较高,早产、宫内并发症可能与发病有关。研究表明,发育性阅读障碍主要因先天性神经发育异常导致特异性脑皮质功能障碍所致。

【临床表现】

1. 患者主要表现为尽管能看到并认识字母,但难以正确阅读、拼写及书写,而对看到的其他物体、图片的理解力完整。在学龄前期即表现出一些早期症状,如读取词语时出现延迟,难以完成押韵的拼字游戏,阅读时频繁出现发声错误、犹豫等,学讲话能清晰发声的时间较正常人明显滞后。入学后可出现抄写、颜色命名、形成数字概念困难,反复发生字母颠倒。患者常分不清字母在字母表中的顺序以及一年中各月份的前后顺序。

2. 12%~24%的阅读障碍的患儿伴注意缺陷多动障碍。少数患者伴计算障碍、手指失认和左右混淆,类似格斯特曼(Gerstmann)综合征。

3. 影像学证据表明,患者存在大脑皮质结构异常,如少量神经元异位和结构发育不良,多位于左侧半球外侧裂区(Rumsey et al,1997)。MRI可见双侧颞平面与相邻的顶岛盖的一些脑回消失,另一些脑回重复出现。功能成像提示颞顶皮质异常,特别是上颞叶后部、角回及缘上回,正常人阅读时可被选择性激活,而阅读障碍者却不能激活,仅能激活大脑半球的小部分区域如Broca区,而正常情况下不被激活的脑区如额下回却被激活(图2-12-32)。

【治疗】

阅读障碍通常较稳定和持续,但经过学校多年的学习训练,大部分患者症状可得到改善。小学患儿由熟练的教师进行每周数小时的针对性训练,患者配合,长期坚持,可达到正常阅读水平并能接受正常教育。中学和大学生阅读障碍可在课余时间通过录音机、笔记本电脑等工具,或在教师指导下得到改善。

(十)发育性书写障碍

书写障碍是书写表达的学习缺陷,患者智力和所接受的教育及实际年龄相符,但书写能力低。发育性书写障碍(developmental dysgraphia)是排除后天因素如脑创伤等所致的书写障碍。

发育性书写障碍是一种先天性发育异常,发病机制不明。可能由于执行书写任务所需的各脑区间的联系纤维发育异常;以及中枢拼写环路异常,如字形编码输入、环路间联系或书写信息传出异常。

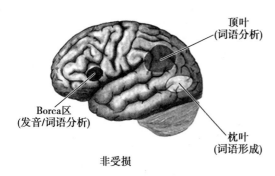

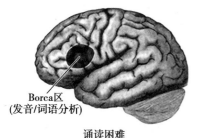

图 2-12-32 正常人及阅读障碍患者阅读时激活不同的脑区

【临床表现和分型】

1. 发育性书写障碍的患者常出现下列中一组或多组症状：①少量的书写任务即引起手指痉挛；②书写时频繁出错；③大小写字母混用；④很难按照纸张限定的行或范围内书写；⑤抄写速度慢；⑥书写时常忽略一些细节；⑦字迹潦草，难以辨认；⑧书写时伴随口头拼读可使症状改善；⑨写出自己的想法时需花费很长时间，有时用错词；⑩书写时出现疼痛。

2. 发育性书写障碍大致可分为三型。

（1）阅读型书写障碍：此型患者在自发性书写时字迹潦草，难以辨认。患者抄写能力良好，但字迹较差。打字操作正常，说明书写障碍并非小脑损伤所致。

（2）运动型书写障碍：精细运动功能受损、肌张力降低或其他运动功能异常所致。患者尚能完成少量书写任务，但较常人困难，且需花费较长时间。即使抄写范本时字迹也难辨认，绘画技巧差。患者口头拼字正常，打字速度低于常人，字迹倾斜与错误的握笔姿势有关。

（3）空间型书写障碍：此类患者存在空间感知异常，自发性书写、抄写和绘画技能受损，拼字和打字能力完好，提示患者并非因精细运动受损。

【诊断和治疗】

1. 诊断 发育性书写障碍目前尚无明确诊断标准，需要凭借医生经验及患者临床表现进行诊断。

2. 治疗 主要采取对因治疗。经过适当的针对性训练可使患者书写能力提高。运动型书写障碍患者可采取改善运动功能措施，帮助其采用正确的书写姿势；空间型书写障碍者可训练写连体字，可减轻空间感知异常；还可有意识地训练闭眼书写，减轻视觉对书写通路的刺激。

也可借助电脑，将书写动作转化为打字动作，均可提高患者书写能力。

（十一）发育性计算障碍

发育性计算障碍（developmental dyscalculia）是一种先天性特殊学习缺陷，患者对数字概念的理解与运算困难。

病因和发病机制不明。目前认为与大脑皮质颞顶叶交界处缘上回和角回发育异常有关，可能与患者的工作记忆缺陷有关。

【临床表现】

患者常有以下的一组或多组症状：①难以识别模拟时钟；②算术能力差，不会用加减乘除表，不会心算；③时间概念差，难以估计某一段时间有多长，总是迟到或早到；④掌握数学定理或公式困难；⑤难以识别音乐符号；⑥难以估计物体大小或路程远近；⑦某些书写相关技能如写作可能有超常表现。

患者常伴发注意缺陷多动障碍（ADHD），原因不明。

【治疗】

发育性计算障碍尚无有效疗法。通过针对性教育治疗可在一定程度上提高计算能力。有报道采用经颅直流电刺激（transcranial direct current stimulation，TDCS）可有效改善症状（Cohen et al，2010），但需验证。

（十二）阅读早慧和计算早慧

1. 阅读早慧（precocious reading） 是指儿童在很小时就具备远高于同龄儿童的阅读水平。分三种类型（Darold et al，2011）：

Ⅰ型阅读早慧：此型儿童除了阅读能力早熟，无其他异常，一般不作为疾病对待，也无须治疗。

Ⅱ型阅读早慧：此型儿童多伴孤独性障碍的表现，推测阅读早慧可能属于孤独症的诸多表现之一，或者两者的发生在基因水平或解剖结构上存在某种相关性。主要采取孤独障碍的干预和治疗方法。

Ⅲ型阅读早慧：此类儿童占阅读早慧的小部分，多数很聪明，除了阅读能力早熟，常伴记忆力等其他能力早熟。很多儿童也常表现为孤独症的部分症状，但并非真正意义上的孤独症，这些症状随年龄增长可逐渐消失，预后良好。

2. 计算早慧（precocious calculating） 通常描述在幼年时即具备超常的数学和记忆能力的儿童，可执行复杂的数学运算，但却不能解决简单的算术问题或理解数字的含义。目前关于计算早慧的研究较少。

（十三）先天性失歌症

先天性失歌症（congenital amusia）俗称音性耳聋，是先天性音乐能力缺陷，发病率约为4%。患者即使听力正常，并有高水平智力与记忆能力，仍不能辨认或哼唱熟悉的曲调。

先天性失歌症根据患者表现,可分为以下三型:

1. 感知型 此型患者主要表现为音乐感知方面缺陷,如不能识别熟悉的旋律,读不懂乐谱,不能辨别跑调的音符等。

2. 临床型 主要表现为对音乐运动能力方面缺陷,如不能唱歌、书写乐谱或演奏乐器等。

3. 混合型 此型患者对音乐的感知与运用均存在缺陷。

目前对先天性失歌症尚无有效的治疗方法。

二、注意缺陷多动障碍

注意缺陷多动障碍(attention deficit hyperactivity disorder,ADHD)也称为多动症,发生于儿童期(多在3岁左右),表现为集中注意力困难、注意持续时间短暂,以及活动过度或冲动。症状发生在各种场合如家里或学校,男童明显多于女童。综合国内7项研究的Meta分析显示,我国儿童多动症患病率为4.31%~5.83%。各国的多动症患病率略有差异,美国为3.4%~4.7%,德国为3.9%~9.0%,日本为4%,澳大利亚为7.5%~11.0%,新西兰为3.0%,巴西为5.8%。

【病因和发病机制】

1. 病因 ADHD的病因不明,是遗传因素和环境因素共同作用所致的神经发育异常。研究表明ADHD呈家族性分布,目前发现ADHD患儿多携带注意力相关脑区组织较薄的基因型。随年龄增长,患儿脑组织厚度可恢复正常,症状也随之改善(Shaw et al,2007)。基因连锁研究表明,ADHD与编码多巴胺转运蛋白基因多态性有关。一些染色体区域如5p13、11q22e25和17p11可能与ADHD的病因学有关(Coghill et al,2009)。环境因素如母亲吸烟、病毒感染、母亲贫血、臀位分娩、低出生体重/早产、低氧缺血性脑病、小头围、接触酒精或铅、碘和甲状腺缺乏以及不良的社会环境和家庭环境,均可增加儿童罹患ADHD的风险(Millichap et al,2008)。

2. 发病机制 患儿的小脑蚓及脑中间区包括部分脑干萎缩。ADHD患儿脑MRI研究发现右额叶较正常缩小(Hynd et al,1990),背外侧皮质、扣带回和纹状体区也有萎缩。功能影像学研究表明,纹状体改变是ADHD患儿不能控制冲动行为的基础。ADHD额叶(包括前扣带回、背外侧前额叶、下前额叶和眶额皮质)以及相关区域(如基底神经节、丘脑和顶叶皮质)活动明显不足(Cortese 2012)。还有研究提示可能与多巴胺和5-羟色胺异常有关。

【临床表现】

ADHD的主要临床表现是注意缺陷、活动过度和易冲动(图2-12-33)。男孩更常见,更易出现学习、阅读及书写问题;女孩倾向于数字和计算困难。

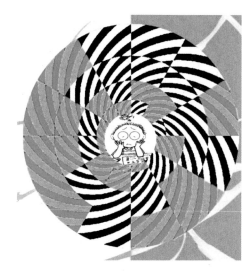

图 2-12-33 一个 ADHD 小孩画的一张关于自己的图画
中央是个小男孩,周围看上去像龙卷风。可以想象处在龙卷风中如何集中注意力去学习和思考

1. 注意缺陷症状 ①很容易分散注意力,忽略细节,忘事,频繁地变换活动;②注意力很难集中在一件事情上;③除非做非常感兴趣的事情,否则几分钟即感到厌倦;④在组织和完成某项任务或学习新东西时很难集中注意力;⑤很难完成家庭作业,常弄丢做功课需要的铅笔、文具;⑥别人对其讲话时好像没有听;⑦常幻想,做事容易出错,效率低;⑧难以和其他人一样快速、准确地处理信息;⑨难以遵照指令行事。

2. 多动为主的特征 ①烦躁不安,坐着时小动作多或扭来扭去;②说话不停顿;③横冲直撞,总要触摸或玩任何看到的东西;④上课、就餐或休息时间难以安静坐着,一直动个不停;⑤难以完成需要安静的任务或活动。

3. 以冲动为主的症状 ①非常不耐烦;②难以控制自己的言行,行动不考虑后果;③对等待游戏等缺乏耐心;④经常打断他人的对话或正进行的活动。

4. 根据患者的症状可将ADHD分为三种临床亚型:

(1)过动-冲动型:多数(6个或以上)症状为过动-冲动,可并存注意缺陷症状,但少于6个。

(2)注意缺陷型:多数(6个或以上)症状为注意缺陷,可并存过动-冲动症状,但少于6个。

(3)混合型:过动-冲动与注意缺陷症状均出现6个或以上。此型患儿占ADHD的80%。

5. ADHD患儿的行为表现在成长不同阶段有不同特点,归纳为四期。

(1)幼儿期:①吃奶时不会吸吮或吃奶时哭闹,需以少量多餐方式喂奶;②睡眠时间非常短,或入睡亦常醒来;③常哭闹或烦躁;④过度吸吮手指或撞头、前后方向摇摆身体;⑤会爬行时不停地四处乱爬;⑥日常生活如睡眠与吃奶等极不规律;⑦尿便训练非常困难。

(2)学龄前期(3~5岁):①与同龄儿或兄弟间打架次数频繁;②有时无缘无故地有极度愤怒倾向;③部分患儿有高攻击性;④无法完成结构性或预定目标的活动,如涂颜色、画图、游戏等;⑤虽然跑步等大肌肉运动正常,但语言能力、画图、使用剪刀等协调性动作较落后;⑥可有幼儿睡眠问题,如睡眠中时常醒来,不规则睡眠习惯;⑦活动量大,不听从父母或老师的话;⑧集中注意力时间短,易散漫;⑨因盲目玩耍或行为易受伤;⑩老师常有"很不好管"或"有行为问题"等评语;⑪很难与其他小朋友同享玩具或按顺序等待,常擅自抢别人的东西。

(3)学龄期:①上体育课时因不遵守顺序或不听从指示常被责备;②在教室里难以坐在座位上,即使上课也到处走动;③摇晃椅子,有时从椅子上掉下来;④注意力不集中,无法专注于课业;⑤自我整理能力差,常有脏乱现象;⑥因冲动而缺乏自我抑制,各种行为问题逐渐增加;⑦语言也有冲动性,不停地吵闹;⑧受到压力时不能抑制,过激行为更严重;⑨因此可失去自信;⑩老师会有"偷懒""喜欢幻想""行为上有问题"等评语;⑪回答问题不切实际,有时不能说明事情的来龙去脉;⑫即使在监督与指导下也会引起问题。

(4)青少年期:①因长期环境不适应和经历挫折,失去自信,感到自卑;②缺乏社会性技巧,交友方面感到困难;③无法跟上学业进度,成绩逐渐下滑;④缺乏解决课外问题技巧;⑤比小学时期出现更多的行为问题;⑥缺乏组织能力,无法做整理性工作;⑦易与他人冲突或打架,出现暴力倾向,可有旷课倾向。

【诊断】

本病主要以患儿的病史、临床表现、体格检查和精神检查为主要依据,采用描述性诊断方法。

根据《疾病和有关健康问题的国际分类》(ICD-10)的诊断标准,注意损害和多动是诊断必需的条件,且必须在一个以上场合(诸如居家、教室、诊所)中表现突出。

根据《精神障碍诊断与统计手册(第五版)》(DSM-5),ADHD的诊断须满足以下标准:

1. 一个持续的注意缺陷和/或多动-冲动的模式,干扰了功能或发育,以注意障碍、多动和冲动为主要特征。

(1)注意障碍:6项(或更多)下列症状持续至少6个月,且达到了与发育水平不相符的程度,并直接负性地影响了社会和学业/职业活动。年龄较大的青少年(17岁及以上)和成年人,至少需要下列症状的5项。①经常不能密切关注细节或在作业、工作或其他活动中犯粗心大意的错误;②在任务或游戏活动中经常难以维持注意力;③当别人对其直接讲话时,经常看起来没有在听;④经常不遵循指示以致无法完成作业、家务或工作中的职责;⑤经常难以组织任务和活动;⑥经常回避、厌恶或不情愿从事那些需要精神上持续努力的任务;⑦经常丢失任务或活动所需的物品;⑧经常容易被外界的刺激分神;⑨经常在日常活动中忘记事情。

(2)多动和冲动:6项(或更多)下列症状持续至少6个月,且达到了与发育水平不相符的程度,并直接负性地影响了社会和学业/职业活动。年龄较大的青少年(17岁及以上)和成年人,至少需要下列症状的5项。①经常手脚动个不停或在座位上扭动;②当被期待坐在座位上时却经常离座;③经常在不适当的场所跑来跑去或爬上爬下;④经常无法安静地玩耍或从事休闲活动;⑤经常"忙个不停",好像"被发动机驱动着";⑥经常讲话过多;⑦经常在提问还没有讲完之前就把答案脱口而出;⑧经常难以等待轮到他;⑨经常打断或侵扰他人。

2. 若干注意障碍或多动-冲动的症状在12岁之前就已存在。

3. 若干注意障碍或多动-冲动的症状存在于2个或更多的场所。

4. 有明确的证据显示这些症状干扰或降低了社交、学业或职业功能的质量。

5. 这些症状不能仅仅出现在精神分裂症或其他精神病性障碍,也不能用其他精神障碍来更好地解释。

【检查和评估】

ADHD的诊断主要依据临床表现,此外,也可采取一些辅助检查进行评估。

1. 神经生理检测是直接检测神经系统的整体生理功能,最常用方法是脑电图和注意力变量检测。

2. 正电子发射体层成像(PET)显示,ADHD患者在伏核(为人体的奖赏中枢)区多巴胺转运蛋白水平低于正常对照组(图2-12-34)。

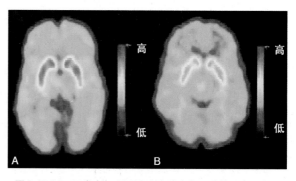

图2-12-34　正常人与ADHD患者脑内多巴胺转运蛋白水平对比

A. 正常人;B. ADHD患者

3. 行为检查

（1）康纳斯行为检查表：该量表由父母用表和教师用表两个表组成，也有父母与教师的合用表（简表），详见有关手册。

（2）阿肯巴赫儿童行为检测表：包括父母用表、教师用表和自评量表三种。自评量表要求 10 岁以上的儿童自己填写。该量表记分复杂，详见有关手册。

4. 心理测量　包括智力测验、注意测验等，均可用于 ADHD 患儿的辅助诊断。在智力测验过程中，有经验的心理学家可观察到注意力不集中和随境转移。成绩不稳定不是理解有缺陷，而是本病的特征。

【治疗】

ADHD 的治疗目的是减轻患者的症状及改善日常生活能力；包括药物治疗、行为疗法和心理治疗。

1. 药物治疗

（1）中枢兴奋剂：哌甲酯、苯丙胺可减轻大部分患者的多动与冲动症状，改善在工作和学习中的注意缺陷，也可改善部分患者的身体协调性。不同药物的疗效因人而异，因此需对药物种类、剂量和剂型进行适当调整，以达到最佳疗效。常见副作用有食欲下降、睡眠障碍、焦虑和易怒，少见轻微腹痛和头痛。多数副作用可随治疗或减量而逐渐消失（表 2-12-9）。

表 2-12-9　中枢兴奋剂及其适用年龄

商品名	药物名称	适用年龄
阿迪罗	苯丙胺	3 岁及以上
阿迪罗 XR	苯丙胺（缓释）	6 岁及以上
专注达	哌甲酯（长效）	6 岁及以上
利他林 LA	哌甲酯（长效）	6 岁及以上
利他林 SR	哌甲酯（缓释）	6 岁及以上
择思达	阿托西汀	6 岁及以上

（2）肾上腺素受体抑制剂：托莫西汀对多动症状有一定的改善作用，但曾有几例患者服药后出现肝衰竭。另一严重副作用是自杀风险增高，自杀倾向可突然出现或加重。

（3）三环类抗抑郁药：中枢兴奋剂无效时可试用，常用去甲丙米嗪，一般应避免联合用药。

2. 行为疗法　帮助患者改善行为症状和进行自我监测，以便在行动前学会控制自己的思想与冲动。父母和教师可适当反馈，对患者行为进行有效引导。药物治疗同步配合行为治疗可使患者停药后保持疗效。

3. 心理治疗　作为 ADHD 的常规辅助治疗主要针对 ADHD 儿童的情绪、亲子关系、人际交往、自我认知等方面展开，对患儿适应社会、发展自我非常有益，但对 ADHD 症状本身效果不明显。

【预后】

随年龄增长，大多 ADHD 患儿的多动和注意缺陷症状会逐渐消失（Weiss et al，1985）。研究显示，50%～80% 的 ADHD 患儿症状持续到青年期或成人期。

三、成人注意缺陷障碍

成人注意缺陷障碍（adult attention-deficit disorder，AADD），也称为成人注意缺陷多动障碍（ADHD）。研究表明美国有 4.4% 的成年人罹患注意缺陷障碍。欧洲的诊断标准较严格，因此统计的成人和儿童发病率都较低。成人 ADHD 与儿童 ADHD 是否为同一疾病目前尚无定论。

【临床表现】

1. 很多成人 ADHD 患者是由童年 ADHD 发展而来，部分患者是在成年期才出现症状。成人的临床表现不如儿童 ADHD 明显，且症状更复杂多变，常有漫不经心/怠慢、完成工作困难、拖延等特点。

2. 成人 ADHD 的表现　①难以正常完成学业；②社会性技巧不够灵活；③自信心低；④常常感到不安；⑤无法镇定，持续出现与注意力集中时间短的相关问题；⑥滥用酒精、毒品及药物的风险高；⑦仅 30%～40% 的 ADHD 成人患者能适应日常生活作息。

【诊断和治疗】

1. 诊断　在 DSM-5 中，成人与儿童 ADHD 的诊断标准相同，但由于普遍缺乏多动，且在孩童期无注意缺陷症状，因此成年人诊断不如儿童期 ADHD 易于确定。需指出的是，对童年时未被确诊为 ADHD 的成年患者，诊断标准仍需要满足儿童 ADHD 的相关症状。

2. 治疗　成人 ADHD 的治疗方法与儿童 ADHD 大致相同。

（1）药物治疗：中枢兴奋剂仍是主要治疗药物。一些抗抑郁药如三环类抗抑郁药、文拉法辛等，可调节患者脑内去甲肾上腺素或多巴胺水平，对 ADHD 症状有改善作用。

（2）行为治疗：专业治疗师可帮助成人 ADHD 患者学习如何借助某些工具如日历、日程表等安排自己的生活。将较复杂的任务分解成多个简单的、易完成的步骤，每完成一个步骤会使患者产生成就感，更有自信完成随后的任务。

四、遗尿症

遗尿(enuresis)是指发生于白天或夜里的不自主排尿,就患儿的智龄而言属于异常现象。根据遗尿发生的时间,可分为夜间遗尿、昼间遗尿和昼夜遗尿三种,以夜间遗尿多见。

儿童遗尿主要有原发性遗尿和继发性遗尿两种类型。原发性遗尿是指从未成功地训练控制排尿;继发性遗尿是指已成功训练排尿的儿童,在某种紧张情况下再次出现不自主排尿。

新生儿期主要靠交感神经与副交感神经调节排尿,当膀胱压力增至一定程度时就引起反射性排尿。1~2岁的婴儿随着膀胱感觉神经成熟,逐渐能意识到膀胱充盈,至3岁时通常能用膀胱括约肌在短时间内控制排尿。4~5岁能在膀胱充盈时通过大脑皮质控制而延迟排尿,夜间也能逐渐控制排尿,但大多数儿童在4岁前都不能完全控制括约肌,遗尿症是儿童中常见的问题,男孩比女孩更常见。5岁以下儿童中,约7%的男孩和3%的女孩有遗尿。随年龄增长逐渐下降。在18岁青少年中只有约1%(American Psychiatric Association, 2000; Butler et al, 2008)。在几个国家进行的研究表明,遗尿儿童的发病率无明显的文化影响。

【病因和发病机制】

遗尿症的病因不明,支持夜间多尿、夜间逼尿肌反应性及唤起阈值增高的证据较多,可能与脑下水平功能有关,蓝斑在睡眠觉醒中作用非常重要(Kayama et al, 1998),在功能或解剖上都与脑桥排尿中枢有交错(Holstege et al, 1986)。一些精神病学家认为,父母过分溺爱、失去父母照顾、未及时唤醒儿童养成自动控制排尿习惯、睡眠过深、转学等都可能引起遗尿。神经病学家认为,在睡眠期对脊髓反射中枢控制能力成熟较晚是根本原因。遗尿症有家庭聚集性,如父母一方有遗尿史,孩子发生遗尿的概率会增加5~7倍。

【诊断】

《中国精神障碍分类与诊断标准(第三版)》(CCMD-3)关于遗尿症诊断标准是:

1. 年龄在5周岁以上或智龄在4岁以上,不能自主排尿而尿床或尿裤。

2. 每月至少有2次遗尿,至少已3个月,遗尿可作为正常婴儿尿失禁的异常延伸,也可在学会控制排尿后发生。

3. 不是由于神经系统损害、癫痫发作、泌尿道结构异常等器质性疾病所致,也无严重的智力低下或其他精神病。

【治疗】

遗尿会使一些孩子产生羞耻感,并回避外出睡眠的场合。长期回避有可能导致自尊感下降、社会隔离及适应障碍等,应查明原因积极治疗。

1. 训练排尿 入睡后定时唤醒儿童起床排尿,形成时间条件反射。对较大的儿童可用铃或蜂鸣器之类的排尿报警器,当患儿出现遗尿时,就发出声响使之从睡眠中醒来,训练时间久后,患儿就会在警报响之前醒来自主排尿。美国肾脏病学会的数据表明,使用排尿报警器可使50%~70%的患者好转。

2. 调节饮食 患儿晚餐应以干食为主,避免食用一些可刺激膀胱的食物,如咖啡、茶、巧克力、汽水或其他含咖啡因的碳酸饮料。

3. 心理治疗 原发性遗尿通常不需要心理治疗,但对继发性遗尿通过缓解心理压力有一定的疗效。

4. 药物治疗 通常不作为一线治疗。常用三环类抗抑郁药丙米嗪,可能与其抗胆碱能作用有关;醋酸去氨加压素(DDAVP)在20世纪90年代被广泛用于治疗遗尿,但停药后都可能有较高的复发率。

五、反社会人格障碍

反社会人格障碍(antisocial personality disorder)又称为反社会病态人格,以极度自我为中心,对他人的情感、需要和行动缺乏理解、无法判断优缺点为主要表现。通常自青少年期即显现出来,相当的病例在青少年期或儿童晚期可有如精神病儿童的解离症状、反社会人格的非道德观、类似精神分裂症的思维紊乱和双相障碍等。反社会人格障碍在多大程度上源于遗传决定的人格特点或个体情感不稳定和社会生活环境不良是关键问题。通常认为遗传因素比环境因素更重要。例如,伴寻常痤疮和攻击性社会病态行为的高个子男性可能为染色体核型XYY。另一实例是特纳综合征患者的社会适应能力与父系X染色体密切相关。此外,尚无关键证据表明有意改变家庭与社会环境可以有效避免反社会人格障碍。

在儿童和青少年后期,人格还在发展形成中,尚不稳定,至成年期很多特征都会消失,推测这些症状只能说明成熟的社会行为习得延迟或青春期混乱,可称为青少年适应反应(adolescent adjustment reaction)。

第四节 智力和发育障碍

智力和发育障碍(intellectual and developmental disability),原称精神发育迟滞(mental retardation)曾被定义为智商分数低于70。其中,综合征型是存在与其他疾病相关的智力缺陷,非综合征型是无躯体异常的智力缺陷。智力和发育障碍是指 18 岁以前由于精神、智力发育不全或受阻导致智力低于同龄水平,常伴社会适应困难,临床以发育阶段的技能损害为主要特征,包括认知、语言、运动和社会能力等不同程度的低下。参考社会指标与心理障碍其中的任一指标,可将智力障碍和发育迟缓分为两类:①轻度受损(智商 45~70),多因受到亚文化、生理或家族性等轻微因素影响;②严重受损(智商<45),也称为病理性发育迟缓。

2018 年《儿童智力障碍或全面发育迟缓病因诊断策略专家共识》指出,智力障碍通常应用于≥5 岁的儿童,而智力发育迟缓则用于<5 岁,在≥2 个功能区(大运动或精细运动、语言、认知、社交和社会适应能力等)没有达到预期的发育标志,且无法接受系统性智力功能评估,包括年龄太小而无法参与标准化测试的儿童,此类别需要一段时间后再次评估,且非所有智力发育迟缓患儿日后均会发展为智力障碍。

【人口学特点】

世界流行病学调查显示,智力和发育障碍的患病率为 1%~2%。1988 年我国精神发育迟滞(现称为智力和发育障碍)抽样调查,全国总患病率为 1.2%(城市人口按 30%、农村人口按 70% 加权),城市为 0.70%,农村为 1.41%。某些地区患病率更高,如 1981 年山西省柞水县山区儿童精神发育迟滞的患病率为 3.84%,与地区经济、文化、教育水平及地方病流行如克汀病等有关。

儿童各年龄组间智力和发育障碍的患病率有显著差别。据 1988 年资料,0~2 岁患病率农村 0.86%,城市 0.52%;3~6 岁农村 1.29%,城市 0.65%;7~10 岁农村 1.73%,城市 0.75%;11~14 岁农村 1.72%,城市 0.99%。城市或农村智力和发育障碍的患病率均随年龄增长而增高,幼儿期最低(0.76%),学龄前期开始增高(1.10%),学龄期最高(小学期 1.44%,初中期 1.50%),男、女发病率无显著差异。严重型智力和发育障碍的发病率很难准确计算,粗略估计占总人群的 0.2%~0.4%,约占智力和发育障碍人群的 10%。

此外,关于智力和发育障碍的人口学分布,正如图 2-12-35 中的智力高斯曲线或钟形曲线所示,智力和发育障碍向伴有脑部疾病的智力障碍或发育迟滞的群体偏斜。阴影区域表示智力延迟的两类人群,橘色阴影区的人群主要包括明显的脑病理学患者,其与智力处于正态分布低端的人群有轻微重叠。而粉色阴影区的人群被认为没有低智商的病理基础,其代表了智力高斯曲线低端的人口分布,即他们是低于平均智力水平 2 到 3 个标准差的,并且在此与天才对立。Lewis 是第一个呼吁关注轻度智力障碍或发育迟滞的人,他还提出了一个含糊的术语——亚文化群,过去这一群体也被称为"家族性发育迟缓"。

【病因和病理】

1. 病因　智力和发育障碍的病因不清,许多先天性、遗传性疾病及获得性疾病可妨碍脑组织的发育和成熟,使之处于停滞状态。有人认为是胚胎基质发育异常所致,也有人认为与社会歧视,缺乏训练、教育,合并营养不良、感染或其他外源性因素有关。基因与环境都起作用,但很难证明哪种因素更重要。在智力和发育障碍患

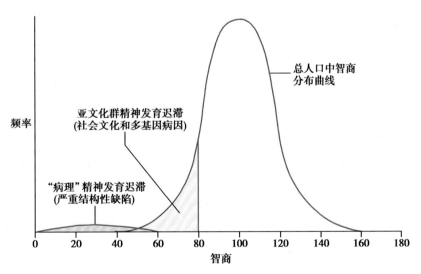

图 2-12-35　高斯曲线或智力钟形曲线

它的偏移受脑病所致的智力障碍群体的影响。阴影区域表示智力迟钝的两类人群。黄色区代表有大脑病理改变的智力障碍人群,其智力损伤多较严重。粉色区代表没有病理改变的智力障碍群体,过去被称为"亚文化群"。如图所示,两个阴影区有重叠

儿中,唐氏综合征(Down syndrome)、Velocariofacial 综合征和胎儿酒精综合征是最常见的先天性病因,1/3~1/2的患儿查不出明确病因(Daily et al,2000);还有以下危险因素可能与智力和发育障碍有关(Shapiro,2007)。

(1)染色体异常:①染色体缺陷如脆性 X 综合征、安格尔曼(Angelman)综合征、Prader-Willi 综合征;②染色体缺失如 Criduchat 综合征;③染色体易位。

(2)出生体重极低:易出现功能障碍及脑部畸形,语言、功能训练及教育效果不佳。

(3)胎儿期及婴儿期营养不良,有学者研究一组生后第 1 年营养不良的婴儿,第 2 年供给充足营养,追踪调查至成年期,与营养正常的同胞比较,体格发育不受影响,但发现营养不良婴儿的永久性注意缺陷为 60%,IQ值也很低,对照组仅 15%,研究发现出生后前 8 个月内出现严重蛋白质-能量不足可导致夸希奥科(恶性营养不良)病,出现智力和发育障碍,保障能量供给后患儿可恢复正常精神活动。

(4)出生前或出生后感染:如先天性巨细胞病毒、先天性风疹、先天性弓形虫病、脑炎、脑膜炎、艾滋病、李斯特菌病等。

(5)宫内暴露于酒精、可卡因、苯丙胺及其他药物,以及铅中毒、甲基汞中毒等。

(6)精神创伤:分娩前后颅内出血、脑缺氧和重度颅脑损伤等。

(7)遗传代谢:如先天性甲状腺功能低下、低血糖(如糖尿病治疗问题)、Reye 综合征、高胆红素血症、亨特综合征、投掷综合征、自毁容貌综合征、苯丙酮尿症、雷特(Rett)综合征、结节性硬化症。

(8)环境:如剥夺综合征,由于早期文化和情感剥夺,长期被忽视、隔绝,生活在偏远贫困、文化落后、交通不便地区等社会心理因素所致,一旦不利因素消除,智力水平可能改善。

(9)其他因素如早产、母亲高血压或子痫以及遗传因素等。

2. 病理 约 90% 的严重智力和发育障碍患儿大脑组织有肉眼可见的损害,3/4 的病例可以确定病因。余下 10% 的病理性智力和发育障碍病例脑组织肉眼和镜下均正常,未发现病损。大多数不严重的病例未发现特异性的组织病理学改变,临床也无常见的脑症状、体征,因此,有些学者不认为该类智力和发育障碍患者有脑部疾病。

对智力和发育障碍理解的进步有赖于精准的遗传学研究,这些研究表明在特定基因位点上缺失或复制会导致智力残疾,但仅有一小部分病例可以归类为先天性发育异常。虽然对这些疾病的定义还没有统一的解释,但正如 Mefford、Batshaw 和 Hoffman 在他们的综述中向读者介绍的那样,它们可能有共同的亚细胞和突触改变。

【诊断】

根据 DSM-5,智力和发育障碍是起病于发育时期,在概念、社交和实用领域中的智力和适应能力的缺陷。诊断须符合以下三个标准:①智力和适应缺陷起始于发育阶段;②全面的智力缺陷:由临床评估及个体化、标准化的智力测试确认的智力缺陷,包括推理、解决问题、计划、抽象思维、判断、学业和经验学习等;③适应功能缺陷:是指适应功能未达到保持个人的独立性和完成社会责任所需的发育水平和社会文化标准。在没有持续帮助的情况下,适应功能缺陷限制了患儿在多个环境(如家庭、学校、工作和社区)下的一个或多个日常生活功能,如交流、社会参与以及独立生活。

【分级】

美国智力缺陷协会根据智商及适应行为将智力和发育障碍分为轻度、中度、重度和极重度四个等级:

1. 极重度智障(智商低于 25) 自我保护能力极度缺乏,有明显的躯体畸形和严重的脑部损害,完全没有语言能力,不识亲人及周围环境,仅有原始性情绪,生活完全不能自理,多数早年夭折。

2. 重度智障(智商 25~39) 独立生活能力严重不足,基本上不可受训。常有某些躯体畸形和较严重脑部损害,多在出生后不久发现精神运动发育明显迟缓。

3. 中度智障(智商 40~54) 经过长期训练,能学会简单的书写和个位数加减法,但不能上学。成人后在指导和帮助下可简单自理生活,在监护下可从事简单体力劳动。智力和运动发育自幼迟缓,发声含糊,仅能掌握日常生活用语,不能完整表达自己的意思。

4. 轻度智障 智力已受损但通过辅导可得到提高,成年后具有低水平社会适应能力,可做简单的工作。发育早期可有语言发育慢,词汇量少,理解力低,思维不发达,计算力差,但仍有一定的表达能力。往往在幼儿园后期或进入小学后才发现有学习困难,从而被确诊。

北京大学第一医院儿科则基于上述标准,以年龄为分层,结合适应行为(adaptive behavior,AB)也将智力和发育障碍分为四个等级(表 2-12-10)。

表 2-12-10 智力行为的分级标准

程度	学前(0~5岁)	学龄(6~20岁)	成人(21岁以上)
轻度 (能教育)	能发展社会和交往技能,感觉及运动轻微迟滞;不到更大一些年龄时很难与正常儿童区别	能接受六年级学校教育,可在指导下适应社会生活	有通常的社会和职业技能,可达到低等的自给,如果处于非常的社会和经济压力时需要有指导
中度 (能训练)	能谈话或学会交往,自理能力经训练可有改进,能用中等监护来管理	社会和职业技能经训练可有所改进,不能超过 2 年级教育水平;在熟练环境中可独自行走	在有保护的情况下可从事一点非技术性或半技术性社会工作,在有社会或经济压力时需要有监护或指导
重度 (终生监护)	运动功能发育不良,可讲一些话,在自理方面通常经训练也不能改进;很少或没有交往技能	能谈话或学习交往,学会基本的卫生习惯,在系统的训练下有所改善	在完全监护下生活可半自理,在被控制的环境里可发展自我保护技能
极重度 (终生监护)	全面迟滞,感觉运动功能很差,需人护理	在某些方面可能得到一点发展;对自理方面的训练可能有一点反应	某些运动和语言功能可有发展,自我照顾的改进可能非常有限,需人护理

参考文献

第十三章　衰老神经病学

Neurology of Aging

（陈海波）

第一节 概述

生命从出生到死亡,随着时间的推移,经历生长、发育和成熟阶段,又逐渐进入功能不断衰退的过程。在机体发育成熟后,器官、组织及其功能不断下降,直至死亡的过程即为衰老。严格地讲,老年(aging)和衰老(senility)的含义并不完全相同,衰老是生命体的一个动态演变的过程,老年只是特指机体在整个生命过程中的一个阶段。

【衰老特征和表现】

衰老过程在进入老年阶段之前的较长时间里就已经开始。

1. 衰老的五个基本特征 ①衰老是生物界的普遍现象;②呈渐进性发展;③是生物体的固有特征即内生性,也受环境的影响;④可以是疾病和损伤长期积累的结果;⑤对生存不利,因而具有危害性。

2. 衰老的表现 由于在衰老的过程中,人体的各个组织器官出现不同程度的衰退,因此判断老年患者有无神经功能缺损时,必须参考正常老年人群机体的结构和功能水平。表2-13-1显示了80岁的老年人与30岁时相比各器官的衰退程度。不同的个体衰老的速度存在差别,与遗传因素有一定关系。需要注意的是,随着年龄的增长,各器官结构和功能衰退是正常现象,与阿尔茨海默病(AD)等变性疾病完全不同。

【衰弱及其诊断】

近年来衰弱(frailty)一词经常用来描述老年化过程中各器官、系统的衰退。器官的结构与功能衰退使之对各种疾病、创伤的抵御能力降低。在神经系统,主要包括肌肉体积缩小、力量和耐力下降、食欲减退、体重下降、运动能力和平衡功能减退等指标,视力和听力也经常下降。Fried等还提出了相应的诊断标准(表2-13-2),如具备下述5条中之3条或以上即可诊断为衰弱。

英国老年病学会提出了更简单易操作的衰弱提示征象:步速缓慢(步速<0.8m/s)、站立-行走-坐下测试超过10秒(从椅子上站起、行走3m、转身走回椅子前并坐下)、PRISMA 7问卷≥3分。前两者更适合于门诊快速评估,后者为一自查量表(Turner et al,2014)。此外,对于需要手术的老年人,该学会推荐埃德蒙顿衰弱量表(Edmonton frail scale,EFS)(表2-13-3)进行术前衰弱评估和优化管理(Rolfson et al,2006)。

表2-13-1 与30岁相比,80岁时机体结构和功能衰退程度

机体结构和功能	下降程度/%
脑重量	10~15
脑血流量	20
运动后血液酸度恢复平衡速度	83
静息时心输出量	35
肾小球数量	44
肾小球滤过率	31
神经纤维数量	37
神经传导速度	10
味蕾的数量	64
运动时最大氧耗量	60
最大通气量	47
最大呼吸能力	44
握拳的力量	45
最大工作效率	30
基础代谢率	16
机体含水量	18
体重(男性)	12

表2-13-2 衰弱的诊断标准

男性	女性
1. 体重下降	
近一年体重下降5%或10磅(约4.5kg)	
2. 步行15英尺(约4.6m)的时间	
身高≤1.73m ≥7s	身高≤1.59m ≥7s
身高>1.73m ≥6s	身高>1.59m ≥6s

男性		女性	
3. 握力（磅）（1 磅＝454g）			
BMI≤24	≤29	BMI≤23	≤17
BMI 24.1~26	≤30	BMI 23.1~26	≤17.3
BMI 26.1~28	≤30	BMI 26.1~29	≤18
BMI>28	≤32	BMI>29	≤21
4. 体力活动量（1kcal＝4.2kJ）			
<383kcal/周		<270kcal/周	
5. 疲劳			
CES-D 量表中该项目任一问题得分 2 或 3 分			

注：BMI，body mass index，体重指数（kg/m^2）；CES-D，center for epidermiologic studies depression scale，流行病学研究中心抑郁量表。

表 2-13-3　埃德蒙顿衰弱量表

衰弱域	项目	0 分	1 分	2 分
认知	画钟："11 点 10 分"	正确	小空间错误	其他错误
一般健康状况	过去一年住院次数	0	1~2	≥2
	总体来说，你怎样评价你的健康状况？	"完美""非常好""好"	一般	不好
功能独立	下列日常活动有几项需要帮助？（做饭、购物、乘坐交通工具、打电话、处理家务、洗衣服、管理财产、服药）	0~1	2~4	5~8
社会支持	当你需要帮助时，你能够找到愿意并且有能力帮助你的人吗？	总是	有时	从不
药物应用	你常规服用五种或五种以上药物吗？	无	有	
	你有忘记服药的情况吗？	无	有	
营养	近期是否有体重减轻？	无	有	
情绪	你时常感到悲伤或沮丧吗？	无	有	
排泄	你有尿失禁的情况吗？	无	有	
一般能力	站立-行走-坐下测试	0~10 秒	11~20 秒	>20 秒或需要帮助

西方发达国家规定 65 岁为退休年龄，长期以来一直将 65 岁视为老年期的开始。他们将 65~75 岁视为早老年（young-old），75~85 岁称为老老年（old-old），85 岁以上者为超老年（oldest-old）。1982 年在联合国老龄问题世界大会上提出，以 60 岁为老年期的开始年龄，我国也采取这样的规定。老龄人口达到 10% 以上称为老龄社会。根据 2011 年 4 月 28 日我国国家统计局发布的 2010 年第 6 次全国人口普查公告，大陆 31 个省、自治区、直辖市和现役军人的人口中，60 岁及以上人口为 1.7764 亿人，占 13.26%。按上述条件，我国已全面进入了老龄社会。

【老年对神经系统的影响】

人到老年都会显现出衰老带来的身体变化，诸如皮肤皱缩、额纹加深、视力下降、听力减退、嗅觉和味觉减退、头发逐渐变白、驼背、动作缓慢和肌肉力量变小等，我国的成语"老态龙钟"就是对这种状态的生动描述。老年人除身体变化之外,心理上也有所改变,易变得固执,记忆力也会减退等。实际上,人体衰老的变化始于25岁或者更早。

神经系统在人体适应内外环境和维持正常生命活动过程中起主导作用。神经系统衰老改变通常是最引人注意的外部特征之一。老年人经常驼背弯腰,动作迟缓,平衡能力下降而行走不稳,语音颤抖,手颤抖,忘记熟人的名字,提笔忘字,性格也可发生改变,有时与小辈争食品,显得很幼稚,俗称为"老小孩"等。然而,这只是神经系统衰老的表面现象,衰老还影响神经系统体征和认知功能。

1. 老年神经病学体征 老年人经常出现一些神经系统异常表现,并伴神经系统异常体征,这些表现常随着年龄增长而逐渐明显,是由于衰老所致,并非某种疾病引起。

(1)神经眼科体征:瞳孔进行性变小,对光反应敏感性降低,逐渐出现远视,辐辏运动不全,向上凝视受限,暗适应能力下降,适应速度减慢,对强光的敏感性降低,颜色辨别力减退等。

(2)神经耳科体征:随着年龄的增长,高频听力逐渐下降,呈现感音性(神经性)耳聋特征,部分患者语言辨别力差,主要由于耳蜗Corti器毛细胞退化和减少,以及耳蜗神经萎缩所致。

(3)嗅觉和味觉化学性感觉障碍:老年人觉察低浓度气味的能力减退,随着年龄增长,敏感性也逐渐降低,男性嗅觉敏感度降低要比女性出现得早;味觉也随年龄的增长而呈敏感性减退,但程度较嗅觉要轻。

(4)运动体征:老年人活动量和次数减少,反应迟钝,动作笨拙,灵活性降低,肌容量减少和肌力下降等,肌力下降通常下肢重于上肢,近端重于远端,以背侧骨间肌、鱼际肌、胫前肌尤为明显,可能与前角细胞减少有关。

(5)反射改变:与膝腱反射相比,70岁以上老年人常出现跟腱反射减弱,80岁以上老年人常见跟腱反射消失。掌颏反射也常见于健康老年人,但正常老年人不应出现明显的吸吮反射、抓握反射等额叶释放体征。

(6)感觉障碍:老年人对痛觉反应迟钝,踝部和足趾振动觉减退,可能与随着年龄增长,血流量减少以及神经细胞树突变短、减少和膜代谢障碍,周围神经脱髓鞘及神经纤维变性有关。神经电生理检查可能显示感觉神经传导速度减慢,幅度降低,但本体感觉通常很少受影响。

(7)姿势异常:老年人经常出现身体前倾的驼背姿势,可出现平衡障碍而易于跌倒。

Jenkyn等检查了2 029名50~93岁的老年人,总结

了不同年龄段常见的神经系统体征的出现频率。眉间反射、掌颏反射和双眼上、下视受限是最常见的体征,约1/3的80岁以上的老年人存在双眼上视与下视受限(表2-13-4)。Kaye等的研究发现,85岁以上超老年患者的嗅觉、平衡功能、视觉追随较85岁以下老年人下降更为明显。Exel等发现在超老年人群中,女性的认知功能要好于男性。

**表2-13-4 老年过程中出现的部分神经系统
异常体征的频率**

单位: %

体征	年龄			
	65~69岁	70~74岁	75~79岁	>80岁
眉间反射	10	15	27	37
掌颏反射	3	8	7	26
双眼向上凝视受限	6	15	27	29
双眼向下凝视受限	8	15	26	34
视觉追随异常	8	18	22	32
反应性肌强直	6	10	12	21
不能回忆3个单词	24	28	25	55
不能倒序背词语	10	12	18	21

2. 老年对认知的影响 认知功能是人类认识和反映客观世界的各种心理活动,包括学习、记忆、语言、思维、智力和人格等多个方面。随着年龄增长,各种认知功能均有下降趋势。记忆力减退是最常见的现象。我国学者在编制《临床记忆量表》调查时发现,每隔一个年龄段,记忆总分逐渐下降。以有文化者为例,记忆总分在20~29岁年龄段为111.8±20.91,80~90岁则降至69.65±17.65(临床记忆量表编制协作组1984)。国外在1955年进行的韦-贝(Wechsler-Bellevue)智力量表标准化研究时发现,自30岁起认知功能开始稳步下降,可见衰老对认知功能的影响是显著的。

利用现代功能性脑成像技术研究衰老对认知功能的影响,发现与青年人相比,在执行同样认知任务时,老年人利用了不同的脑区,最常使用的脑区是额叶,在认知活动中额叶常是最活跃的区域。这提示老年人的认知活动利用了不同的功能性脑网络,可能是作为某些功能下降的一种代偿,以维持老年人的正常认知活动。当然,这种代偿应该是有限的(Spreng et al,2010)。

(1)老年对学习记忆的影响:成人学习和记忆活动随年龄增长而逐渐减退,这可能反映了信息加工速度减慢。一般来说,言语记忆在60岁前无明显下降,在60岁

以后则缓慢下降。这是一种自然现象,属生理变化。Fogel 等调查了 550 名老年人,其中约 30% 有记忆力下降的主诉。老年人记忆障碍的特点包括:①初级记忆减退缓慢,次级记忆减退明显,即对刚看过或听过的事物记忆较好,但对看过或听过一段时间的事物,经过加工、编码、储存在记忆仓库中,需要加以提取的记忆则较差;②记忆减退具有阶段性,从 40~50 岁起机械性记忆开始减退,即对需要死记硬背的内容难以记住,但对于有逻辑联系、有意义的内容,即逻辑记忆减退出现较迟,一般在 60~70 岁以后才出现;③老年人对贮存在大脑中的内容提取出现困难,即当刺激物不在眼前时再现比较困难,回忆能力较差,但再认能力较好,对看过、听过和学过的事物再次呈现眼前,能辨认出自己曾经感知过。这些特点提示老年人记忆的减退可能是由于信息编码、储存和提取困难的相互作用所导致。

老年人记忆减退常较轻微,通常经历很长的时间也没有明显的进展或仅有轻微进展,对日常生活没有明显的影响,Kral 将其称为良性老年性健忘(benign senescent forgetfulness)。Crook 则将其称为年龄相关性记忆损害(age-associated memory impairment,AAMI),并提出了诊断标准:①年龄在 50 岁以上;②主观记忆力减退;③标准记忆力检查显示成绩下降,低于平均成绩一个标准差以下;④缺乏痴呆症的其他症状和体征。虽然良性老年性健忘和年龄相关性记忆损害的概念描述正常衰老过程中的记忆减退,但已有研究发现这类患者更易进展为痴呆,特别是阿尔茨海默病。因此有人认为,Kral 和 Crook 最初描述的有轻微记忆障碍的患者中,很多可以归于轻度认知障碍(mild cognitive impairment,MCI),有一部分实际上是处在阿尔茨海默病的早期阶段。

老年人正常生理性记忆减退的个体差异很大,出现有早有晚,进展速度有快有慢,程度也轻重不一,须注意与病理性记忆减退相鉴别。在疾病早期两者常很难区别,一般而言,病理性记忆减退特别是阿尔茨海默病的记忆障碍较严重,常影响患者的日常生活,进展较快(Fozard FL et al,1992)。对疑有病理性记忆减退者要在日常生活中仔细观察,并可进行一些量表测查,如蒙特利尔认知评估量表(MoCA)及简易精神状态检查(MMSE),这两个量表已成为广泛使用的、有效评估认知损害的筛查量表。这两个量表评分在 0~30,低于 26 提示有认知损害,需进一步检查。目前也常用功能影像技术研究老年人认知功能改变。

(2)老年的人格改变:一些研究显示,老年人会变得谨小慎微、固执和刻板,以自我为中心、思想僵化和趋于保守,也可能走向另一面,做事犹豫不决,常缺乏自信或不加批判地接受别人的意见。然而,多数学者认为,在年龄增长过程中人格总体趋于稳定,人格类型基本不变,只是行为特点和表现方式有一定变化,可能随年龄增长表现得更极端。我国学者的研究也得出相似的结论,应用 Cattll 16 项人格问卷和 Coan 开放经验问卷对年老过程中三种人格维度的研究显示,从中年进入老年过程中,开放-封闭、适应-焦虑、内向-外向三种人格维度基本稳定,提示老年的人格基本不受增龄的影响。环境对老年人格的修饰有一定的影响,由于衰老,生理功能减退,社会角色与地位改变,老年人必然要重新适应新的外界环境。

美国心理学家 Nieugarten 等,根据适应性将老年人分为四种主要的人格类型。

1)整合良好型:多数人属于此类,表现为对生活高度满足,正视新生活,有良好的认知和自我评价能力,又可分为三个亚型。①重组型:具有积极进取精神,继续广泛参与各种社会活动;②中心型:只在一定范围内参与适合自己的活动;③离退型:满足于退休后逍遥自在的生活,很少参与社会活动。

2)防御型:依然雄心勃勃,不服老,刻意追求目标,表现为继续努力工作,活到老,学到老,干到老,维持饮食保养和锻炼身体,保持身体外观。

3)被动依赖型:表现为强烈地依赖他人帮助以适应老年生活,或比较孤僻,不与他人交往,几乎不参与任何社会活动。

4)整合不良型:不能适应离退休生活,有明显的心理障碍,生活需要他人的照料或帮助。

3. 步态异常及相关的运动损害

(1)姿势和步态异常:随着年龄的增长,人类运动灵活性及灵敏度下降,逐渐出现运动迟缓和反应减慢,这些现象在中年就已开始。从运动员的运动寿命即可见一斑,他们常在 30 岁甚至更年轻时就开始考虑退役。老年人平衡能力下降,行走有易跌倒倾向,行走越来越慢,步距越来越短,动作显得僵硬,缺乏弹性,姿势也不再优雅,头前倾而出现驼背,走路时双眼凝视路面,上下楼梯常小心地扶着扶手,单腿抬高变得困难,写字显得笨拙,字体笔画变得不够流畅,呛咳越来越多,这些现象在老年人中普遍存在。找不到确切的病因时,常把这种步态称为老年性步态障碍(senile gait disorder)。这些症状服用左旋多巴类药物并不能得到改善,常被解释为额叶-基底节环路功能下降。然而,在这些患者中并没有观察到相应的额叶萎缩及血流量减少,因此,老年性步态障碍的原因还不清楚。此外,还可能与脊髓前角细胞减少及神经传导速度减慢有关。

随着人们对老年人步态障碍研究的深入,老年性步态的概念逐渐被淡化。首先,约 20% 的高龄患者依然保持正常步态,提示上述这些常见的步态改变并非正常衰老过程中必然出现的问题;其次,越来越多的老年人步态障碍经过详细的检查,可以找到明确的病因;再次,这些暂时找不到明确病因的、步态障碍的老年患者经随访,罹患痴呆和心血管疾病的风险要比正常步态者明显增高,死亡率与有明确病因诊断的步态障碍者相似。因此,老年性步态可能是一种亚临床疾病的早期表现,在临床中应仔细寻找病因,尽可能地予以针对性治疗(Salzman,2010)。

临床诊断老年人步态障碍时,应仔细鉴别它的原因。关节炎等非神经系统疾病最常见,但常为多种因素综合作用的结果。在神经系统疾病中,卒中是最常见的原因,其次是感觉异常、帕金森病等。某些神经系统疾病有典型的步态障碍,例如,小脑变性疾病的步态特征是基底宽、步态不稳并缺乏节律性,不能按照意愿跨步,行走常向一侧偏斜。后索变性疾病如亚急性联合变性表现为感觉性共济失调,因深感觉缺失出现不同程度的站立和行走困难,常两腿分开以保持稳定,行走时两眼注视地面和双脚,这种步态不稳在无视力帮助或夜晚黑暗中就更加明显。痉挛性截瘫患者两下肢僵硬,行走时呈双侧画圈样动作,脚尖蹭地,鞋底前部与外侧部易磨损。慌张步态通常提示帕金森病或帕金森综合征,表现为起步困难,一旦启动后常以小步态向前冲,越走越快,不能及时停步,并有转弯困难,结合静止性震颤、肌强直和面具脸等症状体征,不难诊断。冻结步态主要出现于进行性核上性麻痹患者,以及血管性帕金森综合征者,表现为起步或转弯时脚似粘在地上抬不起来,一旦迈开步后可以正常行走(Snijders et al,2007)。

(2)老年人跌倒:跌倒是老年人的一种常见现象,其发生率常随年龄增加而增加,可导致骨折而影响生活质量。据统计在西方国家,约30%生活在社区的65岁以上的老年人每年至少发生一次跌倒,80岁以上老年人可达40%。跌倒的危险因素包括高龄、认知损害、感觉障碍、运动及平衡障碍等。老年人需进行医疗处理的创伤比非老年人可能要高出10倍。服用药物特别是抗精神病药物使老年人跌倒及骨折发生率增加2倍,抗抑郁药,包括三环类、5-羟色胺再摄取抑制剂和苯二氮䓬类都易引起老年人跌倒,且与药物剂量有关。降压药可引起直立性低血压,也常引起跌倒(Cuming,1998)。定向力障碍、注意力减退等认知损害使老年人易于跌倒。由于老年人感觉传导速度减慢,反应速度较慢,也易于跌倒。某些神经系统疾病如帕金森病、进行性核上性麻痹、正常压力脑积水、各种小脑性共济失调,以及感觉性共济失调等也是导致跌倒的重要原因。由于缺少锻炼而致身体灵活性和平衡能力下降也增加了跌倒的风险,在一组34名没有神经系统疾病、直立性低血压和腿部疾病的老年患者中,Weiner及其同事发现2/3的患者存在中度或重度姿势反射异常。衰老本身会导致老年人在步行、改变姿势或下楼梯等活动中不能迅速、及时调整姿势而导致跌倒。

老年人跌倒的部分原因是可以预防的,如适当减少镇静剂用量,适当参加活动和锻炼如打太极拳,可增强运动反应能力,减少跌倒的发生率(Li,et al,2012)。改善认知能力也有利于减少跌倒的发生。应指导直立性低血压患者改变体位时动作宜缓慢,改善老年人的生活环境,如家居和医院环境。因此,应对老年人跌倒相关因素进行筛查和评估以进行预防。跌倒风险及相关因素的筛查评估见图2-13-1(Kim et al,2017)。

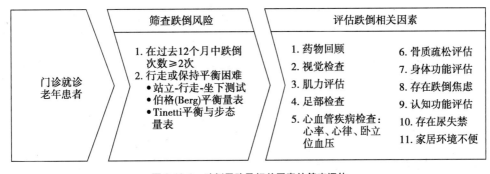

图2-13-1 跌倒风险及相关因素的筛查评估

4. 衰老所致的其他局限性运动异常 衰老使得运动系统功能退化,出现多种多样的局限性运动异常。强迫性、重复性运动最常见,如口部运动、刻板地扮鬼脸、伸舌、头部震颤或异常发声等,类似抽动症的表现,但属于非随意运动。当其机制与药物诱发的肌强直相关时,氟哌啶醇类药物可能有效。

人们很容易把抖动归因于衰老,例如,在未患帕金森病的老年人中可出现头部、下巴、手以及声音颤抖;又比如有明确震颤家族史的个体,震颤往往在老年期才出现或加重。然而,Charcot对衰老与抖动的相关性提出了质疑,他回顾了2 000名老年就诊者,发现只有大约30例存在震颤。

此外,伴随衰老出现的骨骼系统退化导致运动和步态受限也不容轻视,它主要限制髋部、膝部和脊柱的活动范围,很大程度导致了老年人姿势调节不良。

【神经系统退化的形态学和生理学基础】

在中年以后,神经系统可出现大体形态及组织结构的改变,25岁的人脑重约1 400g,45岁以后脑重逐渐减轻,60岁时约减轻6%,脑重为1 200~1 300g,80岁时约减轻10%。在同一年龄组,女性脑重量比男性轻约100g,主要由于脑萎缩所致,可见脑回缩小,脑沟变深,额叶、颞叶和顶叶最显著,枕叶及脑底部脑回改变不明显;并出现脑室扩大,脑脊液增多。60岁时脑室轻度扩张,69~80岁时中度扩张,在脑CT和MRI等神经影像上可一望而知。

1. 脑萎缩(brain atrophy) 组织学上提示神经细胞减少,从20岁起脑细胞每年丧失约0.8%,到60岁时大脑皮质神经细胞减少20%~25%。中枢神经细胞脱失呈非均一性的特点,依种类、部位不同减少程度不同。细胞脱失常选择性累及额上回、颞上回,80岁时这些脑回细胞可减少40%;边缘系统如海马区神经元从45~95岁呈线性减少达27%,小脑蒲肯野细胞到60岁时减少25%。在脑干诸核团中,蓝斑和黑质色素细胞最易随年龄增长而脱失,60岁时蓝斑和黑质细胞可减少35%。70岁以上老年人神经细胞总数减少可达45%。中枢神经系统某些区域的神经细胞可能很少或不受增龄的影响,如中央前回、视觉皮质、脑干前庭核等。除了神经细胞数目减少,形态结构也有改变,如突触总数减少,密度降低,树突分支的小棘脱失,特别是新皮质第3、5层树突减少。神经细胞体亦可能进行性肿胀,胞体消失后胶质细胞增生取而代之。研究显示,存活的神经元可增加其树突数目,产生新的突触以补偿细胞脱失造成的影响。

然而,近年的一些研究提出了不同观点。Morrison等的研究发现,脑细胞减少并非像以前认为的那样显著,由于神经再生,海马可能仅有很少数细胞变化。脑体积缩小可能部分由于大神经元变小而非消失。Mueller等对46名非痴呆老年人进行随访,定期用定量MRI测量脑体积,发现老年患者脑体积缩小速度较中年并无显著变快,认为脑体积迅速减少可能提示存在导致痴呆的疾病。McDonald等(2009)对健康老年人、轻度认知障碍患者、早期阿尔茨海默病患者用MRI定期测量脑体积表明,在一年后健康老年人只有轻微的体积变化,轻度认知障碍患者内、外侧颞叶、下顶叶及后扣带回皮质体积明显减小,早期阿尔茨海默病患者顶叶、额叶、枕叶外侧和前扣带回等广泛区域皮质萎缩。

2. 阿尔茨海默病(Alzheimer disease) 法国神经病学家Alzheimer(1907)首先描述了阿尔茨海默病患者脑内发现神经原纤维缠结(NFT)及老年斑(SP)结构,并认为是阿尔茨海默病的特征性病理改变。现已发现,智力正常的老年人脑内亦可见这些改变,约60%的60岁以上智力正常人群脑内可见神经原纤维缠结,90岁以上的神经原纤维缠结出现率为100%,性质与阿尔茨海默病患者的神经原纤维缠结相同,但阿尔茨海默病患者脑内神经原纤维缠结和老年斑数目远多于正常老年人,可达数十甚至上百倍。对正常老年人、轻度认知障碍患者脑内老年斑和神经原纤维缠结沉积的研究发现,轻度认知障碍患者神经原纤维缠结较正常老年人明显增加(Guillozet et al,2003)。Fagan等(2009)发现阿尔茨海默病患者脑脊液tau蛋白水平与其脑体积减小相关,正常老年人脑脊液β淀粉样蛋白42(β-amyloid 42,Aβ42)降低与脑体积缩小有关,说明部分"正常"老年人实际上处在阿尔茨海默病临床前期,存在β淀粉样蛋白(Aβ)沉积,并具有神经毒性。

神经原纤维缠结是大脑细胞骨架的异常改变,电镜下可见神经原纤维缠结是由异常双股螺旋纤维蛋白丝(PHF)构成,而PHF完全是由异常磷酸化的tau蛋白组成,tau蛋白是一种微管相关蛋白,在正常细胞内形成细胞骨架,与微管蛋白结合聚集,使其趋于稳定,不易被磷酸化。事实上,PHF的tau蛋白是过度磷酸化的。ApoEε4也与tau蛋白结合加速其磷酸化,由于tau蛋白过度磷酸化而失去与微管蛋白结合能力。有证据表明,这些过度磷酸化tau蛋白聚集先于神经原纤维缠结形成,神经原纤维缠结在细胞内聚集到一定程度时可导致神经细胞破坏、消失,残留双螺旋斑块,中间为淀粉样蛋白即老年斑。老年斑又称嗜银斑,易被银染着色,呈圆形。中心为淀粉样蛋白沉积,周边有空晕,嗜银颗粒状物围绕呈花环状,老年斑是神经原纤维缠结发展到晚期的产物。由于tau蛋白过度磷酸化使微管组装能力下降,损害了轴浆流,引起递质及某些不被迅速降解的神经元成分聚集,导致受累神经细胞功能减低和丧失,直至神经细胞破坏(Guillozet AL et al,2003)。

3. 其他异常改变

(1)阿尔茨海默病患者脑内脂褐素(lipofuscin)沉积增加。一般认为,10岁以后脑内出现脂褐素沉积,30岁后沉积速度加快。脂褐素沉积多位于神经细胞质内,HE染色呈浅黄色颗粒,苏丹兰染色呈强阳性,主要成分为脂类和蛋白质;电镜下脂褐素为颗粒状及团块状,有时呈板层状。在老年人脑中发生脂褐素沉积的细胞群以下橄榄核、丘脑神经细胞最明显,中央前回、海马、脑干、脊髓运动神经核团和苍白球等也易发生沉积。

(2)铁及其他色素在神经元沉积也是一种年龄相关

的现象。

（3）颗粒空泡变性（granulovacuolar degeneration）的最初报告见于阿尔茨海默病患者的海马锥体细胞，后来发现智力正常脑中也可见此改变，随着年龄增长而增多，80岁以后约75%的脑内可见不同程度的颗粒状空泡变性，但在智力正常的人脑中此种变性的神经细胞不超过9%。

（4）平野小体一般位于细胞质内近核旁，在智力正常的人脑内仅见于海马锥体细胞，数量随增龄而增多，80岁以上老年人脑内几乎均可见到。

（5）淀粉样小体（corpora amylacea）是另一种老年性改变，主要位于神经根周围和软脑膜下，圆形，界限清楚，HE染色为蓝紫色。

（6）神经轴索球形体，除可见于某些病理情况，也可见于正常老年人脑中，实际上是轴索肿胀，多位于薄束核、黑质网带、苍白球和脊髓前角等。

（7）脑血管特别是脑膜血管淀粉样变性可见于部分老年人。文献报道60岁以下少见，60岁以上者约7%，70岁以上约20%，80岁以上约23%。

（8）脑动脉粥样硬化是老年人最常见的病理改变，但其发展与年龄不平行，与高血压、糖尿病等危险因素密切相关。在血压正常者中，粥样硬化斑块常易发生在主动脉、颈动脉、椎-基底动脉交界处和Willis动脉环等；在高血压和糖尿病患者中粥样硬化斑块分布更广，常累及大脑和小脑动脉的较细分支。老年人的基底动脉常见迂曲、延长。

4. 正常老年人脑血流量（CBF）逐渐下降，达到10%~30%，但个体差异较大。患动脉硬化、高血压者下降明显，血管性痴呆更显著。皮质血流量下降较皮质下白质明显，前额区下降较其他脑区明显。老年人脑代谢率减少10%~30%，与脑血流量和神经元萎缩平行，几乎所有的老年人脑葡萄糖代谢均减少。

（1）脑电活动随着年龄增加有所改变，根据对北京医院48例神经病学及精神病学检查正常的健康老年人脑电图结果，发现α节律有所减慢，但一般不会慢于8c/s；有些健康老年人的α节律虽可减慢至8c/s以下，但仍具备α节律所有的特点，称为"慢化的α节律"。α节律减慢的机制尚不清楚，可能与脑血液循环或大脑皮质增龄性改变有关。快波活动有增加的趋势，以中央前回最多，电压较高。当年龄进一步增高后快波又有所减少，有人认为与大脑皮质萎缩一致。慢波活动比年轻人增多，且随年龄增加有增多趋势。Katz等认为，中等波幅的δ活动在老年人不超过5%属正常。北京医院的资料显示，20μV以上的θ和δ活动超过10%的患者占4.4%，少部分老年人出现前颞或颞部局灶性慢波活动，此种活动与智能障碍无关。老年人在出现认知功能下降时，α活动减慢更为显著，β活动减少，尤以额部明显，慢波活动明显增多，以颞叶最明显。

（2）生化研究显示，随着年龄的增长，脱氧核糖核酸（DNA）、核糖核酸（RNA）、脑苷脂及其他髓鞘成分减少，RNA功能是合成蛋白质，参与记忆，因此人脑信息储存与RNA含量密切相关。研究表明，经常动脑的人脑组织RNA含量多于一般人的12%，要比用脑少的人多40%，其中mRNA明显增加。脑内氨基酸代谢的酶活动随年龄增加也发生改变，如酪氨酸羟化酶、多巴胺脱羧酶、胆碱转乙酰酶、谷氨酸脱羧酶等与神经递质合成有关的多种酶活性明显下降，而单胺氧化酶、胆碱酯酶等使神经递质失活的酶活性增加。中枢神经递质含量随着酶学改变有所下降。老年人脑内乙酰胆碱减少，该递质在学习和记忆方面起重要作用；去甲肾上腺素和5-羟色胺也减少，可导致失眠、抑郁、躁狂和智力减退等，多巴胺减少可引起动作缓慢和震颤。额叶γ-氨基丁酸也随年龄增加而下降（张逎蘅，1999）。

【肌肉和神经的衰老变化】

1. 随着年龄的增长及衰老的进展，骨骼肌数量发生变化，老年人常丢失部分肌纤维而使数量减少，存活的肌纤维水分也逐渐减少，萎缩变细，使肌纤维伸展性、兴奋性和传导性均减弱。Fallout研究表明，人从25岁开始随年龄增加肌容积进行性减少，50岁时肌容积已减少10%，之后肌容积减少加快，80岁时可减少达50%，其中Ⅱ型肌纤维更易发生萎缩，这些变化均可使肌肉的最大收缩力和持久力减低。老年人肌肉的上述改变被称为肌少症（sarcopenia）。在65岁以上老年人中发生率为9%~18%。表2-13-5是欧洲老年人肌少症工作组提出的诊断标准，主要是肌肉容积减小和功能减弱。肌少症可能与体力活动减少、食欲减退、内分泌改变，以及核DNA和线粒体DNA结构改变等因素有关。此外，运动神经元随年龄增长而减少也起一定的作用（Cruz-Jentoft et al，2010）。

表2-13-5 肌少症的诊断标准

诊断肌少症必须具备第1条，以及2、3中的一条
1. 肌容积减少
2. 肌力减弱
3. 体能下降

2. 神经电生理研究证明，运动和感觉神经传导速度可随年龄增加而减慢，在40岁以后，通常每增加1岁约减慢0.1m/s，50岁以后周围神经传导速度减慢10%~

30%。一般认为,这与随着年龄增长而血流量减少、神经细胞树突变短或减少、周围神经节段性脱髓鞘和神经纤维变性等有关。

【衰老的细胞学基础】

1. 衰老过程不仅表现在机体的整体水平,也表现在各器官、组织、细胞,以及分子水平,细胞生长能力减退是衰老的重要表现。研究证明,细胞衰老现象只可延缓而不可逆转。Hayflick 和 Moorhead(1961)报告,培养的人二倍体细胞表现出明显的衰老、退化和死亡过程,若以1∶2的比率连续进行传代,平均只能传 40~60 代,这种体外培养细胞增殖次数有限的现象被称为海弗立克(Hayflick)现象。这种极限因供体年龄和物种寿命的不同而异,从胎儿得到的成纤维细胞可在体外条件下传代 50 次,成人肺的成纤维细胞只能传代 20 次。Galapagos 龟最高寿命平均为 175 岁,其培养细胞传代次数可达 90~125 次;小鼠平均寿命为 3.5 年,培养细胞传代次数仅为 14~28 次。体内的细胞类型不同,衰老的情形也各异。神经细胞在发育早期即已停止分裂,在出生时数量已达到顶点,成为固定的有丝分裂后细胞,持续终生。一旦因衰老或疾病导致细胞损害,不会出现新的神经细胞取代受损的细胞,导致神经细胞出生后不再分裂的细胞学基础还未完全阐明。

2. 神经细胞衰老的显著特征是细胞数量减少,人脑神经细胞约有 1 400 亿个,随年龄增加而减少,40 岁以后减少速度加快,至 80 岁时大脑细胞比 20 岁时减少约25%,并显示脑回缩小,脑沟增宽,侧脑室扩大,脑灰质变深和萎缩等。神经细胞衰老的另一显著特征是细胞器改变和脂褐素堆积,脂褐素在细胞质堆积是细胞衰老的较普遍现象,含量随年龄而增加,已成为细胞衰老的可靠证据。推测脂褐素可能源于溶酶体、高尔基器或线粒体,是细胞器内多种不饱和脂肪酸的氧化产物,这种 HE 染色呈黄色的颗粒状物被称为“年龄色素”。随着年龄的增长,神经细胞丰富的粗面内质网失去典型结构,细胞器如尼氏(Nissl)体和线粒体减少。胞核的衰老变化主要表现在核内福尔根(Feulgen)阳性反应的染色质减少,核膜内陷形成皱襞,胞核体积变小,RNA 平均含量下降,这一过程被称为慢性神经元萎缩或凋亡。凋亡(apoptosis)亦称为程序性细胞死亡,它与坏死不同,无结构解体及细胞溶解等现象,细胞结构保持完整,逐渐干缩、染色质凝缩、裂解,组化染色揭示氧化和磷酸化以及其他酶作用减弱,神经生长因子等神经营养物质缺乏。神经细胞凋亡可能与神经系统的衰老有关(袁尧仁,1988)。

某些氨基酸,诸如谷氨酸、天门冬氨酸也可能与神经元衰老和死亡有关。这些氨基酸都属于兴奋性神经递质,在一定条件下可转化为神经毒性物质。体外细胞培养研究表明,加入一定量的谷氨酸可导致神经细胞肿胀。有人推测,神经细胞变性的缓慢过程可能与暴露于谷氨酸及其他激动剂,以及钙离子内流有关。

第二节　老年期疾病

（陈海波　何婧）

由于真正因组织器官衰老而死亡的人极为少见,绝大多数人是死于各种疾病。由于预期寿命的延长,老年人的增多,各种与年龄或老年相关疾病的发病率也在逐渐上升。

一、与年龄相关性疾病

一般而言,动脉粥样硬化、心脑血管疾病、骨质疏松、肿瘤、糖尿病、各种痴呆,以及帕金森病等均随着年龄增长,发病率逐渐增高。

（一）动脉粥样硬化

动脉粥样硬化(atherosclerosis)虽然近年来有年轻化趋势,但仍多见于 40 岁以上中老年人,49 岁以后进展较快,男性多于女性,与高血压、高脂血症和糖尿病等有密切关联。研究发现,同型半胱氨酸超过 10.5~15μmol/L 对内皮细胞具有毒性作用,也可加速动脉粥样硬化的进展,因此也被认为是动脉粥样硬化的危险因素。

动脉粥样硬化是心脑血管疾病的主要原因,是影响中老年人健康的重要问题。其特征是,病变发生在动脉内膜,相继出现脂质及复合糖类积聚,出血及血栓形成,纤维组织增生和钙质沉着,以及动脉中层发生退化和钙化。病变通常累及大、中型动脉,在血压正常者中,粥样硬化斑块常易发生在颈动脉、椎-基底动脉交界处和 Willis 动脉环;在高血压和糖尿病患者中粥样硬化斑块分布更广,常累及大脑和小脑动脉的较细分支;受累的血管弹性消失,血管迂曲延伸,有时呈梭形扩张,血管内膜多有不规则增厚,弹力纤维断裂或消失,脑内小动脉和细动脉可有广泛内膜增厚,管壁玻璃样变性。粥样斑块发展到阻塞动脉管腔时,可使供应的脑组织发生缺血坏死。

有资料表明,有些老年人发生腔隙性脑梗死可无临床症状。一项荷兰短暂性缺血发作试验研究组(Dutch transient ischemic attack trial study group)对 2 329 例轻度短暂性缺血性发作患者进行脑 CT 检查,发现无症状性腔隙性脑梗死患病率为 13%,与在没有任何缺血症状的颈动脉狭窄人群的 CT 检查发现的患病率相似。

（二）肿瘤

肿瘤通常在成年之后，随着年龄增长，发病率增加。据统计，60岁以上的老年人颅内肿瘤占全部肿瘤的3%~7%。老年人颅内肿瘤包括原发于颅内各组织的肿瘤，以及来自身体其他部位的转移性肿瘤，老年人颅内肿瘤以转移瘤最多见，其次是神经胶质瘤、脑膜瘤、听神经瘤、垂体瘤和中枢神经系统淋巴瘤等。原发性颅内肿瘤的病因尚不清楚，遗传因素与部分肿瘤有关，环境因素也可能起一定的作用。

老年人颅内肿瘤的临床表现与青年、中年人的表现有所不同。老年人的颅骨、脑血管和脑组织均有不同程度的退行性变，脑血流量减少，脑组织萎缩，颅内空隙相对变大。因此，颅内压增高出现较晚或不出现，自觉症状不明显。由于老年人脑功能减退，反应迟钝可能掩盖颅内肿瘤引起的精神症状，加之老年人生理反射减低，症状和体征均不典型，因此给早期诊断带来了困难，在临床工作中需加以注意。

（三）感染

老年人易受到感染，特别是肺部感染。除了与老年人体质下降、组织器官老化、对微生物易感性增加外，在很大程度上与老年人对气候变化的感受迟钝、调节减慢有关。曾有研究将不同的年龄组（20~30岁、45~55岁、65~78岁）志愿者进行支气管肺泡灌洗，在灌洗液中测定免疫球蛋白（IgG、IgA、IgM）、白蛋白、白介素-6和白介素-10浓度，测定灌洗液中细胞类型、细胞表面抗原表达和脱氧化物阴离子等，最老年组与最年轻组相比，发现总细胞数、中性粒细胞和灌洗液中免疫球蛋白含量均增高；白介素-6平均浓度最老年组明显高于最年轻组。结果提示，即使临床无症状的"健康"老年人下呼吸道中也可能存在炎性细胞和轻微炎症，这些免疫改变既可能与年龄有关，也可能与神经系统衰老在某种程度上损害了免疫调节有关。也有研究表明，老年人的抗体水平、白细胞产生能力和细胞免疫反应效应仍保持良好。

（四）药物副作用

药物副作用（drug side effect）在老年人中发生率较高，可能与下述因素有关，如疾病持续时间较长、病损程度较重、未根据体重下降而减少药物剂量、肝解毒能力降低及肾排泄率下降等。因此，老年人用药应谨慎，剂量宜小，特别是肝素、镇静剂和退热药等。临床上不乏老年患者服用一片地西泮（2.5mg）导致昏睡24小时以上的情形，或者一片氯酚黄敏片引起高热的老年患者发生休克等。

全身各组织器官的衰老组成了衰老综合征，单个器官的衰老在临床上并不一定有明显的症状。整个机体的衰老使之对疾病的易感性增加，病情复杂，但衰老通常不是疾病的致病因素。

二、老年人神经系统变性疾病

（一）阿尔茨海默病

阿尔茨海默病（Alzheimer disease，AD）是老年期痴呆的代表性疾病，其发病率在老年期痴呆中占第一位，世界上65岁以上人群中患病率在5%~10%。据调查，我国60岁以上老年人群已达1.29亿，该人群痴呆的患病率为0.5%~5.6%。阿尔茨海默病是一种好发于中老年人的神经系统变性疾病，特点是大脑呈弥漫性萎缩，脑重减轻，疾病进展较迅速。

阿尔茨海默病显著的病理特征是脑内出现神经原纤维缠结和β淀粉样蛋白（β-amyloid protein，Aβ），Aβ沉积形成老年斑是其特征性病理改变，研究发现β淀粉样蛋白沉积、聚集形成老年斑是阿尔茨海默病病理学的中心环节。本病在临床上主要表现为认知能力下降和行为异常，以进行性记忆力和智力减退、日常生活和工作能力丧失、伴有精神症状为特征。须强调的是，正常老年人也会发生与年龄相关的脑萎缩，但相对较轻，一般不影响日常生活和工作。阿尔茨海默病患者的脑萎缩显著，有明显的临床症状（参见第三篇第二十一章第二节）。

（二）路易体痴呆

路易体痴呆（Lewy body dementia，LBD）又称为Lewy体病（LBD），路易体痴呆占老年期痴呆患者的15%~25%，仅次于阿尔茨海默病，是第二位最常见的导致老年人痴呆的变性疾病。虽然已经建立了路易体痴呆的临床诊断标准（consensus criteria for the clinical diagnosis of probable and possible LBD），但文献报告的特异性及敏感性不一（Mckeith et al，1999）。Mega等报告，敏感性为75%，特异性为79%；但Holmes等研究认为，特异性为100%，敏感性仅为22%。由于皮质Lewy体也是阿尔茨海默病患者常见的神经病理表现，临床上路易体痴呆常被误诊为阿尔茨海默病。对于锥体外系症状先于痴呆出现，目前倾向于诊断为帕金森病痴呆（PDD），但对于痴呆是在锥体外系症状出现后1年内出现的（Gómez-Tortosa et al，1998），是诊断路易体痴呆还是帕金森病痴呆尚存争议（李淑华等，2017）。然而，误诊为血管性痴呆者较少（详见第三篇第二十一章第五节）。

（三）帕金森病

帕金森病在55岁以上人群中患病率为1%，并随着增龄，患病率也增高；据估计，我国帕金森病患者已达300万（Zhang，et al，2005）。2015年国际帕金森病和运动障碍学会对帕金森病的诊断标准进行了更新。它显著的病理特征是黑质多巴胺神经元减少，神经细胞内可见Lewy小体。临床上出现运动迟缓、静止性震颤和强直等帕金森症（Parkinsonism），同时伴嗅觉障碍、便秘、睡眠及情绪障碍等非运动症状。中晚期常出现痴呆(详见第三篇第二十章第二~四节)。

随着老年人口的增多,与年龄相关的神经系统疾病发生率也呈逐渐增高的趋势,如脑卒中、阿尔茨海默病和帕金森病等,已经引起我国神经病学界的高度重视,并出版了这方面的专著《老年神经病学》(王新德,1991),系统地描述老年人的解剖、生理特点,讨论老年人常见的神经系统疾病的流行病学、病因及发病机制、病理、临床表现及防治,并着重强调老年人的疾病特点,以及循证医学在老年神经病学中的应用等。

老年神经病学还关注发生于老年人的神经功能减退的一些症状,如近年来对主观性记忆力减退的研究。这些主观性记忆力减退尽管应用常规认知心理学量表不能检出异常,但这些主观症状可导致日常生活的不便与烦恼。认知功能训练和一些促智药物可能对治疗有所帮助。此外,还包括神经疾病的康复治疗,当老年人患病后,如何恢复他们的日常生活功能,如穿衣、刷牙、洗浴、购物、做饭等,也是老年神经病学医师关注和研究的重点。尽可能减少不必要的药物使用,加强护理,避免疾病并发症是老年人治疗中值得重视的问题。

参考文献

第一章　周围神经疾病

Diseases of the Peripheral Nerves

（刘明生　管阳太）

第一节　概述

（王维治　李海峰）

周围神经系统（peripheral nervous system）是位于脊髓及脑干软膜外的所有神经结构，包括从脊髓腹侧和背侧发出的脊神经根组成的脊神经，从脑干腹外侧发出的脑神经，但不包括嗅神经和视神经，后两者是中枢神经系统的特殊延伸。本章只讨论脊神经疾病，脑神经疾病在本篇第二章中讨论。

【解剖和生理】

1. 解剖　周围神经包括：①感觉传入神经根：由脊神经后根、后根神经节和脑神经的神经节构成，中枢支达到脊髓或脑干时在脊髓后角、后索或三叉神经脊束及脑干其他传导束中走行一段后才与第二级神经元交换，后根神经节周围支在脊神经或脑神经中走行，其游离的末梢或被结缔组织包绕的神经末梢终止于皮肤、关节、肌腱或内脏结构；②运动传出神经根：由脊髓前角及侧角发出的脊神经前根或脑干运动核团发出的脑神经构成，终止于肌纤维或交感及副交感神经节。

2. 生理　周围神经有神经束膜及神经外膜保护，在神经全长中神经束膜和神经外膜滋养动脉发出丰富的交通支微血管供给营养。内皮紧密连接使血管中大分子不能渗出毛细血管，构成血神经屏障，但在神经根和神经节处无此屏障，可能是某些免疫性或中毒性疾病易侵犯这些部位的原因。穿过狭窄的椎间孔或脑神经孔后，部分周围神经经过狭窄通道，如正中神经在腕部韧带与前臂屈肌腱鞘间通过，尺神经通过尺神经管，这些结构易导致神经受压和嵌压综合征。脊神经和脑神经通过蛛网膜下腔时均浸浴在脑脊液中，缺乏结构完整的神经外膜，易受到脑脊液中物质的影响。有髓神经纤维轴索外包绕髓鞘，由卫星细胞或施万细胞及细胞膜构成，每个细胞髓鞘形成节段性结构称郎飞（Ranvier）结，不同类型神经 Ranvier 结之间的结间段长度不等（250~2 000m）。髓鞘不仅分隔轴索，且起绝缘作用，使神经冲动在 Ranvier 结呈跳跃式传布（图 3-1-1）。无髓神经纤维发自后根神经节细胞和自主神经节，由裸露的轴索束构成，每个轴索束由一个施万细胞包绕，施万细胞的胞质分隔每个轴索。

【病因和发病机制】

1. 病理反应影响周围神经的方式　①选择性损伤周围神经不同部分，如神经干、神经末梢或神经节；②脊髓髓内病变可累及前角细胞或后根神经节神经纤维；③脑脊液和蛛网膜病变可累及神经根。

2. 病理反应影响周围神经的机制　①前角细胞及

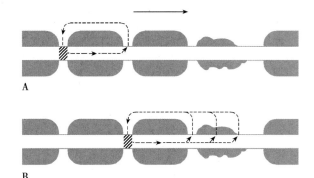

图 3-1-1　Ranvier 结处跳跃式传布以及脱髓鞘后传导异常示意

A. 电流（带箭头的虚线）在正常有髓纤维 Ranvier 结之间跳跃式传导：髓鞘因其高电阻和低电容而成为绝缘体，当动作电位（斜线阴影）在一个 Ranvier 结处产生，大部分电流均直接传导到下一个 Ranvier 结，传导速度很快；B. 为脱髓鞘的神经纤维，当动作电位（斜线阴影）到达脱髓鞘区域时，电流（带箭头的虚线）密度减少，达到阈值的时间延后，导致传导速度减慢或因难以达到阈值引起传导阻滞

运动神经根破坏导致运动神经轴索华勒变性，后根破坏引起脊髓后索而非周围神经华勒变性；②结缔组织病变压迫周围神经或造成神经滋养血管炎性病变使周围神经受损；③自身免疫反应破坏髓鞘、轴索或 Ranvier 结旁结构，导致神经损害或引起传导阻滞；④中毒性（包括生物性毒物如白喉毒素，内源性毒物如尿毒症毒性代谢物）和营养缺乏性病变选择性损害神经轴索或髓鞘，未受损轴索或髓鞘可保持完整；⑤遗传性代谢性疾病可因蛋白结构或酶系统障碍引起构成髓鞘或轴索必需成分缺乏，变性疾病使轴索代谢障碍影响周围神经。

轴索运输系统在周围神经疾病发病机制中起重要作用。轴索内有纵向成束排列的神经丝和微管，其间通过横桥连接，从神经元胞体向轴索远端携带多种物质（正向运输），具有营养及代谢功能，也可向神经元逆向传递信号，增强代谢活动，产生神经生长因子和轴索再生所需的物质。轴索对毒物极敏感，病变时正向运输受累，造成远端细胞膜成分及神经递质代谢障碍，逆向运输受累则导致轴索再生障碍。髓鞘对轴索也有营养作用，长期脱髓鞘损害的患者其轴索功能也发生异常，但轴索损害相应的症状轻微，主要影响肌力和精细运动能力。

【病理】

1. 周围神经病理改变分为以下 4 种（图 3-1-2）。

（1）华勒变性（Wallerian degeneration）：轴索因外伤断裂后，因无轴浆运输为胞体提供合成的必要成分，断端远侧轴索和髓鞘变性解体，被施万细胞和巨噬细胞吞噬，

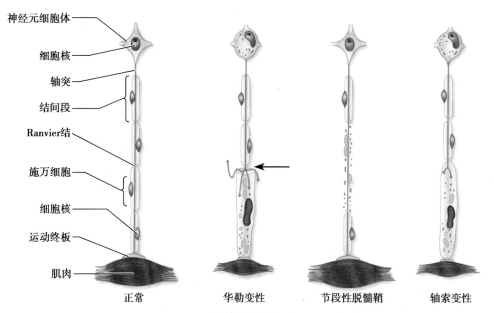

神经元细胞体
细胞核
轴突
结间段
Ranvier结
施万细胞
细胞核
运动终板
肌肉

正常　　华勒变性　　节段性脱髓鞘　　轴索变性

图 3-1-2　周围神经病变的基本病理过程示意

并向近端发展。断端近侧轴索和髓鞘只在 1~2 个 Ranvier 结发生同样变化,接近胞体的轴索断伤可使胞体坏死。

（2）轴索变性（axonal degeneration）：是中毒及代谢性神经病最常见病理损害,中毒或营养障碍使胞体蛋白质合成障碍或轴浆运输阻滞,远端轴索不能得到必需营养,轴索变性和继发性脱髓鞘自远端向近端发展,称逆死性神经病（dying-back neuropathy）。如果早期病因得到纠正,轴索可再生。

（3）神经元变性（neuronal degeneration）：是神经元胞体变性坏死继发轴索及髓鞘破坏,病变类似轴索变性,但神经元坏死使轴索全长发生变性、解体,称神经元病（neuronopathy）,见于后根神经节感觉神经元病变如有机汞中毒、癌性感觉神经元病等,运动神经元病损如急性脊髓灰质炎和运动神经元病等。

（4）节段性脱髓鞘（segmental demyelination）：是髓鞘破坏但轴索保持相对完整的病变,如炎症（Guillain-Barré 综合征）、中毒（白喉）、遗传性及代谢障碍等,病理表现为周围神经近端和远端不规则、长短不等的节段性脱髓鞘,施万细胞增殖和巨噬细胞吞噬髓鞘碎片。

上述 4 种不同类型病变并非疾病特异性,每例患者可有不同的组合。

2. 髓鞘是神经纤维最易损的部分,可源于施万细胞原发性病变或继发于轴索病变。

（1）继发于华勒变性脱髓鞘:发生在轴索断裂近端,受累节段不长,轴索断裂后数日内远端所有髓鞘可脱失。

（2）继发于轴索变性脱髓鞘:从远端逐渐向近端发展,形成"逆死性"改变。感觉神经轴索变性可引起中枢支脱髓鞘,累及脊髓后索,髓鞘破碎成卵圆形小片,其间可见变性轴索。

（3）节段性脱髓鞘:急性脱髓鞘由于轴索完整,如髓鞘再生即可修复,神经功能恢复较迅速,新生髓鞘较正常髓鞘薄,长短不一。

3. 神经损伤严重时出现华勒变性或轴索变性,功能恢复较缓慢,通常需数月至数年。神经损伤严重时,如不能与远端未变性神经纤维重新连接,新生轴索细丝会杂乱生长,结缔组织在断端附近形成瘢痕,构成假性神经瘤（pseudoneuroma）;神经元胞体受损时,靶器官只有得到邻近神经元轴索侧支支配才能恢复部分功能。

【周围神经疾病分类】

由于周围神经疾病的病程和演变、受累范围及病因不同,分类很难完全涵盖所有病种。以病程和演变结合受累范围为主线,结合病因可将大多数周围神经病及综合征分类如表 3-1-1。这一分类具有临床实用性,例如,急性运动麻痹综合征（syndrome of acute motor paralysis）包括许多病理及临床上差别细微的多发性神经病,有利于临床鉴别诊断,也便于医生采取适宜的诊疗对策。

【周围神经疾病症状学】

周围神经疾病有许多特有的症状和体征,如运动、感觉、反射、自主神经及营养等。对症状和体征的解释,需要根据解剖、病程和病理生理机制。通过症状和体征可分析受累范围和病程及演变,作为周围神经疾病分类的基础指导进一步查找病因,一些症状和体征还能提示相对特异性的病因。

表 3-1-1　主要的周围神经疾病及综合征分类

1. 急性运动麻痹综合征伴各种感觉及自主神经功能障碍(syndrome of acute motor paralysis with variable disturbance of sensory and autonomic function)

　1.1　Guillain-Barré 综合征(急性炎症性脱髓鞘性多发性神经病)

　1.2　Guillain-Barré 综合征的急性轴索型(AMAN)

　1.3　急性感觉性神经病及神经元病综合征

　1.4　白喉性多发性神经病

　1.5　卟啉病性多发性神经病

　1.6　某些中毒性多发性神经病(铊、三磷羟甲苯基磷酸盐)

　1.7　罕见的,副肿瘤性

　1.8　急性全自主神经功能不全性神经病(acute pandysautonomic neuropathy)

　1.9　蜱咬性麻痹(tick paralysis)

　1.10　危重疾病的多发性神经病(critical illness polyneuropathy)

2. 亚急性感觉运动性麻痹综合征(syndrome of subacute sensorimotor paralysis)

　2.1　对称性多发性神经病(symmetrical polyneuropathies)

　　2.1.1　营养缺乏状态,如酒精中毒、维生素 B_1 缺乏病(脚气病)、糙皮病、维生素 B_{12} 缺乏、慢性胃肠疾病

　　2.1.2　重金属和有机溶剂中毒所致,如砷、铅、汞、铊、有机磷、丙烯酰胺等

　　2.1.3　药物中毒:如异烟肼、肼屈嗪、呋喃妥因及其他呋喃类、戒酒硫、二硫化碳、长春新碱、顺铂、氯霉素、苯妥英、阿米替林、氨苯砜等

　　2.1.4　尿毒症性多发性神经病

　　2.1.5　亚急性炎症性多发性神经病

　　2.1.6　副肿瘤性多发性神经病

　　2.1.7　HIV

　2.2　不对称性神经病(asymmetrical neuropathies)或多数性单神经病(mononeuropathy multiplex)

　　2.2.1　糖尿病性神经病

　　2.2.2　结节性多动脉炎及其他炎症性血管病变性神经病(Churg-Strauss 综合征、嗜酸性粒细胞增多症、类风湿病、系统性红斑狼疮、韦格纳肉芽肿病、孤立性周围神经系统血管炎)

　　2.2.3　混合性冷球蛋白血症

　　2.2.4　Sjögren-sicca 干燥综合征

　　2.2.5　类肉瘤病

　　2.2.6　周围血管病所致的缺血性神经病

　　2.2.7　莱姆病

　　2.2.8　HIV

　　2.2.9　多灶性运动神经病(MMN)

　　2.2.10　多灶性感觉运动神经病(MADSAM)

　2.3　不常见的感觉性神经病(unusual sensory neuropathies)

　　2.3.1　Wartenberg 游走性感觉性神经病

　　2.3.2　感觉性神经束膜炎(sensory perineuritis)

　2.4　脊膜神经根病(meningeal based nerve root disease)或多发性神经根病(polyradiculopathy)

　　2.4.1　新生物浸润

　　2.4.2　肉芽肿及炎性浸润(莱姆病、类肉瘤)

　　2.4.3　脊髓病,如骨关节性脊柱炎(osteoarthritic spondylitis)

2.4.4 特发性多发性神经根病(idiopathic polyradiculopathy)

3. 早期慢性感觉运动性多发性神经病综合征(syndrome of early chronic sensorimotor polyneuropathy)

3.1 副肿瘤性,如癌、淋巴瘤、骨髓瘤和其他恶性肿瘤

3.2 慢性炎症性脱髓鞘性多发性神经病(CIDP)

3.3 副蛋白血症

3.4 尿毒症(偶尔为亚急性)

3.5 维生素 B_1 缺乏病(通常为亚急性)

3.6 糖尿病

3.7 结缔组织病

3.8 淀粉样变性

3.9 麻风病

3.10 甲状腺功能减退

3.11 老年的良性感觉型

4. 较慢性(晚期)多发性神经病综合征,由遗传决定的类型(syndrome of more chronic [late] polyneuropathy, genetically determined forms)

4.1 感觉型为主的遗传性多发性神经病(inherited polyneuropathies of predominantly sensory type)

4.1.1 成人损毁性感觉性神经病

4.1.2 儿童损毁性感觉性神经病

4.1.3 先天性痛觉不敏感

4.1.4 其他遗传性感觉性神经病,如伴发于脊髓小脑变性、Riley-day 综合征和全身感觉缺失综合征(universal anesthesia syndrome)

4.2 感觉运动混合型遗传性多发性神经病(inherited polyneuropathies of mixed sensorimotor types)

4.2.1 腓骨肌萎缩症[Charcot-Marie-Tooth 病,遗传性运动感觉神经病 I 和 II 型,CMTX(X 连锁)]

4.2.2 Dejerine-Sottas 肥大性多发性神经病,成人型及儿童型(CMT3)

4.2.3 Roussy-Levy 多发性神经病(CMT3)

4.2.4 多发性神经病伴视神经萎缩、痉挛性截瘫、脊髓小脑变性、精神发育迟滞和痴呆

4.2.5 遗传性压迫易感性麻痹(hereditary liability to pressure palsy)

4.3 遗传性多发性神经病伴已知的代谢障碍

4.3.1 Refusum 病

4.3.2 异染性白质营养不良(metachromatic leukodystrophy)

4.3.3 球样体白质营养不良(globoid-body leukodystrophy)或 Krabbe 病

4.3.4 肾上腺白质营养不良(adreno leukodystrophy)

4.3.5 淀粉样多发性神经病

4.3.6 卟啉性多发性神经病

4.3.7 Anderson-Fabry 病

4.3.8 无 β 脂蛋白血症(Bassen-Kornzweig)

4.3.9 Tangier 病

5. 线粒体病伴发的神经病(neuropathy associated with mitochondrial disease)

6. 再发或复发性多发性神经病综合征(syndrome of recurrent or relapsing polyneuropathy)

6.1 卟啉病

6.2 慢性炎症性脱髓鞘性多发性神经病

1. 运动障碍　包括刺激症状和麻痹症状。

（1）刺激症状

1）肌束震颤（fasciculation）：是静息肌肉出现的肌肉颤动，是由一个或多个运动单位自发性放电导致短暂肌收缩，视诊和触诊可发现，见于各种下运动神经元损伤的疾病，也可见于正常人。特点是随机性发作，轻触肌肉可诱发，多出现孤立的肌肉颤动，使手指或足趾轻微动作，不产生关节运动，可疑肌束震颤给予新斯的明肌内注射可诱发。运动单位支配肌肉肌纤维较多的肌肉，肌束震颤明显，舌肌运动单位较小，肌束震颤较轻微。

2）抽筋（cramp）：多为主诉症状，偶可检查发现，是正常生理现象，是一块肌肉或一个肌群短暂收缩伴有疼痛，常见于活动频繁的腓肠肌和足内部肌，肌肉用力收缩可诱发，受累肌肉受牵拉可引起，按摩可减轻。在许多运动性周围神经病出现率增加。

3）肌痉挛（myospasm）：也称肌纤维颤搐（myokymia），是一个或多个运动单位短暂的自发性痉挛收缩。通常邻近的运动单位呈交替性和间断性收缩，可见肌肉表面出现持续波浪样蠕动，较肌束震颤的单一收缩缓慢，持续时间长。大多数是良性类型，发生在平伸的手臂肌肉，也见于放射性损伤、周围神经局限性压迫和代谢性疾病等少见情况。面部肌纤维颤搐（facial myokymia）是少见的单侧面部肌肉痉挛，表现为面部某区域持续的精细有节律的蠕动，状如蠕虫；局限于眼睑的肌纤维颤搐或睑肌痉挛几乎均为良性，广泛的面部肌纤维颤搐可见于多发性硬化或脑干肿瘤影响面神经，以及脱髓鞘性脑神经病等。

（2）麻痹症状

1）无力（weakness）：无力是周围神经病的常见表现。无力的程度与受累的运动轴索或运动神经元的数量成正比。轴索损害所致的多发性神经病的无力相对对称分布，且从远端向近端发展，称作"逆死性神经病（dying-back neuropathy）"或"远端轴索性神经病（axonopathy）"，下肢较上肢受累更早且更严重，极严重情况下躯干和脑神经支配的肌肉才受累。这体现了轴索变性典型的"长度依赖（length-dependent）"模式。营养、代谢和中毒性神经病通常以远端"轴索"模式为主。而在脱髓鞘性多发性神经病，病变呈多灶性分布以及传导阻滞可造成近端肢体和面部肌肉无力，在远端无力之前或同时与远端无力出现。另一种模式是几乎同时累及四肢、躯干和颈部的所有肌肉，常导致呼吸麻痹，早期无法确定轴索或髓鞘或者两者均受累。这是 Guillain-Barré 综合征的典型表现，亦可见于白喉、蜱虫麻痹和一些中毒性多神经病。

双臂瘫较少见，可见于炎性脱髓鞘性多神经病，以及干燥综合征、铅中毒、Tangier 病和家族性臂丛神经炎和运动神经元病（连枷臂）。双下肢瘫可见于马尾的感染或炎症，如 GBS、莱姆病、巨细胞病毒、单纯疱疹感染，以及神经根的肿瘤浸润。双侧面部和其他脑神经麻痹可见于 GBS、肿瘤浸润、结缔组织疾病、HIV 和疱疹病毒感染、结节病、莱姆病或一些罕见的代谢神经病如 Refsum 病、Tangier 病和 Riley-Day 病。

2）肌萎缩：无力或瘫痪的肌肉发生萎缩是运动神经

元或运动轴索慢性受累的特征,而脱髓鞘性神经病由于没有失神经支配而肌容积相对正常。萎缩在数周或数月发生,其程度与受损的运动轴索数量成正比。轴索急性损伤后失神经萎缩最严重阶段发生在 90~120 天,肌容积减少可达 75%~80%。萎缩亦可由失用所致,运动减少数周内出现,但肌容积减少不超过 25%~30%。在慢性轴索神经病中,瘫痪和萎缩的程度成比例。由脱髓鞘性神经病所致的急性瘫痪萎缩程度很轻。失神经支配的肌纤维在 6~12 个月开始变性和丧失,3~4 年时大多数失神经支配的肌纤维变性。如果在 1 年内获得再支配,运动功能和肌容积可能会恢复。

3)腱反射:周围神经病均有腱反射减低或丧失。通常是单突触反射弧传入(感觉)部分中断的结果。如果肌肉功能受损,反射亦可减低,但只发生在严重肌萎缩者。即使有痛觉明显丧失,单纯小纤维神经病患者的腱反射仍可正常,这是因为腱反射的传入部分主要通过起源于肌梭的有髓大纤维。感觉传导的离散亦可导致腱反射减低。在累及有髓大纤维的神经病,腱反射早期就减低但与无力不成比例;通常腱反射减低与本体感觉和关节位置觉丧失成比例。腱反射正常而深感觉丧失提示感觉神经节细胞的中央支受累,即脊髓后索受累但不影响反射弧的传入通路。节段性腱反射丧失通常见于神经根病。

2. 感觉障碍　包括缺失症状、刺激症状、共济失调和震颤。

(1)感觉丧失(anesthesia):大多数多发性神经病同时造成运动和感觉功能损害,但其中一种比另一种更严重。在中毒性和代谢性神经病,感觉丧失通常较无力严重。在大多数周围神经病中,所有感觉模式(触压觉、痛温觉、振动觉和关节位置觉)均受损或最终丧失,其中一种模式较其他模式受累更明显;少数周围神经病选择性累及大纤维或小纤维。在轴索性多神经病,感觉丧失也表现为长度依赖性,对称性四肢远端受累,下肢较上肢严重。随着轴索性神经病变的恶化,感觉丧失会从肢体远端向更近端和背部发展,最终到腹部、胸部和面部。在严重的轴索性神经病,如果不检查背部,腹部和胸部可表现为假性"平面"而被误认为脊髓病变。另一种特征性感觉丧失是躯干、头皮和面部先受累,再累及躯干和四肢,为感觉神经节病的受累模式。全面性感觉丧失由影响感觉神经节的获得性疾病(感觉神经元病)、副肿瘤综合征或一些中毒性或免疫性疾病(如干燥综合征)所致。

(2)刺激症状

1)感觉异常(paresthesias):症状通常在手足更明显。患者常用"针刺感(pins and needles)""麻木感(feel-ing of numbness)""刀割样(stabbing)""麻刺感(ting-ling)""戳刺样(prickling)""过电样(electrical)"等词语描述刺激性感觉症状。在一些神经病中,感觉异常和麻木(numbness)是唯一的症状,而不伴或者伴有很轻微的客观感觉丧失。

2)疼痛(pain):一些周围神经病可引起疼痛,被描述为灼痛(burning)、酸痛(aching)、尖锐刀割样(sharp and cutting)或挤压样(crushing),有时类似闪电样(light-ning),可见于脊髓痨。

3)感觉异常性疼痛(allodynia):亦可见于多发性神经病,表现为轻微触碰即引起疼痛或不适的异常感觉,还会放射到邻近区域,并在刺激停止后仍持续。感觉异常性疼痛表面上像感觉过敏(hyperesthesia),但通常感觉阈值是升高的,实际上是感觉体验或反应被夸大了。

感觉异常、疼痛和感觉丧失共存的情况常见于糖尿病性、酒精-营养性和淀粉样神经病,主要影响足部,亦可影响手部;带状疱疹所致的感觉改变局限于皮节支配区。尺神经、正中神经、胫后神经、腓神经的部分性损伤(通常为外伤)可引起强烈的灼性痛(causalgia)。

(3)感觉性共济失调(sensory ataxia)和震颤(trem-or):本体感受传入丧失但运动功能一定程度保存者会出现步态和肢体运动的共济失调,感觉神经节病可见严重的共济失调,共济失调但不伴无力是后根性疾病的表现,可见于脊髓痨,亦可见于糖尿病累及后根(糖尿病假性脊髓痨)及 Fisher 综合征。本体觉障碍亦可导致假性手足徐动。在多发性神经病的某些阶段可出现高频的动作性震颤,由肌梭传入信号缺失所致,皮质激素治疗时这种震颤加重。MAG 抗体伴发的神经病或 CIDP 可见较低频率的动作性震颤伴运动笨拙,此类震颤较粗大,貌似小脑病变所致的意向性震颤,影响各种运动。但感觉性神经病并不导致静止性震颤。

3. 畸形及营养障碍

(1)畸形(deformation):慢性周围神经病可见手、足和脊柱畸形,尤其儿童期发病的患者。幼年发病由于胫前肌与腓肠肌无力不平衡,腓肠肌失去对抗可引起马蹄足。足内侧肌萎缩时,趾长伸肌牵拉近端趾骨使之背屈,趾长屈肌使足部缩短、足弓增高和远端趾骨屈曲,导致爪形足;爪形手的形成机制也相似。幼年发病的患者由于椎旁肌无力导致不平衡,可引起脊柱侧弯。

(2)营养障碍(dystrophy):肌肉失神经支配可导致营养障碍,加之肢体远端痛觉丧失,易灼伤或受压出现压疮,易感染,愈合差。皮肤变得紧绷光洁、指甲弯曲变形和皮下组织变厚。自主神经受累可引起肢体皮温略高,呈粉红色,反复受伤,皮下及骨髓感染,引起手指或足趾无痛性缺失及足跟溃疡,见于隐性遗传性感觉神经病。家族性神经病或慢性周围神经病因关节觉丧失或长期慢性外伤可出现 Charcot 关节,营养障碍病因不明,除感觉缺失,肢体远端血管神经调控障碍也是重要原因。溃疡形成可能与传导痛觉和自主神经反射的 C 型纤维丧失有关,瘫痪肢体可出现发冷、肿胀、苍白或发紫,癔症性瘫痪如长期不活动也会出现,与肢体失用有关。

(3)自主神经障碍:最常见无汗和直立性低血压,常见于淀粉样蛋白沉积性神经病、小直径纤维受累为主的遗传性神经病、糖尿病性神经病和某些先天性神经病,以及纯自主神经病和 Shy-Drager 综合征等。严重病例可出现无泪、无涎、瞳孔对交感神经系统活性药物无反应、阳痿、食管失弛缓、尿潴留、尿失禁、便秘、胃轻瘫、肠梗阻、心率变异丧失和竖毛障碍等。

4. 其他症状、体征如周围神经增粗,见于麻风、神经纤维瘤病、施万细胞瘤、遗传性脱髓鞘性神经病等。

【辅助检查】

1. 神经传导速度(NCV)和肌电图(EMG)检查有助于周围神经病的诊断,可发现亚临床型神经病。有些患者感觉纤维丧失 30% ~ 40%,还不能检出感觉缺失,但 NCV 测定可发现异常,有助于早期诊断。测定 NCV 和针极肌电图可协助病变定位,如鉴别臂丛神经损伤发生在后根或后根神经节以下,前者上肢感觉传导速度正常,后者上肢感觉神经动作电位波幅降低。NCV 可鉴别轴索变性及脱髓鞘性神经病,如 NCV 减低至正常的 70% 以下、EMG 无失神经电位,可能是脱髓鞘性神经病;NCV 正常或稍减低、EMG 有失神经电位,可能是轴索性神经病。EMG 还可鉴别运动神经病与肌病所致的肌萎缩。

2. 脑脊液检查发现蛋白-细胞分离现象有助于炎症性脱髓鞘性(GBS 和 CIDP)的诊断,脑脊液细胞数增高和葡萄糖水平下降的改变有助于一些感染性周围神经病的诊断,葡萄糖水平下降有助于癌性周围神经病(浸润)的诊断。需注意,在 GBS 早期可不出现蛋白-细胞分离现象,且部分 GBS 患者即使多次腰椎穿刺也无法发现蛋白-细胞分离现象,尤其在亚洲患者中;一些周围神经病亦可见到轻微的蛋白水平增高,如糖尿病性、副肿瘤性周围神经病等。脑脊液细胞学有助于感染性、白血病性和癌性周围神经病的诊断。

3. 神经影像学检查,包括神经超声和 MRI。神经超声和 MRI 有助于无创性检查周围神经的完整性、水肿及嵌压,通过对神经完整性的检查评估神经损伤情况,通过对神经水肿的评估支持炎症性周围神经病(GBS、CIDP)的诊断并有助于下运动神经元综合征与 MMN 的鉴别诊断,通过对嵌压部位的评估支持嵌压性神经病的诊断并判断损伤程度,此外还可诊断周围神经肿瘤,以及通过超声通过对肌肉的检查更敏感地发现束颤和纤颤。

4. 神经活检通常选择腓肠神经,对 CIDP、血管炎性神经病、淀粉样周围神经病及一些感染性疾病(如麻风病)所致的周围神经病具有确诊价值,一些相对特异性的病理学改变对一些中毒性和遗传性周围神经病也有诊断价值。皮肤活检有助于一些小纤维神经病的诊断。

5. 周围神经疾病的相关抗体检测有助于急性和慢性炎症性脱髓鞘性神经病的诊断及亚型分类,以及副肿瘤性周围神经病的诊断。抗体与临床受累(体征)、副肿瘤综合征及潜在肿瘤存在一定关系(表 3-1-2~表 3-1-4)。结缔组织疾病的相关抗体(ENA、ANCA、冷球蛋白等)有助于结缔组织疾病伴发的周围神经病的诊断。

表 3-1-2 IgG 型抗神经节苷脂抗体与神经系统体征及诊断

抗神经节苷脂抗体	神经系统体征	临床诊断
GM、GM1b、GD1a 或 GalNAc-GD1a	肢体无力	急性运动轴索神经病
GQ1b 和 GT1a	眼外肌麻痹和共济失调	Fisher 综合征 Bickerstaff 脑干脑炎
GQ1b 和 GT1a	眼外肌麻痹	不伴共济失调的急性眼外肌麻痹
GQ1b 和 GT1a	共济失调	急性共济失调性神经病
单独 GT1a 或者 GT1a 和 GQ1b 共存	咽喉麻痹和颈臂无力	咽颈臂无力
GQ1b 和 GT1a	咽喉麻痹	急性咽喉麻痹

表3-1-3 IgM型抗周围神经抗体与慢性免疫介导的周围神经病的典型临床表现

抗原	抗体类型	典型表型	频率
髓鞘相关糖蛋白(MAG)/SGPG	单克隆IgM	远端对称性脱髓鞘性神经病	>50%
GM1	多克隆IgM	多灶性运动神经病	>30%
硫苷脂	多克隆IgM	慢性感觉性轴索神经病	罕见
GD1a	多克隆或单克隆	慢性运动神经病	罕见
GD1b	多克隆或单克隆	慢性运动神经病	罕见
二唾液酸神经节苷脂	多克隆IgM	慢性共济失调性感觉性神经病,不伴或伴轻微无力,眼外肌麻痹CANOMAD	罕见

表3-1-4 副肿瘤性周围神经病及其抗体

抗体	常见肿瘤	综合征	不伴肿瘤的抗体阳性者/%	不伴PNS的肿瘤患者的阳性率/%
Hu(ANNA1)	小细胞肺癌(SCLC)	感觉性神经病(SN)	2	16
CV2(CRMPS)	SCLC、胸腺瘤	SN,感觉运动性神经病	4	9
amphiphysin	乳腺癌、SCLC	SN	5	1
SOX1	SCLC	LEMS	0	16
Ri(ANNA2)	乳腺癌、SCLC	罕见神经肌肉受累	3	4
Yo(PCA1)	卵巢癌、乳腺癌	罕见神经肌肉受累	2	1
Ma2	睾丸癌	罕见神经肌肉受累	4	0

注:PNS:副肿瘤综合征。

6. 骨髓异常增生性疾病检查包括骨髓涂片和骨髓活检、同位素骨骼显像、血清免疫固定电泳、轻链和尿本周蛋白(Bence-Jones protein)等。

7. 代谢性和营养性病因检查包括肝肾功、甲状腺功能、糖耐量、维生素 B_1、维生素 B_6、维生素 B_{12}、叶酸、同型半胱氨酸、血清铜、维生素 E 等。药物、毒物筛及周围血涂片发现,中毒颗粒查有助于中毒性神经病的诊断。

8. 遗传性病因检查可通过热点基因突变筛查包或二代测序技术实现。患者和家族成员的临床表型指导热点基因突变的筛查,未能查到相应基因或检出基因与临床表型不符时采用二代测序技术,注意筛查家族中有症状和无症状者的基因,与患者的基因比对,以判断检测的可靠性及遗传方式。

【周围神经病的诊断思路】

临床诊断时需要依次解决下列问题:①确立周围神经疾病的存在,并将其与中枢神经系统、神经肌肉接头或肌肉疾病鉴别;②通过临床检查,区分主要的受累部位;③通过查体和电生理检查确定病变主要累及运动、感觉、

自主神经或者混合受累,以及确定髓鞘、轴索或细胞体(运动或感觉神经元)的受累;④评估病变是获得性还是遗传性的。完成上述流程后,可以将病因限定在有限的范围内。

诊断及治疗将在各类疾病中分述。

第二节 Guillain-Barré 综合征

(段瑞生 郭力)

Guillain-Barré综合征(Guillain-Barré syndrome,GBS)是自身免疫介导的急性炎症性周围神经病,是世界范围内引起急性弛缓性瘫痪最常见的疾病。通常急性起病,主要表现为四肢对称性弛缓性瘫,部分病例累及脑神经,免疫治疗可缩短病程和改善症状。

【流行病学】

GBS的年发病率为 0.6/10 万~2.4/10 万,男性略多,白种人发病率高于黑种人。欧美 GBS 的发病年龄在

16~25岁和45~60岁出现两个高峰,GBS在北美和欧洲发病均无明显的季节倾向,但在亚洲和墨西哥的夏、秋季发病较多。

我国尚缺乏系统的流行病学资料,但依据GBS住院患者的年龄资料分析显示,以儿童和青壮年多见。丛集性发病现象在国内外均有报道,国外研究表明丛集性发病的可能诱因包括注射流感疫苗、腹泻、肝炎和伤寒等,国内丛集性GBS多发生于腹泻流行后(Ye et al,2010)。

【研究史】

Guillain-Barré综合征的研究已经有100余年的历史,大致可分为3个阶段。

第一阶段,从19世纪中叶人们开始认识周围神经疾病可以引起急性弛缓性瘫。英国内科医生Wardrop(1834)和法国神经科医生Ollivier(1837)先后报道了进行性肢体无力的急性瘫痪患者,并经病理证实。Landry(1859)报道了他治疗的5例患者以及文献报道的5个病例,详细描述了疾病的临床经过和转归,并首次注意到这些患者的直肠和膀胱功能正常;这10例患者死亡尸检病例均未发现任何CNS病变,Landry推测是周围神经病,称为"上升性麻痹"(Landry麻痹)。

第二阶段(1916—1969),Georges Guillain、Jean-Alexandre Barré和Andre Strohl在1916年报道了第一次世界大战期间2名法国士兵的四肢瘫,表现为运动障碍、腱反射消失、肌肉压痛和感觉异常,但无客观的感觉缺失,曾诊断为良性多发性神经炎,腰穿首次发现蛋白细胞分离现象。此后有许多相似的病例报道,将这一疾病称为Guillain-Barré综合征或Guillain-Barré-Strohl综合征。Haymaker和Kernohan(1949)首次描述GBS的病理改变,强调神经根水肿是早期的重要改变。1960年代神经电生理检查技术日臻完善,为GBS的诊断和鉴别提供了重要的辅助手段。这一时期Guillain-Barré综合征的概念和初步诊断标准已经形成。

第三阶段自1969年至今,Asbury等(1969)报道了19例GBS患者的病理和临床表现,提出经典的GBS是急性炎症性脱髓鞘性多发性神经病(AIDP)的概念,发现GBS病理改变的重要特征是,神经根及周围神经小血管周围单个核细胞(MNC)浸润的炎症反应,超微结构显示巨噬细胞介导的神经纤维脱髓鞘病变,首次指出人类GBS与实验性自身免疫性神经炎(EAN)的病理改变一致,使病因学和发病机制研究取得了重大突破。

Ramos-Alvarez等(1969)描述了一种疫苗接种后的周围神经病,他们曾参加墨西哥城早期口服脊髓灰质炎疫苗计划,免疫接种是成功的,但有些儿童发生急性弛缓性麻痹导致死亡。这些患儿并未发现脊髓灰质炎病变,但病理证实有些患儿罹患典型的AIDP,也有的病例炎症

性神经脱髓鞘病变不明显。他们注意到运动神经元胞体变大,出现染色质溶解和核偏位,被称为"细胞质神经病",这种病变后来被证明是轴索型GBS。1986年Feasby等报道一例急性弛缓性瘫痪,病理证实脊神经运动根和感觉根均受累,电生理和病理证实为原发性轴索病变,首次提出了轴索型GBS的概念,实际上是GBS的一个亚型,认为是免疫反应直接攻击轴索所致。轴索型的概念最初曾有争议,因为严重的GBS继发性轴索变性是普遍的现象。

20世纪90年代初,李春岩等与Asbury、Mckhann和Griffin等合作,研究了河北省中南部地区流行的GBS患者的电生理、病理和流行病学特征,通过20余例尸检和数百例GBS患者神经电生理资料分析,发现这组病例临床表现符合GBS,但病理特征是脊神经运动根的原发性轴索损害。研究证实,我国华北地区夏、秋季节流行的GBS病例中,有相当一部分是原发性轴索变性为主。1994年在日内瓦国际神经病学大会上正式提出急性运动轴索型神经病(AMAN)的概念及其临床、电生理和病理特征,指出AMAN是GBS一个常见的临床亚型;将运动和感觉神经根均受影响的轴索型称为急性运动感觉轴索型神经病(AMSAN)。

目前,GBS谱系疾病主要包括AIDP、AMAN和AMSAN,以及Miller-Fisher综合征(MFS)、咽-颈-臂变异型(pharyngeal-cervical-brachial,PCB)、急性全自主神经病(acute panautonomic neuropathy)等。

【病因和发病机制】

Guillain-Barré综合征是一种免疫介导的急性多发性神经病,病因和发病机制尚未完全阐明。

1. 病因　GBS通常被认为是由前驱感染、疫苗、手术、外伤和外源性神经节苷脂等多种因素诱发的自身免疫性周围神经病,是机体针对周围神经髓鞘或轴索的自身免疫反应所致(van Doorn et al,2008)。

(1)前驱感染:2/3以上的GBS患者发病前4周有呼吸道或胃肠道感染症状,前驱感染的病原体包括空肠弯曲菌(campylobacter jejuni,Cj)、流感嗜血杆菌、肺炎衣原体、巨细胞病毒、EB病毒、疱疹病毒和乙型肝炎病毒,以及人类免疫缺陷病毒(HIV)等(Esposito and Longo,2017)。这些病原体与周围神经髓鞘或轴索成分存在共同的交叉反应性抗原表位,易感个体的免疫系统通过分子模拟机制产生周围神经交叉免疫反应,导致急性多发性神经病。Cj和流感嗜血杆菌感染可诱发AMAN或AMSAN,各种病毒感染可诱发AIDP或轴索型GBS,巨细胞病毒联合疱疹病毒引起的GBS病情较重,可能影响呼吸肌。近年国外报道,寨卡病毒感染也可诱发GBS。

空肠弯曲菌感染导致GBS曾备受关注,Rhodes(1982)

首先注意到 GBS 与 Cj 感染的关联,此后研究发现包括我国在内的许多国家和地区,Cj 感染是 GBS 最常见的发病前驱因素,以腹泻为前驱症状的 GBS,Cj 感染率高达 85%,国内外均有与 Cj 感染相关的 GBS 丛集性发病报道。Cj 是多种动物如牛、羊、狗和禽类的正常寄居菌,其排泄物可污染食物和饮水,人群对 Cj 普遍易感,儿童发病率最高,夏、秋季多见。Cj 内毒素可引起急性肠炎,也可引起腹泻暴发流行或集体食物中毒,常见症状是急性自限性腹泻、腹部绞痛,水样便或脓血便,偶有呕吐和脱水,有时伴发热,也可不出现症状。Cj 感染导致胃肠炎菌血症罕见,可能发生于免疫力低下者和儿童(Allos,2001)。患者出现神经症状时病原体已经粪便排出,Cj 感染通常应用血清学检测,但大多数 Cj 血清型通常只引起人类腹泻,并不诱发 GBS。国外对少数能引发 GBS 的 Penner O:19 型 Cj 菌株内毒素进行结构分析,发现与人类神经组织中富含的神经节苷脂(GM1、GD1a、GT1a、GD3)有相同的抗原决定簇,符合分子模拟学说解释 GBS 的发病机制。

(2)手术和外伤可能诱发 GBS,特别是脊柱和颅脑手术、外伤后出现 GBS,也包括剖宫产、胃肠手术和骨折等(Huang et al,2015;Yu-Xin et al,2019),推测可能与神经损伤、血神经屏障破坏、感染,以及机体免疫紊乱等有关。

(3)白血病、淋巴瘤和器官移植后应用免疫抑制剂发生 GBS 曾有报道,也有报道系统性红斑狼疮、桥本甲状腺炎等自身免疫病合并 GBS,提示自身免疫功能紊乱与发病相关。

(4)西班牙、意大利等报道,注射神经节苷脂治疗时发生 GBS,并可检出神经节苷脂抗体。近年来,我国静脉应用神经节苷脂后诱发 GBS 的报道有增多趋势。中枢神经系统手术和外伤合并感染以及罹患自身免疫性疾病的患者,静脉应用神经节苷脂后更易诱发 GBS,发病潜伏期约 10 天,以轴索型多见,病情较重(Yang et al,2016)。疫苗接种后发生 GBS 也有报道。

2. 发病机制　GBS 确切的发病机制迄今未明,但其作为细胞免疫与体液免疫共同介导的自身免疫性疾病已得到公认(图 3-1-3)。

(1)AIDP 的免疫机制:易感个体感染病毒或其他病原菌后,外周致敏的抗原特异性 CD4[+]T 细胞和巨噬细胞在黏附分子和趋化因子作用下,穿过血神经屏障,通过分泌的 TNF-α 等细胞因子、一氧化氮以及由巨噬细胞直接损伤周围神经髓鞘,在 AIDP 已发现抗多种周围神经抗原的抗体和补体激活(Willison et al,2016)。AIDP 病变与实验性自身免疫性神经炎(experimental autoimmune neuritis,EAN)的表现相似,均表明其免疫发病机制。

(2)AMAN/AMSAN/MFS 免疫机制:GM1、GD1a 和 GD1b 在运动神经轴索中表达,GQ1b 在脑神经如动眼神经、滑车神经、外展神经、舌咽神经、迷走神经、脑干网状结构以及肌梭内 Ⅰa 类传入纤维中高表达(van den Berg et al,2014)。由于 Cj 相关的脂寡糖(lipooligosaccharide,LOS)具有多种神经节苷脂样结构,感染 Cj 后通过分子模拟机制,机体产生的抗体与位于结区或结旁区轴膜上的神经节苷脂结合,激活补体,形成膜攻击复合物,导致结区钠通道聚集减少或被阻断,引发可逆性钠通道传导阻滞,患者表现为病情较轻,恢复较快;如免疫反应持续进展,结旁区髓鞘从轴膜上分离,巨噬细胞浸润到髓鞘下的结区轴索周围,吞噬轴索,可引起严重的轴索损伤和华勒样变性,临床表现为病情较重(Jong Seok et al,2014)。感染的 Cj 携带的唾液酸转移酶(cst-Ⅱ)基因多态性(Thr51/Asn51)决定 GBS 的亚型。cst-Ⅱ(Thr51)基因型 Cj 菌株具有 α-2,3-唾液酸转移酶活性,能合成 GM1 和 GD1a 样 LOS,诱导产生抗 GM1 和 GD1a 抗体,导致患者出现 AMAN/AMSAN 肢体无力的症状;cst-Ⅱ(Asn51)基因型 Cj 菌株具有 α-2,3-和 α-2,8-唾液酸转移酶双重活性,合成 GD1c 或 GT1a 样 LOS,诱导产生抗 GQ1b 或 GT1a 抗体,导致出现眼肌麻痹、共济失调、吞咽无力等 MFS 或 PCB 样症状,如果累及脑干网状结构,可出现 Bickerstaff 脑干脑炎(Bickerstaff brainstem encephalitis,BBE),以意识障碍为主。由于 cst-Ⅱ(Asn51)基因编码的唾液酸转移酶具有双重活性,也可同时合成 GM1 和 GD1a 样 LOS,诱导机体产生抗 GM1/GD1a 抗体,因此,在部分 MFS、PCB、BBE 和 AMAN 之间可见临床症状重叠(Shahrizaila and Yuki,2013)。

【病理】

Asbury 等(1969)提出 AIDP 经典的病理特征,后来又揭示了轴索型 GBS 的病理特征,病理学研究推进了对 GBS 发病机制的认识。

1. AIDP 的病理特征　主要表现为周围神经节段性脱髓鞘和血管周围淋巴细胞、巨噬细胞浸润及血管鞘形成,以及不同程度的轴索变性和神经内膜水肿,脊神经根和神经末梢常受累严重。脊神经前根、后根、后根神经节及周围神经等均可见炎性反应及脱髓鞘,运动及感觉神经同样受损,交感神经链和脑神经也可受累,免疫组化光镜偶可发现周围神经 IgM、IgG 及补体 C3 沉积。

AIDP 中的炎性细胞浸润多集中在脱髓鞘病变区,淋巴细胞在小静脉周围呈袖套样分布;脱髓鞘反应是反映 AIDP 神经纤维病变程度的指标,某些区域几乎所有的神经纤维均出现脱髓鞘(Massaro et al,1998),或沿单条纤维出现一个或连续几个结间体脱髓鞘,通常连成片状;受累的纤维可处于同一时相的脱髓鞘或修复,或处于早期脱髓鞘与髓鞘再生的不同时相,可见新生的施万细胞将髓鞘脱失的纤维重新环绕起来,排列于基底膜,使神经髓鞘再生,在原来较长的结点间形成几个较短的新结点,是与

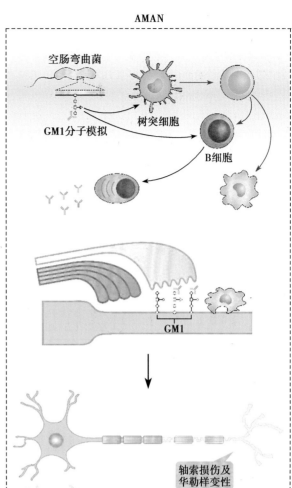

图 3-1-3 GBS 的发病机制示意

A. AIDP 免疫机制:外周致敏的抗原特异性 CD4⁺T 细胞和巨噬细胞穿过内皮细胞和血神经屏障到达周围神经,巨噬细胞直接吞噬或损伤髓鞘;B 细胞在 CD4⁺T 细胞辅助下分化成浆细胞,产生多种抗周围神经抗体损伤髓鞘,轴索通常不受影响。B. AMAN 免疫机制:机体感染 Cj 后产生抗 Cj 相关的脂寡糖抗体,通过分子模拟机制,与 Ranvier 结区或结旁区轴膜上神经节苷脂结合,激活补体,形成膜攻击复合物,导致轴索损伤和华勒样变性;巨噬细胞从 Ranvier 结区浸润到施万细胞形成的髓鞘下,吞噬变性的轴索,髓鞘相对完整。邻近神经元胞体的轴索损伤可导致神经元溶解坏死,轴索无法再生

先前的脱髓鞘鉴别的一个病理特点;AIDP 的轴索变性严重程度差异较大,影响病变范围的因素不确定。前角细胞或脑神经运动核可见不同程度的肿胀、染色质溶解,严重程度取决于轴索损伤的部位与程度,如轴索变性靠近神经细胞可引起细胞死亡,后角细胞病变较前角细胞轻,严重轴索变性时肌肉病理呈神经源性肌萎缩。

2. AMAN 和 AMSAN 病理特征 均以轴索的华勒样变性为主,可见巨噬细胞从 Ranvier 结区浸润到髓鞘下包绕或吞噬变性的轴索,髓鞘保持相对完整(Griffin et al,

1996;Griffin et al,1996)。脊神经前根、后根和周围神经均可受累。AMAN 与 AMSAN 的区别在于感觉纤维受影响程度不同,AMAN 的皮肤感觉神经正常或有轻微华勒样变性,AMSAN 感觉神经变性可非常广泛(Griffin et al,1995;McKhann et al,1993)。

3. Miller-Fisher 综合征病理特征尚不明确,单纯 MFS 病情轻,病理资料少。

【临床表现】

1. GBS 患者多在病前 1~4 周有胃肠道或呼吸道感

染症状或疫苗接种史。急性或亚急性起病，肌无力始于一侧或两侧的下肢或上肢，也可四肢同时发生，多于数日至2~4周发展至高峰，以一侧肌无力起病的患者通常在1周内发展为两侧对称性肌无力（肌力分级大致相同）。某些病例发病1~2日内迅速加重，发生完全性四肢瘫和呼吸肌麻痹，通常下肢较早出现，然后累及躯干肌、上肢和脑神经（Landry上升性麻痹），呈弛缓性瘫痪，肢体近端或远端严重无力，腱反射减低或消失。如继发轴索损害可见肌萎缩，长期卧床出现失用性肌萎缩。患者通常在病情达到高峰1~2周后肌力开始恢复，恢复期肌力可有短暂波动。GBS通常呈单相病程。大约10%的GBS患者应用免疫球蛋白静脉滴注（IVIg）或血浆置换后，病情部分恢复后再度恶化，称为治疗相关性波动（treatment-related fluctuation，TRF），再度使用IVIg或血浆置换治疗仍然有效。发病8周内TRF通常最多出现2次，如出现3次或以上，以及8周后仍出现TRF，需要考虑CIDP的急性发作（van den Berg，2014）。

2. 临床分型　GBS主要表现为四肢对称性弛缓性瘫痪，但呈多样性变异。根据病理、临床表现、病变部位、电生理和血清抗体等，GBS可以分为AIDP、AMAN、AMSAN、咽-颈-臂变异型（PCB）、MFS等亚型（Wakerley et al，2014），以及下肢轻瘫型、双侧面瘫伴感觉异常等。MFS、PCB、GBS伴眼肌麻痹（眼肌麻痹伴其他部位无力或共济失调）、急性眼肌麻和Bickerstaff脑干脑炎（BBE）患者常出现抗GQ1b抗体，形成了抗GQ1b抗体介导的自身免疫疾病谱或抗GQ1b抗体综合征（Odaka et al，2001；Shahrizaila and Yuki，2013）（表3-1-5）。有的作者将BBE作为GBS的中枢变异型，还有待进一步商榷。

表3-1-5　GBS临床亚型和常见的抗体表型

GBS亚型和变异		常见抗体表型
AIDP	经典的AIDP	多种周围神经抗体
	双侧面瘫伴感觉异常	GM2
AMAN		GM1、GD1a、GM1b、GalNAc-GD1a
AMSAN		GM1、GM1b、GD1a
下肢轻瘫型		GD1a
抗GQ1b抗体综合征		
MFS	经典的MFS	GQ1b、GT1a
	急性眼肌麻痹	
	急性上睑下垂	
	急性瞳孔散大	
	急性共济失调性神经病	
	共济失调性GBS	GQ1b、GT1a、GD1b
	急性感觉共济失调性神经病	GD1b、GQ1b、GT1a
PCB	经典的PCB	GT1a、GQ1b、GD1a
	急性口咽无力	
	急性颈臂无力	
BBE	经典的BBE	GQ1b、GT1a、GD1b
	急性共济失调伴嗜睡	
GBS伴眼肌麻痹		GQ1b
GBS重叠		
MFS+PCB		GQ1b、GT1a、GM1、GD1a
MFS+BBE		
MFS+PCB+GBS		
MFS+BBE+GBS		

3. 急性炎症性脱髓鞘性多发性神经病(acute inflammatory demyelinating polyneuropathies, AIDP) 患者多有肢体感觉异常如烧灼感、麻木、刺痛和不适感等,可先于瘫痪或与之同时出现,呈手套袜子样分布,振动觉和关节运动觉受损少见。肌无力通常从双下肢开始,严重者出现呼吸肌无力,需机械通气支持。受影响肢体常见腱反射减弱或消失;约30%的患者可有肌痛,70%有神经根炎引起背痛和四肢疼痛,甚至出现Kernig征和Lasegue征等神经根刺激征。少数患者伴脑神经运动纤维受累,甚至是首发症状,常见双侧面瘫和咽喉肌核下性瘫痪,其他脑神经支配肌,如胸锁乳突肌、咬肌、眼外肌和舌肌瘫痪少见。自主神经受累较常见。双侧面瘫伴感觉异常表现为双侧面肌无力、肢体远端(手指或足趾)刺痛和麻木、腱反射消失,脑脊液(CSF)蛋白细胞分离,被认为是AIDP变异型。

4. 急性运动轴索型神经病(acute motor axonal neuropathy, AMAN) 是GBS的纯运动型,尽管少数患者有感觉主诉,但临床和电生理检查均无感觉受累的证据,脑神经受累较AIDP少见。急性运动感觉轴索型神经病(acute motor-sensory axonal neuropathy, AMSAN)表现为感觉和运动纤维均受影响,有明显的轴索变性,临床表现较AMAN更严重。AMAN和AMSAN病情进展较AIDP快,恢复延迟,少部分患者因自身抗体可逆性导致结区钠通道阻滞,无轴索变性,患者恢复较快。AMAN和AMSAN患者多有腱反射减弱或消失,常出现四肢痛和背痛等神经根刺激征,自主神经也常受累。约10%的AMAN和AMSAN患者腱反射保留或亢进,机制不清,可能与脊髓中间神经元受累,使抑制效应减弱有关,或与Ⅰa传入纤维未受累有关。下肢轻瘫型GBS被认为是一种局限型AMAN,病情相对较轻,特征是仅下肢无力和腱反射消失,也可出现上肢感觉缺失(50%)、上肢腱反射减弱或消失(73%)、上肢电生理检查异常(89%)(van den Berg et al,2014)。

5. 抗GQ1b抗体综合征

(1) MFS典型表现为眼肌麻痹、共济失调和腱反射消失三联征,部分患者仅有其中部分症状,如急性眼肌麻痹不伴共济失调,急性共济失调性神经病和瞳孔散大不伴眼肌麻痹等,为不完全型MFS。约50%的MFS患者表现单纯三联征,其余的常与咽-颈-臂变异型(PCB,23%)、经典的运动型GBS(15%)、BBE(12%)等重叠,重叠症状常见于MFS发病后7日内(Sekiguchi et al,2016)。

(2) PCB型GBS特征是口咽、颈和上臂无力伴吞咽困难,或可伴面肌无力。上臂无力常见于近端,少数出现远端无力,下肢肌力和腱反射通常不受累。目前认为PCB是一种局限轴索型GBS。部分PCB患者仅表现为口咽无力或颈臂无力,为不完全型PCB。

(3) BBE是抗GQ1b抗体介导的脑干脑炎,因影响GQ1b抗原表达丰富的脑干网状结构所致,典型BBE以意识障碍或嗜睡伴腱反射亢进、病理征、眼肌麻痹和共济失调等MFS表现为特征。如仅表现急性共济失调伴嗜睡,为不完全型BBE(Shahrizaila and Yuki,2013)。

6. 自主神经症状 可见皮肤潮红、发作性面部发红、多汗、心动过速、胸腹压迫感、周身发热、手足肿胀及营养障碍等。交感神经受损出现Horner征、体温调节障碍、胃扩张和肠梗阻、括约肌功能障碍,部分严重病例发生严重心律失常,周围血管张力降低导致体位性低血压,低血容量导致肾损伤和肾功能异常,部分患者可见高血压。约15%的患者出现暂时性尿潴留,留置导尿数日通常可恢复。病情严重患者出现低钠血症,可能由自主神经受累引起抗利尿激素分泌不当综合征(syndrome of inappropriate antidiuretic hormone secretion, SIADH)所致。

【辅助检查】

辅助检查包括CSF检查、神经传导速度(NCV)和肌电图检查,血清抗体检测,腓肠神经活检等。

1. 脑脊液检查 GBS常见CSF蛋白细胞分离(albuminocytologic dissociation)现象,可见于各种临床亚型。发病数日内CSF蛋白正常,1周后逐渐增高,通常在病后2~3周达到高峰,90%的GBS患者高峰期CSF蛋白不同程度增高,但超过1.0g/L者很少,CSF单个核细胞(MNC)数通常$<10 \times 10^6/L$,少数可为$10 \sim 20 \times 10^6/L$。细胞学检查以淋巴细胞为主,有少数单核细胞,并有淋巴细胞激活现象。部分患者CSF寡克隆带阳性,少数患者CSF抗神经节苷脂抗体阳性。

2. 神经传导速度(NCV)和针极肌电图检查有助于GBS诊断和临床分型。

(1) 发病早期可仅有F波延迟或消失,常提示近端神经根受损,有助于GBS的诊断。AIDP患者NCV减慢,远端潜伏期(DML)延长,复合肌肉动作电位(CMAP)波幅正常或轻度减低,可有传导阻滞和波形离散,提示脱髓鞘改变,波幅明显减低提示轴索损害,严重脱髓鞘病变可见波幅减低,为继发轴索损伤。如正中神经或尺神经感觉神经动作电位(SNAP)波幅异常或缺乏,腓肠神经SNAP波幅正常,称为腓肠神经豁免,对AIDP诊断颇有特异性。

AMAN患者CMAP波幅明显减低,部分患者出现一过性传导阻滞,无感觉神经纤维受累。抗GQ1b抗体综合征患者主要表现为SNAP波幅下降,部分可见F波消失或潜伏期延长。在病程的不同时间检查上述指标的动态变化对区分脱髓鞘病变与原发或继发性轴索损伤更有价值,有利于 GBS 的分型诊断,因此应做多根神经的多次检查。有些 GBS 患者在疾病早期可能引不出确定波形,随时间的推移会出现动态变化,有利于 GBS 的正确分型

诊断。CMAP 波幅与 GBS 预后关系密切,CMAP 降至正常低限的 10% 以下常提示预后不良。

GBS 的各种典型神经电生理表现见图 3-1-4。

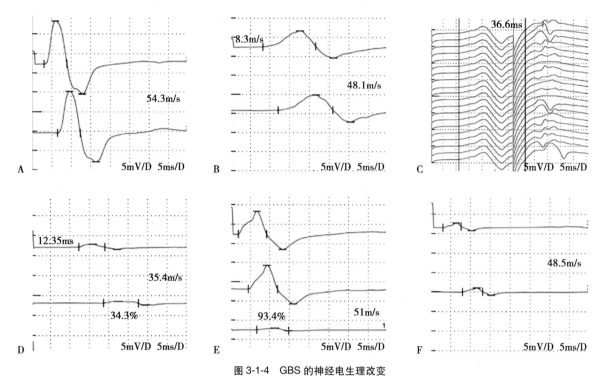

图 3-1-4 GBS 的神经电生理改变

A. 正常神经传导(正中神经);B. 正中神经 DML 延长(8.3ms),CMAP 负峰时限增宽(13.35ms);C. 正中神经 F 波潜伏期延长(36.6ms);D. 正中神经 DML 延长(12.35ms),传导速度减慢(35.4m/s),近端 CMAP 负峰时限较远端增宽 34.3%,波形离散;E. 尺神经肘上 CMAP 波幅较肘下明显下降(94.3%),传导阻滞;F. 正中神经 DML 正常,CMAP 波幅明显下降

(2)针电极肌电图:单纯脱髓鞘病变或在疾病早期,针极 EMG 可以正常。AIDP 患者继发轴索变性,2~5 周时出现纤颤电位、正锐波,6~10 周时最明显,可持续数月。AMAN 患者发病 1~2 周后可见大量异常自发电位,随着神经再生可出现高波幅、宽时限运动单位电位,且多相波增多。

(3)GBS 亚型国际电生理分类标准(Hadden et al,1998;Hughes and Cornblath,2005):

1)AIDP 标准:至少 2 条神经符合下列一项;若仅 1 条神经能引出波形,且 dCMAP(远端刺激的 CMAP)波幅>10% 正常下限,需符合下列两项:①如 dCMAP 波幅>正常下限的 50%,运动传导速度应<正常下限的 90%;如 dCMAP 波幅<正常下限的 50%,运动传导速度应<正常下限的 85%。②如 dCMAP 波幅正常,DML 应>正常上限的 110%;如 dCMAP 波幅低于正常下限,DML 应>正常上限的 120%。③pCMAP(近端刺激的 CMAP)/dCMAP<0.5,且 dCMAP 波幅≥20% 正常下限。④F 波潜伏期>正常上限的 120%。

2)AMAN 标准:①无以上述的脱髓鞘证据;或如

dCMAP<10% 正常下限,一条神经可有一个脱髓鞘的证据。②至少两条神经的 dCMAP<正常下限的 80%。③SNAP 波幅正常。

3)AMSAN 标准:①无以上述的脱髓鞘证据;或如 dCMAP<10% 正常下限,一条神经可有一个脱髓鞘的证据。②至少两条神经 dCMAP<正常下限的 80%。③SNAP 波幅<正常下限。

4)无法引出反应:所有神经均未引出 CMAP,或只有一条神经可引出 CMAP,但波幅<10% 正常下限。

3. 血清抗体检测

(1)AIDP 部分患者血清可检出特殊抗体,如抗微管蛋白(tubulin)IgM、IgG 抗体,IgG 型抗神经节苷脂(GM1、GM2、GM1b 和 GalNAc-GD1a)抗体;部分患者血清可检出抗空肠弯曲菌抗体、抗巨细胞病毒抗体等。

(2)AMAN/AMSAN 轴索型患者血清可检出 GM1、GM2、GM1b、GalNAc-GD1a 和 GD1a 抗体;部分患者血清抗空肠弯曲菌抗体呈阳性。

(3)MFS 和 PCB 患者血清可检出空肠弯曲菌抗体,多数患者血清抗 GQ1b 或 GT1a 抗体呈阳性。

4. 部分患者粪便中可培养出空肠弯曲菌。

5. 严重病例可有心电图改变,常见窦性心动过速和 ST-T 改变。

6. 腓肠神经活检在 AIDP 显示有髓纤维脱髓鞘现象,部分出现吞噬细胞浸润,小血管周围炎症细胞浸润;AMSAN 可见轴索变性和神经纤维丢失。因 GBS 是运动神经受累为主,以感觉神经(腓肠神经)活检诊断 GBS 有失偏颇。

【诊断和鉴别诊断】

1. 诊断 GBS 诊断主要依据患者病前 1~4 周感染史,急性或亚急性起病,四肢对称性弛缓性瘫,可伴感觉异常和末梢型感觉障碍、脑神经受累、CSF 蛋白-细胞分离现象,肌电图早期 F 波或 H 反射延迟、NCV 减慢、DML 延长等。

国际上广泛采用 Asbury 修订的诊断标准(Asbury and Cornblath,1990):

(1) GBS 必备诊断标准:①超过 1 个以上肢体出现进行性肌无力,从轻度下肢力弱,伴或不伴共济失调,到四肢及躯干完全性瘫,以及延髓麻痹、面肌无力和眼外肌麻痹等。②腱反射完全消失,如具备其他特征,远端腱反射丧失,肱二头肌反射及膝腱反射减低,诊断也可成立。

(2) 高度支持诊断的标准:

1) 临床特征(按重要性排序):①症状和体征迅速出现,至 4 周时停止进展,约 50% 的病例在 2 周、80% 在 3 周、90% 在 4 周时达到高峰。②肢体瘫痪较对称,并非绝对,常见双侧肢体受累。③感觉症状、体征轻微。④脑神经受累,50% 的病例出现面神经麻痹,常为双侧性,可出现延髓麻痹及眼外肌麻痹;约 5% 的病例最早表现为眼外肌麻痹或其他脑神经损害。⑤通常在病程进展停止后 2~4 周开始恢复,也有经过数月后开始恢复,大部分患者功能可恢复正常。⑥可出现自主神经功能紊乱,如心动过速、心律失常、体位性低血压、高血压及血管运动障碍等,症状可为波动性,应除外肺栓塞等可能性。⑦发生神经症状时无发热。

2) 变异表现(不按重要性排序):①发生神经症状时伴发热;②伴有疼痛的严重感觉障碍;③进展超过 4 周,个别患者可有轻微反复;④进展停止但未恢复或遗留永久性功能缺损;⑤括约肌通常不受累,但疾病开始时可有一过性膀胱括约肌障碍;⑥偶有 CNS 受累,包括不能用感觉障碍解释的严重共济失调、构音障碍、病理反射及不确切的感觉平面等,但其他症状符合 GBS。

(3) 高度支持诊断的脑脊液特征:①主要表现为 CSF 蛋白含量发病第 1 周升高,以后连续测定均升高,CSF 单个核细胞(MNC)数在 $10 \times 10^6/L$ 以下;②变异表现为发病后 1~10 周蛋白含量不增高,CSF-MNC 数为 11~

$50 \times 10^6/L$。

(4) 高度支持诊断的电生理特征:约 80% 的患者显示 NCV 减慢或传导阻滞,通常低于正常的 60%,但因斑片样受累,并非所有神经均受累;DML 延长可达正常 3 倍;F 波是神经干近端和神经根传导减慢的良好指标;约 20% 的患者传导正常,有时发病后数周才出现传导异常。

(5) 怀疑诊断的特征:①明显的持续不对称性力弱;②严重的膀胱或直肠功能障碍;③发病时就有膀胱或直肠功能障碍;④CSF-MNC 数在 $50 \times 10^6/L$ 以上;⑤CSF 出现多形核白细胞;⑥出现明显的感觉平面。

(6) 除外诊断的特征:①有机物接触史;②急性发作性卟啉病;③近期白喉感染史或证据,伴或不伴心肌损害;④临床上符合铅中毒或有铅中毒证据;⑤表现为单纯感觉症状;⑥有肯定的脊髓灰质炎、肉毒中毒、癔症性瘫痪或中毒性神经病诊断依据。

由上述标准可见,GBS 的诊断仍以临床为主,支持 GBS 诊断的实验室证据均需要具备必要的临床特征才能诊断。变异表现是在符合临床标准的 GBS 中偶尔出现特殊症状,这些症状不能除外 GBS,但应引起怀疑,如出现 2 个以上变异表现,不能首先考虑诊断 GBS。鉴于 HIV 感染者的 CSF-MNC 数平均为 $23 \times 10^6/L$,如 $>50 \times 10^6/L$ 才被视为增高,临床疑诊 GBS 的患者 CSF-MNC 数增高时检测 HIV 就十分必要。

2. 鉴别诊断

(1) 急性弛缓性瘫痪(acute flaccid paralysis,AFP):脊髓灰质炎病毒引起的脊髓灰质炎(俗称小儿麻痹症)曾经是 AFP 的主要病因。目前脊髓灰质炎在世界各地虽已近于绝迹,但脊髓灰质炎的其他相关病毒,如 E70 和柯萨奇病毒引起的脊髓灰质炎,以及疫苗株诱发的罕见病例仍有发生。患儿起病时常有发热,肌力减低常不对称,通常仅累及一个下肢的一个或几个肌群,呈节段性分布,无感觉障碍,肌萎缩出现早。发病早期 CSF 蛋白和细胞均可增高,细胞数较早恢复正常,病后 3 周也可出现蛋白细胞分离现象。确诊需要病毒学和血清学证据。世界各地的 AFP 鉴别诊断不同,西尼罗病毒(West Nile virus)是脊髓灰质炎的一个新的重要病因(Jeha et al,2003),它不仅可导致脑炎,也可引起神经肌肉病变。美国报道的西尼罗病毒脑炎病例最初曾诊断为轴索型 GBS。西尼罗病毒性脊髓灰质炎的电生理检查与 AMAN 类似,因此在疫区西尼罗病毒脊髓灰质炎须与 AMAN 鉴别。

(2) 急性脊髓和脑干病变:如横贯性脊髓炎、脊髓压迫症和血管性横贯性脊髓病变可突然发病,颈髓及以上病变出现四肢瘫,开始可有脊髓休克,表现为肌张力减低,腱反射消失,早期传导束型深、浅感觉消失,伴尿便潴留等。脊髓休克期过后表现为四肢肌张力增高、腱反射亢进和病理征(+)。MRI 检查常可确诊;GBS 患者电生理检查大多数有异常,有助于鉴别。

(3) 低血钾型周期性瘫痪:急性起病的两侧对称性肢体瘫痪,病前常有过饱、饮酒或过度劳累史,以及既往发作史,无感觉障碍及脑神经损害。发作时血清钾降低及心电图呈低钾样改变,脑脊液正常。补钾治疗有效,症状可迅速缓解。此外,须识别肾小管酸中毒、甲状腺功能亢进继发的低钾血症导致瘫痪。医源性如排钾性利尿剂使用不当,饮食结构和进食量异常等可导致钾摄入不足或消耗、丢失过多。

(4) 卟啉病伴多发性神经病:可有不明原因的腹痛(偶有背痛和腿痛)、恶心、呕吐、便秘、血压升高、心动过速,以及精神症状,如焦虑、抑郁、激越、失眠、精神错乱、谵妄和幻觉等。始于上肢近端的对称性运动无力是较典型的运动症状,个别情况快速进展为完全瘫痪、尿失禁、尿潴留、吞咽困难和呼吸衰竭;感觉症状可表现为神经病理性疼痛、感觉异常和麻木;部分可出现低钠血症、癫痫和可逆性后部白质脑病等。卟啉病发作常伴有尿氨基乙酰丙酸、尿胆色素原和尿卟啉的升高,临床上简便方法是将患者尿液置于日光下暴晒,尿液变成酒红色(尿胆色素原转变成卟啉)即可确认。血浆中尿胆色素原测定和基因测序有助于卟啉病的亚型诊断(Stein et al,2017)。

(5) 多发性神经病(polyneuropathy,PN):可因农药、重金属和有机溶剂中毒,呋喃类、异烟肼、部分抗肿瘤药物不良反应,维生素缺乏,尿毒症、糖尿病等代谢障碍引起,临床特征是感觉、运动及自主神经损害,四肢远端明显,如肢体末端麻木、刺痛、烧灼感、感觉过敏,远端感觉减退或消失,腓肠肌压痛,四肢肌力减退伴肌萎缩,腱反射减弱,肢端自主神经受损如皮肤干燥无汗、脱屑粗糙和指甲脆薄等。应仔细询问既往病史,仔细查体获得可靠的体征和必要的辅助检查。

(6) 肉毒毒素中毒:可导致急性弛缓性瘫,是毒素抑制运动神经末梢突触前膜释放乙酰胆碱所致。典型表现为眼内肌及眼外肌麻痹,早期眼内肌麻痹导致视物模糊和光反射消失较具特征性,还可见延髓麻痹、口干、便秘和体位性低血压等,无感觉受损。神经重复电刺激检查提示突触前膜病变,有助于诊断。大多数患者因摄入肉毒杆菌或毒素污染的熟肉类食品发病,流行病学群体发病特征是诊断的重要线索,肉毒杆菌可从患者粪便培养。

(7) 副肿瘤性周围神经病:多见于肺癌、肾癌和异常蛋白血症,有多种临床类型,常见如感觉性神经病、感觉运动性神经病、周围神经病合并浆细胞病等;单纯运动受累者少见。起病多呈亚急性病程,进展超过 1 个月,主要表现为四肢远端对称性肌无力,手套袜子样感觉障碍,下肢重于上肢,出现肌萎缩和腱反射减弱。神经电生理检查显示轴索损害特点;CSF 正常或蛋白轻度升高,血清学检出特征性副肿瘤相关抗体,如抗 Hu、抗 CV2 抗体等。中年以上的无糖尿病等危险因素的周围神经病患者应注意呼吸、消化、前列腺、膀胱及女性生殖系统等肿瘤筛查。

(8) 狂犬病:麻痹型(哑型)狂犬病患者临床主要表现为上行性麻痹,被咬伤的患肢麻痹最显著,伴腱反射消失、肌张力减低,以及头痛、颈强直和脑神经麻痹等,患者可无恐水现象。

(9) 重症肌无力全身型:表现为双侧对称性四肢弛缓性瘫痪,但症状波动呈晨轻暮重,休息减轻,活动加重,疲劳试验及新斯的明试验(+),CSF 正常。低频重复电刺激呈递减反应。多数患者血清抗 AChR-Ab(+)。

(10) 其他如神经莱姆病、蜱咬性麻痹、多发性肌炎、急性横纹肌溶解症、白喉性神经病,以及癔症性瘫痪等也需要鉴别。

【治疗】

GBS 治疗包括支持治疗、免疫治疗、并发症防治和康复治疗等。

1. 支持治疗

(1) 病情监测和早期教育:GBS 患者病情常可迅速进展,急骤恶化,除了极轻症病例,拟诊 GBS 患者应立即住院观察,监测呼吸和心血管功能,与患者及家属进行必要的沟通。对病情进展快,伴呼吸肌受累的患者应严密观察,主要监测血气或肺活量、脉搏、血压和吞咽功能。呼吸肌麻痹是本病最主要危险,应密切观察呼吸困难程度,以便在恰当时机给予患者呼吸支持。Hughes 等建议将需要密切观察并准备气管插管的指征是"20/30/40 原则",即 VC<20ml/kg、最大吸气压力(PImax)<−30cmH$_2$O 和最大呼气压力(PEmax)<40cmH$_2$O。必须气管插管的临界值是 VC<15ml/kg 和 PImax<−25cmH$_2$O。这一指标虽较精确、科学,但国内临床操作困难,因无法用以上指标持续监测患者的动态变化。动脉氧分压(PaO$_2$)正常值为 95~100mmHg;在温度及 pH 正常时海平面测定氧饱和度(SaO$_2$)正常值为 95%~98%。根据氧离曲线可知 SaO$_2$ 与 PaO$_2$ 的大致对应关系,因此临床上监测 SaO$_2$ 是动态了解呼吸状况,适时确定呼吸支持的重要参考之一。根据氧离合曲线,在温度及 pH 正常时,氧饱和度与氧分压的对应关系见表 3-1-6。

从以上数值可以看出,只要 SaO$_2$ 在 90% 以上,PaO$_2$ 就不低于 60mmHg。同时应注意,在吸氧的情况下 SaO$_2$ 最好>95%,如在 90% 左右病情并不乐观,应仔细寻找病因,积极处理。当患者呼吸浅快、心动过速、出汗以及口唇、甲皱由红润转为苍白或发绀时,经鼻导管给氧及清理呼吸道后短时间内仍无改善,或有明显呼吸困难者,肺活量迅速降低或<15ml/kg,血气分析 PaO$_2$<80mmHg(10.66kPa)时,

表 3-1-6 温度及 pH 正常时 SaO_2 与 PaO_2 的对应关系

SaO_2/%	PaO_2/mmHg
97.4	100
95.0	80
94.0	70
90.0	60
80.0	50
70.0	40
32.0	20

提示呼吸功能已不能满足机体需要,可转重症监护病房,依据病情急迫程度和预期的呼吸麻痹时间长短,选择气管插管或气管切开术,给予机械通气。呼吸困难和延髓麻痹的患者应保持呼吸道通畅,注意加强清理呼吸道与口腔分泌物及防止误吸。若患者合并第Ⅸ、Ⅹ对脑神经麻痹,有吞咽困难或呛咳,存在发生窒息或吸入性肺炎危险,应及早行气管插管或气管切开术。

呼吸器管理应根据临床表现及血气分析结果,调整呼吸器通气量和压力。呼吸机湿化和吸痰通常是保证辅助呼吸的关键,需保持呼吸道通畅,雾化吸入及定时吸痰,定时翻身拍背,使呼吸道分泌物及时排出,预防肺不张等并发症。应及时发现及处理出现憋气、烦躁、出汗和发绀等缺氧症状,支气管阻塞发生肺不张的可用纤维气管镜取出干结黏稠的痰块,经常检查气管套管、呼吸器及连接处有无漏气或阻塞,呼吸道有无分泌物阻塞并及时处理。当吸痰管不易穿过气管套管进入下方气道时,应怀疑套管下端有痰痂形成,阻塞气道,必要时应考虑更换套管。适当应用抗生素预防呼吸道感染。

监测休息时和体位变化时脉搏和血压,是诊断早期自主神经功能不全的重要方法。患者自主神经功能不全时通气量减少或过度增加也是严重的问题。

(2)重症患者监护:在 20 世纪 80 年代前,重症 GBS 患者死亡率高达 15%~20%。国外自 1980 年初开始的大型多中心研究表明,采用现代重症监护技术和免疫治疗已将病死率降至 1.25%~2.5%。重症监护单元的死亡原因通常为感染、心肌梗死或肺栓塞,并非因呼吸衰竭。如住院超过 3 周,半数以上的患者发生肺炎、菌血症或其他严重感染。重症患者须连续心电监护直至进入恢复期,窦性心动过速通常无须治疗,如症状明显或心率过快,可用小剂量速效洋地黄制剂适当控制,严重心律失常如房颤、房扑和传导阻滞等少见,心动过缓可能由吸痰操作引起,可用 654-2、阿托品等治疗。

2. 免疫治疗 抑制异常免疫反应,消除致病因子神经损伤,促进神经再生。

(1)免疫球蛋白静脉滴注(intravenous immunoglobu-lin,IVIg):循证医学证据显示,IVIg 可阻止 GBS 病情进展,缩短病程,减少辅助通气可能性,改善近期与远期疗效。IVIg 与血浆置换的疗效相似,两种疗法在机械通气时间、死亡率和遗留功能障碍方面无显著差异(Ⅰ级证据)。GBS 患儿使用 IVIg 也有效(Ⅱ级证据)。IVIg 的推荐用量是 $0.4g/(kg \cdot d)$,连用 5 天,越早应用疗效越佳,如患者在疗程结束后仍需要辅助通气,可考虑间隔数日再用一个疗程 IVIg。据报道 20% 出现不良反应,常见头痛和与输液速度相关的寒战、面部潮红、心动过速和胸闷等,症状轻微短暂;也可见无菌性脑膜炎、皮疹、急性肾衰竭、低钠血症、高黏滞血症和血栓形成等,IgA 缺乏患者可出现全身性过敏反应。

(2)血浆置换(plasma exchange,PE):曾被认为是 GBS 治疗的"金标准",可缩短病程,阻止病情进展,减少辅助通气可能,近期 4 周和远期 1 年的疗效很好(Ⅰ级证据),推荐用于发病 4 周内中度或重症 GBS 患者,发病 2 周内轻症患者也可获益。推荐每次血浆置换量按 30~40ml/kg 体重,在 1~2 周内进行 5 次,隔日一次。由于仅少数医院具备 PE 设备,费用昂贵,PE 应用受到一定的限制。禁忌证主要包括严重感染、心律失常、心功能不全和凝血系统疾病等。在 PE 治疗后给予 IVIg,疗效并不优于单独 IVIg 治疗(Ⅱ级证据)。输注 IVIg 后进行血浆置换治疗则是明显的谬误。

(3)糖皮质激素:曾被用于 GBS 治疗,近 30 余年国外许多 AIDP 治疗随机对照研究表明,使用甲泼尼龙静脉滴注,泼尼松或泼尼松龙等口服制剂与安慰剂对照,在病情恢复时间、应用辅助呼吸时间、死亡率、1 年后恢复程度等方面均无显著性差异,且长期应用可带来明显的不良反应。单独应用 IVIg 与 IVIg 合用激素治疗,疗效也无显著差异。对我国北方常见的 AMAN 型,使用糖皮质激素的疗效尚无高质量的临床研究。

(4)其他:一项小规模的多中心、随机双盲临床试验(34 例 GBS 患者入组时 Hughes 评分为 3~5 分)发现,依库丽单抗(eculizumab)联合 IVIg 治疗可能较单纯 IVIg 治疗改善 GBS 病情更好(Misawa et al,2018),但有待进一步评估。

3. 并发症防治

(1)GBS 患者常发生坠积性肺炎或吸入性肺炎,由此引发败血症、脓毒血症,宜及早使用广谱抗生素,并根据痰病原体培养和药敏试验调整抗生素。

(2)GBS 患者出现延髓麻痹导致饮水呛和吞咽困难,可给予鼻饲维持肠道营养,常规应用水溶性维生素,增加补充维生素 B₁、维生素 B₁₂,保证每日足够的热量、维生素,预防电解质紊乱。患者进食和进食后 30 分钟宜取坐位,以免食物误入气管导致窒息。合并消化道出血或胃肠麻痹患者应停止鼻饲,给予胃肠动力药促进肠蠕动恢复,并给予静脉营养支持。

(3) GBS 患者出现面肌无力或双侧面瘫,暴露的角膜易于发生角膜炎,应采取防护性治疗措施。

(4) 长期卧床的患者须预防下肢深静脉血栓形成及合并肺栓塞,经常被动活动下肢或穿弹力长袜。适当使用低分子肝素腹壁皮下注射,5 000IU,2 次/d。

(5) 疾病早期出现四肢或全身肌肉疼痛及皮肤痛觉过敏,可适当应用镇痛药,也可试用抗抑郁药如阿米替林或文拉法辛。

(6) 保持床面清洁平整,定期翻身以防止压疮。肢体早期被动活动防止挛缩。

(7) 尿潴留患者可行下腹部按摩,无效时可留置导尿管,预防尿路感染。胃肠道自主神经损害可出现便秘,可给予缓泻剂和润肠剂,如番泻叶代茶饮或肥皂水灌肠等;出现肠梗阻迹象应立即禁食,给予肠动力药如西沙必利。约 10% 的 GBS 患者因抗利尿激素不当分泌导致低钠血症,应注意保持电解质和酸碱平衡。

(8) 出现呼吸肌麻痹可使患者感觉高度紧张,长期卧床、延髓麻痹和进食不足可使患者逐渐衰竭,肢体瘫和疼痛可导致患者烦躁不安,监护可能扰乱正常睡眠节律,均易使患者出现焦虑、抑郁,需高度重视,及早识别,适当处理,做好心理疏导,给予患者鼓励与信心。通常可用选择性 5-羟色胺再摄取抑制剂(SSRIs)如舍曲林、氟西汀、帕罗西汀等,以及地西泮、丁螺环酮等抗焦虑治疗。

4. 瘫痪严重者应注意肢体功能位,经常被动活动。肌力开始恢复时应主动与被动活动结合,开始神经功能康复治疗和按摩、针灸、理疗等。

【预后】

GBS 通常在数周至数月内恢复,大多数 AIDP 患者可完全恢复或遗留轻微下肢无力,约 10% 的患者遗留严重后遗症,多发生在年龄 60 岁以上、病情严重、进展快、发生轴索变性及需要长期辅助通气的患者。部分患者肌力完全恢复,但腱反射仍不能引出。疾病早期主要死因包括心搏骤停(自主神经功能障碍)、呼吸功能衰竭及辅助通气意外等,后期死因多为肺栓塞和感染等,目前在条件完备的医院 GBS 死亡率仍为 3%~5%。不推荐在 GBS 急性期和发病后 1 年内进行免疫接种。如在特定免疫接种后 6 周内发生了 GBS,未来应避免这种接种。GBS 很少复发,约 3% 的患者可能出现 1 次以上的复发,复发间隔可为数月至数十年。

第三节 急性感觉运动性多发性神经病

(侯世芳 刘银红)

一、急性感觉神经元病和神经病

急性感觉神经元病和神经病(acute sensory neuronopathy and neuropathy)也称为急性感觉神经元病综合征(acute sensory neuronopathy syndrome)或称为急性感觉神经节病(acute sensory ganglionopathy),是一组由各种原因选择性累及或损伤后根神经节导致的急性感觉障碍临床综合征。按病因的不同,可分为继发性和特发性。继发性病因包括副肿瘤性、免疫性(如伴发于干燥综合征、硬皮病、红斑狼疮等)、中毒性(如顺铂、多柔比星、维生素 B₆ 等)以及感染性(如 HIV 感染等),其中以继发于干燥综合征和副肿瘤的最多见。特发性是临床上排除了以上各种继发性病因后的原因未明者。在急性感觉神经元病和神经病早期,感觉症状和体征呈非对称性或斑片状分布,同时累及近端与远端,后期可进展为相对对称性感觉性神经病。

(一)特发性感觉神经元病和神经病

特发性感觉神经元病和神经病(idiopathic sensory neuronopathy and neuropathy,ISN)是指未能发现具体致病原因的感觉神经元病。Sterman 等(1980)首次报道了 3 例成年患者,表现为迅速进展的感觉性共济失调、腱反射消失和疼痛,由面部开始并扩展到全身,在 1 周内达到高峰,没有肌肉无力及萎缩,电生理研究显示感觉神经传导减慢或消失,运动神经传导无异常,随访 5 年没有发现肿瘤或其他病因,推测其病变部位可能在感觉神经元,但缺乏病理资料。Knazan 等(1990)报道 1 例 19 岁男性,表现为无原因迅速进展的共济失调,实验室检查正常,腓肠神经活检未见炎性细胞浸润及淀粉样物或其他物质沉积,随后的病理学分析及电生理学检查证明,后根神经节神经元(DRG)是损害靶部位。Dawson 等(1998)也报道 2 例,临床表现符合感觉神经元病和神经病,各项实验室检查及尸检未发现病因,后根神经节内中至大量神经元丢失,伴多灶性单核细胞浸润,提示 T 细胞介导的 CD8⁺ 细胞毒性作用于后根神经节神经元对本病起主要作用。国内也有类似病例报道,均为急性胃肠道感染后起病,表现为急性出现的全身性广泛感觉减退,深感觉障碍明显,伴自主神经功能障碍,2 例患者的尸检均支持病变位于脊髓后根神经节(魏妍平等,2007)。因本病多有上呼吸道或胃肠道感染的前驱症状,目前认为病因与自身免疫反应有关,细胞免疫及体液免疫均参与发病。由于神经元大量丢失,本病恢复较困难。

【临床表现】

1. 多数患者发病前1~2周有上呼吸道或胃肠道前驱感染病史,急性或亚急性起病,表现为四肢难以描述的麻木不适、远近端同时受累,以深部感觉障碍为主,表现为步态不稳、踩棉花感、夜间行走困难等,可波及躯干,面部和头顶也可最先受累,疼痛不常见。可伴有自主神经受累,如出汗异常、瞳孔散大、高血压或体位性低血压、心律失常、尿便潴留等。查体可见以深感觉障碍为主,如四肢振动觉及关节位置觉减低或消失、感觉性共济失调、假手足徐动症(pseudoathetosis)、眼震等(Gwathmey,2017),四肢腱反射减低或消失,可合并四肢末梢型浅感觉减退,但肌力不受影响,无病理反射。患者可因共济失调不能行走,甚至不能自己进食。

2. 脑脊液检查蛋白轻至中度升高,细胞数多正常,少数可出现寡克隆带。电生理检查显示感觉神经动作电位(SNAP)波幅普遍减低或消失,感觉神经传导速度正常或轻度减慢;运动神经传导正常或轻度异常。腓肠神经活检可见明显轴索变性。MRI检查可见脊髓后根神经增粗。

【诊断和鉴别诊断】

1. 诊断 急性起病的全身性(包括头面部)感觉障碍患者,有前驱感染病史,深感觉障碍为主,腱反射减低或消失,无明确运动麻痹及锥体束征,电生理检查主要为感觉传导异常,长短纤维均受累,排除其他病因即可诊断。

2. 鉴别诊断 本病主要是排除性诊断,须排除各种继发性病因,对患者进行全面检查,包括潜在的各种肿瘤、各种自身免疫病如干燥综合征等,排除应用抗肿瘤药和维生素B_6服用过量史,以及排除HIV、人类T-淋巴病毒1型(HTLV-1)等病毒感染等。注意与亚急性联合变性、遗传性Friedreich共济失调、脊髓痨和纯感觉型GBS和Miller-Fisher综合征等鉴别。

【治疗】

急性期可应用甲泼尼龙冲击治疗,亦可应用血浆交换或丙种球蛋白治疗,并配合营养神经药物及康复治疗。因后根感觉神经元坏死及继发性轴索变性,预后差,部分患者会遗留明显深感觉丧失的后遗症;重症患者可因感染或自主神经衰竭死亡。

(二)继发性急性感觉神经元病和神经病

Ⅰ. 干燥综合征并发急性感觉神经元病和神经病

原发性干燥综合征(primary Sjögren syndrome)是一种自身免疫性疾病,10%~50%的患者可并发各种类型的周围神经病,包括多发性感觉性或感觉运动性神经病、单神经病或多数性单神经病,以及感觉神经元病等。原发性干燥综合征并发感觉神经元病并不少见,是最常见的合并感觉神经元病的自身免疫性疾病。

【临床表现】

1. 女性多见,三叉神经和躯体感觉神经均可累及,是非长度依赖性的,感觉神经可广泛受累。任何时期均可发病,少数在神经症状出现的同时发现干燥症状。患者可在原发症状的基础上,出现慢性进展性本体感觉障碍,少数为急性或亚急性发病,多以走路踩棉花感、步基宽、步态不稳,夜间行走困难等为主诉,可伴肢体麻木不适、肢端发凉或发热等症状。有些患者病情进展到某一阶段时保持稳定甚至有部分好转。

2. 查体可发现振动觉和关节位置觉减退或丧失,感觉性共济失调,腱反射减低和轻度浅感觉障碍,多无运动障碍。三叉神经受累者可见单侧或双侧面部触觉、痛温觉减低或消失,角膜反射减退或消失。常同时伴有自主神经功能异常,表现为分布广泛的无汗症、体位性低血压、艾迪瞳孔等。严重者可出现假性手足徐动症。

3. 电生理检查可见感觉神经动作电位波幅减低,提示感觉神经轴索变性。尸检病理可见三叉神经节或后根神经节神经元变性坏死及炎性细胞浸润,继发性远端神经轴索变性(Sarah et al,2010)。

【诊断和治疗】

1. 诊断 具有典型干燥综合征临床症状和实验室指标异常(抗SS-A、抗SS-B抗体阳性及Schirmer试验阳性),临床表现为亚急性或慢性进展性感觉性共济失调,电生理及病理提示有多发性感觉神经轴索损害的证据即可诊断。

2. 治疗 最新的研究表明,干燥综合征并发的感觉神经元病对皮质类固醇合并吗替麦考酚酯治疗有效(Pereira et al,2016)。其他可选的治疗包括血浆置换、利妥昔单抗、环磷酰胺、硫唑嘌呤等。静脉注射大剂量免疫球蛋白的疗效不肯定(Crowell et al,2017)。

Ⅱ. 副肿瘤性感觉神经元病和神经病

副肿瘤性感觉神经元病和神经病(paraneoplastic sensory neuronopathy and neuropathy)是肿瘤细胞产生的某种蛋白质或蛋白因子作为抗原,刺激机体产生抗体并作用于后根神经节细胞,导致神经节细胞变性、坏死引起的感觉神经元病,其中以抗Hu抗体阳性的小细胞肺癌伴发的感觉神经元病最常见。

【临床表现】

本病主要累及本体感觉,多为亚急性发病,偶有急性起病者。患者主要表现为感觉性共济失调,步态不稳、步态僵硬和笨拙,甚至不能行走;常伴神经病理性疼痛,也可出现浅感觉障碍,如四肢远端向近端发展的单侧或双侧感觉异常、感觉过敏和麻木等，少数可出现自主神经障碍等。

【辅助检查】

1. 电生理检查显示，感觉神经传导速度减慢、动作电位幅度降低、潜伏期延长和 H 反射缺如等，运动神经传导速度正常或轻度减慢。腓肠神经活检可见大的有髓纤维严重丢失，小的有髓纤维保留完好，再生缺如。

2. 血和脑脊液中副肿瘤抗体，如抗 Hu 抗体、抗 CRMP-5/CV2 抗体、amphiphysin 抗体、抗 Ri 抗体和抗 Yo 抗体等阳性有重要的诊断意义，最常伴发的肿瘤是小细胞肺癌、卵巢癌、乳腺癌和前列腺癌等。

3. 临床怀疑副肿瘤者需行胸、腹部和盆腔 CT 扫描，如阴性可进一步行全身 PET 扫描以筛查恶性肿瘤。筛查未发现肿瘤者，推荐 3~6 个月后再次筛查，如仍无阳性发现，之后每 6 个月筛查一次，持续 4 年（Titulaer et al, 2011）。

【治疗】

本病主要是对原发恶性肿瘤进行积极治疗，疗效与肿瘤的恶性程度、发现早晚和根治情况等有关。最新研究表明，有些免疫疗法有助于稳定病情，但需根据肿瘤类别和个体情况选择（Crowell et al, 2017）。总体预后不佳。详见本篇章第四节"多发性神经病"中的"副肿瘤性多发性神经病"部分。

二、急性尿毒症性多发性神经病

急性尿毒症性多发性神经病（acute uremic polyneuropathy）是尿毒症导致的急性多发性神经病，人们早就了解到迅速进展的尿毒症可引起神经病，但很少把它看成类似 Guillain-Barré 综合征（GBS）的急性或亚急性肢体无力的原因。本病大多数发生在正进行腹膜透析治疗的稳定的终末期肾衰竭糖尿病患者，或败血症合并严重慢性肾功能损害患者（Said, 2013），可能与糖尿病本身和尿毒症终末期糖基化代谢产物在体内蓄积有关（Hayk et al, 2007），导致轴索变性和继发性脱髓鞘病变。

【临床表现】

1. 尿毒症性周围神经病的主要表现为远端对称性感觉运动性多发性神经病，多数呈亚急性或慢性病程，仅极少数患者急性起病，表现出突发的肢体无力和肢体远端感觉异常，从下肢开始并迅速波及上肢，1 周至数周可进展为四肢完全不能活动，呼吸肌麻痹导致呼吸衰竭，颇类似亚急性 GBS。

2. 电生理检查可见运动传导速度明显减慢，但通常没有传导阻滞，提示原发性脱髓鞘改变，与慢性病程的轴索变性伴继发性脱髓鞘病变不同。由于大多数患者有糖尿病性神经病，脑脊液蛋白含量通常增高，临床上与 GBS 很难鉴别（Bolton et al, 1997）。

【治疗】

高流量血液透析（high-flux hemodialysis）对部分尿毒症性周围神经病患者有效，但是疗效有限。少数病例对血浆交换或静脉滴注免疫球蛋白反应良好，但肾移植仍是最理想的治疗方法。

三、白喉性多发性神经病

白喉（diphtheria）是白喉棒状杆菌（corynebacterium diphtheriae）引起的急性呼吸道传染病，临床主要表现为假膜性咽喉炎和全身性中毒症状，严重者发生心肌炎和神经麻痹。在儿童期进行白喉类毒素疫苗接种是预防白喉的有效手段，我国因广泛的免疫接种以及生活条件改善，近年来白喉发病率显著下降。白喉性多发性神经病（diphtheritic polyneuropathy）多见于严重感染的病例，神经损害程度与白喉感染的严重程度一致（Prasad et al, 2018）。

【病因和病理】

1. 病因 白喉患者和带菌者均有传染性，细菌可经呼吸道飞沫或被污染的物品感染人体，儿童易感。细菌在咽喉部黏膜表层生长繁殖，侵袭力较弱，一般不侵入深部组织，不引起菌血症，但可产生强烈的外毒素，通过血液及淋巴系统播散，引起全身中毒症状。由于心肌细胞和神经细胞有外毒素受体，易导致心脏和周围神经并发症（Logina et al, 1999）。白喉外毒素直接作用于供血丰富的后根神经节和脊神经近端的施万细胞，抑制髓鞘碱性蛋白及脂类合成，引起周围神经脱髓鞘，远端病变较轻，不伴炎性反应。重症患者可继发轴索损伤（Sanghi et al, 2014）。感觉和运动神经均可受累，以运动神经为主。早期延髓麻痹是由于外毒素的局部蔓延作用，多发性神经病是外毒素血源性播散所致（McAuley et al, 1999）。大量的白喉外毒素可损伤脑血管内膜，引起脑血管病变。

2. 病理 Waksman 的动物实验证实，白喉感染后外毒素可在 24~48 小时内到达供血丰富的周围神经如神经根的施万细胞，但对施万细胞膜代谢影响在数周后发生，临床上白喉感染后出现神经系统症状有 3~5 周的长潜伏期，机制不清（Michael et al, 2001）。

【临床表现】

1. 白喉发病高峰季节是在秋、冬季，城市比农村发病率高，以往多见于 5 岁以下儿童，现在发病年龄有增高趋势。白喉的高危人群是未进行计划免疫或部分免疫的儿童，成人随着体内白喉免疫力下降也可发病。在白喉杆菌感染后，患者咽喉、扁桃体局部出现特征性假膜性渗出物,因颈部淋巴结肿大和局部软组织肿胀而呈公牛颈(bull neck)(Sanghi et al,2014)。

2. 白喉性神经病包括脑神经病变和多发性神经病两个阶段。

(1)脑神经病变:最早期症状是软腭麻痹,单独或伴随延髓麻痹出现(Manikyamba et al,2015)。90%以上的患者出现延髓麻痹症状,常见于白喉感染后1~3周,多为双侧,表现为饮水呛咳、吞咽困难和构音障碍,以及咽反射消失等。延髓麻痹通常伴唾液分泌增多,液体食物向鼻腔反流。其他脑神经病变,如动眼神经、外展神经受损出现眼外肌麻痹和复视,影响睫状体出现瞳孔调节麻痹和视物模糊,也可见双侧面神经麻痹等。

(2)多发性神经病:常见于严重病例,出现于白喉感染后5~8周,多数患者在脑神经症状好转时出现躯干和四肢无力(Sanghi et al,2014)。急性或亚急性起病,出现四肢无力,呈下降性或上升性快速进展,两侧对称,病情可自轻度力弱到四肢瘫痪,腱反射消失。四肢远端可有感觉异常、感觉减退或感觉过敏,深感觉受损时出现振动觉、位置觉减退及消失,以及感觉性共济失调等。严重病例因呼吸肌麻痹出现呼吸困难,有时需呼吸支持。婴儿病例常侵犯膈肌,引起颈肌无力或瘫痪;也可单独侵犯尺神经、胸长神经或腓神经等,出现单神经病症状。部分患者可出现自主神经受累,诸如心动过速、心律失常、低血压和尿潴留等(Prasad et al,2018)。

3. 咽喉部分泌物培养可帮助确诊。外周血白细胞和中性粒细胞升高,可出现中毒颗粒。脑脊液蛋白增高,可达500~2 000mg/L,细胞数多为正常。电生理检查早期可正常,随病情进展,神经传导速度明显减慢,可降至正常值的一半,波幅大多正常或轻度减低,严重病例出现失神经改变,提示节段性脱髓鞘基础上可能继发轴索变性。

【诊断和鉴别诊断】

1. 诊断 有白喉呼吸道感染症状患者,咽、喉、鼻腔拭子涂片检查和培养白喉杆菌,以及毒力试验阳性,可诊断为白喉。在咽喉部症状1周至数周后,出现急性或亚急性后组脑神经和/或四肢周围神经损害症状和体征,可诊断为白喉性多发性神经病。须注意,白喉杆菌可经皮肤伤口感染,或经脐带感染新生儿,这类患者无呼吸道症状而易误诊,但可出现中毒症状和周围神经病变。

2. 鉴别诊断 早期咽喉部症状,睫状肌麻痹而瞳孔光反射存在有助于白喉与其他原因的多发性神经病鉴别。早期脑神经损害,特别是明显的延髓麻痹症状需要与重症肌无力、GBS和肉毒中毒鉴别。

【治疗和预后】

1. 治疗 白喉抗毒素可以中和局部和血液中的游离毒素,对已与组织结合的毒素无效,在感染后48小时内应用疗效好,可显著减少周围神经病合并症的发生或减轻病情。如已出现多发性神经病,应用抗毒素无效。自应用白喉抗毒素治疗以来,本并发症已少见。抗生素首选青霉素,可抑制白喉杆菌生长,预防其他细菌继发感染,对各型白喉均有效。如有过敏或疗效不佳,可改用红霉素、利福平及克林霉素(Sanghi et al,2014)。发生多发性或单发性神经病,可给予B族维生素等促进恢复。

患者应严格隔离消毒,绝对卧床休息一般不少于3周,假膜广泛应延长至4~6周。保持呼吸道通畅和口腔清洁,给予高质量流质饮食,注意吸出假膜和分泌物,防止软腭麻痹引起窒息。出现呼吸肌麻痹时应尽快气管插管,呼吸机辅助呼吸,吞咽困难可予鼻饲,以防吸入性肺炎。

2. 预后 白喉性多发性神经病预后良好,如不发生呼吸肌麻痹,多数约在3个月完全恢复,也有延迟至2~3年或更长时间恢复者。死亡率已明显下降,不足10%的患者可因突然窒息、心肌炎或多脏器衰竭死亡。

四、卟啉病性多发性神经病

卟啉病性多发性神经病(porphyric polyneuropathy)是血卟啉病合并严重的急性快速进展性多发性神经病。血卟啉病(porphyria)又称血紫质病,是卟啉代谢紊乱使卟啉和/或卟啉前体形成增加并在体内过度积聚,是一种临床少见的遗传代谢性疾病,主要表现为皮肤、腹部及神经系统症状。

【病因和病理】

1. 病因 卟啉是血红素合成过程中的中间产物。琥珀酰辅酶A和甘氨酸在细胞内一系列酶的催化下合成δ-氨基-酮戊酸(δ-amino-levulinic acid,ALA),ALA在ALA脱水酶作用下生成卟胆原(PBG),再依次变为尿卟啉原、尿卟啉、粪卟啉原和原卟啉,原卟啉与亚铁结合生成含铁血红素,再进一步与珠蛋白结合形成血红蛋白。血红素主要在骨髓和肝脏合成,根据卟啉代谢紊乱部位分为肝源性(肝型)血卟啉病和骨髓性(红细胞生成型)血卟啉病。肝型又分为6类:急性间歇性血卟啉病、变异型血卟啉病、遗传性粪卟啉病、δ-酮戊酸脱水酶缺陷症、皮肤卟啉病,以及肝细胞生成型血卟啉病。前四种可引起急性发作症状,称为急性血卟啉病,临床以急性间歇性血卟啉病(acute intermittent porphyria,AIP)最常见,为常染色体显性遗传病,因肝脏卟胆原脱氨酶活性降低,导致ALA及PBG增高,尿中含量增加,急性发作时更高,大量沉积于肝脏、胃肠道及神经组织。周围神经、中枢神经及自主神经,下丘脑神经核等均可受累,导致腹痛、癫痫发作、精神症状和周围神经症状等。可能与这些中间代谢产物神经毒性作用和干扰神经递质合成有关（Meyer et al，1998）。卟啉及其衍生物破坏皮肤溶酶体，导致皮肤损害。

2. 病理 神经系统受累范围广泛，包括神经纤维髓鞘损伤、脊髓前角细胞和交感神经节神经元变性等，周围神经病变可因病程阶段不同而异。在症状开始的几天内，即使临床上几乎完全瘫痪，但有髓神经纤维可完全正常，但如症状已持续数周，大多数周围神经可见轴突变性及脱髓鞘病变。

【临床表现】

1. 本病好发于 20~50 岁，女性多见。发作间歇期多无症状，在各种内源性（如月经来潮）及外源性（如感染、应激、不适当用药等）诱因作用下出现急性发作。腹痛通常是首发症状，急性发作时剧烈腹痛可为弥漫性或局限阵发性绞痛，可伴恶心、呕吐，但腹肌紧张及压痛不明显。本病以反复发作为特征，常因药物如磺胺类、灰黄霉素、雌激素、抗反转录病毒药（Schutte et al，2016）以及巴比妥类、苯妥英等抗癫痫药诱发，治疗卟啉病患者癫痫发作须考虑到药物可能使卟啉病复发。混合型卟啉病患者可以毫无症状或仅有轻度消化不良。

2. 周围神经症状常在腹痛后出现，10%~40% 的 AIP 患者在急性发作 3~75 天出现周围神经病（Elder et al，2008），周围神经受累的特点是运动重于感觉，近端重于远端，上肢受累较下肢更常见，且常伴有肢体的弥漫性神经痛（Wu et al，2015）。典型表现为急性运动麻痹综合征，急性起病，出现四肢无力，重症者可完全瘫痪；约半数病例出现肢体感觉异常或感觉缺失，常延及躯干，较运动障碍轻。脑神经也可受累，出现面瘫、眼肌麻痹或延髓麻痹等，肋间神经和膈神经受累可导致呼吸肌麻痹。患者可出现高血压、心动过速、多汗、便秘和尿潴留等症状。临床上初诊时易被误诊为 GBS，当患者第二次发作时，才考虑到卟啉病性多发性神经病的可能。患者在出现周围神经病之前，常先出现中枢神经受累表现，诸如意识模糊、精神症状、全身性或部分性癫痫发作、视野缺失等，多在数日至数周内恢复，偶有遗留持续性同向性偏盲者。

3. 肝型血卟啉病可见红细胞和幼红细胞卟啉含量正常，急性腹痛时周围血象白细胞增高。AIP 在急性发作时有大量卟啉前体 ALA 和 PBG 排出，尿卟啉和粪卟啉排出增多；混合型粪卟啉和原卟啉排出显著增多；以及肝功能和肾功能损害等。CSF 蛋白正常或轻度增高，细胞数正常。针极肌电图可见近端肌肉广泛的活动性失神经电位；神经传导检测显示为急性运动轴索性神经病，主要表现为运动神经 CMAP 波幅明显降低，这种波幅降低可持续 3~5 个月（Wu et al，2015）。

【诊断和鉴别诊断】

1. 诊断 本病早期诊断困难，缺乏特异性症状和体征，易于误诊。成年患者急性腹痛反复发作，随后出现运动神经受累为主的多发性神经病，或有中枢神经系统症状可高度怀疑本病。出现红色尿，尿中含大量 ALA、粪卟啉，PBG 试验阳性即可诊断。因 ALA、PBG 无光感作用，尿经光照后不变色不能除外本病。

2. 鉴别诊断

（1）腹痛患者要与急腹症如阑尾炎、肠梗阻、胆石症或异位妊娠等鉴别。

（2）急性起病的四肢无力，特别是无腹痛症状时，需要和 GBS 鉴别（Schutte et al，2016）。明显的四肢无力还须与多发性肌炎、铅中毒继发性卟啉病及其他原因的多发性神经病鉴别。

（3）精神症状明显者需要与精神分裂症、脑炎、MS 等鉴别。

【治疗和预后】

1. 治疗 间歇期应避免诱发因素，避免使用可致卟啉生成的药物如氨基糖苷类抗生素、巴比妥类，以及苯妥英钠和丙戊酸钠等抗癫痫药，对癫痫发作者可选用加巴喷丁（Sassa et al，2006）。高糖饮食常能完全避免急性发作。

急性发作期治疗包括对症治疗、葡萄糖治疗和血红素治疗。静脉应用 10% 或 50% 葡萄糖或高铁血红素（hematin）是有效的方法，两者通过抑制 ALA 合成酶活性可减少卟啉体合成；可静滴高铁血红素 4mg/（kg·d），连用 3~4 日（Pischik et al，2009）。早期用药可预防或减轻神经系统并发症。重症患者必要时须气管插管及辅助呼吸；严重心动过速和高血压可用 β 受体阻滞剂。B 族维生素、神经节苷脂、ATP、络合剂如依地酸（EDTA）对氨基酮戊酸合成酶有抑制作用，对有些病例有效。少数急性血卟啉病发作与月经周期有明显关系的病例可口服雄激素。

2. 预后 大多数患者预后良好，轻症在数周内好转，但重症可在数日内出现致命性呼吸肌麻痹或心搏骤停。少数患者在几周内呈波动性进展，导致严重的运动麻痹，需要数月才能恢复。严重的神经系统并发症及反复发作者预后较差。近年来卟啉病急性期死亡率已降至 10% 以下，主要死因是急性呼吸肌麻痹及自主神经功能衰竭导致突发心脏病。

五、急性中毒性多发性神经病

急性中毒性多发性神经病（acute toxic polyneuropathy）临床较常见，许多毒物如金属、药物及工业溶剂等均可影响周围神经,这类毒物引起周围神经病通常可归类于亚急性或慢性型。某些药物如三磷羟甲基磷酸盐(TOCP)及其他有机磷酸酯、铊和罕见的砷等引起的多发性神经病可急性发病,药物还可能损害大脑、小脑、锥体外系、脊髓和肌肉等(Ropper et al,2019)。

(一)铊中毒性多发性神经病

铊长期被作为灭鼠药,铊盐可经呼吸道、消化道和皮肤吸收,物理和生化特性与钾元素相似,铊常在钾含量高的组织如神经组织、肝脏和肌肉中聚积,干扰能量代谢、氧化磷酸化过程和糖酵解等(Little et al,2015)。因铊盐无色、无味、易溶于水,人体接触后不易被发现,加之中毒患者早期临床表现无特异性,易被漏诊和延误诊断。铊中毒性多发性神经病(thallium toxic polyneuropathy)在19世纪末很常见,当时铊被用于治疗性病、金钱癣及结核病;目前很少见,多因误服或被投以含铊的灭鼠剂。

【临床表现】

1. 铊中毒典型表现为胃肠道症状、多发性神经病和脱发等。急性铊中毒性神经病的突出表现是足部刺痛性感觉异常,逐渐向腿部发展,常伴自主神经受累,提示以感觉小纤维受累为主。严重病例可合并大纤维病变如深感觉障碍和肢体无力,偶然的情况,无力进展为四肢瘫痪和呼吸肌麻痹,类似GBS的表现(Little et al,2015)。

2. 口服摄入铊几小时内出现腹绞痛、呕吐和腹泻,第1周出现舌尖、足趾尖和手指尖疼痛和麻刺感,由远端向近端发展。痛性神经病是其特征性症状,常见肢体远端剧烈烧灼样疼痛,痛觉减退较触觉、振动觉及位置觉明显。除了嗅神经、听神经外,其他脑神经均可受累,极严重病例可见面瘫、眼外肌麻痹、视神经炎伴视觉减退,以及声带麻痹等。第2周常出现高血压、心动过速,以及快速脱发等,偶可因心脏骤停而猝死。第3周可见皮肤改变如痤疮样皮疹、过度角化、脱屑,指甲出现白色条纹(Misra et al,2003)。

3. 脑脊液蛋白增高,>1 000mg/L,血和尿检测可发现铊浓度升高。电生理检测显示以小纤维轴索损害为主,病程早期NCV正常,严重病例后期出现CMAP和SNAP的降低,肌电图可见纤颤电位等失神经改变。延迟诊断的患者常合并中枢神经系统损害,出现脑MRI和脑电图异常(Lin G et al,2019)。

【诊断和鉴别诊断】

1. 诊断 根据患者误服或污染含铊的脱毛剂、灭鼠剂等,突发对称性四肢远端烧灼样疼痛、麻木和无力,伴胃肠道症状,以及快速完全脱发,应高度警惕铊中毒的可能,血或尿标本检测铊浓度升高,即可诊断。

2. 鉴别诊断 患者的早发性痛性感觉异常、感觉缺失及肢体远端肌无力等应与GBS、卟啉病及其他急性多发性神经病相鉴别。

【治疗和预后】

1. 治疗 目前常用的驱铊疗法包括:金属螯合治疗如普鲁士蓝(prussian blue,PB)、N-乙酰半胱氨酸等,以及利尿、补钾、腹膜透析和血液透析等。口服普鲁士蓝、利尿和补钾是基本疗法,大量口服氯化钾可加速铊排出。国内的病例研究表明,中重度患者在普鲁士蓝治疗的基础上联合血液灌注(hemoperfusion)可获满意的疗效(Zhao J et al,2018)。

2. 预后 中毒较轻的患者可在数周或数月内完全恢复,严重病例可致死亡。

(二)三磷羟甲苯基磷酸盐中毒性多发性神经病

磷酸盐复合物如三磷羟甲基磷酸盐(triorthocresyl phosphate,TOCP)引起TOCP中毒性多发性神经病(TOCP toxic polyneuropathy)临床较常见,多为慢性起病,参见第三篇,第二十七章第五节"农药中毒"。

【病因和发病机制】

TOCP中毒常见于鼠药、烟丝和火柴头等含无机盐复合物中毒,或食用被TOCP污染的食物、谷物和烹调油等,引起小范围中毒。磷酸盐主要用作杀虫剂,自1945年被应用的复合物已有近15 000种。四甲胺焦磷酸是导致神经功能障碍的主要原因,尤其儿童的抗胆碱酯酶作用迅速,引起急性胆碱能危象(acute cholinergic crisis,ACC),无迟发性神经毒作用。敌百虫是1-羟-2,2,2-三氯乙基磷酸盐,有迟发性神经毒性,可引起有机磷中毒迟发性神经病(organophosphate induced delayed neuropathy,OPIDN)。病理可见中枢和周围神经轴索变性和继发性脱髓鞘,以周围神经长轴突损害为主。

【临床表现】

1. 急性有机磷中毒的临床症状分为3个阶段:①第一阶段是急性胆碱能症状,包括瞳孔缩小、恶心、呕吐、腹泻、呼吸困难和心动过缓等,还可以发生癫痫、昏迷以及呼吸衰竭等;②第二阶段是部分患者出现中间综合征(intermediate syndrome,IMS),即在急性胆碱能症状24~96小时后出现颈屈肌、四肢近端肌群,以及第Ⅲ~Ⅶ和Ⅸ~Ⅻ对脑神经支配肌无力或麻痹,严重者可出现致命性呼吸肌麻痹,呼吸麻痹症状通常持续2~3周;③第三阶段是少数患者发生有机磷中毒迟发性神经病(OPIDN),出现在急性中毒后2~6周,少数发生在数月后。

2. 引起OPIDN的农药包括丙胺氟磷、丙氟磷、马拉硫磷、对硫磷、敌百虫、敌敌畏、三硫磷、苯硫磷、乐果、内吸磷、溴苯磷、甲胺磷、依皮恩、毒死蜱和壤虫磷等,以甲胺磷为最常见(Marrs et al,1993)。OPIDN以轴索损害为主,多见于重度中毒患者,多慢性起病,首发症状为双下肢远端无力及感觉障碍,伴踝反射减低或消失,有时累及上肢,表现为远端对称性感觉运动性多发性神经病,少数出现呼吸肌麻痹、精神症状及自主神经障碍等。中间综合征和迟发性症状对阿托品均无反应。

【诊断和治疗】

1. 诊断 目前 OPIDN 诊断无统一标准,根据患者有机磷接触史,急性有机磷中毒症状消失后约 3 周逐渐出现周围神经损伤症状,排除其他病因即可诊断。电生理学检查有助于鉴别 OPIDN、胆碱能危象以及中间综合征等(Kobayashi et al,2017)。

2. 治疗 OPIDN 发生与胆碱酯酶抑制无关,使用阿托品无效。可给予对症治疗、支持治疗以及康复训练等。

六、副肿瘤性多发性神经病

副肿瘤性多发性神经病(paraneoplastic polyneuropathy)出现于 2%~5% 的各种恶性肿瘤患者。副肿瘤性周围神经综合征包括:副肿瘤性感觉运动性多发性神经病、副肿瘤性感觉神经元病、副肿瘤性血管炎性神经病等。

【临床表现】

大多数副肿瘤性多发性神经病患者呈亚急性起病,少数可慢性起病,极少数患者也可急性起病,逐渐进展。详见本篇章第四节"多发性神经病"中的"副肿瘤性多发性神经病"部分。

七、纯自主神经性多发性神经病

纯自主神经性多发性神经病(pure autonomic polyneuropathy)也称为急性全自主神经功能不全性神经病(acute pandysautonomic neuropathy),由 Young 等(1975年)首先描述。

【病因】

病因不明,有人认为发病可能与自身免疫有关,属于 GBS 的一种变异型。近年来发现某些噬神经病毒对自主神经节及节后纤维有直接损害作用,认为病毒直接感染是该病的重要致病机制。

【临床表现】

急性或亚急性起病,是周围交感神经和副交感神经节后纤维受累,导致自主神经功能障碍,可出现体位性低血压、瞳孔异常、少汗或无汗、恶心、呕吐、便秘、尿潴留、阳痿、心律失常等。部分患者脑脊液及神经电生理检查类似 GBS 的特征。

【治疗】

使用大剂量免疫球蛋白静脉滴注,0.4g/(kg·d),连

用 5~7 天,取得一定的疗效。

八、蜱咬性麻痹

蜱咬性麻痹(tick paralysis)是由于妊娠蜱叮咬后,蜱唾液腺分泌的毒素导致的麻痹,是一种非感染性神经综合征,通常多为啮齿类动物发病,在人类少见。多见于儿童,8 岁以下儿童更易感,可能因儿童体重轻,对小量毒素非常敏感,女孩多见,可能由于长发和多发,蜱叮咬后不易被发现。

【病因和流行病学】

1. 妊娠蜱叮咬皮肤时以喙器刺入皮肤吸血,数日后发病,有时蜱可在体表停留一至数日,分泌的毒素作用于神经肌肉接头的突触前膜,抑制神经末梢乙酰胆碱释放,引起神经肌肉传递障碍而导致肌无力,与肉毒毒素中毒机制相似。澳大利亚致病蜱分泌的毒素还可破坏周围神经轴索,导致神经传导障碍(Edlow et al,2010)。

2. 蜱咬性麻痹仅发生在蜱成虫最多的春、夏季,主要分布在北美和澳大利亚,大约有 60 多种蜱可以引起。在加拿大和美国西北部,主要的致病蜱是森林蜱即安德森革蜱(Dermacentor andersoni),在美国东南部是寄生于犬的变异革蜱(Dermacentor variabilis),澳大利亚主要的致病蜱是全环硬蜱(Ixodes holocyclus)(Borawski et al,2018),但在世界各地均有散发病例。

【临床表现】

1. 患者被妊娠蜱叮咬后,早期可见局部皮肤红肿和丘疹,通常无疼痛和瘙痒。在瘫痪前 1~2 天患儿常出现轻度感觉异常、烦躁不安、易激惹、疲劳和肌痛等,不伴有发热,之后很快出现急性共济失调,快速进展呈上升性麻痹,多从下肢开始出现肌无力,数小时或数日内快速进展为四肢弛缓性瘫痪,腱反射减低或消失,颇似 GBS 的表现。

2. 脑神经支配肌也可受累及,最常见是周围性面瘫和延髓麻痹,也可出现眼肌麻痹和颈肌无力等,如未及时发现和清除蜱,可能很快出现呼吸肌麻痹。通常不出现感觉异常。

3. 脑脊液检查通常是正常的。电生理检查可见运动神经复合肌肉动作电位(CMAP)波幅减低,神经传导速度通常正常,重复电刺激(RNS)可见高频递增现象,提示突触前膜病变,少数 RNS 可以正常。

【诊断和鉴别诊断】

1. 诊断 急性共济失调伴有上升性麻痹患者,特别是儿童,均需排除本病的可能。诊断主要根据在发病季节曾到过疫区或居住者出现急性弛缓性瘫痪,呈上升性麻痹特点,确诊需检查全身皮肤,尤其多毛部位蜱叮咬

处,通常紧贴皮肤,蜱吸血后在皮肤上可数日不动,患者由于无局部疼痛或瘙痒,很难被发现。仔细检查时,经常在头皮、腋下、阴毛或发根等部位发现叮咬蜱,有时被护士或脑电图操作人员发现。

2. 鉴别诊断 蜱咬性麻痹临床少见,早期易漏诊或误诊为 GBS。在流行地区对疑诊 GBS 的患者仔细检查全身皮肤应作为常规。

（1）蜱咬性麻痹病情进展通常比 GBS 或 MFS 快（Simon et al,2019）。还须与肉毒中毒、白喉、卟啉病、急性横贯性脊髓炎以及重症肌无力等疾病鉴别,少数不典型患者可表现为偏瘫或单瘫,需与单神经病或脊髓灰质炎鉴别。

（2）肩板硬蜱叮咬后感染伯氏疏螺旋体（Borrelia burgdorferi）可导致莱姆病,详见本篇第四章"神经系统感染性疾病"中的第二十四节"莱姆病和神经莱姆病"部分。森林脑炎也是蜱咬性疾病,是全沟硬蜱叮咬后感染森林脑炎病毒所致。神经莱姆病和森林脑炎均为急性蜱媒性传染病,属 CNS 感染性疾病,在亚洲东、中部和欧洲大部分地区均有流行,我国内蒙古大兴安岭林区是高发区。

【治疗和预防】

1. 治疗 本病只要清除叮咬的蜱,临床症状就会很快缓解。蜱咬性麻痹是毒素介导的疾病,不是感染因子致病,不必常规应用抗生素。呼吸肌受累患者需要密切监测,必要时气管插管和机械通气,待体内毒素清除后即可恢复。

2. 预防 本病预防的关键在于公众教育,在蜱咬性麻痹的高发地区和季节,穿着保护性服装如长裤、长袖以及严实的鞋子特别重要,必要时可使用驱虫剂（Simon et al,2019）。

九、危重症性多发性神经病

危重症性多发性神经病（critical illness polyneuropathy,CIP）的概念是由 Bolton 等（1984 年）通过对一组多器官衰竭合并败血症伴多发性神经病患者研究后首次提出的,报道为混合轴索型多发性神经病,之后国内外报道病例逐渐增多,目前 CIP 被认为是 ICU 内最常见的急性多发性神经病（Latronico et al,2011）。

CIP 是在严重感染、创伤等原发病基础上,在治疗过程中新出现的急性或亚急性对称性多发性神经病。有学者提出危重症肌病（critical illness myopathy,CIM）的概念（Zochodne et al,1986）,两者均表现为肢体瘫痪和机械通气脱机困难,可单独发生也可合并出现,临床鉴别困难。近期研究表明,70%～80% 危重病患者可发生 CIP 和/或 CIM,在多器官衰竭伴败血症患者中发病率高达 100%（Zink et al,2009）。CIP 和 CIM 通常合并存在,造成 ICU 患者的衰弱和无力,因此成为 ICU 获得性无力（ICU-acquired weakness）的主要病因（Kress et al,2014）。

【病因和病理】

1. 本病的病因不明,败血症导致的周围神经微循环改变是主要的致病因素。感染后炎性细胞因子可能使周围神经和血管内皮细胞肿胀,血管通透性增加,导致周围神经供氧和能量代谢障碍,神经毒性因子进入神经内膜,改变轴索膜兴奋性,逐渐导致轴索变性。此外,危重病易出现高血糖或低血糖,影响周围神经的能量代谢,使氧自由基产生过多,以及清除障碍等（Bolton et al,2005）。

2. 病理 可见周围神经轴索变性,无炎性细胞反应,肌肉呈失神经性萎缩。

【临床表现】

1. 在发生多器官衰竭、败血症等急重症后数日,患者出现急性发病的对称性肢体无力,以下肢受累为主,远端重于近端,腱反射减低或消失,常累及呼吸肌和需要呼吸机辅助呼吸。当严重的基础疾病得到控制后,患者往往脱机困难。患者虽然以运动神经损害为主,但仔细查体可发现肢体远端痛温觉及振动觉减退或消失,但有时因同时存在败血症性脑病（septic encephalopathy）或应用镇静药很难发现。病情轻者仅有电生理改变,无明显的临床体征,重者出现四肢瘫痪伴呼吸衰竭。面神经很少受累,少数可见眼肌麻痹,如有脑神经受累须排除 GBS 的可能。一般无明显的自主神经表现。败血症、持续的系统性炎症以及多脏器衰竭是 CIP 最重要的危险因素,其他可能的危险因素包括女性、原发病严重和病程长、机械通气、肾衰竭、肝功能异常、高血糖、高渗状态、低蛋白血症、肠外营养、应用升压药和激素治疗等（Kress et al,2014）。

2. 电生理检查在起病 1 周内可见复合肌肉动作电位（CAMP）波幅下降,神经传导速度（NCV）和远端潜伏期相对正常,无传导阻滞和异常波形离散,感觉神经动作电位（SNAP）也波幅下降,提示 CIP 为运动感觉性神经轴索损伤。因下肢水肿可影响 SNAP,上肢 SNAP 波幅下降更有意义。研究表明,ICU 患者住院 72 小时后约 50% 出现周围神经电生理异常,重复电刺激一般正常,如出现异常应注意可能存在神经肌肉阻滞剂等药物影响或神经肌肉接头病变。早期 EMG 正常,后期可见纤颤电位和正锐波等失神经改变,若出现肌源性改变,提示可能合并危重症肌病。电生理检查对确定诊断很有帮助,但不能帮助判断预后（Schmidt et al,2016）。脑脊液压力正常,蛋白正常或轻度升高。

【诊断和鉴别诊断】

1. 诊断　目前尚无统一的诊断标准,在多器官衰竭、败血症等急重症基础上,患者出现急性起病的对称性肢体无力、腱反射消失及呼吸困难等,须考虑 CIP 的可能。如果肌电图提示周围神经轴索损害即可诊断,必要时可行神经活检证实。CIP 可严重地影响危重病患者的恢复,增加死亡率和致残率,早期诊断至关重要。

2. 鉴别诊断

(1) 诊断 CIP 应首先明确有无危重症肌病(CIM)导致的四肢无力、呼吸肌麻痹,单靠临床很难鉴别。如有感觉障碍可能提示 CIP,但不能排除合并 CIM;如有血清肌酸激酶(CK)水平升高提示 CIM,但正常亦不能排除。需及时检查肌电图,必要时进行肌肉活检。

(2) CIP 要注意与 GBS 鉴别,与糖尿病性肾病患者腹膜透析出现尿毒症多发性神经病、静脉高营养所致的低磷血症,以及大剂量激素治疗的激素性肌病等鉴别,还须排除低钾血症、高钾血症、高磷血症、低镁血症等影响。

【治疗和预后】

1. 治疗　目前 CIP 尚无特异性病因治疗,可应用免疫球蛋白静脉滴注,但疗效不确切。强化胰岛素治疗可能降低 CIP 的发病率,明显减少机械通气时间,但须警惕低血糖风险。积极抗病治疗、营养支持、减少镇静药用量,鼓励患者尽早活动以及康复训练等是预防和减轻 CIP 的有效方法。

2. 预后　轻症患者数周内可自然恢复,重症需要数月,少数患者会遗留严重的残疾。ICU 住院时间长、CMAP 波幅消失者预后差。

十、其他急性多发性神经病

其他急性多发性神经病,诸如较罕见的血管炎性多发性神经病(vasculitic polyneuropathy),通常伴发于红斑狼疮、结节性多动脉炎等疾病。

【临床表现】

1. 有些结节性多动脉炎和 Churg-Strauss 病患者可在 1 周内出现瘫痪,但大多数多动脉炎性多发性神经病患者病变进展较缓慢,多呈非对称性分布。

2. 酒精中毒、隐匿性肿瘤、霍奇金病和肾脏移植患者也可发生急性多发性神经病,类似 GBS 呈快速进展。

3. 在 Refsum 病中曾描述急性多发性神经病,其临床特征包括视网膜色素变性、视力下降、视野缩小和晶状体浑浊等,以及小脑变性症状和多个内脏受损表现,是常染色体隐性遗传病,也称为遗传性运动失调性多发性神经病。

第四节　多发性神经病

(刘银红　刘明生)

一、概述

多发性神经病(polyneuropathy,PN)曾称为周围神经炎(peripheral neuritis),多发性神经病一词属于定位诊断的范畴,病因多样。该组疾病临床表现为四肢远端对称性感觉障碍、相对对称性四肢无力以及自主神经功能障碍等。

【病因和病理】

1. 病因　多发性神经病的病因多种多样,最常见为糖尿病性、酒精中毒性、营养缺乏性和药物中毒性等,以及尿毒症、砷、铅等重金属及工业溶剂中毒,副肿瘤性和艾滋病性多发性神经病等。这些病因的共同特点是致病因素对周围神经造成弥漫性影响。糖尿病性周围神经病、免疫介导相关的多发性神经病和遗传性周围神经病等在相关章节专门论述。

(1) 各类药物和毒物中毒:①药物:抗肿瘤药物如顺铂、卡铂、奥沙利铂、紫杉醇、多西他赛、长春新碱、沙利度胺、5-氟尿嘧啶以及新型药物硼替佐米、伊沙匹隆等,抗生素如异烟肼、乙硫异烟胺、呋喃类、磺胺类、氯霉素、链霉素、卡那霉素、两性霉素、乙胺丁醇、甲硝唑、氯喹等,其他药物如苯妥英钠、肼屈嗪、戒酒硫、保泰松、甲巯咪唑及丙咪嗪等;②化学品:如二硫化碳、三氯乙烯、丙烯酰胺、磷酸三甲酚酯、四氯乙烷、丙烯酯、溴甲烷、二甲胺丙腈、2,4-二氯苯氧己酸、2,5-己二酮、有机磷农药以及有机氯杀虫剂等;③重金属诸如铅、砷、汞、铋、锑及铊中毒等;④生物毒素如白喉毒素等。

(2) 营养缺乏和代谢障碍:如 B 族维生素缺乏,慢性酒精中毒、妊娠、慢性胃肠道疾病或手术后等导致的营养缺乏,代谢障碍性疾病如糖尿病、慢性肝病、尿毒症、血卟啉病、黏液性水肿、肢端肥大症、淀粉样变性和恶病质等引起的继发性营养障碍等。

(3) 自身免疫性疾病:如 Guillain-Barré 综合征(GBS)、单克隆 γ-球蛋白病伴周围神经病、干燥综合征(Sjögren syndrome,SS)并发感觉性神经病等。各种结缔组织病或胶原血管性疾病并发多发性神经病多为继发性血管炎,如结节性多动脉炎、系统性红斑狼疮(SLE)、硬皮病、结节病、类风湿关节炎(RA)等,是血管炎所致周围神经营养障碍。血管炎相关周围神经病以多发性单神经病最为多见,但也有少数表现为多发性周围神经病者。

(4) 副肿瘤性:如肺癌、淋巴瘤和多发性骨髓瘤可引起亚急性感觉神经元病、感觉运动性神经病、癌性远端轴突性神经病、自主神经病及 POEMS 综合征等。

（5）感染性疾病如白喉、麻风及莱姆病（Lyme disease）等引起的多发性神经病，以及 HIV 感染并发的多发性神经病。

（6）遗传性疾病如遗传性运动感觉性神经病（hereditary motor sensory neuropathy，HMSN）、遗传性共济失调性多发性神经病（Refsum 病）、遗传性自主神经障碍（familial dysautonomia）等。

（7）原因不明：20%～25% 的患者经过各种检查未能明确多发性神经病的病因（Watson et al，2015）。

2. 病理 多发性神经病的病理改变多样，与致病因素有关，可见周围神经脱髓鞘和/或轴索变性。在中毒、营养缺乏或代谢相关周围神经病，最常见最典型的病变是轴索变性从远端开始，逐渐向近端发展，即远端轴索病（distal axonopathy），表现为逆死性神经病（dying-back neuropathy）。

【临床表现】

1. 发生于任何年龄，可因病因不同将临床表现分为急性、亚急性和慢性经过，在营养缺乏或中毒等所致者，多数病例经历数周至数月进展，症状和体征由肢体远端向近端发展，病情恢复由肢体近端开始。周围神经损害特点是肢体远端对称性感觉、运动和/或自主神经障碍。

（1）感觉障碍：表现为肢体远端对称性各种感觉缺失，呈手套袜子样分布，最初出现感觉异常（如刺痛、蚁走感及麻木等）、感觉过度及烧灼样疼痛等症状，病变区可有皮肤触痛及神经压痛等。

（2）运动障碍：肢体远端下运动神经元性瘫痪，伴肌萎缩等，远端重于近端，下肢肌萎缩以胫前肌、腓骨肌明显，上肢骨间肌、蚓状肌、大小鱼际肌明显，可出现手、足下垂及跨阈步态，晚期肌肉挛缩出现畸形。

（3）四肢腱反射减弱或消失：通常踝反射消失出现最早。

（4）自主神经障碍：肢体远端皮肤发凉、苍白或发绀、多汗或无汗、指（趾）甲松脆、皮肤菲薄干燥或脱屑、竖毛障碍、高血压及体位性低血压等，膀胱传入神经病变出现无张力性膀胱，还可有阳痿、腹泻等。

2. 脑脊液检查 根据病因不同有所差异。在中毒性或代谢相关因素致病者，一般正常，个别病例蛋白轻度增高。肌电图为神经源性损害，在 CIDP、POMES 等所致者可以脱髓鞘为主，神经传导速度（NCV）减慢；多数病因如中毒、代谢因素所致者以轴索变性为主，轻度轴索变性时 NCV 正常，严重轴索变性时，表现为复合肌肉动作电位（CMAP）和/或感觉神经动作电位（SNAP）波幅降低，NCV 相对正常。根据病因不同，腓肠神经活检可见周围神经轴索变性和/或节段性髓鞘脱失等改变，在部分疾病可提供神经病损的准确证据。

【诊断和鉴别诊断】

1. 诊断 根据临床特点，如肢体对称性末梢型感觉障碍、下运动神经元性瘫痪和自主神经障碍等，神经传导测定可对亚临床病例有助于早期诊断，也有助于鉴别节段性脱髓鞘病变与轴索变性。

2. 鉴别诊断 以下几个方面有助于本病的鉴别诊断及病因诊断：①确定病情以运动受累、或以感觉受累为主，还是单纯运动、感觉或自主神经受累。②病史对 PN 病因鉴别非常重要，如毒物接触史、药物服用史、酗酒史、系统性疾病如糖尿病、尿毒症、结缔组织病、甲状腺疾病、肿瘤等病史，以及家族史等。③病程对鉴别病因很有价值；起病急、快速进展者，提示炎性、免疫性、中毒性或血管性病因；多年缓慢进展者，多为遗传性或代谢性疾病；亚急性病程者，病因大多为中毒性、副肿瘤性、营养缺乏性或系统性疾病伴发 PN。④确定损害以髓鞘或轴索为主对鉴别诊断有意义，二者鉴别主要依赖电生理检查。⑤其他检查包括血生化、CSF、免疫相关性抗神经抗体、肌肉和神经活检、基因检测等，有助于 PN 的病因诊断。

【治疗】

1. 病因治疗

（1）中毒性 PN 治疗原则：采取积极措施阻止毒物继续进入人体，加速排出及使用解毒剂等。药物引起者应立即停药，如病情需要继续用异烟肼，可用较大剂量维生素 B_6。重金属和化学品中毒应立即脱离中毒环境，急性中毒应大量补液，促利尿、排汗和通便等，尽快排出毒物；重金属中毒需使用螯合剂。

（2）营养缺乏和代谢障碍性 PN 治疗原则：积极治疗原发病，如糖尿病严格控制血糖，尿毒症进行血液透析或肾移植，黏液性水肿用甲状腺素，肿瘤并发者切除肿瘤可缓解。

（3）其他病因的 PN 治疗：砜类药物对麻风性神经病有效，胶原血管病如 SLE、硬皮病和类风湿关节炎相关周围神经病可用激素或免疫抑制剂等治疗。

2. 药物的选择

（1）类固醇皮质激素：如泼尼松（prednisone）、甲泼尼龙（methylprednisolone）等，根据病因的不同，使用方法有所不同，详见各具体章节。

（2）B 族维生素及其他神经营养药：各种原因引起的 PN 均可用大剂量维生素 B_1、维生素 B_6 及维生素 B_{12} 等 B 族维生素治疗，也可合用辅酶 A、ATP 等。在维生素 B_1 缺乏、亚急性联合变性等患者，相应维生素的治疗尤为关键。

（3）对症治疗：患者出现神经病性疼痛（neuropathic

pain)时,可应用相关药物,如加巴喷丁、普瑞巴林(prega-balin)等,三环类抗抑郁药如阿米替林,以及5-羟色胺去甲肾上腺素再摄取抑制剂(SNRI)等抗抑郁药如度洛西汀、文拉法辛等(Lee et al,2010;Collocal et al,2017)。

3. 一般治疗

(1)急性期应卧床休息,特别是累及心肌者。

(2)患者宜加强营养,调节饮食,制定合理的营养食谱,多摄入富含维生素的蔬菜、水果、奶类、豆汁或豆制品等。

(3)重症患者须加强护理,四肢瘫痪的患者应定时翻身,有手足下垂者宜用夹板或支架,维持肢体功能位,预防瘫痪肢体挛缩和畸形。

(4)恢复期治疗可应用针灸、理疗、按摩及康复训练等。

二、营养缺乏性多发性神经病

营养缺乏性多发性神经病(nutritional deficiency polyneuropathy)是一大组疾病,多种营养因素缺乏均可导致周围神经病变,如维生素 B_1(硫胺素)、维生素 B_{12}、维生素 B_6、维生素 E、烟酸、铜缺乏等,其中尤以维生素 B_1 缺乏相关的维生素 B_1 缺乏症(又称脚气病,beriberi)和酒精中毒性多发性神经病(alcoholic polyneuropathy)较为常见。脚气病在世界各地都可发病,主要影响心脏和周围神经,伴或不伴有水肿,分为"湿性"和"干性"两型:干性脚气病是指食物缺乏维生素 B_1 引起的多发性神经病,其严重程度与硫胺素缺乏的程度和持续时间有关,可伴发Wernicke脑病和Korsakoff综合征;湿性脚气病的特征是心肌病,心脏肥大,可出现心力衰竭、呼吸困难和周围水肿;混合型脚气病以上两型症状均可出现。Shoshin脚气病是湿性脚气病的暴发形式,表现为急性循环衰竭,如不及时治疗,会出现心源性休克、乳酸性酸中毒和多器官衰竭(Daroff RB et al,2016)。

【病因和病理】

1. 病因 营养缺乏相关的周围神经病,病因与各种诱因所致的营养不足有关。随着经济的发展,单纯由于无经济条件摄入足够食物导致营养不良已非常少见。但由于饮酒过量、减肥、偏食、胃肠道手术、各种原因导致的频繁呕吐、烧伤、透析和恶性肿瘤等导致的摄入不足仍存在,特别是在某些心脑血管病、糖尿病、高脂血症患者,为了控制危险因素过度控制饮食,也可出现营养缺乏的情况,另外某些自身疾病或药物使用导致的吸收障碍也可导致营养缺乏相关周围神经病变。某些药物的使用也可导致某些维生素利用异常,如服用异烟肼时导致维生素 B_6 缺乏相关周围神经病。

对营养缺乏相关周围神经病的认识有一个发展的过程。以维生素 B_1 缺乏为例,19 世纪后期,荷兰的学者Eijkman、Pekelharing、Winkler 和 Grijns 研究认为脚气病本质上是一种周围神经病。1928 年 Shattuck 首次论述了脚气病与酒中毒性神经病的关系,指出"慢性酒精中毒性多发性神经病主要是由食物中维生素 B 族摄取或吸收障碍所致,或许是真正的脚气病",Strauss 补充了令人信服的证据,他让 10 名患者每天继续喝威士忌,同时进食补充酵母和维生素 B 族的平衡膳食,每个患者周围神经病症状都有改善,证明酒精中毒性神经病不是酒精本身对神经毒性作用;但近年来研究发现,维生素 B_1 治疗酒精中毒性神经病无效,提示存在真正的酒精中毒性神经病(Koike et al,2003),将酒精中毒性神经病归为中毒性神经病而非营养缺乏性神经病(Mellion et al,2011)。目前仍无充分证据证明酒精的直接毒性作用,多数学者认为酒精中毒-脚气病性神经病是多种维生素 B 族缺乏所致(Ropper et al,2009)。

维生素 B_1 为水溶性维生素,在人体细胞代谢中具有重要作用,特别是在三羧酸循环中,它参与糖代谢和能量转换中的多种化学反应,能保持神经传导、心血管系统、消化系统和皮肤的正常功能。成年人平均每代谢4 395.14J(1 050 卡路里)所需的硫胺素约 330μg,建议的每日硫胺素摄入量为 1~1.5mg。硫胺素在人体中的储存能力有限,平均可储存 25~30mg。因此,在硫胺素摄入减少的情况下,硫胺素的消耗会在 14 天之内发生(Van Snippenburg W et al,2017)。维生素 B_1 还能抑制胆碱酯酶对乙酰胆碱的水解作用,故维生素 B_1 缺乏时乙酰胆碱会降解加速,从而加剧神经传导障碍(Hamel J et al,2018)。炎症或免疫机制也可能在发病中起作用(Tsao WC et al,2017)。

2. 病理 最基本病变是轴索变性,伴髓鞘破坏,小部分纤维有节段性脱髓鞘。最显著的改变在下肢最远端有髓纤维,上肢神经改变较轻。后期病变可进展到前根和后根,迷走神经、膈神经和椎旁交感干也可受累。前角细胞和后根神经节细胞有尼氏体溶解,提示轴索损害。一些病例有继发后索变性。

【临床表现】

1. 营养缺乏性 PN 症状多样,部分患者可无不适主诉,经过查体和电生理检查时发现。多数以疼痛、感觉异常和无力为首发症状。多起病隐袭,缓慢进展,少数快速进展恶化,双足最先受累且症状重于双手,逐渐向近端进展。约 1/3 的患者主诉疼痛和感觉异常,疼痛可为主要症状,如双足和腿部持续性钝痛、类似脊髓痨样阵发刀割样锐痛、双足和小腿肌肉痉挛和发紧感、小腿束带感等,足底发热或烧灼感,双足发凉但检查皮温不低。患者可因异常疼痛而不敢走路或接触床单,还可表现为感觉过度。

2. 查体可见运动、感觉障碍及反射消失,体征多呈对称性,肢体远端重于近端。有些患者运动功能受累明显,表现为足下垂或腕下垂,近端肌受累时上楼困难或蹲下站起困难,下肢肌肉完全瘫痪比较少见,膝关节和踝关节挛缩造成下肢不能动。肌肉深压痛是特征性体征,双足和腓肠肌明显。虽有手肌无力,但上肢腱反射保留。痛温觉减退明显,疼痛及感觉异常明显,个别患者在前胸和腹部有盾式分布的感觉异常。足底、手心和手指过度出汗是酒精性营养缺乏性神经病的常见表现,有时伴体位性低血压,提示交感神经纤维受累;后期出现声音嘶哑、声带无力和吞咽困难等迷走神经受累表现;严重患者下肢出现淤滞性水肿、色素沉着、皮肤变薄等,重度营养障碍可见足底穿通性溃疡、足部骨关节无痛性破坏较少见。感觉迟钝是导致反复外伤及合并感染等神经病性关节病(neuropathic arthropathy)的主要原因。

3. 脑脊液多为正常,少数蛋白中度升高,而细胞数正常,类似 GBS 的脑脊液特征,尚未完全阐明蛋白-细胞分离的机制。神经传导速度(NCV)显示运动和感觉传导速度相对正常或轻度减慢,感觉神经动作电位波幅可显著降低。肌电图(EMG)在明显失神经的肌肉中有纤颤电位。

【诊断和鉴别诊断】

根据患者四肢远端感觉、运动及自主神经功能障碍的临床表现,提示多发性神经病的可能,电生理检查有助于确定周围神经损害,病史有营养缺乏诱因,并排除其他疾病,针对相应缺乏的维生素治疗后效果明显高度支持诊断。外周血及尿液维生素 B_1 含量不能用于诊断,检测红细胞的酮基转换酶活性及血中乳酸和丙酮酸含量是目前诊断脚气病较为可行的实验室方法(Shible AA et al,2019)。

营养缺乏尤其硫胺素缺乏引起的干燥脚气病应与急性或慢性 GBS 鉴别,两者均可导致感觉运动性多发神经病及脑脊液蛋白-细胞分离,均可出现上升性运动麻痹,但伴随的全身症状、脑部 MRI 示双侧丘脑内侧和中脑导水管周围异常信号、电生理检查以轴索变性为主,以及硫胺素治疗有效均可有助于硫胺素缺乏症的诊断。临床医生对出现急性或慢性 GBS 样症状的患者,应排除干性脚气病的可能,应重点询问各种可能引起营养不良的病史及疾病,尤其对任何表现出精神症状、虚弱、心肌病或自主神经不稳的患者,在鉴别诊断时须考虑脚气病的可能。

【治疗】

1. 首先针对病因治疗,保证各种营养素的摄入,及时补充相应的维生素等。维生素 B_1 缺乏的患者,首先应戒酒、摄入均衡饮食及治疗胃肠道疾病等。持续呕吐或消化道并发症不能进食应予肠外营养,肌肉或静脉补充足够的维生素 B_1。维生素 B_{12} 缺乏者,在补充维生素 B_{12} 的同时,应注意补充叶酸。某些患者的营养缺乏可能并非单一因素所致,应同时补充多种维生素,类似鸡尾酒疗法,并保证饮食均衡和充足的营养。

2. 对症治疗 有神经病理性痛的患者,可选择相应的药物治疗,如加巴喷丁、普瑞巴林、阿米替林、文拉法辛、度洛西汀等。当足部疼痛和明显感觉过敏时,床上放置支架以防被子压迫下肢;如肢体疼痛与不动有关,应经常被动活动肢体。严重足部烧灼痛可采用腰部交感神经节阻断或硬膜外注射镇痛药缓解症状。周围神经再生需数月甚至更长的时间,注意防止肌肉挛缩、关节强直,严重瘫痪患者用夹板固定四肢,以防挛缩变形;当功能有所恢复时,应积极采取康复措施。

三、重金属及工业物质中毒性多发性神经病

患者有重金属及工业物质接触史是作出这一诊断的前提,另外,还要注意同样的暴露环境中是否有相似的患者等。这部分疾病中,部分为职业环境因素所致,部分可能为生活中意外中毒所致。根据接触量和接触频率的不同,可分为慢性中毒和急性中毒。

(一)砷中毒性多发性神经病

砷中毒性多发性神经病(arsenical polyneuropathy)是所有金属中毒性周围神经病中认识最为深入的一种。电生理提示感觉及运动神经波幅明显减低,伴或不伴神经传导速度减慢,SCV 减慢为主。病理改变主要为轴索变性即逆死性神经病,伴巨噬细胞和施万细胞反应,运动神经元和感觉神经节细胞尼氏体溶解,髓鞘脱失不明显。

砷进入人体的主要途径为消化道,其次为皮肤或吸入。过去曾用砷剂治疗梅毒,经常引起砷中毒。现在砷中毒最常见的原因是自杀性服用或误服含砷化合物的除草剂、杀虫剂或杀鼠剂等,农村喷洒含砷化合物杀虫剂是一种常见的中毒原因;在涂料、釉质和金属制造过程中也有职业性中毒。在过去的几十年中,地下水中的砷污染已成为世界各地关注的主要公共卫生问题,估计全球超过 2 亿的人口饮用水砷浓度高于世界卫生组织(WHO)规定的 $10\mu g/L$ 标准值,在东南亚尤其如此。印度一个研究团队对砷污染地区的 712 名村民进行了检查,发现 69 名(9.7%)患有砷性皮肤病(Chakraborti D et al,2016)。有些中草药处方也含有砷,均可造成慢性中毒。目前砷中毒的发病机制尚不明确,有研究表明砷与体内含巯基

的酶反应,使其失活,造成神经丝蛋白变性,最终导致轴索变性。

【临床表现】

首发症状是胃肠道症状,多不典型,可表现为腹部不适、恶心、呕吐、腹痛或腹泻。一次服用大量砷化合物幸存的患者在服药8～21天后,可快速出现多发性神经病症状,类似GBS。慢性砷中毒引起PN症状多在数周或数月内出现,并逐渐进展。表现为亚急性或慢性感觉型或感觉运动型轴索性神经病,首先是肢体远端麻木或针刺样感觉异常,部分出现腓肠肌疼痛和足掌灼样疼痛,深感觉减退明显,继而出现肌力减弱,下肢重于上肢,可出现不同程度瘫痪并伴有肌肉萎缩,类似于糖尿病性神经病。亦可累及嗅神经、视神经及听神经。Chakraborti等在37例砷中毒患者中,发现周围神经病占40.5%,其中感觉性神经病占73.3%,感觉运动性神经病占26.7%(Chakraborti D et al,2016)。

皮肤检查可有助于诊断,患者可出现特征性的砷性皮肤病,表现为皮肤褐色色素沉着、掌跖角化过度,后期指甲上出现白色横向条纹,称米氏线(Mees线,为砷吸收的证据)。故临床上对周围神经病的患者应重视皮肤及指甲的检查,排除砷中毒的可能。高砷暴露也与高血压、动脉粥样硬化及糖尿病的发生有关(Navas-Acien A et al,2008)。砷中毒患者还可出现头痛、易怒、注意力不集中、抑郁、睡眠障碍、眩晕、虚弱、认知和记忆障碍等精神症状。

砷中毒诊断主要依据检测患者头发和尿中砷含量,每100mg头发砷含量>0.1mg,每升尿排砷量>0.15mg提示中毒。急性中毒尿砷数小时即可明显增高,但发砷多于2周时增高。砷可快速从血液中清除,故砷的血清浓度不具有诊断意义,但血常规检查可见贫血伴红细胞点彩。

急性中毒治疗应立即洗胃,随后灌服牛奶、蛋清或药用炭30g。使用螯合剂二巯丙醇(BAL):3mg/kg,肌内注射,1次/4～6h,2～3日后改为2次/d,连用10日,或二巯丙磺钠、二巯丁二酸胶囊口服。维持肾灌注压,发生严重血红蛋白尿需交换输血。慢性中毒者应停止砷化合物继续摄入,应用营养神经药物。螯合剂对砷中毒性PN效果总体不理想(Guha et al,2008)。有研究应用2,3-二巯基丙烷-1-磺酸盐(2,3-dimercaptopropane-1-sulphonate DMPS)治疗砷性周围神经病,取得较好效果(Lu PH et al,2017)。

（二）铅中毒性神经病

铅是一种古老的毒物,微带蓝色的银白色重金属,受热后能很快与氧、硫、卤素化合,且可释放出毒性很大的铅雾,可经呼吸道、消化道和皮肤吸收。铅中毒性神经病(lead neuropathy)不常见,主要表现为单神经病,以多发性神经病为表现者少见。慢性接触含铅涂料或烟尘,饮用含铅管道蒸馏的酒均可导致铅中毒。近年有多例鸦片成瘾者因摄入被铅污染的鸦片而导致铅中毒的个案报道(Mirzaei SM et al,2018)。

铅中毒性周围神经病的确切病理机制不清,病变为轴突变性和继发脱髓鞘,前角细胞肿胀和尼氏体溶解。铅在神经内聚积,对施万细胞和毛细血管内皮细胞产生毒性作用,引起水肿。

【临床表现】

铅中毒主要表现以下临床三联征:腹绞痛、贫血、周围神经病。周围神经病的特征性表现是沿桡神经分布的以运动受累为主的单神经病,如腕下垂和指下垂,可有桡神经分布区感觉障碍;亦可见足下垂,单独出现或伴上肢近端和肩胛带肌无力,称为"铅麻痹"。感觉症状通常不明显,常伴关节肌肉疼痛及局部自主神经功能障碍,亦可影响视觉及听觉功能。成人铅中毒多表现为周围神经病,儿童铅中毒多表现为脑病。

诊断依据铅接触史,腕下垂等桡神经病变,伴随贫血、骨髓象嗜碱性点彩红细胞前体、牙龈铅线,腹绞痛和便秘等全身表现,尿中排出铅和粪卟啉。正常血铅<10μg/dl,尿铅<70μg/L。血铅可反映近期铅接触,尿铅是反映长期铅接触的敏感指标(Ghaemi K et al,2017)。如血铅正常,注射螯合剂乙二胺四乙酸二钠钙(EDTA CaNa$_2$)后24小时尿铅排出增加2倍以上提示有显著铅中毒。铅中毒时尿中粪卟啉增加,需与卟啉病、酒精中毒、铁缺乏出现粪卟啉尿鉴别。

治疗应终止铅接触,急性中毒首选二巯丙醇(BAL),慢性中毒首选EDTA或二巯丁二钠(Na-DMS),青霉胺(penicillamine)疗效次于以上药物,但安全性好且可口服。

（三）铊中毒性多发性神经病

铊及其化合物均为剧毒类神经毒物,具有很强的蓄积作用。铊可经胃肠道、呼吸道及皮肤接触等途径中毒。急性中毒多因口服引起,慢性中毒多因职业性接触,目前已经少见。因其无色、无味,易溶于水,中毒事件多为误食或故意投毒。铊中毒可引起消化、神经多系统损伤,而神经毒性表现最为突出。致死剂量一般10～15mg/kg(Pandalai SL et al,2013)。铊中毒性多发性神经病(thallium toxic polyneuropathy)多为急性起病,表现类似GBS或急性感觉性PN。

目前铊中毒导致多发神经病机制尚未明确,可能与铊进入体内竞争性抑制钾离子、结合含有巯基的酶、损害线粒体功能及结合维生素B$_2$(核黄素)而破坏电子传递机制有关(Yumoto T et al,2017)。

【临床表现】

75%首发症状为胃肠道表现，一般出现在急性中毒早期，但缺乏特异性。主要为腹痛、呕吐、腹泻、便秘等胃肠道症状，其中便秘比腹泻更为常见，严重时类似胰腺炎样疼痛。数日后出现神经系统损害，以周围神经和脑神经受累多见。主要症状始自足趾、足跟和手指的疼痛和麻刺感，随后出现从远端向近端发展的四肢无力，腱反射保留或轻度减低；痛觉减退较触觉、振动觉和位置觉减退明显，也可表现为痛觉过敏，常常不敢站立及触碰。可伴肌肉萎缩。严重中毒者除嗅神经、听神经以外的脑神经亦可受累，出现面瘫、眼运动障碍、眼震、视力减退等。有报道患者可出现舌、头颈、躯干的不自主运动等锥体外系症状（Li JM et al,2014），提示中枢神经受累。急性中毒如得不到及时治疗，可发展为中毒性脑病甚至死亡。由于血脑屏障等关系，脑中铊含量的下降速度较其他器官慢，因此有学者认为，铊中毒对中枢神经系统的损害是长期的，有些是不可逆的（Kuroda H et al,2016）。脱发是铊中毒的特异性表现，也是区别其他重金属中毒的重要特征。一般在急性中毒后1~3周出现，开始为斑秃，逐渐全秃，也可伴有外2/3眉毛脱落，严重时全身毛发可全部脱落。

临床上铊中毒者通常病史隐匿，因此其特殊症状为诊断提供重要线索。临床上铊的神经毒性表现最突出，当伴发现胃肠道症状及脱发时，要高度怀疑铊中毒的可能。正常人血铊一般小于2μg/L，但血铊在中毒后很快达到高峰继而开始下降，因此需要结合尿液等其他样品中铊含量的结果，当患者24小时尿铊大于300μg/L即为阳性，具有诊断意义。

铊中毒应与GBS、肉毒中毒、砷中毒、卟啉病、糖尿病神经病变、一氧化碳中毒等相鉴别。早期出现痛性感觉异常、关节痛、胸背痛及快速脱发是铊中毒性神经病区别于其他急性PN的主要特征；腱反射相对保留和快速完全脱发是其突出表现。

急性中毒应立即应用碘化钾洗胃，再灌服甘露醇配制的药用炭30g，硫酸镁导泻。口服普鲁士蓝及血液净化为临床主要的解毒方法（Sun TW et al,2012）。普鲁士蓝是一种螯合剂，用于某些重金属离子如砷和铊中毒的解毒剂，可中断重金属的肠肝循环，从而增强粪便对金属的清除。亦可选用巯基类螯合剂（二巯丁二钠、还原型谷胱甘肽等）及钾盐（即口服15%氯化钾）。轻度中毒在发病数周或数月内可完全恢复，重度中毒者往往留有轻重不等的后遗症。

（四）其他金属和工业制剂

接触锂（lithium）、金（gold）、汞（mercury）和铂（platinum）等金属都可引起慢性中毒，出现感觉运动性PN。职业性接触金属汞和汞蒸气，引起运动受累为主的PN，牙科使用的汞合金材料却很少引起神经系统并发症（Kingman et al,2005）。接触锰、铋、锑、锌和铜可引起全身中毒表现，有些会影响CNS，但不累及周围神经。有机汞可引起致死性脑病，较少影响周围神经。金制剂治疗类风湿关节炎可出现少见的并发症，表现为运动受累为主的PN，金累积剂量通常>1g，少数>0.5g即可发生PN，最初表现为肢体远端烧灼样疼痛，后出现肌无力和肌萎缩。肌无力通常隐袭出现，有时急性起病类似GBS，可伴三叉神经、面神经和动眼神经麻痹。脑脊液蛋白显著升高，这在其他中毒性神经病不多见。

（五）六碳基（hexacarbon）工业溶剂

接触某些六碳基（hexacarbon）工业溶剂如正己烷（n-hexane）、甲基正丁酮、二甲胺基丙腈（DMAPN）、甲基溴化物及气体消毒剂环氧乙烷（ethylene oxide）等，可引起远端对称性感觉运动轴索性神经病，以感觉受累为主。

正己烷中毒多见于通风不良的制鞋厂和箱包厂，早期症状为下肢麻木无力，后期上肢受累，腱反射减低或消失，少数可有远端肌萎缩。肌电图可出现类似脱髓鞘性周围神经病的改变。发病早期容易误诊为GBS或CIDP。当脱离接触环境，服用B族维生素、理疗及康复训练，感觉症状恢复较运动快，总体预后好（Misirli et al,2008）。气体消毒剂环氧乙烷可通过皮肤吸收，手术室护士接触此消毒剂后，暴露的皮肤出现特征性皮疹、头痛及手麻木无力等，以及记忆力减退及周围神经病体征，提示可引起周围神经及CNS损害（Brashear et al,1996）。外科手术的麻醉气体一氧化二氮（nitrous oxide）也具有神经毒性，该气体作为欣快剂可导致PN，表现为远端轴索性神经病的某些临床及电生理特征，与导致维生素B12代谢异常有关，可出现类似亚急性联合变性的症状（Ropper et al,2009）。

四、药物中毒性多发性神经病

药物中毒性多发性神经病（drug-induced polyneuropathy）以感觉受累为主，病变多为剂量依赖性，常发生在大剂量用药后。许多药物影响周围神经轴索代谢，引起远端对称性轴索性神经病，病理是逆死性神经病，也导致脱髓鞘性、非对称性或有明显传导阻滞的周围神经病。多数呈亚急性或慢性起病，个别急性起病类似GBS。感觉神经元和轴索受累较运动纤维明显，主要影响感觉小纤维或大纤维，或二者同时受累。药物引起周围神经损伤，包括直接神经毒性或毒性代谢产物。血神经屏障的保护作用较弱，周围神经易受到药物毒素影响。表3-1-7列出临床上常用的可能引起周围神经病的药物（Weimer et al,2009）。

表 3-1-7　临床上常用的可能引起周围神经病的药物

抗肿瘤药物	心血管药物	抗生素/抗病毒药	中枢神经系统药物	其他
5-阿扎胞苷	胺碘酮	氯喹	氯普噻吨	秋水仙碱
5-氟尿嘧啶	氯贝丁酯	氯霉素	格鲁米特	别嘌呤醇
硼替佐米	哌克昔林	氨苯砜	苯乙肼	阿米三嗪
卡铂	普罗帕酮	乙胺丁醇	一氧化二氮	肉毒毒素
顺铂	他汀类药物	灰黄霉素	苯妥英	氯碘羟喹
肼屈嗪		三氯乙烯	环孢菌素 A	二氯乙酸盐
阿糖胞苷		异烟肼		柳氮磺胺吡啶
依托泊苷		甲硝唑		依那西普
吉西他滨		呋喃妥因		神经节苷脂类
异环磷酰胺		抗反转录病毒药		金盐
伊沙匹隆		鬼臼树脂		六甲蜜胺
米索硝唑		二脒草替		双硫仑
奥沙利铂		利奈唑胺		英利昔单抗
舒拉明				干扰素 α-2a,β-2b
紫杉醇				来氟米特
替尼泊苷				锂
沙利度胺				青霉胺
长春花生物碱类				

（一）抗肿瘤药物

抗肿瘤药物（antineoplastic drugs）有明显的神经毒性，联合化疗更显著。化疗药物的神经毒性主要包括中枢神经系统毒性、周围神经系统毒性和感受器毒性 3 个方面，其中周围神经系统毒性（chemotherapy induced peripheral neurotoxicity，CIPN）临床很常见，为剂量限制性不良反应，发病率高达 30%~40%（Taillibert S et al，2016）。顺铂、卡铂、奥沙利铂、紫杉醇、多西他赛、长春新碱、沙利度胺、5-氟尿嘧啶及新型抗肿瘤药硼替佐米、伊沙匹隆等均可能导致不同程度的周围神经损害。

1. 顺铂（cisplatin）和卡铂（carboplatin）　引起 PN 以感觉受累为主，治疗结束几周后 50% 以上患者出现周围神经病症状，本体感觉及振动觉受损明显，严重者出现感觉性共济失调和假性手足徐动症，后索变性出现 Lhermitte 征，可见肢痛症及发作性手足指尖颜色改变，提示自主神经受累。周围神经病变与组织中铂浓度呈正相关，后根神经节浓度最高。即使治疗停止，神经症状还会继续恶化，可能持续数周或数月，称为"滑行现象"（Podratz JL et al，2017）。现已发现，顺铂的累积剂量大于 300mg/m² 时 CIPN 发病率约为 45%，500~600mg/m² 时几乎所有患者都难于幸免（Ebata T et al，2016）。卡铂所致 PN 与顺

铂类似，但发生率较低（4%~6%），通常不严重（Leal AD et al，2014）。

2. 奥沙利铂（oxaliplatin）　是一种新型铂类抗肿瘤药，主要治疗结肠直肠癌、胃癌、卵巢癌、乳腺癌和肺癌等，是铂类药物中神经毒性最明显的药物，当剂量达 135mg/m² 时发生率为 54%，200mg/m² 时发生率 100%（Shahriari-Ahmadi A et al，2015），其周围神经损害有两种类型。一种为急性起病者，在治疗数小时或数日内早期急性反应，85%~95% 的患者出现感觉异常和腓肠肌痉挛，个别主诉咽喉感觉异常、吞咽困难和颌部肌肉发紧，查体无异常，症状常迅速自行缓解，补充钙剂和镁剂能减轻症状；另一种为在 8~9 个治疗周期后表现为剂量依赖性慢性感觉性神经病伴共济失调，总剂量应控制 800mg/m²（Peltier et al，2006）。

3. 紫杉醇（paclitaxel）和多西他赛（docetaxel，多西紫杉醇）　用于治疗乳腺癌、卵巢癌和肺癌等。其致 CIPN 的机制尚不明确，多项动物实验结果显示紫杉醇在后根神经节（DRG）蓄积浓度较周围神经浓度高，可能通过破坏 DRG 上微管结构，导致轴突内的信息传递和供能障碍，从而发挥毒性作用（Li Y et al，2017）。紫杉烷类最常见的不良反应是长度依赖性、感觉运动轴索性神经病，临

床表现类似铂类引起的PN,少见不良反应如多数脑神经病、运动神经损害及自主神经障碍。病理改变为大纤维受累为主的远端轴索性神经病。紫杉醇类所致的神经毒性亦呈剂量依赖性,通常发生在累积剂量超过300mg/m²时。累积剂量越高,神经毒性的发生率越高(Pachman R et al,2016)。与紫杉醇相比,多西他赛导致的神经毒性的发病率更高。

4. 长春新碱(vincristine) 是治疗淋巴瘤和白血病的抗肿瘤药,其周围神经损害的发病率为35%~45%(Gilchrist LS et al,2014)。早期常引起感觉异常,最早出现在手,然后足,以指趾麻木为主,踝反射消失,逐渐发展为手指及腕伸肌无力,足趾和足背屈肌受累出现足下垂。使用剂量较大时,一些患者可出现严重的四肢瘫。少数可引起脑神经症状。周围神经病为剂量依赖性,药物减量后数月症状改善。当剂量超过2mg/m²就会出现神经毒性,而且和单次剂量也有关。因此,无论体表面积多少,2mg都是单次使用的最大剂量(Mora E et al,2016)。较低剂量如每2周1mg治疗,耐受性较好(Ropper et al,2009)。

5. 沙利度胺(thalidomide) 主要治疗骨髓瘤和骨髓增生异常综合征,通常引起剂量依赖性轴索性神经病,出现麻木、感觉异常、痉挛及烧灼样疼痛;电生理显示感觉及运动神经轴索均受累(Peltier et al,2006)。

6. 硼替佐米(bortezomib) 是一种新型蛋白酶体抑制剂抗肿瘤药,主要治疗多发性骨髓瘤、淋巴瘤等血液系统肿瘤;可引起剂量依赖性周围神经病(Argyriou et al,2008)。临床表现为远端感觉性小纤维轴索受累为主,为长度依赖性,运动纤维受累较少,自主神经可受累。轻度症状应减量,症状严重者需停药。Liu等研究结果显示,与沙利度胺联合治疗时,在保证疗效的同时,尽可能减少神经毒性的发生率和严重程度,硼替佐米皮下使用剂量为1.3mg/m²是比较合适的(Liu H et al,2016)。

7. 伊沙匹隆(ixabepilone) 是2007年美国FDA批准治疗转移性或局部晚期乳腺癌。主要不良反应为周围神经损害,轻中度感觉性神经病较常见。在伊沙匹隆与卡培他滨联合化疗三期临床试验中,21%的患者因感觉性神经病而停止治疗(Thomas et al,2007)。

(二)抗生素

许多抗生素(antibiotics)具有周围神经毒性,如抗结核药(异烟肼、乙胺丁醇、利福平)、呋喃类、氯霉素及新一代抗生素利奈唑胺均可引起较严重的感觉性神经病。

1. 异烟肼(isoniazid) 是治疗结核病的主要药物之一。约10%的接受治疗剂量10mg/(kg·d)的患者在治疗后3~35周出现周围神经损害。首发症状是对称性足趾和足部麻木、刺痛感,逐渐发展至膝部,严重时影响手部,伴明显酸痛和灼痛;检查可见感觉障碍、腱反射消失、下肢远端肌无力和萎缩等。亦可引起视神经炎。长期或大剂量应用异烟肼可致体内维生素B₆缺乏,如同时服用维生素B₆可预防,但需注意长期服用大剂量维生素B₆本身也会引起严重的感觉神经节病。

2. 呋喃妥因(nitrofurantoin) 用于治疗膀胱感染,早期神经毒性症状是足趾和足部疼痛及麻刺感,手指也可出现,病情进展可见严重对称性感觉运动性PN。病理改变为周围神经和感觉神经根的轴索变性。长期服用呋喃唑酮(furaxone,又称痢特灵)也可导致轴索变性为主的感觉性神经病。

3. 利奈唑胺(linezolid) 是新型人工合成的噁唑烷酮类抗生素,2000年获美国FDA批准,用于治疗耐甲氧西林和耐万古霉素的革兰氏阳性球菌感染,但可引起周围神经病、视神经病、乳酸性酸中毒以5-羟色胺综合征等严重不良反应,包括感觉神经受累为主的严重PN,停药后视神经病较感觉性神经病易于恢复(Ropper et al,2009)。

4. 其他抗生素 氯霉素(chloramphenicol)偶可引起轻度感觉性神经病如肢端性感觉异常,以及视神经病;长期服用甲硝唑(metronidazole,又称灭滴灵)可产生同样不良反应;长期使用氨苯砜(dapsone)治疗麻风和皮肤病,可引起运动受累为主的周围神经病。治疗黑热病的二脒草替(stilbamidine)可引起纯感觉性神经病,最易侵犯三叉神经。

(三)心血管药物

1. 胺碘酮(amiodarone) 临床用于治疗难治性室性快速心律失常,约5%的患者在服药数月出现运动感觉性神经病。

2. 马来酸哌克昔林或冠心宁(perhexiline maleate) 是治疗心绞痛药物,少数患者可出现感觉受累为主的PN。

3. 他汀类(statins) 药物并发肌病已被公认,在某些患者可引起感觉运动轴索性神经病或纯小纤维神经病,停药后症状部分或完全缓解。两项有关他汀类与周围神经病的大型研究结果迥异(Gaist et al,2002;Davis et al,2008)。尽管他汀类引起PN发生率仅4.5%左右,但一旦发生需停药。

(四)其他引起多发性神经病的药物

1. 长期使用戒酒硫或双硫仑(disulfiram) 治疗酒精中毒,可出现感觉运动性神经病,表现类似异烟肼所致的神经病,机制是代谢过程中产生神经毒性二硫化碳。

2. 苯妥英(phenytoin) 是常用的抗癫痫药,有些患者服苯妥英数十年后出现踝反射和膝反射消失,伴轻度远端对称性感觉障碍,下肢神经传导速度减慢,偶见远端肌无力。

3. 其他 秋水仙碱（colchicines）能引起肌病，也有报道引起轴索性感觉性神经病；严重肉毒中毒（botulinum）和某些患者长期使用神经肌肉接头阻断剂可出现远端轴索性神经病，但很少见。麻醉剂三氯乙烯（trichloroethylene）以及二脒草替易侵犯脑神经，特别三叉神经。

五、尿毒症性多发性神经病

尿毒症性多发性神经病（uremic polyneuropathy）是慢性肾功能衰竭最常见的并发症之一。研究显示，根据不同的诊断标准，50%～100%慢性肾病患者合并周围神经病（Ghazan-Shahi et al,2015）。

【病因和病理】

1. 尿毒症性 PN 病因不清。肾衰竭终末期患者体内聚集许多相对分子质量为 300～2 000 000 的毒性物质，包括甲基胍和肌醇等；血液透析清除这些物质要比尿素和肌酐慢，对 PN 症状影响不大；肾移植能有效清除这些物质，肾移植后周围神经病症状改善。高钾血症导致慢性去极化，维生素缺乏及营养障碍可能对尿毒症性 PN 发生有一定作用（Camargo et al,2019）。PN 发生率与肾衰竭持续时间及严重程度成正比，肾小球滤过率（GRF）<12ml/min 时周围神经通常受累，GFR<6ml/min 时出现 PN 症状（Krishnan et al,2007）。

2. 病理表现为非特异性和非炎症性轴索变性，伴继发性脱髓鞘。在快速进展的病例大纤维受累较明显，神经传导速度可有轻度减慢，但无传导阻滞，后者在 AIDP 或 CIDP 等脱髓鞘性 PN 多见。

【临床表现】

1. 尿毒症性 PN 大多呈亚急性或慢性病程，少数急性起病，类似 GBS。男性多于女性，症状多对称，下肢受累较重，自远端开始，症状在数月内缓慢进展。最常见的临床特征反映出大纤维受累为主，为隐袭起病的对称性双下肢感觉运动障碍。主要表现为感觉异常、振动觉减退、肌无力和萎缩等症状，可表现为双足烧灼样感觉异常或下肢蚁走感、蠕动感和瘙痒感，夜间症状加重，活动后减轻，类似不宁腿综合征（restless legs syndrome, RLS）（Said,2013），严重病例双上肢也出现症状。查体振动觉和位置觉减退较痛温觉明显，可有远端肌萎缩，腱反射减低或消失等；自主神经受累出现体位性低血压、出汗异常、腹泻、便秘及阳痿等，脑神经偶可累及（Laaksonen et al,2002）。

2. 神经传导速度（NCV）表现为轴索受损，最敏感指标是腓肠神经感觉传导测定可见异常，主要表现为感觉动作电位波幅降低，可伴有胫神经 F 波潜伏期轻微延长和腓总神经运动传导速度（MCV）略减慢（Laaksonen et al,2002）；可出现足部振动觉阈值升高和体感诱发电位潜伏期延长（Lacerda et al,2010）；自主神经受累时，交感皮肤反应（SSR）异常。肌电图（EMG）运动单位募集减少，有纤颤电位和正锐波，提示失神经改变。

【诊断】

诊断依据尿毒症患者出现肌无力、肌萎缩、腱反射消失、感觉缺失，以及肢体远端为主的神经功能缺失支持周围神经病诊断；电生理检查可确定神经受损范围和类型。尿毒症时因缺血、压迫、外伤等可出现单神经病，须注意鉴别（Al-Hayk et al,2007）。糖尿病合并肾衰竭时，可出现非常严重的多发性神经病。

【治疗】

长期血液透析可使周围神经病的病情稳定，但很少改善，快速血液透析有时可使 PN 症状暂时恶化。腹膜透析改善神经症状似乎比血液透析更有效，但缺乏循证医学证据。肾脏移植是对 PN 最有效的治疗，肾移植成功后 6～12 个月，神经症状可完全恢复（Ropper et al,2009）。其他治疗如补充红细胞生成素、维生素 B_6、维生素 B_{12}、维生素 B_1 等。疼痛对症治疗可选用三环抗抑郁药或加巴喷丁、文拉法辛、度洛西汀等治疗。

六、副肿瘤性多发性神经病

副肿瘤性多发性神经病（paraneoplastic polyneuropathy）是肿瘤的一种远隔效应，最常见为亚急性感觉神经元病或感觉运动性多发性神经病，常见于肺癌、卵巢癌等。PN 可在发现恶性肿瘤前数月、1 年甚至更长时间之前出现，通常在肿瘤的早期阶段，及时治疗潜在的恶性肿瘤能够阻止甚至逆转周围神经病的进展（Muppidi et al,2014）。

【病因和病理】

1. 病因 2%～5%的恶性肿瘤患者可出现各种类型多发性神经病，如肿瘤晚期营养障碍、压迫性麻痹及通过肌电图发现的无症状患者。约50%的副肿瘤性感觉运动性神经病和75%的纯感觉性神经病是由肺癌引起。此外，与非霍奇金 T 细胞和 B 细胞型淋巴瘤，以及相关疾病如 Castleman 病，即血管滤泡性淋巴样增生（angiofollicular lymphoid hyperplasia）、血管内 T 细胞性淋巴瘤（淋巴瘤样肉芽肿病）、过敏性淋巴结增生或血管免疫母细胞淋巴结病（angioimmunoblastic lymphadenopathy）、Kimura 病即血管淋巴样增生伴嗜酸性粒细胞增多（angiolymphoid hyperplasia with eosinophilia）等均可伴发 PN；在 Castleman 病患者可出现副蛋白血症，这些疾病与副蛋白血症性神经病及骨硬化性骨髓瘤性神经病相关。这些患者 PN 临床表现与腹股沟、腋下及胸腔内淋巴结肿大同时出现，临床上可以表现为类似 GBS、慢性脱髓鞘性多发性神经病、亚急性运动性神经病或前角细胞疾病、腰神经丛或臂神经丛病、多发性神经根病等,这些表现与肿瘤浸润脑膜和神经明显不同(Ropper et al,2009)。

2. 病理 尚未完全明确,可能有免疫机制、营养缺乏或代谢因素的多因素参与。在亚急性感觉神经元病,后根神经节不仅有神经细胞丧失,而且有炎症反应,其改变类似干燥综合征性感觉神经元病。感觉运动性神经病周围神经远端的变性较近端明显,疾病后期,这种变性也可累及神经根。在上述 2 种多发性神经病中,后根神经节细胞都有所减少。在病程早期进行组织病理学检查,血管周围可见散在的局灶性淋巴细胞浸润,而在周围神经或脊神经节中找不到肿瘤细胞,这不同于部分肉瘤或淋巴瘤所并发的多发性单神经病,后者在周围神经内有肿瘤细胞浸润。可有继发性脊髓后索变性和前角细胞的尼氏体溶解。

【临床表现】

1. 副肿瘤性多发性神经病最常见的形式是亚急性感觉神经元病,其次是感觉运动性神经病,可类似 GBS、慢性炎性脱髓鞘多发性神经病(chronic inflammatory demyelinating polyneuropathy,CIDP)、臂丛神经病和血管炎性神经病等,曾个别报道自身免疫性自主神经节病和慢性胃肠道假性梗阻等自主神经病(Koike et al,2011)。

2. 亚急性感觉神经元病(sensory neuronopathy)是副肿瘤神经综合征中最常见的类型,多见于小细胞肺癌。临床表现为非长度依赖性感觉神经病,上肢早期受累,可累及躯干和面部,腱反射可消失,肌力相对保留,感觉缺失呈多灶性或非对称性分布,深感觉受累明显,常出现感觉性共济失调,有些患者伴有神经病理性疼痛。病情在数周或数月内达到高峰,少数也可快速进展。患者的血或脑脊液中可检测出抗 Hu 抗体(Gwathmey,2016)。

副肿瘤性感觉运动性神经病可表现类似 AIDP、CIDP、臂丛神经病等,如检测出抗 CV2/CRMP-5 抗体,患者多为髓鞘及轴索混合型感觉运动性神经病。如同时检测到抗 Hu 抗体及抗 CV2/CRMP-5 抗体,患者可出现亚急性感觉神经元病和脱髓鞘性感觉运动神经病重叠的临床表现(Antoine et al,2001)。类似 AIDP 的临床过程可见于淋巴瘤及各种实体肿瘤。抗 CV2/CRMP-5 抗体阳性的副肿瘤性神经病可表现为慢性进展性脱髓鞘性神经病,有报道在血液系统恶性肿瘤及实体肿瘤可伴有 CIDP 样神经病,有些患者表现如 CIDP,但未检出抗 CV2/CRMP-5 抗体。臂丛神经病可以是副肿瘤综合征的一种表现,也可以是由于肿瘤直接浸润损伤所致,常见于霍奇金淋巴瘤。

血管炎性神经病可伴发于恶性肿瘤,实体肿瘤较血液系统恶性肿瘤常见。28% 的患者有自主神经功能障碍。

3. 自主神经病常与副肿瘤性神经病重叠存在。自主神经受累的患者常预后不佳,在副肿瘤综合征中鉴别自主神经病很重要。自主神经病患者常可检测到抗 Hu 抗体、抗 CV2/CRMP-5 抗体和抗神经节乙酰胆碱受体抗体(antiganglionic acetylcholine receptor antibodies)。在自主神经病中,慢性胃肠道假性梗阻是由于肠肌层神经节炎症导致肠道运动障碍,它与亚急性感觉神经元病共同组成经典的副肿瘤综合征,5%~10% 的慢性胃肠道假性梗阻患者可检测到抗神经节 AChR-Ab。

自身免疫性自主神经节病(Autoimmune autonomic ganglionopathy,AAG)是近年来新被认识,急性或亚急性起病,病情进展类似 GBS,有些慢性起病,类似纯自主神经功能障碍病程。10%~20% 的 AAG 患者抗神经节 AChR-Ab 阳性(Golden et al,2019)。

4. 脑脊液蛋白轻度增高,细胞数正常。神经电生理检查早期正常,数周后感觉神经电位常引不出或波幅明显降低。在副肿瘤综合征中,抗 Hu 抗体和抗 CV2/CRMP-5 抗体常伴副肿瘤性 PN。几乎所有的副肿瘤性感觉神经元病及部分感觉运动性神经病患者能检测出抗 Hu 抗体。副肿瘤性 PN 可伴其他自身抗体如抗 Yo 抗体、抗 Ri 抗体、抗 amphiphysin 抗体、抗神经节 AChR-Ab、神经元核自身抗体 3 型(neuronal nuclear autoantibody type 3)和电压门控钾通道抗体(voltage-gated potassium channels antibodies)等。抗 Hu 抗体升高时,患者应行胸部 X 线检查和 CT 扫描,有些病例需进行支气管镜或全身氟脱氧葡萄糖 PET(FDG-PET)或 FDG-PET/CT 扫描以查明潜在的肿瘤。

【诊断和鉴别诊断】

1. 诊断 当患者表现为亚急性纯感觉性神经病、亚急性或慢性感觉运动性神经病以及自主神经病时,应想到副肿瘤性多发性神经病的可能,抗 Hu 抗体和/或抗 CV2/CRMP-5 抗体滴度升高,支持诊断。临床高度怀疑副肿瘤性 PN,常规胸腹 CT 检查阴性时应行 PET 检查以查找原发性肿瘤。副肿瘤抗体阴性时,不能排除副肿瘤性 PN 的诊断(Muppidi et al,2014)。

2. 鉴别诊断 首先,与化疗药引起的 PN 鉴别,目前临床所用的抗肿瘤药均可引起 PN,即使停药后 PN 症状还要继续进展一段时间;药物性感觉症状多为对称性,从下肢远端开始,副肿瘤性症状开始时多不对称,可影响面部及上肢;检测抗 Hu 抗体有利于副肿瘤性 PN 的诊断。其次,与自身免疫疾病特别是干燥综合征(Sjögren syndrome)并发的感觉神经元病相鉴别。

【治疗】

如肿瘤得到有效治疗,PN 可缓解,但纯感觉性神经元的病例外。既往研究显示,免疫调节或免疫抑制治疗如大剂量皮质类固醇、免疫球蛋白、血浆置换、环磷酰胺、利妥昔单抗,以及他克莫司等,无论单用或联合应用,作用都很有限。早期积极的肿瘤治疗是稳定或改善副肿瘤性多发性神经病的唯一手段(Antoine et al,2017)。

【预后】

本病预后很差,即使 PN 某种程度上自行缓解或治疗后稳定,但多数患者在 1 年内死于潜在的肿瘤。

七、艾滋病性多发性神经病

艾滋病性多发性神经病(HIV-associated polyneuropathy)是人类免疫缺陷病毒(human immunodeficiency virus,HIV)感染所致的多发性神经病。HIV 感染可并发各种类型周围神经病,可以是 HIV 感染的首发症状;其表现常被并存的 CNS 功能障碍如痴呆、局灶性脑损害或脊髓病等掩盖。获得性免疫缺陷综合征(acquired immune deficiency syndrome,AIDS)患者的周围神经病表现也常被其他系统损害所掩盖(Wulff et al,2000)。

目前与 HIV 感染相关的周围神经病主要有以下类型:远端对称性多发性神经病(distal symmetrical polyneuropathy,DSP)、急性和慢性炎症性脱髓鞘性多发性神经病(inflammatory demyelinating polyneuropathy,IDP)、自主神经病(autonomic neuropathy)、多发性神经根病(polyradiculopathy)、单神经病(mononeuropathy)、多发性单神经病(mononeuropathy multiplex,MM)、脑神经病(cranial neuropathies),以及肌萎缩侧索硬化样运动性神经病(amyotrophic lateral sclerosis-like motor neuropathy)等(Kaku et al,2014)。这里重点讨论 DSP 和 IDP 两种类型 PN,其中 DSP 特别是感觉轴索性神经病是最常见类型。

在 HIV 感染的不同阶段,周围神经病表现形式可有不同。免疫功能相对保留时 IDP 可能是 HIV 感染的首发症状,免疫功能明显受损时可出现继发于条件感染的其他类型周围神经损害;在 AIDS 后期,由于营养缺乏或抗反转录病毒制剂的不良反应,也可出现 PN。HIV 不同类型周围神经的发病机制及治疗完全不同,进行区分非常重要。HIV 合并 PN 的危险因素包括年龄大、酗酒史、糖尿病、HIV 疾病晚期、使用过神经毒性抗反转录病毒制剂如去羟肌苷(didanosine,ddI)、扎西他滨(zalcitabine,ddC)和司他夫定(stavudine,d4T)等(Singer et al,2010)。

【发病机制和病理】

1. HIV 感染性 PN 发病机制不清。猫免疫缺陷病毒(feline immunodeficiency virus,FIV)在猫也可引起周围神经病。FIV 和 HIV 感染后,激活后根神经节的巨噬细胞和 CD8+淋巴细胞,释放肿瘤坏死因子对神经元及少突胶质细胞有毒性作用。HIV 蛋白本身及某些抗反转录病毒药物干扰线粒体 DNA 合成都产生神经毒性。

2. 病理 DSP 主要病理特征是感觉神经远端无髓纤维轴突丧失,之后远端有髓纤维华勒变性,伴脱髓鞘及髓鞘再生。在 25 例尸检的 AIDS 患者中,12 例(48%)腓肠神经标本显示有髓纤维脱失,大有髓纤维脱失明显。在 21 例 DSP 症状患者中,19 例(95%)腓肠神经发现脱髓鞘和轴突变性(Wulff et al,2000)。在 2/3 的 DSP 神经标本可见神经内外血管周围轻度炎细胞浸润,部分患者单核细胞浸润伴后根神经节细胞脱失,以及上胸及颈段薄束选择性变性。在严重免疫缺陷时伴 IDP,神经活检仅显示轴突变性,炎性反应很轻(Wulff et al,2000)。

【临床表现】

1. 远端对称性多发性神经病 ①最常见的症状是感觉异常,最早出现在足部,表现为烧灼感、麻木感、发热或发凉及过电样感觉,患者可主诉如同走在沙子或玻璃上,穿鞋症状加重,逐渐向上发展可达大腿,手可有手套样感觉异常;②后期出现肢体远端肌无力和萎缩,最常见体征是踝反射减低或消失,下肢振动觉减退,温度觉及针刺觉阈值增加或表现感觉过度,四肢可出现痉挛和束颤;③有些患者查体虽有周围神经病体征,但无主诉,可能存在亚临床性神经病。

2. 炎症性脱髓鞘性多发性神经病(IDP)是 HIV 感染不常见的并发症,有两种临床类型:①急性 IDP 发生在 HIV 感染初期,表现为快速起病的上升性无力、腱反射消失、自主神经功能障碍及轻微感觉症状,尿便功能正常;随病情进展呼吸肌可受累;②慢性 IDP 进展缓慢,呈单相或复发性病程;慢性 IDP 神经活检标本的施万细胞中发现有 CMV 包涵体。

【诊断】

1. 远端对称性多发性神经病(DSP)的诊断 主要依据 HIV 感染证据和 DSP 临床表现,电生理检查提示轴索变性为主的神经病,动作电位波幅减低或消失;并排除糖尿病、维生素 B_{12} 或叶酸缺乏、甲状腺疾病、酒精中毒及神经毒性药物等所致的周围神经病。

2. 炎症性脱髓鞘性多发性神经病(IDP)的诊断 主要依据 HIV 感染证据如抗 HIV 抗体阳性和周围神经病的临床表现,电生理检查有脱髓鞘的证据,CSF 淋巴细胞轻度增加,如 $10 \sim 50 \times 10^6/L$;CSF 蛋白升高,如 $500 \sim 2\,000mg/L$。

【治疗】

1. 远端对称性多发性神经病应首先停用或减小神经毒性抗反转录病毒药物剂量,药物引起的 DSP 停药 4~8 周神经症状可能有所好转,有些患者需长达 16 周时间,也有患者停药后仍有 4~8 周加重期,然后才有改善。研究发现,38%的 DSP 患者并发神经病理性疼痛,且这种神经病理性疼痛往往很难控制(Gabbai et al,2013)。目前主要是对症治疗,轻度疼痛可选用非阿片类止痛药如对乙酰氨基酚和非甾体抗炎药,与抗抑郁药或抗癫痫药合用可能更有效;严重疼痛可用强阿片类或长效阿片激动剂,如美沙酮、长效吗啡或芬太尼等。抗癫痫药如加巴喷丁、卡马西平有助于部分患者缓解疼痛。随机对照临床试验证实,能控制 AIDS 相关 DSP 疼痛的药物有拉莫三嗪、高浓度辣椒素皮肤贴剂、大麻素等(Wulff et al,2000)。

2. 急性炎性脱髓鞘性多发性神经病(IDP) 对血浆交换(4~5 次)和大剂量免疫球蛋白静脉滴注有效,0.5~1.0mg/kg,连用 2 天。在重度免疫抑制患者如 CD4$^+$淋巴细胞计数<50/mm^3,特别是脑脊液 PCR 或神经活检提示 CMV 感染证据时,推荐应用更昔洛韦 5mg/kg,静脉滴注,2 次/d;膦甲酸 90mg/kg,1 次/12h,单用或联合应用(Jacobson et al,1997)。慢性 IDP 治疗与非 HIV 相关的 CIDP 相似。

急性和慢性 IDP 的治疗都必须控制 HIV 感染(Sajan et al,2019)。

第五节 糖尿病性周围神经病

(王化冰 陈红媛)

一、概述

糖尿病性周围神经病(diabetic peripheral neuropathy,DPN)是一组以感觉和自主神经症状为主要临床表现的周围神经病变。DPN 与糖尿病肾病、糖尿病视网膜病变统称为糖尿病三联症(diabetes triad),是糖尿病代谢障碍和血管病变导致的周围神经和中枢神经损伤,是糖尿病最常见的慢性并发症,严重影响糖尿病患者的生活质量和预后。1 型糖尿病通常在慢性高血糖后多年才出现周围神经损害,而 2 型糖尿病如果血糖控制不良可在几年内就出现 DPN,某些 2 型糖尿病患者在被诊断糖尿病时,甚至仅有糖耐量异常时就出现周围神经损害症状。因此,DPN 是老年人周围神经病最常见的病因。

【流行病学】

1. 发病率和患病率 糖尿病性周围神经病(DPN)是各型糖尿病最常见的并发症之一,发病率高达 60%~90%,20% 的患者症状严重到需要治疗(Iqbal et al,2018)。DPN 可见于任何年龄的糖尿病患者,发病率随着年龄增长和糖尿病病情加重而增高,男、女发病率相同。我国 DPN 患病率与年龄、糖尿病病程呈正相关,高龄、糖

尿病的病程长、高糖化血红蛋白水平以及出现视网膜病变是 DPN 独立的危险因素。2007—2008 年我国 14 个省(直辖市、自治区)的糖尿病流行病学调查表明,20 岁以上成年人糖尿病患病率为 9.7%,糖尿病前期为 15.5%。国外的流行病学研究显示,DPN 的患病率为 10%~26%。目前国内尚无针对 DPN 的流行病学调查,但估计可能有相当一部分糖尿病患者不知晓罹患 DPN,也没有及时就医。

糖尿病发病后 5 年内出现远端感觉性神经病发病率为 4%,20 年后为 20%。美国的一项大型研究表明,47% 的糖尿病患者罹患周围神经病,初次诊断为糖尿病的患者约有 7.5% 已罹患 DPN,大多数患者是远端对称性多发性神经病(DSP),其余较常见的是腕管综合征(14%~30%)、神经丛神经根病以及脑神经病等。比利时的一项 4 400 例糖尿病患者的队列研究显示,患者年龄与 DPN 发病率具有显著相关性,DPN 发病率在 20~39 岁患者为 5%,70~79 岁为 44.2%。因此,初级保健医生应对本病有高度认识,并认真进行神经系统检查。

2. 致残率 未经治疗或治疗不当的糖尿病患者的致残率和并发症较高。在发生 DPN 的部位反复创伤,可引起皮肤破损、溃疡和感染,甚至导致截肢或死亡。老年人 DPN 致残率较高,美国因糖尿病足而截肢者占所有非外伤性截肢的一半,65 岁以上的糖尿病患者截肢率高达 10%。我国糖尿病并发肢端坏疽者为 0.9%~1.7%,但老年糖尿病患者并发肢端坏疽达到 2.8%~14.5%。

【病因和发病机制】

1. 病因 原发性和继发性糖尿病患者均可见周围神经病,表明长期高血糖是 DPN 的共同病因,糖尿病控制及并发症试验研究支持这一观点(Diabetes control and complications trial research group,1993)。糖耐量异常患者也可发生周围神经病,与糖耐量的异常程度呈正相关。糖尿病持续时间、糖化血红蛋白状态,研究随访期间糖化血红蛋白值的变化均是 DPN 的独立危险因素。除了血糖控制,神经病变的发生率亦与潜在的心血管疾病危险因素,包括体重指数、吸烟、高血压和甘油三酸酯水平升高等有关(Tesfaye et al,2005)。

2. 发病机制 DPN 的发病机制迄今未明,通常认为是多元的病理机制共同作用的结果,以代谢紊乱和血管病变最重要。代谢紊乱如血糖升高引起组织蛋白糖基化,糖基化蛋白引起周围神经脱髓鞘,微丝微管蛋白糖基化导致轴突变性和肌醇代谢异常。肌醇是合成磷脂酰肌醇的底物,磷脂酰肌醇影响细胞膜 Na$^+$-K$^+$-ATP 酶活性,而且是细胞跨膜信息传递的重要物质。微血管病变导致微循环障碍、血管内皮增生、基膜增厚、玻璃样变性,研究毛细血管通透性增加等,严重者可导致血管狭窄和血栓

形成,引起周围神经的缺血性损伤。

【病理】

1. DPN 的主要病理特征是轴突变性与节段性脱髓鞘并存,伴明显的髓鞘再生和无髓纤维增生等。轴突变性和脱髓鞘均呈逆死性(dyingback)改变,可见多发的节段性髓鞘脱失,肥大性神经病(hypertrophic neuropathy)的病理特征是施万(Schwann)细胞增生,形成洋葱头样结构。

2. DPN 的血管病变可见神经外膜及内膜小血管内皮细胞肿胀、基膜增厚、管腔狭窄或闭塞,伴有单个核细胞浸润。远端对称性多发性神经病的病程愈长,基膜增厚愈明显。

3. 糖尿病性周围神经病在临床上可包括几种形式(表 3-1-8),可以单独发生,也可以任何的组合方式发生。DPN 的发病率和严重程度取决于糖尿病受控制的程度。

表 3-1-8　糖尿病性周围神经病的临床类型

类型	分布
多发性神经病	
感觉、运动及自主神经混合性,感觉性为主	远端对称性,下肢重于上肢
多数性单神经病	不确定的
多发性神经根病/神经丛病	
糖尿病性肌萎缩	近端非对称性,骨盆带、大腿
胸腹神经根病	胸、腹部
单纯单神经病	
周围神经	尺神经、正中神经、桡神经、股外侧皮神经、坐骨神经、腓神经及其他神经
脑神经	动眼神经(Ⅲ)>外展神经(Ⅵ)>滑车神经(Ⅳ) 面神经(Ⅶ)

【临床表现】

糖尿病性周围神经病(DPN)的临床表现多样,临床上通常根据病理特征分为以下的临床综合征,其中以糖尿病性远端多发性神经病和糖尿病性自主性神经病最常见。糖尿病性远端多发性神经病也称为远端对称性多发性神经病(distal symmetrical polyneuropathy,DSP),占80%以上,其中约70%的病例是混合型,即表现为感觉、运动和自主神经障碍,以感觉型为主者约占 30%。每一类综合征的周围神经损伤都有特征性模式,这些综合征也可能重叠出现。

二、糖尿病性远端多发性神经病

糖尿病性远端多发性神经病(diabetic distal polyneusoapthy)包括以下两种:远端对称性感觉性多发性神经病和痛性对称性多发性神经病。

(一)远端对称性感觉性多发性神经病

远端对称性感觉性多发性神经病(distal symmetrical sensory polyneuropathy,DSSP)是 DPN 最常见的类型。

临床表现:①起病隐袭,最初累及下肢远端,腿部症状通常比手臂更常见,出现持续的麻木感,足底烧灼感、针刺感或刀割样疼痛,以及感觉异常,夜间加重,自下向上进展,痛觉缺失,患者在外伤或烧伤后不感觉疼痛,可出现大腿刀割样或针刺样疼痛。但很少波及上肢或较轻。②检查可见足趾对称性感觉缺失,逐渐扩展至足部、小腿或膝部以上,踝反射、膝反射消失,根据腱反射减低和双下肢振动觉受损可能作出症状前诊断。严重病例所有的肢体远端感觉丧失,累及头皮(三叉神经最长的纤维)。患者可出现深感觉缺失、感觉性共济失调和 Romberg 征阳性,以及无张力性膀胱,艾迪瞳孔和神经病性关节病(neuropathic arthropathy),酷似脊髓痨,称为糖尿病性假性脊髓痨(diabetic pseudotabes),是有髓粗纤维受累所致。某些患者伴有运动障碍,如肢体近端无力和消瘦。③糖尿病足(diabetic foot)是 DSSP 的严重并发症,自主神经障碍引起皮肤干燥、皲裂,小血管病导致远端缺血,产生肢体痛觉缺失和关节变形,引起足部位置觉异常,足趾、足跖和足跟等出现经久不愈的营养不良性溃疡,可见神经-骨关节病(夏科关节)等。

（二）痛性对称性多发性神经病

痛性对称性多发性神经病（painful symmetrical poly-neuropathy）是远端对称性感觉性多发性神经病（DSSP）的变异型，是有髓细纤维受累所致。

临床表现：①患者表现有来自肢体深部的钝痛、刺痛或烧灼痛，夜间尤甚，以感觉性障碍为主，运动障碍很轻。②严重病例常见四肢远端自主神经损害，如皮肤厥冷、色素沉着和干燥等。中老年糖尿病患者常见足部慢性溃疡，多见于足底跖骨头，迅速形成无痛性大疱，数日遍布全足，通常是 DSSP 的营养障碍所致。③晚期并发症是神经-骨关节病，常累及跗跖骨关节、跖趾关节和距小腿关节，体征为无痛性足变形，可发生无痛性骨折，神经病变处感染溃疡可导致慢性骨髓炎，严重病例合并远端轻度肌无力和肌萎缩。

三、糖尿病性自主性神经病

糖尿病性自主性神经病（diabetic autonomic neuropathy）临床上很常见，大多为远端对称性感觉性多发性神经病（DSSP）合并不同程度自主性神经病，伴自主性神经病的糖尿病患者死亡风险是不伴自主性神经病患者的 1.44~2.15 倍（Pop-Busui et al，2010）。糖尿病性自主性神经病可导致许多症状（Vinik et al，2003）。

临床表现：①患者可出现直立性低血压（orthostatic hypotension），以及休息状态出现心动过速、心律失常和病窦综合征等，是血管失交感神经支配导致血管运动反射减弱，出现卧立位血压改变和心脏自主神经不稳定（cardiac autonomic instability）。②瞳孔及泪腺功能异常，如瞳孔缩小或散大，伴光反应迟钝，对扩瞳药反应缓慢，瞳孔异常与糖尿病病程及感觉性神经病有关，光反射潜伏期延长可作为糖尿病性自主性神经病的早期诊断指标。③体温调节性出汗受损，发汗和血管反射损害常见足底皮肤干燥和无汗，常表现为腰以下少汗、无汗或不耐热，头部、躯干上部可大汗淋漓。遇冷表皮血管持续痉挛，四肢发冷，双足最明显，早期肢体冷刺激感受阈选择性受损也是本病的亚临床诊断依据。④患者有一系列的衰弱表现，如肠道或膀胱功能障碍，表现为胃肠蠕动减慢或胃轻瘫（gastroparesis），恶心、呕吐、夜间腹泻和便失禁，弛缓性膀胱，尿潴留，逼尿肌无力和残余尿增多导致尿路感染；以及勃起功能障碍、阳痿，可伴逆向射精。

四、急性和亚急性糖尿病性单神经病

急性和亚急性糖尿病性单神经病（acute and subacute diabetic mononeuropathies）是单一的单神经病（mononeuropathy simplex）。

临床表现：①在老年糖尿病患者较常见，通常突然起病，经常是痛性的。最常受累的神经依次是股神经、坐骨神经和腓神经，上肢神经很少受影响，以正中神经相对多见，出现受累神经支配区的疼痛、感觉障碍和肌无力等。②糖尿病性单神经病单纯型经常可见糖尿病性脑神经病，最常见的为眼外肌麻痹，如一侧动眼神经完全或不完全麻痹，瞳孔不受累，少数为外展神经麻痹或动眼伴外展神经麻痹，偶可累及面神经或三叉神经，常见于 50 岁以上的非胰岛素依赖性糖尿病患者，常见额部疼痛的前驱症状。

五、痛性非对称性多数性单神经病

痛性一侧性或非对称性多数性单神经病（painful unilateral or asymmetrical multiple mononeuropathies）是单神经病多发型（mononeuropathy multiplex），常见于老年 2 型糖尿病轻症患者，通常以疼痛和无力为特征，常有血管源性基础。

临床表现：①腰神经型综合征最具有特征性，疼痛通常始于一侧腰部或臀部，放射至同侧的大腿和膝部，呈撕裂样阵发性深部疼痛，常在夜间加剧，数周内逐渐加重，早期出现一侧下肢近端肌无力和肌萎缩，主要累及骨盆带诸肌，如股四头肌、髂腰肌、臀肌和大腿内收肌群等，约半数患者出现起立、行走和蹬楼梯困难，常伴大腿深部和腰骶区锐痛，检查膝反射消失，晚期可影响远端肌，但很少影响上肢，1995 年 Garland 命名为糖尿病性肌萎缩（diabetic amyotrophy），发生率为 0.8%，2 型糖尿病发生率为 1.1%，1 型糖尿病发生率为 0.3%。②约半数以上的患者随病情进展累及双下肢近端，膀胱和直肠括约肌也可受累，深、浅感觉可完好或轻微受损，表现为多数神经或神经根分布，此型经数月或数年通常可恢复，但对侧下肢可再发。③在糖尿病性多发性神经病和多数性单神经病中，脑脊液蛋白浓度通常是增高的，极少数患者 CSF 蛋白显著增高提示神经根受累。受累部位肌电图呈失神经支配，神经传导速度减慢。

六、糖尿病性感觉运动神经病

糖尿病性感觉运动神经病（diabetic sensory and motor neuropathy）或称为慢性进行性运动感觉自主神经病，仅见于少数糖尿病患者。

临床表现：①糖尿病性感觉运动神经病除了四肢远端感觉障碍之外，还合并远端肌无力、肌萎缩和腱反射消失,以及自主神经损害。表现为感觉、运动及自主神经不同程度受累,但以感觉症状为主,症状表现为长度依赖性(最长的神经最早受累),以及慢性进展性和对称性的特征。②本病的首发症状通常是足趾振动觉和针刺觉减退或缺失,常见从足趾开始的疼痛、麻木和感觉异常,呈袜套样,经数月和数年逐渐向近端发展。当症状上升至膝部以上时,手开始出现类似症状如手套样感觉异常,以及振动觉消失、感觉性共济失调和步态异常。③晚期躯干腹侧(肋间神经远端)可出现"领带区"或"挡箭牌样分布"的胸、腹部感觉症状,更晚期可出现头顶和舌尖分布区感觉症状,足趾或足跖发生营养不良性溃疡,足肌轻度肌无力,常见踝反射、膝反射减弱。糖尿病嵌压性神经病主要表现为腕管综合征、肘管综合征和跗管综合征等。④美国糖尿病协会(ADA)或世界卫生组织(WHO)提出的诊断标准是,患者必须患有糖尿病,多发性神经病的严重程度应与糖尿病的病程和严重程度相当,除外其他原因的感觉性神经病。

七、糖尿病性近端对称性神经病

糖尿病性近端对称性神经病(diabetic proximal symmetrical neuropaty)累及下肢近端肌、椎旁肌和腹肌等,出现肌无力与疼痛区一致,可能与神经根缺血有关。

临床表现:①起病隐袭,在数月内渐进性进展,表现为对称性大腿无力、消瘦和腱反射消失。下肢近端肌如髂腰肌、股四头肌和腘肌不同程度受累,与痛性非对称性多数性单神经病不同,疼痛常不持续,可有轻度远端对称性感觉障碍。②可发生糖尿病躯干多发性神经病,躯干下腹侧受累,背侧不受累,查体时如忽略躯干背侧感觉正常,易误诊为脊髓病。胸腹部神经根病(thoracoabdominal radiculopathy)通常发生在长期糖尿病患者,表现为一个或数个胸腹部的节段剧痛和感觉迟钝,多为单侧性,触摸时或在夜间加重,病变区的浅感觉缺失,伴有腹肌无力。须注意与带状疱疹前期和神经根肉瘤样浸润鉴别。

【辅助检查】

这组糖尿病性周围神经病(DPN)的辅助检查包括:

1. 实验室检查 如血糖及糖耐量测定;肝功能、肾功能,风湿系列、免疫球蛋白电泳等血清学检查;血清重金属如铅、汞、砷、铊等检测;尿常规检查,尿糖、本周蛋白、尿卟啉及尿重金属排泄量。脑脊液检查,66%的DPN患者CSF蛋白增高,平均为0.6g/L,很少>1.2g/L。

2. 肌电图和神经传导速度检查 在DPN诊断中具有重要作用,DPN患者应至少检测包括上、下肢各2条感觉及运动神经。患者可有神经传导速度减慢和末端运动

潜伏期延长,反映周围神经脱髓鞘损害。肌电图可见动作电位波幅下降,反映轴突变性;F波潜伏期、传导速度、波幅和时限改变可反映近端神经病变;H反射测定α运动神经元兴奋性和运动纤维功能状态,为神经源性损害提供依据。神经电生理检查能够确认周围神经病变,判断其类型及严重程度,有助于发现无症状的糖尿病患者亚临床周围神经病变,但其只能检测大的有髓神经纤维,而疼痛、体温、自主神经损伤主要依赖小神经纤维,神经电生理检查无法检测早期神经纤维损伤。因此,当病史和体检已能够明确周围神经病变及其类型时,神经电生理检查并非必需(Laverdet et al,2015)。

3. 临床筛查工具

(1) Mayo神经病残疾评分(Mayo Neuropathy Disability Score,Mayo NDS):由Dyck提出,Young(1986年)提出改良的NDS,非神经科医生也可在1分钟内完成。感觉评估包括以下几个方面:痛觉(大头针)、触觉(棉签)、温觉(冰水中浸泡过的叉子)和振动觉(128Hz音叉)。按照感觉受损的解剖部位评分,正常为0分,脚趾为1分,跖部为2分,距小腿关节为3分,小腿为4分,膝关节为5分(四肢的总分即为感觉评分)。腱反射评估分为踝反射和膝反射,正常为0分,减退为1分,消失为2分。综合感觉评分和腱反射评分,0~5分表示轻度损害,6~16分表示中度损害,17~28分表示重度损害。NDS评分与糖尿病足发生率呈正相关。

(2) Semmes-Weinstein单纤丝检查:方法是将单纤丝置于检查部位压弯,持续1~2秒,患者闭眼回答是否感觉到单纤丝的刺激。建议测试的部位是双侧大足趾,第1、2、3和5跖骨头,共10个点。如测试10个点,患者仅感觉到8个点,则视2点以上异常。如果10g单纤丝压迫感觉丧失合并振动觉降低,提示足溃疡。

(3) 发汗试验:诊断DPN敏感性及特异性较高,可作为筛查DPN的重要方法,发汗试验定量可明确DPN的严重程度。

4. 必要时作组织活检(包括皮肤、腓肠神经、肌肉和肾脏),与其他感觉性周围神经病鉴别。皮肤活检并非诊断DPN的常规手段,仅在病因诊断困难的情况下根据病情选择。

【诊断和鉴别诊断】

1. 糖尿病性周围神经病诊断标准,目前国内根据WHO糖尿病周围神经病协作组标准,提出DPN的诊断标准:①有确定的糖尿病,符合糖尿病诊断标准;②四肢或双下肢有持续性疼痛和/或感觉障碍;③一侧或双侧跗趾振动觉减退;④双踝反射消失;⑤主侧(即利手侧)腓神经传导速度低于同年龄组正常值的1倍标准差。此外,F波和H反射的测定以及单纤维肌电图可为近端和亚临床

期的糖尿病周围神经病诊断提供线索。

2. 鉴别诊断　DPN需要与以下疾病鉴别：

（1）与酒精中毒性周围神经病（PN）、慢性炎症性脱髓鞘性PN、淀粉样PN、营养缺乏性PN、癌性PN、中毒性PN、尿毒症PN、血管炎性PN、系统性自身免疫性疾病伴发PN，以及亚急性联合变性等鉴别。糖尿病性脑神经病需要与颅内动脉瘤、Bell麻痹等鉴别。

（2）糖尿病性胸腹部神经根病需与带状疱疹后神经痛、脊髓肿瘤、心肌梗死以及急性胆囊炎等鉴别。

（3）糖尿病性腰骶部神经根神经病需要与腰椎间盘突出、脊髓肿瘤、炎症性神经病等鉴别。

（4）糖尿病性肌萎缩须与进行性脊髓性肌萎缩、腰骶神经根病变等鉴别。糖尿病肌萎缩是由神经根神经丛病、多发神经根病或多发神经根神经病所致，其典型症状是骨盆带和股部肌肉疼痛、无力和萎缩等，伴有股四头肌反射消失，几乎没有感觉缺失。

【治疗】

对糖尿病的周围神经并发症没有特异性治疗方法，

除非罹患嵌压性神经病，可能通过减压获益。糖尿病性肌萎缩通常可自发改善，优化糖尿病的控制非常重要，将血糖控制在接近正常范围，血糖快速变化可加剧或诱发神经痛，有效的控制血糖是缓解神经痛的基础。DPN的治疗目标是缓解临床症状和减缓DPN进展，建议将糖化血红蛋白控制在7%以内，具体控制程度宜个体化。对17项随机试验的回顾分析表明，严格控制血糖可预防1型糖尿病神经病变，但对降低2型糖尿病神经病变并不明显（Callaghan et al, 2012）。

1. 对症治疗

（1）DPN的疼痛治疗：Bril等（2011年）系统回顾了1960—2008年期间痛性糖尿病性神经病（painful diabetic neuropathy, PDN）的疼痛治疗，认为普瑞巴林是有效的治疗药物（A级推荐）；文拉法辛、度洛西汀、阿米替林、加巴喷丁和丙戊酸，以及阿片类（吗啡、曲马多和羟考酮控释剂）推荐使用（B级推荐）；其他疗法缺乏有力证据或为阴性证据。表3-1-9列出了常用药物的推荐级别及推荐剂量。

表3-1-9　DPN疼痛治疗药物的推荐级别及推荐剂量

推荐级别	药物种类	药物名称	初始治疗推荐剂量	最大推荐剂量
一级	抗抑郁药	度洛西汀	30~60mg/d	60mg/d
		文拉法辛	37.5mg/d	75~225mg/d
		阿米替林	10~25mg/d	25~150mg/d
	抗惊厥药	普瑞巴林	25~75mg/d, 1~3次/d	300~600mg/d
		加巴喷丁	100~300mg/d, 1~3次/d	900~1 800mg/d
二级	阿片类药物	曲马多	50mg/d, 1次/d或2次/d	100~200mg/d
		吗啡	10~15mg每4小时或按需给药	
局部治疗		辣椒碱霜剂（0.025%~0.25%）	每日使用多次直至疼痛显著缓解	
		利多卡因5%贴剂	辅助加巴喷丁治疗可以得到更好的效果	

临床常用药物包括：

1）抗癫痫药：①普瑞巴林（pregabalin）：γ-氨基丁酸结构衍生物，FDA批准用于病理性神经痛，包括糖尿病性周围神经病、疱疹后神经痛；成人初始剂量为75mg, 2次/d；2周内可增至150mg, 2次/d，有过敏史禁用。②加巴喷丁（gabapentin）：有抗神经痛作用，成人100mg口服，3次/d；需逐渐上调剂量，最大剂量为1 200mg, 3次/d；肾衰竭患者慎用。③卡马西平（carbamazepine）：对发作性疼痛优于持续性疼痛，成人初始剂量为100~200mg, 2次/d；必要时2周内逐渐增量至200mg, 3次/d。④苯妥英（phenytoin）：成人初始剂量为100mg/d, 3次/d，心脏传

导阻滞和窦性心动过缓者禁用。

2）三环类抗抑郁药：如阿米替林（amitriptyline）25mg口服，2~3次/d；最大剂量为150~250mg/d；加巴喷丁与三环类抗抑郁药缓解PDN的研究表明，二者均显著缓解糖尿病神经痛、带状疱疹后神经痛，无显著差异。

3）选择性5-羟色胺与去甲肾上腺素再摄取抑制剂（SNRI）：①度洛西汀（duloxetine）60mg口服，1次/d。研究显示，度洛西汀与阿米替林有相似疗效和较小的不良反应，2004年美国FDA批准度洛西汀用于治疗DPNP。合用单胺氧化酶抑制剂（MAOIs）可能导致致死性不良反应，如高热、强直、肌阵挛、谵妄、昏迷，应缓慢撤药，不宜

突然停药。②文拉法辛(venlafaxine)75mg/d 口服,最大剂量为 300mg/d。

4)其他:如阿普唑仑 0.4mg 口服,2 次/d,用于疼痛伴焦虑患者;吲哚美辛(消炎痛)和吡罗昔康对顽固性神经痛可能有一定的疗效;针灸也证明有效。

(2)糖尿病胃肠轻瘫综合征:可用红霉素 200~250mg 口服,3~4 次/d,可增加胃动素与其受体结合,加强胃壁肌收缩和促进胃排空;也可用多潘立酮(吗丁啉)10mg 口服,3 次/d。

(3)自主神经功能障碍的治疗和预防:①低张性神经膀胱:可用新斯的明 0.25~0.5mg 肌内或皮下注射,并加用诺氟沙星预防和治疗泌尿系感染;②勃起功能障碍:使用 5 型磷酸二酯酶(PDE5)抑制剂西地那非口服,治疗各种原因所致的勃起障碍;③糖尿病味觉性出汗综合征(gustatory sweating syndrome):格隆溴铵(glycopyrrolate)是作用于自主神经的抗胆碱药,局部应用可减少用餐时出汗;④定期检查足病高危因素,如针刺感、温度觉、振动觉和踝反射等,以及 10g Semmes-Weinstein 单纤丝检查双侧大趾跖侧压迫觉,若 DPN 患者存在足部溃疡风险,应提供足部护理教育,定期自我保健和护理等。

2. 病因治疗

(1)控制糖尿病:通过控制饮食和应用降糖药使血糖维持在正常水平,是治疗和预防糖尿病周围神经病的基本原则,详见《糖尿病周围神经病诊断和治疗共识(2013 版)》。

(2)肌醇治疗:剂量为 6g/d,连服 6 个月可能取得一定疗效。

(3)免疫抑制治疗:近年发现糖尿病患者血清内抗胰岛细胞抗体,病理可见周围神经血管周围淋巴细胞和单个核细胞浸润,表明免疫机制可能参与发病机制。静脉注射免疫球蛋白用于治疗糖尿病性肌萎缩,可明显改善肌力和缓解疼痛,可用免疫球蛋白静脉滴注,0.4g/(kg·d),连用 5 日,然后口服泼尼松 60mg/d,至少 3 个月,用时应增加胰岛素和降糖药用量,密切监测血糖。也有报道使用环磷酰胺、硫唑嘌呤,以及血浆交换疗法有效。

3. 促神经代谢和神经营养疗法 ①神经营养药:维生素 B_1、维生素 B_6、维生素 B_{12}、三磷酸腺苷(ATP)以及烟酸等,对轻型 DPN 患者有一定的治疗和预防作用。②神经节苷脂:20~40mg/d,肌内注射;或 40~80mg/d,静脉滴注,可增强 Na^+-K^+-ATP 酶活性,刺激神经芽生,促进神经再支配和触发神经肌肉接头形成作用,可改善 DPN 感觉症状。③近年来中药治疗 DPN 取得了一定的疗效,中医辨证认为,本病以气阴两虚为本,痰瘀阻络为标;中药治疗从活血化瘀、温补肾气、益气养阴角度着手,标本兼治,与"重则防标,缓则治本"的原则结合。

【预后】

糖尿病性周围神经病是糖尿病的严重并发症之一,合并自主神经病的患者发生致残和死亡风险更高。一项前瞻性随访研究显示,有自主神经症状和自主神经功能试验异常患者的病死率在 2.5 年后为 44%,5 年后为 56%,约半数死于肾衰竭,半数死于突发呼吸循环骤停、低血糖、继发无张力膀胱的泌尿系感染。糖尿病性肌萎缩患者预后相对良好,起病后数周内进展较快,但以后病程极其缓慢,约 1/5 的患者在 6~18 个月后肌力完全恢复,但其中 1/5 的患者可能复发。

第六节 多数性单神经病

(管阳太 王化冰)

多数性单神经病(multiple mononeuropathies)也称为多发性单神经病,有别于典型多发性神经病的长度依赖性(length dependent)特点,是指一类 2 个以上的多个神经干受累的感觉运动神经病,常表现为非对称性、非长度依赖性(图 3-1-5)。多数性单神经病属于亚急性感觉运动麻痹综合征(syndrome of subacute sensorimotor paralysis)的范畴(第Ⅱ类),即亚急性非对称性多灶性多发性神经病(subacute asymmetrical and multifocal polyneuropathy)。血管炎性周围神经病是本组中最典型疾病,其次糖尿病性周围神经病也较为常见(见本篇章第五节)。多发性单神经病的其他病因还包括感染(莱姆病、麻风病、艾滋病)、肿瘤和副肿瘤(小细胞肺癌、非霍奇金淋巴瘤)等(表 3-1-10)。

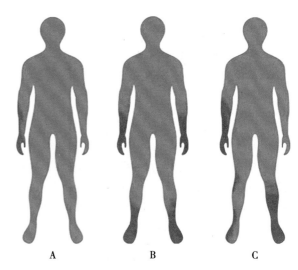

图 3-1-5 常见的周围神经损害

A. 单神经病;B. 多发性神经病;C. 多数性单神经病

表 3-1-10　多数性单神经病的病因

常见
结节性多动脉炎
显微镜下多血管炎
Churg-Strauss 病
麻风病
韦格纳肉芽肿
糖尿病
遗传性压力敏感性周围神经病
冷球蛋白血症
结节病
莱姆病
艾滋病

少见
副肿瘤
淀粉样变
系统性红斑狼疮
类风湿关节炎
白血病-淋巴瘤浸润
血管内淋巴瘤
干燥综合征

本组包括以下的疾病:

一、缺血性神经病

缺血性神经病(ischemic neuropathy)通常是下肢动脉粥样硬化性缺血性病变出现局部感觉改变或反射障碍。

【病因和发病机制】

周围神经缺血实验研究发现,广泛严重小血管病变可导致缺血性神经损伤,主要病因是糖尿病、结节性动脉周围炎、某些类型的淀粉样变性、严重的动脉硬化、外伤性血管损伤等急性压迫性神经病可能是缺血性神经病的病因,尿毒症透析患者缺血性神经病多在透析放置动静脉分流器部位,许多患者在放置分流器后不久主诉手短暂弥散性刺痛,少数发展为持续性前臂无力、手指麻木及烧灼感,提示尺神经、横神经、正中神经和肌肉不同程度缺血。

【临床表现】

缺血性神经病变主要表现为肢体疼痛、麻刺感等,活动后加重,休息后好转,远端和寒冷刺激后明显感觉障碍,呈下肢袜套样分布或某一神经分布区感觉缺失,下肢常见不对称性反射减退或消失,个别病例可见肌萎缩。

患者常由于下肢血栓或栓塞并发胫前综合征(anterior tibial syndrome),表现为急性起病的胫前肌群缺血、水肿和坏死,以及胫腓神经在腘窝处缺血导致腘外侧神经麻痹(lateral poplited nerve palsy)。临床须注意,由于缺血症状很突出,如跛行、休息时疼痛、远端无脉和皮肤营养变化等,可使神经病变被忽略。

二、血管病性神经病

血管病性神经病(angiopathic neuropathy)或动脉炎性神经病(arteritic neuropathy)是小及中等血管动脉炎引起的非对称性神经病,血管炎是多发性单神经病的最常见病因,半数以上多数性单神经病的病因包括结节性多发性动脉炎性神经病、Churg-Strauss 综合征及嗜酸性粒细胞增多症伴神经病、类风湿关节炎伴神经病、红斑狼疮伴神经病、韦格纳肉芽肿病伴神经病、孤立性脉管炎性神经病及其他脉管炎性神经病等(Katirji et al,1988)。在一项 425 例周围神经受累的血管炎病例研究中,24% 与结节性多动脉炎相关,23% 与类风湿关节炎相关,约 32% 与其他结缔组织疾病相关;Koga(1998 年)报道 200 例周围神经血管炎患者,36% 归因于结节性多发性动脉炎,21% 为类风湿关节炎,4% 为其他结缔组织病,35% 无血管炎体征。

由于神经干是由血管提供营养基础,因此当各种原因导致原发或继发的血管壁坏死、炎症,继而出现微血管和小及中动脉狭窄、栓塞、闭塞,从而使得血管滋养区域的神经功能障碍,可能是本病的病理基础(图 3-1-6)。需要注意的是,并非所有血管炎相关的周围神经病都是多发性单神经病,远端对称性周围神经病的比例也很高,多发性单神经病究竟是远端对称性周围神经病进展过程中的一个特殊阶段还是具有独立的临床意义尚有争议。

在多数性单神经病中,一些神经更容易受累的原因可能与血管分布有关,例如在大腿中段,此水平缺乏血管重叠供应(分水岭),一旦发生缺血时代偿较差,因此更易受血管炎累及,临床表现为双侧腓总神经和胫神经常受累,上肢尺神经受累较为常见。除此之外,脑神经也可见到受累,自主神经功能障碍也较为常见,可以见到雷诺现象、皮肤改变、发汗异常、末梢肢体溃疡坏死等表现。由于与血管炎的相关性,多发性单神经病常合并其他系统受累,如肝、肾、皮肤等,周围神经的表现可能早于其他脏器受累。

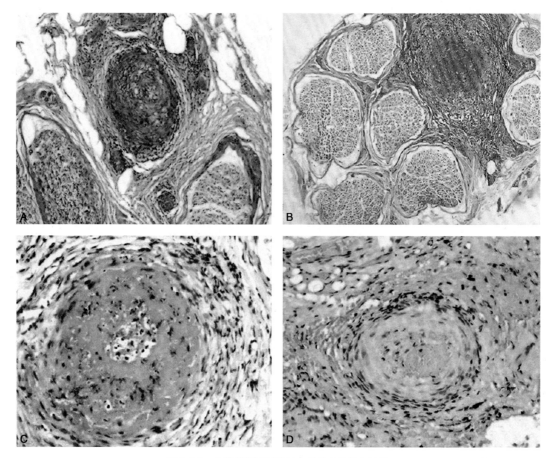

图 3-1-6　血管炎性周围神经病的活动性损害特征

A. 血管壁炎症细胞浸润（HE×100）；B. 内皮的破坏和内弹性膜损坏（HE×40）；C. 纤维蛋白样坏死（Masson 三色×400）；D. T 血栓导致管腔闭塞（HE×40）

（一）结节性多动脉炎伴发神经病

结节性多动脉炎伴神经病（polyarteritis nodosa with neuropathy）表现为非对称性多发性神经病，其发生多发性单神经病的比例最高。根据尸检统计，约 75% 的结节性多动脉炎表现为周围神经小滋养动脉受累，其中仅半数病例出现神经病症状。在结缔组织病中，尽管多发性单神经病具有特征性，但结节性多动脉炎也可由于多个小神经滋养血管梗死的积累效应而表现类似多发性周围神经病。临床和电生理检查在鉴别上具有重要意义。

【临床表现】

1. 结节性多动脉炎主要表现为腹痛、血尿、发热、嗜酸性粒细胞增多、高血压及定位模糊的肢体疼痛等，并可能出现哮喘，病程早期常不被识别，周围神经损伤是诊断本病的主要线索。结节性多动脉炎患者多起病较急，表现为沿着受累神经或神经分布远端的疼痛和麻木症状，继而出现神经支配区运动和感觉功能的丧失，脊神经根和脑神经均可能受累，但相对少见。伴发的神经病可为弥散性、程度不等的对称性分布，表现为类似多发性神经病，临床及电生理检查可发现单神经病变；起病表现为非对称性足下垂或腕下垂，单一神经受累，如尺神经瘫痪而相邻的正中神经运动及感觉相对正常；病程中多数性单神经病较常见，出现 2 个或以上的单神经受累，多数性单神经病起病突然，受累神经分布区疼痛麻木，数小时或数日后出现肌无力，之后又以跳跃方式累及其他周围神经，脊神经和脑神经均可受累。

2. 脑脊液蛋白正常，可能神经根未受损。腓肠神经活检可见中等血管坏死性动脉炎、嗜酸性粒细胞浸润和血管闭塞。肌活检取含神经分支的肌肉，可见血管周围炎性反应、血管壁纤维蛋白样坏死和血管阻塞，有助于确诊。

【治疗】

多发性动脉炎所致的多数性单神经病可用糖皮质激素和环磷酰胺治疗，临床常用甲泼尼龙 1.5mg/(kg·d)，静脉滴注，连续 5~7 日后改为泼尼松口服；环磷酰胺剂量 1g/m² 体表面积，每个月 1 次，连用数月，如患者对环磷酰胺不能耐受，可选硫唑嘌呤（azathioprine），但治疗须持续至少数月。难治性病例及合并系统性疾病患者建议用甲氨蝶呤（methotrexate）。此病可自发缓解或治疗后控制,但通常预后不佳。在系统性疾病缓解后,单神经病所致瘫痪及感觉缺失可持续存在。

(二)许尔-斯特劳斯综合征和嗜酸性粒细胞增多症伴发神经病

许尔-斯特劳斯综合征(Churg-Strauss syndrome)和嗜酸性粒细胞增多综合征(hypereosinophilic syndrome)均为系统性疾病,可引起多数性单神经病,本病颇似结节性多动脉炎性神经病。这两种综合征病理及临床表现有很大的重叠性,但本病以循环和组织嗜酸性粒细胞富集为特征,尤以肺部和皮肤更易受累,区别于结节性多动脉炎中肾和肠更易受累。

【临床表现】

1. Churg-Strauss 综合征　又称伴哮喘及血管炎性皮肤病损的 Churg-Strauss 坏死性血管炎。欧洲使用一种治哮喘药可使某些患者发生 Churg-Strauss 综合征,病理特征是肉芽肿及血管炎性皮肤病损导致弥散性皮下结节、外周血嗜酸性粒细胞明显增多。

(1) 患者通常有多年鼻炎和/或哮喘病史,哮喘多见于疾病晚期,随病情进展形成嗜酸性粒细胞增多症和组织器官中嗜酸性粒细胞浸润,可发生肺炎。

(2) 约 3/4 的患者可出现神经症状,通常表现为急性起病的痛性多数性单神经炎,常伴发热和体重下降,可检出颗粒性胞质型抗中性粒细胞胞质自身抗体(granular cytoplasmic pattern of antineutrophil cytoplasmic autoantibody, c-ANCA),该抗体通常见于韦格纳肉芽肿病;腓神经活检可见 Churg-Strauss 综合征性神经病的神经滋养血管炎,与结节性多动脉炎相似,但嗜酸性粒细胞浸润的趋势更强烈,病变可因大量嗜酸性粒细胞浸润所致。其他类型病理改变还包括皮肤大量白细胞碎裂性血管炎(坏死的多形核细胞包围小静脉)导致大的汇合性出血性病变。

2. 特发性嗜酸性粒细胞增多症　病情较轻,但嗜酸性粒细胞有明显浸润其他组织倾向。

(1) 本综合征由一组疾病组成,共同特点是嗜酸性粒细胞持续增多,导致多器官的嗜酸性粒细胞浸润,临床表现与嗜酸性粒细胞浸润及导致组织损害有关;

(2) 约半数患者出现伴轴突损害的痛性感觉运动性神经病或多数性单神经炎,病理检查可见周围神经嗜酸性粒细胞浸润,无血管炎表现。

【诊断和鉴别诊断】

1. 诊断　根据患者急性起病的痛性多数性单神经病表现,合并弥散性皮下结节、外周血嗜酸性粒细胞明显增多,腓神经活检发现神经滋养血管炎、大量嗜酸性粒细胞浸润可确诊 Churg-Strauss 综合征,特发性嗜酸性粒细胞增多症的特点是无血管炎表现。

2. 鉴别诊断

(1) 与本病类似的皮肤损害可见于韦格纳肉芽肿病、系统性红斑狼疮、类风湿病、淋巴瘤和心内膜炎等,但 Churg-Strauss 综合征中嗜酸性粒细胞浸润明显。

(2) Churg-Strauss 综合征与多发性动脉炎有许多相似之处,可根据变态反应性肉芽肿和累及多器官的嗜酸性粒细胞浸润两个特征鉴别,结节性多动脉炎以肾脏病变及肠道梗死为特点,Churg-Strauss 综合征及嗜酸性粒细胞增多症外周血和组织中嗜酸性粒细胞增多,累及肺脏和皮肤。

(3) 其他类型皮肤病,如皮肤大范围白细胞裂解性脉管炎可伴嗜酸性粒细胞增多及多数性单神经病,小静脉周围环绕坏死性多形核细胞,临床上可见大面积出血性病变。

【治疗】

目前本病治疗主要采用大剂量糖皮质激素,缓解嗜酸性粒细胞增多及组织损伤严重,难治性病例可用利妥昔单抗、硫唑嘌呤、苯丁酸氮芥(瘤可宁)及环磷酰胺等细胞毒性免疫抑制剂。

(三)类风湿关节炎伴发神经病

1%~5% 的类风湿关节炎(rheumatoid arthritis)患者在病程某时段可出现一或多个神经受累。除了因肌腱变厚及破坏性关节病变导致普通的压迫性神经病之外,本病可累及周围神经营养血管引起类风湿动脉炎,导致单一或多数神经缺血、坏死和脱髓鞘。

【临床表现】

大多数患者在神经病变出现前已有数年严重类风湿关节炎病史,血清学检查呈强阳性,周围神经病变在临床上可表现为单神经病及多发性神经病。

1. 单神经病在上肢主要累及正中神经(腕管综合征)、尺神经(肘管综合征)或桡神经;下肢单神经病多为急性发病,多累及坐骨神经、股外侧皮神经等,可表现多数性单神经病。多发性神经病常表现为四肢感觉性 PN,可有双侧对称性指、趾麻木,痛觉及振动觉减退,下肢腱反射消失,或表现四肢远端感觉运动性 PN,常累四肢无力、肌萎缩及各种感觉障碍等;极少数 RA 患者可出现慢性进展性 PN。

2. 患者常见风湿性结节、皮肤血管炎、体重下降、发热、类风湿因子滴度增高及血清补体降低等;病理检查可见类风湿性动脉炎,表现为纤维蛋白样(fibrinoid)微动脉炎,血管壁有免疫球蛋白沉积。

【治疗】

压迫性神经病可通过手术减压缓解症状;血管炎性神经病一般难以恢复,可试用糖皮质激素。

(四)红斑狼疮伴发神经病

系统性红斑狼疮(systemic lupus erythematosus, SLE)

伴周围神经病发生率约 10%，青年或成人女性多见，发病机制可能是免疫复合物沉积导致血管损伤。

【临床表现】

1. SLE 伴神经病变通常出现于原发病确诊后，极少数情况也可作为 SLE 首发症状而出现神经病变，主要表现为多发性神经病，呈进行性对称性感觉运动性麻痹症状，首发于双足或双腿，向上延伸至上肢，数日至数月逐步进展，可酷似 Guillain-Barré 综合征，少数患者表现为肌无力和反射消失，感觉障碍不明显，主要累及振动觉及位置觉，进行性或复发性神经病综合征也很常见。临床上与 CIDP 很难鉴别，也可见到多数性单神经病及自主神经受累。

2. 患者有 SLE 典型表现，如发热、面部蝶形红斑、心肺病变及肾脏损害等 CSF 细胞数正常，蛋白含量可升高，甚至达 3g/L 以上，提示神经根受累。

3. 腓肠神经活检通常可见血管内皮增厚、小血管内及血管周围单个核细胞炎性浸润等，神经轴突损害最常见，也有慢性脱髓鞘报道，免疫复合物沉积造成的血管损伤是神经损伤的可能机制。

【治疗】

目前仍以皮质类固醇治疗为主，应注意休息和适当补充维生素 B_1 及维生素 B_{12}。轻症 SLE 单神经病可缓解，肌无力及感觉症状明显的 SLE 多发性神经病较难恢复，约 1/5 的病情缓解的 SLE 神经病仍可出现反复。

（五）韦格纳肉芽肿病伴发神经病

韦格纳肉芽肿病（Wegener granulomatosis, WG）又称坏死性肉芽肿性脉管炎（necrotizing granulomatous vasculitis），可伴发多发性神经病肉芽肿损害，原发于上呼吸道和肺，许多脏器可发生血管炎，好发于中老年人。本病周围神经神经受累较其他经典血管炎少见，受累的血管直径较结节性动脉炎更小。一项 128 例韦格纳肉芽肿患者的研究中，25 例表现为多发性单神经病，腓神经受累最常见，更多表现为对称性多神经病。

【临床表现】

1. 男、女均可发病，1/4 以上的韦格纳肉芽肿病患者发生周围神经坏死性局灶性动脉炎，或出现脑及脑膜损害韦格纳肉芽肿可引起 2 种神经病综合征：①对称性或非对称性 PN，与其他血管病性神经病很难区分；②后组脑神经病变，较罕见，是脑神经在颅底或穿过咽后壁组织时直接受累所致。

2. 患者可伴或不伴韦格纳肉芽肿全身症状。颗粒性胞质型抗中性粒细胞胞质自身抗体（c-ANCA）是韦格纳肉芽肿病较特异的诊断指标，有助于与癌肿、脊索瘤、结节病及带状疱疹等疾病鉴别，核周抗核胞质自身抗体（p-ANCA）特异性较低，可见于许多自身免疫性疾病。

皮质类固醇治疗可部分缓解症状，延长病程。

（六）孤立性脉管炎性神经病

孤立性脉管炎性神经病（isolated vasculitic neuropathy）也称为非系统性脉管炎性神经病（nonsystemic vasculitic neuropathy），原发病为坏死性脉管炎局限于周围神经，与前述的可累及周围神经及多数组织器官的血管性疾病不同。

【临床表现】

1. 孤立性脉管炎性神经病多表现为亚急性对称性或非对称性多神经病，叠加单神经病或多数性单神经病，有些病例可检出 ANCA。较其他动脉炎性神经病的病变较轻。

2. 疾病早期肌电图可见类似脱髓鞘性 PN 的传导阻滞，不利于早期诊断，神经活检有助于鉴别。

大剂量糖皮质激素常可防止病情进展，通常不需环磷酰胺治疗，但也有报道环磷酰胺与皮质类固醇一起使用 6 个月，有助于更快的缓解和更少的复发。

（七）其他脉管炎性神经病

其他脉管炎性神经病（other vasculitic neuropathy）是临床相对少见的与脉管炎有关的神经病，须除外类风湿关节炎、系统性红斑狼疮、韦格纳肉芽肿病及孤立性脉管炎性神经病等，这组脉管炎性神经病主要包括如下几类：

1. 免疫性 以往使用输入混合血清治疗传染性疾病常导致臂神经炎，有时引起免疫性多数性单神经炎，通常认为是抗原-抗体复合物沉积于神经营养血管壁所致。用混合免疫球蛋白（pooled immunoglobulin）治疗各种神经肌肉疾病没有见到引起血清病性神经病（serum-sickness neuropathy）报道，但曾有一例 Churg-Strauss 综合征患者用此治疗后发生暴发性血管炎性皮疹（fulminating vasculitic skin eruption）。

2. 病毒性 病毒感染也可出现关节炎、皮疹及发热等类似血清病症状，丙型肝炎病毒感染后出现的神经病即属此型，治疗肝炎有效的干扰素可改善神经症状，据报道环磷酰胺疗效更好。HIV 感染伴血管炎性神经病可不伴巨细胞病毒（CMV）感染，可自发或激素治疗后缓解，有人提出 AIDS 患者外周血 $CD4^+$ 细胞数 <$200×10^6$/L 应怀疑 CMV 感染的可能。

3. 肿瘤性 某些淋巴细胞增生性疾病如霍奇金病（Hodgkin disease）也可出现多数性单神经炎，活检证明由血管炎所致；小细胞肺癌患者也报道有血管炎性神经病变，但不伴有抗 Hu 抗体。

三、特发性混合性冷球蛋白血症神经病

特发性混合性冷球蛋白血症（essential mixed cryoglobulinemia）可并发血管炎性多数性单神经炎或较广泛的多发性神经病。

【临床表现】

1. 本病患者可仅表现为多数性单神经炎，也可同时发生肾小球肾炎、关节痛及紫癜等，后者反映系统性血管病变。Raymond 等认为，本病进展速度比典型血管炎性神经病慢，两次单神经病发作可间隔数周或更长时间，病情也可保持长时间稳定。

2. 本病起病方式及病情严重程度与血清冷球蛋白浓度无显著相关，将患者血清冷却后可获得 IgG 和 IgM 蛋白沉淀，如将患者血清加热至 37℃，沉淀蛋白重新溶解，证明沉淀蛋白为冷球蛋白；因此，患者血液样本要放在温水浴中送检。

【治疗】

糖皮质激素和环磷酰胺治疗可使病情稳定，相比环磷酰胺和血浆交换，利妥昔单抗被使用得越来越多，在乙肝病毒感染中，如果神经病变严重，更倾向于联用利妥昔单抗，这些方法间的差异还未得到临床研究证实。

四、自身免疫性疾病伴发神经病

自身免疫性疾病伴神经病包括干燥综合征伴多发性神经病、硬皮病伴神经病、多发性肌炎和皮肌炎伴神经炎和血清病性周围神经病等。

（一）干燥综合征伴发多发性神经病

干燥综合征（Sjögre syndrome，SS）是慢性进行性自身免疫性疾病，外分泌腺淋巴细胞浸润导致干燥性角膜结膜炎及口腔干燥症。

该综合征常合并各种 PN，Grant 等收集 54 例干燥综合征合并周围神经病变，78%的患者以神经病为主诉，干燥症状通常不严重，多在医生问及时才确认。Gemignani 等报道 46 例干燥综合征合并神经病，其中 2 例为感觉性共济失调性神经病，电生理检查符合感觉性神经病（SN），1 例神经活检显示大有髓纤维完全丧失，血管周围明显炎性浸润，神经内膜小血管基膜显著增厚，未见坏死性血管炎。推测 SN 是后根神经节神经元损害所致，并非周围神经缺血，后根神经节 T 细胞浸润是干燥综合征自身免疫损伤机制在腺体外的表现，激素治疗使部分症状缓解也支持这一推论。一部分中老年患者出现原因不明的 PN 可能因干燥综合征所致，Leger 等对 32 例原因不明的慢性轴突性 PN 患者唇活检，7 例发现典型干燥综合征样改变。某些病因不明的神经病患者发现小唾液腺炎性病变，但 Raymond 等对 SN 患者常规唇活检，却很少发现干燥综合征的证据。

【临床表现】

1. 干燥综合征伴神经病的表现不同，可以感觉神经、运动神经或自主神经为主的对称性感觉性 PN 较多，也可为神经节或感觉神经元病，80%以上为老年女性，临床主要表现包括躯干在内的广泛深感觉缺失及明显关节运动觉缺失，感觉性肢体及步态共济失调，腱反射消失，不同程度痛温觉缺失。

2. 感觉运动性 PN、多发性神经根病、自主神经病及单神经病不常见，其中三叉神经病相对多见，感觉运动性 PN 首发症状常见足部感觉异常及无力，程度较轻；后期可出现自主神经异常，如膀胱无力、尿潴留、无汗以及垂体功能障碍等，通常很少或没有疼痛。此外，Raymond 等报道有的病例表现为不对称性感觉缺失，主要累及位置觉，以上肢为重，可伴艾迪瞳孔及三叉神经分布区感觉缺失。

3. 干燥性角膜结膜炎（keratoconjunctivitis sicca）和口腔干燥症（xerostomia）患者可见眼、口干燥，可伴 RA 或淋巴瘤、脉管炎及肾小管缺陷等。

【辅助检查】

感觉性 PN，尤其神经节炎患者须行 Schirmer 试验或 Rose Bengal 试验，检测干性角膜结膜炎，若此试验阳性，须行唇活检证实小唾液腺炎性改变，唇活检是敏感性很高的诊断指标，有些病例神经活检可见坏死性脉管炎、炎性细胞浸润及局灶性神经纤维破坏等，活检诊断为干燥综合征需要至少 2 个 4mm² 的标本，每个标本收集 50 个或更多的淋巴细胞。

绝大多数干燥综合征患者有血清学异常，如特异性抗核抗体抗 Ro（也称 SS-A）、抗 La（SS-B），有的患者有单克隆丙种球蛋白，尤其 IgM 亚型增加，特异性抗体常用作筛选测试，但唇腺活检更敏感。干燥综合征患者通常红细胞沉降率增快，CSF 蛋白、细胞数正常。

神经活检显示，坏死性血管炎、炎性细胞浸润和局灶性神经纤维破坏。通常脑脊液蛋白是正常的。少数尸检中发现背根神经节核细胞和淋巴细胞浸润，神经细胞破坏。

【诊断】

感觉性 PN 尤其神经节损害的患者，尤其在老年女性和男性患者中，须高度注意干燥综合征可能性，应作血清学检查及 Schinner 试验或 Rose Bengal 试验等。干燥综合征主要应与副肿瘤性感觉性神经节炎鉴别。部分无法解释的中老年多神经病患者可能是由干燥综合征引起的。

【治疗】

目前对干燥综合征的干燥症及神经病症状主要采取对症治疗，神经病变严重或脉管炎累及肾脏及肺脏时可选用糖皮质激素（60mg/d）、环磷酰胺（100mg/d）或利妥昔单抗（1 000mg/d，间隔 2 周）等治疗。

（二）硬皮病伴发神经病

硬皮病（scleroderma）或称为进行性系统性硬化（progressive systemic sclerosis），可伴发多发性神经病。

【临床表现】

本病多见于成人女性，少数患者可出现四肢麻木、痛觉及温度觉减退等感觉性多发性神经病表现，多发性神经病也较常见，但严重病例较少见，偶可见有腕管综合征。四肢远端遇冷后出现雷诺现象等自主神经症状。患者可有局限性或全身性皮肤增厚硬化。

目前本病无特效治疗，可试用糖皮质激素。

（三）多发性肌炎和皮肌炎伴发神经炎

多发性肌炎（polymyositis）和皮肌炎（dermatomyositis，DM）以四肢近端肌无力和/或面部皮肤损害等为主要表现，少数病例合并神经损害，女性多见。

【临床表现】

1. 多发性肌炎和皮肌炎伴发的神经炎多表现为四肢远端麻木、沿神经干压痛及腱反射消失等，有时可伴发腕管综合征，偶可累及三叉神经。

2. 肌电图检查在典型肌源性损害中可见神经传导速度减慢，在某些肌神经支配区可见失神经支配，呈多发性神经炎表现，如多发性肌炎与多发性神经炎同时并存，称为神经肌炎（neuromyositis）。周围神经活检可见神经纤维脱髓鞘、轴索脱失及神经纤维中胶质增生等。

（四）血清病性周围神经病

血清病性周围神经病（semgerletic peripheral neuropathy）是接种某些疫苗或注射免疫血清所致，通常不伴CNS受累。近年来随着预防医学的发展，疫苗接种日益广泛，血清病性周围神经病也有增加趋势。

【临床表现】

1. 血清病性周围神经病通常发生于疫苗接种或免疫血清注射后7~12日，血清病开始发病时或极期，注射后立即出现罕见，第3~4日出现很少。患者可见发热、畏寒、皮疹、淋巴结肿大、关节痛、低血压和血凝集度降低等血清病表现。本病可表现为神经痛性肌萎缩，受累侧肩周剧烈疼痛，一般持续1周至数周，少数为数月，约50%的患者疼痛数日后出现肩部一块或数块肌肉麻痹，主要累及三角肌、冈上肌、冈下肌和前锯肌等，右侧多见，麻痹肌肉可在短时间内出现明显肌萎缩，部分严重患者肌萎缩可发展到上臂，偶有报道膈肌麻痹。缓慢进行性加重并发生肌萎缩少见。客观感觉障碍不明显，偶见腋神经支配区感觉障碍。神经痛性肌萎缩一般需1~2年才能恢复，部分病例不能恢复。

2. Gathier等（1968）将血清源性神经痛性肌萎缩按严重程度分为3型。

（1）Ⅰ型：麻痹肌肉仅限于一侧或两侧肩带肌。

（2）Ⅱ型：是在Ⅰ型损害的基础上，并有上臂少数几块肌肉麻痹。

（3）Ⅲ型：广泛肩带肌及上臂肌萎缩。

有人统计了123例抗破伤风血清造成的神经痛性肌萎缩，其中Ⅰ型约占55%，Ⅱ型约35%，Ⅲ型约10%。

3. 本病可见桡神经麻痹，主要累及左侧，少数病例合并肱三头肌麻痹；或表现为Guillain-Barré综合征，或主要表现为上臂肌纤维颤动，伴腱反射减退或消失，以及PN和混合型等。

【诊断】

诊断依据患者明确的疫苗及免疫血清接种史，经一定潜伏期后出现发热、畏寒、皮疹、淋巴结肿大、关节痛、低血压及神经症状，血凝集度降低等血清病表现。本病应与其他病因导致的臂丛神经损害、癌性神经痛和脊髓灰质炎等鉴别。

【治疗】

本病通常用糖皮质激素或ACTH治疗，剧烈疼痛可用卡马西平等止痛剂。

五、结节病性神经病

结节病（sarcoidosis）被认为是亚急性或慢性非对称性多发性神经病或多发性神经根病的罕见病因。

【临床表现】

结节病所致的多数性单神经病常见一侧面瘫或多数脑神经相继受损，可出现一个或数个脊神经或神经根分布区肌无力、反射消失和感觉障碍等，躯干常出现大片不规则分布感觉缺失带，根据这一特点，可将类肉瘤性多发性神经病与其他类型多数性单神经病鉴别，如患者出现这种感觉缺失伴疼痛时，应首先考虑糖尿病性神经根病。神经和肌肉活检标本病理改变以神经外肉芽肿和神经内膜炎浸润为主。

结节病可伴肌肉病变如多发性肌炎，以及CNS受累征象，如垂体柄受累引起尿崩症（diabetes insipidus，DI），以及小脑性共济失调和脊髓病等。

六、莱姆病伴发神经病

莱姆病（Lyme disease）患者中10%~15%可出现多种形式的神经症状，特征性表现是无菌性脑膜炎。主要为脑膜神经根炎及CSF淋巴细胞增高。莱姆病伴神经病的病理学研究目前尚不充分，感染因素参与发病机制尚未得到证实。莱姆病周围神经损害最常见表现为单侧或双侧面神经麻痹。

【临床表现】

1. 莱姆病的神经系统表现主要是脑神经麻痹、神经根炎及无菌性脑膜炎等典型三联症,可出现于疾病早期,即蜱咬伤或典型皮疹出现后1~3周。患者可有莱姆病的全身性表现,如发热、慢性游走性红斑、淋巴结病及关节综合征等。①脑神经麻痹可见于病程中任何时期,面瘫常见,双侧面瘫更有诊断意义;②神经根炎:急性期患者蜱咬皮肤周围区偶可出现痛性神经根炎,随病情发展,几乎所有的神经根均可受累,腰、颈神经根最常累及,患者出现类似于颈椎间盘、腰椎间盘突出样痛、四肢麻木、无力及腱反射消失等,神经症状可呈游走性,约数月后才能好转,有时出现剧痛性多发性腰骶神经根炎,即Bannwarth综合征或称Garin-Bujadoux综合征,出现坐骨神经分布区髓部、臀部疼痛及膀胱功能障碍等,类似马尾综合征,少见同时出现颈椎多神经根病和肩膀及手臂疼痛,神经传导测试显示感觉电位的保存,提示这个过程是根性的;③无菌性脑膜炎可有头痛及CSF淋巴细胞明显增多,CSF改变可出现于神经病前数日或数周。

2. 莱姆病的临床表现复杂,主要类型是:①多数性单神经病:累及肢体单个大神经,导致垂腕或垂足等,很少见;②腰丛或臂丛神经病:很少见;③感觉障碍为主的PN:表现为足及小腿感觉异常及浅感觉障碍,伴踝反射消失;④慢性轴索性PN:Halperin和Loggigian等最早报道轴索性PN,以感觉障碍为主,伴神经根痛和轻微脑病,是莱姆病的晚期并发症,但轴索性神经病可出现于莱姆病早期,不伴脑病,慢性轴索性PN疗效较急性差;⑤急性GBS:较罕见。以上类型除了急性GBS表现通常为莱姆病晚期并发症,常发生于感染后数月或数年未治疗的患者。

3. 莱姆病伴神经病患者血清和CSF中Borrelia burgdorferi螺旋体抗体(IgM或IgG)滴度增高,CSF淋巴细胞增多,轻度或中度无菌性脊膜神经根炎(10~100个单核细胞/mm³)是其特征,MNC也可高达700×10⁶/L,CSF蛋白可增高,但慢性病例CSF细胞数不增高,神经电生理检查显示神经源性损害,一些脑脊液细胞可能具有未成熟的特征,提示有淋巴瘤浸润。葡萄糖通常正常。

【诊断】

莱姆病神经病诊断须建立在莱姆病确诊的基础上,患者有在莱姆病流行区居住或逗留的经历,蜱叮咬特征性皮疹史,莱姆病非神经系统表现如心脏、关节病变等,脑神经麻痹特别是双侧面神经麻痹,神经根炎及无菌性脑膜炎等典型神经系统表现,可伴多数性单神经病、腰丛或臂丛神经病、感觉障碍为主的PN及慢性轴索性PN等,CSF细胞数增多,Borrelia抗体(+)等。神经组织未发现感染源,但神经内小血管发生血管周围炎症和血管收缩性改变。聚合酶链反应用于检测脑脊液中的有机体,其结果各不相同。CSF与血清抗莱姆病抗体的比值高于

1,可能是急性或亚急性疾病的可靠指标,但目前的研究较少。

【治疗】

莱姆病早期播散阶段可用多西环素(doxycycline)或阿莫西林(amoxicillin)治疗,也可合用丙磺舒(probenecid),CNS症状明显或一线药物治疗失败时可用头孢曲松(ceftriaxone),2g/d,静脉滴注,共14日,低剂量类固醇激素也被用于减轻神经根受累引起的疼痛症状。大多数神经根症状可以得到完全缓解,而面瘫也有缓解趋势,但完全缓解的概率相对较低,周围神经和脑神经症状不经治疗也可好转。

七、特发性和其他感觉神经节病

特发性和其他感觉神经节病(idiopathic and other sensory gangliopathy)也称为慢性共济失调性神经病(chronic ataxic neuropathy),临床特征是严重的感觉缺失和共济失调,而没有无力和疼痛,大多数病例未发现病因,推测多不是由免疫机制引起。

【临床表现】

1. 远端感觉性神经病较常见,性质难以描述,麻木感及感觉缺失可在数月内进展,波及肢体近端甚至躯干,感觉障碍可呈向心性发展或形成感觉平面,面部和颅顶部最后受累。共济失调常较明显,有的患者因严重共济失调在1年内完全致残,以致不能行走,甚至不能自己进食。检查腱反射消失,肌力常保持正常。有的患者出现自主神经衰竭(autonomic failure),偶可见致聋者。

2. 电生理检查运动神经传导速度正常或轻度异常,疾病早期体感诱发电位检查可能正常,但最终将消失。个别患者起病1年后感觉神经电位可依然保留,病变可能位于后根而非后根神经节。CSF检查可发现蛋白中度升高。MRI检查在某些患者可发现脊髓后索信号改变。少数病例感觉神经节病理组织检查可见与干燥综合征类似炎性改变。

3. 另有一类报道为亚急性或慢性特发性小纤维神经节病,主要影响感觉功能。这些患者主诉身体近端部位疼痛和灼烧,包括面部、舌头和头皮,受影响区域针刺感减弱。可以保留反射和振动感觉知觉。病因不详。

【诊断】

本病临床诊断较困难,根据患者皮质性感觉障碍及共济失调,伴进行性远端感觉性神经病,需进行神经电生理和脑脊液检查,谨慎除外隐匿性肿瘤、副蛋白血症、干燥综合征、Refusum病及其他自身免疫性疾病。

【治疗】

本病可试用血浆交换、静脉大剂量免疫球蛋白、糖皮

质激素及免疫抑制剂等治疗,但通常疗效不佳。有些研究认为病程较良性。

八、瓦滕伯格游走性感觉性神经炎

瓦滕伯格游走性感觉性神经炎(migrant sensory neuritis of Wartenberg)又称为移行性感觉性神经炎,病因不明,推测可能与纤维化和皮肤神经炎相关。本病与下述的感觉性神经束膜炎类似,都属于亚急性感觉运动麻痹综合征(syndrome of subacute sensorimotor paralysis)第Ⅲ类,即不寻常的感觉性神经病(unusual sensory neuropathy)。

【临床表现】

1. 本病特征表现是,急性发作累及一侧肢体皮肤的小区域烧灼样或牵拉样疼痛,伸展上肢、张开手指、屈膝去拿一物品或触摸足部时均易诱发,疼痛为暂时性,可遗留皮肤小区域麻木。通常病变波及受累神经近端至最远端感觉分布区,如围绕手及第五指近端一侧皮肤区,或髌骨上方较大区域麻木需数周方可恢复,如反复诱发,麻木可持续存在,同样症状可出现于已恢复的皮区或其他皮区。一次诱发可有数个皮肤感觉神经受累,病程反复发作可损害三叉神经及舌咽神经,以及躯体及四肢神经干、神经丛和皮神经,引起感觉障碍。

2. Wartenberg 报道患者先有面部皮肤疼痛,1 年后出现夜间臂丛神经痛,缓解后出现第四指末梢神经炎、前臂丛神经炎等,神经炎呈反复性、间歇性及部位不定。神经系统检查除皮肤痛觉缺失,其他均正常。肌电图选择性感觉神经检查可见传导异常。Matthews 和 Esiri 报道 1 例腓神经活检发现,神经内膜结缔组织增多。由于本病可能数年发作一次,发作间期无症状,有时误诊多发性硬化,须注意鉴别。

九、感觉性神经束膜炎

感觉性神经束膜炎(sensory perineuritis)是累及皮神经分布区、反复发作的罕见疾病。Asbury 等描述此病累及远端感觉神经,出现斑块样疼痛,可部分缓解。本病典型病变为神经束膜炎,但这种改变也见于其他 PN 如糖尿病、冷球蛋白血症、营养障碍性疾病及恶性肿瘤等。本病可出现各种神经病的临床表现,主要为多数性单神经病及脱髓鞘性神经病,提示本病可能是非特异性改变。

【临床表现】

1. 某一皮神经支配区常突然发生疼痛或麻木,指趾神经及腓神经内、外侧支最常受累,站立或步行疼痛加重,反射和运动不受影响,与 Wartenberg 游走性感觉性神经炎类似,不同的是受累神经牵拉后不出现强烈疼痛,有

些患者可出现"烧灼足"症状,可能病变累及真皮内神经纤维。

2. Tinel 征很具特征性,叩击病变皮神经表面可诱发蚁走感(或叩诊肢端出现针刺感),提示部分神经损伤。Matthe 和 Squier 曾报道一例三叉神经和枕部受累,Bourque 等曾报道一例感觉、运动均受累,Asbury 等也报道一例头皮部受累。本病可自愈及复发,多次发病后皮神经区域的感觉障碍可持续存在。

感觉性神经束膜炎确诊需依赖感觉神经末梢皮神经分支活组织检查,须注意与各种痛性感觉性神经病鉴别。可试用皮质类固醇治疗。

十、乳糜泻

乳糜泻(celiac disease)最常见的神经系统表现是进行性小脑性共济失调和多肌阵挛(polymyoclonus),可伴有周围神经病,目前本病与营养障碍关系不清。

【临床表现】

Hadjivassiliou 等曾报道 9 例乳糜泻患者出现神经肌肉接头病变的肌无力症状,神经系统症状早于胃肠道症状,常表现为难以描述的感觉运动性神经病,有的出现多数性单神经炎,抗麦胶蛋白抗体(antigliadin antibodies)检测、十二指肠活检标本病理检查可证实诊断,原因不明的 PN 患者应进行上述检查。

十一、HIV 相关性周围神经病

HIV 感染患者易于罹患多种类型的周围神经病,包括感觉受累的痛性神经病、腰骶丛神经根神经病、脑神经(面神经多见)和脊神经单神经病、CIDP、GBS 以及血管炎性多发性单神经病。除了脑脊液中细胞增多外,这些表现与特发性或通常的变异型并无区别,唯一具有特异性且常见的类型为 CMV 马尾神经炎综合征和急性或亚急性痛性淋巴细胞浸润性神经病,亦即弥漫性浸润性淋巴细胞增多症。抗病毒药物也可能引起多发性周围神经病。

第七节 慢性感觉运动性多发性神经病综合征

(管阳太 王维治)

慢性感觉运动性多发性神经病综合征(syndrome of chronic sensorimotor polyneuropathy)通常是指在数月、1~2 年或数年内逐渐进展的感觉缺失、肌无力和肌萎缩等周

围神经病。起病和病程长短对于周围神经病的定性诊断和鉴别有重要的意义。临床上，这组疾病通常是获得性"早发"型慢性多发性神经病（acquired "early" forms of chronic polyneuropathy），包括肿瘤性、代谢性及免疫介导性 PN 等，如副蛋白血症伴 PN（也可呈亚急性进展）、慢性炎症性脱髓鞘性多神经病（CIDP）、尿毒症性 PN、乙醇营养障碍性神经病、麻风性多发性神经炎、甲状腺功能减退伴 PN、老年慢性良性 PN、多发对称性脂肪瘤综合征伴感觉运动性 PN，以及可能的多灶性运动神经病（MMN）。

这组慢性感觉运动性多发性神经病综合征包括另一类遗传性"晚发"型慢性多发性神经病（genetic "late" forms of chronic polyneuropathy），病程较获得性"早发"型缓慢，可历时数年，主要包括周围神经遗传变性疾病。

一、多发性神经病伴副蛋白血症

多发性神经病伴副蛋白血症（polyneuropathy associated paraproteinemias）是免疫球蛋白异常导致慢性感觉运动性 PN，也称为与 M 蛋白相关的周围神经病（表 3-1-11）。副蛋白（paraprotein）引起 PN 可为孤立的异常，也可能是浆细胞恶性肿瘤（plasma cell malignancy），特别是多发性骨髓瘤、浆细胞瘤及 Waldenström 巨球蛋白血症的副产物，或是获得性淀粉样变性伴发的神经病（neuropathy with acquired amyloidosis）的特殊型；有证据提示，至少部分病例存在致病性抗髓鞘或轴索组分的抗体，考虑本病是与浆细胞异常或恶性增殖相关的一类免疫介导的周围神经病。需要注意的是，M 蛋白在 50 岁以上的正常人群中也有 3% ~ 5% 的出现率，而 M 蛋白的存在也并非周围神经病的必备条件。

表 3-1-11　异常蛋白血症相关周围神经病的分类

Mayo 分类	PNS 分类
单克隆丙种球蛋白相关周围神经	MGUS
多发性骨髓瘤（multiple myeloma，MM）	恶性单克隆丙种球蛋白周围神经病
Waldenström 巨球蛋白血症（WM）	多发性骨髓瘤（multiple myeloma，MM）
MGUS：IgM、非 IgM（IgG、IgA）	浆细胞瘤
POEMS	恶性淋巴细胞增殖性疾病
免疫球蛋白轻链淀粉样变性（LC-AL）	Waldenström 巨球蛋白血症（WM）
非相关	恶性淋巴瘤
	慢性淋巴细胞白血病
	重链病
	原发性淀粉样变性

（一）多发性骨髓瘤性神经病

骨髓瘤性神经病（myelomatous neuropathy）可见于约 14% 的多发性骨髓瘤（multiple myeloma）患者，但 PN 与硬化型骨髓瘤（约 80%）却不成比例地呈高度相关，多发性骨髓瘤患者血清异常增多的免疫球蛋白主要含 κ 轻链组分。溶骨型多发性骨髓瘤（osteolytic multiple myeloma）合并 PN 发病率报道不一，有症状者为 3% ~ 5%，电生理检查发现周围神经异常为 30% ~ 40%。

多发性骨髓瘤患者临床出现各种多发性神经病，如副肿瘤性感觉神经元病、副肿瘤性感觉运动神经元病、复发性 PN、脱髓鞘性感觉运动神经病及多发性神经根病等，早期神经活检、骨髓检查及扁骨 X 线检查有助于诊断。

（二）POEMS 综合征和硬化性骨髓瘤性神经病

骨硬化型骨髓瘤（osteosclerotic forms of myeloma）可合并 PN，有些硬化型骨髓瘤患者可出现 POEMS 综合征，是较少见的多系统损害综合征，Crow（1956 年）首先报道，Fukase（1968 年）随后报道一例，称为 Crow-Fukase 综合征。Bardwick（1980 年）总结本病有 5 种主要的临床表现——多发性神经病（polyneuropathy，PN）、器官肿大（organomegaly）、内分泌疾病（endocrinopathy）、单克隆丙种球蛋白血症或 M 蛋白血症（M proteinemia）及皮肤色素沉着（skin pigmentation），称本病为 POEMS 综合征。

【病因和病理】

1. 病因　本病引起神经及其他病变可能与浆细胞增生有关，手术切除髓外浆细胞瘤、放疗单发性骨硬化型骨髓瘤或激素治疗均可使某些患者症状得到暂时明显改善，提示浆细胞可能分泌一种针对周围神经及多种器官的毒性物质，约 80% 的骨髓瘤性神经病患者血清中有大量异常免疫球蛋白，主要含 λ 轻链成分，推测与本病远隔效应有关，某些患者的单克隆 M 蛋白成分中存在抗髓鞘素抗体。

2. 病理　神经活检显示节段性脱髓鞘，伴或不伴轴索变性；电镜呈非致密板层样结构，施万细胞质呈岛样堆集；淋巴结活检显示血管增生及浆细胞浸润，类似 Castleman 病的病变。相比 CIDP，POEMS 综合征表现为更多的轴索变性及神经外膜血管新生，而前者内膜炎症和"洋葱球"样改变更多见。

【临床表现】

1. 中年男性发病较多，表现为慢性进行性感觉运动性 PN，运动障碍明显，缓慢进展。POEMS 综合征患者神经病变与无系统症状患者无显著差异，许多骨髓瘤性神经病患者伴 Castleman 病淋巴结病；大多数患者肋骨及脊柱有多处病灶，颅骨及长骨也可受累，也可见单发病灶；可有皮肤病变如广泛皮肤色素沉着、多毛，半数病例有杵状指;可见全身水肿,下肢指凹性水肿,有时合并腹水和胸膜渗出,男性可乳房增生和阳痿,女性可有闭经,肝大及全身淋巴结病很常见,约 1/3 患者脾大;约半数患者可见视乳头水肿;部分病例有低热和多汗等。

2. 多数 POEMS 综合征患者伴发骨髓瘤,约 1/3 的患者仅有 M 蛋白而不伴骨髓瘤,少数合并髓外浆细胞瘤,部分病例有多克隆副蛋白血症(polyclonal paraproteinemia),IgG 常见,亦可为 IgA,多数含 λ 轻链。

3. CSF 细胞数正常,蛋白显著增高是硬化型骨髓瘤性神经病的显著特点;其与溶骨性多发性骨髓瘤的不同是血中 M 蛋白检出率较高,尿中本周蛋白很少,肌电图显示运动及感觉神经传导速度明显减慢,类似 CIDP 样电生理改变,但有研究认为两者也有所区别,传导阻滞(conduction block)和波形离散(temporal dispersion)在本病中更少见。

【诊断】

诊断依据患者的症状与体征,血中出现多克隆或双克隆副蛋白,或出现 λ 轻链组分应疑诊此病;确诊本病应检查长骨、骨盆、脊柱和颅骨 X 线片。若证明硬化型骨髓瘤,如骨髓象检查发现分化正常浆细胞中度增加可确诊。近年来随着对 POEMS 认识的深入,尤其是血管内皮生长因子(VEGF)重要性的认识,POEMS 的诊断标准也逐渐丰富和成熟。表 3-1-12 列出了 2007 年 Dispenzieri 的 POEMS 诊断标准。

表 3-1-12　2007 年 Dispenzieri 的 POEMS 诊断标准

主要标准
1. 多发性周围神经病
2. 单克隆浆细胞增殖障碍(常为 λ)
3. 硬化性骨损害
4. Castleman 病
5. 血管内皮生长因子(VEGF)升高

次要标准
6. 脏器肿大(脾大、肝大或淋巴结增大)
7. 血管外容量过多(水肿、胸腔积液、腹水)
8. 内分泌疾病(肾上腺、甲状腺、垂体、性腺、甲状旁腺、胰腺)
9. 皮肤改变(色素沉着症、多毛症、肾小球样血管瘤、多发性血管瘤、痤疮、潮红、苍白指甲)
10. 视乳头水肿
11. 血小板/红细胞增多症
其他症状体征:杵状指、体重减轻、多汗症、肺动脉高压/限制性肺病、血栓性皮肤病、腹泻、VitB₁₂ 降低

可能相关
关节痛、心肌病(收缩功能障碍)、发热

注:诊断 POEMS:1+2+3/4/5(至少一项)+6/7/8/9/10/11(至少一项)。

【治疗】

本病治疗尚待探索,骨髓瘤性 PN 的脱髓鞘病变可用激素、化疗及血浆交换等,少数患者症状可改善;多发病变所致的神经病采用化疗如苯丙氨酸氮芥或泼尼松,病情可望好转或稳定;孤立的浆细胞瘤所致的 PN,原发病在接受放疗后病情可明显好转,外科手术疗效不佳。

(三)良性单克隆丙种球蛋白病

良性单克隆丙种球蛋白病(benign monoclonal gammopathy)也称未定性/意义未明的单克隆丙种球蛋白病(monoclonal gammopathy of undetermined significance,MGUS),包括多发骨髓瘤性 PN、孤立的浆细胞瘤性 PN 及单克隆或多克隆丙种球蛋白性 PN。本病恶性型较常见,有人认为老年人发生不明原因神经病大部分是单克隆内种球蛋白引起。本病属于良性副蛋白血症,良性副蛋白血症还包括巨球蛋白血症、冷球蛋白血症等。所谓"意义未明",指骨髓活检无淋巴细胞浸润,且无肿瘤浸润症状或体征。按疾病进程来说,从 MGUS 阶段到阴燃(smoldering)阶段,再到恶性阶段,可能是疾病的自然过程。

【病因和发病机制】

1. 免疫球蛋白(Ig)是 B 细胞受抗原刺激后分化、增殖为浆细胞产生的,一般认为每种浆细胞只能产生一种类型,若某一浆细胞异常增生,血清中可检测出异常高水平此种 Ig 及其轻链或重链片段,这种异常的蛋白称 M 蛋白或称副蛋白(paraprotein)。良性单克隆丙种球蛋白病导致的 PN 常发生于无多发性骨髓瘤或其他恶性疾病患者,血中单克隆蛋白<30g/L。通常常规血清蛋白电泳多不能检出这些副蛋白,因此需免疫电泳检查或精细的免疫固定技术。由于副蛋白来源于浆细胞,骨髓象检查可发现浆细胞正常或轻度增加,与骨髓瘤所见不同。不足 1/3 的本病患者经历数年病程后可出现明显骨髓瘤表现,此时应称为未定性的单克隆丙种球蛋白病。Mayo 报道,约 6% 的不明原因周围神经病患者证实罹患良性单克隆丙种球蛋白血症,也有人认为可达 20%。虽然 IgG 是最常见副蛋白,但 PN 与 IgM 相关性更密切。

Yeung、Gosselin 及 Simovic 等先后报道 161 例单克隆副蛋白血症合并 PN 病例,其中 96 例为 IgM 型副蛋白血症,50 例为 IgG 型,15 例为 IgA 型或同种型(isotype),大多数副蛋白都含一条 κ 轻链,有人认为 IgM 型副蛋白血症患者较 IgG 型易出现感觉异常,EMG 多提示脱髓鞘改变。IgG 单克隆丙种球蛋白病多发于老年人,治疗与 IgM 单克隆丙种球蛋白病相似,预后与之相同或更好。本病可出现不常见现象,如浆细胞只合成免疫球蛋白轻链成分或副蛋白只出现于尿中,这种副蛋白与骨髓瘤本周蛋白相似,部分这类患者在 10 年内发展成骨髓瘤或

Waldenström 病,但大部分患者不转化为恶性。

2. 髓鞘素相关糖蛋白(myelin-associated glycoprotein,MAG)是第一个明确的 IgM 型靶点,见于近半数的 IgM 型 MGUS,MAG 暴露在细胞外,更易受到免疫攻击。丙种球蛋白病伴感觉神经元病和神经病(gammopathy with sensory neuronopathy and neuropathy)通常是 IgM 在髓鞘沉积或与 MAG、神经节苷脂反应所致,见于 50% 以上的周围神经病和良性单克隆球蛋白病患者,发病机制不清。Hafler 等用免疫印迹(Western blot)技术分析 29 例 PN 伴单克隆球蛋白病患者,其中 3 例伴 IgG 单克隆球蛋白病,17 例伴骨硬化性骨髓瘤,9 例伴 IgM 单克隆球蛋白病,这 9 例中 6 例 MAG 反应强阳性,并伴明显的慢性进展性共济失调性神经病,均为男性,年龄为 45～70 岁(平均为 54 岁),临床和电生理检查符合 SN。腓肠神经活检发现 4 例有髓纤维边缘有免疫荧光染色,证实为 IgM-κ 抗体,这说明抗 MAG 抗体在 PN 伴单克隆蛋白病的发病机制中起重要作用,支持 PN 中 10% 是单克隆丙种球蛋白病这一观点。

3. 有研究表明,可能与基因有关,髓样分化因子 88 (myeloid differentiation factor,MyD88)在 IgM MGUS 常见(55%),高表达易向 WM 转化。

【临床表现】

单克隆丙种球蛋白病性神经病多发生于 60～70 岁男性,起病隐袭,经典的 IgM 型 MGUS 多先出现双足麻木及感觉异常,然后累及双手,继之出现四肢对称性无力(早期足趾伸肌)及消瘦;意向性震颤,尤其在 anti-MAG 中常见;部分患者以深感觉障碍为主,出现平衡失调及 Romberg 征,腱反射可保存或只在疾病早期减弱,神经病通常缓慢进展,病程中很少出现缓解复发;有些患者出现雷诺现象,甚至缺少冷球蛋白也可发生。本病也被称为远端获得性脱髓鞘性感觉运动神经病(distal acquired demyelinating sensory and motor neuropathy,DADS)。Rymond 等在 5 年内连续观察 36 例良性单克隆丙种球蛋白病,其中 16 例病变以轴索变性为主,但不论以轴索变性为主还是以脱髓鞘为主,临床表现及治疗反应无明显差异,但轴索变性的感觉缺失较脱髓鞘轻,腱反射可减弱。不同的类型的 MGUS 临床表现略有不同,而不同个体间临床表现差异也较大(表 3-1-13)。

表 3-1-13　不同类型的 MGUS 临床差异

周围神经损害	IgM	Non-IgM
临床表现	多见	相对少见
	IgM 亚型间无明显区别	与 IgM 各型间有些许区别
	远端,脱髓鞘性	多种表现:长度依赖性感觉运动轴索型,典型 CIDP 型
	大纤维受累,感觉型共济失调多见	
	运动损害较远端相对较轻	
电生理	脱髓鞘:运动传导速度减慢,DML 延长,TLI 降低	IgG 型多见轴索异常
	典型的感觉降低或消失	

CSF 典型改变为蛋白升高,多在 0.5～1.0g/L,但并非副蛋白进入 CSF 血清学检测存在 10 余种特异性抗髓磷脂抗体,如 MAG 抗体和髓磷脂中糖脂(SGPG)、硫酸脑苷脂(SPLPG)组分抗体,见于 50%～70% 与 IgM 相关的神经病患者,有报道 SPLPG 抗体产生与 CMV 感染有关。IgM 型副蛋白血症伴 MAG 抗体患者常见深感觉缺失引起共济失调及 Romberg 征,病程晚期常见肌无力。抗神经 IgM 抗体可能与 PN 有关,多克隆 GM_1-IgM 抗体与多灶性运动传导阻滞有关;EMG 检查显示多数患者可见脱髓鞘病变或轴索变性与脱髓鞘混合病变;腓肠神经活检显示有髓纤维广泛缺失,无髓纤维稀少,约半数病例出现增生现象。

【诊断和鉴别诊断】

根据典型的临床症状和电生理表现需要怀疑本病,血清免疫固定电泳(serum immunofixation electrophoresis,SIFE)对于确定 M 蛋白成分(定性)以及 κ、λ 分型有着重要的作用。

WHO 于 2017 年将 MGUS 分为 IgM MUGS 和 non-IgM MUGS 两类(表 3-1-14)。

此外,MGUS 需要于其他的 M 蛋白相关的周围神经病鉴别,尤其与 POEMS 在临床上有所区别,具体见表 3-1-15。

表 3-1-14　MGUS 的诊断标准

	IgM MGUS	non-IgM MGUS
诊断标准	血清 IgM 单克隆丙种球蛋白<3g/dl	血清非 IgM 单克隆丙种球蛋白<3g/dl
	骨髓<10%淋巴细胞、浆细胞浸润	骨髓<10%淋巴细胞、浆细胞浸润
	无器官损害	无终末器官损害
	淋巴结病	
	脾肿大	
	高黏血症	
	除外其他潜在 B 淋巴细胞增殖性疾病	
其他	考虑为淋巴瘤癌前病变,尤其是淋巴浆细胞白血病(LPL)	常与浆细胞增殖性疾病相关
	MYD88 L265P 突变可见于半数 IgM MGUS(无法鉴别 MGUS 和 LPL,但为进展的独立高危因素)	基因型同 IgM
	约 1.5%/年进展为恶性肿瘤	1%/年~1.5%/年进展

注:M 蛋白与周围神经病可能无关联,CIDP 偶伴有副蛋白血症(以下之一):周围神经病达峰时间<6 周;复发或单向病程;脑神经受累(除 CANO-MAD);非对称性;前驱感染史;正中神经感觉异常而腓肠神经感觉电位正常;IgG 或 IgA 但神经活检未见沉积或髓鞘板层增宽。

表 3-1-15　MGUS 与 POEMS 的鉴别

	MGUS	POEMS
年龄	相对年长	相对年轻
M 蛋白	可见 IgA、IgG-λ	IgM-κ 多见
临床表现	无症状或感觉>运动周围神经损害	多系统受累
电生理		
CMAP	↓	↓↓
MCV	↓	↓↓
SCV	↓↓	↓
TLI	↓↓	↓

【治疗和预后】

目前绝大多数治疗对 MGUS 疗效均不确定。

1. 绝大多数单纯单克隆丙种球蛋白神经病患者用血浆交换可改善症状数周至数月,但也有相反证据,IgG 和 IgA 型神经病较 IgM 型神经病患者疗效好(Dyck,1991)。血浆交换方案与 GBS 相同,每次血浆交换量 200~250ml/kg,共 4~6 次。如患者血清中存在 MAG 抗体,单纯血浆交换可使约 50%患者病情短暂缓解,其中仅 10%~20%的患者可维持疗效,但血浆交换对慢性进展性伴明显远端感觉缺失的严重共济失调患者收效甚微。大剂量免疫球蛋白静脉滴注(IVIg)疗效不明显,也有报道约 50%的副蛋白血症及约 20%抗 MAG 神经病患者 IVIg 治疗后病情短暂缓解。

2. 可应用免疫抑制剂如环磷酰胺静脉注射或苯丁酸氮芥口服;糖皮质激素疗效不佳,仅证明在合并治疗中有效;某些病例免疫抑制剂与血浆交换合用疗效甚佳,血浆交换或免疫抑制剂均需间隔一或数月重复进行,间隔时间视患者具体情况而定。

3. 抗 CD20 单抗 2g×2 次间隔 15 天或 375mg/(m²·周)×4 周,但也有失败证据。

4. 其他报道有效的药物包括 INF-α、氟达拉滨、克拉屈滨。

5. MM 是经过必要的癌前病变后的终末期疾病,MGUS 本身并不是一种良性状况,影响 MGUS 进展成 MM 的因素包括年龄、性别、体重指数、非洲血统和高风险染色体易位(Myc translocation)。

（四）Waldenström 巨球蛋白血症

Waldenström 巨球蛋白血症(Waldenström macro-globulinemia,WM)发生于老年人,是以疲乏、无力及出血素质为特点的系统性疾病,由 Waldenström 提出。本病属于恶性淋巴细胞增殖性疾病,IgM 型的 MGUS(包括 anti-MAG)倾向进展为 WM。

【病因和病理】

1. 病因　本病与冷球蛋白血症的病因及发病机制尚不清楚。抗神经元抗体可能是某种副蛋白组分或蛋白沉积产生毒性所致。Chad 等认为,冷球蛋白血症并发神经病是由于血管内冷球蛋白沉积导致血管炎性缺血。

2. 病理　目前 Waldenström 巨球蛋白血症和冷球蛋

白血症伴神经病的病理研究不多。病变神经纤维可见远端轴索变性，无炎性细胞浸润，有作者报道淀粉样沉积或神经束膜内层布满 IgM 免疫沉淀物。

【临床表现】

1. 巨球蛋白血症伴周围神经病呈亚急性或慢性病程，起病为非对称性多数神经干型或对称性远端感觉运动型，后者病变进展十分缓慢，局限于足和腿部，伴轻度感觉性共济失调，跟腱及膝反射消失。CSF 蛋白通常增高，球蛋白增加，Rowland 等报道 1 例纯运动性 PN 颇似运动神经元病，这类病例极少。

2. 血免疫电泳发现 IgM 显著增加，约半数 Waldenström 病和 PN 患者有特异的抗 MAG 抗体，与约 1/3 良性 IgM 副蛋白血症患者相似。许多高蛋白血症患者血液黏度很高，可引起周围神经病，以及视网膜及脑循环普遍减慢（Bing-Neel 综合征），引起发作性意识模糊、昏迷，有时发生卒中。

【治疗】

本病治疗困难，患者出现症状性高黏滞血症、感觉运动神经病、系统性淀粉样变性、肾功能不全、症状性冷凝球蛋白血症、骨髓抑制引起贫血或血小板减少、进行性淋巴结肿大及脾大，以及结缔组织症状如反复发热、盗汗、乏力、体重下降等应积极治疗，可用泼尼松、烷化剂（alkylating agent）如苯丁酸氮芥（chlorambucil）、环磷酰胺（cyclophosphamide）等，或应用血浆交换，通常可改善患者全身和神经症状，但不能完全恢复。

（五）冷球蛋白血症

冷球蛋白血症（cryoglobulinemia）是某种血清蛋白遇冷发生沉淀，包括特发性和继发性两类，少数患者可发生周围神经病。本篇章第六节多数性单神经病中，曾述及特发性混合性冷球蛋白血症（essential mixed cryoglobulinemia）伴发血管炎性多数性单神经炎或 PN 冷球蛋白（cryoglobulin）通常为血清中 IgG 或 IgM，特点是遇冷发生沉淀性冷球蛋白血症，如无任何明显的特殊病因，称为特发性冷球蛋白血症（essential cryoglobulinemia），继发性冷球蛋白血症较常见，伴发于骨髓瘤、淋巴瘤、结缔组织病和慢性感染，特别是丙型肝炎等多种疾病。

【临床表现】

仅少数的特发性和继发性冷球蛋白血症病例发生周围神经病，神经病通常起病隐袭，常表现为远端对称性运动障碍及感觉缺失，可伴雷诺现象（Raynaud phenomenon）及皮肤紫癜样皮疹。神经病症状偶可在数日内迅速进展，后很快恢复，最初只表现为疼痛和感觉异常，可因暴露于寒冷环境加重，以后出现肌无力及活动不灵，下肢重于上肢，一定程度上与血管病变分布区相关。多数性单神经病较少见，受损神经支配区有严重失神经现象，少

数病例可合并发生远端对称性 PN 以及多数性单神经病，本病治疗与 Waldenström 巨球蛋白血症相同。

（六）原发性淀粉样神经病

原发性淀粉样神经病（primary amyloid neuropathy）也称非家族性淀粉样神经病（nonfamilial amyloid neuropathy），散发病例较家族性病例常见，后者的周围神经病常伴心脏、肾脏及胃肠道淀粉样沉积，称为原发性系统性淀粉样变性（primary systemic amyloidosis），区别于遗传性变异型。此节介绍免疫球蛋白轻链原发性淀粉样变性（LC-AL）。

【病因】

大多数病例淀粉样蛋白来源于副蛋白血症，但这些蛋白来源的"良性"与恶性比例在各组报道不同：Kyle 和 Bayrd 报道的一大组原发性淀粉样变性病例，26% 的患者有浆细胞恶病质（plasma cell dyscrasia），90% 血中含单克隆蛋白，多克隆蛋白罕见巨噬细胞酶（macrophage enzymes）可把较大的免疫球蛋白分子裂解成轻链，并在组织中形成淀粉样沉积，或浆细胞由一个克隆性浆细胞群产生单克隆轻链，直接产生轻链，导致轻链病（light-chain disease），形成主要具有反向平行 β 片层构象的原纤维，并沉积于多种脏器。特发性淀粉样变性以 λ 轻链为主，骨髓瘤则以 κ 轻链为主，少数病例轻链仅见于尿中［本周蛋白（Bence-Jones protein）］。原发性淀粉样变性除与副蛋白血症或多发性骨髓瘤有关，未发现有先发的或共存的疾病证据，可与继发性淀粉样变性鉴别，后者常与神经系统以外慢性感染或其他慢性疾病有关，继发性淀粉样变性通常不伴发神经病；然而，作为第三种类型的家族性淀粉样变性常伴发神经病（见本章第十节"遗传型慢性多发性神经病"）。

【临床表现】

1. 原发性淀粉样变性多见于老年男性，患者诊断时中位数年龄（median age）65 岁，常表现为多系统的受累，如蛋白尿、心功能不全、肝大、腹泻和不典型的 MGUS，约 23% 患者有神经病变，常被误诊为慢性炎性脱髓鞘性神经根神经病（CIDP）。大多数原发性淀粉样变性患者患周围神经病神经病症状和体征，与遗传性淀粉样 PN 相似，但进展较快，首发症状为麻木、感觉异常，常有肢端疼痛，体征以细感觉纤维受累为特征，表现痛温觉缺失；随之出现无力，最初限于双足，随疾病进展，最终累及双手及上肢，亦可出现粗纤维传导的感觉缺失；25% 的病例因屈肌腕横韧带病变浸润出现腕管综合征；自主神经受累严重，病程早期即很明显，表现胃肠动力紊乱、发作性腹泻或体位性低血压，以及阳痿、膀胱功能障碍、瞳孔光反射退钝和发汗减少等。

2. 浸润性淀粉样肌病（amyloid myopathy）是本病罕

见并发症,肌肉膨大,出现硬结,尤其舌肌(巨舌)和咽喉肌。约半数神经病患者可见明显的肾脏、心脏或胃肠道等淀粉样沉积表现,肾病综合征尤具特征性。本病进展较快,平均存活期为 12~24 个月,预后不良,常因肾脏、心脏或胃肠道淀粉样沉积导致死亡。

3. 筛查试验包括血清和尿分析,检测大多数病例存在的异常副蛋白,可行腹部脂肪、齿龈或直肠活检,感觉神经病或器官淀粉样沉积的患者可行腓肠神经及受累内脏活检,对淀粉样变性颇具诊断价值;几乎所有的原发性淀粉样变性病例肝脏活检阳性,85%出现肾淀粉样浸润。CSF 蛋白含量正常或中度增高。

【诊断及鉴别诊断】

1. 诊断 根据感觉性症状为主的神经病,合并肾脏、心脏或胃肠道等淀粉样沉积表现可高度疑诊本病,通过血清和尿异常副蛋白筛查、腓肠神经及内脏活检等可确诊(图 3-1-7)。

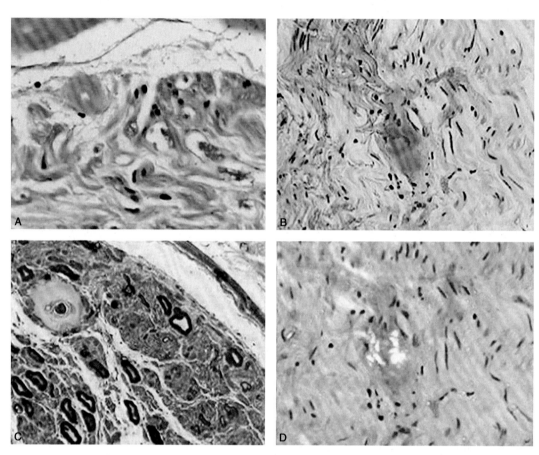

图 3-1-7 病理染色偏光显微镜观察可见淀粉样物质在腓肠神经中沉积
A. HE 染色;B. 刚果红染色;C. 甲苯胺蓝染色;D. 刚果红染色

2. 鉴别诊断 本病须注意与缓慢进展的家族型病例、骨髓病型淀粉样变性神经病鉴别,还须与临床较常见的中毒性及营养障碍性小纤维神经病、特发性小纤维感觉性神经病鉴别。因此,免疫固定电泳以及 TTR 基因检测尤为重要。

3. 除了 LC-AL,结缔组织病、其他肿瘤也可能有淀粉样的沉积,也可有周围神经的累及,较为罕见。

【治疗】

治疗和浆细胞病一样,以免疫和抗肿瘤治疗为主。免疫调节治疗、免疫抑制治疗或血浆交换清除淀粉样蛋白均疗效甚微,免疫抑制疗法对肾病可能有益。干细胞替代(stem cell replacement)疗法已在临床应用,用大剂量左旋苯丙氨酸氮芥(melphalan)抑制骨髓后自患者采集干细胞,已有几例患者存活数年,神经病也明显改善,肢端疼痛可用芬太尼贴(fentanyl patch),口服麻醉性镇痛剂治疗,体位性低血压用长筒袜和应用盐皮质激素(mineralocorticoids)治疗有效。

二、尿毒症性多发性神经病

尿毒症性多发性神经病(uremic polyneuropathy)是慢性肾衰竭最常见并发症。据 Robson 估计,约 2/3 接受透析治疗的终末期肾衰患者合并 PN。Bolton 统计,70%正接受常规透析治疗患者患有尿毒症性 PN,其中约 30%的神经病为中至重度,见本篇章第三节"急性感觉运动性多发性神经病"中的"急性尿毒症性多发性神经病"部分。

【病因和病理】

1. 尿毒症性神经病的病因不清,较公认为"中分子理论"。肾衰竭终末期与分子量为 $200 \sim 3\,000$ 的毒性物质如甲基胍(methylguaniding)、肌醇等的聚集有关,浓度与神经毒性程度相关。这些毒素和神经病变症状不会因长期血液透析而明显减轻,但肾脏移植可有效清除各种分子量物质,使神经症状稳定改善。尽管毒素的堆积可能发病原因,但其具体机制仍不清楚。此类疾病常为亚临床,只有在肾功能低于15%时才表现出症状。

2. 病理检查显示非特异性轴索变性,快速进展病例可见大纤维受累,电镜下显示明显病变主要集中在神经远端,伴胞体染色质溶解。

【临床表现】

1. 尿毒症性 PN 表现为长度依赖性远端对称性感觉运动多发性周围神经病,通常先累及下肢,然后累及上肢,逐渐向上进展。有些患者最初出现足部烧灼样感觉障碍、痉挛或下肢蚁走感、瘙痒感,症状在夜间加重,活动时减轻,颇似不宁腿综合征;肾衰合并糖尿病可使神经病加重。神经病通常在数月内缓慢进展,偶可为亚急性,极少数病例出现急性感觉运动性 PN,多发生在接受腹膜透析的糖尿病患者;病程后期可以出现无力、腱反射消失、肌肉萎缩等症状。Layzer 报道尿毒症性 PN 合并低磷酸盐血症。所有类型慢性肾脏病都可合并神经病,促进神经病进展的主要因素不是肾病的性质,而是肾衰及症状性尿毒症程度及持续时间。长时间血液透析后 PN 症状体征可趋于稳定,但仍有极少数患者病情进展;快速血液透析偶可造成 PN 暂时加重,腹膜透析对改善神经病似较血液透析有效。

2. 生理改变符合轴索神经病特点,可见胫后神经和腓神经诱发的感觉及运动电位延迟,波幅降低,运动神经传导速度相对不受影响。然而值得注意的是,一部分患者,尤其是早期患者仅表现为麻木、疼痛或者自主神经症状,而神经传导速度正常,提示小纤维受累的可能,需要通过皮肤交感反应、定量感觉测试以及皮肤活检的技术来检测和评估。

依据慢性肾衰竭患者出现肌无力和肌萎缩、腱反射消失、感觉缺失及梯度分布的肢体神经功能缺失,可诊断尿毒症性 PN。

【治疗】

治疗原发病是尿毒症性周围神经病的诊治原则。表现为疼痛明显的患者可以予以加巴喷丁、普瑞巴林对症治疗,注意肾功能与药物的剂量的调整。患者成功接受肾脏移植后,通常经 $6 \sim 12$ 个月,周围神经功能可望完全恢复。

三、乙醇营养障碍性神经病

乙醇营养障碍性神经病(alcoholic-nutritional neuropathy)是长期大量酗酒导致营养障碍,引起慢性对称性感觉运动性多发性神经病。慢性乙醇中毒者常伴维生素 B_1 缺乏。

【病因】

西方国家营养障碍性 PN 通常与乙醇中毒有关。研究表明,乙醇营养障碍性神经病与神经性脚气病性质相同,均由营养缺乏所致,但不清楚究竟与哪种营养缺乏(如维生素 B_1、维生素 B_6、泛酸、叶酸或 B 族维生素联合缺乏)有关,也不能确定乙醇直接毒性可导致哪种类型 PN。本病虽呈亚急性进展,却是慢性 PN 常见的原因。维生素 B_1(硫胺素)是第一个被认识的 B 族维生素,可以使丙酮酸脱羧酶与辅酶 A 结合,合成乙酰辅酶 A,参加有氧代谢的三羧酸循环,另外维生素 B_1 还与神经冲动的传播和维持髓鞘稳定有着未知的作用。维生素 B_1 存在于肉制品、谷物等食物中,然而精制的谷物和米含有较少的维生素 B_1,而茶、咖啡、生鱼等则含有硫胺酶,可以分解维生素 B_1。

长期摄入不足或丢失过多导致维生素 B_1 缺乏,原因很多,除了酗酒之外,还包括腹泻、营养不良、怀孕、甲亢等。

【临床表现】

慢性酒中毒、早期维生素 B_1 缺乏的患者常有厌食、易激惹、短时记忆障碍等,随着缺乏的持续,可以出现逐渐其他症状,如四肢远端麻木、感觉障碍及共济失调等,临床上可分为干性脚气病、湿性脚气病和 Wernicke 脑病,其中干性脚气病表现为对称性感觉运动神经病,少数 PN 患者伴 Wernicke-Kosakoff 综合征。未经治疗的酒中毒性 PN 患者下肢出现严重肌无力和肌萎缩,上肢较轻;大量饮酒后若出现意识清醒度下降,可能引起压迫性、缺血性单神经病。酒中毒性神经病的神经电生理检查提示感觉神经轴索变性。血维生素 B_1 降低是诊断维生素 B_1 缺乏的重要依据,相关酶活性反应以及尿检验也是临床中常用的检测手段。

本病治疗须停止酒摄入,应立即予以高热量高蛋白的饮食,给予神经营养剂,补充包括维生素 B_1 在内的水溶性维生素。

四、麻风性多发性神经炎

麻风是以皮肤和周围神经受累为主的疾病,麻风性多发性神经炎(leprous polyneuritis)是典型的感染性神经炎,是抗酸麻风分枝杆菌(acid-fast mycobacterium leprae)直接侵入神经所致,常表现为单根或多根周围神经损害,病变呈不对称分布,受累神经支配区感觉、运动障碍及皮肤损害。麻风曾经在我国广为流行,随着有效、积极的防控,麻风在我国已经很少见了,然而仍有一些以周围神经病受累为主的散发病例,并常见于印度和中非,以及部分南美及环墨西哥湾的佛罗里达州、得克萨斯州及路易斯安那州,需要临床提高认识水平。

【临床表现】

麻风分枝杆菌感染可引起皮肤损害、感觉缺失及神经粗大等三主症,是细菌繁殖、宿主对麻风抗原免疫反应而引起 PN。麻风病分为未定型、结核型和结节型,该病进展方式主要取决于宿主抵抗力。麻风分枝杆菌引起的周围神经病可表现为单神经病、多发性神经病以及多发性单神经病,脑神经受累也较多见,早期常出现感觉减退,后期可发现典型的神经粗大。

1. 未定型麻风(indeterminate leprosy) 最初病损为肉眼可见的良性皮肤斑丘疹,常为低色素性。麻风分枝杆菌侵入皮肤神经可引起感觉缺失,疾病停留于此阶段不再进展,为未定型麻风。

2. 结核型麻风(tuberculoid leprosy) 麻风分枝杆菌局部侵入,产生局限性上皮样肉芽肿,累及皮内和皮下神经,可触及皮下感觉神经增粗,以皮肤表面感觉缺失及斑块形成为特征。若肉芽肿附近大神经如尺神经、正中神经、腓神经、耳后神经及面神经等受侵,可见该神经分布区感觉、运动障碍。

3. 结节型麻风(lepromatous leprosy) 患者抵抗力低下使麻风分枝杆菌增殖和血源性传播,发生皮肤、睫状体、睾丸、淋巴结及神经弥漫性浸润,为结节型或瘤型麻风。表现为肢体远端对称性损害,广泛侵及皮肤神经产生对称性痛温觉缺失,包括耳郭及手、前臂、足背侧和腿前外侧部,这些部位皮肤相对变冷,最终感觉缺失扩展至整个皮肤表面;随后邻近皮肤的神经,如尺神经最易受累;感觉丧失区无汗或少汗,自主神经系统不受累。麻风病感觉缺失广泛,损伤不被感知,导致感染、消瘦、畸形或开放性创伤继发感染等;与其他 PN 鉴别是腱反射通常保存,可能肌肉神经及较大感觉神经未受累。有的患者出现双型性麻风(dimorphous leprosy)如结核型和结节型,可能是宿主的免疫状态所致。

【诊断】

根据流行病学资料及患者临床表现通常可诊断,有时须进行皮肤及神经活检发现麻风分枝杆菌。麻风的周围神经损害多依靠病理诊断,与非特异性炎性病理改变不同,麻风分枝杆菌常直接侵入神经,并可以看到不均匀

的单簇内浸润以及麻风结节。因此,在怀疑本病的患者中,发现束膜内炎症细胞或特殊染色下麻风分枝杆菌的浸润是本病的特征改变。

【治疗】

麻风病应尽早与集中治疗。急性神经炎可用糖皮质激素如泼尼松治疗;各型麻风均需长期用砜类(sulfones)化疗,化疗的主要问题是病原菌持续存在,即使患者体内维持杀菌浓度的抗麻风药,对药物敏感的麻风分枝杆菌仍可在患者体内生存多年,麻风分枝杆菌可处于蛰伏状态,此时抗麻风药对其无作用。目前尚无任何单一药物可有效清除滞留在体内的细菌。目前最常用的药物为氨苯砜(dapsone),结节型麻风可用 50~100mg/d 口服,直至皮试阴性后持续 3~4 年;并用利福平(rifampin)600mg/d,1 次口服,共 6 个月;氯法齐明 50~100mg/d,直至皮试阴性、活检麻风分枝杆菌消失后,疗程 2 年。沙利度胺(thalidomide)或称酞胺哌啶酮,对结节型麻风皮肤病灶有效,但须注意该药本身也可引起感觉性神经病。常规的治疗除了氨苯砜之外,还有神经减压术。

五、甲状腺功能减退伴发多发性神经病

甲状腺功能减低伴发多性神经病(polyneuropathy with hypothyroidism)临床较少见,主要有两类:①单神经病:主要为腕管综合征;②对称性 PN:许多黏液性水肿老年患者主诉脚、腿部无力和麻木,手较轻;也可见多脑神经病变,无其他原因,这些患者的神经性耳聋也可能是周围神经病的表现。一些隐源性周围神经病也最后发现伴有甲状腺功能减退。

【病因和病理】

1. 病因 甲状腺功能减退引起的神经病机制不清,对称性神经病发生可能与代谢障碍有关,腕管综合征是腕管处肿胀的结缔组织压迫正中神经所致。甲状腺激素治疗后 PN 症状好转,体征完全或接近完全恢复,证实是甲状腺功能减退所致,已观察到感觉运动性 PN 与慢性淋巴细胞性甲状腺炎和脱发也有关。

2. 病理 Dyck 和 Lambert 在剥离开的单神经纤维标本观察到节段性脱髓鞘,有髓纤维数目减少。正中神经变细,束间结缔组织增生。可见神经内膜、神经束膜水肿,蛋白浸润及某种异染类黏蛋白物质,电镜下可见神经内膜和神经外膜及腕管肌腱间有糖原及酸性糖胺聚糖颗粒,有学者观察到施万细胞内糖原及胞质层状小体聚合物。

【临床表现】

甲减患者中大约有 35%患者发现有卡压性周围神经

病,9%~60%患者发现有广泛性周围神经病,多发性对称性神经病患者多以肢体远端麻木或刺痛起病,出现肌痉挛发作,腱反射消失,振动觉、位置觉和触压觉减低和肢体远端肌无力等常见表现,极少有严重神经病表现。腕管综合征患者可有指尖感觉异常,夜间为著,可呈间歇性发作。

卡压性周围神经病患者电生理检查可见正中神经感觉及运动传导速度显著减慢,多发性 PN 患者常表现为感觉神经波幅消失和运动神经传导速度减慢,下肢运动神经传导速度中度减慢,严重者肌电图出现失神经电位。脑脊液蛋白含量常增高,某些患者超过 1g/L,可能是血浆蛋白增高所致。甲状腺功能减退神经病变中的病理变化包括节段性脱髓鞘、轴突变性、线粒体数量增加,以及神经内膜间质和神经外膜鞘中糖胺聚糖的沉积。

【治疗】

患者有甲状腺功能减退病因,如用甲状腺素治疗,主观感觉及客观体征可完全或接近完全缓解,腕管综合征患者可能须手术治疗。

六、老年慢性轻度感觉性多发性神经病

老年慢性轻度感觉性多发性神经病(chronic mild sensory polyneuropathy of the elderly)是发生于老年人非进行性感觉性 PN。在临床中可以见到一些有轻度感觉神经传导波幅的降低伴或不伴轻度传导速度减慢,部分可能有轻度的感觉主诉的老年患者,病程进展缓慢,这些患者虽被称为"良性"感觉性周围神经病,但也可能存在尚未明确的如糖尿病、甲状腺功能异常、营养代谢等疾病基础。因此,本类疾病的分类尚存争议,有待进一步研究。

【病因】

大多数病例为特发性,但鉴别诊断较广泛(表 3-1-16)。老年人痛性感觉性神经病的病因主要包括糖尿病、酒中毒性营养缺乏状态、结缔组织病、淀粉样变性和血管炎。

【临床表现】

脚和腿部麻刺样感觉异常、感觉丧失及踝反射消失是常见的临床表现,手部可轻度受累,老年烧灼足是本病的变异型,主要累及老年女性,表现为长达数年、缓慢进展的足部烧灼感及麻木感,可上升达踝部或小腿中部。检查常发现针刺感和热感丧失,踝反射存在或减弱。电生理检查正常,某些病例可见腓肠神经电位减低及运动幅度轻微改变。

表 3-1-16　痛性感觉神经病的原因

常见的原因
营养性
老年特发性
糖尿病
血管炎
GBS 后遗症
肾衰竭
结缔组织病,尤其干燥综合征
人类免疫缺陷病毒感染

较少见的原因
淀粉样变性,家族性和原发性
副肿瘤性
肉瘤样病
中毒性神经病,尤其疱疹性
法布里病(Fabry disease)
神经束膜炎(perineuritis)

【治疗】

老年人神经病如不能归因于糖尿病、营养不良或药物反应时,可对症治疗。可用加巴喷丁或抗抑郁药如阿咪替林、丙米嗪或舍曲林等口服,辣椒碱软膏每晚涂于足底和足趾,但有时很难奏效。某些严重病例输注免疫球蛋白可能有效,需要进一步观察证实。在一些烧灼足病例,皮肤活检标本中真皮感觉神经丧失,这一发现的意义还不清楚(Periquet,1999)。

七、多发对称性脂肪瘤伴感觉运动性多发性神经病综合征

多发对称性脂肪瘤伴感觉运动性多发性神经病综合征(syndrome of multiple symmetrical lipomas with sensory-motor polyneuropathy)也称为 Lannois-Bensaude 病。

本病临床罕见,表现为颈部和肩部对称性脂肪瘤伴多发性神经病,有时可伴发耳聋,通常皮肤脂肪瘤不伴有神经症状,推测可能是一种线粒体疾病。

第八节　慢性炎症性脱髓鞘性多神经根神经病

（李海峰）

慢性炎症性脱髓鞘性多神经根神经病(chronic inflammatory demyelinating polyradiculoneuropathy, CIDP)属于慢性感觉运动性多发性神经病(syndrome of chronic sensorimotor polyneuropathy)综合征,是累及神经根及周围神经的自身免疫性疾病,以脱髓鞘病变为主。Dyck(1975年)命名为慢性炎症性多发性神经病,Oh 等(1978 年)描述了亚急性炎症性脱髓鞘性多神经病(subacute IDP,SIDP)。

CIDP 的患病率较低,英国的一项研究为 1/10 万,挪威一项研究报道为 7.7/10 万,男、女患病率相近,男性略多,各年龄组均可发病,西方国家中 50~60 岁发病率略高,国内无发病年龄调查,报道的儿童病例很少。

【病因和发病机制】

CIDP 被认为是一种免疫介导的疾病,发病机制仍有待阐明(图 3-1-8)。应用激素、IVIg 和 PE 治疗后病情改善,支持这一假设。有证据表明,反应性 T 细胞、B 细胞、神经组织内炎性细胞因子和趋化因子等针对各种神经糖脂和糖蛋白抗体,以及补体参与了 CIDP 的发病机制。CIDP 患者可见免疫和趋化因子调节相关基因表达有显著变化,对 MNC 有激活作用的 Fcγ I 受体表达上调,对记忆细胞及 MNC 有抑制作用的 Fcγ II b 受体下调。

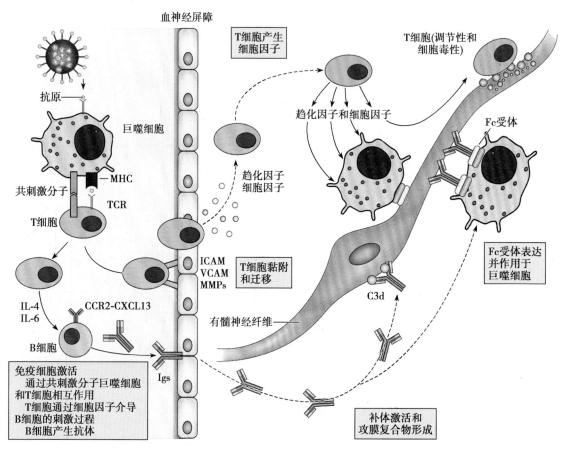

图 3-1-8 CIDP 的发病机制(黄色方框提示免疫干预的靶位)

在一组 CIDP 样周围神经病患者中发现针对神经结及结旁蛋白的 IgG4 型抗体,这些抗体可直接结合神经组织上靶位损伤神经或导致其功能障碍。有这些抗体的患者与典型的 CIDP 不同:患者远端无力比近端严重,伴有震颤和共济失调,亚急性发病,病情更严重,且不具有典型 CIDP 患者常见的病理特征,如洋葱球、炎症或巨噬细胞介导的脱髓鞘病变。相反,在伴 IgG4 抗体的患者中可见轴突变性。NF155 抗体阳性与 HLA-DRB15 之间的强相关性提示遗传因素的参与,检测 IgG4 型抗体有助于诊断和制定治疗策略,伴 IgG4 抗体者电生理检查显示早期轴突变性,特别是伴有 CNTN1 抗体者,该类患者 IVIg 通常疗效差。由于这类 CIDP 样周围神经病的病理改变没

有典型脱髓鞘和炎症,电生理和疗效与经典 CIDP 不同,有学者认为不能归类于 CIDP,而是用慢性神经结/结旁病变来描述。

【病理】

CIDP 炎症性脱髓鞘病变为多灶性,广泛但不均一地累及神经根、神经丛和神经干,通常累及粗大的有髓纤维,小纤维不受累。CIDP 在周围神经有斑片样单个核细胞(MNC)浸润及节段性脱髓鞘,炎性改变不如 AIDP 明显,神经束膜内血管通透性增加,血管周围单个核细胞和巨噬细胞浸润;脱髓鞘与髓鞘再生并存,施万细胞再生出现“洋葱头样”改变。轴索变性也较常见。电镜可见巨噬细胞进入施万细胞胞质中,髓鞘解离并可清晰地显示髓鞘再生,

伴洋葱球样增生；半薄切片可显示炎症反应及脱髓鞘（图 3-1-9~图 3-1-11）。IgG4 型结旁抗体相关的 CIDP 可见髓鞘襻结构与轴膜脱离现象，但无巨噬细胞侵入。

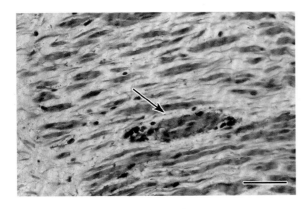

图 3-1-9 CIDP 患者神经标本的纵切面，可见神经内膜毛细血管周围炎症细胞

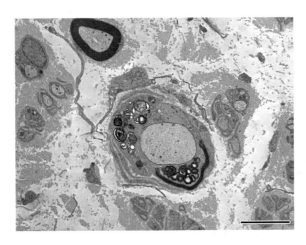

图 3-1-10 CIDP 患者神经标本横断面，吞噬髓鞘碎片的巨噬细胞侵入施万细胞胞质，由其构成的髓鞘已完全消失，轴索无髓鞘包绕

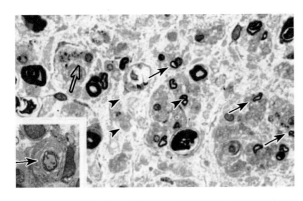

图 3-1-11 半薄切片显示炎症反应及脱髓鞘（短箭头指示脱髓鞘的轴索，长箭头指示残存的薄髓纤维，空箭头指示侵入的巨噬细胞）。左下方电镜照片显示有髓纤维附近的施万细胞（箭头所指）形成洋葱球样改变

【临床表现】

1. CIDP 的临床定义为"四肢慢性进展性逐步加重或反复发作的近端和远端无力及感觉功能障碍，至少持续发展 2 个月以上，四肢肌腱反射消失或减低，有时伴脑神经受累"。患者多在 30~60 岁发病，起病隐袭，病前很少前驱感染，呈慢性进行性或复发性病程，数月达到高峰，平均 2~3 个月，早期易踩空。儿童亦可发生 CIDP，复发较成人常见。起病时受累可不对称，达到高峰时无力对称分布，症状多提示无力自远端向近端发展，但体征可见近端较远端更明显或远、近端相近，感觉功能障碍常见，最常累及关节位置觉和振动觉，两侧对称，绝大多数患者出现腱反射减低或丧失，萎缩在疾病早期并不明显。不典型患者可表现为多灶性脱髓鞘性感觉和运动神经受累（MADSAM，或 Lewis-Sumner 综合征）、纯感觉或纯运动受累以及局灶性或远端形式（DADS）。大多数 CIDP 患者都有一个渐进的过程，而不是自发性复发和缓解的过程，运动和感觉受累所占的比例在不同患者和不同次复发时可不同。可伴有构音障碍（9%）、吞咽困难（9%）、面神经麻痹（2%），呼吸肌较少受累（<5%）；绝大多数患者运动与感觉障碍并存，可伴有深感觉障碍及感觉性共济失调，罕见疼痛；少数病例有 Horner 征、震颤和膀胱及性功能障碍（2%~4%）。少数患者合并中枢神经脱髓鞘。

2. Dyck 等研究 53 例 CIDP 患者临床进展超过 6 个月，其中 1/3 的患者病情呈单相缓慢进展，1/3 呈阶梯式进展，1/3 病情慢性复发。病情好转或恶化一般均需经数周或数月时间。Vallat 等总结 CIDP 的病程有 3 种类型：①单相进展型，治疗后充分缓解无复发，占 7%~50%；②复发缓解型，自发性缓解或治疗后明显改善而后复发，占 20%~35%；③慢性进展型，发病后不断进展，如早期未治疗通常发病后 2 个月以上才达到高峰期，治疗后有效也需 2~3 个月才明显改善（Vallat et al, 2010）。

3. 急性发病的 CIDP（acute-onset CIDP，A-CIDP）是一种并不罕见的类型，指发病急，4 周内一定程度好转但多次复发或再次加重持续进展到 8 周后的 CIDP。CIDP 通常在发病 8 周后达到高峰，这与 GBS 在 4 周内达到高峰，以及亚急性炎症性脱髓鞘性多神经病（SIDP）在 4~8 周达到高峰不同。SIDP 和 CIDP 除了 PE 和 IVIg，激素也有一定疗效；而 GBS 激素的疗效较差，因此鉴别的意义较大。A-CIDP 患者由于进展快而使用 PE 或 IVIg 后发生改变，像 GBS 样在 4 周内达到高峰。由于 GBS 为单相性，如果诊断为 GBS，患者通常会觉得出院后会逐渐好转而忽略了随访，但 A-CIDP 患者可能在治疗改善数周后逐渐加重。A-CIDP 患者感觉体征（感觉性共济失调、振动觉和浅感觉减退）较 GBS 多见，但感觉症状在 A-CIDP 和 GBS 并无差异，而自主神经障碍、呼吸衰竭和面神经受累较 GBS 少见,但延髓麻痹和背痛/神经根痛在两者并无差异;病前感染在 GBS 多见。早期(4 周内)电生理指标在 A-CIDP 和 AIDP 并无差异,在发病早期密切观察临床体征有助于区分 GBS 和 A-CIDP。A-CIDP 经过治疗后恢复不充分,4~8 周内有所改善,免疫治疗只要停止,症状的改善并不能维持,多在 8 周后复发或进展。A-CIDP 还要与 GBS 患者治疗好转后再次加重的现象——治疗相关的波动(TRF)鉴别,后者主要原因是免疫反应较强,治疗结束时症状会反弹。TRF 与 A-CIDP 的鉴别主要在于再次加重的次数和加重的时间,加重超过 3 次或发生在发病 9

周后,通常为 A-CIDP 的表现。TRF 为 AIDP 单时相病程中的一部分,故较少有反复加重且距离首次高峰较近,通常在发病后 8 周内出现,且次数通常 ≤2 次。此外,在 GBS 样发病后 4~8 周复查脑脊液蛋白显示较高水平时提示 CIDP。若 GBS 样起病,其后经过较大间隔再次加重,则在加重早期尽早检查脑脊液蛋白也有助于区别是复发性 GBS 还是 CIDP。激素的疗效较好也有助于区别 GBS 和 A-CIDP。

4. 不典型类型,经典的 CIDP 与各种不典型 CIDP(变异型)共同构成 CIDP 病谱(表 3-1-17,图 3-1-12)。

表 3-1-17　典型和不典型 CIDP 的临床特征

	流行病学	临床症状	症状分布	治疗反应
典型 CIDP				
感觉运动型	>50%	慢性发病,感觉和运动症状	对称性,通常近端比远端重	IVIg、激素、PE 均有效
急性发病型	大约 18%	亚急性发病,感觉和运动症状	对称性,见于近端和远端	IVIg、激素、PE 均有效
不典型 CIDP(变异型)				
不对称型	8%~15%	慢性发病,感觉和运动症状	不对称,远端比近端重,上肢比下肢重	IVIg、激素、PE 均有效
局限型	大约 1%	慢性发病,缓慢进展,运动和感觉症状	臂丛或腰骶丛或一个肢体的一条或多条神经,见于近端和远端,上肢和下肢	IVIg、激素、PE 均有效
远端为主型	2%~10%	慢性发病,感觉比运动重	对称性,远端比近端重	IVIg、激素、PE 均有效(如果不伴 MAG 抗体)
运动为主型	4%~10%	慢性发病,运动比感觉重	对称性,见于近端和远端	IVIg 有效,激素治疗后可能加重
感觉为主型(包括 CISP)	4%~35%	慢性发病,感觉比运动重,感觉性共济失调(在 CISP)	对称性,远端比近端重,上肢比下肢重	IVIg、激素、PE 均有效
伴抗神经结或结旁蛋白 IgG4 抗体的 CIDP				
NF155	4%~18%	发病年龄为 25 岁左右,亚急性发病,受累严重,运动比感觉重,感觉性共济失调,震颤	对称性,远端比近端重	IVIg 疗效差,对激素部分有效,PE 或利妥昔单抗有效
NF140 和 NF186	2%~5%	亚急性发病,运动和感觉,感觉性共济失调,脑神经可受累	对称性	对 IVIg 和激素部分有效,利妥昔单抗疗效好
CNTN1	1%~7%	发病年龄为 25 岁左右,亚急性发病,受累严重,运动比感觉重,感觉性共济失调,震颤	对称性,见于近端和远端	IVIg 疗效差,对激素部分有效,利妥昔单抗疗效好
CASPR1	1%~3%	亚急性发病,受累严重,运动比感觉重,神经痛	对称性,远端比近端重	IVIg 疗效差,利妥昔单抗疗效好

注:IVIg:静脉注射免疫球蛋白;PE:血浆置换;CISP:慢性免疫性感觉性多神经根病。

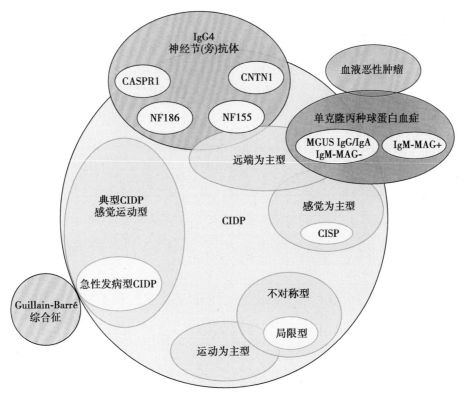

图 3-1-12　CIDP 的疾病谱

【辅助检查】

1. 脑脊液蛋白-细胞分离,CSF 蛋白增高约 80%,通常 0.75~2g/L,部分患者 CSF 可检出寡克隆带。约 10% 的患者 HIV 抗体阳性者 CSF 免疫球蛋白升高和淋巴细胞轻度增高[(10~50)×10^6/L]。

2. 电生理检查提示脱髓鞘性神经病伴继发性轴索变性。神经传导检查显示脱髓鞘病变,表现为多灶性传导阻滞、肌肉复合动作电位离散、远端潜伏期延长、F 波潜伏期延长、神经传导速度(NCV)减低至正常低限的 20% 以下。时间离散和传导阻滞是 CIDP 的显著特征,有助于诊断。数月后约 30% 的患者出现不同程度轴索变性,虽有波幅降低,但失神经支配现象比较轻微。Gorson 等报道,75% 以上的 CIDP 患者出现上述一种或几种改变,但早期严格电生理标准诊断 CIDP 的敏感性仅为 48%~66%,可能 CIDP 病程不同时间脱髓鞘和继发轴索损伤程度不同,疾病早期宜仔细检查多根神经,每条神经应检查不同部位。发现轴索变性时,即使患者症状和肌无力轻微,也提示疾病处于活动性,往往神经传导速度减慢明显,且从早期斑片样传导减慢向多根神经多部位减慢发展,需要积极免疫治疗。有效治疗后,传导速度减慢和波幅减低可改善甚至恢复,尤其是早期得到充分治疗后。

3. MRI 检查可显示脊神经根、臂丛、腰骶丛神经和马尾神经增粗,伴有强化,且较 AIDP 更明显且持续。有神经增粗的患者通常为复发-缓解或较长的病程,强化有助于发现活动病变。

4. 腓肠神经活检发现节段性脱髓鞘和典型洋葱头样改变,高度提示 CIDP,但并非特异性。CIDP 是以施万细胞增生为主,伴有巨噬细胞浸润。由于神经活检对 CIDP 特异性差,病理结果不能确诊 CIDP,需结合临床及电生理检查。临床或电生理不典型患者以及疗效差的患者活检有助于发现脱髓鞘病变证据和除外遗传性或血管炎性神经病,如临床疑诊糖尿病性周围神经病并发 CIDP,活检发现炎性脱髓鞘病变有确诊意义。

5. 抗体检测有助于诊断不典型表现的 CIDP。下列情况下,建议进行抗体检测(Querol et al,2017):①在 CIDP 样受累患者,发病后进展迅速者,需要查 CNTN1 抗体,尤其是在早期出现共济失调或明显无力电生理提示轴索受累者,以及 NF155 抗体,尤其是低频震颤、远端无力或共济失调者;IVIg 疗效差者,需要查 CNTN1 或 NF155 抗体,如果查出伴有 IgM 型单克隆丙种球蛋白,需要查 MAG 抗体;合并中枢神经脱髓鞘者,需要查 NF155 抗体;共济失调者,需要查 LM1、CNTN1、NF155、NF140 和 NF186 抗体,如果查到单克隆丙种球蛋白,需要查 MAG 和二唾液酸神经节苷脂抗体;震颤者,需要查 NF155 和 MAG 抗体;伴有明显疼痛者,需要查 CASPR1 抗体。②在缓慢进展远端为主的感觉性共济失调型脱髓鞘性神经病,需要查 MAG 和 NF155 抗体。

【诊断】

CIDP 诊断主要依据患者典型的临床症状与体征,电生理及脑脊液检查可为诊断提供重要的证据,必要时需行神经活检。美国神经病学会(AAN,1991)提出较详细的诊断标准,包括必需条件、支持条件和排除条件。必需条件是确诊 CIDP 所必需;支持条件有辅助诊断价值,但本身不能确诊;排除条件提示其他疾病的可能性。CIDP 的诊断标准中,使用较多的还有 Saperstein 标准(2001)和 INCAT 标准(Hughes et al,2001),这些诊断标准使临床诊断在保证特异性的前提下敏感性逐渐提高(表3-1-18)。

表 3-1-18　CIDP 的早期诊断标准

	AAN 标准	Saperstein 标准	INCAT 标准
必需的临床特点			
临床受累模式	>一个肢体运动和/或感觉受累	常见对称性近端及远端无力,少见主要为远端无力或感觉丧失者	>一个肢体的进展性或复发性运动及感觉受累
反射	减低或消失	减低或消失	减低或消失
病程	≥2 个月	≥2 个月	≥2 个月
实验室特点			
电生理	4 条中至少 3 条	4 条中至少 3 条	见附注*
传导阻滞	至少 1 条运动神经存在,近端与远端刺激相比,负峰面积或峰峰波幅下降≥20%;根据近端与远端刺激相比,时限变化进一步区分,<15%时为部分性传导阻滞,>15%时为可能的传导阻滞/时间离散	同 AAN 标准	定义同 AAN 标准,神经条数要求见附注
传导速度	至少 2 条运动神经存在:若远端 CMAP 波幅>正常低限的 80%,则减慢<正常低限的 80%;若远端 CMAP 波幅<正常低限的 80%,则减慢<正常低限的 70%	同 AAN 标准	定义同 AAN 标准,神经条数要求见附注
远端潜伏期	至少 2 条运动神经存在:若远端 CMAP 波幅>正常低限的 80%,则延长>正常高限的 125%;若远端 CMAP 波幅<正常低限的 80%,则延长>正常高限的 150%	同 AAN 标准	定义同 AAN 标准,神经条数要求见附注
F 波潜伏期	至少 2 条运动神经存在:若远端 CMAP>正常低限的 80%,则延长>正常高限的 125%或缺失;若远端 CMAP<正常低限的 80%,则延长>正常高限的 150%	同 AAN 标准	若远端 CMAP>正常低限的 80%,则延长>正常高限的 120%;若远端 CMAP<正常低限的 80%,则延长>正常高限的 150%
脑脊液	必需条件:白细胞数<10×10⁶/L 且 VDRL 阴性 支持条件但非必需:蛋白水平增高	必需条件:蛋白水平增高 支持条件但非必需:白细胞数<10×10⁶/L	建议进行 CSF 检查但非必需
神经活检	脱髓鞘和髓鞘再生的确切证据	明确的脱髓鞘 支持条件但非必需:炎症反应	非必需,但在存在电生理异常的神经条数达不到要求时则必需
诊断分类			
确诊	临床、电生理、脑脊液的必需条件和活检	临床常见表现、电生理和 CSF(活检支持但非必需)	
很可能	临床、电生理、脑脊液的必需条件	临床常见表现、电生理或 CSF、活检	
可能	临床和电生理	临床常见表现和 3 项实验室指标中的 1 项;或临床少见表现和 3 项实验室指标中的 2 项	

注:* ①至少 2 条神经存在部分性传导阻滞或异常的时间离散,至少另外 1 条神经存在传导速度减慢、远端潜伏期延长、F 波消失或最小潜伏期延长;或者②在无传导阻滞或时间离散情况下,至少 3 条神经存在传导速度减慢、远端潜伏期延长、F 波消失或最小潜伏期延长;或者③只有 2 条神经存在电生理异常的情况下,需要神经活检显示脱髓鞘的确切证据。

2010 年 EFNS/PNS(欧洲神经病学联盟/周围神经病学会)对 CIDP 诊治的联合建议诊断标准,体现了对各种 CIDP 变异型的认识,且将免疫治疗后改善作为支持标准且为 A 级推荐。该标准是国际上目前应用最多的诊断标准。推荐级别大多数为良好实践要点(good practice points),分成:①临床标准:典型和不典型 CIDP(表 3-1-19);②电生理标准:确诊、很可能和可能的 CIDP(表 3-1-20);③支持标准:包括 CSF、MRI、神经活检和治疗反应等(表 3-1-21);④诊断类别:确诊、很可能和可能的 CIDP(表 3-1-22)。这一标准诊断 CIDP 的阳性预测值为 97%,阴性预测值为 92%。

表 3-1-19 CIDP 的临床诊断标准

1. 入选标准

a. 典型 CIDP:慢性进展性、阶梯样加重或复发性对称性四肢远端和近端无力伴感觉障碍,发病至少 2 个月,脑神经亦可受累;和四肢腱反射减低或丧失

b. 不典型 CIDP(仍考虑为 CIDP 但有其他特点):符合下列之一,其他要求同 a 项(不受累肢体的腱反射可正常),包括主要远端受累(远端获得性脱髓鞘对称性神经病,DADS);或不对称性(多灶性获得性脱髓鞘性感觉运动性神经病,MADSAM,又称作 Lewis-Sumner 综合征);或局限性(如臂丛或腰骶丛受累或一侧上肢或下肢的一条或多条周围神经受累);或纯运动性;或纯感觉性[包括累及初级感觉神经元中枢突的慢性免疫性感觉性多神经根病(chronic immune sensory polyradiculopathy)]

2. 排除标准

Borrelia 螺旋体感染(莱姆病)、白喉、药物或毒物所致的周围神经病

遗传性脱髓鞘性神经病

明显的括约肌障碍

诊断为多灶性运动神经病

伴有高滴度抗髓鞘相关糖蛋白(MAG)抗体的 IgM 型单克隆丙种球蛋白病

其他脱髓鞘性神经病,包括 POEMS 病、骨硬化性骨髓瘤、糖尿病性或非糖尿病性腰骶神经丛病变,偶尔周围神经淋巴瘤和淀粉样变亦可有脱髓鞘样改变

表 3-1-20 CIDP 的电生理标准(推荐级别均为良好实践要点)

1. 确诊:至少符合下列之一

a. 两条神经的远端运动潜伏期≥正常高限的 150%(除外腕管综合征);或

b. 两条神经的运动传导速度减慢,低于正常≤正常低限的 70%;或

c. 两条神经的 F 波潜伏期≥正常高限的 130%[如果远端运动单位动作电位(CMAP)的负峰波幅<正常低限的 80%,则潜伏期应≥正常高限的 150%];或

d. 两条神经的 F 波不能引出且这些神经的远端 CMAP 负峰波幅≥正常低限的 20%+至少另外一条神经有一处以上符合脱髓鞘的其他改变;或

e. 部分性运动传导阻滞:至少在两条神经,如果远端 CMAP 负峰波幅≥正常低限的 20%,近端与远端刺激引出的 CMAP 波幅相比减少≥50%,或在一条神经有该改变+至少另外一条神经有一处以上符合脱髓鞘的其他改变;或

f. 至少两条神经有异常的时间离散(在近端和远端刺激引出的 CMAP 时限之间相比增加>30%);或

g. 至少一条神经远端 CMAP 时限延长+至少另外一条神经有一处以上符合脱髓鞘的其他改变

2. 很可能的

在两条神经,如果远端 CMAP 负峰波幅≥正常低限的 20%,近端与远端刺激引出的 CMAP 负峰波幅相比减低≥30%(胫后神经除外),或一条神经有该改变+至少另外一条神经有一处以上符合脱髓鞘的其他改变

3. 可能的

与 1 相同,但只有一条神经符合

表 3-1-21 CIDP 的支持标准

1. CSF 蛋白增高但白细胞数<10×10⁶/L（A 级推荐）
2. MRI 显示马尾、腰骶或颈神经根、臂丛或腰骶丛增强和/或肥大（C 级推荐）
3. 至少一条神经有感觉电生理异常（良好实践要点）
   a. 腓肠神经正常而正中神经（除外腕管综合征）或桡神经的 SNAP 波幅异常；或
   b. 传导速度<正常低限的 80%（如果 SNAP 波幅<正常低限的 80%，则传导速度需<70%）；或
   c. 感觉诱发电位延迟但不伴中枢神经系统病变
4. 免疫治疗后客观的临床改善（A 级推荐）
5. 神经活检电镜或单根神经纤维病理明确显示脱髓鞘和/或髓鞘再生证据（良好实践要点）

表 3-1-22 CIDP 的诊断分类

确诊的 CIDP
临床标准 1（a 或 b）和 2+电生理标准 1；或 很可能的 CIDP+至少一项支持标准；或 可能的 CIDP+至少两项支持标准

很可能的 CIDP
临床标准 1（a 或 b）和 2+电生理标准 2；或 可能的 CIDP+至少一项支持标准

可能的 CIDP
临床标准 1（a 或 b）和 2+电生理标准 3 CIDP（确诊的、很可能的或可能的）有伴发疾病

由于 CIDP 的发病模式和临床受累模式异质性比较明显，临床诊断过程中医生会面对不同的情况。Vallat 等（2010 年）提供诊断流程图被普遍采用（图 3-1-13）。

【鉴别诊断】

1. 遗传性周围神经病

（1）最常见误诊为 CIDP 的是腓骨肌萎缩症 X（Charcot-Marie-Tooth disease，CMT-X），由 GJB1 基因突变引起，该基因编码缝隙连接蛋白。CMT-X 在电生理上也表现为斑片样受累，有时可见时间离散和传导阻滞。但免疫治疗缺乏反应，且随着时间的推移，电生理检查改变很少。

（2）另一种重要的遗传性神经病是甲状腺素转运蛋白家族性淀粉样多神经病（transthyretin familial amyloid polyneuropathy，TTR-FAP）及其散发性类型，由转甲状腺素基因突变所致，为常染色体显性遗传，典型表现为长度依赖性感觉运动性神经病，主要累及小纤维，多伴有自主神经功能障碍（体位性低血压、间歇性腹泻、体重减轻和阳痿），过去主要通过神经、直肠或腹部脂肪的活检来确诊。近有 TTR 突变基因检测可以避免活检。

（3）线粒体性神经胃肠脑病（mitochondrial neurogastrointestinal encephalomyopathy，MNGIE）亦可以脱髓鞘性周围神经病样起病。神经影像学观察有无白质脑病，检测尿液中的胸腺嘧啶和尿苷以及筛查胸腺嘧啶磷酸化酶（TYMP）突变有助于诊断，尤其是在已经出现较明显的眼部（上睑下垂、眼外肌麻痹）或肠胃症状时容易获得诊断。

（4）Refsum 病是一种罕见的隐性遗传的脂质代谢病，又称植烷酸贮积症，由于植烷酸在过氧化酶体代谢障碍而在体内贮积而致病，植烷酸-辅酶 A-α-羟化酶（PAHX）基因和 PEX7（peroxisome biosenesis factor 7）基因可能是其致病基因。主要以视网膜色素沉着、周围性神经病、小脑性共济失调、耳聋和鱼鳞状皮肤改变为特征，成人型病情进展缓慢，多存在自发缓解和复发。脑脊液中蛋白可稍增高，细胞数正常。周围神经传导速度可明显延长；心肌受累患者心电图中可出现 Q-T 段和 QRS 波延长等。活检可见髓鞘脱失和再生，形成"洋葱球"样改变，但无炎性细胞浸润。血清和脑脊液中植烷酸含量明显升高可诊断此病。

2. 运动神经元病的下运动神经元型（LMND），缓慢进展的病程须与 CIDP 鉴别，但 LMND 肌无力分布不对称，可见肌束震颤，无感觉障碍。神经传导速度正常，针极肌电图可见自发电位和广泛失神经支配的改变。神经根和神经丛的 MRI 强化检查有助于鉴别两者。

3. 获得性周围神经病

（1）GBS：复发性 GBS 极少见，定义是恢复不完全者再次出现症状需至少在 4 个月后，恢复完全或近于完全者需至少在 2 个月后，复发累及的神经及严重程度可相同或不同（Kuitwaard et al，2009）；临床表现仍符合 GBS，可伴脑神经和自主神经受累，比率高于 CIDP，激素治疗无效，预后与 GBS 相近。A-CIDP 与 GBS-TRF 的鉴别见临床表现部分。

（2）多灶性运动神经病（multifocal motor neuropathy，MMN）：是仅累及运动神经的脱髓鞘性神经病，多缓慢进展，肢体远近端均有受累但极不对称，电生理检查可见传导阻滞，IgM 型 GM1 抗体有助于诊断，神经根和神经丛 MRI 亦可见到强化，但不如 CIDP 明显（表 3-1-23）。

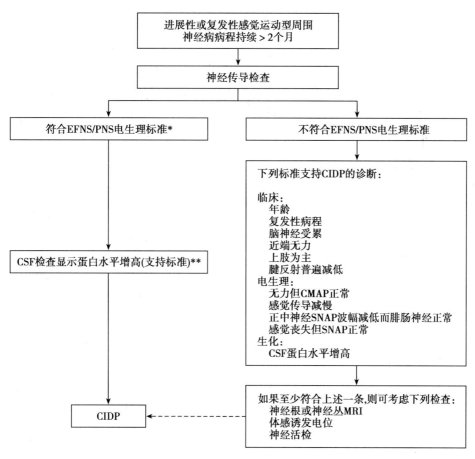

图 3-1-13　CIDP 的诊断流程

* 内容见表 3-1-19；** 见表 3-1-20

表 3-1-23　CIDP 与多灶性运动神经病（MMN）的鉴别

鉴别点	CIDP	MMN
病程	缓慢进展，可有复发	缓慢进展
肌无力	呈对称性分布，下肢为主，远端明显	呈不对称性分布，上肢为主
感觉障碍	常见	罕见
实验室检查	血清抗 GM1 抗体正常，CSF 蛋白增高	血清抗 GM1 抗体增高，CSF 蛋白正常或轻度增高
电生理检查	不对称节段性 NCV 减慢或阻滞，检出传导阻滞的区域外 NCV 减慢	检出传导阻滞的区域外 NCV 正常
治疗反应	皮质类固醇治疗有效	激素疗效不佳，可用免疫球蛋白和环磷酰胺治疗

（3）结缔组织病：约 1/4 的 CIDP 患者可伴结缔组织疾病，如系统性红斑狼疮、系统性血管炎、结节病及干燥综合征等，病理结果为小血管的炎症反应影响周围神经血液供应，导致慢性进行性损害，亦可伴发感觉和运动神经的脱髓鞘样改变。诊断依据伴有疼痛、神经损害不对称，早期呈斑片样，以及相应的结缔组织损害、红细胞沉降率及自身抗体，如抗核抗体（antinuclear antibody，ANA）、可提取核抗体（extractable nuclear antibody，ENA）

及抗中性粒细胞胞质抗体（antineutrophil cytoplasmic antibody，ANCA）等。结节病可浸润神经根和脑脊髓膜，胸部 X 线检查和血清血管紧张素水平增高可辅助诊断。原发性周围神经血管炎缺乏全身受累表现，仅见轻微红细胞沉降率增快，多见慢性轴索性神经病，早期可见局限性传导异常，活检有助于诊断。

（4）POEMS 综合征（polyneuropathy，organomegaly，endocrinopathy，M-protein，and skin changes syndrome）是指

多发性神经病、脏器肿大、内分泌病、M蛋白和皮肤改变综合征。相对于意义不明的单克隆丙种球蛋白病（monoclonal gammopathy of unknown significance，MGUS）伴发周围神经病，POEMS更为常见。POEMS的临床表现是亚急性脱髓鞘性或脱髓鞘/轴突混合性多发性神经病（脱髓鞘为主）、脏器肿大（如肝、脾、淋巴结肿大）、内分泌异常（如糖尿病、甲状腺功能低下等）、M蛋白（通常为IgG型，λ轻链增多），亦即皮肤改变（肤色发黑）等。电生理特征罕见传导阻滞，神经传导在中段而非远端神经减慢，下肢受累较上肢严重。如有尿本周蛋白，血清免疫固定电泳和血清游离轻链及血清血管内皮生长因子（VEGF）升高，有助于诊断。

（5）异常蛋白血症合并周围神经病包括轴索性、脱髓鞘性或混合性，通常伴一种或多种单克隆来源的蛋白成分，大多数这类疾病伴发于意义不明的单克隆丙种球蛋白病（MGUS）。典型者伴MGUS的周围神经病不伴神经系统以外受累的证据，符合CIDP的电生理标准。IgM型MGUS伴发者主要累及四肢远端，慢性（至少6个月）进展性发病。对称性、感觉受累为主，伴有共济失调，运动受累轻微（Ⅳ类证据），常伴有IgM型抗MAG抗体。下述电生理特点有助于与CIDP鉴别：①传导速度均一对称性减慢，感觉受累较运动受累严重；②远端运动潜伏期（DML）与传导速度不成比例地延长；③腓肠神经动作电位丧失。半数IgM型患者有高滴度的IgM型抗MAG抗体，常伴有κ轻链，且为致病性抗体，疗效较差。IgG或IgA型MGUS伴发者通常四肢的远端和近端均受累，运动和感觉神经纤维均受累，与典型CIDP在临床和电生理方面难以鉴别。病情进展通常较IgM型者快。无特异性抗体，针对CIDP治疗的疗效较好。此外，表现为脱髓鞘性神经病的还包括瓦尔登斯特伦巨球蛋白血症（Waldenström macroglobulinemia）伴发的神经病、CANOMAD综合征（伴有限外肌麻痹、IgM型丙种球蛋白病、冷凝集素、IgM型GD1b/GQ1b抗体及慢性共济失调性神经病，表现与慢性Fisher综合征相似）。其他类型伴异常蛋白的周围神经病与上述脱髓鞘性神经病不同，包括伴有冷球蛋白血症（轴索损害更突出）、伴有原发性淀粉样变性（神经病理性疼痛和自主神经功能障碍更突出）和伴有溶骨性多发性骨髓瘤的周围神经病。

（6）副肿瘤性神经病（paraneoplastic neuropathy）可出现于临床发现肿瘤之前，但有些患者始终不能发现肿瘤。多为纯感觉性神经病或感觉运动性神经病，感觉症状较突出，出现感觉性共济失调；血清可检出与肿瘤有关的自身抗体，如Hu抗体；部分患者肿瘤治疗好转后神经病也可减轻，亦可无好转或恶化。在淋巴瘤和白血病发生神经根浸润可引起多发性神经病，患者通常有血液系统症状，但淋巴瘤可以周围神经病为首发症状，须注意鉴别。

（7）CIDP常与糖尿病性神经病并存，病史及电生理检查有助于鉴别。糖尿病性周围神经病多为长度依赖性感觉运动神经病，进展缓慢且感觉症状及疼痛（烧灼样）突出，发展多年后出现萎缩。如果出现健康进展的感觉运动性神经病且运动受累明显，应该怀疑CIDP。糖尿病性周围神经病也有轻微的脑脊液蛋白-细胞分离现象，可见脱髓鞘和轴索混合损害，但罕见传导阻滞。免疫治疗无效。糖尿病性腰骶神经根病变与非糖尿病性腰骶神经根病变难以从临床上区分，后者属于结缔组织疾病，但常见于1型糖尿病患者。

CIDP的诊断具有挑战性，仅生硬地搬用诊断标准而无独立的临床思维，会导致漏诊或误诊，须将诊断与鉴别诊断结合起来。非典型的CIDP表现目前尚无明确诊断共识，因此2010年EFNS/PNS（欧洲神经病学联盟/周围神经病学会）的CIDP诊断标准，根据临床表现分为确诊的、很可能的和可能的CIDP。一项研究显示，CIDP专家对典型CIDP诊断一致性可达97%，对不典型病例诊断的一致性仅为60%。对不典型CIDP需加强鉴别，发病8周后才能相对可靠地诊断CIDP。A-CIDP早期接受治疗可能改变病程，需要等到药物停用至少1个月后，因此多在9周后再次加重时才能诊断。局限型患者因查体粗疏可被诊断为单神经病，直到长期治疗无效并出现多神经受累或被诊断嵌压性神经病直到解压手术无效，才检查发现腱反射普遍减低而诊断CIDP，因此，完整的查体和尽早行完整的电生理检查有助发现CIDP，若检查的神经数和部位数不全，可能漏诊CIDP。纯感觉型CIDP可能被误诊为特发性感觉轴索神经病、感觉神经元病或感觉多神经根病。有时可能将症状用已经存在的疾病，如糖尿病或淀粉样变性来解释周围神经受累而忽略了CIDP的存在。特发性感觉轴突神经病进展缓慢，很少致残。糖尿病患者病程短时通常不会引起神经病，且出现周围神经病时也是缓慢进展的，糖尿病患者出现快速进展的神经病且运动受累突出时要考虑到CIDP。淀粉样蛋白伴发的周围神经病可能有明显的疼痛和自主神经功能障碍，而CIDP罕见。

电生理检查是重要的支持和鉴别证据。CIDP的纯运动型可能被误作运动神经元疾病，患者出现肌束震颤时还没有发现上运动神经元体征，需要考虑CIDP，电生理检查是重要的支持手段。对"下运动神经元综合征"起病的患者，神经传导检查发现感觉异常，则不支持多灶性运动神经病，而是考虑MADSAM或CIDP。在感觉运动均受累的脱髓鞘性多神经病，电生理检查发现时间离散或传导阻滞，有助于区分CIDP和遗传性脱髓鞘型神经病,该现象仅见于个别遗传性周围神经病如 Charcot-Marie-Tooth-IX(CMT-IX)型。诊断不明确时,医生可能先诊断为 CIDP 以期治疗取得一定疗效,但大多数最初诊断 CMT 者最终修改为 CIDP。感觉神经活检病理学显示有巨噬细胞浸润侵入、脱髓鞘和髓鞘再生的明确证据时,无论是否在神经内膜发现 T 细胞浸润,均是支持诊断的"金标准"。

一些临床表现在 CIDP 很少见,出现较多时应怀疑 CIDP 的诊断;而另外一些特征高度支持 CIDP 的诊断。不支持 CIDP 的表现:①症状:包括非亚急性发病进展异常缓慢、明显疼痛或早期腓肠肌酸痛、没有或很轻微的感觉受累、合并全身疾病或以及诊断可导致周围神经病的疾病。②体征:包括多条脑神经受累或视乳头水肿、早期萎缩、呼吸肌受累、头下垂、自主神经受累、膀胱受累。③病程:足量足疗程免疫抑制治疗无效或快速持续加重。

下列情况需特别说明:①明显疼痛者,尤其是以电生理发现多发性单神经病模式甚至以脱髓鞘样表现时,首先考虑血管炎性周围神经病腓肠肌酸痛是 POEMS 的一个早期表现。②伴发热或已知感染(莱姆病、白喉)、已知可能导致神经病变的药物或毒素暴露(如六碳类、胺碘酮)等病史以及家族史可能使诊断发生改变,尤其是家族史并不容易取得,看到患者和直系亲属具有弓形足等改变时再仔细问病史有时方能发现家族史。③上运动神

经元体征、明显的膀胱功能障碍或呼吸困难,需排除其他疾病。④时间离散和传导阻滞是 CIDP 区别于其他慢性感觉运动性神经病的特征。CIDP 早期很少轴索受累,如果患者早期萎缩且肌束震颤,电生理是轴索受累,不能用 CIDP 解释,合并糖尿病时通常考虑为糖尿病所致。⑤IgM 型单克隆丙种球蛋白血症者可见髓鞘相关糖蛋白(MAG)抗体滴度明显增高。有 MAG 抗体但没有典型 MAG 抗体相关神经病者,抗体可能与周围神经病无关。⑥CIDP 很少影响膀胱功能或仅轻微影响,也罕见直立性低血压等自主神经功能障碍表现。如果存在明显的自主神经障碍,应考虑淀粉样神经病、糖尿病神经病或合并非周围神经病。

支持 CIDP 而非其他疾病的证据多来自客观检查,除了脑脊液蛋白-细胞分离、MRI 显示多处(颈胸腰骶和马尾)神经根肥大或强化和电生理所见的时间离散和传导阻滞等典型脱髓鞘客观表现外,病史和体征很难将不典型的 CIDP 与其他周围神经病区分开。唯一有鉴别诊断意义的病史是免疫治疗后有客观改善,尤其是肌力和运动能力改善,有客观检查支持时则更有意义。

【治疗】

CIDP 治疗目的是改善肌力、运动能力及生活质量。有证据激素、免疫球蛋白静脉滴注(IVIg)及血浆交换(PE)有效,通常需维持治疗,但需定期评价以避免过度治疗。图 3-1-14 示 ENFS 推荐的 CIDP 整体治疗框架。

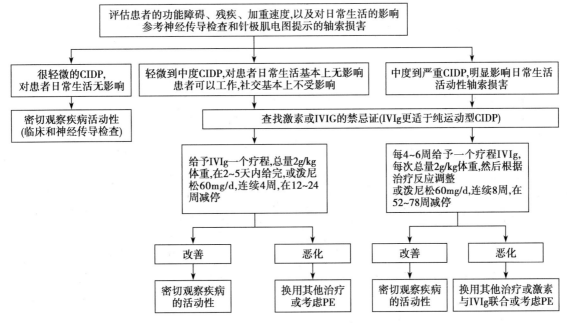

图 3-1-14　EFNS 的整体治疗框架

换用其他治疗:指使用免疫抑制剂

Cochrane 综述对 CIDP 的治疗效果进行了评估，其中包括 3 个标准疗法。激素疗效的证据基于随机对照试验，激素治疗的患者在 12 周后的神经功能障碍评分比对照者有所改善。标准剂量口服泼尼松[1mg/(kg·d)]与每个月大剂量口服地塞米松治疗在 1 年时的缓解率无统计学差异。对于新诊断的 CIDP 患者，口服激素通常作为一线治疗。PE 可在短期内显著改善功能障碍、残疾和运动神经传导速度，但置换后可能会迅速恶化。IVIg 的随机对照试验证实，与安慰剂相比，IVIg 至少可以改善残疾或功能障碍持续 2~6 周，其疗效与 PE 和口服激素相当。与安慰剂相比，定期使用 IVIg 治疗的疗效可持续 24 周，甚至可达 48 周。3 种治疗方法的不良反应无显著性差异，但近期研究发现与定期甲泼尼龙静脉冲击相比，定期 IVIg 治疗者因无效、不能耐受或不良反应停药的比例更低。但如果能够耐受甲泼尼龙冲击治疗，激素冲击停药后维持缓解的时间较 IVIg 更长。70% 的 CIDP 患者对这 3 种标准疗法中的 1 种有反应，总体上可能有 90% 的患者有反应。使用至少 2 种疗法进行了充分的治疗后仍然无效或症状迅速恶化时，需要重新评估诊断。运动为主型 CIDP 更像多灶性运动神经病，部分患者激素治疗后恶化，PE 更罕见有效，但通常对 IVIg 治疗有反应。MAD-SAM（Lewis-Sumner 综合征）、慢性炎症性感觉神经病、DADS 和复发性感觉性共济失调神经病这些不典型的 CIDP 的疗效与典型 CIDP 相比可预测性差且疗效相对较差。

1. 糖皮质激素 通常口服泼尼松 60~80mg/d，至少服用 1 个月后逐渐减量至每日或隔日小剂量；开始治疗后最短 2 周即可起效，平均达到满意疗效时间是 2 个月，维持时间需根据患者的改善程度、有无复发或临床波动及不良反应等综合考虑。为减少长期用激素每日疗法的不良反应，一项回顾性研究比较每月静脉注射一疗程甲泼尼龙 1 000mg/d，3~5 天，其余每周 1 次 1 000mg，在 2 个月到 2 年间根据疗效逐渐加大给药间隔，发现疗效与长期口服泼尼松相当而不良反应较少。一个前瞻性开放性研究，每周口服一次甲泼尼龙 500mg 共 3 个月，然后每隔 3 个月依据临床情况调整一次剂量，每次减少 50~100mg，所有的患者均有效，60% 可无须继续治疗维持缓解，耐受性较好。

2. 静脉滴注免疫球蛋白（IVIg） 抑制自身抗体产生，抑制补体激活，下调细胞因子、黏附分子及巨噬细胞 Fc 受体表达等。随机对照试验显示，IVIg 在大多数 CIDP 患者有效，通常在 2~5 天的负荷剂量为 2g/kg 体重，然后定期给予 1g/kg 体重维持治疗。在起效时间及疗效维持的分析显示，在负荷量 2g/kg 后每 3 周 1 次 1g/kg 维持量，半数患者在 3 周即可起效，大多数患者在 6 周起效，

需维持治疗才能达到最大改善。已有研究证实皮下注射免疫球蛋白对 CIDP 长期维持治疗可取得可靠疗效。

3. 血浆交换（PE） PE 可去除致病性抗体或循环中与脱髓鞘或传导阻滞有关的免疫分子。通常在 2 周内给予 6 次 PE 作为诱导治疗，维持治疗需要每隔 6~8 周至少 1 次，单独或与其他免疫治疗合用。但疗效不能维持，很快再次加重，不良反应不少见，主要是血流动力学障碍和抗凝剂不良反应。目前因其疗效有限且不良反应较多，在临床较少采用。

4. 临床发现一些 CIDP 患者只对激素有效，纯运动型 CIDP 不仅激素无效，甚至还会加重。预测 IVIg 疗效较好的临床特征包括病程不到 1 年、治疗前无力持续进展、上下肢无力程度相近、上肢腱反射消失及正中神经 MCV 减慢。均提示脱髓鞘病变为近期发生，且仍为活动性。如上述特点均符合，IVIg 有效率可能达 90%。

5. 约 1/3 的 CIDP 患者疗效不满意或为难治性。免疫抑制剂可选择硫唑嘌呤、环孢素、吗替麦考酚酯、甲氨蝶呤、环磷酰胺和他克莫司。近年来芬戈莫德、阿仑单抗、利妥昔单抗和那他珠单抗等已有 CIDP 患者的初步报道，尤其是利妥昔单抗在 IgG4 抗体介导的 CIDP 作用显著优于其他治疗。

6. EFNS/PNS 指南对治疗的建议包括诱导治疗和维持治疗。

（1）诱导治疗：①如症状影响患者的日常生活，对感觉运动性 CIDP 患者可给予 IVIg（A 级推荐）或糖皮质激素（C 级推荐）治疗；PE 同样有效（A 级推荐），但耐受性不如 IVIg。这些疗法的选择要结合其相对禁忌证。②每种疗法的优点与不足均应向患者说明，请患者共同决定选择何种疗法。③纯运动性 CIDP，IVIg 是首选治疗。

（2）维持治疗（推荐级别均为良好实践要点）：①如一线治疗有效，应考虑继续治疗直到取得最大疗效，然后逐渐减量，到最小维持量。②如疗效不足或最初有效在维持治疗过程中出现不良反应，需考虑另一种一线治疗，最后才考虑联合治疗或增加免疫抑制剂等，但尚无足够证据推荐某一药物或疗法，如阿仑单抗、硫唑嘌呤、环磷酰胺、环孢素、依那西普、干扰素 α、干扰素 β1a、吗替麦考酚酯、甲氨蝶呤、利妥昔单抗等。

第九节 多灶性运动神经病

（刘明生）

多灶性运动神经病（multifocal motor neuropathy，MMN）是运动神经受累为主的进行性多发单神经病。临床表现慢性非对称性肢体远端无力，上肢为主，感觉神经

不受累,肌电图显示运动神经传导阻滞。

本病由 Parry 和 Clark、Roth 等(1985—1986)几乎同时报道 4 例 MMN,1988 年 Pestronk 等报道 MMN 患者血清中 GM1 抗体升高,免疫治疗有效。目前 MMN 尚无准确流行病学资料,人群发病率、患病率尚不清楚。Eduardo 将近 10 年尚存活的所有运动神经元病(MND)患者重新诊断,发现约 10% 的 MND 实际上是 MMN。由于本病存活期约为 MND 的 10 倍,可粗略估计本病患病率约为 1~2/10 万。由于本病的临床表现与 MND 的进行性脊肌萎缩(PSA)非常相似,过去常误诊为 PSA,但与 PSA 不同的是,MMN 免疫治疗有效。

【病因和发病机制】

大多数 MMN 患者血浆可检出抗神经节苷脂 GM1 抗体,在 Ranvier 结、运动神经末梢存在 GM1 抗体,免疫治疗有效,提示本病与免疫介导有关。

GM1 抗体可特异地与周围神经神经节苷脂结合,激发免疫反应,导致前根及运动神经纤维脱髓鞘,GM1 抗体结合在轴索表面可阻止髓鞘再生,周围神经运动纤维髓鞘中 GM1 抗体含量远高于感觉纤维,部分患者经免疫抑制剂如环磷酰胺治疗可明显有症状,血清 GM1 的 IgM 抗体水平显著下降;但相当数量的 MMN 患者无 GM1 抗体,或高滴度 GM1 抗体的 MMN 患者血浆交换也不能缓解病情甚至病情加重,而其他疾病如 Guillain-Barré 综合征、Miller-Fisher 综合征也可存在 GM1 抗体,但这种 GM1 抗体的亚型有所不同。本病仅累及运动神经,可能因周围神经运动纤维髓鞘 GM1 含量远高于感觉纤维,运动纤维与感觉纤维神经节苷脂的鞘胺醇组成不同。

【病理】

由于本病预后较好,目前缺乏神经活检病理资料,运动神经活检很少,尺神经活检可见脱髓鞘及轴索变性,腓肠神经病理显示正常或轻度脱髓鞘和轴索变性。从本病电生理特点传导阻滞及 GM1 抗体作用推测,周围运动神经应有多灶的节段性脱髓鞘。目前仅有的几例运动神经及混合神经活检资料证实,MMN 主要为脱髓鞘改变。

【临床表现】

1. 本病多于 20~50 岁起病,平均发病年龄 40 岁;男女之比为(2.6~4)∶1。起病隐袭,病情缓慢进展,偶有阶梯样加重或自发缓解的病例,预后相对良好。

2. 表现肢体远端非对称性肌无力和肌萎缩,上肢重于下肢,肌无力呈周围神经分布,从上肢远端如手部小肌群开始,向近端发展,远端较重,以后累及下肢。可累及一条或几条神经支配肌群,不同肢体受累程度可不对称,同一肢体也可不对称分布。早期局部肌萎缩轻微,肌无力与肌萎缩分布不平行,明显肌无力肌群的肌萎缩不明

显;O'Leary 等(1997)报道偶有肌肥大者。病程中肌无力与肌萎缩可相当稳定,局限于某些神经支配区,出现肌萎缩通常提示疗效差。约 50% 的患者出现肌束颤动和肌痉挛,偶见肌颤搐,腱反射通常减低或消失,偶见腱反射亢进,无踝阵挛和病理反射。呼吸肌受累较少见。无感觉障碍,20% 的病例有疼痛或麻木等轻微感觉异常。脑神经偶有受累,Kaji 等(1992)和 Shin 等(1995)发现单侧舌下神经麻痹导致一侧舌肌萎缩、纤颤及伸舌无力,动眼神经、面神经及舌咽神经也可出现受损症状。

【辅助检查】

1. 神经电生理检查 本病神经电生理特点是运动神经在非嵌压部位出现持续多发的局灶性神经传导阻滞。可有多根神经出现 MCV 减慢或阻滞的表现。传导阻滞可出现于前根、臂丛、上肢及下肢周围神经,以尺神经、正中神经多见。

(1)传导阻滞(conduction blocking,CB):在运动神经传导测定时,近端与远端比较,肌肉复合动作电位(compound muscle action potential,CMAP)负相波波幅或面积下降,而负相波时限无明显增宽。CB 病理基础是局灶性 Ranvier 结与髓鞘交界处病变。目前,CB 尚无统一诊断标准,不同作者报道 CB 标准差异很大,自 20%~50% 不等。

1)2010 年欧洲神经科学联合会周围神经学会在 MMN 指南中提出了 CB 诊断标准:①明确的运动 CB(必须在非嵌压部位):在神经常规节段检测时(正中、尺和腓神经),近端 CMAP 负相波面积较远端下降 50% 以上;并且要求在运动传导阻滞节段,远端刺激所致 CMAP 负相波的波幅应超过正常低限的 20% 或大于 1mV,而且近端 CMAP 负相波的时限与远端比较增宽必须<30%。②可能的运动 CB(必须在非嵌压部位):常规节段测定时,上肢神经的近端 CMAP 负相波面积较远端减少至少 30%、且近端 CMAP 负相波时限较远端增宽必须<30%;或近端 CMAP 负相波面积较远端下降至少 50% 以上,近端 CMAP 负相波时限较远端增宽超过 30%。③在上肢出现 CB 的节段处,感觉神经传导速度及感觉神经动作电位(sensory nerve action potential,SNAP)波幅正常。

2)1999 年美国电诊断医学会规定 CB 诊断标准是:①确诊的 CB:近、远端刺激运动神经,上肢近端刺激 CMAP 波幅较远端降低 50% 以上,下肢降低 60% 以上,时限增宽小于 30%。②拟诊的 CB:上肢近端刺激 CMAP 波幅较远端降低 50% 以上,下肢降低 60% 以上,时限增宽 30%~60%;或上肢近端波幅降低 40% 以上不足 50%,下肢近端波幅降低 50% 以上不足 60%,时限增宽小于 30%。但很多作者认为此标准过于严格,虽可提高诊断特异性,但易造成早期漏诊延误治疗。

3）MMN 的 CB 分布特点：①最易受累神经是尺神经、正中神经和腓总神经。②部分颈神经根和腰神经根磁刺激可见 CB。

（2）常规肌电图：①EMG 在受累神经所支配肌肉可见神经源性改变表现，也可仅见募集减少。②部分有肌无力伴肌萎缩的肌肉，可见肌束颤动、自发电位、异常 MUAP 等神经源性损害。③临床无症状的肌肉 EMG 通常正常，此特点有助于与 ALS 相鉴别。

（3）单纤维肌电图（SFEMG）：①可了解临床及亚临床受累肌肉失神经和神经再生情况，并非诊断所必需。②Lagueny 等对 7 例确诊的 MMN 患者进行伸指总肌 SFEMG 测定及治疗后随访，发现治疗后 jitter 增加和 CB 均有改善。

（4）磁刺激 MEP：①并非诊断 MMN 特异性手段。②目的是通过测定中枢运动传导时间（CMCT）进一步与 ALS 鉴别，CMCT 异常者应定期随诊追踪。

2. 血清学检查　约 20% 的 MMN 患者血清 IgM 增高，35%～85% 的患者血清 GM1 抗体升高，此抗体并非 MMN 特异性，可见于运动神经元病及其他周围神经病。约 2/3 的 MMN 患者血 CK 呈轻中度增高。

3. 脑脊液检查　CSF 蛋白含量正常，约 1/3 的 MMN 患者可轻度增高（一般达 0.8g/L），CSF 寡克隆带（-）；少数患者血浆蛋白电泳提示免疫球蛋白病，IgM 为主。30%～60% 的患者 GM1-IgM 抗体阳性，可作为 MMN 重要诊断指标，但抗 GM1 抗体阴性不能排除 MMN 诊断。少

数病例可检出抗 GM2 和抗 GD1a 抗体。

4. MMN 的脑 CT 及 MRI 检查无异常。周围神经 MRI 可在部分臂丛及周围神经病变部位检测到非对称性 T_2WI 高信号，钆增强后 T_1WI 高信号。在 MMN，神经超声检测也可发现异常增粗的的神经节段，这种改变与电生理检测的传导阻滞并不平行，可作为电生理的补充，提高 MMN 诊断的敏感性。

5. 周围神经活检　MMN 诊断不需要进行神经活检。既往研究显示腓肠神经活检通常正常。偶可见脱髓鞘，神经内膜及血管周围仅少量淋巴细胞浸润；炎性浸润及神经外膜水肿较 CIDP 轻。

【诊断和鉴别诊断】

1. 诊断　MMN 上肢开始发病多见，进展性病程，临床进展中可有平台期，可能保持较长时期稳定，逐渐出现肢体肌无力和肌萎缩，双侧症状体征不对称；无感觉障碍或仅有轻微主观感觉异常，随着病程进展四肢症状体征可相对对称；肌电图典型的局灶性运动神经传导阻滞，血清可检出 GM1 抗体等，但 GM1 抗体阳性率不高，并非 MMN 诊断的必备条件。

2. 鉴别诊断

（1）运动神经元病：MMN 与进行性脊肌萎缩症临床症状有一定相似性，发病机制及预后完全不同，约 80% 的 MMN 病例 IVIg 治疗有效，如误诊和延误治疗后出现肌萎缩则恢复较差（表 3-1-24），节段运动神经传导测定（inching 技术）有助于诊断。

表 3-1-24　多灶性运动神经病与运动神经元病的鉴别要点

鉴别要点	MMN	MND
脑神经	基本不累及	可累及，如舌肌萎缩、咽肌无力
上运动神经元	不累及	可累及，可见肌张力增高及病理征肌力减退明显
肌萎缩	不明显，尤其疾病早期	显著肌无力、肌萎缩
病情进展	进展缓慢，病程持续数年至数十年	进展相对较快
运动障碍分布	呈周围性神经分布	呈脊髓节段性分布
电生理检查	节段性脱髓鞘改变	广泛神经源性损害，传导速度和潜伏相对正常，复合肌肉动作电位波幅可降低

（2）CIDP：①CIDP 肌无力为对称性，四肢远近端均受累，MMN 可以部分性单神经病方式起病，上肢重于下肢，远端重于近端。②CIDP 感觉障碍明显，MMN 仅极少数患者有轻微感觉异常主诉。③电生理检查提示病变 CIDP 为周围神经广泛脱髓鞘，传导速度减慢，MMN 是选择性节段性运动神经传导阻滞，运动传导速度减慢不明显。④CIDP 的 CSF 蛋白明显增高，蛋白-细胞分离，MMN

的 CSF 蛋白多正常。⑤激素治疗对多数 CIDP 患者有效，但 MMN 疗效不佳，甚至加重病情。

（3）多灶性获得性脱髓鞘性感觉运动神经病（multifocal acquired demyelinating sensory and motor neuropathy, MADSAM）：又称为 Lewis-Sumner 综合征（Lewis-Sumner syndrome, LSS），由 Lewis 等于 1982 年首先报道，表现慢性感觉运动性多发性单神经病，通常以单侧上肢起病，远

端受累为主,呈多灶性、不对称分布。LSS 为 CIDP 的一个临床类型。该病与 MMN 的主要鉴别点在于 LSS 运动及感觉神经同时受累。

【治疗】

1. 静脉注射免疫球蛋白(IVIg) 自 1992 年首次应用大剂量 IVIg 治疗本病,多个随机双盲对照交叉研究已证实有效,多在用药后 1~2 周起效。可能与抑制抗体产生、阻断 Fc 受体、消耗补体等有关。剂量为 0.4g/(kg·d),连用 3~5 日。约 80%的患者症状改善,伴神经电生理改善,对 GM1 抗体滴度无明显影响。IVIg 对新病灶疗效较好,疗效维持时间较短,数周至 6 个月,需要重复用药,有人主张合用小剂量环磷酰胺以减少 IVIg 次数。

2. 环磷酰胺(cyclophosphamide) 通常用于 IVIg 治疗反应差或不能持续输液的患者,或经济条件无法承受 IVIg 治疗者。剂量为 2~3mg/(kg·d),口服,持续 6 个月。有报道,大剂量环磷酰胺静脉滴注后在改用口服维持,约 50%的患者有明显疗效,通常在用药 2~5 个月后起效,可降低血清 GM1 抗体滴度。不良反应大,部分患者可引起出血性膀胱炎、闭经及精子减少、骨髓抑制等,出现后应立即停药。轻症和年轻患者不适于应用。

3. 糖皮质激素对本病无效,不建议常规使用。

【预后】

本病通常预后相对良好,大多数可存活数十年,基本不影响生存期。但随着病情进展,患者可出现明显肢体萎缩无力,运动功能受限,影响生活质量。

第十节 遗传型慢性多发性神经病

(张如旭 张成)

遗传型慢性多发性神经病(genetic forms of chronic polyneuropathy)是一组由遗传因素导致以周围神经损害为主的疾病,绝大部分病例起病隐袭,进展缓慢,症状与体征较对称,下肢重于上肢,远端重于近端,常出现运动及感觉障碍。肌电图呈神经源性损害,神经传导速度多减慢;肌活检为神经源性萎缩,神经活检可见特征性改变,如腓骨肌萎缩症周围神经洋葱头样病变。近年来某些遗传性周围神经病可应用基因诊断,根据基因定位可分出亚型。

遗传性周围神经病分类方法较多,临床可根据病因学(原发性及伴已知代谢障碍的遗传性多发性神经病)、病变受累部位、组织病理、遗传方式、神经传导速度及分子遗传学等分类。

1. 按病变部位分类 ①损害脑神经为主,如 Leber 视神经萎缩、遗传性上睑下垂、Moebius 综合征等;②损害脊神经为主,如腓骨肌萎缩症、遗传性感觉神经病、遗传性淀粉样神经病等。

2. 按组织病理学分类 ①主要损害感觉纤维尤其后根神经节,如遗传性感觉性神经根神经病;②主要损害脊神经运动纤维,如遗传性远端运动神经病;③同时损害运动和感觉纤维,如腓骨肌萎缩症、遗传性淀粉样神经病。

3. 按遗传方式分类 ①常染色体显性遗传:如血卟啉病性周围神经病、遗传性上睑下垂等;②常染色体隐性遗传:如部分的 Dejerine-Sottas 病、遗传性共济失调性周围神经病(peripheral neuropathy,PN);③X 连锁隐性遗传:如某些腓骨肌萎缩症;④线粒体遗传:如 Leber 视神经萎缩;⑤某些疾病有 2 种以上遗传方式,如腓骨肌萎缩症。

4. 按神经传导速度分类 Dyck 在 1975 年提出遗传性运动感觉性神经病(hereditary motor and sensory neuropathy,HMSN)的一大类疾病,分为 7 型。

(1) HMSN-Ⅰ型:也称 Charcot-Marie-Tooth 病Ⅰ型(CMT1 型),为脱髓鞘型。包括 CMT1A 和 CMT1B,主要表现为神经传导速度减慢。

(2) HMSN-Ⅱ型:也称 CMT2 型,为神经元型。症状与 HMSN-Ⅰ型相似,主要区别是病理及神经传导速度不同。

(3) HMSN-Ⅲ型:Dejerine-Sottas 病,即婴儿肥大性神经病。

(4) HMSN-Ⅳ:Refusum 病,即遗传性共济失调性多发性神经病。

(5) HMSN-Ⅴ型:HMSN 伴痉挛性截瘫。

(6) HMSN-Ⅵ型:HMSN 伴视神经萎缩。

(7) HMSN-Ⅶ型:HMSN 伴视网膜色素沉着。

5. 按分子遗传学分类 随着分子遗传学研究的进展,遗传病的分子基础逐渐明了,许多周围神经病的突变基因被定位、克隆、测序及蛋白产物分析,发现新的亚型,产生了以基因为基础的分子遗传学分类。如 CMT1A 是由染色体 17p11.2 位点周围髓鞘蛋白 22(PMP22)基因重复或点突变所致,CMTX1 是由染色体 Xq13 位点间隙连接蛋白 β1(GJB1)基因突变引起。

腓骨肌萎缩症是遗传性周围神经病中最常见的,其他如遗传性远端运动神经病、遗传性感觉自主神经病、遗传性淀粉样神经病、遗传性肥大性间质性神经病和 Refsum 病等较常见。本节根据主要受累神经纤维的组织病理学分类,重点阐述几种主要的遗传性周围神经病。

一、遗传性感觉运动-自主神经混合型多发性神经病

遗传性感觉运动-自主神经混合型多发性神经病(inherited polyneuropathy of mixed sensorimotor-autonomic type)包括腓骨肌萎缩症、遗传性压迫易感性神经病、婴儿肥大性神经病(Déjerine-Sottas 病)等。

(一)腓骨肌萎缩症

腓骨肌萎缩症(peroneal muscular atrophy)又称夏科-玛丽-图斯病(Charcot-Marie-Tooth disease, CMT),因法国 Charcot 与 Marie(1886 年)及英国 Tooth 几乎同时描述而命名,此前 Eulenberg(1856 年)、Friedreich(1873 年)、Osler(1880 年)及 Ormerod(1884 年)已有过类似记载。CMT 是遗传性周围神经病最常见的类型,约占遗传性周围神经病的 90%,是对称性、缓慢进展的遗传性运动感觉性神经病;Dyck(1975 年)称为遗传性运动感觉性神经病,Mckusick 仍称为腓骨肌萎缩症(CMT)。CMT 患病率约为 40/10 万,较重症肌无力和 Duchenne 型肌营养不良常见。遗传方式多为常染色体显性遗传,少数为常染色体隐性遗传及 X 染色体连锁显性或隐性遗传。临床根据电生理和病理特征,CMT 可分为 CMT1(脱髓鞘型)和 CMT2(轴突型)。临床表现为儿童期或青春期起病,进行性对称性肢体远端肌无力和肌萎缩,足部、小腿和大腿下 1/3 肌无力和萎缩,手套、袜套样感觉障碍,腱反射减弱或消失,可伴弓形足、脊柱侧弯等。

【病因和发病机制】

CMT 多为常染色体显性遗传,几乎呈完全外显性,少部分为常染色体隐性遗传、X 染色体连锁显性遗传及 X 染色体连锁隐性遗传等,部分病例可能新发生突变。1991 年发现 17p11.2-12 区域中 1.5Mb 的正向串联重复突变导致 CMT1A,1992 年周围神经髓鞘蛋白 22 基因(peripheral myelin protein 22, PMP22)被克隆。研究发现,常染色体显性遗传 CMT1B 型与 1 号染色体长臂近端 Duffy 血型位点紧密连锁,将 CMT1B 型致病基因定位于 1q22.3。1993 年在两个 CMT1B 型家系中检测出周围神经髓鞘蛋白零(myelin protein zero, MPZ)基因两种不同的错义突变,确定 MPZ 基因就是 CMT1B 的致病基因。随着分子遗传学研究的深入,CMT 可分为 CMT1、CMT2、CMT3、CMT4、CMTX、DI-CMT、RI-CMT 等类型。其中,CMT1、CMT2 为常染色体显性遗传,CMT3 为常染色体隐性或显性遗传,CMT4 为常染色体隐性遗传,CMTX 为 X 染色体连锁遗传,DI-CMT 为中间型常染色体显性遗传。通过基因定位后,CMT1 可进一步分为 1A ~ 1G 等亚型,CMT2 分为 2A ~ 2Z 等亚型,CMT4 分为 4A ~ 4K 等亚型,CMTX 分为 X1 ~ X6 等亚型,DI-CMT 分为 DIA ~ DIG 等亚型,RI-CMT 分为 RIA ~ RID 等亚型。目前已有近 100 个 CMT 致病基因被克隆。表 3-1-25 为 CMT1 和 CMT2 的致病基因及临床特征。

表 3-1-25　CMT1 和 CMT2 的致病基因及临床特征

CMT 分型	OMIM 号	基因位点	致病基因	发病年龄	临床特征
CMT1A	118220	17p11.2-12	周围神经髓鞘蛋白 22 基因(PMP22)	儿童	早期反射消失,远端无力,感觉丧失
CMT1B	118200	1q22-23	髓鞘蛋白零基因(MPZ/P0)	儿童 成年	早期反射消失,远端无力,感觉丧失
CMT1C	601098	16p12.3-13.1	脂多糖诱导的肿瘤坏死因子基因(LITAF)	成年	/
CMT1D	607678	10q21.1-22.1	早期生长反应蛋白 2 基因(EGR2)	儿童 成年	脑神经受损
CMT1E	118300	17p11.2-12	PMP22	儿童	/
CMT1F	607734	8p21	神经丝轻链基因(NEFL)	儿童 成年	/
CMT1G	618279	8q22.13	周围神经髓鞘蛋白基因(PMP2)	儿童	/
CMT2A	118210	1p35-36	线粒体融合蛋白 2 基因(MFN2)	儿童 成年	视神经萎缩
CMT2B	600882	3q13-22	RAS 相关 GTP 结合蛋白 7 基因(RAB7)	成年	/
CMT2C	605427	12q24.11	瞬态感受电位香草酸家族 4 基因(TRPV4)	儿童 成年	声带和膈肌麻痹;先天骨骼畸形
CMT2D	601472	7p14	甘氨酰 tRNA 合成酶基因(GARS)	成年	上肢受累严重

CMT 分型	OMIM 号	基因位点	致病基因	发病年龄	临床特征
CMT2E	162280	8p21	NEFL	/	/
CMT2F	606595	7q11-21	小分子量热休克蛋白 B1 基因（HSP B1）	儿童成年	运动缓慢
CMT2I	607677	1q22	MPZ/P0	/	/
CMT2J	607736	1q22	MPZ/P0	/	艾迪瞳孔
CMT2K	607831	8q13-21.1	神经节苷脂诱导分化相关蛋白基因（GDAP1）	/	/
CMT2L	608673	12q24	小分子量热休克蛋白 B8 基因（HSP B8）	/	/
CMT2M	606482	13p13.2	发动蛋白 2 基因（DNM2）	儿童	先天性白内障、眼肌麻痹
CMT2N	613287	16q22.1	丙氨酰 tRNA 合成酶基因（AARS）	儿童成年	感音神经性耳聋
CMT2O	614228	14q32.31	动力蛋白 1 重链 1 基因（DYNC1H1）	儿童	学习障碍
CMT2P	614436	9q33.3-q34.1	富含亮氨酸重复和 SAM 结构域 1 基因（LRSAM1）	儿童成年	性功能障碍
CMT2Q	615025	10p14	脱氢酶 E1 和转酮醇酶结构域 1 基因（DHTKD1）	儿童成年	/
CMT2U	616280	12q13.3	甲硫氨酰 tRNA 合成酶基因（MARS）	成年	/
CMT2V	616491	17q21.2	α-N 乙酰氨基葡萄糖苷酶基因（NAGLU）	儿童成年	/
CMT2W	616625	5q31.3	组氨酰 tRNA 合成酶基因（HARS）	儿童成年	/
CMT2Y	616687	9p13.3	含缬酪肽蛋白基因（VCP）	儿童成年	痴呆
CMT2Z	616688	22q12.2	MORC 家族 CW 型锌指结构蛋白 2 基因（MORC2）	儿童	肌张力减退、锥体束征
CMT2CC	616924	22q12.2	人重肽神经丝蛋白基因（NEFH）	儿童成年	/
CMT2DD	618036	1p13.1	钠钾 ATP 酶α1 多肽基因（ATP1A1）	儿童成年	/

1. CMT1 型是本病的标准型，占 CMT 的 50%。CMT1A 是最常见的亚型，占 CMT1 的 71%，基因位于染色体 17p11.2-12，该基因编码 22kD 的周围神经髓鞘蛋白 22（PMP22），主要分布在髓鞘施万细胞膜，占周围神经髓鞘蛋白的 2%~5%，功能可能与维持髓鞘结构完整性、调节细胞增殖有关。其重复突变导致 PMP22 基因过度表达（基因剂量效应），使施万细胞增殖失调，引起节段性脱髓鞘及髓鞘再生形成洋葱球样结构。PMP22 基因重复突变机制可能是父源精子生成过程中 PMP22 基因的同源重组，少数患者因 PMP22 基因点突变，产生异常 PMP22 蛋白而致病。CMT1B 较少见，基因位于染色体 1q22-23，该基因编码周围神经髓鞘蛋白零 MPZ 或 P0，主要分布在髓鞘，占周围神经髓鞘蛋白的 50%，功能可能为髓鞘两个板层间的黏附分子，形成和维护髓鞘的致密结构，调节施万细胞增殖。P0 基因突变可使 P0 蛋白减少，导致髓鞘形成障碍和施万细胞增殖失调。

2. CMT2 型占 CMT 的 20%~40%。CMT2A 为最常见的基因亚型，由线粒体融合素 2（MFN2）基因突变所致，MFN2 蛋白的生物学功能主要为维持线粒体间融合和分裂的动态平衡，该基因突变可能通过线粒体的能量供应障碍，导致轴突结构及功能障碍。

3. CMTX 型占 CMT 的 10%~20%，主要为 X 染色体连锁显性遗传。CMTX1 亚型基因位于 Xq13.1，该基因（GJB1）编码髓鞘间隙连接蛋白 Cx32，分布在周围神经髓鞘和脑。目前发现 GJB1 基因有 300 多种突变，包括碱基置换、插入、缺失和移码突变等，大多发生在基因编码区，也可发生在启动子区和剪接位点，使 Cx32 蛋白减少，髓鞘结构和功能发生障碍。

【病理】

周围神经变性可导致大的感觉及运动纤维总数减少，仅留下致密的神经内膜结缔组织。轴突和髓鞘均受累，远端重于近端。CMT1 型可见神经纤维对称性节段性脱髓鞘，部分髓鞘再生，施万细胞增生与修复，组成同心圆层形成洋葱头样结构，也称为腓骨肌萎缩症肥大型

（图 3-1-15A），导致运动及感觉神经传导速度减慢；腓肠神经活检常可见洋葱头样改变。CMT2 型主要为轴突变性和有髓纤维慢性进行性减少（图 3-1-15B）。前角细胞数量轻度减少，当累及感觉后根纤维时，薄束变性比楔束更严重。自主神经保持相对完整。肌肉为簇状萎缩，一些较大的纤维受累较重，肌肉损害表现为失神经支配。

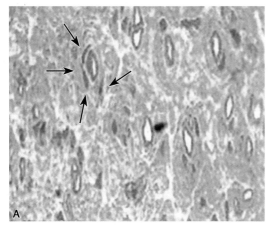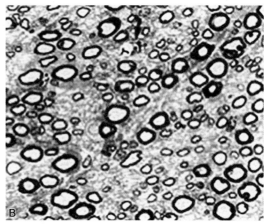

图 3-1-15 CMT 的周围神经病理改变
A. 周围神经施万细胞增生形成洋葱头样结构（×1 125）（箭头）；B. 周围神经的轴索变性（×295）（箭头）

【临床表现】

1. CMT1 型（脱髓鞘型）

（1）多于儿童晚期或青春期发病，同一家族发病年龄相近。对称性周围神经慢性变性导致远端肌萎缩，多从足和下肢开始，再波及手。趾长伸肌、腓骨肌、足固有肌等伸肌早期受累，屈肌基本正常，产生马蹄内翻足、爪形足、槌状趾畸形，常伴弓形足（图 3-1-16）、脊柱侧弯等。仅少数病例先出现手肌和前臂肌肌萎缩，而后出现下肢远端肌萎缩。

（2）检查可见小腿肌和大腿下 1/3 肌萎缩和无力，小腿细，形似"鹤腿"（图 3-1-17A），若大腿下 1/3 肌肉受累，状如"倒立的香槟酒瓶"，行走时垂足，呈跨阈步态；手

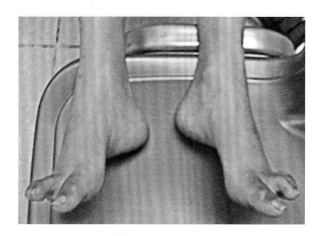

图 3-1-16 弓形足

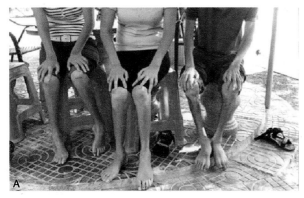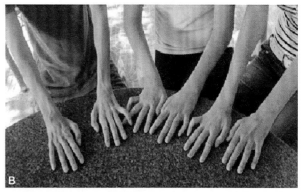

图 3-1-17 CMT 患者的神经肌肉病变表现
A. 为一个家系的 3 例 CMT 患者，小腿均呈"鹤腿"样，伴足内翻畸形；B. 3 例患者手和前臂肌萎缩和爪形手

肌萎缩并波及前臂肌,形如爪形手(图3-1-17B)。肌萎缩很少累及肘以上或大腿中上部,受累肢体腱反射减弱或消失;深、浅感觉减退从远端开始,呈手套样、袜套样分布。可触及粗大的周围神经干,伴自主神经障碍及营养障碍,严重感觉缺失伴溃疡罕见;脑神经通常不受累;个别患者可伴艾迪瞳孔、眼肌萎缩、眼球震颤、内分泌疾病、癫痫和脊柱裂等。病程缓慢,在长时期内保持稳定。部分患者虽有基因突变,但无肌无力和肌萎缩,仅有弓形足或NCV减慢,或可症状不明显。

2. CMT2型(轴突型) 发病年龄较晚,成年开始出现肌萎缩;临床症状、体征与CMT1型相似,病情进展较慢,症状较轻,多限于下肢,周围神经无肥大、增粗,常伴耳聋和智力障碍,可伴声带和膈肌麻痹。

【辅助检查】

1. 肌电图和神经传导速度(NCV)检查 检查NCV对CMT分型很重要,CMT1型正中神经MCV从正常50m/s减慢至38m/s以下,通常为15~20m/s,在临床症状出现前可检测到MCV减慢。CMT2型正中神经MCV接近正常。肌电图显示两型均有运动单位电位波幅下降,有纤颤或束颤电位,远端潜伏期延长,呈神经源性损害;多数患者有感觉电位消失。

2. 诱发电位检查 CMTX1患者脑干听觉诱发电位(BAEP)和视觉诱发电位(VEP)异常,躯体感觉诱发电位的中枢及周围传导速度减慢。

3. 肌肉及神经活检 肌肉活检显示神经源性肌萎缩。神经活检CMT1型周围神经主要是脱髓鞘和施万细胞增生,形成"洋葱头样"改变;CMT2型主要是轴突变性。神经活检可排除其他遗传性神经病,如Refsum病可见代谢产物在周围神经沉积,自身免疫性神经病可见淋巴细胞浸润和血管炎。

4. 基因分析 CMT1型和CMT2型需用基因分析方法确定各亚型。如CMT1A可用多重连接探针扩增(MLPA)检测PMP22基因重复突变,用DNA测序法检测点突变;CMT1B可用DNA测序法检测P0基因点突变;CMTX可用DNA测序法检测GJB1基因点突变。

5. 脑脊液通常正常,少数病例蛋白增高。血清肌酶正常或轻度升高。

【诊断和鉴别诊断】

1. 诊断 主要依据:①儿童期或青春期起病,进行性、对称性肢体远端肌无力和肌萎缩,足部、小腿肌和大腿下1/3肌无力和萎缩,典型的"鹤腿"或"倒立的香槟酒瓶"样,伴弓形足、脊柱侧弯;②手套样、袜套样感觉障碍,腱反射减弱或消失;③常有家族史;④神经电生理检查提示周围神经脱髓鞘或轴突变性,肌活检显示神经源性肌萎缩,神经活检可见"洋葱头样"改变(CMT1型)或轴索变性(CMT2型);⑤基因检测分析有助于CMT分型及临床诊断。

CMT1型与CMT2型的主要区别:①发病年龄:CMT1型多为儿童和青少年期,CMT2型可在成年期发病;②神经传导速度:CMT1型明显减慢,CMT2型正常或接近正常;③基因诊断:CMT1型中的CMT1A为17号染色体短臂(17p11.2)1.5Mb长片段(其中包含PMP22基因)重复或PMP22基因点突变,CMT2型中的CMT2A为MFN2基因的点突变。

2. 鉴别诊断 CMT须注意与下列疾病鉴别:

(1) 远端型肌营养不良:四肢远端肌无力、肌萎缩,逐渐向上发展,颇似CMT,但为成年起病,肌电图肌源性损害,运动传导速度正常。

(2) 家族性淀粉样多发性神经病:通常20~45岁起病,下肢感觉障碍和自主神经障碍为早期特征,多需借助神经活检或DNA分析区别。

(3) 慢性炎症性脱髓鞘性多发性神经病(CIDP):进展相对较快,脑脊液蛋白增高,激素治疗有效。

(4) 慢性进行性远端型脊肌萎缩症(chronic progressive distal spinal muscular atrophy):肌萎缩分布及病程可与CMT类似,15~30岁隐袭起病,肢体远端慢性对称性肌无力和萎缩,下肢受累早,后累及手和前臂;但肌束震颤明显,肌电图显示前角损害,无感觉传导障碍,可与CMT鉴别。

(5) 遗传性压迫易感性神经病(HNPP):是较罕见的复发性遗传性周围神经病,为常染色体显性遗传。表现为反复的肢体麻木和肌无力,肢体受轻微挤压、牵拉或外伤后可引起周围神经损伤如多数性单神经病,多有家族史;电生理检查提示周围神经损害;神经病理检查可见节段性脱髓鞘及腊肠样结构。疑诊病例基因分析为17p11.2上1个1.5Mb片段的PMP22基因缺失。预后良好。

(6) 植烷酸贮积病(phytanic acid storage disease):也称遗传性共济失调性多发性神经炎样病(heredopathia atactica polyneuritiformis),由挪威神经病学家Refsum(1949年)首先报道,又称Refsum病。因对称性肢体无力和肌萎缩及腱反射减弱,需与CMT鉴别;但本病有小脑性共济失调、夜盲、视网膜色素变性和脑脊液蛋白增高等,易与CMT区别。

【治疗】

目前对CMT尚无特殊治疗,可对症处理。

1. 药物治疗 ①神经营养药可用维生素B族和辅酶Q10等;②对神经病理性疼痛的患者可用止痛剂加巴喷丁等;③应避免服用导致外周神经毒性的药物,如甲硝唑、他汀类和化疗药物如顺铂、长春新碱等。

2. 垂足或足畸形可穿着矫形鞋,保护距小腿关节,可上、下楼梯和活动下肢,预防跌倒和骨折;可用超短波、电兴奋治疗等物理疗法,针灸、按摩及肢体功能训练等;注意保暖,寒冷可使症状加重;勿做过重体力劳动,以免加重患肢负荷使病情加重。

3. 外科治疗 如关节畸形、脊柱侧弯,可手术治疗。

【预后】

CMT 预后一般尚好,病程进展缓慢,大多数患者发病后仍可存活数十年,对症处理可提高患者生活质量。预防首先明确基因诊断,确定先证者基因型,然后用胎儿绒毛、羊水或脐带血分析胎儿基因型,根据产前诊断可终止妊娠,阻止患儿出生。

(二)遗传性压迫易感性神经病

遗传性压迫易感性神经病(hereditary neuropathy with liability to pressure palsies,HNPP)又称腊肠样神经病、家族性复发性多发性神经病,是较罕见的复发性遗传性周围神经病。由 De Jong(1947)首先报道,呈常染色体显性遗传。临床特点为轻微外伤后反复出现肢体麻木、无力,广泛性神经传导速度减慢,病理特征为周围神经节段性脱髓鞘伴腊肠样结构形成。

【病因和病理】

1. 病因 HNPP 呈常染色体显性遗传,致病基因定位于 17p11.2,Chance(1993 年)等发现 17p11.2 上一个 1.5Mb 大片段缺失突变,该突变包含整个周围神经髓鞘蛋白 22(peripheral myelin protein 22,PMP22)基因。约 85%HNPP 患者由 PMP22 杂合缺失突变引起,其余 15% 由 PMP22 点突变引起。PMP22 基因缺失导致编码的 PMP22 蛋白含量减少;该 1.5Mb 片段的重复突变导致大多数 CMT1A 型,因此,HNPP 与 CMT1A 被认为是一次不平等的染色体交换突变引起的两种疾病。

2. 病理 HNPP 的特征性病理改变为节段性脱髓鞘性和局灶性髓鞘增厚,形似腊肠样结构。HE 染色可见神经纤维增粗、肿胀。Flemming 染色可见部分有髓纤维髓鞘明显增厚、肿胀,伴轻度髓鞘脱失,增粗的纤维呈"洋葱球样"改变,纵切面可见增粗的纤维呈腊肠样,间质无炎性细胞浸润及血管增生。剥离单神经纤维纵切面观察,可见局灶性髓鞘增厚,形似腊肠样,位于 Ranvier 结旁或结间,Ranvier 结长短不一,髓鞘厚薄不均。电镜可见髓鞘板层层数增多,板层间隙正常,无轴索变性,无髓纤维和施万细胞无明显异常。

【临床表现】

1. HNPP 发病年龄差异较大,可在 7~62 岁,大多在 10~30 岁起病。临床表现为反复发作的无痛性急性单神经或多神经麻痹,多发生在轻微的牵拉、外伤或压迫后,症状持续数日或数月,逐渐自行恢复,功能多可完全恢复

正常,少数患者残留部分体征。患者在一生中可有数次不同部位神经麻痹,有时外伤轻微而未留意,许多患者可追溯到儿童期就经常有发作性肢体麻木,如睡眠后或某一固定姿势后出现受压部位麻木、无力,持续数小时至数日,而不是在几秒或几分钟内缓解。受累部位多为神经干,尺神经肘部、正中神经腕部及胫神经的腓骨小头部尤易受压,有的表现为反复发生的臂丛神经麻痹。脑神经受累罕见,有报道面神经麻痹、三叉神经分布区感觉过敏。

2. 神经系统检查可见受损神经支配肌无力或萎缩,皮肤感觉丧失;可见腱反射减低或消失,手或足部肌轻度无力和萎缩,远端音叉觉减退。有的患者可有杵状指、高弓足。有的患者无复发性神经麻痹病史,仅有神经异常体征和神经电生理改变。

3. 神经电生理检查可见临床受损或未受损神经的 NCV 减慢;针电极肌电图显示瘫痪肌失神经电位,波幅和时限增加,有自发电位,多相波增多;未受累肌改变可不明显;部分患者可见暂时或持续性传导阻滞,远端运动潜伏期延长,感觉及运动诱发电位波幅降低和离散,提示慢性节段性脱髓鞘和再生;持续存在的传导阻滞在其他获得性或遗传性神经病较少见,具有相对特异性。腓肠神经活检可见散在数量不等的巨大的有髓纤维,髓鞘增厚,轴索大小正常,Ranvier 结长短不一,有节段性脱髓鞘,髓鞘局限性增粗形似腊肠;电镜可证实巨大的有髓纤维为髓鞘板层增多和疏松,轴索大小和结构无异常,无髓纤维正常。基因检测可发现 PMP22 基因缺失或点突变。血液生化、脑脊液检查无异常。

【诊断和鉴别诊断】

1. HNPP 诊断要点 ①临床出现反复发作性单神经或多神经麻痹;②神经电生理检查有广泛性神经传导异常;③阳性家族史;④周围神经病理检查可见腊肠样结构形成;⑤基因检测 17p11.2 上 1.5Mb 大片段缺失或 PMP22 基因点突变。患者家族其他成员神经传导速度测定有助于发现亚临床患者。

2. 鉴别诊断

(1)腓骨肌萎缩(CMT1):电生理检查 NCV 减慢,腓肠神经活检有时可见腊肠样结构,易与 HNPP 混淆;但多见鹤腿样改变、弓形足和脊柱侧弯等。CMT1A 为 PMP22 基因重复突变或点突变,HNPP 为 PMP22 基因缺失突变或点突变。

(2)嵌压性周围神经病:与 HNPP 单次发作较难鉴别,但 HNPP 多有家族史,有广泛周围 NCV 异常。

(3)遗传性神经痛性肌萎缩:为常染色体显性遗传,病理可见腊肠样结构形成,主要表现为发作性痛性臂丛神经麻痹,肌萎缩较 HNPP 明显,无广泛 NCV 异常。

（4）炎症性脱髓鞘性多发性神经病：是自身免疫性疾病，可分为急性和慢性两种，临床症状不典型且反复发作者，或有家族史者应高度怀疑 HNPP 可能。

【治疗】

目前本病治疗主要是对症营养神经治疗，只能改善症状，无特效治疗手段。关键在于预防，避免重体力劳动和外伤等诱因，减少神经麻痹发作。大部分患者预后良好。随着 HNPP 基因研究的不断深入，将使临床医师通过简单的基因测试确诊 HNPP。如在症状前诊断，避免发作诱因，对患者预后有重要意义。

（三）婴儿肥大性神经病

婴儿肥大性神经病（hypertrophic neuropathy of infancy）又称 Déjerine-Sottas 神经病（DSN），因 Déjerine 与 Sottas（1893 年）报道 2 例同胞同患此病而得名，或称为遗传性运动感觉性神经病Ⅲ型（hereditary motor and sensory neuropathy type 3，HMSN-Ⅲ）。临床表现与腓骨肌萎缩症 CMT1 型重叠，但发病早，病情重，周围神经病理表现为神经肥大、脱髓鞘及再生。常染色体显性或隐性遗传，CMT1 的致病基因如 PMP22 基因、MPZ 基因、EGR2 基因、PRX 基因等突变可导致本病，被认为是 CMT1 的变异型。

【病因和病理】

1. 病因　本病主要为常染色体隐性遗传，少数为常染色体显性遗传。CMT1 的致病基因如 PMP22 基因、MPZ 基因、EGR2 基因、PRX 基因等突变可导致本病，PMP22 基因位于 17p12.2，该基因重复突变和部分点突变导致 CMT1A，部分点突变导致 DSN，热点突变为 Ser72；MPZ 基因位于 1q22，是 CMT1B 的致病基因，该基因部分点突变可能通过显性-负性效应导致 DSN 发病；EGR2 基因位于 10q21.1-q22.1，是 CMT1C 的致病基因，该基因部分点突变可导致 DSN 发病，R359W 为热点突变；PRX 基因位于 19q13.1-q13.3，该基因的 R82fsX96、R196X、C725X 突变能导致 DSN。少数常染色体显性遗传的 DSN 家系定位于 8q23-q24，突变基因尚未克隆。

2. 病理　神经活检显示肥大性改变是周围神经髓鞘脱失与增生所致，镜下可见增大的神经为大量结缔组织增生，神经束膜多于神经外膜，横切面呈"洋葱头样"增生，主要是施万细胞层状增殖，环绕轴索。各层间有增生的胶原纤维形成，为无定形嗜酸性蛋白浸润，类似糖胺聚糖。

【临床表现】

1. 本病多在婴儿期或儿童期发病，较 CMT 起病早。主要特征是婴儿期双下肢远端无力和肌萎缩，起病时表现为行走缓慢或不会走路，呈进行性加重。患儿感觉障碍可与生俱来，深、浅感觉均受累，轻触觉、振动觉、关节运动觉明显减退，早期可出现足部疼痛，伴肢体远端对称性无力和肌萎缩，腱反射消失，常见马蹄内翻足、爪形足及爪形手等。后期扪及周围神经，如尺神经、正中神经、桡神经、颈后神经及腓神经等如同肌腱样粗大。患者残疾通常重于 CMT，早期需坐轮椅。有些病例可见缩小的无反应性瞳孔、眼震和脊柱后凸侧弯等。

2. CSF 蛋白持续增高，因脊神经后根受累，粗大神经可阻塞蛛网膜下腔并压迫脊髓。周围 NCV 显著减慢，上肢 MCV 通常<15m/s，有时出现症状前即可检出。神经活检可见肥大性改变及髓鞘脱失，"洋葱样"施万细胞增生等。基因分析可发现 PMP22 基因、MPZ 基因、EGR2 基因或 PRX 基因突变。

【诊断】

诊断依据包括多于婴儿期发病，逐渐出现双下肢弛缓性瘫痪、周围型深浅感觉减退、腱反射消失及周围神经增粗等；脑脊液蛋白增高、NCV 显著减慢，周围神经活检可见节段性脱髓鞘和"洋葱头样"肥大改变，可有家族史。如基因分析发现 PMP22 基因、MPZ 基因、EGR2 基因或 PRX 基因突变可确诊。

本病须与有神经增粗的慢性周围神经病，如慢性炎症性脱髓鞘性周围神经病（CIDP）、家族性淀粉样变性、Refsum 病、CMT1 型等鉴别。

【治疗】

目前本病主要是对症治疗，可参照腓骨肌萎缩症。可试用皮质类固醇及 B 族维生素等，足畸形者可行手术矫正。预防主要是遗传咨询，根据家族史及遗传规律提供咨询服务。

本病预后差，少数在 10 岁前出现行走困难，并靠轮椅生活。

二、以运动型为主的遗传性多发性神经病

以运动型为主的遗传性多发性神经病（inherited polyneuropathy of predominantly motor type）也称远端型遗传性运动神经病（distal hereditary motor neuropathy，dHMN），具有高度临床和遗传异质性，主要临床表现为对称性肢体远端进行性肌萎缩和肌无力，无或仅有轻微的感觉障碍。

【病因和发病机制】

根据遗传方式，可分为常染色体显性遗传、常染色体隐性遗传及 X 染色体连锁遗传。1993 年 Harding 基于遗传模式、发病年龄和伴随症状特征，将 dHMN 分为Ⅰ～Ⅶ型，共 7 类。dHMN 的Ⅰ、Ⅱ、Ⅴ和Ⅶ型为常染色体显性遗传，dHMN-Ⅰ型定位于 7q34-q36，致病基因尚未克隆；dHMN-Ⅱ型包括ⅡA～ⅡD 亚型，致病基因分别为位于

12q24.23 的热休克蛋白 B8（HSPB8）基因、位于 17q11.23 的热休克蛋白 B1（HSPB1）基因、位于 5q11.2 的热休克蛋白 B3（HSPB3）基因和位于 5q32 的 FBXO38 基因；dHMN-V 型包括 VA、VB 亚型，致病基因分别为位于 7p14.3 的甘氨酰 tRNA 合成酶（GARS）基因和位于 2p11.2 的 REEP1 基因；dHMN-Ⅶ型包括ⅦA 和ⅦB 亚型，致病基因分别为位于 2q12.3 的 SLC5A7 基因和位于 2p13.1 的 DCTN1 基因。dHMN 的Ⅲ、Ⅳ和Ⅵ型为常染色体隐性遗传，dHMN-Ⅲ型和 dHMN-Ⅳ型致病基因均定位于 11q13 区间，致病基因尚未克隆；dHMN-Ⅵ型的致病基因为位于 11q13.3 的 IGHMBP2 基因。未分类的 dHMN 致病基因还有位于 9p13 的 SIGMAR1 基因和位于 1q32 的 SYT2 等基因等。

dHMN 致病基因的编码蛋白与蛋白质折叠（HSPB1、HSPB8、BSCL2）、RNA 代谢（IGHMBP2、SETX、GARS）、轴突运输（HSPB1、DYNC1H1、DCTN1）和阳离子通道（ATP7A、TRPV4）等功能有关。值得注意的是，部分 dHMN 致病基因与 CMT2（HSPB1、HSPB8、BSCL2、GARS、TRPV4）、少年型 ALS（SETX、SIGMAR1）、遗传性痉挛性截瘫（BSCL2、HSPB1）的致病基因相重叠；此外，约 80% 的 dHMN 仍然有待被克隆。

【临床表现】

1. 常染色体显性遗传的 Harding 亚型 dHMN　dHMN-Ⅰ型和 dHMN-Ⅱ型为经典型，肌无力和肌萎缩始于下肢，分别出现于儿童期或成年期。dHMN-Ⅰ型患者在 2～20 岁出现进行性肢体远端肌无力和肌萎缩，以下肢为重，成年期症状加重，老年患者日常活动需要依赖轮椅。dHMN-Ⅱ型患者的起病年龄多为 20～40 岁，疾病前期通常进展迅速，多在 5 年内出现所有下肢远端肌肉的完全瘫痪。感觉通常不受累，仅在部分老年患者中出现下肢振动感减退，患者锥体束征阴性；dHMN-Ⅴ型的主要临床特征为上肢受累为主，患者多于是青春期发病，首先出现上肢的肌无力和肌萎缩，选择性累及大鱼际肌和第一骨间背侧肌，部分患者随后进展为足部肌肉和腓骨肌的无力和萎缩；dHMN-Ⅶ的临床特征是声带麻痹，患者多于 10～20 岁时起病，发病初期出现手部小肌肉和鱼际肌的萎缩，逐渐进展为下肢远端肌无力和肌萎缩，声带麻痹的出现年龄差异较大。

2. 常染色体隐性遗传的 Harding 亚型 dHMN　dHMN-Ⅲ型和 dHMN-Ⅳ型致病基因均尚未被克隆，且定位于同一染色体区间 11q13。二者的区别在于 dHMN-Ⅲ型为良性型，通常在成年早期发病，缓慢进展，而 dHMN-Ⅳ型为严重型，通常在青少年期起病，慢性进展并出现膈肌麻痹。dHMN-Ⅵ型又称为脊肌萎缩症伴呼吸窘迫（spinal muscular atrophy with respiratory distress，SMARD）Ⅰ型，症

状最为严重，在婴儿期发病，以早期严重的远端肌无力和呼吸衰竭为特征。

3. X 染色体连锁隐性遗传和其他未分类的 dHMN　X 染色体连锁隐性遗传的 dHMN 患者通常为儿童期起病，首先出现下肢受累，随后出现手部肌肉受累，常伴足部畸形。疾病进展缓慢，患者临床表型较轻，老年患者仍可保持独立行走；伴锥体束征的 dHMN 的临床特征为神经系统体格检查出现锥体束征阳性，包括腱反射活跃和 Babinski 征阳性等。通常在青少年期发病、逐渐进展的远端肢体的无力和萎缩，且肢体无力的症状起始于下肢。该亚型的致病基因包括位于 9q34 的 senataxin 基因（SETX）、位于 11q12 的 BSCL2 基因以及位于 9p13 的 SIGMAR1 基因等。

【辅助检查】

1. 肌电图和神经传导速度检查　本病以运动神经受累为主，腓浅神经作为感觉神经，不宜用于神经病理活检，因此神经电生理检查在临床诊断中占主导地位。神经传导速度检查可见复合肌肉动作电位（CMAP）下降，伴有运动神经传导速度（MNCV）下降，感觉神经传导速度（SNCV）和感觉神经动作电位（SNAP）常在正常范围或轻微异常；针肌电图检查提示神经源性改变，包括随意收缩时运动单位动作电位（MUAP）数量减少，时限增宽，波幅增高，可见巨大电位。

2. 基因分析　采用对已知 dHMN 致病基因 DNA 测序的分析方法来进行基因检测。对基因检测阴性的 dHMN 家系，还可通过全外显子测序和全基因组测序的方法来分析是否存在新致病基因突变的可能。

【诊断和鉴别诊断】

1. 诊断　主要依据：缓慢进展的对称性肢体远端肌肉进行性肌萎缩和肌无力等下运动神经元损害症状和体征；可见"鹤腿"、足下垂和"槌状趾"等肢体远端畸形；腱反射减退或消失；无感觉症状和体征；神经肌电图提示运动神经轴索变性而感觉神经正常。

2. 鉴别诊断　dHMN 须注意与下列疾病鉴别：

（1）CMT2：也出现长度依赖性、对称性、进行性肌萎缩和肌无力的临床表现，但 CMT2 患者伴有四肢远端感觉神经障碍，包括痛温觉、振动觉和位置觉的减退或消失，可通过病史询问、体格检查和神经电生理检查得以鉴别。

（2）远端型肌营养不良：是一组散发性或遗传性、以四肢远端肌无力为临床特点的进行性原发性肌肉疾病，可出现前臂远端和胫骨肌肉无力，出现抓握力弱、足下垂和步行困难等。但肌病时，手和足部小肌肉通常保留，血清肌肉酶学升高、神经肌电图为肌源性改变等特点可鉴别。

（3）其他下运动神经元综合征：本病还需与其他下运动神经元综合征，如脊髓型肌萎缩症、脊髓延髓肌萎缩症（肯尼迪病）、多灶运动神经病等鉴别。可以通过起病形式、肌无力和肌萎缩的受累模式，以及神经肌电图特点进行区别，基因诊断有助于确诊。

【治疗】

应用踝足矫形器或进行距小腿关节矫形手术稳定足部，有助于恢复足部功能和改善生活质量。患者可试用营养神经药物如 B 族维生素、辅酶 Q10 等治疗。SYT2 基因突变相关 dHMN 可考虑用 3,4-二氨基吡啶缓解其突触前肌无力综合征的症状。

本病预防应首先明确基因诊断，确定先证者基因型，然后用胎儿绒毛、羊水或脐带血分析胎儿基因型，根据产前诊断可考虑终止妊娠。

三、以感觉型为主的遗传性多发性神经病

以感觉型为主的遗传性多发性神经病（inherited polyneuropathy of predominantly sensory type）的常见临床表现是，对痛觉不敏感、刀割样疼痛及手足溃疡等，可导致骨髓炎、骨溶解、压缩性骨折及蜂窝组织炎等。该类疾病包括成人显性遗传不全性感觉性 PN、儿童期隐性遗传不全性感觉性 PN、先天性痛觉不敏感、其他类型的遗传性感觉性神经病、遗传性无反射站立困难（Roussy-Lévy 综合征）、PN 伴小脑变性、PN 伴痉挛性截瘫、遗传性复发性臂丛神经病等。

（一）成人致残性显性遗传感觉性多发性神经病

成人致残性显性遗传感觉性多发性神经病（mutilating dominant hereditary sensory polyneuropathy in adults）是一种常染色体显性遗传性周围神经病，又称遗传性感觉和自主神经病 I 型（hereditary sensory and autonomic neuropathy type 1，HSAN I）。最早由 Hicks（1922 年）描述，主要表现为慢性进行性以下肢为主的痛温觉及触觉减退，足部无痛性溃疡或坏疽，膝反射减弱或消失，部分患者神经性耳聋。

【病因和病理】

1. 病因　本病呈不全性常染色体显性遗传。Nicholson（1996）将 HSAN I A 的致病基因定位于 9q22.1-q22.3 区域，Dawkins 等（2001 年）克隆了致病基因 SPTLC1，该基因编码的丝氨酸软脂酰转移酶是神经鞘脂生物合成限速酶。迄今已发现 SPTLC1 基因 5 号外显子第 398 位碱基 G-A 点突变、第 399 位碱基 T-G 易位突变、6 号外显子第 431 位碱基 T-A 易位突变、13 号外显子第 1160 位碱基 G-C 易位突变等十余种突变形式。Spring 等（2002 年）首先报道伴咳嗽和胃食管反流的 HSAN I 型患者，称为

HSAN I B 型，Kok 等（2003 年）将 HSAN I B 致病基因定位于 3p24-p22 区域。此外，HSAN I C 致病基因 SPTCL2、HSAN I D 致病基因 ATL1、HSAN I E 致病基因 DNMT1 和 HSAN I E 致病基因 ATL3 也相继被克隆。

2. 病理　腓肠神经活检可见小有髓纤维和无髓纤维减少，大有髓纤维相对保留，由于疾病进展非常缓慢，在横切面上很难见到活动性轴索变性，但在剥离单纤维时偶尔可见髓鞘形成与继发轴索变性出现的髓鞘轻度不规则。

【临床表现】

1. 本病多在 10 余岁或以后隐袭起病，临床特征以足部受累为主，出现脚掌胼胝，随病情进展间断出现水泡、溃疡及淋巴管炎，继之出现骨髓炎及骨溶解、放射样疼痛及远端感觉缺失，痛温觉重于触压觉，以及无汗、腱反射减弱或消失，肌力仅轻度下降。跖骨头的足底溃疡可引起骨髓炎，是最危险的合并症；化脓性指头炎和甲沟炎较少见，有些患者有轻度弓形足、腓骨肌及胫前肌无力、足下垂及跨阈步态等；刀割样疼痛见于小腿、大腿及肩部，有时疼痛可持续数日或更长时间，严重程度颇似脊髓痨，但大多数患者不出现任何疼痛。有些患者可表现神经性耳聋，但一般脑神经不受累。

2. 病情进展速度在各家系不同，是否出现及何时出现足溃疡与疾病程度有关，也与职业、对足部保护意识有关。女性、有保护意识、社会经济条件好的非体力劳动者发生肢体残疾少，提示护理可减少或推迟无感觉肢体发生溃疡。溃疡继发感染是死亡的重要原因，如能很好控制和治疗，患者寿命不受影响。

3. 神经电生理检查可见 MCV 正常或正常低限，SCV 速度可减慢，动作电位减小或消失；神经活检见轴突变性和节段性脱髓鞘，有髓和无髓纤维均受累。

【诊断和鉴别诊断】

1. 诊断　对隐袭起病，缓慢进展的下肢严重感觉丧失患者应考虑本病，电生理检查、神经活检、阳性家族史及基因分析有助于该病诊断。

2. 鉴别诊断　本病须与以下疾病鉴别：

（1）脊髓空洞症：仅依据临床表现有时很难鉴别，脊髓 MRI 检查可确诊。

（2）脊髓痨：在梅毒初期感染后 10～30 年发病，主要累及腰骶髓后索和后根，表现为双下肢自发性闪电样疼痛，感觉性共济失调，深感觉丧失，腱反射消失，足部无痛性溃疡，与 HSAN I 有相似之处，但发病晚，梅毒感染史，常有阿-罗瞳孔、视神经萎缩、尿便障碍等，梅毒血清反应阳性可鉴别。

（3）后天获得性感染神经元神经病：肿瘤、感染、维生素 B₆ 中毒、干燥综合征等可合并脊髓后根神经节病

变,临床表现为四肢感觉减退、感觉性共济失调、腱反射消失;与 HSAN Ⅰ 不同,多急性或亚急性起病,也有隐袭起病,但进展较快,深感觉障碍突出,很少合并无痛性溃疡和肢体残缺。

【治疗】

目前尚无特殊疗法,主要为对症处理,可用营养神经药、维生素、扩血管药物,对弓形足或足畸形者可考虑矫正手术。应给予患者足保护指导,鞋子要合脚和柔软,避免从事易伤及脚部的工作。

(二)儿童期致残性隐性遗传感觉性多发性神经病

儿童期致残性隐性遗传感觉性多发性神经病(recessive mutilating sensory polyneuropathy of childhood)又称 HSAN Ⅱ,是一种常染色体隐性遗传性周围神经病。HSAN Ⅱ A 致病基因 HSN2、HSAN Ⅱ B 致病基因 FAM134B、HSAN Ⅱ C 致病基因 KIF1A、HSAN Ⅱ D 致病基因 SCN9A 相继被克隆。

【临床表现】

本病在婴儿或儿童早期起病,患儿学步晚,有弓形足畸形,最初运动障碍表现为共济失调。指(趾)尖溃疡并反复感染,可引起甲沟炎或化脓性指(趾)头炎;腱反射消失,肌力可维持正常。各种感觉均受损,触觉、压觉障碍重于痛温觉,主要累及肢体远端,也可波及躯干。本病的病理改变及电生理检查结果与上述常染色体显性遗传感觉性神经病相似。

【治疗】

目前尚无有效的疗法,应采取措施防止压缩性骨折、肢端损伤及感染等,对不懂事的儿童需认真作好护理。

(三)家族性自主神经功能不全

家族性自主神经功能不全(familial dysautonomia,FD)又称 HSAN Ⅲ、Riley-Day 病,是 HSAN 中最常见的亚型。表现为多种自主神经功能失常,可伴不同程度周围神经病变。由 Riley 及 Day(1949 年)首先报道,是少见的遗传性疾病,主要在北欧、东欧有犹太人血统儿童中发病。国外统计新生儿患病率为 1:(10 000~20 000)。

【病因和病理】

1. 病因 本病是先天性自主神经系统功能异常,多见于北欧、东欧有犹太血统人群。呈常染色体隐性遗传,致病基因 IKBKAP 定位于 9q31-33,编码 IκB 激酶复合物相关蛋白(IκB kinase complex associated protein,IKAP)。绝大多数患者为该基因第 20 号内含子的点突变,少部分患者为第 19 号外显子和第 26 号外显子的点突变。

2. 病理 本病病理变化广泛发生于中枢及周围神经系统,如丘脑背侧核、脑干网状结构变性,颈髓与胸髓侧角细胞、后根神经节异常改变,少数发现脊髓交感神经节色素变性、蝶腭神经节、睫状神经节神经细胞异常,神经细胞可呈颗粒空泡变性、色素沉着及坏死等。此外,脊髓后柱、背根和脊髓丘脑束可有脱髓鞘改变。

【临床表现】

1. 本病临床特征是各种自主神经功能失调,如无眼泪、异常发热、疼痛、味觉障碍、血压不稳定及胃肠运动失调等。多于婴儿或儿童期起病,婴幼儿哭闹时少泪或无泪液是最突出临床表现,可持续至 7 个月。患儿臀位出生率高,吸吮无力、发声低。约 60% 的新生儿吞咽困难,常并发吸入性肺炎。约 40% 的患儿应激状态下可出现自主神经失调综合征,如呕吐、心率快、血压高或不稳定、异常多汗及情绪低落等,以及直立性低血压、皮肤红斑、手部红肿、舌菌状乳头缺失、味觉障碍、呼吸暂停、痫性发作、对疼痛和温度敏感性减低等;常见智能低下、发育迟滞、言语及运动失调、步态不稳、角膜反射迟钝、腱反射减弱或消失、肌张力降低、脊柱弯曲等。

2. 患儿对去甲肾上腺素异常敏感,少量静注能引起严重高血压。皮内注射组胺,常无疼痛及红晕反应。用 2.5% 醋甲胆碱、毛果芸香碱液滴眼,能引起瞳孔缩小。患儿尿中 HVA 大量增加,HVA/VMA 比值也增高。

【诊断和鉴别诊断】

1. 诊断要点 ①父母有犹太人血统;②少泪或无泪液;③舌菌状乳头缺失;④腱反射减低;⑤皮内注射组胺无疼痛及红晕反应;⑥阳性家族史。基因分析有助诊断。

2. 鉴别诊断 ①急性自主神经病:急性起病,临床表现为视力模糊、瞳孔对光及调节反应异常、出汗少、无泪液、体位性低血压和尿潴留等,多数病例数周或数月后自行恢复;②Sjögren 综合征:主要特征是流泪、唾液多,汗腺及胃液分泌缺陷,常伴角膜结膜炎、鼻炎、咽炎和腮腺水肿,以及脑神经周围性麻痹等。

【治疗】

目前本病无特效药物治疗,可用各种自主神经调节药,以对症治疗为主。预防主要通过遗传咨询,夫妇均为携带者可作产前诊断,怀孕 10~11 周时用绒毛膜穿刺术或在孕 14~17 周时用羊膜穿刺术进行基因分析。

本病预后不佳,早期死亡率高,亦有存活到 20~35 岁者。死因常为并发吸入性肺炎、咯血、肺水肿、高热、尿毒症和癫痫发作等。

(四)先天性痛觉不敏感

先天性痛觉不敏感(congenital insensitivity to pain)或称为先天性无痛觉症(congenital indifference to pain),患者终生对疼痛伤害性刺激无反应。

【临床表现】

本病患者表现为对疼痛刺激无反应,但对针刺及其他伤害性刺激与非伤害性刺激有区分能力,神经系统检查正常。本病的一种变异型呈常染色体隐性遗传,以全身性无疼痛为特征,目前已知位于 1q21-q22 的神经营养性酪氨酸激酶受体 1(NTRK1)基因突变为最常见的亚型。Swanson 等曾报道,一例患者在儿童期体温可随环境温度升高出现高热,另一例患者出现体位性低血压。一例 12 岁死亡患儿尸检发现,后根神经节小神经元缺失,背外侧束缺如,三叉神经下行纤维体积变小;皮肤虽有汗腺,但无神经支配。

(五)其他类型遗传性感觉性神经病

其他类型遗传性感觉性神经病(other forms of inherited sensory neuropathy)包括 Friedreich 共济失调以及一些已知的代谢异常性神经病如家族性淀粉样变性等,还包括一些未确定分类的纯感觉性或感觉运动性神经病的病例。

【临床表现】

多年前 Adams 等曾观察一例男性患者和一例女性患者,表现为包括头颈、躯干和肢体的全身性无痛觉,各种感觉缺失,腱反射消失,肌力不受影响,可有共济失调;自主神经功能受损,但未完全消失。腓肠神经活检发现大、小纤维,有髓和无髓纤维均消失,奇怪的是患者无任何营养障碍。另一家系有指(趾)溃疡和缺失,表现为对称性感觉运动性神经病,腱反射消失,为常染色体显性遗传,青春期起病。Donaghy 等描述一种独特的隐性遗传性感觉性神经病的变异型,伴神经营养性角膜炎(neurotrophic keratitis),腓肠神经活检可见选择性小有髓纤维缺失。

四、伴已知代谢障碍的遗传性多发性神经病

伴已知代谢障碍的遗传性多发性神经病(inherited polyneuropathies with a recognized metabolic disorder)包括 Refsum 病、无植烷酸增高的共济失调、色素变性视网膜炎及周围神经病、无 β-脂蛋白血症、Tangier 病、Fabry 病、肢端肥大症及巨人症的多发性神经病、异染色性白质营养不良症和遗传性淀粉样神经病等。

(一)Refsum 病

Refsum 病(Refsum disease)又称为遗传性共济失调性多发性神经病(hereditary ataxic polyneuropathy)或植烷酸贮积病(phytanic acid storage disease),由挪威 Refsum(1949)首次报道,Dyck 将本病归类为遗传性运动感觉神经病(HMSN)Ⅳ型。主要由于植烷酸-CoA-羟化酶缺陷,体内大量植烷酸贮积而致病。临床表现为夜盲与视网膜色素变性、多发性神经病、小脑性共济失调等三主症。

【病因和病理】

1. 病因 本病是过氧化小体病,代谢缺陷为植烷酸-

CoA-羟化酶(PAHX)活性降低,不能把食物进入血液的植烷酸 α-氧化,导致体内大量植烷酸(四甲基十六碳脂肪酸)贮积于 PNS 和其他组织,如心肌、横纹肌、肝脏、肾脏等。正常人植烷酸只占血浆总脂肪酸的 0.5%(2mg/L),该病患者可高达 2.5%~36.6%(200~500mg/L)。植烷酸不能代谢,进入各组织脂质内尤其膜脂质,干扰其功能或增加组织对损伤敏感性。成人型只有一种过氧化小体功能障碍,婴儿型则有多种过氧化小体功能障碍。本病呈常染色体隐性遗传,成年型植烷酸贮积病与 PHYH、PEX7 基因突变相关,PHYH 基因定位于 10pter-10p11.2,PEX7 基因定位于 6q22-24;婴儿型植烷酸贮积病与 PEX1、PEX2、PEX26 基因突变有关。

2. 病理 患者的肝、肾、脑等器官,尤其硬脑膜和室管膜有大量脂质沉积,并有充满脂质的巨噬细胞浸润。周围神经增厚,髓鞘广泛脱失,有散在的嗜苏丹脂肪颗粒,轴索减少,施万细胞与胶原纤维似洋葱头样包绕轴索。神经活检显示施万细胞线粒体内有类晶状体形成和嗜锇包涵体,推测本病与线粒体异常有关。

【临床表现】

1. 本病发病年龄为 1~30 岁,约 30% 发生在 10 岁前,50% 在 10~30 岁,分为婴儿型和成年型,男、女患病率基本相等。大多数起病缓慢,首发症状常为夜盲、步态不稳,可见视网膜色素变性、视力减退、视野缩窄、晶状体浑浊、白内障以致失明等;小脑性共济失调如步态不稳、意向性震颤、构音障碍及眼球震颤等;多发性神经病表现为肢体对称性肌无力和肌萎缩、足下垂、腱反射减弱或消失,四肢远端深、浅感觉减退,周围神经增粗等;约半数患者可见鱼鳞癣、掌跖角化和神经性耳聋,可有睾丸萎缩、骨骼畸形、弓形足、脊柱侧凸及锤状趾等;多数患者有心肌病或房室传导阻滞。婴儿型患者出生后表现为发育迟滞,智力低下,视网膜色素变性,还有肝大、骨质疏松和低胆固醇血症,病情较重,进展迅速,多在 1~2 岁内死亡。

2. 血清中植烷酸含量明显升高;脑脊液蛋白增高达正常的 10 倍以上,细胞数正常;神经传导速度减慢,心电图示传导阻滞,神经活检可见洋葱头样改变。

【诊断和鉴别诊断】

1. 诊断要点 约 1/3 病例在 10 岁前发病,半数在 10~30 岁发病;逐渐起病,缓慢进展;临床三大特征:夜盲及视网膜色素变性、多发性神经病、小脑性共济失调;常染色体隐性遗传;血植烷酸含量增高,脑脊液蛋白增高;PHYH、PEX7 基因和 PEX1、PEX2、PEX26 基因的基因分析有助诊断。

2. 鉴别诊断

(1)须与其他类型慢性周围神经病如 Roussy-Lévy 综合征、Dejerine-Sottas 病及 Friedreich 共济失调等鉴别,

血清植烷酸含量测定对鉴别有帮助。

（2）NARP综合征：是无植烷酸增高的共济失调、色素性视网膜炎及周围神经病，临床表现与Refsum病几乎完全相同，但血清植烷酸含量无变化。主要特点是青少年起病，进展缓慢，表现为轻度鱼鳞病、神经性耳聋、小脑性共济失调、腱反射消失及视网膜色素变性等，无家族史；腓神经活检为神经纤维丧失，血清或培养成纤维细胞未发现生化异常，部分病例有线粒体异常。

【治疗和预防】

本病主要采取饮食疗法，严格限制患者植烷酸摄入，疗效甚佳。应尽可能减少进食含叶绿素的水果、蔬菜及乳类、动物脂肪及其他高胆固醇食物，减少血浆和组织植烷酸沉积，但须保证足够热量供应，热量不足将会动用贮存于体内的植烷酸，使血植烷酸水平增高，症状加重。对症治疗如白内障可手术摘除，周围神经病变参照腓骨肌萎缩症治疗。紧急处理可用血浆置换。

本病是常染色体隐性遗传，主要预防措施是检出杂合子，指导婚配，防止纯合子出生。应对家系内成员进行基因检测，并对有生育需求的成员开展遗传咨询，必要时进行产前基因诊断。其他有助于检出杂合子的生化试验包括：①富植烷酸饮食负荷试验，杂合子植烷酸氧化率低于正常；②皮肤成纤维细胞培养测定植烷酸量及氧化率，也可通过检测羊水细胞植烷酸-α-羟化酶活性进行产前诊断。

本病及时治疗效果较佳，可改善生活质量。部分患者病情进展缓慢，一些患者进展较快，可死于心脏并发症。

（二）无植烷酸增高的共济失调、色素性视网膜炎及周围神经病

无植烷酸增高的共济失调、色素性视网膜炎及周围神经病（ataxia, retinitis pigmentosa, and peripheral neuropathy without increase in phytanic acid）也称为神经病、共济失调、色素性视网膜炎综合征（neuropathy, ataxia, retinitis pigmentosa syndrome, NARP），临床较少见，为线粒体型神经病（mitochondrial forms of neuropathy）。

【病因】

本病的病因和发病机制与Leigh综合征相似。Leigh综合征有明显异质性异常，是线粒体ATP6基因突变导致细胞色素氧化酶缺陷，mtDNA第8993位发生T→G（T8993G）高度保守区域点突变，在ATP酶6亚单位第4个跨膜区造成一处精氨酸→亮氨酸突变，与疾病严重程度相关。高水平突变（>95%）可导致Leigh病，低比率突变（<75%）可导致母系遗传综合征（maternally inherited syndrome），即感觉性神经病、共济失调及色素性视网膜炎（NARP）。

【临床表现】

1. 青春期起病，进展缓慢，表现与Refsum病颇相似，出现轻度鱼鳞病、感觉性神经性耳聋、脊髓痨-小脑混合型共济失调、腱反射消失及视网膜色素变性等，但无血中植烷酸含量增高。

2. 患者无家族史，大多数病例患有线粒体病。腓肠神经活检可见大纤维缺失，患者血液及培养的成纤维细胞未检出生化异常。

（三）无β-脂蛋白血症

无β-脂蛋白血症（abetalipoproteinemia）又称Bassen-Kornzweig综合征，由Bassen和Kornzweig（1950年）首先报道。临床较罕见，男、女比例约为3:2，主要特征为β-脂蛋白缺乏、脂肪吸收不良、棘红细胞增多、视网膜色素变性以及进行性小脑和周围神经病变等。

【病因和病理】

1. 本病为常染色体隐性遗传，致病基因定位于4号染色体短臂（4q23）的微粒体甘油三酸酯转移蛋白（MT-TP）基因，基因突变导致β-载脂蛋白（ApoB-100、ApoB-48）合成缺乏。由于β-脂蛋白缺乏、脂肪和脂溶性维生素吸收障碍，引起棘红细胞增多、视网膜色素变性及进行性小脑和周围神经损害等多系统功能障碍。

2. 神经病理检查可见周围神经脱髓鞘，脊髓灰质及小脑皮质神经细胞变性。

【临床表现】

1. 本病主要为婴幼儿起病，缓慢进展，常因婴儿期出现脂肪痢、生长缓慢引起注意。主要表现为小脑及周围神经病变，最早在2岁左右出现腱反射减弱或消失，当患儿能合作感觉检查时可发现下肢振动觉及位置觉缺失；6岁后逐渐出现小脑症状，如步态、躯干及肢体共济失调和构音障碍等，常伴肌无力、眼肌麻痹、Babinski征等，痛温觉缺失，部分患者智力障碍，通常较轻微。神经病变导致骨骼异常如弓形足、脊柱侧凸等，青春期不能站立或行走。脂肪和脂溶性维生素吸收障碍可导致贫血、凝血功能异常，夜盲、色弱、视野缩小是黄斑变性或视网膜色素变性所致。病程晚期可有心脏扩大和充血性心力衰竭。

2. 血棘红细胞增多，占外周血红细胞的50%~70%；血清胆固醇、甘油三酯、β-脂蛋白、乳糜微粒、低密度脂蛋白降低，维生素E、维生素A和维生素K浓度降低。神经电生理检查示感觉传导速度减慢伴波幅降低，EMG失神经改变，体感诱发电位异常。组织活检示十二指肠黏膜呈微黄脱色病变，免疫荧光检测示缺乏ApoB。

【诊断和鉴别诊断】

诊断根据婴幼儿期慢性进行性周围神经及小脑病变、视网膜色素变性、常染色体隐性遗传、血清中β-脂蛋白明显降低、棘红细胞增多可临床拟诊,最终确诊依赖 MTTP 基因检测。

本病须注意与 Refsum 病、Friedreich 共济失调、Roussy-Lévy 综合征鉴别。

【治疗】

目前本病尚无特效疗法,主要是对症治疗;低脂肪饮食和大量维生素 E、维生素 A 可预防神经系统症状进展。

本病是常染色体隐性遗传,应尽可能检出杂合子,防止纯合子出生。对家系内成员进行基因检测和遗传咨询,必要时进行产前诊断。

(四)Tangier 病

Tangier 病(Tangier disease)又称为无 α-脂蛋白血症(analphalipoproteinemia),由 Fredrickson 等(1961)首次报道居住在美国弗吉尼亚海岸 Tangier 岛的两兄弟患者,主要表现为扁桃体橙黄色肿大(胆固醇沉积)、网状内皮系统胆固醇脂质贮积及周围神经损害等,后来证明是血中 α-脂蛋白缺乏所致,为常染色体隐性遗传。

【病因和病理】

1. 本病呈常染色体隐性遗传,因三磷酸腺苷结合盒转运体 A1(ABCA1)基因纯合或复合杂合突变而发病。血清高密度脂蛋白(α-脂蛋白)严重缺乏,载脂蛋白 A-Ⅰ、A-Ⅱ和载脂蛋白 C 减少,血清胆固醇极低,甘油三酯增高。

2. 桡神经和腓神经活检发现广泛小滴沉积,电镜下多数为空泡,施万细胞内有髓鞘,神经组织可见大量胶原。骨髓可见脂质沉积;摘除扁桃体及皮肤、小肠黏膜活检均可见大量胆固醇脂,组织化学染色显示细胞内较多中性脂肪和胆固醇。

【临床表现】

1. 全身表现 ①突出症状是双侧扁桃体极度肿大,呈橙黄色或黄灰色条纹状,是胆固醇脂蓄积于网状内皮细胞胞质内所致。②肝、脾及淋巴结肿大,脂样大便,晚期出现脾功能亢进,表现为红细胞、白细胞及血小板减少,可发生食管静脉曲张破裂出血。③高密度脂蛋白缺乏、血清胆固醇水平极低和甘油三酯增高,患者早期即出现严重动脉粥样硬化。

2. 神经系统表现 ①青春期和成年期出现周期性周围神经损害,感觉缺失可累及全身,痛温觉为主,触觉和本体觉完好;亦可局限于面部及上肢,类似脊髓空洞症(假性脊髓空洞症);周围神经损害特征是周期性发作,部分患者呈进行性加重,手和肩部肌萎缩,腱反射减弱或消失,可出现双侧面瘫。②部分患者有皮肤斑丘疹。③40~50 岁患者一般都有角膜浑浊,裂隙灯检查可见角膜各层有点状浸润,但不影响视力。

3. 生化检查 如血清高密度脂蛋白(α-脂蛋白)缺乏,胆固醇(<1.29mmol/L)和磷脂(为正常的 1/2)极低。前 β-脂蛋白(VLDL)正常或稍高,β-脂蛋白结构异常;载脂蛋白 A-Ⅰ减少约 360 倍,载脂蛋白 A-Ⅱ减少 14 倍,但结构正常,载脂蛋白 C 明显减少;血清甘油三酯增高是本病另一种生化特征。摘除扁桃体及皮肤、小肠黏膜组织活检均可见大量胆固醇酯,组织化学染色示细胞内较多中性脂肪和胆固醇。电生理检查神经传导速度减慢,远端潜伏期延长。

【诊断和鉴别诊断】

1. 诊断 根据成年患者复发性周围神经病;扁桃体橙黄色肿大并有条纹;血清高密度脂蛋白缺如或极低,胆固醇明显降低,甘油三酯增高,载脂蛋白 A-Ⅰ和 A-Ⅱ减少而结构正常;骨髓穿刺涂片见大量泡沫细胞;确诊有赖于基因诊断。

2. 鉴别诊断 本病罕见,易误诊其他原因引起的周围神经病或脾功能亢进、肝硬化等,但只要注意到特征性扁桃体改变,并进行相应实验室检查及基因检测,不难鉴别。

【治疗】

可用高密度脂蛋白治疗,激素治疗可提高体内 HDL 水平,有一定疗效。减少甘油三脂饮食治疗对预防动脉粥样硬化可能有益。对症治疗包括扁桃体切除、脾切除等。周围神经病治疗可参照腓骨肌萎缩症。本病预防主要是遗传咨询,避免近亲结婚。

本病的病情进展缓慢,可接近正常生命年限。

(五)法布里病

法布里病(Fabry disease)又称为遗传性异位脂质沉积症(hereditary dystopic lipidosis),由德国皮肤病学家 Fabry 和英国 Anderson(1898)首次报道,也称 Fabry-Anderson 综合征。该病是 α-半乳糖苷酶 A 功能缺陷引起的罕见家族性磷脂贮积病,多系统受累,主要累及血管,又名弥漫性血管角质瘤。呈 X 染色体连锁遗传,估计人群发病率为 2.5/10 万。

【病因】

本病为酰基鞘氨醇己三糖苷酶(又称 α-半乳糖苷酶 A)功能缺陷引起。该酶在磷脂降解过程中起重要作用,能把脂类分解成乳糖脑苷脂,由于酶功能缺陷,使分子末端为半乳糖残基的糖鞘脂不能降解蓄积在细胞内,磷脂沉积在血管壁和血液中。随着脂类沉积增多、血管变窄、血流减慢及组织营养不足,最终使全身器官功能障碍,尤其肾、皮肤、心、脑和周围神经,糖鞘脂在这些部位血管内皮细胞沉积引起营养障碍。

本病呈 X 染色体连锁遗传,致病基因为 α-半乳糖苷酶基因(GLA),定位在 Xq22,一般由携带者母亲传给后代,儿子 50% 患病,女儿 50% 为携带者,女性携带者通常在成年之后出现轻型症状。

【临床表现】

1. 患者多为男性儿童，青春期起病，首先出现肢体极度疼痛及感觉异常。疼痛通常是儿童和青少年的初发症状，多为手指、足趾烧灼样痛或短暂性刺痛，伴手掌、足底感觉异常，环境温度变化或运动可使疼痛加重。

2. 皮疹是本病特殊表现，多出现于脐周及臀部，为散发密集的紫红色细小斑丘疹，深紫蓝色，呈毛细血管扩张样，称为血管角质瘤。肾血管也常受累，最初出现蛋白尿，可发展为肾衰竭，为常见死因。

3. 早期可出现脑积水，以及角膜及晶状体浑浊，不影响视力。随年龄增长，糖鞘脂在血管内皮细胞沉积增多，30~45 岁可出现心、脑血管症状，如缺血性心脏病发作或血栓栓塞病，引起偏瘫、失语、局灶性癫痫等，不出现智力低下。

4. 女性患者可呈现较轻的神经症状，最常见表现为角膜浑浊，可能有轻度蛋白尿，少数在儿童期发热后出现轻微红斑或手、足疼痛。

5. 血清 α-半乳糖苷酶 A 活性降低或消失，本病初步诊断可检查尿沉渣中糖脂，也可作肾活检证实上皮及内皮细胞内脂质沉积。

【诊断】

诊断主要根据临床症状、体征，检测血清 α-半乳糖苷酶 A 活性降低或消失可确诊，基因缺陷检测可提高携带者检出率。应对家族其他成员进行遗传咨询，羊水细胞 α-半乳糖苷酶 A 检测或基因检查可用于产前诊断。

【治疗】

可行重组 α-半乳糖苷酶 A 替代治疗。对症治疗如肢体疼痛可用止痛药、卡马西平、加巴喷丁或阿米替林，肾衰竭时可考虑肾移植。预防性治疗应避免过度疲劳、暴晒、发热、感冒等，不吸烟。

一般可存活至成人。若出现肾衰、心力衰竭或卒中，则预后不佳。

（六）肢端肥大症及巨人症的多发性神经病

肢端肥大症（acromegaly）可伴多发性神经病，主要表现为手掌和腕横韧带增厚，压迫正中神经而引起腕管综合征，是肢端肥大症特征性症状之一。Pickett 等指出，约 56%的肢端肥大症患者可见腕管综合征，多发性神经病而非多数性单神经损害也可看作是肢端肥大症并发症，表现为感觉异常、腱反射消失和下肢远端肌萎缩，有时出现神经增粗。Stewart 认为，神经增粗是神经内膜和神经外膜肥大性改变所致，与遗传性家族性或炎症性肥大性神经病变类似。肢端肥大症可以是某些遗传综合征的一部分，比如 MEN1 基因突变导致的多发性内分泌肿瘤 1 型、芳烃受体相互作用蛋白（AIP）基因突变相关的家族

性垂体腺瘤，PRKAR1A 基因突变导致的 Carney 综合征等。

巨人症（gigantism）周围神经损害主要表现为严重多发性神经病，可引起 Charcot 关节。在 Pyle 病也可观察到严重的缓慢进展的运动神经病，干骺端发育不良，类似肢端肥大症。其中，X 染色体连锁显性遗传的肢端肥大巨人症由 Xq26.3 包含 GPR101 基因区间的微重复突变所致。

（七）异染性脑白质营养不良

异染性脑白质营养不良（metachromatic leukodystrophy，MLD）亦称为异染性白质脑病（metachromatic leukoencephalopathy，MLE）、硫脂沉积症等，Alzheimer（1910年）首先报道，由 Einarson 和 van Neel（1938 年）命名。以进行性瘫痪及协调障碍为特征，呈常染色体隐性遗传，发病率约 2/10 万。

【病因和病理】

1. 芳基硫酸酯酶有 A、B、C 3 种同工酶，婴儿型、少年型和成年型 MLD 患者主要由于芳基硫酸酯酶 A（ARSA）缺乏引起，致病基因为芳基硫酸酯酶 A 基因（ARSA），定位在染色体 22q13.33，包含 8 个外显子，全长 3.2kb，编码由 507 个氨基酸残组成的 ARSA 前体蛋白，在内质网中加工转运过程中剪切由 18 个氨基酸残组成的初始信号肽，最终在溶酶体中变成含 3 个 N-糖化位点的有活性的 ARSA。在正常情况下，ARSA 在溶酶体中将硫酸脑苷脂催化水解为半乳糖脑苷脂和硫酸进行代谢，但 ARSA 基因突变后引起芳香硫酸酯酶 A 的 mRNA 剪切或 ARSA 前体蛋白加工错误，产生无功能和功能减弱的 ARSA 酶，不能把神经系统白质中硫酸脑苷脂水解，引起 CNS 和周围神经广泛脱髓鞘。目前已发现 113 种致病突变。少数 MLD 患者，特别是青少年型发病不是由于 ARSA 基因突变，其 ARSA 酶活力正常，而是由于患者体内缺乏神经鞘脂激活蛋白 SAP-B（saposin B），正常情况下 SAP-B 可刺激 ARSA 降解硫苷脂。这种变异型 MLD 由位于 10q22.1 的鞘脂激活蛋白原（PSAP）基因突变所致。

2. 病理　大脑白质及周围神经广泛脱髓鞘病变，少突胶质细胞、施万细胞和巨噬细胞中可见大量红黄色异染性颗粒沉积。少突胶质细胞变性和显著减少，周围神经髓鞘、脊髓和肝、胆囊、胰腺及肾脏等器官有时可见异染性颗粒。电镜下异染性颗粒在脑内呈致密髓鞘素小体，周围神经内呈鱼雷样结构，可能是硫脂类在神经胶质及神经元内沉积。

【临床表现】

1. 临床症状　个体差异较大，主要表现为智力减退或精神发育迟滞，痉挛性步态、肌张力增高、锥体束征，癫

病及肌阵挛,小脑性共济失调等。绝大多数患者在幼年发病,也见于成年,根据起病年龄分为婴儿型(1~2岁)、少年型(4~15岁)和成年型(>16岁),婴儿型常见。

(1) 婴儿型:1~2岁间发病。

早期:出生时正常,起病后逐渐出现运动减少、肌张力降低及腱反射减弱或消失,视神经乳头苍白,无锥体束征,患儿不能独立站立和坐,甚至抬头困难,此期持续数周至数月;脑电图正常或慢波增多。

中期:可见进行性智能衰退,语言减少,面无表情,对周围环境反应逐渐减少,易激惹;检查可见视神经乳头苍白,吞咽动作缓慢,肢体伸直,肌张力增高,腱反射亢进,病理征阳性,躯干和颈肌张力正常或降低,常卧床不起,此期可持续1年至数年,脑电图出现弥漫慢波灶。

晚期:患儿对外周反应极少,常伴抽搐和肌阵挛发作,呈去大脑强直状态,头后仰,四肢强直,双侧病理征阳性;可见眼球游动或呈"玩偶"眼征,吸吮和吞咽严重障碍;脑电图出现弥漫性慢波和散在棘-多棘综合波。

(2) 少年型:一般在青春期起病,初始为共济失调、智力低下、感情淡漠,病情进展缓慢,晚期出现痴呆、癫痫发作、反射减弱和视神经萎缩等,可存活4~6年。

(3) 成年型:起病晚,进展缓慢,病情相似,但情感障碍、精神症状及行为异常较突出,常伴周围神经症状,表现为感觉缺失。

2. 影像学检查 CT表现为对称性脑白质变薄、低密度病灶,也可影响脑干和小脑或伴轻度脑萎缩。MRI在T_1WI和T_2WI显示脑白质异常高信号(图3-1-18)。脑电图可见弥漫性慢波、尖波和散在的棘波。电生理检查NCV减慢,视觉、听觉和体感诱发电位均异常。芳基硫酸脂酶A、B活性检测,白细胞或成纤维细胞芳基硫酸脂酶A活性检测,尿、血液白细胞中芳基硫酸脂酶A、B活性检测,皮肤成纤维细胞培养检测较敏感。酶活性降低是本病的诊断依据,但患者酶活性缺乏程度不能用于疾病分型。周围神经活检、直肠黏膜组织活检可发现异染色性类脂质颗粒。

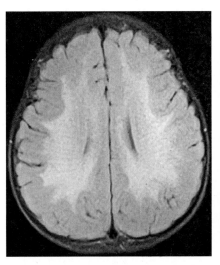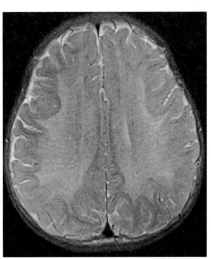

图3-1-18 异染性白质营养不良患者,MRI显示T_1WI和T_2WI脑白质异常高信号

【诊断】

1. 诊断 本病合并周围神经病以感觉症状为主,根据临床症状体征、NCV减慢、尿沉渣发现大量异染性颗粒、脑脊液蛋白增高、腓肠神经活检施万细胞异染性颗粒等,可初步诊断。周围神经活检、直肠黏膜组织活检发现异染色性类脂质颗粒等。本病确诊有赖于检测芳基硫酸脂酶A、B活性降低,但一些健康人中,芳香硫酸酯酶A可出现假性缺乏,亦即芳基硫酸酯酶活性低,不出现异染性脑白质营养不良的临床症状。结合芳基硫酸脂酶A、B活性检测与芳香硫酸酯酶A基因测序是最佳的选择。

2. 鉴别诊断 本病临床表现与Krabbe病很难区别,β-半乳糖脑苷脂酶活性测定可助鉴别。成年型患者须与Pick病、阿尔茨海默病等鉴别。

【治疗】

目前本病无特效疗法。传统疗法是芳基硫酸酯酶(ARSA)静脉注射,修复神经髓鞘,但难以通过血脑屏障,疗效不佳。骨髓细胞移植治疗MLD已取得较大进展,移植后可使MLD患者脑部产生ARSA,尽管透过血脑屏障较困难,但已有研究证实骨髓移植能延缓或阻止病情进展,改善症状,尤其症状前患者。William Krivit等(1990)给一例5岁处于疾病早期的MLD患者进行骨髓移植,随访5年,患者10岁时能上学,使用电脑和弹奏小提琴,其同胞姐姐却在8岁时死亡。Pierson(2008)对一家3个同胞MLD患者进行脐血移植,最大的患者处于疾病晚期,移植后病情继续进展,改善不明显;她的两个妹妹尚处于疾病早期和症状前患者,移植后大妹妹病情得到控制,神经生理学指标仅有轻度进展;小妹妹病情得到遏制,影像学和电生理指标恢复正常。张成最近对一例疾病中期的晚婴型 MLD 患儿进行骨髓移植,移植前患儿面部无表情,吞咽困难,四肢僵硬,不能凝视物体及对视,哭泣声细弱;移植后 2 周外周血白细胞芳基硫酸酯酶 A 活性从零恢复到正常,随访 3 个月表情、对视及吞咽功能等症状部分改善;但骨髓干细胞移植疗效判断还需要扩大病例数及延长观察时间。酶活性测定可筛查致病基因携带者可用于产前诊断。

本病预后较差,婴儿型常因多次继发感染在 5~6 岁死亡;成人型发病稍晚,进展缓慢,预后相对较好。

(八) 遗传性淀粉样神经病

淀粉样变性是各种不同蛋白质以丝状的 β-折叠形式沉淀,周围神经病是淀粉样变性引起的最常见疾病。淀粉样变性神经病主要分为两类:遗传性及原发性(非家族性)淀粉样多发性神经病。

遗传性淀粉样多发性神经病(hereditary amyloid polyneuropathy,HAP)又称为家族性淀粉样多发性神经病(familial amyloid polyneuropathy,FAP),包括不同的临床类型。本病虽可根据沉淀于组织中淀粉样异常蛋白结构分类,但临床常根据受累家族人种描述性分类,如葡萄牙型(Ⅰ型)、瑞士型(Ⅱ型)、挪威型(Ⅲ型)等。共同临床特征是常染色体显性遗传,男、女发病率相同,主要损害感觉、运动和自主神经,常伴有内脏损害。

【病因和病理】

1. 病因　近年研究证明,本病是基因突变引起不同的氨基酸异常,产生不同的类型。

Ⅰ型(葡萄牙型):大多数是转甲状腺蛋白(transthyretin,TTR)或称前白蛋白(prealbumin)基因点突变产生异常 TTR,后者被很快降解和沉积导致发病。TTR 基因位于 18 号染色体长臂(18q11.2-12.1),点突变引起第 30 位缬氨酸被甲硫氨酸取代,这种类型也称为转甲状腺蛋白淀粉样变性。Ⅰ型中少数病例是载脂蛋白 A-Ⅰ基因点突变所致,该基因位于 11 号染色体长臂(11q23.3)。

Ⅱ型(瑞士型):为 TTR 基因点突变,突变位置和方式与Ⅰ型不同。

Ⅲ型(挪威型):是由于载脂蛋白 A-Ⅰ单个氨基酸错误替换形成淀粉样沉淀。

Ⅳ型(芬兰型):淀粉样变性纤维来自凝胶溶素蛋白,引起脑神经损害和角膜变性。凝胶溶素蛋白是肌动连接蛋白,基因位于 9 号染色体长臂(9q34),点突变导致异常蛋白沉积。凝胶溶素蛋白是基膜重要成分,可稀释角膜和皮肤淀粉样沉积。大多数淀粉样蛋白基因克隆可使 DNA 诊断成为现实。

2. 病理　主要病理改变是淀粉样蛋白沉积于周围神经、脊神经节、交感神经节及营养血管,肾脏受累也较严重。腓肠神经活检在偏光显微镜下可见淀粉样轻链蛋白(AL)物质沉积于周围神经结缔组织中、神经内膜下、神经内膜及外膜营养血管(图 3-1-19)。电镜可见淀粉样物质沉着在无髓纤维施万细胞基膜旁,施万细胞增生(图 3-1-20)。早期可见细胞有髓纤维及无髓纤维减少,神经髓鞘变薄或破坏,轴索崩溃,较大有髓纤维可残留,神经纤维束间有块状淀粉样物质,神经纤维或因局部淀粉样物质沉积移位。尸检病例发现周围神经干、后根、脊神经节及自主神经节中均见淀粉样物质沉着,呈弥漫性或局限性分布。全身各脏器小血管及其周围也有淀粉样物质沉积。

【临床表现】

1. Ⅰ型(葡萄牙型)　又称 Andrade 型。Andrade(1939)首先认识此病,葡萄牙 Opoto 居民中被称为"足病"的慢性家族性疾病是淀粉样变性 PN 的特殊类型,他研究了 148 个家系和 623 个病例,其中 249 例患 PN,这些家系后裔可追溯到非洲、法国和巴西,他首先把此病归为遗传性家族性 PN,但日本、美国、德国、波兰、希腊、瑞典和爱尔兰西北部也有报道。

(1) 本病一般在 25~35 岁发病,进展缓慢。首发症状是麻木、感觉异常、足部和下肢痛,肌无力轻微,疾病早期腱反射减弱,但仍存在。痛温觉减退重于触觉、振动觉和位置觉(假性脊髓空洞症)。随病情进展,患者行走困难,小腿变细,出现脑神经损害如面瘫、面部麻木和味觉丧失等。

(2) 自主神经功能受损是另一重要特征,如瞳孔小、光反射消失、无汗,血管舒缩障碍导致直立性低血压、腹泻与便秘交替、阳痿等。中枢神经系统损害表现为行为异常、小脑性共济失调及锥体束征等。

(3) 患者常伴多脏器损害,如心脏扩大和房室传导阻滞,肠道功能紊乱,厌食使体重减轻,肝、脾肿大;玻璃体浑浊甚至失明,听力损害等。病程为 10~15 年,患者多死于蛋白尿、尿毒症和肾病综合征等。

2. Ⅱ型(瑞士型)　也称 Rukavina 型、家族性淀粉样变性腕管综合征。淀粉样物质沉积在结缔组织中并深达腕韧带,使正中神经受压,臂神经和玻璃体也可受累。

(1) 患者多在 40~50 岁以后发病,多见于移居 Indiana 州的瑞士家族。

(2) 表现出肢端感觉异常、疼痛、麻木及异样感,继而出现腕部肌无力、肌萎缩和感觉障碍,表现为腕管综合征。切断腕韧带,可使症状缓解。

3. Ⅲ型(挪威型)　又称 Vanaller 型,1969 年 Vanaller 报道一个 Lowa 家系。

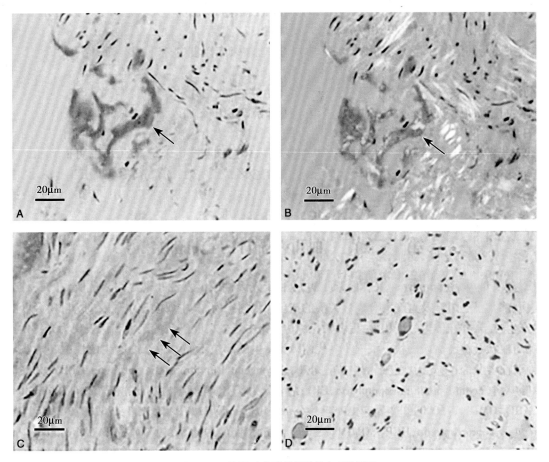

图 3-1-19　FAP 患者腓神经活检病理检测图

A、B. 箭头所指为淀粉样沉积物；C. 在施万细胞外抗人 TTR 抗体标记阳性（箭头所示）；D. Kluver-Barrera 染色显示有髓神经纤维明显减少

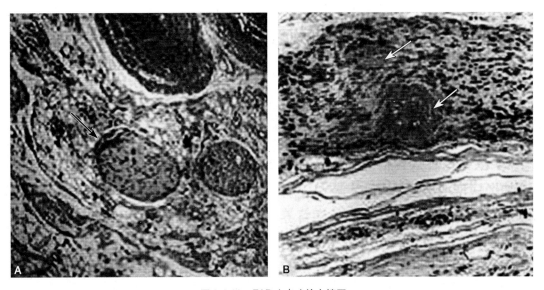

图 3-1-20　FAP 患者病检电镜图

A. 直肠浆膜下层的神经处可见淀粉样沉积物（箭头）；B. 腓肠神经内膜可见淀粉样沉积物（箭头）

（1）30岁左右起病，患者可出现较严重感觉运动神经损害，先累及下肢，然后上肢。

（2）睾丸、肾上腺和肾均有淀粉样物质沉积，伴消化性溃疡。

4. Ⅳ型（芬兰型）　又称脑神经型，由 Meretoja（1956年）首先报道。

（1）本病在30岁起病，出现角膜变性、视敏度下降。50岁后出现周围神经损害，常累及面神经，四肢神经受累较迟，症状较轻。

（2）尸检可发现每个脏器均有淀粉样沉积，主要在肾、血管及神经束膜。

5. 丹麦型（其他型）　由 Frederikgen 报道，淀粉样物质沉积于心内膜、周围神经、横纹肌和小肠等，无周围神经体征。

本病在40~50岁起病，表现为呼吸困难、轻度感觉障碍，心力衰竭进展很快。

【辅助检查】

1. 脑脊液蛋白含量增高。

2. 肌电图检查显示神经源性损害，神经传导速度测定，Ⅰ型运动神经传导速度轻度减慢，感觉传导速度减慢。

3. 神经活检可见淀粉样蛋白沉积。

4. 基因诊断可发现 TTR 基因或载脂蛋白 A-I 等基因的致病突变。

【诊断】

诊断根据双下肢感觉异常及疼痛，周围神经性瘫痪，明显的自主神经症状和多脏器损害等，肌电图显示神经传导速度减慢，显性遗传家族史等，神经活检发现淀粉样蛋白沉积，基因诊断可确诊。

本病根据自主神经症状及神经活检，可与其他慢性周围神经疾病鉴别。

【治疗】

针对 TTR 相关的家族性淀粉样多发性神经病，肝移植仍是治疗的"金标准"，并有多器官移植（心脏、肝脏和肾脏）成功减缓了疾病自然进程的报道。非甾体抗炎药（NSAID）二氟尼柳、氯苯唑酸可通过稳定 TTR 构象延缓神经病变的进展，TTR 稳定剂 tafamidis 被欧洲批准用于第一阶段 FAP。RNA 干扰药物 patisiran 和 inotersen 已被 FAP 批准用于 TTR 引起的多发性神经病的治疗。

周围神经损害治疗可参考腓骨肌萎缩症。

预防主要通过遗传咨询，部分类型可进行基因突变产前诊断。

本病患者平均可存活 3~15 年，多死于心脏、肾脏衰竭。

第十一节　神经丛病综合征

（刘明生　崔丽英）

神经丛病综合征（syndrome of plexopathy）是一组临床综合征，以臂丛和腰骶丛病变常见，为多种病因引起神经丛受压或损伤。臂丛病变时可导致上肢及手部小肌肉萎缩、无力、疼痛和感觉异常，以及按皮节分布的感觉减退及过敏等神经节炎表现，包括肋锁综合征、臂丛神经病、带状疱疹神经丛炎、神经炎及神经节炎等。腰骶丛病变时根据受累范围的不同和病因不同，临床表现也有所差异。

一、臂丛神经损伤

臂丛是由 $C_{5~8}$ 及 T_1 脊神经前支组成，主要支配上肢感觉和运动。由于部位表浅、周围为骨性结构包绕、受颈肩部活动影响等解剖特点，臂丛是损伤的好发部位。

【病因和发病机制】

臂丛神经损伤最常见原因是突然过度牵拉头、颈、肩及上肢，多发生于车祸中，难产时施行胎儿牵引术，肱骨骨折及肩关节脱白可导致臂丛损伤。有时长时间手术麻醉，将患者颈部和上肢置于不适当位置，会使臂丛损伤。锁骨上窝或腋窝直接损伤，如腋动脉造影、肱动脉手术、内侧胸骨切开术及颈动脉搭桥手术等都可引起臂丛神经损伤。臂丛损伤的范围较广泛，很少局限于一个神经束或神经干，常伴臂丛发出的单神经受累或神经根撕脱，重者可累及脊髓。

【临床表现】

临床根据臂丛受损部位，分为上臂丛、中臂丛、下臂丛及全臂丛损伤等。

1. 上臂丛损伤　较常见，主要包括上部干，由 C_5、C_6 神经根组成。常见原因是背负重物、肩部撞击伤、难产、疫苗接种后及特发性神经痛性肌萎缩等。肱二头肌、三角肌、肱桡肌、胸大肌、胸小肌、冈上肌、冈下肌和菱形肌等易受累，表现为整个上肢下垂，肩不能外展，上肢不能内旋和外旋，不能屈肘和向桡侧伸腕，但手及前臂活动正常，肱二头肌反射减弱或消失，上肢桡侧感觉障碍。

2. 中臂丛损伤　很少单独受累。中臂丛来自中部干即 C_7 神经根，主要影响桡神经支配肌肉，表现为前臂、手和腕伸展受限，如腕下垂等，前臂后面有局限感觉障碍区。不影响肱桡肌（C_5、C_6 神经根支配）功能。

3. 下臂丛损伤　下干和内侧束受累即 C_8 和 T_1 神经根。常见原因是前臂受牵拉、肺尖肿瘤浸润或压迫、颈肋和难产等。表现为手部小肌肉萎缩和无力，呈爪形手，感覚障碍位于上肢内侧,包括第3~5指。累及星状神经节交感神经纤维可并发Horner征。

4. 全臂丛损伤 上肢完全麻痹并下垂,肱二头肌、肱三头肌和桡骨膜反射均减弱或消失,病因多为车祸。

【辅助检查】

神经电生理检查有助于确定病变部位。肌电图表现为受累神经支配肌神经源性损害。病变远端测定神经传导速度相对正常,病损近端刺激引起肌肉动作电位及感觉动作电位波幅明显减小或无反应,跨病损区段传导速度可有减慢。

【诊断】

臂丛神经损伤通常根据损伤史、典型临床表现和肌电图检查可确诊。

二、臂丛神经病

臂丛神经病(brachial plexus neuropathy)是原因不明的急性或亚急性臂丛神经病变。臂丛受损可产生支配区疼痛,也称臂丛神经痛(brachial neuralgia)或Parsonage-Turner综合征等。

【病因和发病机制】

原发性臂丛神经炎病因和发病机制不清。多见于成年人,男性多于女性,通常受风寒和流感后发病,也可发生于疫苗接种、注射抗生素、分娩、各种外科手术及注射海洛因等,可发生于少数AIDS患者。有学者提出,病因可能是病毒感染相关或感染介导的免疫反应。继发性者可有多种相关外在因素的影响,如肿瘤浸润、骨性结构或肌肉韧带压迫等。

原发性臂丛神经病或臂丛神经炎(brachial neuritis)泛指肩胛带及上肢肌无力、肌萎缩及疼痛综合征,又称神经痛性肌萎缩。病因未明,多认为是变态反应性疾病,可能与感染或疫苗接种有关。

臂丛神经元需要与多种继发性臂丛神经病鉴别,后者病因多为臂丛邻近组织病变压迫所致,如神经干受压可由于胸廓出口综合征、颈肋、颈部肿瘤、腋窝淋巴结肿大(如转移性癌肿)、锁骨骨折及肺上沟瘤等引起,也可见于各种外伤。

【临床表现】

1. 臂丛神经病主要临床特点

(1) 首发症状为颈部疼痛,迅速扩展到肩背部,疼痛开始为间歇性,逐渐变为持续性,程度不断加重。3~10日后影响上臂、前臂和手,病变通常只累及单侧,也可累及双侧,疼痛范围并非按典型神经根或周围神经分布。

(2) 病变可累及臂丛一个干、一个束或一个神经根,乃至一条神经,腋神经、桡神经、胸长神经、横膈神经、肩

胛上神经及副神经等最常受累,前锯肌、三角肌和颈项肌易受累,其次是肱二头肌和肱三头肌。局部肌肉运动可使疼痛加重,患者常采取特殊上肢屈曲姿势,避免活动减轻疼痛。严重者出现肌无力和萎缩,完全麻痹少见。

(3) 客观感觉障碍不如疼痛明显,约2/3的病例有感觉减退,大多为腋神经支配区,腱反射改变不明显或轻度减低。

2. 原发性臂丛神经病可有感染或异种血清、疫苗接种史,多见于成年人。表现为急性、亚急性起病,病前及发病早期多伴发热及全身性症状。病初以肩部及上肢疼痛为主,继之出现肌无力和肌萎缩。

【辅助检查】

1. 肌电图及神经传导速度测定 肌电图可发现受累肌肉的失神经表现或神经源性损害。上肢神经传导速度相对正常,受累节段支配神经感觉波幅明显下降,受累神经节段支配肌肉的复合肌肉动作电位波幅下降,提示轴索损害为主。比如,在下臂丛病变时,正中神经和尺神经运动传导复合肌肉动作电位波幅下降,潜伏期和速度一般正常,感觉神经传导检测可见正中神经正常,而尺神经波幅下降,针极肌电图表现为C_8、T_1支配区的神经源性损害。上臂丛病变时,正中神经和尺神经运动传导正常,腋神经和肌皮神经运动传导波幅下降,感觉传导正中神经波幅下降,速度一般正常。尺神经感觉传导正常,针电极肌电图可见C_5、C_6支配区域肌肉神经源性损害表现。如连续追踪测定发现传导速度和波幅都有明显恢复,提示预后较好。

2. 躯体感觉诱发电位(SEP) 部分患者刺激尺神经、正中神经时,Erb点记录的感觉神经动作电位波幅减低或消失,但正常者不能排除诊断。

3. 刺激运动诱发电位(MEP) 刺激Erb点或颈神经根处,在上肢受累肌肉记录到的动作电位波幅减低或潜伏期延长,有助于诊断。

4. 脑脊液检查 一般正常,少数患者较重者,炎性病变波及神经根时,可出现CSF单核细胞轻度升高[(10~50)×10^6/L],蛋白轻度增高。

【诊断和鉴别诊断】

1. 诊断 主要根据典型临床症状、体征并结合上述辅助检查。

2. 鉴别诊断 本病突出临床特点是疼痛,首先需要与各种继发性臂丛神经病鉴别,如癌性臂丛神经病、放射性臂丛神经病、类肉瘤及肉芽肿类浸润所致的臂丛神经病。各种原因所致臂丛神经病均可表现为肩部及上肢出现不同程度疼痛,呈持续性或阵发性加剧,夜间或活动肢体疼痛明显。臂丛支配范围内可有类似感觉障碍、肌萎缩、腱反射减低和自主神经障碍等。本组疾病进展过程

差别较大，与不同病因有关，如肿瘤所致者表现为进行性发展，而韧带或血管压迫者则可能有所波动。

此外，还应注意与颈椎病骨关节病、肩周炎、风湿性多发性肌痛、嵌压性周围神经病鉴别。颈椎影像学检查、肌电图和神经传导速度测定、免疫学检测等均有助于鉴别。

神经根压迫可由于颈椎病椎间孔狭窄、颈椎间盘突出，以及颈椎结核、肿瘤、骨折和脱位，颈髓肿瘤及蛛网膜炎等引起。其中以颈椎骨关节病最为常见，因椎间盘退行性病变及椎体骨质增生性病变，压迫颈神经根和/或脊髓导致临床综合征。表现为颈痛及强迫头位、臂神经痛及脊髓压迫症状三种症状，可单独或先后合并出现，臂神经痛最常见。颈椎病多在 40~50 岁起病，男性较多见，病程缓慢，常反复发作。主要影响 $C_{4~5}$ 及 $C_{5~6}$ 椎间隙，表现为 C_5 及 C_6 神经根受压引起臂神经痛，压迫运动神经根产生肌痛性疼痛，根性痛表现为发麻或触电样疼痛，位于上肢远端，多在前臂桡侧及手指，与神经根支配节段分布一致，相应区域可有感觉减退。肌痛性疼痛常在上肢近端、肩部和/或肩胛等区域，表现为持续性钝痛和/或短暂的深部钻刺样不适感，许多病例因疼痛引起肩部运动受限，病程较长可导致凝肩，肩部附近常有肌腱压痛，肱二头肌、肱三头肌反射可减低。诊断主要根据病史及症状和体征、颈椎 X 线片或 MRI 检查。须注意与肩周炎及脊柱转移性肿瘤鉴别。

【治疗】

1. 病因治疗　尽管目前该病病因欠明确，在排除其他继发因素后，可考虑抗病毒和免疫治疗。抗病毒可使用阿昔洛韦，免疫治疗可选择糖皮质激素。

2. 神经痛的药物治疗　①针对神经痛的治疗一线药物包括三环类抗抑郁药如阿米替林，加巴喷丁、普瑞巴林，文拉法辛、度洛西汀；②疼痛严重者可用 2% 普鲁卡因与泼尼松龙各 0.5~1ml 痛点局部封闭治疗，如无禁忌证，可用皮质类固醇静脉滴注，有助于减轻神经水肿和止痛。

3. 营养神经治疗　可应用大剂量 B 族维生素。

4. 康复锻炼　积极的康复锻炼有助于肢体无力的恢复，并避免局部关节拘缩。

【预后】

大多数患者预后较好，临床症状通常可在 6~12 周内恢复，少数患者恢复过程较长，甚至 2 年以上。5%~10% 的患者有复发可能。

三、放疗后臂丛神经病

放疗后臂丛神经病（brachial plexus neuropathy induced by radiotherapeutics）是放射性治疗后数月至数年内出现的进行性臂丛损害病变。应与癌肿转移压迫或浸润引起的臂丛神经病相鉴别。

【病因和病理】

1. 病因　通常由于上胸壁、腋下和锁骨上区域的肿瘤放疗，特别是乳腺癌、鼻咽癌、肺癌等恶性肿瘤放疗后导致臂丛纤维化，发病与放疗剂量有一定相关性，多在剂量大于 6 000rad 时发病。

2. 病理　表现为髓鞘脱失和华勒轴索变性，可能由纤维组织嵌压所致，也可能有血管机制参与。

【临床表现】

1. 本病多见于放疗数月或数年后，出现受累侧上肢麻木、疼痛及感觉异常，常伴肌无力，可表现为单纯上肢肌无力和肌肉跳动（肌束颤）或蠕动等。上臂丛受累较下臂丛受累多见，有时伴随无痛性淋巴水肿。也可表现为无痛性臂丛上干受损并有明显淋巴水肿。客观检查可发现轻度感觉减退，病程较长或程度较重者可见肌萎缩。颈部锁骨上区触诊可见局部软组织质硬，可有 Tinnel 征阳性。

2. 肌电图和神经传导速度测定　肌电图可发现上臂丛支配肌的失神经电位、束颤和肌颤搐放电等神经源性损害表现，肌颤搐放电（myokymic discharges）对放射性损伤诊断有特征性意义。神经传导速度可轻微减慢，诱发电位波幅下降明显。胸部 X 线片或 CT 检查有助于病因诊断，鉴别肿瘤浸润或放射性损伤造成臂丛神经病。骨扫描如发现病灶周围骨浸润，支持肿瘤浸润导致臂丛神经损害。

【诊断和鉴别诊断】

1. 诊断　根据乳腺癌或其他肿瘤放疗史和臂丛受累症状体征容易诊断。上肢明显淋巴水肿、触诊锁骨上区软组织质硬有助于诊断；肌电图和神经传导速度检测可帮助病变定位。

2. 鉴别诊断　应与其他臂丛神经病变鉴别，特别是需要注意是否存在肿瘤复发、癌肿转移局部压迫或浸润。

【治疗】

目前无有效治疗，局部纤维组织松解术效果不令人满意。

四、肋锁综合征

肋锁综合征（costoclavicular syndrome）或胸出口综合征（thoracic outlet syndrome）是继发性臂丛神经病，系颈外侧多种解剖结构异常，如颈肋、第 7 颈椎横突过长、前及中斜角肌等压迫臂丛及锁骨下动、静脉或腋动脉，引起前臂和手部小肌肉萎缩、肌无力及疼痛等临床综合征。

【病因和发病机制】

较常见病因是颈肋，也可因 C_7 横突至第 1 肋间的条索状纤维组织压迫所致。颈肋从 C_7 发出,向外经过前、中斜角肌,在臂丛及锁骨下动脉下面止于正常第1肋骨表面,可压迫臂丛和抬高锁骨下动脉并造成压迫。虽然颈肋通常为双侧,但患者症状多为单侧。颈肋好发于中青年女性(女:男=5:1),垂肩、长颈、乳房较大及肌张力较低的妇女更易引起对血管神经压迫。C_7 横突过长通常压迫臂丛。其他较少见原因有外伤、肺尖肿物及锁骨下动脉扩张和血栓形成等。以前曾强调前斜角肌肥厚及纤维织炎等对神经血管压迫,但手术治疗后并不能使症状得到明显缓解,因此目前已不再强调斜角肌在发病机制中作用。

【临床表现】

根据受压部位不同,表现为5个临床综合征,大多表现为独立综合征,少数可混合存在,均可出现持续性肩背部、上肢及前臂疼痛。

1. 锁骨下静脉压迫症　表现为前臂肿胀、静脉扩张及皮肤颜色暗紫,可发生静脉血栓,过度或长时间活动后更明显,称为 Paget 和 Schroetter 综合征。

2. 锁骨下动脉压迫症　引起上肢缺血表现,患侧手发冷,阵发性苍白及发绀,有时伴患侧雷诺现象,末端血栓形成可引起手指坏疽。体征为桡动脉搏动减弱甚至消失、手指溃疡和指甲粗糙脆弱,锁骨上窝常可听到血管杂音。检查可让患者取坐位,双手置于大腿上,掌面向上,作深吸气,将头过度后伸并尽量左、右旋转,如患侧桡动脉消失或明显减弱而另一侧正常,为阳性。也常用 Adson 试验,令患者垂直上举患肢,头尽量转至患侧,如桡动脉搏动消失或明显减弱而另一侧不受影响,为阳性。血管综合征较少见,可因锁骨下动脉瘤扩张引起,可伴或不伴血栓形成或栓塞。常因某种姿势促成血管压迫,如手臂肩部外展时。表现为手臂发凉、广泛性疼痛、运动不耐受及用力后痛性痉挛等。血管造影是重要的诊断方法。

3. 原发神经压迫综合征　表现为下臂丛及尺神经支配肌肉(包括小指展肌、骨间肌、拇收肌及尺侧屈指深肌等)受累症状体征,患者常主诉手及前臂尺侧疼痛、麻木、针刺感,或上肢麻木疼痛向前臂、手掌及尺侧两指放散,重者伴肌无力和肌萎缩。检查可见前臂及手尺侧感觉过敏或减退,晚期可发现尺神经、正中神经支配的手部小肌肉无力和萎缩,腱反射一般正常。少数患者可伴轻度血管受累症状。

4. 前斜角肌综合征　疼痛常起自肩部,向手臂内侧、前臂及手掌处放射,旋转头颈可使疼痛显著加剧,上肢屈曲及内收时疼痛减轻,外展及上举时加剧,仰卧时疼痛明显;锁骨下动脉受压可出现患侧手发凉,阵发性苍白、发绀及雷诺现象等;检查可发现 C_7~T_1 支配区感觉障碍,后期可出现肌无力和肌萎缩;偶见患侧 Horner 征;

Adson 试验阳性;触诊可发现前斜角肌紧张及压痛。

5. 颈肋综合征　临床表现与前斜角肌综合征相似,若颈部触及骨性肿物,有助于颈肋诊断。检查试验可发现锁骨下动脉压迫症,患侧桡动脉搏动明显减弱或消失,锁骨上窝听到杂音。X 线及 CT 检查可发现颈肋。

【辅助检查】

颈椎 X 线片可发现颈肋、C_7 横突过长等畸形。MRI 已用于臂丛及其周围组织结构检查,但 MRI 的功效及诊断准确性还需进一步证实。

神经传导速度测定典型异常为尺神经感觉神经动作电位波幅降低,部分患者 F 波潜伏期延长。受累肌肉肌电图特别是手小肌肉表现为慢性失神经改变,可见高波幅、宽时限运动单位动作电位,多相波百分比增多等。躯体感觉诱发电位(SEP)检查,刺激尺神经和正中神经时 Erb 点记录的感觉神经电位波幅减低或消失支持诊断。

【诊断和鉴别诊断】

1. 诊断　主要根据典型临床症状、体征及上述辅助检查。

2. 鉴别诊断　本病须注意与肌萎缩侧索硬化症(ALS)、颈神经根病变、肘管综合征和累及正中神经的腕管综合征等鉴别。明显疼痛及感觉障碍而无肌束震颤,有助于与 ALS 鉴别;颈椎影像学检查可发现颈椎间盘突出等退行性病变;正中神经及肘上、下尺神经感觉及运动传导速度异常,有助于与肘管综合征和腕管综合征鉴别。

【治疗】

患者应注意避免可引起疼痛的姿势,如上举、外展上肢以及提重物等。乳房过大的女性注意减少乳房在前胸壁向下过分的拉力,指导患者进行某些特殊的锻炼以加强肩胛带肌的力量,纠正不良姿势。注意采取正确的睡姿,并配合理疗、按摩有利于减轻和缓解症状。严重结构畸形手术治疗可缓解疼痛,如切除颈肋、过长或肥大的 C_7 横突,切断前斜角肌等。但手术的并发症并不少见,包括血管损伤、部分或完全性臂丛神经损伤、血胸或乳糜胸等,因此,胸廓出口解压手术前应仔细考量、权衡手术的风险。

五、腰骶丛神经病

腰骶丛神经病(lumbosacral plexopathy)是腰骶神经丛病变所致。腰骶神经丛由 T_{12}、L_1~L_5 及 S_1~S_3 神经根构成,支配下肢肌肉。腰骶神经丛自腰髓段上部延伸至低位骶段,走行邻近低位腹腔及盆腔脏器,易受某些特定因素或疾病影响而出现继发性损害。

【病因和发病机制】

累及腰骶神经丛病变与累及臂丛病变不同,腰骶神经丛位置隐蔽,创伤性损害少见,除非严重骨盆、脊髓或腹部损伤,骨盆骨折有时可损伤从神经丛发出的骶神经。腹部或盆腔器官手术也可损伤神经丛某些部分,许多子宫切除术患者因大腿前面麻木无力来医院咨询,或由于索条结构将上部神经丛或股神经压在腰大肌处,或阴道子宫切除术(当大腿屈曲、内收及外旋时)使股神经被压在腹股沟韧带上。腰交感神经切除术亦可导致上位神经丛病变,遗留大腿前部烧灼痛及感觉过敏等。阑尾切除术、盆腔探查术及疝修补术等可能损伤上位神经丛分支(髂腹股沟神经、髂腹下神经及生殖股神经),出现任何一支神经分布区剧烈疼痛及轻度感觉缺失,疼痛持续数月或数年。

分娩可造成股神经损害,也有其他产褥期并发症报道。妊娠后期背痛多见,分娩时和分娩后很少出现单侧或双侧大腿后面剧痛,但可有腿部肌肉麻木、无力和踝反射减弱。分娩性腰骶神经丛损伤发生率是1/2 000新生儿,这种神经丛损伤一般为单侧,表现为大腿及小腿疼痛,臀上神经及坐骨神经受累症状和体征,可能胎头压迫骶神经丛所致。阴道难产后发生局限性神经丛病主要表现为会阴部感觉障碍和括约肌功能障碍,会阴部肌肉可出现失神经支配表现,分娩也可发生椎间盘突出。

腰骶神经丛是肿瘤常累及部位,诊断常较困难。宫颈癌或前列腺癌可沿神经周围淋巴系统扩散,引起腹股沟、大腿、膝部及背部疼痛,单侧多见,对感觉、运动功能及反射影响不明显,脑脊液检查及脊柱MRI检查通常正常。睾丸、子宫、卵巢及结肠肿瘤或腹膜后淋巴瘤,可沿脊柱旁沟(paravertebral gutter)扩散,累及腰骶神经丛各部位。亦有报道子宫内膜异位症累及腰骶神经丛的病例。

腰神经丛可因主动脉粥样硬化动脉瘤受压,疼痛一般放射至髋部、大腿前部,有时累及侧腹部。体格检查可发现髋部屈曲无力,大腿前面感觉改变。

累及腰神经丛的糖尿病性肌萎缩患者可有血管源性腰及腿上部疼痛和近端肌无力,也可由非糖尿病性血管病变引起。单侧或双侧多发性结节性动脉炎引起的神经丛病变也可引起多数性单神经病变。糖尿病多数性单神经病发生率可因下肢远端血管闭塞性疾病而增多。糖尿病多数性单神经病已在本篇章第五节"糖尿病性周围神经病"中阐述。

结节病也是腰骶丛神经病致病原因,对皮质类固醇治疗反映良好。腰椎间盘突出症见第三篇第二十二章第六节腰椎间盘突出症中描述。

【临床表现】

1. 腰骶神经丛病变可因受累部位不同而异,感觉症状可局限或不局限于某一神经支配区,并放射至下肢远端。

(1)腰骶神经丛上段病变:表现为大腿屈曲、内收及小腿外展无力,大腿及小腿前面感觉缺失,须注意与股神经病变症状体征鉴别。

(2)腰骶神经丛下段病变:可使大腿、小腿及足部肌无力,S_{1-2}节段(或更低位)感觉缺失。

(3)全部腰骶神经丛病变:较少见,可导致整个腿部肌无力或瘫痪,伴肌萎缩、反射消失、自足尖至肛门周围感觉缺失,皮肤温热、干燥等自主神经功能障碍,下肢常可见水肿。

2. 神经痛性肌萎缩(neuralgic amyotrophy)或腰骶神经丛炎较常见,引起一侧小腿单侧或双侧广泛感觉、运动或反射改变,使患者产生如同带状疱疹疼痛和感觉异常。红细胞沉降率可加快。有些患者可有足部无汗、皮温高等征象,提示周围神经病变阻断了自主神经纤维。

3. 可行骨盆或直肠检查,但可为阴性。CT及MRI检查对显示病变是必要的。对于怀疑恶性肿瘤者,PET-CT检查有助于进一步明确诊断。

【诊断和鉴别诊断】

1. 诊断 临床资料有助于腰骶神经丛准确定位,症状、体征是主要诊断根据,但由于原发性疾病通常很难通过腹部检查或经肛门及阴道触诊发现,即使详细放射线检查也可能漏诊,在部分患者,根据具体鉴别范围,必要时通过脑脊液、EMG、MRI检查等,进一步确定腰骶神经丛病变部位及可能病因,并协助除外脊神经根(马尾)病变。

2. 鉴别诊断 对神经丛肿瘤患者,有时难于鉴别放疗所致腰骶神经丛病损及肿瘤转移造成损害。Thomas等提出,腰骶神经丛肿瘤转移最早症状是疼痛,通常为单侧性,CT或MRI检查可发现病灶;放疗性神经丛病主要表现为肌无力,多为双侧性,CT很难发现;肌束震颤及多发性肌阵挛(myokymia)常见于放射性神经丛病患者,在糖尿病性神经病患者更常见。

【治疗】

腰骶神经丛病变可因病因不同,采取不同的治疗方法。恶性肿瘤或转移瘤可酌情手术治疗,不宜手术者可放疗和化疗。糖尿病神经痛性肌萎缩可试用免疫抑制剂治疗。肉状瘤病所致腰骶神经丛病用皮质类固醇治疗可能有效。剧烈根性痛可给予止痛剂,感染可用适当抗生素,发热用解热剂。

六、带状疱疹性神经丛炎、神经炎和神经节炎

带状疱疹性神经丛炎、神经炎和神经节炎(herpes

zoster plexitis，neuritis and ganglitis）是带状疱疹病毒感染引起的一组周围神经病变，神经节炎最多见。本病年感染率可达 3/1 000~5/1 000，老年人发病率较高。

【病因和发病机制】

带状疱疹病毒属于脱氧核糖核酸疱疹病毒，与水痘病毒一致，也称水痘-带状疱疹病毒。病毒感染后可以潜伏形式长期存在于脊神经后根神经节、三叉神经节及其他部位神经节细胞，机体免疫功能低下时，如老年人、恶性肿瘤、长期用皮质类固醇、免疫抑制剂和放疗以及艾滋病患者等，潜伏病毒可被激活和复制，直接或间接引起神经丛、神经干和神经节损害，病毒也可沿感觉神经逆行传到相应皮肤引起疱疹。

【临床表现】

1. 神经系统症状前数日可出现皮肤红色斑丘疹，伴疼痛、烧灼和痒感。皮疹分布通常符合神经支配区域的特点，如三叉神经节受累时面部皮疹分布与三叉神经支配一致，若累及颈神经节，皮疹位于颈肩部，累及胸神经节皮疹可沿肋间神经分布。神经系统受累症状取决于受累部位，主要是疼痛和感觉异常，少数患者可有肌无力。检查可见按皮节分布的感觉减退或过敏，5%的患者可见呈节段性分布肌无力和萎缩。神经丛炎包括颈丛、臂丛和腰骶丛，临床表现根据受累部位出现相应症状和体征。如神经系统症状、体征符合单神经分布，则为带状疱疹神经炎。

2. 脑脊液检查 一般正常。如累及神经根，可出现白细胞轻度升高，以淋巴细胞为主，蛋白轻中度升高。

3. 肌电图和神经传导速度测定 除可提供神经源性损害客观依据，还有助于鉴别神经炎、神经丛炎和神经节炎。神经炎受累神经可见明显感觉和运动神经传导波幅降低，传导速度相对正常，肌电图异常符合单一神经支配。神经丛炎肌电图神经源性损害为多条神经分布，受累神经感觉神经传导速度正常或轻度减慢，但感觉动作电位波幅明显降低。神经节炎，如单纯后根节受累肌电图无明显失神经改变，感觉神经动作电位可见明显波幅降低或消失。

4. 皮肤活检或皮疹刮出物可用抗水痘-带状疱疹病毒抗体检查，或直接免疫荧光法，反应阳性可肯定诊断。皮疹早期刮出物发现多核巨细胞，有助于诊断。

【诊断和鉴别诊断】

1. 诊断 根据病史、典型皮疹及特殊分布、神经受累症状体征可确诊。一旦诊断，应进行详细全身多系统检查，除外早期恶性肿瘤或免疫功能低下疾病。

2. 鉴别诊断 患者如无典型皮疹，应与其他原因引起神经炎、神经丛炎和神经节炎鉴别。

【治疗】

治疗除皮疹局部处理，主要是抗病毒和止痛。抗病毒可用阿昔洛韦等，转移因子和干扰素也可使症状减轻和缩短病程。急性期，如无禁忌可酌情使用皮质类固醇，可减轻水肿和止痛，但并无循证证据支持。

第十二节　单神经病和神经痛综合征

（崔丽英　刘明生）

一、概述

单神经病和神经痛综合征是脊神经损伤所致。单神经病（mononeuropathy）是单一神经受损产生与该神经分布一致的运动、感觉功能缺失症状和体征。神经痛（neuralgia）是受损神经分布区出现的疼痛，为神经干受累的表现之一。本节主要针对单神经病所致的神经痛进行介绍。

【病因和发病机制】

1. 病因 单神经病及神经痛综合征常见病因是各种原因所致的脊神经损伤（damage of the spinal nerves），即脊神经及其形成的神经丛和周围神经损伤，通常合并骨骼、肌腱、软组织和血管损伤。

（1）单神经病主要由于局部性病因，如创伤、缺血、肿瘤浸润、物理性损伤等引起，也可因全身代谢性（如糖尿病）或中毒性（如铅中毒）疾病引起。常见的单神经病或神经丛病综合征包括：①上肢单神经病；②臂丛神经病；③下肢单神经病；④腰骶丛神经病；⑤灼性神经痛；⑥游走性感觉神经病；⑦嵌压性神经病。其中，神经丛相关疾病不在本节介绍。

（2）神经痛是受损神经分布区疼痛，分为原发性和继发性两类。原发性神经痛是受损神经分布区发作性疼痛，通常神经传导功能正常，无病理形态学改变；继发性或症状性神经痛多为各种病因的神经病早期症状，起病之初可无明显感觉及运动功能缺失症状，需要认真地查找病因，要特别注意脊椎和神经通路上毗邻组织病变。

压迫性神经病是由于压迫导致周围神经损伤，压迫可来自外界或神经邻近组织，如肿瘤、骨痂、滑膜增厚及纤维带等。轻微压迫可引起脱髓鞘，严重者可导致轴索变性。嵌压性神经病（entrapment neuropathy）是神经通过狭窄的解剖通道，经历反复的缩窄性压迫导致脱髓鞘。

脊神经损伤常见病因是各种爆炸伤、枪弹贯通伤、切割伤、刺伤及轧伤等，导致神经完全断裂或破坏，挤压伤、牵拉伤、打击伤、压迫伤、挫捻伤、冻伤、烧灼伤及化学刺激伤等均可造成不同程度神经损伤。

2. 病理生理机制

（1）节段性髓鞘脱失：通常由急性压迫引起。轻度损伤只引起 Ranvier 结旁区脱髓鞘，较严重损伤引起 2 个或更多的结间纤维节段性脱髓鞘。长时间持续严重压迫可使髓鞘脱失范围延长，甚至引起轴索变性。脱髓鞘病变临床上可表现为肌无力及感觉障碍，电生理检查表现为传导速度减慢或传导阻滞。

（2）轴索变性：轴索断裂 24 小时内神经远端可出现华勒变性，轴索内可见线粒体、内质网和神经管等分解成碎片及吞噬细胞等，经过一系列华勒变性过程，使神经远端成为由施万细胞形成的神经膜空管，无传导功能，待近端神经纤维再生时沿神经膜空管长入。

（3）神经肌肉接头变化：运动神经损伤后数日内，神经末梢和运动终板可出现退行性改变，影响神经肌肉接头传递功能。

（4）神经再生：包括髓鞘再生及轴索再生，Ranvier 结旁轻度脱髓鞘后，残留髓鞘很快延长覆盖裸露的神经轴索，使结间距离恢复正常，神经传导速度基本恢复正常。较广泛脱髓鞘后施万细胞围绕轴索形成新髓鞘，但新生髓鞘结间距离变短，增加了 Ranvier 结数目，再生髓鞘传导速度较正常神经慢。轴索变性数日后，施万细胞开始活跃增生，吞噬变性的碎片，为轴索沿神经膜空管再生创造条件和作准备。通常在轴索变性 1 周内近端轴索尖端出现新生芽苞，并向前延伸，如顺利进入远端神经膜空管内可继续生长。随着神经纤维不断增粗和成熟，逐渐恢复传导功能。

【临床分类】

1. 脊神经急性损伤多为机械性，根据表面软组织受累情况，分为开放性和闭合性损伤。

2. 根据临床表现、病理所见及对神经功能和预后影响，分为以下几类：

（1）神经失用（neuropraxia）：是神经外观正常，轴索及结缔组织完整，主要表现为不完全神经功能障碍。常见原因包括局灶性脱髓鞘、出血及轴索膜损害等。通常是神经外伤导致暂时性传导阻滞，可分为两种，其一是神经短暂缺血而无解剖改变，电生理上可表现为轻度短暂的神经传导阻滞；其二是节段性脱髓鞘而轴索正常，症状可在 2~3 周内恢复。神经失用可持续数小时至 6 个月，大多数在 2~3 个月内逐渐恢复正常，临床上多见于挤压伤和嵌压性神经病。

（2）轴索断伤（axonotmesis）：是轴索断离而内膜完整，远端发生华勒变性，跨越创伤部位神经传导停止。神经传导速度测定可见神经动作电位波幅下降或消失，1~3 周后肌电图检查，在受损神经支配肌肉可见正锐波和纤颤电位等失神经改变。常见病因是挫伤和牵拉伤，临

床症状的轻重取决于轴索受累的多少，大多数不能完全恢复正常，如围绕轴索的施万细胞和基膜、神经内膜结缔组织正常，轴索还可再生恢复部分功能。

（3）神经断伤（neurotmesis）：指神经完全断裂，包括轴索、神经外膜及周围结缔组织支架均断离，神经功能完全丧失。常见原因是开放性切割伤、枪弹贯通伤及严重牵拉伤等。仅很少部分轴索可再生达到原靶器官，大多数轴索的芽支因迷行而形成神经瘤，恢复慢而不完全，通常需手术才能恢复神经功能。有人将神经断伤分为三个亚类：第一类，神经束膜和神经外膜结构保持完好；第二类，神经束膜受损，外膜连续，需手术帮助修复；第三类，神经完全断裂，手术修复也未必成功。

以上神经损伤分类表明不同病理阶段，有助于预后判断和指导采取有效治疗。

【临床表现】

1. 单神经病及神经痛综合征临床症状、体征取决于受累神经，共同表现是受累神经分布区运动、感觉、自主神经功能障碍及腱反射减低或消失。

（1）运动功能障碍：表现为受累肌萎缩、无力，导致爪形手、猿手、腕下垂及足下垂等特殊姿势。

（2）感觉功能障碍：表现为自发疼痛、痛觉过敏、痛觉减退及缺失等，部分性神经损伤可引起痛觉过敏或剧烈烧灼痛。

（3）自主神经受累：表现为皮肤干燥、发绀、发冷及指甲粗糙脆弱等，少数病例可出现皮肤多汗等交感神经刺激症状。

（4）当神经再生或功能恢复时，感觉功能首先开始恢复，继之自主神经功能和运动功能恢复，腱反射一般无明显变化。

2. 神经损伤最重要的检查是肌电图和神经传导速度测定。神经损伤 2~3 周时，EMG 可出现神经源性损害表现，如大量纤颤电位及正锐波等自发电位，逐渐出现宽时限、高波幅动作电位，肌肉大力收缩时运动单位明显减少等。根据神经受累程度，出现神经传导速度减慢、神经动作电位波幅降低或消失等，神经传导速度测定还可以帮助定位、判断损伤程度和评估预后等。

【诊断和鉴别诊断】

单神经病及神经痛综合征主要依据病史、临床症状和体征及肌电图、神经传导速度测定等诊断，最重要的是客观、准确地判断神经损伤程度及分类。本病须注意与神经根、神经丛及神经干性损害及病因鉴别，为合理、有效的治疗提供依据。

【治疗】

单神经病治疗因病因而异，应根据不同损伤原因、类型及程度采取治疗对策。

1. 手术治疗　应视神经损伤性质和程度选择治疗方法,如神经完全断裂伤需神经缝合,创面清洁。神经断端整齐或未完全断裂切割伤可一期缝合,各种爆炸伤、枪弹贯通伤、刺伤、严重牵拉伤、烧灼伤、广泛神经损害或伤口感染、软组织坏死等应二期缝合,二期缝合时期一般在伤口愈合后 2 周至 3 个月内。神经受压或嵌压须行松解术,如腕管综合征、肘管综合征及瘢痕绞窄等。

2. 非手术治疗　急性起病的压迫性神经病出现感觉刺激性症状,无运动障碍及麻痹性体征,电生理检查无轴索变性表现可采用保守治疗。目的是改善肢体血液循环,减轻局部组织水肿,预防肌萎缩和关节僵硬,恢复肢体功能。手术患者也可适当配合:①非手术治疗:受累神经部位保护,如腕管综合征时小夹板固定,避免继续损伤等;②物理治疗、针灸及电针疗法;③功能训练:根据神经损伤情况,尽早开始肢体主动活动,关节活动对防止肢体僵硬和挛缩很必要;④神经营养药物:如大剂量 B 族维生素、地巴唑、三磷酸腺苷等,皮质类固醇对神经外伤恢复可能有帮助。

二、上肢单神经病

上肢单神经病(brachial mononeuropathy)包括桡神经麻痹、正中神经麻痹、尺神经麻痹、胸长神经损伤、肩胛上神经损伤、腋神经损伤和肌皮神经损伤等。

(一)桡神经麻痹

桡神经(radial nerve)发自臂丛后束,由 $C_{5\sim8}$ 神经根组成,主要为 C_7 神经根。发出运动支,分别支配肱三头肌、旋后肌、肱桡肌、外展拇长肌、拇长伸肌、拇短伸肌,以及前臂全部伸肌如桡侧伸腕短肌、尺侧伸腕肌、伸指总肌、小指伸肌及示指伸肌等。

桡神经主要功能是伸肘、伸腕和伸指等,使前臂伸直、腕伸直外展、Ⅱ~Ⅴ的四个手指的第一指间关节伸直和伸腕、伸腕向尺侧偏斜、拇指外展、伸拇指间关节,以及拇指外展,伸示指和伸小指等。桡神经发出 2 个皮支,分别为支配上臂下部的上臂后侧皮神经及支配整个前臂的前臂背侧皮神经。

【病因】

桡神经是臂丛诸神经中最易受损的一支,肱骨骨折是桡神经局灶损害最常见原因,桡神经上段紧贴于肱骨中段背侧的桡神经沟,由上臂内侧行至外侧,肱骨干骨折时极易受损,或骨折后骨痂形成时受压导致损伤。

局部压迫导致桡神经麻痹又称"星期六"麻痹,常因醉酒后或疲劳过度熟睡时以手臂代枕,或上肢置于坚硬突起的床沿上所致。使用拐杖不当也会损害腋部桡神经引起全部支配肌肉麻痹,手术时上臂长时间过度外展、上肢止血带放置不当、新生儿脐带绕上臂等均可造成桡神经麻痹,铅中毒和酒精中毒也可选择性损害桡神经。

【临床表现】

1. 桡神经麻痹(radial paralyses)主要表现为运动功能障碍,典型症状是腕下垂(图 3-1-21),可因损伤部位不同,临床可有不同的表现。

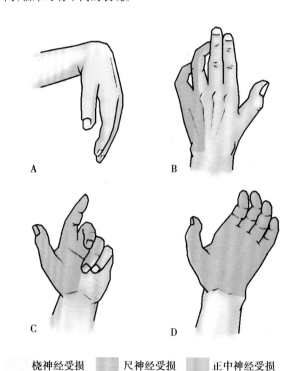

桡神经受损　　尺神经受损　　正中神经受损

图 3-1-21　弛缓性瘫痪综合征

A. 桡神经麻痹表现腕下垂;B. 尺神经麻痹出现爪形手;C. 正中神经麻痹表现祝福手;D. 正中神经与尺神经麻痹出现猿手

(1)高位损伤:在腋下桡神经发出肱三头肌分支以上受损,产生完全性桡神经麻痹,上肢各伸肌完全瘫痪,肘关节、腕关节、掌指关节皆不能伸直,前臂在伸直位时不能旋后,手通常处于旋前位,并因肱桡肌瘫痪使前臂在半旋前位不能屈曲肘关节;垂腕使腕关节不能固定而致握力减退,并有伸指和伸拇肌瘫痪。

(2)在肱骨中 1/3,发出肱三头肌分支以下部位受损,肱三头肌功能可保持完好。

(3)损伤肱骨下端或前臂上 1/3 时,肱桡肌、旋后肌及伸腕肌的功能均可保存。

(4)前臂中 1/3 以下损伤时,仅出现伸指功能丧失而无垂腕。

(5)肱骨外上髁神经分支反复受损可引起局部疼痛,俗称网球肘,此综合征是过度用力后旋的结果,疼痛位于肘外侧,且有压痛。

(6)近腕关节处损伤,各运动支均已发出,可不产生桡神经麻痹症状。

2. 桡神经感觉支虽分布在上臂、前臂、手和手指背面,因邻近神经重叠,感觉障碍多变,感觉障碍仅限于手背拇指和第一、二掌骨间隙极小区域,即手背桡侧及拇、示指背侧近端,即"虎口区"(图 3-1-22)。

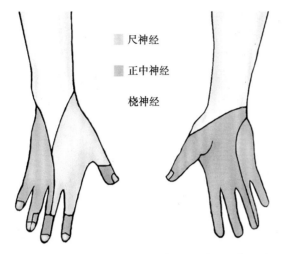

图 3-1-22　桡神经、正中神经及尺神经损害的感觉障碍分布

【辅助检查】

神经电生理检查可见桡神经运动及感觉神经传导速度减慢及波幅减低,在跨嵌压部位检查时可见 MCV 减慢,可有传导阻滞改变。肌电图检查桡神经支配肌可见失神经改变等神经源性损害特点,可帮助判断病变程度和范围,为选择手术提供客观依据。

桡神经具有良好的再生能力,治疗后功能可以恢复,预后良好。

(二)正中神经麻痹

正中神经(median nerve)发自臂内侧束和外侧束,由 $C_5 \sim T_1$ 神经根组成,主要为 C_6 神经根。正中神经支配旋前圆肌、桡侧腕屈肌、各指屈肌、掌长肌、拇对掌肌及拇短展肌等,几乎包括前臂所有屈肌和大鱼际肌,主要功能是前臂旋前和屈腕、屈指等。感觉支主要支配手掌桡侧半,拇指、中指和示指掌面,无名指桡侧半及示指和中指末节背面。

【病因】

正中神经在上臂不发出分支,在前臂上 1/3 开始发出分支,因位置较深,一般不易受损。正中神经常见受损部位和原因包括:肩关节脱位在腋部引起损伤,肘前区静脉注射药物外渗进入软组织造成损伤,腕部正中神经走行径路上被锐器戳伤和利器切割伤,各种原因导致腕部正中神经嵌压伤是正中神经最常见的损伤(腕管综合征)。

【临床表现】

正中神经麻痹(median paralysis)可出现以下症状和体征:

1. 运动障碍　表现为握力和前臂旋前功能丧失。

(1)上臂受损正中神经支配肌完全麻痹,前臂旋前完全不能,屈腕力弱,拇指、示指及中指不能屈曲,握拳无力;拇指、示指也不能过伸,拇指不能对掌和外展,大鱼际肌萎缩使手掌平坦,故称为平手或猿手(见图 3-1-21)。

(2)损伤位于前臂中 1/3 或下 1/3 时,旋前圆肌、腕屈肌和指屈肌功能仍保存,运动障碍仅限于拇指外展、屈曲和对掌等。

2. 感觉障碍　表现为手掌桡侧半,拇指、中指和示指掌面,无名指桡侧半及示指和中指末节背面感觉减退或消失(见图 3-1-22)。正中神经富于交感神经纤维,损伤后易发生灼性神经痛。

3. 常见的综合征

(1)腕管综合征(carpal tunnel syndrome,CTS):是临床上最常见的正中神经损害。腕管是由 8 块腕骨与横在其上方腕横韧带共同构成的骨性纤维性隧道,正中神经与 9 条肌腱通过腕管(图 3-1-23)。任何原因导致急性或慢性腕管内压力升高,均可使正中神经受到挤压而发生功能障碍,表现为 CTS。CTS 常见病因是骨折或非骨折性腕部损伤,各种原因导致腕管内容物体积增大,如继发于妊娠、哺乳期、黏液水肿、风湿性关节炎结缔组织增厚、肢端肥大症、多发性骨髓瘤等多种内科疾病引起水肿和静脉淤滞等;手部过劳和与某些特定职业有关的手腕部反复用力和反复创伤者,如打磨工、使用气钻的工人、屠宰工、包装工、编织工、缝纫工、理发师、打字员和计算机操作员等。

腕管综合征首发症状通常是手部麻木和疼痛,尤其桡侧三指感觉障碍、麻木和疼痛,鱼际肌瘫痪等,有时夜间疼醒,疼痛经常向肘部和肩部扩展,临床易误诊颈椎病。多见于中年女性,右侧多见,劳动后加剧,休息后减

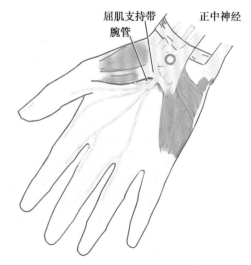

图 3-1-23　腕管综合征的局部解剖

轻。甩手后疼痛减轻或消失是 CTS 特点，有鉴别诊断价值。自主神经纤维受压可出现雷诺现象。检查时感觉障碍出现最早，拇指、中指和示指掌面，无名指桡侧半及示指、中指末节背面感觉减退或消失。Tinel 征呈阳性，Phalen 征呈阳性。重症或病程较长者可见拇短展肌萎缩和无力。如不及时治疗，恢复可能性很小。

（2）旋前圆肌综合征（teretipronator syndrome）：正中神经在前臂上端由腹侧向背侧穿过旋前圆肌。常见原因是旋前圆肌增厚、屈指浅肌腱增厚和畸形压迫正中神经，外伤和骨折也可引起。主要表现为旋前圆肌疼痛和压痛，过伸时明显。

4. CTS 肌电图检查可在大鱼际肌记录到神经源性损害，严重肌萎缩无力可见复合肌肉动作电位波幅降低。神经传导速度检查在腕横纹近端刺激正中神经，运动末端潜伏期可延长，手指到腕部的顺行性感觉神经传导速度测定可见传导减慢和感觉神经动作电位波幅降低，相应部位尺神经感觉运动传导速度正常可作为鉴别诊断依据。部分旋前圆肌综合征患者前臂正中神经传导速度减慢。

【诊断】

正中神经损害的诊断主要根据临床表现，如相应支配区感觉和运动障碍，神经电生理测定对诊断和鉴别诊断有重要价值。

【治疗】

腕管综合征治疗应局部制动，掌侧用夹板固定腕关节于中间位，服用吲哚美辛、布洛芬等非类固醇抗炎药。严重者可腕管内注射泼尼松龙 0.5ml 加 2% 普鲁卡因 0.5ml，每周 1 次，如 2 次以上无效、肌电图显示鱼际肌失神经支配，宜采取手术治疗。

（三）尺神经麻痹

尺神经（ulnar nerve）发自臂内侧束，由 C_8、T_1 神经根组成。在腋部行于正中神经和肱动脉内侧，沿肱二头肌和肱三头肌之间走行，向后在内侧髁后面经尺神经沟（肘管），此处神经最表浅。尺神经支配尺侧屈肌、指深屈肌、小鱼际肌、骨间肌、蚓状肌、拇收肌、拇短屈肌、小指展肌、小指短屈肌及小指对掌肌等，主要功能是屈腕使手向尺侧倾斜，小指外展，对掌和屈曲，第 4、5 指末节屈曲，屈 4、5 掌指关节和屈指间关节，以中指为中线外展和内收 2、4 和 5 指等。尺神经感觉支支配腕以下手内侧皮肤和小指及无名指尺侧半。

尺神经在腋部受损最常见的原因是拄拐姿势不当，在肘部肱骨内上髁后方及尺骨鹰嘴处神经走行表浅，是嵌压等损伤的常见部位，刀伤或骨折易受累，肱骨内上髁发育异常及肘外翻畸形、长期以肘支撑劳动等均易损伤。肘管综合征也较常见，在上肢单神经病发病率仅次于腕

管综合征。尺神经也是麻风常侵犯部位。

【临床表现】

1. 尺神经麻痹（ulnar paralyses）典型表现为手部小肌肉萎缩和无力，影响手指精细动作。

（1）尺侧腕屈肌麻痹和桡侧腕屈肌的拮抗作用使手向桡侧偏斜。

（2）拇收肌麻痹、拇展肌的拮抗作用使拇指处于外展位。

（3）伸肌过度收缩使手指基底节过伸，末节屈曲，小鱼际平坦，骨间肌萎缩凹陷，手指分开，合拢受限，小指动作丧失，呈外展位，各指精细动作丧失，第 4~5 指不能伸直呈屈曲位，状如爪形手（见图 3-1-17）。

（4）尺神经在前臂中 1/3 和下 1/3 受损时，仅见手部小肌肉麻痹。

2. 感觉症状表现为尺神经支配区特别是手尺侧麻木、疼痛，疼痛可向前臂尺侧放散，尺神经支配区（手背尺侧半、小鱼际、小指及无名指尺侧半）感觉障碍（见图 3-1-18）。

3. 由于尺神经、正中神经、肌皮神经和肱动脉起始段彼此紧密地连成血管神经束，常合并受伤。

4. 临床上根据受损部位不同，表现不同的综合征：

（1）肘管综合征（angle branch syndrome）：是各种原因引起尺神经在肘部嵌压，是最常见的尺神经病。部分患者无关节炎和外伤史，如两侧受累，应除外先天性因素。肘部最常见的受损神经是支配手部感觉和手小肌肉分支，表现为小指及无名指尺侧感觉障碍、第一骨间肌及其他尺神经支配肌肉无力和萎缩等。

（2）Guyon 管内受压：尺神经经腕部 Guyon 管进入手部，此处受压较少见，常见原因多为局部结节、外伤或类风湿关节炎。临床表现取决于受损部位，主要表现为尺神经支配的手部小肌肉萎缩无力，伴或不伴感觉障碍，单纯感觉支受累属罕见。

5. 肌电图检查可见尺神经支配肌呈神经源性损害，神经传导速度减慢和波幅降低，不同部位神经传导速度测定可为定位诊断提供依据，如肘上至肘下运动神经传导速度减慢和复合肌肉动作电位波幅降低，支持肘管综合征的诊断。

【诊断和鉴别诊断】

1. 诊断　根据病史，典型尺神经受累症状体征，以及神经电生理检查等。

2. 鉴别诊断　本病须注意与脊髓空洞症、下臂丛损害及多发局灶性运动神经病等鉴别，肌电图和神经传导速度测定有重要意义。

【治疗】

肘管综合征处理通常可在肘部用夹板固定，并用非

类固醇抗炎药,如 3~4 个月后无效,应考虑手术减压治疗。

(四)胸长神经损伤

胸长神经(long thoracic nerve)由 C_5~C_7 神经根组成,沿胸壁外侧走行,在锁骨上窝处较浅表,易受损伤。胸长神经支配前锯肌,功能是外展上肢时稳定肩胛,使肩胛骨内侧缘贴在胸壁上。

胸长神经损伤的常见病因是刺伤、背负重物和挑担,打高尔夫球、网球和保龄球等,腋下手术如胸部及第一肋骨手术、乳腺全切术也可能伤及胸长神经。

【临床表现】

胸长神经损伤出现前锯肌麻痹,主要症状是上肢及肩部无力,有时伴肩胛带肌疼痛。上肢向前推时病侧肩胛骨内侧缘及下角脱离胸廓耸起,称为翼状肩胛(winged scapula)。胸长神经受损后 2~3 周可在前锯肌记录到失神经电位,神经传导速度测定对判定受损程度有帮助。胸长神经损害有时可为臂丛损害唯一表现,伴臂丛其他神经损害时预后较差。

(五)肩胛上神经损伤

肩胛上神经(suprascapular nerve)发自臂丛上段,由 C_5~C_6 神经根组成,主要支配冈上肌和冈下肌。

肩胛上神经损伤常见原因是 C_5~C_6 椎间盘突出、局部压迫、外伤、牵拉、上部躯体下移、使用拐杖不当、肩扛重物等。也可在臂丛神经病、感染性疾病和体操运动员中发生引起,肩胛骨骨折很少引起肩胛上神经损伤。

【临床表现】

肩胛上神经损伤的典型表现是冈上肌和冈下肌的肌无力和萎缩,部分患者主诉疼痛。检查可见上臂外展(最初外展的 15°)和肱骨关节外旋力弱,应注意与三角肌无力引起上臂外展受限鉴别,还须与肩关节病变鉴别。

神经电生理检查在 Erb 点刺激时冈上肌、冈下肌记录,可见运动末端潜伏期延长,CMAP 波幅下降。肌电图可见冈上肌、冈下肌神经源性损害。

(六)腋神经损伤

腋神经(axillary nerve)经臂丛后束分出,由 C_5~C_6 神经根组成,主要是 C_5。运动支配三角肌和小圆肌,发出外侧皮神经支配肩部、上臂侧面及后面皮肤。

腋神经损伤常见的病因是肩关节脱位、肱骨颈骨折、颈间盘突出、肩关节直接受伤、肩关节脱臼复位,以及使用拐杖不当压迫等,也见于疫苗接种后神经病及臂神经炎等,偶可因全麻、睡眠中上肢放在头下受压所致。

【临床表现】

腋神经损伤主要表现为三角肌萎缩无力,上臂外展 15°~90° 之间受限,肩外侧三角肌肌腹麻木感。检查可发现支配区感觉减退或消失。小圆肌受损可由于冈下肌代

偿作用,不表现症状。

神经电生理检查有助于诊断。在 Erb 点刺激时,三角肌记录可见运动末端潜伏期延长,CMAP 波幅下降,肌电图可见三角肌神经源性损害。

(七)肌皮神经损伤

肌皮神经(musculocutaneous nerve)发自臂丛外侧束,由 C_5、C_6 神经根组成,分成 3 个运动支,分别支配肱二头肌、肱肌和喙肱肌,这三块肌肉功能可使前臂屈曲、旋后。终末支在肘关节略上方分成前臂外侧皮神经,分布于前臂外侧皮肤。

肌皮神经损伤最常见的病因是肱骨骨折或肱骨头脱位,直接刀刺伤或枪弹贯通伤,上臂压迫和过度锻炼也可使该神经受损。

【临床表现】

肌皮神经损伤主要表现为肱二头肌无力和萎缩,前臂屈曲和旋后费力,肘关节屈曲受限,但在前臂旋前位,可借助肱桡肌、旋前圆肌和桡侧腕屈肌等使前臂屈曲。可伴前臂外侧麻木,检查可见肱二头肌腱反射减低或消失,前臂外侧感觉减退或消失。肱二头肌、肱肌和喙肱肌的肌电图检查可见失神经电位,刺激肌皮神经,感觉神经动作电位波幅减低或消失,CMAP 波幅下降,两侧对比更有意义。

三、下肢单神经病

下肢单神经病(crural mononeuropathy)包括腓总神经麻痹、胫神经麻痹、股外侧皮神经病、坐骨神经损伤等。

(一)腓总神经麻痹

腓总神经(common peronael nerve)发自 L_4~S_1 神经根,为坐骨神经延续。腓神经由腘窝向外分出,绕过腓骨小头,走行到大腿下段分出腓总神经,后者向外表面走行,转过膝关节侧面,在腓骨小头外侧分出腓肠外侧皮神经支配小腿外侧面,然后再分出腓浅神经和腓深神经。腓浅神经(superficial peronael nerve)支配腓骨长肌和腓骨短肌,主要功能是使足外翻和背屈,感觉纤维分布在小腿下半部的前外侧及足、趾背侧皮肤;腓深神经(deep peronael nerve)支配胫骨前肌、踇长伸肌、踇短伸肌和趾短伸肌,主要功能是足背屈和内收、伸踇趾并使其稍向外侧分开及伸足趾;感觉纤维分布在第 1、2 趾间的小块皮肤。

腓浅神经和腓深神经可因外伤、牵拉受损。腓总神经病变最常见的原因是压迫,腓总神经绕过腓骨颈部最易受损,外科手术、睡眠中及腓骨头骨折及下肢石膏固定、长期习惯于盘腿坐、蹲位时间过长及穿着膝部收紧的长筒靴等均可在腓骨小头处压迫腓总神经,在较瘦的患者更易发生。其他病因包括糖尿病、铅中毒及滑囊炎在

腘窝后间隙压迫该神经等。

【临床表现】

腓总神经麻痹（common peroneal nerve palsy）最常见的症状和体征是足和足趾不能背屈，足下垂，步行时举足高，足尖先落地，走路呈跨阈步态（steppage gait），不能用足跟行走。深支受损时足趾背屈力弱以及 1、2 趾间皮肤感觉减退或消失；浅支受损出现足下垂伴轻度内翻以及小腿外侧和足背皮肤感觉减退或消失，跟腱反射常保留。小腿前外侧和足背感觉障碍（图 3-1-24）。肌电图可见腓总神经支配肌呈神经源性损害，腓总神经感觉及运动传导速度减慢及波幅降低，特别是腓骨小头上、下明显。肌电图和神经传导测定可确定腓总神经损伤部位及程度。

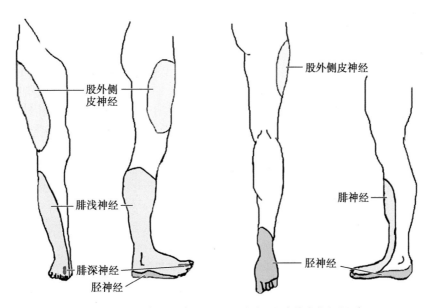

图 3-1-24　腓总神经、胫神经及股外侧皮神经损害的感觉障碍分布

【诊断和鉴别诊断】

1. 诊断　根据病史、详细的神经系统检查及神经电生理检查等。

2. 鉴别诊断　本病须注意与坐骨神经病变及 L_5 神经根病等鉴别。坐骨神经损害无局灶性运动神经传导速度异常，肌电图可见股二头肌神经源性损害；L_5 神经根病变腓总神经传导速度正常，L_5 神经根支配的非腓总神经支配肌可见神经源性损害。

【治疗】

1. 病因治疗　根据病因的不同，需采用不同的治疗方法。慢性局部压迫所致者，应注意预防各种不良姿势，如跷二郎腿、长时间蹲位工作对腓总神经的压迫，避免睡硬凉席压迫腓骨小头。在确定腓总神经病诊断后，还需要注意寻找潜在易感因素，如糖尿病、甲状腺功能异常等，并进行针对性治疗。某些单神经病是血管炎等疾病受累的早期表现之一，或因肿瘤浸润损伤所致，需要针对相应病因治疗。

2. 腓神经麻痹产生内翻垂足，可戴小腿矫形器或穿矫正鞋，完全麻痹保守治疗无效时可行手术矫正。

3. 可给予 B 族维生素营养神经治疗。

（二）胫神经麻痹

胫神经（tibial nerve）发自 $L_4 \sim S_2$ 神经根，是坐骨神经的分支。在腘窝处与腓总神经分开，在小腿后方直线下行，支配腓肠肌、比目鱼肌和胫骨后肌。胫后神经远端在跟骨内侧经过跗管，跗管是一个顶部为屈肌筋膜、周围是骨性结构的纤维骨性管腔。胫后神经在筋膜下分成内侧足跖神经和外侧足跖神经，支配足部小肌肉（趾长屈肌和蹋长屈肌等）。跗管内其他结构还有胫后肌、趾长屈肌和长屈肌肌腱及供应足部血管。胫后神经主要功能是屈膝、足跖屈和内翻、足趾末节趾骨屈曲等。感觉纤维分布在小腿下 1/3 后侧、足跟及足底面。胫神经位于大腿下段和小腿后部，部位深在而不易受损。最常见受压部位是跗管，临床上称为跗管综合征；受压原因多为外伤、腱鞘炎和腱鞘增厚、邻近结缔组织异常改变、骨关节病及静脉梗死等。

【临床表现】

胫神经麻痹（tibialis paralysis）最常见的临床表现是跗管综合征引起足趾、足心疼痛及烧灼感等感觉异常，长时间站立或走路时明显。通常无运动功能障碍或仅有足部小肌肉轻度力弱。

胫后神经主干损害表现为屈膝和足内收受限、足和足趾不能跖屈、跟腱反射减低或消失和足尖站立不能、足尖行走困难，可伴足仰趾外翻畸形，以及小腿后面、足跟外侧、足底及足外缘感觉减退（见图 3-1-24）。

足部小肌肉肌电图可见神经源性损害,感觉神经传导速度减慢及波幅降低,运动末端潜伏期可延长。肌电图和神经传导测定可确定胫神经损伤部位,判定损伤程度。内侧足跖神经及外侧足跖神经感觉神经传导测定有助于进一步确定病变部位。

【诊断和鉴别诊断】

1. 诊断　主要依据病史、临床表现和神经电生理检查。

2. 鉴别诊断　本病须注意与部分坐骨神经损害及 S_1 或 S_2 神经根病鉴别。坐骨神经损害 EMG 可见股二头肌及腓总神经支配的部分肌肉神经源性损害;S_1 和 S_2 神经根病变时胫神经感觉神经传导速度正常,臀大肌、臀中肌和臀小肌可见神经源性损害。

【治疗】

1. 病因治疗　根据病因的不同,需采用不同的治疗方法。慢性局部压迫所致者,改变生活中对神经可能产生不良影响的习惯,如穿过紧的鞋子对内踝胫后神经的压迫等,长时间行走对足底神经的损伤等。在确定胫后神经病诊断后,还需要注意寻找潜在易感因素,如糖尿病、甲状腺功能异常等,并进行针对性治疗。某些单神经病受累部位并非嵌压部位,可能是血管炎等疾病受累的早期表现之一,或因肿瘤浸润损伤所致,需要针对相应病因治疗。

2. 胫后神经麻痹产生外翻畸形,可戴小腿矫形器或穿矫正鞋,完全麻痹保守治疗无效时可行手术矫正。

3. 可给予 B 族维生素营养神经治疗。

(三) 股外侧皮神经病

股外侧皮神经病(lateral femoral cutaneous neuropathy)或感觉异常性股痛(meralgia paresthetica)是临床最常见的皮神经炎。股外侧皮神经(lateral femoral cutaneous nerve)发自腰丛,是纯感觉神经,由 L_2、L_3 神经根前支组成,通过腹股沟韧带下方,在离髂前上棘以下 $5 \sim 10cm$ 处穿出大腿的阔筋膜,分布于股前外侧皮肤(见图 3-1-24)。部分正常人股外侧皮神经发自生殖股神经或股神经。

股外侧皮神经经过腰大肌外侧缘下行至腹股沟时走行角度大,穿过腹股沟筋膜,易受伤。通常受压部位在髂前上棘处,常见原因是局部嵌压、肥胖、外伤、血肿和骨折、各种传染病、酒精及药物中毒、动脉硬化、腹膜后肿瘤、腹部肿瘤和妊娠子宫压迫等,糖尿病单神经病易累及该神经,股外侧皮神经炎有时见于长途旅行者,部分患者损伤病因不明。

【临床表现】

本病男性多于女性,约 3:1,常发生于一侧,可有家族倾向,呈慢性病程,预后良好。主要症状是大腿外侧感觉异常如蚁走感、烧灼感或麻木针刺感等,或局部感觉过敏、感觉缺失或疼痛,无肌萎缩和无力等运动受累症状,检查可发现大腿外侧痛觉减退或过敏,部分患者腹股沟外侧压痛或 Tinel 征呈阳性。

皮节刺激体感诱发电位检查,尤其两侧对比有重要诊断意义。该神经是纯感觉神经,针极肌电图检查无意义,神经传导测定受到部位的限制较为困难。

【诊断和鉴别诊断】

1. 诊断　本病诊断主要依据病史和体格检查。

2. 鉴别诊断　临床上须注意与股神经病变和 L_2 神经根病变鉴别。股神经病变可同时累及感觉支和运动支,相应支配区肌无力和肌萎缩,肌电图可见股四头肌神经源性损害、股神经传导速度减慢及波幅降低等。L_2 神经根病变临床较少见,感觉障碍分布在大腿前内侧,可伴髂腰肌和股二头肌无力等。

【治疗】

注意治疗糖尿病、动脉硬化、感染和中毒等全身性疾病,肥胖者减肥后症状可能减轻或消失。患者通常以麻木异常感觉为主,疼痛少见。个别疼痛严重者可按照神经痛进行对症治疗。

试用理疗、针灸、推拿和按摩等部分病例可能有效,疼痛严重、保守治疗无效者可考虑手术治疗,切开使该神经受压的阔筋膜或腹股沟韧带。

(四) 坐骨神经损伤

坐骨神经(sciatic nerve)发自骶丛,由 $L_4 \sim S_3$ 神经根组成,是全身最长最粗的神经,在梨状肌下孔出骨盆后立即发出分支到闭孔内肌、股方肌,在大腿后上方发出许多短支支配股二头肌、半膜肌和半腱肌,这些肌肉功能是屈小腿、伸大腿等。坐骨神经在大腿下 1/3、腘窝上方分成内侧的胫神经和外侧的腓总神经,支配膝以下所有肌肉。

坐骨神经损伤原因包括骨盆和股骨骨折、髋关节脱位,直肠和泌尿生殖系统肿瘤直接压迫和浸润,坐骨神经纤维瘤、骨盆脓肿及子宫肿瘤压迫,糖尿病和结节性多动脉炎引起缺血性坏死,腰椎间盘病变导致坐骨神经损害等,肌内注射位置不当造成坐骨神经损伤在小儿多见,临床可见不明原因的坐骨神经病变。

病因分为原发性和继发性两大类。原发性坐骨神经痛或坐骨神经炎,原因未明,可能因牙齿、鼻窦、扁桃体等感染病灶,经血流侵犯周围神经引起间质性神经炎;继发性坐骨神经痛是坐骨神经通路受周围组织或病变压迫所致。根据病变部位,分为根性和干性坐骨神经痛:①根性坐骨神经痛:主要是椎管内和脊椎病变,较干性者多见,常见腰椎间盘突出症,以及腰椎肥大性脊柱炎、腰骶段硬脊膜神经根炎、脊柱骨结核、椎管狭窄、血管畸形、腰骶段椎管内肿瘤或蛛网膜炎等;②干性坐骨神经痛:主要是椎管外病变,常为腰骶丛和神经干邻近病变,如骶髂关节炎、骶髂关节结核或半脱位、腰大肌脓肿、盆腔肿瘤、子宫附件炎、妊娠子宫压迫、臀部肌内注射不当或臀部受伤、感染等。

【临床表现】

1. 坐骨神经损伤时表现为坐骨神经痛(sciatica),是沿坐骨神经通路及分布区的疼痛综合征。常见于成人,青壮年多见;特点是沿坐骨神经径路典型放射性疼痛,多单侧性,疼痛位于下背部、臀部,向股后部、小腿后外侧及足外侧放射,呈持续性钝痛,阵发性加剧,可为刀割或烧灼样,常在夜间加重;行走、活动或牵拉坐骨神经可诱发或加重疼痛,患者常采取减痛姿势,患肢微屈并卧向健侧,仰卧起立时病侧膝关节弯曲,坐下时先健侧臀部着力,站立时脊柱向患侧方侧凸等。沿坐骨神经压痛局限于 L_4、L_5 棘突旁、骶髂点、臀点、股后点、腓点、腓肠肌点、踝点等。坐骨神经牵拉试验引发牵引痛,如直腿抬高试验(Lasegue test)、交叉性直腿抬高试验等。

2. 患者可有轻微体征,如患侧臀肌松弛、小腿萎缩、小腿及足背外侧感觉减退、踝反射减弱或消失等。压颈静脉试验(压迫两侧颈静脉至头内感发胀时)亦可激发或加剧下肢疼痛。干性坐骨神经痛压痛以臀部以下坐骨神经路径明显,一般无腰椎棘突及横突压痛,压颈静脉及颈胸试验阴性。坐骨神经完全麻痹时膝关节不能屈曲,膝以下肌肉完全瘫痪。坐骨神经在梨状孔水平损害时,股方肌和闭孔内肌麻痹,使大腿外旋力减弱,还可伤及臀下神经、股后侧皮神经或会阴神经。腘窝处半膜肌腱滑囊囊肿可影响腓总神经和胫神经,产生相应支配肌功能障碍,腓总神经受累较胫神经明显。

3. 肌电图显示股二头肌、胫前肌和腓肠肌均有神经源性损害,胫后神经和腓总神经感觉运动传导波幅下降,H 反射、F 波及体感诱发电位可反映坐骨神经近端功能。

【诊断和鉴别诊断】

1. 诊断 坐骨神经痛诊断主要依据病史、临床症状和体征,如疼痛分布、加剧及减轻诱因、压痛部位、Lasegue 征、感觉及踝反射减退,以及神经电生理检查等。

2. 鉴别诊断 须注意与腰骶神经根病变鉴别,后者感觉神经传导速度和感觉神经动作电位波幅正常。检查有足下垂时应与腓总神经麻痹鉴别,股二头肌肌电图检查有帮助。同时,需要区别根性与干性坐骨神经痛。临床还须与腰肌劳损、臀部纤维组织炎和髋关节炎等鉴别,这些病损也可引起下背部、臀部及下肢疼痛,均为局部疼痛及压痛,无放射痛、感觉障碍、肌力减退和踝反射减退等。为明确病因,应详细询问有关病史,检查时注意脊柱、骶髂关节及骨盆内器官情况,必要时可检查脑脊液、X 线片或 MRI 等。

【治疗】

首先应针对病因,腰椎间盘突出和坐骨神经痛急性期应卧硬板床休息,使用止痛剂,严重病例可静滴地塞米松 10~15mg/d,7~10 日;泼尼松 10mg 口服,3~4 次/d,10~14 日为一个疗程;也可用 1%~2% 普鲁卡因或加泼尼松龙各 1ml 椎旁封闭。配合针灸和理疗,腰椎间盘突出经保守治疗大多可缓解,疗效不佳时可用骨盆牵引或泼尼松龙硬脊膜外注射,个别无效或慢性复发病例可考虑手术治疗。针对神经痛可选择加巴喷丁、卡马西平等对症治疗。

(五)股神经痛

股神经(femoral nerve)由 L_2~L_4 神经根前支组成,是腰丛中最大的分支,在腰大肌外侧穿出,经腹股沟韧带下面的股三角,支配髂腰肌、股四头肌、缝匠肌和部分耻骨肌,这些肌肉主要功能是使髋关节屈曲和膝关节伸直。感觉支有股中间及内侧皮神经和隐神经,隐神经是最大的感觉支,分布在从膝到内踝的小腿内侧。

股神经及分支损伤见于枪伤、刺割伤、骨盆骨折、股骨骨折、中毒、传染病、骨盆内肿瘤及炎症、静脉曲张、股动脉动脉瘤等。股神经病变最常见病因是糖尿病,以及盆腔肿瘤、脊柱肿瘤、髂肌脓肿、腹膜后淋巴腺瘤血肿、股骨上骨折及结节性多动脉炎等。盆腔手术造成股神经损伤并不少见,通常是因为牵引器放置不适当,腰肌过度受压造成股神经直接或间接受压。接受抗凝治疗和血友病患者出现髂肌或者腹膜后腔出血,是孤立股神经病的较常见原因。

【临床表现】

股神经受刺激产生股神经痛(femoral neuralgia),又称 Wassermann 征,临床表现:

1. 股神经损伤主要症状是下肢无力及大腿前面疼痛及感觉异常,尽量避免屈膝的特殊步态,行走时步伐细小,先伸出健脚,然后病脚拖拉到一起,不能奔跑和跳跃;皮支损伤产生剧烈神经痛和痛觉过敏现象。

2. 令患者俯卧,检查者向上抬其下肢,大腿前面及腹股沟部出现疼痛;患者蹲坐在两脚上也可引起疼痛。股神经完全受损表现为不能伸膝,髋关节屈曲受限,重者出现股四头肌萎缩及膝反射减弱或消失;大腿前内和小腿内侧痛觉减退或消失,可伴水肿、发绀和挛缩等营养性改变。

3. 肌电图可见股四头肌神经源性损害。股神经运动潜伏期末端延长,复合肌肉动作电位波幅减小。隐神经感觉神经传导速度减慢及感觉神经动作电位波幅降低。

【诊断和鉴别诊断】

诊断主要依据病史、临床症状体征及神经电生理检查。应与 L$_4$ 神经根病变鉴别,后者感觉神经传导速度及感觉神经动作电位波幅正常。

【治疗】

1. 股神经痛应去除病因,神经离断伤需神经缝合,瘢痕压迫应作神经松解术,盆腔肿瘤或股动脉瘤应手术切除。神经外伤可用皮质类固醇消除局部水肿和粘连,以利于外伤恢复,与止痛剂合用有明显止痛作用,针对疼痛可选择神经痛治疗药物。辅以神经营养药如维生素 B$_1$、维生素 B$_6$、维生素 B$_{12}$、ATP、地巴唑等。

2. 股神经封闭 疼痛剧烈难以控制者可行股神经封闭。

(六)闭孔神经损伤

闭孔神经(obturator nerve)发自腰丛,由 L$_2$~L$_4$ 神经根前支组成(主要是 L$_3$、L$_4$),主要支配大腿内收肌群,如股大收肌、短收肌、长收肌、闭孔外肌、耻骨肌和股薄肌等,司大腿内收、外旋、屈髋等功能。

闭孔神经损伤不常见,病因为骨盆骨折、髋关节脱臼、难产中胎头压迫或产钳所致损伤及闭孔疝等,少见原因有糖尿病、结节性多动脉炎、耻骨骨炎和腹膜后肿瘤压迫与浸润等。

【临床表现】

患者常主诉髋关节及大腿无力,大腿内侧感觉异常,检查可见大腿内收不能,内旋和外旋也不同程度受限,大腿内侧有局灶感觉障碍区。

肌电图检查显示股收肌群神经源性损害,股四头肌正常。

【诊断】

本病诊断主要依据病史和体格检查,肌电图可帮助确诊,注意除外盆腔内肿瘤。

(七)生殖股神经损伤

生殖股神经(genitocrural nerve)发自腰丛,由 L$_1$ 及 L$_2$ 神经根前支组成,支配提睾肌和阴囊皮肤。

生殖股神经损害通常是阑尾手术或疝气修补手术后局部瘢痕和粘连所致,脊柱结核引起腰大肌脓肿及外伤后瘢痕直接压迫等是少见原因。

【临床表现】

患者常有腹股沟内侧、大腿内上及阴囊处的感觉异常,站立或髋关节过伸时症状加重,腹股沟管可有明显的压痛。

【诊断和鉴别诊断】

本病诊断较困难,主要依据病史,如阑尾切除或疝气修补术后短期内出现腹股沟内侧、大腿内上及阴囊部疼痛或感觉异常,须考虑本病的可能。

生殖股神经损伤须注意与髂腹下神经损伤、髂腹股沟神经损伤鉴别,局部阻滞试验性治疗是鉴别诊断的有效方法。

(八)隐神经损伤

隐神经(saphenous nerve)是股神经分支,属纯感觉神经,此神经在 Hunter 管内与股动脉、股静脉同行,分布于膝关节前内侧、小腿内侧至内踝及足弓皮肤。

隐神经病变可发生在大腿、膝部及小腿等任何神经走行部位。常见原因包括股动脉手术、血管梗死、撕裂伤、嵌压(血管血栓的直接压迫和体外压迫等)、膝关节手术、关节镜及隐静脉插管等。

【临床表现】

常见隐神经分布区麻木感,严重者膝内侧疼痛,向足内侧面放射。检查可发现隐神经分布区痛觉减退或消失。隐神经感觉传导速度减慢,感觉神经动作电位波幅降低或消失。

【诊断和鉴别诊断】

1. 诊断 主要依据病史、临床症状和体征及神经电生理检查。

2. 鉴别诊断 须注意与股神经不全损害及 L$_4$ 神经根病变鉴别。股神经病变时股神经运动末端潜伏期延长或波幅降低,股四头肌和胫前肌肌电图神经源性损害。L$_4$ 神经根病变时股神经传导速度正常,L$_4$ 支配肌可见神经源性损害。

四、肋间神经痛

肋间神经痛(intercostal neuralgia)是肋间神经支配区疼痛综合征。原发性者罕见,多为继发性病变,病因有胸腔疾病如胸膜炎、肺炎及主动脉瘤,胸椎及肋骨外伤继发骨痂形成或骨膜炎,胸椎及肋骨肿瘤或畸形,胸髓肿瘤或炎症等。

【临床表现】

疼痛位于一个或几个肋间,呈持续性,可阵发性加剧,呼吸、咳嗽和喷嚏时疼痛加剧。检查可发现相应肋间皮肤感觉过敏和肋骨缘压痛。带状疱疹性肋间神经痛在相应肋间可见疱疹,疼痛可出现于疱疹前,疱疹消退后仍可持续相当长时间。

【治疗】

1. 病因治疗 如切除肿瘤、抗感染治疗等。带状疱疹病毒所致肋间神经痛可选阿昔洛韦(acyclovir)500mg,静脉滴注,1 次/8h。

2. 对症治疗 可用止痛剂、镇静剂、B 族维生素及血管扩张药地巴唑、烟酸和 654-2 等。可试用胸椎旁神经根封闭、胸椎旁交感神经节封闭及肋间神经封闭等。

五、灼性神经痛

灼性神经痛(causalgic neuralgia)是肢体主要大神经

创伤后产生持续烧灼样疼痛及相应分布区交感神经异常。Weir Mitchell 首先用于描述周围神经损伤引起的烧灼样疼痛,如正中神经或尺神经,偶见于坐骨神经、腓总神经部分损伤。狭义的灼性神经痛是创伤后引起灼性疼痛。广义的灼性疼痛还包括持续性烧灼样疼痛,不伴血管舒缩、汗腺分泌功能和营养改变,交感神经封闭无效,这种灼痛通常见于非创伤性周围神经病变及中枢神经系统病变。

灼痛的发生机制有多种不同的理论。主要认为是神经冲动短路所致,即由交感神经传出及躯体疼痛传入纤维在神经损伤部位异常联系引起。灼性疼痛可通过耗竭交感肾上腺素能神经末梢递质缓解,表明灼痛产生部位可能在交感传到神经末梢部位,说明异常兴奋为化学性而非电兴奋。在慢性疼痛患者,尚有中枢感觉通路参与,包括下行性抑制通路的功能异常。

近年来新的解释是损伤的感受器对肾上腺素异常敏感,由循环或局部分泌的交感神经递质触发疼痛传入所致。单纯灼痛对交感神经节普鲁卡因封闭效果好,局部交感神经切除效果更好。

【临床表现】

特点是持续性剧烈手足疼痛,为烧灼样,通常沿受累神经范围放散。患者通常用冷水浸湿毛巾包裹患肢,起保护和制动作用。手指、手掌或足心疼痛最重,异常敏感,不能忍受衣服轻触和微风吹拂,甚至不能耐受外界环境过冷、过热、噪声及强烈情绪刺激等。

疼痛部位可伴皮肤汗腺、血管舒缩功能及营养障碍,受累部位的皮肤可表现为潮湿、发热或发凉,很快出现皮肤发亮和变薄,有时出现脱屑和色素脱失等。

灼性神经痛诊断主要依据病史及详细神经系统检查,并应确定病变部位和病因。

【治疗】

药物治疗时常用一线药物包括加巴喷丁、普瑞巴林、度洛西汀、文拉法辛以及三环类抗抑郁药如阿米替林等。局部疼痛明显者,可用贴剂或局部外用药物。

病情严重者,如药物治疗无效,可选择交感神经干和交感神经节局部注射麻醉剂封闭,1 次/d,持续 1～2 周。

可试用物理治疗、经皮神经电刺激、直接神经电刺激和脊髓后索电刺激等。

第十三节　周围神经肿瘤

（关德宏）

周围神经肿瘤(tumors of peripheral nerves)分类和命名尚不统一,可根据临床、病理和组织来源分类。组织来源分类包括神经外胚叶肿瘤、中胚叶肿瘤、多种组织形式肿瘤、继发性肿瘤和组织来源不清肿瘤等。

较常见的周围神经原发性肿瘤、周围神经元肿瘤及周围神经损伤性肿瘤见表 3-1-26。周围神经原发性肿瘤曾认为是中胚叶发生而来,目前认为由外胚叶发生,最常见的为神经鞘瘤。周围神经原发性肿瘤可分为良性和恶性肿瘤。

表 3-1-26　周围神经肿瘤的分类

Ⅰ. 周围神经鞘瘤(peripheral nerve sheath tumors)
神经鞘瘤(neurinoma)
神经纤维瘤和神经纤维瘤病(neurofibroma and neuro-fibromatosis)
恶性神经鞘瘤(malignant schwannoma)
颗粒细胞瘤(granular cell tumor)
Ⅱ. 周围神经元肿瘤(peripheral neuron tumors)
神经节瘤(ganglioneuroma)
神经母细胞瘤(neuroblastoma)
神经节母细胞瘤(ganglioneuroblastoma)
嗜铬细胞瘤(pheochromocytoma)
Ⅲ. 周围神经肿瘤样病变(tumor-like lesions of peripheral nerves)
创伤性神经瘤(traumatic neuroma)
摩顿神经瘤(Morton's neuroma)

周围神经肿瘤的临床诊断主要根据患者年龄、性别、肿瘤发生部位、肿瘤大小、形态、硬度、界限、移动性及临床表现等。神经肿瘤不一定有(疼痛、感觉障碍、运动障碍等)症状,患者的症状为局限性肿物,病程发展比较缓慢,随着肿瘤的增大,局部可有酸胀或麻木感,触摸或叩击肿瘤常会产生 Tinel 征样反应。于皮下或深层组织内可触及圆形或椭圆形的实质性包块,质硬,与周围组织无粘连;有部分肿瘤与神经干的走行有关,于神经干垂直的方向可以移动,但沿神经的走行方向活动度小。长期无症状肿瘤突然增大并出现疼痛,可能是良性肿瘤恶变表现。X 线片、超声波、MRI、组织病理、免疫组化等有助于作出正确诊断。

周围神经肿瘤治疗根据发生部位、局部浸润程度、组织类型及有无远隔转移等采取不同方法,良性肿瘤可彻底切除,进行必要的组织修复;恶性肿瘤治疗关键是早期发现和早期手术。良性周围神经肿瘤彻底切除后通常不再复发;恶性肿瘤根据组织来源及类型、分化程度和是否转移等预后不同。有的神经来源的肉瘤即使早期发现、早期治疗,也存在复发的可能。周围神经肿瘤的手术应在手术显微镜下施行,在手术显微镜放大 10~20 倍甚至更高倍数下,手术者对于肿瘤组织与正常组织的分辨能力就随放大而成倍提高,从而提高手术效果。

一、神经鞘瘤

神经鞘瘤(neurinoma)最先被 Stout(1935 年)定名为神经鞘瘤,后又被称为施万细胞瘤(Schwannoma),是施万细胞增生为主的良性肿瘤,该肿瘤好发于较大的周围神经干,多为单发,偶为多发(图 3-1-25,图 3-1-26),肿瘤大小不等,它的生长方式呈偏心性生长,有完整的包膜。凡有施万细胞的神经组织都可发生,肿瘤可长在神经内外或形成带蒂的偏离神经的小肿瘤。

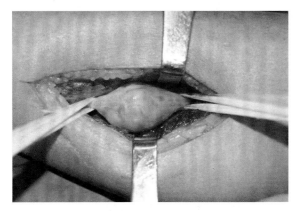

图 3-1-25　长在神经干上的神经鞘瘤

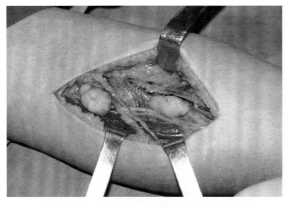

图 3-1-26　多发的神经鞘瘤

【病理】

肿瘤有完整被膜,不侵犯神经纤维束。较小时硬韧,随肿瘤增大,内部囊性变而变软。切面均匀,呈黄褐色,可伴不规则黄斑或囊肿形成(图 3-1-27)。

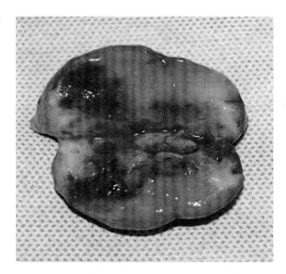

图 3-1-27　神经鞘瘤切开后呈黄褐色,不规则黄斑

光镜可见薄层纤维被膜包绕典型肿瘤细胞,分两种类型:①束状型(Antoni-A type):肿瘤细胞两端细长突起,呈纺锤形,束状走行,细胞密集,界限不清,胞质丰富,伊红染色,胞核呈长椭圆形,栅栏状排列,可看到胞核呈涡卷状 Verocay 小体,为神经鞘瘤的病理特征;②网状型(Antoni-B type):细胞体较小,圆形,细胞密度低,散在,胞质稀少,碱性染色,细胞间质可见纤细嗜银纤维形成网状结构。两种类型可存在于同一肿瘤,细胞间质中很少胶原纤维增生,可与神经纤维瘤区别。

【临床表现】

神经鞘瘤好发于 20~50 岁,男、女发病率相同。头颈部好发,尤其臂丛神经,其次是上肢、下肢和躯干等,纵隔和腹膜后亦可发生。肿瘤很小时可无症状,随肿瘤增大,受累神经可出现感觉障碍或疼痛,疼痛沿神经走行放散。神经根肿瘤可较早出现受累神经支配区感觉、运动障碍。

检查可触及光滑、硬韧的肿瘤,界限清楚,可随神经横向移动,不易上、下移动。发生于锁骨上窝肿瘤移动性小,肿瘤一般为 1~4cm,极少超过 8cm,纵隔或腹膜后肿瘤由于发现较晚而体积较大。

观察 X 线片可见肿瘤阴影。超声波及 MRI 检查可见神经干周围肿瘤,肿瘤内出血和囊性变时 MRI 显示肿瘤表面不均一的类月亮表面图像(Stull et al,1991),(图 3-1-28)。

【治疗】

以手术治疗为主,采用手术显微镜尽量完整地摘除,避免损伤正常的神经。肿瘤如与神经干关系密切而无法完全剥离时,可能要损伤部分神经,对损伤的神经应尽量进行修复。

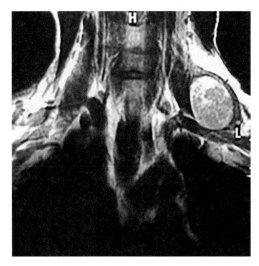

图 3-1-28 MRI 检查可见神经干周围肿瘤

二、神经纤维瘤和神经纤维瘤病

神经纤维瘤（neurofibroma）是发生于周围神经的良性肿瘤，实质细胞是施万细胞，其中有很多纤维母细胞。肿瘤可单发，也可多发，临床常见多发性皮下结节。

多发性皮下结节伴不规则牛奶咖啡斑（cafe au lait spots）称为神经纤维瘤病（neurofibromatosis）（图 3-1-29），与神经纤维瘤发病率相同。

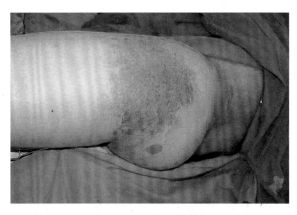

图 3-1-29 神经纤维瘤病

神经纤维瘤病有家族遗传性，根据临床和遗传学分为神经纤维瘤病 I 型和 II 型：①神经纤维瘤病 I 型（NF1）：或 von Recklinghausen 病，遗传基因在 17 号染色体，常染色体显性遗传，发病率为 1/4 000，与种族无关，患者除肿瘤可伴精神发育迟滞及骨异常等；②神经纤维瘤病 II 型（NF2）：或称双侧听神经瘤，约占全部听神经瘤的 2.5%，常合并脑膜瘤、脊髓肿瘤，后者常见神经鞘瘤、星形胶质细胞瘤、室管膜瘤等髓内肿瘤。NF2 可伴 22 号染色体异常，发病率为 1/50 000（Seizinger et al，1991）。

参见本篇第六章第四节中的"颅内神经鞘瘤及神经纤维瘤"。

【临床表现】

神经纤维瘤和神经纤维瘤病好发于 20~30 岁，男、女患病率相同。神经纤维瘤好发于头颈部、胸部、背部、四肢等，大腿多见，可触及表浅或深在无痛皮下结节，多无意中发现，单个或多个，较坚韧，可移动，无全身性症状。

神经纤维瘤病可触及多发性皮下结节，伴全身皮肤色素斑，可伴中枢神经系统多发性肿瘤、发育异常或骨发育异常。增生明显肿瘤可累及骨、肠管等，皮肤、皮下组织呈显著增生肥厚和弥漫性浸润肿瘤称为神经瘤性象皮病（elephantiasis neuromatosa）（图 3-1-30）。

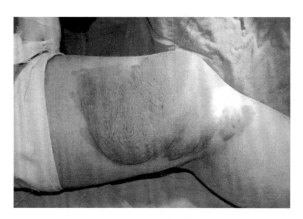

图 3-1-30 神经瘤性象皮病

如肿瘤限于神经鞘内生长，神经束呈蛇形肿大，又称为丛状神经纤维瘤（plexiform neurofibroma）。神经纤维瘤病可无任何症状，常因肿瘤伴发症状被发现。神经纤维瘤病有恶变可能，发生率较低。

X 线片常见肿瘤引起骨破坏、反应性增生及脊柱侧弯，小儿可见长管状骨变形、部分缺如和假关节等。

【治疗】

本病以手术治疗为主，发生于皮神经肿瘤可切除。较大神经的肿瘤可用显微技术将瘤体摘除，如有重要神经缺损，应进行修复。弥漫型神经纤维瘤病切除后可有皮肤组织缺损，应行皮瓣或植皮修复，避免失血过多。

三、恶性神经鞘瘤

恶性神经鞘瘤（malignant neurinoma）又称神经纤维肉瘤（neurofibrosarcoma）或神经源性肉瘤（neurogenic sarcoma），是源于施万细胞恶性肿瘤，约半数由神经纤维瘤病恶变而来，神经纤维瘤恶变未见报道。肿瘤除施万细胞，还有其他间叶细胞。

【病理】

肉眼见肿瘤沿神经干呈纺锤状或结节状隆起，可向神经外浸润,肿瘤沿神经干周围淋巴管很快向中枢端生长,中枢端界限不易确定。切除肿瘤断面呈黄白色,有出血、坏死时呈黑红色,有的神经干包在肿瘤内,多数神经干走行于肿瘤外。光镜可见施万细胞异常增多,未成熟大型核淡染细胞增多,可见异型性核分裂象。细胞间质由胶原纤维和细网状纤维形成,肿瘤细胞呈束状及漩涡状走行,类似纤维肉瘤,不易鉴别。鉴别点包括肿瘤是否发生于神经组织,是否合并 von Recklinghausen 病,镜下是否可见恶性神经鞘瘤特征,S-100 蛋白是否阳性。

【临床表现】

多在 40 岁以上发病,年轻人较少发生,无性别差异。恶性神经鞘瘤发生于臂丛、躯干及四肢神经干。主要症状是局部肿胀、压痛,受累神经支配区感觉障碍及明显放散性疼痛,肿瘤沿神经干向近心端生长很快(图 3-1-31)。

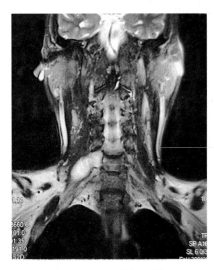

图 3-1-31　恶性神经鞘瘤

该肿瘤约半数并发于 NF1,NF1 约有 4% 恶变率(Enzinger et al,1988)。表现为原肿瘤突然肿胀疼痛,恶性程度高的肿瘤可很快发生远隔转移如肺转移。

【治疗】

手术治疗为主,切除范围与预后有关,手术应尽量彻底,行局部根治术或截肢手术。脊柱旁或盆腔肿瘤不能完全切除时可放疗和化疗,高恶性度肿瘤化疗效果好,并发于 NF1 预后不良。

四、颗粒细胞瘤

颗粒细胞瘤(granular cell tumour)也称为颗粒性肌母细胞瘤(granular cell myoblastoma),认为是肌源性,目前认为来源于施万细胞,胞体含较多嗜酸性颗粒(acidphilic granule)。Ravich 和 Stout(1945 年)首先报道,发病例数很少。

颗粒细胞瘤可分良性和恶性。肿瘤一般为 4~5cm 实体性,境界清楚,切面黄色均匀。光镜见肿瘤细胞较大,卵圆形或纺锤形,胞内充满 PAS 染色弱阳性颗粒,核较小,细胞呈索状排列,有少量细胞间质。

恶性颗粒细胞瘤与良性者类似,不易鉴别(Usui et al,1977、1982)。可根据细胞多形性、有丝分裂及生物学特性等,恶性者细胞大小不均匀,呈各种有丝分裂相。颗粒细胞瘤好发于 30~50 岁,除了 CNS,可发生于全身各处。

诊断主要依靠病理检查。治疗以手术切除为主。

五、神经节瘤

神经节瘤(ganglioneuroma)也称为神经节细胞瘤,是起源于交感神经节细胞良性肿瘤,是神经母细胞瘤成熟型。由 Carpenter 等(1963 年)和 Hamilton 等(1965 年)首先报道。

【病理】

镜下可见成熟神经节细胞及神经鞘细胞,神经节细胞可见 1~2 个大型椭圆形核,核内可见清楚的核小体,突起的胞体内可见神经元纤维和尼氏颗粒,有时可见细胞变性、坏死或石灰沉着样变化。细胞间质中有大量神经纤维束沿施万细胞的走行规则地排列、增殖。

【临床表现】

神经节瘤多发生于年长儿,多在脊柱两旁交感神经链所在处及肾上腺,中枢神经系统可发生。肿瘤生长缓慢,一般无症状。发生于颈部可引起声音嘶哑,吞咽、呼吸困难等;发生于胸、腹部者多无症状;发生于椎间孔附近者,可经椎间孔长入椎管内引起脊髓压迫症;发生于肾上腺者,有时因分泌儿茶酚胺(catecholamine)引起高血压等;发生于肾上腺旁可压迫肾上腺,需与肾上腺肿瘤鉴别。

本病治疗以手术摘除肿瘤为主。

六、神经母细胞瘤

神经母细胞瘤(neuroblastoma)是外胚叶神经上皮一部分神经嵴细胞(neural crest cell)在分化成肾上腺髓质和交感神经节细胞过程中发生的肿瘤。根据肿瘤细胞分化程度,组织学可分为神经母细胞瘤、神经节母细胞瘤及神经节细胞瘤,前两者属恶性肿瘤,后者属良性肿瘤。神经节母细胞瘤(ganglioneuroblastoma)可视为神经母细胞瘤与神经节细胞瘤(ganglioneuroma)的中间型。

【病理】

未成熟型肿瘤由增生旺盛的小型肿瘤细胞构成,随细胞分化可见不成熟和成熟神经母细胞,胞体呈椭圆形或纺锤形,数个集中在一起形成玫瑰花形,中央可看到神经元纤维,还可见较多核分裂象,偶可见坏死细胞巢(Arpornchayanon et al,1984)。

【临床表现】

神经母细胞瘤一般发生于儿童,5 岁以下多见,不满

1 岁和 3~4 岁为两个发病高峰,少数病例发生于成人,无性别差异。肿瘤发生于肾上腺髓质和腹膜后、骨盆及纵隔等处交感神经节,肾上腺髓质多见,少数发生于周围神经。

因肿瘤体积和原发部位不同而有不同表现,肿瘤小可无症状,随肿瘤逐渐增大出现症状,常以发热、食欲不振、体重减轻和呕吐等首发。发生于颈交感神经节可引起 Horner 征,发生于胸部引起咳嗽,发生于腹部引起腹痛、腹部隆起,发生于盆腔引起膀胱、直肠刺激症状。肿瘤可发生远隔转移,肝转移引起肝区疼痛,骨转移引起转移处疼痛和功能障碍。原发肿瘤触诊较硬,表面不光滑,无移动性,境界不清。婴儿先天性肿瘤出生时胎儿呈水肿样,贫血、黄疸等,发生转移时可触及皮下结节和肝脏明显肿大、腹部胀满、呼吸困难。

尿儿茶酚胺及代谢产物 VMA、HVA 排泄增加。

【治疗】

本病以手术治疗为主,并用放疗、化疗及全身支持疗法。肿瘤对放疗敏感,手术摘除原发肿瘤最为理想。发生转移时,在摘除原发肿瘤同时,尽可能清除转移灶,术后放疗及化疗。原发肿瘤较大摘除困难时可先行放疗、化疗,待肿瘤缩小后再行摘除。

肿瘤通常预后不良,预后与确诊年龄、病程长短及是否发生远处转移等有关。

七、嗜铬细胞瘤

嗜铬细胞瘤(pheochromocytoma)是肾上腺髓质和交感神经节细胞发生的肿瘤,细胞有对铬亲和性称为嗜铬细胞瘤。该肿瘤除发生于肾上腺,可发生于腹部大动脉周围、腹主动脉分叉处 Zuckerkandle 小体、骨盆和膀胱等。发生于两侧占 10%,肾上腺外占 10%,发生于小儿和家族性占 10%,恶性占 10%,又称为"10%肿瘤"。不同部位肿瘤有不同命名,家族性嗜铬细胞瘤可与甲状腺髓样癌并发,称为 Sipple 综合征。

【临床表现】

肿瘤产生过多的去甲肾上腺素(noradrenaline)和肾上腺素(adrenalin),引起血压异常增高,分为发作型和持续型,发作型因精神不安、过劳、肿瘤受压等引起。交感神经症状可表现为头痛、心悸、不安、出汗、血糖增高和心电图改变,可出现眼底异常、视力障碍,以及代谢亢进,如体温升高、脉搏增快等,甲状腺功能正常。须注意肿瘤发生部位,包括双侧性和肾上腺外肿瘤。

【治疗】

可手术切除肿瘤或患侧肾上腺。嗜铬细胞瘤切除可引起循环系统急剧变化,有引起患者死亡的危险,术前需做好充分准备,包括熟练的麻醉医师。

八、创伤性神经瘤

创伤性神经瘤(traumatic neuroma)是神经受外伤后离断或辗挫,或手术切断,在断端或损伤处再生的轴索、纤维细胞、施万细胞及胶原纤维等形成增生结节。神经断端无论旷置或吻合都可形成神经瘤。神经瘤形成有多种原因,如神经断端吻合时束与束对位愈好,术后形成增生结节愈小,手术应采用显微外科技术。

【病理】

神经断端或吻合处可见增粗的结节,游离断端呈圆形,表面较光滑,较神经略发白,触之硬韧,近心端神经瘤较远心端者大,神经吻合处结节呈梭形。神经瘤大小根据损伤神经不同而异,一般不超过生发神经横径的 1/2。切面白色均匀,似纤维瘤。光镜可见增生的不规则神经束及增厚的神经束膜,有髓鞘或无髓鞘,其间有很多纤维细胞及胶原纤维,有的肿瘤只有纤维组织构成。

【临床表现】

创伤性神经瘤一般症状不明显,表浅肿瘤可触及皮下较硬韧结节,按压或叩击有疼痛、麻木感,深在肿瘤可有叩击疼痛、麻木。截肢患者戴假肢时可引起残端神经瘤压痛,但神经瘤很少引起神经残端剧烈疼痛。

【治疗】

首先应采取保守治疗,如理疗、封闭,避免局部受压。如症状不缓解,影响正常生活可考虑手术处理。

九、摩顿神经瘤

摩顿神经瘤(Morton neuroma)又称 Morton 病或跖神经痛,是足第 3、4 跖骨间趾神经因长期受压、摩擦发生退行性变,周围纤维组织增生形成类肿瘤样结节,引起绞窄性疼痛,第 2、3 趾间也可发生。

【临床表现】

此肿瘤多见于中年以上女性,主要表现为站立和行走时足底疼痛,穿窄鞋时疼痛更明显,疼痛一般限于足底。局部外观正常,跖骨间可有压痛,受累神经远端足趾可出现感觉障碍。

【治疗】

局部封闭注射通常可取得良好效果,可行理疗、按摩,避免足部受挤压。保守治疗无效时,可手术切除骨间韧带或神经瘤。

参考文献

第二章　脑神经疾病

Diseases of the Cranial Nerves

（孙威　王磊　王维治）

脑神经(cranial nerve)功能障碍可见于许多神经系统疾病中,嗅觉、味觉障碍及视觉障碍已在第二篇第三章"特殊感觉障碍"中讨论。本章将讨论眼球运动和瞳孔功能异常,三叉神经、面神经及后组脑神经功能障碍,以及多发性脑神经病变等。

第一节　眼球运动和瞳孔功能异常

（孙威）

眼球运动障碍(disorders of ocular movement)或称眼外肌运动障碍,是指眼球运动或眼球协同运动障碍,可分为核下性、核性、核间性及核上性眼肌麻痹,也可见于眶内肿瘤或浸润性病变引起的机械性眼球运动障碍,眼外肌先天性共轭运动不平衡导致的斜视等。

一、核下性及核性眼肌麻痹

核下性眼肌麻痹或称为周围性眼肌麻痹,是眼球运动神经损害或脑干内部分受损所致。核性眼肌麻痹是脑干病变(血管病、炎症、肿瘤)致眼球运动神经核受损,导致眼球运动障碍。

【解剖和生理】

1. 眼外肌的神经支配及功能　支配眼球或眼外肌运动的神经包括动眼神经、滑车神经及展神经,眼球运动时这组神经密切配合,在许多疾病可同时受累。

（1）动眼神经(oculomotor nerve):动眼神经核位于中脑上丘水平,邻近中线及大脑导水管腹侧,分为运动核群和副交感核群。运动核群位于导水管周围灰质腹侧,支配内直肌、上直肌、下直肌、下斜肌和提上睑肌,核群内支配各肌肉神经元集合成柱(核);副交感核群位于灰质内,包括 Edinger-Westphal(E-W)核和 Perlia 核;动眼神经外侧核发出部分纤维在脑干内下降,经面神经背核,与面神经核发出纤维共同支配眼轮匝肌。动眼神经纤维在核水平交叉到对侧,与未交叉纤维及副交感纤维共同围绕和穿过红核,经黑质及大脑脚内侧,在脚间窝下外侧壁出脑干组成动眼神经,经大脑后动脉与小脑上动脉间,穿过后床突外侧硬脑膜进入海绵窦外侧壁,与滑车神经、展神经和三叉神经第1支共同经眶上裂入眶。此后副交感纤维离开动眼神经进入睫状神经节,节后纤维支配瞳孔括约肌和睫状肌,使瞳孔缩小、晶状体变厚。入眶后动眼神经运动纤维分上、下两支,上支支配提上睑肌、上直肌,下支支配内直肌、下直肌及下斜肌,内直肌、下直肌和下斜肌接受同侧动眼神经核支配,上直肌仅接受对侧动眼神经核支配,提上睑肌为双重支配。眼外肌运动神经及路径见图 3-2-1。在脑干、蛛网膜下腔、海绵窦、眶上裂或眶部的病变可能影响动眼神经,动眼神经病变的定位见表 3-2-1。

（2）滑车神经(trochlear nerve):滑车神经核位于下丘平面导水管周围灰质腹侧,紧靠动眼神经核下,发出纤维环绕导水管周围灰质侧方,前髓帆在导水管后方交叉到对侧,然后从脑干背侧下丘下方出中脑。该神经是唯一从脑干背侧发出的脑神经,发出后向腹侧前行经小脑幕缘下达海绵窦,在海绵窦的外侧壁内,滑车神经位于动眼神经下面与三叉神经眼支之上,并与其共用一个结缔组织鞘。而后随动眼神经经眶上裂入眶,支配上斜肌。滑车神经病变的定位见表 3-2-2。

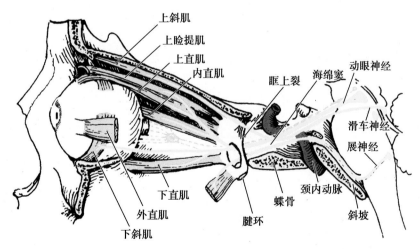

图 3-2-1　眼外肌运动神经及其路径

表 3-2-1　动眼神经病变定位

受累的结构	临床表现
累及动眼神经核病变	
动眼神经核	同侧完全性动眼神经麻痹;对侧上睑下垂及上直肌瘫
动眼神经亚核	孤立性肌肉麻痹(如下直肌)
孤立的提肌亚核	孤立的双侧上睑下垂
累及动眼神经束病变	
孤立的束	部分性或完全性孤立的动眼神经麻痹伴或不伴瞳孔受累
中脑旁中线	加减综合征(同侧上睑下垂及对侧眼睑退缩)
束、红核、小脑上脚	同侧动眼神经麻痹伴对侧共济失调及震颤(Claude 综合征)
束与大脑脚	同侧动眼神经麻痹伴对侧轻偏瘫(Weber 综合征)
束与红核/黑质	同侧动眼神经麻痹伴对侧舞蹈样运动(Benedikt 综合征)
累及蛛网膜下腔中动眼神经病变	
动眼神经	完全动眼神经麻痹伴或不伴其他脑神经受累;上支或下支麻痹
累及海绵窦中动眼神经病变	
海绵窦病变	痛性或无痛性动眼神经麻痹;伴或不伴滑车神经、展神经与三叉神经第 1 支麻痹;动眼神经麻痹伴小瞳孔(Horner 综合征);原发性异常的动眼神经再生
累及眶上裂中动眼神经病变	
眶上裂病变	动眼神经麻痹伴或不伴滑车神经、展神经与三叉神经第 1 支麻痹;经常伴眼球突出
累及眶内的动眼神经病变	
动眼神经;上或下支病变	动眼神经麻痹,上或下动眼神经分支麻痹
视神经;眶部结构	视力丧失、眼球突出、眼睑水肿、球结膜水肿

表 3-2-2　滑车神经病变的定位

受累结构	临床表现
累及滑车神经核和/或束的病变(病变对侧的上斜肌麻痹)	
单独的核/束	孤立的滑车神经麻痹(罕见)
顶盖前区	垂直性凝视麻痹(中脑背侧综合征)
小脑上脚	病变侧辨距不良
下行的交感神经纤维	病变侧 Horner 综合征
内侧纵束(MLF)	同侧的内收麻痹伴对侧眼外展的眼震
上丘臂	对侧相对的瞳孔传入功能缺失不伴视觉受损
延髓帆前部	双侧的滑车神经麻痹
累及蛛网膜下腔内的滑车神经病变(上斜肌麻痹通常在病变的同侧,除非中脑受压)	
单独滑车神经	孤立的滑车神经麻痹
小脑上脚	同侧的辨距不良
大脑脚	对侧的轻偏瘫
累及海绵窦和/或眶上裂内的滑车神经病变	
单独滑车神经	孤立的滑车神经麻痹(罕见)
Ⅲ、Ⅵ脑神经,交感神经	眼肌麻痹;瞳孔小、大或不受累;上睑下垂
Ⅴ脑神经(眼支)	面部/眶后疼痛、感觉缺失(前额)
静脉压升高	眼球突出、球结膜水肿
累及眶内的滑车神经病变	
滑车神经、滑车、上斜肌或腱	上斜肌麻痹
上斜肌的机械受压	Brown 上斜肌腱鞘综合征
上斜肌腱	眼肌麻痹、上睑下垂、眼球运动受限
其他的眼球运动神经/眼外肌	视力丧失、视盘水肿/萎缩
视神经占位效应	眼球突出(偶尔眼球内陷);球结膜水肿、眼睑水肿等

（3）展神经（abducent nerve）：展神经核位于脑桥下部被盖区中线两旁，邻近第四脑室底。面神经出脑干前环绕展神经核形成内膝（面丘），在展神经核与第四脑室底间穿过，此处损害导致同侧外直肌和面肌瘫痪。展神经纤维从核发出后行向脑桥基底中线两侧，在脑桥与延髓交界处出脑干后，急向上行在动眼神经与滑车神经旁走行，向前穿过后床突外侧硬脑膜，进入海绵窦外侧壁，在颈内动脉海绵窦段与三叉神经第1、2支紧邻，展神经与蝶窦上外侧部及筛窦相距不远（图3-2-2）。展神经病变的定位见表3-2-3。

各眼外肌的作用如表3-2-4所示。其中，由同侧的神经元支配（同侧神经支配）的眼外肌包括外直肌（展神经）以及内直肌（动眼神经）、下直肌（动眼神经）和下斜肌（动眼神经）。上直肌（动眼神经）和上斜肌（滑车神经）由位于对侧的神经元支配。然而，到上直肌的纤维在神经核水平交叉，故神经核病变导致双侧无力。相似地，动眼神经核病变引起双侧上睑下垂，因提上眼睑核组位于中线。

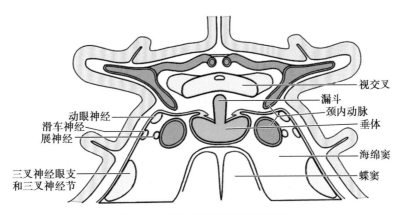

图3-2-2　海绵窦及其与脑神经的关系

表3-2-3　展神经病变的定位

受累结构	临床表现
累及展神经核的病变	
展神经核	凝视麻痹 Möbius综合征（凝视麻痹伴面部双侧瘫） 杜安退缩综合征（凝视麻痹伴内收时眼球退缩与睑裂窄）
脑桥背外侧	同侧凝视麻痹、面部轻瘫、辨距不良，偶伴对侧轻偏瘫（Foville综合征）
累及展神经束的病变	
展神经束	孤立的展神经麻痹
脑桥旁中线前部	同侧的展神经麻痹、同侧的第Ⅶ对脑神经麻痹、对侧轻偏瘫（Millard-Gubler综合征）
脑桥前池	展神经麻痹伴或不伴对侧轻偏瘫（如皮质脊髓束受累）
累及展神经的病变	
岩尖（Dorello管）	展神经麻痹、耳聋、面部（尤其眶后）痛（Gradenigo综合征）
海绵窦	孤立的展神经麻痹，展神经麻痹加Horner综合征，也可影响第Ⅲ、Ⅳ、V1对脑神经
眶上裂综合征	展神经麻痹伴第Ⅲ、Ⅳ、V1对脑神经不同程度受累；眼球突出
眶部	展神经麻痹、视力丧失、不同程度眼球突出、球结膜水肿、眼睑肿胀

表 3-2-4　眼外肌的神经支配及功能

神经	支配肌肉	主要作用	辅助作用
动眼神经	上直肌	向上	内收、内旋
	下直肌	向下	内收、外旋
	内直肌	内收	无
	下斜肌	向上	外展、外旋
滑车神经	上斜肌	向下	外展、内旋
展神经	外直肌	外展	无

正常情况下所有眼外肌参与眼球各种运动,一条主要肌肉收缩,其他肌肉起协同或拮抗功能。根据 Sherrington 交互支配定律:单眼运动时,某眼外肌收缩须同时伴拮抗肌松弛。但临床上某特定方向运动被看作是某眼肌作用,例如,眼球向外转动是外直肌作用,向内转动是内直肌作用等。眼肌运动不是孤立的,双眼同时向某一方向协同运动称同向运动,须由成对的相应肌肉完成,如向左注视时,左眼外直肌与右眼内直肌收缩,拮抗肌同时受到抑制。图 3-2-3 显示各眼肌间协同作用及 6 个诊断性注视方向眼球位置。

2. 会聚调节　也称辐辏调节,将视野中心物体移近可引出近反射,包括辐辏(会聚)和调节反射。此时可出现三种现象:①辐辏:双眼内直肌同时收缩,双眼轴直接朝向物体,物体影像恰好落在视力最敏感的黄斑中心凹处。②调节:睫状肌收缩使晶状体松弛、变圆,使移近物体影像的焦点保持在视网膜上。③瞳孔收缩:瞳孔缩小使物体视网膜成像保持清晰轮廓,如同照相机缩控光圈使物体影像轮廓分明。这三种反应见于随意注视近物时,也可在远物突然靠近时通过反射完成。来自视网膜传入冲动经视觉传导路至距状裂皮质,传出冲动经中脑顶盖前区至中线 E-W 核腹侧副交感核区 Perlia 核,发出冲动支配双侧内直肌神经元(辐辏运动),E-W 核发出冲动通过睫状神经节支配睫状肌和瞳孔括约肌(调节反射)。

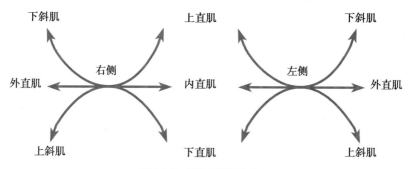

图 3-2-3　眼外肌运动的方向

【单眼运动神经麻痹】

单眼运动神经麻痹可为核下性或核性,主要表现为眼球运动受限、斜视、复视和患者头位改变以减轻复视等。

1. 核下性眼肌麻痹

(1) 临床类型

1) 动眼神经麻痹(oculomotor nerve palsy):①动眼神经完全损伤导致大部眼外肌及眼内肌麻痹,眼外肌麻痹表现为上睑下垂,眼球不能向上、向内及向下转动,外斜视及复视;眼内肌麻痹表现为瞳孔散大、光反射及调节反射消失;对侧眼睑可轻度下垂,提示眼肌由双侧动眼神经支配;眼睑被动上抬时,由于正常外直肌和上斜肌拮抗作用,眼球向外并轻度向下斜视。②眼外肌与眼内肌可发生分离性损伤,动眼神经内缺血、梗死,如糖尿病眼肌麻痹的特征是不损伤瞳孔,因支配瞳孔括约肌的副交感节前纤维靠近表面;相反,动眼神经压迫病变如动脉瘤,引起瞳孔散大。③神经损伤后动眼神经纤维再生可发生迷行,如眼球运动纤维伸向虹膜,使瞳孔对光反射消失,眼球向上、内转动时瞳孔可能缩小。

2) 滑车神经麻痹(trochlear nerve palsy):单独滑车神经麻痹少见,多合并动眼神经麻痹。上斜肌瘫痪表现为眼球向外下方运动受限,除上视外,眼球向各方向运动均可发生复视,向患侧外下方注视时尤为明显,患者常主诉看书或下楼困难。向前方直视时,患眼向上内方偏斜,为避免复视,头向健侧肩部倾斜,未受累眼补偿性内旋以改善复视,称 Bielschowsky 征(Bielschowsky sign),是滑车神经损伤的特殊体征。

3) 展神经麻痹(abducens nerve palsy):展神经损伤使眼球向外侧运动麻痹,出现内斜视。患者向鼻侧注视时,因内直肌、下斜肌优势作用患眼向内上方偏斜,出现水平性复视,头转向眼肌轻瘫侧可克服复视。双侧展神经麻痹,两眼呈内斜视,可见于颅内压增高,无定位意义。

(2) 常见病因:一侧急性动眼、滑车及展神经麻痹常见于成人,临床上动眼神经与展神经麻痹约各占半数,滑车神经麻痹不足 10%。病因包括：

1）颅内肿瘤：是眼肌麻痹的常见原因，单独展神经麻痹常为肿瘤引起，儿童累及展神经最常见的肿瘤是脑神经胶质瘤，成人常为鼻咽部转移瘤及颅内压增高症等。引起动眼神经麻痹的多为鞍旁脑膜瘤、垂体腺瘤、颅底转移瘤、颞叶钩回疝亦可引起。眼肌麻痹常呈慢性、进行性及无痛性，瞳孔散大是动眼神经受压的早期体征。CT、MRI 检查及鼻咽部活检等可确诊。

2）脑动脉瘤：是动眼神经麻痹的常见原因，后交通动脉瘤、大脑后动脉瘤、基底动脉上端动脉瘤及床突上颈内动脉瘤等常累及动眼神经，滑车神经、展神经很少受累。来自三叉神经眼支的感觉纤维在海绵窦的外侧壁内加入动眼神经，因此，扩张的动脉瘤患者的眶-额部疼痛可由动眼神经直接刺激引起。完全性动眼神经麻痹而瞳孔未受累，几乎可以排除动脉瘤的诊断。颈内动脉海绵窦段动脉瘤少见，可累及展神经及滑车神经。脑动脉瘤患者常有搏动性头痛史，如为颈内动脉瘤，压迫同侧颈总动脉时头痛可减轻，脑血管造影可确诊。

3）糖尿病：常见动眼神经麻痹，中老年人多见，眼肌麻痹起病急，常伴眶及前额疼痛。糖尿病常引起动眼神经上支病变，导致上睑下垂和单眼上视轻瘫。多不损害瞳孔，少数病例瞳孔轻度散大，因主要累及动眼神经中央部，缩瞳纤维在外周。大多数症状在 3~6 个月内完全消退。

4）重症肌无力：常见一侧或双侧多数眼外肌无力，上睑下垂最常见，表现为晨轻暮重，病态疲劳，依酚氯铵（腾喜龙）或新斯的明试验呈阳性，瞳孔不受影响。表现为无痛的、瞳孔不受累的、复视或上睑下垂的任何患者都应考虑重症肌无力的诊断。

5）痛性眼肌麻痹综合征：是海绵窦前段及眶上裂特发性炎症，如 Tolosa-Hunt 综合征及眶周假瘤，特征为单侧进展性痛性眼肌麻痹，亚急性或急性起病，病前常有感染史，动眼神经、滑车神经和展神经单独或联合受累，可伴三叉神经第 1、2 支损伤，眶周持续疼痛，可反复发作。可用皮质类固醇治疗，需数周或更长时间。

6）眶假瘤：表现为急性或亚急性眶部疼痛和复视，球结膜水肿和充血，上睑下垂及眼球突出。病变可为一侧或双侧，常为单相。神经影像学检查可显示假瘤眶内容物（眼外肌、眼球等）炎性肿大，病理学检查为纤维炎性病变，可用皮质类固醇治疗。

7）外伤性眼肌麻痹：临床常见，外伤可损伤动眼神经、滑车神经及展神经中任一支。外伤性滑车神经麻痹发生率高，Wray 的 328 例滑车神经麻痹病例中外伤性占43%，特点是外伤史，X 线检查可见眶骨或颅底骨折，CT 可显示眶内、颅内血肿。

8）眼肌麻痹型偏头痛：儿童或青年多见，有偏头痛发作史，常在头痛减弱时出现眼肌麻痹，多为动眼神经麻痹（包括眼内与眼外肌），常为完全性，偶见展神经麻痹，常数日内恢复，有时反复发作可遗留永久性麻痹。可能是由供应神经的血管强烈痉挛或动脉壁水肿所致。

9）岩尖综合征（gradenigo syndrome）：常为化脓性中耳炎并发症，展神经经过岩骨尖附近与三叉神经紧邻，岩尖炎可使两者同时受累，出现面部疼痛及展神经麻痹，乳突 X 线检查可见岩骨尖骨质破坏。

10）Fisher 综合征：是 Guillain-Barré 综合征的临床亚型，表现急性起病的双侧眼外肌麻痹，伴小脑性共济失调及腱反射减弱，CSF 蛋白-细胞分离，常有抗 GQ1b IgG 抗体。

11）海绵窦血栓形成：急性起病，面部常有感染病灶，先出现头痛、发热，继之出现全眼肌麻痹，伴三叉神经第 1、2 支受损，睑结膜及球结膜水肿、眼球突出和眼底水肿等，可由一侧扩展至另一侧。

12）Brown 综合征：又称上斜肌腱鞘综合征，上斜肌腱的压迫导致出现上斜肌麻痹，患眼向外下方运动受限、复视，眶周疼痛，可见于肌肉及其附着点的原发性缺陷、眼眶内上部创伤、腱鞘炎或肌炎、粘连等。

13）杜安（Duane）眼球退缩综合征：主要因展神经核、展神经先天性缺失或发育不全及动眼神经分支对外直肌的异常支配所致；脑桥神经胶质瘤、类风湿关节炎、三叉神经根切断术后，以及眶部海绵状血管瘤经外侧眶切除后的患者亦见报道。女性多见，多为单眼，左眼多于右眼，也可双眼。眼球仅在向某一方向注视时运动受限，外侧象限多见。已描述 3 种类型：Ⅰ型，外展受限，但内收正常；Ⅱ型，内收受损，但外展正常；Ⅲ型，外展与内收均受限。内直肌与外直肌协同收缩，引起眼球退缩、眼裂变窄，眼球转向对侧时眼裂恢复正常或轻度开大，正视时双眼处于正位或轻度斜位。

14）眼球运动神经麻痹不常见的原因包括带状疱疹（滑车神经多见），颞动脉炎，结节病，结核性、真菌性及其他慢性脑膜炎等。慢性进展性双侧眼肌麻痹常见于眼肌病，如进行性眼外肌麻痹、眼咽型肌营养不良症和甲状腺眼肌病等。约20%的眼肌麻痹原因不确定，其中大多数病例眼肌麻痹可在数周至数月内消失。

2. 核性眼肌麻痹（nuclear ophthalmoplegia） 是脑干病变（血管病、炎症、肿瘤）致眼球运动神经核受损，导致眼球运动障碍，核性病变常累及邻近脑干结构，出现相邻结构损害症状体征。例如，展神经核损害常累及面神经和锥体束，出现同侧展神经、面神经及对侧肢体交叉瘫；动眼神经核亚核多而分散，病变常累及部分核团，引起某一眼肌受累或累及双侧，除上直肌、提上睑肌及瞳孔括约肌(即使小的核性病变亦为双侧受累)外,核性病变可引起动眼神经支配单一肌肉的孤立性的无力,双侧不对称性部分眼肌麻痹常提示动眼神经核性损害。

【斜视和复视】

正常时两眼眼位对称平行,两眼视轴呈一条直线,眼位维持是由各眼肌生理协调和神经调节机制完成;注视物体时,通过矫正性融合反射保证物像落在两眼黄斑部。融合反射减弱或消失,可出现眼位偏斜和复视。

1. 斜视(strabismus) 是眼外肌肌力不平衡导致双眼视轴不平行,两眼不能同时注视某物体,通过覆盖-去覆盖试验(cover-uncover test)诊断。常因单眼肌力减弱或瘫痪所致,称瘫痪性斜视(paralytic strabismus)。检查眼球运动可以鉴别,如外斜视是由内直肌瘫痪、外直肌失去拮抗作用所致,令患者注视正前方即可发现斜视。共同性斜视多因屈光不正或弱视所致,眼球运动不受限,常无复视。

2. 复视(diplopia) 因物体影像不能同时投射到双侧视网膜黄斑区,引起双眼注视某物体时,将一个物体看成两个。眼肌麻痹导致患侧眼轴偏斜,目的物映象不能投射到黄斑区,因视网膜与枕叶皮质有固定的空间定位关系,不对称视网膜视觉刺激在枕叶皮质引起两个映象冲动,无法融合,导致复视。几乎所有复视都是由一个或多个眼外肌麻痹或不全麻痹引起,健侧眼视物对应黄斑区,映象清晰,为实像;麻痹侧眼视物映象落在黄斑区以外,视网膜形成映象不清晰,为虚像。复视最明显方位出现在麻痹肌作用的方向上。

(1)复视检查:对诊断眼外肌麻痹极重要,最简单方法为令患者头部不动,两眼跟踪检查者手指或某物体,向各方向转动(正中、中上、中下、左、左上、左下、右、右上、右下9个方向),注意患者眼球转动幅度、灵活性和持久性等。当眼球转向麻痹肌作用区域时,可发现眼肌无力或斜视,出现复视。但轻度眼肌力弱时,眼球运动受限或斜视可不显现,此时须检查双眼图像相关位置,确定哪个眼肌受累。

(2)红玻璃试验:是区分麻痹眼肌最可靠方法。在暗室中,将红玻璃戴在患者右眼(选择右眼为任意),另一眼戴绿玻璃或仅右眼戴红玻璃亦可,令患者头位正直,注视0.75~1m远处长条形光源,向上述9个方向注视,并用食指指出红色和白色(或绿色)图像位置及其距离,两个图像位置如图3-2-4标明并绘成图。

红玻璃试验可发现眼球运动障碍的三条规则:①图像间最大距离的方向是麻痹肌作用方向,如向右看时出现最大水平分离,为右侧外展或左侧内收肌受累。②如主要是水平分离,可发现水平作用肌不全麻痹(小的垂直分离应被忽略);如主要是垂直分离,可发现垂直作用肌不全麻痹(小的水平分离应被忽略)。③图像投射远离中

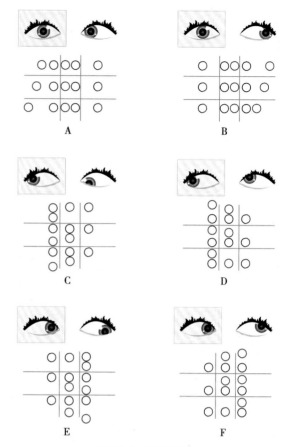

图 3-2-4 红玻璃试验

A. 右侧外直肌;B. 右侧内直肌;C. 右侧下直肌;D. 右侧上直肌;E. 右侧上斜肌;F. 右侧下斜肌

心为不全麻痹眼,如患者看右侧时红色图像远离右侧,为右侧外直肌受累;如白色图像在红色右边,为左侧内直肌受累。此外,测试垂直运动,用不全麻痹眼看的图像大多投落在视野边缘。红玻璃试验是用图像最大分离方向检出两条肌肉中麻痹肌肉,如向下和向左看时出现图像最大垂直分离,白色图像投落在红色下面,为左侧下直肌不全麻痹;如红色图像低于白色,不全麻痹肌为右侧上斜肌;向上和向右或向左看时发生图像分离,可区分下斜肌和上直肌不全麻痹。

3. 单眼复视(monodiplopia) 通常意味着眼本身的问题,病变多发生在角膜、晶状体,复视图像常为交叠而非离散,第二个影像经常被描述为不太清晰和部分重叠在第一个影像上的"重影"(ghost image)或"晕轮"(halo)。可见于角膜及晶状体散光与混浊、房水或玻璃质中的异物、视网膜疾病、眼科手术、斜视或精神疾病等。针孔(pinhole)可能戏剧性地减轻患者的症状,且患者可能对屈光、人工眼泪试验(artificial tear trial)、角膜接触镜试验(contact lens trial)有反应。偶有大脑多视症,通常可以与由眼病引起的单眼复视鉴别,因其所有的影像看起来都

同样清楚,多个影像用针孔并不消失,患者经常是伴有枕叶或顶枕叶损伤的相关体征,诸如同向性视野缺损、视觉指引到达困难、大脑全色盲(cerebral achromatopsia)或色觉障碍(dyschromatopsia)、物体失认与异常的视觉后像(visual afterimage)。多重影像经常出现在病变对侧的视野。脑梗死是最常见的病因,亦可见于肿瘤、多发性硬化、脑炎、癫痫发作与偏头痛等。

4. 会聚麻痹(convergence palsy) 内收正常而患者双眼不能会聚,常见于中脑、基底节疾病如进行性核上性麻痹、帕金森病等。急性发生会聚麻痹可引起复视及视物不清,多因头外伤,某些病例为脑炎或多发性硬化所致。

令患者注视向眼前移近的手指时会聚-调节运动减弱或会聚功能不全(convergence insufficiency),在短时间阅读后,字迹将会模糊并聚在一起,且在近处工作时经常出现复视。典型者主诉视疲劳和疼痛。常见于青少年和大学生(尤其视力负荷大者)、老年人、轻度头创伤及精神错乱的患者。

二、核间性及核上性眼肌麻痹

核间性眼肌麻痹又称内侧纵束(medial longitudinal fasciculus,MLF)综合征,是由眼球共轭运动中枢和内侧纵束病变所致。核上性眼肌麻痹亦称中枢性眼肌麻痹,是由于大脑皮质眼球同向运动中枢受损所致。

【解剖和生理】

1. 眼球随意运动及反射运动神经支配 为保证移动物体影像清晰或运动时看清固定目标,双眼须对近物和远物进行快速定焦,与眼球运动有关的神经核团通过与内侧纵束紧密联系,使6对眼外肌(内直肌、外直肌、上直肌、下直肌、上斜肌和下斜肌)和3对眼内肌(睫状肌、瞳孔括约肌和散大肌)精细而协调运动。内侧纵束是眼球协同运动纤维,自中脑被盖至颈髓走行于脑干中线旁,连接眼肌运动神经核(第Ⅲ、Ⅳ、Ⅵ对脑神经核),接受来自颈髓(支配颈肌)、前庭神经核、网状结构、基底节、额叶及枕叶的神经冲动。

(1) 同向运动:也称共轭运动,是两眼球同向联合运动,使视觉刺激落在双侧视网膜(黄斑中心凹)相应位置,产生清晰视力。

(2) 转向运动:两眼球同时向反方向运动(如辐辏),也称反共轭运动,分为融合及调节两种类型,融合转向运动可防止影像落在视网膜非相应部分,调节转向运动是看近物时两眼向中线会聚,同时瞳孔缩小、睫状肌放松和晶状体变厚(调节反射三联征或近反射)。

(3) 两眼同向凝视:包括水平和垂直凝视,中枢位于额中回后部(Brodmann 8区),指令向左、右注视时可引出,移动快速准确(快速扫视);当突发声音或出现物体时可反射性引出扫视运动,眼球不随意地向看向刺激侧;眼球也可不随意地跟随物体移动,保证物像始终落在黄斑中心凹,获取持续的清晰图像,说明随意跟踪运动需不随意反射调节。

(4) 固定反射:是通过反射使物体影像始终落在视网膜敏感区,传入纤维起自视网膜,经视通路到视皮质17区,再传至18、19区,传出纤维短程即并入视放射,直接到达对侧中脑及脑桥眼运动神经核,另一部分传出纤维间接通过8区与各眼球运动核联系。

(5) 中脑上部网状结构内特殊部分可调节眼球运动方向,第三脑室后壁前质核调节上视运动,后联合核调节下视运动,卡扎尔(Cajal)间质核和达克谢维奇(Darkschewitsch)核调节旋转运动,上丘与上视运动有关,损害导致上视瘫痪(Parinaud综合征)。

(6) 前庭-眼反射(vestibulo-ocular reflex,VOR):是眼与头反方向运动,将图像固定在视网膜上,源于枕叶外侧凸面冲动传导至对侧脑桥眼球水平运动中枢或舌下前置核,产生同向性眼球侧方运动,刺激18、19区引起同向性侧视、上视和下视。

2. 水平凝视(horizontal gaze) 随意水平凝视信号源于对侧额叶眼区(Brodmann 8区),并受邻近辅助眼区和后视觉皮质调节。Leichnetz发现猴额叶眼区发出纤维穿过内囊前肢,在间脑嘴侧水平分为两束,背侧经丘脑束,多数不交叉通过丘脑内髓板终止于顶盖前区、上丘及导水管周围灰质,分支投射至动眼神经核嘴部、同侧内侧纵束、间质核嘴部及Cajal间质核,参与垂直凝视;腹侧内囊-大脑脚束通过内囊后肢及大脑脚基底内侧,在中脑滑车神经核水平交叉,终止于脑桥旁中央网状结构,投射于展神经核(图3-2-5)。

脑桥旁正中网状结构(paramedian potine reticular formation,PPRF)或称副展神经核是脑桥水平凝视中枢,会聚所有调节水平扫视、跟踪运动和前庭视动通路,如网状结构、PPRF、后连合核、外展和前庭内侧核,以及脑桥、中脑被盖连接眼球运动核路径(图3-2-5)。水平扫视路径包括网状结构、PPRF及前庭内侧核,垂直扫视路径包括Cajal间质核、后连合核、PPRF及前庭内侧核。平稳跟踪和前庭视动信号绕过PPRF独立投射于展神经核,展神经核包括两组具有各自形态学及药理学特点神经元:①外展运动神经元:投射于同侧外直肌;②外展核间神经元:投射于对侧内侧纵束,并至动眼神经内直肌核神经元,水平凝视由同侧外直肌与对侧内直肌同时协同完成,后者接受内侧纵束纤维支配。一侧中脑被盖嘴部损伤使水平凝视大脑路径在交叉前被中断,导致向对侧凝视麻痹。

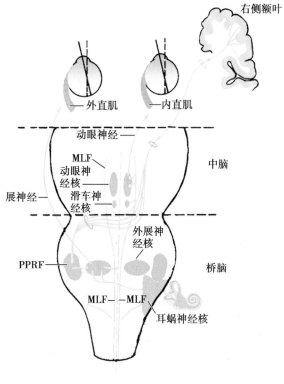

右侧额叶

—外直肌　　—内直肌

动眼神经——

MLF
动眼神经核
滑车神经核

展神经——

中脑

外展神经核

PPRF

桥脑

MLF——MLF

耳蜗神经核

图 3-2-5　眼球同向运动示意

3. 垂直凝视(vertical gaze)　受双侧皮质和中脑支配,与水平凝视受对侧大脑皮质及同侧脑桥支配不同。支配上、下凝视及扭转性扫视(torsional saccades)的神经细胞及纤维聚集在中脑顶盖前区,影响 3 种固有结构——内侧纵束嘴端中缝核(rostral interstitial nucleus of MLF,riMLF)、Cajal 间质核、后连合核及纤维等,riMLF 位于中脑与丘脑结合处,急性损伤引起垂直凝视麻痹,通常累及内侧纵束嘴末端细胞群,正是动眼神经核嘴端。riMLF 核内侧细胞司上视,外侧细胞司下视,下视纤维开始就走向内侧与上视纤维混合,故双侧 riMLF 内侧核损伤引起完全性垂直凝视麻痹,外侧核损伤引起孤立向下凝视麻痹。

4. 前庭小脑对眼球运动的影响　前庭小脑影响平稳跟踪和扫视运动,小脑绒球和后蚓部接受丰富的感觉投射,此投射来自颈肌本体感受器、视网膜、眼肌本体感受器、听觉及触觉感受器、上丘和 PPRF 等。小脑传出与眼球运动投射至前庭核,从前庭核至对侧第 IV 对脑神经核直接投射调节水平运动,对侧 MLF 投射到第 III、IV 对脑神经核调节垂直运动。眼球凝视(扫视)运动检查要患者跟随移动目标,如检查者手指或一束光快速向两侧或上、下注视,昏迷患者可被动转头。亨廷顿病和帕金森病眼球凝视潜伏期或反应时间延长,进行性核上性麻痹的垂直扫视振幅明显减低。

Zee 曾描述前庭-眼反射(VOR)的简单评价方法。在灯光暗淡的室内,令患者单眼注视远处目标,检查者用检眼镜观察另一眼视神经乳头,再令受试者以 1~2 次/s 的速度作头部前、后俯仰动作。正常人视神经乳头仍保持固定,VOR 损伤时视乳头出现振荡。正常时头部以此速率运动不会导致视力模糊,因 VOR 可以补偿头部运动,但头部固定、外界环境来回运动可引起视力模糊,因正常跟踪运动太慢,不能固定空间物体。

【凝视运动障碍】

1. 核间性眼肌麻痹(internuclear ophthalmoplegia)　是眼球协同运动中枢脑桥旁正中网状结构(PPRF)与其联系纤维内侧纵束(MLF)病变所致。病损可以是部分性或完全性的,在意向性或反射性眼球运动中均可发生。如果眼球会聚功能保留,说明内侧纵束损害没有涉及动眼神经核中支配内直肌的部分。MLF 连接一侧动眼神经内直肌核与对侧展神经核,使眼球水平同向运动。MLF 病变可导致眼球水平性同向运动(凝视)障碍,核间性眼肌麻痹表现为单眼内直肌或外直肌分离性麻痹(侧视时单眼侧视运动不能),常伴分离性水平眼震。双侧核间性眼肌麻痹除了垂直性眼震外,还会出现异常垂直追视和前庭运动障碍。年轻人或双侧病变常见于多发性硬化,年老患者或单侧病变多为腔隙性梗死,罕见病因为脑干脑炎、脑干肿瘤、延髓空洞症和 Wernicke 脑病等。重症肌无力(myasthenia gravis,MG)导致的眼球运动障碍可颇似 MLF 病变,孤立的核间性眼肌麻痹需排除 MG 可能。按病变部位不同,分为前核间性眼肌麻痹、后核间性眼肌麻痹和一个半综合征。

(1) 前核间性眼肌麻痹:水平注视时病侧眼球不能内收,对侧眼球可以外展(伴眼震),但双眼球会聚正常。由 PPRF 与对侧动眼神经核 MLF 上行联系纤维受损所致,动眼神经核位于 PPRF 前方,故名。

(2) 后核间性眼肌麻痹(posterior internuclear ophthalmoplegia):亦被称为外展性核间性眼肌麻痹。水平注视时病侧眼球不能外展,对侧眼球可以内收,但耳灌水试验引起前庭反射仍可使外直肌收缩。由 PPRF 下行至同侧展神经核联系纤维受损所致,展神经核位于 PPRF 后方,故名。

(3) 一个半综合征(one and a half syndrome):一侧脑桥尾端被盖部病变侵犯 PPRF,引起向病灶侧凝视麻痹(同侧眼球不能外展,对侧眼球不能内收),若病变同时累及对侧已交叉 MLF 上行纤维,使同侧眼球也不能内收。即当眼球向两侧水平凝视时,仅对侧眼球可以外展,可伴水平眼震(图 3-2-6)。

因 MLF 包括源于前庭细胞核轴突,支配眼球垂直运动,MLF 损伤也可引起垂直眼震、垂直凝视及跟踪功能减弱。双侧内侧纵束紧邻中线,彼此靠近,常同时受损,产

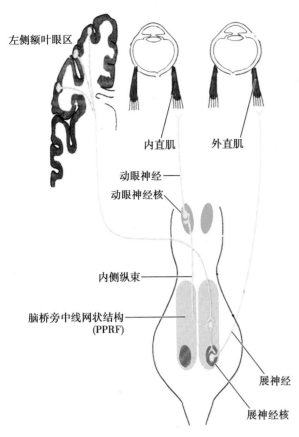

左侧额叶眼区

内直肌 外直肌

动眼神经

动眼神经核

内侧纵束

脑桥旁中线网状结构
(PPRF)

展神经

展神经核

图 3-2-6　眼球同向运动障碍（核间性眼肌麻痹）示意

生双侧核间性眼肌麻痹，仅双眼内收受影响时应怀疑双侧内侧纵束受损。

一个半综合征可伴眼睁动（ocular bobbing；或称为眼球浮动，指眼球向下偏斜再缓慢地回到中位，见于昏迷患者，可能为脑桥损伤所致），以及更经常伴面神经麻痹——"八个半综合征"（eight-and-a-half syndrome）（Nandhagopal R et al，1988；Vaphiades MS et al，2008）。一个半综合征和面神经麻痹患者在眼运动障碍起病后数周至数年可能发生眼腭肌阵挛（oculopalatal myoclonus）（Young et al，2003）。伴面部双侧瘫痪（facial diplegia）的一个半综合征也曾被描述为"十五个半综合征"（$1^1/_2 + 7 + 7 = 15^1/_2$）（Young et al，2003）。

（4）先天性眼球运动失用症（Cogan 综合征）：是试图变换眼位时出现的眼球和头部特征性异常运动。当头部固定时患者不能进行正常的随意水平凝视，如头部可以自由运动，要求患者注视一侧物体，头快速转向一侧而眼球转向对侧；头部过度转过目标而眼球随着回到中心位置注视目标，双眼随意扫视和前庭眼震快相缺损。大多数先天性眼运动失用的患者表现为产生眼球震颤快相的缺陷，受累患者通常随年龄增加而改善。病理机制尚未清楚，此现象见于共济失调-毛细血管扩张症（Louis-Barr 综合征）、共济失调伴眼运动失用 1 型和 2

型、Pelizaeus-Merzbacher 病、Joubert 综合征、Neimann-Pick 病 C 型、Gaucher 病、婴儿期和晚发的 Tay-Sachs 病、无 β-脂蛋白血症（维生素 E 缺乏症）、亨廷顿病及胼胝体发育不全等。

2. 垂直凝视麻痹

（1）帕里诺综合征（Parinaud syndrome）：表现为双眼向上垂直运动不能，是眼球垂直运动皮质下中枢中脑顶盖前区病变及后连合区损害所致。常见于松果体瘤，可伴瞳孔散大、瞳孔光反射及会聚调节反射消失。上视范围通常受年龄、嗜睡及颅内压力增高等因素影响，不能随意上视患者，如用力屈头时出现双眼上转反射（玩偶头动作）或用力闭眼出此反射（Bell 现象），常提示核上性损伤。

（2）眼动危象：是不常见的凝视异常，为发作性、痉挛性、共轭性眼球偏斜，通常向上或外侧方偏斜。上丘刺激性病变时出现双眼发作性转向上方，很少向下；可反复发作，可伴肌张力障碍或运动障碍的动作，如伴颈、口、舌肌痉挛及舞蹈手足徐动等，持续数秒至 1~2 个小时。眼动危象是眼球同向偏斜的强直性痉挛，是脑炎后帕金森综合征的特征，可见于昏睡性脑炎、头创伤、神经梅毒、多发性硬化、家族性帕金森病-痴呆、Chédiak-Higashi 综合征、Tourette 综合征等，也见于服用神经安定剂如吩噻嗪类急性反应，机制不清。

（3）下视不能：是眼球下视皮质下中枢下丘病损所致。据报道，孤立向下凝视麻痹患者尸检发现双侧中脑嘴侧损伤（梗死），位于顶盖前腹侧，红核背内侧，下视麻痹不常见。

（4）眼球反侧偏斜：又称眼球歪扭斜视、分离性斜视、跷跷板斜视和黑-马征（Hertwig-Magendie 综合征）等，表现为一眼高于另一眼的垂直反向偏斜，病灶侧眼球向下内转，对侧眼球向上外转，可随凝视方向变化，病侧眼球常较低，有别于核间性眼肌麻痹损伤侧眼球较高，患者诉说垂直性复视（vertical diplopia），常见同侧肢体小脑体征，还可见从一侧向另一侧轮流和周期性交互眼震。临床见于脑干、小脑及桥臂、四叠体及双侧内侧纵束病变，无精确定位价值，外伤、血管病变、脱髓鞘病变、原发性肿瘤或转移瘤等均可引起。

（5）主观视野倾斜：是少见的独特的复合性眼部异常，可为任何角度偏斜，但多为 45°~90° 或 180° 视错觉（颠倒视觉），常将在地板上的物体如桌椅之类看成在墙上或天花板上。尽管其常可因顶叶或耳石器损伤所致，但经验认为其常伴核间性眼肌麻痹和轻度反向偏斜。推测维持同侧眼垂直位置的前庭-耳石核或 MLF 中的连接受损。延髓外侧梗死是一个常见的原因，其他病例可能是偏头痛。

3. 核上性眼肌麻痹 又称中枢性眼肌麻痹,是皮质眼球水平同向运动中枢(侧视中枢,额中回后部8区)病变所致,产生向病灶对侧(偏瘫侧)凝视麻痹(gaze palsy),表现为向病灶侧共同偏视,常见于脑出血、大面积脑梗死;刺激性病灶如痫性发作时两眼向病灶对侧凝视。中枢性凝视麻痹有3个特点:无复视,两眼同时受累,瘫痪眼肌反射性运动保存。

三、眼球震颤

眼球震颤(nystagmus)是双眼注视固定目标时出现不随意节律性摆动,是神经系统疾病常见征象,亦见于眼和内耳疾病,如眼外肌及支配神经、内耳迷路、视觉系统病变等。病变损害部位不同,引起眼震的方式、方向、速率、振幅、持续时间和强度也各不相同,临床上可根据眼震性状判断病变部位,作出定位诊断。

【病因】

眼球震颤原因包括:①视网膜传入异常神经冲动或无冲动传入;②内耳至前庭神经核联系以及脑干内前庭联系病损;③颈段脊髓损害;④主管眼球运动和位置的中枢通路损害;⑤先天性或原因不明眼震;⑥中毒性或其他轻微自发性眼震。

有些正常人眼球很快转向一侧时可观察到几次无规则的快动,但一旦达到固视后即无持续节律性运动出现。节律性眼震可在极度侧视、超过视力范围时出现,如为双侧眼震,眼睛稍向中线移动即消失(极位性眼震)常无临床意义,可能与骨骼肌过度收缩时颤抖相似。

【类型】

眼球震颤类型主要是急动性眼震和摆动性眼震,以及会聚性眼震、跷跷板性眼震和振动幻视等。

1. 急动性眼震(jerk nystagmus) 是最常见类型,在慢相与快矫正相(向对侧急跳)间眼球交替运动,可出现水平性或垂直性眼震,也可为旋转性。慢相后出现反方向快相运动,快相为眼震方向,向快相凝视时眼震幅度增大。急动性眼震包括诱发性及自发性眼震。

(1) 诱发性眼震:可视觉诱发,或由迷路及药物刺激引起。

1) 视动性眼震(OKN):注视移动物体(如车窗外向后运动的风景或带垂直条纹的视动鼓)时,出现的有节律急动性眼震。通常认为眼震慢相代表共轭凝视到不随意跟踪运动极限时,眼睛为了固视正进入视野的新目标而向对侧快速扫视。顶叶单侧损伤或短暂急性额叶损伤时,遇有移动性刺激如视纹鼓转向损伤侧,视动性眼震可缺失或减轻,转向损伤对侧时可引出正常视动性眼震。应注意偏盲患者可出现正常视动反应,顶叶损伤患者无

论有无偏盲,通常都表现为异常视动反应。

2) 前庭眼震:刺激迷路如外耳道内灌注冷热水可引发眼震,冷水诱发慢相(反映起源于半规管冲动效应),快相是矫正运动。平稳跟踪运动仍保持完整,提示迷路前庭眼震在固视时受抑制。

3) 药物毒性诱发眼震:药物毒性是眼震最常见原因,常见于酒精、巴比妥酸盐、苯妥英钠及其他镇静、催眠药等。眼震水平性眼震最显著,偶见于垂直方向,单独垂直性少见,若单独在垂直方向最显著提示脑干被盖部损伤。

(2) 自发性眼震:常提示前庭迷路、脑干或小脑疾病。

1) 前庭迷路眼震可为水平、垂直或旋转性,耳鸣及听力缺失等与周围性迷路疾病有关,前庭迷路器官疾病常伴眩晕、恶心、呕吐及摇摆不稳。

2) 脑干或小脑病损常引起粗大的单向眼震,向一侧凝视时出现,可为水平或垂直性。垂直常提示桥延部或脑桥、中脑被盖部病变,眩晕不常见,常出现脑干核性及传导束性体征。上跳性垂直眼震常见于脱髓鞘疾病、血管性疾病、肿瘤和Wernicke脑病等,下跳性垂直眼震可见于Wernicke脑病,也是延髓空洞症、小脑扁桃体下疝畸形、颅底陷入及颈髓区其他损害典型表现。脑桥小脑角肿瘤可引起向病侧粗大水平眼震,出现于小脑疾病(尤其前庭小脑损伤)或脑干损伤累及PPRF或舌下前置核及前庭内侧核。向外侧凝视时眼震仅发生于外展眼,内收眼无眼震,称为分离性眼震,是多发性硬化常见征象,也许是不完全性核间性眼肌麻痹。

2. 摆动性眼震(pendular nystagmus) 眼球以大致相同速度向两个方向摆动,向一侧凝视时摆动可变为急跳型,快相转向凝视侧。摆动性眼震常见于婴儿期,偶见于多发性硬化,常为双眼。

(1) 先天性眼震:见于幼年中心视野缺损的各种病变,如白化病、各种视网膜和折射物体疾病。

(2) 矿工性眼震(miners nystagmus):由于常年处于黑暗环境,用视网膜周边视野而不是黄斑感受视觉,为避免视觉固定区域疲劳,眼球经常摆动达到视觉适应,产生眼震。眼球摆动常很迅速,上视增强,可能与头部补偿性摆动和不耐受光线有关。进入光线充足处,不能即刻适应,眼震可继续存在。

(3) 点头痉挛(spasmus mutans):是婴儿摆动性眼震的特殊类型,以点头、眼球震颤和异常的头姿(转头和颈部歪斜)为特征的一种良性综合征。多在4~12个月发病,3岁后不再发病,多在数月或数年内缓解。眼震可是水平、垂直或旋转性,通常一侧眼明显,固定或伸直头部加剧,少部分点头痉挛是视交叉或第三脑室肿瘤

表现。

3. 会聚性眼震(convergence nystagmus) 双眼各自缓慢外展后跟随一个快速内收运动,是节律性摆动。常伴双眼快速节律性退缩运动,伴 Parinaud 综合征一个或多个特征,可有眼睑节律性运动或持续会聚痉挛,试图控制眼上抬或视动鼓下转时可诱发。会聚性眼震见于中脑被盖上部病变,如血管性疾病、松果体瘤等。

4. 跷跷板性眼震(seesaw nystagmus) 是指伴共轭性扭转成分的及分离性垂直成分的眼球的周期运动,即扭转性垂直摆动,内转眼睛向上运动,对侧(外转)眼向下运动,随后两眼向相反方向运动,偶伴双颞侧偏盲,造成跷跷板样眼震的病变包括压迫双侧的中脑间脑的(如鞍旁肿瘤)大的、外部的鞍上病变或局部的中脑间脑的或延髓外侧的脑干病变(如梗死)。

5. 振动幻视(oscillopsia) 将周围静止物体看成向前后、上下或左右移动幻觉,与眼球摆动有关或伴脑干损伤累及一侧或两侧前庭核,引起粗大眼震。可呈现 4 种类型:①伴有获得性急动性眼震;②伴有摆动性眼震;③伴有上斜肌肌纤维颤搐;④伴有双侧的迷路功能障碍。迷路损伤(如氨基苷类毒性)时振动幻视可由运动(走路或驾车)诱发,提示运动时前庭系统稳定眼睛固视能力受损。当试图固视目标时可见患者头部振荡,如发作短暂且仅累及单眼,振动幻视可能因一个眼肌的肌纤维颤动(常是上斜肌)所致。顶枕叶病变可产生类似主观现象,引起对侧同名视野视觉扭曲或幻觉,如患者看到视野中百叶窗不断开关或物体移动或闪烁等。振动幻视经常随头部运动而增强,如在行走时,其次它与可稳定在视网膜上影像的前庭系统的受损有关。在垂直平面上的振动幻视可能由双侧的 MLF 受累所致。

【眼球震颤检查】

首先确定双眼是否在中间位,然后令患者向上、下、侧方运动眼球,观察各方位眼震是否出现及特点。眼震原因不同,检查方法各异。

1. 迷路源性眼震(nystagmus of labyrinthine origin) 患者佩戴能消除视觉固定的 Frenzel 眼镜后,向外耳道灌注热水或冷水可诱发,特征性表现是可随头位不同,如巴瑞尼(Bárány)位置性眩晕是由颈部过度伸展和旋转引起。

2. 脑干及小脑源性眼震 令患者上视时跟踪移动目标。

3. 垂直扭转型眼震(nystagmus of the vertical torsional type) 眩晕发生在眼球运动 10~15 秒内,持续 10~15 秒,令患者迅速坐起,眼震可在相反方向重新出现。

4. 视动性眼震 正常人注视移动目标,如条纹旋转圆柱体或条纹衣物诱发。

四、其他自发性眼球运动

除眼球震颤,其他自发性眼球运动包括眼球浮动、眼球沉浮、雨刷眼、斜视眼阵挛和上斜肌颤搐等。

1. 眼球浮动(ocular bobbing) 是双眼自发性向下快速急跳,随后缓慢回到中间位,常见于水平眼动缺失的昏迷患者,多因脑桥较大病变所致。临床表现多样,也可缓慢向下共轭运动,快速返回中间位;眼球开始向上快动,缓慢返回,或缓慢向上移动迅速返回中间位。

2. 眼球沉浮(ocular dipping) 是双眼缓慢无节律共同向下运动,数秒钟后跟随快速向上运动,移动肢体或颈部可诱发,常见原因为缺氧性脑病,亦见于药物中毒。

3. 雨刷眼(windshield-wiper eyes) 在浅昏迷患者出现缓慢左右摆动眼球运动,推测与双侧大脑半球损伤导致脑干振荡起搏器(brainstem oscillatory pacemaker)功能释放有关。

4. 斜视眼阵挛、眼辨距不良及扑动样摆动同时或依次出现。

(1) 斜视眼阵挛(opsoclonus):双眼在水平、旋转和垂直方向快速的共轭摆动,随意运动或需固定时加重,运动持续而无序,常是分布广泛的肌阵挛一部分,与感染性疾病和副肿瘤综合征有关,也见于抗抑郁药、抗癫痫药、有机磷酸盐、锂、铊和氟哌啶醇中毒及非酮性高渗状态患者。

(2) 眼辨距不良:双眼注视过程中出现几个振幅减少的摆动周期,达到精确注视,可能为小脑上蚓部和深部核团功能不良。

(3) 扑动样摆动:间歇性暴发的注视点周围快速水平振动,与小脑疾病引起辨距不良有关。

5. 上斜肌颤搐 是不常见的良性单眼异常,难以分类。包括单眼小而快速(12~15 次/s)扭转运动,持续数分钟并出现振动幻视,为上斜肌微小颤动,检眼镜检查易发现。大多数患者可缓解,症状期用卡马西平治疗有效。

五、眼睑闭合及瞬目障碍

正常人双侧眼睑相对于角膜边缘在同一水平,眼裂宽度与眼球突出程度有关。眼睑功能是凭瞬目和流泪保护角膜,以防外伤和强光对视网膜刺激。正常情况下眼睑运动与眼球运动协调,双眼快速向一侧转动时常伴短暂瞬目,因此,评价眼球运动障碍如不联系眼睑闭合及瞬目障碍是不完全的。

【解剖和生理】

眼睑的开启和闭合是受交感神经支配的睑板肌

（Müller 肌）、受动眼神经支配的提上睑肌和受面神经支配的眼轮匝肌完成。眼轮匝肌收缩、提上睑肌松弛导致关闭，反之眼睑张开。眼睑保持张开靠提上睑肌持续收缩克服眶周肌肉弹性，睡眠及某些意识状态改变导致提上睑肌松弛时眼睑关闭，双侧面瘫时闭合不完全。

三叉神经支配眼睑感觉，是角膜反射和眼睑反射传入支。除动眼神经、三叉神经和面神经核之间反射连接外，还有控制瞬目的中枢机制，随意瞬目经额叶-基底神经节联系完成。

【瞬目反射、眼睑闭合及障碍】

1. 瞬目反射（blink reflex）　是物体突然在眼前出现时反射性引起眼睑立即闭合，反射传入纤维来自视网膜，直接至中脑顶盖，再经顶盖核束到支配眼轮匝肌的面神经核。神经冲动还通过顶盖脊髓束到达颈髓前角细胞，产生扭头避开动作。瞬目频率无规律，常为 12~20 次/min，频率可随专心状态（如回答问题）和情绪而变化。瞬目常为双侧，引起反射刺激包括用细软物体轻触角膜（角膜反射），轻叩眉部或眼周、视觉威胁及意外声响等。正常情况下人们对视觉及听觉刺激可快速瞬目适应，但角膜刺激不发生瞬目适应。眼轮匝肌肌电图显示瞬目反应包括早期和晚期反应，早期反应仅为轻微上睑运动，不受意志控制；晚期反应近似上下眼睑运动，可随意抑制。

2. 眼睑闭合及瞬目障碍　见于：①面神经损伤、Bell 麻痹可致眼睑不能闭合，轻微上睑退缩（因失去对抗作用）及瞬目反射消失，有些病例面部运动即使全部恢复，受累侧瞬目频率仍减少。②一侧三叉神经损伤出现角膜感觉障碍，可影响双侧瞬目反射，Bell 麻痹不影响对侧瞬目。③动眼神经损伤时提上睑肌麻痹可引起上睑下垂，动眼神经异常再生可引起向侧方或下注视时上眼睑收缩异常征象，称假性冯格雷费（Graefe）征。④开闭眼睑肌提上睑肌与眼轮匝肌联合麻痹几乎都提示为肌病，双侧上睑下垂常见于肌营养不良症、重症肌无力、先天性上睑下垂、老年性进行性上睑下垂等，单侧上睑下垂常见于动眼神经损伤、交感神经麻痹（如 Horner 综合征），可伴对侧额肌和提上睑肌补偿性运动过度。⑤上睑回缩常伴凝视表情，见于眶内肿瘤和甲状腺疾病，是单眼和双眼突出最常见原因，进行性核上性麻痹、脑积水可见相似体征，表现为眼球下转（落日征，sunset sign）和上视麻痹；中脑背侧综合征出现眼睑回缩，伴近光瞳孔分离，向下凝视不伴上睑下移迟缓，与甲状腺眼肌病上睑下移迟缓不同；眼睑回缩可见于肝硬化、库欣病、慢性类固醇肌病和高钾性周期性麻痹等。⑥在肌强直营养不良及其他少见肌强直疾病，用力闭眼睑可诱发强大后收缩；某些锥体外系疾病，轻度闭眼睑可引出睑阵挛和睁眼困难；急性右顶叶损伤常引起特殊的不愿睁眼，强迫睁眼时积极抵抗等。

⑦瞬目频率增加见于角膜受刺激、三叉神经末梢致敏（如脑膜炎畏光症）和眼面运动障碍综合征（如睑痉挛）等，瞬目频率减少（<10 次/min）是进行性核上性麻痹和帕金森病特征；帕金森病适应重复轻叩眶上部能力受损，瞬目反应持续出现，不能抑制，称 Myerson 征。

六、瞳孔

【解剖和生理】

1. 瞳孔直径　正常光线下瞳孔直径为 2~4mm，20% 的正常人双侧瞳孔可相差 0.3~0.5mm。瞳孔直径或大小由瞳孔括约肌与放射状排列的瞳孔散大肌平衡决定，分别由动眼神经副交感纤维和颈上交感神经节交感纤维支配，瞳孔括约肌起主要作用。

（1）（副交感神经）瞳孔收缩纤维：起自高位中脑 E-W 核，加入动眼神经，与眶前睫状神经节形成突触，节后纤维由睫状短神经进入眼球，约 3% 纤维支配瞳孔括约肌，97% 支配睫状体。

（2）（交感神经）瞳孔扩大纤维：起自下丘脑后外侧部，不交叉下行于中脑、脑桥及延髓外被盖部和颈髓，与 C_8 和 T_{1-2} 节段侧角细胞形成突触，侧角细胞形成节前纤维，大部分在 T_2 腹侧前根离开脊髓，经星状神经节与颈上神经节形成突触，节后纤维沿颈内动脉走行，穿过海绵窦加入三叉神经第 1 支，经睫状长神经抵达眼球，支配瞳孔散大肌，一些纤维也支配面部汗腺、小动脉及睑板肌（Müller 肌）。

2. 瞳孔变化　正常情况儿童瞳孔偏大，老年性瞳孔缩小仍有反应。E-W 核或睫状神经节小部分神经细胞损伤可引起部分虹膜瘫痪，使瞳孔变形。光线进入视网膜时瞳孔收缩，保护视网膜感光细胞免受强光刺激，使物体清晰投射到视网膜上，光反射弧无皮质参与，瞳孔对光反射是无意识的。

3. 光反射（light reflex）　是光线刺激引起瞳孔缩小的反射。常见刺激是作用于视网膜的光线，反射性瞳孔收缩是对近物会聚和调节（近反射）的一部分。瞳孔光反射传导路径：视网膜→视神经→视交叉→视束→中脑顶盖前区→E-W 核→动眼神经→睫状神经节→节后纤维→瞳孔括约肌。与视觉传导路径不同，视束终止于外侧膝状体，发出纤维形成视放射，终止于视中枢，提示视放射和视皮质损害不影响瞳孔光反射。①传入支：纤维起自视网膜感光细胞，通过双极细胞，与视网膜神经节细胞形成突触，节细胞轴突行于视神经和视束，光反射纤维离开视束达外侧膝状体嘴侧，进入高位中脑，与顶盖前核形成突触。②中间神经元纤维连接两侧副交感 Edinger-Westphal（E-W）核，引起交叉性光反射，光线刺激引起同侧瞳孔收缩(直接光反射),对侧瞳孔同时收缩(间接光反射或同感反射)。

4. 调节反射　也称集合反射,注视近物时双眼会聚及瞳孔缩小反应,缩瞳反应和会聚动作不一定同时受损,认为可能视中枢到中脑纤维分别与 E-W 核及双侧内直肌核联系。调节反射传导路可能为:视网膜→视神经→视交叉→视束→外侧膝状体→双侧枕叶前区皮质凝视中枢→额叶凝视中枢→顶盖前区→E-W 核(缩瞳核)→动眼神经鼻睫支、睫状神经节、睫状短神经(分布于瞳孔括约肌、眼球内收肌及睫状肌)。

【瞳孔调节障碍】

1. 瞳孔改变包括　①双瞳孔缩小:直径<2mm,常见于某些药物中毒、深昏迷等交感神经抑制和损害。②双瞳孔散大:直径>5mm,见于焦虑、惊恐、疼痛、近视、甲亢和阿托品中毒等。③双侧瞳孔不等:是支配瞳孔括约肌副交感神经与支配瞳孔散大肌交感神经纤维刺激或损害所致,一侧瞳孔散大见于动眼神经麻痹,可不伴眼外肌麻痹,如钩回疝早期,由于副交感纤维位于动眼神经表面最先受累;瞳孔散大伴失明见于视神经损害。

某些药物可测定虹膜交感神经及副交感神经末梢功能完整性,如阿托品(atropine)麻痹副交感神经末梢使瞳孔扩大,毒扁豆碱(physostigmine)抑制神经肌肉接头胆碱酯酶活性,毛果芸香碱(pilocarpine)直接刺激虹膜括约肌,使瞳孔收缩;肾上腺素(adrenalin)和去氧肾上腺素(neophryn)可直接刺激散大肌,可卡因(cocaine)抑制去甲肾上腺素进入神经末梢重吸收而扩大瞳孔,吗啡(morphine)及其他麻醉药通过中枢作用使瞳孔收缩。

2. 瞳孔光反射异常　光反射传导路径任何一处损害均可导致光反射减弱或消失,外侧膝状体、视辐射和视中枢损害不影响光反射。感光瞳孔缩小为直接光反射,对侧未感光瞳孔也收缩为间接光反射。直接光反射障碍见于该侧眼角膜、虹膜和视网膜病变等,以及同侧外侧膝状体之前对光反射路径病变,视神经损害时同侧瞳孔直接光反应消失,间接光反应存在。间接光反射障碍见于动眼神经及节后纤维病变。检查时嘱患者注视远处,电筒光从两侧方照射瞳孔,观察是否呈活跃对称收缩。

3. 调节反射异常　两眼会聚不能见于帕金森病及中脑病变,缩瞳反应丧失可见于白喉(睫状神经损伤)或累及中脑炎症。

4. 临床常见的瞳孔异常

(1) 丘脑性瞳孔:瞳孔轻度缩小,对光反射存在,见于丘脑占位性病变早期,由于影响下行交感纤维通路所致。

(2) 散大固定瞳孔:瞳孔直径>7mm,无光反射,通常为动眼神经自中脑至眼眶路径任何一处受损,常见于幕上占位性病变导致颞叶钩回疝,抗胆碱能或拟交感药物中毒。

(3) 中等固定瞳孔:瞳孔固定约 5mm,是中脑水平病变所致。

(4) 针尖样瞳孔:瞳孔极度缩小(1~1.5mm),光反射消失,常见于脑桥损伤如出血,为双侧瞳孔扩大纤维受损,以及鸦片类药物过量、有机磷中毒和神经梅毒等。

(5) 不对称瞳孔:一侧瞳孔光反射速度慢于或瞳孔小于对侧,常提示累及中脑或动眼神经病变。20%甚至更多的正常人双侧瞳孔直径相差 0.3~0.5mm 或更多,但光反应对称,是正常现象。

(6) 霍纳征(Horner sign):也称眼交感神经麻痹,表现为一侧瞳孔缩小、眼裂变小、眼球内陷等,可伴同侧面部少汗或无汗。支配瞳孔的三级交感神经元受损均可出现,第 1 级为丘脑和脑干损害如 Wallenberg 综合征,第 2 级为脊髓 C_8 和 T_1 外侧灰质柱损害如脊髓空洞症,第 3 级为颈上神经节如颈动脉旁综合征(图 3-2-7)。药物滴眼试验有助于定位诊断,1%~4%可卡因对第 1 级神经元病变有明显扩瞳效果,对 2、3 级神经元病变不起作用;1%肾上腺素可使第 3 级神经元病变瞳孔扩大,对 1、2 级神经元病变无作用。

(7) 阿-罗瞳孔(Argyll-Robertson pupil):主要表现为光反射消失、调节反射存在(光反射-调节反射分离),也可见瞳孔缩小,常呈椭圆形,两侧不对称,边缘不规则。因顶盖前区病变使光反射路径受损,经典病因为神经梅毒如脊髓痨,目前在 Edinger-Westphal 核区其他病变如多发性硬化更常见,莱姆病脑膜神经根炎、眼部带状疱疹、中脑损害如松果体瘤、某些糖尿病患者也可见类似瞳孔异常,但并非都有瞳孔缩小、瞳孔不规则和对扩瞳药无反应,Wilson 称之为阿-罗瞳孔现象,以与阿-罗瞳孔区别。

(8) 艾迪瞳孔(Adie pupil):又称强直性瞳孔(tonic pupil),患者主诉单眼视物模糊,表现为一侧瞳孔散大,只在暗处用强光持续照射时瞳孔缓慢收缩,停止光照后瞳孔缓慢散大;调节反射也缓慢出现和缓慢恢复,最具特征性的为光反射与调节反射(近反应)分离,艾迪瞳孔对近物反应较光反应好得多。病侧瞳孔对缩瞳药 1%毛果芸香碱异常敏感,可迅速收缩,此浓度对正常瞳孔作用很小。艾迪综合征可因睫状神经节、节后副交感神经变性所致。多出现于 20~30 岁,女性多于男性;如伴膝腱反射或踝反射消失(Holmes-Adie 综合征),则易误诊为脊髓痨。从所有可用的数据来看,它代表了一种轻度遗传性多发性神经病的特殊类型。这种综合征可有家族性倾向。我们观察到它伴随着弥漫性神经节病变,与干燥综合征、其他自身免疫性或副肿瘤性疾病、吉兰-巴雷综合征的康复相关。

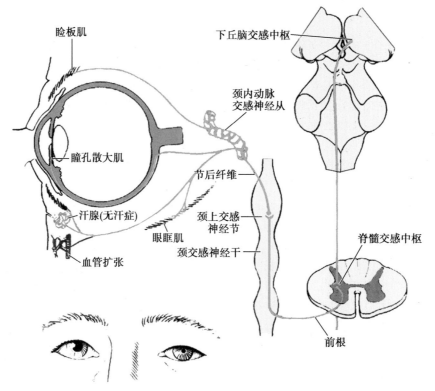

睑板肌

瞳孔散大肌

汗腺(无汗症)

血管扩张

下丘脑交感中枢

颈内动脉交感神经丛

节后纤维

颈上交感神经节

眼眶肌

颈交感神经干

脊髓交感中枢

前根

图 3-2-7　Horner 征示意

（9）Marcus-Gunn 瞳孔征：或称"瞳孔逃避"，即相对性传入性瞳孔障碍，当持续光照一只或两只眼瞳孔轻微扩大，反应缓慢，不能持续收缩。见于正常人，但视网膜或视神经损害病例此反应显著。可用于发现轻微球后神经病，在暗室里让患者注视远处目标，光线快速从正常眼移至病眼，光刺激不足以维持已引起的瞳孔收缩，两侧瞳孔扩大。须注意 Marcus-Gunn 瞳孔征不要与 Marcus-Gunn"颌动-瞬目"现象混淆，后者为先天性或遗传性异常，表现为张口时发生提睑肌抑制和上睑下垂，这种睑与下颌联合运动称三叉-动眼神经联带运动，与支配翼状肌和提睑肌中枢结构异常连接有关。

（10）糖尿病常累及脊髓和脑神经，多数病例瞳孔不受影响。交感纤维受累使瞳孔比同年龄小，滴注拟交感神经药（α 受体拮抗剂）瞳孔过度散大。因副交感纤维也受损，传递光反射减退，常较调节反射时瞳孔收缩程度大。

（11）弹跃性瞳孔：罕见，特征为无明确原因的单侧瞳孔短暂性散大发作，多见于女性，持续数分钟至数日，发作间期不定。发作时无眼球活动麻痹和上睑下垂，但有时瞳孔扭曲，一些患者诉视物模糊和瞳孔散大侧头痛，提示为非典型眼肌麻痹型偏头痛。

（12）弗林现象（Flynn phenomenon）：瞳孔对黑暗的反应正常地双侧散大。可出现于先天性全色盲、显性视神经萎缩、部分性莱贝尔先天性黑矇（Leber congenital

amaurosis）、陈旧性双侧视神经炎，先天性眼震、斜视和弱视，或者先天性静止性夜盲（congenital stationary night blindness）的患者。

（13）眼球运动、瞳孔反应及视敏度可受某些眶内容物改变疾病影响，常见甲状腺疾病导致双侧或单侧眼球突出，眶内肿瘤如皮样囊肿、血管瘤、泪腺瘤、视神经胶质瘤、神经纤维瘤、转移癌和脑膜瘤等，肉芽肿、眼眶蜂窝织炎或脓肿、海绵窦血栓形成是单侧突眼原因。眼睑进行性麻痹可单独出现或为眼外肌麻痹一部分，可影响视力，见于眼肌病或眼咽肌型肌营养不良。

（14）儿童癫痫小发作或大发作后一侧瞳孔可维持长时间扩张。清醒患者长时间瞳孔扩张应考虑角膜无意（或有意）接触散瞳液（mydriatic solutions），包括支气管扩张剂药物、东莨菪碱和一些有机磷酸酯杀虫剂。

【瞳孔不等的鉴别诊断】

瞳孔不等（anisocoria）的鉴别诊断主要应确定是交感神经或副交感神经损害所致。

1. 20%的正常人瞳孔可相差 0.3～0.5mm 或更大，为生理性，特征是每日甚至每小时都可变化，再次检查时常会消失。瞳孔不对称时，须确定哪只瞳孔为异常；光线引起瞳孔不等明显多为动眼神经损伤，黑暗使瞳孔不等加重见于 Horner 征。

2. 瞳孔持续缩小常为 Horner 征，Horner 征在黑暗中因瞳孔因缺乏瞳孔散大肌的牵拉（散大延迟），较正常瞳孔扩张慢,可用2%~10%可卡因滴眼1~2滴证实,如不扩张或较正常瞳孔扩张少,见于交感通路任一部位损害;可卡因滴眼后24小时,用肾上腺素能散瞳药1%羟苯异丙胺无作用,可定位于交感神经通路节后部分;中枢或节前部分损害定位有赖于相关症状体征。抗高血压药物治疗可防止可卡因引起的瞳孔散大。

3. 导致瞳孔散大的原因很多,眼损伤如葡萄膜炎可导致瞳孔散大,药物性虹膜麻痹多见,尤见于护士和药师中。神经疾病瞳孔散大主要考虑以下情况:①动眼神经副交感节前纤维中断,常与上睑下垂、眼外肌麻痹及其他脑干或大脑疾病体征关联;②存在强直性或艾迪瞳孔,具有光-调节反射分离特征性表现。

第二节　三叉神经疾病

（孙威）

一、概述

三叉神经(trigeminal nerve)为混合神经,传导大部分头面部皮肤、口、鼻、鼻旁窦黏膜、角膜及结膜、前颅窝及中颅窝硬脑膜的感觉冲动,并发出运动纤维支配咀嚼肌。

头面部痛温觉、触觉传导路径:皮肤黏膜痛、温和触觉周围感觉器(三叉神经眼支、上颌支、下颌支)→三叉神经半月神经节(Ⅰ级神经元)→三叉神经脊束→三叉神经脊束核(痛温觉纤维终止于此)和感觉主核(触觉纤维)(Ⅱ级神经元)→交叉到对侧形成三叉丘系上行→经脑干→丘脑腹后内侧核(Ⅲ级神经元)→丘脑皮质束→内囊后肢→大脑皮质中央后回下1/3区。

头面部感觉神经胞体位于颅中窝中部颅底部三叉神经半月(gasserian)神经节,是人体最大的感觉神经节。三叉神经感觉神经元轴突组成感觉根,进入脑桥中部后,分为短的升支和长的降支,升支与触觉和轻压力觉有关,与感觉主核中Ⅱ级神经元形成突触;降支包含易化纤维与抑制纤维,与传导痛温觉有关,止于三叉神经脊束核;面肌和咀嚼肌本体感受性神经纤维终止于三叉神经中脑核。三叉神经传导来自前颅窝和中颅窝,亦即小脑幕以上的颅内结构的感觉,这些部位的颅内病变可产生三叉神经分布区的放射性疼痛(图3-2-8)。

三叉神经脊束与脊束核自延髓脑桥交界处延伸至脊髓上段(C_2或C_3),故延髓段三叉神经脊束切断术可缓解面痛。起源于感觉主核和脊束核的纤维交叉至对侧,走行于脊髓丘脑束中部和内侧丘系后部,上升至丘脑,称三叉丘系。此外,三叉神经Ⅱ级神经元发出纤维至双侧面神经核、舌下神经核、泌涎核、上颈段楔状核及其他脑神经核。感觉主核和三叉神经脊束核接受来自网状结构、孤束核、丘脑和感觉皮质的神经纤维。脊束核是lissauer束及胶状质的延续,感觉主核则是内侧丘系的延续。

三叉神经除周围支节段性支配,还具有核性支配特点。三叉神经脊束核接受下行的痛、温觉纤维,来自口周的痛温觉纤维止于核上部,来自耳周的纤维止于核下部,核部分损害可产生面部葱皮样分布分离性痛、温觉感觉缺失。

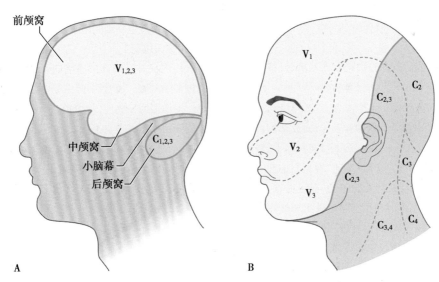

图3-2-8　三叉神经分支的颅内和面部痛敏结构支配区

A. 特别显示支配前颅窝和中颅窝的眼支,这些区域病变可产生额部头痛;上部颈神经根,特别是C_2支配后颅窝,其病变引起枕部头痛。B. 显示三叉神经的3个分支在面部的支配区,以及上部颈神经根支配枕部和颈部的区域

三叉神经运动支从脑桥中部三叉神经运动核发出，传出神经从半月节下穿过，并入下颌支，支配咬肌、颞肌、翼内肌和翼外肌。咬肌和翼内、外肌参与许多脑干反射，其中最重要为下颌反射，下颌肌肉放松时轻叩击下颌，刺激沿本体感觉传入纤维至中脑核团，发出侧支至三叉神经运动核，引起咬肌、颞肌收缩和下颌上提，假性延髓麻痹时此反射增强。角膜反射是轻触角膜或眼睑引起眨眼反应。瞬目反射传入纤维是三叉神经感觉支，传出纤维是面神经，轻敲眉弓或鼻梁可引起双侧眼轮匝肌收缩和眨眼。

许多疾病可影响三叉神经周围支、半月神经节、感觉根及运动根，但三叉神经分布广泛，感觉支和运动支很少同时阻断。常见的三叉神经痛即是三叉神经感觉支部分受累，其他脑干病变可累及三叉神经构成某种综合征。

二、三叉神经痛

三叉神经痛（trigeminal neuralgia）是原因不明的三叉神经分布区短暂反复发作性剧痛。根据病因可分为特发性和继发性，继发性病因包括桥小脑角肿瘤，胆脂瘤、听神经瘤、脑膜瘤和动脉瘤等多见，以及三叉神经节肿瘤、脊索瘤、垂体瘤长入麦氏囊、颅底恶性肿瘤（如鼻咽癌、其他转移癌）、血管畸形、蛛网膜炎和多发性硬化等。古代的人们就认识这种疾病，Arateus 在公元前一世纪，以后 Lock（1677）、Andre（1756）、Fothergill（1776）等曾分别描述此病。

本病的年发病率为 4.3/10 万，女性高于男性（3:2），成年及老年人多见，40 岁以上患病占 70%～80%。特发性发病年龄为 52～58 岁，症状性为 30～35 岁。

【病因和病理】

1. 病因　本病的病因和发病机制尚不清楚，根据临床观察及动物实验，认为可能有两种病因。

（1）中枢性病因：Penfield 等认为，三叉神经痛是周围性痫样放电，为一种感觉性癫痫样发作，发放部位可能在三叉神经脊束核。也有人认为，病因可能在脑干，轻微刺激面部触发点，刺激可在脑干内迅速"叠加"，引起一次疼痛发作。本病突然发作、持续时间短、有触发点、抗癫痫药治疗有效、疼痛发作时在中脑可记录到局灶性痫样放电等特征，均支持中枢性病因设想。但尚不能解释许多临床现象，如大多数病例仅单侧疼痛，疼痛发作仅局限于一支或两支范围长期不发展，脑干病变（如肿瘤等）并不产生三叉神经痛，长期发作而无神经体征等。

（2）周围性病因：是半月神经节到脑桥间后根部分病变，在少数情况下，三叉神经痛之前可伴有偏侧面肌痉挛，Cushing 称为痛性抽搐（tic dolorificus），可能提示有肿瘤（胆脂瘤）、基底动脉或其一个分支的动脉瘤样扩张，或压迫三叉神经和面神经的脑动静脉血管畸形等。1920 年 Cushing 发现肿瘤压迫后根产生三叉神经痛，后来许多神经外科医师手术时发现各种压迫性病因，如胆脂瘤、脑膜瘤、听神经瘤、血管畸形、病侧岩嵴较高、蛛网膜炎及血管等均可促发三叉神经痛。Jennetta（1966）提出，90% 以上此病患者在三叉神经脑桥入口处有扭曲血管压迫三叉神经根，引起局部脱髓鞘。85% 的压迫血管为动脉，如小脑上动脉、小脑前下动脉等，少数为静脉或动脉与静脉共同受压。Gardner 等推测脱髓鞘局部可能产生异位冲动，相邻纤维间产生短路或伪突触形成和传递，轻微触觉刺激通过"短路"传入中枢，中枢传出冲动亦通过"短路"传入，如此很快叠加导致三叉神经痛发作。近年来三叉神经血管减压术获得良好效果，使人们普遍接受周围性病因理论。Kerr（1967）认为，中枢性与周围性因素并存，病变在周围部，发病机制在中枢部。

2. 病理　以往认为，特发性三叉神经痛无特殊病理改变，近年来开展三叉神经感觉根切断术，活检发现神经节细胞消失、炎性细胞浸润、神经纤维脱髓鞘或髓鞘增厚、轴突变细或消失等，部分患者发现后颅窝小异常血管团压迫三叉神经根或延髓外侧面，手术解除压迫可缓解或治愈。病理变化表现为节细胞轴突有不规则球状茎块，是髓鞘不正常染色形成，常沿神经束分布，发生在相邻束上。受损髓鞘明显增厚，失去原有层次结构，外层神经鞘膜破裂，髓鞘自破裂口挤出，有的碎裂成椭圆形颗粒，甚至呈粉末状；轴突扭曲不规则，节段性断裂或完全消失，轴浆改变可见 Ranvier 结附近集结大量线粒体。无髓鞘纤维也退行性变，但神经鞘膜细胞外层保持正常，神经节细胞附近卫星细胞胞浆内常有空泡出现。

【临床表现】

1. 三叉神经痛高龄患者较为常见，女性多于男性，右侧多于左侧。通常限于一或两支分布区，第 2、3 支多见。发作多为一侧性，仅少数（5% 以下）为双侧性，先从一侧开始。疼痛多自上颌支或下颌支开始，以后可扩散为两支，眼支起病少见，两支同时发病以 2、3 支常见，三支同时受累罕见。下颌支受累最多（约 60%），多由下颌犬齿部开始，向后上放射至耳深部或下颌关节处，少数可呈相反方向放射，局限于下颌支范围内；上颌支次之（约 30%），由鼻孔处开始，放射至眼眶内、外缘，有时扩散至眼支区产生眼部疼痛。

2. 发作特点

（1）常无预兆，骤然发生，突然停止，每次发作数秒至 1～2 分钟，面颊、上下颌及舌部最明显，口角、鼻翼、颊部和舌部为敏感区，轻触可诱发。

（2）患者常述剧烈电击样、针刺样、刀割样或撕裂样疼痛,发作时常以手掌或毛巾紧按病侧面部或用力擦面部减轻疼痛,极少数病例发作前或发作时伴咀嚼动作,严重者伴偏侧面肌痉挛。

(3)通常早期发作次数较少,间歇期较长,可数日一次,以后发作逐渐频繁,甚至数分钟发作一次,终日不止。

(4)病程可呈周期性,发作期可为数日、数周或数月不等,缓解期如常人,可达数年,少数仍有烧灼感,夜间发作较轻或停止,严重者昼夜发作,夜不成寐或睡后痛醒;病程愈长,通常发作愈频繁愈重,很少自愈;部分病例发作周期似与气候有关,春、冬季易发病。

(5)可有扳机点或触发点,上下唇、鼻翼、口角、门齿或犬齿、齿根、颊和舌等部位特别敏感,稍触及即可诱发疼痛,刺激上唇外1/3、鼻翼、上门齿和颊部等扳机点可诱发上颌支发作,饮冷或热水、擤鼻涕、刷牙、洗脸和剃须等可诱发,严重影响患者生活,患者常不敢进食、大声说话或洗脸等;咀嚼、呵欠、讲话、冷或热水刺激下犬齿可诱发下颌支发作,皮肤扳机点较少诱发;可合并舌咽神经痛,发作时间数秒至1~2分钟。

(6)有时伴面部发红、皮温增高、结合膜充血、流泪、唾液分泌增多、鼻黏膜充血及流涕等。

3. 神经系统检查一般无阳性体征,患者因恐惧疼痛发作而不敢洗脸、剃须、刷牙和进食,表现为面部、口腔卫生很差,全身营养不良,面色憔悴,精神抑郁及情绪低落等。慢性患者可发生面部营养障碍,如局部皮肤粗糙、眉毛脱落、角膜水肿与混浊、麻痹性角膜炎、虹膜脱出及白内障、咀嚼肌萎缩等,局部触痛觉轻度减退,封闭治疗者面部感觉可减退。

4. 前三叉神经痛(pretrigeminal neuralgia) 偶尔,最终注定要发展为三叉神经痛的患者可能有前驱性疼痛,表现为牙痛或鼻窦炎的特点,持续长达数小时。疼痛可被下颌运动、饮冷或热饮料所诱发,然后于数日甚至数年后在同一区域发生典型的三叉神经痛。

【诊断和鉴别诊断】

1. 诊断 典型特发性三叉神经痛诊断根据疼痛发作部位、性质、面部扳机点及神经系统无阳性体征等,多数病例卡马西平或苯妥英钠治疗有效,有助于确诊。

2. 鉴别诊断 本病须注意与以下疾病鉴别:

(1)继发性三叉神经痛:发作特点与特发性相似,发病年龄较小,表现为三叉神经麻痹如面部感觉减退、角膜反射迟钝等,伴持续性疼痛;常合并其他脑神经麻痹,可因多发性硬化、延髓空洞症、原发性或转移性颅底肿瘤所致。

(2)牙痛:牙痛一般呈持续钝痛,局限于牙龈部,进食冷、热食物加剧。X线检查可发现龋齿等牙病、埋伏牙及肿瘤等,有的患者拔牙后仍然疼痛才确诊。

(3)舌咽神经痛:较少见,常见于年轻妇女,性质与三叉神经痛相似,每次持续数秒至1分钟,位于扁桃体、舌根、咽及耳道深部,吞咽、讲话、呵欠和咳嗽等常可诱发。咽喉、舌根和扁桃体窝可有触发点,用4%可卡因、1%丁卡因等喷涂,如能止痛可确诊。

(4)蝶腭神经痛:较少见,疼痛呈剧烈烧灼样、刀割样或钻样,位于鼻根后方、颧部、上颌、上腭及牙龈部,常累及同侧眼眶,疼痛向额、颞、枕和耳部等处放散,可伴病侧鼻黏膜充血、鼻塞、流泪。每日发作数次至数十次,每次持续数分钟至数小时,无扳机点。蝶腭神经节封闭治疗有效。

(5)三叉神经炎:可因流感、上颌窦炎、额窦炎、下颌骨髓炎、伤寒、疟疾、糖尿病、痛风、酒精中毒、铅中毒、食物中毒等引起,疼痛呈持续性,压迫可加剧,三叉神经区可有感觉减退或过敏,可伴运动支功能障碍。

(6)鼻窦炎:局部持续钝痛,可有发热、流脓涕、白细胞增高和局部压痛等炎症表现,鼻腔检查及X线检查可确诊。

(7)非典型性面痛(atypical facial pain):见于抑郁症、疑病及人格障碍患者,疼痛部位模糊不定,深在、弥散和不易定位,常为双侧,无触痛点。情绪是唯一加重疼痛因素。

(8)颞下颌关节病:咀嚼时疼痛,颞下颌关节局部压痛明显。

【治疗】

特发性三叉神经痛首选药物治疗,无效或失效时考虑其他疗法。继发性三叉神经痛应针对病因治疗。

1. 药物治疗

(1)卡马西平(carbamazepine):为首选药物,作用于网状结构-丘脑系统,抑制三叉神经脊束核-丘脑系统病理性多神经元反射,有效率为70%~80%。首次剂量为0.1g,2次/d,每日增加0.1g,至疼痛停止,最大剂量为1.2g/d;减轻后可试验逐渐减量,用最小有效维持量,通常为0.6~0.8g/d。孕妇忌用,不良反应有头晕、嗜睡、口干、恶心、消化不良及步态不稳等,多可消失,偶有皮疹、血白细胞一过性减少,停药后可恢复;出现共济失调、复视、再生障碍性贫血、肝功能损害、心绞痛及精神症状等,须立即停药。无效者与苯妥英钠合用可能有效。

(2)苯妥英(phenytoin):显著抑制突触传导或可提高痛阈,300~400g/d,疗效达54%~70%。疗效不显著时可辅用氯丙嗪、苯巴比妥、氯氮䓬等。

(3)氯硝西泮(clonazepam):以上两药无效时可试用,2~6mg/d口服,40%~50%的患者可完全控制发作,25%明显缓解。不良反应为嗜睡、步态不稳,老年患者偶见短暂精神错乱,停药后可消失。

（4）七叶莲：木通科野木瓜属，又名假荔枝，止痛效果约达 60%。0.4g 口服，3 次/d；或 2ml 肌内注射，1~2 次/d。可先用针剂，疼痛减轻后改用口服。无严重不良反应，少数患者口干、腹部不适、食欲减退、轻微头昏等，停药后恢复。与苯妥英钠、卡马西平合用，可提高疗效。

（5）巴氯芬（baclofen）：可试用，有效率约 70%，其余 30% 不能耐受不良反应。自 5mg 开始，2 次/d，用量达 20~30mg/d。不良反应有恶心、呕吐和嗜睡等。

（6）大剂量维生素 B_{12}：1 000μg，肌内注射，每周 2~3 次，4~8 周为一个疗程，部分患者可缓解，机制不清。无不良反应，偶有一过性头晕、全身瘙痒及复视等。复发时可给予以前的疗效剂量。可试用三叉神经分支注射，注射前先行普鲁卡因局部麻醉，眼支注射眶上神经，上颌支注射眶下神经，下颌支注射下颌神经，剂量为 250μg。

（7）哌咪清（pimozide）：文献报道，48 例药物治疗无效的难治性三叉神经痛患者，用哌咪清治疗有效。通常第 1~4 日剂量 4mg/d，第 5~9 日 6mg/d，第 10~14 日 8mg/d，第 14 日后 12mg/d，均分 2 次口服。不良反应包括手颤、记忆力减退、睡眠中出现肢体不随意抖动等，出现率高达 83.3%，多发生于治疗后 4~6 周。

（8）其他药物：丙戊酸（800~1 200mg/d）、加巴喷丁（300~900mg/d 或以上）、普瑞巴林（150~300mg/d）等亦有效。辣椒素局部应用于触发区或麻醉剂局部滴眼对某些患者有所帮助。

2. 无水酒精或甘油封闭疗法　适于服药无效者，在神经分支或半月神经节注药阻断传导，无水酒精注射疗效较短，甘油注射疗效较长，甘油是高黏度神经化学破坏剂，注射后逐渐破坏感觉神经细胞，数小时至数日方能止痛。不良反应为注射区感觉缺失。可采取：①周围支封闭：在眶下、眶上、上颌、下颌神经分支处局部麻醉，注入无水酒精 0.3~0.5ml，疗效期短（一般 1~6 个月），除眶上神经封闭现已少用。②半月神经节封闭：注射药物破坏节内感觉神经细胞，疗效较持久，但注射技术较难，CT 监视下注射可提高成功率。

3. 经皮半月神经节射频电凝疗法　在 X 线监视或 CT 导向将射频电极针经皮插入半月神经节，通电加热至 65~75℃，维持 1 分钟，选择性破坏半月节后无髓鞘痛温觉传导 Aδ 和 C 细纤维，保留有髓鞘触觉传导 Aα、Aβ 粗纤维，疗效达 90% 以上；适于年老患者及系统疾病不能耐受手术患者；约 20% 患者出现并发症，如面部感觉异常、角膜炎、咀嚼肌无力、复视、带状疱疹等；长期随访复发率为 21%~28%，重复应用有效。

4. 手术治疗

（1）三叉神经显微血管减压术：Janneta（1967）提出，三叉神经感觉根在脑桥进入处受异常走行血管压迫

常是引起神经痛病因，手术解压可以止痛，不产生感觉或运动障碍，术前面部感觉异常、麻木等亦可消失，是目前广泛应用的安全、有效的手术方法；将神经与血管分开，两者间垫入不吸收的海绵片、涤纶片，或用涤纶、筋膜条吊开血管，解除血管压迫，近期疗效达 80%~95%，疼痛显著减轻达 4%~15%，可辅以药物治疗，长期随访复发率为 5% 以下；常见的合并症为脑脊液漏、听力减退、短暂性面肌无力等（Ghali MGZ，2018）等。Barker 等（Barker FG，1995）在 1 185 名患者中通过改变压迫三叉神经的基底动脉的一个小分支的位置，有 70% 的患者疼痛缓解，10 年来每年复发率不到 1%。这种手术有时并没有通过血管成像确认血管环。

（2）周围支切除术：疗效较短，仅限第 1 支疼痛者，可因神经再生复发。

（3）三叉神经感觉根部分切断术：为首选治疗，手术途径包括经颞、经枕下入路，经颞入路适于第 2、3 支疼痛，危险性小，死亡率为 0.77%~2.3%，术后反应较小，缺点是不能保留面部感觉，可产生周围性面瘫或损伤运动根使咀嚼无力，复发率约 7.5%；经枕下入路适于各种三叉神经痛（包括三支疼痛）病例，优点是可发现血管异常、移位等，保留运动支及面部、角膜和舌部部分触觉；缺点是风险较大，可有面神经、听神经及小脑损伤并发症，可见角膜炎，死亡率达 3.4%。

（4）三叉神经脊束切断术：经后颅窝入路在延髓闩平面离中线 8~10mm 处切断三叉神经脊束，适用于伴第 1 支疼痛或双侧三叉神经痛，一侧眼已失明，术后期望保留健侧角膜反射，防止角膜炎和失明，并发症为咽喉麻痹、上肢共济失调、呃逆等，为暂时性，死亡率为 2.4%，由于复发率可高达约 30%，目前较少采用。

三、三叉神经病

三叉神经病（trigeminal neuropathy）较少见，表现为一侧面部持久感觉障碍，急性期可伴面部疼痛或其他感觉异常，很少累及运动支，无其他神经体征。

【病因和发病机制】

本病病因不清，一侧面部感觉障碍可继发于感染、缺血、损伤、肿瘤压迫、癌瘤转移等多种病变，亦有报道见于系统性红斑狼疮，应用治疗锥虫病及黑热病药芪脒（stilbamidine）后可出现三叉神经感觉障碍。有些病例无明显原因可查，无伴发疾病，称特发性三叉神经感觉性神经病，提示三叉神经病是一组综合征。Spillane 和 Wells（1959）强调这种单侧性三叉神经病重要性，他报道 16 例患者中 4 例患鼻旁窦炎，但未证实鼻旁窦炎与脑神经炎有关。有些文献将本病称为 Spillane 三叉神经炎（Spillane trigeminal neuritis）。

【病理】

本病病理资料较缺乏，可见半月神经节和神经根炎症性病变。Huglles（1962）报道 3 例患者突然发生一侧面部疼痛，继而出现面部感觉障碍，手术发现感觉根明显萎缩，组织学表现为轻度慢性炎症改变。

【临床表现】

1. 本病表现因病因不同而异，基本特征是一侧面部三叉神经分布区感觉障碍，可伴疼痛、感觉异常及味觉障碍，有时伴同侧舌烧灼感。感觉丧失常从上唇及鼻孔周围开始，缓慢扩展到面颊、下腭和口腔，痛觉障碍较触觉障碍严重。鼻孔、上唇可发生无痛性溃疡。本病多为单侧症状，偶见双侧性病变，发病进展缓慢，经数月或数年恢复。

2. 特发性三叉神经感觉性神经病（idiopathic trigeminal sensory neuropathy）较少见，急性起病，可伴面部疼痛，咀嚼肌很少受累，出现上睑下垂或 Horner 征，可完全或部分恢复，有时可伴 Bell 麻痹（Szczudlik P et al，2013）。

3. 继发性三叉神经病

（1）颅面部损伤和骨折常导致三叉神经分支损伤，如表浅的眶上、眶下支引起感觉缺失，再生可引起持续疼痛，芪胩和三氯乙烯也可导致三叉神经分布区感觉缺失、麻木、灼热感及痒感等。

（2）感染性疾病常见带状疱疹，50% 尸体解剖发现半月神经节可分离出单纯疱疹病毒，中耳感染及乳突骨髓炎也可感染神经节和神经根，并累及展神经称岩尖综合征（Gradenigo 综合征）。

（3）糖尿病患者约有 45% 可出现某种程度的角膜感觉减退，而双侧角膜糜烂及完全性角膜感觉缺失可以是糖尿病性神经病表现的特征。

（4）脑膜瘤、听神经瘤、三叉神经瘤、胆脂瘤、脊索瘤和转移瘤压迫或侵袭三叉神经根，导致疼痛和渐进性感觉缺失，下颌支可被损伤的第三磨牙（智齿）根压迫。三叉神经眼支与第Ⅲ、Ⅳ、Ⅵ对脑神经并行通过海绵窦，海绵窦病变可使之同时受累；蝶骨肿瘤病如骨髓瘤、转移肉瘤、鳞状细胞肉瘤，鼻咽癌转移及淋巴上皮瘤等可在三叉神经出颅孔道影响其分支；在眶下孔的病变可引起颊部麻木综合征，多提示复发性鳞状上皮细胞癌；下颏和下唇麻木作为转移性病变首发症状，如乳腺癌、前列腺癌和多发性骨髓瘤转移等，Massey 等将这类病例称为下颏麻木综合征。下颏麻木综合征亦经常是由于牙齿的原因，包括牙科麻醉后或作为牙科操作的合并症，老年患者在缺齿萎缩的下颌上戴不合适假牙所致的压迫，牙根的感染，下颌的急性或慢性骨髓炎，下颌的牙源性或非牙源性肿瘤或囊肿。下颏麻木综合征也曾作为巨细胞动脉炎（giant cell arteritis）的首发体征被描述。

（5）小号演奏手神经病（trumpet player neuropathy）：演奏铜管乐器（小号、法国号、长号、大号）的音乐家用乐器唇片在口唇用力。这种压迫可损伤前上齿槽神经（anterior superior alveolar nerve）导致上唇麻木和疼痛。

（6）经常突然起病的舌麻木（单侧或双侧）可见于颞动脉炎。脑干或舌神经的缺血很可能是其原因。此外，舌麻木可以是颈-舌综合征（neck-tongue syndrome）的部分表现，在突然转头时导致上颈部与枕部的疼痛伴同侧一半的舌麻木。此综合征被认为是由于第 2 颈神经的后根受刺激，它承载着来自舌的本体感觉纤维，经舌下神经传递并与第 2 颈神经根联系。周期性偏侧舌麻木（periodic hemilingual numbness）可出现于同时伴下颌下部肿胀发作以及在发作终止有短暂的大量流涎时。这种周期性麻木推测是由于涎石病（sialolithiasis）使舌神经间断的受压。

4. 常见单侧三叉神经病合并免疫介导的结缔组织病，一组 22 例病例报告，9 例患硬皮病或混合性结缔组织病，血清检出器官或非器官特异性自身抗体，数年后症状可累及对侧。

5. 大多数患者脑脊液检查及钆增强 MRI 正常，肿瘤所致者除外。

【诊断和鉴别诊断】

1. 诊断 根据一侧面部三叉神经分布区感觉障碍，伴疼痛、感觉异常等表现，须注意寻找可能的原发病因。

2. 鉴别诊断 须注意与鼻咽癌、三叉神经节或神经根神经瘤、脑膜瘤和脑桥肿瘤等鉴别，面部感觉缺失可作为广泛性感觉性神经病部分表现，常为癌症远隔效应。也须与脑桥腔隙性梗死及多发性硬化鉴别。Hughes 报道，三叉神经病可合并硬皮病、红斑狼疮及 Sjögren 综合征，Sjögren 综合征患者可在特征性口腔干燥等症状前出现。特发性三叉神经单侧纯运动神经病（idiopathic pure unilateral trigeminal motor neuropathy）临床罕见，Chia 等（1988）描述了 5 名患者，以面颊疼痛和单侧咀嚼无力为主要特征。肌电图显示，同侧咬肌和颞肌的失神经支配改变。预后较好。

【治疗】

本病如能查到病因，应首先病因治疗，辅以对症治疗如局部按摩、理疗及针刺疗法等，可能有助于神经症状恢复。

四、蝶腭神经痛

蝶腭神经痛（sphenopalatine neuralgia）亦称蝶腭神经

节神经痛（spheno-palatine ganglion neuralgia）或 Sluder 综合征。本综合征并未得到完全公认，病因和发病机制尚不完全了解，有人认为，其和岩部神经痛、翼管神经痛、睫状神经痛等都是丛集性头痛的变异型，将其归为三叉神经自主性头痛（trigeminal autonomic cephalgias）；亦有人认为，与鼻窦感染延及神经节有关。

蝶腭神经节位于翼腭窝上方，有三个神经根，副交感神经根来自岩浅大神经，交感神经根来自颈动脉丛和岩深神经，感觉神经纤维来自三叉神经上颌支；传出纤维为副交感神经节后纤维，与通过神经节的交感和感觉纤维，分布于鼻黏膜、鼻中隔、腭、鼻咽、扁桃体与齿龈上部，司一般感觉与腺体分泌，副交感节后纤维亦供应泪腺，司泪腺分泌。

【临床表现】

临床表现复杂和不典型，蝶腭神经节受刺激出现烧灼样或钻样疼痛，分布在面下部，包括鼻根后方、颧部、上颌、上腭与齿龈部，常累及同侧眼眶，可伴按压痛，可向同侧肩部、颈部扩散，甚至达臂部。症状较持续，每次数分钟到数小时，反复发作，间歇期可完全正常，间歇长短不定，轻者可为数月。发病时常出现病侧面部潮红、鼻黏膜充血、鼻塞及流泪等自主神经症状，自主神经症状突出者可称交感性蝶腭神经痛。

【治疗】

用 2% 硝酸银或 0.5% 乙醛涂搽鼻黏膜可缓解症状或帮助诊断。有些病例用无水酒精封闭蝶腭神经节可止痛，手术切断蝶腭神经节疗效不确定。

五、翼管神经痛

翼管神经痛（neuralgia canalis pterygoidei）是翼管神经受刺激或炎症导致的综合征，与蝶腭神经痛相似，两者关系不清。有人认为，其和蝶腭神经痛、岩部神经痛、睫状神经痛等都是丛集性头痛的变异型，将其归为三叉神经自主性头痛。

【临床表现】

本病多见于成年女性，常为单侧症状，夜间发作较多，疼痛严重，多位于鼻、面、眼及耳部，常伴鼻窦炎症状。临床上翼管神经痛和蝶腭神经痛常误诊为三叉神经痛，三叉神经痛程度远较这两者剧烈，须注意鉴别。

【治疗】

治疗与蝶腭神经痛相似，0.1%～0.3% 丁卡因或 0.25%～0.5% 利多卡因封闭蝶腭神经节常有效。有鼻旁窦炎者，需同时抗炎和对症治疗。

第三节　面神经疾病

（王磊）

一、概述

面神经为混合神经，其主要成分是运动神经，支配同侧面部表情肌，少部分为感觉神经（Wrisberg 中间神经），传导舌前 2/3 味觉，同时也传导外耳道前壁皮肤感觉。味觉纤维通过舌神经(三叉神经下颌支分支)横行，然后加入鼓索神经。副交感神经纤维成分司腺体分泌，经岩浅大神经支配泪腺，鼓索支配舌下腺和颌下腺（图 3-2-9）。面神经运动核位于展神经核背外侧，其脑桥内纤维离开脑桥前绕过展神经核，走行于腹外侧，紧邻皮质脊髓束，同听神经进入内耳孔，急转向前下至内耳前庭前边界；膝状神经节位于此转角处。面神经在骨性通道面神经管内前行，在膝状神经节远端发出侧支岩浅大神经到蝶腭神经节；在远端发出小侧支到镫骨肌（镫骨肌支），并加入鼓索；最后由茎乳孔出颅，通过腮腺分为 5 个支，支配面部表情肌、茎突乳突肌及二腹肌后腹等。

面神经的颅内部分是由小脑前下动脉（AICA）供血，而面神经的岩骨内部是由脑膜中动脉的浅支与耳后动脉的茎乳突支供血。面神经的颅外部分是由茎乳突动脉、耳后动脉、颞浅动脉和面横动脉供血。

【临床表现】

1. 面神经在茎乳孔处完全损伤时全部面部表情肌瘫痪，表现为口角下垂、皱纹消失、不能皱额、眼裂变大、眼睑不能闭合，闭眼时双眼球向上转动，露出白色巩膜（Bell 征）。下睑出现下垂，并且泪点离开结膜外露，导致泪水外溢。食物和分泌物易滞留于患侧齿颊间，出现口角流涎等。患者常诉面部感觉迟钝或麻木，偶有面部酸痛感，但查体通常无明确感觉缺失。味觉无异常。

2. 病变位于面神经管内膝状神经节以下、鼓索支加入部位以上，除上述症状体征外，可伴有同侧舌前 2/3 味觉缺失。

3. 累及支配镫骨肌神经出现听觉过敏（hyperacusis），表现为对大声音痛性过敏，让患者戴上听诊器，在听诊器膜处振动音叉，镫骨肌瘫痪侧声音明显大于对侧。

4. 膝状神经节受累出现泪液及唾液分泌减少，可累及邻近耳蜗及前庭神经，导致耳鸣、耳聋或眩晕等。

5. 病变位于脑桥，可累及展神经核、皮质脊髓束等，导致患侧面神经、展神经瘫痪，对侧肢体瘫痪（Millard-Gubler 综合征）。

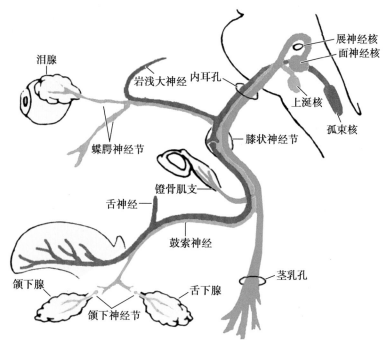

图 3-2-9 面神经的分支及路径示意

6. 恢复期面神经纤维开始恢复和再生,如周围性面瘫存在一段时间,运动功能开始恢复但不完全,可出现持续肌纤维弥漫的颤搐样收缩,表现为眼裂变窄,鼻唇沟加深,一组面肌运动时导致所有面肌收缩,称为联带运动。

7. 面神经纤维异常再生可产生奇特的功能障碍,例如:①"颌-瞬目"现象:常见下颌运动时,特别是(翼状肌)侧面运动可引起不自主闭眼。②与眼轮匝肌联系的神经纤维与口轮匝肌发生联系,闭眼时可引起嘴角收缩。③支配唾液腺的内脏运动纤维进入泪腺,分泌唾液时引起异常流泪,称鳄泪现象(crocodile tears phenomenon),相似机制可解释味觉与颊部出汗关系,即当分布至唾液腺的副交感神经纤维重新进行神经支配到汗腺时产生的味觉性出汗——弗雷伊综合征(Frey syndrome)。

二、面神经炎

面神经炎(facial neuritis)也称特发性面神经麻痹(idiopathic facial palsy)或 Bell 麻痹(Bell palsy),是最常见的面神经疾病,可能因茎乳孔内面神经非特异性炎症导致周围性面瘫。年发病率为 23/10 万,男、女发病率相近,任何年龄均可发病,无明显季节性。

【病因和病理】

1. 病因 面神经炎病因未完全阐明。由于骨性面神经管仅能容纳面神经通过,一旦面神经发生缺血、水肿,必然导致面神经受压。诱发因素可为风寒、病毒感染(单纯疱疹病毒、水痘带状疱疹病毒、巨细胞病毒、EB 病毒、腮腺炎病毒与人类疱疹病毒 6),以及自主神经功能障碍等,局部神经营养血管痉挛导致神经缺血、水肿,也可为 Guillain-Barré 综合征体征之一。免疫学、血清学和临床及组织病理学的发现通常提示,在膝状神经节内的单纯疱疹病毒(HSV)的再活化是面神经炎的主要病因。Burgess(1994)等在一例 Bell 麻痹发病 6 周后死亡的老年男性患者膝状神经节内分离出单纯疱疹病毒(HSV)的 DNA。Murakami 等(1996)在 14 例严重 Bell 麻痹患者进行神经减压术时,采集面神经的神经内膜液(endoneurial fluid),用聚合酶链反应(PCR)技术在 11 例患者中检出 I 型 HSV。此外,他们发现在小鼠耳部和舌部接种 HSV 能够导致面瘫,并且能够从面神经和膝状神经节内检测到该病毒的抗原。因此有学者建议,特发性面神经麻痹应称为单纯疱疹性面神经麻痹(herpes simplex facial paralysis)或疱疹性面神经麻痹(herpetic facial paralysis)。

有学者发现,在女性怀孕 7~9 个月时,特别是产前、产后 2 周发病率可增加 3 倍,有些面神经麻痹女性患者每次怀孕都可复发,但也较多学者未发现怀孕的影响。也有研究者认为,糖尿病和高血压可能较正常人群易感。

2. 病理 目前的资料显示,面神经炎早期病理改变是神经水肿和脱髓鞘病变,严重者可出现轴索变性。

【临床表现】

1. 本病通常急性起病,约半数病例面神经麻痹在 48 小时内达到严重程度,所有病例 5 日内达到高峰。部分患者麻痹前 1~2 日患侧耳后持续疼痛和乳突部压痛,主要表现为患侧面部表情肌瘫痪,额纹消失,不能皱额蹙眉,眼裂不能闭合或闭合不全,闭眼时眼球向上外方转动,显露白色巩膜,称为 Bell 征;鼻唇沟变浅、口角下垂,示齿时口角偏向健侧,口轮匝肌瘫痪,鼓气或吹口哨漏气,颊肌瘫痪,食物滞留于病侧齿颊间。典型的上运动神经元面瘫是偏瘫的一部分表现,由于受双侧皮质的支配,面肌上半部分功能不受影响。而下运动神经元面瘫时,除面神经远端病变外,面神经支配的所有肌肉均受累。此外,少数患者可以出现三叉神经 1~2 个分支感觉减退。多为单侧性,双侧多见于 Guillain-Barré 综合征。

2. 鼓索以上面神经病变出现同侧舌前 2/3 味觉丧失;发出镫骨肌支以上受损时出现同侧舌前 2/3 味觉丧失和听觉过敏;膝状神经节病变除周围性面瘫、舌前 2/3 味觉障碍和听觉过敏,可有患侧乳突部疼痛、耳郭和外耳道感觉减退、外耳道或鼓膜疱疹等,称 Hunt 综合征。

【诊断和鉴别诊断】

1. 诊断　根据急性起病、周围性面瘫、伴舌前 2/3 味觉障碍、听觉过敏、耳郭及外耳道感觉减退、患侧乳突部疼痛等。

2. 鉴别诊断　面神经炎须注意与下列疾病鉴别:

(1) Guillain-Barré 综合征:多为双侧性周围性面瘫,伴四肢对称性弛缓性瘫,脑脊液(CSF)蛋白-细胞分离等。

(2) 耳源性面神经麻痹:常继发于中耳炎、迷路炎及乳突炎等,或由腮腺炎、颌面部肿瘤、下颌化脓性淋巴结炎等引起,常有明确原发病史及症状。

(3) Lyme 神经病(Lyme neuropathy):常见单侧或双侧面神经麻痹,但可累及其他脑神经。

(4) 后颅窝肿瘤或脑膜炎:周围性面瘫多起病缓慢,有原发病史及其他脑神经受损表现。

(5) 面神经炎周围性面瘫须与核上(中枢)性面瘫鉴别,核上性面瘫额肌和眼轮匝肌不受累或较轻,可有情感性和自主性面部运动分离,常伴肢体瘫或失语(主侧半球病变),皮质侧裂周围区发育畸形也可见双侧面瘫和咽部麻痹,见于假性延髓麻痹。

【辅助检查】

1. 脑脊液检查　可见单个核细胞(MNC)轻度增加。

2. 虽然面神经管垂直部分损伤时轴位片很难发现异常,但 MRI 的 Gd 增强通常可显示 Bell 麻痹患者面神经异常表现。

3. 肌电图检查　可有效鉴别短暂性与病理性神经传导阻滞,如在 10 日后出现去神经支配证据,可预测恢复过程时间较长(平均 3 个月)。

【治疗】

1. 治疗原则是改善局部血液循环,减轻面神经水肿,缓解神经受压,促进神经功能恢复。

2. 急性期治疗

(1) 尽早应用皮质类固醇,如地塞米松 10~20mg/d,7~10 日为一个疗程;或泼尼松 1mg/(kg·d),顿服或分 2 次口服,连续 5 日,以后 7~10 日逐渐减量。

(2) 急性期在茎乳孔附近可行超短波透热疗法、红外线照射或局部热敷等,改善局部循环,消除神经水肿。恢复期可用碘离子透入疗法、针刺或电针治疗等。

3. 其他药物治疗

(1) Hunt 综合征可口服阿昔洛韦(acyclovir)5mg/kg,5~6 次/d,连服 7~10 日。

(2) 维生素 B 族可促进神经髓鞘恢复,维生素 B_1 100mg、维生素 B_{12} 500μg,肌内注射。

(3) 巴氯芬(baclofen)可减低肌张力,改善局部循环,从小剂量 5mg 开始口服,2~3 次/d,逐渐增量至 30~40mg/d。个别患者不能耐受恶心、呕吐和嗜睡等不良反应。

(4) 患侧面肌稍能活动时应尽早开始功能训练和康复治疗,对着镜子皱眉、举额、闭眼、露齿、鼓腮和吹口哨等,每日数次,每次 10~15 分钟,辅以面肌按摩。

4. 患者不能闭眼、瞬目使角膜长期暴露,易发生感染,可戴眼罩防护;使用左氧氟沙星眼药水及贝复舒滴眼剂等预防感染和保护眼角膜。

5. 手术疗法　适于 Bell 麻痹 2 年未恢复,可行面神经-副神经、面神经-舌下神经或面神经-膈神经吻合术,疗效尚难肯定,只适宜严重病例,严重面瘫患者可做整容手术。

【预后】

约 80% 的面神经炎患者可在数周或 1~2 个月内恢复,味觉通常先于运动功能恢复,1 周内味觉恢复提示预后良好,表情肌运动功能恢复则预后更好。不完全性面瘫 1~2 个月可望恢复或痊愈,年轻患者预后好。轻度面瘫无论治疗与否,痊愈率达 92% 以上。老年患者发病时伴乳突疼痛,合并糖尿病、高血压、动脉硬化、心绞痛或心肌梗死者预后较差。

水痘带状疱疹病毒感染再激活所致者或镫骨反射丧失的患者相对预后不良。病后 10 日面神经出现失神经电位,通常需 3 个月恢复。完全性面瘫病后 1 周检查面神经传导速度可判定预后,患侧诱发动作电位 M 波幅为健侧 30% 或以上,可望 2 个月内恢复;如为 10%~30%,需 2~8 个月恢复,可出现合并症;如 10% 或以下,需 6~12 个月恢复,可伴面肌痉挛等合并症。通过轴突再生修复神经的过程一般需要 2 年或更长的时间,且通常是不完全性修复。

三、其他病因导致面神经麻痹

临床上面神经麻痹也见于其他许多疾病,对临床诊断和鉴别颇有价值。

（一）神经莱姆病

神经莱姆病（Lyme neuroborreliosis）是蜱咬传播的疏螺旋体 *Borrelia burgdorferi* 感染导致的神经系统疾病，目前机制尚未明了。

该病诊断依据单侧或双侧面神经麻痹，其他神经可受累如感觉性神经病、流行病区生活史及蜱叮咬史，伴头痛、视乳头水肿、皮肤慢性游走性红斑或关节炎，血清检出 *Borrelia* 抗体，CSF 单个核细胞轻中度增多等方面。最近（Bierman SM et al, 2019）研究显示，大约 70% 由神经莱姆病所致面神经麻痹患者否认蜱叮咬史和/或游走性红斑，因此建议对于可疑疫区生活史的面神经麻痹患者，尤其伴随头痛者，进行莱姆病相关检测可能降低漏诊风险。

（二）人类免疫缺陷病毒感染

人类免疫缺陷病毒（human immunodeficiency virus, HIV）感染也是面神经麻痹的常见病因，可伴三叉神经、听神经受累，多见于复发性或慢性脑膜炎，表现为慢性头痛和脑膜刺激征，CSF 呈慢性炎性反应。可用 ELISA 筛选 HIV 抗体，因少数呈假阳性，ELISA 检测阳性血清须用免疫印迹法（Western blot）或固相免疫沉淀试验（SRIP）复检确认。

（三）脑桥小脑角部病变和脑桥病变

脑桥小脑角部病变如听神经瘤、神经纤维瘤及颈静脉球肿瘤等，椎动脉或基底动脉血管瘤扩张均可累及面神经，引起面神经麻痹。血管性脑桥病变如腔隙性梗死或小量出血，肿瘤性和脱髓鞘（多发性硬化）等，均可导致面神经麻痹，常伴其他神经系统体征。通常认为，前庭神经鞘瘤是面神经在脑桥小脑角处受压的最常见原因，现在大部分前庭神经鞘瘤可在其体积增大到引起面神经受压前即被检出。

（四）少见病因所致的面神经麻痹

导致面神经麻痹的少见病因包括：

1. Bell 麻痹同时累及双侧较为罕见，通常见于 Guillain-Barré 综合征、神经莱姆病。其他的病因更少见，如报道约 7/1 000 的结节病，即眼葡萄膜腮腺炎（uveoparoitid fever）或 Heerfordt 综合征患者发生双侧面瘫，两侧相距数周或更长时间；Melkersson-Rosenthal 综合征罕见，儿童期或青春期起病，可为家族性，表现为复发性面瘫、面部（尤其唇部）水肿和裂缝舌三联征，唇活检可见肉芽肿性炎症（参见本节 Melkersson-Rosenthal 综合征）。Möbius 综合征可出现先天性双侧面瘫，伴内斜视（convergent strabismus）。

2. 小儿水痘感染后 1~2 周可出现面神经麻痹，但是罕见。

3. 乳突、中耳或岩骨结核感染可引起面神经麻痹，结核病高发区面神经麻痹常见，诊断须注意询问流行病史。

4. 感染性单核细胞增多症、脊髓灰质炎和麻风患者也常累及面神经，引起面神经麻痹。

5. 颈动脉球、胆脂瘤及皮样囊肿等肿瘤侵及岩骨，颅底部肉芽肿（组织细胞增多症）可引起面神经麻痹，起病隐袭，呈进行性发展。

6. 岩骨骨折常伴中耳或内耳损伤，导致面神经麻痹。

7. 淀粉样变伴角膜晶体样物质沉积可累及面神经引起面瘫。

8. Johnson 等（1983）描述常染色体显性遗传病，表现为躯体多发牛奶咖啡色斑、轻度精神发育迟滞和面神经麻痹等。

9. 核上性通路病变可激发脑干反射活动，累及面神经支配肌，眼睑失用患者不能自主闭眼，轻叩眉部或鼻梁刺激三叉神经眶上支或轻触角膜可引起反射性闭目，为三叉-面反射；实际上瞬目反射表现两个电反应，一为早期出现（称 R1），二为晚期出现，为双侧的（称 R2）。

四、偏侧面肌痉挛

偏侧面肌痉挛（hemifacial spasm, HFS）又称为面肌痉挛（prosopospasm），是面神经支配的一块或多块肌肉不自主的间断性不规则的无痛性强直或阵挛性抽动。

【病因和发病机制】

病因未明，以往认为是特发性，少数双侧性 HFS 可为家族性。MRI 及 MRA 显示，面神经或脑桥血管受压达 2/3（Adler，1992），动脉或静脉、罕见基底动脉瘤及听神经瘤等压迫面神经导致病变，偶见轴外结块压迫面神经，脑干或脑实质梗死或多发性硬化等。HFS 也可为短暂性或永久性 Bell 麻痹后遗症的表现。

Jannetta（1996）将病因归于错行血管压迫面神经根所致。纤维外科手术在血管与神经根间插入小拭子，对神经根减压可解除大部分患者面肌痉挛。Barker 等对 705 例 HFS 术后患者平均随访 8 年的研究结果也证实了上述观点，84% 的患者取得了很好的疗效。Illingworth 等进行的一项前瞻性系列研究结果显示，面神经减压术具有更高的获益（83 例患者中有 81 例治愈）。

面肌痉挛病理生理可能是神经根受压导致节段性脱髓鞘，脱髓鞘的轴突可通过神经纤维间接触传递，激活邻近神经纤维；另一种可能原因是损伤神经纤维产生异位兴奋。

【临床表现】

1. 本病多在 50~60 岁发病，女性较多。最初常影响一侧眶周(眼轮匝肌),以后波及同侧面肌如皱眉肌、额肌、颧肌、笑肌、口轮匝肌,甚至面神经支配的颈阔肌。表现为眶周不规则痉挛,引起眼睑闭合,下部面肌痉挛牵扯颊部、下颌或抬高嘴角,随病程进展短暂阵挛性抽搐变为持续性,闭目、睁眼、微笑等可诱发,可出现联带运动,疲劳、焦虑、应激、阅读、驾驶等可促使发作,睡眠时也可存在,偶与疼痛有关。慢性病例常出现单侧面肌无力,无神经系统体征。

2. 肌电图(EMG)和眨眼反射有助于 HFS 与其他不自主运动鉴别,HFS 电生理标志是,与单侧扩展反应及眨眼反射等联带运动有关的特征性高频放电。

【诊断和鉴别诊断】

1. 诊断 根据肌肉不自主的间断不规则阵挛性抽动表现。

2. 须注意与以下疾病鉴别

(1) 功能性睑痉挛:发生于老年妇女,常为双侧性,无下部面肌抽搐。

(2) Meige 综合征:为睑痉挛-口下颌肌张力障碍综合征,多见于老年妇女,表现为两侧睑痉挛,伴口、舌、面肌、下颌、喉和颈肌肌张力障碍。

(3) 习惯性抽动症:多发生于儿童及青年,表现为较明显的肌收缩,与精神因素有关。

(4) 药物引起面肌运动障碍(facial dyskinesia):如奋乃静、三氟拉嗪、氟哌啶醇等强安定剂或甲氧氯普胺等,表现为口强迫性张大或闭合,不自主舌外伸或卷缩等。

【治疗】

1. 肉毒毒素 A(BTX-A)注射 是目前治疗 HFS 安全、有效、简便、易行的首选方法,可用于多种局限性肌张力障碍治疗,是近年来神经疾病治疗领域重要进展之一。BTX 经部位选择性蛋白水解被激活,裂解为重链(H)和轻链(L),H 分子量为 10 000,L 分子量为 5 000,通过-S-S-相连。H 羟基端先与胆碱能神经末梢突触前膜受体结合,氨基端为通道形成区域,而后 L 链移位于细胞内,通过酶效应抑制乙酰胆碱(ACh)囊泡量子性释放,使肌收缩力减弱,减少肌痉挛。剂量应个体化,在痉挛明显部位注射 BTX-A(衡力)2.5~5U,每次注射剂量约 50U,3~5日起效,疗效为 3~6 个月(平均 4 个月),长期用药疗效好。不良反应为短期上睑下垂、抬眉或眼睑闭合无力、视觉模糊、复视、泪腺分泌异常、微笑不对称和流涎等,数日可消失,曾报道妊娠期用药可发生早产。

2. 药物治疗 卡马西平 0.6~1.2g/d 口服,对约 2/3的面肌痉挛患者有效。可试用苯二氮䓬类氯硝西泮、肌松药如巴氯芬(baclofen)和邻甲苯海拉明(orphenadrin)、抗癫痫药加巴喷丁(gabapentin)等口服。

3. 手术治疗

(1) 适应证是 BTX-A 注射疗效不满意的患者。

(2) 方法:过去曾用周围神经切断术,但合并症较多、复发率高,已被摈弃。

1) 目前多采用面神经微血管减压术(MVD)(Barker,1995),将一块棉团植入面神经进入区与邻近曲张血管(小脑前下动脉或椎动脉)间,须严密缝合硬脑膜,以防后颅窝脑脊液漏;Barker 等 782 例 HFS 血管减压术,约 9%的病例复发,常发生于术后 2 年;16.2%出现并发症,如持久面瘫(4.2%)、短暂面肌无力(3.2%),损伤听神经导致持久听力丧失(3.2%)等。

2) 睑成形术和眶周肌部分切除术也可能有效,Garland 等(1987)对 21 例 HFS 行单侧眶周肌部分切除术,94%效果良好。

五、多发性面肌纤维颤搐

多发性面肌纤维颤搐(multiple facial myokymia)是一侧面部,尤其眼睑周围肌表面蠕动样运动。面肌肌纤维颤可引起局部或整个面神经分布区内肌肉细小颤动,可发生于多种脑内异常病变。

【病因和发病机制】

病因和发病机制不清,多为特发性,也可见于多发性硬化、脑干神经胶质瘤、小脑或桥小脑角肿瘤),以及 Guillain-Barré 综合征(GBS)的双侧面神经麻痹,多发于 GBS 恢复期。可能机制是面神经脑桥内部分脱髓鞘,核上性去抑制作用减弱。

【临床表现】

1. 特发性病例数日或数周常可自发缓解,眼睑肌纤维颤搐常见于疲劳后,临床体征不多,手足搐溺可发生面神经过敏,轻敲耳前部引起面部痉挛(Chvostek 征)。

2. 一侧面部阵挛性或强直性收缩可为皮质癫痫唯一表现。老年人双睑不自觉反复痉挛(睑痉挛)可单独出现,或合并其他面肌不同程度痉挛。

3. 肌电图特征是肌纤维颤搐放电,表现为自发不同步邻近运动单位放电,1 个、2 个或 3 个一组,30~70 周/s。

【诊断和鉴别诊断】

根据典型临床表现、EMG 特征性改变等诊断。本病须与间断性面肌痉挛、迟发运动障碍和肌阵挛鉴别。

【治疗】

1. 某些病例睑痉挛可以自动消退,不能自行缓解时可行 BTX-A 眼轮匝肌内注射。

2. 部分患者用左旋多巴、巴氯芬、氯硝西泮及大剂量四苯喹嗪等可能有效。肌松剂及镇静药作用不大。过去，在上述方法无效时曾注射多柔比星或行肌肉切除术破坏眶周肌肉进行治疗。

六、梅尔克松-罗森塔尔综合征

梅尔克松-罗森塔尔综合征（Melkersson-Rosenthal syndrome）又称为罗索利莫（Rossolimo）综合征、肉芽肿性唇炎或复发性面水肿-面瘫-沟状舌综合征等。本病为常染色体隐性遗传，病因未明，曾有血管神经性水肿、变态反应、体液调节紊乱及感染等假说。

【病理】

面唇表皮增厚，细胞内水肿，真皮内淋巴管扩张，非特异性圆形细胞浸润等。慢性者呈结节病样或结核样肉芽肿。唇部或皮肤活检可见肉芽肿性炎症反应。

【临床表现】

本病多在儿童或青年期起病，可为家族性。表现为发作性面部水肿，为非凹陷性，灰红或棕红色，常累及上唇，也见于颊、舌、颏、牙龈、眼睑及额部等。发作多为数分钟，有时数日方消肿，常伴反复发作单侧或双侧面瘫，偶见舌前2/3味觉丧失。面部水肿和面瘫可相隔多年，多次发作后常可见沟状舌，舌乳头萎缩，状如阴囊皮肤。偶伴偏头痛、角膜溃疡、腮腺炎，以及过敏性腺体分泌过多（流涕、流泪、流涎、多汗）等。发作与缓解交替，长时间后可转为慢性。

【治疗】

目前本病尚无特效疗法，可试用皮质类固醇、非甾体抗炎药等对症治疗（Lin TY et al, 2016）。

七、面部偏侧萎缩症

龙伯格面部偏侧萎缩症（facial hemiatrophy of Romberg）又称为帕里-龙伯格综合征（Parry-Romberg syndrome），是一种少见的脂肪营养不良。病因不明，局限于皮区，提示可能是某种神经生长因子起作用。

【临床表现】

本病多见于女性，特征是一侧或双侧面部皮肤及皮下脂肪组织消失，出现局部面部麻木。常在青春期或成年早期发病，缓慢进展。较重病例受累面部瘦削，皮肤变薄起皱和变黑，头发变白、脱落，皮脂腺萎缩等，通常不影响肌肉和骨骼。有些病例可见虹膜色素斑和先天性眼交感神经麻痹，偶伴局灶性癫痫和脑室扩张，伴发症的意义不清。Wilson和Hoxie指出，成人面部不对称常并发先天性斜颈（详见本篇第二十六章"自主神经系统疾病"）。

第四节　舌咽和迷走神经疾病

（王磊）

一、概述

1. 舌咽神经（glossopharyngeal nerve）即第IX对脑神经，由一组小型神经根组成，起源于延髓侧面，位于迷走神经吻侧。舌咽神经与迷走神经、副神经通过颈静脉孔一起出颅。舌咽神经主要是感觉神经，细胞体位于岩下神经节（中枢支止于孤束核）及小的岩上神经节（中枢纤维加入三叉神经脊束和脊束核）。舌咽神经传导路径及分布见图3-2-10。①感觉：舌咽神经传导来自咽部、扁桃体、咽后壁及部分软腭感觉冲动，司舌后1/3痛温、味觉，单独损伤极少见，影响不确知。②运动：舌咽神经躯体传出神经起源于疑核，支配咽部横纹肌运动，主要是茎突咽肌，提高咽后壁；内脏传出神经来自下涎核，支配腮腺及咽黏膜腺体分泌。③舌咽神经在血压反射及通气反射中起作用：舌咽神经包含来自颈动脉壁压力感受器和颈动脉体化学感受器传入纤维，压力感受器参与血压调节，化学感受器参与组织缺氧的通气反应。舌咽神经的主要路径和功能概括如下：

（1）感觉：起自岩上神经节和岩下神经节

→中枢支→延髓孤束核。

→周围支分布于→

①→舌后1/3味觉；

②→咽部、软腭、舌后1/3、扁桃体、双侧腭弓、耳咽管和鼓室，司黏膜感觉；

③→窦神经→分布于颈动脉窦和颈动脉球，参与呼吸、血压及脉搏的调节反射。

（2）运动：起自疑核→分布于茎突咽肌→提高咽穹窿。

（3）副交感：起自下涎核→鼓室神经、岩浅小神经，终止于耳神经节→支配腮腺。

舌咽神经单独受损较罕见。舌咽神经痛是舌部或喉咙阵发性疼痛，类似于三叉神经引起的面部疼痛。

2. 迷走神经（vagus nerve）即第X对脑神经，感觉及运动支分布广泛。①感觉：颈静脉神经节包含躯体感觉神经元，止于三叉神经脊束核，支配外耳部皮肤；结状神经节内神经元接收来自咽、喉、气管、食管和胸腹内脏传入神经纤维，终止于孤束核。②运动：迷走神经运动支起源于延髓疑核及迷走神经背核，疑核为躯体运动核，支配咽、喉、腭横纹肌；迷走神经背核支配心脏等胸腹器官的内脏运动。迷走神经传导路径及分布见图3-2-11。迷走

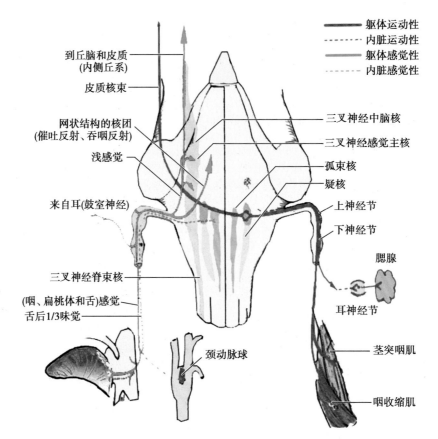

图 3-2-10　舌咽神经传导路径及分布示意

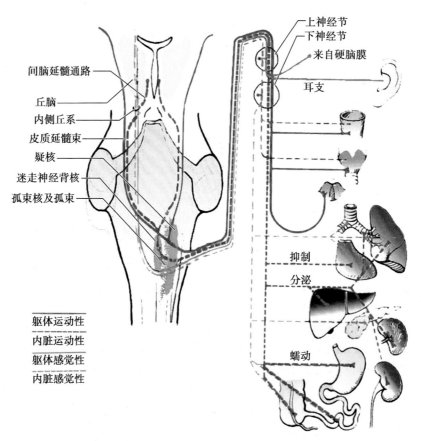

图 3-2-11　迷走神经传导路径及分布示意

神经参与沿反射通路的传出部分。单侧迷走神经麻痹时，病变同侧软腭位置较对侧低，发声时软腭会沿着咽后壁移向健侧，病变同侧声带固定于外展和内收的中间位置，导致轻度声音嘶哑。

颈静脉孔综合征（vernet syndrome）是颈静脉孔处病变，如后颅窝肿瘤或椎动脉瘤引起舌咽神经、迷走神经及副神经在颈静脉孔受压，外伤、炎症也是常见病因，舌咽神经、迷走神经及副神经出颅时邻近颈内动脉，动脉切开时可伤及这些神经。本综合征出现舌咽神经、迷走神经及副神经联合麻痹。舌咽神经、迷走神经麻痹：导致同侧软腭、咽部感觉障碍，舌后1/3味觉缺失；声带、软腭及咽后壁麻痹引起声音嘶哑、吞咽困难、软腭偏向健侧以及患侧咽反射消失等。副神经麻痹：患侧胸锁乳突肌、斜方肌无力、瘫痪和肌萎缩，不能向对侧转颈，不能耸肩等。某些病例可出现耳鸣、耳聋和面神经麻痹等邻近脑神经受损的症状与体征。

二、舌咽神经痛

舌咽神经痛（glossopharyngeal neuralgia）是局限于舌咽神经分布区的发作性剧痛，疼痛位于同侧舌根和喉部。发病率约为三叉神经痛的1/10。本病由Weisenburg（1910）首先描述。

【病因和发病机制】

本病的病因不明，可能是舌咽及迷走神经脱髓鞘病变引起舌咽神经传入冲动与迷走神经间发生"短路"。带状疱疹累及舌咽神经者较罕见。近年来显微血管外科发现，部分患者可能为椎动脉或小脑后下动脉压迫舌咽及迷走神经所致，解除压迫则症状可缓解。

【临床表现】

本病男性较多，多在35岁后发病。疼痛位于扁桃体、舌根及咽部，可重叠于迷走神经分布区的下颌角以下及外耳道深部，性质类似三叉神经引起的面部疼痛，呈间歇发作，每次持续数秒钟。吞咽、说话、呵欠、咳嗽等可诱发，伴喉部痉挛感、心律失常如心动过缓或短暂停搏，有时出现晕厥。检查舌咽神经运动、感觉功能正常，咽喉、舌根、扁桃体窝等处可有触发点。

【诊断和鉴别诊断】

1. 诊断　根据疼痛部位、性质及发作性特点，咽后壁和扁桃体窝触痛点，10%利多卡因喷于局部可暂时止痛等。

2. 鉴别诊断　本病应与三叉神经痛鉴别，须仔细询问疼痛部位。咽部持续疼痛须警惕鼻咽癌侵及颅底，以及与耳咽管肿瘤、扁桃体肿瘤鉴别。

【治疗】

1. 药物治疗　治疗特发性三叉神经痛药物亦可用于本病，卡马西平0.1~0.2g口服，2~3次/d，可使疼痛减轻，发作次数减少。七叶莲片4片口服，3次/d，亦有一定疗效。

2. 手术治疗　经颅内切断患侧舌咽神经根及迷走神经最上端1~2个根丝可有效消除疼痛。如术中发现血管压迫舌咽神经，行微血管减压术（MVD）通常有效。Resnick等报道40例舌咽神经微血管减压术，32例症状完全消除，4年随访未复发，3例舌咽神经支配肌无力。近年采用伽马刀立体定向放射外科（stereotactic radiosurgery，SRS）方法治疗舌咽神经痛，能够长期有效缓解疼痛，且具有良好的安全性（Kano H et al，2016；Pommier B et al，2018）。最新一项Meta分析显示，相比MVD、SRS，神经离断术可能在短期和长期缓解疼痛以及术后恢复方面具有更好的效果（Lu VM et al，2018）。

3. 对症治疗　疼痛剧烈伴有晕厥者，对症止痛治疗可以减少晕厥发生。咽旁间隙的肿瘤累及舌咽神经时亦可导致晕厥，这类肿瘤多为鳞状细胞癌，舌咽和迷走神经均可受累。有研究报道，对于这类患者切断舌咽神经根可减少或消除晕厥发作。

第五节　副神经疾病

（王磊）

副神经（accessory nerve）即第Ⅺ对脑神经，是纯运动神经，分为脊髓支和延髓支。脊髓支纤维起源于1~5上颈髓的前柱外侧群前角细胞，经枕骨大孔入颅；在颅内副神经与发自疑核尾部的迷走神经伴行很短一段，合称副神经延髓支或迷走-副神经，由颈静脉孔出颅，此部分迷走神经纤维加入迷走神经主干，构成喉返神经，支配声带。脊髓支支配胸锁乳突肌和斜方肌上部，胸锁乳突肌使头转向对侧，斜方肌完成耸肩动作。

【病因和发病机制】

运动系统疾病、脊髓灰质炎、脊髓空洞症和脊髓肿瘤等可累及发出副神经脊髓支的前角神经元。颅内段病变可为带状疱疹病毒感染、颈静脉孔损伤（血管球瘤、神经纤维瘤、转移肉瘤）等；颈下三角区手术、损伤等也可累及副神经。

【临床表现】

1. 一侧副神经完全损伤（颈静脉孔外发生的副神经损伤）可导致胸锁乳突肌和斜方肌上部无力（因斜方肌下部受C_3、C_4神经根支配，故不受影响），检查发现患侧肩下垂，耸肩无力，肌萎缩可呈轻微翼状肩胛，上肢向侧方运动时明显；向对侧转颈无力，抵抗对侧阻力转头时胸锁乳突肌不饱满。

2. 副神经受双侧皮质延髓束支配，一侧皮质延髓束病损不出现症状。

【诊断和鉴别诊断】

1. 诊断　根据胸锁乳突肌和斜方肌无力的症状、体征等不难诊断，颈部 CT 或 MRI 常显示副神经压迫性或占位性病变，但需明确病因。

2. 鉴别诊断

（1）Spillane 等描述了一种良性副神经疾病。最初表现为偏低的一侧颈部疼痛，症状于数日内缓解，随后出现副神经分布区肌无力和肌萎缩。Chalk 和 Isaacs 曾报道复发型自发性副神经病，1/4～1/3 的副神经损伤属此型，大部分患者可自愈。

（2）多发性肌炎和进行性肌营养不良可引起双侧胸锁乳突肌和斜方肌麻痹，须与进行性延髓麻痹引起的双侧副神经或运动神经核损伤鉴别。

第六节　舌下神经疾病

（王磊）

舌下神经（hypoglossus nerve）即第Ⅻ对脑神经，是纯运动神经，支配舌肌运动。起源于延髓背侧近中线的舌下神经核，神经根在延髓的锥体与下橄榄体间（前外侧沟）穿出，由舌下神经管出颅，支配颏舌肌（伸舌）、舌骨舌肌（向内缩舌和抬起舌根）及舌下肌（使舌上面凸起），只接受对侧皮质延髓束支配。

【临床表现】

1. 舌下神经完全损伤引起一侧舌肌瘫痪，在口腔内舌轻度偏向健侧，伸出时偏向患侧；触诊舌抵住颊部力量可判断舌肌无力程度。检查可见患侧舌不能自然灵活伸缩。如为周围神经损伤，可见患侧舌肌起皱、萎缩，肌束颤动或肌纤维颤动等。舌下神经损伤时，发声及吞咽很少受影响。下运动神经元性的双侧舌肌受累会引起严重的舌肌无力，通常是延髓麻痹的部分表现，并伴有上腭、咽喉运动不能，多见于运动神经元病。

2. 单纯舌下神经根受累较罕见。偶有一侧延髓损伤（常见为脑卒中所致）累及舌下神经、皮质脊髓束和内侧丘系，可导致一侧舌肌麻痹和萎缩，伴对侧肢体痉挛性瘫痪、位置觉和振动觉消失等。

3. 脊髓灰质炎和运动神经元病可损伤舌下神经核，而后者是导致双侧舌肌萎缩和舌肌纤颤的最常见病因。颅底脑膜及枕骨缺损（扁平颅底、枕骨髁内陷、Paget 病等）和颈部手术可累及舌下神经延髓外部分，Goodman 等报道颈动脉壁间动脉瘤可压迫舌下神经，导致舌肌无力和肌萎缩。

4. Lance 和 Anthony 报道，猛然转头可引起颈枕痛及同侧舌麻木（颈-舌综合征）。C_2 神经根内包含舌部感觉神经纤维，其经过舌下神经到达 C_2 段脊髓，因此上述症状可能是由于寰椎处 C_2 神经根受压所致。

5. 维生素缺乏可引起舌发红、平滑及舌烧灼样痛等，常见于老年人和年轻女性，可伴舌部干燥，但无舌肌无力，患者常有伸舌和咬牙习惯。部分学者的经验认为，这种运动异常不应归于精神性因素所致。

第七节　多发性脑神经病变

（王磊）

多发性脑神经麻痹（multiple cranial nerve palsies）是脑干内外各种病变导致的数支脑神经受损，出现多支脑神经受损表现。

【病因和发病机制】

脑干外部损伤导致多数脑神经受损，可以急性、亚急性或慢性起病，急性起病如外伤、带状疱疹感染等，亚急性起病包括结节病、韦格纳肉芽肿病等，缓慢起病如肿瘤及囊性动脉瘤压迫。急性起病双侧面神经麻痹累及多数脑神经，伴脑脊液细胞增多，多为病毒感染，已证实 Bell 麻痹与带状疱疹病毒和单纯疱疹病毒有关。耳聋、眩晕及其他脑神经麻痹可并发于支原体感染后脑脊髓炎、猩红热、麻疹、风疹、腮腺炎及 Guillain-Barré 综合征等，提示可能有免疫机制参与。

Juncos 和 Beal 曾随访 14 例多发性脑神经损害患者，其中 12 例发病时有面部和额颞部疼痛，数日后出现展神经麻痹，6 例伴动眼神经麻痹，5 例伴三叉神经麻痹，4 例伴面肌无力，累及第Ⅷ、Ⅸ、Ⅹ 对脑神经者相对较少，多为单侧受累；与 6 例确诊的 Tolosa-Hunt 眶-海绵窦综合征伴动眼神经麻痹患者相比，后者均用皮质类固醇治疗，症状均迅速缓解，两组疾病恢复时程均为数月。Juncos 和 Beal 认为，这两组综合征可能具有共同的病理基础。

【病理】

关于病理所知甚少，也未直接分离出病毒。对 Tolosa-Hunt 综合征病例行眶及海绵窦活检时，曾发现非特异性肉芽肿，也有数例是由类肉瘤和结核引起。

【临床表现】

1. 临床常见的多发性脑神经损害　包括：①手术分离颈内动脉累及某些下位脑神经。②数日或数周出现邻近或远隔神经无痛性病变是脑脊膜瘤或淋巴瘤的特征性表现，韦格纳肉芽肿常合并多数下位脑神经麻痹。③实质性肿瘤如神经鞘瘤、脑膜瘤、胆脂瘤、肉瘤、软骨瘤和脊索瘤等可引起神经局部受压，肿瘤脑膜浸润常累及第Ⅷ对脑神经，颅底凹陷症、成人发病 Chiari 畸形和鼻咽癌等可影响三叉神经、展神经等。④Garcin 综合征或 Guillain-Garcin 综合征：也称偏侧颅底综合征（hemibasal syndrome），典型或完全型 Garcin 综合征表现为一侧 12 支脑神经先后麻痹，如颅中窝肿瘤先引起三叉神经痛觉或感觉缺失，动眼神经、滑车神经及展神经麻痹，继之侵犯颅前窝和颅后窝从而累及一侧全部脑神经；非完全型 Garcin 综合征为一侧部分脑神经受损，多见于颅底恶性肿瘤及鼻咽癌转移，也见于斜坡软骨瘤及软骨肉瘤。⑤感染性单核细胞增多症、病毒及支原体感染时，单个或多发性脑神经病变可先于原发病急性起病，De Simone 和 Snyder 统计了 20 例单核细胞增多症患者，伴双侧面瘫者最多，其次是双侧视神经炎，3 例有 3~4 个脑神经受损，这组疾

病预后良好。

2. 非特异性良性脑神经感染　对称性累及双侧面部及口咽部，有些酷似 Guillain-Barré 综合征变异型，表现为四肢无力、反射消失、不确定感觉异常和蛋白-细胞分离。极少数病例症状不明显，需经病理检查确诊，预后良好，一般数周内可完全恢复。

常见的多数脑神经损害综合征见表 3-2-5。

表 3-2-5　常见的多发性脑神经损害综合征

综合征	受累脑神经	病变部位	临床表现	常见病因
海绵窦（Foix Ⅰ）	Ⅲ、Ⅳ、Ⅵ 和 Ⅴ 的第 1 支，病变偏后者可有 Ⅴ 的第 2、3 支受累	海绵窦	同侧眼球突出，上下眼睑和球结膜充血、水肿；眼球向各方向运动麻痹，上睑下垂，瞳孔散大，光反射和调节反射消失；三叉神经麻痹症状：同侧眼及额部疼痛、麻木，角膜反射减弱或消失	多继发于面部感染后的海绵窦血栓形成或血栓性海绵窦炎，外伤性海绵窦动静脉瘘，肿瘤、颅骨骨折、骨膜炎等
眶上裂（Rochon-Duvigneaud）	Ⅲ、Ⅳ、Ⅵ 和 Ⅴ 的第 1 支	眶上裂	全部眼肌麻痹，眼球突出并固定于正中位，瞳孔散大，光反射和调节反射消失；眶以上额部皮肤和角膜感觉缺失，可伴发神经麻痹性角膜炎、泪腺分泌障碍、Horner 征	眶上裂骨折、鼻窦炎蔓延、眶上裂骨膜炎、蝶骨嵴脑膜瘤、垂体瘤、脊索瘤和动脉瘤
眶尖（Rollet）	Ⅱ、Ⅲ、Ⅳ、Ⅵ 和 Ⅴ 的第 1 支	眶尖	急性进行性眼肌麻痹，上睑下垂、全眼球麻痹、眼球固定、瞳孔散大，光反射和调节反射消失；突眼，结膜充血、水肿，可伴 Horner 征；视力障碍	眶尖部的外伤、炎症、肿瘤和血管病
岩尖（Gradenigo）	Ⅴ 和 Ⅵ	颞部岩骨尖端	眼球内斜视和复视；同侧眼支区域及颜面部疼痛或麻木，并有感觉减退；可有脑膜炎症状、体征	中耳炎、慢性乳突炎继发颞骨岩尖部炎症，岩尖部肿瘤或外伤
桥小脑角（Cushing Ⅰ）	Ⅴ、Ⅶ、Ⅷ，有时伴 Ⅵ、Ⅸ、Ⅹ	脑桥小脑角	持续性耳鸣、眩晕、眼球震颤和平衡功能障碍；病侧周围性面瘫；面部感觉缺失、疼痛，同侧角膜反射减弱和消失；可有颅内高压症状，同侧小脑性共济失调及对侧轻偏瘫和偏身感觉障碍，以及第 Ⅵ、Ⅸ、Ⅹ 对脑神经受损症状	听神经瘤、胆脂瘤、胶质瘤、桥小脑角脑膜瘤或蛛网膜炎、蛛网膜囊肿、结核性脑膜炎、血管畸形和动脉瘤
Tapia	Ⅹ、Ⅻ	周围神经	声音嘶哑；同侧舌肌瘫痪及舌肌萎缩，伸舌偏向患侧；有时可有 Horner 征	外伤，尤其下颌角后部外伤
颈静脉孔（Vernet）	Ⅸ、Ⅹ、Ⅺ	颈静脉孔	病侧软腭、咽部感觉障碍，舌后 1/3 味觉缺失；声音嘶哑，病侧咽反射消失；不能向对侧转颈，不能耸肩；可有耳鸣、耳聋和面神经麻痹	肿瘤、外伤、炎症和脑血管病
枕髁-颈静脉孔（Collet-Sicard）	Ⅸ、Ⅹ、Ⅺ、Ⅻ	颈静脉孔及枕骨髁区	病侧颈静脉孔（Vernet）综合征；病侧舌肌瘫痪，伸舌偏向患侧及舌肌萎缩	肿瘤、外伤
腮腺后间隙（Villaret）	Ⅸ、Ⅹ、Ⅺ、Ⅻ	颅外咽后区	同侧软腭、咽部感觉障碍，舌后 1/3 味觉缺失；声带和软腭麻痹，病侧咽反射消失，胸锁乳突肌、斜方肌、舌肌瘫痪和萎缩，伸舌偏向患侧；可有 Horner 征和面神经麻痹	肿瘤如腮腺瘤、上咽部及鼻腔肿瘤、外伤、感染及颅内动脉瘤
偏侧颅底（Guillain-Garcin）	Ⅰ~Ⅻ	颅底	典型或完全型则一侧 12 支脑神经先后发生麻痹；非典型或非完全型则为一侧颅底的部分脑神经受损症状	颅底的恶性肿瘤，或颅外肿瘤如鼻咽癌等
枕骨大孔	Ⅸ、Ⅹ、Ⅺ、Ⅻ	枕大孔区	第 Ⅸ、Ⅹ、Ⅺ、Ⅻ 对脑神经麻痹，神经根、延髓、颈髓受压症状，脑膜刺激征，小脑症状	肿瘤、先天畸形

【诊断和鉴别诊断】

1. 诊断　主要根据多数脑神经受损症状和体征,须认真查清病因,首先确定是脑干内还是脑干外损伤。脑干外损伤常见各脑神经麻痹连续发生,伴疼痛;脑干内病变常累及运动、感觉传导束或脑干内结构,症状发生较晚、较轻微。

2. 鉴别诊断

(1) 延髓外病变可伴脑神经受损,X 线检查可见骨侵蚀。

(2) 因脑神经解剖毗邻关系,一系列综合征均可构成多发性脑神经麻痹,颈区及颅底部 MRI 有助于与肿瘤鉴别。淋巴瘤可出现多组脑神经受累表现,应注意鉴别(Shazly TA et al,2015)。累及脑神经的脑干内病变,常伴有交叉性运动麻痹或感觉障碍(表 3-2-6)。

表 3-2-6　脑干病变综合征

综合征	病变部位	受累脑神经	传导束及核	体征	常见的病因
Weber 综合征	中脑基底部大脑脚髓内	动眼神经	皮质脊髓束	病侧动眼神经麻痹、对侧偏瘫	血管闭塞、肿瘤及动脉瘤
Claude 综合征	中脑被盖部	动眼神经	红核及小脑上脚	病侧动眼神经麻痹、对侧小脑性共济失调及震颤	血管闭塞、肿瘤及动脉瘤
Benedikt 综合征	中脑被盖部	动眼神经	红核、黑质、皮质脊髓束及小脑上脚	动眼神经麻痹、对侧小脑性共济失调、震颤及锥体束征	梗死、出血、结核球及肿瘤
Nothnagel 综合征	中脑顶盖部	一侧或双侧动眼神经	小脑上脚	眼肌麻痹、凝视麻痹及小脑性共济失调	肿瘤
Parinaud 综合征	中脑顶盖部	动眼神经	导水管周围灰质中上视的核上结构	眼球上视及调节麻痹、瞳孔固定	梗死、出血、结核球及肿瘤
Millard-Gubler 综合征	脑桥基底外侧	面神经,常伴展神经	皮质脊髓束	面神经周围性瘫、展神经瘫、对侧偏瘫及中枢性Ⅻ神经瘫	炎症、肿瘤及梗死
Foville 综合征	脑桥基底内侧	面神经	副展神经核、皮质脊髓束	面神经周围性瘫、向病灶侧同向凝视麻痹、对侧偏瘫	梗死
Raymond-Cestan 综合征	脑桥被盖	三叉神经、展神经	小脑中脚脑臂	病灶侧小脑性共济失调,对侧半身感觉障碍	小脑上动脉闭塞、脑桥被盖部肿瘤
橄榄体后部综合征,可分为以下三种:	延髓被盖	舌咽神经、迷走神经、副神经及舌下神经核区	脊髓丘脑束,锥体束常可幸免	合并或不合并对侧半身(不包括面部)感觉障碍	小肿瘤或短旋动脉闭塞
● Schmidt 综合征		舌咽神经、迷走神经、副神经		构音障碍、声音嘶哑、吞咽困难和咽喉部感觉丧失;不能向对侧转颈,不能耸肩	
● Tapia 综合征		迷走神经、舌下神经		声音嘶哑;同侧舌肌瘫痪及舌肌萎缩,伸舌偏向患侧;有时可有 Horner 征	
● Avellis 综合征		迷走神经、副神经		构音障碍、声音嘶哑、吞咽困难和咽喉部感觉丧失;不能向对侧转颈,不能耸肩	
Jackson 综合征	延髓被盖	迷走神经、副神经、舌下神经	皮质脊髓束	病侧周围性Ⅻ麻痹、对侧偏瘫	梗死(脊髓前动脉闭塞)、肿瘤
Wallenberg 综合征	延髓背盖外侧	三叉神经、舌咽神经、迷走神经	病侧三叉神经脊束核、对侧交叉的脊髓丘脑侧束、下降的交感神经纤维、脊髓小脑束(绳状体)及橄榄小脑束	病侧面部及对侧半身交叉性感觉障碍,声音嘶哑、吞咽困难和饮水发呛,眩晕和水平性及旋转性眼球震颤,病侧小脑性共济失调,病侧 Horner 征	梗死(椎动脉及小脑后下动脉闭塞)

（3）单纯脑神经运动损害,如眼肌麻痹等,表现为肌无力而不伴肌萎缩,须注意与重症肌无力、糖尿病所致脑神经损害相鉴别(Anagnostou E et al,2013)。

【治疗】

肿瘤引起的多数脑神经受损可酌情手术治疗,韦格纳肉芽肿应用环磷酰胺可完全缓解,预后常较好。

第八节　延髓麻痹综合征

（王磊）

舌咽神经、迷走神经、副神经、舌下神经皆起源于延髓,总称延髓神经或后组脑神经。这些神经因各种病变发生麻痹,总称延髓神经麻痹或延髓麻痹,又称球麻痹(bulbar paralysis)。按病变部位不同分为真性延髓麻痹和假性延髓麻痹两类。

下运动神经元性延髓麻痹称真性延髓麻痹(true bulbar paralysis),系延髓的疑核、舌下神经核或其下运动神经元神经损害所致。

【病因和发病机制】

真性延髓麻痹常见病因包括延髓血管病变、延髓空洞症、进行性延髓麻痹,以及颅颈部畸形(如颅底凹陷症、Arnold-Chiari 畸形等)、枕骨大孔附近病变(如肿瘤、骨折、脑膜炎等)、颅底部转移癌(如鼻咽癌)浸润及颈部肿瘤等。

肿瘤和感染可在脑膜累及迷走神经,血管损伤、运动系统疾病及肿瘤等可在延髓水平累及迷走神经,引起永久性吞咽困难。带状疱疹可单独影响迷走神经或连同影响舌咽神经,表现为颈静脉孔综合征的部分症状。颅底颈动脉分离手术时常影响迷走神经、舌咽神经,甲状腺手术可损伤迷走神经,慢性酒精中毒或糖尿病神经变性也可累及迷走神经。

【临床表现】

1. 舌咽神经完全性麻痹为真性延髓麻痹,表现为同侧软腭下垂,发声时不能抬高,腭垂偏向健侧,患侧咽反射消失,咽侧壁"窗帘运动"(发"啊"音软腭抬高时咽喉两侧的软组织向中部运动)消失,声音嘶哑,带鼻音,声带固定位,处于外展和内收中间。

2. 迷走神经部分损伤可出现外耳道和耳郭后感觉消失,通常无内脏功能变化,伴舌下神经核性损害时可见舌肌纤颤。双侧迷走神经咽支受损如白喉,声音带鼻音,

吞咽时液体从鼻腔逆流;双侧迷走神经完全麻痹如脊髓灰质炎可威胁生命。Johnson 与 Stern 曾报道一例双侧声带麻痹伴家族性肥大性多发性神经病,Plott 描述三兄弟双侧疑核发育不全导致先天性咽喉部外展麻痹;Bannister 和 Oppenheim 注意到发声缺陷和咽喉喘鸣可能是多系统萎缩患者自主神经功能受损的早期表现。

3. 胸廓疾病可损伤左侧喉返神经(recurrent laryngeal nerve)引起喉返神经麻痹,因咽支已分出,故无咽下困难,单独声带麻痹。常见于主动脉弓动脉瘤、左心房扩张、支气管癌纵隔淋巴结转移、肺沟瘤等。约 1/3 的喉返神经麻痹为特发性,多在 30 岁左右发病,男性较多。Berry 和 Blair 描述过喉上、喉返神经麻痹,有些为双侧性,大部分病例为特发性。

4. 喉神经痛极少见,为发作性,疼痛位于一或两侧甲状软骨或舌骨上部,咳嗽、呵欠、说话或喷嚏可诱发,卡马西平可解除疼痛。

【诊断和鉴别诊断】

1. 诊断　根据舌咽神经麻痹症状,如声音嘶哑、吞咽困难、饮水呛咳和构音障碍,患侧咽反射消失等。临床须查找损伤部位:①延髓损伤常伴同侧小脑体征、面部及对侧肢体交叉性痛温觉消失、同侧 Horner 征等。②颅内延髓外损伤常见颈静脉孔综合征,颅外后外侧髁或腮腺后间隙处损伤可合并第Ⅸ、Ⅹ、Ⅺ、Ⅻ 对脑神经麻痹和 Horner 征,原发性和继发性肿瘤、慢性炎症或淋巴结肉芽肿可引起后组脑神经麻痹。③纵隔疾病可损伤咽支(在颈部高位离开迷走神经)以下迷走神经(喉返神经),可不出现腭肌无力和咽腭部感觉缺失。

2. 鉴别诊断

（1）假性延髓麻痹(pseudobulbar paralysis):为上运动神经元性延髓麻痹,系双侧大脑皮质及皮质脑干束损害所致。常见于多次或多发性脑卒中后,以及肌萎缩侧索硬化、弥漫性脑动脉硬化、多发性硬化和梅毒性脑动脉炎等。表现为延髓支配肌瘫痪或不全瘫痪,软腭肌、咽喉肌及舌肌运动困难,导致吞咽障碍、声音嘶哑及讲话困难,无肌萎缩;检查咽反射存在,下颌反射增强,可有强哭、强笑等。真性延髓麻痹与假性延髓麻痹鉴别点见表3-2-7。

（2）肌源性延髓麻痹:症状与神经元性延髓麻痹相似,一般为双侧性,无感觉障碍及舌肌颤动,见于重症肌无力、多发性肌炎和皮肌炎等,须注意鉴别。

表 3-2-7　真性延髓麻痹与假性延髓麻痹的鉴别要点

鉴别点	真性延髓麻痹	假性延髓麻痹
神经元损害	下运动神经元	上运动神经元
病变部位	疑核、舌下神经核及第Ⅸ、Ⅹ、Ⅻ对脑神经,多为一侧性损害	双侧皮质或皮质延髓束
病史	多为首次发病	2 次或多次脑卒中
强哭强笑	–	+
舌肌纤颤及萎缩	+	–(舌肌挛缩不能快速从一侧伸到另一侧)
咽、吸吮、掌颏反射	–	+
下颌反射	无变化	亢进
四肢锥体束征	多无	多有
排尿障碍	无	多有
脑电图	无异常	可有弥漫性异常

参考文献

第三章　脊髓疾病
Diseases of the Spinal Cord

（王维治　刘卫彬）

第一节 脊髓的解剖、生理及临床现象学

（王维治 所芮）

脊髓是中枢神经系统重要的组成部分，其病变可导致运动、感觉及自主神经功能损伤，造成患者的严重残疾。

一、研究史

欧洲文艺复兴时期（公元1300—1500），艺术和绘画的繁荣对人体解剖学的发展有不可忽视的推动作用。19世纪英国外科医师、解剖学家和生理学家Charles Bell（1774—1842）和法国生理学家Magendie（1783—1855）提出脊神经前根属于运动神经纤维，后根属于感觉神经的差异法则，被称为"贝-马定律"。英国神经生理学家Marshall Hall（1790—1857）提出了"分节反射弧"和"脊髓休克"。西班牙马德里大学的组织病理学教授Cajal（1852—1934）提出了神经系统的基本单位的神经元学说。1904年，英国生理学家、药理学家Henry Hallett Dale（1875—1968）发现麦角包含组胺（histamine）和乙酰胆碱（acetylcholine），并证明乙酰胆碱有助于在两个神经元突触传递神经脉冲，而获得诺贝尔生理学或医学奖。英国神经生理学家Sherrington在1893—1909年，发现肌肉、肌腱和关节等处具有本体感觉功能，可决定肌肉紧张度，小脑是本体感受系统中枢；他描述了去大脑强直（decerebrate rigidity）和牵张反射（stretch reflex），发现在引起被牵拉的一群肌肉兴奋收缩时，同时引起其拮抗肌群的舒张，这种交互神经支配的理论被称为"谢灵顿定律"。在长达700年漫长的历史进程中，脊髓解剖学和神经生理学的发展为临床脊髓病学的发展准备了条件。

帕金森病的发现者，英国医生James Parkinson（1755—1824）在1817年报道了颈椎受伤后神经受压的病例。1824年Charles Prosper Ollivier d'Angers（1796—1845）提出产生慢性脊髓受压是由于椎间盘突出（Korres D，2017）。1887年美国神经病学家Dattner发明了腰椎穿刺针和腰椎穿刺术。

纵观有记载的医学史，人类对脊髓疾病认识的进步在很大程度上与战争时期发生大量的脊髓损伤有关。1896年，Kocher根据他对15例患者的观察，首次对脊髓突然全部横断产生的症状进行了研究。在第一次世界大战期间，Riddoch及Head等对脊椎横断损伤作了经典的描述，当时对脊髓损伤的伤员几乎无能为力，80%的伤员在最初几周内因感染而死亡，只有脊髓部分损伤才有可能存活下来。第二次世界大战标志着认识和处理脊柱损伤的转折点，抗生素的出现极大地增强了控制皮肤、膀胱和肺部感染的能力，使得多数的脊髓损伤士兵得以存活，并为长期观察提供了可能，也使截瘫患者的护理和康复水平得到提高，在这些护理中心进行的研究极大地增强了人们对慢性孤立脊髓功能的认识。Kuhn、Munro、Martin、Davis、Guttmann、Pollock和Pollock等对此作出了重要的贡献。

1912年法国神经病学家Mestrezat精确地分析脑脊液化学成分，为脊髓感染性疾病的诊断和治疗奠定了基础（王维治等，2003）。20世纪初法国学者Dufour等首先应用离心沉淀法收集脑脊液细胞。美国细菌学家和病毒学家Weller（1915—2008）和John Franklin Enders（1897—1985）、Frederick Chapman Robbins（1916—2003）合作研究脊髓灰质炎病毒，发展了可分离病毒的新技术，共同获得诺贝尔生理学或医学奖。1928年英国细菌学家Alexander Fleming（1881—1955）等发明了青霉素，后来经过进一步提纯，1941年成功地在患者使用，对脑膜炎、脊髓痨等具有神奇的疗效。1949年Edward与Philip发现了肾上腺皮质激素，1950年获得了诺贝尔生理学或医学奖。糖皮质激素如今已是治疗急性脊髓病变减轻脊髓水肿、控制炎症反应及减少残疾至关重要的药物。从20世纪70年代起，CT、MRI、DSA和PET等设备的应用极大地提升了脊髓疾病的临床诊断水平。

二、脊髓解剖

脊髓（spinal cord）由原始神经管进化发展而来，是脑干向下延伸部分，是中枢神经系统传入和传出的主要通路，是各种脊髓反射的中枢。

1. 外部结构 脊髓上端在枕骨大孔处相当于寰椎上缘与延髓相连（以C_1脊神经为界），下端形成脊髓圆锥，位于第1腰椎下缘水平，居于椎管上2/3，全长42~45cm。圆锥以下脊髓极细，称终丝，附着于尾椎骨膜。终丝周围腰神经、骶神经及尾神经根称马尾。脊髓直径约1cm，略呈短圆柱形，前、后稍扁，横径比前后径大，有颈、腰两个膨大部分。在上肢诸神经出入颈髓处形成颈膨大，相当于C_5~T_2节段，T_7处最宽；在下肢诸神经出入腰髓处形成腰膨大，较颈膨大略小，相当于L_1~S_2节段，L_4处最宽。

（1）脊髓节段：脊髓外观并无节段，但左、右两侧节段排列的31对脊神经把脊髓分为31个节段，8对颈节、

12 对胸节、5 对腰节、5 对骶节和 1 对尾神经。胎儿早期脊髓各节段分别与相应椎骨相对,各脊神经也分别走行在相应椎间孔。由于脊椎生长速度较脊髓快,脊髓上端与延髓相连,位置固定,故脊髓在椎管内被向上牵拉,使脊神经自起点至出椎间孔处距离逐渐延长。颈髓节段较颈椎高 1 节椎骨,上、中段胸髓节段较相应胸椎高 2 节椎骨,下胸髓则高 3 节椎骨,腰髓相当于第 10~12 胸椎水平,骶髓相当于第 12 胸椎及第 1 腰椎水平,因此可根据影像学(X 线片、CT、MRI)显示的脊椎位置推断脊髓病变水平(图 3-3-1)。脊髓与脊柱长度不等,神经根均由相对应椎间孔离开椎管,故愈是下位脊髓节段,神经根愈向下偏斜,腰骶段神经根几乎垂直下降而形成马尾,马尾由 L_2 至尾节共 10 对神经根组成(图 3-3-2)。

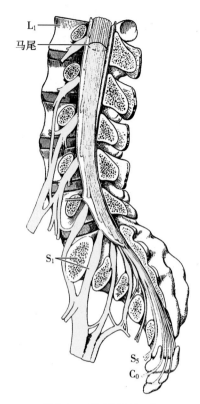

图 3-3-2　脊髓圆锥及马尾

（2）脊髓的沟裂:脊髓表面有 6 条纵行沟裂:①前正中裂:深达脊髓前后径约 1/3,有脊前动脉经过;②后正中沟:较浅,沟底有正中隔深入脊索将其分为左、右两侧;③后外侧沟:左、右各一,后根由后外侧沟进入脊髓;④前外侧沟:左、右各一,前根由前外侧沟离开脊髓。

（3）脊髓的被膜和腔:脊髓由 3 层结缔组织被膜包裹:①最外层为硬脊膜,硬脊膜外面与脊椎骨膜之间为硬膜外腔,内有静脉丛与脂肪组织,硬脊膜在第 2 骶椎水平形成盲端;②最内层紧贴脊髓表面为软脊膜;③硬脊膜与软脊膜之间为蛛网膜。

蛛网膜与硬脊膜之间为硬膜下腔,其间无特殊结构;蛛网膜与软脊膜之间为蛛网膜下腔,与脑内蛛网膜下腔相通,其间充满脑脊液。当脊神经穿过硬脊膜时,硬脊膜也沿神经根延伸,形成脊神经根被膜。脊髓两侧软脊膜形成多个三角形突起,穿蛛网膜附着于硬脊膜内面,为齿状韧带,脊神经和齿状韧带对脊髓起固定作用(图 3-3-3)。

2. 内部结构　整个脊髓内部结构基本相同,脊髓横切面可见白质和灰质两种组织成分(图 3-3-4)。

（1）灰质（gray matter）:脊髓横切面中央为灰质,主要由神经细胞核团和胶质细胞组成,呈蝴蝶形或"H"形,中心有中央管通过。灰质按神经元功能不同,分为 3 个部分。

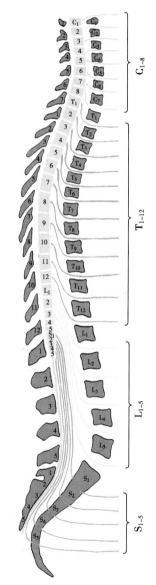

图 3-3-1　脊髓、脊神经节段与脊柱的关系

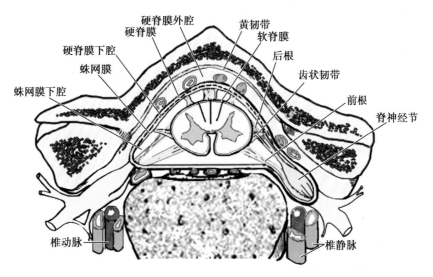

图 3-3-3　椎管的内外结构

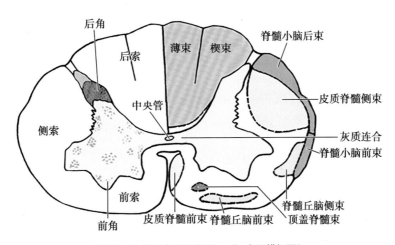

图 3-3-4　脊髓内部结构（C$_7$～C$_8$ 水平横切面）

1）前角（anterior horn）：主要由前角运动细胞构成，属下运动神经元，发出神经纤维组成前根，将来自大脑运动皮质的神经冲动传达到效应器，支配肌肉收缩。同一节段前角细胞轴突组成前根支配相应肌节，前柱内核团分 4 群：①内侧细胞群：前内侧细胞群存在于脊髓全长，颈膨大、T$_1$～T$_2$、L$_3$～L$_4$、S$_2$～S$_3$ 等处最发达；后内侧细胞群较小，仅见于颈膨大和腰膨大。②外侧细胞群：颈膨大和腰膨大又分为前外侧和后外侧细胞群。③前侧细胞群、中央群。④后外侧群：靠外侧细胞群，支配肢体远端肌肉。从前角最内侧到最外侧支配顺序是脊柱、躯干、肩胛带或骨盆带、大腿或上臂、小腿或前臂；后外侧群支配手和足小肌。前角细胞受损产生下运动神经元瘫。

2）后角（posterior horn）：主要由具有感觉传导功能的后角细胞组成，为痛温觉及部分触觉的二级神经元，接受来自后根神经发出的后根纤维的神经冲动。分为基底部、颈部、头部和顶部。Rolando 胶质形似帽状覆盖于后角头部，是传入冲动在后角的主要联合站或是痛温觉

及某些触觉的中继点，在第 1 颈节、腰、骶节最大。Clarke 柱位于后角基部内侧，发出粗大纤维进入同侧白质上行达小脑，形成脊髓小脑后束。每一脊髓节段后角细胞接受相应皮节感觉神经纤维构成的后根神经节细胞轴突，后角损害时相应皮节痛、温觉障碍。

3）侧角（lateral horn）：C$_8$～L$_2$ 及 S$_2$～S$_4$ 水平前后角（柱）之间，主要为自主神经元，受损时产生自主神经功能障碍症状。C$_8$～L$_2$ 侧角内主要是交感神经细胞，发出纤维经前根、交感神经路径支配、调节内脏及腺体功能，C$_8$、T$_1$ 侧角发出的交感纤维一部分沿颈内动脉壁进入颅内，支配同侧瞳孔扩大肌、睑板肌和眼眶肌，另一部分支配同侧面部血管和汗腺。S$_2$～S$_4$ 侧角为脊髓副交感中枢，发出纤维支配膀胱、直肠和性腺。

4）灰质连合：脊髓中央 H 形灰质中间的横杆称灰质连合。其正中有一纵贯脊髓全长的细管，内含微量脑脊液，称脊髓中央管（spinal medullary canal）。

（2）白质（white matter）：脊髓白质被前根和后根分

为前索、侧索和后索 3 个部分,白质主要由上、下行传导束及胶质细胞组成,包绕灰质外周,传导束由上行(感觉)束和下行(运动)束及节间束组成。下行束主要有皮质脊髓束(锥体束)、红核脊髓束、顶盖脊髓束等,上行束主要有脊髓丘脑束、脊髓小脑前束、脊髓小脑后束、薄束、楔束等。

1) 前索(anterior funiculus):前正中沟与前外侧沟之间,前角与前根内侧,主要为传导感觉的脊髓丘脑前束上行纤维,起源于对侧后索的中央细胞柱,经白质前联合交叉后上行达丘脑,还有下行皮质脊髓前束(不交叉的锥体束)、顶盖脊髓束及网状脊髓束等。

2) 后索(posterior funiculus):后正中沟与后外侧沟(或后角及后根)之间,主要由传导深感觉的上行传导束(薄束和楔束)神经纤维组成。薄束位于后正中沟两侧,来自下肢及下胸段本体感觉纤维,传递同侧下半身深感觉与识别性触觉;楔束位于薄束外侧,T₄ 以上才出现,由来自上胸、上肢与颈部本体感觉纤维组成,传递同侧上半身深感觉和识别性触觉。薄束和楔束纤维均终止于延髓楔束核。后索受损可导致后索损伤综合征(syndrome of injury of posterior funiculus),出现病变水平以下同侧深感觉障碍,如振动觉、两点辨别觉缺失,姿势及运动觉丧失,Romberg 征阳性等。

3) 侧索(lateral funiculus):前外侧沟和后外侧沟之间,相当于前、后角之间。侧索中下行纤维束:①皮质脊髓侧束:即锥体束,传递对侧大脑皮质运动冲动至同侧前角细胞,支配随意运动;沿脊髓全长,走行于脊髓小脑束和固有束之间,源于对侧大脑皮质中央前回大锥体细胞,在延髓交叉后下行终止于前索;纤维排列是支配上肢纤维位于内侧,支配下肢纤维位于外侧。②红核脊髓束:位于皮质脊髓侧束前方,起自对侧红核在中线交叉后终止于前索。③橄榄脊髓束:位于前根外侧,起始于延髓橄榄下核,终止于颈椎前索。

侧索中上行纤维:①脊髓小脑后束(posterior spinocerebellar tract):位于脊髓后索边缘,起源于同侧后角背核细胞,上行至小脑下脚绳状体,达小脑蚓部。②脊髓小脑前束(anterior spinocerebellar tract):位于侧索周边脊髓小脑后束前方,起源于同侧或对侧后索中央细胞,经小脑上脚(结合臂)上升至小脑蚓部;脊髓小脑前后束传递本体感觉至小脑,参与维持同侧躯干和肢体的平衡与协调。③脊髓丘脑侧束(lateral spinothalamic tract):传递躯体皮肤痛温觉和轻触觉至对侧大脑皮质;位于脊髓小脑前束前内侧,起源于对侧 Rolando 胶质细胞,经白质前联合交叉至对侧,上行终止于丘脑。④脊髓顶盖束(spinotectalis tract):位于脊髓丘脑侧束前方,纤维起自对侧后索中央细胞,经前联合交叉上升,终止于上丘。

三、脊髓的血液供应

1. 脊髓动脉血液供应　主要有 3 个来源(图 3-3-5,图 3-3-6)。

(1) 脊髓前动脉:起源于两侧椎动脉颅内部分,在延髓腹侧合并成一支,沿脊髓前正中裂下行,每 1cm 左、右分出 3~4 支沟连合动脉,不规则左、右交替地深入脊髓,供应脊髓横断面前 2/3 区域。这些动脉系终末支,易发生缺血性病变,T₄ 与 L₁ 两个部位是相邻两支根动脉交界处,尤易缺血发生脊髓前动脉综合征。

(2) 脊髓后动脉:起源于同侧椎动脉颅内部分,左、右各一根,沿脊髓全长后外侧沟下行,其分支供应脊髓横断面后 1/3 区域。脊髓后动脉并未形成一条完整连续的纵行血管,略呈网状,分支间吻合较好,故极少发生供血障碍。

(3) 根动脉:脊髓各段分别接受来自颈部椎动脉、甲状腺下动脉、肋间动脉、腰动脉、髂腰动脉和骶外诸动脉分支的血液供应,这些分支沿脊神经根进入椎管,故称根动脉。它们进入椎间孔后分为前后两股,即根前动脉与根后动脉,分别与脊前动脉与脊后动脉吻合,构成围绕脊髓的冠状动脉环,分出分支供应脊髓表面结构及脊髓实质外周部分。大多数根动脉较细小,C₆、T₉、L₂ 三处根动

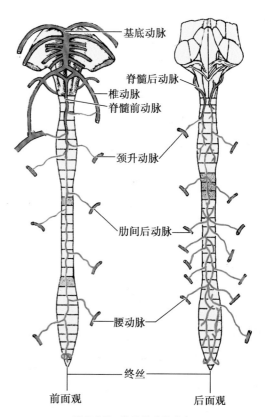

图 3-3-5　脊髓的动脉分布

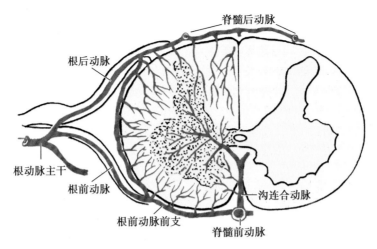

图 3-3-6 脊髓横断面动脉供血分布区

脉较大。由于根动脉补充血供,脊髓动脉血流十分丰富,不易发生缺血,脊髓主要动脉(脊前、脊后动脉)缺血常发生在相邻两根动脉分布区交界处,T_4 和 L_1 最易发生(见图 3-3-5),从横切面看,脊髓有三个供血薄弱区,即中央管部、皮质脊髓侧束和脊髓前角。

脊前动脉与根前动脉主要供应脊髓灰质前角、中央管周围和灰质后角前半部、白质前索、前连合及侧索深部;脊髓后动脉、根后动脉与冠状动脉主要供应灰质后角

表浅部分、白质后索和白质侧索表浅部分。

2. 脊髓静脉 根前静脉与根后静脉回流至椎静脉丛,向上与延髓静脉相通,胸段与胸腔内奇静脉及上腔静脉相通,腹部与下腔静脉、门静脉及盆腔静脉多处相通。图 3-3-7 在颈椎横断面上显示脊髓静脉分布。

椎静脉丛内压力很低,且无静脉瓣膜,血流方向常随胸、腹腔压力变化(如举重、咳嗽、排便等)而改变,易使感染及恶性肿瘤转移入颅。

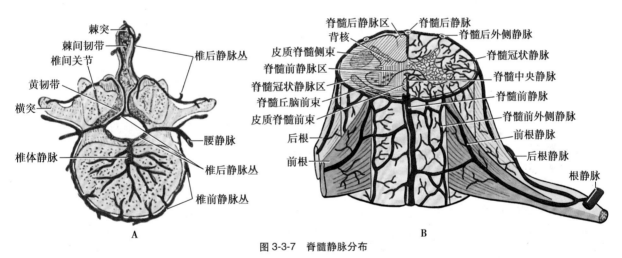

图 3-3-7 脊髓静脉分布

A. 在颈椎横断面上脊髓静脉分布;B. 三维显示脊髓静脉分布

四、脊髓的生理

脊髓主要生理功能是感觉及运动传导、躯体营养、支配内脏活动和反射活动等。

【传导感觉系统】

1. 感觉的分类 根据解剖学特点,分为躯体感觉及内脏感觉。

(1) 躯体感觉(somatic sensations):又分为一般感觉(普通感觉)及特殊感觉。

1) 一般感觉:①浅感觉:皮肤、黏膜的外部感觉,如痛觉、温度觉及粗略触觉等;②深感觉:肌肉、肌腱、骨膜及关节的本体感觉,如振动觉、运动觉、位置觉及精细触觉等;③复合感觉:又称皮质感觉,包括实体觉、图形觉、两点辨别觉、皮肤定位觉及重量觉等。

2) 特殊感觉:包括嗅觉、视觉、味觉及听觉等。

(2) 内脏感觉(visceral sensations):属自主神经功能,正常情况下不引起有意识感觉。

依据接受刺激的感受器部位不同,分为外感受性、本

体感受性及内感受性感觉。①外感受性感觉(exteroceptive sense):皮肤、黏膜感受器及眼、耳等器官产生的感觉,如痛觉、温度觉、触觉、视觉及听觉等;②本体感受性感觉(proprioceptive sense):肌肉、肌腱、韧带及关节内本体感受器产生的感觉,与保持身体位置、姿势和运动功能有关;③内感受性感觉(interoceptive sense):即内脏感觉。

2. 感觉传导路径 本节讨论与脊髓有关的浅感觉、深感觉和触觉,特殊感觉已在脑神经中讨论,内脏感觉神经将在自主神经中涉及。

(1) 浅感觉传导路径:包括痛、温觉和粗略触觉,共三级神经元,传导束主要是脊髓丘脑束(spinothalamic tract)。

1) 第Ⅰ级神经元:位于脊髓后根节内,为假单极神经元,其周围支经周围神经至皮肤及黏膜神经末梢感受器,游离神经末梢司痛觉,克劳斯(Krause)球形小体感受寒冷觉,高尔基-马卓尼(Golgi-Mazzoni)球感受热觉,卢菲尼(Ruffini)小体感受温度觉,中枢支经后根进入脊髓后角,终止于后角细胞。

2) 第Ⅱ级神经元:位于脊髓灰质后角内,故称后角细胞,发出纤维在同侧上升1~2个节段后,经脊髓前联合交叉至对侧索前外侧部、即锥体束前方,形成脊髓丘脑侧束上行,经延髓后外侧,脑桥内侧丘系(三叉丘系)外侧达中脑,紧挨内侧丘系背外侧,此后与内侧丘系混合,一起进入丘脑,终止于丘脑腹外侧核,即第Ⅲ级神经元。脊髓丘脑侧束受损产生对侧受损平面以下浅感觉障碍。横断面上脊髓丘脑侧束纤维由外至内依次为骶、腰、胸、颈,其纤维分布是温度觉在后(背侧),痛觉在前(腹侧),脊髓丘脑侧束排列有重要临床定位意义。髓内病变痛温觉障碍从病变节段向下扩展,使最外层肛周(鞍区)感觉保留,髓外病变则痛温觉障碍从下向上扩展。

3) 第Ⅲ级神经元:位于丘脑腹后外侧核内,发出纤维形成丘脑皮质束,通过内囊后肢后1/3达中央后回和顶叶皮质感觉中枢。由于内囊纤维集中,临床常表现为对侧偏身感觉障碍;大脑皮质中央后回面积较大,呈倒人形排列,且肢体、颜面面积大,躯干面积小,病变很难使其完全受损,故多表现为对侧上或下肢感觉障碍。顶上小叶无一定排列顺序,受损后出现对侧偏身复合感觉障碍。

(2) 深感觉传导路径:传导振动觉、关节位置觉和精细触觉,传导路径主要是薄束和楔束,共有三级神经元。

1) 第Ⅰ级神经元:是脊髓神经节内假单极神经元细胞,周围支经周围神经进入肌肉、肌腱和关节末梢感受器,即神经肌梭(neuromuscular spindles)、神经腱梭(neurotendonious spindles)和Paccinian小体等,中枢支经后根进入脊髓后索,在同侧脊髓上行组成后束(T_4以下为薄束,T_4以上为楔束),终止于延髓下部薄束、楔

束核,在此更换第Ⅱ级神经元。该传导束在脊髓内不交叉,故受损时出现损伤平面以下同侧深感觉障碍。横断面排列与脊髓丘脑束相反,从外向内依次为颈、胸、腰、骶,髓外压迫性病变的感觉障碍由病变节段向下发展,髓内病变则由下向上发展,这对髓外、髓内病变鉴别颇有意义。

2) 第Ⅱ级神经元:位于延髓下方的薄束、楔束核,发出纤维先向前方绕过中央管至中线,交叉至对侧上行,呈弓状纤维,交叉后的弓状纤维称内侧丘系。来自舌咽神经、迷走神经及三叉神经的感觉纤维交叉后也加入内侧丘系,在中脑水平移至被盖部中线外侧上行,终止于丘脑腹后外侧核。

3) 第Ⅲ级神经元:位于丘脑腹后外侧核,发出纤维形成丘脑皮质束,通过内囊后1/3到达大脑皮质中央后回及顶上小叶(图3-3-8)。

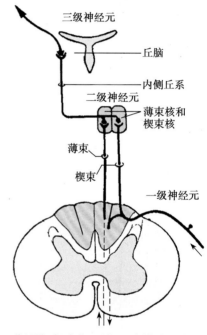

位置觉、振动觉、压觉、二点辨别觉、触觉

图 3-3-8　薄束、楔束的传导路径

(3) 触觉传导路径:分两条传导路径,第Ⅰ级神经元均在脊髓后根神经节内,周围支经周围神经进入皮肤及黏膜,末梢感受器包括环绕毛囊的神经丛Wagner-Meissner触觉小体(只存在于长有毛发的皮肤)、Mazzoni触盘(只存在于无毛发的皮肤如手掌、足掌、口唇、舌尖及生殖器黏膜)及默克尔(Merkel)触盘(主要位于指尖),均感受触觉。Vater-Pacini环层小体(位于皮肤深层的)传导压觉。

中枢突进入脊髓后分两个部分:①传导粗略触觉及压觉的纤维进入脊髓后角更换Ⅱ级神经元,经前联合进

入对侧脊髓前索,形成脊髓丘脑前束(anterior spinotha-lamic tract)(图3-3-9);②传导精细触觉的纤维直接进入同侧脊髓后索,在薄束和楔束中上行,与深感觉传导路径相同。因此,脊髓中央管附近病变仅出现痛温觉障碍而触觉保留,称分离性感觉障碍,是脊髓空洞症特征性表现。脊髓上行传导路径见图3-3-9。

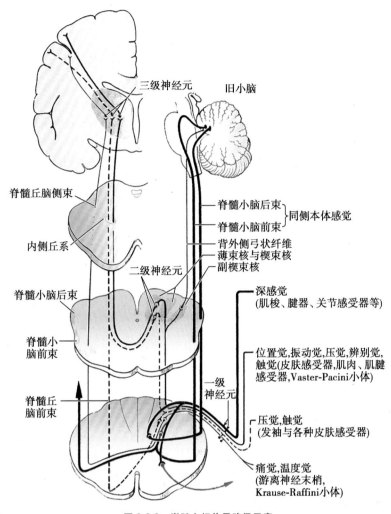

图 3-3-9　脊髓上行传导路径示意

3. 感觉传导纤维分类　感觉传导纤维分为三类:

(1) A类纤维:直径最大,传导运动、本体感觉、压觉和触觉等,对受压及缺氧等损伤最为敏感。

(2) B类纤维:直径较小,传导第一痛温觉。

(3) C类纤维:直径最小,主要为无髓纤维,传导第二痛觉及血管运动冲动。周围神经受压时,首先使运动、深感觉及触觉发生障碍,第一痛温觉次之,最后影响第二痛觉。因此,周围神经病变早期可以出现不同感觉障碍,多为暂时性,病变消除后感觉障碍很快消失,随病变进展可出现各种完全性感觉障碍。

4. 感觉的节段性支配　每个脊髓后根(脊髓节段)支配一定区域的皮肤,呈节段性神经分布,该区域称皮节。皮节数与神经根节段相同,共有31个。胸部皮节的节段性分布最明显,体表标志如乳头平面为T_4,脐为T_{10},腹股沟为T_{12}和L_1等。尽管一个神经根对应一个皮节,但一个皮节通常由3个神经根重叠支配,因而脊髓损伤上界应比查体的感觉障碍平面高一个节段。每一对神经根纤维在形成神经丛时经过重新组合进入不同周围神经,即一条周围神经纤维来自不同神经根,因此周围神经体表分布完全不同于脊髓的节段性感觉分布,一条周围神经损害引起的感觉障碍也与脊髓神经根损害引起的完全不同。

【运动传导系统】

1. 运动传导路径　肌肉随意运动源于皮质运动区,即中央前回 Brodmann4 区神经元轴突形成运动传导路径——锥体束(pyramidal tract)。

(1) 第Ⅰ级神经元:大脑皮质运动区的大锥体细胞也称贝茨(Betz)锥体细胞。

（2）第Ⅱ级神经元：机体各部肌肉均由脊髓前角中大运动神经细胞（α-运动神经元）支配，每一运动细胞轴突与其支配肌纤维构成一个运动单位，运动神经细胞受损可引起相应运动单位瘫痪。前角中大运动神经细胞主要接受皮质脊髓束（corticospinal tract）支配，也接受脑桥、小脑、中脑顶盖及前庭核等处锥体外系的影响，如网状脊髓束、顶盖脊髓束、前庭脊髓束及橄榄脊髓束等，这些纤维束的作用是抑制或增强前角运动细胞活动，使随意运动恰当、准确。如这些纤维或中枢发生病变，使前角运动细胞不能准确、无误地支配肌肉运动，便可产生肌强直、肌阵挛、肌张力障碍、多动症及少动症等运动失调表现。

锥体束进入半球白质组成放射冠，再经内囊膝部及后肢前2/3向下，经脑干并在延髓锥体部交叉至对侧，后脊髓侧索中下降，称皮质脊髓侧束（lateral corticospinal tract），终止于对侧脊髓前角细胞，支配对侧肢体运动；少量锥体束不经延髓椎体交叉，直接在脊髓前索下降终止于脊髓前角细胞，再经脊髓前联合交叉至对侧，称皮质脊髓前束（anterior corticospinal tract）。来自大脑运动区的下部纤维组成皮质延髓束（corticobulbar tract），在支配的相应脑神经运动核之前交叉至对侧，终止于该脑神经核，支配颜面肌运动。锥体束传导路径见图2-1-5。锥体束损伤可产生痉挛性瘫痪综合征（syndrome of spastic paralysis），表现为肌力减低或瘫痪，痉挛性肌张力增高，精细随意运动丧失，手、手指及面部运动最明显，腱反射亢进，腹壁、提睾及跖反射等浅反射减弱或消失，出现病理征等。

2. 脊髓运动传导纤维分类　脊髓前角运动神经元发出的支配肌肉运动纤维包括两类，其一是直径为14~20μm的粗纤维，属α-运动神经元轴突；其二是直径为2~7μm的细纤维，属脊髓前角散在的小神经细胞（γ-运动神经元）轴突，其兴奋不引起肌肉收缩，而是使肌梭的梭内纤维收缩，它既导致肌梭上环状螺旋纤维放电频率增加，发出动作电位传入脊髓，激发α-运动神经元使肌肉收缩；又激发其他节段中间神经元，使支配拮抗肌的α-运动神经元受到抑制，从而形成随意肌运动调节的完善反馈系统。

【躯体神经营养和内脏活动】

1. 躯体神经营养作用　脊髓前角细胞对其支配肌肉具有营养作用，前角细胞损伤可使其支配肌肉发生肌萎缩，并在损伤后10日左右出现支配肌肉电变性反应，即对感应电不发生反应。此外，前角细胞对躯体骨骼有营养作用，前角细胞损伤节段可出现明显骨质疏松现象。

2. 支配内脏活动　脊髓通过交感神经及副交感神经系统对血管舒缩、腺体分泌、立毛肌收缩、膀胱、直肠及生殖器等器官功能活动发生作用。

（1）交感神经系统：脊髓交感神经集中在 T_1~L_1 侧角内，神经元发出轴突经脊髓前根白交通支进入椎旁交感神经节，与节内神经细胞发生突触。节细胞突触经灰交通支进入脊神经和内脏神经。脊髓交感中枢受延髓中枢支配，后者又受下丘脑大脑交感神经中枢影响。

（2）副交感神经系统：脊髓部分起源于 S_2~S_4 脊髓节段，节前纤维经盆神经分布至腹下神经丛，再由此发出节后纤维至盆腔器官。脊髓交感或副交感神经病变引起血管舒缩障碍等不具有感觉或运动障碍那样清晰的节段性，因此较少引起注意。脊髓性血管舒缩障碍病变常位于 T_1~L_1 节段，头颈部相当于 T_1~T_4，上肢相当于 T_2~T_7，下肢相当于 T_8~L_1。因此，胸髓病变时，可使上肢在无运动及感觉障碍情况下出现血管运动障碍，如皮肤发绀或发冷，也可出现立毛肌及汗腺分泌功能障碍等。脊髓周围性交感神经与副交感神经分布见图2-9-2和图2-9-3。

【反射活动】

反射（reflex）是人类神经系统基本活动形式，是在大脑皮质控制及调节下机体对各种内外环境刺激产生的适应性反应，即感受器接受刺激，并将刺激转变为神经冲动，再通过一系列神经元突触传递，最后将冲动传至效应器发生反应。脊髓是反射初级中枢，熟悉各种反射节段分布及临床生理对脊髓疾病诊断是必要的。

1. 反射弧（reflex arc）　是参与反射活动的全部解剖结构，通常由2个以上神经元组成。典型反射弧由5个部分组成：①感受器：是感觉神经元末梢装置，可接受刺激并将其转换为神经冲动；②感觉神经元：又称传入神经元，把感受器接受刺激传入中枢；③运动神经元：又称传出神经元，发出轴突到效应器；④中间神经元：位于中枢部位，连接感觉与运动神经元，起联络和调节作用；⑤效应器：是运动神经元末梢装置，对神经冲动发出反应（图3-3-10）。反射弧任何部分病变均可引起反射改变，如减弱、消失或亢进等，检查反射功能可发现反射弧各组成部分是否完整，是临床常用定位诊断方法之一。

2. 反射的分类

（1）条件反射及非条件反射：机体一切反射均可分为这两大类，条件反射需大脑皮质等高级中枢参与。非条件反射按生理功能可分为：①防御反射：如人体某部位受伤害性刺激引起的屈肌反射；②摄食反射：如食物进入口腔立即引起唾液分泌；③姿势反射：调节骨骼肌张力或产生运动以保持或纠正机体姿势。

（2）按感受器分类：①浅反射：又称外感受性反射，是人体皮肤及黏膜等浅层感受器受外界刺激引起的反射；②深反射：又称内感受性反射，如肌肉或肌腱深部感受器受刺激引起的腱反射。

（3）按效应器分类：①躯体反射：是刺激躯体引起的

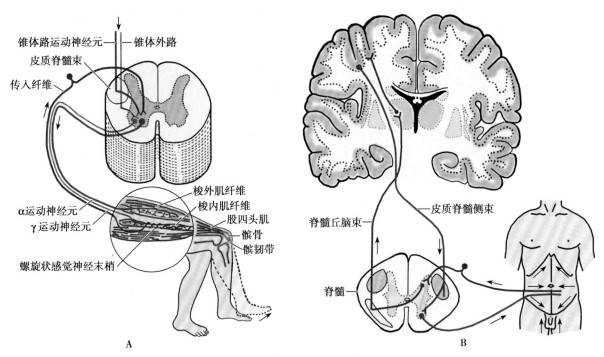

图 3-3-10　反射弧示意
A. 膝腱反射；B. 腹壁反射

一类反射,如腹壁反射、腱反射等;②内脏反射:是刺激内脏并引起内脏活动改变的反射,如唾液分泌反射;③躯体-内脏反射:发生在躯体与内脏之间的反射。

（4）按反射弧通路分类:①单突触反射:由两个神经元一个突触形成的反射弧,如腱反射;②多突触反射:由多个神经元突触联系形成的反射。

（5）按反射低级中枢部位分类:①脊髓反射:如屈肌反射、伸肌反射等;②延髓反射:如肺牵张反射;③间脑反射:如摄食反射、自主神经反射等。

3. 脊髓反射　主要包括屈肌反射和伸肌反射:

（1）屈肌反射（withdrawal reflex）:肢体某部位受伤害性刺激时屈肌发生快速收缩的防御反射,如针刺足底引起快速屈腿动作;以及腹膜炎时腹壁肌肉持续收缩引起腹壁强直。

（2）伸肌反射（extensor reflex）:也称为牵张反射（atretch reflex）。肌肉被牵拉时可引起肌张力增高和肌收缩动作,其一是短时间及突然牵伸肌肉,可引起被牵拉肌快速收缩,膝腱反射及其他腱反射均属此类;其二为较长时间持续牵伸肌肉,引起相关肌肉肌张力增高,该反射对维持躯体姿势很重要,故称位置性反射。这两种反射弧路径基本相同,感受器在肌梭及腱器官内,冲动沿后根纤维传入脊髓,与脊髓中间神经元发生突触,后者轴突又与同节段及多节段脊髓前角细胞发生联系,神经冲动经前根纤维传至肌肉,引起肌收缩及肌张力增高。皮质脊髓束对该反射弧起抑制作用,故受损可导致肌张力增高、

腱反射亢进及病理反射等。

五、脊髓疾病的临床表现

脊髓疾病的症状、体征主要包括感觉障碍、运动障碍、反射改变,以及自主神经功能障碍等。

【感觉障碍症状】

1. 根据病变性质,可将感觉障碍临床症状分为以下两类:

（1）刺激性症状:感觉路径刺激性病变可引起感觉过敏（量变）,也可引起感觉障碍如感觉倒错、感觉过度、感觉异常和疼痛等（质变）。

1）感觉过敏（hyperesthesia）:是指轻微刺激引起强烈感觉（如较强疼痛感）。

2）感觉倒错（dysesthesia）:指非疼痛性刺激却诱发疼痛感觉。

3）感觉过度（hyperpathia）:一般发生在感觉障碍基础上,感觉刺激阈增高,达到阈值时可产生一种强烈的定位不明确的不适感,且持续一段时间才消失。见于丘脑和周围神经损害。

4）感觉异常（paresthesia）:通常是指无外界刺激情况下出现的麻木感、肿胀感、沉重感、痒感、蚁走感、针刺感、电击感、束带感和冷热感等,也常是脊髓病变早期症状,病变部位出现于神经根支配的皮节及其以下。

5）疼痛:依病变部位及疼痛特点可分为:①局部性

疼痛(local pain):如神经炎所致局部神经痛。②放射性疼痛(radiating pain):神经干、神经根及中枢神经刺激性病变时,疼痛可由局部扩展到受累感觉神经支配区,常为脊髓压迫症早期症状,如脊神经根受肿瘤或突出椎间盘压迫,脊髓空洞症常可引起痛性麻木。③扩散性疼痛(spreading pain):疼痛由一个神经分支扩散到另一个分支支配区产生疼痛,如手指远端挫伤,疼痛可扩散到整个上肢。④牵涉性疼痛(referred pain):实属扩散性疼痛,是内脏和皮肤传入纤维都集中到脊髓后角神经元,故内脏病变疼痛冲动可扩散到相应体表节段,出现感觉过敏区,如心绞痛时引起左胸及左上肢内侧痛,胆囊病变引起右肩痛。

(2)抑制性症状:感觉路径受破坏时出现感觉减退或缺失。同一部位各种感觉均缺失称完全性感觉缺失;同一部位仅某种感觉缺失而其他感觉保存,称分离性感觉障碍。

1)感觉减退或缺失的水平是确定脊髓损害节段的重要依据,感觉减退或缺失界限上方可有一条感觉过敏带,感觉过敏与感觉减退界限即接近于病变脊髓节段上缘。

2)邻近两个感觉神经根支配皮节间有重叠,因此,单一神经根引起的节段性感觉障碍常表现为部分性损害,如为完全性感觉缺失,则提示两个以上神经根损害。

2. 感觉障碍临床表现多种多样,病变部位不同,其临床表现各异,根据感觉障碍分布可分为以下类型(见图2-2-8)。

(1)末梢型:肢体远端对称性完全性感觉缺失,呈手套袜子形分布,可伴相应区域运动及自主神经功能障碍,见于多发性神经病。

(2)周围神经型:①感觉障碍局限于某一周围神经支配区,如桡神经、尺神经、腓总神经、股外侧皮神经等受损。②如一肢体多数周围神经各种感觉障碍,为神经干或神经丛病变。又如三叉神经第三支(下颌支)受损时,下颌(下颌角除外)、舌前2/3、口腔底部、下部牙齿和牙龈、外耳道及鼓膜等处皮肤及黏膜感觉障碍,同时伴咀嚼肌瘫痪及张口下颌偏向患侧(因三叉神经运动支与下颌支伴行)。

(3)节段型:①单侧节段性完全性感觉障碍(后根型):见于一侧脊神经根病变(如脊髓外肿瘤),出现相应支配区节段性完全性感觉障碍,可伴后根放射性疼痛即根性痛,如累及前根,还可出现节段性运动障碍;②单侧节段性分离性感觉障碍(后角型):见于一侧后角病变(如脊髓空洞症),表现为相应节段痛、温度觉丧失,而触觉、深感觉保留;③双侧对称性节段性分离性感觉障碍(前连合型):见于脊髓中央部病变(如髓内肿瘤早期及脊髓空洞症)使前连合受损,表现为双侧对称性节段性分离性感觉障碍。

(4)传导束型:①脊髓半切综合征(Brown-Séquard syndrome):表现为病变平面以下对侧痛、温觉丧失,同侧深感觉丧失及上运动神经元瘫痪;见于髓外肿瘤早期、脊髓外伤。②脊髓横贯性损害:病变平面以下全部感觉障碍,伴截瘫或四肢瘫、尿便障碍;见于急性脊髓炎、脊髓压迫症后期。

(5)交叉型:表现为同侧面部、对侧偏身痛温觉减退或丧失,并伴其他结构损害症状和体征。如小脑后下动脉闭塞所致延髓背外侧(Wallenberg)综合征,病变累及三叉神经脊束、脊束核及对侧已交叉脊髓丘脑侧束。

(6)偏身型:脑桥、中脑、丘脑及内囊等处病变导致对侧偏身(包括面部)感觉减退或缺失,可伴肢体偏瘫或面舌瘫等。一侧脑桥或中脑病变可出现受损平面同侧脑神经下运动神经元瘫;丘脑病变时深感觉重于浅感觉,远端重于近端,常伴自发性疼痛和感觉过度,止痛药无效,抗癫痫药可能缓解;内囊受损可伴三偏。

(7)单肢型:因大脑皮质感觉区分布较广,病变一般仅损及部分区域,常表现为对侧上肢或下肢感觉缺失,有复合感觉障碍为特点。皮质感觉区刺激性病灶,可引起局部性感觉性癫痫发作。

【运动障碍症状和反射改变】

1. 运动障碍症状 脊髓病变可损害前角细胞、前根或运动传导束(锥体束),引起肌无力或瘫痪,初期可无明显体征,须仔细检查或定期复查。下运动神经元损害引起肌无力,伴肌张力减低,患者常主诉不能完成某些动作,如上肢无力,表现为不能牢固持物、举臂无力和扣衣困难。下肢无力,表现为足尖拖地、上下楼和起坐困难等。下运动神经元损害引起痉挛性肌无力,伴肌张力增高,患者常主诉易疲劳,行走时两下肢僵硬或行动笨拙。前角细胞与锥体束同时受损时出现节段性下运动神经元瘫痪,以及病变水平以下的上运动神经元瘫痪。

2. 反射改变 深反射及浅反射改变常有助于脊髓病变定位。深反射减弱或消失常提示相应节段神经根或脊髓受损,两侧不对称更具诊断意义。脊髓病变水平以下深反射亢进、浅反射减弱或消失。

【自主神经功能障碍症状】

脊髓侧角 $C_8 \sim T_2$ 段主要是交感神经细胞,支配和调节内脏及腺体功能。该部位刺激性病变可出现病灶区多汗、肢体肥大;破坏性病变,则表现为少汗或无汗。C_8、T_1 侧角病变可出现同侧 Horner 征。脊髓侧角病变还可出现病变水平以下皮肤划纹症中断,立毛反射消失,受损节段肌肉神经营养障碍,眼心反射障碍,血压下降,以及皮肤、指甲营养障碍,如皮肤溃疡、指甲变脆等。骶髓 $S_2 \sim S_4$ 侧角是脊髓副交感中枢,支配膀胱、直肠及性腺功能,受损时可出现真性尿失禁及阳痿等。

神经源性膀胱包括以下5类:无抑制性神经源性膀胱、反射性神经源性膀胱、无张力性神经源性膀胱和运动麻痹性膀胱,其中无抑制性神经源性膀胱及反射性神经源性膀胱为中枢性括约肌障碍,自主性神经源性膀胱、无张力性神经源性膀胱及运动麻痹性膀胱属于周围性括约肌障碍,临床鉴别要点见表3-3-1。

表3-3-1 神经源性膀胱的临床鉴别

分类	病变部位	发病机制及常见疾病	临床表现
无抑制性神经源性膀胱	不完全性上单位病变	皮质和锥体束病变使对骶髓排尿中枢的抑制减弱	尿频、尿急及尿失禁等
反射性神经源性膀胱	完全性上单位病变	骶髓以上横贯性损害,依靠骶髓中枢反射活动控制尿便	可间歇性不自主排尿,不能自行控制,表现为自动膀胱
自主性神经源性膀胱	骶髓排尿中枢($S_2 \sim S_4$)下单位病变	膀胱完全脱离感觉、运动神经支配,而成为自主器官	尿不能完全排空,咳嗽或屏气时可出现压力性尿失禁
无张力性神经源性膀胱	传入感觉神经麻痹	见于骶神经后根和脊髓后索病变,亦见于昏迷、脊髓休克期	无尿意,严重尿潴留,可有充溢性尿失禁
运动麻痹性膀胱	传出运动神经麻痹	见于骶神经前根病变、脊髓灰质炎和多发性神经炎	有尿意,逼尿肌无力造成尿潴留,也可有充溢性尿失禁

六、脊髓疾病的诊断

脊髓疾病诊断包括定位诊断及定性诊断两个方面。

【脊髓及脊椎节段定位】

1. 脊髓节段及脊椎节段定位关系 脊髓及脊柱在生长、发育时速度不一致,脊柱较脊髓生长快,因而脊髓节段短于脊柱节段。临床上通常由患者感觉障碍平面确定病变中心层面脊柱节段,如脊髓横贯性损害病变脊椎X线检查时,需推算病变所处的脊柱节段中心位置,可按照以下步骤进行,首先由皮肤节段推算脊髓病变上界,其次推算病变上界脊柱节段,最后确定病变中心层面脊柱节段。

(1)确定脊髓病变上界:皮节-1(三根定律),如皮节(感觉障碍平面)在T_7,脊髓病变上界为T_6。如急性脊髓炎患者感觉障碍平面皮节为T_7,脊髓病变上界应为T_6。

(2)确定脊髓病变上界脊柱节段:脊髓病变上界-n,因脊髓各节段位置较脊柱高,脊髓愈下位节段与相应脊柱节段相距愈远,各脊髓节段n值为$C_1 \sim C_4$时n=0;$C_5 \sim C_8$时n=1;$T_1 \sim T_8$时n=2;$T_9 \sim T_{12}$时n=3。本例脊髓炎患者病变在中胸段T_6,病变上界脊柱节段$T_6-2=T_4$。

(3)确定病变中心层面脊柱节段:病变上界脊柱节段+1(向下1个层面)。该病例病变中心层面脊柱节段为T_5(图3-3-11)。

2. 脊椎表面标志的脊髓病变定位 常根据脊柱表面标志确定(表3-3-2)。

【定位诊断基本原则】

脊髓病变临床定位通常遵照以下基本原则:

1. 确定是否为脊髓病变 ①脊髓属于节段性结构,节段性及根性受累症状、体征是突出临床特征,如脊髓受损节段支配区出现根性痛、束带感或根性分布感觉障碍,脊髓病损相应节段腱反射消失,节段性肌萎缩等,对确定脊髓病变颇有意义;②病变节段水平以下出现锥体束征、传导束性感觉障碍及括约肌障碍等体征;③出现分离性感觉障碍提示脊髓灰质中央区受损,常可提示病变性质。

2. 脊髓横断面病变定位 ①运动障碍常见损害部位:侧索皮质脊髓束病变出现痉挛性瘫;前角或/及前根病变出现弛缓性瘫痪;皮质脊髓束及前角细胞病变出现混合性瘫痪。②感觉障碍常见损害部位:脊髓后根病变各种感觉障碍及根性痛;后角病变节段性分离性感觉障碍;后索薄束及楔束病变受损节段以下深感觉障碍;中央灰质病变双侧对称性节段性分离性感觉障碍;侧索脊髓丘脑侧束病变受损节段以下对侧传导束型痛温觉障碍。③自主神经功能障碍常见损害部位:$C_8 \sim T_2$侧角是脊髓交感神经中枢,骶髓$S_2 \sim S_4$侧角是脊髓副交感神经中枢。④脊髓半侧损害:出现脊髓半切综合征。⑤脊髓横贯性损害:病变节段水平以下运动障碍、感觉障碍和括约肌障碍。

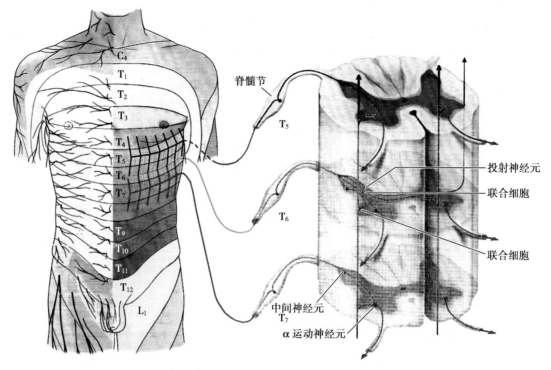

图 3-3-11 根据三根定律确定病变中心层面脊柱节段示意

表 3-3-2 临床常用的脊髓节段体表标志

体表标志	脊椎节段
平甲状软骨上缘	C_4
颈部最高处的棘突	C_7
平肩胛冈内端连线	T_4
平肩胛骨下缘连线	T_{10}
平髂前上棘连线	L_4
平髂后上棘连线	S_1

3. 脊髓病变范围定位 脊髓病变压迫来自侧方、前方或后方,病变进展最终使脊髓全部受损,出现脊髓横贯性损害症状体征。

(1) 定位病变的上界及下界

1) 判定脊髓病灶上界的依据:①根性症状:可根据根性痛最上方部位、根性感觉缺失、节段性肌无力或肌萎缩部位判定脊髓病变上界,如根性痛位于锁骨上窝,病变上界在 C_4,出现三角肌萎缩病变上界为 C_5。②传导束性感觉缺失平面:根据皮肤感觉支配三根定律,脊髓全离断时脊髓损害上界为皮节-1,半离断为皮节-2,如脊髓横贯性损害皮节(感觉障碍平面)为 T_7,脊髓病变上界为 T_6。③腱反射变化:腱反射减弱或缺失最高部位为病变

上界,如肱二头肌反射($C_5 \sim C_6$)减弱指示病变在 $C_5 \sim C_6$,如肱二头肌反射存在而肱三头肌反射($C_6 \sim C_7$)消失,指示病变在 C_7 以下,还有反射逆转现象,如 C_7 病变扣击肱三头肌肌腱时出现肱二头肌反射;又如上腹壁反射($T_7 \sim T_8$)存在,中($T_9 \sim T_{10}$)、下腹壁反射($T_{11} \sim T_{12}$)消失,指示病灶在 T_9 水平。④自主神经征:反射性皮肤划纹症、头颈部立毛反射、阿司匹林发汗试验中断处均为脊髓病变上界,如乳头以上水平中断,病变上界为 T_4。例如,一例神经根病变或颈椎病患者感觉障碍区域为 $C_6 \sim C_8$,此为皮节,由于神经根重叠支配三根定律,脊髓损害节段上界应为 $C_6 - 1 = C_5$;因系下位颈髓,故脊椎节段应为 $C_5 - 1 = C_4$;但病变累及 $C_6 \sim C_8$ 三个节段,故病变中心部位应下移 1 个节段,应以 C_5 为中心拍片。换而言之,颈段脊髓较颈段脊柱高 1 个节段,上胸髓高 2 个节段,下胸髓高 3 个节段。

2) 判定脊髓病灶下界的依据:①瘫痪及反射变化:如病变下界以下恰有腱反射可以检查,往往以腱反射亢进最高节段判定病变下界,如膈肌瘫痪(C_4)而肱二头肌反射($C_5 \sim C_6$)亢进,可判定脊髓病变下界在 C_4;又如下肢瘫痪而膝腱反射($L_2 \sim L_4$)亢进,病变下界在 L_2 以上。②发汗试验:局部热光浴可使脊髓侧角细胞兴奋反射性发汗,脊髓病变相应节段发汗减少或无汗,下界即为脊髓损害下界。③反射性皮肤划纹症:用一根钝针从上胸至下腹部划皮肤,10~30 秒后在划过处出现一条两侧有红

纹的隆起划痕,纹宽 1~5mm,持续 1~10 分钟,划纹症通过脊髓侧角细胞完成,病变相应节段皮肤划纹症消失,横贯性病灶以下划纹症增强。④足部立毛反射:用冰块或乙醚刺激足底或足背皮肤,立毛反射自下而上出现,至脊髓病灶下界而终,可据此判定脊髓损害下界,但应注意立毛反射在脊髓休克期过后才能出现。⑤脊髓三短反射:针刺或捏挤脊髓病变水平以下皮肤,可引起瘫痪下肢髋、膝和距小腿关节(踝关节)屈曲,下肢回缩,针刺或捏挤至不出现此反射处,即相当于脊髓病灶下界,此反射仅适于胸髓下段和腰髓上段病损判定,准确性较差。⑥脊髓 MRI 检查或椎管脊髓造影是脊髓病变最确切定位方法。

(2)定位病变的腹侧和背侧:脊髓腹侧病变常表现为较严重的运动障碍,背侧病变感觉症状较明显。①脊髓前方压迫:可出现脊髓前半侧受损综合征,表现为病损水平双侧弛缓性瘫痪,病损水平以下双侧痉挛性瘫痪;病损水平以下双侧痛温觉消失;病损水平腱反射消失,病损水平以下双侧腱反射亢进和病理征;尿便障碍及病损水平以下自主神经功能紊乱;触觉及深感觉存在。②脊髓后方压迫:椎管后方髓外病变如肿瘤、椎骨骨质增生、椎板骨折及黄韧带肥厚等,表现为病损水平以下深感觉障碍,感觉性共济失调和 Romberg 征阳性;病损水平以下肌张力降低、腱反射减弱。

(3)病变的左、右侧定位:如脊髓侧方病变使脊髓受压,如肿瘤、椎间盘突出及脊柱骨折等,导致脊髓半切综合征,逐渐发展为脊髓完全横贯性损害。

4. 脊髓病变的节段定位 ①高颈髓($C_1 \sim C_4$)病损;②颈膨大($C_5 \sim T_2$)病损;③胸髓($T_3 \sim T_{12}$)病损;④腰膨大($L_1 \sim S_2$)病损;⑤脊髓圆锥($S_3 \sim S_5$,尾节)病损;⑥马尾(L_2 至尾节共 10 节神经根组成)病损(后述)(图 3-3-12)。

5. 髓内和髓外病变定位

(1)髓内病变:常见脊髓肿瘤、炎症、脱髓鞘、变性及缺血性疾病等。

(2)髓外硬膜内病变:常见肿瘤、蛛网膜炎粘连、脊膜出血等。

(3)髓外硬膜外病变:常见肿瘤、脓肿、脊柱结核、脊椎骨折及椎间盘突出等。

【脊髓横断面病变定位】

脊髓病变临床主要表现为运动障碍、感觉障碍、括约肌功能障碍及肌肉神经营养障碍等,运动障碍及感觉障碍水平对脊髓病变定位诊断颇有裨益。

1. 运动障碍 脊髓不同部位受累可出现不同瘫痪形式,例如:

(1)皮质脊髓束:损害产生上运动神经元瘫痪,出现病变水平以下骨骼肌上运动神经元瘫,肌张力增高、腱反射亢进及病理征等。

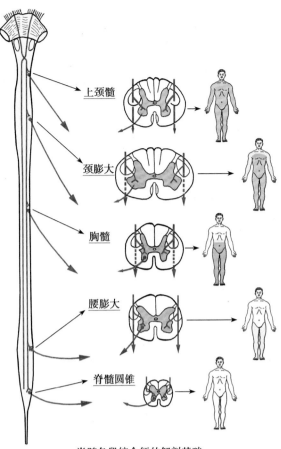

图 3-3-12 上颈髓、颈膨大、胸髓、腰膨大以及脊髓圆锥病变解剖和病变示意

主要表示运动功能障碍,蓝色为弛缓性瘫痪,红色为痉挛性瘫痪

(2)前角和/或前根:脊髓灰质前角和/或前根病变产生下运动神经元瘫痪,出现支配骨骼肌下运动神经元瘫,表现为肌无力、肌张力减低、肌萎缩、肌束震颤及腱反射减弱或消失等。

(3)皮质脊髓束及前角细胞:二者均损害产生混合性瘫痪。

这三类瘫痪鉴别见表 3-3-3。

2. 感觉障碍 不同部位病变如脊髓后根、灰质后角、脊髓后索、脊髓中央部、脊髓侧索,特别是腹侧脊髓丘脑侧束病变均可导致感觉障碍,但其特征不同:

(1)后根病变:常出现剧烈神经根性疼痛,向周围放散,疼痛常为突发性,如触电样感、咳嗽、喷嚏、高声讲话、用力及负重等可使疼痛加剧,疼痛区各种感觉可正常或感觉过敏,如病变存在时间较长,可出现节段性感觉减退或消失。后根病变通常先出现振动觉及位置觉障碍,其次触觉,最后痛温觉;浅感觉减退或缺失符合根性分布特点,有别于周围神经受损的周围性分布;受损节段反射减退或消失,病变累及两侧常有束带感。

表 3-3-3　脊髓不同部位病变引起瘫痪的鉴别

运动障碍	侧索损害(上运动神经元瘫痪)	前角或前根损害(下运动神经元瘫痪)	混合性瘫痪
瘫痪	不完全性	完全性	主要表现为完全性
分布	广泛性	局限性,可仅见于几块肌肉	广泛性
肌张力	增高	减低	可疑增高,后减低
腱反射	亢进	减弱或消失	先亢进,后消失
联合运动	常可出现	无	偶可出现
病理反射	存在	无	可存在,以后消失
肌萎缩	不明显	明显	可有
电变性反应	无	有	有

注:联合运动可出现于正常人,如握拳时手指用力屈曲,可伴腕关节背屈。当上运动神经元瘫痪时,常出现不正常联合运动,有诊断意义,如患者仰卧及双下肢伸直位,令其举起瘫痪的腿,检查者并用手在膝部施加阻力,如有锥体束受损,此足则出现背屈及外旋动作,并可见胫前肌腱明显突起。又如令患者屈第 2~5 指,检查者略施阻力,则出现拇指内收及屈曲动作。

（2）后角病变:脊髓后角含传导痛、温觉和粗略触觉第Ⅱ级感觉神经元,损害时出现同侧躯体节段性分离性感觉障碍,痛温觉消失而触觉保留,因深感觉和精细触觉不经后角直接进入后索。因反射弧传入部分中断,受损节段腱反射消失,病变累及双侧常有明显束带感。后角病变与后根损害鉴别点是后者节段性深、浅感觉完全缺失。

（3）后索病变:后索薄束及楔束传导本体感觉,后索损害引起受损节段以下振动觉、关节位置觉减退和缺失,触觉轻度减退,行走犹如双足踩棉花感,出现感觉性共济失调和 Romberg 征。

（4）中央灰质病变:白质前连合受损出现双侧对称节段性分离性感觉障碍,痛温觉障碍而触觉保存,因损害两侧脊髓丘脑束交叉纤维,出现两侧对称的节段性痛温觉缺失,触觉纤维未交叉在后索及前索中上行而保留。

（5）脊髓丘脑束病变:引起受损节段以下对侧传导束型痛温觉减退或缺失,深感觉保留,因与锥体束及脊髓小脑束接近,可伴运动障碍或共济失调。

3. 脊髓半侧损害　可导致脊髓半切综合征,临床特征是:①病灶同侧病损节段各种感觉缺失、弛缓性瘫痪及腱反射消失,如受损节段很短,不易发现这些体征。②病变同侧损害节段以下的上运动神经元性瘫痪(侧索皮质脊髓束受损)、腱反射亢进及病理反征等。③病变同侧深感觉障碍(后索薄束及楔束受损),病变对侧损害节段以下痛温觉减退或丧失(侧索中已交叉的脊髓丘脑束受损),由于后角细胞发出纤维先在同侧上升 2~3 个节段,再经白质前连合交叉至对侧脊髓丘脑束,故对侧传导束型痛温觉障碍平面较脊髓受损水平低 2~3

个节段;触觉保留(健侧前索未交叉脊髓丘脑前束)。④病灶侧病变水平可出现根性痛或束带感。⑤病变同侧损害节段以下无汗、血管舒缩功能障碍(血管运动麻痹),早期皮肤潮红,皮温高,以后皮肤发绀,皮温降低,患肢冰冷。

4. 脊髓横贯性损害　临床特征是:①受损节段以下双侧完全性运动障碍、各种感觉障碍、尿便障碍及自主神经功能障碍等。②急性脊髓横贯性损害发生急骤,病情严重,如急性脊髓炎、脊髓出血和脊髓外伤等可出现脊髓休克(spinal shock),系急性病损造成脊髓功能过度抑制,在脊髓损伤急性期,肢体不出现上运动神经元受损痉挛性瘫痪,反而出现肌张力减低、腱反射缺失和无病理征等下运动神经元受损表现,可伴严重尿潴留(无张力性神经源性膀胱),无尿意,可有充溢性尿失禁;休克期一般持续 2~6 周,个别长达数月,逐渐变为上运动神经元性瘫痪,受损节段以下支配肌逐渐肌张力增高,腱反射亢进和病理反射,出现反射性神经源性膀胱,表现为间断性不自主排尿,不能自行控制的自动膀胱。③横断性损害平面以下血管舒缩功能障碍、出汗功能消失及立毛肌不能收缩等,如横断水平位于胸中段以上,可见阴茎勃起。④瘫痪后期由于屈肌与伸肌张力不平衡,可出现躯体屈曲状或伸直状,颈段脊髓横断多发生伸性截瘫,下胸段脊髓横断损伤会发生屈性截瘫。

脊髓横贯性损害与脊髓半切综合征临床鉴别点见表 3-3-4。

临床上,脊髓横贯性病变还应区别为完全性或不完全性,对确定治疗方案和评估预后有重要意义,鉴别要点见表 3-3-5。

表 3-3-4 脊髓横贯性损害与脊髓半切综合征的鉴别

鉴别点	脊髓横贯性损害	脊髓半切综合征
常见病因	急性脊髓炎、脊髓出血和脊髓外伤	脊髓压迫症如髓外硬膜内肿瘤、蛛网膜炎等
瘫痪	损伤平面以下痉挛性瘫痪	损伤平面以下同侧痉挛性瘫痪
感觉障碍	损伤平面以下各种感觉缺失	损伤平面以下同侧深感觉缺失,对侧痛温觉缺失
括约肌障碍	初期为尿潴留,后期为尿失禁	无或较轻
自主神经障碍	平面以下肢体血管运动及营养障碍	无
根性痛	无	可有病变同侧相应节段根性痛及感觉过敏带
脊髓休克期	急性期可出现,持续 2~6 周	无
反射及病理征	双侧腱反射亢进,病理反射阳性	不对称,先出现于病变同侧

表 3-3-5 脊髓完全性横贯与不完全性横贯损害的鉴别要点

鉴别点	完全性横贯损害	不完全性横贯损害
运动障碍	完全,对称性分布	不完全,非对称性分布
截瘫	屈性	伸性
感觉障碍	完全性传导束性感觉缺失	不完全缺失,病变节段以下常有某些感觉保存
尿便障碍	显著	无或程度较轻
腱反射及病理征	对称性	非对称性
脊髓休克期	长,多为 3 周以上	短,常在数日内恢复
三短反射(针刺足底引起下肢屈曲)	单相反应(屈曲后不再自行伸直)	双相反应(屈曲后又自行伸直)

【脊髓病变节段定位】

脊髓节段病变或损伤出现节段性症状,如该节段肌肉弛缓性瘫痪和反射消失,逐渐出现肌萎缩,可出现根性痛或根性分布感觉缺失。脊髓病变节段以下出现脊髓横贯性病变体征,如截瘫或四肢瘫、传导束性感觉障碍、尿便障碍、腱反射亢进及病理征等。

脊髓病变水平不同,临床表现分别为:

1. 高颈髓($C_1 \sim C_4$)病变 常见于寰枕畸形、肿瘤、外伤及炎症等,表现:①四肢上运动神经元性瘫痪,个别病例伴局限性肌萎缩,病变可能由影响脊髓前动脉供血致颈膨大前角细胞缺血所致。②受损节段 $C_2 \sim C_4$ 出现感觉缺失(C_1 为纯运动神经),损害平面以下深、浅感觉缺失。③$C_3 \sim C_5$ 节段损害出现膈肌瘫痪、腹式呼吸减弱或消失,呼吸困难。④根性痛位于枕颈部及肩部,颈部运动、咳嗽、打喷嚏和用力可加重,常伴该区感觉缺失,脊髓后索受损时屈颈可引起 Lhermitte 征,表现为触电样刺痛沿脊柱向下放射至躯干或下肢。⑤可出现中枢性括约肌障碍,早期尿潴留,晚期尿失禁。⑥颈髓内三叉神经脊束核下段达 C_3 水平,受损可出现同侧面部外侧或外周区疼痛、麻木及痛温觉缺失;副神经核受损出现胸锁乳突肌、斜方肌无力和肌萎缩,转颈和提肩胛无力。⑦四肢和躯干可无汗,损伤下丘脑下降至脊髓体温调节纤维,可出现体温变化过度,表现为体温随室温升降而改变。⑧有些病变可由枕骨大孔波及后颅凹,导致延髓及小脑症状,如吞咽困难、饮水呛咳、共济失调、眩晕及眼球震颤等,甚至引起呼吸、循环衰竭而死亡,占位性病变阻塞小脑延髓池可引起颅内压增高。

2. 颈膨大($C_5 \sim T_2$)病变 常见于肿瘤、颈椎间盘突出、外伤及炎症等,表现:①双上肢下运动神经元瘫痪,双下肢上运动神经元瘫痪,$C_5 \sim C_6$ 支配肱二头肌、冈上肌、冈下肌及肩胛下肌,$C_5 \sim C_6$ 节段损害可类似臂丛神经麻痹,此组肌肉出现弛缓性瘫痪和肌萎缩,肱三头肌($C_7 \sim C_8$)肌张力增高及腱反射亢进;C_7 损害引起肱三头肌、腕及指伸肌麻痹和肌萎缩,呈爪形手;$C_8 \sim T_1$ 受损引起下干型臂丛神经麻痹,腕、手及指小肌肉萎缩性麻痹,手肌萎缩多见于髓内病变,偶见于髓外病变。②上肢可节段性感觉减退缺失,病变平面以下传导束性深浅感觉障碍。③C$_8$~T$_1$侧角细胞受损出现 Horner 征,瞳孔小、眼球内陷、眼裂变小及面部少汗等。④向双肩部及双上肢放射性根性痛,有时局限于拇指、食指或中指;C$_8$~T$_1$受损,根性痛可沿上肢尺侧放散至第4~5指,或出现感觉障碍。⑤中枢性括约肌障碍。⑥上肢腱反射有助于病损节段定位,如 C$_5$ 以上病变,上肢反射均亢进;如肱二头肌反射消失、肱三头肌反射亢进提示病变在 C$_5$~C$_6$,肱二头肌反射正常、肱三头肌反射减弱或消失提示病变在 C$_7$。

3. 胸髓(T$_3$~T$_{12}$)病变 常见于急性脊髓炎、外伤、肿瘤、胸椎结核及脊髓血管畸形等,胸髓是脊髓最长部分和发病最多部位,T$_4$~T$_5$ 水平脊髓血供较差,最易发病。

(1) 胸髓病变的共同表现:①双上肢正常,双下肢呈上运动神经元性瘫痪(截瘫);②病损平面以下各种感觉缺失,感觉障碍水平有助于病变定位,如乳头水平相当于 T$_4$,剑突水平为 T$_6$,肋缘水平为 T$_8$,平脐水平为 T$_{10}$,腹股沟水平为 T$_{12}$;③根性痛常出现于相应胸腹部或表现为受损节段束带感;④上、中、下腹壁反射脊髓反射中枢分别位于 T$_7$~T$_8$、T$_9$~T$_{10}$、T$_{11}$~T$_{12}$,腹壁反射消失有助于定位;⑤中枢性括约肌障碍,病变以下出汗异常。

(2) 不同胸髓平面的病变:①上胸髓(T$_2$~T$_4$)损害:神经根性痛类似肋间神经痛,常位于上胸部和背部肩胛区,伴束带感,感觉障碍平面及根性痛刺激症状是定位诊断依据;②中胸段(T$_5$~T$_8$)损害:根性痛位于下胸和上腹部,早期易与急腹症混淆,双下肢可出现感觉障碍或异常,继之出现截瘫;③下胸髓(T$_9$~T$_{12}$)损害:根性痛常为早期症状,表现为下腹部痛,腹肌无力有定位价值,病变位于 T$_9$~T$_{11}$ 可致下部腹直肌无力,上部腹直肌正常,患者仰卧位用力抬头时脐孔被上部腹直肌牵拉上移,称为比弗(Beevor)征。

4. 腰膨大(L$_1$~S$_2$)病变 常见于腰椎间盘突出、外伤及炎症等,表现:①双下肢下运动神经元性瘫痪和足下垂,L$_1$~L$_2$ 病变髋关节屈曲、股内收麻痹,L$_3$~S$_2$ 病变膝关节屈曲麻痹,足不能跖屈和背屈;②损害平面以下双下肢及会阴部各种感觉缺失;③中枢性括约肌障碍;④腰膨大上段受损根性痛区在腹股沟或下背部,下段受损根性痛表现为坐骨神经痛,自下腰部向骶部、股部及小腿后外侧及足底放散;⑤损害平面在 L$_2$~L$_4$ 节段膝腱反射消失,S$_1$~S$_2$ 受损踝反射消失,S$_1$~S$_3$ 受损出现阳痿,有助于病变节段定位。

5. 脊髓圆锥(S$_3$~S$_5$,尾节)病变 常见于腰椎间盘突出、外伤及炎症等,表现:①肛周及会阴部皮肤感觉缺失呈鞍状分布,多见于髓内病变,根性痛不明显;②髓内病变出现分离性感觉障碍;③无下肢瘫及锥体束征,可发生臀肌萎缩;④S$_{2~4}$ 侧角是支配膀胱逼尿肌副交感中枢,圆锥病变出现逼尿肌麻痹,导致无张力性神经元性膀胱,尿潴留引起充溢性尿失禁;⑤阳痿及肛门反射消失。

6. 马尾(L$_2$ 至尾节神经根)病损 属髓外硬膜内病变,常见于马尾肿瘤,表现:①下肢剧烈自发性根性痛,呈烧灼样,放射至会阴和臀部,加腹压如咳嗽、喷嚏时可加剧;②下肢弛缓性瘫痪、足下垂、肌萎缩和踝反射消失,提睾反射常保存,症状从一侧开始,症状体征分布不对称;③下肢及会阴部各种感觉障碍,分布不对称;④性功能及括约肌障碍出现较迟和较轻。

腰膨大、脊髓圆锥及马尾受损表现有共同点,如双下肢和马鞍区疼痛及感觉障碍、下运动神经元性瘫痪和括约肌障碍等。马尾与圆锥病变临床表现相似,有时难以区别,马尾损害可单侧或不对称,根性痛常见且严重,位于会阴部、股部或小腿,下肢下运动神经元性瘫痪,尿便功能障碍不明显或出现较晚(表 3-3-6)。

表 3-3-6 脊髓圆锥与马尾病变的鉴别

鉴别点	脊髓圆锥病变	马尾病变
起病形式	突然,双侧性	较缓慢,常由一侧发展到对侧
症状与体征分布	对称	不对称
病变部位	多为骶髓的髓内病变	是髓外神经根病变
神经根性痛	少见且不显著,位于双侧会阴部	常见下肢及会阴部剧烈根性痛,不对称
感觉障碍	双侧对称鞍状分布,范围局限,可有分离性感觉障碍	不对称鞍状分布,各种感觉障碍,范围广
运动障碍	无或不明显	常为一侧下肢弛缓性瘫痪,可有肌萎缩
肌束颤	可有	极少
反射改变	肛门、球海绵体及踝反射消失	高位病变膝腱反射消失,低位踝、跖反射消失
尿便障碍	早期出现,且较显著	晚期出现,不明显
性功能障碍	明显	不明显
营养障碍	常发生压疮	不明显

【脊髓病变的定性】

不同的脊髓病变常有特殊的好发部位，临床在脊髓横断面上定位病变后，可大致推测病变性质，但临床所见往往是不同病变的组合（图 3-3-13～图 3-3-25）。

（1）脊髓完全横断综合征（syndrome of complete transection of the spinal cord）：是常见的脊髓病变，表现为脊髓 2～3 个节段完全性损害，常见于急性横贯性脊髓炎、脊髓外伤、脊髓压迫症晚期、脊髓出血、硬脊膜下脓肿、转移癌和脊柱结核等（图 3-3-13）。

（2）脊髓半切综合征（syndrome of hemisection of the spinal cord）：常见于髓外硬膜内肿瘤等脊髓压迫症及部分脊髓损伤（图 3-3-14）。

（3）后索及侧索病变综合征（syndrome of combined posterior funiculus and lateral funiculus）：常见于亚急性联合变性、结核性脊膜脊髓炎等。图 3-3-15 显示脊髓后索（及后根）与侧索锥体束病变综合征损伤表现，脊髓后索（及后根）损害可出现下肢振动觉及位置觉缺失、Romberg 征和感觉性共济失调，锥体束受损出现双下肢痉挛性截瘫、腱反射亢进及 Babinski 征等。

病变部位
(代表性疾病)
病变图示
病变区体征
(瘫痪 ，痛温觉缺失 ，其他体征)
脊髓横贯性损伤
(急性脊髓炎)
水平以下截瘫
传导束性感觉障碍
尿便障碍

图 3-3-13　脊髓横贯性损伤

病变部位
(代表性疾病)
病变图示
病变区体征
(瘫痪 ，痛温觉缺失 ，其他体征)
脊髓半切综合征
(慢性脊髓压迫症)
病变侧深感觉障碍及
运动障碍
病变对侧痛温觉障碍

图 3-3-14　脊髓半切综合征

病变部位
(代表性疾病)
病变图示
病变区体征
(瘫痪 ，痛温觉缺失 ，其他体征)
后索+侧索
(亚急性联合变性)
水平以下深感觉障碍
痉挛性轻截瘫
感觉性共济失调

图 3-3-15　后索及侧索病变综合征

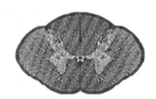

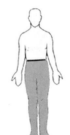

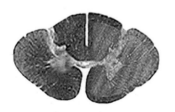

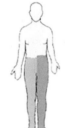

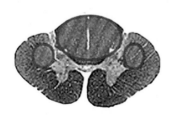

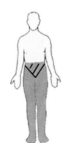

（4）后角及中央灰质病变综合征（syndrome of the posterior horn and gray matter）：常见于脊髓空洞症、髓内

肿瘤、脊髓出血及脊髓过伸性损伤，偶见于脊髓肿瘤（图3-3-16）。

病变部位（代表性疾病）	病变图示	病变区体征（瘫痪▨，痛温觉缺失▨，其他体征▨）
后角+中央灰质损伤（脊髓空洞症）	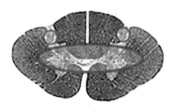	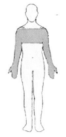 节段性分离性感觉障碍（痛温觉缺失、触觉保留）

图 3-3-16　后角及中央灰质病变综合征

（5）后索、脊髓小脑通路和锥体束联合综合征（syndrome of combined posterior funiculus, spinocerebellar pathways and pyramidal tracts）：常见于 Friedreich 共济失调（图 3-3-17）。最初脊神经节神经元变性，导致脊髓后索变性，振动觉、位置觉缺失，Romberg 征和感觉性共济失调。共济失调常是脊髓小脑束变性首发症状，患者站立、起坐和行走时明显，走路步基宽大，并呈"之"字形。晚期出现肢体痉挛、弓形足，提示锥体束变性。脊髓小脑性共济失调伴痉挛性轻截瘫，Strumpell-Lorrain 综合征伴腓骨肌萎缩可能是本综合征的变异型。

病变部位（代表性疾病）	病变图示	病变区体征（瘫痪▨，痛温觉缺失▨，其他体征▨）
后索+锥体束+脊髓小脑束（Friedreich共济失调）	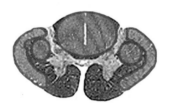	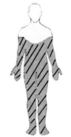 双下肢深感觉障碍双下肢（及双上肢）共济失调锥体束征,常伴脊柱侧突、弓形足

图 3-3-17　后索、脊髓小脑通路和锥体束联合综合征

（6）后索和后角综合征（syndrome of posterior funiculus and posterior horn）：常见于脊髓痨。后索综合征（syndrome of posterior funiculus）：常见于脊髓痨、脊髓亚急性联合变性、Friedreich 共济失调、糖尿病引起假性脊髓痨、外伤和髓外肿瘤等（图 3-3-18）。典型症状体征是振动觉、位置觉和实体觉缺失，Romberg 征、感觉性共济失调及痛觉过敏等。

病变部位（代表性疾病）	病变图示	病变区体征（瘫痪▨，痛温觉缺失▨，其他体征▨）
后索+后角损伤（脊髓痨）	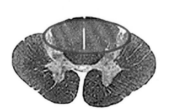	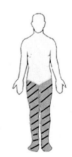 双下肢深感觉障碍感觉性共济失调痛觉过敏

图 3-3-18　后索和后角综合征

（7）前角和锥体束联合综合征（syndrome of combined anterior horn and pyramidal tract）：常见于肌萎缩侧索硬化，图 3-3-19 显示脊髓前角及侧索锥体束病变损伤表现，前角细胞损害引起肌萎缩和弛缓性轻瘫，上肢和手肌表现明显；锥体束受损表现为痉挛性轻瘫，腱反射亢进。

（8）前角或前根综合征（syndrome of the anterior horn or anterior root）：常见于急性脊髓前角灰质炎、流行性乙型脑脊髓炎和进行性脊髓性肌萎缩等，也见于脊髓空洞症、脊髓出血和脊髓循环障碍等。颈髓及腰髓膨大区神经元易受损。图 3-3-20 显示脊髓前角（及前根）病变综合征损伤表现，脊髓前角（及前根）损害可出现相应肌群弛缓性瘫痪和肌萎缩等。

（9）锥体束病变综合征（syndrome of pyramidal tract）：图 3-3-21 显示脊髓前索及侧索锥体束损伤，常见于遗传性痉挛性截瘫，主要损伤脊髓前索及侧索锥体束，婴幼儿期起病，缓慢进展，最初双腿沉重无力，逐渐发展为双下肢痉挛性轻截瘫，伴腱反射亢进，痉挛性步态。脊髓侧索皮质脊髓束病变常见于原发性侧索硬化或肌萎缩侧索硬化早期，双下肢出现痉挛性轻截瘫。

病变部位 (代表性疾病)	病变图示	病变区体征 (瘫痪▓,痛温觉缺失▓,其他体征▨)
锥体束+前角损伤 (肌萎缩侧索硬化)	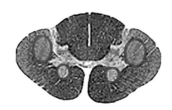	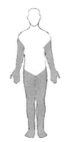 四肢先后出现痉挛性瘫痪 锥体束征伴四肢肌萎缩

图 3-3-19 前角和锥体束联合综合征

病变部位 (代表性疾病)	病变图示	病变区体征 (瘫痪▓,痛温觉缺失▓,其他体征▨)
前角损伤 (脊髓灰质炎)	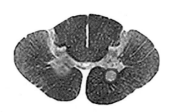	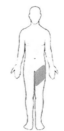 脊髓病变相应节段肌群 弛缓性瘫痪,伴肌萎缩

图 3-3-20 前角或前根综合征

病变部位 (代表性疾病)	病变图示	病变区体征 (瘫痪▓,痛温觉缺失▓,其他体征▨)
锥体束损伤 (遗传性痉挛性截瘫)	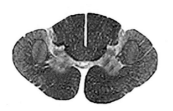	痉挛性轻截瘫 锥体束征伴痉 挛性步态

图 3-3-21 锥体束病变综合征

（10）脊髓前索和侧索综合征（syndrome of the anterior and lateral funiculus）：见于脊髓前动脉闭塞综合征，

图 3-3-22 显示脊髓前索及侧索完全性受损表现，出现痉挛性或弛缓性截瘫，尿潴留，无感觉障碍。

病变部位
（代表性疾病） 病变图示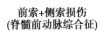

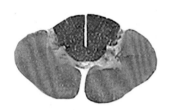

病变区体征
（瘫痪 ▊，痛温觉缺失 ▊，其他体征 ▨）

前索+侧索损伤
（脊髓前动脉综合征）

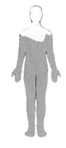

痉挛性截瘫,伴
尿潴留

图 3-3-22　脊髓前索和侧索综合征

（11）脊髓后 1/3 病变综合征（syndrome of the posterior one third lesion）：见于脊髓前动脉闭塞综合征，图 3-3-23

显示脊髓前索及侧索完全性受损表现，出现痉挛性或弛缓性截瘫，尿潴留，无感觉障碍。

病变部位
（代表性疾病）　病变图示

病变区体征
（瘫痪 ▊，痛温觉缺失 ▊，其他体征 ▨）

脊髓后1/3损伤
（脊髓后动脉综合征）

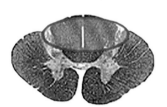

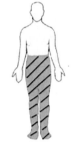

深感觉减退、共
济失调、协同障
碍、位置觉消失

图 3-3-23　脊髓后 1/3 病变综合征

（12）脊神经后根综合征（syndrome of spinal posterior roots）：几个邻近后根完全性损伤可导致相应皮节区感觉缺失，不完全性损伤时痛觉易受累，周围反射弧中断可

导致肌张力减低、腱反射减弱等，可出现剧烈根性痛（图 3-3-24）。脊髓病变可伴脊神经前根、后根和脊膜病变，称神经根脊髓病、脊膜脊髓病及神经根脊膜脊髓病等。

病变部位
（代表性疾病）　病变图示

病变区体征
（瘫痪 ▊，痛温觉缺失 ▊，其他体征 ▨）

后根损伤
（外伤）

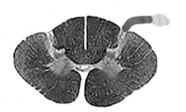

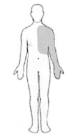

相应皮区所
有感觉消失,
伴根性痛、腱
反射减弱

图 3-3-24　脊神经后根综合征

（13）脊神经节综合征（syndrome of the spinal ganglion）：常见于病毒感染，可累及一个或几个邻近脊神经节，尤其胸段。相应皮肤区疼痛、发红和出现带状疱疹，感觉

异常，疼痛难忍，呈刀割样。罕见情况下可累及脊髓前角，引起局限性弛缓性瘫痪。带状疱疹偶伴发于椎骨转移癌、结核性脊柱炎和白血病等（图 3-3-25）。

病变部位 (代表性疾病)	病变图示	病变区体征 (瘫痪▤,痛温觉缺失▤,其他体征▨)
脊神经节损伤 (带状疱疹)	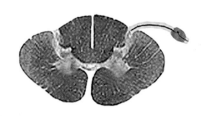	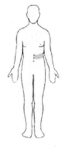 相应皮区剧烈疼痛

图 3-3-25　脊神经节综合征

七、脊髓疾病的辅助检查

在获取临床资料之后,通过定位诊断与定性诊断的临床分析,初步推测脊髓病变的部位及性质,做出临床诊断,并应选择适宜辅助检查方法对临床诊断加以验证进而确诊。临床常用的辅助检查方法包括:

1. 脑脊液检查　腰椎穿刺及脑脊液(CSF)检查是脊髓疾病常用的必要检查方法,CSF 动力学检查可确定是否存在椎管梗阻,CSF 常规(细胞数及蛋白质)检查、生化检查和细胞学检查,CSF 病原学检查和抗体测定等,对脊髓病变诊断均有重要意义(参见第一篇第二章"神经病学的特殊诊断方法")。

2. 影像学检查

(1) 脊柱 X 线片:临床上常见椎骨病变累及脊髓,脊髓病变也可引起椎骨改变,脊椎 X 线片对某些脊髓病变有参考价值。在临床初步定位基础上拍摄脊柱正位、侧位及双斜位片,观察椎体、椎弓根形态、椎板、棘突、关节及关节面、椎弓根间距、椎管前后径、椎间孔及椎间隙等。如怀疑 $C_{1~2}$ 节段病变,须拍摄张口位,清楚显示枢椎齿状突及寰枢椎关节等。

脊髓或脊柱病变 X 线片表现为:①椎管内肿瘤:可见椎弓根变形、骨质破坏,椎弓根、椎板及椎体改变,椎间孔扩大、横突、肋骨改变及椎旁软组织块影等;硬膜外肿瘤易出现 X 线片征象,髓外硬膜下肿瘤次之,颈、腰段肿瘤症状出现较晚,胸椎管较狭小,肿瘤压迫症状出现早;恶性肿瘤生长快,骨质改变少,骨质改变以破坏和销蚀为主;良性肿瘤生长慢,骨质改变以压迫为主。②脊椎结核:早期椎体结核中心型可见一或两个邻近椎体中央骨质破坏,边缘模糊,椎体塌陷、变形,椎间隙变窄,晚期可见沿前纵韧带上、下扩展的椎旁脓肿。③化脓性脊髓炎:X 线早期改变是椎体上、下缘骨密度减低区,继之边缘模糊的骨质破坏区,椎间隙狭窄或消失,严重时病理性骨折,椎体向前方和侧方膨出,侧位片可见特征性改变,被压缩裂开的前、后两半椎体呈楔形硬化骨块。④脊椎肿

瘤:转移瘤、多发性骨髓瘤、脊索瘤、血管瘤、巨细胞瘤、骨肉瘤、尤文瘤等表现为脊椎骨质破坏、椎体楔形变及椎旁软组织肿块等,椎间隙完整。⑤脊髓外伤性骨折及脱位:脊椎骨折多见椎体压缩呈楔形变,或椎体裂开性骨折,碎骨片侵入椎管压迫脊髓,多发生于颈、胸及胸腰段椎体。⑥脊椎退行性骨关节病及椎间盘病变:椎体边缘锐利有骨刺形成,椎间隙变窄。⑦脊髓先天性畸形及脊髓纵裂:X 线片可见椎骨破坏、软组织膨出、脊柱裂、半椎体畸形及融合椎体等。

椎管脊髓造影是以往观察脊髓压迫症和诊断椎管内病变的常规检查,注入造影剂如碘苯酯(pantopaque)可变动患者的体位,使碘油在椎管内流动观察受阻情况。目前,由于 MRI 检查的广泛应用已被摒弃。

(2) 脊髓 CT 检查:适于诊断椎管狭窄、椎间盘突出、后纵韧带钙化、脊柱肥大性改变及髓外肿瘤等引起脊髓病变。

(3) 脊髓 MRI 检查:可清晰地显示脊髓,适于脊髓肿瘤、脊髓空洞症、椎间盘突出、椎管狭窄及韧带骨化等(图 3-3-26),用 Gd-DTPA 静脉注射增强 MRI 图像可提高诊断水平。MRI 检查的临床应用包括:

1) 椎间盘变性:T_2WI 显示低信号,可混杂不规则斑点状高信号;椎间盘突出在 MRI 矢状面显示呈"挤出的牙膏状",横断面显示突出于椎体后方或侧方软组织块,周围可见硬膜外静脉丛受压导致血流减慢高信号影。

2) 颈椎后纵韧带骨化:MRI 显示沿椎体后缘锯齿状低信号,$C_3 \sim C_6$ 常见,可厚达 $2\sim8mm$,后纵韧带钙化速度与椎管矢状径之比是椎管狭窄率,是制定手术方案的依据;椎管狭窄在矢状面 T_1WI 可见蛛网膜腔变窄、闭塞及脊髓受压变形。

3) 脊椎爆裂骨折:MRI 显示骨折椎体 T_1WI 低信号、T_2WI 高信号,矢状面可见典型楔形变,常伴上、下间盘压缩性损伤。

4) 脊柱结核:显示 T_1WI 低信号及 T_2WI 高信号病灶,骨质破坏。

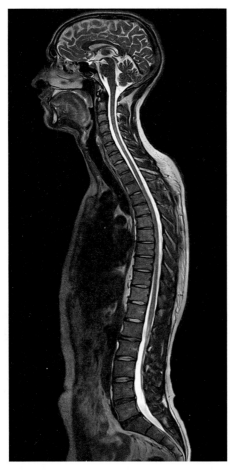

图 3-3-26 脊髓矢状位 MRI 检查可清楚显示椎体、脊髓及其病变

5）髓内肿瘤：除脂肪瘤，MRI 形态学很难鉴别，常见室管膜瘤（60%）、星形细胞瘤（25%），少突胶质细胞瘤、血管网状细胞瘤、畸胎瘤、皮样肿瘤及神经母细胞瘤等。

6）髓外硬膜下肿瘤：神经鞘瘤常见，显示圆形或分叶状 T_1WI 低信号及 T_2WI 高信号，可有强化，邻近脊髓及硬膜囊受压移位。

7）硬膜外肿瘤：转移瘤多见，硬膜外软组织肿块伴椎体信号异常，T_1WI 肿瘤信号常与椎旁软组织信号相仿；淋巴瘤 T_1WI、T_2WI 均中等强度信号，肿瘤呈包鞘状，环绕硬膜囊生长。

8）硬膜外与硬膜下脓肿：中胸段常见，范围较广，呈条状 T_1WI 低信号和 T_2WI 高信号。

9）脊髓多发性硬化：检出率较脑部 MS 低，50%～55% 病例 T_2WI 自旋回波扫描可显示高信号病变。

10）脊髓蛛网膜炎：MRI 矢状位与轴位可见蛛网膜下腔内粘连、肥厚的软组织影，呈 T_1WI 低信号及 T_2WI 高信号，形态不规则；MRI 可清晰地显示脊髓萎缩；MRI 是诊断急性脊髓炎的唯一影像学方法，脊髓病灶较粗，常见于上胸段和下颈段，T_1WI 低信号和 T_2WI 高信号，Gd-DT-PA 增强扫描呈斑片状强化。

11）脊髓血管畸形：MRI 可显示血管造影阴性血管畸形，直径通常小于 4cm，T_1WI 显示灶样混杂信号，T_2WI 呈信号高低不等的同心圆，Gd-DT-PA 增强扫描易发现畸形血管团。

12）脊髓空洞症：MRI 矢状面可清晰地显示空洞全貌，T_1WI 显示脊髓中央管状扩张，T_2WI 显示洞内液体高信号，交通性脊髓空洞可显示脑脊液流空现象。

（4）数字减影血管造影（DSA）：可诊断脊髓血管畸形和脊髓肿瘤，血管畸形分三型：Ⅰ型纯动静脉瘘型，表现为一根或两根紧密排列及迂曲扩张血管，沿脊髓长轴延伸多个节段，与脊髓关系密切；Ⅱ型球囊畸形，有单一或多个供血动脉及引流静脉，迂曲静脉构成畸形血管团，多位于脊髓背侧；Ⅲ型巨大型，多见于儿童，常充满整个椎管，有多支粗大供血动脉和引流静脉。脊髓前动脉缺血时，选择性动静脉造影表现为脊髓前动脉串珠样改变。

【同位素检查】

单光子发射计算机断层扫描（SPECT），临床常规用于脊柱或椎体病变检查，诸如骨转移病灶等。

【肌电图和神经传导速度检查】

1. 肌电图　可记录肌肉在静止或活动状态下及周围神经受刺激时电活动，反映肌肉、神经肌肉接头、周围神经和脊髓前角细胞的功能状态（参见第一篇，第二章神经病学的特殊诊断方法，第七节，第八节）。

肌电图有助于不同部位神经元病变的定位，纤颤波以根性出现常见于单神经根损害，如椎间盘突出、脊髓肿瘤、脊髓血管畸形、脊膜或椎骨病变。前根受损时纤颤波只出现在受损神经支配肌肉，受损水平以上或以下不出现纤颤电位。如小指展肌、第一背侧骨间肌静止时和收缩时均正常，提示 C_7 水平受损，若 C_7 后支配椎旁肌亦有纤颤波说明 C_7 神经根受损。脊髓前角细胞受损，肌电图呈神经源性损害，典型者表现为插入活动延长，可有自发电活动（失神经 2～3 周后），宽时限、高波幅多相运动单位电位，募集不良，发放频率增快；如皮质脊髓束受损，插入电位可正常，无自发电活动，运动单位电位正常，仅表现为募集减少，发放频率减慢。

2. 神经传导速度　一般认为，感觉神经传导速度（SCV）较运动神经传导速度（MCV）敏感，周围神经病变出现临床症状前 SCV 即可改变，MCV 可正常。传导速度减慢见于机械压迫引起神经缩窄、各种原因引起肢体缺血、神经纤维脱髓鞘和神经轴突变性等，波幅减低见于纯轴索损伤。

【体感诱发电位检查】

体感诱发电位（SEP）是脉冲电流刺激混合神经干，以及指、趾皮肤感觉神经末梢或皮节，在特定神经通路任何部位均能检测出与刺激有固定时间关系变化的电位变化（见第一篇，第二章神经病学的特殊诊断方法，第六节）。

1. 分类 ①按记录和刺激电极放置部位:可分感觉神经动作电位(SNAP)、脊髓诱发电位(SCEP)、三叉神经诱发电位、外生殖器和膀胱黏膜诱发电位、上肢 SEP 及下肢 SEP;②按刺激频率:分稳态和瞬态 SEP;③按刺激后体感诱发电位潜伏期:分短、中、长潜伏期 SEP;④按记录电极距离体感诱发电位神经发生源:分为短潜伏期体感诱发电位(short-latency somatosensory evoked potential,SLSEP),近场电位和远场电位。

2. SEP 在脊髓疾病中的应用。

(1) 脊髓空洞症:多发于颈膨大,主要侵犯脊髓灰质后索,也可侵犯脊髓前索和侧索。可见 N11 或 N13 波幅降低,晚期峰潜伏期延长。

(2) 髓内肿瘤:马尾电位、腰髓电位(LP)和 P40 潜伏期多正常或延长,P40/LP 波幅低于正常。

(3) 脊髓损伤:可判断脊髓损伤程度、范围和预后,SLSEP 与脊髓损伤程度有较好的相关性,脊髓完全横贯性损伤时下肢 SLSEP 一级体感皮层原发反应(S1PR)不能引出,部分横贯性损伤与脊髓休克期临床很难区别,但可记录到 SLSEP 和 S1PR,S1PR 虽可引出却为异常;胸腰髓损伤同时检测上下肢 SLSEP 可大致判断损伤范围,病损以下 SCEP 有 69% 异常;急性期或早期可记录到者预后良好,SLSEP 恢复先于临床运动恢复。

(4) 脊髓亚急性联合变性:SLSEP 除可见周围监护电位和脊髓诱发电位,S1PR 消失。

(5) 脊髓多发性硬化(MS):SLSEP 对 MS 较敏感,可辅助检出亚临床病灶,下肢检出率为 76%,上肢检出率为 58%,常规检测应首选下肢 SLSEP,推测下肢体感通路长,易受侵犯。

(6) Friedreich 共济失调:SCV 改变不明显,但 SNAP 波幅降低。

【脊髓内镜】

脊髓内镜可分穿刺和手术两种,通过对脊髓及邻近结构观察可诊断椎管内脊髓病,使直视下研究脊髓动静脉畸形血流动力学改变,使药物对脊髓和血管药理作用研究成为可能。缺点是管径小、物镜视野局限、分辨率较低。

第二节 急性非特异性脊髓炎

(刘卫彬)

急性非特异性脊髓炎(acute nonspecific myelitis,ANM)或称为急性脊髓炎(acute myelitis)或急性横贯性脊髓炎(acute transverse myelitis,ATM),是一组病因未明的脊髓白质脱髓鞘或坏死性病变,导致急性脊髓横贯性损害,病变一般局限于数个脊髓节段,是最具代表性的常见的非外伤性横贯性脊髓病。

一、脊髓炎症性疾病分类

脊髓炎症性疾病的病因复杂,病变及临床过程各异,临床分型迄今尚无定论。

目前常用分类方法包括:

1. 病因学分类 例如,病毒性脊髓炎、细菌性脊髓炎、真菌性脊髓炎、立克次体性脊髓炎、寄生虫性脊髓炎、感染后及免疫接种后脊髓炎、病因不明的脊髓炎,以及血管性脊髓病和副肿瘤性脊髓病等(表 3-3-7)。

表 3-3-7 脊髓炎症性疾病分类

Ⅰ. 病毒性脊髓炎
A. 肠道病毒群(enteroviruses) 脊髓炎 [A 组、B 组 Coxackie 病毒、脊髓灰质炎病毒(poliovirus) 等]
B. 带状疱疹(herpes zoster) 病毒性脊髓炎
C. 人类免疫缺陷病毒(HIV) 所致 AIDS 脊髓炎
D. Epstein-Barr 病毒(EBV) 性、巨细胞病毒(CMV) 性及单纯疱疹(herpes simplex) 病毒性脊髓炎
E. 狂犬病(rabies) 病毒性脊髓炎
F. 日本乙型脑炎病毒性(Japanese B virus) 脊髓炎
G. HTLV- Ⅰ(热带痉挛性截瘫)
Ⅱ. 继发于脊膜和脊髓的细菌性、真菌性、螺旋体性、寄生虫性及原发性肉芽肿病(granulomatous disease) 的脊髓炎
A. 肺炎支原体(mycoplasma pneumoniae) 脊髓炎
B. 莱姆病
C. 化脓性脊髓炎(pyogenic myelitis)
1. 急性硬膜外脓肿及肉芽肿(granuloma)
2. 脊髓脓肿
D. 结核性脊髓炎(tuberculous myelitis)
1. 脊椎结核病脓肿(Pott 病) 伴脊髓压迫症
2. 结核性脊膜脊髓炎
3. 脊髓结核球
E. 寄生虫及真菌性感染引起硬膜外肉芽肿、局灶性脑膜炎、脊膜脊髓炎和脓肿
F. 梅毒性脊髓炎(syphilitic myelitis)
1. 脊髓痨(慢性脊膜根炎)
2. 慢性脊膜脊髓炎
3. 脊膜血管梅毒
4. 梅毒瘤(树胶肿) 性脊膜炎包括慢性脊髓硬脊膜炎(spinal pachymeningitis)
G. 结节病性脊髓炎(sarcoid myelitis)
Ⅲ. 非感染性炎症性脊髓炎(脊髓病)
A. 感染后及疫苗接种后脊髓炎
B. 急性及慢性复发性或进展性多发性硬化
C. 亚急性坏死性脊髓炎和 Devic 病
D. 伴狼疮或其他类型结缔组织病、抗磷脂抗体的脊髓病
E. 副肿瘤性脊髓病

2. 病理学分类 例如,急性坏死性脊髓炎、脱髓鞘性脊髓炎以及出血性脊髓炎等。

3. 根据发病特点分类 可分为急性脊髓炎(数日内症状达到高峰)、亚急性脊髓炎(2~6 周达高峰)、上升性脊髓炎,以及轻型脊髓炎等。

二、急性非特异性横贯性脊髓炎

急性非特异性脊髓炎(ANM)简称为急性脊髓炎,包括多种不同的临床综合征,如感染后脊髓炎、疫苗接种后脊髓炎、脱髓鞘性播散性脊髓炎(急性多发性硬化)、急性坏死性脊髓炎,以及副肿瘤性脊髓炎等。

【病因和发病机制】

本病的病因和发病机制尚未完全阐明,目前倾向病毒感染及其介导的自身免疫反应,以及原因未明的自身免疫反应所致。

1. 病毒感染学说 多数患者出现脊髓症状前 1~4 周有上呼吸道感染、发热及腹泻等病毒感染史,但至今尚未从病变的脊髓分离出病毒,CSF 也未检出病毒抗体,可能是病毒感染后诱发的异常免疫应答,并非感染的直接作用,亦称非感染炎症型脊髓炎(myelitis of noninfectious inflammatory type)。支持这一学说的证据包括:

(1) 某些 ATM 病例发病时合并相应节段的躯体病毒感染征象,如皮肤带状疱疹,研究证实,疱疹病毒可沿周围神经离心扩散到皮肤形成带状疱疹,也可沿周围神经传播至脊髓和脑部形成脊髓炎或脑脊髓炎。Hogan(1973)报道带状疱疹病毒性脊髓炎,水痘或带状疱疹病毒性脊髓炎发病率约为 0.3%,通常急性或亚急性起病,常发生在疱疹同侧,随后发展为双侧,病变节段脊髓广泛性坏死,坏死灶大小不一,形态不规则,向上可蔓延至颈髓,向下可延及腰髓水平,本病分布形态与脊髓血管供血分布不同。

(2) 曾报道将 ATM 患者死前检验的脑脊液及尸检脊髓组织 Hela 细胞接种于人类成纤维细胞系,疱疹病毒可以生长。

(3) 1957 年亚洲流感流行期间及其后,世界各地 ANM 发病率明显上升,患者血清抗亚洲流感病毒 A、B 抗体滴度显著升高。

(4) 几乎所有的人类病毒均有与 ATM 发病相关的报道,尤其大 DNA 病毒如 Epstein-Barr 病毒、巨细胞病毒(CMV)和乙型肝炎病毒(HBV),而水痘病毒、肠道病毒、腮腺炎病毒、鼻病毒、登革热病毒及 HIV 等也有报道。Foley(1990)报道脊髓灰质炎病毒引发急性横贯性脊髓炎病例,da Silva(2017)报道 40 例伴神经系统并发症的寨卡病毒(Zika virus)感染的患者,其中 3 例出现急性横贯

性脊髓炎。

(5) Jeffey 报道 1980—1990 年的 33 例 ATM,伴急性横断性脊髓炎的副感染(parainfection associated acute transversal myelitis,PIAATM)15 例,占 46%;风疹、麻疹和水痘等常见的病毒性发疹性疾病均与 ATM 有关。

2. 感染后和接种后自体免疫学说 一般认为,与病毒感染直接致病相比,免疫反应诱发起病可能更为重要。

(1) 疫苗接种(如天花、狂犬病等),以及组织埋藏疗法(如国内 20 世纪 50 年代兔脑埋藏治疗哮喘)均有引发 ATM 的报道。抗狂犬病疫苗接种后 10~20 日发病,再次接种症状加重,近年来狂犬病疫苗是人工组织培养,不再用髓鞘组织培养,几乎消除了此并发症。

(2) 曾有报道肺结核患者伴发急性坏死性脊髓炎,可能因结核分枝杆菌与髓鞘碱性蛋白有共同抗原引起自身免疫反应,或分枝杆菌死亡分解产物导致脊髓迟发性变态反应,导致脱髓鞘病变。

(3) 系统性红斑性狼疮(SLE)合并 ATM,尸检证明无相应血管损害,认为与自身免疫反应有关。

(4) 实验性变态反应性脊髓炎动物模型也证明了自身免疫反应。

3. 其他可能致病原因 包括:①血管性病变:本病发病急骤,发病 24 小时内症状即达高峰者应想到血管性损害可能,Jeffery 报道 33 例 ATM 中脊髓局部缺血所致者 4 例(12%);通常累及脊髓胸段,该段较长,血供较薄弱;不明原因的 ATM 可能是下胸髓的重要供血动脉 Adamkiewize 动脉闭塞或狭窄所致。②代谢障碍疾病也可引起急性、亚急性和慢性横贯性脊髓炎症状,Leegh(1948)最早报道,Pantss 等(1960)强调胸段脊髓病损与机体不耐受蛋白异常代谢产物有关。

【病理】

急性非特异性脊髓炎(ANM)可累及脊髓任何节段,以胸段($T_3 \sim T_5$)最常见,其次是颈段和腰段;病损为横贯性,亦有局灶性或多灶融合或播散于脊髓多个节段,通常损害 1~3 个或更多脊髓节段,甚至累及病灶平面以下的脊髓全长。脊髓横断面受损范围较弥散,灰、白质均受累,白质严重。肉眼可见受损节段脊髓肿胀,均匀增粗,肿胀程度较肿瘤轻,与髓内占位病变局部锐性增粗不同。1/3 的病例可出现多个不连续的病变,在 MRI 上可有不同程度增强。病变脊髓质地变软,软脊膜血管充血和炎性渗出,部分脊髓粘连;横切面脊髓灰、白质界限不清,有弥漫性点状出血及边缘不整软化坏死灶等。

镜下可见软脊膜和脊髓内血管扩张、充血,血管内皮细胞肿胀变性,部分闭塞。血管周围炎性细胞浸润,淋巴细胞和浆细胞为主;脊髓前角及后角可见弥漫性变性萎缩,细胞数目减少,细胞肿胀、碎裂、溶解和消失,核偏移、

虎斑消失和尼氏体溶解等,神经纤维轴索变性及髓鞘脱失。病变起自血管周围,向邻近发展融合成片,严重病例可见空洞形成及胶质细胞增生;软脊膜下及小静脉周围脱髓鞘,血管周围单个核细胞(MNC)浸润,硬脊膜多形核细胞和小胶质细胞炎性增生。晚期病变部位形成瘢痕或脊髓萎缩,伴脊髓蛛网膜或硬脊膜粘连等。

【临床表现】

1. 本病在任何年龄均可发病,中青年多见,儿童较少见,无性别差异。发病无季节性,秋冬和冬春季发病较多,在一组19例特发性急性横贯性脊髓炎中,12月至翌年5月发病占82%(Tartaglino,1996)。部分病例病前数日或1~2周有发热、全身不适或上呼吸道、消化道或泌尿道感染史或疫苗接种史,可有过劳、外伤、受凉及精神刺激等诱因,少数发病前有一过性双下肢无力或麻木等"警示"症状。

2. 急性起病,常在数小时至2~3日进展为完全性截瘫和尿便障碍,多数病例1~7日出现截瘫,偶有起病较缓,1~2周内症状达高峰。少数病例可呈卒中样发作,突然出现肢体无力瘫倒,症状很快达到高峰。首发症状多为双下肢尤其远端麻木、无力,进行性加重并迅速上升,病变部位可有根性痛如背痛、胸背部或季肋部痛,病变节段灼烧感及束带感等,进而发展为脊髓完全性横贯性损害症状,病变水平以下深浅感觉消失、双下肢瘫及尿便障碍。$T_{3\sim5}$节段血液供应薄弱,最易受累,如病变迅速上升称上升性脊髓炎。本病典型临床症状体征是:

(1)运动障碍:病变早期出现脊髓休克,可能因脊髓与高级中枢联系突然中断,脊髓低级中枢突然失去高级中枢抑制,自主功能又未能建立而出现的一种暂时性功能紊乱,表现为双下肢缓性瘫痪,肌张力降低,以及膝腱、跟腱、腹壁、提睾反射及肛门反射等消失,病理反射不能引出,脊髓休克期通常2~4周或更长,取决于脊髓损害程度及合并症,脊髓病变严重,伴泌尿系感染和压疮等严重并发症者休克期明显延长,脊髓不可逆性完全性损害预后不佳。上颈髓病变影响膈神经脊髓中枢($C_3\sim C_4$),除了四肢瘫,可出现膈肌麻痹、呼吸困难甚至停止。

脊髓休克期过后,瘫痪肢体肌力由远端逐渐恢复,受累节段以下肢体表现为锥体束征,肌张力逐渐增高,以伸肌为主,呈折刀样,瘫痪肢体呈伸展位、腱反射亢进和病理征阳性。如为$T_8\sim T_{10}$节段病变,可见脐孔征(Beever现象),患者仰卧位时用力抬头,腹直肌上部牵拉使脐孔上移。脊髓节段性损害如破坏了维持正常肌张力的网状脊髓束和前庭脊髓束,脊髓休克期过后,脊髓节段功能恢复出现节段功能去抑制现象,受累肢体屈肌张力增强,呈屈曲性痉挛性截瘫,轻触、刺激、膀胱充盈及腹部受压均可引起受累,下肢屈曲性强直性痉挛,伴有出汗、竖毛、尿失禁及心率加快、血压升高、皮肤潮红等自主神经反应,称脊髓总体反应,提示预后差。

(2)感觉障碍:出现病变节段以下的深、浅感觉缺失,痛、温觉损害突出,振动觉及本体感觉损害相对较轻,完全性横贯损害者各种感觉全部丧失,是传导束型感觉障碍。急性期在病损水平,即感觉消失平面的上缘有感觉过敏或束带样区。不典型的病例感觉障碍分布不规则,如双侧平面不在同一个节段,出现2个或多个感觉平面等。有些轻型病例,尤其早期病变平面以下之远端可有或仅有感觉过敏现象。随病情好转感觉平面逐步下降,但感觉障碍恢复常迟于运动障碍。

(3)尿便功能及自主神经障碍:急性期尿便潴留,无膀胱充盈感,尿意丧失,逼尿肌麻痹,自主排尿不能,呈无张力性神经源性膀胱,尿液积存可达1 000ml以上,膀胱过度充盈,压力使尿液断续外溢,称充溢性尿失禁(自动膀胱),需留置导尿。此时肛门括约肌松弛,大便失禁。随脊髓功能恢复,逼尿肌开始有规律的收缩,尿液可经导尿管周边溢出,自主反射性排尿机制开始形成,更换导尿管时可观察自主排尿反应,如可自主排尿方可拔出。随膀胱容量缩小,尿液充盈到100~400ml时,使逼尿肌反射性收缩引起排尿,称反射性神经源性膀胱。当病变累及腰骶节段时,由于脊髓排尿中枢受损影响反射弧,早期尿潴留后难以形成反射性排尿,表现为尿淋漓失禁。此外,肠道蠕动力减弱,自主排便功能障碍,由脊髓休克期便失禁转为便秘。自主神经损害使病变水平以下皮肤干燥、无汗或少汗、脱屑及水肿、菲薄及潮红、指(趾)甲松脆,以及过度角化等,可发生肢体水肿和形成压疮等。

(4)常见并发症:包括泌尿系感染、坠积性肺炎、压疮和败血症等。

【辅助检查】

1. 实验室检查 急性期外周血白细胞正常或轻度增高。脑脊液压力正常,外观无色透明,压颈试验通畅,少数病例急性期局部脊髓肿胀可不完全梗阻,2~3周后出现梗阻可能为脊髓蛛网膜粘连。CSF-MNC增多,通常($10\sim100$)$\times10^6$/L,少数病例蛋白轻度增高,$0.5\sim1.2$g/L,椎管梗阻可达2g/L,糖及氯化物正常。

2. 电生理检查 视觉诱发电位(VEP)正常,可与视神经脊髓炎和多发性硬化鉴别。刺激下肢体感诱发电位(SEP)波幅明显降低、潜伏期延长。运动诱发电位(MEP)、中枢运动传导时间(central motor conduction time,CMCT)及中枢感觉传导时间(central sensory conduction time,CSCT)均异常(Kalita et al,1999)。肌电图检查可呈失神经改变,但对本病诊断意义不大。

3. 影像学检查 脊柱X线片正常可除外脊柱结核、肿瘤等。MRI检查对本病最有诊断意义。急性期MRI可见受累脊髓节段肿胀、增粗,但程度常较轻,且弧度较为平缓、均匀、外缘光正,有别于髓内占位病变。病变多以 $T_3 \sim T_4$ 为中心,病变髓内斑点状或片状 T_1WI 低信号及 T_2WI 高信号,常多发,大小不一,形态不规则,可散在、融合或弥漫分布(图3-3-27)。病灶边缘欠清。对于矢状位病灶信号可疑时,参照轴位信号改变有利于对病灶的辨认。急性期由于病灶局部水扩散的障碍,DWI 呈高信号,ADC 为低信号。进入慢性期则 DWI 信号转低,ADC 信号转高。矢状位显示清楚,Gd-DTPA 扫描呈斑片状增强效应,治愈可恢复正常。水痘带状疱疹病毒性脊髓炎 MRI- T_2WI 高信号和强化信号神经背根与脊髓交界处及后角最明显。部分患者软脑膜和神经根可有增强。Murthy 等(1999)报道一组 13 例 ANM 病例,MRI 显示中央点征(central dot sign)7 例,矢状位平扫见片状或点条状 T_1WI 低信号及 T_2WI 高信号,边界清晰,但 MRI 正常不能排除本病。

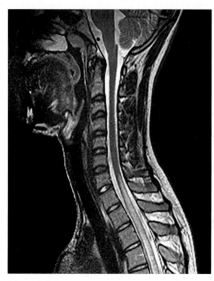

图 3-3-27　急性脊髓炎 MRI 矢状位 T_2WI 显示 $C_7 \sim T_5$ 脊髓节段高信号病变,脊髓轻度增粗

【诊断和鉴别诊断】

1. 诊断　主要依据急性起病、病前 1~4 周常有呼吸道或胃肠道感染的前驱症状,有或无胸背部根性痛,感觉过敏或束带样感觉异常,多于发病后 1~3 日内由双下肢远端麻木无力迅速发展为双下肢(少数为四肢)截瘫、传导束型感觉障碍以及括约肌障碍等脊髓横贯性损害的症状,结合脑脊液和 MRI 检查,并排除其他疾病。

2. 鉴别诊断　本病需与以下引起急性肢体瘫痪的疾病鉴别(表3-3-8)。

(1)急性硬脊膜外脓肿:亦可出现急性脊髓横贯性损害,病前常有身体其他部位化脓性感染灶,有时原发灶被忽略,病原菌经血行或邻近组织蔓延至硬膜外形成脓肿。原发感染数日或数周后突然起病,出现头痛、发热、周身无力等感染中毒症状,常伴脊神经根性痛、脊柱叩痛和脊膜刺激症状等,外周血及脑脊液白细胞增高,CSF 蛋白含量明显增加,脊髓腔梗阻,MRI 可帮助诊断。

(2)脊髓压迫症:脊柱结核及转移瘤有原发病史,引起病变椎体骨质破坏、塌陷,脊髓受压以及相应血管损害致急性缺血而导致急性横贯性损害。脊柱结核常有低热、食欲减退、消瘦、精神萎靡及乏力等全身中毒症状,肺部或其他脏器可能发现结核感染的表现或相应实验室证据,病变脊椎棘突明显突起或后凸成角畸形及叩击痛,脊柱 X 线检查可见椎体破坏、椎间隙变窄及椎旁寒性脓肿阴影等。脊柱 CT 尤其 MRI 检查对诊断有重要价值。脊柱或硬脊膜外转移癌老年人多见,X 线检查可见椎体破坏,找到原发灶可确诊。全面检查常可发现其他原发性肿瘤病灶,肿瘤标志物检测可提示肿瘤存在的可能,脊椎 MRI 检查常对诊断提供决定性的价值。

(3)脊髓血管病:①脊髓出血:由外伤或脊髓血管畸形引起,起病急骤,迅速出现剧烈背痛、截瘫、感觉障碍和括约肌功能障碍。腰穿为血性 CSF,脊髓 CT 可显示出血部位高密度影,脊髓 DSA 可发现脊髓血管畸形。②脊髓梗死:临床上较为少见,可急性起病,首发症状常为根性痛(如腰背痛、季肋痛等),迅速出现不同程度的双下肢瘫痪,括约肌障碍;感觉障碍可不典型,不规则,多为分离性感觉障碍,痛温觉消失,深感觉、触觉保留,即表现为脊前动脉综合征或全脊髓横断综合征(total transverse syndrome)的现象。MRI 检查可见病灶部位长 T_1、长 T_2 条片状影像。③主动脉夹层:由于主动脉壁中膜弹力纤维发育不良,平滑肌退行性病变(如 Marfan 综合征)等原因致动脉壁薄弱,主动脉内膜撕裂,血液进入动脉壁的中层,将主动脉内膜与中膜分离,形成血肿。可表现为急性根性痛,双下肢麻木、瘫痪、括约肌障碍,损害平面以下可出现肢体冷凉、下肢无力,血压降低,脉搏消失或肤色苍白等表现,依病变部位不同临床而表现各异,主动脉彩色超声检查有助诊断。

(4)视神经脊髓炎:基本特征是球后视神经炎(ON)合并横贯性脊髓炎(TM)。ON 常出现于 TM 之前,少数病例可发生在 TM 后,早期视觉诱发电位(VEP)检查可显示亚临床异常,并有视神经萎缩和视力减退,血清水通道蛋白 4-免疫球蛋白 G(AQP4-IgG)阳性具有特异性鉴别诊断价值。

(5)脱髓鞘性脊髓炎(demyelinative myelitis):是急性多发性硬化(MS)脊髓型,起病和进展较缓慢,持续 1~3 周或更长时间,常表现为播散性脊髓炎,脊髓有 2 个以上散在病灶,迟早可出现视神经、脑干及大脑白质损害,具有缓解与复发病程,伴 CSF 寡克隆带等。

表 3-3-8　急性脊髓炎与急性硬脊膜外脓肿、脊髓压迫症及脊髓出血的鉴别

鉴别点	急性脊髓炎	急性硬脊膜外脓肿	脊髓压迫症	脊髓出血
病史	发热、上呼吸道感染或疫苗接种史	皮肤及其他部位化脓性感染灶	脊柱结核及转移性肿瘤均有原发病史	多无特殊病史
起病方式	急性起病,数小时至2~3日内发展至完全性截瘫	起病较快,1~7日达到高峰	起病缓慢,数月至数年,转移瘤可为急性或亚急性	起病急骤,迅即出现脊髓横贯性病损
运动障碍	早期呈脊髓休克,弛缓性截瘫,休克期后肌力自远端恢复,出现锥体束征及病理反射	不完全性进展性截瘫,多为痉挛性,双侧基本对称	进行性痉挛性瘫痪,双侧可不对称	休克期为弛缓性截瘫,颈髓出血上肢肌萎缩,下肢痉挛性瘫痪
感觉障碍	传导束型深、浅感觉障碍,感觉平面上缘有一个感觉过敏区	早期根性感觉障碍,发展为不对称的传导束型感觉障碍	早期根性感觉障碍,发展为脊髓半切征的感觉障碍	可出现分离性感觉障碍
尿、便障碍	急性期尿潴留、无张力性神经源性膀胱及充溢性尿失禁,晚期出现反射性神经源性膀胱	较晚出现	髓内肿瘤早期出现,髓外硬膜内肿瘤晚期出现	通常早期出现
自主神经损害	症状明显,表现为皮肤干燥、无汗、脱屑、水肿、菲薄,指(趾)甲松脆	不明显	可有	可有
神经根性痛	轻或无	常伴神经根性痛	可有病变节段神经根性痛	有剧烈神经根性痛
脊柱压痛	轻或无	脊柱有剧烈的叩痛	转移瘤和脊柱结核可有明显压痛	无
全身症状	较轻	头痛、发热及无力等感染中毒症状重	无	无
腰椎穿刺及CSF检查	椎管通畅,CSF细胞及蛋白轻度增高或正常	椎管梗阻,CSF蛋白细胞分离,细胞数增多,蛋白明显增高	椎管梗阻,CSF蛋白细胞分离,蛋白明显增高	椎管通畅,血性CSF,蛋白增高
脊柱X线片	正常	可见椎体骨质破坏	均有椎体骨质破坏、塌陷,结核还见椎旁寒性脓肿	正常
脊髓CT、MRI及DSA检查	病变脊髓增粗,髓内斑点状、片状或点片状T_1WI低信号及T_2WI高信号,形态不规则,有增强效应	MRI可清晰地显示髓外肿块、脊髓移位	MRI可清晰地显示髓内肿物脊髓呈梭形膨大;或髓外肿块及脊髓移位	脊髓CT显示高密度病灶,DSA可发现脊髓血管畸形

(6) 副肿瘤性脊髓病:是肿瘤远隔效应引起脊髓损害,脊髓损害区无肿瘤存在,也称癌性非转移性脊髓病(carcinoma of nonmetastasic myelopathy),Mancall 和 Rasales(1964)首次报道与支气管肺癌相关的非转移性坏死性脊髓炎,淋巴瘤、卵巢肿瘤、胃癌、前列腺癌、甲状腺癌及乳腺癌等均可并发,发病率为1%~4%,预后不良。多在40岁后发病,迅速出现进行性截瘫,很少疼痛。CSF有少量MNC,蛋白正常或轻度增高;脊髓后侧索坏死性病变,常伴弥漫性Purkinje细胞浸润,少数血管周围MNC

袖套形成。

(7) 急性上升性脊髓炎(acute ascending myelitis):是急性脊髓炎危重型,起病急骤,脊髓受累节段迅速上升,感觉障碍平面1~2日甚至数小时上升至高颈髓或延髓,瘫痪由下肢迅速波及上肢或延髓支配肌群,出现四肢瘫痪,吞咽困难、构音不清及呼吸肌瘫痪,可导致死亡。上升性麻痹(Landry paralysis)是脊神经前根及脊髓前角病变,常见于脊髓灰质炎和Guillain-Barré综合征,与上升性脊髓炎休克期弛缓性瘫痪易混淆,上升性麻痹无传导

束性感觉障碍及尿便障碍,而后者有。上升性脊髓炎与上升性麻痹鉴别见表3-3-9。

表3-3-9 上升性脊髓炎与上升性麻痹的鉴别点

鉴别点	上升性脊髓炎	上升性麻痹
病变部位	脊髓横贯性损害	脊神经前根和脊髓前角病变
常见疾病	急性非特异性脊髓炎	Guillain-Barré综合征,脊髓灰质炎
瘫痪	由下肢迅速波及上肢及延髓支配肌群	由下肢迅速向上肢发展
感觉障碍	传导束性感觉障碍	肢体酸痛不适,可有手套袜子型感觉障碍
括约肌障碍	有且严重	无或极少发生
脑神经受累	延髓支配肌群,出现吞咽困难,构音不清	多为面神经,可为双侧

(8)亚急性坏死性脊髓病:亚急性起病,进行性截瘫或四肢瘫,损害由局部扩展为弥漫性,导致持久弛缓性瘫和肌萎缩,感觉障碍可呈上升性,2~3个月内死亡。

(9)脊髓血管病:脊髓梗死通常发生在脊髓前动脉供血区,表现为脊髓前动脉综合征,病变水平出现神经根性痛、迅速出现截瘫、尿便障碍和分离性感觉障碍。脊髓出血常由外伤和血管畸形引起,表现为突然发生剧烈背痛、肢体瘫痪及尿便潴留,常有分离性感觉障碍,脑脊液可呈血性。

【治疗】

急性脊髓炎急性期综合疗法包括精心护理、防治并发症、早期康复训练,配合适当药物治疗,有助于患者功能恢复及改善预后。

1. 防治并发症 本病数日内发生双下肢完全性截瘫甚至四肢瘫痪、病变以下感觉障碍及尿便障碍,患者突然陷于旷日持久的完全卧床状态,日常活动和饮食起居完全依赖他人服侍。突如其来的精神打击常使患者出现焦虑、抑郁情绪。长期卧床尿便潴留或失禁,皮肤营养障碍等综合因素影响,易发生各种并发症,稳定患者生理功能和预防各种并发症是促进脊髓功能恢复的重要前提条件。因此,始终给予患者精神鼓励和支持,生活和躯体上精心护理和照护,保证充足全面的营养,可减少并发症和提高治愈率。

(1)预防肺炎:每2~3小时定时翻身,勤拍背,鼓励患者咳嗽、排痰及变换体位,防止痰液长期存留加重感染及损害换气功能。依患者情况尽早进行床上活动,定时采取半坐位或坐位,注意保暖,预防肺炎或坠积性肺炎发生。保持病房通风,改善肺泡通气,维护换气功能。

(2)防治压疮:预防压疮关键是周到、细致的护理,定时翻身、按摩,保持床垫平整、干燥、柔软、清洁,及时进行尿便管理。换尿布,勿使臀部浸泡在尿液中,保持皮肤干燥清洁,避免臀部与橡胶布直接接触,骶尾部、足跟及骨隆起处加垫气圈,以免受压。有条件者可应用防压疮床垫或水床。忌用热水袋以防烫伤,发现受压部位皮肤发红或有硬块,可用50%酒精或温水轻揉,涂以3.5%安息香酊;出现早期压疮可用10%普鲁卡因环形封闭,红外线照射保持创口干燥;如已发生压疮应积极治疗,创面表浅应控制感染,按时换药,防止扩大,如有脓液和坏死组织应手术清创,如创面炎症消退可用紫外线局部照射,外敷紫草油纱条,促进肉芽组织生长愈合。

(3)尿便护理:脊髓休克期发生尿潴留可先用针刺治疗,选取气海、关元和三阴交等穴,无效时及早留置导尿,采用半封闭式冲洗引流装置接Y型管,上端接带莫菲氏滴管的吊挂式闭式冲洗瓶,下端接于垂吊床下的封闭式集尿袋,严格无菌操作,该装置及尿瓶需每日更换,预防尿路感染;发生尿路感染后应及时检菌,根据病原菌种类选用足量敏感抗生素静脉滴注;膀胱排空后用庆大霉素8万U加入生理盐水500ml,或用甲硝唑250ml膀胱冲洗,保留半小时放出,1~2次/d;也可滴注1∶1 000呋喃西林液或4%硼酸溶液100~250ml,保留半小时放出,2次/d;鼓励患者多饮水,每3~4小时放一次尿液,使膀胱保持一定容量,避免膀胱容积缩小、挛缩和形成小膀胱,促使反射性膀胱早日形成,尿液排空后关闭导尿管。为保证膀胱引流作用,有利于预防尿路感染,保持每日尿量2 000~2 500ml为宜。当膀胱功能逐渐恢复,残尿量减少到<100ml或膀胱出现律性收缩,尿液自导尿管与尿道口间外溢时,更换导尿管时可观察自主排尿情况,如已形成反射性膀胱(膀胱中尿液达到一定容积时自动排出)可拔除导尿管。

近年来,医院感染学的研究进展对常规的频繁膀胱冲洗提出质疑,认为对控制尿路感染不仅无效,反而会诱发或加重尿路感染,故主张摒弃常规膀胱冲洗。也有人对留置性导尿提出异议,认为持续1周以上的留置导尿,尿路感染率几乎达100%,因此主张临时需要临时导尿,不做留置。实际应用尚要依患者具体情况酌情掌握。

患者直肠功能障碍多表现为便秘,应及时清洁灌肠或适当选用缓泻剂,保持大便及时排出。出现肠麻痹时,可肛管排气或配合针灸治疗,必要时新斯的明0.5mg肌内注射。

(4)呼吸道管理:急性期重症患者或上升性脊髓炎

患者,特别是病变损害节段达到上胸段或颈段时出现呼吸肌麻痹,呼吸肌麻痹是本病重症患者死亡的重要原因,可危及生命。应密切监护呼吸状况,保持呼吸道通畅、及时吸痰、输氧,必要时气管切开和辅助呼吸。

(5)保障营养:注意调理饮食,加强营养,应给予易消化食物、蔬菜、水果和富含维生素食物,补充多种和复合维生素,适当补钙,以防长骨脱钙。高位脊髓炎有吞咽困难者可放置胃管鼻饲。

2. 康复治疗 瘫痪肢体和足保持功能位,防止足下垂,可酌情使用足托或鞋套。早期开始对肢体的按摩、被动或主动运动,尤其当肢体功能开始恢复时鼓励患者主动活动,不断变化体位,防止肌肉和肢体挛缩。

3. 高压氧治疗 可提高血氧含量,改善病变脊髓的缺氧性损害,有利于病变组织的修复。每日1次,每次20~30分钟,20~30天为一个疗程。

4. 药物治疗

(1)糖皮质激素:急性期可用大剂量甲泼尼龙(methylprednisolone)短程冲击疗法,500~1 000mg静脉滴注,1次/d,连用3~5日,可能控制病情进展,但临床症状明显改善通常出现在3个月后;或用地塞米松10~20mg静脉滴注,1次/d,2周为一个疗程,用上述两药后可改用泼尼松口服,40~60mg/d,1~2个月后随病情好转逐步减量停药,有人对糖皮质激素疗效提出质疑。

(2)大剂量静脉注射免疫球蛋白(IVIg):近年来国内外采用IVIg治疗多种自身免疫病取得较好疗效,本病可试用,或在糖皮质激素治疗无效时试用。成人剂量20g/d,儿童200~400mg/(kg·d),静脉滴注,1次/d,连用3~5日为一个疗程,临床疗效有待系统评价。

(3)抗病毒药物如阿昔洛韦、泛昔洛韦或伐昔洛韦等可酌情选用,重症患者或合并细菌感染需加用抗生素。

(4)脱水治疗:可减轻脊髓水肿、降低椎管内压力,20%甘露醇每次0.5~1.0g/kg,每8~12小时1次,连用4~6日。

(5)胞磷胆碱、ATP、B族维生素及血管扩张剂如烟酸、地巴唑等,对促进恢复可能有益,α-甲基酪氨酸(AMT)可对抗酪氨酸羟化酶,减少去甲肾上腺素(NE)合成,预防发生出血性坏死。

(6)中药治疗以清热解毒、活血通络为主,可用板蓝根、大青叶、银花、连翘、丹参、赤芍、当归、牛膝、杜仲、独活、桑寄生和地龙等。

【预后】

本病病情不同,预后差异较大。病变类型、严重程度以及并发症等与预后显著相关,完全性横贯性脊髓损害,弥漫性损害致广泛上、下神经元受累,表现为持久弛缓性瘫痪患者以及急骤发病和进展的上行性脊髓炎预后不佳。无合并症通常3~6个月恢复生活自理,合并压疮、肺感染或泌尿系感染影响恢复,可遗留后遗症,部分患者因合并症死亡。上升性脊髓炎预后差,可短期内死于呼吸、循环衰竭。重症病例肢体完全性瘫,发病6个月后EMG仍为失神经改变,预后不良(Kalita et al,1998),MRI显示髓内广泛信号改变提示预后不良(Misra et al,1996)。

三、感染后与免疫接种后脊髓炎

本病的主要临床特征是:发病与感染或疫苗接种有关;一般历时数日达高峰;单相病程,一般历时数周而有不同程度恢复,无复发。同时累及脑与脊髓者称急性播散性脑脊髓炎(acute disseminated encephalomyelitis,ADEM);其他的脊髓损害为主或单纯损害脊髓者称为急性脊髓炎或急性脊髓病。

【临床表现】

1. 早期表现为急性双下肢麻木、无力,并进行性上升至躯干甚至累及双上肢,可类似于多发性周围神经病。有背痛、括约肌障碍及传导束型感觉障碍并有锥体束征,提示脊髓病变。约半数患者有近期感染史,但神经症状出现时大多发热已消退。病理上,真正完全"横贯性"脊髓损害者少,常见的不完全性皮质脊髓束和脊髓丘脑束损害,以一侧为重,两侧不对称。

2. 发热与脊髓炎发病间的潜伏期长短不一,有的间隔2周或更长,有的几乎同时发生。临床变异型较常见,包括:①以脊髓后索受累为主而表现为单纯性感觉障碍;②对称性截瘫伴损害平面以下痛觉丧失但深感觉保留(通常类似于脊前动脉综合征);③一侧或两侧小腿或腹股沟区感觉丧失综合征;④单纯腰骶或骶髓损害的脊髓病(表现为马鞍区痛觉丧失和括约肌障碍的脊髓圆锥综合征);⑤部分性Brown-Séquard综合征。

3. CSF检查可见WBC轻度升高,如10~100/mm³或有时更高,也可正常。通常无寡克隆带。

4. 脊髓MRI检查显示病变常累及2~3个节段,该区域脊髓肿胀,T_2WI可见髓内稍高信号病灶,钆强化可见轻度增强。某些轻型者MRI可为正常。

【治疗】

本病尚无确切的特殊治疗,以支持对症治疗为主。鉴于其自身免疫的发病机制,一般多采用大剂量糖皮质激素冲击疗法,重症病例也可采用静脉注射免疫球蛋白或血浆置换治疗。总体预后较好,但不同病例间差异较大,有的获得令人惊异的恢复,有的留有严重后遗症。一般起病急骤病情严重以及伴胸部剧痛者,常提示预后不良。

四、急性和亚急性坏死性脊髓炎

急性和亚急性坏死性脊髓炎(acute and subacute necrotizing myelitis)多见于50岁以上,以男性居多,尤其伴有慢性肺心病患者。以急性或亚急性起病,少数也有病情进展较慢或呈阶段性进展,可超过数月或数年。双下肢疼痛、麻木、感觉异常,进行性无力致双下肢瘫痪甚至四肢瘫痪、括约肌障碍以及振动觉消失。病变多损害脊髓下端近圆锥处,表现为上、下运动神经元均受损,故下肢常呈弛缓性瘫痪。

【病因】

病因曾认为脊髓静脉血栓,但 Mair 和 Folkerts 报道的病例中,仅一例见到脊前静脉血栓,Foix-Alajouanine 的病例未见血栓形成。

由于病理可见脊髓被迂曲旋绕的血管覆盖,多见于背侧,脊髓静脉广泛扩张,伴血栓形成和坏死,认为是"脊髓血栓性静脉炎"导致脊髓缺血性梗死。较多学者认为,脊髓动静脉畸形(AVM)继发脊髓静脉血栓或脊髓静脉高压导致脊髓缺血。认为只有当扩张的异常血管累及脊髓表面和相应脊髓实质时,才可认定为 Foix-Alajouanine 型坏死性脊髓病。

【临床表现】

1. 患者表现为持续性严重的双下肢弛缓性瘫痪,如病灶在上颈髓则出现双上肢持续性弛缓性瘫痪,腱反射消失,以及失张力性膀胱,提示为脊髓广泛的坏死。累及脊髓灰质与白质,在脊髓纵轴上广泛损害导致持续性弛缓性瘫痪常被误认为脊髓休克或 Guillain-Barré 综合征。Foix-Alajouanine 报道的2例尸检病例以及较多的后续报道,均显示腰骶髓损害严重,受累区灰、白质均严重损害伴吞噬细胞及星形胶质细胞反应。

2. MRI 可见相应节段脊髓萎缩,髓内长 T_2 病灶,脊髓 DSA 检查可确诊。

3. 病理特征是小血管数量增多,管壁增厚,有网孔;静脉也增厚并绕以淋巴细胞、单核细胞和吞噬细胞等。

【治疗】

目前本病治疗主要采用介入疗法,如供血动脉栓塞术,以降低局部血供从而减少静脉淤血,减轻对脊髓压迫。此外,椎板切除减压术、齿状韧带剪除术等外科治疗有望改善症状。

五、结缔组织病伴发脊髓炎(脊髓病)

结缔组织病伴发脊髓炎(脊髓病),在临床上较常见的包括:红斑狼疮性脊髓病、Sjögren 综合征(干燥综合征)脊髓病、风湿病性脊髓病、白塞病性脊髓病、结节病性

脊髓病、结节性多动脉炎性脊髓病、混合性结缔组织病性脊髓病等。

(一)红斑狼疮性脊髓病

系统性红斑狼疮(systemic lupus erythematosus,SLE)伴发的迅速进展的亚急性横贯性脊髓病。国外报道,SLE 并发脊髓病的发病率约为3%。

【病理】

本病主要病理改变是由于广泛的血管炎、微血管闭塞,导致缺血性脊髓软化,坏死和退行性变。尸检见广泛分布的小血管病变(血管炎或血栓形成)伴各种炎症性改变和脊髓软化,硬膜下血肿和外周白质变性。有些病例抗磷脂抗体阳性,但这些抗体与脊髓病及微血管闭塞关系,尚不明确。William 报道 SLE 患者血清和 CSF 中存在抗神经元和神经胶质抗体;CSF 中存在抗淋巴细胞病毒抗体,后者可导致髓鞘脱失,也可导致周围神经损害、视神经损害以及横贯性脊髓病等。

【临床表现】

1. Propper 和 Bncknall 等曾报道相关病例并复习44例有关 SLE 脊髓病的报道,临床主要表现为 SLE 背景下历时数日进展的横贯性脊髓炎损害,背痛、截瘫、脊髓传导束型感觉障碍,以及括约肌障碍等。Kovacs 等分析了105例 SLE 患者,最初或在5年内表现为横贯性脊髓炎,其中9例患者在胸椎水平检测到感觉障碍平面,但大多数患者无感觉平面。

2. CSF 检查细胞数升高,蛋白升高。MRI 显示节段性脊髓肿胀。

【诊断和治疗】

1. 红斑狼疮性脊髓病诊断标准　抗核抗体阳性,神经系统疾病(非癫痫发作),贫血和中性粒细胞减少症。

2. 在排除中枢神经系统感染后,如怀疑红斑狼疮性脊髓病,即使存在诊断不确定性,也应尽快开始治疗,因为延迟可使 CNS 受累延长。环磷酰胺和甲泼尼龙联合使用比单用甲泼尼龙更有效:狼疮标记物可以有效地反映治疗反应。

(二)干燥综合征性脊髓病

Sjögren 干燥综合征作为一种自身免疫性结缔组织病,神经系统损害除了导致后根神经节病和继发性神经炎,1%的患者可导致脊髓病。Williams 等曾报道 Sjögren 综合征伴类似多发性硬化型脊髓病,以及 Sjögren 综合征伴发的 Devic 病。

【临床表现】

1. 本病发病年龄一般较高,据统计平均发病年龄为46.88岁,女性多于男性,以慢性起病较多,也可急性或亚急性起病。临床表现复杂多样,如急性横贯性脊髓炎、上升性脊髓炎、Brown-Séquard 综合征、神经源性膀胱或下运

动神经元疾病,有时可出现视神经受损最终发展为 Devic 病。有些病例具有明显缓解与复发反复交替出现的倾向。

2. 脊髓 MRI 示脊髓内条索样长 T_2 信号改变,多灶性分布。CSF 无寡克隆带。本病的病理资料较少,主要病理特点是自身免疫性血管炎,类似多发性硬化症的小静脉周围淋巴细胞、单核细胞浸润(血管袖样)。大体上病变累及较多脊髓节段,纵向伸展。有报道平均长度为 7.63 个脊髓节段。

【治疗】

1. 本病的治疗方针尚乏共识,目前认为一线治疗是糖皮质激素,一般多主张大剂量冲击疗法,重者可选择糖皮质激素与免疫抑制剂(如环磷酰胺、苯丁酸氮芥、硫唑嘌呤、环孢素以及甲氨蝶呤等)性联合应用。

2. 急性期使用血浆置换或 IVIg 也可缓解症状,因肿瘤坏死因子在 Sjögren 综合征发病机制中起重要作用。英利昔单抗(抗肿瘤坏死因子-α 抗体)在 Sjögren 综合征性脊髓病中应用也有效,但仍需更多的临床证据。痛性痉挛可用卡马西平、加巴喷丁等缓解症状。

(三)白塞病性脊髓病

白塞病(Behcet disease,BD)并发神经系统损害,即神经白塞病发病率约为 6%,也有报道 5%~30%,男、女比例为 4:1,多于 BD 发病后 1~3 年出现。

【病理】

本病脊髓受累在 20 世纪 50 年代尸检中首次报道,脊髓损害可为脊髓半切综合征或横贯性脊髓炎。病理改变主要为小血管炎,血管周围炎、以静脉受累为主。主要为血管闭塞性损害,脊髓病灶可分散多发,类似多发性硬化症样表现。Bitik 等报道 4 例白塞病合并脊髓损害,多影响颈髓和胸髓单个或多个节段。

【临床表现】

1. 本病可累及中枢神经及周围神经各不同部位,以中枢神经受累为多见。Fadli 等 1973 年分型为:假脑瘤型、脊髓型、马尾及周围神经型、弥漫型、偏瘫型等。脊髓型相比于其他类型,CNS 损害预后差。

2. CSF 检查可正常,也可压力增高,细胞数增高,蛋白增高,其中尤以免疫球蛋白增高有诊断意义。补体及风湿免疫指标均为阴性。

【治疗】

目前尚无白塞病性脊髓病的治疗指南。急性期首选甲泼尼龙 1 000mg 冲击 3~7 天,之后口服泼尼松维持,剂量逐渐减少。也有研究认为,可每个月脉冲式应用环磷酰胺或硫唑嘌呤维持治疗。早期免疫治疗是决定白塞病性脊髓病预后的主要因素,应避免较早停药,以防复发和神经后遗症。

(四)混合型结缔组织病性脊髓炎

混合型结缔组织病(mixed connective tissue disease,MCTD)是同时或先后出现多种结缔组织病的表现,由系统性红斑狼疮、系统性硬化症、多发性肌炎/皮肌炎,以及类风湿关节炎等共存,血中有高效价斑点型荧光抗核抗体和抗核糖蛋白(n-RNP)抗体。

【病因】

MCTD 性脊髓病的具体病理机制尚不清楚。有可能涉及多种机制,包括遗传因素、血-脑屏障功能障碍、血管炎、血管闭塞、自身抗体介导的组织和神经内分泌免疫失衡、神经元损伤、炎症介质和直接神经细胞死亡等。脊髓病是一种罕见且严重的 MCTD 神经系统并发症,目前仅报道了 9 例。

【临床表现】

1. MCTD 的突出表现是雷诺现象(Raynaud phenomenon),面部、肢端肿胀以及关节、肌肉等炎性改变等。脊髓受累主要表现为横贯性脊髓病(TM)和纵向延伸的横贯性脊髓病(LETM)。在 MCTD 中,脊髓病非常罕见,通常以严重的神经系统并发症为特征,例如肌肉麻痹、感觉障碍和平滑肌功能障碍。MCTD 患者出现急性或亚急性截瘫、感觉缺陷、直肠和膀胱括约肌功能障碍、膝关节反射异常或腱反射,以及其他神经系统症状,表明脊髓受累。CSF 检查淋巴细胞和蛋白稍增高。MRI 检查可见 T_2WI 上高信号病变。

2. MCTD 性脊髓病大多发生在年轻和中年妇女。脊髓病可发生在 MCTD 的早期阶段。MCTD 中的脊髓病变可表现为进行性加重,在数天内甚至数月内发展至疾病高峰期。与 SLE 性脊髓病相比,MCTD 中的脊髓病相对温和且逐渐恶化。MCTD 性脊髓病主要限于胸髓,复发率低,可能提示 MCTD 患者脊髓病变预后优于 SLE。

【治疗】

治疗以糖皮质激素及其他免疫抑制剂为主,辅以循环改善剂和对症、支持治疗。急性期首选大剂量皮质激素和免疫抑制剂,尽量减少对脊髓永久性神经损伤。此外,也可行血浆置换,快速清除血浆中自身抗体。口服小剂量糖皮质激素和其他免疫抑制剂可以改善 MCTD 性脊髓病的长期预后。

六、副肿瘤性脊髓病

本病也称癌性非转移性脊髓病或癌性亚急性脊髓病。20 世纪 50 年代 Brain 首次报道神经系统副肿瘤综合征,Mancall 和 Rosalas 在 1964 年首次报道支气管肺癌相关的急性坏死性脊髓病(Flanagan EP, Keegan BM, 2013)。

【病因和病理】

1. 病因 本病可由多种不同癌瘤诱发,以肺癌、胃癌、淋巴癌等多见,其他还有乳腺癌。副肿瘤性脊髓病罕见但很重要,因为神经系统症状常先于肿瘤被发现。

2. 病理 脊髓灰质、白质均可受累,但以白质受累为主。主要累及脊髓侧束与后束,也常有小脑 Purkinje 细胞的弥漫性丧失。以炎症、变性、脱髓鞘为主要病理改变,脊髓的这些损害,一般进展较为缓慢。一般无感染性炎症和缺血性改变。脊髓血管除有少量单核细胞浸润外,一般正常。在脊髓组织,脑脊膜和 CSF 中无肿瘤细胞,也从未分离出病毒。不同于其他大多数副肿瘤性神经系统损害的是,很难找到作为诊断性标志的特异性抗神经抗体。同时,也似乎不存在抗 Hu 相关脑炎-神经病相关抗体。目前发现的两种最常见自身抗体是 amphiphysin-IgG 和 CRMP5-IgG,而它们关联的肿瘤分别是肺癌和乳腺癌。

【临床表现】

1. 主要临床征象为迅速进展的无痛性双下肢截瘫或四肢瘫痪,以及其后出现的脊髓传导束型感觉障碍、括约肌障碍。部分患者可被误诊为原发进展型多发性硬化。病变可累及脊髓任何节段,以胸段多见,颈髓受累者肢瘫上肢重于下肢,可类似脊髓空洞症样改变。

2. 脊髓 MRI 可示髓内 T_2WI 信号增高,也可正常,可与髓内转移性病变的结节强化以及硬脊膜外转移的脊髓压迫征象相鉴别。全身^{18}氟代脱氧葡萄糖正电子发射断层扫描(FDG-PET)可以提高检测癌症的敏感性。

3. CSF 可含少量单核细胞和轻度蛋白增高,也可正常,约30%的患者可出现 CSF 寡克隆带,如已发现肿瘤存在,CSF 细胞学和流式细胞术要特别重视。CSF 副肿瘤自身抗体的检测可以补充并增强血清学副肿瘤自身抗体的检测。自身抗体阴性并不能排除副肿瘤性脊髓病。

【治疗】

治疗主要包括肿瘤治疗和脊髓病治疗。

1. 早期主要是发现原发肿瘤病变,评估肿瘤情况,选择外科治疗或化疗或两者联合治疗。

2. 副肿瘤性脊髓病治疗以免疫治疗为主,单用或联合以下药物可使病情改善或稳定:糖皮质激素、血浆置换、环磷酰胺和硫唑嘌呤。但目前尚无随机对照临床试验。急性期可使用 1 000mg 甲泼尼龙冲击 3~5 天,对不能耐受的患者可选择 IVIg 或血浆置换,急性期治疗后维持口服激素 6~12 周。

本病预后差,50%的患者需长期依赖轮椅。

第三节 其他病因感染性急性脊髓炎

(陈阳美)

临床上除常见的急性非特异性脊髓炎,可见一组由病毒、细菌、螺旋体、立克次体和寄生虫等感染引起的脊髓灰质或白质炎症性病变,尽管病因各异,病理均表现为病变区神经元变性、坏死、白质脱髓鞘、胶质细胞增生和血管周围炎性细胞浸润等,病因明确者通常以病因命名,如急性化脓性脊髓炎、梅毒性脊髓炎和狂犬病毒性脊髓炎等。

一、急性病毒性脊髓炎

(一)急性脊髓前角灰质炎综合征

急性脊髓前角灰质炎综合征(syndrome of acute anterior poliomyelitis)是脊髓灰质炎病毒及其他肠道病毒引起的急性弛缓性瘫痪。脊髓灰质炎多年来几乎都是脊髓灰质炎病毒感染所致,自 20 世纪 50 年代末或 60 年代初普遍推行口服减毒活疫苗计划免疫,本病发病率已显著降低,脊髓灰质炎病毒引起该综合征明显减少,Coxsackie-ECHO 等其他肠道病毒感染成为该综合征的常见病因,临床上有时很难鉴别。

急性脊髓前角灰质炎是脊髓灰质炎病毒引起脊髓前角灰质受损的急性传染病,俗称小儿麻痹症。临床特点是受损脊髓节段不规则不对称性弛缓性肢体瘫痪,无感觉障碍,少数病例累及脑干运动神经核可出现脑神经麻痹症状。世界卫生组织(WHO)决定将本病作为免疫接种消灭的第二种传染病,我国曾是脊髓灰质炎高发地区,20 世纪 60 年代以前年发病逾万例,是儿童死亡和致残的主要原因。20 世纪 60 年代我国研制成功脊髓灰质炎口服减毒活疫苗(OPV),在全国推广使用后和连年开展全国大规模消灭脊髓灰质炎行动,发病率逐年下降,1994 年以来国内不再发生本土野生病毒新病例,实现了我国政府承诺 2000 年消灭脊髓灰质炎的目标。

【病因和发病机制】

脊髓灰质炎病毒(poliovirus)属微小 RNA 病毒科肠道病毒属,电镜下呈圆形,直径为 20~31μm,外层有蛋白衣壳,内含单链核糖核酸,血清病毒抗体中和试验分为Ⅰ、Ⅱ、Ⅲ三型,各型间很少有交叉免疫。其中Ⅰ型最易导致瘫痪,Ⅲ型次之。该病毒体外存活力强,在水和粪便中可存活数月,−70℃低温可存活 8 年之久,但对高温和干燥很敏感,加热至 56℃、30 分钟即可杀死。脊髓灰质炎见于世界各地,温带尤多见,夏秋季(7~9 月)最多见,终年可有散发病例。

目前认为，人类是该病毒唯一自然宿主，急性脊髓前角灰质炎患者及隐性感染患者唾液及粪便中都含大量病毒，可通过粪-口途径传播，在咽部和肠道繁殖释放。经过 1~3 周潜伏期后，病毒可进入血液循环到达全身非神经组织，如呼吸道、心脏和肝脏等，淋巴组织最多。若此阶段机体能产生足够抗体，疾病可停止发展，仅表现为一般呼吸道或肠道感染症状，不出现神经系统症状，称顿挫型脊髓灰质炎。如病毒毒力强、数量多或体内抗体不足以中和病毒，可侵犯中枢神经系统（CNS）产生瘫痪前期症状。实际上，95%~99% 的脊髓灰质炎病毒感染的患者可无症状或表现为一过性病毒感染症状，仅极少数患者出现 CNS 感染，临床上瘫痪型患儿约为隐性感染、顿挫型及无瘫痪型病例的 1/1 000~1/100。

【病理】

病变分布广泛，主要累及脊髓腰膨大和颈膨大前角细胞，下骶段较少受累，后角及中间柱亦可受累，但较轻微，也可累及大脑、脑干、下丘脑、小脑等，累及延髓、脑桥神经核及呼吸中枢、血管运动中枢而产生相应症状，脑皮质病变局限于中央前回，较轻微常不出现症状。周围神经节及交感神经节也可受累，常累及软脑膜，脑脊液呈炎性改变。急性期脊髓肿胀，软膜充血，切面可见前角充血或点状出血，重者有淤斑、软化和坏死等，镜下可见典型的炎性改变，脊髓前角及后角基底部淋巴细胞浸润，急性死亡患者可见以大量中性粒细胞浸润为主的噬神经细胞（neuronophagia）现象，疾病后期神经元出现中央染色质溶解（central chromatolysis）、尼氏小体消失及细胞核变性等。晚期前角神经元完全消失，前角内小囊腔形成，受累脊髓节段萎缩。

【临床表现】

1. 本病 2~4 岁儿童多见，5 岁后发病显著减少。患者症状轻重不一，根据病变范围大小及病变程度轻重，临床可分以下四型：①隐性感染型脊髓灰质炎（inapparent infective poliomyelitis）；②顿挫型或流产型脊髓灰质炎（abortive poliomyelitis）；③非麻痹型脊髓灰质炎（nonparalytic poliomyelitis）；④麻痹型脊髓灰质炎（paralytic poliomyelitis）。

2. 本病临床表现多样，可为轻微非特异症状、无菌性脑膜炎或某些肌群不对称性弛缓性瘫痪，严重者发生呼吸肌和延髓麻痹，是本病主要死因，无感觉障碍，少数病例累及脑干运动神经核出现脑神经症状。根据病程可分下列各期：

（1）潜伏期：自病毒感染到出现临床症状通常 5~14 日，短者仅 3 日，长者达 35 日；如机体免疫力强，此期停止不再发展为隐性感染。

（2）前驱期：常以呼吸道和胃肠症状起病，如低热、乏力和全身不适、嗜睡、咽痛和轻咳、食欲减退、恶心及呕吐、腹痛及腹泻等，持续 3~4 日，多数患者体温迅速下降痊愈，24~72 小时恢复，为顿挫型，占感染病例的 80%~90%。从此期患者咽分泌物、血液或粪便可分离出病毒，CSF 检查正常。

（3）瘫痪前期：10%~20% 的患者在前驱期后或前驱期症状消失后一至数日体温再次上升，形成双峰热型，出现易激惹、焦虑不安、嗜睡、头痛、呕吐、全身肌痛、感觉过敏和多汗等，婴儿拒抱，动之即哭。检查可有颈强直、Kernig 征及 Brudzinski 征，早期腱反射正常或活跃，后期减弱，腹壁反射通常减弱消失，肌肉有压痛，无瘫痪。脑脊液细胞数（25~500）×10^6/L，第 1 周中性粒细胞为主，以后淋巴细胞为主，蛋白含量轻度增高，葡萄糖含量正常，提示无菌性脑膜炎，如 3~5 日后热退康复为无瘫痪型。

（4）瘫痪期：少数患者在瘫痪前期第 3~4 日"极热"阶段进入瘫痪期，体温开始或尚未下降时出现瘫痪。无前驱期患者可于起病 2~4 日发生，偶见 1 周后出现，多见于儿童和成人。常先出现腱反射减弱或消失，弛缓性瘫痪逐渐加重，热退后一般不再进展。临床根据瘫痪肌群分为：①脊髓型：常见，腰骶髓易受累，多为单侧下肢弛缓性瘫，少数累及双侧，瘫痪不对称是重要特点，患者常称受累肢体感觉异常，但检查无明确体征，胸髓受累出现肋间肌和腹肌瘫呈蛙腹，颈髓受累出现四肢瘫痪和呼吸困难，逼尿肌麻痹出现尿潴留，但不持久。②脑干型（延髓型）：较少见，累及脑神经运动核可出现周围性面舌瘫和吞咽困难、声音嘶哑、饮水呛咳等延髓性麻痹症状，累及网状结构可出现呼吸表浅、不规则或暂停，血压升高或降低，面色潮红，脉搏细速等，严重者发生呼吸麻痹危及生命。③脑型：少见，出现精神症状和偏瘫、失语、高热、昏迷等脑症状。④混合型：极少见，多为脊髓型合并延髓型，瘫痪逐渐上升，颇似上升性脊髓炎。

（5）恢复期：当瘫痪期高热降至正常时瘫痪就不再进展，1~2 周后瘫痪肢体肌力逐渐恢复，4~6 周后可不同程度恢复，病残率很高。

（6）后遗症期：患者经过 18~24 个月逐渐进入后遗症期，受累脊髓节段发生肌萎缩，可导致各肌群肌力不平衡，引起肢体和骨骼畸变，如脊柱侧凸、前凸、马蹄内翻足或外翻足及跛行等，影响患者正常活动，严重者不能站立。

【辅助检查】

1. 实验室检查　外周血白细胞数及分类正常，部分患者红细胞沉降率增快。病毒感染后 1 周血清学检查可检出特异性抗体，抗体滴度一般在瘫痪前期达到高峰，感染早期与 3~4 周后双份血清特异性抗体效价比较,后者增高 4 倍以上有诊断意义。

2. 脑脊液检查　前驱期和瘫痪前期 95% 的病例 CSF 细胞数增加,可达(25~500)×10⁶/L,早期以中性粒细胞为主,之后以淋巴细胞为主,早期蛋白含量正常或轻度增加,瘫痪第 2 周 CSF 细胞数开始减少,蛋白含量持续增加,可见蛋白-细胞分离。氯化物及葡萄糖含量正常。

3. 粪便检查　患儿瘫痪后 2 周内粪便病毒分离常可证实有脊髓灰质炎病毒野生毒株,粪便中病毒自潜伏期至瘫痪前期可存在 2~6 周或更久。采粪便标本应在肢体瘫痪 2 周内,间隔 24 小时取双份新鲜粪便标本,每份标本量应多于 5g,-4℃冷冻或 2~8℃冷藏送检。

【诊断和鉴别诊断】

1. 诊断　本病前驱期及瘫痪前期不易诊断。未服过脊髓灰质炎疫苗的 2~4 岁儿童,根据发病季节及流行情况,发生低热、咽痛、腹泻等症状后,出现烦躁、肌痛、拒抱、感觉过敏及下运动神经元瘫痪应考虑本病可能,疾病早期与晚期双份血清特异性抗体效价呈 4 倍以上升高或一次抗体效价特别升高可确诊。

2. 鉴别诊断　本病应与以下的急性弛缓性瘫痪(acute floppy paralysis,AFP)鉴别。

(1)Guillain-Barré 综合征:儿童及青壮年多见,表现为四肢对称性弛缓性瘫痪,自下肢、上肢或四肢同时发生,可出现肌痛或肢体不适感、末梢型感觉障碍、四肢腱反射消失和周围性面神经瘫,病后 2~3 周脑脊液蛋白-细胞分离等。

(2)灰质炎样综合征:Coxsackie-ECHO 病毒可引起类似脊髓灰质炎表现,瘫痪程度较轻或无瘫痪,肌萎缩以远端为主,具有匀称性,可有轻度肌痛,腱反射不消失,患者分泌物中可分离出 Coxsackie-ECHO 病毒。多数患者在瘫痪后 60 日内恢复。

(3)口服脊髓灰质炎活疫苗后 4~30 日,或与服过疫苗 35 日以内儿童密切接触者也可发病,瘫痪符合脊髓灰质炎特点,粪便病毒培养可检出脊髓灰质炎病毒或相关病毒,经临床专家会诊可确定脊髓灰质炎疫苗相关病例,多见于免疫功能低下患儿,发病率约 1/700 万服疫苗者。

(4)周期性瘫痪:急性发生四肢弛缓性瘫痪,多有反复发作史或家族史,发作时检测血清钾降低和低钾心电图表现,补钾后 1~2 日内可恢复。

(5)注射后麻痹:根据臀部肌内注射史、注射部位不正确和腓神经支配区肌萎缩等。

【治疗】

尚无针对脊髓灰质炎病毒特效药物,抗生素及患者恢复期血清均不能缩短病程。

1. 前驱期及瘫痪前期治疗　①安静卧床休息、避免活动和劳累可能是最有效的治疗方法,补充营养和水分,尽量不肌内注射,通过细心护理使患者保持乐观情绪,可显著减少瘫痪发病率和减轻瘫痪程度;顿挫型及轻型无菌性脑膜炎患者仅需卧床休息数日,给予充足营养,用解热镇痛药对症处理。②早期有发热或瘫痪进展较广泛患者可试用免疫球蛋白,成人剂量为 20g/d,儿童为 200~400mg/(kg·d),静脉滴注,1 次/d,连用 3~5 日。③肌痛和肌肉痉挛患者可给予湿热敷和按摩,每日数次,每次 20 分钟。

2. 瘫痪期治疗　①最重要的是精心护理,防治并发症,瘫痪肢体保持功能位,预防足下垂和足外翻,延髓麻痹患者给予鼻饲饮食,防止食物反流和吸入性肺炎;②尿潴留通常较轻,持续时间较短,可用拟交感神经,如氯贝胆碱 5~30mg 口服或 2.5~5mg 皮下注射,3~4 次/d,需无菌导尿和给予适当抗生素控制感染,大量饮水防止泌尿道形成磷酸钙结石;③呼吸肌麻痹患者应紧急处理,气管切开和人工辅助呼吸,加强呼吸道管理,保持呼吸道通畅等;④超短波治疗及紫外线照射可以止痛,使患者肌肉松弛,在康复医师指导下进行早期肢体功能训练,可先行按摩和被动运动,待功能有所恢复再主动运动;⑤瘫痪之初可短期应用糖皮质激素激素,如甲泼尼龙 30mg/(kg·d),连用 3 日,减轻脊髓炎症水肿和渗出,继发感染者可加用抗生素。

3. 恢复期治疗　患者半年内仍有自然恢复趋势,可进行正规肢体康复训练,辅以针灸和理疗等,促进病变肢体功能恢复;给予患者细心照护,保证充足营养,补充 B 族维生素、地巴唑和肌生注射液等神经营养药;后遗症患儿严重畸形可手术矫正。

【预后】

急性瘫痪型脊髓灰质炎的死亡率在 5%~10%。如果患者能够度过急性期,呼吸肌麻痹和吞咽功能障碍通常会完全恢复,只有一小部分患者需要长期护理。大多数患者的肌力能够完全恢复,即使是严重瘫痪的患者,其肌力也会有不同程度的改善。肌力恢复的过程可能会持续 1 年或更长的时间。

【预防】

1. 口服脊髓灰质炎减毒活疫苗可有效预防本病,流行期间有脊髓灰质炎密切接触史的 5 岁以下幼儿,可用免疫球蛋白被动免疫,剂量为 0.3~0.5mg/kg。

2. 确诊的脊髓灰质炎患儿应自发病之日起至少隔离 40 日,患者鼻腔分泌物、尿液及粪便等均含病毒,发病 3 周后约 50% 的患儿粪便含病毒,5~6 周后仍有 25% 的患儿粪便含病毒。患者排泄物应严格消毒和处理,以防扩散。

3. 为最大限度发现和控制脊髓灰质炎野生病毒，实现彻底消灭脊髓灰质炎目标，我国对急性弛缓性瘫痪（AFP）患者作为脊髓灰质炎疑似病例进行报道和监测，监测措施及质控指标是：①各地区每年 15 岁以下小儿非脊髓灰质炎 AFP 报道率不低于 1/10 万；②80% 的病例在接到报道后 48 小时内进行病例调查；③80% 的 AFP 病例在发生瘫痪后 14 日内间隔 24 小时采集双份粪便标本；④粪便标本在 7 日内送省级脊髓灰质炎实验室；⑤病例随访表在 75 日内送达省疾病控制中心。

（二）急性脊髓灰质炎综合征

急性脊髓灰质炎综合征（acute poliomyelitis syndrome）是由脊髓灰质炎病毒以外的肠道病毒，如 Coxsackie-ECHO 等所致的临床表现和发病机制类似于脊髓灰质炎的一种临床综合征。近年来由于全球大力推广应用口服脊髓灰质炎疫苗，脊髓灰质炎已罕见发病，而由其他肠道病毒等所致的弛缓性瘫痪已引起人们关注，要求所有 15 岁以下的急性弛缓性瘫痪病例（AFP 病例）都要报道。肠道病毒对脊髓前角运动细胞具有亲和力，主要侵犯脊髓前角运动细胞。所以，其临床特征为脊髓灰质前角受累，导致对称或不对称性的急性肢体弛缓性瘫痪，以单肢瘫痪为多见；病前多有发热、腹泻、肌痛等肠道或呼吸道感染症状，数天后迅速发生肢体瘫痪，不伴感觉障碍。

【临床表现】

1. 发病前多有发热、肌痛、腹泻等肠道或呼吸道症状，数日后迅速出现四肢不完全性弛缓性瘫痪或截瘫，瘫痪程度轻或无瘫痪，远端肌萎缩为主，可有轻度肌痛，腱反射不消失，无明显感觉障碍，酷似急性脊髓前角灰质炎。肠道病毒 70 引起出血性结膜炎也可伴下运动神经元瘫痪，类似脊髓灰质炎。

2. 患者分泌物可分离出 Coxsackie-ECHO 病毒，有报道一组 497 例临床诊断脊髓灰质炎病例粪便中，5% 分离出 Coxsackie 病毒，3% 分离出 ECHO 病毒。Johnson 等在 1 例上升性脊髓炎脑脊液中分离出 ECHO 病毒。本病确诊有赖于患者鼻咽腔分泌物、粪便或脑脊液病毒培养和分离，以及患者早期与 3～4 周后双份血清、脑脊液特异性病毒中和抗体效价增高 4 倍以上，或聚合酶链反应（PCR）检出病毒核酸等。

3. 本综合征通常预后良好，多数患者可在瘫痪后 60 日内恢复，瘫痪严重患者亦能恢复，极少引起死亡。

急性脊髓灰质炎综合征诊断标准为：①大多数患儿有消化道或呼吸道前驱感染病史；②急性弛缓性瘫痪，以单肢为多见；③无感觉受累，通常无括约肌功能障碍；④病原学检查多有肠道病毒等病原学感染的依据；⑤肌电图通常呈神经源性损害；⑥排除脊髓灰质炎；⑦病程较短，预后良好。

本病治疗原则与急性脊髓前角灰质炎综合征相同。

（三）带状疱疹病毒性脊髓炎

带状疱疹病毒性脊髓炎（myelitis caused by herpes zoster virus）是带状疱疹病毒（herpes zoster virus，HZV）少见的并发症，Hardy（1876）首先报道，袁锦楣报道 1 例恶性淋巴瘤在放疗、化疗过程中发生带状疱疹、疱疹后节段性脊髓炎及疱疹后神经痛。本病的病理改变是脊髓组织坏死、出血、脱髓鞘和血管炎等，其病变多为单侧、呈节段性分布，多累及脊髓背角、神经根和神经节。

【病因和发病机制】

带状疱疹和水痘均属于水痘-带状疱疹病毒（varicella-zoster virus，VZV）感染，VZV 为 DNA 病毒，在结构上与单纯疱疹病毒相似。人类第一次感染 VZV 表现为水痘，感染后部分病毒沿感觉神经进入脊髓后根神经节内，处于潜伏状态，当机体免疫功能，尤其是细胞免疫功能低下时其再度活化，出现带状疱疹。约 10% 的带状疱疹患者可出现神经系统并发症，包括疱疹后神经痛、运动麻痹、脊髓炎、脑炎及脑血管炎等，神经痛最常见，引起脊髓炎的不足 1%。目前认为本病发病机制可能为：①直接感染或免疫介导少突胶质细胞损害导致脱髓鞘性病变；②继发于病毒性血管炎所致梗死；③软脑膜蛛网膜炎；④神经元、星形胶质细胞及室管膜细胞等成分感染。

【临床表现】

1. 带状疱疹病毒性脊髓炎通常发生在带状疱疹后数日至数周，少数病例出现于带状疱疹前，也可无疱疹及皮肤疼痛。Gomez-Tortosa 报道 1 例脊髓炎发生在疱疹前 2 个月，疱疹出现前即从脑脊液中分离出 VZV。

2. 多数患者表现为局灶性脊髓损害，少数可表现为脊髓横贯性节段性脊髓炎或上升性脊髓炎。极少复发-缓解，黄颜等报道 1 例带状疱疹病毒性脊髓炎患者 2 年后复发伴皮疹。Gilder 用 PCR 检查 VZV 的 DNA 证实，复发患者脑脊液中存在 VZV，支持带状疱疹脊髓炎复发是 VZV 再次复活，不是迟发性变态反应。

【诊断和鉴别诊断】

1. 诊断　根据脊髓运动、感觉及自主神经功能障碍表现，皮肤疱疹，MRI 显示一或多个脊髓节段增粗，其内不规则 T_1WI 低信号及 T_2WI 高信号，CSF-MNC 增多，抗疱疹病毒药治疗病情好转，若用 PCR 法检出血液或 CSF 中 VZV，或分离出 VZV 即可确诊。

2. 鉴别诊断　主要与急性非特异性脊髓炎鉴别，本病主要表现为脊髓不完全横贯性损害，伴皮肤带状疱疹，后者多为脊髓完全性横贯性损害，表现为脊髓运动、感觉及尿便三种功能障碍。

【治疗】

1. 抗疱疹病毒药　①阿昔洛韦（acyclovir）：抑制疱

疹病毒 DNA 合成,阻断 VZV 扩散,应尽早使用,50% 可透过血脑屏障,对正在细胞内复制的病毒有抑制其 DNA 合成的作用,使其 DNA 终止,但对非感染细胞无影响。常用 15~30mg/(kg·d),分 3 次静脉滴注,或 500mg/次,静脉滴注,1 次/8h,连用 14~21 日;若病情较重可适当延长治疗时间或再治疗一疗程;不良反应如谵妄、震颤、皮疹、血尿及血清转氨酶暂时升高等。②更昔洛韦(ganciclovir):抗疱疹病毒疗效好,毒性低,常用 5~10mg/(kg·d),静脉滴注,疗程 10~14 日。主要不良反应为肾功能损害及骨髓抑制。

2. 糖皮质激素　抗病毒药基础上短期用糖皮质激素减轻脊髓水肿,促进脊髓神经功能恢复,地塞米松 10~15mg 加入盐水 500ml,静脉滴注,1 次/d,连用 3~5 日,但激素应用存有争议。

3. 其他　加强护理,注意营养,预防呼吸道感染等并发症,早期及恢复期功能训练。

(四)狂犬病毒性脊髓炎

狂犬病毒性脊髓炎(myelitis caused by rabies virus)是狂犬咬伤后狂犬病毒感染脊髓所致,一旦发病,死亡率极高。该病在我国一直严重流行,近几年又呈上升趋势。2002 年全国报告发病例数为 1 122 例,为 1996 年全国病例数的 7.06 倍,2003 年全国报告发病例数 2 009 例,比 2002 年又递增了 70%,病死数量居我国 25 种法定报告传染病的首位。

狂犬病病毒是一种高度嗜神经性病毒,用激发病毒株(challenge virus strain,CVS)神经元示踪研究显示,狂犬病病毒传播只发生在逆向轴索,经突触间传播也只见于逆行方向。狂犬病病毒在体内移行可分为三个阶段,首先从咬伤部位侵入,在伤口附近横纹肌细胞内小量增殖,然后从横纹肌细胞侵入邻近的神经末梢,最终必须进入 CNS 才可能引起狂犬病症状。狂犬病毒沿周围神经轴浆向心性扩散,到达脊髓后根神经节后大量繁殖,侵入脊髓或 CNS。颞叶海马旁回、延髓、脑桥、小脑及伤口相应的脊髓节段和后根神经节病变最明显。

潜伏期通常为 20~60 天,也可短至 14 天,特别是在面部和颈部有多处深咬伤的患者。狂犬病毒侵犯 CNS 病理学通常表现为急性脑脊髓炎,脑部可以轻度肿胀、脑膜和脑实质血管轻度充血并伴有少量炎症细胞浸润,在脊髓主要累及脊髓运动神经元,酷似脊髓灰质炎和上升性麻痹。在神经细胞的胞质内可见嗜酸性包涵体,即内基小体(Negri body),它常见于海马锥体细胞和浦肯野细胞,也可见于脊髓神经细胞。狂犬咬伤史是重要诊断依据。

治疗参见第三篇,第四章神经系统感染性疾病,第八节狂犬病及狂犬病毒性脑炎。

(五)艾滋病空泡性脊髓病

AIDS 空泡性脊髓病(vacuolar myelopathy,VM)是 HIV 感染常见的神经系统损害,病理特点是脊髓白质空泡样变性,胸髓后索及侧索最明显。尸检发现 20%~55% 的 AIDS 患者有空泡样脊髓病证据,但临床诊断的病例较少,至今无准确发病率报道。WHO 统计 30%~40% 的 AIDS 患者神经系统受累,尸检发现 80% 以上 AIDS 患者有神经系统病变,空泡样脊髓病是常见病变。

【病因和发病机制】

VM 发病机制不清,迄今尚无 VM 是 HIV 直接感染证据,从脊髓中分离 HIV 病毒未获成功。用免疫组化与原位杂交技术在巨噬细胞检出 HIV 病毒,神经元或小胶质细胞未检出,空泡化区大量巨噬细胞释放细胞因子,如干扰素(interferon)、白介素-1(interleukin-1)和肿瘤坏死因子-α(TNF-α)等,这些细胞因子对髓鞘损伤作用导致脊髓白质空泡化。

VM 病变与脊髓亚急性联合变性极其相似,使人联想到维生素 B_{12} 和钴胺缺乏在 VM 发病中的作用,但研究发现 VM 患者血清维生素 B_{12} 水平正常,用维生素 B_{12} 治疗不能影响病程。AIDS 患者常见钴胺缺乏,神经系统中钴胺是蛋氨酸合成酶的辅酶,生成蛋氨酸可再转化成甲基化主要供体 S-腺苷基蛋氨酸,甲基化作用在髓鞘形成、修复及核酸神经递质代谢有重要作用。此外,IFN、IL-1 和 TNF-α 可抑制甲基化过程。因此,推断 VM 发病机制是一系列复杂过程,如病毒感染伴巨噬细胞活化、细胞因子释放、甲基化作用受损、髓鞘空泡化及损害等。

【病理】

Petito 等在 89 例 AIDS 患者尸检发现 20 例脊髓空泡形成,AIDS 空泡样脊髓病变特征是髓鞘内及轴突周围空泡形成,常含巨噬细胞,主要影响后索与侧索,胸段最严重,亦可累及颈段,腰段罕见。轻中度空泡化区轴突保持完整,严重空泡化可使轴突受损,空泡化由开始对称性变为不对称。AIDS 患儿脊髓亦常受侵,但空泡化较少,常见病变是弥散性脱髓鞘、轴突丧失和炎性细胞浸润。轻度(Ⅰ级)VM 即每个横截面有些空泡时脊髓病症状不常见,可表现为乏力、腱反射亢进、括约肌功能障碍等;中及重度 VM 脊髓后索和侧索出现大量(Ⅱ级)、融合(Ⅲ级)空泡,临床出现明显脊髓病征象,如肌强直、无力、共济失调和尿失禁等。

【临床表现】

1. VM 临床症状　通常出现于 HIV 感染后期,如便秘、排尿困难、尿频和尿急,男性勃起功能障碍等,也有 AIDS 早期出现 VM 报道。病情缓慢进展,逐渐出现双下肢无力、步态异常,以至痉挛性截瘫,伴膝反射及踝反射活跃,病变严重时出现肌阵挛和痉挛性疼痛,伴周围神经病表现,此时膝反射活跃而踝反射减弱或消失;出现麻木及针刺感,痛温觉保留,常有深感觉障碍和感觉性共济失调。可伴痴呆,部分患者合并亚急性或慢性脑病。

2. 辅助检查 脑脊液检查细胞数轻度增高(<20×10^6/L),蛋白轻度增高。MRI 可显示胸髓轻度萎缩、T_2WI 高信号。体感诱发电位(SEP)检查灵敏度较高,VM 出现临床症状前就可出现异常,常用于监测疾病进展。

【诊断和鉴别诊断】

1. 诊断 主要依据 AIDS 病史及典型症状体征,结合脊髓 MRI、CSF 检查及 SEP 等,用原位杂交或 PCR 技术检出 HIV 可确诊。

2. 鉴别诊断 VM 应注意与 HTLV-I 相关脊髓病,巨细胞病毒、单纯疱疹病毒、弓形虫及梅毒等所致脊髓病鉴别。病程进展较快、存在感觉障碍平面、CSF-MNC 明显增多及背痛等不支持 VM 诊断。

【治疗】

1. 目前尚无特效治疗,主要应增强免疫功能和抗 HIV 治疗,可用 HIV 反转录酶抑制剂叠氮脱氧胸苷(AZT)100~150mg,静脉注射,1 次/4h,2 周后改为 200~300mg 口服,1 次/4h,持续 4 周;也可用 3 种反转录酶抑制剂 AZT、3TC 和拉米夫定(lamivudine)组合的鸡尾酒疗法(详见第三篇,第四章神经系统感染性疾病,第十一节艾滋病的神经系统病变)。

2. 考虑到 VM 与异常甲基化有关,用大剂量左旋-蛋氨酸 6g/d,分 2 次口服,试验研究表明大多数患者临床及电生理表现改善。对症治疗包括用巴氯芬缓解痉挛状态,抗胆碱药减轻尿频、尿急等。

(六)人类嗜 T-淋巴细胞病毒相关性脊髓病

人类嗜 T 淋巴细胞病毒相关性脊髓病(human T-lymphotropic associated myelopathy,HAM)也称为热带痉挛性截瘫(tropical spastic paraparesis,TSP),是由人类嗜 T 淋巴细胞病毒-Ⅰ型(human T-lymphotropic virus type-Ⅰ,HTLV-Ⅰ)引起的慢性进行性自身免疫病,细胞凋亡参与了 HTLV-Ⅰ 感染淋巴细胞的清除,可能在其发病机制中起重要作用。HAM 在加勒比海岛屿、美国东南部、日本南部、南美洲和非洲等均有报道,在 HTLV-Ⅰ 流行区域中可通过输血、血制品、性接触及母子间经哺乳途径而进行传播(详见第三篇,第四章神经系统感染性疾病,第十二节热带痉挛性截瘫)。

【病理】

神经病理学研究证实,病变脊髓节段可出现脱髓鞘和局灶性灰质破坏,在脊膜和血管周围有炎症细胞浸润。脊髓后柱和皮质脊髓束是主要的受累部位,多见于胸髓。

【临床表现】

1. 多于中年隐袭起病,病情进行性加重,双下肢无力逐渐发展为痉挛性轻截瘫、腱反射亢进、Babinski 征阳性,常伴腰骶部疼痛或烧灼感,向足部放射,深感觉减退,可有共济失调,早期出现排尿障碍。一些患者可出现多发性神经病。双上肢通常不受累。本病的病程平均 8 年。

2. CSF-MNC 增加[(10~50)×10^6/L],蛋白正常或轻度增高,葡萄糖含量正常,部分患者可检出 CSF 寡克隆带。RIA 或 ELISA 法可检出血及 CSF 中 HTLV-Ⅰ 抗体;CSF 可检出辅助诊断指征新蝶呤(neopterin)。

【诊断和治疗】

1. 诊断 1988 年鹿儿岛 WHO 会议修订诊断标准:多在中年隐匿起病,为缓慢进展性双下肢无力,双侧锥体束受损症状和体征,四肢腱反射亢进,双下肢 Babinski 阳性,腹壁反射消失等脊髓麻痹症状,常有排尿障碍和尿路感染,血液及脑脊液 HTLV-Ⅰ 抗体阳性,且能排除其他疾病。

2. 治疗 本病无特效治疗,主要是对症治疗,如抗痉挛药,可用盐酸乙哌立松、氨氟喹酮,排尿困难可用盐酸哌唑嗪。免疫抑制疗法如泼尼松,Lnose 曾对 8 例患者应用激素治疗,其中 5 例在治疗 3 个月后症状改善,但只有 1 例患者在治疗 3 年后仍有改善。最近研究发现,予以抗 CCR4 T 细胞抗体 Mogamulizumab 单次静脉注射可减少 HTLV-Ⅰ 病毒载量,改善 HAM 患者肌痉挛和运动功能(Sato T,2018)。

二、细菌性脊髓炎

(一)急性化脓性脊髓炎

急性化脓性脊髓炎(acute suppurative myelitis)是化脓性细菌感染引起罕见的急性脊髓炎症性疾病,出现发热、截瘫和括约肌功能障碍等。

【病因和发病机制】

急性化脓性脊髓炎及脊膜炎较颅内细菌感染少见,易形成脊髓脓肿。金黄色葡萄球菌是最常见致病菌,占 50%~60%,其次为大肠埃希菌或变形杆菌,占 13%~18%。

本病感染的主要途径是:①血源性感染:细菌经血液循环进入脊膜或脊髓,分为静脉和动脉途径,静脉途径多为椎静脉系统,因无静脉瓣,增加胸及腹部压力可引起血液逆流,使细菌侵入脊髓;动脉途径多继发于败血症,多数患者发病前有肺部化脓性炎症、疖肿、细菌性心内膜炎、齿龈或牙周脓肿、邻近软组织脓肿、脊柱外伤感染及医源性感染如腰椎穿刺、麻醉术等病史;②直接侵入方式:邻近组织细菌感染,如急性硬膜外脓肿、硬脊膜下脓肿、皮肤感染、外伤后感染和脊椎骨感染或细菌经创口扩散所致;③淋巴系统感染:仅少数病例为纵隔、腹腔及腹膜后淋巴管细菌感染,经脊神经淋巴管侵入脊髓。

【病理】

病变与细菌进入脊髓途径有关,细菌局部侵入病变多局限于数个脊髓节段,经血源感染多为弥散性或多发性病灶,胸髓及腰髓最多见。肉眼可见脊髓肿胀,呈紫灰色,质软,病变区明显水肿及血管充血,脓性分泌物渗出,脊膜明显增厚,伴肉芽肿形成,脊髓血管壁增厚以致闭塞。晚期可见脊髓坏死,切片可见脊髓组织散在小软化灶。

镜下可见脊膜血管充血、炎性细胞浸润,脊髓内神经元变性或消失,轴突溶解,髓鞘脱失及退变,弥漫性炎性细胞浸润、吞噬细胞及胶质细胞增生。多发性小脓肿可融合为较大脊髓内脓肿,并有大块神经组织坏死。脊髓白质上行及下行传导束可因失去神经元轴索输送营养发生退变。继发于硬脊膜外或硬脊膜下脓肿的化脓性脊髓炎主要病理特点是脊膜增厚、粘连及血管闭塞,受累脊髓缺血性坏死和炎性细胞浸润。

【临床表现】

1. 任何年龄均可发病,20~50 岁多见,患儿中女性多见。病前多有脓毒败血症、疖肿、肺化脓性炎症、细菌性心内膜炎、牙周脓肿和邻近软组织脓肿等。起病急骤,

大部分患者出现脊髓症状前先有高热、寒战等全身性中毒症状,平素体质强可无发热等全身症状;或截瘫与发热几乎同时发生。医源性感染常在腰椎穿刺或硬膜外麻醉术后 3~5 日内出现发热,全身中毒症状多不明显。

2. 患者常主诉背部或全身肌肉酸痛,发热后数日内出现完全或不完全性截瘫、病变平面以下传导束型感觉障碍及尿便障碍等,胸段最常见。检查可发现病变部位棘突明显压痛及叩击痛,有脑膜刺激征(Kernig 征)和脊神经根刺激征(Lasègue 征)。

【辅助检查】

外周血白细胞计数增高,(10~40)×10⁹/L,以中性粒细胞为主,严重感染抑制骨髓,可见白细胞降低。血培养常可检出致病菌。腰穿脑脊液动力学试验显示椎管通畅,不完全性阻塞提示形成脊髓脓肿,脑脊液黄变,细胞数增多,以中性粒细胞为主,蛋白含量增高,葡萄糖含量和氯化物降低;脑脊液涂片或培养可检出致病菌。脊柱X线片多无异常,CT 可发现脊膜增厚和小脓肿形成,MRI的 T_1WI 可见受累脊髓局限性增粗,信号强度轻度降低,髓内脓肿信号强度更低,脓肿灶在 T_2WI 显示为高信号,与普通水肿脊髓的信号强度增高程度不同。增强扫描脓肿病灶周边有均匀环形强化(图 3-3-28)。

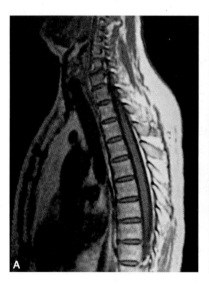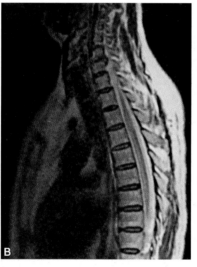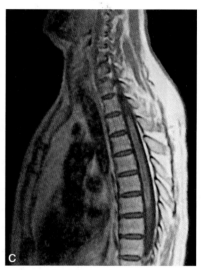

图 3-3-28 急性化脓性脊髓炎

A. MRI 矢状位 T_1WI 显示 T_3~T_7 椎体水平脊髓轻度增粗、肿胀,髓内有纵行条状稍低信号;B. 同层面 T_2WI 显示髓内高信号病变,边界模糊;C. T_1WI 增强显示髓内病变呈不均匀强化

【诊断和鉴别诊断】

1. 诊断 根据患者全身或局部化脓性感染病史,高热、寒战等全身性中毒症状,迅速出现截瘫、传导束型感觉障碍及尿便障碍;腰穿椎管通畅或不完全阻塞,CSF 细胞数增多、蛋白增高、葡萄糖含量及氯化物降低,血细菌培养或脑脊液涂片检出病原菌。

2. 鉴别诊断

(1) 急性硬脊膜外脓肿:常在急性细菌感染后 3~4 周形成,伴剧烈神经根性痛,脊柱压痛和叩击痛明显,腰穿椎管不通畅,脑脊液黄变,蛋白水平增高,MRI 检查可明确脓肿部位和大小。须注意急性化脓性脊髓炎与急性硬脊膜外脓肿可并存,二者可互为因果,明确是否合并硬

脊膜外脓肿并及时治疗对预后颇为重要,化脓性感染累及脊髓供血动脉,导致动脉闭塞产生脊髓梗死。

(2)结核性脊髓炎及结核性椎旁脓肿:结核性脊髓炎起病较慢,患者有结核中毒症状如低热、盗汗及食欲减退等,X线片可见椎体破坏,腰穿椎管阻塞、CSF细胞数及蛋白明显增高,葡萄糖含量及氯化物降低。

(3)急性粒细胞白血病、淋巴细胞白血病和恶性组织细胞增多症等可有脊髓并发症,常出现高热、截瘫等,根据肝脾肿大、外周血及骨髓发现异常细胞可鉴别。此外,应注意与恶性肿瘤脊髓转移鉴别。

【治疗】

1. 选用足量有效抗生素(参见第三篇,第四章神经系统感染性疾病,第十六节急性细菌性脑膜炎)。常用青霉素钠盐400万~1 000万 U/d,头孢菌素4g/d,庆大霉素12万~24万 U/d,7~14日为一个疗程。根据细菌学检查结果选用敏感抗生素是最理想用药方法,必要时用庆大霉素0.5万~1.0万 U、青霉素2万 U、头孢菌素0.5g鞘内注射,隔日或每周注射2次,可同时注入地塞米松5mg,以防蛛网膜粘连;青霉素鞘内注射后应取头高脚低位,以免诱发癫痫。如已有脓肿形成,应尽早行脊髓背侧切开术,引流脓液。

2. 加强护理,包括瘫痪肢体、排尿障碍护理及膀胱冲洗等,加强营养,预防并发症,发热、疼痛可对症处理,早期康复训练对患者功能恢复及改善预后有意义。

(二)结核性脊膜脊髓炎

结核性脊膜脊髓炎(tuberculous meningomyelitis)是结核分枝杆菌经血液循环或脊椎骨结核引起脊髓和脊膜炎症,可形成肉芽肿及合并蛛网膜炎,肉芽肿可压迫脊髓使症状加重。少数情况下,致病菌累及脊髓血管引起血管炎,导致脊髓缺血表现。发病有3种可能:①发病即以结核性脊髓蛛网膜炎为主;②结核性脑膜炎的向下播散;③椎体结核向椎管内的扩散,其中,结核性脑膜炎的向下播散为其主要感染途径。病理表现为硬脊膜及软脑膜之间的腔隙充满炎性渗出物,炎性渗出物包绕脊髓及脊神经根;微观上可表现为结核性肉芽肿、干酪样坏死和纤维组织增生。慢性患者的蛛网膜下隙可表现为不规则狭窄,脊髓可表现为脊髓软化及空洞形成。

【临床表现】

患者多有结核病史,慢性或亚急性起病,通常先出现病变部位疼痛,随之出现不完全性脊髓损害,病变水平以下肢体瘫痪及尿便功能障碍,锥体束征可早期出现,脊膜病变明显可有根性痛,可见分散的不对称性或节段水平不确切的感觉障碍。

【辅助检查】

1. 腰椎穿刺　可见椎管通畅或部分阻塞,CSF无色

透明或微混,放置后可有薄膜形成,白细胞数可轻度升高,以单个核细胞增多为主,蛋白轻度增高,葡萄糖含量及氯化物降低。CSF培养和抗酸染色涂片镜检发现结核分枝杆菌有助于明确诊断。此外,聚合酶链反应(PCR)可快速检出CSF中结核分枝杆菌的核酸,该检查的灵敏度接近80%,但容易出现假阳性。

2. MRI检查　能显示发病初期受累的脊膜、脊髓和神经根,显示慢性粘连期硬膜下和髓内结核球,以及远期的脊髓软化和空洞,且均明显优于脊髓造影和CT脊髓造影。增强MRI可以进一步清楚显示病灶部位和范围。具体表现为脊膜、神经根增厚及脊髓水肿,空洞形成。硬膜增厚表现为沿椎管纵向走行的线样软组织影,硬膜下结核性肉芽肿和结核球为弥漫性斑块状和结节状软组织肿块,T_1WI呈等或低信号,T_2WI呈高信号,可压迫脊髓而与脊髓无法分界;蛛网膜下间隙变窄或消失。在增强成像上增厚的硬膜、硬膜下结核性肉芽肿及结核球呈线样、弥漫斑块和结节状或环形(脓肿)显著增强,与脊髓分界清楚。神经根增厚在横轴面上表现为脊髓两侧的结节状软组织块,并向椎间孔内延伸,呈T_1WI高信号,T_1WI高信号(图3-3-29)。

【诊断和鉴别诊断】

1. 诊断　诊断依据包括结核病史、亚急性或慢性起病、具有脊膜炎症状体征、特异性CSF改变,CT、MRI及手术未见骨质破坏,可见脊髓膜肥厚,脊髓肿胀、增粗,脊髓表面血管有渗出物等。

2. 鉴别诊断

(1)脊柱结核:多伴脊椎骨破坏、畸形、压痛或伴冷脓肿形成等,X线片可确诊,CT和MRI检查可发现隐蔽的脓肿。

(2)不明原因脊髓蛛网膜炎:常可发现椎管部分阻塞,CSF细胞数及蛋白正常或轻度升高,葡萄糖含量及氯化物正常。

【治疗】

本病应规范地抗结核治疗,坚持尽早治疗、系统治疗、联合用药及足剂量足疗程的原则。根据WHO的建议,至少应选择三种药联合治疗,临床常用以下药物疗法:①异烟肼、链霉素及利福平联合方案:成人异烟肼(isoniazidum,INH)600~1 200mg/d,加入葡萄糖盐水500ml中静脉滴注,1次/d;链霉素(streptomycin,SM)0.7~1.0g/d,肌内注射;利福平(rifampicinum,RFP)450~600mg/d,清晨空腹顿服,4~8周为一个疗程。强化治疗后可改为链霉素(2次/周)、乙胺丁醇(ethambutol,EMB)及异烟肼治疗,先用4个月,再用乙胺丁醇及异烟肼,继续治疗6个月。②异烟肼、利福平、链霉素及吡嗪酰胺(pyrazinamide,PZA)联合方案:可先用此方案2个月,然后用乙胺丁醇及异烟肼治疗10个月。

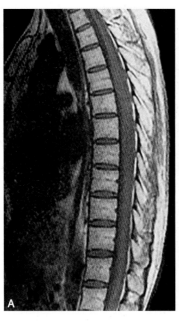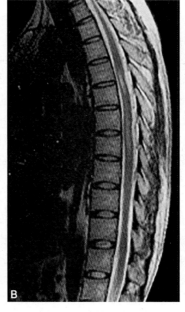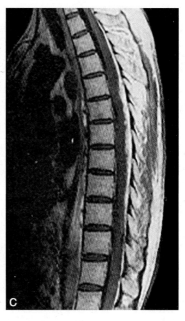

图 3-3-29　结核性脊膜脊髓炎

A、B. 分别为 MRI 矢状位 T_1WI、T_2WI，显示 $T_2 \sim T_{10}$ 椎体水平硬脊膜增厚，局部呈结节状，压迫相应节段的脊髓，导致脊髓后缘凹凸不平；$T_9 \sim T_{12}$ 椎体水平脊髓轻度增粗、肿胀，髓内有纵行条状异常信号，T_1WI 为稍低或等信号，T_2WI 为高信号，边界模糊。C. T_1WI 增强显示 $T_2 \sim T_{10}$ 椎体水平增厚的硬脊膜明显强化，$T_9 \sim T_{12}$ 椎体水平脊髓病变未见强化

不论采用哪种联合治疗方案，都不能缺少异烟肼。在强化阶段至少有两种结核菌杀菌药，巩固阶段至少有一种杀菌药，再配以抑菌药乙胺丁醇或对氨基水杨酸。异烟肼常见的不良反应有肝功能异常和末梢神经炎，予以维生素 B_6 100~200mg/d 静脉滴注有助于预防异烟肼所导致的神经病变；预防蛛网膜粘连可用地塞米松静脉滴注，蛛网膜粘连较重可用异烟肼 50mg、地塞米松 5mg 鞘内注射，隔日 1 次或每周 2 次，10~15 次为一个疗程。乙胺丁醇会导致视神经病变，服用该药的患者应定期进行视力检查。

若患者出现脊柱骨髓炎、局限性肉芽肿或脊髓压迫症状，应考虑行手术治疗切除结核病灶。

（三）脊髓硬膜外脓肿

脊髓硬膜外脓肿（spinal epidural abscess，SEA）是椎管内硬脊膜外腔静脉丛及脂肪组织化脓性炎症，硬脊膜外腔内形成脓液积聚或大量肉芽组织增生，导致脊髓受压和严重脊髓损害，是椎管内较少见的化脓性炎症，发病率在住院患者中为 0.2/万~1.3/万，是神经系统的急症。由于临床表现多样，缺乏特异性，该病在临床相对少见，误诊率极高，常易被忽略。如及时治疗可获治愈，延误诊治可引起严重残疾甚至死亡。

【病因和发病机制】

本病的病源可分为血行播散和感染灶直接扩散两种，血行播散较常见。多继发于全身化脓性感染，如皮肤疖肿、败血症、扁桃体化脓性病灶、肾周脓肿、乳突炎、细菌性心内膜炎等，致病菌经血行或组织蔓延达到硬脊膜外腔脂肪组织形成脓肿；成瘾者反复使用不洁注射器或药物、毗邻部位皮肤疮疖、脊柱化脓性骨髓炎扩散也可引起，偶见于椎板切除术、硬膜外麻醉及鞘内注射药物将致病菌带入硬膜外腔。常见致病菌为金黄色葡萄球菌，其次是链球菌、革兰氏阴性杆菌、肺炎球菌及厌氧菌等。血行传播所致硬脊膜外脓肿多发生于胸椎上、中段背侧，腰骶段次之，颈段罕见，与硬膜外腔解剖特点有关。硬膜外腔始于枕骨大孔，下达骶椎，腹面因硬膜与椎体紧密相连，无实际间隙，背侧与外侧间隙较宽。颈段硬膜外腔不明显，仅有少量结缔组织，脂肪组织较少；上、中胸段间隙较大，下胸段间隙又渐变窄，宽大的硬膜外腔有丰富的脂肪组织与静脉丛，组织抗感染能力差，易形成脓肿。导致神经系统症状的原因目前还不清楚，一般认为压迫在病变早期起重要作用，脓肿有可能引起脊髓血管栓塞、组织梗死导致神经功能缺失，这也是患者接受椎管减压术后仍存在神经功能障碍的原因。

【病理】

致病菌侵入硬膜外腔形成化脓性感染，可分为急性、亚急性及慢性脊髓硬膜外脓肿。①急性者硬膜外腔积蓄许多脓液，形成大小不等的袋状脓腔，脓液不断增多，使硬膜外腔压力增高，纵行扩散累及多个节段；②亚急性者脓液与肉芽组织并存；③慢性者无明显脓液，硬膜外为肉芽组织,外观上无感染征象,有时可培养出细菌。脓肿如累及软膜、蛛网膜可产生脊髓压迫,阻碍脊髓静脉回流或引起根动脉感染性血栓形成,导致脊髓实质血循环障碍,引起脊髓水肿、软化及横贯性损害。

【临床表现】

患者有化脓性感染灶或感染史,常在原发感染后数日或数周突然起病,有时原发病灶被忽视。儿童和成人均可患病,青壮年多见。急性及亚急性脊髓硬膜外脓肿与慢性者临床症状差异颇大。

(1)急性及亚急性:起病急骤或较快,首发症状通常是全身感染后数日或1~2周出现剧烈背痛或双下肢剧痛,脓毒血症症状,出现根性痛后病情发展迅速,很快出现瘫痪。可伴发热、头痛、颈强直及全身无力等,病灶相应部位脊柱出现剧烈压痛及叩击痛,椎旁肌肉炎性水肿。如不及时治疗,可迅速出现双下肢瘫痪、感觉缺失及括约肌功能障碍等脊髓受压症状体征;若截瘫发生很快,可出现脊髓休克。马尾部硬脊膜外脓肿根性痛非常明显,缺乏神经系统体征,除非感染向上延伸至腰段或胸段。Heusner曾提出SEA的神经症状分期:第一期出现严重背痛,可伴局部触痛和发热,持续数日或数周;第二期可见神经根性痛症状,如颈强直、Laseque征、Kernig征或Brudzinski征等,还可出现尿便失禁等脊髓圆锥功能障碍症状,可与长束体征同时出现;第三期出现感觉障碍及随意肌无力,晚期患者出现肢体瘫痪;第二、三期的进展可非常迅速,甚至很短时间就出现肢体瘫。

(2)慢性:病程较长,通常超过数月,甚至可达数年,患者常不能回忆急性感染史,可能有腰痛史,以后逐渐出现脊髓功能障碍症状,如束带状疼痛,下肢肌力减退,可有肌萎缩、括约肌功能障碍等。

【辅助检查】

1. 实验室检查　外周血白细胞计数、C反应蛋白和红细胞沉降率可升高,血培养常可检出致病菌。脑脊液动力学测定椎管阻塞。急性及亚急性者CSF细胞数轻度增加,很少超过$100×10^6$/L,多核白细胞和淋巴细胞为主,蛋白显著增高(1~4g/L),葡萄糖定量大多正常,CSF培养阳性率不高。腰部脓肿腰穿可抽出脓液,腰穿时切忌在脊柱压痛处进针,引起化脓性脑脊髓膜炎。穿刺时应小心细致,穿刺针达椎板后拔出针芯,再缓慢推入穿刺针,以便脓液流出。

2. 影像学检查　X线片可能发现脊椎骨髓炎和椎旁脓肿。脊髓造影常显示椎管呈柴束状阻断。MRI矢状位图像对诊断SEA有极高的准确性,T_1WI显示脓肿为低或等信号硬膜外肿块,T_2WI显示为高信号硬膜外肿块;增强后脓肿壁呈线样或环状强化。脓液和坏死区无明显强化,较小的肉芽组织可呈均匀强化(图3-3-30)。

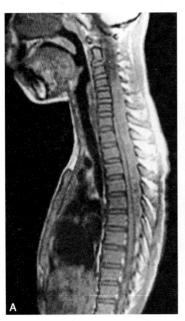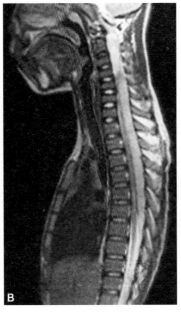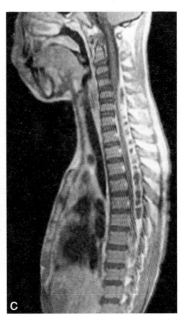

图3-3-30　脊髓硬膜外脓肿

A. MRI矢状位T_1WI显示颈胸段硬膜外有梭形稍高信号,中间可见低信号,脊髓受压前移;B.同层面的T_2WI显示病变为较高信号;C.增强像显示椎管内脓肿显著强化,内部有多数的分隔

【诊断和鉴别诊断】

1. 诊断　根据急性全身性感染症状,数日或1~2周

出现根性痛,脊髓横贯性损害症状体征,明显脊柱压痛等;CSF检查显示椎管阻塞,CSF细胞数轻度增高,蛋白

含量明显升高,X 线片、CT 及 MRI 检查有助于诊断。

2. 鉴别诊断

(1)硬脊膜下脓肿(spinal subdural abscess):临床上本病与硬脊膜外脓肿难以区分,CT 脊髓造影硬脊膜下脓肿边缘不锐利,垂直范围较大。MRI 矢状面亦显示很明显。

(2)急性脊髓炎:患者无原发性化脓性感染灶及脓毒血症全身症状,无脊柱压痛及根性痛,压颈试验椎管通畅(见本章第二节急性脊髓炎中表 3-3-8)。

(3)脊髓肿瘤:硬膜外肿瘤以恶性转移性肿瘤多见,患者年龄较大,发病较快,脊柱 X 线片常见骨质破坏,如查到肿瘤原发灶更易区分。硬膜下肿瘤常位于一侧,表现为脊髓半切征,脊髓造影呈"杯口状"充盈缺损,MRI 可清楚地显示病变。

【治疗】

1. 脊髓硬膜外脓肿一经确诊,应急诊手术处理,切除椎板,排出脓液,手术中不可打开硬脊膜,以免脓液流入硬脊膜腔内。伤口要用抗生素处理,留置橡皮管或硅胶管引流条,术后每日用抗生素冲洗。还应将脓液作细菌培养,根据药物敏感试验选择抗生素治疗,抗生素使用时间应不少于 8 周,否则很易复发。手术早晚与疗效有密切关系,如早期未行椎板切除术及脓液引流,可使缺血性脊髓损害加重甚至不可逆。亚急性及慢性硬膜外脓肿亦需手术清除脓液及肉芽肿,各型病例术后都应康复治疗,促进脊髓功能恢复。如果出现脊椎骨髓炎,应行手术引流脓液。

保守治疗适用于未出现神经功能障碍的患者、患有其他疾病不能耐受手术的患者、腰椎硬膜外脓肿患者和马尾硬膜外脓肿患者。尽早确定病原菌及应用有效的抗生素十分重要。选用抗生素的标准是对金黄色葡萄球菌有效;毒性低和能够长期应用;能透过骨组织。Ingham 等推荐氟氯西林、氨苄西林、庆大霉素和甲硝唑联合应用。Mampalam 等推荐第三代头孢菌素和主要对葡萄球菌有效的抗生素(如万古霉素或新青霉素Ⅲ)联合应用。

2. SEA 引流术后由于纤维化及肉芽肿形成,可产生不完全性脊髓压迫症状,即使行 MRI 增强检查,也很难将无菌性炎性肿块与脊髓硬膜外残余脓肿区分开来。若患者仍持续发热,外周血白细胞计数、C 反应蛋白和红细胞沉降率升高,则提示 SEA 外科引流不充分。

(四)脊髓脓肿

脊髓脓肿是少见的腔隙性化脓性中枢神经系统感染,任何年龄均可罹患,以儿童及青少年居多。1830 年 Hart 首次报道,国内 1965 年首例报道。脊髓脓肿早期诊断困难,如治疗不当其致残率高。

【病因和病理】

按病因可分类为原发性和继发性,继发性脓肿占大部分,原发性脊髓脓肿占 20%。继发性脓肿常继发于血源感染、皮肤及邻近组织感染、外伤等。细菌侵犯脊髓形成脓肿包括三种途径:①直接侵入损害部位,如经皮肤瘘道和邻近组织外伤等,医源性有报道腰穿导致脊髓脓肿;②血源性感染可经静脉和动脉两种途径,常见于慢性呼吸道炎症、细菌性心内膜炎及泌尿生殖系感染播散;③细菌通过 Virchow-Robin 间隙进入淋巴管达脊髓。致病菌多为金黄色葡萄球菌和链球菌,也有结核分枝杆菌、组织胞浆膜菌、隐球菌及单核细胞增多性李斯特菌导致脓肿的报道。急性小脓肿仅在显微镜下才能发现;较大脓肿中央有软化坏死区。慢性脓肿中央区为脓汁及坏死组织,包囊分三层,内层为多形核细胞,中层是新生毛细血管、成纤维细胞、组织细胞和浆细胞,外层由结缔组织构成。脓肿多为单发,好发于脊髓下半部。

【临床表现】

脊髓脓肿的临床症状可因脓肿所在的部位、大小及病程而不同。根据病程分为急性、亚急性及慢性,急性少于 1 周,亚急性为 1~6 周,慢性为 6 周以上。急性脓肿患者常表现为部分或完全性横贯性脊髓炎、颈背痛或尿失禁,可有发热等感染症状,有时有相应节段感觉迟钝,体征常见轻偏瘫,继之出现双侧轻瘫,并出现项强。亚急性及慢性脊髓脓肿类似髓内肿瘤表现,神经功能缺失常呈顿挫性。

脑脊液蛋白定量增高或可正常,细胞数增高或正常,脑脊液培养多为阴性。周围血象多有白细胞增多及核左移。脊柱 X 线片多为正常。MRI 检查可见病变类似脑脓肿,T_1WI 显示低信号,T_2WI 多为高信号,钆造影可见脓肿壁环状强化。

由于本病缺少特征性临床表现,患者有运动、感觉及括约肌功能障碍,以及部分或完全性横贯性脊髓炎表现,伴背痛,特别是发病急、病程短、进展快及出现肢体弛缓性瘫痪者,不论病前有无原发性感染病史,均应考虑到脊髓脓肿之可能。

治疗主要为抗生素加手术。手术方法一般为先抽吸脓液,然后从背侧切开,充分引流脓腔,用含抗生素的生理盐水反复冲洗脓腔,强调显微外科技术在手术中重要性。手术前后应用有效的足量抗生素,包括术后广谱抗生素静脉滴注 2~8 周,对慢性脓肿可摘除脓肿壁。

三、脊髓梅毒

脊髓梅毒(spinal syphilis)主要包括梅毒性脊髓炎和脊髓痨。

(一)梅毒性脊髓炎

梅毒性脊髓炎(syphilitic myelitis)包括脑脊髓膜血管

型梅毒脊髓损害、硬脊髓膜炎、脊膜脊髓炎、脊髓动脉内膜炎及神经根炎等,表现为根性痛、截瘫和尿便功能障碍等。

【病因和发病机制】

梅毒(syphilis)是梅毒苍白密螺旋体(treponema pallidum)感染引起的性传播全身性疾病,绝大多数获得性梅毒因性交传播,少数是输入梅毒患者血或接触带有活的梅毒螺旋体物品感染。无保护性行为是梅毒传播的重要危险因素,尤其是在男同性恋中。梅毒感染更常见于艾滋病患者,特别是在 CD4$^+$ T 淋巴细胞计数较低、可检测到 HIV RNA 或未经治疗的艾滋病患者中。近年来梅毒发病率有增高趋势,对 953 例 I 期和 II 期梅毒患者的研究表明,6.5% 的患者神经系统受累,未经治疗的晚期梅毒患者中神经梅毒发病率可达 9.5%~30%,梅毒性脊髓炎常在梅毒感染后 3~5 年内发病。

【病理】

梅毒性脊髓炎病变与梅毒病原体影响范围有关,后索最明显,脊膜炎性肥厚及粘连可压迫脊髓,脊神经根亦可受累。梅毒性脊髓炎病变范围虽可累及整个脊髓,但通常仅限于 2~3 个脊髓节段。主要病理变化是硬脊膜炎性增厚,与蛛网膜或软脊膜粘连,影响脊髓血液供应,出现脊髓长束体征。广泛性脊髓实质损害髓内髓鞘和轴突均变性,可呈现慢性、亚急性或急性横贯性脊髓损害。镜下可见血管内膜炎、血管周围炎性细胞浸润。炎症可局限于脊膜,脊膜血管可严重受累。

【临床表现】

1. 梅毒性脊髓炎 是梅毒性神经损害早期症状,常在梅毒感染后 3~5 年内发病,常见后索损害。起病速度可急可缓,临床表现类似急性脊髓炎,有的患者在剧烈疼痛发作数日至数周后迅速出现双下肢瘫痪、病变以下感觉缺失及尿潴留。有的病例症状缓慢叠加出现,脊髓功能受累相对较轻,仅表现为痉挛性截瘫,称为 Erb's 梅毒性痉挛性截瘫。

2. 颈段脊髓炎 首发症状为颈部及上肢疼痛,继之出现上肢肌萎缩、腱反射减低、轻微感觉缺失,下肢可见肌张力增高、腱反射亢进及病理反射等锥体束征。脊膜病损为主者常因脊膜增厚、粘连压迫神经根,出现肩颈部疼痛和肌萎缩,压迫脊髓可出现锥体束征。脊髓血管受累因动脉内膜炎发生血栓形成,起病较迅速,症状因受累血管而异,偶有脊髓前动脉血栓形成,表现为痉挛性或弛缓性截瘫、尿潴留,无感觉障碍。

【辅助检查】

1. 一般检查 CSF 单个核细胞数增多(通常 <100×10^6/L),以淋巴细胞为主,蛋白含量增高(0.5~1.5g/L),IgG 和 IgM 可增高,葡萄糖含量和氯化物正常。梅毒性硬脊膜炎常有椎管阻塞,伴 CSF 蛋白增高,细胞数正常。

2. 病原学检查

(1) 非螺旋体抗体检测试验:血清心肌磷脂-胆固醇-卵磷脂纯化抗原(cardiolipin-cholesterol-lecithin antigen)、性病检查试验(veneral disease research laboratory,VDRL)和快速血浆抗体试验(rapid plasma reagin,RPR)可阳性。由于 RPR 灵敏度低,其不适用于 CSF 检查。

(2) 螺旋体抗体检测试验:主要包括密螺旋体免疫定位试验(treponema pallidum immobilization test,TPI)和密螺旋体荧光抗体吸附试验(fluorescent treponemal antibody absorption,FTA-ABS)。FTA-ABS 灵敏度高,该试验阳性高度提示梅毒感染,但其不能反映疾病活动度、不能用于驱梅治疗后的随访检查。

(3) 核酸检测:可应用聚合酶链反应(PCR)检测 CSF 中梅毒核酸。

【诊断和鉴别诊断】

1. 诊断 根据性病接触史或早期梅毒病史,脊膜脊髓炎症状如根性痛、截瘫及尿便障碍等,CSF 细胞数及蛋白增高等,血清和脑脊液 VDRL、FTA-ABS 阳性可确诊。国内已逐渐认可梅毒血清快速反应素试验(RPR)检测 CSF 可诊断神经梅毒。

2. 鉴别诊断 本病须注意与其他原因截瘫或神经根损害鉴别,如非特异性急性脊髓炎、脊柱结核及脊髓肿瘤等。

【治疗】

1. 梅毒病因治疗 首选青霉素,梅毒螺旋体不产生青霉素酶,青霉素可有效杀灭密螺旋体,但需用大剂量。青霉素疗法使用方便、经济,无毒性反应。WHO 提出青霉素杀灭苍白螺旋体最低浓度为 0.03U/ml 血清,由于血-脑屏障存在,必须高于此血药浓度方可达治疗目的。我国卫生部推荐神经梅毒治疗方案(1990 年)是:①青霉素 G 钠盐:480 万 U/d,静脉滴注,10 日为一个疗程,间隔 2 周,重复上述剂量,总量 9 600 万 U。②普鲁卡因青霉素:240 万 U/d,肌内注射,同时口服丙磺舒(probenecid)0.5g,4 次/d,连续 10 日;再继续用苄星青霉素 240 万 U,肌内注射,每周 1 次,共 3 周。Dunlop(1979)证明,普鲁卡因青霉素与丙磺舒合用可提高青霉素血药浓度及脑脊液药物浓度。

2. 头孢曲松钠 2g/d,静脉滴注,连用 10~14 天。青霉素过敏可用多西环素(doxycycline)100mg 口服,3 次/d,连续 30 日;或红霉素(或四环素)0.5g 口服,4 次/d,连用 30 日。

3. 在应用抗生素治疗梅毒感染时可出现赫克斯海默(赫氏)反应(Herxheimer reaction),这是由于在抗生素治疗过程中大量的螺旋体死亡,释放出的异性蛋白和内毒素导致患者出现过敏反应,主要表现为高热、头痛、肌肉酸痛、皮疹、心动过速等,一般出现在首次使用抗生素后2~24小时内。为了预防赫氏反应,可在青霉素治疗前一天口服泼尼松 5mg,4 次/d,连续 3 日。

4. 瘫痪及尿潴留对症处理同急性脊髓炎。

5. 需要在抗生素治疗后 3、6、9、12 和 24 个月复查非螺旋体抗体检测试验,抗体滴度呈 4 倍降低,则提示治疗有效。每半年复查一次 CSF,直至 CSF 常规、生化检查恢复正常,若 2 年后 CSF 检查仍提示异常,需考虑重启抗生素治疗。

(二)脊髓痨

脊髓痨(tabes dorsalis)也称进行性运动性共济失调,是梅毒螺旋体感染导致特殊类型脊髓梅毒,是晚期梅毒的神经系统损害。本病由 Romberg 和 Duchenne 首先确认,发生于约 1/3 未经诊治的神经梅毒患者,男性多于女性。本病起病缓慢,主要表现为腰骶神经后根和脊髓后索受损。主要因小动脉内膜炎性闭塞、缺血导致后根及后索变性。

【病理】

脊髓痨病变主要在脊髓后根及后索,以腰骶段为主。脊髓后索出现瓦勒氏变性使脊髓变薄,后根明显变细,呈灰白色。典型病例可有轻中度脊膜增厚,背侧较腹侧明显。软脊膜可见不同程度淋巴细胞及浆细胞浸润,脊髓血管周围常见细胞浸润。

【临床表现】

1. 脊髓痨 起病隐袭,常发生在梅毒感染后 15~20 年,男性多于女性(4∶1)。病情发展缓慢,可自发或经治疗终止,闪电样疼痛及共济失调症状常持续存在,很少导致死亡。闪电样疼痛是脊髓痨典型症状,表现为下肢短促阵发性钻痛或刀割样剧痛,亦可呈撕裂样或烧灼样痛,上肢及其他部位少见,也可为全身游走性疼痛。疼痛消失后可留下该区域感觉过敏,腰部可有束带感,系病变刺激后根躯体感觉神经所致。挤压跟腱、腓肠肌及睾丸等可使疼痛减轻或消失。

2. 内脏危象 见于 10%~15% 的脊髓痨患者,是后根内脏感觉神经纤维受刺激所致。

(1)胃危象:较常见,突发阵发性上腹部剧烈疼痛和持续呕吐,有时持续数日,呕吐与腹痛不一定同时出现,严重时吐出黏液、血及胆汁,常伴失水及电解质紊乱,偶有轻度发热及血白细胞升高;发作时无腹肌强直及局部压痛,钡餐透视可见幽门痉挛,疼痛可迅速消失,可与急腹症鉴别。

(2)喉危象:或称咽喉危象,表现为发作性喉部疼痛,咳嗽、吞咽及呼吸困难,因声带展肌无力、声门狭小引起哮鸣。

(3)膀胱危象:或称排尿危象,表现为下腹部疼痛、排尿痛、尿频及排尿困难。

(4)直肠危象:表现为下腹部疼痛、坠肛并有排便感。

(5)肠危象:表现为肠绞痛、腹泻和里急后重,较少见。

3. 深感觉障碍 下肢较重,小腿关节位置觉及振动觉受损明显,主诉行走时踩棉花感,可见步态蹒跚,跨阈步态,表现为肌张力减低、膝反射、踝反射减弱或消失,感觉性共济失调和闭目难立征(Romberg 征),最后需扶杖而行,是后根及后索本体感觉纤维受损。针刺可出现对位感觉(针刺某点在对侧相应部位感受到疼痛),好发于鼻部两侧、前胸及前臂尺侧等,亦可出现针刺觉减退或延迟。

4. Charcot 关节炎 1%~10% 的患者出现 Charcot 关节炎(Charcot arthritis),常见于膝关节、髋关节,亦见于脊柱、肩关节、距小腿关节、手及足小关节,系关节神经营养障碍所致,病变关节呈无痛性肿胀、严重畸形、关节内积液,过度活动关节出现咿轧响声,X 线片显示严重骨及软骨破坏,伴骨赘,亦可发生皮肤营养性溃疡。病变关节痛觉缺失可能与病变的脊髓后根中 A 类和 C 类纤维破坏相关。

5. 括约肌功能障碍 系 S_2~S_4 节段后根受损,影响膀胱感觉传入,导致深感觉障碍,膀胱虽充盈无尿意,引起尿潴留,可导致充溢性尿失禁,便秘、阳痿亦是较常见症状。

6. 阿-罗瞳孔(Argyll-Robertson pupil) 是常见重要体征,表现为光反射消失,调节反射存在,瞳孔呈中等度扩大,边界不规则,见于 90% 的患者。20% 的患者可有复视,晚期动眼、展神经麻痹,原发性视神经萎缩及进行性视力减退,视野缩小、两侧中度上睑下垂及代偿性皱额等。偶累及其他脑神经,出现嗅觉、味觉缺失,听力减退、眩晕及单侧舌肌无力等。

【辅助检查】

1. 腰穿 脑脊液压力正常,CSF-MNC 数一般不超过 $7×10^6$/L,蛋白含量正常或轻度增高,90% 的患者 CSF-γ 球蛋白增高,5%~10% 的患者第一次 CSF 检查时可正常。

2. 血清反应素 晚期神经梅毒的血清反应素絮状试验,如 VDRL 阳性率为 65%,TPI 阳性率为 90%,FTA-ABS 阳性率可达 97%。CSF 梅毒试验几乎 100% 阳性。

【诊断和鉴别诊断】

1. 诊断 根据梅毒感染病史、典型神经系统症状如下肢闪电样疼痛、共济失调及阿-罗瞳孔等,即可诊断脊髓痨。脑脊液梅毒 FTA-ABS 阳性可证实诊断。

2. 鉴别诊断 CSF 梅毒试验阴性须与糖尿病性脊髓

病、假性脊髓痨、亚急性联合变性区别。

【治疗】

脊髓痨病因治疗同梅毒性脊髓炎。神经梅毒感染症状消失后，闪电样疼痛、胃危象、Charcot 关节或尿失禁症状仍可存在。对症治疗包括：①瘫痪及尿潴留处理同急性脊髓炎；②闪电样剧烈根性痛可用卡马西平 0.1～0.2g/次，3 次/d，口服；或氯硝西泮 1～2mg/次，3 次/d，口服；③内脏危象可用甲氧氯普胺 10mg，肌内注射，或用哌替啶止痛；④Charcot 关节应注意预防骨折。

四、真菌性脊膜脊髓炎

真菌性脊膜脊髓炎（fungal meningomyelitis）是真菌感染引起的脊膜和脊髓炎症。许多真菌可侵犯脊膜，如放线菌、芽生菌、球孢子菌、曲霉等可通过椎间孔或脊柱骨髓炎病灶扩散侵入硬膜外腔，但少见。血行播散至脊髓或脊膜可产生芽生菌病和球孢子菌病。球孢子菌是具有硬菌丝的真菌，在干燥土壤中繁殖，常感染牛、羊、狗等家畜，人类亦可罹患，一般表现为脑膜脑炎，较少引起肉芽肿，很少导致脊髓受损。后纵隔棘球菌感染偶可经过椎间孔扩散至硬膜外腔而压迫脊髓。

【临床表现】

大部分真菌性感染发生于慢性病患者，例如艾滋病、器官移植、严重烧伤、白血病、淋巴瘤、恶性肿瘤、糖尿病、风湿性疾病、癌症化疗、长时间使用糖皮质激素或广谱抗生素治疗的患者。亚急性或慢性起病，出现不完全性脊髓损害，如水平以下不对称性轻截瘫、锥体束征及分散或节段水平不确切感觉障碍，尿便障碍。脊膜或蛛网膜损害明显可出现根性痛。

【辅助检查】

CSF 压力不同程度的升高，单核细胞（MNC）数和蛋白含量轻度升高，葡萄糖含量及氯化物降低，CSF 涂片和培养有助于明确病原体。在合并有 HIV 感染或白细胞减少症的患者中，CSF 细胞数可降低。行 CSF 检查时，还应积极寻找有无结核分枝杆菌和异常白细胞，因为 CNS 真菌感染可合并结核感染、白血病或淋巴瘤。

【治疗】

真菌性脊膜脊髓炎一般采用抗真菌治疗，可选用制霉菌素、两性霉素 B、大蒜注射液、酮康唑、氟康唑等。真菌感染引起脊髓压迫症通常不宜手术治疗，只在药物治疗无效怀疑局部积脓，才考虑手术清除并椎板切除减压。加强支持疗法，提高机体抵抗力。

五、寄生虫性脊膜脊髓炎

寄生虫性脊膜脊髓炎（parasitic meningomyelitis）是寄生虫感染和寄生引起的脊膜脊髓炎。在非洲、南美和西亚地区，血吸虫病是脊膜炎常见的原因，我国 70% 的血吸虫流行区基本上消灭了血吸虫病，但近年来又有增加趋势。日本血吸虫、埃及血吸虫和曼氏血吸虫都可侵犯脊髓，埃及和曼氏血吸虫较多。虫卵常引起中小动脉和静脉血管炎，使动脉闭塞和缺血，导致脊髓灰、白质损害。虫卵蛋白沉积引起过敏反应，产生急性截瘫、感觉缺失、尿潴留等急性脊髓炎症状。

【临床表现】

血吸虫性局灶性肉芽肿引起脊髓压迫症很少见，临床表现类似其他原因所致的脊髓压迫症，腰穿可见椎管阻塞和脑脊液蛋白增高。有作者报道 2 例患者，疫水中游泳后 3 周起病，表现为下胸髓和腰髓受累，CSF 蛋白轻度升高，脊髓造影正常。用吡喹酮治疗可控制病情，但会留下后遗症。

六、结节病性脊髓炎

结节病性脊髓炎也称为脊髓内肉芽肿（intraspinal granulomas）是细菌、真菌及寄生虫等病原体感染脊髓所致，椎管内结核球临床少见，椎管内梅毒瘤罕见。临床常见症状是痉挛性轻截瘫，相应节段以下传导束性感觉缺失，可有轻度共济失调等。

椎管内结核球可参见本篇章第六节"脊柱和脊髓结核"。

七、亚急性脊髓炎（病）

（一）亚急性坏死性脊髓炎

亚急性坏死性脊髓炎（subacute necrotic myelitis）是罕见的脊髓病，病变位于脊髓下段，邻近圆锥，常见于老年人，尤其是慢性肺心病患者。

【病理】

本病病变是受累脊髓节段灰质与白质坏死，伴巨噬细胞和星形细胞反应，小血管壁增厚、纤维变性，管腔不阻塞；脊髓静脉呈广泛性扩张，静脉亦增厚，并有血栓形成及脊髓坏死，周围淋巴细胞、单核细胞及巨噬细胞浸润，有人认为该病是脊髓血栓性静脉炎所致。腰骶段脊髓及邻近圆锥部病变严重。

【临床表现】

1. 本病常见于老年人，特别是慢性肺心病患者。表现为缓慢逐渐上升的双下肢无力，振动觉消失及括约肌功能障碍。感觉障碍开始为分离性，以后变为完全性。出现上、下运动神经元同时损害体征。

2. CSF 蛋白含量升高，细胞数正常。脊髓碘油造影可见脊髓表面血管扩张。

本病生前作出正确临床诊断较困难,应与脊髓压迫症等鉴别。

(二)亚急性坏死性脑脊髓病

亚急性坏死性脑脊髓病(subacute necrotizing encephalomyelopathy,SNE)于1951年由英国的 Leigh 首次报道,所以亦称 Leigh 病或 Leigh 综合征,是一组由不同线粒体酶缺陷导致的线粒体脑病,常见于婴儿和儿童,偶见青少年和成年型患者,是罕见遗传性脑脊髓病,系先天性代谢异常,多为散发性,核基因(nDNA)缺陷引起呼吸链复合物Ⅰ、Ⅱ、Ⅳ 及丙酮酸脱氢酶复合物(pyruvate dehydrogenase complex,PDHC)及丙酮酸羧化酶(pyruvate carboxylase,PC)缺陷,是 Leigh 综合征的主要病因。遗传方式包括常染色体隐性、X-连锁及母系遗传等三种。Leigh 病发病率约为1/40 000,目前国内报道较少(参见本篇第十六章"神经系统遗传代谢性疾病"中的第十节"线粒体病")。

【病理】

主要病理特点为基底核及脑干改变,包括多发性对称性脑干、基底核灰质核团的局灶变性坏死,呈海绵状腔样空腔,其中神经元消失,脱髓鞘改变,血管增生坏死。小脑、脊髓后柱亦可见对称性局灶性坏死,神经肌肉活检可见脱髓鞘样改变,少数病例可见破碎样红纤维和线粒体包涵体,肌膜下或肌束间大量线粒体堆积及线粒体形态异常改变。本病病变范围及组织学特点与 Wernicke 脑病极类似,病变分布不同,本病不影响乳头体,病变多位于脊髓下胸段及腰骶段,颈段也可受侵,病变脊髓明显水肿。

【临床表现】

1. 多见于1岁以下婴儿,男性较多,6~12个月死亡。偶见于少年和青年,成年患者偶有报道。病程呈亚急性渐进性发展。患儿多于出生后3~4个月发病,消瘦、全身无力、运动不能、喂养和吞咽困难、肌张力降低、腱反射消失、眼震、视神经萎缩、眼外肌瘫痪及共济失调等,初期肢体为痉挛性瘫,以后变为弛缓性,伴肌萎缩和肌束颤动;感觉障碍初期为分离性,痛温觉消失深感觉及触觉保存,后期全部感觉均障碍。

2. 少数患儿有精神运动性癫痫,呼吸功能障碍如阵发性中枢性过度呼吸也是特征性症状,临床见到有此症状患儿应想到 Leigh 病可能。少数病例可见进展性周围神经病变,后期可出现膀胱直肠功能障碍,患儿多于2岁前死亡,生前诊断困难。成年患者临床变异很大,轻者症状极微,重者伴严重视神经萎缩、共济失调、痉挛性瘫痪、肌阵挛、痫性大发作、情绪不稳和轻度智能障碍等。

【辅助检查】

1. 血生化检查 多数病例血乳酸、丙酮酸明显增高,脑脊液乳酸、丙酮酸增高更显著。血液、CSF 氨基酸分析可见丙氨酸增高。血气分析显示代谢性酸中毒。部分患儿伴血氨增高、低血糖、心肌酶谱异常、肉碱缺乏。CSF 蛋白增高或显著增高,细胞数正常或略增高。受累脑组织可有硫胺素焦磷酸盐(thiamine pyrophosphate)贮积及三磷酸硫胺(thiamine triphosphate)缺乏。

2. 影像学检查 脑 CT 可见双侧基底核及丘脑对称的低密度灶,病灶形态不规则,大小不等,呈斑块状。MRI 更有诊断意义,可见双侧基底核、丘脑及脑干多发对称性 T_1WI 低信号,T_2WI 高信号,FLAIR 像呈高或稍高信号,病变界限清楚,随着病情进展,病灶部位软化,在 FLAIR 像显示病灶内出现低信号(图3-3-31)。在 DWI 上病灶信号不均匀,高信号的弥散受限病变内可见低信号的点片状无弥散受限区。当出现急性线粒体功能障碍时,MRS 显示病变区乳酸峰显著升高,但该变化不具有特异性,并且近50%的 SNE 患者未见明显的乳酸峰。正电子发射断层扫描(PET)常可发现基底核、脑干、丘脑及双侧小脑对称性葡萄糖代谢减低,间接反映线粒体代谢功能异常。

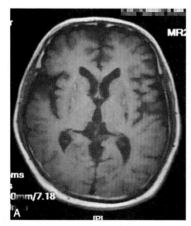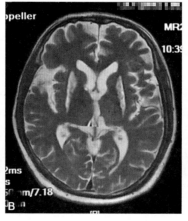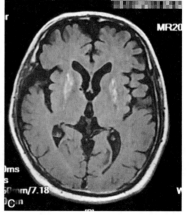

图3-3-31 亚急性坏死性脑脊髓病

A. 脑 MRI 轴位像 T_1WI 显示双侧壳核对称性低信号,信号不均,边界较清晰,无占位效应;B. T_2WI 轴位像显示病变对称性高信号,边界清,双侧苍白球及内囊未见异常信号;C. 轴位 FLAIR 像显示双侧壳核呈混杂信号病变,以高信号为主,其内可见点片状低信号

3. 特殊生化检查 应用皮肤成纤维细胞、淋巴细胞或神经细胞培养,可进行线粒体呼吸链酶学分析、基因诊断,如进行常见的突变筛查,如 mtDNA8993。

【诊断和鉴别诊断】

1. 诊断 临床上根据典型症状、体征、血生化及脑CT 或 MRI 检查,结合肌肉的电镜超微结构变化生前可作出临床诊断。病理确诊需依靠身后的病理检查。Leigh病临床诊断依据是:典型的临床表现,MRI 检查显示以壳核为著的双侧基底核和/或脑干对称性 T_1WI 低信号,T_2WI 高信号病变,血或 CSF 乳酸水平升高。

2. 鉴别诊断

(1) Wernicke 脑病:Leigh 综合征与此病具有类似的病理学改变和病灶分布特点,但 Leigh 综合征通常不累及乳头体,而 Wernicke 脑病通常会累及该区域。此外,Wernicke 脑病多有营养不良或维生素缺乏病史。

(2) MELAS:MELAS 的病灶主要位于皮质,多位于颞叶、顶叶和枕叶,呈脑回样异常信号,DWI 上呈等或低信号。Leigh 综合征的病灶主要位于脑深部灰质核团,在DWI 上病灶信号不均匀。

【治疗】

本病无特效治疗,以对症治疗为主,部分 PDHC 缺陷患儿应用大剂量维生素 B_1、低碳水化合物、高脂肪饮食有一定的疗效。应用辅酶 Q、左旋肉碱、生物素、碳酸氢钠、二氯乙酸、维生素 B_2、维生素 B_6、维生素 C、维生素 K 等可能有效。Leigh 综合征患者发病愈早,预后愈差,婴幼儿期死亡率极高。

第四节 脊髓压迫症

(贾文清)

脊髓压迫症(compressive myelopathy)是椎管内占位性病变或脊柱、脊髓周边多种病变引起脊髓受压的症状,可伴有因脊神经根及脊髓不同程度受累,出现的脊髓半切或横贯性损害、脊髓神经根受损等特征性综合征。

【病因和发病机制】

1. 病因 脊髓压迫症病因以肿瘤等占位性病变最常见,占 1/3 以上,绝大多数起源于脊髓组织及邻近结构,也可来自肺、乳腺、肾脏及胃肠转移瘤,以及淋巴瘤和白血病等。其次是化脓性、结核性炎症病变,脊髓蛛网膜炎、急性脊柱或椎管脓肿、慢性肉芽肿及寄生虫病等。其他病因包括脊柱外伤、脊柱退行性变、颅底凹陷症等先天性疾病,以及脊髓血管畸形等出血性病变所致硬膜外及硬膜下血肿等。脊柱、脊膜和脊髓病变常见病因是:

(1) 脊柱病变:①脊柱损伤:最常见,如椎体、椎弓和椎板骨折、脱位和小关节错位等;②脊柱退行性变:如脊柱骨质增生、椎间盘病变、后纵韧带钙化、黄韧带钙化、强直性脊柱炎、类风湿性脊柱炎等导致椎管狭窄;③椎体病变:由嗜酸细胞肉芽肿、网状细胞增多症、骨质疏松症及软骨营养不良等所致;④肿瘤:脊柱肿瘤多为转移瘤,如肺癌、乳腺癌和甲状腺、前列腺、胃肠、子宫、肾等恶性肿瘤,脊柱本身肿瘤如肉瘤、血管瘤,恶性肿瘤如巨细胞瘤、网状细胞肉瘤、Ewing 肉瘤、纤维肉瘤和软骨肉瘤等,良性肿瘤如骨软骨瘤、软骨瘤、软骨黏液纤维瘤、内生软骨瘤及血管瘤等;⑤炎症:如脊柱化脓性骨髓炎、脊柱结核,梅毒、伤寒及布鲁杆菌感染所致骨髓炎等。CT 和 MRI 的应用使各种脊柱病变引起脊髓压迫症诊断率明显增加。

(2) 脊膜内外占位病变:①硬膜外或硬膜下血肿:多为血管畸形、血液病、手术及外伤后、应用抗凝剂或肿瘤出血等引起,是急性脊髓压迫症常见原因。②硬膜外脓肿和慢性炎性肉芽肿,硬膜下脓肿少见。③肿瘤:硬膜外肿瘤多为肺癌、乳腺癌、黑色素瘤、甲状腺癌、前列腺癌及绒毛膜细胞癌及淋巴瘤、脑膜白血病、骨髓瘤等转移瘤,以及血管瘤、神经鞘瘤、脊膜瘤、胶质瘤和囊肿等原发性病变。髓外硬膜下占位多为原发性,如神经鞘瘤、脊膜瘤、脂肪瘤、蛛网膜囊肿、血管瘤、血管畸形、上皮样肿瘤和畸胎瘤等。④脊髓蛛网膜炎及蛛网膜粘连可导致神经根、脊髓血管或脊髓本身受压。

(3) 脊髓髓内占位病变:①脊髓肿瘤:多为星形细胞瘤、室管膜瘤,少见的如转移癌、白血病浸润、髓内神经鞘瘤、少突胶质细胞瘤、多形性胶质母细胞瘤、神经节瘤、血管网状细胞瘤、海绵状血管瘤、血管网状细胞瘤、黑色素瘤、皮样囊肿和表皮样囊肿等;②囊虫等寄生虫病;③结节病;④隐球菌病等霉菌病;⑤脊髓血管畸形出血所致脊髓内血肿。

2. 发病机制 椎管腔内脊髓与椎骨间有软脊膜、蛛网膜下腔、蛛网膜、硬膜下腔、硬脊膜及硬膜外腔存在,蛛网膜下腔间隙较大,充满脑脊液,脊髓受压时可提供缓冲空间,但椎管是由坚硬的骨质构成,占位性病变发展到一定程度必将导致脊髓受压。髓外病变可将脊髓推向一侧,病变侧神经根受刺激或牵拉出现病侧神经根受损表现,病变继续进展使脊髓一侧受压,引起相应脊髓节段传导束受损,出现脊髓半切、脊髓前半侧受损或脊髓后索受损等综合征,脊髓完全受压出现横贯性脊髓受损症状体征。脊髓受压早期可通过移位、排挤脑脊液及表面静脉血得到代偿,外形虽有明显改变,但神经传导路径未中断,神经功能受损较轻,后期代偿出现骨质吸收,使局部椎管扩大,但多数病例出现明显神经系统症状和体征。髓内病变则因为直接压迫脊髓上、下行传导束,产生病变平面以下的感觉及运动功能障碍。

脊柱外伤、硬脊膜外脓肿等引起迅速脊髓压迫,使脊髓局部神经细胞及传导束坏死、充血及水肿等,椎管内储备间隙缩小,静脉回流受阻,使脊髓水肿加剧,动脉受压后血运受阻使脊髓缺血、坏死,导致脊髓传导功能完全丧失。脊髓受压的病因和速度影响代偿机制发挥,急性压迫因无充分代偿时机,脊髓损伤严重,慢性受压可充分代偿,病情较轻。此外,病变部位亦影响病情发展,如髓内病变直接侵犯神经组织,症状出现早,硬膜外占位性病变由于硬脊膜阻挡,对脊髓压迫较硬膜下病变轻。动脉受压影响血液供应,可引起脊髓变性萎缩,静脉受压引起脊髓水肿及淤血。根据病程经过,脊髓压迫症可分为三类:①急性脊髓压迫症:如脊柱骨折、脊髓血管畸形出血等,发病急骤,立即出现弛缓性截瘫或四肢瘫痪;②亚急性脊髓压迫症:如脊髓肿瘤、硬膜外脓肿或血肿,出现持续性神经根性痛,侧索受压出现锥体束征、感觉障碍及括约肌障碍等;③慢性脊髓压迫症:如椎间盘突出、先天性椎管狭窄、缓慢生长的髓外肿瘤如神经鞘瘤、脊膜瘤等及部分生长缓慢的髓内肿瘤,髓外病变通常表现为典型根性痛期、脊髓半离断期和脊髓全离断期,髓内病变的根性痛症状不明显,主要表现感觉和运动障碍。

【病理】

1. 急性压迫病变 诸如脊椎骨折片压迫脊髓或椎管内血肿形成、转移瘤和急性硬脊膜外脓肿等,如占位病变体积在24~72小时或更短的时间超出椎管内的储备空间,病变部位神经细胞和轴突水肿,细胞间液增加、细胞坏死,病变远端神经纤维轴索变性、断裂、溶解和液化坏死,髓鞘脱失,最后形成纤维结缔组织样瘢痕,与蛛网膜粘连等。

2. 慢性压迫病变 多为椎管内良性肿瘤或其他硬膜外病变缓慢压迫脊髓,使逐渐适应和代偿,或侧支循环建立得到足够血氧供应;髓内病变的原发性肿瘤多为胶质细胞肿瘤,以星形胶质细胞瘤及室管膜细胞瘤为多,继发性肿瘤多为转移瘤或肉瘤,进展多较原发肿瘤迅速。髓外病变引起脊髓呈凹形压迹,明显变细,严重者不足原来一半,但脊髓可无明显水肿,表面仅见轻度充血和与蛛网膜轻度粘连,神经根可被牵拉或压迫。硬膜外病变多为脊椎退行性变、转移瘤、硬膜外脓肿等,病变可波及椎骨、神经根,逐渐进展使脊髓受压,脊髓向健侧移位,硬膜外静脉丛淤血可导致脊髓受压(Taylor et al,2010)。

【临床表现】

1. 急性脊髓压迫症 病情进展迅速,数小时至数日出现脊髓横贯性损害,表现为病变平面以下运动、感觉、自主神经功能缺失症状和体征,可出现脊髓休克(spinal shock)。

2. 慢性脊髓压迫症 呈缓慢进展,髓外与髓内病变

的临床表现不同。髓外压迫病变通常表现为三期:①根性痛期:神经根性痛及脊膜刺激症状;②脊髓部分受压期:表现为脊髓半切综合征;③脊髓完全受压期:出现脊髓完全横贯性损害及椎管完全梗阻。三期中出现的症状体征并非完全孤立,常相互重叠。髓内压迫病变神经根刺激征不明显,可早期出现尿便障碍及受损节段分离性感觉障碍并逐渐出现病变平面以下的肌力减退。

(1) 神经根症状:表现为根性痛或局限性运动障碍。①根性痛是早期病变刺激后根引起沿受损后根分布的麻木感、蚁走感或自发性疼痛,可呈电击样、烧灼样、刀割样及撕裂样痛。疼痛部位固定,咳嗽、用力、喷嚏及排便等可诱发或加剧疼痛,改变体位或姿势可使症状加重或减轻,随病情进展,神经根症状可由一侧、间歇性变为两侧或持续性,髓外病变根性痛早期出现。②脊髓腹侧病变使前根受压,可出现运动神经根刺激症状,支配肌群出现肌束震颤、肌无力或肌萎缩。根性症状无论感觉性或运动性,对病变水平都有定位价值。

(2) 感觉障碍:①传导束性感觉障碍:一侧脊髓受压出现同侧病变水平以下深感觉障碍,对侧痛温觉障碍;脊髓前部受压出现病变水平以下双侧痛温觉丧失,触觉存在;脊髓后部受压可见病变水平以下深感觉障碍;脊髓完全受压出现病变水平以下全部感觉缺失。②感觉传导纤维在脊髓内排列顺序,使髓内及髓外病变感觉障碍水平及次序不同,髓内病变出现病变节段分离性感觉障碍,痛温觉缺失触觉保留;脊髓丘脑束受损产生对侧躯体较病变水平低2~3个节段以下痛温觉减退或缺失,感觉障碍自病变节段向下发展,鞍区(S_3~S_5)感觉保留至最后受累(马鞍回避);髓外病变感觉障碍常自下肢远端向上发展至受压节段,后索受压产生病变水平以下同侧深感觉缺失,晚期脊髓横贯性损害时病变水平以下各种感觉缺失;以上特点有助于髓内与髓外病变鉴别和脊髓压迫症定位诊断。③检查可发现感觉过敏带,后期可有节段性感觉障碍,直腿抬高试验使腰骶神经根受牵拉出现 Lasègue 征,腰侧屈可能引起下肢疼痛,颈段脊神经根受压出现颈脊膜刺激症状如颈强直及强迫头位,颈部前屈或侧屈引起疼痛等;脊椎受损者可有局部自发痛、棘突压痛及局部叩击痛;感觉传导束性疼痛可为自发性,如痛性痉挛发作,以及颈髓病变时作颈前屈检查可引出 Lhermitte 征。

(3) 运动障碍及反射改变:①急性脊髓损害早期表现为脊髓休克,病变水平以下肢体弛缓性瘫痪,脊髓休克期过后转为痉挛性瘫痪;②慢性脊髓损害早期前角及运动神经根受损,可见受累水平肌束震颤、弛缓性瘫痪、肌张力减低和肌萎缩等,一侧或双侧锥体束受压引起病变以下同侧或双侧肢体痉挛性瘫痪,肌张力增高、腱反射亢

进及病理征,初期呈伸性痉挛性瘫痪,晚期呈屈性痉挛性瘫痪;③脊髓后根、前根或前角受压出现病变节段腱反射减弱或消失,晚期可出现双侧腱反射消失,锥体束受损水平以下同侧腱反射亢进、腹壁及提睾反射消失、病理反射阳性等。

(4) 括约肌功能障碍:髓内病变较早出现括约肌功能障碍,圆锥以上病变早期出现尿潴留和便秘,晚期出现反射性膀胱,马尾及圆锥病变出现尿便失禁。

(5) 自主神经症状:自主神经低级中枢位于脊髓侧角,经脊髓侧索与丘脑高级自主神经中枢联系。脊髓受压出现自主神经功能障碍,病变以下血管运动障碍,泌汗障碍如多汗、少汗或无汗,立毛肌反射及皮肤划痕反射异常,软组织水肿,皮肤粗糙、变薄、易脱屑及失去弹性等,皮温异常,指(趾)甲失光泽,软组织松弛,易发生压疮、烫伤或伤后不易愈合,可出现直立性低血压。病变波及脊髓 $C_8 \sim T_2$ 节段出现 Horner 征。

【辅助检查】

1. 脑脊液检查

(1) 动力学检查:压颈试验(Queckenstedt test)可证明椎管梗阻,对脊髓压迫症诊断颇有价值。①椎管部分梗阻:CSF 初压正常或略增高,压腹试验颅内压(ICP)迅速上升,解除腹压 ICP 缓慢下降;压颈试验用血压计袖带缚颈加压至 20mmHg 后,压力不升或上升很慢,加压至 40mmHg 或 60mmHg 后压力仍上升缓慢,解除压力后下降缓慢或不能降至初压水平,试验表现为上升快,解除压力下降慢,以及上升慢和下降更慢均提示不完全梗阻。②椎管完全梗阻:在阻塞水平以下测压力很低或测不出,压颈试验脑压不升。目前,磁共振成像技术的广泛应用,通常可清晰地显示导致椎管梗阻病变,压颈试验已很少使用。

(2) CSF 常规和生化检查:椎管完全梗阻时 CSF 蛋白明显增高,细胞数正常,呈现蛋白细胞分离现象,梗阻愈完全、时间愈长、平面愈低,蛋白增高愈明显,蛋白含量超过 10g/L 时 CSF 呈黄色,流出后自动凝结,称 Froin 征。在梗阻平面以下腰穿放出 CSF 或压颈试验可使占位病变移位导致根性痛、肢体力弱和尿潴留等症状加重,宜谨慎操作。

2. 脊髓 MRI 是脊髓压迫症最有诊断价值的首选检查,矢状面扫描可清晰地显示脊髓受压部位及范围、病变大小和形状,清晰地显示解剖层次、与椎管内结构关系等,必要时可行造影剂对比增强检查。由于 MRI 的无创性,没有腰穿导致症状加重之虞(Braun et al,2007)。

3. 脊柱 X 线正、侧位片 必要时通过斜位片及动力位片观察骨折、错位、脱位和椎间隙狭窄,骨质破坏、疏松、增生及骨刺形成等,可显示椎旁脓肿,神经鞘瘤引起

椎弓根间距增宽、椎弓根变形、椎间孔扩大、椎体后缘凹陷或骨质破坏等。方法简单、快速,适用于脊柱外伤、骨肿瘤、结核、脊椎退行性变,以及发育畸形等的筛查。

4. 脊髓造影和核素扫描 也可判定椎管梗阻及部位,随着 MRI 技术的广泛应用,目前已很少使用。

【诊断和鉴别诊断】

诊断首先判断脊髓为压迫性或非压迫性病变,其次确定受压部位或水平,而后确定髓内、髓外硬膜内或硬膜外病变,最后须确定病变病因及性质。

1. 区别脊髓病变为压迫性和非压迫性

(1) 急性脊髓压迫症:①脊柱外伤所致,根据明确的外伤史和立即出现脊髓完全性功能受损可确诊。②脊髓血管畸形引起自发性脊髓出血(hematomyelia)起病迅速,须与急性脊髓炎鉴别,后者急性起病,迅速出现脊髓横贯性损伤和脊髓休克,血管畸形破裂时多合并剧烈背痛、颈痛或胸痛,持续数分钟后出现运动、感觉及括约肌障碍,腰穿可见血性脑脊液;急性脊髓炎病前多有发热、周身不适等前驱症状,腰穿椎管通畅,CSF 细胞数及蛋白轻度增高或正常,MRI 可见病变节段脊髓水肿增粗。

(2) 慢性脊髓压迫症:髓外病变典型表现分为三期,即根性痛期、脊髓部分受压期和脊髓完全受压期。须注意与以下疾病鉴别:①脊髓空洞症,表现为节段性病变,多位于下颈与上胸段,表现为病变水平分离性感觉障碍,不发生截瘫,根性痛少见,腰穿无梗阻现象,CSF 检查正常,MRI 可显示髓内长条形空洞;②脊髓蛛网膜炎可压迫血管影响血液供应,多有非特异性炎症或结核性脑脊髓膜炎、严重椎管狭窄、多数椎间盘病变、椎管内注药、椎间盘手术和脊髓麻醉史等,症状时轻时重,病损不对称,感觉障碍呈根性、节段性或斑块状不规则分布,根性痛不明显,腰穿梗阻和 CSF 蛋白增高。

2. 纵向定位脊髓病变 确定病变的节段或水平,如高颈髓($C_1 \sim C_4$)、颈膨大($C_5 \sim T_1$)、胸髓($T_2 \sim T_{12}$)、腰膨大($L_1 \sim S_2$)和脊髓圆锥($S_3 \sim S_5$)的压迫病变(特征见本篇章第一节"概述"),感觉平面最具定位价值,其次是节段性症状,诸如根性痛、感觉减退区、腱反射改变、肌萎缩、棘突压痛及叩痛等,脊髓 MRI 检查可准确定位。

3. 横向定位脊髓病变 在横断面上确定髓内、髓外硬膜下和硬膜外病变。

(1) 髓内病变:慢性髓内病变以肿瘤多见,如星形胶质细胞瘤、室管膜瘤、少突胶质细胞瘤等,急性髓内病变多为血管畸形或肿瘤出血。特征是:①症状体征多为双侧性,深浅感觉传导束常不同时受累,出现分离性感觉障碍;②脊髓丘脑束内侧纤维先受损,浅感觉障碍自病变节段下行性发展,鞍区感觉保留可有马鞍回避现象;③无或少见神经根性痛,如出现自发痛多为不定位置的烧灼痛;

④可出现局限性或较广泛的下运动神经元瘫,受损节段肌群明显肌萎缩和肌束震颤,上运动神经元瘫痪出现晚和不完全;⑤尿便功能障碍早期出现且严重;⑥晚期可出现不完全椎管梗阻,CSF蛋白增高不明显;⑦脊柱X线片多正常,MRI可清楚显示病变;⑧病程相对较长。

(2) 髓外硬膜下病变:常见神经鞘瘤、脊膜瘤等。特征是:①神经根刺激症状出现较早,可为长时间唯一症状,是神经鞘瘤常见首发症状,呈尖锐撕裂样剧烈根性痛,咳嗽、喷嚏及排便用力时疼痛加剧。②脊髓前方肿瘤可无根性痛,运动及自主神经障碍较早发生,有时与髓内病变难以鉴别;脊髓后方肿瘤因后索损害先出现深感觉障碍;脊髓侧方肿瘤先影响脊髓丘脑束外侧纤维,痛温觉障碍自足部呈上行发展,出现鞍区感觉障碍;皮质脊髓束受压出现同侧肢体瘫,继之出现脊髓半切征,病灶水平以下同侧中枢性瘫和深感觉障碍,对侧浅感觉障碍;有时肿瘤推移脊髓使脊髓对侧受压,出现对侧中枢性瘫和深感觉障碍,同侧浅感觉障碍,称为反脊髓半切征,常见于脊髓前后方肿瘤。③括约肌障碍晚期出现。④病程及症状体征缓慢进展,如压迫性病变引起脊髓血液循环障碍,临床症状可急剧加重。⑤椎管梗阻出现较早且完全,CSF蛋白显著增高。⑥脊柱X线片常可见骨质破坏部分可见

软组织增生影,MRI可清晰地显示占位病变及大小。

(3) 硬膜外病变:常见肺癌、黑色素瘤、乳腺癌、绒毛膜上皮癌、淋巴瘤、网状细胞肉瘤及白血病转移。此外,椎体及硬膜外血管瘤有时也会产生压迫症状。特征是:①早期常出现神经根刺激症状,更多见局部脊膜刺激症状,改变体位如脊柱侧屈或前屈、后屈可引起疼痛,病变局部脊椎压痛或叩击痛。②因硬脊膜阻挡,脊髓受压症状出现较晚,常双侧对称,多在椎管明显或完全梗阻后出现;但是如合并出血,则可在短期内迅速进展至截瘫。③感觉障碍呈上行发展,括约肌障碍出现较晚,受压节段肌萎缩不明显。④常见恶性转移瘤,病程进展快,数周或数月内出现截瘫、感觉障碍,伴根性痛及骨质明显破坏,常提示硬膜外病变。其他如硬膜外血肿、硬膜外脓肿、脊椎及邻近软组织肿瘤、寒性脓肿及结核性肉芽肿等。⑤因有硬膜间隔,CSF细胞数正常,蛋白中度增高。⑥脊柱X线片转移瘤和血管瘤可见骨质浸润,脊柱结核可见脊柱骨质炎性改变,哑铃形神经纤维瘤可见椎间孔扩大,肿瘤部可见脊柱后凸或侧凸,椎间隙狭窄提示间盘突出,脊膜瘤可见异常钙化。⑦MRI检查可确诊。

髓内病变、髓外硬膜下病变及硬膜外病变鉴别要点见表3-3-10。

表3-3-10　髓内病变、髓外硬膜内病变和硬膜外病变的鉴别

鉴别点	髓内病变	髓外硬膜下病变	硬膜外病变
早期症状	多为双侧	自一侧很快进展为双侧	多从一侧开始
症状波动性	少见	常有	有
根性疼痛	少见,部位不明确	早期常有,剧烈,部位明确	早期可有
感觉障碍	分离性	传导束性,开始为一侧	多为双侧传导束性
痛、温觉障碍	自上向下发展,头侧重	自下向上发展,尾侧重	双侧自下向上发展
脊髓半切综合征	少见	多见	可有
肌萎缩、肌束震颤	早期出现,广泛明显	少见、限局	少见
锥体束征	不明显	早期出现,多自一侧开始	较早出现,多为双侧
棘突压痛、叩痛	无	较常见	常见
括约肌功能障碍	早期出现	晚期出现	较慢出现
营养障碍	明显	不明显	不明显
椎管梗阻现象	晚期出现,不明显	早期出现明显	较早期出现,明显
脑脊液蛋白增高	不明显	明显	较明显
腰穿后症状加重	不明显	明显	较明显
脊柱X线片改变	无	可有	明显
脊髓造影充盈缺损	梭形膨大	杯口状	锯齿状
MRI检查	脊髓梭形膨大	髓外肿块及脊髓移位	硬膜外肿块及脊髓移位

确定脊髓病变的方位：①侧方压迫：如椎管侧方肿瘤、椎间盘突出及脊柱骨折等，表现为脊髓半切（Brown-Séquard）综合征，病灶侧出现根性痛或束带感；②前方压迫：出现脊髓前部受损综合征，病损水平以下双侧痉挛性瘫痪、腱反射亢进及病理反射，平面以下双侧痛温觉减退或消失，触觉及深感觉保留，自主神经功能及尿便障碍；③后方压迫：如肿瘤、椎板骨折、椎骨骨质增生及黄韧带肥厚等，表现为病变水平以下深感觉障碍、感觉性共济失调、肌张力降低及腱反射减弱等。

4. 定性诊断　确定病因或病变性质须根据发病年龄、病变部位、进展速度、全身疾病、实验性检查及影像学结果各种因素全面分析。导致脊髓压迫症的常见疾病，如髓内或髓外硬膜下病变均以肿瘤常见，硬膜下病变多为良性瘤，硬膜外病变多为转移瘤，以及外伤、脊柱结核、脓肿和椎间盘突出症等。例如，尿便障碍早期出现，瘫痪出现较晚，无根性痛，感觉障碍上界不明显或有分离性感觉障碍，可能为髓内肿瘤；起病缓慢，开始为一侧根性痛，继之出现脊髓部分受压至横贯性损害，可能为髓外硬膜下原发性肿瘤。MRI 检查可准确定位，对判定病因也有重要价值。

【治疗】

本病治疗原则是，尽快消除脊髓受压的病因，椎管内占位病变宜早期诊断和手术切除，防治肺炎、压疮、泌尿系感染和肢体挛缩等并发症，早期康复治疗。

1. 病因治疗椎管内占位性病变　应早期手术，包括病变切除术、去椎板减压术及硬脊膜囊切开术等；急性压迫性病变应及早手术解除压迫，力争在发病或外伤事件 6 小时内减压。

（1）髓内胶质瘤：可采取显微外科手术切除、进行活检以及椎板切除减压，既可确诊，又可防止肿瘤迅速生长导致脊髓坏死。

（2）硬膜外肿瘤：淋巴瘤可行放疗，乳腺癌和前列腺癌可行内分泌治疗，某些淋巴瘤和脊髓瘤可行化疗。早期用大剂量糖皮质激素消除水肿，以及止痛药缓解疼痛，除非脊髓受压进展迅速，出现截瘫需行椎板减压，手术不是首选方法。Gilbert 证实接受大剂量糖皮质激素，如地塞米松 16~60mg/d，以及间断放疗（前 3 日用 500cGy 照射，然后用 3 000cGy 间断照射）可与手术疗效相同。

（3）恶性肿瘤或转移癌：可手术切除大部分肿瘤，并充分减压，术后辅以放疗（Shiue et al，2010；George et al，2008；Rades et al，2010）。硬膜外转移瘤仅有背痛时应早进行大剂量放疗，一旦出现神经系统症状体征，疗效会很差。

（4）血肿或脓肿：宜早期清除，辅以有效的抗生素治疗。硬脊膜外脓肿应紧急手术，并应用足量的抗生素；脊柱结核须采取根治术，并进行抗结核治疗；真菌和寄生虫感染导致脊髓受压可使用抗真菌药物和抗寄生虫药物治疗。

（5）椎管狭窄症：可采取椎板减压术。

2. 术后应配合放疗或化疗　适量使用脱水剂和糖皮质激素，减轻脊髓水肿和改善脊髓功能。激素可以静脉滴注甲泼尼龙，脱水剂推荐肾功能正常患者使用 20% 的甘露醇 125~250ml，2~4 次/d；肾功能不全患者须减量或换用甘油果糖合用呋塞米。

3. 防治并发症和对症治疗　长期卧床须防治肺感染、尿路感染和深部静脉血栓形成，尿潴留可留置导尿和定期膀胱冲洗，服用缓泻剂通便。截瘫者需强化护理，定时（不超过 2 小时）翻身，预防压疮、擦皮伤和烫伤。剧烈的根性痛可给予钙通道调节止痛剂如普瑞巴林（pregabalin）、加巴喷丁（gabapentin）。

4. 康复治疗　对于术后功能障碍的患者应早期开始康复包括肢体及心理康复，瘫痪肢体需早期功能训练和康复治疗，可行按摩及被动运动，防止挛缩。

【预后】

脊髓压迫症预后取决于下列因素：①病变性质：良性髓外肿瘤早期手术摘除预后好，恶性肿瘤或手术不能完全切除预后不良；②治疗时机：早期诊断和治疗消除病因预后较好，急性压迫病变尽量在发病 6 小时内手术减压，超过此时限预后差；③脊髓受损程度：脊髓保留部分功能，去除病因有望不同程度恢复，脊髓完全受压，发生坏死和萎缩，即使去除病因亦难于恢复；④患者出现屈曲性截瘫提示预后差；⑤病变快速进展预后差，缓慢进展预后较好；⑥脊髓休克持续时间越长预后越差；⑦病变部位越高预后越差，髓内肿瘤不能切除预后差；⑧病灶切除后如较早出现部分运动或感觉功能恢复，预后较好；⑨合并尿路感染和压疮等并发症预后差。

第五节　脊髓肿瘤

（贾文清　王化冰）

一、概述

脊髓肿瘤（spinal tumours）亦称为椎管内肿瘤（intraspinal tumours），包括椎管内原发性和继发性肿瘤，是脊髓压迫症最常见的原因。脊髓肿瘤可发生于椎管内的各种组织，包括脊髓、脊膜、神经根和血管等，原发性脊髓肿瘤很少，儿童和老年人罕见，在 Mayo 医学中心（Mayo Clinic）的一组 8 784 例中枢神经系统原发性肿瘤中,脊髓肿瘤占 15%,大多数为良性肿瘤。脊髓转移瘤最多是来自呼吸系统,也可由颅内恶性肿瘤软脑膜播散所致。

【分类】

脊髓肿瘤根据发生部位可分为髓内肿瘤(约占脊髓肿瘤 15%)、髓外硬膜下肿瘤(约 70%)以及硬膜外肿瘤(约 15%)。脊髓各节段均可发生,以胸段最多,颈段次之。国外综合性医院脊髓肿瘤发生率为髓内肿瘤约 5%,髓外硬膜下肿瘤 40%,硬膜外肿瘤(含沟通性肿瘤)55%,硬膜外肿瘤所占百分率明显高于神经外科专科医院(如 Elsberg 统计分别为 7%、64% 和 29%),可能专科医院收治硬膜外淋巴瘤、转移瘤等病例相对较少。

1. 髓内肿瘤(intramedullary tumour) 原发性髓内肿瘤与脑肿瘤细胞来源相似,但特殊细胞类型的比率不同。室管膜瘤占脊髓髓内肿瘤的 60%,星形细胞瘤占 25%,星形胶质细胞瘤也较常见,少突胶质细胞瘤、多形性胶质母细胞瘤和成神经管细胞瘤等较少见,其余为脂肪瘤、表皮样瘤、皮样囊肿、畸胎瘤、神经节细胞瘤、血管瘤、血管网状细胞瘤、转移癌等。髓内肿瘤可使脊髓增粗,并合并脊髓空洞,MRI 检查是有效的诊断方法。继发性髓内肿瘤常见转移瘤、畸胎瘤、肉瘤以及白血病浸润等,髓内转移瘤常伴邻近组织水肿,须注意与放射性脊髓病和副肿瘤坏死性脊髓病鉴别。

2. 髓外硬膜下肿瘤(intradural-extramedullary tumours) 原发性最常见为神经鞘瘤和脊膜瘤,约占 2/3,神经鞘瘤在脊髓各段平均分布,脊膜瘤好发于胸段多见于中老年女性;其他如畸胎瘤、肉瘤、血管瘤和脊索瘤等,以及脂肪瘤、表皮样囊肿、皮样囊肿、转移瘤和白血病浸润等。

3. 硬膜外肿瘤(extradural tumour) 神经纤维瘤和神经鞘瘤可由椎间孔向外生长,完全位于硬脊膜外,也有部分表现为硬膜内外沟通型。部分脊膜瘤也可表现为硬膜内外的匍匐性生长,其他原发性肿瘤包括脂肪瘤等。继发性肿瘤多为肺癌、乳腺癌、绒毛膜上皮癌、淋巴瘤、甲状腺癌、前列腺癌、肾癌、黑色素瘤、骨髓瘤和白血病浸润,以及淋巴瘤如霍奇金病、淋巴肉瘤及网状细胞肉瘤等,常由血源播散或椎体肿瘤蔓延或椎旁肿瘤经椎间孔扩展而来。

【病理生理和病理】

1. 病理生理 脊髓位于坚硬骨质结构的椎管内,空间有限,发生肿瘤后不能向外扩展,使脊髓等椎管内结构受压及牵拉,导致脊髓及神经根功能障碍。脊髓肿瘤引起病理生理变化包括:

(1) 压迫和破坏脊髓:受损后出现严重神经功能障碍,白质传导束对受压较为敏感,运动传导束最敏感,其次是触觉及深感觉纤维,痛、温觉纤维最后受损;髓外肿瘤使一侧脊髓受压,呈弧形弯曲变形,肿瘤进一步发展将脊髓推向对侧硬膜或骨壁,脊髓双侧受压,可发生软化坏死,临床出现横贯性脊髓受损征;脊髓腹侧肿瘤直接压迫前角,向背侧移位时双侧齿状韧带及神经根牵拉脊髓两侧,使双侧脊髓前角及锥体束受损,类似肌萎缩侧索硬化表现;髓内肿瘤呈扩展性或浸润性生长,对脊髓侵害较大,导致弥漫性脊髓结构受损。

(2) 牵拉或压迫神经根:脊神经根从两侧向前外穿出椎间孔,肿瘤从侧方压迫脊髓移位时神经受牵拉出现神经根刺激征,肿瘤压迫一侧或双侧神经根,出现神经根刺激或破坏症状。

(3) 血管受损:肿瘤压迫脊髓静脉导致静脉扩张、淤血,静脉回流受阻,脊髓充血和水肿,加重脊髓损伤;压迫脊髓根动脉,使之狭窄、扭曲或闭塞,可引起脊髓缺血、水肿和软化坏死,脊髓缺血损害可超出肿瘤压迫区数个节段,加重脊髓病损。

(4) 脑脊液循环受阻:肿瘤瘤体增大使椎管完全阻塞,脑脊液循环受阻,病变以下脑脊液压力降低,蛋白和胆红素逸入脑脊液中,脑脊液蛋白明显增高,出现 Froin 征(CSF 黄变和凝固);腰穿放液后终压明显下降,病灶上下椎管内压差较大,引起病灶动力学改变,导致腰穿后症状加重。

如能早期消除病因和解除压迫,脊髓病理变化在一定程度是可逆的,如脊髓受压严重已经发生完全变性、坏死,即使解除压迫,脊髓功能也很难恢复。肿瘤生长速度快、质地坚硬、完全截瘫持续时间长者,脊髓功能恢复困难。

2. 病理 根据脊髓肿瘤组织来源,可分为源于:①脊髓外胚叶胶质细胞及室管膜细胞:如神经胶质瘤、室管膜瘤;②脊髓中胚叶间质:如脊膜瘤;③椎管周围组织直接侵入:如淋巴肉瘤;④恶性肿瘤转移:如肺癌、鼻咽癌、乳腺癌及甲状腺腺癌等。根据首都医科大学附属北京天坛医院 2015—2018 年一组 2 711 例脊髓肿瘤资料显示,颈髓肿瘤最多发(38.7%),胸髓肿瘤次之(32%),腰骶段及马尾部占约 27.1%,其余为多发或跨较长节段。椎管内常见肿瘤的病理改变见以下各肿瘤分述。

【临床表现】

1. 脊髓肿瘤 多发生于成年人,20~60 岁发病率高,幼儿及老年也可发生。首都医科大学宣武医院一组 583 例脊髓肿瘤,儿童病例占 12.9%。脊髓原发性肿瘤中年人居多,转移性肿瘤老年人为多。某些髓外肿瘤主要临床特征是背部疼痛和僵硬,较长时间平卧可使背痛加重,立位时减轻。儿童严重背痛常是早期首发症状,与椎旁肌痉挛有关,以后出现脊柱侧弯及双下肢痉挛性无力。儿童期临床表现不典型,又缺乏椎管内损害症状,该年龄段脊髓肿瘤早期易被忽略。

2. 脊髓肿瘤 可出现脊髓感觉运动束综合征、神经根性脊髓综合征、髓内脊髓空洞综合征三种综合征。常起病缓慢,病程进展超过数周或数月,常伴背痛。

(1)脊髓感觉运动传导束综合征(sensorimotor spinal tract syndrome):症状主要与脊髓受压或传导束受侵有关。脊髓受压症状是脊髓胸腰段或颈髓受损出现非对称性痉挛性轻截瘫或四肢无力;躯干感觉平面以下痛温觉减退或消失,后索损害症状;无抑制性痉挛性膀胱。

(2)神经根性脊髓综合征(radicular spinal cord syndrome):常伴感觉神经根分布区根性痛,描述为刀割样疼痛或钝痛伴阵发性针刺样剧痛,向远端放散、咳嗽、喷嚏及用力时加重;节段性感觉异常如针刺感和触觉丧失,运动异常如痛性痉挛、肌萎缩、肌束震颤和腱反射消失等。损伤不重时脊髓节段性感觉障碍常较压迫性症状提早数月出现。

(3)髓内脊髓空洞综合征(intramedullary syringomyelic syndrome):髓内肿瘤通常无特异症状,疼痛常见,终丝肿瘤几乎都出现。最常见的室管膜瘤、星形细胞瘤常引起感觉运动传导束综合征,侵犯中央灰质引起脊髓空洞综合征。理论上,髓内肿瘤主要损害灰质,应引起脊髓中央综合征(central cord syndrome),表现为节段性分离性感觉缺失、肌萎缩、早期尿便失禁及晚期皮质脊髓束性瘫痪,但鉴别髓内与髓外损害仅凭经验是不可靠的,感觉检查有一定局限性。躯干出现数个节段痛温觉与触觉分离是髓内损伤较可靠体征。磁共振成像在鉴别诊断上起决定性作用。

3. 髓外硬膜下肿瘤 多为良性,进展较慢,病程较长,早期以神经根状为主,继之出现脊髓传导束受损征。临床特征是:①根性症状:早期出现,常可表现为脊柱痛;神经鞘瘤根性痛剧烈,可局限性或沿神经根分布区放射,始于一侧,呈发作性或间歇性,后转为持续性,呈钻痛、刺痛、刀割样痛或撕裂样痛,用力、咳嗽及喷嚏时加剧,可伴异常感觉如麻木、束带感、蚁走感、烧灼感或冷感等;检查可有受累棘突压痛或叩击痛,前根受损出现肌束震颤、局部肌萎缩和肌无力,出现截瘫、传导束性感觉障碍及括约肌障碍等脊髓受损征状时,根性痛症状可能减轻。②脊髓不全压迫症:皮质脊髓束易受损,早期出现平面以下肢体运动障碍,一侧颈髓或枕大孔区肿瘤常以病侧上肢、病侧下肢、对侧下肢及对侧上肢的顺时针或逆时针顺序出现肢体力弱、腱反射活跃及病理征等;胸段肿瘤先出现一侧下肢无力及僵硬,感觉异常多在对侧;后柱型主观感觉症状如针刺样感觉异常也表现相似起病方式,痛温觉较触觉、关节位置觉及振动觉

易受损,后索易受累,典型脊髓半切征不常见,尿便障碍多表现为尿急、排尿困难或便秘等;如压迫解除,感觉及运动症状可恢复,恢复常与症状出现顺序相反,先受累的后恢复,感觉症状恢复常先于运动。③脊髓完全受损征:随瘤增大,逐渐变为完全横贯损害,脊髓血管闭塞导致脊髓软化可出现典型完全横贯损害综合征,体征可不对称;出现尿潴留、便秘等,后期转为反射性膀胱,病变以下自主神经功能障碍及营养障碍,多汗或无汗,皮肤粗糙、水肿,易发生压疮、烫伤,伤后皮肤不易愈合等。

4. 硬膜外肿瘤 特征是:①中年以上多发,多为椎管转移瘤,早期神经根性痛为主,持续、剧烈,病程进展迅速,数日或数周迅速发生脊髓横贯性损害,棘突有明显压痛及叩击痛;②后期X线片可见骨质破坏,发现原发性肿瘤或病理证实淋巴结转移可确诊。

5. 髓内肿瘤 特征是:①通常缓慢进展,病程较长,常在发现肿瘤前3~4年即有症状,恶性肿瘤与转移瘤的病程较短,髓内肿瘤卒中可导致病情突然加重;②尿便障碍早期出现,可见节段性分离性感觉障碍,受损节段肌萎缩或肉跳(肌束震颤);③椎管梗阻发生较晚。

6. 脊髓特殊综合征(special spinal syndrome) 特征是:①枕大孔区肿瘤综合征:出现后头痛、颈强直伴四肢瘫,手和颈部肌无力和肌萎缩,平衡障碍,易变的不对称感觉异常,可见小脑及后组脑神经症状。②下位胸椎与第一腰椎损伤出现脊髓与马尾症状,出现Babinski征提示 L_5 节段以上受累,胸腰髓肿瘤引起CSF蛋白增高。③单纯马尾损伤早期疼痛为主,多为双侧不对称弛缓性瘫痪、肌萎缩、腱反射消失、根性感觉缺失及括约肌障碍等;须与圆锥病变区别,后者尿潴留、便秘早期出现,骶节皮区感觉过度或感觉缺失,肛门括约肌松弛、肛门反射消失和阳痿。

【辅助检查】

1. 脑脊液检查 CSF改变髓内肿瘤早期不明显,髓外肿瘤明显,呈黄色,蛋白明显增高,甚至放出脑脊液迅速凝固(Froin现象),提示肿瘤距腰穿部位较近。细胞数正常,少数轻度增高。髓外肿瘤的Queckenstedt试验(见本篇章第四节"脊髓压迫症")常见不完全或完全性梗阻,放液后症状可加重,高颈段肿瘤甚至导致呼吸停止,高度怀疑脊髓肿瘤者腰穿应须慎重,目前已经不作为首选诊断方法。

2. 脊柱X线片 X线片髓内肿瘤多为正常,髓外肿瘤可见椎弓根变形或间距增宽,椎体及椎弓根骨质局限性破坏吸收,椎体后缘弧形压迹,侧位可见椎间孔明显扩大,个别病例可见椎骨旁软组织肿块。

3. MRI 检查　是诊断脊髓肿瘤是首选的诊断方法，矢状位可清楚地显示肿瘤的部位、大小、形状，以及与椎管结构的关系，并可能推测定性。①髓内肿瘤：T_2WI 可见脊髓增粗与正常段之间界限不清，增粗段 MRI 信号不均，呈等信号或混杂信号；室管膜瘤 T_1WI 呈低信号，囊变可见明显囊腔边界，T_2WI 为明显高信号，可有出血或囊性变，肿瘤多位于脊髓中央；星形细胞瘤显示 T_1WI 信号不均，信号高于脑脊液囊变区，偏心性生长。②髓外硬膜下肿瘤：神经鞘瘤呈 T_1WI 低信号及 T_2WI 高信号，可清晰地显示肿瘤，注射顺磁对比剂 Gd-DTPA 增强扫描，T_1WI 可见肿瘤信号强化效应，肿瘤囊变多见；脊膜瘤肿瘤边界清晰，与颅内典型的脑膜瘤影像表现相近。T_1WI 为等或轻度高信号，可见轻度的不均匀信号，T_2WI 为等或轻度高信号，注射造影剂后表现为轻度均匀强化。有时钙化严重的脊膜瘤可出现 T_1WI 和 T_2WI 低信号，并仅有很轻度增强，硬脊膜附着基底增宽，可见硬脊膜尾征。③硬膜外肿瘤：多呈 T_1WI 低信号和 T_2WI 高信号，脊髓和蛛网膜下腔受压，肿瘤可呈强化；脂肪瘤 T_1WI、T_2WI 均呈高信号，抑脂像信号明显减低。

4. CT 平扫和 CT 脊髓造影　传统的脊髓碘剂造影，目前已很少采用。CT 脊髓造影（CTM）是经椎管注入对比剂的增强扫描，显示椎管内肿瘤的位置、大小以及脊髓受压的情况。硬膜外肿瘤可见硬膜外低密度软组织影，向内压迫脊髓，向外累及椎管壁，椎体可呈溶骨性破坏；增强后可显示肿瘤强化，对有 MRI 检查禁忌证的患者是一个理想选择。此外，CT 平扫对观察骨性病变也有优势。

【诊断和鉴别诊断】

1. 诊断　根据缓慢发病、逐渐进展病程，脊神经根刺激征、不完全或完全性脊髓受损征，X 线片椎体变形、破坏及椎体附件结构异常，脊髓造影显示杯口状、梳齿状充盈缺损或脊髓梭形膨大等征象，MRI 检查可证实。判定损伤平面上界根据根性痛和肌萎缩水平较准确，因感觉缺失平面可能继续上升。须注意某些疾病影响胆囊、胰腺、肾脏、胃、小肠及胸膜等，疼痛常局限于某一皮区，咳嗽、喷嚏、用力可加剧，平卧时也可加重。

2. 鉴别诊断　确定脊髓病变及节段后，须判定髓内、髓外硬膜下或硬膜外病变，并确定病变为肿瘤。许多临床线索值得注意，例如，节段性肌萎缩或分离性感觉缺失（痛温觉缺失触觉存在）提示髓内病变；触诊脊椎明显变形或发现椎体破坏 X 线证据，可推测为硬膜外病变。

（1）脊髓内与髓外肿瘤的鉴别诊断见表 3-3-11。

表 3-3-11　髓内与髓外肿瘤的鉴别

鉴别点	髓内肿瘤	髓外肿瘤
自发性神经根性痛	少见，不明显，烧灼样，定位含糊	多见，明显，早期出现，呈部位固定的根性分布
感觉丧失	自病灶开始，并向下发展，可有分离性感觉障碍，鞍区感觉可保留	自最下部开始，向上发展至病灶水平，鞍区感觉障碍
下运动神经元损害	明显，分布较广，可有肌萎缩和肌束颤动	少见，如发生则为节段性
锥体束征	晚期出现，不显著	常早期出现，显著
脊髓半切综合征	无	多见，并由半离断发展为全离断
肌肉萎缩	明显，广泛	无或局限
尿便障碍	早期出现，尤以圆锥病变为著	晚期出现
CSF 黄变	－	＋
椎管阻塞	晚期出现，且不明显	早期出现，明显，腰椎穿刺后加重
脊柱片	多无改变	常见，如椎间孔扩大、椎弓根变扁及根距增宽等
CT 脊髓造影	梭形缺损，无脊髓移位	杯口型梗阻，可见脊髓移位

（2）髓外硬膜下肿瘤与硬膜外肿瘤的鉴别诊断见表 3-3-12。有关肿瘤纵向定位可参阅本章概述和脊髓压迫症节。

表 3-3-12　髓外硬膜下肿瘤与硬膜外肿瘤的鉴别

鉴别点	髓外硬膜下肿瘤	硬膜外肿瘤
发病率	较多见	较少见
病程发展	较缓慢	较快
病变性质	良性肿瘤多见	转移瘤及恶性瘤多见
根性痛	单侧多见	双侧多见
体征	多不对称，常见脊髓半离断征	多较对称
体位变化痛	多有	多无
椎骨压痛及叩击痛	多无	多有
脑脊液改变	明显，蛋白细胞分离	不明显
脑脊液冲击征	多有	多无
X 线片	可见椎间孔扩大、椎弓根变扁及根距变宽	可见椎体破坏
CT 脊髓造影	多呈深杯口型完全梗阻，脊髓可明显变细	梗阻平面边缘不锐利，呈刷状外观，脊髓轻度移位

（3）椎管内肿瘤可引起假定位体征,例如:①脊髓前部肿瘤可引起受累节段支配区肌萎缩,相对应后索受挤压可产生深感觉障碍。②胸段椎管肿瘤,由于肿瘤上部脑脊液静水压对感觉神经根刺激,可产生上肢感觉障碍。③脊髓侧部肿瘤可产生对侧或双侧受损症状。④髓外硬膜下肿瘤呈上升性感觉障碍,病初感觉缺失出现在肢体远端,后期才上升至肿瘤所在平面。⑤中央性肿瘤或髓内肿瘤早期痛觉缺失水平可低于肿瘤所在部位。

（4）脊髓肿瘤须注意与以下疾病鉴别:①脊髓蛛网膜炎:临床多有结核性或化脓性脑膜炎病史,病程较长或有波动,如有较长缓解期,症状体征较弥散不规则,病变范围广,波及多个脊髓节段或脊髓全长,甚至波及颅内,脊髓造影时造影剂流动缓慢,呈不规则串珠状、烛泪状或小条索状分布,脊髓腔不规则狭窄;MRI可见蛛网膜增厚、粘连等异常信号,可见椎管内囊肿形成,T_1WI显示椎管内条索状或片状低信号或等信号。②脊椎退行性变:常见颈椎间盘突出、黄韧带肥厚、后纵韧带钙化及椎管狭窄等,使颈神经根和脊髓受压,可颇似椎管内肿瘤,但颈椎退行性变中年以后发病,病程较长,椎管梗阻和 CSF 蛋白增高不明显,MRI 检查可确诊。③脊椎结核:患者有其他脏器结核病及全身性结核中毒症状,如低热、乏力、食欲不振及红细胞沉降率增快,X 线片可见椎体破坏、脊柱成角畸形及椎旁脓肿等。④脊椎血管病或血管畸形:病程较长,症状有波动,突发瘫痪,并可缓解,可发生蛛网膜下腔出血,脊髓造影可见粗细不均条状阴影,透视下可见搏动。⑤硬膜外脓肿:病程进展较快,可有全身或脊柱附近感染病灶及发冷、发热感染症状,脊背疼痛,棘突压痛,很快出现截瘫,CSF 细胞数增高等。⑥Bechterew(1893)首先描述从后根突入硬膜内外的蛛网膜憩室,是神经根-脊髓病综合征少见的原因,常发生于胸髓和腰骶区,出现疼痛、根性无力、感觉异常、步态异常和括约肌障碍等,蛛网膜憩室可伴骨质疏松、强直性脊柱炎及蛛网膜炎,很难确定蛛网膜憩室在发病中作用,手术切除憩室可收到很好疗效。⑦Cushing病及长期应用糖皮质激素,硬膜外脂肪沉积可发生脊髓和马尾压迫症,临床特点颇似椎间盘突出,椎板切除可见大量脂肪组织,限制热量可使脂肪消耗,缓解症状,切除这些脂肪组织可治愈。⑧髓外造血如发生脊髓硬化、地中海贫血、发绀性心脏病、骨髓性白血病、缺铁性贫血、红细胞增多症可引起脊髓压迫症伴截瘫,后纵韧带钙化可出现类似表现,椎体孤立的软骨肉瘤和遗传性多发性骨疣也是脊髓压迫病因。⑨原发性或继发性硬膜外肿瘤须与颈椎关节强直、结核性肉芽肿、真菌性肉芽肿和肉瘤等鉴别,马尾病变须明确是肿瘤或椎间盘突出。⑩CSF 蛋白正常或轻度增高、MRI 阴性可排除髓内肿瘤或肉芽肿,血管瘤需行选择性脊髓血管造影确诊。

二、脊髓神经鞘肿瘤

脊髓神经鞘肿瘤包括神经鞘瘤(neurinoma)[也称为施万细胞瘤(schwannoma)]和神经纤维瘤(neurofibroma),是脊髓肿瘤最常见的良性肿瘤,通常被认为是髓外硬膜下的典型病变。在首都医科大学附属北京天坛医院一组 2 711 例脊髓肿瘤中占 29.2%,约占髓外硬膜下肿瘤的 46%。神经鞘瘤与神经纤维瘤虽均来源于施万细胞,但神经纤维瘤还含有神经束和成纤维细胞等成分,目前研究显示二者有不同的形态学、组织学和生物学特征,因此被定义为不同的肿瘤。

【病理】

脊髓神经鞘肿瘤可发生在任何的脊髓节段,以胸髓较多,其次是颈髓和腰髓,多发生在脊神经根和脊膜,后根较常见,神经纤维瘤多源自前根。绝大多数神经鞘瘤位于硬膜下,约有 30% 可经神经根穿过硬膜内外呈哑铃形,另有约 10% 完全位于硬膜外。

1. 神经鞘瘤 常为圆形、卵圆形或结节状,界限清楚,有完整包膜,大小不一,肿瘤呈弹性硬度,供血不很丰富;肿瘤偏于神经一侧,载瘤神经没有明显增粗。镜检可见梭形的核深染的瘤细胞紧密地栅栏样排列,胞质丰富,少数也可呈松散的漩涡状或网状排列。

2. 神经纤维瘤 肉眼观察载瘤神经明显增大增粗,无法分辨肿瘤和神经组织,镜检可见大量黏液样基质,内含丰富的神经纤维组织。

【临床表现】

1. 脊髓神经鞘肿瘤 进展缓慢,病程较长,首发症状多为神经根性痛,呈放射性,止痛药难以奏效。脊髓损害临床表现为部分性到横贯性,可有感觉异常和感觉过敏;运动障碍可为肢体力弱或完全性瘫,胸髓神经鞘瘤发生运动障碍较早较重;括约肌障碍晚期出现,胸、腰段神经鞘瘤常常发生尿便障碍。多发神经纤维瘤可诊断为神经纤维瘤病(NF),即使仅累及单一的神经,也应考虑为神经纤维瘤病综合征。神经纤维瘤病Ⅰ型(NF1)和神经纤维瘤病Ⅱ型(NF2)都可以合并神经鞘瘤,但神经纤维瘤多见于 NF1,而神经鞘瘤多见于 NF2。

2. 腰穿及 X 线检查 压颈试验可见椎管梗阻,出现较早且完全,CSF 蛋白明显增高。如肿瘤在椎管内较游离,腰穿放脑脊液后症状常可加重。脊柱 X 线片可见神经鞘瘤钙化斑阴影,病程较长(3~5 年)的肿瘤可见椎弓根间距加宽,椎弓根破坏消失,压颈椎间孔扩大等。

3. 影像学检查 CT可显示椎管内肿瘤,有时可见瘤内钙化。MRI是最佳的检查方法,可清晰地显示肿瘤部位及大小,呈T_1WI低信号和T_2WI高信号。如果下腰段神经鞘瘤使椎管完全梗阻,肿瘤下椎管脑脊液蛋白明显增高和凝聚,也呈现T_1WI低信号和T_2WI高信号,使神经鞘瘤与高浓度蛋白凝聚液MRI影像不易区分,MRI可显示肿瘤上界,不易显示下界。

【治疗】

由于神经鞘肿瘤有完整的包膜,手术可彻底切除,通常效果较好。然而,肿瘤对脊髓压迫时间过长,导致脊髓变性时神经功能常难以完全恢复。因此,早期诊断和及时手术切除尤为重要,术中须注意分辨神经鞘肿瘤位于硬膜内、硬膜外或在椎管内外形成哑铃形。与神经纤维瘤病患者不同,神经鞘瘤患者术后平均寿命与一般人群相同。术后数年约6%的患者出现蛛网膜炎或神经源性膀胱症状,近50%的患者主诉局部疼痛或放射痛,但仅不足10%的患者需要治疗。

三、脊膜瘤

脊膜瘤(meningioma)是髓外硬膜内较常见的良性肿瘤,起源于蛛网膜细胞、蛛网膜内皮细胞或硬脊膜纤维细胞。发病率占脊髓肿瘤的10%~15%,仅次于神经鞘肿瘤,女性多见,发病率2倍于男性。

【病理】

脊膜瘤常与硬脊膜紧密粘连,多为单发,多数位于髓外硬膜下脊髓侧方神经根的根袖附近,少数位于硬膜外,硬脊膜内外哑铃状较少见。肿瘤可位于脊髓前方或后方,80%位于胸髓,颈段次之。瘤体小而质硬,扁圆形或椭圆形,瘤基底部可有钙化砂粒,基底与硬膜内粘连,肿瘤表面光滑,包膜完整,边界清楚,并不浸润脊髓,血液供应丰富。镜检内皮细胞型可见瘤细胞为漩涡状排列内皮细胞,可见钙化;成纤维细胞型为梭形细胞交错排列,有丰富网状纤维及胶原纤维,可见玻璃样变;砂粒型可见内皮型或成纤维型组织学表现,有多数砂粒小体。

【临床表现】

1. 脊膜瘤生长缓慢,早期症状不明显,病程较长。常见首发症状是肿瘤相应部位肢体麻木,或肢体无力、根性疼痛等,脊髓受压症状与神经鞘瘤相似。

2. 腰穿 可发现椎管梗阻,但较神经鞘瘤晚,CSF蛋白中度增高。

3. 影像学检查 脊柱X线片表现可与神经鞘瘤相似,可见骨质破坏、椎管腔扩大及椎弓根间距增宽等。MRI可清晰地显示肿瘤部位,体积很少超过2个节段。MRI可见T_1WI等信号,T_2WI较高信号影像。可有脊膜尾征。

【治疗】

脊膜瘤有完整的包膜,可以彻底切除,手术效果较好。有的病例已出现脊髓横贯性损害,手术切除后脊髓功能仍可较好恢复。脊膜瘤与硬脊膜常以较宽的基底紧密粘连,术中须在显微镜下细致操作,脊膜瘤血液供应丰富,应先电凝处理供瘤动脉,减少出血,部分基底有明显钙化与硬脊膜粘连严重,不必强行切除造成硬膜缺损,否则术后易因脑脊液漏引起感染、切口不愈合等并发症,肿瘤切除后宜电灼硬脊膜附着处,防止肿瘤复发。

四、脊髓室管膜瘤

室管膜瘤(ependymoma)是最常见的脊髓胶质瘤,约占髓内肿瘤的60%。

【病理】

室管膜瘤起源于脊髓中央管室管膜细胞或退变的终丝,肿瘤在脊髓中心沿脊髓纵轴膨胀性生长,可累及数个甚至十余个脊髓节段,好发于颈髓、腰膨大或圆锥。病变脊髓呈梭形肿胀,肿瘤呈灰褐色,与脊髓组织界限清楚,上端或下端中央管膨大呈囊状,形成脊髓空洞。脊髓室管膜瘤多为良性肿瘤,黏液乳头型是最常见的组织学类型。镜检可见柱状上皮细胞围绕血管化的核心,结缔组织呈管腔样或乳头状排列,或呈菊花状结构。如果肿瘤细胞出现明显的异型和核分裂象,血管丰富,有出血及坏死等,为恶性室管膜瘤。

【临床表现】

1. 患者多为青壮年,病程较长,早期症状不明显,首发症状多为肿瘤相应部位肢麻无力,根性痛少见,感觉障碍多呈下行性发展,无感觉平面,可有不同程度分离性感觉障碍,括约肌障碍出现较早,病变水平以下皮肤菲薄,出汗减少,晚期易出现压疮。

2. 腰穿 椎管通畅或不完全性梗阻,CSF细胞数轻度增多,蛋白轻度增高。

3. 影像学检查 脊柱X线片多无异常发现。MRI可清晰地显示脊髓内肿瘤,室管膜瘤多位于上颈段或脊髓末端,可有出血或囊性变,T_1WI肿瘤呈低信号,囊变可见明显囊腔边界,T_2WI呈明显高信号,与水肿区不易分清,GD-DTPA增强后肿瘤区可见不规则对比剂强化。

【治疗】

脊髓室管膜瘤多为良性,所有手术应在电生理监测下(运动和感觉诱发电位)进行,肿瘤边界清楚或较表浅者应手术彻底切除,多为Ⅰ~Ⅱ级低度恶性肿瘤,肿瘤范围较广、切除较困难者应沿肿瘤纵行切开减压,分块切除。

恶性室管膜瘤可行大部分切除术,硬脊膜减张缝合,椎板去除术后行放疗或化疗。终丝巨大室管膜瘤常与马尾神经严重粘连,首次手术尤为重要,可分块全切除,术中须注意保护脊髓和马尾神经,以不造成新的神经损害为前提,必要时可反复手术切除。

五、脊髓星形细胞瘤

星形细胞瘤(astrocytoma)在髓内肿瘤仅次于室管膜瘤,居第二位,约占髓内肿瘤的30%。患者多为青年女性。

【病理】

星形细胞瘤起源于脊髓星形细胞,沿脊髓纵轴浸润性生长,与脊髓组织无明显界限。肿瘤可发生于脊髓各节段,60%位于颈髓及胸髓,20%合并脊髓空洞,外观灰红色,呈梭形肿胀,可累及几个脊髓节段,肿瘤邻近节段可见脊髓空洞。镜检可分为不同的组织类型,包括低级别的原浆型和纤维型星形细胞瘤,恶性星形细胞瘤及胶质母细胞瘤等,多数为Ⅰ~Ⅱ级的原浆型星形细胞瘤。大约25%的星形细胞瘤为Ⅲ级以上恶性肿瘤。

【临床表现】

1. 脊髓星形细胞瘤与脊髓室管膜瘤临床表现相似,由于肿瘤生长缓慢,病程较长,早期症状不明显。多表现为肿瘤部位以下肢麻、无力,根性痛症状少见。感觉障碍由上向下发展,感觉平面不明显,可出现感觉分离现象。括约肌及自主神经功能障碍如营养障碍出现较早,晚期易发生压疮。如肿瘤发生囊性变,病情可突然加重出现瘫痪。

2. 腰穿 可发现椎管不完全梗阻,CSF-MNC 轻度增多,蛋白轻度增高。

3. 影像学检查 脊柱 X 线片无异常。MRI 可清晰地显示髓内肿瘤,可发生于颈、胸段等多数节段,肿瘤各节段 T_1WI 信号强度不一,均低于脊髓组织,出现囊变高于脑脊液信号,T_2WI 为明显高信号,与水肿不易区分,应用对比剂肿瘤区出现强化。

【治疗】

脊髓星形细胞大多分化较成熟,恶性度较低,由于肿瘤在髓内呈浸润性生长,与脊髓无明显界限,易损伤脊髓,手术难度较大。目前多采用肿瘤部分切除及减压术,术后可进行放疗或化疗。Ⅲ级以上的恶性胶质瘤多为弥漫中线的胶质瘤,治疗效果差,患者生存期短。

六、脊髓血管畸形和血管瘤

脊髓血管畸形及血管瘤(spinal malformation and an-

gioma)包括脊髓动静脉畸形、海绵状血管瘤、复合性静脉畸形以及毛细血管瘤等,均可引起慢性进展性脊髓功能障碍,也可引起急性髓内出血、脊髓蛛网膜下腔出血、硬膜外出血和硬膜下出血等(参看本篇章第十四节"脊髓血管疾病")。

七、脊髓脂肪瘤

脊髓脂肪瘤(spinal lipoma)较少见,仅占椎管内肿瘤的1%,常伴其他先天畸形,如脊膜膨出、脊柱裂,脊髓拴系和皮下脂肪瘤等,或并发畸胎瘤,皮样囊肿等先天性肿瘤。

【病理】

脊髓脂肪瘤可发生在硬膜外、硬膜下或髓内,颈髓、胸髓及腰髓均可发生,多位于脊髓背侧,胸髓表面较多。肿瘤呈黄色,类似正常脂肪组织,在脊髓表面呈弥漫性生长,可延伸数个脊髓节段,常与软脊膜紧密粘连,并有纤维隔穿入髓内。

【临床表现】

青年人多发,起病缓慢,病程较长,早期症状不明显,晚期可出现脊髓受压症状。如患者可触及皮下软组织肿块,发现相关骨异常,出现神经系统症状,MRI 检出大硬膜囊和低位圆锥应考虑脊髓(硬膜下或硬膜外)脂肪瘤可能。

【治疗】

脊髓脂肪瘤为良性肿瘤,由于弥漫性生长,与脊髓无明显界限,也有的作者认为,该肿瘤起源于脊髓软膜,与脊髓有一定界限,显微外科手术可能完全切除。然而,因肿瘤与脊髓和神经根粘连严重,难以区分,手术切除较困难,可进行椎板切除、肿瘤部分切除和减压术等。

八、脊髓先天性肿瘤

脊髓先天性肿瘤(spinal congenital tumours)是胚胎残余组织发生的良性肿瘤,包括表皮样囊肿、皮样囊肿、畸胎瘤和脊索瘤等。

(一)脊髓表皮样囊肿

脊髓表皮样囊肿(spinal epidermoid cyst)又称为胆脂瘤、真珠瘤或表皮样瘤,是最常见的脊髓先天性肿瘤。脊髓表皮样囊肿的起源可分先天性和获得性两种,常见的先天性原因是胚胎期外胚层细胞移行异常所致,获得性约占40%,常继发于早期腰椎穿刺的上皮组织移位。腰骶段、脊髓圆锥及马尾部较多见,可位于髓内或髓外,呈圆形或卵圆形,表面光滑,有包膜,内含表皮组织,为鳞状上皮,囊内为乳白色有光泽的豆腐渣样角化透明质。

【临床表现】

多见于青少年,起病缓慢,病程较长,首发症状多为排尿障碍及下肢无力,根性痛很少见。有些患者继发足部畸形,如足下垂、弓形足等,有的伴其他畸形,如皮肤窦道、隐性或显性脊柱裂和脊髓空洞症等。

(二)脊髓皮样囊肿

脊髓皮样囊肿(spinal dermoid cyst)多见于腰骶段髓内或髓外,为中枢神经系统生长缓慢的良性肿瘤,也可由腰椎穿刺、手术创伤造成皮肤成分侵入蛛网膜下腔引起。肿瘤界限清楚,除表皮组织,可有真皮和皮肤附件结构如皮脂腺、汗腺和毛囊等,内为淡黄或灰黄色黏稠物质,含胆固醇和脂酸,进入蛛网膜下腔可引起无菌性脑脊膜炎。

【临床表现】

本病临床表现与脊髓表皮样囊肿相似,多发于青少年,病程较长,病情可自行缓解或加重,出现排尿障碍及下肢无力,常合并脊柱其他畸形和皮肤窦道等。

(三)脊髓畸胎瘤

畸胎瘤(teratoma)是含有多种异位组织的真性肿瘤,椎管内畸胎瘤很少见,肿瘤可发生于硬膜外、硬膜内和脊髓内,多见于骶尾部。肿瘤由外胚叶、中胚叶及内胚叶组织衍化而来,瘤内含有牙齿、毛发及油脂状物等。

【临床表现】

本病病程较长,骶尾部神经受压可引起尿便障碍和鞍区感觉障碍等。

(四)脊髓脊索瘤

脊髓脊索瘤(spinal chordocarcinoma)源于脊索胚胎残余组织,脊索瘤除好发于颅底部,常发生于骶尾部。脊索瘤的瘤体呈分叶状结构,瘤体早期有一定界限,晚期界限不清,切面呈半透明灰白色胶冻样,可有出血及钙化。镜下可见瘤细胞质内含有黏液,呈空泡样,也称空泡细胞。

【临床表现】

本病的病程较长,骶尾部脊索瘤可造成大部分骶骨破坏,使骶尾部神经受压,主要症状是尿便障碍和鞍区感觉障碍等。

本组的脊髓先天性肿瘤均为良性肿瘤,有完整的包膜,但与脊髓和马尾神经根明显粘连,手术难以彻底切除,尤其髓内先天性肿瘤。可行包膜内肿瘤分块切除术,

须注意避免脊髓或马尾神经损伤。骶尾部脊索瘤常侵犯骶骨,全切困难,首次手术尤为重要,应尽量广泛切除受累的骨质,减少复发。

九、脊髓硬膜外囊肿

脊髓硬膜外囊肿(epidural cyst)临床较少见,来源不清,有人认为是硬脊膜或蛛网膜先天性缺损,或由于硬脊膜薄弱部位疝出所致,与脑脊膜膨出相似,在硬脊膜外形成蛛网膜憩室,故目前临床多命名为硬膜夹层囊肿,囊肿常见于脊髓胸段,多位于脊髓背侧或背外侧,可累及数个节段。囊肿的囊壁灰白色半透明,内含澄清液体。

【临床表现】

起病缓慢,病程较长,早期症状不明显。随肿瘤生长,可逐渐出现脊髓受压表现。脊柱X线片可显示椎管腔扩大,脊髓造影可见造影剂流入囊腔内。手术中如能找到疝出处并缝扎治疗效果好。

十、脊髓转移瘤

脊髓转移瘤(spinal metastatic neoplasm)是全身其他部位恶性肿瘤经血行(包括动脉和椎静脉)或淋巴系统播散转移,以及肿瘤转移至脊椎骨再侵入椎管内,或椎旁邻近部位恶性肿瘤直接侵袭脊髓所致,肿瘤组织还可在蛛网膜下腔内播散。原发病灶多为肺癌、乳腺癌、前列腺癌和肾癌,或黑色素瘤、肉瘤、子宫癌、直肠癌和白血病浸润等。病变多位于硬膜外,以胸、腰髓较多见。

【临床表现】

1. 起病较急,病程进展较快,根性痛可早期出现,病变可迅速损伤脊髓引起弛缓性瘫痪,为脊髓休克所致;尿便及自主神经功能障碍(如皮肤营养障碍)等出现较早,症状较重。患者周身状态较差。

2. 椎管梗阻出现较早而完全,CSF蛋白明显增高。脊柱X线片可见骨质破坏,脊髓造影显示造影剂毛刷样梗阻。MRI可清晰地显示肿瘤轮廓,可表现为多发病变。

脊髓转移瘤手术效果不佳,病情进展迅速导致截瘫的患者可考虑行椎板减压手术,根据患者情况选择放疗或化疗,辅以对症及支持疗法。

上述常见脊髓肿瘤的鉴别见表3-3-13。

表 3-3-13　常见的脊髓肿瘤的鉴别

鉴别点	神经鞘瘤	脊膜瘤	脊髓室管膜瘤	先天性肿瘤	转移瘤
根性痛	常见	不明显	少见	晚期出现	早期出现
病变部位	硬膜内	硬膜内	髓内	髓内或髓外	硬膜外
感觉障碍	自下而上	自下而上	自上而下	马鞍区	自下而上
束带感	常见	常见	少见	少见	少见
锥体束征	早期出现	早期出现	较晚出现	少见	多见
肌萎缩	局限性	局限性	广泛性	下肢后组肌肉	可有
尿便障碍	晚期出现	晚期出现	较早出现	多见	早期出现
脊髓半切征	多见	可有	少见	少见	少见
棘突压痛,叩痛	少见	少见	少见	较少见	多见
皮肤营养障碍	晚期可出现	晚期可出现	多见	晚期出现	早期出现,显著
椎管梗阻	早期出现,明显	多见	晚期出现	多见	多见
CSF 蛋白	明显增高	中度增高	轻度增高	明显增高	增高
脊柱 X 线片	椎弓根距增宽	砂粒样钙化	无变化	椎管腔扩大	骨质破坏
MRI 检查	髓外肿块及脊髓移位	T_1WI 等信号、T_2WI 较高信号	T_1WI 低信号及 T_2WI 高信号,可增强	脊索瘤 T_1WI 低信号及 T_2WI 高信号,可不均匀强化	硬膜外软组织肿块伴椎体信号异常

第六节　脊柱和脊髓结核

（封亚平　王化冰）

脊柱结核病变最早可追溯到埃及的木乃伊中,Pott 在 1779 年发现了首例脊柱结核病例,因此脊柱结核又名 Pott 病。就全球范围而言,脊柱结核多发于贫困地区,如我国西部地区发病率较高,近年来脊柱结核发病呈上升趋势。脊柱结核病变可侵犯脊髓、脊神经根,引起椎管内结核和结核性脊髓膜炎等。

一、脊柱结核

脊柱结核(tuberculosis of spine)是结核分枝杆菌引起的椎骨破坏,由于骨质塌陷、结核性脓肿在椎管聚集、肉芽肿形成等可导致脊髓损害。脊柱结核是主要的肺外结核,患病率占所有的结核患者的 3%～7%,脊柱结核占全身关节结核的首位,尤以椎体结核占大多数,附件结核十分罕见。椎体以骨松质为主,由于它的滋养动脉为终末动脉,结核分枝杆菌容易停留在椎体部位。脊柱结核在儿童多见,30 岁以上的发病率明显下降。

【病因和发病机制】

脊柱结核通常继发于远隔部位结核感染,特别是肺结核或淋巴结核经血行或淋巴系统播散,也可由消化道结核或淋巴结核直接蔓延至脊柱。结核菌脓液沿前纵韧带向上、下蔓延,扩散到周围软组织形成寒性脓肿。由于椎管周围结核病灶或寒性脓肿压迫脊髓,以及椎骨干酪性骨炎引起骨质疏松、破坏,使椎体受压形成楔形塌陷,导致脊柱后凸畸形,坏死的椎体、肉芽组织以及椎间盘等均可能压迫脊髓而导致临床症状。除了直接压迫,结核病变也可累及血管或直接侵及脊髓,导致脊髓缺血和坏死,引起脊髓横贯性损伤症状。患者个体营养状况较差,长期使用激素、免疫抑制剂,糖尿病患者,HIV 患者等更易罹患脊柱结核(Jain AK,2010)。

【病理】

在整个脊柱中腰椎活动度最大,腰椎结核发生率也最高,胸椎次之,颈椎更次之,骶尾椎结核甚为罕见。椎体结核的病理主要分为中心型和边缘型两种:

1. 中心型　多见于 10 岁以下的儿童,好发于胸椎,病变进展快,整个椎体被压缩成楔形;一般只侵犯一个椎体,也有穿透椎间盘而累及邻近椎体的。

2. 边缘型　多见于成人,腰椎是好发部位。病变局限于椎体的上、下缘,很快侵犯至椎间盘及相邻的椎体,椎间盘破坏是本病的特征,因而导致椎间隙变窄。

椎体结核常形成寒性脓肿,蔓延方式是沿着椎体骨膜下蔓延,形成广泛的椎旁脓肿,或是远离病侧形成流注脓肿。此外,还有较少见的骨膜下型,是由于脓液沿前纵韧带上、下蔓延,相邻的椎体前侧部长期被骨膜下脓肿腐蚀的结果,多为继发性,可同时累及几个椎体前缘。

脊柱结核可以经过不同的途径导致脊髓和脊神经根受损,包括:①椎体干酪性坏死及骨质疏松破坏,因压力产生楔形塌陷、后凸畸形或死骨直接压迫脊髓及神经根。②椎管内结核病灶或硬膜外寒性脓肿,压迫脊髓和神经根。③结核菌直接感染脊髓及脊神经根,导致病变和功能障碍。④结核病灶侵及脊髓供血动脉,导致脊髓周围冠状动脉血栓形成和脊髓缺血,也可影响静脉回流,导致脊髓充血、水肿及退行性变。⑤硬脊膜、蛛网膜及脊膜的结核性炎症可引起局部粘连、渗出,脊髓和脊神经根受损等。

【临床表现】

1. 脊柱结核青少年多见,多有结核接触史或结核感染史,如肺结核、淋巴结核等。起病较缓慢,早期表现为低热、消瘦、盗汗、全身乏力、食欲不振、贫血及精神萎靡等结核中毒症状,红细胞沉降率可增快。儿童常有夜啼、呆滞或性情急躁等。

2. 局部疼痛通常是最先出现的症状,多为轻微疼痛,休息后减轻,劳累后加重,病程长者夜间疼痛会影响睡眠。合并瘫痪发病率约为10%,最多见是胸椎结核发生截瘫,其次是颈椎结核导致四肢瘫,腰椎管管径宽大,内容物为马尾,腰椎结核并发马尾神经受压罕见。脊椎附件结核少见,一旦发病,容易发生截瘫。

3. 脊柱结核导致的脊髓受损表现

(1) 急性脊髓受压症状:常由于急性椎体塌陷,突然出现背部剧烈疼痛,多为根性痛。如果病变广泛导致几个椎体破坏发生融合会引起急性截瘫,以及肌张力减低、腱反射消失和尿潴留等。病灶局部棘突常有明显突出或向后成角畸形,有明显的局部压痛及叩痛,腰穿显示椎管梗阻等。

(2) 慢性脊髓受压症状:常因硬脊膜外结核性肉芽组织压迫引起,早期出现神经根刺激症状如根性痛、腰背部剧痛等,沿神经根走行放散,可为单侧或双侧,或表现为肋间神经痛、束带感、颈项、上肢和后头痛,以及腿部放射性疼痛等,继之出现病变水平以下各种感觉缺失,病变可经脊髓半切征阶段转为截瘫或四肢瘫痪,腱反射消失或活跃,可出现病理反射,伴有局部肌萎缩,以及病变的脊椎棘突的突出,局部压痛或叩痛,晚期可发生括约肌障碍。

4. 不同部位脊柱结核的特征

(1) 颈椎结核特征:除了颈部疼痛,还有上肢麻木等神经根刺激症状,咳嗽、喷嚏时会使疼痛加重。神经根受压时疼痛剧烈,患者常用双手撑住下颌,使头部前倾、颈部缩短的典型姿势。咽后壁脓肿妨碍呼吸与吞咽,睡眠时有鼾声。后期可在颈部摸到肿块,提示冷脓肿形成。

(2) 胸椎结核特征:胸椎结核出现背痛,须注意下胸椎病变疼痛有时表现为腰骶部疼痛。胸椎后凸畸形较常见。

(3) 腰椎结核特征:患者站立和行走时,往往用双手托住腰部,头及躯干向后倾斜,使重心后移,尽量减轻体重对病变椎体压力。患者不能弯腰从地上拾物,需挺腰屈膝屈髋下蹲才能取物,称为拾物试验阳性。检查患儿取俯卧位,检查者用双手提起患儿双足,并轻轻上提两下肢和骨盆,腰椎病变时由于肌肉痉挛,腰部保持强直,生理前凸消失。后期在腰三角、髂窝或腹股沟处看到或摸到脓肿,是腰大肌脓肿形成。腰椎结核脊柱后凸通常不明显,从胸椎到骶骨,沿着骶棘肌两侧顺序按摸可能发觉轻度后凸。寒性脓肿如有继发感染会出现高热和毒血症表现。溃破后先流出大量稀薄液体,混有干酪样物,也可伴少量死骨。破溃后往往形成慢性窦道,经久不愈。

【辅助检查】

1. 红细胞沉降率增快,结核菌素试验阳性。腰穿可有完全或不完全椎管阻滞,CSF蛋白明显增高。

2. 脊柱X线片 通常在发病2个月内没有阳性X线征象,早期可见椎体上、下缘密度减低,相邻椎体关节面骨质轻度破坏,典型表现椎间隙缩窄,侧位X线片显示椎体楔形塌陷、脊柱后凸和椎体移位(图3-3-32A)。寒性脓肿在颈椎侧位X线片上显示椎前软组织影增宽和气管前移;胸椎正位X线片上可见椎旁增宽的软组织影为球状、梭状或筒状,一般不对称;腰大肌脓肿在腰椎正位X线片上显示一侧腰大肌阴影模糊或增宽、局限性隆起,慢性病例可见许多钙化影。

3. CT和MRI CT检查可清楚显示脊椎结核空洞、死骨和寒性脓肿,清晰地显示腰大肌脓肿。MRI检查有助于早期诊断,在椎体炎性浸润阶段即可显示异常信号,可观察脊髓受压和变性。椎体骨质破坏可见椎体及上下缘和间盘 T_1WI 低信号、T_2WI 高信号,椎间盘狭窄,寒性脓肿 T_1WI 信号与肌肉相似,T_2WI 为高信号(图3-3-32B)。结核病灶多累及2个以上的椎体。

【诊断和鉴别诊断】

1. 诊断 根据青少年结核病患者或有结核病接触史者,表现为低热、盗汗、乏力、消瘦及食欲不振等全身性结核中毒症状,亚急性病程,出现脊柱疼痛、压痛及叩痛,脊髓压迫征象,伴神经根性刺激症状,X线片、CT或MRI显示椎体、椎间盘破坏以及寒性脓肿等。

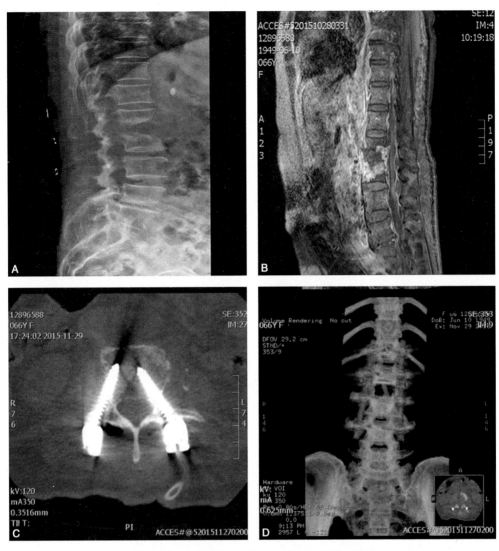

图 3-3-32　腰 1、腰 2 椎体结核的术前、术后影像学表现

A. 术前 X 线片显示腰 1、腰 2 椎体破坏；B. 术前 MRI 显示腰 1、腰 2 椎体与椎间盘破坏，椎体前方和硬脊膜外寒性脓肿；C. 术后 CT 显示病变腰 1 椎弓根螺钉位置良好；D. 术后 1 年半，CT 三维重建显示胸 12、腰 1、腰 2、腰 3 钉棒固定位置和骨融合良好，无脊柱侧弯和后凸畸形

2. 鉴别诊断

（1）脊髓肿瘤或椎管内肿瘤：多在中年后发病，X 线片没有椎体或椎间盘破坏现象，无寒性脓肿（表 3-3-14）。

（2）急性脊髓炎：发病急骤，迅速出现脊髓横贯性损害，腰穿显示椎管无梗阻，CSF 显示细胞数可增高，X 线检查显示椎体无破坏，脊柱无压痛及叩痛等。

（3）脊髓蛛网膜炎：发病缓慢，病程较长，症状常有波动，病变范围较广泛，脑脊液检查及动力学检查、碘剂造影，以及 MRI 检查有助于鉴别，少数脊椎结核可伴有脊髓蛛网膜炎。

（4）强直性脊柱炎：绝大多数首先侵犯骶髂关节，以后上行发展至颈椎。病变关节有炎性疼痛，各脊柱段及关节活动受限和畸形。没有全身性中毒症状。X 线检查无骨破坏。

（5）化脓性脊柱炎：发病急，有高热和明显疼痛，进展快，早期血培养可检出致病菌。X 线片显示病变进展快，表现为椎间隙变窄，骨质硬化，椎体骨板不规则，椎间隙呈气球样改变。

（6）腰椎间盘突出：常见下肢神经根受压症状，没有全身症状，红细胞沉降率不快。X 线片无骨质破坏，CT、MRI 检查可发现突出的髓核。

（7）退行性脊椎骨关节病：是老年性疾病，椎间隙普遍变窄，邻近椎体上、下缘硬化，有骨桥形成，无骨质破坏和全身性症状。

表 3-3-14　脊柱结核与椎管内肿瘤的鉴别

鉴别点	脊柱结核	椎管内肿瘤
发病年龄	多见于儿童或青少年	任何年龄均可发病
病史和原发病	可有肺结核等	硬膜外转移瘤可查出原发性病灶
病情进展	初期是脊柱炎,后出现脊髓压迫症状	相继出现根性痛、脊髓半离断和全离断症状
脊柱畸形	脊柱后凸、侧凸和角状畸形	髓内、硬膜内肿瘤无畸形,硬膜外肿瘤可有
脊柱叩痛压痛	明显	髓内、硬膜内肿瘤无,硬膜外肿瘤可有
X 线片	显示椎间隙变窄、骨质破坏及椎旁寒性脓肿等	髓内肿瘤多正常,髓外肿瘤可见椎弓根变形或间距增宽、椎间孔扩大等
MRI 检查	椎体骨质和间盘破坏,T_1WI 低信号,T_2WI 高信号,椎间盘狭窄	T_1WI 低信号,T_2WI 高信号病变,脊髓及蛛网膜下腔受压,肿瘤可有强化效应

【治疗】

1. 药物治疗　发病早期的脊柱结核,病变累及部位较局限,骨质破坏轻微、没有寒性脓肿,通常约 80% 的患者采用规范的联合、全程、适量的抗结核疗法,口服异烟肼、利福平、乙胺丁醇、吡嗪酰胺片等四联治疗,持续 12~18 个月,不需要手术治疗即可治愈。

2. 当脊柱结核保守治疗无效,出现椎体骨质破坏、椎体塌陷、侧弯及后凸畸形、寒性脓肿、肉芽组织形成,以及脊髓或神经根受损发生神经功能障碍时,大约 20% 的患者在抗结核治疗的同时需要手术治疗。目的是清除感染病灶,解除脊髓、神经根压迫,钉棒系统内固定,植骨融合,稳定脊柱纠正后凸畸形,恢复脊柱的矢状位序列,促进康复。

必须严格掌握手术适应证:①有明确的结核病变部位和较大的寒性脓肿;②病灶内有较大的死骨或空洞;③窦道形成并经久不愈;④出现神经功能损害,有脊髓、马尾神经受压征象;⑤病变节段发生严重的脊柱后凸畸形。

常用的手术方法包括:①前路病灶清除、植骨融合及前路内固定术(Lan et al,2011);②前路病灶清除、植骨融合及后路椎弓根内固定术(Song et al,2012);③胸腰侧前方病灶清除及后路椎弓根内固定术;④后路病灶清除、植骨融合及后路内固定术(封亚平等,2017)(见图 3-3-32C、D);⑤微创手术在影像引导下行病灶穿刺、灌洗和引流

(张西峰等,2012)。

3. 支持对症治疗　如截瘫患者须注意防治压疮、尿路感染等并发症。

【预后】

一般经术前、术后的抗结核治疗及手术病灶清除及内固定,病灶处达到骨愈合,患者症状消失,临床痊愈(Ma et al,2012)。

二、椎管内结核球

椎管内结核球(intraspinal tuberculoma)包括脊髓髓内结核球、硬膜内结核球,以及硬膜外结核性肉芽肿等,不包括脊柱结核及结核性冷脓肿压迫脊髓导致的脊髓压迫症;可发生在脊髓的任一节段,以胸段最多见,可为单发,也可多发。椎管内结核球的病原来自身体远隔部位结核病灶的血行播散,或结核性脑膜炎经脑脊液直接扩散,病变压迫脊髓和脊神经根引起脊髓压迫综合征。国内外文献报道,椎管内结核球十分少见。椎管内结核球发病率为结核患者的 2/10 万,约为颅内结核球之的 1/20,椎管内结核球占全部椎管内占位病变约 0.5%。

【病理】

椎管内结核球的病理分为两期:①早期:炎症反应明显,大量的巨噬细胞聚集,周围水肿,纤维包膜不明显;MRI 显示瘤体呈等 T_1、等 T_2 信号,增强后均匀强化。②晚期:炎症反应减轻或消失,形成富含纤维的包膜,T_1 多为等信号,也有低信号,T_2 为低或等信号。中央干酪坏死在 T_2WI 出现典型的"靶征",即周围低信号环包绕中心高信号,增强后呈环状强化。

【临床表现】

1. 患者多为青少年,性别无明显差别。80% 以上的患者有肺结核或肺外其他结核病史,常有盗汗、低热、食欲不振和乏力等结核中毒症状。临床通常表现为脊髓受压症状,病程一般为 6 个月,很少超过 1 年,呈亚急性或慢性病程。硬脊膜外结核球常表现为背痛或神经根刺激症状,脊髓内结核球很少引起疼痛症状,脊髓压迫症状通常表现病灶以下水平的肢体瘫痪、麻木和大小便障碍等。

2. 红细胞沉降率增快,腰穿显示完全或不完全性椎管梗阻,出现蛋白细胞分离现象,蛋白明显增高,细胞数正常或轻度增高。

3. 脊柱 X 线片多无异常。脊髓碘剂造影可能有椎管梗阻征象。MRI 可清晰地显示脊髓病变,应作为首选方法。MRI 显示结核球 T_1WI 为等或低信号病灶,T_2WI 为低、等或高信号病灶,或为典型的"靶征",增强后呈环状强化。

【诊断和鉴别诊断】

1. 诊断　根据患者的临床表现、脑脊液检查、脊髓

碘剂造影及 MRI 检查可明确椎管内占位病变,结合全身结核中毒症状、身体其他部位结核灶或结核性脑膜炎病史、红细胞沉降率增快等可考虑本病可能,术前难于诊断,常在手术探查后才确诊。

2. 鉴别诊断 椎管内结核球需要与椎管内其他占位病鉴别,如硬脊膜外脓肿、硬脊膜外血肿和椎管内肿瘤等。由于本病的 MRI 表现颇具特征,仔细分析并结合临床,通常可与椎管内肿瘤及其他感染性疾病鉴别。提高对本病的临床和 MRI 的特征性表现的认识是避免误诊的关键。

【治疗】

1. 椎管内结核球治疗 通常认为,抗结核治疗为首选。能透过血-脑屏障的抗结核药物,如异烟肼、利福平、吡嗪酰胺和乙胺丁醇等皆可使用。异烟肼易透过血-脑屏障,是主要治疗药物,异烟肼一般配合其他 2~3 种抗结核药,采用三联或四联疗法。大多数椎管内结核球患者经系统抗结核化疗后,6 个月左右临床症状和体征即可缓解。CT、MRI 随访可了解椎管内肿块有无缩小。须注意防治压疮、尿路感染等并发症。

2. 手术治疗 对抗结核化疗后病灶继续增大者须及早进行手术治疗。

手术适应证包括:①病灶巨大,神经系统症状体征迅速、持续恶化者;②神经成像显示不典型者;③抗结核化疗后病灶反而增大者。

手术目的是解除对脊髓压迫,单纯硬脊膜外病变,由于病变不侵及脊髓本身,应彻底切除,解除硬脊膜对脊髓压迫。硬脊膜内与脊髓粘连不太紧密的也应彻底切除、松解压迫;与脊髓粘连紧密或单纯髓内病变不强调彻底切除,以免加重脊髓损伤,应以松解粘连、解除压迫为主。无论何种情况,术后均应继续抗结核治疗,防止复发和结核性脑膜炎。

【预后】

病程较短者通常疗效和预后较好。硬脊膜外结核球因没有侵犯到脊髓,手术切除大多无困难,术后预后良好。硬脊膜下结核球常侵犯脊髓,手术效果不如前者,二便功能恢复不满意。

三、结核性脊膜脊髓炎

结核性脊膜脊髓炎(tuberculous meningomyelitis)通常是结核性脑膜炎的致病性结核菌及其炎性渗出物经脑脊液扩散波及脊膜和脊髓,炎性渗出物充满蛛网膜下腔,引起脊髓、脊神经根受损和脊髓血管炎症反应,导致脊膜脊髓结核性炎症。

【病理】

结核性脊膜脊髓炎以胸、腰髓受影响最多,如以髓内

受累为主,可为髓内单发或多发的结核肉芽肿或结核球,严重者伴空洞形成;如以脊膜受累为主,常有脊膜和神经根增厚。此外,结核性脊膜炎或血管炎继发脊髓血管受压或阻塞导致脊髓缺血,产生脊髓缺血性损伤病理改变。

【临床表现】

1. 患者多为青壮年,病前有结核史或结核接触史。通常缓慢起病,有低热、食欲减退、消瘦、盗汗等症状。

2. 患者出现结核性脑膜炎症状体征,有多发性脊神经根刺激征、皮肤过敏,以及神经根牵扯试验如 Lasègue 征阳性,腱反射减弱或消失,尿潴留或尿急、尿失禁,严重者可出现脊髓长束受损的症状体征。脊髓损害通常是不完全性,出现病变水平以下的肢体瘫痪、感觉障碍和尿便功能障碍。

3. 血常规一般正常,红细胞沉降率增高。腰穿一般通畅,脑脊液蛋白增高,细胞数增高,以淋巴细胞为主,糖及氯化物降低等。病原学检查 CSF 抗酸染色仅少数为阳性,CSF 培养出结核菌可确诊,但需大量脑脊液和数周的时间。采用聚合酶链反应(PCR)可检测 CSF 中结核菌 DNA。血清和 CSF 的 T 细胞酶联免疫斑(T-SPOT. TB)试验有助于诊断。

4. 胸部 X 线检查可见活动性或陈旧性结核病灶,部分患者合并脊柱结核或结核性椎旁脓肿,脊柱 X 线检查可见脊柱结核典型改变,如椎体破坏、脊柱后突和成角畸形、椎旁寒性脓肿形成等。MRI 显示受累脊髓肿胀,结核球在 T_1WI 为等或低信号,T_2WI 为低、等或高信号病灶,增强后有病灶边缘或病灶内结节状强化。脊膜、脊蛛网膜受累时,MRI 表现为腰段神经根增厚,蛛网膜下隙消失,注射 Gd-DTPA 后神经根及脊髓表面呈线条状信号增强;硬膜、蛛网膜斑块状信号增强。MRI 可除外椎管内占位性病变。

【诊断和鉴别诊断】

1. 诊断 根据患者的结核病史,慢性或亚急性起病,脊髓和/或脊膜受损的症状、体征,特异性 CSF 改变、X 线片和脊髓 MRI 表现等。

2. 鉴别诊断 与结核性脑膜炎鉴别,后者主要表现为头痛、呕吐及颈强直等。与脊髓蛛网膜炎鉴别,蛛网膜炎症状常有波动,脊柱 X 线片正常,CSF 蛋白质轻度升高,糖和氯化物正常。慢性或亚急性化脓性脊髓炎 CSF 改变与结核性脊膜脊髓炎颇相似,难以鉴别,须凭借病史和脊髓 MRI 检查。

【治疗】

结核性脊膜脊髓炎确诊后应立即进行正规抗结核治疗(Rajasekaran S,2013)。

1. 异烟肼、链霉素、利福平三联用药,异烟肼(INH)600~1 200mg/d,利福平 450~600mg/d,链霉素 1g/d 肌内

注射,4~8周为一个疗程。治疗期间加用维生素 B₆ 200mg/d 静脉滴注,以防异烟肼的不良反应。

2. 急性期可用地塞米松 10~20mg/d,静脉滴注,或泼尼松口服。蛛网膜粘连者可用 INH 50mg,链霉素 50mg,地塞米松 5mg 鞘内注射,每周 2 次,10~15 次为一个疗程;鞘内注射后改为 INH 口服,每次 100mg,3 次/d,链霉素 1.0g,每周 2 次,总量 90g。INH 和对氨基水杨酸(PAS)至少应用 6~12 个月。

3. INH、链霉素及 PAS 三联用药,用法同上,PAS 8~12g/d,静脉滴注,半年后改为 INH、PAS 巩固治疗。

【预后】

结核性脊膜脊髓炎一般病程很长,早期诊治的患者,脊髓功能损害较轻,抗结核治疗较晚或不彻底者,后遗症明显,也可能并发结核性脑膜脑炎。

第七节　脊髓蛛网膜炎

（王化冰）

脊髓蛛网膜炎(spinal arachnoiditis)也称为脊髓慢性粘连性蛛网膜炎(spinal chronic adhesive arachnoiditis),是感染、损伤、物理及化学因子导致蛛网膜、软脑膜慢性炎症。在我国较常见。

【病因和病理】

1. 病因　脊髓蛛网膜炎可继发于多种疾病,如感染、损伤及化学、物理因素等,导致病变蛛网膜增厚,蛛网膜与硬脑膜、脊髓、神经根和血管等广泛粘连或形成局部囊肿压迫脊髓,脊髓及神经根受压或牵拉,影响脊髓血液供应导致脊髓缺血,阻塞蛛网膜下腔脑脊液流通,导致脊髓及神经根功能障碍。

常见的病因包括:①继发于脑膜炎或脑脊髓膜炎,多为结核性脑膜炎,其次为细菌性、病毒性脑膜炎,炎性渗出物如蛋白质及纤维素等引起蛛网膜增厚、广泛粘连和囊肿形成,压迫、牵拉脊髓及神经根,引起脊髓缺血、软化,某些病例并无脑膜炎史,可能与流感、中耳炎、鼻窦炎、牙周炎及盆腔炎等有关;②蛛网膜下腔出血后大量红细胞、蛋白及纤维素等沉积于脊髓蛛网膜下腔,引起脊髓蛛网膜广泛粘连;③脊柱外伤或手术创伤,如多次椎间盘手术及脊髓麻醉等引起局部纤维结缔组织粘连或形成囊肿;④治疗性化学药物刺激,常见椎管内多次注药,如各种抗生素、糖皮质激素、麻醉剂及碘苯酯(iophendylate)造影剂等,可在椎管麻醉数周、数月,甚至几年后发生粘连性蛛网膜炎,有报道称此并发症是去污剂污染普鲁卡因安瓿所致,严重病例可在数月或数年出现迟发性脊膜脊髓病(delayed meningomyelopathy),表现为痉挛性瘫痪、感

觉缺失及括约肌障碍等;⑤局限型蛛网膜炎(restricted form of arachnoiditis)临床常见,如腰椎间盘术后导致腰部蛛网膜炎(lumbar arachnoiditis),也可继发于严重椎管狭窄、椎管内肿瘤、韧带骨化和寄生虫病等,蛛网膜炎与脊髓空洞症有关,寰枕区畸形也可伴脊髓蛛网膜炎(Wright MH et al,2003);⑥临床约半数病例无明显原因,称原发性脊髓蛛网膜炎。

2. 病理　早期脊髓蛛网膜及软脊膜发生炎性反应,蛛网膜增厚呈灰白色、乳白色及浑浊状,蛛网膜与硬脊膜、软脊膜、脊髓、神经根和脊髓小血管粘连,形成硬韧的纤维瘢痕组织或囊肿,囊腔含较多蛋白淡黄色液体,囊肿压迫使脊髓变细萎缩,缺血导致脊髓软化,蛛网膜下腔消失。镜检可见脊髓蛛网膜小圆细胞浸润,蛛网膜细胞增生。脊髓蛛网膜炎易累及胸髓,某些病例可合并脑蛛网膜炎(Petty PG et al,2000)。

【临床表现】

1. 脊髓蛛网膜炎可发生在任何年龄,40~60岁为发病高峰,20岁以下少见。患者多有脑膜炎、蛛网膜下腔出血、脊椎外伤、鞘内注药和脊髓手术史,或感冒、发热、全身感染后出现脊髓神经根受损表现。多为亚急性或慢性病程,常有缓解与加重波动倾向,偶因感冒、发热使病情加重。

2. 急性蛛网膜炎发病较快,可持续数周、数月,甚至数年。常出现一侧腰骶部一或数个神经根疼痛,呈烧灼样、针刺样,可累及对侧;肌无力、肌萎缩不常见,如马尾受累时可出现。胸髓病变神经根症状可能先于脊髓受压数月或数年,但迟早会出现脊髓受累,缓慢进展痉挛性共济失调伴括约肌障碍。蛛网膜粘连病例可伴感觉缺失。

3. 本病临床表现复杂多样,病变波及范围广泛、不规则,不能用局限性病灶解释。①根性痛常为双侧性,腰背部较常见,从腰部向下肢放射,或从颈部放射至上肢,咳嗽、喷嚏及用力时加重,有夜间加重现象,腰椎慢性粘连性蛛网膜炎最突出特征是弥漫性背痛和肢体痛;检查可见神经根牵扯痛如 Lasègue 征。②可出现麻木感、蚁走感、酸胀感或烧灼感等感觉异常,分布不规则,可见根性、节段性、传导束性及斑块状感觉减退或消失,双侧不对称。③运动障碍可为不对称截瘫、四肢瘫或单瘫,可力弱至全瘫,伴肌萎缩和肌束震颤,脊髓受损可见双侧痉挛性截瘫或上、下运动神经元性瘫痪并存,腱反射消失或亢进、病理反射缺如或出现,也可腱反射消失而病理反射阳性。④罕见的情况如蛛网膜炎进展累及脑膜导致失明、脑积水及死亡(Esses SI et al,1983)。

4. 临床可分局限型及弥漫型两型。

(1) 局限型:症状较轻,可发生于腰髓、颈髓及胸髓,常在急性感染或高热后出现根性痛和较固定的感觉障

碍,肌力减弱。此型又分两类:①囊肿型:酷似脊髓肿瘤表现,病程常有缓解期,囊肿增大到一定程度时出现脊髓受压症状;②局部粘连型:此型炎症粘连仅侵及数个节段脊髓蛛网膜,表现为节段性感觉障碍,尿便障碍通常不明显,炎症累及脊神经根可出现根性痛及相应节段肌无力和肌萎缩。

(2)弥漫型:症状较重,多见于中年人,病变多自胸髓开始,范围弥散,可侵及颈髓和腰髓。隐袭起病,进展缓慢,患者常难说清何时开始发病,经数月至数年逐渐出现感觉异常、感觉过敏或麻木等,可见多发节段性感觉障碍或束带感,进行性肌无力和局限性肌萎缩,从发病至发生瘫痪长达4~5年,括约肌障碍发生较晚。随病情进展,感觉平面可不断上升,出现尿便障碍、尿路感染及压疮等并发症。马尾部蛛网膜炎可见一或双侧坐骨神经痛,下肢肌无力、肌萎缩,尿急、尿频、尿失禁或尿潴留及便秘等,多见于重症或晚期病例(Anderson TL et al,2017)。

【辅助检查】

1. 脑脊液检查　几乎所有粘连性蛛网膜炎急性期患者均异常,初压正常或偏低,压颈试验显示椎管通畅、不全性梗阻或完全性梗阻。CSF 外观透明或微黄,可见 CSF 蛋白-细胞分离现象,某些病例发病后出现中度 CSF-MNC 增高,CSF 蛋白可轻度增高。

2. MRI 检查　可见蛛网膜粘连、增厚及椎管内囊肿形成等,脊髓增粗或萎缩变细,呈不规则条索状或片状 T_1WI 低信号或等信号影,蛛网膜下腔变窄,还可显示 CSF 正常循环通路障碍,局部 CSF 蓄积。

3. 肌电图检查　显示多数脊神经根受损,多处肌肉出现神经源性损害,如纤颤电位、正向电位,运动单位动作电位(MUAPs)波幅增高、时限增宽,多相波比率增高等。

【诊断和鉴别诊断】

1. 诊断　根据脑膜炎、全身感染及鞘内注药史,亚急性或慢性病程,临床症状多样性和波动性,体征不确定性及不对称性,排除其他疾病,CSF 蛋白-细胞分离,碘剂造影显示完全或不完全椎管梗阻,MRI 发现蛛网膜增厚、粘连及囊肿等。

2. 鉴别诊断

(1)椎管内肿瘤:本病典型表现为神经根与脊髓损伤,酷似髓内肿瘤,囊肿型蛛网膜炎与硬脊膜下肿瘤不易区别,但后者有明确脊髓受损平面,表现为脊髓半切征,MRI 有助于鉴别。表 3-3-15 脊髓蛛网膜炎与椎管内肿瘤的鉴别。

(2)椎间盘突出及椎管狭窄:中年以后发病,神经根刺激症状明显,椎管完全梗阻较少见,CSF 蛋白正常或轻度增高,细胞数正常,CT 或 MRI 可确诊。

表 3-3-15　脊髓蛛网膜炎与椎管内肿瘤的鉴别

鉴别点	脊髓蛛网膜炎	椎管内肿瘤
既往病史	脑膜炎或感染、鞘内注药病史	无特殊病史,硬膜外转移瘤除外病程进展
起病方式	隐袭起病,临床表现多样,病变范围广泛而不规则	缓慢进展或迅速发病
感觉障碍	可表现为根性、节段性、传导束性及斑块状,分布不规则	传导束性感觉障碍
运动障碍	可出现不对称截瘫、单瘫或四肢瘫,病理反射可有或无	自脊髓半离断逐渐进展为全离断
脊柱变形	无	硬膜外肿瘤可出现脊柱叩痛压痛
X 线片	局部粘连型弥漫型多正常,囊肿型可见椎弓根萎缩、间距增宽及椎间孔增大	髓内肿瘤多正常,髓外肿瘤椎弓根变形、间距增宽及椎间孔增大

(3)慢性硬脊膜外脓肿:多有根性痛,明显脊髓半切征或横贯性脊髓受损征,椎管梗阻或不全梗阻征象,影像学检查有助诊断。

(4)脊髓血管畸形:病程长,反复发作史和脊髓性间歇性跛行,脊髓碘剂造影或血管造影可明确诊断。

【治疗】

1. 药物治疗　①急性期用糖皮质激素治疗可控制炎症反应,预防进展,疗效有待证实,如地塞米松 10~20mg/d,静脉滴注,慢性期可用泼尼松 10~20mg 口服,3 次/d,疗程 2~4 周;②根据不同病因可选用抗生素、抗结核药及抗病毒药物等治疗;③维生素 B_1 及维生素 B_{12} 等;④透明质酸酶 500U,肌内注射,每周 1 次。

2. 手术治疗　适于囊肿型及局部粘连型蛛网膜炎,可有效缓解脊髓压迫,囊肿型可行囊肿摘除术,在不引起脊髓损伤原则下尽量多地切除囊壁,同时探查有无原发肿瘤病灶。局部粘连型可行蛛网膜下腔注气,每次注入滤过空气 10~20ml,每周 1~2 次;疗效不显著病例可行粘连分离及条索切除术,术后辅以药物治疗。

3. 脊神经后根切除术　可解除剧烈根性痛,但经数月或 1~2 年后可再次出现剧痛。外科及内科治疗对慢性粘连性腰椎蛛网膜炎均无明显疗效,有报道显微外科手术剥离神经根可能有效,全身及硬膜外应用糖皮质激素无明显效果。也可试用经皮刺激疗法,以及抗癫痫新药加巴喷丁(gabapentin)。

4. 并发症防治 截瘫及尿潴留患者应注意皮肤护理,防治压疮,留置导尿,定时膀胱冲洗,积极进行康复训练。

【预后】

本病病程较长,有不同程度波动,目前尚无有效疗法。由于脊髓麻醉药物改进,麻醉师采取预防性措施已使化学性脊髓膜炎继发脊髓蛛网膜炎发病率明显减少。

第八节 其他少见的脊髓压迫症

（贾文清）

其他少见的脊髓压迫症包括脊髓硬膜外脓肿、椎管内寄生虫病、脊髓真菌病、脊髓肉芽肿,以及椎体骨软骨瘤和外生骨疣等。

一、脊髓硬膜外脓肿

脊髓硬膜外脓肿(spinal epidural abscess,SEA)是硬膜外脂肪组织及静脉丛化脓性感染,硬膜外间隙内脓液积聚及大量肉芽组织增生导致脊髓受压,可能发生脊髓动脉、静脉及硬膜外静脉丛化脓性炎症引起脊髓缺血性病变。

【病因和病理】

1. 病因 脊髓硬膜外脓肿多继发于全身其他部位感染灶,经血行扩散,由于硬脊膜外腔富于脂肪及静脉丛,局部血流缓慢,抵抗感染能力较低,易形成脓肿。少见原因包括外伤、硬膜外麻醉或邻近组织化脓性病灶直接侵及等,病原多为金黄色葡萄球菌、革兰氏阳性双球菌及链球菌等。

2. 病理 脊髓硬膜外脓肿分为急性、亚急性及慢性三种。急性者显示急性期病变组织充血、水肿、渗出及大量白细胞浸润,组织坏死形成大量脓液及大小不等的袋状脓腔,脓肿周围为肉芽组织,随脓肿扩大可压迫脊髓,并沿椎管纵行扩大。脊髓动脉、静脉炎性闭塞可以导致脊髓缺血、水肿及软化坏死,加重脊髓受损。亚急性者在硬膜外腔可见脓液与肉芽组织并存。慢性者硬膜外腔被肉芽组织充填,无脓液或感染征象,细菌培养可为阳性。

【临床表现】

1. 急性脊髓硬膜外脓肿 ①发病急骤,多先出现根性痛,病情迅速进展,感染后数日出现脊柱剧烈疼痛,病变棘突压痛及叩击痛,并有寒战、高热、外周血白细胞及中性粒细胞增多等急性感染症状,然后发生轻截瘫、病变水平以下感觉减退及尿便障碍等,脊髓功能障碍于数小

时至1~2日内达到顶峰,表现为双下肢弛缓性瘫痪、感觉丧失及尿潴留等。②压颈试验可见椎管梗阻,脑脊液蛋白-细胞分离现象,糖定量多正常,X线片可见脊椎骨髓炎和椎旁脓肿,MRI可见病变T_1WI低信号及T_2WI高信号。③脊髓硬膜外脓肿多位于中、下胸段及腰段,如病变位于腰椎(腰椎压痛明显,感觉平面很低),腰穿要格外谨慎,个别病例腰穿时刺入脓肿腔,宜将脓汁全部吸出并冲洗,注入抗生素,切忌不能再向深部穿刺,以免将脓汁引入蛛网膜下腔,导致颅内感染。

2. 慢性脊髓硬膜外脓肿 病程较长(数月至数年),患者常不能记得感染史,出现束带感及轻截瘫,或因脊髓根动脉受压或脊髓静脉血栓形成,引起脊髓缺血病变,导致双下肢肌萎缩、尿便障碍、尿路感染及压疮等。

【诊断和鉴别诊断】

1. 诊断 根据全身感染症状,数日内(或数月至数年)出现胸髓及腰髓神经根性痛、脊柱压痛及脊髓横贯性损害症状。腰穿要谨慎,MRI检查可确诊。

2. 鉴别诊断

(1) 脊髓硬脊膜下脓肿:临床少见,表现与硬脊膜外脓肿颇相似,感染灶位于硬脊膜与蛛网膜之间,主要致病菌为金黄色葡萄球菌。

(2) 急性脊髓炎:常无原发化脓性感染史,体检无局限性棘突叩击痛或压痛,腰痛也不明显。一般脊髓蛛网膜下腔没有阻塞。

(3) 脊柱结核:有肺结核或身体其他部位结核病史,腰背痛和低热、症状历时较长,脊柱可有后突畸形,X线片可见骨质破坏和椎旁脓肿阴影,具体参见第六节脊髓脊柱结核。

【治疗】

本病应早期诊断,确诊后立即手术行脓腔外引流,应切除相应椎板减压,清除脓液和炎性肉芽组织,术中反复冲洗脓腔,留置较粗大引流管,脓液做细菌培养。术后每日切口换药,如切口愈合差可部分切开留置引流条充分引流,以抗生素冲洗,并须大量抗生素辅助治疗。如未伴椎体骨髓炎,术后静脉给予抗生素3~4周,否则给予6~8周。术中切忌伤及硬脊膜,以免将脓液引流入蛛网膜下腔,引起颅内感染。疗效与手术早晚密切相关,早期治疗脊髓功能通常恢复较好,如已发生完全性瘫痪则预后不良。

二、椎管内寄生虫病

椎管内寄生虫病(intraspinal parasitosis)较少见,多为全身寄生虫病感染寄生虫出现于椎管中,较常见猪囊虫、血吸虫、肺吸虫和棘球绦虫等。

【临床表现】

1. 猪囊虫 寄生椎管内极少见,可对脊髓造成直接压迫和化学刺激作用,引起局部炎症、粘连或肉芽肿形成,导致脊髓和相应神经根受损征象。诊断根据全身或脑内囊虫结节、血及脑脊液囊虫酶联免疫试验阳性,CT及MRI所见等。

2. 椎管内肺吸虫 多寄生在硬膜外腔,虫体代谢产物和虫体沉积导致局部炎症反应,可形成肉芽肿或多房性脓肿,出现脊髓压迫征表现。诊断根据食蝲蛄史、肺吸虫病和脊髓压迫征表现,血及CSF嗜酸性粒细胞增多,CSF补体结合试验,MRI显示椎管内多囊性脓肿等。

3. 脊髓血吸虫病 为全身血吸虫病感染一部分,血吸虫卵经血行沉积在椎管内静脉丛或脊髓内,引起急性脊髓炎或寄生虫性肉芽肿形成,出现脊髓受损征象,诊断根据血吸虫感染史,血及脑脊液嗜酸性粒细胞增高,脑脊液蛋白及细胞数增高,MRI显示感染灶或脊髓肿胀。

三、脊髓真菌病

脊髓真菌病(spinal mycosis)是脊髓压迫症少见原因,是全身真菌感染在脊髓局部表现,真菌性脑膜炎或全身真菌感染患者出现脊髓受损症状应考虑脊髓真菌病可能。硬膜外脓肿、脊膜炎、真菌性脊髓炎均可出现脊髓受损症状。脊髓真菌病多见于免疫力极度低下的患者,如严重感染长期大量应用广谱抗生素的或部分艾滋病晚期的患者。

【临床表现】

1. 隐球菌病 是中枢神经系统真菌感染常见类型,隐球菌性脑膜炎可伴脊髓、硬脊膜内、硬脊膜外隐球菌性炎性肉芽肿。除中枢神经系统隐球菌感染临床表现,可见脊髓受损征象,临床诊断依靠脑脊液查到或培养出新型隐球菌。

2. 球孢子菌病 偶可波及中枢神经系统,脊髓受累形成脊髓球孢子菌性肉芽肿,出现脊髓压迫症的临床表现,预后较差。

3. 曲霉菌 存在广泛,可寄生于人体组织中不表现侵袭性或致病性,可引起脓肿、慢性肉芽肿侵犯脊髓。CSF培养阳性率很低,当累及脑室或脑膜者偶可培养阳性。血清学检测两种曲霉菌抗原:半乳甘露聚糖及特异性曲霉菌抗原(Sarrafzade et al,2010),以及1,3-β-D-葡聚糖,存在于真菌细胞壁上,是曲霉菌非特异性抗原,但在感染中表达明显增高(Thornton,2010)。

4. 脊柱或椎管内芽孢杆菌感染 可呈肉芽肿或脓肿改变,引起脊髓压迫症,可伴芽孢杆菌感染性脑膜炎,诊断须靠细菌学检查。

5. 荚膜组织胞浆菌病组织胞浆菌感染 常见于美国中西部和中美洲。潜伏期一般3~21天,约95%的患者为无症状型,无需治疗即可在1个月内自愈(Wheat et al,2004)。CNS感染极少见,血源性播散是CNS感染的主要途径,表现为慢性肉芽肿性脑膜炎,脊髓病变为CNS感染一部分。主要用两性霉素B及伊曲康唑治疗。

四、脊髓肉芽肿

一些肉芽肿类疾病可导致脊髓压迫症,如结节病、嗜酸细胞肉芽肿。

结节病(sarcoidosis)是一种多系统多器官受累的肉芽肿性疾病。常侵犯肺、双侧肺门淋巴结,临床上90%以上有肺病变,其次是皮肤和眼病变,浅表淋巴结、肝、脾、肾、骨髓、神经系统、心脏等几乎全身器官均可受累。部分病例呈自限性,大多预后良好。脊髓病变是由于硬脊膜外肉芽肿压迫所致,也可由病变直接侵犯脊髓软脊膜血管引起脊髓局部软化坏死。90%以上的患者伴胸片改变。部分患者可自行缓解,无需立即治疗。

当累及心脏、肾脏、神经系统,眼部(局部用药无效时)以及高钙血症、有症状的Ⅱ期和Ⅲ期肺结节病时,可应用糖皮质激素治疗。治疗无效或出现不能耐受的不良反应时,可考虑用其他免疫抑制剂和细胞毒药物如甲氨蝶呤、硫唑嘌呤等。

五、椎体骨软骨瘤和外生骨疣

椎体的骨软骨瘤(osteochondromas)和遗传型多发性外生骨疣(exostosis)是脊髓压迫症的罕见原因,Buur和Morch(1983年)报道外生骨疣病例表现数月进展的痉挛性截瘫。

第九节 脊髓空洞症

(王维治)

脊髓空洞症(syringomyelia)是脊髓中央部形成的空洞性病变,是脊髓先天发育异常性疾病和慢性进行性脊髓变性病。脊髓空洞常位于脊髓中央,以颈髓多见,也可扩展上至延髓或单独发生于延髓,称为延髓空洞症(syringobulbia)。较长的空洞可延伸至胸髓,腰髓较少受累。

【研究史】

早在16世纪就已发现脊髓空洞形成的病理改变,但直到 1827 年脊髓空洞症这一概念才被 Ollivier d'Angers 提出并被用来描述脊髓空洞症的形成,空洞一词缘于希腊语 syrinx,"管"之意。随着中央管作为脊髓的正常结构被认识,Virchow(1863)和 Leyden(1876)推测脊髓空洞是中央管异常扩张所致,将此病变重新命名为脊髓积水(hydromyelia)。1870 年,Hallopeau 发现位于脊髓中央出现的空洞与中央管并不相连,认为脊髓中央管与脊髓空洞无关。Simon(1875)建议对此病变保留"脊髓空洞症"的名称,脊髓积水仅应特指单纯脊髓中央管扩张。

【病因和病理】

关于脊髓空洞症发病机制的争论已历经一个多世纪,迄今本病的确切病因及发病机制仍不清楚。目前较普遍观点是脊(延)髓空洞症并非单一病因引起,是多种致病因素所致的综合征,包括:

1. 病因

(1)先天性发育异常:由于本病常合并小脑扁桃体下疝(Chiari I 畸形)、扁平颅底、脑积水、脊柱侧凸、脊柱裂、颈肋和弓形足等畸形,约 90% 的脊髓空洞症伴 Chiari I 畸形,认为脊髓空洞症是脊髓先天性发育异常,有人认为是胚胎期脊髓神经管闭合不全或脊髓先天性神经胶质增生,导致脊髓中央变性。Holmes 提出,儿童的颈髓脊髓空洞症多作为 Chiari I 畸形或其他发育异常如颅底、颈椎及小脑脊髓畸形的部分表现,脊髓周围脑脊液流体动力学障碍也可能是发病重要因素,称之为脊髓积水空洞症(hydrosyringomyelia)。

(2)机械梗阻因素:Gardner 提出,脊髓空洞形成系颈枕区及第四脑室流出口先天性异常,如 Chiari I 畸形影响正常脑脊液循环,脑脊液不能从第四脑室进入蛛网膜下腔,受心脏收缩影响的脉络丛可引起脑脊液压力波动,搏动性压力增高不断冲击脊髓中央管,使之逐渐扩张,导致与脊髓中央管相通的脊髓空洞。Logue 和 Edwards 证明,有些脊髓空洞症病例的枕骨大孔梗阻并非 Chiari I 畸形所致,是由硬脊膜囊肿、局限性蛛网膜炎、寰枢椎融合、单纯小脑囊肿及颅底凹陷等引起,脊髓肿瘤囊性变、脊髓损伤、脊髓炎、脊髓出血性坏死及脊髓蛛网膜炎继发的脊髓空洞病变多为非交通型。血液循环障碍可引起脊髓缺血、坏死、软化,最终形成空洞。

(3)部分病例无枕骨大孔区病变阻塞脑脊液流动的证据,Ball 和 Dayna 曾计算传导至脊髓的脑脊液波动压极低,不足以导致空洞,对 Gardner 的脑脊液循环障碍说提出质疑。他认为颈部牵拉或用力时,局部张力过高导致颈髓周围脑脊液压力增加,由于颅颈连接部蛛网膜下腔梗阻,脑脊液沿 Virchow-Robin 间隙或软膜下腔隙进入

颈髓,长时间可因外伤等因素使小腔隙融合形成空洞,最初形成的空洞独立于中央管,最终因脊髓积水使中央管继发扩张,与脊髓空洞沟通。

2. 病理 空洞部位脊髓外形呈梭形膨大,病程长也可见萎缩变细。主要病变是空洞形成及胶质增生,空洞壁不规则,由环形排列星形胶质细胞及纤维、厚壁血管构成,空洞充满清亮透明的液体,成分与 CSF 相似,蛋白含量较低。如空洞形成已久,周围胶质增生及肥大星形细胞形成 1~2mm 厚的致密囊壁,空洞周围可见异常血管,管壁透明变性。

空洞常始于颈膨大中央管背侧灰质一侧或双侧后角底部,通常占据颈髓中央灰质,在连续数个脊髓节段侵犯在灰质前连合交叉的痛温觉纤维,空洞增大可对称性或不对称性扩展至后角及前角,呈"U"字形分布,最终波及脊髓侧索及后索,脊髓增粗,椎弓间隙增宽。空洞可占据脊髓横断面大部分,偶有多发的空洞互不相通。空洞与胶质隔膜可不对称向上延伸至延髓,延髓空洞常呈单侧纵裂状,有些可伸入脑桥,空洞通常邻近于三叉神经下行传导束,可阻断内侧丘系交叉纤维,累及舌下神经核及迷走神经核等。

目前脊髓空洞症多采用 Barnett 等修订的分型(表 3-3-16)。

表 3-3-16 脊髓空洞症的 Barnett 分型

分型	病理改变
I 型	脊髓空洞症伴枕骨大孔梗阻和中央管扩张
I-A 型	伴 Arnold-Chiari 畸形
I-B 型	伴其他类型的枕骨大孔梗阻性病变
II 型	脊髓空洞症不伴枕骨大孔梗阻(自发型)
III 型	脊髓空洞症伴脊髓其他疾病
III-A 型	伴脊髓肿瘤(通常是髓内的)
III-B 型	伴外伤性脊髓病
III-C 型	伴脊髓蛛网膜炎和硬脊膜炎
III-D 型	由于肿瘤、椎关节强直压迫,继发脊髓软化
IV 型	单纯的脊髓积水,通常伴脑积水

【临床表现】

1. 脊髓空洞症多为散发,很少呈家族性。通常在 20~30 岁发病,偶在儿童期或成年后发病,很少出生就表现异常,无性别差异。临床表现多种多样,取决于空洞的

大小及长度,也与伴发病变如 Arnold-Chiari 畸形等有关。起病隐袭,病程缓慢进展,在许多病例症状或体征是被偶然发现,如无痛性烧伤和手肌萎缩,患者常不能准确说出何时患病,很少呈卒中样或急性发病,但曾报道过劳或剧烈咳嗽后旧症状加重或出现新症状。本病一经确诊,多数患者症状维持数年甚至十余年不变,也可在 5~10 年呈间断性进展。

2. 本病经典的临床特征是,颈肩和上肢节段性分离性感觉缺失(dissociated sensory loss),即痛温觉减退或缺失,触觉保存;手及上肢节段性无痛性肌无力和肌萎缩;上肢腱反射减弱或消失;以及营养障碍等。早期常见颈肩至上肢自发性疼痛,节段性痛温觉缺失,患者常损伤后发现无痛而就诊。痛温觉缺失可逐渐扩展至两上肢及胸背部,呈短上衣样分布。晚期空洞扩展至后柱和脊髓丘脑束,出现病变水平以下传导束性感觉障碍;可见站立不稳、上肢触觉受损、关节位置觉及振动觉受累、感觉性共济失调,提示脊髓后索受损。有的患者仅有肌萎缩,无感觉缺失。空洞累及前角细胞,出现相应节段肌萎缩和肌束颤动。颈膨大空洞引起双手肌无力、肌萎缩,双上肢肌张力减低及腱反射减弱或消失。影响皮质脊髓束出现水平以下的锥体束征,双下肢无力,病理征及共济失调等,严重者出现痉挛性截瘫。许多患者伴脊柱侧后凸畸形,其中约 1/4 的病例伴寰枕椎畸形、短颈、发鬓低,先天性颈椎融合畸形,骨性斜颈等。伴 Arnold-Chiari 畸形者上肢腱反射亢进,提示颈膨大以上的上运动神经元受累。出现 Horner 征,提示病变侵及 C_8~T_2 侧角交感神经中枢。

3. 延髓空洞症很少单独发生,常为脊髓空洞的延伸,多位于延髓被盖部,可扩展至脑桥。病变多不对称,症状体征多为单侧性,偶有延髓症状先于脊髓症状出现者。三叉神经脊束或核受累出现同侧面部核性痛温觉减退或缺失,呈洋葱皮样从外侧向鼻唇部发展。疑核受侵出现同侧软腭和声带麻痹、腭垂偏斜,饮水呛咳、吞咽困难和构音障碍等。舌下神经核病损可见伸舌偏向患侧、同侧舌肌萎缩和肌束颤动等;累及面神经核,出现周围性面瘫;前庭小脑通路受累,出现小脑性眩晕、眼震及步态不稳等;很少发作性眩晕、三叉神经痛和持续性呃逆等。Delia Monte 曾发现罕见的上位脑桥及中脑并与第四脑室相通的锁孔状空洞病变。

4. 脊髓空洞症伴 Chiari I 畸形的临床特征是,眼震、小脑性共济失调、用力时头颈部疼痛,下肢的皮质脊髓束及感觉传导束症状,脑积水及头颈部畸形等;脊髓空洞症伴枕骨大孔梗阻而无 Chiari I 畸形可以表现非常相似。

近 90% 的脊髓空洞症患者有 Chiari I 畸形,反之,约 50% 的 Chiari I 畸形患者伴发脊髓空洞症。脊髓空洞症也常合并脊柱侧弯或后凸畸形、颈枕区畸形、脊椎融合或 Klippel-Feil 异常、隐性脊柱裂、颈肋和弓形足等先天畸形,近 1/4 的病例有扁平颅底、颅底凹陷等寰枕部畸形(项短、发际低、特殊头颈位、颈椎融合或缺失等),以及小脑及脑干异常等。少数患者在空洞及邻近区域可发现髓内肿瘤,如星形细胞瘤、成血管细胞瘤和室管膜瘤等。

5. 本病常见营养障碍,如夏科(Charcot)关节,由于关节痛觉缺失,引起关节面磨损、萎缩、畸形、关节肿大和活动度增加等,运动时可闻及摩擦音而无疼痛,上肢肘关节多见。皮肤营养障碍可见皮肤增厚、过度角化,痛觉消失区表皮烫伤、割伤可见无痛性顽固性溃疡及瘢痕形成,甚至指(趾)节末端无痛性坏死、脱落,称 Morvan 征。晚期可出现神经源性膀胱和尿便失禁。

6. 近半数 I 型和 II 型脊髓空洞症患者出现自发性疼痛,通常表现为单侧明显的烧灼感或剧痛,位于感觉缺失区边缘。I 型患者也可出现面部和躯干疼痛,可因咳嗽、喷嚏、弯腰或用力诱发或加重颅底及颈后部疼痛,脊髓空洞症不伴 Arnold-Chiari 畸形患者也常出现此种疼痛,可能为牵拉和压迫颈神经根所致。

7. 少数脊髓积水病例(IV 型)数年后可并发肩部、上肢及手肌无力和萎缩,可伴节段性感觉缺失或仅有肌萎缩,出现下肢轻瘫,某些病例伴脑积水。MRI 检查易发现扩大的中央管与脑积水相连,无真正的空洞。如患者感觉及运动异常累及数个脊髓节段,应高度怀疑脊髓空洞症伴髓内肿瘤(III 型)。

【辅助检查】

1. 脑脊液检查 多无异常,蛋白正常或轻度增高,如空洞较大引起椎管不全梗阻时蛋白含量可明显增高。

2. X 线检查 可发现颈枕区畸形、脊柱畸形(Strahle,2019)和 Charcot 关节等。

3. MRI 检查 是首选的诊断方法,在脊髓和脑矢状位可清楚显示空洞位置及大小,发现 Arnold-Chiari 畸形及枕骨大孔区其他畸形(图 3-3-33)。

【诊断】

1. 诊断 根据成年发病,起病隐袭,缓慢进展,出现节段性分离性感觉障碍、肌无力和肌萎缩、皮肤及关节营养障碍等,脊髓和头部矢状位 MRI 检查发现空洞病变可确诊。

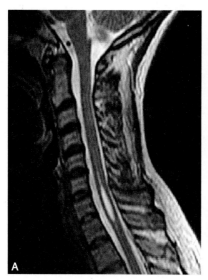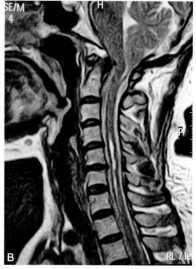

图 3-3-33　脊髓空洞症病例 MRI 表现

A. 男性,52 岁,左前臂和左手麻木,MRI 的 T_2WI 像显示 $C_7 \sim T_1$ 节段水样高信号病变,脊髓稍增粗,合并 Arnold-Chiari 畸形;B. 女性,47 岁,无明显症状,体检时偶然发现脊髓空洞症,MRI 的 T_2WI 像显示 $C_4 \sim T_7$ 节段高信号病变,脊髓未增粗,合并 Arnold-Chiari 畸形

2. 鉴别诊断

（1）髓内肿瘤:受累节段短,进展较快,尿便功能障碍较早出现,锥体束征多为双侧,可进展为横贯性损害,脊髓 MRI 检查可确诊。本病与髓内肿瘤鉴别要点见表 3-3-17。

（2）颈椎病:可出现上肢和手肌萎缩,但不显著,根性痛是常见的突出症状,感觉障碍呈根性分布,颈部活动受限,颈后仰时可有疼痛等。颈椎 X 线片、CT 及 MRI 检查可资鉴别。本病与颈椎病鉴别要点见表 3-3-18。

表 3-3-17　脊髓空洞症与髓内肿瘤的鉴别

鉴别点	脊髓空洞症	脊髓内肿瘤
病情进展	缓慢,十余年或数十年相对稳定	较快,约半年可发生截瘫
病变节段	较长	很短
锥体束征	多自一侧出现	多见两侧,可进展为横贯性损害
尿便障碍	无或晚期出现	早期出现
皮肤关节营养障碍	常见	少见
CSF 检查	蛋白增高	椎管梗阻时可明显增高
脊柱畸形	常有	通常无
MRI 检查	矢状位清楚显示空洞大小及长度	可发现占位性病变

表 3-3-18　脊髓空洞症与颈椎病的鉴别

鉴别点	脊髓空洞症	颈椎病
发病年龄	青壮年期,多在 20~30 岁发病	中老年期发病
神经根性痛	无或有自发性疼痛	多有,颈后仰疼痛或颈活动受限
感觉障碍	节段性分离性感觉缺失	神经根性感觉缺失
肌萎缩	明显	可有,不显著
营养障碍	多有且明显	无
先天性畸形	多有	无
颈椎旁压痛	无	可有
X 线所见	常见脊柱畸形	颈椎退行性变,椎间孔变小
MRI 检查	矢状位清楚显示空洞病变	可见颈椎及椎间盘病变,脊髓受压

（3）肌萎缩侧索硬化：多在中年起病，上、下运动神经元同时受累，出现严重的肌无力和肌萎缩，腱反射亢进，病理征，无感觉障碍和营养障碍，脊髓 MRI 检查无异常。

（4）脊髓血管网状细胞瘤（angioreticuloma）：多见于小脑，也可见于脊髓。多在 27～33 岁发病，约 50% 的脊髓血管网状细胞瘤发生囊变，MRI 显示囊性病灶。如合并视网膜血管瘤、内脏发育异常、肾细胞癌、胰腺癌和嗜铬细胞瘤称为 von Hippel-Lindau 病，为常染色体显性遗传，基因定位于染色体 3p25-p26（参见本篇第六章"颅内肿瘤"中的第二节"神经胶质瘤"）。

（5）创伤性脊髓病或称为脊髓损伤性坏死，可在数月或数年后产生疼痛、感觉异常或运动障碍，Rossier 等发现近 3% 的本病患者四肢瘫痪发生率高于截瘫，脊髓创伤史可为诊断提供重要线索。

（6）放射性脊髓病、脊髓梗死（软化）、脊髓出血、少见髓外肿瘤、颈脊椎关节强直、脊髓蛛网膜炎和颈髓坏死性脊髓炎等也有与本病相似的临床症状，应注意鉴别。

（7）少见的多发性神经病：如淀粉样沉积性神经病、高密度脂蛋白缺乏性神经病、弥漫性躯体血管角质瘤-糖鞘脂类沉积症等常先影响上肢神经纤维，出现节段性分离性感觉障碍，但无明显的运动障碍，也称为假性脊髓空洞症。

【治疗】

1. 对症处理　本病进展缓慢，可迁延数十年，无特效疗法，以支持及对症治疗为主，如给予 B 族维生素、ATP、辅酶 A、肌苷及镇痛剂等。痛觉缺失者应防止外伤、烫伤或冻伤，防止关节挛缩，进行辅助被动运动、按摩及针刺治疗等。

2. 放射治疗　可试用放射性同位素 ^{131}I 疗法，口服或椎管注射，疗效不肯定。

3. 手术治疗　部分脊髓空洞症患者可能有效（Rocque et al, 2011）。

（1）I 型脊髓空洞症合并颈枕区畸形及小脑扁桃体下疝可行枕骨下减压术及手术矫治颅骨及神经组织畸形，对空洞较大、伴椎管梗阻于上颈段椎板切除减压术是唯一有效的疗法，可缓解头痛及颈部疼痛，共济失调及眼震可持续存在。张力性空洞可行脊髓切开及空洞-蛛网膜下腔分流术。手术目的是解除枕大孔和上颈椎对小脑、延髓、四脑室及其他神经组织压迫，但手术疗效有待评价。

（2）Gardner 建议手术填塞第四脑室与颈髓中央管连接处，但效果不比单纯减压术好，并发症较多，尤其小脑扁桃体下疝患者，Logue 和 Edwards 连续观察 56 例 I 型脊髓空洞症减压术，患者枕颈部疼痛可缓解，肩部疼痛持续存在，下肢上运动神经元损伤症状及感觉性共济失调常可改善，节段性感觉障碍无变化。

（3）I 型及某些 II 型病例可行瘘管切除和空洞分流术，但预后不确定，Love 和 Olafson 对这两类（主要是 II 型）40 例患者进行瘘管切除术，30% 的病例手术效果较好，但许多患者，甚至术后症状改善的患者不久就复发到术前状态并逐渐进展；临床症状进行性恶化颈髓增粗的患者应行脑脊液分流术。

（4）外伤后脊髓空洞症手术效果良好，Shannon 等对 10 例轻度病例作瘘管切除术，疼痛减轻。脊髓空洞症伴肿瘤的病例囊液蛋白含量很高且黏度很大，应切除肿瘤；后索成血管细胞瘤及偶见的室管膜细胞瘤施行此种手术可获良好疗效。

（5）有报道少见的脊髓积水病例可行脑室腹腔分流术，减轻脑积水。曾尝试对 I 型病例行此种手术，结果不满意。

【预后】

Hankinson 报道 75% 的 I 型脊髓空洞症患者减压术后预后良好。Stevens 等回顾性研究 141 例成年患者，50% 的轻度小脑扁桃体下疝患者手术效果良好。国内学者报道，I 型脊髓空洞症患者术后预后良好率为 83%。

第十节　亚急性联合变性

（王化冰）

亚急性联合变性（subacute combined degeneration, SCD）是由于维生素 B$_{12}$（钴铵素）缺乏和吸收不良引起的脊髓变性疾病。Russell、Batten 和 Collier 在 100 多年前提出了脊髓亚急性联合变性（SCD）这一术语，首次对维生素 B$_{12}$ 缺乏后的神经后遗症做了全面的临床和病理描述。许多疾病都可能导致钴铵素缺乏，引起上位脊髓后索和侧索的选择性损伤，主要影响脊髓本体感觉传导束薄束和楔束，以及运动传导束皮质脊髓束。

【病因和发病机制】

本病与维生素 B$_{12}$，即钴胺素（cobalamin）缺乏有关，又称为维生素 B$_{12}$ 缺乏症。维生素 B$_{12}$ 是正常血细胞生成、核酸和核蛋白合成，以及髓鞘形成必需的辅酶。维生素 B$_{12}$ 缺乏引起核糖核酸合成障碍，DNA 是神经胞质中重要的核蛋白，DNA 不足导致神经轴索的代谢紊乱，引起轴突神经变性，影响神经系统代谢及髓鞘合成，特别是影响脊髓后索和侧索感觉和运动传导束的长轴突，中间代谢产物毒性作用也可导致神经纤维髓鞘脱失。DNA 合成不足还直接影响骨髓和胃黏膜细胞分裂，引起贫血及胃肠道症状。维生素 B$_{12}$ 也影响脂质代谢，类脂质代谢障碍也是引起髓鞘肿胀及断裂,也是轴突变性的原因(Brocadello et al,2007)。

维生素 B_{12} 主要贮存于肝脏,贮存量丰富,达到 3 000～5 000μg,正常人维生素 B_{12} 日需求量仅 1～2μg。从食物摄取的游离维生素 B_{12} 必须与胃底腺壁细胞中内质网微粒体分泌的内因子(intrinsic factor)结合成稳定的复合物,才不被肠道细菌利用,在回肠远端与黏膜受体结合,并吸收到黏膜细胞。内因子是胃黏膜分泌的不耐热的黏蛋白,它有两个特异性结合点,一端与维生素 B_{12} 结合,另一端与回肠绒毛刷状缘黏膜受体结合。因此,维生素 B_{12} 摄取、吸收、结合以及转运等任何一个环节出现障碍都可能引起发病。此外,SCD 在欧美国家白种人中通常与恶性贫血(pernicious anemia)有关,60%的恶性贫血患者存在胃壁细胞抗体,它与自身免疫性胃壁细胞功能障碍有关,导致胃液分泌缺乏和缺少内因子,影响辅助维生素 B_{12} 吸收。我国恶性贫血较少见,多为散发性病例,但本病患者也可合并其他类型的贫血。

维生素 B_{12} 缺乏的原因很多,因膳食摄入不充分导致营养缺乏如严格素食者,以及严格素食母亲的后代;维生素 B_{12} 缺乏可伴发于其他吸收障碍性疾病,诸如胃大部或全部切除术、萎缩性胃炎的胃酸缺乏、口炎性腹泻、原发或继发性小肠吸收不良综合征、克罗恩病、末端回肠疾病、绦虫感染,恶性病变或恶病质引起胃液内因子缺乏,以及膳食钴铵素蛋白水解不充分、胰蛋白水解酶缺乏、钴铵素血浆转运障碍,或者肠道菌群失调导致细胞摄取和利用钴铵素障碍等。多发性骨髓瘤、HIV 感染患者,以及在妊娠后期常见钴铵素水平低。钴铵素缺乏也可见于素食者(vegetarians)和维生素 B_{12} 缺乏母亲哺乳的婴儿,服用二甲双胍患者,应用氧化亚氮(笑气)中毒(nitrous oxide poisoning),先天性内因子分泌缺陷,血液中钴胺传递蛋白(transcobalamin)缺乏,以及罕见的甲基丙二酰辅酶 A 变位酶(methylmalonyl coenzyme A mutase)遗传缺陷所致。

叶酸也是 DNA 合成必需的辅酶,缺乏可导致核酸代谢障碍,核酸缺乏导致核糖核酸合成障碍,引起脊髓后索及侧索变性。维生素 B_{12} 代谢与叶酸代谢有密切关系,二者均参与血红蛋白合成,影响造血功能。核糖核酸缺乏会影响神经轴索代谢,导致神经变性;脱氧核糖核酸缺乏导致骨髓及胃肠细胞不能进行正常细胞分裂,可发生贫血、胃酸缺乏和舌炎等。

【病理】

SCD 的脱髓鞘病灶主要见于脊髓后索和侧索锥体束(图 3-3-34),后索和侧索联合损伤是本病病理学的"金标准",也偶尔可见脊髓小脑束病灶。上胸髓最常受累,下位颈髓次之,严重时累及上颈髓或腰髓,甚至波及延髓,

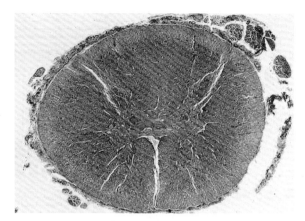

图 3-3-34 病理切片显示亚急性联合变性的脊髓后索和侧索脱髓鞘和变性病灶

也可见周围神经及大脑白质病变。早期显示脊髓肿胀,晚期脊髓萎缩和硬化,脊髓大体切面呈灰白色,后索变硬。

在显微镜下,组织病理显示这些病变为小静脉周围的小病灶,视神经和周围神经常见髓鞘脱失和轴突变性,早期神经髓鞘肿胀,髓鞘空泡形成,后来小病灶融合成空泡样大病灶,主要是最大直径的纤维参与其中;早期仅有轻度胶质增生,晚期明显;脊髓前角细胞变性,大脑白质不同程度受损,皮质神经元变性,可以出现轻度脑萎缩。

【临床表现】

1. SCD 在中年以后发病,40～60 岁多见,男、女发病无明显差异。通常呈亚急性起病,症状常在数周内出现,病情逐渐进展。本病的表现多样,主要是脊髓后索、皮质脊髓束和周围神经受损,偶可有视神经损害、精神症状和脑部症状等。

2. 最常出现的首发症状通常是全身乏力,以及对称性足趾和下肢麻刺感,或为刺痛、麻木、烧灼和发冷感等感觉异常,可向上扩展到躯干,到胸腹部形成束带感;可出现对称性手套、袜套样感觉减退,下肢较重,呈持续性,提示周围神经受损。

3. 当脊髓后索损伤时出现易跌倒,走路蹒跚不稳,宽基底步态,踩棉花感,闭目或在黑暗中行走困难,或有肢体动作笨拙。检查可见双下肢振动觉和关节位置觉减退或消失,肌张力减低,腱反射减弱或消失,以及 Romberg 征等。后索受损患者可以出现莱尔米特征(Lhermitte sign),即屈颈时产生自颈部沿脊柱向四肢放射的触电感。步态异常主要由于深感觉障碍导致感觉性共济失调所致,也可能与锥体束受损引起的痉挛有关。

4. 运动障碍通常出现较晚,当脊髓变性影响侧索的皮质脊髓侧束,双下肢行走无力或不完全性痉挛性截瘫。检查可见肌张力增高、腱反射亢进,以及病理征阳性等。患者也可能出现双手动作笨拙,晚期未经治疗的患者会

出现屈性截瘫,伴有括约肌功能障碍,少数患者可有阳痿。如晚期周围神经病变严重时,检查有显著的感觉障碍,伴肌张力减低、腱反射减弱,但病理征通常阳性,个别患者出现腓肠肌压痛或肢端远端无力。

5. 约5%的患者出现视神经萎缩,或者双侧中心暗点、视野缩小、视力减退或失明等,视神经病变导致视力减退偶为恶性贫血最早或唯一的临床表现,提示脊髓白质与视神经广泛受累。其他脑神经一般不受影响。

6. 部分患者有胃酸缺乏,一些患者有轻度或严重的贫血,偶尔周围血象正常,但骨髓中有恶性贫血表现,可有倦怠、双下肢乏力、心慌、头昏、黏膜苍白和轻度水肿等,伴发肠道疾病时,表现有轻微舌炎、食欲减退、便秘或腹泻等。有些患者贫血表现显著,出现在神经症状之前,随后出现神经系统症状。

7. 少数患者出现精神症状,可表现猜疑、淡漠、妄想、躁狂,可有严重的情绪低落,甚至抑郁、情绪不稳和偏执狂样表现等。如患者伴有大红细胞性巨幼细胞贫血(macrocytic megaloblastic anemia),称为巨幼细胞性癫狂(megaloblastic madness)。晚期或严重的患者可能出现嗜睡、谵妄、精神错乱、妄想以及幻觉等,也可表现为认知功能障碍、记忆力减退和Korsakoff综合征等,并可进展为痴呆。

【辅助检查】

1. MRI检查 脊髓亚急性联合变性的名称意味着脊髓病变,脊髓MRI成像通常可明确显示病变,是辅助检查之首选。在T_2WI显示脊髓后索或侧索长条形或斑片状高信号(图3-3-35),可以有强化效应,脊髓萎缩很少见;如果以后索受累为主,在T_2WI轴位像上可见高信号"倒V字"征(兔耳征),对SCD有诊断意义。MRI显示病变可局限于某些区域,但通常延伸到几个节段,甚至整个脊髓,在脊髓的任何部分也可发现病灶。经用维生素B_{12}治疗后,MRI可见病灶异常信号消失,并可能对应临床症状有缓解,但轴突变性导致的T_2WI高信号,在治疗后仍持续存在。患者脑部MRI检查,T_2WI和FLAIR序列可能显示大脑白质和第四脑室周围的高信号病灶(图3-3-36)。

2. 多数的SCD患者注射组胺进行胃液分析,发现有抗组胺性胃酸缺乏,少数患者胃液仍存在游离胃酸。血清抗内因子抗体有助于诊断,高达90%的维生素B_{12}缺乏患者可检测到胃壁细胞抗体,血浆胃泌素水平检测可以间接推断胃酸缺乏。脑脊液检查一般正常,少数病例CSF蛋白轻度增加。

3. 一些贫血或恶性贫血患者中,外周血象及骨髓涂片有巨细胞性高色素性贫血证据,黄疸指数增高。血清维生素B_{12}含量降低,<100μg/L可以诊断维生素B_{12}缺

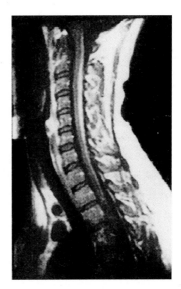

图3-3-35 脊髓亚急性联合变性患者脊髓MRI矢状位T_1WI增强显示颈髓及上胸髓后索的条状强化病灶

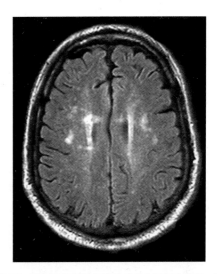

图3-3-36 脊髓亚急性联合变性患者合并维生素B_{12}缺乏,出现精神症状,脑MRI轴位FLAIR像显示在双侧放射冠点片状高信号病变

乏症(正常值为140~900μg/L)。注射维生素B_{12} 100μg/d,10日后出现显著网织红细胞增多,有助于SCD的临床诊断。Schilling试验:口服放射性核素[57]钴标记维生素B_{12},测定尿、粪中排泄量,正常人吸收量为62%~82%,尿排出量为7%~10%,患者会显示维生素B_{12}吸收缺陷,粪便放射性核素[57]钴标记维生素B_{12}排泄量明显增多,尿排泄量明显减少。

4. 电生理检查 显示体感诱发电位可发现L3-P27潜伏期延长,正中神经或胫神经体感诱发电位异常,表明后索功能障碍;视觉诱发电位可见P100延长。65%的未经治疗的SCD患者存在周围神经病,而80%以上的患者表现为轴索性感觉运动神经病,电生理典型改变是传导

速度减慢,肌肉复合动作电位和感觉神经动作电位波幅降低,肌电图可见失神经电位等。

【诊断和鉴别诊断】

1. 诊断 根据中年以后起病,亚急性或慢性病程;患者有长期胃肠道疾病史,贫血或恶性贫血病史;临床表现为典型脊髓后索损害症状和体征,诸如深感觉障碍、感觉性共济失调、锥体束受损的痉挛性轻截瘫,以及周围神经和视神经病变,可伴有精神症状、智能减退、结合血清维生素 B_{12} 水平降低等,一般不难作出诊断,但在疾病早期,尤其神经症状出现早于贫血时,诊断有一定困难。如果使用维生素 B_{12} 治疗后,神经症状明显改善即可确诊。

2. 鉴别诊断

(1) 弗里德赖希共济失调(Friedreich ataxia,FA):它在病理上的"金标准"也是侧索与后索的联合病变。FA 通常在儿童期或青春期发病,以深感觉缺失、腱反射消失和共济失调性步态为特征。它是常染色体隐性遗传方式,少数为散发病例。致病基因 FRDA 定位于 9q13,基因产物是一种可溶性线粒体蛋白,称为 frataxin,基因突变导致 frataxin 减少。FRDA 的突变形式,在98%的患者表现为 GAA 三核苷酸重复扩增。

(2) 脊髓压迫症:病灶常自脊髓一侧开始,早期通常出现神经根刺激症状,可持续较长时间,感觉障碍呈上行性发展,一般从一侧开始,脊髓后索、侧索均可受累,表现为脊髓半切综合征,逐渐出现横贯性脊髓损害症状,如轻截瘫或四肢瘫痪、传导束性感觉障碍,以及尿便障碍等。腰穿可见椎管梗阻,脑脊液蛋白增高,脊髓 MRI 检查可显示病变,诸如髓内、髓外肿瘤,颈椎病,颈椎管狭窄等。

(3) 多发性硬化:通常起病较急,有明显的缓解-复发病史,首发症状多为视力减退或复视、眼球震颤、小脑体征、锥体束征以及后索功能障碍等,没有周围神经损害表现。脑脊液检查、诱发电位、脑和脊髓 MRI 均有助于诊断,如有脊髓病变,通常受损 2 个椎体节段以内。

(4) 视神经脊髓炎谱系疾病(NMOSD):通常出现视神经和脊髓病变,脊髓损伤为横贯性或播散性表现,出现病灶以下的感觉、运动和括约肌障碍,多为复发病程,少数可为单相病程,不出现周围神经损害。MRI、脑脊液检查和诱发电位有助于鉴别。尤须注意的是,SCD 脊髓病变的 MRI T_2WI 异常信号有时与 NMO 很类似,但 NMO 急性期可见脊髓肿胀,T_2WI 异常高信号,可见钆增强,后期可见脊髓萎缩,中心空洞形成等,尤其长节段脊髓损害,受损节段为 3~7 个椎体节段。血清 QP4 抗体(NMO-IgG)呈阳性。

(5) 脊髓痨:表现为脊髓后索和后根受损症状,如深感觉消失、感觉性共济失调、腱反射减弱或消失、肌张力明显降低,闪电样疼痛等,阿-罗瞳孔是较具典型的体征,通常无锥体束征;CSF 蛋白正常或轻度增高,90%的患者 CSF-IgG 增高及梅毒血清学试验阳性。

(6) 多发性神经病:中毒、炎症、营养缺乏或合并肿瘤的周围神经病可表现为四肢远端对称性感觉运动障碍,类似 SCD 的周围神经损害,但没有后索或侧索病变,结合病史,不伴贫血和维生素 B_{12} 缺乏,不难鉴别。

(7) 氧化亚氮(N_2O)脊髓神经病:通常由于吸入性全身麻醉,N_2O 使钴胺素依赖性蛋氨酸合成酶失去活性,导致血液异常和脊髓神经病(myeloneuropathy)。

(8) 铜缺乏性脊髓神经病:引起非维生素 B_{12} 缺乏的多系统疾病,可导致脊髓后侧索病变,亚急性发病。血清铜及铜蓝蛋白检查可以诊断。

【治疗】

1. 早期补充维生素 B_{12} 可以预防本病的永久性神经损伤。确诊或疑诊本病宜及时应用大剂量维生素 B_{12} 治疗,以防导致不可逆的神经损害。维生素 B_{12} 500~1 000μg/d,肌内注射,连续 4 周,然后用小剂量维持,如 500μg 隔日肌内注射一次,或每周 3 次,2~3 个月后可口服 100μg 维持;一些患者可能需要终身用药,合用维生素 B_1 和维生素 B_6 等效果更好。此外,膳食应富含 B 族维生素。配合应用叶酸,但不宜单用叶酸,可能导致症状加重。

2. 积极治疗原发病 贫血患者可用铁剂,如硫酸亚铁 0.3~0.6g 口服,3 次/d;或 10% 枸橼酸铁铵溶液 10ml 口服,3 次/d;右旋糖酐铁注射剂 50mg(2ml),50~100mg,肌内注射,每隔 1~3 日一次。

3. 胃液缺乏游离胃酸 可服用胃蛋白酶合剂,或饭前服用稀盐酸合剂 10ml,3 次/d,减少因胃酸缺乏引起消化道症状,控制腹泻可选用适当抗生素及蒙脱石散(思密达)等。

4. 应加强瘫痪患者护理 瘫痪肢体可行功能锻炼,加强营养,并辅以针刺、理疗及康复训练,促进肢体功能恢复。

【预后】

早期诊断和早期治疗是决定预后的关键,患者在发病 3 个月内积极治疗通常可能完全恢复,经充分治疗 6 个月至 1 年后仍有神经功能障碍者,进一步改善的可能性较小,肢体瘫痪已逾 2 年以上者疗效较差。本病不经治疗,神经症状可持续进展,甚至病后 2~3 年可致死亡。

第十一节 糖尿病性脊髓病

(王化冰)

糖尿病(diabetes mellitus,DM)是一组以高血糖为特征的代谢性疾病。高血糖是由胰岛素分泌缺陷或其生物效应受损，或两者兼有有之。2017年统计中国成年人糖尿病患病率为10.9%，其中既往已知糖尿病患病率为4.0%，新诊断糖尿病患病率为6.9%，发病呈年轻化趋势；40岁以下患病率高达5.9%，患病知晓率和治疗率仅约1/3，控制率约1/2。糖尿病长期持续高血糖必然会导致血管、神经、眼、肾和心脏等慢性损伤和功能受损。

糖尿病合并神经系统并发症发生率为4%~5%，导致脑动脉粥样硬化，常发生脑梗死，引起周围神经包括脑神经损伤，脊髓、自主神经和肌肉也可能受到影响。糖尿病性脊髓病（diabetic myelopathy）是糖尿病较罕见的严重的神经系统并发症，约占糖尿病的0.2%。

【病因和发病机制】

糖尿病性脊髓病的病因和发病机制尚未完全阐明，通常认为基本病因是糖尿病未得到有效控制，葡萄糖代谢紊乱、继发性缺血等导致脊髓病变，也与年龄、自身免疫反应、维生素缺乏等因素有关。

由于胰岛素分泌减少引起糖代谢紊乱，长期高血糖状态引起糖、脂肪、蛋白质和电解质代谢紊乱，尤以山梨醇沉积、肌醇减少对神经细胞损伤最为严重。高血糖可以激活周围神经膜细胞（施万细胞）内的醛糖还原酶，将神经组织中多余的葡萄糖还原为山梨醇，山梨醇又在山梨醇脱氢酶作用下氧化生成果糖，使山梨醇和果糖在细胞内过多积聚，引起细胞内渗透压增高，水钠潴留，结果导致施万细胞肿胀、变性、节段性脱髓鞘和轴突变性等，损伤影响到脊髓后根及后索，临床表现可以酷似脊髓痨。血糖浓度高使葡萄糖竞争性抑制神经组织摄取肌醇，影响膜信息的传递。蛋白质及脂类代谢异常会引起神经组织如膜及髓鞘蛋白合成障碍，导致神经传导障碍。

缺血学说认为，高血糖使微动脉及毛细血管前括约肌长期过度收缩和痉挛，使得神经内膜毛细血管内皮细胞增生、基膜增厚、透明变性、脂质及脂蛋白沉积、血管壁中层肌细胞增生，以及动脉粥样硬化斑块形成等，导致血管腔狭窄、微循环障碍或血流受阻，对血管活性物质反应性降低，组织血液灌流量减少，引起脊髓缺血缺氧性改变、神经营养障碍和变性等。糖尿病继发血液成分改变，如血浆纤维蛋白原水平增高、血小板活化增强、血小板与血管壁黏附性增强等，血小板间聚集机会增加造成缺血性梗死。脊髓软化的发生，主要与糖尿病引起动脉硬化有关。部分患者抗磷脂抗体阳性，表明糖尿病脊髓病的发病机制可能有自身免疫机制的参与。

【病理】

主要病理改变是脊髓营养血管和脊髓病变，血管腔变窄、玻璃样变性、内膜下糖蛋白沉积及动脉阻塞，毛细血管内膜增厚，基膜增生，血小板聚集及纤维素沉积等。

脊髓后索损害为主，表现为轴突肿胀和变性，可见脊髓斑片状脱髓鞘和脊髓微栓塞，胶原纤维增生。病理可见脊髓前角细胞消失，多是由前根及运动神经损伤引起逆行性损害所致。

【临床表现】

糖尿病性脊髓病多见于中年以上的长期糖尿病患者，脊髓损害主要在中、下段胸髓，可表现为脊髓横贯性或不完全横贯性损害。

本病的临床表现和主要分型包括：

1. 糖尿病性脊髓共济失调　以脊髓后索和后根病变为主，表现为肌张力减低，膝腱反射消失，下肢音叉振动觉和关节位置觉缺失，步态不稳、蹒跚和踩棉花感，Romberg征阳性，有时出现双下肢闪电样疼痛等，还可见瞳孔缩小，光反射迟钝，经常合并无张力性膀胱、尿潴留和阳痿等自主神经障碍。这一类型也称为糖尿病性假性脊髓痨。

2. 糖尿病性后侧索联合变性　病变以脊髓后索和侧索为主，临床上颇似亚急性联合变性。早期出现肢体远端对称性感觉异常，诸如麻木、烧灼感、疼痛等，下肢较重；后索变性出现下肢深感觉缺失，有不同程度感觉性共济失调，步态不稳和踩棉花感。侧索变性表现为下肢锥体束征，肌张力增高，腱反射亢进，传导束型感觉减退等。

3. 糖尿病性不完全脊髓损伤　多由于微血管闭塞导致脊髓缺血、软化及坏死，严重者可导致少量出血。脊髓前动脉闭塞引起脊髓前2/3供血区发生广泛的缺血软化，出现轻截瘫、肌张力增高、腱反射亢进和病理征，可有感觉缺失平面，伴或不伴尿便障碍。脊髓后动脉由于侧支循环丰富，通常不产生临床症状，使脊髓后索功能保留，位置觉和振动觉正常。

4. 糖尿病性肌萎缩侧索硬化综合征　多见于长期糖尿病病史的成人，表现为上肢远端肌萎缩，多呈对称性分布，伴腱反射亢进，有明显的全身肉跳。本病进展十分缓慢，病程长达10年，肌萎缩仍然较轻，与变性病的ALS不同。临床也可见纯前角细胞损害，类似脊髓灰质炎的体征，下肢局限性肌无力、肌萎缩、肌张力降低和腱反射消失，没有感觉障碍和尿便障碍。

5. 糖尿病性肌萎缩　多见于老年糖尿病患者，主要表现进行性肌肉萎缩，双下肢近端肌萎缩较远端严重，呈非对称性或一侧性分布，少数合并肩胛带、上臂肌萎缩，伴肌张力减低和肌无力，腱反射减弱或消失，通常不伴感觉障碍；骨盆肌也较常受到累及，有些患者出现骨盆带、股四头肌的肌肉疼痛；少数患者出现CSF蛋白-细胞分离现象。

【辅助检查】

1. 患者空腹血糖 ≥ 7.0mmol/L，或餐后血糖 ≥

11.1mmol/L,尿糖增高,酮症酸中毒时尿酮体阳性,糖耐量试验异常。并进行肝功能、肾功能、红细胞沉降率和风湿系列,以及自身免疫系列检查。

2. 脑脊液检查　CSF 糖含量增高,蛋白轻度增高,细胞数正常。

3. 肌电图检查　出现失神经改变,诸如肌束颤动、正相电位以及巨大电位。感觉神经传导速度减慢,动作电位波幅减低,以及体感诱发电位潜伏期延长等。

【诊断和鉴别诊断】

1. 诊断　患者长期的糖尿病病史是本病主要的诊断依据。通常中年以上糖尿病患者,病程较长,出现上及下运动神经元受损、感觉障碍以及自主神经障碍等脊髓症状;临床通常表现为双下肢肌无力和锥体束征,深感觉障碍或传导束型感觉减退,或为不完全性脊髓横贯损害等,但临床症状严重程度与血糖水平通常无相关性。

2. 鉴别诊断　主要根据本病的临床表现分型,须注意与亚急性联合变性、肌萎缩侧索硬化、进行性脊髓萎缩症、脊前动脉综合征、多发性硬化、脊髓痨和脊髓炎等鉴别。

【治疗】

1. 本病治疗首先是要积极治疗糖尿病　控制血糖和纠正酮症酸中毒是治疗糖尿病并发症的主要措施。可以注射胰岛素或口服降糖药,控制饮食,适当参与运动等综合疗法。

2. 可长期大剂量应用神经营养药如维生素 B_1、维生素 B_{12}、维生素 B_6,以及促神经细胞代谢药物如三磷酸腺苷(ATP)、三磷酸胞苷(CTP)和肌苷等,促进神经功能恢复。可用活血化瘀药如复方丹参,血管扩张药如前列腺素(PGE$_1$)扩张小血管,改善微循环,以及抗血小板聚集药阿司匹林等改善脊髓供血。

3. 饮食控制　是治疗糖尿病的基础措施,应澄清许多错误观念。

(1) 宜少食多餐,既可保证营养和热量供给,又避免餐后血糖高峰。认为"多吃降糖药就可以多进食"的观念是错误的。

(2) 碳水化合物食物(指主食、蔬菜、奶、水果、豆制品、坚果类食物中的糖分)应按规定吃,不能少吃也不能多吃。吃咸点心与甜点心没有区别,都会引起血糖升高;所谓无糖食品是指未加蔗糖,有些是用甜味剂代替蔗糖,也不能随便吃。

(3) 吃糖尿病食品的量与吃普通食品的量要相等。糖尿病食品是指用高膳食纤维的粮食,如荞麦、燕麦制作的。虽然这些食物消化吸收的时间较长,但最终还是会变成葡萄糖。

(4) 以淀粉为主要成分的蔬菜应算在主食的量中,包括土豆、白薯、藕、山药、菱角、芋头、百合、荸荠、慈姑等。除黄豆以外的豆类,如红小豆、绿豆、蚕豆、芸豆、豌豆等,主要成分也是淀粉,也要算作主食的量。

(5) 多吃含膳食纤维的食物。吃副食也要适量,不能用花生米、瓜子、核桃、杏仁、松子等坚果类食物充饥。少吃盐,少吃含胆固醇的食物。糖尿病患者不要限制喝水。

(6) 吃水果问题。血糖控制较好的患者可以吃含糖量低的水果,如苹果、梨子、橘子、橙子、草莓等。吃水果时间宜在两餐之间血糖低的时候。吃水果就等于加餐,血糖会立即高起来,因此量不宜多。吃西瓜由于糖吸收很快,应尽量不吃。香蕉中淀粉含量很高,应算作主食的量。

4. 并发症的对症处理　糖尿病的并发症较多,可有同时存在,合并脊髓病变时会出现截瘫、尿便障碍和外周自主神经功能障碍,如下肢无汗、头和手代偿性多汗等。早期宜进行康复治疗,理疗和针灸宜同时应用。

5. 本病的预防　主要是防治糖尿病,一级预防重点是合理膳食,适量运动,控制血糖,防止并发症。

【预后】

糖尿病性脊髓病是糖尿病的晚期严重并发症之一,如合并周围神经病、自主神经病,患者的致残率和死亡风险更高。一项前瞻性随访研究表明,有自主神经障碍和自主神经功能试验异常的患者,2.5 年后病死率为 44%,5 年后病死率为 56%,约半数死于肾衰竭,或者死于突发呼吸循环骤停、低血糖,以及继发于无张力膀胱的泌尿系感染等。

第十二节　空泡性脊髓病

(王化冰)

空泡性脊髓病(vacuolar myelopathy,VM)是慢性脊髓病最常见的病因之一。最常见于艾滋病毒感染患者,是人类免疫缺陷病毒(HIV-1)直接侵犯脊髓引起的脊髓病,但也可出现于非艾滋病免疫受损的患者。

空泡样脊髓病在 30%~40% 的艾滋病患者尸检中被发现。病理上表现为脊髓萎缩,脊髓白质可见空泡形成,胸髓最先受到影响,脊髓白质的空泡形成在胸髓的侧索和后索是最明显的,病变可能局限于薄束,也可能是更为弥漫的。虽然归咎于人类免疫缺陷病毒-1(human immunodeficiency virus-1,HIV-1)的直接参与,但 HIV-1 感染的存在和程度与脊髓病理改变之间相关性较差。因此,提出它在代谢方面的基础原因。艾滋病患者的脊髓病也可能由淋巴瘤、隐球菌感染或疱疹病毒等引起。

【临床表现】

1. 本病的症状和体征　与脊髓亚急性联合变性（SCD）的临床表现较为相似，患者通常表现为缓慢进展的痉挛性轻截瘫，症状通常经过数周至数月的进展，逐渐出现下肢无力，伴有肌牵张反射活跃，双侧伸性跖反射，可表现为痉挛状态等；表现为音叉振动觉和关节位置觉受损，以及感觉异常，但没有感觉平面；伴有感觉性共济失调，步态为痉挛性、共济失调性或痉挛-共济失调性。偶可出现痉挛性膀胱和尿失禁、勃起功能障碍等。通常没有腰背部疼痛。查体发现患者轻截瘫、下肢单肢轻瘫或四肢轻瘫，痉挛状态、腱反射增强或减弱、Babinski 征，以及振动觉和位置觉减低。躯干的感觉通常是正常的，而感觉平面很难确定。

2. 空泡性脊髓病（VM）最主要是源自艾滋病毒感染，通常出现在艾滋病的临床晚期。在大多数情况下，它可能是无症状性的。艾滋病感染患者除了以上表现，大多数空泡样脊髓病患者同时存在 HIV-1 相关性痴呆（AIDS 痴呆复合症）。诊断主要根据发生在已知感染的环境中，神经系统体征和症状亚急性演变，无痛性脊髓病发生较晚。

3. 脊髓的 MRI 检查通常是正常的。钴胺素、叶酸水平通常正常。可能有脑脊液（CSF）蛋白含量增高，伴有 CSF 淋巴细胞增多。脊髓 MRI 检查通常正常，或可发现脊髓萎缩，主要是胸部脊髓。

【诊断和鉴别诊断】

1. 诊断　空泡性脊髓病空泡性脊髓病可单独发生也可与 AIDS 痴呆综合征合并发生，特点是脊髓白质发现空泡，主要侵及侧索及后索，以胸髓为最明显，表现为类似亚急性联合变性。

2. 鉴别诊断　HAM/热带痉挛性截瘫（tropical spastic paraparesis，TSP）是脊髓的一种慢性进展性病毒性免疫介导性疾病，是由 C 型反转录病毒 HTLV-1 引起。在世界范围内，数百万人被感染；然而，仅有小部分会进展为 HAM。患者可能有腰痛、下肢感觉异常、由于逼尿肌反射亢进而尿频增加、痉挛性轻截瘫伴反射亢进、阵挛、Babinski 征，以及振动觉与位置觉受损。CSF 显示淋巴细胞增多、蛋白含量增高、葡萄糖正常，以及 CSF IgG 增高伴 HTLV-1 抗体。HAM/TSP 可能与 HIV 感染共存。

【治疗】

治疗方法是联合抗反转录病毒疗法（combination antiretroviral therapy，cART），但这是否有助于遏制脊髓病尚不清楚。痉挛状态和尿失禁需要对症治疗。可试用高活性抗反转录病毒药物疗法，但是否可遏制脊髓病进展尚待观察。

第十三节　脊髓少见的代谢性疾病

（王化冰）

后部和外侧脊髓受累也见于空泡性脊髓病伴获得性免疫缺陷综合征（AIDS）的晚期阶段、人类嗜 T 淋巴细胞病毒 1 型（HTLV-1）相关性脊髓病（HAM）、外部的脊髓受压（如颈椎关节强直）、铜缺乏性脊髓病，以及各种脊髓小脑共济失调的病例。

一、铜缺乏性脊髓病

铜缺乏性脊髓病（copper deficiency myelopathy，CDM）是一种慢性进行性脊髓病，是由于铜缺乏引起的。铜缺乏可能是胃手术的一种迟发性并发症，发生在完全肠外高营养、肠道摄入铜不足以及吸收不良综合征等。其他的危险因素包括过量的锌摄入，因为锌抑制小肠铜的吸收。

【临床表现】

1. 本病与继发于钴胺素缺乏的脊髓亚急性联合变性的临床特征相似，受累的患者经常出现脊髓发育不良的表现，出现痉挛性-共济失调性步态，伴有音叉振动觉和关节位置觉缺失，并可伴有周围神经病的体征，因此也称为铜缺乏性脊髓神经病（copper deficiency myeloneuropathy）。

2. 患者可伴有贫血、中性粒细胞减少症、血小板减少症以及血清锌水平持续增高等。

3. 血清维生素 B_{12}、叶酸（folate）和甲基丙二酸（methylmalonic acid）水平正常。血清铜和血浆铜蓝蛋白（ceruloplasmin）水平降低。

4. MRI 可能显示颈髓和胸髓后侧索弥漫的增强信号。

【诊断和治疗】

血清铜、铜蓝蛋白水平降低及尿铜排泄减少可确诊。治疗可补充铜及改变任何危险因素。

二、恶性贫血

恶性贫血（pernicious anemia）是钴铵素缺乏最常见的病因。典型的恶性贫血由于胃分泌内因子衰竭引起钴铵素缺乏，恶性贫血也可能与其他的自身免疫性疾病相关，如 Addison 病、Graves 病以及甲状旁腺功能减退等。神经系统病变表现为脊髓后索和侧索的神经髓鞘变性、周围神经功能障碍，以及脑功能障碍等。

病理改变通常累及颈髓,尽管病变可能扩展到胸髓和腰髓节段。在显微镜下在脊髓后索和侧索有多灶的空泡性和脱髓鞘病变。在长时间持续的病例,后索和外侧索出现硬化和苍白。病变向外侧和纵向扩展,直径最大的纤维被优先受累。

【临床表现】

1. 大多数患者主诉足部的感觉异常,以及不太常见地出现在手部,步态和平衡困难。

患者表现后柱功能障碍的体征,包括在双小腿的本体感觉和振动觉缺失,以及感觉性共济失调表现 Romberg 征。可能有膀胱张力缺乏。由于脊髓丘脑束的保留,痛觉和温度觉仍保持完整。后外侧束(dorsolateral column)受累的最早期的体征常见第二足趾的位置觉消失,以及 256Hz 音叉的振动觉消失,但 128Hz 不消失。

2. 双侧的皮质脊髓束功能障碍导致痉挛状态、腱反射亢进以及双侧的 Babinski 征。

3. 由于合并周围神经病(peripheral neuropathy),踝反射可能消失或变得减弱。

三、副肿瘤性传导束病

临床有时在亚急性、进展性和症状可能不明确的患者 MRI 检查时可能发现,与 SCD 颇为相似,整个胸髓显示对称性 T_2WI 高信号,似乎仅限于皮质脊髓束,并表现出强化效应,但没有经神经病理证实。这一现象将促进对副肿瘤抗体与相关的脊髓病的研究。

第十四节 脊髓血管疾病

（张鸿祺）

脊髓血管疾病(vascular diseases of the spinal cord)主要包括血管畸形、椎管内出血和脊髓缺血性血管病三类。绝大多数脊髓血管疾病与相应的脑血管疾病同源(如脊髓动静脉畸形与脑动静脉畸形),但脊髓血管病发病率远低于脑血管疾病,Blackwood 复习伦敦国立神经疾病医院 1903—1958 年 3 737 例尸解病案,仅发现 9 例脊髓梗死。脊髓梗死发病率如此之低,主要原因可能包括:脊髓动脉不易发生动脉粥样硬化;脊髓动脉管径较细,异位栓子不易到达;脊髓软膜表面有相对发达的血管网提供丰富的侧支循环。临床多数脊髓梗死病例继发于主动脉手术(如发生在主动脉胸段血管间断性夹闭以后),系节段动脉闭塞所致。结节性多动脉炎、系统性红斑狼疮性动脉炎等血管炎也很少引起脊髓梗死。脊髓血管畸形也相对罕见,其中最常见的硬脊膜动静脉瘘的发病率为每年 5/

100 万~10/100 万(Hong T et al,2019)。在脊髓疾病中,所有脊髓血管疾病加起来也比脱髓鞘性脊髓炎或脊髓肿瘤少见。

近年来医学影像学、神经介入以及显微外科的快速发展,使我们对脊髓血管疾病的认识逐渐深入,诊治策略也得以逐渐完善,但脊髓血管疾病目前仍是临床医师尤其是神经外科医师面临的最大挑战之一。

【脊髓血管解剖】

了解脊髓血管解剖对于脊髓血管病,尤其脊髓血管畸形的正确诊断和治疗至关重要。

1. **脊髓的动脉** 脊髓由脊髓前动脉(anterior spinal artery,ASA)和脊髓后动脉(posterior spinal artery,PSA)供血。在脊髓的头端,ASA 起源于椎动脉内侧的两支细小分支,它们于延髓与颈髓的交界处在中线汇合。ASA 的主干走行于前正中裂,自上而下分布于脊髓的所有节段,在脊髓圆锥末端延续为终丝动脉,沿终丝腹侧走行。沟联合动脉(sulcal associated artery)自 ASA 呈 90° 发出,向脊髓前部 2/3 供血,包括脊髓前角、皮质脊髓束和脊髓丘脑束等。

PSA 包括左右两支主干,是脊髓后 1/3 的血供来源。PSA 主干起源于椎动脉或是小脑后下动脉。它们供应整个脊髓后柱以及一部分皮质脊髓束。ASA 及 PSA 在脊髓圆锥处可以互相吻合,称为篮状吻合。

在胸段及腰段,脊柱和脊髓由发自主动脉或是髂动脉的节段动脉(segment artery)供血。节段动脉发出脊柱支经椎间孔穿过硬脊膜。这些脊柱支在每个节段均会发出两支神经根动脉(radicular artery)分别供应前根及后根,此外,脊柱支还会发出硬脊膜支供应硬脊膜及神经根袖套。在一些脊髓节段还会发出根髓动脉(radiculomedullary artery),它们在邻近后根神经节处穿过硬脊膜随后上行并汇入脊髓前动脉或脊髓后动脉向脊髓供血。在胚胎期的前 6 个月,每个节段均有成对的根髓动脉对脊髓进行供血,这些动脉大部分在 9 个月时会退化,成年人仅保留 6~10 支根髓动脉。颈段的根髓动脉来自椎动脉、甲状颈干或肋颈干。

Adamkiewicz 动脉或称为根髓大动脉(arteria radicularis magna)是最大的一支根髓动脉,它供应脊髓中、下胸段及腰段。它通常由左侧 T_8~L_2 发出,但理论上它可以从 T_3~L_4 任意节段发出。脊髓血供的分水岭(watershed)区域为 T_2~T_4,位于颈段供血区及 Adamkiewicz 动脉供血区之间。血压过低,可能会导致这一区域缺血甚至梗死的发生。

2. **脊髓的静脉** 脊髓静脉分为三组,即脊髓内部静脉、脊髓纵向静脉和根静脉等。脊髓的髓内静脉引流的方式是从中心向外围离心辐射的。这些静脉在脊髓的横断面上对称分布,将脊髓的静脉血引流至脊髓表面的软膜静脉网中,该静脉网由垂直及冠状走行的静脉组成。

脊髓纵向静脉主要包括脊髓前静脉和后正中静脉。脊髓前正中静脉与脊髓前根静脉相连接,同时在头端也与后颅窝的静脉丛连接。在颈段及胸段大部分,脊髓前、后正中静脉通常都是单干走行,但到达胸腰膨大后,后正中静脉可走行成为一系列平行的纵向静脉。脊髓前正中静脉在脊髓圆锥下方延续为终丝静脉最终引流入骶静脉丛。需要注意的是,前正中静脉的绝大多数血流通过骶神经根静脉汇入骶神经丛。位于中线的静脉在脊髓表面静脉丛中占主导低位,但在脊髓侧方存在更多的垂直的纵向静脉(最常见于前外侧表面),这些静脉在不同的节段会以较小的横向静脉相连接。

脊髓的静脉血最终通过根静脉引流至椎管外,根静脉是连接脊髓纵向静脉与椎管内静脉丛的桥梁。文献报道,根髓静脉的数量在15~50支。大多数根髓静脉沿着脊髓神经根穿出硬脊膜,但约30%的根髓静脉与神经根分离,独自走行。根静脉不与相应的动脉相伴行。根静脉系统是无静脉瓣的,它们穿过硬脊膜的部分可长达1cm,这段血管可能具有类似静脉瓣的单项阀的作用。

椎管内静脉丛位于硬脊膜与椎管骨性结构之间,接受来自椎体(椎体静脉)以及根静脉的回流。位于前方(椎体后方)的静脉丛体积最大,从颅底延伸到骶骨将颅内静脉窦与盆腔静脉相连接。在血管造影上,椎管内静脉丛的形态为特征性的六边形图案。椎管内静脉丛通过椎间孔向外引流至椎管外静脉丛。椎管外静脉丛同样从颅底延伸至骶骨。在前方,它们走行在椎体的腹侧表面,在后方则位于椎板附近,走行于椎管的后外侧。该静脉丛通过肋间和腰静脉与奇静脉和半奇静脉连接。在颈部,椎旁静脉丛可向椎静脉和颈深静脉引流。

一、脊髓缺血性血管病

脊髓缺血性疾病包括脊髓短暂性缺血发作(spinal TIA)和脊髓梗死(spinal infarct),脊髓梗死呈卒中样起病,症状常在数分钟或数小时达高峰,因闭塞供血动脉不同出现不同的临床综合征,如脊髓前动脉综合征、脊髓后动脉综合征和脊髓中央动脉综合征等。脊髓对缺血耐受力较强,轻度间歇性供血不足通常不会导致脊髓显著损害,完全缺血15分钟以上方可造成脊髓不可逆损伤。脊髓前动脉血栓形成常见于颈胸髓,脊髓后动脉左、右各一,侧支循环较丰富,血栓形成非常少见(Cheng MY et al,2008)。

【病因和发病机制】
脊髓梗死的常见病因是主动脉粥样硬化或继发于主

动脉瘤手术(如主动脉瘤修补术中动脉夹闭超过25分钟常发生下肢截瘫)。少见原因包括:胶原血管病、梅毒性动脉炎、主动脉夹层动脉瘤、心肌梗死、心脏停搏、栓塞、妊娠、镰形红细胞病、造影剂神经毒性作用、减压病、脊髓肿瘤或椎间盘突出压迫脊髓动脉、可卡因滥用等。脊髓动脉粥样硬化和栓塞不多见,也有许多病例病因不明。

脊髓血管畸形可引起脊髓短暂性缺血发作,与运动后脊髓血液分流至肌肉有关。动静脉畸形或硬脊膜动静脉瘘可引起邻近部位脊髓进行性缺血、坏死。

【病理】
肉眼可见脊髓动脉颜色变浅,呈节段性或区域性闭塞。脊髓梗死病灶早期神经细胞变性、坏死,灰白质软化,组织疏松及水肿,充满脂粒细胞,血管周围淋巴细胞浸润。晚期病灶皱缩变小,血栓机化被纤维组织取代,并有血管再通。镜下可见软化灶中心部坏死,神经细胞变性、髓鞘崩解及周围胶质细胞增生等。

(一)脊髓短暂性缺血发作

脊髓短暂性缺血发作(spinal cord transient ischemic attack,spinal TIA)与短暂性脑缺血发作颇类似,典型临床表现是脊髓间歇性跛行或下肢远端发作性无力。2009年美国卒中协会(ASA)发布了TIA的新定义,除脑、视网膜外,将脊髓缺血导致的急性短暂性神经功能缺损也归入TIA的范畴。

【临床表现】
脊髓间歇性跛行(intermittent claudication of the spinal cord)典型表现是行走一定距离后迅速出现一侧或双下肢无力和沉重感,休息后缓解,用血管扩张剂也可缓解,部分病例伴轻度锥体束征和括约肌功能障碍,间歇期症状消失。特点是发作突然,持续时间短暂,不超过24小时,恢复完全,不遗留任何后遗症。患者也可表现为非典型间歇性跛行,仅下肢远端发作性无力,非运动诱发,可反复发作,并自行缓解。

(二)脊髓前动脉综合征

脊髓前动脉综合征(anterior spinal artery syndrome)也称Beck综合征,Spiller(1909)首次描述。本综合征系供应脊髓前2/3区域的脊髓前动脉闭塞,导致脊髓腹侧2/3区域梗死,出现病灶水平以下的上运动神经元瘫、分离性感觉障碍及括约肌功能障碍等,临床不多见,约占所有卒中的1.2%。

【临床表现】
多呈卒中样急骤起病,少数病例可在数小时或数日内逐渐进展加重,个别病例在脊髓梗死前出现短暂性缺血发作症状。首发症状多为突发病变节段背痛、麻木等,几乎所有病例均有颈痛或背痛,中胸髓或下胸髓多见,呈根性和弥漫性分布。短时间内出现病灶水平以下弛缓性瘫痪,进行性加重,早期表现为脊髓休克,休克期过后转变为病变水平以下痉挛性瘫,肌强直、腱反射活跃和Babinski征阳性等,常为轻截瘫,偶为单侧性,个别患者体征表现为上、下神经元受损,颇似肌萎缩侧索硬化,但两者起病方式截然不同。出现病变水平以下分离性感觉障碍,痛温觉缺失,触觉及深感觉保留,如脊髓冠状动脉丛侧支循环形成,感觉障碍通常较轻,持续时间较短。可出现明显尿便障碍,早期尿潴留,后期尿失禁,表现为自主性膀胱,也可出现出汗异常及冷热感等自主神经症状,易发生压疮。

(三)脊髓后动脉综合征

脊髓后动脉综合征(syndrome of posterior spinal arteries)系供应脊髓后1/3区域的脊髓后动脉闭塞,引起病变水平以下深感觉障碍,不同程度上运动神经元性瘫,轻度尿便障碍等。脊髓后动脉侧支循环丰富,极少发生闭塞,较脊髓前动脉综合征少见,即使出现症状因侧支循环良好表现较轻,恢复较快,通常不出现固定形式症状。本病可继发于脊髓手术或外伤,罕见于椎动脉夹层。

【临床表现】

起病急骤,发病初期出现与病变节段一致的根性痛,因后索受损出现病变水平以下音叉振动觉及关节位置觉缺失,感觉性共济失调,痛温觉正常,病变部位相应区域全部感觉障碍及深反射消失。锥体束是脊髓前、后动脉供血分水岭,易受累,出现病变水平以下上运动神经元性轻瘫及其他锥体束征,尿便功能不受影响或部分患者出现轻度障碍。

(四)脊髓中央动脉综合征

脊髓中央动脉综合征(syndrome of central spinal arteries)通常出现病变水平相应节段的下运动神经元瘫痪、肌张力减低和肌萎缩等,一般无感觉障碍及锥体束损害。

(五)脊髓血管栓塞

脊髓血管栓塞(spinal vascular embolism)常与脑血管栓塞同时发生,临床症状常被脑症状掩盖。

【临床表现】

1. 来自细菌性心内膜炎或盆腔静脉炎的炎性栓子 除动脉闭塞产生脊髓局限性缺血坏死,还因炎性栓子侵蚀造成弥漫性点状脊髓炎或多发性脊髓脓肿,出现严重括约肌功能障碍。

2. 潜水减压病和高空飞行可造成脊髓血管气栓 主要累及上胸髓,脑部很少或不受影响。游离气泡刺激脊髓神经根可发生奇痒、剧痛等不愉快感觉,出现感觉障碍及下肢单瘫或截瘫等。

3. 转移性肿瘤的瘤性栓子 导致脊髓血管栓塞常伴脊柱或椎管内广泛转移,特点是明显根性痛及迅速发生的瘫痪。

4. 外伤后纤维软骨栓子 是引起脊髓栓塞的另一原因,Naiman(1961)报道1例少年死于运动损伤后急性瘫痪,因髓核破裂引起诸多脊髓血管栓塞,导致脊髓广泛软化,现已有多例类似的报道。因此,儿童或健康成人外伤后突发颈部或背部疼痛,迅速出现脊髓完全性横贯性损害的症状体征,脑脊液检查无异常,要考虑外伤后脊髓栓塞的可能性。

【辅助检查】

多数脊髓梗死起病后数日,MRI检查T_2序列可发现明显病灶,轴位可见H征或猫头鹰眼征。注射钆造影剂可见病灶轻度强化。值得注意的是,发病后数小时或1天内MRI检查往往正常,影像学改变延迟出现的原因尚不清楚。数周后脊髓软化,逐渐出现病灶处塌陷,MRI显示脊髓变细。

【诊断和鉴别诊断】

1. 脊髓梗死的诊断 主要依据患者的病史、临床症状、体征及MRI检查,脊髓血管病临床表现复杂,缺乏特异性检查手段,脊髓影像学和脑脊液检查可提供线索。

2. 鉴别诊断 ①脊髓间歇性跛行应与血管性间歇性跛行鉴别,后者表现为皮温低、足背动脉搏动减弱或消失,超声多普勒检查发现下肢动脉变细,血流量减少。②急性脊髓炎以急性横贯性脊髓损害起病,病前有前驱感染或疫苗接种史,起病较血管病慢,无急性疼痛或根性痛,CSF细胞数可见增多,预后较好。

【治疗】

脊髓缺血性血管病的治疗与缺血性脑血管病相似。可应用血管扩张剂及促神经功能恢复药。大剂量糖皮质激素或抗凝治疗是否可改善症状还不确定。对不同原因引起的脊髓梗死可对症治疗,如低血压应适当提高血压,疼痛明显可给予镇静止痛剂,急性期注意尿便和皮肤护理,截瘫患者应注意防止发生压疮和尿路感染。病情一旦稳定,尽早开始康复训练。大部分患者在发病1个月后运动功能可能有明显的恢复。

二、脊髓静脉高压综合征

脊髓静脉高压综合征又称静脉高压性脊髓病(venous hypertensive myelopathy,VHM),是指由多种脊髓、脊柱及其周围结构的血管性病变,导致脊髓引流静脉回流受阻或椎管外静脉血逆流入椎管静脉系统使脊髓静脉系统压力增高,循环减慢而产生的缺血性脊髓功能受损的一组综合征。有实验显示,VHM患者脊髓表面静脉压力可达54~78mmHg(正常9~45mmHg),为全身动脉压的60.0%~87.5%。

【病因和发病机制】

脊髓静脉高压由 Aboulker 在 1973 年首次提出，1977年 Kendall 和 Logue 首先报道硬脊膜动静脉瘘是 VHM 最常见原因。国内学者凌锋于 1985 年总结了 VHM 各类病因，认为脊髓静脉高压是多种脊髓或血管疾病的共同病理生理过程，发现除硬脊膜动静脉瘘以外，其他类型的脊髓动静脉畸形也可引起的 VHM，特别是髓周动静脉瘘、向脊髓表面引流的硬脑膜动静脉瘘、硬脊膜外或椎旁动静脉畸形以及椎旁静脉系统狭窄和闭塞（如左肾静脉、腰横静脉或下腔静脉）也可以引起 VHM（Li J et al, 2019），此类病变导致其他器官或组织的静脉血经椎管静脉系统回流，使脊髓静脉压力增高。脊髓静脉高压导致脊髓本身静脉血液回流受阻，循环速度减慢，继而产生脊髓功能受损，如病因不能及时去除，可造成脊髓缺血坏死，成为不可逆性神经损害。

【病理】

病理见脊髓淤血，毛细血管淤滞，小动脉缺血及间质水肿，病变脊髓静脉管壁增厚，脊髓白质神经胶质增生，伴髓鞘和轴突缺失。

【临床表现】

多数中年以后发病，男性多于女性。国内马廉亭（2010）报道 69 例 VHM，年龄最大为 68 岁，最小为 12岁，其中 45 岁以上 47 例，男∶女 = 6.7∶1。VHM 多数慢性起病，病情进行性加重，临床表现为程度不等的脊髓功能障碍症状，如进行性双下肢无力，自下而上的感觉障碍、麻木，大小便障碍，性功能减退等。查体可见腱反射增高、双侧 Babinski 征阳性和病变平面以下感觉减退。

【辅助检查】

脊髓 MRI 检查可见脊髓实质水肿，T$_2$ 像显示长节段的脊髓高信号，由脊髓血管畸形或椎旁静脉系统病变引起的 VHM 患者 T$_2$ 像可见椎管内血管流空信号，表现为点状、蚯蚓状以及虫蚀样低信号（图 3-3-37）。选择性脊髓动脉造影是诊断本综合征的"金标准"，通过造影可确定病因，为进一步治疗提供依据。若脊髓血管造影阴性，必要时还需选择肾动脉，甚至经股静脉穿刺插管静脉造影明确是否存在椎旁静脉系统病变。

【诊断和鉴别诊断】

本病少见，临床如出现进行性双下肢无力、感觉障碍、大小便障碍，不能用脊髓肿瘤、炎性反应、外伤等疾病解释时，应考虑本病可能。确诊需经进一步 MRI、脊髓血管造影等检查。

【治疗】

VHM 早期诊断和早期治疗非常重要，它直接关系到患者的预后，延误治疗可能造成患者某些神经功能的永久缺失。VHM 需针对病因采用血管内治疗、手术治疗或

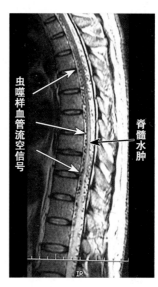

图 3-3-37　VHM 患者 MRI 图像，T$_2$ 像可见长节段脊髓高信号（脊髓水肿）。髓周可见大量迂曲的虫噬样血管流空信号，提示病因为血管畸形

两者联合的方式进行干预。需要特别强调的是，虽然机制尚不明确，但 VHM 患者在病因未解除前严禁使用糖皮质激素治疗，绝大多数 VHM 患者在接受糖皮质激素治疗后可出现脊髓功能障碍迅速加重甚至截瘫。

三、椎管内出血

椎管内出血（hematorrhachis）根据出血部位分为硬脊膜外出血、蛛网膜下腔出血和脊髓内出血等。外伤是椎管内出血最常见的原因，在脊髓外伤后可即刻出现，也可出现于外伤后数小时或数日。自发性出血及其他非外伤性病因多见于脊髓血管畸形、血液病、抗凝治疗、肿瘤和脊髓静脉梗死等，凝血机制障碍患者腰穿后可出现硬膜外出血。椎管内出血有时是其他疾病的并发症，易被原发病所掩盖（Lammertse D et al, 2007）。

【病理】

脊髓内出血可累及数个节段。病初脊髓因髓内血凝块出现急性水肿，可波及出血上、下数个节段灰质及邻近白质。血凝块周围通常由正常神经组织包绕，随时间推移血肿逐渐液化并被吞噬细胞清除。由于胶质不完全替代，数个脊髓节段内常遗留类似脊髓空洞样的腔。脊髓外出血形成血肿或血液进入蛛网膜下腔，出血灶周围组织可出现水肿、淤血及继发神经变性。脊髓蛛网膜下腔出血时血液弥漫于蛛网膜下腔，脑脊液被血染，脊髓表面呈紫红色。

（一）脊髓出血

脊髓出血（hematomyelia）特指脊髓实质出血。常见病因包括外伤、脊髓动静脉畸形和脊髓海绵状血管畸形，

其他原因有血液病、CO 中毒及肿瘤等。

【临床表现】

起病急骤，发病时有剧烈局限性背痛、颈痛或胸痛，呈根性痛分布，持续数分钟至数小时。发病后迅速出现肢体瘫痪、分离性感觉障碍及括约肌障碍等神经功能缺失症状。出血量少可仅表现为局部疼痛症状不伴有其他神经功能障碍，出血量较大者可在急性期表现为脊髓休克，出现弛缓性瘫、病灶以下完全性感觉丧失、反射消失、Babinski 征阳性及尿便失控等脊髓横贯性损害，后期出现痉挛性截瘫。上颈髓严重受累可见呼吸肌麻痹，可于数小时至数周内死亡。自主神经功能失调、血管舒缩功能不稳定可引起休克。患者渡过急性期后随着血肿逐渐吸收，大多病例的症状可逐渐改善。

【诊断】

脊髓出血以 MRI 为主要诊断手段。急性期髓内血肿在 T_2 像多呈低信号，T_1 像为高信号。随着时间的延长髓内液化灶逐渐形成，出血灶在 T_2 像将逐渐过渡为高信号。CT 扫描或可见出血部位高密度影。若血肿突破软脊膜或是血肿为髓周病变破裂形成，则腰穿可见血性脑脊液。脊髓出血患者需进行选择性脊髓血管造影检查，不仅有助于病因的鉴别诊断，在必要时可对部分原发病（如脊髓动静脉畸形）进行恰当的血管内干预，降低再出血风险。

【治疗】

大多数脊髓出血患者的脊髓功能障碍会自行缓解，此外，出血灶周围的髓质在急性期时可发生严重水肿，增加手术难度与风险。因此这类患者不需在急性期针对血肿本身进行外科治疗。但临床研究发现中胸段出血，脊髓功能障碍较重以及年龄较高患者往往不易缓解，可考虑在急性期行血肿清除术。

脊髓出血后的主要治疗策略是针对原发病进行恰当的干预，防止再出血的发生。例如，脊髓动静脉畸形可根据病变结构特点进行介入或显微手术治疗；海绵状血管畸形应在水肿缓解后进行手术切除。

（二）硬脊膜外出血

硬脊膜外出血（spinal epidural hemorrhage）较为少见，除了外伤性和医源性出血，其他病例由于病因相对隐匿，临床上统称为自发性硬脊膜外出血（spontaneous spinal epidural hematoma，SSEH），文献报道 SSEH 的年发病率约为 1/100 万。2017 年首都医科大学宣武医院张鸿祺报道超过 25% 的 SSEH 病例是因硬脊膜外动静脉畸形破裂出血导致的。

【临床表现】

硬脊膜外出血因迅速形成的血肿压迫脊髓与神经根，临床上多表现为骤然出现剧烈背痛，之后在很短的时间内（数分钟至数小时）出现不同程度的脊髓功能障碍，严重者可出现截瘫、病变水平以下感觉缺失及括约肌功能障碍等急性横贯性脊髓损害表现，极少数病例因出血量较少等原因可仅表现为一过性局部疼痛。硬脊膜外血肿的吸收较快，多数病例在急性期后可有不同程度的自行缓解。但由于潜在病因的持续存在，再出血病例在临床上并不少见，张鸿祺等观察到约 35% 的病例具有反复出血的现象。

【诊断】

医源性与外伤性硬脊膜外出血相关病史明确，容易诊断。自发性硬脊膜外出血的临床表现与髓内出血相似，需借助影像学手段进行准确诊断。SSEH 在 MRI T_2 表现为高信号，T_1 表现为等信号或混杂信号（Braun P et al，2007）（图 3-3-38）。在血肿的偏脊髓侧可见硬脊膜压迹，是区别硬脊膜外与硬脊膜下血肿的重要征象。硬脊膜外血肿吸收较快，文献报道硬脊膜外血肿最快可在 4 天内完全吸收，给疾病的诊断带来困难，需详细询问病史做出综合判断。有条件时需行脊髓血管造影术，明确是否存在硬脊膜外动静脉畸形，但由于此类血管畸形体积较小，有学者认为即使血管造影结果为阴性，也不能完全排除血管畸形存在的可能性。

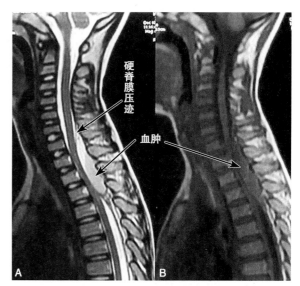

图 3-3-38 MRI 平扫显示脊髓硬脊膜外血肿，位于 $C_7 \sim T_4$ 节段的椎管后方

A. 在 T_2WI 像可见典型高信号硬脊膜外血肿，使脊髓受压并有水肿，箭头指示硬脊膜压迹；B. 显示硬脊膜外血肿在 T_1WI 为等信号

【治疗】

多数病例因脊髓与神经根受压表现为严重的神经功能障碍，是急诊血肿清除与脊髓减压的手术适应证。术中需切除相应节段椎板，清除血肿。由于有硬脊膜外血

管畸形存在的可能,需同时对病灶及其周围的硬脊膜外静脉丛进行广泛的切除,以彻底去除病因降低再出血风险。

对于血肿体积小、吸收较快、症状较轻或自行缓解程度理想的病例可保守观察,但需警惕再出血的发生。

（三）脊髓蛛网膜下腔出血

脊髓蛛网膜下腔出血(spinal subarachnoid hemorrhage)是软脊膜或脊髓表面血管破裂、出血,直接流入脊髓蛛网膜下腔造成的。常见的脊髓蛛网膜下腔出血原因为脊髓动静脉畸形破裂,极少数病例是脊髓动脉瘤破裂所致。脊髓动静脉畸形相关的脊髓蛛网膜下腔出血可合并脊髓髓内出血。

【临床表现】

脊髓蛛网膜下腔出血起病急骤,病灶平面或颈背部突发剧烈疼痛是特征性症状,系血液进入蛛网膜下腔,刺激脊髓或神经根所致。疼痛可向一侧或双侧下肢放射,偶可放射至腹部而误诊为急腹症。

患者临床症状轻重不一,轻者无任何神经功能缺损症状体征,如脊髓表面血管破裂可能只有颈背部根性痛,无脊髓受压表现。重者发病后迅速发展为截瘫、四肢瘫痪、下肢麻木、尿潴留,出现 Kernig 征。血液进入颅腔可出现意识障碍,常伴明显颅内症状而导致误诊。病变平面愈高,血液愈易流入颅内,颅内症状也愈严重,出现头痛、颈项强直及意识障碍。头痛等症状可为脊髓 SAH 首发症状,头痛可与脑 SAH 同样剧烈,但常迅速好转。

脊髓蛛网膜下腔出血由于脑脊液稀释作用,加上脊髓搏动降解纤维蛋白,很少形成血肿。但少数病例由于出血量大、出血速度快,导致脑脊液不能充分稀释血液,可形成脊髓蛛网膜下腔血肿(图 3-3-39)。

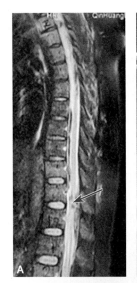
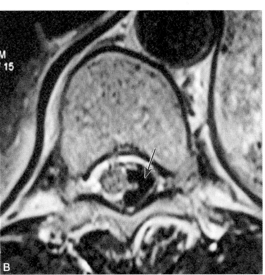
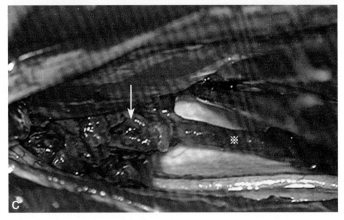

图 3-3-39　由脊髓前根髓动脉动脉瘤破裂导致的脊髓蛛网膜下腔出血

A、B. 出血量较大,在蛛网膜下腔形成血肿,血肿急性期在 T_2WI 显示为低信号;C. 破裂动脉瘤(箭头)位于前根髓动脉(※)

【诊断和鉴别诊断】

1. 诊断　由于绝大多数脊髓蛛网膜下腔出血的病因是脊髓动静脉畸形，因此结合病史与脊髓动静脉畸形的特征型影像学特点（详见下文）可进行诊断。急性期的脊髓蛛网膜下腔血肿在 T_2 表现为低信号，T_1 为高信号。脊髓蛛网膜下腔出血病例需行脑与脊髓造影明确病因。对各项影像学检查结果阴性的可疑病例可腰穿后行脑脊液检验。

2. 鉴别诊断　椎管出血三种主要类型的临床表现相似，其鉴别诊断主要依赖影像学检查。MRI 可分辨大多数血肿的位置。明确原发病同样有助于血肿的鉴别诊断，比如硬脊膜外动静脉畸形只能导致硬脊膜外出血，而绝大多数脊髓动静脉畸形导致的出血位于硬脊膜下。

椎管出血与急性脊髓炎临床表现相似，但治疗策略完全不同，临床上需要鉴别诊断。相对而言，椎管内出血患者的进展更为迅速，急性脊髓炎患者脊髓功能障碍自出现到发展至最严重的状态需数小时至数日，而椎管内出血患者的症状可在数分钟内达到顶峰。另外，急性脊髓炎患者的疼痛程度较椎管内出血患者轻微并且部分患者在发病前 1~4 周可有上呼吸道感染、发热、腹泻等病毒感染症状，可帮助鉴别。磁共振是鉴别两者的主要手段，急性脊髓炎患者的 T_2 像表现为脊髓水肿、肿胀，水肿信号可累及多个节段。

【治疗】

由于绝大多数单纯脊髓蛛网膜下腔出血病例的临床症状并不严重，因此，治疗的目的主要对原发病进行干预，如明确为脊髓动静脉畸形出血的病例，可根据病变特点选择介入或手术治疗。对于血肿较大具有占位效应的病例，可急诊行血肿清除术解除脊髓压迫。

四、脊髓血管畸形

脊髓血管畸形（spinal vascular malformation）是脊髓血管发育异常性疾病，整体上可分为动静脉畸形（arteriovenous malformation，AVM）和海绵状血管畸形（cavernous malformation，CM）两类。

【分类】

各国学者根据脊髓血管畸形病理学、病变部位及供血特点等提出多种分类法。国内张鸿祺与凌锋等学者根据病变血管构筑与解剖部位提出了脊髓血管畸形的解剖分类，包括：

1. 硬膜内病变　①脊髓海绵状血管畸形；②脊髓动静脉畸形；③神经根动静脉畸形；④终丝动静脉畸形。

2. 硬脊膜动静脉瘘。

3. 椎管内硬脊膜外病变　①椎管内硬膜外海绵状血管畸形；②椎管内硬膜外动静脉畸形。

4. 椎旁动静脉畸形。

5. 体节性脊柱脊髓血管畸形　①完全型：累及同一体节内所有组织、包括脊髓、椎骨、椎旁软组织及皮肤 Cobb 综合征；Klipple-Trenaunay-Weber（KTW）综合征。②部分型：累及同一体节内多种但并非所有组织。

【病因和病理】

1. 病因　脊髓血管畸形的病因尚未完全明确，最新研究发现脊髓动静脉畸形与脑动静脉畸形相同，RAS/MAPK 通路基因突变是其发生、发展的重要原因。

动静脉畸形与海绵状血管畸形的发病机制有所不同。动静脉畸形引起临床症状的主要机制包括出血、脊髓静脉高压、占位压迫以及畸形团盗血。海绵状血管畸形的发病机制主要是病变反复出血，少数病例可因病变体积较大而压迫脊髓。同一个病变可造成上述多种病理生理过程同时发生。

2. 病理　动静脉畸形由供血动脉、畸形血管以及引流静脉组成，畸形血管可表现为畸形血管团，由数量众多、直径较细的动静脉短路（arteriovenous shunt）组成；也可表现为动静脉瘘（arteriovenous fistula），其本质上是发生在直径较大动、静脉之间的动静脉短路。镜下畸形血管为迂曲蔓状或蚓状动静脉襻，病变区血管口径大小差别较大，管壁肌肉或弹力纤维消失仅残存一层薄膜，易破裂、出血。

脊髓海绵状血管畸形属静脉畸形镜下结构为高度扩张薄壁血管样组织构成，界限清楚，呈海绵状或蜂窝状，腔内充满血液；病变组织由紧密血管构成，无包膜。海绵状血管畸形窦壁菲薄，由于病变反复发生出血，镜下可见机化血肿、纤维组织增生以及含铁血黄素沉积等病理表现（Ren J et al，2019）。

【临床表现】

1. 硬脊膜下脊髓动静脉畸形　多在青少年发病，平均发病年龄不到 25 岁，男、女比例约为 1.5：1。这类病变可以通过突发或逐渐两种方式发病，两者比例约为 3：2。其中绝大多数突发起病病例是由病变出血导致的，极少部分可能是由于主要引流静脉闭塞造成的。逐渐起病则是由脊髓静脉高压、压迫以及盗血等病理生理过程造成的。

病变出血可在该脊髓神经支配区突发剧烈根性痛、根性分布感觉障碍或感觉异常，受累水平以下神经功能缺失，如上和/或下运动神经元性瘫痪，表现为不同程度截瘫，根性或传导束性分布感觉障碍，以及脊髓半切综合征，括约肌功能障碍表现为二便不同程度的失禁或潴留。少数表现为单纯脊髓蛛网膜下腔出血，可见颈强直及 Kernig 征等。突发起病后超过 70% 的患者可在发病后 2

个月内逐渐缓解,但位于中胸段、初始症状较重以及发病年龄较高者不易缓解。逐渐起病者往往表现为逐渐进展的脊髓功能障碍,病变节段以下逐渐出现脊髓功能障碍,包括肌力下降、深浅感觉减退、括约肌功能障碍。若上述症状是由脊髓静脉高压所致,随着脊髓水肿累及的节段增多,脊髓功能障碍累及的范围也将逐渐扩大。国内张鸿祺、凌锋等于 2019 报道了硬脊膜下脊髓动静脉畸形的自然病史,发现此类病在发病后自然病史恶劣,整体上脊髓功能障碍年加重率约 30%,出血率约每年 10%。

2. 硬脊膜动静脉瘘　是脊髓血管畸形中最常见的亚型,发病率每年 5/100 万~10/100 万,多见于男性,男、女比约 5∶1,平均发病年龄为 50~60 岁。约 80% 的病灶位于胸腰段。该病向髓周静脉引流,导致脊髓静脉高压而起病,由硬脊膜动静脉瘘导致的出血罕见。临床表现常见双下肢无力、感觉异常和括约肌功能障碍,一般无疼痛。症状常在活动或改变姿势后加重。典型病例呈慢性进行性非对称性双下肢瘫痪。硬脊膜动静脉瘘病情进展相对较快,Aminoff 等学者的研究表明,在出现运动症状后的 3 年内,将有超过 90% 的患者需借助轮椅出行。

3. 海绵状血管畸形　男、女比例约 1.3∶1,平均发病年龄约 35 岁,好发于胸段脊髓。脊髓海绵状血管畸形的年出血率为 2%~4%,临床上因病灶反复出血或压迫脊髓,表现为急性或进行性加重的脊髓功能障碍。

【辅助检查】

1. 脑脊液检查,如椎管梗阻,可见 CSF 蛋白增高、压力低。血管畸形破裂发生脊髓蛛网膜下腔出血,可见血性脑脊液。

2. 脊柱 X 线片可显示 Cobb 综合征患者椎体、椎板及附件破坏。脊髓碘剂造影可确定血肿部位,显示脊髓表面血管畸形位置和范围,不能区别病变类型。可显示碘柱内粗细不均扭曲状透亮条影附着于脊髓表面,透视下可发现畸形血管搏动,注入造影剂后患者仰卧如显示"虫囊样"可提示本病。脊髓造影可显示髓周异常血管影,病变血管水平出现梗阻或充盈缺损,脊髓直径正常,也可显示硬膜外占位征象。

3. CT 和 CTA 检查对脊髓血管畸形有一定的诊断价值,可显示脊髓局部增粗、出血或梗死等,增强后可发现血管畸形。CTA 可重建异常血管形态,初步明确病变类型,是脊髓血管畸形初诊的良好工具。

4. MRI 检查对脊髓血管畸形有重要的诊断价值,T_2WI 像可显示典型的血管流空信号,髓内动静脉畸形可见髓内蜂巢样流空信号(图 3-3-40)。海绵状血管畸形 MRI 图像可表现为局部脊髓膨大,内有高、低混杂信号的桑葚样病灶(图 3-3-41)。此外,MRI 可明确显示脊髓水肿、血肿等病理征象,有辅助诊断的价值(图 3-3-42)。

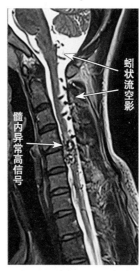

图 3-3-40　脊髓动静脉畸形的 MRI 图像
T_2WI 可见在脊髓表面及髓内可见蚓状流空影,髓内可见异常高信号

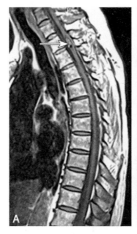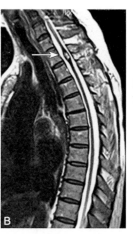

图 3-3-41　脊髓海绵状血管瘤 MRI
$T_1WI(A)$、$T_2WI(B)$ 可见 T_2~T_3 椎体平面髓内局灶高低混杂信号病灶,病灶处胸髓增粗

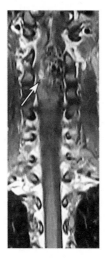

图 3-3-42　MRI T1 像可见髓内血肿信号(箭头),提示脊髓血管畸形出血

5. 选择性脊髓血管造影 是目前确诊和明确病变分类的唯一方法,为治疗提供决定性的指导作用。脊髓血管造影检查可对病变精确定位,明确区分血管畸形类型,显示畸形病变体积大小、累及范围以及与脊髓的关系,还可以清楚显示动静脉畸形的血管构筑,明确供血动脉和引流静脉的形态与直径,有助于治疗方案的制定,在进行血管造影的同时可对病变进行介入治疗(图 3-3-43)。海绵状血管畸形的血管造影是阴性的。

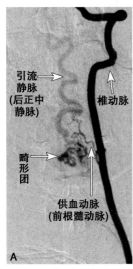
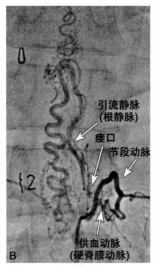

图 3-3-43 脊髓血管畸形的血管造影图像

A. 脊髓动静脉畸形血管造影图像:病变由椎动脉发出的前根髓动脉供血,向头端引流;B. 硬脊膜动静脉瘘血管造影图像:病变瘘口位于硬脊膜内,由节段动脉的分支——硬脊膜动脉供血,由根静脉向脊髓表面引流

【诊断和鉴别诊断】

1. 诊断 患者的病史及症状体征,磁共振以及脊髓血管造影可为诊断提供确切证据。出现突发或逐渐进展的脊髓功能障碍患者需首先接受磁共振检查,若发现血管流空信号或可疑的脊髓水肿、血肿等征象,需尽早进行脊髓血管造影检查已明确病变类型。

2. 鉴别诊断 由于此病罕见并且临床症状不具有特异性,早期常被误诊为其他类型脊髓病,需注意与急性脊髓炎、脊髓肿瘤、腰椎退行性变等鉴别。

(1) 急性脊髓炎:在发病前可有上呼吸道感染、发热、腹泻等病毒感染征象,MRI 见脊髓水肿、肿胀,可累及多个节段,无脊髓血管流空信号,DSA 阴性。

(2) 部分脊髓肿瘤,特别是血管网状细胞瘤血运丰富,MRI 可见典型的血管流空信号;DSA 可见供血动脉和病变的引流静脉,肿瘤可见造影剂浓染,与脊髓动静脉畸形易混淆。血管网状细胞瘤瘤体边界清晰、瘤体内不具有流空信号,在增强磁共振影像上均匀强化可帮助辨别(图 3-3-44)。

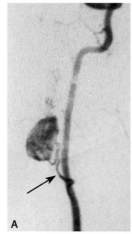
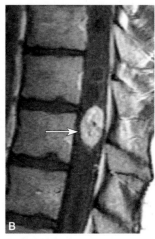

图 3-3-44 脊髓血管网状细胞瘤血管造影图像

A. 脊髓血管网状细胞瘤血管造影显示瘤体造影剂浓染,可见明确的供血动脉和引流静脉,易与动静脉畸形混淆;B. MRI 增强图像显示血管网状细胞瘤边界清晰的肿瘤信号

(3) 腰椎退行性变与硬脊膜动静脉瘘临床表现相似,但注意分辨磁共振影像的血管流空信号是两者鉴别的关键。然而,未成年人群的椎管容积大,脑脊液流动通畅,在 MRI 的 T_2WI 像可形成类似血管流空的斑片状低信号伪影,若患者合并其他造成神经功能障碍的疾病在临床上易造成误诊,需注意鉴别(图 3-3-45)。

【治疗】

脊髓血管畸形的治疗根据病变解剖部位与血管构筑情况,可采取介入治疗、显微手术治疗,病例需两种治疗方式联合干预。

1. 硬脊膜下动静脉畸形的治疗 由于病变结构复杂并且与脊髓解剖关系密切,硬脊膜下脊髓血管畸形的治疗是神经外科医师面临的最大挑战之一,目前该类病变整体的治愈率不足 40%,而治疗相关的脊髓功能障碍加重发生率可达 15%。病变偏向脊髓背侧或侧方、结构相对致密的患者可首选显微外科手术切除,以争取最高的治愈率。对于无法手术切除的患者可进行介入治疗,介入治疗的首要目的是闭塞动脉瘤样结构和流量较高的动静脉瘘,以降低脊髓功能障碍加重风险。

2. 硬脊膜动静脉瘘的治疗 根据血管构筑选择手术治疗或栓塞治疗,均可获得良好疗效,若采取正确的治疗方式,此类疾病的治愈率高达 99%。对于血管走行平直,微导管可到达病变近端的病例可首选栓塞治疗,术中栓塞剂需到达引流静脉近端。对于无法栓塞治疗的病例,可手术闭塞引流静脉近端从而治愈病变。

3. 海绵状血管畸形的治疗 手术切除是该病唯一最有效的手段,对于病灶位于脊髓中后部、有症状的海绵状血管畸形,采取显微外科手术完全切除病灶已成共识。

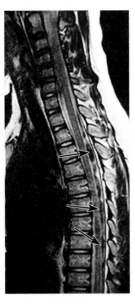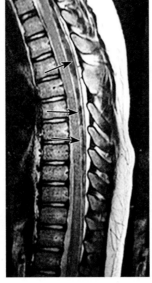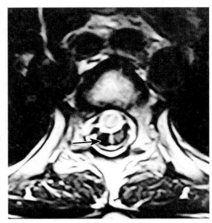

图 3-3-45　患儿男性,10 岁,在脊髓 MRI 的 T_2WI 像,可见髓周存在大量斑片状低信号,是儿童椎管容积相对较大,脑脊液流动形成的伪影,易与血管流空信号混淆而导致误诊

4. 硬脊膜外和椎旁动静脉畸形的治疗　绝大多数硬脊膜外和椎旁动静脉畸形是由于静脉湖导致的占位效应或根静脉反流导致的 VHM 出现症状,因此,对于病变体积较小的病例可通过介入或显微手术的方式完全闭塞引流静脉近端获得治愈。对于体积较大、累及范围较广的病变,只能通过介入的手段,闭塞流量较高的动静脉瘘或畸形团以降低病变流量,缓解症状进展。

5. 脊髓血管畸形合并症的治疗　发病急性期在明确病因、针对原发病进行治疗的同时,还需视具体病情使用脱水剂、止血剂及其他对症治疗。截瘫患者应加强护理,防止合并症如压疮和尿路感染。急性期过后或病情稳定后,应尽早开始肢体功能训练及康复治疗。

第十五节　脊柱和脊髓损伤

（封亚平）

脊柱和脊髓损伤(spine and spinal cord injuries)是指交通事故、高处坠落、建筑物倒塌、矿山或坑道塌方和体育运动等暴力,导致脊柱骨折或脱位造成的脊髓或马尾神经受压、毁损,伴或不伴有与外界相通的伤道。脊柱创伤可以引起多种结构的损伤,包括骨性结构、椎间盘、韧带和椎间关节及关节囊等。创伤暴力可以导致脊柱骨折和骨性结构不稳定,也可以导致椎间盘韧带结构不稳定和脊柱半脱位或脱位,以上两种损伤也可同时出现。

脊髓损伤的恢复程度主要取决于受损的严重程度和治疗水平:高位完全截瘫者死亡率为 49.0%~68.8%,死亡原因主要是呼吸道梗阻、肺部感染或呼吸衰竭;不完全截瘫者治疗后功能恢复率为 80%~95%;完全截瘫者的脊柱骨折脱位采用闭合复位,其功能有 10% 能恢复,以手术治疗者 10%~24% 可恢复;脊髓完全横断伤者较少见,常合并脊柱严重脱位,神经功能不能恢复;马尾神经受压经手术减压后,一般恢复较好。

【病因和影响因素】

1. 脊髓损伤病因分类　可分直接损伤及间接损伤。

（1）直接损伤:如枪伤、弹片伤及高速运动物体损伤,刀刃等锐器伤,以及强烈撞击等直接外力作用于脊柱造成骨折或脱位,并损伤脊髓;战争时期火器伤是脊髓直接损伤的常见原因。损伤可发生在脊髓任何部位,胸髓最为多见,损伤与外力作用部位一致,损伤程度与外力强度有明显关系。

（2）间接损伤:多因从高处坠落、交通肇事、跌打伤或过重负荷等使脊柱过度伸展、屈曲和扭转,引起单纯脊柱骨折、单纯关节脱位、骨折合并脱位、脊柱附件损伤、韧带及脊髓血管损伤等,可合并脊髓损伤。脊髓间接损伤可出现于外力作用远隔部位,如患者从高处跌落时臀部着地,外力沿脊柱传达至颅底,造成高位脊髓损伤,间接暴力损伤多见于胸、腰椎移行部位(T_{12}~L_2),其次在下位颈椎。

2. 脊髓损伤的影响因素　由于脊髓在椎管内受到严格保护,因此脊髓损伤程度并非与 X 线所见的骨损伤程度完全一致。影响脊髓受损程度及频度原因是:①正常人椎管间隙为 2~3mm,第 4 颈椎最小,如患者原有椎管狭窄存在,椎管储备间隙明显缩小,轻微外伤易造成脊髓损伤。②如有弥漫性脊柱增生症、颈椎后纵韧带骨化和黄韧带骨化等，轻度头部撞击伤导致四肢瘫痪病例不少见，患强直性脊柱炎、脊髓蛛网膜炎、椎体骨髓炎和脊柱结核等也可影响脊髓损伤程度；相反，颈椎管较宽大病例不易出现脊髓损伤。③椎间盘损伤、破裂突向椎管或间盘组织游离到椎管，压迫脊髓可引起截瘫。

一、脊柱损伤

脊柱任何部位在外力作用下都可能出现骨折或脱位，在运动范围较大的颈椎最易发生，运动范围较小的胸椎容易出现压缩性骨折，运动范围介于颈椎与胸椎之间的腰椎容易发生骨折-脱位。脊柱骨折十分常见，占全身骨折的 5%~6%，脊柱损伤的年发生率约为 64/100 万。颈椎损伤（C_0~C_7，C_0 指枕骨髁与 C_1 之间）为 20%~33%，其中上颈椎损伤（C_0~C_2）为 20%，下颈椎损伤（C_3~C_7）为 80%；而胸腰段脊柱骨折多见，其中胸腰椎损伤（T_1~L_5）为 67%~80%，胸椎损伤（T_1~T_{10}）为 18%~40%，胸腰段损伤（T_{11}~L_2）为 50%~74%，腰椎损伤（L_3~L_5）为 10%~14%。

脊柱外伤诊断和治疗的关键在于确定是否存在不稳定。脊柱损伤的治疗在近 30 年内迅速发展。通过大量实验室研究后对脊柱生物力学的更深刻认识、现代内固定器械的广泛应用和快速发展的稳固的短节段内固定器械，推动了脊柱损伤治疗的迅速发展。

【脊柱损伤分类】

脊柱损伤（injury of spine）可以分为骨折、脱位、韧带损伤；波及脊柱中所容纳的重要神经结构脊髓，造成严重的脊髓损伤。脊柱损伤的种类：按照暴力作用的方向和机制，分为屈曲型、伸直型、侧方挤压型；按脊柱骨折后稳定与不稳定性，分为不稳定性骨折、稳定性骨折；按 Denis 分型，分为前柱、中柱和后柱。

1. 上颈椎损伤分类　上颈椎是指位于枕骨和 C_2、C_3 节段之间的结构（C_0~C_2），上颈椎损伤约占颈椎损伤的 1/3。上颈椎包括枕骨髁、寰椎、枢椎椎体和其间的韧带、椎间盘等软组织。常见的上颈椎损伤包括：寰枕关节脱位、横韧带损伤、寰枢关节脱位、寰椎骨折、枢椎齿状突骨折、枢椎创伤性滑脱、侧块骨折、椎体骨折，以及同时伴有上述骨折脱位的叠加损伤。

由于上颈椎的解剖结构复杂，且与延髓和脊髓等重要的组织结构毗邻，急性严重的上颈椎损伤如合并中枢神经损伤，通常是致命的，同时由于上颈椎的椎管管径相对较大，生存患者神经损伤的概率比下颈椎损伤要小。近年来，上颈椎损伤的诊疗有可喜的进步，手术治疗手段逐渐增多，许多以往治疗较困难或被视为风险极大的术式已逐渐被认识和接受。

（1）枢椎创伤性滑脱：占颈椎骨折脱位的 4%~7%，此类骨折最早发现于西方的绞刑死者，又称 Hangman 骨折，包括手术及非手术治疗，后者主要是颅骨牵引、颈围固定等。

（2）枕骨髁骨折：临床有几种分型，骨折导致同侧翼状韧带功能受损，可能伴有覆膜断裂，骨折存在潜在的不稳定。

（3）寰枕关节脱位：Ⅰ 型前脱位是最常见的类型；Ⅱ 型纵向脱位，不伴有前方或后方移位；Ⅲ 型后脱位，极为罕见；Ⅳ 型侧方脱位。

（4）寰椎骨折：占颈椎损伤的 2%~13%。

（5）寰椎前后弓骨折（Jefferson 骨折）：占颈椎损伤的 2%。

（6）单纯寰椎侧块骨折：极罕见。

（7）寰椎横突骨折：极罕见，常见原因是受到拳击外力所致，可能伴椎动脉血栓形成。对稳定骨折可用 Halo 架外固定，对不稳定骨折，横韧带部分断裂采用手术治疗；寰椎内侧结节撕脱骨折，保守治疗。

（8）创伤性寰枢关节不稳定：占颈椎外伤的 2.5%。

（9）枢椎骨折：包括齿状突骨折和外伤型枢椎滑脱（绞刑骨折）。

（10）创伤性枢椎滑脱：占颈椎外伤的 7%。

2. 下颈椎损伤分类　下颈椎包括 C_3~C_7 节段，该区域活动度较大，易受到损伤造成不稳以及脊髓损伤。下颈椎损伤通常由高能量暴力损伤所致，如车祸、运动或极限运动损伤、高处坠落等。

3. 胸腰椎骨折分类　胸腰交界区损伤较常见，但损伤类型很多，且随着治疗手段和设备的发展，使各种损伤类型在选择最佳手术治疗或非手术治疗方式间的差异性增大，使治疗方法选择变得困难。目前的分类体系中加入了一些重要的临床因素如神经功能损伤。

4. 骶骨骨折分型　骶骨骨折按骨折形态分类为四型：①横形骨折；②纵形骨折；③粉碎性骨折；④撕脱骨折。

【诊断】

根据患者发生脊柱受伤史、受伤时作用力特点、自发性疼痛及运动时疼痛等，通常可判断脊柱骨折损伤及部位，通过体格检查、ASIA 评分、X 线片、CT 及 MRI 检查可确诊脊柱骨折、脱位等损伤部位、性质和程度，以及是否合并脊髓损伤。

【治疗】

脊柱骨折或脱位患者首先要判定是否合并脊髓及神经根损伤，根据颈、胸、腰、骶椎损伤分型及评分系统，脊柱损伤分为：①稳定型（stable type）；②不稳定型（unstable type)。TLICS 评分如果总评分≤3 分,建议保守治疗;若总评分≥5 分,建议手术治疗;若总评分=4 分,可结合患者具体情况采取保守或手术治疗。总分<4 分,选择非手术治疗;总分>4 分,选择手术治疗;总分=4 分,两者均可。

1. 稳定型脊柱损伤 TLICS 如果总评分≤4 分,采取保守治疗,尽可能整复脊柱不良排列,等待骨折愈合,如卧硬板床,两座法过仰复位或采用双踝悬吊法,以及石膏背心和胸腰椎支具固定 3 个月等。

2. 不稳定型脊柱损伤 TLICS 如果总评分≥5 分,建议手术治疗。不稳定性骨折可分三度:Ⅰ度为机械性不稳,前后柱或中后柱受累,可逐渐发展为后突畸形;Ⅱ度为神经性不稳,由于中柱受累椎体进一步塌陷狭窄,使原无症状患者出现神经症状;Ⅲ度为三柱受累或骨折脱位,兼有上述Ⅰ、Ⅱ度情况。不稳定型脊柱损伤处理包括:

(1) 院前急救、搬运:即使无脊髓损伤症状也必须格外小心,应保持脊柱稳定地处在中间位,搬动时至少 3~4 人,动作一致,平起平放,勿使伤员脊柱前后晃动或扭转。封亚平、朱辉等(2017)研制的新型担架,即创伤急救搬运毯,可以将头、颈椎、胸、腰椎、骨盆及四肢固定牢靠,能在各种复杂的环境条件下搬运伤员,可以将脊柱和脊髓的二次损伤降为 0。

(2) 早期治疗原则:早期脊柱复位、固定、髓内外彻底减压手术,恢复脊柱序列及稳定性,恢复椎管形态达到脊髓及脊神经彻底减压,早日康复,促进神经功能恢复,减少各种并发症。

(3) 颈椎脱位、骨折:采取 Glisson 颈部牵引法,或用Crutchfield 装置及 Halo 装置行颅骨直接牵引,用这两种装置牵引效果确切,痛苦少。

(4) 合并小关节绞锁的颈椎脱位:牵引复位,如通过牵引仍不能复位,可在全麻下借助 X 线进行徒手复位或手术复位。

(5) 脊柱损伤手术治疗:近年来随着手术技巧的提高,内固定材料、医疗器械及设备的改进,绝大部分人主张对于保守治疗也能复位良好的患者也应尽早手术治疗,争取最大限度达到脊柱准确复位,恢复椎管形态及脊柱的稳定性,早期下床康复训练,以利于神经功能恢复,预防因保守治疗疗效不确切导致晚期脊柱不稳定带来的一系列问题。关于手术时机,Levi(1991)、封亚平等(2007)观察脊柱损伤患者 24 小时内手术效果,早期手术未见神经症状恶化及合并症增加,且可提前进行功能训练,强调早期手术,最好在伤后 6~8 小时内手术,最迟应在 2 周内手术。

1) 颈椎骨折脱位手术治疗:应根据颈椎骨折、滑脱的节段、脊髓受压的部位不同,采用后路、前路或前后联合入路行椎弓根螺钉、侧块螺钉、钢板等复位、内固定,结合脊髓受压的部位行后路椎板切除、髓内外减压或前路椎体、椎间盘切除减压。

2) 胸腰椎损伤治疗:根据 TLICS 判断是否手术,根据 PLC 和神经功能状态选择手术入路。

3) 骶尾椎损伤治疗:骶尾椎骨折无移位,卧木板床休息 3~4 周后穿石膏短裤起床活动;坐位时应垫气垫或海绵等,以保护局部、缓解压力;轻度移位,局部麻醉后通过肛门指诊将其逐渐复位,2~3 天后再重复 1 次,以维持对位;重度移位,局部麻醉后通过肛门指诊先施以手法复位,若无法还纳或不能维持对位,可酌情行开放复位及内固定术;合并骨盆骨折,应以骨盆骨折为主进行治疗,包括卧床(蛙式卧位)、双下肢胫骨结节牵引疗法、开放复位及内固定术等;骶神经受压,可先行局部封闭疗法,无效时,则需行手术减压。

骶骨骨折的预后视损伤类型不同而差异甚大,单纯性无移位的骶骨骨折预后均好,少有残留后遗症者;伴有内脏或神经损伤者,则易残留后遗症,以局部残留痛为多见。

二、脊髓损伤

脊髓损伤(spinal cord injuries,SCI)是由创伤导致脊髓相关结构受损,造成的急性脊髓损伤。

【流行病学】

世界范围内急性 SCI 发生率为 15/100 万~40/100万,随之而来的是一系列的社会及经济问题。在美国,SCI 患者已超过 100 万例,最常见的致伤原因是交通事故(39%)、高处坠落(28%)、打架斗殴(15%)和运动损伤(8%)。急性 SCI 患者以男性为主(81%),平均年龄为40.6 岁。研究表明,约 50% 的脊髓损伤发生在 16~30 岁的年轻人群中,原因常为暴力事件和意外损伤,25% 的损伤因饮酒所致。SCI 的另一类高发人群是 60 岁以上的成年人,约占急性 SCI 损伤总人数的 12%,原因主要是摔伤。急性 SCI 有 60%~70% 为颈椎损伤,15% 为胸椎损伤,10% 为腰骶椎损伤。

根据损伤的节段和严重程度的不同,平均急性 SCI患者在伤后第 1 年的相关治疗、护理、康复和劳动能力丧失等费用超过了 100 万美元,从伤后到死亡的总花费可达 2 500 万美元。在美国,每年用于 SCI 患者的相关费用高达 97 亿美元。

【分类】

1. 根据脊髓损伤的病理改变,可分为原发性脊髓损伤和继发性脊髓损伤。

(1) 原发性脊髓损伤:按脊髓损伤程度分为:

1）脊髓震荡（concussion of the spinal cord）：是脊髓受外力作用迅速出现短暂可逆性脊髓传导功能障碍，出现不完全性感觉、运动及括约肌功能缺失症状。一般于伤后数分钟或数小时完全恢复，通常下肢运动功能最早恢复，其次上肢及臂部，最后是手精细功能。

Del Bigio（1989）报道，脊髓震荡约占脊髓损伤的4%，颈髓最多，有椎管狭窄者易发生。脊髓震荡在肉眼及显微镜下均无明显病理改变，发生机制迄今不明。近年来认为可能是神经细胞分子紊乱，功能改变可能与脊髓神经细胞间突触或化学递质改变有关。Zwimpfer 推测，外力间接作用于脊髓，导致轴索细胞膜离子通道受损，引起绝对不应期延长等一过性轴索功能障碍。

2）脊髓挫裂伤（contusion and laceration of spinal cord）：是最常见的脊髓实质损伤，常累及一至数个脊髓节段，多引起神经轴索、脊膜及血管合并损伤。病理可见点状、片状出血、渗出、水肿及软化坏死等。

根据脊髓表面软脊膜是否完整可分脊髓挫伤和脊髓挫裂伤，后者软脊膜可部分或大部分撕裂，脊髓呈部分性或完全性断裂。大部分外伤性脊髓横贯性或不完全横贯性损伤是脊髓挫裂伤引起，严重脊髓损伤局部产生的神经介质（如儿茶酚胺类）和自由基可作用于脊髓微循环，使小静脉破裂，供血血管痉挛，造成脊髓中心性出血坏死。

3）脊髓压迫（spinal compression）：脊柱骨折的碎骨片、移位的椎骨、脱出或破碎的椎间盘、撕脱卷曲的韧带和异物等突入椎管内，以及脊髓内外血肿均可造成脊髓急性压迫性损伤，导致脊髓缺血、水肿及软化坏死，出现脊髓症状。脊髓受压多来自脊髓前方压缩或脱位的椎体、脱出或破碎的椎间盘，少部分因椎板骨折从后方压迫。

（2）继发性脊髓损伤：可导致一系列病理因素及组织进行性破坏过程，这一概念由 Allen（1911）首先提出，原因包括脊柱损伤不稳定性、脊髓缺血、伤后神经递质变化、水肿及能量代谢紊乱，后期脊髓及软脊膜损伤形成瘢痕、蛛网膜粘连及囊肿形成等。

2. Frankel 评分法（Frankel scale,1967）　根据伤员日常生活及运动功能，将脊髓损伤程度分为 5 级，有助于脊髓功能障碍及预后判定。

A 级：损伤平面以下运动、感觉完全障碍。

B 级：保持一定程度感觉功能，运动障碍为完全性。

C 级：保持一定程度感觉功能，尚存部分运动功能，但此功能并不实用。

D 级：保持一定程度感觉功能，尚存某些有用的运动功能，借助辅助器具可步行。

E 级：功能正常，可能有痉挛状态。

3. 美国脊髓损伤协会（ASIA,1992）根据 Frankel 评分法修订分级标准，制定新 5 级分级标准，1993 年被国际截瘫协会接受。

A. 完全性损伤：在骶髓 $S_4 \sim S_5$ 节段无任何感觉及运动功能。

B. 不完全性损害：在损伤平面以下，包括骶髓 $S_4 \sim S_5$ 存在感觉功能，但无运动功能。

C. 不完全性损害：损伤平面以下存在运动功能，但大部分关键肌肉的肌力 <3 级。

D. 不完全性损害：损伤平面以下存在运动功能，大部分关键肌肉的肌力 ≥3 级。

E. 正常：感觉功能及运动功能正常。

4. 脊髓独立性评定（Spinal Cord Independence Measure,SCIM）和国际神经修复学会脊髓损伤日常生活功能评价量表（International Association of Neurorestoratology SCI Functional Rating Scale,IANR-SCIFRS）对脊髓损伤患者功能进行评定；通过脊髓损伤步行指数（Walking Index for Spinal Cord Injury, WISCI）对患者的行走功能进行评定。

【病理生理】

急性 SCI 主要包括最初的暴力损伤，即在原发性损伤后出现一系列继发性损伤。对于继发性损伤在创伤后脊髓功能障碍中重要作用的认识和理解，成为目前很多针对急性 SCI 治疗原则和手术方法的基础，具有重要意义。

1. 原发性损伤　源自作用于脊髓的原发暴力，包括碎骨片、椎间盘或韧带组织突入椎管造成压迫、硬脊膜外血肿压迫、脊柱动态不稳造成的压迫等。此外，牵拉损伤可造成弥漫性脊髓轴索损伤、脊髓点状出血，以及血管撕裂等。在冲击伤和枪弹伤中，脊髓并未受到直接压迫，而是受到间接能量传递造成损伤。

2. 继发性损伤　在原发性损伤后的短时间内，受损脊髓内部便引发了一系列导致损伤加重的病理生理反应。神经炎性反应、自由基形成以及脂质过氧化反应使得损伤范围由原始创伤部位向两端扩大。此病理生理进程还会因创伤后局部缺血、钠离子和钙离子紊乱以及谷氨酸介导的兴奋性毒性作用而进一步恶化。由此带来的脊髓灰质破坏和白质变性等病理过程将持续数周，可导致神经功能障碍进一步加重。另外，损伤发生后反应性星形细胞与小胶质细胞相互作用产生病理改变，并使得神经胶质原纤维酸性蛋白质合成增加，继而引起局部的炎性反应和星形胶质细胞增生。由此形成的局部抑制性微环境对神经再生和修复来说极具挑战性。脊髓水肿和其他一些继发性改变在伤后数小时内开始出现，在 3～6 天达到高峰，在 9 天后开始消退。受损的脊髓逐渐出现中心出血性坏死。除了神经炎性反应之外，局部及全身性的血管改变也会进一步加重继发性损伤。在原发性损伤发生后，脊髓的血流量减少，并且由于局部和全身性因素导致血流量在随后的24小时内继续减少。局部因素包括血管破坏、出血、微循环障碍（可能由血管痉挛引起）和自身调节障碍等。由上述局部因素所导致的血流量减少可加重局部缺血，加上全身性因素如缺氧、合并创伤性低血压或神经源性休克等，可使得缺血进一步加重。上述急性创伤后的局部缺血理论为急性期进行升压治疗提供了理论基础。

【临床表现】

1. 完全性脊髓损伤　是脊髓完全性或近于完全性横贯性损伤，损伤平面以下躯体运动功能丧失、各种感觉消失及括约肌功能障碍。在不完全性脊髓损伤初期，由于脊髓休克通常呈一过性运动、感觉功能全部丧失，肌张力降低，腱反射消失，即分离的脊髓各节段支配的反射暂停，因此需认真细致追踪观察。Riddoch将脊髓横贯性损伤分为两个临床阶段：脊髓休克（腱反射消失期和腱反射亢进期），不完全脊髓横贯损伤或损伤较轻时可无脊髓休克。

（1）脊髓休克（spinal shock）期：损伤平面以下肢体瘫痪、肌张力低下、深浅反射消失及各种感觉缺失，病理反射引不出，脊髓对受损部位以下自主神经反射控制削弱，血管紧张性、发汗、竖毛反射暂时丧失。下肢暴露时大量散热，双足下垂时出现水肿，皮肤干燥苍白、尿潴留、张力性尿失禁、麻痹性肠梗阻、大便潴留、阴茎不能勃起、球海绵体肌反射、内膜肌收缩消失。脊髓休克期长短差异很大，可持续数周至数月。少数患者腱反射可终身消失，或伤后数月至数年后才部分恢复，屈曲反射可在损伤后1~6周内较早恢复，球海绵体肌反射最先恢复，足底疼痛刺激可引出踇趾震颤，短暂屈曲或伸展，刺激足底或肛周可见肛门括约肌收缩。

（2）反射活动增强期：脊髓休克过后，出现损伤平面以下肌强力增高、腱反射亢进及病理反射，各种感觉恢复较慢，早期可出现总体反射，刺激损伤部位以下皮肤如足底可引起髋及膝关节屈曲、距小腿关节跖屈或缓慢回缩运动（三屈征）、腹肌收缩、反射性排尿和阴茎勃起等，数月后总体反射更敏感，损伤平面以下肢体肌张力逐渐增强，以致出现屈曲痉挛，伴大量出汗、竖毛等。膀胱功能恢复取决于脊髓损伤平面和类型，不完全性脊髓横贯损伤休克过后膀胱功能逐渐恢复，完全性脊髓横贯损伤膀胱功能难以恢复，只能靠脊髓排尿中枢及膀胱壁自主神经形成自动反射性膀胱。损伤在排尿中枢以上时，膀胱排尿反射弧未受累，膀胱充盈到一定程度时膀胱壁感受器受到冲动，经反射弧达到脊髓排尿中枢，引起逼尿肌收缩及括约肌开放，完成一次排尿动作。伤及脊髓圆锥或马尾时排尿中枢及反射弧被破坏，排尿动作依靠腹壁肌肉收缩完成，称自律性膀胱。

2. 不完全性脊髓损伤　可因受伤部位、外力程度及角度，是否伴脊柱损伤等分为脊髓前部、脊髓后部、脊髓中央部和脊髓半切损伤等。

（1）脊髓前部损伤：主要出现脊髓丘脑束及前角受损症状，受累髓节支配区运动麻痹及受损平面以下痛温觉障碍，如损伤波及皮质脊髓束，可出现受损部位以下运动障碍，后索不受累，故振动觉、位置觉等深部感觉和触觉保存。

（2）脊髓后部损伤：脊髓后索受损出现受累平面以下的位置觉、振动觉消失，伴后角受损可出现受损节段髓节支配的全部感觉障碍，反射消失，损伤累及锥体束出现平面以下的运动障碍。

（3）脊髓中央部损伤：也称脊髓中央综合征（central cord syndrome）、Schneider综合征（Schneider syndrome）及十字形瘫痪（cruciate paralysis）等，这类损伤易发生在不伴骨骼损伤的颈髓损伤时，包括灰质在内的脊髓中央部最明显，愈靠近周边部，损伤愈轻。因运动纤维在脊髓排列是支配上肢纤维位于脊髓内侧，支配下肢纤维位于脊髓外侧，因此常表现为损伤部位及接近损伤部位支配区运动障碍重，多数病例上肢瘫痪重于下肢。脊髓丘脑束感觉纤维靠近内侧部分及在前连合交叉部分受累，可出现分离性感觉障碍，深部感觉及触觉不受累，痛温觉受累并呈节段性感觉障碍。症状恢复也由下肢开始，上肢症状恢复延迟。

（4）脊髓半切综合征：又称为Brown-sequard综合征，表现为损伤平面以下同侧肢体运动障碍及深感觉障碍，对侧痛温觉障碍。

【辅助检查】

1. 影像学检查　脊髓损伤伴或不伴脊柱损伤可通过X线片或CT检查了解脊柱损伤状况，但不能明确脊髓损伤情况。MRI检查可直接显示脊髓本身病变，推断脊髓功能预后，慢性期可判断有无外伤后脊髓空洞症，了解软组织病变，如椎间盘及脊髓周围韧带等支持组织损伤等，据此直接判定椎间盘导致脊髓、神经根压迫，可根据支持组织损伤程度预测脊柱稳定程度。

（1）脊髓损伤急性期：MRI的T_1WI可见脊髓肿胀及受压，T_2WI可显示髓内变化，影像学所见与功能预后有明显相关性。Schaeffer（1992）将脊髓损伤急性期髓内病变分成三型：①髓内血肿T_2WI呈低信号，脊髓损伤症状体征较重，神经功能很难恢复；②一个髓节以下局限性水肿无出血，T_2WI为高信号，神经功能通常可改善；③一个髓节以上的水肿，临床症状、体征及神经功能预后介于前二型之间。Sato 认为急性期 T_2WI 低信号,亚急性期 T_1WI、T_2WI 均呈高信号者提示伴髓内血肿,神经功能预后不良。

MRI 检查易发现脊髓损伤伴脊柱损伤如椎间盘损伤或脱出等,脊髓损伤合并脊柱损伤发病率较预想的要高得多。Brightman 报道,胸腰椎损伤时前纵韧带、后纵韧带损伤程度直接影响术式选择,如 MRI 发现后纵韧带明显损伤,应采取前方固定或后侧方固定法,后方固定不能保证确实稳定性。

(2)脊髓损伤恢复期:最引人注意的变化是出现脊髓空洞,偶可见损伤部粘连使脊髓固定,导致临床症状恶化。Curati 报道脊髓损伤 2 个月内即可见空洞形成及扩大。此外,还可见脊髓软化(myelomalacia)、脊髓萎缩等,但 MRI 图像脊髓软化与水肿难于鉴别。Yamashita 报道脊髓损伤恢复期显示 T_1WI 低信号及 T_2WI 高信号病例,可为脊髓软化或水肿,功能预后不良。

2. 诱发电位检查 脊髓是脑部以下运动及感觉纤维总通路,脊髓损伤可引起皮质和脊髓诱发电位变化。目前在脊髓损伤诊断与治疗中,诱发电位已成为预测脊髓损伤严重程度及判断预后的重要指标。Li 等(1990)对 36 例颈髓损伤患者伤后 2 周内进行体感诱发电位(somatosensory evoked potentials,SEP)检查,并比较 6 个月后功能改善情况,发现 SEP 变化与预后明显相关,脊髓损伤急性期 SEP 检查很有意义。Perot 报道,约 50% 不完全脊髓损伤患者可记录到皮质诱发电位(cortical evoked potentials,CEP),刺激正中神经时发现马尾到 C_6 ~ C_7 脊髓节段出现 CEP 潜伏期延长及波幅降低等损伤现象。Rowed 报道,脊髓损伤后运动及感觉丧失患者 CEP 消失,不完全损伤后 CEP 早期出现提示能逐渐恢复。根据 CEP 再出现时间也可估计脊髓功能恢复可能性,脊髓受伤后 3 ~ 4 小时 CEP 再现,脊髓功能恢复良好,约 90% 可恢复功能,4 ~ 6 小时不出现 CEP 脊髓功能很难恢复。目前认为急性期各项检查中,大脑皮质区经颅磁刺激(transcranial magnetic stimulation)测定可了解皮质脊髓束是否残存功能。

【诊断和鉴别诊断】

根据患者发生脊髓和/或脊柱损伤事件后出现运动、感觉障碍等症状、体征及程度,临床诊断并不困难。脊髓损伤诊断须注意确定以下问题。

1. 判定脊髓损伤程度 脊髓损伤为完全性横贯损伤或不完全性横贯损伤影响预后及治疗方法。提示不完全性横贯损伤及可望恢复的指征是:①损伤平面以下仍保留某些微弱的运动和感觉功能;②运动麻痹及感觉障碍上界水平两侧不对称;③运动麻痹与感觉障碍范围不一致;④伤后立即检查发现下肢腱反射存在或不对称;

⑤骶部回避(sacral sparing):骶髓运动感觉纤维位于脊髓最外层,常免于损伤,遇到看似完全性脊髓损伤患者须注意检查会阴部痛觉及蹈趾屈运动,如存在提示脊髓不完全损伤。

2. 判定脊髓损伤节段或水平 为高颈髓(C_1 ~ C_4)、颈膨大(C_5 ~ T_2)、胸髓(T_3 ~ T_{12})、腰膨大(L_1 ~ S_2)和脊髓圆锥(S_3 ~ S_5,尾节)损伤,以及是否合并马尾伤。

3. 定位诊断须注意的几个问题 ①紧邻损伤病灶上方脊髓呈功能亢进状态,刺激时常出现感觉过敏、自发痛及支配区肌张力过高等。②根据伤员损伤时特殊强迫体位,有助于推测受损髓节,如上所述损伤病灶上方脊髓功能亢进,如颈髓 C_7 损伤时,由 C_5、C_6 支配肱二头表现为肌紧张,肘关节呈屈曲位;如 C_6 损伤时,肘关节弛缓呈伸展位,由 C_5 支配三角肌肌张力增强,呈肩关节外展位。同样,下位腰髓损伤时受上位神经支配的髂腰肌张力增高,髋关节呈屈曲位。③单纯脊髓圆锥(包括下位骶髓和尾髓)损伤可出现直肠、膀胱功能障碍,腰髓及上位骶髓紧接圆锥,由此发出的神经根围绕在圆锥周围,该部损伤常使圆锥与马尾神经同时受累,给定位诊断造成困难。

【治疗】

1. 急诊处理和评估 对已经确定或怀疑有急性 SCI 的患者的急诊处理:全脊柱固定以防二次损伤、呼吸道管理、呼吸和循环支持等。在现场对于怀疑创伤后脊柱失稳的患者应采取脊柱损伤相应的处理方法(如轴位翻身),在到达医疗机构之前需对脊柱进行妥善的固定。使用大小合适且牢靠的颈托,并配合带有支持部件的脊柱平板即可实现全脊柱的妥善固定,便于安全搬运和转运伤员。

2. 临床评估 据统计,约有 20% 的颈髓损伤伴有多个不连续的脊柱节段同时损伤,约 35% 合并颅脑损伤。因此,对于急性 SCI 患者应进行详细、全面的检查,包括意识水平、神经功能障碍及其他部位的合并损伤等。对多发伤患者的伤情评估可使用损伤严重程度评分(ISS)表,其包含了 6 个主要器官和系统的评分内容,共计 75 分,通过此评分表可评估损伤程度、死亡率、发病率、伤后住院时间等。

若患者清醒、能配合诊疗,则应对其进行神经功能、脊柱形态和局部压痛等检查。神经功能检查应按照美国脊柱损伤协会(ASIA)制定的脊髓损伤神经学分类国际标准(ISNCSCI)进行。

3. 重症监护 在伤后的 7 ~ 14 天,SCI 患者容易出现继发性损伤,在此期间患者应在 ICU 里接受相关的治疗和监护。目前美国 SCI 患者在 ICU 的平均住院时间是 11 天,完全性损伤的患者则时间更长。

根据高级创伤生命支持(ATLS)指南,对创伤患者的急诊评估应着眼于保持气道通畅、呼吸支持、维持血流动力学稳定，预防低灌注和缺血导致的继发性损伤。

4. 呼吸功能不全或困难　SCI 患者(特别是完全性颈髓损伤患者)通常会出现一系列呼吸相关的问题。根据损伤节段不同，呼吸相关结构膈肌($C_3 \sim C_5$)、肋间肌($T_1 \sim T_{11}$)、腹部肌群($T_{12} \sim L_1$)会失去神经支配，其中最严重的情况是颈髓损伤造成膈神经的功能完全丧失，继而导致膈肌麻痹和呼吸暂停，如果患者在院前急救中数分钟内不能得到呼吸机支持则会出现生命危险，因此，必须及早对患者采取有效的呼吸管理措施，以防急性呼吸衰竭发生。

5. 气道管理　对确诊或怀疑急性 SCI 的患者进行气道管理有一定的难度。因为在对颈椎失稳的患者进行气道插管的同时，需要使用颈托或其他支具对颈部进行固定，以防止因颈部活动造成二次损伤。在紧急情况下如需建立气道，建议使用轴向牵引固定条件下行快速诱导气管插管，或采用局麻下纤维内镜辅助清醒插管。颈段和上胸段 SCI 的患者会因为气管插管和经气管吸痰等操作引起迷走神经兴奋，从而导致心动过缓、低血压，甚至心搏骤停。因此，在对患者进行气管插管和经气管吸痰时，应准备好阿托品备用。

6. 心动过缓和心律不齐　当急性 SCI 发生后，心脏相关的显著变化通常会即刻发生并在 2~6 周内逐渐进展。SCI 患者可并发多种类型的心律失常，如复极化改变、房室传导阻滞、室上性心动过速、室性心动过速、原发性心搏骤停等，而最为常见的是窦性心动过缓。据统计，ASIA 残损分级为 A 或 B 的颈髓损伤患者中，约有71%的患者在最初入院的 14 天里至少出现过一次心率低于 45 次/min 的心动过缓发作，29%的患者需要接受阿托品治疗或临时起搏器支持。

7. 神经源性休克　约 25% 的颈髓损伤患者会有不同程度的神经源性休克表现，完全性 SCI 患者发生难治性低血压的概率是不完全性 SCI 患者的 5.5 倍。为有效保证脊髓灌注压、避免缺血，在伤后的最初 7 天里应积极防治低血压(收缩压<90mmHg)并维持平均动脉压在 85mmHg 以上，这样的治疗措施被证实会带来较好的预后。如果 SCI 患者合并出血和血容量不足性休克，特别是合并 TBI 的情况下，首选乳酸林格氏液进行扩容治疗。约 90% 的完全性颈髓损伤患者需要血管升压药物支持治疗，而不完全性颈髓损伤患者仅有 52%、胸髓损伤患者仅有 31% 需要使用血管升压药物。治疗神经源性休克的一线用药：α 和 β 肾上腺素受体激动活性的血管升压药物，如多巴胺、去甲肾上腺素等。此外，在治疗神经源性休克中应尽量避免使用去氧肾上腺素，它只具有 α 肾上腺素受体激动活性，使用后会因外周血管收缩并作用于压力

感受器而加重心动过缓。

8. 脊髓损伤的药物治疗　在过去的数十年中，研究人员通过动物实验和临床试验开发了很多神经保护类药物。如纳洛酮、促甲状腺素释放激素、尼莫地平、甲磺酸替拉扎特等药物，都已经过临床试验以评估疗效和安全性。除了在动物实验中观察到的有效性以外，以上药物并未在临床试验中获得明确疗效，目前也未在临床上应用。甲泼尼龙琥珀酸钠(MPSS)和单唾液酸四己糖神经节苷脂(GM-1)在临床试验中显示对不完全性 SCI 有一定的疗效，但由于在不同的临床研究中得出的结果并不一致，以及具有明显的不良反应，这两类药物目前并未在临床上得到一致的认可和应用。

9. 脊髓损伤的手术治疗原则

(1) 手术治疗目的：重建受损脊柱节段的稳定性，通过髓内、外彻底减压最大限度地保护及促进神经功能恢复。

(2) 手术适应证：①脊柱复杂性骨折，椎管内有骨折片，通往椎管的穿通性外伤，脊髓受压症状进行性加重；②脊柱需要整复及固定，如急性撕脱性骨折脱位、脊柱关节滑脱不能整复、胸腰椎骨折脱位滑脱不能整复等；③脊髓蛛网膜下腔闭塞；④急性脊髓前部综合征；⑤脊柱圆锥或马尾神经损伤；⑥重要功能的神经根损伤症状，需减压者；⑦无脊柱骨折及脱位脊髓损伤。

(3) 手术治疗的相关因素：包括神经功能损害的表现、致伤机制、生物力学稳定性、骨与韧带结构的完整性以及骨折的形态等。目前有很多基于损伤机制和影像学特征制定的分类标准，用以协助进行临床决策。不稳定型脊柱损伤的手术指征同前。

目前，越来越多的临床证据和脊柱外科的专家共识推荐，在伤后 24 小时内对急性 SCI 患者进行急诊减压手术。急性脊髓损伤手术时机研究(surgical timing in acute spinal cord injury study，STASCIS)是迄今为止最大的一项有关 SCI 后该何时进行减压手术的多中心前瞻性研究，结果显示，在伤后 6 个月早期手术组的患者 ASIA 残损分级获得两级以上改善的概率要比非早期手术组高 2.8 倍，相关并发症的发生无明显差异。除了有很多临床证据支持早期行减压手术以外，许多临床医生也认为早期手术治疗应纳入对不完全性 SCI 患者应采取的标准治疗方案中。约 80% 从事脊柱手术的骨科和神经外科医生倾向于在伤后 24 小时内对存在脊柱失稳的不完全性 SCI 患者(ASIA 残损分级为 B~D)实施手术，不包括中央综合征的患者，因为这些患者有相当的可能性于伤后数周内自发性的获得神经功能改善。同时，部分外科医生认为应进行超早期的减压手术，约 73% 的人认为应该在伤后 6 小时内对不完全性 SCI 患者进行手术，46% 的人认为

对完全性 SCI 患者也应在 6 小时内进行手术。因此,基于不断增加的临床证据和目前世界范围内的专家共识,建议对生命体征平稳有手术指征的 SCI 患者应在伤后 24 小时内进行手术治疗。

(4) 髓内减压术:关于早期行髓内减压术过去一直存在争议,但近年来逐渐得到认可(封亚平,2000)。等对 SCI 早期在行骨折/脱位复位、内固定的同时,对脊髓进行骨性减压及髓内减压术,在显微镜下清除髓内骨折片、血肿及液化、坏死的组织(图 3-3-46)。研究显示:术后无一例出现神经损伤加重,疗效优于传统的治疗方法。由于早期 SCI 的挫伤区与正常脊髓分界不清,髓内减压范围适可而止,达到减压效果即可,以免手术造成脊髓损伤加重;对脊髓挫裂伤行髓内减压十分必要,如同脑挫裂伤伴发脑内血肿、四肢筋膜间隙综合征需要切开减压一样重要。Young 等通过动物实验证实,对 SCI 早期行髓内外减压术,可以有效地保护 SCI 残存的白质功能。

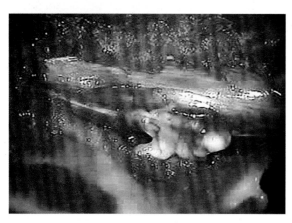

图 3-3-46 脊髓挫伤或挫裂伤

显微镜下表现:脊髓挫伤严重者,可见大量坏死、液化组织像"挤牙膏"一样自行涌出,清除后,髓内减压,脊髓恢复波动

10. 脊髓损伤的新疗法 在过去 10 年中药物治疗和介入治疗均有所进步。

(1) 新型神经保护药物:如米诺环素、利鲁唑、赛生灵、镁-聚乙二醇聚合物、粒细胞集落刺激因子、成纤维细胞生长因子等。

(2) 低温治疗:在 SCI 的动物模型中,低温能减低谷氨酸介导的兴奋性毒性、减少多形核白细胞的侵入和神经炎性反应,并能减轻原发损伤部位的血管源性水肿和出血。

(3) 脑脊液引流法:在 SCI 的治疗中,脑脊液引流法被认为能够增加脊髓灌注压、改善缺血从而起到神经保护的作用。

(4) 大网膜移植、脊神经架桥:

1) 大网膜移植:早期行带蒂大网膜移植或敷贴于脊髓表面,短时间内大网膜与脊髓建立血供联系,加速水肿吸收,减轻组织压力,清除血管活性物质及纤维蛋白,为脊髓功能恢复创造条件。

2) 神经架桥术:常用方法是将脊髓横断上方的肋间神经植入脊髓横断下端,或将 SCI 上、下方脊神经吻合(顾玉东等,1986)。健侧 C_7 神经移位术治疗臂丛神经损伤及中枢性偏瘫(肖传国,1994),S_1 与 S_2 或 S_3 神经前根吻合治疗神经源性膀胱,恢复部分患侧的上肢功能及排尿、排便功能等。

(5) 细胞移植:研究表明,骨髓基质细胞、嗅鞘细胞、施万细胞、激活的自体巨噬细胞、人胚胎干细胞、脐血单核细胞、成人神经干细胞等移植治疗 SCI,每一种细胞优势均不明显,疗效不确切。2006 年首次报道诱导多能干细胞(iPSCs)技术通过引入 4 种基因,能将成人的体细胞诱导成为胚胎干细胞,该技术对于 SCI 的治疗来说有一定应用前景。

(6) 基因治疗:SCI 的基本原理就是利用转基因技术,将某种特定的目的基因(重组 DNA)转移到体内,使其在体内表达的基因产物发挥生物活性,创造合适的微环境促进神经再生。基因治疗包括体内法和体外法。目前目的基因主要是神经营养因子基因族,包括神经生长因子(NGF)、脑源性神经营养因子(BDNF)、神经营养素(NT)、睫状神经营养因子等。载体主要分为两大类,即病毒载体和非病毒载体。基因治疗目前尚处在探索阶段,一些问题尚待解决,如中枢神经系统存在排斥反应;移植细胞在宿主体内不能长期存活;遗传修饰细胞移植后转基因表达可能会随时间的延长而下降,失去治疗作用。此外,外源基因针对特定组织的特异性导向问题及外源基因的致癌性亦不容忽视。

(7) 神经刺激或调控:脊髓硬膜外电刺激配合功能化训练对于激活残存神经功能、增强神经可塑性从而促进神经功能恢复具有积极作用。经颅直流电刺激对改善脊髓损伤后顽固神经痛有较好的作用。功能性电刺激对维持失神经支配肌肉的容积、功能等有一定作用,并且有助于改善肌肉外形以及坐立时的肌肉缓冲功能。

(8) 脑-脊髓接口:与现代计算机技术结合的人脑-机械交互技术使患者能通过意念控制神经功能肢体,完成一些简单的日常动作。由 EPFL 领导的国际研究团队(2015)开发了一款神经假体界面,重新连接大脑和脊柱,使腿部瘫痪的猴子能够重新行走,这是人类首次通过神经科技恢复(非人类)灵长类的运动功能,其成果有望获得人体试验。

11. 康复治疗 通过康复训练和应用矫形器等可帮助截瘫患者获得生活自理能力,有可能回归家庭和社会。

（1）急性期康复训练：急性期患者生命体征及病情基本平稳，脊柱稳定即可开始康复训练。急性期（伤后8周内）主要采取床边训练法。训练目的是防止卧床并发症（制动综合征），预防肌萎缩、骨质疏松、关节挛缩畸形等，为今后康复治疗创造条件。训练内容：①保持肢体处于良好功能位；②卧床时体位变换（每2小时翻身一次）；③早期坐起训练；④早期起立训练；⑤被动关节活动训练、腹式呼吸运动、咳嗽咳痰能力及体位排痰训练。

（2）恢复期康复训练：昆明步行分级（Kunming Locomotor Scale，KLS）既是 SC 康复训练方法，也是康复评定方法，简单、实用、有效（图3-3-47）。

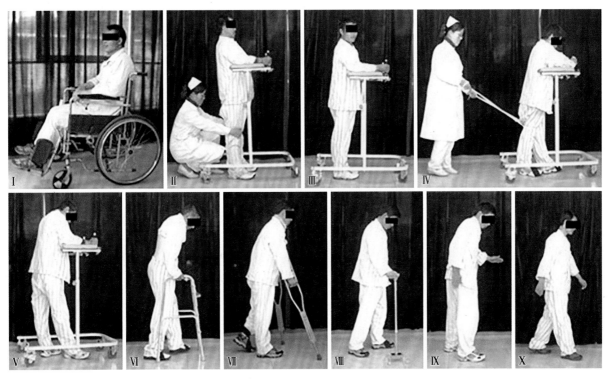

图3-3-47　昆明步行分级

Ⅰ级：仅能坐轮椅；Ⅱ级：扶助行车站立，需要一人扶双膝；Ⅲ级：扶助行车独立站立；Ⅳ级：扶助行车，需要一人用绷带拉住双膝行走；Ⅴ级：扶助行车，独立行走；Ⅵ级：扶四角架独立行走；Ⅶ级：拄双拐独立行走；Ⅷ级：拄四点拐独立行走；Ⅸ级：蹒跚步态，独立行走；Ⅹ级：正常行走

【预后】

虽然目前对 SCI 患者的急诊处理和支持治疗取得了很多进展，但仍有15%~20%的患者在到达医院前就出现死亡。在幸存的患者中，高节段的四肢瘫痪和依赖呼吸机辅助呼吸的患者预后较差，他们在1年内的死亡率约为8.2%，而且损伤后的寿命只有10~15年，其中最主要的死亡原因是败血症和肺炎。据统计，急性 SCI 患者的1年总体生存率为94%，10年总体生存率为86%。损伤节段相同的完全性损伤患者的死亡率较不完全性损伤患者高3倍。根据美国国立脊髓损伤统计中心（NSCISC）的资料显示，在出院患者中最常见的 SCI 类型是不完全性四肢瘫痪（41%），其次是完全性截瘫（22%）、不完全性截瘫（21%）以及完全性四肢瘫痪（16%）。仅有不到1%的患者在出院时获得神经功能的完全恢复。SCI 患者的神经功能预后与损伤水平和 ASIA 残损分级密切相关，损伤越重，神经功能的预后越差。

三、颈部外伤综合征

颈部外伤综合征（traumatic cervical syndrome）也称甩鞭伤（Whiplash injury），指颈部受外力作用引起颈部软组织、脊柱及脊髓损伤临床综合征。自1928年 Crowe 提出甩鞭伤至今，由于全球性城市化趋势带来的人口稠密、交通拥挤及交通事故剧增等，甩鞭伤愈受医学界关注，但近年来许多学者认为，甩鞭伤名称并不合适，目前已为"颈部外伤综合征"所取代。颈部外伤综合征常见于汽车急刹车或追尾时，外力从前、后、左、右、斜方向等任何角度作用于躯干，均可导致颈部急速地加速或减速运动，使颈部过度屈曲、伸展或受压，如同甩鞭子一样，甩出去又拉回来，损及颈部软组织、脊柱或脊髓。

【病因和发病机制】

1. 致伤的解剖学基础　颈椎最易受伤与颈椎解剖学特点密切相关。颈椎作用是支撑头部,保证头部充分前屈、后伸、侧屈及左右转动等。寰椎(第一颈椎)无锥体、棘突及关节突,呈环状,由前弓、后弓及两个侧块组成,与枢椎齿突构成寰齿关节,后弓接近侧块下面,每侧各有一条浅沟,与枢椎椎弓根上缘的浅沟合成椎间孔,第2颈神经由此穿出,后弓与侧块相连接处较细,外伤时易发生骨折。寰齿关节由第2颈椎枢椎齿突与寰椎前弓后面齿凹构成,齿突根部较细,易发生骨折。

颈部交感神经由颈神经节发出至眼球、脑神经、头部、颈动脉、锁骨下动脉及心脏神经丛,沿前根进入椎间孔,与支配硬膜、脊管韧带的返回脑膜神经交通,椎神经及椎神经丛沿椎动脉走行,受刺激时可引起 Barré-Lieou 综合征。

椎动脉由 $C_2 \sim C_6$ 横突孔穿出,经寰椎横突孔入颅,甩鞭伤可使椎动脉受压,供血不足,也可因周边组织受压出现间歇性及一次性闭塞或狭窄,最常见部位是锁骨下动脉分叉处至进入横突孔前、$C_2 \sim C_6$ 横突孔内、出第1颈椎通过寰椎横突在颅骨内终止于基底动脉前等,椎动脉长度几乎无伸缩性,当颈椎过度伸展、屈曲,尤其是回转时,可造成部分或完全闭塞,出现一系列临床症状与体征。

2. 发病机制　当急速外力间接作用于头颈部时可引起加速或减速运动,使头颈部过度伸展或因受压、扭曲,使颈椎被动侧屈、回转引起甩鞭伤。如把颅骨和颈椎看作一个力学系统,人处于直立位时在相互间保持可动性颈椎上有重于颈椎很多的头颅,这是一个重心很高、极不稳定的力学系,平时靠颈椎诸多韧带、肌肉和关节协同运动保持头颅稳定,但在特定情况下要保持这种力学关系稳定相当困难,如汽车追尾时躯干因外力作用向前方移位,颈部却基本在原来位置上,这样就超出了颈部的运动范围,出现头颈部过度后屈即过度伸展,颈部在过伸展位置上,车却向前方开始加速度运行,下一瞬间车受到车辆和道路摩擦力作用使车停下来,人的臀部、大腿直接与座位接触而运动停止,但头颈部受不到摩擦力,便急速过度屈曲。颈部过度伸展可引起前纵韧带损伤,椎体缘骨折、关节后方脱位,过度屈曲又可导致后纵韧带和棘间韧带损伤、棘突骨折、椎间关节损伤,有时甚至发生椎体骨折。Luschka 关节可限制颈椎过度侧屈,但如果外力来自侧面,椎体过度侧屈就可能出现 Luschka 关节或前、后纵韧带损伤,这时如果同时伴颈椎回转,能产生后关节及横突和椎弓损伤,并发邻近的神经、血管损伤。总之,强制性颈椎侧屈、回转损伤较过伸过屈导致的损伤严重。

【临床表现】

临床上,颈部外伤综合征可分为颈部软组织损伤型、神经根损伤型、椎-基底动脉供血不足型、脊髓损伤型、自主神经型和脊髓中央综合征等。

1. 颈部软组织损伤型　以颈部软组织损伤为主,包括颈椎附近肌肉、肌膜、韧带、肌腱和骨膜等损伤,即颈椎捻挫伤,主要症状为头痛、头沉及颈部疼痛,可为持续性或发作性,可当头部处于某一位置时出现或加重,或与气候有关,有时伴颈肌持续收缩性疼痛,多数情况下头痛表现为头重感。

2. 神经根损伤型　因硬膜外、颈椎间孔、皮下结缔组织等受伤时可致颈神经根受损,多数患者出现与神经根走行一致的放散性疼痛,可能触到扳机点,疼痛由扳机点向末梢放散,呈持续性,有时呈急剧发作性、烧灼样、切割样或撕裂样疼痛,可有感觉过敏或迟钝,有时伴腱反射异常,疼痛可在外伤后立即出现或数小时至数日后出现。因 C_2 神经根在 C_1、C_2 椎间离开,保证头回转功能主要靠 C_1、C_2 椎体间回转运动完成,C_2 神经在枕部称枕大神经,大部分分布在头皮,小部分分布于颞部及颜面,并与三叉神经联系,在斜方肌肌腱附着颅底处有枕大神经穿过,因此,斜方肌收缩时可引起枕大神经牵引痛。下部颈神经根症状可出现上肢放散痛及麻木感、上肢腱反射异常、肌力下降及手指精细动作不灵等。

3. 椎-基底动脉供血不足型　椎动脉经颈椎横突孔上行,受损时出现椎-基底动脉供血不足症状,表现为眩晕、耳聋、耳鸣,一过性意识丧失、猝倒发作、视力障碍及视野缺损、眼震、构音障碍或小脑性共济失调等。椎动脉造影时,令颈部左、右屈曲,可见受累部位血流阻断、血管狭窄等。

4. 脊髓损伤型　颈椎骨折、脱位或颈髓水肿、出血等可使颈髓直接受损或由于脊髓前动脉闭塞或狭窄间接受累,出现下肢或四肢运动及感觉障碍、腱反射亢进、髌阵挛或踝阵挛、病理反射及膀胱直肠障碍等。

5. 自主神经型　外伤使颈部过度伸展或与骨组织撞击可致颈部上行或下行自主神经损伤,表现为恶心、呕吐、流泪、唾液分泌异常、颜面潮红、皮温异常或皮肤色泽异常、心悸等。

6. 脊髓中央综合征(central cord syndrome, Schneider syndrome)

(1) 急性颈髓中央损伤综合征(syndrome of acute central cervical cord injury):约90%的患者由于坠落伤或交通事故引起,颈椎骨折、脱位,以及颈椎瞬间脱位使颈椎处于过度伸展位,在脊柱前后径较狭窄的 $C_4 \sim C_6$ 段,骨刺、椎间盘、黄韧带等机械性损伤压迫颈髓易导致脊髓中央部水肿,本综合征易发生于头颈部后屈损伤(retroflexion injuries)时,须注意也可见于脊髓出血、坏死性脊髓炎和纤维软骨栓塞(fibrocartilagenous embolism),以及延髓-颈髓交界区椎动脉受压引起梗死等。临床表现为上肢运动功能受损明显重于下肢,手部最严重。以往认为,与脊髓侧索运动纤维排列顺序有关,颈髓靠近中央部是支配手、上肢及颈部纤维,向外为支配胸、躯干部纤维,周边部支配腰骶部、下肢纤维。近年来有学者认为,灵长目动物锥体束运动功能上肢较下肢重要,锥体束弥漫性损伤时上肢功能明显受损(Quencer,1992)。部分患者可有膀胱功能异常如尿潴留,感觉障碍轻微,仅出现肩部和上肢感觉过敏。当灰质损伤累及运动及感觉神经元时,可出现双上肢反射减弱或消失、瘫痪和肌萎缩,可伴节段性分离性感觉障碍。

(2)急性脊髓前部损伤综合征(syndrome of acute anterior spinal cord injury):颈椎过度伸展时脱白或骨折,椎间盘突出或齿状韧带肥厚等压迫引起颈髓前部受损,出现肢体瘫痪及损伤部位以下痛温觉缺失,触觉、深感觉不受累。

(3)交叉瘫痪(cruciate paralysis):Dickmen 报道,约4%存活的高颈髓损伤患者出现交叉瘫痪,文献中报道多数患者为 $C_1 \sim C_2$ 节段颈髓挫裂伤。交叉瘫痪与颈髓中央性损伤综合征类似,但肌无力或瘫痪更有选择性,有时仅限于上肢,肌无力可不对称,甚至仅为一侧上肢,感觉缺失可不恒定,是延髓锥体交叉内支配上肢及下肢的皮质脊髓束纤维分离(segregation of corticospinal fibers)损伤的结果。

值得注意的是,以上各型可单独出现,但多数情况是两型以上并存,颈部疼痛、头痛及颈椎活动受限等甩鞭伤三主症几乎可见于所有的病例。

颈椎 X 线检查及 MRI 检查等可发现颈椎骨折、脱位或颈髓水肿、出血等,对本病诊断颇具意义。

【诊断和鉴别诊断】

1. 诊断 颈部外伤综合征通常根据患者外伤史、外伤特点及临床症状与体征等,以及颈椎 X 线或 MRI 检查等发现。

2. 鉴别诊断 心因型瘫痪的主诉、症状和检查所见与上述各型均不相同,多数因事故责任纠纷、医疗费、保险等社会因素影响所致,出现神经症表现等。

【治疗】

本组综合征以颈部软组织损伤型最多见,经适当休息和治疗可以痊愈。

四、非外伤性横贯性脊髓病

(一)放射性脊髓病

放射性脊髓病(radiation myelopathy)又称放射性脊髓炎,是由于脊髓组织受到放射线照射,并在多种因素的联合作用下使神经元发生变性、坏死而引发的疾病。根据放射治疗结束到脊髓出现损害症状的间隔时间,又可分为急性放射性脊髓病(1个月内)和慢性放射性脊髓病(1 年以上),其中慢性放射性脊髓病更为多见。目前,随着肿瘤放射治疗的普及,放射性脊髓病的发病率明显增高,据报道放射性脑脊髓病发生率高达 28.5%,致使许多患者不是直接死于肿瘤,而是死于放射性损伤,已引起人们的广泛关注。

【病因和病理】

1. 病因 正常脊髓组织的耐受量为 4 000 ~ 5 000cGy/4~5 周,超过此限值就可能造成放射性脊髓病。Chiang 与 Lo 等的动物实验表明,放射性脊髓病的发生与接受放射剂量的方式、多少、机体免疫功能状态及病程长短等诸多因素有关。国外资料证明,常规分割照射 45Gy、57~61Gy、68~73Gy 时,放射性脊髓炎发病率分别为 0.2%、5.0% 和 50.0%。

2. 病理 放射性脊髓病发病机制尚未清楚,有几种学说:①放射线直接损害细胞;血管损伤引起缺血性改变,放射使血管内皮细胞水肿、坏死、管壁增厚,管腔狭窄,闭塞或血栓形成,导致神经细胞缺血、缺氧、坏死;②免疫损伤机制:放射线作用于神经组织,使细胞蛋白或类脂质发生改变,具有新的抗原性,产生自身免疫反应引起水肿、脱髓鞘或坏死。随着目前放射技术的进步,直接损伤因素逐步减少。

(1)大体外观:动物实验显示,早期变化为脊髓充血、水肿、脱髓鞘以及神经细胞变性等改变;晚期主要为脊髓发生坏死、液化、囊变、胶质细胞增生及继发萎缩等。

(2)光镜检查:病理切片证实,病灶以血管损坏为主,局部血管壁增厚,呈透明样变性,血管闭塞,神经细胞凝固性坏死和溶解,胶质细胞增生和变性;组织广泛水肿,有成片坏死组织,偶伴出血、坏死。由此可见,血管损伤因素在放射性脊髓病的发生过程中起主要作用。

【临床表现】

1. 电击伤导致脊髓损伤典型临床表现是明显运动障碍,无感觉障碍和括约肌功能障碍或轻微。Koller(1989)报道 5 例高压电击伤所致脊髓损伤病例,仅有运动障碍,无感觉及尿便障碍。George 报道 5 例伤员中,仅有 2 例出现运动障碍。运动障碍有时表现为上行性麻痹,James 报道 1 例 22 岁电击伤妇女,伤后第 5 日出现双下肢运动障碍,第 9 日双下肢瘫,第 13 日瘫痪部位逐渐上升,出现膈肌受累,因咳痰困难行气管切开,第 25 日开始恢复。电击伤所致脊髓损伤通常呈自限性,与放射性脊髓病进行性加重不同。

2. 电击伤脊髓损伤与电压高低有关,电流大小与电压成正比,与电阻成反比,既往报道病例均为高压电损伤。触电部位、电流经过体内途径不同,危险程度也不同,手-手电流通过身体易导致颈髓 C_4~C_8 损伤,头、颈和双上肢触电应想到合并脊髓损伤可能性。

3. 根据电击伤后脊髓损伤出现时间分类 ①立即型:伤后立即或 24 小时内出现脊髓损伤症状、体征,并于短时间内减轻或恢复;②延迟型:多数病例伤后数日甚至 2 年内发病,出现脊髓受累症状,可能脊髓血管受累引起血栓形成及脊髓缺血所致。

【临床分型】

1. 根据病程及临床表现分类

(1)短暂型放射性脊髓病(transient radiation myelopathy):也称早期型放射性脊髓病(early type of radiation myelopathy),Jones 曾详尽地描述此型,通常于放疗后 3~6 个月发病,最常见特征性症状是四肢瘫痪及感觉异常,屈颈可诱发 Lhermitte 征,可有轻微体征,如颈髓损伤导致腿部感觉异常,不出现肌无力,可有音叉振动觉及位置觉障碍。

(2)迟发进展型放射性脊髓病(delayed progressive radiation myelopathy):是放疗最严重合并症,多发生于邻近脊髓的恶性组织照射后。临床上此合并症发病率难于统计,有些患者出现脊髓放射性损伤前已死于原发恶性病变,有的作者推测此型占放疗患者的 2%~3%。Douglas 等认为,在癌症治疗中出现高热的患者特别易于发生放射性脊髓病。临床表现通常在放疗 6 个月后发病,特别是 12~15 个月间,潜伏期可长达 5 年或更长。以感觉症状隐袭起病,出现感觉异常、足部感觉障碍及 Lhermitte 征,之后出现一侧或双侧下肢肌无力。病初无局部性疼痛,可与肿瘤脊柱转移区别。神经功能障碍可表现为脊髓半切综合征,可进展为横贯性脊髓病,出现痉挛性截瘫、受损平面以下感觉缺失及括约肌障碍。下颈髓照射可出现双上肢弛缓性瘫痪及双下肢痉挛性瘫痪,损伤圆锥马尾可出现圆锥马尾综合征。预后差,多数病例 2 年内死亡,多死于呼吸道或泌尿道感染。

(3)急性截瘫或四肢瘫型放射性脊髓病:此型少见,多因脊髓血管性病变导致脊髓梗死及坏死所致,急性发病,病变多发生在颈髓或胸髓,数小时至数日可进展为截瘫或四肢瘫等完全性神经功能缺失,以后病情处于静止状态,也称静止型。

(4)肌萎缩型放射性脊髓病:也称选择性前角细胞受损型,放疗脊髓节段出现肌无力、肌萎缩及腱反射消失。在美国 Mayo 诊所 Reagan 等治疗的许多放射性脊髓病患者中,此型占所有放射性脊髓病的 1%。大多数患者发病后 1 年内死亡。

2. 根据病情轻重分类

(1)轻型:颈部或上胸部放疗后出现早期延迟性放射性脊髓病(early-delayed radiation myelopathy),以低头触电征(Lhermitte 征)为特点,颈部屈曲时产生电击样串痛,向下放射至背及腿部,可自发缓解;也可出现臂丛神经痛或腰骶神经痛。

(2)重型:在脊髓照射相应节段出现完全性或不完全性脊髓横贯性损害,颈髓多见。脊柱外肿瘤放疗后数月或数年可出现后期延迟性放射性脊髓病(late-delayed radiation myelopathy),Hodgkin 病放疗可致进行性肌无力和感觉障碍,常表现为 Brown-Séquard 综合征,最后发展为截瘫;肺癌和乳腺癌放疗后发生后期延迟性放射性脊髓病可表现为臂丛神经损伤。罕见情况是放疗数年后发生胶质瘤、脑膜瘤及周围神经鞘膜瘤等。

【辅助检查】

1. 脑脊液检查 迟发进展型 CSF 大多正常,部分病例 CSF 蛋白可轻度升高。脑脊液髓磷脂碱性蛋白(MBP)含量增加,对放射性脊髓病有早期诊断价值。腰椎穿刺压颈试验,即奎肯施泰特试验(Quekenstedt test)通常显示椎管通畅,少数病例因病变处脊髓水肿可有梗阻。少数患者椎管造影可见脊髓明显肿胀,个别可发现蛛网膜粘连,椎管呈完全或不完全梗阻。

2. MRI 检查 对放射性脊髓病有重要诊断价值,出现脊髓症状早期(8 个月内)可见脊髓萎缩肿胀,T_1WI 低信号及 T_2WI 高信号,Gd 造影可见局灶性增强;病程超过 3 年以上 MRI 检查仅可见脊髓萎缩。

【诊断和鉴别诊断】

1. 诊断 根据头颈及躯干等部位恶性肿瘤放疗后出现进行性脊髓受累症状,例如,鼻咽部肿瘤放疗后易导致多脑神经损害,喉癌、乳腺癌放疗可引起颈神经及臂丛神经病,骨盆肿瘤放疗可发生腰骶神经病。须注意排除肿瘤复发或转移,误诊髓内肿瘤或病变复发而手术治疗或继续放疗,可使脊髓病变加剧,甚至导致死亡。

Pallis(1961)曾提出放射性脊髓病的 3 条诊断标准:①脊髓在照射野内;②主要神经病变在被照射脊髓节段内;③脊髓造影或病理除外肿瘤转移导致脊髓压迫。

目前认为,放射性脊髓病诊断应考虑:①脊髓处于照射区内,应考虑与照射野、射线剂量分割次数及照射期间关系,通常总量在 4 000~5 000cGy 以上,症状与照射部位脊髓节段受累表现一致;②自放疗到出现症状的潜伏期通常为数月至 3 年;③缓慢出现感觉障碍、运动障碍、Lhermitte 征、Brown-Séquard 综合征或脊髓横贯损伤等症状;④脑脊液检查正常或蛋白轻度升高,脑脊液 MBP 含量增加;⑤脊髓造影通常无梗阻;⑥MRI 检查可见脊髓萎缩或肿胀,脊髓较长节段出现 T_1WI 低信号及 T_2WI 高信号,Gd 造影可见局灶性增强;⑦除外脊髓肿瘤复发、肿瘤转移或癌性神经病(carcinomatons neuropathy)等。

2. 鉴别诊断

(1) 肿瘤转移：头颈部肿瘤通常很少发生脊髓内转移,肿瘤转移至脊椎或硬膜外时常出现椎骨局部疼痛及根性痛,放射性脊髓病一般无神经根性痛,压颈试验可见完全性或不完全性梗阻,脑脊液蛋白含量增高；X线检查可见椎体骨质破坏,MRI检查可清楚显示脊髓受累程度及肿瘤部位、大小或性质。

(2) 神经系统副肿瘤综合征：是癌肿的神经系统远隔症状,是肿瘤非转移性损害,病变部位无肿瘤细胞。根据受累部位可分为脑病、脊髓病、周围神经病和肌病等。脊髓受累可表现为脊髓后-侧索变性、亚急性坏死性脊髓病及癌性运动神经元病等,此综合征多见于肺癌、乳腺癌、卵巢癌、胃癌、前列腺癌及甲状腺癌等。①脊髓后-侧索变性型：受累平面以下运动障碍,常见双下肢痉挛性瘫痪,明显深感觉障碍,可伴自主神经症状。②亚急性坏死性脊髓病型：亚急性起病横贯性脊髓损害,病理以脊髓灰质和白质坏死为特征,中胸髓受累严重,常累及数个节段,有时累及整个脊髓；病变可迅速上升,颈髓受累出现四肢瘫痪,伴传导束型感觉障碍和括约肌障碍,脑脊液蛋白增高和细胞数增多；多见于肺癌,大多数患者病情危重,数日或数周内死亡。③癌性运动神经元病型：临床症状颇似肌萎缩侧索硬化,可见上、下运动神经元同时受累症状,如肌萎缩、肌束震颤、深反射亢进及病理反射等,延髓受累可见舌肌萎缩、吞咽困难,无感觉障碍或极轻微,肺癌引起者最多。

(3) 临床有时可遇到一个肢体迟发(放疗后10~15年)慢性进行性感觉运动性麻痹(肌无力),提出肿瘤再发或发生局部肉瘤问题,但缺乏肿块病灶,无疼痛,神经系统检查无阳性体征,符合局部间质纤维形成性神经病(interstitial fibrosing neuropathy)。

【治疗和预防】

目前多数医院应用高能量化放疗机可增大深部射线量,势必增加放射性脊髓病风险,目前本病尚无有效疗法,多数预后不良,因此应以预防为主,采取措施减少本病发生。本病治疗以对症治疗为主。

1. 严格遵循放疗原则　①限制放射剂量及增加分割次数：应强调放射性脊髓病是一种医源性疾病,因此可以避免,如照射总量低于6 000cGy、照射时间30~70日、每日剂量不超过200cGy、每周剂量不超过900cGy,可避免放射性损伤；目前主张照射总量不超过4 000cGy为宜,每日照射一次,每次剂量200cGy,25日常规放疗总剂量为5 000cGy,引起放射性脊髓病风险极小,Gran指出每日给予200cGy,总量小于5 500cGy,引起本病风险小于2%。②目前主张小野照射,缩小脊髓照射长度,照射长度控制

在9cm以下,避免每日多次照射；Boden指出,脊髓放射耐受剂量在照射野>10cm,治疗17日总剂量应限制在3 500cGy；照射野<10cm,治疗17日总剂量不应超过4 500cGy。③曾发生过放射性脊髓病的患者应减少重复放疗,放疗时暂停化疗。④改进照射方式,如肺癌或胸腺瘤纵隔照射时,剂量已达4 000cGy后应改为角度照射,避开脊髓；其他如多门照射、回转及振子照射可使脊髓受线量减少,也可应用原体照射等。

2. 有许多病例报道,应用激素后神经系统功能可获得较好改善,有些患者患病一段时间后出现感觉运动传导束损害表现,用激素治疗可能有效。

（二）电击伤所致脊髓损伤

电击伤所致脊髓损伤(spinal cord injury due to electric currents and lightning)在国内外报道不多,各家报道发病率占脊髓损伤的3%~27%,差异颇大。中国医科大学附属第一医院烧伤科1969—1990年收治电击伤患者283例,其中6例合并脊髓损伤,发病率为2.1%。

美国每年因意外触电致死病例约1 000人,更多的幸存者遗留严重后遗症,其中约1/3的触电致命性事件发生于家庭用电(美国为110V电压)。我国发生的电击伤中,电击伤合并脊髓损伤发病率可能更高。对于电击伤,早期医务人员常把注意力集中于抗休克、保护肾脏功能及处理电击伤创面等,可能忽视神经系统体征检查。某些电击伤患者脊髓损伤临床表现轻微,经过短暂,症状可在24小时内恢复,临床上常被忽略；只有症状持续时间长,患者下地走路时肌力减弱、站立或行走困难才发现可能脊髓损伤。由此推测,电击伤所致脊髓损伤实际发病率要比报道的多。

【病因和发病机制】

1. 人体各种组织电阻不同,神经组织电阻最低,最易导电,对热损伤极敏感,当人体遭受高压电击,尤其触电部位在头、颈、背及上肢时易合并脊髓损伤。

2. 电击伤所致脊髓损伤确切机制不清,可能包括：①热损伤：电流通过脊髓产生热效应,神经组织蛋白质分子变性,导致细胞死亡,脊髓坏死,前角细胞和后索多见。②脊髓血管损伤：导致血栓形成或出血,动物实验证实高压电击伤后可见脊髓小血管破裂,电击伤休克时静脉淤滞及电击伤即刻产生一过性动脉血压升高也可导致出血；严重者坏死可达脊髓断面的70%。③脊柱外伤导致脊髓损伤：电击伤可使伤员从高空坠落并引起脊柱骨折,强烈肌肉痉挛可引起脊柱骨折或脱位而导致脊髓损伤。④放射样效应导致脊髓损伤：电流通过受伤组织可造成组织蛋白类似放射样损伤,认为电流有放射样效应(radiation like effect),此种效应还可导致血管改变继发脊髓损伤。静电力量也可导致脊髓损伤。

【病理】

不接触地面的电击伤患者合并脊髓损伤,静电力量可导致严重组织破坏,血管损伤引起脊髓血栓形成或出血,脊髓前角细胞和侧索受压、缺血、变性坏死等。电流可直接损伤脊髓如热伤及放射样效应。电击伤所致脊髓损伤病理报道不多,病变为脊髓水肿、软化、点状出血,前角细胞核染色质溶解、轴索破碎、空洞形成、胶质增生及髓鞘脱失等。

【临床表现】

1. 电击伤导致脊髓损伤的典型临床表现是明显运动障碍,无感觉障碍和括约肌功能障碍或轻微。Koller(1989)报道5例高压电击伤所致脊髓损伤病例,仅有运动障碍,无感觉及尿便障碍。George报道5例伤员中,仅2例出现运动障碍。运动障碍有时表现为上行性麻痹,James报道1例22岁被电击伤的女性,伤后第5日出现双下肢运动障碍,第9日双下肢瘫痪,第13日瘫痪部位逐渐上升,出现膈肌受累,因咳痰困难行气管切开,第25日开始恢复。电击伤所致脊髓损伤通常呈自限性,与放射性脊髓病进行性加重不同。

2. 电击伤脊髓损伤与电压高低有关,电流大小与电压成正比,与电阻成反比,既往报道病例均为高压电损伤。触电部位、电流经过体内途径不同,危险程度也不同,手-手电流通过身体易导致颈髓$C_4 \sim C_8$损伤,头、颈和双上肢触电应想到合并脊髓损伤的可能性。

3. 根据电击伤后脊髓损伤出现的时间分为:①立即型:伤后立即或24小时内出现脊髓损伤症状与体征,并于短时间内减轻或恢复;②延迟型:多数病例伤后数日甚至2年内发病,出现脊髓受累症状,可能脊髓血管受累引起血栓形成及脊髓缺血所致。

【治疗】

1. 早期治疗尤为重要,强调对患者进行全面的神经系统检查,由于脊髓损伤延迟发生更常见,患者出院后应定期复查和及早发现,积极治疗,避免遗留永久性瘫痪。

2. 治疗措施包括应用脱水药、糖皮质激素、高压氧治疗、神经细胞复活剂及改善循环药等。及时高压氧治疗可改善受伤脊髓局部缺血,使处于间生态神经细胞逆转,防止病情进展。应用碱性成纤维细胞生长因子对促进神经细胞损伤恢复有一定作用。

【预后】

电击伤导致脊髓损伤预后取决于脊髓受损程度,及时诊断、合理治疗对预后影响很大。多数伤后即刻发生脊髓损伤的病例可在24小时内恢复,多数延迟型患者感觉功能、括约肌功能可完全恢复,运动功能恢复较差或遗留永久性麻痹。

第十六节　亚急性或慢性轻截瘫伴或不伴共济失调综合征

(闫晓波)

亚急性或慢性轻截瘫伴或不伴共济失调综合征(syndrome of subacute or chronic spinal paraparesis with or without ataxia)主要是指逐渐进展的下肢无力(尤其双小腿无力),伴或不伴共济失调的一组综合征,是多种脊髓病变的常见临床表现。若该综合征在儿童后期或青少年期隐袭起病,缓慢进展达稳定状态,提示为遗传性脊髓小脑变性(Friedreich共济失调)及其变异型。现已发现几种腱反射存在的非Friedreich小脑性或脊髓小脑性共济失调,常在儿童期起病,青少年期逐渐进展。起病于成年期的该综合征的常见原因是多发性硬化(MS)、颈椎病和维生素B_{12}缺乏导致的脊髓亚急性联合变性。其他的病因包括放射性脊髓病、脊髓肿瘤尤其脊膜瘤等,少见或罕见的病因则包括AIDS脊髓病、梅毒性脊膜脊髓炎(在我国有增多现象)、非恶性贫血型联合系统变性、热带痉挛性截瘫、脊髓蛛网膜炎等。在大多数形式的亚急性和慢性脊髓疾病中,痉挛性瘫痪比后索共济失调更常见,Friedreich共济失调和由维生素B_{12}缺乏引起的脊髓病例外。

一、脊髓多发性硬化

脊髓多发性硬化(spinal multiple sclerosis)也称为多发性硬化(MS)脊髓型,是共济失调性轻截瘫中最常见的临床表现之一。流行病学及临床研究显示,在亚洲及非洲的非白种人的MS患者中,视神经和脊髓病变多见。

【临床表现】

MS脊髓型可呈急性、慢性或暴发性起病。国内报道的MS常见症状和体征包括:肢体无力占78.7%,以轻截瘫多见,括约肌障碍约占46%。临床以不对称的脊髓症状和体征为特征,常见表现包括痉挛性截瘫或轻截瘫,不同程度的后索损害,传导束性或节段性感觉障碍、疼痛、麻木及胸部束带感,也可以为单纯脊髓受累,亦可伴大脑、视神经、小脑及脑干受累症状或亚临床证据,也可伴有Lhermitte征、痛性痉挛发作、尿便及性功能障碍等。Lhermitte征对MS诊断有一定提示意义,但无特异性,因颈部受伤、亚急性联合变性、Friedreich共济失调、颈椎病脊髓型及脊髓空洞等均可出现,症状可持续数周至数月。除典型脊髓症状外,疲乏无力、笨拙、特殊感觉异常、思维迟钝、头晕走路不稳也可成为MS首发症状(Lave N et al,2019)。

【诊断】

70%~90%的患者的 CSF 检查可见异常,如轻度细胞增多、IgG 指数增高和寡克隆带(OB)。视觉、听觉及体感诱发电位检查异常。MRI 检查发现脊髓和脑白质的脱髓鞘性病变。根据患者的病史、症状及体征,以及反复发作的疾病经过,结合脊髓 MRI 通常可做出诊断。

有些患者可能会不注意或遗忘早期的脊髓损害发作,抑或是早期发作为无症状性导致诊断困难。不少患者是在多次发作后呈进行性加重,有些则可转变为原发进展性。经典型 MS(CMS)与视神经脊髓炎(NMO)、视神经脊髓型 MS(OSMS)命名不同,日本(Kira J et al,1983)研究显示 MS 以视神经为首发症状多,脑部症状少,女性多见,易复发进展较快,CSF 中细胞数及蛋白较高;CMS 脑内可见多发病灶,可显示增强;而 OSMS 病程长,脑内病灶少,脊髓病灶超过 3 个节段,进行性脊髓萎缩远比反复的脱髓鞘病变多见和突出(Niino M et al,2000)。

MS 脊髓型的临床表现极易与颈椎骨质增生、椎间盘突出或肿瘤等病因导致的脊髓病相混淆,须注意鉴别(详见第十二章"多发性硬化及其他脱髓鞘疾病")。

二、脊髓型颈椎病

脊髓型颈椎病(cervical spondylosis with myelopathy)是颈段脊髓受压或脊髓血液循环障碍所致。起病缓慢,症状逐渐加重。临床较常见,下中部颈椎退行性病变引起椎管和椎间孔狭窄,导致脊髓和/或神经根受压。

【临床表现】

1. 特征性临床表现包括下列几组症状和体征的多种组合,如不对称或单侧的颈、肩和/或上臂疼痛;手麻木和感觉异常;痉挛性轻截瘫、病理征、步态不稳和 Romberg 征阳性。50 岁以上患者最常见的症状是颈部僵硬,伴疼痛、颈侧屈及旋转受限等。疼痛通常集中在下颈部或更高部位,也可放射到肩胛骨上方。

2. 上臂疼痛表现包括下列几种形式:肢体轴前或轴后边缘的剧烈疼痛,一直延伸到肘部、手腕或手指或前臂或手腕持续的钝痛,有时伴有烧灼感。疼痛很少累及胸骨下。至于感觉特征(有时可能没有),最常见的症状是手、脚底和脚踝周围麻木、刺痛和刺痛。

3. MRI 可全面、清晰地显示脊髓不同节段受压程度,对脊髓型颈椎病有重要的诊断价值。

三、强直性脊柱炎

强直性脊柱炎(ankylosing spondylitis)又称为 Marie-Strümpell 病,属脊椎的风湿病,原因是韧带嵌入骨质导致局部炎症,产生广泛钙化,骶髂关节和腰椎易受累,疾病进展最终致使整个脊椎融合强直脊柱的生物力学特性,导致椎体容易发生骨折。最常见的并发症是椎管狭窄和马尾综合征。本病为结缔组织血清阴性反应性疾病,可与类风湿关节炎鉴别。病因不清,人类组织相容性抗原 HLA-B27 阳性率较高。

【临床表现】

好发于青壮年(16~30 岁),男性占 90%,有明确家族史。患者两侧骶髂关节和下腰部疼痛,向臀部和大腿放射,腰部僵硬不能久坐,活动时加剧,休息后缓解。为减轻疼痛,患者常采取蜷曲体位。该病易发骨折。

常见并发症是椎管狭窄和马尾综合征。Bartleson 等描述 14 例患者,并复习 30 例文献病例,病发后数年可出现感觉、运动和反射异常,累及 L_4、L_5 和骶神经根导致括约肌障碍,椎管不狭窄,但尾部硬脊膜囊(caudal dural sac)扩张。Confavreux 等提出,腰椎硬膜囊扩张是脑脊液再吸收作用丧失所致,后根袖中常有蛛网膜憩室形成。

【治疗】

手术及激素治疗无益。多数患者需要手术固定颈部易发生骨折的部位,如果颈椎受到强直性脊柱炎的影响,那么在颈部受伤后恢复完全活动时,应注意影像学无法检查到的颈椎部位的不稳定性。应仔细观察屈曲和伸展的影像学表现。如前所述,胸腰椎多发蛛网膜囊肿与强直性脊柱炎(以及马方综合征)有关。轻微外伤可引起骨折脱位和脊髓受压,是强直性脊柱炎最危险并发症。颈部患者颈外伤后恢复颈部活动应格外小心。

四、腰椎管狭窄症

腰椎管狭窄症(lumbar spinal stenosis,LSS)是腰椎管先天性骨性狭窄或后天性继发性狭窄导致马尾神经及神经根慢性受压综合征(参见第三篇,第二十二章椎管狭窄性脊髓和脊神经根病变,第七节腰椎管狭窄症)。

【临床表现】

患者有腰痛、腰椎强直、腿麻木无力,站立或行走时症状加重是显著特征,表现为特有的间歇性跛行(神经性跛行),可有括约肌障碍。通常无疼痛或仅有每日呈波动性脊椎疼痛,患者仍可胜任不弯腰活动,有时无任何体征。老年男性极为常见,病变进展缓慢,病程较长。腰椎 MRI 检查可协助诊断。

五、后纵韧带骨化

后纵韧带骨化(ossification of the posterior longitudinal

ligament,OPLL)是后纵韧带异位骨化引起椎管狭窄和脊髓病损,病因不明。5% OPLL 伴神经根病或脊髓病(见本篇第二十二章"椎管狭窄性脊髓和脊神经根病变"中的第四节"颈椎后纵韧带骨化症")。由这一过程引起的颈椎压迫性脊髓病在日本拔牙的患者中出现较多,夏威夷的医生已证实这一现象常可见到非常普通的。临床表现与颈椎病相似,但后纵韧带骨质疏松的影像学表现独特。韧带钙化在 X 线片、CT 和 MRI 上表现为纵向垂直排列的钙化,可误认为是脊椎改变。

颈椎 OPLL 好发于中老年人,进展缓慢,病程长,外伤常是发病诱因。初期出现手指麻木、酸胀及活动不灵,后出现双上肢无力、持物困难,再出现双下肢麻木、沉重无力和行走费力等,晚期可出现尿便障碍。检查可见四肢不完全性痉挛性瘫痪、腱反射亢进及病理征,感觉障碍不规则,无确切平面,颈部伸屈运动受限并可引起疼痛。颈椎 X 线片、CT 检查常显示韧带钙化,MRI 清晰地显示脊髓受压。

六、佩吉特病

佩吉特病(Paget disease)或变形性骨炎(osteitis deformans)是慢性进行性骨病,表现为过度溶骨或成骨活动,骨化不全导致畸形,椎体、椎弓及椎板增大引起椎管狭窄。

【临床表现】

临床可表现为脊髓压迫症,不完全性痉挛性轻截瘫,伴或不伴共济失调,以及不规则感觉障碍等。骨骼 Paget 病可引起耳聋,系中耳骨化直接影响或侵犯听神经所致;偶尔视神经受压引起视力丧失,后组脑神经受累导致舌肌萎缩、言语及吞咽困难等;也可出现枕后部疼痛。检查血浆碱性磷酸酶水平增高。放射线检查可见典型骨质改变,通常相邻的几个胸椎体受累,其他骨骼也可受累。Paget 病中椎体、椎弓根和椎板的增大可能导致椎管狭窄。血浆碱性磷酸酶浓度较高,影像学表现为典型的骨结构改变。通常几个相邻的胸椎受到影响,但骨骼的其他部分也同样会受到影响,这有助于诊断。

【治疗】

本病可用非激素类抗炎药止痛,降钙素可减轻疼痛并降低血浆碱性磷酸酶水平。细胞毒性药如普卡霉素(光辉霉素)和依替膦酸二钠可减少骨吸收。可行后部入路减压术,可保留椎弓。

七、伴脊髓病的其他脊椎异常

伴脊髓病的其他脊椎异常,常见颅颈连接异常(anoma-

lies at the craniocervical junction)。

【临床表现】

1. 先天性寰椎枕大孔融合(congenital fusion of the atlas and foramen magnum) 最常见。McCrae 描述 100 多例患者的放射学表现,28 例部分或完全性骨融合,椎管前后径小于 19mm 可出现脊髓压迫症状。易伴随第 2、3 椎体融合,但不出现症状。常与短颈畸形或 Klippel-Feil 综合征交叉。

2. 齿状突异常(abnormalities of the odontoid process) 指齿状突与寰椎完全分离或慢性寰枢椎脱位(寰椎相对于枢椎向前移位)。McCrae 发现齿状突与颈轴完全分离或慢性寰枢关节脱位(寰枢关节相对轴向前移位)是先天性损伤所致,是急性或慢性脊髓压迫和颈部僵硬的原因所在。在所有先天性枕骨大孔畸形和上颈椎畸形中,脊髓空洞的发生率较高,38% 的脊髓空洞症和延髓空洞症患者有这种骨异常。类风湿关节炎(rheumatoid arthritis, RA)是寰枢椎脱位的另一种原因,连接齿状突到寰椎或颅骨及关节组织韧带由于炎症变得薄弱,寰枢椎脱位可导致间断性或持续性轻中度截瘫或四肢瘫痪,C_4 与 C_5 向前半脱位也可产生同样结果。寰枢椎脱位也可引起晕厥和突然死亡。如上位颈髓受压须切除齿状突,并对 C_{1-2} 进行减压和固定。糖胺聚糖贮积病(mucopolysaccharidoses)Ⅳ型或 Morquio 综合征的典型特征是齿状突缺如或发育异常,伴周围韧带松弛,导致寰枢椎半脱位及脊髓受压;患儿常不愿走路或肢体进行性痉挛性无力。早年可分泌大量硫酸角质素,成年后检测不到。某些糖胺聚糖贮积病患者可见真性硬脑脊膜病(true pachymeningopathy),表现为基底池及高位颈椎硬膜增厚伴脊髓受压,需行外科减压术和脊髓固定。

3. 软骨发育不全(achondroplasia) 侏儒症(dwarfism)显性遗传型是 4 号染色体突变,在骨形成过程中不能将软骨转化为骨,骨膜增生偶可引起椎体、椎弓根、椎板明显增厚。胸腰段脊髓腔狭窄伴脊柱后凸,导致进行性脊髓受压或马尾综合征。另一种合并症是枕大孔变小导致积水,出现脑室增大,蛛网膜下腔增宽,幼儿出现中枢性呼吸暂停及双下肢痉挛性瘫痪,可行脑室分流术(ventricular shunting)治疗。腰椎管狭窄症常在成年以后发病。

4. 扁平颅底(platybasia) 是颅骨底面扁平(斜坡与颅前窝平面交叉点大于 135°)。颅底压迹(basilar impression)或颅底凹陷(basilar invagination)是以枕骨大孔为中心的颅底部骨和寰、枢椎的发育畸形,向颅腔内陷入,使枕骨大孔狭窄,后颅窝变小,出现压迫延髓、小脑及牵拉神经根症状,椎动脉受压出现供血不足的表现;可为先天性、获得性或二者兼有。常见短颈、后发际低、颈项部疼痛及颈部运动不灵,小脑、脊髓和后组脑神经损害症状,常出现正颅压性脑积水,合并小脑扁桃体下疝畸形和脊髓空洞症等。

5. 脊髓拴系(tethered cord)　是神经系统发育异常,临床常见进行性马尾综合征,伴明显排尿困难,不同程度痉挛状态(见本篇第十七章"神经系统发育异常性疾病")。

八、脊髓放射性损伤

脊髓放射性损伤也称放射性脊髓病(radiation my-elopathy),是脊髓邻近部位恶性肿瘤放疗后出现进行性脊髓病变。常与照射剂量过大有关,喉癌、乳腺癌放疗可引起颈神经及臂丛神经病,骨盆肿瘤放疗可发生腰骶丛神经病,须排除肿瘤复发或转移(见本篇章第十五节"脊柱和脊髓损伤")。

【临床表现】

放疗后经过数月至数年的潜伏期发病,出现不对称性四肢痉挛性瘫痪或轻截瘫,或表现不典型脊髓半切征、圆锥马尾综合征等(Rades D et al,2009)。可出现感觉异常、足部感觉障碍及 Lhermitte 征,受损平面以下感觉缺失及括约肌障碍等。MRI 检查可见脊髓萎缩肿胀,T_1WI 低信号及 T_2WI 高信号,Gd 造影可见局灶性增强,病程 3 年以上时可见脊髓萎缩。

九、梅毒性脊髓脊膜炎

梅毒性脊髓脊膜炎(syphilitic meningomyelitis)或 Erb 痉挛性截瘫属脊髓血管性梅毒。

【临床表现】

临床表现类似 MS,如共济失调及痉挛性肌无力,有些患者仅双下肢痉挛性肌无力,须注意与运动系统疾病和家族性痉挛性截瘫等鉴别。少数患者出现感觉性共济失调及后索症状突出。在少数慢性梅毒患者中,感觉性共济失调和累及后索的症状最为常见。腹侧根部受累与慢性脑膜炎症有关,可引起节段性肌萎缩的症状,即上肢痉挛性截瘫的梅毒性关节炎。慢性脊膜炎累及前根可见节段性肌萎缩,称为上肢梅毒性肌萎缩伴痉挛性截瘫(syphilitic amyotrophy of the upper extremities with spastic paraplegia)。

本病确诊是根据患者的病史,临床表现,CSF 中淋巴细胞、蛋白及 γ-球蛋白增高,以及 CSF 梅毒血清学反应等。

十、脊髓亚急性联合变性

脊髓亚急性联合变性(subacute combined degenera-tion of the spinal cord,SCD)是维生素 B_{12} 缺乏所致(见本章第十节亚急性联合变性)。

【临床表现】

所有病例均以脊髓后索症状起病,逐渐出现肢体动作笨拙,踩棉花感,步态不稳,易跌倒,黑暗处行走困难。检查发现双下肢音叉振动觉及关节位置觉减退或消失、腱反射减弱或消失、Romberg 征等。晚期可出现尿失禁。少数有模糊的脊髓感觉平面。

皮质脊髓束受损在数周或数月内发生不完全性痉挛性截瘫,双下肢无力、肌张力增高、腱反射亢进及病理征等,未经治疗晚期可发生屈性截瘫(Brocadello F et al,2007)。

十一、非恶性贫血型联合系统疾病

非恶性贫血型合并的系统性脊髓病(combined system disease of non-pernicious anemia type)又称铜缺乏性脊髓病,是低铜性营养性脊髓病,多见胃肠疾病或大量摄取锌的患者,与维生素 B_{12} 或叶酸缺乏无关。因主要累及脊髓后索和侧索,故称为联合系统性变性。

【临床表现】

这种疾病是指由血清铜含量过低所引起的脊髓代谢疾病,影响后索和侧索。女性多见,后索损害和失衡(步态共济失调)是突出表现,可伴一定程度的痉挛性轻瘫。患者可有低铜性贫血。脊髓 MRI 可见类似 SCD 的脊髓后索和侧索的信号改变,治疗后可逆转。这是一种类似于存在在羊身上的疾病,其称为"swayback"。维生素 B_{12} 缺乏不是病因,但在某些情况下可能与病因共存。主要病因为吸收铜的能力受损,例如,在胃旁路手术或肠手术后,这两种情况加起来占了一半。在某些患者中,锌的过量摄入(以保健品、吞硬币等形式出现)也是重要的病因。伴有环状成纤维细胞减少性贫血(circular fibroblast reduction anemia)和白细胞减少症,骨髓中有空泡化的髓样前体可能被误认为是骨髓增生异常的过程。特发性变种与门克斯病中的血清铜动员障碍有一定的相似性,但后者酶学表达是正常的(Miscusi M,2012)。大多是患者躯体感觉诱发电位异常,并且伴有中枢传导延迟。

【治疗】

多数患者口服铜补充剂,2mg/d 至数月后均有效,但仍有些患者症状没有改善,并且适当的治疗持续时间不确定。一些患者在初始改善后即使继续给药或停止补充铜也会复发。可以使用含铜的葡糖酸盐、硫酸盐或氯化物制剂。静脉注射铜离子为最初补充铜的治疗方式,但是这种治疗的效果仍不确定。治疗期间应停止对锌的补充,因为它会降低铜水平。还有一组亚急性共济失调-痉挛性脊髓病,不是由多发性硬化症或维生素 B_{12} 或铜缺乏引起的。慢性、不可逆性进行性或痉挛性共济失调可与慢性、失代偿性肝病同时发生,也可与艾滋病、有症状的热带痉挛性截瘫(HTLV-Ⅰ)、辐射性脊髓病、黏附性脊髓蛛网膜炎同时发生(Ropper A et al,2009)。

十二、脊髓蛛网膜炎

脊髓蛛网膜炎(spinal arachnoiditis)也称脊髓慢性粘连性蛛网膜炎(spinal chronic adhesive arachnoiditis),是感染、损伤、物理及化学等多种因素导致蛛网膜慢性炎症性疾病,由于蛛网膜增厚、粘连及囊肿形成,脊髓及神经根受压或牵拉,影响脊髓血液供应,蛛网膜下腔完全或部分性阻塞,导致脊髓及神经根功能障碍。本病须注意与髓内肿瘤鉴别(见本篇章第四节“脊髓压迫症”)。

【临床表现】

这是一种相对不常见的脊髓疾病,其特征是根性疼痛和脊髓症状结合。蛛网膜浑浊增厚,蛛网膜与硬脑膜粘连,是由结缔组织增生所致。结缔组织过度生长是导致蛛网膜炎的早前反应。某些类型的蛛网膜炎可追溯到梅毒或另一种亚急性脑膜炎。主要临床表现如下:

1. 多呈亚急性或慢性病程,常有缓解与加重。临床表现多样,脊髓及神经根受损症状体征提示病变波及范围广而不规则,不能用单一局限性病灶解释。可见不对称截瘫或轻截瘫、单瘫或四肢瘫等,伴肌萎缩和肌束震颤,胸髓受损可先出现神经根症状,数月或数年脊髓受累,表现为缓慢进展的痉挛性共济失调伴括约肌障碍。

2. 囊肿型蛛网膜炎表现为可酷似脊髓肿瘤,出现脊髓受压症状,如痉挛性轻截瘫和共济失调等,分布不规则、双侧、不对称的感觉异常(如麻木感、蚁走感、酸胀感或烧灼感等)及感觉障碍(如根性、节段性及斑块状等),以及神经根性痛和腰背部疼痛等。

3. 腰穿测压显示椎管部分或完全性梗阻,CSF 正常或轻度蛋白增高。脊髓造影可见椎管不规则狭窄,MRI检查显示蛛网膜粘连、增厚及椎管内囊肿,脊髓增粗或萎缩变细。神经根中央集结并呈条带状。

十三、硬脊膜撕裂所致脊髓膨出

硬脊膜撕裂所致脊髓膨出(cord herniation due to dural tear)通常是作用于脊椎管及颅骨的极强烈外伤引起蛛网膜、硬脊膜撕裂和局部脊髓膨出。极少的情况下,完全无外伤而通过硬脊膜裂隙自发地发生脊髓膨出。

【临床表现】

硬脊膜撕裂主要表现为相应部位神经损伤症状与体征,通常在中或上胸髓腹侧硬膜垂直方向出现不同程度撕裂,局部脊髓突入硬膜外腔,表现为亚急性无痛性不完全脊髓损伤综合征,出现不对称痉挛性截瘫和不恒定感觉缺失,患者出现低颅压性直立性头痛(orthostatic headache)。MRI 显示脊髓节段性突入硬膜外腔。

【治疗】

发生蛛网膜和硬脊膜撕裂后,需对硬脊膜进行修补和脊髓手术复位。

十四、脊髓肿瘤

脊髓肿瘤可参见本篇章第五节“脊髓肿瘤”。

【临床表现】

脊髓肿瘤患者临床常表现为感觉-运动脊髓束综合征,下位颈髓及胸腰髓肿瘤可出现四肢无力或非对称性痉挛性轻截瘫,振动觉及关节位置觉受损和感觉性共济失调等后索损害症状(Shiue K et al,2010)。确定脊髓损伤节段后,须判定为髓内、髓外硬膜内或硬膜外肿瘤。脊髓肿瘤患者可能出现以下三种临床症状之一,即感觉运动脊髓综合征、神经根-脊髓疼痛综合征或最不常见的髓内脊髓髓鞘综合征。背部疼痛和僵硬可能是脊髓疾病的早期症状,或在某些髓外肿瘤的临床表现中占主导地位(Taylor J et al,2010)。当患者躺下时,背部疼痛通常更严重,或者在平躺数小时后,背部疼痛可能会加重,而坐起来则会得到改善。在儿童中,伴有椎旁肌肉痉挛的严重背痛往往在发病初期较为突出;脊柱侧弯和腿部痉挛性无力是后来才出现的。由于这种不寻常的临床表现(George R et al,2008)和儿童椎管内病变的罕见,这个年龄段的脊髓肿瘤可能被忽视(Wong C et al,2009)。

十五、山黧豆中毒

山黧豆中毒(lathyrism)是过多食用山黧豆(绿豌豆或草香豌豆)所致。本病早已为古希腊时代医学家 Hippocrates、Pliny,罗马帝国时代 Galen,中世纪中东著名医生 Avicenna 以及印度人所认识。意大利人 Cantani 了解本病与长期食用山黧豆有关,首先用“山黧豆中毒”一词。本病在非洲和印度等地较常见,饥荒年代由于谷物短缺而数月食用豌豆,常发生中毒。

【病因和病理】

1. 病因　Spencer 证实本病的中毒性质,从绿豌豆中提取兴奋性氨基酸 β-N-乙二酰基氨丙氨酸(beta-N-oxalylaminoalanine,BOAA),给猴子营养配餐诱发皮质脊髓束功能异常。Hugon 通过给猴子山黧豆的酒精提取物诱导山黧豆中毒原始模型。目前趋于否认营养不良、麦角污染，以及从生长在山黧豆旁常见的豌豆类植物所含酒剔酸（vicia sativa）中提取毒素等是本病致病原因。最近报道，Konzo 的非洲急性痉挛性截瘫（African acute spastic paraplegia）有类似的中毒发病机制。

2. 病理　山黧豆中毒神经病理研究仅有个别的报道，可见脊髓上、下行传导束，尤其皮质脊髓束和脊髓小脑束缺失，侧索及后索纤维脱髓鞘，大锥体（Betz）细胞消失，但前角细胞不受影响，变性的传导束可见血管壁增厚及胶质增生。

【临床表现】

长期食用山黧豆使人感觉痉挛性下肢无力、痛性痉挛及麻木、蚁走感等感觉异常，尿频、尿急和阳痿等，上肢可出现粗大震颤、不自主运动，症状常呈持续性，但不进展，多数患者可正常生活。

十六、家族性痉挛性截瘫

家族性痉挛性截瘫（familial spastic paraplegia）是婴儿期常见的常染色体隐性遗传病。

【临床表现】

本病有几种类型，可在儿童期或成年起病。成年期为常染色体显性遗传。临床主要表现为痉挛性截瘫，许多成年患者可见痉挛性截瘫伴小脑性共济失调或痴呆，使临床表现复杂。本病直至疾病晚期仍无感觉缺失体征及括约肌功能障碍，是重要的诊断依据。

本病须注意与原发性侧索硬化、散发的运动系统变性病鉴别，后者以单纯痉挛性截瘫为特征，病变局限于皮质脊髓束。

十七、平山病

平山病（Hirayama disease）是一种以单侧上肢远端肌肉萎缩为特点的年轻人易患的典型颈椎病。以日本人平山（Hirayama）命名，是临床非常少见的良性自限性疾病，这种不寻常的脊髓病通常被认为是运动神经元疾病，因为其起病缓慢，双手和前臂没有明显感觉变化，不易被早期发现。

【病因】

病因是颈椎的硬脊膜囊脊髓病，因其间歇性压迫下颈髓和脊髓灰质运动神经元而导致肌肉萎缩。平山研究小组指出（Preethish K et al，2018），在受影响的年轻男性中，脊髓损伤机制是硬脊膜背囊的屈曲，以及颈部弯曲时脊髓的间接性向前移位和韧带的压缩所导致。虽然这种疾病主要发生在亚洲，但在美国也有发病。

【临床表现】

C_7、C_8 和 T_1 主要支配手和前臂的肌肉，常一侧或两侧受累，但症状呈不对称性。少数患者无传导束型感觉障碍；这种肌肉无力常在数年内缓慢进展，给人一种退化性疾病的印象。颈部弯曲的 MRI 或 CT 骨髓造影显示颈髓萎缩的表现，因此，颈椎曲位 MRI 为本病早期诊断的重要依据，自然位评估低位颈髓萎缩、变扁平，LOA 曲线异常，髓内异常信号对平山病诊断有一定意义。

参考文献

第四章　神经系统感染性疾病

Infectious Diseases of the Nervous System

（关鸿志　王佳伟）

第一节　概述

（关鸿志）

神经系统感染（infection of the nervous system）是由病毒、细菌、衣原体、支原体、立克次体、真菌、寄生虫和朊蛋白等病原微生物累及神经系统而导致的疾病。近年来新型自身免疫性脑炎作为独立的疾病实体被发现与确认，其相关的自身抗体主要针对细胞表面抗原，包括 N-甲基-D-天冬氨酸受体（NMDAR）、α-氨基-3-羟基-5-甲基-4-异噁唑丙酸受体（AMPAR）、γ-氨基丁酸 B 型受体（GABA_BR）、富亮氨酸胶质瘤失活基因 1（LGI 1）及接触相关蛋白-2（Caspr2）等。理化因素、中毒、缺氧等损伤脑实质导致弥漫性脑损害称为脑病（encephalopathy），通常缺少炎症性改变，不属于脑炎，因此不在本章讨论。麻风病主要累及周围神经系统，见其他章节。

【中枢神经系统感染途径】

1. CNS 感染的分类　CNS 感染性疾病种类繁多，根据主要受累部位不同可分为四大类：

（1）脑膜炎（meningitis）、脊膜炎或脑脊膜炎：炎症主要累及脑和/或脊髓软脑膜、蛛网膜。

（2）脑炎（encephalitis）：炎症主要累及脑实质，尤其以灰质、神经元受累为著。

（3）脑膜脑炎（meningoencephalitis）：炎症使脑实质与脑膜合并受累。

（4）脑脊髓炎（encephalomyelitis）：炎症使脑实质与脊髓同时受累。

根据致病因子不同，以脑炎和脑膜炎为例，包括病毒性脑炎、细菌性脑膜炎、真菌性脑膜炎等。脓肿是局限性区域性积脓，根据部位可分为硬膜外、硬膜下和脑内脓肿，脊髓脓肿分为脊髓内脓肿、脊髓外脓肿，后者包括硬膜外和硬膜下脓肿。此外，还有慢性炎症形成肉芽肿等。

2. CNS 主要感染途径

（1）血液感染：病原体通过昆虫叮咬、动物咬伤、使用不洁注射器静脉或肌内注射、静脉输血等进入血流，面部感染时病原体也可经静脉逆行入颅；血栓性静脉炎逆行感染，如继发于海绵窦血栓性静脉炎的脑膜炎；孕妇感染的病原体经胎盘传给胎儿等。可引起菌血症及败血症等，主要表现为脑膜炎；如病毒在体内大量繁殖可导致病毒血症，如病毒的毒力强、数量多或机体抵抗力低下时，引起病毒性脑膜炎和/或脑炎。

（2）直接扩散：感染可从颅外至颅内直接扩散，如开放性颅脑损伤、颅底骨折、颅骨骨髓炎伴发的脑膜炎；或感染灶直接侵犯，如慢性中耳炎、乳突炎、鼻窦炎引起的脑膜炎；也可自脑内向脑膜直接扩散，如继发于脑结核球的结核性脑膜炎，继发于脑脓肿的化脓性脑膜炎等；经脑脊液通路如腰椎穿刺和手术等将致病菌接种于蛛网膜下腔。

（3）神经干逆行感染：嗜神经病毒（neurotropic virus）如单纯疱疹病毒、狂犬病毒等首先感染皮肤、呼吸道或胃肠道黏膜，然后经神经末梢进入神经干。

3. 致病因素和血-脑屏障病原体侵入机体后是否致病，取决于病原体的数量、致病力、入侵途径和机体抵抗力等，大多数非心内膜感染引起菌血症、败血症，不引起CNS 感染，因血液与脑组织间存在血-脑屏障（blood-brain barrier，BBB）。BBB 由毛细血管内皮细胞、基膜及包绕毛细血管的胶质细胞足突组成，此结构限制血液与脑组织间物质自由交换，脑代谢必需的营养物质及排出代谢产物、高脂溶性物质易通过 BBB，与血浆蛋白高亲和力物质不易通过，膜蛋白有特异性载体蛋白质可透过 BBB。炎症可破坏 BBB 完整性，使通透性增高，细菌、毒素等直接进入脑组织，此时抗生素也较易于进入脑内发挥作用。待 BBB 修复后，某些药物进入 BBB 困难，可能导致治疗不彻底。

【病理】

CNS 感染和炎症反应除表现为脑膜炎和脑炎等外，还可引起各种病理损害，如脓肿、感染性动脉瘤、脱髓鞘病变、脑水肿、肉芽肿以及囊肿等。

1. 脓肿　为局限性或小灶性积脓。

2. 感染性动脉瘤　细菌、真菌和螺旋体等可在颅内及动脉壁浸润，形成一个或多个动脉瘤，感染性动脉瘤可见于任何年龄，占颅内动脉瘤的 2%~7%。

3. 脱髓鞘病变　发生于神经元破坏后称为神经元溶解性脱髓鞘，发生于受损神经元相对保留时称为轴周性脱髓鞘，见于病毒感染后、多发性硬化，但任何先天性或获得性 CNS 疾病均可发生不同程度脱髓鞘，如缺血病变和肿瘤压迫等。

4. 脑水肿　CNS 感染引起的水肿包括血管源性、细胞毒性和间质性。

5. 肉芽肿　是慢性炎症特殊形式，表现为巨噬细胞聚集，上皮样细胞和炎性细胞浸润等。

【CNS 感染临床表现】

1. CNS 急性感染最初可出现全身中毒症状，如发热、头痛、恶心、呕吐、皮疹等。

（1）脑膜炎表现：包括头痛、呕吐和脑膜刺激征，如颈强直、Kernig 征、Brudzinski 征等，以及颅内压增高征象。Kernig 征可在患者平卧位时引出，屈曲膝关节，并在腹部上方屈曲大腿；若存在脑膜刺激则在被动伸直膝关节时，可引出疼痛。Brudzinski 征也在平卧位时检查，屈曲颈部可引出髋部及膝部的自动屈曲。虽然在体格检查时均进行上述检查。这两种体征在年龄过小或过老、应用免疫抑制剂的患者或意识状态严重受损时，均可消失或减退。老年患者颈椎疾病患病率很高，也可导致颈强直的假阳性。

（2）脑炎表现：包括意识障碍、抽搐、记忆力下降、认知障碍、精神行为异常、不自主运动、瘫痪和局灶神经定位体征等，可有颅内压增高及脑膜刺激征，严重者呼吸、循环衰竭，甚至死亡。

2. CNS 亚急性和慢性病毒感染起病隐袭，进行性发展，表现为脑实质受损征象、智能障碍和痴呆等。

3. CNS 急性感染分类 ①依据临床经过分类：分为初期（前驱期）、极期、恢复期和后遗症期。②依据病情分类：分为轻型、普通型、重型和暴发型。③依据临床表现分类：包括 CNS 受累征象及全身性各脏器损害征象，甚至弥散性血管内凝血。

【CNS 感染常用诊断方法】

1. 脑脊液和血清学检查 CSF 检查包括外观、压力、细胞学、生化、免疫学和病原学等，对多种感染具有诊断及指导治疗意义。脑脊液（CSF）常规白细胞计数与细胞学是判断脑脊液是否存在炎性细胞反应重要依据。革兰氏染色、抗酸染色、改良抗酸染色、墨汁染色（图 3-4-1）等特殊染色有助于细菌、结核分枝杆菌、隐球菌等的诊断。

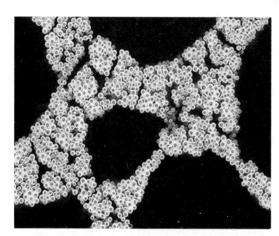

图 3-4-1 隐球菌性脑膜炎患者的脑脊液细胞学墨汁染色（侯氏脑脊液细胞学沉淀器制片），可见大量隐球菌

对诸多病毒包括虫媒病毒如乙型脑炎病毒，血清学检查是非常重要的诊断方法，抗乙型脑炎病毒抗体（IgM）阳性是确诊乙型病毒脑炎的主要依据。血清学检查对人类疱疹病毒感染，例如 HSV、VZV、CMV 及 EBV 等病毒的血清学检查并不重要，因其在人群中抗体阳性率很高，目前 CNS 人类疱疹病毒感染的确诊主要推荐脑脊液病毒核酸检测，血清学检查不是主要确诊方法。

CSF 乳胶凝集试验可检测肺炎链球菌、脑膜炎双球菌、流感嗜血杆菌、B 组链球菌及大肠埃希菌属 K1 组，有助于细菌性脑膜炎的快速诊断，尤其在曾用过抗生素治疗，以及 CSF 革兰氏染色、培养呈阴性的情况下。CSF 乳胶凝集试验对肺炎链球菌和脑膜炎双球菌的特异性为95%~100%，试验阳性可认定这两种病原菌所致的脑膜炎，但该试验对这两种病原菌敏感性分别为 70%~100% 和 33%~70%，阴性不能排除诊断。

隐球菌抗原检测对诊断隐球菌脑膜炎敏感性和特异性较高。CSF 隐球菌抗原试验阳性常可确定诊断。CSF 组织胞浆菌（histoplasma）多糖抗原阳性，可确定为真菌性脑膜炎，但不能确定是否为荚膜菌。球孢子菌性脑膜炎可有假阳性，CSF 补体固定抗体试验有助于诊断球孢子菌性脑膜炎。

血清密螺旋体试验 FTA-ABS（fluorescent treponemal antibody absorption）即荧光梅毒螺旋体抗体吸附试验或梅毒螺旋体抗体微量血凝试验（micro-haemagglutination assay with Treponema pallidum antigen，MHA-TP）阳性，且 CSF 单个核细胞（MNC）增多、葡萄糖水平降低，或 CSF 性病研究实验室实验（venereal disease research laboratory test，VDRL）阳性可诊断梅毒性脑膜炎，但 CSF VDRL 阴性也不能排除神经梅毒，而 CSF FTA-ABS 或 MHA-TP 阴性则可以排除神经梅毒。

2. 病原体核酸检测 主要检测 CSF 或脑组织中病原体的 DNA 与 RNA。采用聚合酶链反应（polymerase chain reaction，PCR）、二代测序、基因探针、基因芯片及蛋白组织芯片等方法，理论上具有高敏感性及特异性。CSF-PCR 已成为诊断 CNS 的 CMV、EBV、VZV 及肠道病毒感染的基本诊断试验。CSF-PCR 敏感性及特异性可因病毒不同而异。对于 HSV 脑炎，CSF-PCR 敏感性及特异性与脑组织活检相当或较其优越。应注意 CSF 的 HSV PCR 检查结果与患者诊断该病的可能性、症状发作与检查的间隔、是否用过抗病毒治疗等综合判别。如临床表现及实验室检查均支持罹患 HSV 脑炎，但 CSF 的 HSV PCR 阴性，则罹患 HSV 脑炎可能性降低，但不能排除诊断。在症状出现早期（≤72 小时）CSF 的 HSV PCR 检查可为阴性，但 1~3 天后复查则转阳。病程对疱疹病毒脑炎患者 CSF 的 HSV PCR 阳性率也有作用，≥14 天的患者阳性病例可达 20%，≤1 周的抗病毒治疗很少影响 PCR 结果。单纯疱疹病毒以外的其他病毒 CSF PCR 检查敏感性和特异性不明。肠道病毒 CSF PCR 敏感性和特异性>95%。脑脊液二代测序已经应用于神经系统感染性疾病的诊断，对于全面的病原体筛查具有一定优势，也有助于新发病毒性脑炎的发现。

3. 脑电图检查 脑炎患者的 EEG 异常率可达78%~100%，常表现为双侧半球弥散性慢波，以额颞叶明显,若出现周期性复合波(常为慢波或尖波),应想到单纯疱疹性脑炎的可能。亚急性硬化性全脑炎(SSPE)有特征性EEG变化,呈两侧周期性阵发放电,持续0.5~3秒,为高波幅慢波或棘慢综合波。若出现局灶性改变,应考虑脑脓肿或其他局灶性病变。

4. 影像学检查　MRI(包括增强)对脑炎、脑膜炎、脊髓炎、椎管内脓肿、脑脓肿、寄生虫病和肉芽肿等具有诊断意义,可确定病变部位,可发现脑积水、脑梗死、静脉窦血栓和室管膜炎等并发症。

【CNS感染性疾病分类】

脑炎分类包括:①根据病原体分类:分为病毒性、细菌性、真菌性和寄生虫性等(表3-4-1)。②根据病程分类:分为急性、亚急性和慢性。③根据病理特点分类:分为包涵体性、出血性、坏死性和脱髓鞘性等。④根据病变部位分类:分为大脑炎、小脑炎、间脑炎、脑干炎、脑脊髓炎和脑膜脑炎等。⑤根据流行学情况分类:分为流行性(如乙型脑炎)及散发性(如单纯疱疹病毒性脑炎等)。

表3-4-1　IDC-10中枢神经系统感染性疾病的分类

1　细菌性脑膜炎:包括蛛网膜炎、软脑膜炎和硬脑膜炎	5　其他或未特指原因引起的脑膜炎
1.1　流感嗜血杆菌脑膜炎	5.1　良性复发性脑膜炎(Mollaret脑膜炎),多数为HSV-2感染
1.2　肺炎球菌脑膜炎	5.2　由于其他原因引起的脑膜炎
1.3　李斯特菌脑膜炎	5.3　未特指的脑膜炎和蛛网膜炎
1.4　葡萄球菌脑膜炎	**6　脊髓炎**
1.5　其他细菌性脑膜炎,包括:①大肠埃希菌脑膜炎;②弗里德伦德尔氏杆菌(Friedlander's bacillus)脑膜炎;③脑膜克雷伯菌脑膜炎等	6.1　急性播散性脑脊髓炎,包括疫苗接种后脑炎
	6.2　急性上行性脊髓炎(未特指病因)
	6.3　热带痉挛性截瘫
1.6　其他细菌性疾病引起的脑膜炎:炭疽性脑膜炎、淋球菌性脑膜炎、钩端螺旋体性脑膜炎、莱姆病性脑膜炎、脑膜炎双球菌性脑膜炎、神经梅毒、沙门氏菌脑膜炎、梅毒性脑膜炎(包括先天性与继发性)、结核性脑膜炎、伤寒性脑膜炎	6.4　其他脑炎、脊髓炎和脑脊髓炎及其他未分类的细菌性脑膜脑炎和脊髓膜炎(感染后脑炎和脑脊髓炎)
	6.5　未特指的其他脑炎、脊髓炎和脑脊髓炎(其他未明示的脑室炎)
	7　细菌性脑炎
	7.1　李斯特菌脑炎\脑干炎\脑膜炎
2　病毒性脑炎/脑膜炎	7.2　脑内结核球(多发或者孤立)
2.1　疱疹病毒性脑炎,包括单纯疱疹病毒、水痘带状疱疹病毒	7.3　神经梅毒
2.2　肠道病毒性脑膜炎	7.4　脑膜炎双球菌性脑炎
2.3　乙型脑炎	**8　颅内和脊髓的脓肿和肉芽肿**
2.4　蜱媒脑炎	8.1　颅内脓肿和肉芽肿
2.5　麻疹病毒性脑膜炎	8.1.1　颅内脓肿包括脑脓肿、小脑脓肿、大脑脓肿、耳源性脓肿
2.6　流行性腮腺炎病毒脑膜炎	8.1.2　颅内肉芽肿包括硬膜、硬膜外、硬膜下
2.7　风疹病毒性脑膜炎	8.2　脊髓内脓肿和肉芽肿,包括髓内、髓外硬膜外和硬膜下
2.8　伪狂犬病毒性脑炎	8.3　未特指硬膜外和硬膜下脓肿
2.9　新布尼亚病毒脑炎	**9　颅内及椎管内脓肿及肉芽肿(他处已归类的)**
3　真菌性脑膜炎	9.1　阿米巴性脑脓肿
3.1　隐球菌性脑膜炎	9.2　淋球菌性脑脓肿
3.2　球孢子菌性脑膜炎	9.3　结核性脑脓肿
3.3　念珠菌性脑膜炎	9.4　脑血吸虫性肉芽肿
3.4　中枢神经系统真菌感染	9.5　结核球,包括脑和脑脊膜结核球
4　其他传染病与寄生虫病引起的脑膜炎	**10　颅内和脊柱内静脉炎和血栓性静脉炎**
4.1　脑囊尾蚴病	10.1　颅内或脊柱内的静脉窦和静脉脓毒性栓塞
4.2　广州管圆线虫病	10.2　颅内或脊柱内的静脉窦和静脉脓毒性静脉内膜炎
4.3　曼氏裂头蚴感染	10.3　颅内或脊柱内的静脉窦和静脉脓毒性静脉炎
4.4　棘球蚴病	10.4　颅内或脊柱内的静脉窦和静脉脓毒性血栓性静脉炎
4.5　非洲锥虫病	10.5　颅内或脊柱内的静脉窦和静脉脓毒性血栓形成
4.6　查加斯病(Chagas disease)	**11　CNS炎性疾病的后遗症**

可引起动物神经系统感染的病毒多数也可引起人类的脑炎或者脑膜炎,致病因病毒种类及感染条件而异,大多数病毒引起脑炎、脑膜炎等急性感染性疾病,慢性病毒感染时宿主暴露于致病因子数年后才发病,如乳头多瘤空泡病毒引起进行性多灶性白质脑病(PML);有些可导致神经系统变性或先天性缺陷(脑功能发育迟滞和中脑导水管狭窄等)。同一病毒因结构不同可引起不同的神经系统疾病,如麻疹病毒可引起急性病毒性脑炎,而M蛋白缺陷型麻疹病毒引起亚急性硬化性全脑炎。

第二节 单纯疱疹病毒性脑炎

（赵钢）

单纯疱疹病毒性脑炎(herpes simplex encephalitis,HSE)是单纯疱疹病毒(herpes simplex virus,HSV)引起的急性中枢神经系统感染。常侵犯大脑颞叶、额叶及边缘系统,引起脑组织出血性坏死病变,故HSE又称急性坏死性脑炎或出血性脑炎,也称急性包涵体脑炎。

人类早在古希腊时期即认识到HSV感染,并用疱疹(herpes)形容皮肤病灶。Goodpasture(1925年)将人唇疱疹内容物接种于家兔角膜,成功造成实验性脑炎。Smith(1941年)从新生儿脑炎脑组织发现HSV感染的核内包涵体(intranuclear inclusions),并分离出HSV。Zarafonetis等(1944年)发现成人首例单纯疱疹病毒性脑炎,证实颞叶核内包涵体并分离出HSV,病变分布与新生儿HSV脑部感染弥漫性斑片状分布不同。

【流行病学】

单纯疱疹病毒是全球的散发性病毒性脑炎病原体之一,尚未发现动物传播媒介,人群间密切接触是HSV唯一的传播途径,发病无明显地区性和季节性。原发感染多见于儿童或青春期,无明显的症状,病毒有潜伏特性。15岁以下的人群血清抗体阳性率为50%,成人达90%,男、女发病率无差异。有人认为,20岁以下和40岁以上是两个发病高峰,但半数以上病例在20岁后起病,提示HSE多由内源性病毒激活引起,生活贫困地区发病率较高。全世界HSE年发病率为0.1/10万~0.4/10万,其中约1/3是青少年和儿童(Jorgensen et al,2017)。HSV占所有的CNS病毒感染的10%~20%。成人病例发病年龄多在50岁以上,大多数HSE由HSV-1引起,约10%由HSV-2引起,HSV-2通常发生在免疫受损的个体和新生儿(Singh et al,2016;Mateen et al,2014)。

【病因和发病机制】

1. 病因 HSV是一种属于疱疹病毒科的大型双链嗜神经DNA病毒,分为1型(HSV-1)和2型(HSV-2),该

家族的其他成员包括水痘-带状疱疹病毒(varicella-zoster virus,VZV)、Epstein-Barr病毒(EB)、巨细胞病毒(cytomegaloviral,CMV),以及人类疱疹病毒-6、-7和-8等。约90%的人类HSE由HSV-1引起,6%~15%是HSV-2所致。儿童期发病HSE多为病毒新近感染,绝大多数新生儿HSE系HSV-2引起,母亲分娩时生殖道分泌物与胎儿接触是新生儿感染的主要原因。

HSV病毒的核心为双链线状DNA,不同疱疹病毒DNA组成有很大差异,衣壳直径为100~110nm,有162个壳粒,排成链线状的20面体,每角上有5个壳粒,衣壳周围紧贴一层无定形球状物质,称壳皮。壳皮又有外膜包被,为典型类脂双层膜,上有短的突起。完整病毒颗粒直径为200~300nm,外膜含多胺类、脂质及糖蛋白,糖蛋白具有的独特抗原性与各病毒株特异性有关(Whitley,1997)。

根据病毒复制的基因表达特性,将疱疹病毒分为三型:①α-HV型(立即早期型):繁殖周期极短,迅速破坏宿主细胞,潜伏于感觉神经节,包括HSV-1、HSV-2和VZV;②β-HV型(早期型):只侵犯人类器官,繁殖周期较长,有形成巨细胞性能,潜伏于分泌腺、单核巨噬细胞(特别是淋巴细胞)及肾脏,CMV属于此型;③γ-HV型(晚期型):可感染某些靶细胞,常潜伏于淋巴样组织,可在体外淋巴母细胞中复制,EBV属于此型。

2. 发病机制 HSV可通过黏膜或受损皮肤进入人体,随后感染感觉神经元,并通过快速逆行轴突运输进入背根神经节神经元中,但HSV如何进入CNS仍不清楚,通过嗅觉或三叉神经的逆行运输似乎是最合理的解释,因为这样符合HSE脑炎病例中额叶和中颞叶的优先受累的临床特点。已知HSV可以在感觉神经元,包括三叉神经节中长期存活,被重新激活感染的可能性较大。

关于HSE与自身免疫性脑炎相关性,近年研究表明HSE可导致神经系统免疫功能异常,10%~25%的患者在病毒感染数周或数月后出现复发症状(Sköldenberg et al,2016;Lim et al,2014),以儿童多见,如亨廷顿病、意识水平下降和癫痫发作等(Schleede et al,2013),但大多数复发患者CSF中未能检测到HSV-1病毒存在(Sköldenberg et al,2016;Alsweed et al,2018)。这些患者通常抗病毒治疗无效,应用糖皮质激素反而使症状得到缓解,表明可能是自身免疫性炎症介导。最近一项包括51例新发HSE患者的前瞻性观察研究显示,27%的患者在HSE后发生了自身免疫性脑炎(Armangue et al,2018)。HSE后的自身免疫性脑炎涉及各个年龄段患者,女性占优势。HSE后自身免疫性脑炎患者血清或CSF抗NMDAR抗体高达64%,其余可见抗-GABABR抗体。此外,大多数4岁以下患儿出现舞蹈-手足徐动症、意识水平下降、癫痫发作和

行为学改变,>4 岁患儿和成人主要表现为行为异常和精神症状,很少舞蹈-手足徐动症、癫痫及意识障碍(Armangue et al,2018)。MRI 和 CSF 常规检查无异常(Armangue et al,2018)。成年或青少年患者应用糖皮质激素、静脉滴注免疫球蛋白、环磷酰胺或利妥昔单抗等疗效明显优于幼儿,幼儿预后较差。

【病理】

肉眼可见 HSE 脑部病变广泛分布,颞叶和额叶受累显著,可累及邻近边缘叶,双侧半球病变常不对称,早期呈充血、出血及软化急性炎症变,额颞叶脑膜浑浊、充血,约 2 周后发生坏死和液化。

镜下皮质及皮质下出血性坏死和血管周围白细胞套状聚集,以淋巴细胞和单个核细胞为主,急性期可见中性粒细胞,2~3 周后出现坏死和继发炎症反应,蛛网膜下腔弥漫性血管周围单个核细胞浸润、胶质增生及卫星状噬神经细胞现象(〔satellitosis-neuronopha-gia),出血性坏死变得更广泛。晚期常见少突胶质细胞受累和星形细胞增生。约 50% 的患者神经细胞和胶质细胞内出现核内包涵体,支持病毒感染的诊断。核内包涵体(Cowdry A 型)为嗜伊红均质性,被一层透明的不染色带包围,外围有薄层染色质,原位 PCR 检测为病毒抗原。与成人病例不同,新生儿型 HSV-1 脑炎病变累及全脑(图 3-4-2)。

【临床表现】

1. HSV 感染的前驱期为一至数日,也可历时 1~2 周,表现为头痛、头晕、肌痛、恶心和呕吐,以及咽喉痛和全身不适等上呼吸道感染症状,有些患者可有口唇疱疹。多数患者突然起病,偶有亚急性发病和迁延数月者。早期最常见症状是发热(可达 40℃)和头痛,意识障碍表现为意识模糊、嗜睡、昏睡、谵妄和精神错乱等,缓慢进展时先出现精神症状,继而出现严重的神经系统体征。

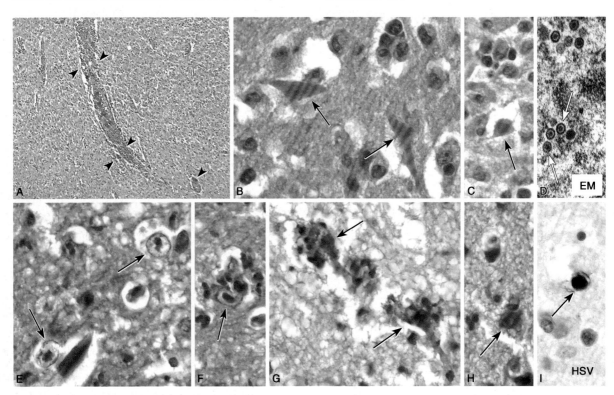

图 3-4-2　两例单纯疱疹病毒脑炎(HSE)

病例 1:男性,16 岁,患 HSE 脑炎,右侧颞叶皮质出现坏死(A~D)(病例由得克萨斯州达拉斯市 UT 西南医学中心 Dennis K. Burns 博士提供)。A. 低倍镜显示,在大量的泡沫样巨噬细胞背景中可见血管周淋巴细胞套(箭头),提示组织坏死〔20×,苏木精和曙红染色(HE)〕;B. 高倍镜显示,萎缩的锥体神经元可见明显区分于细胞质和核的嗜酸性小体增多(箭头)(400×,HE);C. 光滑的嗜酸性粒细胞内可见核内病毒包涵体和区分于细胞质和核的嗜酸性小体(箭头)(400×,HE);D. 电子显微镜(EM)病毒核衣壳环绕致密的 DNA 核心(箭头)

病例 2:男性,27 岁,罹患 HSV 脑炎,诊断通过脑活检和电子显微镜技术证实(E~I)(由得克萨斯州达拉斯市 UT 西南医学中心 Charles L. White 博士提供)。E. 有经典的 Cowdry A 型核内包涵体的神经元(箭头);F. 神经元中 Cowdry A 型包涵体及嗜神经现象(箭头);G. 具有平滑的核内病毒包涵体的 2 个神经元的嗜神经现象(箭头)。H. 具有非经典 Cowdry A 型包涵体神经元(箭头),包涵体仅占细胞核的一部分(E~H:HE);I. HSV 免疫组织化学显示核深染(箭头)(E~I:400×)

2. HSE 精神症状最常见,通常在发病后 1~5 天内迅速进展,如反应迟钝或呆滞、言语和动作减少、激动不安、语言不连贯、定向障碍、错觉、幻觉、妄想及怪异行为,人格改变如孤僻或易激惹,与颞叶病变有关,可因精神症状突出而误诊为精神病(Kohl,1988)。

3. 神经功能缺失症状突出,头痛、恶心、呕吐,局灶性神经功能缺失症状如失语、偏瘫、感觉异常、偏盲、眼球偏斜、上睑下垂、瞳孔不等、不自主运动和共济失调等(Singh et al,2016),部分患者早期出现去皮质或去大脑强直状态。约 40% 的患者可出现癫痫发作,通常为局灶性发作,也可为全身性发作,EEG 可见周期性癫痫样放电。约 1/3 的患者出现昏迷、意识水平下降或谵妄;通常无脑膜刺激征,但 HSV-2 感染患者可能出现,部分 HSV-2 感染患者可仅表现为脑膜炎(Miller et al,2013)。可出现颅内压增高,严重者可发生脑疝;亦可出现脑干脑炎(Tyler,1995)、良性复发性脑膜炎(Cinque,1996)以及复发性上升性脊髓炎(Shyu,1993)。

【辅助检查】

1. 周围血象　一些患者可见白细胞增多症或白细胞减少症,白细胞计数正常与 HSV 脑炎诊断并不矛盾;近半数病例可有急性血小板减少症(Singh et al,2016)。

2. CSF 检查　绝大多数 HSV 脑炎患者 CSF 淋巴细胞数轻中度增多,(10~200)×10⁶/L,偶可见到 CSF 细胞数正常的(<5×10⁶/L),蛋白增高(500~1 000mg/L),葡萄糖正常(Singh et al,2016;Sili et al,2014)。

3. 脑脊液病原学检查　通过聚合酶链反应(PCR)鉴定 CSF 中病毒 DNA 是确诊 HSE 的有效方法,诊断灵敏度>95%,特异性>99%,可视为替代脑活检的 HSE 诊断的"金标准"(Steiner et al,2012),但在感染早期的数日内可能出现假阴性结果(Singh et al,2016),在 3~5 天后需复查 PCR 检测,因抗病毒治疗 1 周也可能使 PCR 变为阴性(Weil et al,2002)。

4. 脑脊液免疫学检查

(1)ELISA 检测 HSV 抗原:P/N≥2∶1 为阳性,早期检测脑脊液 HSV 抗原阴性可作为排除本病的依据。

(2)ELISA、免疫印迹法(Western blotting)和间接免疫荧光检测 HSV 特异性 IgM、IgG 抗体,病程中 2 次或 2 次以上抗体滴度呈 4 倍以上增高有确诊价值。抗体通常出现于发生 HSE 后 8~12 天或更晚,持续到 30 天内,血清/CSF IgG 抗体比值<20∶1 提示该抗体为鞘内合成(Aksamit,1997)。HSE 发病 2 周后 PCR 检测 HSV-1 DNA 可转阴,可检测 CSF 特异性抗体(Roos,1998)。

5. 脑组织活检　镜下可见特征性的出血性坏死病变;电镜可见细胞核内包涵体中病毒颗粒坏死区及邻近

的少突胶质细胞及神经细胞核内有多个包涵体。PCR 或原位杂交可检测脑组织标本病毒核酸。HSV 病毒分离与培养特异性高,但耗时长,脑活检不易接受,已逐渐被淘汰。

6. 脑电图检查　叠加的周期性放电,单侧的、独立双侧的或广泛慢波背景是 HSE 特征性 EEG(McGrath et al,1997)。对疑诊或确诊 HSV 脑炎的患者,建议检测脑电图,也可进行连续的视频 EEG 监测,额颞部缓慢的周期性放电可能有助于将 HSE 与其他脑炎区分开来(Tan et al,1997),但 HSE 无特征性的脑电图。

7. 影像学检查

(1)脑 CT 检查:90% 以上的患者 CT 可见局灶性低密度灶,多在颞叶皮质,有占位效应如中线移位和线性增强,但发病 1 周内多为正常。

(2)脑 MRI 检查:有助于 HSV-1 脑炎诊断,可显示特征性病变,如在 T_2WI 和 FLAIR 像可见内侧颞叶、岛叶和下额叶高信号病灶,显示脑组织炎性水肿,FLAIR 像敏感性更高(图 3-4-3,图 3-4-4)(Bradshaw et al,2016)。HSV-1 脑炎 MRI 变化非常典型,如无典型变化,其临床诊断会受到质疑(Chow et al,2015)。脑组织炎性水肿可影响一侧或双侧半球,约 30% 的病例丘脑受累,但一般不孤立存在。颅内出血非常少见,HSV-2 感染略有增加。约 3/4 的病例可见脑实质增强,通常是轻度的,有时伴有轻度软脑膜增强。

疑诊 HSE 时,须进行弥散加权成像(DWI)和表观扩散系数(ADC)检查,HSE 早期的敏感指标是弥散受限(图 3-4-5)(McCabe et al,2003)。弥散受限发生的部位与 FlAIR 发生变化的部位相同,但 DWI 信号的变化可能先于 FLAIR 的变化出现。此外,DWI 变化的存在可能预示更差的预后(Singh et al,2016)。

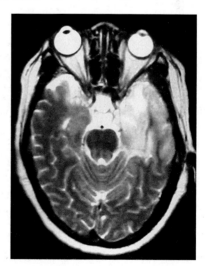

图 3-4-3　单纯疱疹病毒性脑炎患者 MRI 检查,T_2WI 显示左颞叶片状高信号病灶

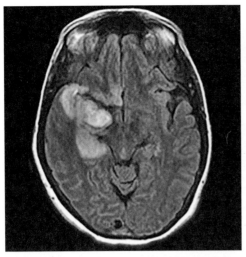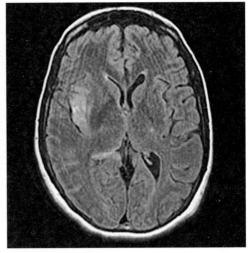

图 3-4-4　FLAIR 序列显示 HSV-1 脑炎患者的典型炎症性改变

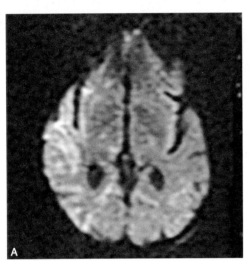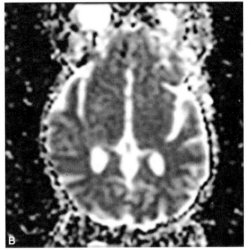

图 3-4-5　HSV-1 脑炎患者的 MRI 弥散加权图像

A. DWI 像；B. 表观弥散系数（ADC）序列。严重 HSV-1 脑炎患者早期弥散受限

　　HSV-2 感染的神经影像学特点更加的不典型（Singh et al，2016）。免疫功能正常的患者可能在与 HSV-1 感染相似的部位表现为轻度水肿。但总而言之，其 MRI 影像的特征是多变的，可能是非典型的、更广泛的或完全无异常的，特别是在免疫受损的人群中这种情况更为常见（Tan et al，2012）。

【诊断和鉴别诊断】

　　1. 诊断　病毒性脑炎诊断原则是根据流行病学、临床表现、实验室及影像学检查资料综合判定。表 3-4-2 总结了常见的脑病和脑炎特征。

　　2. 单纯疱疹病毒性脑炎诊断　根据患者的病史（既往口唇或生殖道疱疹史），意识障碍、精神行为异常、癫痫和早期出现局灶性神经功能缺失症状和体征等；以及 MRI 检查、PCR 检查结果的支持，可诊断为 HSE。HSE 的典型表现如表 3-4-3 所示。

　　3. 鉴别诊断　HSE 须注意与其他的病毒性脑炎、急性播散性脑脊髓炎、脑脓肿等鉴别。

表 3-4-2　脑病和脑炎的特征

脑病：意识改变持续时间超过 24 小时，包括嗜睡、烦躁或性格或行为改变

脑炎：脑病以及 CNS 炎症证据，至少具备 2 项：

- 发热

- 癫痫发作或局灶性神经功能缺失可归因于脑实质病变

- 脑脊液细胞增多症（每微升超过 4 个淋巴细胞）

- 脑电图变化提示脑炎

- 神经影像学检查提示脑炎

表 3-4-3　HSE 的典型表现

体征和症状
● 头痛
● 发热
● 精神异常
● 语言困难
● 偏侧症状/局灶性神经功能缺损
● 癫痫(部分性/全面性)
● 意识水平下降

脑脊液(CSF)
● 淋巴细胞增多
● 蛋白质增多
● 正常葡萄糖

MRI 检查
● T$_2$WI/FLAIR 像显示额叶、内侧颞叶、下额叶和岛叶皮质高信号

脑电图(EEG)
● 慢背景
● 单侧或双侧的定期放电

（1）带状疱疹病毒性脑炎：临床少见，患者多有胸腰部带状疱疹史，表现为意识模糊和局灶性脑损害症状和体征，预后较好。MRI 无脑部出血性坏死病灶，血清及脑脊液可检出带状疱疹病毒抗原、抗体或病毒核酸（表 3-4-4）。

表 3-4-4　神经系统的病毒感染

病毒种类	导致神经系统疾病的病毒代表
RNA 病毒	
肠道病毒(小 RNA 病毒科)	脊髓灰质炎病毒 柯萨奇病毒 埃可(ECHO)病毒 肠道病毒 70 和 71
披膜病毒：甲病毒(虫媒病毒)	马脑炎(东方、西方、委内瑞拉)
黄病毒(虫媒病毒)	圣路易型脑炎，日本脑炎，壁虱脑炎
布尼亚病毒(虫媒病毒)	加州脑炎
环状病毒(虫媒病毒)	科罗拉多蜱传热病毒
正黏病毒	流行性感冒
副黏病毒	麻疹，亚急性硬化性全脑炎(SSPE)
沙粒病毒	淋巴细胞性脉络丛脑膜炎
弹状病毒	狂犬病
反转录病毒	人类免疫缺陷病毒(HIV)导致获得性免疫缺陷综合征(AIDS)
DNA 病毒	
疱疹病毒	单纯疱疹病毒(HSV) 水痘带状疱疹病毒(VZV) 巨细胞病毒(CMV) Epstein-Barr 病毒(EBV)，引起感染性单核细胞增多症
乳多空病毒	进行性多灶性白质脑病(PML)
痘病毒	痘苗病毒
腺病毒	肠道病毒不同血清型

（2）肠道病毒性脑炎：肠道病毒主要引起病毒性脑膜炎，也可引起病毒性脑炎。夏秋季多见，病初有胃肠道症状，流行性或散发性，表现为发热、意识障碍、癫痫发作、平衡失调及肢体瘫等。脑脊液 PCR 检查可确诊。

（3）巨细胞病毒性脑炎：临床少见，常见于免疫缺陷如 AIDS 或长期使用免疫抑制剂患者。亚急性或慢性病程，表现为意识模糊、记忆力减退、情感障碍、头痛和局灶性脑损害体征。约 25% 患者 MRI 可见弥漫性或局灶性白质异常。脑脊液 PCR 可检出病毒。

（4）急性播散性脑脊髓炎(ADEM)：常见于麻疹、水痘、风疹、腮腺炎和流行性感冒病毒等感染或疫苗接种后，引起脑和脊髓急性脱髓鞘病变，临床症状复杂，可有意识障碍和精神症状，以及脑膜、脑干、小脑和脊髓等病损体征。

（5）感染中毒性脑病：常发生于急性细菌感染早期或高峰期，又称细菌感染后脑炎，是机体对细菌毒素过敏反应发生的脑水肿，多见于败血症、肺炎、菌痢、白喉、百日咳和伤寒等。2~10 岁儿童常见，原发病伴脑症状同时发生，出现高热、头痛、呕吐、烦躁、谵妄、惊厥、昏迷和脑膜刺激征等，偶见轻偏瘫和四肢瘫。CSF 压力增高，细胞数不增多，蛋白轻度增高，糖和氯化物正常。1~2 个月脑症状消失，不遗留后遗症。

（6）Reye 综合征：病因未明，可能是机体对某种病毒毒素过敏反应，主要病变为脑水肿和肝脂肪变性。常有 1~7 天呼吸道感染，突然出现呕吐、淡漠、谵妄、嗜睡或昏迷、去大脑强直等，无黄疸，早期肝不大。CSF 压力增高，细胞数正常；血清氨、转氨酶增高，凝血酶原时间延长。肝超声检查可提示诊断，多于发病后 1 周内恢复。

（7）急性出血性白质脑炎、脑脓肿、硬膜下脓肿，大脑静脉血栓形成以及脓毒性脑梗死等亦需要鉴别。

【治疗】

早期诊断和早期治疗是降低 HSE 死亡率的关键，主要是抗病毒药病因治疗，辅以对症治疗。

1. 抗病毒药　阿昔洛韦(acyclovir)也称无环鸟苷，是一种鸟嘌呤衍生物，是治疗 HSE 有效的药物，临床疑诊的病例也可应用。静脉注射阿昔洛韦对治疗 HSV 脑炎非常有效(Solomon et al,2012)，与 6 个月时死亡率降低显著相关(Whitley et al,2015)。它的血-脑屏障透过率约 50%，能够抑制细胞内病毒复制 DNA，具有抗 HSV 作用。延迟给予阿昔洛韦是 HSV 脑炎患者预后不良的最常见可改变危险因素。因此，只要 HSV 脑炎处于鉴别诊断阶段，就应立即启动阿昔洛韦治疗。常用剂量为 15~30mg/(kg·d)，分 3 次静脉滴注，或 500mg 静脉滴注，1 次/8h，1~2 小时滴完，连用 14~21 天。病情严重可延长治疗时间。该药物是通过肾小球滤过和肾小管分泌经肾脏清除的,因此需要在肾功能不全患者中调整剂量(表3-4-5),但肝功能不全患者则不受影响。肾小管中阿昔洛韦的沉淀可引起阻塞性尿路病,所以阿昔洛韦应该缓慢输注(超过1~2小时),并且患者在治疗期间必须保持给予充足的液体(在输注药物过程中同时给予静脉输液并保持尿量>50~75ml/h)。阿昔洛韦过量可引起神经系统的不良反应,包括震颤、肌阵挛和意识内容及意识水平的改变。在免疫功能正常的患者中,很少出现阿昔洛韦的耐药的情况,但在免疫功能低下的患者可能会出现,特别是在骨髓移植后的患者中(Danve-Szatanek et al,2004),在这种情况下可选择二线药物。二线药物包括静脉注射膦甲酸(40mg/kg,每8或12小时一次,静滴时间不得小于1小时,连用14~21天或直至治愈)和静脉注射更昔洛韦[用量5~10mg/(kg·d),或250mg,静脉滴注,1次/12h,1小时以上滴完,一个疗程14~21天]。这两种抗病毒药物也经由肾脏清除,因此,当肾功能受损时需要调整剂量。

表3-4-5 根据肾脏功能调整静脉注射时阿昔洛韦的剂量

肾脏功能	阿昔洛韦剂量[a]
正常[肌酐清除率(CrCl)>50ml/(min·1.73m²)]	10mg/(kg·8h)
CrCl 25~50ml/(min·1.73m²)	10mg/(kg·12h)
CrCl 10~25ml/(min·1.73m²)	10mg/(kg·24h)
CrCl<10ml/(min·1.73m²)	5mg/(kg·24h)[b]

注:[a] 使用理想体重计算。[b] 对间歇性血液透析患者,每次透析后再给予2.5~5mg/kg剂量;对于连续血液透过患者,每24小时给予2~5mg/kg剂量;对于腹膜透析患者,透析后每24小时给予2.5mg/kg,无需额外剂量。

尽管在评估阿昔洛韦作为HSE一线治疗疗效的临床实验中,设计了10天的疗程来验证其效果,但目前的(Whitley et al,2015;Skoldenberg et al,1984)指南中仍推荐坚持使用更长的时间(14~21天)以降低HSE的复发率(Gnann et al,2015)。尽管一些专家提倡只有在复查CSF以确认其中没有可检测到的病毒,并且HSV的PCR检测结果为阴性后方可停用阿昔洛韦,但大多数临床医生认为只要患者对药物反应良好,在进行了足疗程的治疗后,无须再次复查CSF即可停药。

2. 免疫治疗　可应用有广谱抗病毒活性的干扰素,对宿主细胞损害小。α-干扰素60×10⁶IU/d,肌内注射,连用30天;亦可用IFN-β1a 6×10⁶IU肌内与鞘内注射联合用药。或用干扰素诱生剂,如聚肌胞苷酸(Poly:C)、聚肌鸟苷酸(PolyG:C)、青枝霉素、麻疹活疫苗等,可使人体产生足量的内源性干扰素。

3. 中药治疗　病毒性脑炎已积累丰富的经验,根据温病辨证施治,以清热解毒、芳香化浊等法为主,常用清营汤、银翘散、石膏汤等加减,可配合紫雪丹、安宫牛黄丸或羚羊钩藤汤等加强退热镇惊之效。上述方剂中大青叶、板蓝根、银花、连翘、黄连、黄芩、柴胡、紫草、贯众和佩兰等有不同程度抑制病毒作用,也可用单味中药如大剂量(100~200mg/d)板蓝根煎服或板蓝根注射液静脉滴注。

4. 糖皮质激素可作为HSV脑炎的辅助治疗,可减轻脑水肿(包括细胞毒性和血管源性水肿,激素能部分减轻后者),并可能预防继发的自身免疫性脑炎;但目前尚无支持的临床数据。

5. 对症和支持疗法　高热可物理降温。癫痫发作、精神错乱及躁动不安患者应控制痫性发作,使用镇静剂或地西泮等治疗。严重脑水肿及颅内压增高可用脱水药,早期应用甲泼尼龙500mg/d冲击治疗,连用3~5天。重症昏迷患者注意维持营养、水及电解质平衡,保持呼吸道通畅,加强护理,防治压疮、肺炎及泌尿系感染等并发症。恢复期积极采取理疗和康复治疗,促进神经功能恢复。

【预后】

HSE是一种严重的中枢神经系统感染,病程长短不一,多为十余天至1~2个月,死亡率高达5%~15%,轻症患者可短期内恢复,不留后遗症;但仍有40%~50%的患者遗留神经系统后遗症,如Korsakoff遗忘症、痴呆、癫痫、失语等(Raschilas et al,2002;Jones et al,2014;Jouan et al,2002)。预后与抗病毒治疗早晚、患者意识水平及年龄有关,30岁以下的意识障碍轻的患者预后较好。

第三节　带状疱疹综合征

(金庆文)

带状疱疹(shingles)是水痘-带状疱疹病毒(varicella-zoster virus,VZV)感染所致,年发病率为3/1 000~5/1 000,好发于高龄患者。带状疱疹综合征(herpes zoster syndrome)是指皮肤带状疱疹感染,以及带状疱疹病毒性脑炎或脑膜炎等。

VZV感染产生水痘后,病毒潜伏在神经组织中处于非活性状态。多年后,病毒可重新激活形成带状疱疹。临床表现为水疱样皮疹及根性痛,偶见节段性感觉障碍和运动功能缺失。最早在1831年Bright观察到皮疹有按神经节段分布的特点。Barensprung(1862)首次描述了相应的神经节和脊神经的炎性改变,以及脊髓前后根、后部灰质及邻近的软脑膜反应。Bokay(1909)提出水痘和带状疱疹是由同一病原体引起，并被 Weller 在 1958 年证实。带状疱疹病毒脑炎/脑膜炎（herpes zoster encephalitis/meningitis）是由水痘-带状疱疹病毒感染所致的脑实质或软脑膜（软膜和蛛网膜）弥漫性炎症综合征。

【病因和发病机制】

水痘-带状疱疹病毒（VZV）是一种 DNA 病毒，在儿童期感染表现为水痘，在成人主要为带状疱疹。VZV 原发性感染后病毒潜伏于感觉神经节内，自发激活后引起带状疱疹。水痘传染性极强，好发于冬、春季，具有流行性。带状疱疹无传染性，无季节性，全年散发。水痘流行时带状疱疹发病率不增加。带状疱疹患者均曾患过水痘，少数婴儿带状疱疹可无水痘史，但常有母体产前接触 VZV 史。VZV 潜伏于三叉神经节和胸神经节内，与水痘最常累及的皮节一致。由此可见，带状疱疹和水痘感染时病毒从皮肤水疱取道感觉神经至神经节潜伏。VZV 感染可自发性激活，病毒被激活后沿轴突向皮肤扩展，在表皮细胞内繁殖引起局部肿胀、空泡化、胞膜溶解，形成水疱，称为 Lipschutz 包涵体。病毒激活归咎于机体免疫功能降低，老年人带状疱疹发病率高，另外见于淋巴瘤、HIV 感染、应用免疫抑制剂和放疗患者。

带状疱疹病毒脑炎/脑膜炎是带状疱疹伴后根神经节（PSG）活动性病毒感染，病毒沿轴突到达相应神经节支配皮肤和黏膜，PSG 内复制的病毒颗粒扩散到同节段脊髓，病毒沿神经或血流进入脑部引起脑炎或脑膜炎。

【病理】

带状疱疹综合征的病理改变主要是个别脊神经或脑神经感觉神经节、脊髓后角灰质及邻近软脊膜的急性炎性反应。水痘-带状疱疹病变有其独特性，可出现以下一种或数种表现：①一侧毗邻的脊神经或脑神经感觉神经节炎性反应，炎症强烈时可引起全部或部分神经节坏死甚至出血；②与神经节邻近的脊神经根和周围神经有炎性反应；③类似急性脊髓灰质炎病变，但为一侧节段性，主要侵犯脊髓后角、神经根及神经节；④软膜炎症较轻，多局限于受累脊神经节段或脑神经节段。以上病变是带状疱疹感染期或感染后出现神经痛、CSF 细胞数增多及局部瘫痪等的病理基础。

【临床表现】

1. 水痘的潜伏期为 12~21 天，平均 14 天。婴幼儿常无早期症状。年长儿或成人可有发热、头痛、全身不适、食欲减退及上呼吸道症状，1~2 天后才出疹。先出现瘙痒、凸起、粉红色或红色的"丘疹"，直径为 3~5mm，周围有红晕，数百至数千个不等，其分布呈向心性，以发际、胸背较多，四肢、面部较少，手掌、足底偶见。鼻、咽、口腔、外阴等部位的黏膜亦可发疹。数小时后丘疹变成小

的充满液体的水疱，称为"囊疱"。1 天后囊疱破裂，漏出疱内液体，如无感染，1~2 周后痂皮脱落，一般不留瘢痕。如果有免疫功能缺陷、凝血机制障碍及继发感染时，常形成非典型水疱，皮疹融合者为大疱型，直径可达 2~7cm，易继发金黄色葡萄球菌感染和脓毒血症而死亡。

2. 带状疱疹是一种以疼痛为表现的皮疹。疱疹前 2~4 天受累节段皮肤发痒、麻木或烧灼感，可伴全身不适、发热、厌食等，局部剧烈疼痛常被误诊为胸膜炎、阑尾炎或胆囊炎，直至皮肤出现小疱可明确诊断。疱疹为红斑基底上紧张性透明小疱，排列成簇，数日后小疱因脓细胞集结转为浑浊和干燥结痂，7~10 天后脱落，留有瘢痕。少数患者小疱融合、出血，数周始愈合；大部分患者疼痛和感觉迟钝持续 1~4 周，7%~33% 的患者疼痛持续数月，或呈难治性迁延数年。带状疱疹发生在面部或身体的一侧，沿一条或数条神经根成簇状分布，胸段皮节常见，约 2/3 病例见于 $T_5 \sim T_{10}$，其次为颅颈区，该部位疼痛严重，常伴脑膜刺激征，可累及角膜和球结膜。少数患者受累节段痛觉减退，5% 的患者伴节段性瘫痪和肌萎缩。在极少数情况下疱疹会影响眼睛，导致视力丧失。

3. 可出现两种特殊类型颅面部带状疱疹综合征。

（1）眼部疱疹：占 10%~15%，疱疹分布于三叉神经眼支，可累及上颌支和下颌支，病变位于三叉神经节；角膜和球结膜疱疹可引起角膜感觉缺失、瘢痕形成和失明。合并一过性或持久性眼外肌麻痹，如上睑下垂和瞳孔散大时，提示第 Ⅲ、Ⅳ、Ⅵ 对脑神经受侵；个别病例可有对侧偏瘫，甚至数周至数月后出现同侧偏瘫和失语。

（2）膝状神经节疱疹：较少见，VZV 病毒侵及膝状神经节引起鼓膜和外耳道疱疹（Hunt 综合征），可扩展至耳郭外侧，颈节受累可见颈部疱疹，半数以上病例伴同侧舌前 2/3 味觉丧失，可出现面肌瘫痪。本病可部分或完全恢复。累及耳螺旋神经节和前庭神经节，出现耳鸣、眩晕、呕吐和听觉丧失等。累及舌咽、迷走神经节，可见腭、咽部疱疹。

4. Steiner-Birmams(2000) 提出，无并发症的带状疱疹患者常伴中枢神经系统（CNS）损害的亚临床表现，在报道的 28 例带状疱疹患者中，13 例（46.5%）出现脊髓受累证据，依次为腱反射亢进、长束症状、感觉平面、肢体无力及括约肌障碍等，其中 1 例脊髓病损症状较明显，全部病例随访 4 个月症状消退或部分消退；2 例（6%）合并脑炎，症状为头痛、烦躁、呕吐、发热、谵妄、定向力障碍、精神错乱、嗜睡和昏迷等，可伴轻度脑膜刺激征，病后数日出现肢体无力或偏瘫，脑干受累引起脑神经麻痹、共济失调等。脑炎可完全治愈。有些病例 CSF 可分离出水痘-带状疱疹病毒，CSF 和血清检出水痘-带状疱疹膜抗原特异性抗体（VAMA）。

5. 带状疱疹病毒脑炎/脑膜炎是一组由 VZV 引起的脑实质或软脑膜(软膜和蛛网膜)弥漫性炎症综合征,主要表现为发热、头痛、呕吐、局灶性神经症状和脑膜刺激征等,临床最常见是无菌性脑膜炎表现。

6. 带状疱疹的并发症

(1) 疱疹后神经痛(post-herpetic neuralgia,PHN):是带状疱疹最常见的并发症,10%~13%的带状疱疹患者经历过 PHN。PHN 是指带状疱疹临床愈合后疼痛持续 1 个月以上,表现为疱疹区的剧烈疼痛,如钻痛、刺痛、烧灼痛、电击样疼痛,以及对重复刺激逐渐增强的疼痛,感觉过敏或难以忍受的瘙痒等。PHN 疼痛有时极其严重,通常需数周或数月好转,个别的 PHN 疼痛可持续多年,严重影响患者的日常生活。发生 PHN 的风险随着患者年龄增长而增加,40 岁以下的患者发生较少,老年人更易罹患 PHN,且疼痛更持久和剧烈。减少带状疱疹的风险和疱疹神经痛(PHN)的唯一方法是接种 VZV 疫苗。美国 CDC 建议,50 岁以上的健康成年人接种两剂名为 Shingrix 的带状疱疹疫苗以预防带状疱疹及其并发症。

(2) 局限性脊髓炎:常见于胸段,呈横贯性或上升性,表现为不对称性截瘫、感觉障碍、括约肌障碍,可有脊髓半切征。脑脊液可明显异常。病理呈坏死性炎症性脊髓病和血管炎,累及后角和邻近白质。可出现亚急性肌萎缩,是带状疱疹罕见并发症,可能是带状疱疹局限性脊髓炎。

(3) 脑血管炎:偶见于颅颈型带状疱疹,组织学改变与肉芽肿性血管炎和韦格纳肉芽肿病相同。患者出现急性偏瘫、偏身感觉障碍、失语及其他局灶性神经症状,以及视网膜病变。CSF 单核细胞和 IgG 指数增高。CT 和磁共振显示同侧大脑半球深部梗死灶,血管造影示颈内动脉狭窄或闭塞,有些病例呈弥散性血管炎,可累及对侧半球。

(4) 其他:某些面神经炎、三叉神经痛或胸神经痛患者可能与带状疱疹病毒感染有关,少数病例存在水痘-带状疱疹病毒抗体。Dueland(1991)曾在免疫功能低下患者中经病理学和病毒学证实带状疱疹感染,但无皮肤疱疹。

【辅助检查】

1. 脑脊液检查 CSF 清亮,淋巴细胞增多,(10~100)×10⁶/L 或以上,通常<250×10⁶/L,蛋白正常或中度增高,糖及氯化物正常。一个胸节受累时 CSF 常正常,脑神经节受累或多数胸节受累 CSF 可异常。部分患者 CSF 检出水痘-带状疱疹病毒抗体,PCR 可检测 CSF 中病毒特异性 DNA。

2. 在皮肤损害的细胞内可查到核内包涵体。

【诊断】

主要根据带状疱疹及神经系统症状,疱疹缺如会给诊断带来困难,偶有患者发生肋间神经(胸神经)痛或面神经麻痹,仔细检查可发现少数疱疹。有时发疹前疼痛易误诊为腹腔或胸腔内脏疾病,对 4 天内所有急性根性痛患者均应考虑带状疱疹可能。不能确诊时可用 PCR 检测 CSF 特异性 VZV-DNA 或 VZV 抗体,必要取疱疹液作病毒分离和电镜检测 VZV 病毒。

【治疗】

1. 带状疱疹 在发疹 48~72 小时内口服阿昔洛韦 800mg,5 次/d,连用 7 天,可缩短疼痛时间和促进水疱愈合;也可用伐昔洛韦 500mg,3 次/d,连用 7 天;万乃洛韦 2.0g 口服,4 次/d。这些药物可缩短疱疹后疼痛持续时间,但对疱疹后疼痛发生率似无影响。免疫功能低下或播散性疱疹(>3 个皮节)的患者可用阿昔洛韦静脉滴注,共用 10 天。水痘-带状疱疹病毒特异性免疫球蛋白(VZIG)可缩短皮肤病变的时间,减少疱疹后疼痛的发生率,对免疫功能低下的患者可预防病变扩散。

2. 带状疱疹后神经痛 治疗药物包括外用及口服两种。外用药物主要包括 5% 利多卡因皮贴、0.075% 辣椒碱乳剂,以及 8% 辣椒碱皮贴等。口服药物主要有阿片类镇痛药(羟考酮、吗啡)、三环类抗抑郁药(阿米替林、盐酸多塞平等),以及抗惊厥药物(卡马西平、加巴喷丁、普瑞巴林等)。单药治疗不满意时,推荐联合治疗,5% 利多卡因贴剂联合普瑞巴林系统用药,或系统用药之间联合,例如联合使用加巴喷丁与三环类抗抑郁药、吗啡与加巴喷丁等。非药物治疗主要有神经阻滞和神经毁损治疗。

3. 眼部带状疱疹 除了口服阿昔洛韦或伐昔洛韦,需用 0.1% 阿昔洛韦滴眼液,1 次/h,或用 0.5% 阿昔洛韦油剂涂眼,4~5 次/d。对于伴随视神经炎的患者,可考虑治疗初联合糖皮质激素。

4. 带状疱疹脑炎或脑膜炎 美国感染病学会(Infectious Diseases Society of America,IDSA)指南推荐(Tunkel AR et al,2008),使用阿昔洛韦治疗带状疱疹脑炎/脑膜炎,轻中度患者剂量为 10mg/kg 静脉滴注,1 次/8h,连用 10~14 天,严重病例可能需要连用 14~21 天。

第四节 其他病毒性脑炎

(关鸿志)

其他病毒性脑炎(other viral encephalitis)包括肠道病毒脑炎、虫媒病毒性脑炎、巨细胞病毒性脑炎、腮腺炎病毒性脑炎及脑脊髓炎、传染性单核细胞增多症和 EB 病毒感染、伪狂犬病毒脑炎等。

一、肠道病毒性脑炎

肠道病毒性脑炎(enterovirus encephalitis)是肠道病毒感染所致。肠道病毒属细小核糖核酸病毒,是微小无包膜 RNA 病毒,有很多血清型,根据《国际人类肠道病毒简化分类方案》灰质炎病毒有 3 种血清型,A 组柯萨奇病毒 23 种,B 组柯萨奇病毒 6 种,埃可病毒 31 种,新发现人类肠道病毒(68~71)4 种和肝炎 A 病毒。人类肠道病毒脑炎占病毒性脑炎的 10%~20%(Oxman,1997),最常见血清型为柯萨奇病毒 A9、B2、B5,埃可病毒 4、6、9、11、30 型,肠道病毒 71 型。

【流行病学】

人类肠道病毒呈世界性分布,人类是唯一宿主。肠道病毒感染与气候、季节及人群年龄、卫生状况有明显关系。热带、亚热带地区肠道病毒感染频繁,温带地区夏季及初秋(6~10 月)发病率明显增加,占全年感染人数的 80%~90%,儿童和卫生状态差的人群感染率较高(Oxman,1997)。人类肠道病毒主要由粪-口途径、污染物或呼吸道传播。

【病因和发病机制】

人体摄入肠道病毒后首先在咽部及小肠组织中复制,再播散至局部淋巴结,约 3 天病毒进入血液,播散至单核-吞噬细胞系统,随着病毒大量复制,产生严重病毒血症,随血液传播至脑组织,引起神经元、胶质细胞及血管内皮感染,导致广泛性脑功能损伤或细胞死亡。感染 4~5 天血清可测出特异性抗体,通常持续终生。脑功能障碍影响程度可因病毒特异性不同而异,大部分患者脑功能可明显好转。

【临床表现】

1. 常有发热和消化道先驱症状,部分患者可以皮肤黏膜损害,例如手-足-口病(见于儿童患者)、出血性结膜炎(红眼病)。

2. 脑膜炎 肠道病毒的神经系统感染以轻症的无菌性脑膜炎常见,多急性起病,表现为头痛、畏光和颈强直、恶心、呕吐等脑膜刺激征。多数可以自愈。

3. 脑炎 表现为脑弥散性损害症状,如注意力改变、意识模糊、嗜睡甚至昏迷;少数患者以局灶性脑损伤为主,如偏瘫、视力障碍或感觉异常等,以及无力、肌张力改变和共济失调等,提示大脑皮质、基底核和小脑受累。严重病例出现全身性或局灶性癫痫发作,下丘脑受累导致中枢性高热或体温过低、自主神经障碍及血管调节功能异常。眼球运动、吞咽及其他脑神经功能障碍不常见。累及脑干者可出现神经源性肺水肿、呼吸衰竭。

4. 脊髓炎与脊髓神经根炎 可累及脊髓、脊髓前角与脊神经根,出现截瘫或者弛缓性瘫痪的表现,可伴有大小便障碍。

5. 慢性脑膜脑炎 很少见,主要发生于先天性或者获得性免疫功能缺陷的患者。

【辅助检查】

1. 脑脊液检查 外观清亮,压力正常或略高,脑脊液白细胞数正常或者轻度升高,但有时可达(50~500)× 10^6/L,以淋巴细胞为主,病程早期可<$10×10^6$/L。蛋白含量增高,一般不>1g/L,免疫球蛋白可增高,糖含量多正常或轻微下降。

2. 脑电图检查 有助于确定疾病早期脑皮质是否受累。

3. 脑 CT 及 MRI 检查 病程早期多正常,严重病例出现局灶脑水肿和增强效应,主要可排除其他疾病。

4. 急性期与恢复期检测 血清特异性中和抗体滴度上升 4 倍或以上可帮助诊断,但目前已知 60 余种肠道病毒中,特异性的抗病毒抗体检测临床可及性有限,仅 10%~15% 病毒性脑炎确定特异性病毒类型。

5. CSF 肠道病毒核酸检测 PCR 技术可检测到脑脊液病毒 RNA,目前临床上以保守 RNA 片段(通用)的检测为主,特异性与敏感性较高。对特定类型的检测需要针对性的 PCR 检测。脑脊液二代测序也有一定诊断价值。

【诊断和鉴别诊断】

1. 诊断 主要根据病史、临床表现、脑脊液检查、病毒学确诊实验等合理地排除其他诊断。

2. 鉴别诊断 本病须注意与其他 CNS 病毒感染鉴别,以及与结核性、隐球菌性脑膜炎、细菌性脑膜炎等鉴别。主要根据病史、临床表现、CSF 检查及必要的神经影像学检查等,有些疾病可通过病原学检查确诊。

有些肠道病毒感染患者可有皮疹,柯萨奇病毒及埃可病毒感染也可出现斑丘疹,埃可病毒 9 引起类似脑膜炎双球菌菌血症样瘀斑,柯萨奇 A 组病毒感染引起疱疹性咽峡炎等,临床确诊有赖于 CSF 分离病毒,粪便、咽部洗液也可分离出病毒。我国已经消除国内的脊髓灰质炎病毒引起脑脊髓灰质炎(poliomyeloencephalitis),但仍然需要警惕输入性病例,对儿童与青少年的急性弛缓性瘫痪病例要予以关注,依法鉴别与上报。

【治疗】

1. 肠道病毒脑炎迄今尚无有效的抗病毒药物,以对症治疗为主,重症患者给予支持疗法和预防并发症,痫性发作可用抗癫痫药。对于重症病例,可试用皮质类固醇、静脉免疫球蛋白。

2. 加强卫生措施对控制肠道病毒感染有效,但没有必要隔离肠道病毒脑炎患者。大多数患者可痊愈,预后良好。少数患者,尤其肠道病毒 71 导致的儿童脑炎可遗留神经系统后遗症或死亡。

二、巨细胞病毒性脑炎

巨细胞病毒性脑炎(cytomegalovirus encephalitis)是巨细胞病毒(CMV)感染所致。CMV 属人类疱疹病毒属,基因由双链线型 DNA 分子组成,可引起原发性和继发性感染,正常人群极少感染,免疫功能低下人群,如同种移植术后服用免疫抑制剂者、获得性免疫缺陷综合征(AIDS)患者及围生期胎儿及婴儿等是易感人群。CMV 先天性感染是先天性神经系统缺陷的常见原因,约 1% 的成活婴儿可感染 CMV;严重播散性感染约占 10%,称为巨细胞包涵体病(CID)。

【流行病学】

CMV 有传染性,无流行性和季节差异,有多种传播途径,如性传播、母婴传播、血液传播、器官移植及密切接触等。CMV 是机会性致病原,可在防御功能受损宿主中激活、复制和传播。在所有器官和组织已发现 CMV,尿、唾液、精液、乳汁、子宫颈分泌物和粪便中也发现 CMV。

【发病机制和病理】

目前 CMV 脑炎发病机制不清,研究证明,发病与 CMV 特异性 T 淋巴细胞反应抑制及对 CMV 易感性有密切关系。巨细胞病毒脑炎分为先天性及后天性感染,子宫内巨细胞病毒可引起死胎和早产,先天性感染可引起胎儿 CNS 病变。大多数成人感染过巨细胞病毒并不引起症状,仅极少数引起脑炎,成人 CNS 感染见于细胞免疫缺陷和器官移植患者,约 1/4 艾滋病死亡患者尸检可发现中枢神经系统 CMV 感染。

CMV 脑炎病理特点是,含典型 CMV 核内包涵体的分散小胶质结节。

【临床表现】

1. 先天性 CMV 感染 可引起发育畸形和婴儿智力障碍,一般在出生后短期至数年内出现,表现为发热,急性症状减轻后出现精神迟钝、智能障碍、小头畸形、发育迟缓、嗜睡、昏迷、运动障碍、脑性瘫痪、脑积水和视网膜脉络膜炎等,可见肝脾大、贫血、血小板减少、斑疹和黄疸等。CMV 感染导致器官损害具有自限性,引起先天性神经系统损害却持久存在,常导致严重发育迟滞、癫痫发作及听力丧失等。先天性 CMV 亚临床感染患儿较少出现持久的 CNS 后遗症,但少数可出现学习能力、认知功能倒退及听力减退。

2. 成人 CMV 神经系统感染 少见,主要见于免疫功能缺陷患者,如 AIDS、器官移植患者等。临床表现无特异性,主要是弥漫性脑功能障碍症状和体征,有时出现偏瘫、癫痫发作等,视网膜损害具有诊断意义。

3. 脑室管膜炎 是本病特征性改变,CMV 易侵犯脑室管膜下细胞引起显著的星形细胞反应,以脑室周围的室管膜受累为主,少数可以有弥漫的白质病灶(白质脑炎)。

4. 边缘性脑炎 少见,以边缘叶受累为主,主要表现为癫痫发作、行为异常与近记忆力减退,与单纯疱疹病毒的临床表现、影像学改变相似。

5. 多发性神经根炎 表现为骶或腰段感觉、运动及自主神经功能障碍,临床表现类似 Guillain-Barré 综合征。

【辅助检查】

1. 脑脊液检查白细胞数增多,以淋巴细胞升高为主。尿中可查出巨细胞,浓缩尿沉渣及唾液细胞可查到包涵体。

2. 脑 CT 显示脑室旁脱髓鞘样低密度病灶。MRI 检查可见某些患者脑室管膜下异常信号或小化脓样病灶;或者边缘叶受累为著。

【诊断和鉴别诊断】

1. 诊断 依据患者临床表现及 PCR 检测 CSF 中 CMV 的 DNA。CMV 抗原蛋白检测阳性也有确诊意义。

2. 鉴别诊断

(1) CMV 所致先天性感染与弓形虫病、风疹、单纯疱疹病毒及梅毒所致先天性感染临床上难以鉴别,血清学特异性 IgM 检测有助于诊断。

(2) CMV 脑炎易与 AIDS 痴呆混淆,CMV 脑炎一般较 AIDS 痴呆起病急,进展较快,意识障碍明显;AIDS 痴呆以认知障碍和精神障碍为主。

【治疗】

1. 药物治疗 可应用更昔洛韦和膦甲酸,体内及体外试验证实是有效的抗 CMV 药物。大剂量阿昔洛韦静脉滴注、抗 CMV 免疫球蛋白、输注病毒抗体或接种减毒活疫苗等预防措施均存在争议。更昔洛韦(ganciclovir)可抑制病毒 DNA 复制,抗疱疹病毒作用强;通常用量为 5~10mg/(kg·d),静脉滴注,1 次/12h,一个疗程为 14~21 天。不良反应为剂量相关性中性粒细胞及血小板减少,停药后可恢复,应注意监测;头痛、恶心、呕吐、抑制精子产生,以及潜在的致癌作用等。膦甲酸(foscarnet)是膦乙酸焦磷酸盐的类似物,直接作用于病毒 DNA 多聚酶,用量为 60mg/kg,静脉滴注,1 次/8h,持续 2~3 周,继续维持量为 90mg/(kg·d)。主要不良反应是肾毒性、电解质紊乱、抽搐及恶心等。更昔洛韦和膦甲酸对 AIDS 患者的 CMV 感染导致的视网膜膜炎、多发性神经根炎,以及预防移植术后 CMV 感染有效,合用疗效更好,但不良反应大。

2. 对症治疗 可参照单纯疱疹病毒性脑炎。

三、腮腺炎病毒脑炎和脑脊髓炎

腮腺炎病毒脑炎和脑脊髓炎(mumps virus encephalitis and encephalomyelitis)是腮腺炎病毒引起的神经系统感染。多见于儿童,冬、春季为主,四季均有散发病例。流行性腮腺炎是急性全身性病毒感染性疾病,通常为自限性,易发生于学龄儿童,约10%出现中枢神经系统症状,以无菌性脑炎最多见,脑脊髓炎相对少见。

【病因和病理】

1. 病因　流行性腮腺炎病毒属于副黏液病毒属,是多形性RNA病毒。人是唯一自然宿主,随着腮腺炎减毒活疫苗广泛应用,发病率已明显下降,1941年美国发病率为250/10万,1993年已降至1/10万以下(Briss,1994)。流行性腮腺炎是高度接触性传染病,主要通过呼吸道传播,平均潜伏期为18天。病毒通过血液全身播散,可从室管膜扩散至脑组织,也可引起感染后免疫反应性CNS脱髓鞘改变。出现临床症状前5~6天至出现症状后9天可从唾液中分离出病毒,提示传染性持续2周,约30%感染者为亚临床型。

2. 病理　本病的病理改变表现为脑膜充血、水肿、血管周围淋巴细胞浸润、脑组织水肿和软化灶等。镜下可见白质脱髓鞘和小胶质细胞吞噬现象,神经细胞变性或死亡少见。

【临床表现】

1. 发病　年龄为5~9岁,男性出现中枢神经系统症状者较女性高2~3倍。1~5月为好发季节,脑炎常发生于流行性腮腺炎腮腺肿大后3~10天。约28%的腮腺炎患者出现神经系统症状,无腮腺炎表现的患者也可发生脑炎,半数腮腺炎病毒性脑炎患者无腮腺肿胀。

2. 临床表现　主要表现为发热、头痛、呕吐、颈强直、嗜睡和谵妄等,也可出现面神经麻痹、视神经萎缩、眩晕、共济失调、单瘫、偏瘫、偏身感觉障碍和失语,极少数患者发生昏迷及癫痫发作,累及脊髓发生脊髓炎。多数患者于1周左右恢复,绝大多数可痊愈。持久性头痛是常见后遗症,少数遗有脑积水、癫痫等。本病总病死率为0.5%~2.3%(John,1997)。

3. 脑脊液压力可增高,白细胞数增多,一般为(25~500)×10⁶/L。70%~90%病例血清淀粉酶增高,多在1周内达高峰。

【诊断和鉴别诊断】

1. 诊断　在腮腺炎病程中发生脑炎,可拟诊该病。急性期与恢复期血清显示流行性腮腺炎抗体滴度升高4倍以上有诊断价值。流行性腮腺炎病毒IgM抗体增高是近期感染证据。部分患者血清淀粉酶升高,可能由腮腺炎本身或胰腺炎所致。

2. 鉴别诊断　腮腺炎也可由其他病毒如流感病毒A、副流感病毒、柯萨奇病毒,以及金黄色葡萄球菌等引起。干燥综合征、结节病、肿瘤、服用噻嗪类药物等可引起腮腺肿大,应注意鉴别。

【治疗】

本病无特异抗病毒药物,以支持、对症治疗为主。预防可接种流行性腮腺炎灭毒活疫苗。

四、传染性单核细胞增多症

Epstein-Barr病毒(EBV)原发性感染可引起传染性单核细胞增多症(infectious mononucleosis),主要见于儿童。EBV感染累及中枢神经系统可引起脑炎、脑膜炎、小脑炎、脊髓神经根炎等,EBV还可诱发淋巴细胞增生型疾病,例如原发性中枢神经系统淋巴瘤。

【病因和发病机制】

EBV属于人类疱疹病毒属,在自然状态下只感染人类B淋巴细胞,导致淋巴细胞增生及免疫球蛋白分泌。在感染的B型淋巴细胞中,EBV一般保持潜伏状态。EBV最常见感染方式是通过唾液传播。多数成年人有既往原发性EBV感染的血清学证据,易携带病毒。

【临床表现】

1. 传染性单核细胞增多症　常见于儿童,临床表现为乏力、发热、头痛、淋巴结肿大、非典型淋巴细胞增多,出现异嗜性抗体及轻度一过性肝炎为特征综合征。

2. 神经系统感染　可无菌性脑膜炎、脑炎、小脑炎、多发性神经根神经炎、横贯性脊髓炎和Guillain-Barré综合征等。脑脊液可以淋巴细胞升高,脑脊液细胞学可见淋巴细胞性炎症。除了病毒直接的神经侵袭性,免疫机制也参与发病。

3. 原发性中枢神经系统淋巴瘤　EBV还可诱发淋巴细胞增生型疾病,包括原发性中枢神经系统淋巴瘤和淋巴瘤样肉芽肿等,AIDS及器官移植患者等免疫抑制的患者中容易发生。原发性中枢神经系统淋巴瘤累及脑膜时,脑脊液细胞学可见淋巴瘤细胞。

【诊断】

脑脊液EBV的DNA检测是神经系统EBV感染的确诊实验,方法以PCR为主,二代测序对全面病原体筛查有帮助。由于EBV感染可为潜伏或者携带状态,对于低拷贝数的阳性结果不能直接证明为活动性感染,需要结合临床表现和其他辅助检查结果考虑。

【治疗】

抗病毒药物的效果不理想,实验研究显示阿昔洛韦及衍生物有抗EBV活性,但临床尚未证实抗EBV的效果。短期应用皮质类固醇可有效减轻炎性症状,如果考虑 EBV 继发自身免疫性神经系统损害,可以试用免疫球蛋白静脉滴注。有报道,γ-干扰素有缓解临床症状作用。淋巴瘤与淋巴瘤样肉芽肿等需要血液科或者肿瘤科专科评估治疗。

五、伪狂犬病毒脑炎

伪狂犬病毒脑炎(pseudorabies encephalitis)是由伪狂犬病毒(pseudorabies virus,PRV)引起脑炎。伪狂犬病毒又称猪疱疹病毒 I 型,是一种人兽共患病毒。2018 年以来,伪狂犬病毒对人类的致病性和嗜神经性被研究确认。复旦大学附属华山医院(张文宏等,2018)报道了 PRV 引起人类眼内炎的病例,同年北京脑炎协作组(赵伟丽等,2018)报道了 PRV 引起人类重症病毒性脑炎的病例,其后国内又有个例报道。

【病因和发病机制】

伪狂犬病毒(PRV)为双链 DNA 病毒,属于疱疹病毒科中的 α 疱疹病毒亚科。同样属于 α 疱疹病毒的单纯疱疹病毒 I、II 和水痘-带状疱疹病毒是人类神经系统病毒感染的重要病因。猪是 PRV 主要自然宿主和传染来源,PRV 对猪具有嗜神经性,可由神经突触后向突触前神经元逆行侵染神经系统。病猪的病理学改变为脑脊髓炎、神经节炎、出血性肺炎和坏死性淋巴结炎等。

【临床表现】

1. 多数患者会出现数日的前驱症状——发热,发热以高热为主,可伴有头痛或者感冒样症状。

2. 神经系统症状 表现为急性脑病或者脑炎综合征:①癫痫发作,以全身强直阵挛发作为主,严重者呈癫痫持续状态;②精神行为异常;③意识障碍,可进行性加重,昏迷;④重症者出现呼吸衰竭,需要呼吸机辅助呼吸;

⑤其他神经体征:部分患者可有病理征、脑膜刺激征,一般无肢体瘫痪。

3. 视网膜炎或者眼内炎 急性双眼视力下降,直至失明,眼底检查可见视网膜炎、视网膜脱离、玻璃体浑浊等。以为 PRV 感染的主要表现,也可与脑炎合并发生。

【辅助检查】

1. 周围血白细胞计数升高,伴中性粒细胞比例或者绝对值升高。

2. 脑脊液检查 可见脑脊液压力升高(≥200mmH₂O),脑脊液白细胞计数轻到中度升高,个别病例脑脊液细胞数正常。脑脊液细胞学呈淋巴细胞性炎症。脑脊液蛋白正常或者轻度升高,糖与氯化物改变不明显。

3. 脑 MRI 检查常可见双侧大脑皮质受累为主,受累部位包括边缘系统、基底核区,脑干也可受累(图3-4-6)。脑 CT 可表现为双侧颞叶或基底核区低密度灶。

4. 脑电图全导联或者多导联分布的慢波,以 δ 波为主,可以有棘波、棘慢波阵发(癫痫波)。

【诊断】

脑脊液 PRV 核酸检测是主要的确诊实验。主要采用 PCR 或者脑脊液二代测序技术,辅以抗 PRV 抗体的血清学检测。与病猪密切接触者,出现典型的临床症状且确诊实验阳性者可以确诊该病。

【治疗】

可试用阿昔洛韦或者更昔洛韦等抗病毒药物,其他抗疱疹类病毒药物、人免疫球蛋白和激素等也试用,但有效的抗病毒治疗方案尚待确定。

六、虫媒病毒性脑炎

虫媒病毒性脑炎(arbovirus encephalitis)是以受感染

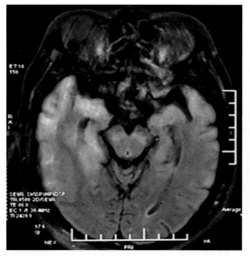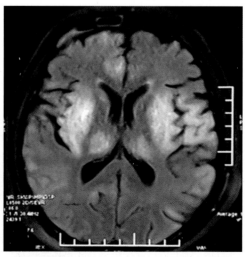

图 3-4-6 伪狂犬病毒脑炎患者脑 MRI(FLAIR)检查,在轴位像显示双侧颞叶、丘脑和脑干的高信号病灶

的节肢动物(主要为蚊和蜱)为媒介传播的人兽共患的病毒性脑炎。世界各地均有不同程度流行,可引起人类脑炎及中枢神经系统感染(表3-4-6)。我国常见的虫媒病毒性脑炎为流行性乙型脑炎和蜱媒脑炎远东型。

表3-4-6　引起脑炎的主要虫媒病毒的传播媒体、地理分布及传播媒介

病毒科,属	传播媒体	地理分布	病畜
披盖病毒科,甲病毒属			
东方马脑炎	蚊	东北美、加勒比海、南美	马、家雉
西方马脑炎	蚊	西北美、南美	马
委内瑞拉马脑炎	蚊,可能呼吸道	中南美、佛罗里达	马
黄病毒科,黄病毒属			
流行性乙型脑炎	蚊	中国、东南亚、印度	马、猪
蜱媒脑炎	蜱、食奶	欧洲、俄罗斯、中国	无
西尼罗病毒	蚊	北美、欧洲、俄罗斯、中国	
Rocio 脑炎	蚊	巴西	无
Murray 河谷脑炎	蚊	澳大利亚	马*
圣路易脑炎	蚊	北美、中南美、加勒比海	无
苏格兰脑炎	蜱	英国、以色列	羊、马、牛
Powassan 脑炎	蜱	北美	无
布尼亚病毒科,加利福尼亚亚属			
新布尼亚病毒脑炎	蜱	中国	
加利福尼亚脑炎	蚊	北美、中国、俄罗斯	无

注:* 尚未证实。

(一)流行性乙型脑炎

流行性乙型脑炎(epidemic encephalitis B)国际上称为日本乙型脑炎,是乙脑病毒引起的中枢神经系统急性传染病。我国1952年统一命名为流行性乙型脑炎,简称乙脑,为国家法定传染病。临床以高热、意识障碍、抽搐、呼吸衰竭及脑膜刺激征等症状和体征为特点,病死率较高。

【流行病学】

流行性乙型脑炎由蚊虫媒介传播,主要发生于夏、秋季,儿童易患,发病率占80%以上,多为10岁以下儿童,3~6岁发病率最高。流行于整个亚洲,主要在亚洲东部热带、亚热带和温带国家。全球每年约有3万余患者发病,某些高发年份患者到达10万人以上。发病有明显季节性,在温带地区80%~90%患者于7~9月份发病,热带可常年发病。主要发生于农村,男性较多,在流行地区健康成人可通过隐性感染获得抗体。随着儿童计划免疫接种普及,儿童乙脑发病率已明显下降,成年人尤其老年人乙脑发病率相对增高。

【病因和发病机制】

乙脑病毒属黄病毒科,黄病毒属,是RNA病毒,一般由蚊子在野鸟和猪中传播,人和马是偶然宿主。已从26种蚊虫中分离出乙脑病毒,在人类传播的主要是库蚊、伊蚊和按蚊的某些种类,最主要是三带喙库蚊。寄生于蚊子体内的乙脑病毒由蚊卵传代,随着气温升高繁殖活跃,通过蚊子叮咬传染给人及动物。

当人体被带病毒蚊虫叮咬后,病毒在局部组织和淋巴结中复制繁殖后进入血流,到达血管内皮、骨髓、淋巴结、脾和肾等内脏繁殖。人体抗病能力强时仅形成短暂的病毒血症,病毒最终被消灭,临床不表现出明显症状。当机体免疫力下降或大量病毒感染时血-脑屏障受损,病毒通过破坏的血-脑屏障侵入中枢神经系统,引起脑炎。有乙脑垂直传播导致死胎和流产的报道。

【病理】

流行性乙型脑炎病理改变主要有两种:①细胞内病毒感染引起神经细胞和胶质细胞破坏;②免疫活性细胞

迁移到血管周围组织和脑实质,导致脑组织肿胀、脑皮质及深部灰质变性坏死、脑白质髓鞘脱失和小血管扩张,内皮细胞肿胀、增殖,血管及脑膜周围炎性细胞(淋巴细胞为主)浸润等。坏死的神经细胞可吸引大量单核细胞或小胶质细胞,形成胶质结节和软化灶,可钙化或形成空腔。

【临床表现】

1. 本病有 4~21 天潜伏期,一般 10~14 天。典型乙脑病程分 4 个阶段。

(1) 初热期:通常在出现神经症状前 1~3 天,表现为发热、头痛和胃肠道症状。起病急骤,病初 3 天左右体温很快升至 38~39℃,伴头痛、恶心、呕吐和嗜睡等,出现颈强直或抽搐,2~3 天后进入极期,重症 1~2 天即出现高热、深昏迷。

(2) 极期:病后 4~10 天,主要表现为广泛性脑损害症状。体温可稽留于 40℃ 以上。初期症状逐渐加重,意识障碍更趋加深,由嗜睡到昏睡或昏迷,可持续 1 周,重者达 1 个月以上。重症患者出现全身抽搐、中枢性呼吸衰竭,脑实质炎症尤其延髓呼吸中枢损害可导致脑缺氧、脑水肿、脑疝和低血钠性脑病等,表现为呼吸表浅、节律不整、双吸气和叹息样呼吸、潮式呼吸、抽泣样呼吸等,最后呼吸停止。继发脑疝多见于病程第 5~6 天,可发生颞叶钩回疝或枕大孔疝。

高热、抽搐和呼吸衰竭是乙脑急性期严重症状,三者互为因果,呼吸衰竭是致死的主要原因。患者可有不同程度脑膜刺激征如颈项强直、Kernig 征等,重者角弓反张及颅内压增高,后者表现为剧烈头痛、呕吐、血压升高和脉搏慢等,婴幼儿常前囟隆起,但无脑膜刺激征。部分病例出现循环衰竭,血压下降、心肌损害和心功能不全。累及延髓出现延髓性麻痹症状,前庭小脑系统受累出现眼震,锥体束及基底核受损出现肢体瘫痪和不自主运动等,自主神经受累出现周身及偏侧多汗、皮肤过敏和尿便失禁等。

(3) 恢复期:多数患者起病 2 周后开始恢复。体温逐渐下降,精神神经症状逐渐好转,重症患者需经较长时间恢复,一般可在半年内恢复,在此期间患者仍可有神志恍惚、呆滞、低热、流涎、多汗、失语、吞咽困难、面瘫和四肢痉挛性瘫痪等症状。

(4) 后遗症期:5%~21% 的重症患者发病半年至 1 年仍遗留某些神经精神症状,但仍有逐渐恢复的可能。约 75% 患儿遗留后遗症(Douglas,1997),以失语、强直性瘫痪,以及精神障碍如情感不稳、精神分裂症等常见,也可见亨廷顿病、手足徐动症、扭转痉挛、震颤、帕金森综合征、视力障碍及痴呆等。

2. 按病情轻重可分为 4 种类型。

(1) 轻型:神志清楚至轻度嗜睡,出现脑膜刺激征、发热或高热时可抽搐。

(2) 普通型:嗜睡或浅昏迷,广泛脑膜和脑实质受累症状。此型最常见,轻型和普通型约占乙脑患者的 2/3。

(3) 重型:昏迷,频繁抽搐,可有呼吸衰竭。

(4) 极重型或暴发型:起病急骤,高热,深昏迷,频繁抽搐,可因脑水肿、脑疝在 1~2 天导致死亡,此型约占 5%。

另外,尚有少数患者表现为脑干脑炎、脑膜脑炎及脊髓炎等特殊类型。

【辅助检查】

1. 外周血白细胞疾病早期中度增加,多为 (10~20)×10⁹/L,以中性粒细胞为主,达 80%~90%,嗜酸性粒细胞减少,与通常的病毒感染不同。

2. CSF 常规检查与其他病毒性脑炎相似,压力可增高,白细胞增多,(30~500)×10⁶/L,以淋巴细胞为主,重症患者以多核细胞为主,蛋白正常或轻度增高,糖、氯化物基本正常。

3. 病毒学检测,在血中不易分离乙脑病毒,约 1/3 死亡患者 CSF 可分离到病毒,存活患者几乎分离不到病毒。

4. 抗乙脑抗体,IgM 检测是目前主要的诊断试验,单克隆抗体检测患者血清和 CSF 中特异性 IgM 抗体有较高的敏感性和特异性,约 3/4 的乙脑患者可检出此抗体。

5. 脑 MRI 检查在 FLAIR 像可见基底节区高信号病灶(图 3-4-7)。

【诊断和鉴别诊断】

1. 诊断 根据本病流行病学特点、流行季节和儿童易患性,高热、昏迷、抽搐及呼吸衰竭等临床特点,结合实验室检查等。确诊有赖于血清学和病原学检查。

2. 鉴别诊断 本病需注意与肠道病毒脑炎、单纯疱疹病毒性脑炎及其他病毒性脑炎、自身免疫性脑炎和某些代谢性脑病等鉴别。

【治疗和预防】

1. 目前尚无特效的病原学疗法,以支持及对症治疗为主。重症患者可短程用皮质类固醇,也可试用静脉免疫球蛋白,有报道 α-干扰素可缩短病程,降低病死率,但效果尚待证实。

2. 儿童进行计划免疫疫苗接种安全、有效。流行期到高危地区工作或旅行的人,提前 1 个月进行 3 次疫苗接种是可行的。应用杀虫剂减少蚊虫密度,对猪进行免疫接种也是减少此病的方法。

【预后】

伴发帕金森综合征,以及早期出现呼吸衰竭的患者预后不良,重症患者一般在病后 7~10 天死亡。

(二)蜱媒脑炎

蜱媒脑炎(tick-borne encephalitis,TBE)是由蜱传播

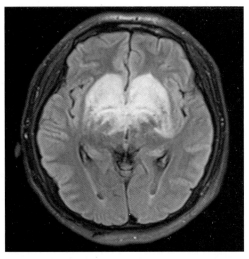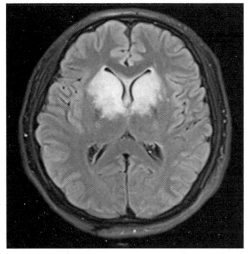

图 3-4-7　流行性乙型脑炎患者的脑 MRI(FLAIR)检查,轴位像显示基底核区高信号病灶

的可致脑炎的 6 种黄热病毒引起,包括蜱媒脑炎(TBE)病毒、波瓦生病毒(Powassan virus)、苏格兰脑炎病毒(Scotland encephalitis virus)、贾萨努尔森林病(Kyasanur forest discase,KFD)病毒、鄂木斯克出血热(Omsk hemorrhagic fever,OHF)病毒和兰加特病毒(Langat virus)等,具有相同的抗原性。

在 KFD 和 OHF,主要症状是出血热,也可出现脑膜脑炎。TBE 病毒有 2 个亚型,即中欧脑炎型和森林脑炎型,生态学及对人致病性不同,特异血清学试验可以区分。波瓦生病毒和苏格兰脑炎病毒分别在北美和英国引起少数人发生脑炎。上述 6 种病毒与蚊传播的黄热病毒易用血清学方法鉴别,其间存在交叉反应。

Ⅰ.森林脑炎

森林脑炎(forest encephalitis)又称为俄罗斯春夏季脑炎、远东脑炎和伐木者脑炎等,是蜱媒脑炎(或称壁虱脑炎)的一个亚型。该病有明显的地区性,见于俄罗斯西伯利亚,我国东北和西北原始森林地区,如黑龙江省、吉林省、内蒙古自治区和新疆维吾尔自治区等。多发生于 5~7 月春夏雨季,发病率约为 20/10 万(Douglas,1997)。患者经常遗留不同程度的后遗症,病死率较高。

【病因和发病机制】

本病由蜱为传播媒介引起的森林地区自然疫源性疾病,病原体是虫媒病毒 B 组蜱媒脑炎病毒复合群的一型,病毒寄生在啮齿动物血液内。全沟硬蜱为传播媒介,蜱也是病毒的保存宿主,幼蜱寄生于小啮齿动物如老鼠体内,春夏季节病毒在其体内繁殖,大脊椎动物(羊、牛)也可作为幼蜱和成蜱的宿主。由蜱叮咬吸吮感染的啮齿动物血液时,病毒进入蜱胃壁而达唾液腺,病毒在啮齿动物和蜱之间循环传播,人被带有病毒的蜱叮咬后可能发病。

本病常为隐性感染,20 岁以上成人是主要感染对象,经常进入感染蜱集中的林区者是高危人群,也有食用未经消毒羊奶、牛奶致病的报道。

【病理】

病变涉及大脑、脑干、脊髓(上颈段为主),为广泛炎症病变,灰质、白质、脑膜均受累,后期主要为增殖性病变,表现为神经元细胞退行性变和胶质细胞增生。

【临床表现】

1. 临床症状　以高热、头痛、呕吐、颈强直、昏迷,以及伴有颈部、肩胛和上肢近端肌弛缓性瘫痪为特征。多为采伐工人及作业人员感染,20~30 岁男性居多。临床可分三期:

(1)潜伏期:通常为 9~14 天,某些暴发病例可短至 4 天,最长达 30 天。

(2)前驱期:约 20% 的患者有前驱症状,病前 1~2 天有低热、头昏、乏力、全身不适等。

(3)急性期:约 90% 的患者急性发病,一般 2~3 天体温可高达 39~40℃,大多持续 5~10 天后下降,少数 2~3 天后又上升,热型为稽留热、弛张热或双峰热等。

2. 脑炎型　约半数以上的患者有嗜睡、昏迷等意识障碍。脑膜刺激征是最常见的早期症状,出现剧烈头痛、呕吐、颈强直、Kernig 征等,持续 5~10 天。少数患者有心音低钝、心率增快等心肌炎表现。

3. 肌弛缓性瘫痪型　该病的下运动神经元损害常见,患者可在发病后第 2~5 天出现颈部、肩胛带及上肢近端无力,表现为手臂无力,呈摇摇无依状态,2~3 周后多数患者逐渐恢复。头下垂是本病特征性表现,是副神经麻痹导致胸锁乳突肌瘫痪。

4. 其他表现　患者也可出现偏瘫或截瘫,锥体外系受累时出现震颤及不自主运动,延髓受累出现眼震、眩晕、构音障碍及吞咽困难等,少数患者出现呼吸及循环衰竭等延髓症状,严重患者可导致死亡。

【辅助检查】

1. 外周血白细胞总数增高,以中性粒细胞为主。

2. 脑脊液压力增高,细胞数可达$(50\sim500)\times10^{6}/L$,以淋巴细胞为主,蛋白正常或轻度增高,糖和氯化物正常。

3. 发病早期从血液和 CSF 可分离出病毒,阳性率很低。血清学检查采急性期和恢复期双份血清,进行血凝抑制试验、中和试验、补体结合试验和酶联免疫吸附试验等,抗体效价增加 4 倍以上有诊断意义。

【诊断和鉴别诊断】

1. 诊断 根据流行病学特点、疫区生活和接触史、临床表现(垂头等特征性表现),以及血清学检查抗体效价增加 4 倍以上等。

2. 鉴别诊断 本病应与脊髓灰质炎、乙型脑炎、其他病毒性脑炎等鉴别,也须注意与莱姆病鉴别(表 3-4-7),二者都是在森林地区发生的蜱传性自然疫源性疾病。

【治疗和预防】

1. 一般治疗 已发病者应及时隔离,加强护理,防止并发症,补充液体及营养。

表 3-4-7 森林脑炎与莱姆病的临床表现、诊断及治疗的鉴别

鉴别点	森林脑炎	莱姆病
病原体	虫媒性蜱媒脑炎 B 组病毒复合群的一型	伯氏疏螺旋体
临床分期	临床分为三期: 潜伏期:通常 9~14 天,暴发病例 4 天 前驱期:病前 1~2 天出现低热、头昏、乏力、周身不适等 急性期:2~3 天内高热达 39~40℃,持续 5~10 天,呈稽留热、弛张热或双峰热	1. 早期感染 Ⅰ期:表现为局部游走性红斑,可有头痛、肌痛、颈强直 Ⅱ期(播散感染):以神经症状为主 2. 晚期感染 Ⅲ期(持续感染):表现为慢性脑脊髓病,记忆、认知障碍
临床表现	(1) 急性起病,出现高热、嗜睡、昏迷等 (2) 早期常见脑膜刺激征 (3) 病后 2~5 天出现颈部、肩胛带、上肢近端肌弛缓性瘫痪 (4) 锥体外系受累出现震颤及不自主运动 (5) 延髓受累出现眩晕、构音障碍、吞咽困难等,严重病例出现呼吸或循环衰竭	(1) 蜱咬伤部出现亮红色环状皮肤损害 (2) 游走性关节痛 (3) 可导致无菌性脑膜炎、脑膜脑炎或慢性脑脊髓炎、运动或感觉神经根神经炎、痉挛性轻截瘫、共济失调步态 (4) 轻微精神障碍或痴呆等
特征性症状	副神经麻痹引起头下垂	面神经麻痹,可为双侧或先后发生
脑脊液检查	压力增高,白细胞数$(50\sim500)\times10^{6}/L$,蛋白正常或轻度增高,糖和氯化物正常	白细胞数 $100\times10^{6}/L$ 左右,蛋白轻度增高,糖正常,可检出寡克隆带
血清学检验	急性期与恢复期双份血清补体结合试验、ELISA,抗体效价增加 4 倍以上可诊断	ELISA 可检出伯氏疏螺旋体特异性 IgM 和 IgG 抗体
病原学检验	发病早期血及 CSF 可分离出病毒,阳性率很低	病变皮肤可培养出病原体,血液和 CSF 有时可检出病原体
脑电图检查	可表现为慢波增多、尖波、尖慢波综合波	多数正常
脑 CT 及 MRI 检查	病变部位较广泛,大脑灰白质及脑膜均可受累	急性期多为正常,慢性期可见脑部多灶性及脑室周围病变
治疗	以对症治疗为主,可试用血清治疗或者免疫球蛋白静脉滴注	对四环素、氨苄西林、头孢曲松高度敏感,对青霉素、苯唑西林、氯霉素中度敏感

2. 对症治疗

(1) 持续高热应采取物理降温等将体温降低至 38.5℃以下。

(2) 抽搐可静脉注射地西泮(安定)10~20mg,或地西泮 60~100mg 加入 10% 葡萄糖溶液 500ml 中静脉滴注,24 小时用量不超过 100mg;水合氯醛灌肠或肌注苯巴比妥钠维持。

(3) 颅高压及严重脑水肿可用 20% 甘露醇静脉滴

注或呋塞米静脉注射。

（4）皮质类固醇可减轻炎症反应、改善脑水肿及中毒症状、降温，但可继发感染和使炎症扩散，通常主张用于重型和极重型患者。

（5）呼吸道感染及呼吸道分泌物增多、呼吸困难或呼吸衰竭患者可早期气管切开，用呼吸兴奋剂，适当选用抗生素等。

3. 血清治疗　在发病 3 天内，患者可用恢复期患者含抗体血清或林区工作人员血清、新鲜全血及免疫马血清等治疗。恢复期血清用量 20~40ml/d，全血须用倍量，肌内注射，直至体温降至 38.5℃ 以下。也可用免疫球蛋白 10~20g/d，静脉滴注，至体温降至 38℃ 以下时停用。干扰素、转移因子也可试用，疗效尚待观察。

4. 瘫痪等后遗症可用针灸、体疗、理疗等治疗。

5. 预防蜱咬和预防性接种是预防本病主要措施。目前对高危人群广泛接种蜱媒脑炎病毒疫苗，发病率已明显下降。本病高发区可用隔离衣和杀虫剂，避免与蜱接触。

6. 多数患者在 2~3 周时开始恢复，约半数的患者遗留不同程度下运动神经元瘫痪，少数遗留失语、癫痫发作和精神失常，以及帕金森综合征等。

Ⅱ. 中欧脑炎

中欧脑炎（central european encephalitis）是 TBE 的另一亚型，发生于欧洲、斯堪的那维亚南部，传媒为硬蜱属蓖麻豆蜱。病死率为 1%~2%（Douglas, 1997）。

【临床表现】

典型中欧脑炎（不包括突变型）呈双相病程，潜伏期 7~14 天，发病类似流感样症状，持续 1 周，症状可缓解数日后骤发无菌性脑膜炎或脑膜脑炎。本病虽可发生瘫痪、脊髓炎、脊髓神经根炎和延髓水肿，但病情较轻，恢复期较长，严重患者可留有瘫痪等后遗症。

Ⅲ. 波瓦生病毒脑炎

波瓦生病毒脑炎（Powassan encephalitis）在美国东北部和加拿大东部发现少量病例，病死率高达 50%（Calisher, 1994）。波瓦生病毒在 Cookei 和 Marxi 硬蜱（可能还有其他蜱种）及哺乳动物，特别是啮齿动物中循环传播，但不引起动物疾病。

【临床表现】

波瓦生脑炎临床特点为发热及非特异性症状，而后出现严重脑炎表现，可能遗留瘫痪后遗症。外周血和 CSF 改变与黄热病毒属其他成员引起的脑炎相似。

Ⅳ. 苏格兰脑炎

苏格兰脑炎（Scotland encephalitis）又称羊跳跃病（louping ill），主要发生于苏格兰、英格兰北部和爱尔兰的绵羊中，在牛、马、猪、猫中罕见。已确定人群中有散发病例。自然界中苏格兰脑炎病毒在蓖麻豆蜱中繁殖，寄生宿主种类繁多，包括小哺乳动物、地面栖居的鸟类（松鸡）和绵羊等。

【临床表现】

本病临床表现与中欧脑炎表现相似。

Ⅴ. 科罗拉多蜱热

科罗拉多蜱热（Colorado tick fever, CTF）是急性蜱传病毒性传染病。CTF 病毒是肠道病毒，为环状病毒属 RNA 病毒，由硬壳木蜱（安德逊革蜱）叮咬把病毒传给人，主要见于落基山脉周围及加拿大西部。

【临床表现】

1. 本病主要见于儿童，临床特征为头痛、肌痛，持续约 1 周的双相热（又称鞍背热），约 12% 的患者发生皮疹，以及外周血白细胞减少等。中枢神经系统受累不常见，表现为无菌性脑膜炎或脑炎，个别报道脑炎伴出血表现。

2. 通过接种乳鼠并从其血清或全血中分离病毒确诊，直接免疫荧光染色检查患者红细胞中病毒抗原是快速诊断方法。

【治疗】

本病治疗以对症、支持疗法为主，预后良好（Monath, 1995）。

（三）其他区域性病毒性脑炎

Ⅰ. 西尼罗病毒感染

西尼罗病毒（West Nile virus, WNV）是一种单链 RNA 的虫媒病毒，属于黄病毒科、黄病毒属，因首先在乌干达西尼罗河地区患者血液中分离出来，故名。该以鸟类为主要的贮存宿主，马、蚊子为传染宿主，主要在鸟-蚊-鸟之间循环传播，人类通过被蚊虫叮咬等感染。人群普遍易感，老人、儿童和免疫力较差的人群多见。大规模的暴发出现发生在罗马尼亚、俄罗斯、以色列、希腊和美国。我国的亚洲邻国中也有病例报道。2004 年与 2011 年我国新疆维吾尔自治区发现的两组不明原因脑炎病例，后经血清学等检测证明，为 WNV 感染。WNV 是一种嗜神经病毒，神经病理可见淋巴细胞、单核细胞及浆细胞在血管周围呈套袖状分布，可斑片状浸润脑膜，是病毒性脑炎常见的组织病理学特征，脊髓前角也可以受累。

【临床表现】

1. WNV 感染患者中约 1% 出现神经系统症状。临床表现为发热、脑膜炎或脑炎，也可出现弛缓性麻痹等患者可有短暂性前驱发热症状，伴关节痛或皮疹，如西尼罗热。

2. 脑炎以双侧基底核区受累常见，可出现锥体外系症状与意识障碍；西尼罗河病毒广泛累及脊髓前角细胞，导致弛缓性麻痹，症状类似脊髓灰质炎。MRI 检查可能正常或显示大脑皮质、基底核、丘脑以及脊髓病灶。

【治疗】

该病无特异性的抗病毒药物,以支持和对症治疗为主,死亡率为 10%～30%。

Ⅱ. 新布尼亚病毒脑炎

新布尼亚病毒脑炎(novel bunyavirus encephalitis)是由新型布尼亚病毒(novel bunyavirus)引起,新型布尼亚病毒即所谓发热血小板减少综合征病毒(severe fever with thrombocytopenia syndrome virus,SFTSV),属于布尼亚病毒科白蛉病毒属,是 2009 年我国学者首次发现并报道的一种新型 RNA 病毒。该病毒感染人体引起发热伴血小板减少综合征(severe fever with thrombocytopenia syndrome,SFTS),主要症状为急性发热、白细胞血小板减少、全身乏力、肌肉酸痛、腹泻等胃肠道症状,部分病例出现牙龈出血、皮肤瘀斑,重症患者出现多器官功能障碍。SFTS 为一种自然疫源性疾病,由蜱作为主要传播媒介,人群普遍易感。发病呈季节性,5～7 月为发病高峰期,多发生于林区、丘陵等地带,我国的河南省、山东省、河北省是感染高发地区。

【临床表现】

1. SFTS 患者中脑炎的发生率为 19.1%。脑炎常见的症状包括精神异常、烦躁不安、惊厥、困倦和昏迷;脑炎重症一般在感染后 5 天左右出现。

2. 部分患者神经影像学可有异常改变,如脑 MRI 显示胼胝体膝部异常信号。脑脊液检查可白细胞升高,患者脑脊液中分离得到 SFTSV,或者核酸检测阳性。

【治疗】

以对症、支持治疗为主。目前没有特异性的抗病毒药物。利巴韦林作为广谱抗病毒药物可以使用,但临床疗效尚未证实。也可试用免疫球蛋白与类固醇皮质激素。

Ⅲ. 圣路易脑炎

圣路易脑炎(St. Louis encephalitis,SLE)分布于西半球,仅在北美和加勒比群岛流行。流行期间,此病占美国报道的已知病原体脑炎的 80%。中间宿主为城市鸟类或动物,人类也可能为中间宿主。SLE 一般在 7～9 月流行,20 岁以下人群患病率极低,55 岁以后逐渐上升,65 岁以上人群发病率达 30%(Douglas,1997),病死率约 9%。

【临床表现】

主要表现为发热、头痛、无菌性脑膜炎和脑炎等,约 25% 的患者出现神经系统异常,常见锥体外系病变如舌、面部、肢体震颤,意识障碍,可有脑神经(尤其第Ⅶ对)损害、肌阵挛、抽搐、眼球震颤和共济失调等。运动、感觉异常及颅内压明显升高很少见,偶可发生 Guillain-Barré 综合征,发病 2 周内死亡患者约占 80%。

【辅助检查】

1. 周围血 血清肌酸磷酸激酶、谷草转氨酶、醛缩酶常升高。

2. 脑电图 典型脑电图改变是无定型 δ 波活动,前额部和颞部明显。

3. 其他 1/3 的患者抗利尿激素分泌异常,以及尿急、尿频、尿失禁及尿潴留等泌尿道症状,显微镜检血尿、脓尿、蛋白尿和血尿素氮上升等常见。

【诊断和治疗】

本病的诊断和治疗方法与 WEE 相同。

Ⅳ. 西方马脑炎

西方马脑炎(western equine encephalitis,WEE)主要见于北美西部,南美洲也有报道。本病多流行于 4～9 月,马常先于人类流行,WEE 好发于农村,男性多于女性,儿童尤其 1 岁以下婴儿易患,病死率为 3%～5%(Douglas,1997)。

【临床表现】

1. 本病患者最初表现如流感,之后出现脑膜炎、脑炎症状,儿童病情严重,约 1/3 婴儿可遗留后遗症,成人后遗症罕见。

2. 从患者血液和 CSF 中可分离出病毒,急性期和恢复期双份血清抗体滴度升高,用 ELISA 检测血清或 CSF 中 IgM 有助于诊断。

【治疗】

本病没有特效疗法,福尔马林灭活疫苗已试用于保护实验室工作者,尚未被广泛应用。

Ⅴ. 东方马脑炎

东方马脑炎(eastern equine encephalitis,EEE)在人类中相对少见,主要见于北美墨西哥湾及大西洋沿岸,加勒比海和南美洲也有报道。一般在夏末、秋初发病,虽然 EEE 流行规模小,但危害性高,暴露者中仅有一少部分会感染,脊髓灰质炎和帕金森症状可持久存在。大多数感染者可发生脑炎,病死率高达 1/3,约 1/3 的患者遗留精神发育迟滞、情感障碍、反复癫痫发作、失明、失聪、偏瘫、锥体外系运动功能异常及语言障碍等残疾,在儿童常见。某些病例主要在脑叶或半球可见严重的破坏性病变,脑 MRI 检查时可能显示。

【临床表现】

本病在虫媒病毒脑炎中发病最急,进展最快,28～48 小时内发生昏迷、惊厥、肌痉挛,可出现反应迟缓、强直性瘫痪、脑萎缩及癫痫,常见呼吸困难和发绀。儿童可发生面部、眶周及全身水肿。30%～50% 患者,尤其儿童可遗留后遗症,多在发病 1 周内死亡。

【诊断和治疗】

本病的诊断、治疗方法和预防等基本与 WEE 相同。

Ⅵ. 加利福尼亚脑炎

加利福尼亚脑炎(California encephalitis)由布尼亚病

毒科加利福尼亚血清组病毒引起,其中至少4种病毒可引起脑炎,包括 LaCrosse 病毒、加利福尼亚脑炎病毒、Jamestown Canyon 病毒和 Snowshoe 野兔病毒等。加利福尼亚病毒脑炎分布于美国西部(Peters,1995)。LaCrosse 病毒在美国东部和加拿大南部广泛存在,是人类疾病的主要致病原。近来发现,Jamestown Canyon 病毒和 Snowshoe 野兔病毒与美国和加拿大的人类散发性脑炎有关。在我国和俄罗斯也已确定加利福尼亚血清组病毒引起人类疾病。

【临床表现】

患者出现非特异性发热、无菌性脑膜炎和脑炎等症状,脑炎急性期症状可很严重,但本病为自限性疾病,死亡极为罕见,是否遗留永久性后遗症尚不确定。

目前尚无预防加利福尼亚脑炎疫苗,诊断和治疗同 WEE。

第五节 无菌性脑膜炎综合征

(关鸿志)

无菌性脑膜炎综合征(syndrome of aseptic meningitis)是临床常见的病因广泛而以病毒感染为主的脑膜炎,临床特征为脑膜刺激症状与脑脊液淋巴细胞增多。大多数由病毒感染引起,因此在临床上对于疑似病毒性脑膜炎,通常也经验性地使用"无菌性脑膜炎"的初步诊断。其病因包括感染性与非感染性两类:①感染性病因:病毒感染占绝大多数,肠道病毒如埃可病毒、柯萨奇病毒和脊髓灰质炎病毒等在儿童患者常见;其次是流行性腮腺炎病毒、HSV-2、CMV、淋巴细胞脉络丛脑膜炎(LCM)病毒及腺病毒等;HIV 感染可表现为急性自限性脑膜炎,急性期 CSF 可分离出 HIV。②非感染性病因:例如,软脑膜肿瘤浸润如白血病、淋巴瘤和癌症脑膜转移等;系统性疾病如白塞病、结节性脉管炎和肉芽肿性血管炎等疾病可浸润软脑膜或导致小血管炎性反应;某些药物也可以诱发脑膜炎,如免疫球蛋白、抗癫痫药、某些抗生素等。由于目前病因诊断水平的提高,多数无菌性脑膜炎综合征病例可以实现病因确诊,该综合征已经不再作为疾病实体,而被病因明确的病毒性脑膜炎等代替。

一、病毒性脑膜炎

病毒性脑膜炎(viral meningitis)是各种病毒感染引起的软脑膜(软膜和蛛网膜)弥漫性炎症综合征,是临床最常见的无菌性脑膜炎,表现为发热、头痛和颈强直等脑膜刺激征,呈良性临床经过和自限性。夏秋季是本病高

发季节,热带和亚热带地区发病率终年很高。儿童多见,成人也可罹患,国外报道儿童病毒性脑膜炎年发病率为 19/10 万~219/10 万。

【病因和发病机制】

总体而言,肠道病毒是病毒性脑膜炎最常见病因。肠道病毒属微小核糖核酸病毒科,有60多个亚型,引起脑膜炎常为埃可病毒4、6和9型,柯萨奇病毒 A7、A9 及 B1~B5 各型,脊髓灰质炎病毒等。虫媒病毒和带状疱疹病毒、HSV-2、HSV-1 也比较常见,流行性腮腺炎病毒、淋巴细胞性脉络丛脑膜炎病毒和流感病毒少见。肠道病毒主要经粪-口途径传播,少数通过呼吸道分泌物传播,大部分病毒在下消化道发生最初感染,肠道细胞上特殊受体可与肠道病毒结合,病毒经肠道入血产生病毒血症,进入 CNS 引起炎症反应;某些病毒也可沿迷走神经纤维逆行进入中枢神经系统。肠道病毒感染由于主要经粪-口途径传播,可见家庭内暴发,儿童多见。

【临床表现】

多急性起病。临床表现因患者年龄、免疫状态和病毒种类及亚型不同而不同,主要表现为发热、头痛、恶心、腹泻、皮疹等,手-足-口综合征常发生于肠道病毒71型脑膜炎,非特异性皮疹常见于埃可病毒9型脑膜炎。发热一般不超过40℃。神经系统查体可有脑膜刺激征,但通常不显著。

【辅助检查】

1. 脑脊液压力正常或稍高,外观无色透明,淋巴细胞常增多(10~1 000)×10⁶/L,以淋巴细胞为主,早期可见一定比例的中性粒细胞。糖及氯化物正常,细菌培养及涂片染色均阴性,病毒性脑膜炎与结核性和化脓性脑膜炎脑脊液的区别见表3-4-8。

2. 病毒核酸检测 采用 PCR 检查 CSF 病毒有较高的特异性。粪便等标本的病毒检测阳性也具有确诊意义。

3. 血清学检测 抗病毒抗体检测具有一定诊断意义。

【诊断和鉴别诊断】

1. 诊断 根据儿童及青年患者急性起病,出现发热、头痛和脑膜刺激征等,脑脊液淋巴细胞轻至中度增多,除外其他疾病等,确诊需根据脑脊液病原学检查。

2. 鉴别诊断 许多病毒感染可出现特征性临床表现,有助于临床确定特定病毒感染。例如,埃可病毒和柯萨奇病毒(尤其 A 组)感染常伴出疹,或疱疹性咽峡炎灰色水疱样损害;柯萨奇病毒 B 组感染出现胸膜痛、臂神经炎、心包炎和睾丸炎等特征表现;8~9 月为肠道病毒感染发病高峰期,虫媒病毒感染亦然,但虫媒病毒通常导致脑炎而非脑膜炎;流行性腮腺炎性脑膜炎可四季散发,发病

表 3-4-8　病毒性、结核性和化脓性脑膜炎的鉴别

鉴别点	脑膜炎		
	病毒性	结核性	化脓性
压力	正常或稍高	增高	升高
白细胞计数和细胞学检查	正常或轻度升高,(10~500)×10⁶/L,偶可达 1 000×10⁶/L,以淋巴细胞为主	多在(25~100)×10⁶/L,少数>500×10⁶/L,早期以中性粒细胞为主,中后期以淋巴细胞为主	可高达(1 000~2 000)×10⁶/L,以中性粒细胞为主
蛋白含量	多数<1g/L	多数 1~2g/L,如有梗阻可更高	多数 1~5g/L
糖含量	正常	多数降低	多数降低
氯化物	正常	明显降低	大多正常

高峰期为冬末和春季,男性患病率为女性 3 倍,引起腮腺炎、睾丸炎、乳突炎、卵巢炎和胰腺炎等,应注意睾丸炎并非流行性腮腺炎特异性表现,可见于柯萨奇病毒 B 组感染、传染性单核细胞增多症和淋巴细胞脉络丛脑膜炎等,流行性腮腺炎可获得终身免疫,以往曾患过可排除此病;淋巴细胞脉络丛脑膜炎(LCM)在处理啮齿类动物实验室人员易患,家鼠是 LCM 病毒的自然宿主,人类通过接触感染的仓鼠或家鼠排泄物污染的灰尘致病,呼吸道症状出现在脑膜炎症前,常见于秋末和冬季。

【治疗】

单纯疱疹病毒与水痘-带状疱疹病毒感染首先阿昔洛韦治疗。肠道病毒无特异性的抗病毒药物,以对症治疗为主。多数的病毒性脑膜炎具有自限性,预后良好。

二、良性复发性脑膜炎

良性复发性脑膜炎(benign recurrent meningitis)也称为 Mollaret 脑膜炎(mollaret meningitis, MM),临床特点是多次短暂的脑膜炎发作,可持续数日,具有自限性,伴有 CSF 淋巴细胞增多及蛋白含量增高,于数月或数年后可不明原因地再发,每次发作后不遗留任何神经功能障碍后遗症。

【研究史】

1944 年法国 Mollaret 首先描述他在 5 年中观察的 3 例具有独特临床表现的复发性良性经过脑膜炎患者,并将脑脊液中发现 Mollaret 细胞为诊断依据。在脑脊液细胞学普遍应用之后(20 世纪 50 年代后),Mollaret 细胞被基本确定为单核吞噬细胞,现在一般认为 Mollaret 细胞并无特异性的诊断价值。随着脑脊液病毒核酸检测技术的应用,所谓的 Mollaret 脑膜炎病例被证实多数为 HSV-2 感染引起,也有学者将 Mollaret 脑膜炎视为 HSV-2 脑膜炎的等义语。

【病因】

多数为 HSV-2 感染引起,也有报道 HSV-1、柯萨奇病毒 B5、B2 和埃可病毒 9 型可引起多次发作的病毒性脑膜炎。颅内的皮样囊肿破裂也可引起无菌性脑膜炎反复发作。

【临床表现】

1. 发病年龄在 5~60 岁,性别无显著差异。短期反复发作的脑膜炎与无症状间歇期交替。起病突然,症状可在数小时达到高峰,2~7 天后消退。患者表现为轻微脑膜炎症状,如发热、头痛、恶心、呕吐、颈强直、Kernig 征和颈背痛等。少数病例出现短暂性神经系统症状和体征,如一过性精神失常、意识障碍、全身性强直阵挛发作、复视、面神经麻痹等。

2. 病程 1 年至数年,长可达 20 余年,发作次数两至十余次不等,每次发作持续数日,少数病例持续数周。病程呈良性经过,不遗留任何神经系统后遗症。

【辅助检查】

1. 脑脊液检查　发病 12~24 小时白细胞数可高达数百至上千(×10⁶/L),以中性粒细胞与淋巴细胞为主,之后转为以淋巴细胞为主;数日后 CSF 细胞数迅速减少至数个。CSF 蛋白和 IgG 水平均增高,糖含量多数正常。

2. 疾病间歇期外周血可出现白细胞减少及嗜酸性粒细胞增加趋势。

【诊断和鉴别诊断】

1. 诊断　根据患者反复出现短期脑膜炎症状与无症状间歇期交替,突然起病,症状持续 1 周以内,呈自限性病程,不遗留神经功能缺失体征,伴 CSF 淋巴细胞增多等。

2. 鉴别诊断　复发性脑膜炎须注意与以下疾病鉴别(表 3-4-9)。

表 3-4-9　临床须与复发性脑膜炎鉴别的疾病

1. 感染性疾病

（1）外伤型：鼻旁窦、筛骨和岩骨骨折，外科手术后，尤其鼻手术后

（2）先天型：脊髓脊膜突出、岩骨漏、神经管囊肿等

（3）脑膜局限性感染、慢性乳突性脊髓炎、鼻旁窦炎、脑脓肿、硬膜外囊肿、硬膜下积脓等

（4）特发性复发性细菌性脑膜炎

（5）免疫异常：低免疫球蛋白血症、脾切除后易感儿童、镰状细胞贫血、慢性淋巴细胞性白血病、多发性骨髓瘤、淋巴肉瘤等

（6）各种感染：布鲁氏菌、结核分枝杆菌、隐球菌病、酵母菌病、球孢子菌病、成组织细胞病毒感染和脑囊虫等

2. 颅内或脊髓内肿瘤

（1）颅内血肿（基底位于第三脑室者）

（2）室管膜瘤

（3）表皮样囊肿

（4）颅咽管瘤

3. 病因未确定的疾病

（1）肉瘤样病

（2）巴德-吉亚利综合征

（3）Vost-Kayangi 综合征

（4）Harada 综合征

【治疗】

以往采用抗生素、皮质类固醇、雌性激素和组胺类药物等多种疗法，均未能改变 MM 的自然程度。临床如能早期用 PCR 法快速诊断病毒，给予合理的抗病毒治疗，通常可改善疗效。例如早期检出 HSV，应用阿昔洛韦等治疗可缩短病程和改善预后，能否减少或终止复发尚待长期观察。曾报道用普鲁卡因静脉注射，以及用秋水仙碱等可减少 MM 患者发作频率及严重程度。

第六节　自身免疫性脑炎

（关鸿志　王佳伟）

一、概述

自身免疫性脑炎（autoimmune encephalitis，AE）泛指一类由自身免疫机制介导的脑炎，但通常是特指抗神经抗体相关的脑炎，例如抗 NMDA 受体脑炎、抗 LGI1 抗体相关脑炎等。AE 合并相关肿瘤者，称为副肿瘤性自身免疫性脑炎。急性播散性脑脊髓炎、Bickerstaff 脑干脑炎等也属于广义的 AE 的范畴。AE 患病比例占脑炎病例的 10%~20%，估算年发病率为 1/10

万左右，抗 NMDAR 脑炎是 AE 中最常见的类型，占 AE 病例的 70%~80%。

【研究史】

Corsellis 等（1968）首次提出边缘性脑炎的概念，认为是肿瘤相关性疾病，称之为副肿瘤性边缘性脑炎（paraneoplastic limbic encephalitis，PLE）。20 世纪 90 年代随着抗神经元抗体，包括抗 Hu、Ma2 和 CV2/CRMP5 抗体的发现，开始认为 PLE 是一种自身免疫性疾病，患者多预后不良。直至 2001 年发现 LE 患者体内存在电压门控钾通道（voltage-gated potassium channel，VGKC）抗体，患者通常不伴肿瘤，临床过程可为可逆性，打破了传统的边缘性脑炎的概念（Yuasa et al，2010）。

Vitaliani 等（2005）报道 4 例合并卵巢畸胎瘤的边缘性脑炎患者，提出可能存在一种新型的副肿瘤性边缘性脑炎，称为畸胎瘤相关性脑炎，患者为良性卵巢畸胎瘤的年轻女性，主要表现为精神症状、癫痫、记忆缺失、意识障碍及中枢性通气不足等，脑脊液可有炎症性表现，有潜在的致死性，患者常需长期重症监护支持，肿瘤切除和免疫治疗后可能康复。Dalmau 等（2007）确定此类患者通常共有抗海马和前额神经元胞膜表达的抗 N-甲基-D-天冬氨酸受体（N-methyl-D-aspartate receptor，NMDAR）抗体，靶抗原为 NR1/NR2 功能二聚体，提出了自身免疫性抗 NMDA 受体脑炎。随后一些学者陆续发现其他几种胞膜抗原，如 AMPAR、GABA（B）R 及其他自身抗原如 LGI1 和 Caspr2 等。传统的胞内抗原如 Hu、Ma2 及 CV2/CRMP5 等抗体相关的边缘性脑炎通常与肺癌、睾丸癌或其他癌症相关，脑组织中 T 淋巴细胞浸润明显，免疫治疗效果差；最近逐渐认识的抗神经元表面抗原，如 NMDAR、AMPAR、GABA（B）R、LGI1 及 Caspr2 等抗体相关性边缘性脑炎，也称为新型边缘性脑炎，少数患者与畸胎瘤和霍奇金淋巴瘤相关，对免疫治疗反应较好。该病主要累及年轻女性和儿童，也可累及男性，可合并或不合并肿瘤。Dalmau 等（2008）发现，NMDAR NR1 亚单位细胞外区是抗体的主要作用位点。随后英国、日本也相继报道该病（Iizuka et al，2008）。

【病因和病理】

自身免疫性脑炎主要通过体液免疫反应或者细胞免疫反应介导中枢神经系统损伤。AE 相关抗体包括两类：①抗细胞内抗原抗体；②抗细胞表面抗体（表 3-4-10）。其中，抗细胞表面蛋白抗体通常具有明确的致病性，主要通过体液免疫机制导致 AE。抗 NMDAR 抗体可导致神经元表面的 NMDAR 可逆性减少和神经元功能障碍，并不引起神经元坏死。抗细胞内抗原抗体参与细胞免疫机制，与神经元不可逆性的坏死相关。肿瘤和前驱感染事件常为 AE 的诱因。

表 3-4-10　自身免疫性脑炎相关的抗神经细胞抗体

抗原	抗原位置	脑炎综合征	肿瘤的比例	主要肿瘤类型
抗细胞内抗原抗体				
Hu	神经元细胞核	边缘性脑炎	>95%	小细胞肺癌
Ma2	神经元细胞核仁	边缘性脑炎	>95%	精原细胞瘤、淋巴瘤
GAD	神经元胞质	边缘性脑炎	25%	胸腺瘤、小细胞肺癌
两性蛋白	神经元胞质	边缘性脑炎	46%~79%	小细胞肺癌、乳腺癌
CV2	少突胶质细胞胞质	边缘性脑炎	86.5%	小细胞肺癌、胸腺瘤
抗细胞表面抗原抗体				
NMDAR	神经元细胞膜	抗 NMDAR 脑炎	因性别、年龄而异	卵巢畸胎瘤
AMPAR	神经元细胞膜	边缘性脑炎	65%	胸腺瘤、小细胞肺癌
GABA$_B$R	神经元细胞膜	边缘性脑炎	50%	小细胞肺癌
LGI1	神经元细胞膜	边缘性脑炎	5%~10%	胸腺瘤
CASPR2	神经元细胞膜	Morva 综合征	20%~50%	胸腺瘤
DPPX	神经元细胞膜	脑炎,多伴有腹泻	<10%	淋巴瘤
IgLON5	神经元细胞膜	脑病合并睡眠障碍	0	—
GlyR	神经元细胞膜	PERM	<10%	胸腺瘤
GABA$_A$R	神经元细胞膜	脑炎	<5%	胸腺瘤
mGluR5	神经元细胞膜	脑炎	70%	霍奇金淋巴瘤
D2R	神经元细胞膜	基底节脑炎	0	—
neurexin-3α	神经元细胞膜	脑炎	—	—
MOG	少突胶质细胞膜	ADEM 等	0	0

注:部分抗体也与其他神经综合征相关,如僵人综合征、亚急性小脑变性和感觉神经元神经病等。neurexin-3α,突触蛋白-3α;GAD(glutamic acid decarboxylase),谷氨酸脱羧酶;CASPR2(contactin associated protein 2),接触蛋白相关蛋白 2;DPPX-6(dipeptidyl-peptidase-like protein-6),二肽基肽酶样蛋白-6;NMDAR(N-methyl-D-aspartate receptor),N-甲基-D-天冬氨酸受体;AMPAR(α-amino-3-hydroxy-5-methyl-4-isoxazolepropionic acid receptor),α-氨基-3-羟基-5-甲基-4-异噁唑丙酸受体;GABA$_B$R(γ-amino butyric acid type B receptor),γ-氨基丁酸 B 型受体;LGI1(leucine-rich glioma-inactivated protein 1),富含亮氨酸胶质瘤失活蛋白 1;IgLON5 是一种神经细胞黏附蛋白;mGluR5(metabotropic glutamate receptor 5),代谢型谷氨酸受体 5;DPPX(dipeptidyl-peptidase-like protein),二肽基肽酶样蛋白;D2R(dopamine 2R),多巴胺 2 型受体;GlyR(glycine receptor),甘氨酸受体;PERM(progressive encephalomyelitis with rigidity and myoclonus),伴有强直和肌阵挛的进行性脑脊髓炎;MOG(myelin oligodendrocyte glycoprotein),髓鞘素少突胶质细胞糖蛋白;ADEM(acute disseminated encephalomyelitis),急性播散性脑脊髓炎。

【临床表现】

1. 主要症状　包括精神行为异常、认知障碍、记忆力下降、癫痫发作、言语障碍、运动障碍、不自主运动,意识水平下降、自主神经功能障碍等。

2. 伴随症状　包括睡眠障碍、CNS 局灶性损害、脑干、小脑症状,以及周围神经和神经肌肉接头受累等。

3. 临床分类　临床可分为 3 种主要类型,包括:

(1)抗 NMDAR 脑炎:抗 NMDAR 脑炎是 AE 的最主要类型,临床表现符合弥漫性脑炎。

(2)边缘性脑炎:临床以精神行为异常、颞叶癫痫和近记忆力障碍为主要特征,影像学或脑电图提示颞叶受累,相关抗体包括抗 LGI1 抗体、抗 GABA$_B$R 抗体、抗 GAD 抗体以及抗 AMPAR 抗体等。

(3)其他类型 AE:包括莫旺综合征、抗 DPPX 抗体相关脑炎、抗 IgLON5 抗体相关脑病、抗体相关自身免疫性小脑性共济失调等。

【诊断和鉴别诊断】

中华医学会神经病学分会《中国自身免疫性脑炎诊治专家共识》(2017 年)建议 AE 诊断一般性标准,以期适用于各种类型的自身免疫性脑炎。

1. 诊断条件　包括临床表现、辅助检查、确诊实验,以及排除其他病因共 4 个方面。

A. 临床表现:急性或者亚急性起病(<3 个月),具备以下 1 个或者多个神经与精神症状或者临床综合征。

a)边缘系统症状:近事记忆减退、癫痫发作、精神行为异常,3 个症状中的 1 个或者多个。

b)脑炎综合征:弥漫性或者多灶性脑损害的临床表现。

c）基底节和/或间脑/下丘脑受累的临床表现。

d）精神障碍，且精神心理专科认为不符合非器质疾病。

B. 辅助检查：具有以下 1 个或者多个的辅助检查发现，或者合并相关肿瘤。

a）脑脊液异常：CSF 白细胞增多（>5×10^6/L）；或者脑脊液细胞学呈淋巴细胞性炎症；或者 CSF 寡克隆区带阳性。

b）神经影像学或者电生理异常：MRI 边缘系统 T$_2$ 或者 FLAIR 异常信号，单侧或者双侧，或者其他区域的 T$_2$ 或者 FLAIR 异常信号（除外非特异性白质改变和卒中）；或者 PET 边缘系统高代谢改变，或者多发的皮质和/或基底节的高代谢；或者 EEG 异常：局灶性癫痫或者癫痫样放电（位于颞叶或者颞叶以外），或者弥漫或者多灶分布的慢波节律。

c）与 AE 相关的特定类型的肿瘤，如边缘性脑炎合并小细胞肺癌、抗 NMDAR 脑炎合并畸胎瘤等。

C. 确诊实验：抗神经元表面抗原的自身抗体阳性。抗体检测主要采用间接免疫荧光法（indirect immunofluorescence assay，IIF）。应尽量对患者的配对的脑脊液与血清标本进行检测，脑脊液与血清的起始稀释滴度分别为 1∶1 与 1∶10。

D. 合理地排除其他病因：诊断标准包括可能的 AE 与确诊的 AE。

可能的 AE：符合 A、B 与 D 三个条件。

确诊的 AE：符合 A、B、C 与 D 四个条件。

2. 鉴别诊断 包括：

（1）神经感染性疾病：病毒性脑炎、神经梅毒、细菌等所致的中枢神经系统感染、Creutzfeldt-Jakob 病等。

（2）代谢性和中毒性脑病：Wernicke 脑病、肝性脑病、肺性脑病、肾性脑病等，青霉素类或者喹诺酮类等抗生素、化疗药物等引起的中毒性脑病、放射性脑病等。

（3）肿瘤：大脑胶质瘤病、原发 CNS 淋巴瘤、颅内转移瘤等。

（4）神经系统遗传性或变性病：如线粒体脑病或线粒体脑肌病、甲基丙二酸血症、路易体痴呆、多系统萎缩等。

【治疗和预后】

1. 治疗 自身免疫性脑炎治疗包括免疫治疗、对癫痫发作和精神症状的症状治疗、支持治疗以及康复治疗等。

免疫治疗方案分为一线免疫治疗、二线免疫治疗和长程免疫治疗。

一线免疫治疗包括糖皮质激素、静脉免疫球蛋白和血浆置换。

二线免疫药物包括利妥昔单抗与静脉环磷酰胺，主要用于一线免疫治疗效果不佳的患者。

长程免疫治疗药物包括吗替麦考酚酯和硫唑嘌呤等，以前者常用，主要用于复发病例，也可以用于一线免疫治疗效果不佳的自身免疫性脑炎患者和肿瘤阴性的抗 NMDAR 脑炎患者。AE 患者如果合并恶性肿瘤，应由相关专科进行手术、化疗与放疗等综合抗肿瘤治疗。

2. 预后 AE 的总体预后良好，约 80% 的抗 NMDAR 脑炎患者功能恢复良好，死亡率为 2.9% ~ 9.5%。抗 GABA$_B$R 抗体相关脑炎合并小细胞肺癌者预后较差。

二、抗 NMDAR 脑炎

抗 N-甲基-D-天冬氨酸受体脑炎（anti-N-methyl-D-aspartate receptor encephalitis）是由抗 NMDAR 抗体介导的自身免疫性脑炎，是自身免疫脑炎的最主要类型。

【研究史】

由 Dalmau 等在 2005 年确定该病的临床表型，Dalmau（2007）发现了该病的致病抗体——抗 NMDAR 抗体。本病以儿童、青年多见，女性略多于男性。抗 NMDAR 脑炎确切的发病率还不清楚，目前仅加利福尼亚一个脑炎研究机构报道该病发病率已超过所有已知类型的病毒性脑炎。

【病因和病理】

NMDAR 为离子型谷氨酸受体，其生理作用包括调节突触传递、触发突触重塑、参与学习、记忆等，其功能障碍与脑发育、精神行为异常、药物成瘾、神经退行性变等相关。NMDAR 是由不同亚基构成的异四聚体，其组成亚基有 NR1、NR2（NR2A-2D）和 NR3（NR3A-3B）3 种。谷氨酸是 CNS 一种重要的兴奋性神经递质，能特异性激活 NMDAR，但浓度过高会产生抑制作用，即兴奋性神经毒性作用。抗 NMDAR 脑炎的发病机制可能为抗体介导的相对可逆的神经元功能障碍。抗 NMDAR 抗体可与 NR1 亚单位结合，引起受体的内化与细胞表面受体密度减少，导致 NMDAR 介导突触功能障碍。卵巢畸胎瘤中存在含 NMDAR 亚单位具有自身抗原潜力，前驱感染事件导致的免疫功能紊乱可能启动了抗 NMDAR 脑炎的自身免疫机制。

【临床表现】

1. 多数患者呈急性起病，多在 2 周至数周内达高峰。少部分患者亚急性起病。患者可有发热和头痛等前驱症状。

2. 主要表现包括精神行为异常、癫痫发作、近事记忆力下降、言语障碍/缄默、运动障碍/自主运动，意识水平下降/昏迷、自主神经功能障碍等，最常见的起始症状为精神行为异常与癫痫发作。自主神经功能障碍包括窦性心动过速、心动过缓、泌涎增多、中枢性低通气、低血压和中枢性发热等。

3. 其他中枢神经系统症状　可伴有 CNS 局灶性损害的症状,例如出现复视、共济失调等症状,则提示脑干或者小脑受累。

【辅助检查】

1. 脑脊液检查　腰穿脑脊液压力正常或者升高,超过 300mmH₂O 者少见。脑脊液白细胞数轻度升高或者正常,少数超过 $100×10^6$/L,脑脊液细胞学呈淋巴细胞性炎症,可见浆细胞。脑脊液蛋白轻度升高,脑脊液的寡克隆区带可呈阳性,脑脊液抗 NMDAR 抗体阳性。

2. 神经影像学　多数患者的脑 MRI 检查没有明显异常,或仅有散在的皮质、皮质下点片状 FLAIR 高信号;部分患者可见边缘系统 FLAIR 和 T_2 高信号,病灶分布可超出边缘系统的范围。脑 FDG-PET/CT 可见代谢异常,以双侧枕叶代谢明显减低为主要特点。

3. 脑电图　多呈弥漫或者多灶的慢波,偶尔可见癫痫波,异常 δ 刷是该病较特异性的脑电图改变,多见于重症患者。

4. 肿瘤学检查　卵巢超声和盆腔 CT 有助于发现卵巢畸胎瘤,卵巢微小畸胎瘤的影像学检查可以为阴性。卵巢畸胎瘤在青年女性患者中较常见,中国女性抗 NMDAR 脑炎患者卵巢畸胎瘤的发生率为 14.3%~47.8%。男性患者合并肿瘤者罕见。

【诊断和鉴别诊断】

中华医学会神经病学分会《中国自身免疫性脑炎诊治专家共识》(2017)建议采用《柳叶刀神经病学》的抗 NMDAR 脑炎标准(Grausand Dalmau,2016)。

1. 诊断　确诊的抗 NMDAR 脑炎需要符合以下三项:

(1) 6 项主要症状中的 1 项或者多项:①精神行为异常或认知障碍;②言语障碍;③癫痫发作;④运动障碍/不自主运动;⑤意识水平下降;⑥自主神经功能障碍或中枢性低通气。

(2) 抗 NMDAR 抗体阳性:建议以脑脊液抗体阳性为准,主要采用基于转染细胞(CBA)的间接免疫荧光法。若仅有血清标本可供检测,除了 CBA 结果阳性,还需要采用基于组织(TBA)和培养神经元的间接免疫荧光法予以最终确认。

(3) 合理地排除其他疾病病因。

2. 鉴别诊断　须注意与中枢神经系统感染性疾病、代谢性和中毒性脑病、肿瘤,以及神经系统遗传性或变性疾病等鉴别(参考本节"一、概述")。

【治疗】

1. 抗 NMDAR 脑炎患者一经发现卵巢畸胎瘤,应尽快予以切除。

2. 抗 NMDAR 脑炎一线免疫药物治疗　包括糖皮质激素、静脉免疫球蛋白和血浆置换,治疗流程见图 3-4-8。

(1) 糖皮质激素:多采用冲击治疗,甲泼尼龙 1 000mg/d,连续静脉滴注 3 天,然后改为 500mg/d,静脉滴注 3 天。而后减量为 40~80mg/d,静脉滴注 2 周;或改为醋酸泼尼松 1mg/(kg·d)口服,2 周;之后每 2 周减

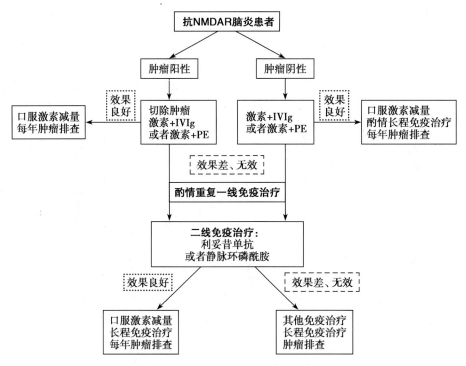

图 3-4-8　抗 NMDAR 抗体脑炎的免疫治疗程序

5mg。对轻症患者,可不采用冲击治疗而直接口服激素,口服激素总疗程为 6 个月左右。在减停激素过程中须评估脑炎的活动性,注意病情波动和复发。

（2）静脉注射免疫球蛋白（IVIg）：按总量 2g/kg,分 3~5 天静脉滴注。对于重症抗 NMDAR 脑炎患者,建议与激素联合使用,还可以每 2~4 周重复应用 IVIg。

（3）血浆交换：可与激素联合使用。在静脉注射免疫球蛋白之后,不宜立即进行血浆交换。血浆交换可能难以作用于鞘内自身抗体合成。对于 CSF 抗体阳性而血清抗体阴性的病例,血浆交换疗效有待证实。

3. 抗 NMDAR 脑炎二线免疫药物治疗 包括利妥昔单抗与静脉环磷酰胺等,主要用于一线免疫治疗效果不佳的患者。

（1）利妥昔单抗：按 375mg/m² 体表面积静脉滴注,每周 1 次,根据外周血 CD20 阳性 B 细胞水平,共给药 3~4 次。如果一线治疗无显著疗效,可在其后 1~2 周使用利妥昔单抗。国外 50% 以上的抗 NMDAR 脑炎患者使用利妥昔单抗治疗,国内该药用于 AE 属于超说明书用药,需要尊重病方的自主决定权,履行知情同意与药事程序,并注意不良反应。

（2）环磷酰胺静脉注射：按 750mg/m² 体表面积,溶于 100ml 生理盐水中静脉滴注,时间超过 1 小时,每 4 周一次。病情缓解后停用。

4. 长程免疫治疗药物 包括吗替麦考酚酯与硫唑嘌呤等,主要用于复发病例,也可以用于一线免疫治疗药物疗效不佳的患者,以及肿瘤阴性的抗 NMDAR 脑炎患者。

（1）吗替麦考酚酯：口服剂量 1 000~2 000mg/d,至少用药 1 年。也可采用诱导期,最大剂量可用至 2 500~3 000mg/d,之后接续维持期方案。

（2）硫唑嘌呤：口服剂量 100mg/d,至少用药 1 年。主要用于预防复发。

5. 难治性病例可以考虑尝试其他的免疫抑制剂治疗,例如鞘内注射甲氨蝶呤与地塞米松等。

三、抗 LGI1 抗体相关脑炎

抗富含亮氨酸胶质瘤失活蛋白 1 抗体相关脑炎（Leucine-rich glioma-inactivated protein-1 encephalitis, anti-LGI1）简称抗 LGI1 脑炎,是由抗 LGI1 抗体介导的自身免疫性边缘性脑炎。病变以海马区为主,也可累及基底核区。

【临床表现】

1. 该病多见于中老年人,男性多于女性。患者可合并自身免疫性甲状腺炎、白癜风、干燥综合征等自身免疫

性疾病。

2. 主要症状 多数呈亚急性或者急性起病,也可隐袭起病。主要表现为癫痫发作、近事记忆力下降、精神行为异常。癫痫发作以各种形式的颞叶癫痫常见,例如愣神发作,先兆以竖毛发作,即“起鸡皮疙瘩”多见。另外,面-臂肌张力障碍发作（faciobrachial dystonic seizure, FBDS）是该病的特征性发作症状,表现为单侧手臂及面部,乃至下肢的频繁、短暂的肌张力障碍样发作。发作时间通常短暂,一般 <3 秒,发作频繁时可达每日数十次,可同时伴有双侧肌张力障碍样发作、感觉异常先兆、意识改变等。

3. 其他症状 部分患者可以合并语言障碍、睡眠障碍、小脑性共济失调。抗利尿激素分泌不当综合征导致的顽固性低钠血症比较常见。

【辅助检查】

1. 脑脊液检查 腰穿压力多为正常,脑脊液白细胞数多数正常,个别轻度升高,脑脊液寡克隆区带可呈阳性。

2. 脑 MRI 检查 多数可见单侧或双侧颞叶内侧（杏仁体和海马）的异常信号,部分可见杏仁体肥大,以 FLAIR 相更敏感,部分患者可见基底核区异常信号（图 3-4-9）。正电子发射计算机断层显像（PET）可见内侧颞叶与基底核区呈高代谢。

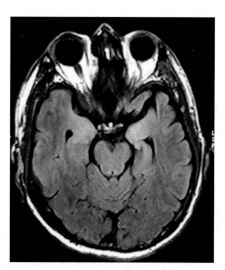

图 3-4-9 抗 LGI1 脑炎的脑 MRI 的 FLAIR 像,在轴位显示双侧颞叶内侧海马区异常高信号病变

3. 脑电图 FBDS 发作期脑电图异常比例占 21%~30%,FBDS 发作间期可表现为轻度弥漫性慢波或双侧额颞叶慢波,也可完全正常。

【诊断】

该病的诊断可依据《中国自身免疫性脑炎诊治专家共识》的自身免疫性脑炎确诊标准。也可参照以下抗

LGI1 脑炎的诊断要点予以确诊：①急性或者亚急性起病，进行性加重；②临床表现符合边缘性脑炎，或者表现为 FBDS；③脑脊液白细胞数正常，或呈轻度淋巴细胞性炎症；④脑 MRI 检查显示双侧或单侧的颞叶内侧的异常信号，或没有明显的异常；⑤脑电图异常或者正常；⑥血清和/或脑脊液抗 LGI1 抗体阳性。

【治疗和预后】

1. 本病的免疫治疗方案可参考抗 NMDAR 脑炎。

2. 本病的总体预后良好，但患者可遗留近记忆力减退等。复发率为 20%～37.5%，死亡率约为 5%。

四、抗 GABAbR 抗体相关脑炎

抗 GABAbR 抗体相关脑炎简称抗 GABAbR 脑炎，是由抗 GABAbR 抗体介导的自身免疫性边缘性脑炎，属于少见类型的自身免疫性脑炎。部分患者合并小细胞肺癌等恶性肿瘤，也可伴有抗 Hu 抗体阳性。

【临床表现】

1. 主要见于中老年，男性多于女性。急性起病，多在数日到数周内达到高峰。

2. 主要症状包括癫痫发作、精神行为异常、近事记忆力下降。少数患者可合并语言障碍、睡眠障碍和小脑性共济失调（副肿瘤性）。

3. 严重且难治的癫痫发作是本病的主要特点，以全面强直阵挛性发作为主，抗癫痫药物通常无效，可迅速进展为癫痫持续状态。

【辅助检查】

1. 脑脊液检查　多数腰穿压力正常，少数压力升高。脑脊液白细胞数轻度升高［十个到数十个（×10⁶/L）］或者正常，脑脊液细胞学（MGG 染色）呈淋巴细胞性炎症，脑脊液蛋白轻度升高，脑脊液寡克隆区带可呈阳性。

2. 脑 MRI 检查　多数患者可见双侧或单侧的颞叶内侧（海马、杏仁体）病灶。

3. 脑电图　可见颞叶起源的癫痫放电，以及弥漫或者散在分布的慢波。

4. 肿瘤学检查　约 1/3 患者合并小细胞肺癌，这部分患者可有抗 Hu 抗体阳性，胸部 CT 与 PET 可提示肺部恶性肿瘤。

【诊断】

该病的诊断可依据《中国自身免疫性脑炎诊治专家共识》的自身免疫性脑炎确诊标准。也可参照以下抗 GABAbR 脑炎予以确诊：①急性起病，进行性加重。②表现为癫痫发作、精神行为异常、近事记忆力下降；尤其以难治的全面强直阵挛性发作为特点。③脑脊液白细胞数

正常或者以淋巴细胞为主炎症。④脑 MRI：双侧或者单侧的颞叶内侧异常信号；或者未见异常。⑤脑电图异常。⑥血清和/或者脑脊液抗 GABAbR 抗体阳性。

【治疗和预后】

1. 本病的免疫治疗方案可参考抗 NMDAR 脑炎。如果合并肿瘤，需要切除肿瘤或者抗肿瘤治疗。

2. 本病的脑炎症状对免疫治疗效果良好，但长期预后取决于是否合并恶性肿瘤以及抗肿瘤治疗的效果。

五、抗 Caspr2 抗体相关脑炎

抗 Caspr2 抗体相关脑炎较罕见，发病的中位数年龄在 60 岁左右。

【临床表现】

主要临床表现：①边缘性脑炎或者脑病，部分患者仅表现为癫痫发作。②神经性肌肉强直：表现为肌颤搐、肌强直等周围神经过度兴奋的表现，可伴有神经痛。③Morvan 综合征：部分患者表现为脑病与周围神经过度兴奋合并存在的 Morvan 综合征，表现为肌颤搐、肌强直、精神行为异常、失眠、多汗、心律失常等自主神经功能障碍和消瘦等。

【辅助检查】

神经电生理检查：在放松状态下，可见自发的持续快速的二联、三联或者多联的运动单位放电活动，肌颤电位和纤颤电位较常见。F 波检测可见后放电现象，重复神经电刺激可有后放电现象。脑电图部分患者可见弥漫慢波。

肿瘤学检查：约半数患者合并肿瘤，以胸腺瘤最多见，建议常规进行 CT 或者 PET-CT 等肿瘤学检查。

血清和/或脑脊液抗 Caspr2 抗体阳性。

【治疗和预后】

1. 本病的免疫治疗方案可参考抗 NMDAR 脑炎。如果合并肿瘤，需要切除肿瘤或者抗肿瘤治疗。

2. 本病的脑炎症状对免疫治疗效果良好，但长期预后取决于是否合并恶性肿瘤以及抗肿瘤治疗的效果。恶性心律失常者可能发生猝死。

六、抗 IgLON5 抗体相关脑病

抗 IgLON5 抗体相关脑病是一种由抗 IgLON5 抗体的自身免疫性脑病，该病的脑病理改变主要表现为特定部位的神经元丢失与 tua 蛋白沉积，以脑干被盖与下丘脑受累明显，但没有明显的炎性细胞浸润。该病非常罕见，部分患者对免疫治疗有效。

【临床表现】

1. 男、女性均发病，发病年龄中位数在 60 岁左右。

2. 全部病例都表现有严重的睡眠障碍,例如严重的失眠与异态睡眠、睡眠行为异常、喉鸣等。

3. 运动障碍 步态不稳、共济失调、构音障碍、吞咽障碍、中枢性低通气、舞蹈样动作、口面部不自主运动等。

【辅助检查】

神经影像学与常规脑脊液检查无特殊发现。V-PSG 可见阻塞性睡眠呼吸暂停、喘鸣、REM 期睡眠行为障碍,也可见 NREM 和 REM 期均出现的异常运动、睡眠结构异常等。血清和/或脑脊液抗 IgLON5 抗体阳性是主要的确诊依据。

【治疗和预后】

本病的免疫治疗方案可参考抗 NMDAR 脑炎。但仅有部分患者在 IVIg 与激素后症状出现一过性改善,但长期预后总体不良。采用口服免疫抑制剂的长程免疫治疗具有一定的必要性。部分患者在数月至数年后死亡,可以发生猝死。

第七节 自身免疫性小脑炎

（关鸿志）

自身免疫性小脑炎(autoimmune cerebellitis, AC)又称自身免疫性小脑共济失调(autoimmune cerebellar ataxia, ACA)。是由自身免疫机制介导小脑损害而导致的以共济失调为主要表现的一组疾病。

特异性抗神经抗体(anti-neural antibody)的检测对 AC 的确诊有一定价值,免疫治疗有一定疗效。根据是否合并肿瘤,ACA 可分为副肿瘤性 ACA 与非副肿瘤性 ACA。副肿瘤性小脑共济失调是成人最为常见的自身免疫性小脑共济失调病因之一。谷蛋白共济失调病在高加索人种中比较多发,但在中国仅有个例报道。

【临床表现】

副肿瘤性小脑共济失调发病年龄中位数在 60 岁左右,而非副肿瘤性 ACA 患者可见于儿童与成年患者。典型表现为急性或亚急性起病的小脑性共济失调,儿童患者的感染后小脑性共济失调多呈急性病程。神经系统症状对称性累及四肢和躯干的共济失调,患者可有头晕、步态不稳、持物不稳、精细动作困难等,多合并有构音障碍,并在数周至数月内持续加重。部分抗体相关 PCD 除小脑症状外,可能出现神经系统其他部位受累表现。

【辅助检查】

1. 神经影像学 起病时患者的头颅 MRI 多数正常,个别患者可出现小脑的脑膜增强或小脑白质或皮质长 T_2 信号。PET 提示小脑低代谢改变。

2. 脑脊液检查 部分患者脑脊液检查可见到白细胞及蛋白升高,或者寡克隆区带阳性。

3. 抗神经抗体检测 部分患者血清或者脑脊液中存在 ACA 相关抗体,抗神经抗体检测对确诊 ACA 具有重要意义。在众多抗神经抗体中,抗 Hu 抗体相关的副肿瘤性 ACA 报道最多,其次为抗 Yo 抗体、抗 GAD 抗体、抗 PCA2 抗体、抗 Ri 抗体、抗 Amphiphysin/CV2/CRMP5、Tr/DNER、Homer3、NCDN 抗体等。

4. 肿瘤学检查 成年患者小细胞肺癌、卵巢和乳腺肿瘤以及霍奇金淋巴瘤是最常见的恶性肿瘤。全身 CT 或者 PET-CT 是重要的肿瘤排查方法。

【治疗和预后】

关于 ACA 的免疫治疗,尚无统一的共识和指南。合并肿瘤者,需要切除肿瘤和抗肿瘤治疗。免疫治疗方案可以参考自身免疫性脑炎的方案,总体上可分为一线免疫治疗、二线免疫治疗与长程免疫治疗。一线免疫治疗包括静脉免疫球蛋白、血浆置换、激素;二线免疫治疗包括利妥昔单抗、环磷酰胺;长程免疫治疗包括口服吗替麦考酚酯、硫唑嘌呤等。

由于 ACA 具有慢性或进行性加重的病程特征,部分患者的长期预后不好,最终进展为轮椅状态(wheelchair-bound)。因此,早期、足剂量、长疗程的免疫治疗通常是必要的,特别是使用一线免疫治疗只有部分疗效或者复发性病例。

第八节 狂犬病和狂犬病毒性脑炎

（关鸿志）

狂犬病(rabies)曾称为恐水病(hydrophobia),是狂犬病病毒感染引起的急性中枢神经系统自然疫源性传染病,发生脑炎症状时称为狂犬病毒性脑炎(rabies viral encephalitis)。rabies 一词源于拉丁语,意为"狂怒",意大利医生 Fracastoro 于 16 世纪首先发现此病是一种可使人或动物致死的疾病。狂犬病具有特征性临床及病理表现。本病一旦出现临床症状,几乎均为致命性的。

【病因和病理】

1. 病因 狂犬病毒为单股 RNA,属弹状病毒科狂犬病毒属,抵抗力不强,在日光和紫外线照射下迅速死亡,在 60℃下 5 分钟死亡,易被蚁酸、氯化汞、强酸和强碱等消毒剂杀灭,耐寒力较强,低温下可长期存活。在动物或患者神经组织、唾液腺及唾液中可分离出病毒,唾液腺是病毒的主要排出器官。该病本系动物传染病,见于狗、山狗、猫、狼、狐狸、浣熊和蝙蝠等。人通过病兽咬伤、搔伤和创口接触含病毒的动物唾液感染。狂犬是人类狂犬病的主要传染源,85%~90%的狂犬病由病犬咬伤所致。在不发达国家狂犬病相当常见,最常见为患病的狂犬;在西欧及美国最常见为患病的野生动物如浣熊、臭鼬、狐狸、蝙蝠及家养的猫、狗。由于患狂犬病的动物咬人时一般并非激惹状态易被忽视,病犬发病前3~4天即具传染性,貌似正常而处于发病前期的病犬以舌舔人也可发病。人被狂犬咬后狂犬病发病率为10%~70%,创口愈大、愈深、愈接近头部,发病机会愈多;发病率在面部深层伤为80%,浅层伤为30%~40%,躯干及肢体表面伤为15%。患者唾液中亦含病毒,人与人之间感染可能性极小。少数病例因吸入蝙蝠脱落的病毒所致,洞穴探险史是这种获得性感染方式的原因;一些病例的感染源不明。

2. 病理 狂犬病毒对神经有极强的亲和力,自创口进入人体后病毒潜伏1~2周复制、增殖,沿末梢神经及神经周围间隙体液向心地进入中枢神经。CNS受侵犯初期兴奋增高,后期瘫痪,迷走、舌咽及舌下神经核受损可产生呼吸肌及吞咽肌痉挛,交感神经刺激出现唾液分泌及出汗增加,心脏神经节受损出现心功能紊乱和猝死。CNS病变为弥漫性脑脊髓炎,大脑海马、延髓、脑桥及小脑较重,与咬伤部位相应的背根节和脊髓最重。狂犬病脑炎病理特点:①脑膜及血管周围淋巴细胞浸润。②多有神经胶质结节。③脑组织切片Seller染色可见脑细胞质内狂犬病毒特有的嗜酸性包涵体内基小体(Negri body),大小为3~10μm,圆形或椭圆形,边缘整齐;电镜下可见包涵体内圆形或杆状病毒颗粒。在全脑及脊髓神经细胞可见这些小体,在海马锥体细胞及蒲肯野细胞最常见。

【临床表现】

1. 狂犬病潜伏期一般为20~60天,可短于10天,个别长达数年,从长潜伏期患者分离的病毒为致病力较弱毒株。伤口愈深广、愈接近CNS,潜伏期愈短。

2. 典型病例为脑炎型(狂躁型),约占所有病例的80%,多因病犬咬伤,临床分三期:

(1)前驱期:持续1~2天,出现低热、头痛、倦怠、疲乏、食欲不振、恶心、呕吐、烦躁、失眠、恐惧不安开始,继而呈兴奋状态,有恐惧感,对声、光、风刺激过敏,喉部紧缩感。已经愈合伤口周围麻木感、痒痛是本病的特点。

(2)激动期:出现反复意识障碍、恐惧性痉挛和自主神经障碍三个特点。

1)恐水症是本病特征性表现,一般发病不久即出现,由于大量出汗和唾液分泌,患者口渴欲饮,当接近水杯时又因咽喉痉挛而不敢饮用,虽饮入口却发生喷呛或不能下咽,严重患者闻及水声或看到水就引发咽喉或全身痉挛。恐水症状也可至病程后期才出现,少数患者可不发生恐水现象。

2)患者表现为极度恐怖、怕风、高度兴奋和暴躁,发作性喉肌和呼吸肌痉挛,导致吞咽及呼吸困难。患者每因听到大的声音、流水声、风声等激发躁动、全身惊厥发作、出汗和流涎等,使不安与恐惧感加重,体温可高达38~40℃。

3)随疾病进展患者情绪激动加重,出现幻听、幻视,冲、撞、跳、叫,无片刻安静,直至疲惫不堪为止,不久又可发作。患者可突然出现发作性意识障碍。此期一般持续1~3天。发作间歇期患者流涎淋漓、声音嘶哑,呈惊恐貌。

(3)瘫痪期:患者渐趋安静,恐惧感消失,痉挛发作减轻至停止。出现瘫痪,弛缓性瘫痪多见,表现为口流唾液、瞳孔散大、肌肉松弛和反射消失等。呼吸微弱或不规则,或呈潮式呼吸,患者可因呼吸和心力衰竭数小时内迅速死亡。本期病情严重,持续6~18小时,半数病例在3~6天内死亡,少数不到3天,个别病例可超过10天。

3. 不典型病例包括麻痹型、非典型型和静型发病。

(1)麻痹型:多由蝙蝠咬伤所致,周围神经如脊神经改变明显,由前驱期直接进入麻痹期导致全身弛缓性瘫痪,须注意与Guillain-Barré综合征鉴别。

(2)非典型型:可见与原发疾病无关的各种表现,如上呼吸道感染、胸膜炎、心肌炎和败血症等,临床易发生误诊、误治,应引起临床医生注意。

(3)静型发病或哑狂犬病(dumb rabies)患者,没有兴奋或恐水现象,仅以高热、头痛、呕吐及咬伤处疼痛开始,继之出现肢体软弱、瘫痪等。

【辅助检查】

1. 外周血白细胞增多,以中性粒细胞为主。

2. 脑脊液压力正常或稍高,细胞数轻度增高,一般不超过200×10^6/L,主要为淋巴细胞,蛋白含量稍高。

3. 神经影像学,如脑MRI检查正常。EEG可见弥漫性棘慢波。

4. 脱水可出现血尿素氮增高和高钠血症,血清可查到狂犬病抗原或抗体;脑脊液中狂犬病毒PCR检测可呈阳性反应,免疫学方法可检测到狂犬病抗原或抗体。伤口部位皮肤活检,检测直接荧光抗狂犬病毒抗体可为阳性反应,镜下可见患者脑组织切片存在内基小体。组织培养或动物接种可分离到病毒,用免疫学方法可进行毒株鉴定。

【诊断和鉴别诊断】

1. 诊断 狂犬病诊断主要根据病犬咬伤史、临床表现及实验室检查证据。如咬伤史不明确,潜伏期不确定,本病早期诊断较困难。如患者处于发作阶段,出现躁动、痉挛、吞咽困难、恐水、畏风、大量流涎和已愈合咬伤处疼痛或麻木等即可诊断。

本病确诊依据:①检查病毒包涵体(内基小体):对咬人动物应观察5~10天,如出现症状,待死亡后检查,过早处死可影响检查结果;如咬人动物14天不死可除外狂犬病;包涵体常见于小脑浦肯野细胞,其次是海马;死亡患者脑组织内包涵体阳性率为70%。②动物接种:将动物脑组织制成10%悬液,在2~3周龄小白鼠作脑内接种,如接种6~8天后动物出现震颤、尾强直和麻痹等现象,12~15天死亡,脑组织检出病毒包涵体可诊断。③免疫实验:用荧光素结合抗体检查脑组织及唾液标本病毒,数小时即得出结果,该试验与动物接种结果有较高符合率;PCR法检测CSF病毒核酸是早期确诊的可靠方法,阳性率及准确率很高。

2. 鉴别诊断 本病应注意与破伤风、狂犬疫苗注射后瘫痪、神经症、癔症、脑炎、脑膜炎和脊髓灰质炎等鉴别。

(1) 破伤风:亦有外伤史和阵发性痉挛发作,无狂躁、畏风及恐水现象,易鉴别。

(2) 癔症:癔症患者通常不发生恐水、畏风等症状。

(3) 狂犬疫苗注射后神经系统并发症:主要表现为瘫痪,不发生恐水及痉挛发作等。

【治疗】

1. 伤口处理 可能被患狂犬病的动物咬伤或搔抓后,应立即用肥皂及水彻底清洗,用可灭活病毒的苯甲烃铵再次清洁。伤口局部及伤口四周注射破伤风抗毒血清,伤口不应缝合。被看似健康的动物咬伤后,应对动物进行10天监视,如动物出现发病征象,应将其宰杀,将脑在冷冻下送至指定实验室作诊断实验。

2. 人类狂犬病免疫球蛋白(HRIG)注射 剂量为20U/kg,一半用于伤口周围浸润,一半肌内注射。10~20天产生被动免疫,可为主动免疫提供时间。应用鸭胚胎疫苗(duck embryo vaccine,DEV)将严重的变态反应性脑脊髓炎风险,从之前应用马疫苗的1/1 000减至1/25 000。目前的狂犬病疫苗来源于人类二倍体细胞系,人二倍体细胞疫苗(HDCV)使注射剂量较DEV显著减少;暴露当日注射1ml,首次注射后第3、7、14、28天各注射1ml。HDCV疫苗增强了抗体反应率,通过消除异质蛋白减少过敏反应。对动物管理员及实验员等有患狂犬病风险者,应在暴露前给予HDCV疫苗。

3. 狂犬病患者应予隔离,安置于安静的单人病房,避免各种外界刺激,烦躁不安时给予足量镇静剂,早期可行气管切开,保持呼吸道通畅,补充必要的液体和热量,纠正失水等引起的酸碱平衡失调及电解质紊乱。发病的脑炎患者应进行重症监护,除了机械呼吸支持,需要处理颅内压增高、抗利尿激素过度释放、尿崩症及自主神经严重障碍等,尤其高血压或低血压。Willoughby等应用氯胺

酮和咪达唑仑,并辅助应用利巴韦林和金刚烷胺诱导昏迷的方法成功治疗了一例未接受过疫苗接种的15岁女孩,支持患儿直至抗体反应成熟。

4. 狂犬病预防尤为重要。捕杀病犬,消灭传染源,及时、有效地应用狂犬病疫苗是预防狂犬病最重要的手段。

【预后】

患者一旦出现了典型狂犬病表现,几乎注定要死亡的。临床救治关键是在出现中枢神经系统症状之前实施有效的治疗,幸存者通常需要进行长期的机械通气。狂犬病后遗症包括颅内压增高、抗利尿激素性多尿、高血压或低血压等。

第九节 昏睡性脑炎

(王佳伟)

昏睡性脑炎(encephalitis lethargica)又称为流行性甲型脑炎(epidemic encephalitis type A)、昏睡病(sleeping sickness)等,是原因不明的急性流行性脑炎,以广泛的脑组织损害和各种严重的神经系统后遗症为主要特征,该病的临床特征是独特的眼肌麻痹症状和明显的嗜睡。

【研究史】

本病是人类第一个被公认的神经系统"慢病毒感染",但具有讽刺意味的是,迄今没有确定病原体。Cruchet早在1915年在法国东部发现这一疾病,当时误认为是亚急性脑脊髓炎。1917年,维也纳的神经科医生康斯坦丁·冯·埃科诺莫(Constantin von Economo)详细地描述报道了维也纳精神病院的一组病例,临床以长时间昏睡、睡眠障碍、眼肌麻痹,以及精神障碍如紧张症、激越、强迫行为,锥体外系症状如亨廷顿病、动眼危象、肌张力障碍和帕金森综合征为特征,首先提出该病是一种独立疾病,因而后来被称为冯·埃科诺莫脑炎(von Econo-mo encephalitis)。

1917—1928年本病曾在欧洲及美洲大规模流行,导致约50万人死亡或致残,由一种脑炎流行而导致瘟疫样惨剧者,在历史上可能是绝无仅有。1930年之后全球没有再发生流行,西欧和美国仍有少数散发的病例,在20世纪80年代,曾有学者报道了4例散发患者。中国人民解放军总医院曾诊治过2例,国内迄今再未见报道。

【病因和发病机制】

昏睡性脑炎的病因和发病机制迄今不明。尽管早期在医学文献中有睡眠性眼肌麻痹性脑炎的病例,但是在第一次世界大战流感大流行之后,这种疾病才出现,并持续了约10年,该病的临床和病理特征是典型的病毒感

染。早期学者如 Crookshank 等曾提出,昏睡性脑炎与流行性感冒(简称流感)可能是同一病毒所引起,但许多流行病学家及临床医生认为无直接联系,因流感可变性很大,无时间性,且传染性很强,而昏睡性脑炎并无这些特征。Taubenberger 等(1997)从流感患者的脑组织标本中未检测到流感病毒 RNA,并证实流感病毒只能在呼吸系统中复制,因此,昏睡性脑炎并非由流感病毒直接感染所致,因而被认为是一种假定的病毒性疾病。

此外,也没有充分的证据显示昏睡性脑炎由其他病毒感染所致。有学者在死于昏睡性脑炎的患者脑组织中分离出可传播的病毒,他们在 1922 年证实为高度嗜神经性单纯疱疹病毒,但之后用免疫组化技术,在昏睡性脑炎死亡患者的脑切片中却未发现单纯疱疹病毒抗原。Rail 等对 8 例昏睡性脑炎患者血清及 CSF 进行某些已知病毒,如流感病毒-A、流感病毒-B、副流感病毒、腺病毒、麻疹病毒、腮腺炎病毒、单纯疱疹病毒及带状疱疹病毒免疫学研究,未发现阳性反应。

有学者提出免疫介导机制,原因是在患者脑脊液中发现寡克隆带(Williams,1979),并且激素治疗部分病例有效。Dale 等(2004)报道了一组 20 例昏睡性脑炎患者,其发病前多患有咽炎,其中 65% 的患者血清中检测到抗链球菌溶血素 O,95% 的患者血清中抗基底节神经元抗体阳性,4 例患者 CSF 中两种抗体均阳性。由于链球菌是咽炎最常见的病原体,公认可引起抗基底核神经元的自身免疫抗体,提出链球菌感染诱发抗基底核神经元抗体可能是这组昏睡性脑炎病例的发病机制。

【病理】

昏睡性脑炎的病理变化是非特异性的。急性期患者脑组织病变与病毒性脑炎相似。大体脑外观正常或轻度肿胀,无出血和化脓灶。镜下可见血管充血,血管周围可见炎性细胞浸润、神经细胞坏死及神经细胞吞噬现象,黑质、基底核区、脑干(特别是第四脑室周围)、小脑浦肯野细胞及动眼神经核最明显,部分也累及大脑皮质或颈髓。慢性期损害呈不同程度胶质细胞增生,血管周围淋巴细胞呈套样聚集,黑质、中脑蓝斑核神经元外黑色素沉积,有些患者在纹状体、丘脑及下丘脑区可见钙化点。

在脑炎后遗症期,特别是发展成帕金森综合征患者,黑质区含色素神经元严重脱失,残余神经元内常出现球形神经纤维缠结,脑干、下丘脑及海马角也有类似的发现。这些神经纤维缠结由类似阿尔兹海默病成对螺旋状微丝组成,存在这种细胞质内缠结是昏睡性脑炎后帕金森综合征特征性病变,未发现帕金森病典型的 Lewy 小体。

【临床表现】

1. 昏睡性脑炎在春、夏季流行,秋、冬季明显减少,

传播途径尚不明确,可能是通过空气、飞沫经呼吸道传播,推测传染源是患者和带病毒者。发病年龄以 10~40 岁多见,女性多于男性。病死率极高。通常急性或亚急性起病,病前可有非特异性前驱症状,如发热、头痛及周身不适等类似流感表现。通常以发热、嗜睡及眼球运动障碍起病,或以行为异常及睡眠方式改变为首发症状,也可表现为多动、舞蹈和肌张力异常,少数患者起病时仅有脑膜、神经根、脊髓及大脑局灶性定位体征,如偏瘫或癫痫发作等。

2. 患者首先出现嗜睡表现,在工作和进餐时表现为昏昏欲睡,有些患者出现行为异常,有时会误认为精神障碍,在未出现典型临床表现和确诊之前,患者往往看精神科医生。因此,患者也会被误诊为癫痫和癔症。von Economo 收集和观察了上千例昏睡性脑炎病例,按临床表现分为 3 种临床综合征。

(1)嗜睡性眼肌麻痹综合征(somnolent-ophthalmoplegic syndrome):发热、头昏、嗜睡、昏睡、神志恍惚、昏迷、抽搐、癫痫。肢体或脑神经麻痹,常见有双侧眼肌麻痹引起的眼球运动障碍,其他脑神经受累时还可以出现复视、斜视、上睑下垂、瞳孔扩大或缩小等。

(2)运动亢进综合征(hyperkinetic syndrome):患者表现为面部肌肉僵硬、表情淡漠、兴奋躁动、阵挛或亨廷顿病、肌张力障碍和手足徐动等。

(3)肌张力障碍运动不能综合征(dystonia-akinetic syndrome):全身肌肉僵硬、乏力、倦怠、软弱无力、震颤、肌张力障碍、共济失调、行走困难,大多数患者在急性期因严重并发症死亡,仅极少数患者能存活下来,但留有严重的帕金森综合征、吞咽困难、复视等后遗症。

【辅助检查】

1. 脑脊液检查 压力可轻度增高,约 50% 的患者 CSF 白细胞轻-中度增加,病初数周为(5~20)×10⁶/L,很少超过 500×10⁶/L,以淋巴细胞为主,通常 2 个月内消失。约 50% 患者 CSF 蛋白轻度增加,一般小于 1g/L,蛋白增加可持续到恢复期。有些患者 CSF 可检出寡克隆带。

2. 脑 MRI 检查 在 T_2WI 像可见高信号病灶,基底核、中脑、丘脑、大脑脚以及颞叶最常受累,有些病例可见广泛性脑萎缩。PET 检查,部分患者可见基底核糖高代谢,皮质低代谢。

3. 脑电图 在急性期可见非特异性表现,单或双侧大脑广泛 δ 波或 θ 波,或可见局灶性尖波,提示广泛性脑实质损害。视觉诱发电位可见皮质传入时间延迟。

【诊断和鉴别诊断】

1. 诊断 由于缺乏特异性检查手段,昏睡性脑炎诊断主要依据典型临床表现,如嗜睡性眼肌麻痹、运动功能亢进及肌张力障碍运动失调综合征等,除外其他的疾病。

2. 鉴别诊断

（1）须与各种病毒性脑炎鉴别,病毒性脑炎很少出现锥体外系损害、动眼危象,脑脊液病毒特异性抗体检测以及 PCR 常可明确病原体。

（2）应除外某些药物如左旋多巴或其他多巴胺能药物、甲氧氯普胺、神经镇静剂等引起的动眼危象。

（3）与帕金森病鉴别,昏睡性脑炎后帕金森综合征的特征是发病早,发生在儿童或青壮年;伴动眼危象,双眼同时向上、向下或向一侧偏斜,为眼外肌痉挛性收缩,持续数分钟至数小时,可伴做鬼脸、扭转痉挛、斜颈、肌阵挛、面肌和呼吸肌抽搐,以及姿势、步态异常,可伴脑炎的神经定位体征如偏瘫等。

【治疗】

1. 目前尚无证明有效的治疗方法。患者应隔离治疗,注意切断呼吸道传播途径。发病初期主要对症处理,精心护理和身体功能维护,常需重症监护治疗。随着病情稳定,还可进行物理疗法、语言障碍纠正疗法、营养支持疗法等改善身体功能。此外,心理疗法和情感疗法也很重要。

2. 由于免疫机制可能在昏睡性脑炎发病中起重要作用,可试用糖皮质激素治疗、免疫球蛋白治疗及血浆置换,但缺乏前瞻性临床试验验证。

3. 对症治疗可用左旋多巴治疗帕金森综合征的症状,氯硝西泮治疗肌阵挛,对有精神症状的患者应慎用镇静剂。临床试验已显示丁苯那嗪(tetrabenazine)治疗亨廷顿病和舞蹈样动作有效。苯丙胺(amphetamine)及硫酸苯丙胺(amphetamine sulfate)对缓解动眼危象和克服过度睡眠状态有效。

【预后】

约 30% 的患者完全康复,30% 转为慢性、留有后遗症,病死率为 30%。幸存者可遗留帕金森综合征、其他运动障碍、精神症状及智能损害。

第十节 急性小脑炎

（王佳伟）

急性小脑炎(acute cerebellitis,AC)也称为儿童急性小脑性共济失调(acute cerebellar ataxia,ACA)、儿童期急性共济失调(acute ataxia of childhood),是感染性疾病或疫苗接种后导致的急性共济失调综合征。

【研究史】

在 1872 年,韦斯特法尔(Westphal)首次描述成年人天花和伤寒后发生的这一综合征,但 Batten 认为本病多继发于某些儿童期感染性疾病,如麻疹、百日咳和猩红热等,约占儿童医院神经系统疾病的 0.4%。可能发生在儿童发疹期间或之后,也可能与肠道病毒,主要是柯萨奇病毒、EBV、支原体、CMV、Q 热等感染和疫苗接种有关,也可见于无法描述的呼吸感染之后,但 HSV 感染后少见。

【病因和病理】

1. **病因** 尚不清楚,很多患者找不到明确病因,可能与急性感染有关。最常见的病原体是病毒,儿童多见于水痘病毒、流行性腮腺炎病毒、麻疹病毒、风疹病毒等感染后,其他病原体包括 EB 病毒、流感病毒、副流感病毒、柯萨奇病毒、单纯疱疹病毒、水痘带状疱疹病毒、巨细胞病毒、伯氏疏螺旋体、支原体、立克次体、伤寒杆菌和百日咳杆菌等。EB 病毒和支原体可能是成人期最常见的前期感染病原体,成人亦有 EB 病毒与登革热病毒合并感染后继发急性小脑炎的报道。

2. **病理** 急性小脑炎患者的小脑皮质活检病理显示,分子层 T 细胞浸润,浦肯野细胞丢失,颗粒层与分子层之间出现空泡。一例因小脑半球肿胀使颅后窝受压的患者活检可见硬脑膜、软脑膜及小脑实质中性粒细胞、淋巴细胞浸润(Van der Stappen,2005)。重症患者尸检结果与急性病毒性脑膜脑炎类似,软脑膜、小脑皮质及 Virchow-Robin 间隙淋巴、单核/巨噬细胞及嗜酸性粒细胞浸润、浦肯野细胞丢失和局灶性脱髓鞘。

【临床表现】

1. 急性起病,任何年龄均可发病,儿童多见,可有前驱感染史。临床最常见的症状是头晕、头痛、恶心、呕吐、步态不稳、肢体及躯干共济失调,常伴有构音障碍、眼球震颤、肌张力及腱反射减低等小脑体征,可有发热和颈强直。重症患者有不同程度意识障碍,可见小脑肿胀、脑干受压及脑脊液循环受阻,危及生命(Van Samkar A, 2017)。

2. 检查脑脊液压力和成分多无变化,急性期可有淋巴细胞数轻度增高,蛋白轻度增高,糖及氯化物多数正常。病原学检查阳性率很低,可采用 ELISA 和 PCR 检测 CSF 中病原体。

3. **影像学检查** 脑 CT 有助于早期发现颅内压增高、小脑水肿及脑干受压。MRI 常见双侧小脑半球弥漫性 T_2WI 高信号病灶,单侧小脑半球及蚓部受累罕见。曾报道,急性小脑炎患者 SPECT 显示小脑灌注减低,较 MRI 敏感。

【诊断和鉴别诊断】

1. **诊断** 根据患者典型的临床表现、实验室检查及 MRI 通常可诊断。

2. **鉴别诊断** 需注意与小脑胶质瘤、淋巴瘤、急性播散性脑脊髓炎累及小脑、自身免疫性小脑炎、血管炎,以及小脑发育不良性神经节细胞瘤(Lhermitte-Duclos dis-

ease,LDD)等疾病鉴别。

【治疗】

本病主要采取对症治疗。当明确病原体后,应立即开始针对性抗病毒或抗细菌治疗。重症患者或症状进展加重时,应用激素可减轻水肿。在出现梗阻性脑积水,可行外科脑室引流。进行性意识障碍、呼吸与循环衰竭和脑神经受损体征提示小脑肿胀、脑干受压,紧急时可行颅后窝减压术以挽救生命。

【预后】

大多数的急性小脑炎为良性病程,具有自限性,大多预后良好,不遗留永久性功能障碍,重症病例可遗留共济失调、语言障碍或震颤等。少数重症患儿可出现小脑肿胀、脑干受压及梗阻性脑积水而危及生命。

第十一节　艾滋病相关的神经系统疾病

（施福东）

艾滋病也称为获得性免疫缺陷综合征(acquired immune deficiency syndrome,AIDS),是感染人类免疫缺陷病毒(human immune deficiency virus,HIV)所致。自1981年在美国首次发现艾滋病以来,目前发病率逐年上升,成为严重威胁人类健康和生存的全球性问题。自从抗反转录病毒治疗(antiretroviral therapy,ART)临床应用以来,HIV感染者/AIDS患者的病死率已明显降低。然而,艾滋病相关的神经系统综合征成为一个很重要的临床挑战。

【病因和发病机制】

艾滋病致病因子HIV是一种反转录病毒,可导致机体免疫缺陷,也是嗜神经病毒,感染早期高度选择性侵袭神经系统。反转录病毒(retrovirus)属于一个较大的RNA病毒家系,病毒反转录酶能利用病毒RNA作为模板合成DNA。致病性反转录病毒分为两个家族,其一为慢病毒,最重要的是HIV;其二是RNA肿瘤病毒(oncovirus),如人类嗜T淋巴细胞病毒(human T-lymphotropic virus,HTLV),引起慢性T细胞白血病和淋巴瘤,它的致病因子是HTLV-Ⅱ,引起热带痉挛性截瘫(tropical spastic paraparesis,TSP),它的致病因子是HTLV-Ⅰ。

1981年发现艾滋病时,医生们注意到"健康"人群常发生较少见的机会性感染,如卡氏肺孢子菌肺炎和卡波西肉瘤(Kaposi sarcoma)。这两种疾病常发生在年轻男同性恋者。对这类患者的研究导致对新的感染性疾病艾滋病的认识,引起了全世界医学界的普遍关注。法国从一例男同性恋淋巴瘤患者分离出一种反转录病毒,命名

为淋巴结病相关病毒(lymphadenopathy-associated virus,LAV)(Montagnier et al,1983)。美国从一例患者血中也分离出反转录病毒,并称为HTLV,即HTLV-Ⅲ型,后来证明LAV和HTLV-Ⅲ完全相同。1986年国际统一命名为HIV,也称为HIV-1,以区别于在西非和欧洲引起免疫缺陷的相似病毒HIV-2(Sarngadharan et al,1984)。

HIV是慢病毒属反转录病毒家族的成员,呈圆形或椭圆形,是直径为90~140nm的单链RNA病毒,外有类脂包膜,核为中央位,圆柱形,含Mg^{2+}依赖性DNA聚合酶(反转录酶)。病毒对外界抵抗力较弱,56℃加热30分钟或一般消毒剂均可灭活,对紫外线不敏感。HIV基因组包括9个读码框,其中3个编码多聚蛋白,进一步生成HIV生命周期所需的15种蛋白。

HIV感染为获得性免疫抑制,病毒与细胞表面CD4受体结合,破坏CD4⁺细胞,引起机体严重细胞免疫缺陷,导致真菌、病毒和寄生虫等机会性感染,常累及中枢神经系统。显著增加某些卡波西肉瘤和淋巴瘤发病率,引起皮肤无反应性(cutaneous anergy)、淋巴细胞减少以及$CD4^+/CD8^+$比值倒置等。AIDS患者免疫功能降低可解释发生广泛的机会性感染和肿瘤,几乎所有器官,包括中枢神经系统、周围神经、神经根和肌肉均可受累。HIV感染后促进疾病进展的因素包括HIV生物学变异、强毒力病毒株、宿主免疫功能低下,以及伴发感染,如巨细胞病毒、单纯疱疹病毒、乙型肝炎和丙型肝炎病毒、HTLV-Ⅰ等,使得病情加重,临床表现呈现复杂化与多样化。

HIV侵入宿主是一个复杂的过程,包括病毒胞膜蛋白gp120和gp41及其宿主细胞上相应的受体。HIV最主要的受体是糖蛋白gp120,在辅助性T细胞、调节性T细胞、单核细胞、巨噬细胞和树突状细胞的表面均有表达。gp120与CD4的结合启动了病毒侵入的过程,并且导致gp120的结构发生戏剧性的改变,从而暴露出第二个结合位点,主要与CCR5和CXCR4结合。之后gp120形态进一步转换,使gp41的疏水区靠近宿主细胞,从而插入宿主细胞膜。病毒借胞饮或融合作用进入细胞内,使细胞膜通透性改变,发生溶解坏死,导致细胞数减少和细胞免疫功能受损。HIV感染后免疫系统失调,体液免疫反应出现较晚,中和抗体在首次感染3个月以后才出现(Birbeck et al,2015)。感染后的1~2周出现T细胞免疫应答,但由于感染早期HIV抗原高度变异而逃逸免疫系统的识别。最近的研究证实了天然免疫系统在早期病毒控制和疾病病理过程中的双重作用。NK细胞可能在HIV感染的早期控制和调控树突状细胞功能上具有重要作用。此外,HIV先以单股RNA为模板,经反转录酶将病毒RNA反转录为双股DNA,经环化后在细胞分裂时与宿主细胞染色体DNA整合,称为前病毒的DNA(proviral

DNA）。前病毒也可自行复制，以芽生方式从细胞释出，形成新的 HIV 颗粒。宿主细胞被刺激活化，可转录病毒 RNA，合成病毒蛋白，在细胞膜附近配套成熟，发芽释出，使淋巴细胞溶解坏死。单核巨噬细胞表达 CD4 抗原，HIV 侵袭可成为病毒寄居场所，携带病毒进入 CNS 引起病变（Dever et al，2015）。

【流行病学】

艾滋病仍属于全球公共卫生问题，到目前为止已造成 3 500 多万人死亡。

1. 发病率和患病率 回顾性调查发现，在 20 世纪 70 年代末 AIDS 已经发生，但在非洲中部 1959 年保存的血清中发现了 HIV 抗体。目前，非洲 AIDS 流行最严重，其次是南亚和东南亚、北美和拉丁美洲、东欧和中亚等地区。我国艾滋病疫情依然呈低流行态势，但部分地区疫情严重（UNAIDS Global AIDS Update，2016）。

据联合国艾滋病规划署（UNAIDS）估计，截至 2017 年年底，全球存活的 HIV 感染者/艾滋病患者（HIV/AIDS）3 690 万人，非洲地区受到的影响最大，占全球艾滋病毒新发感染总数的 2/3 以上，2017 年有 2 570 万艾滋病毒感染者（UNAIDS DATA 2018）。据估计，目前仅有 75% 的艾滋病毒感染者知晓其感染状况。2017 年，全球有 2 170 万艾滋病毒感染者获得抗反转录病毒药物治疗。2017 年，分别有 59% 和 52% 的艾滋病毒感染成人和儿童在接受终生抗反转录病毒药物治疗。全球感染艾滋病毒孕妇和哺乳妇女的抗反转录病毒药物治疗覆盖率高达 80%。截至 2017 年年底，我国报道的现存活 HIV/AIDS 患者 758 610 例，当年新发现 HIV/AIDS 者 134 512 例，其中 95% 以上是通过性途径感染的，当年报道死亡 30 718 例。

2. 传染源 主要是 AIDS 患者和无症状感染者，病毒存在于血液、精液、阴道分泌物、唾液、泪水和乳汁中，均有传染性。

3. 传播途径

（1）主要为性接触传播，美国 AIDS 患者的男男同性性接触和异性性接触传播占总病例的 53%，吸毒者占 30%；非洲和加勒比海地区以异性性接触传播为主（20%~70%），欧美国家以男性患者为主，女性占 7%，非洲两性发病率接近，女性为 40%。

（2）吸毒者通过共用针头静脉注射感染，输血和输注血液制品也是重要的传播途径，药物依赖者感染 AIDS 约占 17%，血友病患者应用第Ⅷ因子和输血感染占 3%。

（3）母婴垂直传播是感染方式之一，HIV 感染孕妇在妊娠期、产程中和产后哺乳时可感染婴儿，病毒可以从无症状且免疫系统尚健全的母亲传给后代。

（4）医护人员在治疗中被 AIDS 患者带血针头刺伤或污染破损皮肤而感染，用病毒携带者器官进行移植或人工授精也可感染。

（5）尚无通过日常生活接触传播 AIDS 的报道，AIDS 感染可能与遗传素质有关，发病者 HLA-DR5 型较多。

（6）我国 HIV 感染者的传播途径以性传播为主，经异性传播占 46.5%，经同性传播占 17.4%；经注射吸毒传播占 28.4%，其中，云南省、新疆维吾尔自治区、广西壮族自治区、广东省、四川省和贵州省是注射吸毒传播的重点地区，占全国该人群的 87.2%；经既往有偿采供血、输血或使用血制品传播占 6.6%，其中，河南省、安徽省、湖北省和山西省占全国该人群的 92.7%；经母婴传播占 1.1%。

4. 艾滋病神经系统疾病发病率 将近 50% 的 HIV 感染者最终会发生症状性神经系统疾病，多达 90% 的患者尸检证实存在神经系统病理改变。一项研究对 1 651 例 HIV 感染者进行了为期 10 年的观察，发现其中 41% 艾滋病患者表现出至少一种神经系统疾病（Vivithanaporn Heo et al，2010）。其中，以对称性远端感觉神经病（10.0%）和 HIV 相关神经认知障碍（6.2%）最常见。与没有神经系统疾病的 AIDS 患者相比，出现神经系统损伤的患者病死率更高。对称性远端感觉神经病是 HIV 感染者最常见的神经系统疾病，但不影响病死率。对 HIV 感染者生存影响最大的是 CNS 机会性感染，其次是 HIV 相关的神经认知障碍。

【病理】

HIV 脑炎病理特征是，多核巨细胞形成的多数神经胶质小结遍布大脑白质、皮质和基底节，也见于小脑、脑干和脊髓。90% 以上死亡病例可见半卵圆中心弥漫性髓磷脂苍白和神经胶质增生（图 3-4-10）。成年艾滋病患者病理检查常发现空泡性脊髓病，以胸髓后索及侧索白质空泡形成为特征。HIV 感染引起免疫抑制，导致巨细胞病毒性脑脊髓炎、单纯疱疹病毒性脑炎、进行性多灶性脑白质病、新型隐球菌性脑膜脑炎、弓形虫病，以及中枢神经系统原发性淋巴瘤、卡波西肉瘤等，可见到相应的病理改变。

【临床表现】

HIV 感染可以影响神经系统的各部分，包括脑膜、脑组织、脑神经、脊髓、神经根、周围神经和肌肉等，10%~27% 的 AIDS 患者以神经系统损害为首发症状。艾滋病相关的神经系统综合征可分为原发性 HIV 神经系统疾病、继发性或机会性神经系统疾病、HIV 相关的脑卒中、治疗相关的神经系统疾病，以及代谢和营养障碍等（Miura et al，2013；Thakur et al，2019）。

1. 发病年龄多在 49 岁以下的青壮年期，小儿仅占 1.4%。HIV 感染潜伏期长，成人达 20 年，平均 8~10 年，儿童少于 1 年。起病急骤，临床表现多种多样，与继发性

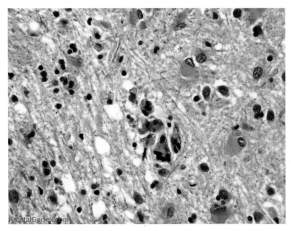

图 3-4-10　HE 染色在胶质小结中可见多形核细胞,是 HIV 诱导的细胞融合的典型特征

机会性感染、肿瘤侵犯的部位有关,多发于肺、胃肠道、眼、皮肤和神经系统等。患者早期常表现为非特异性前驱症状,即艾滋病相关的复合征(AIDS-related complex),表现为反复发热、乏力、盗汗、头痛、咽痛、食欲不振、腹泻、体重下降、淋巴结及肝脾肿大、特发性血小板减少性紫癜及皮疹等。

2. 原发性 HIV 神经系统疾病　HIV 感染是引起发病的必要条件。

(1) 急性无菌性脑膜炎和脑膜脑炎:是最常见的原发性 HIV 相关的神经系统疾病,症状与其他病毒性脑膜炎相似,如发热、头痛、颈抵抗和畏光;CSF 淋巴细胞轻度增多,蛋白正常或轻度升高,糖正常,可检测到 HIV 抗原。

(2) 儿童进行性 HIV 脑病:发生于 50% 的 2 个月至 5 岁 HIV 感染儿童,胎儿发育早期和围生期 HIV 感染所致。脑 CT 追踪观察显示脑发育障碍,表现为进行性运动障碍、假性延髓性麻痹、共济失调、痫性发作、肌阵挛和肌强直等,预后不良。

(3) HIV 相关的神经认知障碍(HIV-associated neurocognitive disorders, HAND):ART 的成功应用延长了 HIV 感染者的预期寿命,也增加了感染者随着年龄增长发展为 HAND 的风险。对 HIV 导致的认知功能受损,以往曾被定义为艾滋病痴呆综合征(AIDS dementia complex,ADC)、HIV 相关性痴呆(HIV associated dementia,HAD)和 HIV 相关的认知运动复合征(HIV associated cognitive motor complex,HACMC)等。HAND 的概念已被广泛接受为神经认知缺失的疾病分类。HIV 最常见的 CNS 症状是慢性神经认知退行性变、中枢性运动和行为异常。HAND 包括无症状性神经认知损伤(asymptomatic neurocognitive impairment,ANI)、轻度神经认知障碍(minor neurocognitive disorder,MND),以及 HIV 相关的痴呆

(HAD)等。HAND 主要表现为皮质下痴呆特征,可影响认知功能的各方面,最常受影响的是注意力、精神运动速度、记忆力和学习能力、信息加工和执行功能等,语言和视空间能力相对保留。工作记忆和执行功能(计划、认知弹性、抽象思维、启动适当的行动和抑制不适当的行动)易早期受损。

HAND 患者可能出现显著的锥体束和锥体外系受损的运动症状,如共济失调、运动迟缓和震颤等,严重者出现痉挛和瘫痪。HAND 的精神行为症状主要表现为抑郁、淡漠、易激惹和精神运动迟滞。HAND 的发生与 CD4$^+$ 细胞计数低、CSF 病毒负荷增多、CSF 免疫活化标记物(如 β$_2$ 微球蛋白)增多,以及其他 AIDS 症状相关(Kallianpur et al,2014)。诊断 HAND 最重要的是排除其他原因导致的认知功能下降,还须考虑可能影响 HAND 诊断严重性的风险因素,如年龄、疾病阶段和病毒血症等,其他危险因素还包括低文化程度、低水平的 CD4$^+$ T 淋巴细胞、性取向以及与其他病毒(例如丙型肝炎病毒)共同感染。随着联合抗反转录病毒疗法的进展,HAND 进展变得缓慢,症状变得较轻,但至少有一半接受联合抗反转录病毒治疗的患者表现出 HIV 相关的神经认知障碍(Rojas-Celis et al,2019)。脑 CT 或 MRI 检查可除外脑脓肿或肿瘤等。影像学主要表现为白质改变,特别是在脑室周围区域,脑室扩大,晚期可出现脑萎缩。一项磁共振波谱(MRS)研究发现,HIV 感染者神经认知损害与基底节区和额叶白质的 N-乙酰门冬氨酸(NAA)减少、肌醇(MI)增多有关(Paul et al,2007)。HAND 患者的 FDG-PET 检查表现为基底节区早期高代谢和晚期低代谢,与阿尔茨海默病和其他类型痴呆的表现不同。

(4) 空泡性脊髓病(vacuolar myelopathy,VM):是最常见的 AIDS 相关性脊髓病,在没有 ART 治疗时代,尸检的检出率高达 30%。患者表现为缓慢进展的轻截瘫,早期可以是非对称,伴痉挛、膝腱反射亢进和锥体束征,因可能伴周围神经病,踝反射可减低或消失,深感觉减退和感觉性共济失调等,很少有明确的感觉平面,神经痛相对少见;晚期出现尿频、尿急和尿便失禁,可伴性功能障碍和痴呆等。大多数患者数周至数月完全依赖轮椅,少数患者数年内呈无痛性进展。

本病需要与其他艾滋病相关的脊髓病鉴别,包括 HTLV、单纯疱疹病毒、带状疱疹病毒、巨细胞病毒、肠道病毒感染,梅毒和结核,肿瘤,以及维生素 B$_{12}$ 缺乏所致的亚急性联合变性等。病理改变类似亚急性联合变性,侧索、后索损害严重,特点是白质空泡样改变,伴髓鞘肿胀脱失,胸髓多见。脊髓 MRI 检查大部分正常,有些患者可出现 T$_2$WI 高信号,病变多累及胸髓后索,无强化。MRI 和 CSF 检查有助于鉴别感染性病变、肿瘤及脑膜

癌病。

（5）周围神经病：AIDS 早期可见近端不对称性多发性神经根炎或多发性神经病，CSF 呈炎症改变；后期出现远端对称性感觉运动性神经病。

1）远端对称性周围神经病（distal symmetrical peripheral neuropathy，DSPN）：也称为感觉神经病或远端周围性感觉神经病，是 AIDS 最常见的神经系统病变。DSPN 的危险因素包括高龄、酗酒史、AIDS 病情进展（CD4$^+$细胞计数显著降低和血浆 HIV 病毒负荷增高）、神经毒性抗反转录病毒药物（去羟肌苷、司他夫定、扎西他滨等）用药史，以及糖尿病等。最常见的症状是感觉异常，通常从下肢远端开始，表现为烧灼感、麻木、异常温度感和过电样感，也可出现踩棉花感（Puplampu P et al，2019）。大多数患者直到疾病晚期才出现运动症状，仅累及肢体远端。体格检查可发现踝反射减低或消失、下肢振动觉减低以及温度觉和痛觉阈值升高，部分患者可出现感觉过敏。CSF 检查一般正常。肌电图和神经传导速度检查并非诊断所必需，表现与其他进行性轴索损害为主的周围神经病相似。须注意与癌性感觉性神经病和糖尿病性多发性神经病鉴别。目前研究表明，在 HIV 患者中，早期启动 cART 治疗后 DSPN 的患病率会下降，但其疗效尚需进一步的研究（Vecchio et al，2019）。

2）炎症性脱髓鞘性多发性神经病（inflammatory demyelinating polyneuropathy，IDP）：具体发病率不详，相对少见。主要包括 AIDP 和 CIDP 两种类型（Nookala et al，2017）。

急性炎症性脱髓鞘性多发性神经病（AIDP）通常发生在 HIV 感染早期，与 Guillain-Barré 综合征相似，表现为快速进展的四肢无力、腱反射减退或消失、自主神经功能障碍，有些患者可有轻度感觉障碍，尿便功能通常不受影响，严重病例可累及呼吸肌。与非 HIV 相关的 Guillain-Barré 综合征不同，多数病例 CSF 淋巴细胞和蛋白均轻微增高。电生理检查发现 NCV 延长，F 波潜伏期延长或消失，可见纤颤电位。可再发或变为慢性型。支持治疗、丙种球蛋白静脉滴注和血浆置换可使病情好转，提示本病可能与 Guillain-Barré 综合征病变相似。HIV 高感染区 Guillain-Barré 综合征患者应检查 HIV。

慢性炎症性脱髓鞘性多发性神经病（CIDP）多发生在 HIV 感染后期，通常与 CD4$^+$细胞计数<50 个/mm^3 有关，呈慢性进展，或为复发-缓解过程。需与巨细胞病毒（cytomegalovirus，CMV）等其他病毒感染所致的周围神经病鉴别。除了抗 HIV 治疗外，其他疗法与通常的 CIDP 相似。

3）多数性单神经病（multiple mononeuropathies）：极为罕见，发生在 AIDS 相关复合征，导致脊神经或脑神经

受损，脑神经损害仅 2.5%，主要为第Ⅲ、Ⅳ、Ⅵ、Ⅶ对脑神经，面瘫也是 AIDS 特征表现，CSF 单个核细胞增多和寡克隆带（+）。某些 AIDS 多发性神经炎可能因疾病晚期营养障碍所致，或与异烟肼和化疗药物长春新碱有关。

4）进行性痛性神经根病（progressive painful radiculopathy）：巨细胞病毒感染神经根施万细胞所致（Eidelberg et al，1986）。患者最初腰骶区疼痛，以后出现下肢和足底疼痛和麻木、腰骶区节段性感觉障碍、振动觉消失、踝反射消失和尿便障碍等（Behar et al，1987）。CSF 细胞数增多，蛋白增高。可用卡马西平、阿米替林等镇痛治疗，个别的巨细胞病毒感染患者出现亚急性马尾综合征。

5）AIDS 自主神经病：该病见于 AIDS 晚期，表现为出汗、腹泻、尿潴留和性功能障碍等（Freeman et al，1990）。

（6）肌病：

1）多发性肌炎：可发生于 HIV 感染的任何阶段，四肢近端进行性肌无力和肌萎缩，伴或不伴疼痛，但很少是首发症状；可伴视网膜损害，也可表现为无症状的肌酸激酶水平升高，肌电图表现为异常自发性电活动和短时程多运动电位；肌肉活检显示血管周围、肌束膜或间质炎性细胞浸润。如服用齐多夫定（zidovudine），常被怀疑药物所致，肌活检可以鉴别。

2）脊髓性肌阵挛：较罕见，AIDS 患者突发节律性单个或多个节段性肌阵挛，频率为 2~600 次/min，平均 40~70 次/min，见于腹肌等，ELISA 可检出血清和脑脊液 HIV 抗体，随疲劳和情绪紧张而加重，睡眠可消失，服用地西泮可减轻。

3）其他类型肌病：由于长期卧床、营养不良或伴恶性肿瘤，可导致Ⅱ型肌纤维萎缩（atrophy of type Ⅱ muscle fibers）。

3. 继发性或机会性神经系统疾病　是 HIV 与其他致病因素相互作用导致的机会性感染和肿瘤。

（1）病毒感染：常见病毒性脑炎，可以复发。

1）巨细胞病毒：表现为亚急性进展性脑病，通常伴脑神经受损和共济失调，无典型脑膜炎表现，可引起严重脑炎伴意识障碍、癫痫发作、腰神经根炎、尿潴留和大便失禁。发现视网膜炎，有助于诊断。脑 MRI 检查脑室旁室管膜和脑膜增强也有助于诊断，连续的 MRI 检查可发现脑室进行性增大。与其他 CNS 病毒感染不同，CSF 除了单个核细胞增多，还可见多形核细胞增多、糖含量降低，可应用更昔洛韦试验治疗。

2）单纯疱疹病毒和水痘-带状疱疹病毒：较少见，可累及多个脑白质区，类似进行性多灶性白质脑病，表现为头痛、发热、轻偏瘫、失语、痫性发作和人格改变等。

3）进行性多灶性白质脑病（progressive multifocal leukoencephalopathy，PML）：由乳多空病毒（papovavirus）引起，弥漫性非对称性脑白质受累。早期最常见表现是局部无力、语言障碍、认知障碍、头痛、步态异常、视力障碍和偏身感觉障碍，以及进行性精神衰退、偏瘫、共济失调和癫痫等。CSF 检查通常正常，少数可见细胞和蛋白轻度增高，病毒 PCR 检测阴性需患者 2 周后复查。EEG 可见局灶性低波幅弥漫性慢波，无特异性。脑 MRI 检查可见一或多个白质占位性病变，无增强效应，呈 T_1WI 低信号，T_2WI 高信号，不累及皮质 U 型纤维，个别病例可被增强，提示预后相对较好。确诊须进行脑活检，病变为多灶性白质脱髓鞘，轴索保存，病灶区周围少突胶质细胞增生，可见核内嗜酸性包涵体，无炎性反应，周围可见巨大的异形和呈丝状分裂象的星形细胞。

（2）CNS 弓形体病：病变为多发性脓肿和肉芽肿，坏死灶分界清楚，周围炎细胞浸润，可见弓形体包囊和自由滋养体。临床较常见，占 13.3%，亚急性起病，伴持续发热。虫体较易侵及基底核，引起偏侧舞蹈和偏侧投掷等运动障碍，侵及深部核团可引起丘脑痛综合征。脑弥漫性损害表现不同程度意识障碍或精神症状，可有偏瘫、失语、痫性发作和视野缺损，以及脑干和小脑症状。个别患者可仅表现为脑膜炎和脑积水，极少患者存在脊髓病变（Garcia-Garcia et al，2015）。CSF 蛋白升高（500～2 000mg/L），约 1/3 的病例细胞数轻度高，少数糖含量降低。脑 CT 典型表现为多发的块状病灶，75% 呈环形增强，周围见水肿带和占位效应，大多数病灶位于幕上灰白质交接处或基底核区。MRI 可见 T_2WI 高信号病灶，有增强效应。确诊需进行脑组织活检。AIDS 早期血清阳性患者用乙胺嘧啶及磺胺对甲氧嘧啶治疗，数周后临床症状可明显缓解。

（3）真菌感染：新型隐球菌脑膜炎（cryptococal meningitis，CM）和隐球菌瘤是最为常见的 HIV 机会感染，约 10.5% 病例罹患；该病多为隐匿性起病，慢性病程，主要临床表现为周身乏力、头痛、发热以及脑膜刺激征。部分患者还会出现视力下降、视乳头水肿、癫痫、意识水平改变，以及局灶性神经系统体征（Assogba et al，2015）。CT 和 MRI 通常无异常表现，增强检查偶可发现颅底肉芽肿。CSF 墨汁染色和细胞学检查发现隐球菌或荚膜抗原阳性可确诊；与非 AIDS 的隐球菌脑膜炎不同，CSF 细胞数可不增多，蛋白和糖含量可无异常。用两性霉素 B 和 5-氟胞嘧啶联合治疗效果较好。

（4）细菌感染：结核分枝杆菌或其他分枝杆菌较多见，奴卡菌、沙门氏菌少见。AIDS 患者常伴结核感染，在发展中国家和吸毒者中尤为常见。患儿可见发育迟滞、发热、进行性精神衰退、脑膜炎、脑脓肿、视神经炎和多发性神经病等。

（5）梅毒性脑膜炎和脑膜血管梅毒：AIDS 患者发病率有增加倾向，可根据血清学检查进行诊断。

（6）原发性中枢神经系统淋巴瘤（PCNSL）：是 HIV 感染最常见的 CNS 恶性肿瘤，发生于约 5% 的 AIDS 患者，也可继发于系统性淋巴瘤，在罹患非霍奇金淋巴瘤的 HIV 患者中高达 15%，瘤细胞浸润脑实质血管周围间隙或软脑膜。PCNSL 临床表现为意识水平改变，偏瘫、失语、视力障碍等局灶性神经功能缺失，可出现全面性或局灶性癫痫发作，以及头痛、呕吐和视乳头水肿等颅内压增高症状，脑膜转移常见动眼神经、展神经和面神经及多发性神经根损害。脑 MRI 检查显示幕上的单个或多个强化病变，中央灰质或胼胝体均匀一致的强化病灶高度提示本病。CSF 淋巴细胞、蛋白含量正常或轻度增高，糖含量降低。确诊需脑活检。眼部肿瘤侵入性检查对诊断和疾病分期很重要。PCNSL 确诊取决于组织病理学确认，它在临床和 MRI 上与弓形虫病很难区分，通过观察抗弓形虫治疗反应可能鉴别，预后差，仅存活数月。首选治疗是联合抗反转录病毒疗法和大剂量甲氨蝶呤化疗，接受化疗的患者中位生存期为 1.5 年（Brandsma et al，2018）。

（7）卡波西肉瘤：是 AIDS 常合并的恶性肿瘤，CNS 很少受累，累及 CNS 常伴其他脏器受累和肺部广泛转移，易合并 CNS 感染如脑弓形虫病和隐球菌脑膜炎等。

4. HIV 相关的卒中

（1）血栓性和栓塞性脑梗死：见于少数病例，常见病因是炎症性脑膜炎、血管炎、血液高凝状态和原发性血管病等。急性肉芽肿性脑血管炎和炎性栓子引起多发性脑梗死，涉及基底核、内囊、皮质下白质、脑叶和脑桥被盖部。AIDS 的脑肉芽肿性血管炎引起广泛性脑梗死，出现精神异常、意识不清、高热，无神经系统定位体征。CSF 细胞和蛋白均增高，糖和氯化物不低。DSA 检查显示大脑前、中、后动脉节段性狭窄，病理证实肉芽肿性血管炎。淋巴瘤或卡波西肉瘤引起非细菌性血栓性心内膜炎，可导致脑栓塞（Yankner et al，1986）。

（2）出血性卒中：多继发于凝血功能异常、血小板减少、颅内肿瘤或 CNS 感染，可发生脑出血和蛛网膜下腔出血。研究表明，HIV 感染是脑出血的潜在危险因素，HIV/AIDS 患者脑出血发病率比一般人群高，尤其年轻的 HIV 感染者和晚期患者发病率更高。其中 CD4[+] 淋巴细胞计数<200 个/mm³ 是脑出血的高危因素。抗反转录病毒疗法似乎未增加脑出血的风险（Behrouz et al，2016）。

5. 治疗相关性神经系统疾病

（1）免疫重建炎症性综合征（immune reconstitution inflammatory syndromes，IRIS）：艾滋病抗病毒治疗导致的一系列并发症，通常在开始给予抗反转录病毒疗法

（ART）治疗后最初 4~8 周出现一组临床恶化综合征。ART 治疗后重建的免疫系统产生炎症反应，导致已存在的感染加重，或潜在感染变成活动性感染。IRIS 最常见 CNS 感染，如 HIV 脑炎、弓形虫脑炎（toxoplasmosis encephalitis，TE）、隐球菌脑膜炎（CM）和进行性多灶性白质脑病（PML）等。发生 IRIS 的危险因素包括初次启动 ART、活动性机会性感染、$CD4^+$ 细胞计数 < 50 个/mm^3、$CD8^+$ 细胞增多、贫血以及 HIV 病毒负荷下降过快等。出现颅内压增高，推荐糖皮质激素治疗。

（2）艾滋病抗病毒药物引起的神经系统并发症：①齐多夫定（zidovudine）：长期用药可引起肌纤维破坏性肌病，停药后症状改善；②抗逆转录病毒药物（去羟肌苷、扎昔他宾及司他夫定）所致的中毒性神经病：与 HIV 相关周围神经病很难鉴别（Octaviana et al，2019），均表现为从下肢远端开始的感觉异常和麻木，发展到手和手指、深、浅感觉均减退，踝反射减低，疼痛严重，减量或停药后可改善，不能改善的病例提示可能发生了 HIV 相关性周围神经病。

6. 维生素 B_1、维生素 B_{12}、叶酸和谷胱甘肽缺乏，可导致脑病、痴呆、周围神经病或脊髓疾病。

【辅助检查】

1. 血常规检查　常轻度贫血，红细胞、血红蛋白和白细胞降低，中性粒细胞增加，核左移。少数 AIDS 病例可见粒细胞减少，出现浆细胞样淋巴细胞和含空泡单核细胞。血小板无变化，个别病例合并血小板减少。

2. HIV 抗体检测　可用酶联免疫吸附实验（ELISA），结果呈阳性需重复检测或用免疫印迹法（Western blotting）和固相免疫沉淀试验（SRIP）复检确认，以避免假阳性。可应用全病毒抗原或基因重组制备的核心抗原或膜抗原检测。

3. 免疫学检查

（1）外周血淋巴细胞计数下降至 $1.0×10^9$/L，辅助性淋巴细胞 $CD4^+ < 0.4×10^9$/L，伴严重机会性感染时 $CD4^+ < 0.05×10^9$/L，$CD8^+$ 正常或略增高，$CD4^+/CD8^+$ 比值倒置（< 1.0，正常范围：1.75~2.1）。

（2）皮肤植物血凝素（PHA）及某些抗原反应消失，迟发性变态反应下降，NK 细胞活性下降，单核-巨噬细胞数量和趋向性下降。

（3）免疫球蛋白增高（B 细胞多克隆活化所致），血清 α-干扰素、β-微球蛋白、α-胸腺肽和免疫复合物等含量增高。$CD4^+$ 细胞减低是 HIV 感染者发生神经系统疾病的最重要、最敏感的预测指标，而 $CD8^+$ 细胞和血清病毒负荷的预测意义相对较小。

4. 病毒学检查　AIDS 患者血清、唾液、泪液、乳汁、精液和阴道液等可检出 HIV 病毒颗粒，HIV 感染数周至数月后血清可检出 HIV 抗体。目前病毒分离尚未列入常规检查，可用核酸印迹法（Southern blotting）检查淋巴细胞中 HIV-RNA。目前 WHO 已批准使用 GeneXpert 平台快速自动进行分子诊断技术，GeneXpert 系统可检测血浆、干血斑或全血样本中 HIV-1 病毒载量；可用于早期诊断及治疗监测。Xpert HIV-1 病毒载量已于 2017 年获得 WHO 的资格预审（Dara et al，2019）。

5. CSF 检查　CSF 病原核酸扩增可诊断 CMV、弓形虫病合并感染或 PML，但阴性结果不能排除。无症状 HIV 感染患者发现 CSF 异常，须严格排除其他疾病方可做出诊断。CSF 很少能培养出病毒，多发性神经根病可能培养出 CMV。CSF 分析应包括细胞学，病毒、细菌及真菌培养，以及隐球菌抗原、疱疹病毒、JCV 和结核分枝杆菌 PCR，梅毒血清学检测等。单纯的 HIV 感染，CSF 异常表现为淋巴细胞轻度升高（< $20×10^6$/L），蛋白 ≤ 650mg/L，糖轻度减低，免疫球蛋白 IgG 升高，可出现寡克隆带。CSF 改变贯穿整个 HIV 感染病程，但 CSF 分析经常被忽略。CSF 分析需将病毒标记物、免疫相关标记物和神经标记物结合。病毒标记物可进行定量分析（病毒 RNA、CSF 病毒负荷）和定性分析。CSF 如未检测到 HIV，可能提示不存在活动性 CNS 感染。CSF 神经新蝶呤和巨噬细胞趋化蛋白升高与 HAND 和 HIV 脑炎相关。

6. 脑 CT 和 MRI 检查可见弥漫脑损害病灶，MRS 和铊-SPECT 可鉴别肿瘤与感染。

【诊断和鉴别诊断】

1. 诊断　艾滋病神经综合征诊断可根据流行病学资料、临床表现、免疫学及病毒学检查等综合判定。患者存在一种或几种机会性感染，提示可能有细胞免疫缺陷，应确认 AIDS 的可能性。AIDS 患者如有神经系统损害，如细菌性脓肿、结核性肉芽肿、弓形虫病和 PCNSL 等，应高度怀疑本病。

（1）EEG 可起到筛查作用，AIDS 脑病可见广泛慢活动，患者如有智力和人格改变更有诊断意义；有助于弓形虫脑病与脑淋巴瘤鉴别，弓形虫脑病 EEG 局灶性与弥漫性改变并存，治疗有效时 EEG 显示好转，脑部淋巴瘤以局灶改变为主。

（2）脑 CT 检查可见单个大病灶或多数病灶，治疗有效时可见病灶缩小，动态观察发现进行性脑萎缩有助于 HAND 诊断。MRI 可发现早期脑病变，脊髓病可作钆-增强检查。

（3）CSF 检查有助于周围神经病，尤其 CMV 导致多发性神经病诊断。

（4）EMG 和神经传导速度检查有助于脊髓病、周围神经病和肌病诊断，必要时辅以肌肉、神经活检或立体定向脑活检等。

（5）AIDS 确诊依靠脑活检、HIV 培养、HIV 抗原和抗体测定等，检测 HIV 抗体常用 ELISA 法，测定 p24 核心抗原（p24 core antigen）具有实用价值。

2. 鉴别诊断

（1）先天性免疫缺陷：艾滋病患儿须与先天性免疫缺陷病鉴别，前者常见腮腺炎及血清 IgA 增高，先天性缺陷少见，病史和 HIV 抗体可资鉴别。

（2）与应用皮质类固醇、血液或组织细胞恶性肿瘤引起获得性免疫缺陷，其他原因慢性脑膜炎或脑炎等鉴别，可检测 CSF-HIV 抗体或 HIV 病毒分离。

（3）与病毒、细菌、真菌性脑部感染等非艾滋病继发机会性感染鉴别，可通过病史及血清学检查。

【治疗】

尽管目前 HIV 感染尚不能治愈，但近年来在控制艾滋病进展、改善患者生活质量及延长寿命等方面已取得显著进步。HIV 感染抗病毒治疗必须求助于艾滋病治疗中心专家，包括抗 HIV 治疗、增强免疫功能、处理神经系统并发症，以及心理和社会支持。

1. 抗反转录病毒治疗（ART）　显著地改善了 HIV 感染者健康状况，延长患者生存期。经典的 ART 包括 2 类或 2 类以上治疗，至少包含 3 种抗反转录病毒药物。多种药物使 HIV 复制生命周期的不同阶段均被抑制，减少耐药的可能。正确地应用抗反转录病毒治疗，抑制病毒复制并重建免疫功能，可预防机会性感染发生，延长 HIV 感染者生存期。近年来 ART 进展迅速，药物须能透过血-脑屏障，避免治疗后神经系统内病毒随着感染的单核-巨噬细胞由脑进入外周循环，发生内源性重复感染。

（1）核苷及核苷酸反转录酶抑制剂（nucleoside and nucleotide reverse transcriptase inhibitors，NRTIs）：是一类小分子化合物，低血浆蛋白结合率，比其他类药物更亲水，血-脑屏障透过率较高，但有引起严重乳酸酸中毒风险。齐多夫定（zidovudine）是第一个被批准的抗 HIV 药物，大量的成人和儿童临床研究证实，不仅可达到 CSF 有效治疗浓度，且单药治疗即可降低 CNS 中 HIV 的 RNA 水平，并改善 HAND 的认知功能障碍，但由于不良反应，发达国家应用已减少。拉米夫定（lamivudine）是 NRTIs 中应用最多的药物之一。替诺福韦（tenofovir）目前被推荐为 NRTIs 类一线用药。其他还有阿巴卡韦（abacavir），CNS 透过率高，但尚无临床试验证实对中枢神经系统作用；去羟肌苷（didanosine），单药治疗并不降低 CNS 病毒负荷；恩曲他滨（emtricitabine），可以抑制 HIV 在 CNS 中复制；司他夫定（stavudine），因其对线粒体毒性的不良反应，临床应用已明显减少。

（2）非核苷反转录酶抑制剂（non-nucleoside reverse transcriptase inhibitors，NNRTIs）：在所有的抗反转录病毒药物中，奈韦拉平（nevirapine）有最佳的透过血-脑屏障特性。依曲韦林（etravirine）是一种新一代 NNRTIs，以及依非韦伦（efavirenz）、地拉韦啶、利匹韦林、多利韦林等。

（3）蛋白酶抑制剂（protease inhibitors，PIs）：是一类脂溶性化合物，因分子量较大和蛋白结合力高，使 CNS 透过率低；大多数 PIs 可引起高脂血症及胰岛素抵抗等。利托那韦（ritonavir）目前仅作为增强其他 PIs 的辅助用药，100～200mg/d；茚地那韦（indinavir）是血-脑屏障透过率最高的 PIs 类药，因给药频率及肾毒性，目前已很少应用。达芦那韦（darunavir）是最近被批准的 PIs 类药物。

（4）整合酶抑制剂（integrase inhibitors，IIs）：是一类抗反转录病毒新药，选择性作用于 HIV-1 整合酶。在雷特格韦（raltegravir）、埃替格韦（elvitegravir）之后，dolutegravir 已被 FDA 批准。北欧的两项队列研究表明，接受治疗的患者出现免疫重建炎症综合征（IRIS）风险提高了 2～3 倍（Dutertre et al，2017），但 REALITY 试验证实了雷特格韦在晚期 HIV 患者中的安全性（Kityo et al，2018）。

（5）融合抑制剂（fusion inhibitors）：恩夫韦肽（enfuvirtide）是一个人工合成的 36 个氨基酸的寡肽，其化学结构预示其不能达到有效的 CNS 治疗浓度，必须每天 2 次皮下给药，价格昂贵，一般只在无其他治疗选择时应用。艾博韦肽是我国首个自主研发的抗艾新药，在体外联合用药抗 HIV-1 病毒试验中，本品与恩夫韦肽表现为相加作用。

（6）趋化因子受体阻滞剂（chemokine receptor blockers）：maraviroc 是目前唯一被批准的 CCR5 共同受体拮抗剂，疗效尚待评估。

2. 机会性感染治疗　脑弓形虫病用乙胺嘧啶和磺胺嘧啶，单纯疱疹病毒感染用阿昔洛韦和更昔洛韦，结核用抗结核治疗（Meintjes et al，2019），真菌感染用两性霉素 B、伏立康唑等。WHO 在 LMIC 中治疗 HIV 相关隐球菌性脑膜炎的首选疗法是 2 周两性霉素 B 加氟胞嘧啶，替代疗法为 2 周氟康唑加氟胞嘧啶（Loyse et al，2019）。氟康唑 1 200mg 静脉推注或口服一次，连续 2 周，随后 8 周为巩固期和抑制期，直到 CD4 计数>200 个/mm³（Gaskell et al，2014）。巨细胞病毒导致神经根病疼痛早期可用更昔洛韦和三环类抗抑郁药阿米替林等。急性、慢性炎症性脱髓鞘性周围神经病可采用静脉滴注丙种球蛋白和血浆置换。

3. 免疫治疗　可以增强免疫功能，用白细胞介素 2（IL-2）治疗艾滋病相关综合征可重建细胞免疫功能，α 干扰素能抑制多种反转录酶和 HIV 复制。据报道，西咪替丁（甲氰咪呱）有免疫调控作用，1 200mg/d，疗程为 5 个月，连续服药 3 个月后，停药 3 周再继续服用。

目前，AIDS 治疗须注意两个问题，一是并非所有

AIDS 治疗指南都包括神经系统受损,且由于药物不良反应,具有较好的血-脑屏障通过率的抗反转录病毒药如齐多夫定、茚地那韦及洛匹那韦/利托那韦应用显著减少;进入 CNS 性能相对较差的药物如替诺福韦及阿扎那韦/利托那韦应用增加,其长期疗效还不清楚。二是脑脊液逃逸(CSF escape)现象,通常把 CSF 中 HIV 的 RNA 含量 >50 拷贝/ml 且血浆 HIV 的 RNA 含量<50 拷贝/ml 定义为脑脊液逃逸;由于一些抗反转录病毒药的 CNS 透过率不足或出现病毒抵抗,HIV-1 可在整个治疗过程中持续存在于 CNS;对有神经系统症状的脑脊液逃逸患者,可考虑转换为另一种神经效能更强的药物,可能使症状改善并降低 CSF 病毒负荷。

【预后】

目前研究表明,如果免疫功能在抗病毒治疗后恢复到正常水平,HIV 感染者寿命将不受影响,可以与一般人群预期寿命接近。绝大多数 HIV 感染者如果未经抗病毒治疗,数年后会进展至艾滋病期。HIV 感染者一旦进展至艾滋病期,约半数会在 1~3 年内死亡。

第十二节　热带痉挛性截瘫

(王维治)

热带痉挛性截瘫(tropical spastic paraparesis,TSP)是人类嗜 T 淋巴细胞病毒-Ⅰ型(human T-lymphotropic virus type-Ⅰ,HTLV-Ⅰ)感染导致慢性进行性自身免疫疾病,又称 HTLV-Ⅰ相关脊髓病(HTLV-Ⅰ associated myelopathy,HAM)。神经系统 HTLV-Ⅰ感染引起的炎症性疾病早年在日本称为 HTLV-Ⅰ相关脊髓病,在加勒比地区称为热带痉挛性截瘫。从病原学及临床角度看,这两种疾病是同一疾病在世界不同地区的不同称谓而已。由于 HAM 与 TSP 是同一疾病,在鹿儿岛举行的 WHO 会议(1988 年)上被统一命名为 HAM/TSP。

【病因和发病机制】

美国学者 Gallo 等(1981)在 T 淋巴细胞肿瘤当中首次分离出 HTLV-Ⅰ,它属于反转录病毒科 C 型病毒。Gessain 等(1985)首次在 TSP 患者的血清和脑脊液中检出 HTLV-Ⅰ抗体,认为该病可能与 HTLV-Ⅰ相关。随后有学者在患者脑脊液、淋巴细胞培养中找到了 HTLV-Ⅰ抗原,更有学者在患者神经组织内发现了 HTLV-Ⅰ颗粒。目前,已经确认 HTLV-Ⅰ是该病的病原体,HTLV-Ⅰ为正链单股 RNA 病毒,具有包膜,直径约 100nm。病毒颗粒外覆的脂蛋白双分子层包膜来源于宿主细胞膜,其上有病毒表面蛋白及跨膜蛋白。包膜内部的二十面体衣壳保护着由病毒 RNA、功能性蛋白酶、反转录酶以及整合酶组

成的核糖核蛋白复合体。HTLV-Ⅰ具有嗜人类淋巴细胞和神经组织的双重特性,密切的性接触是 HTLV-Ⅰ的主要传播途径,其次是母婴之间的垂直传播和输入 HTLV-Ⅰ污染的血液制品。居住环境较差也是感染和传播 HTLV-Ⅰ的重要条件。

近年来有关该病的报道逐年增多,至 1991 年文献报道病例达 1 150 例。HAM/TSP 有一定地理分布,主要在北美洲加勒比海沿岸的哥伦比亚、牙买加等地,牙买加发病率为 12/10 万,年发病率为 0.6/10 万。日本也有发现,日本 Kynshu 岛发病率为 5/10 万,年发病率为 1.0/10 万。我国台湾 1991 年报道首例 HAM,福建、汕头地区亦有报道。

本病发病机制迄今不清,曾认为可能是 HTLV-Ⅰ直接侵袭神经组织,但神经元内未分离出病毒。目前认为 HTLV-Ⅰ感染改变自身组织抗原性,在神经组织引起自身免疫反应,以细胞免疫为主,引起相应症状,证据为患者外周血和脑脊液抗 HTLV-Ⅰ抗体效价增高、鞘内免疫球蛋白合成增加、脑脊液检出寡克隆带及皮质类固醇治疗有效等。

【病理】

脊髓病变主要在胸髓,其次是腰髓,脊髓萎缩、变扁,软脊膜增厚、灰白质界限不清。镜下可见慢性软脊膜脊髓炎征象,血管周围炎性细胞浸润形成袖套样。受累最重的是侧索,尤其是皮质脊髓束,其次是前索,表现为髓鞘脱失、空泡形成、轴索崩解及再生,侧索胶质细胞增生最明显,表现空泡形成、髓鞘脱失、轴索崩解及胶质细胞增生等(Matsuura,2010)。腰段改变轻于胸段,类似华勒变性。视神经也可见髓鞘脱失及炎性细胞浸润。

免疫细胞化学染色可见脊髓血管周围及实质内弥漫性浸润的炎性细胞及 T 淋巴细胞,抑制性或细胞毒性 T 细胞 CD8$^+$ 占绝大部分(Martin,2011)。

【临床表现】

1. 多于中年(35~45 岁)发病,平均发病年龄为 42 岁,两性均可发生,女性稍多于男性,多为散发。本病隐袭起病,呈进行性加重,病程中无缓解和复发也是临床特征。本病的病程较长,通常为 6 个月至 26 年,平均为 8 年。

2. 发病出现痉挛性截瘫或轻截瘫是突出特点,患者最初感觉双下肢乏力、沉重感,并进行性加重。常可伴腰骶部疼痛,如针刺或烧灼样,向脚部放射,下肢可有感觉异常,振动觉及关节位置觉减弱,出现共济失调、四肢腱反射亢进和 Babinski 征等。

3. 部分患者首发症状为尿急、尿频、阳痿,早期出现括约肌功能障碍如排尿困难。排尿过程中逼尿肌及括约肌的协同失调引起膀胱排空困难,继发反复泌尿系感染

（Oliveira,2007）。便秘亦很常见。有些患者伴多发性神经病表现,脑神经和眼底多为正常。

4. 发病数月或数年后下肢力弱逐渐加重,呈痉挛步态,括约肌障碍日趋明显,但无明显肌萎缩,感觉异常可逐渐减轻。

【辅助检查】

1. 脑脊液检查

（1）CSF 细胞数增多,(10~50)×10^6/L,以淋巴细胞为主,蛋白轻中度增高,糖含量正常;大部分患者 CSF 可检出寡克隆带,可用放射免疫或 ELISA 检测血清和脑脊液 HTLV-Ⅰ 特异性抗体。

（2）CSF 存在新蝶呤(neopterin)可作为本病的辅助诊断指征,新蝶呤是 CSF 中 T 淋巴细胞激活后释放。以血清学为基础的试验包括间接免疫荧光法及免疫印迹法（Romanelli,2011）,目前确诊 HTLV-Ⅰ 感染主要通过 PCR,多数 PCR 引物针对的是基因组最保守的部分即 tax 基因。实时定量 PCR 甚至能对前病毒定量。前病毒载量被定义为一定数量的外周血单个核细胞中 HTLV-Ⅰ DNA 的拷贝数。当前病毒载量>1 拷贝/100 外周血单个核细胞时,HAM/TSP 发病风险随前病毒载量对数呈指数增加。HAM/TSP 患者中位数 HTLV-Ⅰ 前病毒载量为无症状 HTLV-Ⅰ 携带者的 10 倍,快速进展的 HAM/TSP 患者 HTLV-Ⅰ 前病毒载量较缓慢进展 HAM/TSP 高。CSF 中 HTLV-Ⅰ 前病毒载量与外周血 HTLV-Ⅰ 前病毒载量之比与临床症状进展及新近发生的 HAM/TSP 密切相关（Hayashi,2008）。因此,外周血 HTLV-Ⅰ 前病毒载量是罹患 HAM/TSP 风险及病情进展的重要指标。HTLV-Ⅰ mRNA 载量是与 HAM/TSP 患者疾病严重程度相关的另一个指标。

2. 电生理检查

（1）视觉诱发电位(VEP):大多数病例出现异常,单侧或双侧 P100 潜伏期延长,伴波幅降低。

（2）体感诱发电位(SEP):可发现髓内传导阻滞。

（3）脑干听觉诱发电位(BAEP):波间潜伏期轻或中度延长,偶见单个波幅降低或消失。

（4）肌电图及周围神经传导速度(NCV):多正常,伴多发性神经病患者可有轻度神经源性损害。

3. 影像学检查 脑 CT 多无异常。MRI 检查可见大脑半球深部脑室周围白质散在的大小不等斑片状异常信号灶,T_1WI 呈均匀低信号,T_2WI 为明显高信号,无明显占位效应,少数病例脑干、小脑有异常信号,受累脊髓节段变细(Morgan,2007)(图 3-4-11)。脊髓 MRI 出现 T_2WI 高信号,提示 HAM/TSP 为快速进展期,临床表现为严重的运动功能受累(Yukitake,2008)(图 3-4-12),MRI 检查正常并不能除外 HAM/TSP。

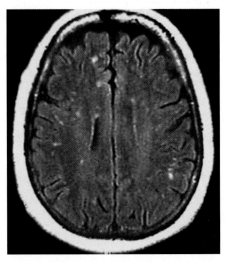

图 3-4-11　HAM/TSP 患者脑 MRI 检查,在 Flair 像可见大脑局灶高信号病变

【诊断和鉴别诊断】

1. 诊断　本病目前无公认诊断标准,以下 4 个方面标准可供参考:①中年期隐袭起病,缓慢进展,病程中无复发及缓解;②主要表现为锥体束受损、痉挛性截瘫、下肢感觉障碍或感觉异常,可有阳痿和括约肌功能障碍等;③外周血和脑脊液检出抗 HTLV-Ⅰ 抗体;④排除其他神经系统疾病。

（1）Vernant 等提出的诊断标准:①痉挛性下肢轻截瘫,伴或不伴远端轻度感觉缺失及膀胱括约肌功能障碍;②无神经系统其他症状和体征;③逐渐起病,缓慢进行性病程,不伴缓解或复发;④脊髓造影无脊髓受压现象;⑤发病前患者无神经系统损害病史或家族遗传变性疾病史。

（2）WHO 会议(日本鹿儿岛,1988)提出的 HAM/TSP 诊断标准:①患者多在中年隐袭起病,缓慢进展,病程中无缓解复发;②主要表现为对称性锥体束受损症状,四肢腱反射亢进、Babinski 征、下颌反射正常、腹壁反射消失等痉挛性脊髓麻痹征象;③外周血及脑脊液检出 HTLV-Ⅰ 抗体;④除外神经系统其他疾病。

（3）1989 年在新德里举行的世界神经病年会上,Osame 提出 HAM/TSP 诊断意见是:临床应注意,患者并非总是出现慢性截瘫的典型表现,有些患者可能仅出现一种症状或体征。

1）多为散发病例,有时全家均可罹患,均为成人,偶见于儿童,女性较多。多隐匿起病,也可突然发病。

2）主要神经系统表现:①缓慢进展痉挛性轻截瘫,有时起病后一段时期病情进展,而后静止;②下肢近端无力明显;③早期出现膀胱功能障碍,常有阳痿和性欲减退,便秘出现较晚;④针刺样感觉异常,主诉较客观感觉

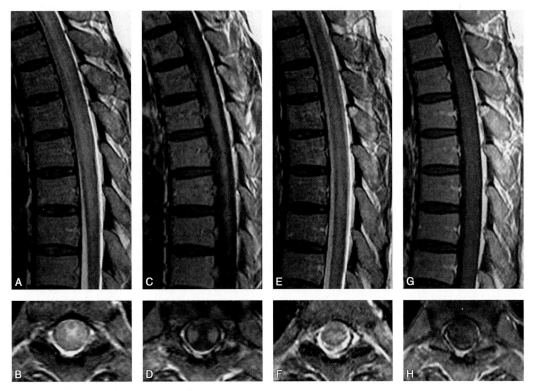

图 3-4-12 患者女性,58 岁,发病 12 个月后脊髓 MRI 检查

A. T_2WI 矢状位可见脊髓中央部高信号;B. 与 A 对应的轴位像;C. Gd-DTPA 增强后矢状位的 T_1WI;D. 与 C 对应的轴位像,可见 $T_4 \sim T_9$ 双侧皮质脊髓束增强;E、F. 治疗后 3 周的 T_2WI 矢状位及其对应的轴位像;G、H. Gd-DTPA 增强后矢状位及其对应的轴位像,可见治疗后增强的病灶消失

障碍明显;⑤可有向腿部放射疼痛;⑥振动觉障碍较位置觉明显;⑦下肢反射亢进,可伴阵挛、Babinski 征等;⑧上肢反射亢进,出现 Hoffmann 征和肌无力;⑨大多数患者下颌反射增强。

3)可能发生的神经系统症状包括肌萎缩、多发性肌炎、肌束颤动、多发性神经病或神经根病、脑膜炎和脑病等。

4)很少发生的神经系统症状包括小脑性共济失调、视神经萎缩、耳聋、眼球震颤及其他脑神经损害,膝腱、跟腱反射消失等。

5)神经系统以外其他器官表现包括肺炎、干燥综合征、关节病、血管炎、冷球蛋白血症、单克隆 γ 球蛋白病(monoclonal gammopathy)和成人 T 细胞性白血病/淋巴瘤。

实验室资料方面包括:血和 CSF 检出 HTLV-Ⅰ抗体,CSF 淋巴细胞轻度增多,可见中性分叶核细胞,CSF 蛋白轻度增高,可从外周血和 CSF 中分离出 HTLV-Ⅰ病毒。如患者临床资料较典型,实验室资料阴性应作为可疑病例治疗,并长期随访。

2. 鉴别诊断

(1)HTLV-Ⅱ比 HTLV-Ⅰ少见,两者很难鉴别。合并感染 HIV 的用药患者中 HTLV-Ⅱ感染率高。部分 HTLV-Ⅱ患者伴脊髓病变,情况与 HTLV-Ⅰ相关脊髓病类似。

(2)本病应与颈椎管狭窄、脊髓肿瘤、慢性酒中毒和营养不良等引起的脊髓损害鉴别,根据病史、体检及辅助检查,如脑脊液和脊髓 MRI 等可鉴别。

(3)HAM 需与多发性硬化(MS)脊髓型鉴别,前者多进行性加重,血与脑脊液中 HTLV-Ⅰ抗体(+);MS 典型为复发缓解病程,除脊髓损害,可有脑部病变,主诉不对称的四肢麻木,CSF 寡克隆带多为(+)。目前西方国家诊断 MS 脊髓型通常要检测患者血及脑脊液 HTLV-Ⅰ抗体,排除 HAM 的可能。

(4)非洲热带共济失调性神经病(tropical ataxic neuropathies):有共济失调、痛觉丧失和皮炎等,常见于营养不良疾病,与进食木薯发生氰化物中毒有关。应与 HAM 鉴别。

【治疗】

1. 目前本病尚无有效疗法,主要采用对症治疗,抗痉挛药盐酸乙哌立松、氨氟喹酮等可改善行走,α-肾上腺能阻断药盐酸哌唑嗪可使尿道压力下降,改善排尿困难。

2. 免疫调节及抗炎途径主要是抑制免疫激活,特别是抑制 HTLV-Ⅰ感染细胞的激活,阻止活化的 HTLV-Ⅰ感染细胞迁移至脊髓,减轻脊髓中的慢性炎症反应。抗病毒途径主要通过抑制 HTLV-Ⅰ表达与复制,抑制 HTLV-Ⅰ感染细胞的增殖,清除 HTLV-Ⅰ感染细胞。免疫调节疗法已纳入未来 HAM/TSP 的治疗方案(Oh,2008),主要包括糖皮质激素、血液净化、己酮可可碱、肝素、大剂量丙种球蛋白、大剂量间断应用维生素 C、磷霉素联合红霉等。抗病毒途径主要包括 IFN-α 及 IFN-β、反转录酶抑制剂(核苷类似物如齐多夫定及拉米夫定)、人源化抗 Tac 抗体(daclizumab 阻断 IL-2/IL-2R 系统,促进 HTLV-Ⅰ感染细胞凋亡)、组蛋白去乙酰酶抑制剂如丙戊酸钠、曲古菌素 A、丁酸钠等。

对糖皮质激素疗效目前尚存争议。此外,减少 HTLV-Ⅰ病毒抗原负荷量的疗法可能被用来降低 HTLV-Ⅰ特异性细胞毒性淋巴细胞的活性(Nakamura,2009)。迄今多数针对 HAM/TSP 的治疗方案仅在长期患病且疾病严重程度不一的患者中作了小规模和/或非对照性研究,未来亟须针对抗炎及抗病毒药规范的对照研究。有报道,血浆交换可缓解症状,但需进一步验证。

第十三节　进行性多灶性白质脑病

（王佳伟）

进行性多灶性白质脑病(progressive multifocal leukoencephalopathy,PML)是由乳头多瘤空泡病毒(polyomavirus,JCV)感染少突胶质细胞为主要特征的致命性中枢神经系统脱髓鞘疾病。多发生于疾病或药物导致免疫功能低下的人群。JCV 感染后出现多灶性、小脱髓鞘病灶可融合成片,病变多位于白质,也可累及皮质;中枢神经系统 JCV 感染的病理、临床表现及影像学呈现多样性,这些特点与不断扩大的疾病谱有关。PML 的临床表现通常不典型,在免疫功能受损的患者,如有孤立的白质病变的临床及影像学证据应考虑 PML 的可能性。

【研究史】

德国神经病理学家 Hallervorden(1930)首先描述了 PML,但未把其归为一个独立的疾病。美国麻省总医院 Richardson 等(1958)撰文总结 2 例慢性淋巴细胞白血病和 1 例霍奇金病患者尸体解剖所见的特殊脑病理改变,指出其白质内均存在许多大小不等的脱髓鞘病灶,且小病灶有融合成大病灶的趋势,当时推测这种融合趋势是疾病进展的表现,故将其命名为进行性多灶性白质脑病。Cavanagh 等(1959)发现细胞核内包涵体,为 PML 是病毒感染疾病提供进一步证据。随后,Zu Rhein 等(1965)对 PML 患者脑病变的电镜研究证实,细胞核内包涵体为乳头状瘤多瘤空泡形病毒(JCV)的类似颗粒。Padgett 等(1971)从一例霍奇金病伴 PML 患者脑组织中分离出病毒,取该患者姓名的首字母,命名为 JC 病毒。

在 20 世纪 80 年代前 PML 较为罕见,随着艾滋病的流行,PML 报道的病例数陡增了 50 倍。尽管 1996 年源于法国的高效抗反转录病毒疗法(highly active antiretroviral therapy,HAART)极大地降低了艾滋病的病死率,PML 发病率及其他艾滋病继发性机会感染亦有所下降,但仍有约 14% 的艾滋病患者死于 PML,仅次于非霍奇金淋巴瘤。PML 主要累及免疫抑制或接受免疫调节治疗的人群,其中绝大多数为艾滋病患者,约占 79%,其次为恶性血液系统疾病(13%)、器官移植(5%)及合并自身免疫性疾病(3%)患者,尤其系统性红斑狼疮(SLE)和类风湿关节炎(RA)患者更易罹患。随着新型免疫抑制剂和免疫调节剂的应用,PML 的潜在诱因亦在悄然发生改变,许多临床医生开始越来越多地面对这一曾罕见的神经疾病。此外,近年研究发现,少突胶质细胞远非 JCV 在 CNS 唯一的靶细胞,该病毒对其他细胞和组织感染同样可以致病。目前我国确诊的 PML 病例寥寥无几,可能存在误诊及漏诊情况,加深对 PML 及 JCV 相关的 CNS 感染的了解非常必要。

【病因和发病机制】

Zu Rhein 等在 1965 年证实,细胞核内包涵体为 JCV 类似颗粒,为这种疾病确立了病毒学病因。JCV 属乳头多瘤病毒家族,为非包裹双链 DNA 病毒,基因组含 5 130 个碱基对,由 72 个 VP1 五聚体及少量 VP2/VP3 组成病毒外壳,直径为 42~45nm(Frisque,1984)。它与 BK 病毒同属多瘤病毒科,其 DNA 与 SV40 及 BK 病毒具有 70% 的同源性。JCV 基因组分三个区域:①早期编码区:编码参与病毒变形、基因调控及复制的大肿瘤抗原(Tag)和小肿瘤抗原(tAg);②晚期编码区:编码病毒衣壳蛋白 VP1~3 及 agno 蛋白(agnoprotein);③非编码控制区:位于早、晚期编码区之间,包含病毒启动子及复制起点。根据该区序列不同,JCV 又分为两型,从健康人尿液中分离获得的 JCV 称为原型,其该区序列含 5 个基因片段;自 PML 病灶中分离获得的病毒称为嗜神经型或 PML 型,其该区由原型通过上述 5 个片段的增删而来。JCV 的复制与转录依靠核因子(nuclear factor-1,NF-1)等转录因子结合至非编码控制区的特定位置,嗜神经型 JCV 的非编码控制区额外 NF-1 结合位点数量与病毒转录水平呈正相关。非编码控制区的变化不但使嗜神经型 JCV 有更强的脑组织特异性和侵袭力,还能促进早期基因表达及复制。

JCV 神经亲和力及神经毒性是 PML 发病的关键,JCV 进入细胞核机制尚不清楚。JCV 原发感染多不产生临床症状,血清流行病学研究发现约80%正常成人体内存在 JCV 抗体。它被认为在肾脏或骨髓中处于休眠状态,直到免疫抑制状态允许其主动复制。目前认为,大多数早在婴幼儿期即被感染,可能通过呼吸道吸入、粪-口传播乃至母婴传播。JCV 主要潜伏于骨髓、脾、扁桃体及肾脏等;借助外周淋巴细胞、单核细胞及无细胞血浆在体内循环。

从 JCV 潜伏感染至发生 PML 需经历 5 个关键步骤:①神经系统以外的 JCV 潜伏感染;②非编码控制区序列发生重排,使病毒颗粒从原型转化为嗜神经型;③病毒重新激活导致病毒血症,使 CNS 受累;④人体免疫监视功能失效;⑤少突胶质细胞被 JCV 感染。嗜神经型 JCV 在正常人群也可通过原发感染导致脱髓鞘病变。HIV 与 JCV 感染间的联系尚不清楚,可能与多种机制参与。有学者人认为,免疫抑制是导致 PML 的原因,PML 好发于细胞免疫缺陷患者,如淋巴瘤、接受器官移植者及 HIV 感染者,较少发生于低或无丙种球蛋白血症患者。人类感染 JCV 后产生 IgG 免疫反应主要针对外壳蛋白 VP1,目前认为细胞免疫在 PML 的作用至关重要。

【病理】

大体标本显示有多处脱髓鞘病变。典型早期病变出现于灰白质交接处,通常散布于整个脑白质,为脱髓鞘病变及轴突损害,见于大脑及小脑半球。尸检见脑白质弥漫性不对称颗粒状黄色软化灶,部分融合可达数厘米。光镜见脱髓鞘区周围少突胶质细胞呈毛玻璃样外观,核肿胀、增大及浓染,内含嗜酸性病毒内包涵体。在大病损区可见异常增大、浓染伴异常分裂象及形状特异的星形胶质细胞,有大量泡沫状巨噬细胞。透射电镜病毒呈结晶状排列。经典 PML 病变缺乏淋巴细胞浸润,无血管改变。PML 在影像学出现对比剂增强病灶处可见单核细胞。

【临床表现】

1. PML 通常发生于肿瘤及慢性免疫缺陷状态的患者,约85%的 PML 患者继发于艾滋病(AIDS)、器官移植或因其他原因服用免疫抑制剂的患者。

2. 临床突出的首发表现是持续数日或数周的人格改变及智能损害,临床常见轻瘫或瘫痪、认知障碍、言语障碍、视觉损害、肢体不协调、进展性精神异常、意识模糊及痴呆等,也可出现癫痫发作或头痛及感觉症状。视觉损害通常表现为象限盲、偏盲,病变为视辐射或视皮质,视神经及脊髓病变较少。癫痫发作是皮质病变的典型症状,但在出现 HIV 之前癫痫在 PML 不常见。脑脊液检查常规及生化指标一般正常,脑电图可有弥漫性或局灶性慢波。

3. 脑 CT 检查可见皮质下白质或脑室旁白质单个或

多数的边缘不清的低密度灶,可有融合,无占位效应及强化。MRI 检查显示病变累及整个大脑半球,占位效应少见,病变常见于脑室旁、额叶皮质下及顶枕叶白质,脑干、小脑、丘脑、基底核,胼胝体、颈髓及胸髓也可见。

4. 临床常分为以下几型:

(1)典型 PML(classic PML,cPML):临床最常见的表现是亚急性出现的偏瘫、偏身感觉障碍、视觉受累、失语、共济失调、意识模糊及痴呆,一般不伴发热,开始症状较少,随着病灶不断扩大,症状加剧并增多;约18%的患者因病灶邻近皮质可伴癫痫发作。由于仅从症状上很难鉴别 PML 与艾滋病脑病,应注意某些无明显免疫缺陷的患者也会发生 PML,其中相当一部分患者外周血 CD4$^+$ T 细胞计数<300×10^6/L,被诊断为淋巴细胞减少症,对这些患者亦不能忽视。cPML 病变常累及双侧大脑半球,呈多发的非对称性融合分布,但也可表现为单侧甚至孤立性病灶。幕上病灶常见于血流最丰富的皮质下白质,状似贝壳,顶叶最常受累,其次是额叶,较少波及内囊、外囊及胼胝体;幕下白质病灶主要位于小脑中脚邻近的脑桥和小脑,有时脑桥病变会蔓延至中脑和/或延髓。孤立的小脑白质或延髓白质病变较少见;cPML 脊髓受累罕见,主要累及脊髓白质纤维束,几乎不影响视神经;cPML 可累及丘脑和基底节等灰质结构,此类患者预后不良。

cPML 特征性组织学改变是少突胶质细胞裂解性感染,HE 染色可见肿胀的少突胶质细胞核内存在嗜双色包涵体;免疫组化或原位杂交染色可见少突胶质细胞胞质及核内表达 JCV 蛋白或核酸。JCV 还可以限制性非裂解形式感染星形细胞,产生染色质浓染的多叶核怪异细胞。cPML 脱髓鞘程度不一,可仅表现为髓鞘苍白,或表现变性,轴索损害伴大量吞噬髓鞘碎片的格子细胞,后者被称为"燃尽型",常见于合并艾滋病者,广泛性燃尽型病变常提示治疗使患者生存期延长。cPML 患者炎性反应一般较轻,较少发生出血。脑 CT 典型表现为孤立或多个低密度非强化病变;MRI 可见 T$_1$WI 低信号,T$_2$WI 及 FLAIR 高信号病灶,无强化或水肿;病变多局限于皮质下"U"形纤维区域,但不累及"U"型纤维,cPML 的特征表现是深部和脑室周围白质较少累及,常用来与艾滋病脑病及其他脑白质病鉴别(图3-4-13)。

(2)炎症型 PML(inflammatory PML,iPML):当 JCV 重新激活或 PML 在某些情况下进展时可伴明显的炎性反应,称为 iPML。iPML 最常见于接受高效抗反转录病毒治疗(HAART)的艾滋病患者,其次是非艾滋病患者,多预后不良。iPML 患者病理表现为血管周围 CD3$^+$ T 细胞、单核细胞、巨噬细胞、B 细胞、CD4$^+$ T 细胞及浆细胞局部或弥漫性浸润。脑 MRI 检查,除了可见 T$_1$WI 低信号、T$_2$WI 及 FLAIR 高信号,还可见病灶周围组织强化和血管

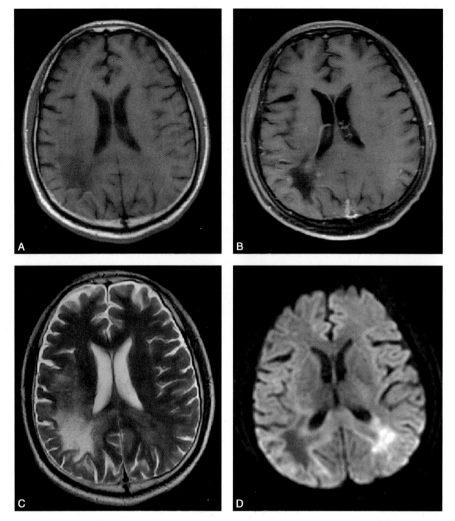

图 3-4-13　男性,36 岁,HIV 患者,左上肢发凉 4 个月,左下肢力弱半个月,之后出现左侧周围性面瘫,
　　　　　突发双眼视力下降后失明。脑脊液 DNA 检查示 JCV 感染。脑 MRI 显示典型 PML(cPML)
　　　　　病灶累及双侧顶枕部,以右侧为著

A. T_1WI 可见低信号病灶;B. T_1WI 增强病灶未强化;C. T_2WI 显示病灶呈高信号;D. DWI 显示高信号
病灶

源性脑水肿,因血-脑屏障破坏所致(图 3-4-14)。

　　(3) PML-免疫重建炎性综合征(PML-immune recon-stitution inflammatory syndrome,PML-IRIS);尽管针对 JCV 的细胞免疫有益于 PML 患者的病情缓解,但免疫系统的恢复有可能因导致 PML 免疫重建炎性综合征(IRIS)带来许多问题。狭义的 IRIS 是指接受高效抗反转录病毒治疗(HAART)的艾滋病患者,在 HIV-1 水平下降、$CD4^+$ T 细胞数量增加的情况下,由非新发的机会感染、非新发的获得性感染或非药物毒性因素导致的炎性反应,其中约 23% 发生于合并 PML 的艾滋病患者。首次进行 HAART 患者极易发生 IRIS,其危险因素涉及免疫缺陷时间长短与程度、细胞因子基因多样性、高起始病毒量及免疫重建速度等。大多数 PML-IRIS 患者临床症状轻微,炎

症反应程度不明显。典型的组织病理改变为脱髓鞘白质内可见大量 $CD8^+$ T 细胞浸润,以及胶质增生、巨噬细胞浸润及轻微血管周围炎性反应;推测 $CD8^+$ T 细胞过度活化,摆脱 $CD4^+$ T 细胞调控是 IRIS 可能的病因。由于局部炎症和血-脑脊液屏障破坏,约 56% 患者 MRI 呈现病灶强化的特征表现(Tan,2010),但病灶强化十分短暂,因此对 MRI 显示的非强化病灶特别是伴随临床症状恶化者不能排除 PML-IRIS 诊断(图 3-4-15)。晚近研究发现,PML-I-RIS 患者 1 年生存率为 54%,与不伴 IRIS 的 PML 患者(49%)无显著差异。

　　(4) JC 病毒小脑颗粒细胞神经元神经病(JCV gran-ular cell neuronopathy,JCVGCN);尽管典型 PML(cPML)及炎症型 PML(iPML)患者常有小脑中脚、脑桥和/或小

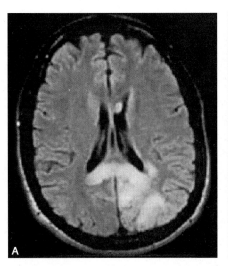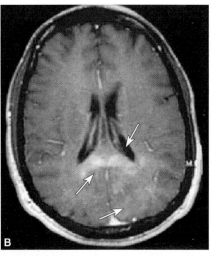

图 3-4-14　男性,36 岁,HIV 患者,右侧同向性偏盲、认知障碍,行脑 MRI 检查

A. FLAIR 显示胼胝体压部及左侧枕叶高信号病灶;B. T₁WI 增强显示上述病灶强化,符合炎症性
PML(iPML)的影像学表现

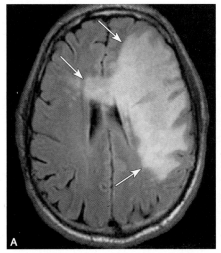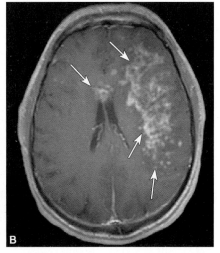

图 3-4-15　男性,40 岁,HIV 患者,因接受高效抗反转录病毒治疗后出现失语逐渐加重就诊。检测血清
　　　　　HIV-1 病毒呈阴性,CD4⁺ T 细胞计数>500×10⁶/L,不伴其他机会感染,符合 PML 相关免疫
　　　　　重建炎性综合征(PML-IRIS)诊断,行脑 MRI 检查

A. FLAIR 像显示左侧大脑半球额颞叶白质大面积高信号病变,经胼胝体波及对侧;病变具有占位效应,
　导致同侧的侧脑室受压及大脑镰下疝形成。B. T₁WI 增强可见上述病灶明显强化

脑半球等颅后凹结构受累,但 JCVGCN 却是一类单独的
疾病类型,主要病理表现是 JC 病毒感染小脑颗粒细胞,
少突胶质细胞不受累。因此,患者仅有小脑症状如共济
失调及构音障碍。JC 病毒的嗜颗粒细胞特性可能与其
VP1 基因 C 端发生单一缺失,导致框移及 VP1 蛋白 C 端
氨基酸序列发生改变有关,推测上述突变可能在 CNS 以
外或骨髓水平已发生,且典型 PML 患者体内也常有少量
上述基因突变 JC 病毒。根据受累小脑颗粒细胞 JC 病毒
早期抗原 TAg 水平高于晚期抗原 VP1 现象,有学者提出

颗粒细胞为病毒早期感染或潜伏部位(Wüthrich,2010)。
JCVGCN 早期影像学表现无异常,进展至晚期可见孤立
性小脑萎缩以及 T₂WI 高信号病变(图 3-4-16)。

(5) JC 病毒脑膜炎:有学者报道,在 1 例免疫功能
健全的脑膜脑炎患者 CSF 中检出 JC 病毒 IgG 和 IgM 水
平升高。Viallard(2005)也在 1 例无脑炎和 PML 病史的
慢性系统性红斑狼疮(SLE)并发急性脑膜炎患者 CSF 中
发现唯一的病原体 JC 病毒,提出 SLE 患者 CNS 感染的
鉴别诊断应包括 JC 病毒,临床表现与脑膜炎相似,如头

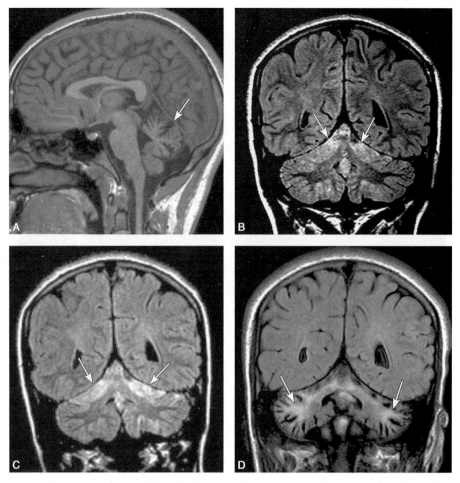

图 3-4-16　男性,45 岁,因 IgM 增高综合征继发 JC 病毒小脑颗粒细胞神经元神经病(JCVGCN)就诊,小
脑受累体征加重 2 周接受脑 MRI 检查

A. 矢状位 T_1WI 显示小脑蚓部显著萎缩;B. 冠状位 FLAIR 像显示双侧小脑半球内侧区高信号;C. 发病 6 周
后冠状位 FLAIR 像显示双侧小脑半球内侧高信号范围扩大;D. 发病 6 个月后冠状位 FLAIR 像显示双侧小
脑半球显著萎缩,高信号病变范围波及小脑白质和脑桥

痛、恶心、颈强直及复视,MRI 无多灶性白质脱髓鞘病变,可仅见轻度的脑室扩张。

(6) JC 病毒脑病:有学者曾报道 1 例仅有脑皮质功能障碍,无局灶性神经功能缺失的病例,影像学显示病变的皮质锥体神经元、灰质与灰白质交界区星形细胞均感染 JC 病毒,并伴有坏死,免疫双标记染色在锥体神经元核、轴索及树突中发现 JC 病毒蛋白,病程晚期脑白质亦受累,但组织病理学无类似的 PML 脱髓鞘改变。

【诊断和鉴别诊断】

1. 诊断　本病常发生于肿瘤或慢性免疫缺陷状态,如 AIDS、白血病、淋巴瘤、骨髓增殖性疾病、慢性肉芽肿性疾病,以及器官移植、自身免疫性疾病或其他病因应用免疫抑制剂的患者,出现神经精神症状,脑电图呈弥漫性或局限性慢波。脑 MRI 在质子密度加权像(PDWI)及

T_2WI 显示高信号,T_1WI 等或低信号病变,病灶边缘锐利,常呈现扇形分布,病变局限于 CNS 白质,无容积效应,不强化。脑脊液常规及生化检查正常,脑脊液 JCV-PCR 及二代测序阳性者临床有助于 PML 的诊断。

PML 的确诊有赖于组织病理学证实。对不能施行脑组织活检者,确诊 PML 需具备以下 3 点:①持续存在的典型 PML 临床症状;②脑脊液 JCV-DNA 阳性;③典型的 PML 影像学表现。血液或尿液 JC 病毒阳性无诊断价值。在高效抗反转录病毒疗法临床应用之前,普通聚合酶链反应(PCR)检测脑脊液 JCV-DNA 的敏感性为 74% ~ 92%,目前降至 58%,特别是 HIV 感染治疗后的患者,特异性为 92% ~ 96%。因此,在高效抗反转录病毒治疗时代,影像学在 PML 诊断中的作用愈益重要,如仅有典型 PML 影像学及临床表现而无 JC 病毒存在证据,只能诊断为疑似 PML。同时,应指出临床高度怀疑 PML 而多次普

通 PCR 不能检测到 JCV-DNA 时,应尝试采用针对不同 JCV 基因的 PCR 引物(尤其是针对相对保守的 TAg 基因

的引物)、实时定量 PCR 乃至脑组织活检。

图 3-4-17 示 PML 的诊断路径。

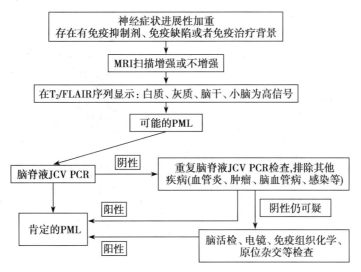

图 3-4-17　PML 的诊断路径

2. 鉴别诊断　应与 PML 鉴别的疾病包括 AIDS 痴呆综合征、AIDS 并机会性感染、多发性硬化、急性播散性脑脊髓炎(ADEM)、淋巴瘤、抗 NMDA 受体脑炎、肾上腺脑白质营养不良、异染性脑白质营养不良、多发性皮质下梗死,以及常染色体显性遗传性脑动脉病伴皮质下梗死、白质脑病(CADASIL)和中枢神经系统血管炎等。

自 1971 年首次分离发现 JC 病毒以来,中枢神经系统 JC 病毒感染的流行病学及临床特点已发生重大改变。由于 JC 病毒感染后可能不表现为进展性病程,可能是孤立病灶,也可能不仅局限于脑白质,甚至小脑颗粒细胞或皮质神经元均可受累,PML 早已不能涵盖当前所有的中枢神经系统 JC 病毒感染。因此,根据临床特征、病理及影像学改变不同,诊断与治疗时宜细分 PML 亚型,并将 PML 与其他中枢神经系统 JC 病毒感染鉴别。同时,明确 JC 病毒原发感染后再激活的潜在诱发因素,避免医源性 PML,控制 PML-IRIS 也同等重要。

【治疗】

1. 目前尚无针对 JC 病毒的特异性抗病毒药或治疗方法。有关西多福韦及阿糖胞苷的疗效尚存诸多争议。基于 5-羟色胺 2A 受体是 JC 病毒进入胶质细胞门户的设想,该受体阻断药米氮平及利培酮可能有潜在的治疗价值,已在临床试用。抗疟疾药物甲氟喹在体外有抗 JC 病毒能力,并能透过血-脑脊液屏障,部分病例治疗有效(Kishida,2010)。一例 PML 患者有效联合应用布林西多夫、IL-7、利培酮和甲氟喹治疗,为了重建受损的抗病毒免疫功能,IL-2 和 IL-7 已成功用于试验治疗。

目前正在进行世界范围的多中心研究,对合并 HIV 的患者高效抗反转录病毒治疗(HAART)为最佳的选择,可使 50%~60% 的患者病情稳定。不伴 HIV 且临床状况允许的患者,应避免应用免疫抑制剂如激素、那他珠单抗等;器官移植者由于不用免疫抑制剂可加重机体排斥反应,应试用树突细胞疫苗(Marzocchetti,2009)。罹患 PML-IRIS 并临床症状呈渐进性加重者,可采用甲泼尼龙 1g 静脉冲击治疗 5 天,然后口服泼尼松逐渐减量至数月。目前的临床证据表明,辅助应用糖皮质激素仅在早期引起患者脑脊液 JC 病毒短暂轻微的增高,临床症状常可显著改善。

2. PML 与新型免疫调节剂　2006 年发现,在复发-缓解型多发性硬化(MS)患者活动期应用那他珠单抗(natalizumab,Tysabri)治疗过程中个别病例发生 PML,至 2011 年 2 月,全球所有应用那他珠单抗的 82 732 例患者中已有 102 例罹患 PML。患者的典型首发症状为精神行为异常,伴运动、语言、视觉症状及癫痫发作。值得注意的是,几乎所用应用那他珠单抗继发 PML 的患者在接受血浆置换后数日会继发免疫重建综合征,43% 患者 MRI 显示典型 PML 罕见的强化病灶。文献报道,2 例系统性红斑狼疮患者单独应用利妥昔单抗(rituximab)后诱发 PML。依法珠单抗(efalizumab)也有诱发 PML 的报道。眼肌型重症肌无力(MG)患者罹患非小细胞肺癌经卡铂联合吉西他滨化疗 6 个周期后发生白细胞减少及 PML 等(Palmieri,2011)。

【预后】

本病预后差,多数病例在起病后 6~12 个月死亡。在 HAART 普及前 HIV 合并 PML 患者 1 年生存率仅 10%,

目前已升至50%。患者外周血 CD4+ T 细胞计数增高、出现针对 JC 病毒的 CD8+ T 细胞、MRI 显示病灶强化及神经功能恢复,提示患者生存期较长(Lima,2009)。脑脊液 JC 病毒拷贝数与预后呈负相关,尤其脑脊液 JC 病毒拷贝数目高达 50~100 个/μl 时更提示预后不良和死亡。

第十四节　亚急性和慢性病毒感染

（王佳伟）

一、概述

20 世纪 20 年代有学者发现病毒感染,特别是累及中枢神经系统的病毒感染可以出现慢性病程,几十年后,这一观点才被证实。

1. 支持慢性病毒感染的直接或间接证据

（1）在罹患流行性甲型脑炎(昏睡性脑炎)多年后,患者黑质神经元出现非炎症性变性。

（2）亚急性和慢性硬化性脑炎患者脑组织内发现包涵体。

（3）发现寻常 RNA 病毒可导致绵羊脱髓鞘性白质脑炎(visna),Sigurdsson 和 Rida 最早用于描述慢病毒感染(slow virus infection),这是一种有较长潜伏期,在潜伏期内貌似正常,致病因子可经实验动物传递的疾病。

（4）电镜观察发现,进行性多灶性白质脑病病灶内的病毒颗粒并成功分离病毒;脊髓灰质炎后综合征(post-polio syndrome)是脊髓灰质炎后期出现进行性肢体力弱,提示可能与病毒感染相关,但未被证实。此外,病毒感染后出现多发性硬化、肌萎缩侧索硬化以及其他变性疾病等。

2. 神经系统慢病毒感染分类　通常包括三类:

（1）寻常病毒(conventional virus):导致中枢神经系统慢性感染,例如,麻疹病毒所致的亚急性硬化性全脑炎,JC 病毒引起的进行性风疹性全脑炎、进行性多灶性白质脑病,以及绵羊脱髓鞘性白质脑炎等。

（2）非寻常因子感染:如亚急性海绵状脑病(CJD)、Gerstmann-Straussler-Scheinker 综合征、Kuru 病和羊瘙痒症(scrapie),以及貂、鹿、麋鹿和牛海绵状脑病等。这类疾病有可传递性和可复制性,对寻常病毒灭活的各种物化处理不敏感。在感染组织中未发现病毒颗粒,非寻常因子不能引起免疫反应。非寻常致病因子被认为是亚急性海绵状脑病的致病因子,Prusiner 命名为朊蛋白或朊病毒(prion),是与疾病传递相关的蛋白酶抵抗性蛋白颗粒

(protease-resistant protein particle)。

（3）未确定病因的疑似病毒感染疾病:如边缘叶脑干小脑炎(limbic-brainstem cerebellar encephalitis)和 Rasmussen 脑炎等,这些疾病也往往伴随免疫系统异常。

慢性病毒感染疾病是由寻常病毒所致,与由非寻常的可传播的感染因子朊病毒所致的慢病毒感染完全不同,不应混淆。

二、亚急性硬化性全脑炎

亚急性硬化性全脑炎(subacute sclerosing panencephalitis,SSPE)是一种持续性的麻疹病毒慢性感染,导致罕见的致命性中枢神经系统变性疾病,是以大脑白质和灰质损害为主的全脑炎。

【研究史】

本病最早于 1934 年,由 Dawson 以包涵体脑炎命名并加以描述,后来 Van Bogaert 以亚急性硬化性全脑炎重新命名。Boutellie 在电镜下发现 SSPE 脑组织中的重组副黏病毒核衣壳,这一重要发现揭示了麻疹病毒(measles virus,MV)在 SSPE 中的重要作用。我国在 1979 年首先报道 SSPE,目前报道约 50 余例,我国人口众多,曾是麻疹高发病率国家,SSPE 病例应远多于已报道的病例。可能与临床医师对此病认识不足、临床表现不典型,以及有些地区未开展麻疹病毒抗体检测等有关。

【流行病学】

麻疹患者发生 SSPE 的发病率为 6/100 万~22/100 万,接种麻疹减毒活疫苗者发病率约 1/100 万。主要侵犯 12 岁以下儿童及少年,18 岁以上很少受累,男、女比例为(2~4):1。本病见于世界各地,在阿拉伯国家及地中海国家发病率较高,农村发病率高于城市,麻疹发病率最高的巴布亚-新几内亚 2007—2009 年 20 岁以下人口的 SSPE 发病率是 56/100 万。

患儿常在 2 岁前患过麻疹,5~8 年后发生本病,少数患者在发病前 1 年以上曾接种麻疹疫苗。从罹患麻疹至 SSPE 发病间隔不等,约 78% 的患者间隔 2~10 年,最短的间隔 1 个月,最长间隔 27 年。患麻疹年龄越小,发生 SSPE 风险越高。罹患 SSPE 的风险与早期麻疹感染、家庭人口多和居住拥挤、母亲生育年龄大、患儿排行小、父母教育程度低等因素显著相关。家族性 SSPE 的病程较散发性 SSPE 的病程显著缩短,平均病程分别为 6.4 年和 9.7 年。一般认为,麻疹病情严重程度与是否并发脑炎不相关。

【病因和发病机制】

1. 病因　麻疹病毒属副黏病毒科,麻疹病毒属,为单链 RNA 病毒。人是麻疹病毒的唯一宿主。麻疹病毒

所致的 CNS 病变有 3 种形式,一是麻疹病毒性脑炎,是经典的自身免疫性感染后脑炎,见于 0.1% 的免疫功能正常的麻疹患者,死亡率为 20%;二是免疫功能缺陷患者在麻疹病毒急性感染后,病毒在 CNS 持续存在,数月后死于致死性包涵体脑炎;三是 SSPE,在免疫功能正常人群突变的麻疹病毒以休眠状态侵入神经系统,在原发麻疹感染 6~7 年后病毒被激活。

2. 发病机制 SSPE 的发病机制尚未充分阐明,目前认为,与宿主免疫功能和病毒变异均有关。麻疹病毒基因组包括 6 个编码相应蛋白的基因:核衣壳(nucleocapsid,N)、磷蛋白(phosphoprotein,P)、基质蛋白(matrix,M)、融合蛋白(fusion,F)、血凝素(haemagglutinin,H)和大蛋白(large,L)。基质蛋白位于衣壳内表面,与病毒出芽和转录调控有关;血凝素和病毒与宿主细胞受体结合有关;病毒与细胞接触后融合蛋白发生构型变化,以鱼叉状伸展进入靶细胞外膜。SSPE 与野生型麻疹病毒不同之处在于基质蛋白、血凝素、核衣壳及融合蛋白的基因突变,SSPE 与上述基因突变特别是基质蛋白(M)基因缺失及功能缺陷有关。基因突变导致病毒衣壳蛋白表达大幅下降,不能形成完整的病毒颗粒,无抗原表达而逃避免疫监视,导致病毒持续感染。麻疹病毒 F 蛋白突变提高细胞间融合能力,增加麻疹病毒在神经细胞间传播。

本病的重要研究进展是 Boutellie 在电镜下发现 SSPE 脑组织中重组副黏病毒核衣壳,揭示了麻疹病毒在 SSPE 中的重要作用,此后研究发现 SSPE 患者脑脊液 MV 抗体均增高,全球范围流行病学研究发现麻疹与 SSPE 发病率的关系,正是这一发现启动了世界范围内麻疹免疫计划,使麻疹和 SSPE 患病率戏剧性骤降。SSPE 发病可能与病毒特点及宿主免疫状态有关,细胞免疫功能及炎症因子缺陷与 SSPE 发病机制有关。麻疹病毒与神经元及淋巴样细胞受体间的相互作用是 SSPE 发病机制的关键,目前认为,人类 CD46 分子和信号淋巴细胞激活分子(signaling lymphocyte-activation molecule,SLAM)是麻疹病毒的细胞受体。神经元被麻疹病毒感染后,病毒在神经细胞间通过突触播散。SSPE 脑萎缩严重患者脑脊液 CD 抗体滴度更高,提示 CD 与突变的麻疹病毒在神经细胞持续存在有关。

【病理】

病变侵犯两侧大脑皮质、白质和脑干,小脑通常无改变。肉眼可见弥漫性脑皮质及白质萎缩,触之发硬,白质深层斑片样脱髓鞘和神经胶质增生。镜下可见神经细胞脱失、噬节现象及小静脉周围淋巴细胞、巨噬细胞及浆细胞袖套状浸润。白质内可见神经髓鞘与轴索变性,胶质细胞增生称为硬化性脑炎。

皮质、基底核、脑桥和下橄榄核神经元退行性变,神经元和胶质细胞核内或胞质内嗜酸性包涵体是本病的组织病理学标志。视网膜、视神经和视觉皮质的典型病变是坏死性视网膜炎,多出现在黄斑。麻疹病毒具有视网膜神经亲和力,以后才出现在 CNS,视网膜超微结构可见视网膜节细胞层出现大量与麻疹病毒并存的纤维状微结节状核内包涵体,包涵体荧光抗体染色可显示麻疹病毒,在含包涵体细胞中可检出麻疹病毒颗粒(virion)。

【临床表现】

1. SSPE 主要发生于儿童和少年,5~15 岁最多,农村男孩多见,18 岁后发病者甚少。曾报道 2 例妊娠妇女先后出现视力模糊,肢体无力,直至无动性缄默,但无肌阵挛和小脑性共济失调,无发热。典型病例通常在 2 年前有过麻疹感染,经 6~8 年无症状期隐袭起病,呈亚急性或慢性进展,无发热。儿童期进行性共济失调、肌阵挛、慢性智力损害是本病的典型表现。50% 的病例出现视觉症状,可早于神经症状数周至数月,如出现皮质盲所致的急性视力下降应考虑本病的可能。视觉-结构失认和视幻觉可能是本病的早期症状。

2. 根据病程,可分为 4 期。

第 1 期为行为与精神障碍期,以健忘、学习成绩下降、情绪不稳、人格改变及行为异常为主要表现,此期为数周至数月。

第 2 期为运动障碍期,主要表现为严重的进行性智能减退,伴广泛的肌阵挛(常由响声诱发)、共济失调、癫痫发作,失语症及失用症,以及进行性脉络膜视网膜炎导致视力障碍。持续 1~3 个月。

第 3 期为昏迷及角弓反张期,出现肢体肌强直、腱反射亢进及 Babinski 征,去皮质或去大脑强直,可有角弓反张,最后渐进昏迷,常伴自主神经障碍或下丘脑受损出现高热、多汗及血压不稳等,可历时数月。

第 4 期为终末期,大脑皮质功能完全丧失,眼球浮动,肌张力低下,肌阵挛消失,患者最终死于合并感染或循环衰竭。

总病程多为 1~3 年。3 个月内死亡及存活 4 年以上者各约占 10%。

3. 特殊类型的 SSPE

(1)成年发病 SSPE:症状通常不典型,大多数病例病情进展,最终死亡,但自发缓解较儿童期起者多。肌阵挛、痉挛性瘫痪、运动弛缓和肌强直是主要运动症状,常见视觉症状,行为异常较少见。

(2)妊娠期 SSPE:极少见,围生期宫内感染麻疹病毒导致潜伏期短,暴发性病程。皮质盲是最常见症状,肌阵挛少见。临床表现颇似子痫,诊断困难,目前报道的数例患者均为脑活检证实。发病年龄较大,神经系统症状迅速恶化与妊娠期免疫和激素水平变化有关。通常导致胎死宫内或围生期新生儿死亡,也有报道 SSPE 母亲生产健康婴儿。Dasopoulou 等报道 1 例孕期感染麻疹病毒的 SSPE 新生儿不足 1 岁即发病。

【辅助检查】

1. 脑脊液细胞数无或很少,CSF 可见麻疹病毒特异性浆细胞,蛋白特别是 γ 球蛋白含量通常升高,γ 球蛋白含量占全部蛋白的 20%~60%。琼脂糖凝胶电泳可见寡克隆区带。Mehta 等研究认为,这些蛋白是麻疹病毒特异性抗体,脑脊液 IgG 鞘内合成率随病情进行性升高。

2. 血清和 CSF 麻疹(风疹) 病毒抗体滴度升高,应用 ELISA 或间接血凝法检测,血清麻疹病毒滴度大于 1:256,脑脊液麻疹病毒抗体滴度大于 1:4。SSPE 脑脊液与血清麻疹病毒滴度比通常在 1:4~1:128,正常人群脑脊液与血清麻疹病毒滴度比通常在 1:200~1:500。间接免疫荧光法检测 94% 的病例血清与脑脊液麻疹病毒滴度比在 5:1~40:1。

3. 脑电图 病程不同时期脑电图有不同特点。1 期可正常或仅出现非特异性慢波;2 期出现特征性改变,即周期性高波幅尖波或尖慢综合波爆发,或伴爆发后轻度抑制;3 期出现严重脑电图异常,主要表现为背景活动失节律和高波幅慢波;4 期脑电活动进一步恶化,节律更差,波幅下降。

4. 脑 MRI 检查 在病程早期可正常,皮质和皮质下白质可见不对称的局灶性低信号和高信号,大脑半球后部白质和侧脑室周围多见,基底核、小脑、脊髓和胼胝体很少累及,常见白质脱髓鞘、脑水肿、脑萎缩、基底核和丘脑信号改变。中晚期病变渐累及深部白质,皮质伴皮质下白质和脑室周围白质受累较常见,可扩展到胼胝体、基底核,最后出现脑萎缩。终末期患者脑白质几乎全部消失,胼胝体变得更薄,灰质受累相对较轻,脑改变与病程长短显著相关。

【诊断和鉴别诊断】

1. 诊断 根据患者的典型病程和临床表现,典型脑电图出现发作性每秒 2~3 次高波双相波,CSF 免疫球蛋白含量增高及 IgG 寡克隆带,血清和脑脊液麻疹抗体滴度增高等,以及脑活检显示全脑炎病变及细胞内包涵体或麻疹病毒颗粒,脑组织分离出麻疹病毒可确诊。

2. 鉴别诊断 主要与儿童及青少年期痴呆性疾病,如脂质沉积病、Schilder 病、肌阵挛性癫痫、线粒体脑肌病等鉴别。肌阵挛发作应与进行性肌阵挛癫痫鉴别,特别是 Unverrict Lundborg 综合征、肌阵挛癫痫伴蓬毛状红纤维、Lafora 小体病、神经元脂褐质沉积病鉴别。脑异常信号需与颅内占位及脱髓鞘病变鉴别。妊娠期 SSPE 需与颅内深静脉血栓和子痫鉴别。

【治疗】

目前尚无特效疗法,主要是支持与对症治疗,加强护理,预防合并症。

有作者用金刚烷胺和免疫增强药异丙肌苷(inosiplex)。免疫调节剂异丙肌苷是第一个证实治疗 SSPE 有效的药物,其为 N,N-二甲胺-2-丙醇肌苷和 N-乙酰基对氨基苯甲酸盐衍生物,能够改善患者病情和延长存活期,但不肯定。

干扰素可抑制病毒生长,鞘内注射 α 干扰素的疗效有待证实。β 干扰素与异丙肌苷合用可能有效。利巴韦林抑制包括麻疹病毒在内的 RNA 病毒活性,经侧脑室给予一定浓度的利巴韦林能完全抑制病毒复制。上述药物 2 种或 2 种以上联合应用,能更有效地稳定病情,延长生存期。口服异丙肌苷与 α 干扰素侧脑室给药联合应用是目前最有效的治疗方法。

对症治疗如氯硝西泮、丙戊酸钠和卡马西平等治疗肌阵挛癫痫通常无效。

【预后】

病情进行性恶化,患者于发病 1~3 年内死亡,通常死于终末期肺炎,有时可存活更长时间,伴严重的神经功能障碍,少数患者症状减轻或加剧。

三、亚急性麻疹脑炎伴免疫抑制

亚急性麻疹脑炎伴免疫抑制(subacute measles encephalitis with immunosuppression)临床较少见,常发生于细胞免疫缺陷儿童和成人。SSPE 与之不同,发生于健康儿童。Aicard 等从患者脑组织中分离出麻疹病毒,本病可能是发生在免疫缺陷患者脑组织的机会性感染。

【病理】

病变类似 SSPE,神经细胞和胶质细胞内可见酸性染色包涵体,不同程度神经细胞坏死,但缺少炎症反应。

【临床表现】

合并免疫抑制的亚急性麻疹脑炎患者在脑炎发病前 1~6 个月常患麻疹或有麻疹接触史。接触麻疹至发生神经系统症状时间较短,病程进展较快,CSF 无麻疹抗体,可与 SSPE 或麻疹后脑脊髓炎鉴别。可有部分性癫痫发作、局灶性神经体征和昏迷等,脑脊液检查可正常,麻疹抗体水平不高。多在数日或数周内死亡。

【诊断】

接触麻疹至发生神经系统症状的间隔较短,病情进展快,缺乏抗体反应。

四、进行性风疹性全脑炎

进行性风疹性全脑炎(progressive rubella panencephalitis,PRP)是风疹病毒引起的儿童和青少年罕见的脑炎性病变。

【研究史】

1814 年 Maton 等报道了一种有皮疹、淋巴结肿大伴或不伴发热的良性病程的疾病。Veale(1866)将该病命名为风疹。Gregg(1942)发现妊娠期前 3 个月感染风疹可能导致新生儿严重的出生缺陷,如先天性心脏病、白内障、耳聋、智能发育迟滞等,称之为先天性风疹综合征,风疹第一次被重视。

1962 年分离出风疹病毒,1964 年出现严重的风疹流行,其中 1% 是妊娠期妇女,高度重视风疹病毒可能出现的后遗症状,发现先天性风疹病毒感染可导致新生儿血小板减少性紫癜、肝炎、骨骼损害、脑膜脑炎,晚发并发症包括糖尿病、精神发育迟滞、耳聋、进行性风疹病毒性全脑炎。先天性风疹病毒感染相关的脑损害在出生后 2~3 年不再进行性加重。1975 年 Weil 和 Townsend 等同时报道 4 例先天性风疹综合征患者在 8~19 岁稳定期后出现进行性神经功能缺失症状。自其中 1 例脑组织分离出风疹病毒,命名为进行性风疹性全脑炎(PRP)。大约每 6 000 例风疹患者出现 1 例 PRP。1969 年应用减毒风疹疫苗以来风疹得到有效预防,目前全球报道 PRP 病例不超过 20 例,1992 年以来未再有新发 PRP 报道。

【病因和病理】

1. 病因　风疹病毒是披膜病毒科单链 RNA 病毒。母体妊娠期前 16 周,尤其前 4 周有风疹感染史,病毒通过胎盘感染胎儿,是与先天性风疹感染相关的晚发性病变。多发生于生后 2~3 年,但有报道先天性风疹儿童在 8~19 岁稳定期后出现进行性神经功能缺失症状。

风疹病毒感染 CNS 包括 3 种类型:①急性感染后病毒性脑炎,该型发病机制不明;②先天性感染性神经综合征,风疹病毒侵入并在脑组织中复制所致;③PRP,极少见,见于先天性或后天性风疹病毒感染,机制不明,经胎盘感染或生后早期感染风疹病毒,在神经系统持续存在,发病可能与风疹病毒与宿主抗原表位分子结构相似触发机体的自身免疫有关。

2. 病理　病变主要侵犯大脑白质,可见脑膜及灰、白质血管周围间隙淋巴细胞及浆细胞浸润,神经胶质增生,广泛脱髓鞘和白质萎缩,伴微动脉纤维素样退行性变和矿物质沉积血管炎。表现为广泛进行性亚急性全脑炎改变,无 SSPE 特征性包涵体。上述提示,风疹病毒感染可能在慢性活动性感染重燃之前已在神经系统内存在数年。

【临床表现】

1. 目前报道的 PRP 病例 8~21 岁发病,全部为男性。患儿出现学习及行为异常,表现为迅速进展的智力障碍或痴呆,小脑性共济失调开始为步态失调,继之出现躯干及肢体共济失调、舞蹈-手足徐动症,以及痉挛性瘫痪等锥体束症状,可有构音障碍和吞咽困难。可见风疹固定性斑疹。

2. 晚期出现视乳头苍白或视神经萎缩、视网膜病变、眼肌麻痹、痉挛性四肢瘫及无动性缄默症等,癫痫和肌阵挛不明显,无头痛、发热和颈强直等。

【辅助检查】

1. 脑脊液和血清风疹病毒抗体滴度增高。CSF 淋巴细胞轻度增多,蛋白升高,丙种球蛋白比例明显增加,占总蛋白 35%~52%,等点聚集证明为寡克隆带。

2. EEG 显示弥漫性慢波,无周期性变化。脑 CT 通常无特异性变化,可见脑室扩大。

【诊断和鉴别诊断】

1. 诊断　本病诊断主要根据患儿临床表现、免疫学指标和病理确诊。先天性风疹综合征患儿一般在生后 2~3 年发病,通常易做出诊断。后天获得性病例的诊断主要根据患儿的临床表现,特别是明显的小脑性共济失调、进行性智力障碍和痉挛性瘫痪,以及 CSF 和血清学检查等。

2. 鉴别诊断　本病须注意与 SSPE 鉴别,依据 SSPE 典型的 4 期临床病程、脑电图改变、CSF 免疫球蛋白增高、血清及 CSF 检出高水平麻疹病毒抗体,脑活检发现细胞内包涵体或麻疹病毒颗粒等。

【治疗】

目前本病无特效疗法,临床以对症治疗为主。病程可迁延 8~10 年。

第十五节　朊蛋白病

（崔俐）

一、概述

朊蛋白病(prion disease)是一组由具有传染性的朊蛋白引起的人兽共患的慢性中枢神经系统变性疾病。由于这组疾病的主要病理改变为脑海绵状变性,又称为海绵状脑病。

朊蛋白(prion)本身不具备核酸,但却可以指导宿主细胞的核酸合成变异朊蛋白(即不可溶性朊蛋白)。正常人体中枢神经系统细胞表面存在朊蛋白(PrP),是一种由位于 20 号染色体短臂上的 PRNP 基因编码的糖蛋白,由 253 个氨基酸组成,是神经系统信息传递不可缺少的重要物质,正常细胞形式的朊蛋白,称为 PrP^c。在患病的人及动物体内致病形式的朊蛋白与正常的朊蛋白其氨基酸序列完全一致,但其折叠形式发生改变,由以 α-螺旋结构为主转变为以 β 层状折叠为主,使其具有高度凝集性,对蛋白酶不敏感和具有传染性的特点,这种发生异常折叠,具有致病性的朊蛋白称为 PrP^{sc}。异常折叠的朊蛋白沉积于脑组织内,导致神经元变性,神经胶质细胞增生,脑组织海绵状改变,从而导致致命的神经功能障碍。

目前根据临床表现,人类朊蛋白病主要包括克-雅病(Creutzfeldt-Jakob disease,CJD)、Kuru 病(Kuru disease)、格斯特曼-斯特劳斯勒-沙因克尔病(Gerstmann-Straussler-Scheinker disease,GSS)、致死性家族性失眠症(fatal familial insomnia,FFI)。动物朊蛋白病包括羊瘙痒病、传染性水貂脑病、麋鹿和骡鹿慢性消耗病以及牛海绵状脑病(bovine spongiform encephalopathy,BSE)等。朊蛋白病共同特点是:①病变主要是神经细胞脱失、星形胶质细胞增生和大脑灰质为主的神经毡海绵状变性,严重者可累及白质,无炎症反应。②本病可在实验动物中传递,用 CJD 冷藏脑组织制成匀浆接种于实验鼠脑内,1~2 年后动物发病,伴有 PrP 基因突变者难以传递成功;约 50% 的 GSS 可以传递,FFI 已被传递成功。③本病患者多在中年以后发病,新变异型 CJD 除外。④神经系统主要症状包括快速进展的认知障碍、痫性发作、共济失调及精神症状等。⑤病变进展迅速,85% 的 CJD 患者在 1 年内发展为去皮质强直,GSS 通常在 2~3 年内生活不能自理。⑥本组疾病预后不良,CJD 多于发病 1 年内死亡,GSS 在发病 5 年后死亡,FFI 平均 13.3 个月死亡。

【研究史】

朊蛋白病分为动物与人类两种,该病首先在欧洲发现,迅速在世界各地均有报道。动物朊蛋白感染性疾病的发现远早于人类,1732 年在英国发现了羊疫,亦称羊瘙痒病或痒病,19 世纪初西欧一些国家相继发现本病,直至 1960 年,羊瘙痒病脑组织制成匀浆接种实验鼠脑内获得成功。Creutzfeldt-Jacob 病的报道始于 Creutzfeldt(1920)和 Jacob(1923),1923 年被命名为 Creutzfeldt-Jacob 病。

Gajdusek 认为,Kuru 病的脑组织病变与羊瘙痒病颇多相似之处,将 Kuru 病的脑匀浆接种于猩猩脑内,在 13 个月后发病,认为 Kuru 病的病原体是一种特殊的慢病毒,称为非寻常性慢病毒(unusual lentivirus)。他指出寻常慢病毒导致的疾病有 16 种,而非寻常慢病毒所致的疾病即是 CJD 和 Kuru 病两种。可疑与该类病毒感染有关的疾病包括多发性硬化、帕金森病、肌萎缩侧索硬化、亨廷顿病等 28 种疾病。Gajdusek 的同事 Gibbs(1968)将 CJD 患者脑组织匀浆在实验动物传递也引起发病。日本 Tateishi(1979)将 CJD 患者的脑匀浆传递给多种实验动物也取得成功,并详细描述了不同种属动物的脑病理

改变。

美国加州大学医学院 Prusiner 对非寻常慢病毒感染学说持怀疑态度。早在 1972 年,当他还是一名年轻的住院医生时,曾目睹了一例 60 岁的女患者痛苦地死于 Creutzfeldt-Jacob 病引起的痴呆症。这种病起病缓慢,开始时出现记忆力减退和头痛,以后迅速演变为计算力、理解力和判断力减退,精神衰退,人格障碍,定向力障碍,最终变成完全痴呆,并可伴有共济失调和四肢肌震颤。当时 Prusiner 称这一疾病为"罕见的痉挛性假性硬化症"。他历经 20 年的系统研究证实,这类疾病是一种既具有传染性又缺乏核酸的非病毒性致病因子朊蛋白(prion protein)PrP^{sc} 或 PrP^{CJD} 所致。他的研究取得突破并发现朊蛋白,是由于改用了羊瘙痒病作为研究对象。根据大量的实验结果,他大胆地提出,人类的 Creutzfeldt-Jacob 病与羊瘙痒病类似,同属于海绵状脑病,是同一种病原体所致。这种病原体是蛋白质,为了把它与细菌、病毒、真菌及其他已知的病原体区别开来,他将这种蛋白质致病因子定名为朊蛋白或朊病毒(prion)。他因发现朊蛋白作为一系列可传播性海绵状脑病的病原体的杰出贡献,独享了 1997 年度诺贝尔生理学或医学奖。诺贝尔奖委员会的授奖词是:Prusiner 在已知的包括细菌、病毒、真菌和寄生虫在内的传染性因子的名单上又加进了朊蛋白。

1995 年在英国首先发现的疯牛病(mad cow disease,MCD)即牛海绵状脑病(bovine spongiform encephalopathy,BSE)是为了增加奶牛产奶量,用患羊疫的羊内脏作动物蛋白饲料所致。新的人类海绵状脑病变异型被认为与食用患疯牛病的病牛的相关制品有关,引起了学术界的广泛关注。2001 年 1 月之前全欧盟已宰杀疯牛病的病牛和感染嫌疑牛 320 万头,2007 年 5 月欧盟 15 个成员国决定将各国出生 30 个月以上的牛全部宰杀,以彻底消灭疯牛病。在美国和日本也都相继多次发现疯牛病和宰杀病牛。

在人类朊蛋白病中,约 15% 的患者为遗传性,均为常染色体显性遗传,遗传性患者家族中均有朊蛋白基因突变,在人类命名为 PRNP。机体对从 α-螺旋向 β-层状折叠转变特别敏感,约半数的人遇到外来致病因子(如 PrP^{sc})可能发病,潜伏期长短与接触致病因子数量和不同构型的毒株有关。

二、克-雅病

克-雅病(Creutzfeldt-Jakob disease,CJD)是 Creutzfeldt-Jakob 病的简称,是人类最常见的朊蛋白病,主要累及大脑灰质、基底核和脊髓,又称为亚急性海绵状脑病(subacute spongiform encephalopathy)或皮质-纹状体-脊髓

变性(corticostriatospinal degeneration)。本病是由 Creu-tzfeldt(1920)首先报道 1 例酷似多发性硬化的剖检病例,1921—1923 年 Jakob 报道了 5 例类似的病例,Spielmayer(1923)将其命名为 Creutzfeldt-Jakob 病。1929 年有人称为早老性皮质纹状体变性,1940 年称为皮质-纹状体-脊髓变性。患者多为中老年人,平均发病年龄为 60 岁,临床主要表现为快速进展性痴呆、肌阵挛、锥体束征、精神障碍、共济失调或锥体外系症状等,病情进展迅速,患者在数月至 1 年左右死亡。

本病呈全球性分布,发病率约为 1/100 万。目前分为散发性 CJD(sCJD)、家族性 CJD(fCJD)、变异型 CJD(vCJD)和医源性 CJD(iatrogenic CJD,iCJD)四型,以散发型 CJD 最常见。我国 CJD 研究始于 20 世纪 80 年代,中山医科大学(1980)首先报道 2 例经剖检证实的 CJD,目前报道的 CJD 病例已遍及全国。按照世界卫生组织要求,国家卫生健康委(原卫生部)和国家疾病预防控制中心决定自 2003 年起在全国范围内对 CJD 进行监测,也是对非法定传染病唯一实行监测的疾病。

【病因和发病机制】

克雅病是由特殊的具有感染性的蛋白质即朊蛋白(PrP)所引起,PrP 是一种单基因(PRNP 基因)编码的糖蛋白,由 253 个氨基酸组成(鼠为 254 个氨基酸),位于人类第 20 号染色体短臂,可译框架由一个外显子组成,在 N 末端附近的脯氨酸和甘氨酸短肽有 5 次重复。正常神经细胞表面也存在朊蛋白 PrP^c,分子量为 30~33kDa,空间构象主要是 α-螺旋结构,蛋白酶 K 可以溶解。

1. 异常 PrP^{sc} 与 PrP^c 截然不同,分子量为 27~30kDa,空间构象约 40% 为 β-层状折叠。PrP^{sc} 数次集结形成直径为 10~20nm、长 100~200nm 的物质,该物质可能是早期发现的羊瘙痒病相关原纤维(scrapie-associated-fiber,SAF)和朊蛋白微质粒(prion liposome)。PrP^{sc} 不能被蛋白酶 K 消化而大量地沉积于脑内,导致大脑广泛神经细胞凋亡与脱失,形成海绵状脑病。

2. 本病致病性朊蛋白根据结构不同分为四种亚型,1 型与 2 型存在于散发型 CJD,3 型为医源性 CJD,4 型是 CJD 变异型(vCJD),不同类型 CJD 的发病机制不同。根据患者 PRNP 基因 129 位密码子的基因型可分为三种,即甲硫氨酸纯合型(MM)、缬氨酸纯合型(VV)以及杂合型(MV)。有研究表明,在欧洲人群中 39% 为 MM 型,50% 为 MV 型,11% 为 VV 型(Graeme et al,2017)。

(1)散发性 CJD:约占 85%,发病机制不清,可能是一种自发性神经系统变性疾病,由于任何部位的 PRNP 基因突变或 PrP 蛋白结构的随机改变,导致 PrP^{sc} 异常沉积而引起发病。

(2)医源性 CJD:也称为获得性朊蛋白病(acquired prion disease),是被 PrP^{sc} 污染的组织或器械在脑深部电极检查、颅脑手术、角膜或硬脑膜膜移植时,以及反复肌注垂体提取的生长激素或性激素而传递感染,经长达数年至数十年的复制而发病。手术室和病理实验室工作人员,以及制备脑源性生物制品者应提高警惕,医务人员应避免身体破损处、结膜和皮肤与患者的血液、脑脊液或组织接触。

(3)家族性 CJD:大约占 15%。Kireshbaun(1924)首先报道经病理证实的三代 6 例 CJD 患者,是常染色体显性遗传的海绵状脑病。发病年龄通常早于散发性 CJD,潜伏期 1~40 年,同一家系的 CJD 患者几乎均死于同一年龄段。与散发性 CJD 不同,家族性 CJD 除遗传外,均伴有 PRNP 基因突变,生成大量的 PrP^{sc},导致中枢神经系统变性。家族性 CJD 已知可伴 178、200、210 号密码子突变,178 号密码子突变导致 FFI 或家族性 CJD,关键取决于等位基因中 129 号密码子的多态性,178 号密码子若与甲硫氨酸结合发生 FFI,与缬氨酸结合发生家族性 CJD。特异性基因突变决定朊蛋白病的临床类型,并有一定规律可循(表 3-4-11)。然而,目前仍不清楚 PrP^c 如何变为异常的 PrP^{sc}。

表 3-4-11 常见 PrP 基因突变规律

密码子	碱基	氨基酸	限制酶
51~91	插入性突变 144、168、216 碱基对	48、56、72 残基	
102	CCG→CTG	Pro→Leu	Dde I
105	CCA→CTA	Pro→Leu	Alu I
117	GCA→GTG	Ala→Val	Pvu II
129	ATG or GTG	Met or Val	Nsp I
145	TAT→TAG	Tyr→Stop	Mae I
178	GAC→AAC	Asp→Asn	Tth111I
180	GTC→ATC	Val→Ile	Tth 111I
198	TTC→TCC	Phe→Ser	Hph I
200	GAG→AAG	Glu→Lys	Bsm A I
217	CAG→CGG	Gln-Arg	Msp I
232	ATG→AGG	Met→Arg	Nla III

(4)变异型 CJD(vCJD):是食用被感染疯牛病的牛肉引起的,患者脑组织的动物传染实验证实,与疯牛病有相似的种系特异性。Western 印迹分析显示,变异型 CJD 患者脑组织匀浆(经蛋白酶 K 消化)分析谱与疯牛病的

相似性超过与散发性 CJD 的相似性（Bruce et al,1997）。自1996年英国政府承认疯牛病可传染人类后，至2018年末英国共发现明确诊断或高度怀疑的变异型 CJD 患者共178例，目前已全部死亡（National CJD Research and Surveillance Unit data,https://www.cjd.ed.ac.uk/）。

3. 大多数 CJD 患者无遗传性，也没有 PrP 基因突变。PrP^{sc} 沿突触结构广泛沉积于大脑皮质内，称为野生型 CJD。129 号密码子（codon 129）中含有甲硫氨酸或缬氨酸比例在东方人与西方人之间差异颇大，这种多态性对 CJD 发病似乎没有直接关系。如果178号密码子编码的天门冬氨酸变成天门冬酰胺，呈现丘脑型 CJD 或 FFI；如果129号密码子由甲硫氨酸变为缬氨酸，患者可有长达20年病史，呈现 Alzheimer 型痴呆。如果180号密码子的缬氨酸被亮氨酸置换，200号密码子的谷氨酸被赖氨酸置换,232号密码子的甲硫氨酸被精氨酸置换均可表现为家族性 CJD。

【病理】

1. 克雅病大体病理所见与病程长短有关,患者通常在病后12个月内死亡,也可短至数周或迟至数年或更长时间。病程短者大体病理基本正常,病程长者脑重减轻。曾报道一例病程9年的 CJD 患者剖检脑重仅为575g,脑沟变宽、脑回变窄、脑皮质和基底节萎缩、脑室对称性扩大等,但脑干、小脑、脊髓外观基本正常。CJD 脑萎缩特征是对称性大脑萎缩,极严重的病例可见纹状体、丘脑萎缩,大脑白质通常是正常。

2. 显微镜下可见神经元丢失、星形胶质细胞增生、细胞质空泡形成,感染组织内异常 PrP 淀粉样斑块,无炎症反应。

（1）海绵状变性：见于大脑皮质深层神经细胞或胶质细胞周围,很少在神经细胞内,多数呈圆形、椭圆形、不规则形小空泡,可互相融合,直径为 $1\sim2\mu m$ 或 $50\mu m$,严重者见于纹状体、脑干和小脑,在急性发病和进展迅速的海绵状变性中病变严重。

（2）大脑皮质神经细胞弥散性脱失：第3、5层细胞明显,枕叶尤为突出,丘脑和基底核较严重,小脑颗粒层细胞脱失较重,脊髓前角细胞脱失不明显,可见前角细胞染色质溶解或凝集。

（3）胶质细胞增生：急性或慢性进行性病例胶质细胞增生十分突出,星形胶质细胞为主,病程长者更明显。

（4）白质病变：病程较长的 CJD 脑白质、视神经有轻微改变,脊髓后根神经节、周围神经与自主神经正常。

（5）淀粉样斑块：见于小脑分子层,以及齿状核、顶叶、海马、杏仁核、Goll 核、三叉神经脊束核和脊髓后角,淀粉斑块见于病程长于15个月的散发性 CJD 和家族性 CJD,短于6个月者无此斑块。

3. 电镜典型改变是神经细胞突起终末端与突触间隙不清,界膜空泡（membrane bound vacuole）和突触小泡明显减少。神经细胞质内染色体减少或消失,脂褐素堆积、髓鞘变薄、轴浆空化和星形胶质细胞增生,胞质内可见大量次级溶酶体,偶见罗森塔尔（Rosenthal）纤维。淀粉样斑块由 $7\sim10nm$ 的放射状物质组成,混有 $10\sim100nm$ 浓染颗粒,斑块内偶见散在的坏变的神经细胞突起和星形胶质细胞突起。

近年来发现的新变异型 CJD（new variant CJD, nvCJD）,除了经典的 CJD 病变,还可见大脑、小脑轻微的海绵状变性,丘脑和基底核病变比大脑皮质重;PrP 沉积广泛,枕叶视皮质更显著。免疫组化结果与 CJD 常见的突触型相反,呈斑块型分布。截至2016年全球共发现231例变异型 CJD（Brandel et al,2018）。Heidenhain 型以枕叶病变为主,Brownell 和 Oppenheimer 型以小脑改变为主。

【临床表现】

1. 散发性 CJD（sCLD） sCLD 是最常见的类型,平均发病年龄为 $50\sim75$ 岁,最小为14岁,最年长为86岁。病程短,平均约6个月,进展快,仅14%的患者病程超过1年,5%超过2年,我国有1例 sCJD 长达3年。90%的患者在发病后1年内死亡。

本病的特征性临床表现是快速进展性痴呆、肌阵挛、共济失调以及无动性缄默等。快速进展性痴呆是最常见的症状,患者可出现不同程度的认知功能障碍,症状进展迅速。肌阵挛亦是 sCJD 最常见的症状,可因强光、声响或碰触而诱发,初期限于某些肌肉,进展后身体各处均可发生。患者还可出现共济失调、视力改变、锥体外系症状等,视力改变有时可以是首发症状。部分患者发病前可有持续数周或数月的非特异性前驱症状,如疲劳、头痛、情绪低沉、体重减轻等。阵发性同步放电的 EEG 是诊断 sCJD 的主要依据。sCJD 约有10%的患者呈卒中样突然发病,在数周内死亡。

2. 变异型 CJD（vCLD） 临床表现为共济失调和行为改变,未发现肌阵挛和特征性脑电图改变,病程较其他类型 CJD 长,可持续22个月。新变异型 CJD（nvCJD）的临床特征是,大多数患者在40岁以前发病,病程早期以行为改变为主,EEG 缺乏典型的三相波,神经病理检查多数病例脑组织斑块针对 PrP 染色（+）,类似于库鲁型淀粉样斑块,与 sCJD 的不同,且病变多位于丘脑。

3. 医源性 CJD（iCJD） 病情进展缓慢,常以共济失调、眼肌麻痹、锥体束征起病,晚期可出现痴呆或肌阵挛。EEG 不呈现周期性同步放电或晚期可出现,PrP^{sc} 呈空泡周围性沉积。

4. 遗传性 CLD（gCJD） 发病年龄为 $63\sim80$ 岁,平均

病程为 6.5 个月。以精神障碍起病并贯穿整个病程,如抑郁、易激惹和行为不适当等。随之出现运动症状,共济失调不明显。脑电图呈现非特异性慢波,30% 有阵发性三相波,无周期性。

【辅助检查】

1. 实验室检查 血常规和生化检查无特异改变。脑脊液基本正常,11% 的病例 CSF 细胞数轻微增高,为淋巴细胞,蛋白轻度增高。

(1) CSF 14-3-3 脑蛋白:敏感率为 96%,特异性为 80%,对进行性痴呆、近期无脑梗死患者的特异性可高达 99%,表明 14-3-3 脑蛋白测定对 CJD 诊断有很高的价值。14-3-3 脑蛋白分子量约 30 000,在人类是一种具有多个亚体的正常神经蛋白,它在 CJD 发病中的作用尚不清楚。一般认为,CJD 脑组织大量神经元破坏导致 14-3-3 脑蛋白释出进入 CSF,因此 14-3-3 脑蛋白可作为临床诊断可疑 CJD 的重要指标,尤其 EEG 没有发现特征性周期性同步放电(PSD)者更有意义。然而,须注意一氧化碳中毒、病毒性脑炎、脑梗死,以及副肿瘤综合征等患者也可出现 14-3-3 脑蛋白阳性反应。

(2) CSF 中 130 脑蛋白和 133 脑蛋白:分子量均为 30kDa,氨基酸序列与 14-3-3 脑蛋白相同,对 CJD 也具有诊断价值,但其在 CSF 中含量极低,检测方法较复杂。

(3) 血清或 CSF 中 S100 蛋白:CJD 患者 S100 蛋白随着病情进展呈现持续性增高。脑组织中 S100 蛋白主要存在于星形胶质细胞内,是酸性钙结合蛋白,为两个亚基 α、β 的同二聚体或异二聚体,分子量分别为 10.4kDa 和 10.5kDa。以 213pg/ml 为 S100 蛋白增高,CJD 诊断特异性为 81.1%,敏感性为 77.8%。由于蛛网膜下腔出血、脑卒中、脑缺氧、脑膜炎和多发性硬化等均可能引起血清 S100 蛋白一过性增高,须注意此项检测的特异性。这一检查也可用于无症状的牛海绵状脑病的诊断。

(4) tau 蛋白:中国疾病预防控制中心曾分析 200 例很可能的 CJD 患者脑脊液,发现 CJD 患者脑脊液 tau 蛋白升高,以 tau 蛋白含量 1 400pg/ml 为分界点,诊断 CJD 的敏感性是 90%,特异性是 94%,gCJD 患者约 90% 可出现 tau 蛋白增高(Wang et al,2010)。

2. 脑电图检查 EEG 是 CJD 临床诊断的重要依据,疾病初期仅为广泛的非特异性慢波,两侧半球有若干差别;极期呈现特异性的周期性同步放电(periodic synchronous discharge,PSD),表现为间歇性或连续性中至高波幅尖慢波或棘慢波同步放电,每隔 0.6~1.0 秒发放 1 次,持续数秒至十余秒不等(图 3-4-18)。CJD 患者 PSD 不受外界的影响,注射地西泮后 PSD 可明显抑制,晚期 PSD 消失。PSD 与肌阵挛关系密切,伴肌阵挛者 PSD 出现率为 79%。疾病中晚期出现间隔 0.5~2 秒的周期性棘-慢复合波也有诊断价值。脑电图呈阵发性同步放电是诊断 sCJD 主要依据,但仅在极期出现,晚期消失,敏感度约 65%,特异度为 80%,假阳性可见于阿尔茨海默病、Lewy 体痴呆、血管性痴呆以及代谢性脑病等。

3. 影像学检查

(1) 脑 CT 检查:CJD 急性发病或病程较短的病例脑 CT 显示可完全正常,病程较长者可见不同程度的脑萎缩,严重的伴脑室扩张。

(2) 脑 MRI 检查:有高度灵敏性,可显示尾状核或皮质病灶或二者兼有,尤其 DWI 和 FLAIR 显示病灶更明显,早期可显示皮质及皮质下病灶。对散发性 CJD,疾病

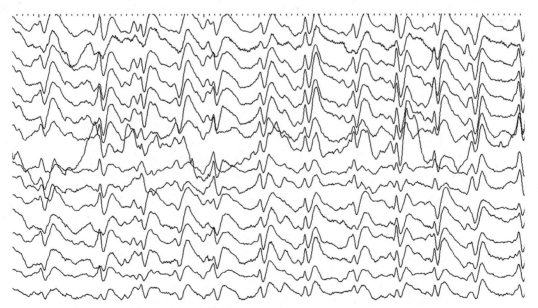

图 3-4-18 CJD 患者脑电图特征性的周期性同步放电(PSD)表现,可见泛化性中至高波幅尖慢波阵发或持续发放,双侧同步对称,呈周期性改变,周期间隔 0.5~1.0 秒

早期可在 DWI 像上出现皮质和/或基底节区异常信号，皮质高信号被称为"花边征"或"飘带征"，是 sCLD 的特征性表现（图 3-4-19）。对新变异型 CJD（nvCJD）在 T_2 和 FLAIR 像可见丘脑后部特征性高信号，较丘脑前部更明显，故称为丘脑枕征（pulvinar sign），是 nvCJD 的特征性表现，在其他 CJD 中很少见到，灵敏性为 78%~90%，特异性高达 100%；在 DWI 和 FLAIR 上出现对称性丘脑后部和内侧高信号，称为曲棍球征，也是变异型 CJD 的特征性表现。在 86 项研究中发现，尾状核受累占 40%，壳核受累为 23.3%，中脑导水管附近灰质受累为 83.3%，可能与 vCJD 其 129 位密码子为 MM 型有关，所有确诊的病例基因型均相同，病变部位也相似，但近期有研究发现存在

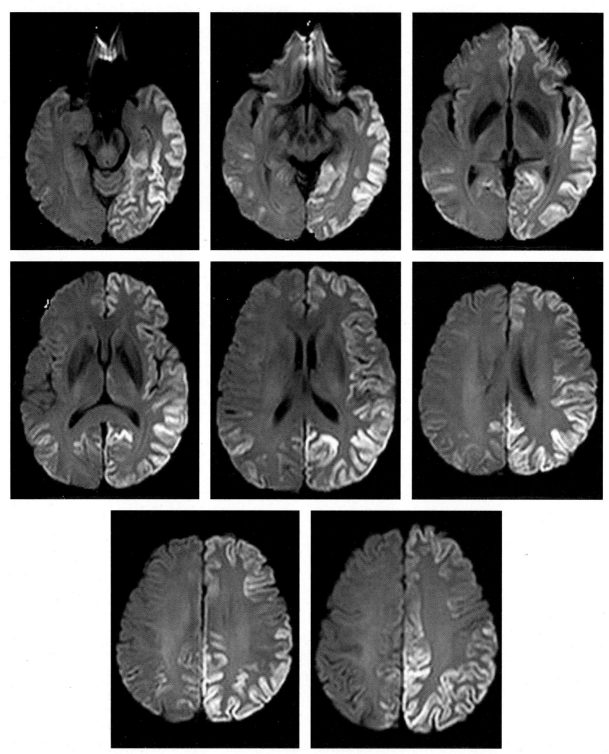

图 3-4-19　散发型 CJD 患者的脑 MRI，可见左侧额颞顶枕叶、右侧颞顶枕叶皮质 DWI 像高信号（飘带征）

杂合型,但其病灶位于下丘脑、基底核和孤立的皮质病灶,而无丘脑受累(Graeme et al,2017)。对家族性 CJD,MRI 仅有 30% 的大脑灰质或基底核呈高信号,值得注意的是,相当一部分患者大脑白质有改变,尤其年龄 70 岁以下者更明显。

4. 实时震动诱导转化(real-time quaking-induced conversion,RT-QuIC) 对散发性 CJD(sCJD)灵敏性达 85.7%,特异性达 100%。在体外扩增 PrP^{sc} 蛋白,加入硫磺素 T(thioflavin T),使二者结合,硫磺素光谱改变可被实时检测到。研究表明,嗅黏膜联合脑脊液进行 RT-QuIC 检测对诊断 sCJD 特异性达到 100%(Christina et al,2014)。研究发现,在皮肤中可经此法检测到 PrP 蛋白,对 CJD 诊断有重要意义。对家族性及变异型 CJD 也可能出现阳性结果,但敏感性不及 sCJD(Christina et al,017)。

5. 蛋白质错折叠循环扩增(protein misfolding cyclic amplification,PMCA) 可用于检测体液及血液中的 PrP^{sc},研究表明对变异型 CJD 采用 PMCA 检测尿液中 PrP^{sc},灵敏性 93%,特异性达 100%(Moda et al,2014)。血液检测也可诊断变异型 CJD,且对有临床前症状的患者也有一定的诊断意义,可能对后续的临床输血起到一定的警示作用。

6. 脑组织活检 是诊断 CJD 的"金标准",可以发现特征性的海绵状变性或 PrP^{sc} 等。

【诊断和鉴别诊断】

1. 诊断 CJD 的早期诊断比较困难,临床可参照以下的标准:

(1)中年以上,通常在老年前期或老年期发病。

(2)隐袭起病,缓慢进展,早期智能障碍和行为异常较突出,可有痫性发作、皮质盲、肌强直以及特征性肌阵挛等,病情迅速进展,可在数周或数月发展为进行性痴呆、无动性缄默症或去皮质强直等。

(3)脑电图初期为非特异性慢波,极期可出现特征的周期性同步放电。

(4)脑脊液检出 14-3-3 脑蛋白,血清证实 S100 蛋白增高。

(5)MRI 检查显示双侧尾状核、壳核 T_2WI 对称性均质高信号,苍白球很少被波及,无增强效应,DWI 常见颞枕叶灰质对称或不对称的高信号。

(6)脑活检发现大脑灰质海绵状变性、神经细胞缺失、星形胶质细胞增生以及 PrP^{sc} 等。

随着临床检查技术的进步,CJD 的诊断性检查增多,CJD 诊断标准随之更新,有学者提出以下诊断标准(Marc Manix et al,2015)(表 3-4-12):①临床很可能的 CJD:A 组症状+至少 2 项以上的 B 组症状+至少一项 C 或 D 组表现;②临床可能的 CJD:A 组症状+至少两项 B 组症状,

无 C 或 D 组表现;③确诊的 CJD:神经病理和/或免疫学检查的阳性诊断,和/或脑活检发现海绵状变性或 PrP^{sc};和/或阳性的脑脊液或鼻黏膜 RT-QuIC 检测结果。

表 3-4-12 CJD 的临床诊断标准

症状分组	临床诊断标准
A 组症状	快速进展的痴呆
B 组症状	(1) 肌阵挛 (2) 视力或小脑症状 (3) 锥体系或锥体外系症状 (4) 无动性缄默 (5) VV2 基因型伴早期显著的共济失调,伴/或不伴肌阵挛 (6) MV2 基因型伴较长病程 >12 个月,以及早期显著的共济失调 (7) MM2 基因型伴 MRI 颞叶高信号,伴或不伴基底节改变 (8) VV1 基因型和发病年龄 <50 岁,疾病缓慢进展
C 组表现	(1) 脑电图上出现典型的周期性同步放电(PSWCs) (2) 14-3-3 蛋白阳性 (3) 脑 MRI-DWI 像上出现尾状核/皮质高信号
D 组表现	常规检查除外其他疾病

2. 鉴别诊断 CJD 须注意与阿尔茨海默病、副肿瘤综合征、自身免疫性脑炎、进行性核上性麻痹、橄榄脑桥小脑萎缩、脑囊尾蚴病、肌阵挛性癫痫、桥本脑病、颅内转移瘤等鉴别。

【治疗和预防】

1. 目前 CJD 仍是无法治愈的致死性疾病。已发现缺乏 PrP^{sc} 基因的鼠不发生 CJD,将来有可能应用反义寡核苷酸或基因治疗。对症治疗如痉挛性肌张力增高可使用巴氯芬(baclofen),肌阵挛可服用氯硝西泮,痴呆可试用茴拉西坦、哌甲酯(利他林)和尼麦角林等。

2. CJD 预防已引起 WHO 和国际医学界的高度重视,欧美的疯牛病可通过食物链向全世界扩散,应严格防止病牛肉传入。CJD 患者能否直接导致人类传染尚无定论,医务人员及可能接触 CJD 患者的人应有防护意识,皮肤破损时不能接触患者或实验材料。CJD 患者脑活检器械应设标志,用后应高压消毒或用 5.25% 次氯酸钠液浸泡 60 分钟以上。CJD 患者用过的检查器械应煮沸 130℃ 1 小时或苯扎溴铵(新洁尔灭)浸泡 1 小时以上,活检标本、材料、注射器材和敷料均应烧毁处理。

【预后】

约85%的CJD患者在发病1年内死亡,少数在发病后3周内或长至8年以上死亡,但病程迁延数年者罕见。

三、库鲁病

库鲁病(Kuru disease)是人类发现的第一个致死性朊蛋白病,在Kuru病中首先发现了含有异常朊蛋白的淀粉样斑块,称为Kuru斑,称此病为Kuru病。Kuru病仅发生在新几内亚东部高原的土著居民中,居住在那里的3万~4万Fore族人,因生食感染本病的亡故亲人肉的宗教仪式而感染本病,是本病主要的传播方式。1964—1988年是本病的高发期间,由于传播方式被切断,目前本病已被基本控制。

【病因和发病机制】

Kuru病的病因是感染朊蛋白,机体感染朊蛋白后,朊蛋白进入中枢神经系统细胞内,指导宿主细胞合成新的难溶性朊蛋白,从而导致神经细胞变性、坏死。患者脑组织内可分离出朊蛋白,是本病的主要载体。研究表明,PRNP基因129位密码子为蛋氨酸纯合型(M/M),发病年龄更早,疾病潜伏期短,而缬氨酸纯合型或杂合型(V/V或M/V)发病年龄晚,疾病的潜伏期长。

【病理】

Kuru病的病理改变主要集中在小脑,大体病理可见小脑蚓部萎缩。镜下可见小脑海绵状变性和弥漫性神经细胞变性,还可出现星形胶质细胞肥大及增生。

【临床表现】

1. 任何年纪均可发病,儿童及女性患病率高于男性。小脑性共济失调是其主要的临床表现,可以伴有震颤、舞蹈样动作及手足徐动症等,因此本病也称为新几内亚震颤病。晚期可出现认知功能减退,但较少见。患者可出现情绪改变,如情绪激动或抑郁、恐惧、不可控制的大笑等。部分患者可出现头痛、腹痛及关节疼痛等前驱症状,但临床上极易被忽略(Pawel et al,2012)。

2. 由于本病目前已非常罕见,无相关的辅助检查报道。处于潜伏期的Kuru病患者PRNP基因检测可能发现129位密码子为杂合型。

【诊断和鉴别诊断】

本病诊断根据特定的发病地区及人群中出现典型的小脑性共济失调、震颤和认知障碍等,疾病进展迅速者可考虑此病。本病须注意与其他类型的朊蛋白病,以及副肿瘤综合征等鉴别。

【治疗和预后】

Kuru病无特效治疗方法,仅采取对症处理。死亡率达到100%,患者患病后生存周期为3~23个月,平均生存时间为12个月。

四、致死性家族性失眠症

致死性家族性失眠症(fatal familial insomnia,FFI)是以进行性顽固失眠、自主神经功能失调,以及运动障碍为特征。由意大利博洛尼亚(Bologna)大学医学院Lugaresi(1986)首先报道第一例53岁男性患者,剖检证实丘脑前腹侧与背内侧核选择性萎缩、神经细胞大量丧失,由于突出的顽固失眠症状而命名为致死性家族性失眠症。

【病因和发病机制】

本病是罕见的常染色体显性遗传病,最先发现于西方国家,迄今报道的FFI病例包括意大利人、法国人、英籍和德籍美国人、丹麦人、爱尔兰人和日本人等,我国于2005年后已有报道,截至2013年全球超过100个家系被报道(Runcheng et al,2019)。本病发病率为1/100万~1.5/100万。位于20号染色体上的PRNP基因突变是本病的致病原因。PRNP编码区的532位碱基由G突变为A,导致PRNP 178位氨基酸由天冬氨酸突变为天冬酰氨,即D187N突变,同时等位基因上129密码子具有蛋氨酸多态性。Tateishi(1995)首次将FFI脑组织种植实验动物脑内获得成功,证明FFI也属传递性海绵状脑病。FFI与家族性CJD临床症状及病变完全不同,但二者PrP基因表达均为178号密码子突变型,天门冬氨酸(GAC)变为天门冬酰胺(AAG)。178号密码子如与甲硫氨酸结合表现为FFI,如与缬氨酸结合则为家族性CJD。

129号密码子多态性直接影响FFI病程和临床症状,提示特异性基因突变是本病的决定性因素。①纯合型129号密码子:FFI平均病程为7~18个月,表现为睡眠障碍和自主神经失调,运动障碍较轻微;病变为选择性丘脑萎缩,橄榄体轻度萎缩,旧皮质局部海绵状变性和星形胶质细胞增生等,新皮质无变化。②杂合型129号密码子:病程长达20~35个月,睡眠障碍和自主神经失调症状较轻微,构音障碍和共济失调突出;病理上除了丘脑、橄榄体萎缩,大脑皮质还存在广泛的海绵状变性(Gambetti et al,1995)。

尽管FFI与散发性CJD的临床表现、系谱和基因表达有根本的差异,但有些病例介于二者之间,Kowasaki(1997)报道1例68岁男性患者,表现为进行性痴呆和类似进行性核上性麻痹症状,晚期全身性肌阵挛发作,无家族史,3个月后死亡,剖检发现大脑皮质海绵状变性、神经细胞大量脱失和星形胶质细胞增生。突出的病变是丘脑神经细胞严重脱失,以背内侧核和前腹侧核为著,下橄榄核有相似的改变。推测丘脑病变为原发性,丘脑大量纤维型星形胶质细胞增生也提示丘脑病变在先;但该例PrP免疫组化阴性,免疫印迹法证实大脑皮质PrP^{sc}沉积,但无基因突变。早期曾诊断散发性CJD,因病理证实丘脑病变诊断散发性FFI,该病例可认为是CJD与FFI的过渡型（Kawasaki et al,1997）。有学者主张丘脑型 CJD 与 FFI 间没有明确的界限,只是丘脑型 CJD 不伴 178 号密码子突变,FFI 伴有此突变。

【病理】

FFI 的病理特征是选择性丘脑变性,神经元明显丢失,神经胶质增生,无海绵状变性或较轻微。丘脑背内侧核和腹前核显著,下橄榄核有类似病变,小脑浦肯野细胞部分脱失。病变与病程有关,病程短出现古皮质病变,病程长则发生新皮质病变,额顶叶较严重。部分患者有大脑皮质海绵状变性、老年斑,对于病程短的病例可能为轻中度,甚至不存在。中枢神经系统的其他部位,如基底节区、脑干、脊髓通常不被侵犯。

【临床表现】

1. FFI 患者呈急性或亚急性起病,发病年龄为 20～61 岁,平均年龄为 50 岁,病程为 7～36 个月（平均 13.3 个月）。

2. 睡眠障碍　是 FFI 突出的早期症状,主要表现为进展性顽固性失眠,如入睡困难、夜间易醒、多梦等。睡眠中常有自动症行为,可伴有复杂幻觉和内容生动的梦境。还可出现四肢不自主运动和体位频繁变动,可伴有喉鸣或呼吸困难。

3. 自主神经功能障碍　是本病的早期征象,如泪腺、唾液腺和汗腺分泌增加,出现微热、心动过速或心律不齐、血压增高和呼吸急促等交感神经兴奋症状,男性出现阳痿等。晚期可出现内分泌改变症状。

4. 运动障碍　表现为发声困难、语言障碍、共济失调、小脑体征以及肌阵挛等,可有锥体束征,偶有展神经麻痹,短暂性呼吸障碍,晚期可呈木僵状态。同一家族中有些患者出现 CJD 的临床表现,EEG 可见弥散性慢波,周期性异常波罕见。

5. 认知功能障碍　早期表现为注意力和警觉改变,记忆减退,主要是工作记忆障碍,瞬间听觉和视觉记忆保留,逆行记忆和程序记忆保留完整,学习和长时间记忆明显下降,暂时性事件排序能力下降,进行性梦样状态,伴有意识模糊状态下的神经心理和行为特征。

【辅助检查】

1. 实验室检查　可发现激素水平改变,如儿茶酚胺、皮质醇血浆水平增高,生长激素、泌乳素和褪黑素等失去昼夜变化规律等。脑脊液检查常规、生化基本正常,或仅有轻度蛋白增高,14-3-3 蛋白通常为阴性。

2. 神经影像学　脑 MRI 检查早期可正常,或仅表现为轻度大脑皮质萎缩和脑室扩大,或全脑轻度萎缩,但无花边征。

3. 电生理检查　如认知电位 N20 潜伏期可延长,P100 延迟。脑电图无特征性改变,可见痫样放电、周期性尖波和非特异性慢波,很少出现周期性同步放电。

4. 多导睡眠监测　早期征象显示睡眠纺锤体和 K

复合体减少或消失。总睡眠时间进行性显著减少,严重者 24 小时内睡眠时间不超过 1 小时。睡眠潜伏期延长,睡眠觉醒次数增多,觉醒时间延长。特征性表现是快速眼动期睡眠（REM）明显减少或消失,非快速眼动睡眠期出现呼吸暂停、血氧饱和度降低和喉鸣,正常的睡眠-觉醒周期形成障碍,不能用药物诱导出睡眠活动。

5. 放射性核素检查　如单光子发射计算机断层扫描（SPECT）显示丘脑、双侧颞叶和基底核区灌注减少,可早于常规 MRI 出现异常;^{18}F-氟代脱氧葡萄糖正电子发射断层成像（^{18}F-FDG PET）可出现丘脑代谢减低,有可能是 FFI 的早期特征性改变。

6. 基因检测　出现 D187N 突变,129 位氨基酸突变为 M/M 型。

7. 脑组织活检　在临床上少用,丘脑可见特征性病理改变,如神经元显著丢失、神经胶质增生等。

【诊断】

1. 诊断　随着 FFI 研究的进展,结合国内外学者的研究经验制定出 FFI 最新的诊断标准（Yu-ping Wang et al,2018）。诊断主要根据 FFI 患者的临床特征、家族史以及实验室检查结果,将 FFI 诊断分为三级:可能的 FFI、很可能的 FFI 和确诊的 FFI（表 3-4-13）;如患者无家族史,则为散发型 FFI。

表 3-4-13　FFI 临床诊断标准的专家共识

临床诊断定性	临床诊断标准
可能的 FFI	A 组症状+1 或 2 项其他核心特征（B/C 组）: A 组:躯体相关的睡眠障碍,如失眠、深睡眠丧失、片段睡眠以及 REM 睡眠减少或丧失,喉部喘鸣、睡眠呼吸紊乱以及不自主运动 B 组:RBD 伴或不伴有共济失调,锥体束征或锥体外系症状/体征以及精神症状 C 组:进展性交感神经性症状,如高血压、出汗、心动过速、呼吸不规律
很可能的 FFI	如果以下提示性特征（a、b、c）中出现一项或多项,且出现以上 2 项或以上的核心特征（A/B/C 组症状）,可诊断为很可能的 FFI 提示性特征包括: a. RBD 和失眠的阳性家族史 b. 躯体性失眠,睡眠相关性呼吸困难,喉部喘鸣以及由多导睡眠图证实的不自主运动 c. SPECT 或 PET 成像显示丘脑葡萄糖摄取减低
确诊的 FFI	如果朊蛋白基因（PRNP）检测结果阳性,可确诊 FFI PRNP 基因检测结果显示:D178N 基因突变,且伴有 129 密码子蛋氨酸多态性

2. 鉴别诊断 由于本病可出现认知功能障碍和运动障碍等症状，须与家族型 CJD(fCJD)和散发型 CJD(sCJD)、格斯特曼-斯特劳斯勒综合征(GSS)、自身免疫性脑炎、副肿瘤综合征等鉴别，基因检测及相关的脑脊液抗体检测有助于鉴别诊断。

【治疗和预后】

目前本病无特效治疗。有人认为睡眠障碍可促使患者过早死亡，改善睡眠有积极意义。γ-羟基丁酸(gamma-hydroxybutyrate,GHB)虽然对本病的快动眼睡眠(REM)和深睡眠(deep-sleep)-快动眼睡眠(SWS-REM)无影响，但可明显增加深睡眠(SWS)时间，缓解病情。

本病进展快，晚期出现呼吸急促、皮质性痴呆、运动减少、木僵、不能站立等，最后陷入昏迷，直至死亡。死亡率为 100%，生存周期为 7～36 个月，中位生存时间为 18 个月。

五、格斯特曼-斯特劳斯勒综合征

格斯特曼-斯特劳斯勒综合征(Gerstmann-Straussler syndrome,GSS)也称为格斯特曼-斯特劳斯勒-沙因克尔病(Gerstmann-Straussler-Scheinker disease,GSS)，是异常的朊蛋白引起的常染色体显性遗传性家族性神经系统变性疾病。由 Gerstmann-Straussler(1936)首先发现，故名之。我国首例 GSS 病由林世和(1993)经脑组织活检证实。

【病因和发病机制】

GSS 是罕见的家族性神经系统变性疾病。病因是 PRNP 基因的遗传性突变。Prusiner 和 Bolton 等从羊瘙痒症感染的仓鼠脑组织分离出一种特殊蛋白质，分子量为 27～30kDa，又称 PrP27-30，可抵抗蛋白酶 K 的消化作用。从 GSS、CJD 脑提纯的 PrP 有相同抗原性，PrP 基因突变在 GSS 发病中起重要作用，迄今已知超过 30 个 PRNP 基因突变位点，包括无义突变和错义突变，GSS 基因突变包括密码子 120(CGC-CTG)、105(CCA-CTA)、117(GCA-GTG)、198(TTC-TCC)、217(CAG-CGG)等。

GSS 的病程较 CJD 长，4～5 年才能达到致残。Liberski 等(1998)报道 1 例 50 岁男性患者，以小脑性共济失调和下肢痉挛性截瘫为主要症状，晚期出现痴呆，脑电图无特异改变，无家族史，病后 6 年死亡。剖检发现小脑与脑干萎缩极为显著，小脑皮质可见广泛的散在斑块，大脑皮质、海马和基底核也有此病变，可标志 PrP 抗体、Aβ 抗体。电镜证实为典型的 Kuru 斑，提示 GSS 也有散发病例。散发性与家族性病例系谱和基因表达显著不同，家族性 GSS 多为 122、105、117、145、198 和 217 突变，以小脑性共济失调为主的 GSS 多为 P102L，以痉挛性截瘫为主者多为 P105L，中脑型多为 A117V,Alzheimer 型多为

F198S、Q217R 或 Y145stop，散发性为 M129M，与家族性不同。

【病理】

GSS 的病变部位以小脑为主，大脑皮质、纹状体、脑干、丘脑亦可受累。主要病理改变是小脑海绵状变性、神经细胞脱失、星形胶质细胞增生，以及散在的淀粉样斑块。小脑呈普遍性萎缩，小脑灰质海绵状变性，严重者可波及延髓下橄榄核、脑桥、中脑黑质、丘脑、纹状体和大脑皮质等，合并脊髓小脑束和皮质脊髓束变性，偶可累及脊髓前角细胞和 Clarke 柱细胞。

本病的另一显著特征是小脑分子层散在大量的淀粉样斑块，可被 PAS 和刚果红着染。电镜呈放射状或颗粒状密度较高破碎物质，即 Kuru 斑样结构。病变组织 Western blotting 检测可显示 6～10kDa 的蛋白条带，是具有蛋白酶抗性的 PrP^{sc} 片段。

【临床表现】

1. GSS 患者发病年龄在 19～66(平均 40)岁，无明显的性别差异。一个家系可有三代人发病，一般多为两代，但散发病例亦不罕见。本病是病程最长的一类朊蛋白病，平均为 5～7 年，最长可达 12 年。

2. 发病和进展缓慢，早期突出的临床表现是小脑性共济失调，智力衰退，锥体束征，下肢肌萎缩也是主要症状。缓慢进展的双下肢痉挛性截瘫，脑干受累可导致一系列橄榄脑桥小脑萎缩的症状。双下肢腱反射消失和触摸痛是本病的特征性表现之一。疾病晚期患者可出现认知障碍，直至进展为痴呆。

3. 临床常见类型 包括以下三型：

(1) 共济失调型：是 GSS 最常见类型。表现为小脑性共济失调，病程逐渐进展，颇似脊髓小脑变性临床经过，出现构音障碍、言语困难、指鼻试验及跟膝胫试验不稳准，与家族性 CJD 难以鉴别，PrP 基因检测有帮助，GSS 多为密码子 102、105、117、145、198、217 突变，家族性 CJD 多为 178、200 和 210 突变。

(2) 痴呆型：痴呆出现早且明显，可有小脑性共济失调、锥体束征或锥体外系症状，如步态不稳、小脑性语言、肌张力增高、肌阵挛或帕金森综合征等。有家族史者与家族性 CJD 难以鉴别，PrP 基因检测有助于鉴别，GSS 多为密码子 102、105、117、145、198、217 突变，家族性 CJD 多为密码子 178、200 和 210 突变。

(3) 截瘫痴呆型：部分 GSS 病例无小脑症状，仅表现为缓慢进展痉挛性截瘫，数年后出现痴呆或精神症状。此型的特点是发病年龄较早，病程长；与常见的典型 GSS 不同，大脑 PrP 沉积较小脑多；PrP 基因突变是 129M/V。

4. GSS 病情逐渐进展，病程持续 2～10 年，多于发病后 5 年内死亡，死因多为肺部感染或并发感染性休克或

心力衰竭等。

【辅助检查】

1. 血、尿常规,生化检查和脑脊液常规检查等通常均为正常范围。

2. 脑电图早期无特异改变,仅有弥散性慢波,若伴有痴呆 EEG 可呈非特异性慢波,晚期可能出现与 CJD 类似的脑电图改变。肌电图显示下肢萎缩肌群失神经改变。

3. 脑 MRI 或脑 CT 检查,在病程早期通常正常,随着病程进展 MRI 可见对称性小脑萎缩,严重者出现不同程度的脑干萎缩,亦可出现大脑萎缩(图 3-4-20)。

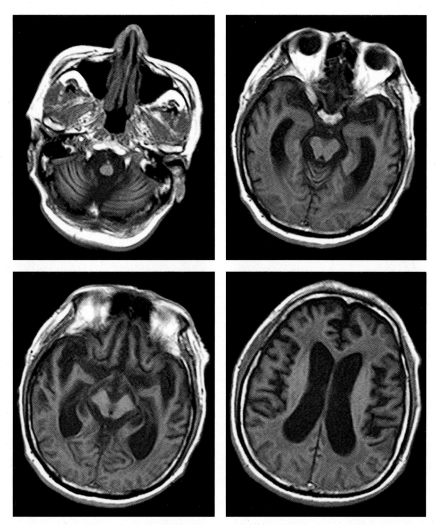

图 3-4-20 GSS 患者脑 MRI T₁WI 可见对称的小脑、脑干及大脑萎缩

4. 基因检测可发现不同类型的 PRNP 基因突变。

【诊断和鉴别诊断】

1. 诊断 GSS 临床诊断较困难,以下可作为诊断的参考:①患者表现如家族性小脑性共济失调,病程中出现不同程度的智力障碍或两侧小腿对称性肌萎缩;②呈现家族性双下肢痉挛性截瘫,进展性病程,伴有不同程度的智力障碍;③家族性缓慢进展的痴呆,病程中出现小脑症状;④MRI 显示小脑萎缩;⑤小脑活检可见海绵状改变、神经细胞脱失和散在的淀粉样斑块,免疫组化染色证实 PrP^sc 沉积者,如果前述的症状体征肯定,偶无家族史也可诊断;⑥基因检测发现相应位点的 PRNP 基因突变。

2. 鉴别诊断 GSS 应注意与橄榄脑桥小脑萎缩、橄榄小脑萎缩、脊髓小脑共济失调、多发性硬化、家族性 CJD、家族性阿尔兹海默病、异染性脑白质营养不良以及亨廷顿病等鉴别。

【治疗和预后】

GSS 目前尚无特效治疗,防治原则与 CJD 类同。本病死亡率为 100%,平均病程 5~7 年,最长者可达 12 年。

第十六节 急性细菌性脑膜炎

(王维治 关鸿志)

急性细菌性脑膜炎(acute bacterial meningitis)是脑

膜受细菌感染(结核分枝杆菌、布鲁氏菌除外)引起的急性炎症性疾病,炎症反应主要累及脑和脊髓软脑膜、蛛网膜及其间的脑脊液。临床多呈急性起病,出现高热、剧烈头痛、脑膜刺激征、脑脊液异常,病情多较严重,若不及时治疗可危及生命或导致严重的神经系统后遗症。

【流行病学】

细菌性脑膜炎是中枢神经系统化脓性感染中最常见的疾病。我国尚缺乏准确的流行病学资料,美国年发病率大于 2.5/10 万,近年来由于疫苗的推广,流感嗜血杆菌所致脑膜炎明显下降。目前社区获得性细菌性脑膜炎的主要病原为肺炎链球菌(Streptococcus pneumoniae)、脑膜炎奈瑟球菌(Neisseria meningitidis)或称为脑膜炎双球菌、流感嗜血杆菌(Haemophilus influenzae)等。

【病因和发病机制】

急性细菌性脑膜炎的致病菌最常见的是细菌性脑膜炎感染途径主要包括:①血行感染:是最常见的感染途径,继发于菌血症或身体其他部位化脓性病灶;②邻近病灶直接侵犯:如中耳炎或鼻窦炎、颅骨骨髓炎、开放性脑外伤、颅底骨折或先天性窦道如神经管闭合不全等;③颅内病灶直接蔓延:如脑脓肿破入蛛网膜下腔或脑室;④医源性感染:例如颅脑外科手术、腰椎穿刺术后等。细菌侵入人体后是否发病,取决于机体与病原体间相互作用,当机体抵抗力下降或细菌毒力较强时才引起脑膜炎。外伤、血循环中存在内毒素或原发性脑膜病毒感染使血-脑屏障破坏,有利于细菌进入蛛网膜下腔发生脑膜炎,易感因素包括免疫功能低下、糖尿病、嗜酒、长期应用广谱抗生素和激素、恶性肿瘤、化疗、放疗等。

【病理】

感染早期可见脑膜血管充血、扩张,脑实质水肿,随后大量脓性渗出,充满蛛网膜下腔,覆盖脑表面及脑沟、脑裂。病原菌不同,脓性渗出物性状各异,脑膜炎双球菌、金黄色葡萄球菌、大肠埃希菌及变形杆菌脓液为灰黄色,肺炎链球菌呈淡绿色,铜绿假单胞菌呈草绿色。炎症可侵犯脑室系统,引起室管膜和脉络丛的炎症。感染后期脑膜粘连,引起脑脊液吸收及循环障碍,形成脑积水。脓性渗出物局部包裹形成脑脓肿、硬膜下积液或积脓,其中以流感杆菌和肺炎链球菌性脑膜炎易形成硬膜下积液,个别患者发生硬膜下积脓。炎性细胞浸润脑膜小血管可形成血栓,导致脑梗死。镜下可见脑膜血管充血,炎性细胞浸润,早期以中性粒细胞为主,后期以淋巴细胞和浆细胞为主,有时可发现致病菌。室管膜及脉络膜亦可有炎性细胞浸润。与脑膜毗邻的组织也常有炎症细胞浸润,累及皮质静脉发生血栓性静脉炎,导致相应区域的皮质坏死。累及皮质和软膜动脉,导致血管内皮细胞肿胀、管壁局限性坏死、血栓形成。

【临床表现】

通常呈急性或暴发性起病,病前可有呼吸道感染病史或肠道感染、中耳炎病史。急性期全身症状明显,畏寒、发热和全身不适,头痛为突出表现,并伴有恶心、呕吐等症状,可出现精神症状如易激惹、精神错乱和谵妄。严重者出现意识障碍如意识模糊、嗜睡、昏睡,甚至昏迷。部分患者出现癫痫发作,在新生儿和婴儿,癫痫发作的患者比例较高,可达 50%,其中流感嗜血杆菌和肺炎链球菌性脑膜炎发生率最高,局限性发作常见,也可为全身性发作。患者出现脑膜刺激征,如颈强直、Kernig 征和 Brudzinski 征。大多数患者有颅内压增高,但急性发作者视乳头水肿不常见,严重的颅内压增高可引起脑疝形成,导致患者死亡。脑神经麻痹常见,动眼神经、展神经、面神经、听神经都可累及,出现上睑下垂、眼球运动障碍、复视、耳聋和面瘫。当炎症广泛影响脑膜血管时,可发生血栓形成,也可引起脑卒中,出现偏瘫、失语等。

细菌性脑膜炎可出现一些并发症,如脑积水、硬膜下积液或积脓、脑脓肿形成,引起持续发热、反应迟钝甚至昏迷。脑脊液压力增高,新生儿可出现前囟饱满隆起,头颅扩大。

各型细菌性脑膜炎临床表现相似,但各有特点。

(1)脑膜炎双球菌性脑膜炎:又称流行性脑脊髓膜炎,简称流脑,致病菌由呼吸道侵入人体,通过鼻咽部进入血液循环,最后在脑膜和脊髓膜形成化脓性感染。以 6 个月到 2 岁的婴幼儿发病率最高,常呈暴发流行。本病的主要特征是出现出血性皮疹,全身皮肤、黏膜出现淤点、淤斑或紫癜,小至 1~2mm,严重者迅速扩大融合成片。临床主要分为 3 型:①普通型:约占 90%,按其临床病程分为上呼吸道感染期、败血症期和脑膜炎期。②暴发型:起病急骤,病情凶险,如不及时抢救可在 24 小时内死亡,该型又可分为三型,即休克型、脑膜脑炎型及混合型。③轻型:临床表现为低热、轻微头痛、咽痛等上呼吸道感染症状;皮肤黏膜可有少量细小出血点;亦可有脑膜刺激征。

(2)肺炎链球菌性脑膜炎:呈散发,多发生于冬、春季,以 2 岁以下的婴儿和老年患者为多见。最重要的危险因素是肺炎球菌肺炎,其他危险因素包括中耳炎、乳突炎、鼻窦炎、继发于颅脑外伤和脑外科手术后等。

(3)流感嗜血杆菌性脑膜炎:多见于 3 个月到 3 岁的婴幼儿。本病全年都可发病,但以秋、冬季节为多见。部分患者病前有上呼吸道感染史或中耳炎病史,本病皮疹较少见,易发生中枢神经系统以外的并发症。

【辅助检查】

1. 血常规检查　多数患者白细胞增高,在 10 000×10^6/L 以上,中性粒细胞百分比增高。

2. 脑脊液检查　CSF 压力增高,外观浑浊或呈脓性,细胞数达$(1\,000\sim10\,000)\times10^{6}/L$,早期以中性粒细胞为主,后期以淋巴细胞及浆细胞为主;蛋白质增高,多数患者大于 1g/L;糖含量降低,氯化物含量亦常降低。脑脊液经离心后将沉渣涂片做革兰氏染色可找到致病菌。建议进行细菌培养,同时可进行药物敏感试验。脑脊液细菌特异性抗原检测能迅速检测出致病菌及其菌型,亦可用于已接受抗生素治疗的患者,常用方法有反向免疫电泳和乳胶凝集试验;也可用脑脊液聚合酶链反应(PCR)或者宏基因二代测序检测细菌核酸。脑脊液中乳酸脱氢酶(LDH)增高有助于与病毒性脑膜炎相鉴别。

3. 影像学检查　脑 CT 早期可正常,病程进展可见脑膜呈线状强化,硬膜下积液可见颅骨内板下新月形低密度区,包膜形成时可见内膜强化,室管膜炎及脉络膜炎时脑室壁呈线状强化,脑积水显示脑室扩大,脑实质受损可见低密度区和占位效应;脑 MRI 检查早期脑膜及皮质呈条状信号增强,脑组织广泛水肿,脑沟和脑裂变小;中期皮质和皮质下梗死,T_1WI 低信号,T_2WI 高信号;后期可见脑积水、硬膜下积液及脑萎缩等。

【诊断和鉴别诊断】

1. 诊断　主要根据病史、临床表现和脑脊液检查。

2. 鉴别诊断

(1) 病毒性脑膜炎:病前可有上呼吸道感染症状,发热等全身中毒症状较轻,CSF 有核细胞增高没有细菌性脑膜炎明显,并且以淋巴细胞增高为主,蛋白轻或中度增高,糖正常。

(2) 单纯疱疹性脑炎:发热、头痛、精神行为异常和局灶性神经损害常见。CSF 以淋巴细胞为主,可出现红细胞,蛋白质轻度增高,糖及氯化物正常。MRI 在额、颞、枕或岛叶可见异常信号,有时可伴出血。

(3) 隐球菌性脑膜炎:患者常有免疫缺陷病史,起病较慢,呈亚急性或慢性起病,病程长,出现进展性头痛、呕吐,伴低热,CSF 以淋巴细胞增高为主,糖含量明显降低,CSF 墨汁染色可检出新型隐球菌。

(4) 结核性脑膜炎:一般起病较慢,出现头痛、呕吐、发热,以午后为主,可出现癫痫发作及局灶性神经体征,严重者出现意识障碍,CSF 典型改变为淋巴细胞轻中度增高、蛋白增高、糖和氯化物降低,脑脊液抗酸染色涂片、结核分枝杆菌培养和结核抗体测定对诊断有帮助。

(5) 蛛网膜下腔出血:常在活动中起病,突发剧烈头痛、呈爆炸样,可伴呕吐、一过性意识丧失,出现颈强直,一般无发热。CT 可见蛛网膜下腔出血,脑脊液呈血性可确诊,其病因主要为颅内动脉瘤和血管畸形。

【治疗】

细菌性脑膜炎自 1805 年开始认识直到 20 世纪初叶,一直被视为致死性疾病。虽然抗生素的发明和应用使许多病例得以治愈,但由于近年来病原菌谱的变化及抗生素耐药性的增加,其发病率和死亡率仍然很高。

1. 细菌性脑膜炎抗菌治疗原则

(1) 抗生素应能通过 BBB,杀灭脑脊液中细菌。青霉素和头孢噻肟(cefotaxime)是治疗细菌性脑膜炎最常用药物。氨苄青霉素因抗菌谱较广,对革兰氏阳性和阴性菌有效,是首选药物之一,对妊娠、糖尿病、淋巴瘤和 CSF 以淋巴细胞为主者疗效尤佳。

(2) 影响 CSF 中抗生素杀菌活性因素主要是抗生素透入 CSF 浓度,取决于抗生素特性和 BBB 完整性,分子量小、与蛋白结合力差、离子化程度低及高脂溶性等可增加 BBB 通透和 CSF 中抗生素浓度,BBB 损伤可使 CSF 中 β-青霉素酶类抗生素浓度达到血清浓度的 5%~10%,高脂溶性抗生素如氯霉素、利福平和甲氧苄啶(TMP) CSF 药物浓度可达血药浓度的 30%~40%。

(3) 杀菌活性对病情潜在危险性:杀菌常导致病原菌溶解,使具有生物活性细胞壁产物,如革兰氏阴性菌脂多糖,链球菌磷壁酸质(teichoic acid)及肽聚糖(peptidogly-can)释放到 CSF 中,增加 CSF 中细胞因子如 IL-1、IL-6 和 TNF-α 生成,炎症恶化,加剧 BBB 损伤。最近 Escherichia coli 实验性脑膜炎研究提示,CSF 中细菌溶解发生在抗生素治疗之初,最终释放细菌内毒素远比未用抗生素治疗释放量小,迅速取得 CSF 中杀菌疗效是明智的。

2. 针对病原菌治疗　主要是杀灭病原菌,治疗神经系统和全身并发症。

(1) 抗生素选择:一旦确诊应立即开始抗生素治疗,早期治疗是改善预后的关键。①选用病原菌敏感抗生素治疗。②肺炎球菌性脑膜炎,对青霉素敏感者可用青霉素,抗青霉素耐药菌株推荐第三代头孢菌素,尽量选用易通过 BBB 的头孢噻肟、头孢曲松(头孢三嗪)等,第三代头孢菌素先锋必素因血-脑屏障通过性差,不宜应用。③流感嗜血杆菌性脑膜炎抗生素选择与 β-内酰胺酶有关,此酶阴性者应选氨苄西林,可加用氯霉素,此酶阳性者选用第三代头孢菌素(Quagliarello et al,1997)。④脑膜炎双球菌性脑膜炎应选青霉素及氨苄西林或第三代头孢菌素(见表 3-5-8)。⑤病原菌未明者应留取脑脊液送检,根据临床背景如年龄、社区获得性感染或院内感染、易感因素等进行经验性治疗,通常选择广谱抗生素,多数病例推荐头孢菌素如头孢噻肟、头孢曲松;小儿(<3 个月)和老人(>50 岁)加用氨苄青霉素;近期头外伤、神经外科手术史和有脑脊液引流通道者,应给予抗革兰氏阴性及阳性菌的广谱抗生素(选择方案见表 3-4-14 和表 3-4-15);抗生素应静脉注射,不易透过 BBB 药物应采用鞘内注射或脑室内给药,须注意药物剂量、稀释浓度、注射速度及间隔时间等。

表 3-4-14　急性细菌性脑膜炎的特定抗菌治疗

微生物	标准治疗	替代治疗
流感嗜血杆菌		
β-内酰胺酶阴性	氨苄西林	第三代头孢菌素[a];氯霉素
β-内酰胺酶阳性	第三代头孢菌素[a]	氯霉素;头孢吡肟
脑膜炎奈瑟氏菌	青霉素 G 或第三代头孢菌素[a]	氯霉素
肺炎链球菌		
青霉素 MIC<0.1μg/ml(敏感)	青霉素 G 或氨苄西林	第三代头孢菌素[a];氯霉素;万古霉素+利福平
青霉素 MIC 0.1~1.0μg/ml(中等敏感)	第三代头孢菌素[a]	万古霉素;美罗培南
青霉素 MIC≥2.0μg/ml(高度耐药)	万古霉素+第三代头孢菌素	美罗培南
肠杆菌科	第三代头孢菌素[a]	美罗培南;氟喹诺酮;复方磺胺甲噁唑或头孢吡肟
铜绿假单胞菌	头孢他啶或头孢吡肟[b]	美罗培南;氟喹诺酮[b];哌拉西林
单核细胞增多性李斯特菌	氨苄西林或青霉素 G[b]	复方磺胺甲噁唑(复方新诺明)
无乳链球菌	氨苄西林或青霉素 G[b]	第三代头孢菌素[a];万古霉素
金黄色葡萄球菌		
甲氧西林敏感	萘夫西林素或苯唑西林+第三代头孢菌素	万古霉素
甲氧西林耐药[d]	万古霉素[c]+第三代头孢菌素	利奈唑胺;奎奴普丁-达福普汀;替加环素
表皮葡萄球菌	万古霉素[c]	利奈唑胺;替加环素

注:MIC=最小抑菌浓度。[a] 头孢噻肟或头孢曲松;[b] 需要考虑加用氨基糖苷类;[c] 需要考虑加用利福平;[d] 对于甲氧西林耐药的葡萄球菌属,利奈唑胺、奎奴普丁-达福普汀和达托霉素是一种新的替代治疗,但目前尚缺乏足够的研究支持。

表 3-4-15　细菌性脑膜炎经验性治疗

患者年龄	抗生素治疗[a]
0~4 周	头孢噻肟+氨苄西林
4~12 周	第三代头孢菌+氨苄西林(+地塞米松)
3 个月~18 岁	第三代头孢菌+万古霉素(±氨苄西林)
18~50 岁	第三代头孢菌+万古霉素(±氨苄西林)
>50 岁	第三代头孢菌+万古霉+氨苄西林
免疫抑制状态	万古霉+氨苄西林+头孢他啶
颅底骨折	第三代头孢菌素+万古霉素
脑部创伤;神经外科手术	万古霉+头孢他啶
脑脊液引流	万古霉+头孢他啶

注:[a] 对于所有年龄大于 3 个月的患者,一种替代方案是美罗培南+万古霉素(不覆盖李斯特菌属)。对于严重的青霉素过敏,可考虑万古霉素+氯霉素(针对脑膜炎球菌);复方磺胺甲噁唑(针对李斯特菌属)。对于感染耐药的肺炎球菌患者,有报道氯霉素治疗失败率高。

多年来,青霉素(PG)是多数社区获得性细菌性脑膜炎首选药物,近年来耐药菌株逐渐增多,美国流感嗜血杆菌耐药菌株已达 30%~40%(Jacobs et al,1999)。目前耐药肺炎球菌在亚洲国家已很流行,欧洲国家耐药菌株达 50%,但多数细菌仍对三代头孢菌素敏感。头孢菌素可透过 BBB,如头孢曲松按 50mg/kg 给药,2~24 小时内 CSF 药物浓度可达到数倍于脑膜炎致病菌最低抑菌浓度,24 小时后仍可保持 1μg/ml(张建藩等,1995)。如果自血或 CSF 分离出耐药菌株,应加用万古霉素及利福平。目前,脑膜炎双球菌对青霉素及氨苄西林敏感。总之,第三代头孢菌素适用于上述三种主要病原菌脑膜炎,青霉素过敏患可选用氯霉素。

(2)治疗时限:多数情况抗生素治疗应维持 10~14 天,临床提示存在硬膜下积液或积脓、静脉窦血栓、脑脓肿及乳突炎时,治疗时限应适当延长。抗生素应用虽使细菌性脑膜炎治疗发生了革命性变化,但确定抗生素治疗时间、经验选药、影像学检查必要性和是否合用皮质类固醇等均存有争议。细菌性脑膜炎治疗取决于全球范围内对抗生素耐药类型研究、继续开发新型抗生素和审慎使用现有药物。

3. 皮质类固醇应用　曾认为皮质类固醇对细菌性脑膜炎无益，近期前瞻性研究及临床对照试验表明，小儿脑膜炎尤其流感嗜血杆菌性脑膜炎辅用地塞米松治疗，可很快控制发热，感觉神经性耳聋及其他神经系统后遗症发生率明显降低，但死亡率无明显改变（Tunkel et al，1997）。非流感嗜血杆菌性脑膜炎是否常规辅用地塞米松有待研究。小儿细菌性脑膜炎可酌情推荐应用地塞米松 0.15mg/kg，4 次/d，连用 2~4 天，首剂应与抗生素同时或前 2 分钟给予。成人暴发性病例（颅内压极高、脑脊液含大量细菌、白细胞数低等）也可酌情应用。

4. 其他治疗　反复腰穿 CSF 引流未证明有效，炎症急性期脑水肿可引起颅内压明显增高，腰穿有引发小脑扁桃体疝风险，可用甘露醇和呋塞米降颅内压。细菌性脑膜炎易发生低钠血症，应注意水和电解质平衡，及时纠正酸中毒，补充高热量、高维生素饮食。控制癫痫发作和防止脑缺氧。硬膜下积液、积脓和脑脓肿除应用足量有效的抗生素，必要可手术治疗。

【预后】

自抗生素应用以来，细菌性脑膜炎预后已大为改观，病死率视病原菌及患者年龄而不同，肺炎球菌死亡率为19%，脑膜炎奈瑟球菌为 13%，流感嗜血杆菌为 3%；5 岁以下儿童肺炎球菌死亡率（3%）远低于 60 岁以上成人（30%）。近期一项研究，涉及近 20 年细菌性脑膜炎病例，虽经有效抗生素治疗，病死率仍高达 19.7%，婴儿、儿童和老年人更高。

影响预后的因素包括年龄、治疗开始时间、菌血症、昏迷和癫痫，以及伴发的疾病如嗜酒、糖尿病、多发性骨髓瘤、脑外伤等，未经治疗的细菌性脑膜炎患者一般均死亡。本病患者即使接受有效抗生素治疗，后遗症发生率仍然较高，约 22.6% 的患儿遗留神经系统后遗症。持续性神经性耳聋最常见，肺炎球菌性脑膜炎发生率为 30%，脑膜炎双球菌性脑膜炎和流感嗜血杆菌性脑膜炎分别为10.5% 和 6%，还可见脑神经麻痹、行为异常、癫痫、儿童语言及智能发育迟滞、运动障碍等。

第十七节　细菌性脑炎

（王维治　关鸿志）

细菌性脑炎（bacterial encephalitis）是细菌性感染侵犯脑实质的脑炎样表现，约占所有脑炎病例的 5%，病死率及致残率较高。最常见的为单核细胞增多性李斯特菌脑膜脑炎（Listeria monocytogenes meningoencephalitis）、肺炎支原体（Mycoplasma pneumoniae）神经系统感染、军团病（Legionnaires disease），其他如布鲁氏菌（Brucella）感染、百日咳杆菌（Bordetella pertussis）感染、猫抓病（cat-scratch disease），Whipple 病也可引起细菌性的脑炎。

一、单核细胞增多性李斯特菌脑膜脑炎

单核细胞增多性李斯特菌脑膜脑炎（Listeria monocytogenes meningoencephalitis）是单核细胞增多性李斯特菌引起的李斯特菌病（Listerosis）的一部分，易发生于免疫抑制的个体，以新生儿、孕妇、饮酒过度、糖尿病和细胞免疫功能低下的个体和 40 岁以上的成年人易于发病，主要表现为化脓性脑膜炎、脑膜脑炎和败血症等。

【病因和发病机制】

李斯特菌共有 7 个菌株：单核细胞增生李斯特菌（L. monocytogenes）、绵羊李斯特菌（L. iuanuii）、英诺克李斯特菌（L. innocua）、威尔斯李斯特菌（L. welshimeri）、西尔斯李斯特菌（L. seeligeri）、格氏李斯特菌（L. grayi）、默氏李斯特菌（L. murrayi）；其中，仅单核细胞增多性李斯特菌对人体致病。李斯特菌是革兰氏阳性短杆菌，属兼性厌氧菌，无芽孢，一般不形成荚膜，有鞭毛。单核细胞增生性李斯特菌对人类有较强的致病性，主要产生溶血性的外毒素，且可在吞噬细胞内生长、繁殖，随血流扩散至全身。在革兰氏染色标本中常成对排列，形如球菌，易误诊为肺炎链球菌。李斯特菌病遍布全球，可散发，也可在人群中流行。李斯特菌可引起脑炎、脑干炎、脑膜炎，在肺、肝、脾等脏器形成播散性小脓肿或粟粒样肉芽肿，在孕妇可造成流产或死胎。该病常通过进食被污染的食物，如肉类、牛奶、乳制品和生蔬菜等而感染，也可经过直接接触受感染动物的粪便而感染。

【临床表现】

1. 单核细胞增生性李斯特菌感染的潜伏期从数日到数周不等，细菌随血流播散至全身多器官，引起局灶性感染。

2. 该菌除引起脑膜炎外，尚有 10% 的患者侵犯脑干或者大脑实质，伴或不伴脑膜炎体征。患者表现为发热、头痛、呕吐、偏瘫、共济失调等症状，约 2/3 的患者有不同程度的意识障碍，约 1/3 的患者有癫痫发作和脑神经麻痹。在重症患者中可见脑干受累，可呈现呼吸肌麻痹。

【辅助检查】

1. 血常规检查　白细胞增高，以中性粒细胞为主。对临床疑诊单核细胞增多性李斯特菌脑膜脑炎时，须进行血培养检查，阳性率大约为 60%。

2. 脑脊液检查　白细胞增高，以中性粒细胞为主，部分患者以单核细胞为主；脑脊液糖降低，蛋白质含量增高。亦可进行脑脊液涂片检查。25%~40% 患者脑脊液

中可培养出李斯特菌。

3. 脑 CT 检查　早期常为正常,后期出现局限性病灶和脑积水;MRI 检查可显示脑干或者脑实质内异常信号,主要表现为多发的小脓肿或微脓肿,但在脓肿形成早起,可为多发斑片状异常信号,界限不清晰,可伴有强化(图 3-4-21)。

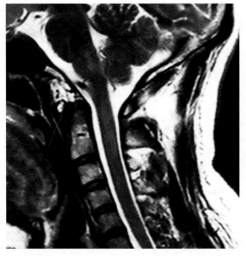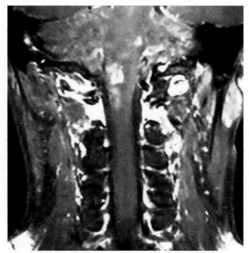

图 3-4-21　单核细胞增多性李斯特菌脑干炎的 MRI,T_2 像可见延髓异常信号,T_1 增强可见病灶强化

【诊断】

诊断主要依靠有进食受污染的食物病史,或有受感染动物的粪便接触史,有脑炎相关的症状和体征,结合血培养、脑脊液检查等可作出诊断。

【治疗和预后】

1. 除一般治疗外,本病治疗应尽早开始抗生素治疗,以青霉素 G 或氨苄西林联合氨基糖肽类抗生素为首选。青霉素 G 24 万~32 万 U/(kg·d),分 6 次静脉滴注;或氨苄西林 200mg/(kg·d),分 6 次静脉注射,妥布霉素 5mg/(kg·d);连续用药 3 周以上。

2. 预后　本病预后差,其预后取决于患者病前健康状况、感染严重程度及治疗是否及时,病死率为 26%~50%,65 岁以上或伴癫痫发作患者病死率高。

二、肺炎支原体性脑炎

肺炎支原体性脑炎(mycoplasma pneumoniae encephalitis)是肺炎支原体感染引起的脑实质炎症性病变。

【病因和发病机制】

支原体介于细菌与病毒之间,是目前所知能独立生活的最小微生物。肺炎支原体呈短细丝状,尖端有一致密电子区,能吸附于呼吸道上皮细胞,引起急性呼吸道感染,多见于儿童及青少年。有 10%~20% 的肺炎由肺炎支原体引起,肺炎支原体感染引起的支原体肺炎预后尚好,但它可引起肺外并发症,中枢神经系统损害的发生率为 0.1%,住院的肺炎支原体感染患者发生神经系统损害的概率更高,可达 7%,常见为脑膜脑炎、脑炎。

传染源主要为患者和肺炎支原体携带者,由感染者呼吸道分泌物经空气传播,人群普遍易感。

【临床表现】

在出现脑炎的症状之前,部分患者出现一些上呼吸道感染的症状,多数患者出现严重的前驱性头痛。在呼吸道感染后 3~23 天,平均 10 天出现神经系统症状,出现癫痫发作、精神错乱,偏瘫、舞蹈样手足徐动、不同程度意识障碍如嗜睡、谵妄及昏迷等症状。部分患者出现急性脑水肿。肺炎支原体脑炎患者常有高热(体温常高于 39℃)。

【辅助检查】

1. 血常规检查　大多数患者正常,红细胞沉降率增快。脑脊液检查压力可增高,可见少量淋巴细胞及单核细胞,蛋白质含量增高。

2. 呼吸道分离出肺炎支原体虽有助于诊断,但较为困难。血和脑脊液中补体结合的 IgG 和 IgM 抗体以及冷凝集抗体滴度增高有助于诊断。PCR 可检测脑脊液中肺炎支原体 DNA。

3. 肺炎支原体脑炎脑 CT 检查正常或有脑水肿表现。MRI 检查可发现多发的脑白质炎症性病灶。

【诊断】

肺炎支原体感染患者出现脑部症状和体征,应考虑肺炎支原体脑炎可能。诊断主要依据是在出现脑炎症状的患者的血清或脑脊液中检测到补体结合抗体的滴度升高。

【治疗和预后】

1. 治疗　红霉素和四环素以及它们的衍生物可降

低肺炎支原体脑炎的患病率,这是因为它们能根除肺炎支原体引起的肺炎。但红霉素和四环素以及它们的衍生物是否直接对肺炎支原体脑炎有效尚不清楚。

2. 预后　绝大多数患者可完全康复,不遗留后遗症,伴意识障碍和癫痫发作的患者预后较差,偶有死亡的报道。

三、军团菌性脑炎

军团菌性脑炎(legionnairesencephalitis)是军团病的中枢神经系统感染表现。军团病(legionnairesdisease)是潜在致命性呼吸道感染性疾病,1976年7月在美国费城召开的退伍军人年会,参会者中有221人发病,34人死亡。不久发现,该病致病菌是一种新型细菌,即军团菌所致。

【病因和发病机制】

本病的病原菌为军团菌,为需氧革兰氏阴性多形性杆菌,无荚膜,不形成芽孢。有多个菌种,其中嗜肺性军团菌是最主要的流行菌种。军团病既可暴发流行,亦可呈散发。病原菌主要随气雾和气溶胶经呼吸道传播,吸入细菌在肺内引起病变,细菌通过淋巴系统和血流可扩散至肺外。中枢神经系统受累部位包括大脑、小脑、脑干和脊髓。

【临床表现】

1. 军团病的主要表现是军团性肺炎,表现为畏寒、发热、咳嗽、胸痛、肺部啰音和肺实变等。

2. 病变累及中枢神经系统时出现军团菌性脑炎的表现,其临床表现各异,可出现发热、头痛、精神错乱、谵妄、震颤、小脑性共济失调、步态异常、眼外肌麻痹、构音障碍、意识障碍等,也有部分患者出现抗利尿激素不恰当的异常分泌。中枢神经系统受累所引起的症状通常恢复是快速和完全的,尽管少数患者会遗留记忆功能障碍和小脑性共济失调。

【辅助检查】

1. 血常规检查　半数以上的患者有白细胞增高。脑脊液检查一般无异常,少数有脑脊液压力增高,白细胞数增多。

2. 脑CT检查　通常无异常发现。

3. 血清血军团菌抗体通常在发病后1周到10天内升高,对可疑患者应进行检测。目前尚不能从脑组织和脑脊液中分离出军团菌。

【治疗】

成人军团菌性脑炎的治疗主要为红霉素,0.5~1.0g/次,静脉给药,每6小时一次,连用3周。

四、布鲁氏菌性脑膜脑炎

布鲁氏菌性脑膜脑炎(Brucellar meningoencephalitis)是布鲁氏菌病神经系统损害表现。布鲁氏菌病(Brucellosis)是布鲁氏菌引起的人畜共患的传染性疾病。2%~5%的布鲁氏菌病患者可出现神经系统损害表现。我国布鲁氏菌脑炎多由羊型、牛型和猪型布鲁氏菌感染,主要流行于内蒙古自治区、新疆维吾尔自治区、山西省与河北省等地牧区。

【病因和发病机制】

病原菌是布鲁氏菌为革兰氏阴性短小杆菌,无鞭毛,不形成芽孢。布鲁氏菌在自然环境中存活能力强,自然宿主是家畜,传染源主要是羊、牛及猪和犬。细菌可通过皮肤或黏膜、消化道、呼吸道等多种途径侵入人体,人类通过接触病畜及其分泌物或摄入染菌的食品而感染。病菌侵入人体后,随淋巴液到达淋巴结,被淋巴结中的吞噬细胞吞噬,如吞噬细胞未能将其杀灭,病原菌就可在吞噬细胞内生长、繁殖,导致吞噬细胞破裂,进入淋巴液和血液循环,引起菌血症,并随血流带至全身,形成多发病灶。

【临床表现】

1. 临床可分为急性型、慢性期活动型和慢性期相对稳定型。潜伏期为1~3周,急性期出现发热、多汗和关节疼痛等症状;慢性期症状多不明显。布鲁氏菌病临床表现复杂多变,可出现多个器官病变,也可局限于某一器官。

2. CNS受累的主要临床类型是脑膜炎、脊膜神经根炎、脑膜血管炎等。神经系统表现包括:①头痛多见,持续且症状较重,查体可见视乳头水肿,脑膜刺激征阳性。②局灶性症状,如肢体无力、感觉异常、共济失调、尿失禁、智力及定向障碍、癫痫发作,严重可出现意识障碍,影响脑神经可出现视物不清、复视、听力下降、面神经瘫痪等症状,影响脊髓和脊髓神经根可出现双下肢无力、尿便障碍等。③少数患者表现为亚急性或慢性进行性脑病,出现性格改变、反应迟钝和智能减退等。

【辅助检查】

1. 脑脊液检查　颅内压可正常或升高,脑脊液白细胞升高,脑脊液细胞学一般呈淋巴细胞性炎症,可伴有中性粒细胞比例升高,葡萄糖正常或减低,蛋白可升高。

2. 影像学检查　影像学改变可因临床类型而异,MRI可有脑膜强化、脊膜神经根强化、白质改变,血管受累者可见急性或者慢性脑缺血改变。

3. 血清学实验　虎红平板凝集试验(RBPT)为快速筛查试验;血清凝集试验(SAT)对急性感染患者更加敏感,WHO建议判断标准定为1:160。

4. 血液、脑脊液、骨髓培养　培养出布鲁菌可以确诊。

【诊断】

诊断主要根据流行病学接触史、神经系统表现、脑脊液炎性改变与血清学阳性或者细菌培养阳性。血液、骨髓或脑脊液中培养出布鲁菌是诊断的"金标准"，但培养阳性率较低。脑脊液病原体核酸检测技术，例如 PCR 与二代测序也有助于神经布鲁菌病的诊断。

【治疗】

1. 抗菌药物治疗原则为早期、联合、足量、足疗程，必要时延长疗程，以防止复发及慢性化。目前以多西环素、利福平为基础用药，联合头孢曲松、氨基糖苷类、喹诺酮类中的一种，3 种药物联合应用至少 6 周。重症患者可加用激素。

2. 推荐治疗方案

（1）一线方案：多西环素（100mg 口服，每天 2 次，用药 4～5 个月）+利福平（10mg/kg，口服，最大剂量 900mg/d，4～5 个月）+头孢曲松钠（2g，12 小时一次，静脉滴注，1 个月）。

（2）二线方案：多西环素（100mg 口服，每天 2 次，用药 5～6 个月）+利福平（10mg/kg，口服，最大剂量 900mg，每天 1 次，用药 5～6 个月）+复方磺胺甲噁唑（160/800mg，口服，每天 2 次，用药 5～6 个月）三联治疗。治疗过程中动态检测脑脊液、生化和细胞学等指标，以评估疗效。

【预后】

早期诊断和早期治疗可使大部分患者获得较好的预后。若诊断和治疗不及时，可导致少数患者死亡，部分患者遗留不同程度的后遗症。

五、巴尔通体脑炎

巴尔通体脑炎（Bartonella encephalitis）是一种罕见的细菌性脑膜脑炎。迄今医学文献中已有大约 100 例猫抓性脑炎（cat-scratch encephalitis）报道。巴尔通体（Bartonella）是一种革兰氏染色阴性小棒杆菌，兼性胞内寄生的、短小和多形的革兰氏阴性杆菌或球杆菌，该菌是一种人兽共患病原体，可由跳蚤、白蛉、体虱、扁虱等昆虫。传染源主要是猫及其他猫科动物，大多数患者都有猫接触史，被猫抓伤或咬伤，故名猫抓病（cat-scratch disease）。汉氏巴尔通体（Bartonella henselae）是猫抓病的主要病原体。

【临床表现】

1. 本病主要表现为皮肤病损和局部淋巴结肿大，从猫抓伤到出现皮疹约 3～10 天，出现局部淋巴结肿大约为 2 周。

2. 少数患者在感染后 2～3 周出现猫抓性脑炎，表现为头痛、癫痫发作、不同程度的意识障碍。该病还可以引起感染性血管炎、感染性血管瘤、心内膜炎，以及色素性视网膜炎等。

【诊断】

本病根据猫接触史、典型的临床症状和体征，结合补体结合实验等血清学检查结果通常可以诊断。用 PCR 或银染法从活检淋巴结检出致病菌可以确诊，但病原体培养的阳性率低。

【治疗】

本病治疗主要使用红霉素、氯霉素或多西环素，通常有效，难治性病例推荐使用大环内酯类抗生素。大多数患者经过治疗后可完全康复。

六、惠普尔病

惠普尔病（Whipple disease）是罕见的慢性多系统疾病，由 Whipple（1907）首先报道，致病菌是 *T. whipplei*，属于放线菌科，多发生于中年男性，出现腹泻、体重下降和吸收障碍等，有时可累及神经系统、心血管系统和呼吸系统，这些症状发生于消化道症状前数月或数年。

【病因和发病机制】

致病菌 *T. whipplei* 为杆状的革兰氏染色阳性菌，细菌常引起细胞介导的免疫反应。目前确切的发病机制尚不完全明确。该病原菌体外培养较为困难，尚不能建立该病的动物模型。

【临床表现】

1. 患者的典型表现是腹泻、体重下降和吸收障碍等三联症，大约 80% 的患者出现这些症状，可伴有血便；10%～25% 的患者没有消化道症状，称为干性 Whipple 病。患者可能出现发热、贫血、淋巴结肿大、腹痛、腹胀，以及皮肤色素沉着等。

2. 患者可出现中枢神经系统症状，如认知功能障碍、精神症状、不同程度的意识障碍，以及下丘脑症状，如多饮、多食、性欲改变、闭经、睡眠-觉醒周期变化和失眠等。约有 15% 的患者出现典型的痴呆、核上性眼肌麻痹和肌阵挛等三主症。

【辅助检查】

1. 小肠镜检　空肠是最常取材的部位。小肠镜下可见小肠黏膜肿胀，出现苍白或黄色斑块及糜烂灶。光镜下空肠黏膜固有层发现含 PAS 阳性物质的巨噬细胞浸润。电镜检查巨噬细胞内检测到小棒状 *T. whipplei* 菌，有三层膜,$1\sim2\mu m\times0.2\mu m$,是确诊的"金标准"。

2. 脑 CT 或 MRI 检查　可完全正常或发现局限性异常病灶,可见局部增强,但对诊断无特异性。

3. 脑脊液检查　部分患者脑脊液细胞数增多,蛋白质增高。脑脊液 PCR 检测可检出 *T. whipplei* 菌核酸。部分患者脑脊液中可检出 PAS 阳性的巨噬细胞。

【诊断】

进行性痴呆、核上性眼肌麻痹与肌阵挛的脑病患者,如果伴有慢性腹泻与体重下降,要考虑 Whipple 病的可能。本病确诊主要根据小肠活检发现 PAS 阳性的巨噬细胞。脑脊液病原体核酸检测有助于确诊。

【治疗和预后】

1. 治疗　可选用头孢曲松或链霉素联合青霉素 G 治疗 14 天后,再用甲氧苄啶-磺胺甲噁唑维持治疗 $1\sim2$ 年。

2. 预后　中枢神经系统病变进展快速,若不经治疗,往往在 1 个月内死亡。$8\%\sim35\%$ 的患者在抗生素治疗后 $1\sim4$ 年复发,也有复发 2 次的报道,多发生于治疗不足 6 个月的患者。

第十八节　脑脓肿和颅内脓肿

（王维治　关鸿志）

颅内脓肿(intracranial abscess)是颅内局限性的化脓性感染,包括脑脓肿、硬膜外脓肿和硬膜下脓肿,多继发于全身其他部位化脓性病灶。

一、脑脓肿

脑脓肿(cerebral abscess)是脑的局灶性化脓性感染。本病主要病原体是化脓性细菌,真菌、原虫如溶组织阿米巴原虫侵入脑组织也可引起脑脓肿,临床表现为颅内占位性病变、局灶性神经功能缺失症状及痫性发作等。发病率约为 0.4/10 万,多发于 $20\sim30$ 岁,散见于各年龄组。

【病因和发病机制】

1. 致病菌　脑脓肿常见致病菌种类较多(表 3-4-16),可因原发感染部位不同而异(表 3-4-17)。混合性感染占 $30\%\sim60\%$,厌氧菌感染占 $30\%\sim60\%$。脑脓肿手术标本培养阳性率高达 80%,血培养阳性率较低。

表 3-4-16　脑脓肿的常见病原体

病原体	检出频度
链球菌(米氏链球菌、消化链球菌等)	$60\%\sim70\%$
拟杆菌属(脆弱拟杆菌、产黑素拟杆菌等)	$20\%\sim40\%$
肠道细菌(变形菌属、大肠埃希菌、克雷伯菌属、肠杆菌属、假单胞菌属、柠檬酸杆菌属)	$15\%\sim30\%$
肺炎球菌	<3%
嗜血杆菌属	<10%
金黄色葡萄球菌	$10\%\sim15\%$
其他:真菌(曲菌属、念珠菌属)、诺卡氏菌属、放线菌属、结核分枝杆菌、原虫(溶组织型阿米巴)、蠕虫类	$5\%\sim10\%$

表 3-4-17　脑脓肿的原发感染、易感因素及病原学

原发感染及易感因素	最可能的病原体
耳源性	拟杆菌属(脆弱拟杆菌等)、链球菌类(需氧性及厌氧性)、肠道细菌(变形杆菌属等)
鼻窦炎	脆弱拟杆菌、厌氧及需氧性链球菌、金黄色葡萄球菌、流感嗜血杆菌和肠道细菌
脑穿通伤[*]、手术后	金黄色葡萄球菌、表皮葡萄球菌、链球菌和肠道细菌
肺部感染(肺脓肿、脓胸、支气管扩张)	梭形杆菌属、需氧及厌氧性链球菌、放线菌属、拟杆菌属、金黄色葡萄球菌、铜绿假单胞菌和肠道细菌
先天性心脏病(右-左分流)	草绿色链球菌、厌氧性及微需氧链球菌、嗜沫嗜血菌
急性细菌性心内膜炎	葡萄球菌属、乙型溶血性链球菌和肺炎球菌
亚急性细菌性心内膜炎	甲型或乙型链球菌
免疫功能低下状态	鼠弓形虫、诺卡菌属、真菌(曲菌、念珠菌)、单核细胞增多性李斯特杆菌、分枝杆菌属

注:[*] 偶可分离到产气菌(产气荚膜梭菌)。

2. 病原体侵入脑组织途径

（1）直接感染：病原体通过颅脑穿通伤或外科手术直接感染脑组织，约占 10%。与神经外科手术相关的感染危险因素：术后脑脊液漏，脑室外引流时间过长等。危险因素包括急诊手术、术区污染程度、手术时间超过 4 小时和近期重复神经外科手术（Anne-Marie，1997）。

（2）邻近结构感染蔓延：约 40% 的脑脓肿继发于中耳炎、乳突炎或鼻窦炎等颅底结构的感染灶。

1）耳源性脑脓肿（otogenic brain abscess）：继发于中耳炎及乳突炎，约 2/3 发生于颞叶中下部，其余位于小脑。

2）鼻源性脑脓肿（rhinogenic brain abscess）：多继发于额窦炎或蝶窦炎，分别发生在额叶或颞叶，感染逐层侵蚀颅底骨板（如鼓室顶盖）和脑膜等，形成化脓性通道进入脑内，亦可沿静脉周围组织蔓延至脑内；炎症累及静脉或静脉窦形成血栓性静脉炎时，脑组织淤血或梗死显著削弱血-脑屏障功能而易感染。

（3）血行性感染：约占脑脓肿病例的 30%，病灶多位于颈内动脉流域脑皮质与白质交界处，原发感染多为肺脓肿、脓胸、支气管扩张症或细菌性心内膜炎。

1）亚急性细菌性心内膜炎：通常合并脑栓塞而不引起脑脓肿，梗死灶周围可有炎性细胞反应，可能与致病菌（甲、丙型链球菌）侵袭力较弱有关；但金黄色葡萄球菌、溶血性链球菌或肺炎链球菌等所致急性细菌性心内膜炎可引起多发性脑脓肿及化脓性脑膜炎。

2）非颅骨骨髓炎和皮肤金黄色葡萄球菌感染：可经血行传播引起单发性脑脓肿，出现症状时原发感染可能已痊愈；牙根尖脓肿继发脑脓肿一般为混合感染，厌氧菌是重要病原菌。

3）扁桃体炎、盆腔感染偶可经血行播散引起脑脓肿。

4）心血管系统右-左分流异常：易发生脑脓肿，脓毒性栓子绕过肺循环过滤，经体循环直达脑部，此种反常性栓塞（paradoxical embolism）见于遗传性出血性毛细血管扩张症，患者有多发肺部动静脉吻合支。

5）先天性心脏病：部分幼儿脑脓肿与先天性心脏病有关，发病年龄多在 3 岁以后，脓肿多为单发，常见心脏异常为法洛四联症，其次为卵圆孔未闭及室间隔缺损等。

（4）免疫缺陷及免疫异常：如获得性免疫缺陷综合征（AIDS）、糖尿病、淋巴瘤及白血病等是脑脓肿危险人群，弓形虫感染是 AIDS 患者脑脓肿常见原因。多发性小脓肿见于免疫缺陷患者伴发脓毒血症，静脉毒品使用者可因注射部位感染或细菌性心内膜炎继发脑脓肿。

【病理】

1. 脑脓肿包括单发性脑脓肿与多发性脑脓肿。

（1）单发性脑脓肿：约占 75%，好发部位依次为额叶、颞叶、顶叶、小脑及枕叶，脑干和丘脑较少。

（2）多发性脑脓肿：约占 25%，脓肿大小不一，多呈椭圆形，分叶而在断面呈多房性。

2. 脑脓肿形成分为 3 个阶段。

（1）急性化脓性脑炎或脑膜脑炎期：病灶小血管脓毒性静脉炎或化脓性栓塞，使局部脑组织软化坏死，出现小液化区，病灶周围血管扩张伴炎性细胞浸润和脑水肿。

（2）化脓期：局限性液化区扩大、融合形成脓腔，有少量脓液，周围为薄层不规则炎性肉芽组织，邻近脑组织严重水肿及胶质细胞增生。

（3）包膜形成期：脓腔外周肉芽组织在感染后 10~14 天初步形成包膜，4~8 周完全形成。

【临床表现】

1. 早期表现为发热，可伴畏寒，感染局限后体温降至正常。无明确原发感染灶的隐源性脓肿可无发热，患者常有全身不适或先天性心脏病史。患者有慢性中耳炎、鼻旁窦炎及肺感染等表现如耳痛、溢脓，之后出现脑部症状。耳源性脑脓肿多见于儿童和 40 岁以上人群，鼻源性脑脓肿好发于 10~30 岁。

2. 本病临床表现多样，患者的症状和病程与脓肿的部位有关（表 3-4-18）。急性脑炎期可出现颅内压增高症状，头痛呈持续性和阵发性加重，常伴呕吐、脉缓和血压升高等。半数患者有视乳头水肿，严重患者可有嗜睡、谵妄等意识障碍和脑膜刺激征，局灶性或全面性痫性发作，局灶性神经症状如运动、感觉或言语障碍等，头痛伴颈强直提示为脑膜炎。抗生素治疗后上述症状可改善，如数日至数周再度出现头痛、呕吐、意识障碍及痫性发作等，提示已形成颅内炎性占位性病变脑脓肿。

表 3-4-18　脑脓肿的临床表现

临床症状及体征	发生频率/%
头痛	70~90
局灶性神经功能缺失	20~50
意识障碍	20~30
痫性发作	25
发热，通常不超过 39℃	50
恶心、呕吐	25~50
视乳头水肿	25~40
颈强直	25~30

3. 脑局灶性症状、体征和脑功能缺失表现因脓肿部位而异，应注意评价受到患者意识水平影响，须仔细

检查。

（1）颞叶脓肿：头痛常位于同侧额颞部，优势侧颞叶脓肿常伴感觉性或命名性失语，有时仅有对侧同向性偏盲或上象限盲，为视束或视放射受累，常见对侧中枢性面瘫，可伴对侧轻偏瘫及偏身感觉障碍，伴有癫痫发作。

（2）额叶脓肿：除头痛外，常有表情淡漠、性格改变、记忆力及注意力减退等症状，或伴对侧局灶性或全面性痫性发作，对侧肢体不完全性瘫痪、运动性失语（优势半球）等。

（3）顶叶脓肿：出现深、浅感觉和皮质感觉障碍，优势半球受损可有失读、失写、失认和计算不能，对侧同向性下象限盲等。

（4）枕叶脓肿：出现对侧同向性偏盲。

（5）小脑脓肿：常以枕部或耳后疼痛为初发症状，向颈部或前额放射，易误诊为乳突炎。注视患侧出现粗大水平性眼震、同侧凝视障碍及肢体共济失调等提示小脑受累，可出现强迫体位、肌张力减低和腱反射下降，晚期可见后组脑神经麻痹；颅内压增高症状突出，多见眼底淤血和视乳头水肿。出现锥体束征提示脑干受压，意识障碍提示预后不良。

（6）丘脑脓肿：少见，可有偏瘫、偏身感觉障碍及偏盲，少数有命名性失语，也可无任何体征。

（7）脑干脓肿：多为年轻人，病程短，有发热史，出现脑干症状和体征，MRI 显示脑干环形增强病灶，边缘清楚，伴明显水肿带。

4. 病程可呈急进性，临床症状在 2 周内达到高峰，亦可在数月内缓慢进展，颇似脑肿瘤。病程演变有时不可预料，临床稳定的病例可突然恶化。

5. 脑脓肿可发生两种危象。

（1）脑疝形成：颞叶脓肿易发生颞叶钩回疝，小脑脓肿可引起小脑扁桃体疝；腰穿放脑脊液、不适当活动过量、用力排便均可引起脑疝。

（2）脓肿破裂：脓肿接近脑室或脑表面，可因不适当用力、腰穿、脑室造影和不恰当脓肿穿刺时，脓肿突然破溃引起化脓性脑膜脑炎或脑室管膜炎，表现为突然高热、昏迷、明显脑膜刺激征及癫痫发作等，脑脊液白细胞增多或为脓性。

【辅助检查】

1. 外周血象可见白细胞增高，中性粒细胞增多，红细胞沉降率快，约80%患者血清 C 反应蛋白升高。

2. 胸部及头颅 X 线片有助于查找肺部、中耳和鼻旁窦等感染灶，超声心动图、腹部超声可查找脑外感染灶。

3. CT 及 MRI 检查急性脑炎阶段，脑 CT 可见低密度炎症水肿病灶；MRI 显示 T_1WI 低信号、T_2WI 高信号，可有占位效应及造影剂片状增强，脑炎后期出现环状增强；脓肿形成后，脑 CT 显示脓肿壁密度高于脓腔及周围水肿带，有强化效应，产气菌感染脓腔内可见气液平面，CT 骨窗可观察颅骨骨折、缺损及炎症（鼻旁窦炎及乳突炎）等；MRI 的 T_1WI 等信号脓肿壁包绕低信号脓腔，周围又有低信号水肿带环绕；T_2WI 脓肿壁呈明显低信号（图 3-4-22），可能与血红蛋白降解物有关。头部 MRI 有时可发现乳突或鼻旁窦等原发感染灶，可追踪治疗反应，发现脑室炎（表现脑室周围水肿及室管膜造影剂增强）及脑积水等合并症。

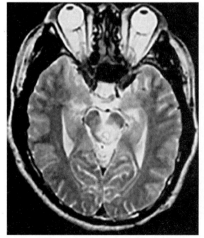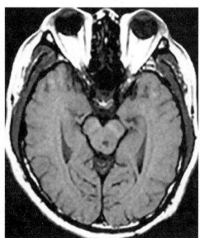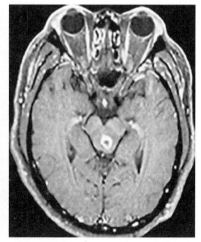

图 3-4-22 脑脓肿的 MRI 显示左颞顶叶囊性病变，囊壁可见明显强化，内囊光滑

4. 脑脊液检查 常规白细胞计数升高，多数在($20\sim300$)$\times10^6$/L，平均为 100×10^6/L，以中性粒细胞为主，蛋白低于 1.0g/L。合并脑膜炎或脑室炎时，脑脊液葡萄糖含量降低。

【诊断和鉴别诊断】

1. 诊断 根据发热等感染征象，合并有中耳、乳突、鼻旁窦、肺部及心脏等感染灶;头痛、呕吐、脉缓和血压升高等颅内压增高表现;脑局灶性体征伴或不伴脑膜刺激征;CT 或 MRI 改变符合脑脓肿。少数病例需经外科手术方可确诊。

2. 鉴别诊断

（1）脑肿瘤:患者仅有颅内占位病变表现,不能证实颅外原发感染灶时应与脑原发肿瘤及转移癌等鉴别,CT 及 MRI 显示脑肿瘤也有周围水肿和环状增强。

（2）脑梗死:患者缺少支持 CNS 感染的炎性证据,脑梗死的再灌流期病灶周围增强,须与脑脓肿鉴别。

（3）如确定为炎症性占位病变,须除外硬膜下脓肿、血栓性静脉炎合并脑出血或梗死、单纯疱疹病毒性脑炎及急性出血性白质脑病等。

（4）AIDS 患者的脑内占位病变,需与弓形虫感染、原发中枢神经系统淋巴瘤等鉴别。

【治疗】

脑脓肿治疗包括抗感染治疗、脑脓肿手术治疗和对症治疗等。如果存在继发脑脓肿的原发感染病灶,例如中耳炎、乳突炎及鼻旁窦炎,也需要争取手术治疗予以清除。对症治疗包括控制颅内压增高和脑水肿、抗癫痫治疗等。可采用甘露醇及呋塞米等降低颅内压,水肿及占位效应明显者可用地塞米松 5~15mg/d。

1. 抗感染治疗　根据细菌培养及药敏试验结果选用适当抗生素,经验性治疗开始选用的抗生素抗菌谱要全面覆盖,并足量和长时间用药,必须在感染完全控制,脑脊液白细胞恢复正常后方可停药。经积极抗炎治疗,临床病情或影像学表现仍继续恶化可手术治疗,脑脓肿术后应用抗生素不应少于 2~4 周。选择药物应考虑对脓肿壁穿透性,青霉素、氯霉素、甲硝唑、某些三代头孢菌素、萘夫西林、甲氧西林和万古霉素等穿透性较好,氨基糖苷类较差。早期应联合用药,待获得病原体培养及药物敏感试验结果后,再对原方案进行优化。一般可采用联合用药方案,即第三代头孢菌素类(头孢噻肟钠或头孢曲松钠等),针对葡萄球菌药物(氟氯西林、萘夫西林或万古霉素)和抗厌氧菌药物(如甲硝唑或者替硝唑)等;亦可选择青霉素与甲硝唑(或庆大霉素)联用,青霉素对链球菌及多数厌氧菌(脆弱拟杆菌除外)有效,甲硝唑对脆弱拟杆菌有杀灭作用。通常选择静脉用药(表 3-4-19,表 3-4-20),静脉用药无效者可考虑脓腔内用药。静脉应用抗生素疗程依据临床反应和神经影像学动态变化而定,一般不应少于 4~6 周。

表 3-4-19　脑脓肿抗生素治疗的用药剂量

抗生素	剂量(静脉注射)		用药间隔/h
	成人	儿童	
头孢噻肟钠	6g/d	200mg/(kg·d)	8
头孢曲松钠	2~4g/d	150mg/(kg·d)	12
苯唑西林、氟氯西林	9~12g/d	150mg/(kg·d)	4
万古霉素	2g/d	40~60mg/(kg·d)	12
妥布霉素、庆大霉素	5mg/(kg·d)	5mg/(kg·d)	8
甲硝唑	1.5g/d	22.5mg/(kg·d)	8
氯霉素	2g/d	50~100mg/(kg·d)	6

表 3-4-20　脑脓肿治疗根据感染来源的抗生素经验性选择（TESSIE，2010）

感染源	常见病原菌	抗生素的经验选择
中耳炎或乳突炎	链球菌、类杆菌、普氏菌、肠杆菌	甲硝唑+头孢菌素[*]
鼻窦炎	链球菌、嗜血杆菌、肠杆菌、类杆菌、金黄葡萄球菌	甲硝唑+头孢菌素[*]±万古霉素[#]
口腔感染	梭菌属、普氏菌、类杆菌、链球菌	甲硝唑+青霉素
直接接种(创伤、手术)	葡萄球菌、肠杆菌、链球菌、梭菌属	万古霉素+头孢吡肟+甲硝唑
支气管炎、肺感染、脓胸	放线菌、链球菌、梭菌属、类杆菌、普氏菌、诺卡氏菌	甲硝唑+青霉素,+复方磺胺甲噁唑(如疑诺卡氏菌)
心内膜炎	金黄葡萄球菌、链球菌	万古霉素[##]+庆大霉素
先天性心脏病	链球菌、嗜血杆菌	头孢菌素[*]
原因不明	链球菌、金黄葡萄球菌、嗜血杆菌、少见的厌氧菌	甲硝唑+万古霉素+头孢菌素

注:[*] 头孢曲松(Ceftriaxone)、头孢噻肟(cefotaxime)或头孢吡肟(cefepime);[#]如 MRSA 可疑阳性;[##]如 MRSA 可疑阴性金黄色葡萄球菌,应用萘夫西林,而不首选万古霉素。

2. 手术治疗　可解除占位效应、明确诊断及进行病原学检查。颅内压持续或进行性增高、意识障碍加深、随时可发生脑疝，经积极抗感染治疗病情无改善者，应采取手术治疗，术后抗生素治疗应持续 6 周以上。手术可采取：①立体定向钻颅脓肿穿刺吸脓术：配合手术前、后合理的抗生素治疗，是目前最常用的方法；适用于各部位脑脓肿，特别是体积小、位置深或位于运动区/语言中枢、脑干等重要功能区脓肿，以及多发性脑脓肿或年老体弱、病情危重不能耐受开颅手术者，亦可作为诊断性穿刺；不适合厚壁脓肿、脓腔内异物者；术中应尽量吸出腔内脓液，并涂片及培养，向腔内注入抗生素。②脑脓肿切除术：穿刺抽脓失败、多房性脓肿、小脓肿或脓腔有异物者可开颅直视下连同脓肿壁切除脓肿，彻底清洗脑室内积脓，可注入适量抗生素。

【预后】

总体预后良好。多发性脑脓肿预后较差，颅后窝病变、大脑深部及脑室旁巨大脓肿、脓肿破入脑室和霉菌感染等也是预后不良因素。高颅压继发脑疝形成、脑膜炎、脓肿破入脑室和硬膜下脓肿等是主要死亡原因。约 5% 的病例在临床治愈后数周至数月可复发先天性心脏病，应在脑脓肿治疗后适时进行心脏手术。急性期的死亡率为 3%～10%，约 30% 病例留有癫痫等后遗症。

二、硬膜下脓肿

硬膜下脓肿（subdural abscess）是颅脑附近感染灶如鼻旁窦炎、中耳炎、乳突炎向颅内直接蔓延到硬膜下间隙形成脓肿，来源于颅脑损伤、开颅手术后感染、颅骨骨髓炎等较少，硬膜下脓肿在颅内脓肿中少见。

【病因和发病机制】

硬膜下腔是硬脑膜与蛛网膜间的潜在间隙，早期仅内层发生炎症，即硬脑膜内层炎。一旦发生化脓性感染，易扩散且范围广泛，可扩展至同侧大脑半球表面或颅底，严重者波及对侧及脊髓腔，积脓可达数十至数百毫升，可引起脑皮质静脉炎、静脉窦血栓形成和严重脑水肿。诊治较晚可形成多房性脓肿，慢性期脓肿形成包膜，抗生素不易进入。硬膜下脓肿可同时并发脑膜脑炎、脑脓肿及硬膜外脓肿。

硬膜下脓肿常为邻近感染灶，如中耳炎、乳突炎和鼻旁窦炎等所致，头皮软组织感染经导血管蔓延至颅骨板障，可侵及硬膜下，全身感染血行播散形成颅骨骨髓炎、硬膜下血肿术后或颅脑损伤继发感染和脑脓肿破溃等均可继发硬膜下脓肿。病程进展迅速，脓液覆盖于大脑凸面，积聚于脑沟和脑裂内，以及脑水肿、皮质静脉炎和静脉窦血栓形成等，导致明显脑膜刺激征和颅内压增高。

【临床表现】

1. 青少年较多见，可见原发性感染灶如中耳炎、乳突炎或鼻旁窦炎症状，慢性病灶也可急性发作。急性感染中毒和神经系统症状包括头痛、发热、寒战、呕吐、颈强直及 Kernig 征等脑膜刺激征，可见视乳头水肿等颅内压增高表现，逐渐出现意识障碍，如嗜睡、昏睡、谵妄，甚至昏迷，严重者出现脑疝，病情凶险，死亡率高。

2. 患者多有神经系统局灶定位体征，脓肿压迫皮质功能区出现偏瘫、失语和局灶性癫痫发作或癫痫持续状态，脓肿累及两侧半球则出现两侧体征或定位体征不明显。

【辅助检查】

1. 脑脊液检查　压力增高，细胞数及蛋白含量增高，糖及氯化物正常或降低。

2. 神经影像学检查　脑 MRI 检查在大脑凸面异常 T_1WI 信号，低于脑实质而高于脑脊液，T_2WI 显示新月形影像，信号高于脑实质而低于脑脊液。CT 检查可见大脑凸面、靠近颅骨内板范围广泛新月形或椭圆形低密度肿块，常伴邻近脑组织水肿或大片低密度梗死区，占位效应明显，中线结构移位，累及双侧大脑凸面，中线结构移位不明显。X 线片有时可见颅骨骨质改变。

【诊断】

根据中耳炎、乳突炎、颅骨骨髓炎和鼻旁窦炎等病史，出现感染中毒、脑膜刺激征、颅内压增高症状和逐渐出现意识障碍，大脑凸面和原发性感染灶的影像学证据等诊断。

【治疗】

1. 急性期患者根据原发感染灶及临床表现，可选择颅骨两处或多处钻孔，行对口引流，安置引流管，定期用抗生素盐水冲洗脓腔，脓腔闭合后拔除引流管。

2. 慢性硬膜下脓肿多数已形成脓肿包膜（肉芽组织），须开颅手术，清除脓肿外壁肉芽组织、坏死骨组织和脓液，用过氧化氢溶液（双氧水）及抗生素盐水冲洗，安置引流管，定期冲洗，直至拔除引流管。均应采取脓汁做需氧菌和厌氧菌培养及药物敏感试验，全身和局部应用敏感抗生素，加强营养和支持治疗。

三、硬膜外脓肿

硬膜外脓肿（extradural abscess）是硬脑膜与颅骨之间的局灶性化脓性感染。颅脑附近感染灶，如鼻旁窦炎、中耳炎、颅骨骨髓炎等直接蔓延到硬膜外间隙形成脓肿，亦可继发于开放性颅脑损伤、颅脑手术等感染后。在颅内脓肿中，硬膜外脓肿相对少见。

【病因和发病机制】

硬膜外脓肿多为邻近感染病灶所致，如中耳炎、乳突炎、乙状窦部骨炎及岩骨炎、鼻旁窦炎等，全身性感染可经血行播散形成颅骨骨髓炎，破坏颅骨进入硬膜外间隙形成脓肿。头面部软组织感染经导静脉逆行侵入，开颅术或颅脑损伤也可引起。从解剖结构上，颅骨与硬膜间连结紧密，脓肿形成较局限，不易扩散。硬膜外脓肿可同时伴脑脓肿和硬膜下脓肿。

【临床表现】

1. 急性期　全身化脓感染早期可有头痛、发热、畏寒及全身不适等，头痛部位常与脓肿部位一致，局部头皮可水肿并有叩痛。严重者出现高热、寒战、癫痫发作、谵妄、意识障碍及脑膜刺激征，颅内压增高症状不明显。

2. 慢性期　经抗生素治疗后脓肿形成转为慢性，症状反而减轻。如继发于颅骨骨髓炎，当局部脓肿和窦道形成，并有脓液排出时症状随之好转，但局部病灶不会自愈。继发于额窦炎、中耳炎和乳突炎，可有局部头皮水肿及叩痛，中耳炎引起岩骨炎和岩尖骨质破坏，可导致同侧三叉神经和展神经受损的 Grodenigo 综合征。单纯硬脑膜外脓肿较少出现颅内压增高，通常无局灶性神经体征，脓肿较大可引起对侧偏瘫、失语等，脓肿波及颅底则出现相应脑神经损害症状。

【辅助检查】

1. 外周血象显示白细胞数增高。脑脊液检查压力增高不明显，CSF 细胞数、蛋白含量多为正常。

2. 神经影像学检查　X 线片可发现额窦、乳突和岩骨等骨质改变。脑 CT 检查急性期显示高密度脓肿病灶，CT 值为 40～70HU，亚急性期可见颅骨内板下方梭形低密度或高低混杂密度的脓肿病灶，包膜强化不明显或内缘可见均一强化带，可见邻近脑组织水肿及占位效应，脓肿部位硬脑膜及脑组织与颅骨内板分离。MRI 检查显示颅骨内板下方梭形异常信号区，脓液在 T_1WI 呈低或中等信号，T_2WI 呈略高信号。脑血管造影检查可见无血管区。

【诊断】

根据病史及典型临床症状，中耳炎、乳突炎、骨髓炎或鼻旁窦炎等局部征象，X 线片显示颅骨骨质改变，脑 CT 及 MRI 特征性异常等。

【治疗】

1. 硬膜外脓肿通常需手术治疗，但术前和术后都需给予抗生素治疗。抽取脓汁作需氧菌、厌氧菌培养和药敏试验，根据检查结果选用抗生素，重视营养和支持疗法。

2. 手术治疗一般采用钻颅引流术，摘除异物并咬除坏死颅骨，如为颅骨骨髓炎所致，需摘除骨瓣，咬除周围死骨，清除脓液和炎性肉芽组织，用过氧化氢溶液（双氧水）及抗生素盐水冲洗，放置引流，反复用抗生素盐水冲洗，直至拔除引流。

四、垂体脓肿

垂体脓肿（pituitary abscess）是发生于垂体部的脓肿，极少见，可继发于垂体腺瘤、颅咽管瘤，也可发生于正常垂体。

【病因和发病机制】

垂体脓肿的感染可源于败血症经血行传播，或者蝶窦炎、蝶窦骨髓炎和海绵窦血栓性静脉炎等直接蔓延，亦可查不出原发感染灶。

【临床表现】

1. 患者感染初期可有发热、头痛、视力障碍、闭经、性欲减退、肢端肥大症、多饮及多尿等症状，个别病例突然出现高热、昏迷，颇似垂体瘤卒中。颅内压增高症状不明显，呈缓慢进行性病程，可达 10 年之久。眼底检查可见视神经萎缩，视野检查有不同程度的偏盲。

2. X 线检查可见蝶鞍扩大，少数病例可见蝶鞍破坏。脑 CT 检查显示鞍内低密度，可误诊为空蝶鞍症。

【诊断】

本病的诊断较困难，可能被误诊为垂体肿瘤，直至手术后才确诊，除非患者病前有确切的化脓脑膜炎病史。

【治疗】

垂体脓肿治疗主要采取手术疗法。为了防止术后继发化脓性脑膜炎，术前宜采脓液进行细菌培养和药敏试验，根据药敏试验结果选择抗生素。

第十九节　颅内脓毒性血栓性静脉炎

（王化冰　柯先金）

颅内脓毒性血栓性静脉炎（intracranial septic thrombophlebitis）又称为颅内脓毒性静脉炎（intracranial septic phlebitis）或颅内化脓性静脉炎（intracranial suppurative phlebitis），是颅内静脉及静脉窦发生脓毒性感染伴血栓形成（Ropper et al，2019）。临床表现为发热、头痛、呕吐，以及静脉闭塞性出血性脑梗死，海绵窦受累时可导致脑神经受累。

【病因和发病机制】

颅内静脉窦汇集全脑的静脉血引流入颈静脉，颅内静脉无静脉瓣，血液可双向流动。静脉窦之间，静脉窦与脑内、脑膜、板障及面部静脉间有复杂的交通支，颅底静脉窦与乳突及鼻旁窦间仅以薄层骨板相隔。颅内静脉脓毒性感染常继发于中耳、乳突、鼻旁窦、面部或口咽等感染,可伴脑膜炎、硬膜外或硬膜下脓肿等,极少继发于肺部等远隔部位感染。最常见的致病菌为链球菌和葡萄球菌。横窦最常受累,依次为海绵窦、岩窦及上矢状窦(表3-4-21)。

表3-4-21　颅内血栓性静脉炎的病因、发病机制及预后

		受累部位		
		横窦	海绵窦	上矢状窦
解剖		紧邻中耳及乳突,汇集该区域静脉血并引流入乙状窦,通常右侧横窦接受上矢状窦血液,而直窦血流入左侧横窦,有时形成真性窦汇	位于蝶鞍两侧,其间有环窦相连。第Ⅲ、Ⅳ、Ⅵ对脑神经自上而下居其外侧壁,而第Ⅵ对脑神经和颈内动脉及其交感神经丛则居其内侧壁,汇集面及翼状静脉,经上、下岩静脉入颈静脉	汇集筛静脉、大脑上静脉及脑膜静脉血液,经蛛网膜颗粒回吸收脑脊液
发病机制		中耳或乳突感染	继发于面部(80%)、筛窦、蝶窦、牙齿、中耳或眼眶等处的感染	脑膜炎、鼻旁窦炎、横窦感染
病原体		肠道革兰氏阴性杆菌(50%)、金黄色葡萄球菌(25%)、厌氧菌(25%)	金黄色葡萄球菌(2/3)、肺炎球菌、嗜血流感杆菌和厌氧菌等	肺炎球菌、克雷伯菌、B型流感嗜血杆菌、金黄色葡萄球菌和厌氧菌
预后		病死率为15%,痊愈率为75%,后遗症发生率为10%(高颅压、耳聋、偏瘫)	病死率为30%~34%,痊愈率为40%,后遗症发生率为30%	急性完全闭塞病死率>80%,亚急性前段部分闭塞预后较好

脑静脉及静脉窦发生炎症和血栓闭塞时,可出现脑血液循环障碍及相应脑病变。上矢状窦血栓形成及颅内压增高(横窦闭塞)时,脑脊液经蛛网膜颗粒回流受阻,继发交通性脑积水,颅内压增高可导致脑水肿。动脉血流障碍可引起脑梗死,由于血管内压力增高,脑梗死常呈出血性。化脓性炎症扩散可引起硬膜外、硬膜下或脑实质内脓肿,亦可引起化脓性脑膜炎。但据尸检资料,孤立的脑皮质脓毒性血栓性静脉炎极少见,多合并于化脓性脑膜炎(9例/10例),常伴动脉炎及脑室炎,故本病应视为化脓性脑膜炎病变的一部分,而非独立的疾病。

【临床表现】

1. 横窦血栓性静脉炎　发病前数日至数周可有耳痛、溢脓及乳突压痛等中耳炎或乳突炎表现。主要表现为全头痛,部分病例出现视乳头水肿,感染向近心端蔓延经乙状窦入颈静脉球,出现病侧颈静脉孔综合征(Vernet综合征,第Ⅸ、Ⅹ、Ⅺ对脑神经受累),如累及窦汇,可导致颅高压;向上矢状窦内蔓延至皮质静脉,出现肢体瘫等局灶体征和癫痫发作。高热提示毒血症,皮肤瘀点或身体其他部位脓肿提示败血症或脓毒血症等全身性感染。

2. 海绵窦血栓性静脉炎　常继发于筛窦、蝶窦、上颌窦或面部皮肤等感染病灶,主要表现为头痛,可有发热及全身毒性症状。还包括局灶性症状:如眼静脉回流障碍,面部、眼睑出现水肿,眼球突出,结膜及视网膜静脉淤血,视网膜可出血及水肿。由于行经海绵窦的第Ⅲ、Ⅳ、Ⅵ对脑神经及三叉神经眼支受累,导致上睑下垂、眼外肌麻痹及前额部皮肤痛觉缺失。数日内炎症可经环窦波及对侧海绵窦,出现双侧症状体征。海绵窦后部感染系岩上、下静脉炎症蔓延而来,一般不伴眼眶水肿或眼肌麻痹,但常伴有外展肌和面肌麻痹。

3. 上矢状窦血栓性静脉炎　本病比横窦血栓性静脉炎少见。一般临床表现为发热、头痛、单侧抽搐和无力(以下肢多见)。当病变发生较急、矢状窦后段的近心端闭塞可出现头痛和视乳头水肿等颅内压增高症状。由于累及引流静脉不同,可出现两侧交替性肢体瘫、下肢单瘫、截瘫和皮质性感觉障碍,以及同向性偏盲、象限盲、凝视麻痹和尿失禁等。

4. 颅内静脉窦无菌性血栓形成　本症常发生于耳或副鼻窦感染之后,以往本病患儿常被冠以"耳源性脑积水",是由乙状窦血栓性静脉炎时引起颅内静脉回流受阻,蛛网膜粒吸收功能障碍,产生交通性脑积水,反映颅内压增高特征及与耳部感染关系。实际上,产后、手术后(常伴血小板增多及高纤维蛋白原血症)、婴儿先天性心脏病、营养不良、镰状细胞贫血、原发或继发性红细胞增多症等均易引起本病。

上矢状窦或横窦血栓形成时,临床可出现头痛、呕吐、视乳头水肿及双侧展神经麻痹等,脑脊液压力增高,不伴发热等毒血症表现。

【辅助检查】

1. 脑脊液检查一般正常，白细胞可轻度增多，蛋白轻、中度增高。CSF 细胞数显著增多，提示化脓性脑膜炎或硬膜下脓肿。急性期发热通常伴外周血白细胞增高。原发感染病灶分泌物如检出致病菌，可指导临床抗感染用药。

2. 脑脊液动力学试验如压迫颈静脉 CSF 压力不升提示同侧横窦血栓，出现面部及眼底静脉充盈提示对侧横窦血栓。由于此法可靠性受静脉系统解剖变异影响，又可增高颅内压，目前临床已不再采用。

3. 颈静脉造影及眼眶静脉造影可证实静脉窦闭塞，脑血管造影常可显示静脉侧支循环，有时可显示血管闭塞。

4. 神经影像学检查　X 线片可显示颅骨、乳突、鼻旁窦等部位炎症或肺脓肿。脑 CT 增强显示空三角征（"Δ"征，empty triangle）提示上矢状窦闭塞，通常仅见于脑梗死、脑出血等脑继发损害。海绵窦血栓性静脉炎 CT 增强可见一侧或双侧增强海绵窦内不规则充盈缺损区，有时可见一侧眼眶内炎症。MRI 检查常可见出血性脑梗死，T₁WI 显示脑静脉或静脉窦内高信号血栓影，增强可发现与 CT 增强相似上矢状窦内"Δ"形造影剂增强影，内为等信号血栓影。

【诊断和鉴别诊断】

1. 诊断　主要依据颅内压增高、脑静脉回流障碍、静脉窦局部炎症（如海绵窦综合征）和全身性感染毒血症，颅面、五官原发感染史和体征等。脑 CT 和 MRI 检查及脑血管造影可提供静脉闭塞的直接证据。

2. 鉴别诊断　本病应与颅内占位性病变、脑膜脑炎及脑梗死等鉴别。海绵窦血栓性静脉炎须与眼眶蜂窝织炎（常见于糖尿病控制不良）、毛霉菌病（见于糖尿病控制不良及免疫低下）鉴别，后两者表现为面部、鼻及鼻旁窦感染，出现鼻甲坏死或浆液血性鼻腔分泌物。还应除外海绵窦动静脉瘘、蝶骨翼脑膜瘤及蝶骨癌性侵蚀等。

【治疗】

颅内脓毒性血栓性静脉炎治疗包括抗感染治疗和感染病灶手术治疗。

1. 内科治疗

（1）抗感染治疗：按照早期、足量、长程、联合应用抗生素原则，一般采用三代头孢菌素如头孢曲松钠、头孢噻肟钠等，抗金黄色葡萄球菌青霉素类（青霉素 G 钠、苯唑西林和氟氯西林等），抗厌氧菌甲硝唑等联合治疗（详见本篇章第十八节"脑脓肿和颅内脓肿"），并应根据药敏试验结果选用抗生素，持续足够的疗程。

（2）抗凝治疗：本病是否采用抗凝治疗尚无定论，一些对照研究支持非脓毒性颅内静脉窦血栓采用（肝素）抗凝疗法，已发生出血性脑梗死为禁忌证。

（3）抗癫痫治疗：痫性发作可加重脑水肿及颅内压增高，可用抗癫痫药治疗或预防。

（4）降低颅内压：本病通常伴颅内压急剧升高，可用甘露醇、甘油果糖及呋塞米等治疗。直窦及横窦闭塞伴脑脊液回流障碍时，应慎用乙酰唑胺，因可导致高碳酸血症，增加颅腔内血容量，反而导致颅内压增高。

2. 外科治疗　原发鼻旁窦、中耳感染伴颅内化脓性感染者应及时手术清除病灶或引流，可改善本组疾病预后。

【预后】

由于有效抗生素的应用，目前本组疾病已十分少见，但预后较差，海绵窦病变病死率高达 34%，许多病例遗留癫痫发作、痉挛性瘫痪和失明等后遗症。如有脓毒性感染、大脑深部静脉受累和出血性脑梗死等，常提示预后不良。

第二十节　中枢神经系统结核病

（赵钢）

近年来由于结核分枝杆菌基因突变、抗结核药物研制相对滞后和 AIDS 病在全球发病率增加，国内外结核病发病率及病死率呈现逐渐升高趋势。约 6% 的结核病可侵及神经系统，结核性脑膜炎最常见，神经系统结核病主要发生于婴幼儿和青少年。神经系统结核病高危人群包括经常接触结核传染源者、艾滋病患者、酒精中毒和营养不良者、流浪者、护理所及精神病院患者、老年人、长期用糖皮质激素治疗患者、器官移植长期应用免疫抑制剂患者，已抗结核治疗的结核患者仍可发生神经系统结核病，可能因抗结核药剂量不足、患者不充分配合、结核分枝杆菌产生耐药性或失去最佳治疗时机等。CNS 结核分枝杆菌感染通常与全身粟粒性结核细菌直接播散有关，高热、外伤、妊娠、传染病、营养缺乏和长期服用激素等可促发和加重神经系统结核病。

一、结核性脑膜炎

结核性脑膜炎（tuberculous meningitis，TBM）是结核分枝杆菌引起的脑膜和脊髓膜非化脓性炎症，是结核分枝杆菌引起的最常见中枢神经系统炎症。

【病因和发病机制】

TBM 通常由耐酸结核分枝杆菌引起，但需除外牛分枝杆菌、禽分枝杆菌、堪萨斯分枝杆菌以及偶发分枝杆菌。Rich 等研究证实,TBM 发病通常有两个途径:①细菌经血液播散后在脑膜和软脑膜下种植,形成结核结节,之后结节破溃,大量结核菌进入蛛网膜下腔;②结核分枝杆菌从颅骨或脊椎骨结核病灶直接破入颅内或椎管内。

疾病早期由于脑膜、脉络丛和室管膜炎性反应,脑脊液生成增多,蛛网膜颗粒吸收下降,形成交通性脑积水,颅内压出现轻、中度增高。晚期蛛网膜、脉络丛粘连,呈完全或不完全性梗阻性脑积水,引起颅内压明显增高。

【病理】

TBM 病变通常为渗出、变性和增殖三种组织炎症反应同时存在,在病程不同时期,其中一种或两种病理变化更突出。

1. 急性期病变 炎性渗出明显,由于重力关系,大量灰粉色胶状黏稠渗出物,沉积于脑底部和脊髓周围蛛网膜下腔,有时向大脑半球和小脑伸延,渗出物含淋巴细胞、单核细胞和丰富的蛋白质,随着渗出物中纤维蛋白原凝固析出,纤维素及结核性肉芽组织增多,形成典型的干酪样坏死组织的结核结节,周边有上皮细胞和朗格汉斯巨细胞包绕。与化脓性脑膜炎不同,本病渗出、变性及增殖病变常不局限于蛛网膜下腔,而是沿软脑膜扩散,并侵入脑实质、室管膜、脊膜和脊髓,TBM 病变实际上是脑膜脑炎和脊膜脊髓炎。脑实质内结核结节融合,形成较大的结核球病灶,分布于大脑中动脉供血区,如额叶、顶叶及颞叶皮质或近脑膜处。室管膜炎表现为炎性渗出和粟粒状结核结节,脉络丛渗出物机化、粘连,可见小结核病灶。脊髓和脊神经根被渗出物包裹,髓内可有小结核球形成,但极罕见。

2. 亚急性期和慢性期病变 ①穿越蛛网膜下腔的脑神经和脊神经被炎性渗出物和炎性细胞侵犯,引起结核性神经根炎;②脑动脉埋藏在蛛网膜下腔炎性渗出物中,因动脉炎或动脉壁炎性侵蚀发生脑梗死或脑出血;③基底池和室管膜渗出粘连,室间孔、中脑导水管和第四脑室正中孔或侧孔狭窄闭塞,脑脊液循环不畅,最终形成完全性或不完全性梗阻性脑积水。

一组尸检材料提示,TBM 是全身性结核疾病,所有 TBM 病例均有脑外结核病灶,93%的病例合并 2 个部位以上病灶,受累器官依次为肺脏、淋巴结和心包(冯玉麟,1997)。临床上 TBM 分为脑膜炎型、脑膜脑炎型和血管炎型,实际临床上本病的脑膜、脑实质及脑血管三种基本病变常表现为混合型。脑内结核病变以脑膜炎性渗出、粟粒结节和干酪坏死居多,脑实质水肿、脑室扩张和血管内膜炎次之(表3-4-22)。

表3-4-22 129例结核性脑膜炎的病理改变

病理	例数(检出率/%)
脑内结核的病理改变	
脑实质	
粟粒结节或干酪坏死	63(48.8)
结核性炎性细胞浸润	35(27.1)
结核球	25(19.4)
出血	5(3.9)
结核性脑脓肿	2(1.6)
脑软化	6(4.7)
脑水肿	86(66.6)
脑室扩张	76(58.9)
脑积水	65(50.4)
脑神经损害	
展神经	56(43.3)
面神经	30(23.3)
视神经	27(20.9)
动眼神经	25(19.4)
脑膜	
炎性渗出	129(100)
粟粒结节或干酪坏死	86(66.7)
结核球	(0.8)
出血	(0.8)
血管	
血管内膜炎	70(54.3)
血管栓塞	12(9.3)
脊髓脑脊膜神经和/或脊髓损害	16(12.4)
脑外结核的病变部位	
肺	129(100)
淋巴结	70(54.3)
心包	70(54.3)
脾	65(50.4)
肝	55(42.6)
肾	53(41.0)
肾上腺	11(8.5)
肠道	43(33.3)
胰腺	10(7.8)
膀胱	8(6.2)
子宫内膜、卵巢	7(5.4)
输卵管	7(5.4)
胸腺	2(1.5)
睾丸	2(1.5)
心肌	2(1.5)
皮肤	2(1.5)

【临床表现】

1. 成人 TBM 临床特点

（1）TBM 从婴幼儿至老年人均可发病，青少年最多，无明显性别差异。多呈亚急性或慢性起病，初起时有低热、盗汗、乏力、食欲减退等结核中毒症状，病情逐渐发展出现脑实质损害表现，由于疾病本身慢性过程使病程持续时间较长。

（2）TBM 早期最常见的表现是发热、头痛、呕吐及脑膜刺激征，特征是 TBM 的这些症状较化脓性脑膜炎进展慢，通常持续 1~2 周，甚至有时会更长。检查可有颈强直及 Kernig 征。

（3）颅内压增高在 TBM 患者几乎无一例外地发生，早期发生脑膜、脉络丛和室管膜炎性反应，脑脊液生成增多，蛛网膜颗粒吸收下降，形成交通性脑积水，颅内压轻至中度增高；晚期蛛网膜、脉络丛和室管膜粘连，脑脊液循环不畅，出现完全或不完全性梗阻性脑积水，颅内压明显增高，出现头痛、呕吐和视乳头水肿等典型症状；加重时出现去脑强直发作和 Cushing 反应，表现为"两慢一高"症状（心率、呼吸减慢和血压增高）。应特别注意，病程晚期脊髓蛛网膜炎和粘连引起椎管狭窄时，腰穿压力可反而降低，甚至无脑脊液流出。

（4）脑实质损害：TBM 早期未及时恰当治疗，发病 4~8 周时常出现脑实质损害症状。①精神症状：不少见，表现为萎靡、淡漠、谵妄或妄想。②抽搐发作：脑组织水肿、脑表面结核病灶、结核性动脉炎引起脑组织缺血、高热等所致，有时呈癫痫持续状态，甚至出现角弓反张。③意识障碍：全脑弥漫性损害、颅内压增高和脑干网状结构损害所致，意识障碍程度与病变严重性一致。④肢体瘫痪：可分为急性、慢性两种类型，结核性动脉炎可导致卒中样瘫痪，可累及颈内动脉、椎基底动脉系统和脊髓前动脉，临床出现不同类型瘫痪，如偏瘫、交叉瘫、四肢瘫或截瘫等；慢性瘫痪由结核球、结核性脊髓蛛网膜炎引起，临床表现类似肿瘤，也可出现膀胱直肠功能障碍。⑤不自主运动：少见，是下丘脑或纹状体血管性炎症所致。

（5）多脑神经损害：较常见，颅底炎性渗出物刺激、侵蚀、粘连和压迫，造成脑神经损害，动眼神经、展神经、面神经和视神经受累较多，出现视力减退、复视和面神经麻痹等。

（6）如果不对 TBM 进行治疗，其病程特点是意识模糊、逐渐进展的昏睡状态、昏迷，同时伴有脑神经麻痹、瞳孔异常、局灶性神经系统缺陷、颅内压升高表现和去大脑姿势，通常未经治疗的患者从发病至死亡为 4~8 周。

2. 婴幼儿和儿童 TBM 临床特点　约 75% 的儿童 TBM 发生于 3~7 岁，多数（68.0%）合并活动性肺结核。

儿童 TBM 早期最常见临床表现是发热（96.1%）、呕吐（85.4%）、性情改变（59.2%）和脑膜刺激征（76.9%），抽搐（54.4%）多于成年人，头痛主诉较少（29.1%）。眼外肌运动障碍（第 Ⅲ、Ⅳ、Ⅵ 对脑神经麻痹）发生率很高（60.2%），瞳孔改变更常见（82.4%），瞳孔变化原因可能是结核分枝杆菌毒性反应，或 TBM 炎症对动眼神经损伤，或结核渗出物累及睫状神经节（范永琛，1995）。

据统计，颈强直在患儿中的阳性率为 76%，<9 岁患儿仅有半数颈强直阳性，<3 岁患儿多呈阴性。结核性脑膜炎时出现的颈强直不如化脓性脑膜炎常见，反应强度也不大。

在一项 100 例结核性脑膜炎患儿的研究中，85 例有瞳孔检查记录，70 例有瞳孔改变（80.2%），瞳孔异常表现为两侧瞳孔不等大、瞳孔大小多变、两侧瞳孔缩小、对光反射迟钝、两侧瞳孔扩大以及对光反射消失等（范永琛，2009）。

3. 老年人 TBM 临床特点　65 岁以上老年人 TBM 约占 8.6%，临床特点以发热（90.9%）、头痛（61.4%）、消瘦（52.3%）、意识障碍（36.4%）、呕吐（36.4%）、脑膜刺激征（34.1%）为主。颅内压增高（>200mmHg）发生率较低（15.9%），患者脑脊液白细胞增高，以单核细胞为主，蛋白增高明显，糖降低不明显，氯化物降低。所有 TBM 患者均并发颅外结核，其中以血行播散性肺结核、继发性肺结核、结核性胸膜炎、胸椎结核常见。老年患者初诊时误诊率达 59.1%，常见误诊疾病为肺部感染、上呼吸道感染、不明原因发热及脑血管疾病（黄麦玲，2017）。

4. 其他中枢神经系统结核

（1）结核性浆液性脑膜炎：是由邻近结核病灶引起但未发展成具有明显症状的原发性自限性脑膜反应，患者可有轻度头痛、嗜睡和脑膜刺激征，脑脊液淋巴细胞轻度增高，蛋白含量正常或稍高，糖含量正常。

（2）结核性脊髓神经根炎：结核感染过程中造成脊髓感染的途径很多，如炎性渗出物侵蚀脊髓及脊神经根、脊柱结核性骨髓炎、硬膜外脓肿、结核肉芽肿和椎骨结核变形对脊髓和神经根压迫等。可出现神经根性痛、节段性感觉障碍和 Lasegue 征，以及 CSF 蛋白含量增高等。

【辅助检查】

TBM 早期临床表现多不典型，尤其儿童和老年人，实验室检查显得尤为重要。近年来，实验技术的进步为临床确诊提供了有力手段。

1. 结核菌素试验　由于亚临床感染的广泛存在，对成人诊断意义不大，对儿童可为提供诊断证据。未接种卡介苗亦是诊断线索之一。

2. 外周血 T 细胞免疫斑点试验（T-SPOT）　检测 TBM 的敏感性和特异性分别为 80.33% 和 90.63%（程红燕

等,2017),简便、快速,目前已成为临床 TBM 诊断的常规检测方法。

3. 脑脊液检查　是诊断 TBM 特征性常规方法。多数 TBM 患者 CSF 细菌量<10 000 菌落形成单位(CFU)/ml,很难通过常规抗酸染色涂片检查获得明确的细菌学诊断依据,特别是经过抗结核药物治疗后,CSF 细菌负荷量迅速下降,常规抗酸染色涂片更难以检出细菌。2009 年英国感染学会《中枢神经系统结核病诊断和治疗指南》建议,对 TBM 患者应在抗结核药物治疗前留取不少于 6ml 脑脊液进行细菌学检查,在检查前将 CSF 标本采用 3 000×g 离心至少 20 分钟(Thwaites G et al,2009)。

(1)常规及生化检查:CSF 压力增高,可达 400mmH$_2$O 或以上,外观清晰、呈微黄色或毛玻璃样,放置数小时后可有纤维蛋白薄膜形成。白细胞数增高,多在(25~500)×10^6/L,少数患者(约6%)>1 000×10^6/L,淋巴细胞占优势,脑脊液结核分枝杆菌数量大、杀菌后脑膜对结核分枝杆菌裂解蛋白产生强烈反应时,中性粒细胞可占优势,此时应与化脓性脑膜炎鉴别。CSF 蛋白质中度增高,通常 1~2g/L,重症 TBM 或病程后期蛋白含量可>3g/L。60% 以上的 TBM 病例 CSF 糖和氯化物降低,并随病情变化波动。典型 CSF 改变虽无特异性,但可高度提示本病诊断。抗结核治疗后,糖含量恢复较快,蛋白含量取决于脑脊液循环是否通畅,可缓慢下降、持续不变或增高。CSF 细胞学检查可见混合性细胞反应,CSF 淋巴细胞转化试验有早期诊断意义。

(2)细菌涂片检查:CSF 标本涂片抗酸染色可发现结核分枝杆菌,由于方法简便、可靠,自 1882 年沿用至今。缺点是敏感性差,结核分枝杆菌检出率不到 1/5,为提高检出阳性率,可采取多次腰穿,增加涂片次数方法。Stewart(1953 年)采取脑脊液 10~20ml,经高速离心 30 分钟,沉渣涂片,在镜下检查 30~90 分钟,结核分枝杆菌检出率可达 91%。

(3)改良抗酸染色:该方法使用改良抗酸染色技术用于 TBM 的诊断,敏感度高达 82.9%(95% CI:77.4%~87.3%),而常规齐尔-尼尔森染色诊断的敏感度仅为 3.3%(95% CI:1.6%~6.7%)(Feng GD et al,2014)。

(4)脑脊液结核菌培养:是诊断结核感染的"金标准",细菌药敏实验可帮助正确选择抗结核药,但结核分枝杆菌培养需要活菌,对营养要求高,生长缓慢(4~8 周),易受抗结核药影响,缺点是耗时长、阳性率低(1/10)。Bactec 自动快速检测结核分枝杆菌系统加快了细菌培养和药敏实验速度(1 周),将 CSF 接种在含有放射性^{14}C 棕榈酸底物的培养瓶中,如有结核分枝杆菌生长,代谢产物将带有放射性^{14}C,Bactec 仪自动显示生长指数,但此法易受菌量、菌活力和实验环境等因素影响,阳

性率(7.9%)并未提高。

(5)脑脊液免疫学检查:Samuel(1983)用 IFA 法检测 TBM 脑脊液卡介苗抗体,阳性率为 83.3%,以后用 ELISA 等方法,检测 CSF 中特异性 TBM-IgG、TBM-IgM 抗体,增加了敏感性和特异性,但病程早期阳性率仅 16.7%,随病程延长阳性率增加,由于结核分枝杆菌抗原成分复杂,分枝杆菌种类繁多,彼此间存在抗原的交叉反应,可出现假阳性。

(6)分子生物学检查:①聚合酶链反应(PCR):常规 PCR 检测 MTB 敏感度为 31%~100%,特异度为 66%~100%,但只能定性检测及扩增产物易受污染,改进为实时荧光定量 PCR(FQ-PCR)、多重 PCR(mPCR)、巢式 PCR(nested PCR)等方法。②环介导等温扩增(LAMP)技术:是一种新的核酸体外扩增技术,可在恒定温度下单支试管中扩增 DNA,更适合资源有限的环境,适用于含菌量较低的标本。③线性探针(LPAs)技术:是基于 mPCR 原理,将 PCR 扩增、反向杂交、膜显色技术合为一体的快速诊断,2008 年 WHO 推荐使用 LPAs 检测肺外结核标本,但不同研究对 TBM 诊断结果相差较大,可能是 CSF 标本含菌量较低、目的基因扩增量少和 DNA 提取过程易受外界影响等原因造成(王赛赛,2019)。

4. 影像学检查　特别是连续追踪检查,可为诊断提供依据,对疗效提供指导性评估。

(1)头颅 X 线片:诊断价值有限,颅内数毫米到数厘米松散球形钙化提示结核病灶可能,但须与颅咽管瘤、松果体钙化、少突胶质细胞瘤和室管膜瘤等鉴别。胸部 X 线片发现肺结核,特别是活动性肺结核有重要临床诊断价值。

(2)脑 CT 检查:TBM 常模糊不定,结核性纤维素性渗出、粘连、肉芽组织增生和干酪样坏死可使脑基底池完全闭塞,大脑与小脑半球表面线状或粗毛刺状强化,若干年后可形成钙化(全昌斌,1996)。粟粒性结核灶表现为脑实质广泛散在的高密度粟粒状结节。结核性血管炎可导致脑梗死,常见于大脑中动脉支供血区。梗阻性或交通性脑积水是成人 TBM 中晚期特征(显示率约65%),幼儿脑积水却是 TBM 早期表现(显示率为93%)。

(3)脑 MRI 检查基底池炎性渗出物呈 T$_1$WI 低信号和 T$_2$WI 高信号,大脑半球凸面脑膜增厚、强化。基底池附近及脑实质结核球中心组织坏死呈 T$_1$WI 低信号和 T$_2$WI 高信号,基底核区、丘脑、中脑和脑室周围白质常见脑梗死或出血性梗死。

【诊断和鉴别诊断】

1. 诊断　根据患者患肺结核或其他部位结核病史或接触史,头痛、呕吐和脑膜刺激征,CSF 特征性改变等。但应注意识别临床不典型病例,脑外结核如肺结核、肠道

结核、肾结核、肝脏结核和淋巴结结核等也是 TBM 有力的诊断佐证。

2. 鉴别诊断 TBM 须与真菌性脑膜炎、化脓性脑膜炎和病毒性脑膜炎等鉴别。

(1) 隐球菌性脑膜炎:也是亚急性脑膜炎,与 TBM 病程和 CSF 改变相似,TBM 早期临床表现不典型时不易鉴别,应尽量寻找结核分枝杆菌和新型隐球菌感染证据。

(2) 化脓性脑膜炎:重症 TMB 临床表现与化脓性脑膜炎相似,CSF 细胞数 >1 000×10^6/L 和分类中性粒细胞占优势时更难以鉴别,必要时可双向治疗。

(3) 病毒性脑膜炎:轻型或早期 TMB 脑脊液改变与病毒性脑膜炎相似,常同时抗结核与抗病毒治疗,边观察,边寻找诊断证据。病毒感染通常有自限性,4 周左右明显好转或痊愈,TBM 病程迁延,不能短期治愈。

(4) 结节病性脑膜炎(sarcoidosis meningitis):是结节病累及脑膜所致。结节病(sarcoidosis)是累及多脏器的慢性肉芽肿性疾病,肺和淋巴结多见,常累及脑膜及周围神经,尸检发现脑膜受累占 100%,但临床仅 64% 的患者有脑膜受累症状体征。颅内压正常或增高,70% 的患者 CSF 细胞数增多,蛋白增高(高达 20g/L),糖降低(0.8~2.2mmol/L)。

【治疗】

1. 抗结核药物治疗 本病治疗应遵循早期给药、合理选药、联合用药及系统治疗原则,常规选用抗结核一线药物迅速杀灭细菌,延缓耐药菌株产生,减少用药剂量,缩短疗程,减轻药物不良反应。患者临床诊断基本确立,临床症状体征及 CSF 检查高度提示本病,即使 CSF 抗酸染色阴性,亦应立即抗结核治疗。临床实践和研究认为,异烟肼、利福平、吡嗪酰胺或乙胺丁醇、链霉素是治疗 TBM 最有效联合用药方案(表 3-4-23)。儿童不易了解视神经毒性作用,因而不选择乙胺丁醇;孕妇因考虑对胎儿前庭蜗神经的影响,不选用链霉素,疗程为 18~24 个月,但并非所有药物都用完全疗程。除链霉素透过 BBB 较差,其他药物在脑脊液中均达到较高浓度,是结核分枝杆菌全效杀菌剂。

表 3-4-23 主要的一线抗结核药物

药物	儿童用量	成人常用量	用药途径	用药时间
异烟肼	10~20mg/(kg·d)	600mg/次,每日 1 次	静脉滴注	1~2 年
利福平	10~20mg/(kg·d)	600mg/次,每日 1 次	口服	6~12 个月
吡嗪酰胺	20~30mg/(kg·d)	1 500mg/次,每日 3 次	口服	2~3 个月
乙胺丁醇	15~20mg/(kg·d)	750mg/次,每日 1 次	口服	2~3 个月
链霉素	20~30mg/(kg·d)	750mg/次,每日 1 次	肌内注射	3~6 个月

(1) 异烟肼(isoniazidum,INH):自 1952 年合成应用至今,仍是最好的抗结核药物。抗菌机制不十分清楚,可能与抑制结核分枝杆菌分枝菌酸(mycolic acid)生物合成有关,杀菌作用较链霉素强。INH 大部分以原形或代谢产物从肾脏排出,小部分经肝脏代谢,主要不良反应是肝损害、周围神经炎、精神异常和痫性发作。单项血清转氨酶升高、无肝损害症状时可继续用药,出现黄疸等肝损害表现应减量或停药。INH 治疗 TBM 用量较大,需同时口服维生素 B_6 120mg/d,防止周围神经炎和中枢神经功能障碍,考虑到维生素 B_6 与 INH 竞争作用对疗效影响,可将用药时间分开。TBM 和应用 INH 均易诱发癫痫,应注意抗痫治疗。

(2) 利福平(rifampicin,RFP):1966 年用于抗结核治疗。特异性抑制细菌 DNA-依赖性 RNA 多聚酶活性,阻止 mRNA 合成。杀菌作用与异烟肼相似,较链霉素强。主要在肝内代谢,自胆汁排泄,应注意 RFP 与 INH 合用可增加肝损害。

(3) 乙胺丁醇(ethambutol,EMB):1961 年合成,机制可能是 EMB 与结核分枝杆菌内二价离子络合,干扰 RNA 合成,杀菌作用较吡嗪酰胺强。主要经肾脏排泄,肾功能不全易蓄积中毒,应适当减量。主要不良反应是视神经炎,用药期间应定期检查视敏度和红绿色辨别力,一旦发生视神经炎需停药,给予维生素 B_6、烟酰胺和血管扩张药等。

(4) 吡嗪酰胺(pyrazinamide,PZA):对巨噬细胞内结核分枝杆菌杀灭作用较强,机制是干扰细菌内脱氢酶,使细菌对氧利用障碍。主要不良反应是药疹、胃肠功能紊乱和肝损害,影响尿酸排泄,导致高尿酸关节炎。用量减至 20~30mg/(kg·d)时,肝损害发生率显著下降,同时用糖皮质激素可减轻肝损害。

（5）链霉素（streptomycin，SM）：抗结核菌作用仅次于异烟肼和利福平，TBM 时易通过 BBB。不良反应是肾小管和前庭蜗神经损害。

根据 WHO 建议，至少选择三种药联合治疗，常用异烟肼、利福平和吡嗪酰胺，轻症患者治疗 3 个月后可停用吡嗪酰胺，继续用异烟肼和利福平 7 个月。如为耐药菌株，可加用第四种药链霉素或乙胺丁醇。致病菌对利福平不耐药，总疗程为 9 个月已够；若为利福平耐药菌株，需连续治疗 18~24 个月。中国人为异烟肼快速代谢型，有人主张成年患者加大剂量至 600~1 200mg/d，须注意保肝治疗，防止肝损害。

2. 糖皮质激素 对病情严重、颅内压增高、潜在性脑疝形成、椎管阻塞、抗结核治疗后病情加重及合并结核球者，在充足抗结核药治疗基础上宜加用糖皮质激素治疗，可减轻炎症和水肿，抑制肉芽组织和纤维细胞增生，减轻蛛网膜下腔粘连，改善脑脊液循环。国内多选用长效糖皮质激素地塞米松，静脉滴注，初始剂量为 30~40mg/d 疗效最佳，20mg/d 次之，10mg/d 最差；剂量大小与存活率及药物不良反应呈正相关（闫世明，1995）。一般选用地塞米松 30mg/d，特殊情况可根据病程长短、病情轻重、有无严重并发症等增减剂量，以后改为泼尼松 1mg/（kg·d）口服。儿童剂量地塞米松 0.3~0.6mg/（kg·d），泼尼松 1~4mg（kg·d）。大剂量不宜维持时间过长，每 3~7 天减量一次，疗程为 1~1.5 个月。老年人对皮质激素反应差，依赖性强，疗程较长。

Thwaites 等在越南进行了随机、安慰剂对照的临床试验，发现糖皮质激素能明显降低 TBM 患者的死亡率，但并不降低 TBM 患者的致残率。2009 年英国感染协会发布的《中枢神经系统结核病诊断和治疗指南》明确指出，糖皮质激素的使用应遵循早期（起病早期立即使用）、足量［严重患者地塞米松剂量可达 0.4mg/（kg·d）］和短程原则（持续时间不超过 8 周）（Thwaites GE et al，2004）。

3. 鞘内注射治疗 重症 TBM 患者在全身用药的同时可辅助鞘内药物注射，提高疗效。地塞米松 5~10mg、糜蛋白酶 4 000U 和透明质酸酶 1 500U 鞘内注射，每 2~3 天 1 次，症状消失后改为每周 2 次，体征消失后改为 1~2 周 1 次，直至 CSF 检查正常。注射时先放出脑脊液 1ml，注药宜缓（约 5 分钟），颅内压增高患者慎用。

4. 手术治疗 2009 年英国感染学会建议中枢神经系统结核病手术治疗的适应证包括：脑脓肿、脑积水和椎体结核引起偏瘫。对非交通性脑积水和治疗效果欠佳的交通性脑积水，应该考虑行脑室-腹腔分流。也有研究者认为，可以采用经内镜下第三脑室切开术（endoscopic third ventriculostomy）作为分流手术的替代手段。脑脓肿可以采用抽吸脓液或脓肿切除术，但应该优先采取哪种

方式尚没有充分的循证医学证据支持（Wilkinson RJ et al，2017）。

5. 耐药 TBM 的治疗 在及时诊断耐药 TBM 后，耐药 TBM 治疗要注意选择的药物必须兼顾脑膜通透性。在二线抗结核药物中，氟喹诺酮类（脑膜通透性 30%~50%）、丙硫异烟胺（脑膜通透性 100%）、环丝氨酸（脑膜通透性 80%~90%）和利奈唑胺（脑膜通透性 40%~70%）具有良好的脑膜通透性，10%~20% 的二线药物注射剂可以透过脑膜，但是脑膜炎症减轻后通透性会进一步下降，尽管吡嗪酰胺也具有良好的脑膜通透性，因其在酸性环境下才发挥作用，在 TBM 治疗中的作用有限（段鸿飞，2019）。

6. 其他患者如颅内压增高，可用渗透性利尿剂如 20% 甘露醇、甘油果糖或甘油盐水等，及时补充丢失液体和电解质，保护肾脏和监测血浆渗透压。

【预后】

中枢神经系统结核病患者的总体病死率仍然很高（约 10%），婴儿和老年人的危险性最大。早期诊断有助于提高患者的存活率。

预后与患者病情、治疗时意识状态、抗结核治疗迟早和患者年龄等有关，早期诊断和合理治疗使 TBM 存活率明显增高（达 80% 以上）。临床症状和体征完全消失，脑脊液细胞数、蛋白、糖和氯化物恢复正常是预后良好指征。病死率与年龄、延迟确诊和治疗、治疗不合理等有关，与患者意识障碍、明显神经系统体征和脑脊液蛋白显著增高（>3g/L）呈正相关。老年 TBM 患者临床表现不典型，全身情况差，合并症较多，病死率较高（22.6%）；HIV 感染 TBM 病死率更高。TBM 死因常为多器官功能衰竭、脑疝等，幸存者可能遗留后遗症，如儿童精神发育迟滞、癫痫发作、视觉障碍和眼外肌麻痹等。

二、中枢神经系统结核球

中枢神经系统结核球（tuberculomas in the central nervous system）是脑或脊髓实质的结核性占位病变，脑结核球占绝大多数。脑结核球是脑内类上皮和含结核菌的巨噬细胞组成的干酪性肉芽肿病灶，多为多发，也有单发，直径为 2~12mm，可发生钙化或广泛干酪性坏死，偶可形成冷脓肿。结核球并非不能治愈的晚期病变，亦非结核性脑膜炎并发症，仅有不足 10% 的结核球合并结核性脑膜炎。

【临床表现】

1. 结核球缺乏特征性临床表现，在结核球高发和流行区少数患者可无症状，常在脑 CT 检查时意外发现钙化性肉芽肿。成人大脑半球结核球较儿童多见，首发症状

多为癫痫和头痛,可出现局灶性体征,颇似颅内肿瘤。头痛可连续数周或数月逐渐加重,伴有痛性发作,占位效应逐渐明显,大脑功能渐趋减退。

2. 检查可发现视乳头水肿、展神经麻痹(颅内压增高所致)、偏瘫、视野缺损、偏身帕金森综合征等,部分患者仅反复出现部分性或全身性癫痫发作,个别发生癫痫持续状态。有些患者出现假脑瘤样颅内压增高症状,患者检查可无全身性结核的证据。

【辅助检查】

1. 脑脊液检查多正常或呈浆液性脑膜炎改变。

2. 脑 CT 检查在病程中可表现为结核结节、结核球和结核性脑脓肿等,结核球的大小不一(0.5~2.0cm),单发或多发,多少不等,有时呈不规则团块或串珠状融合;单发多见,常见于大脑半球和小脑浅表部,也见于基底核和脑干,儿童幕下结核球较成人多见。中心区不均匀强化,周围有手指状或漏斗状不规则低密度水肿区。可见结节状、盘状或环状强化、薄包膜状强化,与化脓性脑脓肿不易区别,但可见结核球特征性瘤体边缘钙化或高密度钙化点(靶征),病灶周边增强具有诊断价值。

3. 病理检查是结核球诊断的"金标准",特征为干酪样坏死的结核肉芽组织。

【治疗】

结核球以抗结核药物治疗为主,原则与 TBM 治疗相同。治疗后小结核球可缩小、钙化,药物治疗无效可手术切除,单个结核球尤宜。如结核球压迫脊髓,药物治疗后应尽早手术,解除脊髓受压。

第二十一节 中枢神经系统真菌感染

(赵钢)

一、概述

中枢神经系统真菌感染(fungal infections of the central nervous system)通常继发于全身性真菌感染,较细菌感染少见。对人类有致病性的真菌有 300 余种,包括致病真菌、条件致病真菌、产毒真菌和致癌真菌等。常见的感染性真菌病只有十几种,大多数真菌病可累及中枢神经系统。子囊菌门念珠菌病(candidiasis)和担子菌门隐球菌病(cryptococcosis)最常见,占真菌感染的 90%~95%。其他球孢子菌病、组织胞浆菌病、芽生菌病和放线菌病等少见,仅出现于南北美洲局部地区,为地方流行性真菌病。近年来广谱抗生素和激素的大量使用,导致接

合菌门毛霉菌病(mucormycosis)和子囊菌门曲霉菌病(aspergillosis)增加。本章节重点讨论 4 种常见的中枢神经系统真菌感染——隐球菌、毛霉菌、曲霉菌和念珠菌等。

【病因和病理】

1. 病因 中枢神经系统真菌感染常并发于:①全身消耗性疾病,如糖尿病、恶性肿瘤(如白血病和淋巴瘤等)、血液病和 AIDS 等。②创伤或大面积烧伤。③长期大剂量使用抗生素、糖皮质激素或免疫抑制剂等。这类患者较一般人群真菌感染率高出许多倍,可能与机体正常微生物组群受干扰,免疫功能受损有关。

CNS 真菌感染途径主要分为 2 条,一是机体其他部位(如肺脏)真菌感染经血行播散进入颅内,二是邻近组织真菌感染(如鼻、鼻旁窦、眼眶和耳等)直接向颅内蔓延。约 50%的 CNS 真菌感染发生于健康人,常见芽生菌、球孢子菌、新型隐球菌、荚膜组织胞浆菌等。免疫功能受损者的真菌感染以曲霉菌、念珠菌、新型隐球菌多见。

2. 病理 中枢神经系统真菌感染病变多样,急性期炎性渗出,因病原体较大,毒力较低,易形成局限性化脓、肉芽肿或囊肿等。肉芽肿内主要是巨噬细胞和异物巨细胞,可见结核样结节。大多数患者可见多种病变并存,部分患者以某种病变为主,临床表现为脑膜炎型、脑膜脑炎型、脑血管病型(血管炎引起脑血栓形成或脑出血,真菌性心内膜炎导致脑动脉栓塞)和颅内或脊髓占位病变型(肉芽肿、囊肿和脓肿引起局灶性占位体征)。

【临床表现】

中枢神经系统真菌感染多为亚急性或慢性起病,症状、体征与结核性脑膜炎相似。早期表现为头痛、发热和脑膜刺激征,后期出现脑神经损害、脑梗死或脑出血、肉芽肿或脑脓肿、交通性或梗阻性脑积水等。

【辅助检查】

1. 脑脊液检查 CNS 真菌感染与 TBM 相似,颅内压增高更明显,CSF 糖含量显著降低。细胞数<1 000×10^6/L,淋巴细胞在急性期可>1 000×10^6/L,中性多核细胞占优势。AIDS 或白血病患者 CSF 细胞数可不增加,糖降低和蛋白质增高很明显。脑脊液沉渣涂片查找真菌、真菌培养是特异性检查。真菌感染可合并结核感染、白血病和淋巴瘤等,CSF 可找到结核菌和异常白细胞。

2. 免疫学检查 现临床上常用免疫学方法直接检测脑脊液中真菌细胞壁和胞质抗原。主要方法包括曲霉半乳甘露聚糖检测(GM 试验)、(1,3)-β-D-葡聚糖检测(G 试验)、乳胶凝集试验(LA)以及真菌特异性抗体检测等。

3. 脑 CT 和脑 MRI 等常用于 CNS 真菌感染尤其霉

菌性感染,具体影像学特征详见以下各疾病。

【诊断和鉴别诊断】

1. 诊断 CNS真菌感染的诊断主要根据患者皮肤黏膜、上呼吸道或肺等真菌感染证据,以及亚急性脑膜炎或多发性脑实质损害表现。脑脊液检查等有助于确诊。

2. 鉴别诊断 本病主要与TBM鉴别。

【治疗】

中枢神经系统真菌感染治疗的主要原则是有效控制感染来源、使用有效抗真菌药物,以及对真菌脓肿、肉芽肿等进行积极的手术干预治疗等。

1. 有效控制感染来源 针对重症患者,及时拔除引流管、深静脉插管等潜在感染源;对眼眶和鼻窦旁的感染灶,及时进行外科治疗,清理感染病灶等。

2. 使用有效的抗真菌药物 目前常用的抗真菌药物包括两性霉素B(amphotericin B,AmB)、5-氟胞嘧啶(5-flucytosine,5-Fc)、氟康唑(fluconazole)等。

(1)两性霉素B:属大环内酯多烯类抗真菌抗生素,为隐球菌病、曲霉菌病、毛霉菌病和念珠菌病等真菌感染首选药物。机制是药物与真菌细胞膜上麦角固醇(ergosterol)结合,使胞质膜孔隙样破坏,细胞膜渗透性增加,胞质内钾离子、核苷酸、氨基酸等外溢,导致真菌细胞死亡。AmB血浆蛋白结合率>90%,与组织结合后缓慢释放,自尿液以原形排出。AmB虽不易透过BBB,CSF药物浓度仅为血药浓度的10%~20%,但仍作为CNS真菌感染的首选药。

(2)5-氟胞嘧啶:可与AmB联合用于抗真菌治疗。5-Fc机制是在真菌细胞内干扰嘧啶生物合成,易透过BBB,CSF药物浓度约为血药浓度的70%,药物基本不代谢,以原形从肾脏排出。5-Fc不良反应较AmB少,如食欲不振、白细胞或血小板减少、肝肾功能损害、精神症状和皮疹等,停药后不良反应消失。

(3)氟康唑:是三唑类广谱抗真菌药,对念珠菌病效果较好。机制是选择性抑制真菌细胞膜羊毛固醇向麦角固醇转化,麦角固醇减少使细胞膜受到损害,还可选择性地作用于真菌过氧化氢酶系统细胞色素P450酶,造成真菌代谢障碍,抑制孢子和菌丝形成。氟康唑耐受性好、毒性低、易透过BBB,CSF药物浓度约为血药浓度的80%,以原形自尿液排出。本药亦作用于人体细胞膜胆固醇,引起轻度不良反应,如胃肠道反应、无症状性肝酶增高、头痛和皮疹等,因胆固醇是多种激素的前体,长期应用可能出现男性乳房女性化、血清睾酮水平下降。

3. 积极手术干预 手术治疗的目的包括:①通过针吸、活检获得病变组织进行镜检、培养,从而明确感染的具体病原菌;②当怀疑颅内病变为真菌性包块,并且其位置易达、可根治性切除时,可行开颅病灶切除手术;③对

于由颅内感染诱发的脑积水患者放置脑室-腹腔分流管,真菌性动脉瘤患者需要在抗真菌的同时,积极地行手术夹闭或介入栓塞等。

二、隐球菌病

隐球菌病(cryptococcosis)是中枢神经系统常见的真菌感染,脑膜炎性病变称为隐球菌性脑膜炎。本病发病率虽然很低,但患者病情重,病死率高。临床表现与结核性脑膜炎颇为相似,临床常易误诊。

【病因和发病机制】

隐球菌病的病原菌为隐球菌。隐球菌至少包含30多种,其中具有致病性的绝大多数为新型隐球菌和格特隐球菌。隐球菌是土壤真菌,广泛地分布于自然界,存在于水果、奶类、土壤、黄蜂窝、某些草类和植物,以及鸽粪和其他鸟类粪便中。鸽子及某些鸟类可为该菌的中间宿主,鸽子饲养者隐球菌感染通常较一般人群高出几倍。

隐球菌是条件致病菌,只有当宿主免疫力低下时才会致病,因此,隐球菌CNS感染可单独发生,更常见于全身性免疫缺陷性疾病、慢性衰竭性疾病,如获得性免疫缺陷综合征(AIDS)、淋巴肉瘤、网状细胞肉瘤、白血病、霍奇金病、多发性骨髓瘤、结节病(sarcoidosis)、结核病、糖尿病、肾病和红斑狼疮等。皮肤和黏膜是感染最初部位,常从呼吸道侵入人体,引起轻度肺部炎症,机体免疫力下降时经血行播散至CNS。

【病理】

以脑膜炎性病变为主,肉眼可见脑膜呈广泛性增厚,脑膜血管充血,脑组织水肿,脑回变平,脑皮质在脑沟和脑池可见小肉芽肿、结节和脓肿,脑深部可见大肉芽肿和囊肿,囊肿内含胶状物质和大量隐球菌,肉芽肿由成纤维细胞、巨噬细胞、微生物和坏死组织构成。蛛网膜下腔内有胶样渗出物,脑室扩大。隐球菌荚膜内物质可抑制白细胞趋向性和吞噬性,病灶内白细胞很少,不发生化脓,周围组织炎症反应很轻。

镜下早期病变可见脑膜淋巴细胞、单核细胞浸润,脑膜、脑池、脑室和脑实质中可见大量隐球菌体,脑实质很少有炎症反应。

【临床表现】

1. 隐球菌病通常起病隐袭,呈亚急性或慢性起病,免疫功能低下患者可急性发病,急性起病仅占10%,发热、头痛、呕吐常为首发症状,进展缓慢。头痛(85%)、脑膜刺激征(63%)、视乳头水肿(44%)、脑神经损害(34%)是常见症状,意识障碍(21%)、抽搐发作(12%)和精神障碍等(10.3%)较少。仅半数隐球菌性脑膜炎出现发热,为不规则低热。头痛最初为间歇性,后来变为持续性及

进行性加重,多数患者早期体征可见颈强直及 Kernig 征等脑膜刺激征。少数患者以精神症状和局灶性神经体征为主,如烦躁、人格改变、记忆减退、意识模糊和癫性发作等,偶可引起肢体瘫痪和共济失调等。

2. 大多数患者出现颅内压增高的症状及体征,如视乳头水肿及后期视神经萎缩。脑底部蛛网膜下腔渗出明显,常有蛛网膜粘连引起多数脑神经受损症状,常累及听神经、面神经和动眼神经等,可因脑室系统梗阻出现脑积水。

【辅助检查】

1. 脑脊液检查 常规检查有明显的"三高一低"特征:腰穿压力高(>200mmH$_2$O)、CSF 细胞数增高、蛋白增高和糖含量降低。淋巴细胞多为(10~500)×10^6/L,属轻、中度增高;糖含量通常为 150~350mg/L。AIDS 患者合并隐球菌性脑膜炎 CSF 细胞数可很少,甚至看不到。本病 CSF 改变无特异性,与 TBM 很相似。

2. 免疫学检查 如乳胶凝集试验(latx agglutination test,LA)、酶联免疫分析法(enzyme immunoassay,EIA)及侧流免疫层析法(lateral flow immunoassay,LFA)等可提高诊断特异性。免疫学检查可直接检测隐球菌多糖抗原,临床证实灵敏性和特异性高,检测迅速可靠,阳性率>90%,可根据抗原滴度变化指导治疗和判断预后。其中,LFA 因其简单、快速已成为目前国内临床上诊断隐球菌感染最常用的方法之一。

3. 微生物学检查 是隐球菌性脑膜炎的确诊依据。脑脊液经离心沉淀后沉渣涂片做印度墨汁(India-ink)染色,隐球菌检出率为 30%~50%。镜下可见酵母样细胞,形圆、壁厚、围以宽厚的荚膜。CSF 细胞常规 MGG 染色也可发现隐球菌,在沙保培养基(Sabouraudg glucose agar)进行脑脊液真菌培养对确诊很有意义。患者尿液、血、粪便、唾液和骨髓也可进行隐球菌培养,通常为 2~4 天,最迟 10 天出现隐球菌落。AIDS 患者微生物学检查非常重要,因 AIDS 患者 CSF 细胞数、蛋白和糖含量可完全正常。

4. 组织病理学检查 在病变组织中发现隐球菌成分可作为诊断的"金标准"。常见的组织标本有肺组织、淋巴结、皮肤及消化道组织等。其基本病理变化为早期呈弥漫性浸润渗出性病变,晚期形成肉芽肿。其中,六胺银(GMS)法显示的新型隐球菌在镜下最为清晰。

5. 脑 CT 检查 可见多样的改变,如弥漫性脑水肿、脑膜强化和脑实质(皮质或皮质下)低密度灶、脑实质或脑室假性囊肿或肉芽肿、交通性或梗阻性脑积水、脑实质或室管膜钙化等,可同时出现或以某种改变为主,均非特异性。25%~50% 的隐球菌性脑膜炎患者脑 CT 无变化。

6. 肺部 X 线检查 多数患者异常,类似结核性病灶、肺炎改变或肺占位病灶等。

【诊断和鉴别诊断】

1. 诊断 根据临床表现、脑脊液常规及生化改变、免疫学和微生物检查等可作出诊断。患者有慢性消耗性疾病、免疫功能低下或全身性免疫缺陷性疾病史,慢性隐袭病程,应警惕本病可能,5%~10% 的 AIDS 患者发生隐球菌性脑膜炎。脑脊液检出隐球菌可确诊。

2. 鉴别诊断 本病与结核性脑膜炎的临床表现及脑脊液改变非常相似,常易误诊。血液或脑脊液免疫学、微生物学检查可资鉴别,未确诊前不应轻易放弃追踪临床确诊证据,也要注意与治疗不彻底的化脓性脑膜炎鉴别。脑膜血管梅毒与隐球菌性血管炎均为慢性临床过程,但脑膜血管梅毒病程进展更缓慢,症状轻,脑脊液可正常。

【治疗】

1. 抗真菌药物治疗

(1) 两性霉素 B(amphotericin B,AmB):是目前药效最强的抗真菌药物,诱导期常与氟胞嘧啶联用,诱导期推荐首选低剂量两性霉素 B[0.5~0.7mg/(kg·d)],当诱导期治疗 4 周以上,且病情稳定后可进入巩固期进行治疗。两性霉素 B 的不良反应相对较多,尤其是肾毒性,且其不良反应与累计剂量相关,故宜密切监测血常规、肾功能、电解质。如果没有禁忌证,必须联合氟胞嘧啶治疗,100mg/(kg·d),分 4 次服用。

(2) 氟康唑(fluconazole):对于有肾功能不全等基础疾病或两性霉素 B 治疗失败患者,建议采用高剂量氟康唑(600~800mg/d)治疗,口服吸收良好,血药及脑脊液药物浓度高,其中肾功能不全患者(内生肌酐清除率<30ml/min)不推荐使用静脉滴注。不良反应包括恶心、腹痛、腹泻、胃肠胀气和皮疹等。氟康唑抑制真菌胞膜羊毛固醇转化为麦角固醇,降低麦角固醇含量,AmB 恰是与麦角固醇结合发挥作用,这两种药物不宜合用。应注意服氟康唑时不可同时服用西沙必利,可出现心脏不良反应,氟康唑与苯妥英同服可使苯妥英血药浓度显著增加。

(3) 5-氟胞嘧啶(flucytosine,5-Fc):单用疗效差,易产生耐受性,与 AmB 合用可增强疗效。AmB 与 5-Fc 合用失败率和复发率较低,CSF 灭菌迅速,连续应用 6 周有效率约达 80%,减少 AmB 总剂量和减小肾毒性。不良反应有恶心、厌食、白细胞及血小板减少、皮疹和肝肾功能损害等。氟康唑与 5-Fc 合用,治疗 AIDS 合并隐球菌性脑膜炎疗效很好。

2. 手术治疗 脑和脊髓肉芽肿或囊肿可压迫脑室系统导致梗阻性脑积水,引起颅内压增高,药物治疗常难奏效,可行骨片减压术,脑积水可行侧脑室穿刺引流术或侧脑室分流减压术。

3. 对症及全身支持疗法 应注意保护视神经,防止发生脑疝。颅内压增高可用脱水剂,如20%甘露醇、甘油果糖和呋塞米等。本病病程较长,机体慢性消耗很大,应注意患者营养、水及电解质平衡,防治肺感染及泌尿系感染,进行全面护理。

【预后】

本病呈进行性加重,疗程通常10周以上,长者可达1~2年甚至更长,后期可口服氟康唑治疗,偶见数年内病情反复缓解和加重者,大多预后不良,即使不伴其他疾病,病死率也高达40%,未经抗真菌治疗常在数月内死亡,病死率达87%(谭爱莲,1993),极个别患者可自愈。

三、毛霉菌病

毛霉菌病(mucormycosis)是毛霉菌感染所致。世界各地均有报道,我国有数例报道。

【病因和发病机制】

毛霉菌为条件致病菌,存在于食物和空气中,多见于腐坏的蔬菜和水果,健康人很少发病,只有当机体免疫功能低下、正常菌群失调或慢性消耗性疾病特别是糖尿病时,毛霉菌孢子通过呼吸道侵入人体,引起肺部及鼻窦感染,也可感染消化道或皮肤黏膜,引起体内多数器官或系统感染,脑部受累概率更高。

CNS毛霉菌感染途径,一是血行播散,二是经头面部组织直接向颅内蔓延,如从鼻经鼻窦进入颅内,从筛窦到眼眶,经视神经进入颅内,沿血管自眼动脉进入颅内等。血行播散至CNS的毛霉菌感染,通常表现为半球深部局限性炎症、肉芽肿或脑脓肿,病变内可见大量粗细不等的无隔菌丝,呈直角或不规则分支,菌丝易侵犯血管全层,造成血管坏死或血管内菌栓形成,导致脑内出血和/或脑梗死。

【临床表现】

毛霉菌病多为急性致死性疾病。鼻腔内可见暗红色血性分泌物,鼻甲骨变黑或坏死,外观似干涸的血块,鼻窦或眼眶常表现为感染征象。感染影响海绵窦可引起海绵窦血栓形成,波及颈内动脉系统引起血管闭塞,蔓延至颅内引起脑损害症状和体征。临床上根据受累组织和感染途径,分为5种类型:①脑膜脑炎型;②脑炎型;③鼻-脑型;④鼻-眼-脑型;⑤耳-脑型(王琅璋,1991)。

【辅助检查】

1. 脑脊液细胞数增高,可为数十至数千($\times 10^6$/L)不等,中性粒细胞或淋巴细胞占优势,可伴蛋白质增高及糖含量降低。

2. 口腔、鼻腔、眼眶分泌物及黑痂,用10%氢氧化钾处理后显微镜下查找毛霉菌丝。但因空气中有大量毛霉菌,故培养并无意义。

3. 脑CT或脑MRI影像学检查发现鼻、鼻窦或眼眶感染征象,并向脑膜和脑组织浸润,应考虑毛霉菌病的可能。如同时发现脑内厚壁脓肿、肉芽肿、半球深部出血或梗死、海绵窦血栓形成等,对毛霉菌病诊断有重要价值。

【诊断和鉴别诊断】

1. 诊断 鼻、眼、耳部感染征象是毛霉菌病早期临床特征,由于本病易与其他五官感染性疾病混淆,发病率很低,常被忽略,脑CT或脑MRI检查对诊断有意义。毛霉菌颅内感染后临床表现和影像学改变,与其他颅内感染疾病和颅内肿瘤等颇相似,使生前和术前确诊率很低(王琅璋,1991)。提高临床确诊率最重要的条件是充分认识毛霉菌病,考虑到有毛霉菌病可能时应病理检查寻找特征性菌丝,实验室培养毛霉菌生长可确诊。

2. 鉴别诊断 毛霉菌颅内感染须注意与其他CNS霉菌性感染疾病鉴别。

【治疗】

毛霉菌病治疗与隐球菌病相同,可用两性霉素B等抗真菌药物,应积极控制基础疾病。手术清除局部病灶,可显著提高毛霉菌病治愈率。

【预后】

毛霉菌病的预后差,若不进行治疗,毛霉菌患者的总生存率仅为3%,若治疗,单纯手术清创治疗总生存率为57%,单纯两性霉素B治疗为61%,手术及药物联合治疗为70%。

四、曲霉菌病

曲霉菌病(aspergillosis)是曲霉菌感染所致,引起支气管、肺部、皮肤、鼻窦、眼眶及眼部的炎症性、肉芽肿性或坏死性病变,偶可经血行播散引起脑膜炎。

【病因和发病机制】

1. 病因 曲霉菌广泛地存在于自然界,在植物、蔬菜、水果和粮食都有曲霉菌孢子存在。人类主要由呼吸道吸入曲霉菌分生孢子,引起支气管或肺部感染。曲霉菌、纤维素、炎症细胞碎片和黏液可在支气管或鼻窦中形成菌栓或菌球。当免疫力低下时,可血行播散至颅内,亦可自邻近器官如鼻腔、鼻旁窦、眼或耳,经黏膜、骨质、血管和神经向颅内蔓延,但CNS曲霉菌感染很少见。

2. 病理 CNS曲霉菌病感染有3种基本病变:①颅内化脓性病变,如脑膜炎、脑膜脑炎或脑脓肿;②慢性肉芽肿;③血管病变,如血管因感染或菌丝充填而致脑梗死,或因曲霉菌性动脉瘤破裂发生脑出血或蛛网膜下腔出血。血行播散曲霉菌病可累及多数脏器,形成多发性曲霉菌性脓肿,病变部位可见大量粗细均匀、分隔清楚、呈锐角分枝的菌丝。

【临床表现】

1. 曲霉菌病的肺部、鼻部或眼眶部感染是 CNS 感染的基础,肺感染表现为咳嗽、咳痰等;鼻部感染表现为鼻塞(鼻甲与鼻中隔粘连),鼻腔分泌物增加,鼻窦区疼痛或压痛等;眼眶部感染表现为眼眶周围软组织炎症、海绵窦综合征或眶尖综合征等。曲霉菌败血症可造成多数脏器脓肿,全身感染征象十分突出。

2. 脑部曲霉菌感染表现为颅内感染和占位征象,与其他原因颅内感染和脑肿瘤难以鉴别。

3. 曲霉菌常侵及颅内血管,导致脑梗死、脑出血。

【辅助检查】

1. 脑脊液 常规检查可正常,部分病例改变类似结核性脑膜炎,感染坏死组织或分泌物曲霉菌培养可呈阳性,脑脊液培养困难。

2. 脑 CT 或脑 MRI 检查 可发现鼻腔、鼻窦或眼眶组织感染坏死征象。脑内有大小不等的病灶,病灶内可见出血,病灶周围水肿区,病灶不增强或轻度增强。

3. 组织病理学 是中枢神经系统曲霉病确诊的"金标准",包括脓肿穿刺引流培养和组织切除后送病理检查。穿刺引流液培养出曲霉菌或脓肿切除后病理切片下可见无色有隔菌丝和分叉结构和分生孢子头,即可确诊该疾病。

4. 免疫学检查 主要方法包括曲霉半乳甘露聚糖检测(GM 试验)、曲霉菌丝体糖抗原检测等。

【诊断】

主要依据鼻腔、鼻窦或眼眶组织先后或同时感染的临床和影像学特点,同时发生颅内炎性改变,应高度警惕曲霉菌病,特别是免疫缺陷患者。本病确诊有赖于局部病变组织或坏死分泌物病理检查和微生物学检查。由于脑脊液涂片很难发现典型菌丝,真菌培养阳性率很低,CNS 曲霉菌感染术前或生前确诊非常困难。

【治疗】

本病治疗包括局部手术治疗,清除鼻、眼和脑感染坏死组织,用抗真菌药局部治疗;以及全身性药物治疗,伏立康唑已经成为首选。伏立康唑可以很好地通过血-脑屏障,在脑脊液中的浓度可以超过其最低抑菌浓度,明显改善脑曲霉病的治疗效果。本病病死率很高。

五、念珠菌病

念珠菌病(candidiasis)可由多种念珠菌感染所致,最常见致病菌是白念珠菌,引起口腔、阴道及皮肤感染,也可引起支气管、肺部及肠道感染。近年来本病有增多的趋势,儿童较成人多见。

【病因和病理】

1. 病因 念珠菌通常存在于正常人口腔、上呼吸道、肠道及阴道黏膜,机体免疫功能下降,正常菌群失调,长期使用广谱抗生素和免疫抑制剂,易发生念珠菌病,引起败血症和脑膜炎。全身其他部位感染,特别是念珠菌性肺炎可经血行播散进入 CNS,但很少见。

2. 病理 念珠菌 CNS 感染以脑膜炎性改变为主,表现为脑组织突面炎性渗出、小肉芽肿、囊肿或脓肿形成,以及小动脉栓塞等。

【临床表现】

1. 约 1/3 的患者发病前患口腔白念珠菌病,CNS 念珠菌感染几乎都出现头痛、发热、脑膜刺激征等脑膜炎表现。

2. 脑脊液细胞数明显增高,可高达数千,中性粒细胞或单个核细胞占优势,伴或不伴蛋白增高和糖含量降低。念珠菌体外培养较易生长,脑脊液培养阳性率仅为 40%。

【治疗】

念珠菌脑膜炎可用两性霉素 B 静脉滴注,氟康唑治疗也有效。

第二十二节 神经梅毒

(宿英英)

神经梅毒(neurosyphilis)是苍白密螺旋体(treponema pallidum)感染人体出现大脑、脑膜或脊髓损害的一组临床综合征,是晚期(Ⅲ期)梅毒全身性损害的重要表现。

20 世纪中期时,青霉素用于梅毒治疗,梅毒几乎被消灭;20 世纪 50 年代后梅毒在我国几乎绝迹,但自 20 世纪 70 年代后发病率又有上升趋势,特别是免疫缺陷患者或人类免疫缺陷病毒(HIV)感染导致细胞免疫低下患者更易罹患。目前,艾滋病在世界范围内流行使患神经梅毒患者有所增加,临床表现类型也由神经系统实质性损伤向慢性脑膜血管损害转变。

【病因和发病机制】

梅毒是由纤细的螺旋状苍白密螺旋体引起,活动力较强,梅毒早期损害皮肤和黏膜,晚期侵犯 CNS 及心血管系统,绝大多数通过性接触传染,称后天性梅毒。不正当性行为是梅毒的主要传播方式,男同性恋者是神经梅毒发病率最高的人群。约 10% 未经治疗的早期梅毒患者最终发展为神经梅毒,在感染 HIV 的人群中,约 15% 梅毒血清学检查阳性,约 1% 患神经梅毒。

少数病例是病原体由母体血液经胎盘和脐带进入胎儿体内,为先天性梅毒。临床和尸体解剖资料证实,螺旋体感染人体后 3 ~ 18 个月侵袭 CNS。如患梅毒 2 年后 CSF 检查仍为阴性,只有5%的患者发展为神经梅毒,如 5 年后 CSF 持续阴性,神经梅毒发生率仅为 1%。

神经梅毒早期表现是无症状性脑膜炎,约占梅毒感染的 25%。脑膜梅毒持续数年后,可出现慢性脑膜炎(脑膜脑炎、室管膜炎和脑脊膜脊髓炎)等继发性损害,如脑膜血管梅毒、麻痹性神经梅毒、脊髓痨性神经梅毒、梅毒性视神经萎缩和梅毒性脑脊膜脊髓炎等。严重脑膜炎性反应和实质性损伤常累及大脑半球、视神经和脊髓。

【病理】

神经梅毒早期病理改变是脑膜炎性,表现为脑膜血管周围淋巴细胞、单核细胞浸润,炎症波及脑膜小动脉,可引起动脉炎性闭塞及脑或脊髓局灶性缺血、坏死。颅底蛛网膜炎症可导致脑脊液循环障碍和脑神经麻痹,第Ⅲ、Ⅵ和Ⅷ对脑神经易受累。增厚的脑膜阻塞第四脑室正中孔和外侧孔导致梗阻性脑积水,室管膜可见颗粒状炎症反应。镜下见软脑膜大量淋巴细胞、浆细胞和单核细胞浸润。

麻痹性神经梅毒或麻痹性痴呆除脑膜炎病变,可见脑组织萎缩,脑沟加深、加宽和脑室扩大。镜下可见皮质神经细胞变性、坏死和缺失,出现棍状神经胶质细胞和丰满的星形细胞,髓鞘斑状脱失,淋巴细胞和浆细胞侵入皮质小血管或大脑皮质,麻痹性痴呆用特殊染色仅在大脑皮质可查到梅毒螺旋体。

梅毒性脊髓痨脊髓后索和后根出现变性萎缩,腰骶段明显,外周神经正常。早期髓鞘变性,随后髓鞘脱失、神经轴突崩解、胶质纤维瘢痕形成。感觉传入障碍使下肢肌张力下降、腱反射消失,出现感觉性共济失调,感觉神经根 A 型和 C 型纤维部分缺失导致痛觉减退和关节不敏感。骶 2 ~ 3 水平神经传导阻滞出现低张力性和无感觉性膀胱。

梅毒性视神经萎缩可见视神经纤维变性、视神经胶质增生和纤维化,包绕视神经的脑膜及营养血管有炎性反应,血管闭塞可致视神经中心坏死。血管梅毒主要表现为动脉内膜炎,常累及脑中、小动脉,如脑底动脉环、豆纹动脉、基底动脉和脊髓动脉,动脉管腔狭窄引起闭塞,导致脑和脊髓组织缺血、软化。

【临床表现】

本病有多种临床类型,常见无症状型、脑膜炎型和血管型,以往常见的脑实质型神经梅毒,包括脊髓痨和麻痹性痴呆现已少见,晚期神经梅毒还可引起严重的神经精神症状(Jantzen,2012)。

1. 无症状神经梅毒(asymptomatic neurosyphilis) 临床表现缺如,个别病例瞳孔异常是唯一可提示此病的体征,诊断有赖于血清学和脑脊液检查,CSF 细胞数 > 5 × 10⁶/L 可诊断,但无症状时很少腰穿检查。MRI 可发现脑膜增强信号。一旦脑膜炎加重,可出现神经系统损害症状,如脑神经麻痹、癫痫发作和颅内压增高等。此型系统治疗可防止发生其他类型神经梅毒。

2. 脑膜梅毒(meningeal syphilis) 可发生于梅毒感染任何时期,主要是前 2 年,可分为:①急性脑膜梅毒:多见于原发性梅毒感染后 1 年内,可见发热、头痛和颈强直等,检查无异常体征,颇似急性病毒性脑膜炎,脑实质受累部位不同,出现脑神经麻痹如双侧面瘫和听力丧失、癫痫发作、精神症状和脑积水等,合并血管病变可引起脑梗死。②慢性脑膜梅毒:以颅底脑膜炎为主,脑神经易受累,通常不伴发热,脑脊液改变明显,早期治疗临床症状可在数日或数周内消失,如脑脊液异常持续不变,将发展成为其他类型神经梅毒。

3. 脑膜血管梅毒(meningovascular syphilis) 是脑膜与血管联合病变,发生于梅毒原发感染后 1 年、数年或十余年,发生率为 10% ~ 35%。内囊和基底节区 Heabner 动脉、豆纹动脉等中小动脉易受累,临床常表现为偏瘫、偏身感觉障碍、偏盲或失语等。脑脊液异常,MRI 可见脑膜增强信号,诊断依赖于血清学及脑脊液检查。有罹患性病危险因素的年轻患者出现 1 次或数次卒中发作,是重要临床提示。脊髓膜血管梅毒表现横贯性(脊膜)脊髓炎,如运动、感觉及排尿异常,需与脊髓痨鉴别。

4. 麻痹性神经梅毒(paretic neurosyphilis) 也称麻痹性痴呆或梅毒性脑膜脑炎,病理基础是慢性梅毒性脑膜脑炎,在梅毒感染后 15 ~ 20 年发病。Haslam 和 Esquirol(1798)首先描述本病临床症状,Bayle(1822)报道梅毒性蛛网膜炎和脑膜炎,Nissl 和 Alzheimer 描述病理改变,如前脑、颞叶和顶叶脑膜脑炎。发病年龄多在 35 ~ 50 岁(获得性麻痹性神经梅毒),儿童期或青春期发病(遗传性麻痹性痴呆)多伴精神发育不全。包括神经麻痹症状,如视神经萎缩、阿-罗(Argyll-Robertson)瞳孔、构音不良、细小或粗大的肌肉(包括面舌肌)震颤、锥体束征、共济失调和癫痫等;以及痴呆症状,常见记忆力丧失、判断力减退和情绪不稳,可有精神行为改变,经典症状强调精神障碍,但其实早期更多地表现为说话含糊不清、语速加快和记忆力减退。患者进展到麻痹状态时,智能已全面衰退,生活完全不能自理。可出现 Lissauer 大脑硬化,表现为偏瘫、四肢瘫、偏盲、失语、脑神经麻痹、正常压力脑积水和癫痫发作等。也可见焦虑、谵妄、抑郁和精神分裂。血清学实验和脑脊液检查均为阳性。青霉素问世使本型梅毒已不常见。

5. 脊髓痨性神经梅毒(tabetic neurosyphilis) 也称进行性运动性共济失调,Duchene(1858)首先描述。梅毒感染后 15 ~ 20 年出现脊髓症状,通常 35 ~ 50 岁发病,缓慢进展。本型最重要体征是膝反射和踝反射消失、小腿部振动觉和位置觉缺失及阿-罗瞳孔。病情发展缓慢,可自发或经治疗后终止,针刺样疼痛和共济失调常持续存在。常见的特征性临床表现是:①常见双下肢或全身疼痛,呈针刺样或闪电样,或为钻痛、刀割痛、撕痛或烧灼痛,可持续数小时或数日;可有浅感觉障碍如麻木、发冷和痛、温及触觉减退,深感觉障碍可见双下肢腱反射消失,音叉振动觉和关节位置觉减退,感觉性共济失调,Romberg 征等。②自主神经障碍如低张力性膀胱尿失禁、便秘、阳痿和巨结肠等。③神经营养障碍:出现足底穿孔、溃疡,Charcot 关节是脊髓痨严重并发症,是髋、膝、踝骨关节炎,因感觉障碍失去对关节保护作用,反复损伤后关节面变形,易骨折、脱位或半脱位。④其他如阿-罗瞳孔(90%)、视神经萎缩(20%)、内脏危象(10% ~ 15%),例如胃危象表现为突然胃部疼痛,迅速向上胸部或全身扩散,伴恶心、呕吐,持续数日,直至吐出黏液、血和胆汁,钡餐透视可见幽门痉挛,疼痛可迅速消失;肠危象表现为肠绞痛、腹泻和里急后重;咽喉危象表现为吞咽动作和呼吸困难;排尿危象表现为尿痛和排尿困难。脑脊液检查约 15% 正常。本型很少导致死亡。

6. **脊髓梅毒**(spinal syphilis) 包括梅毒性脊膜脊髓炎、脊髓血管梅毒(脊髓前动脉炎)等,脑脊液检查异常。

7. **梅毒性视神经萎缩**(syphilitic optic atrophy) 通常从单眼开始,表现为视野缩小,再波及另一只眼。眼底检查可见原发性视神经萎缩,视盘边界清楚,颜色苍白,生理凹陷存在,双眼失明提示预后不良。不伴其他类型神经梅毒。脑脊液有不同程度异常。

8. **梅毒性神经性耳聋**(syphilitic nerve deafness) 发生于梅毒性脑膜炎早期或晚期,可伴其他梅毒症状。

9. **先天性神经梅毒**(congenital neurosyphilis) 梅毒螺旋体在妊娠期 4~7 个月时由母体传播给胎儿,可以是除脊髓痨以外其他所有类型,出现脑积水及哈钦森三联征(即间质性角膜炎、畸形齿和听力丧失)。

【辅助检查】

1. 实验室检查

(1)脑脊液常规检查:感染后数周 CSF 细胞数和蛋白增高,出现于血清学检查阳性前。CSF 细胞数达(100~300)×10^6/L,以淋巴细胞为主,有少量浆细胞和单核细胞;未治疗者细胞数至少达 5×10^6/L 以上方能确诊,蛋白含量增高达 40~200mg/dl,糖含量减低或正常,氯化物正常,IgG 增高。脑脊液转归与治疗有关,细胞数先恢复正常,接着蛋白和 IgG 下降,最后血清学转阴,临床症状消失。脑脊液检查是梅毒感染活动和脑膜炎性反应的敏感指标,尸解发现软脑膜淋巴细胞和浆细胞浸润,与 CSF 细胞数和蛋白增高相符。临床症状复发前,CSF 细胞数正常,蛋白增高,出现蛋白-细胞分离现象。

(2)血清和脑脊液免疫学检查:由于分离病原体困难,临床常检测螺旋体抗原和抗体。包括高效价血清 VDRL 反应(venereal disease research laboratory)、密螺旋体荧光抗体吸附试验(FTA-ABS)、快速血浆反应素试验(rapid plasma reagin test,RPR)和梅毒螺旋体凝集试验(TPHA)等,但血清学阳性只表明以前接触过梅毒螺旋体,不一定是神经梅毒,但脑脊液检查阳性对神经梅毒诊断有帮助,可作为梅毒筛查试验(Hagedorn,1993)。FTA-ABS 特异性较 VDRL 强,可作为神经梅毒确诊试验,但不能用作疗效评价,也不能作脑脊液检查,试验价格昂贵,仅少数实验室有条件。许多晚期梅毒和神经梅毒患者非特异性试验阴性,脑脊液 VDRL 敏感性仅为 27%,应采用特异性梅毒螺旋体抗原-抗体检查,如 FTA-ABS 或苍白螺旋体移动抑制试验(CTPI)作神经梅毒确诊试验(Hagedorn,1993)。但试验价格昂贵、操作技术性高,仅少数实验室可以进行。

(3)最近资料显示,联合 5 种常用的梅毒试验(脑脊液 FTA-ABS、血清 FTA-ABS、脑脊液 TPHA、血清 TPHA、脑脊液细胞计数),预测神经梅毒平均特异性和平均敏感性分别达到 94% 和 87%(Maclean,1996)。采用羊膜穿刺术抽取羊水,以抗螺旋体单克隆抗体检测梅毒螺旋体,可提供胎传梅毒产前诊断依据。

2. 影像学检查 CT 可见多发性大小不一的 0.3~1.5cm 低密度灶,多见于额叶、顶叶、颞叶和小脑灰白质。MRI 显示 T$_2$ 高信号病灶,为脑缺血坏死和脑树胶肿所致。颈内动脉及分支血管造影呈弥漫性不规则狭窄,狭窄动脉近端瘤样扩张,似串珠状或腊肠状,狭窄动脉远端小动脉梗死,呈枯树枝状。侧支循环及动静脉循环建立常出现 Trorad 静脉显影和脑膜血管增多,酷似多血管性脑膜瘤。神经梅毒引起小动脉炎与其他原因小动脉炎不同,后者表现为全脑血管狭窄及扩张,小血管梗死少见。

【诊断和鉴别诊断】

1. 诊断 主要根据性乱交史、艾滋病史或先天性梅毒感染史,神经系统受损临床表现及实验室检查证据,如脑膜和脑血管损害症状和体征、阿-罗瞳孔、CSF 淋巴细胞增多、血清和 CSF 梅毒试验阳性等。

2. 鉴别诊断 神经梅毒受累范围广,包括脑膜、脑脊髓膜、脑实质、脊髓和周围神经等,临床须注意与脑膜炎、脑炎、缺血性脑血管病、各种类型痴呆、脊髓或周围神经疾病等鉴别。血液密螺旋体抗体效价增高及 CSF 密螺旋体抗体阳性有鉴别价值。

【治疗】

1. 病因治疗 在青霉素治疗梅毒前,914 和铋剂可治愈早期梅毒,使梅毒血清学试验转阴,阻断梅毒传染性,但梅毒螺旋体未根除,淋巴结可分离出螺旋体,3%～5%的患者发生Ⅲ期梅毒(Musher,1991)。我国卫生健康委(原卫生部)推荐的神经梅毒治疗方案是(1990):青霉素 G 钠盐 480 万 U,10 天为一个疗程;间隔 2 周后可重复治疗,总剂量 9 600 万 U;普鲁卡因青霉素 240 万 U/d,同时服用丙磺舒(pobenecid)0.5g/次,4 次/d,连续 10 天;再用苄星青霉素 240 万 U,肌内注射,每周 1 次,共 3 周。

国家卫生健康委(原卫生部)防疫司提出,患者应接受终身医疗监测,驱梅治疗后第 1、3、6、12、18、24 个月及 2 年后的每年均应复查 1 次脑脊液常规、生化和 VDRL,如脑脊液细胞数仍不正常、血清 VDRL 实验或脑脊液特异抗体滴度未见降低或呈 4 倍增加者,可静脉注射大剂量青霉素重复治疗,直至 2 次检测正常为止。

青霉素 G 为治疗梅毒的首选药物,自从 20 世纪 40 年代,青霉素安全、有效地治疗有或无症状的梅毒患者,预防晚期梅毒包括神经梅毒发生。原发梅毒首次青霉素注射可出现 Larison-Herxheimer 反应,是大量螺旋体死亡导致机体过敏反应,为减轻这种反应,在用青霉素治疗前一天,服用泼尼松 5～10mg,4 次/d,连续 3 天。Dunlop(1979)证明,普鲁卡因青霉素与丙磺舒合用除可提高青霉素血药浓度,还可提高脑脊液中药物浓度。

青霉素过敏者可用头孢曲松 1g,肌内注射,1 次/d,连用 14 天;可用四环素 500mg 口服,4 次/d,持续 14 天;多西环素(强力霉素)200mg,2 次/d,连用 30 天;米诺环素 100mg,2 次/d,连续 2～4 周,间断口服数月。据文献报道,神经梅毒用四环素替代治疗,或神经梅毒合并 HIV 感染时用青霉素标准疗法加用四环素是有效的(De Maria,1997)。也可用大环内酯类如红霉素 500mg 口服,4 次/d。非青霉素类药能否避免神经梅毒发生或治愈神经梅毒,由于报道例数甚少,不能作出评价。某些类型神经梅毒如脊髓痨治疗反应较差。

目前尚无有效方案预防 HIV 感染者发生神经梅毒,HIV 感染者发生神经梅毒后,青霉素消灭脑脊液中梅毒螺旋体效果不如未感染 HIV 者(Musher,1991)。

2. 对症治疗 患者出现瘫痪及尿潴留时,处理与急性脊髓炎相同。脊髓痨出现闪电样疼痛,可用卡马西平 0.1～0.2g 口服,3 次/d;或氯硝西泮 1～2mg 口服,3 次/d。内脏危象用甲氧氯普胺 10mg,肌内注射,阿托品和吩噻嗪类对治疗内脏危象有效,或用哌替啶止痛。Charcot 关节注意预防发生骨折。

患者完全治愈可通过临床、血清学和生物学检查结果确定。临床治愈是指传染性和活动性梅毒临床体征已经消除,晚期不再复发;生物学治愈是感染螺旋体已从宿主机体清除。

【预后】

35%～40% 的麻痹性神经梅毒患者不能独立生活,未进行治疗可于 3～4 年死亡。脊髓梅毒预后不确定,大多数患者病程停止或改善,部分病例治疗后病情仍进展。其他类型神经梅毒积极治疗和监测,均能预后较好。

第二十三节　脑蛛网膜炎

（付锦　王化冰）

脑蛛网膜炎(cerebral arachnoiditis)或称为颅内蛛网膜炎(intracranial arachnoiditis),是不同病因引起脑部非特异性慢性蛛网膜炎症,又称局限性粘连性脑蛛网膜炎。

【病因和发病机制】

本病主要继发于急性或慢性软脑膜感染,如结核性脑膜炎、化脓性脑膜炎或真菌性脑膜炎等,脑邻近结构的局部感染如中耳炎、乳突炎、鼻窦炎、扁桃体炎、龋齿、颅骨骨髓炎、头皮疖肿和眶内感染等也可引起。

全身性感染如流行性感冒、肺炎、肺脓肿、结核病和败血症等,以及颅脑外伤、蛛网膜下腔出血、脑寄生虫病和鞘内注入抗生素、麻醉药及造影剂等均可导致脑蛛网膜炎,各种原因的中毒及细菌毒素等引起脑膜、蛛网膜炎症反应等亦可引起。由于大多数脑蛛网膜炎是继发的,如结核性脑膜炎合并蛛网膜粘连,因此,该病常不作为独立的疾病。部分患者病因不清。

【病理】

蛛网膜呈弥漫性或局限性增厚、灰白发暗,与硬脑膜、软脑膜甚至脑组织、脑神经粘连,可影响脑脊液循环和吸收,导致脑室扩大和脑积水,有的形成囊肿,内含脑脊液。镜下见蛛网膜大量小圆形细胞浸润,网状层纤维增生。

根据病变表现,可分为斑点型、粘连型和囊肿型。根据病变部位,可分为幕上蛛网膜炎和幕下蛛网膜炎,前者主要大脑半球凸面和脑底部(视交叉区和脚间区)受累,后者主要侵犯小脑半球凸面、中线(包括枕大池)和脑桥小脑角。

【临床表现】

本病在任何年龄均可发病,11～30 岁最多,男性较多,呈急性、亚急性和慢性起病。根据临床发病经过,可分三型:

(1)急性弥漫型:突然急性起病,类似急性脑膜炎,但病情较轻,多有低热、畏寒、头痛、恶心、呕吐及脑膜刺激征,局灶性神经体征不明显,可出现第Ⅲ、Ⅵ、Ⅶ对脑神经麻痹,部分患者出现共济失调、眼球震颤等小脑症状,如脑脊液循环受阻症状可迅速加重,出现意识障碍及抽搐发作等。病程数日至数周,逐渐好转或呈波动性。

（2）慢性弥漫型:缓慢发病、进行性加重或呈间歇性发作,无发热,脑膜刺激征不明显,主要表现为颅内压增高症状如头痛、头晕、呕吐、视乳头水肿,伴嗜睡及精神障碍,一或两侧展神经麻痹,表现为颇似颅内肿瘤。

（3）局灶粘连型:蛛网膜粘连部位不同又分为:①颅后窝型:多因小脑延髓池蛛网膜粘连及囊肿形成,阻塞第四脑室出口引起梗阻性脑积水,导致颅内压增高,出现头痛、眩晕、呕吐、视乳头水肿、眼球震颤和共济失调等。②脑桥小脑角型:引起第Ⅴ、Ⅵ、Ⅶ、Ⅷ对脑神经受损,但症状和体征出现不如前庭蜗神经瘤那样有顺序性,耳鸣与听力减退不明显,面神经、展神经和三叉神经症状较明显,可有小脑及脑干受损体征。③视交叉型:表现为一侧或两侧视力减退或失明、双颞侧偏盲、中心暗点或向心性周边视野缩小,有时可见视乳头充血、苍白或水肿,颅底蛛网膜粘连广泛,波及动眼、展神经引起眼肌麻痹,下丘脑、垂体受累出现性功能减退、尿崩症及嗜睡等。④半球型:大脑皮质局部蛛网膜粘连出现局限性癫痫、单瘫、偏瘫、失语和感觉异常等,额、颞叶受累可伴精神症状及行为异常,颅内压增高时表现可与脑瘤相似。

【辅助检查】

1. 脑脊液检查 急性弥漫型 CSF 无色透明,压力增高,细胞数略增多,蛋白质含量正常或增高,糖及氯化物正常。慢性弥漫型和局灶粘连型压力中度增高,蛋白含量轻度增高。

2. 头颅 X 线正位片可见颅内压增高及钙化斑等征象,CT 及 MRI 检查可见颅底脑池闭塞、脑室扩大及粘连形成的囊肿。

【诊断和鉴别诊断】

1. 诊断 根据（急性、亚急性或慢性）起病方式,病程较长,症状可出现缓解及复发,患者有头外伤、头部或全身感染史、脑室内或鞘内注药史,以及与病变部位相关的症状体征,结合 CT 检查,排除鞍区或颅后窝肿瘤,通常可作出诊断。

2. 鉴别诊断 本病广泛颅底蛛网膜粘连使症状和体征弥散,可有缓解复发,病程较长,须注意与多发性硬化鉴别。半球型蛛网膜炎出现颅内压增高时,须与脑肿瘤鉴别。

【治疗】

感染或结核病引起的蛛网膜炎可针对病因,应用有效抗生素或抗结核药物治疗。弥散型蛛网膜炎可用地塞米松静脉滴注或泼尼松口服。合并颅内压增高可用 20% 甘露醇等脱水治疗,如颅内压增高显著或内科治疗无效,甚至脑疝形成时可行手术松解粘连或脑脊液分流术。解除粘连可用糜蛋白酶 5mg,肌内注射,1 次/d;可试用鞘内充气疗法,注射氧气分解粘连,每 2 周 1 次;也可物理治疗碘离子透入等。

第二十四节　莱姆病和神经莱姆病

（王维治）

一、莱姆病

莱姆病（Lyme disease）是由伯氏疏螺旋体（Borrelia burgdorferi）经蜱传播的自然疫源性疾病。是多系统感染性疾病,主要侵犯皮肤、神经系统、心脏和关节。

【研究史】

1977 年在美国康涅狄格州 Lyme 镇发现此病,由此命名（Steere,1977）。莱姆病分布广泛,逐渐成为全球最大的媒介传播疾病,美国、欧洲大多数国家、俄罗斯、日本、澳大利亚和非洲均已发现。我国 1986 年首次报道莱姆病,相关研究较少。流行病学调查表明,我国大多数林区都存在莱姆病,经病原学证实,17 个省（市、区）存在莱姆病自然疫源地,11 个省（市、区）有典型病例存在（张哲夫,1997）。

【流行病学】

1. 媒介与传播宿主 莱姆病是自然疫源性疾病,伯氏疏螺旋体在一些脊椎动物与蜱之间循环,可使人与动物共同感染,家养动物马、狗和猫可以罹患,野生动物不患病。传播本病的蜱是当地的优势蜱种,美国主要是丹敏硬蜱（I. Dammini）,欧洲是蓖麻硬蜱（I. Ricinus）,在我国北方林区主要是全沟硬蜱（I. Perculcatus）,在我国南方可能是粒形硬蜱和二棘硬蜱等,不同地区蜱带菌率也不同。丹敏硬蜱、蓖麻硬蜱和全沟硬蜱都是三宿主硬蜱,完全发育周期需 2 年始能完成。蜱幼虫和稚虫阶段最常见宿主,美国是白足鼠,我国可能是姬鼠属,白尾鹿是丹敏硬蜱成虫的重要宿主,与螺旋体生命周期无关。现已从丹敏硬蜱稚虫和成虫体内分离出伯氏疏螺旋体,我国也已从全沟硬蜱成虫中分离出病原体。伯氏疏螺旋体也可通过卵传递,可见蜱不仅是传播媒介,也是重要的贮存宿主。

2. 流行特征 莱姆病在全世界都有分布,但典型的神经系统表现在欧洲和美洲稍有不同,在美国每年大约有 15 000 例,主要发生在美国东北部和中北部各州。在 60%~80% 的病例中,蜱虫叮咬部位的皮肤损伤（游走性红斑）是最初的表现,发生在接触蜱虫后 30 天内。它是一个孤立的、扩大、环状红斑病变,可能被环形卫星病变包围。通常疲劳和流感样症状,如肌肉痛、关节痛和头痛等是相关的,这些症状似乎在北美比欧洲出现的疾病中更为突出。本病有显著季节性,4月末开始发病,5月感染者显著增加,6月上旬达到高峰,患者总数的80%发生于5~6月,8月以后仅见散发病例,这种现象与蜱活动周期有关。本病主要见于林业工人、林区人员和露营者等,任何年龄均可能罹患,无性别差异。人类对本病呈普遍的易感性,感染后可产生 IgM、IgG 抗体。

【病因和发病机制】

1. 病因　对人类有致病力的螺旋体包括三个属:①疏螺旋体(Burgdorferi),如回归热螺旋体;②密螺旋体(Treponema),如梅毒螺旋体;③细螺旋体(Leptospira),如钩端螺旋体。Burgdorfer 和 Barbour(1982)首先在丹敏硬蜱成虫体内发现莱姆病螺旋体,美国学者 Johnson(1984)研究莱姆病螺旋体后,根据 DNA 确定为疏螺旋体的新种,正式命名该螺旋体为伯氏疏螺旋体。伯氏疏螺旋体的鸟嘌呤/胞嘧啶比率为28%~30.5%,与其他疏螺旋体的 DNA 有31%~59%的同源性,传递10~15代后可失去对脊椎动物感染力。现已知伯氏疏螺旋体特异性表面蛋白抗原(outer-surface protein,Osp)有 OspA、OspB 和 OspC 等亚型,北美伯氏疏螺旋体有 OspA 和 OspB 两种抗原,欧洲伯氏疏螺旋体只有 OspA 抗原。Barbour(1984)认为,这种抗原差异是造成莱姆病在北美和欧洲临床表现有所不同的生物学基础。

2. 发病机制　病原体伯氏疏螺旋体以蜱等作为虫媒传递感染人和动物,但被感染蜱咬后不一定发病。蜱幼虫叮咬人后,伯氏疏螺旋体侵入皮肤并在局部孵育(Ⅰ期),60%~80%的患者在局部皮肤播散,形成慢性游走性红斑(erythema chronicum migrans,ECM),在此期较其他期易从受损皮肤培养出螺旋体。伯氏疏螺旋体进入后数日至数周内(Ⅱ期),经淋巴管进入淋巴结,或经血液传播到心肌、视网膜、肌肉、骨骼、滑膜、脾、肝、脑膜和大脑等,通过循环免疫复合物(CAC)形成导致血管损伤,引起各器官病变,病理可见脑血管周围淋巴细胞、浆细胞浸润及内膜增厚,可查到螺旋体。仅约10%的患者转变为严重慢性病变(Ⅲ期),且疗效不佳。

【临床表现】

Asbrink(1988)提出将莱姆病分为早期和晚期感染。早期感染包括Ⅰ期(局部游走性红斑、头痛、肌痛和颈强直)和Ⅱ期(播散感染,出现于数日或数周内),晚期感染(Ⅲ期)相当于发病后1年后,为持续感染。各期间通常存在无症状间歇期,这三期可以重叠,也可单独发生。

Ⅰ期为蜱叮咬后3~32天,除皮疹、游走性红斑外,可有头痛、肌痛、颈强直及罕见的面神经瘫痪,ECM 常在3~4周后消失。

Ⅱ期从皮疹发生后数周开始,以神经症状为主,有时发生神经症状前可无皮疹或可识别的蜱叮咬史及痕迹。可出现急性无菌性脑膜炎(acute aseptic meningitis),表现为头痛、颈强直等脑膜刺激征,半数患者有轻微精神行为改变,如注意力不集中、易怒、情绪不稳定、记忆和睡眠障碍等。常有多数和单个神经根受累,表现为剧烈根性痛或肢体乏力,也可发生多发性神经炎和多数性单神经炎,欧洲莱姆病痛性神经根病[班恩沃特综合征(Bannwarth syndrome)]是常见的;最常见的是单侧或双侧面神经麻痹,也可见侵犯其他脑神经,包括单侧展神经和视神经,通常伴发脑膜炎。可伴 CSF 淋巴细胞数增多。

Ⅲ期以携带 HLA-DR2 抗原患者出现慢性关节炎为特征,发生于原发感染后数月。少数患者表现为慢性脑脊髓病,记忆障碍和识别功能异常,视神经和括约肌功能异常。

莱姆病的临床分期表现见表3-4-24(Steere,1989)。

表3-4-24　莱姆病临床分期及临床表现

系统*	早期感染		晚期感染
	局灶期(Ⅰ期)	播散期(Ⅱ期)	持续期(Ⅲ期)
皮肤	游走性红斑	继发性环状皮损、颧骨皮疹、播散性红斑或荨麻疹、淋巴细胞瘤	慢性萎缩性肢皮炎、局灶性硬皮病样病变
骨骼肌肉系统		游走性关节痛、肌腱痛、滑囊痛、肌肉痛及骨骼痛、短暂关节炎发作、肌炎、骨髓炎、脂膜炎	慢性关节炎、皮疹后出现骨膜炎或关节半脱位
神经系统		脑膜炎、脑神经炎、Bell 麻痹、运动或感觉神经根神经炎、多发脑神经炎、脊髓炎、亨廷顿病、小脑性共济失调	慢性脑脊髓炎、痉挛性轻截瘫、共济步态、轻微精神障碍、慢性轴索型多发神经根神经病、痴呆
淋巴系统	局灶性淋巴结病	局灶性或全身性淋巴结病、脾大	
心脏		房室传导阻滞、心包心肌炎、全心炎	

系统*	早期感染		晚期感染
	局灶期（Ⅰ期）	播散期（Ⅱ期）	持续期（Ⅲ期）
眼		结膜炎、虹膜炎、脉络膜炎、视网膜出血或剥离、全眼球炎	角膜炎
肝		轻症或复发性肝炎	
呼吸系统		非渗出性喉痛、无痰性咳嗽、成人呼吸窘迫综合征	
肾		镜下血尿或蛋白尿	
泌尿生殖系统		睾丸炎	
全身症状		严重不适或疲劳	疲劳

注：*系统排列按发病率递减顺序。

【辅助检查】

1. 脑脊液检查 淋巴细胞可高达数千，平均100×10⁶/L，蛋白质轻度增高，糖含量正常或轻度下降。在病程4~5周后CSF-IgG指数增高，可检出寡克隆带，提示鞘内Ig合成。

2. 病原学检验 血液、CSF和皮肤分离培养出伯氏疏螺旋体是诊断的"金标准"，但因操作复杂不能作为常规检查。有ECM症状患者从病变皮肤可培养出病原体，ECM伴流感样表现的早期患者，在血液中易分离到病原体，有神经系统症状患者CSF可检出病原体。

3. 血清学检验

（1）间接免疫荧光法（IFA）：用培养5~7天伯氏疏螺旋体培养物制备抗原检测患者血清，应设阳性和正常血清对照。每视野至少50%的螺旋体染上荧光为(+)；血清效价判定：1∶64为可疑；1∶128有诊断意义；1∶256可确诊。患者双份血清判定4倍升高有诊断意义（Russell，1984）。发生ECM第3~6周IgM效价最高，IgG亦呈(+)。因IFA检测费时，结果判定有主观成分，现已被ELISA法取代。

（2）酶联免疫吸附试验（ELISA）：取螺旋体培养物制备抗原（纯化鞭毛抗原敏感），加被检血清，在酶联检测仪491nm波长处检测OD值。应有阳性血清、正常血清对照。先采50~100份健康人血清，测出平均酶标OD值（血清稀释1∶500）和求出标准差。如待检血清OD值大于正常人OD值加3个标准差，可判为(+)。感染伯氏疏螺旋体后3~4周，血清最先出现特异性IgM抗体，6~8周水平达高峰，随后逐渐下降，多在4~6个月恢复正常；IgG抗体在6~8周升高，4~6个月达高峰，可维持高水平或下降，数年内仍可测到。

4. 免疫印迹法（Western blotting，WB） 如患者的病程较短，ELISA结果处于临界或怀疑假阳性时，用WB可检出伯氏疏螺旋体特异性抗体，加以证实。

5. 酶联免疫斑点（ELISPOT）试验 可检测血清及CSF中伯氏疏螺旋体IgG特异性抗体分泌细胞、伯氏疏螺旋体反应性IFN-g分泌性T细胞增多，CSF约为外周血20倍。外周血特异性IFN-g分泌性T细胞上调可持续到患者抗生素治疗已结束9个月，CSF该类细胞可持续到治疗结束4个月，而患者神经系统症状和体征已消失（Wang et al，1995）。

6. 聚合酶链反应（PCR）检测 在大约30%的病例中，通常在神经系统疾病的早期采用PCR技术可在CSF中检测到病原体，但考虑到该种检测效价比，通常不推荐使用。

7. 脑电图、脑CT及MRI检查 多为正常，慢性期CT及MRI可显示脑部多灶性病变及脑室周围损害。

【诊断和鉴别诊断】

1. 诊断 神经莱姆病诊断主要根据流行病学（蜱咬伤），临床结合ECM、脑膜炎、神经根炎或神经炎等症状表现，无发热并除外其他疾病，结合血清学特异性诊断试验等。由于蜱体积很小，仅少数患者能回忆起蜱叮咬史，仅约半数患者可回忆有ECM，使临床诊断困难。

（1）国内目前普遍采用的神经莱姆病诊断依据：①流行病史：居住于森林地区或发病前1个月曾在野外生活，有蜱叮咬史；②ECM史及其后出现神经系统、心脏病变及关节炎症；③IFA、ELISA等检查；④抗生素治疗有效；⑤排除其他疾病。

（2）美国疾病控制中心莱姆病诊断依据：①ECM病史；②抗伯氏疏螺旋体抗体滴度≥1∶256；③1个或1个以上器官受累。3条中具有2条可诊断。

2. 鉴别诊断 莱姆病侵犯多个系统，临床症状和体征颇为复杂，与特发性面神经麻痹、无菌性脑膜炎、多发性硬化、心肌炎、关节炎等有类似表现,早期症状缺乏特异性,临床医生须加强对本病的认识。

【预防和治疗】

1. 预防措施 应包括远离蜱感染地区,在无法避免的情况下使用驱虫剂和防护服。

2. 药物治疗 伯氏疏螺旋体对四环素、氨苄西林和头孢曲松钠高度敏感,对青霉素、苯唑西林和氯霉素中度敏感,对氨基苷类、环丙沙星和利福平不敏感,红霉素无效。

(1) 莱姆病常用三代头孢菌素:①头孢曲松钠:成人1~2g/d,分1~2次静脉注射;儿童20~80mg/(kg·d),1~2次注射给药。②头孢呋辛:成人0.75~1.5g,静脉注射,3~4次/d,重症患者可达9g/d;儿童50~100mg/(kg·d),分2~3次注射,疗程为2~3周。

(2) 在治疗的情况下,急性莱姆病的症状通常在10天内消退。未经治疗的或治疗不充分的感染可能导致复发性少关节炎(recurrent oligoarthritis),局部性无力,共济失调,以及记忆、语言和其他认知障碍等。在此情况下,脑CT或MRI检查可能显示脑积水,白质病变可能与多发性硬化的表现相似。慢性患者或病情较重者可适当延长治疗时间,必要时可连续治疗数月。

(3) 如患者心肌严重受累,或者对抗生素治疗反应缓慢者,可使用糖皮质激素。关节炎患者如对抗生素无反应,可考虑关节内注射激素。

莱姆病的治疗方案(Steere,1989)见表3-4-25。

【预防】

莱姆病主要预防措施是防蜱、灭蜱。蜱咬伤后预防性使用抗生素尚有争议。一份小样本先锋V与安慰剂对比研究,蜱咬伤不用青霉素患莱姆病风险较预期小,与青霉素不良反应风险相似。目前兽用抗伯氏疏螺旋体疫苗已研制成功上市,人用疫苗主要是螺旋体外膜蛋白亚单位抗原疫苗,有OspC和OspA疫苗,已在美国开始Ⅲ期临床试验,OspA疫苗能保护人群免受螺旋体感染,有效率约80%,一般需接种3次,12岁以下儿童禁用。

【预后】

本病很少致死,如本病未及时诊断而延误治疗,可产生残疾,及时治疗则预后较好。

二、神经莱姆病

神经莱姆病(Lyme neuroborreliosis)是蜱咬传播的伯氏疏螺旋体(Borrelia burgdorferi)感染引起神经系统症状和体征。患者CSF可检出伯氏疏螺旋体DNA,CSF中有螺旋体的抗体产物(ITBA),莱姆病神经根神经炎患者

表3-4-25 莱姆病的治疗方案

症状	治疗措施
早期	
成人	四环素,250mg 口服,4 次/d,10~30 天
	多西环素,100mg 口服,2 次/d,10~30 天
	阿莫西林,500mg 口服,4 次/d,10~30 天
	克拉霉素,250mg 口服,3 次/d,10~30 天
儿童(<8 岁)	阿莫西林或先锋Ⅴ,250mg 口服,3 次/d;或20mg/(kg·d),分次口服,10~30 天
	青霉素过敏者用克拉霉素 30mg/(kg·d),分次口服,10~30 天
神经病变(早期或晚期)	
一般症状	青霉素G,2 000 万U/d 静注,分6 次给药,14 天
	头孢曲松钠或青霉素过敏者:
	多西环素,100mg 口服,2 次/d,30 天
	氯霉素,250mg 静注,4 次/d,14 天
只有面神经麻痹	口服药物即可
心脏病变	
一度房室传导阻滞(PR 间期<0.3 秒)	同早期感染
高度房室传导阻滞	头孢曲松钠,2g 静注,1 次/d,14 天 青霉素G,2 000 万U/d 静注,分6 次用药,14 天 多西环素,100mg 口服,2 次/d,30 天 阿莫西林和丙磺舒,500mg 口服,4 次/d,30 天
关节炎(间断或慢性)	头孢曲松钠,2g 静注,1 次/d,14 天
	青霉素G,2 000 万U/d 静注,分6 次用药,14 天
慢性萎缩性皮炎	口服药物治疗 1 个月有效

CSF单个核细胞(MNC)增多。电生理研究证明,病变主要累及神经轴索,神经近端和远端呈节段性脱髓鞘。病理可见轴索损伤伴神经外膜血管周围淋巴细胞和浆细胞浸润,病灶中不能发现螺旋体。已证实正常人轴索可有抗伯氏疏螺旋体IgM抗体,提示该螺旋体与宿主蛋白分子模拟在周围神经病变可能起一定作用。

【临床表现】

如前所述,莱姆病临床通常分为三期:Ⅰ期为皮肤游走性红斑(ECM),可伴有类似脑膜炎的症状,CSF多为正常,因此Ⅰ期不视为神经莱姆病;Ⅱ期多数患者有脑膜炎及周围神经症状,可归入神经莱姆病;Ⅲ期通常出现中枢神经系统症状,但临床不常见。Ⅱ、Ⅲ期之间通常缺少无症状期,因而临床难以确切地区分神经莱姆病属于Ⅱ期或Ⅲ期(Stiernstedt,1988)。

1. Ⅰ期—皮肤游走性红斑(ECM) 见图3-4-23。

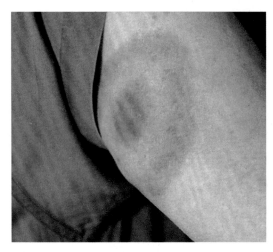

图3-4-23 伯氏疏螺旋体引起的莱姆病患者的皮肤游走性红斑

2. Ⅱ期—神经病变 神经系统受累通常是无菌性脑膜炎或波动性脑膜脑炎,伴脑神经炎或末梢神经炎,持续数月。当神经系统受累时,全身症状和皮肤损伤可能已消退,通常是几周或几个月。心脏疾病可能伴随或独立于神经系统的改变而发生,表现为心肌炎、心包炎或房室传导阻滞。莱姆病起病数周或数月后,通常感染局限化时出现神经系统症状,Ⅱ期神经病变通常持续数周至数月,可复发或转变为慢性。美国报道患者常见脑膜炎并发脑神经或周围神经病,脑炎症状很轻微,如嗜睡、记忆障碍和情绪改变等;脑膜炎患者CSF典型改变是淋巴细胞数增多,CSF中可培养出 Borrelia burgdorferi 螺旋体或检出伯氏疏螺旋体特异性 IgG、IgM 抗体,也可检出寡克隆带。欧洲报道的病例常见特征性根性痛,CSF淋巴细胞数增多,常无脑膜炎或脑炎症状。单侧或双侧面神经麻痹常见,其他脑神经也可受累。周围神经炎常见不对称的肢体或躯干运动、感觉障碍或混合神经根神经病,发病1~2天后可出现全身性弛缓性瘫痪,类似 Guillain-Barré 综合征,也称蜱咬性麻痹(tick paralysis)。Wang 等(1995)报道16例神经莱姆病患者临床表现:单纯的急性无菌性脑膜炎(acute aseptic meningitis,AM)、AM 合并面神经麻痹和根性痛及脑脊膜

神经根炎各2例,AM 合并面神经麻痹和根性痛、AM 合并面神经麻痹、AM 合并双侧面神经麻痹、AM 合并眩晕及步态不稳、AM 合并步态不稳及意识模糊各1例,以及面神经麻痹、单纯根性痛、根性痛合并头痛、脑膜脑炎、单纯双侧面神经麻痹、头痛合并复视各1例。

3. Ⅲ期—中枢和周围神经系统综合征 可发生于伯氏疏螺旋体感染1年后,包括几种迟发性中枢神经系统综合征。

(1)进展性脑脊髓炎:由 Ackermann(1988)报道,表现为痉挛性轻截瘫、膀胱功能障碍和共济失调等;此期也可发生面神经或听神经功能缺失、认知障碍和痴呆等,CSF 伯氏疏螺旋体抗体可证实诊断;可出现迟发神经病变,如亚急性脑炎、痴呆和脱髓鞘综合征。

(2)Halperin 等(1987)报道,莱姆病患者发病1年后出现间歇性远端感觉异常或根性痛,检查多为正常,肌电图证实轴索神经病。

(3)有些患者在典型莱姆病症状消失后出现轻微中枢神经系统综合征,如记忆缺失、嗜睡或行为异常等。

(4)神经莱姆病患者可出现精神抑郁和人格改变,还有神经性厌食症、痴呆的报道,Stiernstedt(1988)报道一例神经莱姆病患者,因震颤、双腿麻痹和人格改变误诊为酒精中毒。罕见的表现包括癫痫发作、舞蹈样动作、小脑性共济失调及痴呆,也有脊髓炎导致四肢瘫痪的报道。

【诊断】

神经莱姆病诊断主要根据流行病学标志蜱咬伤,特异性临床标志是 ECM,但很多神经莱姆病患者缺少蜱咬伤和 ECM 史,结合多样的临床表现、患者神经系统体征,如根性痛和/或面瘫等;CSF 异常也有助于诊断,包括细胞数高达数千,平均 100×10^6/L,CSF 蛋白增高见于病程较长的患者,糖含量正常,CSF 糖/血糖比也受病程影响,病程4~5周后 CSF-IgG 指数升高,CSF 等电位聚焦可检出寡克隆带。

【治疗】

神经莱姆病的治疗可参照本节"一、莱姆病"部分。

第二十五节　神经系统钩端螺旋体病

（王化冰　柯先金）

神经系统钩端螺旋体病(neuroleptospirosis)是钩端螺旋体引起的神经系统损害为突出表现的一组临床综合征。10%~15%的钩端螺旋体病患者有神经系统损害表现(Mathew et al,2006;Panicker et al,2001;Saeed et al,

2018）。主要表现为脑实质炎症性损害,称为钩端螺旋体脑炎;主要表现为脑膜炎症性损害,称为钩端螺旋体脑膜炎;脑实质与脑膜炎损害兼而有之者,称为钩端螺旋体脑膜脑炎。

【病因和病理】

1. 病因 人类钩端螺旋体病是由细螺旋体中 *L. interrogan* 引起,分三个亚型:犬型(canicola)、波摩那型(pomona)和黄疸出血型。在我国由稻田感染者分离的构体以黄疸出血型为主,而由洪水引起的钩端螺旋体感染以波摩那型为主。鼠类和猪是重要的传染源和宿主,而钩端螺旋体病患者不是传染源(李兰娟等,2015)。人类钩端螺旋体感染来自接触受染动物的组织、尿液或被污染的地下水、土壤或蔬菜等,螺旋体通过皮肤黏膜破损处侵入人体。下田劳作农民、捕鱼者、涉水游泳者、屠宰场人员、实验室工作人员、食品加工人员和与动物组织有较多接触机会的人易感染。

2. 病理 钩端螺旋体脑炎病理可见脑实质充血和水肿,脑回增宽,脑沟变窄,大脑、小脑、脑干、基底核、海马回等部位均可见血管周围出血和局灶性淋巴细胞浸润。病程后期可见大小不等的软化出血灶、梗死灶和不同程度脑萎缩,脑白质可见髓鞘变性和脱失。钩端螺旋体脑膜炎的病理表现,可见脑膜充血、水肿、脑膜增厚、硬膜下出血和血肿等。

【临床表现】

患者常在感染后 1~2 周突然发病,平均 10 天。临床分为三个阶段:

1. 早期 即钩端螺旋体败血症期,持续 2~4 天,表现为发热和全身中毒症状,体温在 39℃ 左右,多为稽留热。伴有咳嗽、头痛、胸痛与腹痛、全身乏力、眼结膜充血、腓肠肌压痛和浅表淋巴结肿大等。

2. 中期 即钩端螺旋体败血症极期及后期,病后 4~10 天,以脑膜炎症状为主,表现为剧烈头痛、频繁呕吐、颈强直和脑膜刺激征,嗜睡、意识模糊、烦躁不安、肢体瘫痪、抽搐发作,以至谵妄、昏迷、脑水肿、脑疝和呼吸衰竭等脑实质损害症状,个别病例有脑干损害表现,病情危重,从脑脊液可分离出致病微生物。

3. 后期 即后发症期或恢复期,钩端螺旋体血症已消失,此期除大部分患者完全恢复以外,部分患者出现各种神经系统并发症,主要表现为两种类型。

(1)后发脑膜炎型:多在急性期 2 周后发病,多为变态反应所致,患者再现脑膜刺激征,颅内压增高,淋巴细胞数增多,约为 $100×10^6/L$,也有报道细胞数 >10 000×10^6/L 者,蛋白含量超过 1g/L,可检出抗钩端螺旋体 IgM 抗体及抗原-抗体复合物,但不能分离出螺旋体。

(2)钩端螺旋体脑动脉炎:是钩端螺旋体感染最多见而严重的神经系统并发症,常见于波摩那型和黄疸出血型钩端螺旋体感染病例,多于急性期退热后 2 周至 5 个月发病,发病机制可能为钩端螺旋体直接损伤脑动脉或引起变态反应。主要病变是多发性脑动脉炎、蛛网膜下腔出血、脊髓炎和周围神经炎等,其中以闭塞性脑动脉炎多见,出现血管内膜增厚,导致血管阻塞,引起脑梗死和脑萎缩。表现为中枢性瘫痪,多为偏瘫,亦有单瘫、截瘫及三肢瘫,可有运动性失语、中枢性面舌瘫、假性延髓性麻痹和病理征等体征,还可诱发癫痫,可为全面性、部分性癫痫发作或癫痫持续状态。脑 CT 或 MRI 示大脑半球多发性或双侧梗死灶,MRA 或数字减影血管造影(DSA)显示脑动脉阻塞或狭窄,可发现个别病例由于大脑动脉主干闭塞和侧支循环建立,逐渐形成脑底异常血管网,表现为烟雾病。

【辅助检查】

1. 常规检查 外周血白细胞总数和中性粒细胞正常或轻度增多,重症者可出现中性粒细胞核左移,血小板数量下降。

2. 显微镜凝集试验 是我国目前最常用的钩端螺旋体血清学诊断方法。其原理为:以活的钩端螺旋体作为抗原,与患者血清混合,测定特异性 IgM 抗体,若发生凝集,则称为显微镜凝集试验(microscopic agglutination test,MAT)阳性。一次效价≥1:400,或早晚期两份血清效价递增 4 倍以上具有诊断价值。

3. 酶联免疫吸附试验(ELISA) 测定血清构体 IgM 抗体,其特异性和敏感性均高于 MAT,近年来在国外已广泛应用。

4. 血培养 取患者静脉血 1~2ml,接种于特定培养基内培养 1~8 周,阳性率为 20%~70%。因培养时间过长,对急性期患者帮助不大。

5. 核酸检测 DNA 探针杂交法、PCR 法及二代测序法(Wilson MR et al,2014)检测患者血中构体 DNA,可用于早期诊断。

6. 脑脊液检查 约 70% 脑膜脑炎患者脑脊液压力升高,细胞数轻度升高,一般在 $500×10^6/L$ 以下,以淋巴细胞为主。糖正常或轻度降低,氯化物正常。有时脑脊液可分离出构体。

【诊断和鉴别诊断】

1. 诊断 主要依据患者有钩端螺旋体接触机会或接触史,临床表现符合脑炎、脑膜炎或脑膜脑炎特点,钩端螺旋体抗体或血、脑脊液培养阳性,青霉素治疗有效等。

2. 鉴别诊断 钩端螺旋体脑炎易与流行性乙型脑炎混淆(表 3-4-26),据报道误诊率高达 30%~40%。

表 3-4-26　钩端螺旋体脑炎与流行性乙型脑炎的鉴别要点

鉴别要点	钩端螺旋体脑炎	流行性乙型脑炎
年龄、性别	多见于 10 岁以上，男性居多	多见于 10 岁以下，无性别差异
季节	多见于 6~9 月	多见于 8 月
流行病史	疫水或受染动物接触史	蚊子叮咬史
周身痛、结膜充血、咳嗽、腓肠肌压痛、淋巴结压痛	多见	少见
昏迷、抽搐发作	少见	多见
尿常规	细胞、蛋白常增高	多正常
补体结合试验	钩端螺旋体阳性	乙型脑炎病毒阳性
后遗症	少见	多见

【治疗】

1. 本病早期首选青霉素治疗，青霉素 G 成人剂量 120 万~160 万 U/d，分 3~4 次肌注，疗程至少 1 周。若患者青霉素过敏，可用庆大霉素、四环素、多西环素等，疗程应长于 1 周。钩端螺旋体脑膜炎和变态反应性脑损害患者可加用皮质类固醇，脑梗死患者可给予血管扩张剂等药物，脑水肿和颅内压增高可用脱水利尿药如 20% 甘露醇和呋塞米等。青霉素治疗可能出现赫氏（Herxheimer）反应，系大量钩端螺旋体被青霉素杀灭后释放毒素所致病情加重的反应，多在首剂青霉素治疗后 30 分钟至 4 小时出现。表现为寒战、高热、头痛，心率和呼吸加快，原有症状加重，可出现体温骤降、四肢厥冷。可诱发肺弥漫性出血。治疗可用地塞米松 10mg 静注，联合镇静、降温及抗休克治疗。可在首剂青霉素的同时或稍前，用氢化可的松 200mg 静滴以预防赫氏反应。

2. 头痛、抽搐等应及时采取对症治疗，注意补充营养和维持水和电解质平衡，用脱水剂和激素时注意补钾。

【预后】

无并发症的年轻患者通常预后良好，脑膜炎通常为自限性，少数 50 岁以上患者病后可出现严重肝病和黄疸，病死率达 50%。

第二十六节　神经结节病

（张在强）

结节病（sarcoidosis）是一种病因不明的全身多系统器官受累的肉芽肿性疾病。常侵犯肺、皮肤和眼，临床上 90% 以上的患者有肺部损害，5%~15% 的系统性结节病的患者同时发生神经系统损害，出现神经系统损害的结节病称为神经结节病（neurosarcoidosis）。本病为一种自限性疾病，大多数预后良好，并有自然缓解的趋势。

【流行病学】

根据 Delaney 等（1997）在世界范围的调查结果，结节病伴神经系统受累（神经结节病）约占 5%。结节病的发病情况在世界范围内各不相同，寒冷地区发病率略高，热带地区相对较少，如瑞典的结节病年发病率高达 64/10 万，而波兰和巴西的发病率为 0.2/10 万。美国报道的年发病率约为 40/10 万，其中以黑种人居多（黑种人年发病率为白种人的 3 倍），其中神经结节病年发病率约为 0.2/10 万，约 14% 的患者为无症状性神经结节病。亚洲以日本报道的病例居多，年发病率为 1/10 万~2/10 万。结节病的好发年龄为 30~40 岁，男、女发病率大致相同。在斯堪的纳维亚国家和日本存在第二个发病年龄高峰，主要为 50 岁以上的女性。我国平均发病年龄为 38.5 岁，30~49 岁占 55.6%。

【病因和病理】

1. 病因　结节病的病因尚不清楚。家系研究表明，结节病具有遗传易感性，由 HLA-B8 编码的 HLA Ⅰ 类抗原，以及由 HLA-DRB1、DQB1 等位基因编码 HLA Ⅱ 类抗原与结节病发病密切相关。

目前认为，结节病是在不明病因的作用下辅助性 T 细胞 Th1 与 Th2 出现自身免疫反应的结果。在未明抗原的刺激下，组织巨噬细胞与 $CD4^+$ T 淋巴细胞被激活，巨噬细胞捕获与处理抗原，并向 T 淋巴细胞呈递抗原，分泌 IL-1，激活 $CD4^+$ T 细胞并促其增殖分化为 Th1，巨噬细胞和激活的 T 淋巴细胞分泌 IL-2、IFN-γ 及 TNF-α，进一步激活其他 T 淋巴细胞，并促使各种炎性细胞的聚集，形成结节病的早期病理改变。随着病变进展，单核细胞与巨噬细胞转变为类上皮细胞，在多种细胞因子的作用下，逐渐形成典型非干酪样坏死肉芽肿。后期，在巨噬细胞释放的纤维连接素、成纤维细胞生长因子、TNF-α 和转化生长因子-β（TGF-β）等的作用下，大量的成纤维细胞增殖，并与细胞外基质黏附，最终形成纤维化。

2. 病理 结节病的病变可累及中枢神经系统的任何部位,但大脑基底部(特别是鞍区和下丘脑区)、视神经与视交叉、基底节和后颅窝经常优先受到累及。由于基底脑膜增厚或者脑室周围实质性病变导致中脑导水管梗阻,常出现脑积水。结节病的病理学特征是形成非干酪样肉芽肿,病变中心聚集巨噬细胞和类上皮样细胞,其中有多核巨细胞,周边由淋巴细胞、单核细胞及成纤维细胞包绕(图 3-4-24),巨噬细胞或朗格汉斯巨细胞胞质内常可见星芒状小体(asteroid body),肉芽肿周围常有显著的星形胶质细胞增生。肉芽肿改变主要累及软脑膜,沿 Virchow-Robin 间隙侵犯深部的脑实质;可因脑血管炎而导致血管闭塞以及脑梗死;有时肉芽肿可以局限于血管周围间隙;脑实质内病变可累及脑室周边区,特别是围绕第三脑室、脉络丛。

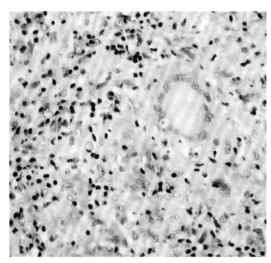

图 3-4-24 肉芽肿由中心的类上皮细胞和多核巨细胞,以及周围的组织细胞、淋巴细胞组成(苏木素-伊红染色,×400)

【临床表现】

1. 神经系统表现

(1) 脑神经病变:是神经结节病最常见的临床表现,见于 50%~75% 的病例。其中以面神经损害最为常见,单纯面神经麻痹约占 65%,周围性面瘫常为早期表现,随后可出现其他部位的损害。临床上出现 Heerfordt 综合征高度提示结节病,表现为面神经麻痹、眼葡萄膜炎、腮腺肿大与发热。视神经仅次于面神经经常被累及,典型表现为视物模糊、视野缺损或失明。眼科检查可能发现视乳头水肿、视力丧失或色盲。Argyll-Robertson 瞳孔、Adie-Holmes 综合征和 Horner 综合征均有报道。脑神经病变是由于肉芽肿累及脑神经核团、脑神经髓内或髓外部分或因颅内压增高压迫神经所致。

(2) 脑实质病变:见于 50% 以上的病例,出现脑病、占位性病变和下丘脑疾病的临床表现。病变累及脑室周围白质可出现类似于多发性硬化的表现;累及基底核可表现为帕金森综合征或舞蹈样运动。神经结节病常优先累及脑基底部,10%~15% 病例侵及下丘脑和垂体出现神经内分泌症状,如尿崩症、抗利尿激素不恰当分泌综合征、甲状腺功能减退、肾上腺功能低下,甚至全垂体功能不全症状;下丘脑损害还可表现为昏睡、人格改变、体温调节异常、食欲过盛、Kleine-Levine 综合征等。

(3) 脑膜病变:见于 10%~20% 的病例,表现为无菌性脑膜炎和脑膜占位改变,出现头痛、颈强直和发热等,脑脊液检查淋巴细胞和蛋白增高,而细菌培养阴性,20%~40% 的病例葡萄糖水平降低。

(4) 癫痫发作:见于 5%~10% 的病例,是严重、进展性或复发性病例的常见表现,大多数为全面性强直阵挛发作。

(5) 认知和精神行为症状:约 20% 的病例出现认知和精神行为异常。精神症状包括幻觉、顽固性精神病、偏执性精神病、谵妄、抑郁症、双相情感障碍以及精神分裂症样精神障碍。认知损害症状包括命名性失语、健忘综合征与痴呆。

(6) 脊髓病变:见于 10% 的病例,多累及颈胸节段,可以累及髓内或髓外硬脊膜内,临床上出现四肢瘫、截瘫、神经根综合征、马尾圆锥综合征等。

(7) 周围神经病变:约 15% 的病例出现周围神经病,结节病可累及周围神经的任何部位,病变可侵及大小神经纤维,表现为单神经病、多发性神经根病、远端对称性神经病等。

(8) 骨骼肌:在 1.4%~2.3% 的病例出现骨骼肌损害,其中 50%~80% 为临床下病变。临床表现为急性、结节性或慢性肌肉病,出现肌无力、疼痛、肌肉触痛等,病程进展可出现肌挛缩和肌萎缩。

2. 系统性表现

(1) 肺部病变:90% 以上的病例有肺部病变,表现为咳嗽、咳痰,偶有少量咯血,病变广泛时可出现胸闷、气急、发绀等。

(2) 皮肤损害:约 30% 的病例出现皮肤损害,最常见为结节性红斑,多见于面颈部、肩部或四肢。也有冻疮样狼疮、斑疹、丘疹等。有时发现皮下结节。

(3) 眼部病变:25%~80% 病例出现眼部受损,可有虹膜睫状体炎、急性色素层炎、角膜-结膜炎等,出现眼痛、视物模糊、睫状体充血等表现。

(4) 其他:纵隔及浅表淋巴结常被侵犯而肿大;如累及关节、骨骼可有多发性关节炎,X 线检查可见四肢、手足的短骨多发性小囊性骨质缺损。约有 5% 病例累及心脏,表现为心律失常、心力衰竭、心包积液。累及肝脏可出现肝脾肿大、肝功能损害、黄疸。可干扰钙的代谢,导致血钙、尿钙升高,引起肾钙盐沉积和肾结石。腮腺、扁桃体、喉、甲状腺、肾上腺、胰腺、肾脏、生殖系统亦可被累及,但较少见。

【辅助检查】

1. 血液检查 血清血管紧张素转换酶(serum angiotensin converting enzyme,SACE)活性在急性期增高(正常值为 17.6~34U/ml),对诊断有参考价值,但敏感性与特异性较低,神经结节病仅有 5%~50% 的病例 SACE 活性升高,糖尿病、硅沉着病(矽肺)和肝硬化患者 SACE 亦可升高。血清白介素-2 受体(interleukin-2 receptor,IL-2R)反映 T 细胞激活状态,结节病时 IL-2R 增高,可用于监测疾病的活动性。

2. 结节病抗原试验(Kveim-Siltzbach 试验) 以急性期结节病患者的淋巴结或脾组织制成 1:10 生理盐水混悬液为抗原,取混悬液 0.1~0.2ml 作皮内注射,10 天后注射处出现紫红色丘疹,4 周后形成 3~8mm 肉芽肿,为阳性反应。切除阳性反应的皮肤作组织学诊断,阳性率为 75%~85%,几乎无假阳性反应。

3. 脑脊液检查 可有轻度的白细胞、蛋白升高,葡萄糖降低,可出现脑脊液内 ACE、IgG 指数、CD4⁺:CD8⁺ 淋巴细胞比率、溶酶体、β₂ 微球蛋白升高,其中 CD4⁺:CD8⁺ 淋巴细胞比率>5 对诊断有重要意义。约 1/3 的神经结节病患者脑脊液正常。

4. 支气管肺泡灌洗液检查 支气管肺泡灌洗液(BALF)检查肺泡炎阶段淋巴细胞和多核白细胞升高,主要是辅助 T 淋巴细胞增多,CD4⁺:CD8⁺ 淋巴细胞比率升高,>3.5 提示活动性病变。

5. 神经影像学检查 ①软脑膜弥漫、局灶或多灶性病变,注药后沿着脑沟回呈结节样、线样强化,可沿着软脑膜鞘进入 Virchow-Robin 间隙;病变易于累及脑基底部,基底部中线结构如下丘脑、垂体柄、视交叉软脑膜增厚并强化(图 3-4-25,图 3-4-26)。②脑神经强化病变,主要是面神经和视神经。③硬脑膜病变:占位病变,增厚强化。④弥漫或局灶性脑白质病变,呈 T₁WI 低信号,T₂WI 高信号,注药后强化。⑤脑积水。⑥脊髓软脊膜强化病变,硬脊膜占位病变,髓内强化病变,神经根增厚强化病变(特别是马尾)。

6. 全身⁶⁷镓(⁶⁷Ga)扫描和 FDG PET 扫描 可发现全身肉芽肿病灶,但是均缺乏特异性,类似的改变也见于淋巴瘤、转移瘤和感染等。肉芽肿活性巨噬细胞摄取⁶⁷Ga 明显增加,但是全身⁶⁷Ga 扫描敏感性较低;FDG PET 扫描敏感性提高,中枢神经肉芽肿病变可显示为高代谢或低代谢病灶,高代谢病变继发于肉芽肿相关的炎症,而低代谢改变继发于神经元功能障碍。

7. X 线检查 异常的胸部 X 线表现常是结节病的首要发现,90% 以上患者的胸部 X 线片可见肺门、纵隔淋巴结肿大,肺部 1~3mm 结节状、点状或絮状阴影广泛对称分布,或局限于一侧肺或肺段,或发展成肺间质纤维化。

8. 组织活检病理检查 取皮肤病灶、淋巴结、前斜角肌脂肪垫、神经肌肉、脑组织等组织作病理学检查可助诊断,在不同部位多处组织活检,可提高诊断阳性率。

【诊断和鉴别诊断】

1. 诊断 神经结节病的诊断主要依据临床症状、体征和组织学检查。神经结节病的诊断应具有以下的条件:①颅内病变倾向于累及脑基底部脑膜和中线结构,影像学发现脑膜增厚强化,下丘脑、垂体柄、视交叉占位性

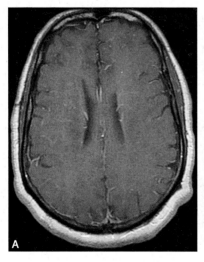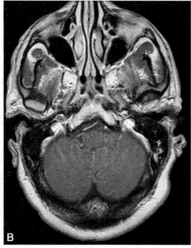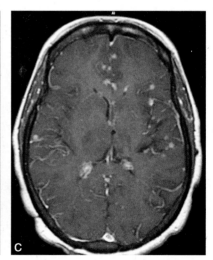

图 3-4-25 脑 MRI 检查 T₁WI 轴位注药强化

A. 显示大脑软脑膜弥漫性强化;B. 显示小脑软脑膜弥漫性强化;C. 显示脑膜和脑实质内多发性结节样强化病灶

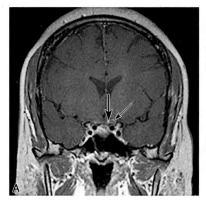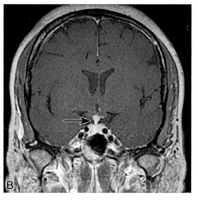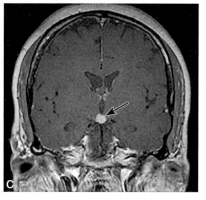

图 3-4-26　脑 MRI 检查 T₁WI 冠状位注药强化

A. 显示视交叉和软脑膜强化;B. 显示垂体柄强化;C. 显示下丘脑强化

病灶或强化病变。②组织学检查发现非干酪样坏死性肉芽肿,且抗酸染色阴性。③SACE 活性或 sIL-2R 升高。④BALF 中淋巴细胞大于 10%,且 CD4⁺：CD8⁺比率>3.5和/或脑脊液 CD4⁺：CD8⁺比率>5。⑤胸部 X 线检查显示双侧肺门与纵隔淋巴结对称肿大,伴或不伴有肺内网格、结节状或片状阴影。⑥Kveim-Siltzbach 试验阳性。

Zajicek(1999)的神经结节病诊断标准是:①确定诊断:神经系统组织病理学检查发现非干酪样坏死性肉芽肿。②可能诊断:中枢神经系统炎症病变的临床证据,系统病变的阳性病理学结果,或 Kveim-Siltzbach 试验阳性和/或至少 2 项下列试验的阳性结果:⁶⁷Ga 扫描,血清 ACE 活性升高,胸部 X 线检查。③可疑诊断:缺乏病理学阳性结果,但排除了其他的炎症病变。

Marangoni 改良的神经结节病诊断标准(Marangoni,2006):①确定诊断:神经系统组织病理学检查发现非干酪样坏死性肉芽肿。②可能诊断:中枢神经系统炎症病变临床证据,系统病变的阳性病理学结果,和/或至少 2 项下列试验的阳性结果:⁶⁷Ga 扫描,胸部高分辨 CT 扫描,BALF 中 CD4⁺：CD8⁺比率>3.5,脑脊液 CD4⁺：CD8⁺比率>5。③可疑诊断:缺乏病理学阳性结果,但排除了其他炎症病变。

2. 鉴别诊断

(1) 中枢神经系统结核感染:可出现脑膜炎、脑病和血管炎等神经系统炎症表现,以及全身中毒症状,临床和神经影像学特征类似神经结节病,但是结核感染脑脊液改变蛋白增高,葡萄糖降低,细胞数增高常在(50~300)×10⁶/L 以上,早期以多形核白细胞为主,逐渐以淋巴细胞增高为主,脑脊液抗酸染色有时可发现抗酸杆菌,PCR 可检测到结核分枝杆菌 DNA。患者经常同时存在肺部结核感染证据,TB-SPOT 可发现潜伏性和活动性结核感染,均有较高的敏感性与特异性。

(2) 原发性中枢神经系统淋巴瘤:可表现为中枢神经系统局灶性占位病变,或为弥漫性病变,可累及脑膜、脑实质与中线结构,神经影像学表现为占位病变、弥漫白质病变和脑膜病变。可通过脑脊液细胞学检查寻找肿瘤细胞,或血液/脑脊液流式细胞学发现单克隆性肿瘤淋巴细胞,以及免疫球蛋白 IgH 基因重排检测,必要时进行病变组织活检以作鉴别。

(3) 中枢神经系统转移癌:出现癌性脑膜炎和颅内高压综合征,神经影像学发现脑实质和脑膜占位病变,或脑膜增厚,病灶周边水肿显著。脑脊液检查可能发现肿瘤细胞,积极寻找可能发现原发肿瘤病灶。

(4) 其他肉芽肿性疾病:如韦格纳肉芽肿、嗜酸性粒细胞增多症等,可发现相应的免疫学指标异常如抗中性粒细胞胞质抗体阳性,或外周血嗜酸性粒细胞显著增高的证据。

【治疗】

1. 药物治疗　目前尚无前瞻性、随机对照的临床试验或标准化治疗方案。糖皮质激素是推荐的治疗用药,起始剂量为泼尼松 40~80mg/d,然后根据临床治疗反应滴定减量;另一种方法根据体重确定剂量,起始剂量为泼尼松 0.5~1mg/(kg·d),持续 4~6 周,然后滴定减量至0.1~0.25mg/(kg·d),持续约 1 年。对于轻症病例,例如面神经麻痹可能仅需要 2~4 周治疗;严重的急性病例开始可静脉滴注甲泼尼龙 1 000mg/d 或 20mg/(kg·d),持续 3~5 天,然后改为上述口服泼尼松方案。对合并糖尿病、高血压、结核和骨质疏松的患者,应严密监控激素的并发症。激素治疗失败或不能耐受激素不良反应的患者可选择其他药物,如甲氨蝶呤、吗替麦考酚酯、环磷酰胺、硫唑嘌呤、氯喹与羟氯喹、英夫利昔单抗等。

(1) 甲氨蝶呤:每周 7.5mg,每 2 周增加 2.5mg,直到达到 10~25mg/周,持续 4~6 周。如果需要可持续 12 个月。主要不良反应为肝脏毒性、间质性肺炎、骨髓抑制与贫血。

（2）吗替麦考酚酯：500mg，2 次/d，持续 1 周，如果能够耐受，改为 1 000mg，2 次/d。2～3 个月后如果疾病持续呈活动性，可改为 1 500mg，2 次/d。主要不良反应为白细胞减少、贫血、食管炎、胃炎和胃肠出血。

（3）硫唑嘌呤：剂量为 2mg/(kg·d)，直至 200mg/d，如果外周血白细胞降至 3 000×10^6/L 以下或血小板降至 100×10^9/L 以下，应调整剂量。主要不良反应为骨髓抑制，高敏综合征如发热、肌痛、关节痛、皮肤红斑。

（4）氯喹与羟氯喹：氯喹 250mg，2 次/d；或者羟氯喹 200mg，2 次/d。主要不良反应为不可逆性视网膜损害、癫痫发作、耳聋和耳鸣等。

（5）英夫利昔单抗：为 TNF-α 拮抗剂，标准治疗方法为每 4～8 周静脉注射 3～5mg/kg 体重，根据疾病严重程度，也可以在开始治疗的第 1 周、第 2 周和第 6 周分别用 3～5mg/kg 体重，每周静脉注射一次，作为诱导治疗，然后每 4 周注射一次。主要不良反应为过敏反应，感染风险、肝脏毒性、全血细胞减少、迟发型过敏反应以及潜在加重的心力衰竭风险，也有周围神经和中枢神经系统脱髓鞘病变的报道。

（6）环磷酰胺：50～200mg/d 口服，或 500mg 静脉注射，每 2～3 周一次。主要不良反应为膀胱出血、闭经、氮质血症、心脏毒性及白细胞减少等。

2. 放射治疗 对于药物治疗失败或不能耐受不良反应的病例，或者一些难治性病例，病灶放射治疗可能为一种选择，治疗剂量为 1.5Gy/d，总剂量为 20Gy。

3. 外科治疗 仅限于药物治疗失败或威胁生命的急诊情况，脑积水和颅内高压综合征患者可采用脑室腹腔分流术；对威胁生命的占位病变可选择病灶切除术。

【预后】

由于神经结节病发病率低，其长期临床预后尚未得到系统的评估。临床病程取决于神经系统被累及的部位，如硬脑膜、周围神经、脑神经、颅内非强化性病变较之软脑膜、脑实质和脊髓内强化性病变临床预后更好。大部分复发的病例是在泼尼松滴度减量至 10～20mg 或更小剂量时出现病情加重。

第二十七节 立克次体脑病

（柏华）

人类立克次体病（rickettsiosis）是微生物立克次体（rickettsia）感染所致。临床可分为 6 组：①斑疹伤寒：包括流行性斑疹伤寒和地方性斑疹伤寒；②斑点热：包括落基山斑点热、纽扣热、昆士兰斑点热、北非蜱传斑点热，以及立克次体痘等；③恙虫病；④Q 热；⑤战壕热；⑥人无形体病。

本病共同特点是：①病原体主要的贮存宿主是鼠类；②主要传播媒介是吸血节肢动物，如虱、蚤、蜱、螨等；③立克次体毒素是致病的重要因素；④主要的病理变化是小血管炎和血管周围炎；⑤本病曾用化学药品滴滴涕（DDT）治疗有效，现在用广谱抗生素四环素和氯霉素治疗效果好，治愈后可获得免疫力；⑥临床主要表现为发热、皮疹，以及头痛等中枢神经系统症状。

立克次体脑病（rickettsia encephalopathy）是立克次体引起的中枢神经系统感染性疾病，我国多见的流行性斑疹伤寒（epidemic typhus）和地方性斑疹伤寒（endemic typhus）均可导致此类脑病。

【病因和病理】

1. 病因 立克次体病的病原体是立克次体，它是介于细菌与病毒之间的微生物，有典型的细胞壁，能在活细胞内寄生繁殖，繁殖需要各种酶。病原体本身能引起微血管病变，病原体分泌的毒素可引起全身毒血症和多种变态反应。立克次体也可经损伤的皮肤黏膜或输血意外地侵入人体，进入血液循环后可侵犯中枢神经系统，主要在大脑灰质繁殖引起病变。2003 年新发现和命名的人类粒细胞无形体（human granulocytic anaplasma）已被单独列为立克次体目无形体科的一个新亚种，它是导致无形体病的病原体，该病原体感染中性粒细胞后，以包涵体的形式生存和繁殖（Adem et al, 2019）。

2. 病理 立克次体病的典型病变是增生性血栓性坏死性血管炎和周围炎性细胞浸润形成立克次体肉芽肿。在某些致死性病例中，立克次体脑病的病灶可弥漫地分散在大脑灰质和白质，病变包括小血管内皮细胞和小胶质细胞炎症性、反应性扩散增生，形成斑疹伤寒结节等。CNS 以大脑皮质、基底核和延髓损害多见。病变部位表皮毛细血管和小血管内皮细胞肿胀，内有立克次体大量繁殖，病变可扩展到真皮和皮下组织小血管内，引起坏死和血栓形成，血管周围单个核细胞（MNC）浸润，一般不侵犯血管平滑肌。

肉眼观察斑疹伤寒患者被侵犯的脑和脊髓，可见充血和水肿，微小瘀点样出血，脑和脑膜有斑疹伤寒结节，在大脑皮质和小脑内多见，这些结节既可引起神经元和胶质细胞变性、坏死，也可导致周围组织水肿并产生压迫症状。斑疹伤寒结节形成的分子机制尚不清楚，可能与某些促增殖基因表达失控有关。

【临床表现】

1. 立克次体病多有潜伏期，例如斑疹伤寒潜伏期 3～23 天。患者通常表现为高热，先为稽留热，后变为弛张热，高热可持续 2～3 周。皮疹多在第 4 天后出现，开始为鲜红色充血性斑丘疹，后转为暗红色，也可出现孤立的出血性皮疹。恙虫病在感染螨附着部位可出现坏死性溃疡和焦痂。Q热可伴有非典型肺炎,然后可导致肺性脑病,其他症状包括全身乏力、眼结膜充血、脉搏加快、心律失常、低血压、恶心、呕吐、腹胀和便秘等。人无形体病可能出现发热、头痛、肌痛等症状,严重病例伴有肺、肾、消化道和血液系统损害,但很少波及大脑。

2. 立克次体脑病的 CNS 症状出现较早,持续时间长,表现为剧烈头痛、头晕、失眠、耳鸣和听力减退,也可出现反应迟钝、谵妄、烦躁、双手震颤以及脑膜刺激征等,很少发生昏睡和昏迷等意识障碍。

【辅助检查】

1. 脑脊液检查 可见压力轻度增高,蛋白轻度增高,其余多属正常,CSF 血清学试验、变形杆菌 OX19 凝集试验或立克次凝集试验等可出现阳性。

2. MRI 检查 可能显示类似病毒性脑炎或脑膜炎表现,无特异性异常。

【诊断和鉴别诊断】

1. 诊断 主要根据患者的流行病学资料、临床表现和实验室检查等。立克次体脑病诊断必须具备剧烈头痛和意识障碍;属于流行地区居民或 1 个月内去过流行地区,或有虱虫叮咬史;多部位出现特征性出血性皮疹,具备第 4 天后出现、第 12 天后消退的特点有助于诊断;发现外斐试验(变形杆菌 OX19 凝集试验)滴度大于 1∶160 或效价逐渐升高可以基本确诊。

2. 鉴别诊断 立克次体脑病须与其他微生物和寄生虫性脑病鉴别,也须与单纯流行性斑疹伤寒或地方性斑疹伤寒鉴别。单纯斑疹伤寒多为散发性,无明显的季节性,病情较轻,皮疹少,出血性极少,患者血清对莫氏立克次体可呈现凝集反应。

【治疗】

1. 病原治疗 通常服用四环素,成人剂量为 0.5g,小儿为 25mg/kg,口服,4 次/d,体温正常后可继续用药 3 天。也可用多西环素(doxycycline),成人为 0.3g/d,1 次/d,连服 5 天,对恙虫病效果好。立克次体脑病要加用甲氧苄啶(TMP),成人为 0.2g,2 次/d。氯霉素虽有效,但不良反应大,一般不选用。

2. 对症治疗 可选用止痛、镇静药等,必要时加用糖皮质激素和降颅压药物。如果没有禁忌证,较严重的立克次体脑病通常应短期使用激素冲击治疗。

【预防】

采用以灭虱和灭鼠为中心的综合措施,用高温或化学试剂杀灭病原体。对患者应早期隔离,临床可疑的患者应观察 21 天。易感人群可注射鸡胚或鼠肺灭活疫苗、减毒 E 株活疫苗等。

第二十八节 神经系统寄生虫感染性疾病

(柏华)

一、概述

神经系统寄生虫感染性疾病(parasitic infectious diseases)是由原生动物(protozoa)和蠕虫(worms)感染所致,是大脑和脊髓特殊的感染性疾病,有些是寄生虫性传染病在大脑和脊髓的并发症。

该类疾病的发生与卫生状况、生活环境和营养条件等关系密切,它的发病率在发展中国家一直较高。随着国民经济的发展,我国农村寄生虫病和传染性疾病的发病率已有明显下降,但局部地区神经系统寄生虫感染性疾病仍不少见。由于该类疾病的临床表现复杂,病情多变和凶险,临床早期诊断和及时治疗均至关重要。

感染是病原体与人体相互作用后对人体的侵袭和寄生过程。下述传染病的基本概念在神经系统寄生虫感染性疾病中仍然适用:①传染病基本特征,包括病原体(pathogen)、传染性(infectivity)、感染后免疫(postinfectious immunity)以及流行病学(epidemiology)等;②侵袭力(invasiveness),是病原体侵入机体并在机体内扩散的能力;③毒力(virulence),是毒素和毒力因子(包括穿透能力、侵袭能力和溶组织能力)的共同作用;④特异性免疫(specific immunity),是对抗原的特异性识别产生的免疫;⑤后遗症(sequela),是疾病恢复期后患者机体功能仍不能恢复正常所遗留的症状,在 CNS 寄生虫感染性疾病中较多见;⑥幼虫移行症(larva migrans):是蠕虫的幼虫侵入人体,在组织器官中移行游走导致的病变;⑦共生状态(commensalism):是在漫长的生物进化过程中,某些寄生物与人体宿主间达到相互适应、互不损害对方的相对平衡状态。

二、阿米巴脑脓肿和阿米巴脑膜脑炎

阿米巴病(amoebiasis)是溶组织阿米巴滋养体感染人体所致。阿米巴原虫可多年寄生于肠腔内而无症状,也可侵入肠壁引起各种阿米巴肠病。阿米巴滋养体由肠道经血液、淋巴液迁移或直接蔓延至肝、心包和肺等肠外组织器官,引起相应脏器的阿米巴病,常见为阿米巴脓肿。

阿米巴脑脓肿(amoebic brain abscess)是溶组织阿米巴滋养体感染脑部引起。阿米巴脑膜脑炎(amoebic meningoencephalitis,AME)是自由生活的阿米巴感染和直接侵入人体的中枢神经系统所致,该类阿米巴多为福勒尔-耐格里(*Naegleria Fowleri*)原虫,少数为棘阿米巴原虫(acanthamoeba),以往认为这类阿米巴对人类没有致病性,自从 1965 年在澳大利亚被发现以来,全球有许多国家报道了上百例病例,国内也有少数报道,病死率很高。

【病因和发病机制】

1. 病因　溶组织阿米巴(entamoeba histolytica)是该病的病原体,它的生活史包含滋养体和包囊期两个期。人群对溶组织阿米巴包囊比较易感,误食被这种包囊污染的水或食物后,没有被胃液杀死的包囊很可能进入小肠下段被吸收感染,通常需要经过胰蛋白酶的消化脱囊作用而生成滋养体。溶组织阿米巴滋养体由肠壁经血液、淋巴迁移至肝、肺、心包形成脓肿,阿米巴脑脓肿多为单发,常在患阿米巴痢疾多年后发生,通常继发于肝、肺等阿米巴病,它的好发部位是大脑半球,也可能发生于脑的任何部位。

2. 发病机制　阿米巴病原体引起阿米巴病的机制尚未完全阐明,目前大多数学者接受 Brumpt 提出的致病虫种和非致病虫种假说。参与致病作用的蛋白质包括介导与上皮细胞黏附的植物血凝素,溶解宿主细胞的多肽,降解宿主组织的分泌性蛋白酶等。有人认为,致病虫种与非致病虫种之间可以互变,这种互变发生于无共生物的纯培养过程中。半胱氨酸酶也被认为是致病虫种侵袭组织的重要致病因素。溶组织阿米巴对宿主的损伤,主要是通过黏附、游走、吞噬、酶解和细胞毒素作用等接触性杀伤方式进行的。

【病理】

阿米巴脑脓肿是溶组织阿米巴滋养体感染脑部引起。阿米巴脑脓肿多为单发,可发生于脑的各部分,大脑半球最为常见,脓肿内含浅棕色或粉红色乳酪样液体,主要是单个核细胞和坏死细胞碎片,涂片不易找到阿米巴。脓肿壁不规则,没有成形的囊壁,脓肿壁坏死组织与浸润细胞间可发现阿米巴滋养体。

阿米巴脑膜脑炎(AME)可见脑肿胀、脑膜弥漫性充血,脑沟和基底池内可见脓性渗出液,大脑皮质炎性渗出物可引起坏死性血管炎。镜检显示纤维素性脓性分泌物,含有大量的单个核细胞和中性粒细胞。坏死灶血管周围可发现大量阿米巴滋养体。棘阿米巴脑炎表现为亚急性或慢性肉芽肿性感染。

【临床表现】

1. 阿米巴脑脓肿通常发生于感染阿米巴肠病或阿米巴痢疾多年之后,可继发于肝或肺阿米巴病。临床主要表现为头痛、意识模糊、谵妄和癫痫发作,甚至昏迷,可能有复视、视力障碍、偏瘫、失语等局灶性定位体征。粪便可查到病原体,脑脊液涂片偶可发现阿米巴滋养体。

2. 阿米巴脑膜脑炎患者多数有在阿米巴原虫污染的湖泊或河水中游泳史,儿童在温暖泥泞水坑中嬉戏史,发病潜伏期为 3~7 天。福勒尔-耐格里原虫脑膜脑炎主要通过污染的湖水或河水感染,棘阿米巴原虫引起的脑膜脑炎通常没有游泳史。

(1) 急性起病者多为化脓性出血坏死性脑炎,出现高热、剧烈头痛、恶心、呕吐和脑膜刺激征等,大约在第 3 天出现谵妄、意识模糊或昏迷,逐渐出现神经系统定位体征,可于 1 周内死亡,应与单纯疱疹性脑炎和化脓性脑膜炎鉴别。

(2) 慢性或亚急性起病多为阿米巴脑膜脑炎,病程持续 1 个月以上,出现脑膜刺激征和精神症状,有的病例出现眼部症状,如视力下降、失明等,后期出现局灶性神经系统体征。

(3) 脑脊液呈血性或脓血性,细胞数增多,以中性粒细胞为主,蛋白含量增高,糖降低,脑脊液涂片在光镜下可查到阿米巴滋养体,CSF 培养无细菌生长。

【治疗】

1. 阿米巴脑脓肿治疗　选择强力抗阿米巴药物,如甲硝唑、氯碘喹啉、盐酸依米丁和去氢依米丁等,能杀灭组织内阿米巴滋养体。阿米巴脑脓肿和阿米巴脑膜脑炎通常使用甲硝唑与喹啉类联合治疗,及时、合理的治疗通常可达到根治的目的。

(1) 甲硝唑(metronidazole):或称为灭滴灵(flagyl),是治疗肠外阿米巴病的首选药物。常用剂量是 0.8g,静脉滴注,每 8 小时一次,10 天为一个疗程。轻症或慢性病例剂量为 0.4g,3 次/d,5 天为一个疗程。孕妇忌用,用药期间忌酒。

(2) 盐酸依米丁(emetine hydrochloride):通常用于治疗肠外阿米巴病急重症病例合并脑脓肿者,常用剂量为 60mg/d,或每次 30mg,2 次/d,深部肌内注射,连用 10天。心、肾疾病和孕妇禁忌。

(3) 去氢依米丁(dehydroemetine):适应证和禁忌证与盐酸依米丁相同,常用剂量 1mg/(kg·d),通常 60mg/d,皮下注射,10 天为一个疗程。

(4) 氯碘喹啉(chloroiodoquine):对肠外阿米巴疗效显著,成人常用剂量为 0.6g/d,连用 2 天后改为 0.3g/d,每个疗程为 2~3 周;小儿常用剂量为 10~15mg/(kg·d)。

(5) 替硝唑、卡巴砷、大蒜液、巴龙霉素等药物也有效,可以选用。

2. 阿米巴脑膜脑炎治疗　如能早期诊断并使用两性霉素 B(amphotericin B)治疗,疗效较好。成人两性霉素 B 初始剂量为 1mg 加入 10% 葡萄糖液 250ml,大约 8

小时内缓慢静脉滴注,第2、3天分别为2mg和5mg加入10%葡萄糖液500ml静脉滴注;若无明显不良反应,第4天可增至10mg,加入10%葡萄糖液1 000ml静脉滴注;如仍无严重反应,以后每天增加5mg,直至剂量达到30mg/d,通常每个疗程为3个月。使用酮康唑(ketoconazole)治疗也有效,200mg口服,2次/d。

棘阿米巴可以引起急性脑膜脑炎,也可以引起亚急性或慢性脑炎及多发性脑脓肿,以表现为肉芽肿性阿米巴脑炎为多,尚无有效的治疗方法。另一种耐格里(Naegleria)引起阿米巴性化脓性脑膜炎,如能及时诊断,两性霉素B有效。因病情急遽凶险,除全身途径给药外,应椎管内或脑室内给药,治疗至少持续10天。

3. 阿米巴脑脓肿手术治疗 通常先试行体外抽除脓液,局部注入有效抗生素治疗;如果没有明显好转,并有手术适应证,可采用手术摘除脑脓肿,但术前、术后须使用有效的抗生素。

4. 对症支持治疗 应及时处理高热、颅内压增高、精神症状和癫痫发作等;瘫痪患者应尽可能配合康复治疗(李兰娟等,2018)。

三、脑型疟疾

疟疾(malaria)是疟原虫(plasmodium)寄生于人体引起的一种寄生虫病。临床的特征性表现包括间歇性寒战、高热、出汗、脾大和贫血等。人体寄生的疟原虫包括间日疟原虫、三日疟原虫、恶性疟原虫以及卵形疟原虫,寄生部位不同可产生不同的症状,普通疟疾也可引起一定程度神经系统损害表现。脑型疟疾(cerebral malaria)是疟原虫侵犯脑部引起的凶险发作,几乎都是恶性疟原虫感染所致。

【病因和发病机制】

1. 病因 非疟区的人群新进入疟区时,由于无免疫力或免疫力低下,感染疟原虫后易发生脑型疟疾。疟疾呈全球性分布,在我国南方和北方,一年四季均可发生,夏、秋季多发,农村发病率高于城市。

疟疾传播有三个主要环节:①传染源:是疟疾患者和无症状带虫者血液中疟原虫。②传染媒介:由雌性按蚊传播,我国主要是中华按蚊、雷氏按蚊和微小按蚊,中华按蚊分布遍及全国,雷氏按蚊分布于长江流域以南的山区和丘陵地带,微小按蚊分布于长江流域以南的局部地区。最近,转基因技术已开始用于控制按蚊的传播,用一种只能产生雄性不育蚊的基因和能够驱使绿色荧光蛋白表达的启动子相结合方法,能插入一种特殊的不育基因片段,可在子代胚胎期产生细胞毒性物质,从而导致子代按蚊死亡。此外,使用RNA干扰技术和不育昆虫技术,控制按蚊传染也有一定的效果。③易感者:被按蚊叮咬患病的人,新生儿易感性高,疟区居民已有免疫力形成,易感性低。

2. 发病机制 脑型疟疾的发病机制可能与多种细胞因子(如IFN-γ、TNF、IL-10等)、黏附分子(如ICAM/CD54、CD36等)以及一氧化氮(NO)等相关。近年来在细胞和基因生物技术推动下,对恶性疟原虫相关基因表达调控与脑型疟疾发生机制关系研究进展迅速。已发现除了编码某些结构蛋白如msp1(裂殖子形成时所需的一种蛋白)基因,一些持家基因(housekeeping genes)如编码肌动蛋白(actin)、α-微管蛋白(α-tubulin)的基因,甚至rRNA基因均与本病的发病有较密切的关系。运用蛋白质组学技术分析恶性疟原虫3D7株孢子期、裂殖体期、滋养体期和配子体期的蛋白质组,已经鉴定出2 400种蛋白质可能与恶性疟疾的发病相关。

最近发现,恶性疟原虫多拷贝var基因家族的抗原变异使寄生虫逃避宿主抗体的免疫攻击,特定的var基因亚型upsA的表达与脑型疟疾的发病机制关系密切。一种新的染色质相关的外切核糖核酸酶PfRNase II通过标记其转录起始位点和内含子-启动子区域,导致短寿命隐蔽RNA来控制upsA基因的沉默(Foy et al,2019)。

【临床表现】

1. 全身性症状表现为间歇性寒战、高热、大汗、贫血和脾大等,恶性疟常引起脑和其他内脏的损伤,导致严重的发作倾向。

2. 疟原虫引起脑实质、脑膜、周围神经和脊髓损害症状,见于疟疾寒战发作期、两次发作间歇期或疟疾发作停止后1~2个月。

(1) 脑症状:大量疟原虫及毒素进入血液循环,疟原虫寄生的红细胞易聚集成团,阻塞脑部微血管,局部脑血流停滞导致脑组织缺血、缺氧和水肿。通常在疟疾症状基础上病情迅速恶化,出现寒战、高热、头痛、呕吐、抽搐、烦躁、谵妄、嗜睡、昏迷和精神错乱等,以及失语、肢体瘫痪和锥体外系症状,或小脑、脑干及脑神经症状,常出现视乳头水肿、眼底出血等颅内压增高征象。儿童和新进入疟区的人易发生脑型疟疾。

(2) 脑膜症状:表现为高热、剧烈头痛、呕吐和脑膜刺激征等,主要因恶性疟疾所致,也称为疟疾性脑膜炎,它的发生与全身毒血症关系密切。

(3) 脊髓症状:也称为疟疾性脊髓炎,很少见,表现为轻截瘫、双下肢感觉障碍和尿便障碍等,颇似急性横贯性脊髓损害征象。

(4) 周围神经症状:可出现为单神经炎、神经根炎和神经丛炎,以及末梢型或放射性神经痛,多发性神经炎少见。

【辅助检查】

1. 血涂片法检查滋养体和配子体,包括厚涂片法和薄涂片法。使用吉姆萨染色厚涂片法,在显微镜油镜下寻找疟原虫,仍然是确诊脑型疟疾的传统、有效方法。也可采用 PCR 法检测疟原虫抗原,IFA 检测恶性疟原虫抗体。还可以检测血清中类风湿因子、抗核抗体、抗平滑肌抗体等协助诊断。

2. 纸片法 ParaSight™ F 诊断恶性疟,可检测恶性疟原虫的富组蛋白 2 抗原(Pf-HRP-2),是快速的非镜检诊断疟疾的新方法,特异性、敏感性是厚血膜法的 90%,每微升血最低可检出 40~60 个疟原虫,也可用于药物疗效评估。

3. 吖啶橙荧光染色法,具有快速和高效的优点,需要使用荧光显微镜。

【诊断】

1. 首先要确定疟疾的诊断,诊断标准可参照我国 2016 年制定的 WS259—2006 修订版。与疟疾相关的流行病学史很重要,患者要有畏寒、发热等症状,外周血涂片找到疟原虫幼虫是诊断的重要依据和必备条件,发作过程中要多次反复做血涂片检查。

2. 脑型疟疾诊断主要根据患者伴发较严重的神经系统症状和体征,通常意识障碍严重,病情较凶险,实验室检查如免疫学或基因学结果阳性,以及查到疟原虫等。

【治疗】

1. 控制临床发作　可用青蒿素、青蒿素衍生物、氯喹、奎宁、咯萘啶等。

(1) 氯喹(chloroquine):是人工合成的 4-氨基喹啉衍生物,抗疟原虫机制可能是氯喹插入到 DNA 双螺旋链之间,形成 DNA-氯喹复合物,影响 DNA 复制及 RNA 转录,抑制疟原虫分裂与繁殖。氯喹有较强的杀灭红内期(erythrocytic stage)裂殖体作用,可根治恶性疟或脑型疟疾。特点为作用快、效力强、药效持久。常用 3 天疗法,第 1 天先服 1.0g,8 小时后服 0.5g,第 2、3 天各服 0.5g;对脑型疟疾可再服 2 天,0.5g/d。

(2) 青蒿素及其衍生物:是从菊科艾属植物黄花蒿(Artemisia annua Linn)中提取的倍半萜内酯过氧化物,主要作用于滋养体膜结构,使线粒体膜、核膜、细胞膜和内质网等结构裂解,导致虫体破坏、死亡,对耐氯喹的恶性疟有显著的疗效,青蒿素油混悬剂肌内注射抢救脑型疟疾疗效尤佳。我国科学家屠呦呦因研究青蒿素的杰出贡献,荣获 2015 年诺贝尔生理学或医学奖。在全球大多数地区,由于恶性疟原虫已对传统的高效抗疟药氯喹产生耐药性,世界卫生组织(WHO)提倡多使用青蒿素衍生物治疗脑型疟疾(Zhang et al,2014)。

具体用法是,蒿甲醚注射剂首次 300mg 肌内注射,随后 150mg 肌内注射,连用 4 天。青蒿素(artemisinine)片首次 1.0g 口服,随后 0.5g 口服,每天 1 次,连用 7 天。双氢青蒿素片首次 120mg 口服,随后 60mg 口服,1 次/d,连用 7 天。青蒿琥酯片首日 120mg 口服,每天 2 次;随后 60mg 口服,每天 2 次,连用 7 天。

(3) 咯萘啶(pyronaridine):250mg 加入 5% 葡萄糖液 500ml 中,静脉滴注,2 小时内滴完,间隔 6 小时重复 1 次,对脑型疟疾有效。

(4) 乙胺嘧啶:抑制疟原虫叶酸代谢起到抗疟作用,预防可用 25mg 口服,每周 1 次。

2. 伯氨喹(primaquine)　是控制复发和传播的抗疟药,预防性抗疟药包括乙胺嘧啶、磺胺类和砜类等。杀灭传播媒介,如对按蚊仍使用双对氯苯基三氯乙烷即滴滴涕(clofenotane)。

3. 对症治疗,如预防合并的癫痫发作可口服抗癫痫药,如丙戊酸钠或卡马西平等;如有烦躁、谵妄等症状者使用镇静药;合并偏瘫、失语等后遗症者选用药物治疗并配合康复治疗。

四、脑囊尾蚴病

囊尾蚴病(cysticercosis)又称猪囊虫病,是猪带状绦虫幼虫即囊尾蚴寄生在人体所导致的寄生虫病。囊尾蚴(囊虫)寄生于脑内称为脑囊尾蚴病(cerebral cysticercosis),其发病率占囊尾蚴病的 50%~70%,是严重的脑疾病,可导致颅内压增高、癫痫发作及智能衰退等,严重者可致死。囊尾蚴病在拉丁美洲、非洲和亚洲一些发展中国家较多,在印度次大陆、中国、韩国及印尼等国家曾是地方性流行病;在欧洲、北美洲、大洋洲国家,以及亚洲和非洲的伊斯兰国家很少见,但这些国家也可发生输入病例。脑囊尾蚴病在我国主要流行于东北、华北、西北和山东一带,是最常见的 CNS 寄生虫感染性疾病,也是东北地区症状性癫痫的常见病因之一。

【病因和病理】

1. 病因　人是猪绦虫(有钩绦虫)的终末宿主和中间宿主,猪绦虫病患者是囊尾蚴病唯一的传染源。传播途径有自体感染和异体感染两种形式。常见的传播途径是摄食虫卵污染的食物,或不良卫生习惯使虫卵误入体内,少见的传播方式是肛-口转移形成自身感染或绦虫节片逆行入胃。虫卵进入十二指肠内孵化逸出六钩蚴,幼虫经血液循环分布到全身并发育成囊尾蚴,囊尾蚴可寄生在脑内。食用受感染的猪肉一般不能感染囊尾蚴,但可引起绦虫病感染。

囊尾蚴病的临床表现和病理变化因囊虫寄生的部位、数目、死活及局部组织反应程度而异。寄生于 CNS 的

囊虫以大脑皮质为主,病灶多发生在灰质与白质交界处,是癫痫发作的病理基础。囊尾蚴囊液含有较高浓度的异体蛋白,虫体溶解后释放入脑组织可产生明显的炎症反应,导致局部脓肿并在脑内形成石灰小体(calcareous bodies)。寄生于第四脑室或脑室系统的带蒂囊虫可引起脑室活瓣性阻塞和脑积水,炎症性脑膜粘连可导致第四脑室正中孔及侧孔阻塞,引起脑积水和颅内压增高。寄生于软脑膜引起蛛网膜炎,寄生于颅底的葡萄状囊虫易破裂引起囊虫性脑膜炎。颅内寄生囊尾蚴可破坏脑组织防御功能完整性,对乙型脑炎易感,尸检发现约1/3的乙型脑炎病例合并脑囊尾蚴病。

2. 病理　脑组织寄生的典型包囊大小为5~10mm,可有薄壁包膜或多个囊腔,由数百个囊尾蚴组成的粟粒样包囊在患儿最常见。脑膜包囊可导致脑脊液淋巴细胞持续性增多,脑实质包囊内存活的幼虫很少引起炎症反应,通常在感染后数年幼虫死后才出现明显的炎症反应,同时引起相应的临床症状。

【临床表现】

脑囊尾蚴病病灶广泛播散性和随机性分布使临床表现复杂多变,常见癫痫发作,颅内压增高导致头痛和视乳头水肿、脑膜炎症状等。目前国内脑囊尾蚴病临床分型尚无统一标准,以下分型可供参考。

1. 根据临床症状和病变部位综合分型

(1)癫痫型:约占脑囊尾蚴病的34%,囊虫主要寄生在大脑皮质,主要表现为癫痫发作,发作形式与囊尾蚴寄生部位有关,同一患者可有多种发作形式,通常神经系统局灶体征较少。临床分析表明,脑囊尾蚴病以癫痫为首发症状者约占50%,70%以上的脑囊尾蚴病患者发生癫痫,癫痫可以是许多脑囊尾蚴病主要或唯一的临床表现,来自流行区的中青年人新发的癫痫常高度提示脑囊尾蚴病。

(2)颅内高压型:约占脑囊尾蚴病的47.7%,通常因脑组织中寄生大量的囊虫,引起严重脑水肿,表现为头痛、呕吐、视乳头水肿和意识障碍,视乳头水肿可随颅内压波动,多数患者颅内压增高征可呈缓解与复发,不能单纯依据视乳头水肿消长判定疗效,弥漫性脑水肿可随时发生脑疝。

(3)脑膜炎型:囊虫主要寄生于脑蛛网膜下腔、皮质表浅部位、软脑膜和脑池中,表现为脑膜炎或脑膜脑炎症状,或蛛网膜粘连引起梗阻性脑积水、脑神经受累等。病程长而反复迁延的患者易被误诊为结核性脑膜炎。

(4)脑室型:约占脑囊尾蚴病的7%,囊尾蚴寄生于脑室内,第四脑室内囊尾蚴最多,占60%~80%,其次是侧脑室,第三脑室和中脑导水管少见。脑室内囊尾蚴一般为单发的,多发少见。囊尾蚴漂浮于脑室的脑脊液中或

黏附于脑室壁和脉络丛,阻碍脑脊液循环和吸收,第四脑室囊尾蚴突然阻塞正中孔使脑脊液循环受阻,颅内压突然升高,引起突发性头痛、眩晕、呕吐、眼球震颤和意识障碍等,称为布龙征(Brun sign)。

(5)混合型:如果大量的囊虫广泛寄生于脑实质和脑室等部位,可导致癫痫发作,精神症状(如幻觉、迫害妄想)和智能减退,颅底蛛网膜粘连引起颅内压增高、脑积水和脑神经受累症状等。

2. 单纯根据病变部位分型

(1)脑实质型:临床症状取决于囊虫的部位,如在感染之初可表现为急性弥漫性脑炎;脑皮质囊虫可引起部分性或全面性痫性发作;小脑囊虫可引起共济失调。少数病例血管受损可引发卒中,出现偏瘫、偏身感觉缺失、偏盲和失语等;极少数患者额、颞叶分布许多囊虫,可发生痴呆;脑实质内急性感染大量囊虫,炎症反应引起急性脑水肿和颅内压增高,可导致意识障碍。

(2)蛛网膜型:脑膜包囊破裂或死亡引起头痛、交通性脑积水和脑膜炎等,包囊在基底池转变为葡萄状后不断扩大,蛛网膜下腔粘连引起阻塞性脑积水。

(3)脑室型:第四脑室内包囊可形成球状活瓣(ball-valve),突然阻塞正中孔导致布龙征,少数患者在无任何先兆的情况下突然死亡。

(4)脊髓型:非常罕见,引起脊髓蛛网膜炎和蛛网膜下腔完全梗阻。

【辅助检查】

1. 脑脊液检查　颅内压正常或轻度升高,可见淋巴细胞增多、嗜酸性粒细胞增多、蛋白含量升高、糖含量降低等,脑膜炎型更为明显。

2. 免疫学检查　常用ELISA和免疫印迹法(Western blotting)检测囊虫抗体。用猪绦虫提取和纯化的糖蛋白抗原检测猪绦虫抗体较可靠,文献报道脑内2个以上囊或增强病灶的特异性接近100%,敏感性为94%~98%,单个病灶阳性率不到50%,只有钙化灶敏感性较低。ELISA法检测血清囊虫抗体可能出现假阳性或假阴性结果,但ELISA法检测脑脊液囊虫抗体特异性达95%,敏感性为87%。采用猪绦虫糖蛋白抗原血清酶联免疫电泳转印技术(EITB)检测抗体特异性可达93%,敏感性为98%。

3. 神经影像学检查　CT可显示脑实质内直径<1cm低密度包囊,有时发现囊尾蚴头节影,脑积水、脑室扩大及其阻塞部位;强化后可见弥散性或环形增强,周围炎性水肿为环形增强带,常见幕上多发钙化点(图3-4-27)。MRI在T_1WI显示包囊为边界清楚低信号,T_2WI高信号(图3-4-28)。

4. 皮下结节病理活检　可确诊体部囊虫,为脑囊尾

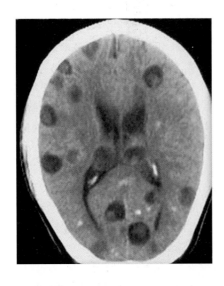

图 3-4-27 脑囊尾蚴病患者脑 CT 检查,显示双侧顶叶
多个环形高密度结节病灶,中间呈等密度
影,周围见稍低密度水肿带

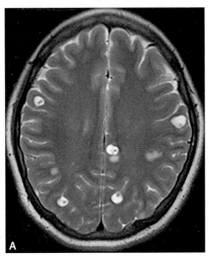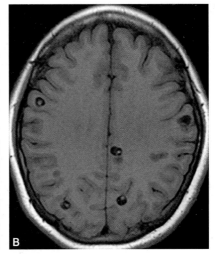

图 3-4-28 脑囊尾蚴病患者脑 MRI 轴位像检查

A. T$_2$WI 高信号;B. T$_1$WI 低信号。图中可见多数散在的囊尾蚴病灶,位于双侧额、顶叶大脑皮
质、皮质下和白质区,大小不一(0.5~1.5cm),有的可见囊腔内头节,周围未见明显水肿带

蚴病诊断提供重要依据。

【诊断和鉴别诊断】

1. 诊断 根据患者在流行病区居住,有食痘猪肉史
或感染肠绦虫病史,不明原因的癫痫发作、脑膜炎、颅内
压增高或智力减退等,查体皮下扪及硬的圆形或椭圆形
结节,须考虑脑囊尾蚴病的可能。血清和脑脊液囊虫抗
体检测、皮下结节活检,以及脑 CT、MRI 检查均有助于
诊断。

2. 2000 年 8 月在秘鲁利马举行的研讨会上,专家小
组对脑囊尾蚴病诊断提出更严密的修订标准(Brutto,
2001),包括绝对标准、主要标准、辅助标准及流行病学标
准等。绝对标准是脑囊尾蚴病的确诊标准;主要标准是
高度提示诊断,但不能单独证实诊断;辅助标准是该病常

见但非特异性表现;流行病学标准是支持该病诊断的间
接证据。根据以上标准,可作出确定诊断或可能诊断(表
3-4-27)。

表 3-4-27 脑囊尾蚴病的修订诊断等级

诊断的确定	标准
确定诊断	(1) 1 个绝对标准 (2) 2 个主要标准+1 个辅助标准和 1 个流行病学标准
可能诊断	(1) 1 个主要标准+2 个辅助标准 (2) 1 个主要标准+1 个辅助标准和 1 个流行病学标准 (3) 3 个辅助标准+1 个流行病学标准

（1）绝对标准：①脊髓或大脑病变部位活检发现寄生虫，组织切片看到头节带有吸盘和钩或有寄生膜，可确诊脑囊尾蚴病，钙化囊尾蚴不能作为诊断依据。②CT或MRI检查显示脑实质、蛛网膜下腔或脑室系统中带头节的特异性囊性病变。③检眼镜直接看到视网膜下寄生虫，包囊通常位于黄斑区，因视网膜被认为是CNS的一部分，视网膜下囊尾蚴病属于脑囊尾蚴病，但不包括眼前房囊尾蚴病。

（2）主要标准：①神经影像学可见典型带头节囊性病变和多种特征性表现，如无头节囊性损害，单个或多发的增强环形病灶和圆形钙化等。②血清酶联免疫电泳转移印迹实验（EITB）检测猪绦虫糖蛋白抗原、抗体阳性。③小的单个增强病灶自然消失或转为钙化，可确诊脑囊尾蚴病，须注意类固醇治疗后影像学病灶消失不是脑囊尾蚴病的特征。④阿苯达唑或吡喹酮治疗后，脑内囊性病灶消失或变为钙化结节是脑囊尾蚴病有力的诊断证据。

（3）辅助标准：①神经影像学提示脑囊尾蚴病病灶，脑积水或软脑膜异常增强等非特异性表现，脑室囊虫和室管膜炎通常引起不对称性脑积水，蛛网膜炎引起侧脑室及第三、四脑室扩张，常伴基底部软脑膜异常增强，须与结核性或真菌性脑膜炎、脑脊膜癌病等鉴别，CSF检查很有意义。②癫痫、局灶性神经功能缺失、颅内压增高和智能衰退等提示脑囊尾蚴病。③ELISA检测CSF囊虫抗体或囊虫抗原阳性。④癫痫发作患者如有软组织钙化或触及皮下囊虫，高度提示脑囊尾蚴病，但脑以外囊尾蚴病仅可提供间接证据。

（4）流行病学标准：包括出生地、居住地及旅行史。由于脑囊尾蚴病是从人类绦虫携带者获得感染，应搜索与绦虫感染者密切接触史，通常是家庭接触史。流行病学资料可支持临床、放射学及免疫学检查提示的脑囊尾蚴病诊断，治疗绦虫携带者并排除传染源。

3. 鉴别诊断

（1）脑实质囊虫须注意与原发性癫痫、低分化星形细胞瘤、脑转移瘤、结核性或隐球菌脑膜炎等鉴别。蛛网膜下腔囊虫须与先天性蛛网膜囊肿、表皮样瘤等鉴别，流行病史和辅助检查是鉴别的重点。

（2）神经影像学检查显示单个或多发的环形或结节样增强病灶，可能高度提示脑囊尾蚴病，但不能确诊，因结核球、脑脓肿、细菌性肉芽肿，以及脑原发性肿瘤或转移瘤均可有相似的影像学表现。CT常见的脑实质钙化点，在代谢性疾病、血管畸形、颅内肿瘤、先天性畸形和多种感染性疾病中也可出现。肖镇祥等分析56例误诊脑囊尾蚴病患者，颅内占位病变或脑肿瘤14例，结核性脑膜炎10例，散发性脑炎9例，脑血栓形成3例，其他疾病

12例，提示脑囊尾蚴病的临床诊断需要非常慎重。

【治疗】

1. 对症治疗　脑囊尾蚴病伴发癫痫可用抗癫痫药控制发作，颅内压增高引起头痛应给予降颅压对症治疗。脑囊尾蚴病治疗，原则上应首先对症治疗，控制伴发症状之后1周再用杀虫药治疗。

2. 药物治疗　临床常用药物主要包括吡喹酮和阿苯达唑。

（1）吡喹酮（pyquiton）：系异喹吡嗪衍生物，是广谱抗寄生虫药。口服后在肠道内迅速吸收，用药50~60分钟血药浓度达高峰，可通过血-脑屏障，代谢产物多从尿排出。药物进入体内穿破囊尾蚴囊壁进入囊尾蚴体内，破坏囊尾蚴头节，使囊泡肿胀，囊液浑浊，体积增大，发生坏死和钙化。在体外3分钟内可杀死囊虫头节，最低有效浓度是0.1μg/ml。治疗时囊尾蚴崩解释放毒素和异体蛋白到脑组织中，可引起较强烈的反应。成人每个疗程总剂量是0.2g/kg，应从小量开始，最初剂量为0.2g/d，分2次口服，根据用药反应逐渐加量，每日剂量不超过1.8g，直至达到总剂量。囊虫数量少和病情较轻者加量可较快，囊虫数量多和病情较重者加量宜缓慢，2~3个月后再进行第二个疗程治疗，共治疗3~4个疗程。国内报道好转率为95.2%，国外报道治愈率可达50%~70%。初次用药应严密观察，以防导致颅内压增高和引起脑疝。

（2）阿苯达唑（albendazole）：也称丙硫咪唑，为［5-（丙硫基）-1H-苯丙咪唑-2-基］氨基甲酸甲酯，是广谱、高效和安全的抗寄生虫药。口服在胃肠道吸收，用药1~1.5小时血药浓度达高峰，可通过血-脑屏障，胃肠道内浓度可维持3天。药物在体内迅速代谢为丙硫咪唑酮的亚砜，抑制虫体对葡萄糖摄取，导致虫体糖原耗竭，抑制延胡索酸还原酶系统，阻碍ATP生成，虫体丧失能量供应，不能生存发育。一般服药后3周囊虫开始死亡，虫体在脑内死亡过程缓慢，不引起强烈反应，但可引起头痛、呕吐等颅内压增高症状。成人每个疗程总剂量为0.3g/kg，与吡喹酮相似，应从小剂量开始，0.2g/d，分2次口服，根据用药反应逐渐增量，剂量不超过1.8g/d，直至达到总剂量，1个月后再进行第二个疗程，共治疗3~5个疗程，好转率可达98%。用药后死亡囊尾蚴可引起严重的急性炎症反应和脑水肿，导致颅内压急骤增高和引起脑疝，用药过程须严密监测，及时停用抗囊虫药，同时给予糖皮质激素或脱水剂治疗。阿苯达唑与吡喹酮作用机制不同，可交替使用，提高疗效。通过前瞻性研究比较，阿苯达唑的疗效可能稍优。

3. 手术治疗　对单个病灶的囊虫和脑室内囊虫，特别是第四脑室囊虫，手术摘除效果最佳。脑积水可施行脑脊液分流术缓解症状，脊髓外囊虫也可手术治疗，髓内囊虫通常药物治疗，眼内囊虫可手术取虫。

五、绦虫病

绦虫病(taeniasis)是各种绦虫寄生于人体所致疾病的总称。进食了含有活囊尾蚴的猪肉或牛肉,可引起猪带绦虫病或牛带绦虫病,但绦虫脑病很少见。

【病因和发病机制】

绦虫为雌雄同体,人可以成为猪带绦虫、牛带绦虫和短膜壳绦虫的终宿主。绦虫是以小钩或吸盘挂附在小肠黏膜上,引起局部损伤和炎症,短膜壳绦虫的幼虫寄生在小肠黏膜内,引起微绒毛肿胀,它的成虫可引起灶性出血和浅表溃疡,绦虫分泌的毒素也可渗透到中枢神经系统而引起相应的神经变性,曾报道偶有绦虫幼虫移行到颅内(Garcia et al,2014)。本病可致反复感染,绦虫甚至可以在人体内存活数十年。

【临床表现】

1. 消化系统系症状 常见上腹隐痛、消瘦、乏力和食欲亢进等,重度感染者可有腹痛、腹泻和食欲减退。有时出现肛门周围痒感,自动脱出绦虫节片。

2. 神经系统症状 表现为轻度头痛、头昏、神经过敏、失眠和磨牙,以及反应迟钝、智力减退或性格改变等。

3. 粪便常规检查 可能发现白色带状绦虫节片。

【诊断】

根据患者进食生或未熟的猪、牛肉史,食痘猪肉或肠绦虫史,相关临床表现,以及粪便检查有白色带状绦虫节片等。绦虫脑病应合并较明确的神经系统症状。

【治疗】

1. 药物治疗 ①吡喹酮(pyquiton):20mg/kg,顿服,主要作用于绦虫颈部表皮,使之出现空泡及破溃,虫体肌肉痉挛可随肠蠕动从粪便排出,建议作为首选用药;②甲苯达唑(mebendazole):0.3g,2 次/d,连用 3 天;③阿苯达唑(albendazole):对绦虫也有较好的疗效,0.2~0.4g/d,连服 6 天;④氯硝柳胺(灭绦灵,niclosamide):2g,成人嚼碎后小量开水送服,需清晨空腹,服药后 2 小时再服 50% 硫酸镁 30ml 导泻;⑤槟榔与南瓜子联用:空腹口服南瓜子粉 80g,1 小时后加服槟榔煎剂 100ml(槟榔片 50g 加水 300ml,煎 1 小时后浓缩成 100ml 滤液),再过 30 分钟口服硫酸镁导泻。

2. 须注意治疗猪绦虫病时,应先服止吐药甲氧氯普胺,以免虫卵反流入胃,进入小肠孵化成为六钩蚴,进入肠壁血管,随血液分布全身,再次感染发育为囊虫。治疗结束后随访 3 个月,再排节片或虫卵者需要复治。

六、脑型血吸虫病

脑型血吸虫病(cerebral schistosomiasis)是血吸虫寄生在门静脉系统并转移至脑部所致,是重要的全球性脑部寄生虫病之一,全世界患病者可能超过 200 万人。我国流行的地区大多数是日本血吸虫感染,在长江中下游流域及南方十三省是本病流行区;中华人民共和国成立后血吸虫病曾得到基本控制,近年来发病率又有增长趋势。

【病因和发病机制】

日本血吸虫是导致脑型血吸虫病的主要病原体,门静脉系统是主要寄生部位,虫卵栓子由门静脉系统随血液循环进入脑内,在大脑皮质深处及灰白质交界处沉积,形成类似结核结节的脑部多处病灶。脊髓病变是埃及血吸虫或曼氏血吸虫所致,虫卵引起脊髓内肉芽肿可导致截瘫。国内脑型血吸虫病和脊髓型血吸虫病约占血吸虫病总数的 3%。

血吸虫卵由粪便污染水源,在中间宿主钉螺内孵育成尾蚴,人接触疫水后经皮肤或黏膜侵入人体,在门静脉系统发育为成虫,数月内可产生血吸虫病症状,亦有迁延至 1~2 年后出现症状者,原发感染后数年可复发。有学者对日本血吸虫的排泄分泌物进行了蛋白质组学研究,通过质谱分析成功鉴定出 456 个差异蛋白点,分别属于 139 种蛋白质,有 76 种虫源性蛋白与血吸虫的生命代谢、生长发育相关,其中热休克蛋白 70、果糖二磷酸醛缩酶、谷胱甘肽转移酶、磷酸甘油酸激酶、14-3-3 蛋白、烯醇化酶等含量丰富。日本血吸虫寄居于肠系膜小静脉,异位于脑小静脉可引起脑损害,亦可经血液循环进入脑内。

虫卵是血吸虫病致病和传播的首要因素,虫卵产生和传播需特殊的发育体系,这一体系特殊性表现在雌虫性成熟依赖于与雄虫合抱,在分子水平上雄虫控制和调节雌虫一些基因的表达。血吸虫种株差异导致对钉螺感染率、感染度、幼虫-钉螺相容性、尾蚴逸出周期及药物敏感性差异,在终宿主体内发育、排卵、潜伏期和免疫等方面也存在差异。血吸虫虫卵可以释放可溶性抗原使 T 细胞致敏,接着释放一些淋巴因子,吸引大量巨噬细胞、单核细胞和嗜酸性粒细胞聚集在虫卵周围,形成虫卵肉芽肿或虫卵结节。人体感染血吸虫病后可获得部分免疫力,但对原发感染的成虫缺乏杀伤力,这种原发感染继续存在而对再感染获得一定免疫力的现象称为"伴随免疫"。

测定核酸 DNA 序列是分析种株基因差异的重要方法,目前血吸虫 DNA 测序主要集中于 rRNA 基因复合体和线粒体,1991 年由 Omert 等完成 18S rRNA 基因序列测定,他们分析埃及血吸虫、日本血吸虫、梭形血吸虫及曼氏血吸虫基因变异区,发现种内除螺旋段 E21-1 至 E21-5 高度变异外,其余均高度保守。Depres 等发现血吸虫线粒体 mtDNA 序列分析有助于血吸虫种株基因研究。

2009年You等利用寡核苷酸芯片对胰岛素的摄入引起的差异表达基因进行筛选,发现胰岛素的摄入可明显促进血吸虫生长发育相关基因的表达增加。

【病理】

血吸虫的所有发育阶段,无论是虫卵、尾蚴或成虫均可以造成人体损害。日本血吸虫易侵犯人类大脑皮质,虫卵寄生于脑组织后,可引起脑实质细胞的坏死和钙沉积,炎性渗出物中通常含有嗜酸性粒细胞和巨噬细胞,可以形成肉芽肿或纤维化病变。

【临床表现】

临床可分急性和慢性两型。

1. 急性型 较少见,表现为急性弥漫性神经系统损伤症状,常暴发起病,主要表现为脑膜脑炎症状,可分为三型:

（1）脑膜脑炎型:出现高热、头痛、意识模糊、嗜睡、昏迷、精神异常、尿失禁、瘫痪、锥体束征、脑膜刺激征,部分及全身性痫性发作等,血常规检查嗜酸性粒细胞通常增多。

（2）脊髓炎症:少见,表现为急性截瘫、感觉障碍、膀胱直肠功能障碍,常合并全身症状。便中可查到血吸虫虫卵,吡喹酮治疗后脊髓症状改善。

（3）周围神经炎型:表现为多发性神经炎,多合并血吸虫病全身症状。

2. 慢性型 一般发生于血吸虫感染后3~6个月,长者达1~2年,主要表现为慢性血吸虫脑病,因虫卵引起肉芽肿形成,临床表现常与肿瘤相似,出现颅内压升高和局灶性神经系统损害体征,常见部分性及全面性痫性发作。临床分为五型:

（1）癫痫型:约占60%,常见部分性癫痫,也可出现癫痫大发作、精神运动性发作,是虫卵随血液循环到脑膜或皮质内引起局限性脑膜炎所致。

（2）脑瘤型:约占25%,是颅内血吸虫肉芽肿占位性病变和弥漫性脑水肿所致,表现为头痛、呕吐、视乳头水肿等颅压高症状,以及偏瘫、偏身感觉障碍、失语和局限性癫痫等。

（3）脑炎型:虫卵中毒和过敏导致脑膜及脑实质损害,引起弥漫性脑膜脑炎表现。

（4）脑卒中型:虫卵引起脑供血动脉栓塞,突然发病,出现昏迷、偏瘫和失语等。

（5）脊髓压迫型:脊髓肉芽肿形成引起急性不完全性横贯性脊髓损害症状和体征,表现为截瘫、传导束性感觉缺失和尿潴留等,也可因成虫寄生于脊髓相关部位所致,此型仅见于埃及血吸虫和曼氏血吸虫感染。

【辅助检查】

1. 急性型脑型血吸虫病患者外周血嗜酸性粒细胞、淋巴细胞均增多。

2. 脑内肉芽肿病灶较大或脊髓损害引起蛛网膜下腔不完全性阻塞时颅内压升高,CSF淋巴细胞轻至中度增多,蛋白增高。

3. CT和MRI可显示脑部和脊髓病灶。

【诊断】

脑、脊髓型血吸虫病诊断的先决条件是先确诊患有血吸虫病,然后考虑是否并发有中枢神经系统的症状和体征。根据患者来自血吸虫病疫区、疫水接触史、皮肤被叮咬或溃破及生食水产品等,出现发热、咳嗽、荨麻疹、腹泻等感染症状,肝、脾肿大,特别是巨脾有特征性;外周血嗜酸性粒细胞增多有辅助诊断价值,血清学试验和直肠活检对确诊有帮助;如果粪便和尿液中检出血吸虫卵或孵化卵阳性则可确诊为血吸虫病。

【治疗】

抑制虫卵和雌虫生殖系统发育是药物选择和疫苗发展的方向,但传统有效的治疗方法仍然需要保留。

1. 药物治疗

（1）吡喹酮:为首选药物,对各期各型血吸虫病均有效。是目前治疗日本血吸虫感染最有效的药物。口服后80%从肠道吸收,血药浓度于2小时达高峰。吡喹酮左旋体杀虫作用强大,其机制与破坏虫体内钙离子平衡、阻断虫体蛋白质和糖代谢,以及引起虫体肌细胞痉挛收缩和体表形成散在空泡有关。

吡喹酮具体用法:①慢性血吸虫病:常用2日疗法,每次剂量为10mg/kg,3次/d,口服,总剂量为60mg/kg;儿童体重<30kg者,总剂量为70mg/kg。②急性血吸虫病:总剂量成人为120mg/kg,儿童为140mg/kg,采用4日疗法,3次/d,口服,连服4天,体重超过60kg者按60kg计算。③晚期血吸虫病:成人总剂量为90mg/kg,可用5mg/(kg·d),3次/d,连服6天。

（2）硝硫氰胺:总剂量为7mg/kg,3日疗法;该药已经较少使用。

（3）酒石酸锑钾:慢性早期血吸虫病可试用,注意该药不良反应较大。

（4）青蒿素衍生物:通常在疫区对易感人群作为预防性用药。蒿甲醚,按6mg/kg体重,隔15天口服一次,3个月内服6次。青蒿琥酯,口服剂量为6mg/kg,每7天服一次,连服10次。

2. 对症治疗 有继发性癫痫发作症状者给予抗癫痫药;有脑水肿或颅内压增高者给予脱水剂和利尿剂;伴发高热者及时使用化学药物和物理降温;有中毒症状者需要加强营养支持治疗或加用其他抗生素;出现脑栓塞者按照急性脑梗死的常规治疗方法进行处理,同时一定要加用上述杀虫药物,是否溶栓治疗要权衡利弊。

3. 手术治疗 虫卵沉积可能造成占位性嗜酸性肉芽肿，对巨大肉芽肿病灶可行手术切除；如果表现有明显颅内压增高或脊髓压迫症状，并且有病情不断加剧，则提示病灶内部有成虫活动，应施行病灶全切术。若有蛛网膜下腔阻塞，常需加用椎板切除减压术，配合糖皮质激素治疗（张作洪等，2002）。

七、脑型肺吸虫病

肺吸虫病（pulmonary distomiasis）又称并殖吸虫病（paragonimiasis），是卫氏并殖吸虫、斯氏并殖吸虫等寄生人体引起。脑型肺吸虫病（cerebral paragonimiasis）是卫氏并殖吸虫成虫和墨西哥并殖吸虫寄生于脑组织所致，该病在我国华北、华东、西南和华南 22 个省区均有流行。

【病因和发病机制】

通常在食用生的或未煮熟的水生贝壳类如淡水蟹或蝲蛄（均为肺吸虫第二中间宿主）后被感染，幼虫在小肠脱囊而出，穿透肠壁进入腹腔中移行，再穿过膈肌在肺内发育为成虫，成虫沿纵隔及颈内动脉周围软组织和破裂孔上行入颅，侵犯脑部。肺吸虫幼虫或成虫可穿过后腹壁，侵入腰大肌与背肌深层，然后穿过胸椎间孔进入脊髓腔。

成虫定居、幼虫游走和虫卵刺激均可造成人体损害，虫体的代谢产物可能造成机体的免疫病理反应。成虫多侵袭大脑基底核、内囊、脑白质、丘脑和侧脑室，其周围因纤维包裹和神经胶质增生可以形成结节状肿块，基本病变有脓肿期、囊肿期、纤维瘢痕期。幼虫通常在人体内游走移行或分泌化学物质引起免疫反应，多损伤消化系统和呼吸系统，较少侵袭脑和脊髓。虫卵对人体刺激比较轻微，有时候在局部囊肿中可能发现较多的虫卵沉积，但大脑中很少出现。

【病理】

肺吸虫在脑内寄生部位，颞叶最多（约 80%），枕叶和顶叶次之，额叶和小脑等少见。有时额叶和小脑虫体穿入侧脑室或第四脑室，侵入对侧大脑半球。邻近的脑膜呈炎性粘连和增厚，脑实质内出现互相沟通的多房性小囊肿，呈隧道式破坏。镜下可见病灶内组织坏死和出血，坏死区见有多数虫体或虫卵。

【临床表现】

1. 肺吸虫病患者通常伴全身症状如低热、乏力、盗汗、消瘦和皮疹等，肺部症状如咳嗽、咳铁锈色痰、气促、胸痛和呼吸困难等，腹部症状早期可能出现腹痛、腹泻等。

2. 10%~15% 的肺吸虫病患者累及中枢神经系统，表现为脑部症状及脊髓损伤，主要发生脑型肺吸虫病，早期脑症状如头痛、发热、呕吐、颈强直，颇似亚急性脑膜炎；继之出现脑局灶性症状，病变多位于颞叶、枕叶及顶叶，可见同向性偏盲、失语、癫痫发作、偏瘫、偏身感觉障碍，病变多发，临床病症多样。有时出现部分性或全面性痫性发作、共济失调、视觉障碍和视乳头水肿等，疾病晚期因广泛脑萎缩出现智力障碍、痴呆和精神症状等。脊髓受损出现截瘫、肢体感觉麻木，单侧或双侧肢体感觉障碍等，有时类似脊髓压迫症。

3. 依据患者临床症状，可分为急性脑膜炎型、慢性脑膜炎型、急性化脓性脑膜脑炎型、脑梗死型、癫痫型、亚急性进展性脑病型、慢性肉芽肿型（肿瘤型）、晚期非活动型（慢性脑综合征）及脊髓型等。

【辅助检查】

1. 周围血象可见嗜酸性粒细胞增多，淋巴细胞增生，红细胞沉降率加快，血 γ-球蛋白升高。CSF 急性期多形核细胞增多，慢性期淋巴细胞增多，蛋白质和 Ig 增高，糖含量降低。

2. 血清学和皮肤试验、CSF 抗体阳性有助于诊断，但敏感性不高。在痰液和粪便中查到虫卵可确诊。用 ELISA 方法检测患者血清中抗原，特异性较强，阳性率可达 95% 以上。

3. 免疫皮内试验方法 以 1 : 2 000 成虫抗原 0.1ml 注射于前臂皮内，20 分钟后皮丘直径 >12mm、红晕直径 >20mm 者为阳性反应，可用于肺吸虫病的筛查。

4. 免疫印迹试验 可以检测肺吸虫虫体蛋白或相应的抗原，通过内对照分析相关蛋白条带的分子量而诊断肺吸虫感染，敏感性和特异性均较高。

5. 脑 CT 检查 可显示脑室扩大或颅内钙化斑块。

【诊断和分型】

1. 诊断 诊断脑型肺吸虫病应首先确定是否患肺吸虫病，根据流行病学资料如流行病区、生吃蝲蛄或石蟹史，咯铁锈色痰等肺部症状，痰、粪便和胃液中检出肺吸虫卵，结合脑部症状和影像学检查可诊断。

2. 分型 可按临床表现对脑型肺吸虫病分型，通常分为脑膜脑炎型、颅内占位病变型、脑萎缩型、蛛网膜下腔出血型、癫痫型和脊髓型等。

【治疗】

可分为药物治疗、手术治疗及对症治疗。

1. 药物治疗 急性和亚急性脑膜脑炎患者可用吡喹酮或硫氯酚驱虫治疗。

（1）吡喹酮：每个疗程总剂量为 120~150mg/kg，每次 10mg/kg 口服，3 次/d，达到总剂量为一个疗程。治疗 2~3 个疗程，两个疗程应间隔 5~7 天。

（2）硫氯酚：俗称别丁（Bitin），成人剂量为 3g/d，儿童为 50mg/（kg·d），分 3 次服，连续服用 10~15 天为一个疗程,或间日服用20~30天为一个疗程,通常需重复治疗2~3个疗程,两个疗程间隔1个月。严重肝、肾、心脏病及孕妇禁用或暂缓治疗。

2. 手术治疗　应注意选择适应证,病变局限、定位明确和病灶内有活成虫、病情不断恶化者,以及脊髓压迫症状和明显颅内压增高症状应手术治疗,慢性肿瘤型也需手术,病变广泛和脑萎缩不宜手术。全部切除病灶为宜,早期进展过程中病死率可达5%~10%,晚期慢性肉芽肿形成后预后较好。术后应继续用抗肺吸虫病药物治疗。

3. 对症治疗　反复癫痫发作患者可抗癫痫治疗,控制癫痫发作,中晚期应注意肢体功能恢复,肢体瘫痪患者应康复治疗如理疗、针灸、按摩等(宋兰桂等,2019)。

八、弓形虫脑病

弓形虫病(toxoplasmosis)是刚地弓形虫(toxoplasma gondii)引起人兽共患的寄生虫病。刚地弓形虫分布广泛,能感染多种动物,有免疫力感染后通常无症状,免疫力下降时疾病可呈活动性。

【病因和发病机制】

刚地弓形虫是本病的病原生物。在发育的不同阶段,弓形虫有滋养体、包囊、裂殖体、配子体和卵囊5种形态。人类可以作为弓形虫的中间宿主,提供弓形虫无性生殖的条件而导致全身感染。本病多为隐性感染,主要侵犯脑、眼、心、肝和淋巴结等器官。孕妇感染后,病原可通过胎盘感染胎儿,引起严重畸形。本病与艾滋病(AIDS)关系密切。

弓形虫感染能诱导免疫系统抑制,IL-10和NO似乎是弓形虫感染诱导的最强烈的免疫抑制因子,在此过程中,巨噬细胞和T细胞产生大量细胞因子和免疫介质,如IFN-γ、IL-4、IL-6、TGF-β等,参与免疫抑制调节。Cohen等分析滋养体时期弓形虫双向电泳图谱,在pH 4~7、pH 6~11分离出1 000多个斑点,利用单一pH胶条,分离了至少3 000~4 000个斑点,并用质谱对蛋白点进行了鉴定,再用弓形虫病等原生动物的EST数据库能够解释质谱所得肽的可行性与可靠性。实际上,刚地弓形虫表面抗原(如SAG1)和大部分膜固定蛋白,是质膜内甘油磷脂酰肌醇(GPI)信息传递的一种重要介质,GPI在刚地弓形虫中已分离出6种不同类型;2010年Zeiner等通过基因芯片技术研究表明,刚地弓形虫感染宿主后,相关基因miR-17和miR-106b初始转录本的上调表达可能驱动了其启动子的高表达,这些变化与弓形虫脑病也许关系密切。

【临床表现】

该病临床表现复杂,隐性感染常见,有先天性和后天性感染两种。

1. 先天性弓形虫病　主要发生在初次感染的孕妇。如果发生在妊娠早期,多引起流产,妊娠中期感染多出现死胎、早产,或严重的大脑、眼部疾病,妊娠晚期感染的胎儿、在出生后可以发育正常,也可能出现迟发性发育障碍。①全身症状:表现为发热、皮疹、肺炎、肝脾大、黄疸和消化道症状等。②神经系统病损:病变位于脑部,表现为智力障碍、脑发育不全、小脑畸形、脑积水、脊柱裂和脊膜脊髓膨出等,可见脑膜脑炎,严重者昏迷、瘫痪或角弓反张。③眼部病损:常表现为双侧视网膜脉络膜炎,多见于黄斑部,以及眼肌麻痹、虹膜睫状体炎、白内障、视神经炎、视神经萎缩和眼组织缺损等。

2. 后天获得性弓形虫病　①淋巴结肿大是突出表现,可见于任何部位,颈部和颌下多见,通常无粘连及自发性疼痛,有些患者出现全身淋巴结肿大及脾大。②部分患者有低热、头痛、乏力、倦怠,关节痛、肌痛、咽痛、腹痛、皮疹或肝大,也可能出现高热和谵妄。③弓形虫感染经常损害神经系统,可以引起脑炎、脑膜脑炎、癫痫和精神异常类疾病,严重时可以出现昏迷或死亡。严重病例多见于细胞免疫功能低下的患者,如AIDS感染后伴发的弓形虫脑病。

【辅助检查】

1. 脑脊液和外周血液检查　CSF检查可见单个核细胞数增多,蛋白轻至中度增多,糖和氯化物多正常。外周血液检查经常发现淋巴细胞或嗜酸性粒细胞比例增高。

2. 免疫学检查　临床常采用血清学检测特异性抗体,裂殖体抗体出现较早,可以用间接免疫荧光试验检测。急性感染者可用ELISA法检测血清或体液中的弓形虫抗原,慢性感染者可以通过弓形虫素皮肤试验检测。

3. 病原学检查　有直接涂片、动物接种、细胞培养和DNA杂交等检测方法。取患者血液或体液做涂片,用显微镜直接镜检,查找弓形虫滋养体或包囊;也可以取患者淋巴结、肌肉、肝脏等活体组织,做特殊染色寻找滋养体或包囊。此外,用弓形虫特异DNA序列的探针与患者外周血液中有核细胞的DNA进行杂交,可以显示特异性杂交条带或斑点,有助于确诊本病。

4. 影像学检查　头颅CT或MRI检查可能会发现脑炎、脑膜炎或颅内占位病变,增强检查可以进一步明确病变性质。

【诊断】

根据患者的流行病学接触史、临床表现、免疫学检查、病原学检查、结合头颅影像学检查结果可以诊断。确诊需要有病原学检查的证据,最好是直接镜检找到了弓形虫的滋养体或包囊。

【治疗】

1. 药物治疗　①复方磺胺甲噁唑(SMZ):是成人及

12 岁以上儿童的首选药,每次 2 片(每片含 SMZ 400mg,TMP 80mg),2 次/d;6～12 岁为 1/2～1 片,2～5 岁为 1/4～1/2 片,2 岁以下 1/4 片,均为 2 次/d,每个疗程为 4 周。②乙胺嘧啶(pyrimethamine,PyT)与磺胺嘧啶(SD)合用有协同作用,能抑制滋养体和控制症状,对包囊无效;常用剂量第 1 天成人 PyT 50mg/d,儿童 1mg/kg,2 次/d,口服,第 2 天起减半,同时口服 SD,成人 2～4g/d,儿童 50～100mg/(kg·d),分 4 次口服,每个疗程 4～6 周,可用 2 个疗程,两个疗程间隔 2 周。乙胺嘧啶有可逆性骨髓抑制作用,SD 也可加重此反应,可加用叶酸(folinic acid)口服,5～20mg/d 可改善,孕妇应慎用。

2. 特殊情况药物治疗 ①螺旋霉素(spiramycin):在胎盘组织浓度较高,不影响胎儿,毒性小,适用于孕妇,1.0g 口服,3 次/d,连用 3 周;孕妇可用克林霉素(clinda-mycin),600～900mg/d,连用 3 周,间隔 1 周后再重复 1 个疗程。②免疫缺陷患者需特殊治疗,艾滋病合并弓形虫脑病可用 PyT 和 SD,艾滋病患者一旦停止治疗至少 50% 复发,抗弓形虫治疗需服用全剂量,持续终生;阿托喹酮防治艾滋病患者弓形虫脑炎是颇有前景的新药,可杀死速殖子和减少包囊数量。③孕妇患获得性感染,妊娠 22 周前感染应行治疗性人工流产或引产,围生期感染者应积极治疗直至分娩。④弓形虫脑病合并眼病如视网膜脉络膜炎,可先用糖皮质激素加 PyT 治疗,第 2 个月后用 SD 加眼周注射克林霉素。⑤支持治疗主要是加强免疫功能和营养支持(Xu et al,2018)。

九、锥虫病

锥虫病(trypanosomiasis)是锥虫感染所致。锥虫病有嗜睡、昏睡等特异性表现,又称为睡眠病。

【病因】

锥虫病包括美洲锥形虫病,病原体是布氏锥虫(*T. brucei gambiense*);2010 年 Veitch 等利用基因芯片技术对布氏锥虫生活史中两个感染性阶段的差异表达基因进行筛选,使用的基因芯片含有 7 360 个基因,覆盖了 81%的基因序列,研究表明上调表达的基因增加了 10 倍,筛选获得了大量的表膜蛋白。非洲锥虫病(African trypanosomiasis),是冈比亚锥虫和罗德西亚锥虫引起。

【临床表现】

锥虫病多有长期不规则发热、浅表淋巴结肿大、头痛、反应迟钝、嗜睡、昏睡和昏迷等临床表现。冈比亚锥虫病一般持续半年至数年,最长达 8 年;罗德西亚锥虫病通常不超过几个月。临床病程可分为三期:

1. 初期 患者被舌蝇叮咬后常出现炎症反应,局部皮肤多有肿胀和中心红点,直径可达 2～10cm,称为锥虫

性下疳。病变部位皮下组织可见淋巴细胞、巨噬细胞和嗜酸性粒细胞等浸润。

2. 血液期(锥虫血症期) 采采蝇叮咬后约 15 天,锥虫大量进入血液循环和淋巴系统繁殖,引起血液和淋巴管周围炎,出现发热、剧烈头痛、神经痛、淋巴结肿大、关节痛、食欲不振和失眠等,以及皮肤痛痒、红斑皮疹和水肿,颈后三角区淋巴结肿大,冈比亚锥虫病颈后淋巴肿大较明显,形成 Winterbottom 征,淋巴结各自分离、无压痛、不化脓,早期柔软有弹性,以后变硬。

3. 睡眠期(晚期) 以神经系统症状为主,出现反应迟钝、懒言少语、唇舌颤动、肌肉震颤、步态不稳、妄想、狂躁,以及头痛、头晕、呕吐、脑膜刺激征等症状和体征,严重病例可能出现意识模糊、嗜睡、昏睡、昏迷或死亡。

【辅助检查】

1. 实验室检查 红细胞沉降率增快,外周血白细胞数正常,淋巴细胞相对增多;血浆白蛋白降低,球蛋白增高。CSF 蛋白明显增加,细胞达(1 000～2 000)×10^6/L,有时可见桑葚样细胞。

2. 病原学检查 可检查血液、脑脊液、淋巴结穿刺液和硬性下疳囊渗出液等;通过骨髓直接涂片或涂片染色检查,可能发现病原体。

【诊断】

根据患者居住或来自流行病区,表现为长期不规则发热、浅表淋巴结肿大和头痛,嗜睡、昏睡等特异性临床表现,结合 CSF 细胞数明显增加等,查到病原体可确诊。

【治疗】

1. 药物治疗 病程早期和晚期应分别用不同药物治疗。

(1) 早期:①舒拉明钠(suramin sodium):是治疗冈比亚、罗德西亚锥虫病首选药,每次剂量为 20mg/kg,最大剂量为 1g,溶于 10ml 注射用水中静脉注射,为防止过敏反应,首次剂量为 0.1～0.25g,无反应第 3 天给予 0.5g,第 5 天 1g,然后每周给药 1g,总剂量可达 10g,此药不适于肾病患者。②喷他脒(pentamidine):有羟乙磺酸盐(isethionate)和甲烷磺酸盐两种制剂,对冈比亚锥虫病疗效好,可制成 10% 溶液肌内注射。除首次剂量为 25mg,每次剂量为 3～4mg/kg,每天注射 1 次,连续 8～10 次。

(2) 晚期:①硫砷密胺(melarsoprol, mel B):用 3.6%丙二醇溶液溶解后静脉注射,前 3 天分别注射 0.5、1.0、1.5ml,休息 5～7 天后,每天注射 3～5ml,连用 3 天,再休息 7 天后,3～5ml/d,总剂量一般不超过 35ml,对两种锥虫病各期均有效;用药应避免出现"砷剂脑病",用药前可先用舒拉明钠或喷他脒 2 次,同时服用糖皮质激素。②硫砷密胺酸钾(melarsonyl potassium, trimelarsan, mel

W）：为 mel B 的同类品，肌内或皮下注射，每次剂量为 3mg/kg，最大剂量<200mg，1 次/d，肌内注射，疗程为 3 天，间歇 2 周后重复治疗。③呋喃唑酮（nitrofurazone）：又称痢特灵，上述砷剂毒性反应过大或治疗无效可用本药，成人 0.2g 口服，3 次/d，疗程为 7 天；不良反应为多发性神经炎、溶血性贫血等。

2. 对症支持治疗　晚期锥虫患者应注意支持疗法，加强营养，及时补充维生素类和铁剂等（Barrett et al，2003）。

十、脑棘球蚴病

脑棘球蚴病（cerebral echinococciasis）又称脑包虫病（cerebral echinococcus disease），是细粒棘球绦虫（狗绦虫）的幼虫（棘球蚴或包虫）侵入脑内形成囊肿导致的颅内感染性疾病。本病见于畜牧地区，我国主要见于西北部牧区如内蒙古自治区、西藏自治区、四川省西部、陕西省和河北省等地，均为散发病例，约占棘球蚴病的 2%。任何年龄都可罹患，农村儿童多见。

【病因和发病机制】

细粒棘球绦虫寄生于狗科动物小肠内，是终宿主，人、羊、牛、马和猪等为中间宿主。狗粪中排出虫卵污染饮水和蔬菜，人类因误食被细粒棘球绦虫卵污染的食物而患病。人体吞入虫卵后在肝脏内可形成棘球蚴囊，少数经肝静脉和淋巴系统到达脑、肺、肾等器官。虫卵也可以在人十二指肠腔内孵化成六钩蚴，穿入肠壁末梢静脉，进入门静脉，随血至肝、肺和脑等，寄生在大脑、小脑、脑室及颅底部等处，数月后发育成包虫囊肿。棘球蚴致病主要是通过异源蛋白的过敏反应和机械性压迫，少数病例可能继发细菌感染（Svrckova et al，2019）。

脑棘球蚴病可分两型：原发型系六钩蚴经肝、肺、心及颈内动脉进入颅内者，多见于儿童，常为单发；继发型较少见，常由心肌包虫囊肿破裂至心脏腔室内，子囊和头节经主动脉、颈内动脉达颅内，多见于成人，往往为多发。脊髓棘球蚴占全部病例的 1% 以下，多生长在胸椎海绵组织中，引起脊柱骨折或脱位，若长入椎管可压迫脊髓。多数病例在儿童期发病，发病最初数年症状不明显。

【病理】

脑内包虫囊肿常为单发，常见于两侧大脑半球，大脑中动脉供血区额、顶叶多见，有时见于小脑、脑室和颅底部。多数包虫于数年死亡，囊壁钙化，少数包虫囊肿继续生长形成巨大囊肿。

【临床表现】

1. 本病好发于儿童，无明显性别差异。表现常与脑肿瘤相似，如头痛、呕吐、视乳头水肿、癫痫发作、局灶性神经体征等，病情缓慢进展，随脑内囊肿增大逐渐加重。

2. 临床可分为三型。

（1）原发型：六钩蚴经肝、肺、颈内动脉进入颅内者，棘球蚴逐渐增大压迫脑室系统或脑组织，使脑室梗阻引起颅内压增高，出现头痛、呕吐和视乳头水肿；棘球蚴刺激大脑皮质，引起癫痫发作，有部分性或全面性发作；如局部脑组织受压破坏，出现神经功能缺失症状，如单瘫、偏瘫、偏身感觉障碍、失语和大脑发育障碍等。

（2）继发型：分为三期：①棘球蚴破入心内期：由于大量棘球蚴突然进入血液，表现为呼吸急促、心悸、心血管功能障碍及过敏反应等；②潜入静止期：1～5 年，棘球蚴缓慢生长，一般症状很轻；③颅内压增高期：棘球蚴不断长大，出现颅内压增高。

（3）脊髓型：是六钩蚴在胸椎海绵组织中生长，引起脊柱骨折或脱位，有时长入椎管压迫脊髓，表现为非结核、非肿瘤难以解释的骨折与脱位，有的病例出现脊髓压迫症。

【辅助检查】

1. 血和脑脊液检查　可见嗜酸性粒细胞增高，囊肿未破裂时嗜酸性粒细胞可正常。血清包囊虫补体结合试验在 60%～90% 感染者中为阳性，包虫囊液皮内试验阳性率为 95%。

2. CT 检查　可见囊性球形病变，边缘清楚，无脑水肿；MRI 检查通常为单一非增强性、内有脑脊液样密度的、类圆形囊肿。脑血管造影发现病变区无血管，而围绕包虫囊的血管明显移位、变直、环绕成球形。

3. 分子生物学技术检查　从成虫或虫卵提取 DNA，利用特异的引物和提取的 DNA 进行 PCR 扩增，对获得的 PCR 产物进行纯化和 DNA 测序。建议不要进行脑穿刺活检，因囊肿破裂可导致过敏反应。

【诊断和鉴别诊断】

1. 诊断　应综合分析流行病学、临床表现及影像学资料，首先诊断是否患肝或肺棘球蚴病，再考虑是否合并脑棘球蚴病。生长于牧区、有狗或羊接触史、出现脑局灶症状和颅内压增高、血和脑脊液嗜酸性粒细胞增高患者，须考虑本病的可能，血清、脑脊液包囊虫补体结合试验有助于确诊。

2. 鉴别诊断　因棘球蚴系多个，分布较广泛，临床上应与癌症脑转移鉴别，也须与脑脓肿、囊性肿瘤等鉴别。

【治疗】

外科手术完全摘除囊肿常可根治，通常须配合药物和对症治疗。

1. 手术治疗　可早期手术摘除，因棘球蚴体积较大，最好完整切除囊肿，勿弄破囊壁，若囊肿破裂，囊液外溢易引起过敏性休克,或囊液中幼虫头节扩散导致囊肿复发。手术可用加压注水漂浮法,在囊壁四周深部加压注水使棘球蚴漂浮起来,或在两层囊壁间注入盐水漂浮幼虫,完整地摘除包虫囊肿(内囊)。

2. 药物治疗 ①甲苯达唑(mebendazole):可透入包虫囊壁,可杀死包虫生发层细胞,0.4~0.6g 口服,3 次/d,连用 3~4 周;②硫苯咪唑(fenbendazole):0.75g 口服,2次/d,连用 6 周;③阿苯达唑(albendazole):0.4g 口服,2次/d,连用 30 天;④吡喹酮(praziquantel):用于不能手术或术后复发,术前应用可防止或减少原头蚴污染导致继发性感染,0.4g 口服,2 次/d,连用 30 天。

3. 对症治疗 伴癫痫发作和颅内压增高可用抗癫痫药及降颅内压药物。

十一、蛔虫病神经系统损害

蛔虫病(ascariasis)是由似蚯蚓蛔线虫(Ascaris lumbricoides)寄生在人体小肠或其他器官所引起的慢性传染病;主要在消化系统引起胆道蛔虫、小肠蛔虫症等,少数病例引起脑并发症,称为蛔虫脑病。

【病因和发病机制】

肠道蛔虫感染者和蛔虫患者为本病传染源,感染性虫卵经口吞入为主要传播途径。病程早期由于幼虫在体内移行可引起呼吸道症状,蛔虫初次感染后分泌抗原物质,可使宿主产生 IgE 和 IgM,引起Ⅱ型和Ⅲ型变态反应,幼虫变态反应引起组织损伤及炎症变化,抗原也可能引起淋巴细胞转化和巨噬细胞移动抑制。蛔虫分泌的毒素含脂肪醛、酯、抗凝素及溶血素等,毒素与代谢产物被吸收后可引起变态反应及神经系统症状。成虫在小肠内寄生可引起腹痛等症状,少数病例可发生胆道蛔虫病和蛔虫性肠梗阻等严重并发症。重度感染时蛔虫通过毛细血管、左心室进入体循环,侵入淋巴结、甲状腺、胸腺、脾、脑和脊髓等处。蛔蚴在脑部可引起炎症、水肿、增生或纤维化。蛔虫成虫以小肠乳糜液为营养,产生毒素可损伤肠黏膜,引起营养不良。死的或活蛔虫均有抗原性,可刺激机体产生 IgE 介导的变态反应,可影响幼儿与儿童的脑发育和生长。若机体产生足够的特异抗体沉淀素,可部分杀死幼虫。

【临床表现】

1. 消化系统症状 表现为反复脐周痛、食欲不振、恶心、呕吐、腹泻或便秘。其他症状如磨牙、瘙痒、惊厥、咳嗽、咳痰、哮喘、咯血和气促等,可见血管神经性水肿、顽固性荨麻疹和暴发性蛔虫性哮喘病。蛔蚴移行症临床可出现发热、腹痛、恶心、呕吐、肌肉关节痛、突然失明和肢体瘫痪等。

2. 神经系统损害症状 可能出现头痛、头晕、烦躁、失眠、智力发育障碍等,严重患者可能并发高热、昏迷、脑膜刺激征阳性和癫痫发作。

3. 其他系统的症状 可能出现咳嗽、咽痛、肺部啰音、皮肤过敏、视物模糊、结膜充血、贫血和消瘦等。

【实验室检查】

1. 血液检查 幼虫移行期或并发感染时,白细胞总数和嗜酸性粒细胞计数或比例增加。

2. 病原学检查 对患者粪便涂片或使用盐水漂浮法可能查到虫卵。

3. 影像学检查 超声检查、胃 X 线钡餐、逆行胰胆管造影有可能查到进入腹腔的蛔虫影像。腹部 CT 或 MRI 检查有助于胰管内微小蛔虫的诊断。脑 MRI 检查有可能发现侵入大脑的蛔虫残存病灶。

【诊断】

蛔虫性脑病症状和体征通常无特异性,农村幼儿或儿童出现头痛、呕吐、烦躁和兴奋等症状,影像学检查怀疑大脑寄生虫病,可涂片镜检,反复查蛔虫卵,找到蛔虫卵可以确诊;在患者呕吐物或粪便发现蛔虫成虫也可以确诊。如果暂时没有找到成虫或虫卵,但临床症状比较典型,可试行诊断性驱虫治疗;同时要防止并发胆绞痛与肠梗阻的可能。

【治疗】

1. 驱虫治疗

(1)左旋咪唑:是驱蛔虫首选药,抑制蛔虫肌肉中琥珀脱氢酶,减少肌肉能量产生,虫体麻痹被排出。成人为150mg,儿童为 2~3mg/kg,睡前顿服。不良反应是轻度胃肠道反应。

(2)哌嗪(piperazine):即驱蛔灵,有抗胆碱能作用,阻止蛔虫神经肌肉接头乙酰胆碱释放,使虫体肌肉麻痹。成人为 3g,儿童为 80~100mg/kg,空腹或晚上顿服,连用2 天。不良反应为恶心、腹部不适,有肝、肾病及癫痫患者禁用。一次治愈率达 70%~80%。

(3)噻嘧啶:阻断神经肌肉传导,蛔虫显著收缩,继之麻痹不动。成人为 10mg/kg,晚间顿服,疗程为 1~2天;儿童为 10mg/kg,一次顿服。不良反应为轻度恶心、腹痛等。

(4)苯咪唑类药:甲苯达唑与阿苯达唑为广谱驱虫药,抑制蛔虫摄取葡萄糖,使糖原耗竭和 ATP 减少,使虫体麻痹。甲苯达唑剂量为 200mg,阿苯达唑为 400mg,均顿服,疗程为 1~2 天。驱蛔虫作用较缓,服药后 2~3 天排出,无明显不良反应,有时引起蛔虫游走和服药后吐蛔虫现象。

(5)伊维菌素(ivemectin):是一种广谱驱虫药,每天口服 100μg/kg,连用 3 天,效果良好。

2. 对症治疗　癫痫发作可用抗癫痫药或镇静剂，头痛可用镇痛剂等。并发化脓性胆管炎、肝脓肿、坏死性胰腺炎等，需要外科手术配合治疗（Simon et al，2019）。

十二、旋毛虫病

旋毛虫病（trichinosis）是旋毛线虫（trichinella spiralis）侵入人体引起人兽共患寄生虫病。多因食用含旋毛虫包囊的猪肉或其他动物肉类感染。

【病因和发病机制】

猪为该病主要传染源，肉食动物鼠、猫和犬等，以及狼、熊、狐等野生动物也可传播，可能具有家养动物环和野生动物环两个传播系，人为此两个传播系的旁系。若无人类感染，此二系仍可运转。

旋毛虫对人体致病作用强弱与摄入幼虫、包囊数量、活力及宿主免疫功能有关。感染早期患者血液中 IL-3 和 IL-4 增多，提示有免疫反应和急性炎症参与发病。侵入期脱囊幼虫钻入肠壁引起充血、水肿和炎症，甚至浅表溃疡；幼虫移行引起血管性炎症与异质蛋白反应，幼虫侵入肌肉可引起横纹肌消失、肌纤维变性，以及淋巴细胞、中性粒细胞及嗜酸性粒细胞浸润。幼虫移行可损伤大脑，引起脑膜脑炎，侵及皮质下可致肉芽肿性结节形成；显微镜下可见大脑神经元变性破坏和胶质细胞异常增生。

【临床表现】

1. 发病前 1~40 天多有摄食生猪肉史，潜伏期为 2~45 天。症状轻重与感染虫量成正比。临床分为小肠期、幼虫移行期和包囊形成期。

（1）侵入期（小肠期）：出现低热、乏力、恶心、呕吐、腹痛、食欲减退、腹泻或便秘等胃肠道症状。

（2）幼虫移行期：高热、皮疹、肌痛和肌炎、面部水肿、视力障碍、心悸、胸闷、气促、咯血和虚脱等，外周血嗜酸性粒细胞增高。心肌炎并发心力衰竭是本病死亡的主要原因。

（3）肌肉包囊形成期：仍有肌痛、消瘦、乏力和低热等症状。

2. 中枢神经系统症状均出现在幼虫移行期，属于本病的急性期，主要表现为中毒和过敏症状。幼虫在体内移行，侵入肌肉和脑而出现高热、皮疹、肌肉疼痛、头痛、呕吐、意识模糊、颈强直等脑膜脑炎的症状。脑脊液内压力增高，偶可查到幼虫。脑实质受损出现偏瘫、单瘫、失语、全面性或局限性痫性发作。囊包形成后，由于病变已趋局限，急性炎症消退，只遗留肌肉隐痛和相应脑损害等局灶体征。

【辅助检查】

1. 血液检查　幼虫移行期白细胞总数明显增加、嗜酸性粒细胞计数和比例都增加，重症患者免疫功能低下时嗜酸性粒细胞可以不增高。血清肌酸磷酸激酶和醛缩酶活性均增高。

2. 病原学检查　对病程较长的患者进行腓肠肌或三角肌的肌肉活检，在显微镜下经常可以发现包囊或幼虫，如果发现钙化病灶，提示陈旧感染。

3. 免疫学检查　ELISA 法检测患者血清中的特异性循环抗原，可以作为早期诊断和疗效考核的指标。检测发现血清中相关 IgM 或 IgG 抗体阳性，提示患者曾经有幼虫感染。环幼沉淀试验（CPT）是旋毛虫特有的血清学试验，适用于基层应用。

【诊断和鉴别诊断】

1. 诊断　根据病前摄食生猪肉史、临床症状、外周血白细胞和嗜酸性粒细胞显著增多，确诊有赖于肌肉活检或找到旋毛虫幼虫。

2. 鉴别诊断　本病应与钩体脑病、食物中毒、菌痢、伤寒、流行性出血热、结节性多动脉炎等鉴别。

【治疗】

1. 病因治疗　可用苯咪唑类药如阿苯达唑或甲苯达唑。杀灭肠内脱囊期幼虫、成虫及移行期幼虫作用优于成囊期幼虫，应强调早期治疗，可疑感染者可预防性治疗。

（1）阿苯达唑（albendazole）：是本病首选用药，疗效优于甲苯达唑（mebendazole），可驱除肠内早期脱囊期幼虫、成虫及抑制雌虫产幼虫，并能杀死移行期幼虫，剂量为 20mg/（kg·d），分 2 次口服，连续 7 天。治疗后 2 天热度下降，4 天后体温恢复正常，水肿消失，肌痛减轻消失。不良反应少，有头昏、食欲减退等轻微反应，少数患者服药后第 2~3 天热度反而升高，发生类赫氏反应，为虫体死亡引起异体蛋白反应，可加用泼尼松 30~60mg/d，分次口服，疗程为 3~10 天。

（2）噻苯达唑：为广谱驱虫药，可用于治疗脑旋毛虫病，25mg/kg，2 次/d，5~7 天为一个疗程。不良反应较大，现已少用。

2. 一般治疗及对症处理　急性期应卧床休息，适当给予镇痛剂。全身中毒、过敏反应导致高热、脱水和电解质紊乱及肺、心症状，应给予对症治疗，密切观察心脏情况，及时预防和处理心力衰竭（Hofmannova et al，2019）。

十三、丝虫病神经系统损害

丝虫病（filariasis）是丝虫寄生于人体淋巴组织、皮下组织、深部结缔组织或浆液腔所致的慢性寄生虫病。该病通过蚊虫传播，流行地区有些丝虫感染者仅在血中可查出微丝蚴，不表现临床症状。丝虫病神经系统并发症不少见,表现为脑栓塞或丝虫成虫、幼虫代谢产物和排泄物引起的变态反应。2008 年经 WHO 认可,我国已消除了丝虫病。

【病因和发病机制】

丝虫病主要由丝虫成虫引起,与血中微丝蚴关系不大。血中有微丝蚴的患者和无症状带虫者是本病主要传染源,我国传播班氏丝虫主要媒介是淡色库蚊、致乏库蚊,其次是中华库蚊;传播马来丝虫主要媒介是中华库蚊。有学者使用 64-mer 寡核苷酸基因芯片研究比较了体外培养的马来丝虫、蚊虫体内马来丝虫和辐射致弱的马来丝虫的差异表达基因,发现有 771 个差异表达基因,这些差异表达基因属于与能量代谢、免疫逃避和生长发育相关的基因。此病在我国山东、广东等 15 个省、市和自治区均有流行,长江以北主要是班氏丝虫病,长江流域和长江以南为班氏丝虫病与马来丝虫病并存,山东省、广东省和台湾省仅有班氏丝虫病。

丝虫微丝蚴凝成的栓子可侵入血液循环,栓塞血管引起脑栓塞,通常虫体分泌物及代谢产物可引起变态反应,使病情复杂凶险。药物治疗时微丝蚴在脑中死亡、崩解,导致脑组织局部坏死,可引起炎症反应,胶质细胞增生及肉芽肿形成。

【病理】

本病早期表现为淋巴管炎和淋巴炎,晚期表现为淋巴管阻塞,形成象皮肿。该病发生、发展取决于丝虫种类、感染频度、感染度、寄生部位、继发感染及机体免疫反应等。幼虫和成虫的代谢产物和排泄物可引发全身变态反应,如周期性发作淋巴管炎、淋巴结炎及丝虫热等,与此相关的变态反应涉及 I 型、III 型和 IV 型,早期表现为渗出性炎症,中期表现为肉芽肿样反应,类似结核结节形成,晚期表现为大量纤维组织增生、虫体钙化和淋巴结硬化,形成闭塞性淋巴管内膜炎。

【临床表现】

1. 神经系统主要表现为脑症状,是微丝蚴阻塞血管腔所致,如头痛、抑郁、激动、性格改变和全身乏力等,或抽搐、谵妄、失语和脑膜刺激征,颇似脑炎或脑膜炎。有时外周血或脑脊液可查到微丝蚴。

2. 淋巴炎性症状,表现为发热、腹股沟或股部淋巴结肿痛、丹毒样皮炎和皮下脓肿,周期性发作寒战、高热伴腹痛,精索、附睾或睾丸炎,肺嗜酸性粒细胞浸润相关症状等。淋巴阻塞症状表现为淋巴管阻塞远端曲张、破裂,可并发下肢或阴囊淋巴肿、阴囊鞘膜积液、淋巴尿与淋巴腹水、乳糜尿及乳糜腹水等,晚期淋巴管阻塞形成象皮肿,可继发感染及局部溃疡。

【辅助检查】

1. 外周血白细胞及嗜酸性粒细胞增加,尿液检查可发现微丝蚴或蛋白明显增高或红黄色脂肪颗粒,对丝虫病诊断颇有价值。外周血微丝蚴检查是诊断早期丝虫病唯一可靠的方法,夜间 22 时至次日凌晨 2 时阳性率最高。

2. 免疫学检查可用犬丝虫、班氏或马来微丝蚴及感染期幼虫制备抗原,做皮内试验,或用 ELISA 法检测循环抗体,阳性率较高。

3. MRI 或 CT 检查可发现大脑弥漫性炎症反应或水肿,也可见增生等。

4. DNA 杂交实验和 PCR 技术有助于丝虫病的诊断。

5. 可以对患者的浅表淋巴结、皮下结节、附睾结节等进行活组织检查,可能会发现特异性病变或找到成虫。

【诊断】

根据患者流行病史,周期性发热,反复发作淋巴结炎和逆行性淋巴管炎、象皮肿和乳糜尿等临床表现,血中查到微丝蚴可确诊。

临床高度疑似但血中未发现微丝蚴的患者可行诊断性治疗,口服乙胺嗪,2~14 天出现发热、淋巴系统反应和淋巴结节变化,诊断基本成立。必要时切取浅表淋巴结或附睾结节活检。MRI 或 CT 检查对诊断丝虫脑病有一定意义。

【治疗】

1. 病因治疗

(1) 乙胺嗪(diethylcarbamazine):又名海群生(hetrazan),是哌嗪类衍生物,能使血中微丝蚴集中到肝脏微血管中被杀灭,长期用较大剂量能杀死成虫。口服后易吸收,血药峰值为 3 小时,48 小时代谢产物由尿中排出。①短程疗法:成人 1~1.5g 顿服,或 0.75g,2 次/d,连服 2 天;或 0.5g,3 次/d,连服 3 天,适用于体质较好者,重症感染者药物反应较大,杀虫效果不完全。②中程疗法:成人 0.6g/d,分 2~3 次服,连服 7 天,适于微丝蚴数量大的重症感染者。③间歇疗法:剂量为 0.5g,每周 1 次,连服 7 周,疗效可靠,不良反应小。该药毒性很低,偶引起食欲减退、恶心、呕吐、失眠和头晕等,治疗期间不良反应是成虫和大量微丝蚴死亡引起的过敏反应,如寒战、高热、关节酸痛和皮疹等。严重肝、肾疾病及心脏病,妊娠妇女慎用(Chesnais et al,2018)。

(2) 左旋咪唑(levamisole):疗效不如乙胺嗪,仅对微丝蚴有较好的疗效,2mg/kg,2 次/d,连服 5 天,微丝蚴即时转阴率可达 90.3%,但可复发。少数患者可有头痛、低热、四肢酸痛等不良反应。多与乙胺嗪合用,加强疗效。

(3) 呋喃嘧酮(furapyrimidone):是我国研制的抗丝虫病新药,可直接杀灭班氏丝虫、马来丝虫及微丝蚴,疗效似优于乙胺嗪。10mg/kg,2 次/d,连服 7 天为一个疗程。不良反应与枸橼酸乙胺嗪相同。

2. 对症治疗　可用解热镇痛剂或糖皮质激素治疗淋巴炎,用抗生素控制感染,颅内压增高给予甘露醇。用肾盂加压灌注、淋巴管结扎或静脉吻合术等方法控制乳糜尿,象皮肿可针对患腿施行微静脉-淋巴管吻合术。

【预防】

高危人群可食用含 0.3% 乙胺嗪的食盐,也可顿服乙胺嗪 0.25g,共 3 次。防蚊、灭蚊,搞好环境卫生。

十四、广州管圆线虫病

广州管圆线虫病(angiostrongyliasis)是人兽共患的寄生虫病,主要为动物寄生虫病,可侵入人体,引起嗜酸性粒细胞增多性脑炎和脑膜炎。1945 年首例广州管圆线虫病在我国台湾发现,该病主要分布于亚热带或热带,从南纬 23°至北纬 23°均有病例发现,在我国广东、东南亚、太平洋岛国常见。

【病因和发病机制】

广州管圆线虫(angiostrongylus cantonensis)多寄生于野鼠肺部血管,最早是我国学者陈心陶(1933)在广东家鼠及褐家鼠体内发现,成虫寄生于宿主黑家鼠、褐家鼠及多种野鼠等肺动脉内(偶见于右心),虫卵产出后在肺毛细血管内发育成熟,并孵出第一期幼虫,幼虫穿过肺泡进入呼吸道,沿气管上行至咽喉部,咽下可进入消化道,随粪便排出体外,感染后 42~45 天在粪便内常可找到第一期幼虫。一些研究者以线虫生死生殖发育过程作为研究对象,用已知的与线虫发育相关的 27 个蛋白质构建了一个大规模的酵母双杂交系统,共得到 100 多个相互作用结果,初步建交了与线虫发育相关的蛋白质图谱。

第一期幼虫可在外界存活 2 周,幼虫可主动侵入软体动物的中间宿主褐云玛瑙螺和蛞蝓,或被中间宿主吞食,经 2 次蜕皮变成第三期幼虫即感染期幼虫,体内三期幼虫感染率和感染度均较高,如云南省报道高达 37.21%,广东省徐闻县的一只褐云玛瑙螺含幼虫多达 3 565 条。鼠类等终宿主可因吞食含三期幼虫的软体动物或其转续宿主如蛙、蟾蜍、鱼、蟹和虾等而被感染,转续宿主在广州有黑眶蟾蜍,台湾省有虎皮蛙和金钱蛙及涡虫。人是广州管圆线虫的非正常宿主,幼虫侵入后主要侵犯和停留在中枢神经系统的不同部位,而不再继续发育。

【病理】

病变集中在脑组织,除大脑髓质及脑膜,可侵犯小脑、脑干及脊髓。主要病变为充血、出血、脑组织损伤及肉芽肿性炎症反应,巨噬细胞、淋巴细胞、浆细胞和嗜酸性粒细胞浸润。

【临床表现】

1. 本病在儿童和成人均可发病。临床常见的症状是在感染后 2~3 周出现急性剧烈头痛、恶心、呕吐,脑膜刺激征可不明显,发热不常见,少数患者出现面瘫及感觉麻木、烧灼感,严重病例可有瘫痪、嗜睡、昏迷,以至死亡。病程为数日至数月,多数病例可自行缓解,复发病例极少。

2. 广州管圆线虫所致的内脏蠕虫蚴移行症,主要表现为嗜酸性粒细胞性脑炎和脑膜炎,波及大脑皮质、脑膜、小脑、脑干、脊髓等组织,可能出现低热、头晕、头痛、嗜睡、昏迷、瘫痪等。

【辅助检查】

1. 周围血与脑脊液嗜酸性粒细胞显著增高,血清免疫学检测如皮内试验、酶联免疫吸附试验、成虫冰冻切片免疫酶染色等对本病诊断有意义。

2. 脑脊液检查约半数病例压力增高,80% 以上病例脑脊液呈乳白色或洗米水样浑浊,细胞数增高,多数病例达(100~2 000)×10⁶/L;蛋白含量中度增高,糖和氯化物正常或轻度增高。约 10% 的病例 CSF 中可找到幼虫。

【诊断】

根据接触或吞食广州管圆线虫中间宿主或转续宿主史和临床表现,颅内压高、CSF 外观浑浊或乳白色,血白细胞和嗜酸性粒细胞增高、检出特异性抗体等,CSF 镜检找到幼虫可确诊。

【治疗】

本病为良性过程,多可自愈。严重病例或迁延不愈者可试用阿苯达唑、噻苯达唑等治疗。阿苯达唑片用法为每天 20mg/kg,分 3 次口服,疗程为 15 天(廖瑶等,2019)。

十五、棘腭口线虫病

棘腭口线虫病(gnathosotomiasis spinigera)是棘腭口线虫(Gnathostoma spinigerum)的幼虫侵入人体,引起蠕虫蚴移行症。该病流行于亚洲和大洋洲,主要分布于东南亚各国,以泰国与日本多见,我国也有报道。

【病因和发病机制】

棘腭口线虫病是食肉动物犬、猫常见的寄生虫病,也寄生于虎、狮、豹等野生食肉动物,均为棘腭口线虫终宿主。其幼虫偶可寄生人体。成虫寄生于终宿主胃壁的肿块中,虫卵随粪便排出体外,在水中孵出第一期幼虫,它再进入剑水蚤(第一中间宿主)成为第二期幼虫,受染的剑水蚤被淡水鱼(第二中间宿主)和某些转续宿主如蛙、蛇、鸟和鸡等吞食后,第三期幼虫在其胃壁发育成为成虫。

人体感染主要因生食或半生食含棘颚口线虫第三期幼虫的鱼肉，人体不是成虫的适宜宿主，第三期幼虫侵入人体后不再继续发育，在人体内寄生方式有静止型和移动型。静止型是虫体在某部位停留，在该处形成脓肿或以脓肿为中心的硬结，病灶局部有大量嗜酸性粒细胞、浆细胞、单核细胞和中性粒细胞浸润。移动型为第三期幼虫在人体内窜钻、移行，引起幼虫移行症，幼虫侵入中枢神经系统可引起不同的病损。

【临床表现】

1. 内脏幼虫移行的症状随寄生部位的不同而异，如进入脊髓和脑可引起嗜酸性粒细胞增多性脑脊髓炎；表现为突发的嗜睡或深度昏迷，严重者可导致死亡；或表现为上升性的神经根炎，出现四肢和躯干的严重神经根性痛、肢体麻木和肢体瘫痪。

2. 皮肤幼虫移行的症状可能表现为全身多处皮肤的匐行疹或皮下游走性包块，可能有局部皮肤发红和水肿，或有灼热、疼痛、瘙痒等异样感觉。

【辅助检查】

外周血及 CSF 中嗜酸性粒细胞增多，CSF 多为血性或黄色。免疫学检查包括皮内试验、血清沉淀反应、尿沉淀反应、对流免疫电泳试验等。病灶活检可查找到棘颚口线虫的虫体。

【诊断】

根据游走性皮下肿块和吃生鱼史，临床表现为脑膜脑炎、脑脊髓炎和上升性瘫痪的神经根炎可初步诊断；用皮内试验、血清沉淀反应和对流免疫电泳试验可帮助确诊。从可疑病灶检出虫体是最可靠的诊断方法；但虫体检出率低，病原学诊断较困难。

【治疗和预防】

手术取虫是治疗本病的主要方法。枸橼酸乙胺嗪（海群生）、苯咪唑等药物可能有一定疗效，也可试用噻苯唑片口服治疗。预防主要是不生食或半生食鱼、鸡、鸭和蛙等肉类食品（林果为等，2017）。

参考文献

第五章 卒中和脑血管疾病

Stroke and Cerebrovascular Diseases

（王拥军　王丽华）

第一节 概述

（王拥军）

脑血管疾病(cerebrovascular disease,CVD)是指由于各种原因的脑血管病变导致的脑部疾病,是中枢神经系统(central nervous system,CNS)的常见病及多发病。

卒中(stroke)是指急性起病的脑血管事件,迅速出现局限性或弥漫性脑功能缺失症状和体征,包括脑梗死、脑出血(intracerebral hemorrhage,ICH)及蛛网膜下腔出血(subarachnoid hemorrhage,SAH)等临床综合征,诸如血栓形成和心脏、大血管栓子脱落导致的脑梗死,高血压及脑部小动脉硬化引起脑血管破裂导致脑出血,动脉瘤或脑血管畸形破裂导致蛛网膜下腔出血等。大多数急性卒中为缺血性,通常因脑动脉血栓性或栓塞性闭塞所致。在所有的卒中类型中,缺血性卒中约占全部卒中的87%,ICH约占10%,其余是SAH。大脑动脉血栓栓塞病变主要累及大脑中动脉供血区,其次是大脑后动脉,而大脑前动脉和基底动脉受累较少。

CVD是当今威胁人类健康的三大疾病之一,具有发病率、致残率、死亡率及复发率高的特点。因此,卒中患者及时确诊,早期积极治疗和康复训练,可提高卒中治愈率,减少致残率。针对卒中的危险因素积极开展预防工作,可望使卒中发病率降低。本节将重点讨论卒中常见的病因和危险因素、CVD分类、常见卒中综合征特征、卒中诊断方法和治疗原则等。

一、脑血管疾病流行病学

脑血管疾病流行病学研究是调查疾病的分布状况、相关病因及提出降低人群发病率的对策。中国国家卒中流行病学调查(NESS-China):2013年,对于来自31个省(自治区、直辖市)的480 687万人群进行调查,卒中的患病率为1 596/10万,发病率为345.1/10万。年龄标准化卒中患病率为1 114.8/10万,年龄标准化的年发病率为247/10万,死亡率为115/10万。和过去十年相比,卒中的患病率和发病率显著增加,死亡率总体稳定。在过去的30年里,中国的卒中负担有所增加,农村地区的卒中负担仍然特别高。农村地区的整体年卒中发病率(298/10万)高于城市地区(204/10万)。2003年、2008年、2013年三年分别调查地区居民两周患病率(国家卫生健康委员会,2019),CVD分别占3.7‰、5.8‰、6.1‰,其中城市居民CVD患病率高于农村居民CVD患病率;根据2005年、2010年、2015年、2018年四年城市及农村居民主要疾病死亡率及构成调查显示,造成城市及农村居民

死亡的主要疾病分别为恶性肿瘤、脑血管病、心脏病,其中城市居民CVD死亡率达(111.02~128.88)/10万,农村居民CVD死亡率达(111.74~160.19)/10万,男性死亡率均高于女性,男女比例约为(1.1~1.3):1。农村患病率的显著增加可能反映了卒中发病率的上升和检测率的增加。此外,我国卒中存在由北向南的梯度,北方和中部地区卒中负担最大,这种地区差异与全国获得卒中治疗的机会和医疗质量方面的差异有关(北京市最高,西藏自治区最低)。全军脑血管疾病流行病学研究组(1993)进行的580多万人口全国性流行病学调查显示,重症CVD的世界人口标化发病率为115.61/10万,患病率为256.94/10万,死亡率为81.33/10万。以此推算,我国每年新发生卒中患者近150万人,年死亡数近100万人。

卒中发病率、患病率和死亡率随着年龄增长而增加,45岁后呈显著增加,65岁以上人群增加最显著,75岁以上者发病率是45~54岁组的5~8倍。50%~70%存活的患者遗留瘫痪、失语等严重残疾,给社会和家庭带来沉重的负担。世界卫生组织曾对中国卒中死亡人数进行预测,如死亡率维持不变,到2030年我国每年将有近400万人死于卒中;如死亡率增长1%,届时我国每年卒中死亡人数近600万人。我国现存卒中患者近700万例,其中致残率高达75%,约450万例患者有不同程度劳动能力丧失或生活不能自理。2003年调查显示,缺血性卒中诊治的直接费用达107亿元,总费用达198亿元,相当于全国当年卫生总支出的3%(胡善联等,2003)。卒中发病与环境因素、饮食习惯和气候(纬度)等因素有关,我国卒中发病率总体分布呈现北方高于南方,东部沿海高于西部高原的特征。我国各省(自治区、直辖市)CVD发病粗率、死亡粗率和患病粗率见表3-5-1。

二、脑血管疾病的病因和危险因素

多种病理因素和危险因素参与脑血管疾病发病及进展的病理过程。

【病因】

脑血管病变、全身性血管病变及血液系统疾病均与CVD发生有关,大多数是全身性血管病变的脑部表现如动脉粥样硬化,仅少部分是脑血管病变如动脉瘤、血管畸形或创伤等。病因可为单一的,亦可为多种病因,常见病因包括:

1. 血管壁病变 ①脑动脉硬化最常见,最常见动脉粥样硬化,主要累及大动脉和中等管径动脉,以及高血压性小动脉硬化;②其次为动脉炎,包括感染性如风湿性、结核性、梅毒性、钩端螺旋体及寄生虫性动脉炎等,以及非感染性如结缔组织病性脉管炎、巨细胞性动脉炎等;

表 3-5-1　我国各省市自治区脑血管疾病发病粗率、死亡粗率和患病粗率

单位：/10 万

地名	发病粗率	世界人口标化率	死亡粗率	世界人口标化率	患病粗率	世界人口标化率
黑龙江	157.55	199.36	80.72	107.71	409.78	541.14
吉　林	200.56	206.77	100.49	115.39	409.52	609.75
辽　宁	178.95	205.14	79.67	93.25	385.61	458.47
北　京	118.81	131.14	87.13	97.51	427.45	460.44
天　津	99.44	95.38	91.19	93.14	402.39	402.52
河　北	178.62	198.19	84.09	90.07	522.25	534.67
内蒙古	65.13	124.96	27.12	55.35	223.26	396.75
浙　江	86.34	57.95	70.00	61.71	118.00	103.36
上　海	203.06	160.91	211.87	93.25	265.69	185.23
江　苏	115.95	102.08	105.10	96.59	211.40	184.02
山　东	115.16	114.42	67.80	70.99	301.68	322.99
河　南	86.21	112.04	49.59	62.00	229.79	340.74
湖　北	124.96	102.93	65.70	65.15	217.70	222.17
安　徽	79.56	138.10	61.60	102.49	108.40	171.09
山　西	75.04	90.44	55.16	61.50	183.79	246.13
新　疆	81.13	103.04	50.89	65.81	215.73	269.05
青　海	59.30	96.43	49.66	90.75	115.23	218.63
宁　夏	118.28	127.63	73.64	89.73	232.08	270.68
甘　肃	78.88	148.12	49.28	69.46	171.48	307.96
陕　西	99.53	100.42	81.24	89.00	221.89	228.45
四　川	86.19	89.72	68.18	73.60	108.61	122.38
贵　州	68.19	73.45	50.30	58.49	119.40	128.14
西　藏	127.30	448.00	98.70	369.80	76.40	195.75
云　南	74.42	75.50	49.91	53.93	109.30	117.99
广　东	55.58	63.87	46.60	51.54	108.20	110.12
广　西	68.91	57.30	42.80	48.97	91.20	101.14
湖　南	145.54	123.57	82.30	85.75	255.30	245.53
湖　北	124.96	102.93	65.70	65.15	217.70	222.17
江　苏	115.95	102.08	105.10	96.59	211.40	184.02
江　西	96.86	91.35	67.30	64.68	150.70	139.04
福　建	97.04	108.18	81.30	92.22	133.60	152.08
沿　海	95.46	102.82	67.30	70.28	234.00	239.21
全　国	109.74	115.61	77.16	81.33	245.58	256.94

③先天性发育异常如颅内动脉瘤、动静脉畸形（arteriovenous malformation，AVM）和先天性狭窄等；④血管损伤可见于颅脑损伤、颅脑手术、插入导管、穿刺等直接损伤，以及药物、毒物、恶性肿瘤等所致的血管病变等；⑤来自心脏或大动脉的栓子阻塞脑动脉血液循环。

2. 心脏病及血流动力学改变　如高血压、低血压、血压急骤波动、风湿性心脏病、心肌病、卵圆孔未闭、心律失常及心功能障碍，特别是心房颤动引起心源性栓塞，常

导致卒中。

3. 血液成分及血液流变学改变 包括各种凝血机制异常及高黏血症,如红细胞增多症、高纤维蛋白原血症、严重贫血、白血病和弥散性血管内凝血等,以及应用抗凝剂、口服避孕药等,代谢病如糖尿病促进高脂血症和动脉粥样硬化等。

4. 其他病因 包括空气、脂肪、癌细胞和寄生虫等栓子,脑血管痉挛、外伤等,以及药物过敏、中毒促使血凝异常及血管改变。

我国常见的脑血管疾病及病因见表3-5-2。

表3-5-2 我国常见的脑血管病及病因

- 动脉粥样硬化血栓形成
- 短暂性缺血发作(transient ischemic attack,TIA)
- 脑栓塞
- 高血压性脑出血
- 囊状动脉瘤或动静脉畸形(破裂或未破裂)
- 动脉炎

  继发于脑膜血管型梅毒、化脓性、结核性或真菌性脑膜炎,以及罕见的类型,如水痘带状疱疹病毒、脑囊虫病、弓形虫病、血吸虫病、疟疾等所致的动脉炎

  继发于结缔组织病如结节性多动脉炎、红斑狼疮、类风湿关节炎,坏死性动脉炎,韦格纳肉芽肿性动脉炎,颞动脉炎及多发性大动脉炎等

- 脑静脉窦血栓,继发于耳、鼻旁窦、面部等感染,脱水,产后,术后,心力衰竭,血液病如红细胞增多症、镰状细胞贫血,以及未确定的病因
- 血液系统异常,如抗凝及溶栓、凝血因子异常、红细胞增多症、镰状细胞贫血、血栓性血小板减少性紫癜、血小板增多症、白血病及血管内淋巴瘤等
- 创伤性颈动脉及基底动脉夹层
- 脑淀粉样血管病继发脑出血
- 主动脉夹层动脉瘤
- 混杂型:如偏头痛继发脑梗死、肌纤维发育不良、放射线损伤和口服避孕药并发症
- 儿童及年轻人不明病因:如烟雾病导致脑出血、脑梗死、蛛网膜下腔出血,以及毒品导致脑出血等

【危险因素】

流行病学调查发现,卒中的发生及发展与许多因素密切相关。CVD的危险因素大致分为两类,一类是不可干预的,如年龄、性别、遗传及种族等;另一类是可干预的,如高血压、糖尿病、高脂血症、心房颤动(简称房颤)及心脏病等。流行病学研究表明,通过对危险因素的干预,

可以降低CVD的发病率和死亡率。因此,充分认识CVD的危险因素是防治卒中的重要前提。

1. 不可干预的危险因素

(1)年龄和性别:是卒中的重要危险因素,年龄与卒中发生率呈正相关,55岁后每增加10岁,卒中发病率增加1倍以上,50岁以上人群应作为卒中的重点防治对象。年龄的增长会引起心血管系统风险累积效应以及卒中危险因素的增加,显著提高缺血性卒中和脑出血的发病风险或发病率。一项欧洲的队列研究发现,年龄每增加1岁,致死性和非致死性卒中的总风险男性增加9%、女性增加10%。发生卒中的年龄越小,所致的终生伤残影响越大。性别差异尽管无统计学意义,但在几乎各年龄段中,男性卒中的患病率、发病率和死亡率都高于女性,但在80岁以上年龄组,女性出血性卒中的发病率和死亡率高于男性。此外,中国死因监测结果显示,男性和女性卒中死亡率均呈现下降趋势,女性降低的幅度大于男性。

(2)遗传:卒中有家族或遗传倾向,父系与母系卒中史均增加子女卒中患病风险,遗传作为卒中的危险因素,也与家族成员的生活环境与生活方式有关。阳性卒中家族史可增加30%的卒中风险。卒中的遗传度会因年龄、性别和卒中亚型而有所差异。年轻的卒中患者更可能与父母的卒中有关。女性卒中患者的卒中家族史比男性更常见。心源性血栓和大血管病遗传度相似,但小血管病遗传度相对较低。

(3)种族:不同种族卒中发病率和死亡率差异颇大,卒中风险存在种族差异已得到现有流行病学研究的支持,45~55岁黑种人卒中死亡率是白种人的4~5倍;中国、日本等亚洲国家卒中发病率较高。与白种人相比,中国人的卒中发病率较高,出血性卒中的比例也相对较高。但对于这些性别差异,尚不清楚是否由基因、环境或两者的相互作用造成的。

2. 可干预的危险因素

(1)高血压(hypertension):是公认的最重要的和独立的卒中危险因素,在我国73%的卒中与高血压有关。无论收缩压和/或舒张压增高,均与脑出血或脑梗死发病风险呈线性正相关。研究表明,收缩压>160mmHg和/或舒张压>95mmHg,长期高血压引起小动脉透明变性、微梗死或微动脉瘤形成,卒中相对风险约为正常的4倍。综合国际17个抗高血压研究,约5万例患者经系统抗高血压治疗使卒中发病率减少38%,致死性卒中减少40%。美国1960—1995年卒中死亡率已下降了60%,与系统抗高血压治疗有关。美国退伍军人管理局的合作研究和Collins等研究证明,有效控制高血压可降低动脉血栓形成性脑梗死及脑出血发生率。2018年的一项meta分析纳入74项研究,结果提示当基线收缩压控制在140mmHg

以上时,降压治疗可以降低死亡和心血管疾病的风险。当基线收缩压在 160mmHg 以上、140～159mmHg、低于 140mmHg,可分别降低 31%、14%、15% 的卒中风险。

（2）心脏病:各种心脏疾病,如心瓣膜病、非瓣膜性心房颤动、冠心病、心肌梗死、二尖瓣脱垂、卵圆孔未闭、心脏黏液瘤、细菌性或非细菌性心内膜炎、各种原因所致的心力衰竭均增加 TIA 和缺血性卒中发病率。心脏病是卒中确定的危险因素,约 75% 的缺血性卒中死亡患者伴心脏病,有效防治可降低脑血管事件发生率。

1) 心房颤动:患病率随年龄增长而增加,65 岁后房颤患病率为 5.9%,约半数心源性脑栓塞由房颤所致;心房颤动患者的缺血性卒中风险升高 4～5 倍,合并房颤的缺血性卒中患者的神经系统功能缺损严重,死亡率高。目前推荐基于美国房颤国家登记数据库的 CHADS$_2$ 评分来评估房颤的缺血性卒中风险,进而评估抗栓药物的风险获益。华法林抗凝治疗可减少房颤导致卒中风险 68%,推荐华法林作为预防房颤导致卒中的首选用药,房颤患者若无抗凝禁忌证,包括老年患者都建议合理应用华法林或新型口服抗凝药物预防卒中。

2) 心脏瓣膜病:特别是二尖瓣狭窄是卒中重要危险因素,Framingham 研究显示,在调整卒中其他危险因素后,二尖瓣环状钙化合并房颤可使卒中风险增加 4 倍,左心房扩张也是卒中的危险因素。目前对于既往发生过栓塞事件的二尖瓣狭窄患者或伴左心房血栓的二尖瓣狭窄患者,推荐采用维生素 K 拮抗剂抗凝治疗(Ⅰ 类推荐,B 级证据)。

3) 冠心病:可使卒中风险增加 2 倍,心电图显示左心室肥大使卒中风险增加 3 倍,心力衰竭使风险增加 4 倍;约 15% 的急性心肌梗死患者并发缺血性卒中,防治冠心病和左心室肥大是预防心源性卒中的措施之一;心导管导致的卒中风险为 0.2%,血管内治疗为 0.3%,围心脏手术期卒中发病率约为 1%,心脏起搏器和射频消融等也可引起脑栓塞等并发症。

（3）糖尿病(diabetes):是缺血性卒中独立的危险因素,糖耐量异常或糖尿病患者发生卒中的风险较一般人群成倍增加,糖尿病患者易发生脑动脉粥样硬化、高血压、肥胖、高脂血症和缺血性卒中等。一项首都钢铁公司近 2 万人的糖尿病流行病学调查发现,糖尿病组缺血性卒中患病率是非糖尿病组的 3.6 倍,出血性卒中患病率与对照组无显著差异;高血糖可加重卒中后脑损害,血糖过高引起糖化血红蛋白升高,后者氧亲和力很强,使组织供氧减少。我国的一项前瞻性研究显示,糖尿病可以显著增加缺血性卒中的风险,随着糖尿病病史的延长,心脑血管病的风险也逐年增加。美国的北曼哈顿研究也显示,糖尿病的持续时间与缺血性卒中的风险增加有关。此外,研究提示,在不同性别中,糖尿病的卒中风险存在差异。中国的一项登记研究提示,尤其在女性中,2 型糖尿病的卒中风险是普通人群的 3 倍。

（4）短暂性缺血发作(transient ischemic attack, TIA) 或卒中史:也是缺血性卒中的重要危险因素,约 20% 脑梗死、约 30% 完全性卒中患者有 TIA 史,约 1/3 TIA 患者迟早发生卒中;TIA 患者卒中年发生率为 1%～15%,TIA 发生得愈频繁,卒中风险愈大,采用阿司匹林或抗凝治疗可阻止 TIA 进展为完全性卒中。TIA 患者颈动脉造影常发现颈内动脉起始部斑块形成及狭窄。

（5）高脂血症(hyperlipemia) 及高纤维蛋白原血症(hyperfibrinogenemia):可增加血液黏滞度,加速脑动脉粥样硬化进程,是高血压和冠心病重要危险因素,与卒中密切相关,应积极干预。大部分研究表示,胆固醇升高是缺血性卒中的危险因素。亚太协作队列研究发现,总胆固醇每升高 1mmol/L,缺血性卒中的风险增加 25%。目前对于甘油三酯和缺血性卒中风险间的关系尚不明确。

（6）吸烟(smoking)、酗酒(alcohol):经常吸烟是缺血性卒中的重要独立危险因素。吸烟可增加缺血性卒中风险约 2 倍,与吸烟量呈正相关;吸烟可使血液黏滞度、血细胞比容增高,尼古丁刺激交感神经使血管收缩和血压升高;此外,研究发现被动吸烟同样也是卒中的一个重要的危险因素,被动吸烟的女性发生卒中的风险是无被动吸烟的 1.56 倍,并与被动吸烟的数量和持续事件存在剂量-反应关系。研究表明,停止吸烟后卒中风险可在 2～4 年内降低。大部分研究表示,饮酒和卒中的关系呈一种“J”形关系。轻中度的饮酒可能有一定的保护作用,但过量饮酒会使卒中的风险增加。酗酒者卒中发病率是一般人群 4～5 倍,明显增加出血性卒中风险。瑞典对 15 077 名老年人饮酒与卒中死亡率关系研究,随诊 20 年发现死于卒中 769 人,其中 574 人死于缺血性卒中,少量饮酒与缺血性卒中无显著关系,大量饮酒与高血压关系密切,是卒中的危险因素,促发小动脉痉挛和卒中。饮酒可增加脑出血危险,急性酒精中毒者近期卒中发病率为 65.3%。然而最新的研究提示,即使摄取适量的酒精,也不能为心脑血管提供保护。针对 32 个国家的研究发现,饮酒和卒中发生的风险之间存在确定的剂量-反应关系。

（7）肥胖及不良生活方式:肥胖者易患高血压、糖尿病及高脂血症等,Framingham 认为超过标准体重 30% 是脑梗死的独立危险因素。目前用体重指数区分超重和肥胖。大量证据提示,卒中和肥胖之间存在正相关。但尚未对卒中风险和减肥的作用进行广泛研究。西布曲明心血管预后研究发现,轻度减重只能降低随后 4～5 年心血管疾病的死亡率。不良生活方式如缺乏运动、体力活动少、饮食不当(如高摄盐量、肉类及动物油)、药物滥用和脾气暴躁等,感染、眼底动脉硬化、无症状性颈动脉杂音,以及血液病或血液流变学异常导致血栓前状态(pre-thrombotic state)均与卒中发病有关。

(8) 口服避孕药:易发生缺血性卒中,口服避孕药是女性独有的危险因素。避孕药中雌激素可引起凝血因子Ⅷ、凝血因子Ⅸ、凝血因子Ⅹ、凝血酶原、血小板数目及聚集性增加,纤维蛋白原增加,红细胞变形能力降低,全血黏度增加和血流缓慢,使血管内膜增生,促使血栓形成;绝经后雌激素加孕激素替代治疗也可显著增加缺血性卒中的发病风险。多个 Meta 分析结果提示,口服避孕药增加卒中风险,且雌孕激素含量增加可能增加卒中风险。但是对于出血性卒中,目前仍没有定论。口服避孕药女性卒中的发生还与年龄有关,卒中发生的概率会随年龄增长而增加。丹麦的研究提示,口服避孕药的高峰期年龄段为 45~49 岁。此外,口服避孕药对卒中的影响与基因多态性有一定关系。有研究发现,具有 rs1333040 基因多态性的女性口服避孕药的出血风险大幅度增加,缺血性卒中风险则没有类似的结果。

(9) 运动和锻炼:与低强度锻炼相比,高强度及中等强度锻炼可显著降低卒中发病及死亡风险,对预防缺血性与出血性卒中同等有效。身体的活动量或活动强度与卒中风险之间的剂量-反应关系,有可能存在性别交互作用。有研究表示在女性中,活动强度越大,获益越大。

三、脑血管疾病的分类

脑血管疾病分类方法很多,世界卫生组织(World Health Organization,WHO)力求在国际上采用统一的疾病分类标准;国家卫生健康委要求参照国际疾病分类第十版(ICD-10)进行疾病分类。

【分类方法】

1. 依据 CVD 起病急缓分类 ①急性脑血管疾病:又称卒中,包括缺血性和出血性,前者是血栓形成或栓塞导致脑组织缺血梗死,后者是脑血管破裂、出血导致脑组织损伤,均导致神经功能缺失;②慢性脑血管疾病:是慢性脑供血不足引起脑代谢及功能障碍,如血管性痴呆等。

2. 依据 CVD 神经功能缺失及持续时间分类 ①短暂性缺血发作(TIA):发作性神经功能缺失,症状持续数分钟或数十分钟,通常不超过 1 小时;②卒中:出现持续性神经功能缺失;③进展性卒中:神经功能缺失在 24~48 小时呈进展性;④完全性卒中:在数小时内神经功能完全缺失。

3. 依据病情严重程度分类 ①小卒中(minor stroke);②大卒中(major stroke);③静息性卒中(silent stroke)。

4. 依据病理性质分类 ①缺血性卒中(ischemic stroke)或脑梗死,包括脑血栓形成和脑栓塞等;②出血性卒中(hemorrhagic stroke),包括脑出血和蛛网膜下腔出血等。

【我国脑血管疾病分类】

1. 中华神经科学会与中华神经外科学会(1995)制订的我国脑血管疾病分类(表 3-5-3)。

2. 国际疾病分类(ICD-11)修改版(2018)脑血管疾病分类(表 3-5-4)。

表 3-5-3 我国脑血管疾病分类(1995)

(一) 短暂性缺血发作(435)	(8) 脑血管畸形或动脉瘤引起
1. 颈动脉系统	(9) 其他
2. 椎-基底动脉系统	(10) 原因未明
(二) 卒中	3. 脑梗死
	(1) 动脉粥样硬化性血栓性脑梗死
1. 蛛网膜下腔出血(430)	(2) 脑栓塞(434.1)
(1) 动脉瘤破裂引起	1) 心源性
(2) 血管畸形	2) 动脉源性
(3) 颅内异常血管网症	3) 其他
(4) 其他	(3) 腔隙性梗死
(5) 原因未明	(4) 出血性梗死
2. 脑出血(431)	(5) 无症状性梗死
(1) 高血压脑出血	(6) 其他
(2) 继发于梗死的出血	(7) 原因未明
(3) 肿瘤性出血	**(三) 椎-基底动脉供血不足**
(4) 血液病引起	**(四) 脑血管性痴呆**
(5) 淀粉样脑血管疾病	**(五) 高血压脑病(437.2)**
(6) 动脉炎引起	**(六) 颅内动脉瘤(437.3)**
(7) 药物引起	

1. 先天性动脉瘤		6. 闭塞性血栓性脉管炎	
2. 动脉硬化性动脉瘤		7. 其他	
3. 感染性动脉瘤		**（九）其他动脉疾病**	
4. 外伤性假动脉瘤		1. 脑动脉盗血综合征	
5. 其他		2. 颅内异常血管网症（437.5）	
（七）颅内血管畸形		3. 动脉肌纤维发育不良	
1. 脑动静脉畸形		4. 淀粉样血管病	
2. 海绵状血管瘤		5. 夹层动脉瘤	
3. 静脉血管畸形		6. 其他	
4. 毛细血管扩张症		**（十）颅内静脉、静脉窦血栓形成**	
5. 脑-面血管瘤病		1. 海绵窦血栓形成	
6. Galen 静脉动脉瘤样畸形		2. 上矢状窦血栓形成	
7. 硬脑膜动静脉瘘		3. 侧窦（横窦、乙状窦）血栓形成	
8. 其他		4. 直窦血栓形成	
（八）脑动脉炎		5. 其他	
1. 感染性动脉炎		**（十一）颅外段动静脉疾病**	
2. 大动脉炎（主动脉弓综合征）		1. 颈动脉、椎动脉狭窄或闭塞	
3. 系统性红斑狼疮		2. 颈动脉扭曲	
4. 结节性多动脉炎		3. 颈动脉、椎动脉动脉瘤	
5. 颞动脉炎		4. 其他	

注：括号内数字是指 WHO 的 ICD-10 编号。

表 3-5-4　国际疾病分类（ICD-11）的脑血管疾病分类

章节或编码	中文名称	章节或编码	中文名称
L1-8B0	脑血管病	8B10.Y	其他特指的短暂性脑缺血发作
L2-8B0	颅内出血	8B10.Z	短暂性脑缺血发作，未特指的
8B00	脑出血	8B11	缺血性脑卒中
8B00.0	脑深部半球出血	8B11.0	颅外大动脉粥样硬化引起的缺血性脑卒中
8B00.1	脑叶出血	8B11.1	颅内大动脉粥样硬化引起的缺血性脑卒中
8B00.2	脑干出血	8B11.2	栓塞性缺血性脑卒中
8B00.3	小脑出血	8B11.20	心源性栓塞性缺血性脑卒中
8B00.4	不伴脑实质出血的脑室内出血	8B11.21	主动脉弓源性栓塞性缺血性脑卒中
8B00.5	多部位脑出血	8B11.22	反常栓塞引起的缺血性脑卒中
8B00.Z	未特指的脑出血	8B11.2Y	其他特指的栓塞性缺血性脑卒中
8B01	蛛网膜下腔出血	8B11.3	小动脉闭塞性缺血性脑卒中
8B01.0	动脉瘤性蛛网膜下腔出血	8B11.4	其他已知病因的缺血性脑卒中
8B01.1	非动脉瘤性蛛网膜下腔出血	8B11.40	伴分水岭梗死的全脑低灌注引起的缺血性脑卒中
8B01.2	未知动脉瘤或非动脉瘤性蛛网膜下腔出血	8B11.41	其他非粥样硬化动脉疾病引起的脑缺血性卒中
8B02	非创伤性硬膜下出血	8B11.42	血液高凝状态引起的缺血性脑卒中
8B03	非创伤性硬膜外出血	8B11.43	蛛网膜下腔出血相关的缺血性脑卒中
8B0Z	颅内出血，未特指的	8B11.44	夹层造成的缺血性脑卒中
L2-8B1	脑缺血	8B11.5	病因不明的缺血性脑卒中
8B10	短暂性脑缺血发作	8B11.50	未特指的颅外大动脉闭塞或狭窄引起的缺血性脑卒中
8B10.0	一过性黑矇	8B11.51	未特指的颅内大动脉闭塞或狭窄引起的缺血性脑卒中

章节或编码	中文名称	章节或编码	中文名称
8B11.5Z	缺血性脑卒中,未特指的	8B22.C0	CADASIL[常染色体显性遗传性脑动脉病伴皮质下梗死和白质脑病]综合征
8B1Y	其他特指的脑缺血	8B22.C1	CARASIL[常染色体隐性遗传性脑动脉病伴皮质下梗死和白质脑病]综合征
8B1Z	脑缺血,未特指的		
8B20	缺血或出血未知的卒中	8B22.CY	其他特指的遗传性脑血管性疾病
8B21	不伴急性症状的脑血管疾病	8B22.CZ	遗传性脑血管性疾病,未特指的
8B21.0	无症状性脑梗死	8B22.Y	其他特指的脑血管病
8B21.1	无症状性脑微出血	8B23	脑血管异常
8B21.Y	其他特指的不伴急性症状的脑血管疾病	8B24	缺氧缺血性脑病
8B21.Z	不伴急性症状的脑血管病,未特指的	8B25	脑血管病迟发效应
8B22	某些特指的脑血管病	8B25.0	缺血性脑卒中迟发效应
8B22.0	脑动脉夹层	8B25.1	脑出血迟发效应
8B22.1	脑静脉血栓形成	8B25.2	蛛网膜下腔出血迟发效应
8B22.2	脑血管收缩综合征	8B25.3	其他非创伤性颅内出血迟发效应
8B22.3	孤立性淀粉样脑血管病	8B25.4	未知缺血性或出血性的脑卒中迟发效应
8B22.4	颅内血管畸形	8B25.Y	其他特指的脑血管病迟发效应
8B22.40	脑血管动静脉畸形	8B25.Z	脑血管病迟发效应,未特指的
8B22.41	脑海绵状血管畸形	8B26	脑血管疾病引起的脑血管综合征
8B22.42	硬脑膜动静脉瘘	8B26.0	脑干卒中综合征
8B22.43	颈动脉海绵窦瘘	8B26.1	小脑卒中综合征
8B22.4Y	其他特指的颅内血管畸形	8B26.2	大脑中动脉综合征
8B22.4Z	颅内血管畸形,未特指的	8B26.3	大脑前动脉综合征
8B22.5	未破裂性脑动脉瘤	8B26.4	大脑后动脉综合征
8B22.6	家族性囊状脑动脉瘤	8B26.5	腔隙综合征
8B22.7	脑动脉炎,不可归类于他处者	8B26.50	单纯运动性腔隙综合征
8B22.70	原发性脑动脉炎	8B26.51	单纯感觉性腔隙综合征
8B22.7Y	其他特指的脑动脉炎,不可归类于他处者	8B26.5Y	其他特指的腔隙综合征
8B22.7Z	未特指的脑动脉炎,不可归类于他处者	8B26.5Z	腔隙综合征,未特指的
8B22.8	高血压性脑病	8B26.Y	其他特指的脑血管疾病引起的脑血管综合征
8B22.9	偏头痛性卒中	8B26.Z	脑血管疾病引起的脑血管综合征,未特指的
8B22.A	锁骨下动脉盗血综合征		
8B22.B	烟雾综合征	8B2Z	脑血管病,未特指的
8B22.C	遗传性脑血管性疾病		

四、各年龄组常见的脑血管疾病

在各年龄组及不同时期常见的脑血管疾病不同(表3-5-5)。

五、脑缺血及脑梗死的病理生理

脑血流具有结构学储备和功能学储备机制。结构学储备主要指侧支循环的开放,包括Ⅰ级侧支(脑底Wills环)和Ⅱ级侧支(眼动脉、软脑膜侧支等),如颈内动脉闭

表 3-5-5　各年龄组及不同时期常见的脑血管疾病

1. 产前循环系统疾病常引起

缺血缺氧性脑损害

2. 围产期循环系统疾病常导致

　　a. 广泛性脑梗死

　　b. 脑室周围脑梗死

　　c. 早产儿脑出血

3. 婴儿及儿童期：以下疾病相关的脑血管病

　　a. 缺血性梗死

　　b. 先天性心脏病合并脑栓塞

　　c. 烟雾病

　　d. 细菌性心内膜炎、风湿热、红斑狼疮

　　e. 镰状细胞贫血

4. 青春期及成年早期：血管闭塞或出血伴发于

　　a. 妊娠和产褥期

　　b. 雌激素相关卒中

　　c. 偏头痛

　　d. 脑血管畸形

　　e. 动脉炎

　　f. 心脏瓣膜病

　　g. 镰状细胞贫血

　　h. 抗磷脂动脉病、蛋白 C 缺乏症等

　　i. 烟雾病、大动脉炎

　　j. 动脉夹层

　　k. 静脉窦血栓

　　l. 脑淀粉样血管病

5. 中年

　　a. 动脉粥样硬化性脑血栓形成或脑栓塞

　　b. 心源性栓塞

　　c. 高血压性脑出血

　　d. 动脉瘤破裂

　　e. 动脉夹层

　　f. 肌纤维发育不良

6. 成年晚期

　　a. 动脉粥样硬化性脑血栓形成

　　b. 栓塞性疾病

　　c. 腔隙性梗死

　　d. 脑出血

　　e. 多发梗死性痴呆

　　f. 进行性白质脑病

塞时可能出现经 Willis 环前、后交通动脉的分流，或来自颈外动脉经由眼动脉或其他小动脉的颈内、外动脉侧支的血液供应；有时残留的三叉动脉在 Willis 环近端连接颈内动脉与基底动脉，成为前循环与后循环代偿的途径之一。当椎动脉被阻断，代偿血流可经由颈深动脉、甲状颈干或枕动脉，或自另一侧椎动脉反流。当颅内动脉闭塞时，侧支血流可以在一段时间内维持半暗带脑区的生存能力。侧支血流的程度在个体之间差异很大，可能是由遗传和环境两方面因素决定。此外，在同一个体中，侧支血流的程度可以随时间而变化。Willis 环是侧支血流的一个潜在来源，但它往往是不完整的，远端常有闭塞，限制了其补偿血流的能力。在大多数患者中，软脑膜吻合是临床最相关的侧支血流来源。可使用 CT、磁共振灌注成像或导管血管造影对侧支血流进行成像，侧支血流良好的患者梗死进展较慢，允许其在延迟时间窗内得益于再灌注治疗。相比之下，较差的侧支血流会导致梗死的快速进展并限制再灌注治疗的效果。功能学储备最重要的是 Bayliss 效应，指当局部血管狭窄或闭塞导致血流量下降时，血管床扩张使局部血流量增加以维持正常灌注压的储备机制。

脑梗死灶核心部位常因缺乏血液颜色而显得苍白（白色梗死），梗死灶周边区域可轻度充血，血管扩张，血液可自梗死组织小血管溢出，导致出血性梗死。出血性梗死几乎总是见于脑栓塞，栓子引起脑组织急性缺血、坏死后，栓子可破碎和迁移至血管远端，使梗死区血液循环部分或全部重建，血液通过坏死的小血管渗出，出现出血性梗死。

1. 血管性因素　脑比其他任何器官更依赖充足的含氧血供。一系列由低位脑干中枢控制的压力感受器和血管舒缩反射确保脑循环的稳定性。动物实验显示，血流完全中断超过 5 分钟会引起不可逆性损害。血栓或栓子阻塞动脉是局部性缺血病变的常见原因，心脏失代偿或休克导致循环衰竭和低血压严重持久，可引起局部或弥漫性缺血。血管闭塞速度也很重要，如血管逐渐狭窄或闭塞可为侧支循环开放提供时间，但栓子造成颅内外大血管急性闭塞，侧支循环来不及开放，可导致大面积梗死。因此，局部脑动脉闭塞的后果取决于动脉闭塞的部位、速度及可利用的侧支循环。脑血管依赖 Bayliss 效应在一定范围内能进行自动调节，平均动脉压在 50～150mmHg 时，小软膜血管能够舒张及收缩使脑血流量（cerebral blood flow，CBF）维持在相对稳定的范围内。血压超过阈值时这种调节失效，CBF 将被动地随全身血压变化，突然下降或上升至破坏小血管壁的水平。

脑梗死包括两个基本病理生理过程：其一为血管闭塞后供氧及供糖减少，其二为产能过程衰竭引起一系列细胞代谢改变，最终导致细胞结构及膜崩解。研究发现，导致神经元死亡的过程并非并不可改变，给予早期干预如阻止钙离子细胞内流可能逆转，具有潜在的治疗意义。

急性脑梗死病灶由中心坏死区与周围缺血半暗带组成，半暗带区灌注处于临界状态，如能及时恢复血流，神经元有可能存活，脑组织损伤具有可逆性。缺血半暗带脑细胞损伤的可逆性是急诊溶栓的病理依据。

2. 代谢及生理性因素　动物实验表明，CBF 降至 $<10\sim12ml/(100g \cdot min)$ 时，会发生梗死；CBF 为 $12\sim23ml/(100g \cdot min)$ 时，脑电图减慢，在 $<10ml/(100g \cdot min)$ 水平以下为等电位。在梗死灶边缘三磷酸腺苷（triphosadenine，ATP）和磷酸肌酸耗尽，如血液循环能快速恢复到正常水平，这些生化异常可逆转。脑动脉闭塞后的血管再通存在有效时间，即再灌注时间窗（time window）。如血管再通超过再灌注时间窗，即使血管再通，脑损伤仍继续加剧，这一现象称为再灌注损伤（reperfusion damage）。再灌注损伤的可能机制是：①细胞内游离钙增多，引起一系列病理生理过程；②兴奋性氨基酸细胞毒作用；③氧自由基过度形成，导致神经细胞损伤。当 CBF 降至 $6\sim8ml/(100g \cdot min)$ 时，会引起 ATP 显著耗竭，细胞外钾升高、细胞内钙升高及细胞性酸中毒，继发组织坏死。游离脂肪酸活化，破坏神经元膜磷脂，前列腺素、白三烯及自由基聚积，细胞内蛋白和酶变性，继而细胞肿胀，该过程称为细胞毒性水肿。兴奋性神经递质如谷氨酸、天冬氨酸，是由三羧酸循环糖酵解中间产物生成，由缺血细胞释放的神经递质兴奋神经元，引起细胞 Na^+、Ca^{2+} 内流，引起某种程度不可逆性细胞损伤。缺血产生的自由基可引起过氧化反应，破坏细胞膜和线粒体膜；炎性反应也增加神经元和星形细胞损伤，活化的内皮细胞表达细胞黏附分子，吸引其他炎症细胞，上调炎症蛋白酶如金属蛋白酶及细胞因子如白介素和趋化因子的水平；ATP 生成障碍，脑组织内乳酸严重堆积，产生神经毒性。

3. 血栓性卒中的血液学因素　血液中存在天然抗凝因子如抗凝血酶Ⅲ、蛋白 C 及蛋白 S 等，蛋白 C 是维生素 K 依赖性，连同其辅因子蛋白 S 及抗凝血酶Ⅲ一起抑制凝血，任何一种因子缺乏都会引起动脉或静脉系统原位血栓形成，是年轻人卒中的常见诱因。例如，蛋白 C 缺乏是静脉及动脉血栓形成的原因，抗磷脂抗体也是血管闭塞的原因，炎症性肠病如溃疡性结肠炎、克罗恩病有血栓性卒中的倾向，特定的腺癌引起高凝状态可导致心脏瓣膜血栓性赘生物形成而引起卒中。因此，儿童或年轻人发生难以解释的卒中，家庭成员中频发的卒中，孕产妇、患偏头痛或服用避孕药的女性，应常规筛查狼疮抗凝物、抗心磷脂抗体、蛋白 C 和蛋白 S 及抗凝血酶Ⅲ等。

六、脑血管疾病诊断

脑血管疾病诊断应力求查明神经功能缺失的病变部位及血管、病变性质和血管病变原因。医生先根据临床资料和经验评估，作出初步诊断，再选择适当的辅助检查以求确诊。

【临床评估】

1. 采集病史　向患者或目睹患者发病的家属或护送者采集病史，重点询问起病方式、发病表现及演变、症状达到高峰时间、治疗经过及心脑血管病史等。

2. 体格检查　重点查找心、脑血管疾病证据，如在锁骨上窝、颈部、颅外或眼部听诊发现血管杂音提示可能存在动脉狭窄、动静脉瘘或动静脉畸形（AVM），眼底检查了解动脉硬化程度、有无视乳头水肿或出血，神经系统检查发现定位体征等。

3. 定位与定性诊断　根据患者的神经系统症状与体征，确定脑血管病变部位，如大脑、小脑及脑干，以及受累神经结构及传导束等。根据起病形式、临床表现特点，区别出血性或缺血性卒中，通过 CT 检查确诊，必要时行 MRA、CTA 或 DSA 检查，确定血管闭塞、动脉瘤或血管畸形等病因。

4. 部分非缺血性脑血管病也可表现为类似卒中样症状，常见为精神因素、癫痫、低血糖、偏头痛、高血压脑病、中枢神经系统感染、脑肿瘤、多发性硬化、电解质紊乱、药物毒性等。应结合病史、临床表现、实验室检查和影像学特征等进一步鉴别。

【辅助检查】

1. CT 是卒中的常规检查。根据多个大样本的观察性临床研究，平扫 CT 出血性梗死可见低密度病灶内散在高密度，可显示巨大血肿或大面积脑梗死周边脑水肿、占位效应如脑室受压及中线移位；可诊断蛛网膜下腔出血、脑室出血、硬膜下或硬膜外血肿等，混杂密度出血灶应考虑脑血管畸形、动脉瘤或瘤卒中等可能。

2. 磁共振成像（magnetic resonance imaging，MRI）可早期（数小时）显示梗死灶，显示脑干、小脑及颞叶等部位的腔隙性病灶，显示血液流空现象，诊断脑血管畸形。磁共振血管成像（magnetic resonance angiography，MRA）无需造影剂可显示脑血管图像，MR 弥散加权成像（diffusion weighted imaging，DWI）通过测量水分子布朗运动特征，在脑梗死发病 2 小时内可发现缺血改变；MR 灌注加权成像（perfusion weighted imaging，PWI）是静脉注射顺磁性对比剂后，计算局部脑血流量、脑血容量、平均通过时间、达峰时间，可显示通过毛细血管网的血流情况，获得血流动力学和脑血管功能状态信息。如 PWI 远大于 DWI，可为早期溶栓提供重要的参考信息。在许多大型临床研究中，无论是静脉溶栓还是血管内治疗，如 DEFUSE、DEFUSE 2、DEDAS、DAWN、DEFUSE 3 等应用最为广泛且成熟的影像策略是弥散-灌注成像不匹配（DWI-PWI

mismatch)。它利用梗死核心区域与 PWI 低灌注区域不匹配来识别缺血半暗带。

3. 数字减影血管造影(digital subtraction angiography,DSA)是诊断各种 CVD 的"金标准",可清楚显示脑血管的管腔及供血状况,是 CVD 手术治疗或血管介入治疗前的必备检查。

4. 经颅多普勒超声(transcranial Doppler,TCD)可检测颈内动脉颅外与颅内段、椎基底动脉血流动力学变化,进行栓子监测和治疗评估。

5. 单光子发射计算机断层扫描(SPECT)可用于缺血性 CVD 的辅助诊断和疗效判定。正电子发射计算机断层扫描(PET)可根据脑组织和动脉血中放射性核素浓度进行脑代谢显像、脑受体显像和脑血流灌注显像等。

6. 脑电图(electroencephalogram,EEG)在脑梗死早期,CT 未显示梗死灶前即可见病灶区 α 节律变慢,波幅减低,出现低波幅 θ 活动,急性卒中 EEG 异常率可达90%。视觉诱发电位(visual evoked potential,VEP)、脑干听觉诱发电位(brain stem auditory evoked potential,BAEP)和躯体感觉诱发电位(somatosensory evoked potential,SEP)也有助于卒中的病灶定位。

7. 腰穿及脑脊液检查曾是鉴别出血性与缺血性卒中的关键方法,但 CT 应用后发现约 20% 的脑出血患者腰穿为非血性脑脊液,可能出血量少或未破入蛛网膜下腔,易误诊为脑梗死。脑出血 CT 可早期发现,已无需腰穿检查;但少量蛛网膜下腔出血 CT 可呈假阴性,而腰穿可能发现压力增高和血性脑脊液,有助于确诊。颅内静脉血栓形成颅内压明显升高,蛋白增高,细胞数增多,红细胞为主,一侧乙状窦血栓形成腰穿时病变侧压颈试验可见梗阻或不完全梗阻。

8. 血、尿、便常规及生化检查应注意糖尿病、酮症、高脂血症、高血红蛋白血症、感染、肝肾功能和便潜血等,冠心病或心电图异常时应查心肌酶,注意并发心肌梗死,一般情况差者应检查钾、钠、氯和血气分析,发现和处理水、电解质紊乱。检查血小板、凝血和纤溶功能等,包括出凝血时间、凝血酶原时间、凝血酶原活动度、凝血酶时间、部分凝血酶时间及纤维蛋白原等。

9. 特殊检查

(1)内皮细胞功能:①内皮素-1(endothelin-1,ET-1):由血管内皮细胞合成和分泌,有强烈缩血管作用,放射免疫测定(radioimmunoassay,RIA)或酶联免疫吸附测定(enzyme-linked immunosorbent assay,ELISA)检测缺血性卒中患者血浆 ET-1 可升至正常的 3~5 倍;②血栓调节蛋白(thrombomodulin,TM):存在于内皮细胞表面,是 554 个氨基酸组成的单链糖蛋白,分子量为 75kD,血浆 TM 水平降低提示内皮细胞损伤及血栓形成发病率增高;③血

友病因子相关抗原(von Willebrand factor:Ag,vWF:Ag):是Ⅷ因子功能活性载体,由内皮细胞合成,血栓前状态和血栓形成时血浆 vWF 增高,使血小板黏附和血栓形成。

(2)血小板功能:①β 血小板球蛋白(β-thromboglobulin,β-TG)和血小板第 4 因子(platelet factor 4,PF4):是血小板 α 颗粒合成和分泌的特异蛋白,均为碱性多肽四聚体,可分别用 RIA 和 ELISA 检测,卒中、糖尿病和高血压等血浆 β-TG 和 PF4 水平升高;②GMP-140:是分子量为 140kD 的糖蛋白,存在于血小板 α 颗粒膜和血管内皮细胞,卒中时 GMP-140 增高,是血小板活化的特异性分子标志物之一;③血栓素 B2(thromboxane B2,TXB2)、去甲基 TXB2(DM-TXB2)和 11-去氢-TXB2(11-DH-TXB2):可用 RIA 测定,缺血性卒中时可升高,是非特异性血小板活化指标。

(3)凝血因子功能:①F1+2:是凝血酶原在酶水解时肽键断裂从 N 端释放的片段,由 273 个氨基酸组成,分子量为 35kD,是凝血酶原被激活的特异分子标志物,用 RIA 或 ELISA 检测,血栓前期可升高;②纤维蛋白肽 A(fibrinopeptide A,FPA)和肽 B(fibrinopeptide B,FPB):凝血酶水解纤维蛋白原时释放,用 RIA 和 ELISA 测定,卒中时血 FPA 升高;③组织因子(tissue factor,TF):是单链穿膜糖蛋白,由 263 个氨基酸残基组成,存在于内皮细胞、单核细胞和巨噬细胞,血栓性疾病时血浆 TF 水平升高,反映外源性凝血系统激活;④组织因子途径抑制物(tissue factor pathway inhibitor,TFPI):是单链糖蛋白,血栓和栓塞时降低;⑤可溶性纤维蛋白单体复合物(soluble fibrin monomer complex,SFMC):是高凝状态的敏感指标,脑血栓形成时 SFMC 水平显著升高。

(4)抗凝系统活化检测:①蛋白 C 肽(protein C peptide,PCP):是蛋白 C(protein C,PC)活化的分子标志物,血栓前状态和血栓性疾病时血浆 PCP 水平增高;②凝血酶-抗凝血酶复合物(TAT):是凝血酶早期形成的分子标志物,反映凝血酶生成和凝血酶活性增高,脑梗死时增高。

(5)纤溶系统活化检测:①D-二聚体(D-dimer):是可溶性纤维蛋白单体复合物(SFMC)经因子ⅩⅢa 和 Ca^{2+} 作用后,在 γ-γ 链和 α-α 链间形成 ε-(γ-谷氨酰胺)-赖氨酸交联,变成稳定的化合物,是纤溶酶对纤维蛋白的降解产物之一,脑梗死时可增高;②纤溶酶-抗纤溶酶复合物(PIC):纤溶酶一旦生成后即迅速与 $α_2$-抗纤溶酶以 1:1 形成 PIC,使纤溶酶灭活,血栓性疾病时血浆 PIC 水平增高;③纤维蛋白肽 $Bβ_{1~42}$ 和 $Bβ_{15~42}$:原发性和继发性纤溶增强时纤溶酶可裂解纤维蛋白,释放出 $Bβ_{1~42}$ 片段以及 $Bβ_{15~42}$ 片段,分别是纤溶酶导致纤维蛋白原和纤维蛋白降解的分子标志物,血栓性疾病时血浆水平增高;④组织

型纤溶酶原激活物(t-PA)：由内皮细胞合成,是 530 个氨基酸残基组成的单链糖蛋白,缺血性卒中 t-PA 水平降低,促发血栓形成;⑤纤溶酶原激活物抑制剂-1(PAI-1)：可由内皮细胞、血小板 α 颗粒、巨噬细胞等合成,特异地与 t-PA 结合并灭活,血栓前状态或血栓栓塞疾病血浆 PAI-1 水平增高。

七、脑血管疾病治疗策略、原则及处理

卒中起病急、变化快,其预后与医疗服务是否得当有关。

1. 急性卒中治疗策略与路径

(1) 遵循循证医学(evidence-based medicine)与个体化分层相结合的原则：循证医学是通过正确识别、评价和使用最多的相关信息进行临床决策的科学,最大特点是以科学研究获得的最新和最有力的证据治疗疾病,但最好的证据不一定适合所有的患者,临床决策的最高原则仍然是个体化;应将个人经验与循证医学证据有机地结合,为患者诊治做出最佳的决策。

(2) 急诊通道：按照正确的时间顺序并行提供及时的评价与救治措施。缺血性卒中患者溶栓治疗时间窗极为短暂,发现可疑患者应尽快拨打急救电话并由救护车送至有急救条件的医院。在急诊室,应尽快采集病史、完成必要的检查,做出正确诊断,及时抢救或收住院治疗。设立急诊绿色通道可以减少院内延误。

(3) 卒中单元(stroke unit,SU)：卒中单元是对住院卒中患者进行组织化管理的医疗模式。把传统治疗卒中的各种独立方法,如药物、肢体康复、语言训练、心理康复、健康教育等组合成综合的治疗系统,设立专门为卒中患者提供治疗的特殊病区,并由多专业小组负责,包括普通病床和重症监护病床,目的是为卒中患者提供标准的诊断、治疗、康复及专业监护。由于 CVD 的临床表现多样、并发症多,涉及的临床问题复杂,所以卒中单元是卒中治疗的最佳方式,可以显著改善卒中患者的预后。

2. 急性卒中患者治疗的基本原则及一般处理

(1) 卒中应早期诊断、早期治疗,降低致残率和死亡率。

(2) 在抢救患者生命的同时,力争及早确定卒中的病因和发病机制,进行针对性治疗,降低残疾,预防复发和提高生活质量。

(3) 保持安静：发病后尽可能避免搬动和颠簸,就近就医。

(4) 保持呼吸道通畅：呕吐的患者应侧卧位,防止误吸,及时吸出气管内分泌物,保持呼吸道通畅,必要时使用呼吸机辅助呼吸。

(5) 注意生命体征变化：定时观察体温、脉搏、血压、呼吸、瞳孔和意识状态变化,及时发现和处理脑疝引起的呼吸、循环衰竭。

(6) 加强护理：定期翻身、拍背,防止压疮和肺感染,防治尿路感染。

(7) 昏迷或重症患者须注意维持营养和水电解质平衡,适当补液或鼻饲,补液不可过快,以防发生心功能不全,应用脱水药、利尿药应注意防止水、电解质紊乱。

(8) 生命体征稳定后,早期开始康复治疗。

八、脑血管疾病的预防

脑血管疾病是危害人民健康的常见病和多发病,是引起致死或致残的严重疾病,受到医学界和社会的高度重视和广泛关注。WHO 提出"21 世纪人人享有健康"的战略目标,加强 CVD 的防治成为全球医生的奋斗目标。降低 CVD 发病率、患病率和病死率的根本措施在于做好三级预防,积极开展发病前、发病时及发病后的防治工作。首先,防发病,综合控制各种危险因素,及早进行一级预防,阻断疾病发生;其次,防事件,稳定动脉斑块,抗血小板聚集和抗凝,预防卒中和心肌梗死发生;再次,防后果,采取积极、合理的治疗,减少临床事件合并症,减轻后遗症;最后,防复发,患者获救后应做好二级预防。

【一级预防】

减少脑血管疾病危害最重要、最有效的办法是在疾病发生前对高危人群进行筛查。只有加强和重视一级预防,才能减少脑血管病发生。

1. 危险因素的控制 脑血管病的危险因素分为不可干预危险因素和可干预危险因素。在不可干预危险因素中,年龄增长与脑血管病发病风险显著相关,各年龄段男性脑血管病的患病率、发病率和死亡率均高于女性,但是没有统计学意义;中国人的脑血管病发病率稍高于白色人种,且出血性脑血管病比例也相对较高;单基因及复杂的多基因遗传也参与脑血管病的发病;另外,低出生体重是否与脑血管病风险增高相关,尚有争议。与不可干预危险因素相比,加强对可干预危险因素的管理,对于预防脑血管病更有意义,主要如下：

(1) 高血压：血压和脑血管病之间存在显著而独立的相关性,即使在正常血压范围内,也存在血压越高,脑血管病风险越大的趋势。因此,建议常规进行人群高血压筛查,并对高血压患者进行改善生活方式等健康指导以及药物治疗。在参考患者年龄、基础血压、平时用药以及可耐受性的情况下,降压目标一般应达到 ≤140/90mmHg;伴有糖尿病或肾功能不全的高血压患者,依据其耐受性可进一步降低血压;而 65 岁以上的老年人,首先推荐血压控制目标为<150/90mmHg,若能耐受,可降低

至 140/90mmHg 以下。

（2）糖代谢异常：糖尿病是脑血管病的独立危险因素，并且随着糖尿病病程延长，心脑血管疾病风险逐年增加。对于有脑血管病危险因素的患者，应该定期监测血糖，必要时完善糖化血红蛋白检查和/或糖耐量试验，以便及早发现糖代谢异常。改进生活方式，如合理饮食、适当运动，是治疗糖尿病的基石，必要时增加降糖药物。推荐血糖控制目标值为糖化血红蛋白<7.0%。

（3）脂代谢紊乱：总胆固醇（TC）和低密度脂蛋白胆固醇（LDL-C）升高是缺血性脑血管病的危险因素。建议采纳 AHA 第Ⅱ食谱，脂肪卡路里≤30%，饱和脂肪酸<7%，日摄入 TC<200mg/d，保持体重不增，血脂持续增高可用降脂药。推荐把 LDL-C 水平作为制定治疗策略的首要参考。对于未发生脑血管病但是临床诊断为急性冠脉综合征、稳定性心绞痛、血运重建术后、缺血性心肌病、外周动脉粥样硬化性疾病的极高危者，应将 LDL-C 控制在<1.8mmol/L；对于高危患者（LDL-C≥4.9mmol/L 或 TC≥7.2mmol/L；40 岁及以上糖尿病患者伴 LDL-C 在 1.8~4.9mmol/L 或者 TC 在 3.1~7.2mmol/L），应将 LDL-C 控制在<2.6mmol/L。

（4）心脏疾病：心房颤动患者缺血性脑血管病风险增加 4~5 倍，神经功能缺损程度更重，死亡率更高。此外，急性心肌梗死、心力衰竭、扩张型心肌病、瓣膜性心脏病、卵圆孔未闭以及心房黏液瘤等都与缺血性脑血管病风险增加有关，应给予相应评估及治疗。

（5）吸烟及饮酒：大量证据表明，吸烟是脑血管病的重要独立危险因素。随着每日吸烟数量增加，脑血管病风险也随之升高。饮酒也与脑血管病的发生相关，目前证据表明，少量饮酒可能会降低脑血管病风险，而过量饮酒则会增加脑血管病风险。因此，应该戒除吸烟，减少酒精摄入量或戒酒。

（6）肥胖与超重：体重指数［体重（kg）除以身高（m）的平方］增加与脑血管病风险升高独立相关。但是，降低体重是否可以降低脑血管病风险，目前尚无定论。对于超重和肥胖者，可以通过改进生活方式、合理饮食、适当运动等措施控制体重。

（7）饮食与营养：高钠饮食、低钾饮食、低蔬果饮食与脑血管病风险增加有关。不限制热量的地中海饮食可降低脑血管病风险。因此，应该控制食盐（≤6g/d）、糖（<50g/d）和饱和脂肪（<总热量的 30%）的摄入，增加水果、蔬菜、奶制品的摄入，适当补充鱼、禽、蛋及瘦肉等。

（8）缺乏体育运动：规律且强度适宜的体育运动可以降低脑血管病风险。因此，可制定个体化运动处方进行体育运动。

（9）其他：还有一些证据尚不充分的可干预因素，有

研究表明他们可能与脑血管病风险增加有关，但还有待于进一步验证。代谢综合征患者，可针对各个危险因素进行生活方式以及药物干预；有偏头痛的女性和老年患者，建议戒烟，高频发作先兆偏头痛的女性患者应当考虑停用口服避孕药；采用叶酸或叶酸联合维生素 B6、维生素 B12 治疗高同型半胱氨酸血症，可能会降低合并高血压患者的脑血管病风险；具有高危险脑血管病风险的人群，每年定期注射流感疫苗可能会降低脑血管病风险，但是仍需大样本临床研究进一步验证；不推荐给予抗生素治疗慢性感染，以降低脑血管病发生风险；对于滥用药物者进行合理的脱毒治疗，可能有助于脑血管病的一级预防；应用口服避孕药的女性，应在服药前充分评估脑血管病的危险因素，不推荐 35 岁以上、有脑血管病危险因素（如高血压、糖尿病、吸烟、偏头痛以及高凝状态等）的妇女口服避孕药；绝经后女性不应将激素替代治疗用于脑血管病一级预防，其他原因需要行激素替代治疗的女性，可用经皮或者经阴道的方法代替口服激素替代治疗。

2. 药物预防　在脑血管病的一级预防研究中，主要的证据来源于阿司匹林的相关研究。目前，荟萃分析结果显示，阿司匹林在普通人群中对于首次脑血管病预防有害无益，阿司匹林在脑血管病一级预防的获益仅限于小部分患者。

（1）对于 10 年心脑血管事件风险>10% 的个体，使用阿司匹林预防脑血管病是合理的；对于 10 年心脑血管事件风险为 6%~10% 的个体，可以使用阿司匹林预防脑血管病；但是，不建议脑血管病低危风险人群预防性应用阿司匹林。

（2）45 岁以上的女性患者，尤其是 65 岁以上女性患者，建议应用阿司匹林（100mg/隔日）进行脑血管病一级预防。

（3）阿司匹林用于慢性肾脏疾病患者的脑血管病一级预防或许是合理的，但是不建议用于严重肾脏疾病的患者。

（4）不建议阿司匹林用于患有无症状性外周动脉疾病患者的脑血管病一级预防。

（5）不建议阿司匹林用于动脉粥样硬化性心血管病低危风险的成年糖尿病患者的脑血管病一级预防。

【二级预防】

二级预防是指对发生过一次或多次卒中的患者，通过寻找卒中相关的危险因素，纠正可干预的危险因素，达到降低卒中复发风险的目的。应重视短暂性缺血发作（TIA）及轻度缺血性卒中的治疗，防止发生完全性卒中。对发生一次 TIA 后完全恢复的患者，临床医师应密切观察和系统治疗。抗血小板聚集、降脂、稳定血压和血糖是预防缺血性卒中复发的重要措施。降压治疗是降低脑出

血风险的最重要的措施,吸烟、过度饮酒和可卡因滥用也是脑出血的危险因素,为预防脑出血复发,必须加以戒断。

1. 危险因素的控制

(1)高血压:高血压是卒中和 TIA 最重要的危险因素,控制血压在卒中二级预防中的作用是明确有效的。对于既往未接受降压治疗的缺血性卒中或 TIA 患者,发病数天后如果收缩压≥140mmHg 或舒张压>90mmHg,应启动降压治疗。既往有高血压病史且长期接受降压药物治疗的缺血性卒中或 TIA 患者,如果没有绝对禁忌,发病后数天应重新启动降压治疗。对于颅内大动脉粥样硬化性狭窄(狭窄率为 70%~99%)导致的缺血性卒中或 TIA 患者,推荐收缩压降至 140mmHg 以下,舒张压降至 90mmHg 以下。由于低血流动力学原因导致的卒中或 TIA 患者,应权衡降压速度与幅度对患者耐受性及血流动力学的影响。降压药物种类和剂量的选择以及降压目标值应个体化,应全面考虑药物、卒中的特点和患者多方面因素。

(2)脂代谢异常:胆固醇水平升高的缺血性卒中/TIA 患者,应按照《中国成人血脂异常防治指南》进行生活方式的干预、饮食调整及药物治疗。药物治疗建议使用他汀类药物,目标 LDL-C 水平降至 2.6mmol/L 以下或使 LDL-C 下降幅度达到 30%~40%。缺血性卒中或 TIA,如伴以下任一危险因素,如颅内外动脉粥样硬化、糖尿病、冠心病、代谢综合征、持续吸烟,如 LDL>2.08mmol/L,均应给予强化降脂治疗,以使 LDL<2.08mmol/L 或较基线水平降低幅度>40%。缺血性卒中或 TIA,如有动脉至动脉栓塞证据或有脑动脉粥样硬化易损斑块证据,应立即给予强化降脂治疗,以使 LDL<2.08mmol/L 或较基线水平降低幅度>40%。基于 SPARCL 研究证据,对非心源性栓塞的缺血性卒中患者,他汀类治疗不必考虑缺血性卒中亚型的不同。最新研究表明,对于伴有动脉粥样硬化的缺血性卒中和 TIA,把 LDL-C 降低到 70mg/dl 以下比降低到 90~110mg/dl 有更低的心血管事件。在 SPARCL 研究中,他汀类药物治疗组患者出血性卒中有所增加,但致死性出血性卒中并未明显增加。分析表明,脑出血病史、2 级以上高血压(BP>160/100mmHg)、男性及高龄是增加出血风险的最重要因素,而基线 LDL-C 水平及 LDL-C 降低幅度与出血风险并不相关。他汀类药物治疗前及治疗中,应定期监测肌痛等临床症状及肝酶、肌酶变化,如出现监测指标持续异常并排除其他影响因素,降脂药应减量或停药观察(他汀类药物防治缺血性卒中/短暂性缺血发作专家共识组,2008)。HDL-C 降低的缺血性卒中或 TIA 患者可考虑使用烟酸或吉非罗齐治疗。

(3)血糖代谢异常和糖尿病:目前尚无足够的证据推荐某一种降糖药物针对预防卒中更有优势。医师应当提高对缺血性卒中或 TIA 患者血糖管理的重视,密切监测血糖。缺血性卒中/TIA 的二级预防的血糖管理原则是,在避免低血糖的前提下,使血糖控制到接近正常水平,减少微血管及大血管并发症的发生。既往无糖代谢异常,包括糖尿病和糖尿病前期病史的缺血性卒中/TIA 患者初诊时应常规检测空腹血糖。对于空腹血糖<7mmol/L 的患者,在病情稳定后应常规行 OGTT(2 小时)检查。现有证据表明,对糖尿病或糖尿病前期患者进行生活方式和/或药物干预,能减少包括缺血性卒中/TIA 在内的大血管事件。一般情况下,建议糖化血红蛋白(HbA1c)治疗目标为<7.0%。对于缺血性卒中/TIA 患者,在降糖治疗的同时,应充分考虑患者自身的情况和药物安全性,制订个体化血糖控制目标,警惕低血糖事件带来的危害,避免发生低血糖。缺血性卒中/TIA 患者在控制血糖的同时,还应对患者的其他危险因素如血压、血脂等进行综合管理,合理配伍,避免药物间相互作用。糖尿病合并高血压时,降压药以血管紧张素转换酶抑制剂、血管紧张素 Ⅱ 受体拮抗剂类在降低心脑血管事件方面获益明显,应严格控制血压在 130/80mmHg 以下。在严格控制血糖、血压的基础上,联合他汀类药物可以降低缺血性卒中的发病风险。

(4)吸烟:心血管健康研究发现,吸烟与老年人卒中复发风险增加显著相关。有吸烟史的缺血性卒中或 TIA 患者应该戒烟,避免被动吸烟,远离吸烟场所以减少卒中复发风险。可能有效的戒烟手段包括劝告、尼古丁替代产品或口服戒烟药物。

(5)睡眠呼吸暂停:卒中患者合并睡眠呼吸暂停的死亡率及残疾率均显著增加。卒中急性期的患者使用 CPAP,可以改善预后。鼓励有条件的医疗单位对缺血性卒中或 TIA 患者进行睡眠呼吸监测。使用 CPAP 可以改善合并睡眠呼吸暂停的卒中患者的预后,可考虑对这些患者进行 CPAP 治疗。

(6)高同型半胱氨酸血症:高同型半胱氨酸血症可增加卒中的风险,已发表研究显示,高同型半胱氨酸血症可使卒中的风险增加 2 倍左右。同型半胱氨酸降低 25%,可将卒中风险降低 11%~16%。对近期发生缺血性卒中或 TIA 且血同型半胱氨酸轻到中度增高的患者,补充叶酸、维生素 B_6 以及维生素 B_{12},可降低同型半胱氨酸水平,但尚无足够证据支持降低同型半胱氨酸水平能够减少卒中复发风险。

2. 药物预防

(1)口服抗血小板药物在非心源性缺血性卒中或 TIA 二级预防中的应用:对于轻型卒中,2013 年 CHANCE 研究表明,急性轻型卒中或短暂性脑缺血发作患者在发病 24 小时内进行干预,氯吡格雷负荷剂量为 300mg,氯吡格雷与阿司匹林联合用药 21 天,阿司匹林固定 75mg/d,结果显示相对于阿司匹林单药,双联抗血小板治疗组 90 天卒中发生的相对风险降低 32%,绝对危险度降低 3.5%,且不增加出血风险。CHANCE 研究证实,在高危急性非致残性脑血管事件人群中,氯吡格雷联合阿司匹林较阿司匹林单药治疗可显著降低 90 天的卒中复发风险,而不增加中、重度出血发生率。2018 年 POINT 研究结果显示,与单纯使用阿司匹林相比,氯吡格雷联合阿司匹林的双联抗血小板治疗能够降低轻型缺血性卒中或高危 TIA 患者的严重缺血事件风险,在欧美人群中印证了 CHANCE 研究的结果。以上研究均证实,早期使用阿司匹林联合氯吡格雷抗血小板在降低卒中的复发及改善神经功能预后方面优于单用阿司匹林。对于非心源性栓塞性缺血性卒中或 TIA 患者,建议给予口服抗血小板药物而非抗凝药物预防卒中复发及其他心血管事件的发生。抗血小板药应在患者危险因素、费用、耐受性和其他临床特性的基础上进行个体化选择。发病在 24 小时内,具有卒中高复发风险(ABCD² 评分 ≥4 分)的急性非心源性 TIA 或轻型缺血性卒中患者(NIHSS 评分 ≤3 分),应尽早给予阿司匹林联合氯吡格雷治疗 21 天(Ⅰ 级推荐,A 级证据)。此后阿司匹林或氯吡格雷单用均可作为长期二级预防一线用药。发病 30 天内伴有症状性颅内动脉严重狭窄(狭窄率为 70%~99%)的缺血性卒中或 TIA 患者,应尽早给予阿司匹林联合氯吡格雷治疗 90 天。此后阿司匹林或氯吡格雷单用可作为长期二级预防一线用药。伴有主动脉弓动脉粥样硬化斑块证据的缺血性卒中或 TIA 患者,推荐抗血小板及他汀类药物治疗。非心源性栓塞性缺血性卒中或 TIA 患者,不推荐常规长期应用阿司匹林联合氯吡格雷抗血小板治疗。

(2)心源性栓塞的抗栓治疗:对于伴有心房颤动(包括阵发性)的缺血性卒中或 TIA 患者,推荐使用适当剂量的华法林口服抗凝治疗,预防血栓栓塞再发。华法林的目标剂量是维持 INR 在 2.0~3.0。新型口服抗凝剂可作为华法林的替代药物,包括达比加群酯、利伐沙班、阿哌沙班及依度沙班,选择何种药物应考虑个体化因素。

第二节　脑血液循环的解剖和生理

(曾进胜)

一、脑血液供应和循环障碍

大脑的血液供应是由颈内动脉系统和椎-基底动脉

系统组成(图 3-5-1A)。颈内动脉系统包括颈内动脉主干及其分支,供应大脑半球前 3/5 部分的血液(大致以顶枕沟为界)。大脑供血动脉有 3 条,即大脑前动脉(anterior cerebral artery,ACA)、大脑中动脉(middle cerebral artery,MCA)及大脑后动脉(posterior cerebral artery,PCA)。椎-基底动脉系统包括椎动脉、基底动脉主干及其分支,供应大脑半球后 2/5 部分,包括脑干、迷路、耳蜗、小脑、丘脑底部、部分丘脑及颞-枕区的血液。小脑供血动脉也有 3 条,即小脑下后动脉(posterior inferior cerebellar artery,PICA)、小脑下前动脉(anterior inferior cerebellar artery,AICA)及小脑上动脉(superior cerebellar artery,SCA)。供应纹状体和丘脑的穿通支(perforating branch)有 3 组(图 3-5-1B):起自 ACA 近端的内纹动脉(medial striate arteries,也称 Heubner 返动脉),起自 MCA 主干的外纹动脉(lateral striate arteries),以及起自 PCA 的后纹动脉(posterior striate arteries)。颈内动脉及椎动脉在颅底入颅,两个系统血管在颅底形成 Willis 环(circle of Willis),也称为大脑动脉环(cerebral arterial circle),通过 Willis 环及其他侧支吻合血管形成的侧支循环进行代偿,保证发生脑缺血事件时正常血液供应(图 3-5-1C)。主要的脑动脉及其供血区域见表 3-5-6。

表 3-5-6　主要的脑动脉及其供血区域

脑动脉	供血区域
前循环	
颈内动脉	
脉络膜前动脉	海马、苍白球、内囊下部
大脑前动脉	额叶内侧和顶叶皮质及其下方白质,胼胝体前部
大脑中动脉	额叶外侧面、顶叶、枕叶和颞叶皮质及其下方白质
豆纹动脉	尾状核、壳核及内囊上部
后循环	
椎动脉	
小脑后下动脉	延髓和小脑下部
基底动脉	
小脑前下动脉	脑桥中下部和小脑中部
小脑上动脉	脑桥上部、中脑下部和小脑上部
大脑后动脉	枕叶和颞叶内侧面皮质及其下方白质,胼胝体后部和中脑上部
丘脑穿通支	丘脑
丘脑膝状体支	丘脑

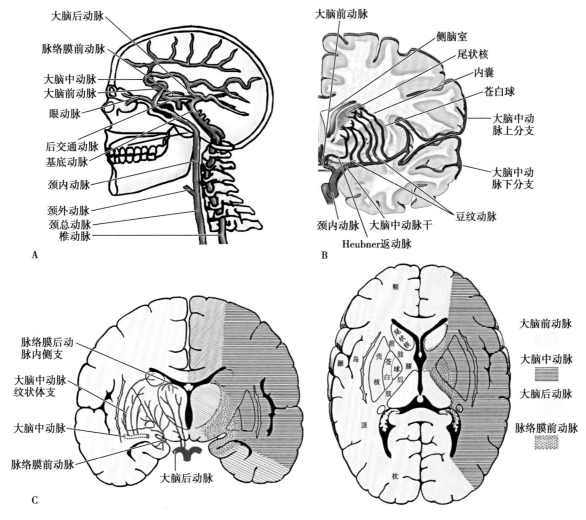

图 3-5-1　大脑的血液供应
A.脑动脉两大体系:颈内动脉系统和椎-基底动脉系统;B.大脑前动脉穿通支和大脑中动脉的分支;C.各血管主要供血区冠状位及轴位

(一) 脑动脉系统

脑动脉系统包括颈内动脉系统及椎-基底动脉系统。脑动脉根据走行、分布,两个动脉系统可分为:①皮质支(cortical branche)主要营养皮质及髓质;②中央支(central branches)穿入脑实质,营养深部白质及核团。中央支多发自 Willis 环和大脑前、大脑中与大脑后动脉相邻的动脉主干上,几乎垂直地穿入脑实质,供应间脑、纹状体与内囊,称为深穿支动脉,如纹状体动脉或豆纹动脉(图 3-5-1B)。中央支与皮质支之间几乎无侧支循环。

【颈内动脉系统】

1. 颈内动脉(internal carotid artery,ICA)或称为前循环(anterior circulation),起自颈总动脉(CCA),在 C_4(下颌角)或甲状软骨上缘水平分成颈外动脉(ECA)与颈内动脉(ICA)。ICA 为眼部和大脑半球前 3/5 的部分供血,包括额叶、颞叶、顶叶皮质及深部白质,以及基底节和间脑等。

(1) 在解剖上根据动脉走行及毗邻关系,ICA 被分为四段:

1) 颈段(cervical segment):是颈总动脉的直接延伸,无分支,在颈部垂直上行,由颈总动脉分叉处延伸到颅底,在颞骨岩部经过颈动脉管入颅,呈 S 形弯曲,该动脉穿过破裂孔(foramen lacerum)进入海绵窦。

2) 岩骨段(petrosal segment):发出颈鼓支(caroticotympanic branch)(至鼓膜)和翼管支(vadian branch)(至翼管的动脉)。

3) 海绵窦段(cavernous segment):位于海绵窦内,此段颈内动脉与海绵窦外侧壁内动眼神经、滑车神经、外展神经及三叉神经第 1、2 支。

4) 床突上部/虹吸部上段/颅部颅内段(intracranial segment):位于前、后床突上方。临床上 ICA 海绵窦段与床突上段合称为 ICA 虹吸部(siphon),是脑动脉粥样硬化好发部位之一。然后 ICA 穿过前床突内侧的硬膜,在此转变为鞍突上段。在前床突水平发出 ICA 第一条主要分支是眼动脉,再发出眶支、眶外支及眼支;眼支最重要的是中心视网膜动脉,其他包括睫后长动脉、睫后短动脉及睫前动脉等。在眼动脉与颈外动脉分支间存在丰富的吻合支。

(2)临床上正常 ICA 血管造影分为五段:

1)岩骨段(C5):又称颈动脉管段、神经节段。位于颞骨岩部内,走行方向由后外至前内。岩骨段是颈内动脉经颈动脉管外口进入颅内,在颈动脉管内口处,位于交叉神经节下面的一段。

2)海绵窦段(C4):是颈内动脉在海绵窦内沿颈内动脉沟向前行的一段,走行方向由后向前。

3)前膝段(C3):又称虹吸段,由海绵窦段移行为床突上段的转折处,呈"C"形走向,在 C3 或 C3 与 C2 交界处发出眼动脉,穿视神经管入眶。

4)床突上段(C2):又称是交叉池段。位于前、后床突连线的稍上方,恰好在交叉池内,走行方向由前向后。

5)终段(C1):又称后膝段,该段参与 Willis 环的组成,并发出后交通动脉脉络膜前动脉。该段再稍向前即分出大脑前动脉(A1)与大脑中动脉(M1),C1+A1+M1 称为颈内动脉分叉部。在颈内动脉造影前后位片上,C1、A1 和 M1 三部呈"T"字形,当"T"字形态改变时有临床意义。在侧位片上,C2、C3 和 C4 三段共同组成"C"字形,即虹吸部。虹吸部流体力学时相经常发生变化,动脉管压强随之发生变化,是动脉硬化的好发部位之一。

2. 颈内动脉分支 ICA 进入颅腔后的主要分支包括眼动脉,主要供应眼部的血液;脉络膜前动脉(AChA),供应纹状体、海马、外侧膝状体、大脑脚、乳头体和灰结节等;后交通动脉,与大脑后动脉形成 Willis 环的后外侧部;颈内动脉延续为大脑中动脉和大脑前动脉。

(1)眼动脉(ophthalmic artery):在 ICA 虹吸部之前发出,是 ICA 入颅后在蛛网膜下腔第一条较大的分支,经视神经孔入眼眶,在视神经上方走行至眼眶内侧,至内眦处分为眶上动脉与鼻背侧动脉。中心视网膜动脉(central retinal artery)供应视网膜血液,是眼动脉最重要和恒定的分支,在眼球后穿入视神经鞘内,沿视神经中轴前行,至视神经乳头处穿出,分出 4 条终末支,即视网膜鼻侧及颞侧上、下脉,是全身唯一能借助检眼镜直接窥见的小动脉,可观察是否存在动脉硬化。

(2)脉络膜前动脉(anterior choroidal artery,AChA)多在后交通动脉稍上方自 ICA 发出,在海马沟回穿过脉络裂进入侧脑室下角,形成脉络丛,并与脉络膜后动脉有丰富吻合支。主要供应海马及海马沟回脉络丛、视束大部分、外侧膝状体、苍白球内侧及中间部、内囊后肢的后 2/3 等。这一细小动脉在蛛网膜下腔行程最长,极易栓塞,海马和苍白球是最易致病的两个结构。该动脉栓塞导致大脑脚底供血不足,产生对侧偏身感觉障碍、偏盲,有时出现对侧偏瘫。

(3)大脑前动脉(anterior cerebral artery,ACA):ACA 是 ICA 的终末支,为大脑半球内侧面供血。起自前穿质下面,向前内侧走行至半球间裂,经前交通动脉(anterior communicating artery)与对侧 ACA 连接,构成 Willis 环前部。大脑前动脉分为皮质支与深穿支(图 3-5-1B 和图 3-5-2A):

1)主要皮质支动脉:①眶动脉(orbital artery)发自 A2 段,供应额叶眶回内侧份与直回。②额极动脉(frontopolar artery)在胼胝体膝部附近发出,向前上行分支供应额叶前部和额极。③胼周动脉(pericallosal artery)沿胼胝体沟走行,供应胼胝体、扣带回、额上回和前中央回上 1/4 处。④胼缘动脉(callosomarginal artery)从 A3 段胼周动脉发出,向上行走,扣带回、额上回和前中央回上 1/4 处。⑤楔前动脉(precuneal artery)多为胼周动脉的直接延续,在胼胝体压部稍前方,几乎直角弯曲向上至楔前叶,并越过半球上缘至顶上小叶,供应扣带回后份、楔前叶前 2/3、顶上小叶及顶下小叶上缘。皮质支动脉供应半球内侧面前 3/4、额顶叶背侧面上 1/4 部皮质及皮质下白质(小腿和足部运动和感觉皮质)。皮质支阻塞可造成皮质缺血、梗死,表现为对侧小腿和足部中枢性瘫痪、感觉减退及锥体束征,额叶性精神症状,因大脑前动脉分支分布额前区(包括额极)等。旁中央小叶受损出现尿便障碍。

2)深穿支动脉:内侧豆纹支(medial lenticulostriate branch),包括基底支,供应视交叉背侧及下丘脑;以及内侧纹动脉(medial striate artery),也称 Heubner 返动脉(recurrent artery of Heubner),为内囊前肢、部分膝部、尾状核头、豆状核前部及丘脑前部等供血(图 3-5-1B)。深穿支受累可发生供血区腔隙性梗死,临床表现为对侧面部及上肢近端中枢性瘫痪。

ACA 造影将其分为五段:A1 水平段;A2 上行段;A3 膝段;A4 胼周段;A5 终末段(图 3-5-2B 和 C)。

(4)大脑中动脉(middle cerebral artery,MCA):是颈内动脉的直接延续,起自前穿质内侧部下方,供应大脑半球外侧面大部分及额叶、顶叶深部结构(图 3-5-1B 和图 3-5-3A)。

1)主要皮质支动脉:MCA 在 M2 至 M3 段,即在岛叶附近,常见分为两个皮质支,即上干与下干。上干发出眶额外侧动脉、中央沟前动脉、中央沟动脉、中央沟后动脉和顶下动脉;下干发出颞极动脉、颞前动脉、颞中动脉、颞后动脉及角回动脉等。

①眶额外侧动脉:供应额中回前部及额下回后部,优势半球该动脉闭塞出现 Broca 失语。

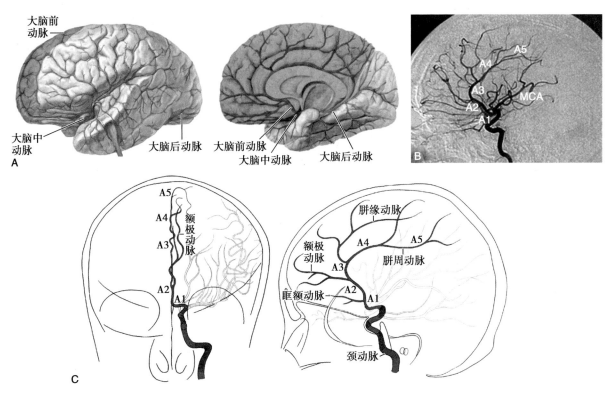

图 3-5-2 大脑前动脉

A. 大脑前动脉供血区;B. 大脑前动脉(ACA)造影分段:A1 水平段,A2 上行段,A3 膝段,A4 胼周段,A5 终末段;C. ACA 示意

②中央沟前动脉:供应额中回前部、额下回后部及中央前回下 3/4 皮质,闭塞可出现对侧中枢性面舌瘫和上肢轻瘫,优势半球可有 Broca 失语。

③中央沟动脉:供应中央沟两侧中央前后回下 3/4 皮质,闭塞出现对侧上肢为主的瘫痪及感觉障碍。

④中央沟后动脉:MCA 上干的终支,供应中央后回下 3/4 皮质,顶间沟上下缘皮质,闭塞出现对侧上肢感觉障碍,伴轻瘫及命名性失语。

⑤顶下动脉:又称缘上回动脉,供应缘上回和顶上小叶,优势半球动脉闭塞出现失用症。

⑥角回动脉:供应角回和顶上小叶后部,优势半球动脉闭塞出现失读、计算困难和命名性失语。

⑦颞后动脉:供应颞上、中回后部和颞下回后部上缘等,优势半球动脉闭塞出现 Wernicke 失语。

⑧颞前动脉:供应颞极及颞上、中、下回前部。

⑨颞极动脉:供应颞极,变异较大。

2) 深穿支:又称为豆纹动脉,是 MCA 主干垂直发出的一组动脉,分为内侧支与外侧支。深穿支主要供应尾状核、豆状核和内囊后肢前 3/5(图 3-5-1B)。该组动脉闭塞出现同侧基底节区缺血性梗死,高血压患者该动脉易破裂、出血,内囊受损则出现三偏征,即对侧偏瘫、偏身感觉障碍及偏盲。

MCA 造影将其分为五段:M1 段蝶骨段(sphenoidal

segment)或水平段(horizontal segment),系 MCA 自颈内动脉分出后的一段,在造影前后位片上,水平向外行,长约 3cm;M2 段即岛叶段(insular segment),系 M1 末端向后上行,位于岛叶表面的一段,该段发出颞前动脉;M3 段即侧裂段,系 M2 基底部发出向中央沟上升的升动脉;M4+M5 段:皮质段(cortical segments)或终末段,分布于大脑外侧裂上下缘部分,包括顶下动脉、角回动脉及颞后动脉,这三大分支为半球外侧面大部分区域供血(图 3-5-3B 和 C)。MCA 主干闭塞引起包括皮质和深部白质供血区的大面积梗死,导致对侧肢体瘫、感觉障碍、中枢性面舌瘫及偏盲,优势半球可伴完全性失语,如发生严重脑水肿,可出现意识障碍或因脑疝死亡。

【椎-基底动脉系统】

1. 椎-基底动脉系统也称后循环(posterior circulation),椎动脉起源于双侧锁骨下动脉,经由第 6 至第 2 颈椎横突孔上行,在寰椎横突孔上弯向后内,绕过寰椎后弓,穿过寰枕后膜及硬脊膜经枕骨大孔入颅,入颅后左、右椎动脉向中线靠近,在脑桥下缘合成基底动脉,其终末支为大脑后动脉。该系统供应大脑半球后 2/5 部分、丘脑、脑干和小脑的血液(图 3-5-4)。

2. 椎-基底动脉分支

(1) 椎动脉(vertebral artery, VA):入颅后的主要分支:

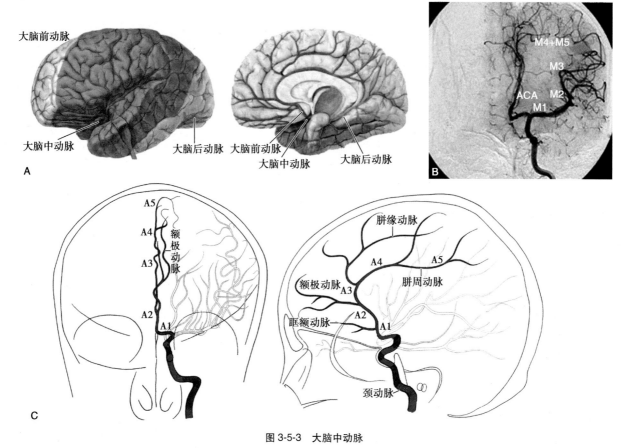

图 3-5-3　大脑中动脉

A. 大脑中动脉供血区；B、C. 大脑中动脉（MCA）造影分段：M1 水平段，M2 岛叶段，M3 侧裂段，M4+M5 终末段

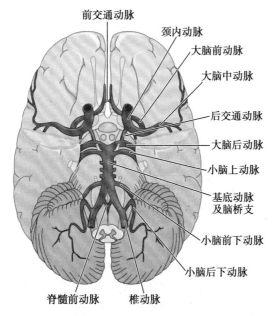

图 3-5-4　椎-基底动脉分支以及脑底动脉环（Willis 环）示意

　　1）脑膜支：为小脑镰、大脑镰、小脑幕及邻近的硬脑膜供血。

　　2）脊髓后动脉：供应延髓和上颈髓。

　　3）腹侧脊髓动脉：供应延髓前面锥体交叉、内侧丘系、舌下神经和上颈髓前 2/3。

　　4）延髓动脉：供应延髓锥体、舌下神经核、迷走神经核、孤束及孤束核。

　　5）小脑后下动脉：在延髓中、下段之间距基底动脉 1.5cm 处发出，是椎动脉最大的分支，供应延髓背外侧、第Ⅳ脑室脉络丛、小脑后下部皮质、小脑扁桃体及齿状核等（图 3-5-4），该动脉易发生动脉硬化性血栓形成，表现为延髓背外侧（Wallenberg）综合征。

　　（2）基底动脉（basilar artery，BA）：由两条椎动脉在脑桥下缘合成，沿脑桥基底沟上行，终于脑桥与中脑交界处，长约 3cm，供应脑桥、小脑和大脑后部以及内耳（图 3-5-4）。该动脉易发生动脉硬化性血栓形成，死亡率高。基底动脉末端闭塞导致中脑、颞叶内侧、枕叶和间脑受损，表现为基底动脉尖综合征。基底动脉的主要分支是：

　　1）脑桥支（pontine artery）：由 BA 两侧缘及背侧发出小动脉群，供应脑桥；易破裂、出血，是脑干出血最常见部位。依其长短及供应脑桥的远近分为 3 组动脉——前群为旁中央动脉，外侧群为短旋动脉，后群为长旋动脉。闭塞均出现特殊临床综合征。脑桥支太小，血管造影很难显示。①旁中央动脉：基底动脉发出的最短动脉，长约

3mm，每侧4~6条，供应脑桥腹侧中线两旁的皮质延髓束、皮质脊髓束、桥核、外展神经纤维及部分内侧丘系，一侧脑桥支闭塞出现脑桥基底内侧综合征（Foville 综合征），两侧闭塞出现闭锁综合征。②短旋动脉：长约2cm，每侧5~10条，由脑桥基底部发出，绕至脑桥腹外侧，供应脑桥腹外侧楔形区域，包括皮质脊髓束、内侧丘系、桥核、桥小脑纤维、部分三叉神经核和面神经核及纤维，闭塞出现脑桥基底外侧综合征（Millard-Gubler 综合征）。③长旋动脉：长3cm以上，每侧1~2支，从基底动脉向两侧绕行脑桥侧面，穿入小脑中脚外侧并有分支与小脑前下动脉及小脑上动脉吻合；主要供应脑桥被盖部，包括脊髓丘脑束、脊髓小脑束、内侧纵束、内侧丘系、小脑上脚、前庭蜗神经核、面神经核、外展神经核、三叉神经核及脑桥网状结构等，闭塞出现脑桥被盖（Raymond-Cestan）综合征。

2）内听动脉（internal auditory artery）：也称迷路动脉（labyrinthine artery），常由小脑前下动脉发出，左、右各一的细长分支，自基底动脉发出后，在展神经根前方越过，行向外侧，与面神经、前庭蜗神经伴行进入内耳道。分布于内耳前庭和三个半规管及耳蜗。内听动脉细长，走行特殊，吻合支少，中老年人易发生动脉硬化而引起缺血症状，表现为眩晕、耳鸣和听力下降等。

3）小脑前下动脉（anterior inferior cerebellar artery）：自基底动脉下段向两侧发出，供应脑桥被盖外侧部、小脑中下脚下部、小脑半球前下部等，途中发出小支供应外展神经、面神经和前庭蜗神经根及延髓上部；该动脉闭塞出现同侧上肢小脑性共济失调、周围性面瘫、听力下降、面部感觉异常及对侧偏身痛温觉障碍等。

4）小脑上动脉（superior cerebellar artery）：自基底动脉终点发出，经动眼神经根绕过大脑脚至中脑背侧，经小脑上脚到小脑，分为蚓支和半球支，供应中脑被盖外侧部、脑桥上段被盖部、小脑上脚、小脑半球上面、上蚓部、小脑齿状核等；该动脉闭塞出现同侧上肢小脑性共济失调和对侧偏身痛温觉减退，齿状核支是小脑出血的好发动脉。

（3）大脑后动脉（posterior cerebral artery，PCA）：是基底动脉的终末支，与后交通动脉吻合参与构成脑底动脉环，之后环绕大脑脚向上经中脑后外侧，沿颞叶、枕叶内侧面走行，发出分支供应枕叶内侧面、下面和部分侧面，以及颞下回、部分间脑和内囊等（图3-5-2A）。PCA的主要分支是：

1）丘脑穿通动脉：为后内侧中央支，供应下丘脑、垂体、漏斗部、灰结节、乳头体、丘脑底部及内壁、中脑被盖内侧部。

2）丘脑膝状体动脉：为后外侧动脉，供应膝状体、丘脑枕和大部分丘脑外侧核团。

3）四叠体动脉：供应大脑脚、四叠体、松果体及小脑蚓部。

4）脉络膜后内动脉：供应大脑脚、膝状体、丘脑枕、丘脑上部及松果体。

5）脉络膜后外动脉：丘脑背内侧核、丘脑枕及外侧膝状体。

6）中脑支：分为旁正中动脉供应脚间窝、动眼神经核、内侧纵束、红核及大脑脚内侧部；短旋动脉供应大脑脚中外侧、黑质、中脑被盖外侧部；长旋动脉供应四叠体上丘和下丘。

7）皮质支：分出颞下前动脉供应海马；颞下中动脉供应梭状回及颞下回中部；颞下后动脉供应梭状回后部、舌回及枕叶背侧面；矩状裂动脉供应矩状裂上下、部分颞下回及部分外侧枕区；顶枕动脉供应楔叶和枕叶背外侧，是视中枢的主要供血动脉（图3-5-2A）。

PCA造影将其分为四段：P1 大脑脚段（peduncular segment）或交通前段，为从基底动脉分叉至与后交通动脉汇合处；P2 环池段（ambient segment），后交通动脉汇合处至中脑后段；P3 四叠体段（quadrigeminal segment）中脑后段到矩状裂；P4 矩状裂段（calcarine segment），为PCA在矩状裂内终末支（图3-5-5）。一侧PCA闭塞出现对侧偏瘫、偏身感觉障碍、偏盲、记忆丧失、动眼神经麻痹、上视不能和小脑性共济失调等；PCA环绕大脑脚转向背面，跨过小脑幕切迹，行于小脑幕上面的半球内侧面，因此颅内压增高时，颞叶海马旁回钩移向小脑幕切迹下部，PCA亦相应向下移位，受压并牵拉其后下方的动眼神经，导致动眼神经麻痹，主要压迫缩瞳肌纤维引起瞳孔放大。动眼神经位于小脑上动脉与大脑后动脉间，此两条动脉是动脉瘤的好发部位，压迫动眼神经出现眼肌麻痹。

后交通动脉可粗大或细长，形成前循环与后循环间以及两侧大脑半球间吻合。后交通动脉穿通支供应前下丘脑与后下丘脑、视束及视交叉后部，丘脑前核及丘脑腹侧核。

【脑动脉侧支循环】

侧支循环（collateral circulation）是颈内动脉或基底动脉闭塞时的代偿机制。主要有三条来源：①Willis 环，位于脑的腹侧面，它将颈内动脉与椎基底动脉系统相互连接，Willis 环吻合支是最主要的颅内吻合。②颅外与颅内动脉分支之间的吻合。③大脑与小脑的主要动脉终支之间的软脑膜血管吻合。

1. 颅内外动脉的侧支循环 颈外动脉的面动脉与颈内动脉的眼动脉间，枕动脉脑膜支与大脑后动脉分支间，颈外动脉的上颌动脉通过鼓室前动脉、脑膜中动脉与颈内动脉的颈-鼓室动脉及大脑中动脉分支间都存在可建立的侧支循环。

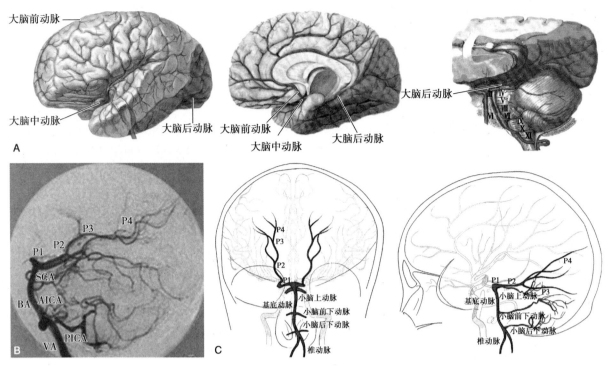

图 3-5-5　大脑后动脉及椎-基底动脉系统血管造影分段

A. 大脑后动脉供血区；B、C. 椎-基底动脉系统血管造影分段（矢状位），大脑后动脉（PCA）分段：P1 为大脑脚段/交通前段，P2 为环池段，P3 为四叠体段，P4 为矩状裂段

2. 颅内动脉的主要侧支循环

（1）脑底动脉环（Willis 环）：由双侧的大脑前动脉、颈内动脉、大脑后动脉、后交通动脉及一条前交通动脉组成（图 3-5-6），是颈内动脉与椎-基底动脉最重要的侧支循环，通过前交通动脉使两侧 ACA 互相沟通，颈内动脉或 MCA 与 PCA 之间由后交通动脉沟通，在脑底部形成的环状吻合在两侧半球及一侧半球的前、后部形成丰富的侧支循环，具有脑血流供应调节与代偿作用。一项 350 例人脑尸检研究资料发现，约 48% 的 Willis 环存在发育异常，但不影响脑部供血，如一侧颈内动脉闭塞，通过前、后交通动脉代偿供血，不出现脑缺血症状。中老年人因脑底动脉粥样硬化导致血管狭窄，代偿能力下降，易发生脑梗死，脑血管外科治疗时须了解 Willis 环发育情况和代偿能力。非典型的构型是由一个或多组干的发育不全所致，可见于 79% 的个体，出现永久性原始型颈动脉-基底动脉吻合，如原始型三叉动脉、原始型耳动脉、原始型舌下动脉及原始型寰椎前动脉。续存的三叉动脉（persistent trigeminal artery）是 4 种原始型吻合中最常见的（成人占 0.1%～0.2%），并可维持重要的侧支血流。

（2）脑皮质吻合支：ACA、MCA 及 PCA 的皮质支在同侧大脑皮质有广泛的吻合，例如一侧 MCA 主干闭塞只出现基底节区脑梗死，皮质供血依靠 ACA 和 PCA 皮质吻合支代偿。小脑后下动脉、小脑前下动脉和小脑上动脉在同侧小脑半球也存在广泛的皮质血管吻合。

（3）脑深穿支吻合：脑深穿动脉吻合支较少，侧支循环不如皮质支丰富，脑血流调节及代偿作用较差，深部白质脑梗死多见。在某些病理情况，如烟雾病可出现超越正常的侧支循环，脑底可见许多向上的小动脉，发挥侧支循环的代偿功能。

（4）软脑膜动脉：在 ACA、MCA 及 PCA 的软脑膜分支间存在吻合支，与来自颈外动脉的脑膜中动脉分支也有吻合，如一侧大脑中动脉主干闭塞患者，DSA 显示同侧颈外动脉血液经软脑膜供应皮质脑组织。

3. 分水岭区　指脑的两支非吻合动脉系统供血交界区域，该部位临床上常发生分水岭区梗死（分别位于顶、枕、颞交界处及丘脑）。可分为两类分水岭区：

（1）皮质分水岭区（cortical watershed zone）位于皮质区两支供血动脉交界区，通常为 ACA-MCA 供血皮质交界区或 MCA-PCA 供血皮质交界区。

（2）皮质下分水岭区（subcortical watershed zone）或内分水岭区（internal watershed zone）位于白质区域，如侧脑室前后角、半卵圆中心区，见于 MCA 皮质支与深穿支供血交界处白质，MCA 与 ACA 供血交界处白质以及 MCA 与 PCA 供血交界处白质。

（二）脑静脉系统

大脑静脉系统可分为幕上静脉系统（supratentorial

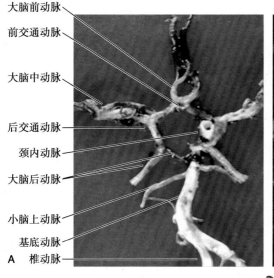
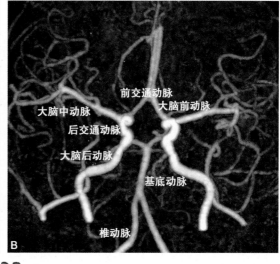

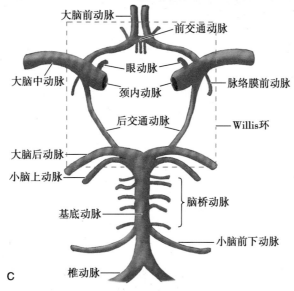

图 3-5-6　脑底动脉环（Willis 环）

A.解剖标本；B.磁共振血管成像（MRA）；C.示意图

systems）及幕下静脉系统（infratentorial systems），但个体差异性较大。静脉回流路径是由脑浅静脉、脑深静脉引流至静脉窦，最后汇入颈内静脉。脑静脉特点是，没有同名的动脉伴行，管壁薄，无肌肉及弹力纤维，缺乏弹性，无静脉瓣。静脉窦是硬脑膜围成的管道系统，是脑静脉血和脑脊液回流的必经之路。与躯体外周血管不同，脑静脉性硬膜窦与动脉分开走行。

【脑静脉】

1. 大脑浅静脉（superficial cerebral vein）　包括大脑背外侧、内侧面和大脑底部浅静脉，收集大脑皮质和皮质下静脉血。分为三组：

（1）大脑上静脉：汇集大脑皮质大部分血液注入上矢状窦。

（2）大脑中静脉：汇集大脑外侧沟附近血液注入海绵窦。

（3）大脑下静脉：汇集大脑半球外侧面下部和底部血液注入海绵窦和大脑大静脉。这些静脉一段行走于大脑皮质，一段行走于蛛网膜下腔，进入硬脑膜内，轻微头外伤可引起硬膜下浅静脉撕裂，出现硬膜下血肿。

2. 大脑深静脉（deep cerebral veins）　包括大脑大静脉、大脑内静脉和基底静脉，引流来自深部白质、基底节、丘脑静脉血汇入窦汇。

（1）大脑大静脉（great cerebral vein/Galen vein）位于颅内中线后部，两条大脑内静脉在第三脑室脉络丛内向后走行，位于胼胝体压部下方汇成长约 2cm 的大脑大静脉，收集来自胼胝体周边、中脑后部、大脑内静脉、小脑上静脉和基底静脉血液，绕胼胝体压部向上与下矢状窦汇合续为直窦；大脑大静脉和大脑内静脉易形成血栓，引起半球深部出血性梗死、颅压高及意识障碍。

（2）大脑内静脉（internal cerebral veins）：由两侧的隔静脉、丘脑纹状体静脉在室间孔后方汇成左、右两条大脑内静脉，收集豆状核、尾状核、胼胝体、第Ⅲ脑室和侧脑室脉络丛、部分海马和丘脑的血液。

（3）基底静脉（basal veins/Rosenthal veins）：由大脑腹侧面的大脑中深静脉（deep middle veins）及大脑前静脉（anterior cerebral veins）汇集而成，收集两侧苍白球内侧、视前区、下丘脑、丘脑底部、中脑上部等脑底部血液，注入大脑大静脉（图3-5-7）。

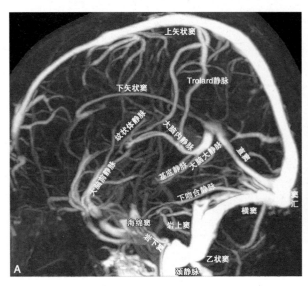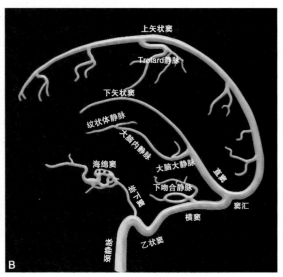

图3-5-7 颅内静脉系统

A.磁共振脑静脉成像（MRV）；B.示意图

3. 静脉窦 位于颅骨下骨膜层与硬脑膜层之间，内面为一层内皮细胞，窦壁由致密的胶原纤维组成，坚韧无弹性、无瓣膜，包括上矢状窦、下矢状窦、直窦、横窦、乙状窦、窦汇和海绵窦等（图3-5-7）。静脉窦易发生血栓形成。

硬脑膜为双层膜结构覆盖于中枢神经系统，骨膜层与脑膜层分离形成静脉回流通路即静脉窦。静脉窦内层脑膜延伸成为大脑镰（falx cerebri）、小脑幕（tentorium）及小脑镰（falx cerebelli），上矢状窦行走于大脑镰上缘收集大脑浅静脉、Trolard静脉及导静脉（emissary veins）的血流，直窦、上矢状窦及横窦引流血液汇集成为窦汇。海绵窦为脑底部成对的硬脑膜皱褶，主要引流颞叶、眶部及脑底部静脉血，海绵窦通过岩上窦和岩下窦与乙状窦相通，将静脉血引流至翼静脉丛，并通过眼上静脉和眼下静脉引流眶部静脉血。

二、脑血液循环生理

人脑重量虽仅为体重的2%，每分钟却有750～1 000ml富含氧和葡萄糖的血液流经脑循环，相当于消耗静息心输出量的14%～20%。脑血液供应极为丰富，代谢旺盛，脑能量消耗与代谢旺盛的心脏及肾脏类似。大脑活动如思考或睡眠时，脑组织血流量、耗氧量及葡萄糖消耗总量不变，仅特定区域脑血流量及代谢变化。

【脑血液循环生理】

脑组织消耗体循环中10%的葡萄糖，其中80%被用于能量代谢，10%～15%葡萄糖代谢为乳酸并在血液循环中清除，剩余葡萄糖被用于突触作为神经递质传递。与其他组织相比，脑组织无法储存葡萄糖、糖原及其他能量物质。维持正常脑功能必须依赖于动脉不间断的输送能量物质，脑组织每分钟平均血流量为50ml/100g。脑灰质组织血流量较白质高，以每分钟每克脑组织血流量计算，脑灰质约为0.8ml，脑白质为0.20～0.23ml。脑组织代谢特点为低储备高代谢，在缺血缺氧时意识水平下降，会迅速进入昏迷状态。动物实验证明，完全阻断血流超过4～5分钟可产生不可逆性脑损害。短时间低脑血流量、低氧血症、低血糖均可导致脑功能下降，如短暂性缺血发作，当葡萄糖、氧气运输不足持续时间较长可导致不可逆性损伤，最终导致脑梗死。

【脑血流主要影响因素】

脑血流量的调节是通过以下机制实现的：

1. 静脉压 通常情况下静脉压对脑血流影响很小，脑血液供应受到引力作用，特别在高速离心影响时脑动脉压明显下降，可不伴脑血流减少，是由于静脉压同时下降而起到虹吸作用。脑静脉系统血栓形成、静脉血回流障碍、静脉压升高、颅内压增高和脑灌注压减低等均可导致脑缺血或脑梗死。

2. 颅内压　颅内压与脑血流量成反比,当颅内压升高时脑血流降低,但由于血压生理性调节,颅内压升高时平均动脉压随之升高,如大量脑出血患者颅内压急剧增高,血压可代偿性增高保持脑血流正常。因此,这种高血压处理应先用脱水药,降低颅内压,血压也随之降低,不应单用降压药,否则会导致脑缺血。

3. 脑血管阻力　脑血管阻力与脑血流量成反比,血管阻力越大,血流量越小。管径与阻力直接相关,按照Poiseuille-Hegan 定律,流量与流经管长度成反比,与流经管半径成正比。脑血管狭窄早期患者可无脑缺血症状,当狭窄到一定程度或闭塞而引起脑组织缺血或坏死时才出现神经功能缺失。

4. 脑血流量生化调节因素　神经元兴奋性增高可引起相应脑区代谢活跃,出现脑血流量增加。谷氨酸盐兴奋神经元及突触释放一氧化氮,导致血管扩张,从而增加脑血流量,细胞代谢产生的 K^+、H^+、乳酸腺苷及 ATP 也促进局部脑血流量。体温、意识状态、麻醉剂等都是通过影响脑代谢率(cerebral metabolic rate)变化,导致脑血流量改变。

5. 动脉二氧化碳分压($PaCO_2$)　脑血流量受不同浓度的 $PaCO_2$ 影响。在正常生理范围内,$PaCO_2$ 每改变 1mmHg 伴随脑血流量变化 1~2ml/(100g·min),当 $PaCO_2<25$mmHg 时显著减弱。在过度通气情况下,脑血流量显著减少。相反,当出现二氧化碳潴留,$PaCO_2$ 显著升高,可导致脑血流量增多、过度灌注和脑水肿。

6. 动脉氧分压(PaO_2)　在 60~300mmHg 范围内变化对脑血流量无影响。$PaO_2<60$mmHg 时脑血流量显著增加,与低氧血症导致外周及中枢化学感受器效应有关。低氧血症可增强高碳酸血症及酸中毒所致的充血效应。

7. 脑血流量自主调节　是指一定范围的平均动脉压(mean arterial pressure,MAP)内,自动调节脑血流阻力,保持脑血流量相对恒定,也称Bayliss 效应。脑灌注压改变直接影响血管平滑肌状态,血压过低时,一氧化氮参与舒张血管平滑肌作用,自主神经也参与脑血管自主调节。正常 MAP 范围为 70~150mmHg。自主调节的下限 MAP 是 70mmHg[脑灌注压(cerebral perfusion pressure,CPP)=平均动脉压-颅内压],超出该范围 MAP 将影响脑血流量。如 MAP<60mmHg 时脑血流量锐减到正常的60%,出现脑缺血表现,高血压患者血压自动调节的下限及上限均提高,易出现脑缺血损害。

8. 神经调节因素　直径越大的血管受到神经性因素的调控越显著,参与调控的物质包括胆碱类(副交感性)、肾上腺素(交感性)、血清素及血管活性肠肽类等。脑卒中、出血性休克、高交感神经兴奋状态可通过神经源

性作用减少脑血流量,人类交感神经系统兴奋可提高脑血流量自主调节阈值,防止高血压时高灌注对血脑屏障的破坏。

9. 血液黏稠度　可影响脑血流量(cerebral blood flow,CBF),红细胞比容是血液黏度的重要影响因素。正常人红细胞比容在 33%~45%对 CBF 影响较小,超出该范围将显著影响 CBF。贫血患者脑血管阻力减低,CBF升高,不仅因为血液黏度降低还与红细胞携氧能力降低有关。在局灶性脑梗死患者常见血液黏度下降,在缺血发生部位血黏度下降可增加 CBF,在此情况下最佳的红细胞比容是 30%~34%,可获得最佳氧气携带,但并不能完全阻止卒中病灶的进展。此外,血液黏稠度并非控制或预测卒中的指标,临床见到红细胞比容>55%的健康人并未发生卒中。

10. 年龄　个体从婴儿到老年的过程伴随 CBF 及脑氧代谢率逐渐下降,反映神经元数量随年龄而逐渐减少的过程。

第三节　缺血性卒中综合征

（王维治）

虽然同一根脑动脉闭塞引起的症状和体征在不同患者间存在某些差异,但是每根大动脉的闭塞有其相对特异性的表现,临床上将常见的脑动脉闭塞表现归纳为不同的缺血性卒中综合征。通过病史及体格检查发现特征性卒中综合征有助于确定病变血管或梗死部位,对患者的诊断及治疗颇具意义,是神经科医师必须掌握的基本技能。

一、前循环缺血综合征

（一）颈内动脉缺血综合征
颈内动脉病变的常见原因包括动脉粥样硬化狭窄、动脉粥样硬化血栓闭塞、动脉夹层,少见原因包括各种形式的血管炎。颈内动脉(ICA)血栓形成多见于颈动脉窦部及 ICA 虹吸部,严重程度差异颇大。ICA 狭窄引起缺血症状的机制主要包括:常见 ICA 严重狭窄或闭塞导致半球的低灌注,进一步导致分水岭或边缘带梗死以及 ICA 不稳定斑块脱落的栓子引起动脉到动脉栓塞。

1. ICA 缺血综合征临床表现　出现病灶对侧偏瘫、偏身感觉障碍或同向性偏盲等(MCA 缺血表现),优势半球受累伴有失语症,非优势半球可有体象障碍。ICA 闭塞时低灌注区高度依赖于 Willis 环,若一侧前交通动脉很小或缺如,该侧 ACA 供血区可发生分水岭梗死;若双

侧 ACA 起于同一主干,可发生双侧 ACA 远端供血区梗死。如果大脑后动脉(PCA)由颈内动脉而非基底动脉供血,即胚胎型 PCA,则 PCA 供血区也可出现梗死。

2. ICA 在眼动脉分支前闭塞时,如果 Willis 动脉环完整或眼动脉与颈外动脉分支吻合良好,可以完全代偿供血,不出现临床症状,否则可导致大脑前 2/3 的脑梗死,包括基底节区,病情危重,患者可于数日内死亡。由于视神经及视网膜供血来自 ICA,25% 的 ICA 梗死患者发病前可出现短暂性偏盲,由于中心视网膜动脉有良好的双重供血,很少发生缺血症状。病灶侧眼动脉缺血可出现单眼一过性黑矇(amaurosis fugax),偶可变为永久性视力丧失。

3. 部分患者颈动脉听诊可闻及血管杂音,触诊偶可发现颈动脉搏动减弱或消失;若杂音为高调且延长至舒张期,提示血管高度狭窄(内径<1.5mm);如对侧眼球听到血管杂音,系对侧颈动脉供血加强代偿所致。有的患者 ICA 缺血导致颈上交感神经节后纤维受损,出现病灶侧 Horner 征。一侧颈动脉闭塞时,应避免按压另一侧颈动脉,以免发生晕厥和癫痫发作。确诊颈内动脉血栓或狭窄仍需 DSA 颈动脉造影。

(二)大脑中动脉缺血综合征

大脑中动脉(MCA)是颈内动脉的直接延续,进入外侧裂分成数个分支,为大脑半球上外侧面大部分及岛叶供血,包括躯体运动、感觉及语言中枢。MCA 皮质支供应大脑半球外侧面包含:①额叶外侧及下部皮质和白质,包括 4、6 运动区,皮质侧视中枢及 Broca 运动语言中枢(优势半球)。②顶叶皮质及白质,包括初级和次级感觉皮质、角回及缘上回。③颞叶和岛叶上部,包括 Wernicke 感觉性语言中枢(优势半球)。MCA 途经前穿质时发出深穿支豆纹动脉,垂直向上穿入脑实质,供应壳核、尾状核头部及大部分体部(与 Heubner 返动脉共同供血)、外侧苍白球、内囊后肢及放射冠。MCA 的供血面积超过 ACA 与 PCA 的总和。

1. 多数颈动脉闭塞是血栓性,而多数 MCA 闭塞是栓塞性,MCA 狭窄处血栓形成导致血管闭塞相对少见。栓子可能固定于 MCA 主干,更常移行至皮质支上干(供应中央前区及中央区)或下干(供应颞叶外侧及顶叶下部),进入深穿支豆纹动脉不足 5%。MCA 闭塞与 ICA 闭塞症状相似,但侧支循环少,常突然发病,症状较 ICA 严重,一过性黑矇少见。

2. MCA 缺血综合征的临床表现

(1)主干闭塞:起病快,症状较重。出现典型三偏征,病灶对侧中枢性面舌瘫及偏瘫、偏身感觉障碍、偏盲或象限盲,累及深穿支常引起上、下肢均等性瘫,病初瘫痪为弛缓性,常见眼球凝视病灶等;主侧半球受累出现失

语症,非主侧半球可有体象障碍或感觉忽视症;大面积梗死出现意识模糊或昏迷,可因脑水肿及颅内压显著增高,导致脑疝和死亡。患者可见口周及上肢远端感觉障碍,即口-手综合征(cheiro-oral syndrome),此综合征见于对侧中央后回、放射冠病变,也见于丘脑或脑干病变;内囊后部梗死也可出现对侧共济失调性轻偏瘫与口-手综合征。区别 MCA 缺血综合征与颈内动脉缺血综合征的唯一特征是,后者可有一过性黑矇或短暂性单眼盲(transient monocular blindness)。

(2)皮质支闭塞:①上干有两个主要分支,上分支为眶额部、额部、中央回及前中央回等供血,大的梗死常见病灶对侧偏瘫和感觉缺失,面部及上肢较重,优势半球出现 Broca 失语,非优势半球有体象障碍,凝视病灶侧;临床常见是栓子堵塞上干远端分支的局限性梗死,如额叶上升支闭塞,出现面瘫及上肢瘫,优势半球有 Broca 失语;皮质下分支至颞极及颞枕部,颞叶前、中、后部,下分支闭塞可能仅引起臂部单瘫或手部无力,类似周围神经病症状;顶叶升支及其他上干后部分支栓塞可无感觉运动障碍,仅有传导性失语和观念运动性失用。②下干闭塞较上干少,也几乎都是栓塞引起,左侧病变常见 Wernicke 失语,通常出现上象限盲或同向性偏盲。右侧病变时常见左侧视觉忽视。颞叶损伤可能引起精神情感异常,但罕见。

(3)深穿支闭塞:常引起纹状体及内囊后肢前部梗死,典型表现"三偏征",即对侧均等性偏瘫或伴面舌瘫,偏身感觉障碍,有时伴同向性偏盲,优势半球可出现皮质下失语。

(三)大脑前动脉缺血综合征

大脑前动脉(ACA)始于脑底 Willis 环,向前进入大脑纵裂,与对侧 ACA 借前交通动脉相连,然后由胼胝体沟后行,分布于顶枕沟以前的半球内侧面及额叶底面一部分,供应大脑半球内侧前 3/4 及胼胝体前 4/5 区域;其分支经半球上缘转至额、顶叶上外侧凸面狭长区小腿和足部运动、感觉皮质及辅助皮质区。ACA 近端发出深穿支,在 Willis 环附近供应内囊前肢、尾状核头下部及苍白球前部,这些深穿支中最粗大的是 Heubner 返动脉。

1. ACA 闭塞通常为栓子栓塞引起,也可为动脉粥样硬化血栓形成,罕见的为蛛网膜下腔出血时血管痉挛继发。根据病变范围、大小及 Willis 环是否健全,ACA 闭塞的临床表现不同。

2. ACA 缺血综合征的临床表现

(1)主干闭塞:如发生在前交通动脉之前,ACA 与前交通动脉连接处近端的(A1 段)主干闭塞,ACA 远端仍可通过前交通动脉代偿供血;ACA 的先天性变异可见双侧起自同一主干,引起双侧半球前部及内侧部梗死,出现脑性截瘫,远端明显,精神症状如痴呆、淡漠、尿便失

禁、意志缺失及人格改变，伴强握征、摸索征及吸吮反射等，优势半球可出现 Broca 失语和失用症。如一侧 ACA 在前交通动脉远端（A2 段）闭塞引起完全性梗死，导致对侧足和腿运动感觉障碍，肩臂部症状较轻，手及面部不受累；旁中央小叶受损出现尿潴留或失禁；额极与胼胝体受累出现精神障碍，如意志缺失、反应迟钝、始动障碍和缄默等，额叶病变常有强握与吸吮反射，双眼可向病灶侧凝视，主侧半球见上肢失用及 Broca 失语；ACA 主干闭塞的经典表现是对侧"挑扁担样"偏瘫，深穿支受累导致对侧面舌肩瘫，皮质支受累出现对侧足与小腿瘫。

（2）皮质支闭塞：出现对侧偏瘫，以足及下肢远端为主，胼周和胼缘动脉闭塞可伴感觉障碍，可伴 Broca 失语、尿潴留或失禁；眶动脉及额极动脉闭塞出现对侧肢体一过性共济失调、强握反射及精神障碍。

（3）深穿支闭塞：内囊膝部、部分前肢及尾状核通常受累，出现对侧中枢性面舌瘫及上肢近端轻瘫（面舌肩瘫），短暂性舞蹈手足徐动症及其他运动障碍。双侧尾状核梗死可见注意迟钝、意志缺乏、健忘，有时激动、精神错乱。

（四）脉络膜前动脉缺血综合征

脉络膜前动脉（AChA）较细小，供应苍白球、内囊后肢内侧部、大脑脚底 1/3、视束大部分及脉络丛，并与脉络膜后动脉吻合。AChA 供血区梗死典型由于累及内囊后肢，导致对侧轻偏瘫；累及内囊后肢丘脑辐射上部，导致对侧偏身轻触觉与针刺觉缺失；累及丘脑，出现感觉过度和丘脑手；视束、外侧膝状体、视辐射或这些组合受累，出现病灶对侧同向性偏盲或象限性盲，一种同向性上部或下部视野缺损而水平子午线保留是在 AChA 供血区的外侧膝状体病变的特征；AChA 梗死的临床综合征包括纯运动性综合征、感觉运动性综合征以及共济失调性轻偏瘫。CT 或 MRI 检查可见内囊后肢病变。

二、后循环缺血综合征

（一）大脑后动脉缺血综合征

大脑后动脉（PCA）起于基底动脉约占 70%，两侧分别起于基底动脉与一侧的颈内动脉（ICA）为 20%~25%，其余为双侧均起于颈内动脉，即胚胎性 PCA。PCA 绕大脑脚向后沿海马回钩在小脑幕上方行至枕叶内侧面，皮质支供应颞叶底面、内侧面及枕叶内侧，包括舌回、楔叶、楔前叶以及 Brodmann 第 17、18 和 19 视区。深穿支起自根部，在脚间窝穿入脑实质供应背侧丘脑，下丘脑，丘脑底和内、外侧膝状体等。在基底动脉分叉处上方发出脚间支，供应红核、黑质、大脑脚内侧部、动眼和滑车神经核及神经、脑干上部网状结构、小脑上脚交叉、内侧纵束以

及内侧丘系等；PCA 的 P1 段也发出脚间支。中脑旁正中动脉可有较多变异，如一侧 PCA 主干的 P1 段发出一条动脉，继而分叉供应双侧丘脑内侧区域，此一侧旁正中支闭塞将引起双侧间脑内侧梗死。

PCA 供血区梗死的临床表现因闭塞部位及可利用的侧支循环而不同。在后交通动脉之前的 P1 段闭塞引起中脑、丘脑与半球的梗死；PCA 在近端分支丘脑膝状体动脉前闭塞引起丘脑外侧及半球症状。PCA 缺血综合征的表现可分为三组：

1. 近端综合征　即深穿支闭塞，累及脚间支、丘脑穿通动脉、丘脑膝状体动脉等。①丘脑膝状体动脉闭塞导致丘脑综合征，出现对侧半身感觉缺失，可存在分离性感觉缺失，痛温觉受累重于触觉及振动位置觉；可能出现丘脑性疼痛、感觉异常或痛觉过敏；或伴短暂性轻偏瘫、同向性偏盲、共济失调或不自主运动。②脚间支闭塞导致中脑中央及底丘脑综合征，表现为垂直性凝视麻痹、木僵或昏迷；以及 PCA 近端在内的旁正中动脉综合征，出现 Weber 综合征，表现为动眼神经麻痹伴对侧偏瘫；以及 Benedit 综合征，表现为动眼神经麻痹伴对侧共济失调性震颤。③丘脑穿通动脉闭塞可见红核丘脑综合征，出现病侧小脑性共济失调，锥体外系运动障碍如偏身投掷、偏身舞蹈手足徐动症或少见的扑翼样震颤可出现深感觉缺失、偏身共济失调、震颤等不同组合。丘脑旁正中支闭塞常引起遗忘，类似 PCA 内侧颞支闭塞引起的海马梗死。PCA 近端闭塞有时可类似 MCA 闭塞的表现，出现轻偏瘫、偏盲、偏侧空间忽略、失语症，以及感觉缺失或注意力不集中等，需注意鉴别。

2. PCA 皮质综合征　累及颞下和枕内侧皮质，但皮质支侧支循环丰富，很少出现症状。如 PCA 半球分支距状动脉闭塞由于纹状皮质（striate cortex）、视辐射或外侧膝状体的梗死产生对侧同向性偏盲或象限盲，如梗死未达到枕极，可有部分性或完全性黄斑回避（macular sparing）；视野缺损可局限于象限盲，上象限盲是由矩状裂下部纹状皮质或在颞-枕叶中的下部视辐射梗死所致；下象限盲是矩状裂上部纹状皮质或在顶-枕叶中的上部视辐射梗死的结果。可能出现视幻觉或视物变形，主侧颞下动脉闭塞可见视觉失认及颜色失认；颞叶受损引起记忆缺失；顶枕动脉闭塞引起对侧偏盲，不定型光幻觉痫性发作，优势半球枕叶梗死可出现失读、命名性失语及视觉失认。PCA 至丘脑的穿通支分布区的梗死如累及左侧的丘脑枕（pulvinar），可引起失语、无动性缄默症、全面性健忘症，以及代-罗丘脑综合征（Dejering-Roussy syndrome）。

3. 双侧 PCA 卒中综合征　可由后循环多发性梗死或基底动脉上部单一栓塞性或血栓性闭塞，特别是后交通动脉异常细小或缺如时。PCA 分布区的双侧梗死可引

起双侧的同向性偏盲,可伴不成形视幻觉;双侧枕叶或枕顶叶梗死可导致皮质盲与瞳孔反射保留。患者经常否认或未意识到失明,称为安东综合征(Anton syndrome)。双侧病变时常出现眼球运动失用。双侧枕叶或顶-枕叶梗死患者可出现巴林特综合征(Balint syndrome),表现为精神性注视麻痹、视觉随意协调运动障碍及视觉空间注意障碍等。

(二)椎动脉缺血综合征

椎动脉(VA)是延髓主要的供血动脉,供应锥体下3/4、内侧丘系、延髓后外侧区、绳状体,变异型约占10%,如一侧 VA 很细,主要靠另一侧粗大的 VA 供血。通过小脑后下动脉(PICA)供应小脑半球后下部,PICA 通常为椎动脉分支,但可与小脑前下动脉(AICA)共同起源于基底动脉。VA 下段闭塞可通过甲状颈干、颈深动脉或枕动脉,或 Willis 环的反流获得侧支血供。VA 入颅前穿经 C_6 至 C_1 椎体横突,易遭受创伤或脊椎压迫,动脉夹层是 VA 闭塞最常见的原因,颈枕部疼痛及脑干功能障碍常提示椎动脉夹层形成,出现剧烈延长的咳嗽发作或头颈部创伤时,应注意筛查椎动脉夹层的可能性。

椎动脉缺血综合征的表现可分为四组:

1. 椎动脉闭塞　若双侧 VA 发育完整,一侧 VA 闭塞可不引起明显症状;如 VA 闭塞恰好阻断供应延髓外侧及小脑下部的 PICA,引起以眩晕为突出症状的延髓外侧综合征;例如左锁骨下动脉在椎动脉发出前近心端闭塞或明显狭窄,患者活动上肢时由于虹吸作用可引起血流自右椎或基底动脉流入左椎动脉,并向下反流至左锁骨下动脉远端,出现眩晕、复视、共济失调、晕厥等脑干缺血症状。Reivich 等首先描述此综合征,后来 Fisher 称为锁骨下动脉盗血综合征(subclavian artery steal syndrome)。

2. 延髓外侧综合征(lateral medullary syndrome)　由 Wallenberg 首先报道,也称为瓦伦贝格综合征(Wallenberg syndrome),是 VA 或其分支小脑后下动脉(PICA)闭塞所致。PICA 从椎动脉上部分出,是 VA 最大的分支,变异较多,供应延髓中上部背外侧区、小脑半球底部和蚓部下后部。供应延髓背外侧的为终动脉,PICA 主干闭塞时发生延髓背外侧综合征。Fisher 等将此综合征表现归纳为:①眩晕、呕吐、眼球震颤(累及前庭核);②交叉性感觉障碍,病侧面部与对侧半身痛温觉障碍(三叉神经脊束核与对侧交叉的脊髓丘脑束);③病侧肢体及躯干小脑性共济失调(绳状体或小脑);④病侧不完全 Horner 征,瞳孔小和/或眼睑轻度下垂(脑干网状结构中交感神经下行纤维);⑤病侧软腭麻痹、构音障碍、吞咽困难及咽反射减弱或消失(疑核);⑥个别患者因薄束核与楔束核受损出现同侧肢体深感觉障碍。该综合征临床表现多样,王新德提出诊断必须具备下列两条:①提示病灶在延髓,构音障碍

和吞咽困难二者必具其一;②提示损害在延髓背外侧,痛温觉障碍、共济失调及 Horner 征三者必具其一。部分延髓外侧综合征患者开始时临床状况良好或已有恢复,却突然意外死于呼吸或心搏骤停,可能与呼吸、循环中枢受累有关。因此,对延髓背外侧综合征患者,进行心肺功能密切监测是必要的。

PICA 解剖变异较多,如延髓背外侧可由椎动脉供血,或 PICA 与小脑前下动脉共同由椎动脉或基底动脉分出;PICA 延髓支可分布到面神经和听神经等,使临床表现不典型或症状复杂化。该综合征的感觉障碍可分为 8 种类型:①交叉性感觉障碍:为典型表现,是病灶侧三叉神经脊束或脊束核与对侧已交叉的脊髓丘脑束损害。②病灶对侧面部与躯体痛温觉障碍:是病灶侧三叉神经二级纤维(三叉丘系)与脊髓丘脑束受损。③双侧面部及病灶对侧躯体感觉障碍:是病灶侧三叉神经脊束及其二级纤维与脊髓丘脑束受损。④仅病灶对侧躯体感觉障碍:是病灶侧脊髓丘脑束受损。⑤仅病灶侧面部感觉障碍:有时仅三叉神经Ⅰ支、Ⅱ支或Ⅰ、Ⅱ支分布区感觉障碍,是病灶侧三叉神经脊束受累。⑥仅双侧面部感觉障碍:是病灶侧三叉神经脊束及三叉神经二级纤维受累。⑦仅病灶对侧面部痛温觉障碍:病灶侧三叉神经二级纤维受累。⑧仅双侧躯体感觉障碍:病变影响双侧脊髓丘脑束或血管变异所致。

3. 延髓内侧综合征(medial medullary syndrome)　又称德热里纳综合征(Dejerine syndrome),是临床很少见的脑梗死,因椎动脉远端动脉粥样硬化性病变导致椎动脉或其内侧分支闭塞,累及延髓锥体、内侧丘系及舌下神经,引起对侧肢体瘫、对侧深感觉缺失及同侧舌肌瘫。椎动脉夹层、椎基底动脉系统的延长扩张(dolichoectasia)或栓塞是延髓内侧梗死不常见的原因。某些延髓内侧梗死患者出现交叉的运动性轻偏瘫,称为交叉性偏瘫(hemiplegia cruciata),以及三肢轻瘫(triparesis),也包括巴宾斯基-纳若特(Babinski-Nageotte)综合征,椎动脉闭塞导致一侧延髓完全受累(延髓内侧与延髓外侧综合征的结合),都是极罕见的情况。

4. 贝内迪克特综合征(Benedikt syndrome)　是中脑被盖腹侧部病变所致,累及红核、小脑上脚及第Ⅲ脑神经束,是 PCA 至中脑的穿通支分布区梗死所致,临床表现为同侧动眼神经麻痹,常伴瞳孔散大,以及对侧偏身震颤、手足徐动症或舞蹈症。纳撒杰尔综合征(Nothnagel syndrome)是以同侧动眼神经麻痹与对侧小脑性共济失调为特征,是小脑上脚区域病变引起,在 PCA 至中脑穿通支分布区,可能代表中脑背侧综合征的一种变异型。Claude 综合征(Claude syndrome)具有 Benedikt 和 Nothnagel 综合征二者的表现,是比 Benedikt 综合征更背侧的顶

盖病变引起,因红核背侧损伤导致明显的小脑体征,如协同动作不能、共济失调、辨距不良与轮替运动障碍,不伴有不自主运动。Parinaud 综合征(Parinaud syndrome)或称为背侧中脑综合征(dorsal midbrain syndrome)、顶盖前综合征(pretectal syndrome)、中脑水管综合征(Sylvian aqueduct syndrome)等,可因 PCA 穿通支的中脑供血区梗死所致,主要以核上性垂直凝视麻痹为特征,并可有会聚缺陷、调节痉挛或麻痹(spasm or paresis of accommodation)、会聚退缩性眼震(convergence retraction nystagmus)、瞳孔光-调节反射分离(light-near dissociation)、睑退缩(Collier征)以及眼球反侧偏斜(skew deviation)等。

(三)基底动脉缺血综合征

基底动脉(BA)在脑桥下缘水平由左、右椎动脉合成,供应脑桥、部分小脑及中脑的血液,包括:脑桥旁正中支,供应脑桥中线两侧楔形区;桥支(脑桥短旋支),供应脑桥外侧 2/3、小脑中脚和小脑上脚;长旋支,每侧 2 条(小脑上动脉和小脑下前动脉),向外侧绕脑桥行至小脑半球;旁正中(脚间)支,位于基底动脉分叉与大脑后动脉处,供应高位中脑及底丘脑内侧区。BA 动脉粥样硬化斑块引起血管闭塞一般在 BA 下 1/3 处,或由双侧椎动脉闭塞所致;BA 闭塞累及的功能区包括皮质脊髓束、内侧纵束、脑桥核、前庭神经核、蜗神经核、下行的丘脑脊髓交感纤维和第Ⅲ~Ⅷ对脑神经等。BA 闭塞可因 BA 本身闭塞;双侧椎动脉闭塞,如 Willis 环代偿不充分,则引起如同基底动脉闭塞症状;单侧粗大的椎动脉闭塞。栓塞常见于 BA 分叉处或 PCA。

基底动脉缺血综合征的表现可分为六组:

1. 基底动脉顶端分叉处闭塞 可以出现不同组合的临床表现,如嗜睡或昏迷、针尖样瞳孔、中枢性高热及消化道出血(网状结构受损);四肢瘫,无动性缄默,第Ⅲ~Ⅷ对脑神经受损,如上睑下垂、眼外肌麻痹、复视及瞳孔缩小,眩晕,呕吐;记忆障碍,视幻觉,激惹及精神错乱,以及视野缺损等,导致许多临床综合征,下述的基底动脉尖综合征即是病情复杂而危重的。

2. 双侧基底动脉分支闭塞 可导致双侧脑桥基底部梗死产生闭锁综合征(locked-in syndrome),由于双侧皮质脊髓束、皮质延髓束、外展神经核以下运动传出功能丧失,脑桥被盖网状结构未累及,中脑动眼神经、滑车神经功能保留。患者不能吞咽和讲话,面无表情,不能转头及耸肩,四肢瘫,但意识清楚,听力正常,能感知疼痛,能通过视听及眼球运动如睁眼、闭眼及眼球上下运动示意。

3. 脑桥旁正中动脉闭塞导致脑桥内侧旁正中结构,如外展神经核、副外展神经核、内侧纵束及锥体束等受累,出现 Foville 综合征,表现为对侧轻偏瘫,病侧周围性面瘫,两眼向病灶侧凝视麻痹(看向病灶对侧)。脑桥支(短旋动脉)闭塞导致脑基底部外侧梗死,出现 Millard-Gubler 综合征,表现为对侧轻偏瘫,病侧外展神经、面神经周围性麻痹,有时伴对侧中枢性舌瘫。如内听动脉闭塞导致病侧耳鸣、听力减退,以及眩晕、呕吐、眼震等。中脑支闭塞可出现 Weber 综合征、Benedit 综合征。

4. 小脑上动脉(SCA)闭塞 SCA 是基底动脉最上端的外旋支,供应小脑半球上部及部分蚓部,上部脑桥、下部中脑被盖部和小脑上脚。闭塞引起脑桥上部外侧综合征,表现为病灶侧肢体小脑性共济失调(小脑中脚及上脚)、舞蹈样动作、眩晕、呕吐、言语不清、咀嚼无力、Horner 征和听力下降,以及对侧半身痛温觉减退(脊髓丘脑束受累),病侧上肢静止性震颤、腭肌阵挛等。

5. 小脑前下动脉(AICA)闭塞 AICA 供应小脑半球下部、部分小脑蚓部、脑桥被盖外侧部及桥臂。临床表现多变,因为 AICA 的大小及其供血区与 PICA 的大小及供血区相反。闭塞后出现脑桥下部外侧综合征,表现为眩晕、呕吐、眼球震颤、耳鸣,有时单侧听力下降,病灶侧肢体小脑性共济失调、Horner 征及同向侧视麻痹,周围性面瘫、面部浅感觉减退,对侧躯干及肢体痛温觉减退(脊髓丘脑束受累)等,若闭塞靠近动脉起始部,波及皮质脊髓束可出现轻偏瘫。

6. 基底动脉尖综合征(top of the basilar syndrome, TOBS) Caplan 等首先报道。由于基底动脉尖分叉处闭塞,常累及小脑上动脉及大脑后动脉两对动脉,分支供应中脑、丘脑、小脑上部、颞叶内侧及枕叶,供应中脑与丘脑的深穿支较细,侧支循环不良;最常为栓塞所致,导致中脑、丘脑、下丘脑、颞叶内侧及枕叶缺血性梗死症状,由于 SCA、AICA 与 PICA 间存在广泛吻合支,小脑症状少见。多因心源性或动脉源性栓塞和动脉粥样硬化性脑血栓形成所致,但曾有造影后可逆性 TOBS 的报道。

患者发病年龄为 40~79(平均 59.4)岁,主要表现为意识丧失、昏迷、无动性缄默、嗜睡症(hypersomnolence)、记忆障碍或激越性妄想,大脑脚局部病变或黑质网状层(pars reticulata)内侧部双侧病变曾报道出现大脑脚幻觉症(peduncular hallucinosis),以复杂的、非威胁性视幻觉为特征。有卒中危险因素的中老年人突发意识障碍又很快恢复,无明显肢体瘫痪,但瞳孔改变、垂直性注视障碍、偏盲、记忆障碍等,高度支持 TOBS 的可能性。

常见的眼征包括单侧或双侧向上或向下凝视麻痹,少数患者出现垂直注视一个半综合征,表现为上视麻痹合并单眼下视麻痹;会聚障碍如单眼或双眼呈内收位,眼球反侧偏斜(skew deviation)表现为同侧眼球向下向内转,对侧眼球向上向外偏斜;以及会聚退缩性眼震、眼外展异常、Collier 征和震荡性眼球运动(oscillatory eye movement），见于顶盖前区、后连合梗死及上丘眼球垂直运动中枢受累。视觉障碍可见同向性偏盲或象限盲、皮质盲，以及 Balint 综合征，表现为凝视精神性麻痹（psychic paralysis of gaze）、画片中动作失认（simultanagnosia）及视觉性共济失调。优势半球枕叶病变可见失读（alexia）不伴失写（agraphia）。双侧性病变可产生视觉失认或面容失认（prosopagnosia）。顶盖前区病变使光反射传入纤维阻断，可见瞳孔缩小，光反应迟钝，调节反应存在，类似 Argyll-Robertson 瞳孔，偶有以偏心的或椭圆形瞳孔为特征的中脑瞳孔异位（midbrain corectopia）。

TOBS 可分为脑干首端梗死和大脑后动脉区梗死两组。①脑干首端梗死：表现为嗜睡至昏迷不同程度意识障碍，可呈一过性、持续数日或反复发作，是中脑和/或丘脑网状激活系统受累所致；少数患者出现大脑脚幻觉或脑桥幻觉，大脑脚幻觉出现率约 10.5%，常在黄昏时出现，以形象、生动、具体的视幻觉为主，如看到活动的人和动物、丰富多彩的画面和景色、复杂的曲线等，患者对此有批判力，与脑干首端网状结构受损有关；脑桥幻觉看到墙壁弯曲、扭曲或倒塌感，有时仿佛隔墙看见邻室的物件，甚至见人经墙进入邻室，患者对此无批判力，是大脑脚后部及上部脑桥被盖部内侧纵束附近受累所致；丘脑及锥体束损害可出现感觉及运动障碍、瞳孔散大及眼球运动障碍。②大脑后动脉区梗死：除表现为对侧偏盲或皮质盲之外，可有行为异常、虚构性问答（不能区分梦境与现实）、视觉失认、Balint 综合征（精神注视麻痹、视性共济失调和空间性注视障碍）等，颞叶内侧受累有严重记忆障碍。

MRI 显示中脑中央、双侧丘脑后部以及单侧或双侧枕叶、颞叶内侧面梗死的特征性表现。

临床常见的脑干综合征见表 3-5-7。

表 3-5-7　临床常见的脑干综合征

名称	病变位置	受累脑神经	体征	常见原因
Weber 综合征	中脑大脑脚	Ⅲ	动眼神经麻痹伴交叉性偏瘫	血管闭塞、肿瘤、动脉瘤
Benedikt 综合征	中脑被盖	Ⅲ	动眼神经麻痹、对侧肢体强直、舞蹈、手足徐动及共济失调或震颤、对侧肢体深感觉及精细触觉障碍	梗死、出血、结核瘤、肿瘤
Parinaud 综合征	中脑背侧		向上凝视麻痹；瞳孔对光反射消失；神经性耳聋；小脑性共济失调	松果体瘤、中脑背侧其他病变、脑积水
Millard-Gubler 综合征及 Raymond-Foville 综合征	脑桥基底	Ⅵ、Ⅶ	面神经和展神经麻痹以及对侧偏瘫；有时向病灶对侧凝视	梗死或肿瘤
Dejerine 综合征	延髓旁正中部	Ⅻ	同侧舌肌麻痹、对侧肢体中枢性瘫痪、对侧肢体深感觉障碍	梗死
Wallenberg 综合征	延髓被盖外侧	Ⅴ、Ⅸ、Ⅹ、Ⅺ	同侧第Ⅴ、Ⅸ、Ⅹ对脑神经麻痹、Horner 综合征及小脑性共济失调；对侧痛觉、温度觉缺失	椎动脉或小脑后下动脉闭塞

（四）丘脑梗死综合征

丘脑（thalamus）是间脑（diencephalon）最大的组成部分。丘脑的血液供应主要源自后交通动脉与 PCA 的中脑深穿支。典型的丘脑梗死可累及 4 条主要的血管之一，如后外侧支、前支、旁中线支及背侧支等（图 3-5-8）。

丘脑梗死综合征（syndrome of thalamic infarction）的临床表现是：

1. 后外侧丘脑梗死　由起自 PCA 的 P2 段的丘脑膝状体支的闭塞引起，可引起纯感觉性卒中、感觉运动性卒中及 Dejering-Roussy 丘脑综合征等三种常见的临床综合征。在丘脑（Dejering-Roussy）综合征患者有对侧所有的感觉缺失，面部偶可不受影响，受损侧严重的感觉异常即丘脑痛（thalamic pain）、血管舒缩障碍、短暂性对侧轻偏瘫，以及轻度舞蹈手足徐动症样或投掷样动作；疼痛或不自主运动可在卒中后数周或数月出现。

2. 前部丘脑梗死　由极动脉或丘脑结节动脉闭塞所致。临床主要表现为意识水平波动、意志缺失、淡漠、定向障碍、自知力缺乏与人格改变，对侧的情感性-面神经麻痹，偶见轻偏瘫，视野缺损等。左侧梗死伴语言功能缺损，如丘脑性失语、言语声律障碍、构音障碍等；可见语意记忆（semantic memory）受损，右侧病变患者可见偏身忽视、异己手综合征及视空间缺损等。

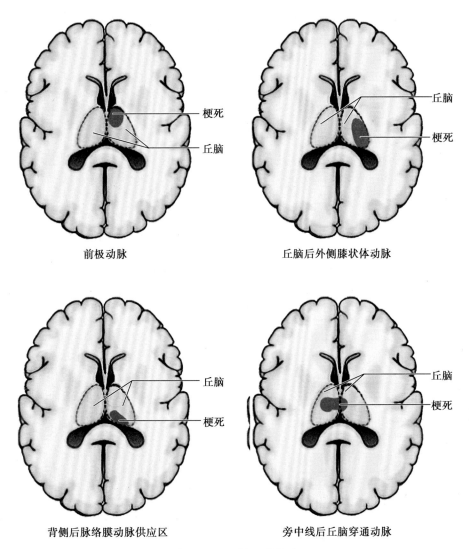

前极动脉

丘脑后外侧膝状体动脉

背侧后脉络膜动脉供应区

旁中线后丘脑穿通动脉

图 3-5-8　丘脑梗死的类型

3. 丘脑旁中线梗死是旁中线或丘脑穿通支闭塞所致。临床主要表现为嗜睡或短暂性意识丧失,记忆丧失或情绪障碍,以及垂直性凝视异常;也可产生睡眠和体温异常,可导致嗜睡症(hypersomnolence)、明显记忆障碍伴持续言语与虚构症、无动性缄默、急性痴呆及性欲亢进。丘脑旁中线梗死可为单侧或双侧,双侧罕见,常因基底动脉尖的栓塞性闭塞所致。

4. 背侧丘脑梗死是由脉络膜后动脉闭塞引起。临床以出现同向性象限盲或同向性水平性扇形盲(homonymous horizontal sectoranoias)为特征。也可以有一种不对称的光动反应(optokinetic response)及偏身(面部与上肢)感觉减退。丘脑枕(pulvinar)受累可导致丘脑性失语。

三、边缘带缺血综合征

边缘带缺血(border zone ischemia)通常是由于低灌注(hypoperfusion)及栓塞(embolization)所致。大多数患者有 ICA 闭塞或高度狭窄,伴血流动力学明显变化的心脏病、血细胞比积增加或急性低血压。栓塞性梗死不常见。例如,在一次严重的低血压发作后,可能导致脑的相邻大动脉间的边缘带或分水岭区(watershed areas)缺血。

1. 临床特征性边缘带缺血综合征

(1) 在大脑所有的三个主要动脉系统,ACA、MCA 及 PCA 的边缘带供血区缺血可导致双侧顶-枕叶病变。患者可出现双侧下部视野缺损,分辨物体的大小、距离及运动困难,以及平稳眼追随障碍,也可出现视觉性共济失调或皮质盲。

(2) ACA 与 MCA 的边缘带缺血可导致以上肢为主的皮质性感觉运动功能缺失,最初影响整个上肢,后来局限于手与前臂。如额叶视区(frontal eye field)受累,可出现随意性眼扫视运动(volitional saccadic eye movement)障碍。

（3）MCA 与 PCA 的边缘带缺血可导致颞顶区病变，可出现皮质盲，可能迅速恢复，但遗留明显的诵读困难、计算障碍、书写困难及口语、非口语记忆障碍。

2. Bogousslavsky 等曾将分水岭梗死分为三种类型。

（1）前分水岭梗死（anterior watershed infarct）：是 MCA 与 ACA 浅表供血区的边缘带区分水岭梗死。典型者引起足部轻偏瘫，下肢重于上肢，面部豁免，半数患者伴相同躯体部位的感觉障碍，通常为痛温、触觉障碍。优势-半球病变常引起经皮质运动性失语，非优势-半球病变常见淡漠或欣快等情感障碍。

（2）后分水岭梗死（posterior watershed infarcts）：是 MCA 与 PCA 浅表供血区的边缘带区分水岭梗死。常见偏盲或下象限盲，常伴黄斑回避（macular sparing）。常见皮质性偏身感觉缺失，如两点辨别觉、实体觉等，肢体无力罕见。优势半球病变常见语言障碍，伴孤立的找词困难、命名不能、经皮质感觉性失语，以及罕见的 Wernicke 失语。约半数患者表现为明显抑郁。非优势半球病变常见对侧的偏侧空间忽视及病觉缺失。

（3）皮质下分水岭梗死（subcortical watershed infarcts）：是 MCA 浅表与深部供血区的边缘带区分水岭梗死。常见轻偏瘫，约半数患者有偏侧感觉缺失，通常为非皮质性。优势半球病变常见 Broca 失语、完全性失语、经皮质运动性失语，非优势半球病变常有偏侧忽视。

在 ICA 严重狭窄或闭塞同侧的 ACA、MCA 与 PCA 之间的交界区梗死导致顶叶下部角回白质血流量减少，可引起手的进展性非锥体束性运动功能缺失（evolving nonpyramidal motor deficit）。

第四节 短暂性缺血发作

（董强）

短暂性缺血发作（transient ischemic attack，TIA）是由脑、脊髓或视网膜的可逆性缺血引起的急性、局灶性神经功能缺失的短暂发作。症状突然出现，通常立即达到高峰，一般持续 1~30 分钟，发作后可完全恢复，当患者来诊时症状多已消失。然而，磁共振成像弥散加权像（DWI）显示传统定义的 TIA 患者可伴不同比率的急性脑梗死。故此，美国斯坦福大学医学院的 Albers 等提出，TIA 是局灶性视网膜或脑缺血引起的神经功能缺失的短暂发作，临床典型症状一般持续不超过 60 分钟，且不伴急性脑梗死的明确证据。

TIA 是卒中的预兆，是缺血性卒中公认的最重要危险因素，近期频繁发作的 TIA 是脑梗死的强烈预警。TIA 发作后 30 天内平均有 5%~10% 的风险发展为卒中。

15%~20% 的缺血性卒中的患者发病前有 TIA 发作。TIA 既是卒中的先兆，也是我们救治患者的机会，尽早规范干预可有效降低卒中风险。各种 TIA 评分方法都是围绕如何快速区分低危和高危患者，从而给予相应的治疗，预防其发展为不可逆脑梗死而设计的。

【研究史】

自 19 世纪初，医生在临床上已经发现一种短暂的反复发作的脑卒中，症状持续时间短暂，并可以很快消失，曾将其称为"小卒中"，有人将这种短暂性反复发作的特点形象地比喻为"大脑间歇性跛行"（cerebral intermittent claudication）。自 1958 年美国神经病学家 Fisher 首先提出 TIA 的概念，他描述 TIA 是脑缺血发作，持续几秒钟到数小时，多数持续 5~10 分钟。1965 年，第四届普林斯顿会议确定的 TIA 定义是，由于大脑局灶性缺血产生相应区域的神经功能缺失症状，并在 24 小时内完全消失。然而，随着神经影像学的进步，这一定义逐渐受到质疑。一项包括 10 个中心、以磁共振弥散加权成像（DWI）为依据的共 808 例 TIA 患者多中心 TIA 研究表明，60% 的 TIA 发作时间持续不足 1 小时，发作超过 6 小时的患者仅占 14%；33% 的患者 DWI 存在新发的梗死灶，如果发作持续超过 6 小时，近半数患者在 DWI 上存在高信号。随着 DWI 空间分辨率的提高，高分辨 DWI 可发现高达 54% 的 TIA 患者存在新发梗死灶，较高的 NIHSS（National Institutes of Health Stroke Scale）和 ABCD^2 评分、责任血管闭塞、灌注缺损都与 DWI 阳性相关。Toole 提出，将 TIA 定义为伴一过性症状的脑梗死（cerebral infarction with transient symptoms，CITS）。大规模的研究表明，典型的 TIA 症状持续时间一般为数分钟到 1 小时，许多学者建议把 TIA 的时间限定为 1 小时。目前广泛采用的是 2009 年美国心脏/卒中协会提出的 TIA 定义：TIA 是由于局部脑、脊髓、视网膜缺血导致短暂性神经功能障碍，且无急性梗死的证据。

根据基于社区人群的中国成人 TIA 流行病学研究，中国人口标化 TIA 患病率高达 2.3%，据此推算中国 TIA 现患人群数量高达 2 390 万人。

【病因和发病机制】

1. 病因 TIA 的病因与缺血性卒中的病因相同，可以按照 TOAST（the Trial of ORG-10172 in Acute Stroke Treatment）分型进行分类。危险因素包括高血压、心脏病、糖尿病、血脂异常、肥胖和缺乏运动，以及贫血、红细胞增多症、血小板增多症等引起血液流变学异常，均可导致 TIA。

2. 发病机制

（1）微栓塞学说：Fisher 于 1954 年提出该学说。在一过性黑矇患者眼底显微镜观察，可见视网膜动脉血流减少、静脉血流中断和形成火车厢式血流改变,视网膜动脉可见白色栓子流过,病理证实为纤维蛋白-血小板形成的微栓子,主要来自颈内动脉颅外段如颈内动脉起始段,心源性栓子较少。大动脉近端分叉处因长期受血流剪切力的影响,血管内膜受损和暴露于血流,可吸附血小板和纤维蛋白原等形成粥样硬化斑块,血压突然升高或者炎症反应使斑块内出血或脱落。血管内血流分层平流现象使某一来源的微栓子被反复带向远端同一血管分支,导致微栓塞或反射性小动脉痉挛,临床反复出现刻板的脑缺血症状。由于栓子较小、易破裂,栓塞的血管内皮细胞分泌链激酶溶解微栓子,使血管再通和症状消失。

(2)血流动力学说:认为动脉严重狭窄使脑灌注压低于代偿阈值时发生一过性脑缺血,脑灌注压恢复时症状缓解。颈内动脉管径≤1.5mm时(正常5~10mm,平均7mm)可出现视网膜或脑循环动力学改变,可导致分水岭区缺血。部分颈内动脉或基底动脉狭窄患者在由卧位或坐位变为立位时因血流下降导致TIA;睡醒后发作TIA常提示潜在的卒中可能。有时运动或姿位性TIA提示主动脉弓狭窄如Takayasu动脉炎或主动脉弓夹层。过度换气导致TIA可能提示烟雾病。

总之,微栓塞型TIA表现较多样,与每次发作时栓子大小、栓塞部位、侧支循环代偿状态等因素有关。血流动力学型TIA表现较刻板,因系同一动脉供血区缺血,每次发病形式基本一致。

【临床表现】

1. TIA在中老年(50~70岁)中较常见,男性较多,随年龄增长而发病率增高,通常有高血压、糖尿病、高脂血症及冠心病等病史。患者突然起病,迅速出现局灶性神经功能缺失症状及视力障碍等,历时短暂,表现为雷同的或刻板样症状和体征,通常符合某一血管支配区,症状能完全缓解,发作间期可无神经系统体征。约25%的TIA患者在发作时主诉头痛。肢体抖动(limb-shaking)的TIA可能与严重的颈动脉狭窄有关。

2. 颈内动脉系统TIA主要表现为视觉或半球症状,视觉受损为同侧性,感觉运动障碍为对侧性。可因颈内动脉、眼动脉或大脑中动脉(MCA)受累,出现MCA、眼动脉、MCA与大脑前动脉(ACA)分水岭区、MCA与大脑后动脉(PCA)分水岭区症状等。颈内动脉系统TIA一般持续时间较短,通常2~15分钟,偶可至1小时,若时间更长多提示为栓塞。可反复发作,数日1次或每日数次,进展为脑梗死较多。颈内动脉系统TIA的临床表现(表3-5-8)包括:

表3-5-8　颈内动脉系统及椎基底动脉系统TIA的临床表现及缺血部位

症状类型	颈内动脉系统TIA	椎基底动脉系统TIA
常见症状	对侧偏瘫或笨拙,可伴面瘫、感觉障碍,言语困难或不流利	头晕,平衡障碍,少数伴耳鸣,构音障碍或吞咽困难,一侧肢体无力
特征性症状	①病侧单眼盲(一过性黑矇)或Horner征,对侧偏瘫和/或感觉障碍 ②外侧裂周围失语综合征:包括Broca失语、Wernicke失语及传导性失语 ③分水岭区失语综合征:表现为经皮质运动性、感觉性及混合性失语	①跌倒发作:转头或仰头时下肢突然失张力跌倒,无意识丧失,可自行站起 ②短暂性全面性遗忘症:记忆丧失持续数分钟至数十分钟,谈话、书写及计算力正常 ③双眼视力障碍,双侧同向性部分或完全性盲
可能出现的症状	①对侧偏身麻木、感觉缺失或感觉异常 ②对侧同向性偏盲或象限盲	①吞咽困难、饮水呛咳及构音障碍 ②小脑共济失调、平衡障碍 ③意识障碍伴或不伴瞳孔缩小 ④双侧或交叉性瘫或笨拙 ⑤一侧或双侧面、口周麻木及交叉性感觉障碍 ⑥眼外肌麻痹及复视

(1)常见症状:对侧偏瘫或单肢无力,可伴对侧面瘫,是MCA供血区或MCA与ACA皮质支分水岭区缺血的表现。

(2)特征性症状:

1)眼部症状:①眼动脉交叉瘫:较常见,出现病变侧一过性黑矇(amaurosis fugax)或暂时性单眼失明(transient monocular blindness,TMB),多数持续5~30秒,表现视野明暗度逐渐下降,演变为单眼完全性无痛性失明,患者常描述"一个黑影迅速覆盖整个视野,直到一侧眼完全黑暗",可伴对侧偏瘫和/或感觉障碍,倾向于重复刻板性发作,症状消退缓慢。②Horner 征交叉瘫:出现病变侧 Horner 征及对侧偏瘫。

2) 主侧半球受累可出现失语症,可表现为:①外侧裂周围失语综合征:包括 Broca 失语、Wernicke 失语或传导性失语,是 MCA 皮质支供血区缺血累及大脑外侧裂周围区所致。②分水岭区失语综合征:可出现经皮质运动性、经皮质感觉性或经皮质混合性失语,是 MCA 与 ACA 皮质支分水岭区或 MCA 与 PCA 皮质支分水岭区缺血的表现。

(3) 可能出现的症状:①对侧偏身或单肢麻木或感觉减退,为 MCA 供血区或 MCA 与 PCA 皮质支分水岭区缺血表现。②对侧同向性偏盲,较少见,为 PCA 皮质支,或 MCA、PCA 皮质支分水岭区缺血,半球深部分支导致内囊后肢受损;象限盲为视觉传导束在顶叶或颞叶受损所致。

3. 椎基底动脉系统 TIA 椎基底动脉系统的供血范围广,包括大脑半球后 2/5 区域及部分间脑,以及脑干、小脑、内耳和高位颈髓。后循环 TIA 一般持续时间较长,发作频率较多,症状复杂多变,多为非刻板发作,如一次发作为面部及手指麻木无力,下次发作可仅有手指的症状;又如这次发作出现眩晕和共济失调,以后又出现复视,有时两侧肢体交替受累,也可在数秒或数分钟内逐渐从一侧到另一侧扩散,比癫痫的蔓延速度要慢,发作可突然停止或消退,进展为脑梗死相对较少。椎基底动脉系统 TIA 表现(表 3-5-8)包括:

(1) 常见症状:头晕、平衡失调,大多数不伴耳鸣,为脑干前庭缺血的表现;少数可伴耳鸣,是内听动脉缺血累及内耳所致。

(2) 特征性症状:①跌倒发作(drop attack):患者转头或仰头时下肢突然失张力跌倒,无意识丧失,可很快自行站起,是椎动脉缺血导致低位脑干网状结构受累,通常伴脑干或小脑功能缺失症状和体征,需注意与晕厥、痫性发作鉴别。②短暂性全面遗忘症(transient global amnesia,TGA):发作时出现短时间记忆丧失,患者对此有自知力,持续数分至数小时,一般 24 小时内恢复,发作时不能记忆新事物,对时间、地点定向障碍,但谈话、书写及计算能力保持,紧张的体力活动可诱发,是大脑后动脉颞支缺血累及边缘系统颞叶内侧、海马、海马旁回和穹窿所致。目前研究认为,TGA 也有偏头痛、痫性发作、静脉血流淤滞等其他发病机制。③双眼视力障碍:因双侧大脑后动脉距状支缺血使枕叶视皮质受损,引起暂时性皮质盲。

(3) 可能出现的症状:①吞咽困难(dysphagia)、饮水呛咳和构音障碍(dysarthria):可为脑干缺血导致延髓麻痹。②小脑性共济失调(cerebellar ataxia):是椎动脉及基底动脉小脑支缺血导致小脑或与脑干联系纤维受损。

③意识障碍伴或不伴瞳孔缩小:是高位脑干网状结构缺血累及网状激活系统及交感神经下行纤维(由下丘脑交感神经区至脊髓睫状中枢),但通常伴随后循环缺血的其他症状。④一侧或双侧面、口周麻木及交叉性感觉障碍(cross dysesthesia):多见于延髓背外侧综合征,是病变侧三叉神经脊束核或脊束与对侧已交叉的脊髓丘脑束受损所致。⑤眼外肌麻痹及复视(diplopia):为中脑或脑桥的动眼、滑车或外展神经核或纤维缺血。⑥交叉性瘫(cross paralysis):是一侧脑干缺血典型表现,因脑干缺血的部位不同可出现 Weber 综合征、Foville 综合征等,如 Weber 综合征表现为同侧动眼神经麻痹与对侧肢体瘫。

4. 少见的症状 例如:①眼动脉 TIA 症状有时可出现楔形视野缺损、突发性视野模糊和自发性闪光等。②大脑中动脉受累也可引起对侧面部、口唇、手指、口唇与手指、手足麻木和短暂性无力。③颈内动脉系统 TIA 可出现意识模糊、精神症状、半侧舞蹈样动作,优势半球受累可出现失计算,非优势半球受累可出现失用症及视觉失认(visual agnosia)或颜面失认(prosopagnosia)等。④大脑后动脉距状支缺血除了引起双眼视力障碍之外,也可见单侧视力丧失。⑤深穿支动脉缺血闭塞可出现腔隙性 TIA,Donnals 等提出内囊警示综合征(capsular warning syndrome),是临床较常见的内囊区深穿支动脉缺血或闭塞,导致反复发作的面部及肢体无力,最终进展为内囊区腔隙性梗死。

【辅助检查】

1. TIA 的评估 TIA 有反复发作的特点和发展为脑梗死的风险,如何评估这些风险,对不同的患者进行分层管理,发现高危患者,是临床尤其是急诊的常见问题。目前有许多 TIA 的评分方法,如加利福尼亚风险评分(California Risk Score,CRS)、ABCD、ABCD^2、ABCD^{2}I、ABCD^3、ABCD^{3}I 等。不同的方法对发病后 2 天、7 天和 90 天内的卒中风险进行了预测。7 天内卒中风险最高是 12.2% ~ 35.5%,90 天内卒中风险最高是 6% ~ 34%。Lancet 杂志发表评论认为,ABCD^2 预测 90 天内再发卒中风险的效能最好且简便易行,该评分有助于 TIA 患者的卒中风险分层。ABCD^2 评分最高分为 7 分,评分 ≥4 分提示中至高度卒中风险,应在发病 24 小时内立即入院检查和治疗(ESO,2008)。评分方法见表 3-5-9。

2. 神经影像学检查 不仅能帮助医生确诊,而且对预后判断和治疗方法选择也有意义,AHA 和英国皇家医师协会都推荐 TIA 患者,尤其 ABCD^2 评分在 4 分以上者进行充分的影像学评估。①TIA 患者应尽早进行影像学评估;②发病 24 小时内需进行 MRI 包括 DWI 检查,如无条件须做 CT 检查;③疑似 TIA 患者必须进行颅内外血管无创检查如 CTA 或 MRA,以确定有无血管狭窄或不稳定斑块。

表 3-5-9　ABCD^2 的评分方法

TIA 的临床特征	得分
A（age）年龄≥60 岁	1
B（blood pressure）血压≥140/90mmHg	1
C（clinical syndrome）临床综合征	
一侧肢体无力或伴言语障碍	2
仅言语障碍不伴无力	1
D（duration）持续时间	
≥60 分钟	2
<60 分钟	1
D（diabetes）糖尿病	1

其他检查项目包括彩色经颅多普勒（TCD）、颈动脉超声，以及心脏超声包括经食管心脏超声等。TCD 微栓子监测适于发作频繁的 TIA 患者。血常规、血糖、血脂、同型半胱氨酸检测，心电图等，最终的检查目的是明确 TIA 的病因。

【诊断和鉴别诊断】

1. 诊断　根据急性卒中样发病，出现颈内动脉系统及椎基底动脉系统缺血的症状，特别是反复刻板地出现的典型症状，历时短暂，一般为 1～30 分钟或不超过 1 小时，恢复后不遗留任何神经功能缺失，DWI 检查未发现新发梗死病灶，均应考虑 TIA 的可能。孤立的、反复发作的眩晕，持续 1 分钟或更短时间，且眩晕强度有波动可能是脑干缺血的表现。若头晕伴有构音障碍、步态不稳等，强烈提示后循环 TIA。

2. 鉴别诊断　美国国立神经疾病与卒中研究所脑血管疾病分类（第 3 版）中提出，TIA 最常见的临床表现是运动障碍，如患者仅表现为部分肢体或一侧面部感觉障碍、视觉丧失或失语发作，诊断须慎重；麻木、头昏等常见症状也不一定是 TIA。明确提出不属于 TIA 的症状包括：①意识丧失不伴后循环缺血的其他体征；②强直性和/或阵挛性发作；③躯体多处持续进展性症状；④闪光暗点。临床不考虑 TIA 的症状包括：①进展性感觉障碍；②单纯眩晕或头昏眼花；③单纯吞咽障碍及单纯构音障碍；④单纯复视；⑤尿便失禁；⑥伴意识障碍的视觉丧失；⑦伴明显头痛的局灶症状；⑧单纯精神错乱；⑨单纯遗忘症；⑩单纯猝倒发作。

因此，TIA 须与某些短暂的、发作性、局灶性神经功能缺失相鉴别，后循环 TIA 由于症状复杂多变使鉴别范围广泛。详细询问病史有助于分析、判断。TIA 的鉴别主要包括：

（1）痫性发作：如部分性感觉性发作，易与 TIA 混淆，但前者可见 EEG 局限的异常脑波，MRI 可能发现局灶性脑病变。肢体抖动综合征常常需要与痫性发作进行鉴别，脑电图尤其视频脑电图有助于进行鉴别诊断。

（2）梅尼埃病（Ménière disease）：又称内耳性眩晕，发作性眩晕、恶心、呕吐等症状与后循环 TIA 相似，但发病年龄较轻，发作时间可长达 24 小时或数日，伴眼震、耳鸣，反复发作后导致听力减退。

（3）偏瘫型和基底动脉型偏头痛：常在青年期发病，女性较多，多有家族史，表现为反复发作的搏动性头痛，常伴视觉先兆或伴呕吐，发作常超过 24 小时。

（4）晕厥：表现为短暂意识丧失，伴面色苍白、出汗、血压下降和脉细弱等，多由于迷走神经兴奋性增高、体位性低血压所致。

（5）心脏疾病：如阿-斯综合征（Adams-Stokes syndrome），严重心律失常如室上性及室性心动过速、心房扑动（简称房扑）、多源性室性早搏及病态窦房结综合征等，可引起短暂性全脑供血不足，表现为头昏、晕倒或意识丧失，无局灶性神经体征，心电图有异常发现。

（6）原发性或继发性自主神经功能不全：可因血压或心率急剧变化出现发作性意识障碍，以及短暂性全脑供血不足症状。

（7）脑淀粉样血管病：55 岁以上出现短暂性局灶性神经系统症状发作，需考虑淀粉样发作可能，可伴有半球凸面蛛网膜下腔出血，磁敏感序列（SWI 或 T2 * -GRE）发现局限于脑叶的多发微出血，皮质表面铁沉积症提示脑淀粉样血管病。

（8）脑膜瘤、胶质母细胞瘤、邻近皮质的转移瘤、硬膜下出血均可出现短暂的可逆的局灶性卒中样发作，也须注意鉴别。

【治疗】

TIA 的治疗目标是针对病因，减少和预防脑缺血事件的复发，预防脑梗死。

1. 病因治疗　应高度重视 TIA 的病因治疗，有效进行二级预防，控制脑卒中的危险因素，如高血压、糖尿病和高脂血症管理，治疗心律失常等，消除微栓子来源，预防缺血性卒中发生。

（1）血压调控：需根据 TIA 的病因调控血压。如果是大动脉粥样硬化、血管狭窄导致的 TIA，在病因未能根除之前，血压调控需要慎重。Rothwell 等的研究表明，单侧或双侧颈动脉重度狭窄时，如收缩压<130mmHg，卒中风险率显著增高，此时降压治疗不仅无益，反而可能带来灾难性后果。因此，存在单侧颈动脉狭窄时收缩压应维持在 130mmHg 以上，当双侧颈动脉均重度狭窄时，收缩压应至少维持在 150mmHg 以上。由此可见，血流动力性 TIA 因存在血管狭窄，应慎用降压药。在解决血管狭窄

（如内膜剥脱或支架手术）之后或应用强化他汀、抗栓（多为双联抗血小板）治疗病情稳定后，逐步将血压降至目标值。TIA 患者长期的目标是将血压控制在 140/90mmHg 以下，糖尿病患者和小血管病性 TIA 患者要控制在 130/80mmHg 以下。如患者血压在 220/120mmHg 以上，并存在紧急降压的适应证，需尽快控制血压，但这种情况在 TIA 患者十分罕见。

（2）抗栓治疗：一旦确诊 TIA 后，应立即给予抗栓治疗。根据近年大规模临床试验结果，建议非心源性 TIA 患者首选阿司匹林 75~325mg/d，氯吡格雷、双嘧达莫也可作为一线治疗药物。用法同缺血性卒中的二级预防。

针对小卒中（NIHSS ≤ 3 分）或高危 TIA（ABCD² ≥ 4 分）的患者，我国的 CHANCE（Clopidogrel in High risk Patients with Acute Non-disabling Cerebrovascular Events）研究针对发病 24 小时内的上述患者，联合阿司匹林（首次 75~300mg 医生自己决定，随后 75mg/d）和氯吡格雷（首次 300mg 负荷，随后 75mg/d）治疗 21 天后改为单独氯吡格雷 75mg/d 治疗 3 个月，对照组为阿司匹林（75mg/d）治疗 3 个月。结果发现，联合抗血小板治疗能明显减少卒中的复发，且并未增加出血性卒中（均为 0.3%）和严重出血性事件的风险（均为 0.2%）的风险。随后 2014 年美国 AHA/ASA 发布的缺血性卒中和 TIA 的二级预防指南因此改写，但双抗治疗的推荐级别是 IIb 级，B 级证据，主要是由于 CHANCE 研究纳入的受试对象全部为中国人群，因此双抗应用的全球化推广仍需要进一步明确。

几乎同期进行的 POINT（Platelet-Oriented Inhibition in New TIA and Minor Ischemic Stroke Trial）研究于 2018 年发表，研究人群与 CHANCE 研究相同，其治疗方案有所不同，主要是氯吡格雷首次 600mg，之后阿司匹林（50~325mg/d）和氯吡格雷（75mg/d）联合治疗持续 90 天与单独的阿司匹林（50~325mg/d）进行比较，结果提示虽然双抗组也较对照组能更好地降低卒中复发风险，但主要出血的发生率双抗组（0.9%）明显高于对照组（0.4%）。

后续的 CHANCE 亚组分析发现，TIA 或卒中复发主要发生于发病后的 1~2 周内。CHANCE 和 POINT 研究总计 10 051 例患者（5 016 例氯吡格雷和阿司匹林双抗组，5 035 例对照组）的个体资料荟萃分析显示，氯吡格雷和阿司匹林双抗较单用阿司匹林，90 天主要缺血性事件的风险降低 30%，而且疗效差异主要发生在双抗治疗的前 21 天，双抗治疗 22~90 天没有看到明显获益。因此，双抗治疗需要甄选合适的人群，且使用的时间最好不超过 3 周。

对心源性 TIA 推荐华法林（INR 在 2.0~3.0）或新型口服抗凝剂抗凝治疗，预防心源性栓塞明显优于阿司匹林。新型口服抗凝剂在非瓣膜性房颤脑卒中的一级和二

级预防中也取得与华法林类似的预防效果，且新型口服抗凝剂较华法林更稳定，不需监测凝血功能，出血风险更低。多项研究显示，非心源性 TIA 抗凝治疗与抗血小板治疗的疗效无明显差异，抗凝可增加出血风险。因颅外动脉夹层、主动脉粥样硬化斑块导致的 TIA 患者抗凝较抗血小板治疗，没有明显获益。

（3）他汀治疗：考虑为动脉粥样硬化性 TIA 的患者，即使无脂代谢紊乱或高脂血症也需要应用他汀类药物治疗。其他类型的 TIA 患者也能从他汀治疗中获益。

（4）改善脑循环和活血化瘀治疗：配合主导的抗栓治疗进行，可使用改善脑循环药物，例如丁苯酞，银杏类制剂如银杏内酯注射液、银杏叶滴丸，丹参多酚酸，吲哚布芬，以及马来酸桂哌齐特注射液等。通过不同的作用靶点，缓解短暂性缺血进展，减少复发率，促进神经功能恢复，均可个体化选用。

（5）糖尿病患者应控制好血糖，在医生指导下使用降糖药或胰岛素，使空腹血糖<7.0mmol/L，餐后 2 小时血糖低于 10.0mmol/L。治疗心律失常、心脏瓣膜病及充血性心力衰竭等。改变不良生活习惯，戒除烟、酒，坚持活动或体育锻炼每日 30~60 分钟，每周 3~4 次。

2. 宜及早评估和入院治疗　对 TIA 的早期管理和治疗与其预后密切相关，有关预后的研究结果提示，TIA 患者的处理应越早越好。英国 EXPRESS（Existing Preventive Strategies for Stroke）研究表明，延迟诊治可显著增加缺血事件再发的风险及预后不良事件发生。发病 72 小时内 TIA 患者如 ABCD² 评分≥4 分（高危），或者 ABCD² 评分为 0~3 分但预计 2 天内无法确诊的患者均应入院诊治。此外，初发或频发患者、症状持续时间>1 小时、症状性颈内动脉狭窄>50%、明确有心脏来源栓子（如心房颤动）、已知高凝状态等均应该于 2 天内入院评估和治疗。虽然 TIA 患者病情一般较轻，但仍需要卒中单元的神经科医生与影像学医生和血管介入医生共同进行专业评估和治疗。

3. 手术治疗　颈动脉狭窄引起血流动力型 TIA 患者，如狭窄介于 70%~99% 时可从颈动脉内膜剥脱术（CEA）或颈动脉支架成形术（CAS）获益，并且建议早期手术（发病后 48 小时至 7 天内）。一侧颈内动脉或大脑中动脉闭塞，同侧血流灌注减低导致的 TIA 患者，也可以考虑颅内外血管搭桥手术，但循证证据仍不足。慢性血管闭塞是否再通治疗的临床试验正在进行，尚无定论。

【预后】

1997—2003 年的研究发现，TIA 或轻型缺血性卒中后 3 个月内发生卒中或急性冠脉综合征的风险高达 12%~20%。之后，TIA 的处理有了很大程度的改善，包括成立 TIA 专病门诊，给予快速评估、抗栓药物治疗和其他卒中

预防措施。Amarenco 牵头的 TIA registry. org 研究，于 2009—2011 年在全球 21 个国家 61 个中心纳入 4 789 例 TIA 或轻型缺血性卒中患者，评估 1 年和 5 年包括卒中在内的心脑血管事件。该注册登记研究中，78.4% 的患者可以在发病 24 小时内接受卒中专科医师诊治。研究结果显示，1 年复合心脑血管事件（包括心脑血管性死亡、卒中和急性冠脉综合征）发生率是 6.2%，第 2、7、30、90 和 365 天卒中发生率分别为 1.5%、2.1%、2.8%、3.7% 和 5.1%。5 年复合心脑血管事件发生率是 12.9%，其中 50.1% 的事件发生在发病后第 2~5 年。5 年脑血管事件（卒中和 TIA）发生率为 16.8%，5 年卒中风险为 9.5%。合并同侧大动脉粥样硬化、心源性栓塞及 ABCD^2 评分 ≥ 4 分的患者，复合心脑血管事件发生率更高。

第五节　血栓形成性脑梗死

（王丽华）

血栓形成性脑梗死（thrombotic cerebral infarction）或脑血栓形成（cerebral thrombosis）是脑梗死（cerebral infarction）的一种主要病理生理学类型，因局部血管本身存在病变而继发血栓形成，导致脑动脉急性闭塞或严重狭窄，迅速出现相应神经功能缺损的症状。

【病因和发病机制】

1. 病因　血栓形成性卒中主要是由脑动脉主干（如颈内动脉、大脑中动脉或基底动脉）或皮质支动脉粥样硬化或动脉炎引起血栓形成或动脉闭塞，导致脑局部血流中断和脑梗死，患者常有 TIA 病史。

（1）动脉粥样硬化：是血栓形成性脑梗死最常见的病因，动脉粥样硬化斑块主要形成于脑动脉的分叉处和弯曲处。最常见部位包括：①颈总动脉起始部，恰位于颈总动脉分叉部上方及海绵窦内的颈内动脉；②椎动脉起始部及其入颅部上方，以及基底动脉；③大脑中动脉起始部；④环绕中脑的大脑后动脉近端；⑤大脑前动脉近端。这些部位长期受血流冲击易出现内皮细胞损伤、基底层断离、血流缓慢或涡流，易于形成血栓。动脉粥样硬化病变历经长期的进程，与遗传因素及其他脑卒中危险因素如高密度脂蛋白（HDL）降低及低密度脂蛋白（LDL）增高有关。小脑动脉和眼动脉很少出现动脉粥样硬化。颈总动脉和椎动脉也是动脉粥样硬化斑块易于沉积的部位，但因有丰富的侧支循环，这些部位闭塞很少引起脑缺血症状。

（2）各种动脉炎：是脑血栓形成第二位的原因。巨细胞动脉炎（颞动脉炎）影响颈外动脉分支、颈内动脉、睫状后动脉、椎动脉颅外及颅内段。动脉壁炎性改变刺激

血小板在损伤的表面黏附和聚集，导致血栓形成和远端栓塞；系统性红斑狼疮常累及小的脑动脉，导致多发性微梗死，但缺乏真性血管炎病变特点；结节性多动脉炎是累及多脏器小及中等口径动脉的节段性血管炎，可出现短暂性脑缺血症状如典型的单眼一过性黑矇；肉芽肿性血管炎是 CNS 原发性血管炎，影响脑小动脉及小静脉，但全身血管不受累；梅毒性动脉炎一般发生在原发性梅毒感染后 5 年内，累及中等穿通支动脉，CT 或 MRI 可显示大脑半球深部白质点状坏死灶。

（3）纤维肌性发育异常：是常染色体显性遗传病，女性较常见。病变累及儿童及青少年的大动脉，导致节段性动脉中层狭窄和弹力层断裂，中层纤维环与肌纤维增生交替。常见于颅外血管、颈内动脉颈段，多为双侧病变。症状可能因血管源性栓子栓塞所致。血管造影可见特征性串珠样表现。

（4）颈动脉或椎动脉夹层：可伴发向血管壁内出血，阻塞管腔或易形成血栓和栓塞。外伤后颈动脉夹层易于诊断，但年轻男性可在自发性颈动脉夹层后罹患脑梗死。颈内动脉夹层通常起源于邻近的颈动脉分叉部并可延伸至颅底。潜在的病理过程通常是囊性中层坏死。卒中前有时出现前驱性短暂的半球缺血症状或单眼失明，颈动脉夹层可伴发下颌痛或颈痛，发生类似偏头痛的视力异常，以及 Horner 征等。椎动脉或基底动脉夹层不常见，其临床特点为头痛、颈后疼痛及突发的脑干异常体征等。

（5）与血栓形成性脑梗死的局灶脑缺血相关的疾病：

1）血管疾病：除了动脉粥样硬化、纤维肌性发育不良、颈动脉或椎动脉夹层，还包括感染性疾病、巨细胞动脉炎、系统性红斑狼疮、结节性多动脉炎、肉芽肿性血管炎、梅毒性动脉炎、艾滋病、腔隙性梗死、药物滥用（如苯丙胺、可卡因等）、偏头痛、脑淀粉样血管病、多发性进行性脑动脉闭塞（烟雾病）、静脉或静脉窦血栓等。

2）心脏疾病：如附壁血栓、风湿性心脏病、心律失常、心内膜炎、二尖瓣脱垂、反常性栓子、心房黏液瘤、心瓣膜修复术后等。

3）血液疾病：如血小板增多症、红细胞增多症、血栓栓塞性血小板减少性紫癜、镰状细胞贫血、白细胞增多症及高凝状态等。由此类疾病引起血栓形成性脑梗死者较少。

4）难以确定或无法分类的病因：某些脑梗死病例虽经影像学检查证实，但很难找到确切病因，可能与脑血管痉挛，来源不明的微栓子，高水平抗磷脂抗体、蛋白 C、蛋白 S，高凝状态等有关以及多病因难以归为一类。

2. 发病机制

（1）动脉粥样硬化的发生机制尚未完全明了，早期

阶段出现血管内皮细胞损伤,可能与高血压、糖尿病、LDL、同型半胱氨酸及自由基或感染因素有关,单个核细胞(MNC)及 T 淋巴细胞黏附于损伤的内皮并向内皮下迁移,MNC 及巨噬细胞转化为充满脂质的泡沫细胞,形成脂纹(fatty streak)病变;内皮细胞、巨噬细胞及黏附于损伤内皮的血小板均释放生长因子和趋化因子,刺激内膜平滑肌细胞增生及迁移,导致纤维斑块形成,动脉粥样硬化病变增大或破裂可阻塞血管腔,或成为粥样硬化性或血小板性栓子来源。粥样硬化病变导致卒中的最重要危险因素是收缩压及舒张压增高。一项 5 000 例以上无症状的 30~60 岁男性与女性历经 18 年的前瞻性研究,高血压个体发生卒中可能性为非高血压者 7 倍;在任何一次门诊血压测量中均达到收缩压 160mmHg 或舒张压 95mmHg 的患者,罹患卒中风险是对照组 3 倍。无高血压也可发生粥样硬化,此时遗传易感性、糖尿病、高胆固醇或高甘油三酯血症、高同型半胱氨酸血症、吸烟或口服避孕药等可能参与发病机制。

(2)血液成分变化:在动脉管壁病变基础上,血液成分变化、血液黏稠度增加、红细胞比容增高、高脂血症及纤维蛋白原增加等可促进动脉血栓形成。

(3)血流动力学异常:脑梗死患者常在夜间睡眠中发病,夜间或早上醒来时出现瘫痪,患者没有意识到肢体的无力,下床后摔倒在地。睡眠中发病可能与入睡后血压下降、血流缓慢,易在动脉壁病变基础上引起病变动脉血栓形成有关。抗血栓因子水平也与脑血栓形成有关,例如血小板释放的血栓素 A2,使血管收缩,促使血栓形成;血管内皮细胞释放的前列环素 I₂ 使血管扩张,不易形成血栓;以及内皮细胞释放的一氧化氮(NO)、内皮细胞源性纤溶酶原激活剂(endothelium-derived plasminogen activator)等。

【病理】

1. 脑动脉的梗死分布　尸检大体所见,新的梗死通常累及皮质与白质,可见病变组织肿胀、软化。显微镜下显示神经元急性缺血改变,如皱缩、小空泡形成及深染,胶质细胞破坏,小血管坏死,神经轴突和髓鞘破坏,以及血管源性水肿引起间质液体积,某些病例可见梗死区血管周围出血。大面积脑梗死典型伴脑水肿,发病后 4~5天为高峰。大多数大面积脑梗死发病后 1 周内死亡归因于脑水肿继发脑疝所致,可见肿胀的受累半球引起同侧扣带回疝,在大脑镰游离缘下方脑组织越过中线,随之经小脑幕切迹向下移位。

2. 脑动脉硬化(cerebral arteriosclerosis)　包括 3 种病变。

(1)动脉粥样硬化(atherosclerosis):早期病变为血管内膜条状脂质浸润,镜下可见内膜下吞噬类脂的巨噬细胞聚集,病变进展条状浸润可演变为粥样硬化斑,镜下见细胞内类脂质形成晶体,HE 染色可见菱形间隙,纤维细胞增多,钙盐沉积,内膜坏死破裂、出血及血栓形成等;脱落的斑块形成栓子导致颅内远端血管栓塞缺血。

(2)淀粉样血管病(amyloid angiopathy)或称为嗜刚果红血管病(congophilic angiopathy):淀粉样变性多见于脑叶,刚果红染色显示清楚,出现动脉壁节段性纤维变性坏死,引起血管扩张或微动脉瘤,易发生出血。

(3)小动脉硬化(arteriolosclerosis):发生在毛细血管前小动脉,与粥样硬化不同,无内膜类脂沉积。早期管壁中层平滑肌增生,随后中层及内膜胶原纤维增生及玻璃样变,导致管壁变厚及管腔狭窄,可破裂或阻塞引起局灶性脑软化。

3. 血栓形成　血栓形成是在活体血管内发生血液凝固,脑血栓形成的发生率在颈内动脉起始部及虹吸部为 29%,大脑中动脉为 43%,大脑后动脉为 9%,大脑前动脉为 5%,基底动脉为 7%,椎动脉为 7%。多发生于动脉粥样硬化内膜溃损面,镜下可见血管损伤处血小板附着,呈颗粒状突入管腔,脱落形成栓子,红细胞和白细胞被网入纤维素网内,反复发生形成血栓。血栓头部主要由血小板、纤维素和白细胞组成,呈白色,称为白色血栓;血栓尾部主要由红细胞组成,呈红色,称为红色血栓。

4. 脑梗死　约 4/5 的脑梗死发生于颈内动脉系统,椎基底动脉系统仅占 1/5。血栓形成和栓塞引起血管闭塞,导致供血区脑软化或梗死。软化分为缺血性和出血性两种,动脉闭塞多导致缺血性软化,静脉阻塞几乎完全为出血性软化。

(1)脑缺血病变临床病理分五期:①超早期(1~6小时):病变区脑组织常无明显改变,可见部分血管内皮细胞、神经细胞和星形胶质细胞肿胀,线粒体肿胀空泡化;②急性期(6~24 小时):缺血区脑组织苍白,轻度肿胀,神经细胞、星形胶质细胞和血管内皮细胞呈明显缺血性改变;③坏死期(24~48 小时):可见大量神经细胞消失,胶质细胞坏变,中性粒细胞、单个核细胞和巨噬细胞浸润,脑组织明显水肿;④软化期(3 日~3 周):病变区液化、变软;⑤恢复期(3~4 周后):液化坏死的脑组织被吞噬清除,胶质细胞增生,毛细血管增多,小病灶形成胶质瘢痕,大病灶形成中风囊,此期持续数月至 2 年。

(2)缺血软化病变分为三期:①坏死期:与正常组织不易区别,坏死区略肿胀,脑膜血管显著充血,切面略显隆起,较正常稍硬;镜下神经细胞大片消失,胶质细胞核固缩、破裂或溶解,小血管高度充血,管腔内有多数白细胞,坏死区可见散在或聚集的中性多形核细胞。②软化期:数日后病变区变软,切面呈淡黄色,灰白质界限不清;镜下可见神经细胞及纤维消失,被格子细胞(即小胶质细胞在普通包埋时因脂肪溶解而呈格子状)、星形胶质细胞及纤维替代。③恢复期:病变区呈凹陷状,大者为囊肿样,囊中含清亮或浑浊液体,囊可形成多房状,或为较硬的瘢痕组织,镜下可见瘢痕组织主要由星形细胞及纤维组成。

(3)出血性脑软化:常为脑栓塞和静脉阻塞所致,风湿性心脏病继发脑栓塞和接近皮质的脑梗死易继发出血。大体可见黄色囊壁或黄色液体;镜下除出血灶之外,与缺血性软化改变基本相同,可见充满含铁血黄素的格子细胞。

【病理生理】

由于脑神经元储备能力极低,对缺血、缺氧损伤极敏感,脑血流阻断约 30 秒脑代谢即发生改变,1 分钟后神经元停止功能活动,脑动脉闭塞后完全缺血超过 5 分钟可导致神经元死亡,是缺血性卒中致残与致死的重要因素。

1. 缺血性神经元死亡机制　缺血性神经元损伤是随时间进展的活跃的生化过程。缺血导致脑代谢底物如氧和葡萄糖供应中断,导致细胞能量耗竭,使细胞不能维持能量依赖性功能如膜电位和跨膜离子梯度,引起细胞膜去极化,通过电压门控性钙通道导致钙内流,引发突触前神经末梢大量释放兴奋性氨基酸(excitatory amino acids,EAA)如谷氨酸(Glu)等神经递质。突触释放的 Glu 激活神经元突触后膜上与 Na^+ 和 Ca^{2+} 离子通道偶联的 EAA 受体,激活了 Na^+ 和 Ca^{2+} 内流入突触后神经元胞体和树突内,从而启动了一个连锁式生化过程,引起细胞水肿、线粒体损伤和毒性自由基产生。过量的 Ca^{2+} 内流产生细胞内钙超载(Ca^{2+}-overload),若 Ca^{2+} 超过出细胞排出、螯合及缓冲的能力,可激活钙依赖酶类如蛋白酶、脂酶及核酸酶,这些酶类及其代谢产物如甘烷类(eicosanoids)及氧自由基可引起浆膜和细胞骨架成分崩解,导致细胞死亡。由于兴奋性氨基酸如谷氨酸在这一系列过程中起到枢纽性作用,因此,将其称为兴奋性细胞毒作用。

由此可见,缺血诱导的这一瀑布式电化学效应是导致缺血性神经元死亡的重要机制。依据缺血的严重程度及持续时间不同,神经元可迅速死亡而发生坏死,也可以逐渐死亡而发生程序化细胞死亡或凋亡。坏死性细胞死亡的特点是核皱缩、膜完整性早期丧失及线粒体结构改变等,并最终出现细胞溶解;凋亡依赖于新的蛋白合成,与核染色质附壁(margination)有关,细胞膜和线粒体的完整性相对保存,并有膜结合性细胞外囊泡(凋亡小体)形成。坏死与凋亡可以在缺血病变的不同区域同时存在。

此外,脑梗死还可出现炎症细胞因子损害,引起炎性细胞反应,如多形核中性粒细胞黏附于内皮细胞,导致血

脑屏障破坏、血管渗出及组织水肿坏死;巨噬细胞、T 细胞、星形细胞及小胶质细胞可产生促炎性细胞因子(proinflammatory cytokines),与靶细胞特异性受体结合,诱导白细胞黏附于内皮细胞表达 CD11、CD18 黏附分子及表达细胞间黏附分子 ICAM-1。损伤的神经元和轴突释放的细胞因子具有趋化作用,使白细胞从血管内向缺血脑组织迁移。在脑缺血区可见白细胞浸润及炎性细胞因子参与缺血组织损伤,白细胞介素-β1(IL-β1)及 mRNA 表达增高,刺激内皮细胞表达白细胞黏附分子,在缺血脑组织聚集,加重脑缺血损害。肿瘤坏死因子-α(TNF-α)可使内皮细胞表达血小板活化因子,释放 IL-1 和Ⅷ因子,抑制致凝机制,刺激释放血管活性因子,增加血脑屏障通透性,加重脑缺血损伤。转化生长因子-β(TGF-β)是抗炎细胞因子(anti-inflammatory cytokine),可抑制致炎性细胞因子,对脑缺血可能起保护作用。

2. 缺血性脑损伤

(1)缺血半暗带(ischemic penumbra):也称半影区。这一概念是由 Abstrup 等在 1977 年提出的。通过阻断狒狒大脑中动脉造成局灶性脑梗死,当局部脑血流量(rCBF)降低至 15ml/(100g·min)时体感诱发电位(SEP)消失,细胞外 K^+ 活性(Ke)无变化;当 rCBF 降至 6ml/(100g·min)时 Ke 突然增高。于是提出在 rCBF 减少的过程中存在两个缺血阈值,K^+ 释放阈值显著低于电活动消失阈值。在 SEP 消失后若及时增加 rCBF 至缺血水平以上,SEP 可以再度出现,由此提出在神经元电活动终止和功能失活的状态下,神经元结构仍保持完整,仍然能够存活一段时间,这一功能状态即是脑缺血半暗带的概念。Abstrup 在 1981 年将半暗带定义为:围绕梗死区中心的缺血脑组织生物电活动中止,但保持正常的离子平衡及结构完整性,急性期适当增加 rCBF,半暗带缺血脑组织突触传递功能可完全恢复。因此,半暗带成为脑缺血中心坏死区以外可逆性损伤区的代名词。

在围绕缺血脑组织核心的周边区存在缺血不完全区域半暗带,细胞可能较长时间地存活,可能启动其他调节细胞死亡的生化机制。这些过程包括参与程序化细胞死亡的蛋白表达,如 Bcl-2(B 细胞淋巴瘤)家族蛋白和半胱氨酸天门冬氨酸蛋白酶(在天门冬氨酸残基处裂解的半胱氨酸蛋白酶前体酶原)。这类蛋白的作用可导致凋亡,是一种有别于细胞坏死的程序化细胞死亡,特点是核染色质向边缘浓聚,DNA 裂解成特定长度的片断(核小体),细胞膜相对保存完整,质膜呈泡状形成凋亡小体和不伴炎性反应的吞噬作用。如果在脑组织不可逆性坏死前缺血脑组织的血流得以恢复,临床症状和体征呈现为短暂性;如果持久性血流阻断导致不可逆的缺血损伤或脑梗死。

缺血半暗带的特征是，由于存在侧支循环，可以获得部分血液供应，尚有大量可存活的神经元，如果血流恢复使脑代谢改善，脑组织损伤及功能缺失仍可逆转，但有一定的时间限制，或可转化为正常灌注区，也可转化为梗死区。因此，保护可逆性损伤的神经元是急性脑梗死治疗的关键。

（2）时间窗（time window）：大量的实验研究和临床观察表明，脑动脉阻塞后脑组织缺血的一系列病理生理进程和脑梗死病变形成需要数小时，因而在临床上为阻断这一病理过程提供了时间。治疗窗（therapy window）是指在脑细胞不可逆死亡之前，可能抢救缺血半暗带可逆性损伤神经元的时间。抢救缺血半暗带的关键措施是超早期治疗，通常在治疗窗内采取溶栓或机械取栓治疗，及时恢复缺血脑组织血流，尽量使神经元得以存活，缩小梗死病灶的体积，降低患者的致残率和病死率。目前普遍认为，急性脑梗死溶栓治疗的时间窗一般不超过6小时，机械取栓的治疗时间窗也不超过6小时，但根据DAWN和DEFUSE3研究，经严格选择的病例可延长至24小时，这也是目前仅有的2项证实超时间窗（>6小时）机械取栓仍能获益的RCT研究，两项研究都是用组织窗取代时间窗；如果血运重建超过了治疗窗，可因再灌注损伤和继发性脑出血使脑损伤加重。

神经元对缺血是最敏感的，其次是少突胶质细胞、星形细胞及内皮细胞。在实验动物中，不同部位的神经元对缺血易感性依次为海马、小脑、纹状体和新皮质。脑缺血治疗窗与缺血严重程度呈正相关，缺血越严重，导致神经元不可逆损伤的时间越短。缺血半暗带区脑组织通过侧支循环获得血流，使神经元维持在泵衰竭水平之上与电活动水平之下。脑缺血超早期治疗窗的机制，主要是自由基（free radical）过度形成，以及自由基瀑布式连锁反应，导致神经细胞内钙超载、兴奋性氨基酸细胞毒性及酸中毒等一系列变化。

（3）再灌注损伤（reperfusion damage）：脑动脉闭塞后若出现血流再通，恢复氧与葡萄糖的供应，脑组织缺血损伤理应得到恢复。事实上，存在有效的再灌注时间即再灌注窗（reperfusion window）。如果脑血流再通超过了再灌注窗的时限，脑损伤仍可继续加剧，可导致死亡率增加，称为再灌注损伤。缺血半暗带及再灌注损伤概念的提出，更新了急性脑梗死的临床治疗观念，脑梗死超早期治疗关键是抢救缺血半暗带和减轻再灌注损伤。

近年研究表明，减轻再灌注损伤的核心是积极采取脑保护措施。谷氨酸受体拮抗剂在不增加血流情况下可能使脑梗死体积明显缩小，提示局灶性脑缺血的最终结局并非仅由血流阈决定，竞争性与非竞争性谷氨酸受体拮抗剂通过抑制梗死周围半暗带去极化和Ca^{2+}内流等，

可能减小梗死的体积。这类脑保护剂包括：苯噻唑衍生物芦贝鲁唑（lubeluzole）可对抗NO导致大鼠海马神经元凋亡；镇静剂和抗惊厥药氯甲噻唑（clomethiazole）为GABA激动剂，对动物脑缺血模型有保护作用；镁盐可阻断NMDA受体，对全脑和局灶性脑缺血模型有保护作用；以及甘氨酸受体拮抗剂GV150 526、非竞争性NMDA受体拮抗剂cerestat、稳定细胞膜的胞磷胆碱等。

（4）神经机能联系不能（diaschisis，DC）：Brown-Sequard早在1870年就发现，脑局灶性损害时在远离病灶区域出现脑机能过度兴奋或抑制的现象，后来人们将其称为神经机能联系不能。近年来正电子发射断层扫描（PET）及单光子发射计算机断层扫描（SPECT）的研究证实，脑梗死中心区rCBF及代谢明显降低，周围的缺血半暗带出现一过性过度灌注，在远离病灶部位出现DC，表现为rCBF及代谢率降低。例如，发生在大脑半球称为失联络现象；出现于对侧小脑称为交叉性小脑联系不能（cross cerebellar dysconnection，CCD），长时间的CCD常伴持续性肌张力低下，提示小脑功能损害。CCD也称交叉性小脑远隔机能障碍，顶叶梗死时出现CCD最严重，额叶和颞叶梗死次之，基底节区较丘脑病变更易引起CCD，脑桥上部病变也可出现，脑桥中下部病变不出现，幕上肿瘤及动静脉畸形（AVM）也可能发生。脑出血、脑梗死、脑肿瘤或AVM均可出现CCD，与病变的性质无关，可能与皮质-脑桥-小脑通路或齿状核-红核-丘脑通路损伤有关。

脑梗死患者的临床观察及PET的应用，使脑卒中的DC研究取得很大进展。一侧大脑半球梗死导致对侧半球的对应部位发生供血减少及代谢障碍，称为镜像性神经机能联系不能（mirror diaschisis）。在脑干、小脑卒中也可引起DC，例如一侧脑桥梗死时，同侧额叶及对侧小脑半球^{99m}锝-六甲基丙烯胺污（^{99m}Tc-HMPAO）的相对活性降低，有时可见双侧小脑半球供血减少或显著不对称。有时临床可能发现脑卒中患者的部分症状体征难以用原发病灶来解释，可能与DC机制有关。例如，一侧丘脑卒中的患者出现神经精神障碍，PET检查显示从发病4天至98个月，双侧大脑皮质的氧耗及葡萄糖利用率始终降低。一例61岁男性患者，MRI显示左侧丘脑前部小梗死灶，临床出现进行性智能障碍，如顺行性遗忘、语言障碍和口述困难等，SPECT显示病灶侧的额叶、颞叶和枕叶，以及对侧小脑的DC征象。脑卒中出现DC可能机制是，大脑皮质深部梗死可能合并皮质低灌注，病灶半暗带延伸至皮质所致。

（5）迟发性脑损伤（delayed brain damage）：Kirino通过沙土鼠脑缺血实验提出海马区缺血的3种变化——CA4区出现缺血性细胞改变（ICC），CA2区出现反应性

变化(RC),CA1 区发生慢性广泛的神经元丧失,从而提出了迟发性神经元坏死(delayed neuronal death,DND)的概念,实际上 DND 就是细胞凋亡,可能与过度释放的兴奋性氨基酸(EAA)神经毒性作用,导致细胞内钙超载、自由基毒性、酸中毒、花生四烯酸产生及单胺类神经递质代谢失衡等有关。

(6)缺血性神经元凋亡(ischemic neuron apoptosis):传统观点认为,缺血性神经元死亡为细胞坏死,Gwag 等首先在皮质神经元离体实验中揭示谷氨酸介导的细胞凋亡。海马、下丘脑、大脑及小脑皮质神经元对短暂性脑缺血极为敏感,短暂缺血后中心区神经元很快出现坏死,周围区神经元以海马 CA1 区锥形细胞最明显,经过 1~2 日潜伏期才出现迟发性神经元坏死(DND)。缺血后细胞凋亡的高峰出现在缺血后 1~5 日,持续约 4 周。在脑缺血周边区可出现神经元、胶质细胞、小胶质细胞及内皮细胞表达 Bcl-2 蛋白,提示非致死性脑损伤诱导细胞产生 Bcl-2,抵抗细胞凋亡;缺血脑组织还可检出 Fas 抗原 mRNA 表达显著增加,提示 Fas 在细胞凋亡中也起作用。

脑缺血性损伤后细胞凋亡的分子生物学表现是:①自由基形成增加。②转录信号激活,如细胞外液谷氨酸、天门冬氨酸等 EAA 显著升高,缺血皮质内二磷酸肌醇分解物明显升高,磷脂酶 C 激活,蛋白激酶 C(PKC)激活,磷脂酶 A_2 激活导致花生四烯酸及代谢产物释放,诱导即刻早期基因(immediate early genes,IEGs)表达。③缺血后基因表达,应用 Northern 杂交、原位杂交和免疫组化技术在局灶性脑缺血模型发现 *c-jun*、*c-fos*、*jun-b* 等 IEGs 表达,用 RT-PCR 发现局灶性脑缺血模型 *Cyclin D1* 和 *c-myb* 表达;晚期基因(late gene)如神经生长因子基因等过量表达;诱导抗死亡基因 *p53* 表达等。

【临床类型】

1. 血栓形成性脑梗死　根据病变的部位、体积及性质,可分为:

(1)大面积脑梗死:通常是颈内动脉主干、大脑中动脉主干或皮质支完全性卒中,表现为病灶对侧完全性偏瘫、偏身感觉障碍及向病灶对侧凝视麻痹。椎基底动脉主干梗死可伴头痛、意识障碍、四肢瘫和多数脑神经麻痹等,呈进行性加重,可出现明显脑水肿和颅内压增高征象,甚至发生脑疝。

(2)分水岭梗死(cerebral watershed infarction,CWSI):是相邻的动脉供血区之间的分水岭区或边缘带(border zone)缺血,多因血流动力学障碍引起,典型者发生于颈内动脉严重狭窄或闭塞伴全身血压降低时,亦可由心源性或动脉源性栓塞所致。临床通常呈卒中样发病,多无意识障碍,症状较轻、恢复较快。结合 MRI 检查可分为下列类型。

1)皮质前型:是 ACA 与 MCA 供血区的分水岭脑梗死,表现为以上肢为主的中枢性偏瘫及偏身感觉障碍,一般无面舌瘫,可有情感障碍、强握反射和局灶性癫痫发作等;主侧病变可出现经皮质运动性失语,双侧病变出现四肢瘫、智能障碍或痴呆。病灶位于额中回,可沿前后中央回上部呈带状前后走行,直达顶上小叶。

2)皮质后型:病灶位于顶、枕、颞交界区,是 MCA 与 PCA,或 ACA、MCA 及 PCA 皮质支的分水岭区。偏盲最常见,多以下象限盲为主;可有皮质性感觉障碍、轻偏瘫或无瘫痪;约 1/2 的病例有情感淡漠,可有记忆减退和 Gerstman 综合征(角回受损),主侧病变出现认字困难和经皮质感觉性失语,非主侧病变偶见体象障碍。

3)皮质下型:是 ACA、MCA 及 PCA 的皮质支与深穿支间,或 ACA 回返支(Heubner 动脉)与 MCA 豆纹动脉间分水岭区梗死。病灶位于大脑深部白质、壳核、尾状核等,可出现纯运动性轻偏瘫和/或感觉障碍及不自主运动等。

(3)多发性脑梗死(multiple infarction):通常是 2 个或 2 个以上不同供血系统的脑血管闭塞,导致多个梗死,为反复发生脑梗死所致。

(4)出血性脑梗死(hemorrhagic infarction):由于脑梗死供血区内动脉坏死,血液漏出继发出血,常见于大面积脑梗死后。

2. 依据脑缺血事件的症状、体征及演进过程,可分为以下常见类型。

(1)完全性卒中(complete stroke):发病后神经功能缺失症状较完全,常于起病 6 小时内病情达到高峰。通常为大血管主干或多支动脉如 MCA、ACA 闭塞,出现完全性偏瘫,病情重,伴不同程度的意识障碍,甚至深昏迷或死亡;但并不意味受累血管支配区完全受累,也并非病情不能改善。

(2)进展性卒中(progressive stroke):发病后神经功能缺失症状在 48 小时或更长时间仍逐渐进展或呈阶梯式加重,甚至经过治疗仍继续恶化。

(3)短暂性脑缺血发作(TIA):神经功能缺失症状通常在 30 分钟内完全恢复。

(4)可逆性缺血性神经功能缺损(reversible ischemic neurologic deficit,RIND):临床可见某些卒中患者神经功能缺失症状持续超过 24 小时,但可在数日内完全或近于完全消失,一般不遗留后遗症,有时用 RIND 描述,临床也称为小卒中。可能由于侧支循环较充分地代偿,缺血未导致不可逆性神经元损伤。

3. TOAST 病因分型　当前国际上广泛使用。对急性缺血性卒中进行病因分型有助于指导治疗、判断预后及选择二级预防措施。该分型将缺血性卒中分为:大动脉粥样硬化型、心源性栓塞型、小动脉闭塞型、其他明确病因型及不明原因型等。

4. 英国牛津郡社区卒中项目(Oxfordshire Community Stroke Project,OCSP)的 Bamford 分型。根据患者入院时的临床表现分为四型,简便适用,具有极好的临床可操作性。

(1) 完全前循环梗死(TACI):表现为三联症,即高级神经活动障碍,如意识障碍、失语及视空间障碍等;对侧同向性偏盲;对侧偏瘫。

(2) 部分前循环梗死(PACI):表现为上述三联症中的两项,或只有高级神经活动障碍,或感觉、运动功能缺失,症状较 TACI 局限。

(3) 后循环梗死(POCI):表现为不同程度的椎-基底动脉综合征,如交叉性瘫或交叉性感觉障碍、四肢瘫及双侧感觉障碍、双眼共轭运动障碍、小脑功能障碍不伴长束体征、孤立的视野缺损或皮质盲等。

(4) 腔隙性梗死(LACI):通常表现为常见的腔隙性综合征,如运动性轻偏瘫、纯感觉性卒中、共济失调性轻偏瘫、感觉运动性卒中,以及构音障碍-手笨拙综合征等。

5. 中国缺血性卒中亚型(Chinese Ischemic Stroke Subclassification,CISS)是我国自主定义及发展的卒中分型诊断标准,是目前最适合中国人群的病因和发病机制的分类方法。

(1) 大动脉粥样硬化:包括主动脉弓粥样硬化和颅内外大动脉粥样硬化。

1) 主动脉弓粥样硬化(aortic arch atherosclerosis,AA):①急性多发梗死病灶,特别是累及双侧前循环和/或前后循环同时受累;②没有与之相对应的颅内或颅外大动脉粥样硬化性病变(易损斑块或狭窄≥50%)的证据;③没有心源性卒中潜在病因的证据;④没有可以引起急性多发梗死灶的其他病因如血管炎、凝血异常及肿瘤性栓塞的证据;⑤存在潜在病因的主动脉弓粥样硬化证据(经高分辨率磁共振/磁共振血管成像和/或经食管超声证实的中动脉弓斑块≥4mm 和/或表面有血栓)。

2) 颅内外大动脉粥样硬化:①无论何种类型梗死灶(除外穿支动脉区孤立梗死灶),有相应颅内或颅外大动脉粥样硬化证据(易损斑块或狭窄≥50%);②对于穿支动脉区孤立梗死灶类型,以下情形也可归到此类:其载体动脉有粥样硬化斑块(经高分辨率磁共振证实)或任何程度的粥样硬化性狭窄(TCD、MRA、CTA 或 DSA 证实);③需排查心源性卒中;④排查其他可能的原因。

(2) 心源性卒中(cardiogenic stroke,CS):

1) 急性多发性梗死灶,特别是累及双侧前循环或前后循环同时受累的在时间上很接近的包括皮质在内的梗死灶。

2) 无相应颅内外大动脉粥样硬化证据。

3) 不存在能引起急性脑梗死的其他原因,如血管炎、凝血系统疾病、肿瘤性栓塞等。

4) 有心源性卒中证据。

5) 如果已排除主动脉弓粥样硬化,为肯定的心源性;如果不能排除,则考虑为可能的心源性。

(3) 穿支动脉疾病(penetrating artery disease,PAD):

1) 与临床症状相吻合的发生在穿支动脉区对的急性孤立梗死灶,不考虑梗死灶大小。

2) 载体动脉无粥样硬化斑块(HRMRI)或任何程度狭窄(TCD、MRA、CTA 或 DSA)。

3) 同侧近端颅内或颅外动脉有易损斑块或>50%的狭窄,孤立穿支动脉急性梗死灶归类到不明原因(多病因)。

4) 有心源性栓塞证据的孤立穿支动脉区归类到不明原因(多病因)。

5) 排除其他原因。

(4) 其他原因(other etiologies,OE):存在与本次卒中相关的其他特殊疾病(如血管相关性疾病、感染性疾病、遗传性疾病、血液系统疾病、血管炎等)的证据,且可通过血液学检查、脑脊液检查及血管影像学检查证实,同时排除了大动脉粥样硬化或心源性卒中的可能性。

(5) 病因不明确(undeterminedetiology,UE):

1) 未发现能解释本次缺血性卒中的病因。

2) 多病因:发现 2 种以上病因,但难以确定哪一种与本次卒中相关。

3) 无确定病因:未发现确定的病因,或有可疑病因但证据不够强,除非做更深入的检查。

4) 检查欠缺:常规血管影像或心脏检查都未能完成,难以确定病因。

【临床表现】

1. 动脉粥样硬化性脑梗死的临床表现多样,是缺血性卒中中最常见的类型,多见于中老年,动脉炎以中青年多见。患者常在安静或睡眠中发病,常患高血压、冠心病或糖尿病,约25%的病例曾有 TIA,如肢麻、无力发作等,重复刻板的 TIA 通常是动脉粥样硬化性脑梗死的信号。局灶性体征多在发病后数小时或 1~2 日达到高峰,意识清楚或有轻度意识障碍。缺血性卒中综合征包括:前循环缺血综合征、后循环缺血综合征及边缘带缺血综合征(见本章第三节)。前循环及后循环缺血症状和体征(表 3-5-10)主要取决于闭塞的动脉及病变部位、血栓形成速度及大小、侧支循环状况等,多数患者通常有多个症状和体征。

表 3-5-10　前循环和后循环缺血的症状和体征

症状和体征	发生率/%	
	前循环	后循环
头痛	25	3
意识改变	5	16
● 失语	20	0
视野缺损	14	22
● 复视	0	7
眩晕	0	48
构音障碍	3	11
跌倒发作	0	16
偏瘫或单瘫	38	12
偏身感觉障碍	33	9

2. 巨细胞动脉炎患者导致脑梗死是缺血性卒中不常见的原因,体格检查可见颞动脉触痛、结节或波动消失,红细胞沉降率加快,血管造影或彩色双通道超声检查显示动脉狭窄或闭塞,颞动脉活检可以确诊。对短暂性单眼失明或短暂性脑缺血发作患者,尤其老年患者应考虑巨细胞性动脉炎的可能,因本病对皮质类固醇治疗反应良好,可避免发生永久性失明并发症。肉芽肿性血管炎可导致头痛、轻偏瘫等,CSF 通常可见淋巴细胞增多、蛋白增高,血管造影可证明小动脉和静脉局灶性和节段性狭窄,但全身血管不受累,脑膜活检有诊断价值;单用皮质类固醇或合用环磷酰胺治疗可能有益。

3. 患者的病史常提示存在诱发因素或危险因素,如TIA、高血压和糖尿病等,女性口服避孕药,吸烟史等;缺血性或瓣膜性心脏病、心律失常及血液病可增加卒中风险;以及脑血管近于完全阻塞或侧支循环不良患者,如应用降压药过度降压,可促发脑卒中。

4. 相关症状如少数卒中患者起病时伴癫痫发作,栓塞可能更常见。卒中后癫痫发生率约 10%,皮质卒中的癫痫风险约 25%,如皮质卒中伴持续运动功能缺失则为50%。头痛见于约 25% 的缺血性卒中患者,可能由于侧支血管急性扩张所致。

5. 缺血性卒中患者的一般体格检查,重点是寻找潜在的全身性病因,特别是可治性病因,如高血压,比较两侧血压与脉搏可发现主动脉弓动脉粥样硬化或主动脉缩窄;眼底检查在视网膜血管发现栓塞物可提示前循环栓塞的证据;颈部检查可发现颈动脉搏动消失或颈动脉杂音,但需注意颈动脉显著狭窄可不闻及杂音,而大的杂音也可能不伴狭窄;心脏杂音或心律失常可能提示心源性栓塞;颞动脉触诊发现触痛、小结节或无脉症,可提示巨

细胞动脉炎的诊断。

6. 神经系统检查可能确定病变部位,并提示卒中的病因及最佳处理方法。例如,若有明确证据显示前循环受累,可采用血管造影评估介入治疗矫正颈动脉病变的方案;若确定症状归诸于后循环或腔隙性梗死,则可能采取药物治疗。若发现认知功能障碍伴有失语,提示前循环皮质病变,潜在病变不可能在后循环,也不可能是腔隙性梗死;如有非优势半球病变导致的顶叶综合征,如偏侧忽视或结构性失用,提示为大脑中动脉下部分支卒中;如存在视野异常同样可排除腔隙性梗死,但前循环或后循环卒中均可出现偏盲,如单独出现偏盲提示大脑后动脉梗死;眼肌麻痹、眼球震颤或核间性眼肌麻痹提示后循环病变导致脑干梗死;轻偏瘫可由前循环供血的脑皮质区病变、椎基底动脉供血的脑干下行运动通路病变或皮质下(放射冠、内囊)或脑干腔隙性梗死所致,以面部、手及上肢为主的轻偏瘫通常提示大脑中动脉分布区病变,面部、上肢及下肢均等性轻偏瘫可能为颈内动脉或大脑中动脉主干闭塞,或为内囊腔隙性梗死;交叉瘫如一侧面部与对侧肢体瘫通常定位于脑桥面神经核水平与延髓锥体交叉之间;皮质感觉如实体觉和图形觉缺失而初级感觉形式保存,意味大脑中动脉分布区的脑皮质功能缺失;孤立的偏身感觉缺失不伴运动受累通常源于腔隙性梗死;交叉性感觉缺失常见于延髓外侧(Wallenberg)综合征;偏身共济失调通常指示同侧脑干或小脑病变,但也可因内囊腔隙性病变所致。

【辅助检查】

对于初步诊断为脑卒中的患者,及时的影像学检查对于卒中的评估和诊断至关重要。所有患者应首选急查头颅 CT 排除脑出血,有条件的单位也可选择 MRI,但不应延误溶栓治疗。血糖化验对于明确溶栓指征是必需的。除非患者有口服抗凝药物或明显凝血病史,不应由于等待其他化验结果而延误溶栓治疗。

所有卒中患者都应完善的辅助检查项目包括:①头颅平扫 CT 或 MRI;②血糖、肝肾功能、电解质、血脂;③心电图和心肌缺血标志物;④全血计数,包括血小板计数;⑤凝血酶原时间(PT)、国际标准化比值(INR)和活化部分凝血活酶时间(APTT);⑥氧饱和度。

部分患者必要时可选择的检查:①毒理学筛查;②血液酒精水平检测;③妊娠试验;④动脉血气分析;⑤腰椎穿刺(怀疑蛛网膜下腔出血而 CT 未显示或怀疑卒中继发于感染性疾病);⑥脑电图(怀疑痫性发作);⑦胸部 X 线检查。

1. 脑病变检查

(1) 脑 CT 检查:作为卒中患者首选的影像学检查方法,可准确识别绝大多数颅内出血,排除颅似卒中的其他病变如肿瘤、脓肿,并定位病灶的所在。

CT 通常在发病 24 小时后逐渐显示,脑梗死为边界不清的稍低密度病灶(图 3-5-9),梗死灶常为楔形,分水岭梗死可呈条形;脑沟变浅或消失,灰白质分界不清;发病 2~15 日可见均匀片状或楔形的明显低密度灶。较大的梗死可有不同程度脑水肿及占位征象,出血性梗死呈混杂密度;在脑梗死后 2~3 周(亚急性期)的梗死吸收期,因缺血灶水肿消退及吞噬细胞浸润,梗死区密度较前增高,梗死区内及边缘出现弧形或结节状等密度或高密度影,病灶边缘变得不清,小病灶可为等密度,称为模糊效应(fogging effect)。CT 对于显示较小的脑干、小脑梗死灶可不清楚。

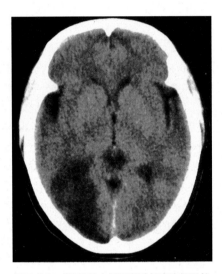

图 3-5-9 CT 显示右侧顶枕叶低密度梗死灶

脑栓塞或大面积脑梗死常发生出血性梗死,可能与应用溶栓、抗凝及抗血小板治疗有关。出血性梗死在 CT 上可见:①中心型:楔形梗死区较大,出血发生于梗死中心区,出血量较大。②边缘型:梗死灶可大可小,出血灶见于梗死区周边,量较小,呈带状、弧状、脑回状或环状等。③混合型:为上述两型的表现,以一种为主。由于出血性梗死的低密度梗死灶通常较大,梗死区内血肿密度不均匀,不破入脑室系统,可与脑出血鉴别。

(2)多模式 CT:灌注 CT 可区别可逆性和不可逆性缺血,因此可识别缺血半暗带,对于指导急性脑梗死溶栓治疗及机械取栓治疗有一定的参考价值。

(3)脑 MRI 检查:常规 MRI 有利于证明早期缺血性梗死,在识别急性小梗死灶及后循环缺血性卒中方面明显优于 CT。MRI 检查在发病数小时后可显示 T_1WI 低信号、T_2WI 高信号脑梗死灶(图 3-5-10),可显示血管源性水肿。出血性梗死可见梗死灶中混杂 T_1WI 高信号及 T_2WI 低信号。

(4)多模式 MRI:包括弥散加权像(DWI)、灌注加权成像(PWI)、水抑制成像和梯度回波、磁敏感加权成像(SWI)等。DWI 在出现症状数分钟后即可发现缺血灶,并可早期确定病变部位、大小,早期检出小梗死灶较标准 MRI 更敏感(图 3-5-11)。PWI 可显示脑血流动力学状态,发现弥散-灌注不匹配,即 PWI 显示低灌注区而无与其相应大小的弥散异常,提示可能存在缺血半暗带。梯度回波序列/SWI 可发现 CT 不能显示的无症状性微出血。

2. 血管病变检查 临床可根据患者的病情及需要选择。常用的血管检查包括颈动脉超声、经颅多普勒(TCD)、磁共振血管成像(MRA)、高分辨磁共振成像(HRMRI)、CT 血管成像(CTA)及数字减影血管造影

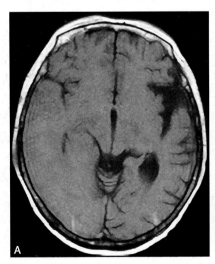 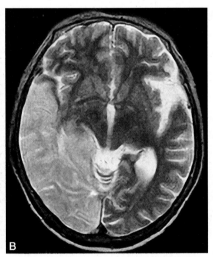

图 3-5-10 MRI 可见右颞、枕叶大面积脑梗死病灶

A. T_1WI 略低信号;B. T_2WI 高信号。外侧裂池明显变窄,脑沟消失,该患者的枕叶由颈内动脉供血,为变异型

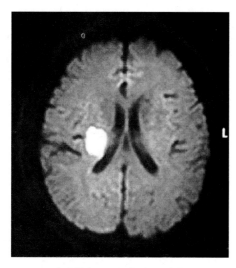

图 3-5-11　48 岁男性高血压患者,左侧肢体无力伴语笨 21 小时,DWI 显示右侧脑室旁弥散受限的急性期缺血病灶

（DSA）。颈动脉彩色双通道超声对发现颅外颈部血管病变,特别是狭窄和斑块很有帮助,但不能作为手术治疗的依据。TCD 可检查颅内血流、微栓子及监测治疗效果,但受操作技术水平和骨窗影响较大。MRA 及 CTA 通常可显示动脉硬化、狭窄或闭塞,以及动脉瘤、血管畸形及烟雾病等,以 DSA 作为参考标准,MRA 发现椎动脉及颅外动脉狭窄的灵敏度和特异度为 70%～100%,MRA 和 CTA 可显示颅内大血管近端闭塞或狭窄,但对远端或分支显示有一定局限性（图 3-5-12）。HRMRI 不仅能显示管腔,还能清晰显示大脑中动脉、颈动脉等动脉管壁的特征,卒中的病因分型和明确发病机制提供信息。

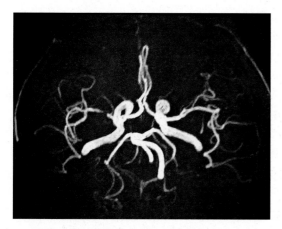

图 3-5-12　56 岁男性患者 MRA 显示右侧大脑中动脉水平段局限性狭窄

DSA 是当前检查血管病变的"金标准",被广泛用于动脉闭塞、动脉瘤及动静脉畸形的诊断,以及与卒中相关的血管炎、烟雾病、纤维肌性发育异常、颈动脉或椎动脉

夹层等,以及确定前循环 TIA 适合外科治疗的颈动脉颅外段病变;但主要缺点是有创性和有一定的风险。

3. 血液检查　为检出可治性病因及排除临床颇似卒中的疾病。全血细胞计数包括血小板计数可能发现卒中的病因,如血小板增多症、红细胞增多症、镰状细胞贫血等;红细胞沉降率增高,可指示巨细胞动脉炎或其他血管炎;血糖检出低血糖或高渗性非酮症性高血糖症,可出现貌似卒中的局灶性神经体征;蛋白 C、蛋白 S、抗凝血酶Ⅲ等化验可用于筛查遗传性高凝状态。糖化血红蛋白、同型半胱氨酸、血清胆固醇和脂质检测有利于发现脑梗死的危险因素。

4. 常规心电图　检出未被发现的心肌梗死或心律失常,如房颤导致栓塞性卒中。

5. 超声心动图　检查在房颤患者可证实栓塞性卒中的心脏病变,可发现心脏附壁血栓、心房黏液瘤和二尖瓣脱垂等。

6. 脑电图　对评价卒中极少有用,但在合并癫痫发作或难以区分癫痫发作与 TIA 的患者,可能有助于鉴别。

7. 腰穿及脑脊液检查　仅在选择性病例进行,排除蛛网膜下腔出血或证明脑膜血管性梅毒（反应性 VDRL）导致的卒中。

【诊断和鉴别诊断】

1. 诊断

（1）根据《中国急性缺血性脑卒中诊治指南 2018》（以下简称 2018 指南）,急性缺血性脑卒中的诊断标准:①急性起病。②局灶性神经功能缺损（一侧面部或肢体无力或麻木、语言障碍等）;少数为全面神经功能缺损。③症状和体征持续数小时以上。④脑 CT 或 MRI 排除脑出血和其他病变。⑤脑 CT 或 MRI 有责任梗死病灶。

（2）2018 指南的诊断流程包括 5 个步骤:①明确是否为卒中,需要排除非血管性疾病;②明确是缺血性还是出血性卒中,进行脑 CT 或 MRI 检查以排除出血性脑卒中;③判断卒中的严重程度:采用神经功能评价量表（NIHSS 卒中量表）评估神经功能缺损程度;④明确能否进行溶栓治疗,是否符合血管内机械取栓适应证,核对适应证和禁忌证;⑤结合病史、实验室、脑病变和血管病变等资料进行病因分型（多采用 TOAST 分型）。

2. 鉴别诊断

（1）脑梗死与小量壳核出血的临床表现可颇相似,大面积脑梗死的症状、体征也与大量脑出血类似,应注意鉴别（表 3-5-11）。在所有的鉴别点中,起病状态与起病速度最为重要,临床上动态起病、病情进展较快常提示脑出血,安静状态起病、病情进展较缓慢常提示脑梗死。此外,与硬膜下或硬膜外血肿鉴别可根据外伤史,硬膜下血肿 CT 显示新月形混杂密度病变,伴占位效应;与动脉瘤或血管畸形破裂所致蛛网膜下腔出血鉴别可根据发病时极剧烈头痛、较显著意识水平下降或体检发现颈项强直等,CT 或 MRI 可排除这些疾病。

表 3-5-11 脑梗死与脑出血的鉴别点

鉴别点	脑梗死	脑出血
发病年龄	多为 60 岁以上	多为 60 岁以下
*起病状态	安静或睡眠中	活动中
*起病速度	10 余小时或 1~2 天症状达到高峰	数十分钟至数小时症状达到高峰
高血压史	多无	多有
全脑症状	轻或无	头痛、呕吐、嗜睡、打哈欠等颅压高症状
意识障碍	通常较轻或无	较重
神经体征	多为非均等性偏瘫(大脑中动脉主干或皮质支)	多为均等性偏瘫(基底节区)
CT 检查	脑实质内低密度病灶	脑实质内高密度病灶
脑脊液	无色透明	血性(洗肉水样)

注:*是指起病状态和起病速度是最重要的两条鉴别要点。

(2)脑栓塞起病急骤,局灶性体征在数秒至数分钟达到高峰,常有心源性栓子来源如风湿性心脏病、冠心病或合并心房纤颤等,常见大脑中动脉栓塞引起大面积梗死,导致脑水肿及颅内压增高,可伴痫性发作。

(3)急性起病的 CNS 局灶性功能缺失患者,如其症状、体征与任何单一的脑动脉分布区功能不一致时,应怀疑局灶性脑缺血以外的潜在病变。例如某些颅内肿瘤可呈卒中样发病,出现偏瘫等局灶性神经功能缺失,若颅内压增高征象如视乳头水肿时不明显,可与脑梗死混淆,CT 或 MRI 检查可发现肿物、明显脑水肿及占位效应等。

(4)代谢性障碍,特别是低血糖和高渗性非酮症性高血糖可出现卒中样表现,因此,所有表现为卒中的患者都应检测血糖水平。应谨记卒中患者若无很严重的局灶性功能缺失时,典型的不会出现意识障碍,在代谢性脑病患者却可出现。

【治疗】

急性脑卒中的诊治是一项系统性工程,需要多部门、多环节的协调。提高脑卒中科普教育,让公众能够识别脑卒中,发病后立即就诊,力争超早期治疗,及时防治并发症,以期获得最佳疗效。卫生行政部门应发挥主导优势,统筹医疗资源,推进卒中中心建设,二级以上医疗机构开展静脉溶栓和/或血管内取栓治疗,建立脑卒中救治团队。

急性缺血性卒中治疗应根据患者的年龄、缺血性卒中类型、病情严重程度及基础疾病等采取个体化原则。要把脑梗死作为整体疾病的一部分,进行整体化治疗。既考虑高血压、糖尿病、高脂血症、心脏病及感染等,也兼顾脑心综合征、下丘脑损伤、卒中后抑郁症、抗利尿激素分泌失调综合征及多脏器衰竭等综合治疗。此外,对脑卒中危险因素采取有效干预,强化二级预防,减少复发。

1. 一般处理

(1)呼吸与吸氧:必要时吸氧,维持血氧饱和度 >94%,无低氧血症的患者不需要常规吸氧。对于意识水平降低或延髓功能障碍而累及呼吸的患者进行气道支持和辅助通气。

(2)心脏监测与心脏病变处理:脑梗死后 24 小时内应常规进行心电图检查,根据病情,有条件时进行 24 小时或更长时间的心电监护,以便早期发现阵发性心房纤颤或严重心律失常等心脏病变;避免或慎用增加心脏负担的药物。

(3)体温控制:对于体温>38℃的患者应给予退热措施,寻找和处理发热原因,如存在感染,应给予抗感染治疗。中枢性发热患者,应以物理降温(冰帽、冰毯或乙醇擦浴)。

(4)血压控制:约 70% 的脑梗死患者急性期血压升高,原因主要包括病前存在高血压、疼痛、恶心/呕吐、焦虑、躁动、颅内压增高、尿潴留等。多数患者在卒中后 24 小时内血压自发降低。病情稳定而无颅内高压或其他严重并发症的患者,24 小时血压水平基本可反映其病前水平。

急性脑梗死血压处理应遵循个体化原则,谨慎处理。24 小时内血压升高的患者应谨慎处理,首先处理紧张焦虑、疼痛、恶心/呕吐、颅内压增高、尿潴留等情况。血压持续升高至收缩压≥200mmHg 或舒张压≥110mmHg,或伴有严重心功能不全、主动脉夹层、高血压脑病的患者,可予以降压治疗,并严密监测血压变化;准备溶栓及机械取栓的患者,血压应控制在收缩压<180mmHg,舒张压<100mmHg;卒中后病情稳定,如血压持续≥140/90mmHg,无禁忌,可于发病后数天恢复降压治疗;纠正低血压和低血容量,以维持保证器官功能所需的灌注水平。

(5)血糖:研究显示,与血糖正常的患者相比,急性缺血性卒中患者入院后 24 小时内持续高血糖预后更差,血糖超过 10mmol/L 时可给予降糖治疗,将血糖控制在 7.8~10mmol/L,并严密监测血糖,以防止低血糖发生。血糖低于 3.3mmol/L 时可给予 10%~20% 葡萄糖口服或注射治疗,以达到正常血糖。

2. 特异性治疗

（1）静脉溶栓：静脉溶栓是实现血管再通的重要方法，治疗获益与时间相关，越早开始越好，减少院外及院内延误，将 DNT 时间控制在 60 分钟以内。缺血性脑卒中发病 3 小时内（Ⅰ级推荐，A 级证据）和 3～4.5 小时（Ⅰ级推荐，B 级证据）的患者，应根据适应证、禁忌证和相对禁忌证严格筛选，尽快给予重组组织型纤溶酶原激活物（rt-PA）溶栓治疗，以 0.9mg/kg 的剂量静脉滴注，最大剂量为 90mg，10% 的剂量在 1 分钟内先予静脉推注，其余持续滴注 1 小时，用药期间及用药 24 小时内严密监护患者（Ⅰ级推荐，A 级证据）。缺血性卒中患者发病 6 小时内也可用尿激酶（UK），剂量为 100 万～150 万 IU，溶于生理盐水 100～200ml，静脉滴注 30 分钟，用药期间严密监护（Ⅱ级推荐，B 级证据）。小剂量阿替普酶静脉溶栓（0.6mg/kg）出血风险低于标准剂量，可以减少病死率，但不降低致残率，可结合患者病情及出血风险进行个体化决策（Ⅱ级推荐，A 级证据）。对于轻度神经功能缺损且不伴颅内大血管闭塞的患者，可考虑用替奈普酶代替阿替普酶。对于醒后卒中或最后正常时间超过 4.5 小时但起病时间不明的卒中患者，在症状发现 4.5 小时内，DWI 阳性而 FLAIR 阴性的影像学表现有助于筛选静脉溶栓可能获益的患者。对于其他符合适应证的轻型致残性卒中患者，建议发病 3 小时内或 3～4.5 小时内接受阿替普酶治疗，而对于非致残性卒中患者（NIHSS 评分为 0～5 分），则不推荐 3 小时内或 3～4.5 小时内接受静脉注射阿替普酶。

（2）血管内介入治疗：包括血管内机械取栓、动脉溶栓和血管成形术。发病 6 小时内的患者如同时符合静脉溶栓和血管内机械取栓的指征，应先接受阿替普酶静脉溶栓治疗（Ⅰ级推荐，A 级证据），同时不应等待观察溶栓疗效而延误机械取栓；存在溶栓禁忌的部分患者可选择机械取栓（Ⅱ级推荐，C 级证据）；距最后正常时间 6～24 小时的前循环大血管闭塞患者，建议获取 CT 灌注成像（CTP）或 DWI-MRI 以帮助选择合适的机械取栓患者，但需要满足相关超时间窗取栓获益的 RCT 研究标准。

（3）抗血小板治疗：常用的抗血小板药物包括阿司匹林和氯吡格雷，对阿司匹林不耐受者可选用氯吡格雷。对于未接受溶栓或机械取栓且无禁忌证的非心源性栓塞性急性缺血性卒中患者，应在发病后尽早口服阿司匹林（150～300mg/d）（Ⅰ级推荐，A 级证据），急性期后可改为预防剂量（50～300mg/d），其中轻型卒中患者（NIHSS 评分≤3 分）在发病 24 小时内尽早给予阿司匹林联合氯吡格雷治疗 21 天，可有效减少 90 天内缺血性卒中的复发；溶栓后 24 小时内不推荐抗血小板或抗凝治疗，如患者存在其他情况，在评估获益大于风险后，可考虑在阿替普酶

静脉溶栓 24 小时内使用抗血小板药物。静脉应用糖蛋白Ⅱb/Ⅲa 受体拮抗剂替罗非班对急性缺血性卒中的疗效尚不明确（Ⅱb 级推荐，B-R 级证据）。不建议替格瑞洛代替阿司匹林用于轻型卒中的急性期治疗。

（4）抗凝治疗：一般不推荐无选择性的早期抗凝治疗，对于合并高凝状态、有深静脉血栓形成和肺栓塞风险的高危患者，可以应用预防剂量的抗凝治疗。对于大部分合并房颤的缺血性卒中患者，可在发病后 4～14 天开始口服抗凝治疗，预防卒中复发。

（5）降纤治疗：对于高纤维蛋白原血症患者，如不适合溶栓治疗，在经严格筛选情况下可选用降纤治疗，可选用的药物有降纤酶、巴曲酶，其他降纤制剂如蚓激酶、蕲蛇酶临床也有应用。

（6）扩容治疗：对于低血压或脑血流低灌注所致的缺血性卒中如分水岭梗死可考虑扩容治疗，其他患者不推荐扩容治疗，可加重脑水肿、心功能衰竭等并发症。

（7）他汀药物：急性缺血性卒中发病前服用他汀类药物的患者，可继续使用他汀治疗（Ⅱ级推荐，B 级证据）；根据患者的年龄、性别、卒中亚型、伴随疾病及耐受性等临床特征，确定他汀治疗的种类及强度（Ⅱ级推荐，C 级证据）。

（8）改善血液循环药物：由于脑侧支循环代偿程度与缺血性卒中的预后密切相关，可使用改善脑微循环的药物，如丁苯酞（butylphthalide）通过增加缺血区的脑血流量，显著改善患者神经功能缺损和生活能力评分。我国广泛开发的银杏类制剂如银杏内酯（ginkgolides）注射液、银杏叶滴丸（ginkgo biloba dropping pill）等，具有改善微循环、抗血小板聚集和微血栓形成的作用，可减少残障，减少复发率。马来酸桂哌齐特（cinepazide maleate）注射液作为内源性腺苷增效剂，有改善血流、细胞保护等多靶点作用，可改善急性缺血性卒中患者神经功能缺损评分。吲哚布芬（indobufen）通过抑制 COX 活性而阻断血栓素 A_2（TXA_2）合成，达到抗血小板聚集作用，可用于对阿司匹林有胃肠反应或高出血风险的患者（100mg，2 次/d）。丹参多酚酸（salvianolic acids）具有活血化瘀作用，可以促进神经功能恢复，提高临床疗效。

3. 急性期并发症处理

（1）脑水肿和颅内压增高：首先避免和处理引起颅内压增高的因素，如头颈部过度扭曲、激动、用力、发热、癫痫、呼吸道不通畅、咳嗽、便秘等；推荐床头抬高 30°～45°；甘露醇和高张盐水可明显减轻脑水肿、降低颅内压、减少脑疝的发生风险，对于心、肾功能不全的患者可选用甘油果糖、呋塞米，也可用白蛋白辅助治疗，不推荐使用糖皮质激素治疗缺血性卒中引起的脑水肿和颅内压增高。对于发病 48 小时内、60 岁以下的恶性大脑中动脉梗

死伴严重颅内压增高的患者,可请外科会诊考虑行去骨瓣减压术;对于60岁以上的患者,通过减压手术可降低死亡和严重残疾的发生率,但不能显著改善独立生活能力;对于压迫脑干的大面积小脑梗死患者,可请脑外科会诊考虑行去骨瓣减压术。

(2)梗死后出血性转化:心源性脑栓塞、大面积脑梗死、早期低密度征、年龄>70岁、应用抗栓药物等会增加出血性转化的风险,对于症状性出血转化需停用抗栓药物,权衡利弊,待病情稳定后10天至数周后恢复抗栓治疗。

(3)癫痫:不推荐预防性应用抗癫痫药物,对于孤立发作一次或急性期痫性发作控制后,不建议长期使用抗癫痫药物。卒中后2~3个月再发的癫痫,进行长期抗癫痫药物治疗。

(4)其他:呼吸道感染患者宜选用适当抗生素控制感染,保持呼吸道通畅和吸氧,防治肺炎,预防尿路感染及压疮等。卧床患者注意预防肺栓塞和深静脉血栓形成。在无禁忌证的卧床卒中患者中,除了阿司匹林和补液等常规治疗之外,建议应用间歇气动加压,减少深静脉血栓形成,不推荐弹力袜。急性缺血性卒中患者进食前应进行吞咽功能评估,伴吞咽困难者应在发病7天内接受肠内营养支持。

(5)对于卒中后焦虑、抑郁状态患者应给予相应的干预治疗,根据患者症状可采取个体化治疗,可选用5-羟色胺再摄取抑制剂如舍曲林,对抑郁兼有失眠的患者宜使用曲唑酮,以及中药舒肝解郁胶囊,具有健脾安神的功效,尤适用于胃胀食少、胸闷、疲乏无力的患者。

4.康复治疗应早期进行,对于轻到中度神经功能障碍的患者,可在发病24小时后进行床边康复,卧床患者注意良姿位摆放,鼓励患侧卧位,适当健侧卧位,应坚持肢体关节活动度训练,注意保护患侧肢体,避免机械性损伤。康复应遵循个体化原则,制订短期及长期治疗计划,分阶段、因地制宜地选择治疗方法,针对肢体瘫痪、语言障碍、认知或心理障碍、膀胱功能障碍等进行全面评估,对患者进行针对性体能与技能训练,促进神经功能恢复,降低致残率,提高生活质量和重返社会。

5.二级预防 缺血性卒中患者有明确的危险因素,如高血压、糖尿病、心房纤颤和颈动脉狭窄等应尽早进行预防性治疗,控制血压、血糖,抗血小板、抗凝、他汀类药物治疗等。

【预后】

血栓形成性脑梗死的预后受多种因素影响,其中最重要的是导致神经功能缺失的病变性质及严重程度,患者的年龄、卒中病因及并存的内科疾病等也可影响预后。急性期病死率为5%~15%,死因中约1/3是由脑病变直接引起,约2/3因严重并发症所致。存活的患者残疾率

较高,1/2~2/3的患者仍保持独立的功能,可部分或完全恢复工作的仅约30%,约15%的患者需要特殊照护。

第六节 栓塞性脑梗死

(汪昕)

栓塞性脑梗死(embolic infarction)或称为脑栓塞(cerebral embolism),通常是由远隔部位的栓子脱落阻塞脑动脉引起的,如来自心脏、主动脉弓或大的脑动脉等,迅速导致相应的供血区脑组织缺血、坏死,出现相应的脑功能缺失症状和体征,栓塞性脑梗死约占全部脑梗死的15%。前循环栓子通常阻塞大脑中动脉(MCA)或其分支,后循环的栓子一般阻塞基底动脉尖或大脑后动脉(PCA)。栓塞性卒中发病时神经功能缺失立即达到高峰,当栓子来源未被消除时可能反复发生脑栓塞,约2/3的脑栓塞复发事件发生在首次发病后1年内。

【病因和发病机制】

根据栓子来源,脑栓塞分为心源性、非心源性和来源不明等三类(表3-5-12)。

表3-5-12 脑栓塞的病因

1. 心源性
风湿性、动脉粥样硬化性、高血压性、先天性和梅毒性心脏病等所致心房纤颤及其他心律失常
心肌梗死合并附壁血栓
急性和亚急性细菌性心内膜炎
无心律失常或附壁血栓的心脏病(左房室瓣狭窄、心肌炎)
心脏外科手术并发症
瓣膜修补术
非细菌性(消耗性)血栓形成的心内膜赘生物
左房室瓣膜脱垂
先天性心脏病的反常栓塞
心肌炎 旋毛虫病
2. 非心源性
主动脉和颈动脉的动脉粥样硬化(附壁血栓、动脉粥样硬化斑块)
颈动脉和椎基底动脉纤维肌肉发育不良
肺静脉血栓形成
脂肪、肿瘤或气体
颈部和胸部手术并发症
3. 来源不明的

1. 心源性 临床常见,占脑栓塞的 60%~75%。至少 75% 的心源性栓塞发生在脑部。常见的病因包括:

(1) 心房颤动(atrial fibrillation,AF) AF 是脑栓塞最常见的病因,也是血栓栓塞事件中导致神经系统性残疾和死亡的首要病因(Patel NJ et al,2018;Kirchhof P et al,2016)。房颤发病率随年龄而上升,60 岁以上人群为 2%~4%,80 岁以上人群高达 10%。据统计,预计至 2050 年,亚洲人群发生房颤和房颤相关性卒中的人数达到 7 200 万人和 2 900 万人。美国心脏病学学院/美国心脏病协会/欧洲心脏病协会(American College of Cardiology/American Heart Association/European Society of Cardiology,ACC/AHA/ESC)2006 年房颤诊治指南将 AF 分为三种类型,即阵发性 AF(指 AF 持续时间<1 周,常在 24 小时内自动复律)、持久性 AF(持续时间>7 天)、永久性 AF(持续时间>1 年,电复律失败或未进行,也称慢性房颤)。

1) AF 患者发生脑卒中的风险是正常同龄人的 5~17 倍,阵发性 AF 患者脑栓塞发生率与持久性、永久性 AF 相似,波士顿地区房颤抗凝研究(The Boston Area Anticoagulation Trial in Atrial Fibrillation,BAATAF)表明,阵发性和非阵发性 AF 1 年内栓塞发生率分别为 2.5% 和 2.8%。由于阵发性房颤通常无症状,或伴其他导致栓塞的危险因素如高血压、高龄、主动脉弓混合斑块等,成为隐源性卒中的常见病因之一;孤立的房颤("lone"AF)是指临床及心脏超声检查无明确病因可寻的上述三种房颤,研究表明,年龄<60 岁的孤立性房颤患者发生栓塞风险较低,与普通人群无异(0.5/100 人·年)。冠心病及风湿性心脏病患者脑栓塞发生率高,90% 的风湿性心脏病合并 AF 患者发生脑栓塞,每年约 4% 的二尖瓣狭窄患者发生脑栓塞,合并 AF 者风险增加 3~7 倍;甲亢性 AF 患者脑栓塞发生率也高达 30%。

2) AF 是脑栓塞复发最常见病因,复发风险高达每年 12%,首次栓塞后数周内卒中复发率达 3%~5%。多项研究表明,年龄、高血压和栓塞史都是 AF 脑栓塞的独立危险因素;评估房颤脑栓塞风险可用 $CHADS_2$ 评分或 CHA_2DS_2-VAS 评分(表 3-5-13):自 2001 年 $CHADS_2$ 评分首次被证实可有效预测房颤患者栓塞事件发生风险,$CHADS_2$ 评分被广泛用来指导房颤患者的抗凝治疗。2010 年,$CHADS_2$ 评分进一步发展为 CHA_2DS_2-VASc 评分。研究表明,相比 $CHADS_2$ 评分,CHA_2DS_2-VASc 评分更能识别栓塞事件低风险房颤患者,且被推荐用于亚洲人群的栓塞事件风险评估。

(2) 急性冠脉综合征冠心病左室前壁梗死较后壁梗死发生脑栓塞风险大,绝大多数发生在心肌梗死后 4~20 天。

表 3-5-13 $CHADS_2$ 和 CHA_2DS_2-VASc 评分

	$CHADS_2$	CHA_2DS_2-VASc
充血性心力衰竭	1	1
高血压	1	1
年龄≥75 岁	1	1
糖尿病	1	1
卒中史或 TIA	2	2
血管性疾病(既往有心肌梗死、外周动脉疾病、主动脉弓斑块)	—	1
年龄 65~74 岁	—	1
性别区分:女性	—	1
最高分	6	9

(3) 心内膜炎包括细菌性和非细菌性心内膜炎,细菌以葡萄球菌及真菌常见,10%~50% 的亚急性细菌性心内膜炎患者发生脑栓塞,约 1/5 的患者发生脑栓塞前无临床症状或既往史。栓塞经常多发,可引起脑炎、脑膜炎和细菌性动脉瘤,后者破裂可导致蛛网膜下腔出血或脑出血等。非细菌性心内膜炎多见于恶性肿瘤、系统性红斑狼疮(如 Libman-Sacks 心内膜炎)和风湿性心肌炎,常被原发病掩盖,临床常被忽略。

(4) 二尖瓣脱垂是青壮年脑栓塞的可能病因之一,发生率报道不一,心脏超声可发现相关病变。

(5) 反常栓塞是静脉系统栓子导致的脑栓塞,主要见于卵圆孔未闭(patent foramen ovale,PFO)或左右心房均与主动脉相连,静脉系统栓子可不经肺循环直接到达脑动脉引起脑栓塞,尤其左心衰竭或肺动脉高压引起右心压力大于左心,出现自右向左分流时更易发生。

(6) 其他如心内膜下纤维弹性组织增生、心脏黏液瘤、肥大性心脏病及旋毛虫病心脏损害等,均较少见。

2. 非心源性

(1) 动脉源性栓塞最常见,包括:①血栓性栓塞(thromboembolism),见于主动脉不稳定型斑块表面血栓形成和/或斑块厚度>4mm,两者都是脑栓塞的独立危险因素,斑块厚度>4mm 是缺血性卒中反复发生的独立危险因素;法国卒中患者主动脉斑块研究发现,331 例缺血性卒中患者经食管超声提示主动脉斑块厚度<1mm、1~3.9mm 和≥4mm 的患者脑卒中年复发率依次为 2.8%、3.5% 和 11.9%;在另一项前瞻性研究中,胸主动脉不稳定斑块而无其他血管内斑块患者平均 1 年内 12% 发生脑栓塞,无主动脉不稳定斑块患者发生脑卒中仅 7%;尸检显示主动脉弓和升主动脉溃疡型斑块分别占 81% 和 44%,研究表明这些部位的溃疡型斑块更易导致栓塞,这

种栓塞通常为单发的，多累及大动脉和中等动脉。通常为自发性发生，也可与心脏手术或导管操作等有关。②粥样斑块栓塞（atheroembolism）或称为胆固醇结晶栓塞（cholesterol crystal embolism），是主动脉斑块中胆固醇结晶脱落随血流栓塞小动脉所致，也称为动脉-动脉栓塞，通常是多发的，且易到达视网膜、肾脏、小肠等或到达肢端导致皮肤网状青斑、蓝趾综合征等；颈动脉或椎基底动脉粥样硬化斑块或栓子脱落同样可引起脑栓塞，是老年人 TIA 最常见的病因。

（2）造影/手术相关性栓塞 DSA 或心导管操作，心脏外科手术如心脏瓣膜成形术、冠状动脉搭桥术等在术前、术中和术后均可发生脑栓塞，甚至在术后 5～21 日发生；人工流产、宫颈手术、经气管肺活检等也可引起脑栓塞。

（3）其他少见的非心源性栓塞包括纤维肌肉发育不良（多见于女性）、脂肪栓塞（多继发于长骨或髋骨骨折）、气体栓塞（颈和胸部血管贯通伤、气胸、气腹，见于潜水员和飞行员的减压病），以及肺、肢体感染及败血症、肺静脉栓塞、癌细胞、寄生虫或虫卵及羊水等均可引起脑栓塞。

3. 来源不明性　约30%的脑栓塞不能确定栓子来源，可能多为心房（室）或动脉粥样硬化斑块，脱落后不留痕迹，也有尸检仍不能发现来源者。

栓塞使该供血区脑组织缺血、水肿和坏死，导致神经功能缺失症状；栓子刺激脑血管可发生广泛痉挛，继发性血栓形成可导致脑梗死范围扩大、症状加重。大面积栓塞性脑梗死灶内可继发出血，但通常不引起神经功能缺失症状加重。炎性栓子可引起局限性脑炎、脑脓肿或局限性脑动脉内膜炎，继发血栓或细菌性动脉瘤，后者破裂导致脑出血或蛛网膜下腔出血。脂肪栓塞呈多发性，可伴脑出血、脑水肿或无菌性脑膜炎等。

【病理】

脑栓塞最常见于颈内动脉系统，特别是大脑中动脉分支及分叉处，从直径 0.2mm 的小动脉至颈内动脉或其颅内段终端血管均可发生，双侧半球受累相等。病理改变与脑血栓形成基本相同，但具有以下特点：①由于脑栓塞发生急骤，脑侧支循环难以及时建立，栓塞导致缺血性脑梗死常较脑血栓形成病变范围大；②因栓子多发、易破碎和具有移动性，栓塞性脑梗死可为多灶性；③如为炎性或细菌栓子，可伴发脑炎、脑脓肿、局限性动脉炎和细菌性动脉瘤等；④30%以上的栓塞性脑梗死合并出血，大动脉栓塞引起的大面积脑梗死更易发生，多呈点状、片状渗血；⑤脑栓塞患者可发现全身其他部位或脏器如皮肤、视网膜、肺、脾、肾和肠系膜等发生栓塞的证据。

【临床表现】

1. 脑栓塞发病年龄不一，青壮年多见。脑栓塞是发病最急的脑卒中，在活动中骤然发病，神经功能缺失症状、体征瞬间达到高峰，通常无先兆，多为完全性卒中。以一过性意识障碍起病的常为颈内动脉主干栓塞导致大面积脑梗死，或为后循环栓塞的首发症状。患者发病后数日内病情进行性加重，多为大面积脑梗死继发脑水肿所致。以癫痫发作起病较常见，高度提示脑栓塞的可能。患者罹患心瓣膜病、心内膜炎、心脏肥大、心律失常以及多灶性脑梗死，可能是脑栓塞的指征。

2. 神经系统局灶性症状、体征与栓塞动脉供血区有关，约 4/5 的脑栓塞累及 Willis 环前半部，多见于大脑中动脉主干及其分支，出现失语、偏瘫、单瘫、偏身感觉障碍和局限性癫痫发作等，偏瘫以面部和上肢为重。约 1/5 的脑栓塞发生在椎基底动脉系统，临床表现为眩晕、复视、共济失调、交叉瘫、四肢瘫、构音障碍、饮水呛咳及吞咽困难等。栓子多可进入一侧或两侧大脑后动脉，引起枕叶视皮质梗死，导致同向性偏盲或皮质盲，栓塞一侧小脑后下动脉可出现延髓背外侧综合征，但脑桥穿通支栓塞很少，偶有较大的栓子栓塞在基底动脉主干，导致患者突然昏迷、四肢瘫，表现为致命性基底动脉闭塞综合征。

3. 其他伴发症状取决于栓子来源。心源性脑栓塞易于复发，10 天内复发率为 10%～20%，继发于 TIA 的栓塞性卒中，特别是由心源性栓塞引起的每次发作的典型症状不同，是不同的血管供血区受累的结果；局灶性神经功能缺失症状一度好转或稳定后又加重，常提示栓塞再发。细菌性心内膜炎栓子可伴颅内感染的症状与体征，动脉源性弥散的胆固醇栓子可引起发热、寒战、蛋白尿、肾功能障碍、视网膜出血和网状青斑等，继发于骨折等外伤后的脂肪栓塞可引起呼吸困难、气急等肺功能不全的表现，以及皮肤黏膜瘀斑等，少数患者尿中可见脂肪小滴；空气栓塞患者眼底检查有时在视网膜动脉可见气泡及供血区苍白。

【辅助检查】

1. TCD 检测血栓对诊断脑栓塞非常有帮助，超声探头下血栓发出高调吱吱声，记录为高强度短暂信号（high-intensity transient signals，HITS）。

2. 神经影像学检查对于脑栓塞意识障碍加重的患者具有重要意义，CT 可用于快速判断梗死面积是否进一步扩大，是否继发出血，指导临床治疗和预后评估（图3-5-13）；MRI-DWI 可显示急性缺血性脑梗死改变，如出现继发出血，则更支持脑栓塞（图 3-5-14）；脑 CTA 或MRA 可发现颈动脉及椎基底动脉病变，显示血管栓塞部

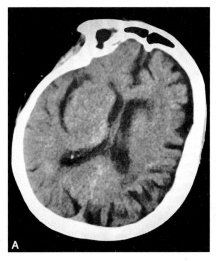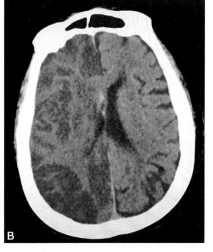

图 3-5-13　房颤患者(89 岁,女性)突发左侧口角歪斜伴左侧肢体无力 1 小时入院

A. 发病 1.5 小时,头颅 CT 平扫未见明显低密度,右侧侧脑室可见受压,右侧脑回减少;B. 患者入院
24 小时后,出现意识障碍,复查头颅 CT 可见右侧半球广泛低密度影,脑回消失,右侧脑室受压变窄,
前角见斑片状高密度影,提示脑梗死面积增大,脑组织肿胀明显,伴有出血,预后不良

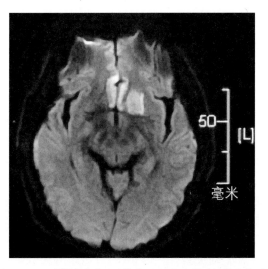

图 3-5-14　房颤患者出现脑栓塞,DWI 显示额叶深部弥散受
限病灶

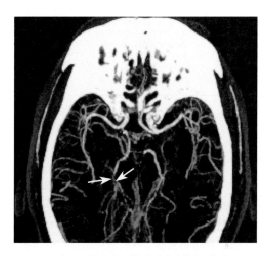

图 3-5-15　CTA 显示大脑后动脉狭窄(箭头)

位(图 3-5-15);主动脉弓 CTA 或 MRA 能发现斑块,尤其经食管超声不能观察到的升主动脉远端及主动脉弓近端斑块,但主动脉弓 CTA 或 MRA 无法提示斑块是否有活动性和测量小斑块厚度;颈动脉超声可评价颈动脉狭窄程度、动脉管腔大小、血流特性及颈动脉斑块形态等,对证实颈动脉源性栓塞具有提示意义。

3. 经胸超声心动图(transthoracic echocardiogram,TTE)可提供心脏解剖及功能信息,如左心房直径、二尖瓣功能和左心室功能;经食管超声心动图(transesophageal echocardiography,TEE)能更好地发现左心房和左心耳血栓、左心房其他结构异常及主动脉弓斑块,有助于排除升

主动脉粥样硬化,发现左心房内直径<3mm 的赘生物、PFO 及房间隔动脉瘤等。ACC/AHA/ASE(2003)指南提出,对缺血性卒中,尤其年龄<45 岁患者,以及无明确卒中病因的老年患者必须做 TTE(Ⅰ级推荐)。如 TTE 检查阴性还应做 TEE,但 TTE/TEE 正常并不能排除心源性栓子的可能。

4. 心电图检查　脑栓塞可以是急性心肌梗死的首发症状,ECG 可发现心肌梗死、心律失常和心肌炎等证据。24 小时动态 ECG 可发现心律失常规律,以及常规 ECG 检查正常的阵发性房颤、其他发作性心律失常及病态窦房结综合征等。

5. 脑脊液不作为常规检查,临床怀疑炎性栓子时可行 CSF 检查。亚急性细菌性心内膜炎导致栓塞者 CSF 白

细胞增高（200×10⁶/L 或更高），早期以中性粒细胞为主，晚期以淋巴细胞为主，可见红细胞或脑脊液黄变，蛋白升高，糖正常，细菌培养多为阴性；急性细菌性心内膜炎导致脑栓塞，CSF 呈化脓性脑膜炎样改变；胆固醇栓子 CSF 淋巴细胞升高，脂肪栓塞者 CSF 可见脂肪球。需注意，对大面积梗死患者行腰穿可能引发脑疝。

【诊断和鉴别诊断】

1. 诊断　根据患者起病急骤，迅速出现偏瘫、失语等局灶性症状与体征，伴一过性意识障碍，数分钟内症状达高峰，如有心源性栓子来源如心肌梗死、风湿性心脏病伴房颤，二尖瓣脱垂和心房黏液瘤等，以及动脉源性栓子来源，或以往有肾、脾、肠、肢体和视网膜等栓塞病史支持确诊，CT 和 MRI 检查可明确脑栓塞部位、范围、数目及是否伴出血等。

2. 鉴别诊断　主要须注意与脑血栓形成（表 3-5-14）、脑出血及蛛网膜下腔出血等鉴别。

表 3-5-14　脑栓塞与动脉硬化性脑血栓形成的鉴别

鉴别点	脑栓塞	动脉硬化性脑血栓形成
发病年龄	任何年龄均可发病，以青壮年多见	多在 60 岁以上
起病状态	多在活动中	安静状态或睡眠中
起病速度	数秒至数分钟内症状达到高峰	10 余小时或 1~2 日达到高峰
原发疾病	多有，如风湿性心脏病、冠心病或亚急性细菌性心内膜炎等	高血压、糖尿病和高脂血症等
意识障碍	可有一过性意识障碍	通常无或较轻
神经体征	出现栓塞动脉供血区局限性神经功能缺失	多表现为非均等性偏瘫（中动脉主干或皮质支）
既往史	可有脑栓塞或其他器官栓塞史	可有 TIA 史
脑 CT、MRI	通常显示大面积缺血性梗死，可合并出血性梗死灶	脑实质可见局灶性缺血性病灶
脑脊液	无色透明，出血性梗死可呈血性，炎性栓子 CSF 可见炎性反应	无色透明

【治疗和预防】

脑栓塞治疗原则与脑血栓形成大致相同，包括急性期支持疗法、恢复缺血区血供、预防栓塞事件复发、脑保护和康复治疗等。

1. 急性期支持疗法　颈内动脉末端或大脑中动脉（MCA）主干栓塞所致的大面积脑梗死可发生严重脑水肿和继发脑疝，应积极进行脱水、降颅压治疗，必要时需行大颅瓣切除减压术。

2. 恢复缺血区血供

（1）在发病 4.5 小时内可行 rt-PA 溶栓，没有证据表明脑栓塞溶栓更易继发出血。

（2）肝素/低分子肝素抗凝：曾进行国际卒中试验（The International Stroke Trial, IST）和肝素治疗急性栓塞性卒中试验（The Heparin in Acute Embolic Stroke Trial, HAEST），发现肝素/低分子肝素对发病 3~6 个月后患者神经功能恢复并无增益；IST 发现肝素治疗后出血性卒中发病率明显上升；HAEST 未见肝素或低分子肝素可显著降低缺血性卒中风险；因此，不建议房颤患者发生栓塞后立即用肝素或低分子肝素，而是在神经系统症状稳定、血压平稳后应用华法林治疗。

（3）部分心源性脑栓塞患者发病后 2~3 小时内用较强血管扩张剂，如罂粟碱静滴或吸入亚硝酸异戊酯，可收到意想不到的满意疗效。

（4）手术摘除大的心源性栓子：据报道，约 70% 的大脑中动脉主干栓塞超早期病例可取得较好的疗效；颈动脉分叉处栓子摘除术有效率相对较低，但仍为手术治疗适应证。较大的心源性栓子栓塞后不易再通，手术可完全摘除；动脉粥样硬化斑块栓子易破碎，手术不易完全摘除。

3. 预防栓塞事件复发　抗凝可有效预防栓塞复发的有利证据来自波士顿地区心房纤颤抗凝试验（The Boston Area Anticoagulation Trial in Atrial Fibrillation, BAATAF, 1990）。该研究通过 2 年随访观察发现，维生素 K 拮抗剂华法林抗凝组卒中事件下降达 86%，死亡率也较低。

（1）适应证：主要是心源性脑栓塞，尤其由房颤所致。例外的情况是年龄<65 岁的孤立性房颤患者，这些患者发生脑栓塞风险较低，可用阿司匹林代替。动脉源性栓塞者抗血小板药预防效果不理想时，可行短期抗凝治疗。

（2）用法：起始负荷剂量为 4~6mg，连续 3 天后根据 INR 调整用量。ACC/AHA/ESC 指南（2006）建议华法林抗凝的目标 INR 为 2.0~3.0。如 INR 稳定在此区间，可每 4 周检测 1 次。应特别指出，华法林抗凝治疗的房颤患者不建议合用小剂量华法林（1.25mg/d 或 INR 1.2~1.5）或阿司匹林（300~325mg/d），更不建议合用两种抗血小板药取代华法林。阿司匹林 75~100mg/d 加氯吡格雷 75mg/d 的出血比例增加（15.4% vs. 13.2%），而发生卒中、心肌梗死及血管性死亡事件并不减少（5.6% vs. 3.9%）。

（3）禁忌证：包括严重肝肾疾病、活动性肺结核、消化性溃疡、活动性出血、低凝状态、大面积脑梗死、收缩压 >180mmHg 或舒张压 >100mmHg 者，缺乏必要的实验室监测条件。高龄（>84 岁）、脑出血史、严重糖尿病、意识障碍、妊娠或哺乳期、月经期、持续呕吐、厌食、发热或营养不良等应慎用抗凝。

（4）注意事项：①大面积栓塞，如大脑中动脉供血区梗死面积超过 1/3 或后循环供血区梗死面积超过 1/2，由于易发生出血，建议发病 2 周后应用华法林。②患者高血压建议用 ACEI 控制血压后进行华法林治疗，ACEI 被证明有益于预防栓塞后出血。③甲亢合并房颤使用华法林要注意甲亢本身增加维生素 K 依赖的凝血因子清除，因此华法林剂量要比无甲亢的房颤患者低。④由于华法林是通过干扰凝血因子生成中维生素 K 的作用，一般在 24 小时后体内原有凝血因子消耗后才显示抗凝疗效，应达到的抗凝强度为静脉凝血时间（试管法）20~30 分钟和凝血酶原活动度 20%~30%。由于华法林敏感性及耐受性的个体差异很大，每一患者都应找出最适的治疗剂量；同时，华法林治疗浓度范围狭窄，必须监测 INR、血小板计数、便隐血，以及出血时间、凝血酶原时间及活动度、白陶土部分凝血活酶时间（APTT），避免剂量偏小无疗效或剂量偏大引起出血。还须注意合用某些药物抗凝增强或降低口服抗凝剂疗效。

（5）新型口服抗凝药预防栓塞事件：尽管华法林预防非瓣膜病性房颤发生卒中事件的有效性已经得到证实，但华法林的治疗范围窄，需要频繁检测 INR，代谢容易受食物及多种药物影响等缺点限制了其在临床上的应用。最新国际多中心临床随机对照试验研究表明（ENGAGE AF trial, the ARISTOTLE trial, ROCKET AF trial, RE-LY trial），对于非瓣膜性房颤的患者，与华法林相比，新型口服抗凝药（non-vitamin K antagonist oral anticoagulants, NOACs）如直接凝血因子 Xa 抑制剂依度沙班（edoxaban）、阿哌沙班（apixaban）、利伐沙班（Rivaroxaban）和凝血酶抑制剂达比加群酯（dabigatran），起到同样甚至更好的预防卒中或全身栓塞事件发生的效果。虽然主要的出血事件没有减少，但 NOACs 能够减少脑出血及致死性出血事件的发生率。多项针对亚洲人群的 meta 分析，包括最新一项纳入 5 个 NOACs 临床试验和 21 个观察性试验的 meta 分析，都得出了相似的观点：对于非瓣膜病性房颤的患者，不论使用何种 NOACs 或治疗剂量，NOACs 预防卒中或栓塞事件发生风险不劣于华法林，且出血风险低于华法林。

2017 年亚太心律失常协会针对亚洲房颤患者的卒中预防推荐：①对于非瓣膜病性房颤患者，采用 CHA_2DS_2-VASc 评分预测卒中发生风险。低风险患者不需要抗栓治疗：CHA_2DS_2-VASc 评分 = 0 分（男性），CHA_2DS_2-VASc 评分 = 1 分（女性）。②以下情况可考虑口服抗凝药物，且与华法林相比，优先推荐 NOACs：CHA_2DS_2-VASc 评分 ≥1 分（男性），CHA_2DS_2-VASc 评分 ≥2 分（女性）。③对于非瓣膜病性房颤患者，采用 HAS-BLED 评分预测房颤临床相关出血风险（表 3-5-15），其中 HAS-BLED 评分 ≥3 分为高出血风险，但其并不是房颤患者口服抗凝药物的禁忌。此种情况下，临床医生需规律监测和随访诱发出血的危险因素，并对其进行干预（如难以控制的高血压、华法林使用期间 INR 不稳定、同时服用阿司匹林、NSAIDs 或酒精滥用）。亚洲非瓣膜病性房颤患者 NOACs 治疗剂量推荐见表 3-5-16。

4. 气栓的处理　应采取头低左侧卧位，如系减压病，应立即进行高压氧治疗，减少气栓，增加脑含氧量；气栓常引起癫痫发作，应严密观察或抗癫痫治疗。脂肪栓处理可用扩容剂和血管扩张剂，5% 碳酸氢钠注射液 250ml，静脉滴注，2 次/d；或 80% 氧胆酸钠 5~10ml，缓慢静脉注射。感染性栓子引起栓塞需同时选用有效足量的抗生素治疗。

表 3-5-15　HAS-BLED 评分

临床特征	定义	分值
高血压	收缩压 >160mmHg	1
肾功能不全和肝功能不全（各占 1 分）	肾脏：血液透析或肾移植或血肌酐 ≥2.3mg/dl 肝脏：慢性肝炎、肝硬化、胆红素 >2ULN 以及谷丙转氨酶 >2ULN	1 或 2
卒中	卒中史，特别是腔隙性脑梗死	1
出血倾向	最新的出血史或贫血	1
INR 不稳定	INR 不稳定、很高或 TTR<60%	1
高龄	年龄 >65 岁，特别是虚弱患者	1
药物和酒精（各占 1 分）	同时服用抗血小板、NSAID 或者酒精滥用	1 或 2
最高分		9

注：INR：国际标准化比值；NSAID：非甾体抗炎药；TTR：治疗范围时间；ULN：正常值上限。

表 3-5-16　亚洲非瓣膜病性房颤患者
NOACs 治疗剂量推荐

NOACs	每次剂量	用法
达比加群酯	150mg 或者 110mg：年龄>75 岁且具有高出血风险（HAS-BLED≥3 分）或者存在药物相互作用（如同时口服维拉帕米）	每日 2 次
利伐沙班	20mg 或者 15mg（Cockroft-Gault 肌酐清除率：30~49ml/min）	每日 1 次
阿哌沙班	5mg 或者 2.5mg（存在以下 2 项或更多：年龄≥80 岁，体重≤60kg，血清肌酐≥1.5mg/dl）	每日 2 次
依度沙班	60mg 或者 30mg（存在以下任何一种情况：eGFR = 30~50ml/min，体重≤60kg，同时服用潜在 P-糖蛋白抑制剂例如维拉帕米或奎尼丁）	每日 1 次

5. 康复治疗　与脑血栓形成相同。

【预后】

脑栓塞急性期病死率为 5%~15%，多死于严重脑水肿、脑疝、肺感染和心力衰竭。房颤导致的脑栓塞的预后较差，椎基底动脉栓塞引起脑干梗死的死亡率极高，心肌梗死所致的脑栓塞预后差，存活患者多遗留严重后遗症。预后与伴发的心力衰竭（简称心衰）、心肌梗死、细菌性心内膜炎等有关。复发性脑栓塞患者病死率高。

第七节　腔隙性梗死

（王维治　孙威）

腔隙性梗死（lacunar infarct）是脑深部白质及脑干的穿通支动脉病变和闭塞，导致缺血性微梗死，脑组织坏死和液化被吞噬细胞移走形成腔隙，是缺血性卒中的一种常见的临床类型，据统计约占全部脑梗死的 25%。

【研究史】

早在 1838 年，法国医生阿梅代·德尚布尔（Amedee Dechambre，1812—1886）报道一例尸检病例，在皮质下可见许多大小不一、形状各异的小软化灶，充满少许白色液体，他首次使用了腔隙（lacunae）一词来描述。他是"巴黎医学杂志"的主编，他提出的腔隙一词，还有他主编了上百卷的医学大百科词典，使他青史留名。1843 年，另一位法国医生 Durand-Fardel 再次用腔隙一词来描述皮质下空洞样病变，他观察的患者症状是慢性痴呆和精神异常。1901 年 Marie 证实了腔隙病变的存在，他观察腔隙卒中患者经常无症状，但老年患者中腔隙卒中是比脑出血或脑缺血更常见的偏瘫病因。Marie 当时很有影响力，在 20 世纪前半叶多数学者都支持 Marie 的观点，认为炎性血管周围病变导致血管间隙扩大而形成腔隙。

1894 年，瑞士的奥托·宾斯万格（Otto Binswanger，1852—1929）提出了皮质下慢性进展性脑炎、弥漫性脑硬化和动脉硬化性脑退行性变等概念。1902 年，爱罗斯·阿尔茨海默（Alois Alzheimer，1864—1915）将这种皮质下脑白质病变称为 Binswanger 病，是一种小血管病变导致的白质性痴呆，经常以精神异常或卒中发病，患者有记忆和智力减退和情绪改变。然而，Marie 的腔隙病变与 Binswanger 白质病变有时很难区分。

美国著名的神经病理学家和神经病学家 Miller Fisher（1913—2012）最早对腔隙性卒中（lacunar stroke）作了全面、系统的描述，他在 1965 年报道了 18 例尸检，清楚地表明高血压造成小动脉损伤，它主要影响脑深部穿支动脉。1969 年、1971 年和 1979 年他多次描述小血管病变，如脂质堆积、瘢痕形成、管腔狭窄和血栓形成等，特别是在大动脉与穿支动脉交界处。他认为腔隙性梗死主要是高血压导致脑小动脉及微小动脉硬化和闭塞，小腔隙病变通常是由小动脉玻璃样变所致，大腔隙病变是由于穿通动脉的粥样硬化或栓子闭塞。腔隙性梗死，在 20 世纪 60 年代还只是病理学概念，到 20 世纪 80 年代后随着神经影像学技术的进步，脑 CT 和 MRI 检查已使之成为一种临床诊断。1982 年 Fisher 总结了 21 种腔隙综合征，是不同部位的腔隙梗死导致的临床表现。

然而，腔隙的概念所面临的质疑不断。1990 年，卒中杂志（Stroke）主编 Clark Millikan 著文反对腔隙卒中，他认为腔隙就是小卒中，虽然死亡率不高，但患者预后不好，他指出小卒中并不完全是高血压和小动脉病变引起的，腔隙就是多种原因引起的小卒中而已。腔隙梗死没有动物模型，老年、高血压、糖尿病、高脂血症和吸烟等都可能导致腔隙梗死，但多数人仍认为腔隙梗死是卒中的一部分。

1993 年，卒中大师 Herald Adams 对临床试验的卒中分型作出了改革，根据病因，在 TOAST 试验中使用：①大动脉硬化；②心源性栓塞；③小血管阻塞；④其他病因；⑤不明病因等。腔隙不再作为一个分型。

【病因和发病机制】

1. 病因　高血压引起小动脉及微小动脉壁脂质透

明变性(lipohyalinosis),管腔闭塞而导致腔隙梗死,舒张压增高是多发性腔隙梗死的主要易患因素。Longstreth(1998)的统计学分析表明,与腔隙性梗死有关的独立危险因素依次为老龄、舒张压、吸烟、颈动脉狭窄超过50%、男性及糖尿病等。常见的病因包括栓子,特别是动脉源性栓子如动脉粥样硬化斑块、夹层动脉瘤等,小血管闭塞疾病如动脉粥样硬化、脂质透明变性等,血流动力学原因如血压突然下降,血液异常如红细胞增多症、血小板增多症、高凝状态及口服避孕药等;颅内小灶出血如高血压、微动脉瘤也可导致腔隙性卒中。

2. 发病机制　腔隙性梗死的发病机制主要有三种:①纤维玻璃样小动脉硬化:其典型特征与腔隙有关,如累及小穿支动脉或近端分支的脂质透明变性。②大主干血管动脉粥样硬化:阻塞了小血管的起始端,易累及相邻的几条血管,有时导致较大的腔隙或动脉粥样硬化从主干血管延伸至较小的血管。③小栓子导一个小动脉栓塞。三者的发生频率尚不清楚,第一种可能最常见。

【病理】

在脑白质或脑干深部可见直径为3~4mm(范围为0.5~15mm)的缺血性梗死灶,形如腔隙状,最常见部位依次是壳核和尾状核、丘脑、脑桥基底、内囊以及大脑半球深部白质,是否引起症状通常与其部位有关。腔隙梗死在基底节区最常见,可能与动脉屈曲延长,易受牵拉、移位和扭曲,终末动脉缺乏侧支循环,而易受缺血影响有关。病理上的腔隙可分为三型:Ⅰ型是陈旧性小腔隙梗死灶;Ⅱ型是小出血灶愈合后形成囊性瘢痕;Ⅲ型是小血管周围间隙扩大。

导致腔隙性病变的血管直径多为100~200μm的深穿支小动脉,以豆纹动脉、丘脑穿通动脉、丘脑膝状体动脉及基底动脉旁中线支等最为常见。血管病变可以是脂质透明变性(lipohyalinosis)、玻璃样小动脉坏死(hyaline arterionecrosis)、血管坏死(angionecrosis)、小动脉粥样硬化(arteriolar atherosclerosis)、纤维素样动脉炎(fibrinoid arteritis)、纤维素样坏死(fibrinoid necrosis)以及节段性动脉结构紊乱(segmental arterial disorganization)等。

【临床表现】

1. 本病多发于55~75岁中老年人,男性较多,高血压患者的发病风险是非高血压患者的8倍,吸烟者风险增加5.6倍。

2. 起病一般较突然,也可呈渐进性,在白天活动中发病较多。约20%的患者以TIA方式起病,TIA间隔时间较短,症状呈刻板样,如TIA持续时间超过数小时应考虑腔隙性梗死的可能。20%~30%的腔隙性梗死表现为进展性,在发病后数小时至数日内神经功能缺失症状持续加重,尤其运动功能,进展性腔隙性梗死可能与分支动

脉粥样斑块病(branch atheromatous disease,BAD)、血流动力学异常等有关。

3. 腔隙综合征(lacunar syndrome)的临床表现复杂多样,Fisher曾归纳21种腔隙综合征,均经病理证实或根据临床及神经影像学检查确定。神经功能缺失的表现及程度取决于病灶的部位和大小。腔隙综合征以症状较轻、无意识障碍及短期预后好为临床特征,通常不伴视野缺损、抽搐发作,无皮质功能缺失表现如失语、失用、失认、忽视和记忆障碍等,伴头痛不常见。

经典的腔隙综合征主要是以下的前六种:

(1) 纯运动性轻偏瘫(pure motor hemiparesis,PMH):也称纯运动性卒中(pure motor stroke),是最常见的腔隙性综合征,85%的PMH是由腔隙性梗死引起,缺血性颈动脉病变也可引起PMH,但一种纯运动单肢轻瘫(pure motor monoparesis)很少是由腔隙性梗死引起。PMH多因内囊、放射冠或脑桥基底部腔隙性病变所致,患者先期可有一连串的TIA,表现为内囊预警综合征(capsular warning syndrome),影响面部及上肢,下肢程度较轻,起病时可伴轻度构音障碍,不合并感觉障碍、视野缺损及皮质功能缺失如失语、失用等。脑干病变也可引起PMH,通常无眩晕、耳鸣、耳聋、复视、小脑性共济失调及粗大眼震等。依据临床表现,通常不能区分内囊或脑桥的PMH,如有构音障碍与先前短暂性步态异常或眩晕病史,支持脑桥PMH的诊断。

PMH的小梗死灶发生在运动纤维最集中的部位,MRI可检出内囊后肢、脑桥基底下部或大脑脚中部病灶。根据CT检查结果,可将内囊区腔隙病灶导致的PMH分为三型:①内囊-壳核-尾状核梗死:是唯一可由DSA发现,常为外侧豆纹动脉闭塞所致,病灶位于内囊前肢、壳核、内囊后肢,或壳核下部、放射冠、尾状核体,是较大的腔隙,表现为面部及上下肢均等性偏瘫。②内囊-苍白球梗死:可能为内侧豆纹动脉闭塞,病灶位于内囊后肢和苍白球,表现为上、下肢程度均等性偏瘫,或面部及上肢为主的偏瘫。③内囊前肢-尾状核梗死:是内囊前肢和尾状核头的病灶,是大脑前动脉Heubner回返动脉闭塞引起,表现为面部及上肢为主的偏瘫或上肢近端瘫。

内囊后肢腔隙梗死的临床表现具有特征性,作者临床观察发现,临床表现呈多样性,如一例右侧内囊后肢腔隙梗死患者,出现向右侧共同偏视及左侧同向性偏盲,共同偏视在临床常见于壳核出血和半球大面积梗死,而发生在腔隙性梗死罕见,此例可能损伤来自右侧额叶纤维,引起向左侧凝视麻痹,表现为向右侧共同偏视;同时损伤右侧内囊后肢视放射,引起左侧同向性偏盲。另一例发病出现明显面舌瘫,上肢肌力0级,下肢肌力3级,是内囊膝部和后肢前1/3病变,颇似大脑中动脉皮质支梗死。

还有一例以左肩部、上肢及手严重麻木和无力起病,下肢肌力正常,颈部 MRI 除外颈椎病,脑 MRI 显示右侧内囊后肢前部微小梗死,表现为单肢瘫和感觉障碍。内囊后肢腔隙性梗死的脑 MRI 特点是,梗死灶多为椭圆形,86.4%的病灶长径>5mm;20.5%为内囊后肢巨大腔隙梗死(>15mm),常表现为感觉运动性卒中(SMS),预后相对较差。

PMH 临床有 7 种变异型,均较少见:

1)PMH 伴 Broca 失语(PMH with Broca aphasia):病理证实为豆纹动脉血栓性闭塞所致,病灶在内囊膝部、后肢及邻近的放射冠白质。此型不经脑 CT 或 MRI 证实,临床易误诊为脑梗死。

2)PMH 不累及面部(PMH sparing the face):是椎动脉主干或其深穿支闭塞,导致一侧延髓锥体微梗死,病初有轻度眩晕、眼震、舌麻及舌肌无力等,有助于定位。

3)PMH 伴水平凝视麻痹(PMH with horizontal gaze palsy):病理证实为脑桥下部旁中线动脉闭塞,导致短暂的一个半综合征(one and a half syndrome),表现为向病灶侧共轭性凝视麻痹,病灶对侧眼不能内收而只能外展,是一侧脑桥被盖部病变导致脑桥旁正中网状结构(脑桥凝视中枢)及对侧已交叉的内侧纵束受损。

4)PMH 伴动眼神经交叉瘫(PMH with crossed third-nerve palsy):即 Weber 综合征,梗死灶位于大脑脚中部,累及未交叉的锥体束和动眼神经传出纤维。

5)PMH 伴外展神经交叉瘫(PMH with crossed sixth-nerve palsy):梗死灶位于脑桥最下部旁中线区,累及未交叉的锥体束和外展神经出脑干纤维。

6)PMH 伴意识模糊(PMH with confusion):表现为 PMH、急性意识模糊,注意力和记忆力障碍。病理证实病灶位于内囊前肢和后肢的前部,损伤丘脑至额叶联系纤维所致。

7)闭锁综合征(locked-in syndrome):患者表现为四肢瘫、延髓麻痹、不能讲话,貌似昏迷而实则清醒,可凭眼球垂直运动示意。可理解为双侧的 PMH,是两侧皮质脊髓束在内囊、脑桥或偶尔在大脑脚等不同水平梗死所致。

(2)纯感觉性卒中(pure sensory stroke,PSS):也称纯感觉异常性卒中(pure paresthetic stroke,PPS)。Fisher 认为 PSS 是临床最常见的腔隙性病变,表现为病灶对侧偏身性或局部的感觉缺失或感觉异常,可累及浅、深感觉或二者皆受累,表现为一侧面部、上肢及下肢麻木,或烧灼感、沉重感、刺痛、瘙痒和僵硬感等主观感觉体验。卒中引起感觉异常经常表现为手-口综合征、手-足综合征以及手-口-足综合征等,是远端型的表现。麻木呈持续性或表现为 TIA,以 TIA 起病者约占 10%,进展为持续性麻木,但无轻偏瘫、偏盲及失语等。

PSS 的梗死灶位于丘脑感觉核(后腹核)、内囊后肢、放射冠后部、脑干背外侧及顶叶皮质等,影响感觉神经核或传导束,常为大脑后动脉之丘脑穿通支闭塞所致。感觉障碍严格沿人体中轴分隔,是丘脑性感觉障碍特点。Fisher 的病例均根据病史和临床表现诊断,中老年患者既往有高血压病史,临床表现为反复发作性或持续性一侧肢体麻木,伴或不伴感觉缺失,经降压治疗短期内完全恢复,脑 MRI 检查证实,临床可诊断 PSS 或高度疑诊。

脑干与丘脑的纯感觉性卒中鉴别困难,脑桥或中脑 PSS 常见浅、深感觉不一致,脑桥 PSS 常见振动觉、位置觉减弱(内侧丘系),痛温觉保留(脊髓丘脑束)。丘脑、内囊或放射冠的 PSS,脊髓丘脑束与内侧丘系均受损。如出现同侧平稳追随和前庭眼反射受损,提示脑桥 PSS。有作者描述,中脑背外侧小灶出血导致纯痛温觉缺失,影响背侧脊髓丘脑束所致。在一份 21 例 PSS 报告中,11 例为丘脑卒中(全部或部分感觉缺失),7 例为豆状核、内囊区或放射冠腔隙或出血(脊髓丘脑束感觉异常),2 例为脑桥被盖部卒中(内侧丘系感觉缺失),1 例为皮质小梗死(皮质性感觉缺失)。

(3)感觉运动性卒中(sensorimotor stroke,SMS):通常以偏身感觉缺失起病,继之出现面部、上肢与下肢轻偏瘫,可看作 PSS 合并 PMH。病灶位于丘脑腹后核并累及邻近的内囊后肢,称为丘脑内囊综合征,是丘脑膝状体动脉分支或脉络膜后动脉丘脑支闭塞所致,脑桥外侧腔隙性梗死也可表现为此综合征。如果面部与上肢受累,下肢不受累可能不是腔隙性梗死。

(4)共济失调性轻偏瘫(ataxic-hemiparesis,AH):以下肢为主的轻偏瘫为特征,足、踝部尤明显,上肢较轻,面部最轻;瘫痪侧伴有小脑性共济失调,指鼻及跟膝胫试验不准,轮替动作笨拙,不能走直线等,共济失调与无力不成比例。AH 的梗死灶通常比 PMH 或 SMS 小,多为对侧内囊后肢或对侧脑桥基底腔隙所致,但以下四个部位病变也可引起:①放射冠及半卵圆中心病变,累及皮质脑桥束和部分锥体束。②内囊后肢及偏上部病变影响颞、枕桥束和锥体束。③丘脑伴内囊后肢轻度受损。④脑桥基底部上 1/3 与下 2/3 交界处病变。幕上病变可伴肢体痛、深浅感觉障碍,幕下病变常影响脑神经,出现眼震、咀嚼肌无力、下颌偏斜、构音障碍等。

有作者报道,一例患者表现为右下肢无力与右上肢共济失调,是交叉性大脑-小脑神经机能联系不能(crossed cerebral-cerebellar diaschisis),是大脑前动脉供血的左侧旁中央区皮质下梗死,同侧上肢共济失调是皮质-脑桥-小脑束病变导致右小脑半球功能失调。AH 还包括偏身共济失调-感觉减退综合征(hemiataxia-hypesthesia syndrome)、痛性共济失调性轻偏瘫(painful ataxic hemiparesis）、感觉减退共济失调性轻偏瘫（hypesthesic ataxic hemiparesis）、共济失调轻偏瘫伴对侧感觉运动或三叉神经运动无力、构音障碍-偏身共济失调以及象限性共济失调性轻偏瘫（quadrataxic hemiparesis）等。

（5）构音障碍-手笨拙综合征（dysarthria-clumsy hand syndrome,DCHS）：常见于脑桥基底部上 1/3 与下 2/3 交界处腔隙病变，是基底动脉旁中线支闭塞所致。通常突然起病，症状迅速达到高峰，出现核上性面肌无力、伸舌偏斜、构音障碍、吞咽困难，手动作笨拙，精细运动和书写不灵，指鼻试验不准，行走有轻度平衡障碍，可有病理征。内囊膝部或前肢、放射冠、基底节、丘脑及大脑脚腔隙梗死也可引起，有时见于壳核、内囊膝部小灶出血。构音障碍也可见于构音障碍-纯运动性轻偏瘫、构音障碍-面部轻瘫、构音障碍-面-舌轻瘫（内囊膝部综合征）。有作者认为，DCHS 是共济失调性轻偏瘫（AH）的变异型，预后较好。

作者曾报道 2 例同时或相继出现两组综合征的腔隙性梗死，一例为共济失调性轻偏瘫（AH）伴构音障碍-手笨拙综合征（DCHS），患者有多年高血压病史，长期大量吸烟、饮酒史，眼底动脉硬化明显，在活动状态下急性起病，同时出现两组综合征，可能是动脉源性栓塞所致。MRI 显示，内囊后肢和脑桥基底腔隙梗死，可能是大脑中动脉的豆纹动脉和大脑后动脉的丘脑穿通支闭塞。内囊后肢前部梗死引起对侧轻偏瘫及共济失调，可能额桥束通过内囊后肢前部时与皮质脊髓束同时受累（内囊性共济失调轻偏瘫）；脑桥基底部梗死导致 DCHS。另一例表现为构音障碍，病灶对侧手动作笨拙，精细动作如持筷和书写不灵，指鼻试验不准，行走平衡障碍，MRI 显示脑桥基底上 1/3 与下 2/3 交界病灶所致；患者还有左侧深感觉障碍，伴左侧肢体发胀、僵硬感和左足踩棉花感，Romberg 征（+），MRI 可见右丘脑病灶可解释之，可能是大脑后动脉的丘脑穿通支闭塞。

（6）延髓背外侧综合征（Wallenberg syndrome）：表现为交叉性感觉障碍、疑核麻痹、眩晕及眼球震颤、同侧小脑性共济失调、Horner 征等。多因椎动脉或小脑后下动脉闭塞，或椎动脉的中远端穿支动脉（供血延髓背外侧部）闭塞所致。

（7）中脑丘脑综合征（mesencephalothalamic syndrome）：表现为一或两侧动眼神经麻痹、垂直性凝视麻痹、淡漠、嗜睡、意志丧失以及记忆障碍等，是丘脑、下丘脑及中脑旁中线动脉闭塞所致。

（8）丘脑性痴呆（thalamic dementia）：表现为记忆力、智力明显障碍，无欲状态，可有精神异常，为双侧丘脑梗死所致。

（9）克劳德综合征（Claude syndrome）：动眼神经瘫

伴交叉性小脑共济失调，病变累及小脑上部齿状红核束。

（10）基底动脉下段分支综合征（lower basilar branch syndrome）：表现为眩晕、眼震、复视、水平性凝视麻痹、核间性眼肌麻痹、吞咽困难、小脑性共济失调及面部麻木等，是基底动脉下部或椎动脉上部分支闭塞导致下位脑干被盖部梗死所致。

（11）外侧桥延综合征（lateral pontomedullary syndrome）：表现为眩晕、呕吐、耳鸣、眼震，以及同侧小脑性共济失调、同侧 Horner 征、同侧面部及对侧躯体感觉障碍，是椎动脉行经面、听神经出脑干分出短旋支闭塞所致。

（12）偏身舞蹈-偏身颤搐（hemichorea-hemiballism）：病灶对侧肢体突然出现舞蹈样不自主动作，偶有偏身颤搐动作，是壳核、纹状体和 Luys 核病变所致。

（13）腔隙状态（lacunar state）：患者有严重精神障碍、痴呆、假性延髓麻痹、双侧锥体束征、类帕金森综合征以及尿便失禁等，是多发性腔隙梗死累及双侧皮质脑干束和皮质脊髓束。腔隙状态与多发性腔隙性梗死不同，其临床特征不仅与腔隙病灶数量有关，也取决于动脉硬化及白质脑病程度，如脑室扩大、胼胝体变薄等，有时也称为多发梗死性痴呆。须注意与正常压力脑积水，以及与影响额叶和基底节的常见脑退行性疾病鉴别。

【辅助检查】

1. 脑 CT 检查　在基底节区、内囊、脑干、丘脑和皮质下白质等深穿支供血区可发现腔隙病灶，为单个或多数的，直径为 3~15mm，呈圆形、卵圆形、长方形或楔形低密度病灶，边界清晰，但因伪影干扰，脑干腔隙病灶不易确定。在发病数日内检查 CT，可除外小量出血，此为 CT 检查的重要意义。腔隙病灶可很小，宜行 MRI 检查为佳。

2. 脑 MRI 检查　可清晰地显示腔隙病变，呈 T_1WI 等或低信号、T_2WI 高信号，T_2WI 阳性率可达 100%。可早期发现脑干腔隙病变，能区分腔隙病变或小出血灶，弥散加权（DWI）可确定急性期腔隙性梗死（图 3-5-16）。MRA 检查可显示脑动脉硬化及其狭窄等病变。有研究随访了 509 例急性腔隙性脑梗死患者，结果发现，58.2% 的患者病变为空洞，18.3% 的患者为局灶性病变未形成空洞，23.6% 的患者病灶消失。

3. DSA 检查可清楚地显示脑动脉粥样硬化及狭窄改变，有助于与烟雾病及脑动脉炎等鉴别。颈动脉彩超可评估颈动脉粥样硬化斑块、狭窄等。研究显示，颈内动脉轻度狭窄与一定比例的腔隙性卒中有关，其严重狭窄与多发性腔隙性卒中有关，因此腔隙梗死患者应检查颈动脉粥样硬化和狭窄。

4. 心电图及 Holter 等可发现伴发的心脏疾病等。

【诊断和鉴别诊断】

1. 诊断　目前国内外尚无统一的诊断标准，以下标

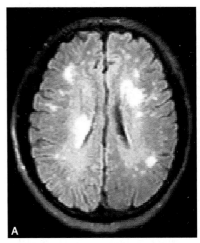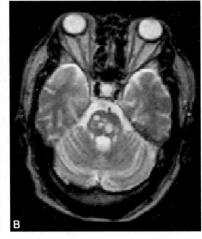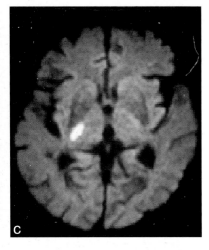

图 3-5-16 脑 MRI 检查

A.多发性腔隙性梗死；B.脑干多发性腔隙性梗死；C.DWI 显示右侧内囊后肢的弥散受限病灶

准可供参考：

（1）患者在中年以后发病，起病呈急性或亚急性，有长期的高血压病史。

（2）临床表现符合腔隙综合征的一种表现，如纯感觉性卒中、纯运动性轻偏瘫、共济失调性轻偏瘫、构音障碍-手笨拙综合征等。

（3）脑 CT 或 MRI 检查可见与神经功能缺失一致的病灶。

（4）患者神经功能缺失症状通常较轻，多可在短期内完全恢复，预后良好。

2. 鉴别诊断

（1）目前临床诊断腔隙性梗死太过宽泛，下结论过早，可能将高分辨率 MRI 检出的小血管周围腔隙（Virchow-Robin 腔）误认为腔隙梗死。

（2）腔隙病灶并非仅梗死一种，小量脑出血及脑桥出血、脱髓鞘病变，以及感染如脑脓肿、脑囊虫病等均可导致腔隙，诊断宜慎重排除其他病变。

（3）须强调，最初表现为腔隙综合征，有可能是大脑中动脉、大脑后动脉或基底动脉较大的深部梗死的预警信号或最初表现。

【治疗】

目前，对腔隙性梗死尚无有效的治疗方法，治疗原则与缺血性卒中相同，着力于预防疾病复发。

1. 由于高血压是腔隙性梗死的主要病因，导致小动脉壁透明变性及闭塞，以及大动脉粥样硬化斑块脱落使深穿支闭塞。因此，有效控制高血压及各种类型脑动脉硬化是预防本病的关键，急性期宜根据高血压水平谨慎降压。由于穿支动脉难以形成侧支循环，溶栓药无效。

2. 应用抗血小板聚集药，如阿司匹林、氯吡格雷等预防复发。一项包括 3 020 例新发的腔隙性梗死的双盲、多中心对照临床试验表明，与单用阿司匹林的患者相比，阿司匹林合用氯吡格雷并不能显著减少卒中复发风险，却显著增加出血和死亡风险，双抗治疗组出血风险几乎增加 1 倍。然而，在中国进行的 CHANCE 试验，纳入 114 家中心 5 170 例短暂性脑缺血发作和轻型缺血性卒中患者，在患者发病后的 24 小时内随机分配到氯吡格雷-阿司匹林联合治疗组（氯吡格雷起始剂量 300mg，随后 75mg/d 直至 90 天，在前 21 天合并使用阿司匹林 75mg/d）和单用阿司匹林治疗组（阿司匹林 75mg/d，直至 90 天）。研究显示，联用氯吡格雷与阿司匹林，与单用阿司匹林比较，可显著降低短暂性脑缺血发作和轻型缺血性卒中患者 90 天时卒中发生风险，且不增加出血风险。

3. 急性期可适当应用舒张血管药物如银杏叶注射液，改善微循环和促进神经功能恢复。血液黏度较高的患者可适当扩容治疗，应用 706 代血浆、低分子右旋糖酐等；急性期应用胞磷胆碱 2.0g，静脉滴注，稳定细胞膜，减轻自由基损伤，促进神经功能恢复。

4. 针对原发病治疗，如糖尿病、高脂血症和高同型半胱氨酸血症等，应用他汀类、叶酸、甲钴胺等。控制可干预的危险因素，如吸烟、大量饮酒等。

【预后】

腔隙性梗死发病率由于广泛采用抗高血压治疗已开始下降。腔隙性梗死的短期预后良好，死亡率及致残率较低，多发性腔隙可导致假性延髓麻痹或认知功能障碍，中长期复发率、痴呆风险明显增加。Clavier 等研究显示，死亡预告因素包括年龄、吸烟和糖尿病等，年龄使死亡率提高 2.43 倍，糖尿病使死亡率提高 2.27 倍。卒中预报因素为年龄>70 岁、卒中或 TIA 病史、糖尿病及腔隙综合征类型。

第八节　急性脑梗死和短暂性缺血发作的治疗

（王拥军）

急性脑梗死和短暂性脑缺血发作治疗的主要目的是，改善患者现有的神经功能缺失，发现并评估和管理危险因素以预防卒中的复发。近年来应用卒中单元、溶栓药、抗血小板药、抗凝药、降纤和扩容，以及外科和介入治疗等已取得较好的疗效。急性脑梗死作为神经内科最常见的急症，救治效果有很强的时间依赖性，强调"时间就是脑"的理念。卒中院前急救管理是卒中急救生命链的关键环节之一，对卒中患者的治疗和预后起着决定性影响。临床早期诊断和超早期治疗可挽救患者的神经功能，急性期的正确处理可减少患者的死亡率、致残率和并发症，提高生存率。同时，一些研究已表明，减少已知的危险因素如高血压、心房颤动、吸烟，以及糖尿病患者控制血糖，应用他汀类降脂药可以减少卒中的发生或卒中的复发。

一、急性期处理

1. 超早期治疗　首先要提高全民的急救意识，认识到卒中是一种急症，能迅速识别自己或家人的卒中发生的症状。为获得最佳疗效，发病后应立即就诊，力争超早期合理治疗，包括在 3 小时内和 3～4.5 小时治疗时间窗内静脉溶栓治疗、6 小时治疗时间窗内桥接/血管内治疗以及 6～24 小时治疗时间窗内血管内治疗和其他治疗等。此外，现场急救是卒中院前处置的关键内容。急救人员应尽快进行简单评估和必要的急救处理，包括病史询问（确定发病时间），处理患者气道、呼吸和循环问题，心脏观察和生命体征监测（心电图检查和心电监测），建立静脉通道，检查血糖，吸氧等。

2. 个体化治疗原则　根据患者的年龄、不同病因、发病时间、发病机制、缺血性卒中类型、病情程度和基础疾病等，采取最适当的治疗和处理。

3. 卒中单元　将急性期危重患者置于神经科监护病房或卒中单元已证实可明显降低患者的病死率和致残率。特定的卒中监护病房可以加快患者的恢复和进行早期康复，并且对溶栓和血管内治疗的并发症进行监护，拥有监测血压、肺功能、血气以及必要时监测颅内压的技术。收治卒中的医院应尽可能建立卒中单元，所有急性缺血性卒中患者应尽早、尽可能收入卒中单元（中国脑血管病临床管理指南 2019）。

4. 整体化治疗　脑部病变是整体的一部分，脑与心脏及其他器官功能相互影响，如脑心综合征、多脏器衰竭等。此外，对感染、下丘脑损伤、卒中后焦虑症或抑郁症、抗利尿激素分泌失调综合征等亦应进行及时的对症治疗，并对卒中的危险因素如高血压、糖尿病和心脏病等采取有效的预防性干预，降低病残率和复发率。

5. 防治并发症　重症病例应积极防治并发症，采取支持疗法，只注重卒中本身治疗，忽略整体治疗是不可取的。应利用卒中单元、监护病房优势，密切监控患者的血压、呼吸等生命体征，保证充足营养和水分，及时纠正水电解质及酸碱代谢紊乱，积极治疗基础病，预防和处理并发症如坠积性肺炎、泌尿系感染、压疮、肢体深静脉血栓形成、心脏合并症、消化道出血和癫痫等，建立一支训练有素的护理小组，并配合早期康复治疗等。

（1）高血压处理：缺血性卒中患者急性期血压升高在临床上是常见的，造成高血压的原因很多，包括卒中本身的应激、既往高血压病史、膀胱充盈、疼痛、恶心和呕吐、颅内压升高、意识错乱、焦虑和低氧反应。随时间推移和上述诱因的解除，部分患者血压可自发缓解或者改善。

目前对于卒中急性期患者的血压治疗高限、降压治疗的启动时机、血压管理的靶目标值和降压药物的选择等管理方法尚无定论。PRoFESS、ACCESS、SCAT 在内的多项临床随机对照研究以及对于这类临床研究的荟萃分析均一直表明，在缺血性卒中发生后 48～72 小时内启动降压治疗是安全的，但是不能明确的改善功能预后或降低死亡率。高血压是维持充足脑灌注的代偿性机制。缺血性卒中患者的脑血管自我调节功能受损，脑血流量依赖于全身的血压水平。《中国缺血性卒中和短暂性脑缺血发作二级预防指南 2014》指出，对于既往有高血压病史且长期接受降压药物治疗的缺血性卒中或 TIA 患者，如果没有绝对禁忌证，发病数天后应重新启动降压治疗。应对患者进行密切监测血压，发生于缺血性卒中后 24 小时之内的高血压可以不予处理，除非收缩压>220mmHg、舒张压>120mmHg 或者平均动脉压>130mmHg（平均动脉压为 2 倍舒张压加收缩压，总数除以 3 即得）。此外，缺血性卒中还有两种情况作为例外，应积极降压：使用 rt-PA 时应降低血压，保持在 180/100mmHg 以下；或伴严重心功能不全、主动脉夹层、心肌梗死、血压升高引起的肾脏供血不足、高血压脑病及梗死后出血转化等。大部分患者一般不用给予药物治疗，血压可在卒中后数小时内自行下降。如需要降压药治疗，应结合患者的神经功能状态、卒中发病机制、吞咽功能及合并症进行选择。降压治疗减少卒中发病风险的获益主要来自降压本身，常用的各类降压药物都可以作为控制卒中患者血压的治疗选择。应结合卒中领域的 RCT 证据、不同降压药物的药理特征以及患者的个体情况,恰当地选择降压药物。目前对于降压药物的选择及剂量推荐尚无确切的数据。首选口服药,通常可继续使用卒中前的口服降压药。患者躁动时给予镇静药,可以迅速降低血压。推荐使用迅速起效且短效降压药,如静脉滴注拉贝洛尔、乌拉地尔等,这样患者在因血压降低导致神经功能恶化时,药物降压作用可很快消退。不推荐使用强效且半衰期长的药物,如舌下含服硝苯地平。对于缺血性卒中发生后能带来最大获益的血压水平控制目标尚无明确的研究结论。在卒中后24小时内谨慎地将血压降低15%～25%是合理的。即便是未溶栓的缺血性卒中患者,急性期不要尝试过于积极降压治疗,尤其在不清楚颅内大血管的状态时,因为缺血组织高度依赖动脉血压维持脑组织供血,过度降压降低脑灌注量可能加重缺血症状。

(2)低血压管理:虽然急性卒中患者出现低血压并不常见,但偶然遇到这种情况可能导致神经功能缺失加重和预后不良。应补充足够的液体,起始补充生理盐水75～100ml/h,保护缺血半暗带组织灌注,防止梗死体积扩大;应避免低张溶液,因可能加重脑水肿。一旦血压稳定,并可经口摄入足够液体,静脉补液就可停止;同时需增加心输出量,如处理房颤。在低血流动力学型卒中病例,如单纯补液效果不好,可考虑使升压药如多巴胺。需找出低血压的原因,如主动脉夹层、血容量减少,以及继发于心肌梗死、心肌病、心律失常等导致心输出量减少等。

(3)心脏监测和处理:缺血性卒中急性期24小时内应常规检查心电图,必要时心电监护,以早期发现心脏病变和相应处理,需注意:①无症状性心肌梗死(MI)是栓塞的潜在原因,缺血性卒中可以是心肌损伤的一种临床表现。②心脏病引起卒中,心功能障碍是脑血管事件需治疗的重要合并症,尤其潜在的心律失常、心肌缺血、心功能衰竭、肺水肿及脑出血合并症等。③发生MI时可出现心电图(ECG)和血清酶变化,急性心肌损伤和继发性心律失常是造成大面积脑梗死患者猝死的潜在原因。④可能卒中患者的初期监测均应包括心脏监测,以发现心律异常如最常见的房颤,可能是导致卒中的原因,也可能是卒中的并发症。在目前常规检测手段下(常规心电图或24小时心电监测),约10%的缺血性卒中或TIA患者在住院期间检出新发心房颤动。延长心电监测时间可以提高心房颤动检出率,这对于预防心房颤动导致的心源性栓塞意义重大。发现严重心律失常时应予药物治疗,改善心功能和进行生命支持。

(4)气道管理:卒中后常出现缺氧,常见的原因包括不完全气道梗阻、肺换气不足、误吸、肺不张及肺炎。意识水平下降或脑干功能障碍的卒中患者由于咽喉肌功能受损和保护性反射缺失而增加了气道功能受损风险。多项RCT研究显示,急性卒中无低氧血症的患者,预防性给予低剂量氧供未能获益。根据以上数据,无缺氧的轻中度卒中患者不需要紧急常规补充供氧,对于严重卒中的患者补充供氧可能是有益的。AHA关于卒中及心脏骤停复苏后患者急性心血管治疗的指南推荐,对血氧过低的患者进行供氧以维持氧饱和度目标值≥94%。当有供氧治疗指征时,尽可能采用创伤最小的方法以达到正常氧浓度是合理的。有效的方法包括鼻导管、双相气道正压通气、持续气道正压通气或气管内插管机械通气。机械通气的指征是意识水平下降,气道失去完整性,低氧血症或高碳酸血症性呼吸衰竭,控制颅内压(ICP)增高,以及血管造影或外科手术前的气管插管。气管插管和机械通气也有助于减轻卒中后颅内压升高或恶性脑水肿。

(5)体温管理:大约1/3卒中住院患者在发病后早期出现发热(体温>37.6℃)。脑组织急性损伤,无论创伤性或缺血性对脑温度升高的破坏作用非常敏感。高热与临床预后不良显著相关,体温每增加1℃,死亡率就增加2.2倍,可能与发热后增加代谢需求、神经递质释放及自由基生成增多有关。维持正常体温或者早期降低急性升高的体温可能改善卒中患者预后。达到正常体温或预防发热的措施包括药物和物理干预治疗。发热的病因须仔细寻找,发热也可能提示卒中的病因如感染性心内膜炎。发热的潜在原因包括吸入性肺炎及呼吸系统感染、泌尿系统感染、病毒感染、深静脉或肺栓塞、药物源性发热如苯妥英钠及β-内酰胺酶抗生素(皮疹或嗜酸性粒细胞增多)及中枢性发热等,发热最初的诊断常规包括胸部X线片(CXR)、痰培养、尿常规及培养、血培养。接受抗生素治疗、腹泻或住院时间长的患者须查便常规及培养;发热伴不能解释的意识水平下降,应行腰穿检查;如有感染,应给予抗生素治疗。体温>38℃患者应给予退热措施,以物理降温为主,药物治疗为辅,每4小时监测体温。体温>39.4℃的高热患者鼓励积极治疗,包括抗感染等病因治疗,药物治疗和物理降温如冰毯和冰被。低温疗法是很有前景的神经保护策略,但对于急性缺血性卒中患者尚未证实。

(6)血糖管理:约40%的患者存在卒中后高血糖,且多数既往有糖尿病史。卒中患者血糖升高可能与非空腹状态有关,与应激状态下糖代谢受损也有关。多个观察性研究均发现,入院及院内血糖升高与临床预后不良相关。高血糖促进缺血组织厌氧菌生长代谢和乳酸酸中毒,可加重症状;同时也增加溶栓后出血转化风险,对预后不利。目前公认应对卒中后高血糖进行控制。因此,治疗高血糖以达到血糖水平在7.8～10.0mmol/L是合理的。推荐对所有住院/门诊缺血性卒中或TIA患者行快速血糖、餐后 2 小时血糖、糖化血红蛋白或 75g 口服糖耐量试验筛查糖尿病。推荐对伴有糖尿病的缺血性卒中或 TIA 患者进行糖尿病评估及最佳管理,包括生活方式和/或药物干预以减少缺血性卒中或 TIA 事件,推荐糖化血红蛋白治疗目标值为≤7%。降糖方案应充分考虑患者的临床特点和药物的安全性,首先应避免可能诱发高血糖的因素或药物,如静脉内输液使用生理盐水,避免应用皮质激素;当血糖>11.1mmol/L 时给予胰岛素治疗,可用胰岛素微量泵滴注控制,床边化验监测血糖和维持血糖水平,制订个体化的血糖控制目标,要警惕低血糖带来的危害。强化血糖控制至 4.4~7.2mmol/L 并不能改善 90 天功能预后,相反会增加严重低血糖风险,卒中后低血糖可直接导致脑缺血损伤和水肿加重,对预后不利,急性卒中患者低血糖(血糖<3.3mmol/L)时应给予治疗。

(7)癫痫:缺血性卒中后癫痫早期发生率为 2%~33%。目前尚无研究证明卒中后预防性使用抗癫痫药可以获益。频繁的癫痫发作可加重卒中导致的脑损伤,且癫痫尤其癫痫状态本身就是神经科急症,除了生命支持,建议紧急情况下按癫痫状态治疗原则处理。尚无证据确定是否在一次孤立的痫性发作后就该开始抗癫痫药治疗,但不推荐预防性应用抗癫痫药。

(8)预防下肢深静脉血栓(DVT)及肺栓塞(PE):卒中患者发生 DVT 很常见,可引起致命的 PE。不使用肝素进行预防的急性卒中患者在最初 2 周内有 50%将会发生 DVT,其中症状性 DVT 发生率为 2%,DVT 高发期为卒中后第一周。约 3%的卒中患者在卒中发病 3 个月内将会死于 PE,占所有卒中早期死亡病例的 13%~25%。PE 发生高峰为卒中后 2~4 周。如患者出现不可解释的发热、腿部肿胀、疼痛或红肿等局部症状,应行超声检查,可无创性发现症状性 DVT;如患者出现呼吸困难、咳嗽、胸痛、咯血或低血压,查体见有呼吸急促、肺啰音、心动过速及发热,动脉血气分析表现为低氧血症、低碳酸血症及呼吸性碱中毒,ECG 表现为窦性心动过速或右心衰竭的证据,应疑似 PE,可行 CT 肺静脉造影检查。普通肝素(UFH)、低分子肝素(LMWH)、弹力袜和间歇气囊加压装置等可能预防 DVT 及 PE。2019 中国脑血管病临床管理指南推荐:①鼓励患者尽早活动,抬高下肢,尽可能避免下肢,特别是瘫痪侧肢体静脉输液。②活动能力受限的急性缺血性卒中患者,除常规治疗(阿司匹林和补液)之外,推荐间歇充气加压治疗以预防 DVT,使用弹力袜并不能降低 DVT、PE 的发生率或改善临床结局,因此不常规推荐。③活动能力受限的急性缺血性卒中患者皮下注射预防剂量的肝素(低分子肝素或普通肝素)的获益尚不明确。当给予预防性抗凝治疗时,预防剂量的低分子肝素与预防剂量的普通肝素的获益对比尚不明确。

(9)吞咽功能管理及营养支持:卒中患者急性期入院时约 50%存在吞咽功能障碍,为防治卒中后肺炎和营养不良,需进行吞咽困难评估和处理,评估由受过专业培训人员完成。所有吞咽障碍患者均应在 48 小时内进行营养及水分补给的评估,定期检测患者体重变化。长期吞咽困难需行经皮胃造瘘术放置喂养管。针灸治疗被认为是可能是吞咽障碍的辅助治疗。药物治疗、神经肌肉电刺激(NMES)、咽部电刺激、物理刺激、经颅直流电刺激(tDCS)、经颅磁刺激目前尚不能确定受益。卒中后由于呕吐、吞咽困难可引起脱水及营养不良,早期可插鼻胃管进食,持续严重的吞咽困难患者应首先考虑肠内营养。2019 中国脑血管病临床管理指南推荐:急性卒中后应在入院 7 天内开始给予肠内营养;对于吞咽困难的患者,在卒中早期(发病后 7 天内)使用鼻饲,在预期会长期持续(>2~3 周)不能安全吞咽时放置经皮内镜下胃造口管饲是合理的;对于营养不良或有营养不良风险的患者,使用营养补充剂是合理的;通过实施口腔卫生方案以降低卒中后肺炎的发生风险可能是合理的。

(10)预防泌尿系统感染:急性卒中患者泌尿系感染发生率为 15%~60%,泌尿系感染不仅可以独立预测较差结局,并且是可以导致菌血症或败血症的潜在并发症。卒中患者无论何时出现发热都应该完善尿常规以明确感染证据。部分患者尿失禁风险很高,尤其是伴有严重残疾的患者,应尽可能地避免留置导尿管,但在卒中急性期可能需要留置,当患者病情达稳定时应尽快拔除。如患者出现意识水平变化,并确定无其他原因导致神经功能恶化时,应评估是否存在尿路感染。如怀疑尿路感染,应完善尿常规和尿培养。尿液酸化有助于降低感染风险,间断放置导尿管可降低感染风险。尽管不常规使用预防性抗生素,但当患者有尿路感染证据时,应给予抗生素治疗。

二、溶栓治疗

急性脑梗死确诊后,即使神经功能缺失持续存在,如能重新恢复缺血脑组织灌注,缺血半暗带仍有恢复的机会,如在患者首发症状后超急性期静脉给予重组组织型纤溶酶原激活物(rt-PA),有效挽救半暗带的时间窗为 3 小时内、4.5 小时内或 6 小时内。近年来,鉴于神经影像学的迅速发展,静脉溶栓时间窗进一步扩展至 9 小时;对于醒后卒中或发病时间不明据最后正常或基线状态>4.5 小时的患者,用 MRI 检查识别 DWI 阳性 Flair 阴性的病灶,可筛选出从静脉阿替普酶溶栓中获益者。

1. 启动急诊绿色通道 时间就是大脑,急性卒中患者的早期干预必须在有限的时间窗内进行,超早期不可能进行全面、详尽的临床评价,为早期及时治疗需启动卒中急诊绿色通道,进行快速、有效的临床检查及诊断性评价。急诊绿色通道涉及一个协作的医疗团队,包括院前的救护人员、急诊、神经内科、神经外科、神经介入及神经影像学医生、护士和检验科/影像科人员。急诊卒中绿色通道的流程:

(1) 评价及处理患者生命体征;迅速诊断,初步确定卒中分型及可能机制;使用 NIHSS 评分量表评估卒中严重程度;依据辅助检查及临床表现决定最佳治疗策略;预防恶化和并发症。

(2) 流程目标时间:患者到达急诊到接触首诊医生目标值 10 分钟内;对于怀疑急性缺血性卒中的患者,应尽可能在 30 分钟内完成头颅影像学检查;到达急诊至开始静脉溶栓治疗目标值 60 分钟内。

(3) 药物溶栓前需回顾重要病史:①卒中发生确切时间,因其决定了治疗策略的选择,以及随后的病情评价步骤和卒中治疗资源的启用等;②服药史特别是抗凝治疗。

(4) 溶栓前内科及神经科初步检查,重点是:①意识水平;②神经功能缺失严重程度及形式;③心脏和颈动脉听诊;④眼底检查;⑤记录体重。

(5) 溶栓前化验及检查,过程不得超过患者到达急诊后 30 分钟,重点是:①急查指端末梢血糖;②常规送检全血细胞计数,电解质,肾功能含 BUN 和 CR,血糖;③凝血功能检查含 PT、APTT 和 INR;④心肌酶如 CK、CK-MB 和肌钙蛋白;⑤12 导联心电图。但不应由于等待结果而延误溶栓,对于绝大部分患者,在溶栓治疗前需要得到的结果是血糖。对某些 6~24 小时有可能机械取栓的患者,建议查 CTA+CTP 或 MRA+DWI±MR 灌注成像(PWI)。

(6) 溶栓前一般处理:①依据病情给予气道支持及辅助通气。②吸氧以保持氧饱和度>94%。③接受静脉溶栓前血压需控制在 185/110mmHg 以下;治疗明显的低血压及低血容量。④治疗发热。⑤血糖<3.3mmol/L 者应当治疗。

2. 药物溶栓方法

(1) 静脉溶栓疗法:

常用的溶栓药:①缺血性卒中发病 3 小时内和 3~4.5 小时患者应根据适应证严格筛选,尽快给予重组组织型纤溶酶原激活物(rt-PA)静脉溶栓治疗;rt-PA 一次用量为 0.9mg/kg,最大剂量≤90mg;10% 的剂量在最初 1 分钟内静脉推注,其余剂量在约 60 分钟持续静脉滴注。②尿激酶(UK):常用剂量为 100 万~150 万 IU,溶于生理盐水 100~200ml,30 分钟内静脉滴注。③替奈普酶:单次静脉团注 0.25mg/kg,最大剂量为 25mg。

患者需收入神经重症监护病房或卒中单元进行监护;定期进行血压和神经功能评估,直至治疗结束后 24 小时;如出现严重头痛、呕吐和血压急骤升高,应立即停用 rt-PA 并行 CT 检查;如收缩压≥180mmHg 或舒张压≥100mmHg,应增加血压监测次数,并给予降压药;鼻饲管、尿管及动脉内测压管在病情允许的情况下应延迟放置;溶栓治疗 24 小时后应用抗凝药、抗血小板药前应复查脑 CT。

rt-PA 适应证:年龄>18 岁;有缺血性卒中导致的神经功能缺损症状;症状出现 4.5 小时内;患者或家属签署知情同意书。

禁忌证:近 3 个月有重大头颅外伤或手术史;可疑蛛网膜下腔出血;近 1 周内有不易压迫部位的动脉穿刺;既往颅内出血;颅内肿瘤、动静脉畸形、动脉瘤;近期有颅内或椎管内手术;血压升高,收缩压≥180mmHg 或舒张压≥100mmHg;活动性出血;急性出血倾向,包括血小板计数低于 $100×10^9/L$ 或其他情况;48 小时内接受过肝素治疗(APTT 超出正常范围上限);已口服抗凝剂者 INR>1.7 或 PT>15 秒;目前正在使用凝血酶抑制剂或 X a 因子抑制剂,各种敏感的实验室检查异常(如 APTT、INR、血小板计数、ECT;TT 或凝血因子 X a 活性检测等);血糖<2.7mmol/L;CT 提示多脑叶梗死(低密度影>1/3 大脑半球)。

(2) 动脉溶栓疗法:在 DSA 直视下进行超选择性介入动脉溶栓,PROACT-Ⅱ研究建议发病 6 小时内 MCA 闭塞导致严重卒中且不适合静脉溶栓者,经严格选择,可在有条件的医院动脉溶栓。发病 24 小时内后循环动脉闭塞导致严重卒中且不适合静脉溶栓者,经严格选择,可在有条件的医院动脉溶栓。动脉溶栓治疗的疗效有限,可作为挽救性治疗,而不是主要治疗。

3. 并发症 可有梗死灶继发出血,rt-PA 伴发出血最高(23%),尿激酶为 5.3%;rt-PA 或尿激酶与抗血小板药如阿司匹林合用可增加脑出血机会,应避免合用,以保安全。溶栓也可导致致命的再灌注损伤和脑水肿。溶栓再闭塞率高达 10%~20%。

三、急性大血管闭塞血管内治疗

急性颅内大动脉闭塞患者,根据发病时间及影像检查,筛选适合的患者进行血管内介入治疗(机械取栓、动脉溶栓或血管成形术)开通,能够显著改善患者临床预后。目前,结合临床证据的不同及筛选方案的差异,急性大血管闭塞血管内开通的时间窗为 0~6 小时内、6~24 小时内。

1. 急性大血管闭塞的院前院内流程 卒中中心应建立有效的院前流程,识别不适合静脉溶栓但有大血管闭塞可能的患者,以便于快速转运患者到就近的有取栓能力的中心实施取栓治疗。各医院应当注重卒中急救流程的建设,对于具有血管内治疗适应证的患者实现最快的治疗。也可以采用远程网络会诊模式,筛选适合院际转运进行急诊机械取栓的缺血性卒中的患者。

2. 急性大血管闭塞的影像学检查 大血管闭塞的判断是血管内治疗的基础,当考虑患者大血管闭塞时(NIHSS 评分≥10 分),建议尽快完善无创颅内血管影像筛查患者(CTA 或 MRA),可以在静脉溶栓开始后同时进行血管影像检查。对于急诊无创血管影像无法实现的中心,发病 6 小时内,平扫 CT 无大面积梗死并高度提示大血管闭塞的患者,可以考虑快速完成 DSA 检查,评估大血管情况及侧支代偿情况,以指导制订治疗计划。

如果考虑患者存在大血管闭塞且符合血管内治疗标准,当既往无肾功能损害病史时,可以在血肌酐结果出来前实施 CTA 检查。可能适合取栓的患者,如果可能建议完善颈动脉颅外段和椎动脉影像,以便于为筛选患者和制定血管内治疗计划提供帮助。在判读影像时,可以参考无创血管影像的评估侧支循环状态,制定临床治疗决策。

对距最后正常时间在 6~24 小时内的前循环大血管闭塞患者,无论是否有 MRI 灌注,建议获取 CTP 或 DW-MRI 以帮助选择适合机械取栓的患者,但应当满足相关超时间窗取栓获益的 RCT 研究标准。在发病 6 小时内,ASPECTS 评分≥6 分的大血管闭塞患者,优先推荐使用平扫 CT 和 CTA,或 MRI 和 MRA 筛选适合机械取栓的患者,可以不进行灌注等其他影像评估,以缩短评估时间。

3. 桥接治疗及术前准备 有血管内治疗指征的患者应尽快实施治疗,当符合静脉 rt-PA 溶栓标准时,应先接受静脉溶栓治疗,同时直接桥接机械取栓治疗。拟行机械取栓治疗的患者,不应等待静脉阿替普酶溶栓后的治疗效果。适合取栓的患者,在无静脉溶栓禁忌时,选择替奈普酶静脉溶栓(静脉团注 0.25mg/kg,最高为 25mg)而非阿替普酶,可能是合理的。计划机械取栓的患者,建议术前将血压维持在 185/110mmHg 以下。

4. 发病 0~6 小时患者血管内治疗方案 发病 6 小时内,满足以下标准的患者应进行支架取栓:

(1) 卒中前 mRS 评分为 0~1 分。

(2) 缺血卒中由颈内动脉或大脑中动脉 M1 段闭塞引起。

(3) 年龄≥18 岁。

(4) NIHSS 评分≥6 分。

(5) ASPECTS 评分≥6 分。

(6) 发病 6 小时内可开始治疗(股动脉穿刺)。

对于大脑中动脉 M2 或 M3 段闭塞引起症状的患者,可以考虑在发病 6 小时内(股动脉穿刺)进行血管内治疗。如果患者卒中前 mRS 评分>1 分,ASPECTS 评分<6 分或 NIHSS 评分<6 分的颈内动脉或大脑中动脉 M1 段闭塞,发病 6 小时内也可以考虑血管内治疗,但应根据具体病例选择。大脑前动脉、椎动脉、基底动脉、大脑后动脉闭塞引起症状的患者,在发病 6 小时内(股动脉穿刺)进行支架取栓能改善预后,但需要结合具体病例选择。

5. 发病 6~24 小时患者治疗方案 距最后正常时间 6~16 小时的前循环大血管闭塞患者,应进行多模式影像评估,结合 DAWN 或 DEFUSE-3 研究的筛选标准实施血管内治疗。距最后正常时间 16~24 小时的前循环大血管闭塞患者,进行血管内治疗应当符合 DAWN 研究标准。

6. 血管内治疗技术及管理 二代取栓支架的取栓效率已经显著改善,在血管内治疗的过程中,在保证安全的情况下,应尽量达到 mTICI 2b/3 级的再灌注,以最大可能地获得良好的功能结局。另外适合的患者,在治疗时间窗内,应尽快实施血管内治疗,尽早达到 mTICI 2b/3 级的再灌注。对发病在 6~24 小时取栓时间窗内的患者,应尽可能快速地进行评估和治疗。目前直接抽吸取栓的效果不劣于支架取栓,可以作为首选取栓方案。对于麻醉方案的选择,需要结合患者情况、中心经验,个体化选择麻醉方案。在实施取栓操作的过程中,材料的选择要结合患者病变情况,目前与使用普通导引导管相比,取栓支架联合近端球囊导引导管或大管径远端通过导管的取栓效率更高。

对于串联病变(颅外和颅内血管同时闭塞)患者,实施血管内治疗有效,先进行近端血管成形还是先进行远端取栓操作,应根据患者具体病情及术者经验实施。机械取栓过程中及治疗结束后 24 小时内,建议将血压控制在 180/105mmHg 以下。机械取栓后成功再灌注患者,可以考虑将收缩压控制在 140mmHg 以下。

7. 其他方案及补救 急性大动脉闭塞的患者,支架取栓较动脉溶栓更为有效,但也考虑在特殊情况下使用动脉溶栓。发病 6 小时内,有静脉溶栓禁忌的患者,在仔细筛选后可以考虑使用动脉溶栓,具体剂量和给药速度尚缺少证据。

对于合并原位狭窄的病变,当血栓负荷量大时建议进行取栓治疗,机械取栓后,再通血管存在显著狭窄时,建议密切观察,如狭窄>70%或狭窄影响远端血流(mTICI<2b 级)或导致反复再闭塞时,可以考虑血管成形术(球囊扩张和/或支架植入)。

对于急诊血管成形术中反复闭塞的患者,可以考虑使用血小板糖蛋白Ⅱb/Ⅲa 受体拮抗剂减少血管闭塞机械开通后的再闭塞,提高再灌注率,但最佳剂量和灌注速率尚不确定。

四、急性期外科血管再通

对于紧急行颈动脉内膜剥脱术(carotid endarterectomy,CEA)的安全性目前尚无定论。卒中后 1 周内行 CEA 可能是相对安全的,对于症状性狭窄,紧急行 CEA 手术风险高于择期手术。但对于颈动脉狭窄的急性进展性卒中或 TIA,于 48 小时内行 CEA 可获益,但有效性未得到证实。当临床指标或脑成像提示小梗死核心、大缺血半暗带,由颈内动脉严重狭窄或闭塞造成的血流不足时,行 CEA 可能获益。针对其他手术治疗,在症状出现 7 天内给予颞浅动脉-大脑中动脉搭桥术可能安全、有效,且部分患者还表现出迅速的神经功能改善,因此对于一些经选择的影像学上可见小梗死灶的 AIS 患者可能从颞浅动脉-大脑中动脉搭桥术获益。颅外血管旁路搭桥手术用于缺血性卒中被认为是无益的。

五、梗死性脑水肿和颅内压增高的治疗

脑水肿可见于所有脑梗死类型,大面积幕上梗死患者发生脑水肿和颅压增高的风险较高。脑水肿高峰通常发生在卒中后 48~72 小时。大面积脑梗死合并脑水肿和颅高压的风险增高,推荐转至神经重症或卒中单元进行监护。

1. 内科疗法 包括抬高床头、控制性过度通气、渗透疗法及神经保护措施。

(1)中度过度通气:通过降低动脉二氧化碳分压($PaCO_2$),引起脑血管收缩,迅速降低 ICP,过度通气只是一种防止神经功能恶化的姑息疗法,只能维持数小时。$PaCO_2$ 控制在 30~34mmHg 较合理。

(2)渗透疗法:先用甘露醇,颅内压迅速升高或脑疝时甘露醇 0.5~1g/kg 快速注射;需要关注尿量及电解质,液体及电解质严重丢失可导致低血压及心力衰竭;甘露醇有引起肾功能衰竭的潜在危险;使用甘露醇仍有颅内压增高或即将发生脑疝者,应持续或快速注射高张盐溶液,维持血钠在 145~155mmol/L。

(3)神经保护疗法:高热可能加重脑水肿,应密切监测及合理治疗,缺血性大脑或小脑水肿时,不建议使用低温或巴比妥类药物;高血糖与脑水肿有关,须加以控制;床头抬高 30°有助于降低 ICP;颈部应置于中线位,避免静脉成角(可使 ICP 增高)。

2. 外科治疗

(1)幕上梗死:脑水肿意识下降可行减压性颅骨切除;单侧 MCA 梗死患者,即使接受药物治疗后,48 小时内仍有可能神经功能恶化,可行减压性颅骨切除加硬膜扩张。

(2)小脑梗死:去骨瓣减压术可显著降低 ICP 或逆转脑疝。指征是小脑梗死或出血,脑水肿压迫第四脑室,导致致命性脑积水,如果发生脑积水,须迅速安放脑室引流管预防致命的 ICP;引起小脑扁桃体疝及致命性脑干受压时,MRI 可见第四脑室移位、脑积水、脑干变形及基底池受压,也可行后颅窝减压术挽救生命。

3. 脑室引流术通常用于小脑急性梗死或部分大面积半球梗死的患者。如通过脑室引流术未能使神经功能得以改善,则应行枕下去骨瓣减压术。

六、抗凝药物

缺血性卒中或 TIA 的抗凝药物应用是为预防急性卒中的进展或近期复发或控制 TIA,主要用于心源性缺血性卒中或 TIA。

1. 心源性栓塞导致的 TIA,持续性或阵发性房颤的 TIA 患者,包括瓣膜性或非瓣膜性,可选择肝素 100mg 加入 0.9%生理盐水 500ml 静脉滴注,20~30 滴/min,紧急时可用 50mg 静脉注射快速肝素化,再用 50mg 静脉滴注,滴速 8~15 滴/min,每日测定部分凝血活酶时间(APTT),调整剂量至治疗前 APTT 值 1.5~2.5 倍(100mg/d 以内)。中国急性缺血性卒中诊疗 2019 指南推荐:建议心源性 TIA 后 1 天即可抗凝。5 日后可改用低分子肝素 4 000~5 000IU,2 次/d,腹壁皮下注射,连用 7~10 日。建议长期口服华法林抗凝治疗(感染性心内膜炎患者除外),6~12mg,每晚 1 次口服,3~5 日改为 2~6mg 维持,目标 INR 值为 2.5(范围为 2.0~3.0)。对抗凝药物禁忌的患者推荐用阿司匹林 75~150mg/d 或用氯吡格雷 75mg/d;氯吡格雷联合阿司匹林优于单用阿司匹林。窦性节律的 TIA 患者不应使用抗凝药物,除非有心源性栓塞的高度风险,如突发的房颤或房扑、近期心肌梗死、机械的心脏瓣膜修复术、二尖瓣狭窄、心内血块或严重扩张型心肌病。

2. 缺血性卒中 目前无足够证据支持普通肝素、低分子肝素等用于缺血性卒中急性期抗凝治疗,也无充分证据显示缺血性卒中特殊亚型,如伴心腔内血块的心源性栓子是否能从抗凝治疗中获益。研究表明,低分子肝素治疗缺血性卒中疗效不明显,急性脑梗死患者一般不推荐常规使用抗凝药,接受溶栓治疗患者不推荐在 24 小时内用抗凝药,溶栓治疗后启动抗凝治疗的时间需要依据个体情况权衡风险和获益,以后可考虑使用低分子肝素。如患者无出血倾向、严重肝肾疾病、血压>180/100mmHg 等禁忌证,以下情况可考虑选择性使用抗凝药:①人工瓣膜、心房颤动、心肌梗死伴附壁血栓和左心房血栓形成等患者,心源性脑栓塞易复发。②缺血性卒

中患者伴蛋白 C 和蛋白 S 缺乏、活性蛋白 C 抵抗等易发生血栓。③有症状的颅外夹层动脉瘤或主动脉夹层患者。④症状波动和有明确大动脉狭窄、手术或动脉介入治疗患者。⑤脑梗死卧床患者可用小剂量肝素或低分子肝素预防深静脉血栓形成和肺栓塞。

抗凝治疗期间应注意皮肤、黏膜出血及镜下血尿等，一旦发现，立即停药。需备有维生素 K、硫酸鱼精蛋白等拮抗剂，以便处理可能的出血并发症。在以下情况使用抗凝药的效果尚需明确：①对于存在患侧颈内动脉严重狭窄/闭塞的缺血性卒中患者，紧急抗凝治疗能否带来获益尚不明确。②对于存在非闭塞性颅外腔内血栓形成的急性缺血性卒中患者，短期抗凝治疗的安全性及有效性尚不明确。③急性缺血性卒中患者应用阿哌沙班、达比加群或其他凝血酶抑制剂的有效性尚需进一步验证。④口服 Xa 因子抑制剂在急性缺血性卒中人群中的安全性、有效性尚不明确。⑤不推荐在急性缺血性卒中人群进行紧急抗凝治疗来预防早期卒中复发、阻止神经功能恶化或改善预后。

中国急性缺血性卒中诊疗 2019 指南中，关于心源性卒中抗凝治疗：①对于非大面积脑梗死和未合并其他出血风险的心源性栓塞患者，建议在 2 周内启动抗凝治疗（Ⅱa 类推荐，B 级证据）。②对于出血风险高、栓塞面积大或血压控制不良的患者，抗凝时间应延长至 2 周之后（Ⅱa 类推荐，B 级证据）。③抗凝的时机要考虑卒中病灶大小和严重程度；非致残性的小面积梗死，应在 3 天后抗凝，中度面积梗死应在 6 天后使用；而大面积梗死应等待至少 2~3 周（Ⅱa 类推荐，B 级证据）。④对于大多数有房颤的急性缺血性卒中患者，在发病后 4~14 天内开始口服抗凝治疗是合理的（Ⅱa 类推荐，B 级证据）。

关于抗凝药物选择：①对伴有心房颤动（包括阵发性）的缺血性卒中或 TIA 患者，推荐使用适当剂量的华法林口服抗凝治疗，预防血栓栓塞再发。华法林的目标剂量是维持 INR 在 2.0~3.0（Ⅰ 类推荐，A 级证据）。②新型口服抗凝剂可作为华法林的替代药物，新型口服抗凝剂包括达比加群、利伐沙班、阿哌沙班以及依度沙班（Ⅰ 类推荐，A 级证据），选择何种药物应考虑个体化因素。

关于病因相关治疗：①伴有急性心肌梗死的缺血性卒中或 TIA 患者，影像学检查发现左室附壁血栓形成，推荐给予至少 3 个月的华法林口服抗凝治疗（目标 INR 值为 2.5，范围在 2.0~3.0）（Ⅱa 类推荐，B 级证据）。②如无左室附壁血栓形成，但发现前壁无运动或异常运动，也应考虑给予 3 个月的华法林口服抗凝治疗（目标 INR 值为 2.5，范围在 2.0~3.0）（Ⅱa 类推荐，B 级证据）。③对于有风湿性二尖瓣病变但无心房颤动及其他危险因素（如颈动脉狭窄）的缺血性卒中或 TIA 患者，推荐给予华法林口服抗凝治疗（目标 INR 值为 2.5，范围在 2.0~3.0）（Ⅱa 类推荐，B 级证据）。④对于已使用华法林抗凝治疗的风湿性二尖瓣疾病患者，发生缺血性卒中或 TIA 后，不应常规联用抗血小板治疗（Ⅲ 类推荐，C 级证据）。但在使用足量的华法林治疗过程中仍出现缺血性卒中或 TIA 时，可加用阿司匹林抗血小板治疗（Ⅱa 类推荐，B 级证据）。⑤不伴有心房颤动的非风湿性二尖瓣病变或其他瓣膜病变（局部主动脉弓、二尖瓣环钙化、二尖瓣脱垂等）的缺血性卒中或 TIA 患者，可以考虑抗血小板聚集治疗（Ⅱa 类推荐，B 级证据）。⑥对于植入人工心脏瓣膜的缺血性卒中或 TIA 患者，推荐给予长期华法林口服抗凝治疗（Ⅱa 类推荐，B 级证据）。⑦对于已经植入人工心脏瓣膜的既往有缺血性卒中或 TIA 史的患者，若出血风险低，可在华法林抗凝的基础上加用阿司匹林（Ⅱa 类推荐，B 级证据）。

七、抗血小板药物

抗血小板治疗在脑梗死治疗中很重要。两项大规模临床试验 IST 和 CAST 研究卒中后 48 小时内口服阿司匹林疗效显示，缺血性卒中早期使用阿司匹林可降低致死率、致残率和复发率，使每 1 000 例患者减少 10 例死亡或卒中复发，症状性脑出血未显著增加。

中国急性缺血性卒中诊疗 2010 指南推荐：①不符合溶栓适应证且无禁忌证的缺血性卒中患者应在发病后尽早给予口服阿司匹林 150~300mg/d（Ⅰ 级推荐，A 级证据），急性期后可改为预防剂量 50~150mg/d。②溶栓治疗者，阿司匹林等抗血小板药物应在溶栓 24 小时后开始使用（Ⅰ 级推荐，B 级证据）。③对不能耐受阿司匹林者，可考虑选用氯吡格雷等抗血小板治疗（Ⅲ 级推荐，C 级证据）。

美国急性缺血性卒中 2019 指南推荐：①建议急性缺血性卒中患者在发病后 24~48 小时内口服阿司匹林。在静脉阿替普酶治疗以后，通常将阿司匹林的给药时间推迟至 24 小时后，但是在同时伴有某些疾病时，如果不考虑阿替普酶时应用阿司匹林有效或不用阿司匹林会造成显著的风险，可以考虑不推迟。②对未曾接受阿替普酶静脉溶栓的非心源性栓塞性轻型缺血性卒中（NIHSS 评分≤3 分）患者，在发病后 24 小时内开始双联抗血小板治疗（阿司匹林和氯吡格雷）并持续 21 天，可有效减少发病后 90 天内的缺血性卒中复发。③静脉应用糖蛋白 Ⅱb/Ⅲa 受体拮抗剂替罗非班和依替巴肽对急性缺血性卒中的疗效尚不明确。④不建议替格瑞洛代替阿司匹林用于轻型卒中的急性期治疗。⑤静脉应用糖蛋白 Ⅱb/Ⅲa 受体拮抗剂阿昔单抗治疗急性缺血性卒中可能有害，不应使用。⑥对于适合阿替普酶静脉溶栓或机械取栓术治疗的急性卒中患者，不建议将阿司匹林作为替代治疗。

中国急性缺血性卒中诊疗 2019 指南中，关于单联抗血小板：①建议急性缺血性卒中患者在发病后 24～48 小时内服用阿司匹林。对于静脉阿替普酶治疗的患者，通常推迟到 24 小时后服用阿司匹林（Ⅰ级推荐，A 级证据）。②阿司匹林（50～325mg/d）或氯吡格雷（75mg/d）单药治疗均可以作为首选抗血小板药物治疗方法（Ⅰ级推荐，A 级证据）。③对于适合阿替普酶静脉溶栓或机械取栓治疗的急性卒中患者，不建议将阿司匹林治疗作为替代治疗（Ⅲ类推荐，B 级证据）。④不建议替格瑞洛（代替阿司匹林）用于轻型卒中的急性期治疗（Ⅲ类推荐，B 级证据）。⑤在不具备阿司匹林或氯吡格雷治疗条件时，西洛他唑可用于急性缺血性卒中患者，可作为阿司匹林的替代药物（Ⅱa 类推荐，A 级证据）。⑥对于阿司匹林不耐受（有胃肠反应或过敏等）及高出血风险的缺血性卒中患者，使用吲哚布芬（100mg/次，2 次/d）是可行的（Ⅱb 类推荐，B 级证据）。⑦不推荐阿昔单抗治疗急性缺血性卒中（Ⅲ类推荐，B 级证据）。⑧替罗非班对桥接治疗或血管内治疗围术期安全性较好，建议剂量为 0.1～0.2μg/（kg·min），持续泵入不超过 24 小时（Ⅱa 类推荐，B 级证据）。⑨替罗非班和依替巴肽的疗效尚未完全确定，需要进一步研究证实（Ⅱb 类推荐，B 级证据）。

中国急性缺血性卒中诊疗 2019 指南中，关于双联抗血小板：①对于轻型卒中及高危 TIA 患者，在发病 24 小时内启动双重抗血小板治疗（阿司匹林 100mg/d，联合氯吡格雷 75mg/d（首日负荷剂量为 300mg），并持续 21 天，之后可改成单药氯吡格雷 75mg/d，能显著降低 90 天的卒中复发（Ⅰ类推荐，A 级证据）。②双嘧达莫单联抗栓或双嘧达莫联合阿司匹林双联抗栓是否更有利于预防缺血性卒中的复发，仍需要大量 RCT 证实（Ⅱb 类推荐，B 级证据）。

中国急性缺血性卒中诊疗 2019 指南中，关于三联抗血小板：不推荐三抗（阿司匹林、氯吡格雷、双嘧达莫）用于急性非心源性卒中、TIA 患者治疗（Ⅱ类推荐，B 级证据）。

八、其他类型的内科治疗

不推荐对缺血性卒中患者常规使用血容量扩张或血液稀释治疗。从 20 世纪 60 年代末开始，不断有研究探讨血液稀释治疗对急性卒中患者的疗效，但是研究的结果却相互矛盾。对于低血压或脑血流低灌注所致的急性脑梗死如分水岭梗死可考虑扩容治疗，患者必须无心衰、心绞痛或心肌梗死、严重高血压、肾衰竭、感染、脑出血及

颅内压增高等，因治疗可能加重脑水肿、心功能衰竭等并发症。白蛋白降低与缺血性卒中患者高死亡率和高致残率相关，急性期给予白蛋白治疗有神经保护作用，但是仍然需要进一步的临床试验，对治疗进行分层，以进一步评估白蛋白治疗的临床效果。

理论上在脑梗死超早期缺血瀑布启动前，使用神经保护剂针对自由基损伤、细胞内钙超载、兴奋性氨基酸毒性、代谢性细胞酸中毒和磷脂代谢障碍等，可能保护脑细胞，提高脑细胞对缺血、缺氧的耐受性，但目前临床疗效尚不肯定，尚需更多的临床研究证据。神经保护药包括有胞磷胆碱、钙通道阻滞剂、NMDA 受体拮抗剂、谷氨酸盐拮抗剂、GABA 激动剂、氨基己酸拮抗剂、神经营养因子、神经节苷脂、过氧化物酶抑制剂、ICAM-1 单克隆抗体、阿片受体阻断剂纳洛酮和镁离子等，上述药物的临床试验均以无效告终。然而有研究表明，抗氧化剂和自由基清除剂依达拉奉（edaravone）可能减轻急性缺血性卒中患者的神经功能缺损；丁苯酞具有改善侧支循环和挽救半暗带的作用；静脉使用人尿激肽原酶（尤瑞克林）可改善急性缺血性卒中患者的神经功能预后。

目前缺乏高质量证据支持血管扩张剂能改善缺血性卒中患者临床预后，因缺血区血管处于麻痹及过度灌流状态，可导致脑内盗血和加重脑水肿，缺血性卒中急性期一般不宜使用。长春西汀通过抑制磷酸二酯酶 I 型酶，可以选择性扩张脑血管，在不影响系统循环的条件下，降低脑血管阻力，增加病灶区脑血流灌注从而减轻神经功能缺损，已广泛用于治疗脑血管相关疾病。

目前推荐早期（<2 小时）应用头部或全身亚低温治疗，降低脑代谢和氧耗量，可显著减少脑梗死体积和减轻神经元损伤。不推荐高压氧治疗用于急性缺血性卒中患者，除非空气栓塞导致。高压氧治疗与幽闭恐怖症、中耳气压伤以及癫痫发作风险增加相关。诱导高血压治疗急性缺血性卒中的有效性还不明确，只能在临床研究中使用。目前没有证据证明经颅近红外激光治疗对于缺血性卒中有益，因此，不推荐使用经颅近红外激光治疗缺血性卒中。

在中药治疗方面，动物实验证明，单一成分中药或多种药物组合制剂如丹参、川芎、三七、葛根素、银杏叶制剂和脉络宁等可降低血小板聚集、改善脑血流和降低血黏滞度，对改善缺血性卒中预后有所裨益，但目前尚无大样本随机对照研究对临床疗效及安全性进行评价。

九、症状性颈内动脉狭窄的手术和血管成形术

1. 颈动脉内膜剥脱术　根据北美症状性颈动脉内膜切除试验（North American Symptomatic Carotid Endarter-

ectomy Trial，NASCET)标准确定颈动脉狭窄程度，颈动脉内膜剥脱术(CEA)降低同侧颈内动脉严重狭窄(70%~99%)患者再发致残性卒中或死亡风险，伴中度同侧颈内动脉狭窄(50%~69%)患者也可能从 CEA 中获益。欧洲颈动脉外科试验研究(European Carotid Surgery Trial，ECST)也得到类似的结论。CEA 手术死亡率为 1%~5%，对轻或中度狭窄患者(<50%)，手术风险大于获益；发生脑血管事件后 CEA 应尽早(2 周内)进行。不伴器官功能衰竭或严重心脏病的高龄患者(>75 岁)能从 CEA 中获益，女性伴症状性颈动脉严重狭窄(>70%)患者应该行 CEA，程度较轻的患者应药物治疗。手术操作对预防围术期卒中再发非常重要，欧洲卒中组织指南规定，症状性颈动脉狭窄 70%~99%的患者，CEA 仅能在围术期并发症(所有卒中和死亡)发生率<3%的医院施行；症状性颈动脉狭窄 50%~69%的患者，CEA 仅能在围术期并发症(所有卒中和死亡)发生率<3%的医学中心施行。在前循环 TIA 和可解释症状一侧中度(50%~70%)或高度(70%~99%)颈动脉狭窄患者，CEA 与阿司匹林合用优于单用阿司匹林预防卒中。CEA 对治疗椎基底动脉 TIA 或与颅内动脉疾病或完全性颈动脉闭塞等无效。CEA 对溃疡性病变的颈动脉轻度狭窄价值不确定。颈动脉狭窄患者未手术、CEA 术前及术后均应使用阿司匹林。目前对于紧急 CEA 的安全性尚无定论。一项观察性研究纳入了 369 名卒中 CEA 手术间隔≤1 周的患者，研究提示卒中后早期 CEA 手术是可行且相对安全的。而另外一项研究纳入 193 例症状性狭窄行 CEA 的患者，结果提示紧急 CEA 术有更高的风险。此外，有研究纳入 3 023 例颈动脉狭窄的患者，研究表明经选择的进展性卒中或 TIA 患者于 48 小时内行 CEA 的风险在可接受的范围内，而早期 CEA 的获益在于防止卒中复发。

根据中国急性缺血性卒中诊疗 2019 指南建议：①当临床指标或脑成像提示小梗死核心、大危险区域(半暗带)，由颈动脉严重狭窄或闭塞造成血流不足时，或 CEA 后急性神经功能缺损，怀疑手术部位急性血栓形成时，急诊或紧急 CEA 的有用性尚未证实(Ⅱ类推荐，B 级证据)。②神经功能状态不稳定(如进展性卒中)时，急诊或紧急 CEA 的有效性尚未证实(Ⅱ类推荐，B 级证据)。

2. 颅内外动脉狭窄的血管内治疗 研究显示，颈动脉血管成形及支架植入术(carotid artery stenting，CAS)可有效治疗症状性颈动脉狭窄，但无证据提示其在卒中二级预防中优于 CEA。在颈动脉和椎动脉血管内成形术试验(Carotid and Vertebral Transluminal Angioplasty Study，CAVATAS)，CAS 治疗症状性颈动脉狭窄具有与 CEA 相似的卒中二级预防有效性。2008 年一项荟萃分析却显示，CAS 在 30 天内卒中或死亡风险较 CEA 高。较高的

再狭窄率仍需解决。根据中国急性缺血性卒中诊疗 2019 指南建议：目前对于轻度卒中患者合并高危颅内动脉狭窄(70%~99%)，在双联抗血小板治疗 90 天后改为双联抗血小板治疗，不建议联合支架治疗(Ⅲ类推荐，B 级证据)。

脑血管疾病常采用的治疗选择总结于表 3-5-17。

表 3-5-17 脑血管病的推荐治疗方法

条件	抗血小板药[1]	抗凝剂[2]	溶栓药[3]	动脉内膜剥脱术[4]
无症状性颈动脉杂音或狭窄	+	−	−	±
短暂性脑缺血发作				
心源性	±	+	−	−
颈动脉颅外段源性	+	±	−	+
颅内或椎基底源性	+	±	−	−
进展性卒中	−	±	−	−
完全性卒中[5]				
心源性	±	+	−	−
颈动脉颅外段源性	+	±	−	+
颅内或椎基底源性	+	±	+	−

注：+，很可能有效；±，有效或似乎有效的证据不足且伴较大风险；−，无效或有效性未经验证；

[1] 阿司匹林 80~1 300mg/d，口服(最佳剂量不确定)；阿司匹林/双嘧达莫缓释剂 25mg/200mg，2 次/d，口服；盐酸噻氯匹定 250mg，2 次/d；或氯吡格雷 75mg/d，口服；

[2] 肝素持续静脉滴注，使活化部分凝血活酶时间(APTT)=对照值的 1.5~2.5 倍，随后用华法林，每日口服，使国际正常化比值(INR)=3.0~4.0；

[3] 组织纤溶酶原激活物(rt-PA)0.9mg/kg，在 1 小时静脉滴注，出现症状 3 小时内用药(出血性卒中为禁忌证)；

[4] 对 50%~99%的颈动脉狭窄，承担较低(<2%)围术期死亡或致残性卒中的风险；

[5] 为预防其他血管供血区发生后续卒中事件，或同一供血区部分性卒中进展为完全性卒中，或溶解已存在的血栓(溶栓剂)。

十、无症状性颈内动脉狭窄

颈内动脉颅外段或颈动脉球部动脉粥样硬化病变与卒中风险增加相关。颈动脉硬化在年龄>65 岁的人群中更为常见，多数患者系无症状性颈动脉狭窄。如果颈动脉狭窄患者既往 6 个月无同侧颈动脉缺血性卒中或短暂性脑缺血发作，则颈动脉狭窄一般是无症状性的。在无症状患者常规检查中经常发现颈动脉杂音，常见于 65 岁以上患者，发生率为 7%；经超声波检查证明 75 岁以上男性无症状性颈动脉狭窄率可高达 30%。

颈动脉狭窄的评估,根据北美症状性颈动脉内膜切除试验(NASCET)标准测量颈动脉狭窄程度,目前认为颈内动脉狭窄>60%可引起明显的血流动力学改变,包括血流压力降低和/或血流量减少。DSA是评价血管狭窄的"金标准",但对有动脉粥样硬化性疾病患者在操作过程中存在约1%的卒中风险。经颅多普勒超声(TCD)是筛查动脉粥样硬化性颈动脉狭窄最廉价和风险最低的手段,但不同中心和检查人员间存在较大差异。磁共振血管成像(MRA)可能会高估狭窄程度,出现假阳性结果;CT血管成像(CTA)需要注射对比剂。

既往多项大规模临床试验证实,对于有症状的颈动脉狭窄的血运重建治疗,包括颈动脉内膜切除术(CEA)和颈动脉支架植入术(CAS)都是有效的治疗方法,可以显著减少患者未来发生卒中的风险。但对于无症状性颈动脉狭窄的治疗方法的选择,尚存在争议。药物治疗联合生活方式干预,可使无症状性颈动脉狭窄获得明确收益。CEA与CAS等外科干预措施,与积极内科治疗比较,是否能进一步增加无症状性颈动脉狭窄患者获益,尚需要更多的循证医学依据。无症状颈动脉狭窄(无创检查狭窄≥70%或血管造影发现狭窄≥60%)的患者,预期寿命大于5年的情况下,在有条件的医院(围术期卒中和死亡发生率<3%的医院)可行CEA。在临床实践中,对无症状性颈动脉狭窄患者进行个体化评估,包括卒中风险、围术期风险、预期生存时间等多方面因素的评估,对于无症状性颈动脉狭窄的治疗策略选择是十分必要的。

十一、物理治疗和康复治疗

物理治疗和康复治疗应早期进行,遵循个体化原则,制订短期和长期治疗计划,分阶段、因地制宜地选择治疗方法,针对患者的肢体瘫痪、感觉功能障碍、吞咽功能障碍、语言障碍、认知障碍、心理障碍、膀胱功能障碍、心肺功能障碍等进行全面的科学评估,对患者进行针对性体能和技能训练。卒中康复的管理涉及多学科、多部门、多角色的合作与参与,包括卒中的三级康复网络、公众健康教育、卒中的二级预防和康复流程、临床路径与区域医疗联合体的管理以及患者的自我管理与家庭成员的参与。一级康复是指早期康复,患者在医院卒中单元及神经科病房接受常规治疗及早期康复治疗。向患者及其家属强调早期康复的必要性很重要,旨在促进患者的长期预后。入院后48小时内的早期活动,旨在防止与活动受限相关的并发症,包括深静脉血栓形成、挛缩、关节病、压迫性疼痛/压疮等。二级康复是指亚急性期或恢复期康复,患者在综合医院或者康复专科医院进行康复治疗。三级康复是指慢性期或后遗症期康复,患者在社区或家中继续康

复治疗。规范的物理和康复治疗流程对降低急性脑血管病的致残率、提高患者的生活质量具有十分重要的意义。

十二、预防

1. 控制卒中危险因素　危险因素分为可预防和不可预防两类,应积极控制可预防的危险因素,如高血压、脂代谢异常、糖代谢异常、吸烟等。根据中国急性缺血性卒中诊疗2019指南建议:①高血压患者控制血压有利于减少卒中及其他血管事件的复发风险,降压药物种类和剂量的选择及降压目标值应个体化,应全面考虑药物、卒中的特点和患者3个方面因素。如患者住院期间神经功能稳定,但血压>140/90mmHg,启动或重新启动降压治疗是安全的,除伴有禁忌证外,长期控制血压是合理的。由于低血流动力学原因导致的卒中或TIA患者,应权衡降压速度与幅度对患者耐受性及血流动力学的影响。②对于缺血性卒中或TIA患者,无论是否伴有其他动脉粥样硬化证据,推荐他汀类药物长期治疗以减少卒中和心血管事件的风险。在服用他汀类药物期间发生缺血性卒中的患者,在卒中急性期继续服用他汀类药物是合理的;对于符合接受他汀类药物治疗的患者,在医院内启动他汀类药物治疗是合理的。建议将LDL-C < 1.8mmol/L(70mg/dl)作为他汀类药物治疗的参考目标值。③缺血性卒中或TIA患者发病后均应接受空腹血糖、HbA1c监测,无明确糖尿病病史的患者在急性期后应常规接受口服葡萄糖耐量试验来筛查糖代谢异常和糖尿病。对糖尿病或糖尿病前期患者进行生活方式和/或药物干预,能减少缺血性卒中或TIA事件,推荐HbA1c治疗目标<7%。降糖方案应充分考虑患者的临床特点和药物安全性,制定个性化的血糖控制目标,要警惕低血糖事件带来的危害。④戒除烟、酒或少量饮酒。⑤治疗心律失常(如房颤)、心脏瓣膜病及充血性心力衰竭等。

2. 常用的预防抗栓药物

(1)抗血小板药物:①对非心源性栓塞性缺血性卒中或TIA患者,建议给予口服抗血小板药物而非抗凝药物预防卒中复发及其他心血管事件的发生(Ⅰ级推荐,A级证据)。②阿司匹林(50～325mg/d)或氯吡格雷(75mg/d)单药治疗均可作为首选抗血小板药物(Ⅰ级推荐,A级证据);在不具备阿司匹林或氯吡格雷治疗条件时,西洛他唑可作为替代药物。③发病24小时内,具有卒中高复发风险(ABCD^{2}评分≥4分)的急性非心源性TIA或轻型缺血性卒中患者(NIHSS评分≤3分),应尽早给予阿司匹林100mg/d联合氯吡格雷75mg/d(首日负荷剂量为300mg)治疗21天(Ⅰ级推荐,A级证据),但应严密观察出血风险,此后可单用氯吡格雷75mg/d作为缺血

性卒中长期二级预防一线用药（Ⅰ级推荐，A级证据）。④发病30天内伴有症状性颅内动脉严重狭窄（狭窄率为70%~99%）的缺血性卒中或TIA患者，应尽早给予阿司匹林联合氯吡格雷治疗90天。此后，阿司匹林100mg/d或氯吡格雷75mg/d单用均作为长期二级预防一线用药。

（2）抗凝药物：心房颤动是导致心源性栓塞的常见原因。理论上，所有发生过卒中事件的房颤患者均应进行长期口服抗凝药治疗。除心房颤动外，急性心肌梗死也有可能引发卒中，尤其是大面积心肌梗死。此外，瓣膜性疾病也能增加心源性栓塞导致的脑血管事件。在进行抗凝治疗的同时，应权衡出血风险，在血栓形成和出血风险之间寻找最佳平衡点。华法林是传统的抗凝药物，因为需要监测INR致使用严重不足。而新型口服抗凝剂服用方便，逐渐受到指南的推荐。指南推荐：①对伴有心房颤动（包括阵发性）的缺血性卒中或TIA患者，推荐使用适当剂量的华法林口服抗凝治疗，以预防再发的血栓栓塞事件。华法林的目标剂量是维持INR在2.0~3.0（Ⅰ级推荐，A级证据）。②对伴有心房颤动的缺血性卒中或TIA患者，新型口服抗凝剂可作为华法林的替代药物，新型口服抗凝剂包括达比加群酯、利伐沙班、阿哌沙班以及依度沙班（Ⅰ级推荐，A级证据），选择何种药物应考虑个体化因素。③伴有急性心肌梗死或者心脏瓣膜性疾病的缺血性卒中或TIA患者，推荐给予华法林口服抗凝治疗（目标INR值为2.5，范围在2.0~3.0）。对于伴有急性心肌梗死或者心脏瓣膜性疾病的缺血性卒中或TIA患者，循证医学的证据不支持新型口服抗凝剂替代华法林药物进行抗凝治疗。

第九节 脑动脉硬化症

（刘国荣 李月春）

脑动脉硬化症（cerebral arteriosclerosis）也称脑动脉粥样硬化症，是指头颈部动脉内中膜增厚、斑块形成，导致血管狭窄和闭塞性疾病。动脉硬化（arteriosclerosis）实际上属于病理学概念的范畴，主要包括动脉粥样硬化、小动脉硬化等。动脉粥样硬化（atherosclerosis）在中老年人中发病率高，并随着年龄而增长，是美国、欧洲等发达国家和地区最常见的动脉硬化类型，是导致脑卒中、冠心病和死亡的重要病因。颅内动脉粥样硬化疾病（ICAD）的患者易发生脑卒中或TIA，大多数是由于脑动脉狭窄所致。脑动脉粥样硬化患者一旦发生缺血性卒中事件后，脑卒中的复发风险显著增高，成为卒中的高危人群。脑动脉粥样硬化病变的发生与分布存在显著的种族和性别差异，白种人男性易罹患颅外动脉病变，而黑种人、亚裔和女性人群易发生颅内动脉狭窄或闭塞。

脑动脉硬化症一直是临床常用的诊断，但在WHO卒中及其他脑血管疾病特别工作组报告（1989），以及美国国立神经疾病与卒中研究所的脑血管疾病分类（Ⅲ，1990）中取消了该病名；我国的《脑血管疾病分类》（1995）也取消这一病名。然而，脑动脉硬化症作为高血压、糖尿病和高脂血症的必然结局，是卒中的重要危险因素，又是引起TIA、缺血性卒中以及出血性卒中的前期疾病，因此，脑动脉硬化症的诊断有助于提醒医生早期干预，也有利于警示患者积极预防。

【病因和发病机制】

1. 病因 高血压是脑动脉粥样硬化最重要的成因，长期的收缩期或舒张期高血压导致动脉中膜平滑肌发生结构代偿过程，引起血管壁硬化、增厚和管腔变窄，为了维持血流量而流速加快，导致血管内皮细胞损伤。在血流动力学的作用下，粥样硬化斑块发生破裂、溃疡和出血，促发血栓性脑梗死。糖尿病与动脉粥样硬化关系密切，血清低密度脂蛋白（LDL）胆固醇升高均可导致动脉内膜功能障碍、内皮细胞损伤和促使动脉粥样硬化形成，是动脉粥样硬化的主要危险因素。此外，吸烟也可促进血浆中脂质，尤其胆固醇在动脉内膜沉积，胆固醇在巨噬细胞中过量沉积形成泡沫细胞，促进动脉粥样硬化。

2. 发病机制 动脉粥样硬化的发生机制尚不完全清楚，但内皮细胞是血流动力学效应的关键性介质，内皮细胞功能障碍病变的始动因子，通常发生在血流速慢或受阻部位，如大或中等口径动脉的弯曲或分叉处（图3-5-17）。

（1）早期病变是内皮细胞受损，使循环中单个核细胞发生黏附并向内皮下移行，导致壁内的脂质聚集，产生炎症反应，由单个核细胞来源的巨噬细胞吞噬脂质，产生含脂质泡沫细胞，由此形成早期动脉粥样硬化病变，即脂纹（fatty streak）。

（2）随着病变的进展，由内皮细胞和巨噬细胞释放的生长因子和趋化因子刺激内膜平滑肌细胞增生，以及平滑肌细胞从血管中膜迁移到内膜，这些细胞分泌细胞外基质成分，导致在动脉粥样硬化斑块（atherosclerotic plaque）上形成纤维帽（fibrous cap），并进而形成一个坏死的核心。在某些情况下，纤维帽破裂导致斑块分裂（plaque rupture），是一种与促凝血因子释放和随后的血栓形成相关的严重的并发症，可能导致血管腔的血栓性闭塞或栓塞。

（3）动脉粥样硬化斑块是由含脂质的平滑肌细胞和富含胶原纤维的结缔组织构成，覆盖于内膜并突向血管腔，动脉发生扩张以适应斑块的增大。粥样硬化斑块发

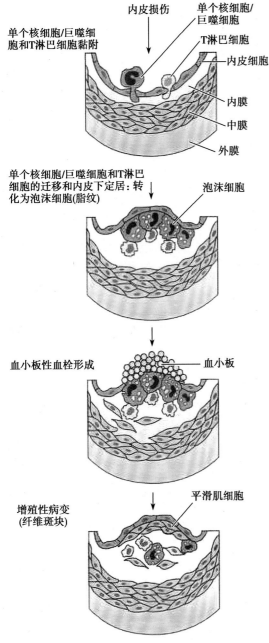

图 3-5-17 动脉粥样硬化的动脉病变

内皮损伤使得低密度脂蛋白胆固醇和循环中的单个核细胞进入血管壁,它们在此形成脂纹;随后在这一病灶内血小板附着以及平滑肌细胞增生,形成纤维斑块,斑块可侵占动脉管腔或破裂使血管闭塞,并成为栓子的来源

生坏死、溃疡、钙化、附壁血栓和血栓形成,也可破裂出血。脱落的小栓子堵塞远端小动脉,可引起突发和不可预测的 TIA 或动脉到动脉的栓塞;Willis 动脉环的大动脉粥样硬化斑块脱落,阻塞小穿支动脉开口可导致急性脑梗死,如常见的大脑中动脉的豆纹动脉以及大脑后动脉的丘脑穿通动脉等。在低血流量低灌注的情况下,粥样硬化狭窄的血管也可发生分水岭脑梗死。

【病理】

1. 动脉粥样硬化的病理改变　镜下可见细胞内脂质形成晶体,HE 染色可见菱形间隙,纤维细胞增多,钙盐沉积。

2. 脑动脉粥样硬化的好发部位　包括颈部和脑底大的颅外动脉,脑内动脉的易患部位主要在大动脉的分叉和转折处,管径>500μm 的脑部大动脉和中等动脉(图3-5-18),如颈总动脉起始部、颈内动脉起始部和虹吸部,大脑中动脉起始部,椎动脉起始部及其入颅部上方,以及基底动脉起始部等。Willis 环第一分支后的动脉发生严重斑块的频率较低,然而东方人的 Willis 环周围主要脑动脉病变严重,与高血压密切相关。

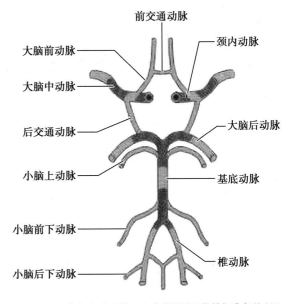

图 3-5-18　在颅内动脉循环中动脉粥样硬化的好发部位(深红色区)

3. 脑小动脉硬化主要发生在直径<200μm 的脑实质穿通动脉,血流侧压持续超过中膜平滑肌最大收缩力时,血管平滑肌肥大增生、玻璃样变,胶原、蛋白和聚糖等成分增加,管壁增厚,失去收缩力,血管被动扩张,内膜受损,通透性增加,血浆成分渗入,导致小动脉纤维素性坏死。此时血管壁对高血压耐受增强,但调节血流舒缩功能减低,血压降低时可引起腔隙性梗死。长期高血压可使小动脉和微动脉平滑肌发生玻璃样变或在动脉壁变薄部位形成微动脉瘤,血压急骤增高时,微动脉瘤破裂是导致自发性脑出血的主要原因。

【临床表现】

1. 脑动脉粥样硬化患者在未引起脑供血不全的症状前可能没有明显症状。患者通常表现为头痛、头晕、疲乏、注意力不集中、记忆力减退、情绪不稳、思维迟缓,以及睡眠障碍如失眠或嗜睡等慢性脑功能障碍或神经症表现,病情经常会有起伏波动。检查可见掌颏反射、吸吮反射阳性。有脑卒中史患者可遗留轻偏瘫、偏身感觉障碍及脑神经损害等定位体征。

2. 颈动脉粥样硬化斑块脱落形成微栓子,可导致短暂性缺血发作(TIA),可能是刻板性发作的 TIA 的重要原因。脑血流低灌注也可产生 TIA,或在几次 TIA 发作后发生腔隙性梗死或边缘带梗死。

3. 头颈部动脉粥样硬化或严重的狭窄可导致脑血栓形成,临床表现形式多样,如突发的完全性卒中,出现偏瘫、面舌瘫和失语症等,主要取决于侧支循环的代偿程度。脑血栓形成患者发生偏瘫有时在几分钟到几小时后暂时缓解,然后快速发展为完全性卒中,也可能在几次 TIA 之后数小时或一两天发生完全性卒中,或者表现为在数日内逐渐加重的进展性卒中。

【辅助检查】

1. 颈动脉超声检查可以检测颈动脉内中膜厚度(intima-media thickness,IMT)、粥样硬化斑块及斑块的稳定程度、溃疡、血栓、管腔狭窄或闭塞等。

2. 经颅多普勒超声(TCD)可检测脑动脉血流速度、搏动指数,评估脑动脉硬化程度,结合频谱变化、血流方向评估颅内动脉狭窄和闭塞、侧支循环的建立情况,如眼动脉的开放。

3. 眼底检查作为窥视脑动脉硬化的窗口,临床上鉴别易行,眼底动脉硬化可见动脉变细,反光增强,严重者呈银丝状,出现动静脉交叉压迹等。

4. CT 和 MRI 检查可见脑室轻微扩大,MRI 的 T_2WI 通常可见侧脑室周围云雾状高信号,无腔隙性梗死征象(图 3-5-19)。如 CT 或 MRI 显示脑白质疏松和脑室扩张,患者有反应迟钝、走路步态不稳,提示为皮质下动脉

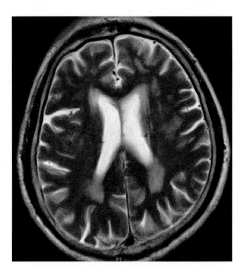

图 3-5-19　MRI 的 T_2WI 显示脑动脉硬化患者侧脑室周围晕状高信号,没有腔隙性梗死征象

硬化性脑病。高分辨率磁共振成像(HRMRI)可显示头颈部粥样硬化斑块形态和体积,分析斑块的性质、斑块纤维帽、脂质核心大小以及斑块内出血等。磁共振血管造影(MRA)可以显示血管狭窄,并测量狭窄程度。CT 血管造影(CTA)可清楚地显示头颈部动脉粥样硬化斑块与狭窄程度。

5. 数字减影血管造影(digital substraction angiography,DSA)一直是头颈部动脉疾病诊断的"金标准",在 CTA 或 MRA 不能确定的头颈部动脉狭窄闭塞性改变,并有支架治疗指征的患者进行 DSA 检查,可明确显示病变部位,准确测量管腔狭窄程度及范围,了解血流动力学变化和侧支循环建立情况等。

【诊断和鉴别诊断】

1. 诊断　根据患者隐袭起病,表现为慢性脑功能不全综合征,没有局灶性脑功能缺失体征,大多数患者罹患高血压、糖尿病和高脂血症,可能有过 TIA 病史,颈部超声、TCD 显示动脉粥样硬化,MRI 的 T_2WI 显示脑室旁云雾状高信号,没有腔隙性梗死征象,CTA、MRA 检出颈内动脉内中膜增厚、头颈部动脉粥样硬化斑块及血管狭窄,可临床诊断为脑动脉硬化症。

2. 鉴别诊断　从病理学上说,60 岁以上几乎都有不同程度的动脉硬化,对无临床症状的正常老年人不能轻易诊断为脑动脉硬化症。临床应注意与神经症鉴别,还须排除慢性颅内病变如脑肿瘤、慢性感染等,以及全身性疾病引起的脑部症状,有明显精神障碍者须除外老年性痴呆、老年性精神病等。

3. 头颈部动脉粥样硬化的诊断分类　根据中国头颈部动脉粥样硬化诊治共识(中华医学会神经病学分会,2017)。

(1) 颅外动脉粥样硬化:

1) 颈动脉内中膜增厚。

2) 颈动脉斑块:包括颈动脉的钙化斑块、溃疡型斑块、斑块内出血以及颈动脉附壁血栓等。

3) 动脉狭窄或闭塞:①颈动脉狭窄或闭塞,包括颈动脉窦部狭窄或闭塞、颈内动脉颅外段狭窄或闭塞、颈总动脉狭窄或闭塞;②椎动脉狭窄或闭塞,包括椎动脉 V1 段、V2 段和 V3 段狭窄或闭塞;③锁骨下动脉狭窄或闭塞;④头臂动脉狭窄或闭塞。

(2) 颅内动脉(ICA)粥样硬化:导致动脉狭窄或闭塞。

1) ICA 颅内段狭窄或闭塞。

2) 大脑中动脉(MCA)狭窄或闭塞,包括 MCA 的 M1 段、M2 段和 M3 段狭窄或闭塞。

3) 大脑前动脉(ACA)狭窄或闭塞。

4) 椎动脉(VA)的 V4 段狭窄或闭塞。

5）基底动脉（BA）狭窄或闭塞。

6）大脑后动脉（PCA）狭窄或闭塞。

（3）多发性头颈部粥样硬化。

【防治】

1. 症状性头颈部动脉粥样硬化患者治疗，包括稳定斑块和逆转病变，控制高血压、糖尿病、血脂异常，以及吸烟、饮酒等相关危险因素，防止动脉内血栓或栓塞。头颈部动脉粥样硬化推荐的治疗共识是：

（1）对颈动脉内中膜增厚患者，如果血脂在正常范围内，不建议使用他汀类药物治疗；如颈动脉内中膜增厚患者近期发生缺血性卒中，建议使用他汀类药物治疗。

（2）对颈动脉斑块患者，无缺血性卒中症状，建议控制相关的危险因素。对颈动脉不稳定性斑块或斑块伴狭窄>50%的患者，无缺血性卒中症状，无论血脂是否异常，建议使用他汀类药物治疗，使 LDL-C 控制在 1.8mmol/L 以下；颈动脉斑块伴狭窄<50%的患者，无缺血性卒中症状，血脂在正常范围内，可根据斑块的稳定性和用药的风险-效益比个体化考虑是否选用他汀类药物治疗。如颈动脉斑块患者近期发生缺血性卒中，建议使用他汀类药物治疗。

（3）对无症状的颈动脉狭窄或闭塞，建议控制危险因素。对有症状的颈动脉狭窄≥50%的患者，可考虑行 CEA 或 CAS 治疗。对于非症状性颈动脉狭窄≥70%的患者，在充分考虑患者手术风险与获益的情况下，可以考虑行颈动脉支架成形术（CAS）或颈动脉内膜剥脱术（CEA）治疗。

（4）对无症状的椎动脉狭窄，建议控制相关的危险因素。对症状性椎动脉颅外段动脉狭窄≥50%的患者，若药物治疗无效，可考虑血管内治疗。非症状性椎动脉颅外段高度狭窄≥70%的患者，若狭窄进行性加重，可考虑血管内介入治疗。非症状性椎动脉颅外段高度狭窄≥70%的患者，若伴有对侧椎动脉先天发育不良或缺陷，可考虑血管内介入治疗。

（5）对无症状的锁骨下动脉或头臂动脉狭窄，建议控制相关的危险因素。对有症状的锁骨下动脉或头臂动脉狭窄，推荐抗血小板、他汀类药物治疗。锁骨下动脉或头臂动脉的狭窄≥70%并发锁骨下动脉盗血时，考虑血管内治疗。

（6）颅内动脉狭窄的治疗，对无症状性颅内动脉狭窄或闭塞，建议控制相关的危险因素。对有症状的颅内动脉狭窄患者，首先使用抗血小板聚集、他汀类药物治疗；对于轻度卒中或中至高风险的 TIA 患者，短期服用双重抗血小板聚集药可能获得较好的疗效，且比较安全。若药物治疗无效，对介入手术风险低的患者，可选择介入治疗，但介入治疗不作为初始治疗。

2. 脑动脉硬化患者如有头痛、头晕、记忆力减退、注意力不集中等症状，可以选用钙通道阻滞剂、血管扩张剂以及活血化瘀药物对症治疗，银杏酮酯（Ginkgo biloba extract）作为细胞代谢药，可提高脑对葡萄糖摄取利用，减少脑血管阻力，增加血流量，增强患者记忆力和认知功能；如有焦虑、抑郁和睡眠障碍可对症治疗，服用舍曲林、曲唑酮和短期用苯二氮䓬类。

3. 控制动脉粥样硬化的危险因素

（1）提高人群对高血压知晓率、治疗率和控制率，进行有效的监测，选用 β 受体阻滞剂、血管紧张素转换酶抑制剂（ACEI）、血管紧张素 Ⅱ 受体拮抗剂（ARB）、钙通道阻滞剂（CCB）以及利尿剂等控制血压。

（2）保持血脂在临界水平以下，调节饮食，适当选用各种降脂药如他汀类等，必要时需要强化他汀治疗，可能预防卒中发生。

（3）定期监测血糖，有效控制糖尿病，糖化血红蛋白保持在 7%以下。

（4）保持健康生活方式，戒烟限酒，增加户外运动，减少体重，均衡饮食，保持心态平衡等。

第十节 脑出血

（褚晓凡）

脑出血（intracerebral hemorrhage,ICH）又称自发性脑出血（spontaneous ICH），是指非外伤性脑实质内出血，包括原发性脑出血（primary ICH）和继发性脑出血（secondary ICH）。高血压脑出血（hypertensive intracerebral hemorrhage）约占原发性脑出血的 80%，大多数出血位于大脑半球深部如基底节以及脑桥、小脑等。继发性脑出血（secondary ICH）的病因如动静脉畸形、血液病、肿瘤内出血以及抗栓治疗所致。

【研究史】

脑出血是源于中风（apoplexy）一词，早在古希腊，希波克拉底（Hippocrates,公元前 460—公元前 370）就用 apoplexy 来描述突然发病，好似被闪电一样打倒，然后死亡或重度残疾的患者。法国的 Jean Fernel（1497—1558）在尸检时发现，卒中患者脑室中有血块，却没有盖伦（Galen）理论所说的痰或黑胆汁，Fernel 在 1544 年描述了这一发现，但却未能挑战 Hippocrates 和 Galen 的错误理论，没有强调是脑出血，而错失了首次报道卒中即脑出血的千载时机。1599 年卒中（stroke）一词首次出现于牛津英语词典中。1658 年瑞士的 Johann Wepfer（1620—1695）在 4 例 apoplexy 患者尸检中发现脑室中有血块，他因而成为历史上第一个把卒中定性为脑出血的人。

意大利解剖学家、外科医生安东尼奥·瓦尔萨尔瓦（Antonio Valsalva,1666—1723）在 1707 年描述了一例脑出血患者,发现脑室里有血块,患者有对侧偏瘫,他在综合了许多例患者的观察后指出"那些卒中患者,当一侧肢体瘫痪时,对侧有脑损伤。"他还发现多数右侧偏瘫患者合并失语,这就是 Valsalva 的"卒中对侧偏瘫法则"。可惜 Valsalva 的这一重要的临床病理观察并未得到人们的注意,竟被湮没在历史的长河中。Valsalva 的另一历史功绩是他对耳和耳蜗的研究,1704 年他发表了《人耳的解剖和疾病》一书,成为耳解剖、生理和病理的经典著作,他区分了内耳、中耳和外耳,首次使用了迷路(labyrinth)一词,推荐了中耳充气的瓦尔萨尔瓦手法(Valsalva maneuver)。Valsalva 对最早的卒中动物模型做出过贡献,他是一个不懈的研究者和伟大的医生,治学严谨而无畏,解剖尸体时亲自品尝尸体的各种体液,他被选成意大利科学院主席。罗马教皇请他去做私人医生,他婉拒了,却为贫苦的患者治病,从不收费。57 岁时因卒中而英年早逝。

乔凡尼·莫尔加尼(Giovanni Morgagni,1682—1771)是 Valsalva 的最好的学生,他对卒中做出了杰出的贡献,把卒中分为缺血性和出血性两种,是第一个描写和报道蛛网膜下腔出血的人。现代神经病学和神经病理学大师夏科(Jean-Martin Charcot,1825—1893)与他的学生 Charles Bouchard 发现并描述了高血压患者大脑中动脉深穿支上的微小动脉瘤,被命名为 Charcot-Bouchard 动脉瘤,是脑出血的常见病因。英国神经外科先驱 William Macewen(1848—1924)在 1883 年第一次成功地做了脑出血后开颅血肿清除术来降低颅内压,后来术式几经改良,但疗效不确定,脑出血研究也渐趋冷清。英国医生 William Gowers(1845—1915)认为,脑出血是脑血管破裂造成的,推测与高血压有关。

美国神经外科医生 Julian T. Hoff(1936—2007)教授是现代脑出血研究的开路人,他长期以来培养了大批神经外科医生和科研人才,建立了大鼠脑注射血模型,揭示了脑出血后脑水肿形成机制,为临床治疗脑水肿提供了理论依据。Hoff 团队从建立动物模型到脑水肿机制研究,为脑出血研究和临床治疗开辟了新的航程。

【流行病学】

据统计,全球脑出血年发病率为 12/10 万～15/10 万,占所有卒中类型的 10%～15%。我国脑卒中年发病率为 116/10 万～219/10 万,每年有 150 万～200 万例新发脑出血患者,我国脑出血的构成比较高,约 23.4%,是最具致残性和致死性的卒中亚型之一。美国在院死亡率高达 30%,30 天死亡率高达 40%,我国脑出血患者有 46% 在发病 1 年内死亡或严重残疾。

【病因和发病机制】

1. 病因　ICH 的病因很多,如长期高血压、脑动脉粥样硬化、脑淀粉样血管病、脑动脉瘤、颅内血管畸形、原发性或转移性脑肿瘤、血管炎、抗凝疗法、抗血小板治疗、溶栓疗法、凝血异常、出血素质及血液病如白血病、再生障碍性贫血和血友病、慢性肝肾脏疾病和药物滥用等。

2. 发病机制　主要包括原发性脑出血和继发性脑出血两个方面。

(1)原发性脑出血:

1)高血压性脑出血:长期高血压可致脑细小动脉及深穿支动脉发生玻璃样变性、纤维蛋白样坏死(fibrinoid necrosis),甚至形成微动脉瘤或微夹层动脉瘤。当血压骤然升高时可引起动脉瘤壁破裂,血液流入脑组织中形成脑内血肿(图 3-5-20)。此外,脑动脉壁中层肌细胞薄

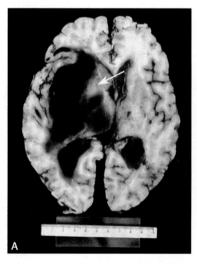
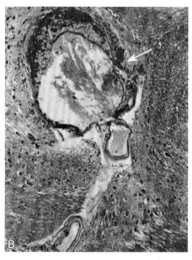

图 3-5-20　高血压脑出血及微型动脉瘤病理切片

A.高血压脑出血的大体病理切片;B.微型动脉瘤(箭头)的病理切片,HE 染色(由首都医科大学宣武医院病理科卢德宏提供)

弱,外膜结缔组织少且缺乏外弹力层,豆纹动脉等穿支动脉自大脑中动脉近端呈直角分出,受高压血流冲击易发生粟粒状动脉瘤,使深穿支动脉成为脑出血的好发部位,外侧豆纹动脉也被称为出血动脉。急性血压升高常常引起远端血管痉挛,导致小血管缺氧坏死、血栓形成、斑点状出血及脑水肿,也可继发脑出血,是子痫时高血压脑出血的可能机制。许多患者无高血压病史,也缺乏高血压终末器官疾病(hypertensive end-organ disease)如左心室肥厚、视网膜病或肾病等,提示(突发)急性高血压也可引起脑出血。

2) 脑动脉淀粉样变(cerebral artery amyloidosis, CAA):可能是血管内皮异常导致渗透性增加,淀粉样蛋白沉积。β淀粉样蛋白沉积在软脑膜和皮质的毛细血管、微动脉和小动脉的血管壁中。血管的中、外膜逐渐被淀粉样蛋白取代,弹性膜及中膜平滑肌消失,形成蜘蛛状微血管瘤扩张,当患者情绪激动或活动诱发血压升高和血压波动时导致血管瘤破裂而出血。CAA是老年人脑叶出血的常见病因(图3-5-21),也是脑内微出血发生的主要原因。CAA脑出血的危险因素包括载脂蛋白Eε4和载脂蛋白Eε2等位基因、抗凝治疗、抗血小板治疗、头颅外伤和高血压等。

(2) 继发性脑出血:

1) 血管畸形:占所有ICH的4%~8%,动静脉畸形(AVM)出血风险最高,静脉血管瘤较低,海绵状血管瘤居中。

2) 血液病:如血友病、白血病、血小板减少性紫癜、红细胞增多症、镰状细胞贫血等,由于凝血功能障碍引起脑出血。

3) 口服抗凝剂:可使ICH风险增加8~11倍,随着预防心源性卒中使用抗凝药物的增加,抗凝剂相关脑出血发病率也在增加。其中,华法林相关脑出血死亡率高达50%以上,严重的神经功能障碍高达90%以上。

4) 脑肿瘤:高度恶性肿瘤如胶质母细胞瘤或转移瘤容易发生异常新生血管破裂或侵蚀正常脑血管导致脑出血。支气管癌、黑色素瘤、绒毛膜癌、肾细胞癌是最具出血倾向的转移瘤。

5) 药物和毒品:苯丙胺(安非他明)、可卡因、海洛因、苯丙醇胺(phenylpropanolamine)和摇头丸等可导致血压升高,引起点片状脑叶出血;酒精滥用可增加出血风险,可能原因是凝血功能异常和收缩压升高。

6) 结节性多动脉炎、病毒性和立克次体疾病可引起血管床炎症,导致血管坏死、破裂和出血。

【病理】

约80%的高血压ICH位于幕上,20%位于幕下。豆纹动脉(为壳核供血)、丘脑穿通动脉(为丘脑供血)、小脑上动脉(为小脑齿状核供血)以及基底动脉旁中线支(为脑桥供血)等是常见的出血动脉。脑深穿支动脉可见微型粟粒状动脉瘤(图3-5-20B),高血压性脑出血在壳核及内囊区约占60%,丘脑、脑叶、脑干及小脑齿状核各占10%左右。壳核出血常累及内囊和通过侧脑室前角和后角破入脑室,使血液充满脑室系统。丘脑出血易破入第三脑室或侧脑室,向外可损伤内囊。脑桥或小脑出血可直接破入到蛛网膜下腔或第四脑室。破入第三脑室和第四脑室的血液如阻塞中央导水管可导致梗阻性脑积水,也是脑出血病情恶化的重要因素之一。脑淀粉样血管病、动静脉畸形和烟雾病等非高血压性脑出血通常发生于皮质下。

病理检查可见出血侧半球肿胀、充血,血液流入蛛

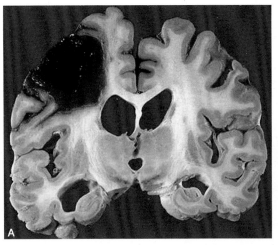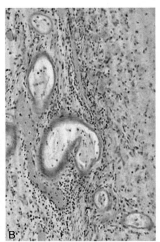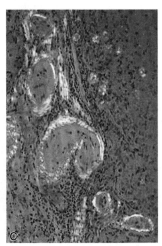

图3-5-21 脑动脉淀粉样变及脑叶出血

A.大体病理切片显示脑叶血肿;B.小动脉管壁刚果红染色阳性;C.荧光显微镜下可见小动脉壁黄绿色荧光物质,提示淀粉样物质沉积(由首都医科大学宣武医院病理科卢德宏提供)

网膜下腔或破入脑室;出血病灶可形成不规则空腔,中心充满血液或紫色葡萄浆状血块,周围是坏死的脑组织、瘀点状出血性软化带及明显的炎细胞浸润。血肿周围脑组织受压,水肿明显,较大血肿引起脑组织和脑室移位、变形和脑疝形成。幕上半球的出血,血肿向下和向对侧挤压,引起中线结构移位和下丘脑、脑干的移位、变形和继发出血,形成海马沟回疝,脑干和小脑大量出血可发生枕大孔疝。脑疝是脑出血患者最常见的致死因素(图 3-5-22)。

幕上大量的脑出血,血肿可向对侧和向下挤压脑干。因为基底动脉和大脑脑干向下移位可使颅底的动脉受牵连、撕裂,导致脑桥和脑干的继发出血(图 3-5-23)。关于继发脑桥出血的发生机制,国内外学者认为:幕上急性占位性病变形成海马沟回疝,直接压迫脑干,使其向下和向对侧移位(图 3-5-24)。由于脑干的动脉活动性差,易被牵拉、撕裂,引起小动脉出血。其次,海马沟回疝在小脑幕水平压迫静脉,导致静脉回流障碍,静脉内淤血,小静脉破裂出血。

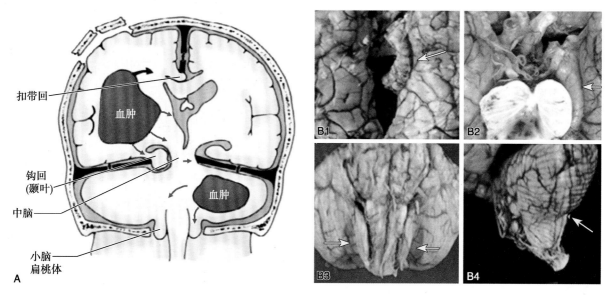

图 3-5-22 海马沟回疝和小脑扁桃体疝

A.海马沟回疝和小脑扁桃体疝形成的示意;B1.箭头指示海马沟回疝;B2.箭头指示海马沟回疝;B3.箭头指示小脑扁桃体疝;B4.箭头指示小脑扁桃体疝切迹

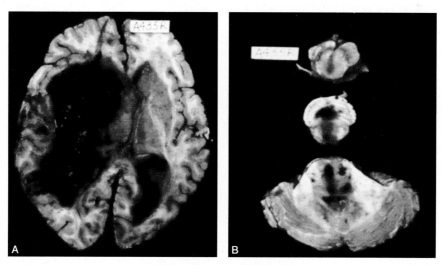

图 3-5-23 脑出血继发脑桥出血

A.基底节区巨大血肿,伴明显的占位效应和中线移位;B.脑桥多发出血,因中脑无血肿,可排除脑桥血肿由基底节区血肿延续所致

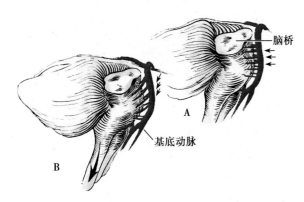

图 3-5-24 脑出血继发脑干出血的示意

A. 正常状态下脑干血管走形；B. 幕上血肿压迫脑干向下移位，导致动脉受到牵拉，引起破裂出血

脑出血后 6~8 小时，由于缺血、血红蛋白和凝血酶等细胞毒性物质释出，兴奋性氨基酸释放增加，细胞内离子平衡破坏，钠离子大量聚集，引起细胞毒性水肿。出血后 4~12 小时血脑屏障开始破坏，血浆成分进入细胞间液，引起血管源性水肿。出血后血肿降解形成的渗透性物质和缺血产生的代谢产物积聚，使组织间液渗透压增加，促进或加重了脑水肿。脑水肿在 24~48 小时达到高峰，持续 3~5 日后逐渐消退，也可持续 2~3 周或更长。急性期后血块溶解，吞噬细胞清除含铁血黄素和坏死脑组织，胶质增生，小出血灶内形成胶质瘢痕，大出血灶形成中风囊。

【临床表现】

1. 脑出血常发生于 50~70 岁，男性略多，冬春季易发。通常在活动、情绪激动、用力排便和突然用力时发病，也有病例在安静状态下起病，睡眠中发病少见。大多数病例出血前无预兆，少数病例有头痛、头晕、肢体麻木一过性运动障碍或言语含糊不清等前驱症状，可能与血压急骤升高有关，但常被忽略。原发性 ICH 最常见的部位是壳核、脑叶皮质下白质、丘脑、小脑、脑桥、尾状核与脑室。ICH 的临床病程通常以非波动性或在数分钟至数小时逐渐加重为特征。患者的症状、体征可因 ICH 的部位、大小、扩展方向与进展速度而异。

2. 半数的脑出血患者出现头痛、恶心和呕吐。基底节、丘脑与内囊出血早期常见症状为轻偏瘫，癫痫发作在脑叶出血中常见，当出血扩展到蛛网膜下腔时可导致脑膜刺激征。眼底检查可见视网膜出血，眼部体征对脑出血有定位意义，壳核出血常见向病灶对侧凝视麻痹，使头眼转向病灶侧；丘脑出血常见眼球向下偏离；脑桥出血眼球固定，瞳孔小如针尖样，但光反应可保留，小脑大量出血时双眼凝视病灶对侧并有眼球浮动。脑部静区少量出血患者可无症状与体征。早期颅内压增高可见深沉带鼾声的呼吸或呈潮式呼吸，脉搏慢而有力，收缩压升高为

主，面色潮红或苍白，全身大汗，尿便失禁等。重症患者迅速转入意识模糊或昏迷，若呼吸不规则、脉搏快速、体温升高、血压下降，则病情危重，可在数小时至 1~2 日内死亡。

3. 原发性脑出血常见的类型（图 3-5-25）

（1）壳核出血（putaminal hemorrhage）：最常见，约占 60%。多为大脑中动脉的外侧豆纹动脉破裂，是高血压脑出血最常见的部位。出血可扩展累及邻近结构，如内囊、放射冠、半卵圆中心、外囊、屏状核、颞叶，或破入脑室系统。

典型临床表现有突发偏瘫、失语及对侧偏身感觉缺失，双眼向病灶对侧凝视不能，有向血肿侧凝视的现象，瞳孔通常不受累。大多数壳核出血局限于豆状核或向岛叶扩展，左侧壳核出血可引起失语症，右侧壳核出血可出现失用失认症、左侧的视野忽视及结构性失用症。右侧壳核出血患者可出现异处感觉（alloesthesia），在偏身感觉障碍侧的伤害性刺激却在另一侧（正常侧）相应区域被感受（延迟半秒钟），异处感觉常见于躯干与肢体近端，面部或肢体远端少见。发病时出现意识障碍、脑积水、脑室内扩张与血肿的体积有关，经常是预后不良或死亡的预兆。

（2）丘脑出血（thalamic hemorrhage）：约占 10%。多为高血压性脑出血，血肿局限于丘脑或向外扩展至内囊，向内下损伤丘脑底部与中脑，向内破入第三脑室。

经典临床表现是对侧偏身全部感觉缺失，眼球运动异常包括垂直凝视受损或凝视鼻尖。内囊受累出现轻偏瘫；优势侧丘脑出血出现短暂性丘脑性失语，语音低沉缓慢，无自发语言或不流畅；右侧丘脑血肿可见视空间异常、病觉缺失与上肢漂浮感（arm levitation）；丘脑中间腹侧核受累可出现震颤或帕金森综合征，累及丘脑底核或纹状体可见舞蹈-手足徐动症；上行性网状激活系统受损导致意识水平下降及嗜睡症；向内下扩展引起垂直凝视受限、会聚-退缩眼震样运动（convergence-retraction nystagmoid movement）、瞳孔光反射-辐辏反射分离，两眼可强直偏离丘脑血肿，表现为错位眼（wrong-way eyes）。曾报道少量丘脑出血（直径<8mm）时，出现短暂轻偏瘫及麻木感或头痛伴视乳头水肿，最终均恢复；较大量出血（直径 9~30mm），如脑室无血，也表现为轻偏瘫；大量出血（直径>30mm）破入脑室，可出现意识受损、轻偏瘫、头痛及瞳孔异常（出血侧瞳孔小）垂直凝视受损，大量丘脑出血的患者预后不好。

（3）脑叶出血（lobar hemorrhage）：约占脑出血的 10%，源于灰-白质交界处，延伸至邻近的白质，主要累及一个脑叶，也可发生多灶性脑出血。脑叶出血多因脑淀粉样血管病、动静脉畸形、动脉瘤、烟雾病、瘤卒中、出血素质、凝血病及皮质或硬脑膜静脉窦血栓形成等所致，高

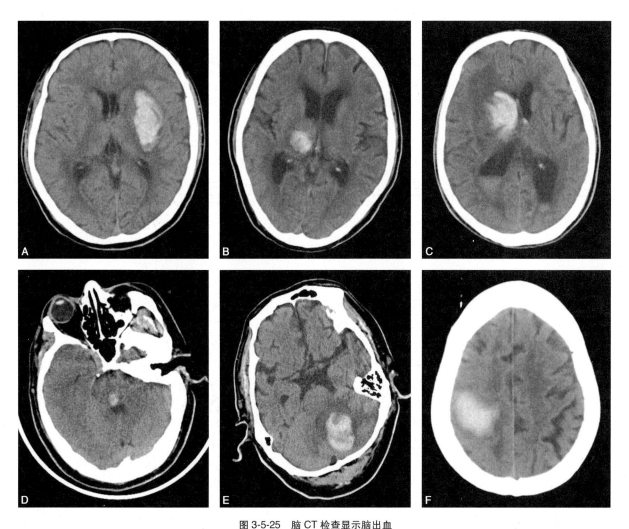

图 3-5-25 脑 CT 检查显示脑出血

A. 壳核出血；B. 丘脑出血；C. 尾状核出血；D. 脑桥出血；E. 小脑出血；F. 脑叶出血

血压性脑出血少见。顶叶出血常见，其次是颞叶、枕叶和额叶，也可见多发性脑叶出血。脑叶出血的共同特点是：①多在活动状态下突然发病，出现头痛、呕吐和不同程度意识障碍；②出血破入蛛网膜下腔常见脑膜刺激征；③急性期可出现局灶性癫痫发作伴继发的泛化；④可突发精神行为异常，如淡漠、欣快或行为幼稚、错觉、幻觉等，老年人突发精神行为异常应考虑脑叶出血的可能。

1）顶叶出血：可有同侧颞部或耳上部疼痛，可出现对侧偏身感觉缺失，对侧视野忽略，可有轻偏瘫，优势半球可见古兹曼（Gerstmann）综合征：左右辨别不能、手指失认、失算、失写等；非优势半球常见结构失用和穿衣失用等；可出现不同程度的对侧同向性偏盲。

2）额叶出血：可有头痛、呕吐、对侧轻偏瘫、Broca 失语和双眼向血肿侧同向性凝视。可见额叶释放征如摸索、吸吮和抓握反应等，前额叶受损导致精神行为异常，如淡漠、意志丧失、记忆减退、行为幼稚、衣着不整，随地便溺，不知羞耻等。

3）颞叶出血：可有同侧耳周疼痛或前头痛，出现对侧上象限盲或偏盲，优势侧可见流利性 Wernicke 失语，血肿影响左侧颞顶区产生传导性或完全性失语；偶有激越性谵妄，易激动、攻击、错觉、幻觉及梦样状态等。

4）枕叶出血：可有同侧眶部疼痛，对侧同向性偏盲。

（4）小脑出血（cerebellar hemorrhage）：约占自发性脑出血的 10%，常见病因为高血压，多为齿状核动脉破裂，是坏死性高血压性动脉病（necrotizing hypertensive arteriopathy）导致小脑上动脉远端分支破裂；其次是动静脉畸形、血液病、肿瘤和淀粉样血管病等。临床表现可分为急性、亚急性或慢性。临床表现因血肿部位、大小、进展速度、脑干受压等而不同。

急性小脑出血患者突发枕部剧烈头痛，伴头晕或眩晕，频繁呕吐。典型表现无肢体瘫痪，可见肢体共济失调，周围性面部轻瘫，以及同侧凝视麻痹、小的反应性瞳孔、不全麻痹性眼震（paretic nystagmus）、眼球浮动（ocular bobbing）、眼球反向偏斜（skew deviation）及角膜反射减弱。较小的小脑血肿(<3cm)可仅出现呕吐,不伴头痛、步态不稳或肢体共济失调。暴发型大量出血常突发昏迷,病情迅速进展,出现小脑扁桃体疝或天幕裂孔上行疝,导致脑干受压征象,如两眼凝视病灶对侧、轻偏瘫及病理征等。出血破入蛛网膜下腔可引起颈强直及 Kernig 征,出血阻塞第四脑室可出现中枢性呼吸失调,预后不良。

(5)脑桥出血(pontine hemorrhage):脑桥出血约占自发性 ICH 的 10%,通常因长期高血压所致,血管畸形破裂也是常见的病因,多由基底动脉的旁中线动脉(脑桥支)破裂所致,出血常发生在脑桥基底与被盖交界的脑桥中部水平。体征与症状取决于病变大小、部位、有无脑室穿破或脑积水。

脑桥出血分为被盖出血和被盖基底出血:①脑桥被盖小量局限性出血(血肿直径<1cm),患者意识清醒,病前常无预兆或偶有头痛。突然发病,出现对侧轻偏瘫或共济失调性轻偏瘫,可伴同侧面神经和/或外展神经麻痹,两眼向病灶侧凝视麻痹或有核间性眼肌麻痹,预后较好。②双侧被盖和基底大量出血(血肿>5ml)累及整个脑桥,压迫第四脑室,可引起梗阻性脑积水。患者昏迷、四肢瘫痪、双侧病理征阳性、中枢性高热、双侧针尖样瞳孔(1~2cm),光反应可保留、角膜反射消失、眼水平运动消失。预后不良的预兆包括昏迷、头眼反射消失、眼球浮动、去大脑强直、极高热(中枢性高热)、呕吐咖啡样物质、中枢性呼吸障碍或周期性呼吸等,患者可于数小时至 1~2 日死亡。

(6)中脑出血(mesencephalic hemorrhage):少见。大量出血可出现头痛、呕吐,损伤网状结构导致深昏迷,瞳孔不等大,光反应消失,四肢弛缓性瘫。中脑导水管闭塞引起梗阻性脑积水和急性颅内压增高,可迅速死亡。小量背侧中脑出血可见垂直性凝视麻痹(Parinaud 综合征)、眼球反向偏斜(skew deviation)和双侧 Horner 综合征(一侧上丘出血),以及双侧滑车神经麻痹、一侧 Horner综合征和共济失调(出血累及顶盖尾端),也可引起动眼神经交叉瘫(Weber 综合征)。

(7)尾状核出血(caudate hemorrhage):由 Heubner 动脉或内侧豆纹动脉分支破裂所致,是较少见的高血压性 ICH。临床表现颇似蛛网膜下腔出血(SAH),仅有头痛、呕吐及轻度颈强等脑膜刺激征,意识模糊,烦躁或兴奋等精神症状,短期记忆减退。可出现短暂的共轭凝视麻痹、对侧轻偏瘫、短暂的偏身感觉缺失。常因头痛在CT 检查时偶然发现,临床常易忽略。

(8)内囊出血(internal capsular hemorrhage):内囊膝部或后肢的小灶出血可引起纯运动性轻偏瘫或感觉运动性卒中综合征。在罕见的情况下,曾有因累及双侧内囊后肢出血导致轻截瘫的报道。

(9)延髓出血(medullary hemorrhage):原发性延髓出血极其罕见。常见表现为头痛、眩晕、感觉障碍、吞咽困难、腭无力、眼球震颤、舌下神经麻痹、小脑性共济失调及肢体无力。

(10)脑室内出血(intraventricular hemorrhages)(图3-5-26):占脑出血的 3%~5%。成人的原发性脑室内出血可因脑室或脉络丛附近动静脉畸形、前交通动脉瘤破裂、脑室内肿瘤如脉络丛乳头状瘤、出血素质、凝血病、烟雾病或血栓溶解剂所致,血液直接流入脑室。继发性脑室出血临床常见,是脑实质出血如基底节、丘脑、尾状核出血或脑干出血肿破入脑室所致。小量脑室内出血,可出现头痛、呕吐、颈强及 Kernig 征,意识一过性障碍或清楚,

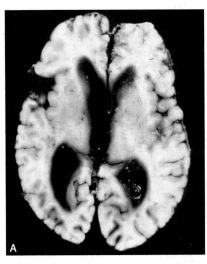 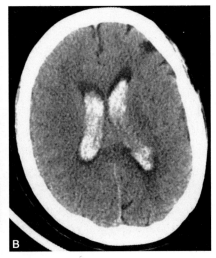

图 3-5-26 脑室出血
A. 脑室出血的病理图片;B. 颅脑 CT 显示脑室出血

一般无局灶性神经体征,血性 CSF,酷似蛛网膜下腔出血。CT 可见部分脑室积血,可完全恢复,预后良好。大量脑室内出血起病急骤,血液充满整个脑室系统及蛛网膜下腔,1~2 小时陷入深昏迷。可有频繁呕吐,抽搐发作,针尖样瞳孔,两眼分离斜视或眼球浮动,四肢弛缓性瘫及双侧病理征。也可出现去脑强直发作、呼吸深带鼾声、血压不稳及中枢性高热等,病情危笃,预后不良。

【辅助检查】

1. 脑 CT 检查　是诊断脑出血的首选。脑出血急性期 CT 可显示均匀高密度的新鲜血肿,呈近圆形或卵圆形,边界清楚(图 3-5-27);可确定血肿部位、大小、形态,是否破入脑室。根据 CT 影像图谱,可使用简易公式估算血肿的大小[血肿量 = 0.5×最大面积长轴(cm)×最大面积短轴(cm)×层面数,扫描层厚 1cm]。

血肿压迫周围脑组织导致血肿周围缺血和水肿,可见血肿周围低密度水肿带、脑室受压、脑组织移位等占位效应以及梗阻性脑积水等。出血后 3~4 小时血肿高密度达高峰,随着血肿内血红蛋白分解,密度逐渐降低,小血肿在 3 周左右变为等密度,大血肿需 4~6 周,血肿周围仍可见环形增强。出血 2~3 个月后血肿吸收可逐渐形成中风囊,严重贫血患者的出血灶可呈等密度或稍低密度。

CT 动态监测表明,稳定型血肿形态规则,密度均匀;活动型血肿形态不规则,密度不均匀。脑出血后 3 小时内 CT 检查的患者 28%~38% 有血肿增大现象,大多数早期血肿增大发生在出血后 6 小时内。患者入院后如病情加重应尽快复查脑 CT,及时发现血肿增大。目前,CTA 上出现的"斑点征"(the spot sign)是早期血肿扩大的强预测因子(Wada et al,2007)。近几年,采用血肿形态特征预测早期血肿增大取得一定进展,以混合征、黑洞征、岛征预测脑出血早期血肿增大,简单方便,适用于临床。

2. 脑 MRI 检查　MRI 的 SWI 序列和梯度回波序列对微小出血灶或隐匿血管病变特别敏感,能发现 CT 不能显示的脑内病灶。陈旧出血产生的含铁血黄素在 T_2WI 序列呈极低信号,因此 MRI 有助于鉴别陈旧性脑出血与脑梗死。如果结合 SWI 上出血灶分布、MRI 增强及 MRA 检查,能进一步明确脑出血的常见病因如脑血管淀粉样变、高血压、脑动脉瘤、动静脉畸形和肿瘤等。

MRI 上显示的出血灶信号改变与血肿中血红蛋白演变密切相关:①超急性期(<24 小时):血肿 T_1WI 和 T_2WI 弛豫时间长于脑组织,T_1WI 显示血肿为等信号,T_2WI 呈略高信号;数小时后血肿周围出现轻度脑水肿,表现为 T_1WI 低信号,T_2WI 高信号。②急性期(24 小时~1 周):血肿已凝为血块,红细胞内血红蛋白变为去氧血红蛋白,为顺磁性物质,影响血肿 MRI 信号强度,在 T_1WI 血肿仍为等信号,T_2WI 呈低信号。③亚急性期(2~4 周):T_1WI 及 T_2WI 均呈高信号。④慢性期(4 周后):T_1WI 呈低信号,T_2WI 呈高信号。

3. CT 血管成像(CTA)、磁共振血管成像(MRA)是无创性检查方法,适用于原因不明的脑出血,以及怀疑动脉瘤、动静脉畸形、烟雾病及血管炎患者。对血压正常的年轻患者,可考虑通过数字减影血管造影(DSA)查明病因。

4. 常规实验室检查　如血常规、离子、肝肾功能、凝血功能(PT、APTT、INR)等。

5. 目前腰穿脑脊液检查已不用于脑出血诊断,仅在无条件作 CT 检查,病情不严重,无明显颅内压增高患者

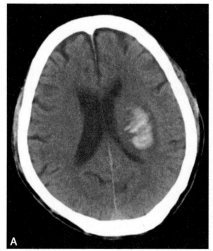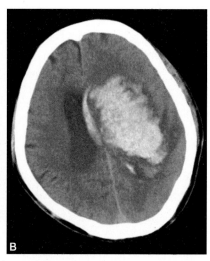

图 3-5-27　患者男性,74 岁,突发头痛、右侧肢体无力入院

A. 入院时颅脑 CT 显示左侧脑室旁血肿(时间 22:39);B. 入院后患者症状持续加重,出现意识障碍和肢体瘫痪加重,距首次 CT 检查 2 小时,复查 CT(时间 0:40),见血肿明显增大,中线脑组织移位

中进行。CSF压力可增高,呈洗肉水样均匀血性。

6. 基因检测诊断对导致颅内小血管病变的疾病有一定价值,例如CADASAIL、CAA等,基因检测也可能是未来脑出血病因诊断的重要选项。

【诊断和鉴别诊断】

1. 诊断 中老年高血压患者在活动中或情绪激动时突然发病,迅速出现偏瘫、失语等局灶性神经功能缺失症状,血压显著升高,以及剧烈头痛、呕吐,或有意识障碍,常高度提示脑出血的可能,CT和MRI检查可以确诊。

2. 鉴别诊断

（1）脑出血与其他脑血管病的鉴别诊断见表3-5-18。

表3-5-18 脑出血与其他脑血管病的鉴别诊断

鉴别点	缺血性脑血管病		出血性脑血管病	
	脑血栓形成	脑栓塞	脑出血	蛛网膜下腔出血
发病年龄	60岁以上老年人多见	各年龄组均可见,老年人居多	50~65岁中老年多见	青壮年多见
常见病因	脑动脉粥样硬化	各种心脏病及大动脉疾病	高血压及动脉硬化	先天性动脉瘤、动静脉畸形
TIA史	较多见	少见	少见	无
起病状态	多在静态时	静态到动态时	动态起病	动态起病
起病缓急	较缓(以时、日计)	最急(以秒、分计)	急(以分、时计)	急骤(以分计)
意识障碍	无或轻度	可有短暂意识障碍	多见、可持续	可有
头痛	多无	少见	多见	剧烈
呕吐	少见	少见	多见	最多见
血压	增高或正常	多正常	明显增高	正常或轻度增高
瞳孔	多正常	多正常	患侧可增大	多正常
眼底	动脉硬化	可见动脉栓塞	动脉硬化,可见视网膜出血	可见玻璃体膜下出血
偏瘫	多见	多见	多见	多无
脑膜刺激征	无	无	可有	显著
脑脊液	多正常	多正常	压力增高,含血	压力增高、血性
CT检查	脑低密度灶	脑低密度灶	脑高密度灶	蛛网膜下腔高密度影

（2）外伤性颅内血肿:特别是硬膜下血肿,外伤史可提供诊断线索,CT可显示血肿外形不整。通常是闭合性脑外伤所致,发生于受冲击的颅骨下或对冲部位,常见于额极和颞极。

（3）患者的年龄是确定出血特殊病因的重要因素。动静脉畸形(AVM)是年轻人脑出血的首要病因,变性小血管病变是中老年人最常见的病因,脑淀粉样血管病是老年人脑叶出血的常见病因(表3-5-19)。

（4）多发性脑出血(multiple intracerebral hemorrhage):可同时或间隔数日出血,老年人的多发性脑叶出血多见于脑淀粉样血管病,一些原发性颅内肿瘤或多个病灶的脑转移瘤出血也可以多发,颅内静脉窦血栓也可导致多发性脑出血。

【治疗】

脑出血是神经内科需要迅速治疗的急症,但由于缺乏大型随机性对照临床试验,美国心脏病学会针对ICH指南(2015)仍缺少Ⅰ类证据和A级推荐治疗。脑出血的基本治疗原则包括积极控制高血压、防止血肿扩大、减轻脑水肿、预防出血后脑缺血风险、挽救生命和减少神经功能残疾程度。

1. 一般治疗 患者应安静卧床,拒绝探视。因发病最初数小时内常有活动性出血或血肿扩大,应尽量减少搬运,就近治疗。重症患者须严密观察体温、脉搏、呼吸、血压、瞳孔和意识状态等生命体征,保持呼吸道通畅,及时清理呼吸道分泌物,必要时吸氧,维持动脉血氧分压90%以上;鼓励勤翻身、拍背,咳嗽无力痰多时可超声雾化吸入。呼吸困难、痰多经鼻抽吸困难者可考虑气管切开。加强护理,保持肢体功能位,防治压疮。保持大便通畅,可用缓泻剂。意识障碍或消化道出血者宜禁食24~48小时,之后可留置胃管。头痛明显、烦躁不安者可适

表 3-5-19　脑出血的年龄与出血特殊病因的联系

年龄	基底节、丘脑出血	脑叶出血	小脑、脑干出血
<50 岁	AVM 脂质透明变性或微动脉瘤 烟雾病 苯丙胺和可卡因	AVM 囊状动脉瘤 肿瘤 颅内静脉血栓形成 感染性心内膜炎	AVM 脂质透明变性或微动脉瘤 肿瘤
50~69 岁	脂质透明变性或微动脉瘤 AVM 动脉粥样硬化性脑底异常血管网综合征	脂质透明变性或微动脉瘤 AVM 囊状动脉瘤 肿瘤 脑淀粉样血管病 颅内静脉血栓形成	脂质透明变性或微动脉瘤 AVM 肿瘤 脑淀粉样血管病
≥70 岁	脂质透明变性或微动脉瘤 肿瘤 AVM	脂质透明变性或微动脉瘤 淀粉样血管病 囊状动脉瘤 肿瘤 AVM 颅内静脉血栓形成	脂质透明变性或微动脉瘤 淀粉样血管病 肿瘤 AVM

当应用镇静止痛剂。注意保证营养，维持水、电解质平衡，保证液体输入量，每日可按前日尿量+500ml 估算。若发生高热、多汗、呕吐或腹泻，还需适当增加液体入量，体温每增加 1℃，需增加液体量 300ml。防止低钠血症，以免加重脑水肿。

2. 急性期血压管理　多项研究证实，早期降血压治疗能改善脑出血患者的预后，但脑出血急性期降压的靶目标尚存有争议。INTERACT Ⅱ（急性脑出血强化降压试验）随机对照研究显示，早期强化降压（1 小时内目标收缩压<140mmHg）与标准降压（目标收缩压<180mmHg）相比，尽管强化降压不能显著减少患者死亡率和重度致残率，但可改善其神经功能。ATACH Ⅱ随机对照研究的强化降压组（降压目标为 110~139mmHg）与标准降压组（140~179mmHg）比较显示，两组的主要终点事件 90 天死亡或残疾无显著差异，但不良事件发生率却显著增高。尽管脑出血急性期降压目标值尚存争议，但急性期收缩压降至 140mmHg 被认为是安全的。INTERACT Ⅱ的后续研究提示，收缩压变异性越大，预后越差，通过平稳与持续地控制血压，可增加临床获益。

AHA/ASA（2015）自发性脑出血管理指南提出，收缩压在 150~220mmHg 的脑出血患者和没有急性降压治疗禁忌证的患者，急性期降低收缩压到 140mmHg 是安全的，并能有效地改善功能结局。对于收缩压>220mmHg 的脑出血患者，采用连续静脉用药和频繁的血压监测来强化降低血压也是合理的。

3. 控制颅内压　控制脑水肿、降低颅内压（ICP）是脑出血急性期治疗的重要环节，昏迷患者监测 ICP 能控制病情恶化的风险。措施包括将头抬离床面 30°、镇痛、镇静。注意控制可加重脑水肿的因素，保持呼吸道通畅，适当给氧，维持有效脑灌注，限制液体和盐摄入量等。药物治疗常用渗透性脱水药如 20% 甘露醇，在短时间内提高血浆渗透压，使脑组织间液水分向血管内转移，用药后 20~30 分钟起效，2~3 小时作用达峰；常用剂量为 125~250ml/次，每 6~8 小时 1 次，疗程为 7~10 日。冠心病、心肌梗死、心力衰竭及肾功能不全者慎用。还可应用复方甘油、利尿药或血浆白蛋白等。

4. 止血治疗　止血治疗的目的是防止血肿扩大，改善患者的预后。但目前公布的临床研究结果都没显示出显著的效果。重组Ⅶa 因子（rFⅦa）的Ⅱ期临床试验结果显示，脑出血发病后 4 小时内应用 rFⅦa 可限制血肿扩大和改善临床转归。但 rFⅦa 的Ⅲ期临床试验 FAST 的结果显示，rFⅦ可显著降低血肿体积扩大，但未能有效降低 90 天病死率和严重致残率，而且大剂量组（80μg）动脉血栓栓塞事件较安慰剂组显著增多。TICH-2 试验为国际、多中心、随机、安慰剂对照的临床研究，治疗组采用静脉推注氨甲环酸，尽管氨甲环酸降低了早期死亡和严重不良事件发生率，但氨甲环酸组和安慰剂组患者 90 天功能状态（改良 rankin 量表评分）没有显著性差异。

5. 抗凝逆转治疗

（1）抗凝剂相关性脑出血（anticoagulant-associated intracerebral hemorrhage，AAICH）：AAICH 发病率随着抗凝药物的应用而明显增高，其中华法林相关脑出血死亡率高达 50% 以上(图 3-5-28),脑出血早期血肿扩大的时间也明显延长。因为脑出血早期血肿增大多发生在 6 小时以内,患者应选择快速逆转 INR 的药物以阻止血肿的增大。治疗华法林相关脑出血传统上使用维生素 K 和新鲜冰冻血浆,但由于它们使 INR 正常化需要几个小时,新鲜冰冻血浆存在感染性输血反应、处理时间和纠正 INR

所需容量的限制等因素,目前逐渐被新的药物替代。浓缩型凝血酶原复合物(PCC)所含的凝血因子的浓度高,可以迅速使 INR 值正常化,无感染风险,可能是一个有前景的药物。尽管 rF Ⅶ a 可以迅速纠正升高了的 INR 值,但它不能补充所有的维生素 K 依赖的凝血因子,目前不推荐使用。

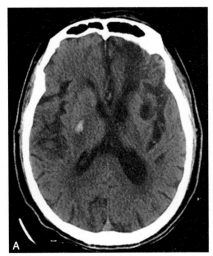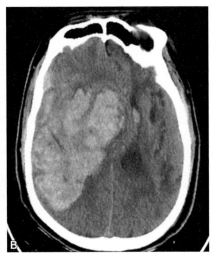

图 3-5-28 患者男性,70 岁,心房纤颤长期口服华法林,因"流涎、饮水呛咳 2 天"入院

A. 入院时脑 CT 见右侧内囊后肢小片状出血灶,凝血功能检查显示国际标准化比值(INR)为 5.46,当即使用维生素 K 纠正 INR,入院 9 小时患者突发意识不清,右侧瞳孔大,左侧肢体无力加重;B. 入院 10 小时复查 CT,可见右侧大脑半球内大量脑出血,侧脑室显著受压,中线结构明显移位

(2)非维生素 K 拮抗剂口服抗凝药(NOACs):NO-ACs 已在临床广泛应用,如达比加群酯、利伐沙班和阿哌沙班等。口服新型抗凝药物的患者也可发生脑出血,因该类药物在临床使用时间不长,可以用于临床逆转的药物不多,常用的有凝血酶原复合物(PCCs)、rF Ⅶ a、活性炭等药物。近几年,新的 NOACs 逆转剂纷纷上市,如达比加群酯的特异性逆转剂 idarucizumab、沙班类药物拮抗剂 andexanet 等,给临床提供了更多的选择。

(3)肝素相关脑出血:肝素类药物(包含低分子肝素等)常被用于深静脉血栓和肺栓塞的预防。肝素药物引起的脑出血,应立即停用肝素类药物。因为鱼精蛋白能逆转抗凝血酶 Ⅲ 的抑制作用,可使用硫酸鱼精蛋白使 APTT 尽快恢复正常。推荐剂量是按每使用 100U 肝素予以 1.0~1.5mg 的鱼精蛋白,若肝素使用后 30~60 分钟时给药,可按 100U 肝素予以 0.5~0.75mg 的鱼精蛋白;若肝素使用后超过 2 小时给药,可每 100U 肝素予以 0.25~0.375mg 的鱼精蛋白。因为有继发 V 因子抑制的可能,鱼精蛋白总量不应超过 50mg。鉴于鱼精蛋白相关的风险,如过敏反应、低血压、心动过缓等,输液速度不应超过 20mg/min。

(4)溶栓治疗相关脑出血:缺血性脑卒中患者,采用

静脉 rt-PA 溶栓治疗时,症状性脑出血的发生率为 3%~9%;采用动静脉同时溶栓时为 6%。溶栓治疗后脑出血有血肿持续增大的倾向,一般预后差。目前推荐的治疗方法包括输入血小板(6~8 个单位)和包含凝血因子 Ⅷ 的冷沉淀物,以快速纠正 rt-PA 造成的系统性纤溶状态。

(5)抗血小板药物相关脑出血:因为抗血小板药物在卒中一级、二级预防中发挥重要的作用,长期服用抗血小板药物的人群明显的增多,但这可能会增加阿司匹林相关脑出血的风险。有研究发现,服用阿司匹林人群中,每 1 万人中脑出血增加 12 例。老年人和未经治疗的高血压患者使用大剂量阿司匹林可使脑出血的风险进一步增加,联合使用阿司匹林和氯吡格雷时也会增加脑出血的风险。但脑出血血肿扩大或临床预后不良与服用阿司匹林和血小板功能障碍的关系尚无一致结论。目前没有证据显示有特异的药物用于治疗阿司匹林相关的脑出血。血小板置换治疗的疗效尚不明确,还有待开展进一步研究,使用硫酸鱼精蛋白可使 ATPP 恢复正常。

6. 防治并发症

(1)感染或发热:老年意识障碍患者易并发肺感染,吞咽障碍易发生吸入性肺炎;尿潴留或导尿易合并尿路

感染。脑出血患者体温超过 38.5℃,应给予退热药和冰毯物理降温;有明确感染源时,可根据经验、痰或尿培养、药物敏感试验等选用抗生素治疗。同时,注意保持气道通畅,加强口腔和呼吸道护理,定时翻身拍背,痰多且不易咳出时应及时气管切开。发生尿潴留时可留置尿管,定时膀胱冲洗。

(2)高血糖:常使脑出血预后不良,脑出血急性期控制血糖,能减少血肿扩大、周围水肿、ICP 增高及痫性发作,应降低高血糖和避免低血糖的发生,保持血糖在正常范围。

(3)应激性溃疡:丘脑、脑干出血患者常合并应激性溃疡和引起消化道出血。可能因出血影响边缘系统、下丘脑及下行自主神经系统,使肾上腺皮质激素和胃酸分泌显著增加,黏液分泌减少及屏障功能削弱。应激性溃疡常在出血后第 2~14 天突然发生,可反复呕血、黑便,出血量大时常见烦躁不安、口渴、皮肤苍白、湿冷、脉搏细速、血压下降、尿量减少等外周循环衰竭表现。可用 H_2 受体拮抗剂如西咪替丁(cimetidine)和雷尼替丁(ranitidine)口服;质子泵抑制剂(proton pump inhibitors, PPIs)如奥美拉唑口服或静脉注射。必要时可行胃镜直视下止血治疗,临床上也可应用去甲肾上腺素加冰盐水治疗。

(4)心脏并发症:脑出血患者易引起脑源性心脏损害,表现为心电图复极改变,如 ST 段升高或降低、QT 间期延长、出现 U 波等,心律失常如心房纤颤,血浆心肌酶谱活性增高等,多见于病后前 3 日,心电图复极改变常导致易损期延长,若在易损期出现期前收缩,可能导致室性心动过速或室颤,可使脑出血患者发生猝死(sudden unexpected death)。心律失常影响心输出量,降低脑灌注压,可加重原发脑病变,影响预后。应注意改善冠心病患者心肌供血,常规抗心律失常治疗,及时纠正电解质紊乱,可试用 β 受体阻滞剂和钙通道阻滞剂等维护心脏功能。

(5)肾功能障碍:高血压、小动脉硬化等导致肾脏代偿功能明显减低。脑出血累及丘脑或下丘脑,可通过自主神经系统兴奋肾脏交感神经,肾脏入球小动脉收缩,肾血流量下降,严重时导致肾小管缺血、坏死;大量应用甘露醇等脱水剂促进肾小管坏死;应用氨基糖苷类抗生素等亦可引起肾功能障碍。脑出血患者应监测肾功能,控制甘露醇用量,及时纠正水、电解质紊乱及低血压,避免应用肾毒性药物等,钙拮抗剂和 ACEI 类对肾脏有保护作用。

(6)癫痫:脑叶出血患者易合并癫痫发作,常见部分性发作或全面性强直-阵挛发作(GTCS),GTCS 频繁发生可导致缺血缺氧性脑损伤,使病情加重。脑出血合并癫

痫患者应给予抗癫痫药,频繁发作者可静脉缓慢推注地西泮 10~20mg,用药应遵循个体化原则,不推荐预防性应用抗癫痫药。

(7)中枢性高热:宜先行物理降温,效果不佳可用多巴胺受体激动剂如溴隐亭 3.75mg/d,逐渐加量至 7.5~15.0mg/d,分次服用;或用丹曲林 0.8~2.0mg/kg,肌内或静脉注射,1 次/6~12h。

(8)下肢深静脉血栓形成:卒中患者瘫痪下肢易发生深静脉血栓形成,患肢进行性肿胀、发硬,静脉血流图可确诊。勤翻身、被动活动或抬高瘫痪肢体可预防下肢静脉血栓,也可用肝素 100mg 静脉滴注,1 次/d;或低分子肝素 4 000U 皮下注射,2 次/d。穿弹力袜和采用下肢气囊加压疗法也可预防下肢静脉血栓形成。

(9)稀释性低钠血症:抗利尿激素(ADH)分泌失调综合征,见于 10% 的脑出血患者。因 ADH 分泌减少,尿排钠增多,血钠降低,可加重脑水肿,应每日限制水摄入量 800~1 000ml,补钠 9~12g。低钠血症宜缓慢纠正,以免发生脑桥中央髓鞘溶解症。脑耗盐综合征是心房钠尿肽分泌过高导致的低血钠症,应输液补钠治疗。

7. 手术治疗 目的是尽可能挽救患者生命,促进神经功能恢复。理论上血肿清除手术可以降低颅内压力,避免脑疝形成,减少血肿代谢产物对神经组织的损伤。目前临床上常用的手术治疗包括开颅血肿清除术、微创手术、去骨瓣减压术以及脑室引流术等。

(1)开颅血肿清除术:多中心大型临床试验 STICH(Surgical Trial in Intracerebral Hemorrhage)系列研究在 2005 年和 2013 年分别发布了研究结果,与药物治疗相比,2 项 STICH 研究并未获得令人鼓舞的结果,仅亚组分析显示早期手术对距离脑表面<1cm 的脑叶血肿可能有益,但差异未达到统计学意义,可能手术本身创伤抵消了获益。目前仅对幕下脑出血手术治疗达成了共识,小脑出血>3cm 患者伴神经系统体征逐渐恶化,或脑干受压和/或脑室梗阻性脑积水应立即进行血肿清除术。

(2)微创手术(minimal invasive surgery, MIS):具有手术创伤小、手术时间短、麻醉风险小等优势。MISTIE Ⅲ 研究结果显示,接受微创手术的病例将血肿减少 70% 以上或留下少于 15ml 的残余血量,1 年之后重度残疾的比例明显减少,但使用药物治疗的患者与去除血量较少的患者相比,残疾无显著差异。我国每年有超过万例的高血压脑出血患者接受微创手术治疗,一些临床研究也取得了令人鼓舞的结果。

(3)去骨瓣减压术:目前研究证据显示去骨瓣减压或可减少死亡率,但尚需大样本前瞻性队列研究评估其安全性及有效性。

（4）脑室引流术:脑室出血可见于45%的自发性脑出血患者,脑室穿刺置管引流有助于引流脑室内血液及脑脊液,但血液引流易堵塞引流管,单纯使用脑室穿刺置管引流通常无效。CLEAR Ⅲ研究结果没有显示明显获益,但对严重脑室内出血患者的预后有明显改善。脑室内注射纤溶药物引流的临床研究(CLEAR-IVH)结果也显示,脑室注入 rt-PA 相对于生理盐水不改善功能预后,但可降低死亡率。

8. 康复治疗 脑出血患者病情稳定后宜尽早进行康复治疗,有助于神经功能恢复和提高生活质量。如患者出现抑郁情绪,可及时给予药物治疗和心理支持。

9. 脑出血复发和预防 脑出血后出血再发风险约为2%,在 423 例 ICH 患者中证实,出血性卒中年复发率为 2.4%,缺血性卒中年复发率为 3.0%,其中脑叶出血再出血风险增加 3.8 倍。高血压、高龄、出血部位是脑出血再发出血最重要的危险因素。高血压不但可引起脑深部出血,还可引起脑叶出血。高龄脑叶出血意味着脑动脉淀粉样变性的可能性较大,出血再发的风险增高。携带 *ApoEε2* 和 *ApoEε4* 等位基因的脑出血患者和磁共振 SWI 系列有较多微出血灶的患者脑出血再发风险也会增加。

原发性脑出血和脑梗死存在相同的病理基础,无论高血压还是脑淀粉样变性都可使脑小血管病变,既可导致脑缺血,也可引起脑出血。通过控制血压预防出血再发是最有效的手段,但脑出血后如何预防缺血卒中发生尚无临床证据。目前的临床观察结果提示我们要重视脑出血后卒中再发风险的评估,包括缺血风险的评估。对具有缺血发生风险高的脑出血患者,应给予抗血小板药物,可视患者个体化情况决定给药时间。对有动脉粥样硬化证据的患者、一直使用他汀类药物预防缺血卒中的脑出血患者,急性期可以不停用他汀类药物。如果脑出血伴有房颤,可在出血后的 30~60 天重新启动抗凝治疗。

【预后】

脑出血的预后与出血量、出血部位、病因及全身状况有关。脑干、丘脑及大量脑室出血预后差,继发脑水肿、颅内压增高与脑疝形成密切相关,也是影响患者预后的重要因素。

目前,临床广泛使用脑出血评分(ICH Score 和 FUNC Score)量表来判断脑出血患者的预后。脑出血量表(表 3-5-20)采用年龄、GCS 评分、脑室内积血、出血量、是否幕下出血等要素,评分为 5 分时,脑卒中死亡风险高达 100%;评分为 4 分时,死亡率高达 97%。FUNC 量表(表 3-5-21)采用年龄、认知障碍史、GCS 评分、脑出血部位和脑出血体积作为评分标准,得分越高,3 个月后神经功能恢复的可能性越大(表 3-5-22)。

表 3-5-20 脑出血评分（ICH Score）量表

内容	得分/分
GLS 评分得分	
3~4 分	2
5~12 分	1
13~15 分	0
血肿体积	
≥30ml	1
<30ml	0
年龄	
≥80 岁	1
<80 岁	0
血肿源于幕下	
是	1
否	0
血肿破入脑室	
是	1
否	0

注:总分 0~6 分。

表 3-5-21 脑出血 FUNC 评分量表

内容	得分/分
GLS 评分得分	
≥9 分	2
<9 分	0
血肿量	
<30ml	4
30~59ml	2
≥60ml	0
年龄	
<70 岁	2
70~79 岁	1
≥80 岁	0
出血部位	
脑叶出血	2
深部脑出血	1
幕下血肿	0
发病前认知障碍	
有	1
无	0

注:总分 0~11 分。

表 3-5-22　FUNC 量表评分与预后

FUNC 量表评分/分	90 天 GOS 评分>4 分
0~4	0
5~7	13%
8	42%
9~10	66%
11	82%

注:Glasgow Outcome Score(GOS)>4 分,基本恢复正常生活或在保护下工作。

第十一节　蛛网膜下腔出血

（冯加纯）

蛛网膜下腔出血(subarachnoid hemorrhage,SAH)是临床较常见的急性出血性脑血管疾病,是多种病因引起脑底部或脑和脊髓表面的动脉瘤或血管破裂,导致血液直接流入蛛网膜下腔,称为自发性 SAH。动脉瘤性蛛网膜下腔出血(aSAH)是神经科最重要的致死性急症之一。继发性SAH 是脑实质内出血、脑室出血或硬膜下血管破裂,血液穿破脑组织和蛛网膜流入蛛网膜下腔。此外,还有外伤性 SAH等。SAH 约占急性脑卒中的 10%,占出血性脑卒中的 20%。

【研究史】

蛛网膜下腔出血或脑出血的描述可追溯到公元前400 年,希波克拉底在他的 *Apoplexy* 一书中描述"健康人突发头痛,无法站立、言语不能、呼吸粗重,多在 7 天内死亡"。乔凡尼·莫尔加尼(Giovanni Morgagni,1682—1771)是意大利解剖学家和外科医生 Valsalva 的弟子,对卒中做出了杰出的贡献,他把卒中分为缺血性和出血性两种,是第一个描写蛛网膜下腔出血的人。然而,直到 19世纪 SAH 仍有许多未解之谜,英国 William Gul 爵士在1859 年最早描述了 6 例患者的自然病程,描述了迟发性脑缺血症状,符合动脉瘤性 SAH 后的临床表现。1886 年爱丁堡医生 Bramwell 详细描述了动脉瘤破裂的临床表现;1924 年伦敦的神经科医生 Symonds 描述了 SAH 的主要症状,并命名为自发性 SAH。

在治疗方面,Todd 在 1990 年论述了爱丁堡医生 Norman Dott 在 20 世纪 30 年代实施了第一例 SAH 手术,最早采用血管造影术确诊颅内动脉瘤和进行动脉瘤包裹术。1938 年美国神经外科医生 Dandy 引入动脉瘤夹;1972 年 Krayenbühl 综述了显微外科在动脉瘤手术的广泛应用价值;1983 年苏联神经外科医生 Zubkov 报道了第一例使用腔内球囊成形术治疗 SAH 后血管痉挛;1991 年意大利神经外科医生 Guglielmi 引入血管内弹簧圈治疗。

在 1972 年美国普林斯顿卒中会议上,著名神经病学家、卒中杂志(*Stroke*)创刊人 Clark Millikan 总结了梅奥诊所的病例,他认为脑血管痉挛(CVS)的临床表现不确定,CVS 不影响 SAH 患者的预后,SAH 后的脑缺血是脑血栓引起的,暗示神经外科医生用 CVS 来解释手术并发症引起预后不良是不妥的。梅奥诊所世界著名的神经外科学家Thor Sundt 勃然大怒,认为 Millikan 分析他的患者而未得到他的批准是错误的,最后使 Millikan 黯然离开梅奥诊所,去了犹他(Utah)州立大学。2010 年,欧美 SAH 学者达成了共识,建议在临床试验中不再使用 CVS 一词,因为 CVS与脑缺血的关系不明确,预防 CVS 对预后影响不大。SAH后脑缺血应该由 CT 和 MRI 诊断,而不是传统的 DSA 和TCD。在 40 年后,2012 年普林斯顿会议中,许多学者心目中 CVS 的临床地位开始动摇,此后大多学者开始转变方向研究早期脑损伤(early brain injury,EBI);张和教授自 2004年提出使用 EBI 来取代 CVS 的研究,经过 13 年的努力已有成效。目前 SAH 的研究方向主要包括 EBI、晚期脑缺血(delayed cerebral ischemia,DCI)以及恢复期治疗等。

【流行病学】

SAH 性别、年龄和危险因素如下所述。动脉瘤性SAH(aSAH)多好发于女性,女:男为1.6:1,多在 35~65岁发病,儿童只占少数。SAH 的危险因素包括高血压、吸烟、过量饮酒、SAH 家族史、多囊肾、镰状细胞贫血、α1-抗胰蛋白酶缺乏,以及遗传性结缔组织病如 Ehlers-Danlos综合征-IV型、纤维肌性发育不良等。

动脉瘤性 SAH(aSAH)年发病率为 2/10 万~16/10万,并随患者年龄而增长。流行病学研究显示,美国 SAH(中位数)病死率为 32%,欧洲为 42%,日本为 27%,其中12%~15%的患者在入院前死亡。ISAT 研究显示,aSAH发病 1 年后,12%的患者存在明显的生活受限(mRS 评分为 3 分),6.5%的患者存在功能依赖(mRS 评分为 4~5分)。来自 32 个国家的 75 项研究表明,SAH 发病率为7.9/10 万,从 1980 年到 2010 年全球 SAH 发生率从10.2/10 万下降到 6.1/10 万,其中欧洲下降了 40.6%、亚洲下降了 46.2%,北美洲下降了 14%,但日本增加了59.1%。我国尚无 SAH 发病率报道。关于 SAH 死亡率报道不尽相同,未经治疗的 SAH,1 年内死亡率高达65%,经过正确诊治的死亡率可降至 18%。

【病因和发病机制】

1.病因　包括:①先天性动脉瘤最常见,占50%以上,美国每年约有 3 万余例动脉瘤患者发病;②脑血管畸形占第二位,以动静脉畸形(AVM)最常见,多见于青年人,90%以上位于小脑幕上,多见于大脑外侧裂和大脑中动脉分布区;③动脉硬化性动脉瘤为梭形动脉瘤,也称为动脉迁曲扩张症;④脑底异常血管网(烟雾病)占儿童 SAH 的 20%;⑤其他如霉菌性动脉瘤、颅内肿瘤、结缔组织病、垂体卒中、脑血管炎、血液病及凝血障碍性疾病、妊娠并发症、颅内静脉系统血栓、可逆性血管收缩综合征、可卡因和苯丙胺滥用,以及抗凝治疗并发症等;⑥原因不明约占 10%。

2. 发病机制

(1) 先天性动脉瘤可能与遗传及先天性发育缺陷有关。尸解发现,患有动脉瘤的患者约 80% Willis 环动脉壁弹力层和中膜发育异常或受损,随年龄增长,在动脉壁粥样硬化、血压增高及血流涡流冲击等因素影响下,动脉壁弹性和强度逐渐减弱,管壁薄弱部分逐渐向外膨胀突出,形成囊状动脉瘤。典型动脉瘤仅由内膜与外膜组成,薄如纸状。动脉瘤发病率随年龄增加,有颅内动脉瘤家族史、常染色体显性遗传性多囊肾患者发病率更高。部分动脉瘤形成与基因多态性相关。动脉瘤体积是决定是否破裂出血的危险因素,直径<3mm 出血机会少,直径在 5～7mm 出血风险高,临床有局限性神经症状患者出血风险更高。

(2) 脑血管畸形是胚胎期发育异常形成的畸形血管团,血管壁极薄弱,血管内压力增高时,例如激动或用力时引起破裂出血。

(3) 动脉炎或颅内炎症引起血管壁病变可破裂出血,肿瘤或转移癌可直接侵蚀血管导致出血。

【病理和病理生理】

1. 病理 85%～90% 颅内动脉瘤位于前循环,多为单发,10%～20% 为多发。动脉瘤好发于构成 Willis 环的血管,尤其动脉分叉处。4 个最常见的动脉瘤破裂部位包括前交通动脉近端、后交通动脉起始部、大脑中动脉(MCA)第一分支处、颈内动脉与 MCA 和大脑前动脉分叉处。破裂的动脉瘤常不规则或呈多囊状,破裂点常在动脉瘤穹窿处,大动脉瘤可部分或全部充满血凝块,偶尔发生钙化。在 110 例尸体解剖研究中,蛛网膜下腔积血主要在脑底部和桥小脑角池、环池、小脑延髓池等脑池,出血量大时可见一薄层血凝块覆盖于颅底血管、神经及脑表面,可穿破脑底面进入第三脑室和侧脑室。前交通动脉瘤破裂时,血液可穿破胼胝体嘴部侧脑室,血量多时可充满全部脑室,导致 CSF 循环受阻,30%～70% 的患者早期出现急性梗阻性脑积水,引起脑室扩张,随着血液吸收脑室可恢复正常。蛛网膜可呈无菌性炎症反应,蛛网膜及软脑膜增厚、色素沉着,可使脑与血管、神经间发生粘连。脑实质内有广泛水肿,皮质有多发片状缺血病灶,镜下可见轻度脑膜炎性反应,软脑膜和蛛网膜可见含铁血黄素吞噬细胞。

2. 病理生理 ①血液流入蛛网膜下腔使颅内体积增加,引起颅内压(ICP)增高,当超过脑自动调节系统代偿能力,脑血流急剧下降可导致神经元坏死、血管内皮细胞受损引起血脑屏障破坏,出现血管源性水肿,导致早期

脑损伤(early brain injury,EBI),可出现意识丧失,甚至发生脑疝。②出血量较大时,血液在颅底或脑室发生凝固,使 CSF 回流受阻,引起急性阻塞性脑积水,导致 ICP 增高。③血液进入蛛网膜下腔后直接刺激血管痉挛;血液释放血管活性物质,如氧合血红蛋白(Oxy-Hb)、5-羟色胺(5-HT)、血栓烷 A_2(TXA_2)、组胺等刺激血管和脑膜,部分患者也可引起血管痉挛和蛛网膜颗粒粘连,严重者导致脑梗死和正常压力脑积水。④化学性脑膜炎,由于血细胞崩解后释放各种炎性物质所致。⑤下丘脑损伤,因血液和炎性物质刺激下丘脑引起内分泌紊乱,出现血糖升高、低钠和高热以及自主神经功能紊乱,导致急性心肌缺血和心律不齐。⑥脑表面的红细胞破坏释放含铁血红素,如量较大沉积在脑表面,形成铁质沉积症影响神经功能,也可使 CSF 回流受阻,导致交通性脑积水和脑室扩张。

【临床表现】

1. SAH 可见于任何年龄,动脉瘤性 SAH 多发于 35～65 岁,女性较多,动静脉畸形常见于青少年。SAH 典型表现为突发剧烈头痛、脑膜刺激征和血性脑脊液等三大特征。患者的临床表现和预后各异,取决于发病年龄、病变部位、出血量及是否出现合并症等,轻者症状体征不明显,重者突然昏迷并在短期内死亡。发病多在剧烈活动或情绪激动时出现爆裂样局限或全头痛,始发部位常与动脉瘤破裂部位有关,很快出现呕吐,项、背部或下肢疼痛,可伴短暂意识丧失或抽搐,甚至威胁生命。少数患者出现肢体瘫痪、认知障碍及视力模糊,可出现脑神经麻痹、感觉障碍、偏瘫、眩晕、共济失调、癫痫发作及精神症状。绝大多数病例发病后数小时出现脑膜刺激征,有时脑膜刺激征是 SAH 唯一的临床表现,如不出现脑膜刺激征提示出血量少,病情较轻。眼底检查约 25% 的患者可见玻璃体膜下片块状出血,发病 1 小时内即可出现,具有诊断特异性。也可见视乳头水肿及视网膜出血,提示眼静脉回流受阻和急性颅内压增高。

约 80% 的自发性 SAH 是由囊状动脉瘤破裂引起的,aSAH 患者的症状体征与动脉瘤可能部位的关系见表 3-5-23。

表 3-5-23 SAH 的症状、体征和动脉瘤的可能部位

症状与体征	动脉瘤的可能部位
动眼神经麻痹	后交通动脉
第 Ⅲ、Ⅳ、Ⅴ、Ⅵ 对脑神经麻痹	颈内动脉海绵窦段
精神症状	大脑前动脉
面瘫等脑神经麻痹	椎基底动脉
眼球震颤或共济失调	后颅窝
失语症、偏瘫或偏身感觉障碍	大脑中动脉

2. 少数患者急性期可见精神症状,如欣快、谵妄和幻觉等,或记忆力减退、注意力不集中、分析判断力障碍、痫性发作,以及轻偏瘫、感觉障碍、失语等局灶性神经功能缺失症状等。这些症状早期多因出血破入脑实质及引起脑水肿所致,晚期可能因迟发性血管痉挛。儿童或60岁以上老年 SAH 患者表现常不典型。可无头痛或头痛不剧烈,脑膜刺激征也不显著,与脑组织欠丰满、蛛网膜下腔大有关;可出现头晕、精神症状、意识障碍和脑实质损害症状等。

3. 发病前通常有明显诱因,如剧烈运动、过劳、激动、用力、饮酒等,少数患者在安静情况下发病。当动脉瘤扩张压迫邻近结构时可出现头痛或脑神经麻痹,极少数 SAH 患者在动脉瘤破裂前数日有前驱症状,如头痛、恶心、呕吐等,提示可能有慢性渗血。动脉瘤未破裂时常无症状,有的患者在体检时偶被发现异常,CTA 检查证实存在动脉瘤(图 3-5-29)。脑血管畸形患者出血前可有癫痫发作或伴局灶性神经症状体征。高度提示动脉瘤性 SAH 的因素见表 3-5-24。

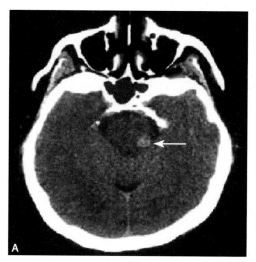
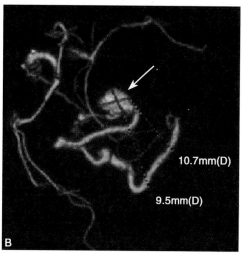

10.7mm(D)

9.5mm(D)

图 3-5-29　50 岁女性患者,无任何症状,体检时 CT 显示脑桥左侧一圆形高密度影(A 箭头),CTA 显示大脑后动脉动脉瘤(B 箭头)

表 3-5-24　高度提示动脉瘤性 SAH 的因素

流行病学因素
酗酒后出现剧烈头痛
SAH 的个人史或家族史*
多囊肾*
遗传性结缔组织病
Ehlers-Danlos 综合征-Ⅳ型
弹性假黄瘤(pseudoxanthoma elasticum)
纤维肌性发育不良(fibromuscular dysplasia)*
镰状细胞贫血
α1-抗胰蛋白酶缺乏(α1-antitrypsin deficiency)

症状与体征
突发性剧烈头痛
有限局性神经损伤的症状及体征
发病后很快出现意识障碍
抽搐发作
玻璃体膜下出血

注:*是指重要的危险因素。

4. 非动脉瘤性 SAH(non-aneurysmal SAH,nA-SAH)临床上约有 15% 的 SAH 病因不清,即使 DSA 检查也不能发现引起 SAH 病变,称为 nA-SAH。在约 2/3 的 nA-SAH 患者,CT 显示局限于中脑环池的少量出血,称为中脑周围非动脉瘤性 SAH(perimesencephalic nonaneurysmal subarachnoid hemorrhage,PNSAH)。这可能因桥前池或脚间池扩张的静脉和静脉畸形破裂所致,因而出血中心紧靠中脑前方,可蔓延到脑桥前部、环池前部及外侧裂基底部,但不扩展至外侧裂的外端(图 3-5-30)。PNSAH 约占 DSA 检查正常者的 2/3,多见于 50 岁以上患者,男性多于女性,仅少数有高血压病史,部分发病前有剧烈运动史,在数分钟内逐渐出现头痛,不同于动脉瘤破裂的头痛。在一项 220 例 PNSAH 患者研究中,4% 出现一过性意识障碍,9% 出现一过性局灶性神经功能缺失症状,如感觉异常、肢体无力、言语障碍等。一项 277 例 PNSAH 患者研究,发病 24 小时内出现了急性脑积水。nA-SAH 患者很少发生再出血或血管痉挛,无须要求患者严格卧床休息,不必预防性治疗血管痉挛,一般不复发,可完全恢复,预后好。此外,脑凸面的蛛网膜下腔出血(convexal subarachnoid haemorrhage,cSAH)也是 nA-SAH 的一种类型,是指出血通常集中在一或几个皮质表面的脑沟内,脑实质、脑基底池、侧裂池和脑室无出血征象;临床表现缺乏

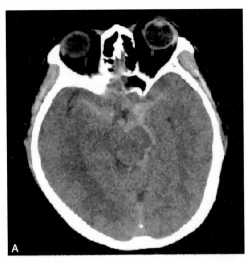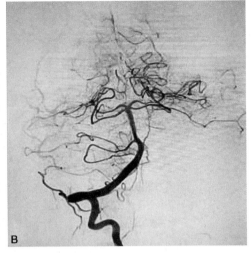

图 3-5-30　中脑周围非动脉瘤性蛛网膜下腔出血

A. CT 显示中脑周围的非动脉瘤性 SAH,出血位于中脑环池及外侧裂基底部;B. DSA 检查未发现动脉瘤

特异性,可有头痛、发作性局灶性神经功能缺失表现,少数患者有意识障碍、精神异常和癫痫发作等。病因多因用力过猛导致血管破裂,少数最终查到血管炎、隐匿性血管畸形、血管狭窄或闭塞、凝血功能障碍等,60 岁以下者常见可逆性脑血管收缩综合征,60 岁以上者脑淀粉样血管病是最常见病因。

5. 常见的并发症

(1) 再出血(rebleeding):是 SAH 的致命性并发症。在 SAH 后 2 周内再破裂出血率达到 22%,1 个月内为 33%,1 个月后再出血风险减低,但每年仍有 3% 的再出血风险,再出血多因动脉瘤破裂,通常在病情稳定情况下突然再次出现剧烈头痛、呕吐、癫痫发作、昏迷,可伴神经系统定位体征,颈项强直及 Kernig 征明显加重,复查脑脊液再次呈新鲜红色。

(2) 脑血管痉挛(cerebrovascular spasm,CVS):是死亡和致残的重要原因,早发性多见于出血后,历时数十分钟至数小时缓解;迟发性发生于出血后 4~15 日,7~10 日为高峰期,2~4 周逐渐减少,可继发脑梗死,出现偏瘫等局灶性神经功能缺损症状,严重时出现意识障碍。

(3) 脑积水(hydrocephalus):急性脑积水发生于发病后 1 周内,发生率约 20%,与脑室及蛛网膜下腔中积血量有关,轻者仅有嗜睡、近记忆受损、上视受限、外展神经麻痹、下肢腱反射亢进等,重者出现意识障碍、脑疝形成而死亡。迟发性脑积水发生在 SAH 后 2~3 周,开始颅内压增高,之后颅内压逐渐正常,称为正常压力脑积水,是由于出血影响了蛛网膜颗粒对脑脊液的吸收障碍导致,神经影像学表现为侧脑室、第三脑室及第四脑室均扩张。

(4) 电解质紊乱:5%~30% 的 SAH 患者可发生低钠血症和血容量减少,与抗利尿激素分泌不足和水潴留有关,也可出神经源性肺水肿及心脏功能障碍等。

【辅助检查】

1. CT 检查　是首选的 SAH 常规检查,诊断快速而安全,急性期 CT 检查比 MRI 敏感。Vermeulen 等依据脑 CT 显示血肿部位可推测动脉瘤部位,如以鞍上池为中心出血,呈不对称性向外扩展,提示颈内动脉瘤;前纵裂池基底部积血,提示前交通动脉瘤(图 3-5-31);外侧裂池基底部积血,提示大脑中动脉瘤(图 3-5-32);以脚间池为中心出血,向大脑前纵裂及外侧裂池基底部扩散,提示基底动脉瘤;脚间池或鞍上池血量较大,提示后交通动脉瘤;出血仅见于环池周围,可能是非动脉瘤性出血等。CT 还可判断出血量,动态 CT 检查可动态观察病情,判断是否有再出血和脑水肿,有无脑室扩张,如为弥漫性出血或局限于前部的出血可能有再出血危险,应尽早行 DSA 检查,确定动脉瘤部位并早期手术。一项 Meta 分析显示,在头痛 6 小时内 CT 检查敏感性为 98%,6 小时后降至 85.7%,因此越早检查,阳性率越高。CT 增强可能显示大的动脉瘤和脑血管畸形,高分辨率 CT 可确诊大的动脉瘤,但不易发现<6mm 的动脉瘤。

MRI 检查通常在 SAH 急性期通常不予考虑,SAH 亚急性期或慢性期 MR-SWI,FLAIR 可检出含铁血黄素沉积。MRA 对直径为 3~15mm 动脉瘤检出率可达 84%~100%,显示动脉瘤颈和穿通支动脉不如 DSA。

2. 血管影像学检查　临床诊断 SAH 应尽快做血管影像检查,MRA 可发现大的动脉瘤,但总体检出率不高;CTA 检出率显著高于 MRA,数字减影血管造影(DSA)仍是动脉瘤检查的"金标准",DSA 可准确检出动脉瘤部位和大小(图 3-5-31B 和图 3-5-32B),可能发现动静脉畸形(AVM)、烟雾病等,对确定手术方案有重要价值。应注

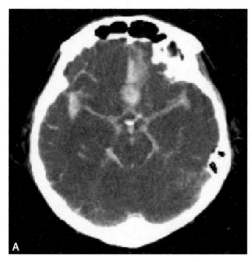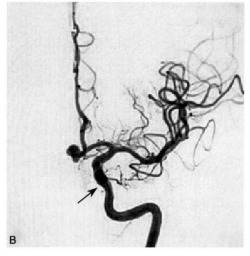

图 3-5-31　70 岁男性,无高血压病史,饮酒时突发性意识丧失

A. 脑 CT 检查显示 SAH 以前纵裂池积血为主,并充满环池、侧裂池、鞍上池等,提示前交通动脉瘤;B. DSA 显示前交通动脉的动脉瘤(箭头)

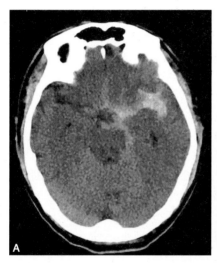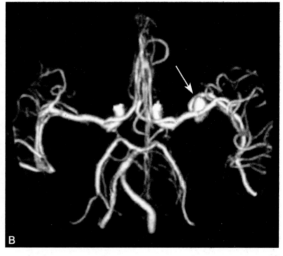

图 3-5-32　54 岁男性,无高血压病史,活动时突发剧烈头痛,以左侧额颞部为主,无肢体瘫痪及语言障碍

A. 脑 CT 检查可见左侧大脑外侧裂积血为主,推测为大脑中动脉瘤;B. DSA 证实存在左侧 MCA 动脉瘤(箭头)

意约 1/3 的患者有多发性动脉瘤,须仔细观察。

如基底池显示弥漫性或前部局限性出血,DSA 检查正常者需考虑潜隐性动脉瘤,如后循环动脉瘤破裂,85% 以上的后循环动脉瘤显示脑室内出血,大多为第四脑室出血,少数为第三脑室和侧脑室出血。如 CT 显示血液集中于中脑环池,对称性地向前扩展到基底池,须特别注意椎动脉分支;前纵裂池与外侧裂池广泛积血,也应高度警惕隐藏动脉瘤的可能。DSA 阴性者还应注意颅内夹层动脉瘤、动脉瘤内血栓形成。自发性 SAH 而 DSA 检查阴性占 13%~25%,每年再发率为 0.6%~0.8%。

3. 脑脊液检查　可见均匀一致的血性 CSF,压力增高,蛋白含量增高,糖和氯化物水平正常;CSF 中红、白细胞数比例与外周血一致(700∶1),发病 3 天后 CSF 开始黄变,数日后因无菌性炎性反应,白细胞数可增加,糖含量轻度降低;2~3 周后 CSF 中红细胞和黄变消失。目前,腰穿 CSF 检查已被脑 CT 检查所替代,后者既简单、快速,又避免脑疝和再出血风险。然而,在动脉瘤术后,为了尽快释放出蛛网膜下腔内血液,减少化学刺激导致粘连,可行治疗性腰穿放出血性脑脊液。

4. 经颅多普勒检查　作为非侵袭性技术,TCD 对追踪监测 SAH 后脑血管痉挛有一定的帮助,但有局限性,只能检测 Wills 环近端的血管,不能确定远端分支,老年特别是女性患者经常出现颞窗穿透不良也影响结果。

5. 其他检查　血常规、肝功能、凝血功能及凝血因子等检查有助于寻找出血的其他原因。

【诊断和鉴别诊断】

1. 诊断 参照 1982 年美国国家神经和交流障碍与卒中研究所（National Institute of Neurological and Communicative Disorders and Stroke, NINCDS）标准，根据患者剧烈活动后突发剧烈头痛、呕吐和脑膜刺激征，无局灶性神经功能缺失体征，可伴一过性意识障碍，应考虑 SAH 的可能。CT 检查如显示大脑外侧裂、前纵裂池、环池及脑室内积血，眼底发现玻璃体膜下出血，血性脑脊液或呈黄变等均支持 SAH 诊断，CTA、MRA 或 DSA 可发现动脉瘤或 AVM 等。SAH 患者如缺乏典型症状与体征，临床易于漏诊或误诊，在一项由 14 个国家 64 个中心参与的有关动脉瘤手术时间选择的国际合作研究中，几乎一半的典型 aSAH 患者在转诊前均延迟诊断 3 天以上。1980 年在艾奥瓦州大学医院就诊的 SAH 患者首诊时 23%~37% 被误诊，这些患者出血量小，病情较轻，临床特征不典型，神经系统检查正常。

2. 鉴别诊断 SAH 需与以下的疾病鉴别。

（1）脑出血：深昏迷时与 aSAH 不易鉴别，脑出血通常有高血压，伴偏瘫、失语等局灶性神经功能缺失症状体征（表 3-5-25）。原发性脑室出血与重症 aSAH 临床难以鉴别，小脑出血、尾状核头出血等因无明显的肢体瘫痪易与 SAH 混淆，仔细的神经系统检查，CT、MRI 及 DSA 检查可以鉴别。

表 3-5-25 SAH 与脑出血的鉴别要点

鉴别点	SAH	脑出血
发病年龄	青、壮年多见	中、老年多见
常见病因	多为动脉瘤、血管畸形	高血压及淀粉样血管病
起病状态	活动、情绪激动	活动、情绪激动
起病速度	急骤，数分钟症状达到高峰	数小时达到高峰
高血压	多正常或轻度增高	多明显增高
头痛	极常见，剧烈	常见
昏迷	见于重症患者，可为短暂性	重症患者，多为持续性
神经体征	脑膜刺激征阳性	偏侧神经功能缺失表现及失语等
眼底	可见玻璃体膜下出血	动脉硬化、可见视网膜出血
脑 CT	脑池、脑室及蛛网膜下腔内高密度影	脑实质内高密度病灶
脑脊液	血性（均匀一致）	可有血性

（2）90% 以上的中青年 aSAH 发病时出现头痛，20%~50% 确诊的 SAH 患者在出血前数日或数周可有劈裂样或雷击样头痛（thunderclap headache），数分钟达到高峰，持续数小时或数日，这种先兆性头痛应想到 SAH 之可能，也可能是非破裂动脉瘤急性扩张所致。在一组 500 例 SAH 患者中，34% 的患者在非紧张性活动时起病，12% 在睡眠中起病，常误诊为偏头痛或紧张性头痛等；有明显颈痛的患者可能被诊断为颈扭伤或颈关节炎；出血刺激腰椎神经根鞘膜，可能诊断为坐骨神经痛等。

（3）颅内感染：结核性、真菌性、细菌性和病毒性脑膜炎等也可出现头痛、呕吐和脑膜刺激征，常有发热，CSF 检查提示感染。SAH 患者也可有出血后发热，CSF 在发病 1~2 周后发生黄变，白细胞增加，须注意鉴别。

（4）瘤卒中：约 1.5% 的脑肿瘤患者可发生瘤卒中，形成瘤内或瘤旁血肿合并 SAH，颅内转移瘤、脑膜癌症或 CNS 白血病有时可出现血性 CSF，主要依靠影像学鉴别，详细询问病史，CSF 查到瘤细胞可辅助鉴别。

【治疗】

SAH 治疗原则是控制继续出血，去除病因和防止复发，防治迟发性脑血管痉挛等。

1. 住院监护治疗 aSAH 患者应绝对卧床 4~6 周，病房保持安静、舒适和暗光；避免引起血压和颅内压增高的诱因，如用力排便、咳嗽、喷嚏、情绪激动和劳累等。头部稍抬高以减低颅内压；烦躁不安者适当给予止痛、镇静药；静脉补充等张晶体液，以防发生低钠血症和低血容量。昏迷患者应密切观察病情，心电、血压监护，留置导尿管，注意营养支持，防止并发症等。

2. 降颅压治疗 由于 SAH 可引起脑水肿和颅内压升高，严重者出现脑疝，应给予脱水降颅压治疗，可用 20% 甘露醇、呋塞米、白蛋白等，有脑疝可能时可行去骨瓣减压术和脑室引流。

3. 防治再出血 目前对止血剂应用尚有争议，使用抗纤维蛋白溶解药抑制纤溶酶原形成，推迟血块溶解，防止再出血，但会增加脑梗死风险。国内指南推荐，在动脉瘤处理早期、短疗程抗纤溶药物治疗可减少再出血发生。常用药物包括 6-氨基己酸（EACA）、氨甲苯酸（PAMBA）、氨甲环酸（止血环酸）等。

4. 防治迟发性脑血管痉挛（DCVS） 可使用钙通道阻滞剂，如尼莫地平（nimodipine, nimotop）60mg 口服，每 4 小时 1 次；或用尼莫地平注射液 10mg/d 缓慢静脉滴注，每个疗程为 5~14 天。维持有效循环血容量也可预防迟发性缺血。对动脉瘤治疗后的 DCVS，在心脏情况允许时可适当诱导血压升高。

5. 防治急性脑积水（AHC） SAH 后 AHC 发生于病后 1 周内，发生率为 9%~27%，临床症状或 CT 检查加重的患者可行脑室引流。Heros 等将 SAH 并发的脑积水分为三类:①SAH 后数日或数周内发生是典型正常压力脑积水,可行脑内分流术。②SAH 病初数日出现脑室轻中度扩张,伴轻度意识障碍和头痛加重患者,应先保守治疗,给予糖皮质激素和小剂量甘露醇,必要时腰穿适量引出 CSF,症状继续恶化可行脑分流术。③SAH 后立即出现严重神经系统症状,CT 显示脑室扩大为真性 AHC,应尽早脑室穿刺引流,改善患者意识障碍。

6. 手术治疗 可去除病因,及时止血,预防再出血,防止复发。临床研究显示,早期(0~3 天)手术预后较好,3 个月临床痊愈率为 92%,中期(4~7 天)和晚期(7 天以上)手术临床痊愈率分别为 79% 和 80%。aSAH 手术时机的国际非随机研究有计划地按手术时间分成 5 组进行对比:0~3 天、4~6 天、7~10 天、11~14 天和 15~32 天。术后 6 个月评估表明,早期与晚期手术预后并无显著差异,但出血 7~10 天手术效果明显较差。因此,推荐非复杂动脉瘤、病变分级较轻患者早期(12~72 小时内)进行手术,其他患者早期或延期手术时机主要取决于患者临床情况。

(1)动脉瘤:可选用瘤颈夹闭术、瘤壁加固术、动脉瘤孤立术、瘤内填塞术以及动脉瘤切除术等。

(2)动-静脉畸形:应力争全切除,供血动脉结扎术只是姑息疗法或作为巨大 AVM 切除的前期手术。

(3)血管内介入治疗:动脉瘤和 AVM 可采用超选择性导管及可脱性球囊栓塞术或可脱性铂金微弹簧圈栓塞术治疗,γ-刀治疗小的 AVM 获得一定疗效。合并急性脑积水和意识障碍加深的患者可行脑室分流术。

【预后】

动脉瘤性 SAH 患者的病死率高,出血后第 1 周达到 27%,两次出血的病死率可达 70%,3 个月内病死率为 45%~49%。未经治疗的 aSAH 病死率高达 65%,及时诊治者可降至 18%。患者的意识状态与预后密切相关,临床常用 Hunt 和 Hess(1962)修改的 Botterell 分级方案(表 3-5-26),有利于确定手术时机和预后判断。Ⅰ~Ⅱ级患者预后佳,Ⅳ~Ⅴ级患者预后差。

表 3-5-26 动脉瘤患者临床状态 Hunt 和 Hess 分级

分级	标准
Ⅰ级	无症状或轻微头痛、轻度颈强直
Ⅱ级	中-重度头痛、脑膜刺激征、脑神经麻痹
Ⅲ级	嗜睡、意识障碍、轻度局灶神经功能缺损
Ⅳ级	昏迷、中或重度偏瘫、有早期去脑强直或自主神经功能紊乱
Ⅴ级	深昏迷、去大脑强直、濒死状态

SAH 的预后与其病因、发病年龄、动脉瘤部位、瘤体大小、出血量、血压升高与波动、及时治疗、手术时机选择以及并发症等有关。如患者年龄>45 岁,合并昏迷、收缩压高、动脉瘤大和位于大脑前动脉和椎基底动脉、出血量多、伴再出血或迟发性脑血管痉挛(DCVS)等,预后较差。约 12% 的 aSAH 患者发病后未接受治疗即死亡,20% 入院后死亡,再出血和 DCVS 是 aSAH 急性期主要的死因和致残原因。存活患者 2/3 遗留永久性残障,认知障碍最为常见。近年来由于推行早期手术和积极防治脑血管痉挛,使死亡率已显著下降。

第十二节 颅内动脉瘤

（张建民）

颅内动脉瘤(intracranial aneurysms)是脑动脉管腔局限性异常扩张,动脉壁病理性瘤状膨出所致。主要包括先天性动脉瘤,占颅内动脉瘤的 70%~80%,其次是动脉硬化性动脉瘤。

先天性是指动脉内膜先天性缺损,并非指动脉瘤为先天性。动脉瘤体积通常很小,破裂出血前很少被发现,少数巨大型动脉瘤因压迫邻近结构出现症状,在特殊检查时得以确诊。

【研究史】

1761 年 Morgagni 第一次发表论著描述了颅内动脉瘤。Horsley(1885)通过结扎颈内动脉瘤治疗脑底动脉瘤。Quincke(1891)提出了腰穿检查明确动脉瘤破裂出血。Moniz(1927)发明脑血管造影术前,偶有因诊断颅内肿瘤开颅者而发现动脉瘤。1931 年 Dandy 首次成功地用金属夹夹闭动脉瘤颈,开创了外科治疗动脉瘤的主导方法动脉瘤夹闭术。Uihlein(1962)在动脉瘤手术采用亚低温和停循环。1941 年 werner 采用电线和电热凝的方法治疗动脉瘤。Mullan(1965)用多个铜针插入动脉瘤颈部,穿入导丝通电促凝,成功产生瘤腔"电血栓"。20 世纪 80 年代 Debrun 等采用球囊栓塞动脉瘤。1988 年,Goto 采用硅胶球囊内注入 2-羟乙基异丁烯酸永久栓塞动脉瘤。Guglielmi 等(1991)发明了可脱性弹簧圈,并在 UCLA 完成了第一例使用可脱性弹簧圈栓塞颅内动脉瘤。

【流行病学】

1. 颅内动脉瘤发生率 早年欧美的统计资料表明,颅内动脉瘤年发病率为 6.0/10 万~9.6/10 万,51% 以上出现自发性蛛网膜下腔出血(SAH),其余是未破裂的动脉瘤,每年在这些患者中有 1%~2% 发生动脉瘤破裂。大宗尸检病例,发现率为 0.2%~9%(平均 2.4%)。美国 SAH 指南(2012)报道,自发性 SAH 的年发病率为 2/10

万~22.5/10 万。我国"十一五"支撑项目统计发现,我国人群中颅内动脉瘤的检出率甚至达到 9% 左右。保守地估计,我国每年约有数万例颅内动脉瘤破裂的患者,许多患者可能未得到确诊即死亡。

2. 颅内动脉瘤的年龄、性别及部位分布 颅内动脉瘤可见于任何年龄,40~60 岁为发病高峰,约占所有动脉瘤的 60%,30 岁以下仅占约 10%。Kassell 等(1990)报道 14 个国家 68 个中心的 3 521 例颅内动脉瘤,平均年龄为50.4 岁。Jordan 等(2009)等报道儿童 SAH 的发病率仅为 0.18/10 万~2/10 万。女性 SAH 发病率较高,且随年龄而增长,女性患者所占的比例增多,de Rooij(2007)系统性研究显示,女性患者发病率是男性的 1.24 倍(95%置信区间为 1.09~1.42)。动脉瘤好发于 Willis 环的大动脉和大动脉近端的分叉处(图 3-5-33)。动脉分叉处是指动脉分成大小相同或相近的动脉分支处,如在基底动脉尖部分成左、右大脑后动脉(PCA)处,颈内动脉分为大脑中动脉(MCA)与大脑前动脉(ACA)处,MCA 主干分为几个主要分支处等;但也可发生于动脉发出与主干管径粗细悬殊的分支处,如颈内动脉发出眼动脉、后交通动脉或脉络膜前动脉处等,基底动脉发出小脑上动脉、小脑前下动脉或小脑后下动脉处等;但也有动脉瘤发生于与分叉或分支无明显关系的动脉侧壁上。颅内动脉瘤约92.2% 发生于脑近侧大动脉,仅 7.8% 见于脑动脉周围支。动脉瘤部位分布见表 3-5-27。

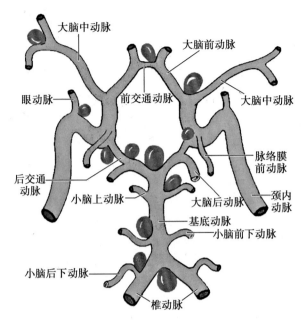

图 3-5-33 颅内动脉瘤的常见部位

表 3-5-27 颅内动脉瘤好发部位的例数及占比

单位: 例

作者	前交通动脉	颈内动脉	大脑中动脉	大脑前动脉	椎基底动脉	总计
日本神经外科医院	970(24.9%)	1 612(41.3%)	809(20.8%)	351(9.0%)	156(4.0%)	3 898(100%)
Locksley	747(28.9%)	1 104(41.3%)	529(19.8%)	148(5.5%)	144(5.4%)	2 672(100%)
Yasargil(1979—1983)	127(35.8%)	116(32.7%)	47(13.2%)	18(5.0%)	47(13.2%)	355(100%)
王忠诚	129(16.1%)	541(67.4%)	60(7.5%)	26(3.2%)	47(5.9%)	803(100%)
Fox	955(30.7%) ACA+前交通动脉	1 150(37.0%)	417(13.4%)		419(13.5%)	3 110(100%)

颈内动脉颅内段包括从岩骨破裂孔至分为 MCA 和 ACA 一段,均可发生动脉瘤,约占 41%;岩骨段动脉瘤很少见,海绵段动脉瘤占 1.9%,海绵窦至发出后交通动脉一段动脉瘤占 5.4%,后交通动脉常见,约占 25%。自后交通动脉分叉部一段动脉瘤占 4.5%,颈内动脉分叉部动脉瘤占 4.4%。

ACA 动脉瘤约占所有颅内动脉瘤的 1/3,以前交通动脉为界分三个部分,近侧(A1)段占 1.5%,远侧(A2)段占 2.6%。前交通动脉区动脉瘤最多见,约占 28%,居单一部位之首,后交通动脉瘤居第二;但我国资料显示,后交通动脉瘤居首位,需要进一步流行病学调查研究。

MCA 动脉瘤约占所有颈内动脉瘤的 2/5,发生于主干(M1 段)占 3.6%,分叉部占 12.1%,远侧段占 1.4%。椎基底动脉(VBA)系统动脉瘤占所有颅内动脉瘤的 3%~13%,PCA 占 0.8%,基底动脉(BA)占 2.9%~4%,尤以 BA 顶端分叉部多见,椎动脉占 0.9%~3%,小脑各动脉占 0.7%。由此可见,颅内动脉瘤的好发部位是前交通动脉区、颈内动脉-后交通动脉、MCA 分叉部和基底动脉顶端分叉部,这四个部位动脉瘤占所有颅内动脉瘤 70% 以上。颈内动脉系统(前循环)动脉瘤占 87%~97%,椎基底动脉系统(后循环)动脉瘤仅占 3%~13%。

颅内动脉瘤分布与性别有一定关系,前交通动脉瘤男性患者居多,后交通动脉瘤女性居多,左右两侧分布无明显性别差异。Mackey(2013)等根据大样本颅内动脉瘤易感家族(1 176 例颅内动脉瘤患者,323 个易感家庭)的研究,发现颅内动脉瘤的形成存在解剖部位遗传易感性,颅内动脉瘤易感家族成员倾向于罹患在同一解剖区域。

【病因和发病机制】

1. 病因   常见病因包括:①先天性动脉瘤最多见(80%~90%),多为囊性,多见于脑底动脉环的动脉分叉处,此处动脉中层最薄弱,承受血流冲击力最大。②动脉粥样硬化性动脉瘤:动脉壁薄弱或形成动脉夹层(arterial dissection),因动脉内压或动脉壁间剥离形成夹层动脉瘤或梭形动脉瘤,占 10%~18%。③感染性动脉瘤:霉菌性或细菌性,占 0.5%~2.0%,炎症破坏动脉壁形成,如海绵窦炎损伤颈内动脉、细菌栓子停留在动脉内、脑部炎症破坏动脉壁后形成动脉瘤。④外伤性动脉瘤:又称假性动脉瘤,约占 0.5%,头部外伤时脑血管随脑组织大块移动,撞击颅内边缘锐利结构。⑤胚胎血管残留:胚胎原始血管在发育过程中保留下来,有的退化消失,如消失不完全,在残株处形成动脉瘤。

除此以外,特定人群存在发生颅内动脉瘤的遗传倾向性。据估算,家族性颅内动脉瘤的发生占所有颅内动脉瘤的 7%~20%。如果有 2 位以上亲属患有颅内动脉瘤,则罹患颅内动脉瘤的风险显著上升。目前最为认可的颅内动脉瘤的遗传模式是常染色体显性遗传。多种基因或染色体区域在家族性和散发性颅内动脉瘤中被鉴定,包括 1p34.3~p36.13、7q11、19q13.3 和 Xp22。基因

EDNRA、*CDKN2B*、*CDKN2BAS*、*CNNM2*、*STARD13*、*RBBP8* 和 *SOX17* 与颅内动脉瘤的发生相关。此外,单核苷酸多态性研究提示,颅内动脉瘤的发生与 9 号染色体上的 *CDKN2B* 反义抑制基因、8 号染色体 *SOX17* 转录调节基因以及 4 号染色体 *EDNRA* 基因有关。

2. 发病机制   脑血流动力学因素损伤动脉壁,特别是耐受冲击力最强的内弹力膜,导致动脉壁软弱,膨出形成动脉瘤。承受血流冲击力最强的部位是动脉分叉隆突部和分支远侧角(图 3-5-34)。动脉血流可引起动脉壁震荡(vibration)和湍流(turbulence),损伤动脉壁,导致动脉壁扩大成瘤,甚至破裂。正常动脉壁结构内弹力膜和肌层在动脉瘤颈部突然中断,动脉瘤囊内只有内膜覆盖于瘤壁,瘤壁薄弱,只有断裂的内弹力膜,有的瘤壁内有层状附壁血栓和纤维素沉积使瘤壁增厚,有的瘤壁发生钙化(图 3-5-35)。

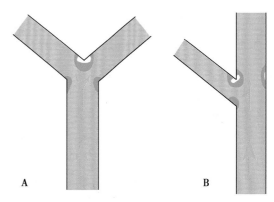

图 3-5-34   动脉分叉(A)或分支处(B)血流冲击的剪应力

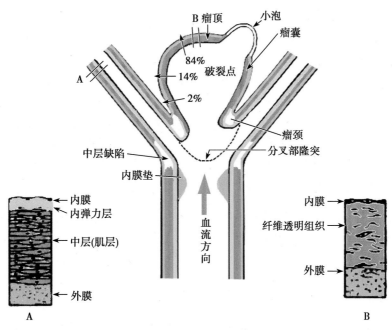

图 3-5-35   颅内动脉瘤形成的部位和动脉壁的改变

A. 正常动脉壁;B. 动脉瘤壁

美国 SAH 与动脉瘤协作研究组（1966）认为，动脉瘤破裂的临界最大径是 7mm。McCormick（1970）认为，动脉瘤最大径>3mm 即可能破裂。Kassell 等（1990）报道，动脉瘤性 SAH 国际协作研究 3 521 例结果，78% 的患者动脉瘤破裂时最大径<12mm，20% 的患者为 12~24mm，2% 的患者>24mm。事实上，动脉瘤破裂并不完全取决于动脉瘤大小，有些大型或巨大动脉瘤，由于瘤内血流迂缓，瘤壁上有机化的附壁血栓使之加固，破裂风险反而减少。美国协作研究组调查动脉瘤破裂的诱因，1/3 的患者在睡眠中发生破裂，1/3 的患者在起身或弯腰、情绪激动、排便、负重、咳嗽、分娩、创伤、手术或性生活等，剩余 1/3 患者找不到明确的诱因。三个因素与动脉瘤破裂有关：动脉压升高、闭气引起瓦萨瓦效应（Valsava effect）、脑与脑底 Willis 动脉环在颅腔内机械性运动。血压是作用于动脉瘤壁上的持续性因素，任何原因导致血压剧烈波动都会引起动脉瘤破裂。

【颅内动脉瘤自然史】

1. 破裂的动脉瘤　欧美大宗统计资料表明，破裂动脉瘤年发生率为 2/10 万~22.5/10 万；Drake 报道，加拿大手术治疗的动脉瘤患者每年仅 3.6/10 万；Rasmussen 报道，丹麦每年 3.4/10 万动脉瘤破裂患者到神经外科就诊，有的患者由于出血后立即死亡，误诊、转运困难、保守治疗暂时好转及患者意愿等原因未能到达医院治疗。Connolly 等（2012）报道，动脉瘤性蛛网膜下腔出血（aneurysmal subarachnoid hemorrhage, aSAH）的院前死亡率达到 12%。Locksley 的颅内动脉瘤和 SAH 协作研究，收集英美 24 个医疗中心的 5 831 例 SAH 病例，51% 的出血原因是颅内动脉破裂，有的报道动脉瘤出血高达 70%，是绝大多数自发性 SAH 的病因。Jane 估计动脉瘤初次破裂出血后 6 个月内 50% 发生再出血，其中 70% 的患者可致死，6 个月后年出血率为 3%，再出血高峰时间是初次出血后近期，随时间延长逐渐减少，并非以往认为在初次出血的第 2 周。Parkarinen 报道，约 13% 经证实的动脉瘤破裂患者在到达医院前死亡，初次出血死亡率为 43%，大多数患者死于初次出血后 24 小时内，再出血死亡率为 52%。综合大宗统计，初次出血后 2 周内有 20% 的患者再出血。因此，aSAH 是临床急症，应尽早进行必要检查和及时治疗。Kassell 等国际协作研究统计，1980—1983 年 68 个医疗中心 3 521 例动脉瘤破裂后 3 日内住院患者治疗显示，75% 的患者入院时神经功能良好，83% 的患者经外科治疗，6 个月随访时仅 58% 的患者恢复良好，25% 的患者在初次出血、再次出血或治疗后死亡，其余患者遗留不同程度残疾。

2. 未破裂的动脉瘤　除了没有出血症状以外，检查发现的动脉瘤，如巨大型动脉瘤（直径>25mm）可产生占位症状，动脉瘤囊内血栓脱落造成远侧动脉栓塞导致脑缺血症状等。无症状动脉瘤在影像学检查或开颅手术时偶然发现，或检查破裂动脉瘤时发现，又称为偶发性动脉瘤（incidental aneurysm）。颅内动脉瘤及 SAH 协作研究报道 3 320 例动脉瘤，未破裂的 320 例（占 9.6%），有症状动脉瘤占 7%，无症状者 2.6%。未破裂动脉瘤多见于颈内动脉（占 72%），其次为 MCA（13%），ACA 及后循环动脉瘤最少（5%）。发现未破裂动脉瘤后不经治疗随访 1~10 年，约 25%（15%~50%）动脉瘤增大或出血。

动脉瘤破裂的主要危险因素是瘤体的大小。Wiebers 认为，瘤体最大径>10mm 破裂的危险大；Juvela 提出，动脉瘤最大径 7mm 为破裂临界；Batjer 认为，动脉瘤<5mm 也可破裂。2003 年一项未破裂动脉瘤大型研究跟踪调查 4 060 例患者 5 年显示，直径<7mm 动脉瘤破裂概率仅为每年 0.1%，7~10mm 者年破裂风险为 0.5%，13~24mm 者为 0.6%~3.5%（根据病灶部位而异），>25mm 者破裂风险达 10%。次要危险因素包括动脉瘤部位、动脉瘤形态、高血压及年龄。椎基底动脉瘤及 PCA 动脉瘤破裂风险较高。阿司匹林等抗血小板药物在颅内动脉瘤破裂中的风险仍需进一步评估。

【病理和病理生理】

动脉瘤根据形态可分为囊状（球形、葫芦形、漏斗形）、梭形、夹层动脉瘤以及血泡样动脉瘤等。根据直径分为小动脉瘤（<0.5cm）、一般动脉瘤（>0.5cm 且<1.5cm）、大型动脉瘤（>1.5cm 且<2.5cm）和巨大动脉瘤（>2.5cm）等。

Crawford 解剖了 163 个破裂的颅内动脉瘤，将瘤分为远侧 1/3（瘤顶）、中部 1/3（瘤体）和近侧 1/3（瘤颈）三部分。瘤顶破裂占 64%，体部占 10%，颈部占 2%，其余 24% 不能确定部位。Crompton 检查了 289 例死于动脉瘤破裂患者的脑标本，发现 86% 为动脉瘤顶部破裂，11.8% 在体部，1.8% 在颈部。57% 的破裂动脉瘤呈分叶状，未破裂动脉瘤仅 16% 呈分叶状。

Noren 连续监测颅内压（intracranial pressure, ICP）发现，当动脉瘤破裂出血时 ICP 可急剧升高 60~160mmHg；ICP 升至舒张压水平时，只在收缩压期时有脑血流，导致载瘤动脉痉挛，破口处血小板凝块可在 1~2 分钟形成，使出血停止。SAH 后数小时内引起蛛网膜下腔急性炎性反应，48 小时后逐渐消退，出血后 4 小时内红细胞开始溶解，至第 7 日达高峰，80% 的患者出血后 10~20 脑脊液转清。约半数颅内动脉瘤破裂后发生动脉瘤附近的颅内血肿，例如：前交通动脉瘤破裂，血肿多位于终板池或前额叶内侧；MCA 动脉瘤血肿多位于外侧裂、额叶或颞叶，可破入邻近的脑室。血肿有助于判断动脉瘤部位，尤其对多发性动脉瘤患者有助于判断破裂的责任动脉瘤。脑内血肿是动脉瘤破裂后昏迷的主要原因之一,单纯 SAH 仅半数患者昏迷,2/3 合并脑内血肿的患者发生昏迷。血肿破入脑室者症状严重,死亡率高达 64%～100%,出血量大几乎均死亡。硬脑膜下血肿多因出血凶猛,撕破蛛网膜进入硬脑膜下间隙。约 1/3 动脉瘤破裂的患者发生脑积水,3 日内为急性脑积水,3 日～4 周为亚急性脑积水。Graff-Radford 报道 3 521 例 SAH 后 3 日内入院的患者,CT 检查 15% 发生血流堵塞脑室系统或脑池导致急性脑积水,使 ICP 急骤升高,严重者昏迷或死亡。慢性脑积水的发生率约 10%,是蛛网膜下腔粘连阻碍脑脊液吸收,约 1/5 的慢性脑积水患者需行脑脊液分流术。

动脉瘤性 SAH(aSAH)后 2～3 日内 DSA 很少发现血管痉挛,4～12 日 30%～70% 患者 DSA 检查可发生不同程度与范围的脑血管痉挛,但其中只有 20%～30% 发生临床脑缺血症状。SAH 后红细胞溶解释放出大量血管活性物质可引起脑血管痉挛。慢性血管痉挛始于 SAH 后 72 小时,第 7 日达高峰,持续 2～3 周。红细胞溶解后释出氧合血红蛋白(oxyhemoglobin,oxyHb)是血管痉挛的启动因素。SAH 后血液发生纤溶,释放出 5-HT、血管紧张素(angiotonin)等多种血管收缩物质。血管内皮细胞释放内皮素(endothelin)是一种 21 个氨基酸组成的多肽,有强力缩血管作用。随机双盲试验显示,内皮素受体拮抗剂 clazosentan 减少血管痉挛引起的致死致残率,但不能改善患者的预后。

Weir 报道 100 例 aSAH 的并发症,肺部、心血管系统及泌尿系统较多。血中儿茶酚胺升高导致心律不齐,严重者引起心肌梗死,以及电解质紊乱,抗利尿激素分泌失调综合征(syndrome of inappropriate secretion of antidiuretic hormone,SIADH)或脑性盐耗损综合征(cerebral salt wasting syndrome)导致低钠血症,胃酸和促胃泌素(gastrin)分泌增加,3%～4% 的患者发生胃肠道应激性溃疡出血。

【临床表现】

巨大动脉瘤因引起占位症状,通常可在破裂前检出。动脉瘤破裂导致出血症状,压迫邻近组织引起局灶性症状。颅内动脉瘤体积较小者破裂前很少被发现,随着 MRA 和 CTA 等无创性影像学检查的普及,未破裂动脉瘤的检出率已显著增高。

1. 20%～59% 的动脉瘤在破裂出血前出现预警征(warning signs),青年女性较常见。后交通动脉瘤多见,其次为颈内动脉分叉部、MCA、前交通动脉、ACA 及眼动脉;常见症状是头痛和头晕,通常可被患者和医生忽视,动眼神经麻痹最具有预警意义,但只占 7.4%,见于部分后交通动脉瘤患者。预警征是动脉瘤急性膨大所致,可见视野缺损、眼外肌麻痹、眼痛、头痛及面痛等;小量出血

出现头痛、恶心、颈背痛、昏睡、畏光等,称为小量渗漏(minor leak)或预警渗漏(warning leak);以及脑局部缺血引起运动和感觉障碍、平衡失调、眩晕和幻视等。预警征及其发生率与动脉瘤部位有关,前交通动脉瘤和 ACA 动脉瘤破裂前出现全头痛、呕吐等预警征约 56.5%,从出现症状至出血平均时间为 16.9 天;48.8% 的 MCA 动脉瘤有全头痛、呕吐、运动障碍和失语等预警症状,平均间期为 6 天;68.8% 的颈内动脉瘤有局限头痛、呕吐及眼外肌麻痹等预警症状,平均间期为 7.3 天。前循环动脉瘤及多发性动脉瘤的预警症状发生率高于后循环动脉瘤。

2. aSAH 的典型表现为突发的剧烈头痛、呕吐、畏光和烦躁不安,约半数患者意识丧失,多历时短暂,一般不超过 1 小时,出血量大可持续昏迷直至死亡。意识丧失原因是 ICP 急骤增高,甚至接近动脉压,导致脑灌注压降低接近于零,有人用经颅超声多普勒(TCD)探测到动脉瘤破裂瞬间脑循环突然停止。因动脉瘤部位及出血量不同,出血在脑池分布各异。少部分动脉瘤破裂可发生脑内血肿或硬膜下血肿,引起 ICP 增高和局灶性脑损害症状,有些部位动脉瘤破裂可穿通脑室引起穿通性脑室积血,继发脑血管痉挛引起脑缺血症状。

3. 约 15% 的颅内动脉瘤出现局灶性症状,因部位不同而异,常见动眼神经麻痹、偏头痛、眼球突出、视野缺损、三叉神经痛以及下丘脑症状等。

(1)头痛和偏头痛:是最常见的首发症状,常描述撕裂样或电击样痛,70% 为全头痛和颈后部痛,伴呕吐、颈强、畏光及眼球痛。头痛程度与出血量有关,全头痛多因急性 ICP 增高,头痛一般持续 1 周。偏头痛少见,可能有定侧意义,单侧眼眶痛和前额痛多见于后交通动脉瘤破裂,后循环动脉瘤破裂多有后枕部痛;有的患者一侧眶部或颞部搏动性头痛,压迫同侧颈动脉可减轻。

(2)动眼神经麻痹:是颅内动脉瘤常见的局灶症状,海绵窦内颈内动脉瘤可在海绵窦外侧壁压迫动眼神经;颈内动脉后交通动脉段动脉瘤可在眶上裂压迫动眼神经;PCA 起始段动脉瘤可在动眼神经通过 PCA 时受到挤压。

(3)眼球突出:常见于海绵窦颈内动脉瘤,动脉瘤压迫海绵窦,引起该侧眼静脉回流受阻,常伴海绵窦综合征,表现为Ⅲ、Ⅳ、Ⅵ和Ⅴ第一支受损;动脉瘤破裂后形成颈内动脉海绵窦瘘(CCF),表现为眼球明显突出、结膜充血水肿、伴眼球搏动及杂音等。

(4)视野缺损:由于动脉瘤压迫视觉通路,ICA 眼动脉段动脉瘤、ACA 或前交通动脉动脉瘤常引起视神经及视交叉受压,产生与鞍区肿瘤相似的视野缺损;ICA 其他部位动脉瘤常压迫视神经或视束外侧,引起单侧鼻侧偏盲或对侧同向性偏盲;后交通动脉动脉瘤常压迫视束,引

起对侧同向性偏盲。

（5）其他：如动脉瘤压迫三叉神经根或半月神经节，可导致三叉神经痛或三叉神经麻痹，常见于海绵窦后部或颈动脉管动脉瘤；海绵窦内巨大动脉瘤常可闻及杂音，压迫同侧颈动脉杂音减弱或消失；动脉瘤破裂影响下丘脑血液供应，或动脉瘤直接压迫，出现下丘脑症状，如尿崩症、体温调节障碍、中枢性高热、胃肠道出血、急性肺水肿、心律失常、糖尿病、癫痫发作、电解质紊乱等；多见MCA巨大动脉瘤刺激邻近脑皮质，出现痫性发作。

4. 破裂动脉瘤的病情分级有助于选择手术治疗对象、时机及预后判断。经典的分级为 Hunt-Hess 分级法，具体见表3-5-28。Drake 等（1988）受世界神经外科联合会（WFNS）委托，制定按格拉斯哥昏迷评分（GCS）的分级方案，标准见表3-5-29。

表 3-5-28 Hunt-Hess 分级法

分级	临床表现
Ⅰ级	无症状或轻微头痛及轻度颈强直
Ⅱ级	中-重度头痛、颈强直，除脑神经麻痹外，无其他神经功能缺失
Ⅲ级	嗜睡、意识模糊或轻微的灶性神经功能缺失
Ⅳ级	木僵、中或重度偏侧不全麻痹，可能有早期的去大脑强直及自主神经系统功能障碍
Ⅴ级	深昏迷、去大脑强直、濒死状态

注：若有严重的全身疾病如高血压、糖尿病、严重动脉硬化、慢性肺病及动脉造影上有严重血管痉挛，要加一级。

表 3-5-29 WFNS 分级法

分级	GCS/分	运动障碍
Ⅰ级	15	无
Ⅱ级	14～13	无
Ⅲ级	14～13	有局灶性症状
Ⅳ级	12～7	有或无
Ⅴ级	6～3	有或无

【不同部位的颅内动脉瘤】

1. 颈内动脉（ICA）动脉瘤

（1）床突下动脉瘤：

1）颈动脉管内动脉瘤：较少见，颅骨X线片可见岩骨破坏，可引起严重耳道出血或鼻出血，部分患者有搏动性耳鸣、听力减退、眩晕及轻微周围性面瘫等。

2）海绵窦内动脉瘤：在床突下 ICA 动脉瘤较多见，约占颅内动脉瘤的5%；第Ⅲ、Ⅳ、Ⅵ对脑神经受损导致全眼肌麻痹，合并三叉神经第2支功能障碍，因有海绵窦外硬脑膜包裹，即使瘤体巨大亦不易破裂出血，如向前延伸超出海绵窦前端可破裂引起 SAH；动脉瘤在海绵窦内破裂导致颈动脉海绵窦瘘，出现突眼、结膜充血水肿、眼静脉怒张、眼球上闻及杂音，压迫同侧颈动脉杂音消失、突眼减轻；巨大动脉瘤可引起蝶鞍破坏、垂体功能障碍，压迫视交叉出现视力视野障碍。

（2）眼动脉段动脉瘤：自眼动脉与后交通动脉间 ICA 壁上发出，传统观点认为，眼动脉段动脉瘤多为巨大动脉瘤，占颅内动脉瘤的 3.3%～5.4%；随着无创检查手段（MRA，尤其是 TOF-MRA）的普及，该位置动脉瘤的检出率日益增加。根据动脉瘤瘤体的指向，眼动脉段动脉瘤可分四型。

1）视交叉下型：自 ICA 内侧壁水平方向深入蝶鞍，引起视力、视野障碍及垂体功能紊乱，有时破坏鞍底深入蝶窦，可引起 SAH 和严重鼻出血。

2）视交叉上型：起于 ICA 壁内上方，向内上方生长，常部分遮盖视交叉引起视野缺损，可引起 SAH。

3）视交叉旁型：起自 ICA 内侧壁，在视神经外侧向上伸展，较少引起视觉症状，易破裂引起 SAH。

4）海绵窦型：起于 ICA 外侧壁，向外、向下部分嵌入海绵窦内，易引起 SAH 及轻偏瘫。

（3）后交通动脉段动脉瘤：又称床突旁动脉瘤，是最常见的 ICA 动脉瘤（54%），占颅内动脉瘤 17%～20%，多较小。有小部分动脉瘤瘤颈完全起源于后交通动脉，分类上亦归属于此类。因动眼神经受压，较早出现病侧动眼神经麻痹症状；有时伴滑车神经受损；常伴患侧额眶部疼痛；引起 SAH，少数可出现对侧轻偏瘫。

（4）脉络膜前动脉动脉瘤：较少见，约占颅内动脉瘤的 2%。表现为 Abbie 综合征，患侧动眼神经麻痹、对侧运动及感觉障碍、对侧同向性偏盲；还可伴眼后部及前额外侧头痛。

（5）ICA 末端分叉处动脉瘤：占 ICA 瘤 3%～9%，巨大者多，常有部分瘤体内血栓形成，破裂出血较少；动脉瘤可向上伸入额叶眶回、前穿质、终板池，也可向下伸入 ICA 池或脚间池。未破裂者多无症状，巨大者可出现痫性发作、轻偏瘫及颅内压增高症状；动脉瘤破裂引起 SAH 或脑内血肿。

2. 大脑中动脉（MCA）动脉瘤 占颅内动脉瘤 18%～20%，其中 85% 见于 MCA 起始段，MCA 其他部位约 15%，以梭形及巨大者多；可表现为 MCA 供血区缺血症状，局部占位症状较多，半数病例有轻偏瘫，上肢瘫重于下肢瘫；优势侧可有失语症；抽搐发作较多见，可有精神症状及一侧头痛等。动脉瘤破裂出血可引起 SAH 或脑内血肿。

3. 大脑前动脉（ACA）动脉瘤 分为以下三型。

（1）ACA 与前交通动脉交界处：是颅内动脉瘤中最多见部位，约占 25%。位于中线，邻近下丘脑。

1）视神经或视交叉受压，出现视力改变及视野缺损。

2）常见局部头痛，限于双额及球后等处。

3）可有尿便障碍，表现为尿频、尿急、失禁等，为下丘脑、扣带回受累所致。

4）巨大动脉瘤可累及鞍区组织，导致尿崩症及垂体功能不足等。

5）破裂后出现 SAH，常见脑膜刺激征，可因出血量多少、脑池积血范围、有无脑室积血等出现不同的症状，如突发一或双侧短暂视力模糊或失明，视神经、视束或视交叉受累引起视野缺损、视网膜出血、玻璃体积血及视乳头水肿；出现下肢瘫或下肢重于上肢，双侧锥体束征，严重者呈去脑强直。

（2）ACA 近段动脉瘤：约占颅内动脉瘤的 1.4%，近段外侧动脉症状基本上与 ACA 末端分叉处动脉瘤相同；近段内侧动脉瘤表现与 ACA 与前交通动脉交界处动脉瘤相同。

（3）ACA 远段动脉瘤：包括胼周及胼缘动脉动脉瘤，约占颅内动脉瘤的 2.3%。典型症状为锥体束征，一侧或双侧下肢无力、精神症状及尿失禁等。

4. 大脑后动脉（PCA）动脉瘤

（1）PCA 的 P1 段动脉瘤：主要表现为动眼神经交叉瘫（同侧动眼神经麻痹及对侧偏瘫）、共济失调和偏身感觉障碍，可出现抽搐发作。

（2）PCA 的 P2 段动脉瘤：表现为对侧同向性偏盲及对侧偏瘫。

（3）脉络膜后动脉动脉瘤：很少见，脉络膜后动脉起自 PCA，主要症状为脑室出血及对侧偏瘫。

5. 椎动脉-基底动脉（VA-BA）动脉瘤

（1）BA 上段动脉瘤：为 BA 尖端及小脑上动脉起始部动脉瘤，主要表现为脑桥上部、中脑、丘脑及下丘脑受损症状。

1）眼球运动障碍：常见单侧或双侧动眼神经麻痹，亦可有两眼垂直同向运动障碍（Parinaud 综合征）。

2）垂直性及旋转性眼球震颤。

3）同向偏盲或皮质盲。

4）中脑传导束缺血和受压，大脑脚受累导致对侧偏瘫，内侧丘系和红核受累引起 Benedict 综合征，表现为对侧偏身感觉障碍、不自主运动或扭转痉挛；双侧皮质延髓束受累导致假性延髓麻痹，外侧丘系、下丘、内侧膝状体

受累可使一侧听力突然丧失，小脑上脚受损引起共济失调，交感神经下行纤维受损引起 Horner 综合征，重症患者双侧中脑网状激活系统受损可致无动性缄默症。破裂出血可引发 SAH 症状。

（2）BA 下段动脉瘤：是两侧椎动脉汇合处至小脑前下动脉起始处之间的 BA 干动脉瘤，临床少见，主要表现为 SAH 与脑桥受压及缺血症状。

1）动脉瘤位于发出小脑前下动脉处，可引起小脑前下动脉供血区缺血，导致小脑前下动脉综合征。

2）动脉瘤位于两侧椎动脉汇合处附近，可见外展神经麻痹、脑桥缺血症状，如基底动脉脑桥支（短旋动脉）缺血引起 Millard-Gubler 综合征，脑桥旁中央动脉缺血导致 Foville 综合征。BA 下段动脉瘤可引起枕部疼痛，伴眩晕。破裂出血可引发 SAH 症状。

（3）小脑上动脉动脉瘤：罕见，一般无症状或有三叉神经痛，可发生 SAH 或小脑缺血症状。

（4）小脑前下动脉动脉瘤：常位于脑桥小脑角池内，引起第Ⅶ、Ⅷ对脑神经受压，出现面肌抽搐、舌前 2/3 味觉减退、听力减退、耳鸣、眩晕及水平性眼震，角膜、结膜反射迟钝等。破裂出血可引发 SAH 症状或导致小脑脑内血肿。

（5）小脑后下动脉动脉瘤：为后循环动脉瘤中常见的类型，可发生于小脑后下动脉的任何一段。多数因破裂导致 SAH 或小脑血肿被发现，未破裂者多无明显症状。

（6）椎动脉动脉瘤：多数发生于椎动脉 V3 或 V4 段，部分病例或可累及小脑后下动脉起始处，常因破裂导致 SAH 症状。动脉瘤破裂前多无症状，部分可有眩晕、外展神经麻痹、面肌抽搐、吞咽及构音不良、一侧舌肌萎缩及舌下神经麻痹等。

6. 特殊类型的颅内动脉瘤

（1）巨大动脉瘤（giant aneurysm）：常存在先天性异常，多位于颈内动脉、基底动脉、大脑前或中动脉，也见于椎动脉。巨大动脉瘤常生长缓慢伴凝血块堆积，后期可压迫邻近结构，如海绵窦内眼神经。基底动脉中段巨大梭形动脉瘤可表现为脑干缺血及脑神经麻痹，临床相对常见。动脉瘤内凝血可能导致供血区缺血性梗死，还可能破裂致 SAH，但不如囊性动脉瘤常见。

（2）血泡样动脉瘤（Blister-like aneurysm，BBA）：特指颈内动脉床突上段非分叉处，瘤颈起源于颈内动脉前壁或侧壁的宽颈、壁薄、较脆的破裂动脉瘤，术中见动脉瘤为鲜红色、小而无颈、血泡样，极容易破裂出血。此类动脉瘤病因不明，目前多数学者认为系颈内动脉的夹层所致。传统认为该动脉瘤诊断困难，治疗棘手，随着有创检查手段（DSA）的普及和血管内治疗的进展，BBA 的治

疗效果也有了明显进步。

【辅助检查】

1. 脑 CT 和 CTA 检查 临床疑诊 SAH 首选 CT 检查,CT 诊断 SAH 与出血量及出血时间有关,出血量少即可能漏诊。1 553 例 SAH 患者,CT 检查在出血后 24 小时内发现 92% 的病例为 SAH,20% 为脑室内出血,19% 为脑内血肿,2% 为硬脑膜下血肿,3% 为阴性,8% 有占位效应,16% 有脑积水,5% 发现动脉瘤。随着时间推移,出血检出率降低,低/等密度区增多,SAH 后第 5 日仅 58% 显示 SAH,脑内血肿吸收较慢,18% 仍见脑内积血。VanGijn 观察 100 例 SAH 患者,出血 5 日内 85% 的患者可见积血,1 周后降为 50%,2 周后降为 30%,后期所见者多为脑内积血,如 2 周后仍有较多蛛网膜下腔积血,可能为再出血。蛛网膜下腔积血分布可判断动脉瘤部位,甄别多发性动脉瘤中出血的动脉瘤。此外,CT 上还可发现瘤壁钙化的动脉瘤,颈动脉床突旁动脉瘤可侵蚀前床突。

蛛网膜下腔积血溶解后可引起血管痉挛,严重程度与出血量有关。Fisher 根据 CT 影像将 SAH 分为 4 级。①Ⅰ级:蛛网膜下腔无明显积血;②Ⅱ级:蛛网膜下腔有弥散的薄层积血,厚度<1mm;③Ⅲ级:蛛网膜下腔有弥散性厚层积血,厚度>1mm;④Ⅳ级:蛛网膜下腔有弥散性厚层积血或有脑内和/或脑室内血肿。

如 CT 显示蛛网膜下腔无明显积血或仅有薄层积血,出现严重血管痉挛仅 12.5%;如厚层积血发生血管痉挛为 96%。根据颅内动脉瘤与 SAH 协作研究(ICSTAS)统计 3 521 例动脉瘤破裂患者,其中 2 940 例(85.2%)发现蛛网膜下腔积血,49% 为弥散性积血,其中 30% 为厚层积血,19% 为薄层积血。高分辨率薄层 CT 扫描造影剂增强可发现直径>5mm 的动脉瘤及载瘤动脉。Newell 等在 CT 扫描同时快速连续输注造影剂进行灌注 CT 扫描(infusion CT scanning),检查 29 例动脉瘤>5mm 患者,检出 28 例(95.6%);13 例 2~5mm 动脉瘤查出 9 例(69%),不能发现直径<2mm 的动脉瘤。Taipieri 等用三维螺旋 CT,即 CT 血管造影(CTA)检查颅内动脉瘤,并可发现多发性动脉瘤。一项 179 例 SAH 合并动脉瘤患者的前瞻性研究发现,CTA 诊断动脉瘤灵敏度为 96%,特异度为 97%,可发现直径为 1~2mm 的动脉瘤。与 DSA 相比,CTA 为无创性,成像快,可通过三维重建从不同角度显示动脉瘤。瘤壁或血栓钙化可显示密度不同的同心圆影像,称为靶环征(target sign)。

2. MRI 和 MRA 检查 SAH 后 1 周内 MRI 诊断不及 CT 敏感,因蛛网膜下腔新鲜血液与脑组织信号相等,1 周后血中氧合血红蛋白转变为正铁血红蛋白,T_1WI 和 T_2WI 均呈高信号,此时 MRI 检查敏感。在 T_2WI 动脉瘤和大血管均呈低信号流空现象(flow void phenomenon),与高信号脑脊液对比明显,MRI 可显示巨大动脉瘤呈流空现象或靶环征等不同表现。MRA 可发现直径>3mm 的动脉瘤,并具有无需造影剂、无放射损伤等优点。

3. DSA 检查 DSA 是诊断颅内动脉瘤的"金标准"。三维 DSA 可呈现动脉瘤及载瘤动脉的立体影像,精确测量动脉瘤的大小,观察动脉瘤的形态及与邻近血管的解剖关系,为手术处理动脉瘤提供了详细信息。全脑血管造影和重复造影可最大限度地增加动脉瘤的检出率。是否常规行双侧椎动脉造影视患者具体情况而定,因椎动脉造影反应较大,当一侧椎动脉造影时造影剂可逆流到对侧椎动脉或小脑后下动脉。美国颅内动脉瘤与 SAH 协作研究报告显示,动脉瘤患者仅做单侧的动脉造影,动脉瘤发现率为 45%,双侧颈动脉造影检出率为 67%,首次血管造影无阳性发现的患者经一段时间重复双侧造影,有 4%~23% 的患者可发现遗漏的动脉瘤或其他可能导致 SAH 的疾病。双侧颈动脉造影阴性的死亡病例,尸检发现 60% 存在椎基底动脉系统的动脉瘤。Iwanaga 发现前交通动脉瘤最易被遗漏,假阴性可因载瘤动脉痉挛或瘤腔内血栓形成使造影不能进入瘤囊内,以及造影技术不佳、动脉瘤太小或未能识别、造影范围不充分而遗漏等。以往认为,SAH 后早期脑血管造影会引起动脉瘤破裂,主张出血 3 周后造影,目前主张早期造影。根据美国颅内动脉瘤与 SAH 协作研究统计,SAH 后 3 天内脑血管造影并发症最少,4 天后逐渐增加,2~3 周是再出血高峰期,3 周后又减少。尚无证据表明血管造影可能导致动脉瘤再破裂,故应对 SAH 患者尽早实施全面的脑血管造影检查,检出责任动脉瘤有利于后续治疗。血管造影应有序进行,根据 CT 检查显示的 SAH 形态,首选最可能发现动脉瘤的血管进行造影。有时需做交叉充盈试验(cross filling test),了解两侧颈动脉系统间侧支供血情况,做一侧颈动脉造影时可压迫对侧颈动脉,观察对侧颈动脉使同侧颈动脉各分支充盈的情况。

4. 脑脊液检查 可提供 SAH 的直接证据,目前仅用于疑诊 SAH 而 CT 检查阴性的患者。腰穿放液宜少宜慢,以免诱发脑疝,也避免短时间内放液过多,压力差增大可能引发再出血。

【诊断和鉴别诊断】

1. 诊断 根据患者自发性 SAH 病史、典型症状与体征,CT 显示 SAH,腰穿三管试验呈均匀一致血性脑脊液,DSA 显示动脉瘤等可确诊。

2. 鉴别诊断

(1)高血压性脑出血:有高血压病史,突然起病,迅速出现偏瘫、偏身感觉障碍、偏盲的"三偏征"及失语等,可伴意识障碍,早期脑 CT 检查可鉴别。

(2)脑血管畸形:患者发病年龄通常较年轻,病变多位于大脑外侧裂及大脑中动脉供血区,病前可有头痛、癫痫发作、进行性肢体肌力减弱、智能减退、颅内血管杂音及 ICP 增高等,通常无脑神经麻痹。CT、MRA 和 DSA 等可鉴别。颅内动脉瘤与动静脉畸形鉴别见表 3-5-30。

表 3-5-30　动脉瘤和动静脉畸形的鉴别

鉴别点	动脉瘤	动静脉畸形
发病年龄	中老年女性多见,高峰为 40~60 岁	青年男性多见,发病高峰 20~30 岁
癫痫发作	少见	多见
动眼神经麻痹	较多见	无或少见
临床症状	SAH 为主,出血量较多,症状较重,昏迷较深,持续时间较长,病死率较高	SAH 及脑内出血均多见,CSF 含血量相对较少,症状稍轻,昏迷较浅或短,病死率稍低
神经定位体征	因 SAH 较多,偏瘫、失语较少	常伴脑内血肿,故偏瘫失语等较多
再出血	较多,间隔时间较短	相对较少,间隔时间较长
CT 检查	仅 10%~30%阳性,多为较大动脉瘤或幼年钙化者,注射造影剂后动脉瘤腔呈明显的均一强化	多见不规则局灶性高低或低等混杂密度区,增强见不规则密度增高区,伴引流静脉及供血动脉;部分 AVM 平扫阴性,造影方显示病灶

(3) 颅内肿瘤:鞍上动脉瘤常易误诊为鞍区肿瘤,但无蝶鞍球形扩大,缺乏垂体功能低下症状。胶质瘤、转移瘤、脑膜瘤、垂体瘤及脉络丛乳头状瘤等可发生瘤卒中,之前多有 ICP 增高及病灶定位体征,CT 和 DSA 易确诊。

(4) 烟雾病(moyamoya disease):通常在 10 岁以下或 20~40 岁发病,患儿常见脑缺血症状,可伴进行性智能减退;成人多出现脑出血症状,意识障碍较轻;DSA 可见颅底异常血管网。

(5) 其他:血液病,包括白血病、血友病、再生障碍性贫血、血小板减少性紫癜、红细胞增多症等也可引起 SAH,有血液病表现,外周血及骨髓检查不难区别;脊髓血管畸形多于 20~30 岁发病,畸形血管破裂出血前常有双下肢或四肢麻木、无力及括约肌功能障碍,发病可有剧烈背痛,伴急性脊髓压迫症表现,如平面以下运动、感觉及尿便障碍,确诊有赖于脊髓血管造影;与外伤性 SAH 鉴别,根据头外伤史,常伴头皮裂伤及颅骨骨折;医源性 SAH 多因抗凝治疗、胰岛素休克、电休克治疗所致。

【治疗】

由于颅内动脉瘤的复杂性及多样性,很难用单一方法安全、可靠地治愈所有动脉瘤。

1. 颅内动脉瘤夹闭术　自 1937 年 Dandy 首次应用银夹成功进行动脉瘤夹闭术,一直是治疗颅内动脉瘤的主要方法。近年来随着手术显微镜的普及,特别是荧光显微镜的应用、显微器械改进、手术技术进步,以及重症监护和抗血管痉挛治疗,使颅内动脉瘤手术风险不断降低。因动脉瘤破裂后短期内发生再出血风险很高,同时出血 3 日后可发生血管痉挛,产生脑肿胀,加大手术暴露难度,因此目前多主张出血后只要病情许可应尽早手术治疗。动脉瘤夹闭术不仅可有效防止动脉瘤再次破裂出血,还可清除蛛网膜下腔积血及脑内血肿,对减轻脑血管痉挛十分有益。早期手术缺点是 SAH 后发生脑肿胀使动脉瘤显露困难,牵拉脑损伤较重,有时不得不切除部分脑组织以利显露,手术死亡率和致残率稍高。因此,有人主张出血 3 周后延期手术,但不能防止早期再出血和迟发性血管痉挛。总之,患者的年龄、全身状况、病情分级、手术难易度、手术设备及经验等是决定手术时机的因素,应全面权衡。出血后病情Ⅰ~Ⅲ级如条件具备应尽早手术,Ⅳ~Ⅴ级如颅内有威胁生命的血肿,亦应尽早清除血肿并夹闭动脉瘤,近年来技术成熟,Ⅳ~Ⅴ级患者早期手术也获得良好效果。因此,目前仍强调早期甚至超早期治疗。

2. 颅内动脉瘤血管内栓塞术　Serbinenko(1973)首次成功应用可脱性球囊栓塞动脉瘤,开血管内治疗动脉瘤之先河。由于充盈球囊可造成动脉瘤破裂,该方法很快被弃用。随后改进为可解脱的弹簧圈来栓塞动脉瘤,包括机械解脱弹簧圈(mechanical detachable spiral,MDS)、电解铂金微弹簧圈(guglielmi detachable coil,GDC)和水解脱弹簧圈(hydro-detachable coil)。GDC 是 Guglielmi(1991)发明的可解脱的弹簧圈,为铂金材料所制,与推送导丝相连,可经导管推送进入动脉瘤内。通电后,弹簧圈吸引带负电荷的血液成分(红细胞、白细胞、血小板等)发生凝聚,促进瘤内血栓形成,同时弹簧圈与推送导丝相连部分因电解而熔断,弹簧圈解脱留在动脉瘤内,从而达到栓塞动脉瘤的效果(图3-5-36)。由于弹簧圈具有极柔软不易刺破动脉瘤、顺应性好、可回收调整位置等特点,使得颅内动脉瘤的治疗获得了革命性进步,现已广泛使用。GDC对直径≤1cm的小型动脉瘤效果最佳,瘤囊闭塞>90%者达87%,大型和巨大型动脉瘤闭塞率较低,分别为76%和78%;GDC栓塞更适用窄颈动脉瘤,宽颈者效果较差。国际SAH动脉瘤试验(ISAT,2002)关于破裂动脉瘤的大规模多中心前瞻性随机试验,比较血管内弹簧圈栓塞治疗与手术夹闭的安全性及有效性,显示血管内治疗临床转归优于手术治疗。血管内栓塞具有损伤小、患者易耐受、住院时间短、不损伤动脉瘤以外结构、可治疗任何常见部位动脉瘤等优势。GDC并发症包括术中动脉瘤破裂、异位脑血管栓塞、载瘤动脉闭塞及脑血管痉挛等,发生率约8%,因技术并发症致死者约1.8%。80%只需一次栓塞,20%因填塞不全或弹簧圈内再通(recanalization)复发需再次栓塞。

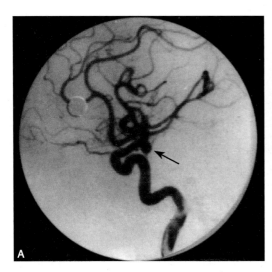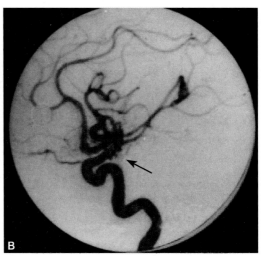

图 3-5-36　左侧后交通动脉瘤 GDC 栓塞术前(A)与术后(B)的 DSA 显像

随着血管内治疗技术和材料的日益进步,逐渐克服了传统意义上复杂动脉瘤血管内治疗的困难,如对宽颈动脉瘤,为填塞时防止弹簧圈突入载瘤动脉,目前可通过采用多微导管技术、球囊辅助栓塞术、支架辅助栓塞术等技术获得理想的栓塞效果。

3. 血管搭桥手术　对于一些非常规的动脉瘤,如巨大动脉瘤、夹层动脉瘤、假性动脉瘤等无法用夹闭或栓塞治疗的病例,血管搭桥手术常是最后的选择。虽然该类手术难度很大,但对于上述的特殊病例而言,可以取得较好疗效,是上述常规动脉瘤治疗方案的有效补充。血管搭桥手术包括多种术式,例如颅外-颅内(EC-IC)、颅内-颅内(IC-IC)血管搭桥,IC-IC搭桥又可以分为原位重建、移植血管重建、血管再吻合、转移吻合。IC-IC虽然更加困难,但是因为其血流更加符合生理情况,所以在有条件的时候还是应该首先考虑。除了血管搭桥手术,还有其他一些手术方式,如动脉瘤孤立术、动脉瘤包裹法(wrapping)、动脉瘤缝合术(aneurysmorrhaphy)。动脉瘤孤立术可用于球囊阻断试验(BOT)耐受的患者;动脉瘤包裹法可以用于血泡样动脉瘤,效果不错;动脉瘤缝合术可以用于多个瘤夹无法夹闭瘤颈时,可切除部分瘤壁再整形缝合,但目前已经不太使用。

4. 非手术治疗　SAH患者应绝对卧床,采取对症治疗和支持治疗措施,防治再出血、脑积水、脑血管痉挛等并发症。

(1)防止脑血管痉挛的理想途径是在血块溶化前尽早彻底清除蛛网膜下腔积血,以免溶化后释放缩血管物质,主张48小时内超早期或3日内早期开颅夹闭动脉瘤和彻底清除蛛网膜下腔积血,所谓清道夫手术(scavenger operation);用纤维蛋白溶解剂如重组组织型纤溶酶原激活物(rt-PA)或尿激酶(urokinase)冲洗和引流蛛网膜下腔,但创伤较大,脑积水发生率增高,不能防止脑血管痉挛。脑血管痉挛机制复杂,如炎症反应、免疫反应、自由基和钙离子超载等,目前尼莫地平(nimodipine)应用最多,但疗效评价仍有争议。

(2)脑血管狭窄和血流量降低可发生脑缺血,以往曾采用3H疗法(triple H therapy),即提高血压(hypertension)、扩大血容量(hypervolemia)和血液稀释(hemodilution),提高脑灌注压,增加脑血流量和改善脑供血供氧。首先用生理盐水、乳酸林格液等晶体液和白蛋白、血浆等胶体液扩容。扩容时监测中心静脉压保持在8~12cmH$_2$O,肺毛细血管楔压维持15~18mmHg,红细胞压积维持在30%~35%;常用多巴胺和去氧肾上腺素等升压药,若动脉瘤尚未夹闭，血压可维持在 120~150mmHg；如已夹闭，血压可升至 160~180mmHg。但 3H 疗法对已有脑梗死、ICP 增高及严重贫血等为禁忌，它还可能引起动脉瘤破裂、加重脑水肿、使 ICP 增高等，如约 17% 的患者可出现肺水肿，应严格选择适应证，严密监测各项指标，最好早期夹闭动脉瘤后进行，缺血症状消失后尽早停止。

（3）霉菌性动脉瘤治疗尚未取得共识，潜在的心内膜炎或败血症要求合理的抗生素治疗，连续脑血管造影观察显示，30% 以上的病例仅抗生素治疗即可治愈。治疗通常持续至少 6 周，单发动脉瘤在系统性感染得到控制时，宜将其切除。许多霉菌性动脉瘤不引起出血，推荐药物治疗。

第十三节　脑动静脉畸形

（张建民）

脑动静脉畸形（arteriovenous malformation of the brain，AVM）是脑血管畸形中最常见的一种，占颅内血管畸形的 90% 以上，通常泛指称为脑血管畸形。AVM 是脑血管发育异常的先天性疾病，局部脑动脉与脑静脉直接相连，其间缺乏毛细血管，脑动脉血通过动静脉瘘道直接进入脑静脉，出现一系列脑血流动力学改变，导致颅内出血或脑盗血。脑血管畸形还包括海绵状血管畸形、静脉型畸形及毛细血管扩张症等。

【流行病学】

脑 AVM 的发病率尚无确切的统计。大宗尸检报告显示 AVM 发病率 1.4%~4.3%，出现症状的患者不足 1/10，AVM 发病率远低于患病率。在自发性脑出血中，38% 为 AVM 所致，男性多于女性，青壮年发病居多，常见于 20~40 岁，平均为 25 岁。约 20% 的患者在 20 岁前发病，64% 在 40 岁前发病，81% 在 50 岁前发病，95% 在 60 岁前发病，超过 60 岁发病者不足 5%。

复旦大学附属华山医院统计 1979—2006 年手术切除的 AVM 653 例，AVM 病灶 660 个；其中男性 383 例，女性 270 例，年龄为 5 个月~66 岁，平均均为 26.8 岁。AVM 病灶小型者 172 例（26.1%），中型 296 例（44.8%），大型 161 例（24.4%），巨型 31 例（4.7%）。AVM 病灶位于幕上 595 例（91.1%），幕下 65 例（8.9%）；涉及脑深部结构，包括额叶、顶叶、枕叶和颞叶内侧面 122 例（18.7%），外侧裂区 52 例（8.0%），纹状体丘脑内囊区 23 例（3.5%），胼胝体 33 例（5.1%）。幕下病灶分布于小脑半球和蚓部较多。AVM 上述分布的比例与文献报道基本一致。

【病因和发病机制】

一般认为，胚胎发育至第 4 周时，源于中胚层的脑原始血管网开始形成，出现原始的脑血液循环。到胚胎第 7、8 周，原始血管网再分化为动脉、毛细血管和静脉。在此阶段，局部脑血管发育障碍就产生脑动静脉畸形。

绝大多数 AVM 为散发性，也有证据支持家族性 AVM 的存在。炎症相关基因的功能多态性研究发现，IL1a-889C>T 基因多态性与 AVM 易感性密切相关。MMP3 基因启动子区-707A>G 多态性的 AA 型有利于降低 AVM 易感性。APOE 的 ε4 等位基因与 AVM 破裂出血密切相关。全基因组关联分析显示，3p12 的 rs1384309、11q22 的 rs1938887、18q22 的 rs728714 和 Xp21 的 rs953009 SNP 均与 AVM 显著相关。家族性 AVM 分为两类：遗传性出血性毛细血管扩张症（HHT）伴发的 AVM，以及非 HHT 的家族性 AVM。HTT 患者与正常人群散发性 AVM 患者相比，ENG 或 ALK-1 基因突变导致 AVM 发生率增高 100~1 000 倍。关于非 HTT 家族性 AVM 的报道较少，一项关于家族性 AVM 的连锁和关联分析提示，7 个候选区中染色体位点 6q25 与 AVM 具有显著相关性。

AVM 的病理基础是病变区动静脉间缺乏毛细血管，动脉血经 AVM 的动静脉瘘道直接注入静脉，无正常情况的毛细血管阻力，造成脑静脉压增高和供血动脉端压力降低，血流向阻力低的 AVM 引起盗血现象，邻近区域脑组织得不到充分血液供应，出现长期脑缺血，可导致癫痫、短暂性缺血发作（TIA）、进行性神经功能缺失及智能发育障碍等。大量血流冲击 AVM 可进一步破坏结构异常的血管壁，导致局部破裂出血。脑出血和盗血严重程度与 AVM 血管团大小有关：直径<2.5cm 者出血率较高，>5cm 相对较低。直径<3cm 几乎无盗血现象，直径为 3~6cm 约 42% 发生盗血，>6cm 约 71% 发生盗血。畸形血管团越大，发生盗血可能性及盗血量越大，病变周围区脑缺血越重。长期低灌注使缺血区动脉呈扩张状态，以获得更多的血液供应，长期扩张导致动脉壁逐渐变薄，血管自动调节功能下降或调节功能麻痹。如手术切除 AVM，动静脉瘘道消失，脑血流重新分布，原先低灌注区脑灌注压骤然升高，由于该区脑动脉长期扩张，自动调节功能丧失，脑灌注压超过调节功能极限，引起脑过度灌注，产生急性脑肿胀、脑水肿、ICP 增高、血管渗血及出血。

血肿形成导致 ICP 增高，甚至引起交通性或阻塞性脑积水等。局部脑静脉压，特别是静脉窦压力增高可引起静脉淤血、脑水肿及 ICP 增高。脑静脉压增高促使 CSF 分泌增加，吸收减少，可导致交通性脑积水。深部引流静脉扩张甚至可堵塞 CSF 循环通路，可发生阻塞性脑积水。AI-RodHan（1993）认为，AVM 切除可引起引流静脉残端狭窄、栓塞或血栓形成，加重脑组织静脉回流障碍，导致广泛脑水肿、出血或缺血性病变等。

【病理】

脑 AVM 是由发育异常的血管团、供血动脉及引流静脉三个部分组成。畸形血管团是由管径大小不同、结构异常的动脉与静脉相互缠绕并有窦道沟通,动、静脉间无毛细血管。AVM可发生于脑的任何部位,90%位于幕上,幕下者不足10%。幕上AVM大多在大脑各叶,顶叶占30%,颞叶占22%,额叶占21%,枕叶占10%;位于深部结构如脑室及基底节区占10%~15%;胼胝体及其他中线结构占4%~5%。AVM的大小相差悬殊,小的在DSA中可不显示,大的可布满整个半球,甚至侵及对侧。AVM分为小型、中型、大型和巨型等,最大径分别为<2.5cm、2.5~5.0cm、5.0~6.0cm和>6.0cm。

畸形血管团由一根或数根增粗的动脉供血,供血动脉可来自同侧颈内动脉的大脑前动脉(ACA)或大脑中动脉(MCA)分支,也可来自同侧椎基底动脉的大脑后动脉(PCA)或小脑上动脉、小脑前下动脉分支,也可由对侧颈动脉以及同侧颈动脉、椎基底动脉系统通过Willis环供血,颈外动脉系统分支通过硬膜亦可供血。参与的血管越多,AVM团越大。供血动脉往往比同区域正常动脉管径粗、搏动强,易于辨认。畸形血管团可由一根或数根异

常扩张的引流静脉将血液汇入静脉窦,引流静脉可为大脑浅静脉或深静脉,也可由二者共同引流。引流静脉明显扩张,进入静脉窦前或几根引流静脉汇集处异常扩大可形成静脉瘤。AVM团越大,引流静脉越多、越扩张,越易形成静脉瘤。引流静脉内流动的是鲜红的动脉血,有时通过扩张较薄的静脉壁可见血流漩涡。

史玉泉等(1980)在手术切除的畸形血管团灌注红色与蓝色塑料,铸成AVM血管团的立体模型,可分为四种类型(图3-5-37):①曲张型:占65%,为异常增粗和扩张的脑动脉和脑静脉组成的团状物;②帚型:动脉如树枝,其分支与静脉直接相连;③动静脉瘤型:整个血管团如生姜块茎样,有供血动脉及引流静脉相连;④混合型:集以上三种类型于同一畸形血管团。后三种类型各占11%~12%。

【临床分级】

脑AVM的大小、部位、供血动脉与引流静脉不同,不仅临床表现不同,也影响手术难度及预后。AVM临床分级有助于制定治疗方案,预测术中困难和术后疗效。史玉泉将AVM的大小、部位及深浅、供血动脉及引流静脉

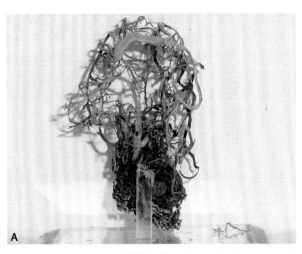
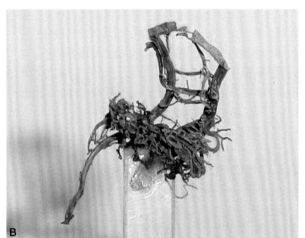
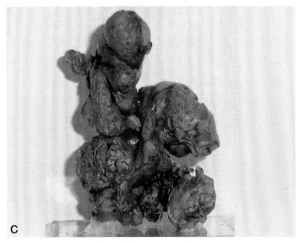
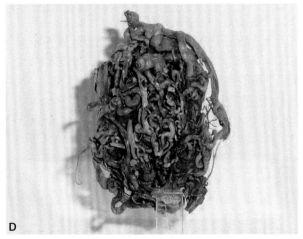

图3-5-37 脑AVM注塑模型显示AVM的立体形态
A.曲张型;B.帚型;C.动静脉瘤型;D.混合型

等四项要素各分为4个等级,加以评分(表3-5-31),再综合评级(史玉泉等,1984)。有2项要素都为某同一级别时则定为该级,如果仅一项要素达某一较高等级,则将该级减去半级,此四项要素的4标准分级法可评出1、1.5、

2、2.5、3、3.5、4七个级别。复旦大学附属华山医院神经外科认为,该分级法严谨、实用。1~2级AVM一般无手术死亡率及致残率,随着级别提高出现致残率或死亡率,4级AVM应慎重对待,不宜手术切除。

表3-5-31 史玉泉AVM分级标准

项目	1级	2级	3级	4级
大小	小型,直径<2.5cm	中型,直径为2.5~5cm	大型,直径为5.0~7.5cm	巨大型,直径>7.5cm
部位和深度	表浅,非功能区	表浅,在功能区	深部,包括大脑半球内侧面、基底节等	涉及脑深部重要结构如脑干、间脑等
供血动脉	单根大脑前或大脑中动脉的表浅支	多根大脑前或大脑中动脉的表浅支或其单根深支	大脑后动脉或大脑中和大脑前动脉深支,椎动脉分支	大脑前、中、后动脉都参与供血
引流静脉	单根,表浅,增粗不明显	多根,表浅,有静脉瘤样扩大	深静脉或深、浅静脉都参与	深静脉,增粗曲张呈静脉瘤

国际上应用Spetzler & Martin分级法,此法以AVM血管团的大小(最大径)、部位(功能区或非功能区)和引流静脉(深静脉或浅静脉)三项指标评为0~3分,其中神经功能区包括感觉皮质区、运动皮质区、语言中枢、视中枢、丘脑、内囊、小脑深部、小脑脚等。三项指标评分总和为AVM级别(表3-5-32,表3-5-33),涉及脑干和下丘脑者归为第Ⅵ级,共分6个等级。此分级法与史玉泉分级相对应,如Spetzler-Martin分级法Ⅰ级与史玉泉法分级1级和1.5级相当,前者Ⅱ级与后者2级,前者Ⅲ级与后者2.5级,前者Ⅳ、Ⅴ、Ⅵ级与后者3级、3.5级和4级相当。

表3-5-32 AVM的Spetzler-Martin评分标准

项目	评分/分
AVM大小(血管团最大直径)	
小(<3cm)	1
中(3~6cm)	2
大(>6cm)	3
AVM部位	
非重要功能区	0
重要功能区	1
引流静脉	
浅静脉	0
深静脉或深浅静脉均参与	1

相当级别的AVM手术疗效几乎一致。

表3-5-34示AVM的Lawton-Young分级,以年龄、是否破裂、血管畸形团疏松三个项目分别评分。

【临床表现】

1. 50%以上的患者以颅内出血起病,是AVM最严重的后果,多发于年轻人,可为脑实质出血、SAH或硬膜下出血,并可反复发生。常在激烈活动、情绪激动或紧张时突然发病,出现剧烈头痛、恶心、呕吐,以及偏瘫及不同程度的意识障碍等。半数以上的患者有长期头痛史,类似偏头痛发作。脑膜刺激征常提示SAH。

2. 癫痫发作可为首发症状,见于半数以上的患者,表现为全面性大发作、部分性发作或失神发作。多见于额、顶、颞叶较大的AVM并有大量脑盗血患者,也可见于出血或脑积水时。

3. 进行性神经功能缺失常见于较大的AVM,主要表现为运动或感觉障碍,最初呈TIA发作,频繁发作后神经功能缺失变为永久性。可由于脑盗血引起,或因长期脑缺血导致脑水肿或脑萎缩,年轻人多因反复出血引起脑损害及功能损伤。智力发育障碍或智力减退多见于巨型AVM,多因严重脑盗血导致脑弥漫性缺血,以及频繁的癫痫发作或抗癫痫药所致。幕下AVM除了自发性出血,可无症状或症状较少,少数病例可见后组脑神经麻痹、小脑性共济失调等。

4. 伴硬脑膜动静脉瘘的患者可闻及颅内杂音,压迫颈动脉可使杂音减弱或消失,眼球突出很少见,常见于颞叶前端的AVM粗大引流静脉导入海绵窦时。

表 3-5-33　AVM 的 Spetzler-Martin 分级

単位：分

级别	大小/cm			部位		引流静脉		总分
	<3	3~6	>6	非功能区	功能区	浅静脉	深静脉	
I	1			0		0		1
II	1				1	0		2
	1			0			1	2
		2		0		0		2
III	1				1		1	3
		2			1	0		3
			3	0				3
IV		2			1		1	4
			3		1	0		4
			3	0			1	4
V			3		1		1	5

表 3-5-34　AVM 的 Lawton-Young 分级

内容	定义	得分/分
年龄	<20 岁	1
	20~40 岁	2
	>40 岁	3
未破裂	是	1
	否	0
血管畸形团疏松	是	1
	否	0

【辅助检查】

1. 脑 CT、MRI　脑 CT 用于初检及可疑急性出血时，可显示出血部位、出血量及脑受压情况。CT 显示 AVM 为不规则低密度或混合密度病灶，团块状或边界不清。注射造影剂可见高密度增强区，一般无明显水肿带或占位效应（图 3-5-38）。MRI 检查可显示 AVM 特征性"流空效应"，AVM 中的快速血流在 MRI 的 T_1WI 或 T_2WI 均显示病灶呈流空的管状或圆点状血管影，边界不规则，可见较大的供血动脉及引流静脉，可清晰显示 AVM 与周围脑结构关系（图 3-5-39）。

2. 脑 CTA 和 MRA　CTA 是通过螺旋 CT、静脉注射造影剂及三维重建技术构建脑动脉的立体图像（图 3-5-40A）。CTA 可显示 AVM 的立体结构及与周围颅骨的空间关系，检查时间短，成像迅速，费用较低。适用于出血急性期患者，尤其昏迷又急需手术时，可迅速完成 CT 扫描和病灶重建成像，确定 AVM 大小、部位及脑内血肿状况，制订急诊手术方案。

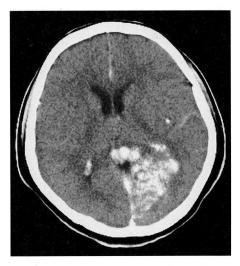

图 3-5-38　CT 增强扫描显示左枕叶的 AVM

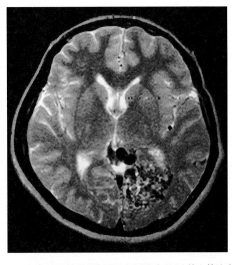

图 3-5-39　脑 MRI 的 T_2WI 显示左侧枕叶 AVM 的血管流空现象

MRA 的分辨率和清晰度俱佳，动脉和静脉可分期成像（图 3-5-40B）。无需造影剂，无辐射及创伤，费用低，但病灶显影易受血肿、水肿、脑软化灶及周围扩张的脑血管信号影响，血液湍流和血管壁钙化可产生伪影。

3. 头颅 DSA 是诊断 AVM 的"金标准"。AVM 在全脑血管造影上的典型表现为动脉早期可见一支或数支走行迂曲、增粗的供血动脉，动脉晚期及毛细血管期可见不规则的畸形血管团，随后在静脉期通过一或数支明显扩张扭曲的引流静脉汇入静脉窦或深静脉（图 3-5-41）。远侧动脉可不显影，正常脑血管无移位，除非脑内血肿压迫。须注意较小的 AVM 在出血急性期，由于被血肿压迫导致无法显影，存在漏诊的可能。故待血肿吸收后应复查 DSA，以免漏诊。

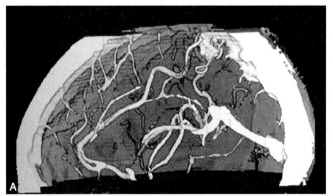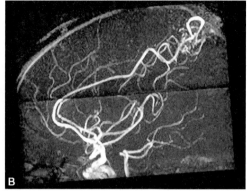

图 3-5-40 脑 CTA 和 MRA

A. 3D-CTA；B. MRA 显示 AVM 畸形血管团和供血动脉

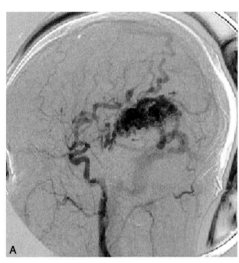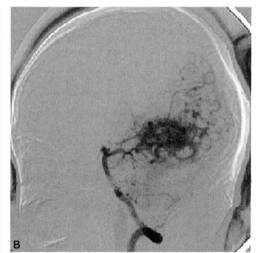

图 3-5-41 头颅 DSA

A. DSA 的颈动脉造影；B. 椎动脉造影显示左侧颞枕叶的 AVM

【诊断和鉴别诊断】

1. 诊断 年轻人以自发性 SAH 或脑内血肿起病，应考虑 AVM 的可能，如有癫痫发作史且无颅内压增高者应高度怀疑。脑 CT 检查可提供重要信息，脑 MRI 检查可基本确诊，并为手术定位提供重要信息，DSA 是确诊和拟定治疗方案的最重要检查。出血急性期需紧急清除血肿挽救患者生命时，做 CTA 检查有助于指导清除血肿急诊手术。

2. 鉴别诊断 AVM 需与其他颅内出血疾病，如海绵状血管畸形、颅内动脉瘤及高血压脑出血等鉴别。

（1）海绵状血管畸形：出血症状体征由其部位决定。CT 显示不同密度圆形病灶，其间有钙化，可有病灶强化，周围轻度水肿带，较少占位征象。DSA 检查常为阴性，MRI 可能显示病灶特征，T_2WI 上瘤巢呈"桑椹"样表现，周围为低信号的含铁血黄素沉淀。

（2）颅内动脉瘤：多发生于 40~60 岁中老年人，常引起 SAH，症状较重，多见意识障碍或昏迷；未破裂动脉瘤常在体检中发现，神经系统阴性体征。神经系统阳性体征以动眼神经麻痹多见，偏瘫及躯体感觉障碍较少，癫痫发作更少；依据 DSA 确诊。

（3）高血压脑出血：多见于50~60岁高血压患者，剧烈头痛、呕吐，常很快出现偏瘫、偏身感觉障碍及同向性偏盲等三偏征；出血来势凶猛的患者数分钟或数十分钟即出现意识丧失，迅速发生脑疝，甚至死亡。CT可显示脑内血肿。

（4）肿瘤卒中：恶性胶质瘤、血供丰富的实体型血管母细胞瘤等颅内原发性肿瘤，以及绒毛膜上皮癌、黑色素癌和肝癌等颅内转移都可引起出血。一般出血前即有进行性发展的ICP增高和神经功能缺失，身体其他部位或可发现原发性肿瘤。MRI、DSA等影像学特征可予鉴别。

（5）静脉型血管畸形：可引起SAH或脑内出血，DSA检查常不显示畸形血管团，仅在静脉期可见增粗的、如"水母头"样异常静脉。

（6）烟雾病：常发生脑室内出血或脑室旁出血破入脑室，DSA可见颈内动脉或大脑中动脉等大动脉闭塞，以及脑底异常增生血管网。

【治疗】

目前AVM治疗包括手术切除病灶、血管内介入栓塞、立体定向放射外科、内科疗法及几种疗法联合。一项未破裂脑动静脉畸形的随机试验（ARUBA）研究显示包括放疗、介入栓塞或外科手术在内的干预治疗和药物治疗未破裂AVM没有显著性差异，但由于ARUBA研究的方法缺陷和局限性，因此，结论解释需要慎重，针对临床的指导不应受其影响太多。AVM手术难度受其大小、部位、供血动脉及引流静脉等因素影响。巨大型、高流量、涉及范围广泛或深部重要结构AVM难以全切除，手术可带来后遗症或死亡。临床上有些手术难度较大的患者未接受特殊治疗仍能正常生活或工作，因此，需仔细比较手术切除、血管内介入及放疗的利弊，结合每例AVM患者具体情况加以权衡，选择合理的治疗方案（表3-5-35）。

表3-5-35 治疗方案选择的影响因素

项目	显微手术（栓塞）	立体定向放射治疗	内科治疗
年龄	青年	老年	老年
临床表现	既往出血史，神经功能缺失，癫痫	无症状	无症状
血管构筑	合并动脉瘤	致密	—
畸形团大小及Spetzler-Martin分级	畸形团较小，分级较低	畸形团较小	分级高
部位	非功能区	功能区	功能区

1. 内科治疗 适用于史玉泉法分级3.5~4级病例，从事特殊职业、未出血又无其他症状患者，以及伴其他重要脏器严重疾病不适宜手术切除者。治疗包括：①卧床休息，避免剧烈活动和情绪波动，保持便通和戒烟酒等；②正规服用抗癫药控制发作；③出血急性期应住院治疗，适当应用脱水药、止血药等，至病情稳定。

2. 显微外科切除术 是杜绝再出血和纠正脑盗血的合理疗法。

手术适应证：①有颅内出血史，AVM属1~3.5级者；②无颅内出血史，位于大脑浅表非功能区或大脑半球内侧面（除中央前、后回的内侧面）、直径<5cm的AVM；③无颅内出血史的顽固性癫痫发作者；④急性颅内出血出现脑疝危象者，以手术清除血肿为主，根据急诊CTA判断是否同时切除病灶。

3. 血管内介入栓塞（endovascular embolization） 近20年来随着导管与栓塞剂改进，AVM栓塞疗效不断提高，但通常AVM结构复杂，尤其是大型AVM完全闭塞难度较大，部分或大部分闭塞后AVM残留病灶仍有扩大与复发可能。因此，现有的技术下，血管内栓塞难以达到根治，目前常对有明确出血责任病灶的AVM进行靶点栓塞，或者对巨大型、高流量的AVM先行一期或分期血管内介入疗法，栓塞部分病灶后1~2周作二期切除，可减少术中AVM出血，防止脑过度灌注等。此外，在有条件的中心，血管内治疗亦可和显微外科同时进行，即复合手术。术中，可通过栓塞来源于深部的供血动脉，使显微手术的安全性得到提高。

AVM血管内介入治疗并发症是：①在巨大的高流量AVM栓塞术中易发生脑过度灌注现象；②颅内出血可因操作中损伤血管壁所致；③脑血管痉挛；④微导管断裂或导管前端与血管壁黏着；⑤误栓正常脑血管。因此，在血管介入治疗前必须做好充分准备，术中应采用麻醉和必要的监测，一旦出现并发症，应及时发现、及时抢救治疗。介入治疗施行者应是有熟练的血管内手术操作技巧的神经外科医师。

4. 立体定向放射外科治疗（stereotactic radiosurgery）Steiner和Keksell（1972）首先用γ-刀治疗脑AVM。Co-

lombo(1985)及 Kiellberg(1984)分别用 X-刀和回旋加速器产生的氦离子治疗 AVM,开创了 AVM 立体定向放射外科治疗。放射治疗可促成 AVM 畸形血管壁外膜胶原纤维增生,并替代弹力纤维、平滑肌细胞和内皮细胞,使血管壁增厚、硬结、管腔狭窄及闭塞,血管腔内血流变慢,最后血管团内血栓形成而闭塞。整个过程十分缓慢,需 6 个月至 3 年时间,平均 2 年,畸形血管团未完全闭塞前仍可能出血,每年出血率约 4%。放射外科治疗并发症为放射反应,早期如恶心、呕吐、癫痫发作,晚期为放射性水肿、放射性坏死及正常脑血管闭塞,并发症可能与剂量有关。目前,认为放射外科治疗 AVM 适于直径<3cm、位于脑深部、手术切除和血管内介入治疗难度较大的 AVM,也可作为手术切除或栓塞术后残留病灶的补充治疗。

第十四节　其他颅内血管畸形

（张建民）

除了 AVM,其他颅内血管畸形(intracranial vascular malformations)包括毛细血管扩张症、海绵状血管畸形、静脉型脑血管畸形、大脑大静脉畸形、脑面血管瘤病以及硬脑膜动静脉畸形等。

一、颈动脉海绵窦瘘

颈动脉海绵窦瘘(carotid cavernous fistula,CCF)是颈内或颈外动脉及其分支与海绵窦形成动静脉瘘道而产生的综合征。

【病因和分类】

依据瘘口供血的来源,可分为直接型和间接型颈动脉海绵窦瘘。其中,直接型系指颈内动脉直接与海绵窦沟通形成的瘘,而间接型系颈内动脉或颈外动脉分支血管与海绵窦沟通形成的瘘。

按病因,分为创伤性颈动脉海绵窦瘘与自发性颈动脉海绵窦瘘,前者占绝大多数,占 80% 以上。创伤性颈动脉海绵窦瘘最多发生于头部损伤后,尤其是颅底骨折之后,引起颈内动脉海绵窦内段及其分支的撕裂或横断,少数可发生于眼眶部刺伤或弹片伤。医源性创伤,如血管内治疗、经皮穿刺三叉神经节治疗三叉神经痛、蝶窦或经蝶窦的手术等误伤颈内动脉窦内段可致医源性 CCF。自发性颈动脉海绵窦瘘的病因可能为:①体内雌激素水平改变:以中年妇女为多,可能是体内雌激素水平改变,引起血管壁变薄,弹性降低,脆性增加,并迂曲、扩张,加上血流冲击动脉破裂形成瘘。②蝶窦炎及海绵窦炎:正常

情况下,部分硬脑膜动脉和静脉在海绵窦壁附近,发出许多极细小的分支分布于窦壁硬脑膜,并与海绵窦有着极为丰富的网状交通,当蝶窦或海绵窦发生炎症继而引起栓塞时,静脉回流受阻,窦内压力增高,可促使这些网状交通开放而形成硬脑膜动静脉瘘。③海绵窦内的颈动脉及其分支的管壁先天缺陷:如颈动脉海绵窦段动脉瘤破裂,或颈动脉海绵窦段血管肌纤维发育不良,血管弹性差,破裂形成瘘。根据脑血管造影中所见到的颈内、颈外动脉与海绵窦之间沟通的情况,将 CCF 分为四型,A 型是 ICA 与海绵窦直接沟通,是海绵窦内的 ICA 破损所致,不通过其脑膜支,故又称为直接型,盗血量大,通常由外伤或医源性损伤所致;B 型是 ICA 通过其脑膜支与海绵窦沟通;C 型是颈外动脉脑膜支与海绵窦沟通;D 型是 ICA 与颈外动脉都通过各自的脑膜支与海绵窦相通。其中,后三型又称为间接型,盗血量相对较小,由 ICA、颈外动脉的脑膜支参与供血。外伤性 CCF 几乎均为直接型,自愈机会很少,必须做适当治疗。自发性 CCF 以间接型为多,部分可自愈。自发性 CCF 与外伤性 CCF 的区别要点见表 3-5-36。

表 3-5-36　自发性颈动脉海绵窦瘘（CCF）
与外伤性 CCF 的区别要点

要点	自发性 CCF	外伤性 CCF
平均年龄	>50 岁	30 岁左右
男:女	1:2	2:1
临床表现	无外伤史,症状轻,病程慢	有外伤史,症状重,进展快
脑血管造影	低流量,ECA 供血	高流量,ICA 直接与窦相通,ECA 供血少见
自然史	血栓形成机会多,少数可自愈	很少血栓形成,需手术治疗

【临床表现】

1. 颅内杂音　最多见,几乎每例都有。杂音犹如机器的轰鸣,连续不断,夜晚及安静时尤为明显,常使患者难以忍受、烦躁不安,严重影响休息和睡眠。听诊检查时可在眼眶、额部、外耳乳突部、颞部甚至整个头部听到与心率一致的节律性杂音,压迫患侧颈动脉则杂音明显减轻或消失。

2. 眼部症状　可见搏动性突眼,患侧眼球向前突出并与脉搏跳动一致;可见眼结膜充血与水肿,眼眶内、眼眦部、眼结膜、视网膜等部位静脉怒张充血、水肿,严重者

眼结膜可翻出眼睑之外,闭眼困难,导致暴露性角膜炎;可见眼球运动不全麻痹,伴复视。头痛早期局限于眼眶部疼痛,随着病程迁移,头痛可逐步减轻。

3. 视力障碍 视神经、视网膜缺血受损,角膜混浊、视网膜静脉破裂出血均可严重影响视力;角膜边缘静脉扩张导致继发性青光眼,可导致视力减退。

4. 鼻出血及颅内出血 不多见,常由鼻腔、颅内曲张的静脉破裂所致;鼻出血量常较大,甚至引起出血性休克。

5. 外伤性 CCF 患者的症状多较明显,常限于病侧,有时可见于两侧。自发性 CCF 多为低流量,临床症状较轻。

【辅助检查】

1. 全脑 DSA 是诊断 CCF 的"金标准",可明确瘘口位置、大小、供血动脉及盗血现象,以及引流静脉的走向、流量及侧支循环状况等。CCF 颈动脉造影可显示颈动脉血流通过瘘道直接注入海绵窦,海绵窦早期充盈,与海绵窦相连的眼上静脉、岩上/下窦、蝶顶窦等早现,并扩张、粗大,伴有静脉逆向血流,同侧 ICA 远侧分支充盈不良(图 3-5-42)。DSA 检查应做全脑血管造影,并加做对侧颈动脉和椎动脉的交叉充盈试验,以利诊断、判断颅内代偿机制和制订治疗方案。

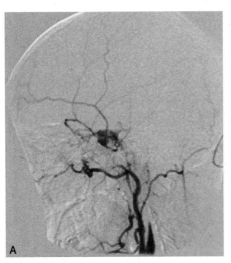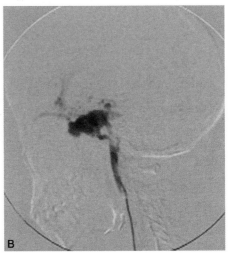

图 3-5-42 颈动脉海绵窦瘘(CCF)的 DSA 检查

A.颈动脉血流通过瘘道直接注入海绵窦;B.同侧 ICA 远侧分支充盈不良

2. 脑 MRI 检查 对大多数 CCF 诊断是非特异的,常见一侧突眼伴粗大、扩张的眼上静脉,同侧海绵窦扩大;增强可见眼外肌充血、增厚,眼睑肿胀,球结膜水肿,鞍旁海绵窦结构明显增强(图 3-5-43)。

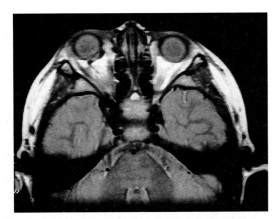

图 3-5-43 MRI 显示双侧颈动脉海绵窦瘘(CCF),可见双侧扩张的眼上静脉及海绵窦扩大

【诊断和鉴别诊断】

1. 诊断 头部外伤后 2 个月或半年内出现搏动性突眼、颅内杂音、结膜充血水肿和鼻出血等,听诊可闻及颅内杂音,压迫同侧颈动脉杂音消失,可作出诊断。自发性 CCF 多见于中老年及妊娠妇女,病程较长,进展缓慢,有突眼、颅内杂音及视力减退等,诊断一般不难。应用 DSA 可确诊。

2. 鉴别诊断 CCF 应与以下常见疾病鉴别:①眶内和眶后肿瘤、假性肿瘤、突眼性甲状腺肿及眶壁骨纤维结构不良等,均为无搏动性突眼和血管杂音;MRI 和 CT 可鉴别。②眶内血管病变,如海绵状血管瘤、动脉瘤、动静脉畸形等可引起眼球运动障碍、突眼,但无眼球搏动、结膜充血及水肿;DSA 可鉴别。③海绵窦血栓性静脉炎或血栓形成,可见眼结膜充血与水肿,眼球突出,但无搏动,更无杂音。④眶壁缺损可为先天性或外伤性,脑组织向缺损处膨出,引起突眼,但一般无血管杂音。

【治疗】

外伤性 CCF 很少自然愈合,绝大多数应积极治疗。

少数症状轻微、进展缓慢的外伤性 CCF 和自发性 CCF 可考虑保守疗法和颈部压迫疗法,或有自然愈合的可能。CCF 的治疗原则:①闭合或堵塞瘘口,保持颈内动脉通畅。②力求一次治疗达到最佳疗效。③本病自然病死率及病残率均较低,应选择安全、高效的方法。目前首选血管内介入治疗,若介入治疗困难或先前颈内动脉已被结扎,可考虑直接手术。

1. 血管内介入治疗 最常用的是经动脉入路,经典的治疗方案为可脱球囊栓塞法。术中将一个或多个可解脱的球囊输送至瘘口,充盈球囊并解脱即可达到彻底封堵瘘口的效果。但可脱球囊存在泄漏可能,导致部分患者术后复发。目前,球囊辅助下,单纯弹簧圈、单纯 Onyx 胶等液体栓塞剂或两者结合的栓塞方法取得了更稳定的远期效果。术中,将不可解脱的顺应性球囊输送至颈内动脉破口,再将微导管超选至瘘口,充盈球囊保护颈内动脉的前提下,经微导管输送弹簧圈或注入液体栓塞剂,均可有效闭塞瘘口,并重建颈内动脉。部分患者如颈动脉已结扎闭塞或迂曲狭窄,或术中难以通过动脉途径将微导管超选至瘘口时,可选择经岩下窦或眼上静脉等入路。

血管内治疗常见并发症:①穿刺部位血肿。②脑神经麻痹出现率约 30%,外展神经受损最常见。③假性动脉瘤,如球囊回缩可在海绵窦内形成一个与球囊大小相同、与 ICA 相通的空腔;无症状者无须处理,多可自行闭合;有症状者可试用弹簧圈栓塞。④脑梗死,球囊过大或过早脱落、导管上脱落的血栓、液体栓塞剂注射失误及各种栓塞剂漂移均可引起局部甚至大脑半球脑梗死,严重时需手术干预。⑤脑过度灌注。⑥颅内出血及视力恶化等。

2. 手术治疗 经海绵窦颈内动脉修补术的创伤和风险较大,成功率不高,难以推广应用,仅适用于各种方法失败后的最后尝试。瘘口孤立加动脉栓塞术,对脑侧支供应不良患者做颈内动脉阻断可能导致脑缺血危险,要求术前评估脑缺血耐受能力,必要时做颅外颅内动脉搭桥术。

二、硬脑膜动静脉瘘

硬脑膜动静脉瘘(dural arteriovenous fistula, DAVF)又称硬脑膜动静脉畸形(dural arteriovenous malformations, DAVM),是硬脑膜内动静脉直接相通形成瘘道所致,常由颈外动脉的硬脑膜动脉、颈内动脉或椎动脉的硬脑膜支供血,回流到脑膜静脉或静脉窦。大多数 DAVF 为获得性,继发于头外伤、颅脑手术、静脉窦血栓形成及引起静脉窦内压力增高疾病。成人多见,多发于横窦、乙状窦区、前颅底及海绵窦区硬脑膜等,天幕区、矢状窦旁及环窦区 DAVF 亦不少见,甚至舌咽神经或颈静脉裂孔

区亦有报道。少数 DAVF 为先天性,见于儿童,可伴脑 AVM 或 Galen 静脉畸形。

【分型】

1. Cognard 在 1995 年首先根据引流方式对 DAVF 提出了分型,并沿用至今。

Ⅰ型:静脉窦顺行引流。

Ⅱa 型:静脉窦存在逆向引流。

Ⅱb 型:静脉窦顺行引流+皮质静脉反流。

Ⅱa+b 型:静脉窦逆向引流+皮质静脉反流。

Ⅲ型:仅有皮质静脉逆向引流,但不扩张。

Ⅳ型:皮质静脉反流伴扩张。

Ⅴ型,脊髓的髓周静脉引流。

2. Borden(1995)则对 Cognard 分型进行了简化。

Ⅰ型:是仅向静脉窦和硬脑膜静脉回流的 DAVF。

Ⅱ型:DAVF 静脉除向静脉窦、硬脑膜静脉回流,还回流到软脑膜静脉。

Ⅲ型:是仅向软脑膜静脉回流的 DAVF。

【临床表现】

1. 低流量 DAVF 患者可无临床症状,或仅有头痛和颅内杂音。而高流量 DAVF 临床表现多样,依据不同位置可有不同表现:海绵窦区的 DAVF 通常表现为海绵窦综合征及眼部症状,如眼动神经麻痹引起的复视、结膜水肿、充血伴有眼球突出和震颤。高流量 DAVF 伴有静脉窦压力增高的患者可出现 ICP 增高症状,大量的动脉血直接注入静脉窦可造成脑盗血、脑缺血,表现为癫痫发作和进行性神经功能障碍,少数患者因颅内静脉高压引起正常脑组织静脉回流障碍,从而引起邻近脑功能障碍,表现为帕金森综合征或类皮质下痴呆等。

2. 通过软脑膜静脉回流的 DAVF,脑膜静脉破裂出现蛛网膜下腔出血或脑内出血,常见于前颅底和小脑幕切迹的病灶,颅内出血约占 20%。其他可出现突眼、耳鸣和持续性颅内杂音等。

根据患者颅内出血史,伴癫痫、视神经功能障碍、颅内杂音和眼球突出等,结合 DSA 清晰显示病灶部位、大小、供血动脉及引流静脉等可确诊。

【治疗】

1. 内科治疗 对症状较轻、DSA 未见脑皮质静脉引流的患者,可随访观察,采取对症治疗如抗癫痫、镇静及止痛等。

2. 手术切除 对皮质静脉引流、有颅内出血史或出现神经功能障碍的病灶应作手术切除;前颅底和枕大孔区的 DAVF 拟首选手术切除。术中电凝切断供血动脉,切除 DAVF 累及的硬膜瓣,以及阻断进入皮质引流静脉的通路。已闭塞的静脉窦可一并切除;对静脉窦未闭塞者,要保持横窦、乙状窦等重要静脉窦的通畅。

3. 血管内介入栓塞术 对结构复杂、范围广泛或部位深、手术难度大的 DAVF 可行血管内栓塞法,包括经动脉栓塞与经静脉栓塞两种。Onyx 胶的发明使得 DAVF 的血管内治疗进入新的时代。研究表明,海绵窦区的 DAVF 血管内治疗瘘口闭塞率可达 95%。随着导管工艺的改进以及神经介入医生对解剖认识的加深,其他部位如侧窦区、前颅底、天幕区以及部分后颅窝底的 DAVF 均可通过血管内治疗达到治愈性栓塞。

三、海绵状血管畸形

海绵状血管畸形(cavernous malformations,CM)以往称为海绵状血管瘤(cavernous angiomas,CA),并非真性血管瘤。CT、MRI 应用以后,海绵状血管畸形的检出率迅速上升。CM 可发生于大脑和脊髓的任何部位,性别分布大致相同,发病高峰年龄为 30~50 岁,儿童也可发病。

CM 分为散发性和家族性,家族性为常染色体不完全遗传。目前认为家族性 CM 与 3 个致病基因种系突变相关,包括 CM1、CM2 和 CM3。CM1 基因突变使血管壁发育异常,CM2 基因突变使支架作用缺乏,CM3 基因突变影响血管内皮细胞及平滑肌细胞发育。

CM 多见于幕上脑内(约 40%),幕上脑外如前颅窝、中颅窝底,包括鞍区、海绵窦约 20%;幕下占 15%,多在小脑内;椎管内 CA 约 10%;眶内约 14%。CM 由大小不等的海绵状或囊状血管窦紧密集结而成,为团块样异常血管组织,供血动脉不增粗,引流静脉不扩张。CM 的血管壁很薄,内有一层扁平内皮细胞,不含弹力纤维和平滑肌层,有不同程度玻璃样变及纤维化增厚。管腔内含不同阶段陈旧性积血或半凝固血块,常为巧克力色果酱样物。血管腔间无神经组织,整个畸形血管团无包膜,但边界清楚,周围组织有大量含铁血黄素沉着。

CM 多合并发育性静脉畸形,随着年龄的增加,静脉畸形周围发生 CM 的比例也显著提高,有观点认为静脉畸形周围血流动力学改变,继发静脉高压,以及畸形周围微出血灶刺激,可导致 CM 的形成。

【临床表现】

1. 海绵状血管畸形可多发,也可合并静脉型血管畸形。青壮年多见,临床症状常有发作-缓解-再发作和逐渐加重特点,少数患者缓慢起病、逐渐恶化。常见的首发症状是痫性发作(38%),全面性大发作多见,也有局灶性发作。头痛较多见(28%),可发生颅内出血(23%),继发局灶性神经功能缺失(12%),CM 的出血常为渗血,一般不严重,但脑深部或脑干 CM 反复出血可致残,甚至危及生命。体征取决于病变部位,如脑室壁上病变可引起脑积水,椎管内 CM 导致脊髓压迫症,眶内 CM 常可见突眼和视力下降。

2. 脑 CT 检查可见类圆形或结节形边界清楚、不均匀高密度灶,常有钙化,可强化,一般无周围水肿(图 3-5-44);MRI 显示 CM 为边界清楚不均匀 T_1WI 略高信号,T_2WI 高信号,周边常有环状低信号区,为含铁血黄素沉着(图 3-5-45)。Robinson 等复习文献统计的 14 000 例头

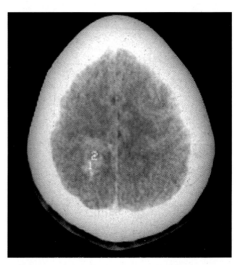

图 3-5-44 CT 平扫示右顶叶海绵状血管畸形

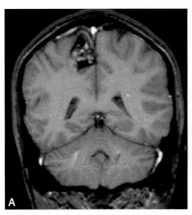
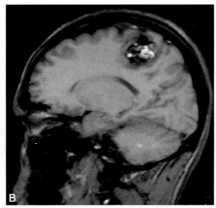
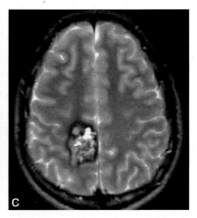

图 3-5-45 MRI 冠状位(A)、矢状位(B)及轴位(C)显示右顶叶海绵状血管畸形

出现癫痫发作，可因长期缺血、邻近脑组织退行性变所致，可伴智力发育障碍。

【诊断】

新生儿出现充血性心力衰竭、幼儿头围增大及脑积水、心脏扩大及颅内杂音等，应考虑本病。确诊依据影像学检查，CT 可见 Galen 静脉瘤，表现为四叠体池内边界清楚的圆形或三角形高密度影，病灶可呈均一强化，有时可显示粗大的供血动脉及引流静脉，常伴脑积水；MRI 检查 T_1WI 或 T_2WI 显示病灶内流空信号和附壁血栓信号；DSA 显示 Galen 静脉瘤呈球状显影，可见颈内动脉或椎动脉分支直接与静脉瘤沟通。

【治疗】

1. 内科治疗　应积极治疗新生儿心力衰竭，控制病情。对症治疗如抗癫痫及治疗 SAH 等。

2. 手术治疗　血管内介入治疗目前已成为 Galen 静脉畸形的首选治疗，简便有效、风险较小；包括经动脉栓塞与经静脉栓塞两种，经动脉栓塞适用于供血动脉较少者，如供血动脉多，不可能栓塞所有动脉，经静脉栓塞成为主要治疗手段，可取经股静脉或经窦汇穿刺两种入路，分期向瘤体内注入栓塞剂，逐步降低静脉内血流速度，形成血栓，减少瘤体内回流血液，颅内杂音消失，减轻与改善临床症状。显微手术治疗开颅夹闭供血动脉，一般不切除静脉瘤体，很难夹闭所有的供血动脉，应慎重对待手术风险。

七、脑面血管瘤病

脑面血管瘤病（encephalo-facial angiomatosis）亦称为 Sturge-Weber-Dimitri 综合征或神经皮肤血管瘤病，是一种神经系统遗传病，较少见。遗传方式尚不清楚，多认为是常染色体隐性遗传。本病主要特征是面部血管痣或血管瘤样病变，同侧大脑皮质和软脑膜动静脉畸形或毛细血管畸形，一侧半球皮质广泛萎缩及脑室扩大。

【临床表现】

本病患者特征性表现是一侧面部血管瘤或血管斑痣，患者可有癫痫发作，常为局灶性发作，也可发生癫痫持续状态。有的患者出现对侧肢体轻偏瘫、同向性偏盲、精神发育迟滞及蛛网膜下腔出血等。患者躯体肥胖，性器官发育差，伴青光眼、同侧轻度突眼、脊柱裂和隐睾等先天性异常。

根据面部血管瘤或血管斑痣，伴癫痫、轻偏瘫、精神发育迟滞及其他先天性发育异常等，头颅 X 线片约 50% 病例可见血管瘤理钙化影，CT 显示脑回形钙化影，是确诊本病的特征性表现。

【治疗】

本病的病程较长，症状可保持长期稳定不变，因此以内科治疗如抗癫痫等为主。伴难治性癫痫或反复出血者可行手术治疗，切除脑部血管畸形病灶；广泛累及大脑半球病灶可行大脑半球切除术。

八、颅内出血的其他原因

颅内出血的其他原因包括多种颅内和系统性疾病或其并发症以及医源性因素，如药物相关性卒中、脑淀粉样血管病（cerebral amyloid angiopathy，CAA）、原发性血液疾病、外伤性颅内出血、原发性脑室内出血、脑肿瘤出血、霉菌性动脉瘤（mycotic aneurysm）、脑紫癜（brain purpura）、急性出血性白质脑炎（acute hemorrhagic leukoencephalitis）、血管炎性疾病和脊髓源性出血等。颅内出血的原因各异，均可导致严重后果，临床上不容忽视。

（一）药物相关性卒中

随着心脑血管疾病的发病率不断增高，抗血小板药物、抗凝药物、溶栓剂等的使用也日趋增加，这些药物可引起血液成分改变或出凝血及血小板聚集功能异常，进而导致卒中事件的发生，称为药物相关性卒中。其中，以出血性卒中最为常见，起病急、进展快、预后差。

研究发现，传统药物阿司匹林和华法林导致年颅内出血事件发生率分别为 0.36% 和 1.1%，患者的 3 个月死亡率分别至少增加了 1 倍和 3 倍；ARISTOTLE 研究、ROCKET AF 研究和 RE-LY 研究证实了新型口服抗凝药物阿哌沙班、利伐沙班、达比加群酯相比华法林的抗凝效果相当，而颅内出血风险显著降低，不过一旦发生，仍有 40%~50% 的致死率；第二代溶栓药重组组织型纤溶酶原激活剂（recombinant tissue plasminogen activator，rt-PA）较尿激酶、链激酶等第一代溶栓药安全性已有一定程度提高，但仍可引起脑出血，美国国家神经病及卒中研究所 rt-PA 卒中研究组（The National Institute Of Neurological Disorders And Stroke rt-PA Stroke Study Group）的研究表明（1995），312 例应用 rt-PA 溶栓治疗的脑缺血患者，发生症状性脑出血者占 6.4%，致命性出血占 2.9%，出血原因与继发纤溶亢进导致凝血功能障碍及血管再通后过度灌注有关。

【临床表现】

心脑血管疾病患者口服抗血小板药物，房颤、瓣膜病、血栓栓塞性疾病患者服用抗凝药物，急性缺血性脑卒中患者在超早期应用溶栓剂后，突发头痛、恶心、呕吐等症状，伴有神经功能障碍，甚至意识不清，无法用原发疾病解释，头颅 CT 等影像学检查证实颅内出血，需考虑药物相关性卒中可能。该病血肿增大风险高，多进展较快，一旦出现严重颅高压症状，病情迅速恶化，预后不良。

【辅助检查】

血常规可见血小板减少，凝血功能发现 PT、KPTT 延长,INR升高,溶栓后可见FIB值增高、纤溶亢进等。血栓弹力图通过观察血液凝固的动态变化和纤维蛋白形成过程的动力学变化,可反映血小板的聚集和黏附功能,凝血因子活性以及纤维蛋白原功能,有助于全面评估患者的凝血功能,指导出血风险评估。

一项多中心前瞻性研究发现老年人MRI中存在微出血灶和中重度深部白质高信号,服用抗凝药物期间发生颅内出血的风险分别增加1.7倍和4.7倍,提示MRI可用于预测药物相关性卒中的发生风险。

【治疗】

治疗需要权衡出血与血栓栓塞的风险,必要时可以请血液科、心内科会诊。少量的颅内出血可先观察,应用药物调整凝血功能,密切监测各项凝血指标。服用华法林者,在4小时内将INR纠正至1.3以下,收缩压控制在160mmHg以内,可有效降低血肿增大的风险;口服新型抗凝药物者,目前已有达比加群酯拮抗剂idarucizizumab、利伐沙班拮抗剂andexanet以及广谱拮抗剂ciraparantag;肝素类制剂可采用鱼精蛋白拮抗;服用抗血小板药物者可使用去氨加压素,血小板输注目前仍存在争议。

若出血产生占位效应,造成颅高压,危及生命,则在积极纠正凝血功能的基础上进行外科手术。手术目的是去除血肿降低颅内压。可采用立体定向血肿穿刺、内镜下血肿清除术等创伤小、时间短的微创治疗手段。但对于大面积、弥漫性出血的患者,一般预后差,排除手术禁忌后,可行去骨瓣减压术。

对于抗血小板和抗凝药物的续用问题,ERICH和RESTART研究均证实出血后续用抗血小板药物不会或者轻度增加颅内再出血风险,但考虑到该类药物在心血管疾病二级预防中的重要价值,仍然建议患者继续服用;一项Meta分析发现抗凝药物续用不但不会增加再出血风险,还能显著降低患者的远期血栓栓塞事件发生率。

(二) 脑淀粉样血管病

脑淀粉样血管病(cerebral amyloid angiopathy, CAA)是老年人脑出血的主要病因,仅次于高血压脑出血和动脉瘤破裂出血。老年人中CAA发病率为10%~20%,占老年脑出血的5%~20%;伴阿尔兹海默病患者发生率更高,达80%。

CAA的病理特点是淀粉样蛋白-β在软脑膜及脑皮质血管壁上沉积,使小动脉、毛细血管结构发生改变。载脂蛋白E(apoE)ε4、早老素-1、α抗糜蛋白酶等可能引起脂质代谢异常,参与CAA发病。

【临床表现】

CAA患者常有进行性痴呆。发病急性期表现为短暂性缺血发作或脑梗死,严重者发生颅内出血,出血多见于幕上脑叶,额、颞、顶及枕叶皆可发生,基底节区、脑干、小脑等出血较少,可与高血压脑出血鉴别;部分患者血肿破入脑室,反复出血者亦不少见。CT可见皮质或皮质下血肿,形状不规则,可呈分叶状,以及呈特征性手指放射状;DSA可能显示血管炎性征象。

CAA诊断主要依据老年患者出现卒中症状或脑出血,进行性痴呆,CT显示脑叶皮质或皮质下出血,常为多灶性,无明确的出血原因等。确诊须依靠病理检查,多于出血急性期行血肿清除术时取血肿周围组织进行病理检查。

【治疗】

出血急性期处理视出血量及部位而定。病情严重、出血量大的患者需手术治疗,术中可将血肿周围组织标本取材送检,有利于确诊;术中注意避开脑功能区,有利于肢体运动功能恢复,改善生活自理能力。免疫抑制剂可能对控制疾病进展有帮助;抗氧化剂如维生素E等可减轻脂质过氧化反应。

老龄患者合并心肺等基础疾病,疗效较差。

(三) 原发性血液病

原发性血液病(primary hematopathy),如白血病(leukemia)、巨幼红细胞贫血(megaloblastic anemia)、特发性血小板减少性紫癜(idiopathic thrombocytopenic purpura, ITP)等,以及再生障碍性贫血(aplastic anemia, AA)、血友病(hemophilia)等常成为颅内出血的病因。

白血病导致颅内出血与以下因素有关,如血小板数量减少及功能障碍、凝血功能异常、细胞增殖浸润引起颅内血管破坏、颅内感染及高血压等;恶性贫血患者亦常合并血小板异常及凝血功能障碍;ITP是病毒感染等诱发免疫介导的血小板数量减少;各型血友病是体内凝血因子先天缺乏性遗传性疾病。

【临床表现】

原发性血液病所致的颅内出血,常在基础病演变过程中发病,出现头痛、呕吐、意识障碍和局灶神经功能缺失症状等。患者病情常持续加重,迅速进入昏迷,并出现各种并发症,死亡率高。脑CT检查常见弥漫性、散在的多灶性出血,与单纯性高血压脑出血易于鉴别。

【治疗】

对症治疗包括用甘露醇脱水降颅压,应用止血药;针对原发病治疗,白血病患者必要时行强化化疗;恶性贫血及再生障碍性贫血(AA)需输注血小板;特发性血小板减少性紫癜(ITP)需用大剂量激素及输注丙种球蛋白;血友病患者应补充体内缺乏的凝血因子,纠正凝血功能等。颅内出血量大和有脑疝风险的患者可考虑去骨瓣减压等外科处理,但预后较差。

(四) 外伤性急性硬膜外、硬膜下出血,慢性硬膜下出血

颅脑创伤可造成急性硬膜外血肿、急性硬膜下血肿

（acute subdural hematoma）；部分患者有或无明确的外伤史,可发生慢性硬膜下血肿。急性硬膜下血肿占严重颅脑外伤的5%~22%,老年人容易发生,高处坠落伤者多见。受伤机制为加速性暴力使脑组织与硬膜形成移位,桥静脉撕裂造成出血。病情多呈进行性加重,伴ICP增高及局灶性体征等;慢性硬膜下血肿出血主要来自皮质小血管及桥静脉损伤,血肿腔增大与脑萎缩、凝血机制障碍及血肿腔内蛋白代谢异常等有关。颅内出血与外伤有关,临床表现及处理有一定的特殊性(详见第三篇第七章颅脑损伤,第五节外伤性颅内血肿)。

【临床表现】

1. 急性硬膜外血肿（acute extradural hematoma）　多见于青壮年,在颞部多见,出血常来源于硬膜血管或静脉窦。患者可有典型的中间清醒期,后又转入昏迷,严重者患侧瞳孔散大,对侧肢体瘫,可出现脑疝。首选CT检查,典型可见颅骨下方凸透镜样高密度影。

2. 慢性硬膜下血肿（chronic subdural hematoma）　是在伤后3周以上出现,老年人多见,约1/3的患者无明确的外伤史;可表现为颅内压增高症状,老年人可伴认知及精神障碍。CT可见一侧或两侧大脑半球硬膜下双凹形低或等密度影,MRI显示T_1WI及T_2WI的高信号或混杂信号影。

【治疗】

急性硬膜外血肿量较大者,除非有手术禁忌证,应积极清除血肿,立即处理硬膜血管或静脉窦出血,悬吊骨窗周围的硬膜。

急性硬膜下血肿厚度>5mm,有明显的占位效应,中线移位明显,病情进行性加重者行开颅血肿清除术,一并清除挫伤脑组织,冲洗硬膜下腔,充分止血;脑疝患者术前应去骨瓣减压。慢性硬膜下血肿患者行钻孔引流术多可达到较满意的效果,也有少数患者血肿迁延复发。

（五）原发性脑室内出血

Sanders等(1881)将自发性脑室内出血（spontaneous intraventricular hemorrhage）分为原发性和继发性两大类,原发性脑室内出血（primary intraventricular hemorrhage）是指脑室内脉络丛、脑室壁和脑室旁区的血管出血流入脑室;脑室周缘距室管膜下1.5cm以内的出血也属于原发性脑室内出血。继发性脑室内出血是其他部位脑实质出血破入脑室。

本病的病因包括微小动脉瘤、烟雾病、脑血管畸形、颈内动脉闭塞、脑室旁肿瘤、寄生虫病等,也可因高血压及血液系统疾病引起凝血功能障碍。

【临床表现】

原发性脑室内出血可分为全脑室出血和部分性脑室出血;全脑室出血在侧脑室、第三脑室、第四脑室都有大量积血甚至铸型;部分性脑室出血是一个脑室内积血或多个脑室内少量积血。起病急,伴剧烈头痛、恶心、呕吐,可迅速转入意识障碍或昏迷。体检可见脑膜刺激征,严重者有去大脑强直、瞳孔改变、呼吸异常等。脑CT显示一个或多个脑室内积血。

【治疗】

根据患者病情选择治疗。内科治疗适用于意识障碍及体征轻微、无恶化倾向、无脑积水或脑积水程度较轻、高龄、基础条件差等患者,给予止血、脱水、镇静、控制血压等。意识障碍进行性加重、无特殊手术禁忌证的患者应采取手术治疗,可行脑室外引流术或开颅血肿清除术,脑室外引流术是在侧脑室置管引流,可注入尿激酶等纤溶剂,防止血液凝固以利于引流;脑室内大量积血,引流术不能很快引出积血,可开颅清除一侧脑室内大部分积血,再通过透明隔清除对侧脑室内部分积血,有助于挽救生命,但手术创伤大,手术时间较长。

（六）原发性和继发性脑肿瘤出血

脑肿瘤出血（intracranial tumorous hemorrhage）可分为原发性与继发性。原发性脑肿瘤出血多见于垂体瘤、胶质母细胞瘤、星形或少枝胶质细胞瘤等;继发性是转移性脑肿瘤出血为主,以支气管肺癌、黑色素瘤、绒癌为多见。Barkovich等(1988)报道,脑肿瘤出血占同期所有颅内出血的1%~11%。

肿瘤出血的常见原因如下:①内皮增生引起肿瘤血管阻塞;②阻塞的远端血管坏死;③迅速生长的肿瘤挤压和牵拉血管;④肿瘤生长侵犯血管壁;⑤肿瘤引起的颅高压导致静脉压力升高。

【临床表现】

脑肿瘤患者突然出现颅高压症状及局灶体征加重,需考虑瘤卒中,CT检查通常可证实。少数脑肿瘤患者的首发症状即为出血,CT检查往往不能发现肿瘤,须行MRI等检查才能确诊。

【治疗】

少量出血不必急诊手术处理,可酌情应用止血药。引起明显占位效应及ICP急剧增高的肿瘤出血,急需手术,一并清除血肿和切除肿瘤。

（七）细菌性动脉瘤

细菌性动脉瘤（bacterial aneurysm）和霉菌性动脉瘤（mycotic aneurysm）均为感染性动脉瘤（infective aneurysm）,是动脉壁感染性病变。脑细菌性动脉瘤占脑动脉瘤的2.5%~6.2%,常见于亚急性心内膜炎患者,也可为直接血运感染。常见的致病菌为金黄色葡萄球菌和沙门菌属。霉菌性动脉瘤可累及一或多条动脉,菌栓阻塞小动脉后,细菌进入血管壁中,可引起血管壁的结构破坏,在血流冲击下形成动脉瘤。

【临床表现】

患者多有风湿性、先天性心脏病史或罹患亚急性心内膜炎,少数病例有咽喉炎、口腔科手术和产褥热史。患者突然起病,有头痛、呕吐及意识障碍等表现,体检发现颈强直;CT 显示蛛网膜下腔出血,DSA 可确诊动脉瘤部位和形态;极少数未出血的巨大动脉瘤可因占位效应出现症状。

【治疗】

若动脉瘤破裂出血,急性期可行介入或外科手术治疗。未破裂的细菌性动脉瘤,如无明显占位效应,经 DSA 复查瘤体无扩大可用抗生素治疗,如瘤体增大应外科治疗,并用抗生素治疗。

(八) 脑紫癜

脑紫癜(brain purpura)由 Schmidt 在 1905 年提出,可能与 Rosenfeld 阐述的急性出血性脑炎(acute hemorrhagic encephalitis)是同一疾病。病理检查在大体标本切面可见针尖样大小的出血灶,散在于大脑白质。

【临床表现】

本病多发于青少年及儿童,亦可见于成人,常见于感染或中毒后,起病迅猛,临床表现类似急性脑炎。

【治疗】

本病可对症治疗,或酌情进行免疫治疗,如大剂量激素、免疫抑制剂及血浆交换等。

(九) 急性出血性白质脑炎

急性出血性白质脑炎(acute hemorrhagic leukoencephalitis,AHLE)由 Hurst 等于 1941 年首先报道,又称为 Hurst 病。主要侵犯儿童和青少年,成人亦可累及,是脱髓鞘疾病中极凶险的类型,为暴发型超急性型播散性脑脊髓炎。

本病可继发于呼吸道感染、疫苗注射或应用某些药物后,可能在这些诱因作用下发生的 CNS 自身免疫性疾病,HSV 病毒可能参与发病。

【临床表现】

急性起病,高热、头痛、颈项强直、偏瘫、癫痫及后组脑神经受损,进而昏迷、去脑强直及瞳孔散大等;CSF 细胞数增加,中性粒细胞占多数,髓鞘碱性蛋白可阳性;CT 即可广泛脑水肿,白质肿胀,可有小出血灶。多于 1~11 天内死亡。

【治疗】

主要为对症支持治疗,无特殊疗法。免疫抑制治疗如大剂量皮质类固醇、大剂量免疫球蛋白静脉滴注、血浆交换可能有一定疗效;脑水肿明显、严重颅高压患者可行开颅去骨瓣减压术挽救生命。

(十) 血管炎症性疾病

血管炎症性疾病,如结节性多动脉炎和系统性红斑狼疮可累及 CNS,严重者导致颅内出血。

Ⅰ. 结节性多发性动脉炎

结节性多发性动脉炎(polyarteritis nodosa,PAN)是一种坏死性血管炎性疾病,多累及中、小动脉,累及多个器官,以皮肤、关节、外周神经、胃肠道最多见。可分为乙肝病毒感染相关型和非乙肝病毒感染相关型,机制不同。

临床表现与受累系统和器官有关,部分患者累及 CNS,导致血管闭塞、坏死,发生脑梗死或脑出血。

脑出血急性期根据病情轻重进行处理,血肿量大的患者须手术治疗,未出血的患者,非乙肝病毒感染相关型者可行激素或细胞毒药物治疗,乙肝病毒感染相关型者采用抗病毒治疗加血浆交换。

Ⅱ. 系统性红斑狼疮

系统性红斑狼疮(systemic lupus erythematosus,SLE)是一种累及多器官的自身免疫性疾病,与 DR2/DR3 相关的遗传因素、病毒感染、紫外线照射、性激素水平、应用某些药物、免疫功能障碍等均为本病诱因。

临床症状根据累及器官而定,侵犯 CNS 可出现癫痫、头痛等,亦可引起 CNS 血管病变,导致偏瘫、失语、多动、精神失常及下丘脑功能障碍,如发生出血,外科处理原则同结节性多动脉炎。

(十一) 脊髓源性出血

脊髓源性出血如脊髓外伤、脊髓动静脉畸形或动静脉瘘出血,血液可流入颅内,出现颅内出血症状,一般多在蛛网膜下腔及脑池积血,较少进入脑内。

临床表现除了脊髓病变本身导致运动、感觉障碍,颅内积血可产生相应症状和体征。脊髓动静脉畸形或动静脉瘘,若病灶未彻底处理可能发生再出血。

本病治疗,若颅内积血量较少,应积极处理脊髓原发病,并对症治疗;若颅内积血量较大,必要时手术治疗;是否行腰大池引流,应根据脊髓病变节段及性质,以及颅内积血量决定。脊髓外伤患者可能合并肺、肝、肾等其他脏器损伤,处理继发的颅内出血时切勿忽视。高节段脊髓损伤或动静脉畸形可影响呼吸等生命功能,脊髓病变可导致肢体活动障碍而长期卧床,常合并汗散热功能障碍,出现持续发热;消化、泌尿系统功能受损后,营养代谢、水及电解质平衡易发生紊乱,均给继发性颅内积血处理带来一定困难,须周密制订治疗方案。

第十五节 高血压脑病

(赵性泉)

高血压急症(hypertensive emergency)指血压突然和显著升高(收缩压≥180mmHg 和/或舒张压≥120mmHg),同时合并伴有心、脑、肾等重要靶器官功能不全表现的临床综合征。高血压脑病（hypertensive encephalopathy）属于高血压急症之一，其特征是急性血压升高并伴发各种神经系统症状和特征性的神经影像学改变。该病的常见临床症状和体征包括意识模糊、头痛、恶心、呕吐、视觉障碍、癫痫发作和局灶性神经功能缺损等，如处理不当可导致严重后果，甚至死亡。目前普遍认为其症状和体征通常在血压降低后缓解，因此尽早识别和治疗通常可获得良好的临床结果。关于其流行病学、诊断以及与后部可逆性脑病综合征（posterior reversible encephalopathy syndrome，PRES）的关系，仍存在较多争议。

【流行病学】

未经治疗的原发性高血压可导致高达 1%～2% 的病例发展为高血压急症，高血压性脑病约占高血压急症的15%。高血压脑病通常见于收缩压高于 220mmHg 或舒张压高于 130mmHg 的患者。急性高血压的患者更容易出现高血压脑病，并且可能会在慢性高血压患者耐受的血压水平下出现。由于影像学技术的进步，高血压脑病的诊断率不断提高，与高血压急症相关的发病率和死亡率并没有增加。

【病因和发病机制】

1. 病因　可见于原发性高血压和各种继发性高血压。原发性高血压以急进型高血压多见；继发性高血压大多数由急性肾小球肾炎、肾动脉狭窄、妊娠子痫、嗜铬细胞瘤、库欣综合征等引起。慢性高血压、原发性醛固酮增多症或主动脉缩窄很少引起高血压脑病。

2. 高血压脑病发病机制尚未完全阐明，在高血压病程中，某些诱因可使血压突然急剧升高，如过度疲劳、情绪激动、紧张、内分泌失调、气候变化等；手术时麻醉不足、缺氧、二氧化碳潴留；膀胱充盈或胃肠潴留等过度的自主神经刺激；突然中断降压药物治疗特别是单胺氧化酶抑制剂治疗者，或在服用单胺氧化酶抑制剂同时服用酪氨类、麻黄碱药物或含酪氨的食物，如啤酒、奶酪、扁豆、巧克力、红葡萄酒等可使儿茶酚胺大量释放。此外，原来血压正常者，可因情绪刺激、急性肾炎、妊娠高血压综合征等导致血压突然升高，可诱发高血压脑病。其他如铅中毒引起惊厥，患者血压增高，可在一定诱因下导致高血压脑病。重度颈动脉狭窄患者行颈动脉内膜剥离术后，脑灌注突然增加，亦可引起高血压脑病。

【病理和病理生理】

1. 病理　本病主要病理改变是弥漫性脑水肿。脑重量增加可超过正常脑的 20%～30%。脑外观苍白，脑回变平，脑沟变浅，脑室变小，脑浅表部位动脉、毛细血管和静脉扩张，Virchow-Robin 腔隙扩大，脑切面呈白色，可有瘀点状出血或微小狭长的裂隙状出血及腔隙性病损等。脑小动脉管壁玻璃样变性使血管内皮增厚，外膜增生，血

管腔狭窄或阻塞，导致纤维蛋白性血栓和脑实质微梗死，形成本病特有的小动脉病（arteriolopathy），血管壁纤维素样坏死严重可破裂，发生多数瘀点或脑内出血。Feigin 和 Prose（1959）描述两种脑动脉玻璃样变性类型，一种为纤维蛋白样动脉炎，可见血管壁炎症性改变、血液外渗、微动脉瘤形成；另一种血管壁无炎性改变，胶原染色性物质使血管腔狭窄、小血栓形成和脑缺血。颅内压增高或视网膜动脉压增高阻碍静脉回流，可导致视网膜动脉纤维素样坏死、出血或梗死及永久性视力丧失。另外，还可见少突胶质细胞肿胀、树突状细胞破碎（clasmato-dendrosis）及神经元缺血性改变。

2. 病理生理　在讨论病理生理学之前，有必要简要概述正常的脑自动调节功能（cerebral autoregulation）。正常人脑的血流量占全身的 15%～20%，消耗 20%～25% 的氧。而脑组织自身无能量储备，需要稳定且持续的脑血流供应，维持结构和功能。人脑对脑血流量的下降极为敏感，因此存在多种机制来确保脑在各种生理条件变化下均可获得充足且适当的血液供应，包括肌源性、神经源性、内皮性和代谢反应机制等。在人类中，自动调节的下限为 40～60mmHg 平均动脉压，上限为 150～160mmHg 平均动脉压。通常，每 100g 的脑组织血流量约为 50ml/min。当血压下降时，脑小动脉通常会扩张；而当血压升高时，它们会收缩以保持恒定的脑血流量。这种机制通常在舒张压 60～120mmHg 时起作用。

高血压脑病是由 Oppenheimer 和 Fishberg 在 1928 年提出的，在急性血压升高时，小动脉收缩以及血脑屏障破坏，导致脑水肿和微出血。高血压脑病目前被认为是脑小动脉自动调节的紊乱，当超过自动调节的上限时就会发生。患有严重的高血压（130～150mmHg 脑灌注压力）时，脑血管会尽可能收缩，然后发生反射性脑血管舒张，这导致过度灌注、小血管损伤、脑水肿和颅内压升高（突破理论）。也有人认为，高血压脑病是由于小动脉的血管收缩反应过度，导致脑缺血（过度调节理论）。涉及脑小动脉的自动调节功能受损的患者可能会出现坏死性小动脉炎、微梗死、胃出血、多发性小血栓或脑水肿。

通常，高血压脑病会在 24～72 小时内呈亚急性发病过程。脑小动脉内皮细胞最初会释放一氧化氮和流体静力性渗漏（液体和大分子通过小动脉和毛细血管壁外渗、漏出），而后者本身会导致脑水肿。但是，当这些机制因持续性和持续性高血压而达到上限时，结果是抵抗力增强。这种不断增加的抵抗力导致内皮损伤和炎性细胞因子的释放，从而破坏血脑屏障，增加其通透性，血浆和大分子等在间隙聚积，抑制纤维蛋白溶解和激活凝血系统。

后部可逆性脑病综合征（PRES）、可逆性后部脑白质脑病综合征（reversible posterior leukoencephalopathy syndrome,RPLS)是 Hinchey 等于1996年首先描述的一组在高血压患者中发现的临床症状和影像特点组成的临床综合征。尽管 PRES 最初是在高血压患者中发现的,但此后发现其也可在血压正常的个体中出现,并与许多其他临床疾病相关,如肾脏疾病、感染、免疫抑制剂(环孢素,阿糖胞苷)、子痫等。PRES 的病理生理学仍存在争议,但主要理论认为与脑自动调节功能障碍有关。这导致灌注过度,引起血管周围水肿的发展,继而压迫周围的供应血管营养的微血管,并导致内膜炎。据推测,脑后部具有较少用于自我调节的交感神经的区域最容易受到这种类型的伤害。另外,血压的波动、细胞因子释放或循环性炎症标记物对内皮的直接损害会导致血脑屏障的破坏,并增加梗死和微出血的风险。PRES 的典型可逆性血管变化包括血管收缩、局灶性血管痉挛和脑血管串珠样改变。

【临床表现】

1. 发病年龄　高血压脑病发病年龄与基础病因有关,子痫发生常见于年轻妊娠妇女,在生育期早期最常见;恶性高血压多见于30~50岁,急性肾小球肾炎患者多为儿童和青少年,慢性肾小球肾炎多见于10~30岁。

2. 高血压脑病临床表现颇为相似,可以把高血压脑病看作发生在脑部的高血压危象。高血压脑病起病急骤,病情发展十分迅速,一般出现高血压脑病需经12~48小时,短则数分钟。临床上主要表现为血压急剧升高、头痛、呕吐、烦躁等先兆症状。发病后以脑水肿症状为主,大多数患者具有头痛、抽搐和意识障碍的高血压脑病三联征。经积极降压和颅内压及控制抽搐等治疗后,症状常可迅速好转或大部分缓解。

(1)血压增高:新近出现的高血压达 160/100mmHg 即可出现症状。急性肾炎、妊娠高血压综合征者脑病发作时血压可升高至 180/120mmHg,慢性高血压者血压升高至 200~250/120~150mmHg。原来有高血压者,血压可因一定诱因而再度增高,出现高血压脑病时血压可高达 200/260~140/180mmHg。

(2)颅内压增高症状:表现为严重的头痛、头晕、恶心、呕吐和视乳头水肿等。剧烈的头痛是最早症状,头痛可限于后枕部或全头痛,紧张、咳嗽、用力时加重,与血压和颅内压升高有关,和舒张压、视盘水肿相平行,头痛过后可很快出现脑功能损害症状。呕吐呈喷射状,较为剧烈。视乳头水肿是颅内压增高的主要体征。眼底检查可见视乳头边界模糊,视乳头充血及生理凹陷消失,严重者可见视乳头明显隆起、渗血和点片状出血,视网膜静脉怒张,动脉痉挛变窄等。与此病理改变伴随的相应临床症状为视物模糊、黑矇等视力障碍。

(3)癫痫样抽搐或肢体肌肉强直:高血压脑病的病程中可出现脑组织局灶性坏死,脑神经异常放电可导致

患者常出现全身性或局限性抽搐发作,可只发作一次或几次,严重者也可出现癫痫持续状态。高血压脑病的癫痫发作常可表现为全面强直阵挛发作,即存在意识丧失和全身对称性抽搐。脑电图可显示为广泛性弥散慢波,提示有脑组织水肿,有时也可见癫痫性放电,意识障碍越重,脑电图异常越明显。

(4)意识障碍:包括昏睡、谵妄、精神错乱甚至昏迷。

(5)神经系统局灶性症状:高血压脑病尚可出现局部脑组织坏死而产生肢体麻木、偏瘫、失语、偏盲等局灶性神经障碍。此外,还可存在精神症状,如定向和判断力障碍、谵妄和痴呆等症状。

(6)眼底改变:随病情的不同可有不同的严重程度变化,可见视乳头边缘模糊。视网膜小动脉弥散性或局限性痉挛,甚至视网膜出血、渗出和视乳头水肿。视乳头水肿可在颅内压增高几小时内形成,可作为高血压脑病的早期诊断指征之一。

【辅助检查】

1. 脑脊液检查　压力显著增高,有少数红细胞或白细胞,蛋白质轻度增高。但如诊断已明确,禁做此项检查。

2. 脑电图检查　可见局灶性异常或两侧同步的尖慢波,以枕叶的节律性尖波和慢活动常见,有时出现弥散性慢波者,提示严重的脑组织水肿。意识障碍越重,脑电图异常越明显。

3. 脑 CT 检查　脑影像改变为血管性水肿所致,CT 可见局部或弥漫性白质水肿为主,累及灰质少见,可有占位效应。一般以双侧顶、枕叶白质为主,呈对称或不对称分布,病变广泛时也可累及颞叶、额叶、基底节、小脑和脑干。偶见小灶性缺血或出血灶。但也可无明显异常,对本病无诊断意义,但有助于鉴别诊断。增强 CT 可有轻度片状/点状增强,CTA 可有血管正常或痉挛,CT 灌注常增加。

4. 脑 MRI 可见皮质/皮质下病变,T_1WI 显示为低信号,T_2WI 为高信号;FLAIR 上95%的病例有皮质高信号病变,可伴有基底节对称性病变;DWI 正常白质通常为等信号(偶可为低信号),ADC 值显著增高。复杂/严重病例可能有斑点状出血和片状增强。极少见病例可出现广泛的脑干高信号病变或全脑的白质水肿。SWI 可显示微出血信号(低信号)。

【诊断和鉴别诊断】

1. 诊断　高血压脑病是指由严重的和/或突然的血压上升导致出现脑水肿的体征和/或症状,其诊断是一种排除性诊断,当血压降至自动调节范围后神经系统症状改善时,有时仅降低10%~15%即有反应,可以回顾性确诊。然而,脑部影像学检查,尤其 MRI 的 T_2WI 像可能显示顶枕区白质水肿,这与称为可逆性后部脑白质病综合征的

高血压脑病相符。若 MRI 显示以脑桥异常为主,称为高血压脑干脑病(hypertensive brainstem encephalopathy)。

高血压脑病诊断要点:

(1) 血压突然显著升高,尤其是舒张压升高,常超过 120mmHg。

(2) 急性或亚急性起病,严重头痛、恶心、呕吐、抽搐、意识及精神障碍,可伴有肢体麻木、偏瘫、失语、偏盲等一过性局灶性神经功能缺失。

(3) 经积极降压治疗,待血压降至正常或一定水平,症状可迅速好转或大部分缓解,不遗留脑损害后遗症。

(4) 眼底检查可见高血压视网膜病的改变;脑电图有弥散性慢性波或癫痫性放电的改变;脑 CT 或磁共振可见对称性后部白质密度降低,亦可无明显异常。

(5) 排除高血压性脑出血,蛛网膜下腔出血及颅内占位性病变等。

2. 鉴别诊断 高血压脑病应与脑梗死、高血压性脑出血和蛛网膜下腔出血等鉴别。

(1) 出血性卒中:脑出血和蛛网膜下腔出血往往亦由长期血压升高并发脑的小动脉硬化,在某种因素诱发下血压骤升而引起,且因出血量往往较大,患者亦可有严重脑水肿和颅内压升高,表现出严重头痛、昏迷等与高血压脑病相似的特征。但脑出血或蛛网膜下腔出血患者往往脑损伤程度更严重,故常迅速发生深度昏迷,病情进展迅速,常在数分钟至数十分钟达到高峰,而且脑出血患者有明确的固定性神经体征如偏盲、偏身感觉障碍、偏瘫、失语等,蛛网膜下腔出血者有明显的脑膜刺激征,两者脑脊液检查都有脑脊液压力增高,脑脊液呈现血性,CT 检查可发现脑实质内(脑出血)及蛛网膜下腔内(蛛网膜下腔出血或脑出血破入蛛网膜下腔)有高密度区,这些在高血压脑病患者中均不多见,可资鉴别。

(2) 脑梗死:好发于 40 岁以上的人群,常见于动脉粥样硬化、高血压、冠心病或糖尿病,以及吸烟、饮酒等不良嗜好的患者。梗死面积较小时,颅内压增高症状可不明显,临床表现为头痛多不严重,昏迷少见,血压不高或轻度升高,常有固定性的神经系统体征如视力障碍或视野缺损、眼球运动障碍、失语或言语不清,特定躯体感觉运动障碍等。眼底检查多无异常。发病 24~48 小时后脑 CT 检查可见相应部位低密度灶,边界欠清晰。DWI 可帮助区分 PRES 与梗死。在 PRES 中,水肿是血管源性的,表现为 DWI 等信号或稍高信号;在急性脑梗死中,水肿是细胞毒性,表现为 DWI 上明显高信号。

(3) 颅内占位性病变:多为肿瘤,亦可为脓肿或寄生虫等。一般起病缓慢、隐袭,病情呈进行性加重;逐渐出现颅内压增高的特征性表现如头痛、呕吐、视乳头水肿,固定性局部性神经体征进行性加重,脑电图、脑部放射性

核素检查示局部实质性病损,脑 CT 扫描可见局灶性病变,显示为正常脑室结构的畸变和脑实质内低密度的水肿区,注射造影剂后,可显示高密度肿瘤区。颅内压增高症状及局灶性神经症状存在进行性加重的过程,血压一般正常水平,视乳头水肿较突出,但无小动脉痉挛存在,脑 CT、MRI 检查可确诊。

(4) 静脉窦血栓:可表现为急性或亚急性起病,意识障碍、呕吐、抽搐、头痛等,好发部位为上矢状窦、横窦及乙状窦、深静脉、脑叶与脑深部,静脉性梗死多为椭圆形或不规则形,脑 CT 血栓为高密度,低密度梗死内可见出血,脑磁共振静脉成像(MRV)/DSA 显示静脉窦及脑静脉狭窄闭塞。

【治疗】

本病早期识别和及时处理一般预后良好,处理不当可导致昏迷,甚至死亡。

1. 血压管理 逐渐将血压调控至适宜水平以阻止靶器官进一步损害,但又不使血压下降过快或过度致器官灌注不足是治疗高血压脑病的基本原则。应持续监测血压及生命体征;去除或纠正引起血压升高的诱因及病因;酌情使用有效的镇静药以消除恐惧心理;尽快静脉应用合适的降压药控制血压,以阻止靶器官进一步损害,对受损的靶器官给予相应的处理;降低并发生及改善结局。

(1) 药物选择:最常用药物如静脉注射尼卡地平、拉贝洛尔和硝普钠等。根据受累的靶器官及肝肾功能状态选择药物,经过初始静脉用药血压趋于平稳,可以开始口服药物,静脉用药逐渐减量至停用。应选择降压迅速、作用时间短、可静脉应用的降压药物。

1) 尼卡地平:属二氢吡啶类 CCB,以 $0.5\mu g/(kg \cdot min)$ 起始静滴,逐增至 $10\mu g/(kg \cdot min)$。能通过血脑屏障,缺血性卒中时可在缺血组织快速聚集扩张血管,出血时能减轻血管痉挛,不影响颅内压,主要治疗高血压急症合并急性脑血管病。

2) 拉贝洛尔:α、β 受体拮抗剂,开始时缓慢静脉注射 $20~100mg$,以 $0.5~2mg/min$ 速率静滴,总剂量不超过 $300mg$。主要用于高血压急症合并妊娠或肾功能不全患者。

3) 乌拉地尔:拮抗外周 α 受体和调节血压中枢双重作用,$12.5mg$ 稀释后静脉注射,$10~15$ 分钟后效果不明显可重复应用,必要时可加大剂量至 $25mg$ 静脉注射;乌拉地尔 $100mg$ 稀释至 $50ml$,初始速度 $2mg/min$,依降压目标调整滴速。

4) 艾司洛尔:适用于除合并心力衰竭肺水肿以外的大多数临床类型的高血压急症,本药即刻控制量为 $1mg/kg$,在 30 秒内静脉注射,继之以 $0.15mg/(kg \cdot min)$ 静滴,最大维持量为 $0.3mg/(kg \cdot min)$。

5）硝酸甘油：5～10μg/min 起始静脉滴注，可增至100～200μg/min。

6）地尔硫䓬：非二氢吡啶类 CCB，先给予 10mg 静脉注射，通常 5 分钟起效，然后 5～15μg/（kg·min）静脉泵入，有降压、改善冠脉血流及控制快速性室上性心律失常的作用。

7）硝普钠：以 10μg/min 起始静滴，逐增剂量，最大剂量为 200μg/min。建议肾功能不全患者应用硝普钠时间不超过 72 小时。用药>72 小时，应测硫氰酸盐浓度，若>129mg/L，应停药。此药作用快，但失效亦快，必须缓慢静脉滴注，通过调节静滴速度来控制血压使血压维持于合适水平。药液超过 6 小时应重新配制，持续静滴不超过 48 小时，以免氰化物中毒；该药停用 5 分钟后降压作用消失，为了维持降压，在停药前尽早使用口服降压药。

8）酚妥拉明：适用于嗜铬细胞瘤引起的高血压危象及高血压合并心力衰竭。从小剂量开始，5～10mg/次静脉注射，20～30 分钟后可按需重复给药，或 0.5～1mg/min 静脉滴注。不良反应包括心动过速、心律失常、胃肠道症状，应注意心率增加和低血压的发生。对冠心病、低血压、溃疡病者要慎用，肾功能不全者禁用。

（2）治疗目标和速度：高血压急症的血压控制是在保证重要脏器灌注基础上的迅速降压。已经存在靶器官损害的患者，过快或过度降压容易导致其组织灌注压降低，诱发缺血事件，应注意避免。对于妊娠合并高血压急症的患者，应尽快、平稳地将血压控制到相对安全的范围（<150/100mmHg），并避免血压骤降而影响胎盘血液循环。

第一目标：初始阶段（1 小时内）血压控制的目标为平均动脉压的降低幅度不超过治疗前水平的 25%。但多数学者认为，应在最初 1 小时内将血压降低 10%～25%，降压目标为 160～180/100～110mmHg。

第二目标：随后的 2～6 小时内将血压降至较安全水平，尚无明确的推荐标准，一般为 160/100mmHg 左右。

第三目标：若患者可耐受上述血压水平，在后续 24～48 小时内逐步降压达到正常水平。

2. 减轻脑水肿降低颅内压　高血压脑病发生后多可产生脑水肿，甚至引起脑疝。在降压的同时应用脱水利尿药，减轻脑水肿，尤其血压达适当水平颅内压仍高者，选用 20% 甘露醇 125～250ml 静脉滴注、1 次/4～6h 或甘油果糖注射液 250ml 静脉滴注、1～2 次/d，注意滴注速度不宜过快。心、肾功能不全者慎用或禁用。必要时呋塞米 20～40mg 静脉滴注、1～2 次/d，同时密切观察尿量及血压变化。亦可口服氢氯噻嗪等。考虑到 PRES 的病理生理学和相关的血管源性水肿，皮质类固醇的作用仍有广泛争议，目前研究结果不支持在 PRES 的治疗中常规使用皮质类固醇。

3. 控制癫痫　常用药物包括苯二氮䓬类药物、左乙拉西坦等。由高血压脑病导致癫痫持续状态的情况下，应将麻醉药如丙泊酚、咪达唑仑、地西泮等输注与抗癫痫药一起使用。抽搐停止后可用苯巴比妥钠肌注，每隔 8～12 小时 1 次，控制发作。但在与子痫相关的 PRES 病例中，镁被视为首选药物，引起 PRES 的子痫也可能需要紧急剖宫产。

4. 恢复期的治疗　高血压脑病经过有效的降压治疗，大多数患者在数小时或 1～2 天内可完全恢复，不留任何后遗症。少数有头晕、头涨及记忆力减退等症状，应积极治疗，使患者完全康复。

（1）血压控制后，应口服降压药维持。

（2）限制钠盐的摄入并避免服用某些药物及食物如麻黄碱、含酪胺食物等，以防诱发高血压脑病。

（3）进一步查明病因，尤其是继发性高血压者。

（4）在降压过程中可能出现脑梗死、心肌梗死、肾功能不全等，应早期发现。

【预防和预后】

1. 预防　有效预防高血压脑病，要求有效治疗原发性高血压及各种继发性高血压，前者应长期口服降压药物，后者在对因治疗的同时应注意控制和降低血压。高血压患者应尽量避免各种可诱发血压升高的因素，包括控制体重、饮食中限制食盐及胆固醇摄入量、适当体育运动、戒烟控酒、避免过度紧张和疲劳，合理安排工作及休息，生活规律化，勿突然中断降压药物治疗，避免服用酪胺类、麻黄碱药物或过多摄入含酪胺的食物。

2. 预后　高血压脑病经积极迅速控制血压和对症治疗，绝大多数患者可以痊愈而不留神经功能受损等后遗症。

第十六节　皮质下动脉硬化性脑病

（李新）

皮质下动脉硬化性脑病（subcortical arteriosclerotic encephalopathy，SAE）又称为宾斯万格病（Binswanger disease），是一种较常见的脑小血管病。

【研究史】

1894 年，瑞士神经病理学家奥特·宾斯万格（Otto Binswanger，1852—1929）首次报道了一例 54 岁的女性患者，表现为进行性智能障碍、语言障碍、双下肢无力伴双手震颤，病理检查发现脑动脉硬化、双侧脑室明显增大、脑白质萎缩和多处室管膜增厚等改变。他诊断为皮质下慢性进展性脑炎，并提出动脉硬化性脑退行性变等概念。1902 年，爱罗斯·阿尔茨海默（Alois Alzheimer，1864—1915）研究了 Binswanger 的病例并做了病理检验，证实这一发现并首次用他老师的名字命名为 Binswanger 病。Binswanger 病是指皮质下脑白质病变，是一种小血管病变导致的白质性痴呆，经常以精神异常或卒中发病，患者多有记忆和智力减退以及情绪改变。

20 世纪初医生们常把各种痴呆都诊断为 Binswanger 病，造成了混乱，使人们对 Binswanger 病的存在抱有争议，直到 1962 年，杰吉·奥尔谢夫斯基（Jerzy Olszewski）确定 Binswanger 病是脑动脉硬化症的一个亚型，主要影响基底节，包括内囊、丘脑的血管。1974 年，卒中大师弗拉基米尔·哈金斯基（Vladimir Hachinski）提出多发梗死性痴呆（multi-infarct dementia）的概念，它的含义比较广泛，包含了多种小血管病变所导致的脑病，以及血管性痴呆包括 Binswanger 病等。1995 年 Hachinski 再次提出了血管性认知障碍的新标准，建议不再使用 Binswanger 病的名称。然而，历史还在前进，这一争论尚有待时间来验证。

【流行病学】

本病最初主要依靠病理诊断，临床诊断只是疑诊。随着 CT、MRI 等影像学技术的广泛应用，SAE 的检出率逐渐增加，越来越受到医生的重视。在 60 岁以上人群中发病率可达 1%~5%。

【病因和病理】

1. 病因　本病的病因不清，Fisher（1989）在一组 72 例病理确诊的 Binswanger 病患者发现，94% 的患者有高血压病史，提出本病可能与高血压及白质深穿小动脉玻璃样变性有关。高血压、糖尿病是主要危险因素，颈动脉狭窄、高同型半胱氨酸血症、阻塞性睡眠呼吸暂停综合征等也是重要的危险因素。

2. 病理　大体病理标本可见脑白质萎缩变薄，脑白质体积减小，双侧脑室扩大，深部白质脱髓鞘主要是在枕叶、颞叶及与额叶联系纤维，皮质和皮质下 U 型纤维保留完好，脑沟和脑回大致正常，胼胝体常不受累。

显微镜下可见脑室周围、放射冠及半卵圆中心的脱髓鞘病变，大脑皮质与皮髓质交界处的弓形纤维相对保留，基底节灰质及白质的动脉壁增厚和透明样变性，但一般病变的动脉仍保留开放，可见血管周围间隙增大以及基底节、丘脑、脑桥和脑白质等小动脉丰富处白质空泡样变性，伴有髓纤维数量减少，病变区域少突胶质细胞和星形胶质细胞减少。

【临床表现】

1. 多在 55~75 岁起病，无明显性别差异，多数病例有多年的高血压病史，发病隐匿，呈亚急性或慢性病程。

2. 本病多呈进行性或阶梯式进展病程，病程长达 2~10 年（平均 6 年）。临床主要表现为认知功能障碍、假性延髓麻痹以及步态异常，可单独出现或合并出现；许多患者可合并偏瘫、构音障碍和短暂性缺血发作。认知和行为异常最常见为活动和兴趣减少，表现为态度冷漠、反应迟缓，记忆、语言和视觉空间功能障碍，但程度通常较轻。病情可长期稳定，在卒中后可迅速加重，主要表现为记忆力减退、抑郁、定向力障碍加重，发展为生活不能完全自理；肢体运动障碍较轻，可出现共济失调、尿失禁等，很少出现完全性偏瘫。

3. 患者常出现假性延髓麻痹，通常表现为构音障碍、吞咽困难等。锥体外系症状也较常见，表现为帕金森综合征如动作迟缓、联合运动减少、站立屈曲姿势、肢体和躯干肌张力增高。锥体束功能障碍也较常见，包括肌力减退、反射亢进、痉挛和病理征阳性等。

【辅助检查】

1. 影像学检查

（1）脑 CT 可见皮质轻度萎缩，不同程度的脑室扩张，双侧脑室前角、后角及体部出现边界模糊的斑片状低密度影，可伴基底节、丘脑及脑桥等穿髓小动脉丰富区多发性腔隙性梗死。

（2）特征性 MRI 表现是诊断本病的重要依据，可见侧脑室前角、后角及体部周围对称性月晕样异常病变，T_1WI 呈低信号，T_2WI 及 FLAIR 像可见脑室旁和深部白质弥漫的融合性高信号病变，皮质下白质、基底节、中脑及脑桥可见腔隙性梗死灶，Virchow-Robin 间隙增宽，早期弓形纤维可不受累，胼胝体轻度受累，部分可见皮质梗死灶、脑萎缩和脑室扩大（图 3-5-50）。

随着磁共振成像技术的发展，一些特殊序列可以清晰显示脑白质异常。磁共振自旋回波（SE）的病变信号比脑脊液和周围的白质更高，质子密度加权像（PDWI）提高了对白质病变识别能力，弥散加权成像（DWI）可以检测急性和亚急性期梗死灶。扩散张量成像（DT-MRI）显示早期白质改变比其他 MRI 序列更敏感。质子磁共振波谱成像（^1H MRSI）显示氨基酸 N-乙酰天冬氨酸（NAA）在脑中的分布，本病患者额叶皮质 NAA 与白质高信号的体积呈负相关。灌注 MRI 测量本病患者脑白质异常区脑血流量（CBF）和脑血容量（CBV）明显减少等。动态对比增强磁共振成像（DCE-MRI）显示血脑屏障通透性增高。

（3）PET 检查显示，双侧脑室周围白质脑血流弥漫性减少，葡萄糖和氧代谢显著降低。

2. 电生理检查　脑电图节律减慢至 8~9Hz 以下，双侧额区、颞区和中央区出现弥漫性 θ 波，可伴局灶性阵发高波幅 δ 节律。视觉诱发电位（VEP）、脑干听觉诱发电位（BAEP）以及事件相关电位（ERP）P300 的潜伏期均较同龄对照组明显延长，40% 的患者不能诱发出明显的 P300 波形，提示认知功能严重损害。

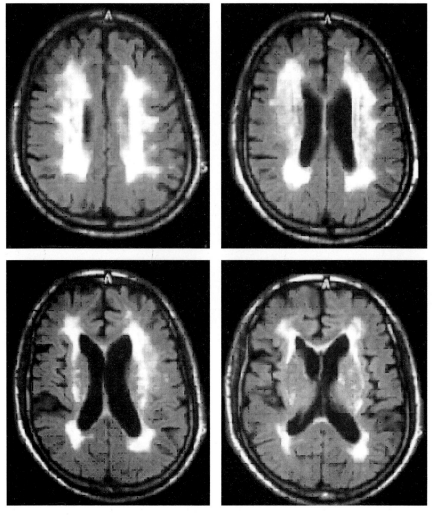

图 3-5-50　患者男性,78 岁,皮质下动脉硬化性脑病,出现头晕伴记忆力下降、步态不稳约半年
脑 MRI 的 FLAIR 像显示双侧半卵圆中心、侧脑室体旁广泛的白质高信号病变

3. 脑脊液常规检查通常正常,测定脑脊液、血清中 Apo E 多态性及 Tau 蛋白定量、β 淀粉样蛋白片段等,具有鉴别诊断意义。

【诊断】

1. 诊断　目前缺乏统一的诊断标准,主要依据患者的临床表现及脑 MRI 特征进行诊断。Bennet 和 Caplan 分别于 1990 年和 1995 年提出的诊断标准可供参考。

(1) Bennet 诊断标准:痴呆,CT 可见脑室周围大片低密度区或 MRI 的 T_2WI 显示双侧弥漫性大脑白质高信号,以及以下三种临床表现中的至少两种:①血管危险因素或系统性血管疾病;②脑血管病的证据;③脑皮质下功能障碍的证据。

(2) Caplan 诊断标准:①具有可能与 Bingswanger 病的相关危险因素,包括高血压、淀粉样血管病、CADASIL、假黄瘤、抗磷脂抗体综合征、红细胞增多症、重度高脂血症和高球蛋白血症以及糖尿病等;并除外其他可引起白

质异常的疾病,如多发性硬化、艾滋病、脑部放射损伤导致的白质病变等。②临床特征:急性脑卒中、进行性或阶梯样进展病程、锥体外系和锥体系病变症状,以及冷漠、迟钝、观察力和执行力障碍,步态异常,假性延髓麻痹等。③影像学特征:脑室周围、放射冠、半卵圆中心的白质病变。临床症状和影像学表现越多、越典型,则越支持本病的诊断。

(3) 近期 Rosenberg 提出多模式诊断方案,包括临床、神经心理、影像学和生化标记物。其中,临床特征包括血管疾病危险因素、反射亢进、步态障碍;神经心理评分显示执行功能受损;MRI 影像特征包括[1]H MRSI 显示 NAA 峰值降低等;生化标记物包括炎症和血脑屏障受损,脑脊液和血液白蛋白比率增高,MMP-2、MMP-9 指数下降,以及 Alzheimer 病生物学标记物阴性等。

2. 鉴别诊断

(1) 须注意,影像学显示的脑白质疏松症(leukoara-

iosis)易与 Bingswanger 病混淆,脑白质疏松症是指 CT 显示脑室周围的低密度区,或者 MRI 显示侧脑室前角、后角及体部周围对称性 T_1WI 低信号和 T_2WI 高信号病变,许多疾病包括脑血管疾病、线粒体病变、CADASIL 等脱髓鞘病变均可能引起。

（2）正常颅压脑积水:通常也表现本病的进行性认知功能障碍、步态异常和尿失禁等三联征,可见脑室扩大,是脑脊液分泌或吸收障碍及 CSF 循环通路受阻所致。起病隐匿,病前可能有脑外伤、蛛网膜下腔出血或脑膜炎等病史,无卒中史,发病年龄较轻,腰穿脑压正常。CT 可见双侧脑室对称性扩大,第三、四脑室及中脑导水管明显扩张,影像学上无脑梗死证据。

（3）多发性硬化(MS):MRI 可显示侧脑室体旁白质散在多发的 T_1WI 低信号、T_2WI 高信号病灶,与血管分布无关。MS 发病年龄较轻,还可出现脊髓、脑干、小脑和视神经症状体征,病程呈缓解-复发,CSF 淋巴细胞增高、IgG 指数增高和寡克隆带阳性,临床上不难鉴别。

（4）Alzheimer 病(AD):患者逐渐出现记忆障碍、认知功能障碍,日常生活需他人帮助,严重者卧床不起。MRI 可见脑皮质明显萎缩和脑室扩张,确诊需脑组织活检。有时 AD 可与血管性痴呆并存,此时 AD 常伴淀粉样脑血管病,合并脑叶出血等。

【治疗】

目前,皮质下动脉硬化性脑病尚无特效疗法,治疗主要以控制脑血管病的危险因素如高血压、糖尿病和高脂血症等,积极治疗,改善脑细胞功能为主。颈动脉高度狭窄者可手术治疗,有助于降低血管性痴呆的发生。

1. 改善脑循环,增加脑血流量,提高氧利用度,如钙通道阻滞剂(如尼莫地平)。中药可选用银杏叶提取物等,具有活血化瘀、改善血液黏滞度及抗血小板聚集作用。

2. 抗血小板药物　常用阿司匹林 75~150mg/d 口服或氯吡格雷 75mg/d 口服,作用于细胞膜,直接影响血小板黏附与聚集。

3. 脑代谢剂　常用吡拉西坦、茴拉西坦,可增加脑内 ATP 形成和转运,增加葡萄糖利用;其他如丁苯酞、脑蛋白水解物(脑活素)、胞磷胆碱(胞二磷胆碱)、三磷腺苷(ATP)等。

第十七节　烟雾病

（赵继宗　刘兴炬）

烟雾病(Moyamoya disease)又称脑底异常血管网症,表现为原发性双侧颈内动脉末端慢性进行性狭窄和闭塞,脑底出现异常纤细的网状血管。本病最早由日本学者在 20 世纪 60 年提出,因在脑血管造影(DSA)上患者的脑血管形似"烟雾",Moyamoya 在日语中表示一缕烟之意而得名。

【流行病学】

烟雾病好发于亚洲地区,尤其以日本、韩国和中国为高发,在欧美国家少见。日本 1995 年报道患病率和发病率分别为 3.16/10 万和 0.35/10 万。近年来,烟雾病发病率呈逐年升高趋势,2008 年日本的一项全民调查结果显示,它的年患病率和发病率分别为 10.5/10 万和 0.94/10 万,与 1995 年的流行病学数据对比明显增加。韩国的流行病学研究表明,年患病率为 8/10 万~16.1/10 万。目前我国尚无大型的烟雾病流行病学数据,2010 年来自我国南京的一项研究显示,该地区烟雾病患病率为 3.92/10 万,与日本的发病率相当。近年欧、美洲等国家和地区也有病例报道,但发病率明显低于东亚地区(Kim,2016)。

【病因和发病机制】

烟雾病的病因和发病机制尚不明确,遗传和免疫因素是目前研究的关注点。

1. 遗传因素　烟雾病好发于亚裔人群,其中 6%~12.1% 有家族史,有学者认为脑基底部异常血管网是一种先天性血管发育畸形(胚胎期血管持续存在),或是一种继发于先天发育不良而形成的丰富的侧支循环,或在青少年期出现的获得性颈内动脉末端狭窄或闭塞。同卵双胞胎同时罹患烟雾病的概率为 80%,烟雾病患者同胞及其后代罹患烟雾病的风险较一般人群分别要高 42 倍和 34 倍。基因组扫描已经发现了多个基因位点与家族性烟雾病相关。近年来全基因组关联研究(genome-wide association study,GWAS)发现,一个新的易感基因环指蛋白 213(RNF213)与烟雾病发病呈高度相关。日本的一项研究在 95% 的家族性烟雾病和 80% 的散发烟雾病病例中发现了 RNF213 基因位点的突变。国内学者同样发现国人烟雾病患者 RNF213 突变。

2. 免疫因素　烟雾病可同时伴发有其他免疫系统疾病,相关研究表明烟雾病可能与自身免疫功能异常有关。研究发现,烟雾病患者自身抗体如甲状腺自身抗体、抗心磷脂抗体等抗体水平较正常人明显增高;烟雾病病变血管的内弹力膜中有免疫复合物沉积,提示免疫介导的病理改变可能参与了烟雾病的发病过程。

【病理】

尸体解剖可见患者颈内动脉末端病变,动脉末端血管壁中膜平滑肌细胞退变、死亡导致中膜变薄;内膜纤维细胞增厚,内弹力层高度屈曲,部分变薄、断裂、崩解,间质中坏死细胞成分的累积以及血管平滑肌增生均导致血管内膜增厚和动脉管腔狭窄,最终导致血管闭塞。病变血管未发现炎症细胞和动脉粥样硬化斑块,部分病例可见肌层缺乏的发育异常。

【临床表现】

1. 烟雾病一般有两个发病年龄高峰,即 5~10 岁的儿童和 35~45 岁的成人。儿童和成人烟雾病的临床表现各异,以脑缺血和脑出血为最常见的临床表现。大多数患儿表现为短暂性缺血发作(TIA)或脑梗死,约 30% 的成人患者的首发症状是颅内出血。

2. 缺血症状表现为颈内动脉和大脑中动脉支配区缺血引起的症状,如偏瘫、构音障碍、失语及认知功能障碍较常见,癫痫发作、视野缺损、晕厥或性格改变等也可出现。儿童常因紧张或过度换气,如吹奏乐器、哭喊而出现症状。

3. 颅内出血常见于成人烟雾病,儿童患者很少见。脑出血是目前烟雾病死亡最主要的原因,研究报道首次出血死亡率为 4%~10%,再出血的死亡率高达 17%~28%。出血部位可能在脑室内、脑实质(通常为基底节区)以及蛛网膜下腔,最典型的是脑室出血铸型(图 3-5-51)。出血原因主要是扩张的烟雾样血管及微小动脉瘤破裂。根据不同出血部位,可表现为意识障碍、肢体瘫痪、言语障碍或精神异常等。大多数患者症状可能恢复或遗留神经功能缺失,少数患者预后不佳,约半数死于脑出血。

4. 其他非特异性症状 ①头痛:是烟雾病患者较常见的临床症状,表现为反复发作的头部胀痛,确切机制不明,可能与脑缺血发作或脑膜血管代偿性扩张有关;②癫痫:极少部分患者以癫痫发作为首发症状,患儿多见,这类患者容易误诊,导致错失最佳治疗时机。

【辅助检查】

1. 数字减影血管造影 全脑数字减影血管造影(DSA)是目前诊断烟雾病的“金标准”。与普通造影相比,烟雾病患者造影需同时包括颈内动脉、椎动脉及颈外动脉。通过造影可以选择性地观察颈内动脉、椎动脉、颈外动脉,可清楚显示颈内动脉的闭塞程度和代偿血管的起源,也是术前评估必不可少的检查(图 3-5-52)。

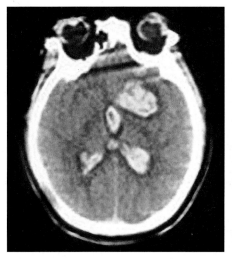
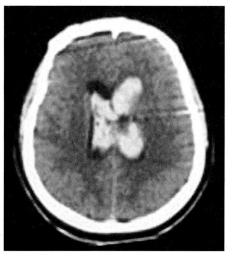

图 3-5-51　烟雾病患者发生脑室内出血铸型

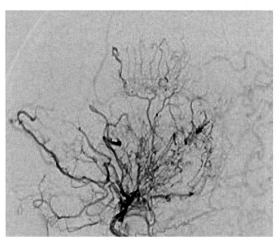
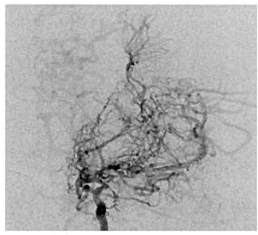

图 3-5-52　DSA 显示形似烟雾的脑血管

Suzuki 根据脑血管造影将烟雾病分为 6 期(图 3-5-53, 表 3-5-37)。

2. 计算机体层扫描(CT) 可显示脑出血、脑梗死和脑萎缩。在卒中发作或出血急性期应首选 CT 检查。CT 血管造影(CTA)技术是烟雾病除 DSA 外最常应用的脑血管评估手段,与 DSA 相比,CTA 的检查费用低,可行性和实用性更高。目前 64 排及以上 CTA 可以清楚显示颈内动脉闭塞或狭窄,对烟雾血管也可以清晰显示,对于可疑烟雾病患者,一般首先采用 CTA 检查。同时,CTA 也是血管重建术后复查的常规,可以用来评价旁路血管的通畅程度。

3. 磁共振成像(MRI)检查 是评价烟雾病急性、慢性缺血和卒中的最佳方法。MRI 弥散加权成像(DWI)可早期(<1 小时)诊断脑梗死,磁共振可用于判断"分水

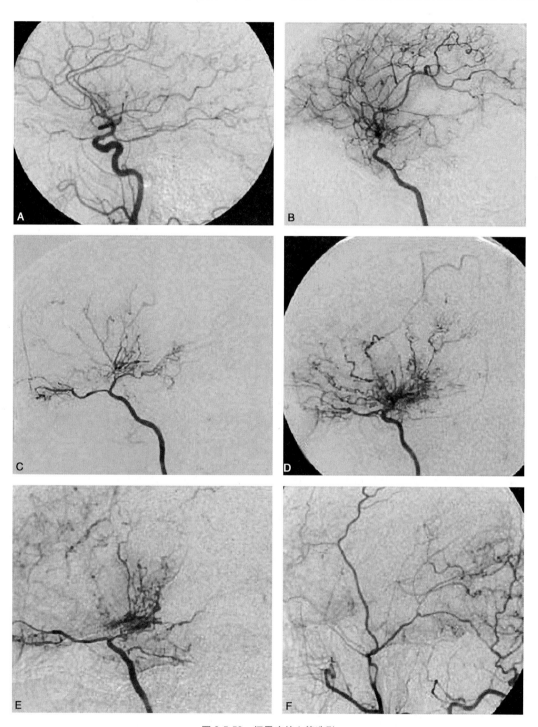

图 3-5-53 烟雾病的血管造影

A.铃木分期Ⅰ期;B.铃木分期Ⅱ期;C.铃木分期Ⅲ期;D.铃木分期Ⅳ期;E.铃木分期Ⅴ期;F.铃木分期Ⅵ期

表 3-5-37　烟雾病的血管造影铃木分期

分期	脑血管造影表现
I 期	颈内动脉末端分叉部狭窄,无其他异常所见
II 期	颈内动脉末端分叉部狭窄,颅底烟雾状血管形成,DSA 上能分辨出管径增粗的烟雾状血管。无颅外至颅内的侧支循环形成
III 期	大脑前动脉和大脑中动脉有缺失,烟雾状血管非常明显,形成烟雾状血管团,无法在 DSA 上识别形成烟雾状血管团的每一条动脉。大脑后动脉或后交通动脉不受影响,无颅外至颅内的侧支循环形成
IV 期	颈内动脉闭塞已经发展到与后交通动脉的结合处,仍可见大脑前动脉和大脑中动脉远端少量显影,烟雾状血管变细且形成的血管网减少。后交通动脉先天发育纤细或缺如,起始部看不到正常的大脑后动脉,颅外至颅内的侧支循环逐渐增粗
V 期	从颈内动脉发出的主要动脉完全消失,烟雾状血管比 IV 期更少,形成的血管网也更少,且只局限在虹吸部
VI 期	颈内动脉虹吸段完全消失,颅底部烟雾状血管也完全消失,仅可见颅外至颅内的侧支循环

表 3-5-38　烟雾病的 MRA 分期系统

MRA 结果	分数/分
颈内动脉(ICA)	
正常	0
C1 段狭窄	1
C1 段信号中断	2
ICA 消失	3
大脑中动脉(MCA)	
正常	0
M1 段正常	1
M1 段信号中断	2
MCA 消失	3
大脑前动脉(ACA)	
A2 段及其远端正常	0
A2 段及其远端信号减少	1
ACA 消失	2
大脑后动脉(PCA)	
P2 段及其远端正常	0
P2 段及其远端信号减少	1
PCA 消失	2

注:将 ICA、MCA、ACA、PCA 四个血管的分数相加。0~1 分为 1 期;2~4 分为 2 期;5~7 分为 3 期;8~10 分为 4 期(大脑半球左侧和右侧单独计算总分、独立评价)。

岭"区卒中,是脑血运重建术的重要指征。磁敏感加权成像(SWI)能观察到 15%~44% 的成人患者无症状性微出血,而微出血可能是烟雾病出血性卒中的重要预测因素。磁共振血管造影(MRA)是重要的无创性诊断手段。

对于儿童患者,MRI 及 MRA 检查符合以下标准,也可诊断为烟雾病。这些标准是颈内动脉末端、大脑前动脉和中动脉起始段狭窄或闭塞,基底节区异常血管网形成,以及双侧受累等。

2005 年,有学者根据烟雾病在 DSA 上的铃木分期提出了烟雾病的 MRA 分期(表 3-5-38),通过该评分系统,对烟雾病的病情进展情况进行评估。

4. 脑血流灌注和脑血流储备能力评估　烟雾病术前对脑组织灌注成像的评估对选择治疗方案至关重要。氙气 CT(Xe-CT)、SPECT、MRP、CTP 及 PET 等一系列影像学技术的兴起,为烟雾病的评估提供了越来越多的选择,血流动力学的评价指标包括脑血流量(cerebral blood flow,CBF)、脑血容量(cerebral blood volume,CBV)、达峰时间(time to peak,TTP)、平均通过时间(mean transmit time,MTT)以及脑血管储备功能(cerebrovascular reserve,CVR)等。核素显像、CT 灌注成像和磁共振动态磁敏感对比增强技术是临床常用的脑血流灌注成像技术。目前国内烟雾病术前脑血流灌注评价中脑 CT 灌注成像(CTP)应用最为普遍(图 3-5-54)。

【诊断和鉴别诊断】

1. 诊断标准　目前烟雾病的诊断均采用日本制订的诊断标准。2012 年日本厚生省烟雾病研究委员会进一步修订了烟雾病诊断指南,基于此,我国 2016 年制定了关于烟雾病和烟雾综合征诊治的中国专家共识(表 3-5-39)。

2. 与烟雾综合征(Moyamoya syndrome)的鉴别　烟雾综合征又称为类烟雾病,目前定义仍不明确,通常定义为与基础疾病相关的颈内动端或大脑前和/或中动脉近端血管狭窄或闭塞伴有异常血管网形成。烟雾综合征的临床症状与烟雾病类似。烟雾综合征分为先天性和获得性两类。常见的基础疾病包括动脉粥样硬化、自身免疫性疾病等,即在表 3-5-39C 中所列出的应排除的疾病。已证实血运重建术(直接和间接)对合并神经纤维瘤病、Down 综合征、放射损伤的烟雾综合征是有效的。同时,基础疾病的自然病史会影响烟雾综合征患者的预后。

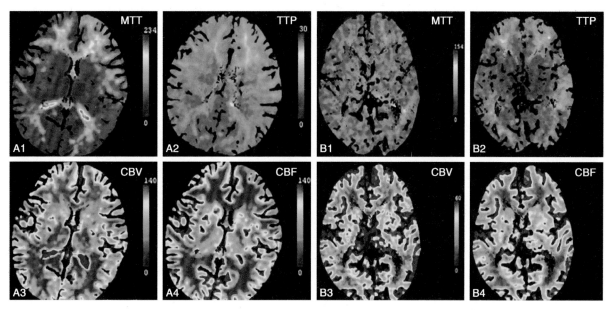

图 3-5-54　脑血流灌注成像（CTP）显示烟雾病不同疾病期脑血流灌注不同，以 TTP 和 MTT 延迟最为明显

表 3-5-39　烟雾病的诊断标准

A. 数字减影脑血管造影（DSA）表现

1. ICA 末端狭窄或闭塞，和/或 ACA 和/或 MCA 起始段狭窄或闭塞

2. 动脉相出现颅底异常血管网

3. 上述表现为双侧性，但双侧的病变分期可能不同（分期标准参考表 3-5-35）

B. MRI 和 MRA 表现

1. ICA 末端狭窄或闭塞，和/或 ACA 和/或 MCA 起始段狭窄或闭塞

2. 基底节区出现异常血管网（在 1 个扫描层面上发现基底节区有 2 个以上明显的流空血管影时提示存在异常血管网）

3. 上述表现为双侧性，但双侧的病变分期可能不同（分期标准参考表 3-5-36）

C. 确诊烟雾病须排除的合并疾病

应排除以下疾病：动脉粥样硬化，自身免疫性疾病（如系统性红斑狼疮、抗磷脂抗体综合征、结节性周围动脉炎、干燥综合征），脑膜炎，多发性神经纤维瘤病，颅内肿瘤，Down 综合征，头部外伤，放射性损伤，甲状腺功能亢进，特纳综合征，Alagille 综合征，Williams 综合征，努南综合征，马方综合征，结节性硬化症，先天性巨结肠，Ⅰ型糖原贮积症，Prader-Willi 综合征，肾母细胞瘤，草酸盐沉积症，镰状细胞贫血，Fanconi 贫血，球形细胞增多症，嗜酸细胞肉芽肿，Ⅱ型纤维蛋白原缺乏症，钩端螺旋体病，丙酮酸激酶缺乏症，蛋白质缺乏症，肌纤维发育不良，成骨不全症，多囊肾，口服避孕药以及药物中毒（可卡因）等

D. 对诊断有指导意义的病理表现

1. 在 ICA 末端内及附近发现内膜增厚并引起管腔狭窄或闭塞，通常双侧均有；增生的内膜内偶见脂质沉积

2. 构成 Willis 动脉环的主要分支血管均可见由内膜增厚所致的程度不等的管腔狭窄或闭塞；内弹力层不规则变厚或变薄断裂以及中膜变薄等

3. Willis 动脉环可发现大量的小血管（开放的穿通支及自发吻合血管）

4. 软脑膜处可发现小血管网状聚集

注：①具备 A 或 B+C 的病例可作出确切诊断。②儿童患者一侧脑血管出现 A 或 B+C 也可作出确切诊断。③无脑血管造影的尸检病例可参考 D。使用 MRI/MRA 作出烟雾病的诊断只推荐应用于儿童及其他无法配合进行脑血管造影检查的患者，在辨认自发代偿和制订手术方案等方面应慎重。

【治疗】

1. 药物治疗　目前烟雾病尚无确切有效的药物。文献报道，应用血管扩张剂、抗血小板聚集药物、改善微循环药物、自由基清除剂和神经保护剂等可以缓解烟雾病的症状，但随访研究表明，药物治疗对患者的再发卒中率和死亡率等远期疗效均无改善。日本 2012 年新指南推荐口服抗血小板聚集药物治疗缺血型烟雾病，但缺乏充分的临床依据。对合并基础疾病的患者，药物控制相关的危险因素和良好的生活方式是很有必要的。

2. 手术治疗　脑血运重建术（surgical revascularisa-

tion)是目前治疗烟雾病的主要方法,该手术主要包括直接血运重建术(direct bypass)、间接血运重建术(indirect bypass)以及联合手术(combined bypass)。脑血运重建术能增加脑血流量,改善脑血流储备不足,缓解临床症状和降低卒中风险等。现有研究表明,脑血管重建术在预防和减少烟雾病和烟雾综合征缺血性卒中疗效确切,尤其儿童缺血型患者,手术有效率超过90%。同时,越来越多的证据表明,脑血管重建手术也能有效降低烟雾病的出血风险,但其长期效果需进一步研究来证实。

第十八节　脑小血管病

（王伊龙）

脑小血管(cerebral small vessels)包括脑的小动脉、小静脉和毛细血管等,它们对维持脑血液运输、脑血管调节、血管与神经耦联、能量与物质交换等脑功能起重要作用。广义的脑小血管病(cerebral small vessel diseases,CS-VD),是泛指上述小血管的各种病变引起临床症状、认知、影像学及病理表现的综合征;狭义的脑小血管病是指脑小动脉病,它累及的血管直径范围通常为40~200μm。

脑小动脉来源于脑底部大动脉发出的深穿支动脉和脑表面的软脑膜动脉发出的垂直于脑表面的皮质动脉和髓质动脉,这些血管只有内皮和少量平滑肌,没有外膜。

脑小血管病影像学上常表现为陈旧性腔隙性梗死、脑白质高信号、微出血、血管周围间隙扩大、急性新发皮质下腔隙性梗死、微梗死和脑萎缩等。CSVD 既可急性起病,引起出血性卒中或缺血性卒中;也可慢性隐袭性起病,引起脑白质高信号等影像改变或认知障碍等临床表现。如脑小血管病可以导致血管平滑肌破坏、脑血流量下降,进而继发不完全性梗死,在头颅磁共振上表现为脑白质高信号;也可以导致脑白质或灰质完全的坏死,表现为腔隙性梗死;也可以引起血管壁破坏、微动脉瘤、脑血管淀粉样变,继发微出血;基底节区微出血或微动脉瘤和脑叶微出血可分别继发基底节区和脑叶出血。

脑小血管病的患病率较高。陈旧性腔隙性梗死在社区人群中的患病率在8%~28%,高血压患者和糖尿病患者陈旧性腔隙性梗死的患病率分布为43%和38%左右。高龄、高血压、血肌酐升高、视网膜血管异常是陈旧性腔隙性梗死患病的危险因素。脑白质高信号在脑卒中或TIA 患者中的患病率为44%,在血管性痴呆患者中的患病率为50%。高龄是脑白质高信号患病的一个最重要的危险因素,收缩压和舒张压都可能与脑白质高信号相关。除了血压的绝对值以外,血压的变异性也与脑白质高信号的发生相关。脑微出血在社区人群中的患病率为

3.7%~8.5%,在脑出血患者中的患病率为47%~80%,在缺血性卒中为18%~71%,在 CADASIL 中为25%~69%。高龄、吸烟、酗酒、高血压病史、糖尿病病史、收缩压和舒张压升高、脉压升高、APOEε4/ε4 等是微出血患病的危险因素。

【病因和发病机制】

脑小血管病是一组全脑复杂性动态变化的疾病综合征。引起脑缺血的机制可能有以下几种:皮质下动脉迂曲增加脑灌注阻力,脑室旁静脉周围胶原增生可能增加血管周围的静水压,影响血液回流,继而影响血管周围物质代谢。因此,微小血管的结构改变导致脑血液灌注降低是脑小血管病的重要发病机制之一。血管管腔狭窄引起脑白质区的低灌注和髓鞘变性进而脑白质高信号,而小血管急性闭塞引起局部脑组织急性缺血是腔隙性脑梗死的可能发病机制。其他假说包括血脑屏障破坏、局灶性炎症反应、少突胶质细胞凋亡等(图3-5-55)。

血脑屏障的解剖学基础是由大脑微血管内皮细胞、周细胞、胶质细胞、神经元和细胞外基质共同构成的"神经血管单元"。血管内皮细胞之间的紧密连接限制物质和分子从血液向脑内弥散。高血压、伴皮质下梗死和白质脑病的常染色体显性遗传性脑动脉病(cerebral autosomal dominant arteriopathy with subcortical infarcts and leukoencephalopathy,CADASIL)、线粒体疾病等可通过损害内皮细胞、平滑肌细胞等,影响血管神经单元的不同环节,影响紧密连接蛋白的表达,导致血脑屏障通透性增高。神经影像学检查和动物实验均显示脑小血管病存在血脑屏障的破坏。由于血管壁通透性增高,血液中的蛋白和脂质成分进入血管壁和周围脑实质,造成血管壁脂质玻璃样变性、脑实质神经细胞的毒性损害等。

【分类】

Pantoni 等根据脑小血管病的病因和病理,将 CSVD 分为以下类型:

1. 小动脉硬化　主要与高龄和血管性危险因素相关,主要的病理表现有微小粥样硬化斑块、脂质玻璃样变、纤维素样坏死、微动脉瘤等。

2. 特发性和遗传性淀粉样脑血管病。

3. 遗传性脑小血管病　如 CADASIL、伴有皮质下梗死和白质脑病的常染色体隐性遗传性脑动脉病(CARASIL)、伴高乳酸血症和卒中样发作的线粒体脑肌病(MELAS)、Fabry 病等。

4. 免疫介导的脑小血管病　如韦格纳肉芽肿、Churg-Strauss 综合征、显微性多血管炎、系统性红斑狼疮、干燥综合征、硬皮病、类风湿性血管炎等继发的中枢神经系统血管炎,感染继发的中枢神经系统血管炎,原发性中枢神经系统血管炎等继发的脑小血管病。

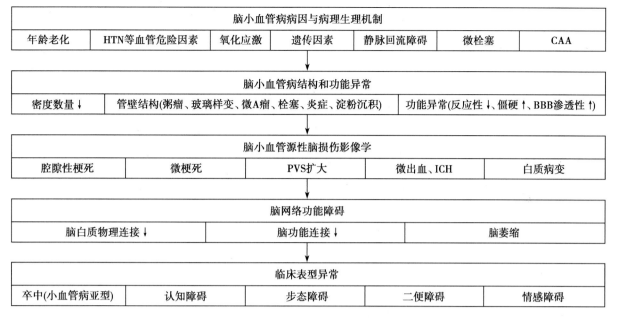

图 3-5-55 脑小血管病病因与病理生理机制

HTN:高血压;CAA:脑淀粉样血管病;PVS:血管周围间隙扩大;ICH:脑出血

5. 静脉胶原组织增生继发的脑小血管病。

6. 其他类型的脑小血管病 如放疗后血管病、阿尔茨海默病患者非淀粉样微血管变性等。

【病理】

1. 脑血管的病理改变

（1）小动脉硬化:主要病理学改变包括微小粥样硬化斑块、脂质玻璃样变、纤维素样坏死和微动脉瘤。

1）微小粥样硬化斑块:见于直径为 200～400μm 的脑小动脉,常继发于慢性高血压,常位于穿支动脉开口处。其闭塞常引起有症状的腔隙性脑梗死。

2）脂质玻璃样变性:通常累及直径为 200μm 以下的血管,病理学表现为血管中层平滑肌细胞丢失、玻璃样物质沉积、血管内外膜纤维化、玻璃样变性、血管壁增厚和血管腔变窄,是无症状腔隙性脑梗死的最常见原因。

3）纤维素样坏死:病理学改变为血管壁结缔组织变性坏死、嗜酸性细小颗粒沉积于血管壁。常发生于血压突然急剧升高,如高血压脑病或子痫。发生机制为突然急剧血压升高导致血管自动调节能力障碍,血管壁不能收缩,呈节段性过度扩张,继发管坏死,红细胞、血浆和蛋白等渗入血管壁内。

4）微动脉瘤:动脉壁脂质玻璃样变性、纤维素样坏死、动脉夹层等均可导致血管延长扩张,壁变薄而发生微动脉瘤。发生微动脉瘤的脑小血管易于破裂而产生微出血或形成大的血肿。此外,还可出现脑深部白质出血、毛细血管密度减少及微血管迂曲。

（2）其他:脑淀粉样血管病、常染色体显性遗传性脑小血管病伴皮质下梗死和白质脑病或其他单基因遗传性

CSVD、线粒体脑肌病、炎性血管病、Fabry 病等其他特殊类型 CSVD 各有不同的病理特征。

1）脑淀粉样血管病（cerebral amyloid angiopathy, CAA）:主要累及软脑膜和皮质的中小动脉、微动脉,也可累及毛细血管和小静脉,病理学特征为嗜刚果红、Aβ4 阳性免疫反应的淀粉样物质沉积于血管壁。CAA 多为散发,少数为常染色体显性遗传,临床上以脑叶出血为主要表现。

2）遗传性的脑小血管病:常见的遗传性脑小血管病有 CADASIL、CARASIL、MELAS 及 Fabry 病等。

①伴皮质下梗死和白质脑病的常染色体显性遗传性脑动脉病（cerebral autosomal dominant arteriopathy with subcortical infarcts and leukoencephalopathy, CADASIL）:是由于 Notch3 基因突变,导致小动脉和微动脉血管平滑肌细胞变性。软脑膜和脑实质内小血管、周围神经、肌肉和皮肤小动脉均可受累。主要病理学改变为直径在 20～200μm 的微动脉血管平滑肌细胞逐渐丢失、中膜纤维增生、透明样变性、内外膜纤维化、血管腔变窄、动脉中层过碘酸-希夫（periodicacid-Schiff, PAS）阳性物质沉积。电镜下动脉血管壁平滑肌细胞膜皱褶处可见大量颗粒状嗜锇酸物质沉积。

②伴有皮质下梗死和白质脑病的常染色体隐性遗传性脑动脉病（CARASIL）:是由于 HTRA1 基因突变,丝氨酸蛋白酶 HTRA1 活性降低或缺乏,转化生长因子 β 信号增加,激活转化生长因子 β 多种信号通路,导致血管纤维化和细胞外基质合成增多。病理学特征为血管平滑肌细胞严重丢失、纤维性内膜增生、中层玻璃样变性、内弹力板增厚断裂、血管腔向心性狭窄。但是,电镜下血管壁无

颗粒状嗜铬酸物质沉积。

③法布里(Fabry)病:为 X 染色体隐性遗传的溶酶体疾病,由于 α-半乳糖苷酶基因突变导致 α-半乳糖苷酶缺乏,血管内皮细胞和平滑肌细胞内糖鞘脂类代谢产物堆积而引起。病理学特征为 Willis 环血管壁增厚、血管腔变窄、小动脉和微动脉细胞内嗜铬酸物质沉积。

④伴高乳酸血症和卒中样发作的线粒体脑肌病(MELAS):可出现脑实质血液灌注异常、脑组织血管增生、血管内皮细胞和平滑肌细胞内线粒体异常增多、平滑肌细胞逐渐丢失、血管壁结构异常。

⑤累及小血管的血管炎或炎性血管病:主要包括韦格纳肉芽肿、Churg-Strauss 综合征、显微镜下多血管炎、过敏性紫癜、冷球蛋白血症血管炎、皮肤白细胞破碎性血管炎、原发性中枢神经系统血管炎、Sneddon 综合征、Susac 综合征、结缔组织病如系统性红斑狼疮、干燥综合征、类风湿关节炎、硬皮病、皮肌炎相关的血管炎及感染相关的血管炎等。基本组织病理学改变为血管壁纤维素样坏死、血管全层炎症细胞浸润或纤维化、管腔狭窄或血栓形成。血管通透性增高,可有红细胞渗出或血管周围含铁血黄素沉积。

⑥静脉胶原组织增生继发的脑小血管病:随着年龄增加,邻近侧脑室的静脉和微静脉血管壁增厚、管壁玻璃样变、管腔狭窄乃至闭塞。静脉胶原增生和血管壁增厚可能增加血管的阻力,继发液体外漏造成血管源性水肿,进而影响组织间循环及 Aβ 等毒素的清除。

⑦其他:如放射损伤表现为血管壁纤维素样坏死、血管腔狭窄或闭塞、脑实质内血管密度显著减少。

2. 脑组织的病理改变

(1)腔隙:常为多个病灶,主要分布于豆状核、丘脑、内囊、尾状核、脑桥。有症状的病灶多位于豆纹动脉支配区的内囊和豆状核。

(2)脑白质病变(WML):肉眼可见局灶或融合成片的轻微脱色或软化。显微镜下,可见多种类型改变:①灶性脑白质脱髓鞘、神经纤维密度减少,常从脑室旁向皮质延伸,U 形纤维常不受累;②多灶性脑白质微梗死,微梗死平均直径多在 0.2~2.9mm,镜下微灶性组织细胞数量减少或呈腔状、细胞坏死、胶质细胞增生。

(3)脑微出血(cerebral microbleeds,CMB):血管周围可见新鲜红细胞或吞噬含铁血黄素的巨噬细胞,或含铁血黄素颗粒沉积。高血压相关者主要见于基底节、丘脑、脑干和脑深部白质,而 CAA 相关者主要位于脑叶皮质或灰白质交界处。

(4)血管周围间隙扩大:常与腔隙和 WML 合并存在,也是 CSVD 的病理特征之一。

【影像学表现】

2013 年 *Lancent Neurology* 发表的 Standards for Reporting Vascular changes on nEuroimaging(STRIVE)定义了脑小血管病的 7 种影像标记物,包括新发小的皮质下梗死、脑白质高信号、血管源性腔隙、血管周围间隙(perivascular space,PVS)、脑微出血、脑萎缩。近年来,皮质微梗死也成为脑小血管病影像表现之一。

1. 新发小的皮质下梗死 新发小的皮质下梗死定义为数周内一个穿通动脉供血区近期发生的梗死,伴影像证实或临床症状。弥散张量成像(diffusion weighted imaging,DWI)序列上病灶直径应小于 20mm,以鉴别载体动脉闭塞所致的梗死(图 3-5-56)。对于病灶的大小定义仍需研究进一步证实。此外,需排除 MRA 可见的载体动脉狭窄。新发小的皮质下梗死的影像表现与脑梗死相同。随着影像技术的发展,尤其是高分辨磁共振的进展,未来或许可以通过高分辨磁共振鉴别载体动脉闭塞所致的梗死,而不再单纯依靠病灶大小判断,但仍有待进一步研究。

2. 脑白质高信号 脑白质高信号在头颅 CT 上呈低密度,在磁共振 T_2 和 FLAIR 序列上为高信号,在 T_1 序列上一般为等信号或轻度低信号,且无脑脊液样低信号腔隙形成。可能的血管源性白质高信号通常双侧较对称,主要位于脑室旁和脑深部白质。

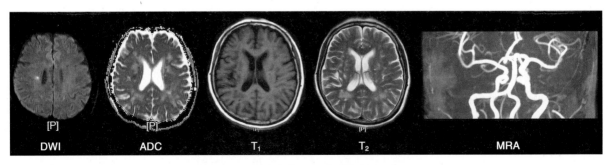

图 3-5-56 新发皮质下梗死急性期磁共振表现

右侧脑室旁点状 DWI 高信号病灶,病灶直径<20mm;相应层面 ADC 低信号,病灶呈长 T_1、长 T_2 信号,颅内大动脉未见动脉粥样硬化改变和明显的狭窄

可能的血管源性白质高信号的分级方法有多种,其中最常用的是 Fazekas 分级法(0~6 分)(图 3-5-57)。该分级法将脑室旁和深部白质病变分开评分,两部分的分数相加计算总分。

脑室旁高信号评分:①0 分:无病变。②1 分:帽状或铅笔样薄层病变。③2 分:病变呈光滑的晕圈。④3 分:不规则的脑室旁高信号,延伸至深部白质。

深部白质信号评分:①0 分:无病变。②1 分:点状病变。③2 分:病变开始融合。④3 分:病变大面积融合。

3. 血管源性腔隙(lacune of presumed vascular origin) 血管源性腔隙与腔隙性卒中为不同概念。前者为组织学概念,指出血或缺血等原因导致脑组织内出现腔隙病灶。腔隙通常位于豆纹动脉、深部丘脑穿动脉、脑桥旁正中动脉供血区,因此,基底节、内囊、半卵圆中心、丘脑、脑桥是腔隙的常见部位。在病理上,腔隙的中心是含有散在的富脂肪的吞噬细胞的囊腔,病灶周围可能反应性胶质细胞增生及神经元、髓鞘丢失。部分陈旧性腔隙性卒中尤

其是陈旧性腔隙性梗死腔隙影像学上最终会演变为腔隙,因此,腔隙常为陈旧性腔隙性卒中尤其是陈旧性腔隙性梗死演化而来。而腔隙性卒中则是指大脑半球或脑干深部的小穿通动脉由于各种原因发生闭塞,导致供血区脑组织发生缺血性坏死,从而出现相应神经功能缺损的一类临床综合征,也称急性腔隙性脑梗死。为避免混淆,STRIVE 将影像上所见的腔隙称为可能的血管源性腔隙。

血管源性腔隙定义为:皮质下楔形或卵圆形的在所有磁共振序列上与脑脊液信号相似的充满液体的腔隙,直径为 3~15mm,可由皮质下梗死或穿支动脉区陈旧性脑出血液化而成。在 FLAIR 序列上通常在病灶周围有一高信号的环(可能与胶质细胞增生相关),称为"晕"(图 3-5-58),此点用于鉴别血管周围间隙扩大,后者在 FLAIR 序列上通常在病灶周围没有高信号环。但陈旧性腔隙性梗死的病灶周围并不一定都有高信号环。但血管周围间隙扩大的直径通常小于 3mm,且沿穿支动脉走行,故磁共振扫描层面与血管走行方向垂直时呈圆形或卵圆形,二

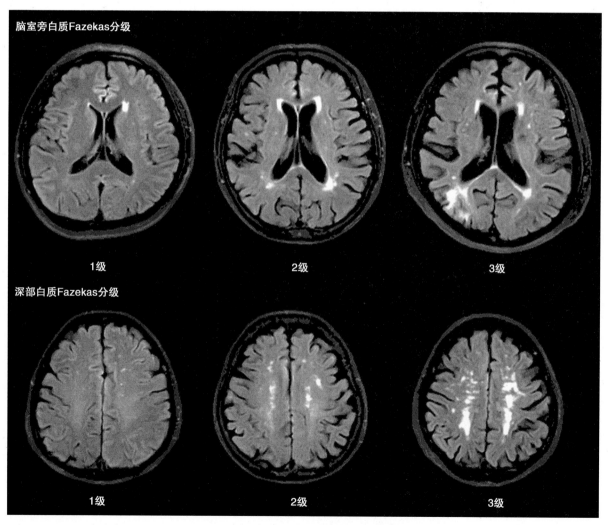

图 3-5-57 Fazekas 脑白质高信号评分

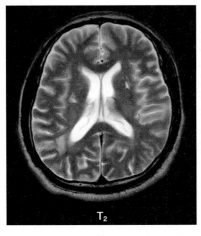
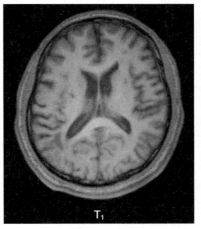
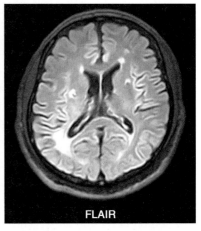

图 3-5-58　右侧脑室旁及左侧基底节可见长 T_1、长 T_2 楔形腔隙灶,直径为 3~15mm,FLAIR 序列可在病灶周围见高信号环("晕")

者平行时呈线状。陈旧性腔隙性梗死通常呈典型的楔形。所以,血管周围间隙扩大需要综合其大小、形状及走行方向与陈旧性腔隙性梗死鉴别。

4.血管周围间隙　血管周围间隙(perivascular space,PVS)是充满液体的间隙,沿血管走行穿过灰质或白质。信号强度在所有序列上与 CSF 相似(图 3-5-59)。因其遵循穿支血管走行,所以当成像切面方向平行于血管时呈线性,垂直于血管时呈圆形或卵圆形,直径通常小于 3mm。在高场强磁共振上,有时可见血管周围间隙扩大中央的血管影,可用于鉴别血管周围间隙扩大与陈旧性腔隙性梗死。血管周围间隙扩大常见于下部基底节和大脑白质、海马,也可见于脑干,但少见于小脑和胼胝体。

血管周围间隙扩大的分级标准有多种,比较常用的是朱以诚对于血管周围间隙扩大的分级标准,基底节(1级:显示最多 PVS 的基底节层面,PVS<5 个;2 级:显示最

多 PVS 的基底节层面,5 个≤PVS≤10 个;3 级:显示最多 PVS 的基底节层面,PVS>10 个,但仍可计数;4 级:显示最多 PVS 的基底节层面,PVS 数量太多,呈筛状,已经无法计数)和脑白质 PVS(1 级:合计所有层面的白质,PVS 总数<10 个;2 级:合计所有层面的白质,PVS 总数≥10 个,但在显示最多 PVS 的白质层面,PVS<10 个;3 级:在显示最多 PVS 的白质层面,10 个≤PVS≤20 个;4 级:在显示最多 PVS 的白质层面,PVS>20 个)各分为 4 级。

5.微出血(microbleeds,MB)　微出血是小的、局灶性的、圆形或卵圆形,在 T_2 和 SWI 序列上呈低信号病灶,直径通常为 2~5mm,通常不超过 10mm。微出血通常位于皮质与皮质下的交界处或深部灰质、深部白质,也可见于脑干和小脑。由于在上述磁共振序列上微出血会出现"开花征"并导致伪差,因此所显示的微出血灶直径大于实际直径。微出血需要与钙化、正常血管流空影、其他原

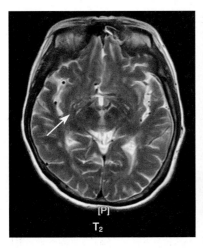
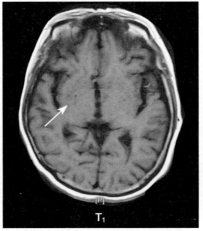
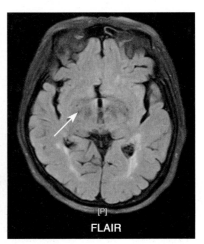

图 3-5-59　前穿质血管周围间隙

不同于腔隙,PVS 形态规则,圆形或卵圆形或线性,沿血管走行,直径通常小于 3mm,T_2 高信号,T_1、FLAIR 等信号或低信号,FLAIR 相上无周围高信号环

因引起的铁沉积、外伤引起的弥漫性脑轴索损伤相鉴别。微出血还需与陈旧性脑出血相鉴别,陈旧性脑出血通常病灶较大、有不规则囊腔,在 T_1、T_2、FLAIR 序列上均可显示。基线时有更多微出血灶的脑出血患者及在随访中出现更多微出血灶的脑出血患者,脑出血的复发风险较高。微出血发生部位与病因相关(图 3-5-60)。脑叶微出血常见于淀粉样血管病,基底节、脑室旁、丘脑、幕下的微出血更常见于高血压,严重高血压也出现脑叶微出血。

6. 微梗死　既往病理研究将微梗死定义为肉眼无法看到,仅组织病理可见的梗死灶。微梗死主要的组织病理学表现有局灶性界限清楚的神经元坏死、腔隙性囊状病灶或神经胶质增生的苍白病灶。大脑皮质和分水岭区是微梗死最常见的部位。急性期微梗死在病理上表现为红色神经元或细胞毒性水肿导致的空泡形成。微梗死

3~5 天后的亚急性期,开始出现巨噬细胞浸润。微梗死后 10 天左右,开始出现星形胶质细胞增生和坏死神经元的凋亡。慢性微梗死表现为中心的囊腔和病灶周围的神经胶质细胞增生,但是也可以表现为神经胶质细胞增生的线状瘢痕而无囊腔形成。目前,微梗死的大小定义尚无统一标准。病理可发现 1mm 以内的微梗死,而磁共振成像仅能发现>1mm 的微梗死。根据 DWI 是否存在高信号,微梗死可分为急性和慢性微梗死。

目前微梗死的确切病因尚不清楚。有研究发现微梗死灶近端血管发生了淀粉样变性,因此推测淀粉样脑血管变性导致的低灌注可能继发微梗死;另外,由于微梗死在分水岭区常见,因此大血管狭窄继发的脑组织低灌注或微栓子栓塞也是微梗死可能的病因。

7. 脑萎缩　脑萎缩定义为与外伤或梗死等特定的

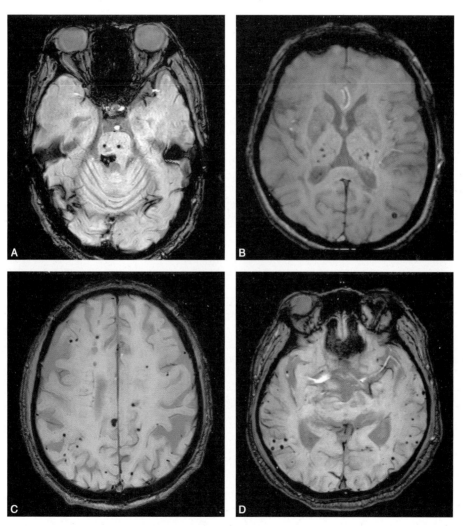

图 3-5-60　微出血影像表现及部位

A. SWI 序列显示脑桥 2 个微出血伴脑桥陈旧出血灶;B. SWI 序列显示丘脑多发微出血;C. SWI 序列显示双侧额叶、顶叶、枕叶多发微出血;D. SWI 序列显示双侧颞、顶、枕叶多发微出血。图 A、B 为高血压性微出血常见部位,图 C、D 为淀粉样脑血管病微出血常见部位

肉眼可见的局灶损伤无关的脑容积下降。因此,梗死、外伤所致的局部萎缩不包含在这一类中。目前认为,脑小血管病脑萎缩可能是继发于白质病变、腔隙等的皮质变性。全脑皮质萎缩评定量表(global cortical atrophy scale, GCA)量表也称为 Pasquier 量表,是一种简单的半定量脑萎缩评估量表。

8. 脑小血管病影像综合评价——脑小血管病负荷评分(CSVD burden score) Staals 及其同事在 2013 年首次开发了综合评价 CSVD 负荷的量表(图 3-5-61)。该量表包含了白质高信号、基底节血管周围间隙、腔隙和微出血的评估,总分为 4 分。该量表可综合评估脑小血管病变;但该评估方法对不同影像标记物未赋予权重,不同小血管影像标记物对于卒中事件、功能预后等可能有不同程度的影响;后续研究证实,脑小血管病负荷评分与老年人认知功能受损、卒中发生、卒中亚型、卒中负荷、卒中功能预后显著相关。

9. 脑小血管病影像学表现的鉴别诊断 临床上脑小血管病的诊断主要是根据头颅影像学检查,其中诊断微出血主要根据 T_2 和 SWI 序列上呈低信号的 2mm~5m 圆形或卵圆形病灶;诊断新发皮质下梗死主要依据 DWI 序列上<20mm 的高信号。血管源性腔隙性梗死、血管源性白质高信号、皮质微梗死、微出血以及脑萎缩主要依据其在头颅磁共振 T_1、T_2 及 FLAIR 序列上的不同影像学表现来进行鉴别(表 3-5-40)。

【临床表现】

1. 卒中 CSVD 的急性神经功能损害表现为缺血性和出血性卒中。腔隙性脑梗死最常见临床表现为腔隙综合征,包括纯运动性偏瘫、纯感觉性卒中、感觉运动性卒中、共济失调性轻偏瘫及构音障碍手笨拙综合征等。

内容	白质高信号	基底节血管周围间隙	腔隙	微出血
评估	1分: 脑室周围白质高信号 Fazekas3和/或深部 白质Fazekas2~3	1分: 单侧、基底节血管周围 间隙>10个	1分: 存在任何腔隙	1分: 存在任何微出血
举例	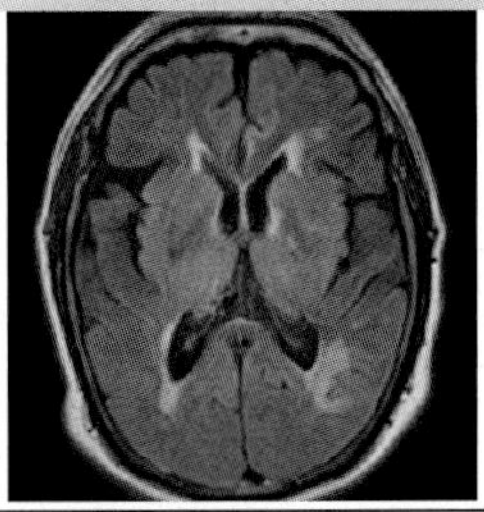	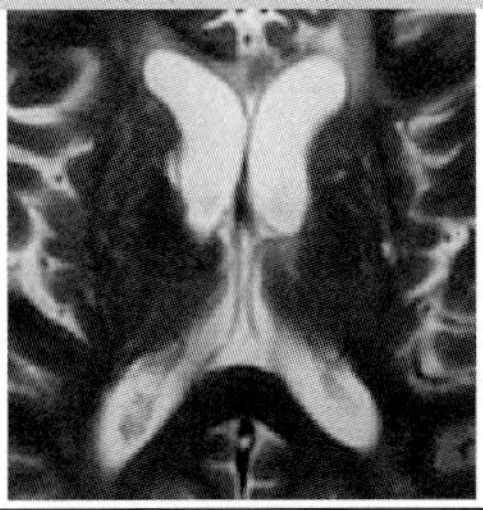	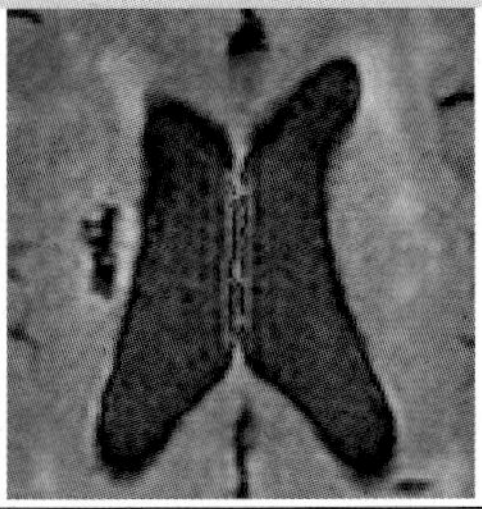	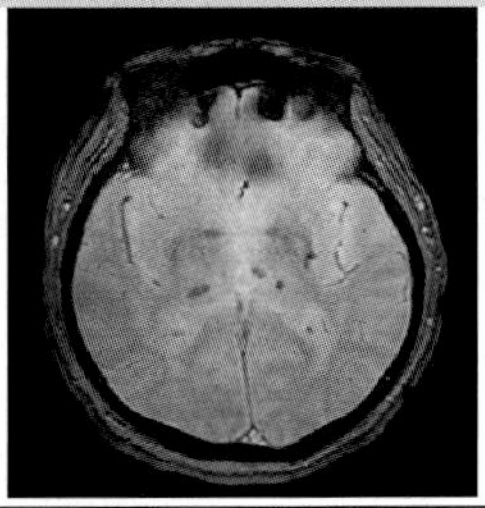

图 3-5-61 CSVD 负荷评分

表 3-5-40 常见脑小血管病影像表现的鉴别要点

鉴别要点	常见部位	形态	头颅 MR 表现
新发的皮质下梗死	基底节、皮质下白质	直径<20mm,形状规则	DWI 高信号,呈长 T_1、长 T_2 信号、FLAIR 序列上呈高信号
血管周围间隙(PVS)	基底节区、皮质下白质、海马区、最外囊、中脑大脑脚等	多数形态规则,呈圆形、卵圆形或线状;一般双侧对称	病灶在 T_1、T_2、FLAIR 序列上多数与脑脊液信号一致,或在 FLAIR 序列上呈接近等信号
血管源性腔隙	基底节区、脑室旁及脑深部白质	直径为 3~15mm,形状规则或不规则,中心有软化坏死灶,多不对称	病灶中心在 T_1、T_2 和 FLAIR 序列上呈脑脊液样信号,FLAIR 序列上病灶周边常有高信号环
血管源性脑白质高信号	脑室旁、脑深部白质	病灶多发,多融合、连续,一般双侧较对称	病灶常为轻度长 T_1、长 T_2 信号、FLAIR 序列上呈高信号
微梗死	主要位于皮质	直径多在 50~400μm,形状规则或不规则,双侧不对称	3T 或 7T MR 上如显示病灶,病灶常为长 T_1、长 T_2 信号、FLAIR 序列上呈高信号

2. 认知和情感表现　慢性或隐匿进展的认知、人格、情感及行为障碍。CSVD 是血管性认知功能障碍的主要原因，可占血管性痴呆的 36%~67%。注意力和执行功能减退是其主要的认知损害特征，也可出现信息处理速度减慢、言语流利程度下降等，而记忆功能受累相对较轻且再认功能相对保留，符合典型的皮质下损害表现。患者容易出现情感、行为和人格障碍，表现为淡漠、激惹或抑郁。

3. 其他表现　患者易有步态异常、易跌倒及排尿异常。可有血管性帕金森综合征的表现，出现步态障碍（额叶步态）、跌倒、动作缓慢、碎步、步基增宽、无明显震颤及强直。WML 与认知功能、步态、情感及排尿障碍密切相关，是老年人群功能残疾的重要影像学相关因素。

【脑小血管病对患者预后的影响】

1. 陈旧性腔隙性梗死对于患者预后的影响　陈旧性腔隙性梗死与认知功能下降相关，荷兰的鹿特丹扫描研究（Rotterdam Scan Study）发现陈旧性腔隙性梗死患者痴呆的风险升高了 1 倍，并且增加了脑卒中和死亡的风险。研究表明，MRI 表现出腔隙的患者的预后与腔隙的部位和数量有关。荷兰的 LADIS 研究发现，丘脑、壳核、苍白球区域的陈旧性腔隙性梗死与认知功能下降密切相关，但内囊、皮质下白质、尾状核的陈旧性腔隙性梗死与认知功能下降没有明确相关性。具有多个无症状腔隙的患者与无腔隙和单个无症状腔隙的患者相比，其缺血性卒中复发、死亡和心血管事件发生率更高。腔隙数量与认知功能下降也有关。另外，腔隙常和其他脑小血管病的影像学特征作为总小血管病负荷（total SVD burden）的一部分，共同导致卒中后抑郁、认知功能下降和缺血性卒中复发、残疾、生活质量下降和死亡。

2. 脑白质疏松对于患者预后的影响　20%~30% 的脑白质疏松患者在 2~5 年的随访过程中会进展性加重。高龄、高血压以及基线时即有较重的脑白质疏松，是脑白质疏松进展的危险因素。较重的脑白质疏松可导致认知功能下降、精神行为障碍、步态障碍及跌倒、排尿功能异常，增加痴呆、脑卒中复发等心血管事件及死亡风险。白质损伤与各种类型痴呆的发生显著相关，96% 的血管性痴呆、89% 的阿尔茨海默病以及 85% 的路易体痴呆患者都伴有皮质下白质损伤。脑白质损伤不仅可破坏神经纤维网络联系，还可引起皮质萎缩，从而导致认知功能的下降，主要影响注意和执行功能，而记忆功能受累较轻，再认功能相对保留。精神情感改变主要包括抑郁、焦虑、冷漠、双向障碍、精神分裂症等，但白质病变与精神症状之间是否存在因果关系有待进一步探究。运动学症状表现为步态不稳、平衡受损及跌倒，研究表明脑白质疏松是健康老年人群步态损伤的主要促进因素，影像学上白质高信号（WMH）相关的皮质萎缩及室旁白质高信号完整性受损与步态障碍相关，重度 WMH 负荷患者在平均 12 个月的随访期间，发生多次跌倒或跌伤的风险比轻度 WMH 负荷患者高出 55%。同时，伴发年龄相关脑白质改变的患者中有 70% 存在尿频、尿急、夜尿症、尿失禁之中的至少一项。LADIS 研究中将老年被试按年龄相关脑白质改变程度分成轻、中、重三组，随访 1 年后发现其发生功能残疾的比率分别为 9%、15%、26%，并且 WMH 可增加卒中后功能残疾程度及非房颤患者的卒中复发率。

在治疗上，虽然脑白质疏松患者溶栓出血的风险高于不患脑白质疏松的患者，但是并不会明显降低溶栓患者的获益程度。因此，脑白质疏松不影响脑卒中患者的溶栓治疗，也不影响脑卒中患者颈动脉内膜剥脱术的实施。但华法林抗凝治疗可以增加脑白质疏松患者出血的风险，因此，需要权衡利弊后使用。

3. 新发腔隙性梗死对于患者预后的影响　新发腔隙性梗死占临床缺血性卒中的 1/4，根据梗死发生的部位，可伴急性神经功能损害或无任何临床表现，而临床中无症状性腔隙性梗死居多。20%~30% 的腔隙性卒中患者在卒中后数小时至数天内继发神经功能的恶化，主要涉及运动功能障碍，并遗留残疾。但相比其他类型缺血性卒中，腔隙性卒中的短期预后和转归较好，患者致残率低、复发率低、生存率高，可能与其组织梗死体积较小、脑部功能受损程度较轻、患者较少伴有心脏疾病有关。不过，长期随访研究表明，从卒中后第 5 年开始，腔隙性梗死患者的严重残疾比例开始稳步上升，其远期预后不良，主要涉及认知功能下降（执行能力、记忆、语言、注意、视空间能力及全脑认知和信息处理速度），步态障碍，抑郁、焦虑等情感障碍，痴呆和死亡风险增加，并且相比其他缺血性卒中亚型，卒中复发的风险并不降低。

4. 微出血对于患者预后的影响　微出血可导致患者发生认知障碍、痴呆、功能残疾，是卒中和死亡的独立预测因素。在认知方面，其与执行功能、信息加工、注意、记忆、运动速度以及全面认知功能损害相关，不同部位损伤（脑叶、深部和幕下）导致不同领域的认知下降。当个体微出血数量增多，罹患认知障碍和痴呆的风险率升高，在符合血管性痴呆诊断标准的患者中，微出血的发生率甚至高达 85%。关于微出血与卒中复发之间的关系，研究表明腔隙性卒中伴微出血者在平均随访 3.3 年后，其卒中复发率较不伴微出血者升高了 1 倍。同时，另一项包括 15 个研究 5 068 位患者的荟萃分析也显示，伴发微出血的缺血性卒中或 TIA 患者，其卒中复发风险增高 1.8 倍；其中，微出血负担与出血性卒中复发之间的关系较为明确,病灶数目越多,复发风险越大,但其与缺血性卒中之间的相关性有待进一步确定。微出血负担也是mRS相关功能残疾程度及患者死亡风险的独立预测因素,既往发生血管事件或存在血管危险因素的老年患者中,伴发1个以上CMB的卒中相关死亡风险是不伴有CMB患者的6倍,当CMB为与CAA相关的脑叶性微出血时,其卒中死亡风险甚至可升至7倍,当CMB为非脑叶微出血时则与心血管源性死亡更相关。

5. 血管周围间隙对于患者预后的影响 血管周围间隙是脑小血管病的神经影像标志之一。随着年龄增长,尤其是脑底部的血管周围间隙(PVS)变得更加明显。扩大的血管周围间隙对于患者的认知功能有一定影响,伴有血管周围间隙扩大的患者发生认知功能下降,主要体现在信息处理速度的急剧下降。同时,发生血管性痴呆和血管事件的风险增加。

6. 微梗死对于患者预后的影响 单个微梗死灶体积小、造成的神经功能损伤小,但神经病理学研究指出:受影响的患者全脑可能广泛分布成百上千个微梗死灶,足以造成脑组织损伤、纤维连接破坏,导致神经功能障碍,其中最常见的是认知功能的下降和痴呆风险的升高,而痴呆中以血管性痴呆更为相关。认知障碍包括全面认知功能下降,执行功能、视觉记忆、言语记忆、语言功能、视觉构建能力等受损,大脑皮质分水岭区的多发性微梗死影响工作记忆、视空间能力。另有研究表明,微梗死与运动功能受损也相关,并且皮质下微梗死与运动功能损伤和跌倒更相关,而皮质微梗死与痴呆更相关。

7. 脑萎缩对于患者预后的影响 脑萎缩与脑白质高信号、腔隙协同促进认知障碍的发生与发展。内侧颞叶和皮质下萎缩与全面认知功能、执行功能、记忆功能障碍及精神速度下降有关,而皮质萎缩仅与精神速度下降相关。另外,脑小血管病患者皮质厚度减低与步态障碍相关,不同脑区的皮质厚度影响步速、步频、步长、步宽等特定步态参数。

【脑小血管病的治疗】

1. 病因治疗 对于年龄和血管病危险因素相关的脑小血管病需要积极控制血管病的危险因素。继发于原发中枢神经系统血管炎的脑小血管病或继发于系统性血管炎的脑小血管病需要给予激素或免疫抑制剂治疗。遗传性脑小血管病中,只有Fabry病有特异的针对病因的治疗,其对α-半乳糖苷酶替代疗法有效。

2. 卒中的治疗

(1) CSVD导致的缺血性卒中的急性期治疗与其他病因所致缺血性卒中的治疗原则一致,仍然以卒中单元、静脉溶栓和阿司匹林治疗为主。虽有研究发现严重脑白质高信号和微出血及多发性腔隙性梗死是溶栓后出血的独立危险因素,但不是溶栓治疗的禁忌。

(2) 对于CSVD患者的治疗依然需要采取降压、抗栓和他汀类药物为主的治疗。

高血压是CSVD最重要的危险因素,降压治疗能有效预防卒中复发及认知功能衰退。对新发皮质下小梗死患者,无论有无高血压病史,均应按照指南推荐予以降压治疗,血压目标值控制在130/80mmHg以下可能是合理的。降压药物的选择应综合考虑药物的作用机制和患者的个体情况。钙通道阻滞剂具有降压显著及减少血压变异性和抗动脉粥样硬化等特点,适合使用。

抗血小板治疗应以阿司匹林单药治疗为主,也可选用氯吡格雷和西洛他唑。小的皮质下梗死的二级预防研究(The Secondary Prevention of Small Subcortical Strokes, SPS3)显示,阿司匹林和氯吡格雷双联抗血小板治疗3个月以上会增加出血危险及死亡率,因此,除非必要时,不建议对新发皮质下小梗死的患者长期双联抗血小板治疗。

他汀类药物除降低胆固醇外,还兼备改善内皮功能、抗感染或神经保护作用。但是强化降低血胆固醇水平用于卒中预防的研究(stroke prevention by aggressive reduction in cholesterol levels study, SPARCL)的亚组分析发现,强化降脂治疗有减少小血管病患者的缺血性卒中复发的趋势,但却显著增加脑出血的发生风险。因此,应注意小动脉闭塞类型的缺血性卒中患者长期接受强化他汀药物治疗有可能增加脑出血的危险。

3. 认知和情感障碍的治疗 已经开展的多个胆碱酯酶抑制剂治疗血管性痴呆的临床试验,显示其能一定程度地改善患者的认知功能,对小血管性痴呆可能也有一定疗效。美金刚对轻中度血管性痴呆干预研究的亚组分析表明其对小血管性痴呆的效果可能较好。一项针对小血管性痴呆的随机双盲试验显示尼莫地平能有效延缓认知功能的衰退。最新研究提示,胆碱酯酶抑制剂和美金刚均能有效地改善血管性认知障碍患者的抑郁、焦虑、淡漠及精神症状。5-羟色胺再摄取抑制剂对改善患者的抑郁焦虑症状也可能有效。非典型抗精神病药物可控制多种精神症状,但不宜长期使用。

目前,CSVD仍需进一步探索病理改变的异质性,以临床问题为切入点,探索内皮损伤、血脑屏障破坏、炎症以及应激等机制在CSVD中的作用,为CSVD的治疗提供新的治疗靶点;开展基于影像表型的多组学研究;以多基因遗传性CSVD为天然模型,开展干预靶点研究,筛选可能的药物和非药物治疗方式,如血管内皮保护药物、抗感染药等(表3-5-41)。

表 3-5-41 脑小血管病潜在的干预药物及靶点

干预策略	举例
药物治疗	
降脂	他汀类
抗血小板	阿司匹林、氯吡格雷等
降压	降压药
抗凝	华法林、达比加群酯等
抗感染	NSAIDS, 激素、米诺环素等
血脑屏障调节	抗氧化剂和 VEGF 抗体
内皮素	内皮素受体拮抗剂
NO-cGMP 系统	NO 供体、磷酸二酯酶 5 抑制剂
前列环素-cAMP 系统	前列环素、磷酸二酯酶 3 抑制剂
免疫抑制剂	沙利度胺
神经、营养因子	脑活素
PPARγ 受体激动剂	吡格列酮
rho 激酶拮抗剂	法舒地尔
兴奋药物类	莫达非尼
维生素	叶酸、维生素 B_{12}、甲钴胺
黄嘌呤氧化酶抑制剂	别嘌醇
乙酰胆碱酯酶抑制剂和其他抗痴呆药物	多奈哌齐、美金刚等
非药物治疗	
自主神经系统调节	自主神经刺激器
缺血远隔预适应	
干细胞治疗	
改善生活方式	戒烟、低盐饮食、增加饮食中硝酸盐及黄酮摄入、锻炼等

第十九节 脑动脉非感染性炎症性疾病

（商慧芳）

一、颞动脉炎

颞动脉炎又称巨细胞动脉炎（giant cell arteritis, GCA），是颅外大血管肉芽肿性动脉炎，主要侵犯颞浅动脉和眼动脉。Hutchinson（1890）首次描述该病的临床表现，Horton 等（1934）确立为独立疾病，又称 Horton 病。

【病因和病理】

1. **病因** 本病病因不清，发病率有种族差异，白种人的年发病率最高，达 10/10 万~20/10 万；亚洲及非洲人年发病率明显较低，约为 1/10 万。HLA-DR4 和 HLA-B8 表型患者发病率较高，提示可能与遗传有关。Park 和 Papaioannou 等研究发现，本病患者血液有循环免疫复合物，颞动脉有免疫球蛋白沉积，认为发病与机体免疫异常有关。

2. **病理** 本病属增生性炎性肉芽肿反应，动脉各层均可受累，中层和内膜损害最严重，各层间分界不清。中层肌纤维变性坏死，纤维增生；内弹力膜断裂坏死，内膜增生变厚，导致管腔狭窄和血栓形成。血管壁内活化的树突状细胞，通过启动致病级联反应，使 T 细胞和巨噬细胞形成肉芽肿浸润物，在病理生理方面起到重要作用。病变呈节段性分布，各节段病变程度不等。病变主要累及主动脉及其分支，包括颈动脉和椎动脉。颈动脉的眶内分支和颞动脉最易受累，椎动脉受累见于严重病例，基底动脉受累者少见。病变通常不累及颅内动脉，虽然颈内动脉分支有时也可受到影响；冠状动脉、肝动脉及肾动脉也可能受累。

【临床表现】

1. 本病常累及老年人，好发年龄为 50~75 岁，发病率女性高于男性，为 4:1。常有发热、乏力、厌食、体重下降和贫血等前驱症状。

2. 头痛最常见而且剧烈，多数病例起病即有头痛，亦有少数病例在病程晚期才出现。头痛位于一侧或两侧颞部，呈烧灼或锤击样疼痛，可向头顶、下颌或枕部放散，夜间加重，咀嚼、下颌运动或碰触面颊可使疼痛加重，颞部或面部可有感觉过敏和触痛。检查可见病侧颞浅动脉变粗、迂曲、搏动减弱和消失，沿动脉走行处可有触痛性小硬结。

3. 视觉症状较常见，约 12% 的患者常因动眼及外展神经麻痹导致复视，是因眼肌缺血所致；可突发一或双侧视力障碍，逐渐加重或两眼反复交替发生，每次发作持续数分钟至数小时。短暂性单眼失明或一过性黑矇，常由于颈内动脉狭窄导致的视网膜 TIA 所致。永久性单眼视力丧失，常因前部缺血性视神经病或视网膜中央动脉闭塞所致。眼底检查可见视乳头水肿、视网膜动脉狭窄、变细，视网膜絮状梗死灶，静脉怒张可呈串珠样改变，以及继发性视神经萎缩等。

4. 在 4%~20% 的患者中，可闻及一侧或两侧颈部血管杂音，出现面部痛、眩晕、TIA、脑卒中、下颌跛行、吞咽跛行和舌部雷诺现象，是颈动脉、颈内动脉近端分支、椎基底动脉，以及除颞动脉的其他颅外动脉受累所致。

5. 本病与风湿性多肌痛关系密切，58% 的患者合并肌肉和关节疼痛、触痛和强直,约25%的患者以风湿性多肌痛为首发症状。患者还可出现多发性单神经炎,也表现为多个周围神经受损,提示为远端对称性多神经病,可能由于周围神经滋养血管受累所致。本病虽可见肌痛和局限性炎症,但肌炎并非本病的特征,常为糖皮质激素治疗的并发症。其他较少见症状包括可逆性痴呆、抑郁和脑病等。

【辅助检查】

1. 几乎所有的患者均可见红细胞沉降率(ESR)增快,红细胞沉降率通常>80mm/h,有时甚至>120mm/h,但少数患者可<50mm/h。此外,C反应蛋白(>6μg/ml)和碱性磷酸酶水平升高,血浆蛋白电泳显示白蛋白降低,α2和β球蛋白水平增加。与红细胞沉降率相比,C反应蛋白与疾病活动的相关性更高。还有研究发现,白介素-6水平可用于评估疾病的进展情况。

2. 颞浅动脉活检发现以单个核细胞为主的炎性浸润或肉芽肿性炎症,常伴有多核巨细胞血管炎,可确诊为颞动脉炎。多达40%的患者首次颞动脉活检结果为阴性,可能由于颞动脉受累呈跳跃式节段性分布,或由于活检取材动脉长度较短(如<2cm)导致采样误差所致。如果高度怀疑本病,首次活检结果阴性时,可在对侧颞动脉再次进行活检。活检颞动脉取材长度应为2~3cm,做连续病理切片,以提高病理诊断阳性率。彩色多普勒超声可对相当长一段颞动脉进行超声成像,有助于颞动脉炎诊断,表现为受累颞动脉周围被一圈黑晕包绕,可能反映水肿,这一检查依赖于检查者的技术。颞动脉造影可显示动脉节段性狭窄或闭塞,但诊断价值不如活检。

【诊断和鉴别诊断】

1. 诊断　本病诊断依据以下5个典型特征:①发病年龄≥50岁;②新近出现的颞部局限性头痛;③颞动脉压痛或触痛;④红细胞沉降率升高(≥50mm/h);⑤动脉活检提示坏死性动脉炎,特征就是以单个核细胞为主的炎性浸润或肉芽肿性炎症,常伴有多核巨细胞。如果存在以上3个典型特征,本病诊断敏感性达94%,特异性达91%。颞浅动脉活检发现巨细胞支持确诊,但是阴性结果不能排除本病。

2. 鉴别诊断　本病应注意与三叉神经痛、结节性多动脉炎等鉴别。

【治疗和预后】

目前本病治疗尚缺乏随机对照临床试验证据。

1. 大多数患者使用糖皮质激素单药治疗有效。不伴有缺血性损伤症状与体征,例如视力丧失的患者,可先给予泼尼松1mg/(kg·d)口服,最大剂量可用60mg/d。在临床症状与体征消失,实验室检查恢复正常后,以每2~4周减少10mg/kg速度逐渐减少泼尼松口服剂量,当泼尼松口服减至10mg/d后,再以每个月减少1mg速度逐渐减量。

2. 存在眼部或中枢神经系统缺血性损伤症状与体征的患者,可首先静脉给予甲泼尼龙1000mg/d,连续输注3天后,改为泼尼松1mg/(kg·d)口服,最大剂量为60mg/d。治疗宜尽早启动,否则组织可能发生不可逆性缺血、坏死。高度疑诊神经系统受累患者,不应待到取得活检结果后才开始治疗,这是因为病理确诊需要时间;另外,治疗后炎症消退也较缓慢。

3. 一些病案报道发现,某些患者对甲氨蝶呤、环磷酰胺、托珠单抗(tocilizumab)等免疫抑制剂治疗有效,尽管缺少之前瞻性研究。如果患者出现糖皮质激素相关不良反应,可考虑免疫抑制剂治疗。此外,有人建议使用阿司匹林75~150mg/d来减轻视力减退、TIA、卒中等缺血性并发症风险。

4. 本病预后与早期诊断和应用激素治疗明显相关,患者常在治疗开始后快速获得临床改善。接受治疗后2~3年内,大多数患者可维持小剂量,甚至停用糖皮质激素治疗。约半数患者出现永久性视力减退或失明,但本病很少引起死亡,主要死因是大脑和脑干梗死、主动脉瘤破裂、心肌梗死等,多见于疾病晚期。

二、原发性中枢神经系统血管炎

原发性中枢神经系统血管炎(primary angiitis of the central nervous system,PACNS)又称为颅内肉芽肿性动脉炎(intracranial granulomatous arteritis),由Gravioto(1959)首先报道,但病例数很少;1960年以来脑血管造影技术广泛应用,本病的报道日益增多,年发病率约为2.4/100万。

【病因和病理】

1. 病因　病因不明,电镜发现患者CNS血管壁细胞有病毒颗粒,认为可能与巨细胞病毒、EB病毒、水痘-带状疱疹病毒及AIDS病毒等感染有关;血管壁虽有直接免疫交互反应,但尚未获得由免疫复合物介导的证据。

2. 病理　病变通常仅选择性影响脑实质、脊髓、软脑/脊膜的中、小动脉,管径为100~500μm,特别是软脑膜动脉,偶可影响颈内动脉和椎动脉,CNS以外的器官组织不受累及;病变的血管壁通常有淋巴细胞、浆细胞及单个核细胞浸润,但无嗜酸性粒细胞浸润。受累血管狭窄或闭塞常导致脑内多数的小梗死灶,偶转为出血性脑梗死。病变常局限于部分脑组织,如小脑半球、一侧额叶或对侧顶叶,脑膜常有炎性细胞浸润,临床常表现为脑膜炎综合征。本病组织病理学特点可分为3种主要类型:肉芽肿型、淋巴细胞型、坏死性血管炎型。在淋巴细胞型患者中,免疫组化染色病变血管的内部和周围,可见明显的记忆性 T 细胞浸润,表明脑动脉壁发生了抗原特异性免疫应答。

【临床表现】

1. 发病年龄为 3~96 岁,发病高峰为 50 岁左右,中青年患者多见,男性多于女性,为 2:1。由于 CNS 弥漫性受累,临床表现多变且不具有特异性,既可呈超急性、急性或亚急性起病,也可能慢性或隐匿起病。最常见的临床表现是精神迟钝和认知功能下降,随后亚急性进展为进行性脑病;其他症状如头痛、癫痫发作,以及缺血性卒中或脑出血所致的局灶性神经功能缺失,上述症状通常持续数月。

2. 本病与免疫抑制性疾病如淋巴瘤、白血病、免疫抑制剂治疗、HIV-1 感染以及骨髓增生性疾病等并存者亦不少见,但通常没有发热、乏力、肌肉和关节痛、贫血、体重下降、皮疹等系统性血管炎症状体征。

【辅助检查】

1. 实验室检查　血清学检查和 CSF 检查颇为重要,有助于排除与本病表现相似的 CNS 功能障碍的继发性病因。红细胞沉降率、C 反应蛋白等急性期指标在本病中通常为正常,如水平升高,须考虑感染性、肿瘤性或炎性病变所致的系统性血管炎。有病理证据的本病患者中,80%~90% 的 CSF 检查可见细胞数轻中度增多,蛋白增高,平均为 1 180mg/L,可高达 8.25g/L(表 3-5-42)。

表 3-5-42　针对原发性中枢神经系统血管炎应进行的实验室检查

基础实验室检查	全血细胞计数 血清尿素氮和肌酐 血清门冬氨酸氨基转移酶和丙氨酸氨基转移酶 红细胞沉降率、C 反应蛋白 尿液分析
脑脊液检查	CSF 细胞计数(白细胞轻至中度增多) CSF 蛋白(通常 44~1 034mg/dl)和糖水平(通常正常) CSF 寡克隆带 CSF 革兰氏染色及培养 如怀疑恶性肿瘤,需行 CSF 脱落细胞检查和流式细胞检查 如怀疑感染性病因,需行 CSF 相应病原体 PCR 和 IgG、IgM 检查
特殊实验室检查	抗核抗体 类风湿因子 抗-Ro/SSA、La/SSB、Sm、RNP 抗体 抗双链 DNA 抗体 抗中性粒细胞胞质抗体(ANCA) 血清补体 C3 和 C4 血清冷球蛋白 血清和尿蛋白电泳和免疫电泳 免疫球蛋白(IgG、IgM、IgA)定量
感染性病因检测(在相应临床背景下)	细菌性:支原体 PCR 和血清学检测、抗链球菌溶血素 O 试验、梅毒血清学检测、结核菌素皮肤试验 病毒性:乙型病毒、丙肝病毒、细小病毒 B19、HIV、单纯疱疹病毒、Epstein-Barr 病毒、巨细胞病毒(CMV)、水痘病毒的血清学检测 真菌培养:曲霉菌属、球孢子菌属、组织胞浆菌属等 寄生虫:囊虫、包虫、裂头蚴等抗体检测
易栓症检测	活化部分凝血活酶时间(APTT) 狼疮抗凝物 抗心磷脂抗体(ACA) 抗 β_2 微球蛋白抗体

2. 脑电图　约 81% 的患者 EEG 异常,多为弥漫性慢波,偶见局限性慢波或尖波发放。

3. 影像学检查　CT 检查可见脑梗死灶、出血及脑回增宽。MRI T_2WI 和 FLAIR 像对 PACNS 敏感性较高,

但特异性差;可显示皮质及皮质下白质斑片状大小不等的边界模糊病灶,可累及双侧或单侧(图 3-5-62A),可见多样化强化病灶,如皮质下不规则条纹样强化,软脑膜强化涉及部分脑实质,局灶性皮质带样强化、弥漫性

脑实质血管强化等(图3-5-62B)。可见到类似脱髓鞘样病变,对称性或以单侧为主,皮质或脑实质结节样强化;多发性动脉瘤可见反复发生脑出血;以及脑炎样病变、占位病变、蛛网膜下腔出血,以及类似脑白质营养不良表现等。脑白质病变彼此融合可颇似 Binswanger 脑病或高血压脑病,随访可能发现不断有新病灶出现,陈旧病灶可缩小、消失或遗留软化灶,需要与肿瘤性、脱髓鞘性、感染性病变鉴别。脑血管造影可见动脉呈交替性狭窄与扩张,以及多发的串珠样微动脉瘤形成(图3-5-63)。由于常规脑血管造影的分辨率无法识别直径<0.4mm 的动脉、小动脉和毛细血管,本病又常累及小血管,故在活检证实的本病患者中,脑血管造影诊断敏感度仅为60%,因此,脑血管造影结果阴性并不能排除本病诊断。

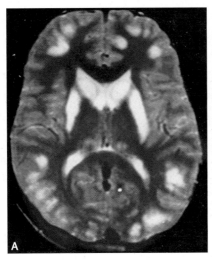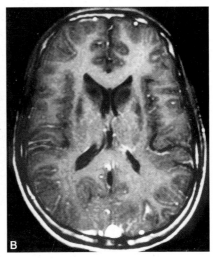

图 3-5-62 原发性中枢神经系统血管炎

A. 患者 MRI T_2WI 显示皮质及皮质下白质多发的斑片状、大小不等的病灶,边界模糊;B. 患者 MRI 的 T_1WI 增强显示,皮质下有不规则的条纹样强化、软脑膜强化、局灶性皮质条带样强化以及弥漫性脑实质血管强化等

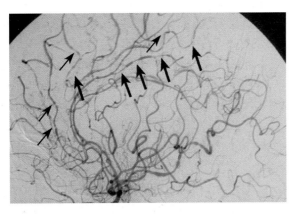

图 3-5-63 血管造影显示动脉呈交替性狭窄与扩张,以及多发性串珠样微动脉瘤形成

4. 脑活检 疑诊的患者接受脑活检后近50%可见典型的病变。还应注意,本病血管炎性改变呈节段性分布,当脑活检取材血管是正常节段时,活检不能发现血管炎性改变。患者首次活检假阴性率为25%,某些患者需要进行2次或2次以上的活检才能确诊。在 MRI 显示强化病灶脑区取材,尽可能取包含脑膜的约 1cm³ 较大的组织块,可提高脑活检阳性率,但感染性脑炎、脑淋巴瘤或血管内淋巴瘤、脑脓肿、Creutzfeldt-Jakob 病等也可见类似的组织病理改变,需注意鉴别。

【诊断和鉴别诊断】

1. 诊断 本病目前仍缺乏特异性辅助检查手段,但常规实验室检查、血清学、脑脊液、神经影像学检查、脑血管造影以及脑活检等在诊断评估方面,均发挥一定作用。Calabrese 和 Mallek 提出本病诊断标准,满足以下三项时可确诊本病:①临床标准:患者病史或临床检查提示有神经功能缺损,通过多方面评估后仍不能用其他病变解释。②影像学和组织学标准:由影像和/或病理证实的 CNS 血管炎性改变。③排除标准:无任何证据显示血管炎为继发性,如系统性血管炎、感染性血管炎等。

2. 鉴别诊断 本病应与以下疾病所致的脑动脉炎鉴别:①三叉神经眼支水痘-带状疱疹病毒感染引起的脑动脉炎,影像学表现可与肉芽肿性动脉炎和巨细胞动脉炎相似。②CNS 感染性疾病如化脓性、结核性、梅毒性及真菌性感染。③全身性疾病如结节性动脉炎、白塞病、Wegener 肉芽肿等,肿瘤如血管内淋巴瘤、霍奇金病及非霍奇金病、白血病等。④滥用药物如海洛因、苯丙胺等。

⑤仅累及神经系统的结节病、常染色体显性遗传脑动脉病伴皮质下梗死及白质脑病（CADASIL）、多发性硬化、Churg-Strauss 多动脉炎等鉴别。本病患者不会出现肺及其他器官受累，也不出现全身嗜酸性粒细胞增多、红细胞沉降率增快和贫血等。

【治疗和预后】

1. 本病的治疗目前尚缺乏随机对照临床试验。一线治疗药物常选用糖皮质激素。暴发性患者通常首先经验性使用甲泼尼龙 15mg/（kg·d）静脉滴注，连续输注 3~5 天后，改为泼尼松 1mg/（kg·d）（最大剂量为 100mg/d）口服，维持 4~6 周后逐渐减量。病情较轻的患者开始就可以单独口服泼尼松治疗。

2. 活检证实为肉芽肿型患者，应首先给予糖皮质激素和环磷酰胺联合治疗，使用环磷酰胺诱导缓解时，既可每月静脉输注一次环磷酰胺，600~750mg/m²，也可口服环磷酰胺 1.5~2mg/（kg·d）。诱导缓解后（通常治疗 3~6 个月），使用其他药物，如吗替麦考酚酯（mycopheno-late mofetil）或硫唑嘌呤（azathioprine）替换环磷酰胺维持治疗。活检证实为淋巴细胞型或仅通过脑血管造影诊断而未经活检证实的患者，如果神经系统症状体征进行性恶化，初始给予糖皮质激素，后续接受环磷酰胺治疗。然而，免疫抑制剂通常只用于活检确诊本病的患者。

3. 临床应定期对症状、体征和神经成像的异常进行评估，从而动态监测治疗反应。开始治疗后 4~6 周应复查 MRI，然后每 3~6 个月复查一次 MRI，之后根据疾病进展情况评估治疗和预后。随着对疾病认识深入，免疫抑制治疗进展，本病预后逐渐改善，死亡率逐渐降低，近期病死率约为 10%，多为神经功能受损严重患者。神经功能恢复的患者通常会遗留轻度认知功能受损和疲乏。如及时治疗可改善预后，约 30% 的患者在病情缓解后可以复发，需再次接受免疫抑制治疗。

三、主动脉弓综合征

主动脉弓综合征又称为高安动脉炎（Takayasu arteritis，TA）、Takayasu 病、无脉症、大动脉炎综合征、主动脉分支病以及闭塞性血栓性主动脉病等，是主要累及主动脉、主动脉弓大分支动脉的慢性非特异性动脉炎。本病首先由日本高安（Takayasu）报道，随后世界各地均发现大量病例，在亚洲年轻女性中患者较多见。

【病因和病理】

1. 病因　本病的病因不明，可能与自身免疫机制有关。部分病例有高 γ-球蛋白血症，CD4⁺/CD8⁺ 细胞比值和循环免疫复合物增加，以及抗主动脉抗体、类风湿因子阳性、C 反应蛋白增加、IL-2 减少、动脉病变 CD8⁺ 细胞增多等，提示本病有免疫功能异常。日本的病例 HLA-BW52 或 HLA-DR12 发生率高，北美的病例 HLA-MB3 和 HLA-DR4 发生率高，提示本病有遗传易感性。

2. 病理　病理改变类似颞动脉炎，是慢性进行性闭塞性炎症，常累及动脉全层，血管内膜及外膜增厚，内膜中层弹力纤维变性、坏死，管腔狭窄和血栓形成，弹力纤维断裂，以及外层损害使血管壁薄弱形成动脉瘤性扩张等。病变主要影响升主动脉、主动脉弓、无名动脉、锁骨下动脉、胸主动脉、腹主动脉、肾动脉和颈总动脉等，通常不影响颅内动脉。

【临床表现】

1. 本病平均发病年龄为 22.1 岁，年轻女性多见，男女之比为 1∶2.5。可分为两个阶段，活动期常见发热、乏力、食欲不振、体重下降、盗汗、关节疼痛等症状；血管闭塞期在狭窄血管可听见杂音，远端动脉搏动减弱或消失（无脉症），血压降低或测不出。根据病损的血管不同，临床分为四型：

Ⅰ型或头臂动脉型：病变主要累及主动脉弓及其分支，可出现不同程度颈动脉或椎基底动脉系统缺血或脑梗死症状体征，以眩晕、一过性黑矇、晕厥、癫痫发作、肢体麻木和无力等较多见。眼底可见视乳头苍白，视网膜动静脉扩张并相互吻合，环绕视乳头周围呈花环状。患侧颈动脉搏动减弱或消失，头颈或上胸部可扪及异常搏动、震颤和闻及血管杂音。颈外动脉受累出现同侧面部萎缩、发冷、头发稀少、头皮或软腭溃疡、颞动脉搏动减弱等。锁骨下动脉受累这同侧肱动脉或桡动脉搏动减弱或消失，上肢变冷、无力和酸痛，活动后加重，病侧血压低或测不出。

Ⅱ型或主动脉、肾动脉型：病变主要累及降主动脉、腹主动脉及其分支，常有腹痛、便血、高血压、心绞痛或心肌梗死、下肢间歇性跛行等。

Ⅲ或混合型：病变部位较广泛，具有Ⅰ型和Ⅱ型的临床特征。

Ⅳ型或肺动脉型：病变主要累及肺动脉，出现肺动脉高压综合征。

部分病例可发生脑出血或 SAH，前者多因并发高血压所致，后者由于颅内动脉瘤破裂出血引起。

2. 脑 CT 可见低密度梗死灶。MRI 显示 T₁WI 低信号、T₂WI 高信号脑梗死病变，以及混杂信号的脑出血病灶；MRA 或 CTA 显示病变颈动脉和椎动脉呈不规则狭窄或不显影（图 3-5-64）。DSA 可见主动脉、胸主动脉、腹主动脉和肾动脉狭窄和闭塞，内膜明显不规则，或有扩张的动脉瘤。彩色多普勒超声可发现大动脉及其分支狭窄或小栓子。病变活动期红细胞沉降率增快（>20mm/h），妊娠期>40mm/h；白细胞轻度增多或有贫血；半数以上患者

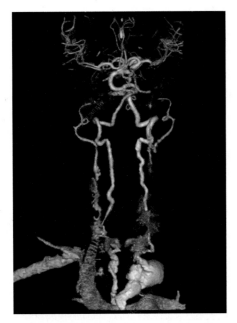

图 3-5-64 主动脉弓综合征患者,CTA 显示主动脉、主动脉弓大分支动脉呈多发性狭窄或闭塞

IgG 或 IgM 升高,可有 C 反应蛋白和 ASO 升高。

【诊断和鉴别诊断】

1. 根据年轻女性两侧臂的血压不等、间歇性跛行以及脑供血不足症状,结合 MRA、DSA、彩色多普勒超声检查可确诊。

2. 本病须与其他慢性闭塞性动脉疾病鉴别,如动脉粥样硬化性血管病变,通常在 50 岁后起病;血栓闭塞性脉管炎主要累及中小动脉,好发生于下肢。

【治疗和预后】

1. 活动期治疗以糖皮质激素如泼尼松口服为主,无效或泼尼松减药期间复发者,可以加用免疫抑制剂如环磷酰胺或硫唑嘌呤,甲氨蝶呤(methotrexate)在激素减量时和预防复发方面优于环磷酰胺和硫唑嘌呤,耐受性较好。

2. 血管闭塞期治疗,如病变血管较局限可考虑手术切除或旁路手术,颅内外血管搭桥术对缓解颈动脉或椎动脉缺血症状是有益的。血管扩张剂、抗凝剂、抗血小板聚集剂疗效尚不肯定,β 受体阻滞剂及血管紧张素转换酶抑制剂(ACEI)常用于治疗因血管狭窄所致的高血压,有肾动脉狭窄病例应常规使用。

3. 主动脉弓综合征进展缓慢,多数预后较好,5～10 年存活率为 80%～97%;出现脑梗死、心功能衰竭、肾衰竭和高血压者预后差。

四、结节性多发性动脉炎

结节性多发性动脉炎(polyarteritis nodosa,PAN)又称为结节性动脉周围炎,是一种坏死性血管炎,主要影响全身的中小动脉,也可影响微小动脉。发病率为 2/100 万。

【病因和病理】

1. 病因 病因不明,发病可能与免疫复合物沉积、抗原特异性 T 细胞介导的免疫应答,对细菌或病毒感染反应有关。乙肝是本病最常见的触发因素之一,乙肝病毒相关性 PAN 呈单相性病程,预后较好。还有研究报道,丙肝病毒、巨细胞病毒、HIV、细小病毒 B19 均可诱发本病。

2. 病理 病变呈节段性,好发于中小动脉分支处。急性期病变常始于受累的动脉中层,平滑肌变性坏死,纤维素样变,以后累及动脉壁各层,单核、淋巴及中性核细胞浸润,有时可见巨噬细胞。慢性期血管壁纤维增生,血栓形成,中层病变较重,常形成结节状小动脉瘤;病损可分为中层纤维素样坏死期、炎症期、血栓形成期或动脉瘤形成及纤维愈复期等。脑动脉受累不足 5%,脑膜动脉、脑内中小动脉受累及较多,颈内动脉、大脑中动脉、大脑后动脉及脑部小静脉也可能受影响。

【临床表现】

1. 任何年龄均可发病,30～60 岁为发病高峰,男女性别比相同。发病可缓可急,少数病例起病隐袭。由于全身中小动脉均可受累,本病临床表现多样,常出现发热、乏力、腹痛、肌痛、关节痛、贫血、压痛性皮肤红斑疹、皮下结节、坏死性溃疡、紫癜、网状青斑,心功能受损,以及急性肾小球肾炎所致的肾功能损害等症状。

2. 神经系统受损常见,可表现为:①周围神经受影响最常见,表现为多发性单神经炎或弥漫性感觉运动性周围神经病。②脑膜脑炎症状,如头痛、呕吐、视乳头水肿等颅内压增高表现,以及颈项强直、Kernig 征,常由于脑和脑膜弥漫性结节性动脉炎所致,也可见脑瘤样症状。③病变血管血栓形成引起脑梗死,动脉瘤破裂导致脑出血或蛛网膜下腔出血。④视网膜中央动脉阻塞引起突然失明,眼底可见脉络膜血管周围小丘疹样渗出物。⑤脊髓血管病变导致脊髓病变表现,如根痛、截瘫或四肢瘫等,以及脊前动脉综合征等。⑥肌肉血管受损出现肌病症状,如肌痛、肌萎缩和肌无力,受影响的肌肉通常有触压痛,EMG 呈肌源性损害改变。

3. 脑 CT 检查可见脑低密度梗死灶或高密度出血灶。脑 MRI 检查显示 T_1WI 低信号和 T_2WI 高信号梗死灶,脑出血可见混杂信号。脑 MRA 或 DSA 检查可见病变的脑动脉管腔不规则、狭窄或完全不显影(图 3-5-65)。外周血白细胞增高,以中性粒细胞为主;红细胞沉降率增快,平均为 60mm/h。CSF 压力增高,细胞数及蛋白轻度增高,呈非特异性改变。肌电图呈神经源性损害,少数影响肌肉呈肌源性损害。动脉活检可见血管壁粒细胞和单

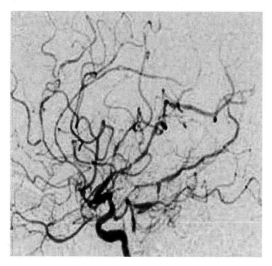

图 3-5-65　结节性多发性动脉炎患者,DSA 显示颅内动脉多发性狭窄

个核细胞浸润。

【诊断和鉴别诊断】

1. 诊断　根据患者的多系统损害,如不明原因的发热、痛性皮下结节、皮肤溃疡、紫癜、网状青斑以及心肾功能损害等,结合病灶区皮肤、腓肠神经、肌肉及肾脏活检可以确诊。CT 或 MRI 检查有助于确定脑和脊髓病变性质和部位;血液生化、ESR、EMG 检查、DSA 和 CSF 检查对确定病变范围,排除其他疾病有价值。根据美国风湿病学会(the American College of Rheumatology)1990 年制定的共识标准,在以下 10 项条件中,若患者至少具备 3 项条件,诊断敏感性达 82%,特异性达 87%:①体重自发病以来减轻≥4kg;②网状青斑;③睾丸疼痛或触痛;④肌肉疼痛、无力或下肢触痛;⑤多发性单神经炎或其他多发性神经病;⑥高血压,舒张压≥90mmHg;⑦血肌酐或尿素氮增高;⑧血清乙肝病毒标志物阳性;⑨动脉造影显示内脏动脉闭塞或动脉瘤;⑩中小动脉活检见动脉壁中有粒细胞浸润。值得注意的是,本病抗中性粒细胞胞质抗体(ANCA)检测结果为阴性,若 ANCA 结果阳性,应排除本病的诊断,考虑 ANCA 相关性血管炎诊断。

2. 鉴别诊断　本病应与动脉粥样硬化性脑梗死、脑出血及烟雾病等鉴别。由于肺部通常不受影响,可与 Churg-Strauss 肉芽肿性血管炎鉴别。

【治疗】

本病治疗根据病情严重程度不同,选择不同的方案。病情较轻者,应用糖皮质激素治疗,泼尼松 1mg/(kg·d)口服,炎性症状控制后逐渐减量,改为隔日服药维持治疗。病情较严重者,可联合应用糖皮质激素和环磷酰胺,2.5mg/(kg·d),口服或静脉滴注,亦可选用甲氨蝶呤或硫唑嘌呤等免疫抑制剂。对乙肝或丙肝伴轻度 PAN 患者,应给予抗病毒药物治疗;重症肝炎病毒相关性 PAN 患者不仅应给予抗病毒治疗,应使用大剂量免疫球蛋白冲击或血浆置换治疗。

本病若未经治疗,预后不良。非乙肝病毒相关性 PAN 患者 1 年复发率为 9.2%,5 年复发率为 24%;乙肝病毒相关性 PAN 患者复发率较低。患者主要死因是肾功能衰竭、肠系膜血管梗死、心肌梗死或脑梗死等,多于发病后 18 个月内死亡。

五、韦格纳肉芽肿病血管炎

韦格纳肉芽肿病(Wegener granulomatosis,WG)又称为肉芽肿性多血管炎(granulomatosis with polyangiitis,GPA),是以累及呼吸道的坏死性肉芽肿性炎症、坏死性肾小球肾炎,主要影响小、中血管,如小动脉、微小动脉、毛细血管、微小静脉、小静脉的系统性坏死性血管炎。年发病率为 5/100 万~10/100 万。

【病因和病理】

1. 病因　病因未明,50%~80% 的患者针对蛋白酶 3(PR3)胞质型抗中性粒细胞胞质抗体(c-ANCA)阳性;仅 10%~18% 的患者针对髓过氧化物酶(MPO)核周型抗中性粒细胞胞质抗体(p-ANCA)阳性。对 ANCA 自身抗体存在耐受性缺陷的遗传易感个体,暴露于传染性(细菌、分枝杆菌、真菌、上呼吸道病毒)、环境性、化学性、毒性或药物性诱因之后会发生 GPA。

2. 病理　上呼吸道、下呼吸道均有亚急性血管炎伴坏死性肉芽肿,中心为坏死组织,周边被纤维细胞和巨细胞包绕。肾损害以坏死性肾小球肾炎多见,弥漫性增生性肾炎、间质性肾炎次之。1/3~1/2 的 Wegener 肉芽肿患者在病程晚期出现神经系统并发症,颅内小血管坏死性血管炎既可影响小动脉,也可累及小静脉。血管炎的血管壁有纤维素样坏死,中性粒细胞及组织细胞浸润,弹力层灶性坏死,管壁增厚和血栓形成,可导致脑炎、脑膜炎和脑卒中样发病,周围神经也可能受累。

【临床表现】

1. 发病高峰年龄为 65~70 岁,男女性别比相同。全身表现为发热、乏力、食欲减退、游走性关节痛、体重下降等,可作为前驱症状持续数周至数月之久。呼吸系统和肾脏最易受累,有时肺部肉芽肿无症状,胸部 CT 检查时被发现。头痛较常见,与鼻窦炎、硬脑膜炎和脑血管炎等有关。20% 的患者累及眶部,出现眶部假瘤、蜂窝织炎和淋巴瘤等临床及影像学表现。

2. 多发性脑神经损害可因鼻和鼻窦肉芽肿蔓延影响邻近的前组脑神经,出现眼球运动障碍、视力障碍或视野缺损;或咽部病变蔓延累及邻近的后组脑神经,出现多数脑神经病。脑卒中样发病不多,约占全部病例的 8%。

周围神经损害比中枢神经更常见,最常见为多数性单神经病,其次是多发性神经病。

3. 神经系统并发症包括脑血管事件、癫痫和脑炎等,可见痉挛性截瘫、颞动脉炎、Horner 征、视乳头水肿,关节和肌肉疼痛较多见,但引起肌病者不多。妊娠可使病情逆转。

4. X 线片可见肺非特异性间质性浸润、结节和空洞。脑 MRI 检查可见脑、颅底及颅骨明显浸润破坏征象,脑内可见血管炎所致的缺血性病灶及增强影像。

5. 血常规常见白细胞增多,嗜酸性粒细胞明显升高,红细胞减少,ESR 增快,平均为 71mm/h,类风湿因子、抗球蛋白因子可升高;尿沉渣显示镜下血尿、红细胞管型。胞质型抗中性粒细胞胞质抗体(c-ANCA)阳性对本病诊断有特异性和敏感性,但亦可见于血管内淋巴瘤患者。活检可见动脉壁、动脉周围或血管外肉芽肿性炎症。

【诊断和鉴别诊断】

1. 诊断 根据美国风湿病学会(the American Academy of Rheumatology)的诊断标准,在以下 4 项条件中,如果患者至少具备 2 项条件,则 GPA 的诊断敏感性达 88%,特异性达 92%:①口腔溃疡或脓血性鼻腔分泌物。②胸部 X 线片示结节、固定浸润病灶及空洞。③镜下血尿(RBC>5/高倍视野)或尿中出现红细胞管型。④血管活检显示动脉壁或血管周围组织肉芽肿性炎症。90%的患者 c-ANCA 阳性,对确诊很有帮助。如患者有呼吸道坏死性肉芽肿及肾炎表现,继而出现脑神经、周围神经损害,脑膜炎或脑卒中样症状,应考虑 Wegener 肉芽肿导致神经系统损害。

2. 鉴别诊断 本病应与恶性肿瘤及其他原因的脑血管炎鉴别。

【治疗和预后】

1. 即便不能及时获得组织病理学证据,当临床高度疑诊抗中性粒细胞胞质抗体(ANCA)相关性血管炎时应进行经验治疗。本病的免疫抑制治疗,不仅是诱导缓解,也包括维持治疗。对病情较轻、无活动性肾小球肾炎患者,应给予糖皮质激素和甲氨蝶呤联合治疗。对中重度病情、存在器官损伤风险或可能危及生命的患者,使用糖皮质激素联合环磷酰胺(口服或静脉输注)治疗,或者糖皮质激素联合利妥昔单抗治疗。当患者存在以下一种或多种情况,如肺出血、抗肾小球基膜抗体阳性、血清肌酐超过 5.7mg/dl 时,应进行血浆置换治疗和/或需要进行透析。

2. 本病呈进行性发展,预后较差,积极治疗可有所改善。未经治疗的患者,约 90%于 2 年内死亡。积极治疗仍有 12%~25%的患者在 10 年内死于慢性肾衰竭、呼吸衰竭、脑梗死、脑出血等严重合并症。

六、系统性红斑狼疮血管炎

系统性红斑狼疮(systemic lupus erythematosus,SLE)是全身性自身免疫性疾病,约 75%影响神经系统,包括大脑、脑干、脊髓、周围神经和肌肉等,常见头痛、抽搐、意识障碍、精神错乱、肢体瘫和脑膜刺激征等。

【病因和病理】

1. 病因 本病病因尚不清楚,发病有遗传倾向和性别差异,与日光过敏,摄入某些食物及药物,病毒及细菌如结核杆菌、链球菌等感染等有关,可能是多种因素激发机体异常免疫反应。患者有多种自身抗体,如抗核抗体(ANA)、抗单链或双链 DNA 抗体(ssDNA、dsDNA)、抗 SSA 及 SSB 抗体等,免疫复合物沉积和免疫调节障碍,导致多脏器、多系统免疫损伤。部分患者并发 Libman-Sacks 心内膜炎,心瓣膜或腱索经常有赘生物形成,导致心源性脑栓塞。约 1/3 的病例并发血栓性血小板减少性紫癜(TTP),并发高凝状态是脑卒中的危险因素;发生脑出血和 SAH 不多见,脑出血为多发点状,与高血压及 TTP 有关。

2. 病理 CNS 损害多见于大脑皮质和脑干,也见于小脑和脊髓,由于小动脉和微血管结构破坏,出现类纤维素性变或玻璃样变,血管增生、管腔狭窄或闭塞,导致广泛的微梗死。血管内皮细胞有 DNA、补体 C3 及免疫复合物沉积,狼疮抗凝血质及抗心磷脂抗体(anti-cardiolipin antibody)损伤证据,血管周围淋巴细胞浸润,但内膜和中膜通常没有炎细胞浸润。个别病例小动脉改变不明显,可见小静脉病变或脑静脉窦血栓形成。

【临床表现】

1. SLE 常见于育龄妇女,起病可呈急性、暴发性或隐匿性。多数病例有发热、关节和肌肉疼痛,皮肤和黏膜损害,以及心血管、消化、血液、泌尿等多系统受损的证据。临床病期不同以及有无合并症,可使临床表现有很大差异。

2. 神经系统症状与体征通常见于病程晚期的 SLE 患者,但也可在早期出现。

(1) TIA 和卒中:TIA 和脑梗死较常见,可见于 2%~16%的 SLE 患者,多发生在患病后 5 年内,部分 TIA 病例反复发作后发生脑梗死,个别病例以脑卒中为首发症状,脑出血和 SAH 较少。症状体征取决于病变部位、性质和大小,颈动脉系统病变常见偏瘫、偏身感觉障碍、偏盲、失语、运动障碍或舞蹈症,以及下丘脑功能障碍等。椎基底动脉系统病变引起眩晕、耳鸣、眼球震颤、小脑功能障碍及脑神经麻痹,常见脑干血管综合征,如 Weber 综合征、Foville 综合征和延髓背外侧(Wallenberg)综合征等。大面积脑梗死通常是 Libman-Sacks 心内膜炎（非细菌性血栓性心内膜炎）导致的脑栓塞。肾损害和抗核抗体滴度增高者脑卒中发生率较高,一旦发生卒中,往往预后不良。脑静脉窦血栓形成也可发生,常出现头痛、视乳头水肿、局灶性神经功能缺失症状如双侧肢体交替性瘫痪等。

（2）约17%的病例出现各种类型癫痫发作,以强直-阵挛性发作和强直性发作多见,部分病例表现为癫痫频繁发作或呈癫痫持续状态。

（3）可出现类似多发性硬化病变,表现为大脑、脑干、视神经和脊髓的多发性损害,脊髓病变类似脱髓鞘或脊髓空泡变性,部分病例酷似艾滋病（AIDS）相关脊髓样病变。脊髓出血、缺血可引起横贯性脊髓病变综合征,突然发病,常见截瘫、四肢瘫和尿便障碍。个别病例出现弥漫性狼疮脑炎,出现舞蹈样多动症,可出现急性脑组织坏死。本病常因脑膜、脑原发或继发性病变引起头痛、呕吐、视乳头水肿或颈强等,表现如同颅内压增高综合征或脑膜炎。

3. 精神症状 大约半数病例在病程中出现精神症状,轻者如神经衰弱症状,重者出现幻觉、妄想、抑郁、焦虑、欣快、躁动或自杀企图等,少数病例呈精神分裂症样表现,部分患者有认知障碍或痴呆。

【辅助检查】

1. 外周血象可见白细胞增高,红细胞减少,血红蛋白降低,ESR 增快,白蛋白降低,α 和 γ 球蛋白升高,活动期血 IgG、IgA 及 IgM 均增高。40%～70%的患者可查到红斑狼疮（LE）细胞,抗核抗体（ANA）阳性有助于诊断,但不能仅凭 ANA 确诊 SLE。脑脊液检查可见压力增高,细胞数和蛋白含量轻度增高,周围神经病和脊髓病患者 CSF 蛋白增高明显。

2. 脑 CT 或 MRI 检查可发现脑出血或脑梗死病灶（图 3-5-66）。

3. 病变组织活检,如脑、颈动脉或颞动脉等有助于确诊。

【诊断和鉴别诊断】

1. 诊断 根据患者特别是育龄妇女出现多系统损害,包括 CNS 病变或脑卒中,伴癫痫发作及精神症状等,外周血和 CSF 检查、免疫学指标检测、CT 或 MRI 检查、病变组织活检以及糖皮质激素疗效等有助于确诊。

2. 鉴别诊断 本病须注意与其他原因的脑血管疾病鉴别,部分 SLE 患者合并抗磷脂抗体综合征,部分神经系统症状可能是抗磷脂抗体综合征所致,应注意鉴别。

【治疗和预后】

1. 本病应重点治疗原发病 SLE 本身,使用糖皮质激素、非甾体抗炎药、免疫抑制剂以及抗疟药等,如甲泼尼龙冲击疗法,1g/d,连用 3 天后改为泼尼松口服,逐渐减

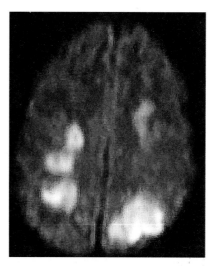

图 3-5-66 系统性红斑狼疮血管炎患者,MRI 的 DWI 像显示,双侧大脑半球多发的不对称性急性梗死灶

停,疗效不佳者可考虑合用硫唑嘌呤、环磷酰胺等。对症治疗诸如癫痫发作给予抗癫痫药,脑卒中进行相应的治疗。

2. 本病预后在没有肾衰竭、尿毒症和精神症状时较好,积极治疗可不同程度地缓解。脑型狼疮的预后已有所改善。

七、潜在系统性疾病伴发的动脉炎

（一）病毒性血管炎

许多病毒均可进入 CNS 引起脑和脊髓感染,引起脑炎、脊髓炎、脑血管炎,以及脊髓血管炎等。

【病因和病理】

1. 病因 本病最常见水痘-带状疱疹病毒（varicella-zoster virus, VZV）、巨细胞病毒（cytomegalovirus, CMV）、肝炎病毒及逆转录病毒（retrovirus）感染。这些病毒经呼吸道、消化道、皮肤或血液传播,病前常潜居于三叉神经节、膝状神经节、嗅球等部位,当机体免疫状态降低时病毒扩散引起发病。乙型肝炎病毒感染可引起 CNS 坏死性血管炎;人类嗜 T-淋巴细胞性病毒-Ⅰ型（HTLV-1）和艾滋病病原体 HIV-1 均属于逆转录病毒,可引起 CNS 坏死性血管炎;流感病毒、风疹病毒、EB 病毒、单纯疱疹病毒等也可引起 CNS 血管炎。

2. 病理 水痘-带状疱疹病毒（VZV）可引起大动脉性脑炎,病变主要累及大脑中动脉、大脑前动脉和颈内动脉及其分支,亦可累及眼动脉和椎基底动脉等,动脉炎导致大脑半球、小脑、脑干梗死或出血;VZV 也可引起小动脉性脑炎,多见于艾滋病、器官移植和癌症患者,通常病变分布较广泛,累及脑皮质、皮质下白质,导致出血、梗死或进行性多灶性白质脑病样改变。受影响的动脉壁可见

多核巨细胞浸润,Cowdry 型包涵体。

【临床表现】

1. 本病出现 CNS 症状前数日或数周常有上呼吸道、消化道病毒感染史,头面部、颈部和躯干可能有疱疹感染史,以及 HIV-1 感染、肝炎史或在热带工作史,也有部分病例没有明确的病毒感染史。临床表现与感染的病毒种类有关,CNS 症状常见头痛、意识障碍、脑膜刺激征、癫痫发作、肢体瘫痪和麻木等,也可出现脊髓、脑干或小脑损害症状与体征。

2. HTLV-1 感染可引起 CNS 坏死性血管炎,临床表现为热带痉挛性截瘫。HIV-1 引起 CNS 血管炎通常会导致脑梗死或脑出血,病变与机会感染有关。

3. EEG 检查可见局限性或弥漫性慢波。脑脊液检查可见压力增高或正常,细胞计数及蛋白含量轻中度增加,糖和氯化物水平正常;IgG 增加,寡克隆带可为阳性。脑 CT 和 MRI 检查通常显示单一病灶或多灶性急性脑梗死或脑出血,或提示多发性脱髓鞘病变或脑炎、脊髓炎改变。PCR 可检出 VZV-DNA,脑组织活检可见包涵体和病毒颗粒。

【诊断和鉴别诊断】

1. 诊断　本病的诊断主要根据临床表现和辅助检查结果,疱疹感染史可为病因诊断提供重要的证据,临床确诊需根据病损脑组织病理检查和病原学检查。

2. 鉴别诊断　临床疑诊的病例须注意与多发性硬化、中毒感染性脑病和肿瘤等鉴别。

【治疗】

1. 病毒性血管炎的治疗与病毒性脑炎相同,可使用抗病毒药,如阿昔洛韦(acyclovir)10~15mg/(kg·d),口服或静脉滴注,疗程为 7~10 日或更长,一般不超过 3 周;或使用泛昔洛韦(famciclovir)、伐昔洛韦(valaciclovir)或膦甲酸钠(foscarnetsodium)等。

2. 使用糖皮质激素,如泼尼松(prednisone)40~80mg/d,口服,疗程为 5~7 日或酌情适当延长;或甲泼尼龙(methylprednisolone)500~1 000mg/d,静脉滴注,疗程为 3~7 日,平均为 5 日。

3. 其他治疗包括丹参注射液、肌苷、中医辨证施治等。

（二）药物滥用伴发脑血管炎

许多药物滥用如苯丙胺(即安非他明,amphetamine)、麦角二乙胺(lysergic acid diethylamide)、可卡因(cocaine)、海洛因(heroin)等都可能伴发脑血管炎,出现脑梗死、脑出血等,发病机制不清,可能与药物直接损害或伴发细菌和/或病毒感染有关。

【病理】

病变与滥用的药物有关,如苯丙胺可导致肌性动脉和微动脉内膜和中膜纤维素性坏死,肌细胞及弹力纤维破坏,中性粒细胞、嗜酸性粒细胞及淋巴细胞浸润,可呈结节性多动脉炎样改变,病变可累及大脑半球、小脑和脑干。可卡因和海洛因伴发的脑血管疾病可继发于艾滋病、真菌及病毒感染等。

【临床表现】

1. 患者通常表现为滥用药物的中毒症状,以及药物依赖的神经精神症状,包括慢性进行性脑病、情绪及睡眠紊乱、癫痫发作等。患者可并发病毒、细菌、真菌及螺旋体感染等症状。

2. 可卡因滥用所致的脑血管病变表现多样,卒中发生在滥用可卡因过程中或滥用后,患者可并谵妄-极度高热综合征发生癫痫和死亡。盐酸可卡因(cocaine hydrochloride)引起的并发症与生物碱型可卡因(alkaloid form)或精制可卡因(crack cocaine)并发症有明显不同,盐酸可卡因静脉注射比经鼻吸入更易引发急性高血压和导致脑出血。滥用精制可卡因可导致舞蹈病样障碍(choreiform disorder),有时可见基底节区小梗死灶,常表现为全身性舞蹈症,与抗磷脂抗体综合征所致的局灶性舞蹈病样障碍不同。

3. 拟交感神经药物,如苯丙胺和苯丙醇胺可导致脑出血,也可见脑出血与 SAH 同时并发,还可出现高血压脑病的大脑半球后部白质病变。

【诊断】

有药物滥用史的患者出现脑卒中样发病,应考虑药物滥用并发脑卒中可能,脑 CT、MRI 检查对诊断是有帮助的。

（三）癌肿伴发脑血管疾病

许多恶性肿瘤,特别是肺癌、乳腺癌、前列腺癌、结肠癌和血管内淋巴瘤病(intravascular lymphomatosis)等都可伴发脑血管病变,如 TIA、脑梗死及脑出血,但 SAH 不多见。发病可因癌细胞栓塞、癌性血管炎、癌肿压迫脑血管所致,血管内淋巴瘤病是一种少见的血管内恶性肿瘤,瘤细胞位于血管内,具有 B 淋巴细胞免疫特性,脑脊髓受累可引起脑和脊髓缺血、梗死及出血等。

【临床表现】

1. 除了原发性肿瘤引起的症状和体征之外,患者可出现脑出血、脑梗死、TIA 和脑病等,与典型的脑卒中相比,发病缓慢、神经功能缺失症状体征较弥散,常呈进行性加重,疗效较差。

2. 脑 CT 和 MRI 检查可确定病变部位及性质。CSF 细胞学、脑病变组织活检有助于确定癌肿性质。

【治疗】

本病的治疗包括原发性肿瘤以及脑血管病变治疗。脑卒中可行一般治疗,由于溶栓、抗凝治疗效果差,风险较大,须慎用或不用。

八、白塞病

白塞病(Behcet disease,BD)是一种病因不明的全身性慢性复发性血管炎性疾病,主要累及小血管,大约30%的白塞病患者影响神经系统。1930年Adamantiada报道了本病的葡萄膜炎表现,1937年皮肤病学家Behcet首次报道了本病的三联征,1941年Jenson使用了Behçet综合征的术语,1946年Feigenhaun和Kombitth提出白塞病的概念。

本病在东亚、中东和地中海地区发病率较高,患病率达到13.5/10万~35/10万;北美和北欧国家患病率较低,为1/10万~7/10万。我国北方发病率为14/10万,南方发病率相对较低。

【病因和病理】

1. 病因　本病的病因不明,可能与病毒感染、自身免疫性疾病有关,家族性病例和患者的HLA-B5、HLA-B1阳性率较高,提示遗传因素也起作用。

2. 病理　常见中脑与间脑交界区病变,向上延伸影响间脑,向下波及脑桥延髓区,但丘脑、基底节、大脑半球、小脑和脊髓较少见,皮质下白质病变常与间脑、脑干病变共存。典型病理表现是坏死性白细胞破碎性闭塞性血管周围炎,伴有毛细血管后微静脉纤维素样坏死。有时可见静脉血栓形成,伴有毛细血管、静脉、各种大小动脉的淋巴细胞浸润。

【临床表现】

1. 本病在20~35岁多发,虽然在儿童期也可发病,男女性比例相同。最主要的4个临床特征是葡萄膜炎及视网膜炎、口腔溃疡、生殖器溃疡以及多发性皮损等。皮肤出现丘疹、结节红斑、毛囊炎及小脓疱,发生率约80%,针刺试验(pathergy test)阳性,在无血管区用20~22号无菌针斜刺进皮肤深度5mm,48小时后针刺部位出现直径>2mm红色丘疹或脓疱(图3-5-67),特异性较高,是诊断白塞病的重要指标。

2. 神经白塞病的CNS损害　根据受影响的部位,分为脑实质型和非脑实质型。神经系统症状可发生在病初,典型在发病数年后发生脑膜脑炎和化脓性脑膜炎,亚急性起病,以慢性头痛和淋巴细胞增多为特征。静脉血管炎可导致静脉血栓形成,表现为颅内压增高,局灶性神经症状仅占1/3,如头痛、偏瘫、共济失调、假性延髓麻痹和痴呆等,周围神经系统很少受累。白塞病常呈复发-缓解性病程,神经系统症状多于数周内消失,但易于复发,某些患者遗留永久性神经功能缺失体征。

3. 脑脊液检查多为正常,部分病例可有蛋白和细胞数增高,细胞数平均82×10⁶/L,蛋白平均430mg/L,约73%

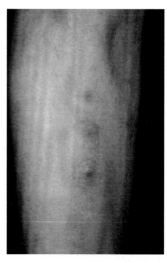

图3-5-67　针刺试验48小时后针刺部位出现米粒样大小红色丘疹或脓疱为阳性

的病例CSF-IgG指数增高,极少数患者出现寡克隆带。

4. MRI检查急性期可见T₁WI等或低信号,T₂WI高信号病变,水肿明显,有强化效应。慢性期病变T₁WI呈等或低信号,T₂WI稍高信号,水肿不明显,可有脑萎缩变性(图3-5-68),部分病例可见微出血。

【诊断】

神经白塞病诊断依据包括:①男性患者有口腔溃疡、葡萄膜炎病史;②神经系统主要表现为运动障碍,伴神经精神表现;③脑MRI出现脑干延伸至间脑的T₂WI高信号病变;④CSF蛋白增高,伴淋巴细胞和中性粒细胞增多,无感染证据等。

根据国际白塞病研究小组(1990)诊断标准为①反复性口腔溃疡:1年内至少反复发作3次;②反复生殖器溃疡或瘢痕;③眼损害:前葡萄膜炎、后葡萄膜炎、裂隙灯检查时发现玻璃体混浊或视网膜血管炎;④皮肤病变:由医生观察到或患者诉说的结节性红斑,假性毛囊炎成丘疹性脓疱,或未服用糖皮质激素的非青春期患者出现痤疮样结节;⑤针刺试验阳性:24~48小时后由医生判定的阳性反应。以上5条标准应为医生观察到或患者本人提供并被确认可靠。诊断白塞氏病须复发性口腔溃疡并伴有其余4项中至少2项。应首先除外炎性肠病、系统性红斑狼疮、赖特综合征和疱疹病毒感染等其他疾病。

2013年国际白塞病分类标准和评分系统见表3-5-43。

【治疗和预后】

1. 治疗　取决于患者病情严重程度和受累的器官系统。表现为结节性红斑或坏疽性脓皮病的患者,应给予糖皮质激素或其他免疫抑制剂治疗。表现为后葡萄膜炎或神经系统受累的患者,需立即给予大剂量糖皮质激素和其他免疫抑制剂,如硫唑嘌呤、肿瘤坏死因子-α抑制剂、环孢素、干扰素α、环磷酰胺、甲氨蝶呤等联合治疗。

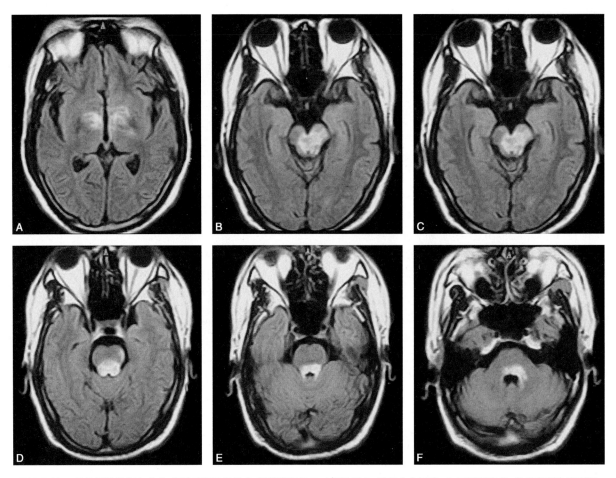

图 3-5-68　47 岁男性神经白塞病,既往反复口腔溃疡、葡萄膜炎及生殖器溃疡史,出现步态不稳、白天睡眠增多、构音障碍和眼球活动受限等。脑 MRI(A~F)显示中脑及脑桥 T₂WI 高信号病变,向上延及间脑,向下波及第四脑室底

表 3-5-43　2013 年国际白塞病分类标准和评分系统

临床表现	评分/分
眼部损害	2
口腔溃疡	2
外阴溃疡	2
皮肤损害	2
神经系统病变	1
血管表现	1
针刺反应阳性*	1

注:得分总和达到 4 分即可诊断白塞氏病;* 针刺反应非必需。

2. 诊治延迟会使死亡率增加,发病率和死亡率来自神经系统、眼部和大血管动脉或静脉疾病。病程早期最严重的提出是皮肤黏膜、关节和眼部病变,中枢神经系统和大血管受累往往是在病程后期。与非脑实质型相比,脑实质型神经白塞病患者预后更差,复发率、残疾率和病死率更高。

九、闭塞性血栓性脉管炎

闭塞性血栓性脉管炎(thromboangiitis obliterans,TO)又称为 Buerger 综合征,是一种主要累及小动脉、中等远端动脉和静脉的少见的血管炎,几乎只见于吸烟者,影响脑血管称为脑型 Buerger 病,又称为 Winiwater-Buerger 病。年发病率 8/10 万~12/10 万。

【病因和病理】

1. 病因　病因未明,本病患者几乎均为大量吸烟者,闭塞性血栓性脉管炎患者通常有抗胶原抗体,以及对 I 型、III 型胶原细胞免疫反应,提示血管炎性过敏反应。HLA-A9 和 HLA-B5 者易感性,合并 IgA 肾炎、嗜酸性粒细胞增多症、立克次体血清试验阳性者多见,提示本病可能与多种发病机制有关。

2. 病理　病变累及小动脉、中等动脉和静脉,表现为全层血管炎,串珠样改变,中间夹杂正常血管。初期血管壁中层和内弹力膜完整,内膜增生及血栓形成,炎细胞浸润,血栓内肉芽肿是本病的重要病理标志。脑血管病变可引起脑梗死和皮质颗粒状萎缩。

【临床表现】

1. 本病好发于 20~40 岁,平均为 34.5 岁,男性约为女性 3 倍。四肢远端缺血症状和游走性浅静脉炎很常见,出现间歇性跛行(60%)、缺血性溃疡(75%)、缺血性疼痛(80%)以及坏疽(86%)等,症状始于下肢,随后约 90% 会影响上肢。

2. 神经系统症状包括多发性缺血性感觉神经病、TIA 及急性血栓性脑梗死等,多发生于颈动脉系统供血区。脑和周围血管损害症状可单独存在或合并出现,最长的间隔时间达 20 年。

3. 红细胞沉降率异常只占 15%。血管造影显示中小血管受累,呈现节段性闭塞和吻合支血管形成。

【诊断】

诊断根据患者,尤其大量吸烟者出现周围血管缺血伴有脑缺血症状,结合血管造影和病变组织活检可确诊。

【治疗】

吸烟者应予规劝戒烟。血管病变应用抗凝剂及抗血小板聚集药,糖皮质激素和抗感染药通常无效。TIA 和脑梗死可按常规治疗。

第二十节　不常见的缺血性卒中

（戚晓昆　郭起峰）

一、纤维肌发育不良

纤维肌发育不良(fibromascular dysplasia,FMD)是一种特发性、节段性、非动脉粥样硬化性、非炎症性颅内外血管病。1938 年,Leadbetter 和 Brukland 首次报道了一例肾动脉受累的 FMD 患者。1964 年,Palubinskas 和 Ripley 首次报道了头颈部动脉受累的患者。该病多见于中年女性,但也可累及婴儿、儿童和成年男性。根据受累血管部位不同,FMD 临床表现多样,颅内血管病变可为无症状、短暂性脑缺血发作、脑梗死、脑出血等各种表现。

【流行病学】

FMD 可发生在任何年龄段,好发于 30~60 岁女性,男女患病比为 1:9。既往研究认为该病罕见,主要累及全身中、小动脉,最常见于肾动脉(60%~75%),少见于脑动脉(25%~30%)。2012 年,美国 FMD 注册研究发现,脑动脉 FMD 的发生率与肾动脉 FMD 的发生率相当(约 70%)。早期研究发现,头颈部动脉 FMD 的患病率为 1%,但最近一项对 20 244 名患者进行尸检发现,颈动脉

FMD 的患病率只有 0.02%。

【病因和发病机制】

既往很多研究对 FMD 的病因进行了探索,包括遗传因素和内环境因素。其病因和发病机制仍未明确,目前认为 FMD 是在先天性遗传缺陷的基础上由多种后天性因素促发而成。可能与吸烟、高血压、雌激素水平下降、代谢障碍和免疫改变有关,但也有研究认为未发现头颈部 FMD 与吸烟存在关联。有研究发现,PHACTR1 基因(6p24)(GenBank 221692)中的一个内含子突变(rs9349379)是 FMD 的第一易感位点,携带风险等位基因的个体患 FMD 的风险增加约 40%,且该基因突变与颈动脉夹层和偏头痛发作有关。ARCADIA-POL 研究报道,39.5% 的 FMD 患者合并自发性颈动脉夹层。

【病理】

病理改变在肾动脉中研究较多,颈动脉的病理特点与其类似。FMD 的主要病理特征为平滑肌细胞发生成纤维细胞样转化,出现纤维增生、胶原沉积、内弹力板分裂,动脉中层弹力纤维减少。既可导致动脉狭窄和闭塞,又可引起动脉瘤或血管夹层。FMD 可发生在动脉壁的任何一层,使动脉壁厚薄不均。根据动脉壁受累的部位,病理上分为内膜型、中膜型和外膜型,以中膜型最常见。中膜型动脉造影表现为特征性的串珠样改变,占确诊病例 60%~80%。

头颈部 FMD 最常累及颈内动脉,其次是椎动脉,血管造影可见一连串横向狭窄,呈不规则串珠样,血管狭窄明显,但通常无血管闭塞,约 75% 患者表现出两侧发病。病理上见狭窄的动脉弹力组织变性,黏液状基质内纤维和平滑肌组织排列不规则,可有轻微动脉夹层伴动脉粥样硬化改变。

【临床表现】

本病见于各种年龄,中年女性高发(约占 90%),高血压、头痛和搏动性耳鸣是 FMD 最常见的三大临床表现。约 70% 头颈部 FMD 患者有头痛症状,其中约 30% 为偏头痛发作。部分可出现短暂性脑缺血发作、脑梗死,少数有蛛网膜下腔出血、脑出血,也有部分患者以颈部血管杂音为唯一体征。轻症病例可无临床症状,仅在行 DSA 或 MRA 检查时被偶然发现。Corrin 等(1981)对 79 例未治疗的无症状 FMD 患者进行随访 5 年,3 例为首次确诊后 4~18 年发生脑梗死;7%~20% 见颅内囊状动脉瘤,12% 见动脉夹层,可合并蛛网膜下腔出血。Liu 等(2012)报道 19 例脑血管 FMD,颈动脉 FMD 占 84%,椎动脉 FMD 占 37%,急性动脉夹层占 74%,所有病例接受药物治疗后既无卒中复发,也未见夹层进展。

【辅助检查】

CTA 和动态增强 MRA 能显示动脉狭窄、扩张及串珠

状改变,夹层动脉瘤和血栓形成等,但存在假阳性及病变夸大效应。血管内超声可发现动脉的异常,优点是不但可以观察管腔和血流特征,还能对管壁特征进行描述,有利于鉴别病因;缺点是头颈部 FMD 病变位于颈椎第 1、2 椎体水平,不易探查,容易漏诊。DSA 是确诊本病的"金标准",可显示病损血管的部位、形态及严重程度等(图3-5-69)。病灶的形态通常呈串珠样、平滑管状和憩室状,以串珠样改变最常见(占 80%~85%),血管狭窄与血管扩张交替出现。

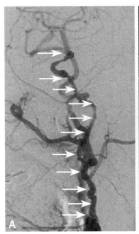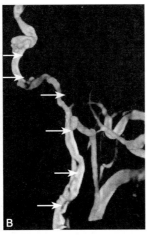

图 3-5-69　58 岁男性患者,反复发作性左侧肢体无力 1 天

DSA(A)及 CTA(B)显示右侧颈内动脉全程长而狭窄、迂曲,起始部夹层形成,符合肌纤维发育不良特征

【诊断和鉴别诊断】

FMD 临床表现多样,早期发病隐袭可无任何临床症状,仅凭询问病史或体格检查难以明确。临床上对头痛、搏动性耳鸣、高血压及脑卒中等原因就诊的患者,特别是合并脑动脉狭窄、夹层或动脉瘤,同时又缺少脑血管病危险因素的中青年女性患者,应考虑头颈部 FMD 可能。脑 MRA、CTA 和 DSA 等可明确诊断。因 FMD 可累及全身血管,若发现 FMD,应行全身血管造影进行筛查。当临床难以明确诊断时,需行血管病理学检查进行确诊。

需注意与动脉粥样硬化、血管炎、节段性动脉溶解症、先天性结缔组织发育不良(Ehlers Danlos)综合征Ⅳ型、马方综合征、颈动脉发育不良等进行鉴别。

【治疗】

由于病因未明,无法对因治疗。目前治疗的主要方法是内科保守治疗、手术治疗和介入治疗。血管造影偶然发现的无症状者可内科保守治疗,目前本病抗凝或抗血小板治疗预防卒中疗效尚不确定,如果内科治疗期间出现局灶性缺血症状及有高度血流动力学意义的狭窄或症状反复发作,可考虑行外科手术治疗,常用的是经皮球囊/支架成形术、内膜切除术、颅内动脉瘤血管内介入栓塞术或其他血运重建技术。

几项回顾性研究显示,本病进展非常缓慢,手术治疗预后较好,合并颅内动脉瘤者预后较差。

二、颅内动脉夹层

颅内动脉夹层(intracranial artery dissection,IAD)是指颅内动脉,包括颈内动脉和椎动脉内膜撕裂,导致血液流入其管壁内形成壁间血肿,继而导致血管狭窄、闭塞或形成假性动脉瘤等。因此,IAD 可分为颈内动脉夹层(internal carotid artery dissection,ICAD)和椎动脉夹层(vertebral artery dissection,VAD)。颅内动脉夹层可累及多个部位或多条血管,但并非所有的动脉夹层都会导致显著的血管管腔变化。IAD 是脑卒中的重要危险因素,它导致脑卒中临床表现复杂多样,可以是无症状性,反复短暂性脑缺血发作(TIA),也可表现为严重的神经功能缺损,尤其是急性完全性闭塞的 IAD 患者,由于侧支循环未能及时开放,病变血管流域的血流代偿差,导致严重的缺血性脑卒中,临床预后差,死亡率和重度致残率高。因此,早期及时诊断颅内动脉夹层并合理处置至关重要,可有效地避免患者发生脑梗死和遗留严重的神经功能缺损。

【流行病学】

颅内动脉夹层是一种少见病,国外有报道 ICAD 的年发病率为 2.5/10 万~4/10 万,VAD 的年发病率为 1/10 万~1.5/10 万,男女发病无明显差别。发病以青壮年多见,平均发病年龄为 30~50 岁。<45 岁青年卒中事件中 20%~25%是由 IAD 引起的,其中 ICAD 占 IAD 的 70%以上。IAD 是脑卒中的主要病因之一,是仅次于脑动脉粥样硬化的第二位血管性病因。

【病因和病理】

1. 病因　IAD 通常分为自发性、外伤性和医源性。多数为自发性,少数能够发现诱因。自发性 IAD 可能与轻微创伤有关,如体育运动、鞭伤、伸展或颈部突然运动以及剧烈的咳嗽等,这些轻微创伤的特征通常是由于颈部过伸、旋转或侧翻,但这种创伤导致的动脉夹层只发生在少数人身上。自发性 IAD 可能与先天性血管壁结构异常和遗传基因缺陷有关,如纤维肌发育不良、遗传性结缔组织病、马方综合征、先天性结缔组织发育不良(Ehlers-Danlos)综合征等。研究表明,偏头痛、近期感染(尤其是呼吸道感染)、高同型半胱氨酸、高血压、口服避孕药等与 IAD 发病呈正相关。创伤是 IAD 的重要诱发因素,外伤性 IAD 包括头颈部严重外伤,如颈部外伤、拳击等剧烈活动,严重的面部骨折、颅底骨折和创伤性脑损伤均可增加 IAD 发病风险。VAD 的风险也随着颈椎骨折而增加。医源性主要指颈椎推拿按摩、颅内血管介入手术致使相应的血管损伤。

IAD 的发病机制和病理生理尚不清楚，但合并结缔组织病和其他的动脉异常，如纤维肌发育不良患 IAD 的风险更高。IAD 是由于内膜撕裂或血管壁的滋养血管破裂导致壁内血肿，壁内血肿向血管内膜或外膜扩张，导致动脉狭窄或动脉瘤样扩张，形成占位效应如压迫脑神经或脑干等。IAD 引起脑缺血或视网膜缺血的机制，通常被认为是由内膜撕裂部位的血栓脱落，随血流运行栓塞远端小血管所致。血管腔被血肿压迫导致血流动力学不足，则是引起缺血性卒中的另一机制。若血肿突破外膜发生破裂，在颅内导致蛛网膜下腔出血（SAH），在颅外则形成假性动脉瘤。与颈内动脉相比，颅内动脉中膜和外膜较薄，管壁无外弹力层，这也是颅内动脉夹层更易破裂的原因。

2. 病理 IAD 好发于活动度大、固定性差的血管，颅外段受累部位多为颈内动脉咽部（即在颈总动脉分叉处以上 2~3cm 处）和椎动脉颅外段（V1 和 V3 段，尤以 V3 段最常见）。颅内段动脉夹层可累及颈内动脉颅内段、大脑中动脉主干及椎动脉颅内段，后者往往扩展至基底动脉。

【临床表现】

颅内动脉夹层的临床表现取决于夹层动脉的位置和受累的严重程度。

1. 颈内动脉夹层（ICAD）

（1）颈内动脉颅外段夹层：临床典型的三联征包括：①患侧头、面或颈部的疼痛。②患侧部分性 Horner 综合征。③数小时或数天后出现脑或视网膜缺血表现，反复发生 TIA 或缺血性脑卒中。头痛多为颈内动脉夹层的最早症状，通常发生在视网膜缺血或 SAH 之前，疼痛程度剧烈，多表现为压榨样或霹雳样。头痛与受累血管的分布区相关，最典型的疼痛位于颈部上前区域，也可经过咽喉部、波及面部、眼眶，并向耳周放射。但临床发现仅有

1/3 出现上述典型表现，如三联征中出现两个症状，则提示强烈支持 IAD。

（2）颈内动脉颅内段夹层：患者较颅外段患者年轻，常伴有严重的大面积卒中，病死率约为 75%。颈内动脉颅内段或大脑中动脉主干均可受累，主要引起大脑半球缺血症状，常先出现同侧严重头痛，预示动脉壁已出现剥离，也有的以痫性发作或意识障碍起病，随即发生神经功能缺失症状。

2. 椎动脉夹层（VAD） 50%~60% 的 VAD 出现后颈部或枕部疼痛，以单侧多见，也可为双侧，表现为搏动性或持续性，多在早期出现。其他症状如眼球运动性麻痹、核间眼肌麻痹、眼球震颤、水平或垂直复视、构音障碍、吞咽困难、共济失调等。当累及椎动脉颅内段时易发生 SAH。VAD 各段血管发生缺血可导致相应支配区域的缺血症状，如累及小脑后下动脉的 VAD 患者中超过 90% 可致经典的 Wallenberg 综合征；V2、V3 段上下颌支配区受累可致同侧面部感觉的丧失、吞咽困难、构音障碍、发声困难、共济失调、眩晕、眼球震颤、复视、Horner 综合征和腭肌阵挛；椎动脉在 C_{5-6} 水平受累可致单侧上肢无力或疼痛。另外，VAD 也可发生 TIA，但较 IAD 少见（图 3-5-70）。

【辅助检查】

IAD 的辅助检查以神经影像学检查为主。

1. 彩色多普勒超声 颅外多普勒、TCD 均可以用于诊断动脉夹层，这几种方法联合使用的阳性率为 95%，对严重狭窄的阳性率较高，但对轻中度狭窄的检出率低。受累动脉狭窄、管腔逐渐变细甚至闭塞为本病常见的超声征象，而发现壁内血肿、双腔征、内瓣膜则更有诊断价值。

2. 磁共振成像（MRI）和磁共振血管造影（MRA） 壁内血肿为动脉壁夹层分离所致，表现为动脉壁增厚，增厚的管壁边缘光滑。双腔为动脉壁夹层分离后形成的真、假血管腔，是夹层动脉瘤的直接征象，可作为诊断依据

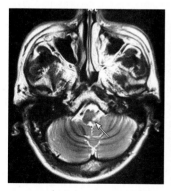
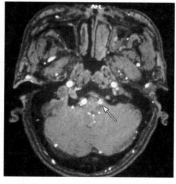
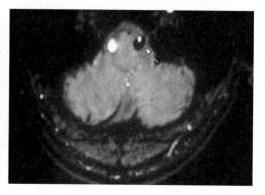

图 3-5-70 患者男性，50 岁，头晕、步态不稳伴视物模糊 1 个月，右半身温度觉差，有吞咽困难，入眼科诊治，脑 MRI 可见左侧延髓背外侧 T_2 高信号，左椎动脉夹层

（图3-5-71）。内膜瓣为动脉壁内膜夹层分离所致（图3-5-72）。MRA对有线珠征、动脉瘤样扩张、假性动脉瘤及血管闭塞的患者有一定诊断价值,并可作动态观察;缺点是MRA不能发现小的夹层动脉瘤,不能精确地显示狭窄程度,不能区分是慢血流腔还是壁间血肿,也不能显示双腔等特有征象。因此,它对夹层动脉瘤的检查不太理想。

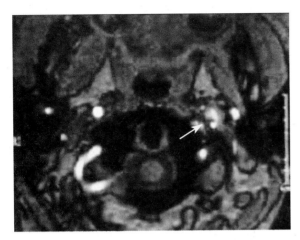

图3-5-71　脑MRI的T₁WI示双腔为动脉壁夹层分离后形成的真、假血管腔,是夹层动脉瘤的直接征象

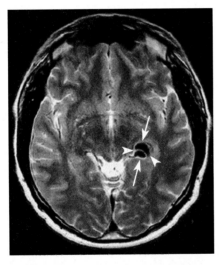

图3-5-72　脑MRI的T₂WI示内膜瓣

3. CT血管造影(CTA)　近年来螺旋CT的发展,使颈内动脉夹层诊断率有很大提升。原始图像可以看到狭窄的管腔,轴位有半月形的壁间出血略高密度区,重建图像可以清楚看到狭窄的位置、长度,甚至可以看到夹层掀起的内膜。CTA对于诊断夹层是非常有用的,比MRA显示更多的动脉夹层特征,特别是VAD。

4. 数字减影血管造影(DSA)　IAD通常在DSA上显示为串珠样狭窄或闭塞(火焰征),血管平滑或者不规则变细(鼠尾征、线样征),假性动脉瘤,游离的内膜瓣等。动脉不规则狭窄最常见,是较重要的诊断依据。DSA最典型且具有诊断意义的是双腔征,DSA可见明显的真性及假性动脉腔,静脉期可见明显的造影剂滞留,但双腔征极少能见到。

5. 高分辨磁共振成像(HRMRI)　近年来发展应用的HRMRI能够更加直观地显示血管壁细节、壁间血肿及双腔等征象,而管腔成像(如DSA、MRA、CTA)显示正常时仍可检测到壁间血肿,灵敏度高,能有效提高动脉夹层的诊断率,对卒中类型的鉴别更精确,且安全、无创。

【诊断和鉴别诊断】

1. 诊断　IAD的临床诊断通常比较困难,但提高诊断意识并辅以适当的成像技术有助于明确诊断。对疑诊患者应常规进行MRA检查,结合MRI T₁加权轴位扫描和脂肪饱和技术进行鉴别,必要时完善CTA、DSA、HRMRI等检查。正确地应用成像技术是避免误诊、漏诊的关键。

2. 鉴别诊断　须注意与动脉粥样硬化性脑血栓形成鉴别,其动脉造影表现单纯狭窄或闭塞,且狭窄则呈缓慢进展,很少在短时间内出现闭塞或恢复正常的戏剧性变化。另外,应与其他动脉瘤相鉴别,夹层动脉瘤在DSA显示管腔狭窄伴近端扩张,易误诊为囊状动脉瘤伴动脉痉挛,但夹层动脉瘤血管狭窄不规则,而血管痉挛是规则的。

【治疗和预后】

1. 治疗　目的是使IAD引起的神经功能缺失的风险和程度最小化,并恢复脑部血液循环。IAD的管理策略包括抗血小板聚集治疗、抗凝、溶栓以及外科或血管内手术等。IAD可导致不同的临床病变,包括脑神经病变、急性缺血性脑卒中及SAH等,治疗方案依上述不同临床病变而定。

2. IAD的急性期治疗　通常给予抗凝或抗血小板药物,以防止缺血事件的发生和复发。CADISS研究证实,两种治疗方法在缺血事件复发或者死亡的风险上没有统计学差异。当有严重的狭窄、闭塞(有栓塞的风险)或假性动脉瘤时,抗凝药物可能优于抗血小板药物。当动脉内出现血栓,或同一动脉区出现多个缺血灶,或经颅多普勒超声出现高强度瞬时信号提示栓塞时,应给予抗凝药物治疗。当对抗凝药物有禁忌证或当夹层合并大面积脑梗死时,患者有较高的出血转化风险,建议给予抗血小板治疗。当夹层患者仅有局部症状的情况下,是否应该选择抗血小板治疗仍然是一个争论的焦点。当IAD可能导致SAH时,抗血小板药物可能也比抗凝药物更可取。抗栓治疗的最佳时间尚不清楚,后续的影像随诊对于指导治疗持续时间很重要。抗凝治疗通常不超过6个月;当夹层血管存在残余狭窄或闭塞或合并动脉瘤,推荐长期给予抗血小板治疗。

3. 对有潜在结缔组织疾病、IAD 家族史或肌纤维发育不良的患者,由于夹层复发的风险较高,建议进行更长、更密切的随访。目前研究表明,在夹层导致缺血性卒中的患者中,在急性期可以给予静脉溶栓治疗。目前 IAD 患者进行血管内治疗或者外科手术治疗尚无足够大样本的证据支持。

4. 预后　IAD 是青年脑卒中的主要原因,当青年患者出现脑缺血、SAH、颈部疼痛、脑神经麻痹或 Horner 综合征等症状和体征时,无论之前是否有过明显的颈部创伤,都应考虑到 IAD 的可能,并应尽早检查,避免并发症和残疾。颅外段夹层动脉瘤预后较好,10 年预期生存率约为 92%,70%~80% 的患者可恢复正常或遗留轻度神经功能缺损症状。IAD 的动脉瘤致死率、致残率高,75% 的患者死亡,幸存者中半数遗留中、重度神经功能缺失。IAD 的复发率较低。在青年人群中,IAD 患者的预后与其他病因导致的卒中预后相似。与不良功能预后相关的因素有脑梗死、动脉闭塞、高龄以及较高的 NIHSS 评分。除了脑梗死外,少部分患者会遗留头痛或颈部疼痛等症状。

三、常染色体显性遗传性脑动脉病伴皮质下梗死及白质脑病

常染色体显性遗传性脑动脉病伴皮质下梗死及白质脑病(cerebral autosomal dominant arteriopathy with subcortical infarcts and leukoencephalopathy,CADASIL)是一种少见的由于 19 号染色体错义突变导致的常染色体显性遗传性脑小动脉病。该病由法国学者 Van Bogaert 1955 年首次报道,并将其命名为 Binswanger 样脑病。Sourander 等(1977)对一家族三代 5 例患者研究将其命名为"遗传性多梗死性痴呆"。Tournier Lasserve 等(1993)用基因连锁分析的方法定位此病的致病基因在 19q12 上,并首次将该病统一命名为 CADASIL。1996 年,Joutel 等进一步确定了该类疾病的致病基因为 Notch3 基因第 4 外显子突变所致。2000 年,谢淑萍等报道了我国第一个 CADASIL 家系。迄今为止,已发现 400 多种致病突变,不同区域、不同种族的基因突变热点不同,临床表现和影像学特点也略有不同。

【流行病学】

Moreton 等通过对苏格兰地区研究认为,CADASIL 患病率为 4.6/10 万。亚洲地区,首例报道出现在日本,在韩国、新加坡、中国均有报道。但目前尚无流行病学调查资料。

【病因和发病机制】

CADASIL 由于 NOTCH3 基因突变,导致相关的血管平滑肌细胞退行性病变。NOTCH3 基因编码含有 2 321 个氨基酸的高度保守跨膜受体一种跨膜蛋白,这种跨膜蛋白同时具有信号转导和受体功能。NOTCH 基因突变改变蛋白质的构象,干扰配体与受体间的相互作用,从而影响了平滑肌细胞产生。病变的血管波及脑部和其他脏器(如肾脏、脾脏、心肌、肌肉、皮肤的小动脉和毛细血管等)。而脑部微血管中层血管平滑肌的退行性病变导致了管壁的增厚和纤维化、管腔变窄、血管顺应性及自我调节能力降低,导致小动脉的血流减少,从而造成了慢性缺血。目前有研究认为,虽然有动脉管壁变厚,但是并没有继发的管腔狭窄存在,故认为脑深部腔隙性梗死的主要原因并不是由于动脉狭窄造成的,而是由于脑弥漫性低灌注造成的。CADASIL 的病因和发病机制尚有许多不明确之处,还需进一步研究。

【病理】

CADASIL 的组织病理学特点主要是深穿支小动脉管壁增厚、Notch3 蛋白免疫组化染色阳性、血管平滑肌细胞颗粒状嗜锇物质(GOM)沉积,其中以 GOM 沉积导致血管内膜增厚和中膜变薄为最典型的病理特征。

CADASIL 肉眼观察的主要特点是:脑组织轻度均匀的萎缩、脑室明显扩张、组织切面见多发性腔隙性梗死灶(多见于顶叶、颞叶和额叶白质)、脑室周围、皮质下白质疏松。光镜下观察的主要表现:脑内受累部位的小动脉内膜下纤维增生和透明样变性、内膜纤维素样坏死、内弹力层重叠和断裂、炎性细胞在血管周围浸润和血管壁间水肿。电镜下可见血管平滑肌细胞肿胀、变性,或由弹力纤维取代,内皮细胞肿胀,形态不规则,高密度染色质充满了细胞核,微管发生聚集,细胞间的紧密连接被破坏。肌肉活检可见不同程度的肌萎缩,肌纤维坏死、微小核心样改变和中央核心性改变,肌纤维内线粒体异常和脂肪增多。皮肤活检可见 GOM 沉积(图 3-5-73)。

【临床表现】

CADASIL 的五种典型临床表现包括伴或不伴先兆性偏头痛、反复 TIA 发作和缺血性卒中、血管性痴呆和认知障碍、运动障碍及精神障碍,这些症状多是相继出现。CADASIL 的临床过程分为四期,即急性恶化期、缓慢进展期、稳定期和恢复期,且多无脑血管病危险因素。该病的自然病程为:20~40 岁出现先兆性偏头痛;40~60 岁出现反复发作的缺血性卒中;>60 岁出现皮质下痴呆,以记忆力下降和额叶功能障碍为主要表现,伴有空间障碍、焦虑、抑郁等精神异常现象,最终因为肺炎、窒息、猝死等死亡,平均死亡年龄为 60~70 岁。因不同家族系、不同个体、不同年龄段、环境差异所致临床症状也略有不同,不

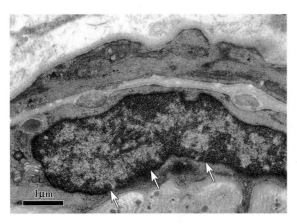

图 3-5-73　皮肤活检可见血管平滑肌细胞颗粒状嗜锇物质（GOM）沉积

典型的症状包括癫痫发作、脊髓受损、帕金森综合征、急性前庭综合征等。我国的 CADASIL 患者多以缺血性事件和痴呆为主要表现。

1. 皮质下缺血事件　最常见的是 TIA 发作和缺血性脑卒中，约见于 85% 的有症状的患者。平均发病年龄在 40~50 岁，无高血压、高血脂等传统脑血管危险因素，2/3 表现为腔隙性脑梗死，反复发作可致步态异常、假性延髓麻痹、二便失禁等，最终因卧床不起直至死亡。

2. 血管性痴呆和认知障碍　为该病的第二常见症状，约见于 60% 有症状的患者，痴呆多发生在 50~60 岁，也可早至 35 岁，多呈隐匿起病，常与额叶-皮质下环路受损有关，且多为皮质下痴呆，进行性加重，少数也可突然起病。临床主要表现为额叶认知功能下降，主要包括记忆力下降、注意力不集中、执行功能减退、视空间功能障碍，常伴有动机缺失和自发行为减少。

3. 伴或不伴先兆偏头痛　常为本病最早的临床表现，约 40% 的患者有偏头痛发作史，多为有先兆的偏头痛。首次发作的平均年龄为 26 岁，发作频度不等。此首发症状以欧美国家报道多见，欧美国家患者出现先兆性偏头痛占 14%~72%，Wang 等统计我国 CADASIL 患者偏头痛的相关研究发现，国内 CADASIL 患者以偏头痛发作的比较少见，约为 5%，我国主要以卒中和痴呆为主要表现。

4. 精神症状　20%~30% 的 CADASIL 患者在疾病的发展过程中会逐渐出现各种精神症状，多表现为抑郁发作，少数为抑郁和狂躁的交替发作。不同家系的患者精神症状的表现形式各异，易误诊。

5. 运动障碍　痴呆患者中约 90% 出现步态不稳，在运动障碍的最后阶段，患者多瘫痪在床，平均死亡年龄为 60~70 岁。

【辅助检查】

1. 颅脑 MRI　MRI 示双侧大脑半球白质多发对称、大小不等的斑片状长 T_1、长 T_2 信号，不累及弓状纤维，多位于双侧颞叶、顶叶、额叶皮质下及脑室周围基底核区，脑干也常受累。早期的白质病损特征为双侧颞叶下极前部见长 T_2 异常高信号，被称为 O' Sullivan 征，此特征有助于与其他累及脑白质的血管病变相鉴别。外囊、胼胝体等特殊部位梗死灶也有诊断价值。CADASIL 常伴有微出血灶，出血灶直径 <5mm，多位于皮质和皮质下白质、脑干、丘脑、基底节和小脑，发生与患者年龄（>40 岁）、血压、白质脑病程度显著相关。SPECT 可观察额叶、颞叶和基底核血流灌流不足，为最早影像学改变。弥散张量成像（DTI）对脑白质超微结构改变非常敏感，可定量反映白质病损严重程度，并可监测其病情进展。

2. CADASIL 量表　因基因检测耗时且花费高，皮肤活检虽特异度高，但存在一定的假阴性率。因此，基因检测前的常规筛查方法显得尤为重要，Leonardo Pantoni 博士等研发出 CADASIL 量表，共 12 项临床特点，每项均有相应的评分，总分为 0~25 分（各项评分之和）。总分 ≥ 15 分且至少有一项典型的临床表现如偏头痛、TIA/卒中、认知功能下降、精神症状者，提示 CADASIL 可能（表 3-5-44），可进一步行基因检测。

表 3-5-44　CADASIL 评分量表

临床特点	评分/分
偏头痛	1
先兆性偏头痛	3
TIA/脑卒中	1
TIA/脑卒中发生年龄 ≤50 岁	2
精神症状	1
认知功能下降/阿尔茨海默病	3
脑白质病变	3
颞叶脑白质病变	1
外囊脑白质病变	5
皮质下脑梗死	2
至少有一代家族史	1
至少有两代家族史	2

3. 基因检测　基因检查是诊断 CADASIL 的"金标准"，NOTCH3 基因包含 33 个外显子，编码 2 321 个氨基酸蛋白，至今已报道 500 多种突变，突变的外显子以 4 号外显子多见，其次为 3、5、6、8、11、18 号外显子。我国患者家族的基因热点突变区集中在 3、4 号外显子，当经济

原因怀疑 CADASIL 时,首选检查 3、4 号外显子,如若上述外显子未检查出,再对其他外显子进行筛查。

4. 免疫病理检查 免疫组化病理学检查可见血管壁 Notch3 蛋白沉积,肌肉和/或皮肤活检超微病理检查可发现外周微小动脉平滑肌表面的 GOM,GOM 是诊断 CADASIL 最直接证据,但由于对深部脑白质进行活检极少,故常采用皮肤活检作为一种协助诊断的依据。GOM 在皮肤、脾脏、肾脏、心脏、肌肉及周围神经组织的小动脉的血管平滑肌细胞周围,几近累及全身微小动脉。研究表明,皮肤活检的特异性很高,但敏感性较低,可出现假阴性,可能与动脉血管及脑外血管受累程度不一致有关,故选择合适的血管进行活检非常重要,必要时可进行多次活检。

【诊断】

根据患者在中年前期发病,明确的脑血管疾病及痴呆家族史,反复发作的 TIA 或卒中史,早期伴偏头痛发作,局灶性脑缺血发作症状、体征,伴进行性痴呆,不伴高血压、糖尿病等卒中危险因素;MRI 显示皮质下白质萎缩、脑白质疏松和多发性梗死;NOTCH3 基因突变检查及皮肤活检发现 GOM 可确诊。

袁云等对 CADASIL 的其诊断标准为:①中年起病,有反复缺血性卒中发作史,常伴有智能障碍及偏头痛发作史;②有家族遗传性;③头部影像学检查可见多灶性皮质下梗死及白质脑病;④电镜下常发现小动脉中层平滑肌细胞表面存在嗜锇颗粒沉积;⑤NOTCH3 基因检测可发现致病性突变。其中,病理改变和基因检测为诊断的"金标准"。

【鉴别诊断】

鉴别诊断主要有:常染色体显性遗传的家族性皮质下血管性疾病(CADASIL,图 3-5-74)、常染色体隐性遗传性脑动脉病(CARASIL)伴皮质下梗死和白质脑病、遗传性内皮细胞病伴视网膜病/肾病和卒中、家族性偏头痛、显性遗传性颗粒型正染性脑白质营养不良、脑淀粉样血管病、Fabry 病、线粒体脑肌病伴乳酸血症和卒中样发作等其他遗传性疾病,基因和病理学检查是这些疾病进行鉴别诊断的主要手段。

【治疗和预后】

目前本病尚无特殊治疗,控制脑血管病危险因素和进行脑血管病二级预防。目前主要是对症状治疗,如偏头痛的疼痛症状明显,可予镇痛药和非甾体抗炎药;如认知功能明显下降,可予多奈哌齐等胆碱类药物;对于皮质下脑缺血事件的发生,一般不推荐使用阿司匹林、硫酸氢氯吡格雷等抗血小板聚集类药物,因 CADASIL 是非动脉粥样硬化性血管病变,且易出现脑出血,应用抗血小板聚集药物会加重脑出血导致病情加重。此外,还应控制好血管相关的危险因素,如吸烟、血压、血糖、血脂等,并加强康复、物理治疗、心理支持和护理,尤其对于有携带变异的无症状的患者,需要做好遗传咨询工作。

CADASIL 病程差异颇大,同一家系患者也可不同,一般可长达 10~30 年。

四、脑淀粉样血管病

脑淀粉样血管病(cerebral amyloid angiopathy,CAA)亦可称为嗜刚果红性血管病(congophilic angiopathy),是淀粉样物质沉积与脑血管导致的症状性脑血管功能障碍的一种疾病,属于一种颅内微血管病变。临床特点是反

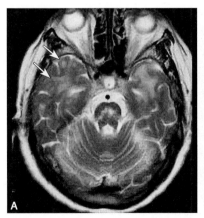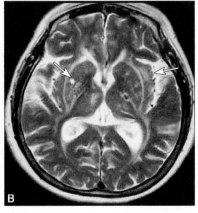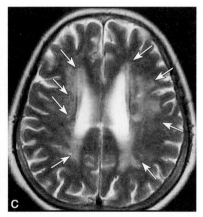

图 3-5-74 患者女性,62 岁,主因"间断头痛 40 余年,头晕 20 余年,加重 2 个月"入院

20 岁出现头痛,伴畏光、畏声,持续 1 天左右,发作 3~4 次/年,43 岁出现头晕,左侧肢体麻木无力,当地诊断为"脑梗死",2000 年再次出现上述症状,2003 年出现复视,2008 年左面部麻木,2011 年出现尿失禁,后分别于 2012 年 5 月、2012 年 10 月、2014 年 11 月、2016 年 1 月反复发作眩晕,伴恶心、呕吐。脑 MRI 显示:A. 双侧颞叶下极前部见长 T_2 高信号;B. 外囊、胼胝体长 T_2 高信号;C. 双侧侧脑室周围多发对称、大小不等的斑片状长 T_1、长 T_2 信号。诊断:CADASIL

复多部位的血管破裂导致多灶性、自发性脑实质出血和认知功能障碍,甚至痴呆。这一概念1909年才被Oppenheim提出,他首先指出脑血管及老年斑中可能有淀粉样物质沉积。1938年Scholz发表了首篇关于CAA论文;1979年Okazaki等正式确立了CAA与脑出血的关系,认为CAA是老年人脑叶出血最易忽视的病因之一。CAA已成为老年人原发性、非外伤性和非高血压性脑出血的常见病因之一,约占原发性脑出血的10%。

【流行病学】

CAA存在于10%~40%的老年人群,其中80%甚至更多的CAA与阿尔茨海默病(AD)相关。中度或重度CAA在65~74岁人群中发病率为2.3%,75~84岁人群中发病率为8.0%,85岁以上人群发病率为12.1%。尸检发现脑血管淀粉样蛋白沉积发病率与研究人群的年龄相关,尸检资料显示85~86岁人群患病率高达21%,老年人群中CAA引起的自发性脑出血占10%~20%,而临床中占34%。

【病因和发病机制】

目前还没有明确的病因,多为散发,少数为常染色体显性遗传,已发现了APOE e4/e4纯合子基因型证据。主要病理特征是淀粉样物质在大脑皮质、皮质下、软脑膜中、小血管的中膜及外膜内沉积,亦可分布于毛细血管,静脉少见,一般不伴全身系统性淀粉样物质沉积。机体在正常情况下,脑组织内持续产生的β-淀粉样蛋白可以通过细胞外酶的降解、细胞内清除和转运清除等方式有效阻止β-淀粉样蛋白的沉积,但在某些病理情况下,β-淀粉样蛋白生成增加或清除障碍,均可导致脑微血管发生淀粉样变。目前主要倾向于载脂蛋白E与Aβ参与的种植学说是CAA的可能发病机制。目前已发现Aβ对脑血管有以下作用:内皮细胞损伤、白细胞聚集、血小板激活、阻止血流、血管功能紊乱、血栓形成、平滑肌细胞破坏等。除Aβ外,还有少量其他蛋白与Aβ聚集在一起,如淀粉样蛋白P成分、ApoE和cystatin C(CC),它们可能在血管Aβ沉积或CAA有关的血管病变中国发挥作用。

家族遗传性CAA较少见,一般具有发病较早、病情程度重的特点,如荷兰型CAA患者多在50~60岁发病,表现为家族性脑出血及痴呆,是由于21号染色体APP695基因的618密码子发生了G→C的单一点突变,是Aβ第22位氨基酸残基以谷氨酰胺替代了谷氨酸所致;而冰岛型CAA患者主要以复发性脑出血为特征,偶可伴随其他系统淀粉样变,寿命多小于40岁,是由于Cystatin C基因突变,使其第61位氨基酸残基以谷氨酰胺取代了亮氨酸所致。

【病理】

本病为脑组织局限性炎性病变,退行性病变及老化,使小动脉与毛细血管的通透性发生改变,促使血清中淀粉样蛋白Aβ沉积在脑组织中与血管壁上;形成血管壁纤维蛋白样坏死、微血管扩张、微动脉瘤形成、血管旁渗出、血管狭窄和血管破裂等病理改变。主要病理特征是淀粉样物质在大脑皮质、皮质下、软脑膜中、小动脉的中膜及外膜内沉积,亦可分布于毛细血管,但静脉少见,可伴或不伴有脑实质内淀粉样物质的沉积(即老年斑沉积)。各个脑区均可受累,以颞叶、顶叶、枕叶最为广泛和严重。大脑半球的深部结构如白质、基底核区、海马、脑干、小脑、脊髓等部位很少受累。受累血管壁常规染色在光镜下呈不成形的、强嗜伊红的玻璃样变性,刚果红染色在偏振光显微镜下呈苹果绿双折光(图3-5-76D),使用硫磺素在紫外线下可以发出荧光。皮质组织切片中出现轻到中度血管淀粉样变是该病的敏感标志。

【临床表现】

轻度CAA常无任何症状,重度CAA常表现为反复和/或多发的脑叶出血、快速进展性痴呆和发作性短暂神经功能障碍等。

1. 脑出血 临床表现与病灶部位及性质有关,常见反复的或多发性脑叶出血、快速进展性痴呆及发作性短暂神经功能缺失等,但这些表现无特异性。CAA被认为是自发性脑出血第3位病因,在脑叶出血中占第2位,仅次于高血压性脑出血。CAA发病率随年龄增长,病死率较其他类型脑出血低,复发风险较高。脑出血多呈反复性、多灶性及脑叶性分布,额叶及顶叶最常见,白质深部结构如胼胝体、基底核以及小脑受累罕见,未见脑干出血。CAA脑出血多呈大病灶,但亦常见粟粒状、瘀点样、纺锤状或裂口状出血。CAA的脑微出血多发生在颞枕叶,病灶多在同一脑叶,多病灶聚集。

2. 认知功能损害与痴呆 散发型和家族型CAA不仅导致轻度认知功能损害,还可以导致痴呆。研究发现,36.5%的严重CAA患者伴有痴呆,25%~40%的CAA患者发生痴呆可先于症状性脑出血。CAA相关性痴呆进展可能缓慢,是血管性痴呆的原因之一,与阿尔茨海默病类似,阿尔茨海默病通常与CAA有关。临床上也可见亚急性到快速进展性认知功能下降。

3. 脑梗死 CAA相关的脑梗死多位于大脑皮质,被称为皮质下小中风,在老年人群中主要表现为短暂性脑缺血发作(TIA)症候群或小型卒中,多见于家族型CAA,散发型较少见。脑梗死尸检发现CAA发病率为13%。

4. 特殊类型CAA

(1) CAA相关炎症(CAA-RI):近期认识的CAA可逆性脑病综合征亚组,为脑组织小动脉壁内Aβ沉积,并有炎症和水肿病理表现。临床上多见于60~70岁发病,急性或亚急性起病,表现出认知和行为改变(76%)、头痛

（41%）、痫性发作（31%），可有局灶性神经功能缺损症状和体征（46%）。脑脊液化验可有蛋白增高和细胞数增加。头颅 MRI 除 CAA 典型表现外，可见皮质-皮质下白质（U 型纤维）单灶性或多灶性、对称性或非对称性、斑片状长 T_2 高信号，DSA 检查无明显异常表现。CAA-RI 临床病程早期对大剂量皮质类固醇或环磷酰胺的免疫抑制治疗有良好反应，少数患者可能有临床复发。

（2）遗传型 CAA：遗传型 CAA 罕见，发病年龄小，且临床症状更严重。已有一些家族性遗传型 CAA 与 APP 突变有关（Dutch 型），以及非 Aβ 的蛋白如胱抑素 C（Iceland 型）、凝溶胶蛋白、转甲状腺素蛋白编码基因突变所致 CAA 的报道。除 Iceland 型 CAA 外，非 Aβ 所致遗传型 CAA 罕有脑叶 ICH 发生。

【辅助检查】

1. CT 检查缺乏特异性，但多具有以下特点：①CT 显示的血肿形态不规则，多为皮质或皮质下的一个或多个大小不等的血肿，可位于不同的部位和阶段。②常呈分叶状多腔状和"手指样反射状"，边界不清，周围水肿。③少量出血可位于皮质或皮质下，出血量大者可观察到血肿破入侧脑室或蛛网膜下腔。④部分可见血肿腔内液体样低密度影，为该部位先前曾有出血导致的软化灶影像或脑脊液灌入血肿腔所致。⑤增强扫描血肿周边环状强化，可持续 2 周。

2. MRI 可以敏感地显示皮质和皮质下各阶段的多发斑点状出血和脑室旁白质变性（图 3-5-75），磁敏感加权成像（SWI）能够敏感地识别微出血（图 3-5-76），SWI 在识别和诊断可能的 CAA 发挥重要作用。CAA 的 MRI 白质高信号很难与白质疏松或缺血鉴别。

【诊断和鉴别诊断】

1. 诊断　CAA 仅通过临床表现很难诊断，诊断主要

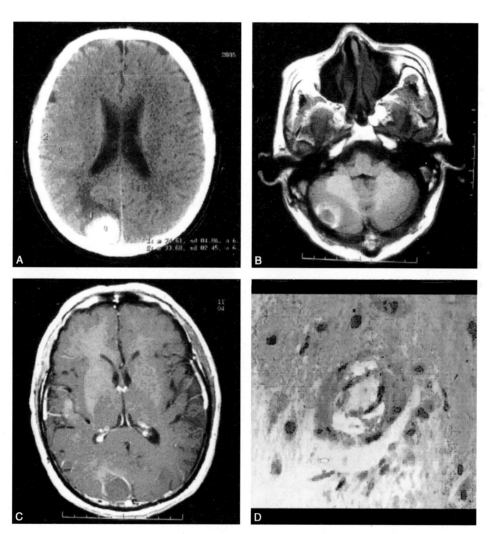

图 3-5-75　患者男性，57 岁，以"头晕头痛伴视物模糊 7 天"入院，既往体健

A. 头颅 CT 示右侧顶枕叶脑出血；B. 头颅 MRI T_1WI 见混杂信号，边界欠清楚；C. MRI 增强扫描见环状强化；

D. 颅内活检示刚果红染色在偏振光显微镜下呈苹果绿双折光。诊断：脑淀粉样血管病致脑出血

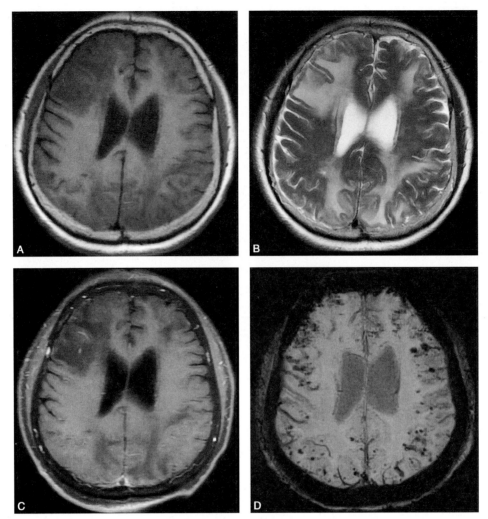

图 3-5-76　80 岁女性,以"行走困难、肢体抖动伴精神行为异常"入院,既往有高血压病史 10 余年
化验:Aβ 42 170.30pg/ml,基因检测显示 ApoE 基因型为 ε3/ε4 型;诊断:脑淀粉样血管病相关炎症;MRI 可见颅内多发长 T_1(A)、长 T_2(B)异常信号影,增强扫描软脑膜、蛛网膜广泛强化征象(C),SWI(D)见皮质和皮质下多发点状低信号影

依据老年患者出现卒中症状或脑出血,进行性痴呆,CT 显示脑叶皮质或皮质下出血,常为多灶性,无脑血管病危险因素及其他原因时应高度怀疑。确诊须依靠病理活检,多于出血急性期行血肿清除术时取血肿周围组织进行病理检查(图 3-5-75D)。

目前临床推荐的诊断标准是 2003 年的波士顿研究组制定的 CAAH 标准。确定了诊断中的 4 个依据:①尸检确诊 CAA:完整尸检证实为脑叶、皮质或皮质-皮质下出血和证实为伴有严重血管淀粉样物质存在病变的 CAA。②病理学证实的 CAA:临床症状和病理组织(清除的血肿或皮质活检标本)证明为脑叶、皮质或皮质-皮质下的特征性出血和仅有某种程度的血管淀粉样沉积。③很可能的 CAA:年龄≥55 岁,临床症状和 MRI 发现(缺少病理标本)多发性血肿(脑叶、皮质或皮质-皮质下出

血,包括小脑出血)。④有可能的 CAA:年龄≥55 岁,临床和 MRI 显示无其他原因的脑叶、皮质和皮质-皮质下出血(可能但原因非确定的多发性脑出血或某些非典型脑叶出血)。多项研究证实通过研究发现应用磁共振 T_2 加权成像及含有微量出血(深部白质、基底节、丘脑、脑干等部位)可以增加波士顿标准的敏感性。

2. 鉴别诊断　CAA 作为脑血管病理现象可致多种临床表现,也可无症状。约半数 80 岁患者可无明显临床症状,发现 CAA 有赖于临床与影像学表现结合,确诊主要依靠病理。CAA 相关 ICH 主要与颅内动脉瘤、脑血管畸形、CAA-RI、可逆性后部脑病综合征、恶性肿瘤(原发性中枢神经系统淋巴瘤、脑膜肉瘤)等鉴别。如高血压性脑动脉病所致 ICH 在相似年龄老年人中更易累及基底节、丘脑和脑干;小脑 ICH 可由 CAA 或高血压造成,小脑

"表浅"部位如小脑皮质和蚓部出血更可能是 CAA 引起的,邻近齿状核的小脑深部出血更可能是慢性高血压所致。

【治疗】

目前尚无有效的治疗方法能够阻止或逆转淀粉样蛋白沉积。因此,临床上治疗 CAA 的重点是预防 CAA 引起的相关症状,应注意防治过度抗凝、慎用抗血小板药物,当明确诊断 CAA 时,谨慎评估出血风险。出血急性期处理视出血量及部位而定。病情严重、出血量大的患者需手术治疗,术中可将血肿周围组织标本取材送检,有利于确诊;术中注意避开脑功能区,有利于肢体运动功能恢复,改善生活自理能力。对伴有痴呆症状者,可应用胆碱酯酶抑制剂、脑细胞活化剂、抗氧化剂等药物对症治疗。免疫抑制剂可能对控制疾病进展有帮助;抗氧化剂如维生素 E 等可减轻脂质过氧化反应。老龄患者合并心肺等基础疾病,疗效较差。

五、青年卒中

青年卒中(young stroke)是指在 15 ~ 45 岁发生的脑卒中。随着人们生活水平的提高及生活方式的改变,近年来青年罹患脑卒中日益增多。西方国家的青年脑卒中患者人数占整个脑卒中患者人数的 5% 以下,而发展中国家青年脑卒中占 19% ~ 30%。青年卒中的年轻化趋势和逐年升高的发病率,引起了社会的广泛关注和越来越多脑血管病研究者重视。

【流行病学】

据文献报道,在国外,青年男性卒中发病率为 9.0/10 万,青年女性卒中发病率为 8.9/10 万。在我国,卒中发病率为 120/10 万 ~ 180/10 万,患病率为 400/10 万 ~ 700/10 万,每年新发病例 >200 万例,青年脑卒中占全部脑卒中的 9.77%。根据 TOAST 病因分型,青年卒中以大动脉粥样硬化型为主,比例波动于 25% ~ 45%,心源性栓塞型占 20% ~ 30%,其他原因型占 6% ~ 11%,不明原因型占 14% ~ 28%。近年来,研究发现青年卒中的危险因素有其自身特点,除传统的高血压、糖尿病、高脂血症、动脉粥样硬化、吸烟、饮酒等,卵圆孔未闭、动脉夹层、偏头痛、高同型半胱氨酸血症、口服避孕药、违禁药品、特殊感染等危险因素在青年卒中占很高的比例。

(一)卵圆孔未闭

卵圆孔未闭(patent foramen ovale,PFO)是青年卒中的一种常见病因,是胎儿期血液循环的遗迹,普通人群中约 25% 的人成年后未闭合。近年来发现 PFO 引起的反常栓塞与缺血性脑卒中的发生密切相关。同时合并房间隔瘤或其他解剖异常时,则明显增加患缺血性卒中的风险,合并房间隔缺损时,静脉系统的栓子通过房间隔缺损进入动脉系统,造成异常栓塞。当出现原因不明的动脉栓塞的同时又有血栓栓塞现象的患者,应考虑 PFO 所致的反常栓塞的可能。现常用经胸及经食管心脏超声来判断 PFO 是否存在。近年来经颅多普勒超声发泡试验也逐渐用来证实心脏右向左分流的存在,显著提高了诊断率。

因此,对青年卒中患者存在反常栓塞证据时,应常规进行心脏彩色多普勒超声检查,及时进行药物或手术治疗。

(二)偏头痛与脑缺血

偏头痛(migraine)是缺血性卒中的潜在危险因素之一。研究表明偏头痛性脑梗死占所有缺血性卒中的 0.5% ~ 1.5%,占青年缺血性卒中的 10% ~ 14%。推断偏头痛与缺血性卒中存在一定关联性。

偏头痛引起脑缺血病因不清,偏头痛性脑梗死常见于女性,平均年龄 <35 岁,有吸烟史等。头痛多见于缺血事件之前,也可见于缺血事件发作之间或之后。弥散性头痛较单侧头痛常见,单侧头痛多位于缺血同侧。偏头痛患者脑梗死多发生于基底动脉供血的后循环,并非偏头痛多见的前循环,特别是 MCA 供血区。即使在发作间期偏头痛患者的反应能力、记忆力及执行功能均较非偏头痛患者低下,有先兆的偏头痛患者更显著,与发作严重度、持续时间及发作频率相关。

(三)线粒体疾病相关的卒中

线粒体脑肌病(mitochondrial encephalomyopathy,ME)是线粒体基因或细胞核基因缺失或发生点突变导致的线粒体结构与功能异常,引起机体呼吸链及能量代谢障碍的一类疾病,主要累及脑和横纹肌。1962 年 Luft 等在 1 例瑞典女性患者肌肉活检中发现了异常线粒体,通过改良 Gomori Trichrome 染色(GT)发现肌纤维中蓬毛样红纤维(ragged red fiber,RRF),首次报道了线粒体肌病;1977 年 Shapira 首次提出 ME 的概念。ME 临床表现为轻度活动后感觉极度疲乏无力,休息后好转。线粒体病变同时累及骨骼肌与 CNS 称为 ME,线粒体病变既可为遗传性,也可以是后天获得性。

【临床表现】

1. 线粒体脑肌病患者以青少年多见,临床表现多样,主要包括眼外肌麻痹、视力减退、听力下降、记忆障碍、智力减退、肢体近端或远端肌无力、癫痫发作、身材矮小等,部分患者伴心、肝、肾等脏器损伤。儿童及青少年患者肌无力进展十分缓慢,部分患者患病儿十年后仍可生活自理。良性患儿主要表现为婴儿期肌力、肌张力低下及呼吸困难,1 岁后症状缓解,并可逐渐恢复正常。

2. 线粒体脑肌病伴乳酸血症及卒中样发作综合征

（MELAS）最常见，也是脑卒中的相关类型，呈母性遗传，80%以上的患者20岁前发病。特征性临床表现为反复发作的头痛、皮质盲或偏盲及偏身感觉障碍，头痛为偏头痛或偏侧颅面痛，反复呕吐可伴或不伴偏头痛；局限性癫痫有时是MELAS卒中发作的先兆，为本综合征的特征之一。脑CT及MRI显示主要为枕叶脑软化，病灶范围与主要血管分布不一致；血和脑脊液乳酸增高。

目前ME无特效治疗，主要是对症治疗。

（四）抗磷脂抗体综合征

抗磷脂抗体综合征（anti-phospholipid syndrome，APS）是由抗磷脂抗体（antiphospholipid antibody，APL），包括抗心磷脂抗体（anticardiolipin antibodies，ACL）和狼疮抗凝物质（lupus anticoagulant，LA）引起的一组临床综合征。最常见的临床表现是深静脉血栓形成、流产、缺血性卒中。脑血管事件包括短暂性脑缺血发作（TIA）和缺血性卒中是最典型的动脉血栓形成导致的临床表现。APS导致的缺血性卒中病灶单一或多发，并反复出现。

APS可分为原发性和继发性，继发性APS多见于系统性红斑狼疮（SLE）或类风湿关节炎（RA）等自身免疫病。原发性病因迄今不明，可能与遗传、感染等因素有关，发病可能与遗传基因易感性有关。磷脂-β2GP1-APL形成是APS各种血栓形成的起始环节，作用于细胞、抗凝系统及纤溶系统等，通过多种途径引起血栓形成。另有研究认为，APS可能导致脑动脉主干或分支动脉狭窄甚至闭塞，如颈内动脉颅外段狭窄，从而引起脑梗死。

【临床表现】

1. 抗磷脂抗体综合征多见于年轻人，男女发病比率为1:9，女性中位年龄为30岁。血栓形成是APS最有代表性的症状，表现为多部位反复的动静脉栓塞，静脉血栓形成较动脉多见，以下肢深静脉血栓最常见，也可见于肾脏、肝脏及视网膜；动脉血栓多见于脑及上肢，还可累及肾脏、肠系膜及冠状动脉等。年轻人发生脑卒中或心肌梗死应排除APS的可能。PAS患者CNS病变较普遍，包括TIA、脑梗死、颅内静脉窦血栓形成、偏头痛、癫痫、认知功能障碍、痴呆、舞蹈症、横贯性脊髓病及多发性硬化（MS）等，最常见为脑梗死。

2. Sneddon综合征常见于PAS患者，40~50岁女性多见，表现为皮肤网状青斑、反复的卒中发作及抗磷脂抗体综合征等；50%的患者存在神经功能缺失，65%有高血压，61%有心脏瓣膜病变，42%有PAS。PAS相关性多发性硬化综合征患者临床及影像学表现颇似MS，同时也满足PAS的诊断标准，且对抗凝治疗反应良好，发病机制与小动脉血栓形成有关。

3. MRI表现类似MS，累及皮质下白质、灰质和脊髓，可有强化。与MS的鉴别特点是，病变主要分布于皮质下倾向于APS，MS多累及脑室旁，特别是胼胝体；脑室旁长卵圆形病变或"黑洞"征符合MS，APS病灶形态不规则（图3-5-77）；定期复查如每3个月复查，可见APS病灶较为静止不变，MS病灶呈动态变化。

【诊断】

抗磷脂抗体综合征依据Alarcon-Segovia诊断标准，临床表现为复发性自发性流产、静脉血栓、动脉闭塞、下肢溃疡、皮肤网状青斑、溶血性贫血及血小板减少。实验室检查可见高滴度的抗磷脂抗体（IgG和IgM）。

确定诊断应符合2个或2个以上临床表现及有高滴度抗磷脂抗体；可能诊断应符合2个或2个以上临床表

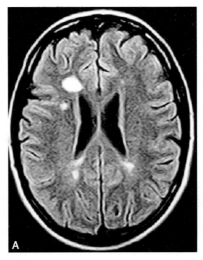
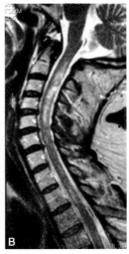

图 3-5-77　抗磷脂综合征患者的 MRI 改变

A. 脑室旁多发的白质病变，与MS难以区别；B. 脊髓 $C_{2~5}$、$T_{1~3}$ 髓内 T_2WI 高信号改变

現及有低滴度抗磷脂抗体,或符合 1 个临床表现及高滴度抗磷脂抗体。

【治疗】

1. 抑制抗体产生、清除血清中抗体、改善凝血功能异常及防止血栓再发是 APS 的基本治疗原则,包括应用抗凝剂、抗血小板聚集药及免疫抑制剂,针对原发病治疗等。

2. 低分子肝素联合小剂量阿司匹林是目前常用的治疗方案;反复静脉血栓或动脉血栓患者推荐中等强度华法林抗凝治疗,将 INR 值控制在 2.0~3.0,可降低反复静脉或动脉血栓形成 80%~90%。目前没有证据表明,高强度抗凝治疗(INR>3)比中等强度更有效。对仅有抗磷脂抗体(APL)阳性的卒中患者,阿司匹林与华法林预防复发性卒中是等效的。经抗凝治疗仍发生血栓的患者可加用羟氯喹,可减少 APL 生成及抗血小板聚集,具有抗血栓形成的作用。

3. 糖皮质激素及免疫抑制剂不作为 APS 的常规治疗,只有在出现严重血小板减少、溶血性贫血而不宜使用抗凝药时才考虑使用。近年来国外报道少数危重患者采用大剂量丙种球蛋白(IVIG)治疗有效,并主张治疗后给予短期环磷酰胺治疗防止 APL 反弹。

(五)口服避孕药、雌激素与脑梗死

研究证实,口服避孕药是年轻女性发生脑梗死的独立危险因素。口服避孕药增加凝血因子 V Feiden(FVL)表达,促进凝血功能,而抗凝血酶、蛋白 C 或蛋白 S 的缺乏,以及 FⅧ活性、FVL、凝血酶原 G20210A 的增加,导致血液呈高凝状态,促使静脉血栓形成。对于育龄妇女口服避孕药,尤其年龄>35 岁伴吸烟、高血压或偏头痛者,脑梗死风险显著增高。常见颈内动脉-MCA 闭塞,椎基底动脉也可发生,也可发生脑静脉系统闭塞。

这些患者大多服用大剂量雌激素(0.5mg),近年来通过降低雌激素摄入量明显降低脑梗死风险,但不能消除这一风险。研究发现,服用仅含孕酮的药物或皮下植入含孕酮的胶囊不会增加脑梗死风险。Martinelli 等(2006)的研究发现,约 35% 的脑静脉血栓形成是由凝血酶基因突变引起。

六、妊娠相关脑卒中

妊娠相关脑卒中通常指发生于整个孕期及产后 6 周之内的脑卒中。是孕期及产褥期的严重并发症之一,病因多样,较为罕见,临床表现缺乏特异性,容易漏诊误诊,致死率达 8%~15%。妊娠相关脑卒中分为缺血性及出血性脑卒中,前者主要以脑组织局灶性血流供应不足为特点,包括脑梗死、脑栓塞、TIA 发作及颅内静脉窦血栓形成,后者主要以血流溢入脑实质或蛛网膜下腔为特点,包括脑出血、蛛网膜下腔出血。

【流行病学】

妊娠是几乎所有的急性脑卒中临床试验的排除标准,且妊娠期脑卒中事件较为少见,目前缺乏随机对照试验的高质量证据,主要基于病例报告及以人口为基础的登记的研究数据。在分娩中,妊娠相关脑卒中的发病率在欧美国家为 3.8/10 万~62.5/10 万,在我国台湾为 46.2/10 万,据报道我国发病率约为 58.3/10 万。最新的一项研究表明,妊娠期及产褥期脑卒中发生率约为 30/10 万,约是同龄人发生卒中的 3 倍;最常发生卒中的时间为接近分娩期(40%)以及产后期(50%)。妊娠期脑出血的发病率为 4.6/10 万~25.4/10 万,最近的一项荟萃分析结果显示妊娠期 ICH 发病率为 12/10 万。

【病因和发病机制】

妊娠相关脑卒中的主要病因有妊娠高血压综合征(妊高征)、脑动静脉畸形、感染、羊水栓塞等,其中缺血性脑卒中的常见原因是子痫前期/子痫、脑静脉血栓形成及心源性栓子脱落等,出血性脑卒中的最常见原因是子痫前期/子痫和脑动静脉畸形。子痫前期/子痫的基本病理改变是全身小动脉的节段性痉挛,当脑部小血管痉挛时间过长,超过脑的自身调节作用,当血压骤升时(如子痫抽搐、分娩、情绪激动或用力排便等)就易造成血管的破裂出血。由于妊娠期间雌激素水平升高、凝血因子分泌增加等引发血液高凝状态、妊娠引起血流动力学变化及血管内皮功能损伤均可促使脑梗死、颅内静脉血栓形成。另外,妊娠晚期血容量增加 40%~50%,孕酮水平升高可使静脉扩张,导致下腔静脉回流障碍,也增加静脉血栓栓塞的风险。随着孕期增加,孕妇心功能负担进一步加重,患有风湿性心脏病(简称风心病)或瓣膜置换术后的孕妇易患细菌性心内膜炎,而妊娠又使患风湿性心脏病的风险增加,导致妊娠相关栓塞发病率升高。传统脑血管危险因素如高血压、糖尿病、心脏病、肥胖等显著增加妊娠相关脑卒中风险,且剖宫产、产程延长、孕产期感染等也会增加妊娠相关脑卒中的风险。与妊娠相关脑卒中有关的其他危险因素还有血栓性血小板减少性紫癜、动静脉畸形、血管瘤、抗磷脂抗体综合征等。

【临床表现】

妊娠相关脑卒中临床表现主要为头痛、呕吐、失语、肢体无力、意识障碍、抽搐、眼球活动障碍及脑膜刺激征。当出现肢体瘫痪、颈项强直、瞳孔变化、病理反射时,应考虑脑卒中的可能,急行 MRI、CT 检查确诊。

【辅助检查】

急性脑卒中的影像学诊断要求孕妇在到达医院后的数分钟即接受脑和脑血管系统即时成像检查,既往研究显示,1.5T 或 3.0T 的 MRI 均不会增加胎儿发生不良结局的风险,MRI 对整个孕期的胎儿均无影响,头颅 MRI 是孕妇的首选检查。但目前仅有少数医院可以提供急诊 MRI 检查,因此,应基于具体情况选择影像学检查手段,以避免延误诊治。头颅 CT 检查对胎儿的影响较小,因此,在进行头颅 CT 检查前确认是否怀孕。研究表明,CT 检查的辐射剂量远远低于可引起胎儿生长延迟及畸形水平,而且妊娠相关脑卒中母亲 CT 检查主要在头部,胎儿获得的电离辐射的剂量更低,因此,必要时权衡利弊后可行头颅 CT 检查。

【诊断和鉴别诊断】

妊娠相关脑卒中临床表现无特异性,应综合患者的病史、临床症状、体征以及各项辅助检查进行综合诊断。由于妊娠相关脑卒中病情较重,往往易导致孕产妇致残或死亡,神经影像学诊断是重要诊断依据。如出现局灶体征,应及时排除妊娠相关脑卒中,多数经头颅 MRI 和/或 CT 检查即可确诊,但需与 HELLP 综合征、子痫发作等相鉴别。当抽搐为患者的首发症状时,应对患者进行严密观察,若出现意识障碍逐渐加重、双侧瞳孔不对称改变且伴有神经定位体征时,应尽早完善头颅 MRI 或 CT 检查,以防延误诊治而危及孕产妇和胎儿生命。

HELLP 综合征是在妊娠高血压综合征基础上出现以溶血、肝酶升高和血小板减少为特点的综合征,临床表现多样,病情进展迅速,可出现母儿严重并发症,具有较高的母婴病死率。发病率为 0.5%~0.9%,其中产后占 20%~30%。HELLP 综合征曾被认为是子痫前期的严重形式,但有 10%~20% 孕妇发病时仅有血压升高。目前

HELLP 综合征的诊断主要参照美国 Tennessee 大学制定的实验室标准:①溶血:外周血涂片见变形、破碎红细胞,总胆红素 ≥20.5μmol/L,乳酸脱氢酶(LDH)>600U/L;②肝酶升高:谷丙转氨酶(ALT)或谷草转氨酶(AST)≥70U/L 和 LDH 升高;③血小板减少:血小板计数<100×10^9/L。该病进展快,如诊断成立,需立即给予综合干预,结合患者的病情严重程度、孕周及胎儿状态,决定终止妊娠的方式及最佳时机,适当输注血小板等血制品,并纠正凝血功能障碍和弥散性血管内凝血(DIC)等(图 3-5-78)。

【治疗】

妊娠期及产褥期脑卒中的急诊处理与非妊娠期脑卒中基本相同,迅速、准确的诊断对确保母婴预后良好至关重要。对于育龄期急性脑卒中或 TIA 发作患者,根据患者的生育史、最后月经期和避孕情况,推荐进行尿液或血清 β-人绒毛膜促性腺激素检测以确定是否怀孕,并尽可能确定孕龄。快速脑部影像学检查有助于确诊急性脑卒中,明确脑卒中病因,并确定治疗方案。急性脑卒中的治疗策略取决于脑卒中类型、症状的严重程度和患者的医疗状况。无论是脑卒中的处理或是产科处理,都应尽量考虑患者及其家属的意愿。

急性缺血性脑卒中治疗:rt-PA 已被证实是急性缺血性脑卒中最有效的治疗手段,但是目前文献报道的妊娠期 rt-PA 静脉溶栓治疗的病例数有限,因此妊娠始终是静脉溶栓的禁忌证。对符合静脉溶栓标准的妊娠缺血性脑卒中致残患者,考虑进行 rt-PA 静脉溶栓治疗是合理的,然后鉴于孕妇与胎儿获益的复杂性,在进行静脉溶栓治疗,应推荐与具备急性脑卒中治疗经验的医师进行协商。

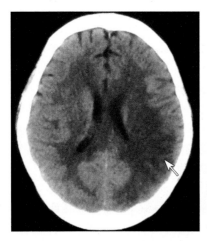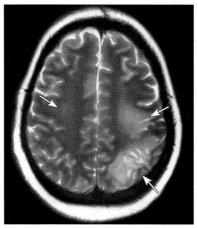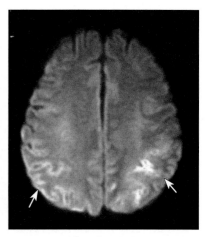

图 3-5-78 患者女性,22 岁,主因"全身水肿 2 个月余,右侧上肢力弱 1 个月余"入院

妊娠 30 周时出现全身黄疸,妊娠期脂肪肝,重症肝损伤,于 35 周终止妊娠,剖宫产后出现大出血,3 天后出现昏迷,头颅 CT 示左侧顶枕叶大面积低密度区,头颅 MRI 示左侧颞叶、枕叶、顶叶及右侧额叶病变,胸腹 CT 示肝脾肿大,盆腹腔积液。化验示 WBC 14.72×10^9/L,NE 0.87%,Hb 100g/L,PLT 149×10^9/L,DBIL 213.5μmol/L,TBIL 292.5umol/L,LDH 435.0U/L,ALT 461U/L,PT 18.2 秒,PTA 48%。诊断:HELLP 综合征。予血浆置换 10 余次,保肝、利尿、保钾、补充白蛋白等综合治疗后症状逐渐缓解

共同制订妊娠期急性脑卒中的治疗方案,同时还应考虑患者及其家属的意愿。

急性出血性脑卒中的治疗:妊娠期及产褥早期急性ICH的治疗的总目标是尽量降低再出血风险。ICH治疗的首要任务是控制血压以及识别和纠正凝血疾病。应尽量降血压将至如下目标:收缩压降至160mmHg以下,舒张压降至110mmHg以下;然后通过药物治疗维持血压水平,使收缩压低于140mmHg,舒张压低于90mmHg。妊娠期用于控制血压的一线药物包括拉贝洛尔、甲基多巴和长效硝苯地平。在使用降血压药物期间,应对胎儿进行结构性超声监护。确诊ICH后,在必要的情况下通过MRA、CTA或DSA检查以明确病因。在制订检查和治疗方案时,应确保产妇安全且预后良好,促进良好结局,并且降低胎儿风险。

七、非细菌性血栓性心内膜炎相关卒中

非细菌性血栓性心内膜炎(non-bacterial thrombotic endocarditis,NBTE)或称消耗性心内膜炎(marantic endocarditis),是一种罕见的临床疾病,以心脏瓣膜上的赘生物形成为特征,通常在无细菌感染情况下,在正常的心脏瓣膜上形成大小不等的无菌性纤维蛋白及血小板赘生物,以及显微镜可见的血小板凝聚物,赘生物脱落进入血流导致全身性多发栓塞,包括脑栓塞。NBTE临床罕见,多见于高凝状态或晚期恶性疾病如腺癌瘤患者。

【流行病学】

NBTE是Ziegler在1888年首次描述的,很长一段时间内被认为是没有意义的终末期病变,发病率为0.3%~9.3%,所有年龄段人群均有罹患的可能,好发于40~80岁人群,男女患病率没有差异。NBTE发生栓塞概率可达50%~76%,主要栓塞部位是大脑,脾脏、肾脏、冠状动脉也常受累。

【病因和病理】

1. 病因 NBTE与恶心肿瘤及其他原因所致的高凝状态有关,多见于消耗性疾病晚期,约1/2为恶性肿瘤患者,也与多种全身性疾病有关,如弥散性血管内凝血、风湿免疫性疾病、烧伤及败血症等。NBTE赘生物质地易碎,栓塞发生率高,比感染性心内膜炎易造成广泛栓塞。

2. 病理 NBTE的赘生物是由退化变性的血小板与纤维蛋白丝交织而成,赘生物质地较脆,易碎,呈白色或褐色的团块,通常位于瓣膜闭合处,大小不等,小的在显微镜下才能发现,大到肉眼可见,松散地贴覆于主动脉瓣和二尖瓣等。尸检研究发现,NBTE患者中直径<3mm的赘生物约占75%,多疣状赘生物约占70%。既往有关

NBTE的病理报道多基于心脏瓣膜解剖的尸检研究,NBTE的颅内动脉血栓组织学特征尚不清楚。2017年,Kyoungsub Kim等首次报道一位确诊NBTE相关脑卒中患者,CTA显示右侧大脑中动脉近段闭塞,血管内血栓切除术后取出的血栓呈白色橡胶状,病理检查显示整个血栓区由细纤维蛋白丝交织的血小板组成,纤维蛋白沿血栓边缘排列,中性粒细胞和红细胞数量很少。上述提示其源自二尖瓣或主动脉瓣赘生物。

【临床表现】

1. NBTE缺乏特异性症状和体征。它的赘生物不会改变心脏瓣膜的形态,不会导致血流动力学障碍或引起心脏杂音。多数病例的赘生物在左心瓣膜,可累及所有4个心瓣膜,以主动脉瓣和二尖瓣为多,约占95%,人工瓣膜受累也有报道;仅有极少数患者左、右两侧瓣膜均受累。NBTE最常见的临床表现为全身多脏器和血管栓塞,多数为隐匿无症状,约1/3的患者可发生脑栓塞,出现突发局灶性或弥漫性神经功能缺损症状,约8%发生冠状动脉栓塞,最严重的是脑和冠状动脉栓塞。

2. 脑栓塞急骤起病,突然出现局限性体征如偏瘫、偏身感觉障碍、偏盲和失语等,也可见精神症状、痫性发作。左颈内动脉系统更为常见,与一般脑栓塞不同的是患者罹患恶性肿瘤或慢性消耗性疾病,且可在数日至数周内连续发生多次脑栓塞。

【辅助检查】

1. 实验室化验 NBTE患者的血常规和凝血功能检查可能是正常的,但因患者常合并恶性肿瘤或机体处于高凝状态,血常规和凝血功能异常则提示NBTE可能。聚合酶链反应可快速、准确地对NBTE和感染性心内膜炎进行鉴别。

2. 经食管超声心动图 经食管超声心动图诊断NBTE的敏感性较高(90%),尤其是对直径<5mm的赘生物有较高的敏感性(图3-5-79),如临床怀疑NBTE,应首选经食管超声心动图检查。

3. MRI 心脏MRI可见主动脉和二尖瓣上的赘生物为低信号,与明亮、流动的血液形成对比。真实稳态进动快速成像(true fast imaging with steady-state precession,True FISP)序列能够显示二尖瓣前后瓣膜上的赘生物,可对心脏细小结构进行形态学检查。NBTE相关卒中主要为多发性、大小不等的播散性脑梗死,DWI成像可用于NBTE与感染性心内膜炎所致的卒中相鉴别。

【诊断和鉴别诊断】

1. 诊断 主要根据恶性肿瘤或慢性消耗性疾病,患者突发局限性神经功能缺失,结合实验室化验、经食管超声心动图及MRI检查可协助诊断。

2. 鉴别诊断 主要应与肿瘤颅内转、感染性心内膜

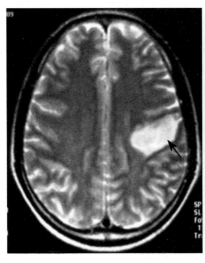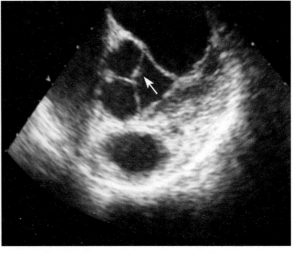

图 3-5-79　患者男性,39 岁,因"右侧肢体突发麻木,伴言语不利半个月"入院,既往 10 余次 TIA 发作病史,经食管超声心动图示主动脉瓣左冠瓣见——赘生物

炎所致的脑栓塞鉴别。

【治疗】

本病治疗主要为原发病的治疗。脑栓塞治疗同一般脑栓塞,危重和极度衰弱患者应慎用抗凝治疗,可能弊大于利,抗血小板凝聚药可能可谨慎使用,但缺乏大样本临床试验证实。本病的原发病和脑栓塞的预后均不良。

八、可逆性脑血管收缩综合征

可逆性脑血管收缩综合征(reversible cerebral vasoconstriction syndrome,RCVS)是一组病因不明的以霹雳样头痛(thunderclap headache,TCH)为临床特征,伴或不伴局灶性神经功能缺损或癫痫发作的临床-影像综合征。

1988 年由 Call 和 Fleming 首次报道,曾称为伴可逆性脑血管痉挛的雷击样疼痛,Calabrese 等(2007)总结了该病的诊断标准。RCVS 的典型血管改变是颅内前后循环中等程度血管节段性、多灶性狭窄,类似"串珠样"改变,通常于发病 4~12 周恢复正常。

【流行病学】

RVCS 的发病率尚不清楚,发病年龄多见于 20~50 岁,女性多见,男女发病比例为 1:(2~10)。国内很少诊断 RCVS,可能并不是因为其非常罕见,而是临床医生对 RCVS 的认识尚存在不足。

【病因和发病机制】

RCVS 的病因及发病机制尚不明确,目前多数学者认为 RCVS 是由于脑血管收缩能力短暂失调所致颅内动脉的多发节段性、多灶性收缩和舒张。因为颅内血管受交感神经传入纤维的支配,调节血管张力,因此交感神经功能障碍可能是雷击样头痛和诱发 RCVS 的重要发病机制,其发生通常与服用特殊药物(如二氢麦角胺、选择性 5-羟色胺再摄取抑制剂及拟交感药物)、妊娠、产后及其他少见情况如颅脑创伤、颅内动脉夹层、代谢紊乱等因素相关。另外,氧化应激和内皮功能障碍也可能参与了 RCVS 的发病机制。

【临床表现】

RCVS 典型的临床特征为突然出现严重头痛(雷击样、搏动样、撕裂样、爆炸性等),是一种突然发生的剧烈难以忍受的头痛,瞬间可达到高峰,可持续数分钟至数小时,可类似偏头痛伴有恶心、呕吐,畏光、畏声等症状,部分患者可出现局灶性神经功能缺损或癫痫发作。多数由性行为、用力、Valsalva 动作、情绪变化、盆浴和/或淋浴诱发 RCVS,服用某些特殊药物如二氢麦角胺、选择性 5-羟色胺再摄取抑制剂等,妊娠、产后及其他少见情况如颅脑创伤、颅内动脉夹层、代谢紊乱等因素也与 RCVS 存在一定关联。进行性或严重、持续性脑血管收缩可导致凸面蛛网膜下腔出血、脑出血、硬膜下出血、可逆性后部脑病综合征、卒中、可逆性脑水肿等,上述病变可合并存在。典型的 RCVS 病程呈自限性,1 个月后无新发症状,脑血管收缩在 3 个月内恢复正常。

【辅助检查】

应视 RCVS 为急症,尽快完成脑的结构和血管评估,完善腰椎穿刺。DSA 是诊断 RCVS 的"金标准",可真实评价细小的远端皮层血管,典型血管改变是颅内前、后循环中等程度血管节段性、多灶性狭窄,类似"串珠样"改变,通常于发病 2~3 周后,血管收缩在血管造影上最明显,发病后 4~12 周恢复正常。CTA 和 MRA 诊断 RCVS 血管收缩的敏感性约为 DSA 的 80%(图 3-5-80)。经颅多普勒超声(TCD)可明确是否存在脑血管痉挛,可以通

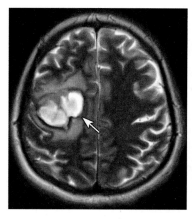 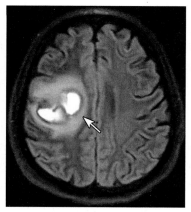 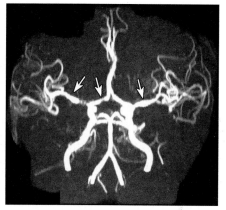

图 3-5-80　患者女性,36 岁,初产妇,因"头痛 16 天,加重伴左侧肢体无力 9 天"入院

患者 16 天前无明显诱因出现头痛,呈爆炸性全头痛,伴有恶心、喷射性呕吐,8 天前出现痫性发作。既往史:重度子痫前期、5 天前行剖宫产术、甲状腺功能减退。头 MRI 示右额叶脑出血,头部 MRA 示颅内动脉多发性局限性狭窄,呈串珠样改变。诊断:RCVS。予以尼莫地平、硫酸镁解痉预防脑血管痉挛治疗 2 周后头痛症状缓解

过测量 Willis 环附近脑动脉近端的血流速度来监测脑血管收缩的动态变化。TCD 亦可监测 RCVS 患者潜在的并发症。

【诊断和鉴别诊断】

RCVS 典型的临床表现为 1~2 周内反复发作性引起的霹雳样或雷击样头痛,可由性交、劳累、Valsalva 动作、情绪、沐浴等诱发,根据 2018 年国际头痛协会的指南,

RCVS 的诊断标准见表 3-5-45。

RCVS 需与有类似临床表现的疾病鉴别,如原发性中枢神经系统血管炎(PACNS)、动脉瘤性蛛网膜下腔出血(SAH)、可逆性后部脑病综合征(PRES)、原发性脑出血、颅内动脉夹层、颅内静脉血栓形成、颅内感染性疾病、偏头痛等,上述疾病虽也表现类似的剧烈头痛及神经功能损害,但相关影像学、脑脊液检查、血液化验有助于鉴别。

表 3-5-45　可逆性脑血管收缩综合征诊断标准

源于可逆性脑血管收缩综合征(RCVS)的急性头痛	很可能源于可逆性脑血管收缩综合征(RCVS)的急性头痛
A. 任何新发头痛符合标准 C	A. 任何新发头痛符合标准 C
B. RCVS 已经确诊	B. 疑诊 RCVS,但脑血管造影正常
C. 符合下列 2 项中的 1 项或 2 项,以证明存在因果关系: 　1. 头痛,伴或不伴局灶性神经功能缺损和/或癫痫发作,已行血管造影(表现为串珠样改变)诊断为 RCVS 　2. 至少符合下列中的 1 项 　　a)霹雳起始 　　b)由性行为、用力、Valsalya 动作、情绪变化、盆浴和/或淋浴诱发 　　c)在发病 1 个月内持续存在或反复发作,在发病 1 个月后无新发明显头痛	C. 根据下列证据证实存在很可能的因果关系: 　1. 1 个月内至少 2 次头痛,并伴下列所有 3 项: 　　a)霹雳样发作,且在 1 分钟内达到高峰 　　b)重度头痛 　　c)持续时间≥5 分钟 　2. 至少有一次 TCH 是由下列 1 项诱发: 　　a)性行为(将要高潮或高潮时) 　　b)用力 　　c)Valsalva 动作 　　d)情绪变化
D. 具有以下 2 项之一 　1. 头痛在发病 3 个月内缓解 　2. 头痛未缓解但病程未超过 3 个月	e)盆浴和/或淋浴诱发 　　f)弯腰
E. 不能用 ICHD-3 的其他诊断更好地解释	D. 具有以下 2 项之一 　1. 头痛在发病 3 个月内缓解 　2. 头痛未缓解但病程未超过 3 个月
	E. 不能用 ICHD-3 的其他诊断更好地解释

【治疗和预后】

大多数 RCVS 患者为可逆性、自限性病程,少数患者遗留永久性神经功能缺损甚至死亡。对于严重的 RCVS 患者应积极治疗,首先应避免诱发因素,对可能诱发发作的药物应立即停用。研究表明,使用钙通道阻滞剂(维拉帕米、尼莫地平)能有效解除脑血管痉挛,降低 RCVS 发作的频率和严重程度。若出现癫痫发作、高血压、脑梗死、脑出血等,应积极对症治疗。目前不推荐使用糖皮质激素、吲哚美辛,因其可能与 RCVS 不良预后有关。

RCVS 总体预后良好,通常遵循自限性单相病程,1 个月后无新发症状,3 个月内症状缓解,仅少数患者会病情恶化,最终导致永久性残疾或死亡。

九、血液疾病的卒中并发症

很多血液疾病并发较特征性脑并发症,包括:

（一）血栓性血小板减少性紫癜和溶血性尿毒症综合征

血栓性血小板减少性紫癜(thrombotic thrombocytopenic purpura,TTP)也称作 Moschcowitz 综合征,与溶血性尿毒症综合征(hemolytic uremic syndrome,HUS)同属于严重的血栓性微血管病,并发微血管病性溶血性贫血,特点是广泛的小动脉和毛细血管闭塞,可累及大脑。TTP 的主要发病机制涉及血管性血友病因子(VWF)裂解蛋白酶(ADAMTS13)的活性缺乏、血管内皮细胞 VWF 异常释放、血小板异常活化等方面。TTP 分为遗传性和获得性两种,获得性 TTP 根据有无原发病分为特发性和继发性。遗传性 TTP 是由 ADAMTS13 基因突变导致酶的活性减低甚至缺乏所致。特发性 TTP 是由免疫因素导致患者体内存在抗 ADAMTS13 的自身抗体,从而降低或抑制了 ADAMTS13 的活性,是主要的临床类型。继发性 TTP 常由感染、药物、肿瘤、妊娠、自身免疫性疾病、造血干细胞移植等因素引发,预后不佳。HUS 的常见致病原因有产志贺毒素的大肠埃希菌感染、突变或自身抗体引起的补体调节系统失调、维生素 C 缺乏以及其他继发因素(感染、药物、癌症、妊娠和系统性疾病)等。

【临床表现】

本病主要特征是发热、贫血、肾脏和肝脏疾病症状以及血小板减少。血小板减少引起的出血表现常见瘀点、皮肤瘀斑、视网膜出血、血尿及消化道出血等;因经常出现神经系统症状,常见意识模糊、谵妄、癫痫、偏瘫等,约半数患者可为首发表现,症状可呈间歇性或波动性;神经系统症状是脑部小血管病变导致广泛性脑缺血所致,不出现大面积脑梗死或分水岭梗死;可见非惊厥性癫痫持续状态,脑脊液检查正常,局灶性神经功能缺失症状可恢复。头 MRI 检查提示颅内大、小动脉均可受累,病灶可散在、多发。

本病无特效治疗,约 60% 的 TTP 患者以神经系统症状为首发表现而就诊,如能早期诊断并予血浆置换死亡率将从 90% 降至 15% 左右,推荐治疗采用血浆交换或血浆输入。HUS 主要是去除病因,采取综合治疗措施,包括抗感染、补充营养、维持水电解质平衡、改善肾血流、纠正贫血,停用可诱发 HUS 的药物等。

（二）真性红细胞增多症和血小板增多症

真性红细胞增多症(polycythemia vera,PV)和血小板增多症(thrombocytosis,thrombocythemia)是一种原因不明的骨髓增生性疾病,特点是血液中红细胞和血容量显著增加,常伴白细胞和血小板增多。PV 患者由于血黏度高、血管充血、血流速度减慢等引起血栓形成发病率为 40.1%~44.3%,以动脉血栓为主,栓塞常见的发生部位依次为脑动脉、冠状动脉、四肢动脉、多部位栓塞及脾动脉等,50.7%~51.3% 患者栓塞甚至发生 2 个及以上部位。神经系统受累的常见表现为 TIA、脑栓塞、偶有上矢状窦血栓形成。血液化验提示血细胞压积显著升高,视网膜血管可见红细胞沉积;血小板计数 $>800\times10^9/L$,当血小板 $>1\ 000\times10^9/L$ 时可出现先兆性偏头痛。PV 治疗主要是低剂量阿司匹林和红细胞去除术常用于新诊断的低危患者的治疗,高危患者还需进行合理的降细胞治疗,如羟基脲和干扰素等。

其他出血性障碍,如白血病、再生障碍性贫血、血小板减少性紫癜及血友病等也可能引起脑出血。

（三）镰状细胞病

镰状细胞病(sickle cell disease,SCD)又称镰状细胞贫血,是一种常染色体显性遗传性血红蛋白病,因血红蛋白 β-肽链第 6 位氨基酸谷氨酸被缬氨酸所代替,构成镰状血红蛋白,取代了正常血红蛋白而致病。因红细胞呈镰刀状,红细胞膜僵硬,无法通过微循环,可在颅内小血管沉积并促进血管内膜过度增生和血栓形成,血流动力学不稳定等因素易诱发缺血性卒中。研究认为,幼儿期和中老年期患者多发生缺血性卒中,而青年期易发生颅内出血,儿童卒中发生率达 6%,而且如果不治疗,反复发生卒中的风险高达 90%。在儿童期发病时,常出现危险的感染如肺炎球菌性脑膜炎,四肢及腹部疼痛、慢性下肢溃疡及骨骼和内脏器官梗死。SCD 缓慢进展可出现颈内动脉床突上段狭窄,随之形成侧支血管,产生类似烟雾病综合征,这些脆弱的侧支血管破裂可引起颅内出血。

在经颅多普勒监测大脑中动脉流速情况下,换血疗法可降低神经系统并发症风险,镰状细胞贫血患者脑卒中预防试验中接受定期输血治疗的患儿与仅接受支持治疗的患儿相比,卒中风险减少 90%。

（四）嗜酸性粒细胞增多症

嗜酸性粒细胞增多症是一类与嗜酸性粒细胞过度增殖相关并具有共同临床特点的谱系疾病，国外发病率为0.5/10 万~1.0/10 万，国内发病率尚不清楚。该病由Hardy 和 Anderson 于 1968 年首次报道，Chusid 等于 1975 年首次提出其诊断标准，在此基础上修订了目前的诊断标准，即 6 个月内至少 2 次外周血嗜酸性粒细胞计数>1.5×10⁹/L 或组织中有显著嗜酸性粒细胞浸润并出现相应的临床症状及外周血嗜酸性粒细胞增多。嗜酸性粒细胞增多症累及神经系统者占 56%，表现为脑病、周围神经病或脑梗死，约 12% 的患者发生卒中。嗜酸性粒细胞增多症相关脑梗死常见影像学表现为皮质和皮质下区域呈双边多发散在性缺血灶，且超越分水岭血流分布区域。研究认为，脑梗死与嗜酸性粒细胞的毒性作用导致高凝状态有关。嗜酸性粒细胞主要释放碱性蛋白、嗜酸性粒细胞神经毒素、嗜酸性粒细胞阳离子蛋白及嗜酸性粒细胞过氧化物酶，其可致血液高凝状态而诱发脑梗死。

（五）弥散性血管内凝血

弥散性血管内凝血（disseminated intravascular coagulation，DIC）是常见的严重凝血障碍，受损组织释放凝血物质激活凝血过程及纤维蛋白形成，在此过程中耗尽凝血因子和血小板。DIC 见于多种疾病，如脓毒血症、严重创伤、烧伤、心胸外科手术、中暑、血型不相容性输血、免疫复合物疾病、糖尿病酮症酸中毒、白血病、产科并发症、发绀型先天性心脏病及各种原因导致的休克等。

DIC 基本病变是小血管内广泛纤维蛋白血栓形成，导致许多器官包括脑的广泛小梗死，有时在小深穿支血管周围出现瘀点性出血，使 DIC 表现出出血性，有些病例广泛脑出血，类似原发性高血压性脑出血，出血主要原因是在纤维蛋白形成过程中血小板及各种凝血因子消耗殆尽，纤维蛋白降解产物也有抗凝特性。

DIC 可导致弥漫性神经系统损伤，与原发病因及脑代谢障碍有关，不全是脑血管病变所致。当排除代谢性、感染性或肿瘤引起的脑病后，在严重疾病过程中出现急性或波动性局灶性神经功能缺失或全脑功能障碍，应考虑 DIC 可能，应监测凝血因子及纤维蛋白降解产物，检查血小板计数，凝血酶原及部分凝血活酶时间延长可提示凝血因子消耗。

第二十一节　脑静脉和静脉窦血栓形成

（马欣）

脑静脉血栓形成（cerebral venous thrombosis，CVT）通常是指脑静脉系统，包括脑静脉窦和脑静脉血栓，它导致相应部位静脉回流受阻，引起的临床表现复杂而无特征性。CVT 虽属缺血性脑血管病的范畴，但其病因、病理生理和临床表现均与脑动脉血栓形成有明显的差别。CVT 曾被认为较少见，但近年来临床诊断技术的进步使其临床诊断的发病率有上升趋势。

CVT 的主要发病人群是青壮年，50 岁以下患者约占78%。女性由于妊娠和产褥期等引起 CVT，以及口服避孕药或激素替代治疗等因素，CVT 潜在的发病风险多于男性。CVT 病因众多，有相应的发病机制和病理改变，临床表现既有一定特征性，也有一定复杂性，诊断较为困难，非常依赖神经影像的支持，治疗方式逐渐趋于以抗凝治疗为主，但其他治疗方法还需探索，预后差异较大且受多种因素的影响。在临床工作中，重视并加强对上述相关内容的了解和认识，有助于 CVT 诊治水平的提高。

CVT 导致的颅内压增高、局灶性或弥漫性脑组织损伤都会显著影响神经功能，甚至危及生命。然而，大多数CVT 患者预后良好，少数患者（15%~20%）会遗留不同程度的永久性残疾，甚至导致死亡。虽然在过去几十年中 CVT 的死亡率有所下降，但目前仍有 5%~10%。因此，CVT 及时、正确的临床诊断和合理治疗对避免 CVT 急性并发症和远期的预后不良至关重要。

【脑静脉系统解剖】

1. 脑静脉系统由静脉窦和深、浅静脉组成。静脉窦位于两层硬脑膜之间，无瓣膜，主要包括上矢状窦、下矢状窦、左右横窦、左右乙状窦、直窦、窦汇、左右岩鳞窦、枕窦、海绵窦、海绵间窦、左右岩上窦、左右岩下窦、左右蝶顶窦以及基底窦等。浅静脉包括大脑上、中、下三组静脉，位于大脑表面，穿过蛛网膜及硬脑膜内层将静脉血引流至向静脉窦。

2. 脑深静脉主要由基底静脉（Rosenthal 静脉）及其属支、大脑内静脉和大脑大静脉（Galen 静脉）构成，位于大脑半球深部引流半球深部髓质、基底核、静脉丛和间脑的静脉血，最后集中流入大脑大静脉汇入直窦。

【病因和发病机制】

1. 病因　随着研究深入，发现 CVT 的病因愈加增多，凡能引起静脉内壁炎症反应或渗出、静脉血流异常和使静脉处于血栓形成前状态的病因均可能导致 CVT，主要病因包括感染性、非感染性及不明原因三种。

（1）感染性病因：如头面部感染、败血症、化脓性脑膜炎和脑脓肿等，大多数情况下这些感染可直接或间接引起海绵窦、横窦或乙状窦血栓形成。

（2）非感染性病因：较多，常引起上矢状窦血栓形成，包括血管损伤、血液异常及血流动力学因素。血管损伤可由创伤、开颅手术、免疫系统疾病如白塞病、系统性红斑狼疮等引起;血液异常或引起高凝状态疾病主要包括镰状细胞贫血、溶血性贫血、再生障碍性贫血、缺铁性贫血恢复期、真性红细胞增多症、血小板增多症、抗凝血酶Ⅲ缺乏症、阵发性睡眠性血红蛋白尿、蛋白S和蛋白C缺乏症、抗心磷脂抗体综合征、同型半胱氨酸增高症、甲状腺功能亢进等;凝血因子基因突变如 Leiden V 基因突变,凝血酶原基因突变如 G20210A 基因突变等对遗传性血栓倾向导致 CVT 起重要作用,35%的 CVT 患者可有上述基因突变。6 号和 9 号染色体上的数个位点参与了 CVT 的发展。口服避孕药、妊娠及产后(风险最大的时期是妊娠晚期和产后前 4 周)、高热、休克、肾病综合征、酮症酸中毒、脱水、恶性肿瘤及外源性激素等可引起高凝状态而导致 CVT。慢性炎症性肠病患者中有 0.5%～7.5%发生 CVT,其与肠黏膜炎症导致组织因子上调、血小板计数升高和纤维蛋白溶解受损造成的高凝状态有关,充血性心力衰竭、脑动静脉畸形等可导致血流动力学改变引起 CVT。另外,近年发现 CVT 可能是 L-天冬酰胺酶化疗的并发症。

(3) 30%的 CVT 找不到明确病因。

2. 发病机制　CVT 通常逐渐进展,血栓引起脑静脉或静脉窦梗阻后,静脉血回流受阻,淤积于静脉系统及毛细血管内,使局部脑组织缺血、缺氧、肿胀、变性坏死,导致静脉性脑梗死,有时伴出血,累及的区域跨越动脉供血范围。发生脑梗死及梗死严重程度主要取决于梗阻部位与范围,也与静脉侧支状态有关。CVT 还可阻断蛛网膜颗粒对脑脊液(CSF)吸收,CSF 吸收障碍、静脉引流障碍均可导致颅内压(ICP)增高。

【病理】

上矢状窦和侧窦(横窦、乙状窦)血栓形成最常见,30%以上的患者可能发生 2 个以上的静脉窦受累,皮质静脉血栓形成经常由静脉窦血栓蔓延所致。静脉血栓富含红细胞及纤维蛋白,仅有少量血小板,称为红色血栓。随时间推移,血栓被纤维组织所替代,呈现不同程度的机化。73.4%的 CVT 患者出现脑实质性病变,可引起严重的脑组织水肿,特点是脑回变平、脑沟消失和脑室受压。

在皮质与皮质下白质可见单发或多发的瘀滞性梗死、出血及水肿,部分患者伴蛛网膜下腔出血(subarachnoid hemorrhage,SAH)。深静脉系统血栓常导致透明隔、纹状体、丘脑、部分胼胝体、枕叶内侧及小脑内上部产生出血性梗死灶;感染性 CVT 在静脉窦内可见脓液,常伴脑膜炎和脑脓肿等。部分患者可出现静脉窦自发再通,脑梗死区出现软化灶及囊性变。亦有 35%～39%患者的脑梗死灶可能发生出血性转化。

【脑静脉血栓形成一般特征】

脑静脉血栓形成(CVT)的临床表现取决于受累的静脉窦阻塞速度、皮质静脉是否受累、病变范围及其他侧支引流情况等,因此,CVT 从起病形式到症状表现均呈现多样性,个体差异颇大。

1. 起病可为急性、亚急性或慢性,以亚急性多见。主要表现为颅内压增高、局灶性神经功能缺失、精神或意识障碍以及全身性症状等,ICP 增高是核心表现。头痛是突出的症状,见于约 80%的 CVT 患者。头痛常无特异性,程度各不相同,严重者可呈雷击样。约 4.5%的头痛单独出现而不伴神经系统异常体征,也可伴发局灶性神经功能缺失症状,如视乳头水肿、视物模糊、偏盲、失语、听力下降、脑神经损害、癫痫发作、肢体无力以及麻木等,严重者伴意识障碍。10%患者无明显头痛,多见于男性、老年人、癌症患者和孤立的皮质静脉血栓形成者。

2. 癫痫发生率为 50%以上,部分患者以癫痫为首发症状,可呈局灶性或全面性发作。上述症状出现的比例分别为头痛(88.8%)、癫痫发作(39.3%)、麻痹(37.2%)、视乳头水肿(28.3%)和精神状态变化(22%)(Ferro et al,2004)。由于症状形式多样且常不典型,CVT 的诊断往往被延迟至临床表现开始后 7 天内。

3. 感染性病因导致 CVT 可伴不规则高热、寒战、脉速、全身肌肉酸痛、精神萎靡及皮下瘀血点等感染和败血症征象。

【不同部位静脉窦血栓形成临床表现】

脑静脉血栓形成依据血栓侵犯的部位,可分为静脉窦、皮质静脉、大脑深静脉、小脑静脉以及颈静脉血栓形成等。CVT 最常影响的部位是上矢状窦,约占 62%,单独上矢状窦血栓较少见,仅为 13%～29%,大多数合并其他脑静脉或静脉窦血栓。横窦血栓形成较常见,占 41%～45%;其余为直窦血栓形成(18%)、皮质血栓形成(17%)、大脑深静脉血栓形成(11%)以及颈静脉血栓形成(12%)等。通常出现 2 个以上的静脉窦同时受累。

Ⅰ．上矢状窦血栓形成

上矢状窦血栓形成(superior sagittal sinus thrombosis):上矢状窦的解剖特点易导致脑静脉循环及脑脊液回流障碍,如上矢状窦的窦内壁凹凸不平,有多个静脉陷窝,同时有许多蛛网膜颗粒和蛛网膜绒毛突入其内。当静脉流速偏慢特别是伴有高凝状态时,则易于形成血栓。

多种病因均可引起上矢状窦血栓形成,以非感染性原因多见,常见于产后 1～3 周的产妇、妊娠期与口服避孕药的女性,婴幼儿或老年人严重脱水、感染、全身性消耗和恶病质等;感染性血栓形成少见,可源于头皮及鼻窦感染,或见于上矢状窦外伤、骨髓炎、硬膜或硬膜下感染扩散等。

临床表现为:

1. 上矢状窦血栓形成主要表现为颅内压增高、不同程度的意识障碍、癫痫发作及运动障碍，与血栓形成的部位、范围及造成的上矢状窦梗阻程度有关。当血栓范围较广泛超过上矢状窦的 2/3 以上时，由于严重影响脑静脉回流和脑脊液吸收，常早期出现单纯颅内压增高和明显的头痛；在婴儿头痛可不明显，但可见颅缝分离、囟门隆起、囟门周围及额、面、枕、颈等处静脉怒张和迂曲，头皮中线呈明显水肿、隆起；如血栓位于上矢状窦后方，颅内压增高症状更突出，可伴双下肢瘫、尿失禁、呆滞、嗜睡甚至昏迷，还可出现局限性下肢抽搐或全身抽搐；当血栓局限于上矢状窦前段时症状较轻，仅有轻度头晕、头痛或仅有视乳头水肿，也可能无任何症状。

2. 上矢状窦血栓常扩展至其他静脉窦或脑静脉，当累及大脑浅静脉时，可以引起偏瘫、截瘫、单侧或双侧感觉症状、失语及膀胱、直肠功能障碍，伴局限性或全面性癫痫发作；当额叶前部静脉回流受阻可出现精神症状和意识障碍，如记忆减退、表情呆板、反应迟钝、嗜睡和昏迷。

Ⅱ. 横窦和乙状窦血栓形成

横窦和乙状窦血栓形成（transverse and sigmoid sinus thrombosis）可由多种病因引起，以耳或乳突急、慢性感染最常见，感染通过直接或间接途径引起窦壁损伤、炎症及血栓形成。

临床表现为：

1. 正常人横窦变异常见，近 50% 的患者存在横窦不对称，常表现为一侧（左侧多见）横窦纤细或缺如，一侧（多为右侧）偏优势。非优势侧横窦闭塞时通常无症状，但如对侧横窦或窦汇先天性异常，颅内静脉仅依赖一侧横窦（多为右侧）回流时，该侧横窦血栓形成易引起脑静脉回流障碍，产生颅内压增高症状及引流区域脑组织缺血，有时伴出血改变，如颞叶凸面出血性梗死等。横窦与乙状窦相连，常常与横窦同时受损。

2. 横窦、乙状窦血栓形成的临床表现多样，主要取决于血栓的范围与累及的结构。如血栓向下扩展至岩下窦，外展神经可能受损；当血栓扩展至岩上窦时，因三叉神经节或三叉神经第一支受压，可出现同侧面部疼痛及感觉减退；当扩展至颈静脉时，压迫颈静脉孔处的第Ⅸ、Ⅹ、Ⅺ对脑神经产生相应的症状；当血栓经窦汇或下吻合静脉扩展至上矢状窦时，可出现严重的颅内压增高、昏迷、局限性癫痫、偏瘫或截瘫等；左侧横窦血栓如累及皮质，可出现失语；若伴有乳突炎，可见乳突局部肿胀，表皮血管扩张，局部疼痛和压痛；当伴有全身感染时，可出现发热、寒战、脉速、全身肌痛及精神萎靡等。

Ⅲ. 直窦血栓形成

直窦血栓形成（straight sinus thrombosis）常扩延至上矢状窦、侧窦及大脑大静脉。

临床表现为：当直窦血栓形成累及大脑大静脉时，会引起明显的脑静脉回流障碍，颅内压急剧升高，脑内可发生大量出血或可破入脑室，患者出现昏迷、痫性发作、去大脑强直及不自主运动等。临床上易被误诊为脑出血。

Ⅳ. 海绵窦血栓形成

海绵窦血栓形成（cavernous sinus thrombosis）常继发于面部和鼻旁窦感染，常见金黄色葡萄球菌或链球菌感染。随着抗生素的应用，其发病率及死亡率显著下降，但如发病仍会导致严重的眼、耳、鼻部后遗症。炎症性海绵窦血栓可呈急性和慢性起病，急性多由头面部感染所致，慢性多由蝶窦炎、筛窦炎及中耳炎逆行感染引起。非感染性原因有手术、头部外伤、慢性消耗性疾病及高凝状态等。

临床表现为：

1. 海绵窦血栓形成是脑静脉血栓形成（CVT）最具特征性的临床综合征。主要表现为脑神经受损征象，眼眶内外静脉回流受阻所致的眼睑、球结膜水肿及眼球突出等。脑神经受损时，经常先出现第Ⅵ对脑神经受累，随后第Ⅲ、Ⅳ对脑神经损害，也可累及第Ⅴ对脑神经；症状进展可导致眼球突出加重和视乳头水肿。

2. 症状通常先从一侧眼部开始，由于环窦连接两侧的海绵窦，一侧海绵窦血栓形成常在数日内扩展至对侧海绵窦，出现双侧眼球突出、充血和眼球固定。海绵窦血栓形成可并发脑膜炎、脑脓肿及颈动脉病变等。慢性海绵窦血栓形成可不出现眼球突出、球结膜水肿，或仅在疾病后期才出现这些症状。

Ⅴ. 皮质静脉的浅部血栓形成

皮质静脉的浅部血栓形成（superficial thrombosis of cortical veins）临床较少见，多数是由静脉窦血栓扩展所致。皮质静脉血栓主要发自皮质静脉与上矢状窦连接处，导致相应的静脉引流区水肿、出血或梗死。

临床表现为：不同的皮质静脉受累出现的症状不同，可见抽搐、肢体瘫、偏身感觉障碍、头痛、不完全性偏盲和失语等，伴或不伴颅内压增高症状。也可发生单纯浅表皮质静脉血栓形成，被称为孤立性血栓形成，为一支或多支大脑皮质静脉栓塞，不伴有大脑静脉窦或深静脉阻塞，临床上最常见的症状为头痛、抽搐，最常见的体征为局灶性神经缺失，可无颅内压增高和视乳头水肿。

Ⅵ. 大脑深静脉血栓形成

大脑深静脉血栓形成（deep cerebral venous thrombosis）常累及广泛的深静脉系统，可引起透明隔、纹状体、丘脑、部分胼胝体、颞叶深部白质、枕叶内侧面、小脑和脑干的梗死或出血，常伴有双侧局部脑水肿，双侧丘脑和基底节的对称性病灶是大脑深静脉血栓形成的代表性病变。

临床表现为：

1. 大脑深静脉血栓形成可表现为头痛、癫痫发作、偏盲、偏瘫、偏身感觉障碍等。易出现双侧丘脑或基底节梗死，并在短时间内发生意识障碍和神经系统症状恶化，可见注意力下降、空间忽略、淡漠及无动性缄默。

2. 重症患者除早期头痛迅速进展外，还可出现眼球运动和瞳孔光反应异常，更严重者呈去大脑强直状态，死亡率较其他脑静脉系统血栓形成高 3 倍。特别是大脑大静脉血栓形成病情凶险，死亡率高，可出现颅内压增高、意识障碍、癫痫、下肢痉挛性瘫以及锥体外系症状等。多数情况下，深静脉系统血栓易合并浅静脉系统阻塞，此时预后较差。

【辅助检查】

1. 脑静脉系统影像学检查　脑 CT、MRI、磁共振静脉成像（magnetic resonance venography，MRV）、CT 静脉成像（CT venography，CTV）、DSA、TCD 及核医学方法等，对 CVT 诊断均有重要作用。

（1）脑 CT 是诊断 CVT 的基线检查，优势是应用广泛方便，并能显示与 CVT 相关的蛛网膜下腔出血、脑实质内出血或脑水肿等。其直接征象是显示阻塞静脉窦或皮质静脉的高密度征，多持续 1~2 周；另一种直接征象是空三角征或 Delta 征，即增强检查呈现静脉腔外周增强而中间是充盈缺损的表现。上述两种征象对诊断 CVT 具有提示意义，但出现率较低，高密度征为 20%~30%，Delta 征约 30%。CT 的间接征象如脑实质内不符合脑动脉分布的缺血性或出血性病变以及受累静脉或静脉窦引流区脑水肿等。

（2）脑 MRI 可能识别静脉窦血栓，显示静脉窦内信号变化，包括静脉窦流空信号的缺失与血栓信号，急性期由于脱氧血红蛋白浓度增高，T_1WI 为等信号，T_2WI 为低信号；亚急性期由于高铁血红蛋白的存在，T_1 和 T_2 加权像均为高信号；慢性期血栓信号差异较大，与其周围组织的信号改变及是否再通有关，较 CT 能更好地显示脑水肿、非动脉分布区脑梗死或脑出血等静脉血栓形成的间接征象，但可因解剖变异或血栓形成的时期差异可出现假阳性或假阴性。

（3）$T2^*$ 梯度回波（gradient-recalled echo，GRE）序列具有较高的磁敏感性，对血液脱氧血红蛋白、正铁血红蛋白敏感，表现为静脉窦内的低信号，敏感性达 90% 以上。磁敏感加权像（susceptibility weighted imaging，SWI）对出血及血液分解产物较 GRE 序列更为敏感，将含高水平脱氧血红蛋白病灶显示为低信号，检测微小血栓及微出血明显优于常规 MR 序列，有助于提高单纯皮质静脉血栓形成的诊断率。

（4）MRV、CTV 和 TCD：近年来这些无创性检查在脑静脉结构或血流动力学检测日益受到重视。目前，MRV 在脑静脉血栓形成诊断中应用最广，是一种不需造影剂的无创检查，对较大脑静脉和静脉窦病变的显示具有敏感性、特异性及可靠性，表现为发育正常的脑静脉（窦）内血流高信号缺失或表现为边缘模糊、不规则的较低信号，以及病变以外的静脉侧支形成。为了进一步提高诊断水平，需采用对比增强 MRV（contrast-enhanced MRV，CE-MRV），CE-MRV 通过静脉注射钆对比剂，优势是显示颅内小静脉、蛛网膜颗粒和先天静脉窦狭窄，同时减少静脉内慢血流或湍流对诊断的影响。磁共振黑血成像（black blood magnetic resonance imaging，BBMRI）是无需造影剂的无创性成像技术，通过使静脉周围管壁组织呈等信号，流动的血液呈低信号，可直接显示血栓，也可反映静脉窦壁、蛛网膜颗粒和周围组织的情况，还能观察到皮质静脉血栓旁扩张的侧支静脉（"螺旋状血管"），近年来应用越来越普遍。

CTV 是一种需要应用造影剂的无创性检查，其直接征象是脑静脉中造影剂"充盈缺损"，间接征象可见侧支静脉开放及迂曲、扩张的静脉分支，与 MRV 相比，可显示更多的小静脉结构，具有扫描速度快的特点。TCD 能早期显示 CVT 患者脑静脉血流异常及其动态变化，对 CVT 诊断及病情监测有重要意义。在美国心脏病学会/美国卒中学会（AHA/ASA）关于 CVT 的诊疗建议中，TCD 亦被认为是 CVT 诊断与病情监测有价值的方法。在新生儿 CVT 诊断中，可首选无创性经颅多普勒超声检测。DSA 是 CVT 诊断性检查的"金标准"，显示血栓形成部位的静脉窦或静脉不显影或部分显影，侧支静脉形成，皮质静脉增粗、迂曲及脑静脉循环显影延迟等；但 DSA 因有创性，应用受到一定的限制。近年来 MRI 结合 MRV 检查成为诊断 CVT 的常规方法，若 MRV 或 CTV 不能确定诊断或需要进行血管内治疗时，则需进行 DSA 检查。

2. 脑脊液检查　CVT 患者脑脊液压力增高者约占 80%，细胞数和生化指标可为正常或稍有异常。中后期患者 CSF 蛋白常有轻中度增高，伴出血者由于红细胞崩解与血红蛋白释放，蛋白可明显增高，最高可达 9.5g/L。如果多次腰穿脑脊液均有红细胞增高，提示慢性蛛网膜下腔渗血。细胞数如明显增高，提示合并颅内感染，个别情况见于脑膜癌病。

3. 血液检查　对寻找病因很重要，包括血常规、生化指标、凝血指标，以及与血栓形成倾向相关的指标如同型半胱氨酸、蛋白 C 及蛋白 S、抗心磷脂抗体等；D-二聚体检测对排除 CVT 可能有一定作用。

【诊断和鉴别诊断】

脑静脉血栓形成（CVT）临床表现多样，病情复杂，又缺乏特异性，影像学检查对 CVT 诊断具有特殊的重要性。

上述脑静脉结构均可因多种原因形成血栓（即CVT），CVT起病形式多样，临床表现多变，诊断与治疗难度较大。近年来对其认识有所深化，神经影像学技术发展也使其诊断率提高，2010年及2011年分别由欧洲神经病学联盟和美国心脏学会和美国卒中学会制定了关于CVT诊断与管理指南，为CVT的临床诊治提供了有价值的指导。之后在CVT的诊断和管理方面不断积累新的证据，2015年国内更新推出《中国颅内静脉系统血栓形成诊断和治疗指南》，促进国内CVT诊治更加规范。2017年由欧洲神经病学联盟在前版指南的基础上，对相关内容进行了修订，为CVT的诊治提供了进一步的帮助。

1. 诊断 以病史、临床特征为主，结合脑静脉系统影像学检查、CSF结果等，并注意寻找和确定病因，对有效治疗CVT颇有意义。

临床特征CVT多呈亚急性起病，首发症状有头痛、恶心、呕吐、头晕、视物模糊、听力下降、精神异常、癫痫、脑神经麻痹、肢体无力或全身感染中毒症状，中后期出现头痛呕吐加重、局灶性神经症状明显、失明、耳聋、意识障碍、去脑强直或去皮质状态甚至脑疝。

2. 鉴别诊断 CVT的症状复杂、不典型，临床表现可类似其他疾病，如CVT首发症状可类似SAH，出现突发的剧烈头痛；头痛表现为单侧间歇性发作或眼部闪光感时，易被误诊为偏头痛；部分患者仅表现为单纯颅内压增高，易与特发性颅内压增高症混淆。

部分患者表现类似蛛网膜下腔出血（SAH）或短暂性缺血发作。需与特发性颅内压增高、晚期脑膜癌病所致的静脉窦阻塞、颅内炎症性病变、动脉粥样硬化性脑梗死、偏头痛、SAH、TIA，以及眼部疾病如眼眶蜂窝织炎、海绵窦动静脉瘘，眼部、鞍旁及海绵窦肿瘤等鉴别。CVT临床误诊率较高，CVT诊断常有延迟，平均延迟时间约为7天。

【治疗】

治疗上需要综合进行，包括对症治疗、病因治疗以及抗栓治疗等。

主要治疗原则是对症治疗、病因治疗与抗栓治疗结合，在少数情况下考虑手术治疗CVT较少采用外科手术治疗，对具有难治性颅内压增高者可选择去骨瓣减压术，通过该手术，病变同侧的局部脑（组织）血氧饱和度可明显改善。

1. 病因治疗 对于感染性原因，应早期、足量、足疗程应用抗感染药或通过手术去除感染源。对非感染性原因依据患者情况进行个体化病因治疗，如改善脱水状况及高凝状态、控制血液疾病及免疫性疾病等。糖皮质激

素可用于伴有相关炎症性疾病（如白塞病）的CVT，一般不用于减少血管源性水肿。如患者合并血小板增多症，可考虑应用抗血小板药物如阿司匹林。

2. 抗栓治疗 最终目标是使闭塞的静脉再通，改善脑循环，降低颅内压，包括抗凝、溶栓及抗血小板治疗，但尚无大样本的临床观察。

（1）抗凝治疗：小型研究提示，抗凝治疗可能降低CVT的死亡率、致残率与复发。长期以来抗凝治疗作为一线治疗措施以使闭塞的静脉窦再通、改善高凝状态，从而阻止血栓进展。AHA/ASA建议，对急CVT患者无论是否伴颅内出血，均应立即使用抗凝药，可选用肝素或低分子肝素，之后用维生素K拮抗剂华法林继续抗凝治疗。在监测INR（2.0～3.0）的情况下，对继发性CVT患者（与短暂性危险因素有关）华法林可持续应用3～6个月，非继发性CVT患者应用6～12个月，复发性CVT、CVT后的静脉血栓栓塞或初发CVT伴严重血栓形成倾向者可考虑永久抗凝治疗。接受抗凝治疗患者的静脉结构总再通率为85%。应用抗凝治疗仍有9%～13%的患者预后不良。新型口服抗凝剂（如达比加群酯、利伐沙班、阿哌沙班）对于CVT的治疗效果和安全性受到关注，已有小规模研究证实利伐沙班治疗CVT患者的安全性，但至今还缺少相关大规模应用研究。正在进行的一项观察延长口服抗凝剂治疗CVT益处的前瞻性研究EXCOA-CVT（EXtending oral anticoagulant treatment after Cerebral Vein and Dural Sinus Thrombosis），是比较短期（3～6个月）与长期（12个月）口服抗凝剂对预防复发CVT引起的静脉栓塞以及全身性静脉栓塞事件的差异。

（2）溶栓治疗：如果经充分的抗凝治疗病情仍继续加重或颅内压持续增高，可考虑采用溶栓治疗。非对照性研究提示，与抗凝治疗相比溶栓治疗能够更好地促使阻塞静脉窦或静脉再通。溶栓疗法包括系统性静脉溶栓和局部溶栓。局部静脉或全身输注溶栓剂治疗在少数病例中取得了成功。局部疗法包括导管直接溶栓、球囊辅助溶栓及取栓。在局部溶栓治疗后，血栓仍然不能消除或血栓继续扩大时可考虑进行导管血栓清除术。血管内介入治疗可迅速使血管再通，但迄今的研究证据尚不够充分，仅包括少量病例观察和一些个案报道。

3. 对症治疗 主要控制颅内压增高和癫痫发作。针对颅内压增高应采用综合治疗，使阻塞的脑静脉系统再通是最重要的治疗途径，注意取头位抬高、适当限制液体量与速度、改善酸中毒及应用降颅压药物。乙酰唑胺也可以用来减少脑脊液的产生。针对癫痫应去除致病因素与控制发作，癫痫发作后应尽早启动抗癫痫治疗。

【预后】

随着对CVT认识的加深、神经影像技术的进步以及

治疗管理的改进,明显提高了 CVT 的早期诊治水平,有利于其获得良好预后。CVT 后 3 个月的再通率较高(81%),并与神经系统良好的预后之间存在独立相关性。CVT 预后差异较大,多数患者恢复良好,13% 的患者遗留持续性神经功能缺失。随着时间增加,复发率有所增高,5 年时为 12%,10 年时为 18%,以往的静脉血栓事件、癌症或恶性血液病和未知 CVT 原因与复发呈独立相关。死亡率为 8.3%~15%,一项 Meta 分析报道总死亡率为 9.4%。老年人预后较差,死亡率达 27%。其他可能导致预后不良的因素包括昏迷、恶性肿瘤、大脑深静脉血栓形成、早期出现颅内血肿、意识水平降及中枢神经系统感染等。

第二十二节 卒中后抑郁和治疗

(谢鹏)

卒中后抑郁(post stroke depression,PSD)是指发生于卒中后,表现为卒中症状以外的一系列以情绪低落、兴趣缺失为主要特征的情感障碍综合征,常伴有躯体症状(如体重减轻、失眠、精神运动性躁动、疲劳、自杀观念)。持续 2 周或更长时间。目前尚没有明确的定义。

【研究史】

20 世纪初,Bleuler 发现卒中后患者常并发抑郁症,从而有了卒中后抑郁的这一理念;此后,许多科学家及研究团队对卒中后抑郁的发病机制、流行病学、治疗及预后等相关问题进行了许多的研究和探索,发现卒中和抑郁确实存在着紧密的联系,相互作用及影响;2016 年中国发布了《卒中后抑郁临床实践的中国专家共识》,随后同年

美国心脏协会和美国卒中协会发布了关于卒中后抑郁的科学声明,目前最新的指南为《2019 加拿大卒中最佳实践建议:卒中后情绪,认知和疲劳》。

【流行病学】

大约 1/3 的人在卒中后的某个时期发展为 PSD,第一年发病率为 33%,第二年至第五年发病率降为 25%,第五年发病率降为 23%。PSD 在卒中后 5 年内的综合发生率为 31%,第一年发生率最高。PSD 可以发生在卒中后急性期(<1 个月)、中期(1~6 个月)和恢复期(>6 个月)的发生率分别为 33%、33% 和 34%(American Psychiatric Association,2013),大量研究发现卒中伴抑郁与卒中的不良预后密切相关,不仅可以导致住院时间延长,神经功能恢复障碍,独立生活能力更加丧失,甚至可以导致死亡率升高。同时,抑郁是卒中的危险因素之一,可增加卒中复发率。PSD 和抑郁执行功能障碍综合征(DES,即晚年抑郁症和执行功能障碍)与卒中的复发有关:PSD 为 8.15 年,DES 为 7.15 年,而两者均无的为 9.63~9.75 年。死亡率增加是 PSD 之后最戏剧性的临床事件。在 13 项研究的荟萃分析中,随访时间<2 年,OR 值为 1.46(95%CI 0.76~2.80),随访时间为 2~5 年时 OR 为 1.21(95%CI 1.12~1.32),而随访时间>5 年时 OR 值为 1.37。最近的一项持续 10 年,按年龄分层的卒中患者全因死亡率的研究表明,年龄在 25~74 岁人群的 HR 为 1.56(95% CI 0.49~5.02,NS),而年龄在 65~74 岁人群的 HR 为 2.28(65%CI 1.79~2.90)。

【病因和发病机制】

1. 病因 生物学、行为学以及社会学等多种因素导致了卒中患者抑郁情绪的发生,表 3-5-44 提供了 PSD 发病的潜在因素(表 3-5-46)。

表 3-5-46 脑卒中后抑郁症的潜在发病因素

生物学	社会学	心理学
卒中部位	功能障碍	抑郁或焦虑既往史
心血管危险因素	社会、财政支持	认知障碍
前额叶、基底节、杏仁核累及	近期生活状况(失业、离异等)	应激机制
额叶-纹状体通路受损	自理能力丧失	人格特征
下丘脑-垂体-肾上腺轴功能失调	言语问题	—
N-甲基-D-天冬氨酸(NMDA)受体水平下降	—	—

2. 发病机制 对于 PSD 的发病机制一直是研究学者争论的话题,目前尚未得到统一结论。占主导地位的主要有两种解释,一种是生物机制,认为卒中损害了情绪调节相关神经环路从而导致了抑郁的发生;另一种是反应机制,认为卒中患者由于应激反应和精神压力而产生抑郁情绪。

【临床表现】

卒中后抑郁的临床表现多种多样,一般分为核心症状和非核心症状。

1. 核心症状

(1) 大部分时间内总是感到不开心、闷闷不乐,甚至痛苦。

(2) 兴趣及愉快感减退或丧失,对平时所爱好、有兴趣的活动或事情不能像以往一样愿意去做并从中获得愉悦。

(3) 易疲劳或精力减退,每天大部分时间都感到生活枯燥无意义,感到度日如年;经常想到活在世上没有什么意义、甚至生不如死;严重者有自杀的危险。

2. 非核心症状

(1) 生理症状,如体重减轻、入睡困难、眠浅多梦、易惊醒和早醒、不明原因疼痛、食欲减退或亢进、性欲减退等。

(2) 可伴紧张不安、焦虑和运动性激越等。

(3) 其他症状,如犹豫不决、自我评价降低,自责,自罪,无价值感,自杀和自伤,注意力下降。

此外,PSD 还具有如下临床特征:①患者一般并不主动叙述或掩饰自己情绪的不良体验,而多以失眠、疼痛、消化道症状、流泪、遗忘等躯体症状为主诉。②有些表现为依从性差,导致卒中症状加重或经久不愈。③由于卒中后抑郁患者常伴随一定的认知功能损害,可表现为执行功能减退、记忆力下降、注意力不集中等。④PSD 患者的抑郁症状多为轻中度抑郁,常伴发焦虑或者躯体化症状。

【诊断】

诊断可参照《卒中后抑郁临床实践的中国专家共识》。如发现患者有可能的抑郁症状,需要更多时间耐心与患者交谈(表 3-5-47),并使用抑郁症状评估量表,必要时转诊精神科进行专科诊断和治疗。

表 3-5-47　90 秒四问题提问法

问题	阳性
过去几周(或几个月)是否感到无精打采、伤感,或对生活的乐趣减少了?	是
除了不开心之外,是否比平时更悲观或想哭?	是
经常有早醒吗(事实上并不需要那么早醒来)?	是(每月超过 1 次以上为阳性)
近来是否经常想到活着没意思?	经常或"是"

关于 PSD 的诊断标准,DSM-5 将其归为"由其他躯体疾病所致的抑郁障碍"。共识认为,临床实践过程中应采用症状学诊断和抑郁评估量表的得分相结合的诊断模式。推荐 PSD 诊断标准为(同时满足 A~E):

A. 至少出现以下 3 项症状(同时必须符合第 1 项或第 2 项症状中的一项),且持续 1 周以上:①经常发生的情绪低落(自我表达或者被观察到);②对日常活动丧失兴趣,无愉快感;③精力明显减退,无原因的持续疲乏感;④精神运动性迟滞或激越;⑤自我评价过低,或自责,或有内疚感,可达妄想程度;⑥缺乏决断力,联想困难,或自觉思考能力显著下降;⑦反复出现想死的念头,或有自杀企图/行为;⑧失眠,或早醒,或睡眠过多;⑨食欲不振,或体重明显减轻。

B. 症状引起有临床意义的痛苦,或导致社交、职业或者其他重要功能方面的损害。

C. 既往有卒中病史,且多数发生在卒中后 1 年内。

D. 排除某种物质(如服药、吸毒、酗酒)或其他躯体疾病引起的精神障碍(如适应障碍伴抑郁心境,其应激源是一种严重的躯体疾病)。

E. 排除其他重大生活事件引起精神障碍(如离丧)。

如 A 项中,患者出现了 5 个以上的症状,且持续时间超过 2 周,则可考虑为重度 PSD。

【治疗】

共识建议,针对 PSD 应综合运用心理治疗、药物治疗和康复训练等多种治疗手段,以期达到最佳的治疗效果。在参照循证医学证据的同时,充分遵循个体化治疗的原则并考虑风险因素及患者(家属)意愿等,选择治疗手段及治疗药物。应注意监控和评估治疗的依从性、疗效、不良反应及症状复发的可能性。

1. 非药物治疗　共识建议,PSD 症状较轻且不伴认知与交流障碍者可考虑单一心理治疗,如认知行为治疗(cognitive-behavioral therapy,CBT)和动机性访谈和问题解决疗法(problem solving therapy,PST);症状较重而严重影响卒中康复、日常生活及社会功能者以及心理治疗疗效不佳者,可考虑药物治疗和/或联合心理治疗。其他辅助治疗手段如音乐、放松训练、冥想、锻炼等,也可尝试用于 PSD 患者。

2. 药物治疗　药物治疗方面,应监控和评估药物治疗的依从性、疗效、不良反应、症状的变化等。治疗剂量应个体化,初始剂量为最小推荐初始剂量的 1/4~1/2,缓慢增加;药物治疗要足量、足疗程,在抑郁症状缓解后至少应维持治疗 4~6 个月以上,以预防复发。

抗抑郁药治疗推荐西酞普兰、舍曲林和艾司西酞普兰,有 1 级证据,得到 A 级推荐。舍曲林和艾司西酞普兰的疗效和安全性优于其他 SSRI 药物,舍曲林在老年卒中患者中的配伍禁忌较少,推荐为首选,常规剂量为 50~100mg/d,艾司西酞普兰常规剂量为 10mg/d。

3. 卒中后抑郁伴发其他精神疾病共识建议:

(1) 有严重焦虑的 PSD 患者,通常可联用 NaSSA 类抗抑郁药(如米氮平)或抗焦虑药物(如坦度螺酮)。

(2) 伴睡眠障碍的 PSD 患者,可适当增加镇静安眠药,如苯二氮䓬类或佐匹克隆,曲唑酮有助于改善抑郁症伴有睡眠障碍,也可选用舒肝解郁胶囊等。

(3) 伴严重精神病性症状的患者,可联用非典型抗精神病药物(如奥氮平、阿立哌唑、喹硫平等)。

(4) 患者如伴有躯体化症状,如食少胃胀、胸闷、出汗和疲乏无力等,适宜服用舒肝解郁胶囊对症治疗,兼有健脾安神功效。

4. 诊治流程(图 3-5-81)

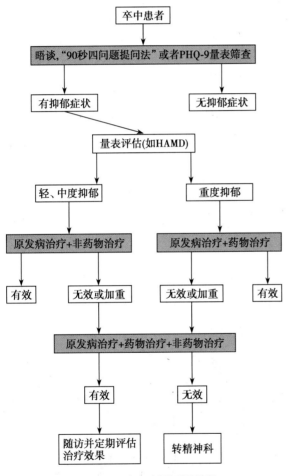

图 3-5-81 卒中后抑郁诊治流程

【预后】

PSD 的预后具有明显的个体差异,PSD 与严重的残疾、焦虑、生活质量降低、语言和语言功能障碍,快感不足、绝望感、功能和认知障碍、对日常生活活动的依赖性大,药物依从性低有关。

第二十三节 卒中单元与卒中中心

(王拥军)

卒中单元(stroke unit,SU)的建立已有 70 年的历史,1950 年北爱尔兰 Adams 首次报道有组织的卒中服务模式,在老年病房建立卒中康复组。1962 年报道卒中康复系统第一个随机对照研究(RCT)。20 世纪 70 年代美国开始对卒中单元产生了浓厚的兴趣,建立了强化卒中单元和急性卒中单元。随着循证医学的普及与推广,对卒中单元进行多次 Meta 分析和系统综述,证实卒中单元明显降低脑卒中患者病死率和致残率,奠定了卒中单元在临床实践中的地位。2000 年出现了扩展的卒中单元(extended stroke unit)的概念,把卒中单元中患者的管理延续到出院后家庭医疗和社区医疗,形成了卒中患者管理的社会系统工程。

许多国家的卒中治疗指南都把是否进入卒中单元治疗作为评价患者接受最佳治疗的指标。2003 年,德国 Fassbender 医生首次提出移动卒中单元(mobile stroke unit)的概念,将患者管理提前到院前急救,在救护车上配置移动 CT 和相关检查仪器,形成集神经系统检查、CT 诊断和静脉溶栓治疗为一体的连续快速救治体系。移动卒中单元于 2010 年开始在临床应用,再一次证实卒中单元在临床卒中治疗中取得的显著获益。

卒中单元主要是对住院脑卒中患者进行组织化管理的医疗模式,把传统治疗脑卒中的各种独立方法,如药物、肢体康复、语言训练、心理康复、健康教育等组合成综合的治疗系统,进行多学科合作,设立专门为卒中患者提供治疗的特殊病区,并由多个专业小组负责,包括普通病床和重症监护病床,目的是为卒中患者提供标准的诊断、治疗、康复及专业监护。卒中单元虽无任何特殊的药物或外科治疗,但能减少死亡率,提高患者独立生活能力,缩短住院时间,减少在保健机构休养时间,在提高生活质量与减轻经济负担方面上都有重大意义,卒中单元的负面作用尚无报道,是目前最有效的卒中治疗方法之一。

在卒中单元基础上,2000 年,美国卒中联盟(Brain Attack Coalition,BAC)公布了发展初级卒中中心的提案,以提升美国的卒中诊治水平,进而改善卒中结局。2005 年,BAC 再次发布关于综合卒中中心的提案,在初级卒中中心的基础上进行更高水平的卒中中心建设,以改善卒中患者的临床预后。目前,越来越多的医院在建立卒中中心,最大限度地规范诊疗流程,优化医疗资源配置,使卒中患者获得及时的诊断和最佳的治疗。

【卒中单元的特色】

卒中单元(SU)与重症监护单元(ICU)都可对卒中患者进行监测,但卒中单元不具备 ICU 的所有特征,主要区别是 SU 有处理卒中患者的训练和专长,大部分卒中患者不需要进入 ICU 治疗。卒中单元的特色是:

1. 卒中单元是区别于普通病房的(表 3-5-48),卒中单元要求多学科合作,有规范的 SU 管理和治疗指南,需要医疗人员定期进行卒中专业培训和相关护理人员的卒中护理教育,卒中后早期进行康复训练,同时需要家属的积极参与,卒中教育贯穿整个卒中单元。

表 3-5-48 卒中单元(SU)与传统卒中病房的比较

项目和参与者	卒中单元	传统卒中病房
康复的参与		
多专业小组医疗(每周例会)	全部 ***	有时
护士与卒中多专业小组结合	全部 ***	有时
与卒中多专业小组结合的医疗	全部 ***	有时
看护者常规参与康复	大多 ***	有时
看护者常规参加卒中多专业小组会议	有时 *	有时
工作人员		
致力于卒中的临床医师	大多 **	有时
致力于康复的医师	大多 **	有时
致力于卒中的护士	大多 **	有时
致力于康复的护士	大多 ***	有时
教育和训练		
为看护者提供常规知识	大多 ***	有时
定期工作人员培训	大多 ***	有时
全面实施康复		
提高患者接受理疗/职业治疗的比例	大多 **	无
早期进行理疗/职业治疗	有时 **	无
临床检查和治疗指南	有时 *	无
实施康复的强度		
更多使用理疗/职业治疗	有时 *	有时
增加护士:患者比例	有时	有时

注: * $P<0.05$; ** $P<0.01$; *** $P<0.001$。

2. 评价者根据不同的组织化程度,对不同的 SU 服务形式进行亚组分析,其中,全面卒中病房、康复卒中病房、混合/康复病房等三种不同模式医疗均较普通病房有效,不论收纳急性期患者为主的 SU 或非急性期患者的 SU 均是如此。

3. SU 硬件环境完备,必备 24 小时开放急诊影像学检查包括 CT 及 MRI,重症监护室、健康教育室、康复训练室、语言训练室、心理治疗室等。监护室每张病床均配备持续血压、心电、血氧饱和度及体温的非侵入性监测设备,重点是对急性脑血管疾病患者进行较全面的生命体征监护,呼吸机并非 SU 的必备。有实验室检查和血管超声检查条件,包括能进行凝血指标、颅内外血管、经颅多普勒超声等检查的设备。同时具有基本的康复治疗措施,康复设施无特殊要求,根据卒中单元的规模可选配楔形垫、PT 椅、OT 桌、训练哑铃、训练球、分指板等。

4. SU 指南规程针对诊断步骤、急性期治疗、预防并发症及二级预防的临床操作手册及指南,以目前有循证医学依据的指南为基础,如美国 AHA、欧洲 EUSI、中国专家共识等,按照各医院诊疗流程及临床路径进行管理。

5. SU 工作人员包括多学科小组(表 3-5-49)。医疗机构及其管理人员所承担的义务决定对急性卒中患者提供高质量有效的治疗。SU 任命一名经过专门培训的脑血管病专家作为医疗主管,是项目带头人;他应与卒中团体有密切交往;作为讲者或参会者每年至少参加 2 次地区级、国家级、国际级卒中会议;在权威杂志至少发表 5 篇论文;有连续 8 年以上的脑血管病医学教育,每年都得到认可;以及由当地医生和医院认可的其他标准。SU 的核心工作人员还包括专业护理人员、物理治疗师、功能康复治疗师、语言治疗师、职业训练师、心理医生、营养师和社会工作者等,我国没有社会工作者,可由病房责任护士完成。

6. 健康教育是 SU 的重要措施,教育可以促使人们采取健康的生活方式。群众对卒中症状的识别率低下以及对卒中相关知识的缺乏,致使卒中发病率居高不下。卒中症状未及时发现,延误治疗屡见不鲜,往往追悔莫及。有足够证据表明,健康教育可显著提高患者的依从性、促进恢复,降低卒中复发率。

【卒中单元分类和选择】

SU 采取专门卒中病房或卒中小组的组织形式治疗卒中患者,提供卒中的特别医疗服务。目前,卒中单元的主要模式包括:

1. 急性期卒中单元 急性期治疗在 1 周内(发病后 3~7 天)。

2. 综合型卒中单元 包括急性期治疗和康复期治疗(几周至数月)。

3. 康复性卒中单元 卒中发病后 1~2 周入院进行康复治疗。

表 3-5-49 卒中单元各治疗人员职责

小组成员	职责
神经专科医生	接受有关卒中和基本康复知识的专业化培训 按照脑血管病治疗指南进行检查、诊断、治疗 在患者入院当天进行量表评分,以后每周评分一次 参加卒中例会 监督患者康复治疗 对患者健康宣教 制订出院计划
功能康复治疗师	接受有关卒中和康复的专业化培训 入院后尽早对患者进行评估,评估患者的神经功能缺损程度 对患者进行功能康复训练 对患者进行康复部分健康宣教
语言训练师	接受有关卒中和康复的专业化培训 对存在语言障碍的患者进行测评及语言功能训练 对患者进行康复部分健康宣教
职业治疗师和物理治疗师	接受有关卒中和相关治疗的专业化培训 入院后早期看患者,评估患者的损伤和残疾情况 对患者进行运动治疗和作业治疗 对患者进行康复部分健康宣教
心理治疗师	接受有关卒中和相关治疗的专业化培训 对有心理障碍的患者进行测评及心理治疗
营养师	对患者进行营养评估及制订相适应的营养食谱
责任护士	接受有关卒中护理和基本康复知识的专业化培训 保持患者正确的体位 进行昏迷评分及压疮评分 与患者及家属沟通 对患者健康宣教 对专业护理人员进行定期培训和考核
专业护理人员	接受有关卒中护理的专业化培训 满足患者常规治疗需要,照顾患者日常生活 与患者一起参与康复训练

4. 移动性卒中单元　是指院前急救治疗。

不同国家的 SU 治疗模式相同,大多数欧洲国家 SU 为综合型卒中病房,患者从入院急救直到康复,美国一些 SU 仅处理超急性期(卒中后数日)或亚急性期(病后第 2~4 周)患者。SU 规模也各不相同,苏格兰研究表明 SU 规模主要取决于社区人群多少和卒中发病率。通常每 25 万人的社区应拥有 15 张床位的 SU,社区人群中约 18% 为 60 岁以上老年人。

【卒中中心的建设模式】

建立卒中中心的目的是改善卒中医疗人员及设施等以适应卒中诊疗的方法,从而提高卒中诊治水平。2000 年,美国卒中联盟(Brain Attack Coalition,BAC)公布了发展初级卒中中心的提案,以提升美国的卒中诊治水平,进而改善卒中结局。该提案要求具备卒中团队、卒中中心、固定的操作规程、整合的急诊应急系统、24 小时内的 CT 检查和影像解读、快速的实验室检查,以及强有力的行政职员。

2005 年,BAC 发起了关于综合卒中中心的提案,通过循证医学,确定以下的关键步骤:配备神经外科和神经血管专业知识的医护人员;具备高级神经系统成像技术,如脑血管造影;可进行手术和血管内操作,包括动脉瘤夹闭术、颈动脉内膜切除术、动脉溶栓治疗;以及备有其他的基础设施,如神经重症监护病房等。卒中患者发病后被直接转运至卒中中心,可以缩短发病后的检查时间,提高溶栓治疗比例,并能使患者在卒中单元接受最佳的治疗方案,从而降低卒中死亡率和缩短住院天数。

目前,根据《中国卒中中心建设指南》推荐,我国卒中中心主要分为两个等级,主要包括初级卒中中心(primary stroke center,PSC)和综合卒中中心(comprehensive stroke center,CSC)。PSC 为卒中患者提供基于循证医学证据的规范化诊疗(包括静脉溶栓),并能达到卒中中心认证的初级标准;而 CSC 是在 PSC 的基础上专业化程度更高,具备更多人员、设备及技术资源的卒中中心,能对重症和疑难卒中患者提供更高级的医疗检查及治疗,如全脑血管造影检查、血管内介入治疗等。CSC 的另一个作用是作为其他医疗机构(如 PSC)的后盾,包括派出专业的神经内科专家对特殊疾病进行诊治,对患者分诊进行指导,对首诊患者进行诊断和治疗,对当地医疗机构及医务人员进行专业化继续教育。目前,全国已有 2 000 多家医院通过卒中中心资格认证。

【卒中单元对急性卒中患者入院后管理】

经急诊作出初步评估的急性脑卒中,包括 TIA 患者须进入 SU 治疗,重症、静脉溶栓及合并严重疾病、生命体征不稳定的患者需进入 ICU 监护治疗。

1. 国际医疗卫生机构认证联合委员会(Joint Commission on Accreditation of Healthcare Organizations,JCAHO)卒中标准化措施对 SU 治疗管理　①经初筛为缺血性卒中及在院的复发性缺血性卒中患者需经 rt-PA 溶栓筛查;②入院后由主管医师及语言治疗师进行吞咽困难筛查;③深静脉血栓形成及肺栓塞风险患者采取血栓预防措施;④住院期间血脂谱检查;⑤戒烟健康宣教及采取戒烟措施;⑥对卒中患者进行卒中健康宣教;⑦所有卒中患者均需考虑康复计划;⑧缺血性卒中/TIA 患者发病 48 小时内开始抗栓治疗;⑨出院时给予抗栓药物;⑩心房颤动患者应依据指南给予抗凝治疗。

2. 病情评估流程　包括用正规卒中评分量表如 NIHSS 评分进行神经功能评分,Bathel 指数评估患者生活能力。临床医生须在入院当日进行首次评估,之后每周评定 1 次。入院 48 小时内对卒中患者作出进一步病因诊断,明确病变部位及血管、病因分型和可能的发病机制,完成相关危险因素评估,制订相应的二级预防方案,如抗栓治疗,血压、血脂及血糖管理;评估吞咽困难、深静脉血栓形成等合并症,开始预防性干预措施,脑水肿、高颅压患者进行手术治疗评估;适宜的患者开始早期肢体康复及吞咽康复,完成心理、语言评价,开始相关的干预措施。

3. 患者入院后 1 周内完成诊断性病理生理检查,作出完整的病理生理诊断及治疗决策;轻症患者制订出院计划;需血管内治疗或外科治疗患者进行血管评价如 DSA 等;对存在严重并发症的患者进行监护并积极治疗。病情平稳患者,入院后实施二级预防方案,2 周左右制订出院计划,同时进行卒中健康教育及康复计划。对发生严重并发症的患者,仍需继续住院治疗。对需要进行血管内或外科治疗患者,开始术前准备(药物准备及术前讨论)。

4. 治疗措施

(1) 治疗小组:至少每周开会一次,每次 1~3 小时,由高年资主治医师主持,患者或看护者不常规参加。将患者情况介绍给治疗小组,讨论病情,根据每例患者主要问题制定长短期康复目标;同时留一些时间讲课,作为继续教育。

(2) SU 治疗专业组成员应在患者住院 1 周内主动与患者、家属及看护者接触,看护者应参与治疗,受到技能培训,协助观察病情变化等。

(3) 治疗途径

1) 特异性治疗:缺血性卒中发生 4.5 小时内经筛查无静脉溶栓禁忌证,给予静脉 rt-PA 0.9mg/kg,最大量 90mg 溶栓治疗。急性基底动脉闭塞即使>4.5 小时时间窗,仍可考虑动脉溶栓。

2) 支持对症治疗:如静脉内输液,感染者早期使用抗生素等,注意一般护理,保持正确体位,观察气道、吞咽、营养状态、排便及皮肤状况等。护士在治疗小组与患者之间起沟通作用。入院 24 小时(或第二个工作日)常规进行物理治疗,30~60min/d,专业治疗 20~40min/d。

3) 预防合并症:深静脉血栓常规用肝素,尽可能避

免导尿预防感染,经常翻身,早期活动,怀疑感染时早期治疗。出院后由一名社区工作者和一名治疗小组成员进行家庭访视。

(4) 教育培训:是卒中单元的重要特点,包括病例讨论,每周进行的非正式培训活动,每年进行 1~6 天的正式培训等。

(5) 评价指标:通常包括 NIHSS 评分、BARTHEL 指数等。

【卒中单元和卒中中心效果】

1. 卒中单元的优势

(1) 卒中单元重视早期康复,包括肢体康复、语言康复,能够使患者最大限度地恢复功能,回归家庭和社会。在每周的卒中小组会上,对患者的意识水平、吞咽情况、营养水平、压疮危险度、康复情况、语言障碍、心理障碍、认知缺损等进行评价。每个患者在出院前都进行系统评价。

(2) 卒中单元有完备的健康教育体系,定期通过多媒体资料、录像带、健康教育手册、病房宣传栏等方式对患者及家属进行有针对性的定期培训。

(3) 为了及时了解国内外脑卒中治疗及研究进展,提高卒中单元多专业小组成员的学术水平,每年邀请相关专家进行为期 1 周的业务培训。

2. 不论从个人研究,还是 Meta 分析,都支持 SU 治疗急性卒中的有效性。

(1) 卒中单元近期疗效(随访≤1 年):Nikolaus 等(2000)进行了 Meta 分析,报道了随机和半随机卒中单元患者治疗与现行的一般治疗对照试验结果。20 个临床试验共 3 864 例患者显示,卒中单元组比对照组相比,死亡率降低(OR 0.83,95%CI 0.71~0.97),死亡或专业机构护理率降低(OR 0.76,95%CI 0.65~0.90),死亡或生活依赖降低(OR 0.75,95%CI 0.65~0.87),证明卒中单元治疗使卒中患者受益,增加生存机会、生活自理能力及在家生活的可能性。

(2) 卒中单元远期疗效:Morten 等在挪威进行的 802 例患者(卒中单元 364 例,传统卒中病房 438 例)的半随机-对照试验,得出的结论是卒中单元比传统卒中病房生存率增加。这种作用在卒中早期出现,至少持续 18 个月。Collins 等(2000)在爱尔兰应用卒中单元对初次急性卒中入院的 193 例患者进行了前瞻性试验并随访了 3 年。结果显示,卒中单元患者预后改善,死亡率呈降低趋势,但无明显住院时间改变。Stig 等研究了丹麦的哥本哈根两个相邻地区的 1 241 例卒中患者,进行了卒中单元与传统卒中病房比较,发现卒中单元死亡率降低不是暂时的,卒中单元治疗 5 年内死亡危险减少 40%。Indreda-vik 等(1999)进行了随机对照试验,调查 10 年后患者在

家或在专门机构护理的比例、死亡率、BI 功能评分等,结论是卒中单元可改善在卒中 10 年后生存率和功能状态,增加回归家庭的人数,证实卒中单元有远期疗效。Candelise 等(2007)对 11 572 例在卒中单元或普通病房接受治疗的急性卒中患者进行随访,平均随访 20 个月,发现卒中单元对临床结局(院内死亡、长期死亡、死亡或致残等)的改善明显优于普通病房。最新的 Cochrane 系统评价(纳入 28 个试验,5 855 例患者)已证实,卒中单元明显降低了卒中患者的病死率、住院治疗和依赖的概率。

3. 卒中单元与卒中小组的比较 Diez-Tejedor 等(2001)等对卒中单元与卒中小组进行了比较,证实卒中单元住院时间减少,出院时功能状态改善,合并症及急性期治疗费用减少,患者进入康复单元增加,从而减少了去专门机构护理的比例。Evans 等(2002)研究了 267 例缺血性卒中患者(164 例为大面积脑梗死,103 例为腔隙性梗死),随机分配入卒中单元或有卒中小组专家指导的普通病房组,评价卒中后 3 个月和 12 个月的死亡率、护理机构住院率、神经功能及生活质量评分等,结论是卒中单元改善了大面积脑梗死患者的预后,但对腔隙性梗死患者无差异。

4. 移动卒中单元的效果 Ebinge 等(2014)报道德国卒中院前急性治疗和医疗护理优化研究(PHANTOM-S)显示,1 804 例接受移动卒中单元(MSU)治疗模式的 AIS 患者(模式组)与 2 969 例接受常规治疗模式的 AIS 患者(常规组)相比,模式组从呼叫到治疗时间较常规组缩短了 25 分钟,溶栓率明显提高,且 MSU 模式不增加脑出血和 7 天死亡比例。PHANTOM-S 的亚组分析进一步显示,模式组 AIS 患者在发病 1 小时内的溶栓率约为常规组的 6 倍。Nolte 等(2018)研究结果表明,MSU 溶栓治疗预后更好,且不增加安全性方面的风险。但有研究结果显示,虽然 MSU 缩短了疑似 AIS 患者从发病到治疗决策的时间,增加了静脉溶栓率,但与常规院内溶栓患者相比,3 个月神经功能预后无统计学差异。此外,在 MSU 上进行脑血管成像可以直接检测卒中患者是否存在大血管闭塞(large vessel occlusion,LVO),从而正确分诊患者到适合的医院,减少 AIS 患者血管内治疗的延误。

5. 初级卒中中心和综合卒中中心的比较 CSC 在 PSC 的基础上,具备更多人员、设备及技术资源,为大面积或复杂卒中、出血性卒中、需介入或手术等特殊治疗或多系统受累的患者提供诊治服务。美国加利福尼亚州的奥兰治县采用了以 CSC 为中心的区域性卒中医疗组织模式,所形成的中心辐射模型可为 300 余万人提供服务,在这个模型中,直接被转运至 CSC 的患者种有 25.1% 接受了紧急再灌注治疗。一项针对芬兰所有卒中患者为期 7 年的研究共纳入 61 685 例患者,结果显示,急性卒中医疗

水平与患者的结局明确相关,CSC 的病死率和严重致残率最低。

【疗效和产生机制】

卒中单元的基本特色是专业医疗小组,护工,患者及家属宣教、早期康复等,可提高神经功能恢复,减少住院时间。卒中单元的有效机制是:

1. 卒中单元有较好的医疗设施与服务,标准化评估及早期处置方案使诊断更准确,检查更精确,符合个体化治疗原则。

2. 卒中后 1~3 周最易发生合并症,卒中单元可早期发现、早期治疗合并症如肺感染、泌尿系感染、深静脉血栓及肺栓塞等。在卒中单元进行溶栓治疗,医护人员训练有素,程序规范迅速,密切监测,一旦出现合并症可积极干预,对深静脉血栓采取常规预防,治疗卒中后抑郁、卒中合并癫痫等,减少死亡率。

3. 卒中后康复训练可促进恢复,早期积极活动训练可减少肺栓塞或心血管事件,减少残疾率,患者可与看护者良好合作,看护者积极参与康复计划实施。

4. 卒中单元工作人员与患者密切沟通,家属积极参与会产生良好的心理效应,有利于患者恢复,这是传统治疗常忽视的。

【卒中单元在脑血管疾病治疗中地位】

2018 美国急性缺血性卒中早期管理指南,建议采用整合了康复的综合性专业化卒中医疗/卒中单元(Ⅰ级推荐,A 级证据);建议使用标准化卒中医疗医嘱组套,以改善总体管理(Ⅰ级推荐,B 级证据)。

中国急性缺血性卒中诊治指南 2018 推荐,收治脑卒中患者的医院应尽可能建立卒中单元,所有急性缺血性卒中患者应尽早、尽可能收入卒中单元接受治疗(Ⅰ级推荐,A 级证据)。

2019 中国脑血管病临床管理指南推荐意见:

1. 收治卒中患者的医院应尽可能建立卒中单元,所有 AIS 患者应尽早、尽可能收入卒中单元接受治疗(Ⅰ类推荐,A 级证据)。

2. 急救中心可以选择建立急性卒中单元,大型综合医院或大型康复中心应该选择建立综合卒中单元,基层医院和中小型康复中心选择建立卒中康复单元(Ⅰ类推荐,B 级证据)。

3. 建议使用标准化的卒中单元改善患者的治疗(Ⅰ类推荐,B 级证据)。

4. 推荐与康复相结合的综合性专业卒中治疗(卒中单元)的运用(Ⅰ类推荐,A 级证据)。

5. MSU 可缩短卒中患者从发病到治疗时间,改善预后。有条件的医疗机构配备 MSU 可能是合理的(Ⅰ a 类推荐,B 级证据)。

6. 应积极推进建立各级卒中中心,所有类型的急性卒中患者都应进入卒中中心进行诊治(Ⅰ类推荐,A级证据)。

7. 对于大面积缺血性或出血性卒中、不明病因的卒中、需要特殊检查和治疗而 PSC 无法完成的卒中及需要多学科救治的卒中,推荐直接进入或转入 CSC 接受救治(Ⅰ类推荐,A级证据)。

卒中单元引进我国近 20 年来,卒中单元建设不仅为我们带来卒中医疗模式改变,也推进了社会对脑卒中的关注与了解;扩大了多学科合作,使神经科医生能与其他专业人员一起作为一支团队为患者服务;推动了对卒中指南理解和临床运用;明确了卒中像心脏病一样在第一时间紧急干预的重要性;促进了卒中临床治疗组织化、规范化进程,树立早期康复治疗改善卒中预后的观念。同时,推动了影像学技术改良及介入技术应用,为我国卒中整体组织化治疗体系形成与建设奠定基础。

关于卒中单元的争论已持续了 20 多年,其本质在于应用卒中单元治疗卒中患者的所有努力和花费是否能确实有效地改善患者的预后。2013 年 Cochrane 系统评价纳入 21 个试验及 3 994 例患者,证实与普通卒中病房相比,卒中单元治疗患者短期、长期死亡率和致残率降低,患者回归家庭比例高。严重卒中患者进入良好的卒中单元治疗非常重要。

中国是卒中高发国家,卒中给患者、家庭及社会造成巨大负担。卒中单元是改善住院卒中患者预后的医疗管理模式,可提供药物治疗、肢体康复、语言训练、心理康复及健康教育等,医生遵循标准卒中治疗指南对患者进行标准化治疗,使患者得到全面评价和关注。

第二十四节　卒中急重症监护和管理

（刘丽萍　段婉莹）

神经重症监护(neurocritical care)作为新兴的神经病学亚专科,其最高使命是将神经病学与危重症医学交融为一体,为患者提供全面、系统且高质量的医学监护与救治,而神经重症监护单元(neurointensive care unit, NICU)成为完成这一使命的最基本单元,也是卒中中心的必要组成部分(王拥军等,2009)。NICU 或卒中病房内神经重症监护的任务是对急危重型卒中患者的生命体征及重要器官功能进行维护,同时针对脑血管病本身的特点展开个体化的处理和特殊救治,有效地预防和管理并发症,以达到降低死亡率、改善神经功能预后、改进医疗质量等目的。

一、神经重症监护单元的运行和管理

（一）NICU 收治及转出标准

1. 收治标准　主要包括需要综合监护与管理的急性卒中、生命体征不稳定以及持续进展的危重型卒中患者,如伴有颅内压增高、昏迷、精神障碍、癫痫持续状态、呼吸泵衰竭等急危重征象,以充分发挥 NICU 的监护与管理作用。目前 NICU 卒中患者的收治标准主要依据症状体征及特定的疾病类型,包括:

（1）急性缺血性卒中血管内治疗术后。

（2）蛛网膜下腔出血。

（3）重症基底节或脑叶出血。

（4）重症小脑或脑干出血。

（5）大面积脑梗死。

（6）基底动脉闭塞。

（7）重症小脑梗死。

（8）脑静脉系统血栓形成。

（9）急性梗阻性脑积水。

（10）卒中后癫痫持续状态。

（11）卒中后各种原因致生命体征不稳或术后需要监护者。

2. 转出标准

（1）神经系统疾病患者生命体征稳定,症状体征不再持续进展或好转后可转至相应科室或其他医疗机构继续治疗。

（2）由于基础疾病不可逆或植物状态导致不能撤机、存在血管活性药物依赖及其他非医疗原因患者也可考虑转出 NICU。

（二）一般管理原则

NICU 的卒中急危重症患者管理是多层面的,应根据患者病情迅速进行系统性的准确评价,制订诊疗方案。一般管理原则包括:

1. 一般观察　根据心肺复苏 ABC 原则迅速确认气道通畅、判断通气及循环状态,校对监护仪已正确连接,建立静脉通道,保持引流管通畅。

2. 中枢神经系统功能　评估意识水平,Glasgow 昏迷评分、NIHSS 评分;评估视力、听力、语言、吞咽功能;颅内压(ICP)、脑灌注压(CPP)监测及 EEG 监测等;如应用抗癫痫药,需评估用药指征,制订用药方案和监测血药浓度。

3. 评估呼吸功能　有无气道梗阻,插管患者定期检查气管插管位置及气囊容量,监测血氧饱和度、动脉血氧/血二氧化碳分压;对使用呼吸机患者,复查胸片、实施低位潮气量策略实施及撤机条件,未使用呼吸机患者给予呼吸监护。

4. 评估循环功能　ECG 监测心肌缺血、心律失常等,评价体循环,包括皮肤颜色、皮温及尿量,监测动脉血压、中心静脉压及肺动脉压等,评估心血管药应用指征。

5. 泌尿系统　监测日尿量、尿液比重、尿红/白细胞、尿蛋白、细菌等,评估留置尿管指征。

6. 评估感染风险　监测体温,感染性疾病治疗包括完善体液、分泌物培养等实验室检查,评估抗生素或抗病毒药的用药指征及用药方案。

7. 根据出入量评估补液量,维持电解质平衡,根据具体病情制订营养方案。

8. 深静脉血栓(DVT)监测　使用超声监测无症状性 DVT;皮下注射小剂量低分子肝素,应用间歇性空气加压设备、可回收下腔静脉滤器预防 DVT 形成。

9. 一般护理　由神经重症护士全面监护口腔、眼部及皮肤护理,检查导尿管、鼻饲管及中心静脉置管在位、通畅及消毒情况,监控设施的敷料更换,体位摆放,气道护理,睡眠及患者最大舒适度等。

10. 与家属及时进行必要的沟通,了解既往史、个人史、家族史等,注意交流充分性和了解现病史的细节,与家属共同分析造成患者情绪、性格变化的可能原因,解释预期的结果和监护水平级别。

(三)神经系统功能监测

卒中后神经系统功能的监测有利于准确判断脑损伤程度和早期预测脑损伤预后,从而指导治疗和进行医疗决策。卒中急重症脑损伤监测项目除了传统的神经系统体格检查外,还有神经电生理、神经生化、神经影像、颅内压、脑血流和脑组织氧分压等监测项目。

1. 神经系统体格检查　神经系统体格检查简便易行,其中脑干反射(瞳孔对光反射、角膜反射、头眼反射、前庭眼反射)消失、肢体运动障碍、癫痫持续状态/肌阵挛持续状态和 GCS 对重症脑损伤等监测与评估最为准确、可靠。

2. 神经电生理监测　神经电生理监测主要包括脑电图和诱发电位,目前这些技术用于床旁已不受或很少受外界因素等干扰,加之计算机收集、储存、回放等技术改进,使实时监测或连续监测成为现实。

(1)脑电图(EEG):对脑的病理生理变化异常敏感,能捕捉细胞内或细胞间微小的代谢变化,从而对不同程度的脑损伤做出判断。EEG 能够发现非惊厥性癫痫(nonconvulsive seizures,NCS)或非惊厥性癫痫持续状态(nonconvulsive status epilepticus,NCSE),对癫痫的判定具有独特优势。然而,EEG 监测最大的遗憾是容易受麻醉药物和镇静催眠药物的影响,使 EEG 描记呈"电静息(flat)"状态。

(2)诱发电位(evoked potentials,EPs):与特定的脑组织解剖结构密切相关,可确定 1 个或数个厘米以内的神经传导缺失。EPs 不受麻醉药物影响,甚至当高剂量巴比妥足以引起 EEG"flat"时,EPs 成分依然不会改变。

此外,EPs 亦很少受代谢因素影响,当代谢性脑损伤时,EPs 成分基本不变。正是 EPs 解剖定位的准确性和生理代谢的恒定性,奠定了脑损伤监测中的优势地位。EPs 的不足之处在于受解剖结构的局限,当病变未累及 EPs 监测的神经通路时,其结果可完全正常,因此,EPs 正常不等于脑功能完整无损。常用的 EPs 监测技术包括体感诱发电位(somatosensory evoked potential,SEP)和脑干听觉诱发电位(brainstem auditory evoked potential,BAEP)。

神经电生理评估分为参数评估(如 EEG 模式和 EPs 波形)和分级评估(半量化参数)两种方式,EEG 的全面抑制、暴发抑制和癫痫样活动模式,SEP 的 N20 波消失和 BAEP 的 V 波消失,以及分级评估的级别愈高提示脑损伤严重,并预示预后不良。

3. 神经生化标志物监测　神经生化标志物可在血液或脑脊液中检出。急性脑损伤时,神经元特异性烯醇化酶(NSE)、S100 蛋白和脑型肌酸激酶同工酶(CK-BB)等标志物释放,血液或脑脊液中含量增高。脑损伤愈严重,神经生化标志物含量愈高。目前,神经生化标志物预测预后的界限值尚不十分确定,但随着时间推移而出现的变化趋势具有重要参考价值。

4. 神经影像监测　神经影像技术可准确地显示脑损伤形态学变化,通过脑水肿所致的中线结构移位和占位效应等监测可对脑损伤程度进行判断。但神经影像监测技术最大的遗憾是不能在床旁实施,离开 NICU 或病房将增加意外风险。

5. 脑血流量监测　脑血流量(cerebral blood flow,CBF)测定包括直接法和间接法。同位素清除(无创吸入和有创动脉注射)技术为直接测定法,通过扩散和清除同位素速率完成 CBF 检测。其优点是准确、可靠,但不符合床旁、连续和简便等监测要求。经颅多普勒超声(transcranial doppler ultrasound,TCD)技术为间接测定法,通过 Doppler 方程式可计算出红细胞运动速度,从而间接了解脑血流状态。TCD 的优势在于床旁操作简便、快捷,但容易受操作者技术水平的影响以及患者自身条件的限制,结果判定应慎重。

6. 颅内压监测　颅内压(intracranial pressure,ICP)监测分为有创 ICP 监测和无创 ICP 监测。脑室内、脑实质内、硬膜下和硬膜外监测均为有创 ICP 监测,其中以脑室内 ICP 监测最为精确、实用,但有创 ICP 监测存在感染、出血和创伤的风险。此外,由于仪器设备和操作技术的要求较高,临床应用和普及受到一定限制。无创 ICP 监测技术发展迅速,通过视网膜、耳鼓膜、生物电阻抗、EEG、EP 和 TCD 技术亦可间接了解颅内压。虽然无创 ICP 监测技术避免了许多风险,但监测的精确和量化问题仍未得到满意解决。ICP 对预后的评估尚不十分确定,ICP>20mmHg 可能与不良预后相关。

7. 脑组织氧分压　脑组织氧分压可通过颈内静脉血氧饱和度(jugular vein blood saturation,SjO$_2$)、脉搏血氧饱和度(pulse oxygen saturation,SpO$_2$)以及近红外光谱(near infrared spectroscope,NIRS)等监测技术反映。SjO$_2$可以反映脑氧供需平衡,SjO$_2$<50%提示大脑氧供不足以维持代谢需要,任何使脑氧耗增加或氧供减少的因素都可使SjO$_2$降低。NIRS无创、连续、灵敏,通过获得各部位脑组织氧饱和度信息,可以在早期识别缺血部位的大小及扩大与否,也可以用于颅内血肿定位及实时监测和迟发性血肿早期诊断;此外,NIRS可配合红外线示踪剂进行脑血流动力学监测,也可通过监测脑氧合血红蛋白变化间接评价ICP。

脑损伤监测的临床应用历史并不长久,一方面,以往已有的技术仍在不断地改进和完善;另一方面,新的监测技术不断涌现,了解和掌握这些监测技术并用于临床实践,对卒中急重症患者的抢救和救治十分重要。近年来,多模式监测被认为是卒中急重症患者脑损伤管理的重点,但在实际中的临床应用、影响及作用仍有待于进一步的研究。

二、急重症卒中管理

急重症卒中患者需要积极治疗原发病,同时系统管理并发症与合并症,各卒中不同类别疾病的监护与管理,以及意识障碍、颅内压增高综合征、癫痫及癫痫持续状态诊疗等详见本书相应章节。卒中后脑损伤除了积极治疗原发病外,最重要的救治措施是脑保护(brain protection)/神经保护(neuroprotection)。

(一)生命支持和脑保护

生命支持是脑保护的基础和前提,呼吸、循环和内环境的稳定与脑内氧供、脑血流和脑代谢密切相关。因此,脑保护必须从生命支持开始,并贯穿于救治的全过程。

1. 呼吸功能支持　改善低氧血症,保证脑组织供养,将脉搏氧饱和度(SpO$_2$)维持在95%以上,动脉氧分压(PaO$_2$)维持在80mmHg以上;纠正低碳酸血症,防止脑缺血加重,将呼气末CO$_2$浓度(ETCO$_2$)和动脉二氧化碳分压(PaCO$_2$)维持在正常范围内。呼吸功能支持的主要手段包括:人工气道建立、氧合治疗、湿化雾化治疗和机械通气治疗。

(1)气道管理:早期气道管理包括面罩通气、下颌抬举开放气道及吸氧(氧流量10~15L/min),昏迷患者需放置口咽通气道。

1)气管插管或切开:对缺氧明显的患者即刻建立人工气道,即气管插管或切开。气管插管简便易行,但清醒患者难以耐受,必要时先输注咪达唑仑等镇静剂。气管切开适用于自主呼吸短期难以恢复的患者,应尽早切开;

对头颅损伤有面部创伤水肿患者应及早考虑气管切开,因不慎拔管可能引起再插管困难。严重四肢瘫的后循环卒中患者也适于早期气管切开,因很可能需要延长机械通气。气管切开的优点是可避免喉部损伤,有利于口腔护理和吸引分泌物,降低肺炎发生风险,减少NICU住院时间;应避免切口感染、血肿及气管食管瘘等并发症。

2)气道湿化及清理:非机械通气患者通常采用雾化器进行气道湿化,机械通气患者采用与呼吸机供气道连接的湿化器进行气道湿化。气道清理首先鼓励患者主动咳嗽排痰,加强翻身拍背,体位引流以利痰液排出;痰量过多或痰液过黏应加用祛痰药,如盐酸氨溴索15~30mg,静脉输注,2~3次/d;痰栓干痂堵塞气道引起肺不张时,需予纤维支气管镜清除。

3)气道解痉:伴支气管痉挛可予气道解痉药改善通气,常用β$_2$受体激动剂,如沙丁胺醇5mg加5~20ml生理盐水雾化吸入;特布他林1.25~2.5mg口服,3次/d;茶碱类0.25~0.5g静脉输注,最大剂量为0.5~1g/d;地塞米松5~10mg或甲泼尼龙40~80mg静脉输注。

(2)机械通气:NICU重症患者机械通气管理特点是许多患者基础肺功能正常,与ICU患者多有阻塞性肺病或严重肺炎不同;通气模式通常是间歇指令或辅助控制,很少压力控制或高频通气;通气依赖性很小,大多可成功脱机。

1)无创性机械通气治疗:呼吸泵衰竭患者的气道阻力和肺顺应性多正常,可用无创性经口(鼻)面罩机械通气治疗。常规选择压力支持通气(pressure support ventilation,PSV)自主触发(S)模式和常规通气压力(呼气末正压3~5cmH$_2$O,压力支持水平10~15cmH$_2$O)。呼吸驱动力较弱的患者选择PSV自主触发/时间控制(S/T)模式。

2)有创性机械通气治疗:无创性机械通气不满意可改为有创性机械通气治疗。机械通气的5项指征是呼吸频率>30~40次/min或<6次/min,潮气量<5ml/kg,肺活量<15ml/kg,最大吸气压力<25cmH$_2$O,低氧血症及高碳酸血症。机械通气模式选择在自主呼吸微弱伴意识障碍患者选择完全通气支持,随病情好转,为促进自主呼吸恢复,改为辅助控制通气。

2. 循环功能支持　稳定动脉血压,保证脑组织供血,将平均动脉压(mean arterial pressure,MAP)维持在60~90mmHg。MAP过低的调控包括血容量(血浆、血浆代用品)补充和血管活性药物(多巴胺、去甲肾上腺素、多巴酚丁胺)合理使用;MAP过高的调控主要是血管扩张药物(硝普钠、拉贝洛尔等)合理使用。值得注意的是,存在严重血压异常、血氧波动幅度大或应用血管活性药物时,须采用有创动脉(桡动脉、股动脉、腋动脉、肱动脉和足背动脉)血压监测,以保证动脉血压监测精准、可靠。此外,须稳定心功能,包括纠正心功能不全和心律失常。

(1)血压调节及管理:血压的主要组成部分包括平

均动脉压,代表稳定的阻力部分;以及脉压(等于收缩压减去舒张压)代表搏动的部分阻力。血管舒缩中枢位于中枢神经系统,急性高血压时通过交感神经系统进行调控。

1)病情评估:NICU 急重症患者常出现血压升高,原因包括疼痛、激动、恐惧、不耐受机械通气、急性尿潴留等;对入院后第 1 小时内无法控制的高血压患者,尤其年轻急性卒中患者须考虑吸毒如苯丙胺、可卡因的可能。

2)血压管理:前瞻性研究显示,急性脑损伤后血压升高应谨慎或不予处理,需要立即控制急性高血压的疾病包括蛛网膜下腔出血,大面积脑梗死伴脑水肿可能出现出血性转化,壳核或小脑出血易出现血肿扩大等。例如,CT 扫描显示迅速恶化的脑水肿需要处理,当 MAP 达到 120mmHg 或脑灌注压>85mmHg 时应用快速起效的降压药逐渐降压,长期高血压患者可在 MAP>130mmHg 时降压;脑梗死患者当收缩压 > 180mmHg 或 MAP > 130mmHg 时可进行较温和的降压管理,如收缩压 > 200mmHg 或 MAP>150mmHg 时应进行强化降压管理,否则易出现出血性转化。缺血性卒中患者在静脉或动脉内溶栓后 24 小时内应使收缩压降至<180mmHg 和舒张压<105mmHg。

药物选择,急性神经系统疾病患者高血压治疗首选药物包括:拉贝洛尔 20mg,2 分钟缓慢静脉团注,然后每 10 分钟注射 40~80mg,哮喘、慢性阻塞性肺疾病及心衰患者不推荐;尼卡地平 5mg/h 静脉滴注,至最大剂量 15mg/h;肼屈嗪 0.1μg/(kg·min)静脉滴注,每 15 分钟增加 0.05μg/(kg·min),直到起效,肝硬化患者不推荐。

(2)血容量调节及管理:体液是由细胞内液与细胞外液组成,细胞外液约占 2/3,包括组织液和血液。由于溶质不能自由透过细胞膜而产生渗透压梯度,影响体液在细胞内外分布,血浆钠离子浓度是影响血浆渗透压及体液流动变化的决定因素。

1)体液平衡评估:所需的补液可通过准确的病史、临床检查及实验室监测估算,根据评估的体液损失制定补液方案。需检测的实验室指标包括红细胞比容(Hct)、血清电解质、渗透压、肌酐、尿素氮、血糖及必要时动脉血气等。尿量是观察纠正体液平衡有效的关键指标,总尿量须至少 1ml/(kg·h),尿量>2ml/(kg·h)提示液体摄入过多,但需排除尿崩症等原因。

2)血容量管理及指标:急性脑损伤患者最小初始液体摄入量为 200ml/h,目标是达到正平衡,应多出 500~750ml 液体用于纠正不感蒸发的损失。补充 0.9% 氯化钠晶体液,葡萄糖液不应用于脑损伤或脑缺血患者,除非用于纠正严重的高钠血症,因葡萄糖可加重应激性高血糖和脑葡萄糖无氧代谢,产生乳酸堆积,细胞内酸中毒,引发脂质过氧化、自由基形成及兴奋性氨基酸增多,加重脑水肿。管理指标维持液体摄入量为 30ml/(kg·d),包

括 500~750ml/d 液体平衡;尿量为 1ml/(kg·h),维持体重,Hct,血清钠、肌酐、尿素氮、血清葡萄糖、血清渗透压、尿渗透压、尿比重等。

3)补液技巧:通常首选晶体液增加血浆渗透压和减轻脑水肿,但老年人可增加发生肺水肿风险。钠是晶体液中主要的渗透活性离子,如等渗盐水、乳酸林格液、高渗盐水等;0.9% 氯化钠(生理盐水)最常用,渗透压(308mOsm/kg)较血浆稍高(289mOsm/kg)。乳酸林格液渗透压稍低(273mOsm/kg),常用于多重创伤患者。胶体液分子量较大,可在血管内存留较长时间,有效维持血浆胶体渗透压,增加血容量和提高血压,显著改善微循环,常用右旋糖酐、白蛋白等。

3. 内环境稳态维持 维持内环境稳态,可减少细胞新陈代谢紊乱所致的脑损伤加重。具体措施包括:维持液体出入量平衡,控制电解质、pH 在正常范围内波动,特别是纠正酸中毒时,须采取多次、小量(每次 30~50ml)、缓慢静脉滴注碳酸氢钠溶液的方法,以免导致细胞内酸中毒进一步加重。此外,须将血糖控制在一定范围内(8.3~11.1mmol/L),血糖过高或过低均将导致脑损伤加重。缺血缺氧状态下,脑细胞 ATP 供应不足,葡萄糖以无氧酵解方式功能,如果血糖过高则导致乳酸堆积,酸中毒加重。必要时可使用胰岛素控制血糖,但应避免低血糖发生。对卒中急重症患者,尤其是急性脑损伤患者需要关注血压、血容量等血流动力学状态以保证脑灌注。

4. 降温/低温 降低体温,可使脑细胞代谢率和脑氧耗量下降,从而减轻脑损伤。体温控制目标为正常体温或轻度低温(核心体温为 32~34℃)。降温技术包括体表降温和血管内降温。脑损伤后低温开始的时间应尽早(发病数小时内),诱导低温的速度应尽快(数小时降至目标温度);维持低温应平稳(数天),神经功能开始恢复时最好的指标;恢复常温的速度应较慢(每 24 小时体温升高 1~2℃)。在整个过程中须特别注意寒战和低温并发症的处理。

(二)镇静和镇痛

卒中后谵妄或激越的患者应迅速给予镇静药物管理,减少耗氧及高动力性应激反应,防止气管插管、导尿管牵拉带来的风险。应分析激越或谵妄的病因,如原发性中枢性神经系统损害、药物反应、酒精戒断、通气障碍及急性代谢紊乱等。

1. NICU 常用的镇静药

(1)丙泊酚:可迅速通过血脑屏障产生催眠作用,停药数分钟后即可恢复。镇静起始剂量为 0.1mg/(kg·h)静脉注射,每隔 5 分钟增加剂量直至出现镇静作用,维持剂量为 0.3~0.5mg/(kg·h)可达到持续镇静作用。该药对进展性神经急症和儿童禁忌,但肝、肾衰竭状态不影响丙泊酚清除;需注意过敏反应,如面部水肿、广泛荨麻

疹及致命性气管痉挛。

（2）右旋美托咪啶：与苯二氮䓬类的治疗靶点不同，较少发生机械通气、心动过速及高血压事件。镇静起始量是 0.2μg/（kg·h），滴定最大剂量为 1μg/（kg·h），直到达到足够的镇静作用；不良反应如心动过缓、低血压等。

（3）咪达唑仑：短效苯二氮䓬类，镇静起始量 0.01～0.05mg/kg，静脉推注，随后 0.02～0.1mg/（kg·h）泵入。主要通过肝脏代谢，代谢产物多无活性，清除迅速，可出现耐受性使镇静所需剂量增加。半衰期虽短，但在一些患者可产生数天的镇静作用。该药可迅速被氟马西尼拮抗，0.2～0.4mg 脉给药 15 秒即恢复知觉。

（4）劳拉西泮：常用于 NICU 患者短暂镇静，一次团注后可维持较长时间，最适合老年患者；肌内注射可吸收是其另一优点。镇静起始量为 2mg，静脉给药。半衰期较长（15 小时），不适于急性恶化的神经疾病患者，主要不良反应是药物在动脉内沉积可引起严重动脉痉挛，导致坏疽。

（5）氟哌啶醇：用于急性精神分裂症、器质性脑病伴严重精神异常的患者，肌内注射约 20 分钟后即可迅速达到预期镇静状态。该药经肝脏代谢，半衰期为 6～20 小时。推荐起始剂量为 2～5mg，肌内注射，20 分钟后给予相似剂量，躁动患者可每 30 分钟给予额外 5mg 剂量直到患者平静合作。不良反应包括肌强直、静坐不能、心电图长 QT 等，极高剂量可引起眼动危象、斜颈、牙关紧闭及抗精神病药恶性综合征。

（6）其他：抗精神病药须使剂量最小化。新型抗精神病药利培酮 0.5mg 口服，2 次/d，最高达 3mg/d；奥氮平 5～10mg/d 口服；喹硫平 25mg 口服，3 次/d，最高达 300mg/d，对情感障碍患者有效，可用于既往有痴呆或帕金森病的激越或谵妄患者。氯氮平作为选择性用药，可以小剂量 6.25mg/d 口服增至 50mg/d。

2. NICU 镇静药选择

（1）未插管的 NICU 激越或谵妄患者首选劳拉西泮 1～2mg，缓慢静脉滴注，4 小时重复；或氟哌啶醇 5mg，肌内注射，2～4 小时重复；或喹硫平 25mg，3 次/d。

（2）插管的 NICU 患者宜用咪达唑仑 0.02～0.08mg/（kg·h），静脉注射；或丙泊酚 0.1～0.6mg/（kg·h），静脉注射。

（3）酒精戒断所致的谵妄首选静脉或肌注劳拉西泮 1～2mg，1 次/4h。

（4）血管造影术患者突发情绪激动、皮质性盲、抽搐、非惊厥性癫痫持续状态等时应考虑造影不良反应，大多数患者可在 24 小时内缓解。可用 20% 甘露醇降低渗透压，地塞米松 10mg 肌内注射，随后每 6 小时肌注 4mg；通常需反复推注劳拉西泮 2～4mg 或小剂量丙泊酚 [0.1mg/（kg·h）] 达到镇静作用。

（三）营养

卒中急重症患者必须保证足够的营养支持，提供足够的液体、维生素、矿物质和脂肪，以防胃肠黏膜萎缩，有效避免细菌感染，显著降低病死率。对 NICU 患者的营养状态应进行评估，估算其营养需求，包括潜在性营养不良及处于高代谢状态患者的营养需求。能量需求通过 Harris-Benedict 公式，依据体重（W）、身高（H）及年龄（A）计算。男性能量消耗 = 66.5 + 13.8W + 5H − 6.8A，女性 = 65.5 + 9.6W + 1.8H − 4.7A。危重患者的热量需求增加，可增加计算总能量的 20%。

1. 肠内营养管理 大多数 NICU 患者需要早期肠内营养，保持胃肠道系统完整性。推荐鼻胃管或十二指肠置管肠内营养，首选容量泵连续泵入，连续喂食比间断喂养容易达到正氮平衡和增加体重，连续喂养开始速率为 25ml/h，每隔 4 小时增加 25ml/h，直到达到目标营养标准，使用市售的肠内营养配方可供能量 1kcal/L（4 186J/L）。当检测胃残余量达到 250ml 以上时，建议暂停喂养 4 小时，重新开始时宜减缓速率，并使用促动力剂如甲氧氯普胺、西沙必利、多潘立酮。如患者仍不能耐受且胃残余量大，插管应移至空肠内，空肠营养必须连续，因快速的大剂量高渗溶液可导致严重痉挛和腹泻。肠内营养最常见的并发症是误吸、腹泻、反流性食管炎等。经皮内镜下胃造瘘术（PEG）适于持续 2～3 周吞咽困难、反复拔管的鼻胃管插管、持续性昏迷及严重脑干卒中患者。

2. 肠外营养管理 不耐受肠内营养的患者应采用肠外营养，首选锁骨下静脉插管。计算每日总热量，对蛋白质需求量通常约 1.5g/（kg·d），重症患者处于高代谢状态，肠内营养供给的热量不足，推荐蛋白质量为 2.0～3.5g/（kg·d）；脂肪须以 500ml 等分的 10% 乳液给予，总剂量热量不超过 60% 的总非蛋白热量。基本组成是 50% 葡萄糖，250g 溶于 500ml 溶液中；8.5% 氨基酸，每瓶 500ml；10% 脂肪乳，每瓶 500ml，该方可补充标准电解质溶液，日常多种维生素及微量元素。长期肠外营养可使约半数患者出现机械性或代谢性并发症，二者是最常见的并发症。机械性并发症如气胸、血胸、胸腔积液、乳糜胸及空气栓塞，与放置导管有关；复杂的代谢异常可见非酮症性高渗性高血糖，与快速输注、短暂的葡萄糖抵抗及使用糖皮质激素有关，治疗应用胰岛素和补液，并换为较大比例的脂质营养液。最常见的电解质紊乱是大量补水引起低钠血症，可输注生理盐水纠正。

参考文献

第六章　颅内肿瘤
Intracranial Tumors

（张力伟）

第一节　概述

（张力伟）

颅内肿瘤（intracranial tumors）占全身恶性肿瘤的1%~2%，包括原发性与继发性两类。原发性肿瘤发生于脑实质、脑膜、垂体、脑神经、血管及残余胚胎组织，人群发病率为（7.8~12.5）/10万，无明显性别差异；继发性肿瘤是身体其他部位恶性肿瘤转移或侵入颅内。脑肿瘤约占全身肿瘤致死病例的1%，是神经系统疾病中仅次于脑卒中的常见死因，美国每年有1.1万~1.3万人死于原发性CNS肿瘤。颅内肿瘤可发生于任何年龄，20~50岁较多，成年患者多为胶质瘤、脑膜瘤、垂体瘤及听神经瘤等，老年患者多为胶质瘤和脑转移瘤；脑肿瘤是儿童第二位常见的肿瘤，主要位于颅后窝或中线，如髓母细胞瘤、颅咽管瘤和松果体瘤等。小脑幕上与幕下肿瘤发生率约为2：1，成年脑肿瘤患者仅有约50%在确诊后存活达到一年。

一、病因和病理生理

脑肿瘤的病因迄今不完全清楚，病理生理改变主要因颅内占位病变所致。

【病因】

目前病因学调查表明，脑肿瘤为多因素致病，包括环境因素及宿主因素。

1. 环境致病原　包括物理因素，如离子射线与非离子射线；化学因素如亚硝胺化合物、杀虫剂、石油产品、橡胶、多环芳香烃等化学物质；感染因素如致瘤病毒及其他感染；除了高剂量离子射线照射，其他环境因素作用并非毫无争议。对接受放疗的急性淋巴细胞白血病患儿回顾性调查发现，患儿发生脑膜瘤或其他神经上皮肿瘤风险增高；灵长类动物接受高剂量离子射线照射可诱导产生胶质母细胞瘤和室管膜瘤；现有报告显示脑肿瘤通常发生在惯用于接听手机的耳朵的同侧大脑，但移动电话发射的低强度射频波、高压电线或变电站等设施发射的极低频电磁场均属于非离子射线，流行病学调查及动物实验均不能证明非离子射线照射与神经系统肿瘤间的关系；辐射性的诊断设施与脑胶质瘤的风险无关，但有研究发现X射线会增加患脑膜瘤的风险，而且辐射发生的时间越久，作用越明显。在化学物质中亚硝基化合物已经在动物实验中被证实具有神经致癌性，亚硝酸胺比亚硝基化合物具有更强的神经致癌性，但需在这些化合物中长期暴露才会显现致癌性；目前大部分实验还发现杀虫剂与儿童脑肿瘤之间存在关系；吸烟、饮酒等在实验中未被证明与儿童或成人脑肿瘤有关。致瘤病毒可能比化学

物质更易导致脑肿瘤，人类乳头多瘤空泡病毒JC亚型感染少突胶质细胞及星形细胞易发生进行性多灶性白质脑病（PML），并可并发高级别星形细胞肿瘤；原发性CNS恶性淋巴瘤患者无论是否罹患艾滋病，肿瘤细胞中均可发现EB病毒；感染SV40病毒的人群比其他人群室管膜瘤高37%。动物实验发现，在DNA病毒中腺病毒和SV40病毒更易诱导脑肿瘤；RNA病毒中，某些灵长类动物和鼠类的逆转录病毒也可诱导CNS肿瘤。目前已确认的人类多数癌基因与动物肿瘤中分离出的这些逆转录病毒具有序列同源性，但脑肿瘤与感染病毒类型间仍缺乏一致性研究结果。

2. 约5%的病例存在遗传因素，脑肿瘤遗传易感性首先是通过对遗传性神经肿瘤综合征、家族聚集发病的脑肿瘤、染色体异常及连锁分析获知的，目前研究显示家族中存在脑肿瘤患者的人群患脑肿瘤的可能性增加。可伴发脑肿瘤的遗传性神经肿瘤综合征包括神经纤维瘤病Ⅰ型和Ⅱ型、结节性硬化、Li-Fraumeni综合征、Cowden综合征、Von Hippel-Lindau病、Turcot综合征、Gorlin综合征以及横纹肌样肿瘤易感综合征等。目前所知与脑肿瘤发病有关的高外显率分子遗传学异常包括上述遗传性神经肿瘤综合征的责任基因，如NF1基因、p53基因、MMR基因及APC基因突变等，但这些高外显率种系突变实际上仅约占脑肿瘤发病风险的5%。高通量全基因组分析提示，许多核苷酸多态性为脑肿瘤发病的低危险因素，这些基因多态性涉及DNA损伤修复、细胞周期、代谢及炎症等多种信号通路，其中DNA修复和炎症信号通路，尤其DNA双链修复通路可能对胶质瘤发生起重要作用。分子流行病学研究显示，发生脑肿瘤的起始遗传学事件为DNA损伤修复与凋亡基因突变，随后细胞周期调控及血管形成基因发生体细胞突变；多发肿瘤家族史患者及早发脑肿瘤患儿一般经历这类肿瘤转化过程，但大多数脑肿瘤发病是未知的体细胞突变，环境暴露因素与遗传易感性间相互作用导致DNA损伤累积和肿瘤转化。目前环境暴露因素与遗传易感性之间的剂量及生物效应关系还无法准确估算，环境暴露的不均一性和遗传易感性与肿瘤发生类型的对应关系也有待研究，有助于认识种系基因多态性及其功能。

【病理生理】

脑肿瘤形成的颅腔内占位性病变可产生两组症状：颅内压增高及肿瘤压迫、浸润脑组织。颅内压（ICP）增高是肿瘤在颅腔内体积增加引起颅内容积代偿失调，瘤周脑组织水肿和肿胀，造成脑室受压、梗阻及脑脊液回流障碍引起脑积水等。

1. 脑肿瘤伴脑水肿程度因肿瘤性质而异，恶性胶质瘤和转移癌伴严重脑水肿，包括血管源性、细胞毒性及间

质性脑水肿,以血管源性脑水肿为主。由于微循环障碍和毛细血管通透性增加,使血浆中液体外溢,积聚于细胞外和组织间隙,脑体积局部或普遍增大,脑重量增加,脑沟变浅,脑回增宽,侧脑室受压变窄,组织学可见神经元局部缺血变性,细胞周围间隙和小血管周围 Virchow-Robin 间隙明显增宽,内有粉染的水肿液,白质疏松呈海绵样改变。

2. 颅内压增高引起脑组织移位和脑疝形成,临床根据脑疝发生部位及疝出组织,分为海马钩回疝、小脑扁桃体疝、扣带回疝和脑干轴向下移位等。

(1) 海马钩回疝:也称为小脑幕切迹疝,通常见于幕上肿瘤,小脑幕切迹与中脑间由脑池环绕,包括四叠体池(Galen 池或大脑大静脉池)、环池及脚间池(基底池)等,脑组织疝出方式包括前疝、后疝、联合疝和环形疝。①前疝(钩回疝):颞叶钩回自脚间池与环池前部疝出,压迫同侧大脑后动脉,压迫或牵扯动眼神经,导致病侧瞳孔散大,光反应消失,疝出脑组织压迫同侧大脑脚,导致对侧肢体轻偏瘫及锥体束征,压迫脑干及影响上行网状激活系统出现意识障碍,中脑受压可见去大脑强直,呼吸紊乱或停止。②后疝(海马回疝):颞叶内侧海马回自四叠体池与环池后部疝出,四叠体上丘受累导致双眼上视不能,引起一侧或两侧大脑后动脉受压,引起枕叶皮质缺血和出血性梗死,导致同向性偏盲。③联合疝为前疝与后疝同时出现,双侧联合疝称为环形疝。

(2) 小脑扁桃体疝:也称为枕骨大孔疝,是小脑扁桃体突入枕骨大孔内,阻塞小脑延髓池,压迫脑干轴向下移的延髓。常见于幕下肿瘤,或为幕上肿瘤引起海马钩回疝继发。急性病例可突发中枢性呼吸衰竭,呼吸停止;慢性病例出现上颈段颈神经受压,导致颈活动受限或强迫头位。

(3) 扣带回疝:也称为大脑镰下疝,是一侧大脑半球占位病变使扣带回从大脑镰下间隙疝入对侧,胼胝体受压向下移位。严重病例因一侧或两侧大脑前动脉胼周动脉受压和供血障碍,发生脑缺血和梗死,引起一侧或两侧下肢轻瘫。

(4) 脑干轴向下移位:是幕上广泛脑水肿或伴 ICP 增高,脑干纵向下移。因基底动脉相对固定,脑干轴向下移时基底动脉旁中央穿支受牵拉,可引起脑干缺血和出血。脑干出血常见于中脑和脑桥上部,可呈小灶状或大块出血,出血灶多位于脑干中央及前后径区,常因网状结构破坏出现意识障碍或昏迷。ICP 增高可继发肺水肿,病情严重或长期昏迷病例可伴胃及十二指肠黏膜糜烂和溃疡。

二、神经系统肿瘤分类

神经系统肿瘤的系统分类是 1929 年由 Bailey 和 Cushing 首次提出。该分类基于胚胎残留学说,把肿瘤细胞的形态与胚胎各期未成熟细胞及成熟正常细胞比较,解释其组织发生并提出相应的命名。以星形细胞肿瘤为例,在其发展的序列中原始者包括髓上皮瘤和神经上皮瘤,幼稚者为多形性胶质母细胞瘤,较幼稚者为星形母细胞瘤,分化成熟者有纤维性星形细胞瘤及原浆性星形细胞瘤。Bailey-Cushing 分类为现代神经系统肿瘤分类奠定了基础,曾被广泛应用,但从肿瘤发生学看,胚胎源学说难免失当。

Kernohan 等(1949)参照 Broders(1922)对鳞癌分级的模式,将胶质瘤按肿瘤细胞分化程度不同分成四级。该胶质瘤分级以简化见长,曾为许多神经外科和病理医师采用。星形细胞瘤分化不良程度与患者术后生存期有直接联系,对预后判断有帮助;但分级标准有较大的主观臆断成分,是不足之处。

Russell 和 Rubinstein 分类(1977)与 Bailey-Cushing 分类基本一致。他们对星形细胞瘤作了详细描述,除了纤维型、原浆型两个亚型,增加了毛细胞型、肥大细胞型及间变型星形细胞瘤,毛细胞型星形细胞瘤又分成年型和幼年型;他们将视网膜、视神经、神经垂体、松果体及脉络丛等部位的神经上皮源性肿瘤,划入"特殊化组织"肿瘤组,有利于加深理解该组肿瘤的特殊性。

【WHO 中枢神经系统肿瘤分类】

1970 年 WHO 开始对中枢神经系统肿瘤进行国际分类,1979 年首次推出《中枢神经系统肿瘤的组织学分型》;1993 年、2000 年和 2007 年经过 3 次修订。2016 年的《WHO 中枢神经系统肿瘤分类》相对于 2007 版分类是概念和实践上的双重改进。新分类首次在常规组织学病理特征的基础上增加分子分型来对 CNS 肿瘤进行定义,从而提出了在分子病理时代对 CNS 肿瘤进行分类、诊断的新概念。

1. WHO 中枢神经系统肿瘤分类变化　2016 CNS WHO 肿瘤分类较 2007 版有了根本性的更新(表 3-6-1),最主要的变化包括:①确立在分子病理时代诊断 CNS 肿瘤的新概念;②弥漫性胶质瘤重新分类,分子病理和组织病理一体化诊断(图 3-6-1);③髓母细胞瘤在组织学基础上,整合分子病理及临床相关特征进行综合诊断;④其他胚胎性肿瘤大范围重新分类,整合入分子病理进行诊断,并删除了"原始神经外胚层肿瘤"的术语。

新的分类方法最鲜明的特点是对部分肿瘤如弥漫性星形细胞瘤和髓母细胞瘤提出了分层诊断的概念,包括:层次 1,组织分类;层次 2,WHO 分级;层次 3,分子病理;层次 4,整合诊断。例如:弥漫性星形细胞瘤,IDH 突变型,WHO Ⅱ级,诊断描述为组织学,分子病理,WHO 分级整合诊断。

表 3-6-1　WHO 中枢神经系统肿瘤的分类（2016）

肿瘤分类	肿瘤形态学编码 ICD-O	WHO 分级
diffuse astrocytic and oligodendroglial tumours 弥漫性星形细胞和少突胶质细胞瘤		
diffuse astrocytoma, IDH-mutant 弥漫性星形细胞瘤, IDH 突变型	9400/3	II
gemistocytic astrocytoma, IDH-mutant 肥胖型星形细胞瘤, IDH 突变型	9411/3	II
diffuse astrocytoma, IDH-wildtype 弥漫性星形细胞瘤, IDH 野生型	9400/3	II
diffuse astrocytoma, NOS 弥漫性星形细胞瘤, NOS	9400/3	II
anaplastic astrocytoma, IDH-mutant 间变性星形细胞瘤, IDH 突变型	9401/3	III
anaplastic astrocytoma, IDH-wildtype 间变性星形细胞瘤, IDH 野生型	9401/3	III
anaplastic astrocytoma, NOS 间变性星形细胞瘤, NOS	9401/3	III
glioblastoma, IDH-wildtype 胶质母细胞瘤, IDH 野生型	9440/3	IV
giant cell glioblastoma 巨细胞型胶质母细胞瘤	9441/3	IV
gliosarcoma 胶质肉瘤	9442/3	IV
epithelioid glioblastoma 上皮样胶质母细胞瘤	9440/3	IV
glioblastoma, IDH-mutant 胶质母细胞瘤, IDH 突变型	9445/3*	IV
glioblastoma, NOS 胶质母细胞瘤, NOS	9440/3	IV
diffuse midline glioma, H3 K27M-mutant 弥漫性中线胶质瘤, H3 K27M 突变型	9385/3*	IV
oligodendroglioma, IDH-mutant and 1p/19q-codeleted 少突胶质细胞瘤, IDH 突变型和 1p/19q 联合缺失	9450/3	II
oligodendroglioma, NOS 少突胶质细胞瘤, NOS	9450/3	II
anaplastic oligodendroglioma, IDH-mutant and 1p/19q-codeleted 间变性少突胶质细胞瘤, IDH 突变型和 1p/19q 联合缺失	9451/3	III
anaplastic oligodendroglioma, NOS 间变性少突胶质细胞瘤, NOS	9451/3	III
oligoastrocytoma, NOS 少突星形细胞瘤, NOS	9382/3	II
anaplastic oligoastrocytoma, NOS 间变性少突星形细胞瘤, NOS	9382/3	III

肿瘤分类	肿瘤形态学编码 ICD-O	WHO 分级
other astrocytic tumours **其他星形细胞肿瘤**		
pilocytic astrocytoma 毛细胞型星形细胞瘤	9421/1	I
pilomyxoid astrocytoma 毛黏液样星形细胞瘤	9425/3	I
subependymal giant cell astrocytoma 室管膜下巨细胞星形细胞瘤	9384/1	I
pleomorphic xanthoastrocytoma 多形性黄色星形细胞瘤	9424/3	II
anaplastic pleomorphic xanthoastrocytoma 间变性多形性黄色星形细胞瘤	9424/3	III
ependymal tumours **室管膜肿瘤**		
subependymoma 室管膜下瘤	9383/1	I
myxopapillary ependymoma 黏液乳头型室管膜瘤	9394/1	I
ependymoma 室管膜瘤	9391/3	II
papillary ependymoma 乳头型室管膜瘤	9393/3	II
clear cell ependymoma 透明细胞型室管膜瘤	9391/3	II
tanycytic ependymoma 伸长细胞型室管膜瘤	9391/3	II
ependymoma, RELA fusion-positive 室管膜瘤, RELA 融合-阳性	9396/3*	II / III
anaplastic ependymoma 间变性室管膜瘤	9392/3	III
other gliomas **其他胶质瘤**		
chordoid glioma of the third ventricle 第三脑室脊索样胶质瘤	9444/1	II
angiocentric glioma 血管中心性胶质瘤	9431/1	I
astroblastoma 星形母细胞瘤	9340/3	
choroid plexus tumours **脉络丛肿瘤**		
choroid plexus papilloma 脉络丛乳头状瘤	9390/0	I
atypical choroid plexus papilloma 非典型性脉络丛乳头状瘤	9390/1	II
choroid plexus carcinoma 脉络丛癌	9390/3	III

肿瘤分类	肿瘤形态学编码 ICD-O	WHO 分级
neuronal and mixed neuronal-glial tumours **神经元和混合性神经元-胶质肿瘤**		
dysembryoplastic neuroepithelial tumour 胚胎发育不良性神经上皮肿瘤	9413/0	I
gangliocytoma 神经节细胞瘤	9492/0	I
ganglioglioma 神经节胶质瘤	9505/1	I
anaplastic ganglioglioma 间变性神经节胶质瘤	9505/3	III
dysplastic cerebellar gangliocytoma (Lhermitte-Duclos disease) 发育不良性小脑神经节细胞瘤 (Lhermitte-Duclos 病)	9493/0	I
desmoplastic infantile astrocytoma and ganglioglioma 婴儿多纤维性星形细胞瘤和神经节胶质瘤	9412/1	I
papillary glioneuronal tumour 乳头状胶质神经元肿瘤	9509/1	I
rosette-forming glioneuronal tumour 玫瑰花结样胶质神经元肿瘤	9509/1	I
diffuse leptomeningeal glioneuronal tumour central neurocytoma 弥漫性软脑膜胶质神经元肿瘤 中枢神经细胞瘤	9506/1	II
extraventricular neurocytoma 脑室外神经细胞瘤	9506/1	II
cerebellar liponeurocytoma 小脑脂肪神经细胞瘤	9506/1	II
paraganglioma 副神经节瘤	8693/1	I
tumours of the pineal region **松果体区肿瘤**		
pineocytoma 松果体细胞瘤	9361/1	I
pineal parenchymal tumour of intermediate differentiation 中度分化的松果体实质瘤	9362/3	II / III
pineoblastoma 松果体母细胞瘤	9362/3	IV
papillary tumour of the pineal region 松果体区乳头状瘤	9395/3	II / III
embryonal tumours **胚胎性肿瘤**		
medulloblastomas, genetically defined **髓母细胞瘤, 遗传学分类**		
medulloblastoma, WNT-activated 髓母细胞瘤, WNT 激活	9475/3*	IV
medulloblastoma. SHH-activated and TP53-mutant 髓母细胞瘤, SHH 激活伴 TP53 突变型	9476/3*	IV

肿瘤分类	肿瘤形态学编码 ICD-O	WHO 分级
medulloblastoma. SHH-activated and TP53-wildtype 髓母细胞瘤,SHH 激活伴 TP53 野生型	9471/3	IV

medulloblastoma,non -WNT/non-SHH
   medulloblastoma,group 3
   medulloblastoma,group 4
髓母细胞瘤,非 WNT/非 SHH
   髓母细胞瘤,group 3
   髓母细胞瘤,group 4
	9477/3*	IV

medulloblastomas,histologically defined 髓母细胞瘤,组织学分类		
medulloblastoma,classic 髓母细胞瘤,经典型	9470/3	IV
medulloblastoma,desmoplastic/nodular 髓母细胞瘤,多纤维性/结节增生	9471/3	IV
medulloblastoma with extensive nodularity 髓母细胞瘤伴广泛小结节型	9471/3	IV
medulloblastoma,large cell /anaplastic 髓母细胞瘤,大细胞型/间变型	9474/3	IV
medulloblastoma,NOS 髓母细胞瘤,NOS	9470/3	IV
embryonal tumour with multilayered rosettes,C19MC-altered 胚胎性肿瘤伴多层菊花团,C19MC 变异	9478/3*	IV
embryonal tumour with multilayered rosettes,NOS *胚胎性肿瘤伴多层菊花团,NOS*	9478/3	IV
medulloepithelioma 髓上皮瘤	9501/3	IV
CNS neuroblastoma 中枢神经系统神经母细胞瘤	9500/3	IV
CNS ganglioneuroblastoma 中枢神经系统节细胞神经母细胞瘤	9490/3	IV
CNS embryonal tumour,NOS 中枢神经系统胚胎性肿瘤,NOS	9473/3	IV
atypical teratoid/rhabdoid tumour 非典型畸胎样/横纹肌样肿瘤	9508/3	IV
CNS embryonal tumour with rhabdoid features *中枢神经系统胚胎性肿瘤伴横纹肌样特征*	9508/3	IV
tumours of the cranial and paraspinal nerves 脑神经和椎旁神经肿瘤		
Schwannoma 施万细胞瘤	9560/0	I
cellular schwannoma 细胞型施万细胞瘤	9560/0	I
plexiform schwannoma 丛状型施万细胞瘤	9560/0	I

续表

肿瘤分类	肿瘤形态学编码 ICD-O	WHO 分级
melanotic schwannoma 黑色素型施万细胞瘤	9560/1	I
neurofibroma 神经纤维瘤	9540/0	I
atypical neurofibroma 非典型神经纤维瘤	9540/0	I
plexiform neurofibroma 丛状型神经纤维瘤	9550/0	I
perineurioma 神经束膜瘤	9571/0	I
hybrid nerve sheath tumours 混合性神经鞘肿瘤	9540/3	II / III / IV
malignant peripheral nerve sheath tumour 恶性周围神经鞘瘤 (MPNST)	9540/3	II / III / IV
epithelioid MPNST 上皮样恶性周围神经鞘瘤	9540/3	II / III / IV
MPNST with perineurial differentiation 恶性周围神经鞘瘤伴神经束膜分化	9540/3	II / III / IV
meningiomas **脑膜瘤**		
meningioma 脑膜瘤	9530/0	I
meningothelial meningioma 脑膜上皮型脑膜瘤	9531/0	I
fibrous meningioma 纤维型脑膜瘤	9532/0	I
transitional meningioma 过渡型脑膜瘤	9537/0	I
psammomatous meningioma 砂粒型脑膜瘤	9533/0	I
angiomatous meningioma 血管瘤型脑膜瘤	9534/0	I
microcystic meningioma 微囊型脑膜瘤	9530/0	I
secretory meningioma 分泌型脑膜瘤	9530/0	I
lymphoplasmacyte-rich meningioma 淋巴细胞丰富型脑膜瘤	9530/0	I
metaplastic meningioma 化生型脑膜瘤	9530/0	I

肿瘤分类	肿瘤形态学编码 ICD-O	WHO 分级
chordoid meningioma 脊索样型脑膜瘤	9538/1	II
clear cell meningioma 透明细胞型脑膜瘤	9538/1	II
atypical meningioma 非典型性脑膜瘤	9539/1	II
papillary meningioma 乳头型脑膜瘤	9538/3	III
rhabdoid meningioma 横纹肌样型脑膜瘤	9538/3	III
anaplastic (malignant) meningioma 间变性（恶性）脑膜瘤	9530/3	III
mesenchymal , non-meningothelial tumours **间叶，非脑膜上皮性肿瘤**		
solitary fibrous tumour /haemangiopericytoma * * 孤立性纤维性肿瘤/血管外皮细胞瘤 * *		
Grade 1 1 级	8815/0	I
Grade 2 2 级	8815/1	II
Grade 3 3 级	8815/3	III
hemangioblastoma 血管母细胞瘤	9161/1	I
haemangioma 血管瘤	9120/0	I
epithelioid haemangioendothelioma 上皮样血管内皮细胞瘤	9133/3	II
angiosarcoma 血管肉瘤	9120/3	IV
Kaposi sarcoma 卡波西肉瘤	9140/3	IV
Ewing sarcoma/PNET 尤文氏肉瘤/原始神经外胚层肿瘤	9364/3	
lipoma 脂肪瘤	8850/0	I
angiolipoma 血管脂肪瘤	8861/0	I
hibernoma 蛰伏脂瘤	8880/0	I
liposarcoma 脂肪肉瘤	8850/3	IV
desmoid-type fibromatosis 硬纤维型纤维瘤病	8821/1	

肿瘤分类	肿瘤形态学编码 ICD-O	WHO 分级
myofibroblastoma 肌纤维母细胞瘤	8825/0	
inflammatory myofibroblastic tumour 炎症性肌纤维母细胞瘤	8825/1	
benign fibrous histiocytoma 良性纤维组织细胞瘤	8830/0	I
fibrosarcoma 纤维肉瘤	8810/3	IV.
undifferentiated pleomorphic sarcoma/ malignant fibrous histio-cytoma 未分化多形性肉瘤/恶性纤维组织细胞瘤	8802/3	IV
leiomyoma 平滑肌瘤	8890/0	I
leiomyosarcoma 平滑肌肉瘤	8890/3	IV.
rhabdomyoma 横纹肌瘤	8900/0	I
rhabdomyosarcoma 横纹肌肉瘤	8900/3	IV
chondroma 软骨瘤	9220/0	I
chondrosarcoma 软骨肉瘤	9220/3	IV
osteoma 骨瘤	9180/0	I
osteochondroma 骨软骨瘤	9210/0	I
osteosarcoma 骨肉瘤	9180/3	IV
melanocytic tumours **黑色素细胞肿瘤**		
meningeal melanocytosis 脑膜黑色素细胞增生症	8728/0	
meningeal melanocytoma 脑膜黑色素细胞瘤	8728/1	
meningeal melanoma 脑膜黑色素瘤	8720/3	
meningeal melanomatosis 脑膜黑色素瘤病	8728/3	
lymphomas **淋巴瘤**		
diffuse large B-cell lymphoma of the CNS 中枢神经系统弥漫大 B 细胞淋巴瘤	9680/3	

肿瘤分类	肿瘤形态学编码 ICD-O	WHO 分级

immunodeficiency-associated CNS lymphomas
  AIDS-related diffuse large B-cell lymphoma
  EBV-positive diffuse large B-cell lymphoma, NOS
  lymphomatoid granulomatosis
免疫缺陷相关的中枢神经系统淋巴瘤
  AIDS 相关弥漫大 B 细胞淋巴瘤
  EB 病毒阳性弥漫大 B 细胞淋巴瘤, NOS
  淋巴瘤样肉芽肿病
	9766/1	

intravascular large B-cell lymphoma 血管内大 B 细胞淋巴瘤	9712/3	
LOW-grade B-cell lymphomas of the CNS T-cell and NK/T-cell lymphomas of the CNS anaplastic large cell lymphoma, ALK-positive 中枢神经系统低级别 B 细胞淋巴瘤 中枢神经系统 T 细胞及 NK/T 细胞淋巴瘤 间变性大细胞淋巴瘤, ALK 阳性	9714/3	
anaplastic large cell lymphoma, ALK-negative 间变性大细胞淋巴瘤, ALK 阴性	9702 /3	
MALT lymphoma of the dura 硬脑膜黏膜相关淋巴组织淋巴瘤	9699/3	
histiocytic tumours 组织细胞肿瘤		
Langerhans cell histiocytosis 朗格汉斯细胞组织细胞增生症	9751/3	
Erdheim-Chester disease 脂质肉芽肿病	9750/1	
Rosai-Dorfman disease juvenile xanthogranuloma histiocytic sarcoma 罗-道病 青少年黄肉芽肿 组织细胞肉瘤	9755/3	
germ cell tumours 生殖细胞肿瘤		
germinoma 生殖细胞瘤	9064/3	
embryonal carcinoma 胚胎性癌	9070/3	
Yolk sac tumour 卵黄囊肿瘤	9071/3	
choriocarcinoma 绒毛膜癌	9100/3	
teratoma 畸胎瘤	9080/1	
mature teratoma 成熟型畸胎瘤	9080/0	

肿瘤分类	肿瘤形态学编码 ICD-O	WHO 分级
immature teratoma 未成熟型畸胎瘤	9080/3	
teratoma with malignant transformation 畸胎瘤恶变	9084/3	
mixed germ cell tumour 混合性生殖细胞瘤	9085/3	
tumours of the sellar region **鞍区肿瘤**		
craniopharyngioma 颅咽管瘤	9350/1	I
adamantinomatous craniopharyngioma 釉质型颅咽管瘤	9351/1	I
papillary craniopharyngioma 乳头型颅咽管瘤	9352/1	I
granular cell tumour of the sellar region 鞍区颗粒细胞肿瘤	9582/0	I
pituicytoma 垂体细胞瘤	9432/1	I
spindle cell oncocytoma 梭形细胞嗜酸细胞瘤	8290/0	I
metastatic tumours **转移瘤**		

注:形态学编码依据肿瘤学疾病国际分类(ICD-O)(742A)。

/0 为良性肿瘤;/1 为非特定性,交界性或行为不确定的病变;/2 为原位癌和等级Ⅲ级上皮内瘤样病变;/3 为恶性肿瘤。* 表示国际癌症研究机构/世界卫生组织(IARC/WHO)委员会批准的新增疾病的 ICD-O 编码。斜体表示暂定的肿瘤类型。** 分级依据 2013 年 WHO 软组织和骨肿瘤分类标准。

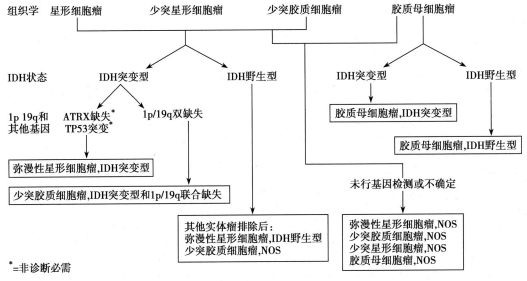

图 3-6-1　基于组织学和遗传学特征弥漫性胶质瘤的分类简化算法

2016 CNS WHO 肿瘤分类整合组织学特征和分子分型的诊断方法增加了 CNS 肿瘤诊断的客观性，更贴合患者预后和有助于治疗效果的改善，但同时也产生了不能被归为其中任何一种具体诊断的分类。一个典型的例子就是有关少突星形细胞瘤的诊断。几乎所有组织学特征表明星形细胞和少突胶质成分的肿瘤都可以通过基因检测分为弥漫性星形细胞瘤（IDH 突变、ATRX 缺失、TP53 阳性）或少突胶质细胞瘤（IDH 突变、1p/19q 双缺失）。因此，WHO Ⅱ级少突星形细胞瘤和Ⅲ级间变性少突星形细胞瘤的诊断被指定为 NOS（the not otherwise specified，NOS），这表明它们只在缺乏适当诊断性分子检测的情况下进行诊断描述。

2. 命名法　整合组织学和分子病理的诊断需要尽可能使用标准化的诊断术语。总的来说，2016 CNS WHO 标准参照血液/淋巴系统诊断体系。CNS 诊断包含组织病理学与分子病理信息，如：弥漫性星形细胞瘤，IDH 突变和髓母细胞瘤，WNT 激活型。具有超过一个表型者，在名称中加上表型：少突胶质细胞瘤，IDH 突变和 1p/19q 双缺失。如果肿瘤缺乏基因突变，则描述为野生型，如胶质母细胞瘤，IDH 野生型。但是，需要指出的是，缺乏突变检测应该被诊断为 NOS。一些特殊的基因型中，"阳性"表明这种分子表型存在，如室管膜瘤 RELA 融合阳性。

缺乏分子诊断被定义为 NOS。NOS 分类表明没有足够的证据分到其他特定的诊断。NOS 多数指肿瘤没有充分的检测相关基因指标，但是其他一些较少的情况也包括肿瘤经过检测，但是并没有发现诊断相关的基因指标。换句话说，NOS 并不是限定一个整体，而是指不能分类进入任何限定的肿瘤分类组中。因此，NOS 分类代表一类我们没有足够的病理学、基因学和临床特征的诊断，需要进一步的研究来细化其分类。

对于格式和字体。斜体字被用来指示基因符号（AT-RX），但是不包括基因家族（IDH，H3）。最后，WHO 分级用罗马字（Ⅰ、Ⅱ、Ⅲ、Ⅳ）而不是阿拉伯数字。

3. ICD-O 编码　肿瘤性疾病的国际分类（international classification of disease for oncology，ICD-O）建立于 30 多年前，目的是提高肿瘤登记的准确性和促进肿瘤的流行病学调查，是病理学家与肿瘤登记间必需的界面。ICD-O 组织学编码已被美国病理学家学会出版的系统化医学命名（systematized nomenclature of medicine，SNOMED）所采纳。编码中"……/0"代表良性肿瘤、"……/1"代表交界性或行为尚不确定的病变、"……/2"代表原位肿瘤、"……/3"代表恶性肿瘤。由于神经系统肿瘤生物学行为的特殊性，无法界定原位肿瘤，所以在 WHO 分类中，没有"……/2"的编码。在 2000 年神经系统肿瘤分类中 ICD-O 编码基础上，新版中枢神经系统肿瘤分类对新纳入的肿瘤和亚型进行了初步编码，并以斜体表示。

4. 中枢神经系统肿瘤的 WHO 组织学分级　组织学分级是预测肿瘤生物学行为的一种手段，也是决定治疗选择的重要因素。WHO 分类中所注明的分级方案，是对各种 CNS 肿瘤恶性级别进行宽泛的分级，并非严格的组织学分级系统。CNS 肿瘤的 WHO 分级中，Ⅰ级为增殖能力低，手术可能治愈的肿瘤；Ⅱ级为浸润肿瘤，增殖活性虽低，但常复发，并具有进展为更高级别的恶性肿瘤倾向，如低级别弥漫性星形细胞瘤可以转化为间变性星形细胞瘤和胶质母细胞瘤，类似的转化也存在于少突胶质细胞瘤；Ⅲ级肿瘤具有恶性肿瘤的组织学证据，包括胞核间变、有丝分裂活跃，多数Ⅲ级肿瘤患者需接受辅助性放疗和/或化疗；Ⅳ级肿瘤具有恶性细胞学表现，有丝分裂活跃，坏死倾向，肿瘤术前及术后进展快，致死性临床结局，如胶质母细胞瘤、多数胚胎性肿瘤及肉瘤，向周围组织广泛浸润和脑、脊髓播散是一些Ⅳ级肿瘤的特点。总体来说，WHO 分级（表 3-6-1）是预测患者治疗反应和临床结局的标准之一，还应综合参考临床特点（如年龄和神经功能状态）、肿瘤部位、影像学特点（如有无对比增强）、手术切除程度、增殖指数、遗传学改变。图 3-6-1 是基于组织学和遗传学特征弥漫性胶质瘤的分类简化算法。

三、临床表现和定位诊断

颅内肿瘤起病形式多样，可表现缓慢进行性神经功能障碍，如进行性视力障碍、各种感觉运动障碍等；亦可表现为突发的抽搐或进行性颅内压增高症状，较少见为卒中样发作，多由于肿瘤突然出血、坏死或囊性变所致。颅内肿瘤主要表现颅内压增高和局灶性症状两大类：

1. 颅内压增高症状

（1）头痛：为颅内肿瘤最常见的症状（32.2%～71%）。头痛多为紧张性头痛（77%），常因肿瘤占位效应引起的梗阻性脑积水，或因肿瘤相关的蛛网膜下或颅内出血引起的蛛网膜颗粒功能受阻所致的交通性脑积水，由此所产生的颅内压（ICP）增高，含有三叉神经感觉神经纤维分布的脑膜及血管成分受压扭曲所引起的疼痛反应。在 32% 患者中，脑肿瘤引起的紧张性头痛在前屈时加重，有 40% 患者伴有呕吐。次常见的为偏头痛（9%）。头痛多位于前额、颞及枕部，呈持续性并阵发加剧，清晨较明显，咳嗽、用力、喷嚏、俯身和低头可加剧；钝痛常发生于患有胶质母细胞瘤（GBM）患者中，脑膜瘤患者可有搏动性头痛。由于后颅窝空间狭小，幕下肿瘤较幕上肿瘤更容易导致梗阻性脑积水而引起头痛。某些部位的肿瘤可引起一些特征性的头痛,如:颅后窝肿瘤常引起枕颈部头痛,放射至眼眶部;中线部肿瘤早期发生梗阻性脑积水,头痛较早出现,伴强迫头位;婴幼儿可见颅缝分离、前囟膨隆及头皮静脉怒张等(表3-6-2)。

表3-6-2 颅内不同部位肿瘤所产生的特异性头痛综合征

肿瘤所在部位	头痛综合征
眶区	单侧眶上性钝性头痛,复视,上睑下垂,三叉神经眼支(V1)分布区(额顶部、上睑、鼻背皮肤、结膜等)感觉丧失
鞍旁	单侧额部头痛,V1分布区感觉丧失,复视,眼肌麻痹
枕髁	重度单侧枕部疼痛伴颈部屈曲及单侧舌麻痹
颈静脉孔	单边耳后疼痛,IX、XI脑神经麻痹,声音嘶哑,吞咽困难
半月神经节	额部、颌部、颊部三叉神经样疼痛,上颌支(V2)、下颌支(V3)分布区感觉异常

(2)呕吐:为喷射性,幕下肿瘤常见,出现较早,ICP增高刺激延髓呕吐中枢或前庭、迷走神经所致,吐后头痛可缓解,小儿颅后窝肿瘤频繁呕吐可为唯一症状。

(3)视乳头水肿:压迫视神经及眼静脉回流受阻所致,是ICP增高的客观体征,具有诊断意义;中线及幕下肿瘤出现较早,早期视野检查可有生理盲点扩大,ICP持续增高可继发视神经萎缩,视力进行性下降、视野向心性缩小甚至失明,幼儿发生视乳头水肿较少,恶性胶质瘤及转移瘤出现较早,发展较快且严重,可伴眼底出血。

(4)其他可见外展神经麻痹、复视、一过性黑矇、头晕、猝倒、精神症状、癫痫发作、颈强、角膜反射减弱、淡漠和意识模糊等。

(5)中重度急性ICP增高可引起生命体征变化,常见Cushing反应,表现呼吸及脉搏减慢,血压升高。ICP增高症状的进展速度及严重程度与肿瘤的部位、性质及患者年龄等有关。

2. 局灶性症状体征 主要取决于肿瘤部位,常见病程早期头痛、痫性发作等。Iversen等(1987)报告163例幕上肿瘤,主诉头痛占63%,首发症状占16%;胶质瘤和转移瘤发生头痛是脑膜瘤的2倍;癫痫发作见于约1/3脑肿瘤患者,原发性脑瘤患者癫痫发作的终生风险因年龄、肿瘤分级、位置和大小而异。恶性胶质瘤、原发性中枢神经系统淋巴瘤等高级别脑瘤术前癫痫发作的发生率较低,部分低级别脑瘤术前癫痫发作的发生率较高。发

生癫痫的概率从原发性淋巴瘤的10%到胚胎发育异常神经上皮肿瘤的100%不等。据报道,90%的低级别胶质瘤患者会发生癫痫。与皮质下区域相比,位于皮质区域的肿瘤患者更容易发生癫痫,分别为56%和15%。术前癫痫发生率高的胶质瘤位于额叶和颞叶岛区,可见局部运动性发作和Jackson癫痫。全面强直-阵挛发作是最常见的发作类型(~50%),其次是局灶运动发作(~25%)。多数患者癫痫发作为单次(42%)或低频率(18%),仅少部分患者癫痫发作为高频率(18%;>4/月)或癫痫持续状态(12%),通常发生于低级别胶质瘤患者中。然而,最近的研究表明,癫痫的发生可能更多地与肿瘤分子遗传标记有关,而不是肿瘤的分级或位置。具有异柠檬酸脱氢酶-1(IDH1)突变或p53过表达(>40%)的胶质瘤发作率较高。类似地,继发性胶质母细胞瘤由于IDH1突变而增加了癫痫发作的比率。影响术前癫痫发生的其他因素包括:病前癫痫、肿瘤复发、同步肿瘤治疗。脑肿瘤相关癫痫(BTRE)的发病机制尚不清楚,可能与局部炎症、缺氧缺血性损伤、代谢变化和血脑屏障(BBB)的破坏有关。周围皮质的结构扭曲、血管压迫、脑缺血或损伤性出血可致癫痫发生。瘤周微环境可通过多种途径引起癫痫:肿瘤可下调跨膜连接蛋白,如claudin-1、occludin、血管内皮生长因子(VEGF)和转化生长因子-β(TGF-β),血脑屏障的破坏可导致血管通透性增加。随后瘤周水肿加重,可导致肿瘤微环境发生改变,通过激活谷氨酸能神经元促进癫痫活动。肿瘤本身也可以直接促进癫痫发生,肿瘤体积超过它的血管供应,导致缺氧、组织坏死、异常的细胞外离子浓度和酸中毒,导致神经细胞的新陈代谢的改变,瘤周水肿的加重以及炎症介质的释放,促进癫痫发生见表3-6-3。

表3-6-3 肿瘤相关性癫痫发病率与预后

肿瘤类型	癫痫发作率/%	最佳治疗后癫痫治愈率[a]/%
胶质神经元肿瘤		
胚胎发育不良性神经上皮肿瘤	90~100	70~100
神经节胶质瘤	60~95	60~90
低级别胶质瘤		
星形细胞瘤	50~75	60~75
少突胶质细胞瘤	75~85	60~85
弥漫胶质性瘤	60~80	50~75
间变性胶质瘤	45~60	40~60
胶质母细胞瘤(GBM)	30~45	40~50
脑膜瘤	30~40	40~80
原发中枢神经系统淋巴瘤	10~15	
转移瘤	20~35	

注:[a] 肿瘤全切+抗癫痫药。

（1）幕上大脑半球肿瘤

1）额叶肿瘤：额叶前端肿瘤，即使优势半球也很少出现局灶症状，双侧病变表现淡漠、反应迟钝、欣快、无主动性，记忆力、注意力及理解力衰退，智力减退，不注意自身整洁，大小便常不自知，可有强握-摸索反射；累及额叶眼运动区出现双眼向对侧凝视麻痹，额叶后半部及运动前区肿瘤引起对侧上肢轻瘫、肌张力增高等，优势半球病变产生双上肢运动性失用，优势侧额下回后部肿瘤出现 Broca 失语，肿瘤邻近中央沟可见对侧偏瘫、腱反射亢进、肌张力增高及 Babinski 征等。额底部病变可引起嗅觉丧失及视力减退。

2）颞叶肿瘤：优势半球 Wernicke 区肿瘤发生 Wernicke 失语；颞叶钩回肿瘤可引起海马钩回发作，出现不自主咀嚼、吞咽，以嗅幻觉、味幻觉先兆开始，继而出现时间记忆改变的迷蒙样梦境状态，出现过去情景，对陌生环境熟悉感或对熟悉环境陌生感；以及精神运动性癫痫，表现自动症、记忆障碍及情感障碍；肿瘤影响 Wernicke 区及视辐射可出现感觉性失语及对侧同向性象限盲。

3）顶叶肿瘤：邻近中央沟肿瘤产生对侧肢体相应区域感觉缺失，以定位觉及辨别觉障碍为特征；主侧缘上回及角回病变引起失语、失用、失读、失写、失算、左右失定向等，非主侧病变出现体象障碍；须仔细观察和检查才能发现。

4）枕叶肿瘤：距状裂周围皮质视觉中枢（17区）肿瘤产生对侧同向性偏盲，18、19区受损可有幻视，如简单的形象、闪光或颜色，鞍旁肿瘤损害视束可有不完全同向性偏盲；优势侧病变可有视觉失认、失读及视物变形等。

5）岛叶肿瘤：主要表现内脏反应，如呃逆、恶心、腹部不适、流涎、胸闷及血管运动性反应等。

（2）幕上中线部肿瘤

1）胼胝体肿瘤：胼胝体前部肿瘤侵入额叶，可见进行性痴呆、失用症及人格改变等；中部肿瘤向两旁侵犯运动感觉皮质，出现轻偏瘫及感觉障碍，下肢重于上肢；后部肿瘤压迫四叠体出现类松果体瘤症状，如两侧瞳孔不等、光反应及调节反应消失、两眼上视不能（Parinaud 综合征）；中脑导水管堵塞出现脑积水及颅内压增高症状。

2）脑室肿瘤：主要表现脑积水及颅内压增高症状，第Ⅲ脑室肿瘤可见间断性 ICP 增高，特殊头位引起剧烈头痛、频繁呕吐、意识障碍等发作症状；肿瘤侵及第Ⅲ脑室底时可有嗜睡、尿崩、肥胖、生殖功能减退等，部分患者性早熟；侵及丘脑腹外侧部可有主观感觉障碍、轻偏瘫等。侧脑室肿瘤可见 ICP 增高，可见同向性偏盲或精神症状。

3）丘脑肿瘤：头痛、ICP 增高、淡漠、嗜睡、记忆衰退或痴呆，情绪不稳、易激动、迫害观念及谵妄等精神症状，

视幻觉、听幻觉等；累及丘脑腹外侧可有主观感觉障碍，部分患者全身性痫性发作，可出现典型丘脑性自发痛。

4）基底节肿瘤：可见主观感觉障碍，肌张力增高、震颤、舞动或手足徐动等，肿瘤侵及内囊附近出现对侧轻偏瘫及偏身感觉障碍；20% 的病例出现癫痫，常见失神发作，无定位意义；约 25% 的病例可见痴呆、记忆减退等。

5）鞍内及鞍上区肿瘤：肿瘤影响下丘脑，早期出现典型内分泌紊乱症状，女性停经、泌乳、不育及肥胖等，男性性功能减退、毛发脱落、皮下脂肪增多等，水电解质紊乱。生长激素分泌性腺瘤引起垂体功能亢进，表现巨人症或肢端肥大症；蝶鞍区肿瘤累及视神经和视交叉引起视力、视野改变。

6）松果体区肿瘤：压迫四叠体出现双眼上视不能（Parinaud 综合征），压迫小脑可有持物不稳、步态蹒跚、水平性眼震，压迫中脑可见肢体不全瘫痪及锥体束征；影响下丘脑出现尿崩症、嗜睡、肥胖、发育停顿，男性可见性早熟。

（3）幕下肿瘤：易引起脑脊液循环障碍，早期出现颅内压增高，多见于小儿，常有频繁呕吐和枕部头痛，囟门裂开，可无视乳头水肿；成人常见头痛、脑积水。

1）第Ⅳ脑室肿瘤：肿瘤早期呕吐可为唯一症状；如引起第Ⅳ脑室出口堵塞可见脑积水及颅内压增高。

2）脑干肿瘤：一侧脑干受损出现病侧脑神经与对侧肢体交叉性瘫，侵犯两侧脑干导致受损水平脑神经周围性瘫与病变以下脑神经中枢性瘫、四肢瘫及双侧感觉障碍等。①中脑肿瘤出现 Weber 综合征，病侧动眼神经瘫与对侧痉挛性瘫；顶盖部肿瘤可见粗大震颤及舞动动作，四叠体肿瘤引起 Parinaud 综合征。②脑桥肿瘤引起 Millard-Gubler 综合征，病侧周围性面瘫、外展神经麻痹、复视及对侧肢体瘫等。③延髓肿瘤以呕吐、呃逆、呛水及吞咽困难为突出症状，对侧偏瘫。

3）小脑肿瘤：①半球肿瘤可见颅内压增高，患侧肢体辨距不良，指鼻试验及跟膝胫试验不稳，语音不清及眼震，步履蹒跚，向患侧倾倒，肌张力明显减低。②小脑蚓部肿瘤步态不稳，逐渐发展为行走不能，站立向后倾倒，易引起第Ⅳ脑室阻塞，早期出现颅内压增高和脑积水症状。

4）桥脑小脑角肿瘤：可有患侧耳鸣、进行性听力减退以至耳聋、眩晕；患侧三叉神经受累及面瘫，眼震及共济失调；晚期可见声音嘶哑、饮水呛，以及颅内压增高症状。

5）鞍旁及斜坡肿瘤：早期典型症状是一侧Ⅵ及Ⅴ脑神经受损，患侧眼球内斜视、复视及面部感觉减退，以后出现颅内压增高症状及锥体束征。

6）枕大孔区病变：表现 Arnold-Chiari 畸形症状，引起第Ⅺ、Ⅻ对脑神经麻痹，向下注视可见快相垂直眼震。

（4）颅底综合征：见于颅底原发性肿瘤如脊索瘤、脑膜瘤及鼻咽部肿瘤，损害硬膜及三叉神经产生剧烈疼痛和各种组合的脑神经麻痹，如一侧脑神经受损的加赛综合征（Garcin syndrome），以及颅内压增高症状。

四、颅内肿瘤影像学诊断和应用

颅内肿瘤的主要检查方法有：X 线平片、CT、MRI、DSA 及神经核素检查，其中，CT 及 MRI 对诊断颅内肿瘤应用最广泛，最具有诊断价值。

1. 颅骨 X 线平片　可用于观察累及颅骨的病变，可间接显示因颅压增高而导致的颅骨改变，直接显示颅内异常钙化，根据松果体钙化及移位情况推断病变所在位置，显示骨质增生或破坏、观察内听道扩大、蝶鞍扩大及鞍底骨质变化。

2. 脑 CT 检查　可显示病变的部位、密度、大小、周围水肿、中线移位情况、脑室及脑沟受压变化，尤其对钙化、出血、脂肪及液体显示清楚，根据不同密度变化，定性准确，观察骨质增生及破坏显示清楚。CT 增强扫描可了解肿瘤的供血情况，血脑屏障的破坏，CTP 可观察到肿瘤及其周围结构的微循环状态，CTA 可显示肿瘤供血血管，观察有无早期静脉引流，可为诊断和鉴别诊断提供重要依据。

3. 脑 MRI 检查　是脑肿瘤的最重要的检查方法。其具有优良的软组织分辨率，可行矢状位、冠状位及轴位多方位扫描。其常规检查序列包括：T_1WI、T_2WI、Flair、SWI、MRA 及增强 T_1WI；功能检查序列包括：DWI、DTI、MRS、PWI、Bold；MRI 常规检查序列可提供解剖学诊断信息，包括肿瘤的直接征象及间接征象，对诊断和鉴别诊断提供重要的影像学信息。MRI 功能检查可提供肿瘤的病理生理学信息，对肿瘤细胞的周围间隙大小、脑白质纤维束的移位情况、细胞的代谢状态、肿瘤血供情况、微循环情况及毛细血管通透性、脑功能任务态及静息态的功能状态。根据肿瘤的解剖学及病理生理状态为患者提供诊断和鉴别诊断、术前评估及预后估计提供更加丰富的信息，结合多模态影像组学为脑肿瘤进一步精准治疗提供影像学证据。

4. 脑血管造影　不作为脑肿瘤的常规诊断手段，但可用于术前评估肿瘤与重要血管的解剖关系和肿瘤的血供，观察肿瘤血管循环快、慢状态，有无早期静脉引流等信息。选择性进行术前栓塞，或用于鉴别诊断所需。

5. 神经核素检查　PET 可在分子水平检测与识别在疾病状态下与新陈代谢有关的组织细胞内生理及生化改变，特异性示踪剂可先于 CT 和 MRI 解剖学图像改变之前诊断脑肿瘤，还可区分良恶性肿瘤、术后残余肿瘤/瘢痕、肿瘤复发/放射性坏死。SPECT 可根据脑肿瘤对示踪剂摄取情况判断脑肿瘤生长活跃性及恶性程度。对于转移性病变，可通过全身核素检查准确判断病灶累及的器官及病灶的多少，从而为治疗策略的制定提供可靠依据。

五、实验室检查

肿瘤的实验室检查包括酶学、免疫学及肿瘤标记物等。

1. 酶学检查　①乳酸脱氢酶（LDH）：原发性及复发性恶性胶质瘤 CSF-LDH 活性明显增高，可作为恶性胶质瘤诊断指标或良性胶质瘤复发及恶变的预测指标。②碱性磷酸酶（ALP）和 γ-谷氨酰转移酶（γ-GT）：胶质瘤患者血清中 ALP 和 γ-GT 活性增高，而在脑脊液中 ALP 和 γ-GT 活性下降，在复发性胶质瘤中 γ-GT 活性改变更为显著。③肌酸激酶（CK）：大多数胶质瘤，尤其星形细胞瘤和髓母细胞瘤 CSF-CK 活性增高，血清和 CSF-CK 活性同时下降应警惕胶质瘤复发。④超氧化物歧化酶（SOD）：脑肿瘤细胞恶性度愈高，SOD 降低愈明显。

2. 免疫学检查　①细胞免疫功能：胶质瘤患者外周血淋巴细胞对植物血凝素（PHA）刺激的增殖率明显降低，$CD2^+$、$CD3^+$ 及 $CD4^+$ 亚群比率明显下降，$CD4^+/CD8^+$ 比值下降，并且，$CD4^+/CD8^+$ 比值变化与胶质瘤恶性程度呈显著负相关。②血液和脑脊液囊虫免疫学试验：包括间接血凝法、酶联免疫吸附试验（ELISA）等，脑脊液阳性率高，可与颅内囊性肿瘤鉴别。

3. 肿瘤标记物检查　例如，生殖细胞瘤标记物胎盘碱性磷酸酶（PLAP）在 CSF 和血中均增加，随肿瘤增殖和缩小而变化（Uchida et al，1981）；中年女性患者血人绒毛膜促性腺素（HCG）浓度高于 CSF 中浓度提示绒毛膜上皮癌脑转移，但非绒毛膜上皮癌 HCG 也增高；肝癌时甲胎蛋白（AFP）增高，肝癌脑转移脑脊液浓度高于血浓度；癌胚抗原（CEA）是未成熟畸胎瘤标记物，CSF 和血 CEA 浓度增高提示颅内畸胎瘤含未成熟肠管组织，消化系统肿瘤如直肠癌等 CEA 增高，但肺炎时也可增高；CSF 和血中未成熟畸胎瘤标记物 CA19-9 及 CA125 增高见于畸胎瘤混有胰腺组织，胆囊炎和胰腺炎；CA19-9 增高见于表皮样囊肿（Takeshita et al，1993）。原发性脑肿瘤通常 CSF 肿瘤标记物浓度高，血中较低；转移性脑肿瘤血浓度高于 CSF。松果体细胞瘤褪黑激素可增高、不变或减少，CSF 水平高于血中；感觉神经元神经母细胞瘤香草扁桃酸（VMA），存在于脑脊液、血液和尿液中；儿茶酚胺是肾上腺髓质神经节细胞瘤（paraganglioma）或嗜铬细胞瘤的标记物；CEA 是分泌型脑膜瘤（secretory type meningioma）的标记物。

4. 激素检查　有些颅内肿瘤具有分泌功能,会分泌特定激素,导致血清内激素水平增高,临床上以垂体腺瘤所致相关激素异常分泌为主。主要为:①泌乳素(PRL):很多病理和生理过程都可以导致泌乳素水平升高,所以泌乳素腺瘤的诊断要排除其他可致泌乳素升高的诱因。一般当血中 PRL 水平大于正常参考范围高值 3 倍(约 75ng/ml)时高度怀疑泌乳素腺瘤,当 PRL>200ng/ml 时,泌乳素腺瘤诊断可确定。诊断时要综合考虑术前影像和临床症状。②生长激素:生长激素腺瘤血液中 GH 水平增高,且常伴有面容改变和肢端肥大,青春期前发病者表现为巨人症。③垂体其他激素:其他类型功能性垂体腺瘤,如 ACTH 腺瘤、TSH 腺瘤,不能依靠单一激素进行诊断,需综合考虑。人绒毛膜促性腺激素(HCG)通常见于妊娠妇女。如果非妊娠妇女血清中 HCG 增高,在除外生殖腺肿瘤情况下,应考虑颅内绒毛膜上皮癌或生殖细胞肿瘤。

5. 腰椎穿刺及脑脊液检查　一般只用于鉴别诊断的目的,对颅内压增高及颅后窝肿瘤患者须慎重。髓母细胞瘤和原始神经外胚层肿瘤(PNET)易发生脑脊液播散和脑膜播散,脑脊液检查对肿瘤分级和评价有重要意义。β-葡萄糖苷酶、β-微球蛋白和乳酸脱氢酶同工酶 V(LDH)等在淋巴瘤和白血病的脑膜和脑脊液播散转移中有诊断意义。最近研究发现脑脊液 VEGF 和基质细胞衍生因子-1(stromal cell-derived factor 1,SDF-1)等是与肿瘤归巢和新生血管生成相关的标志物,浓度增高对诊断继发脑肿瘤有意义。

脑脊液中 24 脱氢胆固醇(desmosterol DS)的浓度具有诊断意义,在胶质母细胞瘤及少突胶质瘤中它的含量增多,DS 是合成胆固醇的前身,给患者连续口服 triparanol 5 天以抑制胆固醇的合成,然后做腰穿测定脑脊液(CSF)中 DS 量,如含量超过 0.1mg 即有诊断上的意义,准确率达 75%。

六、脑电图检查

脑电活动是由神经元胞体及其树突突触后电位同步综合而成,在头皮上或皮质表面放大记录到的生物电活动。脑电图可帮助诊断脑功能异常状态,包括颅内肿瘤,Beger 早在 1930 年首先提出脑肿瘤患者脑电图可见慢波,1936 年 Walter 等也证明这一结论,使 ECG 在当时成为大脑半球肿瘤的主要工具。1951 年 Schwaf 等报告2 000 例证实脑肿瘤患者 EEG 异常率为 85%,定位准确率 73%。1972 年 Decker 等报告 149 例证实幕上肿瘤定位准确率为 85%~92%。多数脑肿瘤病灶所在的位置不能产生异常点活动,呈"电沉寂"状态(electrically silent),

而产生异常点电活动的区域主要是肿瘤周围的脑实质,所以在使用 EEG 进行肿瘤定位时要注意肿瘤与脑电异常活动区相对关系。由于约半数脑肿瘤患者会出现的癫痫症状,因此 EEG 在脑肿瘤的术前评估及癫痫与脑功能评估中具有一定价值。

脑肿瘤患者脑电图改变通常包括:

1. 生理波的病理改变　包括正常波如 α 波、快波及睡眠波等,脑肿瘤侧或肿瘤部位频率减少或波幅降低,统称懒波。常见:①α 波频率变慢,节律变为 8c/s,出现 6~7c/s θ 波,见于颅内压增高患者;半球肿瘤常见 α 波频率不对称,对称部位 α 波频率差异 1 次/s 以上,频率慢侧为异常,见于大脑浅层肿瘤。②背景脑电图 α 波数目减少,波幅较健侧降低一半有病理意义,多见于脑后部肿瘤和大脑浅层生长较快的浸润性肿瘤。③α 波幅普遍升高,调幅变少,一侧 α 波增强见于生长较慢的半球肿瘤,常伴周期延长及反应消失,有定侧意义。④α 波阻断现象减弱或消失,对闪光刺激节律同步化消失,常见于顶枕部肿瘤,可作为定位指标。⑤浅层肿瘤周围常有 14~30c/s 快波减弱或消失,脑深部脑膜瘤或结核瘤有时在病侧显示弓状波或快波增强。⑥睡眠纺锤波消失或减弱。

2. 出现慢波(δ 波、θ 波)和棘波　δ 波在脑肿瘤最常见,肿瘤附近的 δ 波较传播性 δ 波的波幅大、周期长、波形不规则;恶性肿瘤以 δ 波为主,良性肿瘤以 θ 波为主,肿瘤周围脑组织可见:①电沉默现象:多见于大脑表浅恶性胶质瘤、大脑凸面脑膜瘤。②多形性 δ 波:肿瘤破坏周围皮质引起脑软化和水肿,皮质显示多形 0.5~2.5c/s δ波,波幅 100~150μV,小儿可达 500μV,波形很不一致,浅层肿瘤为连续波,深部肿瘤为阵发波,浸润型胶质瘤生长愈快,δ 波幅愈低,周期愈长,波形越平坦和越不整齐 δ 波可能为肿瘤。③混合性 δ 波:通常离肿瘤较远,多见于深部肿瘤如蝶骨嵴脑膜瘤、嗅沟脑膜瘤等。④局限性 θ波:频率 4~7c/s,波幅 50~100μV,多出现于界限清、生长较慢肿瘤如脑膜瘤、结核瘤等。⑤单一节律 δ 波:多以暴发形式出现规则的短暂连续性 δ 波,频率 1~3c/s,波幅 200~300μV,波形整齐,好发于额枕部。⑥单一节律 θ波:两侧同步节律性阵发 θ 波(4~7c/s)主要见于额、颞部,有时节律不整成为不规则阵发性 θ 波。⑦棘波及锐波:肿瘤棘波、锐波或棘慢波、锐慢波常局限于大脑某部或广泛出现,肿瘤性棘波较非肿瘤性棘波周期长,成锐波较多,棘波常重叠在 θ 波或 δ 波上;棘波多见于脑膜瘤、星形细胞瘤、结核瘤和少突胶质细胞瘤,脑膜瘤棘波多出现在肿瘤附近,胶质瘤棘波常出现在远隔部位。

3. 不同部位脑肿瘤 EEG 特点

(1) 额叶肿瘤常见局限性 δ 波,一侧或双侧单一节律性 δ 波占 40%,特别是额叶内侧面或基底部肿瘤,1/3

病例背景 α 波正常,肿瘤愈靠前 α 波异常愈不明显。

（2）颞叶肿瘤局限性 δ 波多达 90% 以上,δ 波频率较慢,范围较广,多形 δ 性波局限于颞前导联。

（3）顶叶肿瘤局限性 δ、θ 波出现范围广,慢波以病侧顶部为主,扩散到颞、额后、顶下及枕等部位,顶部大脑镰旁肿瘤慢波出现范围更广。

（4）枕叶肿瘤多见顶枕部或颞枕部局限性慢波,半数病侧枕部 α 波明显抑制。

（5）大脑深部肿瘤如距脑表面>3cm,头皮通常不易记录到多形性 δ 波,常记录到混合性 δ 波;6~7cm 深处肿瘤不易记录到局限性异常波。

（6）侧脑室肿瘤早期不显示局限性异常,肿瘤较大侵犯半球时出现局限性慢波。第Ⅲ脑室肿瘤出现非对称性,左右交替性单一节律性 δ 波,有时出现 6c/s 和 14c/s 棘波。

（7）胼胝体及透明隔肿瘤 EEG 显示广泛散在性 θ 波背景上,两侧同步的阵发性慢波,双额或双额颞为著。

（8）颅后窝肿瘤出现两侧同步的 2~3c/s 单一节律 δ 波,暴发性或连续出现,患儿可见锐慢波综合,多见于大脑后部,成人多见于大脑前部。

4. 脑肿瘤治疗后的 EEG 改变

（1）颅脑肿瘤手术后短期内 EEG 上广泛性慢波增多,提示有脑卒中的病理性改变。但是在深部肿瘤切除过程中,额叶颞叶部分切除也会导致慢波增多。大多数患者术后 EEG 异常逐渐减少,趋于稳定,但是很少会完全消失。如异常 EEG 在稳定后再次明显增多,提示有肿瘤复发可能。

（2）中枢神经系统放疗和化疗后改变:化疗或放疗对脑肿瘤治疗有效时,异常 EEG 减少。但是成人脑肿瘤接受放射治疗后出现迟发性放射性坏死,可出现异常 EEG,甚至出现癫痫发作。一些化疗药物（如甲氨蝶呤）也可诱发 EEG 出现异常表现。因此,在脑肿瘤术后治疗过程中 EEG 出现新的局灶性慢波或周期性放电模式,均提示病情有改变。

七、诊断和鉴别诊断

1. 肿瘤的诊断　依据详细的病史及可靠的查体发现,以神经解剖、神经生理和各种疾病发展规律的诊断学知识为基础,进行客观的综合分析,可以对是否患有颅脑肿瘤作出初步判断;根据病史和神经系统检查的提示进一步选择辅助检查手段;全面分析所获得的临床资料,仔细研究肿瘤的部位、性质、大小、发展方向及对周围结构的累及程度,作出肿瘤的定位与定性诊断以及鉴别诊断,以便选择和制定治疗措施。

2. 鉴别诊断

（1）颅内炎症:如脑膜炎、蛛网膜炎和脑脓肿等一般表现急性或亚急性发病、脑膜刺激征及全身症状,早期视乳头水肿少见或轻微,脑脊液检查呈炎性表现或可检出病原菌。蛛网膜炎及脑膜炎慢性期因颅底广泛粘连,虽有神经体征,但影像检查无占位病变;脑脓肿在急性脑炎期影像学表现类似低级别星形细胞瘤,在脑脓肿形成期表现类似高级别星形细胞瘤,但急性脑炎期病灶常出现片状或脑回样强化,病变常不局限于白质;脓肿形成期环形强化一般较规则,壁薄且均匀,无壁结节;脑脓肿患者可见血沉加快和 C 反应蛋白增加,但为非特异性。

（2）慢性硬脑膜下血肿:一般见于有头外伤史的老年人,但有时外伤轻微不能追忆。临床可表现类似老年性痴呆的精神症状、颅内压增高表现或意识障碍,局灶体征常以一侧肢体力弱为主,CT 检查可确诊。

（3）脑囊虫病:多见于我国北方,常见颅内压增高、癫痫发作及精神症状等,局灶体征较少;第Ⅳ脑室囊虫可单发,表现酷似第Ⅳ脑室肿瘤,CT 仅见梗阻性脑积水,脑室造影可见第Ⅳ脑室内充盈缺损;根据食痘猪肉史、皮下囊虫结节、粪便检出虫卵,血、脑脊液 ELISA 囊虫试验阳性,CT 和 MRI 发现脑病灶可诊断。

（4）脑结核瘤:发病年龄较小,30 岁以下占 81.5%,幕上多见于额叶、顶叶皮质或皮质下表浅部位,幕下小脑半球多见,单发居多,圆形或卵圆形,中心常有干酪坏死,CT 可见高密度病变伴中心低密度;结核史及罹患其他部位结核有助于诊断。

（5）卒中样起病的颅内肿瘤:须与高血压性脑出血鉴别,瘤卒中多发于脑叶,无明显诱因,病前或有不同程度神经系统症状体征,CT 可见增强肿瘤病灶和高密度血肿。高血压性脑出血有高血压史,病前可无神经系统症状,常有情绪激动等诱因,基底节区多见。Wakai 报道约 5% 的脑肿瘤发生出血,小儿脑肿瘤出血（约 5%）明显多于成人（2%）。高度恶性肿瘤如转移瘤和胶质母细胞瘤易出血。

（6）肿瘤样炎性脱髓鞘疾病（tumor-like inflammatory demyelinating diseases, TIDD 亦称为脱髓鞘性假瘤（demyelinating pseudotumor, DPT）:临床可见头痛、呕吐等颅内压增高症状,以及局灶性神经功能缺失症状如锥体束受累、脑神经病变、视神经炎、视乳头改变等。脑 CT 可见边界清楚或模糊的低密度或等密度类圆形病灶,无明显强化或病灶周边轻度强化,需与脑胶质瘤及特发性中枢神经系统淋巴瘤（PCNSL）鉴别,后者多呈高密度、低密度或混杂密度,可有明显强化。MRI 显示 TIDD 病灶明显水肿,可见 T_2WI 高信号病灶（Kulkantrakorn, 2006）,病灶呈"煎蛋"样,急性期或亚急性期约半数患者呈"C"形强化,即周边不连续的花边样、半环或开环形强化。

（7）良性颅内压增高又称脑假瘤：病因不清。除了表现慢性颅内压增高症状，一般无局灶性体征，须通过辅助检查排除颅内占位病变。

八、治疗

颅内良性肿瘤可用显微外科手术及放疗等综合治疗；恶性脑肿瘤的治疗方法有手术、放疗、化疗、靶向治疗、基因治疗、免疫治疗、肿瘤电场治疗（tumor-treating fields，TTF）等综合治疗。因脑恶性肿瘤往往复发，患者的预后总体上很不满意。

1. 降低颅内压　颅内肿瘤常伴颅内压增高，尤其晚期体积巨大的恶性肿瘤，常可危及生命，降低颅内压的根本方法是切除肿瘤，但有些肿瘤无法全部切除而需进行放疗和化疗，放疗也可加重脑水肿。暂时不能手术或术中采取降颅压治疗都十分必要。

（1）脱水治疗：①渗透性脱水药：常用 20% 甘露醇，成人 0.5~1g/kg，3~4 次/d，快速静脉滴注，作用维持 4~6 小时；50% 甘油盐水、30% 尿素和 50% 葡萄糖在临床中较少用。②利尿性脱水药：常用呋塞米 20~40mg，1~2 次/d，静脉或肌内注射；以及氢氯噻嗪、依他尼酸钠、氨苯蝶啶等，与激素合用可增强降颅压效果。须注意强力脱水应密切注意患者水电解质平衡及肾功能，肾功能不全患者慎用。

（2）脑脊液外引流：颅内肿瘤引起梗阻性脑积水和严重 ICP 增高，需紧急脑室穿刺排放脑脊液，迅速降低 ICP。①侧脑室穿刺术较常用，如额角穿刺，穿刺点在冠状缝前与中线旁各 2.5cm，穿刺针指向鼻尖方向，对准外耳道假想连线，深度一般不超过 5cm；枕角穿刺的穿刺点在枕外粗隆上 6~7cm，中线旁 3cm，穿刺方向与矢状面平行，深度 5~6cm；颞角穿刺的穿刺点在耳郭最高点上方 1cm 或外耳孔上方和后方各 4cm 处，垂直进针，深 4~5cm；经眶穿刺的穿刺点在眶上缘中点下后 0.5cm，方向向上 45°、内 15°、深 4~5cm。②颅后窝肿瘤引起梗阻性脑积水，术前 1~2 日行脑室持续外引流术，缓解颅高压，但须防止颅内感染，避免引流过快造成颅内压过低，诱发小脑幕切迹疝及低颅压综合征。

（3）其他措施：①合理体位：头高 15°~30°，避免颈部扭曲和胸部受压，利于颅内静脉回流，适于大多数术中患者。②预防脑缺氧：缺氧可加重脑水肿，保持呼吸道通畅对缓解高颅压有益。③限制摄入量：严格限制患者每日水、钠摄入量在最低所需限度内，以防水钠潴留引起脑水肿。④冬眠亚低温疗法：可有效降低脑耗氧量，改善脑血管及神经细胞膜通透性，减轻脑水肿，冬眠持续时间不宜过长，一般 3~5 日。⑤皮质类固醇：可改善血-脑屏障功能、降低毛细血管通透性，减轻脑肿瘤引起脑水肿，地塞米松首次 10mg 静脉滴注，每 6 小时 5mg，1 周后逐渐停药，儿童 0.5~1.0mg/kg，3~6 次/d。甲泼尼龙效果强，副作用轻微。

2. 手术治疗　肿瘤的手术切除是经典疗法，目前微创神经外科手术逐步成熟，神经内镜、接触性激光、电磁刀等使显微神经外科技术更趋完善，可成功切除手术禁区的脑干肿瘤，颅底外科可全切除位置深在和有许多重要结构的斜坡肿瘤。神经外科手术导航（neuronaviga-tion）系统也已广泛应用于临床（Orringer DA et al，2012），介入神经放射血管内治疗技术也有长足发展；近年来影像学、放射外科学及立体定向技术结合衍生的立体定向放射外科如伽马刀、X 刀及质子束放射应用，微侵袭神经外科已深入治疗的各领域。神经外科手术机器人已进入临床应用，治疗的神经外科病种正在不断扩大（De bene-dictis A et al，2017）。

（1）显微神经外科技术可使位置深在肿瘤次全切除（>90%）或大部分切除（>60%）；缓解 ICP 增高、解除局部压迫或改善内分泌症状，可延长生存期；切除后肿瘤变小，残留组织原本静止的肿瘤细胞进入活跃期，增加肿瘤对放疗、化疗敏感性；术中标本可提供准确可靠的病理诊断。

（2）常规手术方法：①肿瘤切除分为肿瘤全切除术、次全切除术、大部切除术和部分切除术，良性肿瘤（如脑膜瘤、垂体腺瘤、血管母细胞瘤等）或非功能区胶质瘤应争取全切除；脑胶质瘤手术原则为最大范围安全切除。②减压手术可降低颅内压，缓解症状及延长生命。内减压术切除肿瘤周围脑非功能区如额极、颞极、枕极和小脑半球外 1/3；外减压术切除颅骨，剪开硬脑膜使颅腔容积扩大，如颞肌下减压、枕肌下减压和去大骨瓣减压等。③脑脊液分流术：治疗脑积水、降低颅内压，常用侧脑室-腹腔分流术、第三脑室底造瘘术、腰大池-腹腔分流术等。

（3）立体定向肿瘤活检术：以 CT 或 MRI 为引导，是微侵袭神经外科的重要组成部分。操作简便，不需开颅，副损伤及风险小，用于脑肿瘤定性诊断。

（4）神经内镜技术：直视下"抵近观察"完成穿刺、切除肿瘤、止血等，减少重要神经血管副损伤，提高手术安全性。神经内窥镜分硬质型和软质型，软质型具有一定弹性和弯曲度，适于脑室系统病变手术；硬质型手术适应证较广，可进行脑室内和脑实质手术，适应证主要包括垂体腺瘤、颅咽管瘤、脑室肿瘤等。

3. 放射治疗　CNS 恶性肿瘤手术往往不能彻底切除，放疗是重要的辅助疗法。适应证是手术不能彻底切除，不适合手术切除又对放射线敏感的脑肿瘤，恶性肿瘤术后复发者。

（1）体外照射法：最大限度杀灭瘤细胞，尽量少影响周围正常神经组织。照射总量：成人单纯放射总剂量6 000cGy，每次180~200cGy较安全；CNS放射耐受量取决于分割次数，与放射总时间关系不大，超分割治疗可提高疗效；80%的胶质瘤在原发灶2cm以内范围复发，照射范围为肿瘤及周边3cm以内区域。

（2）γ-刀立体定向放射治疗适应证是听神经瘤（直径<3cm），向鞍上生长实性颅咽管瘤、鞍内小肿瘤、脑转移癌、三脑室后部中小松果体瘤、颅底中小脑膜瘤等。分割γ-刀立体定向放射治疗的扩大的适应证有：大的脑膜瘤、视周肿瘤、以保留听力为目的的听神经瘤、先前接受治疗的需再次放疗的肿瘤（McTyre E et al, 2017）。X-刀立体定向放射治疗适应证与γ-刀类似。同位素间质内放疗是在手术时或通过立体定向将放射性同位素植入肿瘤体内进行瘤腔内照射，常用同位素有P-32、Yt-90和Ir-192等，适应证是囊性肿瘤及位置深在小型或囊变恶性肿瘤。

4.化学药物治疗　由于CNS恶性胶质瘤细胞异质性，对化疗药敏感性不同，化疗药敏感的肿瘤细胞多为多倍体，染色体异常愈显著，细胞对化疗药愈敏感，胶质瘤细胞对化疗药敏感性与表型和基因型有关（Shapiro et al, 1993）。血-脑屏障（blood brain barrier, BBB）通常可阻碍水溶性离子化药物及分子量>200 000药物通过，影响化疗药进入CNS，胶质瘤血管通透性为正常1~100倍，提示血-脑屏障（blood tumor barrier, BTB）破坏；化疗药突破BBB和BTB进入瘤组织是有效化疗的关键。

常用的化疗药物包括：①替莫唑胺（temozolomide, TMZ）：为一个新型烷化剂，是咪唑四嗪的衍生物，可以通过在鸟嘌呤第6位氧原子上的DNA甲基化阻断DNA合成。口服具有良好的生物学利用度和中枢神经系统通透性，不良反应轻微，胃肠道反应为其常见的副作用，剂量限制性毒性为血液学毒性。由于其确切疗效、不良反应轻微以及方便的口服给药方式，TMZ是目前治疗胶质瘤应用最为广泛的经典药物。②亚硝脲类（nitrosoureas）：为第一代烷化剂，高脂溶性，分子量较小。此类药物包括卡莫司汀（carmustine，卡氮芥，BCNU）、洛莫司汀（lomustine，环己亚硝脲，CCNU）、司莫司汀（semustine，甲环亚硝脲，Me-CCNU）、尼莫司汀（nimustine，ACNU）、福莫司汀（fotemustine，FTM）等，因高度脂溶性可透过血脑屏障，在TMZ问世之前是治疗脑胶质瘤的经典药物。可以单药使用，也可以联合。BCNU和CCNU通过BBB率较高，脑脊液浓度可达血浓度的50%。副作用有迟发性骨髓抑制、肺纤维化及肝功损害等。与TMZ相比，亚硝脲类药物的血液学毒性较为显著，骨髓抑制时间较长。BCNU导致的肺纤维化较其他的亚硝脲类药物更为多见。③铂类药物：包括顺铂（cisplatin, DDP）与卡铂（carboplatin, CBP），此类药物能够和DNA双链形成交叉联结，作用于烷化剂相似。其中CBP为第二代铂类抗肿瘤药，肾毒性和胃肠道毒性均比顺铂轻，但是血液学毒性尤其化疗后导致的血小板减少较顺铂更为常见。由于铂类药物也能透过血脑屏障，因此也被用于胶质瘤治疗。④长春新碱（vincristine, VCR）：主要与肿瘤细胞的微管蛋白结合，抑制微管的聚合和结合，导致细胞有丝分裂阻滞，抑制细胞增殖，是脑胶质瘤常用的化疗药之一。⑤替尼泊苷（teniposid, VM-26）：为拓扑异构酶Ⅱ抑制剂，脂溶性，中等分子量，副作用为骨髓抑制。⑥羟基脲（hydroxyureas, HU）：能够抑制核苷酸还原酶的活性，阻止胞苷酸转化为脱氧胞苷酸，选择性阻止DNA合成。为水溶性，分子量极小，可迅速通过BBB，副作用为骨髓抑制及消化道症状。⑦5-氟尿嘧啶（5-fluorouracil, 5-FU）：通过抑制胸苷酸合成酶，干扰DNA生物合成。为水溶性，分子量小，与BCNU可以有协同作用。⑧丙卡巴肼（procarbazine, PCZ）又称甲基苄肼、达卡巴嗪（Dacarbazine, DTIC）、氮烯咪胺等通过形成活性甲基与DNA发生烷化反应。分子量小，主要不良反应包括乏力、恶心、呕吐、骨髓抑制和皮疹。⑨伊立替康（irinotecan, CPT-11）为拓扑异构酶Ⅰ抑制剂，剂量限制性毒性为骨髓抑制和腹泻。

联合化疗：临床选择胶质瘤化疗药的三原则是：①脂溶性高、分子量小、非离子化和易通过BBB。②不同作用机制、作用于细胞周期不同阶段。③毒性无重叠。目前国际最常采用的化疗方案是PCV：在疗程第1日口服洛莫司汀（CCNU）110mg/m²；疗程第8~21日口服丙卡巴肼（PCZ）60mg/m²；疗程第8、29日静脉滴注长春新碱（VCR）1.4mg/m²；6周为1周期。

给药途径包括：①口服，TMZ的主要给药途径为口服，不仅用于高级别胶质瘤的初始治疗，在复发胶质瘤及带有高危因素的低级别胶质瘤中使用也日益广泛。尽管多数患者对于TMZ的耐受性较好，但是仍需监测不良反应，必要时给予对症处理。②静脉给药，大多化疗药物需静脉给药，须注意长期大量应用化疗药可引起化学性静脉炎，中心静脉置管能够显著减少化疗药物导致的外渗及静脉炎。③动脉灌注给药，从供瘤动脉给药可有效提高肿瘤组织中药物浓度，延长药物对肿瘤作用时间，减轻全身毒性反应。④术中采用选择性注药如颈内动脉眼动脉近心端，超选择性注药如颈内动脉眼动脉远心端肿瘤主要滋养血管内，BCNU、DDP及VCR等适于此法灌注，副作用为眼部不适、视网膜炎或失明。⑤鞘内注射：可以选用刺激性较小的化疗药如MTX、塞替派和阿糖胞苷等，适于蛛网膜下腔播散的恶性肿瘤；副作用有癫痫、发热等。

5. 靶向治疗 特异性杀灭肿瘤细胞,而不会波及肿瘤周围的正常组织细胞,分子靶向治疗又被称为"生物导弹"。肿瘤分子靶向治疗时以肿瘤细胞中特定的分子为靶点,通过药物与之特异性结合,阻断或影响其功能,从而特异性地抑制肿瘤细胞增殖、侵袭和转移,促进肿瘤细胞凋亡或死亡的治疗方法。复发胶质母细胞瘤常用的靶向药物为阿瓦斯汀[avastin,又称贝伐珠单抗(bevacizum-ab)],但近期研究报道认为该药物并未提高患者总生存期(Kim MM et al,2018)。

6. 免疫治疗 由于 BBB 的存在及脑组织缺乏淋巴系统,脑被称为部分免疫特免器官。20 世纪 50~60 年代,Burnet 和 Thomas 提出免疫监视学说,认为机体免疫系统可通过细胞免疫机制杀灭肿瘤细胞,巨噬细胞、T 细胞、B 细胞、NK 细胞、淋巴因子活化的杀伤细胞(lympho-kines activated killer,LAK)、肿瘤浸润淋巴细胞(tumor-in-filtrating lymphocytes,TIL)及多种细胞因子参与肿瘤杀伤过程。目前神经系统肿瘤免疫治疗主要其中在三个方面:一是肿瘤疫苗治疗,肿瘤疫苗治疗是通过输入具有抗原性瘤苗,刺激机体免疫系统产生抗肿瘤免疫应答来杀伤肿瘤。溶瘤病毒治疗做为一种特殊的肿瘤疫苗治疗,具有较好的应用前景。美国杜克大学利用改造的脊髓灰质炎病毒作为溶瘤病毒治疗复发胶质母细胞瘤,在约 20%的患者中实现持久性存活(durable survival)。二是免疫卡控点抑制剂(immune checkpoint inhibitor)治疗,以抗 CTLA-4/PD-1 为靶点的免疫卡控点抑制治疗在少部分特殊胶质瘤患者取得较好疗效,但一些大规模的临床试验(如 Checkmate 143)结果已显示,免疫卡控点抑制治疗在胶质瘤患者中效果有限。联合其他治疗如靶向治疗、放射治疗和疫苗治疗等以改善肿瘤微环境,提高免疫卡控点抑制治疗的效果是目前的胶质瘤临床和基础研究热点。三是免疫细胞治疗,包括嵌合抗原受体 T 细胞(CAR-T)、T 细胞受体嵌合型 T 细胞(TCR-T)和 NK 细胞等,细胞治疗在动物试验和早期临床试验中均显示较好的抗肿瘤效果,但需要在更大规模的临床试验中予以验证。

7. 基因治疗 是肿瘤生物治疗的重要组成部分,原癌基因及抑癌基因的发现提示基因突变与肿瘤发病相关,基因治疗有可能成为最终治愈肿瘤的手段。当前脑肿瘤基因治疗包括应用自杀基因或反义基因治疗;免疫增强基因和淋巴因子基因治疗;反义寡核苷酸治疗。

8. 肿瘤电场治疗(TTF) 是通过便携式、无创的医疗器械实施的新兴疗法,原理是通过低强度、中频(200kHz)交流电场,作用于增殖癌细胞的微管蛋白,干扰肿瘤细胞有丝分裂,使受影响的癌细胞凋亡并抑制肿瘤生长。研究报道初发的胶质母细胞瘤患者增加 TTF 后生存获益(Stupp R et al,2017)。在《脑胶质瘤诊疗规范(2018 年)》中,肿瘤电场治疗被推荐用于治疗初发胶质母细胞瘤和复发高级别脑胶质瘤。但目前因众多因素,TTF 在国内临床上尚未得到普遍的应用。

第二节 神经胶质瘤

(张力伟)

神经胶质瘤(neuroglioma)简称胶质瘤(glioma),是最常见的原发性脑肿瘤,脑部肿瘤中大约有三分之一属于神经胶质瘤,起源于大脑内的神经胶质细胞。

一、概述

胶质瘤(glioma)发生于神经外胚层,也称为神经外胚叶肿瘤(neuroectodermal tumors)或神经上皮瘤(neuro-epithelial tumors)。神经外胚叶组织发生的肿瘤包括两类,分别是神经间质细胞形成的胶质瘤和神经元形成的神经细胞瘤。根据我国 2019 年全国癌症报告,原发性脑肿瘤位居常见肿瘤第 9 位。而美国癌症注册研究提示儿童的脑肿瘤是仅次于白血病的第二大恶性肿瘤,也是儿童期最常见的实体瘤,以胶质瘤为代表的恶性脑肿瘤是 20~39 岁男性的恶性肿瘤死亡率第一位和 40~45 岁男性的恶性肿瘤死亡率第二位,同时 80%的恶性脑肿瘤患者会出现生理、心理或社会功能障碍。

【分类】

1. 星形细胞肿瘤

(1)漫性星形细胞瘤,IDH 突变型:以 IDH1 或 IDH2 基因突变为特征,可伴有 TP53 及 ATRX 基因突变。细胞分化程度较高,生长缓慢。可发生于中枢神经系统任何部位,额叶多见;肿瘤具有恶变潜能,可进展成 IDH 突变型间变性星形细胞瘤,甚或 IDH 突变型 GBM。

(2)弥漫性星形细胞瘤,IDH 野生型:具备弥漫性星形细胞瘤的形态学特征,但无 IDH 基因突变的一类肿瘤。这类肿瘤较少见,被认为是一种暂定的亚型。

(3)弥漫性星形细胞瘤,NOS:具备弥漫性星形细胞瘤的形态学特征,但缺乏 IDH 基因突变信息的一类肿瘤。

(4)变性星形细胞瘤,IDH 突变型:具备间变性特征的星形细胞瘤,增生活跃,伴 IDH1 或 IDH2 基因突变。这类肿瘤可进展为 IDH 突变型 GBM。

(5)间变性星形细胞瘤,IDH 野生型:具备间变性星形细胞瘤的形态学特征,但无 IDH 基因突变的一类肿瘤。较少见,约占所有间变性星形细胞瘤的 20%。这类肿瘤恶性程度高于 IDH 突变型的间变性星形细胞瘤,与 IDH 野生型的 GBM 相似。

(6) 变性星形细胞瘤,NOS:具备间变性星形细胞瘤的形态学特征,但缺乏 IDH 基因突变信息的一类肿瘤。

2. 胶质母细胞瘤

(1) 胶质母细胞瘤,IDH 野生型:是恶性程度最高的星形细胞肿瘤,由分化差的肿瘤性星形细胞组成,无 IDH 基因突变,占所有 GBM 的 90%。主要见于成人,男性多发。这类肿瘤一旦发生即为原发性 GBM,多位于幕上,可累及周围及远处脑组织。①巨细胞型胶质母细胞瘤:是 IDH 野生型 GBM 的一个亚型,罕见。肿瘤主要由含怪异形核的细胞及多核巨细胞组成,偶可见丰富的网状纤维。AURKB 表达及 TP53 突变常见,EGFR 基因扩增少见。此亚型患者预后优于其他类型 GBM。②胶质肉瘤:是 IDH 野生型 GBM 的一个亚型,具有胶质和间叶组织双向分化的特点。此亚型常与 GBM 有关,也可由室管膜瘤和少突胶质细胞瘤转化而来。主要见于成人,可原发或继发,预后较差。③上皮样胶质母细胞瘤:是 IDH 野生型 GBM 的一个亚型,好发于小儿及青年人,常见于大脑和间脑,预后差。与其他 GBM 相比,BRAF V600E 突变率较高(~50%)。

(2) 胶质母细胞瘤,IDH 突变型:伴有 IDH1 或 IDH2 基因突变的一类 GBM,由弥散性星形细胞瘤或间变性星形细胞瘤发展而来,故称继发性 GBM,占所有 GBM 的 10%。预后较好,中位生存期可达 35~48 个月。

(3) 胶质母细胞瘤,NOS:缺乏 IDH 突变信息的一类 GBM。

3. 弥漫性中线胶质瘤,H3K27M 突变型:发生于中线的高级别星形细胞肿瘤,伴有 H3F3A 或 HIST1H3B/C 基因 K27M 突变。主要发生于儿童,也可见于成人。最常见的发病部位包括脑干、丘脑和脊髓。预后差,2 年生存率小于 10%。

4. 少突胶质细胞瘤

(1) 少突胶质细胞瘤,IDH 突变和 1p/19q 联合缺失型:一种弥漫浸润、生长缓慢的脑胶质瘤,伴 IDH 基因突变和 1p/19q 联合缺失。主要发生于成年人,多数位于大脑半球,尤其是额叶。

(2) 少突胶质细胞瘤,NOS:具有少突胶质细胞瘤的组织学特点,但缺乏 IDH 基因突变和染色体 1p/19q 缺失状态信息的一类肿瘤。

(3) 间变性少突胶质细胞瘤:间变性少突胶质细胞瘤,IDH 突变和 1p/19q 联合缺失型。

(4) 间变性少突胶质细胞瘤,NOS:具有间变性少突胶质细胞瘤的组织学特征,但缺乏 IDH 基因突变和染色体 1p/19q 缺失状态信息的一类肿瘤。

5. 少突星形细胞瘤　由少突胶质细胞瘤和星形细胞瘤两种成分组成,且分子表型不明确的一类肿瘤。WHO 分类不推荐此类诊断,依据 IDH 基因突变和 1p/19q 联合缺失状态,大多数少突星形细胞瘤可以归入星形细胞瘤或少突胶质细胞瘤的范畴。依据组织学特点和增殖活性,又可分为少突星形细胞瘤,NOS 和间变性少突星形细胞瘤,NOS。

6. 其他星形细胞肿瘤

(1) 毛细胞型星形细胞瘤:一种界限清楚,生长缓慢的星形细胞瘤,多见于儿童和年轻人,常呈囊性,具有双相组织学特点:即含 Rosenthal 纤维的密集双极细胞区,以及含微囊和嗜酸性颗粒小体/透明滴的疏松多极细胞区。蛛网膜下腔浸润是常见的特点。

(2) 室管膜下巨细胞型星形细胞瘤:一种良性、生长缓慢的肿瘤,典型部位是侧脑室壁,由大的节细胞样星形细胞构成,与结节硬化复征密切相关。

(3) 多形性黄色星形细胞瘤和间变性多形性黄色星形细胞瘤:一种预后相对较好的星形细胞肿瘤,常发生于儿童和年轻人,好发于大脑半球的浅表部位,常侵及脑膜。典型的组织学特征包括表达 GFAP 的多形性细胞和脂质化细胞,这些细胞常被网状纤维和嗜酸性颗粒小体包绕。根据核分裂象,可将肿瘤分为多形性黄色星形细胞瘤(WHO Ⅱ级,<5/10HPF)和间变性多形性黄色星形细胞瘤(WHO Ⅲ级,≥5/10HPF)。其中,间变性肿瘤可伴坏死。分子病理学检测在 60% 以上肿瘤中可发现 BRAF V600E 基因突变。

7. 室管膜肿瘤

(1) 室管膜下瘤:一种生长缓慢的良性肿瘤,位于脑室壁,簇状脑胶质瘤细胞包埋在丰富的纤维基质中,常伴微囊形成。

(2) 黏液乳头型室管膜瘤:一种生长缓慢的脑胶质瘤,几乎毫无例外的发生于脊髓圆锥、马尾和终丝。组织学以肿瘤细胞围绕血管黏液样间质轴心排列,呈乳头状结构为特点。

(3) 室管膜瘤:一种生长缓慢的肿瘤,发生于儿童和年轻人,起源于脑室壁或脊髓导水管,由肿瘤性室管膜细胞构成。肿瘤界限清楚,细胞密度适中,核形态单一,呈圆形或卵圆形,染色质呈胡椒盐状,核分裂象罕见。血管周围假菊形团和室管膜周围菊形团是室管膜瘤的关键特征。根据形态特征可分为三个亚型:乳头型室管膜瘤、透明细胞型室管膜瘤和伸长细胞型室管膜瘤。

(4) 室管膜瘤,RELA 融合基因阳性:一类 RELA 融合基因阳性的幕上室管膜瘤,预后较其他类型室管膜瘤差。

(5) 间变性室管膜瘤:一种具有室管膜分化的恶性

脑胶质瘤,尤其在儿童患者,生长速度快,预后很差。组织学特点为核分裂象增多,伴微血管增生及坏死。

8. 其他脑胶质瘤

（1）第三脑室脊索样型脑胶质瘤：一种罕见的、生长缓慢、非侵袭性、位于成人第三脑室的脑胶质瘤。

（2）血管中心型脑胶质瘤：常见症状是癫痫发作,是一种生长缓慢的脑胶质瘤,儿童和青年人多见。组织学特点为血管中心性生长,单形性双极瘤细胞和室管膜分化。

（3）星形母细胞瘤：一种罕见,好发于儿童、青少年和青年人,由 GFAP 阳性细胞伴宽的、有时尖端渐细的突起,放射状围绕在呈现硬化的血管周围,而形成的胶质细胞肿瘤。

【临床表现】

1. 症状 低级别胶质瘤（WHO 分级 Ⅰ~Ⅱ级）多慢性起病,渐进性进展,病程长短不一,出现症状至就诊通常为数周至数月不等,少数病例可长达数年,多以癫痫和肢体无力、麻木等局灶性神经系统症状为主。发病常见年龄 20~50 岁,30~40 岁为高峰,10 岁左右儿童亦较多见,形成一个小高峰。高级别胶质瘤（WHO 分级 Ⅲ~Ⅳ级）则大多为亚急性或急性起病,少数患者呈脑卒中样发病,多为肿瘤出血,其发病年龄明显高于低级别胶质瘤。部分由低级别胶质瘤发展而来者亦可慢性起病。临床除癫痫和局灶神经系统损害表现外,多可见进行性加重的头痛、呕吐、视乳头水肿、脉搏徐缓及血压升高等慢性颅内压增高症状,头痛也可不明显,出现外展神经麻痹、复视、视力减退、头晕、淡漠、意识模糊和尿便失禁等。

2. 体征 肿瘤压迫及浸润脑组织引起的局灶性体征可因胶质瘤类型、部位、生长速度、伴脑水肿程度等而异。癫痫发作可为胶质瘤的首发或早期症状,精神障碍除因颅内压增高,也常因肿瘤直接压迫及破坏脑实质引起,额叶肿瘤常出现淡漠、性格改变、语言及活动减少、注意力不集中、记忆力减退等。肿瘤浸润破坏相应皮质功能区或传导束可引起肢体运动、感觉障碍,视野缺损等,优势半球可出现失语、失读和失写等症状。

3. 远隔症状 可能是颅内压增高导致脑组织移位及血管或神经受牵张所致,无定位意义,如颅内压增高导致一侧或双侧外展神经麻痹,一侧大脑半球肿瘤引起脑干向对侧移位,脑干对侧被挤压于小脑幕游离缘产生肿瘤同侧肢体瘫,称为假性定位征。

【辅助检查】

1. 脑 CT 检查 肿瘤部位可见密度异常的病灶,不同类型胶质瘤表现各自的信号特征,如囊性变为低密度,出血为高密度,钙化为极高密度,坏死为混杂密度等;瘤体周围有不同宽度的低密度水肿带,占位严重程度通常

与肿瘤实体大小一致,但水肿带可加重占位效应,可见脑室受压变形和移位,脑池变小或消失。如果病变在脑脊液循环通路或附近,因阻碍其循环出现病变部位以上的脑室扩大。

2. 脑 MRI 检查 低级别脑胶质瘤常规 MRI 呈长 T_1、长 T_2 信号影,边界不清,周边轻度水肿影,局部轻度占位征象,如邻近脑室可致其轻度受压,中线移位不明显,脑池基本正常,病变区域内少见出血、坏死及囊变等表现;增强扫描显示病变极少数出现轻度异常强化影。高级别脑胶质瘤 MRI 信号明显不均匀,呈混杂 T_1/T_2 信号影,周边明显指状水肿影;占位征象明显,邻近脑室受压变形,中线结构移位,脑沟、脑池受压;增强扫描呈明显花环状及结节样异常强化影。弥散张量成像（diffusion tensor imaging,DTI）技术可显示锥体束与胶质瘤的解剖位置关系（图 3-6-2）,可作为手术切除肿瘤时有效保护肢体功能的依据;结合电生理检测也可保护语言功能不受损伤;术中 MRI 结合神经导航可达到肿瘤全切;结合 MR 波谱有助于对恶性肿瘤定性。对钙化灶和与颅骨关系显示不清是其不足,危重患者或植入金属物者不宜做 MRI 检查。

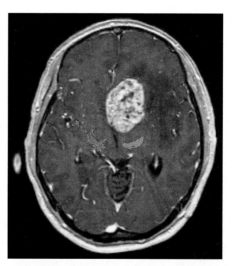

图 3-6-2 胶质瘤患者弥散张量成像（DTI）检查,显示锥体束与肿瘤位置关系,在增强 T_1WI 可见位于左侧丘脑的高信号肿块与显示彩色的锥体束尚有一定的距离,提示可以行肿瘤全切除

3. 数字减影血管造影（DSA） 对胶质瘤诊断虽有帮助,但已被磁共振血管造影（MRA）或 CT 血管造影（CTA）所取代（图 3-6-3）。不同级别脑胶质瘤的正电子发射断层扫描（PET）成像特征各异。目前广泛使用的示踪剂为 ^{18}F-FDG。低级别脑胶质瘤一般代谢活性低于正常脑灰质,高级别脑胶质瘤代谢活性可接近或高于正常脑灰质,但不同级别脑胶质瘤之间的 ^{18}F-FDG 代谢活性存在较大重叠（2 级证据）。氨基酸肿瘤显像具有良好的病

变-本底对比度,对脑胶质瘤的分级评价优于[18]F-FDG,但仍存在一定重叠。显示组织葡萄糖代谢水平,有助于鉴别肿瘤良恶性程度,以及肿瘤的放射性坏死或复发。脑电图对伴癫痫发作者是常规检查。视觉诱发电位(VEP)有助于视觉通路上的肿瘤定位,脑干听觉诱发电位(BA-EP)对脑干胶质瘤诊断有意义。脑脊液脱落细胞检查有利于确定髓母细胞瘤、室管膜细胞瘤及脉络丛乳头癌等是否有肿瘤细胞播散。

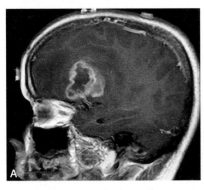 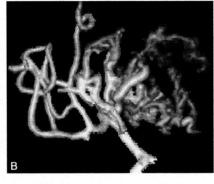 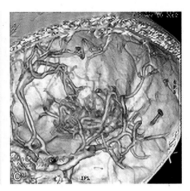

图 3-6-3　MRI 及 CTA 表现

A. MRI 的 T₁WI 增强像,显示肿瘤位于左外侧裂上方的额下及额中回附近,边缘呈高信号;B. 脑组织减影的 CTA 显示肿瘤由左大脑中动脉系统的血管供血,进入肿瘤的是显示深红色的未成熟血管;C. 脑组织与血管同时显影的 CTA 显示在左额下回脑表面可见异常的肿瘤血管

【诊断和鉴别诊断】

1. 诊断　根据详细的病史及细致的神经系统检查,结合影像学等辅助检查等,可对病变作出定位及初步定性诊断。最终需根据患者发病年龄、性别、病程、肿瘤好发部位及可能的生物学特性等来评估病理类型,以作出最终诊断。

2. 鉴别诊断　在未进行病理诊断或在病理诊断之前,需依据患者的临床特点及影像学表现,注意与颅内的其他肿瘤、脑血管疾病、炎症性疾病及寄生虫疾病等鉴别。

【治疗】

胶质瘤治疗需要神经外科、神经影像科、放射治疗科、神经肿瘤科、病理科和神经康复科等多学科合作,遵循循证医学原则,采取个体化综合治疗,优化和规范治疗方案,以期达到最大治疗效益,尽可能延长患者的无进展生存期(PFS)和总生存期(OS),提高生存质量。为使患者获得最优化的综合治疗,医师需要对患者进行密切随访观察,定期影像学复查,兼顾考虑患者的日常生活、社会和家庭活动、营养支持、疼痛控制、康复治疗和心理调控等诸多问题。

1. 手术治疗　是大多数胶质瘤的治疗首选,基本原则是最大范围安全切除(maximal safe resection)。其基本目的包括:解除占位征象和缓解颅内高压症状;解除或缓解因脑胶质瘤引发的相关症状,如继发性癫痫等;获得病理组织和分子病理结果,明确诊断;降低肿瘤负荷,为后续综合治疗提供条件。目前主张大脑半球浅表部位和小脑半球等胶质瘤在术中 B 超、神经导航、术中 MRI 和肿瘤荧光成像技术等指引下尽可能做到影像学上全切除,低级别功能区胶质瘤提倡在术中唤醒和脑功能定位辅助下完成手术切除,保持功能免受损害,大脑半球深部重要结构及脑干胶质瘤以姑息性手术切除为主。采用显微外科、神经内窥镜、激光和超声吸引器等技术最大限度的切除肿瘤,减少正常组织损伤,可能延长患者存活期和提高术后生存质量。肉眼下操作的传统手术方式在有条件的医院已不再使用。

2. 放射治疗　是胶质瘤综合治疗的重要组成部分,对手术未能彻底切除,术后复发,部位深在不易手术,侵及重要功能区未行手术,肿瘤对放射线敏感者,可选择放疗。放射治疗通常是在明确肿瘤病理后,采用 6MV ~ 10MV 直线加速器,常规分次,择机进行,立体定向放疗(SRT)不适用于脑胶质瘤的初治。高级别胶质瘤生存时间与放疗开始时间密切相关,术后早期放疗能有效延长高级别胶质瘤患者的生存期,强烈推荐术后尽早(手术后 2~6 周)开始放疗(2 级证据)。放疗技术推荐采用三维适形(3D-CRT)或适形调强技术(IMRT),常规分次,适形放疗技术可提高靶区剂量的覆盖率、适形度及对正常组织保护,缩小不必要的照射体积,降低晚期并发症发生率(2 级证据)。放射治疗可与化疗同步进行,仅限于化疗毒性反应轻的药物,如替莫唑胺。

3. 化学治疗　化疗是通过使用化学治疗药物杀灭肿瘤细胞的治疗方法,化疗可以提高脑胶质瘤患者的 PFS 及 OS。对于高级别脑胶质瘤,由于其生长及复发迅速,进行积极有效的个体化化疗会更有价值。其他药物治疗手段还包括分子靶向治疗、生物免疫治疗等,目前均尚在临床试验阶段。鼓励有条件及符合条件的患者,在不同疾病阶段参加药物临床试验。化学治疗的基本原则是:①肿瘤切除程度影响化疗效果。推荐化疗应在最大范围安全切除肿瘤的基础上进行。②术后应尽早开始化疗和足量化疗。在保证安全的基础上,采用最大耐受剂量的化疗以及合理的化疗疗程,可以获得最佳的治疗效果。应注意药物毒性和患者免疫力。③选择作用机制不同及毒性不重叠的药物进行联合化疗,减少耐药的发生率。④根据组织病理和分子病理结果,选择合适的化疗方案。⑤某些抗肿瘤药物和抗癫痫药物会产生相互影响,同时使用时应酌情选择或调整化疗药物或抗癫痫药物。经典化疗方案包括 Stupp 方案(替莫唑胺)和 PCV 方案(丙卡巴肼/洛莫司汀/长春新碱)等。应用于胶质瘤治疗中的药物还有卡莫司汀、伊立替康、依托泊苷、顺铂、卡铂、环磷酰胺。

【疗效判定标准】

胶质瘤是难治性颅内肿瘤,国内外都在寻求有效新疗法,临床上准确判定疗效很重要。目前尚无统一的疗效判定标准,有五种常用方法可采用。

1. CT 测量

(1)疗效判定方法:①肿瘤长径(cm)乘以与其直角交叉的最大径(要求算出各层面积总和)。②2 个病灶以上要计算总和,治疗前表示为 A、B、C,治疗后为 a、b、c。③缩小率=$100-(a+b+c/A+B+C)\times100(\%)$。

(2)疗效表示方法:①显效:肿瘤病灶消失。②有效:肿瘤缩小 50% 以上。③微效:肿瘤缩小 25%～50%。④无变化:肿瘤缩小 25% 以下及增大 25% 以内。⑤恶化:肿瘤增大 25% 以上或出现新病灶。临床上有的病例治疗结束后肿瘤继续缩小,有效率继续提高,此种情况本法难以表述。

2. 存活率或存活期指标　是临床常用方法,可观察 1 年、2 年、3 年及 5 年存活率。存活期是经治疗后生存期间,须与对照组比较,通常以月或年来计算。存活率或存活期均以死亡日期为基点,是较客观的指标。如患者死于其他疾病而非胶质瘤则不应计算在内。

3. 缓解期指标　采用此法绘制成图较方便(图 3-6-4),治疗开始日期为 A,肿瘤开始缩小日期为 B,缩小达 50% 日期为 C,完全消失日期为 D,再度恶化(增大)日期为 E,肿瘤增大至治疗前大小的 50% 日期为 F。疗效表示:D～E 为显效期,C～E 为有效期,A～E 为全部有效期。缓解期判断以 CT 图像肿瘤大小变化为主,参考患者的症状。约 15% 的病例临床症状虽见好转而 CT 显示肿瘤却在增大,此为缓解期指标的不足之处。

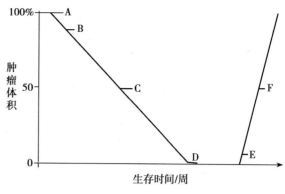

图 3-6-4　缓解期指标绘制图

4. 病灶变化及神经学变化指标　综合神经学检查的症状和体征,同位素扫描(占位大小),CT 扫描(肿瘤大小、密度、增强效应、周围水肿及脑室大小等)分作 7 级(表 3-6-4)。疗效判定:①有效:上述三项中 2 项得分+2 以上。②发展:三项中 2 项得分-2 以下。③无变化:在有效与发展之间。有效率=有效例数/全部例数×100%。本法的不足是评价指标客观性较差。

表 3-6-4　神经学检查、同位素及 CT 扫描的 7 级划分表

神经学检查	同位素扫描	CT 扫描	记分/分
明显改善	明显缩小	明显改善	+3
中等改善	中等缩小,继发改变消失	中等改善	+2
稍改善	稍缩小	稍改善	+1
无改变	无变化	无变化	0
稍恶化	稍增大	稍恶化	-1
中等恶化	中等增大,出现新病灶	中等恶化	-2
明显恶化	明显增大	明显恶化	-3

5. 功能状态判定指标　常用 Karnofsky 记分指标(表 3-6-5),术后存活者功能状态与术前功能状态有关。Karnofsky 70 分以上者术后状态较好,胶质瘤复发时 Karnofsky 70 分以上可作为二次手术可行性指标,低于 70 分手术不易获得疗效。

【预后】

总的来说,脑肿瘤患者预后与肿瘤级别相关,WHO Ⅰ级如能手术全切除,大多数不复发,低级别星形胶质细胞瘤和少突胶质细胞瘤平均生存期为诊断后 6～8 年;高级别多形性胶质母细胞瘤平均生存期为 12～18 个月。

表 3-6-5　Karnofsky 评分表

评分/分	功能状态
100	正常,无疾征象
90	能进行正常活动,仅有轻微症状
80	经努力可以正常活动,可有些症状
70	生活自理,但不能进行正常活动
60	偶尔需要帮助
50	需要较多帮助
40	有残疾,需特殊帮助
30	有严重残疾
20	严重疾病症状,需给于支持治疗
10	僵死状态

二、星形细胞源性肿瘤

星形细胞源性肿瘤(astrocytic tumors)是中枢神经系统最常见的肿瘤,约占神经上皮肿瘤的 75%。根据恶变潜能分为两大类:①恶性星形细胞肿瘤:为进行性恶变及高度侵袭性,呈弥漫性浸润生长,肿瘤与正常脑组织界限不清,细胞形态呈不同级别的间变和恶性生长;此类肿瘤包括 WHO Ⅱ 级的毛细胞黏液型星形细胞瘤、多形性黄色瘤型星形细胞和弥漫性星形细胞瘤;WHO Ⅲ 级的间变性星形细胞瘤和 WHO Ⅳ 级的胶质母细胞瘤。此三个级别的肿瘤生物学特征呈连续的恶性进展,级别越高临床预后越差。其中弥漫性星形细胞瘤又分纤维型、肥胖细胞型及原浆型,共三个亚型;胶质母细胞瘤绝大多数起源于星形细胞瘤,较罕见情况亦可起源于少突胶质细胞瘤或室管膜瘤,甚至起源于正常胶质细胞。②局限性星形细胞肿瘤(WHO Ⅰ 级),相对少见,根据病理形态分为毛细胞性星形细胞瘤、室管膜下巨细胞性星形细胞瘤。与弥漫浸润性星形细胞肿瘤不同,对邻近脑组织只有镜下浸润,恶性增殖力弱,间变较少,临床经过及预后较好。星形细胞肿瘤的分类和分级见表 3-6-6。

不同病理类型星形细胞肿瘤分子遗传学研究表明,肿瘤恶性程度通常与一系列有序突变基因积累相关,约 33% 低级别浸润性星形细胞瘤可检出 17 号染色体短臂上 p53 基因突变,间变性星形细胞瘤 p53 突变率与前者相似,约 40% 合并 19 号染色体长臂杂合性丢失(LOH)。由星形细胞瘤进展为间变性星形细胞瘤可发生抑癌基因突变,如 13 号染色体长臂 Rb 基因,9 号染色体短臂编码细胞周期调控蛋白 P16 的 MTS1 基因等。胶质母细胞瘤除上述改变,约 70% 发生 10 号染色体 LOH,约 1/3 发生表皮生长因子受体(EGFR)基因扩增和重排。组织学类

表 3-6-6　星形细胞肿瘤的分类和分级表

肿瘤分类	WHO 分级
毛细胞型星形细胞瘤 pilocytic astrocytoma	Ⅰ
室管膜下巨细胞型星形细胞 subependymal giant cell astrocytoma	Ⅰ
毛细胞黏液型星形细胞瘤 pilomyxoid astrocytoma	Ⅱ
多形性黄色瘤型星形细胞 pleomorphic xanthoastrocytoma	Ⅱ
弥漫性星形细胞 diffuse astrocytoma	Ⅱ
纤维型 fibrillary	Ⅱ
肥胖细胞型 gemistocytic	Ⅱ
原浆型 protoplasmic	Ⅱ
间变型星形细胞 anaplastic astrocytoma	Ⅲ
胶质母细胞瘤 glioblastoma	Ⅳ
巨细胞型胶质母细胞瘤 giant cell glioblastoma	Ⅳ
胶质肉瘤 glosarcoma	Ⅳ
大脑胶质瘤病 gliomatosis cerebri	Ⅲ

型相同者通过分子遗传学差异可分为不同的亚类,如胶质母细胞瘤年轻患者染色体 17p 缺失率较高,较老年患者预后好,老年患者易发生 EGFR 基因扩增。对 10 号和 19 号染色体长臂抑癌基因鉴定有助于阐明星形细胞肿瘤恶性进展分子机制和针对遗传变异特性制订治疗策略。

(一)低级别星形细胞瘤

低级别星形细胞瘤是指 WHO 分级 Ⅰ 级和 Ⅱ 级星形细胞瘤,约占颅内胶质瘤的 30%,可发生于脑内或脊髓的任何部位。好发于大脑半球、小脑半球、下丘脑、视神经、视交叉、脑桥和脊髓。肿瘤生长部位一般与患者年龄有关,大脑半球星形细胞瘤多见于 30~40 岁成人,年轻人较常见;后颅窝和视神经星形细胞瘤常见于儿童及青少年。

【病理】

低级别星形细胞瘤 WHO 进一步将其分成亚类:纤维型、原浆型、肥胖细胞型(增大的细胞内充满透明质及嗜酸性物质)、毛细胞型(瘦长的双极细胞)及混合性星形少突胶质细胞型。这些肿瘤细胞都表达胶质纤维酸性蛋白(glial fibrillary acidic protein,GFAP),是活组织检查很有用的诊断指标。最常见的低级别纤维型星形胶质细胞瘤(WHO Ⅱ 级)需与良性的毛细胞型星形细胞瘤(WHO Ⅰ 级)和很罕见的多形性黄色瘤型星形细胞瘤(pleomorphic xanthoastrocytoma,PXA)(WHO Ⅱ 级)区别,PXA 好发于儿童及年轻人大脑半球表浅部位,因有类似恶性组织学特征易被误诊为巨细胞型胶质母细胞瘤或胶质母细胞

瘤(WHO Ⅳ级),两者的鉴别直接关系到星形胶质细胞瘤生物学行为的肿瘤分级和影响预后。大脑及小脑半球星形细胞瘤是一种有侵袭特性生长缓慢的肿瘤,肿瘤能形成大的囊腔,肿瘤组织呈灰白色,血管较少,肿瘤边界不清,与正常脑白质很难区分;偶可见钙化斑,但钙化在生长缓慢的脑肿瘤常见。脑脊液找不到脱落细胞,仅少数病例蛋白增高。

【临床表现】

1. 约 2/3 的低级别星形细胞瘤的首发症状可为部分性或全面性癫痫发作,60%~75%的患者症状性癫痫可能再发;其他神经症状多在数月,有时甚至数年后出现,头痛等颅内压增高症状出现较晚。

2. CT 可用于发现筛选肿瘤,MRI 有助于鉴别胶质瘤恶性程度,低级别毛细胞型星形细胞瘤边界清晰,少有水肿;T_1WI 显示肿瘤为等或低信号,T_2WI 低信号,增强后肿瘤边界扩大;肿瘤常见囊腔及小钙化灶,尤其小脑肿瘤(图 3-6-5)。纤维型缺少特征性表现,一般可见低信号,边界欠清,很少增强。

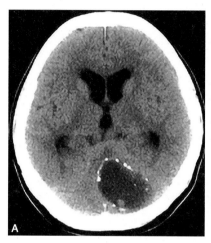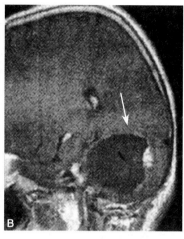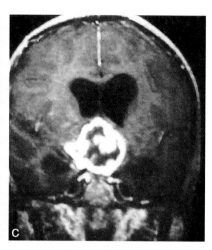

图 3-6-5 毛细胞型星形细胞瘤

A. CT 可见小脑偏左侧囊性病变,囊壁可见钙化点;B. MRI 矢状位可见小脑囊壁增强的肿瘤结节;C. MRI 冠状位显示鞍上肿瘤,肿瘤壁和部分实体明显强化

【治疗】

1. 手术治疗 功能区的低级别大脑星形细胞瘤,提倡在电生理监测下做保护功能的全切除手术,若为保护功能仅做部分切除也能使患者功能健全地生存数年。小脑囊性星形胶质细胞瘤表现良性肿瘤生物学行为特征,切除囊肿时切除肿瘤结节有利于预防肿瘤复发;这种肿瘤手术全切后患者 5 年生存率超过 90%(Pencalet,1999);如肿瘤同时侵及脑干不能被安全切除时,预后难以评估。

2. 放射治疗 低级别幕上胶质瘤术后予以 5 300cGy 放疗患者与术后未放疗患者相比,10 年生存率从 11% 提高到 40%,比高级别胶质母细胞瘤疗效好。研究表明,神经系统检查正常或接近正常可复查影像学监测肿瘤病灶,青少年患者延迟放疗可避免出现痴呆和垂体机能减退(Peterson,2001)。成年患者宜早期放疗,随机临床试验表明,早期放疗患者中位数无进展生存期延长到 5.3 年,未早期放疗而待进展时再行放疗患者的中位数生存期仅为 3.4 年(Van den Ben,2005);但也有人认为无明显差异。

【预后】

低级别星形细胞瘤(Ⅱ级)的自然病程虽为缓慢生长,但通常经数年,最终要转化为高级别星形细胞瘤。

(二)高级别星形细胞瘤

高级别胶质瘤包括间变性星形细胞瘤(anaplastic astrocytoma,AA)和多形性胶质母细胞瘤(glioblastoma multiforme,GBM)两类,占胶质瘤的 25%~50%,在成人大脑半球胶质瘤可占 80%。多见于大脑半球,也见于脑干和小脑等。发病高峰 40~60 岁,AA 平均 46 岁,GBM 平均 56 岁,儿童少见;男性较多(1.6:1),均为散发。GBM 包括原发性和继发性,原发性较少,继发性由星形细胞瘤恶变而来,较多见。胶质母细胞瘤多位于深部白质,呈快速全脑浸润性生长,有时出现临床症状前已达很大体积,可蔓延到脑膜表面或脑室表面,引起脑脊液蛋白增高,多>1g/L,脑脊液细胞增多,可达 $10×10^6/L$~$100×10^6/L$ 或更多,多为淋巴细胞及脱落的肿瘤细胞,但脊髓转移或脑膜广泛播散很少,其最大的特点是约 50% 为跨脑叶,3%~6% 为多中心生长。

【病理】

GBM 多见于大脑额、颞及顶叶深部,常侵犯基底节和胼胝体,较少侵犯枕叶,浸润范围大,可经胼胝体侵犯对侧半球,呈S形或蝶形生长,丘脑不少见,小脑罕见。大体呈红色、橘黄色、棕色及混杂的灰色,不同区域可有不同的颜色,颜色随坏死程度、是否伴出血及出血新旧而变化。成人肿瘤多位于大脑半球,儿童多位于脑干,儿童及青少年常见的脑干胶质瘤大多变成胶质母细胞瘤;胶质母细胞瘤在脑内浸润生长,与周围脑组织界限不清,瘤周水肿、组织坏死及瘤内囊性变。镜下有多种组织学分型,有学者主张分为多形细胞型、梭形细胞型及原浆细胞型,也有主张分为血管坏死型、多细胞型及巨细胞型。组织学特征是瘤细胞增殖活跃,细胞密集及核多形性,可见怪核和多核细胞,出现核内包涵体及多数核分裂,肿瘤间质内小血管增生,血管内皮细胞及平滑肌细胞增殖,血管壁坏死及管腔内血栓形成,坏死灶周围瘤细胞呈假栅状排列,瘤内小血管周围淋巴细胞及淋巴-浆细胞浸润,瘤组织内间杂分化较好的星形细胞瘤或少突胶质细胞瘤成分。GBM的病理特征须与间变性星形细胞瘤(AA)鉴别,AA常见核分裂象及异形细胞,但无坏死或出血灶。

【临床表现】

1. AA和GBM起病急,病情进展快,病程较短,多在1年内:<1个月30%,<3个月60%,<6个月70%;>2年仅7%。起病时偏良性,后来转为胶质母细胞瘤。常见ICP增高或局灶性神经功能缺失,成人出现相应脑叶受损症状,如不同程度偏瘫、失语及偏盲等;儿童多见脑干症状,早期脑神经麻痹及长束损害,晚期导水管阻塞出现明显ICP增高。

2. 脑CT显示病灶较大,边界不清,形态不规则,低于等密度混合影,瘤内出血可见高密度,病灶周围中-重度水肿,呈边界清楚不均匀增强、不规则环状或花环状增强;脑干肿瘤常见阻塞性脑积水征象。MRI可见与脑组织信号不同的异质性肿块,常为低信号中心,伴不规则环形强化,瘤周水肿带包绕,占位效应明显,可见侧脑室受压或双侧侧脑室及三脑室移位(图3-6-6);坏死灶及囊腔为低信号,70%的患者术后很快出现环绕肿瘤边缘的囊腔样脑软化,较难鉴别是肿瘤残存抑或复发。

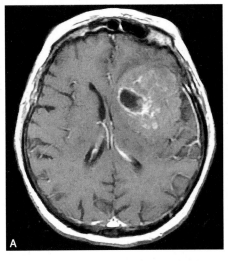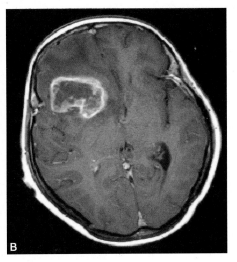

图3-6-6 MRI轴位T₁WI增强显示高级别星形细胞瘤

A.可见左额颞叶占位病变,左侧脑室额角受压消失,体部变窄向对侧移位,肿瘤实质呈轻度不均一增强,内侧一囊性病灶囊壁呈环状增强,病理诊断间变型星形细胞瘤;B.右额叶占位病变,中线结构明显向对侧移位,肿瘤边缘呈明显环状强化,肿瘤实质内呈低信号,提示坏死,病理诊断多形性胶质母细胞瘤

【治疗】

AA和GBM通常采用手术、放疗及化疗等综合治疗。

1. 围手术治疗 手术通常仅能切除部分肿瘤,手术原则是依据皮质电生理及影像学检查尽可能多地切除肿瘤,减少正常脑组织损伤。短期应用糖皮质激素能缓解头痛或嗜睡,缓解局部症状及瘤周水肿。除非发生抽搐,一般不应用抗癫痫药,接受全脑放疗患者应用苯妥英纳可能引发严重皮肤反应如多形性红斑和Stevens-Johnson综合征。

2. 放疗 肿瘤灶照射总剂量可达6 000cGy,平均可延长5个月生存时间。植入¹²⁵碘或¹⁹³铱内照射和大剂量集中外照射(立体定向)均未显著改善患者的生存期。

3. 化疗 如单用卡莫司汀(BCNU)、罗莫司汀(CCNU)、顺铂、卡铂,或者丙卡巴肼、CCNU及长春新碱联合,似可延长生存期。几项临床随机试验发现,化疗药因毒副作用大,患者不能实质性获益。替莫唑胺毒性作用小,5%~10%的患者出现血小板或白细胞减少,2年生存期从10%提高到27%。

【预后】

胶质母细胞瘤患者未经治疗自然生存期平均7~9个月,手术及放疗的中位生存期12个月。年龄影响预后,生存期>18个月在>60岁患者仅约10%,<40岁患者约占2/3。间变性星形细胞瘤一般能生存3~5年。GBM和AA经正规治疗,复发仍不可避免,几乎都在肿瘤原位复发,10%伴远处播散。认为GBM预后与肿瘤浸润程度有关(表3-6-7)。

表3-6-7　多形性胶质母细胞瘤患者的生存时间

病变类型	生存率/%			
	6个月	12个月	2年	5年
弥漫性(96例)	54	27	11	2
局限性(19例)	79	37	21	11

（三）大脑胶质瘤病

大脑胶质瘤病(gliomatosis cerebri,GC)曾被称为弥漫性星形细胞瘤、弥漫性胶质母细胞增生症、脑弥漫性胶质瘤、脑胶质弥漫系统性增生、CNS絮状母细胞瘤性浸润、母细胞型弥漫性硬化等。Nevin在1938年就以罕见病例(占同期神经上皮肿瘤的0.66%)报道本病,至今仍然罕见,累计报道124例。在儿童、青年及中年均可发病,男女患病之比为1.4:1。总体预后不良,超过半数病例在出现症状体征后一年内死亡。

【病理】

肉眼可见病变区域呈弥漫性增大,质地变硬。占据整个一侧或两侧大脑半球,或包括基底节、脑桥、延脑和脊髓上段等不同范围。切面看不到局限性肿块,正常脑组织和肿瘤无界线。大脑结构轮廓仍然存在,皮质、髓质、胼胝体、基底节等结构虽然呈弥漫性增大,但基本结构仍保存。病变侧侧脑室变小,增生严重区域皮髓质分界模糊,除非有间变区,一般很少见出血坏死和囊性变。

组织病理学可见肿瘤组织胶质细胞弥漫性增殖,增生的胶质细胞多为成胶质细胞,可见弥漫性小胶质细胞增生;白质内瘤细胞弥漫浸润于传导束之间,侵及皮质可见瘤细胞沿皮质表面、血管周围生长。肿瘤细胞有不同程度核异形或核分裂象;免疫组化可见瘤细胞GFAP标记阳性,Ki67和MIBl也呈阳性。在WHO分类属于星形细胞起源,Ⅲ级。

【临床表现】

1. 患者最常见精神症状症状,亦见头痛、呕吐、视乳头水肿等颅内压增高症状,以及癫痫、偏瘫、共济失调、感觉障碍及脑神经受累症状等,可因肿瘤侵袭部位而表现

不尽相同,病程长短可10天至2年。

2. CT和MRI检查均显示跨脑叶的弥漫性病变,MRI显示病灶范围较CT大,增强扫描大多强化不明显,偶见弥漫病变中的局灶性轻度强化(图3-6-7)。

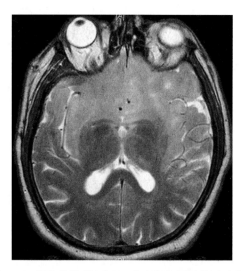

图3-6-7　MRI的FLAIR像显示大脑胶质瘤病双额叶病变出现大的融合,以及胼胝体增厚;注入造影剂后病灶周围出现轻度增强

【诊断和鉴别诊断】

临床表现缺乏特异性,可表现抑郁或亚急性痴呆,假性延髓性麻痹可能是其首发症状。影像学上与病毒性脑炎颇为相似,单纯疱疹病毒性脑炎(HSE)的散发性,无季节性,无地区性,发病年龄及性别比与GC有时也十分相似,常被诊断为HSE;影像学上还可能与颅内淋巴瘤相似,也须要排除。与上述疾病鉴别一般须经活组织检查,但仍可能误诊,Ginsberg等曾报道1.5%的病毒性脑炎活检诊断为脑胶质瘤。

【治疗】

因GC极罕见,难以用现有的治疗方法评估疗效,所有抗胶质瘤治疗疗效都不理想,皮质类固醇对此病无显著效果,可能该病水肿较轻。大多数研究表明,放疗能获得一定效果,但患者绝对生存期仅延长数周。少数患者应用替莫唑胺,可能是一种有前景的药物。当肿瘤广泛侵袭,特别是侵袭到颞叶时外科减压手术能够延长患者生存期,但切除部分肿瘤并无益处,除非要获得病理诊断。

三、少突胶质细胞肿瘤

少突胶质细胞肿瘤(oligodendrocytes tumors,OT),最早于1926年由Bailey和Cushing提出,Bailey和Bucy在1929年进一步描述。OT来源于少突胶质细胞或其前体

细胞,可发生于任何年龄,最常见于30~40岁,6~12岁也是发病高峰。OT相对少见,占颅内胶质瘤的5%~7%,男女患病比例为2:1。

【病理】

OT好发于额叶和颞叶(40%~70%),其他部位较少见。肿瘤位于白质深部,常见一或多个条索状钙化灶,周围水肿很轻。少数OT呈红灰色,血管相对较少,比周围正常脑组织硬,呈分叶状,有小囊腔,手术切除时据此特点可与其他胶质瘤区别,但大多数OT靠肉眼很难区分。镜下瘤细胞核小而圆,突触少而短,仅能通过碳酸银染色显示,细胞质有一未染色的尤如"荷包蛋"样晕圈。肿瘤可侵及脑表面或脑室室管膜,约11%的患者可有脑室和蛛网膜下腔播散。OT在WHO分成少突胶质细胞瘤(Ⅱ级)和间变性少突胶质细胞瘤(Ⅲ级)两个亚型,两者间存在明确差异,后者细胞结构变异大,可见大量异常核分裂相,1/3可见小块坏死灶。间变性OT根据分子变化与预后,又分为1p缺失和不缺失两大组,根据其他基因变化又分为四小组:①1p与19q都缺失,无其他基因缺陷。②1p缺失伴TP53突变、PTEN突变、10q缺失、EGFR扩增或CDKN2A缺失,无19q缺失。③1p不缺失,只有TP53突变。④1p不缺失,但PTEN突变、10q缺失、EGFR扩增、CDKN2A缺失及ring增强。1p和19q缺失与否与治疗反应和预后关系密切,TP53突变、EGFR扩增或PTEN突变等也存在密切相关性(图3-6-8)。少突胶质细胞瘤的确诊需要IDH突变和1p/19q整臂联合性缺失同时存在。如果免疫组化IDH 1 R132H突变初筛阴性,推荐进行IDH 1和IDH2基因测序。对于具有典型组织学特点但缺乏完整分子病理诊断的少突胶质细胞瘤可以诊断为NOS型;组织学倾向于间变性少突胶质细胞瘤但分子病理诊断却不支持此诊断,可以考虑检测胶质母细胞瘤的分子标志物;组织学类似少突胶质细胞瘤的儿童患者,常常不伴有IDH突变或1p/19q联合性缺失,此现象的分子机制尚不清楚,目前归于NOS型,但应排除组织学类似的毛细胞型星形细胞瘤、胚胎发育不良性神经上皮肿瘤和透明细胞型室管膜瘤。

【临床表现】

1. 典型OT生长缓慢,如同星形胶质细胞瘤,一半以上的患者首发症状为局部或全身性癫痫发作,癫痫通常持续数年才会出现其他症状。约15%的患者出现早期症状和颅内压增高症状,很少患者出现局灶症状如轻偏瘫、一侧肌张力增高及小脑共济失调,瘤细胞播散引起脑脊髓神经麻痹,脑积水,CSF出现淋巴细胞和肿瘤细胞。

2. 影像学表现多样,CT典型表现近皮质低信号,边界较清楚,半数以上患者可见钙化影,是有用的诊断指标;OT通常不增强,间变型和混合型OT可增强。

【治疗】

1. 对于OT,推荐最大程度的安全切除肿瘤(McGirt et al,2008)。手术切除目标:明确组织病理学和分子病理学诊断;降低肿瘤细胞负荷,为辅助放化疗创造有利条件;降低颅内压;缓解神经功能障碍;维持可接受的生活质量;延长患者生存期。手术治疗时机一度也是争论的话题之一,但是,现有回顾性证据表明,较早手术可以提高患者的生存结局。虽然手术切除是尽可能地切除肿瘤病灶。但胶质瘤生长具有一定的特殊性并常与正常脑组织边界不清,因此,超过半数的患者难以完全手术切除肿瘤病灶。即使部分患者术后影像学(CT及MRI)复查显示"肿瘤完全切除",但在细胞学水平上,仍有微小肿瘤细胞残留,这也是脑胶质瘤高复发率的根源。因此,扩大切除可以提高患者的PFS无进展生存期(progression-free survival)和OS总生存期(overall survival)。一项关于低级别胶质瘤切除范围的研究表明(Brat et al,2015),>90%扩大切除患者的5年OS达97%,而<90%扩大切除的患者5年OS仅为76%。当然,在尽可能扩大切除目的下如何最小化切除时对功能区损伤是目前神经外科的主要前沿,新技术,尤其是脑功能定位,可以增加患者影像学全切除和次全切除比例,减少术后永久性神经功能障碍可能。唤醒手术技术扩大了在功能区实施手术的指征。针对非功能区或临近功能区的OT,脑功能定位技术可以识别与关键脑功能有关的皮质和皮质下结构,尤其是语言,使手术切除规模扩大到重要功能结构的临界,以实现OT最大限度地安全切除,包括影像学全切甚至超范围切除。对于只能部分切除的功能区OT,由于脑功能存在重塑机制,部分切除后再次手术时仍可能实现安全地全切。总之,对于OT的首选管理手段就是最大安全切除,而不是观察等待。

2. 术后化疗 在相同级别的情况下,化疗对少突胶

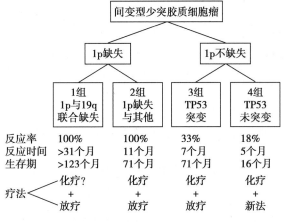

图3-6-8 间变OT分子遗传学分型与预后及治疗选择的关系

质细胞瘤的效果优于星形细胞。常用方案为PCV方案,总有效率在65%左右;替莫唑胺(TMZ),口服方便,累积骨髓抑制作用小于PCV方案,患者耐受性较好,且可以单药应用,也可以与放疗同步或联合,适用于初治或复发的少突胶质细胞瘤和少突星形胶质细胞瘤,并有取代PCV之势。研究证实,染色体1p杂合性缺失的少突胶质瘤对化疗敏感,染色体19q杂合性缺失对化疗不敏感,而两者同时缺失则对化疗敏感。1p/19q联合缺失的含少突成分的胶质瘤对PCV方案化疗相对敏感,生存期较长。相反,若不化疗,1p/19q联合缺失对胶质瘤患者的生存期并无影响。换句话说,1p/19q的联合杂合性缺失可能是通过改变化疗药物的疗效或改变药物的作用方式从而使这部分患者化疗预后较好,生存期得到延长。也有学者猜测:1p/19q联合缺失的少突胶质瘤对含烷化剂的PCV化疗方案及TMZ敏感,这些肿瘤的化疗敏感性可能与MGMT有关。目前检测1p/19q共缺失已经是评估OT风险级别的指标之一。

3. 术后放疗 对于1p19q联合缺失的间变性少突胶质细胞瘤推荐术后分次外照射放射治疗(RT)及新辅助或术后辅助PCV化疗(1A类证据),或分次外照射RT和替莫唑胺化疗、或PCV或替莫唑胺化疗(2B类证据)。对于1p/19q单一或无缺失的少突胶质细胞瘤、间变性少突星形细胞瘤推荐术后分次外照射RT(1类证据),分次外照射和替莫唑胺化疗,PCV或替莫唑胺化疗。其他功能状态差(KPS<60分)的间变性患者则根据情况选择分次外照射、PCV或替莫唑胺化疗(2B)、或姑息治疗/最佳支持治疗。

尽管在复发的中枢神经系统肿瘤患者中,同步放化疗的证据非常充足,但是低级别胶质瘤术后同步放化疗的争议非常大。最近,对比在高危低级别胶质瘤中放疗和同步放化疗(化疗应用PVC)疗效的Ⅲ期临床试验RTOG9802结果表明:同步放化疗组(放疗54Gy/30f+PCV×6)的中位OS为单纯放疗组(54Gy/30f)的近2倍(13.3个月vs.7.8个月);10年无进展生存率为50.50%和20.90%,而5年的无进展生存率为61.20%和44.10%;10年总生存率为60.10%和40.10%,而5年的总生存率为72.30%和63.10%;提示两组数据差异仅在长期随访后才能得出。根据这一关键结果,高危的低级胶质瘤患者也应该接受同步放化疗,而非单纯放疗。当然,RTOG9802应用的是PCV方案,在临床实践过程中,患者可能更容易接受替莫唑胺化疗;现在没有替莫唑胺和PCV对比的研究结果公布。现在正在进行的CODELⅢ期研究目的为探究1p/19q联合缺失的,WHOⅡ或Ⅲ级胶质瘤患者中,放疗序贯PCV与放疗同步+序贯替莫唑胺的有效性和安全性。

4. 质子治疗 这种新型的放疗手段应用更重的粒子进行放疗,使剂量分布更加准确,正常组织保护更好,进而减少了相关不良反应。质子治疗对于年轻的OT患者来说更有吸引力。但质子治疗代价昂贵,在中国尚难普遍推广,且质子治疗的长期疗效和毒性还未被试验证实。但是,已有回顾性和前瞻性研究表明,质子治疗后的患者没有认知能力下降,不良反应包括斑秃、疲乏、神经内分泌障碍等。

四、室管膜细胞瘤

室管膜细胞瘤(ependymocytoma,ET)或室管膜瘤(ependymal tumors,ET)是室管膜细胞起源的肿瘤,较其他胶质瘤复杂多变。早在1863年Virchow就提出ET的诊断,Mallory指出ET来源于室管膜细胞。Bailey和Cuching将其分为两类:室管膜细胞瘤及高恶性度的成室管膜细胞瘤(现称为间变型室管膜细胞瘤)。

ET发生部位常与脑室系统或中央管有关,占颅内肿瘤的2%~9%,占儿童CNS原发肿瘤的6%~10%;好发于儿童及青年,成人较少。幕上室管膜瘤占37%,幕下63%,发生率依次为第Ⅳ脑室、侧脑室、第Ⅲ脑室及导水管。70%的儿童病例位于第Ⅳ脑室和小脑,多起源于第Ⅳ脑室底,易扩展至脑室外,其次是大脑导水管和脊髓内;50%的成人室管膜瘤位于侧脑室内或侧脑室旁。脊髓室管膜瘤较少见,常见于成人,约占CNS肿瘤的2%,占脊髓肿瘤的60%,多发生于腰骶段室管膜细胞;一种黏液乳头状室管膜瘤仅发生于脊髓的终丝。

【病理】

位于四脑室的ET呈灰黄色,质硬,菜花样生长;来源于侧脑室的大脑ET可长得很大(直径数厘米),暗红色,质软,与邻近脑组织分界较清晰,无囊变,多呈花瓣样生长,中心有空腔,围绕血管呈花瓣样生长(假菊形团)。WHO将其分成五种类型:①低级别室管膜瘤(low-grade ependymal tumors):边界清,突入脑室内,可占据整个第Ⅳ脑室,向下穿越正中孔伸入小脑延髓池,压迫上颈髓;向上堵塞导水管,引起第Ⅲ脑室、侧脑室积水;脑实质深部室管膜瘤呈膨胀生长,脊髓室管膜瘤呈长条状,肿瘤血管丰富,易发生瘤内出血,可见囊变和钙化;根据瘤细胞形态可分成四种亚型:室管膜瘤(ependymoma)、细胞室管膜瘤(cellular ependymoma)、乳头室管膜瘤(papillary ependymoma)及透明细胞室管膜瘤(clear cell ependymoma)等。②间变性室管膜瘤(anaplastic ependymoma):为室管膜瘤细胞间变的结果,肿瘤体积较大,有出血和广泛坏死,肿瘤界限不清。③黏液乳头状室管膜瘤(myxopapillary ependymoma):常见于成人脊髓马尾,肿瘤从终丝长出,压迫马尾脊神经根,生长缓慢,切除不彻底易局部复发。④室管膜母细胞瘤(ependymoblastoma):是高度恶性和罕见的胚胎细胞性肿瘤,常见于婴儿和5岁以下儿童,有高度侵袭性,可早期向脑脊髓播散。⑤室管膜管膜下瘤(subependymoma):常位于第Ⅳ脑室和侧脑室壁,肿瘤体积较小,表面光滑或结节状,质软,粉红色胶质状,瘤组织可见微囊变和微小钙化灶。

【临床表现】

1. 肿瘤阻塞脑脊液通路引起颅内压增高症状,幕上肿瘤可见头痛、呕吐、嗜睡、复视及癫痫发作,侵犯皮质运动区或皮质脊髓束可引起轻瘫及反射异常;幕下肿瘤症状隐匿,病程较长,最初间断性呕吐(60%~80%)、头痛(60%~70%),随后出现步态障碍(30%~60%)、眩晕(13%)和言语不清(10%)等。年龄不同,临床表现各异,2岁以下患儿常见易激惹、喂哺差、嗜睡、两眼球下视(落日征)、囟门膨出、颈强和体重不增等;2岁以上可有头痛、眼震、脑神经麻痹和癫痫等。脊髓室管膜瘤出现节段性运动和感觉障碍,终丝部肿瘤可有神经根痛、下肢无力及括约肌功能障碍等。体征可见小脑性共济失调(70%)、视乳头水肿(72%)、脑神经麻痹(20%~36%)、眼震(26%)、深腱反射异常(23%)等;脑神经麻痹多因肿瘤压迫或侵犯第Ⅳ脑室底(第Ⅵ、Ⅶ神经受累)、肿瘤累及脑桥小脑角(第Ⅴ、Ⅶ、Ⅷ对神经受累);躯干性共济失调(52%)较肢体共济失调(32%)常见,第Ⅳ脑室室管膜瘤可见步态异常。

2. 室管膜细胞瘤CT可见界限清晰的异质性高密度影,表现均一强化,幕上ET常见钙化和囊性变,幕下ET较少。MRI显示ET为混杂信号,一般为T_1WI低信号,T_2WI高信号。脑室内占位病变通常应考虑ET诊断(图3-6-9),但也可为脑膜瘤及其他肿瘤,须注意鉴别。

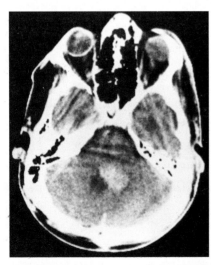

图3-6-9 室管膜细胞瘤患者脑CT轴位显示脑室室管膜增强,第Ⅳ室内可见均一增强块影,右小脑内侧一低密度区

【诊断和鉴别诊断】

1. 诊断 根据临床症状体征,结合影像学检查典型病例可作出初步诊断,确诊需病理组织学检查。

2. 幕上脑实质室管膜瘤须与星形细胞瘤、少突胶质细胞瘤、大脑神经母细胞瘤及节细胞胶质瘤等鉴别;脑室室管膜瘤应与脑室内脑膜瘤、室管膜下巨细胞性星形细胞瘤、脉络膜丛乳头状瘤、第Ⅲ脑室黏液囊肿及颅咽管瘤等区分;幕下主要与髓母细胞瘤、小脑星形细胞瘤鉴别。

【治疗】

首选手术肿瘤全切除,低度室管膜瘤术后MRI证实已全切可暂缓其他治疗,定期MRI随访,肿瘤侵犯重要结构未能全切,术后可用5 000~5 500rad局部放疗。间变性室管膜瘤、室管膜母细胞瘤或已有蛛网膜下腔播散者术后可全脑脊髓照射,放疗不敏感或复发肿瘤可行化疗,婴幼儿术后化疗可延缓复发,放疗可损害未成熟神经组织,不宜采用。

【预后】

肿瘤组织学类型、手术切除范围和瘤床术后照射,以及患者年龄、肿瘤部位及脑脊髓转移等对患者均影响预后。曾报道挪威101例室管膜细胞瘤(约占颅内原发肿瘤的1.2%)患者术后生存率较差,47%的患者在1年内去世,约13%的患者生存期超过10年。

五、脉络丛肿瘤

脉络丛肿瘤(choroid plexus tumours)起源于脉络丛,占脑肿瘤的0.5%~0.6%,主要发生于儿童,成人少见。分为脉络丛乳头状瘤(choroid plexus papilloma)(WHO Ⅰ级)、不典型脉络丛乳头状瘤(choroid plexus papilloma)(WHO Ⅱ级)及脉络丛癌(choroid plexus carcinomas)(WHO Ⅲ级)(Phedias Diamandis et al,2016)。儿童脉络丛肿瘤发生在侧脑室为50%,第Ⅳ脑室37%,第Ⅲ脑室9%(Laurence et al,1979,Russell et al,1989);成人发生于第Ⅳ脑室较第Ⅲ脑室常见(Russell & Rubinstein,1989);脉络丛癌占脉络丛肿瘤不足20%(Vajtai et al,1996),且约80%的脉络丛癌发生于儿童,发病年龄通常不足2岁,中位生存期介于26~32个月(Packer et al,1992;Pierga et al,1993)。近来发现,将人类乳头瘤病毒原癌蛋白E6、E7基因转入小鼠受精卵,71%的后代发生肿瘤,26%为脉络丛肿瘤。

【病理】

脉络丛乳头状瘤多发于脑室内,灰红色结节样,大小不一,瘤体表面呈菜花状、乳头状或细颗粒绒毛状,界限较清,可见钙化或大块钙化。肿瘤常膨胀性生长引起脑室扩张。脉络丛癌主要依据镜下特征诊断,瘤组织内出血坏死,肿瘤细胞浸润邻近脑组织。脉络丛乳头状瘤转化为癌非常罕见,脉络丛肿瘤免疫组化常见角蛋白、S-100 蛋白和癌胚抗原阳性(Miettinen et al,1986;Lopes et al,1989)。

【临床表现】

1. 脉络丛肿瘤多发于婴儿和儿童,出现恶心、呕吐及视物困难等颅内压增高症状,可有癫痫发作,头围增大(巨颅征)、视乳头水肿及意识水平降低等是常见的体征,部分患者脑脊液为血性。神经系统体征迅速恶化常提示急性脑积水或瘤内出血,成人颅内恶性乳头样肿瘤应首先考虑转移性腺癌,而不是脉络丛癌,儿童发生转移性腺癌十分罕见。

2. 脑 CT 检查可见高密度病灶,增强呈均匀强化,脉络丛癌表现不均匀增强,坏死和囊变区不增强,肿瘤在蛛网膜下腔播散,可侵犯室管膜下及瘤周脑组织。肿瘤包绕脉络丛,不出现移位、点状钙化、蛛网膜下腔出血和脑室增大是脉络丛肿瘤的共同特征。MRI T_1WI 显示肿块等-低信号,T_2WI 等-略高或-略低信号,肿块内信号不一是局灶性出血、钙化及血管流空等所致。若疑诊脉络丛癌需行脊髓 MRI 检查,排除脊髓转移。儿童肿瘤常位于侧脑室三角区。DSA 可见脉络丛肿瘤血供源于脉络丛增粗的血管。

【治疗】

脉络丛乳头状瘤治疗以手术全切除为主,全切除者预后良好(McGirr et al,1988;Ellenbogen et al,1989;Johnson,1989;Packer et al,1992;Pierga et al,1993;Sharma et al,1994;McEvoy et al,2000),10 年生存率达 88%,未全切可复发。脉络丛癌可行手术切除及术后放疗,预后差,肿瘤全切 5 年生存率为 30%~50%。

六、胶样囊肿

胶样囊肿(colloid cyst)绝大多数位于第Ⅲ脑室前上部,是少见的颅内先天性肿瘤,占全部颅内肿瘤不足 1%。该肿瘤细胞起源不明,第Ⅲ脑室胶样囊肿(colloid cyst of third ventricle)是神经上皮性囊肿,又名旁突体囊肿。近年来多数学者认为肿瘤来源于原始神经管内神经上皮。

【病理】

第Ⅲ脑室胶样囊肿附着于第Ⅲ脑室脉络丛和室管膜上,囊壁较薄,包膜完整,边界清楚,囊内含半透明胶状液体或棕褐色均质性液体,可伴有含铁血黄素、胆固醇结晶及微小钙化等,高碘酸-Schiff 染色阳性。胶样室管膜囊肿(glioependymal cyst)位于额、顶深部脑室旁白质,也见于小脑、脑干和脊髓等,GFAP 和 S-100 蛋白免疫组化标记阳性。

【临床表现】

1. 可发生于任何年龄,20~40 岁多见,无性别差异。75% 以上患者首发症状为头痛,开始即很剧烈,伴恶心及呕吐,也可在数年内呈间断性不规则发作,部分患者头痛发作与体位有关,平卧位或改变头位常可缓解。突发下肢无力较常见,可能为急性脑积水引起脑室扩张,使皮质脊髓束纤维受牵拉所致。常见痴呆,随脑积水缓慢进展,呈波动性或发作性;部分患者有癫痫发作、体温调节障碍和内分泌功能紊乱等。有些第Ⅲ脑室胶样囊肿病例临床可无症状,尸检时偶被发现。

2. CT 检查可见囊肿多呈均一高密度,圆形或卵圆形,边界光滑,室间孔阻塞导致不同程度脑积水。MRI 矢状位可清晰显示肿瘤与第Ⅲ脑室前部的关系,MRI 信号与囊肿内容物相关,典型的表现为 T_1WI、T_2WI 均呈高信号,增强后囊壁可有强化;鉴别诊断包括室管膜下巨细胞星形细胞瘤、三室内型颅咽管瘤及中枢神经细胞瘤等。

【治疗】

无症状患者可定期复查,对于有症状患者,肿瘤全切术为首选治疗方案,也可经神经内镜摘除或在 CT 导引下行立体定向囊液抽吸术,后者可因囊液抽吸不完全或囊壁未处理而复发。

七、髓母细胞瘤

髓母细胞瘤(medulloblastomas,MB)属于中枢神经系统原始神经外胚层肿瘤(primitive neuroectodermal tumour,PNET)范畴,PNET 最早由 Hart 和 Earle(1973)提出,描述发生于幕上组织学特征与 MB 相同的肿瘤。以往将各种发生于婴幼儿分化不良的或胚胎性肿瘤都划入 PNET 范围,如成神经管细胞瘤、成神经细胞瘤、成视网膜细胞瘤、成室管膜细胞瘤及松果体母细胞瘤。

【病因】

髓母细胞瘤又称成神经管细胞瘤,是一种快速生长的侵袭性肿瘤,主要发生于儿童,成人罕见。可发生于儿童期的任何阶段,好发年龄主要为 5~9 岁,一般男性多于女性。有特定的生长部位如小脑蚓部及四脑室顶部,约占儿童颅内肿瘤的 20%。MB 的起源细胞至今未明,Bailey 和 Cushing 最早认为源于胚胎期神经外胚层神经管,目前多数认为肿瘤细胞源于神经干细胞或神经祖细胞发生突变所致,不同分子分型具有不同的起源细胞。

MB 是高度恶性肿瘤,WHO 中枢神经系统肿瘤组织学分类中,原始神经外胚叶肿瘤包括小脑髓母细胞瘤及大脑、脊髓 PNETs。MB 占颅内肿瘤的 4.29%,占神经上皮组织肿瘤的 11.6%。小脑蚓部 MB 突入第Ⅳ脑室,常占据整个脑室引起脑积水,肿瘤多为实质性,灰红色质软,可有坏死和假囊腔形成,或如胶冻状。肿瘤侵犯小脑半球及小脑脚,脑干及第Ⅳ脑室底部常受压;小脑半球 MB 界限较清楚,质稍硬,常侵及软脑膜。儿童 MB 质地均一,偶有坏死、囊变、出血及钙化等,瘤周水肿程度不一。成人 MB 质地不均一,常见坏死、囊变等,肿瘤细胞经蛛网膜下腔播散,可侵犯脊髓引起脊神经根症状或截瘫,少数患者肿瘤细胞侵犯胸腰椎体旁软组织或椎骨,马尾是常见的播散部位,少数播散到大脑,极少数出现 CNS 远隔转移。

【病理】

传统的髓母细胞瘤病理分型可按照肿瘤的细胞组织学特性分为:经典型;促纤维增生/结节型;广泛结节型;及大细胞/间变型这 4 种。通常认为,促纤维增生/结节型髓母细胞瘤预后最佳,而大细胞/间变型髓母细胞瘤预后最差。在临床工作中发现髓母细胞瘤传统组织学分型在判断患者预后及指导辅助治疗方面存在一定的不足。因此近年来,随着基因技术的进步,髓母细胞瘤患者的诊治更多依赖于肿瘤的分子分型与组织学分型的互相补充。WHO 2016 版肿瘤分型根据分子病理特点将髓母细胞瘤分为以下 4 型:①WNT 激活型,组织学上多表现为经典型髓母细胞瘤,偶有大细胞/间变型。WNT 型髓母细胞瘤通常接受标准治疗后预后较好。②SHH 激活型,多表现为促纤维组织增生/结节型及经典型髓母细胞瘤,大细胞/间变型比较罕见。SHH 型髓母细胞瘤伴有 TP53 突变的,通常预后较差,常见于 7~17 岁儿童;而 SHH 型伴有 TP53 野生型髓母细胞瘤,常见于婴儿及成人,通常预后较好。③Group 3 型(非 WNT/SHH),多见于经典型及大细胞/间变型髓母细胞瘤,预后较差。④Group 4 型

(非 WNT/SHH),多为经典型,大细胞/间变型较为罕见,本型预后好于 Group 3 型。

【临床表现】

1. MB 可发生于任何年龄,儿童多见,发病高峰 7~12 岁,婴儿期也可发病,约占儿童脑肿瘤的 20%,有家族性 MB 病例报告;男女发病率(1.5~2):1。病程短,进展快,梗阻性脑积水是最常见的症状,可因患者年龄而有差异。较大患儿常主诉头痛,清晨多见,使患儿痛醒,最初局限于额部,后累及枕部,可能提示隐性小脑扁桃体疝;频繁的喷射性呕吐,可因颅内压增高或肿瘤直接压迫延髓呕吐中枢所致。出现步态不稳及躯干性共济失调,肿瘤好发于小脑蚓部,肢体共济失调不常见;滑车神经麻痹或一侧小脑扁桃体疝可引起强迫性倾斜头位;ICP 增高或脑干受压可引起嗜睡。患儿常见双侧视乳头水肿,引起视力模糊,有时是唯一的体征。ICP 增高可引起外展、滑车神经麻痹而导致复视;小脑危象多为小脑扁桃体下疝或肿瘤直接压迫脑干引起意识丧失、去大脑强直等,短时间内可致呼吸停止。婴儿髓母细胞瘤常见进行性头颅增大、精神发育迟滞、呕吐和易激惹等,伴破壶音和前囟饱满等体征。

2. CT 检查可见肿瘤及其囊变、出血、钙化和伴发脑积水等。典型 MB 位于颅后窝中线小脑蚓部,占据第Ⅳ脑室,向腹侧压迫脑干。50%~60%的青少年及成人 MB 发生于小脑半球,CT 呈均一等密度或高密度肿块,约 90%的病例脑室扩张,急性脑积水伴脑室旁水肿。MRI 显示脑干受压及第Ⅳ脑室底受侵征象,肿瘤呈 T_1WI 低信号、T_2WI 高信号,瘤周水肿,通常呈均一强化,瘤内流空信号提示血供丰富(图 3-6-10)。蛛网膜下腔及环池、延髓池和鞍上池是常见的播散部位,应注意观察;脊髓 MRI 增强有时可见肿瘤在脊髓蛛网膜下腔播散。

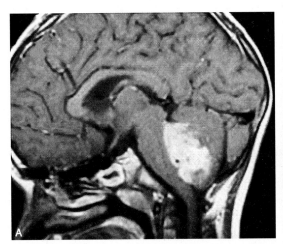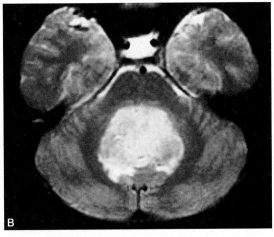

图 3-6-10　小脑蚓部髓母细胞瘤 MRI,矢状位(A)及轴位(B)显示高信号的肿块影充满Ⅳ脑室

3. 影像学特征与分子分型　发病于小脑蚓部及中线区的髓母细胞瘤多为 Group 3 型或 Group 4 型,发病于小脑半球的髓母细胞瘤多为 SHH 型,发病于小脑脚及 CPA 区的以 WNT 型较多见(图 3-6-11)。

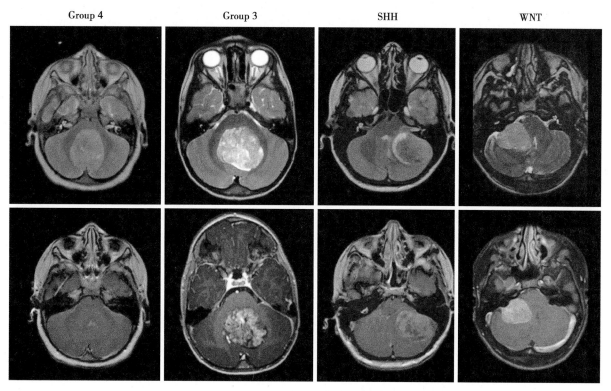

| Group 4 | Group 3 | SHH | WNT |

图 3-6-11　不同分子亚型的髓母细胞瘤影像学表现

【诊断和鉴别诊断】

1. 诊断依据患儿迅速出现梗阻性脑积水和颅内压增高症状,躯干性共济失调及步态不稳等小脑体征;婴儿常见进行性头颅增大、精神发育迟滞等;CT 显示小脑均一等密度或高密度肿块可初步诊断,确诊须依靠病理检查。

2. MB 须与幕下其他肿瘤如小脑星形细胞瘤或室管膜瘤鉴别,CT 显示前者多为低密度;70%的儿童室管膜瘤位于第Ⅳ脑室及小脑,多起源于第Ⅳ脑室底,MB 多从小脑蚓部突入Ⅳ室,肿瘤长大才压迫和侵犯Ⅳ室底。

【治疗】

对于脑积水症状比较明显的 MB 患者,建议先手术干预缓解脑积水症状后再行开颅手术治疗。防止因脑积水导致枕大孔疝危及生命,同时可以避免开颅手术中因脑积水导致的恶性高颅压,降低手术风险。干预脑积水的措施主要有脑室镜下三脑室底造瘘术及脑室腹腔分流术,对于梗阻性脑积水,目前的观点认为脑室镜下三脑室底造瘘术为一线治疗方案。肿瘤较大压迫脑干前移导致三脑室底狭窄者可采用分流手术,另外术前 MRI 显示肿瘤已经有蛛网膜下腔播散者,造瘘手术效果不佳,应选用脑室腹腔分流术。

MB 的常规治疗包括外科手术、全脑全脊髓放疗和高剂量的化学治疗。手术为明确肿瘤组织学诊断,应最大限度切除肿瘤而不引起明显神经功能缺失,减轻瘤细胞负荷,重建脑脊液循环通路。由于 MB 通常生长于四脑室内,有时会侵犯脑干和四脑室底,对于此类无法镜下全切除的 MB,手术中可以少量残留肿瘤。近年来的研究显示,肿瘤残留 $1.5cm^2$ 以下对于预后没有明显影响,但肿瘤残留大于 $1.5cm^2$,被认为是一个高危因素,需要采取更加激进的辅助治疗方案。髓母细胞瘤对放疗高度敏感,术后可行颅后窝放疗,剂量为 5 400rad,可用 180rad/d,6 周完成;为预防肿瘤播散可行全脑脊髓照射,剂量为 1 800~3 000rad。化疗常用于复发肿瘤或原发肿瘤照射前后辅助治疗,自从替莫唑胺进入临床,因其副作用较小可放化疗同步进行。

【预后】

随着治疗手段的发展,目前髓母细胞瘤的总生存期有明显提高,为 60%~80%。预后与患者年龄、组织学特征、切除程度及放化疗剂量等有关。在儿童和成人患者中,WNT 亚型预后最好,儿童和成人患者的 10 年生存率可以达到 95%和 100%。原因可能是因为 WNT 亚型髓母细胞瘤对术后放化疗敏感性较其他亚型更高。而 SHH

亚型预后与 Group4 亚型很相似,介于 WNT 亚型(最好)与 Group3 亚型(最差)之间,成人患者的预后要好于婴儿和儿童患者。在所有的年龄段中,Group3 和 Group4 亚型预后最差,婴儿和儿童的 10 年生存率分别是 39% 和 50%。从组织病理学角度来看,SHH 亚型中促结缔组织增生型的预后要好于经典型,间变性大细胞型预后最差。

八、髓上皮瘤

髓上皮瘤(medulloepithelioma)是最原始的具有多潜能神经上皮性肿瘤,最早由 Bailey 和 Cushing 提出。

【病理】

肿瘤呈高度恶性,由假复层柱状上皮细胞形成的卷曲小管组成,由小毛细血管及结缔组织纤维形成基质小梁支持。瘤细胞形态原始,排列紧密,小而深染,核圆形,胞浆少,核分裂活跃,无纤毛和生毛体(blepharoplasts)结构。组织学特征与胚胎神经管相似,可有成胶质细胞和成神经元细胞分化。免疫组化可见原始上皮中巢蛋白(nestin)和波形蛋白表达阳性。

【临床表现】

1. 髓上皮瘤十分罕见,好发于婴幼儿,6 个月至 5 岁常见,50% 病例发生在 2 岁以前。成人偶见。无性别差异。好发部位为大脑半球或视网膜,以脑室周围的大脑半球最常见,肿瘤可沿蛛网膜下腔播散,亦可颅外转移。

2. 脑 CT 平扫显示肿瘤实性部分呈等或稍高密度,可见钙化。脑 MRI 检查典型表现为湖心岛样,边界清楚,实性部分 T_1WI 呈等或稍低信号,T_2WI 呈等或稍高信号,可见出血及坏死。呈不均匀强化,囊性部分囊壁呈环形强化。

【治疗和预后】

髓上皮瘤恶性度高,治疗效果差,预后不良。平均生存期 12 个月左右。目前主要治疗手段为最大安全范围切除肿瘤。肿瘤切除程度与预后相关,对放、化疗不敏感。

九、神经母细胞瘤

神经母细胞瘤(neuroblastoma,NB)或称成神经细胞瘤,通常由不成熟的相对未分化的神经元祖细胞组成。此病在外周神经发生率较高,有时出现广泛转移,侵及颅骨和脊髓腔均位于硬膜外,原发于颅内者罕见,在颅内肿瘤中所占比例不足 1%。NB 好发于儿童及青少年,成人约 15%,男女比例为 5∶1。肿瘤如发生于颅内,几乎全部位于幕上,各脑叶分布比例与脑叶容积呈正相关。

【病理】

大体可见肿瘤边界清晰,瘤体坚实,呈分叶状,可伴结节性囊性变,多有钙化斑,偶见坏死及出血区。镜下可见肿瘤细胞密集,血管密度中等,肿瘤边缘反应性胶质增生。根据肿瘤细胞形态分三个亚型:Ⅰ型约占 50%,瘤细胞小而圆,胞浆量少,胞核色淡,有丝分裂多见,常见较成熟神经节细胞;Ⅱ型约占 25%,细胞较大而不规则,核内可见较多囊泡,罕见神经元分化,常有结缔组织增生;Ⅲ型约占 25%,组织学特征介于Ⅰ、Ⅱ型之间。1 号、11 号染色体某些部位基因异常提示患者预后较差。

【临床表现】

1. 肿瘤恶性度高,生长迅速,病程短;较常见症状是癫痫发作、局灶性脑功能缺失及颅内压增高等。肿瘤中枢神经系统播散多见,亦可见颅外转移。

2. 脑 CT 检查可见囊实性、非均匀性混合密度肿块,囊性及坏死部分呈低密度,实性部分呈等密度,常见瘤内不规则钙化,瘤周可见低密度水肿带。MRI 检查可见大脑半球肿块 T_1WI 低或稍低信号、T_2WI 呈等或高信号,边界清楚,有时可见脊髓转移,T_1 增强可见实性部分不均匀斑块状强化。CSF 可检出肿瘤分泌的儿茶酚胺,细胞学检查可提示脊髓转移。

【治疗】

NB 多采用综合治疗,首选手术最大限度切除肿瘤,术后辅以放疗,可用 5 400rad 照射瘤床及周边脑组织,如有脊髓播散证据须行全脑脊髓照射。次全切除的实质性肿瘤术后应给予化疗,肿瘤复发可再次手术,并辅以化疗。药物治疗目前主要集中在抗神经节苷脂单克隆抗体、细胞因子、疫苗、过继细胞疗法以及靶向治疗。抗神经节苷脂单克隆抗体极大地提高了患者的生存率,是目前最具前景的药物。囊性肿瘤的预后优于实质性,老年患者优于年轻患者,肿瘤复发预后极差。

十、视网膜母细胞瘤

视网膜母细胞瘤(retinoblastoma,RB)又称成视网膜细胞瘤,是起源于未成熟视网膜细胞的胚胎性肿瘤,是儿童最常见的原发性眶内恶性肿瘤。占儿童恶性肿瘤的 2%~4%,其患病率为 1/20 000~1/15 000,其中约 95% 发生在 5 岁以前。单侧性 RB(单眼 RB)约占 75%,发病年龄在 2~3 岁;双侧性 RB(双眼 RB)发病更早;三侧性 RB 是指在双眼发病的基础上,蝶鞍或松果体出现原发肿瘤,属于双眼 RB 的一种特殊类型。每年全球范围新发患者约 9 000 例,我国每年新增患者约 1 100 例。

【病因和发病机制】

视网膜母细胞瘤有 RB1 基因纯和或杂合突变所致。1971 年 Knudson 提出的二次打击学说,遗传型 RB 的 RB1 基因首次突变发生于生殖细胞,所有体细胞均携带突变,RB1 基因第二次突变发生于视网膜细胞并导致肿瘤发生。大多数 RB 为散发(非遗传型 RB),其 RB1 基因两次突变均发生于视网膜细胞。已克隆与 RB 相关的 Rb 基因,位于 13q14,全长 180kb,含 27 个外显子,其编码的 RB 蛋白参与细胞周期调控,其功能是转录因子的负性调节因子,减少细胞周期中 DNA 合成期细胞数量,抑制细胞异常增殖。如果在胚胎期 RB1 突变导致视网膜细胞缺少 RB 蛋白,便会出现细胞增生而最终发生视网膜母细胞瘤。

【病理】

RB 细胞主要是未分化的神经母细胞,可起源于视网膜的任一核层。根据肿瘤分化程度可分为未分化型与分化型。

1. 未分化型 RB 光镜下观察,大部分肿瘤细胞核深染,形态大小不一,呈圆形、椭圆形、梭形或异形,胞质极少,核分裂象多。肿瘤细胞具有生长迅速、超过血液供应的明显趋势,因此在较大的肿瘤组织中,可见有厚度不一的存活肿瘤细胞呈套状包绕在血管周围。

2. 分化型 RB 最具特征性的组织病理学改变为肿瘤细胞形成菊花团样结构,以 Flexner 和 Winterstainer 命名,简称为 FW 菊花团。典型的 FW 菊花团由立方形、长方形、梯形或锥形细胞组成,中央围绕一空腔。在光镜下观察,近中央腔边缘似有一膜,有些肿瘤细胞的胞质穿过此膜突向中央腔内。此种菊花团细胞的胞核位于细胞的基底端。HomerWright 菊花团较为少见,简称 HW 菊花团,不及 FW 菊花团具有特征性。HW 菊花团与 FW 菊花团不同,前者的肿瘤细胞不是围绕一个空腔排列,细胞呈锥状,有些胞突交错伸出,占据菊花团的中心,此种细胞较 FW 菊花团细胞的分化稍差,常见于神经母细胞瘤。

【临床表现】

1. RB 多见于婴幼儿,多因眼外观异常就诊,有些患者出现白瞳症(leukocoria)而被发现,即瞳孔可见黄白色反光。患眼可因肿瘤位于后极部,视力低下,而发生失用性斜视。部分患者会出现眼红和眼部不适(揉眼)。较大年龄患儿会主诉视力下降、眼前黑影等症状。临床上根据 RB 是否局限在眼内分为眼内期、青光眼期、眼外期即全身转移期。肿瘤呈灰白色,圆形或椭圆形供状肿物,可向玻璃体隆起,或沿脉络膜扁平生长。肿瘤表面的视网膜血管可出现扩张、出血,甚至发生渗出性视网膜脱落。瘤组织也可穿破视网膜进入玻璃体。双侧性患儿发病率较早,通常 1 岁以内发病。单侧性 RB 患儿发病较迟,通常在两岁或 3 岁时发生。

2. 三侧性 RB(trilateral RB) 即双眼 RB 伴颅内松果体区或蝶鞍区原发性 RB。较为少见,占所有视网膜母细胞瘤的 10% 以下。大多数颅内肿瘤为松果体区病变(如松果体母细胞瘤)。其中,颅内病变有 20%~25% 位于蝶鞍上或蝶鞍旁。三侧视网膜母细胞瘤的诊断中位年龄为 23~48 个月,而双侧视网膜母细胞瘤诊断和颅内肿瘤诊断之间的间隔一般为 20 个月以上。三侧性 RB 可出现头痛、呕吐、发热、癫痫发作等临床症状。

【辅助检查】

1. 眼底检查 一旦怀疑视网膜母细胞瘤,要尽快进行眼底检查。

2. B 超检查 可见玻璃体弱回声或中强回声光团,与眼底光带相连,多见强回声钙化斑。也可见眼底光带不均匀增厚,呈波浪或 "V" 形。少数患者可伴有视网膜脱离。彩色多普勒超声成像检查可见瘤体内与视网膜血管相延续的红蓝伴行的血流信号。

3. 脑 CT 检查 可发现眼内高密度肿块、肿块内钙化灶、视神经增粗、视神经孔扩大等。CT 检查对于眶骨受累更敏感。当视网膜脱离时,CT 有助于鉴别 Rb 或其它非瘤性病变如 Coats 病。

4. 脑 MRI 检查 可见后极部多可见类圆形结节样病灶,T_1WI 为等信号或稍低信号,T_2WI 为中信号或稍低及稍高混杂,增强扫描为轻度或中度强化。DWI 显示病灶为高信号。头部和眼眶的 MRI 可以评估是否有视神经和眼外受累,同时可明确是否有颅内肿瘤(如松果体母细胞瘤和异位性颅内视网膜母细胞瘤)。

5. 脑脊液及骨髓检测 用于判断患者是否出现中枢及全身转移。

6. 基因检测 可行外周血和肿瘤中 RB1 基因突变检测,目前首选二代测序(外显子组或基因组测序)。

【诊断和鉴别诊断】

对白瞳症、斜视等眼部异常患儿要注意详细询问病史及家族史,常规散大瞳孔行双眼眼底检查。若患儿不配合,则应在全身麻醉下进行检查。根据视网膜有占位性病变以及眼部超声等检查发现病变有明显钙化现象,可以诊断 RB。

能引起白瞳症的其他眼部疾病易与 RB 混淆,常见者包括 Coats 病、永存增生性原始玻璃体、早产儿视网膜病变、眼弓蛔虫病、先天性白内障、家族性渗出性玻璃体视网膜病变、混合错构瘤、Norrie 病、脉络膜缺损等。

【肿瘤分期】

RB 按严重程度进行分类是确定治疗方案和判断预后的重要依据。目前国际常用的眼内期 RB 国际分期(international intraocular retinoblastoma classification,IIRC)对 RB 全身化疗和局灶性治疗方法的选择以及判断预后有很大帮助。

眼内期 RB 的国际分期(2005 洛杉矶儿童医院版)

A 期:风险很低。视网膜内散在对视功能无威胁的小肿瘤。所有肿瘤局限于视网膜内，直径≤3.0mm；肿瘤距离黄斑>3.0mm，距离视神经>1.5mm；没有玻璃体或视网膜下的种植。

B期：风险较低。没有玻璃体或视网膜下种植的肿瘤。不包括A期大小和位置的肿瘤；视网膜下液局限于肿瘤基底部5.0mm以内。

C期：风险中等。伴有局部视网膜下或玻璃体种植以及各种大小和位置的播散性肿瘤。玻璃体和视网膜下种植肿瘤细小而局限；各种大小和位置的视网膜内播散性肿瘤；视网膜下液局限于1个象限内。

D期：高风险。出现弥散的玻璃体或视网膜下种植。肿瘤眼内弥漫生长；呈油脂状的广泛玻璃体种植；视网膜下种植呈板块状；视网膜脱离范围超过1个象限。

E期：极高风险。具有以下任何1种或多种特征。不可逆转的新生血管性青光眼；大量眼内出血；无菌性眼眶蜂窝织炎；肿瘤达到玻璃体前面；肿瘤触及晶状体；弥漫浸润型RB；眼球痨。

【治疗】

1. 治疗原则　治疗视网膜母细胞瘤的目的是挽救生命和保存视力，依据患者的具体情况，医院的设备，医生的技术经验等，实行个体化治疗方法。需考虑的因素包括单侧或双侧疾病、保视力的可能性及眼内和眼外分期情况。眼内期RB的一般治疗原则：AB期患者，行局部治疗（激光或冷冻治疗）；C期、D期患者行化学治疗联合局部治疗，再用局部治疗控制残留病灶；E期无临床高危因素患者是保眼还是摘眼，临床仍然存在争议，在密切观察治疗反应的前提下，可以先采用化学治疗联合局部治疗保眼，一旦发现治疗效果不佳，尽快摘除眼球；E期伴有临床高危因素患者，行眼球摘除术。

2. 治疗方案

（1）局部治疗：局部治疗包括冷冻治疗、视网膜激光光凝和经瞳孔温热疗法。局部疗法适用于小肿瘤（小于3~6mm），多用于双侧疾病患者，常需要同时配合全身化疗。局部疗法与化疗方法可相互协同。

（2）化疗：化疗用于治疗眼内及眼外RB，其给药方式可以是全身性的、结膜下、动脉内或玻璃体内。化疗常和局部治疗、放疗联合应用。

（3）放射治疗：放疗适用于整个眼球受累的患者及眼眶外、中枢神经系统及其他部位转移的患者。视网膜母细胞瘤是对放射治疗高度敏感的肿瘤，局部放疗效果好。放射治疗的应用过程中，应注意最大程度减少患者的累积放射剂量，避免治疗并发症，如迟发正常组织损伤和第二肿瘤。

（4）眼球摘除术

眼球摘除术的手术指征：

1）单眼RB的D或E期，保留眼球无望或无随访条件。

2）双眼RB，若1只眼A期，而另1只眼E期，建议摘除E期患眼。

3）双眼均为E期，在征得家长同意后，可行双眼球摘除术。

4）眼内可疑存在活性肿瘤细胞，但由于屈光间质混浊无法进行眼底检查及分期的患眼。

5）影像学检查显示肿瘤可疑向视神经蔓延，但范围尚在球后视神经近端的患眼。

6）眼内复发性RB，若其他保守治疗方法均已失败，或并发症影响对肿瘤的侵袭性进行评估和治疗时，应摘除眼球。

此手术应由经验丰富的眼科医生实施；眼球须完好无损取出，避免眼球穿孔，确保眼眶不发生恶性肿瘤种植。为了更好分期，摘除眼球时应同时剪除一段视神经，剪断视神经最好在15mm以上，最短不少于10mm。术后根据病理选择是否进行预防性化疗。对于存在眶内转移的患儿，应合理选择化疗、手术（摘除术）和放射治疗以达到控制肿瘤。

十一、胚胎发育不良性神经上皮瘤

胚胎发育不良性神经上皮瘤（dsembryoplastic neuroepithelial tumor，dnet）是中枢神经系统极为少见的良性肿瘤，起源于胚胎基质发育异常细胞，向大脑皮质浸润，通常伴邻近部位的皮质异位，组织学表现多样。一些病例由于肿瘤主要成份为神经上皮细胞和形成多发性结节的少突胶质细胞簇，可表现为黏液性囊肿。

【临床表现】

1. DNET好发于儿童或青年，经常引起癫痫，且这种癫痫难以控制，发作类型多以复杂部分性发作为主；成人因单次癫痫发作或偶尔MRI检查发现肿瘤。神经系统查体常为阴性。

2. 肿瘤虽可发生于脑的任一部位，但最常发生在颞叶，其次为额叶；常在脑表浅部位如皮质下或皮质内多见。头部CT常表现为低密度假囊性病变，占位效应不明显，有时可见不同程度钙化；颅骨内板可见肿瘤压迹。提示肿瘤长期缓慢生长。MRI表现为长T_1长T_2信号，典型的MRI征象为"三角征"，多囊或分叶状。病灶增强不明显，有的可见小结节样强化（图3-6-12）。FLAIR相有的可见特征性环形高信号。蛋氨酸PET显像常表现为低摄入，这也是DNET与其他颅内肿瘤鉴别点之一。

【诊断】

DNET影像学常需与少突胶质细胞瘤、蛛网膜囊肿、

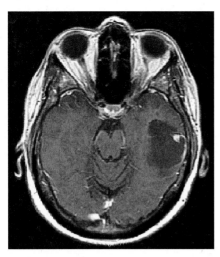

图 3-6-12　DNET 的增强 MRI 显示左颞叶内一个低信号的囊肿样病变,囊内可见肿瘤小结节增强灶

表皮样囊肿和毛细胞型星形细胞瘤等相鉴别。确诊需要病理,常需通过组织活检或肿瘤切除排除低级别胶质瘤或少突胶质细胞瘤。单独组织活检可因取材部位为邻近的炎症而出现误导,有时表现为肉芽肿。

【治疗】

DNET 常引起难治性癫痫发作,故药物治疗效果差,手术切除肿瘤是最有效的也是唯一的治疗方法。DNET 全切术后预后良好,一般无肿瘤复发,癫痫发作大部分可完全控制。故对 DNET 应早诊断和早治疗,并力争完全切除;不能全切的患者,根据目前的共识,建议长期随访。

十二、视神经及视交叉胶质瘤

视神经及视交叉胶质瘤(optic pathway glioma,OPG)也被称为视路胶质瘤,是起源于视神经、视交叉、视束或下丘脑的低级别星形细胞瘤,影响患者的视力及内分泌功能。OPG 约占脑部胶质瘤的 2%。这类肿瘤通常生长缓慢,主要见于儿童,90% 的患者在 20 岁前被诊断,75% 的患者在 10 岁前被诊断,女性占 60%~75%。好发部位与年龄无明显相关,但可能影响预后,累及视神经的总病死率约为 5%,而累及下丘脑的病死率约 50%,患者生活质量较差。

【病因和发病机制】

OPG 通常被归类为低级别星形胶质细胞瘤,但其生长速度有很大差异。出于这个原因,有人认为部分 OPG 可能是错构瘤。然而,大多数证据支持 OPG 是一类缓慢生长的真性肿瘤。OPG 的临床行为可能具有侵袭性,而在错构瘤中从未观察到过这种表现。

在组织学方面,OPG 与神经系统其他部位的毛细胞型星形细胞瘤几乎是相同的。散发性毛细胞型星形细胞瘤常存在染色体 7q34 串联重复以及相关的 BRAF-KIAA 融合基因,这些可能会为靶向治疗提供机会。

一些毛细胞型星形细胞瘤中会发生染色体等位基因缺失,表明这些肿瘤是由抑癌基因失活所致的克隆性病变。例如,在部分病例中,甚至是不伴 NF1 或 NF2 的患者中,都可发现其染色体 17q(NF1 基因位点)存在缺失,这表明该基因与肿瘤的发生之间存在某些关联。

NF1 患者的 OPG 表现为特征性的神经纤维瘤蛋白缺失以及 RAS 活化增强,神经纤维瘤蛋白是一种星形细胞负性生长调节因子。

【病理】

1. 病理学表现　OPG 多数为低级别胶质瘤,毛细胞型星形细胞瘤多见,瘤内可见未成熟的星形细胞,胞核不规则、无核分裂象,常可见 Rosenthal 纤维、微囊泡及局部钙化。儿童 OPG 偶可见高级别的病变。

2. 发病部位

(1) 前部视觉通路:前部肿瘤可细分为眶内肿瘤、视神经管内肿瘤和颅内视交叉前肿瘤。这些肿瘤最常发生于青春期前的儿童,并且大多为毛细胞型星形细胞瘤。该肿瘤可能表现为浸润性病变,也可能与正常视神经间界限分明。侵犯柔脑膜或密集的成纤维细胞反应较为常见。随着肿瘤进展,其会压迫视神经。因此,会出现视神经脱髓鞘和视神经萎缩。

(2) 后部视觉通路:后部肿瘤可发生在视交叉、下丘脑或第三脑室前部。出现视交叉和下丘脑病变的平均年龄约为 3 岁。组织学上,这些肿瘤通常是毛细胞型星形细胞瘤,偶尔为节细胞胶质瘤。

(3) 与神经纤维瘤病的相关性:OPG 是最常见的、与 NF1 相关的中枢神经系统肿瘤。如果对所有儿童进行筛查,估计会在 15% 的 NF1 患儿中发现 OPG。NF1 肿瘤更常累及视觉通路前部,而非 NF1 患儿的肿瘤则更多累及视觉通路后部。在 NF2 患者中也已报道过 OPG。

【临床表现】

1. OPG 的症状和体征通常会发展数月至数年,取决于肿瘤发生的部位。眶内肿瘤最常表现为眼球突出,其他不太常见的表现包括斜视以及与点头性痉挛类似或一致的症状,如摆动性或分离性眼球震颤、斜颈和点头。单侧视力障碍是一种相对而言并不常见的主诉症状,这可能是由于这些患者发病时年龄较小。眼底镜检查可能会发现视盘水肿和/或萎缩所致的苍白。

2. 视交叉和下丘脑的胶质瘤常表现为较大的肿块,即使这些肿瘤一般都分化良好且级别较低(大多为毛细胞型)。在视交叉病变患者中,主诉通常是视觉功能受损。在患者就诊时也可能会发现梗阻性脑积水。下丘脑胶质瘤患者可出现间脑综合征,婴儿患者表现为进行性消瘦、生长迟滞、高度警觉及欣快。

3. 下丘脑受累所致的内分泌异常可见于 10%~20% 的 OPG 患者。最常见的表现是由下丘脑-垂体-性腺轴受累所致的性早熟,可见于多达 39% 的伴有 NF1 的视交叉 OPG 患儿。因此,应筛查所有视交叉肿瘤患儿是否有内分泌异常。

在伴有 NF1 和不伴 NF1 的患者中,主要的主诉症状往往会有所差异。散发性 OPG 患者更可能表现出颅内压升高和脑积水的征象,而 NF1 相关 OPG 患者则更可能出现性早熟。

【辅助检查】

影像学检查首选头颅 MRI。典型的病变 T_1WI 呈低信号,T_2WI 呈高信号,均明显强化。病变多呈多叶状,偶可见囊变,尤其不伴 NF1 患者。MRI 弥散加权成像(DWI)可以鉴别 OPG 与下丘脑错构瘤及髓鞘空泡化,尤其是伴有 NF1 的患者。伴有 NF1 的 OPG 患者视交叉或视交叉后部受累时,极易出现肿瘤进展或视力恶化,因此在视力下降前行头颅 MRI 检查从而诊断 OPG,可以有效改善视力预后。此外,CT 可以显示骨骼细节和检测瘤内钙化。

【诊断和鉴别诊断】

根据临床症状和 CT 或 MRI 可以作出初步诊断。对于出现无法解释的视力丧失、单眼或不对称的眼球震颤、间脑综合征或者视神经萎缩的患者要高度怀疑 OPG。影像上可以见到典型表现:如视神经与视交叉管形增粗,或者鞍上肿瘤伴与之相连续的视神经增粗,或者鞍上肿瘤伴视束受累。不伴明显视神经受累或视束受累的鞍上肿块不太可能为 OPG,可能需要活检来确诊。在青少年和年轻人,蝶骨、嗅沟、眶内脑膜瘤,以及错构瘤、神经纤维瘤病也能引起一侧眼失明及突眼,需注意鉴别,确诊要依据病理检查。

【治疗】

OPG 的最佳治疗方案尚存争议。治疗方式制定时应考虑到患者的年龄、是否伴有 NF1 以及肿瘤所在的部位。对于年轻患者和伴有 NF1 的患者,在治疗开始前应先观察一段时间。应通过临床和连续脑部 MRI 检查来密切监测肿瘤大小和视觉功能;临床状态或影像学中肿瘤大小的不利变化都可能表明需要积极治疗。

1. 手术治疗 OPG 的手术治疗一直未达成广泛的共识。通常有以下情况应考虑手术:单侧视神经受累导致眼球突出,影响容貌、失明或二者同时存在;视交叉外生型病变导致占位效应或出现梗阻性脑积水。视交叉弥漫性受累或广泛浸润性病变是手术的相对禁忌证。肿瘤减压术被证明是安全有效的,运用术中 MRI 结合先进的神经导航技术,可以在最大程度切除肿瘤的同时保留功能。但手术方式选择及手术切除程度等方面目前仍有争

议,有待大样本临床研究证实。

2. 化疗 目前认为化疗的作用在于延缓或者避免采用有潜在长期毒性的治疗手段(如放疗),尤其对于<3 岁的患儿,从而为患儿中枢神经系统的发育争取时间。有国外文献曾推荐化疗作为<7 岁的 OPG 患者的一线治疗方案,而>7 岁的患者则推荐放疗作为一线的治疗方案。多种联合化疗方案已被用于治疗此类肿瘤。最常用的组合包括:长春新碱和放线菌素 D;长春新碱和卡铂;顺铂或卡铂加依托泊苷;基于亚硝基脲的组合方案。

3. 放疗 目前 OPG 的治疗原则是尽可能延缓放疗的应用。最常用的是外放射治疗,其中最经典的是三维适形放疗,尤其调强保护重要的组织结构,但须考虑正常组织所能耐受的剂量。外照射已被用于治疗进展性肿瘤患者,以缩小肿瘤体积、降低复发率、延长无复发生存期、缓解间脑综合征以及提高视力。尽管大多数接受照射的患者会获益(病情稳定以及客观的肿瘤体积缩小),但放疗的远期后遗症可能会严重破坏身体机能,尤其是对于年幼儿童。婴幼儿在接受照射后,严重的认知障碍和内分泌缺陷极为突出。这些放疗所致的并发症使得人们将化疗用作初始治疗方法,以便尽可能地推迟使用放疗。

十三、神经节细胞瘤、节细胞胶质瘤及间变性节细胞胶质瘤

神经节细胞瘤(ganglioglioma)很少见,多发生于肾上腺、腹膜后及胸腔交感神经链,颅内和脊髓也有发生。小脑发育不良性神经节细胞瘤也称为 Ihermitte-Duclos 病,较特殊,常见小脑大块病灶,主要为小脑颗粒细胞、浦肯野细胞及胶质细胞;影像学具特征性表现,小脑半球被一个分界不清的肿瘤占据,肿瘤因畸形的小脑细胞分层呈现"虎斑样"(图 3-6-13)。该肿瘤生长缓慢,预后较好,一旦诊断宜尽早切除。

节细胞胶质瘤(ganglioglioma)包含肿瘤性神经节细胞及肿瘤性胶质成分;间变性节细胞胶质瘤(anaplastic ganglioglioma)含间变的胶质成分,而非神经节细胞间变。这三种肿瘤均含有不同成熟度的肿瘤性神经元,混合不同程度胶质成分及胶质成分间变,三者之间在肿瘤进展过程中存在明显的相关性。

【病理】

在组织学上神经节细胞瘤与节细胞胶质瘤较难区分,二者占成人脑内神经上皮性肿瘤的 2%~5%,肿瘤可发生于整个脑-脊髓神经轴,好发于大脑半球、第Ⅲ脑室底及脑干。神经节细胞瘤及节细胞胶质瘤多为边界清楚的灰色质硬的分叶状肿块,常见钙化及囊变,生长缓慢。镜下神经节细胞分化良好,大小、形状及排列方向不一,常见异形的巨大双核,银染可见畸形细胞突起内的神经

元纤维。间变可发生于神经节细胞胶质瘤复发者,瘤性神经元可逐渐被高恶性度的瘤性胶质细胞的优势生长替代,最终变成多型性胶质母细胞瘤(图3-6-14)。分子病理方面的研究发现,节细胞胶质瘤患者中约60%存在BRAF^{V600E}基因的体细胞突变,该突变是确诊节细胞胶质瘤的重要分子病理诊断标记。

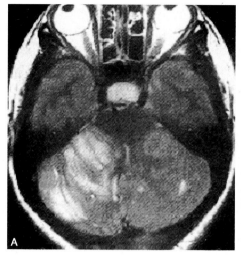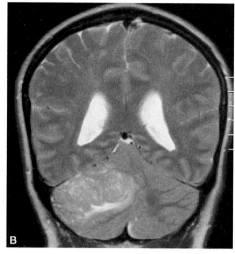

图3-6-13　小脑发育不良性神经节细胞瘤的MRI,T$_2$WI显示小脑半球高信号病变呈条纹状(虎斑)分布

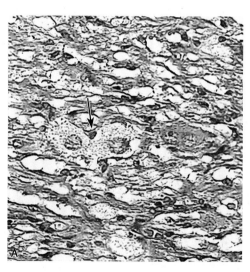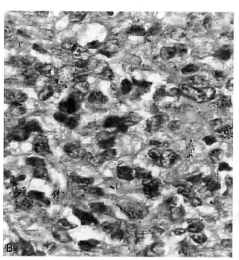

图3-6-14　同一患者的神经节胶质细胞瘤

(A)恶变为胶质母细胞瘤(B),初发标本(HE×400),可见瘤性神经元(A箭头)和瘤性胶质细胞两种成分;(B)一年半复发后再手术标本(HE×400),瘤性神经元消失,见到的均是核大、深染、异形及排列密集的瘤性胶质细胞

【临床表现】

1. 神经节细胞瘤与节细胞胶质瘤临床经过相似,可发生于任何年龄,10~30岁多发。病程长,出现症状到就诊时间平均4.8年。临床表现与肿瘤部位有关,常见癫痫发作、下丘脑内分泌功能紊乱及长束受损征等。节细胞胶质瘤患者癫痫发生率为80%~100%,BRAF^{V600E}突变体在节细胞胶质瘤致痫机制中发挥了重要作用。

2. 脑CT检查可见边界清楚等密度或低密度肿块,约1/3可见钙化和囊变,约50%有增强效应,占位效应及瘤周水肿较轻。脑MRI检查显示边界清楚的T$_1$WI低信号、T$_2$WI高信号囊性肿块。

【治疗】

本组三类肿瘤治疗首选手术切除,中线肿瘤术后常有不同程度神经功能缺失。非间变性肿瘤即使手术未能全切,术后放疗亦非绝对指征;若病理证实肿瘤间变或迅速再生,术后应放疗和化疗。

本组肿瘤部位与预后高度相关,长期生存者较多见,大脑半球肿瘤预后优于脑干,肿瘤迅速复发提示肿瘤胶质成分发生间变,但不常见。

对于肿瘤的靶向治疗,BRAF抑制剂可以有效控制节细胞胶质瘤导致的癫痫症状。

第三节　颅内脑膜瘤

（于春江　任铭）

一、概述

脑膜瘤（meningioma）是第二位常见的颅内肿瘤,仅次于胶质瘤。脑膜瘤多属良性,Bailie（1787）首先提出,Bright 于 1831 证实。恶性或恶性变占 1%～2%。脑膜瘤分为颅内脑膜瘤和异位脑膜瘤,颅内脑膜瘤由颅内蛛网膜细胞及含蛛网膜成分形成,脑室内脑膜瘤来自脑室内脉络丛,也可来自硬脑膜成纤维细胞和软脑膜细胞。异位脑膜瘤指无脑膜覆盖的组织器官发生的脑膜瘤,主要由胚胎期残留的蛛网膜组织演变而成。脑膜瘤多属良性,呈球形或结节状,生长于脑实质外,但常常嵌入大脑半球之内。脑膜瘤的血运丰富,因为肿瘤常接受颈外动脉、颈内动脉或椎基底动脉等多来源的供血。这类肿瘤生长缓慢,所以有时肿瘤长到很大仍可不出现症状。

【流行病学】

脑膜瘤人群发病率约为 2/10 万,美国于 2002—2006 年统计脑膜瘤占所有原发的脑内和中枢神经系统肿瘤的比例为 33.8%（Wiemels,2010）。我国一项多中心的颅内肿瘤流行病学调查显示,脑膜瘤占颅内肿瘤的 22.79%（Jiang,2011）。女性多于男性,约 2∶1。发病高峰 45 岁,儿童少见,16 岁以下发病率不足 1.3%。近年 CT 及 MRI 的普遍应用,脑膜瘤发现率增高,特别是老年人群,偶见无症状脑膜瘤和多发性脑膜瘤,可合并胶质瘤、垂体瘤和动脉瘤,较罕见;文献中有家族性脑膜瘤报告。

【病因和发病机制】

脑膜瘤的发生可能与一定的内环境改变和基因变异有关,并非单一因素造成的。可能与颅脑外伤、放射性照射、病毒感染以及神经纤维瘤病等因素有关。这些病理因素的共同特点是它们有可能使细胞染色体突变,或细胞分裂速度增快。通常认为蛛网膜细胞的细胞分裂是很慢的,而上述因素加速了细胞分裂速度,这可能就是导致细胞变性早期的重要阶段。近年,随着分子生物学的发展,脑膜瘤的病因研究取得了一些结果。许多研究表明,在很多肿瘤,某个染色体的 DNA 结构的变化已证实,在脑膜瘤中,最常见的突变位点为 22q 基因。放射线以及很多病毒都可以改变 DNA 结构。同样,以双侧听神经瘤为主要表现的神经纤维瘤病患者也合并特殊的遗传变化。显然,脑膜瘤患者体内存在许多异常的内环境和遗传因素,所有这些因素均对人的染色体结构的改变起着作用。中年期女性明显多发,可能与雌激素刺激有关,脑膜瘤患者妊娠期可由于雌激素影响,肿瘤生长加快。有的作者提出,可将脑膜瘤看作激素依赖性肿瘤。

【病理】

多数学者认为,脑膜瘤起源于蛛网膜绒毛,又称蛛网膜内皮瘤。脑膜瘤组织与硬膜内蛛网膜内皮细胞有密切联系,不少脑膜瘤牢固地附着于硬膜上。幕上脑膜瘤占 85%,幕下占 15%,大脑凸面及矢状窦旁最多见,其次是蝶骨嵴、嗅沟及颅前窝底、脑桥小脑角、鞍结节与鞍膈,颅中窝、鞍旁、斜坡、颅后窝、小脑幕及枕大孔区等较少见。椎管内脑膜瘤很少,但仍占椎管内肿瘤的 25%。

少见的脑膜瘤类型包括:①多发性脑膜瘤:发病率 1%～4%,常见于 von Recklinghausen 病,或单独发生,为颅内多数瘤结节或一个大主瘤伴数个小子瘤,组织类型相同,少数可不同。②弥漫性脑膜肉瘤病:瘤细胞弥漫分布于软脑膜,形成斑块状病变或弥漫小瘤结节。③异位脑膜瘤:是中枢神经系统以外的原发性脑膜瘤,国外文献报道占脑膜瘤 8%,眼眶部多见,其次是头皮及皮下组织、鼻腔及鼻窦,偶见肺内、纵隔及肾上腺。

脑膜瘤瘤体多呈球形,有包膜,肿瘤常如"脐"基部附着于硬膜上,瘤组织常侵及硬膜或静脉窦,肿瘤表面有灰红色迂曲血管,质地硬韧,瘤组织出血变软,可呈鱼肉样改变,也可有钙化、骨化或囊性变,少数瘤内大囊形成为囊状脑膜瘤。脑底部脑膜瘤常呈扁盘状位于颅底骨嵴上,硬膜游离缘,脑膜瘤呈马鞍形或哑铃形,椎管内脑膜瘤多呈圆球或橄榄球样。少数脑膜瘤浸润性生长,浸润毗邻脑组织,界限不清,可侵蚀颅骨、颞肌或头皮等。脑膜瘤血供丰富,来源于脑膜动脉或脑内动脉。

在 WHO 的 CNS 肿瘤组织学分类中,脑膜瘤的组织学类型分为十一种类型（表 3-6-8）,在 2007 版中除了增加将脑侵犯作为非典型脑膜瘤（WHO Ⅱ级）的诊断标准外,脑膜瘤的分类和分级没有修改。脑侵犯在以前的 WHO 分类中认为是脑膜瘤的分期而不是分级特点。脑膜瘤的分类和侵及部位见表 3-6-9。

脑膜瘤根据镜下组织结构及细胞形态不同,可分为 7 种亚型（图 3-6-15）:①内皮型脑膜瘤（endotheliomatous meningioma）:最常见,由蛛网膜上皮细胞组成,细胞向心排列呈团状、条索状或旋涡状瘤细胞排列。②纤维母细胞型脑膜瘤（fibroblastic meningioma）:瘤细胞纵行排列,似流水状,细胞间大量胶原纤维,可见砂粒小体。③砂粒型脑膜瘤（psammomatuos meningioma）:细胞呈螺旋状排列,可见玻璃样变及钙化,有大量砂粒体。④血管母细胞型脑膜瘤（angioblastic meningioma）:有丰富血管和血窦,血管内皮细胞增生、分化不成熟导致血管腔闭塞。⑤移行型或混合型脑膜瘤（transitional or mixed meningioma）:含 4 种成分,以一种为主。⑥恶性脑膜瘤（malignant meningioma）:多为良性瘤恶变,可向周围组织浸润或颅外转移。⑦脑膜肉瘤（meningeal sarcoma）:少见,多见于儿童,呈浸润性生长，瘤内常有出血、坏死及囊性变，包括多形细胞、纤维细胞及梭形细胞等三型。

表 3-6-8　WHO 中枢神经系统肿瘤组织学分类中的脑膜瘤组织学类型及组织病理学所见

CNS 脑膜瘤	组织病理学所见（图 3-6-15）
脑膜内皮细胞型脑膜瘤	内皮细胞紧密排列，有的呈合体型结构，瘤组织内可见似蛛网膜颗粒的同心圆形旋涡，还可见核内胞浆性假包涵体和核内窗，有时可见畸形核或多核巨细胞
纤维型	细长梭形瘤细胞交错排列，或排列成不规则旋涡，网织染色见有多量网状纤维
过渡型或内皮纤维型	是上述两型的混合结构，旋涡中心玻璃样变，钙盐沉积形成砂粒小体
砂粒型	多见于中年女性脊管内脑膜瘤，瘤组织内有许多砂粒小体
血管瘤型	瘤组织内出现多量大小不一，分化好的血管，血管壁增厚和玻璃样变，散在巨核细胞，微囊和钙化灶
微囊型	又称为湿性脑膜瘤，瘤组织内有许多微囊，可见分泌 PAS 阳性物质
分泌型	瘤组织内 PAS 阳性，CEA 免疫组化阳性标记物质，并可见腺样化生的特点
透明细胞型	瘤细胞胞浆内富于糖原，因而透明，肿瘤多位于脑桥小脑和马尾部
脊索样脑膜瘤	瘤组织内有脊索瘤样结构
富淋巴细胞浆细胞的脑膜瘤	瘤组织内除了脑膜瘤特点，大量淋巴细胞和浆细胞浸润，可见淋巴滤泡样结构
化生型	脑膜瘤组织内出现化生特点，有黄色瘤病变、软骨化生、骨化生和黏液组织化生

表 3-6-9　脑膜瘤的分类及侵及部位

部位分类	肿瘤侵及部位
矢状窦或矢状窦旁脑膜瘤	多见于矢状窦中 1/3，肿瘤侵入矢状窦壁及邻近颅骨，可致颅骨局部骨瘤样增生
大脑凸面脑膜瘤	肿瘤多位于中央沟前方，可侵蚀颅骨骨板
蝶骨嵴及侧裂脑膜瘤	肿瘤骑跨在蝶骨嵴上生长，突入颅前窝或颅中窝，部分肿瘤经眶上裂突入眼眶内生长，成为颅眶沟通的脑膜瘤，常伴有病侧眼球突出
嗅沟脑膜瘤或颅前窝脑膜瘤	肿瘤位于筛板上，多呈半球形，影响视神经交叉，或经大脑镰前端两侧生长
鞍结节脑膜瘤（鞍上脑膜瘤）	可影响视神经交叉、下丘脑及颈内动脉，可沿着视神经鞘向外扩展
小脑幕脑膜瘤（窦汇旁脑膜瘤）	肿瘤骑跨在小脑幕上、上下生长，或环绕窦汇生长
颅中窝及 Meckel 腔脑膜瘤	肿瘤伏于颅中窝内，前方扩展到蝶骨嵴，后方可影响脑桥小脑角，部分颅中窝脑膜瘤侵犯颞骨，甚至侵入颞肌；Meckel 腔脑膜瘤直接压迫三叉神经半月神经节
大脑镰旁脑膜瘤	肿瘤位于大脑镰旁，有时可在大脑镰两侧呈哑铃状生长
脑桥小脑角脑膜瘤	表现可与听神经鞘瘤相似，部分肿瘤可突向枕大孔
斜坡脑膜瘤	肿瘤常伸向枕大孔或经枕大孔突入脊管内生长，又称颅脊脑膜瘤
颅后窝脑膜瘤	多发生于小脑半球凸面的脑膜
脑室内脑膜瘤	多见于侧脑室，少数见于第 IV 脑室和第 III 脑室，常与脉络丛粘连
其他	脊管内脑膜瘤（脊膜瘤），胸段最常见，多位于髓外硬膜下腔内

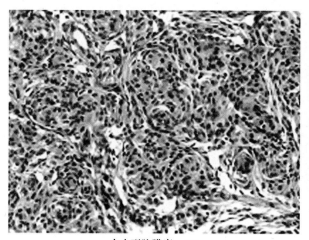

内皮型脑膜瘤 × 100

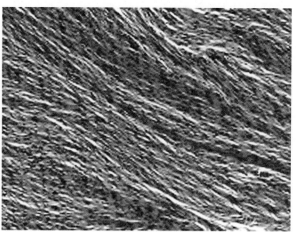

纤维母细胞型脑膜瘤 × 100

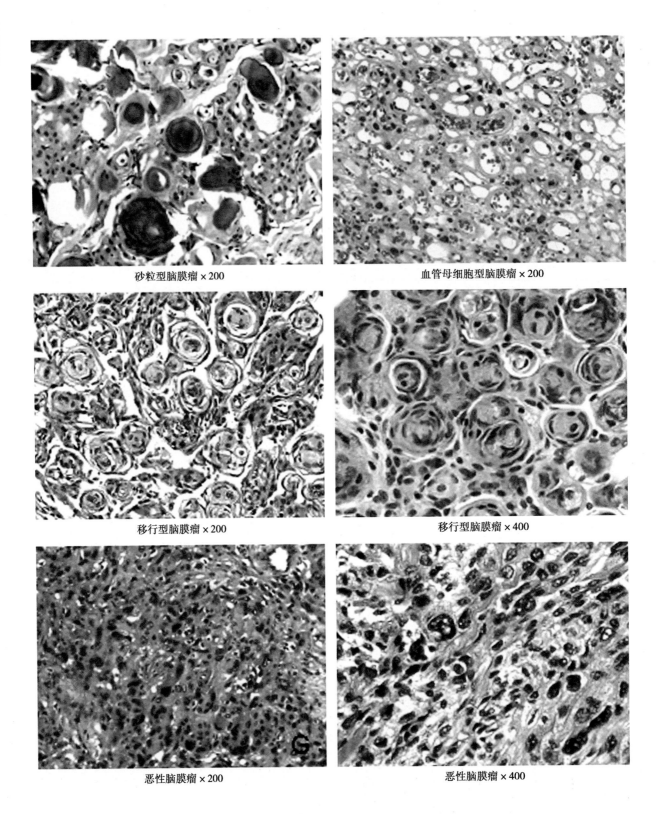

砂粒型脑膜瘤×200

血管母细胞型脑膜瘤×200

移行型脑膜瘤×200

移行型脑膜瘤×400

恶性脑膜瘤×200

恶性脑膜瘤×400

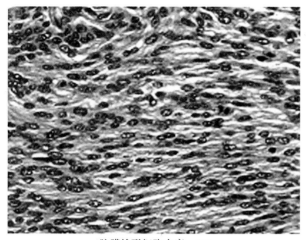
脑膜梭形细胞肉瘤×400

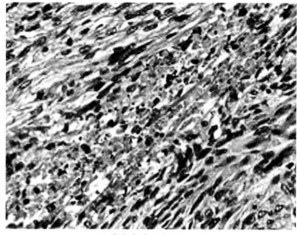
脑膜肉瘤中央坏死×400

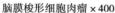
图 3-6-15 各型脑膜瘤的镜下组织结构及细胞形态

【临床表现】

1. 颅内脑膜瘤因部位不同各具临床特点,但多有颅内压增高及局灶性体征。各年龄期都可发生,40~60岁多见,60岁以上占脑膜瘤总数的 4.5%,20岁以下仅占 3%~4%,儿童期约占 1.7%,文献有新生儿脑膜瘤的报道。女性发病率较高。起病缓慢,早期症状不明显,肿瘤生长缓慢使神经组织有充分时间适应肿瘤发展,肿瘤已长得很大症状可不显著,病程通常达数年之久。颅内压增高如头痛、呕吐及视乳头水肿等是常见症状,早期间断阵发性头痛,随病程推移头痛时间延长,间隔缩短或变成持续头痛。有的患者视乳头水肿明显甚至继发视神经萎缩,但头痛仍然不重,无呕吐。大脑凸面脑膜瘤常导致癫痫发作,颅底脑膜瘤可引起三叉神经痛,后期出现视神经萎缩、视野缺损、单侧或双侧嗅觉丧失、肢体运动障碍及精神症状等。脑膜瘤易侵犯颅骨,局部骨板变薄、破坏或增生,穿破颅骨侵蚀到帽状腱膜下可见局部头皮隆起。

2. X线平片可见局部颅骨破坏或增生是脑膜瘤特征性改变,发生率近 100%。35% 的脑膜瘤有肿瘤内砂粒体或钙化斑,可见斑点状或团块状钙化影,肿瘤压迫颅骨内板及板障可见局部骨质变薄或膨隆、卵圆孔和视神经管扩大等,脑膜动脉供血增多导致颅骨内板脑膜动脉沟增粗和加深,脑膜中动脉血流增多使一侧棘孔扩大。脑 CT 检查可显示脑膜瘤典型表现,位于脑外的肿瘤边界清楚,稍高均匀密度,瘤内囊变或钙化,有时可见瘤周弧形低密度水肿带,广基底与硬膜相连,可明显均匀增强,增强偶见典型"硬膜尾"征,骨窗可显示骨质改变等。MRI 检查可显示肿瘤部位、大小及邻近结构受压及移位,矢状窦、脑室、脑池是否通畅等,冠状位可清晰显示颅底脑膜瘤。T_1WI 为稍低或等信号,T_2WI 为高或等信号,约 20% 的脑膜瘤为 T_2WI 低信号。肿瘤内部信号可不均等,与肿瘤大

小和病理组织学类型有关,如较小的纤维型、上皮型脑膜瘤常为均匀信号,较大的砂粒型、血管母细胞型信号不均匀,坏死及囊性变可为 T_1WI 低信号,T_2WI 高信号,血管丰富可见流空现象。脑膜瘤引起瘤周水肿带呈 T_1WI 低信号,T_2WI 明显高信号。数字减影血管造影(DSA)及超选择脑血管造影可清楚显示脑膜瘤的血管结构、血液供应及大血管移位等。脑膜瘤可通过脑内供血、脑外供血或脑内外双重供血,而脑外供血或脑内外双重供血是脑膜瘤的特征性表现。由于肿瘤循环较脑循环慢,约半数脑膜瘤可见瘤内大量造影剂潴留,形成长时间特征性肿瘤染色,称为迟发性染色(delayed blush)。

【诊断和鉴别诊断】

1. 诊断 根据病程较长、病情缓慢进展、患者症状体征及 CT、MRI 检查等,CT 及 MRI 显示增强效应是脑膜瘤重要诊断依据。

2. 鉴别诊断 除常见的脑膜瘤,颅内其他少见的间叶组织肿瘤包括颅骨骨瘤、骨软骨瘤、骨巨细胞瘤、软骨肉瘤、纤维瘤、纤维肉瘤、恶性纤维组织细胞瘤、脂肪瘤、肌源性肿瘤及横纹肌样瘤等,与脑膜相关肿瘤如脑膜胶质瘤病、原发性脑膜黑色素瘤病、脑膜淋巴瘤及脑膜癌病(癌性脑膜炎)等,有不同的临床及神经影像学特点,须注意鉴别。

【治疗】

1. 手术治疗 大部分脑膜瘤为良性肿瘤,位于脑外,有包膜,多可完整切除,可首选。显微神经外科技术进步,双极电凝、超声吸引器及颅内导航定位等技术应用,手术成功率及治愈率大为提高。脑膜瘤根治率取决于可否彻底切除,与肿瘤部位有关,如矢状窦及大脑镰旁脑膜瘤向窦腔内侵犯时,除非肿瘤位于矢状窦前 1/3 或肿瘤完全阻塞窦腔,否则不易完全切除;颅底部扁平生长

脑膜瘤也难以完全切除。肿瘤复发是迄今未解决的问题，如肿瘤在局部呈浸润性生长，瘤内或瘤周的重要神经、血管难以切除，是造成肿瘤残存及复发的直接原因。脑膜瘤复发一般需10年，恶性脑膜瘤术后数月至1年内可复发。Jaskelained等随访657例脑膜瘤，20年总复发率为19%。

脑膜瘤切除程度可参见Simpson分级（表3-6-10）。

表3-6-10 脑膜瘤切除程度的Simpson分级

Ⅰ级	肿瘤全切除，并切除肿瘤累及的硬膜和颅骨
Ⅱ级	肿瘤全切除，并用激光或电灼肿瘤附着的硬膜
Ⅲ级	肿瘤全切除，肿瘤附着的硬膜未进行任何处理
Ⅳ级	部分切除肿瘤
Ⅴ级	单纯肿瘤减压或活检

近年来很多学者通过临床观察和实验提出Simpson 0级切除的概念，亦即切除受累硬膜周围2cm的正常硬膜。主要依据是：①脑膜瘤细胞有潜在的浸润；②脑膜瘤是多中心起源；③临床观察发现Ⅰ级切除的脑膜瘤也可复发，一些临床研究证实0级切除可减少脑膜瘤复发。

2. 术后处理 ①有条件应把术后患者置于监护病房（ICU）强化护理，平稳度过术后风险期，病情稳定后转入普通病房；②根据患者具体情况合理选用抗生素，预防感染；③肿瘤切除出现不同程度脑水肿，可用20%甘露醇、速尿或短程激素等；④可适当补充液体和电解质等；⑤大脑中央前、后区脑膜瘤患者常出现癫痫发作，需用抗癫痫药治疗。

3. 放射治疗 恶性脑膜瘤术后和不能全切除的脑膜瘤，可部分切除加放疗，延长肿瘤复发时间。Wara等观察不全切除脑膜瘤放疗，5年复发率29%，未经放疗复发率为74%。γ-刀治疗脑膜瘤适应证包括：①生长在颅底或脑内深部、手术全切困难的脑膜瘤；②肿瘤平均直径小于30mm；③肿瘤边缘距离视神经、视交叉和视束须大于5mm；④多发性脑膜瘤、手术后残留或复发的脑膜瘤；⑤高龄（>70岁）患者，且影像资料证实肿瘤持续生长者；⑥患有心肺肾、血液系统疾病或糖尿病等，有手术禁忌或不能耐受手术的患者。γ-刀治疗后3~6个月可能开始出现脑水肿，6个月~2年才出现疗效。

4. Hahn（2005）等发现羟基脲能有效的使无法全切和复发的脑膜瘤缩小。羟基脲是一种核苷二磷酸还原酶抑制剂，可阻止核苷酸还原为脱氧核苷酸，干扰嘌呤及嘧啶碱基生物合成，选择性地阻碍DNA合成，对RNA及蛋白质合成无阻断作用。周期特异性药，S期细胞敏感。

【预后】

绝大多数脑膜瘤为良性，预后较好。良性脑膜瘤预后主要取决于病变位置、可切除性及类型。同样组织学类型的肿瘤，脑凸面者可完全切除，预后要优于累及海绵窦的颅底脑膜瘤。使用WHO分类法，不同类型者复发率有明显差异，典型即良性者术后5年复发率仅为3%~7%，不典型者复发率约为1/3，而间变型肿瘤复发率高达75%。随着显微外科技术的进步，脑膜瘤预后也不断改善。恶性脑膜瘤易复发，辅以放疗或γ-刀治疗，预后仍较差。

二、矢状窦旁和大脑镰脑膜瘤

矢状窦旁脑膜瘤（parasagittal sinus meningioma）基底位于上矢状窦壁，是最常见脑膜瘤之一，占颅内脑膜瘤的17%~20%。大脑镰脑膜瘤（falcine meningioma）或镰旁脑膜瘤（parafalcine meningioma）基底位于大脑镰，约占颅内脑膜瘤的6.8%，肿瘤常突入一侧大脑半球内，有时可向两侧发展，也有少数肿瘤呈扁平形在大脑镰内浸润生长。

由于肿瘤往往累及上矢状窦及邻近的凸面脑膜和大脑镰，分为两类：其一，肿瘤只侵犯矢状窦或邻近大脑凸面硬膜；其二，广泛侵袭矢状窦、邻近大脑镰及大脑凸面硬膜，引起受累骨组织增生、肥厚。这两类脑膜瘤除具有脑膜瘤共同特点，可因与矢状窦及大脑镰附着前后部位不同出现不同症状体征，手术处理也不同，可分为矢状窦前1/3（从鸡冠到冠状缝）、中1/3（从冠状缝到人字缝）和后1/3（从人字缝到窦汇）脑膜瘤。国内报告，矢状窦前1/3占46.6%，中1/3占35.4%，后1/3占18.0%。

【临床表现】

1. 发病高峰31~50岁，男性较多。矢状窦旁脑膜瘤及大脑镰脑膜瘤生长缓慢，早期可无症状，CT或MRI检查时偶然发现。肿瘤增大、占位效应增强、压迫邻近脑组织可出现癫痫性发作及定位体征，压迫上矢状窦影响静脉回流出现颅内压增高。癫痫常见，脑膜瘤位于矢状窦前1/3常出现全面性发作，中1/3多见局灶性发作或局灶性发作继发全面性发作，后1/3发作较少，可出现视觉先兆发作。颅内压增高极常见，可因肿瘤本身占位效应或阻塞上矢状窦使静脉回流障碍，肿瘤发生囊变或伴瘤周脑组织水肿时可出现头痛、呕吐、精神不振、视力下降和视乳头水肿等。

2. 局部症状较少见，有定位意义，有的患者可见肿瘤处颅骨隆起。①矢状窦与大脑镰前1/3脑膜瘤：常无局部症状，当肿瘤相当大时才出现淡漠、欣快、不拘小节、性格改变和痴呆等额叶症状。②矢状窦与大脑镰中1/3

脑膜瘤:可有癫痫发作,运动感觉障碍或感觉障碍,常从足部和括约肌开始,逐渐影响整个下肢,继而上肢,最后累及头面部;如肿瘤双侧生长可出现典型双下肢痉挛性轻瘫痪,肢体内收呈剪状,应与脊髓病变引起双下肢痉挛性瘫鉴别。③矢状窦与大脑镰后 1/3 脑膜瘤:累及枕叶距状裂可出现视野改变,对侧同向性偏盲多见,有时累及双侧距状裂视区后部导致皮质盲,头痛、呕吐等颅高压症状较早出现。

【辅助检查】

头颅 X 线平片可为约 60% 上矢状窦旁脑膜瘤提供诊断根据,如局部骨质增生、内板变薄或虫蚀样破坏,脑膜中动脉沟增深迂曲,板障静脉扩张,有些肿瘤有钙化斑。

CT 检查可见上矢状窦旁圆形、类圆形等密度或高密度影,增强可见密度均匀增高,基底部与上矢状窦相连,可见瘤周弧形低密度水肿带,骨窗可显示骨质改变(图 3-6-16A)。MRI 检查显示肿瘤大小,T_1WI 等信号,少数为低信号,T_2WI 高信号、等信号或低信号,肿瘤内部信号可不均等,可明显强化(图 3-6-16B~F)。DSA 可见特征性肿瘤染色及供血动脉抱球状表现,可确定矢状窦是否通畅,肿瘤与皮质静脉关系。造影动脉期可显示供血动脉,矢状窦前 1/3 及中 1/3 肿瘤主要由大脑前动脉供血,后 1/3 肿瘤由大脑后动脉供血,也有脑膜中动脉及颅外动脉供血。静脉期和窦期显示相关静脉移位,有时上矢状窦受阻变细或中断。

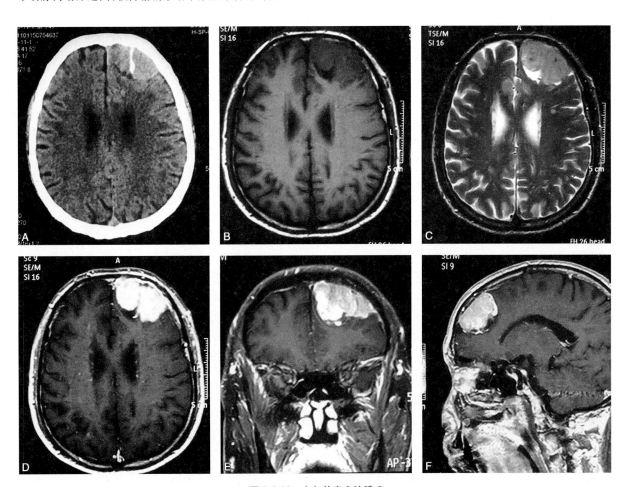

图 3-6-16　上矢状窦旁脑膜瘤

A. CT 检查可见左侧上矢状窦旁类圆形稍高密度影,局部有钙化;B. MRI 检查显示左侧上矢状窦旁脑膜瘤,T_1WI 肿瘤为等信号;C. T_2WI 为稍高信号,肿瘤内少许信号不均等;周边可见脑脊液信号,为扩张的蛛网膜下腔;D~F. 分别显示轴位、冠状位、矢状位 T_1WI 增强,可见肿瘤明显强化,及脑膜"鼠尾征"

【诊断和鉴别诊断】

1. 诊断根据患者的病程及临床症状,结合脑 CT、MRI 及 DSA 检查等。

2. 上矢状窦旁脑膜瘤与大脑镰旁脑膜瘤鉴别有较大临床意义,前者常侵及矢状窦给手术造成困难,较大的窦旁或镰旁脑膜瘤都与上矢状窦关系密切,较难区别,主要通过 MRI 鉴别(表 3-6-11)。MRV 和 DSA 也可提示矢状窦受累。

表3-6-11　矢状窦旁脑膜瘤与大脑镰旁脑膜瘤MRI扫描区别

MRI 所见	矢状窦旁脑膜瘤	大脑镰旁脑膜瘤
单侧或双侧发生	一侧	一侧或两侧,以两侧居多
肿瘤位置	正常的上矢状窦位置	可偏低或较低
周围脑组织水肿	明显	相对较轻
非阻塞性脑积水	较多见	少见
颅骨改变	多见	一般无
增强MRI扫描大脑镰形状	呈白线,局部不模糊及增粗	局部模糊、增粗

【治疗】

矢状窦旁脑膜瘤主要采取手术治疗,通常不用放疗,年老患者症状轻微或仅有癫痫发作可随访观察。手术指征包括神经系统症状进行性加重,年轻患者出现较频繁癫痫发作,次全切后肿瘤复发等。矢状窦旁脑膜瘤生长较复杂,术前准备须慎重充分。术后观察及处理包括:①意识状况:因脑膜瘤为颅内颅外双重供血,术中易出血,止血非常重要,术后严密观察意识情况,以防术后血肿形成,导致压迫症状。②术前患者有癫痫发作者术后常规给药,如处于中央区的肿瘤术后也使用抗癫痫药物,具体用法同凸面脑膜瘤。

出院随访包括:①有癫痫发作应口服抗癫痫药,不可突然断药。②术后3~6个月复查脑MRI。③如有肢体活动障碍需尽早进行功能训练。

【预后】

矢状窦旁及大脑镰脑膜瘤手术效果较好,肿瘤全切较少复发,术中大出血及术后严重脑水肿是主要死因。显微外科技术可避免术中大出血,术中应注意保护重要脑皮质功能及邻近的皮质静脉,可以显著地提高肿瘤全切率,降低死亡率及致残率。

三、大脑凸面脑膜瘤

大脑凸面脑膜瘤(convexity meningioma)发生于大脑半球外侧面,发病率最高,占全部颅内脑膜瘤的25.8%~38.4%。肿瘤多呈球形,在肿瘤与矢状窦之间有正常脑组织,与硬脑膜有广泛粘连,可侵蚀颅骨,使骨质破坏、吸收或增生。主要发生于大脑半球前区如额叶,中央区如中央前、后回运动和感觉区,后区如顶后叶、枕叶,颞区主要是颞叶;前区与中央区脑膜瘤占2/3。

【临床表现】

1. 发病率无明显性别差异,症状出现较早,较明显,病程通常较长。主要表现头痛、精神障碍、对侧肢体无力或瘫痪,视路受压导致视力及视野改变,优势半球可引起Broca或Wernicke失语。局限性或全面性癫痫发作发生率为36%,感觉障碍或异常21%,肢体瘫痪18%,发作性晕倒15%,精神症状10%。约81%的患者逐渐出现颅内压增高症状,如头痛、呕吐及视乳头水肿等,约60%发病半年后可出现。大脑凸面脑膜瘤位置表浅易侵犯颅骨,患者头部常出现骨性包块,可伴头皮血管扩张。

2. X线平片常见颅骨局限性骨质增生或破坏,脑膜中动脉沟增宽,棘孔扩大。CT检查可见肿瘤高密度影,瘤周轻中度水肿,明显均匀增强效应。MRI显示肿瘤为T_1WI低或等信号,T_2WI等或高信号,边界清楚,常见包膜及引流静脉(图3-6-17)。DSA可见肿瘤由颈内、颈外动脉双重供血,动脉期可见肿瘤病理血管,肿瘤血运丰富,静脉期肿瘤染色清楚,呈较浓片状影,有助于肿瘤定性诊断。脑电图检查主要用于术前与术后癫痫发作、评估及抗痫药疗效评定。

【诊断和鉴别诊断】

1. 诊断　大脑凸面脑膜瘤因体积较大,临床症状出现较早和较明显,CT及MRI检查通常不难确诊。

2. 本病须注意与大脑凸面胶质瘤鉴别,胶质瘤生长速度较快,额极胶质瘤与脑膜瘤早期很难区别,主要依据临床症状进展速度。

【治疗】

大脑凸面脑膜瘤一般都可手术切除,疗效较好,位于功能区脑膜瘤术后可能遗留神经功能缺失。为防止复发,肿瘤附着的硬脑膜和受侵犯颅骨应一并切除。凸面脑膜瘤手术效果好,特别是应用了显微手术技术,术后多不会增加患者的神经功能缺损(图3-6-18)。凸面脑膜瘤复发率低,如有复发可再次手术。

【预后】

大脑凸面脑膜瘤手术效果较好,显微外科技术可显著降低神经功能缺失的发生,术中将肿瘤侵蚀颅骨及硬脑膜一并切除可显著减少术后复发率,若肿瘤切除彻底,被侵蚀的颅骨及硬脑膜处理得当,复发概率很小。手术死亡率约1%。应注意,颞叶脑膜瘤术后发生癫痫可能性较大,应严密观察以防癫痫发作致伤;顶叶脑膜瘤如术后发生肢体活动障碍,需系统进行功能训练。

四、蝶骨嵴脑膜瘤

蝶骨嵴脑膜瘤(sphenoid wing meningioma)发生在蝶骨嵴或蝶骨的大、小翼上。内起自前床突,外抵翼点,分为内侧型及外侧型。发病率约12.5%,占颅内脑膜瘤第三位,75%为女性,平均发病年龄为50岁。蝶骨嵴脑膜瘤多为球状,少数为片状,片状者女性明显多于男性。床突(蝶骨翼内侧)脑膜瘤侵犯前床突、邻近蝶骨翼内侧、眶上裂及海绵窦区,也可长入眶内,肿瘤可包裹颈内动脉、邻近的大脑前动脉、大脑中动脉,可压迫视神经,压迫额叶、颞叶引起脑水肿(图3-6-19)。蝶骨嵴中部脑膜瘤骑跨蝶骨大、小翼中部,使额叶和颞叶不同程度受压。

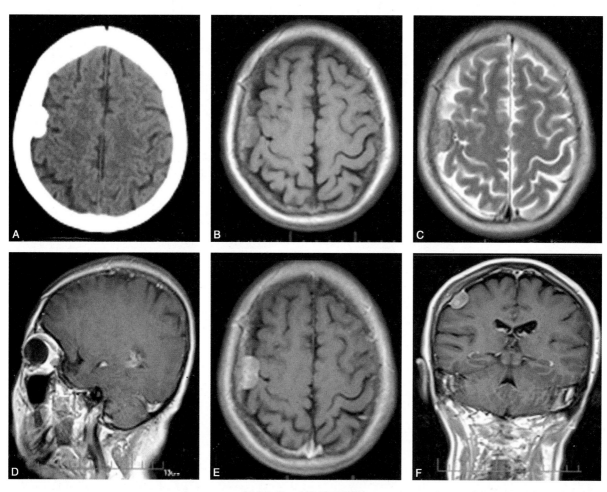

图 3-6-17　大脑凸面脑膜瘤

A. CT 检查可见肿瘤高密度影;B. MRI 检查显示右侧大脑凸面脑膜瘤,T₁WI 肿瘤为等及稍高信号;C. T₂WI 为等及稍高信号;D. 矢状位 T₁WI 为等信号;E. 轴位 T₁WI 增强显示明显的强化效应;F. 冠状位 T₁WI 增强可见明显强化,可见包膜及信号不均匀

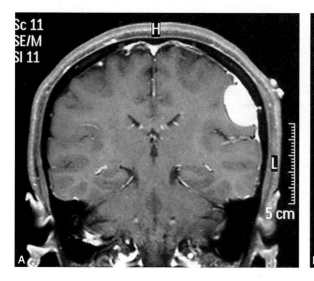

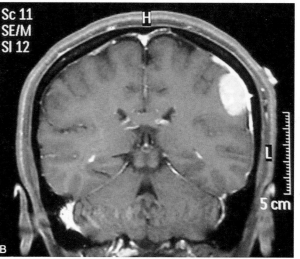

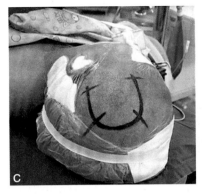
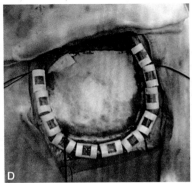
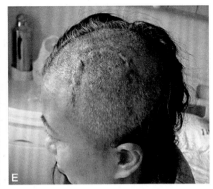

图 3-6-18 大脑凸面脑膜瘤及手术治疗

A、B. 脑 MRI 冠状位薄层扫描显示左侧大脑凸面脑膜瘤,基底可见脑膜"鼠尾征",体表定位标记物显示标记物下方即为肿瘤主体;
C. 以定位标记物为参考精确设计手术切口;D. 术中照片显示肿瘤全切,肿瘤基底硬膜一并切除,可吸收人工硬膜行硬膜修补;E. 患
者术后恢复良好

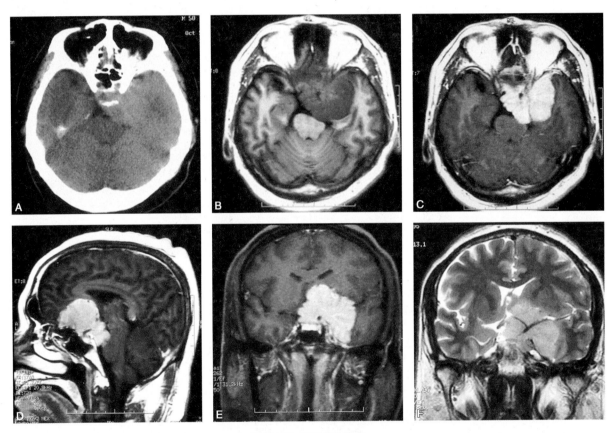

图 3-6-19 蝶骨嵴脑膜瘤

A. 头颅 CT 检查左侧蝶骨嵴脑膜瘤,呈类圆形稍高密度影;B. MRI 检查显示蝶骨嵴脑膜瘤,T_1WI 肿瘤为等及混杂稍高信号;C~E. 分
别为轴位、矢状位、冠状位 T_1WI 增强,显示肿瘤明显强化,基底位于左侧前床突,向前颅底、脚间窝及中颅底方向发展,呈"菜花样"外
观;F. 冠状位 T_2WI 显示肿瘤包绕左侧颈内动脉、大脑前动脉及大脑中动脉

【临床表现】

1. 根据肿瘤部位分为床突型(位于内侧 1/3)、小翼
型(中部 1/3)及大翼型(外侧 1/3)。

(1)床突型:较少见,由于蝶骨嵴内端与视神经、眶

上裂、海绵窦、颞叶前内侧及大脑脚等结构相邻,肿瘤可
产生这些结构受刺激或受损症状,颅内压增高较少见。
可见:①患侧单眼视力障碍及原发性视神经萎缩,早期单
眼偏盲,鼻侧偏盲较多见;颅内压增高可出现对侧视乳头

水肿,表现 Foster-Kennedy 综合征。②肿瘤向后压迫颞叶前内侧出现幻味或钩回发作,向前上压迫嗅神经引起同侧嗅觉丧失,如突入眶上裂或压迫海绵窦出现海绵窦综合征或眶上裂综合征,引起单侧突眼,大脑脚受累出现对侧偏瘫,侵入蝶鞍影响垂体功能。

(2)小翼型及大翼型:较多见,两型临床特点相似,颅内压增高症状较常见,局灶性症状较少,表现对侧同向性偏盲(压迫患侧视束)、钩回发作、患侧嗅觉减退,以及对侧中枢性面瘫,不完全性偏瘫及失语(大、小翼型脑膜瘤常与大脑中动脉主干及皮质支粘连使之受损),智力减退(前额叶受累)等。

(3)蝶骨嵴片状脑膜瘤:可见:①局部颅骨(蝶骨小翼和大翼)明显增生,引起患侧颞部隆起。②缓慢进行性患侧突眼和眼睑肿胀,视力开始不受影响,逐渐减退或丧失;复视和眼球运动障碍(眶上裂、海绵窦受累)较常见。③某些病例可见癫痫、嗅觉减退和智力衰退。④颅内压增高症状少见,出现较迟(虽肿瘤面积大但厚度较薄)。

2. 颅骨 X 线平片可显示蝶骨嵴骨质增生或破坏。CT 检查可清楚显示以蝶骨嵴为中心球形生长肿瘤,边界清楚,可明显增强。MRI 检查可见肿瘤与蝶骨嵴及眼眶关系,内侧型蝶骨嵴脑膜瘤可显示肿瘤与颈内动脉关系,对手术切除肿瘤术前准备有重要意义(图 3-6-20)。DSA 可显示肿瘤供血动脉和肿瘤与主要血管毗邻关系,确定颈内动脉及分支被肿瘤包裹范围。

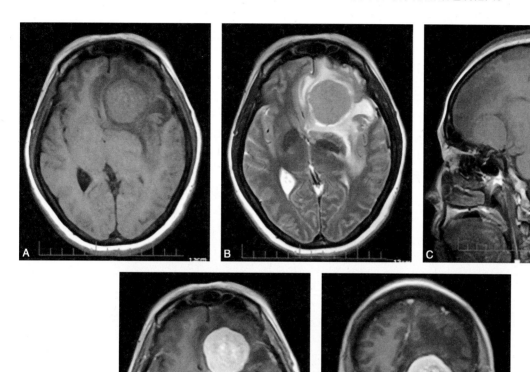

图 3-6-20 蝶骨嵴脑膜瘤 MRI 检查

A. MRI 检查显示蝶骨嵴脑膜瘤,T_1WI 肿瘤为等及混杂稍高信号;B. T_2WI 为等或稍高信号,可见包膜为高信号;C. 矢状位 T_1WI 为等信号;D. 轴位 T_1WI 增强显示明显的强化效应,信号不均等;E. 冠状位 T_1WI 增强可见明显强化,可见包膜及信号不均等

【诊断】

诊断依据早期视力下降、嗅觉丧失等定位体征,特有的眼征,以及颅内压增高症状等;CT 和 MRI 可确诊,且可定位内侧型及外侧型。

【治疗】

1. 蝶骨嵴脑膜瘤首选手术治疗,对于年轻患者,手术指征是症状加重或复查 MRI 显示肿瘤继续增大,年老患者是肿瘤较大、症状进行性加重;肿瘤次全或近全切除后复发可再次手术。症状轻微或无进展患者,CT 显示轻度骨突出,通常可观察及定期检查,如病变进展,患者视力障碍加重需手术治疗。床突(蝶骨翼内侧)脑膜瘤手术风险大,在应用显微镜前肿瘤全切除很难,手术死亡率高,用显微神经外科技术后,可使大部分肿瘤得到全切;部分切除肿瘤后放疗或单独放疗,疗效孰好还有待证明。

2. 蝶骨嵴中部脑膜瘤通常采用额-颞入路,需充分显露颞叶,有时要打开大脑外侧裂确定大脑中动脉走行路径,通常肿瘤可全切。应注意分离肿瘤须注意辨认及保护Ⅲ、Ⅳ、Ⅵ脑神经,手术关键是明确硬脑膜粘连范围,及早阻断颅底的肿瘤供血动脉,将大脑中动脉分支从肿瘤包膜上分离。

【预后】

外侧型蝶骨嵴脑膜瘤手术切除难度不大,术后复发及神经功能损害症状较少见,内侧型较难切除,术后可出现Ⅲ、Ⅳ、Ⅵ脑神经功能损害,个别病例发生肢体运动障碍和 Broca 失语。

五、嗅沟脑膜瘤及颅前窝底脑膜瘤

嗅沟脑膜瘤(olfactory meningioma)及颅前窝底脑膜瘤(anterior cranial fossa floor meningioma)均位于颅前窝底,前者位于内侧,后者位于外侧。嗅沟脑膜瘤发病率占颅内脑膜瘤的 4.45%,明显多于后者,平均发病年龄 42.5 岁,两性无明显差异。嗅沟脑膜瘤可为单侧或双侧,双侧常一侧较大。颅前窝底脑膜瘤均为单侧,起源于眶顶硬膜,压迫和引起邻近额叶水肿。

【临床表现】

1. 嗅沟脑膜瘤与颅前窝底脑膜瘤临床表现相似,嗅沟脑膜瘤靠内侧易影响嗅神经,嗅觉丧失症状较常见且较早,常为单侧性或由一侧发展为双侧嗅觉丧失。视力障碍见,约 1/4 的患者可见 Foster-Kennedy 综合征(患侧视神经萎缩,对侧视乳头水肿),较床突型蝶骨嵴脑膜瘤少见;可见额叶精神症状,70%~80%的患者出现颅内压增高。

2. 颅骨 X 线平片可显示颅前窝底骨质破坏,筛板及眶顶骨质增生,对诊断有参考意义。CT 检查可见圆形或卵圆形高密度肿块影,以广基底与颅前窝底相连,可两侧性发展,肿瘤向上突向额叶,较大时导致侧脑室前角受压变形及移位,肿瘤周围可见脑组织水肿区,肿瘤呈明显强化效应。MRI 清晰显示嗅沟或颅前窝底脑膜瘤形态及周围水肿带,肿瘤与视神经、大脑前动脉关系,侵入筛窦范围等(图 3-6-21)。

【治疗】

首选手术治疗,放疗仅用于肿瘤次全切除后复发病例。手术指征是,患者有精神改变、视力障碍及癫痫发作等神经系统症状,CT 或 MRI 显示瘤周脑水肿或肿瘤靠近视神经。术前应注意,尽管检查时发现嗅觉丧失,但主诉嗅觉障碍很少,须告知患者手术将导致嗅觉丧失,因急性嗅觉丧失会使患者感到非常痛苦。对于肿瘤侵袭筛窦明显,甚至向下侵犯鼻腔为主的前颅底脑膜瘤,手术方式可采取内镜辅助经鼻肿瘤切除(图 3-6-22)。

【预后】

肿瘤较大、术中伤及大脑前动脉导致额叶梗死等是影响手术预后的主要原因,本病术后死亡率约 1.96%。

六、鞍结节脑膜瘤及鞍膈脑膜瘤

鞍结节脑膜瘤(tuberculum sellae meningioma)由 Stewart(1899)首先描述,与鞍膈脑膜瘤(diaphragma sellae meningioma)均表现鞍上占位病变症状。鞍结节脑膜瘤发病率占颅内肿瘤的 3%~11%,女性较多,男女之比约 1:2。

【病理】

鞍结节脑膜瘤多呈球形,边界清楚,瘤体呈致密灰色或暗红色,可含砂粒体,恶性脑膜瘤可见出血坏死。可见鞍结节及附近蝶骨骨质增生,鞍背骨质变薄或吸收。常见组织病理学类型包括内皮细胞型、血管型、成纤维型及砂粒型等,恶性脑膜瘤及脑膜肉瘤较少见。

【临床表现】

1. 30~40 岁多见,早期出现视神经及视交叉受压、垂体功能渐退症状。视力及视野障碍是鞍结节脑膜瘤常见症状,是 80%以上患者的首发症状,视力障碍通常缓慢进展,历时数年。早期多为一侧视力减退,伴颞侧视野缺损,随后出现对侧视力减退和视野缺损,眼底可见原发性视神经萎缩。鞍结节脑膜瘤与鞍膈脑膜瘤区别是,前者视觉症状先于垂体功能不足,后者视觉及垂体症状常同时出现。鞍结节脑膜瘤常偏于一侧,鞍膈脑膜瘤常居中,前者视力障碍可为单侧或表现偏盲,后者可为双颞侧偏盲。

2. 约半数以上患者出现头痛,也是早期常见症状,表现额部、颞部及眼眶间断性头痛,不剧烈。后期颅内压增高时头痛加剧,可伴呕吐,常在清晨或晚间发作。以后出现其他结构受压症状,下丘脑受累出现尿崩症、嗜睡等,较少见;垂体受压出现垂体功能减退症状,如阳痿、闭经及性欲下降等;海绵窦或眶上裂受压出现眼肌麻痹,颞叶前内侧受累出现钩回发作,内囊区或大脑脚受压出现轻偏瘫,第Ⅲ脑室受压引起脑积水及颅内压增高等。

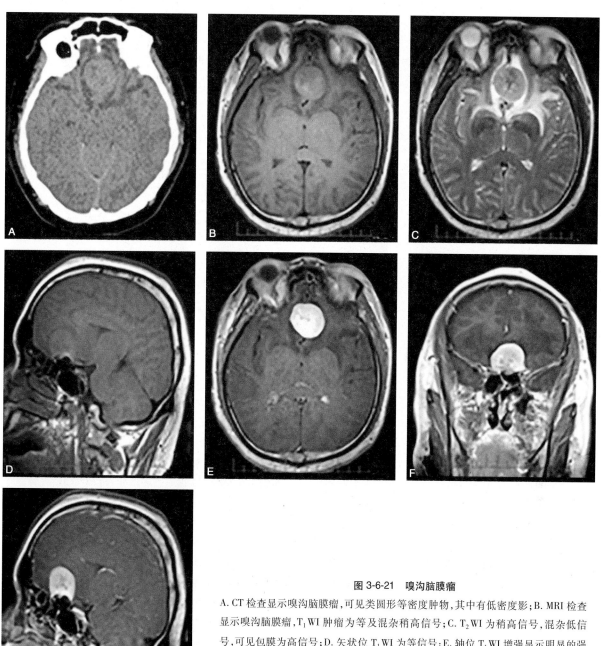

图 3-6-21　嗅沟脑膜瘤

A. CT 检查显示嗅沟脑膜瘤,可见类圆形等密度肿物,其中有低密度影;B. MRI 检查显示嗅沟脑膜瘤,T₁WI 肿瘤为等及混杂稍高信号;C. T₂WI 为稍高信号,混杂低信号,可见包膜为高信号;D. 矢状位 T₁WI 为等信号;E. 轴位 T₁WI 增强显示明显的强化效应,信号不均等;F. 冠状位 T₁WI 增强可见明显强化,可见包膜及信号不均等;G. 矢状位 T₁WI 增强可见明显强化及信号不均等

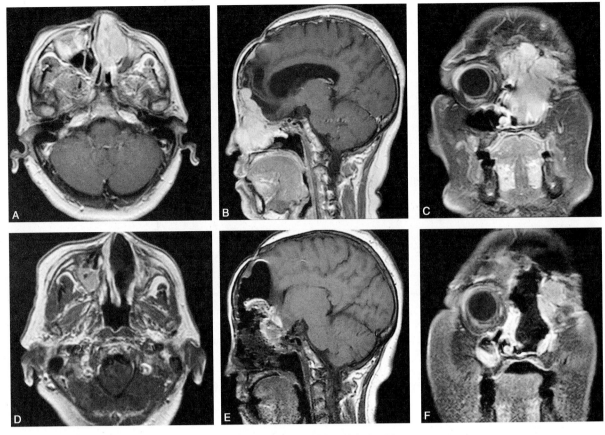

图 3-6-22　前颅底脑膜瘤及其术后 MRI

A,B,C.轴位、矢状位及冠状位 MRI 检查显示复发前颅底脑膜瘤,肿瘤均匀明显强化,以前颅底硬膜为基底,主体向鼻腔侵犯;

D,E,F.内镜经鼻术后轴位、矢状位及冠状位 MRI 复查,可见肿瘤切除满意

3. X 线平片显示蝶鞍大小正常,鞍结节及附近蝶骨平台骨质增生,有时可见鞍背骨质吸收或破坏,蝶鞍不扩大。CT 可见鞍上池内圆形肿块影,密度稍高于脑组织,边界清楚,较大时导致鞍上池填塞,肿瘤可向前伸入颅前窝,向后压迫视交叉,向下侵及鞍内,向上突入纵裂池,自上方压迫Ⅲ脑室造成双侧脑积水。但肿瘤无论向何方发展,均位于鞍上偏前。脑膜瘤内常有钙化,鞍结节及附近颅骨增生,多为均一强化(图 3-6-23)。MRI 检查可清晰显示肿瘤及其与视神经、视交叉、颈内动脉和分支关系,肿瘤 T_2WI 高信号提示肿瘤含水高,质地软,T_2WI 低或等信号提示肿瘤纤维化及钙化成分较多,质地较硬,不利于切除(见图 3-6-22)。DSA 显示中等以上肿瘤,大脑前动脉 A1 段与前交通动脉向上、向后移位,动脉管腔变细甚至闭塞;还可见眼动脉增粗,有分支向鞍结节脑膜瘤供血,偶见从鞍结节向四周呈放射形异常血管。

【诊断和鉴别诊断】

1. 诊断　依据有较长的头痛病史;视力及视野改变;影像学检查如 CT 和 MRI 可确诊,并判断肿瘤与视神经、颈内动脉以及颅骨之间的关系。

2. 鉴别诊断

(1)垂体腺瘤:垂体及内分泌功能障碍为主,见于 70% 以上患者,50% 以上患者以此为首发症状,视神经受压首先出现视野缺损,视力改变不明显。97% 的患者 X 线平片可见蝶鞍扩大、变形及骨质破坏。

(2)颅咽管瘤:患者多较年轻,出现明显尿崩症和肥胖等下丘脑症状,约 70% 的患者可见鞍上或鞍内钙化,发现蛋壳样钙化有确诊价值。

(3)视交叉蛛网膜炎:患者视力减退缓慢,症状常有缓解期,视野改变不规则,X 线平片及 CT 检查蝶鞍正常,鞍区无团块状影,鞍结节附近无骨质增生或破坏。

(4)球后视神经炎:起病较急,进展较快,多于数日内出现单眼或双眼视力明显减退或丧失,可为向心性视野缩小,可见原发性视神经萎缩,无内分泌障碍,CT 检查无鞍区占位表现,蝶鞍不扩大。

(5)异位松果体瘤:多在青少年期发病,常以尿崩症为首发症状,约 70% 的患者伴内分泌异常,可见原发性视神经萎缩,肿瘤钙化不明显。

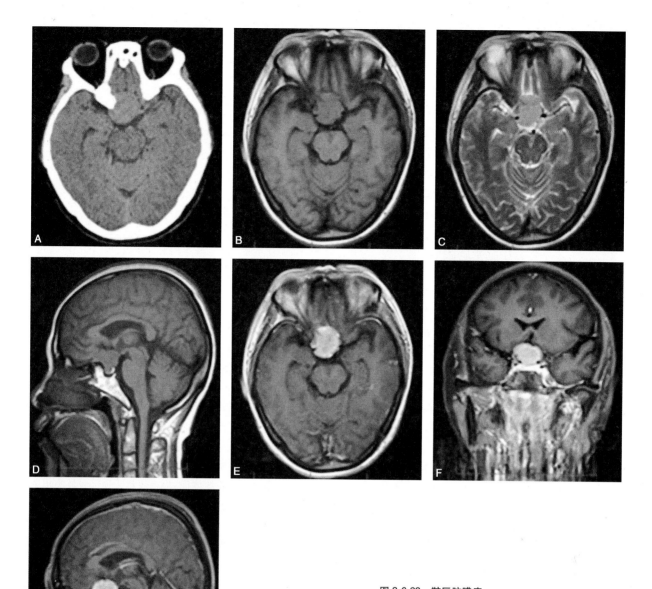

图 3-6-23 鞍区脑膜瘤

A. CT 检查显示鞍区脑膜瘤为圆形等密度影；B. MRI 检查显示鞍区脑膜瘤，T_1WI 肿瘤为等信号；C. T_2WI 为稍高信号，可见部分包膜呈高信号；D. 矢状位 T_1WI 为等信号；E. 轴位 T_1WI 增强显示明显的强化效应；F. 冠状位 T_1WI 增强可见明显强化，可见包膜；G. 矢状位 T_1WI 增强可见明显强化及部分包膜

【治疗】

本病首选手术治疗，如次全切除后视神经减压不充分或 MRI 显示肿瘤复发可放疗。手术指征通常为视力障碍，虽无症状但肿瘤较大。如肿瘤较大且与视神经、视交叉、颈内动脉或大脑前动脉紧密粘连可采取次全切除术，复发肿瘤可再次手术治疗。术中须注意包膜内切除和肿瘤内减压，肿瘤后方通常与垂体柄关系密切，需要小心保护（图 3-6-24）。

【预后】

该病的手术死亡率差异很大（2.6%~67%）。因为肿瘤与视神经、颈内动脉等重要神经和血管关系密切，术中需仔细分离，有再次复发影响视力的患者可再次手术治疗。

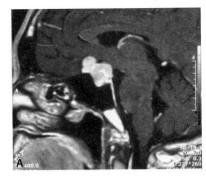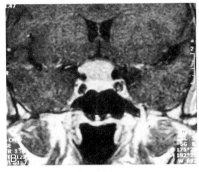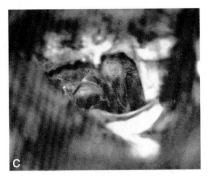

图 3-6-24　鞍结节脑膜瘤及手术治疗

A. MRI 检查显示鞍结节脑膜瘤,矢状位 T_1WI 显示肿瘤结节状,明显强化,鞍内可见受压下移的垂体信号;B. 冠状位 T_1WI 增强可见明显强化,垂体增强更加明显;C. 术中照片显示肿瘤全切后垂体柄结构清晰可见,保护完好

七、小脑幕脑膜瘤

小脑幕脑膜瘤(tentorial meningioma)或天幕脑膜瘤的基底附着于小脑幕,可发生于小脑幕任何部位,常与窦汇、直窦及横窦等粘连。包括小脑幕切迹及窦汇脑膜瘤,可分为幕上型、幕下型和骑跨型(哑铃形),小脑幕切迹处脑膜瘤与脑干毗邻。小脑幕脑膜瘤约占颅内脑膜瘤的3.8%,幕下居多,占41%,骑跨型占44%,向幕上生长仅占15%。骑跨型肿瘤常沿天幕缘向天幕上、下生长形成切迹,使枕叶、颞叶受损,小脑、脑干受压并累及直窦、横窦及窦汇等重要结构,出现相应症状。起源于横突或窦汇区肿瘤仅向幕上或幕下生长。幕上肿瘤常生长较大,附着于小脑幕前缘,伸展至大脑镰后部;幕下者多偏向一侧生长,压迫小脑,肿瘤多为球形,常有钙化。

【临床表现】

1. 小脑幕脑膜瘤可向幕上及幕下两个方向生长,幕下肿瘤多偏向一侧,以小脑症状为主,多出现于一侧,如粗大水平眼震、指鼻及轮替动作不准等。肿瘤起源于脑实质外,小脑症状晚于颅内压增高症状。幕上肿瘤可影响大脑半球枕叶和颞叶,较大肿瘤压迫视皮质引起同向性偏盲或象限盲,个别患者出现幻视;小脑幕刺激症状表现向眼部放射头痛,单眼或双眼流泪、怕光等。

2. 患者出现不同程度颅内压增高症状,约10%的患者因继发视乳头水肿引起视力障碍来诊。有时发生窦汇内血栓形成,如直窦血栓形成可引起大脑大静脉血流阻滞,出现意识障碍、抽搐发作、肢体强直、甚至去大脑强直等。

3. X线正位平片可见枕鳞部局限性骨质增生或破坏,侧位片可见颅骨内板或外板增生,肿瘤有时穿透颅骨侵犯头皮下。CT须行冠状切面扫描,横断面很难判别幕上或幕下肿瘤,骑跨型脑膜瘤在CT横断面呈"逗号"样。MRI 检查小脑幕切迹脑膜瘤可显示沿小脑幕缘向邻近生长,常形成切迹。邻近岩骨脑膜瘤表现类似脑桥小脑角脑膜瘤,横窦或窦汇区脑膜瘤向幕上或幕下生长,常引起局部骨质增生,横窦、窦汇内血栓形成;可清楚显示肿瘤与邻近血管、血窦及脑干关系,血管流空效应在 T_1WI 和 T_2WI 均为低信号,与周围肿瘤组织形成明显对比(图 3-6-25)。DSA 可显示幕上肿瘤引起颞枕部占位病变征象,表现大脑中动脉末梢抬高及向前移位,肿瘤侵犯小脑幕的重要标志是小脑幕切迹动脉显影,该动脉自颈内动脉硬脑膜外段(C4~5)分支,正常情况下该动脉不显影,但发生肿瘤供血时可显示管径增粗,通往肿瘤区并分出肿瘤血管。椎动脉造影可见病侧小脑上动脉远端呈弧形向内移位,大脑后动脉亦可移位,出现病理血循环。

【诊断】

小脑幕脑膜瘤的诊断主要根据患者的病史(注意颅内压增高),神经系统体征,检查注意头顶部骨性突出或颅骨缺损;CT发现边界清晰的均匀高密度灶,显著增强效应,少数呈混合密度或低密度。MRI可见多数肿瘤呈等信号,有明显的强化。

【治疗】

1. 小脑幕脑膜瘤首选手术治疗,力争完全切除肿瘤,不能全切的病例可术后放疗。手术入路包括:颅后窝开颅(幕下入路)适于肿瘤向幕下生长者,颞枕部开颅(幕上入路)适于肿瘤主要位于小脑幕上者(图 3-6-25);幕上下联合开颅适于肿瘤较大,向幕上及幕下侵犯者。

2. 注意事项　①不论采取何种入路,须充分暴露横窦并注意保护,如术中剥离肿瘤造成小的横窦撕裂应予修补,保证血流通畅(图 3-6-26)。②采取瘤内分块切除,并将肿瘤侵犯的小脑幕一并切除,以防复发。

【预后】

小脑幕脑膜瘤手术死亡率并不比其他部位的脑膜瘤高,手术死亡主要原因是由于横窦损伤,或肿瘤体积巨大,特别是小脑上动脉的中脑分支的损伤,影响了脑干的功能。小脑幕脑膜瘤累及横窦时,手术连同受累的小脑幕切除,术后复发率较低。对未能全切除的病例,术后给予放射治疗。肿瘤复发者可再次手术切除。

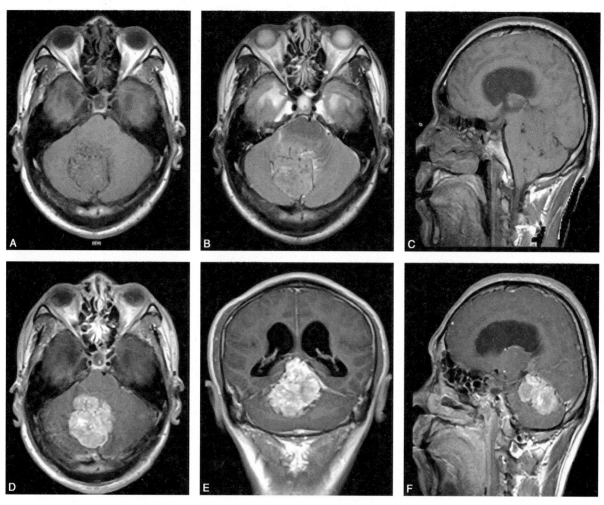

图 3-6-25　小脑幕脑膜瘤

A. MRI 检查显示小脑幕脑膜瘤，T_1WI 肿瘤为等与低混杂信号；B. T_2WI 可见等、稍高及低信号，部分包膜高信号；C. 矢状位 T_1WI 为等信号；D. 轴位 T_1WI 增强显示明显的强化效应，信号不均等；E. 冠状位 T_1WI 增强可见明显强化，可见包膜；F. 矢状位 T_1WI 增强可见明显强化及部分包膜

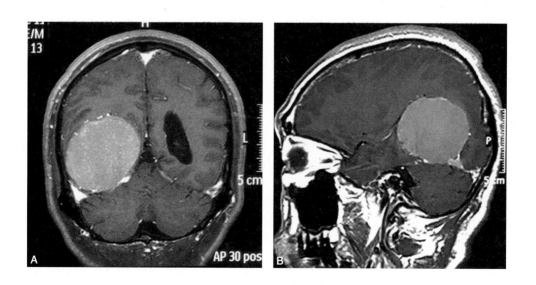

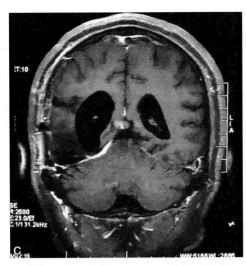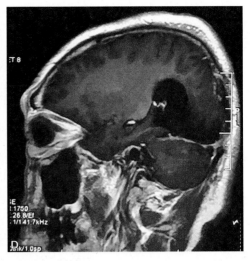

图 3-6-26 小脑幕脑膜瘤手术前后 MRI

A.冠状位 T_1WI 增强显示右侧小脑幕脑膜瘤,肿瘤明显强化,肿瘤下极侵入右侧横窦;B.矢状位 T_1WI 显示肿瘤强化均匀,强化明显及部分包膜,肿瘤基底位于小脑幕;C,D. 同一层面的冠状位和矢状位 T_1WI 增强 MRI 复查,显示肿瘤全切,横窦血管通畅

八、岩骨-斜坡脑膜瘤

岩骨-斜坡脑膜瘤(petroclival meningioma)起源于岩骨-斜坡裂或蝶枕融合处蛛网膜,临床较少见。肿瘤附着于斜坡可偏于一侧,绝大多数为球形,可压迫脑桥和基底动脉,将其推移向背侧和对侧,肿瘤向外侧发展可至岩尖、脑桥小脑角,向中线发展可侵及斜坡,肿瘤较大时上极可扩展至颅中窝,下极可达枕大孔。由于肿瘤位居脑干侧腹面,可致脑干明显受压移位,且可不同程度累及患侧Ⅲ至Ⅻ对脑神经。此外,约20%的肿瘤从海绵窦后部侵入海绵窦;25%的肿瘤包裹椎基底动脉及分支。在显微外科和颅底外科时代之前,岩骨-斜坡脑膜瘤被视为不可能手术的肿瘤,1970年前世界文献中只有1例成功全切除报道。Yasargil(1980)首次报告20例岩骨-斜坡脑膜瘤显微外科手术结果,肿瘤全切除率为35%,手术死亡率降至10%,再度引起人们对岩骨-斜坡脑膜瘤关注。近十几年来随着神经影像学及显微外科技术不断发展,特别是颅底显微外科解剖学深入研究,以及新手术入路应用,使肿瘤显露得以改善,肿瘤全切除率明显提高,手术死亡率和致残率逐年下降。近年来国内已有多家医院开展岩骨-斜坡脑膜瘤显微外科治疗,北京天坛医院神经外科1993年首次报道用显微外科手术治疗80余例岩骨-斜坡脑膜瘤。

【临床分型】

多年来许多作者对岩骨-斜坡脑膜瘤提出不同的临床分型,Gastellano认为,斜坡脑膜瘤起源于斜坡附近硬脑膜,Cherington提出斜坡脑膜瘤发生于蝶枕软骨联合处硬膜。

1. Yasargil 根据显微手术中所见将斜坡脑膜瘤分为三型:①斜坡型:由岩骨斜坡裂硬膜内聚集的蛛网膜发生,瘤体向中线发展,主要位于上中斜坡。②岩骨-斜坡型:肿瘤由岩骨斜坡裂长出后向一侧扩延,瘤体主要位于中斜坡及脑桥小脑角,典型岩骨-斜坡脑膜瘤累及上 2/3 斜坡及内听道以内岩骨嵴。③蝶岩骨-斜坡型:肿瘤由蝶骨斜坡裂长出,向外侧延伸至鞍旁颅中窝、岩骨尖。

2. Sckhar 为设计手术入路方便,将斜坡脑膜瘤分为:①上斜坡型:三叉神经以上脑膜瘤。②中斜坡型:三叉神经至舌咽神经间脑膜瘤。③下斜坡型:舌咽神经至枕大孔区脑膜瘤。目前国内作者普遍认为,岩骨-斜坡脑膜瘤是发生于上 2/3 斜坡及内听道内的岩骨嵴脑膜瘤,包括岩骨尖部,以此与脑桥小脑角脑膜瘤及枕大孔区脑膜瘤区别。

【临床表现】

1. 斜坡脑膜瘤生长缓慢,病程较长,从首发症状到入院平均2.8年。多数患者最常见症状为Ⅴ、Ⅵ、Ⅶ、Ⅷ及后组脑神经受累。早期可为单支脑神经受累,常表现复视或面部麻木、疼痛,晚期表现 2 支或以上多发脑神经受累,三叉神经及听神经最常受累。锥体束征出现较晚,长束征的症状仅见于12%的晚期患者,很少引起完全性偏瘫。肿瘤体积较大压迫小脑结合臂可出现水平眼震,肢体共济失调,约88%的病例可见眼震,75%的患者可见共济失调、步态不稳等。颅压增高症见于75%的患者,出现较晚,60%的患者主诉头痛,少数患者可出现痴呆、反应迟钝等,脑干水肿使症状在短时间内恶化。

2. 脑 CT 检查可见岩骨-斜坡区等密度类圆形占位病变,增强后呈明显均匀强化。可见肿瘤钙化、斜坡肿瘤基底骨质明显增生等。MRI 检查是术前的必要检查,可三维地清晰显示肿瘤的大小、部位、波及范围、脑干受压及移位,肿瘤是否包裹基底动脉及瘤内流空等。T_1WI 显示肿瘤等信号或低信号,T_2WI 较高信号,可明显强化。Kawase 等根据脑干受累程度提出 MRI 分级法,对术前准备颇有裨益(图 3-6-27)。

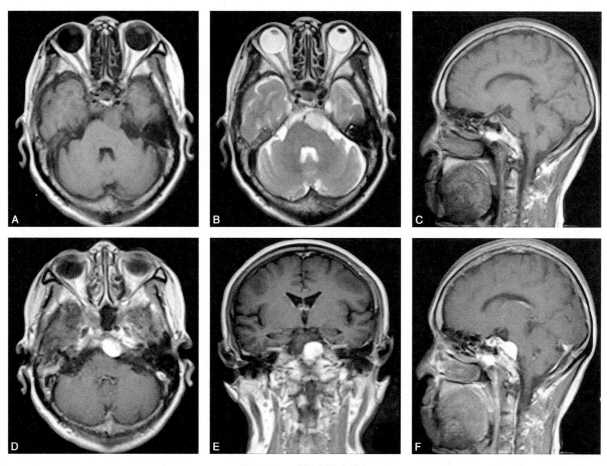

图 3-6-27　岩骨-斜坡脑膜瘤

A. MRI 检查显示左侧岩骨-斜坡脑膜瘤,T_1WI 肿瘤为等信号;B. T_2WI 可见稍高信号,部分包膜高信号;C. 矢状位 T_1WI 为等信号;D. 轴位 T_1WI 增强显示明显的强化效应;E. 冠状位 T_1WI 增强可见明显强化;F. 矢状位 T_1WI 增强可见明显强化

Ⅰ级:无或仅有极轻微蛛网膜下腔受累,T_2WI 显示肿瘤与脑干间存在高信号带。

Ⅱ级:肿瘤侵犯蛛网膜下腔并包裹软脑膜动脉,肿瘤与脑干间失去高信号带。

Ⅲ级:软脑膜被破坏,脑干中出现瘤周水肿。

肿瘤体积较大时 DSA 检查可了解肿瘤供血及瘤周血管受累移位。血管移位常见基底动脉后移、侧移,大脑后动脉及小脑上动脉上移。

【诊断和鉴别诊断】

1. 诊断　根据患者的临床表现,确诊有赖于 CT 及 MRI 检查。

2. 鉴别诊断

(1) 斜坡脊索瘤(clival chordoma):源于脊索胚胎残余,肿瘤多位于斜坡处硬脑膜外,有时呈浸润性生长,突破硬脑膜,多为扁平形或球形。CT 可见颅底类圆形不规则高密度影,边界较清楚,瘤内可有钙化,无增强效应或轻微增强。MRI 显示 T_1WI 低信号或等信号,T_2WI 高信号。

(2) 软骨肉瘤(chondroscarcoma):少见,40~50 岁多发,早期无症状,以后出现脑神经麻痹及颅内压增高症。CT 可见骨质破坏,肿物为等密度或高密度影,瘤内有钙化,不增强或轻微增强。MRI 显示 T_1WI 低信号、T_2WI 高信号,肿瘤有轻度强化。

(3) 胆脂瘤(cholesteatoma):也称表皮样囊肿(epidermoid cyst),源于异位胚胎残留外胚层组织,多见于青壮年,好发于脑桥小脑角、鞍区、脑室及斜坡等。典型 CT 表现是沿脑池生长边界清楚的不规则低密度影,无强化或有边界环状增强。MRI 显示略高于脑脊液的 T_1WI 低信号、T_2WI 高信号,DWI 对于该疾病诊断是必需的。

【治疗】

1. 手术切除是岩骨-斜坡脑膜瘤最有效疗法,显微外科技术使手术疗效及全切率明显提高,仍有约1/3病例不能全切,主要是肿瘤与脑干、椎基底动脉粘连紧密,肿瘤侵入海绵窦内,勉强分离可导致严重后果,残留肿瘤可采用放疗(图3-6-28)。

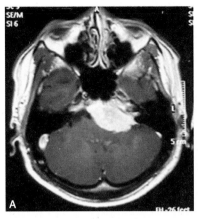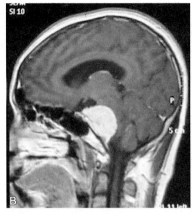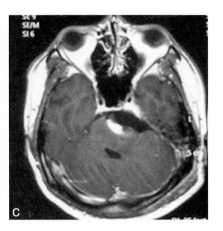

图 3-6-28 岩骨-斜坡脑膜瘤手术前后 MRI

A. 轴位 T_1WI 增强 MRI 检查显示左侧岩骨-斜坡脑膜瘤,有明显的强化效应,肿瘤与脑干边界不清,基底动脉向右侧明显推挤;B. 矢状位 T_1WI 增强可见肿瘤明显强化,基底位于全斜坡,肿瘤突入脑干内,明显压迫脑干;C. 术后复查,轴位 T_1WI 增强显示脑干表面残留薄层肿瘤,建议行伽马刀辅助治疗

2. 术后并发症防治 ①脑干梗死:切除肿瘤时损伤椎基底动脉及分支,出现意识障碍、对侧偏瘫及多数脑神经损伤等。②脑水肿:硬膜外切除岩骨时挫伤脑组织引起颞叶水肿,必要时须及时去骨瓣减压;Labbe 静脉损伤引起回流障碍也引起脑水肿,术中可松解 Labbe 静脉表面蛛网膜。③颞叶内血肿:脑挫伤或颞叶引流静脉损伤所致。④脑神经损伤:Ⅲ~Ⅻ脑神经均可损伤,Ⅴ、Ⅵ、Ⅷ脑神经覆盖于肿瘤表面,沿蛛网膜小心分离可防止损伤。⑤脑脊液耳漏:可继发颅内感染,应严密缝合硬膜。

【预后】

1970 年代前岩骨-斜坡脑膜瘤术后死亡率约50%,应用显微神经外科技术已使之降至 9%~17%,死因主要为脑干损伤。手术并发症由30%降至15%。1990 年代以来斜坡脑膜瘤全切率从 80 年代前的35%上升至70%~80%。Marks 观察肿瘤切除 5 年复发率,全切除术后为9.5%,次全切除术后为 20%。对小的岩斜区脑膜瘤,若无软膜破坏、脑干水肿、血管包绕,手术全切率高,预后很好。提倡早期诊断、早期手术治疗可获得满意疗效。2cm以上的肿瘤最好不采用 γ-刀或 X-刀治疗。

九、脑桥小脑角脑膜瘤

脑桥小脑角脑膜瘤(cerebellopontine angle meningioma)在颅后窝脑膜瘤中最常见,占颅内脑膜瘤的 3%~7%,脑桥小脑角肿瘤的 3%~4%,颅后窝脑膜瘤的 40%~50%,多见于中年女性。颅后窝脑膜瘤(posterior cranial fossa meningioma)包括脑桥小脑角脑膜瘤、斜坡脑膜瘤、小脑凸面脑膜瘤及枕大孔区脑膜瘤。该病首例报告可追溯至 1855 年,Cushing 于 1928~1938 年报道 6 例,术后平均存活 1 年,Yasargil(1980)报告 30 例桥小脑角脑膜瘤全切除成功。桥小脑角肿瘤中以听神经瘤多见,占70%~80%,脑膜瘤仅占 6%~8%,胆脂瘤占 4%~5%。发病以中年女性为多,平均年龄 43.8 岁,女:男为 1.53:1。

【病理】

脑桥小脑角脑膜瘤多附着于邻近内听道内侧岩上窦,肿瘤多起源于岩骨后面及内听道硬脑膜,少数起源于小脑幕切迹及颈静脉孔区硬脑膜向脑桥小脑角发展。肿瘤多为球形呈结节状或分叶状,扁平型少见,一般与硬脑膜紧密相连,并常侵蚀颅骨,位于硬脑膜外者少见。病理以纤维型为多,肿瘤较大时可延伸至颅中窝及枕骨大孔。

【临床表现】

脑桥小脑角脑膜瘤与听神经瘤临床上极相似,表现脑桥小脑角综合征,常导致脑神经、脑干、导水管及小脑受压出现相应症状。

1. 脑神经功能障碍如 Ⅴ、Ⅶ、Ⅷ脑神经损害最多见,多为单侧,患侧听力减退及耳鸣占80%~90%,不一定是首发症状,眩晕较少见;病侧面肌瘫痪或面肌抽搐可为早期表现,约占 68%,面神经麻痹占 53%;三叉神经损害导致患侧面部麻木、感觉减退占 63%,角膜反射迟钝或消失,三叉神经运动支受累可见颞肌萎缩,个别病例患侧面部或舌部出现阵发性剧痛,疼痛程度与继发性三叉神经痛难以鉴别。后组脑神经功能障碍占 30%,舌咽及迷走神经较常受损,出现饮水呛咳、吞咽困难及声音嘶哑等,咽反射减弱或消失,软腭下垂或提腭无力。外展神经、舌

下神经及副神经损害较少见。

2. 小脑功能障碍常见,仅次于听神经损害症状,表现走路不稳、患侧肢体共济失调、粗大水平眼震、语言障碍较少见。肿瘤较大压迫脑干可出现同侧肢体力弱,少数患者伴病侧浅感觉减退,锥体束征较少见,但后期可双侧出现。颅内压增高症较少见,出现较晚,后期可因导水管、第Ⅳ脑室受压、脑桥小脑角池及环池阻塞所致。

3. 脑 CT 检查可见肿瘤位于脑桥小脑角部,肿瘤以广基底与岩骨相连,均匀密度,呈均一性强化,骨质增生不明显,内听道口不扩大,肿瘤不以内听道口为中心。MRI 检查显示 T_1WI 低信号或等信号,T_2WI 等信号或高信号,瘤内可见钙化或囊变,瘤周多伴水肿(图3-6-29)。DSA 正位像显示大脑后动脉及小脑上动脉向内上移位,侧位像显示小脑后下动脉向后移位,同时可见肿瘤染色。

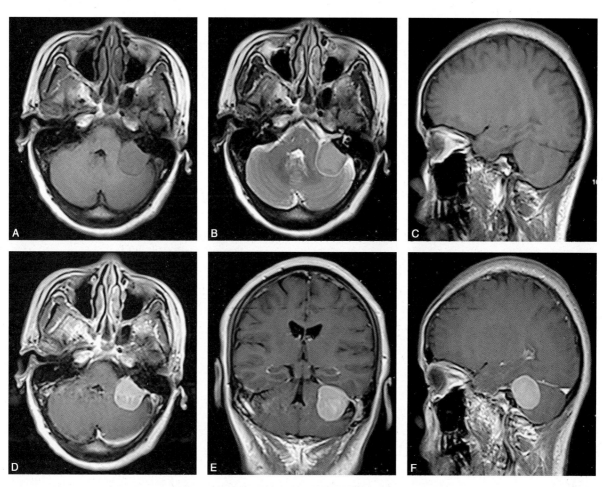

图 3-6-29 脑桥小脑角脑膜瘤

A. 脑 MRI 检查显示左侧脑桥小脑角脑膜瘤,T_1WI 肿瘤为等信号;B. T_2WI 可见稍高信号,包膜为高信号;C. 矢状位 T_1WI 为等信号;D. 轴位 T_1WI 增强显示明显的强化效应,可显示强化的包膜;E. 冠状位 T_1WI 可见强化效应,包膜明显强化;F. 矢状位 T_1WI 增强可见明显强化及强化的包膜

【诊断和鉴别诊断】

1. 诊断 根据患者逐渐出现一侧脑桥小脑角综合征,伴颅内压增高症,但首发症状不是听神经受损,确诊须依据 CT 及 MRI 检查。

2. 鉴别诊断

(1) 听神经鞘瘤:多见于男性,症状相似,多自听神经开始,内听道扩大、破坏;CT 表现圆形或分叶状低密度灶,少数呈略高密度,边界清楚,内听道多呈锥形或漏斗形扩大,第Ⅳ脑室受压变形并向对侧移位或闭锁,导水管、第Ⅲ脑室及侧脑室扩大,多有明显强化,囊变或坏死可见大小不等低密度区;MRI 为 T_1WI 低信号、T_2WI 高信号。脑膜瘤女性多,早期无听神经损害症状,岩骨尖破坏伴附近钙化。

(2) 脑桥小脑角胆脂瘤:患者年龄较轻,病程较长,表现桥小脑角综合征及三叉神经痛,可有多数脑神经损害。少数病例 X 线平片可见岩骨尖或岩骨嵴破坏,内听道口不扩大;CT 典型表现低密度影,无强化效应;MRI 表现 T_1WI 低信号、T_2WI 高信号,内部信号不均匀,由于胆脂瘤呈匍行生长,可包绕邻位结构而不推移。

(3) 原发性三叉神经痛:表现局限性三叉神经分布区阵发性剧烈疼痛,一般无异常体征,X 线平片、CT 及

MRI 无异常发现。

（4）脑蛛网膜炎：患者有感染史，病程波动，除局限症状常见分散体征，脑脊液炎性改变，抗感染治疗有一定疗效。

【治疗】

手术切除是脑桥小脑角脑膜瘤唯一有效的疗法，CT及 MRI 的广泛应用使早期发现成为可能，显微神经外科技术提高手术疗效及全切除成功率。根据脑桥小脑角脑膜瘤与内听道关系分为三型：A 型在内耳道内侧，B 型位于内耳道处，C 型在内耳道外侧。A 型、B 型肿瘤手术风险较大，致残率高，如必要可在重要结构残留小片瘤组织。须注意肿瘤较大与脑干紧密粘连，或与脑神经粘连或包绕，强行分离和全切易造成脑干损伤。如果肿瘤质硬韧、易出血、肿瘤向幕上发展及暴露不佳时不要勉强全切。合并舌咽、迷走神经损伤，出现饮水呛咳及吞咽困难的患者术后需鼻饲，必要时及早气管切开，防止肺部并发症。合并面神经或三叉神经损伤应注意保护角膜。

【预后】

CT 及 MRI 检查可早期发现肿瘤，应用显微外科手术切除，使桥小脑角脑膜瘤全切成功率明显提高，手术疗效好。未能全切的多因肿瘤较大且质地坚硬，与脑干和脑神经紧密粘连，不易分离，或肿瘤向幕上发展，幕下开颅无法暴露。桥小脑角巨大脑膜瘤手术疗效的提高寄希望于脑神经和血管重建。

十、小脑凸面脑膜瘤

小脑凸面脑膜瘤（cerebellar convexity meningioma）是发生于小脑半球外侧面的脑膜瘤，多黏附于横突与乙状窦交界处，临床较少见。

【临床表现】

主要表现颅内压增高症状，小脑体征较常见，如眼震、小脑步态、肢体共济失调及闭目难立征等，脑神经症状仅见于晚期，程度较轻。CT 及 MRI 可见肿瘤信号均匀，强化明显，体积大时可压迫第Ⅳ脑室，并造成第Ⅳ脑室移位和脑积水（图 3-6-30）。

小脑凸面脑膜瘤以手术切除为主。

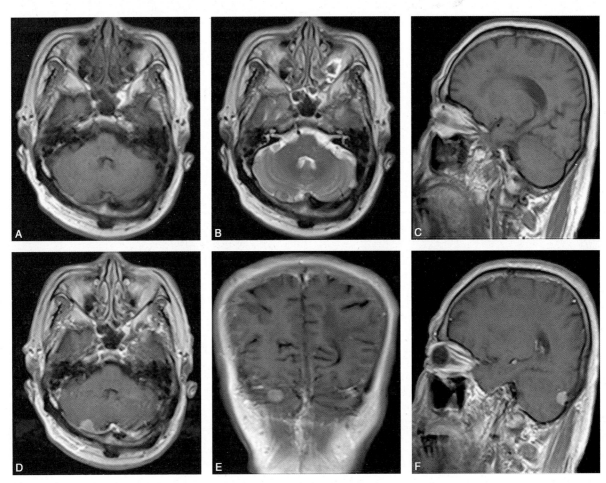

图 3-6-30 小脑凸面脑膜瘤

A. MRI 检查显示右侧小脑凸面脑膜瘤，T_1WI 肿瘤为等信号；B. T_2WI 可见稍高信号，中心为低信号；C. 矢状位 T_1WI 为等信号；D. 轴位 T_1WI 增强可见均匀一致强化，硬膜处可见脑膜"鼠尾征"；E. 冠状位 T_1WI 可见强化效应及部分包膜；F. 矢状位 T_1WI 增强可见明显强化及部分强化的包膜

十一、枕骨大孔脑膜瘤

枕骨大孔脑膜瘤（meningioma of foramen magnum）或称枕骨大孔区脑膜瘤，临床少见，约占颅后窝脑膜瘤的7%，成年女性多见，发病率约为男性3倍。可向颅内或椎管内生长，分为颅脊髓型脑膜瘤（craniospinal meningioma）和脊髓颅型脑膜瘤（spinocranial meningioma），或根据与椎动脉的上下关系，包绕与否进行分型。肿瘤附着于延髓腹侧约占55%，延髓左、右及背侧各占约15%。

【临床表现】

1. 本病通常进展缓慢，可延续2年或更长，早期常表现颅颈交界部病变症状，如枕部或一侧颈部疼痛，也可有

环绕肩部、颈及枕部感觉过敏，可有脊柱向下或四肢向上的放电感，逐渐出现肢体麻木，肿瘤压迫延髓及高颈髓引起双上肢无力，严重者可见肢体肌萎缩，腱反射减弱，继之累及下肢。小脑受累患者表现走路不稳、共济失调等。神经系统检查可见肿瘤受累区浅感觉减退或消失等高颈髓受压症状、后组脑神经障碍及小脑症状等，后期肿瘤压迫导致梗阻性脑积水，出现头痛、呕吐及视乳头水肿等颅内压增高症状。

2. 脑CT常难以发现枕大孔区占位性病变，甲泛影葡胺（metrizamide）脊髓造影CT扫描，约3/4的病例可获确诊，目前该方法已很少使用。MRI可清晰显示颅后窝和上颈髓肿瘤，增强几乎可使100%枕大孔区肿瘤得到确诊（图3-6-31）。

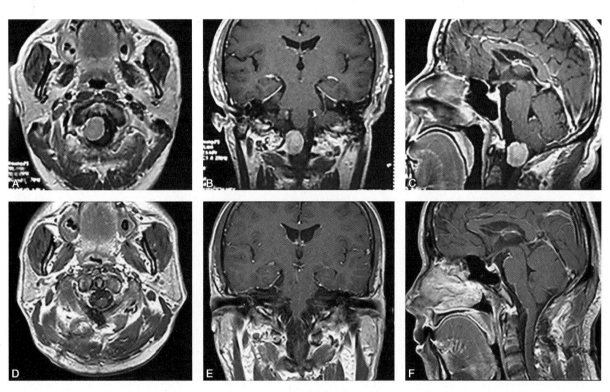

图3-6-31　枕大孔区右侧脑膜瘤手术前后MRI

A、B、C. 轴位、冠状位、矢状位T₁WI增强MRI检查显示枕大孔区右侧脑膜瘤，肿瘤主体向左后方压迫脑干，脑干受压移位明显，部分肿瘤沿袖套侵入椎管，可见肿瘤均匀一致强化及部分包膜；D、E、F. 术后相同层面的复查MRI显示，肿瘤全切，脑干减压满意，脑干部分结构已经复位

【诊断】

诊断根据患者颅颈交界部病变的高颈髓症状、后组脑神经障碍和小脑症状，以及颅内压增高等，通过MRI检查可确诊。本病临床病程进展缓慢，须注意与高颈髓空洞症、环枕畸形、颈椎病、多发性硬化及高颈髓内肿瘤等鉴别，MRI检查可提供重要的鉴别证据。

【治疗】

枕骨大孔脑膜瘤一经确诊应择期手术治疗，根据肿

瘤位置采取不同的手术入路。位于枕骨大孔后或侧方肿瘤可用颅后窝正中入路，腹侧肿瘤选择远外侧入路，充分暴露枕骨鳞部，将颈1棘突椎弓咬除，避免压迫颈髓及延髓，影响呼吸，根据暴露需要，磨除髁的外1/3可增加腹侧肿瘤暴露；在显微镜下分离和分块切除肿瘤，一并切除肿瘤侵蚀的硬脑膜、硬脊膜；合并脑积水可行脑室腹腔分流术。

本病预后取决于可否完全切除肿瘤，文献报告手术

死亡率约5%,60%的患者术后可生活自理或从事较轻工作,早期诊断和治疗是提高枕骨大孔区脑膜瘤疗效的关键。

十二、脑室内脑膜瘤

脑室内脑膜瘤(intraventricular meningioma)起源于脑室系统脉络丛组织,临床少见,发生于侧脑室较常见,第Ⅲ脑室次之,第Ⅳ脑室少见。肿瘤多位于侧脑室三角部,向侧脑室体部或下角生长,偶见向额角发展。多由脉络膜前动脉和脉络膜后动脉供血。Crisculo报道侧脑室脑膜瘤约占脑室内脑膜瘤的79.8%,国外报道侧脑室脑膜瘤占颅内脑膜瘤的0.5%~4.5%,北京市神经外科研究所报告侧脑室脑膜瘤约占同期1 595例脑膜瘤的4.33%,发生于第Ⅲ、Ⅳ脑室的脑膜瘤罕见。

【临床表现】

1. 侧脑室脑膜瘤好发于中青年,平均发病年龄35岁,女性较多,左侧略多。肿瘤生长缓慢,早期可无症状,当肿瘤不断生长逐渐充满脑室,阻塞室间孔可导致头痛、呕吐及视乳头水肿等颅内压增高症状。肿瘤可呈活瓣状,体位变动可使室间孔突然阻塞,造成颅内压急剧升高,突发剧烈头痛伴呕吐,甚至出现昏迷。第Ⅲ、Ⅳ脑室内脑膜瘤早期可阻塞脑脊液循环通路,较早出现颅内压增高和梗阻性脑积水的症状、体征,第Ⅲ脑室前部肿瘤可出现丘脑及丘脑下部症状,第Ⅲ脑室后部肿瘤出现两眼上视障碍,第Ⅳ脑室内脑膜瘤出现共济失调、眼震等小脑症状,压迫脑神经核团可出现脑神经及脑干受损症状。侧脑室脑膜瘤对大脑皮质损害轻微,晚期压迫邻近脑组织出现轻微面瘫及肢体无力,也可出现癫痫发作、情绪障碍、视力减退及同向偏盲等;优势半球肿瘤可引起Broca或Wernicke失语,内囊受侵者可出现偏瘫、偏身感觉障碍及同向偏盲。

2. 脑CT检查可见脑室内肿块,均匀一致稍高于脑组织密度,无明显钙化,可中等度强化,有时病灶中心强化不均,可见肿瘤与脑室内脉络丛相连,肿瘤边界清楚,可引起侧脑室颞角扩大及脉络丛钙化点移位。MRI可清晰显示肿瘤轮廓及周围水肿带,肿瘤与室间孔、中脑导水管、侧脑室室壁及周围重要结构关系,能发现第Ⅲ、Ⅳ脑室内较小脑膜瘤。术前DSA检查可了解肿瘤供血情况,便于术中结扎供血动脉,减少出血(图3-6-32)。

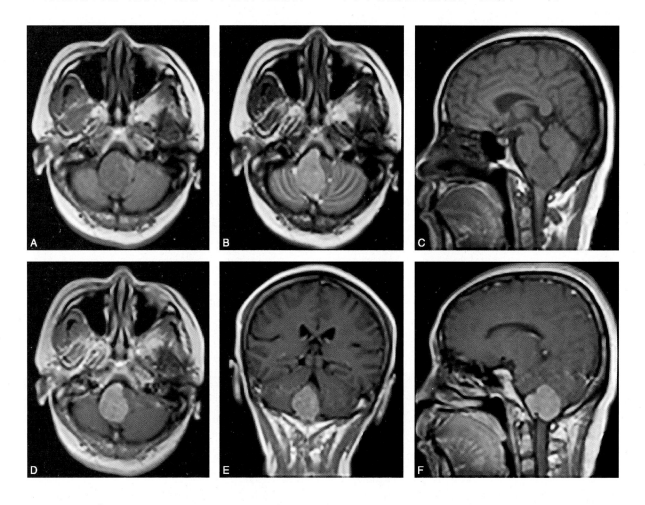

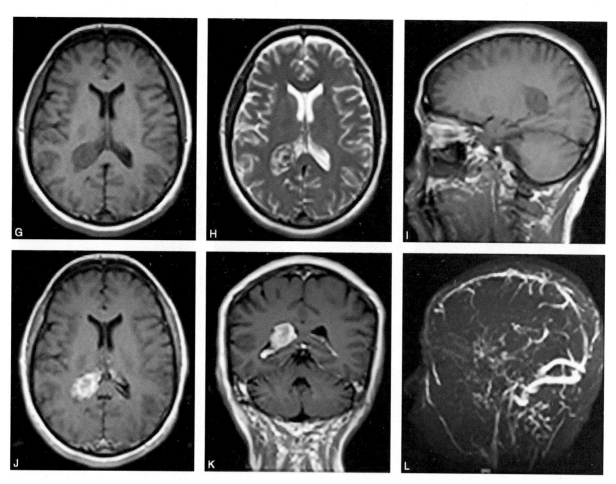

图 3-6-32　脑室内脑膜瘤

A. MRI 检查显示四脑室内脑膜瘤，T_1WI 肿瘤为等信号；B. T_2WI 可见稍高及等信号；C. 矢状位 T_1WI 为等信号；D. 轴位 T_1WI 增强显示明显的强化效应，可见强化的包膜；E. 冠状位 T_1WI 可见强化；F. 矢状位 T_1WI 增强可见强化效应；G. MRI 检查显示侧脑室脑膜瘤，T_1WI 肿瘤为稍低信号；H. T_2WI 可见高与低混杂信号，包膜高信号；I. 矢状位 T_1WI 为稍低信号；J. 轴位 T_1WI 增强显示明显强化，可见强化的包膜；K. 冠状位 T_1WI 可见强化效应，包膜明显强化；L. 矢状位 MRA 显示肿瘤供血动脉增粗

【诊断】

本病可根据患者症状体征、CT 及 MRI 检查确诊。脑室内脑膜瘤须注意与室管膜瘤、脉络丛乳头状瘤，胶质瘤及生殖细胞瘤等鉴别。

【治疗】

目前多主张手术切除肿瘤，近年来脑室内镜外科应用为切除脑室内脑膜瘤提供辅助条件。不能全切的侧脑室及第Ⅲ、Ⅳ脑室内脑膜瘤可行放疗，降低复发率及延长生存时间。侧脑室内脑膜瘤根据肿瘤位置和生长方向可采取枕叶入路、顶叶入路、颞中回入路、颞枕入路及纵裂入路等，各有优缺点。第Ⅲ脑室内脑膜瘤可按第Ⅲ脑室肿瘤常规手术入路和方法切除，第Ⅳ脑室内脑膜瘤常用枕后正中入路切除。不管采用何种入路均应力求在非功能区进入。手术并发症与手术入路及皮质切口有关，如优势半球颞中回入路可引起失语，损伤视辐射可导致偏盲，顶枕入路易出现同向性偏盲，切开胼胝体入路有时可

引起失读。

侧脑室内脑膜瘤手术全切预后良好，通常不复发。术中损伤肿瘤周围脑白质可产生偏瘫、失语等并发症，术后可一定程度恢复。

十三、颅中窝脑膜瘤

颅中窝脑膜瘤（middle cranial fossa meningioma）是起源于蝶骨大翼内侧、颅中窝底部的脑膜瘤，或斜坡、颞骨岩部及蝶骨翼脑膜瘤蔓延至该区。颅中窝脑膜瘤占颅内脑膜瘤的 2%~3%，男、女性发病率约为 1:1.6，平均发病年龄 44 岁。

【临床表现】

1. 颅中窝脑膜瘤早期常见脑神经症状，如典型出现三叉神经痛，是经卵圆孔和圆孔出颅的三叉神经Ⅱ、Ⅲ支受累，或出现一侧动眼神经麻痹等。如肿瘤增大，向前发

展影响海绵窦和眶上裂出现眼球运动障碍、眼睑下垂及复视等，肿瘤波及视神经引起视力障碍及视野缺损，部分肿瘤向后发展累及Ⅶ、Ⅷ脑神经出现听力下降及周围性面瘫，向下发展可蔓延至颞下窝。少数患者出现颞叶癫痫，是肿瘤侵犯颞叶海马回、杏仁核所致。肿瘤较大引起慢性脑疝，影响脑脊液循环，可表现颅内压增高症状。

2. 颅底X线平片常发现颅中窝底骨质破坏，卵圆孔、圆孔和棘孔扩大或模糊不清，对确定颅中窝底病变有一定帮助。脑CT检查可见颅中窝脑膜瘤为边界清楚高密度病灶，可明显强化，偶见肿瘤钙化。MRI可见肿瘤边界清楚，T_1WI 和 T_2WI 均为低信号。DSA检查可判断较大肿瘤与颈内动脉关系及肿瘤供血情况（图3-6-33）。

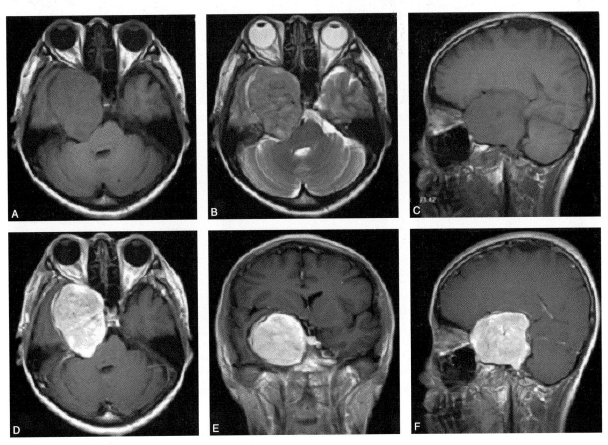

图3-6-33 中颅窝底脑膜瘤

A. MRI检查显示右侧中颅窝底脑膜瘤，T_1WI 肿瘤为等信号；B. T_2WI 可见等与稍高信号，部分包膜高信号；C. 矢状位 T_1WI 为等信号；D. 轴位 T_1WI 增强显示明显的强化及强化的包膜，海绵窦受压明显，颈内动脉向内侧移位；E. 冠状位 T_1WI 可见强化效应，包膜强化；F. 矢状位 T_1WI 增强可见强化及包膜明显强化

【治疗】

年轻患者颅中窝脑膜瘤出现神经系统症状，无论大小均应手术，年长患者肿瘤较小可观察，肿瘤较大并有神经系统症状宜手术治疗。放疗适于次全切除后复发的肿瘤。

十四、海绵窦脑膜瘤

海绵窦脑膜瘤（meningioma of cavernous sinus）可起源于海绵窦，以及蝶骨嵴内侧、眶部、颅中窝其他部位、斜坡和颞骨岩部巨大脑膜瘤生长至海绵窦。海绵窦区的肿瘤以脑膜瘤居多，但真正原发于海绵窦内的脑膜瘤并不多见，多是由邻近部位侵犯而来，如蝶骨嵴、鞍结节、岩骨、斜坡等，通常海绵窦脑膜瘤是指肿瘤已侵犯海绵窦内部结构，手术时涉及如何处理海绵窦的问题。传统的脑膜瘤分类并未将海绵窦脑膜瘤单独划分，但随着对海绵窦解剖的认识以及显微外科和颅底外科技术的发展，手术治疗此区肿瘤取得了长足的进步，而且由于此区解剖复杂，手术难度大。海绵窦脑膜瘤约占颅内肿瘤的1%，但它是海绵窦区最常见的良性肿瘤。

【临床表现】

1. 患者常出现头面痛、眼球突出，头面痛以三叉神经Ⅰ、Ⅱ支分布区为主，常伴动眼、滑车及外展神经麻痹，肿瘤向上累及视神经可早期出现视力及视野改变，有的患者疾病后期出现球结膜水肿。本病须注意与海绵窦血栓形成鉴别。

2. CT可见海绵窦区等密度的团块状影，占位效应明显，增强可见明显强化。MRI海绵窦区团块状T_1WI等信号、T_2WI等信号影，边界尚清，周围脑组织明显受压，肿瘤大时颞叶及延髓可受压，垂体柄偏移。增强显示海绵窦病灶明显强化，并均见"脑膜尾征"（图3-6-34）。DSA对定位、定性诊断有一定的帮助，特别是了解颅内动脉移位或狭窄，可确定肿瘤的供血动脉，有时肿瘤血供主要来自于颈外动脉循环，术前可进行栓塞减少肿瘤血供。

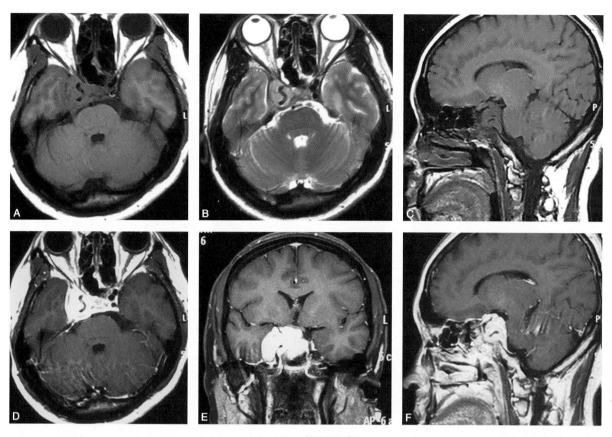

图3-6-34　海绵窦脑膜瘤

A. MRI检查显示右侧海绵窦脑膜瘤，T_1WI可见肿瘤呈等信号；B. T_2WI显示肿瘤呈等与稍高信号，肿瘤包裹海绵窦段颈内动脉，血管流空信号明显；C. 矢状位T_1WI为等信号；D. 轴位T_1WI增强显示明显的强化效应，可见部分强化的包膜；E. 冠状位T_1WI可见强化效应，包膜明显强化；F. 矢状位T_1WI增强可见明显强化及包膜部分强化

【治疗】

包括非手术治疗和手术治疗，非手术治疗包括常规放疗，如治疗分化差的肿瘤；立体定向等中心直线加速器放疗，化学疗法及雌激素疗法等。手术治疗的适应证为海绵窦原发肿瘤，邻近部位良性肿瘤侵入海绵窦，对放疗不敏感的累及海绵窦的恶性肿瘤，且患者年轻，全身条件尚好。放疗适于次全切后肿瘤复发的病例。

十五、颅眶沟通脑膜瘤

颅眶沟通脑膜瘤（cranio-orbit meningioma）包括眶源性及颅源性两种，眶源性颅眶沟通脑膜瘤是脑膜瘤由眶内向颅内生长，多由视神经鞘膜间质细胞分化而来；颅源性颅眶沟通脑膜瘤是脑膜瘤由颅内经视神经孔向眶内生长，多源于蝶骨嵴及鞍旁。颅源性与眶源性颅眶沟通脑膜瘤发生率之比为3∶1，女性多于男性。

【临床表现】

1. 本病起病缓慢，初期可有轻微头痛、眼球胀痛稍突出，后期肿瘤侵犯整个眼眶，引起眼球后部受压及静脉回流受阻，导致眼球突出、眼球运动障碍、球结膜水肿、视乳头水肿及视力减退，严重者引起失明。若肿瘤侵犯眶上裂及眼眶深处可出现眶上裂综合征及眶尖综合征。

2. X线平片可显示视神经鞘脑膜瘤向颅内蔓延导致视神经管扩大；眶骨膜脑膜瘤多累及蝶骨大、小翼，可见骨质增生、密度增高及边缘模糊。超声探查显示视神经明显增粗，边界清，内回声较少，分布不规则，衰减显著,偶见强回声光斑。CT 扫描视神经鞘脑膜瘤可显示视神经增粗呈管状、串珠状、梭形、圆锥形等,部分患者可表现典型的"车轨征",强化更明显。肿瘤偏心性生长时可呈类圆形或不规则块状。发生于眶骨膜的脑膜瘤可显示骨质增生肥厚、密度增高、骨质表面呈毛刺样或虫噬样破坏,骨窗 CT 显示尤为清晰,累及蝶骨大、小翼多见。邻近病变骨质处还可见到眶内软组织肿物,呈扁平状,边界欠清。MRI 眼眶脑膜瘤(图 3-6-35)在 T_1WI 呈中低信号、T_2WI 呈中低信号,信号较均质。运用脂肪抑制和增强技术可使肿瘤明显增强,典型者可呈"车轨征",而且尤其适合肿瘤颅内蔓延的观察,可在鞍上区发现明显强化的异常信号。蝶骨脑膜瘤中的骨质成分在 T_1WI 和 T_2WI 均呈低信号。肿瘤沿颅内硬脑膜蔓延,形成"脑膜尾"征。

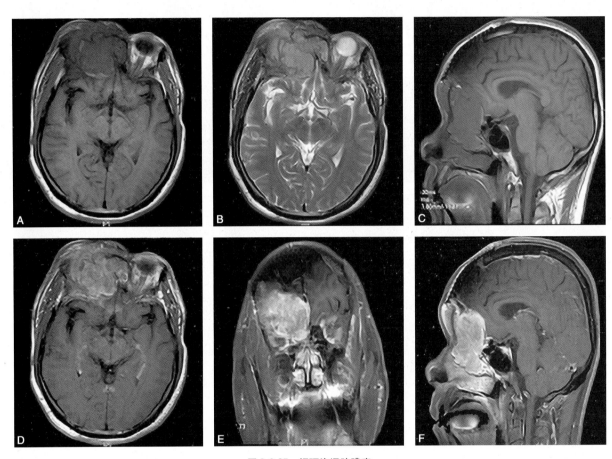

图 3-6-35 颅眶沟通脑膜瘤

A.脑 MRI 检查显示右侧颅眶沟通脑膜瘤,T_1WI 肿瘤为稍低信号,部分包膜高信号;B. T_2WI 显示等信号;C. 矢状位 T_1WI 为等或稍低信号;D.轴位 T_1WI 增强显示强化及包膜部分强化;E.冠状位 T_1WI 可见明显强化效应,部分包膜强化;F.矢状位 T_1WI 增强可见明显强化及包膜强化

【诊断和鉴别诊断】

1. 诊断 依据眼眶脑膜瘤四联征:一侧性眼球突出、视力丧失、慢性水肿性视盘萎缩及视睫状静脉。神经影像学检查可帮助确诊。

2. 鉴别诊断 ①视神经胶质瘤:多在儿童期发病,视力缓慢减退甚至视力丧失;MRI 检查可见视神经梭形增粗,肿瘤可有囊性变,不伴骨质增生和眶内软组织肿物是与脑膜瘤鉴别的重要依据。②泪腺恶性肿瘤:腺样囊性癌等恶性肿瘤常沿眶外壁向眶尖蔓延,甚至侵犯颅内,需与蝶骨脑膜瘤鉴别。③眼眶转移性肿瘤:蝶骨大翼是全身恶性肿瘤转移至眼眶的好发部位,骨破坏严重,常伴软组织肿物;患者全身状况差,恶病质面容,病情进展迅速。

【治疗】

视力良好、发生部位靠近视神经前端的视神经鞘脑膜瘤可保守观察或放射治疗,定期复查 MRI。发生于眶骨膜或视神经的脑膜瘤如具有向颅内蔓延的趋势应尽早行开眶手术切除肿瘤。虽属良性肿瘤,但复发率较高,术后应补充放射治疗。蔓延至颅内的脑膜瘤,体积巨大的肿瘤可压迫颅内重要结构,严重时危及生命,应开颅切除肿瘤。如肿瘤侵犯脑膜范围较大,应切除病变脑膜,并行人工脑膜修补。为防止复发,术后应合并放疗。本病复发率较高,预后较差。

十六、多发性脑膜瘤

多发性脑膜瘤(multiple meningiomas)是颅内存在2个以上相互不连接的脑膜瘤,较少见,占颅内脑膜瘤1%~2%。自CT应用以来发病率增至颅内脑膜瘤的8.9%,尸检证实发病率约占脑膜瘤的8.2%。约半数患者首次就诊发现多发性脑膜瘤,另半数患者诊断脑膜瘤后经过一段时间发现其他部位脑膜瘤。发病机制不清,多病灶学说认为,多发脑膜瘤是同时发生于多处的蛛网膜细胞,单病灶学说认为,肿瘤细胞脱落经CSF或血液循环播散。

【病理】

多发性脑膜瘤多见于大脑凸面,分散于一个大脑膜瘤周围,其次是颅底部,有时脑室内、外多个脑膜瘤同时存在,幕上与幕下并存;组织病理学可为同一或不同类型,任何类型脑膜瘤均可在多发性脑膜瘤发现。临床常见颅内脑膜瘤与听神经瘤或椎管内脊膜瘤同时存在。

【临床表现】

1. 多发性脑膜瘤在女性多见,发病年龄较大,约半数以上为老年人。肿瘤发生于大脑不同部位,同时出现不同的定位症状体征,较大肿瘤局灶症状明显,如部分性癫痫发作、偏瘫、感觉障碍、视力障碍及视野缺损等,癫痫发生率较低。双侧肿瘤常以一侧症状为主,切除一侧肿瘤后另侧症状表现明显。多个肿瘤体积增长较单个肿瘤迅速,头痛、呕吐及视乳头水肿等颅内压增高症状突出,发生于脑室内更明显。伴发听神经瘤或椎管内脊膜瘤同时出现相应症状体征。

2. 脑CT检查可见大脑凸面、矢状窦旁、脑室内及颅后窝较大脑膜瘤,但不易发现颅底较小肿瘤。MRI检查,尤其矢状位及冠状位强化有助于发现多发性脑膜瘤,包括颅底脑膜瘤,清楚显示肿瘤基底,区别分叶状肿瘤与基底相邻的多发性脑膜瘤(图3-6-36)。

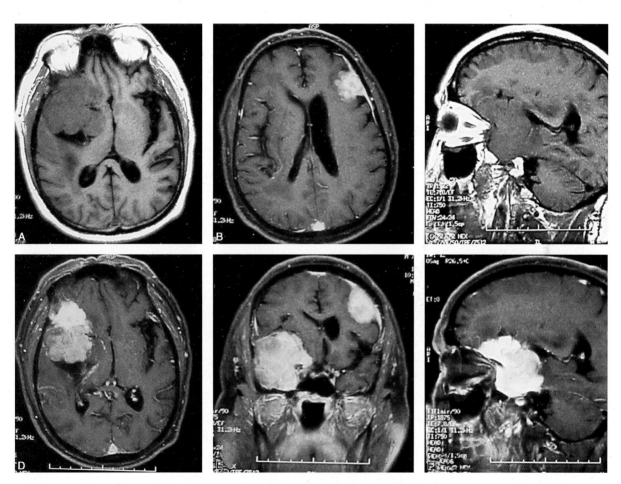

图 3-6-36　右侧蝶骨嵴脑膜瘤及左额凸面脑膜瘤

A. 脑MRI检查显示右侧蝶骨嵴脑膜瘤,T₁WI肿瘤为等信号,肿瘤侵犯外侧裂;B.T₁WI增强还可见左额凸面脑膜瘤,明显均匀强化,可见脑膜"鼠尾征";C.矢状位T₁WI显示蝶骨嵴肿瘤为等信号,信号较均匀;D.轴位T₁WI增强显示右侧蝶骨嵴明显强化病灶,强化信号不均匀;E.冠状位T₁WI增强同时显示右侧蝶骨嵴脑膜瘤及左额凸面脑膜瘤,为多发强化病变;F.矢状位T₁WI增强可见肿瘤明显强化,周围额叶及颞叶脑组织受压

【诊断】

多发性脑膜瘤诊断主要根据患者临床多样化症状体征,通过 CT 及 MRI 检查通常不难确诊。本病须注意与颅内转移瘤鉴别,后者病程短,病情进展迅速。

【治疗】

多发性脑膜瘤患者年龄偏高,身体状况较差,术前须根据肿瘤大小、数目和部位等全面权衡手术可能及风险,遵循先大后小、先幕上后幕下、先浅表后深在的原则,解除患者主要症状,相邻部位肿瘤可一次切除,不同部位肿瘤分期切除,体积较小、症状轻微和位置深在肿瘤可暂不切除,密切观察,体积较小肿瘤科采用 γ-刀治疗。两侧半球或幕上及幕下体积均较大的脑膜瘤应充分准备,争取一期手术切除,以防切除一侧诱发脑疝。多发性脑膜瘤的手术指征和手术处理原则仍是一个需要进一步探讨的问题。由于患者的年龄一般偏高,身体状况较差,因此手术前应全面综合考虑,包括肿瘤的大小、数目、所在部位及各部位肿瘤手术的可能性和危险性。多发性脑膜瘤如能全部切除预后较好,但一次全切困难,多次手术会给患者带来沉重的身体和心理负担,术后并发症增多。术中尽量切除肿瘤组织及受累硬膜,术后放疗可减少肿瘤复发。

十七、恶性脑膜瘤

恶性脑膜瘤(malignant meningioma)通常是良性脑膜瘤逐渐发生恶变或肿瘤在原位多次复发并发生颅外转移。发病率占颅内脑膜瘤的 0.9% ~ 10.6%(平均 2.8%),男性较多。北京天坛医院统计恶性脑膜瘤占颅内脑膜瘤的 0.75%,男女发病率为 8:1。

【病理】

恶性脑膜瘤多位于大脑凸面及矢状窦旁,肿瘤可侵犯静脉窦、颅骨和头皮,也可通过脑脊液播散性种植。恶性脑膜瘤生长快,肿瘤多向四周脑内侵入,使周围脑组织胶质增生。反复手术切除使肿瘤逐渐恶变,最后可变为脑膜肉瘤。良性脑膜瘤中血管瘤型脑膜瘤最常发生恶变。世界卫生组织(WHO)根据组织病理学特点,将脑膜瘤分为四级,其中 3 级为恶性脑膜瘤,4 级为肉瘤。分级依据细胞数增多、结构消失、多形性核、有丝分裂指数、局部坏死及脑组织受侵犯等六个标准。这六个标准除脑受侵犯外,每一标准又分 4 级,即 0~3 级,脑受侵为 1 分,无为 0 分。总分 7~11 分为 3 级,属恶性脑膜瘤;>11 分为 4 级,属肉瘤。也有人认为脑膜肉瘤不属脑膜瘤。恶性脑膜瘤病理特点是细胞数增多,细胞结构减少,细胞核多形性并存在有丝分裂,瘤内有广泛坏死。恶性脑膜瘤可发生颅外转移,Fukushima 等(1989)报道,主要转移至肺(占 35%)、骨骼肌肉系统(17.5%)以及肝和淋巴系统。转移可能与手术操作有关。此外,肿瘤侵犯静脉窦、颅骨、头皮,也可能是转移的原因,恶性脑膜瘤转移至少占脑膜瘤的 1/1 000。

【临床表现】

1. 患者出现头痛、癫痫发作、肢体运动及感觉障碍等神经功能损害症状,病情进展较快,病程较短,可出现肺部等转移。确诊需病理学检查。

2. 脑 CT 表现肿瘤形态不规则,呈分叶状,可出现蘑菇征,边界不清、包膜不完整,信号不均匀。周围水肿明显,没有钙化。增强后肿瘤不均匀强化。肿瘤易侵犯脑组织和颅骨。MRI 的 T_1WI 和 T_2WI 显示恶性脑膜瘤均为高信号,有时可见颈内动脉向肿瘤供血较明显(图 3-6-37)。

【治疗】

恶性脑膜瘤应采用以手术为主的综合治疗,这是提高治愈率的最佳方案。尽量全切除肿瘤以减少复发概率,即使复发的恶性脑膜瘤,有条件可再行手术治疗。放疗或同位素肿瘤内照射可延缓复发,复发后可再次手术治疗。

恶性脑膜瘤是治疗效果较差的脑膜瘤,其主要问题是术后易复发,恶性脑膜瘤经手术部分切除的患者平均生存期为 46 个月,复发时间为 5 个月,而手术全切除者分别达到 130 个月和 35 个月。

十八、脑膜肉瘤

脑膜肉瘤(meningeal sarcoma)是病理组织学恶性度最高的原发性颅内肿瘤,约占颅内脑膜瘤的 3%。多见于儿童,男性发病率较高,而良性脑膜瘤女性居多。病史较短,术后易复发,可发生肺和骨等远处转移。

【病理】

脑膜肉瘤多发生于大脑半球,源自硬脑膜或软脑膜,肿瘤常有出血、坏死及囊性变,质地松脆,边界不清,可浸润周脑组织,源于脑内血管周围软脑膜者一般与硬脑膜无粘连而位于脑白质内。脑膜肉瘤分为原发性及继发性两类。原发性脑膜肉瘤又可分为单发型和脑膜肉瘤病两种。单发型多呈团块状,亦可为扁平型,纤维肉瘤多见,也可为梭形细胞或多形细胞型生长迅速,血供丰富。镜下可见大量纤维形、梭形及多形瘤细胞浸润脑组织,周围胶质细胞增生。

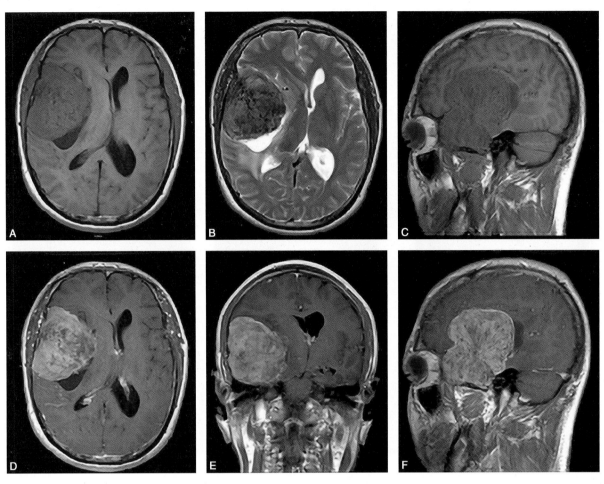

图 3-6-37　恶性脑膜瘤

A. 脑 MRI 检查显示右侧恶性脑膜瘤，T₁WI 肿瘤为稍低不均匀信号，形态不规则，呈分叶状，边界不清、包膜不整，周围水肿脑室明显受压，中线移位；B. T₂WI 可见稍高与低信号，部分包膜高信号；C. 矢状位 T₁WI 为稍低信号，形态不规则；D. 轴位 T₁WI 增强显示强化效应及不均等信号，包膜不完整；E. 冠状位 T₁WI 可见强化效应，信号不均等，包膜不整及部分强化；F. 矢状位 T₁WI 增强可见肿物形态不规则，不均匀强化，包膜部分强化

【临床表现】

1. 脑膜肉瘤临床表现与良性脑膜瘤基本相同，但病情进展快，病程较短。肿瘤多位于矢状窦旁或大脑凸面，可出现偏瘫，偏身感觉障碍等体征，患者可有颅内压增高症，癫痫发作较常见。

2. X 线平片可见针样放射状骨质增生和颅骨破坏，肿瘤可侵蚀破坏颅骨，向皮下生长。CT 检查可见特有的蘑菇样肿瘤阴影，瘤周明显水肿带，颅骨破坏，瘤内出现坏死。MRI 显示脑膜肉瘤为 T₁WI 低信号及 T₂WI 高信号，信号不均等，形状不规则，有明显的占位效应（图 3-6-38）。DSA 可见颈内动脉分支向肿瘤供血。

【诊断】

脑膜肉瘤诊断主要根据临床表现及神经影像学检查，但由于脑膜肉瘤与脑膜瘤表现相似，术前常难鉴别。

如病情进展较快，CT、MRI 检查显示蘑菇样肿瘤阴影、瘤周水肿带明显、颅骨破坏及瘤内坏死等，脑膜肉瘤可能性大。须与良性脑膜瘤鉴别，一般术前较难区分，但脑膜肉瘤脑血管造影可见颈内动脉向肿瘤供血比较显著。明确的诊断需要术后病理确定。

【治疗】

脑膜肉瘤应手术切除，但因肿瘤质软松脆，颈内动脉分支供血丰富，向周围脑实质内浸润生长，切除肿瘤后可对瘤周脑组织电凝，尽可能切除侵犯的颅骨和硬脑膜。术后应常规放疗，抑制肿瘤细胞生长，延长复发时间，防止颅外转移。应用立体定向技术向肿瘤内置入同位素¹²⁵I 有一定的疗效，但对化疗不敏感。

脑膜肉瘤复发快，5 年复发率高达 80%，约为良性脑膜瘤的 30 倍。瘤组织对局部脑组织浸润，个别病例出现颅内播散或肺、骨组织转移，预后不良。

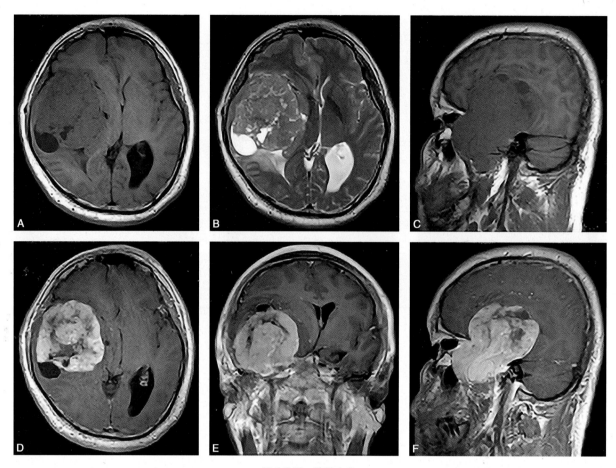

图 3-6-38 脑膜肉瘤

A. 脑 MRI 检查显示右侧脑膜肉瘤，T_1WI 肿瘤为等信号，其中有低信号；B. T_2WI 可见等信号与稍高信号混杂，部分包膜高信号；C. 矢状位 T_1WI 为等信号；D. 轴位 T_1WI 增强显示明显的强化及包膜强化，信号不均等；E. 冠状位 T_1WI 可见强化效应，包膜部分强化，中线移位；F. 矢状位 T_1WI 增强可见肿物不规则，有明显的强化及强化的包膜

第四节　颅内神经鞘瘤
及神经纤维瘤

（于春江　任铭）

神经鞘瘤及神经纤维瘤均起源于神经鞘，但组织学上神经鞘瘤是 Schwann 细胞异常增殖，神经纤维瘤除Schwann 细胞，多为胶原纤维或纤维肉芽细胞，肿瘤内混有正常有髓或无髓神经纤维束。

一、颅内神经鞘瘤

颅内神经鞘瘤（intracranial neurinoma，neurilemoma）也称为神经瘤（neuroma），多由脑神经末梢段 Schwann 细胞发生，又称 Schwann 瘤（schwannoma）。神经鞘瘤可发生于颅内脑神经根、椎管内脊神经根及周围神经，占全部脑肿瘤的 7%～9%，听神经瘤最常见，其次为三叉神经鞘瘤，除嗅神经和视神经，其他脑神经都有神经鞘瘤报道，但舌咽/迷走/副神经（颈静脉孔肿瘤）、面神经、舌下神经、滑车神经及动眼神经较少见，脑实质内神经鞘瘤少见，椎管内神经鞘瘤较多见，占椎管内肿瘤的 25%～30%。发生在颅内和椎管内神经鞘瘤多累及感觉神经根，运动神经根很少发生。神经鞘瘤好发年龄 40～59 岁，儿童期出现率 1.1%，男女之比为 1:1.5。

（一）听神经瘤（前庭神经鞘瘤）

听神经瘤（acoustic neuroma）是发生于前庭蜗神经的脑桥小脑角部肿瘤，约占颅内神经鞘瘤的 91%，占脑桥小脑角部肿瘤的 80%。由于其多来自前庭神经，最近国际统一命名为前庭神经鞘瘤（vestibular schwannoma，VS）。NF-2 伴双侧听神经瘤占全部听神经瘤的 5%。Brackman和 Bartels（1980）报告 1 354 例脑桥小脑角肿瘤，91% 为前庭神经 Schwann 细胞瘤,3% 为脑膜瘤,2% 为原发性胆脂瘤,4% 为其他类型肿瘤。

【研究史】

听神经瘤历史可追溯到 17 世纪至 18 世纪中叶,当时神经病学家就认识到脑桥小脑角部肿瘤可引起单侧耳聋、面部麻木及进行性视力下降。Sandifort(1777)首先描述该肿瘤病理,19 世纪 80 年代 Cruveilhier 描述一例 19 岁听神经瘤少女,记载她的局部症状,肿瘤直接压迫引起进行性听力丧失、三叉神经痛及面肌痉挛,头痛、视觉减退等颅内压增高症状,她 26 岁死后进行尸体解剖,发现源于内听道的较大听神经瘤,质地坚韧,瘤体侵袭颞骨并压迫周围神经,是首次对脑桥小脑角(cerebellopontine angle,CPA)肿瘤临床及病理的详细描述。Oppenheim(1890)首次临床诊断该病,认为可通过外科手术治疗;McBurney(1891)在纽约首次施行该肿瘤手术,但未能切除肿瘤,患者因小脑肿胀于术后 12 天死亡。英国医生 Balance(1894)采用单侧枕下入路成功完成首例 VS 手术,至 1913 年 Hor Sley 等报告 63 例手术,死亡率为 78%,存活者多遗留偏瘫等。Cushing(1905)提出双侧颅后窝开颅,进行广泛减压及肿瘤部分切除,他于 1917 年发表的专著 Tumors of the Nervus Acusticus and Syndrome of the Cerebellopontine Angle(听神经瘤与脑桥小脑角综合征)是该病临床研究进展中的里程碑。至 1931 年 Cushing 做的听神经瘤手术死亡率由 20% 下降到 4%,但多数患者术后仍残留肿瘤组织。Cushing 的学生 Dandy 首次开创并完成听神经瘤全切除术,他在 1922—1941 年手术死亡率为 10%。此后,由于手术暴露不充分、静脉窦出血、脑脊液漏及颅内感染等陷入长期徘徊中,直至显微神经外科技术面世才出现转机。

CPA 肿瘤的现代手术治疗始于 20 世纪 60 年代,House 和 Hitselberger 倡导使用手术显微镜,改进了 CPA 肿瘤经迷路及颅中窝入路,完成了肿瘤全切除,致残率及死亡率明显降低,现代显微神经外科技术把听神经瘤外科治疗推进到崭新水平,Yasargil、Rhoton、Rand、Sugita 和 Samii 等当代杰出的神经外科学家对此都卓有建树。Samii(1997)报告 1 000 例听神经瘤手术全切率为 79%,面神经解剖保存率 93%,耳蜗神经解剖保存率 68%;术后并发症神经功能缺失为 5.5%、颅内血肿 2.2%、脑脊液漏 9.2%、脑积水 2.3%、细菌性脑膜炎 1.2%、创口感染 1.1%;复发率(NF-2 型)为 0.2%,死亡率 1.1%。

【流行病学】

VS 约占颅内肿瘤的 6%,美国每年新发生听神经瘤约 3 000 例。好发于 40~60 岁,女性多发,约为男性的 1.5 倍。国内 6 组大宗病理统计占颅内肿瘤的 6.8%~ 11.48%(黄文清,1982),平均为 9%,女性稍多,种族差异不明显。Leonard 的尸检发现率为 0.8%。主要分两种类型,散发型及神经纤维瘤病 2 型(NF-2),前者为单侧性,占全部听神经瘤病例的 95%,年发病率为(30~40)/10 万;NF-2 型为罕见疾病,大多为双侧性,仅 2% 的 NF-1 型病例为单侧性,年发病率为 1/10 万。

【病理】

前庭蜗神经分为前庭支与耳蜗支,神经鞘瘤多来自前庭支,前庭蜗神经从脑干开始 10~13mm 被少突胶质细胞及软脑膜覆盖,在内耳道开口部神经胶质细胞及软脑膜消失,代之以 Schwann 细胞和神经周膜(perineurium)包裹神经。听神经瘤常由内耳道内前庭下神经,有时由前庭上神经发生,发生于耳蜗神经频率仅约 4%。脑神经分为中枢部和外周部,中枢部由少突胶质细胞被覆,外周部由 Schwann 细胞被覆。VS 发生在中枢部神经胶质与外周神经纤维移行部前庭神经节(Scarpa ganglion)附近,即 Obersteiner-Redlich 区或此区以远部位。由于此移行部位置变异很大,VS 发生部位变异也很大,症状体征不尽相同,远离内耳道对听神经压迫小,术后听力保存率高,根据发生部位不同有外侧型和内侧型之分。NF-2 患者前庭神经瘤是否为多源性目前还有争议。此肿瘤极少数起源于内耳,推测由前庭神经树突髓鞘演变而来。Bederson 等(1991)对 VS 进行平均 26 个月观察发现,增大组占 53%,非增大组 40%,自然缩小组 6%,年平均增大速度为 2mm,增大组平均速度为 3~ 4mm/年,出血或形成囊肿时可急剧增大,达 30mm/年。听神经鞘瘤也可以是多发性神经纤维瘤病(von Recklinghausen 病)的一部分,多为双侧。有的病例合并脑膜瘤。

听神经鞘瘤多呈球形,呈实性或部分囊性变,有包膜,周围常有蛛网膜粘连,受侵犯神经穿行或消失在瘤组织或包膜组织内。前庭神经 Schwann 细胞瘤是生长缓慢,肿瘤为圆形,表面光滑,黄白色或灰白色,可见小结节,周边部硬度如橡胶,表面有血管分布。切面可见富含脂肪的雪花膏样组织,周围蛛网膜常黏着形成蛛网膜囊肿。实质密度为非均质性,软硬混杂,肿瘤较大时可有中心坏死或囊变,一般认为肿瘤有完整被膜,但真性被膜不明显。镜下分为 Antoni A 及 Antoni B 型两型,Antoni A 束状型细胞平行排列呈束状,核呈栅栏状排列,脊管内神经鞘瘤多为此型;Antoni B 网状型为松散细胞带空泡化多角形细胞核,是细胞成分少的松散网状型,颅内神经鞘瘤多为此型,A 型与 B 型可混合存在。瘤组织内可见怪异型瘤细胞核,并非恶性指征。瘤组织可见多数血管或聚集成海绵状血管瘤样结构,血管壁及肿瘤基质内玻璃样变,血管周围或被膜下有多量网状纤维及胶原纤维。S-100过氧化物酶免疫组化反应阳性可证实 Schwann 细胞起源。大多数神经鞘瘤 GFAP 标记阳性,基底膜 Laminin 标记也有意义。

【临床表现】

1. 多在30~50岁发病,缓慢进行性发展,病程长,早期症状常被忽视,发病到住院平均时间为3.5~5年,10%~15%的患者回忆症状存在时间可追溯到10年前,约1/3病例经3~10年才确诊,首发症状1年内诊断病例不过15%~20%。据Samii(1999)的1000例资料,平均发病年龄女性47.6岁,男性45.2岁,男女之比为54:46。术前听神经症状为95%,从听力减退到诊断平均3.7年,前庭神经症状占61%,三叉神经症状为9%,面神经症状为6%。

2. 首发症状为耳蜗及前庭神经症状,常见一侧听力下降伴耳鸣,以及耳闭塞感、眩晕及头昏等。常见症状发生率听力障碍为98%,耳鸣70%,平衡失调67%,头痛32%,面部麻木29%,面肌无力10%,复视10%,恶心、呕吐9%,味觉障碍6%。

(1)听力下降及耳鸣:首发占70%~85%,约10%为突发听力障碍,少数以单独耳鸣起病,伴进行性听力障碍,患者常因听不清电话发现听力或言语识别力(speech discrimination)下降,特点是先出现纯音性听力障碍,起病时多为高音域障碍,听力障碍程度主要取决于肿瘤原发位置及与内耳道关系,与肿瘤大小不完全平行,内耳道局限性小肿瘤可引起高度听力障碍,囊肿性大肿瘤可保留听力,肿瘤不断增大导致进行性听力下降。MRI可发现听力正常的听神经瘤,目前临床检出病例中5%~15%听力正常。听神经瘤常引起高音调持续性耳鸣,单侧不对称性,一般为轻至中度。

(2)平衡障碍:患者可出现轻、中度平衡不稳,平衡不稳常见于较大肿瘤使小脑及脑干受压;头晕发生率仅5%~6%,眩晕为18%~58%,眩晕常见于较小的肿瘤。由于肿瘤生长缓慢,前庭功能丧失可由对侧代偿,功能障碍症状不严重。脑桥小脑角肿瘤可出现特征性 Bruns 眼震,注视患侧引起低频大振幅眼震(患侧脑桥功能不全),注视健侧可见高频小振幅眼震(患侧前庭神经麻痹)。

3. 三叉神经功能障碍 如面部麻木感、三叉神经痛及感觉异常等,以首发症状出现少见,通常不损及三叉神经运动根。三叉神经受累发生率较高,如面部麻木感约30%,临床细致检查发现率可能更高,47%~61%有三叉神经症状,如角膜反射减弱、消失,面部感觉障碍等,若三

支均受累提示肿瘤很大。

4. 面神经功能障碍 面神经与前庭蜗神经并行于内耳道,故常受累,表现面肌无力、抽搐和乳突区疼痛等,疾病晚期可出现面瘫。检查可见表情肌轻微麻痹,通过令患者多次发笑使之疲劳,或叩击前额部使反复闭眼(瞬目反射)减弱确认。面神经的中间神经受累可引起外耳道后壁感觉减退,称为 Hitzelberger 征。

5. 小脑症状如共济失调、眼震等,肿瘤较小时眼震向健侧,较大时眼震向患侧,多为旋转性、垂直性。出现后组脑神经障碍如饮水呛咳、声音嘶哑、吞咽困难及咽反射消失等,提示肿瘤可能已经很大。随肿瘤增大压迫邻近结构,除导致邻近脑神经、小脑及脑干症状,可因中脑水管狭窄导致颅内压增高。

6. 头痛见于颞枕部,伴病侧枕大孔区不适感,与肿瘤大小有关,发生率为19%~38%。根据 Selesnick 等报道,肿瘤<1cm 无头痛,1~3cm 约20%患者主诉头痛,>3cm 约43%患者头痛。较大肿瘤血管丰富,5%~15%病例发生瘤内出血或 SAH,出现突发性头痛和复视等。

【临床分期及分级】

1. 临床依据肿瘤大小及相应症状分四阶段 ①内耳道内阶段:肿瘤直径<1cm,局限于内耳道内,出现前庭及耳蜗神经刺激症状如眩晕、耳鸣,进而出现耳聋等。②脑池内阶段:肿瘤约达2cm,突出内耳道,压迫面神经及三叉神经,面神经耐受力较大,可仅有轻微不完全性面瘫;三叉神经受压可致角膜反射减退或消失,患侧面部感觉减退,面痛不如此区胆脂瘤多见。③脑干及邻近脑神经受压阶段:肿瘤约达3cm,出现后组脑神经、小脑及脑干受压症状,如饮水发呛、声音嘶哑及共济障碍等。④脑积水阶段:肿瘤>3cm,出现步态不稳,头痛加重泛化,视力下降,后组脑神经功能受损如声音嘶哑、饮水发呛、吞咽困难等,肩部和舌肌无力,长束症状,导水管、第Ⅳ脑室及环池受阻引起梗阻性脑积水,颅高压症状明显,可发生小脑扁桃体疝导致呼吸停止。

2. Samii(1997)根据肿瘤大小和延伸范围将听神经瘤分为四级 T_1:肿瘤位于内耳道内;T_2:肿瘤位于内耳道内/外;T_{3a}:肿瘤充满脑桥小脑角;T_{3b}:肿瘤达到脑干;T_{4a}:肿瘤压迫脑干;T_{4b}:肿瘤使脑干严重移位并压迫第Ⅳ脑室。

3. Koos 根据肿瘤大小及与周围神经解剖关系将听神经瘤分为四级 Ⅰ级:肿瘤限于内耳道内;Ⅱ级:肿瘤较小,不同程度地突入脑桥小脑角;Ⅲ级:肿瘤占据脑桥小脑角区,但无脑干移位;Ⅳ级:肿瘤很大,可压迫脑干、小脑,肿瘤向斜坡或颅中窝方向生长,常累及脑神经。

【辅助检查】

1. 腰穿及脑脊液检查　通常可见 CSF 蛋白质含量增高，细胞数大多正常。

2. 神经耳科检查　包括纯音听力检查，测定气导与骨导听力，听神经病变以高频听力丧失为主；听神经脑干反应（ABR）可见潜伏期延长或 V 波消失、无反应等异常；以及前庭功能检查等。目前已被神经影像学检查取代，但可作为预测术后听力保留程度的指标，纯音（pure tone）、语言识别（speech discrimination）听力图及 ABR 可用于术中监测。

3. X 线平片可见内听道扩大及岩嵴破坏吸收，头颅 X 线正侧位片及 Towne 位、正、反 Stenvers 位可显示内耳道壁骨质吸收、密度减低或侵蚀破坏，呈漏斗状、喇叭状变形，内耳道较对侧>2mm 以上或内耳道径>8mm 为异常。CR 或断层技术可提高检出率。脑 CT 检查可见脑桥小脑角类圆形、椭圆形或不规则形肿块，边界不清，均匀等密度或略低密度，少数略高密度或混合密度，高密度区多为出血。等密度肿瘤可仅显示第Ⅳ脑室受压、变形或向一侧移位，较大肿瘤可见同侧脑桥池扩大、第Ⅳ脑室偏位和脑积水等。肿瘤可均匀、不均匀或环状增强，强化后病灶边界清，内听道呈喇叭口样扩大，1.5cm 以下肿瘤易被忽视。MRI 诊断 VS 敏感可靠，肿瘤显示 T_1W 低信号，T_2W 高信号；T_2 信号通常高于脑膜瘤，T_1 信号低于脑膜瘤，可见肿瘤呈蒂状伸入内听道内，可与脑膜瘤鉴别（图 3-6-39）。小 VS 易漏诊，Gd-DTPA 增强后呈 T_1W 低信号，T_2W 明显高信号。增强后脑桥小脑角部脑脊液高信号被碘葡酰胺替代，可诊断内耳道内小肿瘤，称为 MRI 脑池造影（MRI cisternography）（Bassi et al, 1990）。DSA 检查可显示肿瘤营养血管包括椎-基底动脉系统小脑前下动脉、大脑后动脉等。

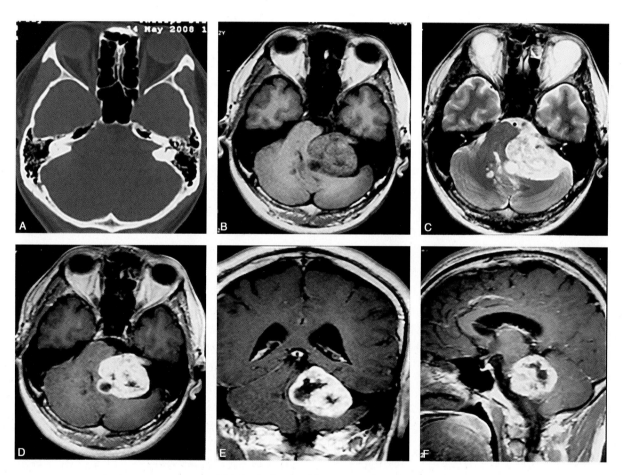

图 3-6-39　Sammi 分期为 T_{4b} 期听神经瘤

A. CT 岩骨薄层扫描骨窗像显示左侧内听道呈喇叭口样明显扩大；B. MRI 检查轴位 T_1WI 显示肿瘤位于左侧脑桥小脑角（CPA）区，呈等及稍长信号；C. 轴位 T_2WI 显示肿瘤呈长 T_2 信号，局部囊变；D. 轴位增强 T_1WI 显示肿瘤强化明显，脑干受压移位，四脑室受压变小，肿瘤呈蒂状伸入内耳道内；E. 冠位增强显示肿瘤强化明显，强化不均匀，脑干受压向对侧明显移位；F. 矢状位 T_1WI 增强扫描可见，肿瘤强化明显；向后方压迫第四室

【诊断和鉴别诊断】

1. 诊断 根据患者首发听力障碍、缓慢进展病程和相继出现三叉神经、面神经、小脑及后组脑神经障碍等症状。确诊主要依赖 MRI 显示内耳道内肿瘤，须注意约5%为内耳道外局限型（Ⅳ型），临床医师高度警惕性是早期诊断和提高手术效果的关键。

2. 鉴别诊断 VS 约占脑桥小脑角肿瘤的80%，其余20%为脑膜瘤和脑干及小脑肿瘤，如神经胶质瘤、三叉神经鞘瘤、蛛网膜囊肿及转移性脑肿瘤等。

（1）前庭神经病变：VS 早期眩晕症状应与前庭神经炎、迷路炎、Méniere 病及药物性前庭神经损害区别，均有相应病史，如前庭神经炎有感冒史，迷路炎有中耳炎史，Méniere 病为发作性真性眩晕，药物性有相关用药史等；VS 为进行性耳聋，无复聪现象，常伴邻近脑神经如三叉神经症状，CSF 蛋白增高、MRI 显示内听道扩大等。

（2）耳蜗神经损害：VS 引起耳聋应与耳硬化症、药物性耳聋等鉴别，除上述鉴别要点，听神经瘤常伴病侧前庭功能消失或减退。

（3）脑桥小脑角脑膜瘤：早期听觉或前庭功能改变、CSF 蛋白含量增高不明显，内听道大多正常，CT 呈均一性增强。如临床上难以区分需手术证实。

（4）脑桥小脑角上皮样囊肿（胆脂瘤）：系先天性肿瘤，发病年龄较轻，40 岁前占65%，病程长。首发症状常为面部疼痛，听力障碍不明显，前庭症状缺如或轻微，病程晚期可出现；CSF 蛋白不增高，CT 显示内耳道不扩大，肿块呈低密度（瘤内含脂肪），病变分叶或蔓延到周围脑池，无增强效应。MRI 可见类 CSF 的 T_1 低信号、T_2 高信号。

（5）脑桥小脑角小胶质瘤：易与听神经瘤混淆，其进展较快，症状出现顺序不同，颅内高压症、小脑或脑干症状较早出现，脑神经损害常为双侧性，内听道不扩大。

（6）其他如脑桥小脑角部小脑前下动脉瘤、蛛网膜囊肿、粘连性蛛网膜炎、小脑半球外侧血管肉芽肿、巨大蛇形颅底动脉（megadolichobasilar artery）等，根据症状出现顺序不同，CSF 蛋白增高不明显、肿物影像学所见及内听道不扩大，可资鉴别。

【治疗】

1. VS 以手术治疗为主，内耳道内小肿瘤可全切，并保留听力及面神经功能，大肿瘤最好分块切除，或脑干受压、听力或面神经功能恶化时减压处理。现代 VS 治疗原则并非过分追求肿瘤全切，而是最大限度切除肿瘤同时，保留正常面神经功能和实用听力，如复发可行立体定向放射外科疗法。

适应证包括：①VS 症状进行性恶化或复发。②肿瘤较小，手术可能保存听力。③年轻患者肿瘤复发。④不完全切除后复发，允许再次广泛切除者。⑤放疗后肿瘤继续增大。⑥巨大肿瘤及粘连紧密者可考虑次全切除。

手术入路可选择经颅中窝内听道入路（肿瘤较小者）；经乳突迷路入路（听力完全丧失者）；标准入路是经颅后窝枕下旁正中入路；颞枕乙状窦前幕上下联合入路（肿瘤主要位于脑干腹侧面或蔓延至对侧）。肿瘤<2.5cm 通常能全切和保留面神经；肿瘤>2.5cm 次全切率为11%，面神经解剖保留率为70%；肿瘤非常大（直径≥4cm）明显压迫脑干时，应考虑分两次手术，避免肿瘤残余和减小脑干损伤。手术易损伤肿瘤腹侧被肿瘤包裹的部分面神经，显微外科技术及术中面神经监测可降低面神经损伤（图 3-6-40）。

术后并发症发生率约20%，年老及衰弱、肿瘤较大者多见，少数可遗留不同程度后遗症，如小脑前下动脉（AICA）及分支损伤，导致脑桥致死性梗死；分离肿瘤软脑膜撕裂引起脑实质损伤，肿瘤被膜与脑干粘连紧密时可将部分粘连被膜留在脑干上；脑脊液漏发生率 5%~15%，轻微者可卧床及限制活动，避免便秘、咳嗽等，降颅内压措施等，如不能愈合需手术封闭漏口；脑膜炎发生率2%~10%，多因脑脊液漏所致，出现高热、头痛、颈强等脑膜刺激征，可腰穿检查 CSF 常规、细菌培养及药敏试验，进行抗炎治疗。

2. γ-刀及放射治疗 适应证为老年患者，小或中等肿瘤，症状轻，观察随访肿瘤增大；肿瘤次全切除后复发；患者因伴其他疾病手术风险大者。Leksell（1971）首先报道 γ-刀治疗 VS 可避免手术合并症，是 3cm 以下肿瘤的理想选择，特别推荐治疗双侧听神经瘤。瑞典 Karolinska 医学院 95 例治疗平均随访 4 年，有效率91%（缩小49%、停止增大42%），面神经保留率 100%，听力保留率75%。美国匹兹堡大学 26 例有效率100%（缩小42%、停止增大58%），20 例随访 2 年，95%有效（缩小 35%、停止增大60%），术后保留实用听力100%，6 个月为50%，1~2 年为45%，2 年后面神经功能90%保留。

前庭神经鞘瘤属良性肿瘤，多次复发也不发生恶变与转移，如能全切除通常疗效良好。

（二）三叉神经鞘瘤

三叉神经鞘瘤（trigeminal neurilemmoma，TN）是较少见的脑神经肿瘤，占全部脑肿瘤的 0.07%~0.28%，占颅内神经鞘瘤的 0.8%~8%，多为良性，恶性少见。

【病因和病理】

1. 病因不明，有人认为是神经纤维瘤病（NF）合并症，Samii 报告病例中 15 例 TN 合并 NF-2，曾报道两侧 TN 合并 NF-2 病例。肿瘤起源于三叉神经鞘膜，根据肿瘤的发生部位及进展方式分为三型：①颅中窝硬膜外颞叶底部三叉神经半月神经节（神经节型），约占半数，增大可向海绵窦进展。②颅后窝硬膜内三叉神经根上（神经根型），也可发生于三叉神经各分支。③哑铃型：哑铃状骑跨于岩骨尖，位于中、颅后窝之间。

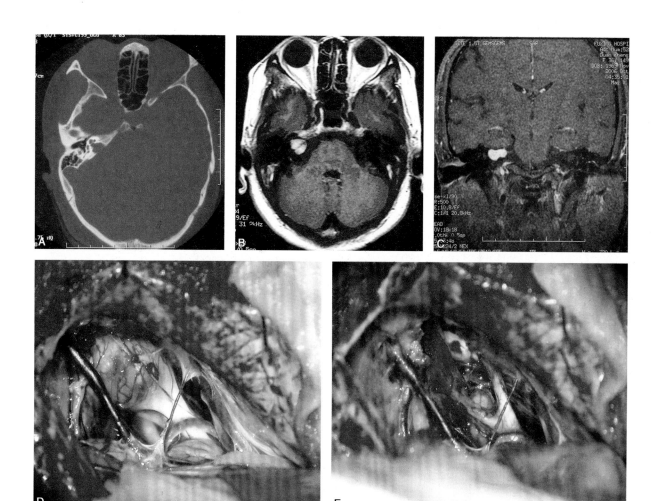

图 3-6-40　听神经瘤

A. 脑 CT 岩骨薄层扫描骨窗像显示右侧内听道呈喇叭口样明显扩大;B. 脑 MRI 检查轴位增强 T_1WI 显示肿瘤位于右侧内听道及 CPA 区,肿瘤明显强化;C. 冠位增强 T_1WI 显示肿瘤强化明显,于内听道内外呈哑铃型;D. 术中照片显示暴露内听道外肿瘤,呈球形,可见载瘤神经;E. 术中照片显示磨开内听道后壁,肿瘤完全切除,面神经解剖保留

2. 病理　绝大多数 TN 为良性神经鞘膜瘤,可有黑素沉着病变异型,上皮样变异型等,病理所见与其他脑神经或脊神经鞘瘤相似,也有恶性神经鞘瘤报道。

【临床表现】

1. 发病年龄 20~60 岁(平均 40 岁),也见于 10 岁左右儿童,婴幼儿少见,女性较多。病程较长,可达 10 年以上,首发症状常为三叉神经刺激症状,一侧面部阵发性疼痛或麻木,不典型三叉神经痛发作,继后咀嚼肌无力及萎缩。Samii 等(1995)分析 190 例 TN,约半数病例出现三叉神经痛或感觉异常,头痛、复视及听力障碍可为首发症状。肿瘤压迫走行在三叉神经节下方 Dorello 管内的外展神经,可以外展神经麻痹起病。有时肿瘤内及肿瘤周围出血,可突发头痛,也报道频发头痛或病态发笑等特殊发病方式。

2. 具体表现　①肿瘤侵犯颅中窝可逐渐出现视力障碍、动眼神经麻痹和同侧眼球突出,以及幻嗅、幻味及颞叶癫痫,晚期第Ⅲ脑室及导水管受压影响脑脊液循环,可引起脑积水。②肿瘤侵犯颅后窝逐渐出现外展、面及听神经症状,如复视、周围性面瘫及进行性耳聋,晚期出现小脑症状、颅内高压征,以及舌咽、迷走及副神经等后组脑神经症状。③肿瘤骑跨于颅中窝与颅后窝间,肿瘤内侧与中脑、大脑、颈内动脉、动眼神经及外展神经毗邻,引起对侧轻瘫、小脑症状、动眼、外展神经麻痹及颅内压增高等。Samii 等统计本病患者入院时常见症状体征发生率(表 3-6-12),面部感觉减退最多见,角膜反射迟钝是重要客观体征,如向眶内发展可导致眼球突出和视神经萎缩。

表 3-6-12　三叉神经鞘瘤的常见症状及体征发生率

症状及体征	发生率/%
面部麻木	70
角膜反射迟钝	56
面部疼痛	36
咀嚼肌麻痹	34
脑神经症状	
Ⅱ	10
Ⅲ	15
Ⅳ	6
Ⅵ	34
Ⅶ	20
Ⅷ	30
Ⅸ～Ⅻ	12
小脑体征	23
锥体束征	15
突眼	14
视乳头水肿	13

3. 脑脊液蛋白质水平可增高,但不如听神经瘤明显。X 线平片可见典型岩尖前内侧骨质破坏,边缘清晰,是肿瘤进入颅后窝的特征。颅中窝型可见鞍背及后床突破坏,颅底片卵圆孔及圆孔扩大。CT 检查显示颅中窝底或脑桥小脑角圆形、类圆形或哑铃形略高密度肿块,边界清楚,呈均匀或环状增强,骨窗可见岩骨破坏。MRI 显示 T_1WI 低信号、T_2WI 高信号,或为 T_1WI 低-等信号、T_2WI 等-高信号,Gd 增强 T_1WI 可见均一强化,清晰显示 TN 形状,多伴囊肿,哑铃形 TN 增多(图 3-6-41);T_1WI 显示岩骨尖部高信号消失是特征性表现,有时可见海绵窦内 Meckel 腔扩大变形。DSA 显示肿瘤为无血管或少血管团块。

【诊断和鉴别诊断】

1. 诊断　根据青壮年发生面部阵发性疼痛、麻木等不典型三叉神经痛,以及肿瘤侵犯颅中窝、颅后窝或哑铃型使颅中窝与颅后窝均受累症状体征。

2. 鉴别诊断　TN 需与颅中窝及颅后窝其他肿瘤鉴别,如脑膜瘤 CT 显示瘤周水肿,TN 无水肿;DSA 可显示脑膜瘤形态,TN 为无或少血管团块。

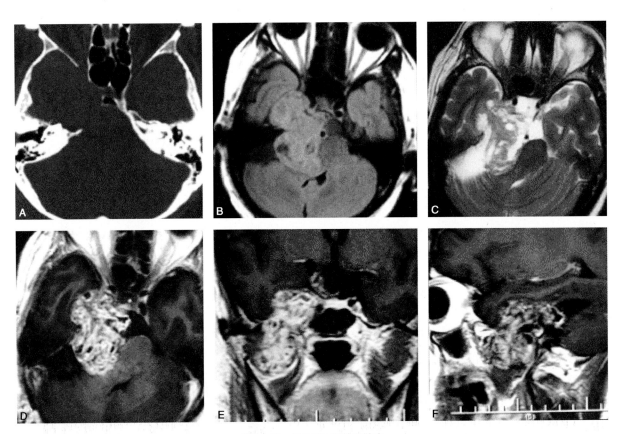

图 3-6-41　哑铃型三叉神经鞘瘤

A. CT 岩骨骨窗像,显示右侧岩尖骨质破坏;B. MRI 轴位 T_1WI 肿瘤呈等及低信号;C. T_2WI 呈不均质等及高信号,囊变明显;D. 轴位 T_1WI 增强见病灶不规则强化,肿瘤骑跨岩尖侵犯中、后颅窝呈哑铃型生长;E. 冠状位 T_1WI 增强;F. 矢状位 T_1WI 增强扫描,均可见肿瘤骑跨中后颅窝生长,岩尖骨质明显破坏,并经卵圆孔向颅外生长,为典型的哑铃型三叉神经鞘瘤

【治疗】

TN首选手术治疗，良性者全切除可根治，恶性也有一定的疗效，巨大肿瘤只能大部切除，但疗效也较好。恶性三叉神经鞘瘤难以完全切除，可放疗（4~5周内照射4 000~5 000rad）或化疗，有效性不确定。

（三）面神经鞘瘤

面神经鞘瘤（facial neurilemmoma）是起源于面神经鞘膜肿瘤，临床罕见。Rosenblum等（1987）统计94例面神经鞘瘤，好发部位依次为垂直部42例，膝状神经节29例，水平部13例，内耳道8例及脑桥小脑角2例。

【临床表现】

1. 面神经鞘瘤可发生于所有年龄，无性别差异，通常发病徐缓，偶可如Bell麻痹样突然发病，表现周围性面瘫、舌前2/3味觉障碍、外耳道阻塞感、听力正常或下降及耳痛等，面肌痉挛较少见。

2. 脑脊液检查压力及常规可正常。CT显示内听道附近和脑桥小脑角处肿块，可有增强效应，无特征性征象。

【治疗】

面神经鞘瘤以手术切除为主，术后须行神经移植，如不能移植可行面神经-舌下神经吻合术（King et al，1990）。

（四）舌下神经鞘瘤

舌下神经鞘瘤（hypoglossus neurilemmoma）较罕见，因神经鞘瘤多发于感觉神经，运动神经极少。

【临床表现】

1. 本病多见于中年女性，约为男性2.6倍，左侧多见（左右之比为61：39）。出现同侧枕部头痛及吞咽困难，同侧显著舌肌萎缩及麻痹，所有病例几乎都有后组脑神经功能障碍，还可有小脑症状、运动及感觉障碍，颅内压增高如视乳头水肿等。应注意与延髓空洞症、运动神经元病（延髓型）鉴别，这些疾病虽可侵犯舌下神经，但不伴颅内压增高。

2. 头部X线平片Stenvers位可见舌下神经管扩大。CT显示等或低密度病灶，可有强化，或被膜不规则强化。DSA椎动脉成像一般看不到肿瘤血管影，只有占位征象（mass signs），可与血管肉芽肿等富含血管肿瘤鉴别。

【治疗】

以往舌下神经鞘瘤手术切除效果不理想，40%以上患者由于呼吸或吞咽困难引起误咽导致死亡。目前由于MRI早期诊断，采取显微外科手术切除疗效显著提高。

（五）颈静脉孔神经鞘瘤

颈静脉孔神经鞘瘤（jugular foramen neurilemmoma）是舌咽、迷走及副神经神经鞘瘤统称，是极罕见的颅内肿瘤，占颅内肿瘤的0.1%~0.2%。这三组神经自延髓发出后一并从颈静脉孔出颅。肿瘤多发生于颈静脉孔处，临床或显微镜下都很难鉴别肿瘤起自哪条神经。另外，脑池内副神经鞘瘤（intracistern accessory neurinoma）可在枕大池内或与脑干部紧贴生长。

【临床表现】

1. Samii等（1995）报道16例颈静脉孔神经鞘瘤，女性5例，男性11例（但一般女性较多），平均年龄43岁；自出现症状至诊断0.5~20年，平均5年。临床可见颈静脉孔综合征，如吞咽困难、进食呛咳、声音嘶哑或构音障碍，病侧声带麻痹，斜方肌、胸锁乳突肌萎缩等，约半数病例出现视力障碍或复视、听力降低等，小脑受压出现小脑性共济失调，脑干受压出现对侧锥体束征，影响高位颈髓出现脊髓压迫症，影响脑脊液循环时出现颅内压增高症状。Samii等将16例患者分为四型：A型（8例），颈静脉孔轻度扩大向脑桥小脑角进展；B型（2例），肿瘤基底在颈静脉孔向颅内进展；C型（1例），基底部在颅外向颈静脉孔进展；D型（5例），是颈静脉孔内外的哑铃形肿瘤。

2. 舌咽神经鞘瘤（glossopharyngeal neurilemmoma）以听力障碍多见，也可见第Ⅹ、Ⅺ脑神经功能障碍，Sweasey等（1991）5例及文献检索27例中25例（93%）听力障碍，较听神经瘤听力障碍（约70%）常见；声音嘶哑8例，呕吐反射减退6例，主诉味觉障碍2例，如双侧第Ⅸ脑神经障碍通常开始即可确诊，临床发现肿瘤时可能已经很大。须注意发生神经鞘瘤神经与出现症状的神经并非完全一致，临床舌咽神经症状最多（80%），其次为迷走神经（64%）、副神经（47%）；发生于舌咽、迷走神经或Ⅸ、Ⅹ和Ⅺ三根神经的神经鞘瘤最多（56%），舌咽神经鞘瘤（24%）、迷走神经鞘瘤（9%）及副神经鞘瘤（4%）。

3. X线平片可见颈静脉孔扩大及枕骨大孔骨质破坏。CT显示颈静脉孔扩大及邻近骨质破坏，尚可见颈静脉窝附近肿块影。MRI可清晰显示肿物（图3-6-42），可发现局限于颈静脉孔较小肿瘤，所见与听神经瘤相同。

【诊断】

根据临床症状、CT或MRI检查通常可诊断脑桥小脑角部或颈静脉孔部肿瘤。

【治疗】

颈静脉孔神经鞘瘤治疗以手术切除为主，注意保护延髓、后组脑神经及椎动脉，力争全切除，但由于肿瘤可包裹第Ⅸ、Ⅹ、Ⅺ脑神经，很难鉴别来自哪根神经，肿瘤全切和不遗留Ⅸ、Ⅹ脑神经障碍较困难，部分残留则可能复发。A型采用枕骨下乳突后颅骨切除术，其他类型采用联合颈部-乳突切除术。

（六）脑内神经鞘瘤

脑内神经鞘瘤可能来源于脉络组织残存的Schwann细胞、血管周围神经丛Schwann细胞等，至今尚无定论。额叶和颞叶好发，颅后窝也很常见。临床少见，只有约40例报道，平均23.5岁，男性较多，男女之比为1.6：1。

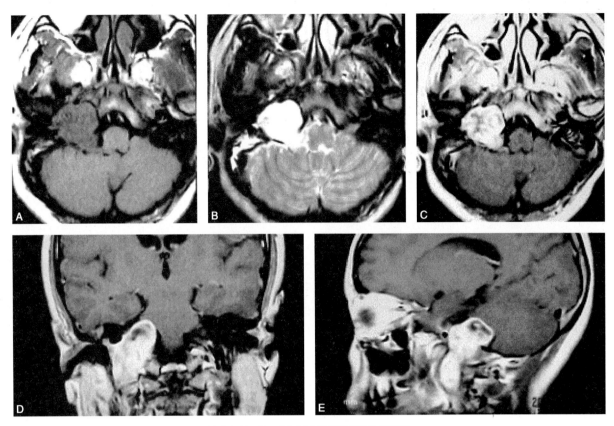

图 3-6-42　Samii D 型右侧颈静脉孔神经鞘瘤

A. MRI 轴位 T_1WI 可见右侧颈静脉孔区卵圆形低信号病变,边界清楚,内部信号均匀;B. 轴位 T_2WI 显示肿瘤高信号;C. 轴位 T_1WI 增强见病灶不均匀强化;D.E. 分别为冠状位及矢状位 T_1WI 增强,可见病变经扩大的颈静脉孔在颅内外沟通生长

【临床表现】

本病多表现痫性发作和头痛,7% 与神经纤维瘤病有关。影像学所见与听神经瘤相似,偶尔有钙化。组织学虽不能与末梢神经鞘瘤区别,偶尔含神经胶质成分,免疫染色不仅有 S-100 蛋白或 vimentin,半数 GFAP 阳性。

脑内神经鞘瘤治疗以手术切除为主,可治愈,预后良好。

（七）神经鞘瘤病

神经鞘瘤病（neurilemmomatosis）也称雪旺瘤病（schwannomatosis）,诊断非 NF2 前庭神经鞘瘤也称多发性神经鞘瘤（multiple neurilemmomas）或多发性雪旺瘤（multiple schwannomas）。神经鞘瘤病可能在颅内、脊神经根或周围神经,但不发生恶变,约 1/3 患者肿瘤有解剖局限性,家族发病为常染色体显性遗传。神经鞘瘤病较少见,临床表现及遗传特点与 NF1 和 NF2 均显著不同,文献中报道不多,Kehoe 等总结 32 年临床经验,在 70 例神经鞘瘤患者中有 3 例为多发神经鞘瘤,占 4.2%。

【临床表现】

1. 神经鞘瘤病临床症状与单发者相似,主要为受累神经支配区疼痛、麻木,也可无症状。本病初发年龄可能较年轻,一般发生在皮肤或沿某神经分布,也可发生在骨骼肌和深部软组织,可局限分布,也可弥漫分布。肿瘤较大可引起邻近结构压迫症状,曾有神经鞘瘤病肿瘤侵犯肝门导致梗阻性黄疸报道。

2. MRI 检查可见沿神经走行的多发肿物,呈 T_1WI 低信号,T_2WI 高信号,可清晰显示肿物与神经关系、分布范围。

3. 病理检查是本病确诊的依据,是生长于神经或神经根的类圆形、椭圆形或梭形肿物,直径小约 3mm,大者 15~25cm,有包膜,包膜内有神经纤维,肿瘤切面呈淡黄色葡萄肉样,大瘤体可有囊性变或出血等。镜下瘤组织以含细胞的 Antoni A 区为主,以及富含基质的 Antoni B 区。S-100 免疫组化染色阳性。

【诊断和鉴别诊断】

1. 诊断根据临床发现多发性神经鞘瘤,MRI 及病理检查可最终确诊。

2. 鉴别诊断 神经鞘瘤病可见于或发展成神经纤维瘤病Ⅱ型(NF2),年龄小于30岁或有家族史多发神经鞘瘤患者注意与NF2鉴别,应行脑MRI检查及随访。还应注意与神经纤维瘤鉴别,后者有恶变倾向,神经鞘瘤极少恶变,预后显著不同。多发神经纤维瘤常见于神经纤维瘤病Ⅰ型即 von Recklinghausen 病,恶变率较高。神经纤维瘤多发生于无名神经,有较多神经纤维穿过瘤体,组织学有多种细胞成分,瘤组织内银染可见神经轴突。巨大神经鞘瘤需与恶性神经鞘膜肿瘤鉴别。

【治疗】

神经鞘瘤病为良性肿瘤,生长缓慢,具有自限性,无症状者可随诊观察。手术是唯一疗法,肿瘤有包膜,手术切除常可获得满意疗效。累及细小神经或1~2根硬膜囊内马尾神经者可连同受累神经一并切除,通常不会造成严重功能障碍。重要神经的多发神经鞘瘤应对神经进行保护,剥离术是首选术式,如肿瘤剥除困难可采用碎瘤术或不完全切除瘤体,复发仍可手术,手术处理单发神经鞘瘤应高度警惕多发可能性。

二、神经纤维瘤及神经纤维瘤病

神经纤维瘤(neurofibroma)是一组由 Schwann 细胞及神经束衣内成纤维细胞构成的外周神经肿瘤,瘤内含有髓或无髓纤维。发病率为0.4%,15~34岁好发,儿童期发生率为16.1%,男女无差异。恶性周围神经鞘瘤(malignant peripheral nerve sheath tumor,MPNST)及恶性神经纤维瘤(malignant neurofibroma)可为原发性,也可由神经鞘瘤、丛状神经纤维瘤恶变而来,肿瘤多见于神经干和外周神经。神经纤维瘤病(neurofibromatosis)是一组常染色体显性遗传病,遗传及临床表现不同,主要累及外胚层,均属于神经皮肤综合征。本病多有典型皮肤表现,易伴发神经系统良性及恶性肿瘤(详见第十七章神经系统发育异常性疾病,第五节斑痣性错构瘤病)。

【病理】

神经纤维瘤多发于周围神经,早期可见神经干局部梭形膨大,肿瘤无包膜,切面为实质性,少数病例可见囊性变,肿瘤常因黏液变性呈半透明浅灰色,血运丰富区域呈灰红色。镜下为细长梭形细胞,核为细长杆状、波浪状或S状。瘤细胞呈束状,平行排列,胞浆均质粉染,间质疏松,有不同程度黏液变性。部分病例瘤组织局部玻璃样变或出现大量黑色素,称为黑色素性神经纤维瘤。

恶性周围神经鞘瘤及恶性神经纤维瘤多为低度恶性,可局部浸润和复发,少数病例恶性度较高,浸润及破坏明显,甚至远位转移。肿瘤界限不清,无包膜,浸润生长或呈多结节状,伴出血、坏死及囊性变。镜下瘤细胞丰富,增生活跃,部分病例瘤细胞上皮样排列,细胞核深染,异型性明显,多数核分裂,散在瘤巨细胞,可有出血及坏死,若见神经鞘瘤结构可诊断恶性神经鞘瘤,见神经纤维瘤结构诊断恶性神经纤维瘤。少数病例瘤组织内出现横纹肌肉瘤分化,为蝾螈瘤(Triton瘤)。

【临床表现】

1. 患者出生即有牛奶咖啡斑,数目不定、大小不一、形状各异、边缘规则,好发于躯干不暴露部位,随年龄增长变大变多,青春期和妊娠期增大增多尤明显。有6个或以上直径>1.5cm斑可拟诊神经纤维瘤病,广泛雀斑也是本病重要皮肤体征。皮肤和皮下肿瘤通常出现于儿童后期,青春期和妊娠期数量增加。可为纤维瘤和纤维软瘤,亦可为神经纤维瘤和丛状神经纤维瘤。前者分布于躯干皮肤,固定或有蒂,质地较软,自针头至橘子大小,数目较多,呈粉红色;后者位于神经干及分支,为可移动珠样结节或弥漫性肥大,可引起疼痛,偶有压痛,出现沿神经干疼痛和感觉异常。

2. 30%~46%的患者有神经系统症状,除少数由胶质增生、血管增生或骨骼畸形所致,绝大部分是颅内、椎管内或周围神经的神经瘤所致。颅内多见一或两侧听神经瘤,也可累及视神经、三叉神经、舌咽神经、迷走神经、副神经及舌下神经,椎管内胸段和马尾神经根最常见,周围神经瘤可累及颈部、躯干和肢体周围神经。常伴多发性脑膜瘤、脊膜瘤(图3-6-43),出现相应症状体征。部分患者可伴智能减退、记忆障碍等。神经纤维瘤生长于胸腔、腹腔或盆腔可引起相应内脏症状。30%以上患者伴发脊柱侧凸、前凸和后凸,隐性脊柱裂,脊膜膨出,颅骨、面颊骨异常(如单侧眶板缺损引起搏动性突眼)等;生长于骨骼附近神经纤维瘤引起骨质侵蚀和囊性变。

3. 脑CT、脑MRI和脊髓MRI检查发现神经纤维瘤有助于确诊。

4. 本病的基因定位在 $17q^{11.2}$、$22q^{11.2}$。

【治疗】

国内虽有多例双侧听神经瘤一次成功切除报道,国际上从手术安全性考虑多主张分期切除,有功能侧应先手术保存听力,大肿瘤手术死亡率较高。近年报告本病用伽马刀治疗对保存听力,延缓双耳失聪有一定疗效。

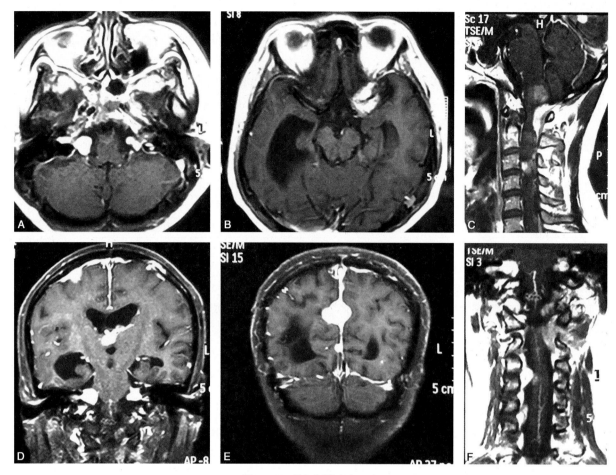

图 3-6-43　神经纤维瘤病 Ⅱ 型

A. MRI 轴位 T_1WI 增强可见双侧听神经瘤,信号均匀明显强化;B. 轴位 T_1WI 增强显示同时合并左侧蝶骨嵴脑膜瘤;C. 矢状位颈椎 T_1WI 增强见合并脊膜瘤,同时合并延髓及颈 3 髓内占位;D. MRI 冠状位 T_1WI 增强可见双侧听神经瘤,同时合并视间孔及右额凸面脑膜瘤;E. 枕角层面冠状位 T_1WI 增强显示,同时合并大脑镰旁脑膜瘤;F. 冠状位颈椎 T_1WI 增强显示双侧听神经瘤,合并多发椎管内脊膜瘤

第五节　脑垂体肿瘤

（王任直　刘小海）

脑垂体肿瘤（pituitary tumor）包括垂体腺瘤、难治性垂体腺瘤、垂体腺癌、转移癌、垂体细胞增生,以及垂体细胞瘤等,其中垂体腺瘤是最常见的颅内肿瘤之一。垂体腺瘤发病率仅次于胶质瘤和脑膜瘤,占颅内肿瘤的第三位。美国肿瘤登记处垂体腺瘤的年发病率显示在缓慢上升,尸检和神经影像学研究表明,14.4%～22.5%的人患有垂体腺瘤,但绝大部分人没有临床症状,也无明显的内分泌功能异常表现,不需要临床干预。绝大多数垂体腺瘤发生后不再生长增殖,也有部分垂体腺瘤呈侵袭性生长,极少数患者可进展为难治性垂体腺瘤,甚至垂体癌,提示垂体腺瘤具有从良性到恶性转化的生物学行为。

一、概述

垂体（pituitary gland）位于前、中与后颅窝相互连接形成的蝶鞍内,分为腺垂体（前叶）和神经垂体（后叶）两部分。腺垂体（adenohypophysis）是由外胚层的拉克氏（Rathke's）囊分化而来,神经垂体（neurohypophysis）是来自前脑底部的神经外胚层。妊娠第 3 周,当胚胎约 3mm 时,口凹顶部靠近口咽膜处的外胚层向上突出,形成一个薄壁小囊,称为拉克氏囊,该囊伸向前脑底部向腹侧突出形成垂体漏斗,两者接触后拉克氏囊的远端变细形成一个细管,称为颅咽管。腺垂体合成和分泌 6 种激素,包括促肾上腺皮质激素（ACTH）、生长激素（GH）、催乳素（PRL）、促甲状腺素（TSH）、促黄体激素（LH）和卵泡刺激素（FSH）等。这些激素分别作用于各自的靶腺,调节相关的下游激素的合成与分泌,从而控制机体的代谢、生长,以及生殖等功能的自稳性(Lopes MBS,2017;Lloyd RV et al,2017)。腺垂体本身又受多种因素调节,包括下丘脑、垂体细胞自身和外周靶腺负反馈因素,这三种因素控制垂体细胞的生命周期,以及垂体激素的合成与分泌。因此,垂体腺瘤的发生是这三种机制共同作用的结果。

世界垂体腺瘤病理联合会建议将垂体腺瘤改称为垂体神经内分泌肿瘤(pituitary neuroendocrine tumor,PitNET)。2017年WHO发布了最新版的内分泌系统肿瘤分类,其中垂体内分泌肿瘤分类的主要变化包括(Lopes MBS 2017,Lloyd RV et al,2017):①明确了转录因子与垂体腺瘤发生发展的关系,就不再以分泌激素来命名垂体腺瘤,而以组成腺瘤的肿瘤细胞分化谱系来命名(见下文)。②根据转录因子表达情况重新定义一些旧的实体肿瘤,如零细胞腺瘤。③取消了"非典型垂体腺瘤"的术语。④引入了"垂体母细胞瘤"这一新的肿瘤实体。⑤提出五种"高危型垂体腺瘤",包括稀疏颗粒型生长激素细胞腺瘤、多激素PIT-1阳性腺瘤(既往称为静止性第三亚型腺瘤)、静止性促肾上腺皮质激素细胞腺瘤、Crooke细胞腺瘤,以及男性泌乳素细胞腺瘤等。⑥强烈建议通过评估肿瘤增殖潜能(计数核分裂象和Ki-67指数),以及对周围组织侵犯情况等临床影像学参数来综合评估腺瘤是否具有侵袭性。

近年来垂体肿瘤的药物治疗和放射治疗取得长足进步,但外科手术仍然是大多数垂体肿瘤的首选治疗方式。

【垂体解剖和生理】

1. 垂体解剖　垂体腺是人体重要的内分泌腺,呈黄红色卵圆形,体积1.2×1.0×0.5cm,重350~900mg,平均750mg,女性稍重;位于蝶鞍的垂体窝内,上面被硬脑膜形成的鞍膈覆盖,中央鞍膈孔有垂体柄通过;垂体上方为视交叉,两侧为颈内动脉海绵窦段。垂体分为腺垂体(垂体前叶)和神经垂体(垂体后叶)两部分,前者包括结节部、远部和中间部,后者包括神经部和漏斗部,结节部与漏斗部组成垂体柄。

(1)腺垂体:占脑垂体之大部分,根据腺细胞染色分为嗜酸性、嗜碱性和嫌色性细胞三种:①嗜酸性(α细胞)占35%,分布于前叶中心部;电镜下嗜酸性细胞可分为生长素细胞和生乳素细胞,分别分泌生长素和生乳素,生长素分泌过多可发生巨人症(gigantism)或肢端肥大症(acromegalia)。②嗜碱性细胞(β细胞)占15%,多分布周边部,电镜下分为促甲状腺激素细胞、促皮质类固醇细胞、卵泡刺激素细胞及黄体生成素细胞四种,分别分泌相应的激素。③嫌色性细胞:前叶最多,约占50%;有人认为是幼稚型细胞,可分化为嗜酸性和嗜碱性细胞。

(2)神经垂体:由许多无髓神经纤维及神经胶质细胞又称垂体细胞组成,无激素分泌功能,仅储存视上核及室旁核等分泌的抗利尿激素(antidiuretic hormone,ADH)

(又称血管加压素)及催产素(oxytocin)(Shlomo Melmed et al,2015),这些激素的分泌由神经连接进行调控。垂体前叶和后叶之间还有一个自然分开的腔隙是Rathke囊残腔。Rathke囊残腔扩大将导致Rathke囊肿。

(3)垂体血液供应:来自垂体上动脉与垂体下动脉,都发自颈内动脉海绵窦段,组成垂体门脉系统。腺垂体由垂体上动脉供血,后叶由垂体下动脉供血,垂体后叶内形成微血管丛,利于视上-垂体束神经末梢分泌的后叶激素进入血液,垂体上动脉与下动脉间有吻合支。垂体静脉回流至海绵窦。

(4)垂体的局部解剖:①垂体上方有视交叉池及视交叉,视交叉有前置位(10%)、后置位(15%)及正常位(75%)三种。②垂体下方有海绵间窦连接两侧海绵窦,鞍底骨质很薄,如肿瘤很大向蝶窦方向生长可侵袭破坏鞍底,易经蝶窦入路切除垂体腺瘤。③垂体两侧有颈内动脉和海绵窦。

2. 垂体生理功能调节垂体释放各种激素,通过靶腺如甲状腺、性腺及肾上腺等调节各器官功能,维持体液及物质代谢平衡,保持机体内环境相对稳定。此功能主要通过皮质-下丘脑-垂体-靶腺轴调节实现,下丘脑受中枢神经递质如多巴胺、去甲肾上腺素、5-HT、内源性鸦片类物质、乙酰胆碱、γ-氨基丁酸及P物质等影响,在下丘脑核群合成或释放促垂体释放激素或抑制激素,通过调节腺垂体促激素释放或抑制,调节靶腺的激素合成及释放,参与人体代谢及生理调节(Melmed S,2003;Scully KM et al,2002)。

二、垂体腺瘤

垂体腺瘤(pituitary adenoma)是垂体前叶细胞(腺垂体细胞)来源的颅内良性肿瘤,占CNS肿瘤的10%~15%,人群发病率为3~94人/(年·10万人),近年有增高趋势。临床常用的垂体腺瘤分类是:①根据肿瘤大小,分为微腺瘤(最大径≤1cm)、大腺瘤(1~4cm)、巨大腺瘤(>4cm)。②根据肿瘤细胞生长方式分为侵袭性垂体腺瘤及非侵袭性垂体腺瘤。③根据内分泌激素水平及肿瘤细胞免疫组化结果分为激素分泌性肿瘤(如PRL、GH、ACTH、TSH、混合腺瘤等)和无功能腺瘤。2004年WHO垂体腺瘤的分型依据是肿瘤细胞内分泌激素免疫组化染色和肿瘤细胞的超微结果特点,而2017年新分型最大的特点是:除了依据肿瘤的内分泌分泌特性,根据垂体转录因子免疫组化结果的不同,从垂体腺瘤细胞分化过程对垂体腺瘤进行分类。因此,WHO第4版分类废弃了激素分泌垂体腺瘤(hormone-producing pituitary ademoma)的概念,采用垂体腺细胞系分化起源来命名,例如将生长激素产生腺瘤(growth hormone producing adenoma)改为促生长激素细胞腺瘤(somatotroph adenoma),以强调其细胞分化谱系来源(Lopes MBS,2017;Lloyd RV et al,2017)。

【病因和发病机制】

垂体腺瘤的病因和发病机制尚不清楚。垂体腺瘤是良性肿瘤,比较普遍的观点认为垂体肿瘤是单克隆性起源(Pepe S et al,2019)。多发性内分泌腺瘤病 1 型(MEN1),家族性孤立性垂体腺瘤,多发性内分泌腺瘤病 4 型(MEN4)样表型和 Carney's 综合征等遗传综合征进一步提示垂体腺瘤可能由不连续的遗传变异引起。

【临床表现】

1. 垂体腺瘤患者通常表现垂体功能亢进、垂体功能减退及肿瘤占位效应的相关症状等三组中之一或多种。

(1) 垂体功能亢进:垂体腺瘤的一种常见表现是激素过度分泌,刺激下游靶腺产生相关效应。如泌乳素增高出现继发性闭经-泌乳-不育综合征,生长激素过高引起巨人症或肢端肥大症(图 3-6-44),促肾上腺皮质激素过高出现库欣综合征(图 3-6-45),促甲状腺激素过度增高导致继发性甲状腺功能亢进等。由于约 70% 的垂体腺瘤是激素分泌性,激素高分泌状态是临床常见的表现。

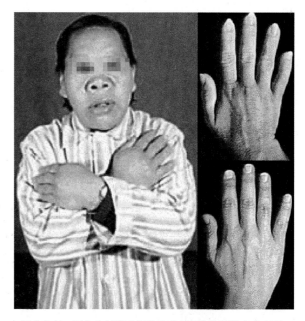

图 3-6-44 垂体生长激素细胞腺瘤患者的肢端肥大症表现,主要表现为眉弓凸起,颧骨增高、鼻翼增宽、口唇肥厚及手足增大等

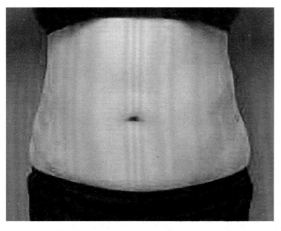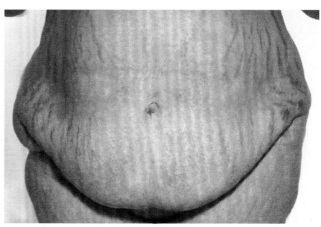

图 3-6-45 垂体促肾上腺皮质激素细胞腺瘤患者的库欣综合征表现,可见腹型肥胖及皮肤紫纹等

(2) 垂体功能减退:垂体腺瘤的第二种表现为垂体功能不全,通常与较大的肿瘤相关,这些肿瘤压迫正常的垂体腺体或垂体柄,或者在巨大垂体腺瘤的情况下,压迫下丘脑管控垂体的区域。一般来说,垂体对慢性压迫显示出较强的耐受性和功能恢复能力。但是,最终腺垂体功能可能会出现衰竭。每个垂体内分泌轴对慢性压迫具有不同的耐受性。不同的垂体-靶腺轴对肿瘤影响的耐受性不同,促性腺激素细胞最敏感,常最先受累,然后是促甲状腺细胞和促生长激素细胞,最后是促肾上腺皮质细胞,临床出现相应靶腺功能低下表现。但是无论肿瘤多大,腺体或垂体柄受压程度如何严重,垂体腺瘤很少发生神经垂体衰竭(即尿崩症)。如果术前存在尿崩症,几乎可以排除垂体腺瘤的诊断。

(3) 占位效应导致邻近结构症状:垂体腺瘤的第三种临床表现与肿瘤压迫效应有关。头痛是常见的早期症状,因肿瘤生长对鞍膈牵拉所致,鞍膈为三叉神经第 1 支支配。较大垂体腺瘤最常见的特征是视力下降,因肿瘤向蝶鞍上方生长使视神经、视交叉受压,双颞侧偏盲最常见,通常最先累及颞侧上象限,其次为颞侧下象限;也可见视力受损、中心暗点、单眼盲、视乳头水肿、视神经萎缩及全盲等,是肿瘤压迫及引起视神经视交叉局部缺血所致。①向外侧发展侵犯海绵窦导致海绵窦综合征,产生第Ⅲ、Ⅳ、Ⅵ对脑神经及三叉神经第 1,2 支障碍;肿瘤沿颈内动脉周围生长使 ICA 狭窄闭塞出现偏瘫、感觉障碍及失语等;肿瘤长入三叉神经半月节囊引起继发性三叉神经痛,长入颅中窝影响颞叶出现钩回发作、幻味及失语等。②向前发展压迫额叶产生精神症状、癫痫发作、单侧或双侧嗅觉障碍等。③向后发展长入脚间窝,大脑脚及动眼神经受压导致 Weber 综合征,可见一侧动眼神经麻痹及对侧偏瘫。④向上生长影响第Ⅲ脑室可产生下丘脑症状,如多饮、多尿、嗜睡等,精神症状如近事遗忘、虚构、幻觉、定向力差、反应迟钝,以及视乳头水肿等;下丘脑中部受累可能损害下丘脑促垂体区神经核团,影响下丘脑促垂体激素释放,导致垂体功能低下;向第Ⅲ脑室方向生长,阻塞室间孔可导致梗阻性脑积水。⑤向下生长破坏鞍底长入蝶窦,出现反复少量鼻出血、鼻塞及脑脊液鼻漏等。⑥个别的垂体腺瘤可侵犯颅前、颅中及颅后窝等更大范围,产生相应的神经症状体征。

2. 测定垂体-靶腺分泌功能及激素水平,包括泌乳素、生长激素、ACTH、黄体生成素、卵泡刺激素、TSH、甲状腺素、皮质醇、胰岛素样生长因子-1、卵泡刺激素、黄体生成素、睾酮及雌二醇等,激素分泌水平可提供垂体-靶腺轴功能信息,再行进一步刺激、抑制、动态及特殊垂体功能检查精确判定特定的垂体-靶腺轴病变程度。

3. 高分辨率 MRI 增强可发现 70% 以上的垂体微腺瘤,包括直径仅 3mm 肿瘤;MRI 能确定垂体大腺瘤与周围神经、血管的关系,如颈动脉位置,视神经与视交叉形态,肿瘤向鞍上、鞍旁延伸程度等(图 3-6-46,图 3-6-47)。

【诊断和鉴别诊断】

1. 诊断　主要依据各种垂体腺瘤的临床表现、内分泌学及影像学检查等,进行全面分析作出诊断。早期垂体微腺瘤尤应进行细致检查和不典型症状分析,确定肿瘤有无及部位、类型、性质等。

2. 鉴别诊断

(1) 颅咽管瘤:多见于儿童或青春前期,出现发育迟滞,尤其第二性征发育迟缓,约 1/3 的患者伴尿崩症,可

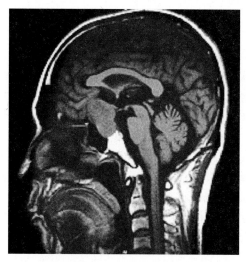

图 3-6-46　垂体腺瘤患者,MRI 矢状位 T₁WI 显示垂体区等信号的肿块影

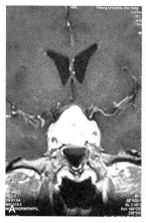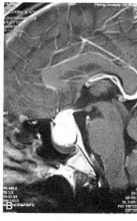

图 3-6-47　垂体腺瘤
A. MRI 冠状位 T₁WI 增强;B. 矢状位 T₁WI 增强均显示垂体腺瘤高信号

有视力视野障碍、内分泌功能减退等,有时难与垂体腺瘤鉴别;CT 检查部分患者蝶鞍正常,鞍上或鞍内钙化斑,囊壁钙化可呈特有的蛋壳形;MRI 可见鞍区肿瘤多与垂体分界清楚,可有囊性变,明显增强。

(2) 脑膜瘤:垂体大腺瘤需与脑膜瘤鉴别,可有双眼或单眼视力减退和视野缺损,视神经萎缩,MRI 显示肿瘤多呈不规则形,可见其他脑神经受损,蝶鞍多正常,鞍结节可有骨质增生,多无内分泌症状,垂体内分泌素测定正常。

(3) 脊索瘤:为少见的先天性肿瘤,常在颅底中央部向周围生长,常见多发脑神经麻痹症状、头痛、视力减退、双颞侧偏盲及视神经萎缩,无内分泌症状,垂体内分泌素测定多正常或低下,可见颅底骨质破坏,MRI 可帮助诊断。

(4) Rathke 囊肿:正常人垂体前后叶之间存在直径 1~5mm 的小囊肿,当囊肿增大时可引起垂体功能减退、蝶鞍扩大、视神经视交叉受压及其他脑神经症状,有时很难区别。

(5) 颈动脉或其分支动脉瘤:一般位于鞍旁或鞍上,突然出现症状如剧烈头痛、一侧动眼神经麻痹,CT 可显示蛛网膜下腔出血,应作 DSA 检查。

(6) 视神经或视交叉胶质瘤:多发于儿童,视神经胶质瘤常见病侧眼球突出、视力障碍、视野缩小及视乳头水肿;视交叉胶质瘤主要症状是头痛、内分泌障碍、视力减退、偏盲、视乳头水肿或视神经萎缩等,视神经孔扩大,蝶鞍多正常,垂体内分泌测定多正常。

(7) 空蝶鞍综合征:先天或后天因素导致蝶鞍内空虚,被蛛网膜下腔充填产生类垂体腺瘤特征,CT 显示鞍内低密度,不增强;MRI 可见与脑脊液相同的 T₁WI 低信号,T₂WI 高信号。

（8）垂体脓肿：多来自邻近的鼻旁窦感染灶或隐源性感染，通常不表现脑脓肿特点，可有低热和某些垂体瘤症状，常伴有明显的垂体功能低下表现。MRI 可见边界不清 T_1WI 低信号及 T_2WI 高信号改变，脓肿壁增强。

【治疗】

1. 手术治疗是多数垂体腺瘤的首选治疗方式，但垂体泌乳素腺瘤除外。手术目的是彻底切除肿瘤或控制肿瘤生长，保留残存垂体和功能，缓解术前已经出现的肿瘤压迫症状和体征。

（1）手术适应证：包括：①肿块压迫效应，特别是即将发生或已经发生视力下降时。②控制不住的过量激素分泌。③垂体卒中。

（2）常用手术术式

1）经鼻蝶窦入路切除术：是目前常用的术式，约95%的患者可以经此入路切除肿瘤。与开颅手术相比，可以减少术中脑组织损伤，具有耗时短、不影响外貌、并发症少、死亡率低等优点。

2）开颅手术：目前日趋减少，但它特别适用于明显向鞍上生长的肿瘤、在视神经外侧生长的肿瘤以及具有不成比例的较大的鞍上部分和有狭窄的鞍隔孔的哑铃形肿瘤。开颅手术入路包括经额颞叶，额下，额-眶或额-眶-颧，眶上锁孔，双额纵裂入路，经胼胝体，颞下和经岩骨入路（中国垂体腺瘤协作组，2014）。

2. 常规放射和伽马刀治疗放疗可作为有手术禁忌证或拒绝手术患者的首选。①常规放疗用线性加速器产生的光子外照射，垂体腺瘤通常分次放射，1 次/d，每周 5 次，45Gy 剂量分割 25~30 次。加大辐射剂量只会带来更多副作用，为避免放射损伤，应保持每日放射剂量 <2Gy；②立体定向放射外科治疗，把高能射线准确地汇聚于颅内靶灶上，可在较短时间和有限范围内使辐射线达最大剂量，一次性或分次毁损靶灶组织，对靶灶周围正常组织影响很小，目前常用 γ-刀和 X-刀。垂体腺瘤的放射治疗最常见的并发症是发生垂体功能减退，呈剂量依赖性。腺垂体显示出选择性的放射易损性，GH、促性腺激素、促肾上腺皮质激素和促甲状腺激素分泌功能按顺序下降。尽管对放射治疗引起的视力下降保持警惕，但视力下降仍发生在 1% 或更少的病例中。

3. 药物治疗垂体泌乳素细胞腺瘤首选多巴胺受体激动剂——溴隐亭治疗。新型多巴胺受体激动剂，如培高利特（pergolide）、卡麦角林（cabergoline）等不但可将血 PRL 降至正常水平，还可抑制肿瘤细胞生长，总体疗效优于手术。缺点是需要终生服药，少数患者药物反应大。长效生长抑素激动剂奥曲肽及索马杜林（注射用醋酸兰瑞肽），可有效治疗垂体生长激素（GH）细胞腺瘤，对 TSH 腺瘤也有一定疗效，可降低血 GH 和 TSH 水平并使肿瘤

缩小；美替拉酮（甲吡酮）、米托坦（双氯苯二氯乙烷）、氨鲁米特（氨基苯乙哌啶酮）及酮康唑等可治疗垂体促肾上腺皮质激素细胞腺瘤，抑制皮质类固醇合成，但疗效不佳，临床尚未推广。

近年来，国内外学者开始尝试应用替莫唑胺及其他药物治疗难治性垂体腺瘤，取得一定疗效。

【预后】

大部分垂体腺瘤手术效果良好，但术后需定期随诊观察临床症状，做内分泌学和放射学检查。复发与手术切除不彻底、肿瘤侵袭性生长、累及硬膜、海绵窦或骨组织、垂体细胞增生等因素有关。绝大多数垂体无功能微腺瘤患者无临床症状，肿瘤不生长或生长极缓慢，因此无需治疗，定期随诊即可。

（一）垂体泌乳素细胞腺瘤

垂体泌乳素细胞腺瘤（pituitary lactotroph adnenoma）是分泌过多垂体泌乳素（PRL）的垂体腺瘤，在激素分泌性垂体腺瘤中最常见，占 40%~60%。多见于 20~30 岁女性，男女比例约 1:5。垂体泌乳素细胞腺瘤具有两种生物学特征。一些腺瘤似乎只是以微腺瘤的形式存在。这些腺瘤有明确的边界，随着时间的推移显示出很小的增长潜力，并且看起来非常适合手术全部切除。另一些腺瘤有明确的逐步增长能力，逐渐增长为大腺瘤，尽管尝试手术全部切除，但仍在局部复发。这些是泌乳素细胞腺瘤的两种极端形式，虽然一些泌乳素细胞腺瘤的行为可能会介于两者之间，但在临床实践中遇到的大多数泌乳素细胞腺瘤的临床特征呈现为这两种特征之一。

【病因和发病机制】

本病的病因和发病机制尚不清楚。大部分泌乳素细胞腺瘤是单克隆起源，起源于垂体泌乳素细胞的原发性缺陷；雌激素、多巴胺（DA）对泌乳素细胞腺瘤形成起一定作用；下丘脑抑制作用减弱也可能参与。

【临床表现】

1. 女性患者由于血清 PRL 增高、雌激素减少，导致 Forbis-Albright 综合征，出现闭经、泌乳及不育三联征；育龄期妇女出现各种形式的月经紊乱，如月经周期延长、月经量减少、继发性闭经及不育，30%~80% 的患者挤压乳房可少量溢乳；随病程延长，雌激素缺乏可导致性欲减退，少数毛发稀少、肥胖、乳房发育及面部阵发潮红等。男性 PRL 增高影响促性腺激素释放激素（GnRH）的正常脉冲式释放，可出现性欲减退、阳痿、乳房发育、溢乳、胡须减少、生殖器萎缩、精子减少及活力低下和男性不育等。因多为微腺瘤，病程较长，晚期引起头痛可能与激素分泌相关；女性泌乳素细胞腺瘤患者可表现多种精神症状如敌对情绪、抑郁、焦虑等，患者常在肿瘤出现占位效应时才到医院就诊，典型如头痛及视力视野障碍；骨质疏松也是

高泌乳素血症的常见并发症。

2. 内分泌学检查如血清泌乳素水平升高是诊断垂体泌乳素细胞腺瘤的重要依据。除怀孕及产后哺乳期间血泌乳素升高外,血清泌乳素水平通常<20ng/ml,当显著升高(>150ng/ml)时可诊断泌乳素细胞腺瘤。一些药物(例如氯丙嗪、氟派啶醇、甲氧氯普胺、维拉帕米、西咪替丁)和疾病(鞍区颅咽管瘤、脑膜瘤、肾衰竭等)可以引起中等水平的泌乳素水平升高,因此当血清泌乳素水平升高时必须排除药物、甲状腺功能减低、慢性肾衰竭和肝硬化等的影响。为了解多巴胺受体激动剂溴隐亭的疗效,常需进行溴隐亭抑制泌乳素试验(溴隐亭敏感试验);高分辨率钆增强MRI检查可发现70%的直径<10mm的微腺瘤,包括直径仅3mm的肿瘤。

【诊断和鉴别诊断】

1. 诊断 根据患者的典型临床表现,结合影像学及内分泌检查等。泌乳素细胞腺瘤产生的PRL升高幅度与肿瘤大小成正比。在没有妊娠或产后哺乳的情况下,超过200ng/ml的血清PRL水平通常与泌乳素瘤有关。超过1 000ng/ml的血清PRL水平提示侵袭性泌乳素瘤。较小幅度的PRL升高可能是因为垂体柄效应;全身性疾病,包括甲状腺功能减退症,慢性肾衰竭和肝硬化;以及使用某些药物(如氯丙嗪,氟哌啶醇,甲氧氯普胺,维拉帕米和西咪替丁等)。

2. 鉴别诊断 需排除引起高泌乳素血症其他病理性因素,如神经源性下丘脑病变、垂体柄损伤、库欣病、肢端肥大症、垂体区其他肿瘤、甲状腺功能低下、多囊卵巢综合征、药物、肝硬化、慢性肾衰竭,以及生理性因素如妊娠、哺乳、睡眠、运动和性交等。

【治疗】

1. 垂体泌乳素细胞腺瘤的治疗 包括药物、手术和放射治疗(中国垂体腺瘤协作组,2014)。

(1) 药物治疗:多巴胺受体激动剂溴隐亭是垂体泌乳素细胞腺瘤的首选治疗,可使垂体泌乳素细胞微腺瘤及部分大腺瘤患者血PRL水平恢复正常,生育能力恢复,肿瘤体积缩小;男性垂体泌乳素细胞腺瘤多呈侵袭性生长,手术治疗难以治愈。在5%～10%的病例中,溴隐亭治疗的副作用是一个限制因素,包括头晕、恶心、心律不齐和胃肠不适。卡麦角林可用作溴隐亭的替代品,因为其具有较少的副作用和优异的功效;总体肿瘤缩小和PRL水平的控制要优于溴隐亭的效果,但治疗的成本更高。

(2) 手术治疗:目前已越来越少采用,术式主要是经蝶窦入路切除肿瘤。目前手术适应证是对多巴胺受体激动剂抵抗或敏感性差、不能耐受药物副作用、患者拒绝长期服药的垂体泌乳素细胞微腺瘤,泌乳素细胞大腺瘤伴垂体卒中,明显向蝶窦方向发展和药物治疗后出现脑脊液漏,希望减少妊娠期间肿瘤增大带来风险或出现肿瘤压迫症状,诊断不清需行病理活检等。垂体泌乳素细胞大腺瘤仅少数患者可治愈,尤其是男性泌乳素腺瘤患者,术后一段时间后可能复发。

(3) 放射治疗:泌乳素细胞大腺瘤手术切除不彻底或术后复发者可采取放疗。

2. 手术与生育能力及怀孕 垂体细胞增生是怀孕期间的正常生理反应,可使正常垂体体积增大2倍,同样可导致肿瘤体积增大。垂体微腺瘤增大风险较小,仅约4.5%的患者出现肿瘤体积增大,15.5%的垂体大腺瘤患者症状加重,8.55%出现肿瘤体积增大。因此,泌乳素细胞腺瘤患者准备怀孕或已怀孕需关注三个问题:生育能力受影响导致不孕、怀孕期间肿瘤增大或垂体卒中、检查和治疗可能对胎儿造成一定影响。服用溴隐亭治疗的泌乳素细胞微腺瘤患者明确已怀孕后即可停药,怀孕期间进行严密的临床随诊,了解肿瘤是否增大。泌乳素细胞大腺瘤患者如服药后怀孕,需根据患者情况选择停药或继续服药治疗,有些患者可先行肿瘤切除,然后再自行或在医生帮助下怀孕。垂体泌乳素细胞腺瘤患者的怀孕问题和孕期泌乳素细胞腺瘤的处理是非常复杂的问题,治疗方法须个体化。

【预后】

综合治疗在多数情况下可控制肿瘤生长,治疗后须定期随诊,因有些患者肿瘤有复发的可能。

(二) 垂体生长激素细胞腺瘤

垂体生长激素细胞腺瘤(pituitary somatotroph adenoma)是肿瘤细胞分泌过多生长激素的腺瘤。生长激素细胞腺瘤发生在骨骺未闭合前表现为巨人症,发生在青春期后出现肢端肥大症。多见于40～50岁患者,两性发病率相似,在激素分泌性垂体腺瘤中占20%～30%。

【病因和发病机制】

生长激素细胞腺瘤的病因和发病机制尚不清楚。两阶段学说提出垂体生长激素细胞的内在变异及中枢调节机制失调导致生长激素细胞腺瘤,其为单克隆起源,垂体细胞内在缺陷如gsp突变是重要机制;生长激素释放激素(GHRH)过度刺激是生长激素细胞腺瘤形成的促发因素,CNS调节因子对垂体细胞突变亦起促进作用。

【临床表现】

1. 生长激素(growth hormone,GH)持续过度分泌,导致骨、软组织及内脏等过度生长,呈巨人症或/及肢端肥大症表现;以及代谢、呼吸系统及心血管系统改变;表现身体异常增高,头颅及面容宽大,眉弓凸起,颧骨高,下颌突出延长,牙齿咬合不良,齿列稀疏,鼻肥大,唇增厚,手足肥厚宽大,指趾变粗,跟垫增厚,头皮增厚和松弛,皮肤黑而粗糙,毛发增多,多汗,多油脂;女性早期可见毛发增多、阴蒂阴唇肥大,失去第二性征特点,面容酷似男性;椎体增宽及唇样变,关节肥厚,伴颈胸腰背疼痛及关节痛,椎管狭窄导致神经根痛或脊髓压迫症;腕横韧带增生压迫正中神经产生腕管综合征;心肺、胃肠、肝脾肾等内脏肥大。大多数患者出现严重头痛,可能与生长激素导致脑肿胀有关;舌、咽、软腭、悬雍垂及声带肥厚引起鼾声及睡眠呼吸暂停综合征;男性早期性欲亢进,晚期出现无欲、阳萎;女性月经紊乱、闭经,两性均可不育。出现心脏肥大、高血压及心律失常,可导致心力衰竭,是垂体生长激素细胞腺瘤患者死亡的主要原因。

2. 代谢并发症可见糖耐量异常,35% 的病例合并糖尿病,GH 过多出现早期多食,体重增加,晚期体重减轻、多饮、多尿,糖尿病酮症酸中毒等。可见高脂血症;尿 17-酮类固醇排量增多出现肾上腺皮质功能亢进,晚期乏力、软弱,提示肾上腺皮质功能减退;甲状腺功能减退出现黏液性水肿,甲状腺功能亢进出现多汗、突眼性甲状腺肿;约 1/3 病例伴高泌乳素血症,出现溢乳和闭经,可能为 GH-PRL 混合性腺瘤或下丘脑功能失调所致。

3. 内分泌检测包括基础生长激素水平(<2ng/ml)、葡萄糖生长激素抑制试验(GH<1ng/ml),血清胰岛素样生长因子(IGF-1)水平,如异常多提示垂体生长激素细胞腺瘤。高分辨率 MRI 增强可显示 70% 的微腺瘤(直径<10mm),包括直径仅 3mm 的肿瘤。

【诊断和鉴别诊断】

1. 诊断 根据患者典型的临床表现,结合内分泌学及影像学检查可诊断生长激素细胞腺瘤。大约三分之一的患者有血清 PRL 水平适度升高。在某些情况下,PRL 升高是因为垂体柄效应;在其他情况下,是 PRL 分泌过多的生长激素腺瘤。

2. 鉴别诊断 生长激素(GH)异常升高多为垂体生长激素细胞腺瘤引起,极少数是由 GHRH 分泌性下丘脑肿瘤和异位肿瘤所致,下丘脑神经节细胞瘤向垂体内生长可伴 GH 细胞增生和 GH 升高;异源性 GHRH 肿瘤见于胰腺、肺、胸腺、胃肠道、肾上腺等。

【治疗】

生长激素细胞腺瘤治疗包括手术、药物和放射治疗(Katznelson L et al,2011;中国垂体腺瘤协作组,2013;Melmed S et al,2009)。由于没有任何一种疗法是一致有效的,联合治疗在这种疾病的治疗中是非常重要的。

1. 手术治疗 是多数患者之首选,通常经蝶窦入路切除肿瘤,手术疗效与肿瘤大小、侵袭程度、术前 GH 水平等有关,单一手术治疗可使 90% 的微腺瘤和 40%~60% 的大腺瘤达到疾病控制,其中生长激素分泌性垂体腺瘤伴海绵窦或鞍外侵犯的患者疾病控制率较低。如肿瘤体积很大、累及范围广及形态不规则时仍需手术治疗,目的是减小肿瘤占位效应、减少瘤负荷、提高辅助性药物治疗及放疗的效果。随着 GH 的下降,术后患者头痛症状可明显缓解,多汗、感觉异常、软组织肿胀也会减轻;如术后 GH 恢复正常,糖尿病、糖耐量异常缓解率可达 80%~100%,大多数患者视力视野也可改善。

2. 药物治疗 三类药物可用于降低肢端肥大症中的 GH 水平:生长抑素类似物、多巴胺激动剂和 GH 受体阻断剂。生长抑素类似物如奥曲肽、兰瑞肽等,奥曲肽可降低 GH 水平、改善肢端肥大症症状,但缩小肿瘤体积尚不满意;奥曲肽是术后未获得满意疗效患者首选的辅助治疗方法,有时为提高手术疗效,亦可在术前应用几个疗程的长效奥曲肽治疗。多巴胺受体激动剂也是肢端肥大症的首选或辅助治疗,但疗效欠佳,只有少数患者用药后 GH 水平正常,肿瘤体积明显缩小。生长激素受体拮抗剂培维索孟(pegvisomant)直接作用于外周靶标,与生长抑素类似物和多巴胺受体激动剂不同,是通过减少循环 GH 间接降低 IGF-1 水平。循环中的 GH 水平没有降低,但 IGF-1 水平得到有效降低。培维索孟可使用于对生长抑素类似物和多巴胺激动剂抵抗的患者。将培维索孟加入到长效生长抑素受体配体的治疗中可导致 97% 患者的 IGF-1 水平有效降低。单药反应不佳者,联合应用多药可能疗效较好。

3. 放射治疗 仅作为术后效果不佳或术后复发患者的辅助治疗。生长激素细胞腺瘤放疗的疗效较稳定,可有效阻止肿瘤进展。在放疗起效前可继续使用生长抑素类似物和多巴胺受体激动剂,控制 GH 分泌过多引起的症状。与传统放疗相比,立体定向放射治疗起效快,并发症发生率低。

多数垂体生长激素细胞腺瘤预后较好,曾报道手术治疗后内分泌治愈者,随访 10 年的复发率为 8%。

（三）无功能垂体腺瘤

无功能垂体腺瘤(pituitary nonfunctional adenoma)是无内分泌亢进的临床症状或高激素分泌表现的垂体腺瘤,大约 25% 的垂体腺瘤无激素分泌过多的临床表现及激素升高。这些临床上的无功能垂体腺瘤包括零细胞腺瘤、嗜酸细胞瘤、沉默的促肾上腺皮质激素腺瘤亚型 1 和 2、沉默亚型 3,以及罕见的沉默的生长激素瘤。促性腺激素腺瘤经常包括在这一类;分泌的促性腺激素在正常范围内或稍高于正常,但没有临床表现。

无分泌功能腺瘤的病因尚不清楚,近年来研究支持肿瘤属于单克隆起源。

【临床表现】

1. 无分泌功能腺瘤生长缓慢,早期肿瘤较小多无症状。肿瘤增大出现视力视野改变时才引起注意,临床上大腺瘤较常见。通常无明显的内分泌症状,主要表现邻近组织如正常垂体组织、视交叉、视束、下丘脑及第Ⅲ脑室症状,如突向第Ⅲ脑室压迫室间孔,引起脑积水和颅内压增高;也可呈浸润性生长,侵犯颅内、筛窦、蝶窦及海绵窦的压迫症状,表现头痛、视力视野障碍。

2. 内分泌检查一般正常。晚期肿瘤增大破坏或压迫正常垂体组织,可导致垂体功能低下,相应的激素水平下降。大腺瘤压迫垂体柄可导致轻度高泌乳素血症,泌乳素<100ng/ml。蝶鞍X线检查可见蝶鞍扩大、鞍底骨质变薄或骨质破坏。脑CT和MRI检查可清楚显示肿瘤大小、形状及与周围组织的关系。

【诊断和鉴别诊断】

1. 诊断　主要依据病史、典型的症状体征、内分泌检查及影像学检查通常可得到正确诊断。不明原因的头痛、肥胖及视力下降患者,应考虑到垂体无分泌功能腺瘤的可能。鞍区CT、MRI检查常有阳性发现,早期可得到诊断。内分泌检查有助于评估患者术前的内分泌功能状态,又能与激素分泌型腺瘤鉴别。

2. 鉴别诊断　无分泌功能腺瘤须与鞍区非垂体病变进行鉴别。

【治疗】

1. 手术治疗　无明显临床症状的垂体无功能微腺瘤患者可随诊观察,如出现明显的临床症状或肿瘤增大,再考虑手术治疗。

2. 放射治疗　适应证较严格,多用于肿瘤快速进展患者;如病变生长较慢,症状可能在数年后复发,再次手术通常比放疗更可取;侵袭性且生长迅速的肿瘤术后推荐辅助放疗。

3. 药物治疗　无分泌功能腺瘤细胞膜上有与生长激素细胞腺瘤及泌乳素细胞腺瘤相似的生长抑素受体和多巴胺受体,可用生长抑素类似物如奥曲肽,以及多巴胺受体激动剂如溴隐停、培高利特、卡麦角林等治疗,能缩小肿瘤体积,改善视力视野障碍;促性腺激素释放激素(GnRH)类似物、GnRH拮抗剂可能有一定疗效。

【预后】

多数无分泌功能腺瘤预后较好,5年无复发生存率约为90%。术后应定期随访,观察病情变化和防止复发,出现明显垂体功能低下症状患者需激素替代治疗。

(四)垂体促肾上腺皮质激素细胞腺瘤

垂体促肾上腺皮质激素细胞腺瘤(pituitary corticotroph adenoma)细胞过多分泌促肾上腺皮质激素(ACTH),刺激肾上腺过分泌皮质醇,主要表现血皮质醇过高引起库欣综合征,所有手术切除的垂体腺瘤中促肾上腺皮质激素腺瘤占8%~10%,女性多见。发病高峰在30~50岁。垂体促肾上腺皮质激素细胞腺瘤瘤体很小,病程数月至10余年。

高达50%的垂体促肾上腺皮质激素细胞腺瘤发生USP8突变,垂体促肾上腺皮质激素细胞发生USP8突变后,EGFR持续激活使细胞增殖,激素分泌增多,产生过多的ACTH,导致肿瘤发生(Reincke M,2015;Ma ZY,2015)。

【临床表现】

1. 库欣综合征最显著特征是向心性肥胖、体重增加,脂肪在面部、锁骨上、颈背部沉积,导致典型满月脸和水牛背,四肢瘦小。皮肤改变也比较常见,多数患者出现紫纹,以腹部和胁腹部最明显;常见色素沉着和多毛症,多毛症是ACTH刺激肾上腺皮质分泌雄性激素增加,女性常表现男性型毛发分布,胡须和汗毛增多。常见精神异常,如抑郁心境、躁狂症及精神病等。

2. 库欣病代谢异常较常见,也是导致死亡的主要原因。高血压、糖耐量异常可加速动脉粥样硬化及心血管疾病合并症。骨质疏松症很常见,脊椎骨明显,肋骨、双足及骨盆也可发生,常导致压缩性骨折,可发生固醇性肌肉病变。ACTH使盐皮质醇增加,出现低血钾、低氯、高血钠,表现无力,严重者出现低钾性碱中毒,需紧急处理。糖代谢紊乱可导致类固醇性糖尿病,表现血糖增高和多饮多尿。高皮质醇血症可抑制垂体促性腺激素分泌,导致女性闭经、不孕及男性化(血睾酮升高),男性血睾酮减低出现睾丸萎缩、性欲减退和阳痿等性腺功能低下症状,儿童表现生长发育障碍;高皮质醇状态还能导致患者免疫力低下,易发生真菌感染,这些患者即使罹患普通呼吸道感染,也可能恶化并危及生命。

3. 内分泌检查是本病诊断的主要依据,对于其他类型垂体肿瘤,影像学检查是主要的诊断依据,然而促肾上腺皮质激素腺瘤的诊断主要依赖于内分泌评估。

诊断包括三个主要步骤:①确定高肾上腺皮质激素血症,首选测定24小时尿游离皮质醇水平,简单敏感;②确定高ACTH的来源,区分高肾上腺皮质激素血症是ACTH依赖性或非ACTH依赖性,垂体促肾上腺皮质激素细胞腺瘤通常只会导致ACTH中度升高(80~200pg/ml),但异位(非垂体)ACTH综合征升高明显(>200pg/ml),但垂体与异位促肾上腺皮质激素腺瘤有相当的重叠,单凭基础ACTH水平很难鉴别;③鉴别库欣病与其他ACTH过多的病因。MRI增强高度敏感,肿瘤增强后易于辨别。

【诊断】

内分泌检查对库欣综合征及其病因诊断和鉴别诊断尤为重要,因约80%的促肾上腺皮质激素细胞腺瘤为微腺瘤,60%~70%的直径<5mm,许多影像学检查为阴性。因此,只要内分泌诊断符合库欣病,就应考虑腺瘤诊断。内分泌学检查结果不典型,不能排除肾上腺病变或异位

ACTH 或 CRH 分泌性病变时常需行胸部或腹部 MRI 检查。

【治疗】

1. 手术治疗是促肾上腺皮质激素细胞腺瘤之首选，经蝶窦手术可选择性切除肿瘤，治愈高皮质醇血症，保留正常垂体功能（中国垂体腺瘤协作组，2016；中华医学会内分泌分会，2012）。需要注意的是，垂体促肾上腺皮质激素细胞腺瘤常常是微腺瘤，同时伴有丰富的海绵间窦，术中出血较多。部分患者术中难以发现明确肿瘤，需要切除部分瘤周垂体组织。所以手术难度较大，需要由有丰富经验的外科大夫完成。

2. 放射治疗对蝶鞍内探查术无效的患者是有效的治疗方案，放疗对难治性促肾上腺皮质激素细胞腺瘤也是一种选择。

3. 药物治疗对促肾上腺皮质激素细胞腺瘤有一定疗效，但药物的潜在毒性、长期服用、终生监测使其仅为第三治疗选择。如患者病情极严重，状态极虚弱，为保证麻醉和手术安全性，在等待放疗起效期间也可暂时用药；若除了两侧肾上腺切除，其他疗法都已失败，可能需要长期药物治疗。库欣病治疗药物，一为中枢性作用药物如赛庚啶、溴隐亭、生长抑素类似物和丙戊酸钠，其通过不同机制抑制 ACTH 分泌；第二种更有效，是外周肾上腺素阻断剂抑制肾上腺素产生，如抗肾上腺药米托坦，可的松生成抑制剂酮康唑、依托咪酯、甲双吡丙酮、氨鲁米特和曲洛司坦等，虽均被证明降低可的松有效，但都伴随一系列副反应，须严格监测，因随后的肾上腺抑制会导致肾上腺功能不足的严重风险（中国垂体腺瘤协作组，2016；中华医学会内分泌分会，2012）。

4. 双侧肾上腺切除是最后的治疗手段，其后需行糖皮质激素和盐皮质激素的终生替代治疗，可用于少数其他所有治疗都无效的患者。

【预后】

促肾上腺皮质激素细胞腺瘤的术后复发率为 6%~25%，对未缓解或复发病例，经检查仍属垂体源性应首选再次经蝶垂体探查，行全垂体切除，常能收到良好疗效。

三、难治性垂体腺瘤和垂体腺癌

难治性垂体腺瘤（refractory pituitary adenoma）是垂体腺瘤中的一种特殊类型。垂体腺瘤通常表现为良性肿瘤的生长特性，可以通过手术、药物及放射治疗等方法治疗，多数患者可获得治愈。但是部分垂体腺瘤在影像学上呈侵袭性生长，肿瘤生长较一般垂体腺瘤迅速，即使联合手术、药物和放射（伽马刀）等治疗，仍然难以控制肿瘤生长，肿瘤常在治疗后早期复发，患者预后较差，此类肿瘤被称为难治性垂体腺瘤（refractory PA or aggressive PA）（Dai C et al，2016；马四海等，2011）。按照目前 WHO 肿瘤分类标准，只有在垂体腺瘤出现颅脑椎管内转移或全身其他系统转移时，才可定义为垂体腺癌（pituitary carcinoma，PC），其发病率极低（ShlomoMelmed et al，2015）。难治性垂体腺瘤及垂体腺癌严重影响患者生活质量，甚至导致患者死亡。近年来，随着人们对垂体腺瘤研究的深入和国家医保政策的全面落实，难治性垂体腺瘤及垂体腺癌越来越受到重视。基于难治性垂体腺瘤临床表现的多样性、诊断的复杂性以及治疗方法的多选择性，2017 年 WHO 垂体肿瘤分类（Lloyd RV et al，2017）、2018 年欧洲难治性垂体腺瘤共识（Raverot G et al，2018）、中国难治性垂体腺瘤治疗专家共识（中国垂体腺瘤协作组 2019）均对其进行了重点描述。北京协和医院神经外科 2011 年在国内首次报道一例典型难治性垂体腺瘤（马四海等，2011），并在国内外首次提出了难治性垂体腺瘤的诊断标准，之后又对其开展了包括 3 项临床药物试验性治疗的多种临床研究及转化研究。2015 年，首次在国际上提出难治性垂体腺瘤的诊断标准（Dai C 2016），得到众多学者的关注和支持。

【定义】

WHO 垂体肿瘤分型 2017 版发布，废除了"非典型垂体腺瘤"（atypical PA）的名称，明确提出"难治性垂体腺瘤"的概念，并将难治性垂体腺瘤的特征定义为影像学上呈侵袭性生长，生长速度较一般垂体腺瘤快速，虽经手术、药物治疗及放疗等多模式标准化治疗，肿瘤仍继续生长和/或激素超量分泌，严重影响患者的健康，但肿瘤尚未出现颅脑椎管内转移或远处转移等。在此分类中，只是提出了难治性垂体腺瘤的概念和临床特征，但缺少辅助诊断难治性垂体腺瘤的分子标志物，仍需进一步探讨。

根据文献报道，难治性垂体腺瘤可能占垂体腺瘤的 18%。难治性垂体腺瘤中，以促肾上腺皮质激素细胞腺瘤和泌乳素细胞腺瘤为主。2017 版 WHO 肿瘤分型中，明确静默性促肾上腺皮质激素细胞垂体腺瘤、Crook 细胞垂体腺瘤、多激素 Pi_1 阳性垂体腺瘤、稀疏颗粒型生长激素细胞垂体腺瘤和男性泌乳素细胞垂体腺瘤更容易演变成难治性垂体腺瘤（Lloyd RV et al，2017）。

只有在垂体腺瘤出现了颅脑椎管内转移或全身其他系统转移，才可诊断为垂体腺癌。垂体腺癌极其罕见，仅占垂体腺瘤的 0.1% 左右，多发生于 30~50 岁（Hansen TM et al，2014）。

【病理】

难治性垂体腺瘤组织结构与正常良性垂体腺瘤及并无明显差异，但细胞分化不良，胞核大小、形状、染色均不一致，有较多的核分裂象。难治性垂体腺瘤可能具备之前肿瘤分类中"不典型垂体腺瘤"三大标志物之一（ki-67，有丝分裂计数，p53 表达阳性），但是亦有些肿瘤细胞可能不具备这些特征。但是，一般首诊时即表现出影像学侵袭性和细胞高增殖活力，即使联合手术、放疗及药物等常规治疗，仍然难以控制肿瘤生长，且肿瘤细胞生长速度加快。

垂体腺癌可由良性垂体腺瘤过度至难治性垂体腺瘤并进一步恶性变而来，亦可能起病即是恶性的垂体腺瘤，伴随蛛网膜下腔转移或全身其他系统的远处转移病灶（Hansen TM et al，2014；Di Ieva A et al，2014）。因此，难治性垂体腺瘤为良性垂体腺瘤到垂体腺癌之间的过渡阶段，因此，除了无蛛网膜下腔转移或远处转移，难治性垂体腺瘤细胞的病理组织学结构与垂体腺癌无明显差异。

【诊断】

由于难治性垂体腺瘤的概念刚刚提出，很多研究尚不完善，缺乏统一的诊断和治疗标准。在 2017 年 WHO 垂体腺瘤分类中，难治性垂体腺瘤的概念更多是从肿瘤生物学行为及临床转归角度对肿瘤进行定义，主观性强，缺乏可量化的诊断指标或分子标志物。北京协和医院垂体腺瘤多科协作团队自 2009 年首次报道难治性垂体腺瘤，历经 10 年研究，提出其诊断标准应包括以下四点：①肿瘤影像学上呈侵袭性生长，且生长快速，Ki-67 标记指数≥3%；②即使手术全切，肿瘤短期（6 个月）内复发；③手术、药物治疗和放射治疗等常规治疗后肿瘤继续生长；④全身检查未见颅脑椎管内或全身其他系统的转移灶。

确诊难治性垂体腺瘤后，需要对患者进行全面的评估，包括：患者临床表现及全身其他系统功能评估，下丘脑垂体激素水平评估，首次病理评估，最后是垂体腺癌排除。①垂体腺癌的排除诊断：所有考虑难治性垂体腺瘤的患者，应行头颅、全脊髓 MRI 及全身 PET 等检查，排除颅脑椎管内转移或全身其他部位的转移灶；②常规病理学及肿瘤活性评估：需要对肿瘤进行二次组织病理学分析，包括垂体激素染色、转录因子和增殖标志物检测。目前，用于肿瘤增殖活性评估的分子标志物仍然十分缺乏，Ki-67、p53 和有丝分裂计数常被用于初步判断肿瘤的增殖性和侵袭性活力。肿瘤 Ki-67≥3%、p53（+）及有丝分裂计数升高，常常提示肿瘤增殖活力升高。如果 Ki-67≥3%合并 p53（+），或者 Ki-67≥3%合并有丝分裂计数升高，则提示预后较差（Trouillas J，2013）。

垂体腺癌的诊断必须依赖颅脑椎管内转移或全身其他系统转移，因此，一旦疑诊难治性垂体腺瘤或垂体腺癌，应行头颅、全脊髓 MRI 及全身 PET 等检查，排除颅脑椎管内转移或全身其他部位的转移灶。

【治疗】

难治性垂体腺瘤及垂体腺癌的诊疗必须依赖垂体多

学科团队（multidiscipline team，MDT）。垂体腺瘤多学科团队一般由神经外科、内分泌科、放疗科、放射影像科、病理科、肿瘤科、神经眼科等专业医生所组成。多学科团队的诊治贯穿难治性垂体腺瘤患者的终身，负责患者的诊断、影像和全面内分泌评估、最佳的治疗模式的选择、各种治疗之间的合理组合衔接配合以及终身随访。

所有难治性垂体腺瘤患者进行放疗、药物治疗前，需考虑是否具备手术的可能性。最大限度的切除肿瘤，可以明显改善患者预后，并提高放、化疗的疗效。但是难治性垂体腺瘤手术常难以完全切除原发鞍区病灶，常常需要反复多次手术，包括分期经蝶窦和开颅手术。

所有难治性垂体腺瘤患者，均应考虑进行放射治疗。但是大部分难治性垂体腺瘤患者已接受过一次或多次放射治疗。因此，在决定放疗前，多学科团队需要综合评估患者的全身状态及放疗耐受性。目前有关难治性垂体腺瘤的放疗资料极其有限，但包括普通分割外照射放疗和立体定向放射（外科）治疗，均为有效控制肿瘤生长的治疗手段。

替莫唑胺（temozolomide，TMZ）是难治性垂体腺瘤的一线化疗药物。但是目前国内药品说明书的适应证中未列入难治性垂体腺瘤，替莫唑胺治疗难治性垂体腺瘤和垂体腺癌时，常用的是 5/28 方案（Raverot G et al，2010；Bengtsson D，2015），即：第一周期，替莫唑胺（TMZ）150mg/m^2，1 次/d，连续用药 5 天，休息 23 天（28 天为一个周期）；若耐受性良好，从第二个周期以后剂量可增至 200mg/m^2。药物使用 3 个周期后可进行疗效评价。如判定有效，建议至少使用 6 个疗程。

针对垂体腺癌，为了控制转移灶引起的症状，需要切除转移灶。同时尽快开展放疗和替莫唑胺治疗。

【预后】

难治性垂体腺瘤生存周期尚无准确数据，但因肿瘤无法控制，预后较差。因此，一旦确诊难治性垂体腺瘤或垂体腺癌，必须终身随访，原则是：①强调健康宣教，嘱咐长期随访对其病情控制及提高生存质量的重要性，并给予随访卡，告知随访流程；②常规随访间隔建议为 3~6 个月，且每次随访均需完成 MRI 及垂体激素检测，西药是进行激素替代治疗。随访间隔需要结合既往肿瘤的大小、生长速度以及与视神经等重要结构的密切程度等因素。如患者处于替莫唑胺以及其他化疗药物相关治疗过程中，需提高随访密集程度；接受放射治疗的患者，需密切随访全面的垂体功能情况，针对垂体激素缺乏症等放疗并发症及时开展激素替代治疗。

难治性垂体腺瘤及垂体腺癌与良性垂体腺瘤不同，患者预后很差，需要临床医师提高重视程度。建立完备的难治性垂体腺瘤患者的资料库及生物样本库，开展临床和转化研究,探索相关病因、发病机制以及靶向诊治是今后努力的方向之一。

四、垂体细胞瘤

垂体细胞瘤(pituicytoma)十分罕见,是发生在成人鞍区的非浸润性肿瘤,是 2007 年 WHO 中枢神经系统肿瘤分类第四版中新增加的 8 种实体性肿瘤之一,是起源于成人神经垂体或垂体柄神经胶质细胞的实体性良性梭形星形细胞瘤,属 WHO Ⅰ级。构成神经垂体和垂体柄的神经胶质细胞分为 5 种:主细胞(major cell)、暗细胞(dark cell)、嗜酸瘤细胞(oncocytic cells)、室管膜细胞(ependymal cells)和颗粒细胞(granular cell);垂体细胞瘤可能起源于主细胞和暗细胞或其前体细胞。Brat 等在 2000 年报道分析了 9 例垂体细胞瘤,首先明确提出这一概念(Brat DJ et al,2000),并最终在 WHO 中枢神经系统肿瘤分类法(2007)中得到公认。过去的颗粒细胞瘤(granular celltumors)、迷芽瘤(choristomas)、毛细胞星形细胞瘤(pilocytic astrocytomas)和颗粒细胞成肌细胞瘤(granular cell myoblastomas)等也包含在垂体细胞瘤范围内,还包括垂体后叶星形细胞瘤(posterior pituitary astrocytoma)和起源于垂体柄的漏斗瘤(infundibuloma)。目前,垂体细胞瘤被明确定义为不同于上述肿瘤的星形细胞肿瘤,其同义词"漏斗瘤"已不再使用,也不再与垂体后叶星形细胞瘤混用。WHO 工作组认为,垂体细胞瘤这一诊断有助更清楚地对起源于神经垂体和垂体柄的肿瘤进行临床分类。

【病理】

垂体细胞瘤的诊断最终依赖其病理特征。术中见垂体细胞瘤为边界清楚的实性团块,表面光滑,直径可达数厘米,无浸润性,起源于垂体柄者往往与垂体柄上段粘连,不易区分,大多呈粉红色,血供非常丰富。显微镜下肿瘤几乎完全由呈胶质纤维束状或席纹状排列的纺锤状或胖圆状的双极梭形细胞构成,血管网丰富,细胞富含嗜酸性胞质,边界清。垂体细胞瘤的病理诊断至少满足以下条件:①梭形细胞肿瘤,无或微量细胞核异型性和有丝分裂象;②免疫组化 GFAP(+);③免疫组化 S-100(+)和 Vimentin(+);④Mm-1 标记指数<2%。

【临床表现】

1. 垂体细胞瘤均发生在成人,年龄 26～83 岁,男性发病率高于女性(1.6:1.0)。肿瘤大多慢性进展,首次诊断时病程在 4 个月～5 年之间。患者术前常见的症状体征依次是视力及视野损害,性欲减退,头痛,全身乏力,少数患者表现记忆减退、恶心、眩晕、精神异常和尿崩等。内分泌检查部分患者腺垂体功能低下或全垂体功能低下。肿瘤边界清楚,大多对周围结构无侵袭。症状和体征继发于占位对周围结构压迫,如视交叉受压引起视觉障碍,垂体受压引起垂体功能低下和头痛,漏斗受压导致下丘脑多巴胺输送障碍而继发高泌乳素血症,伴闭经和性欲减退,下丘脑受压产生精神症状等。

2. 垂体细胞瘤影像学无特异表现,因起源于垂体后叶或垂体柄,肿瘤可在鞍内、鞍上或两者兼而有之,但大部分为鞍内、鞍上肿物;大部分肿瘤最大径>1.5cm,类似于垂体大腺瘤或巨大腺瘤。CT 检查可见等密度类圆形实体肿块,呈明显均匀强化,未发现钙化、瘤组织坏死、周围骨组织破坏及刺激性增生等。

【治疗】

垂体细胞瘤是惰性良性肿瘤,生长缓慢,复发间隔时间长。手术切除肿瘤是目前的主要治疗手段(Salge-Arrieta FJ et al,2019)。手式包括经额颞开颅和经鼻蝶窦入路。在报告的 26 例患者中,仅 10 例做到肿瘤全切除,其余为次全切除或部分切除。随访 3 个月至 11 年,肿瘤全切除者预后良好,均无复发,术后无需行放疗和化疗,但定期复查 MRI 仍属必要;次全切除者常在术后 6 个月至数年复发,复发率较高,因此推荐次全切除患者术后常规行分次放疗和立体定向放疗。

五、垂体细胞增生

垂体细胞增生(pituitary hyperplasia)是病理学诊断,临床症状、内分泌学及影像学检查与垂体腺瘤无明显差别,可分为弥漫性增生和结节性增生。①弥漫性增生是指垂体分泌细胞数量增多,细胞形态及垂体结构无改变,多为对生理刺激的应激反应,如妊娠、哺乳、性激素水平降低等;②结节性增生是指垂体腺泡显著增大,分泌细胞增多,垂体结构明显改变,增生细胞的超微结构与正常垂体细胞显著不同。尸检发现垂体细胞增生发生率为 6%,其中 75.8% 为结节性增生,24.2% 为弥漫性增生;垂体 ACTH 细胞增生最多,占 73%,绝大多数垂体细胞增生并不引起内分泌功能紊乱,部分患者在增生基础上形成腺瘤,但这并非肿瘤形成的必要条件。

【诊断】

垂体细胞增生在术前诊断困难,很难与垂体腺瘤区分。诊断主要依据临床症状、体征、内分泌学及影像学检查综合判断。部分病例影像学检查正常,另部分类似不典型垂体微腺瘤,如垂体上缘膨隆、高度增加、垂体信号不均匀、垂体柄偏斜等,确诊需依靠病理及免疫组化检查。

【治疗】

生理因素所致的垂体增生无须治疗,其他疾病导致的反应性垂体增生只需治疗原发病,可能演变成垂体腺瘤者需手术治疗。术中行病理活检或切除病变组织,行垂体部分、大部或次全切除。术后多数病例症状改善、激素水平下降;如症状复发和激素水平增高而 MRI 未见明确肿瘤的患者可选择垂体区普通放疗或 γ-刀治疗。垂体 ACTH 细胞增生术后复发,如皮质醇水平仍很高,一般情况差,以及明显高血压、糖尿病及低血钾需尽快降低皮质醇者可行肾上腺切除术。

垂体细胞增生手术疗效较垂体腺瘤差,易复发,病理诊断细胞增生的患者,术后应密切随诊,定期行内分泌和影像学检查,必要时再次手术或放疗。

第六节　颅咽管瘤

(罗世祺　李春德)

颅咽管瘤(craniopharyngioma)是胚胎发育残余衍生的先天性颅内肿瘤,多发生自鞍上垂体结节部上端颅颊管残余上皮细胞,又称为鞍上囊肿、Rathke 囊肿、垂体管瘤(hypophyseal duct tumors)及釉质细胞瘤(ameloblastoma)等,它虽是一种先天性良性肿瘤,但因其与下丘脑关系密切,并常与垂体柄、漏斗、内侧隆起等粘连,手术全切除肿瘤困难,部分切除者长期疗效较差。

【研究史】

19 世纪末法国的神经病学家 Babinski 首次报告 1 例鞍上肿瘤,Mott 和 Bassett(1899)推测可能来源于垂体管(hypophyseal duct)或拉克袋(Rathke pouch),4 年后 Esdheim 首先详细描述了这种肿瘤的组织学特点,直到 1918 年颅咽管瘤名称才被人们接受,并得到 Cushing 等的确认。Cushing 曾指出,"颅咽管瘤处理是神经外科医生面临的令人沮丧的难题。"一个世纪以来人们对颅咽管瘤的临床及基础进行广泛深入的探讨,但目前对其起源、组织学特点、手术及放疗效果等仍有争论,寻求理想的治疗方法仍然在探索之中。近 10 余年来随显微神经外科技术及神经影像学的进展,对颅咽管瘤的治疗取得了巨大进步,目前多数学者主张对颅咽管瘤采取积极的全切除手术,并取得了满意的疗效。

【流行病学】

颅咽管瘤呈世界性区域分布的特点,可见于全年龄组。Stiller 等(1994)报道各国的颅咽管瘤占中枢神经系统肿瘤的比率分别为,澳大利亚 1.5%;欧洲 4.7%~7.9%;日本 3.9%;美国白种人 2.7%,非洲裔美国人 4.9%;非洲 11.6%。Bunin 等(1998)报告美国颅咽管瘤发病率为 13/10 万。北美及欧洲统计儿童颅咽管瘤发病率占儿童颅内肿瘤的 6%~9%,亚洲达 12%~13%。儿童颅咽管瘤占鞍部-视交叉区肿瘤的 54%,远高于成人的 20%。国内资料表明,颅咽管瘤占全年龄组颅内肿瘤

4.7%~6.5%,其中约 60% 发生在 15 岁以下儿童。北京天坛医院早期的一组 332 例儿童颅咽管瘤占同期 2 000 例儿童颅内肿瘤的 16.6%,在 2001~2005 年统计的 1 371 例颅内肿瘤中,颅咽管瘤为 252 例,占 18.4%。

颅咽管瘤有儿童及老年两个高发年龄组,发病高峰分别为 15~20 岁及 50~55 岁。Raimondi(1983)将本病描述为 20 岁以下年龄组的疾病,提示年轻发病的趋势,50%以上颅咽管瘤发生于儿童,但美国儿童仅占全部颅咽管瘤的 1/3。Fahlbusch 等(1999)报告德国一组 168 例颅咽管瘤,儿童仅占 18%。罗世祺(1992)报道一组 332 例儿童颅咽管瘤占同期 705 例颅咽管瘤的 47.1%,高发年龄为 7~12 岁,男女比例为 1.4:1。张玉琪(2008)报道 202 例儿童颅咽管瘤平均年龄为 9.3 岁,男女之比为 1.32:1。

【病因和发病机制】

一般认为,颅咽管瘤起源于胚胎期形成原始口腔的颅咽管残存上皮细胞。在胚胎发育的初期,原始口腔顶部上皮组织发生突起,逐渐扩大并向上方伸出,扩大形成拉克袋(Rathke pouch)。拉克袋前壁较发达,构成腺垂体的前部,后壁形成狭窄的前叶中间部。前叶细胞向上围绕垂体柄形成前叶结节部一小团细胞,即拉克袋与原始口腔相连接的细长管道称为颅咽管,此管在胚胎发育中逐渐退化消失。Carmel(1985)指出,颅咽管瘤与原发于颊囊的釉质细胞瘤相似,这种组织学相似性说明颅咽管瘤起源于 Rathke 袋外胚叶残存组织。颅咽管瘤可沿着 Rathke 袋发育通路,即鼻咽腔后壁、蝶窦、鞍内、鞍上及第Ⅲ脑室前端等部位发生,结节部和相当 Rathke 袋前壁更易发生。肿瘤多位于鞍区突向第Ⅲ脑室,也可位于鞍内或鞍内向上发展,少数病例可突入额叶、颞叶,甚至向鞍后沿斜坡发展到颅后窝。

【病理】

颅咽管瘤大部分位于鞍上,有时突入到第Ⅲ脑室,极少数局限于鞍内,罕见病例见于颅后窝。Yasargil 等(1990)将颅咽管瘤分为鞍内、鞍内-鞍上、鞍上或视交叉-脑室外、脑室内外、脑室旁、脑室内六种类型(图 3-6-48,分别为图中 A~F)。Fahlbusch 等(1996)根据颅咽管瘤与鞍膈关系分为三类:鞍内(鞍上)鞍膈下;鞍上或鞍后(鞍膈上,脑室外);脑室(第Ⅲ脑室)内。罗世祺(1981)将儿童颅咽管瘤分为三型:鞍上型(32.6%),脑室型(52.8%),以及其他型(14.5%),包括向鞍后、侧脑室、颅前窝、颞叶及鞍旁发展。颅咽管瘤的血液供应主要来自大脑前动脉、前交通动脉、颈内动脉及后交通动脉。鞍内肿瘤主要接受海绵窦内两侧颈内动脉分支供血,鞍外肿瘤在前面接受前交通动脉小分支及邻近的大脑前动脉供血,侧面为后交通动脉分支供血,脑室外肿瘤供血来自大脑后动脉起始部。

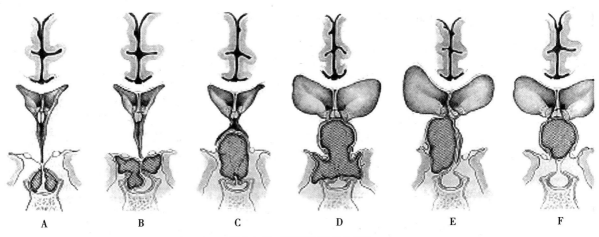

图 3-6-48　颅咽管瘤的发生部位

A. 鞍内型;B. 鞍内-鞍上型;C. 鞍上或视交叉-脑室外型;D. 脑室内外型;E. 脑室旁型;F. 脑室内型

颅咽管瘤边界清楚,体积、生长范围及形状可有较大的差别,小的仅蚕豆大,大可如鹅卵,多为球形、结节形或不规则形,囊性或部分囊性。罗世祺(1992)报告 332 例儿童颅咽管瘤中囊性病灶占 88.6%,完全实性肿瘤仅占 11.4%。部分病灶可呈多囊性,通常囊壁光滑,薄者为半透明薄膜,厚者囊壁坚韧,呈灰白色,用剪刀才能剪下。囊壁多有钙化斑点,有时囊内的实质部分钙化十分坚硬,是颅咽管瘤的重要特征之一。囊液呈黄色或黄褐色,有时呈暗绿色,透明或混浊,黏稠囊液可呈乳糜状,囊液内有闪烁漂浮的胆固醇结晶以及坏死、液化的上皮碎屑,呈"机油样"。囊液通常为 10~30ml,其中 1 例囊液多达 200ml,占据大脑半球的前 2/3,7 例囊液达 100ml 以上。颅咽管瘤囊壁与周围组织粘连一般不紧密,但其根部及实质部分常与重要结构如下丘脑、视神经、视交叉及颈内动脉等粘连。儿童颅咽管瘤多数突入第Ⅲ脑室,梗阻室间孔可引起梗阻性脑积水。亦有肿瘤向前进入额叶或前颅窝底或经鞍旁至颞叶底部。肿瘤向后发展可压迫中脑甚至脑桥。

镜下可见上皮细胞团或囊肿,上皮细胞团结构有造釉细胞瘤样结构或牙釉质瘤型上皮,或为乳头状表皮型上皮,称为乳头型颅咽管瘤。囊壁内可见角质团块,结缔组织退行性变,胆固醇结晶析出,淋巴细胞和单核细胞浸润,出现巨噬细胞和异物巨细胞,瘤组织内块状钙化或骨化等。组织学上分为三型:①上皮型(squamous type):几乎均为成人,极少钙化,约半数囊变,位于鞍上,侵入第Ⅲ脑室,多为实质性,极少数有小囊成份,钙化和机油样囊液少见;②釉质型(adamantinomatous type):儿童颅咽管瘤几乎均为此型,都有钙化,90%囊变;68%成人颅咽管瘤为釉质型,32%为上皮型,均属良性;Fahlbusch 等(1999)报告 168 例颅咽管瘤,85%为釉质型,15%为上皮型,钙化

率为 57.4%;③梭形细胞型:属恶性,较罕见。近于全部的儿童颅咽管瘤为釉质型,几乎都有钙化,90%有囊变;成人颅咽管瘤中釉质型占 68%,上皮型 32%。上皮型颅咽管瘤几乎均见于成人患者,极少有钙化,约半数可有囊变,常位于鞍上,侵入第Ⅲ脑室,绝大多数为实质性,极少有小的囊性成份,机油样囊液少见。Fahlbusch 等(1999)报告 168 例颅咽管瘤,其中 85%为釉质型,15%为上皮型;钙化率 57.4%,其中儿童组为 83.3%;全年龄组中肿瘤以囊性为主者占 49.3%,实质性为主者占 28.4%,纯囊性者为 3.4%,纯实质性者为 10.8%,多囊性者为 8.1%;儿童组上述比例分别为 56.7%、13.3%、3.3%、10%及 16.7%。

【临床表现】

1. 颅咽管瘤病史较长,生长缓慢,儿童病例自然病程较成人短。Duff 等(2000)统计 121 例颅咽管瘤(成人为主)平均病程约 20.7 个月。罗世祺(1992)报告 332 例儿童颅咽管瘤,患儿来诊前病程为 10 天~6 年,平均为 8 个月。颅咽管瘤的临床表现视肿瘤部位、发展方向及年龄不同而有所不同。

2. 儿童颅咽管瘤的颅内压增高症状发生率显著高于成人,罗世祺(1981)报道,70.5%的颅咽管瘤患儿出现头痛、呕吐、视乳头水肿或前囟张力增高;北京天坛医院报告成人颅咽管瘤颅压增高者仅为 36.1%。Banna(1983)报告 67 例儿童颅咽管瘤颅压增高者占 78%;Cohen(1984)统计为 73%。头痛多因颅内压增高所致,个别可由于肿瘤直接压迫硬脑膜、血管或鞍膈所致。儿童颅内压增高征可出现头颅增大、颅缝分离及头部叩诊破壶音等,婴儿骨缝未闭可见骨缝分开、前囟膨隆、头围增大、头皮静脉怒张、叩击呈"破罐声",以及外展神经麻痹等。颅内压增高主要由于肿瘤向上生长侵入第Ⅲ脑室梗阻室

间孔,少数因肿瘤引起导水管闭塞,导致梗阻性脑积水,以及巨大肿瘤本身占位效应也引起颅内压增高。

3. 内分泌功能紊乱 是儿童颅咽管瘤特点,肿瘤侵犯或压迫下丘脑及垂体柄所致。下丘脑是自主神经的皮质下中枢,垂体是人体内分泌活动的高级中枢,参与多种激素合成、储存和释放,两者的结构及功能有密切联系,下丘脑-垂体轴损害可导致内分泌及代谢功能紊乱。儿童颅咽管瘤内分泌紊乱较成人多见,罗世祺(1992)统计一组病儿出现率79.3%,Hoffman(1983)统计50%以上儿童颅咽管瘤有尿崩症、身材矮小、肥胖及甲状腺功能减退等,发病初期以内分泌-代谢紊乱为主。

(1)下丘脑损害:临床表现为:①尿崩症:表现多饮多尿,每小时出入量达数千毫升,作者曾遇到一例10岁颅咽管瘤患儿24小时出入量达10 000ml,尿比重低至1.000,夜间常尿床;为肿瘤侵犯视上核、视旁核、下丘脑-垂体束或垂体后叶,抗利尿激素生成减少所致,如腺垂体也受累,ACTH正常分泌减少,可不出现尿崩症;罗世祺(1992)一组患儿多饮多尿出现率30.1%,Fahlbusch(1996)报告为23.5%,Honegger(1999)报告全年龄组多饮多尿出现率4.9%,儿童组仅3.3%;②脂肪代谢障碍:肿瘤侵犯灰结节及漏斗部多引起向心性肥胖,少数患儿极度消瘦;罗世祺报告(1992)儿童组出现率80%以上,肿瘤同时侵犯下丘脑漏斗部与灰结节可见性腺功能紊乱,表现肥胖及性器官不发育,称为肥胖性生殖无能综合征或Frohlich综合征;③嗜睡:轻者可唤醒,重者终日沉睡,罗世祺(1992)一组15.9%病儿出现嗜睡,下丘脑受累所致;可见健忘、虚构、注意力不集中(下丘脑-边缘系统或下丘脑-额叶联系受损),多食(下丘脑前部或腹内侧核受损),闭经-溢乳综合征(下丘脑或垂体柄受损)等;④体温调节障碍:体温低于正常(35~36℃),为下丘脑后部受损;或中枢性高热(下丘脑前部受损)。

(2)垂体功能低下:肿瘤压迫、侵犯垂体腺或垂体柄导致多种垂体激素分泌不足。①患儿身材矮小,骨骼及牙齿发育迟缓或停止,骨骺不融合,称为垂体性侏儒症(图3-6-49),为生长激素分泌不足;②性器官不发育或呈婴儿型,无第二性征,为性腺激素LH和FSH分泌不足,多种垂体激素分泌不足患者出现Lorain侏儒症,表现消瘦,倦怠少动,食欲差,皮肤苍白,面部多皱纹,貌似老人,基础代谢率低,少数患儿怕冷、轻度黏液水肿及血压偏低,可呈Simmand恶病质;妇女月经失调、闭经、不育和早衰,男性性欲减退、毛发脱落、血压低及代谢低下,为促甲状腺素TSH、褪黑素MSH及ACTH分泌不足。须注意绝大多数患儿表现下丘脑与垂体功能均受损,疾病早期以一种表现为主,对判断肿瘤位置和生长方向有一定的意义。

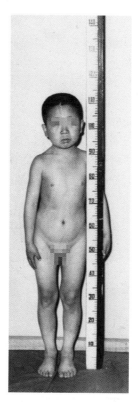

图3-6-49 颅咽管瘤男性患儿12岁,身高1.10米

4. 视力障碍是成人颅咽管瘤患者最重要的常见症状,几乎见于所有患者,Duff(2000)等报道121例颅咽管瘤,38%出现视力障碍,Fahlbusch等(1999)报道颅咽管瘤视力障碍占74.5%,其中成人组76.8%;儿童组65.6%。罗世祺(1992)报道53.3%的颅咽管瘤患儿就诊时视力减退或失明,61.7%可见视乳头水肿或继发性视神经萎缩,29.5%原发性视神经萎缩,32.1%视野缺损。视野缺损可见双颞侧偏盲,因颅咽管瘤多不对称生长,常一侧为重;双颞侧下象限性盲(鞍上肿瘤向下压迫)或颞侧上象限性盲(鞍内肿瘤向上压迫)。视交叉后颅咽管瘤易压迫室间孔引起颅内压增高和视乳头水肿,可继发视神经萎缩,视野向心性缩小;肿瘤向一侧颅前窝生长可见Foster-Kennedy综合征。须注意儿童对视力障碍耐受力强,有时视力障碍已相当严重,但仍能上学或看电视而无主诉;儿童特别是婴幼儿对视力、视野检查不能合作,难以早期发现。

5. 邻近结构症状 肿瘤伸入额叶、颞叶及大脑脚,可出现不完全性偏瘫、癫痫发作、眼外肌麻痹、复视、共济失调及精神症状等。Cohen(1984)报告儿童颅咽管瘤精神症状占20%,外展神经麻痹5%,共济失调5.7%。肿瘤向颅前窝底生长出现嗅觉丧失,成人引起记忆力减退、定向力差、尿便不能自理等;向鞍旁生长出现海绵窦综合征;向颅中窝生长侵犯颞叶导致颞叶癫痫或幻嗅、幻味等钩回发作;额叶或颞叶受侵表现精神障碍或行为异常;侵犯颅后窝出现三叉、外展、滑车等脑神经麻痹;视交叉后颅咽管瘤向后压迫脑干、小脑及脑神经引起锥体束征、小脑征或后组脑神经症状等。

6. 儿童颅咽管瘤多见发育障碍及颅内压增高,成人多见视野缺损及垂体功能低下。儿童与成人颅咽管瘤临床表现比较(表 3-6-13)。

表 3-6-13　儿童与成人颅咽管瘤临床表现比较

症状及体征	儿童/%	成人/%
头痛	80	30
恶心呕吐	60	20
视力障碍	40	80
身材矮小	30	15
精神障碍	5	15
复视	10	20
视乳头水肿	40	10
视野缺损	70	85
内分泌障碍	90	70
脑神经麻痹	25	25
精神障碍	40	20

【辅助检查】

1. CT 检查　肿瘤常位于鞍上,充填鞍上池,突入第Ⅲ脑室,甚至梗阻室间孔(图 3-6-50),亦可局限于或累及鞍内,侵犯鞍旁海绵窦或向下累及蝶窦者罕见,有的向额叶或前颅窝底发展(图 3-6-51;图 3-6-52),亦可见向后颅

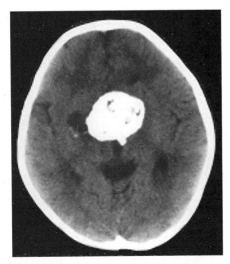

图 3-6-50　CT 显示肿物有钙化及室间孔梗阻导致侧脑室扩张

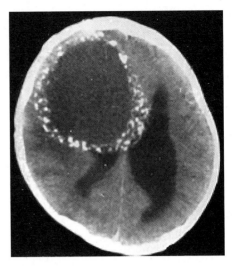

图 3-6-51　CT 可见肿瘤为囊性,周边钙化,向额叶发展侵袭侧脑室

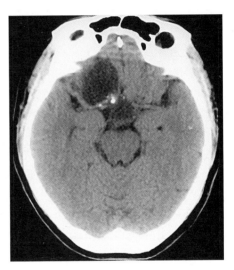

图 3-6-52　CT 显示囊性肿物,有钙化,向前颅窝发展

窝脑桥前方突入斜坡与脑干之间的病例。CT 平扫多为囊性病变,低密度,CT 值为-40~10H,囊壁为等密度或稍高密度,病灶边界清楚,呈圆形或卵圆形,部分肿瘤呈分叶状,囊内蛋白质物质含量高时 CT 值略高,可达约 20H。实体性颅咽管瘤呈均一性高或等密度,92%~95%的病灶可见钙化。囊性肿块囊壁呈弧形钙化,实体性肿瘤为点片状钙化。实体性肿瘤多为均一性强化,囊性病灶多呈环状强化。肿瘤较大压迫第Ⅲ脑室,可见第Ⅲ脑室前部消失及阻塞性脑积水。CT 显示患儿鞍上囊性肿物伴钙化或环状强化应考虑颅咽管瘤。

2. MRI 检查　实体性颅咽管瘤可见 T_1WI 低信号和 T_2WI 高信号,囊性肿瘤囊内成分不同而表现不一,如液化坏死及蛋白增高可见 T_1WI 稍低信号和 T_2WI 高信号;液化胆固醇结晶为 T_1WI 及 T_2WI 均为高信号,强度高于

脂肪;亚急性或慢性期出血可见 T_1WI、T_2WI 高信号,但强度低于脂肪;钙化或骨化为 T_1WI、T_2WI 低信号。可见垂体受压变扁,鞍底呈月牙形,视交叉向上移位,垂体正常或受压而无异常信号应考虑颅咽管瘤,鞍内颅咽管瘤与垂体瘤不易鉴别。MRI 在判断颅咽管瘤起源部位、肿瘤囊性成份及肿瘤与周围结构关系等优于 CT(图 3-6-53~图 3-6-59)。

3. 实验室检查 颅咽管瘤患者常见垂体、肾上腺皮质及甲状腺功能低下,泌乳素(PRL)、生长激素(GH)、ACTH 和促甲状腺激素(TSH)可出现相应的变化,尿崩症患者多伴有电解质紊乱,术前应尽可能纠正,术后及时补充激素。

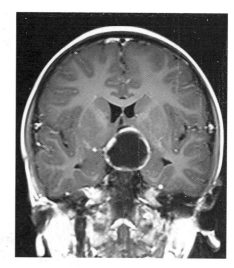

图 3-6-55 MRI 冠状位 T_1WI 增强显示肿瘤占据第Ⅲ脑室,肿物周围可见环状强化

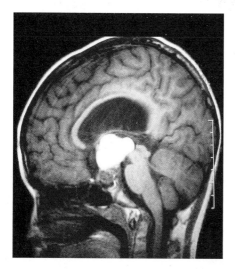

图 3-6-53 MRI 的 T_1WI 像显示鞍上实体性肿物(低信号区),其上方为囊性,已突入第Ⅲ脑室(高信号区)

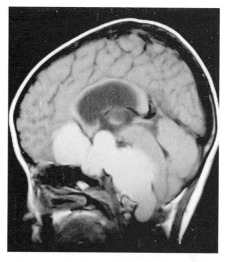

图 3-6-56 MRI 矢状位 T_1WI 显示巨大的囊性肿物,占据前颅窝、第Ⅲ脑室及斜坡等部位

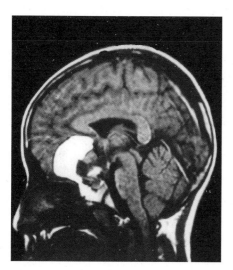

图 3-6-54 MRI 的 T_1WI 矢状位可见鞍上实体性肿物,周围为囊性高信号,突向前颅窝底及蝶窦内

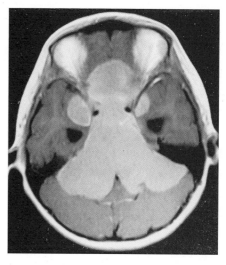

图 3-6-57 轴位 T_1WI 可见巨大的囊性肿瘤已占据前、中及后颅窝

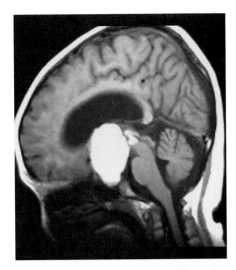

图 3-6-58　颅咽管瘤主要位于第Ⅲ脑室（术前）

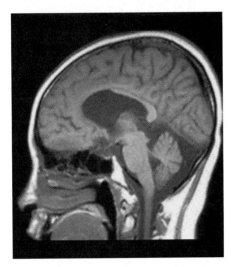

图 3-6-59　经胼胝体穹窿间入路行肿瘤全切除术后 11 年
MRI 复查

【诊断和鉴别诊断】

1. 诊断

（1）儿童颅咽管瘤诊断：主要依据是：①常见颅内压增高；②垂体-下丘脑明显损害的症状体征，如肥胖及矮小、多饮、多尿等；③视力障碍常较视野缺损常见；④鞍区钙化斑（约 80% 以上）；MRI 检查可确定肿瘤大小、囊性或实体性、与第Ⅲ脑室关系和脑脊液通路梗阻等。

（2）成人颅咽管瘤诊断：主要根据视力及视野障碍、内分泌功能紊乱等，CT、MRI 检查常见实质性肿瘤，钙化率 35%~40%，较儿童颅咽管瘤诊断困难。

2. 鉴别诊断

（1）儿童颅咽管瘤的鉴别

1）鞍上生殖细胞瘤（异位松果体瘤）：多发生于儿童期，较少见，首发症状几乎均为多饮多尿，鞍部钙斑罕见。

2）视神经及视交叉胶质瘤：多表现单侧眼球突出，一侧视力减退、视野缩小，X 线平片显示视神经孔扩大和"梨形"蝶鞍等。

3）第Ⅲ脑室前部胶质瘤：蝶鞍形态正常，鞍区很少钙化斑，肿瘤形态不规则，多为毛细胞型星形细胞瘤。

4）结核性脑膜炎：可见颅底钙化斑，易误诊颅咽管瘤；颅咽管瘤囊液渗出可引起无菌性脑膜炎，也需注意鉴别。

5）注意与儿童少见的垂体腺瘤、鞍部上皮样囊肿或皮样囊肿等鉴别。

（2）成人颅咽管瘤鉴别

1）垂体腺瘤：是成人最常见鞍区肿瘤，常见双颞侧偏盲、性腺功能低下及原发性视神经萎缩等；CT 显示小腺瘤为鞍内低密度病变，大腺瘤为低或等密度，占据鞍内并向鞍上发展，边界清楚规则，罕有钙化；MRI 显示 T_1WI、T_2WI 均为高信号，垂体信号消失。

2）鞍结节脑膜瘤：是较常见鞍区肿瘤，女性多见，表现视力障碍和头痛，垂体内分泌障碍不明显；X 线平片可见蝶骨平台骨质增生，CT 可见鞍上等或高密度团块状肿物，囊性变少见；MRI 显示 T_1WI 低信号，T_2WI 高信号，呈明显的均一强化。

3）鞍内动脉瘤：有时向鞍上及鞍旁发展，出现双颞侧偏盲，无内分泌障碍，多有突发头痛及一侧Ⅲ、Ⅳ、Ⅵ和 V_1 脑神经麻痹，MRI 可见中心部流空，DSA 可确诊。

【治疗】

颅咽管瘤以手术治疗为主，辅以放疗及化疗。需注意颅咽管瘤术前、术后常有明显的内分泌紊乱，术中及术后不恰当处理可引起肾上腺和甲状腺功能减退，手术前后纠正内分泌代谢紊乱对治疗成功至关重要。

1. 手术治疗　自 Lews（1910）率先作了第一例颅咽管瘤手术切除，目前疗效显著改进，但手术切除肿瘤程度仍存争议，愈来愈多的神经外科医生推崇肿瘤全切除，目前术前、术后激素替代疗法使术中、术后垂体功能低下风险显著降低，手术死亡率明显下降；精细定位及显微外科技术使全切除成为可能。Hoffman（1982）报告 48 例儿童病例，全切除 17 例（35.4%），其中 15 例存活无复发，仅有不同程度内分泌障碍；16 例囊液吸除均复发，次全切除 15 例复发 6 例（40%）；全切除组、次全切除组及囊液吸除组死亡率分别为 11.8%、13.3% 和 62.4%，其中 8 例显微手术死亡率和致残率均为零。Hoffman（1985）报告儿童颅咽管瘤显微手术全切率达 65%，手术死亡率不增加。Yasargil（1990）回顾用显微外科技术切除颅咽管瘤 144 例，全切率 90%，疗效良好 67.4%，致残率 16%，总死亡率 16.7%。Fahlbusch 等（1999）报告 168 例颅咽管瘤手术全切率 49.3%,近全切除率 22.3%,部分切除率 21%;手术死亡率经蝶入路为 0,经颅入路初次手术为 1.1%,复发手术为 10.5%。Duff 等(2000)报告 121 例颅咽管瘤手术全切率 57%,近全切除率 43%,手术死亡率 1.7%。

手术目的是解除脑脊液循环梗阻导致颅内压增高,解除视神经及视交叉受压引起视力和视野障碍,通常对改善内分泌功能无益。常用的手术入路包括:额部经侧脑室入路(适于肿瘤梗阻室间孔);经终板入路(适于肿瘤突入第Ⅲ脑室,未梗阻室间孔);额底入路(传统入路,适于局限性鞍上肿瘤);依据翼点入路、经蝶入路、经胼胝体-穹隆间入路及联合入路等。

2. 放射治疗 术后放疗对延长患者生存期、延缓复发有一定的作用,对儿童的疗效较好。

(1)肿瘤囊内照射:用^{198}金(^{198}Au)或^{32}磷(^{32}P)胶液注入瘤腔放疗,可加强疗效,减少周围脑组织放射损伤,可经皮穿刺、开颅手术和立体定向注入。刘宗惠(2000)报告 300 例颅咽管瘤内放疗,术后随访 250 例,平均随访 4 年,77%的患者肿瘤消失或残留片状钙斑,12%肿瘤显著缩小或残留小结,临床症状消失,恢复正常工作或学习;8%肿瘤缩小约 50%,临床症状改善;6.4%肿瘤增大;死亡 4 例,占 1.6%。

(2)外照射局部放疗:剂量易控制,放疗污染小,被广泛采用。目前多主张肿瘤全切除术后 CT 仍见残存肿瘤可行预防性放疗,有些患者术后放疗仍可能复发。颅咽管瘤放疗并发症包括骨髓抑制、放射性皮肤或脑坏死、儿童发育延迟、鞍区放疗影响垂体功能等,应高度重视。

3. 化学治疗 目前尚无肯定疗效的药物,可用长春新碱 BCNU 治疗复发性囊性颅咽管瘤,部分患者有效,远期疗效不肯定。

【术后并发症和处理】

1. 下丘脑损伤 是颅咽管瘤术后最常见的严重并发症,颅咽管瘤常与下丘脑有不同程度粘连,切除肿瘤或术中抽吸囊液过快,牵拉下丘脑可致损伤。

(1)尿崩症:是下丘脑损伤最常见的并发症,Yasargil(1990)等一组颅咽管瘤全切除术后尿崩症发生率为 78.7%,Honegger(1999)等一组颅咽管瘤为 59.4%;石祥恩等(1999)30 例患者为 70%。通常术后 24 小时内最严重,有些患者术中即出现多尿。患者清醒后可饮水,手术当晚查电解质,以后每日早晚各查一次,术后尿量 250ml/h 以下不需处理,300~500ml/h 口服或鼻腔雾化吸入加压素,严重者用垂体后叶素 5~10U,静脉滴注。暂时型术后 12~36 小时多饮多尿恢复,迁延型持续 1 个月以上,部分患者持续 1 年以上。

(2)血钠紊乱:常与尿崩症并存或单独出现,发生率 70%~75%。分三型:①单纯性低血钠:占 59.6%,表现精神差、纳差、恶心呕吐、癫痫、昏迷等,见于术后 1 周内,持续 2 周转为正常,合并水潴留应限制每日液体入量 30~40ml/kg,给予 5%葡萄糖盐水;严重低血钠可用高渗盐水,加用氢化可的松减少钠排泄;查找低钠原因如抗利尿激素不适当分泌或脑性耗盐综合征等对症治疗。②单纯性高血钠:占 17.3%,多见于术后当日或 1 周内,可补充低渗液和限制钠摄入,严重高血钠可鼻饲白开水,严格禁钠,促钠排出。③交替性血钠异常:占 23.1%,术后高血钠与低血钠交替,血钠先高后低或先低后高。

(3)垂体功能低下:颅咽管瘤患者术前多有垂体功能低下,术后通常不加重。术前 2~3 日应补充激素,如地塞米松 0.2mg/kg,维持量 0.1mg/kg,1 次/6h。术中及术后常规应用,为防止感染、消化道出血等激素并发症,术后 3~4 日逐渐减至维持量,2 周后停用。术后甲状腺功能低下可用甲状腺素(thyroxine),性腺功能不全补充性激素。

2. 无菌性脑膜炎 肿瘤囊内容物溢出刺激脑膜或室管膜所致,术中切除囊性肿瘤须注意保护,尽可能全切囊壁,用大量生理盐水冲洗瘤床、术后反复腰穿放脑脊液等。

【预后】

颅咽管瘤手术死亡率已由早年的 30%降至 0~16.7%,巨大肿瘤、肿瘤侵犯第Ⅲ脑室及压迫下丘脑、术前严重内分泌功能低下者肿瘤全切除或次全切除对下丘脑损伤严重,死亡率较高。Samii 等(1991)随访 34 例颅咽管瘤全切除患者,最长达 10 年,仅 1 例复发。Fahlbusch(1996)报道,全切组复发率为 5%,近全切除组为 25%,部分切除组为 38%。迄今儿童颅咽管瘤术后生存最长的是 Cushing(1932)报告一例 11 岁男孩,术后存活 50 年。Fahlbusch 等(1999)报告,168 例颅咽管瘤全切组 10 年生存率为 92.7%,近全切组为 87%。

第七节 颅内血管性肿瘤

(蒋传路)

颅内血管性肿瘤(intracranial vascular tumors)常见血管母细胞瘤,以及血管外皮细胞瘤和血管内皮细胞瘤,但此分类仍有异议。

一、血管母细胞瘤

血管母细胞瘤(hemangioblastoma)也称血管网状细

胞瘤(angioreticuloma)或 Lindau 肿瘤,起源于成血管细胞(vasoformative cell),是少见的良性肿瘤。人群发生率 5/10 万,占颅内肿瘤 1%~2%,占成人颅后窝肿瘤 7.3%~12%,占小脑肿瘤 25%。血管母细胞瘤概念最早由 Bailey 和 Cushing(1928)提出,早在近 100 年前 Lindau(1911)和 von Hippel(1928)发现小脑囊性病变有附壁结节,伴视网膜血管瘤,Lindau 命名为"神经系统血管瘤病"。后来把单纯发生于眼、视网膜血管母细胞瘤称为 von Hippel 病,小脑血管网状细胞瘤称为 Lindau 瘤,Lindau 瘤伴 CNS 以外病变如视网膜、胰腺、肝脏及肾脏血管瘤称为 von Hippel-Lindau 病(VHL),有家族倾向的血管网状细胞瘤也称 von Hippel-Lindau 综合征(Seizinger,1988)。

【病因和病理】

血管母细胞瘤病因不明,常伴肾脏、肝脏、胰腺及附睾囊肿,肾细胞癌、胰腺癌及嗜铬细胞瘤等(Cobb,1990)。Berblinger(1928)报道脊髓血管母细胞瘤伴胰腺囊肿、肾细胞腺癌。约 5% 的患者有家族史,为常染色体显性遗传,两性外显率相同,位于染色体 3p25-p26 的 VHL 基因功能缺失是其遗传特征(Zagzag,2005),与纯家族性肾细胞癌发生染色体易位的 3p13-p14 相邻。VHL 编码的蛋白可以负性调节低氧诱导的如血管内皮生长因子(VEGF)mRNA 表达。报道认为 VHL 基因突变可造成该蛋白功能丧失,VEGF 表达升高而发生富含血管的血管母细胞瘤。

血管母细胞瘤好发于小脑半球、蚓部、第Ⅳ脑室底及脑干,也见于延髓和脊髓,大脑很少,多为单发,分囊性和实质性,囊性多见于小脑半球,实质性多见于脑干、脊髓及小脑蚓部等中线结构。约 70% 肿瘤伴囊肿,囊肿壁光滑,白色或黄白色,囊肿液呈浅黄至深黄色,体外可变成胶胨状。壁结节(mural nodule)呈黄色或红色,与周围脑组织界限清楚,一般与软脑膜相连,有时与蛛网膜相连,偶可见与硬脑膜相连(Young,1987)。组织学上肿瘤由毛细血管和"基质"细胞("stromal"cell)构成,免疫组化和电镜不能确定"基质"细胞来源(Russell,1989),2016 年 WHO 分类将其归于间质性非脑膜肿瘤。此外可见构成毛细血管的内皮细胞和外皮细胞,HE 染色可见丰富的毛细血管网中存在"基质"细胞,毛细血管充满血液或扩张成窦。

【临床表现】

1. 多在 35~45 岁发病,青春期前不足 15%,男女比例为 3:2,男性 40~60 岁、女性 20~40 岁多见;VHL 发病多在 20~39 岁,单发性血管母细胞瘤多在 45 岁左右,应注意询问家族史,50% 的 VHL 基因突变携带者发生血管母细胞瘤,病灶多发。

2. 首发症状 头痛多见,其次是平衡障碍、眩晕和步行障碍,有的病例因肿瘤囊变、瘤卒中及自发性蛛网膜下腔出血呈急性发病(Matsumura,1985)。60%~70% 的小脑血管母细胞瘤为囊性伴附壁瘤结节,进展缓慢,压迫及阻塞第Ⅳ脑室引起脑脊液循环障碍及梗阻性脑积水,约 90% 患者出现颅内压增高,常见头痛、呕吐和视乳头水肿,以及视力减退和颈强等;可见小脑体征如共济失调、眼震和行走不稳等(50%~60%),Ⅴ~Ⅷ脑神经损害体征(20%),锥体束征(12%),意识障碍较少(5%),以及面部感觉减退,Ⅲ、Ⅳ、Ⅵ脑神经部分麻痹和复视,个别病例出现延髓症状及后组脑神经麻痹如吞咽困难、声音嘶哑、饮水呛咳、呃逆、咽反射消失,可伴强迫头位等。大脑半球血管母细胞瘤可见偏瘫、偏侧感觉障碍和偏盲等,少数出现癫痫发作;临床表现与肿瘤病理分型有关,毛细血管型及混合型易形成较大囊肿,颅内压增高进展快,病程短,常见强迫头位和脑干症状;细胞型实质成分多,进展缓慢,症状出现晚;海绵型易瘤内出血,病程短,症状波动大,出血破入蛛网膜下腔出现脑膜刺激征,使病情恶化。

3. 伴发症状 9%~49%(平均 20%)的患者伴红细胞增多症,红细胞 $6×10^{12}$/L 或血红蛋白 220g/L 以上,血液促红细胞生成素(erythropoietin,EPO)增高,脑脊液和囊液也可检出 EPO,肿瘤切除或放疗后红细胞及血红蛋白 2~4 周逐渐恢复正常。患者常见面颈部皮肤潮红、血压增高、四肢疼痛和脾增大,并发胃及十二指肠溃疡等。可有肝囊肿、多囊肾、附睾炎、嗜铬细胞瘤及附睾管状腺瘤等先天性内脏疾病,须注意可能伴视网膜肿瘤。

【辅助检查】

脑 CT 因颅后窝伪影需薄层扫描,可见小脑囊变的低密度区,界限清楚;壁结节为等密度,可显著均匀增强。MRI 检查显示 T_1WI 低信号、T_2WI 高信号。实质性肿瘤和壁结节呈 T_1WI 等信号、T_2WI 高信号。Gd-DTPA 显示实质性肿瘤和壁结节明显增强,囊肿壁可增强或不增强(Filling-Kats,1989),肿瘤内或周围血管呈流空征(flow-void sign),但 MRI 检查仍有不少病例误诊为脑膜瘤。椎动脉造影常可见直径 1.0~2.0cm 密集成群的小血管形成的肿瘤阴影,相当于壁结节和实质性肿瘤(图 3-6-60)。

【诊断和鉴别诊断】

1. 诊断 根据中青年患者,尤其是男性,出现小脑症状、颅内压增高症,伴红细胞增多症和 EPO 增高等,结合 CT、MRI 检查可确诊,部分患者有家族史。

2. 鉴别诊断 实质性肿瘤应与脑膜瘤、脑动静脉畸形鉴别,伴囊肿应与囊性星形细胞瘤鉴别。临床医生应增强对本病认识,注意后颅窝脑膜瘤与实质性血管母细胞瘤的鉴别。

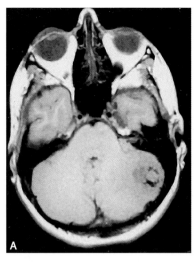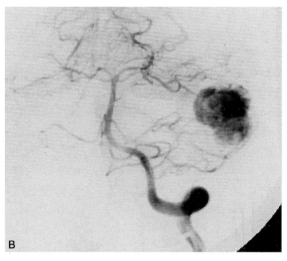

图 3-6-60　血管母细胞瘤

轴位 MRI(A)示左侧小脑半球血管性肿瘤影;选择性椎动脉造影示(B)一个高度血管化结节伴扩张引流静脉

【治疗】

1. 手术是本病主要疗法,囊性血管母细胞瘤手术切除通常无困难,吸除囊液后仔细寻找壁结节切除之,通常为一个,偶可一个以上,通常应用显微外科技术均能治愈。但是如果遗留整个肿瘤,包括结节,往往会导致肿瘤复发。Boughey 等回顾性分析研究血管母细胞瘤发现,80%肿瘤成功切除;15%肿瘤部分切除,最终导致复发。实质性血管母细胞瘤,由于肿瘤血供丰富,与脑干关系密切,手术难度较大。

2. 术前栓塞肿瘤结节,特别是血运丰富的实质性血管母细胞瘤术前应用超选择插管肿瘤栓塞术,减少术中出血,但是否可减少肿瘤复发还不明确。

3. 血管母细胞瘤对常规放疗(20~30Gy)不敏感,Sung 和 Smalley 曾分别报道,大剂量(50Gy)可明显提高肿瘤控制率及患者生存率。放疗对不能切除或未全切除的脑干血管母细胞瘤有一定的疗效(Sung 1982),也可考虑 γ-刀或 X-刀治疗,但血管母细胞瘤放疗的疗效还需更长时间随访及临床试验评价。

4. 迄今,药物治疗尚存争议。一些肿瘤抗血管生成药曾尝试用于血管母细胞瘤,如贝伐单抗现已开始应用于治疗视网膜血管母细胞瘤,厄罗替尼被认为可通过抑制肿瘤细胞表皮生长因子受体的磷酸化以及下游信号传导导致肿瘤细胞周期停滞。

【预后】

囊性及实质性血管母细胞瘤手术死亡率 4%~36%,平均 15%,5 年相对生存率超过 90%。50%未全切除实质性血管母细胞瘤复发,术后复发及不能切除的脑干肿瘤死亡率为 26%~35%,因此很难认为是完全良性肿瘤。

二、血管外皮细胞瘤

血管外皮细胞瘤(hemangiopericytoma,HPC)是中枢神经系统少见的血管性肿瘤,通常发生于大脑凸面、小脑幕、硬膜静脉窦及颅底等。颅内 HPC 占脑膜瘤 2%~4%,占颅内肿瘤不足 0.5%。Bailey 等(1928)首次报道,认为其是血管母细胞型脑膜瘤。Cushing 和 Eisenhardt(1938)将血管母细胞型脑膜瘤分三型,第一型被称为血管母细胞型脑膜瘤的血管外皮细胞型,即现在的血管外皮细胞瘤。Stout 和 Murray(1942)报道发生于外周软组织 HPC,首次命名为"血管外皮细胞瘤"。Begg 和 Garret(1954)首次报道原发于颅内 HPC,由于 HPC 与脑膜瘤在大体形态、好发部位、附着于硬脑膜及血供丰富等有许多相似之处,以往将 HPC 分类为脑膜瘤血管母细胞型(angioblastic type)。近年来研究证实颅内 HPC 细胞起源与外周 HPC 相同。WHO 神经系统肿瘤分类(2016)将其分类为间质性非脑膜肿瘤(mesenchymal non-meningothelial tumor)。

【病理】

HPC 多位于脑外,与脑膜关系密切,少数发生于脑室内,多位于幕上,幕下和脊髓少见;肿瘤附着或邻近硬脑膜,形态类似脑膜瘤,边界清楚,有薄包膜或假包膜。HPC 起源于毛细血管 Zimmerman 细胞,并非脑膜瘤的蛛网膜细胞,无脑膜瘤细胞螺旋状排列和沙粒瘤小体(psammoma body)等组织学特点,HPC 细胞围绕在直径介于毛细血管与窦腔的血管周围。

【临床表现】

HPC 在 40~45 岁多见,男性发病率略高于女性,上海华山医院 2011—2017 年收治 26 例,男女之比为 1.36：1,与脑膜瘤多发于女性不同。HPC 临床确诊前病程通常<1 年,脑膜瘤通常至少 1~2 年。本病的症状体征无特征性,取决于肿瘤的部位和体积,与组织病理学分型无关,常表现头痛、肢体瘫及痫性发作等。

【诊断和鉴别诊断】

HPC 的 CT、MRI 和 DSA 表现似于脑膜瘤,应注意与其鉴别,故临床确诊较困难,需根据病理学证据,如镜下无旋涡(whorl)和沙粒瘤小体,组织学呈恶性(Goellner 1978),可见特征性鹿角(staghorn)样血管,在有正常内皮细胞的毛细血管周围可见椭圆形或纺锤形外膜细胞来源增殖瘤细胞,常见核分裂象,坏死少见;免疫组化上皮细胞膜抗原(EMA)不被染色,电镜下基底膜样物质丰富,构成网状结构(reticulin network)。

【治疗】

HPC 可采取外科手术、常规放疗及放射外科治疗等。手术治疗应尽可能全切肿瘤,术前栓塞有利于减少术中出血。放射疗法对天幕及后颅窝肿瘤有效,可推迟肿瘤再发及死亡(Guthrie,1989)。近年报道 γ-刀、X-刀等放射手术更有效,能迅速使肿瘤缩小。

【预后】

小脑幕和后颅窝 HPC 预后不良,复发率高,达 20%~80%(平均 56.8%),转移率高,达 16%~40%(平均 21.6%),平均生存时间为 56~84 个月(Jellinger,1991)。HPC 一旦发生转移,通常约在 2 年内死亡。HPC 是少数可发生于 CNS 以外的远隔转移的原发性颅内肿瘤,远隔转移率约 25%,常转移到骨、肺及肝等。

三、血管内皮细胞瘤

血管内皮细胞瘤(hemangioendothelioma)是源于内皮细胞的肿瘤,发生于脑、脑膜及颅骨,临床罕见。组织学及生物学行为介于良性血管瘤与恶性血管肉瘤之间(Berger,1996),有 3 个不同的亚组:①上皮样血管内皮瘤,最多见;②梭形细胞瘤;③恶性血管内乳头血管内皮瘤。

【临床表现】

该肿瘤成人常见,儿童少见(Taratuto,1988),表现头痛等颅内压增高症状及占位体征。首选 MRI,或行 CT 检查。肿瘤细胞第Ⅷ凝血因子相关抗原阳性可诊断本病。

治疗应尽可能手术全切除肿瘤,通常不需放疗,复发可进行局部放疗(Berger,1996)。

第八节　脑干肿瘤

（张力伟）

脑干肿瘤(brain stem tumors)的发生率约占颅内肿瘤的 3%,占成人颅内肿瘤 1%~2%,儿童颅内肿瘤 7%~15%

及儿童后颅窝肿瘤 30%。脑 CT 及 MRI 的应用使脑干肿瘤确诊率显著提高,显微神经外科技术进步明显改善手术疗效。北京天坛医院王忠诚领导的脑干肿瘤研究组(以下简称本组)自 1980 年至 2001 年底显微外科手术治疗脑干肿物 612 例,约占同期颅内肿瘤手术的 2.7%。

【流行病学】

脑干肿瘤的发病年龄因病理分型而异。胶质瘤多见于儿童,6~10 岁最多见,16 岁以下约占 81%;血管母细胞瘤多见于青壮年,转移瘤多见于中老年。患儿从出现症状至确诊通常为 2~3 个月,如超过 3 个月预示生存期明显延长;成人从出现症状至确诊一般为 10.6 个月。本组 311 例脑干胶质瘤发病年龄 1.7~65 岁(平均 27.8 岁),男女之比 1.3:1,术前病程 0.2~324 个月(平均 19.7 个月);血管母细胞瘤 79 例,发病年龄 6~64 岁(平均 33.9 岁),男女之比 1.3:1,术前病程 0.7~144 个月(平均 21.6 个月);转移瘤 11 例,发病年龄 36~63 岁(平均 50.4 岁),男女之比 0.6:1,术前病程 1~18 个月(平均 6.7 个月)。

【病理】

1. 脑干肿瘤的病理分型　最常见为胶质瘤,包括星形细胞瘤、间变性星形细胞瘤、室管膜瘤、胶质母细胞瘤、节细胞胶质瘤等;其次为血管母细胞瘤、转移瘤等。

2. 脑干肿瘤的生长模式　不同性质肿瘤的好发部位及发展方向不同,主要的脑干肿瘤发生部位见表 3-6-14,肿瘤生长模式。胶质瘤中,星形细胞瘤、间变性星形细胞瘤及胶质母细胞瘤可发生于脑干的任何部位,向任何方向发展,可累及大部分脑干或发展至脑干外,原发于大脑脚及脑桥腹侧者少见。中脑肿瘤占恶性瘤的比率较高,各种胶质瘤在脑干不同部位所占比例。儿童及成人的脑干胶质瘤,无论病理分型或生长模式均有不同,儿童胶质瘤恶性度较高,在脑桥内多为弥漫性生长;成人脑干星形细胞瘤,甚至胶质母细胞瘤也相对局限或外突性生长。室管膜瘤源于脑干背侧室管膜或膜下,分布于导水管被盖部附近和第Ⅳ脑室底,可向侧方发展至脑桥小脑角或向第Ⅳ脑室及枕大孔发展;延髓-颈部室管膜瘤源于脊髓中央管室管膜,完全在髓内生长。血管母细胞瘤发生于脑干背侧,多位于延髓及延-颈交界,延髓开放部肿瘤向第Ⅳ脑室内生长,闭合部小肿瘤长在软膜下,延-颈交界肿瘤可在背部或髓内生长。血管母细胞瘤特征是血管极其丰富,肿瘤周围可见囊性变。

【临床表现】

1. 脑干肿瘤共同的症状体征　常见后枕部头痛,儿童常有性格改变,如性情温和变为固执、情绪急躁、兴奋和不想睡觉等,少数成人无故哭笑,部分患者出现排尿困难、心悸、腹痛等自主神经症状。随病情进展出现颅内压(ICP)增高,中脑、脑桥及延髓肿瘤 ICP 增高出现率分别为 60.3%、8.5% 和 27.9%。

表 3-6-14 胶质瘤和血管母细胞瘤在脑干的发生部位

部位	胶质瘤 N=311	血管母细胞瘤 N=79
中脑-丘脑	43	
中脑	60	2
脑桥-中脑	7	1
脑桥	67	4
脑桥-延髓	35	8
延髓	38	44
延髓-颈髓	61	20

2. 脑干肿瘤定位症状体征 ①脑神经损伤：核性损伤指示病变在脑干内，常见动眼神经受损；脑桥肿瘤可见Ⅴ、Ⅵ、Ⅶ和Ⅷ脑神经受损，延髓肿瘤累及Ⅸ、Ⅹ、Ⅺ和Ⅻ脑神经，表现吞咽困难、咽反射减弱等，室管膜瘤、血管母细胞瘤等向髓外生长的肿瘤多以 ICP 增高或脑神经麻痹起病；②交叉性体征：是脑干病变的典型特征，中脑、脑桥肿瘤表现病变侧脑神经受损及对侧肢体运动障碍，延髓受损多出现交叉性感觉障碍；肿瘤累及中脑大脑脚，对侧肢体瘫较完全，累及脑桥腹侧对侧肢体瘫较轻（由于锥体束在此被分为小束），延髓及延-颈交界区肿瘤可引起四肢瘫、偏瘫或单肢瘫，节段性麻痹等；脑干肿瘤多起源于被盖部，腹侧锥体束受损较晚；③共济失调：脑干病变常累及结合臂、桥臂和绳状体，小脑和脑桥同是由胚胎后脑演变而来，脑干病变常早期出现小脑性共济失调。

3. 脑干肿瘤罕见的症状体征 通常不被充分认识，但有定位意义。①发作性意识障碍：见于中脑肿瘤导水管梗阻引起 ICP 急剧增高，突发瘤卒中使中脑上行网状激活系统受损出现昏迷，治疗后 ICP 降低或导水管开放时患者暂时清醒；②一侧红核受累时出现对侧肢体震颤（红核震颤）；③耳鸣及听力下降：是四叠体下丘受损，下丘是听觉传导通路重要核团，与对侧脑桥蜗神经联系；④同侧注视麻痹：病变累及脑桥旁中线网状结构使两眼向病灶侧注视不能；⑤病理性发笑：常见于脑桥腹侧肿瘤，可能是蓝斑周围 α 区受损，表现不能控制的发笑或异常表情，睡眠中也出现；⑥脑桥海绵状血管瘤急性出血可出现高热，脑桥背外侧区排尿中枢受损引起排尿障碍，病变侵及延髓背侧呼吸中枢导致呼吸变慢或停止，延髓网状结构受损出现顽固性呃逆，迷走神经受刺激可使心率减慢至 30~40 次/min，切除肿瘤后可恢复正常。

4. 中脑肿瘤 ①早期出现动眼或滑车神经部分麻痹，可有欣快、激动或冲动行为等精神症状；Hoffman 等将 MRI 显示中脑背侧外生性肿瘤归为脑干胶质瘤，50% 的患儿出现呕吐及脑神经麻痹，3 岁以下患儿表现发育障碍，出现症状至确诊通常仅数月；②肿瘤累及导水管出现阻塞性脑积水，累及顶盖部可见两眼上视不能、光反射消失（Parinaud 综合征），累及大脑脚早期出现患侧动眼神经麻痹及对侧肢体瘫（Weber 综合征），累及红核可见患侧动眼神经麻痹及对侧小脑性共济失调，向上侵犯丘脑底核出现一侧或两侧舞动样不自主运动，累及乳头体可见嗜睡或昏迷、记忆力减退、定向力丧失，侵犯下丘脑出现下丘脑-垂体功能障碍，侵犯结合臂及脑桥出现明显的共济失调及脑桥受损症状；③MRI 可发现导水管旁胶质瘤不伴强化，平均在 10 岁发病，渐进性加重的头痛和脑积水，婴幼儿出现头颅增大畸形，无 Parinaud 综合征及其他神经功能缺失症状，症状维持数年不恶化，MRI 显示肿瘤不增大，如出现部分或完全性 Parinaud 综合征提示肿瘤有增大趋势；若患者出现一侧动眼神经麻痹、对侧偏瘫和脑积水，MRI 显示局灶性强化的胶质瘤。

5. 脑桥肿瘤 约占脑干肿瘤的半数以上，以极性成胶质细胞瘤及星形细胞瘤为主。脑桥实质局灶性（内生性）肿瘤少见。①儿童首发症状多为复视、易跌倒，成人多为眩晕、共济失调等，脑神经症状多见，最先出现外展神经麻痹，随后可见一侧面瘫、面肌痉挛、面部感觉障碍、咀嚼肌无力和一侧听力减退等；②肿瘤累及脑桥外侧出现耳鸣、听力减退、眩晕及眼震等；影响脑桥旁中线网状结构出现两眼向病灶侧凝视麻痹，一侧内侧纵束受累时向病侧注视时对侧眼球不能内收，同侧眼球可外展，但出现眼震（前核间性眼肌麻痹）；脑桥基底肿瘤出现 Foville 综合征或 Millard-Gubler 综合征，早期脑神经受损不明显，影响桥臂出现对侧肢体无力及锥体束征；肿瘤突向背侧压迫第Ⅳ脑室引起梗阻性脑积水，第Ⅳ脑室底室管膜瘤或肿瘤突入第Ⅳ脑室可活瓣性阻塞脑脊液循环，导致 Bruns 征；肿瘤逐步累及对侧出现双侧外展、面神经麻痹及双侧锥体束征。

6. 延髓肿瘤 较少见，局限于延髓，可累及脑桥或向下至颈髓。①早期症状常见呕吐、头晕、头痛，后组脑神经症状较早出现，自出现症状至确诊一般不超过 6 个月；②一侧受损出现病侧软腭麻痹、咽反射消失及伸舌偏斜等，进而出现饮水呛咳、吞咽不能和声音嘶哑等真性延髓性麻痹综合征，易引起反复上呼吸道感染，基底部受累出现对侧偏瘫或四肢瘫、病理征及共济失调等；③可伴心率增快、出汗、顽固性呃逆，病程早期出现呼吸不规则，少数有发作性晕厥，呼吸骤停猝死等；④肿瘤向背侧生长，突向第Ⅳ脑室阻塞正中孔及侧孔，引起颅内压增高。

7. 脑干弥漫性胶质瘤 发病年龄 6~10 岁，出现症状至确诊通常不超过 2 个月，可见脑神经麻痹如复视、面瘫，以及共济失调和偏瘫等，多数患儿出现两种以上的症状或双侧体征，病情可突然恶化。脑神经受损程度常可提示预后，约 23% 的脑桥弥漫性胶质瘤患者确诊时已有严重脑积水，需分流手术。脑桥弥漫性胶质瘤可见脑桥增粗，形似鸡卵，可侵及中脑或延髓。MRI 可见 T_1WI 低信号，T_2WI 高信号病灶，可不均匀强化或不强化。尸检发现约 1/3 患者肿瘤沿脊髓轴性浸润生长，但临床无脊髓转移的证据,应常规进行脊髓 MRI 检查。

【辅助检查】

1. 脑脊液检查　细胞数一般正常,约半数病例蛋白轻度增高,晚期压力增高。

2. 影像学检查

(1) 脑 CT 检查:可见脑干增粗,Ⅰ级星形细胞瘤表现均匀低密度肿块,大多数胶质瘤呈混杂密度,肿瘤密度稍高,瘤内有坏死、囊变低密度区,除坏死囊变区可见强化,中脑肿瘤使导水管阻塞可见第Ⅲ脑室和双侧脑室对称扩张,海绵状血管瘤急性期为均匀高密度,亚急性期和慢性期为低密度;结核瘤呈球形高密度,中央为低密度,可显著强化。

(2) 脑 MRI 检查:显示星形细胞瘤多为 T_1WI 低信号,T_2WI 高信号,增强常与肿瘤级别一致,星形细胞瘤 1~2 级不增强或部分增强,3~4 级明显增强或伴坏死区,肿瘤境界不清或较清楚;室管膜瘤多向脑干外膨胀生长,呈均匀增强,边界清楚。血管母细胞瘤为 T_1WI 等或低信号、T_2WI 高信号,显著均匀增强,瘤体可见血管流空现象;瘤周伴囊性变,部分病例囊变大于瘤体;转移瘤边界较清楚,多呈圆形生长,瘤周伴明显水肿带,瘤中心可有坏死,较均匀增强。出血急性期 T_1WI、T_2WI 为均匀高信号,亚急性及慢性期 T_1WI 及 T_2WI 可见低信号。

(3) DSA 检查:血管母细胞瘤可显示整个浓染,供血动脉清晰可见;胶质母细胞瘤小部分肿瘤染色较轻。

【诊断和鉴别诊断】

1. 诊断　脑干肿瘤主要依据患者的临床症状体征、病程经过及影像学检查确诊,MRI 是最有效的检查方法。

(1) 胶质瘤:多见于青少年,慢性起病,呈进行性加重,可儿童急性起病,首发症状常为一侧Ⅵ和Ⅶ脑神经麻痹,再出现交叉性轻偏瘫、一侧共济失调及凝视障碍等,如先出现传导束症状,较首发脑神经损害者生存时间长,瘤卒中可使症状突然加剧;CT 多为低密度灶,MRI 显示脑干弥漫性增粗,肿瘤 T_1WI 低信号,T_2WI 高信号(图 3-6-61)。

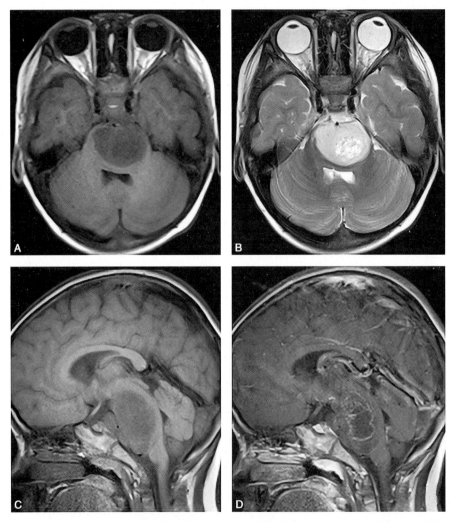

图 3-6-61　4 岁的脑干胶质瘤女孩,亚急性起病,表现进展性多组脑神经麻痹,共济障碍,伴锥体束征。MRI 显示脑桥及中脑弥漫性增粗,肿瘤在 A,C. 显示 T_1WI 低信号;B. T_2WI 高信号;D. 注射 Gd-DTPA 后肿瘤呈花斑样强化

（2）室管膜瘤:中青年多见,肿瘤边界清楚,可呈均一强化(图3-6-62)。

（3）节细胞胶质瘤:多位于延髓及延-颈部,病程长,缓慢进展,MRI显示轮廓清晰,有增强效应(图3-6-63)。

（4）血管母细胞瘤:青壮年多见,发生于脑干背侧,延髓最多,也可多发(小脑、脊髓及大脑),MRI可见肿瘤高度增强和血管流空现象。DSA显示整个肿瘤染色及供瘤动脉(图3-6-64)。完全生长在脑干内的罕见(图3-6-65)。

（5）转移瘤:发病年龄较晚,出现脑干症状体征及影像学显示占位病变,查明原发灶可确诊(图3-6-66)。

2. 鉴别诊断

（1）脑干脑炎:青壮年多见,病前1~4周多有上呼吸道感染或病毒感染史,起病急骤,出现精神症状及意识障碍,可见双侧脑神经麻痹,CSF淋巴及单核细胞增多,蛋白质可轻度增高。病程呈自限性,约80%的病例在7~8周好转或治愈。

（2）多发性硬化:早期症状可颇似胶质瘤,可根据病程及MRI检查鉴别。

（3）小脑肿瘤:蚓部髓母细胞瘤向第Ⅳ脑室生长、压迫脑干,半球肿瘤通过小脑脚压迫脑干,早期出现颅内压增高、小脑性共济失调,无脑神经损害及长束体征可鉴别。

（4）海绵状血管瘤:又称为海绵状血管畸形,可多发或合并静脉畸形,可反复小量出血,使病变逐渐增大,产生瘤样占位及破坏效应。青壮年多见,常有发作-缓解-再发作和逐渐加重的特点,少数患者缓慢起病、逐渐进展。MRI可见小量反复出血,呈典型“爆米花样”改变。

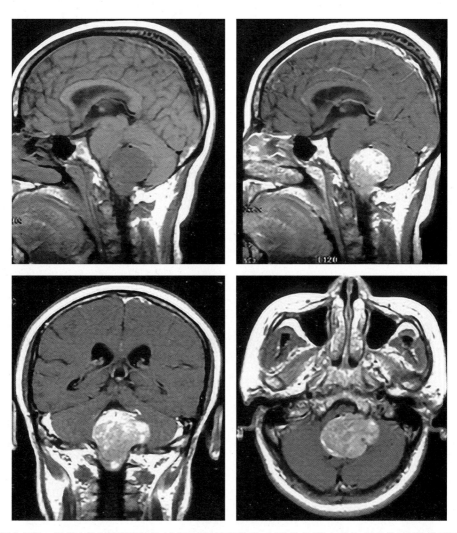

图3-6-62　47岁女性室管膜瘤患者,以ICP增高症状发病。MRI的T₁WI矢状位、冠状位及轴位像显示延髓-脑桥背侧肿瘤边界清楚,呈低信号,注射对比剂后较均匀强化。肿瘤充满第Ⅳ脑室,阻塞枕大孔,幕上脑室扩大

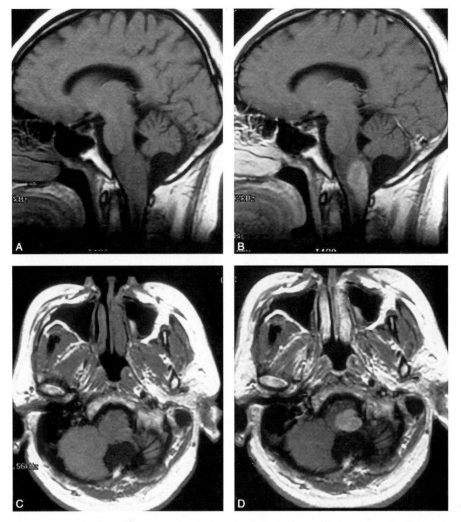

图 3-6-63　47 岁男性节细胞胶质瘤患者,病史 27 年,以左手麻起病,逐渐伸舌向左偏,左上肢活动不灵,
　　　　　　以及发作性眩晕、恶心及耳鸣,顽固性呃逆等。MRI 显示延髓及延-颈部肿瘤轮廓较清晰,有
　　　　　　增强效应

A. 矢状位 T_1WI 显示肿瘤稍低信号;B. 矢状位 T_2WI 为高信号;C. 轴位 T_1WI 显示稍低信号;D. 轴位 T_1WI
显示增强效应

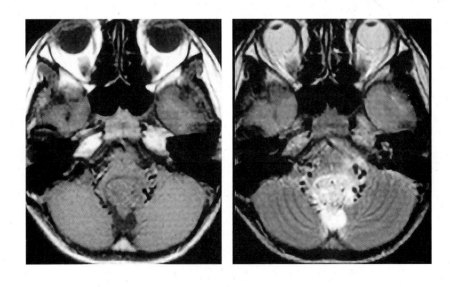

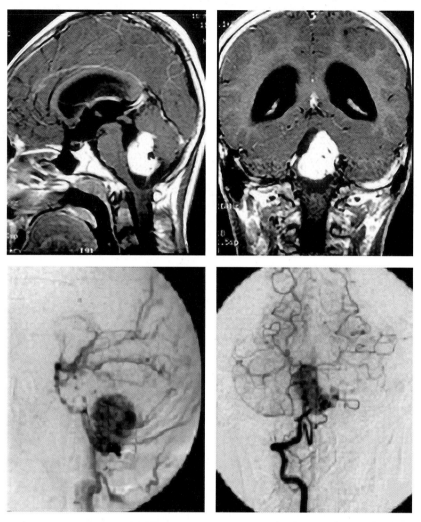

图 3-6-64　15 岁女性血管母细胞瘤患儿。以 ICP 增高症状发病,MRI 可见延髓背侧肿瘤高度增
强和血管流空现象,脑室明显扩大。DSA 显示整个肿瘤染色及小脑后下动脉供血

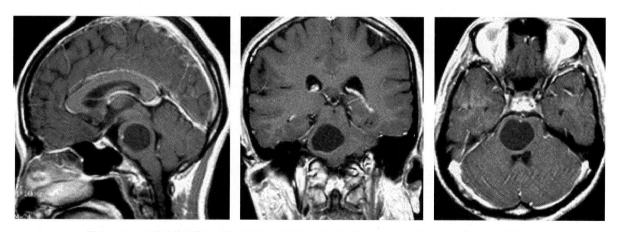

图 3-6-65　39 岁女性血管母细胞瘤患者。MRI 强化显示肿瘤完全生长在脑桥内,呈小结节、大囊样变

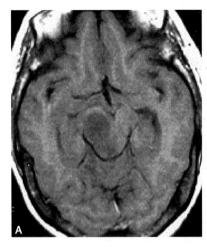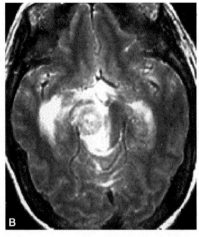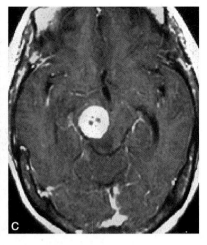

图 3-6-66　56 岁女性乳腺癌患者,脑干转移

A. MRI 显示 T_1WI 右侧大脑脚肿瘤为圆形低信号;B. T_2WI 高信号为主的混合信号伴周边水肿;C. 显示 T_1WI 圆形强化病灶

（5）脑干外肿瘤:中脑腹侧需与颅咽管瘤、斜坡脊索瘤、胆脂瘤、天幕裂孔脑膜瘤鉴别,中脑背侧需与松果体区肿瘤鉴别,肿瘤向脑桥外侧生长应与神经鞘瘤鉴别,延髓胶质瘤须与延髓空洞症、枕大孔区肿瘤鉴别。

（6）脑干脓肿:多为年轻人,病程短,有发热史,出现脑干症状体征,MRI 显示病变呈环形增强,边缘清楚,伴明显的水肿带。抗生素治疗可使病情好转,影像学可见病灶逐渐消失。

（7）脑干囊虫:患者有食痘猪肉史,MRI 显示圆形囊状病变,可有小结节及环形增强,脑其他部位散布同样的病变。

（8）其他还须与侵及脑干内的血管性病变、畸胎瘤、结核瘤和转移瘤等鉴别。

【治疗】

1. 外科治疗　随着显微外科技术和手术器械的改良,MRI 显示边界清楚的局限的胶质瘤可手术切除,脑干实质肿瘤手术致残率显著降低,如导致脑神经不完全性损伤术后仍有望逐渐恢复。脑干背侧血管母细胞瘤向脑干外生长,无论肿瘤大小、是否囊性均为手术适应证。手术入路通常包括:

（1）颞枕下入路:适于一侧中脑或脑桥上部肿瘤。

（2）枕下幕上（Poppen）入路:适于中脑顶盖、导水管或导水管近端的肿瘤。

（3）侧裂入路:适于中脑前部或一侧大脑脚内侧肿瘤。

（4）后正中入路:适于脑桥、延髓背部及导水管远端肿瘤。

（5）后颅窝侧方入路:适于脑桥、延髓前方及侧前方肿瘤。星形细胞瘤应从瘤内向周围逐渐吸除,如能辨认肿瘤界限可沿边界切除,位于第Ⅳ脑室、脑桥小脑角及

延-颈部髓外室管膜瘤可分块或整个切除,血管母细胞瘤须先阻断供瘤动脉,分离肿瘤后烧断引流静脉,完整摘除肿瘤,切忌分块切除。

2. 放射治疗　弥漫性脑干内肿瘤,尤其儿童脑桥为主的胶质瘤,MRI 几乎不能显示正常脑桥结构可首选放疗。放疗常规剂量 4 000~5 000cGy/疗程,可暂时改善部分患者症状。大剂量分次放疗（100cGy, 2 次/d, 总量7 200cGy）可有效控制肿瘤,不增加神经损害,但长期随访认为不能延长患者生存期。恶性胶质瘤术后可辅助放疗,或先放疗使肿瘤囊性变或边界变得清楚,为手术摘除创造条件。Barkovich 等报告 87 例脑干胶质瘤放疗患者,脑干内局灶性生长为 7%,弥漫性生长为 93%,中脑占7%,延髓 9%,脑桥 84%,中脑肿瘤预后好（5 年生存率100%）,延髓次之（50%）,脑桥差（18%）。目前立体定向放射外科（SRS）作为一种辅助治疗也有报道,对局限胶质瘤立体定向分次放射治疗,部分患者可在一定时间内缓解症状,但长期疗效有待证实。对这种浸润性生长的肿瘤,数次较大剂量的照射,控制肿瘤的同时,也会殃及正常脑干组织,继发性神经功能障碍和肿瘤自身的放疗反应,往往需要后续的药物或手术干预。SRS 治疗小的多发血管母细胞瘤疗效较好。

3. 化学治疗　脑干胶质瘤术后、放疗后或复发进行化疗疗效不肯定,有人认为可延长患者生存时间,也有人认为不能改善生存率,反而增加感染风险。免疫治疗疗效不肯定,基因治疗临床尚处于初步探索阶段。目前许多药物,如聚乙二醇干扰素 α-2b（PEG-Intron）（Warren,2012）与吉非替尼（gefitinib）（Pollack,2011）等在脑干神经胶质瘤的临床试验仅进行到临床Ⅱ期,结果不确切。

第九节　松果体区肿瘤

（罗世祺　李春德）

松果体区肿瘤（pineal region tumors）是一组原发于松果体区、组织来源各异的颅内肿瘤，临床少见，却是儿童期常见的颅内肿瘤。各类松果体区肿瘤的临床特征复杂多样。

【流行病学】

松果体区肿瘤的发病率有明显的种族差异：欧美文献报告占脑肿瘤总数的 0.4%~1.0%，日本报道发病率为4.5%~8.4%。84% 的松果体区肿瘤发生于青少年。北京天坛医院神经外科 1957—1995 年经病理证实的松果体区肿瘤 315 例，占同期颅内肿瘤的 1.84%，占儿童颅内肿瘤的 5.6%，男性较多。

【分类】

国际上较通用的为 Russell 和 Rubinstein 的分类方法（表 3-6-15），首都医科大学附属天坛医院总结 315 例松果体区肿瘤，根据细胞来源将其分为五类（表 3-6-16）。松果体区肿瘤包括多种类型，约 10% 为良性，如囊肿、脂肪瘤、脑膜瘤等；10% 为相对良性，如低级别胶质瘤及皮样囊肿等；80% 为恶性，如生殖细胞瘤、松果体细胞瘤、松果体母细胞瘤、未成熟畸胎瘤、胚胎癌、绒毛膜上皮癌、内皮窦肿瘤、胶质母细胞瘤及室管膜瘤等。

【病理】

松果体区常见的肿瘤为生殖细胞瘤、松果体细胞瘤、松果体母细胞瘤、畸胎瘤、皮样囊肿及上皮样囊肿等。

1. 生殖细胞瘤（germinoma）　常见于松果体区（位于第Ⅲ脑室后部，背侧为胼胝体压部，前方为Ⅲ脑室后界，后至小脑上蚓部，腹侧为中脑顶盖与四叠体）。松果体外区域包括鞍上区、基底节、大脑脚及小脑等，此区域的颅内生殖细胞肿瘤占 57.45%。肿瘤色灰红，多呈浸润性生长，周围脑组织境界不清，质软而脆，肿瘤组织易于脱落，也有肿瘤呈胶冻状外观，可见出血、坏死和囊性变。肿瘤常直接蔓延向周围脑组织浸润，也可沿脑室壁匍匐

表 3-6-15　松果体区肿瘤的分类

1. 肿瘤来源于生殖细胞 　生殖细胞瘤和其他密切有关的肿瘤 　畸胎瘤
2. 松果体实质细胞发生的肿瘤 　松果体母细胞瘤 　松果体细胞瘤
3. 胶质细胞和其他细胞来源的肿瘤
4. 非肿瘤性囊肿和肿物

表 3-6-16　首发医科大学附属北京天坛医院315 例松果体区肿瘤的病理分类

肿瘤组织学类型	例数	百分比/%
1. 来自胚生殖细胞的肿瘤	175	55.56
生殖细胞瘤	113	35.87
畸胎瘤	46	14.60
恶性畸胎瘤	13	4.13
卵黄囊瘤	2	0.63
绒毛膜上皮癌	1	0.32
2. 来自神经上皮样肿瘤	88	27.94
星形细胞瘤	30	9.52
胶质母细胞瘤	17	5.40
松果体细胞瘤	14	4.44
松果体母细胞瘤	13	4.13
室管膜瘤	8（母1）	2.54
少枝胶质细胞瘤	4	1.27
脉络丛乳头状瘤	1	0.32
黑色素	1	0.32
3. 脑膜瘤	12	3.81
4. 囊肿与类肿瘤	36	11.43
皮样囊肿	22	6.98
蛛网膜囊肿	10	3.17
松果体囊	4	1.27
5. 其他	4	1.27
转移癌	2	0.63
恶性淋巴瘤	1	0.32
脂肪瘤	1	0.32
共计	315	100.0

生长，导致多部位损害的临床表现。肿瘤细胞有大小两种，大细胞类似上皮细胞，胞浆丰富，可见核分裂；小细胞属淋巴细胞，是机体对肿瘤的免疫反应。两种细胞散在分布或各自呈巢状，互相穿插分布。肿瘤间质较少，偶可见点状钙化，部分肿瘤分化较差。肿瘤为恶性，对放疗敏感性较高。

2. 松果体细胞瘤（pinealocytoma）及松果体母细胞瘤（pinealoblastoma）　是松果体实质发生的肿瘤，占松果体区肿瘤 3%~17%，年龄分布广，松果体细胞瘤多见于成年人，松果体母细胞瘤多见于儿童，性别分布基本相等。肿瘤突入第Ⅲ脑室内，多为灰红色、质软，略呈半透明状，基底部呈浸润性生长，与周围组织境界不清，可有出血及囊性变；镜下瘤组织由间质和小血管分隔成小叶，瘤细胞松

散分布或聚集成小团,细胞较大,多胞浆,胞核大,圆形或不规则形,部分固缩呈松仁状,核浓染,不见核仁,瘤细胞间有少量血管,瘤细胞环状排列,偶见假菊形团样结构。恶变瘤细胞易发生沿脑脊液循环播散,形成蛛网膜下腔种植。松果体母细胞瘤被列入原始神经外胚叶肿瘤中。

3. 畸胎瘤 有完整的包膜,境界清楚,表面光滑或结节状,呈球形或卵圆形,可与脑组织粘连。切面可见大小不等的囊腔,囊内可见多胚层混合组织结构,如皮肤及附属器、骨、软骨、脂肪、肌肉、神经、呼吸道上皮、肠上皮及柱状上皮等。脑畸胎瘤如包含生殖细胞瘤、绒毛膜上皮癌成分,诊断为恶性畸胎瘤或畸胎癌。

4. 皮样囊肿及上皮样囊肿 约占颅内肿瘤的2.4%,脊管内多在腰骶段,占脊管内肿瘤的14.7%。20~50岁多见,好发于颅内中线结构,脑桥小脑角多见。①皮样囊肿:境界清楚,包膜完整,球形或卵圆形,与周围脑组织有粘连,呈白色,有时为黄色或褐色;切面见囊壁厚薄不均,囊内大量黄白色油脂样物、角化上皮,有毛发夹杂其中,囊内有少许混浊液体;镜下可见外层由纤维组织构成,内层由皮肤构成,尚有毛发、毛囊、皮脂腺、汗腺等皮肤附属器官。②上皮样囊肿:旧称胆脂瘤,包膜完整,表面光滑或偶见结节状,囊壁为毛囊、皮脂腺及汗腺结构等,囊内充满白色或黄色角化物质,形如软蜡,强光下有珠光,角化物可形成黏稠液体;镜下囊外层是纤维膜,内层是复层鳞状上皮。

【临床表现】

松果体区肿瘤的首发症状多为颅内压增高,继之出现四叠体受压症状,少数表现为性征发育紊乱。也可发生癫痫发作、单侧或双侧锥体束征、昏迷等,均与颅内压增高及中脑受压有关。

1. 颅内压增高 是绝大多数松果体区肿瘤最常见的首发症状,肿瘤突向第Ⅲ脑室后部梗阻导水管上口,或向前下进展引起导水管狭窄及闭锁,导致早期发生梗阻性脑积水及颅内压(ICP)增高。天坛医院315例松果体区瘤,头痛占86.35%,呕吐66.98%,视力减退46.67%,视乳头水肿77.46%,以及外展神经麻痹、嗜睡等,其中97.5%的松果体区生殖细胞瘤颅内压增高。Matsutani(1997)等报告95%松果体区生殖细胞肿瘤颅内压增高。

2. 邻近部位受压体征 ①Parinaud综合征:Parinaud(1883)指出,松果体区肿瘤可引起眼球上视不能,伴瞳孔散大,光反射消失,调节反应存在;但典型Parinaud综合征临床少见,多表现单纯上视不能,也称为Koerber-Salus-Elshnig综合征、中脑背侧综合征或导水管综合征等。以往认为上视麻痹是四叠体上丘受损,Auerbach(1982)认

为是后连合病变所致,松果体区肿瘤直接压迫后连合或导致梗阻性脑积水,导致典型Parinaud综合征。Matsutani(1997)等报道73%的松果体区生殖细胞肿瘤出现Parinaud综合征;Choi(1998)等报道韩国73例松果体区生殖细胞瘤出现Parinaud综合征为53.3%,颅内压增高30.5%,尿崩症13.3%,外展神经麻痹11.6%;癫痫发作1.6%;天坛医院315例松果体区瘤出现上视障碍146例,占46.35%;②肿瘤较大时压迫下丘及内侧膝状体,出现双侧耳鸣及听力减退,天坛医院315例松果体区肿瘤出现耳鸣、听力下降73例(23.17%)。中脑受压可引起癫痫发作、单侧或双侧锥体束征、昏迷等;③小脑征:肿瘤向后下发展累及结合臂和上蚓部,出现躯干性共济失调及眼球震颤;Poppen报告45例松果体区肿瘤,出现小脑体征7例(15.6%)。本组眼震94例(29.84%),共济障碍70例(22.22%)。患儿颅内压增高伴小脑体征,缺乏上视障碍易与后颅窝肿瘤混淆;④下丘脑损害:肿瘤直接侵犯下丘脑或肿瘤细胞沿脑室播散种植,少数病例肿瘤使导水管梗阻、第Ⅲ脑室前部扩张影响视丘下部,导致尿崩症、嗜睡及肥胖等。

3. 内分泌症状 表现性征发育异常,多出现性早熟(图3-6-67),少数性征发育停滞,99%见于男孩松果体区畸胎瘤。松果体分泌抗促性腺激素因子(antigonadotropic factor),也称褪黑激素(melatonin),抑制腺垂体功能,减少腺垂体促性腺激素分泌。儿童及青春前期松果体作用活跃,抑制性征发育,至青春期松果体开始退化而使性征发育。儿童松果体区肿瘤破坏松果体腺正常分泌,使性征提前发育和性早熟,本组性早熟23例(7.3%),而松果体细胞瘤可使松果体功能亢进,导致青春期后延(性征发育迟缓)。

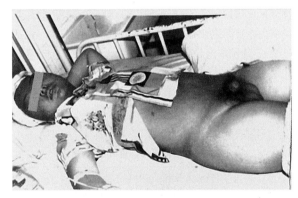

图3-6-67 松果体细胞瘤患者性早熟表现

4. 松果体区生殖细胞瘤、松果体细胞瘤及松果体母细胞瘤等瘤细胞脱落可随脑脊液播种,种植到椎管出现脊髓症状,生殖细胞瘤脑脊液种植率为7%~12%。曾有患儿CT发现松果体区较大的肿瘤,鞍上漏斗隐窝有较小

的肿瘤,患儿先出现多饮多尿症状,推测肿瘤原发部位在松果体区,手术证实为生殖细胞瘤,鞍上漏斗隐窝病灶可能是瘤细胞种植,放疗后颅内肿瘤皆消失。肿瘤亦可沿脑室室管膜广泛种植,MRI 可见许多大小不等肿瘤结节沿脑室壁分布。

【辅助检查】

1. 脑脊液检查　生殖细胞肿瘤易发生肿瘤细胞脱落,CSF 常可找到脱落肿瘤细胞,有助于诊断,但畸胎瘤除外。Schmidek(1985)报告 CSF 肿瘤细胞检出率为 60%,须留取标本送检。

2. 肿瘤标志物检测　生殖细胞源性肿瘤患者血清绒毛膜促性腺激素(HCG)、甲胎蛋白(AFP)及癌胚抗原(CEA)含量可增高,CSF 增高明显,手术或其他治疗后可恢复正常水平,肿瘤复发或播散时再度升高。免疫组化 β-HCG 检出率 40%~50%,血浆 β-HCG 浓度随肿瘤缩小而降低,肿瘤复发可再度升高,但检测阴性不能否定诊断。

3. 神经影像学检查

(1) 头颅 X 线平片:可发现松果体区异常钙化及颅内压增高征象,通常 10 岁以下儿童松果体钙化或 10 岁以上钙化斑>10mm 为病理性,松果体区生殖细胞瘤、畸胎瘤等多见,松果体细胞瘤少见。

(2) 脑 CT 检查:①生殖细胞瘤:CT 征象因病理类型而异,可为密度略高或高密度肿物,边界清楚而不规则,典型可见钙化(图 3-6-68),有时呈蝴蝶状,正常松果体信号消失,注药后多为均匀强化。晚期可见瘤周水肿,占位效应明显;②畸胎瘤:呈混杂密度,如低密度的脑脊液,高密度的骨质,可非均匀强化;畸胎瘤的钙化与生殖细胞瘤不同,畸胎瘤表现线状与结节混合,生殖细胞瘤呈蝴蝶

状,稍高密度,钙化一般呈弹丸状;③松果体细胞瘤:CT 显示松果体区等密度或高密度肿物,除坏死区,肿瘤呈均一增强;男性患者难与无钙化的生殖细胞瘤区分,女性患者伴钙化的松果体区肿瘤很可能是松果体细胞瘤。松果体母细胞瘤特点是出血与钙化少见,可有囊变,低密度囊变区周围可见环形增强,是松果体母细胞瘤与松果体细胞瘤的重要区别。

(3) 脑 MRI 检查:由于松果体区肿瘤多位于中线,MRI 可发现松果体区小肿瘤。当大脑大静脉受压时可见流空效应减弱,是轻度占位效应的早期间接征象。①生殖细胞肿瘤:生殖细胞瘤为 T_1WI 等信号,T_2WI 轻度高信号,可明显均一增强(图 3-6-69,图 3-6-70);肿瘤种植播散病灶通过 Gd-DTPA 增强可见室管膜下或鞍上结节状或片状异常增强信号(图 3-6-71);②良性畸胎瘤一般呈不均匀 T_1WI 高信号,T_2WI 等信号,信号强度不同,可见明显增强(图 3-6-72);恶性畸胎瘤一般体积较大,形态不规则,T_1WI 为高、低混杂信号,T_2WI 为高信号,边界不清,呈不均匀增强;内胚窦瘤呈 T_1WI 等信号类圆形肿物,T_2WI 非均匀高信号;绒毛膜上皮癌呈混杂信号的浸润性病灶,常伴出血征象;③松果体母细胞瘤的 T_1WI 及 T_2WI 呈与灰质接近的分叶状等信号占位,肿瘤内可见数个囊变坏死区,可侵犯丘脑、中脑顶盖及被盖部、胼胝体和小脑蚓部,可有明显均匀增强;④星形细胞瘤:增强通常无强化(图 3-6-73);⑤脑膜瘤:为 T_1WI 等信号,T_2WI 等或轻度高信号,肿瘤光滑,偶见钙化,矢状位和冠状位可见肿瘤与小脑幕切迹游离缘或大脑镰会合部紧密相连,可明显增强;⑥上皮样囊肿:可见类圆形 T_1WI 不均等低信号,边界清楚,T_2WI 不均等高信号,为典型脑外肿瘤,边界不规则虫蚀状,沿脑池延伸的特点也有助于诊断。此外,亦有少见的松果体区囊肿。

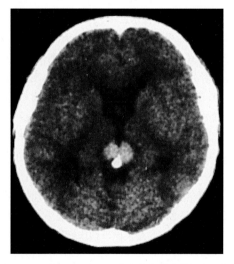

图 3-6-68　CT 显示生殖细胞瘤内有弹丸状钙化,肿瘤呈蝴蝶状

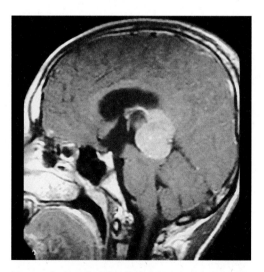

图 3-6-69　松果体区生殖细胞瘤 MRI 矢状位显示肿瘤注药后明显强化

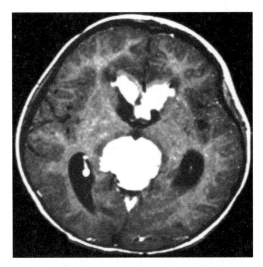

图 3-6-70　MRI 松果体区生殖细胞肿瘤明显增强

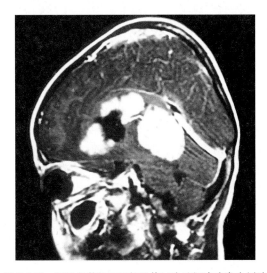

图 3-6-71　MRI 矢状位显示松果体区生殖细胞瘤发生侧脑
室内种植播散

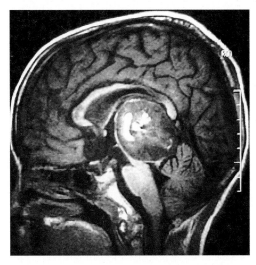

图 3-6-72　MRI 矢状位显示松果体区巨大畸胎瘤

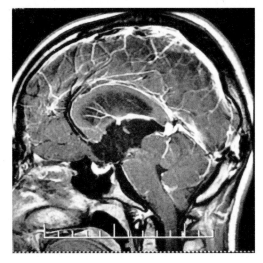

图 3-6-73　MRI 矢状位显示松果体区星形细胞瘤注药后无
明显强化

【治疗】

1. 手术治疗　松果体区肿瘤位置深在,与丘脑后部、中脑、大脑内静脉及大脑大静脉等重要结构毗邻,手术难度较大,风险较高。畸胎瘤质地硬,边界清,可全切除;生殖细胞瘤对放疗敏感,部分切除后放疗也可消失。根据肿瘤部位通常采取五种入路:①顶枕部经胼胝体入路:切开胼胝体中后部显露肿瘤,适于向上方生长的肿瘤;②右颞顶枕经侧脑室入路;③右枕经小脑幕(Poppen)入路;④幕下小脑上入路:后颅窝正中开颅向下牵拉小脑上蚓部显露肿瘤;⑤额部经侧脑室入路:适于肿瘤向前生长者。巨大畸胎瘤可分期手术切除,我们遇到 1 例直径 12cm 结节状畸胎瘤,部分质地硬韧,第一次手术采用 Van Wagenen 入路切除约 70% 的肿瘤,生长至幕下部分无法切除;2 个月后用 Poppen 入路将残余肿瘤切除。近年来随着麻醉及显微外科技术进步,手术疗效明显提高,肿瘤全切或部分切除死亡率已降至 5% 以下。近年来许多作者主张术前 10~14 日行分流术,手术安全,术后反应小,但有些患者分流术后肿瘤压迫中脑加重,出现瞳孔改变、眼球上视不能和意识障碍,应尽早切除肿瘤。Dempsey(1992)提出,松果体区肿瘤治疗应由立体定向活检开始,根据病理类型选择适当治疗方案,但穿刺损伤、出血等风险不可忽视,采取少量组织有时不能得到确切的病理诊断。

2. 放射治疗　松果体生殖细胞瘤对放疗敏感,小剂量 5~10Gy 的诊断性放疗可使之明显缩小,有重要诊断价值。松果体细胞瘤、松果体母细胞瘤较敏感,较良性的畸胎瘤不敏感,恶性畸胎瘤在 γ-刀、X-刀或放疗后生长明显加速,机制不明。许多作者主张应常规行全脑脊髓轴放疗,可防止瘤细胞蛛网膜下腔种植。生殖细胞瘤的脑部放疗总量为 45~50Gy,全脊髓放疗为 20~30Gy,5 岁时用成人的 75% 剂量,8 岁后与成人剂量相同。放疗可造成儿童生长发育障碍,幼童提倡化疗为主。近十余年我们减少放疗剂量,其后加上化疗,对生殖细胞肿瘤取得很好的疗效,对儿童生长发育影响较小,成为目前治疗的趋势。

3. 化学治疗 胚胎生殖细胞对抗癌药敏感性较高,松果体区血脑屏障解剖缺陷使药物有效分布于靶细胞,是有效化疗的基础,对生殖细胞肿瘤疗效肯定。天坛医院自 1993 年开始对松果体区生殖细胞瘤用联合化疗,即顺氯铵铂+甲氨蝶呤+长春新碱+平阳霉素的方案,给药过程中监测血药浓度,MRI 检查表明所有经治疗的患者,包括手术、放疗后复发者肿瘤均明显缩小甚至消失,但部分松果体区肿瘤为良性或对放疗不敏感。

许多学者认为,生殖细胞瘤合理的治疗是综合疗法,影像学典型改变或经活检证实的首先采用化疗,待肿瘤明显缩小或消失后,在原发部位采用小剂量(30Gy)放疗,即可达到最佳疗效,又减少放疗的远期不良后果。

【预后】

松果体区肿瘤的平均病程为 11.3 个月,与肿瘤位置(偏前或偏后)、大小及病理类型等有关。预后取决于肿瘤性质,良性畸胎瘤全切除效果良好,生殖细胞瘤虽为恶性,但对放疗极敏感,预后很好,其他恶性肿瘤尽管用多种治疗方案,预后仍极差。Bruce(1997)报告 155 例松果体区肿瘤手术 5 年生存率,松果体细胞瘤 55%,生殖细胞瘤 75%,恶性畸胎瘤为 0(2 年生存率为 45%)。Sawamura(1998)报道,生殖细胞瘤手术加放疗的 5 年、10 年及 15 年生存率分别为 90%~97%,85%~97% 及 80%~87%,成熟畸胎瘤 10 年生存率为 90%~100%,未成熟畸胎瘤不足 70%。北京天坛医院松果体区生殖细胞瘤 5 年生存率为 80% 以上。

第十节 下丘脑错构瘤

(罗世祺 李春德)

下丘脑错构瘤(hypothalamic hamartoma,HH)又称为灰结节错构瘤,其并非真正的肿瘤,是一种罕见的脑组织先天性发育异常,由大小不同的灰质样异位脑组织构成,不具有生长性,体积不会改变。本病可导致患儿性早熟、痴笑样癫痫及其他类型的癫痫,性早熟引起患儿身心发育障碍、早期生长发育过快、骨骺过早闭合,过早丧失身高发育潜力导致身材矮小。

本病最早由 Le Marquand(1934)首次报道,此后陆续有病例报告。1990 年 WHO 在 CNS 肿瘤分类修订再版中将其归入第Ⅵ类:囊肿和类肿瘤病变,称下丘脑神经元错构瘤(hypothalamic neuronal hamartoma)属于一种特殊类型的鞍上、脚间池肿瘤,因其不是真正的脑肿瘤,故其在 2000 年及 2007 年 WHO 神经系统肿瘤病理分类中已被删除。

【流行病学】

随着影像学的发展及对本病认识的普及,下丘脑错构瘤的病例报道明显增多。Nguyen 等(2003)复习文献,至 2002 年共报告下丘脑错构瘤 277 例,而北京天坛医院 1998—2012 共诊治下丘脑错构瘤已有 400 余例。下丘脑错构瘤是一种十分少见的疾病,文献上绝大多数为个案或数例报告。Weissenberger 等(2001)估计发病率为五万至十万分之一;Brandberg 等(2004)报告下丘脑错构瘤在瑞典儿童及青少年中的发病率为二十万分之一。Rosenfeld 等(2006)根据澳大利亚本土诊治的下丘脑错构瘤的经验,估计澳大利亚的发病率为百万分之一。北京天坛医院推测北京市下丘脑错构瘤发病率也约为百万分之一。

下丘脑错构瘤常见于婴幼儿及儿童,发病年龄多数在 2 岁左右,可因顽固性癫痫或性早熟发病(Debeneix,2001;Palmini,2002;Nguyen,2003;Craig,2008)。由于下丘脑错构瘤的单组大宗病例很少,多数文献认为下丘脑错构瘤以男性为主,在表现为性早熟的病例中男女比例基本相等;而在表现为癫痫的患者中,男性占绝对优势(Coons,2007;Craig,2008;罗世祺,2009)。

【病因和发病机制】

Diaz 等(1991)认为,下丘脑错构瘤起源于乳头体或灰结节,于妊娠第 35~40 天形成下丘脑板时错位所致,是一种神经管闭合不全综合征,由正常组织形成的异位肿块,组成此种畸形的神经细胞类似灰结节中神经组织,伴正常胶质细胞。下丘脑错构瘤向后下方伸入脚间池,有时突入第Ⅲ脑室,个别位于视交叉前或游离于脚间池;常伴单个或多个脑及脑外先天性畸形,如小脑回、囊肿、胼胝体缺如、多指、面部畸形及心脏缺陷等。Hall 等(1980)报告 6 例新生儿下丘脑错构瘤,伴多指、肛门闭锁等内脏畸形,以及面部畸形、肺部畸形、腭裂、远端肢体短小畸形及心脏畸形等,所有的病例均死于新生儿期。此后陆续报告类似的病例,称为 Pallister-Hall 综合征(PHS),早期报告 PHS 为致死性先天性畸形,此后证实为常染色体显性遗传,有许多长期存活的病例,提示 PHS 可分为致死性与非致死性两型。

Kang 等(1997)的研究提示,GL13 锌指转录因子基因框架突变可改变脊椎动物多器官系统发育,是导致 PHS 的原因,但尚未发现单独下丘脑错构瘤有明确的遗传性。作者遇到一例 27 岁 PHS 男性患者,除了下丘脑错构瘤,合并会咽纵裂畸形、轻度尿道下裂、双手和右足各6指(趾)及左足7趾畸形,手足短指(趾)畸形等,家族中无类似患者。已证实下丘脑错构瘤即为致痫灶,深部电极显示发作期病灶异常放电可引起痴笑样痫性发作,我们有2例患者术中深部电极检测到错构瘤有棘波放电,瘤大部或全部切除后皮质棘波显著减少,提示下丘脑错构瘤具有内在的致痫性。Munari等(1995)用立体定向深部多电极技术发现,发作性痴笑与下丘脑错构瘤低电压快速放电显著相关,也可有颞叶或额颞区局部癫痫样放电,与颞叶癫痫难以区别,后者可有或无发笑。本病发作期皮质表面电极记录提示源于颞叶,深部电极证实在颞叶中前部,皮质癫痫灶局部切除不能控制癫痫,是由于致痫灶是错构瘤本身,通过下丘脑-乳头体连接产生颞叶灶性放电,导致假颞叶癫痫。痴笑样癫痫发病机制不明,认为可能是下丘脑错构瘤压迫乳头体或错构瘤神经元与下丘脑及边缘系统病理性连接所致。本组病例有痴笑者错构瘤体积较大,与第Ⅲ脑室底部接触面积大,有些突入第Ⅲ脑室内,使Ⅲ脑室底部抬高。进行性智力下降是许多癫痫的特征,下丘脑错构瘤出现智力下降可能机制是,痫性发作起源于下丘脑及其附近的乳头体,因过度兴奋损伤下丘脑、乳头体及邻近的内侧丘

脑,导致丘脑性痴呆。本病导致性早熟的机制不明,认为可能与其神经元含有具有独立内分泌功能的GnRH有关。

【病理】

下丘脑错构瘤位于脚间池,直径0.4~4cm,作者曾治疗1例最大径为8cm,脑干明显受压向后移位;多为圆形或椭圆形,灰白色,表面光滑,覆盖蛛网膜,质地比脑组织稍韧,基部以不同面积附着于垂体柄、灰结节或乳头体,表面血管少。镜下可见错构瘤由分化良好、形态各异、分布不规则的各种神经元构成,星形细胞及神经节细胞散在分布于纤维基质间,纤维结缔组织及血管结构不明显。电镜显示神经元核周有大小不等类圆形小体,突起内含无数小泡和微管,可见大量突触及神经毡。免疫组化证实,错构瘤神经元内含GnRH分泌颗粒,支持下丘脑错构瘤具有独立的神经内分泌功能。神经毡及突触密集提示其神经元功能极活跃,与周围边缘系统联系较多,可能与间脑癫痫有关。

【分型】

Valdueza(1994)提出下丘脑错构瘤形态与性早熟及癫痫有关,将其分为四型(表3-6-17),认为无蒂错构瘤以痴笑样癫痫为主,有蒂以性早熟为主。

表3-6-17 Valdueza(1994)的下丘脑错构瘤分型

内容	Ⅰa	Ⅰb	Ⅱa	Ⅱb
大小	小~中	小~中	中~大	中~大
附着点	有蒂	有蒂	无蒂	无蒂
起源	灰结节	乳头体	灰结节/乳头体	灰结节/乳头体
下丘脑移位	无	无	轻	明显
主要特征	性早熟或无症状	性早熟或无症状	痴笑样癫痫、癫痫大发作	痴笑样癫痫、癫痫大发作及行为异常

Arita(1999)等根据下丘脑错构瘤的MRI表现,分为下丘脑内错构瘤及下丘脑旁错构瘤,前者以癫痫为主,2/3的患者出现发育迟滞,半数患者伴性早熟;后者主要表现性早熟,一般不伴癫痫或发育迟滞。由于多数报道为个案或数例,形态学与临床表现关系有待进一步观察。在本组24例中,未见有蒂错构瘤,仅1例可疑极短的蒂,只是错构瘤与下丘脑附着处面积大小不同而已,窄基者肿瘤体积较小,皆有性早熟,无痴笑,手术全切除后性早熟可彻底治愈。

作者结合北京天坛医院214例下丘脑错构瘤分析资料,根据临床、影像学及手术所见,提出下述下丘脑错构瘤较合乎实际的新分型(图3-6-74):

Ⅰ型(窄基型):占35.9%(77/214),绝大多数表现

性早熟。下丘脑错构瘤呈圆形或椭圆型,相当于Arita的脑室旁型或Valdueza的Ⅰa和Ⅰb型,特点是HH与下丘脑附着面小。

Ⅱ型(宽基型):占12.1%(26/214),表现性早熟、痴笑样癫痫或癫痫大发作各占一半。相当于Arita的脑室旁型和Valdueza的Ⅱa型,特点是HH与下丘脑附着面宽大,第Ⅲ脑室底部变形不明显。

Ⅲ型(骑跨型):占40.7%(87/214),表现痴笑样癫痫和/或癫痫大发作占90%,性早熟占40%。错构瘤部分突入第Ⅲ脑室和脚间池,相当于Arita的脑室内型和Valdueza的Ⅱb型,特点为骑跨于第Ⅲ脑室底的上下,肿物体积多较大。

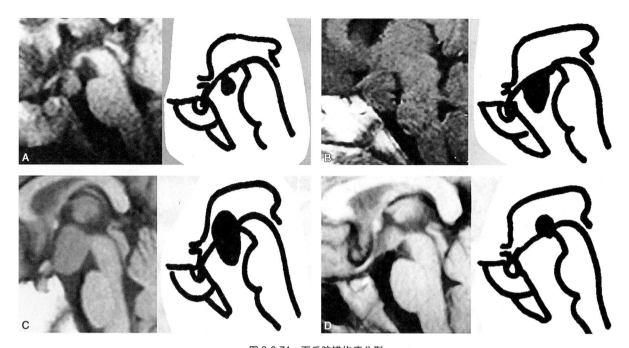

图 3-6-74　下丘脑错构瘤分型

A. Ⅰ型（窄基型）；B. Ⅱ型（宽基型）；C. Ⅲ型（骑跨型）；D. Ⅳ型（三脑室内型）

Ⅳ型（三脑室内型）：占 11.2%（24/214），绝大多数表现痴笑样癫痫或其他类型癫痫，性早熟少见。错构瘤完全位于第Ⅲ脑室内，相当于 Arita 的脑室内型和 Valdueza 的Ⅱb 型，一般体积小，最大径多在 1cm 左右。

【临床表现】

下丘脑错构瘤多在儿童早期发病，平均发病年龄 29 个月，女性稍多。出现独特的临床表现，如性早熟、痴笑样痫性发作，有些患者伴其他类型癫痫或行为异常，个别病例可无症状。

1. 性早熟（sexual precocity）　下丘脑错构瘤是婴幼儿中枢性性早熟的最常见原因。婴幼儿表现生长发育增快，身高和体重明显高于同龄儿，出现第二性征发育，女孩乳房增大及乳晕着色，阴道黏膜及小阴唇增厚和色素加深，出现分泌物及月经初潮等；男孩睾丸增大，阴囊变松、色素增深、阴茎增长增粗，易勃起，甚至出现遗精（图 3-6-75）；除性特征外，同时出现肌肉发达，骨骼增大，声音低沉，出现阴毛、胡须及喉结，颜面及胸背部出现痤疮等。若骨骼不成比例地发育过快，骨骺提前愈合而停止生长，丧失身高发育的潜力，成年不能达到应有的身高，本组中 1 例患儿 14 岁时身高 1.4 米，随诊 3 年身高无变化。女孩<8 岁、男孩<9.5 岁进入青春期为性早熟。<3 岁的性早熟患儿中，下丘脑错构瘤导致者占 74%；>3 岁的性早熟患者中，下丘脑错构瘤仅占 12.5%。单纯性早熟患者肿物体积通常较小，与垂体柄接触面积较小，手术易切除。

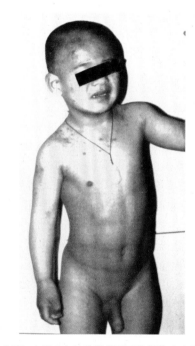

图 3-6-75　1 岁 3 个月的男性下丘脑错构瘤患儿出现性早熟

2. 痴笑性癫痫　最早由特鲁索（Trousseau）描述，Daly 和 Mulder（1957）首次提出痴笑性发作（gelastic seizure）的概念（Cerullo，1998）。特点是以发笑为主要发作形式的一种单纯性部分发作，常为短暂发作（<30 秒），发作时无意识丧失，每日可发作数十次，无任何诱因，表现与患者平时发笑不成比例的重复性暴发样发笑（图 3-6-76）。

最常见于下丘脑错构瘤,强烈提示本病的可能,多在新生儿、儿童早期发病,是真正的间脑癫痫,后期常发展为部分性发作、复杂部分性发作、全面强直-阵挛发作及其他伴慢波的癫痫类型。在 50 例手术证实下丘脑错构瘤,48% 有痴笑样癫痫或强直-阵挛性发作。Cascino 等(1993)报道 12 例表现癫痫的下丘脑错构瘤,均有痴笑发作,发作频率每日 3~20 次。患者常因面部表情与情感不一致而感困惑。痴笑性癫痫的诊断标准是:①反复发作性及刻板性;②无外界诱因;③可探查到伴其他类型的癫痫;④发作期或间期 EEG 有癫痫表现;⑤无其他原因的病理性发笑(Cascino et al,1993)。

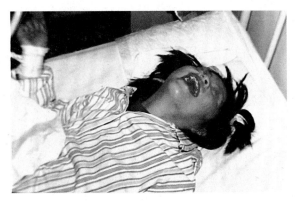

图 3-6-76　9 岁女孩下丘脑错构瘤患儿的痴笑样癫痫发作

3. 其他类型癫痫　下丘脑错构瘤患者也可出现其他类型的癫痫,如复杂部分性发作、强直-阵挛性发作、跌倒发作及失神发作等。跌倒发作的可能机制是异常放电从错构瘤传导至脑干网状结构,使维持肌张力障碍所致(Palmini,2002)。Cascino 等(1993)报道的 12 例下丘脑错构瘤,均有痴笑性癫痫,痴笑性发作时伴精神混乱占 83.3%,强直-阵挛性发作占 58.3%,跌倒发作占 25%。

4. 行为异常及智力障碍　下丘脑错构瘤患者可见智力障碍或伴行为异常,如脾气暴躁,攻击性行为,伤人毁物等。伴癫痫的患者进行性智力下降及行为异常明显,发病愈早智力障碍愈显著。Palmini 等(2002)报告 13 例表现顽固性癫痫的下丘脑错构瘤患者,均有中至重度认知障碍,以及不同程度的语言表达与理解障碍,或自出生开始,或出现癫痫发作后出现,所有患者均表现进行性智力减退,11 例伴行为异常。

5. 无症状　Arita 等(1999)报道 11 例下丘脑错构瘤,其中有一例 76 岁无症状患者。北京天坛医院报道的 214 例患者中无症状者 14 例,占 6.5%,均意外地发现下丘脑错构瘤。

6. 合并畸形或其他疾病　下丘脑错构瘤是一种脑发育畸形,部分患者可合并脑或其他系统发育异常,包括灰质异位、小脑回、大脑发育不全、胼胝体缺如、合并蛛网膜囊肿、合并 Dandy-Walker 综合征、合并骨骼发育畸形、Chiari 畸形,以及多指(趾)畸形等。

7. Pallister-Hall 综合征　Pallister 和 Hall 等(1980)最先报道,为常染色体显性遗传,特征为先天性下丘脑错构母细胞瘤、垂体功能低下、肢体多指(趾)畸形及内脏畸形等。1996 年成立国际 Pallister-Hall 综合征工作组,制定了诊断标准。典型病例须具备以下 2 条:①下丘脑错构瘤:MRI 各扫描序列均显示为下丘脑中线处与灰质等信号、无强化的肿物,或组织学证实为下丘脑错构瘤;②中心性多指(趾),包括第 3、4 指(趾)常见的并指畸形。此外,在典型病例的直系亲属中,如具备下丘脑错构瘤或中心性多指中任何一项,并具有常染色体显性遗传,也可诊断为 Pallister-Hall 综合征(Biesecker,1996)。Ondrey 等(2000)报道 26 例 Pallister-Hall 综合征患者,58% 有不同程度的无症状性会厌裂开畸形,由于会厌裂开畸形作为单独的畸形或出现于其他综合征中极为罕见,而存在于近 2/3 的 Pallister-Hall 综合征病例,故在此综合征的诊断中十分重要。患者的临床诊治应包括下丘脑-垂体轴的内分泌检查,视野及视力检查,MRI 随诊,及对可能存在的相关畸形的检查;应对患者的父母及兄妹进行脑 MRI 检查以筛查无症状病例。

【辅助检查】

1. 神经影像学检查

(1) CT 检查:可见下丘脑错构瘤是在鞍背、垂体柄后方、脚间池、中脑前池及鞍上池的等密度肿物,可伴第Ⅲ脑室前部变型(图 3-6-77)。因下丘脑错构瘤本身是正常脑组织,血脑屏障正常,无强化。Diebler 和 Ponsot(1983)认为,当鞍区病变具备下述指征时可诊断为下丘脑错构瘤:①病变位于鞍背及垂体柄后方,第Ⅲ脑室底部,基底动脉、脑桥前方,位于双侧颈内动脉内侧即脚间池等;②在脑脊液对比下,病变有明确的边界,但巨大错

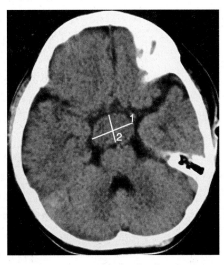

图 3-6-77　CT 显示脚间池的等密度占位性病变

构瘤可看不到周围的脑脊液;③注药后病变与脑组织一样无强化;④至少间隔1年以上复查,病变大小无任何变化。

(2) MRI检查:是确诊本病之首选,CT较难发现的小的错构瘤,MRI可清晰显示垂体柄后上方、脚间池处直径3~4mm的病变。T_1WI矢状位及冠状位可准确显示肿物形态和与垂体柄及周围结构关系,特征为稳定的等信号;T_2WI为等信号或稍高信号,注药无强化(图3-6-78);在矢状位可见有蒂或无蒂,边界清晰,位于垂体柄后方、视交叉与中脑间的小肿物,可突向第Ⅲ脑室底,如病变较小或完全在下丘脑内须仔细辨别(图3-6-79~图3-6-84)。下丘脑错构瘤的MRI信号及体积不会随时间改变,定期复查可辅助诊断,初步诊断为下丘脑错构瘤的患者应在首诊后半年复查MRI,此后每年复查MRI,只有病变体积无变化方可确诊。

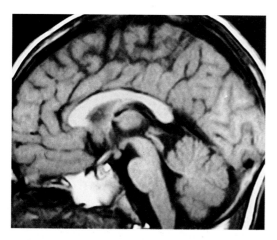

图 3-6-78 下丘脑错构瘤患儿的MRI,T_1WI显示乳头体处等信号小肿物

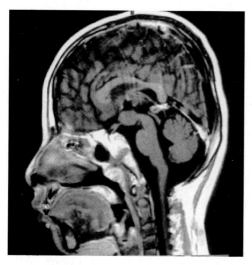

图 3-6-79 MRI的T_1WI矢状位显示第Ⅲ脑室内的等信号肿物

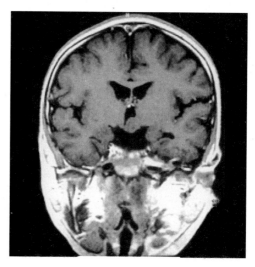

图 3-6-80 MRI T_1WI冠状位显示第Ⅲ脑室内偏一侧的等信号肿物

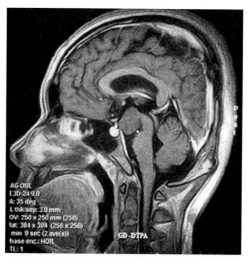

图 3-6-81 MRI矢状位T_1WI增强显示骑跨第Ⅲ脑室底的等信号无强化肿物

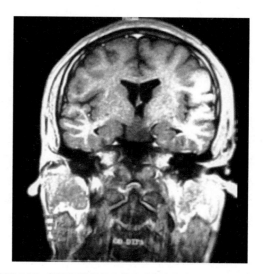

图 3-6-82 MRI冠状位显示第Ⅲ脑室底的等信号骑跨性肿物

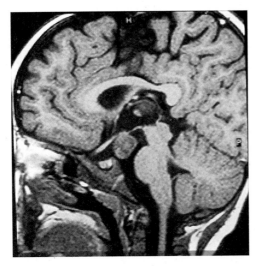

图 3-6-83　MRI 矢状位显示脚间池等信号下丘脑错构瘤

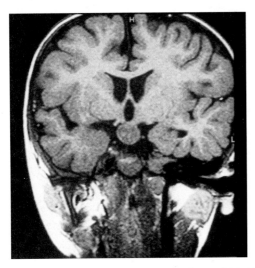

图 3-6-84　MRI 冠状位显示第 Ⅲ 脑室底的等信号类圆形错构瘤

（3）SPECT 检查：Kuzniecky（1997）等首次报告用 SPECT 检测 3 例表现为痴笑性发作的下丘脑错构瘤，发现 3 例患者在痴笑发作期，错构瘤及下丘脑区域有明显的高灌注。

2．内分泌激素检查　对表现性早熟的患者，均应做常规内分泌检查，如黄体生成素（LH）、卵泡刺激素（FSH）、雌二醇（E2）及睾酮（T）等；应进行黄体生成素释放激素（LHRH）刺激试验，以确定中枢性性早熟的诊断；性早熟患儿 LH、FSH 及雌激素或雄激素水平达到青春期或成人水平，GnRH 刺激试验呈青春期成人反应。在药物治疗期间亦应复查性激素，及时调整药物剂量；对手术患者，术后均应复查性激素，有助于判定疗效。

3．电生理检查

（1）脑电图：下丘脑错构瘤表现痴笑性癫痫或其他类型癫痫者，EEG 在发作期可表现一侧颞叶或额叶癫痫灶，可为广泛的背景节律抑制，伴明显的棘波，主要在颞叶中线区，如下丘脑低电压慢波活动，继之以快速棘慢波综合（spike-and-waves，SPW），频率进行性下降，变异型表现持续较长时间 SPW 放电。发作间期 EEG 可正常或轻度异常。

（2）深部电极：对明确下丘脑错构瘤在癫痫发作中作用起关键作用。目前临床应用的脑深部电极植入术包括立体定向及术中植入。Kuzniecky 等（1997）首次报道 MRI 导航下错构瘤深部电极植入，记录到错构瘤棘波，给予电刺激后患者有笑的感觉，随后出现典型痴笑发作，持续 15 秒钟，重复 3 次电刺激，均引起痴笑发作。Fukuda（1999）报道采用立体定向技术将有 4 个电极的脑深部电极植入下丘脑错构瘤内，同时在双侧额颞顶枕硬膜下植入条形电极；视频 EEG 监测发现在痴笑发作期，先是错构瘤深部的 1、2 电极记录到棘波，随后在所有硬膜下电极出现快速棘波放电；深部电极电刺激产生痴笑发作，随后出现痉挛性发作。

【诊断和鉴别诊断】

1．诊断　根据下丘脑错构瘤特有的临床表现及神经影像学特征可作出诊断，手术及病理证实不为必需。当小儿出现性早熟，痴笑性癫痫，MRI 或 CT 显示脚间池占位性病变，基底位于垂体柄或三室底部，注药无强化，应首先考虑下丘脑错构瘤。

2．鉴别诊断　重要的是医生增强对本病的认识，否则经常将典型的下丘脑错构瘤误诊为下丘脑胶质瘤或视路胶质瘤、颅咽管瘤、鞍上生殖细胞瘤等。这些肿瘤临床均缺少性早熟、痴笑样癫痫等症状，肿物密度或信号与脑组织不同，更重要的是病变进行性增大，下丘脑错构瘤动态观察病变体积多年无改变。

（1）颅咽管瘤：是鞍区最常见的肿瘤，占儿童颅内肿瘤的 10~15%，表现生长发育障碍（身材矮小及性征不发育）、颅内压增高（肿瘤梗阻室间孔）及视力视野障碍（偏盲或向心性视野缩小）。CT 钙化率在 95% 以上；MRI 多为囊实性，实性部分可见 T_1WI 低信号，T_2WI 高信号。

（2）下丘脑或视路胶质瘤：为低级别星形细胞瘤，表现视力视野障碍，晚期颅内压增高，内分泌多正常；CT 为等密度或低密度病变，注药可不均匀强化，因患者就诊多为较晚期，肿瘤体积常很大；MRI 在 T_1WI 为低信号，T_2WI 为高信号，视神经、视交叉及视束变粗。

（3）鞍上生殖细胞瘤：女孩多见，首发症状均为尿崩症，常有生长发育障碍，CT 平扫为等或低密度，注药后中等强化；MRI 表现缺乏特异性，T_1WI 为等或稍低信号，T_2WI 为稍高信号，少数亦可为等信号；注药后均匀明显强化。

【治疗】

本病首选手术治疗,手术全切除错构瘤多可治愈,部分切除亦可减轻症状。药物治疗对性早熟疗效确切,是性早熟治疗的首选,但对癫痫发作效果欠佳。

1. 手术治疗 应用显微神经外科技术使错构瘤全切率明显提高,对性早熟及痴笑样癫痫取得良好疗效,但接近青春期的错构瘤性早熟者(7~9岁)不必手术治疗。癫痫者的手术指征限于宽基型及骑跨型,药物治疗无效,癫痫发作频繁。痴笑性癫痫或性早熟愈早期治疗疗效愈好,提高对本病认识,早期诊断非常重要。下丘脑错构瘤部位深在,血管神经密集,术中肿物很难与正常脑组织区分,手术难度大,需有充足经验及手术设备才能完成。手术入路主要包括额颞翼点入路及经胼胝体-穹窿间入路。

GnRH类似物虽为性早熟的首选治疗,但出现极度肥胖可达28%(Feuillan,1999)。单纯性早熟者如严格掌握手术指征,年龄<5岁,下丘脑错构瘤为窄基型且直径<1cm,可能取得良好疗效。作者早期3例单纯性早熟女孩手术切除下丘脑错构瘤后长期随诊,分别于术后7~8年(10.5~12岁)恢复月经,月经十分规律且年龄皆超过10岁,证明手术对性早熟治疗达到预期效果。由于手术治疗性早熟的费用显著低于GnRH药物治疗费用,严格选择适应证仍可采用。

2. 伽马刀治疗 普通放疗对下丘脑错构瘤无效,下丘脑错构瘤采用γ刀治疗的病例很少,其优点是无死亡率,致残率低,目前文献报道的3组γ刀治疗下丘脑错构瘤导致的癫痫,均无明显致残率;中心剂量在36Gy左右,可治愈癫痫,少于此剂量可有效控制癫痫。目前资料显示,γ刀对痴笑或癫痫大发作患者效果较好,对性早熟尚缺乏临床资料。γ刀治疗起效时间较长,平均8~15个月。

3. 药物治疗

(1)痴笑性癫痫及其他类型癫痫:目前的抗癫痫药对下丘脑错构瘤引起的痴笑性癫痫及其他癫痫均无肯定疗效,对手术部分切除错构瘤癫痫未消失者有效。

(2)性早熟:单纯性早熟患者注射GnRH类似物是最佳的首选治疗,疗效肯定。目前常用的GnRH类似物为缓释剂,如曲普瑞林(triptorelin),别名达必佳(decapeptyl)、达菲林(diphereline),及亮丙瑞林(leuprorelin),别名抑那通(enantone)。GnRH类似物建议剂量每次50~80μg/kg,首剂量可偏大(尤其对已有初潮者),首剂后2周加强1次,以后每4周1次(不超过5周)一直用到8~10岁,停药后第二性征正常发育。

第十一节 颅内其他肿瘤

(岳树源)

一、表皮样囊肿

表皮样囊肿(epidermoid cyst)又称胆脂瘤(cholesteatoma)、表皮样瘤(epidermoid tumor)等,起源于异位胚胎残留外胚层组织,是胚胎发育晚期继发脑泡形成将表皮带入所致。颅内表皮样囊肿占所有颅内肿瘤的0.2%~1.8%。通常发生在脑桥小脑角或鞍旁池。见于任何年龄,30~50岁多见,两性无显著差异(Zheng J et al,2018)。

【病理】

表皮样囊肿可位于硬膜外、硬膜下、蛛网膜下腔、脑实质及脑室内,常自囊肿起始部呈指状突出,伸入邻近脑池、沟裂及脑实质内。囊肿大小不一,表面覆以菲薄包膜,边界清,囊壁色白或略黄,囊内切面充满柔软角化物,呈洋葱样排列,乳白色,有珍珠样光泽,又称珍珠瘤。镜下可见囊肿外层为少量纤维组织,内层为多层鳞状上皮细胞,面向囊腔,角化细胞不断脱落形成瘤内容物,使囊肿不断增大。囊壁偶有钙化,如囊壁破裂,内容物逸出可引起周围组织明显炎性反应。

【临床表现】

囊肿生长缓慢,病程较长,从出现症状至确诊常为数年至十余年。患者神经系统症状较含糊,体征较少。囊肿对周围组织破坏性强,常表现精神症状、癫痫及反复发作的无菌性脑膜炎,不同部位的表皮样囊肿各有其临床特点。

1. 脑桥小脑角表皮样囊肿 是最常见发病部位,约占脑桥小脑角肿瘤4.7%。①多以三叉神经痛起病,多限于第3支,与原发性三叉神经痛不易区别,检查患侧面部浅感觉减退,影响第1支角膜反射稍迟钝;部分患者面肌抽搐,患侧耳鸣及听力减退;少数患者出现迷走、舌咽神经麻痹等;②晚期可见小脑、脑干受压的症状体征;③X线平片偶见岩骨尖骨质吸收,脑脊液检查正常。

2. 鞍区表皮样囊肿 ①囊肿位于鞍上症状可与垂体瘤相似,影响视交叉可见视力减退、视野缺损及原发性视神经萎缩,双颞侧偏盲很少见,出现同向性视野缺损,两侧常不相称;垂体功能常正常,少数患者可有疲乏无力、表情淡漠、性功能减退及多饮多尿等垂体功能不足和下丘脑损害症状。②鞍旁囊肿常向颅中窝扩展,累及三叉神经节主要表现三叉神经痛,可有面部麻木、咀嚼肌无力。③X线平片蝶鞍大小正常,有时可见前床突、视神经孔及眶上裂骨质吸收。

3. 脑实质内表皮样囊肿 见于大脑、小脑及脑干,表现相应症状体征。①大脑半球囊肿多位于外侧裂,表现局灶性痫性发作、对侧肢体力弱,囊肿表浅 X 线平片可见颅骨吸收变薄、破坏或颅内压增高征象;②小脑囊肿可出现肌张力减低、眼震及共济失调等;③脑干囊肿可出现交叉性瘫。

4. 脑室内表皮样囊肿 ①侧脑室三角区或颞角多见,早期无症状,晚期引起脑脊液循环障碍,出现颅内压增高,脑积水加重及持续时间长可见嗜睡及智力衰退;②少数肿瘤位于第Ⅲ或第Ⅳ脑室,颅内压增高症状出现较早,X 线平片显示颅内压增高征。

5. 颅骨表皮样囊肿 颅骨任何部位均可发生,好发于中线或邻近中线的额、枕骨板障内,囊肿向外生长可见颅骨局部隆起,无压痛,向内生长可突破颅骨内板累及静脉窦,甚至压迫、侵犯脑组织出现相应症状体征。

【辅助检查】

1. 脑 CT 检查 显示囊肿低密度囊性或实质性病灶,水样或脂肪密度,少数为等密度或高密度,主要取决于囊肿内胆固醇及角化物含量和出血、钙化等,胆固醇含量多可接近脂肪密度,角化物含量较高为等密度或稍低密度,囊内液化与脑脊液密度相似,出血或钙沉着为高密度,病灶内混合密度常见。脑室内表皮样囊肿密度如与脑脊液相仿,不易发现,可表现局部脑室扩大或阻塞性脑积水,囊肿自发破裂可在脑室中形成脂肪-脑脊液液平,上浮为胆固醇,下沉为角化物,囊肿包膜可发生钙化;多无增强效应,仅少数囊壁可见部分轻度增强。

2. 脑 MRI 检查 是本病诊断之首选,在 T_1WI 像表现为低信号,T_2WI 像显示为高信号;肿瘤通常是多房的,病灶中可见特征性低信号间隔;个别病例角化物含量高,在 T_1WI、T_2WI 均为高信号;DWI 像可见特征性高信号表现(图 3-6-85)。

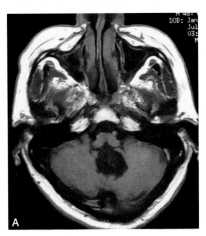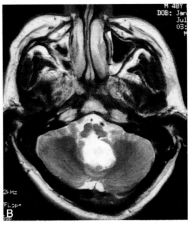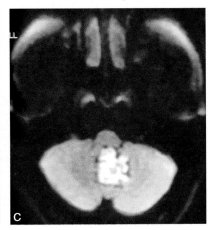

图 3-6-85 脑 MRI 显示脑桥小脑角表皮样囊肿在 T_1WI 像(A)表现低信号,T_2WI 像(B)表现为高信号,DWI 序列(C)表现为特征性高信号

【诊断和鉴别诊断】

1. 诊断 表皮样囊肿临床症状轻微,年轻患者诉及三叉神经痛、视力障碍或进展缓慢的脑桥小脑角综合征,应考虑本病可能性,神经影像学检查可提供诊断证据。

2. 鉴别诊断 表皮样囊肿应与相应部位多种肿瘤鉴别,如脑桥小脑角与听神经瘤、脑膜瘤等鉴别,鞍区表皮样囊肿应与垂体瘤、颅咽管瘤等鉴别。

【治疗】

表皮样囊肿为良性占位性病变,生长缓慢,宜手术切除,位于非重要功能区术中尽可能剥离囊壁达到全切除,囊肿位于功能区或与血管粘连紧密宜行囊壁大部切除,彻底清除囊内容物并反复冲洗,术中注意保护囊肿周脑组织,避免囊内容物扩散导致无菌性脑膜炎。术后密切观测患者意识状态变化,及时发现、处理表皮样囊肿术后

迟发性血肿。

二、皮样囊肿

皮样囊肿(dermoid cyst)是又称皮样瘤(dermoid tumor)胚胎发育早期神经沟闭合成神经管时将部分皮肤组织带入形成。颅内皮样囊肿较表皮样囊肿少见,约为表皮样囊肿的 1/10,发病率占全部颅内肿瘤的 0.04% 到 0.6%,往往发生在中线部位,后颅窝皮样囊肿约占 1/3。

【病理】

皮样囊肿好发于小脑蚓部及第Ⅳ脑室,呈圆形或卵圆形,囊壁较厚,可有钙化,囊内容物含凡士林样脂类物,呈黄白色,常混杂毛发。镜下可见囊肿除多层鳞状上皮细胞,还含有汗腺、皮脂腺及毛囊等皮肤附件。

【临床表现】

1. 本病好发于儿童，无性别差异。临床症状根据囊肿所在部位而不同，如后颅窝囊肿多表现行走不稳、共济失调等，脑脊液循环受阻引起颅内压增高。由于病变表面头皮上常见皮毛窦，呈条索状与肿瘤相连，易引起颅内感染，表现反复发作的脑膜炎。

2. CT 可见囊肿较均匀或不均匀低密度灶，CT 值多为负值，偶见囊内毛发团，囊壁较厚，为等密度或稍高密度，有时囊壁可见钙化。囊肿较大可引起第Ⅳ脑室变形、移位或阻塞性脑积水，一般不增强。MR 可见肿物内信号混杂，富含有 T_1、T_2 序列均为高信号的脂肪成分（图 3-6-86）。

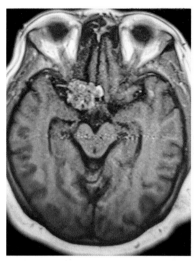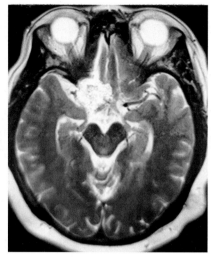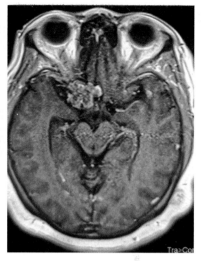

图 3-6-86　脑 MRI 显示前床突附近皮样囊肿。MR 可见肿物内信号混杂，富含有 T_1、T_2 序列均为高信号的脂肪成分，未见明显强化

【诊断】

根据患儿出现共济失调、颅内压增高等临床表现，有反复发作原因不明脑膜炎，伴枕部皮毛窦，结合 CT 检查可诊断。部分患者可出现皮样囊肿破溃、内容物扩散到硬膜下、脑室内而继发的剧烈头痛，脑室扩张、意识障碍等表现。

【治疗】

手术切除是皮样囊肿最有效疗法，力争囊肿包膜全切除。部分囊肿与周围粘连紧密可部分切除，术中须注意避免污染，减少术后脑膜炎，有头皮窦道应一并切除。

三、颈静脉球瘤

颈静脉球瘤（glomus jugular tumor）由 Rosenwasser 于 1945 年首先报道，其曾被称为颈动脉体样瘤、非嗜铬副神经节瘤、血管球瘤、化学感受器瘤，后来 Winship 将之更名为颈静脉球瘤，并被普遍接受。2004 年 WHO 将其归类于神经内分泌肿瘤下属的副神经节瘤（paraganglioma）之一，并依据起源的解剖部位进行细化命名。颈静脉球瘤一般发生在颈静脉孔的颈静脉球囊穹窿外膜内的颈副神经节，但亦有起源于沿着舌咽神经鼓室支、岩小神经和迷走神经耳支分布的副神经节，而上述结构的副神经节多位于颈静脉窝内，难以鉴别确切起源，故通常所说的颈静脉球瘤，泛指涉及颈静脉孔区的副神经节瘤。

【临床表现】

1. 颈静脉球瘤相对罕见，人群发病率约为 0.07/10 万，并且仅占头颈肿瘤的 0.6%。本病女性多见，文献报道男女发病比例为 1∶3～1∶6，从婴儿到老年的任何时期均可见，出现临床症状的高发年龄在 50～60 岁之间。肿瘤多为单侧发生，可伴有其他化学感受器瘤。绝大多数颈静脉球瘤生长较为缓慢，但其生物学特性和病程可存在较大变异。病例多为散发，部分具有家族遗传倾向（文献报道约 35% 病例为家族性，认为与 SDH 相关等位基因突变有关）。在家族遗传倾向病例中，往往表现为男性更多见，发病年龄偏小，双侧或多灶性病变，并可能同时伴有其他嗜铬细胞瘤。

2. 肿瘤通常生长缓慢，90% 的患者早期有耳鸣、传导性耳聋，呈渐进性加重，逐渐出现外耳道反复出血、耳痛、眩晕、面瘫、面部麻木及复视等，部分患者出现声音嘶哑、饮水呛咳、患侧软腭麻痹、咽反射消失等后组脑神经损害症状体征。肿瘤压迫脑干、小脑出现锥体束征、眼震及共济障碍等，可引起梗阻性脑积水和颅内压增高。少数颈静脉球瘤还有化学感受器的功能，肿瘤细胞可分泌儿茶酚胺（肾上腺素、去甲肾上腺素、多巴胺和血清素），但是仅有 1%～3% 患者可因分泌足够多的激素进入循环血而导致阵发性面部潮红、心动过速及高血压症状。

3. 头颅 X 线平片颈静脉孔像可见骨孔扩大,骨质破坏。CT 上肿瘤表现为等或高密度影,边界不清,增强后均匀强化。MRI 可见肿瘤 T_1WI 等信号和 T_2WI 不均匀高信号,轮廓不规则,明显强化,边界清晰;瘤内可见多个条状低信号流空的血管影,特别在 T_1WI 增强像上出现显著的黑白相间的"盐胡椒粉(salt-and-pepper)"征,是该病的特征性表现(图 3-6-87)。DSA 可显示位于颅底静脉孔内或附近的颈静脉球瘤,为诊断提供直接证据。

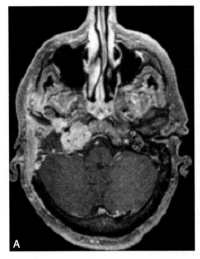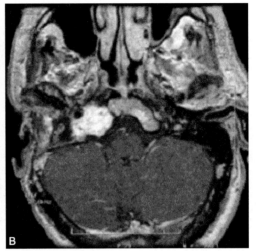

图 3-6-87 脑 MRI 显示颈静脉球瘤

A. T_2WI 呈高信号;B. T_1WI 增强上出现显著的黑白相间的"盐胡椒粉(salt-and-pepper)"征,为该病的特征性表现

【诊断】

1. 诊断 根据患者耳鸣、耳聋、外耳道出血等,鼓膜膨胀或见易出血肿块,应考虑颈静脉球瘤可能性,神经影像学检查对本病诊断颇有意义,能清楚显示肿瘤部位和确诊。

常用的颈静脉球瘤分级(Fisch 分级)目的是利于区分不同阶段的肿瘤,利于治疗方案设计和统计分析不同治疗方法的疗效与预后(表 3-6-18)。

表 3-6-18 颈静脉球瘤 Fisch 分级(1984)

A 型(小型)	肿瘤局限于中耳内
B 型(中型)	肿瘤局限于中耳和颞骨乳突部,长入鼓室乳突内,但未破坏骨迷路
C 型(大型)	肿瘤破坏骨迷路或颈骨岩尖部 C1,局部涉及颈动脉管垂直段 C2,侵入颈动脉管垂直段 C3,侵入颈动脉管水平段
D 型(巨大型)	肿瘤长入颅内 D1,颅内部分≤2cm D2,颅内部分>2cm

2. 鉴别诊断 从影像学角度,颈静脉球瘤应与胆脂瘤、中耳炎、肉芽肿、神经鞘瘤、脊索瘤、脑膜瘤、中耳内异常的颈内动脉、高位颈静脉球等疾病相鉴别。应注意颈静脉孔变异如高位颈静脉球和两侧颈静脉孔明显不等大(正常的右侧颈静脉孔大于左侧的颈静脉孔)的情况,CT 上表现为鼓室底壁骨质缺损或一侧颈静脉孔异常大,但骨壁光整,无蚕食征;MRI 上可显示为流空的颈静脉,无实性肿块。

【治疗】

颈静脉球瘤的主要治疗方案包括手术、介入栓塞、放射治疗和单纯动态影像学观察随访等,可单独实施或联合应用(Ibrahim R et al,2017)。

1. 手术治疗 旨在根除肿瘤,而不是像放射治疗一样旨在稳定肿瘤,并且是很多神经外科中心对术前身体基础条件良好患者的最主要治疗手段。但颈静脉球瘤血供丰富,并与重要的血管、神经结构相邻,过去手术致残率很高,因此推荐应在颅底手术经验丰富、并具备完善神经电生理监测的中心单位开展此类手术。

目前认为,栓塞联合栓塞后即刻手术(推荐 2 至 3 天内,最迟不超过 2 周)是可行手术切除副神经节瘤病例中的最佳治疗方案。栓塞治疗本身可能只有缓解、减轻耳鸣,眩晕,或头晕等症状的作用,从而提高生活质量,并没有文献证明该治疗对肿瘤本身具有潜在的治疗作用。

2. 放射治疗 与外科手术不同,放疗的目的不是完全根除肿瘤,而是防止肿瘤体积的增大。事实上,它不是直接破坏肿瘤细胞,而是触发辐射诱导的纤维化,使供血血管闭塞,从而引起缺血性肿瘤坏死。在过去,放疗主要用于外科手术切除后复发或残留的患者,或由于年龄大、合并症广泛、肿瘤位置及大小造成术前患者状态差、不适宜外科手术等患者。然而,近年来越来越多的研究结果建议将放射治疗作为该疾病的主要治疗手段。

对于老年患者、肿瘤体积较小的患者,密切影像学随访下的动态观察亦是一种治疗策略。但影像学提示肿瘤体积年增长超过20%的病变,需要及时行手术、放射治疗或综合治疗。

四、颅内脂肪瘤

颅内脂肪瘤(intracranial lipoma)是中枢神经组织胚胎发育异常所致脂肪组织肿瘤。绝大多数位于脑中线附近,胼胝体好发,多合并中枢神经系统其他先天性畸形,常见胼胝体缺失、脊柱裂、脊膜脊髓膨出等。本病临床少见,很少引起临床症状,多数病例是尸检时发现。有人认为,颅内脂肪瘤病因是胚胎发育迷乱、神经管闭合不全所致。

【临床表现】

1. 颅内脂肪瘤因部位不同而表现各异,胼胝体脂肪瘤常见癫痫发作、精神症状等,邻近脑脊液循环通路可引起脑积水和颅内压增高,少数患者出现轻偏瘫、智力障碍、性格改变、代谢紊乱或脑神经障碍等。

2. X线平片在半球间裂常见圆周型钙化,有时可见中线颅骨缺损。CT可见病灶呈均匀低密度,CT值为-50Hu~100Hu,无增强效应。MRI显示病灶T_1WI和T_2WI高信号(图3-6-88)。

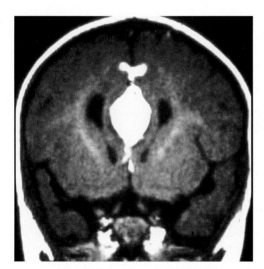

图3-6-88 脑MRI冠状位显示大脑镰脂肪瘤,T_1WI呈高信号

【诊断】

根据患者临床表现,CT及MRI检查确定肿瘤部位及脂肪瘤性质对诊断颇有裨益。

【治疗】

目前,颅内脂肪瘤多倾向非手术治疗,因肿瘤位置深在,血管丰富,手术全切除困难,并发症多。可用抗癫痫药控制发作,梗阻性脑积水可行脑脊液分流术。如病灶大、症状明显、病理诊断明确可考虑肿瘤部分或大部切除,尽量减少并发症,应用显微外科技术部分患者可完整切除。

五、颅内蛛网膜囊肿

蛛网膜囊肿(arachnoid cyst)是内含脑脊液的蛛网膜袋状结构形成的良性囊肿,又称先天性蛛网膜囊肿。囊壁顶部和底部均由蛛网膜构成,囊腔与周围蛛网膜下腔不相通,成为真正闭合囊肿,囊液无色、清亮,颇似脑脊液。蛛网膜囊肿占颅内非创伤性占位病变1%,多位于幕上,约占80%,外侧裂区最常见,占颅内蛛网膜囊肿34%~50%,鞍区及鞍上区占10%;幕下约占20%。蛛网膜囊肿多为散发和单发,少数患者可为双侧对称性囊肿。

【分类】

1. 发生学分类 蛛网膜囊肿可分为原发性和继发性两类。①原发性:也称先天性蛛网膜囊肿,最常见,多由胚胎发育异常所致;②继发性:也称假性蛛网膜囊肿,因创伤、炎症等引起蛛网膜周围与脑软膜粘连,形成蛛网膜下腔局部扩张,囊壁底为软膜,常有窄小通路与蛛网膜下腔相通,囊肿常位于脑池、脑裂处,沿脑主要动脉轴形成,动脉搏动可冲击脑脊液,使囊腔逐渐扩大形成蛛网膜囊肿。

2. 解剖学分类 包括颅内蛛网膜囊肿及椎管内蛛网膜囊肿(表3-6-19)。

表3-6-19 蛛网膜囊肿的解剖学分类

1. 颅内蛛网膜囊肿
(1) 硬膜外板障内蛛网膜囊肿:①小脑幕上囊肿;②小脑幕下囊肿
(2) 硬膜内蛛网膜囊肿:①小脑幕上:外侧裂区、鞍区及鞍上区、大脑凸面、大脑纵裂、脑室内等;②视神经;③四叠体区;④小脑幕下:小脑半球、枕大池-小脑蚓部、桥小脑角、脑室内、斜坡背侧等
2. 椎管内蛛网膜囊肿
(1) 硬膜外囊肿
(2) 硬膜内囊肿

【临床表现】

1. 蛛网膜囊肿男性多发,约占2/3以上,20岁前发病占半数以上,多在患儿出生后2年发现,许多患者可终生无症状。原发性或先天性蛛网膜囊肿多见于儿童和青年,表现与颅内占位病变相似,病程进展缓慢,长期处于相对稳定状态。继发性蛛网膜囊肿见于任何年龄,多有创伤、炎症病史,病程长短不一,多在半年内,临床表现与先天性蛛网膜囊肿相似。

2. 蛛网膜囊肿进行性增大和压迫周围神经,引起不同症状体征。①外侧裂蛛网膜囊肿:可将颞叶推向后方,额叶盖部推向上方,使岛叶暴露,眶后壁亦可前移,使颅中窝明显扩大,颞骨鳞部变薄膨隆,患者出现癫痫发作、轻瘫等;②视交叉池囊肿:引起视力障碍或视野缺损;③大脑半球凸面囊肿:导致局部脑组织受损如运动及感觉障碍,囊肿表面颅骨变薄并向外隆起;④枕大池囊肿:常阻塞第Ⅳ脑室中间孔引起脑积水,出现头痛、呕吐、视乳头水肿等颅内压增高症状。

3. CT检查可见边界清楚脑外部病变,与脑脊液密度相同,无强化,无占位效应。MRI检查显示信号强度与脑脊液一致的T_1WI低信号、T_2WI高信号病变(图3-6-89)。

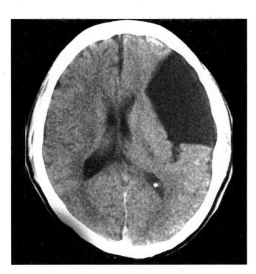

图3-6-89 脑CT显示左额叶呈低密度的蛛网膜囊肿

【治疗】

由于手术风险及术后复发等特点,无症状蛛网膜囊肿一般不主张手术治疗,可密切观察,必要时CT或MRI检查随访。患者出现反复癫痫发作、局灶性神经功能缺失症状及明显颅内压增高等应手术治疗。根据患者具体情况选择囊肿全切除、大部切除或囊肿分流术,Ommaya囊置入术,内镜下各类囊腔-蛛网膜下腔疏通术,解除对周围脑组织压迫。近年来越来越多的报道显示神经内镜治疗可减少手术副损伤及并发症,例如经典的鞍上囊肿经脑室-囊肿-脑池造瘘术等。

六、颅内黑色素瘤

颅内黑色素瘤(intracranial melanoma)包括黑色素细胞增生症(melanocytosis)、黑色素细胞瘤(melanocytoma)、原发性或继发性恶性黑色素瘤。颅内原发性黑色素瘤十分罕见。虽然黑色素细胞增生症为非肿瘤,但是它仍可伴有或最终发展成黑色素细胞肿瘤,预后仍不良。WHO(2016)肿瘤分类中,把黑色素细胞增生症定为0级,黑色素细胞瘤定为Ⅰ级(表示非特定性、交界性或行为不确定的病变),恶性黑色素瘤定为Ⅳ级。

【病理】

黑色素瘤起源于神经嵴。黑色素细胞增生症可发生于幕上下脑膜和脑实质表面;原发性黑色素瘤起源于软脑膜成黑色素细胞,多见于在脑底部为主的脑膜内弥漫性浸润,沿脑膜向四周浸润性生长,瘤细胞脱落沿蛛网膜下腔播散,在软膜形成多个大小不等瘤结节。瘤细胞布满脑底池,向外扩展到外侧裂,向下侵入脊管,分布在脊髓和脊神经根周围,并在脑(脊)膜上形成瘤结节。肿瘤可呈片状或结节状,亦有广泛弥散的分布于软脑膜上,边界常清整,大体呈黑色和红棕,有包膜,软或橡皮状肿块,血供丰富,虽然粘着软脑膜、蛛网膜,但一般不侵犯皮质。如果脑实质受累,肿瘤内有坏死,常提示可能为恶性黑色素瘤。

【临床表现】

1. 本病青壮年多见,男性较多。原发性黑色素瘤多位于颅底,临床出现脑神经受损症状,肿瘤侵蚀脑表面小血管引起蛛网膜下腔出血,除了产生局灶性神经功能障碍外,可出现头痛、恶心、呕吐和视乳盘水肿等慢性颅高压症状体征以及肿瘤出血造成的急性颅高压症状和继发性癫痫发作等。肿瘤代谢产物的刺激可引起剧烈的蛛网膜反应,故脑脊液中细胞数和蛋白的含量可增高。原发性或继发性恶性黑色素瘤(primary or secondary malignant melanoma)临床病情凶险,预后不良,生存期通常不超过一年。

2. 脑CT检查可见均匀高密度病灶,边界清楚,可多发,可见明显强化。脑MRI检查显示特征取决于肿瘤中黑色素的含量以及是否有出血。多数颅内黑色素瘤的黑色素含量丰富,常伴出血,故在MRI上表现为T_1WI等或高信号,T_2WI低信号(图3-6-90);也可因黑色素含量不均,而表现为高低混合信号。

【诊断和鉴别诊断】

转移性颅内黑色素瘤多能在术前做出诊断,这主要是因为皮肤上的黑色素瘤易被发现。而原发性黑色素瘤由于临床表现无特征性,且症状、体征弥散,诊断十分困难。原发性黑色素瘤的3个基本条件:①皮肤及眼球未

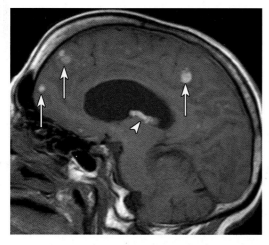

图 3-6-90　MRI 矢状位 T₁WI 显示黑色素瘤呈高信号病灶

发现有黑色素瘤；②上述部位以前未做过黑色素瘤切除术；③内脏无黑色素瘤转移。腰穿脑脊液检查如能发现黑色素瘤细胞，即可明确诊断。

【治疗】

颅内黑色素瘤临床上以手术切除肿瘤为首选方法，特别是黑色素细胞瘤可做全切除，但复发率 15%～50%。恶性黑色素细胞瘤的预后与手术切除程度有关，因此也应尽量争取肿瘤全切除。目前多提倡综合治疗，术后辅以放、化疗。立体定向放射治疗明显优于传统的全脑普通放疗。近年来有报道显示替莫唑胺化疗有一定的治疗效果。

七、原发性颅内肉瘤

原发性颅内肉瘤（primary intracranial sarcoma）是一组很少见的恶性肿瘤，占颅内肿瘤 0.4%～3.0%，来源于脑、脑膜及脑神经等间叶组织。本病通常经周密临床检查甚至尸检，均不能证实全身其他部位引起转移的原发灶才能确诊。目前该肿瘤命名、来源依据 WHO 2016 版分类，包括血管肉瘤（angiosarcoma）、卡波西肉瘤（Kaposi sarcoma）、尤文氏肉瘤/原始神经外胚层肿瘤（Ewing sarcoma/PNET）、横纹肌肉瘤（rhabdomyosarcoma）、平滑肌肉瘤（leiomyosarcoma）、脂肪肉瘤（liposarcoma）、纤维肉瘤（fibrosarcoma）、软骨肉瘤（chondrosarcoma），以及未分化多形性肉瘤/恶性纤维组织细胞瘤（undifferentiated pleomorphic sarcoma/malignant fibrous histiocytoma）等。

（一）颅内横纹肌肉瘤

颅内横纹肌肉瘤（intracranial rhabdomyosarcoma）是罕见的颅内肿瘤，起源于异位的未分化间质细胞或原始神经嵴，导致部分中胚层细胞异常发育。肿瘤边界清楚，略硬，无包膜，由未分化梭形细胞构成，含不成熟间叶细胞，胞质为强嗜伊红性，可有横纹。

本病多见于小脑，亦见于儿童眶内，肿瘤恶性度高，生长迅速，可发生远隔转移，临床预后不良。

本病治疗以手术切除为主，辅以放疗及化疗，可能有一定疗效。

（二）颅内软骨肉瘤

颅内软骨肉瘤（intracranial chondrosarcoma）起源于原始中胚层间叶细胞，肿瘤细胞形态多变，大小不等，常呈束状排列，基质内含有软骨组织，有多形核，常见核分裂象。肿瘤多见于颅底并侵入脑内，亦可见于脑实质内，颅骨可有破坏，边界不整齐。

本病病程进展迅速，病变可向远处转移，治疗效果不佳。

（三）颅内纤维肉瘤

颅内纤维肉瘤（intracranial fibrosarcoma）起源于脑膜上结缔组织及脑血管外膜。肿瘤可发生于脑内各部位，约 20% 位于后颅窝，瘤周水肿明显，可沿蛛网膜下腔播散。肿瘤呈浸润性生长，根据组织病理学形态分为纤维细胞型、梭形细胞型和多形细胞型。

本病病程短，因肿瘤部位出现不同的定位体征，部分局限于脑膜的纤维肉瘤患者治疗后可较长时间存活。

（四）颅内脂肪肉瘤

颅内脂肪肉瘤（intracranial liposcarcoma）极罕见，起源可能与颅内脂肪瘤相同，手术切除可一定程度延长患者存活时间。

八、颅内肉芽肿

颅内肉芽肿（intracranial granuloma）是颅内少见的占位病变，多是慢性炎症或感染所致，包括结核性肉芽肿、梅毒性肉芽肿、真菌性肉芽肿、化脓性肉芽肿及寄生虫所致肉芽肿等。

（一）颅内结核瘤

颅内结核瘤（intracranial tuberculoma）常继发于肺部、骨或泌尿系统等结核病，少数是结核性脑膜炎残留感染所致。发病率占颅内肿瘤的 1%～2.5%，多见于 30 岁以下青少年及儿童，男女发病率无差异。

【临床表现】

1. 临床分为两型：①全身型：较少见，结核瘤多发，常伴结核性脑膜炎，并有其他脏器活动性结核灶，全身状况差，有发热、咳嗽、咯血、盗汗及消瘦等严重结核中毒症状；②局限型：表现颅内压增高及局限性定位体征，临床表现颇似脑肿瘤；幕上结核瘤首发症状为头痛和癫痫发作，随后出现进行性局灶症状和颅内压增高症状；幕下结核瘤多见于小脑半球,出现颅内压增高症状,以后出现小脑病变症状体征;患者无其他脏器活动性结核病,多数患者全身情况尚可,少数患者表现结核病症状。

2. 脑脊液检查在单纯脑结核瘤患者,脑脊液压力不同程度升高,CSF 细胞数及蛋白正常或轻微增高,合并结

核性脑膜炎 CSF 细胞数、蛋白明显增高,糖、氯化物减低。CT 检查常见低密度或等密度病灶,周边水肿带明显,可见呈环状或结节状强化。MRI 检查 T_1WI 呈低信号或略低信号,T_2WI 信号不均匀,呈低信号、等信号或略高信号(图 3-6-91)(Gupta et al,2011)。

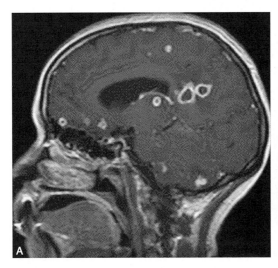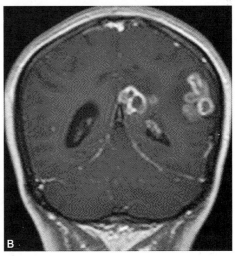

图 3-6-91　颅内多发性结核瘤

A. MRI T_1WI 矢状位;B. 冠状位显示颅内多发性结核瘤呈环状强化

【诊断】

根据患者病史及结核中毒症状,颅内压增高及局限性定位体征等颅内占位性病变表现,脑脊液特征性改变及神经影像学特点,抗结核治疗有效等。

【治疗】

随着现代诊断技术进步,易透过血-脑屏障抗结核药应用,目前多数学者主张结核瘤治疗先试用抗结核药 4~8 周,患者通常可于短期内出现显著疗效,(结核瘤周边水肿消退)使症状体征明显改善。如患者症状不改善,CT 及 MRI 复查结核瘤不缩小,可手术治疗,术后继续正规抗结核治疗。

(二)脑梅毒瘤

脑梅毒瘤(syphiloma)又称脑树胶样肿,是神经梅毒罕见的肉芽肿。由梅毒病原体侵犯软脑膜形成局限性肿块,多位于大脑或小脑皮质下,可单发或多发,质地坚硬,有纤维性包膜与脑组织分界清楚。

【临床表现】

本病起病缓慢,主要表现慢性头痛、癫痫发作、痴呆、记忆力减退,以及瘫痪、感觉障碍、视乳头水肿等局灶性损害征象和颅内压增高症状。凭借患者梅毒病史,血及脑脊液康、华氏反应阳性,胶体金曲线异常可确诊。

本病可手术切除肉芽肿,术后应用大剂量青霉素等驱梅治疗。

九、原发性脑淋巴瘤

原发性脑淋巴瘤(primary cerebral lymphoma)也称为网状细胞肉瘤、血管外皮肉瘤、淋巴肉瘤、小胶质细胞瘤和混合性血管肉瘤等,临床少见。原发于中枢神经系统淋巴瘤约占 CNS 原发性肿瘤的 1%,约 8% 的淋巴瘤原发于 CNS。

【病因和发病机制】

临床器官移植的进展,接受器官移植患者须长期用免疫抑制剂减轻器官排异反应,可增加恶性淋巴瘤发生率。1973 年文献收集当时 25 例肾移植患者发生恶性淋巴瘤(Hoover & Fraumeni),其中 14 例发生于 CNS,11 例侵犯脑组织,1 例累及脑膜及小脑,颅外无淋巴瘤。国外文献报告 AIDS 患者伴脑内原发性淋巴瘤不少见。

脑组织免疫功能薄弱,在慢性抗原刺激下,免疫系统发生多克隆反应,产生特异性基因突变,可发展成恶性淋巴瘤。有作者认为,淋巴结和淋巴结以外的 B 淋巴细胞可间变成肿瘤细胞,随血循环迁移,可能其细胞表面抗原可与 CNS 受体特异性结合,真正原发部位不清,可解释颅内多发性恶性淋巴瘤原因。

【病理】

肿瘤界限不清,呈浸润性生长,质软呈鱼肉样,可见

出血和坏死,瘤周脑组织可水肿坏死。约 60% 发生于大脑半球,可单发或多发,脑室周围常见。病变表现局灶占位或弥散性浸润生长,无包膜,血运丰富。少数病例肿瘤主要位于脑膜,为局限肿块或弥漫性浸润生长,向外扩展可侵蚀颅骨,向内可波及脑组织。

镜下瘤组织内细胞密集,圆形,核内中等染色质,隐约见核仁,胞浆不多,部分为单核细胞、淋巴-浆细胞样细胞,核分裂多见,类似 Hodgkin 淋巴瘤,瘤细胞围绕血管分布,网织染色显示血管鞘内瘤细胞浸润。免疫组化证明脑内原发性淋巴瘤为 B 淋巴细胞,不同程度表达 CD20,可分为免疫细胞型、免疫母细胞型及淋巴母细胞型等,近年来有少数 T 细胞淋巴瘤报道。

【临床表现】

各年龄均可发病,30~60 岁多见,男性较多,病程短,多在半年以内。早期出现头痛、呕吐等颅内压增高症状,伴性格改变、嗜睡等。局灶体征取决于肿瘤部位和范围,如肢体麻木、瘫痪、失语及共济失调等,癫痫少见(图 3-6-92)。

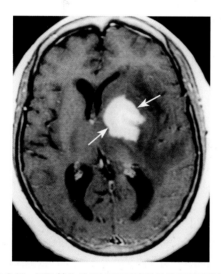

图 3-6-92　MRI 轴位 T₁WI 显示原发性脑淋巴瘤呈高信号

【诊断和鉴别诊断】

1. 诊断　器官移植患者长期服用免疫抑制剂和 AIDS 患者出现颅内压增高、局灶性神经体征时,应考虑脑淋巴瘤可能性,确诊需病理组织学检查。

2. 鉴别诊断　5%~10% 的全身淋巴瘤患者可侵犯脑部,故须与转移性淋巴瘤鉴别,原发性脑淋巴瘤多位于脑实质内,呈单病灶或多中心性生长,身体其他部位无原发淋巴瘤病灶。转移性淋巴瘤多发生于蛛网膜下腔,表现淋巴瘤性脑膜炎或硬膜内、硬膜外播散,可发现其他部位淋巴瘤。

【治疗】

1. 淋巴瘤对放疗及化疗均很敏感,部分病例经过皮质类固醇治疗后症状好转,影像学显示病灶缩小甚至消失。糖皮质激素可减少肿瘤相关的水肿,并可能导致肿瘤影像学部分消失。然而,在对皮质激素的最初反应之后,几乎所有患者会很快复发。在活检前应尽量避免使用糖皮质激素,因为它可能破坏细胞形态,导致病理标本无法诊断。

2. 手术可达到减压目的,并获得组织病理学资料确诊。考虑到该肿瘤的多灶性,手术切除并不是标准治疗方法的一部分。尽管有文献提出了患者行肿瘤全切除的可能获益,但这是一份回顾性分析,而其他大部分报道没有显示出明显的手术全切除病灶的益处。术后用激素、放疗及化疗等综合治疗是最佳疗法,可显著改善症状,延长生存期(Ponzoni M et al,2014)。

十、脑膜癌病

脑膜癌病(meningeal carcinomatosis)又称癌性脑膜炎,在恶性肿瘤各器官转移中,除肝及肺脏,颅内转移居第三位。肿瘤颅内转移大多数转移到脑组织,脑膜转移少见,约占颅内转移瘤的 4%。

【病理】

肿瘤细胞沿蛛网膜下腔广泛播散可累及蛛网膜、软脑膜及硬脑膜,出现脑膜癌病。病理表现脑膜普遍增厚,呈灰白色,硬脑膜上常见散在小瘤结节,镜下可见脑膜肿瘤细胞浸润。

【临床表现】

本病常见于急性白血病、非 Hodgkin 淋巴瘤等颅内转移患者,主要表现头痛、精神障碍、多发性脑神经麻痹、痫性发作、脑积水及脑膜刺激征等,颇类似脑膜炎,颅内压增高少见。本病预后差,大多数患者存活不超过半年。

【诊断和鉴别诊断】

1. 诊断　患者同时存在脑膜刺激征与局灶性定位体征,应高度警惕脑膜癌病可能性,原发肿瘤病史,脑脊液常规、生化及瘤细胞学检查等对诊断颇有价值。

2. 鉴别诊断　本病须注意与脑膜炎鉴别,本病患者无感染病史,除头痛及脑膜刺激征,常见多发性脑神经麻痹、精神障碍及痫性发作等局灶性症状体征,影像学检查可见脑积水,脑脊液检查、细胞学检查和菌培养等可资鉴别(图 3-6-93)。

【治疗】

脑膜癌病治疗十分困难,可根据原发性肿瘤的性质选择放疗、化疗及手术等,解除脑积水也可综合治疗,如通过鞘内注射化疗药甲氨碟呤等,但疗效不明显。

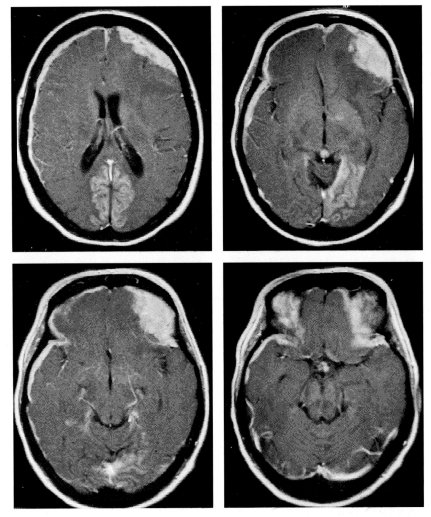

图 3-6-93 MRI 轴位 T₁WI 显示脑膜癌病患者的硬脑膜、蛛网膜增强,伴有软脑膜-蛛网膜下腔弥漫性增强

第十二节 颅骨肿瘤及
肿瘤样病变

(赵世光)

颅骨肿瘤占所有骨肿瘤的 1%~2%。分为原发性、继发性及肿瘤样病变。原发性颅骨肿瘤有良性、恶性之分。

一、原发性颅骨肿瘤

(一)良性肿瘤

Ⅰ.颅骨骨瘤

颅骨骨瘤(osteoma of the skull)较常见,多生长在额骨和顶骨,部分生长在额窦和筛窦内,枕外粗隆亦可见,个别与外伤有关,无明显症状较小骨瘤临床易忽略。

【病理】

骨瘤可分为骨密质性骨瘤、骨松质性骨瘤和纤维性骨瘤。骨密质性骨瘤多起源于骨外板,内板多保持完整,镜下与正常骨质相似,有的可见成骨性结缔组织,内有新骨组织;骨松质性骨瘤常起源于板障,其中含较多纤维组织,也可含红骨髓或脂肪性骨髓;而纤维性骨瘤常表现为薄层骨包裹大量的软组织结构。

【临床表现】

1. 本病多发于 20~30 岁,亦有少数老年和儿童病例,无明显性别差异。肿瘤生长缓慢,病程较长,可达 10 年以上,在原发颅骨肿瘤中最为常见。骨瘤多位于额顶部,依生长部位的表现不同可分为:①外板型,较多,从蚕豆到鸡卵大小,局部隆起与头皮无粘连,无压痛和不适感,生长缓慢,有的自行停止生长;②板障型,多膨胀性生长,范围较广,颅骨凸出较圆滑,可出现局部疼痛;③内板型,多向颅内生长,临床少见,骨瘤较大时可引起颅内压增高及局部神经体征;④骨瘤,位于额窦和筛窦内,较小时无症状,偶被发现,部分出现鼻窦炎症状。

2. 颅骨 X 线平片可见圆形或椭圆形局限性高密度影。骨松质型可见骨瘤内部疏松,密度不均,骨小梁内可有钙化;骨密质型骨瘤一般生长在颅骨外板,向外隆起,内部结构致密均匀;额窦和筛窦内骨瘤常呈分叶状。

【诊断和鉴别诊断】

1. 诊断　颅骨骨瘤通常根据临床表现及颅骨 X 线平片不难诊断。

2. 鉴别诊断

(1) 脑膜瘤:内板型骨瘤向颅内生长,须与脑膜瘤鉴别。脑膜瘤多累及颅骨全层,骨瘤一般仅累及内板;侵犯骨质的脑膜瘤在其附近必然有软组织团块,骨瘤则无。脑膜瘤在 X 线平片可见脑膜血管沟增宽及颅内压增高,切线位可见颅骨放射状针样增生,CT 可见肿瘤明显增强,DSA 可见肿瘤染色。

(2) 颅骨骨纤维异常增殖症:病变范围广泛,眼眶顶部多见,可有面容改变,累及颅骨全层,可有全身其他扁骨改变。

【治疗】

骨瘤生长快、增大产生压迫效应以及颅面部畸形,或突于颅内,形成气颅和黏液囊肿时,应手术切除,可与耳鼻喉科合作,经颅或鼻入路切除骨瘤。外生型未累及内板的骨瘤可用骨钻钻孔,不钻透内板,用咬骨钳或骨凿切除。大的累及颅内的骨瘤需行骨瓣切除,切除范围应包括肿瘤周围 0.5cm 的正常骨质,否则复发机会较大,然后修补颅骨。对骨松质骨瘤需全部切除,以免复发。个别停止生长或生长缓慢的小骨瘤可不予处理。本病手术预后良好,很少复发。

Ⅱ. 颅骨软骨瘤

颅骨软骨瘤(chondroma of the skull)见于颅中窝底、蝶鞍旁或岩骨尖端软骨结合部,体积大者可累及颅中窝和脑桥小脑角。常见于 20~50 岁的女性。

【病理】

软骨瘤表面与骨膜延续的是胶原结缔组织,中层为软骨组织,基层为肿瘤主体部分,与颅骨相连,内含脂肪组织,血管较少。

【临床表现】

1. 颅骨软骨瘤　多位于颅中窝底、岩骨尖、蝶枕骨软骨结合部和颅骨裂孔处,可出现第Ⅲ、Ⅳ、Ⅴ及Ⅵ脑神经受损症状,如眼球运动障碍、面部感觉减退、患侧三叉神经痛等。肿瘤生长缓慢,病程较长,增大时出现脑桥小脑角症状及颅内压增高。如肿瘤生长快、病情进展迅速可能恶变为软骨肉瘤。颅骨软骨瘤预后较好,反复再发者预后不良。

2. 颅骨 X 线平片可见密度增高骨性肿块,边界不规则,周围有骨破坏。CT 检查可见颅底高密度肿块,呈分叶状,边界清楚,有钙化,肿瘤基底宽且与颅底相连,肿瘤非钙化部分可强化。MRI 检查可见肿物 T_1WI 低信号、T_2WI 高信号。

【诊断和鉴别诊断】

1. 诊断　根据临床病程及症状体征,颅骨 X 线平片和 CT 检查等。

2. 鉴别诊断　本病须注意与颅底脑膜瘤、脊索瘤鉴别,脑膜瘤血管造影可见供血动脉及肿瘤染色,软骨瘤血运不丰富;脊索瘤多位于斜坡和鞍区,钙化散在且不定型。

【治疗】

软骨瘤多位于颅底,基底较广,彻底切除困难,一般只能部分切除达到颅内减压目的。岩尖和颅中窝底肿瘤通常经颞叶开颅,必要时切除部分颞叶;由于肿瘤血运不丰富,术中出血不多,但要注意保护颈内动脉及脑神经等。位于脑桥小脑角可行后颅窝开颅。

Ⅲ. 颅骨血管瘤

颅骨血管瘤(angioma of skull)较常见,约占颅骨良性肿瘤的 10%,起源于颅骨板障,生长缓慢。可发生于任何年龄,青少年多见,女性较多,男女性约为 1∶2。

【病理】

颅骨血管瘤有三型,分别为海绵状血管瘤和毛细血管性血管瘤,后者罕见。海绵型占大多数,多见于额顶部;毛细血管型含较多软组织成分,可侵袭破坏、压迫邻近脑组织。按形状可分为扁平型和球型,扁平型多局限于板障内生长,使内外板变薄;球型多向内外板延伸,突出外板或穿透内板,但很少累及硬脑膜。

【临床表现】

1. 本病发展缓慢,除局部肿胀感,颅骨可触及肿块,多无其他症状。外板已破坏者局部可触及非骨性肿块,肿块有压缩性,可压迫变小。头低位时肿块增大,张力增高。头高位时肿块张力下降并缩小。多数颅骨血管瘤的预后较好。

2. X 线平片颅骨可见圆形、椭圆形或蜂窝状低密度区,边界整齐,多有硬化带。愈靠近中心部骨小梁愈不明显,是本病特征。切线位片可见放射状骨针排列,无迂曲血管压迹,可与脑膜瘤鉴别。血管压迹明显加深可提示肿瘤恶变,DSA 有时可见肿瘤染色。CT 可见明显增强肿块。MRI 可见肿瘤呈 T_1WI 低信号,T_2WI 可见肿瘤周围含铁血黄素低信号黑环,是海绵状血管瘤特征性表现。

【诊断和鉴别诊断】

1. 诊断　根据青少年发生颅骨可缩性肿块,颅骨 X 线平片、CT 和 MRI 检查等。

2. 鉴别诊断　本病须注意与颅底脑膜瘤、颅骨骨膜窦等鉴别。

【治疗】

1. 颅骨血管瘤以手术治疗为主。早期病变较局限，手术难度小，预后好。大肿瘤术中出血多，有的只能取出部分病变组织即不得不终止手术。较大的海绵状血管瘤术前最好先行 DSA 检查，了解肿瘤供血情况，必要时手术开始时先阻断相关血管的栓塞手术，减少术中出血。颅骨缺损过大需行颅骨成形术。

2. 对于肿瘤不能完全切除或者无法进行切除的患者，可辅以放疗对肿瘤进行控制。

Ⅳ. 板障皮样或表皮样瘤/板障表皮样囊肿、皮样囊肿和畸胎瘤

板障皮样或表皮样瘤(dermoid and epidermoid tumor of the skull)是由胚胎发育中残余外胚叶组织异位于颅骨板障内。皮样瘤或胆脂瘤是上皮组织角化不断脱落形成，有珍珠样光泽的灰色角化片状组织或干酪样物，内含胆固醇结晶，还含有皮脂腺、汗腺、毛囊和毛发等皮肤结构。有人认为外伤时上皮组织种植在颅骨内逐渐形成。畸胎瘤必须有外胚层以及其他至少一种胚层结构(例如中胚层或内胚层)。内胚层可以生发出内脏组织、腺体和呼吸道上皮。中胚层可以生发出肌肉、血管、软骨和骨组织。有时可以见到完全成熟的牙齿和腺体。

【病理】

囊壁由复层鳞状上皮和一层结缔组织构成，上皮质在囊内，表面附有角化细胞，其间有淋巴细胞和巨噬细胞浸润。囊内容为环状或片状排列的脱落角化上皮细胞，皮样囊肿内含有汗腺、皮脂腺、毛囊及毛发等皮肤结构。

【临床表现】

1. 可发生于任何年龄，颅前及额部好发。肿瘤在板障内生长缓慢，颅骨未破坏前可无症状；向外板突出可见橡胶样肿物及骨缺损，可破溃和干酪样物流出，感染形成窦道；肿瘤向内生长压迫脑组织，出现癫痫发作、颅内压增高及相应部位症状体征。

2. X 线平片可见局部颅骨密度减低区及软组织阴影，多呈圆形或不规则形，边缘光滑，边缘有明显骨硬化区。CT 可见骨破坏，肿瘤为低密度，可低于脑脊液，边界清楚，偶有钙化，无增强。

【治疗】

本病以手术治疗为主，尽量全切除肿瘤。与硬膜粘连紧密者可切除硬膜，然后修补硬膜。部分骨破坏广泛者可行骨瓣成形术，将骨与肿瘤一并切除，然后可放回骨瓣或修补颅骨。位于静脉窦上肿瘤尽可能刮除囊壁，为防止复发可电灼囊壁或用 75% 酒精或 20% 甲醛溶液涂抹。手术预后良好，通常不发生恶变。

Ⅴ. 颅骨巨细胞瘤

颅骨巨细胞瘤(giant cell tumor of the skull)又称破骨细胞瘤，典型病例发生在长骨。颅骨极少见，多发生于颅底软骨化骨的蝶骨、颞骨和枕骨，可发生恶变。

【病理】

与长骨巨细胞瘤相同，颅骨巨细胞瘤来自中胚叶组织破骨细胞，有人认为不属于真正的肿瘤，是炎症、出血及外伤等引起破骨细胞增生。肿瘤无包膜，呈暗红色，质脆而软，少数稍硬。镜下可见梭形或椭圆形单核瘤细胞和胞体较大巨细胞，瘤内血管丰富是巨细胞瘤特点。单核细胞核分裂多，巨细胞胞体小而核少属恶性。

【临床表现】

1. 本病在 20~40 岁多发，早期可无症状，颅骨局部有胀感和疼痛感。发生在蝶骨或鞍区附近出现视力、视野障碍，动眼、外展及三叉神经症状。位于颅盖者很少，侵入外板局部可触及骨性肿物，侵入颅内及生长较大时出现颅内压增高和相应部位神经体征。

2. X 线平片可见　①多囊型：为边缘锐利，周围密度增高的线状阴影，可见多房状骨质破坏区；②单囊型：有边缘锐利骨破坏及周围高密度硬化带，无骨小梁间隔，病变呈膨胀性生长；③单纯骨破坏型：只有颅骨破坏，无囊肿。CT 表现为膨胀性生长，可见密度不均匀的颅骨肿物，而在病变内部可见骨质受到明显破坏。DSA 可见有或没有血管区和肿瘤染色。

【治疗】

1. 颅骨巨细胞瘤以手术为主，尽可能切除，但肿瘤多生长在颅底，血运丰富，很难全切除，可部分切除减压，应注意保存脑神经功能，颅顶部骨缺损可行颅骨成形术。由于巨细胞瘤在良性与恶性间可有部分重叠，对手术困难者需病理检查。

2. 此肿瘤不能全切或者无法切除的患者时可行放射线治疗，以控制肿瘤发展，得到满意的疗效，选择手术加放疗预后较好。化疗的效果尚不明确。

Ⅵ. 动脉瘤性骨囊肿

动脉瘤性骨囊肿(aneurysmal bone cyst)临床少见，是病因及发病机制不明的非肿瘤性骨畸形，又称骨化性血肿、骨动脉瘤、骨膜下巨细胞瘤及非典型巨细胞瘤等。Jaffe 和 Lichtenstein(1942)认为，这种骨病变形类似动脉瘤壁，囊腔充满血液，是独立的疾病，命名为动脉瘤性骨囊肿。

【病理】

病变位于硬脑膜外，分囊性和骨性两类。囊性者有囊壁，呈多房，含暗红色血液；骨性为沙砾样，切面呈蜂窝状。镜下可见大小不等充满血液的血窦，窦壁厚薄不一，缺乏血管壁，血窦由成纤维结缔组织分开，亦可见骨样组

织和骨小梁形成,骨小梁周围绕以成骨细胞和破骨细胞。

【临床表现】

1. 本病多见于青少年,无性别差异,呈慢性病程。颅骨动脉瘤性骨囊肿常见头皮下肿块和疼痛,肿物生长缓慢,大小不一,为硬性肿物,可有波动和压痛,穿刺可吸出血性液体,肿物不缩小,反可增大,外伤可使病情加重,听诊无血管杂音。病变可突向颅内,呈气球样膨胀,在较薄的颅骨更易发生,引起脑组织受压和颅内压增高。

2. X线平片典型病例可见颅骨低密度区,周围骨壳完整,病变内可见骨性间隔。CT显示颅骨多房性改变,可见病变强化。

【诊断和鉴别诊断】

1. 诊断根据患者特征性体征及影像学检查,典型病例通常不难诊断。

2. 鉴别诊断本病病程中常与其他颅骨疾病影像学表现相似,如骨肉瘤、骨转移瘤、破骨细胞瘤、巨细胞瘤、骨髓炎、骨囊肿、骨化性纤维瘤、成骨细胞瘤及骨纤维结构不良等,须注意鉴别。

【治疗】

本病以手术治疗为主,全切除可治愈。要点是控制出血,为减少出血可咬除部分正常颅骨,整块切除,累及大静脉窦和颅内重要结构应仔细分离粘连。不能全切者可行刮除术,术后辅以放疗,但疗效较差,可能复发。

Ⅶ. 颅骨脂肪瘤

颅骨脂肪瘤(osteolipoma of skull)罕见,迄今仅见几例报道,临床上表现膨大的病变,无骨膜。组织学上,颅骨脂肪瘤表现正常或薄弱的骨小梁基质间大量成熟的脂肪细胞。此类病须与皮样囊肿或是与骨坏死或骨折后的修复反应相鉴别。影像学无特异性,为一光滑的骨腔内充满脂肪组织,见不到常见增强、侵蚀或侵润周围骨质的情况。手术可治愈。Adebiyi(2011)报道一例极罕见的位于硬腭的骨脂肪瘤。

(二)恶性肿瘤

Ⅰ. 脊索瘤

脊索瘤(chordoma)是起源于胚胎结构脊索残余组织的缓慢生长的恶性肿瘤,也称囊泡状内生软骨疣,较少见,占骨恶性肿瘤1%~4%。本病由Viechow(1857)首先报告,Müller(1858)指出本病与胚胎残留脊索组织有关。颅内脊索瘤约占颅内肿瘤的0.15%,脊柱脊索瘤约占椎管内肿瘤的0.6%。

【病因和发病机制】

胚胎期脊索上端位于颅底蝶骨和枕骨,部分达颅内面,并与蝶鞍上方硬脑膜衔接,枕骨部可达该骨下面(舌咽面),部分位于颅底骨与咽壁之间;脊索下端分布于骶尾部中央及近旁。随着胚胎发育,脊索逐渐消失,仅残留于椎间盘内髓核,脊索胚胎残余组织在上述部位滞留到出生后可逐渐演变成肿瘤,因此脊索瘤好发于中线骨性结构,约50%见于骶尾区,15%于中部椎体,35%在颅底如斜坡、蝶鞍中线附近或岩尖等。

【病理】

肿瘤有或无纤维包膜,早期有一定界限,晚期界限不清,浸润破坏颅底骨及邻近脑神经和脑实质。切面呈半透明的灰白色胶胨状,光滑,触之滑润感,中间有白色坚韧间隔与包膜相连,将肿瘤分割成大小不等多叶状,瘤内半数有结节状钙化,可有出血和囊变。瘤组织质软者产生黏液较多,倾向于良性;质硬者钙化较多,倾向于恶性。脊索瘤是低度恶性肿瘤,生长缓慢,呈局部浸润性生长,少数病例有淋巴或血行转移。

镜下可见肿瘤为上皮样细胞,形态与脊索组成细胞相似,排列成条或岛状,埋于疏松黏液状组织内,可含软骨组织、钙化斑及小片骨组织,周围为网状结缔组织围绕,将肿瘤分割成不规则小叶状。瘤细胞胞浆内含大量空泡,能染上黏液染色,称空泡细胞,空泡合并将细胞核推至一侧,称为戒指样细胞。有些细胞界线消失,形成大块液状合体。大量空泡细胞及黏液形成是本病的病理特性。10%的脊索瘤细胞增殖活跃,黏液显著减少并有核分裂现象。

根据病理组织学特征可分为:①普通型:瘤内无软骨或其他间充质成分,40~50岁多见,20岁以下少见,无性别差异;病理上有几种生长方式,片状生长为其特征,由空泡状上皮细胞(空泡含糖原或黏液)及黏液基质组成,细胞角蛋白和上皮膜抗原免疫染色阳性;②软骨样脊索瘤:占脊索瘤25%~35%,瘤内有软骨和脊索瘤样成分,其为脊索瘤或软骨肉瘤变异型存有争议,过去认为此型生存期较普通型长(Heffelfinger,1973),现在认为两者预后相近(Forsyth,1993;O'Connell,1994);③间变型脊索瘤:占脊索瘤1%~8%,含普通型及恶性间充质成分,后者指恶性纤维组织细胞瘤、纤维肉瘤或骨肉瘤等,本型可继发于普通型放疗后或恶变所致,表现局部复发和转移,常在诊断后6~12个月死亡。

【临床表现】

1. 脊索瘤可发生于任何年龄,颅内脊索瘤年轻人(20~40岁)多见,骶尾部脊索瘤40~60岁多见;男性较多,男/女比例约(2~3):1。颅内脊索瘤常见于斜坡、鞍旁和鞍区,生长缓慢,病程长。常见弥漫性头痛,多发性脑神经障碍及长束损害较常见,90%患者眼球运动麻痹,多为外展神经麻痹,部分患者有视力障碍、视野缺损及内分泌障碍,男性出现性欲减退、阳痿,女性可有闭经。30%~50%的患者可发现鼻咽部软组织肿块,引起鼻塞或吞咽费力等。

2. 症状体征 因肿瘤部位不同而各异。①斜坡型：肿瘤常偏于一侧，表现一侧Ⅵ～Ⅻ脑神经损害症状，可伴对侧轻偏瘫；肿瘤常使第Ⅲ脑室后部及导水管向后上方移位，引起一定程度脑积水，少数向下发展导致高颈髓受压症状；②鞍旁型：主要表现Ⅵ脑神经受累，也可出现Ⅲ、Ⅳ、Ⅴ脑神经部分麻痹症状；肿瘤向上、向前压迫视交叉可见相应视野缺损；③鞍内型：症状与垂体腺瘤颇相似，可见视力减退、视野缺损及垂体功能紊乱症状，如肥胖、嗜睡，男性阳痿，女性闭经等。

【辅助检查】

1. X线平片可见颅底骨质破坏，涉及鞍背、斜坡、前床突及后床突、颅中窝底、蝶骨大翼、蝶窦及岩尖等，病变常偏于一侧。肿瘤区常有不规则斑点状或片状钙化。CT检查可见以斜坡或岩尖、蝶窦为中心圆形或不规则形等密度或略高密度肿块，其内散在点状、片状高密度影（钙化灶或破坏骨残余），边界较清楚；部分病例仅见略高密度病灶，病灶中有低密度区（黏液样或胶胨状物质）；肿瘤较大可见相应脑组织、脑池和脑室受压，肿瘤呈不均匀增强。MRI检查矢状面可清晰显示斜坡区脊索瘤，T_1WI可见骨组织被软组织肿瘤取代，不均匀低或等信号，T_2WI不均匀高信号（图3-6-94）。

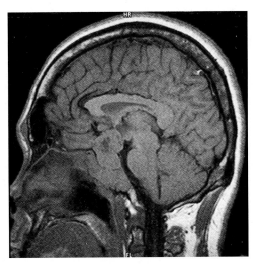

图3-6-94 斜坡的脊索瘤

2. 脑脊液检查 压力通常轻度增高，脑脊液细胞数和蛋白多正常。

【诊断和鉴别诊断】

1. 诊断根据患者长期头痛史、多组脑神经损害及内分泌障碍症状体征，CT、MRI影像学检查特征性表现等。

2. 鉴别诊断

（1）斜坡及鞍旁脑膜瘤：常见骨质增生，很少引起骨破坏，咽部无软组织肿块，DSA常显示脑膜供血动脉及引流静脉增多。

（2）听神经瘤：表现明显听力障碍、内耳孔扩大及脑脊液蛋白含量增高等。

（3）垂体腺瘤及颅咽管瘤：与鞍区脊索瘤表现相似，但不引起广泛骨质破坏，常见视神经、视交叉受压症状，较早出现明显内分泌紊乱症状。脊索瘤常见多数脑神经损害，常首发外展神经受损，仅鞍内型可见内分泌紊乱。

（4）鼻咽癌颅底转移：脊索瘤鼻咽部软组织肿块、多数脑神经损害及颅底骨破坏等应与鼻咽癌颅底转移鉴别，鼻咽部详细检查及活检是鉴别主要依据，脊索瘤进展慢、病程长，鼻咽癌颅底转移进展迅速。

【治疗】

脊索瘤治疗原则是手术加放疗，手术方式由于脊索瘤位于中线部位，起源于骨线结构及硬膜意外，首选前侧入路治疗，而不会损伤神经血管；以往采用经口、经蝶骨、经面入路。现在，以经鼻内镜入路为主。手术加放疗通常可使肿瘤获得长期缓解，多数患者平均生存期4～8年。患者常有局部复发，仅2%～10%的患者发生肺、骨骼系统、淋巴结、肝及皮肤等全身性转移。

Ⅱ. 颅骨肉瘤

1. 颅骨肉瘤（sarcoma of the skull）很少见，仅占全身骨肉瘤的1%。患者以儿童及青少年居多，部分肉瘤由畸形性骨炎（Paget病）或纤维结构不良症恶变而来，可因曾接受放疗诱发。常见于鞍旁，其次为脑桥小脑角、岩骨尖及斜坡，偶见于大脑镰、脑突面等。肿瘤类型包括成骨肉瘤、软骨肉瘤、纤维肉瘤及Ewing肉瘤等。

2. 颅骨成骨肉瘤（ossify sarcoma of the skull）为高度恶性肿瘤，生长迅速，病程短。

本病表现头部局灶性隆起和疼痛，肿瘤血运丰富，局部温度增高，可有搏动及血管杂音。可发生血行转移，绝大多数较早转移至肺部。

X线平片除可见大范围颅骨溶骨区，边缘不清，常见瘤内明显成骨现象，骨刺呈放射状，由骨缘边界处伸向瘤周围。

本病治疗以广泛切除为主，辅以术后高能量放射。预后不佳。

3. 颅骨软骨肉瘤（chondrosarcoma of the skull）包括滑膜肉瘤，可从原存在软骨瘤或由间质细胞发展而来，后者称为间质性软骨肉瘤，来自多能中胚叶间质细胞，有分化成血细胞、纤维组织、脂肪组织、血管、软骨及肌肉等潜能。与一般软骨肉瘤不同之处是分化不好，瘤组织以间质细胞为主，软骨细胞呈岛状，分散于各处。软骨肉瘤分化良好，以软骨组织为主，含少量黏液状组织或间质细胞等。

颅骨软骨肉瘤生长较慢，病程长，表现局部肿块，可伴其他软骨病变，伴长骨骨骺病称为Ollier病，伴软组织及某些脏器血管瘤称马富西综合征(Maffuci syndrome)。

X线平片可见颅骨不规则溶骨病变,杂有不规则骨质或钙化。CT检查可见肿瘤内多灶性钙化及不规则增强区,杂有散在低密度区,为血供较差的软骨组织。

本病治疗首选手术全切除,由于肿瘤多位于颅底,真正全切除不多,位于颅骨顶部及发展较慢的滑膜肉瘤可望手术全切除。本病预后较差。

4. 颅骨纤维肉瘤(fibrosarcoma of the skull)多数起源于颅骨膜、硬脑膜或头皮结缔组织,侵犯颅骨。肿瘤一般先引起颅骨外板破坏,逐渐向纵深发展,晚期病例常侵犯颅内结构,有时可与脑膜瘤混淆。

本病早期侵犯颅骨外板,可见头部局灶性隆起和疼痛;晚期侵犯颅内结构时症状体征取决于肿瘤在颅骨的部位,可出现颅内压增高症状,远隔转移发生较晚。

病理组织学显示肿瘤主要由生长旺盛的梭形纤维母细胞组成,细胞核深染,细胞呈栅栏状排列,有较多核分裂象。

X线平片可见头部软组织块影,伴不规则颅骨溶骨变化,骨质呈鼠啮状,边缘不清,无钙化及新骨形成。

本病可手术切除,并行放疗。5年生存率达30%~40%,略高于成骨肉瘤。

5. Ewing肉瘤(Ewing sarcoma)为未分化网状细胞肉瘤,位于颅骨的多为转移瘤。

本病主要表现头部软组织肿块,质稍软且有疼痛,患者可有贫血、发热及白细胞增多等全身感染征象,常被误诊为骨髓炎。

X线平片可见颅骨不规则骨破坏区,伴软组织肿块。

Ewing肉瘤对放射线较敏感,治疗以放疗为主,但放射后复发较快,需配合化疗,如环磷酰胺、氟尿嘧啶、长春新碱和多柔比星等。5年生存率为10%~30%。

二、继发性颅骨肿瘤

(一)转移性病变

Ⅰ.颅骨骨髓瘤

颅骨骨髓瘤(myeloma of the skull)来自骨髓组织浆细胞,又称浆细胞性肉瘤。常为多发,偶见单发,可同时发生于颅骨、肋骨、椎体、骨盆、胸骨及锁骨等,约占骨肿瘤的3%。40~70岁男性多见,为女性的1.5倍。

骨髓瘤蛋白的免疫、生化性质与正常免疫球蛋白IgG、IgA、IgE、IgD等十分相似,骨髓瘤也分成这四型,血清中无异常蛋白仅尿中有本周(Bene Jones)蛋白为凝溶蛋白型。IgG型占50%~60%,IgA型占17%~24%,凝溶蛋白型占16%~17%,IgE及IgD型很少。分泌骨髓瘤蛋白的分泌型约占99%,非分泌型很少见。

【病理】

颅骨骨髓瘤为实质性,较脆软,暗红色或灰色,富于血管。镜下瘤细胞为未成熟浆细胞,圆形或椭圆形,间质少,胞核偏位,核膜清晰,胞浆嗜酸性染色。

【临床表现】

1. 患者从发病到就诊一般为3个月至1年,头部出现扁平形稍隆起肿物,无波动,压痛明显。偶见单发颅骨病灶,多数患者除颅骨,可侵犯椎体、肋骨、胸骨及骨盆等。主要症状是局部剧烈疼痛,开始为间歇性,后为持续性。晚期可累及股骨和肱骨两端,极少累及肘、膝以下骨骼,偶可引起病理性骨折。病变侵犯硬脑膜外出现相应部位神经系统症状体征及颅内压增高等。

2. 外周血检查多见进行性贫血如血红蛋白低、血小板减少(100×10⁷/L以下)等,白细胞数变化不明显,淋巴细胞相对增高。高球蛋白血症是骨髓瘤主要表现,使白蛋白与球蛋白比例倒置,骨破坏可出现血钙增高。尿中出现本周蛋白可见于70%的患者,蛋白沉积于肾小管可引起细胞变性,出现管型。骨髓检查可见细胞生长活跃,少数患者有大量未成熟浆细胞。X线平片可见颅骨多数散在低密度区,大小不一,溶骨性破坏骨缘,无硬化带。

【诊断】

颅骨骨髓瘤根据患者的临床症状及实验室检查的特征性变化等诊断。须注意与颅骨转移瘤、骨肉瘤等鉴别。

【治疗】

1. 目前骨髓瘤尚无根治方法,颅骨较大单发病灶可手术治疗,一般不适于手术。化疗可缓解病情,以烷化剂为主。常用药物包括:洛莫司汀(氯乙环己亚硝脲)100mg/(m²·d),每周1次;环磷酰胺200mg/d,静脉滴注,5日为一疗程;博来霉素(争光霉素)15μg/kg,静脉滴注,连续4日为一疗程。

2. 在化疗同时短期给予适量激素对缓解病情有一定作用,有人主张将几种化疗药在2~3周内先后联合应用,然后休息2周,为一疗程,反复用药7~8个疗程。骨髓瘤可产生骨髓瘤蛋白,血清骨髓瘤蛋白含量代表骨髓瘤细胞多少和生长情况,在化疗过程中定期检查可判定疗效及耐药性。疼痛剧烈可试用X线局部照射,可使部分患者缓解,也有人采用免疫治疗。

Ⅱ.颅骨白血病

颅骨白血病(skull leukemia)很少见,一般发生于颅顶部。

患者可见贫血、发热等症状,临床易误诊为颅骨骨髓炎。X线平片可见颅骨溶骨改变,边界不清,周围部骨质可增生。

本病治疗以针对白血病的化疗药物为主,可辅以局部放疗。

Ⅲ. 颅骨转移瘤

颅骨转移瘤(metastatic tumors of the skull)主要来源于肺癌、乳腺癌、宫颈癌、前列腺癌、肾上腺癌、甲状腺癌及胃肠道癌,肉瘤转移少见。

【病理】

常见骨转移部位依次为脊椎骨、盆骨、肋骨及颅骨,多血行播散,也可淋巴转移。颅骨转移瘤不少见,可分为成骨细胞型和破骨细胞型两种:①成骨细胞型:多来自前列腺癌、乳腺癌、膀胱癌、肾癌,偶有来自肾上腺肿瘤;②破骨或溶骨细胞型:多见,来自肺、子宫、胃肠道、甲状腺的癌肿及黑色素瘤,典型转移瘤多发,也有单发病灶。

【临床表现】

1. 早期颅骨有一或数个小肿块,生长迅速,肿块长大伴疼痛,多数较硬,基底宽。各种转移瘤与原发癌关系密切,表现也不同,例如:①甲状腺癌转移:血运十分丰富,可见头皮血管迂曲怒张,听到血管杂音,肿块有压缩性;②黑色素瘤转移至颅骨:局部呈青色;③前列腺癌转移:血清碱性磷酸酶明显增高。头颈部肿瘤可直接扩散转移至颅骨,常见鼻咽癌;颅底癌可直接扩散至蝶骨,出现相应的神经系统局灶体征,外展神经麻痹是鼻咽癌颅底转移最常见体征。

2. 头颅 X 线平片可见:①成骨细胞型转移瘤:因骨反应在肿瘤浸润周围发生硬化,可见局部骨硬化高密度;②破骨或溶骨细胞型转移瘤:颅骨骨质被破坏吸收,局部可见密度减低区,界限不清,骨破坏周围无硬化带;③转移瘤:可发生在颅底,鞍背常见,表现与慢性颅内压增高鞍背脱钙吸收相同;大转移瘤破坏斜坡上部及邻近的岩尖中部,无颅内压增高,类似脊索瘤表现;扩散到蝶骨可见蝶窦腔内软组织肿块。CT 对颅底骨转移瘤有诊断意义,表现邻近脑组织明显水肿,瘤周脑组织大片低密度区。

【诊断】

如已确定原发肿瘤,颅骨 X 线平片通常可诊断。未发现原发肿瘤需作肿块病理检查才能确诊,并查找原发肿瘤。

【治疗】

多数颅骨转移瘤只能采用放疗和化疗,应根据原发肿瘤性质或转移瘤病理检查结果确定治疗方案,如甲状腺癌转移用碘剂放疗,乳腺癌转移用男性激素或切除卵巢等抑制雌激素分泌,控制肿瘤生长。原发肿瘤已手术或较小,单发颅盖转移可手术切除。

Ⅳ. 成神经细胞瘤

成神经细胞瘤(neuroblastoma)是来自神经嵴细胞的恶性肿瘤,其发育静止于成神经细胞阶段。若肿瘤部分分化,称为成神经节细胞瘤(ganglioneuroblastoma);如果分化完全,则称神经节细胞瘤(gangliocytoma),为良性肿瘤。儿童中,成神经细胞瘤是颅骨最常见的转移瘤。可单发或多发,颅底和颅盖均可受累。CT 上可为中等信号,见双侧、对称性病变,邻近部位总能见到软组织团块或浸润;MRI 上 T_2WI 为低信号。

成神经细胞瘤对放射治疗敏感,根据疾病的不同阶段,可以联合应用放疗、化疗。

Ⅴ. 淋巴瘤

非霍奇金淋巴瘤(non-Hodgkin lymphoma,NHL)可累及骨组织,原发的颅骨淋巴瘤很少见。颅内淋巴瘤转移至颅骨更为常见。这种肿瘤一般不会引起侵袭性的溶骨破坏,而是逐步布满骨内,并向脑内侵及引起相应症状。非霍奇金淋巴瘤在 CT 最为常见表现是硬膜外高密度的对比增强团块。MRI 显示 T_2WI 上病变明显的低信号及显著增强。

治疗:局部放疗和辅助化疗,根据肿瘤部位的不同,5年生存率可高达 60%(Ostrowski,1986)。肿瘤颅内侵及提示预后不佳(Tomabechi,1992)。

(二) 直接侵犯性肿瘤

Ⅰ. 嗅母细胞瘤

嗅母细胞瘤是一种少见的神经外胚层来源肿瘤,它源于嗅觉感受器系统的鼻神经支。该肿瘤的年龄分布呈双峰样,高发年龄在 11~20 岁之间和 51~60 岁之间(Elkon,1979)。

主要症状为反复鼻出血和鼻腔堵塞。嗅觉改变出现较晚。常常被误认为慢性炎症或过敏。肿瘤可发生远隔转移,也可见与肿瘤直接扩散无关的颅内转移(Rodas,1986)。晚期患者中,筛板区域可被突向颅内的大肿物完全破坏,影像学表现为密度均匀的软组织大团块,由中鼻甲向周围扩展。CT 上病灶称中高密度,MRI 在 T_2WI 为低密度,病灶可被明显增强。

治疗方法根据肿瘤的部位和大小而有不同,主要方法为手术、放疗、化疗以及联合治疗。根据 Kadish 分期不同,5 年生存率也不同:病变局限于鼻腔及鼻旁窦(A 期及 B 期)为 86%,病变范围超出鼻旁窦(C 期)44%。

Ⅱ. 副神经节瘤

副神经节瘤(paraganglioma),也称血管球肿瘤,其中常见累及颅骨的为颈静脉球瘤。多见于 40~60 岁女性,有约 5% 的血管球瘤为恶性,大约 10% 的颈静脉球瘤患者其他脏器也有恶性肿瘤。

61% 的颈静脉球瘤患者表现为听力缺损(Glasscock,1993),耳镜检查常可见中耳后部的红色波动性肿物。后期常发生耳道溢液、眩晕和Ⅸ、Ⅹ、Ⅺ对脑神经麻痹(Vernet 综合征)。

影像学上,颈静脉球瘤表现为密度不均、明显增强的软组织肿块,颈静脉孔扩大或周围骨质受侵,CT可很好显示颈静脉孔周围骨质破坏。典型MRI可见T_1WI及T_2WI等信号,可被强化,有多处流空现象。

小至中等大的病变的治疗,尤其鼓室血管球瘤手术切除疗效佳。较大的肿瘤,尤其扩展至颅内或累及颈动脉的肿瘤,术后脑神经损害多见。术前采用导管栓塞可减少术中出血。放疗可作为辅助治疗手段,化疗疗效不确切。

Ⅲ. 脑膜瘤

脑膜瘤(meningioma)侵犯颅骨常见,尽管如此,确有原发于颅骨的脑膜瘤(Nakao,1991;Oka,1989)。

影像学上脑膜瘤密度均匀、部分钙化和明显增强的软组织肿块,邻近颅骨可见受侵的内板,受侵颅骨可有成骨活动,亦可没有。显示脑膜瘤向外扩展程度以及病变穿颅底空隙或板障等方面,MRI优于CT。

脑膜瘤治疗上以手术切除为主。

Ⅳ. 其他肿瘤

扩展至颅骨的其他肿瘤包括鼻窦肿瘤、筛窦区的肿瘤以及基底细胞瘤。经神经扩散至颅骨的肿瘤见于鳞状细胞癌、囊腺癌、皮肤黑色素瘤以及基底细胞癌。

三、颅骨肿瘤样病变

（一）颅骨骨膜窦

颅骨骨膜窦(sinus pericrani)是发生在颅骨骨膜上或骨膜下由无肌层静脉组成的血管团,并通过许多粗细不等的板障静脉、导血管与颅内大静脉窦沟通。常见于额顶部,多为单发,极少多发,借引流静脉与上矢状窦相通;少数发生于枕部,与横窦沟通,个别发生于颅底。本病也称血囊肿、局限性静脉曲张或骨血管瘘等。

根据颅骨骨膜窦发生学分为三型。①先天型:无症状,常偶被发现;②自发型:较多见,有些病例伴其他部位血管异常如海绵状血管瘤或颅内静脉畸形;③外伤型:头外伤后骨膜下发生血肿,血肿经导血管与颅内静脉窦相通,或因颅骨外板骨折、凝血机制障碍及蛛网膜颗粒压迹较深所致。按照病变区血流情况可分为闭合型和引流型,闭合型病变只与颅内静脉窦相通,引流型病变还与头皮静脉相通。

【临床表现】

1. 本病多见于青少年或30岁以下,起病隐匿,进展缓慢,多数患者无症状,常偶被发现。肿物增大时局部有膨胀感,头皮可见可压缩的软性肿物,无搏动,头皮局部呈微红色或青蓝色,有时头皮表面有小血管瘤、毛细血管扩张或血管痣。任何能增加颅内压因素均能使肿物增大,直立和坐位时肿物消失,压迫双侧颈静脉肿物又复出

现,仰卧、俯卧或低头时肿物明显增大,病变处可触及颅骨的孔隙。

2. X线平片可见,局部颅骨外板密度稍低及数个大小不等的骨孔。CT检查显示病变呈略高密度影,局部颅骨有不同程度破坏和缺损,病变可呈明显增强效应,近似于颅内静脉窦增强效果,但有时由于引流静脉狭窄或血栓形成使增强不明显。MRI检查显示病变区混杂信号。颈动脉造影在静脉期有时能显示出病变,通过病变部位直接穿刺造影可清楚显示病变全貌及引流静脉。

【诊断和鉴别诊断】

1. 诊断根据患者临床症状症状体征及影像学检查等,压迫双侧颈静脉可使肿物明显增大有助于诊断。外伤型颅骨骨膜窦诊断根据:①患者有明确外伤史,有明显头皮挫伤或颅骨骨折,病变部位与受伤部位一致;②受伤前病变区未见异常,外伤与肿物出现有一段时间间隔;③组织学检查无自发型的腔内壁较完整内皮。

2. 鉴别诊断本病须与海绵状血管瘤、脑膜膨出及皮样囊肿等鉴别。

【治疗】

颅骨骨膜窦以手术治疗为主。

（二）鼻窦黏液囊肿

鼻窦黏液囊肿(mucous cyst of nasal sinus)是鼻窦引流不畅使黏液蓄积,引起鼻窦囊性扩张及部分囊肿突入颅内,蝶窦黏液囊肿最多见,筛窦、额窦次之。

【临床表现】

1. 本病患者可出现视力障碍、视交叉型视野缺损及一侧动眼神经麻痹等,囊肿突入眶内可引起患侧突眼,无内分泌障碍。

2. X线平片检查可显示受累鼻窦扩大、混浊,如蝶窦可见蝶鞍扩大、周围骨质吸收,常提示为恶性病变;额窦可见额骨破坏。

本病可手术扩大患病鼻窦出口,改善引流,术后症状可迅速消退。

（三）颅骨纤维结构不良症

颅骨纤维结构不良症(fibrous dysplasia of the skull)是病因不明的多发性骨纤维增殖病,临床不少见。有人认为,该病是胚胎期形成骨质的间质生长异常所致,也有认为与代谢及内分泌障碍有关。

【病理】

病理可见颅骨骨质被破骨细胞破坏,由纤维结缔组织填充。由未成熟骨小梁及纤维性间质构成,骨小梁大小不一,纤维间质主要为梭形细胞,呈囊状排列,有胶原形成。本病极少恶变,恶变时大量软骨组织变为软骨肉瘤。

【临床表现】

1. 患者多为青年及儿童,女性较多。多发生于额

眶、颞部及顶部,颅骨明显增厚,一般多向颅外突出,很少向颅内突出,通常无脑受压症状。多见颅前窝及眶板部受累,眼眶缩小,眼球突出,面部膨起明显,称为骨性狮面症(leontiasis ossium)。病变一般位于一侧,鞍区可出现性早熟,累及视神经孔出现视神经萎缩,视力减退,以致失明。四肢骨骼亦可受累。本病在青春期发展较快,成年后病变一般自行停止,预后良好。

2. X线检查可见:①早期颅盖部为囊肿型,颅骨骨板变薄,板障增宽,呈圆形或卵圆形;②晚期颅底为硬化型,病变广泛,常出现畸形,骨密度多呈硬化,常见于颅前窝底和蝶骨;③混合型是这两者之间,两种表现同时存在,多见于颅骨穹隆部。CT可显示病变范围及邻近器官组织受累情况及边界,调节窗宽可见骨质变化。

【治疗】

病变侵犯视神经孔引起眼球突出及视力障碍可行眶板切除及视神经孔减压术。位于颅盖部可颅骨切除,作颅骨修补成形术。面部畸形严重可局部骨切除或凿平突出部分,也可用磨钻磨平突出部分达到整容之目的。放疗及化疗疗效不明显。

(四)颅骨嗜酸性细胞肉芽肿

颅骨嗜酸性细胞肉芽肿(eosinophilic granuloma of the skull)是原因不明的全身性骨病。有人认为是网状内皮细胞增多症或肉芽肿,也有人认为是感染引起免疫反应性疾病。全身除指骨和趾骨均可受侵,扁平骨多见,颅骨好发,常为多发,颅骨单发预后较佳。

【病理】

颅骨嗜酸性细胞肉芽肿为灰褐色或灰黄色,质地较脆。病理发生大致分四个阶段:①早期:出现大量组织细胞,其间有少量浆细胞、淋巴细胞及嗜酸性粒细胞;②肉芽期:出现富血管的肉芽,大量嗜酸性粒细胞及大单核吞噬细胞,有时可见泡沫细胞,可有局限性坏死或出血;③黄色肿块期:特点是出现大量含脂质细胞;④晚期:肉芽组织被结缔组织取代,有纤维化现象和新骨形成。

【临床表现】

1. 此病儿童和青年多发,男性较多,常可出现头痛、低热及体重减轻等。颅骨好发于额骨、顶骨及颞骨,枕骨少见,颅盖部可见小肿物逐渐增大,局部疼痛不明显。

2. 外周血白细胞总数略高,嗜酸性粒细胞增多,血沉加快。X线平片可见头颅圆形或椭圆形溶骨性破坏,边缘不规则,与正常骨分界清楚。

【诊断和鉴别诊断】

1. 诊断根据患者临床表现、颅骨X线所见、嗜酸性粒细胞增多及血沉加快等。

2. 鉴别诊断 颅骨嗜酸性细胞肉芽肿单发性病变须与结核、骨髓炎及颅骨表皮样囊肿鉴别,多发性病变须与多发性骨髓瘤、转移瘤及黄脂瘤病等区别。

【治疗】

激素及抗肿瘤药通常可控制病情发展。本病对放疗较敏感,经活检证实广泛多发病变可行放疗,一般用6~9Gy小剂量照射即可。病变较小者可行手术切除,预后较好。首选使用二膦酸盐静脉治疗,非常有效。

(五)畸形性骨炎

畸形性骨炎(osteitis deformans)又称Paget病。

【临床表现】

1. 中年以后多发,男性较多,常有家族性倾向,病变可影响颅骨及其他骨组织。病变早期颅骨为片状溶骨性改变,病变区血供特别丰富,部分病例有恶变为肉瘤倾向。

2. X线平片可见显著透光区,以后出现广泛颅骨增生,板障及外板最明显,多数情况下可见到颅骨小梁。

【治疗】

可增加患者营养,改善体质,给予大量钙剂、维生素C及维生素D等。用少量睾丸素或雌激素有助于改善合成代谢,防止骨质进行性疏松。如有疼痛可用镇痛剂。

(六)黄色瘤

黄色瘤(xanthelasma)是遗传性脂质沉积病,而非肿瘤,确切病因未明。

【病理】

病理可见肉芽肿样病变,侵犯各内脏、胸膜、淋巴结、皮肤、心包和骨骼等,特别是头部膜状骨。病变呈黄色肉芽肿样,内有油灰样组织,主要由网状内皮细胞组成,内充满大量胆固醇晶体。

【临床表现】

10岁以下儿童居多,可破坏整层颅骨使局部膨出,可传递脑搏动,病变侵犯眶内侧可引起眼球突出,患者常有尿崩症、矮小、性征发育不良、肥胖及大块颅骨缺损等。

【治疗】

本病主要是对症治疗,如用垂体后叶素控制尿崩症,激素及促皮质类固醇改善内分泌症状,雌激素及甲状腺素改善性征及骨骼发育。放疗可消除及暂时缓解黄色瘤进展。

第十三节　颅内转移性肿瘤

（赵世光　杨光）

颅内转移性肿瘤(intracranial metastatic tumor)或称转移性脑肿瘤(metastatic brain tumors),是身体其他部位恶性肿瘤转移到颅内,较颅内原发性肿瘤常见。许多癌症,如横纹肌肉瘤、尤文氏肉瘤、类癌等被发现时已经转移,但发生颅内转移的可能性较小。影像学技术发展使原发癌及转移性脑肿瘤发现率增高,虽然癌症治疗手段的不断进步使患者生存期得以延长,但颅内转移性肿瘤的发病率在治疗进步的情况下不降反升,因为治疗可以控制全身性疾病并延长生存期,但治疗手段能够穿过血脑屏障的能力太差,无法阻止大脑成为转移性肿瘤的避难场所。

【流行病学】

转移性脑肿瘤发生率很难精确统计,在我国占全部脑肿瘤 3.5%~10%,解剖学研究发现癌症患者有 25% 死于颅内转移(Posner,1978)。徐庆中报道转移瘤占全部脑肿瘤的 6.54%,其中 98% 是远位转移瘤,2% 是肿瘤直接侵犯邻近组织。神经影像学及癌症患者尸检研究显示,脑转移瘤是最常见的颅内肿瘤,约 1/4 死于全身癌症的患者发生颅内转移,较原发性脑肿瘤死亡率高 9 倍以上。目前的研究表明转移性脑肿瘤的真实发病率被严重低估,事实上高达 10%~35% 的成人癌症患者发生脑转移(Arvold,2016)。成人脑转移瘤的原发肿瘤部位依次为肺(20%),黑素瘤(7%),肾(7%)和乳腺(5%)(Barnholtz-Sloan,2004)。椎管内转移瘤占椎管内肿瘤的 3.5%。尸检发现,单发性脑转移瘤占 14%~35%,经手术证实为转移性脑肿瘤而查不到原发肿瘤者占 7%~14%。从诊断癌症至脑转移的平均期限,肺癌约为 4 个月,乳腺癌为 3~4 年。

【病因和病理】

1. 根据癌症分期的升高,发生脑转移的风险逐步增大,例如 I 期肺癌患者中发生脑转移的比率接近 10%,而在 IV 期黑素瘤的患者中,发生脑转移的比例高达 37%(Arvold,2016)。白血病及恶性淋巴瘤是小儿 CNS 转移瘤的主要病因。肺癌脑转移最常见,可能与肺癌发病率较高,肺是不断运动的器官,且具有丰富的血液及淋巴循环,肺血管与椎静脉有吻合支等有关。在国外报道中,乳腺癌脑转移较多,1/2 的颅内转移瘤源于乳腺癌,与乳腺癌发病率较高有关;1/3 来源于肺癌;随后依次为黑色素瘤、胃肠道肿瘤和肾癌。前列腺癌常发生颅骨和脊椎转移,侵犯脑(脊)膜较脑(脊髓)实质要多,肺癌、黑色素瘤及绒癌等常转移到脑实质,乳腺癌、恶性淋巴瘤多发生软脑膜播散。

2. 转移部位 颅内转移瘤约 80% 位于大脑半球,20% 位于后颅窝,小脑 15%,脑干 5%,这可能与局部脑组织体积、重量及局部血循环有关。转移可为孤立的、多发的(脑实质及颅骨内多见)及弥漫生长的(软脑膜多见),MRI 研究表明,多发脑转移瘤占脑转移瘤的 2/3~3/4。颅内转移的部位有三个主要特点:①脑实质转移:在大脑中动脉分布区多发,因其是颈内动脉的自然延续,血供丰富,额叶、顶叶最常见,其次是颞叶及枕叶,常同时累及 2 个以上脑叶,甚至双侧半球;肿瘤细胞易群集和栓塞于 100~200μm 口径的血管分支,形成瘤结节;皮质血供是白质的 3~4 倍,动脉在皮质与白质交界处突然变细,转移性癌栓大多数被阻于此形成转移灶,也可转移到丘脑,或经椎-基底动脉转移至小脑半球或脑干;肺癌多转移至脑实质约占 80%,50% 的骨盆内原发癌如前列腺癌、子宫癌或直肠癌等转移至后颅窝,其他部位的原发癌转移至后颅窝不超过 10%。②软脑膜及蛛网膜转移:常见于急性白血病、非霍奇金淋巴瘤(non-Hodgkin lymphoma,NHL)、乳腺癌、肺癌和黑色素瘤等,引起脑膜癌病(meningeal carcinomatosis),基底池、侧裂池常受累,可见蛛网膜增厚,呈不透明灰白色,有点状出血及瘤结节散布,脑室内脉络丛和脑室壁有时可见肿瘤细胞沉积。③硬脑膜转移:60% 的乳腺癌转移至硬脑膜,前列腺癌、恶性淋巴瘤、黑色素瘤、神经母细胞瘤、甲状腺癌及骨源肉瘤等也常见硬脑膜转移,因其与颅骨毗邻,常见颅骨转移导致骨质破坏,累及静脉窦引起颅内压增高,累及脑神经引起脑神经麻痹。

3. 转移途径 血行转移是主要途径,同时不排除通过淋巴系统、直接浸润以及蛛网膜种植方式转移。①血行转移:肺外癌瘤癌细胞常先侵入体循环静脉血管形成肿瘤栓子,经血流至右心房、右心室到达肺部血管,在肺部形成转移瘤,癌栓可通过肺毛细血管,随血流进入左心室再经颈内动脉或椎-基底动脉转移至颅内;肺癌及肺部转移瘤癌栓可直接进入肺静脉,经左心室进入颅内;肺癌、乳腺癌和黑色素瘤等多经血行转移至脑实质或脑膜,腹部癌肿可直接进入椎静脉丛,逆流进入颅内。②淋巴系统转移:瘤细胞经脊神经和脑神经周围淋巴间隙进入脑脊液循环或脊椎硬膜外静脉丛(Batson plexus)侵入颅内,胸、腹、腰骶静脉与椎静脉丛有吻合支,癌瘤易发生淋巴系统转移,由于淋巴系统与静脉系统有广泛交通,癌瘤经淋巴系统转移后,最终通过血流转移至颅内。③直接侵入:与颅脑邻近的肿瘤如鼻咽癌、鼻窦肿瘤、耳癌、眶内肿瘤(视网膜母细胞瘤)、颈静脉球瘤、头皮及颅骨恶性肿瘤等可直接浸润,破坏颅骨、硬脑膜或经颅底孔道侵入颅内。④经蛛网膜下腔种植:如眶内肿瘤可侵入视神经周围蛛网膜下腔转移至颅内,视网膜瘤或脊髓内胶质瘤也可经蛛网膜下腔转移入颅。原发肿瘤的病理类型对选择放疗及化疗有重要意义,腺癌最具转移性,肺腺癌颅内转移最常见,鳞癌、未分化癌、乳头状癌和肉瘤等也是常见类型。

4. 转移瘤病理特点 直肠癌、乳腺癌及肾细胞癌脑转移常为单发,恶性黑色素细胞瘤和肺癌脑转移常为多发。Harr 等尸检报告多发占 75%,但临床检出率低,可能由于遗漏较小的病变,根据病理特点分为二大类:①结节型:最常见,可单发或多发,大小不等,大者达 10cm 以上,小者肉眼难以发现。肿瘤多呈球形或结节状,肿瘤较小常呈实体性,边界清楚,多在白质与皮质交界处,逐渐增大向白质及硬膜浸润,质地软硬不等,呈紫色、灰黄色或灰红色;瘤体大者常伴出血或囊性变,囊腔含黄色、淡红色或咖啡色液体,个别液化似脓液,易误诊为脑脓肿;绒癌、白血病或肺癌转移易出血或有血肿,易与脑出血混淆,瘤周水肿明显;镜下瘤组织边界不清,瘤细胞巢常沿血管外膜及脑组织向四周浸润,周围组织水肿、软化及胶质增生;镜下转移癌组织结构多与原发肿瘤相似,为追寻和治疗原发瘤提供线索,多见腺癌、小细胞未分化癌和乳头状腺癌,常见大片坏死,瘤周脑组织反应明显,血管充血或呈血窦样,小血管内皮细胞和肌上皮细胞增生,伴淋巴细胞聚集,格子细胞形成,星形细胞增生等;免疫组化对原发性与转移性脑肿瘤有鉴别意义;②弥漫型:较少见,单独存在或与结节型并存,常伴全身系统性疾病,脑膜广泛种植,可累及软脑膜、蛛网膜,使之普遍增厚,呈不透明灰白色,有时散布点状出血和瘤结节,镜下可见硬膜下瘤细胞浸润。

【临床表现】

1. 颅内转移瘤可发生于任何年龄,国内外文献统计,40~60 岁约占 2/3,肉瘤转移年龄较轻,20 岁前占半数以上。性别差异因不同肿瘤而异,总体上男性较多。脑转移瘤通常与恶性脑肿瘤症状相似,无特征表现,约半数患者出现剧烈头痛,清晨明显,1/4 病例可见视乳头水肿,约 10% 发生局灶性或全身性癫痫,20%~30% 出现精神症状,可迅速发生,5%~10% 出现急性神经功能缺失如偏瘫、失语等。与原发性恶性脑肿瘤相比,神经症状体征多表现迅速进展,20% 的脑转移瘤以首发症状出现。

2. 起病方式 包括:①急性起病:占 30%~40%,在 1~3 日呈脑卒中样发病,迅速出现偏瘫、失语、感觉障碍、眼肌麻痹、眩晕和昏迷,病情迅速恶化,癌栓引起血管栓塞,瘤内出血及液化坏死可使肿瘤体积急剧增大,也可发生蛛网膜下腔出血,常见于绒毛膜上皮细胞癌及黑色素瘤;②亚急性起病:4 日至 1 个月逐渐出现头痛、呕吐、偏瘫、失语或精神症状等;③慢性起病:占 50%~60%,1 个月至数年或长达十余年,常易与原发性脑肿瘤混淆,首发症状多为头痛及精神障碍等。

3. 神经系统症状体征 ①颅内高压征:肿瘤生长较快可伴明显脑水肿,较早出现明显头痛、呕吐及视神经乳头水肿等,早期常见病灶侧局限性头痛,有定位意义;脑水肿或癌肿毒性反应引起持续剧烈全头痛,视乳头水肿可不明显,眼底出血可致视力减退,偶见外展神经麻痹,幕下转移瘤或多发性转移瘤可见不同程度意识障碍,可导致脑疝;②局灶性症状体征:因转移瘤部位而异,如偏瘫、偏身感觉障碍及偏盲等,主侧半球出现失语症,幕下转移可见眼震、共济失调及后组脑神经损害等;③精神障碍:肿瘤累及额颞叶、转移灶广泛脑水肿或脑膜弥漫转移,表现反应迟钝、淡漠、记忆力减退、定向力缺失、柯萨可夫综合征(Korsakoff syndrome)、进行性智能减退、痴呆、颞叶性攻击行为、兴奋及躁动等;④癫痫发作:见于 20%~40% 患者,可为首发症状,多为局限性癫痫,可有大发作,复杂部分性发作少见,出现多种发作形式提示多发性转移;⑤脑膜刺激征:见于脑膜转移,如急性白血病、非 Hodgkin 淋巴瘤等。

【辅助检查】

1. 脑脊液检查 转移癌、急性白血病、非 Hodgkin 淋巴瘤颅内转移常侵犯软脑膜及蛛网膜,常见细胞数增多、蛋白增高及糖降低,无特异性,CSF 瘤细胞检出率较高,对临床诊断及指导治疗颇有帮助(表 3-6-20)。β-葡萄糖醛酸酶增高达 80U/L 以上、出现癌胚抗原及乳酸脱氢酶同工酶增高对转移瘤有一定的诊断价值,绒毛膜促性腺激素测定有助于诊断绒癌转移,腰穿特别是反复穿刺须注意隐性小脑扁桃体疝。

表 3-6-20 中枢神经系统肿瘤脑脊液瘤细胞检出率

肿瘤	检出率/%
原发性肿瘤	
脑膜瘤	2~5
Ⅰ、Ⅱ级星形细胞瘤	5~25
Ⅲ、Ⅳ级星形细胞瘤	13~45
少突胶质细胞瘤	40~55
髓母细胞瘤	30~65
室管膜瘤	23~50
松果体瘤	37~57
垂体腺瘤	4
继发性(有临床症状的)肿瘤	
白血病	70~74
非霍奇金淋巴瘤	61
肺癌转移	23~70
乳腺癌转移	14
黑色素瘤	14

2. 影像学检查 对颅内转移瘤的诊断可提供重要线索和证据。

(1) X 线平片 肺癌颅内转移常无肺部症状体征,

常规检查胸部 X 线平片常可发现原发灶;胃肠道钡餐透视及骨骼系统 X 线检查均有必要,颅骨转移可见多发不规则低密度。

(2) CT 检查 是首选检查方法,对转移至颅骨的肿瘤有重要的诊断意义,可发现大多数颅内转移瘤,显示大小、数目、形状、部位、伴发脑水肿及中线结构移位等,显示单发或多发圆形或类圆形低密度或混合密度肿块,边界清楚,肿瘤内更低密度为坏死,高密度为出血,有时可见液平。恶性肿瘤中心可见坏死及囊性变,占位征象显著,瘤周明显低密度指状水肿,侧脑室受压变形移位,侧裂池或脑池受压可变小或消失,脑干周围池部分或全部消失,提示病情危重。脑膜转移可见脑池、脑室壁增强及交通性脑积水。转移瘤呈环状、结节状或团块状强化,增强明显常提示肿瘤血供丰富,环状强化易与脑脓肿混淆。后颅窝或颅底转移不易显示,可根据间接征象推断,如第Ⅳ脑室明显受压移位、梗阻性脑积水等。丘脑及脑干转移瘤常无明显脑水肿,水肿程度与肿瘤恶性度无明显关系。骨窗可显示颅骨受累,硬脑膜外转移可见沿颅板下梭形或新月形高密度、等密度病变,弥漫型转移可见基底池、桥小脑角池等高密度影。CT 表现可因转移瘤病理类型而不同,如肺腺癌和小细胞未分化癌转移常为高密度结节或环状病变,水肿明显,呈均一强化;鳞癌为类圆形低密度肿块,呈薄环状强化,约半数为单发病灶。

(3) MRI 检查 脑转移瘤检出率优于 CT,是颅内转移瘤主要影像学检查手段。MRI 可发现脑膜及脑干、小脑等后颅窝转移,典型转移瘤呈 T_1WI 低信号,T_2WI 高信号,T_2WI 可见瘤周更高信号水肿带(图 3-6-95);腺癌脑转移 T_2WI 可为等信号或略低信号。可显示转移瘤邻近脑回及重要结构受累情况,选择手术入路。瘤内出血可显示不同时期出血特有的 MRI 表现,因血脑屏障破坏可

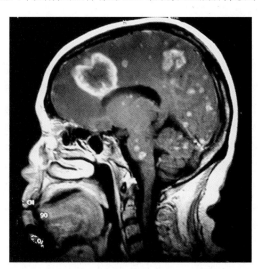

图 3-6-95 MRI 增强见脑实质内多个大小不等的占位病变呈结节样及花环样强化,周围水肿明显

明显强化,弥漫型引起脑膜转移可显示脑膜增厚,Gd-DT-PA 增强 MRI 可检出很小的转移瘤。功能磁共振(磁共振波谱分析)应用对于颅内转移瘤的诊断和鉴别诊断有重要作用。

3. 其他检查 腹部及肾脏彩超可发现腹腔及盆腔脏器,如肝脏、胰腺、肾脏、膀胱、女性生殖系统等原发病灶;同位素全身骨扫描、消化道钡餐透视、支气管镜检查以及全身 PET(positron emission tomography)等检查对发现原发病灶有帮助。成年女性可进行乳腺扫描,以及 ^{67}Ca 全身扫描和 ^{99m}Tc 骨扫描等。

4. 脑组织活检 上述检查不能确诊,临床高度怀疑转移瘤可进行立体定向脑组织活检。

【诊断和鉴别诊断】

1. 诊断 癌瘤患者出现颅内压增高及局灶性神经症状体征,40 岁以上无癌瘤病史者出现迅速进展的颅内压增高及神经症状体征,均应高度怀疑颅内转移瘤,CT 及 MRI 检查可初步诊断,MRI 检查常可提示定性诊断。寻找原发灶可采用胸部 X 线平片、胸腹部 CT、腹部彩超、消化道钡餐透视、直肠检查及妇科 B 超检查等,必要时支气管镜检查。查出原发灶对确定脑转移瘤治疗方案很重要。部分患者手术切除后仍不能确定是否为转移瘤,可根据病理检查尽可能推断肿瘤来源,再作相应检查,确定原发肿瘤。

2. 鉴别诊断 单一的脑转移瘤须与良性或恶性原发脑肿瘤、脑脓肿、脑梗死和脑出血鉴别,硬膜转移瘤须与脑膜瘤鉴别,癌性脑膜炎须与炎性脑膜炎鉴别(Patchell,1990)。

(1) 胶质瘤:病史较长,隐袭进展,肿瘤很大而临床症状可不明显,CT 显示肿物形状不规则,位于脑内任何部位,脑水肿较轻,很少环状强化;转移瘤病史短,肿瘤不大而临床症状较重,多位于皮质下,呈圆形或类圆形,形状较规则,常位于脑内供血动脉终末支处,伴明显脑水肿,呈环状强化。须注意多形性胶质母细胞瘤脑水肿明显,难与转移瘤鉴别,但患者通常年龄较大,病史更短。

(2) 脑脓肿:患者有感染或疖肿、心脏病、中耳炎及外伤史等,癫痫发作较多。CT 显示脓肿低密度病灶,病变有张力感,向周围扩张,可为多房形,呈环状强化,无团块状强化。囊性转移瘤无感染史,痫性发作较少,可多发,但不呈多房性,囊呈不均一环状强化;非囊性转移瘤 CT 易鉴别。

(3) 脑出血:转移瘤发生瘤卒中呈亚急性起病,须与脑出血鉴别,后者多有明确高血压史,多见于基底节区、丘脑和脑叶,CT 可见均匀高密度,无强化;转移瘤常见于皮质下,出血灶为非均一高密度或混杂密度,可强化。

(4) 脑膜炎:颅内脑膜转移 CSF 细胞数、蛋白增高,可误诊为脑膜炎,CSF 细胞学及细菌学检查有助于鉴别,

转移瘤颅内压增高症状明显,炎症不明显,抗炎治疗无效。

（5）脑膜瘤:对于转移至皮质、大脑镰旁及小脑幕并侵及硬脑膜的颅内转移瘤,在影像上有时与脑膜瘤较难鉴别,脑膜瘤为良性肿瘤,病程相对较长,进展缓慢,患者一般状态相对较好,一般不会出现恶病质状态。

【治疗】

大多数脑转移瘤伴随无法控制的原发癌瘤,患者全身状态很差,主要采取姑息性治疗。大多数界限清楚的单发转移瘤可全切除,常在 6 个月内复发,术后放疗是必要的。全身状态不良、预期生存期不超过 2 个月的患者不宜手术,可用皮质类固醇减轻症状。

1. 转移瘤切除术 手术治疗被认为是单发脑转移的首选及最佳治疗手段之一,其主要优势在于以下几点:

（1）手术能够获得肿瘤组织从而明确诊断,临床诊断的转移瘤患者中很大一部分并非脑转移瘤,而是脑脓肿或是其他原发性肿瘤。

（2）手术能够迅速缓解颅内高压症状,消除转移灶对周围脑组织的影响。

（3）手术能通过全切肿瘤而达到局部愈合。

目前的适应证包括:

（1）脑转移瘤为单发或相邻两个孤立性病灶,特别是肿瘤最大直径在 3cm 以上或中线移位大于 1cm 以上。

（2）病灶部位较表浅、位于非重要功能区。

（3）颅脑多发肿瘤,但有明确的责任病灶,引起急性颅内压增高,危及生命。

（4）原发肿瘤稳定,全身情况良好,能耐受手术。

（5）原发灶不明,需明确肿瘤病理性质。

（6）放疗后伴发顽固性的颅内高压。

（7）预期生存期大于 3 个月。

对于那些足以威胁生命的巨大占位效应的脑转移瘤,手术治疗仍为唯一首选的有效方法。同时手术可缓解由于占位和瘤周水肿而引起的症状,如小脑转移瘤,因其容易压迫第四脑室导致脑脊液循环障碍,诱发梗阻性脑积水和脑疝,应积极手术减压。

2. 全脑放疗（WBRT） 适于脑转移瘤切除术后及非手术适应证脑转移瘤。以往 WBRT 一直是脑转移瘤患者的主要治疗方法,但由于 WBRT 治疗可带来的潜在神经认知功能减退,其在临床应用中尚存在争议,但其目前仍然是多发脑转移瘤的标准治疗方案之一。

目前 WBRT 适用于:

（1）多发脑转移瘤（大于 3 个）。

（2）转移瘤体直径<3cm。

（3）肿瘤位于不适宜手术或立体定向放射治疗的部位。

（4）转移瘤术后或立体定向放射治疗后的辅助治疗。

（5）一般情况良好。

（6）复发的脑转移瘤患者,但复发前已行 WBRT 者,由于容易出现放射性脑坏死,不应再行 WBRT（王喜旺,2013）。

WBRT 的推荐标准治疗方案为 30Gy/10f 或 37.5Gy/15f,患者神经功能状态差者可考虑短程方案 20Gy/5f,目前临床最常用的方案为 30Gy/10f。对于脑部复发风险高的恶性肿瘤患者,如一般情况良好、无神经认知功能损伤、肺部病灶获得了完全或部分缓解或完全手术切除的局限期小细胞肺癌患者,可行预防性全脑照射治疗（刘先领,2016）。

3. 立体定向放射治疗（SRS） SRS 与传统放疗及手术相比,具有微创、非侵袭性和损伤小、无手术相关死亡、定位精确、住院时间短、安全迅速、疗效可靠,且放射性脑坏死等晚期并发症少等特点（刘先领,2016）。目前研究显示,在提高生存率上 SRS 治疗和外科手术效果相似,SRS 在脑转移瘤治疗中的应用越来越广泛,其治疗价值也越来越高。

SRS 治疗脑转移瘤的适应证有:

（1）肿瘤位置深在,应用外科手术无法切除者。

（2）WBRT 治疗后复发的患者。

（3）颅外病灶稳定者:

（4）肿瘤位于重要功能区,如脑干。

（5）肿瘤与周围组织界限清楚,且直径<3cm,颅内压不高,无脑水肿者。

（6）一般情况稳定,KPS>60 分。

（7）对放疗不敏感的肿瘤,且预计生存时间 > 2个月。

（8）总的肿瘤体积较小（≤10cm^3）的多发脑转移瘤患者（杨辉,2010）。

SRS 治疗后靶区外脑转移瘤复发率较高,治疗后需密切随访。因此,SRS 可与其他方法联合治疗。

4. 化疗 由于血脑屏障的存在,限制了大多数化疗药物进入中枢神经系统,因此,化疗很少作为脑转移瘤患者的初始治疗措施。化疗的疗效很大程度取决于肿瘤细胞对化疗药物的敏感性,对化疗药物敏感的肿瘤,其颅内转移瘤对化疗药物的敏感性基本一致。因此原发肿瘤对化疗敏感的患者,如小细胞肺癌、淋巴瘤、生殖细胞瘤等,首先考虑化疗（刘先领,2016）。目前已经证实对脑转移瘤治疗有效的化疗药物有替莫唑胺、亚硝脲类（如尼莫司汀等）、替尼泊苷、拓扑异构酶 I 抑制剂（如拓扑替康等）等（Siena,2010;Sofieti,2008）。

5. 其他治疗 随着对肿瘤发生机制的深入研究,分子靶向治疗及免疫治疗在脑转移瘤的研究中逐渐被重视。研究证实非小细胞肺癌脑转移瘤对表皮生长因子受体抑制剂吉非替尼、厄洛替尼和埃克替尼有反应,肿瘤细胞对化疗药物的反应率可达10%~38%(房晓萌,2013)。其他的靶点抑制剂如贝伐珠单抗、索拉菲尼、拉帕替尼等的联合应用也被证实有一定的疗效。此外,免疫治疗已在一些肿瘤如黑色素瘤、非小细胞肺癌等治疗中展现出了强大的抗肿瘤活性,因此,肿瘤免疫治疗是转移瘤治疗新的希望。

【预后】

颅内转移瘤预后较差,往往中位生存期小于6个月,处于癌症第Ⅳ期(晚期),无论选择何种疗法,完全治愈可能性很小,通常预后不良。更好地评估患者预后情况,目前最为医疗机构所接受的预后指标是诊断特异性分级预后评估体系(Diagnosis-Specific Graded Prognostic Assessment,DS-GPA)(Sperduto,2012)。在DS-GPA中,预后因素根据癌症的类型而有很大差异,包括年龄、KPS、颅外疾病状态、脑转移瘤数量等因素,以及癌症的分子亚型,通过每个癌症中的DS-GPA评分对患者进行分层显示,预测患者的预后。

脑转移瘤治疗目标是在1年内控制病情,如治疗后1年内神经功能缺失症状轻微,并能参加社会家庭生活,可认为治疗是成功的。随着全身各种癌症治疗的进步和CT及MRI早期发现脑转移瘤病例增多,被控制的脑转移瘤患者不断增加。原发癌早期诊断、治疗起重要作用,术后死因多为原发癌本身恶化而非脑转移瘤再发。

第十四节 神经系统副肿瘤综合征

（何志义）

副肿瘤综合征(Paraneoplastic syndrome,PNS)也称为肿瘤的神经系统远隔效应,是全身性肿瘤引起中枢神经系统(CNS)或肌肉系统的症状和体征,并非肿瘤的直接转移、压迫、营养障碍及肿瘤治疗副作用所致。

PNS的发生可能由于肿瘤细胞与神经元存在共同抗原,肿瘤细胞诱发机体产生特异性抗体,而导致免疫介导的神经系统损伤。约1%肿瘤患者出现副肿瘤综合征。许多PNS与自身抗体相关,抗体阳性有助于PNS诊断,抗体阴性不能排除PNS。不同的抗体可能提示原发性肿瘤,但并非总是非常特异。与PNS相关的抗神经元抗体主要分为两类:一类抗体作用于神经元细胞内抗原,如抗Hu抗体、抗Yo抗体、抗Ri抗体、抗Ma2抗体等,抗体并非直接致病原因,而是细胞毒性T细胞介导神经元不可逆性损伤和死亡,这也可解释该类型治疗效果不佳的原因。另一类抗体通过B细胞介导直接作用于神经元细胞膜或突触抗原,对免疫治疗敏感,如抗NMDAR抗体、抗LGI1抗体、抗GABABR抗体、抗CASPR2抗体等(Grativ-

vol RS et al,2018)。

一项对4 010例PNS患者的大样本研究表明,最常见的抗体是抗Hu抗体(31.8%)、抗Yo抗体(18.2%)、抗CV2抗体(13.6%)和抗NMDAR抗体(9.1%),最常见的肿瘤是小细胞肺癌和卵巢癌(Seluk L,2019)。目前通用的PNS诊断标准是2004年由Graus等代表PNS欧洲网络提出的诊断标准。该诊断标准首次将副肿瘤性神经系统综合征分为"经典与非经典的副肿瘤性神经系统综合征",见表3-6-21(Graus et al,2004)。经典的副肿瘤性神经系统综合征是指与肿瘤相关的副肿瘤综合征。诊断经典的副肿瘤性神经系统提示无论副肿瘤抗体的阳性与否,都要积极寻找肿瘤。经典的副肿瘤性神经系统综合征包括脑脊髓炎、边缘性脑炎、亚急性小脑变性、眼阵挛-肌阵挛、亚急性感觉神经元病、慢性假性胃肠道梗阻、皮肌炎等。非经典的副肿瘤综合征包括感觉运动周围神经病、僵人综合征、运动神经元病、脑干脑炎、坏死性脊髓炎、血管炎周围神经病、急性全自主神经功能不全、获得性神经性肌强直、急性坏死性肌病。

表3-6-21 经典和非经典的副肿瘤神经系统综合征

中枢神经系统综合征
脑脊髓炎
边缘性脑炎
脑干脑炎
亚急性小脑变性
眼阵挛-肌阵挛 [*]
视神经炎 [†]
肿瘤相关的视网膜病 [†]
黑色素瘤相关的视网膜病 [†]
僵人综合征
坏死性脊髓病 [‡]
运动神经元病 [‡]
周围神经系统综合征
亚急性感觉神经元病
急性感觉运动性神经病
Guillain-Barré 综合征 [‡]
臂丛神经炎 [‡]
亚急性/慢性感觉运动神经病 [*]
神经病和副蛋白血症 [†]
血管炎性神经病 [‡]
自主神经性神经病
慢性假性胃肠道梗阻
急性全植物神经失调症 [‡]
神经肌肉接头和肌肉综合征
重症肌无力 [†]
Lambert-Eaton 肌无力综合征 [‡]
获得性神经性肌强直 [‡]
皮肌炎 [‡]
急性坏死性肌病 [‡]

注:斜体表示经典PNS;[*] 与特定肿瘤-肿瘤神经抗体相关;[†] 未包括在本推荐标准的综合征;[‡] 与已知的肿瘤神经抗体无关的神经综合征。

PNS 的临床表现形式多样,半数以上病例的神经系统症状先于肿瘤发现之前。副肿瘤综合征可累及中枢神经系统、周围神经系统、神经肌肉接头或肌肉,也可见上述部位重叠受累。

副肿瘤综合征的诊断主要依据 PNS 的临床表现、5年内发现恶性肿瘤和副肿瘤综合征抗体阳性。根据 Graus 等提出的 PNS 诊断标准,分为确定诊断标准和疑似诊断标准。PNS 的确定诊断标准:①经典的 PNS 以及在神经系统症状出现 5 年内发现肿瘤;②非经典 PNS 的临床症状经肿瘤的非免疫治疗后缓解或明显改善;③非经典 PNS,伴副肿瘤抗体阳性(特征性或非特征性),神经系统症状出现 5 年内发现肿瘤;④经典或非经典的 PNS,伴特征性副肿瘤抗体阳性(抗 Hu、Yo、CV2、Ri、Ma2 或 amphiphysin),未发现肿瘤。PNS 的疑似诊断标准:①经典 PNS,不伴副肿瘤抗体,未发现肿瘤,但存在肿瘤的高危因素;②经典或非经典 PNS,并且在具有部分特征性副肿瘤抗体阳性,但未发现肿瘤;③非经典 NS,且在神经系统症状出现后 2 年内发现肿瘤,但未检测到副肿瘤抗体。主要的副肿瘤综合征的神经系统病变、临床特点、自身抗体及原发性肿瘤见表 3-6-22。

表 3-6-22　主要副肿瘤综合征的神经系统病变、临床体征、自身抗体和原发肿瘤

神经系统病变	临床特点	自身抗体	原发肿瘤
亚急性小脑变性	共济失调,亚急性	抗 Yo/Hu/Tr/CV2/VGCC/Ri	卵巢癌、输卵管癌、乳腺癌、肺癌、霍奇金病
脑脊髓炎	亚急性播散,精神症状,癫痫发作,记忆障碍,脑干体征,脊髓炎	抗 Hu/CV2/Ma2/NMDAR/LGI1/GABA/AMPAR	小细胞肺癌、前列腺癌、乳腺癌、霍奇金病、睾丸癌、乳腺癌、卵巢(和其他部位)畸胎瘤
斜视眼阵挛-肌阵挛-共济失调综合征	眼动障碍,步态共济失调	抗 Ri/Hu	乳腺癌、小细胞肺癌、神经母细胞瘤
视网膜变性	暗点,失明,光敏度下降	抗 CAR	小细胞肺癌、胸腺瘤、肾细胞癌、黑色素瘤
亚急性感觉神经元病	远端和近端感觉缺失	抗 Hu/CV2/amphiphysin	小细胞肺癌、霍奇金病、其他淋巴瘤
Lambert-Eaton 肌无力综合征	肢体近端无力,自主神经症状如嘴干	抗 VGCC	小细胞肺癌、霍奇金病、其他淋巴瘤
僵人综合征	肌肉痉挛并僵硬	抗 amphiphysin	乳腺癌
舞蹈症	双侧舞蹈徐动症	Hu 抗体,CRMP-5	肺癌、霍奇金病、其他肿瘤
皮肌炎	肌炎、皮肤改变	抗 P155	卵巢癌、肺癌、结肠直肠癌、乳腺癌

一、副肿瘤性小脑变性

副肿瘤性小脑变性(paraneoplastic cerebellar degeneration,PCD)是最常见的累及中枢神经系统的副肿瘤综合征。病理组织学特征是 Purkinje 细胞大量消失,可检测出抗 Purkinje 细胞的抗体(抗 Yo 抗体)。20 世纪 70 年代,Adams 和 Victor 报道 41 例病理确诊的病例。约半数非家族性、晚发性小脑变性患者最终罹患肿瘤。

【病因和病理】

约 1/3 的 PCD 病例潜伏肺肿瘤,大部分为小细胞肺癌,其次为卵巢肿瘤、淋巴瘤及霍奇金病,乳腺、肠、子宫及其他内脏肿瘤也可发生小脑变性。

病理(图 3-6-96)显示小脑皮质及深部小脑核发生广泛变性,Purkinje 细胞受累显著,脊髓变性较少见,可累及后柱及脊髓小脑束。1983 年,Greenlee 和 Brashear 首次在 PCD 患者发现针对 Purkinje 细胞的抗体,即抗 Purkinje 细胞的抗体(抗体 Yo)。血清抗 Yo 抗体见于约半数副肿瘤小脑变性患者,多为乳腺及女性生殖道肿瘤患者。细胞核抗原抗体(抗 Hu 或抗神经元抗体 1 型)常与副肿瘤脑脊髓炎(PEM)相关,也可见于 PCD。Yo 和 Hu 都是取该抗体首次被发现的患者名。抗体与 Purkinje 细胞内抗原结合导致细胞死亡。大量 Purkinje 细胞死亡常进展很快,缺乏炎症细胞的参与(Venkatraman A et al,2016)。

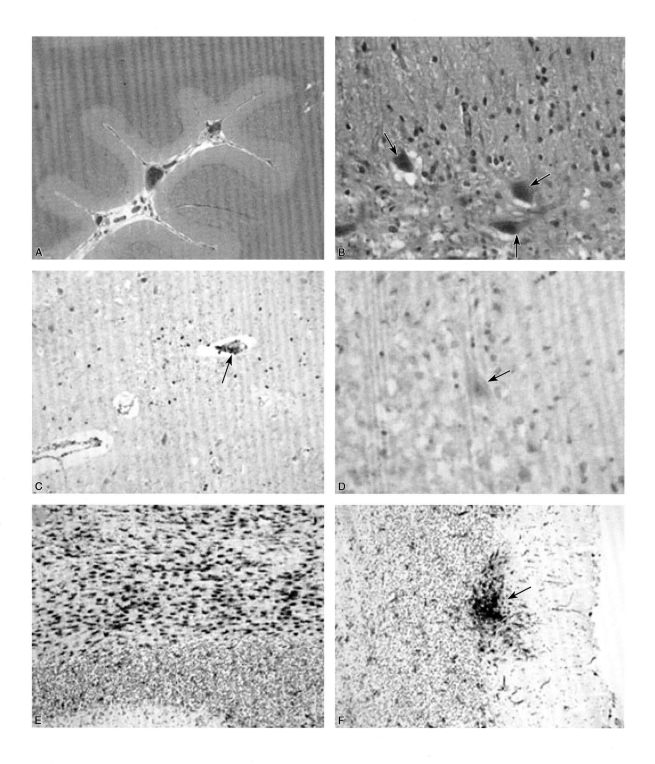

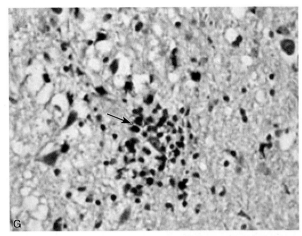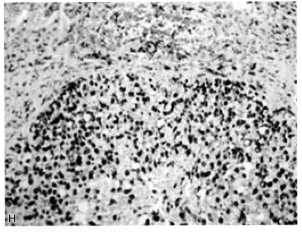

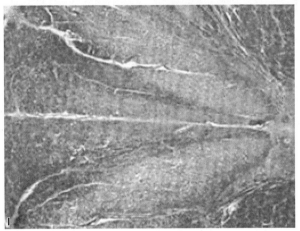

图 3-6-96　副肿瘤性小脑变性的病理特征

A. 小脑的大部分浦肯野细胞缺失,伴 Bergman 星形胶质细胞增生(HE 染色,×250);B. 小脑蚓部可见少量浦肯野细胞(HE 染色,×400);C. 小脑血管周围和间质可见 CD8⁺ T 细胞轻度浸润(箭头所示);D. 浦肯野细胞周围未发现 CD8⁺ T 细胞(箭头所示)(×400);E. 小脑白质可见 HLA-DR⁺ 小胶质细胞(×100);F. HLA-DR⁺ 小胶质细胞结节(箭头所示)也见于浦肯野细胞层(×100);G. CD8⁺ T 细胞(箭头所示)可见于延髓及位于迷走神经核背侧的萎缩神经元的周围(×400);H. 脊髓的灰质和白质可见 HLA-DR⁺ 小胶质细胞(×100);I. 脊髓后索和侧索可见髓鞘脱失及空泡样改变(Luxol 染色,×25)

【临床表现】

1. PCD 患者的典型症状是亚急性起病的小脑性共济失调,持续进展,病程数周至数月。主要表现为躯干和四肢的共济失调,上肢与下肢受累程度相同,构音障碍和眼震。

2. 极少数病例出现肌阵挛、斜视性眼阵挛及一种快速肌阵挛震颤,以及复视、头晕、Babinski 征、神经性耳聋、眼球运动障碍和情感改变,均支持副肿瘤综合征。患者生存期从 6 个月至数年不等,依据潜在的肿瘤而异。

3. 副肿瘤抗体见于 60% PCD 患者。与 PCD 相关的副肿瘤抗体有 30 多种,常见有抗 Yo 抗体、抗 Hu 抗体、抗 VGCC 抗体、抗 CV2/CRMP5 抗体,少见抗体有抗 Tr 抗体(Schwenkenbecher P et al,2018)。抗 Yo 抗体和抗 Tr 抗体是 PCD 较特异的抗体。抗 Yo 抗体与 PCD 相关性最强,也是 PCD 最常见的抗体,提示乳腺癌和卵巢癌;抗 Tr 抗体多与霍奇金淋巴瘤相关(Höftberger R,2015)。PCD 患者的 CSF 淋巴细胞增多可达 $60×10^6/L$,蛋白含量增加或正常。

4. 病程早期脑 CT 和 MRI 检查可正常,但数月或数年后出现脑干和小脑萎缩(图 3-6-97),部分病例 MRI 可见 T_2WI 小脑白质高信号(图 3-6-98)。

【诊断和鉴别诊断】

1. 诊断　PCD 诊断依据临床表现、检出副肿瘤抗体及肿瘤筛查等(Vernino,2012)。

2. 鉴别诊断　PCD 需注意与亚急性小脑性共济失调、CJD 变异型、感染后小脑炎及各种中毒等鉴别,特异性抗体有助于鉴别。

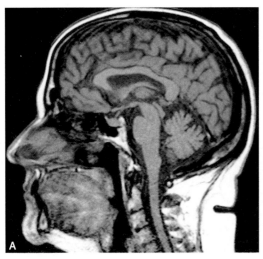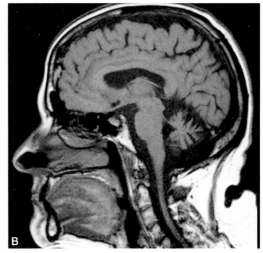

图 3-6-97　一例乳腺癌患者合并抗 Yo 抗体阳性的副肿瘤小脑变性

A. 发病 3 周后的脑 MRI 的 WI 像显示小脑未见异常；B. 4 年后复查示小脑明显萎缩。

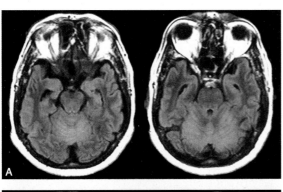
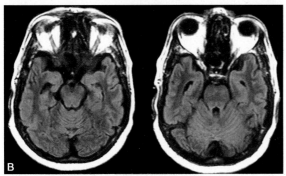

图 3-6-98　霍奇金淋巴瘤合并副肿瘤小脑变性

A. 霍奇金淋巴瘤合并副肿瘤小脑变性患者的脑 MRI，FLAIR 像示双侧小脑对称性高信号；B. 该患者经过 6 个化疗周期后随访的脑 MRI 可见小脑高信号明显好转

【治疗】

PCD 治疗切除原发性肿瘤可改善小脑症状。早期应用血浆交换或静脉滴注免疫球蛋白有短期疗效，可应用免疫抑制治疗，以及对症治疗。但该病预后不良，多数患者最后不能独立行走，甚至完全卧床。抗 Yo 抗体阳性的 PCD 患者的中位生存期约为 13 个月，明显长于抗 Hu 抗体阳性的 PCD 患者。抗 Tr 抗体阳性的 PCD 患者对治疗反应较好，中位生存期可超过 113 个月（Leypoldt F, 2014）。

二、副肿瘤性斜视性眼阵挛-肌阵挛-共济失调综合征

副肿瘤性斜视眼阵挛-肌阵挛-共济失调综合征（paraneoplastic opsoclonus-myoclonus-ataxia syndrome，POM）表现与注视方向无关的双眼完全无节律的快速、冲动性及多向性不规则异常眼球运动，常与头、躯干、四肢、软腭、咽喉、横膈等肌阵挛及小脑性共济失调并存；又称为婴儿肌阵挛性脑病、舞蹈眼-舞蹈脚综合征（dancing eyes-dancing feet syndrome）、舞蹈眼综合征（dancing eyes syndrome）及金斯布琳娜综合征（Kinsbourne syndrome）等。成人的斜视眼阵挛-肌阵挛-共济失调综合征中，39% 为副肿瘤性（Oh SY et al, 2019）。

【病因和病理】

副肿瘤性斜视性眼阵挛-肌阵挛-小脑性共济失调综合征（POM）的病因不清，可能与肿瘤、代谢、病毒感染（如 HIV 及腺病毒等）、血管病等因素有关。POM 在儿童和成人均可发病，成人更常见。儿童常与神经母细胞瘤相关，成人与小细胞肺癌、乳腺癌和卵巢畸胎瘤关系密切。乳腺癌患者可产生另一种抗 Ri 抗体，即抗神经神经元抗体 Ⅱ 型，但伴神经母细胞瘤的 POM 患者抗 Ri 抗体阴性，小细胞肺癌合并 POM 患者偶有阳性。本病损害部位可能在脑桥中央网状结构，此处有全息神经元及爆发神经元等两种运动神经元与快速扫视有关。当免疫缺陷导致脑干受损时全息神经元对爆发神经元失去抑制，出现斜视性眼阵挛。

POM 的病理改变无特异性，可见橄榄核神经元丧失及小脑 Purkinje 细胞缺失，以及脑干炎性改变（图 3-6-99）。

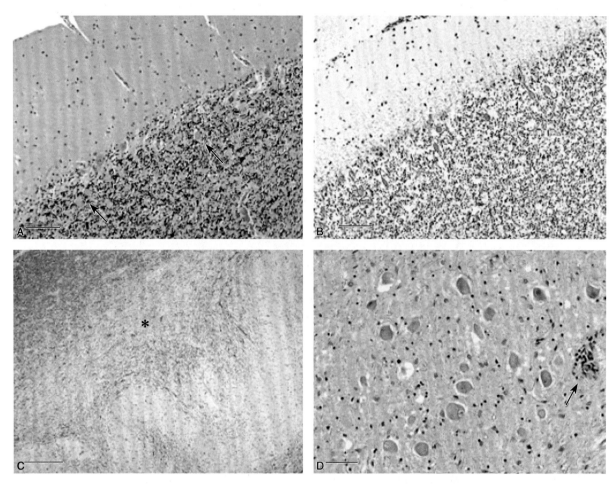

图 3-6-99　小脑皮质(A、B)和小脑齿状核 C、D) 的组织病理学所见

A. 浦肯野细胞弥漫性的中度缺失,伴神经胶质细胞轻度增生和鱼雷形成(箭头所示)(HE 染色);B. 相邻区域用 Bodian 氏嗜银染色法染色后,更易观察到许多的鱼雷样病变;C. 齿状核周边白质的髓鞘苍白(星号所示)(Kluver-Barrera 染色);D. 齿状核轻度的神经细胞缺失和神经胶质增生,偶见毛细血管周边的单核细胞浸润(箭头所示)(HE 染色)

【临床表现】

1. POM 表现急性起病,眼球多方向粗大的无节律跳动,不协调,不能随意控制,有时伴广泛肌阵挛,常有小脑性共济失调及脑干损害体征。POM 可分为儿童型及成人型。儿童型中约 2/3 的患儿合并神经母细胞瘤,平均发病年龄 18 个月,女性略多,急性起病多见,患儿常表现易激惹、恶心、呕吐、斜视性眼阵挛、躯干和肢体共济失调以及肌阵挛,睡眠障碍及暴怒发作较常见。成人型更常见,70% 的患者合并小细胞性肺癌及乳腺癌,出现眼球斜视和阵挛、躯干和肢体共济失调,也可见精神障碍,以及脊髓损害;斜视眼阵挛又称为闪电眼运动(lighting eye movements)或眼肌阵挛(ocular myoclonus),以眼球不自主、无节律、无固定方向的高波幅集合性扫视运动为主,并伴有眨眼动作。闭眼或入睡后上述动作仍持续存在,当试图做眼球跟踪动作或将眼球再固定时反而可加重上述不自主运动;斜视性阵挛可单独存在,也可伴躯干、四肢、头部、横膈、咽喉和软腭肌阵挛及共济失调;视运动或温度诱发眼震试验正常。全身肌阵挛通常出现在眼异常运动后数日、数周或数月后,眼睑阵挛向邻近部位或全身发展导致多发性肌阵挛。

2. 本病少数患者脑脊液淋巴细胞轻度增多,MRI 检查多为正常,少数患者 T_2WI 和 FLAIR 可见脑桥被盖或小脑齿状核外侧高信号(图 3-6-100)。副肿瘤相关抗体阳性较少见,仅见于 11% 患者。多为抗 Ri 抗体阳性,提示乳腺癌。

【治疗】

糖皮质激素治疗本病有效,提示免疫机制参与发病。合并神经母细胞瘤的多数患儿及部分成人患者对糖皮质激素和 ACTH 治疗有反应,切除肿瘤后神经系统体征可消失。POM 预后较其他副肿瘤综合征好,寻找原发性肿瘤并切除是最佳的方法。对症治疗可试用氯硝西泮。Battaglia(2011)等报道应用利妥昔单抗(rituximab)治疗 3 例患儿,神经功能有一定程度恢复。

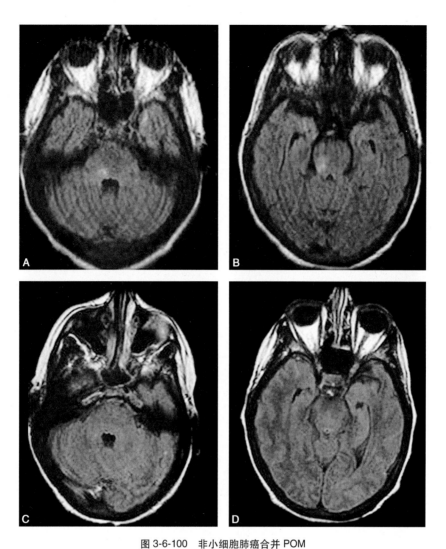

图 3-6-100 非小细胞肺癌合并 POM

A、B. FLAIR 像显示右侧脑桥和中脑的被盖部高信号；C、D. 患者应用糖皮质激素治疗 1 个月后病灶消失

三、伴发于癌症的脑脊髓炎和边缘性脑炎

伴发于癌症的脑脊髓炎（encephalomyelitis associated with carcinoma）又称为副肿瘤性脑脊髓炎（paraneoplastic encephalomyelitis，PEM），是侵犯 CNS 不同部位的副肿瘤效应的总称，累及 2 个及以上的下述区域：边缘叶、小脑、脑干、脊髓、背根神经节及自主神经等。副肿瘤性病变累及边缘系统称为边缘性脑炎（limbic encephalitis，LE），表现进行性痴呆及显著的记忆障碍，特别是近记忆障碍，也可见全面性癫痫发作、肌阵挛、言语障碍及小脑体征等。脑干炎除了相应的脑神经麻痹，还可见中枢性换气不足。

【病因和病理】

副肿瘤性脑脊髓炎（PEM）可伴发于各种类型肿瘤，包括霍奇金病，但多数与支气管癌尤其小细胞肺癌有关。

PEM 患者外周血可检测到一些特异性副肿瘤抗体，如抗 Ma2 抗体、抗 Hu 抗体、抗 CV2/CRMP5。抗 Ma2 抗体累及边缘叶、间脑和上位脑干。抗 Hu 抗体易累及下位脑干（脑桥和延髓），表现为多灶性脑脊髓炎。抗 CV2/CRMP5 抗体常表现为舞蹈症、眼葡萄膜炎、视神经炎和感觉运动性轴索性神经病（Grativvol RS et al，2018）。边缘性脑炎也与突触或细胞表面抗体有关，如抗富含亮氨酸胶质瘤失活蛋白 1（LGI1）抗体、抗接触蛋白相关蛋白 2（CASPR2）抗体、抗 AMPAR 抗体、抗 GABABR 抗体。

病理组织学上，这组副肿瘤综合征以广泛的神经细胞缺失为特征，并伴小胶质细胞增生，小片状坏死及显著的血管周围淋巴细胞及单核细胞套袖样浸润，有时软脑膜可见淋巴细胞浸润。这些病变可弥漫累及脑和脊髓，但常累及颞叶内侧及相邻的核团、脑干、小脑或脊髓灰质（图 3-6-101）。

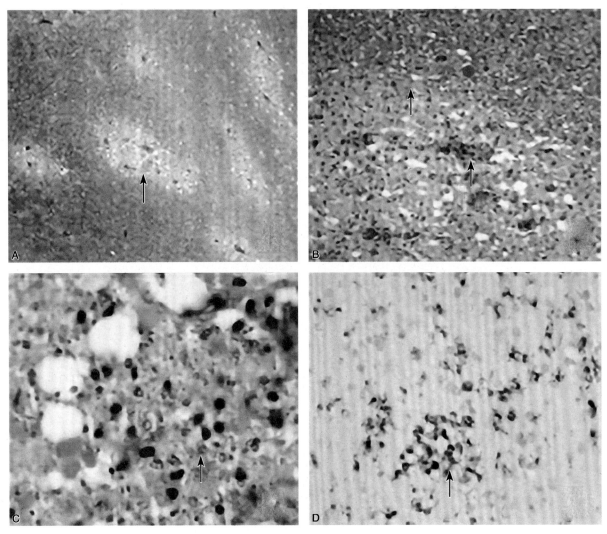

图 3-6-101　多发性骨髓瘤合并副肿瘤性急性播散性脑脊髓炎的病理所见

A. 血管周围多灶性髓鞘脱失(劳克坚牢蓝染色,×100);B.髓鞘脱失区和髓鞘完整区的清晰分界和血管周围分散的炎症细胞(劳克坚牢蓝染色,×200);C.吞噬细胞内的髓鞘碎片(劳克坚牢蓝染色,×1 000);D.显示单核巨噬细胞的存在和小胶质细胞的活化(CD68 免疫染色,×400)

【临床表现】

1. PEM 多为亚急性发病,通常在数周或数月内逐渐进展,但也常见主要症状在数日内明显进展,极少数可自行缓解。该组综合征因受累部位及严重程度的不同,临床表现多种多样。Graus 等(2001)报道的 200 例患者中,感觉神经病变占 54%,小脑性共济失调 10%,边缘性脑炎 9%,其多部位 11%。尸检结果可与患者临床表现不符,如患者生前有明显的痴呆,但脑部却无明显病理改变;有的患者未见明显的临床症状,尸检却发现 CNS 广泛的炎性改变,目前对此尚无合理的解释。

2. PEM 特征性表现 ①边缘性脑炎:可出现模糊-激惹状态、幻觉等精神行为异常症状,记忆力下降、癫痫发作等,症状通常逐渐进展;②脑干脑炎:可出现眩晕、呕吐、眼震、共济失调、眼球运动障碍及凝视麻痹等,可合并小脑性共济失调及感觉神经元神经病,或仅表现中脑受损症状,以及延髓受累为主症状如呼吸困难、发声-呼吸不协调等;③也可出现舞蹈症样动作,为基底节受累;④后角神经元丧失导致痛温觉减退,后根神经节神经元缺失导致后索变性;⑤少数出现癫痫发作,包括部分性发作持续状态。

3. 边缘性脑炎的特殊症状 ①抗 LGI1 抗体相关边缘性脑炎的癫痫发作以各种形式的颞叶癫痫常见,先兆以树毛发作("起鸡皮疙瘩"感)多见;面-臂肌张力障碍发作(faciobrachial dystonic seizure,FBDS)是该病特征性发作症状,表现为单侧手臂及面部乃至下肢的频繁、短暂的肌张力障碍样不自主动作,其发作时间短暂,一般仅数秒,发作频繁者可达每日数十次;可伴有双侧肌张力障碍样发作、感觉异常先兆、愣神、意识改变等。60%~74%抗LGI1抗体相关边缘性脑炎出现顽固性低钠血症。11%患者可发现肿瘤。②抗GABABR抗体相关的边缘性脑炎的主要特点是严重的难治性癫痫,以全面强直阵挛发作为主,抗癫痫药通常无效,可迅速进展为癫痫持续状态。50%患者可发现肿瘤,最常见于小细胞肺癌。③抗CASPR2抗体相关边缘性脑炎可出现肌颤搐、肌强直等周围神经过度兴奋的表现,可伴有神经痛。还可出现多汗、心律失常等自主神经功能障碍、失眠和体重下降,可发生猝死。19%患者可发现肿瘤,最常见的肿瘤是胸腺瘤。④抗AMPAR抗体相关边缘性脑炎常有明显的精神症状,64%患者可发现肿瘤(中华医学会神经病学分会,2017)。

4. 脑脊液检查　可见白细胞轻度增高;血清和脑脊液可检测到副肿瘤抗体阳性。边缘性脑炎的副肿瘤抗体多为抗Hu抗体、抗CV2/CRMP5、抗Ma2抗体。也可见到抗富含亮氨酸胶质瘤失活蛋白1(LGI1)抗体、抗接触蛋白相关蛋白2(CASPR2)抗体、抗AMPAR抗体、抗GABABR抗体阳性。

5. 脑MRI检查　在多数病例可见受累区T₂WI高信号,个别严重病例可出现灶性坏死。边缘性脑炎的脑MRI的T2和FLAIR像多显示单侧或双侧颞叶内侧高信号,或MRI无异常(图3-6-102)。PET可见颞叶内侧和基底节区呈高代谢。边缘性脑炎患者脑电图可见单侧或双侧颞叶癫痫放电,慢波背景和周期性一侧癫痫放电(PLEDs)。

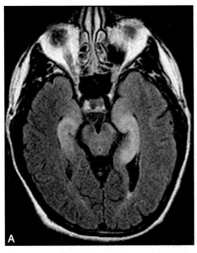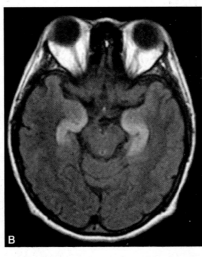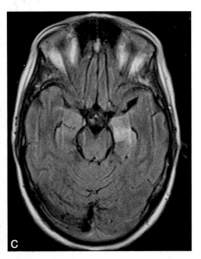

图3-6-102　边缘性脑炎的脑MRI的FLAIR像显示颞叶内侧高信号
A. LGI1脑炎;B. AMPAR脑炎;C. GABABR脑炎

【治疗】

PEM一般疗效欠佳。针对细胞内抗原,肿瘤切除是最有效的治疗方法,应尽早进行。一项对200例抗Hu抗体阳性的PEM患者的研究发现肿瘤治疗是症状改善和病情稳定的独立因素(OR值4.56,95%可信区间1.62~12.86)(Graus F,2001)。血浆置换,皮质类固醇,利妥昔单抗,环磷酰胺等免疫抑制治疗的疗效缺乏证据。多数患者进行免疫抑制治疗无效。针对细胞膜或突触抗原,免疫抑制治疗效果较好。其治疗首选糖皮质激素、静脉注射免疫球蛋白或血浆置换。若2~3周仍无效,可用利妥昔单抗和/或环磷酰胺。

四、副肿瘤性感觉神经元病

副肿瘤性感觉神经元病(paraneoplastic sensory neuro-nopathy,PSN)是恶性肿瘤(多为肺癌、乳腺癌及卵巢癌等)对感觉神经元的远隔效应导致的一组临床综合征,是最常见的副肿瘤性神经病。其特征是亚急性起病、迅速进展的感觉异常和早期疼痛。该病首先由Denny-Brown于1948年描述。多数病例伴有抗Hu抗体阳性。

【病因和病理】

本病最常见于小细胞肺癌(SCLC),也见于腺癌、淋巴瘤和胸腺瘤。可与其他副肿瘤综合征如多发性肌炎、边缘叶脑炎及小脑变性等并存。80% PSN可检测到副肿瘤性抗体。最常见的是抗Hu抗体,也可出现抗Amphy-phisin抗体或抗CV2/CRMP5抗体阳性。PSN的病理改变主要是在背根神经节,特征性表现为炎性细胞浸润及神经元缺失,后根、前根及周围神经均可有炎性浸润、轴索变性及脱髓鞘等改变。感觉丧失多为非对称性或多灶性。病变也可累及小脑、脑干、脊髓及海马等。

【临床表现】

1. PSN临床呈亚急性起病,初始症状为单肢或双足不对称性麻木或感觉异常,常出现疼痛。典型为数周后症状变为双侧并扩展到四肢,然后波及躯干。上肢常受累。脑神经也可受累,导致面部麻木、感觉性听力减退或味觉丧失。这种广泛累及肢体近端,以及面部、头皮、口腔及生殖器黏膜的病变是感觉神经节炎及神经根炎的标志。随着疾病进展,全部感觉均严重减退,患者常有严重的肢体深、浅感觉消失,引起致残性共济失调及伸手时出现假性手足徐动;感觉消失多不对称或多灶性。反射消失,肌力相对保留。自主神经障碍包括胃轻瘫、便秘或肠梗阻、干燥性角膜炎、强直性瞳孔、体位性低血压和性功能障碍(Gwathmey KG,2016)。实际上,单纯的周围自主神经功能失调也可以是副肿瘤综合征的一种表现,即副肿瘤性自主神经功能障碍。

2. 在 PSN 早期,电生理检查可为正常,但可迅速发生所有的感觉电位消失,有时表现轻度运动神经病。脑脊液蛋白含量升高,可见少量淋巴细胞。与副肿瘤性脑脊髓炎一样,大多数患者为小细胞肺癌伴血清抗 Hu 抗体阳性。MRI 检查可见颈区 T_2WI 高信号,晚期可见小脑萎缩。临床上对不明原因的四肢末端疼痛,感觉性共济失调而运动功能相对完好,B 族维生素治疗无效,以及感觉传导速度减慢者应考虑本病;若合并边缘叶、脑干或脊髓受累表现,更应注意 PSN 的可能;高滴度抗 Hu 抗体更提示 PSN 合并小细胞肺癌。需与顺铂、长春新碱等化疗药物所致的感觉性周围神经病相鉴别。

3. PSN 合并抗 Hu 抗体阳性常同时叠加中枢神经受累(脑脊髓炎),而 PSN 合并抗 CV2/CRMP5 抗体阳性常叠加小脑性共济失调、边缘性脑炎、视神经病变、Lambert-Eaton 肌无力综合征。PSN 合并抗 CV2/CRMP5 抗体阳性不同于抗 Hu 抗体阳性,常为轴索和髓鞘均受累的神经病,可累及运动神经,下肢为主,疼痛少见。PSN 合并抗 CV2/CRMP5 抗体阳性多合并小细胞肺癌和胸腺瘤(Antoine JC,2017)。

【治疗】

所有类型的治疗对 PSN 均无效,但报道在疾病早期应用血浆交换和静脉滴注免疫球蛋白可使症状短期缓解。切除肿瘤可延缓 PSN 的进程。病程进展缓慢,但大多数在发病数月内死亡,也有良性进展的病例。

五、亚急性运动神经病

亚急性运动神经病(subacute motor neuropathy,SMN)又称为副肿瘤性前角细胞病,多为肺癌、乳腺癌及卵巢癌等对脊髓前角细胞产生远隔效应导致的综合征,也可见于霍奇金病及其他的淋巴瘤。

【病因和病理】

本病多由小细胞肺癌远隔效应所致,多数患者可检出高滴度抗-Hu 抗体。基本的病理改变是前角细胞丢失,也可见炎性改变及噬神经细胞作用,与慢性脊髓灰质炎改变相似。此外,少数尸检病例可发现后柱胶质细胞增生,导致初级感觉神经元无症状性受累,也可见 Purkinje 细胞数量减少。

【临床表现】

1. 本病患者多呈相对良性经过,表现单纯肢体肌无力,为下运动神经元性瘫,可见肌萎缩、腱反射消失、肌束震颤,病程及病情严重程度与所患肿瘤无关;一些病例自发停止进展,处于相对稳定状态;另一些病例进行性加重,可引起呼吸衰竭甚至死亡,与肌萎缩侧索硬化(ALS)不伴肌萎缩相似,有些患者抗-Hu 抗体阳性。

2. 在 Forsyth 的一组病例,将副肿瘤性运动神经元综合征分为三个亚型:①3 例患者表现快速进展型肌萎缩及肌束纤颤,伴或不伴腱反射活跃,均可检出抗-Hu 抗体,其中 2 例为小细胞肺癌,1 例为前列腺癌;②主要累及口咽肌和肢体肌的皮质脊髓综合征,无明确失神经支配证据,与原发性侧索硬化表现相似,这组均为乳腺癌患者,无 1 例检出抗神经抗体;③6 例的表现与 ALS 不伴肌萎缩综合征难以区别,为乳腺癌、小细胞肺癌、霍奇金病及卵巢癌患者,无一例检出抗神经抗体。

3. 脑 MRI 及脑脊液检查正常,肌电图检查可显示失神经表现,可检测到肌束震颤波,运动神经传导速度正常,因此可借后二者与周围神经病鉴别。在淋巴瘤合并下运动神经元损害表现时,应考虑到本病的可能,但应与其他原因所致的周围神经损害鉴别。

【治疗】

目前尚无特殊治疗方法。本病预后差,多数死于呼吸衰竭。

六、副肿瘤性坏死性脊髓病

副肿瘤性坏死性脊髓病(paraneoplastic necrotizing myelopathy)是原发性恶性肿瘤对脊髓的远隔效应导致的一组临床综合征。本病多见于肺癌,也可见于淋巴瘤、霍奇金病、胃癌及乳腺癌等。

【病因和病理】

本病是支气管源性肺癌远隔效应发生的另一种脊髓疾病。病理检查常见脊髓对称性明显的广泛坏死,灰白质均可受累,主要影响胸髓,又称为亚急性坏死性脊髓病,病变可累及多个脊髓节段或整个脊髓。

【临床表现】

1. 本病亚急性起病,表现单纯肢体肌无力,可呈相

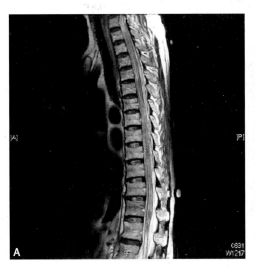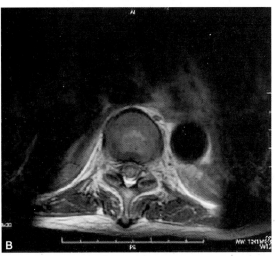

对良性病程,严重程度与所患肿瘤无关。某些病例呈进行性加重,于数日内迅速上升,可累及颈髓,因呼吸衰竭而死亡,与 ALS 不伴肌萎缩综合征相似,有些患者抗-Hu 抗体阳性。

2. 脑脊液可正常或细胞及蛋白含量增高。MRI 可见相应脊髓节段肿胀(图 3-6-103)。依据亚急性起病,脊髓受累,确定原发性肿瘤及检出相应抗体可作出临床诊断。癌性脊髓病如在肿瘤确诊后出现,应排除肿瘤转移之可能。

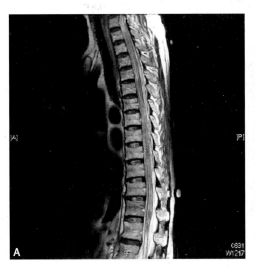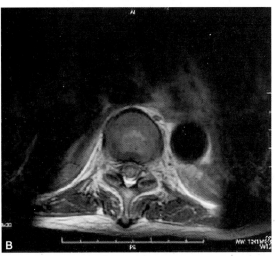

图 3-6-103　弥漫性大 B 细胞淋巴瘤合并副肿瘤性坏死性脊髓炎患者,在脊髓炎发病 1 周后的脊髓 MRI 检查

A. 从 T_6 到脊髓圆锥的弥漫性 T_2WI 高信号,伴脊髓水肿;B. 轴位 MRI 示脊髓整个横截面的水肿

【治疗】

免疫抑制治疗和原发肿瘤治疗均无助于本病的恢复。本病通常预后不佳,主要取决于原发肿瘤的性质及治疗。

七、Lambert-Eaton 肌无力综合征

Lambert-Eaton 肌无力综合征(Lambert-Eaton myasthenic syndrome,LEMS),是累及胆碱能神经突触前膜的自身免疫性神经肌肉接头疾病。由 Lambert、Eaton 等(1956)首先描述。

【病因】

LEMS 分为肿瘤性和非肿瘤性。50%~60% LEMS 存在肿瘤,最常见的是小细胞肺癌,也可见于乳腺癌、恶性胸腺瘤、前列腺癌、膀胱癌、淋巴瘤等。非肿瘤性常合并其他自身免疫性疾病,如甲状腺疾病、类风湿关节炎、恶性贫血、干燥综合征等,原因不明,可能与 HLA-B8、HLA-DR3 相关。95%的患者血清可检出 P/Q 型电压门控性钙通道(Voltage-gated Calcium Channel,VGCC)抗体,其作用于周围神经末梢突触前膜的钙离子通道,导致乙酰胆碱释放障碍。Y 染色体性别决定区相关高迁移率超家族 1(SOX1)抗体见于 64%~67% 小细胞肺癌合并 LEMS,仅见于 0~5% 的非肿瘤性 LEMS,其用于鉴别诊断小细胞肺癌-LEMS 和非肿瘤性 LEMS 的特异度可达 95%,提示其可能是小细胞肺癌-LEMS 的肿瘤标志物(葛芳芳等,

2019)。

【临床表现】

主要临床表现是肢体近端对称性肌无力、自主神经症状及腱反射减低。肌无力多从下肢起病,由近端向远端发展,可累及躯干肌、最终累及延髓和眼外肌。与重症肌无力不同,单独累及眼外肌者罕见。患肌用力收缩后肌力短暂增强,持续收缩后呈病态疲劳(Lambert 征)。自主神经症状见于 80%~96% LEMS 患者,最常见的症状为口干,其次是性功能障碍和便秘,而体位性低血压、排尿困难、汗液分泌异常相对少见。血清 VGCC-Ab 阳性,肌电图的神经重复电刺激表现为低频递减,高频递增 100% 以上。抗 AChE 药不敏感。需注意查找潜在的恶性疾病如 SCLC(详见本篇第十三章重症肌无力及其他神经肌肉接头疾病)。

【治疗】

治疗包括抗肿瘤治疗和对症治疗。抗肿瘤治疗能改善 LEMS 的临床症状。胆碱酯酶抑制剂通常不能明显改善症状。对症治疗包括溴吡斯的明、3,4-二氨基吡啶(3,4-DAP)等。

3,4-DAP 是最有效的对症治疗药物,其通过抑制突触前 VGCC,延长运动神经末梢的动作电位的去极化和 VGCC 的开放时间,增加 Ach 释放。3,4-DAP 的用法为 10mg,每日 3 次,最大剂量为每天 80mg。美国食品药品监督管理局(FDA)尚未通过 3,4-DAP 用于治疗 LEMS。磷酸氨苯丙啶(3,4-DAP 的盐形式)具有更高的稳定性,

已获得孤儿药称号,并于 2013 年被美国 FDA 授予突破性治疗。磷酸氨苯丙啶的每日总剂量为 15~80mg,分 3~4 次服用,最大单次剂量为 20mg。

IVIG 可作为短期和长期重复治疗的 LEMS 患者,尤其是在免疫抑制药物不能完全有效时。对于症状严重且需要及时处理的患者,可考虑血浆交换。对症治疗不能充分控制 LEMS 症状的患者中,通常考虑长期使用泼尼松龙和硫唑嘌呤。泼尼松龙和硫唑嘌呤联合治疗的患者,其中 43% 的患者在治疗的前 3 年内实现了持续的临床缓解。但在 3 年后仍需要泼尼松龙(平均间隔 30mg,经常与硫唑嘌呤联用),仅 14% 的患者实现了临床缓解。大剂量泼尼松龙通常只能轻度至中度改善症状,减少剂量时不能继续维持(Vita GK et al,2018)。

八、恶性肿瘤伴发多发性肌炎或皮肌炎

恶性肿瘤伴发多发性肌炎(polymyositis,PM)或皮肌炎(dermatomyositis,DM)的发病率为 3%~40% 不等。Sigugeirson 等(1992)报道 396 例 PM 病例,9% 的患者在诊断肌炎或诊断后 5 年内发现罹患恶性肿瘤,392 例 DM 患者中 15% 伴发恶性肿瘤。DeVere 等研究显示,29% 的 DM 患者并发恶性肿瘤,40 岁以上 40% 并发,40 岁以上男性高达 66%。Kuo(2011)报道中国台湾地区 803 例 DM 和 500 例 PM 患者并发恶性肿瘤发生率分别为 13.8% 和 6.2%。

恶性肿瘤伴发 PM 或 DM 的机制不清,可能与免疫机制、病毒感染等有关。Trallero-Araguds 等(2010)对 85 例肌炎患者研究表明,23% 的 DM 患者可检出新型肌炎特异性抗体(myositis specific autoantibodies,MSAs)中的抗 P155 抗体,抗 P155 抗体与导致肌炎的肿瘤有关,可作为 DM 并发肿瘤的可靠指标。

皮肌炎合并肿瘤缺少特异性,需要全身广泛筛查肿瘤。以往研究认为男性患者与肺癌及结肠癌关系最密切,女性患者与乳腺癌及卵巢癌关系密切。约半数患者的 PM 或 DM 症状先于恶性肿瘤出现,有时早 1~2 年或更多。40 岁以上发生 PM 尤其 DM 的患者,须高度警惕潜在的恶性肿瘤的可能,应寻找原发肿瘤病灶,定期随访,有时需要数月至数年才能发现。

【治疗】

治疗主要是大剂量糖皮质激素、联合免疫抑制剂(如甲氨蝶呤、环磷酰胺、硫唑嘌呤、环孢素、吗替麦考酚酯及他克莫司等)或静脉注射大剂量免疫球蛋白。利妥昔单抗(RTX)治疗 PM/DM 有一定疗效,不良反应少,可试验性用于治疗难治性肌炎。

九、副肿瘤性僵人综合征

副肿瘤性僵人综合征(paraneoplastic stiff man syndrome)最常见于乳腺癌及小细胞肺癌,少数见于霍奇金淋巴瘤。与本病可能与脊髓中间神经元缺失有关。

【临床表现】

本病患者以躯干和四肢近端的肌强直为特点。大约 80% 僵人综合征为非副肿瘤性,与谷氨酸脱羧酶(GAD)抗体有关。副肿瘤性僵人综合征多与 amphiphysin 抗体有关,GAD 抗体缺如。

【治疗】

本病目前无特效治疗。

十、副肿瘤性视神经病

副肿瘤性视神经病(paraneoplastic optic neuropathy)可能是与 CRMP-5 抗体最具相关性的副肿瘤综合征。

【临床表现】

临床可表现亚急性视力丧失、视乳头水肿及玻璃体细胞反应。Adrián 等(2007)报道 1 例孤立性视神经病伴血清及脑脊液 CRMP5 抗体阳性的小细胞肺癌病例,患者在 7 天内发生进行性、无痛性及不对称性视神经病,是唯一的临床表现。然而,多数副肿瘤性视神经病患者同时存在另一种副肿瘤综合征表现,如小脑性共济失调、痴呆、运动障碍或自主神经障碍等。

【诊断】

单独的副肿瘤性视神经病,缺乏其他的中枢或周围神经系统症状在临床上很难诊断,此时检测肿瘤神经抗体尤为重要。

【治疗】

治疗包括糖皮质激素、血浆置换和静脉注射免疫球蛋白。吗替麦考酚酯等免疫抑制剂也可用于治疗。

十一、副肿瘤性视网膜病

副肿瘤性视网膜病(paraneoplastic retinopathy)与上述视神经病不同。癌症相关性视网膜病(CAR)最先由 Sawyer 等报道,是上皮细胞源性肿瘤伴发的副肿瘤综合征,最常见于小细胞肺癌,亦见于胸腺瘤、黑色素瘤等。视网膜病先于肿瘤发现数个月发病。目前认为抗体介导的自身免疫反应对该病起重要作用,病变累及感光细胞,患者血清中癌症相关性视网膜病抗体(Anti-CAR)如视觉恢复蛋白(recoverin)抗体、热休克同源蛋白 70 抗体阳性。

【临床表现 】

以突然发生的进行性视力损害,伴光敏度下降,环状暗点,视网膜小动脉变细,视野缺损及视网膜电图异常为特征。在报道的病例中,约半数患者在发现肿瘤前数月出现视网膜病变的相应症状。

Jacobson 等认为本病诊断主要依据光敏度下降、环状暗点及视网膜小动脉变细等,发现原发性肿瘤及检测肿瘤神经抗体尤为重要。

【治疗 】

抗肿瘤治疗不能改善视力。治疗包括糖皮质激素、免疫抑制剂、血浆置换和静脉注射免疫球蛋白。由于 CAR 是由感光细胞的不可逆变性引起,因此治疗很少改善视力。

参考文献

52检